Stefan Winkle
Geißeln der Menschheit

Stefan Winkle

Geisseln der Menschheit

Kulturgeschichte der Seuchen

Artemis & Winkler

Bibliographische Information Der deutschen Bibliothek
Die Deutsche Bibliothek verzeichnet diese Publikation in der Deutschen Nationalbibliographie; detaillierte bibliographische Daten sind im Internet unter http://dnb.ddb.de/ abrufbar.

3., verbesserte und erweiterte Auflage 2005

Artemis & Winkler Verlag, Düsseldorf

Druck und Verarbeitung: Clausen & Bosse, Leck
ISBN 3-538-07159-4
www.patmos.de

Inhalt

Einleitung

Der lange und schwierige Weg der kontagionistischen Idee bis zur mikrobiologischen Ära

»Die Geschichte der Wissenschaften ist eine große Fuge, in der die Stimmen der Völker nach und nach zum Vorschein kommen.«
Goethe (am 21. Oktober 1807) zu seinem Sekretär Riemer.

Der prähistorische Mensch, dessen Leben aus einem ununterbrochenen Kampf gegen die feindliche Umwelt bestand, betrachtete akut auftretende Infektionskrankheiten wahrscheinlich als ein fremdes Wesen, das einen plötzlich – wie ein wildes Tier – »befallen« kann. Diese ontologische Krankheitsvorstellung spiegelt sich deutlich in verschiedenen Redewendungen und Wortbildern der meisten Sprachen wider. Wenn man heute etwa davon spricht, daß jemand von einer Krankheit »befallen«, »ergriffen«, »betroffen« wurde, daß das Fieber »kommt« und »geht«, daß eine Seuche »ausbricht« (wie ein Raubtier aus dem Käfig), so denkt kaum noch jemand daran, daß diese Ausdrücke Reminiszenzen aus einer Zeit sind, für die Mensch und Krankheit im ontologischen Sinne als zwei völlig verschiedene Dinge galten. Man glaubte an nächtliche Fiebergeister und Dämonen (Alpe) als »Verursacher« der im Schlaf auftretenden Brustbeklemmungen, wie man sie besonders nach Magenüberfüllung oder bei Angina pectoris-Anfällen schreckvoll träumend erlebt und die man heute noch in Erinnerung daran »Alpdruck« nennt. Ferner glaubte man, es gäbe Dämonen, die den Menschen durch Hieb, Stich oder Schuß verletzen könnten; daher hieß der plötzlich einsetzende Schmerz bei Rippenfell- und Lungenentzündung »Alpstich« und bei Lumbago oder Bandscheibenverschiebung »Hexenschuß«.

Ein Mensch, der seiner Umgebung von Kindheit an mit seinen Gewohnheiten und seiner Lebensart wohlvertraut ist, verändert bei manchen Infektionskrankheiten im Fieberwahn schlagartig und unmotiviert sein Wesen. Er ist nicht mehr ansprechbar, tobt und schlägt um sich, will alles zerstören. Da Krankheit als etwas Fremdes galt, das in den Kranken eindringen und von seinem Körper sogar Besitz ergreifen konnte, hoffte man auch, es wieder austreiben zu können. Wie man mit Feuer, Rauch und Lärm gefürchtete Raubtiere zu verscheuchen suchte, wollte man den Krankheitsdämon durch Räucherung und Lärm aus dem »Besessenen« austreiben. Aus dieser Anschauung rühren die uralten zeremoniellen geisterabwehrenden Räucherungen. Auch die Räucherung mit Schwefel, die man heute in Unkenntnis der Vorgeschichte oft als Desinfektionsmaßnahme deutet, hatte zunächst einen magischen Ursprung. Man glaubte damit, ähnlich wie auch mit Weihrauch, böse Geister verscheuchen zu können. Auch die altorientalischen Kulturvölker wie die Babylonier glaubten, daß Seuchen und akute Krankheiten durch Dämonen bedingt waren. Um sie auszutreiben, nahm ein Beschwörungspriester (âshipu) mit der magischen Kraft des Wortes das genau vorgeschriebene Ritual des Exorzismus vor.

Für die Juden galt der Glaube an Krankheitsdämonen als Sünde. Der Monotheismus mit seinem geläuterten Kult duldete keine Dämonen und Beschwörungen. Jahwe hatte seine Gebote offenbart; wer sie befolgte, wurde belohnt, wer sie übertrat, bestraft. Krankheit galt demnach als Strafe und der Kranke als Sünder. Die Verletzung der »Reinheitsgebote«, die bei keinem antiken Volk so ausgeprägt waren wie bei den Juden, diente oft als Erklärung für den Grund einer Erkrankung. Da waren z. B. die Speisegebote. Als Nahrung war nur Fleisch »reiner« Tiere (Wiederkäuer und Tiere mit gespaltenem Huf) erlaubt. Am bekanntesten ist das Schweinefleischverbot. Zugleich wurde im 17. Kapitel des Buches Levitikus unter Androhung der Todesstrafe der Genuß von Blut verboten!

Für die Seuchengeschichte sind von besonderem Interesse die Reinheitsgebote, die sich auf Hautkrankheiten und auf Ausflüsse aus den Genitalien bezogen. Im Alten Testament wird im Buch Levitikus (13 u. 14) unter dem Namen Zaraath eine Hautkrankheit behandelt, die später als Aussatz übersetzt wurde. In Wirklichkeit ist Zaraath ein Sammelbegriff für verschiedene Hautkrankheiten, wie z. B. Lupus, Favus, Psoriasis, Vitiligo und sonstige Dermatosen, die auf dunkler Haut helle Flecken erzeugen. Ein Hautkranker wurde von den Priestern im kultischen Sinne für unrein erklärt. Damit war er vom Gottesdienst ausgeschlossen. Und da man die Unreinheit für ansteckend hielt, galt er als »unberührbar«, als »gezeichnet«. Jeder, der einen »Unreinen« berührte, wurde selbst »unrein« und konnte die »Unreinheit« durch Berührung auf weitere Menschen, ja sogar auf Lebensmittel und Gegenstände übertragen. Daher pflegte man den »Unreinen« so lange aus der Gemeinschaft auszuschließen, bis die Veränderungen auf seiner Haut abgeklungen waren. Mit dieser kultischen Lehre von der Unreinheit tabuisierter Personen und Gegenstände ist der Gedanke der Ansteckung zum ersten Mal bei einem Volk in Erscheinung getreten. Man hütete sich, »unreine« Dinge zu berühren, um sich nicht zu »beflecken«. Hier haben wir, zwar in kultischer Verkleidung, zum erstenmal den Begriff der Kontagiosität, der den übrigen antiken Kulturvölkern, auch den Griechen und Römern (mit Ausnahme einzelner) unbekannt blieb. Die alttestamentarischen

Maßnahmen im Falle von Zaraath bilden die Keimzelle unserer seuchenprophylaktischen Bestimmungen einschließlich der Meldepflicht und Absonderung.

Auch bei den Griechen wurden ursprünglich Seuchen, wie sie z. B. Homer zu Beginn der Ilias (I, 44–52) schildert, als göttliche Strafen dargestellt. Apollo und seine Schwester Artemis waren es, die mit ihren Pfeilen Tod und Verderben über die zu Bestrafenden brachten. Folglich genossen auch Priesterärzte zunächst ein hohes Ansehen. Doch schon zur Zeit des Perikles sank das Ansehen der Asklepiospriester bei den gebildeten Griechen. In seiner Komödie »Plutos« verspottet Aristophanes (450–385 v. Chr.) in derb sarkastischer Art dic habgierigen Priesterärzte samt ihrer Inkubationskur beim geheimnisvollen Tempelschlaf.

Fast um die gleiche Zeit hat sich ein hippokratischer Arzt in seiner Schrift »Über die heilige Krankheit« (Περὶ ἱερῆς νούσου) entschieden von der Tempelmedizin und deren Anschauung distanziert, wonach Krankheiten auf übernatürliche, göttliche Einwirkung zurückzuführen seien.

»Nach meiner Ansicht«, schreibt er, »ist diese Krankheit (d. h. die Epilepsie) in gar keiner Beziehung göttlicher oder heiliger als die anderen Krankheiten, sondern das Wesen ihrer Entstehung ist dasselbe wie bei den anderen Krankheiten ... Ich bin der Ansicht, daß die Menschen, die zuerst diese Krankheit für eine heilige ausgegeben haben, Leute gewesen sind, wie es solche auch heute gibt, nämlich Schwarzkünstler, Sühnepriester, Marktschreier und Aufschneider, die nur so tun, als wären sie gottesfürchtig und als wüßten sie mehr als die anderen ...« (1. und 2. Kapitel)

Die hippokratische Medizin beruht auf der Empiric am Krankenlager, die man mit naturphilosophischen Theorien verschmolz. Sie ist der erste Versuch einer wissenschaftlichen Krankheitslehre und somit der Anfang einer

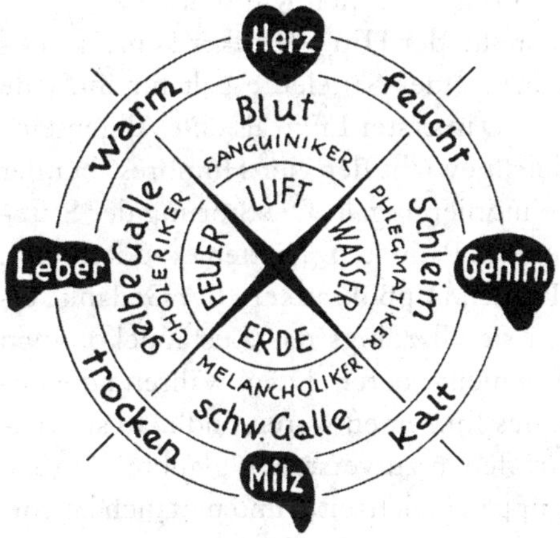

Schematische Darstellung zum Verständnis der antiken Humorallehre, mit dem das Verhältnis zwischen den vier Elementen (Wasser, Erde, Feuer, Luft), den vier Kardinalsäften (Schleim, Schwarze Galle, Gelbe Galle, Blut) samt ihren Eigenschaften und den vier Jahreszeiten veranschaulicht wird. Später hat man mit den verschiedenen Säften auch das Zustandekommen der vier Temperamente erklärt. (Schema: R. Herrlinger)

wissenschaftlichen Medizin überhaupt. In Anlehnung an die vier Grundelemente des Empedokles: Wasser, Luft, Feuer und Erde mit den Qualitäten kalt, warm, trocken, feucht, entwickelten die Hippokratiker eine Theorie von den vier Kardinalsäften des menschlichen Körpers: Schleim (Phlegma), Blut (Haima, sanguis), gelbe Galle (Chole) und schwarze Galle (Melaina chole) mit den gleichen Qualitäten. Damit schlugen sie eine Brücke zwischen Mensch (Mikrokosmos) und Umwelt (Makrokosmos). Als Ursprungsstätte für den Schleim (Phlegma) hielten sie das Gehirn, für das Blut (Haima, Sanguis) das Herz, für die gelbe Galle (Chole) die Leber und für die hypothetische schwarze Galle (Melaina chole) die Milz.

Die Hippokratiker glaubten, daß eine gute Mischung (Eukrasie) der vier Säfte einen Gleichgewichtszustand bedingt, der sich als Gesundheit äußert. Erfolgt jedoch eine Störung des Säftegleichgewichts, so daß sich die Eukrasie in eine Dyskrasie umwandelt, so tritt ein Zustand ein, der als Krankheit empfunden wird. Bei der Genesung soll durch Fieber der im Übermaß vorhandene oder verdorbene Säfteanteil durch einen Vorgang, den man mit der Kochung (Pepsis) verglich, umgewandelt und als »gereifte« materia peccans von selbst im Stuhl, Schweiß, Eiter etc. ausgeschieden werden. Sonst müßte er künstlich durch Aderlässe, Schwitzen, Verabreichung von Brech- und Abführmitteln eliminiert werden. Für die Säftelehre waren daher genaue anatomische Kenntnisse nicht erforderlich.

Der hippokratische Arzt war bei der Untersuchung seiner Kranken bestrebt, möglichst viele Symptome zu erfassen, um aus ihrer Auswertung nicht die von uns erwartete Diagnose, sondern die Prognose für das Schicksal seines Patienten zu stellen. Der Hippokratiker schrieb keine Krankheitsgeschichte, sondern Krankengeschichte. Sein Patient verlangte eine Prognose. Die Diagnose konnte er nicht kontrollieren, wohl aber die Prognose. Und so hing das Ansehen des Arztes, das Vertrauen, das ihm entgegengebracht wurde, weitgehend von seiner prognostischen Kunst ab.

Im Falle einer Infektionskrankheit stellte der Hippokratiker keine ätiologischen Überlegungen an, denn aufgrund der Säftelehre galt für ihn jede Krankheit, auch wenn sie lokalisiert war, in erster Linie als eine Allgemeinerkrankung, als eine Störung im Gleichgewicht der vier Humores, bei der es vor allem die materia peccans zu eliminieren galt. Die Störung der Säftemischung konnte durch das Verhalten des Patienten (Diätfehler) oder durch Einflüsse der Umwelt bedingt sein. Da den Hippokratikern der Gedanke einer Ansteckung fremd war, konnten sie allerdings das Zustandekommen von Seuchen mittels der Viersäftelehre nicht deuten. Denn während die übrigen Krankheiten Angelegenheiten des Einzelnen waren und man sie vielfach aus der Lebensführung des Betroffenen zu verstehen glaubte, wurden von einer Seuche ganze Menschengruppen gleichzeitig und plötzlich betroffen. Sobald man in solchen Fällen anfing, nach natürlichen Ursachen zu suchen, mußte man notgedrungen zunächst Veränderungen in dem alle gleichmäßig umgebenden Medium, der Luft, vermuten. Demgemäß heißt es in einer hippokratischen Schrift:

> »Wenn viele Menschen von einer Krankheit zu derselben Zeit befallen werden, so muß man dem die Schuld beimessen, was im weitesten Sinne allen gemeinsam ist und was alle am meisten gebrauchen. Das ist aber dasjenige, was wir atmen.« »Über die Natur des Menschen« (Περὶ φύσιος ἀνθρώπου, c. 10).

Das Wort »Miasma« (μίασμα), das in solchen Fällen in hippokratischen Schriften vorkommt, ist der kultischen Sprache entlehnt und bedeutet dort »Befleckung«. Man trat vermeintlichen miasmatischen Luftverunreinigungen mit einer Maßnahme entgegen, die kathartischen Riten der Priestermedizin entlehnt war: der Räucherung. Den als Miasma bezeichneten Krankheitsstoff dachte man sich als etwas aus Fäulnis und Verwesungsprozessen Hervorgegangenes, als eine in die Luft gelangte gasförmige Substanz, wobei es sich entweder um Ausdünstungen aus dem Erdinnern oder um Zersetzungen auf der Erdoberfläche handeln sollte.

Während die griechische Medizin, befangen von der Viersäftelehre, niemals zu einer klaren Vorstellung über das Wesen der Infektion kam, hat der Feldherr und Historiker Thukydides als scharfsichtiger Laie, frei von den Scheuklappen der Humoraltheorie, in seiner »Geschichte des Peleponnesischen Krieges« in Zusammenhang mit der miterlebten attischen Seuche über eine Reihe epidemiologischer Phänomene berichtet, die eindeutig für Ansteckung und deren Folgen sprechen. So heißt es bei ihm, daß sich die Menschen gegenseitig ansteckten, »einer durch die Pflege des andern« und »wie die Schafe dahinstarben« (II, 51). Besonders interessant ist vom Standpunkt des Immunologen aus die Beobachtung, daß »sich der Kranken und Sterbenden am meisten diejenigen annahmen, die die Krankheit überstanden hatten, ... denn zweimal ergriff keinen die Seuche derart, daß er an ihr hätte sterben müssen« (II, 51). Aus diesen Worten geht klar hervor, daß man bereits die Immunität bei den Genesenen erkannt hatte.

Es ist verständlich, warum die anatomielose, hippokratische Medizin, die in Zusammenhang mit Sport- und Kriegsverletzungen auf dem Gebiet der kleinen Chirurgie, besonders aber in der Behandlung von Knochenbrüchen und Gliederverrenkungen Großes leistete, ohne genaue anatomische Kenntnisse des Gefäßverlaufs blutige Operationen peinlichst gemieden hat, so daß schwierige chirurgische Eingriffe, wie das Steinschneiden (Entfernung von Blasensteinen, indem die Harnblase von außen aufgeschnitten wurde) durch den hippokratischen Eid ausdrücklich verboten waren. Da bei der

Unkenntnis der Gefäßunterbindung bei großen Eingriffen Verblutungsgefahr drohte, amputierten die Hippokratiker nur solche Glieder, die durch Brand abgestorben waren, und setzten dabei im brandigen, also nicht mehr blutenden Gebiet ab. Natürlich waren diese viel zu späten Amputationen nie lebensrettend, weil der Brand bzw. die Phlegmone als fortschreitende Sepsis jenseits der Operationsfläche weiterging. Unter dem Einfluß der Humorallehre vertraten die Hippokratiker gerade bei den komplizierten Verletzungen, z. B. Lanzen- und Pfeilwunden, die gefährliche Ansicht, daß deren Ausheilen nur durch Eliminierung der »materia peccans«, d. h. durch Eiterung erfolgen könne, die man daher nicht verhindern, sondern sogar anregen sollte.

Es ist interessant, wie später auch in Rom scharf beobachtende intelligente Laien in bezug auf das Zustandekommen von Infektionskrankheiten, wie z. B. die Malaria, auf Ideen kamen, von denen wir heute fasziniert sind, die aber die von den Griechen beherrschte »offizielle« Medizin überhaupt nicht zur Kenntnis nahm. So schrieb ein logisch denkender römischer Laie, Marcus Terentius Varro (116–27 v. Chr.), dessen Blick nicht von den Scheuklappen medizinischer Theorien eingeengt war, in seiner Abhandlung »Über die Landwirtschaft«:

> »Überall dort, wo es Sümpfe gibt, entwickeln sich aus diesen kleinen Tierchen, die unsichtbar dem Auge, vermittels der Luft durch Nase und Mund in den Körper gelangen und schwere Krankheiten verursachen.« (Rerum rusticarum, I, 12, 2)

Im Lehrgedicht »De rerum natura« des römischen Dichters Lukrez (†56 v. Chr.) kommt bereits der Begriff »semina morbi« vor. Hier klingt zum erstenmal die Idee an, daß Mikroorganismen eine Infektionskrankheit hervorrufen können. Diese umfaßte wesentlich mehr, als der Miasmagedanke der griechischen Ärzte im Zusammenhang mit Sumpffieber. Da man jedoch die vermuteten Erreger nicht durch optische Vergrößerung sichtbar machen konnte, war an eine Erforschung von Infektionskrankheiten in der Antike nicht zu denken.

Als es 166 n. Chr. in Rom zu einem heftigen Seuchenausbruch kam, floh der berühmteste griechische Arzt Galenos (131–201) Hals über Kopf aus der Stadt, obwohl seine Ernennung zum Leibarzt von Kaiser Marc Aurel bevorstand. Wahrscheinlich war es das vermutete Miasma, vor dem er floh, denn über Kontagiosität kommt in seinen zahlreichen Schriften nichts vor. An seiner humoralmedizinischen Überzeugung lag es auch, daß Galen inmitten der an Sittenlosigkeit kaum zu überbietenden römischen Gesellschaft nicht einmal die Kontagiosität der in der Antike am häufigsten vorkommenden

Geschlechtskrankheit, der Gonorrhoe, wahrnehmen mochte. Der griechische Terminus »Gonorrhoia«, der in der alexandrinischen Epoche geprägt wurde und zu deutsch »Samenfluß« bedeutet, läßt erkennen, daß man damals noch nicht zwischen dem echten Abgang von Samenflüssigkeit und der schmerzhaften Eiterung der Harnröhre (der Gonorrhoe im modernen Sinn als Geschlechtskrankheit) unterscheiden konnte. Von Galen erfahren wir, daß der »Weißfluß« (Fluor albus) damals unter den römischen Damen ebenso verbreitet war wie bei den Männern die Gonorrhoia. Er schrieb beiden »lästigen Erscheinungen« einen »wohltätigen Einfluß« zu, indem sie den Körper von »schlechten Säften reinigten«. Obwohl Galenos von einem Patienten erfuhr, daß seine Geschlechtspartnerinnen genau so wie er selbst an »Ausfluß« mit brennenden Schmerzen litten, brachte er diese Krankheit mit dem Geschlechtsverkehr nicht in Verbindung. Er riet den Patienten nur, keine Speisen zu genießen, die eine derartig beißende Beschaffung des Samens herbeiführen könnten. Intelligente römische Laien hatten die Kontagiosität jedoch genau erkannt.

Galen bewunderte Hippokrates und seine Viersäftelehre. Doch seit Hippokrates waren über 500 Jahre vergangen. Inzwischen hatten hellenistische Ärzte in Alexandria, vor allem Herophilos und Erasistratos, im 3. Jahrhundert v. Chr. das Neuland der Anatomie betreten und wichtige Erkenntnisse über innere Organe, Blutgefaße und Nerven gewonnen. Die Fülle der neuhinzugekommenen Erkenntnisse war kaum zu übersehen. Man benötigte eine Theorie, um das Wissen übersichtlich zu ordnen, damit es lehrbar wurde. Galenos versuchte, die in Alexandria gewonnenen Erkenntnisse auf dem Gebiet der Anatomie, Physiologie und Pathologie mit der Viersäftelehre in ein spekulatives, oft auf unrichtigen Analogien beruhendes System zu bringen. Dabei verquickte er seine physiologischen Erläuterungen über die Funktion bestimmter Organe im aristotelischen Sinn mit teleologischen Vorstellungen. Dadurch erhält man den Eindruck, als habe ein Schöpfer jedes Organ für einen besonderen Zweck geschaffen, aus dem seine Funktion hergeleitet werden könne. Kein Wunder, daß seine Äußerungen später bei den monotheistischen Moslems und Christen als unantastbare, sakrosankte Wahrheiten galten, die jahrhundertelang jegliche Weiterentwicklung verhinderten. Obwohl Galens Vorstellungen oft falsch, ja geradezu abenteuerlich waren, wie die über die Blutbewegung im menschlichen Körper, wagte bis Vesal und Harvey niemand, daran zu zweifeln.

Nach Galens Vorstellung gelangt der im Magen bereitete Speisebrei durch die Pfortader zur Leber, wo er in Blut verwandelt wird, welches durch die Venen in zentrifugal gedachter Strömung direkt im Körper verteilt wird. Ein Teil des Blutes gelangt von der Leber in das rechte Herz und durch vermutete Poren der Herzwände in das linke Herz, wo es sich dem durch die

Lunge eingeatmeten, in das linke Herz strömenden Pneuma beimischt und mit diesem durch die Arterien in den Körper getrieben wird. Als Dialektiker verstand er es, alle Lücken des Verständnisses elegant mit theoretisch-spekulativen, aber einleuchtenden Erklärungen zu schließen. So kodifizierte er oft in seinen zahlreichen Schriften humoralpathologische Irrlehren, wie die aus der Viersäftelehre stammende skurrile Theorie, wonach die Eiterung der Wunde ein natürlicher, wünschenswerter Reinigungsprozeß von der materia peccans sei, den der Arzt auch künstlich zu unterstützen oder sogar hervorzurufen habe. Diese im Sinn der Humorallehre konzipierte Theorie vom »guten und lobenswerten Eiter« erstarrte zum Dogma, das bis ins 19. Jahrhundert eine aseptische Wundbehandlung verhinderte.

Galen hat auch die mit der Humorallehre zusammenhängende Konstitutionslehre kodifiziert, die bis in das 19. Jahrhundert bei vielen Infektionskrankheiten, wie bei der Tuberkulose, das größte Hindernis für die Akzeptanz kontagionistischer Vorstellungen und der sich daraus ergebenden seuchenprophylaktischen Maßnahmen war. Die Humorallehre von den vier Kardinalsäften und den zugehörigen Kardinalorganen mit ihren Korrespondenzen im Makrokosmos und ihren sogenannten Grundqualitäten bot die theoretische Grundlage für die Vorstellung, wonach in jedem Menschen – trotz harmonischer Säftemischung – einer von den vier Kardinalsäften dominiert und damit die Gemütsart, das Temperament, die Konstitution des Menschen bedingt. Das phlegmatische Temperament beruht auf dem Überwiegen des Schleimes, der (wie das Element Wasser) kalt und feucht ist; das sanguinische auf dem des Blutes, das (wie die Luft) warm und feucht ist, das cholerische auf dem der gelben Galle, die (wie das Feuer) warm und trocken ist, das melancholische auf dem der »schwarzen Galle«, die (wie die Erde) kalt und trocken ist.

Auf die Frage, warum bei einer miasmabedingten Epidemie nicht alle erkranken, hatte man die Antwort: Weil die Krasis (Mischung) der Säfte bei den Menschen unterschiedlich ist. Die Konstitutionslehre beeinflußte das Denken und Handeln der Ärzte weit über das Mittelalter hinaus. Wenn sie vor einem Kranken standen, interessierte sie zunächst nicht die Art der Krankheit, sondern der Typ des Patienten. Denn dieser wurde zur Basis für die Bewertung der Symptome und der Therapie. Die sich daraus ergebenden Streitereien zwischen mehreren Ärzten am Krankenbett wurden noch von Molière persifliert.

Die Schriften von Hippokrates und Galen kamen erst später auf dem Umweg über die Araber in das christliche Abendland. Als die Araber im 7. Jahrhundert n. Chr. im raschen Siegeszug Vorderasien, Nordafrika, Spanien und Süditalien eroberten, stießen sie in den einst hellenisierten Gebieten auf Schriften von griechischen Gelehrten, die sie ins Arabische übersetzen ließen. Dabei gefielen ihnen, besonders wegen ihrer teleologischen Einstellung, die Schriften von Aristoteles und Galen. War es doch Galen gelungen, seine zweckbestimmten Heilmethoden mit der Viersäftelehre so geschickt zu verknüpfen, daß es den Anschein erweckte, als wären sie ein Teil des Schöpfungsplanes. Es war daher für die monotheistischen Moslems verhältnismäßig leicht, der Galenischen Lehre zuzustimmen und sie in einer entsprechenden Bearbeitung zu übernehmen. Dies erfolgte besonders durch den großen persisch-arabischen Arzt Avicenna (980–1037), der als Systematiker aus dem schier unüberschaubaren Lehrstoff des Galen mit dem »Kanon der Heilkunde« das bedeutendste medizinische Lehrbuch des Mittelalters schuf, das später in lateinischer Übersetzung die medizinische Literatur des Mittelalters und der ersten Jahrhunderte der Neuzeit autoritativ beherrschte.

Im Zuge der rasanten Verstädterung seit Beginn der Kreuzzüge entstanden überall im christlichen Abendland Universitäten, an denen es auch medizinische Fakultäten gab, so in Bologna (1113), Paris (um 1150), Oxford (1167), Montpellier (1220), Padua (1222) und Prag (1348). Da man sich an den Universitäten des Lateinischen als der Kultursprache des christlichen Abendlandes bediente, hatten diese Institutionen praktisch internationalen Charakter, so daß man an ihnen sowohl Professoren als auch Studenten aus allen Ländern fand. Den größten Einfluß auf die damaligen Universitäten hatte die Kirche, die im Geist der Scholastik nicht nur in der Philosophie, sondern auch in der Medizin nur eine Magd der Theologie sah.

Die Scholastik hatte – wie bei den Moslems – die Lehren des Aristoteles und Galenos nicht zuletzt wegen ihrer teleologischen Tendenz in das christliche Glaubenssystem eingefügt. Was Aristoteles für die spätmittelalterliche Philosophie war, bedeutete Galen samt seinem arabischen Interpreten Avicenna für die Heilkunde jener Zeit. Galenos und Avicenna galten als unfehlbare, unantastbare Autoritäten, so daß man ihnen mehr traute als den eigenen Augen. Ihre Schriften gehörten bis ins 16. Jahrhundert zum sakrosankten, ärztlichen Universalevangelium. Dieses vollendete, abgerundete System ließ jedes weitere Nachdenken als unangebracht erscheinen. Trotz des Aufbäumens einzelner Ärzte kam die medizinische Empirie nicht zur Geltung.

Da Galen gelehrt hatte, daß der Harn »Abbild des Leberblutes« sei, und daß man daher nach Farbe, Konsistenz und Geruch des Urins die Zusammensetzung der jeweiligen Säftebeimischung bei einem Patienten beurteilen könne, erhielt die Harnschau im Mittelalter eine ungeheure Bedeutung. Das Harnglas galt geradezu als Symbol des ärztlichen Standes. Mit Hilfe der Harnschau erkühnten sich manche Ärzte, ohne den Patienten selbst gesehen zu haben, die Therapie zu bestimmen. Da laut der Humoralmedizin die

Erkrankungen auf eine Säfteverderbnis zurückgingen, sollte man den verdorbenen Säfteanteil, die materia peccans, durch Aderlässe, Purgantien, Erbrechen und Schwitzen eliminieren. Doch die Araber hatten die Viersäftelehre noch mit astrologischem Beiwerk überliefert. Die Viersäftelehre, verquickt mit der galenischen Konstitutionstheorie und der arabischen Astrologie, war ein äußerst kompliziertes System, das bei uneingeweihten Laien den Eindruck hoher Gelehrsamkeit erweckte. Es liegt nahe, daß die indoktrinierten Humoralmediziner ihr mühsam erworbenes lukratives Scheinwissen gegen jeden Zweifel an der Viersäftelehre als Grundlage ihres Einkommens entschieden bekämpften.

Mit dem vermehrten Auftauchen von Seuchen im Mittelalter erkannte man bald die direkte und indirekte Ansteckung von Mensch zu Mensch. Der in Montpellier lehrende schottische Arzt Bernhard Gordon zitiert 1305 in seinem medizinischen Handbuch »Lilium medicinae« einen an das »Regimen Sanitatis Salernitanum« sich anlehnenden »epidemiologischen Merkvers«, in dem acht für ansteckend gehaltene Krankheiten aufgeführt werden. Er lautet: »Febris acuta, phthisis, pedicon, scabies, sacer ignis, anthrax, lippa, lepra nobis contagia praestant.« (»Akutes Fieber, Schwindsucht, Fallsucht, Krätze, Erysipel bzw. Mutterkornbrand, Milzbrand, Trachom, Lepra sind uns als ansteckend bekannt«.) Von diesen Krankheiten ergriff man nur bei der Lepra mit ihren abstoßenden, schaudererregenden Hautentstellungen unter Hinweis auf die alttestamentarischen Gebote die Absonderung der Erkrankten mit drakonischer Härte. Als Mitte des 14. Jahrhunderts plötzlich die Pest über das Abendland hereinbrach, erwiesen sich die an ein Miasma glaubenden Ärzte als völlig hilflos. Aber auch die aus Angst vor Ansteckung ergriffenen Absperrungsmaßnahmen der Städte, die von den besonders gefährdeten mediterranen Hafenstädten durch Quarantäne für verdächtige Personen und Waren verschärft wurden, brachten nicht immer den erhofften Schutz. Auch in den darauffolgenden Jahrhunderten versagten sie oft.

Als nach der Entdeckung Amerikas die Syphilis verheerend in Europa ausbrach, offenbarte sich schonungslos die Ohnmacht der Humoralmedizin. Hier blieben die sonst so redseligen Autoritäten stumm, hier versagte der sonst alles wissende, alles erklärende Galen. Auch Avicenna schwieg über die neue Seuche. Da die Syphilis ursprünglich (bei einer undurchseuchten Bevölkerung) durch abstoßende Hautgeschwüre für jedermann erkennbar war, wurde ihr ansteckender Charakter schnell erkannt. Man hielt sie für eine Art von Krätze. Auf dem ersten Flugblatt über die Lues aus dem Jahre 1496 wird sie »Scabies grossa« (»dicke Krätze«) bezeichnet. Auf der Abbildung, die angeblich von Dürer stammt, sieht man einen pustelübersäten Landsknecht. Da man bei der Krätze seit jeher unter dem Einfluß der Araber mit gutem Erfolg eine Quecksilbersalbe (»Unguentum sarazenicum«) benutzte, schmierten rohe Empiriker (Barbierchirurgen) mit dieser Salbe die Hautausschläge ein, zum Entsetzen der gelehrten Ärzte, verpönte doch Galen das Quecksilber als »kaltes Gift«. Doch die Wirkung war überraschend und erfolgversprechend. Da die ersten Infizierten meist Söldner und Dirnen waren, sperrte man sie vielerorts in die leerstehenden Leprosorien, wo sie von Barbierchirurgen behandelt wurden. Unter dem Einfluß der galenischen Säftelehre glaubte man die heilende Wirkung der Quecksilbersalbung durch Inhalation von Quecksilberdämpfen zu steigern und durch erhöhte Speichelabsonderung die vermeintliche materia peccans aus dem Körper zu eliminieren. Dabei kam es überall zu schweren und schwersten Quecksilbervergiftungen.

Paracelsus (1493–1541), der seit jeher gegen die spekulative galenisch-arabische Säftelehre Sturm lief und in Basel zur Belustigung seiner Studenten das sakrosankte »Canon« des Avicenna öffentlich verbrannte, war über diese Kurpfuscherei entsetzt. Versuchte er doch, in der Chemie bewandert wie wenige seiner Zeit, diesen Forschungszweig der Therapie dienstbar zu machen. Er lehrte die Verwendung von Schwefel, Antimon, Quecksilber, Arsen und Gold in ihren verschiedenen Verbindungen. Als man ihm vorwarf, er gebe den Kranken Gift, erwiderte er: »Alle Dinge sind Gifft und nichts ohne Gifft. Allein die Dosis macht, daß ein Ding kein Gifft ist.« Auf das wirksame Prinzip käme es an, das man aus den Rohstoffen herausholen muß: »Ich scheide das, das nicht Arcanum ist, von dem, das Arcanum ist und gebe dem Arcano seine rechte Dosis.« Als Ideal der Therapie schwebte ihm die spezifische Behandlung vor.

1546, fünf Jahre nach dem Tod von Paracelsus, veröffentlichte der Veroneser Arzt Fracastoro (1478–1553) sein bahnbrechendes Werk »De contagionibus et contagiosis morbis et eorum curatione« (»Von den Kontagien, den kontagiösen Krankheiten und deren Behandlung«). Im Gegensatz zur vorherrschenden Humoral- und Miasmalehre führte er die Entstehung von Infektionskrankheiten auf Kontagien zurück, die er »Seminaria morbi« (Samen der Krankheit) oder »Seminaria contagionis« (Samen der Ansteckung) nannte. Dabei unterschied er drei Formen der Infektion: per contactum (durch Berührung), per fomitem (durch verunreinigte Gegenstände, z. B. Kleider, Bettwäsche) und ad distans (auf Entfernung). Während nach Galen und seinen scholastischen Nachbetern für Entstehung einer Infektionskrankheit eine bestimmte Konstitution des Betroffenen nötig sein sollte, war Fracostoro der Meinung, »daß ein Mensch von ausgeglichenem Säftebestande und völliger Gesundheit gleichwohl irgend eine Infektion von einem anderen empfangen kann. Die Keime allein sind ausreichend, die Anstekkung zu vermitteln«. (I. Buch, 12. Kap.) Er beschreibt eine ganze Reihe von Infektionskrankheiten, wie Pest, Fleckfieber, Pocken, Masern, Tollwut, Tuberkulose. Übrigens prägte er bereits 1530 den Krankheitsnamen »Syphilis« in seinem Lehrgedicht »Syphilis, sive morbus gallicus«.

Zu einer Zeit, als es noch kein Mikroskop gab, beschrieb er intuitiv die Erreger als kleinste Lebewesen, bei denen er schon eine gewisse Spezifität annahm. Doch die Erkenntnis der Infektiosität vieler Krankheiten, die einen großen Fortschritt bedeutete, wurde von den meisten Ärzten nicht beachtet, weil sie nach wie vor als Ursache eine Säfteverderbnis vermuteten. Die Entdeckung der pathogenen Mikroorganismen 300 Jahre später bestätigte jedoch im wesentlichen Fracastoros scharfsinnige Überlegungen über die »Seminaria morbi«. Da es den Kontagionisten nicht gelang, den ätiologischen Nachweis bei den Infektionskrankheiten substantiell zu erbringen, blieb die galenische Säftelehre auch weiterhin vorherrschend.

Doch in der Zwischenzeit wurde von einer ganz anderen Seite aufgrund von eigener Beobachtung und selbsterworbener Erfahrung »das Brecheisen des Zweifels« an die zu Dogmen erstarrten galenischen Lehren angesetzt. Es war der Flame Andreas Vesalius (1514–1564), der zunächst in Paris bei dem galenistischen Anatomen Dubois (J. Sylvius) und dann in Padua studierte, wo er im Dezember 1537, erst 23jährig, zum Professor der Anatomie ernannt wurde. Er begann seine Vorlesungen nach Galen, wobei er immer wieder feststellen mußte, daß dessen Beschreibungen nicht der Anatomie des Menschen entsprachen. Schließlich kam er zu der Erkenntnis, daß Galens Anatomie nicht auf die Sektion von Menschen, sondern auf die Sektion von Affen, Hunden und Schweinen zurückgehe. Bei den Zergliederungen konnte er dem »unfehlbaren« Pergamener mehr als 200 Irrtümer nachweisen. Was er bei den zahlreichen Sektionen sah und beschrieb, hielt sein Landsmann Johann Stephan von Kalkar, ein Schüler Tizians, in meisterhaften Holzschnitten fest. In fünf Jahren schuf Vesal sein Monumentalwerk »De corporis humani fabrica libri septem« (»Sieben Bücher vom Bau des menschlichen Körpers«), das 665 Folioseiten mit über dreihundert Illustrationen umfaßt und 1542 in Basel bei Oporinus, einem Freund des Erasmus, gedruckt wurde. Mit diesem Buch, das das anatomische Denken der Ärzte einleitete, sprengte er die Fesseln der scholastisch-galenischen Tradition.

Eine ungeheure Empörung der konservativen galenistischen Anatomen und Ärzte erhob sich gegen den kühnen Neuerer. Sein einstiger Lehrer Jacques Dubois – der übrigens der Meinung war: »Nicht Galen hat sich geirrt, sondern der menschliche Körper hat sich im Laufe der Zeit verändert!« – ging in seiner Wut so weit, daß er seinen einstigen Schüler als Ketzer denunzierte. Vesal, der inzwischen in kaiserlichen Diensten Leibarzt Karls V. geworden war, bezweifelte in der zweiten erweiterten Auflage seines Buches (1555) die galenische Auffassung, wonach das Blut aus der rechten Kammer durch nicht nachweisbare Poren der Herzscheidewand in die linke Kammer fließen solle.

Hier knüpfte 50 Jahre später der Engländer William Harvey (1578–1657) an, der von 1599 bis 1603 ebenfalls in Padua studierte. Sein Anatomielehrer war Fabricius d'Aquapendente, der die Venenklappen ausführlich beschrieb, deren Funktion jedoch falsch deutete. Da man damals nach Galen noch meinte, das Blut in den Venen fließe zentrifugal, war Fabricius der Ansicht, die Venenklappen hätten die Aufgabe, ein zu stürmisches Abfließen des venösen Blutes und eine Überlastung der Beine mit Blut zu verhindern. Nach seiner Heimkehr grübelte Harvey über die Entdeckung seines Lehrers in Padua und dessen Deutung in bezug auf die angebliche Funktion der Venenklappen. Bis dahin hatte man aufgrund der galenischen Lehre dem Blut, das in der Leber aus dem Speisebrei gebildet werden sollte, in der Hauptsache eine rein zentrifugale Bewegung peripherwärts nach den Organen zugeschrieben, bei deren Aufbau es an Ort und Stelle verbraucht werden sollte.

Doch Harvey war nicht nur Anatom, er war auch ein Zeitgenosse Galileis, der das quantitative Denken in die Naturwissenschaft gebracht hatte: »Messe, was meßbar ist!« Er fand zunächst, wie Vesal, daß die Herzscheidewand ein solider Muskel war, durch den unmöglich Blut strömen konnte. Bei Tierversuchen sah er ferner, daß mit der Systole, d. h. mit jeder Herzkontraktion, Blut in die Arterien ausgeworfen wurde. Er ermittelte zunächst die Blutmenge, die bei einer Kontraktion das Herz verließ. Dann berechnete er aus der Zahl der Pulsschläge die Gesamtmenge des Blutes, die in einer Stunde aus dem Herzen in die Schlagader geschleudert wurde. Es wurde ihm klar, daß eine so große Blutmenge, die in dieser einen Stunde mehr als das Dreifache des Körpergewichts betrug, in dieser Zeit weder neu gebildet noch an Ort und Stelle aufgebraucht werden konnte. Es gab nur eine Möglichkeit, daß das durch die Arterien aus dem Herzen ausgeworfene Blut durch die Venen zum Herzen zurückfloß. Einen anderen Weg gab es nicht. Harvey bewies nun, daß die Venenklappen den Rückfluß des Blutes in den Venen verhinderten, während die Aortenklappe einen Rückfluß des arteriellen Blutes unmöglich machte. Damit war der Kreislauf des Blutes entdeckt. Aus der linken Herzkammer strömt das Blut durch die Arterien in den gesamten Organismus, geht dort offenbar durch Lücken der Gewebe in die Venen über, fließt in den rechten Vorhof des Herzens und in die Kammer. Von da geht die gesamte Blutmenge in die Lungen, dann in den linken Vorhof und zurück in die linke Kammer. Das Herz ist ein zentrales Pumpwerk. Doch erst nach zahllosen Tierexperimenten an Kaltblütern und Warmblütern veröffentlichte Harvey 1628 seine neue Lehre vom Blutkreislauf: »Exercitatio anatomica de motu cordis et sanguinis in animalibus«. Damit war nicht nur die Anatomie Galens, sondern auch seine Physiologie erschüttert.

Es ist auffallend, daß Harveys Entdeckung in den Kreisen der Humoralmediziner viel mehr Beunruhigung verursachte als Vesals neue Anatomie, in der nur vereinzelte Beobachtungen Galens als unrichtig bezeichnet wurden. Doch die Lehre vom Blutkreislauf brachte die gesamte Viersäftelehre und die alten Auffassungen von Krankheit und Gesundheit ins Wanken. Sie forderte einen radikalen Wandel sämtlicher Vorstellungen von Krankheit. In der Therapie und Prophylaxe der galenischen Viersäftelehre spielten Aderlaß und Purgatien zur Eliminierung der materia peccans eine große Rolle. Dabei wurde der Aderlaßkalender zu Rate gezogen, der unter Berücksichtigung astrologischer Gesichtspunkte erkennen ließ, an welchem Tag und an welcher Körperstelle der Aderlaß am günstigsten vorzunehmen ist. Die Zodiakfigur wurde überdies auch regelmäßig im Zusammenhang mit dem Gebrauch von Purgantien berücksichtigt. Bei einem Kreislauf des Blutes wäre der lokale Aderlaß zwecklos gewesen. Da man aber auf die komplizierte und lukrative Methode nicht verzichten wollte, so mußte die neue Theorie falsch sein. Besonders die Dekane der medizinischen Fakultät von Paris, Riolan und Guy Patin, die in ihrer Rückständigkeit gegen alles Neue opponierten, liefen Sturm gegen die neue Entdeckung.

Um 1608 hatte der holländische Brillenmacher Zacharias Janssen durch die bereits 1267 von Roger Bacon erwogene Linsenkombination das zusammengesetzte Mikroskop erfunden, das eine Bikonvexlinse (Sammellinse) und eine Bikonkavlinse (Zerstreuungslinse) enthielt, von denen die erstere als Objektiv, die letztere als Okular diente. Nun konnte man mit geschärftem Auge die Wunder des Mikrokosmos entdecken. Erstaunliche Befunde hatte Antoni van Leeuwenhoek (1632–1723) aus Delft mit selbstgeschliffenen Linsen erzielt. Über alles, was er entdeckte, berichtete er – dank der Vermittlung des Delfter Ovarienforschers Regnier de Graf – in drollig-familiär gehaltenen Briefen an die Royal Society in London. Die hochgelehrten Herren der Gesellschaft rümpften anfangs ihre Nase über den Delfter Rathauspförtner, der da behauptete, mit seinen Mikroskopen etwa 270mal vergrößert in einem Wassertropfen oder in Zahnschleim kleine Lebewesen entdeckt zu haben: »Levende Dierkens ..., die sich sehr lustig bewegen.« (1675) Es waren wohl die ersten Mikroben, die ein Mensch erblickt, beschrieben und abgebildet hat. Doch Leeuwenhoek brachte sie keineswegs mit den damals schon vermuteten mikroskopisch kleinen Krankheitserregern, den Kontagien oder Seminaria morbi in Zusammenhang. Alle seine Untersuchungen unternahm er nur um ihrer selbst willen.

Der erste, der bei mikroskopischen Untersuchungen an Krankheitserreger dachte, war der Jesuitenpater Athanasius Kircher (1601–1680). Als während der schweren Pestepidemie in Rom (1656) die meisten Ärzte wie Vogelscheuchen mit einer Schnabelmaske umherstelzten und über die qualitates occultae der gestörten Säftemischung grübelten, prüfte er mit seinem Mikroskop Blut und Buboneneiter von Kranken und Verstorbenen, um die Seuchenerreger nachzuweisen, von denen einst Terentius Varro geschrieben hatte, sie seien so klein, daß man sie mit bloßem Auge nicht sehen könne. Kircher beobachtete im Mikroskop kleine bewegliche Gebilde, die er in der Überzeugung, die Pesterreger entdeckt zu haben, »vermiculi pestis« bezeichnete. Es ist sicher, daß er die kleinen und unbeweglichen Pestbakterien bei der unzulänglichen Beschaffenheit und zu geringen Vergrößerungsfähigkeit der damaligen Mikroskope nicht sehen konnte. Was er sah, waren vielleicht amöboid bewegliche Leukozyten.

Doch unkritische Mikroskopiker glaubten, auch bei anderen Infektionskrankheiten, wie z. B. Pocken und Syphilis, aus geplatzten Pusteln und eitrigen Geschwüren Würmer als Erreger nachgewiesen zu haben. Die unbeabsichtigte Komik solcher Beobachtungen, die oft dazu angetan waren, die Idee von Kontagion und dessen Anhänger lächerlich zu machen, erreichte ihren Gipfel, als ein gewisser Schulze bei der mikroskopischen Prüfung im Speichel tollwütiger Hunde lauter »lebendige Würmgen mit kleinen Hundeköpfchen« gesehen haben wollte, die er für die Erreger der Tollwut hielt.

Während die einen über diese skurrilen Befunde lachten, meinten die anderen im Sinne der Humorallehre, die Würmer seien ein Produkt der verdorbenen Säfte. Mit anderen Worten, eine Folge der Urzeugung. Man wies darauf hin, daß aus faulendem Fleisch Würmer bzw. Maden entstünden. Diesen Aberglauben widerlegte 1675 der Florentiner Redi, dem es bereits 1668, fast gleichzeitig mit Leeuwenhoek, mit Hilfe des Mikroskops gelungen war, für Würmer und Insekten die Entstehung aus Eiern nachzuweisen. In diesem Fall spannte er über die Öffnung des Gefäßes, in dem er Fleisch faulen ließ, feine Gaze und verhinderte mit dem Zutritt eierlegender Fliegen auch die Madenbildung. Damit war bewiesen, daß die Würmer bzw. Maden nicht, wie bisher angenommen, spontan aus faulendem Fleisch entstehen, sondern von Muttertieren abstammen. Da aber die geringe Bildschärfe und Vergrößerungsfähigkeit der damaligen Mikroskope ein genaueres Differenzieren der vermuteten Erreger nicht ermöglichte, sank das Mikroskopieren mehr und mehr zur Augenergötzung und zum spielerischen Zeitvertreib aristokratischer Dilettanten herab. Schon die äußere Aufmachung der Rokoko-Mikroskope, die verschnörkelte Verzierung des Gestells, die Bemalung des Tubus mit Blumen oder der zu prüfenden Insekten und Infusorien läßt auf den ersten Blick erkennen, daß es sich um ein Spielzeug handelte. Eine besondere Freude hatte man am Gewimmel der mit bloßem Auge nicht wahrnehmbaren Infusorien. Ein beliebtes Experiment war das Aufkochen von Heu-Infus, in dem danach jegliches Leben erlosch. Ließ man das Gefäß mit dem Infus offen stehen und untersuchte es nach einigen Tagen mikroskopisch, so konnte man sich wieder am ursprünglichen Gewimmel erfreuen. Aber auch, wenn ein abgekochter Aufguß anschließend zugedeckt wurde, wie es Redi bei seinem Experiment zur Fernhaltung von Fliegen tat, kam es zu dem gleichen Ergebnis. Man glaubte im vermeintlichen Phänomen der Urzeugung einen Augenblick der Schöpfung nachzuerleben. Besonders manche naturforschende Theologen vertraten diese Meinung, »denn in der Bibel sey nicht erwähnt, daß Noah auch Infusorien mit in die Arche genommen habe«. Auf diese Weise versuchten sie die Lehre von der Urzeugung aus dem Bereich der kleineren Lebewesen ins schwer nachprüfbare Reich der Mikroorganismen hinüberzuretten. Kennzeichnend für die damals mikroskopisch undifferenzierbar erscheinenden Mikroorganismen war ihre Einordnung durch Linné (1707–1778) in eine besondere Klasse mit dem Namen »Chaos infusorium«.

Im Jahr 1765 versuchte der Italiener Lazzaro Spallanzani (1729–1799) noch einmal die Lehre von der Urzeugung – inklusive der mikroskopisch kleinen Infusorien – zu widerlegen. Dazu füllte er abgekochte Infusionen in hermetisch verschlossene Gefäße und erhitzte sie eine Stunde lang in kochendem Wasser. Die Aufgüsse blieben steril. Diese Erkenntnis machte sich der Pariser Koch Appert zunutze, indem er Nahrungsmittel in Blechdosen abfüllte, die danach hermetisch verschlossen und längere Zeit erhitzt wurden. So entstand die Methode zum Konservieren von Lebensmitteln. Die Keimfreiheit wurde nicht durch das Fernhalten von Luft, sondern durch das Fernhalten von Luftmikroben bedingt.

Die lange erstrebte optische Verbesserung der Mikroskope durch Verringerung des Farbenfehlers der Linsen (chromatische Aberation) konnte erst erfolgen, nachdem man die in den Brechungsgesetzen des Lichts gelegenen störenden Faktoren erforscht und Möglichkeiten zu ihrem Ausgleich gefunden hatte. Um 1830 gelang es durch achromatische (farbfehlerfreie) Linsen bei guter Bildschärfe die Vergrößerung bis zum 500fachen zu steigern und dadurch die mikroskopische Forschung zu intensivieren. So bewiesen 1836 fast gleichzeitig Cagniard de la Tour und Theodor Schwann, daß die alkoholische Gärung durch Hefe, einem Mikroorganismus, hervorgerufen wird, der sich durch Sprossung vermehrt und fortpflanzt. Allein Liebig hielt die Hefe nach wie vor für ein Produkt der Gärung. 1837 berichtete Agostino Bassi über einen Fadenpilz als Erreger einer Seidenraupenkrankheit (Muscardine), und 1839 entdeckte Schönlein ebenfalls einen Fadenpilz (Achorion Schönleini) als Erreger der Haut- und Haarkrankheit Favus.

Unter dem Eindruck dieser Entdeckungen über die Ansteckung durch Mikroorganismen schrieb der Anatom Jakob Henle (1809–1885) in Zürich seine Abhandlung »Von den Miasmen und den Kontagien«, die er 1840 als ersten Abschnitt mit seinen »Pathologischen Untersuchungen« veröffentlichte. Während er das »Miasma« als einen rein hypothetischen Begriff ablehnte, definierte er das »Contagium animatum« nicht nur als ein organisches, sondern auch als ein belebtes, vermehrungsfähiges Wesen, das zu dem »angesteckten« Körper im Verhältnis eines parasitären Wesens steht. Zugleich stellte Henle die Postulate auf, die erfüllt sein müssen, um ein Kontagium als den Erreger einer Infektionskrankheit anzuerkennen. Infolge des geringfügigen Beweismaterials blieb jedoch Henles Schrift jahrzehntelang unbeachtet, und die auf der galenischen Humoralpathologie beruhende Konstitutionslehre und die Miasmatheorie beherrschte nach wie vor das epidemiologische Denken.

Kennzeichnend für das geringe Interesse einflußreicher medizinischer Kreise am Problem der Ansteckung ist das tragische Schicksal einiger bahnbrechender Forscher um die Mitte des 19. Jahrhunderts und danach. Da ist z. B. der junge Arzt Ignaz Semmelweis, der seit 1846 Assistent an der Wiener Gebärklinik war, die zwei Abteilungen hatte: eine, an der Medizinstudenten, und eine andere, an der Hebammen unterrichtet wurden. An der ersten Abteilung war die Sterblichkeit erschreckend hoch. Semmelweis hielt bereits 1847 das mörderische Kindbettfieber für eine ansteckende Krankheit, hervorgerufen durch die Hände der von Sektionen kommenden Ärzte und Studenten, die er daher zu einer gründlichen Händewaschung in Chlorwasser zwang, ehe sie die Schwangeren zu untersuchen begannen. Obwohl die Sterblichkeit danach wesentlich sank, forderte Semmelweis bald danach eine erneute Händewaschung nach der Untersuchung jeder einzelnen Frau, da das Kindbettfieber nicht nur durch faulige septische Stoffe von der Leiche, sondern auch durch Eiter von einer vorher untersuchten Frau auf die nächste übertragen werden kann. Diese Maßnahme, mit der Semmelweis praktisch die Asepsis vorweggenommen hatte, wurde von seinem Vorgesetzten Professor Klein, der an miasmatisch-tellurische Einflüsse glaubte, als eine »Zumutung« und »fixe Idee« abgetan. Man lachte über ihn wie über einen Geistesgestörten, der sich ewig die Hände wäscht, um einen imaginären Schmutz zu entfernen. Semmelweis, der heute weltweit als »Retter der Mütter« geehrt wird, erntete zu Lebzeiten für seine Erkenntnisse, die bald in Vergessenheit gerieten, nur Hohn, Spott und Mißachtung.

Auf ein ähnliches Unverständnis stieß auch der junge Landarzt A. Pollender, als er 1849 bei einer Milzbrandepidemie in der Nähe von Köln im Blut verendeter Kühe mikroskopisch massenhaft unbewegliche Stäbchen nachweisen konnte, die er im Blut gesunder Kühe nicht fand. Er hatte als erster mit den Milzbrandbazillen einen Seuchenerreger nachgewiesen, doch seine Bemühungen, an einem Universitätsinstitut seine Forschungen fortzusetzen, blieben erfolglos, und auch sein Manuskript aus dem Jahr 1849, das er erst 1855 veröffentlichte, blieb unbeachtet und wurde erst 1929 von Reiner Müller wiederentdeckt.

Kennzeichnend für die Situation in Deutschland (noch kurz vor dem Erscheinen Robert Kochs) ist auch das Schicksal des genialen jungen Arztes Otto Obermeier, der 1868 die Rekurrens Spirochäte, den Erreger des Rückfallfiebers entdeckt hatte. Er mußte während einer Choleraepidemie 1873 seine Stelle an der Charité bei Virchow aufgeben, weil kein Assistenzarzt länger als zwei Jahre in derselben Stellung verbleiben durfte. Da Obermeier aus Cholerastühlen und Sektionsmaterial den damals noch unbekannten Erreger mikroskopisch nachzuweisen versuchte, führte er nach seiner Entlassung die Untersuchungen unter unzulänglichen Bedingungen in seinem Wohnzimmer fort, wobei er sich infizierte und mit 30 Jahren ein Opfer der Cholera wurde.

Die erste Bresche in das unüberwindlich erscheinende Bollwerk der antikontagionistischen Tradition schlug Anfang der zweiten Hälfte des 19. Jahrhunderts eine überragende Persönlichkeit mit höchst schöpferischer Begabung: der französische Chemiker Louis Pasteur (1822–1895). Als er 1854 zum Professor und Dekan der neugegründeten »Faculté des Sciences« in Lille berufen wurde, kam er in das Zentrum der nordfranzösischen Alkoholindustrie. Bald wurde er von einem ortsansässigen Spiritusfabrikanten namens Bigo um die Klärung häufig auftretender Störungen bei der alkoholischen Gärung gebeten. Mit exakt durchgeführten Untersuchungen konnte Pasteur bestätigen, was Cagniard de la Tour und Schwann unabhängig voneinander schon vor 20 Jahren festgestellt hatten: mikroskopisch kleine Lebewesen, runde Hefezellen, sind die Ursache der normalen alkoholischen Gärung. Aber auch bei Gärstörungen fand er stets Mikroorganismen, die an ihrer unterschiedlichen Form und Größe von Anfang an leicht zu erkennen waren. Bigos Sohn, der Pasteur bei seinen Untersuchungen half, schrieb darüber:

> »Pasteur hat im Mikroskop festgestellt, daß bei einer gesunden Gärung die Kügelchen (Hefen) rund waren, daß sie sich zu verlängern begannen, wenn die Störung einsetzte und daß sie sich in die Länge streckten, wenn die Gärbrühe infolge von Milchsäurebildung milchig wurde. Diese einfache Methode erlaubte uns, den Gang der Gärung zu überwachen und die früher so häufigen Schwierigkeiten bei der Gärung zu vermeiden.«

Später hat Pasteur beim Studium der Milchsäuregärung noch festgestellt, daß deren Erreger ein Mikroorganismus ist, der viel kleiner ist als die bei der alkoholischen Gärung wirkenden Hefen. Bei der Prüfung der Buttersäuregärung gewann Pasteur die biologisch besonders wichtige Erkenntnis, daß es Leben auch ohne Sauerstoff gibt. Er stellte hier Mikroben fest, die bei Sauerstoffabschluß wuchsen, und prägte den Begriff »Anaerobier«. Alle diese unterschiedlichen Mikroorganismen hatte er isoliert und für die Untersuchung ihrer Eigenschaften in Nährlösungen weitergezüchtet, wobei er unter anderem feststellte, daß die Mikroben der Fehlgärungen schon durch kurzes Erhitzen der Flüssigkeiten, in denen sie sich befanden, abgetötet werden können. Pasteur, der aus einer Weingegend stammte, hörte dort oft die Weinbauern über ihre Verluste klagen, da der Wein so leicht verderbe. Damals erschienen ihm die Fehlgärungen und Krankheiten des Weines rätselhaft. Aber nun kannte er den Grund und zeigte, daß durch minutenlanges Erwärmen des Weines in geschlossener Flasche auf 55° R = 68° C nachträgliche fehlerhafte Zersetzungen verhindert werden können.

Mit diesem einfachen, nach Pasteur benannten Erhitzungsverfahren, das man auch zur Konservierung von Milch und anderer flüssiger Lebensmittel einführte, sind mehr Leben gerettet worden als mit vielen berühmten Medikamenten. Bereits Pasteurs Untersuchungen über die bei Wein und Bier Fehlgärungen bedingenden Mikroben waren dadurch gekennzeichnet, daß er nicht nur die Ursachen eines Übels suchte, sondern zugleich auch Möglichkeiten zu dessen Verhütung. Es war das Studium der Gärungs- und Fäulnisvorgänge, das zuerst die Bedeutung der kleinsten Lebewesen, der Mikroben, kennenlehrte und mit denen Pasteur die grundlegenden Vorarbeiten für die Seuchenerforschung leistete. Die Tatsache, daß jede besondere Art von Gärung durch einen bestimmten Mikroorganismus hervorgebracht wird, legte den Gedanken nahe, daß auch für jede Infektionskrankheit ein spezifischer Mikroorganismus als Erreger in Frage kam.

Inmitten dieser Forschungen, die für die französische Landwirtschaft und Industrie von großer Bedeutung waren, erhielt Pasteur einen Ruf nach Paris. Da bezweifelten Anhänger der Urzeugungslehre die Spezifität der angeblichen Erreger verschiedener Gärungen. Allein der Luftsauerstoff bewirke Gärung und Fäulnis, und die dabei vorkommenden Mikroorganismen entstehen spontan. Damit war das uralte Problem der Urzeugung erneut auf dem Tapet. Obwohl bereits die Entdeckung der Anaerobiose eine deutliche Widerlegung der Lehre von der Urzeugung war, bei der dem Zutritt unveränderten Luftsauerstoffs eine entscheidende Bedeutung zugemessen wurde, entschloß sich Pasteur, mit einem logisch durchdachten Großversuch den endgültigen Gegenbeweis zu erbringen. Bereits bei seinen Gärungsversuchen in Lille hatte er die Notwendigkeit erkannt, Geräte und Lösungen vorher durch Kochen unter Überdruck zu entkeimen.

Es gelang ihm nun, Milch und Urin in so entkeimten und verschlossenen Glaskolben unzersetzt aufzubewahren. Die Zersetzung trat erst ein, wenn nachträglich der Glashals geöffnet wurde und Mikroorganismen aus der

Luft Zutritt fanden. Hatte er doch durch Versuche festgestellt, daß Mikroben überall in der Außenwelt vorkommen, »selbst in der Luft wimmelt es von ihnen«. In umfangreichen Versuchsreihen konnte Pasteur im großen Amphitheater der alten Sorbonne beweisen, daß erhitzte, leicht zersetzliche Flüssigkeiten wie Milch, Blut und Urin sogar in offenen Glasgefäßen keimfrei blieben, wenn nur der Flaschenhals schwanenhalsförmig umgebogen und lang abwärts ausgezogen war, was freie Verbindung zwischen dem Flascheninhalt und der Außenluft ermöglichte, aber das Hineinfallen der Luftkeime verhinderte. Folglich kann die Luft (der Sauerstoff) allein nicht die Vergärung und Fäulnis verursachen. Damit war das Hirngespinst von der Urzeugung endgültig widerlegt.

Diese Versuche, mit denen zugleich der Gärungs- und Fäulnisprozeß als Ergebnis der Luftkeime nachgewiesen wurde, machten einen tiefen Eindruck auf den schottischen Chirurgen Joseph Lister (1827–1912). Er hatte beobachtet, daß Knochenbrüche, über denen die Haut intakt war, gewöhnlich ohne Komplikationen heilten, während Frakturen, bei denen die Knochen infolge einer Wunde offen lagen, meist zu Entzündungen und Eiterung führten. Da also die Luft voller Mikroben ist, schlußfolgerte Lister, muß die offene Wunde desinfiziert und durch einen karbolgetränkten Deckverband vor einem erneuten Zutritt von Luftkeimen geschützt werden. Auch durch Zerstäuben von Karbolsäuren versuchte er die Luft des Operationssaales zu desinfizieren. (Listers Statistik aus dem Jahre 1864 zeigt, daß 45% seiner Patienten nach der Operation starben.) Schon zwei Jahre später, nachdem er 1865 erstmalig eine Operation nach dem neuen antiseptischen Verfahren durchgeführt hatte, war die Sterblichkeitsziffer bei seinen chirurgischen Eingriffen von 45% auf 15% abgesunken. Mit seinem 1867 veröffentlichten antiseptischen Prinzip gelang ihm, was Semmelweis bereits vor 20 Jahren erfolglos anstrebte, den antiken Irrglauben des »lobenswerten Eiters« endgültig zu eliminieren.

Pasteur hatte mit seinen Gärungsversuchen Neuland betreten, wo er zunächst mit keiner Berufsgruppe in Kollision geriet. Die Anhänger der Urzeugung waren eine relativ kleine Gruppe von Sonderlingen, die man mit einem scharfsinnigen und überzeugenden öffentlichen Großversuch zum Schweigen bringen konnte. So konnte Pasteur über ein Jahrzehnt seine Forschungen relativ ungestört fortführen und schuf dabei mit immer neuen Erkenntnissen die Grundlagen der Bakteriologie. Im Jahr 1865 wurde Pasteur vom französischen Landwirtschaftsministerium gebeten, die Pébrine, eine Seuche der Seidenraupen, zu untersuchen. Der blühenden Seidenindustrie Südfrankreichs drohte der Untergang. Die Seidenraupen gingen in Massen zugrunde. Nach einigem Zögern sagte Pasteur zu, denn er hatte noch nie eine Seidenraupe gesehen. Es war eine schwierige Aufgabe, deren Lösung mehrere Jahre in Anspruch nahm. Pasteur mußte sich immer wieder für mehrere Tage in die betroffenen Seidendistrikte begeben, wo er in mühsamen Untersuchungen mikroskopisch zwei unterschiedliche Erreger feststellte. 1872 konnte er zeigen, woran gesunde Eier, Raupen und Schmetterlinge erkannt werden können, um sie abzusondern und für Zuchtzwecke zu benutzen. Mit diesen Untersuchungen hatte Pasteur zum erstenmal das Randgebiet der Infektionskrankheiten berührt.

Kurz danach gelang auch in Deutschland der entscheidende Durchbruch der kontagionistischen Vorstellungen durch den 20 Jahre jüngeren Robert Koch (1843–1910), dessen Name untrennbar mit dem Pasteurs in der Begründung der Mikrobiologie verbunden ist. Koch hatte in Göttingen Medizin studiert und wurde dort ein Schüler Henles. Als Kreisphysikus im damals preußischen Wollstein, wo der Milzbrand den Landwirten große Schäden zufügte, widmete er sich unter primitivsten Bedingungen der Erforschung dieser auch für den Menschen nicht ungefährlichen Tierseuche. Mit dieser Arbeit (1876) hat er die Hypothesen seines Lehrers Henle nachträglich experimentell bewiesen und aus ihnen später die drei Postulate abgeleitet, die erfüllt sein müssen, um die Erregernatur eines Kontagiums zu beweisen: 1. sollte das Kontagium bei einer Krankheit regelmäßig aus dem erkrankten Organismus nachweisbar sein, 2. muß man den Keim regelmäßig in Reinkultur isolieren und 3. mit dieser Reinkultur beim Versuchstier dieselbe Krankheit hervorrufen können.

Koch konnte unter dem Mikroskop feststellen, daß sich die Milzbrandbazillen durch Querteilung vermehren, zu langen Ketten auswachsen und daß sie in ihrem Innern Sporen, d. h. Dauerformen bilden. Während die Milzbrandbazillen leicht zugrunde gehen, sind ihre Sporen jahrelang auch außerhalb des Organismus, z. B. im Weideboden haltbar. Gelangen sie durch Futter wieder in einen tierischen Körper, so wachsen sie wieder zu Bazillen aus und rufen die Krankheit hervor. Damit hatte Koch die Ätiologie und die geheimnisumwitterte Ortsgebundenheit des Milzbrandes geklärt. Man wußte nun: was auf den sogenannten verdammten Weiden die Tiere erkranken ließ, waren keine Miasmen, sondern die Sporen des Milzbrandbazillus. Mit der Erkenntnis der Sporenbildung hat Koch eine wichtige Säule der Miasmalehre erschüttert. Mit seiner Arbeit »Über die Ätiologie der Wundinfektionen« (1878) zerstreute er die Zweifel an der Spezifität der verschiedenen Erreger. Als Koch mit der Einführung fester bakteriologischer Nährböden die Isolierung von Einzelkolonien und damit die Züchtung einwandfreier Reinkulturen bekanntgab, verstummten sogar die Pleomorphisten. Mit diesen Arbeiten begründete Koch die Epoche der Seuchenlehre und der experimentellen Mikrobiologie.

In Frankreich, wo seit einem Jahrzehnt eine mörderische Geflügelseuche herrschte, die »choléra des poules« bezeichnet wurde, fand Pasteur 1880 im Blut eines kranken Huhns kurze, kleine, unbewegliche Stäbchen, die er in Bouillon weiterzüchtete. Wenn er mit einer solchen Kultur gesunde Hühner impfte, erkrankten sie mit den gleichen Symptomen. Die Tierversuche wurden mit frischgezüchteten Kulturen wiederholt und ergaben stets das gleiche Ergebnis. Eines Tages fand Pasteur in einer Laborecke ein Fläschchen mit Bouillonkultur, die man durch Zufall vor Wochen vergessen hatte, und impfte damit ein Huhn, das aber nicht erkrankte. Er impfte es später in einer weiteren Versuchsreihe mit einer frischen Kultur, doch das Huhn blieb auch diesmal gesund, während die übrigen Versuchshühner schwer erkrankten und zum großen Teil eingingen. Pasteur erkannte, daß die zufällig vergessene Geflügel-Cholera-Kultur durch Alterung ihre Virulenz eingebüßt, aber ihre immunisierende Fähigkeit bewahrt hatte. Das war die Geburtsstunde der aktiven Schutzimpfung mit attenuierten (abgeschwächten) Erregern.

»Der Zufall«, sagte Pasteur bereits in seiner Antrittsvorlesung in Lille (1854), »vermag nur einem wachen Geist zu nützen«. Denn »das Glück ist nur dem hold, der darauf vorbereitet ist und die ausgestreckte Hand bemerkt.«

Pasteur hatte sie ergriffen, denn gleich nach der Herstellung des Hühnercholera-Impfstoffes entschloß er sich, nach dem gleichen Verfahren auch einen Impfstoff gegen Milzbrand herzustellen. Doch Milzbrandbazillen erzeugen Sporen, auf die der Alterungsprozeß ohne jeglichen Einfluß ist. Schließlich ermittelte Pasteur durch verschiedene Tierpassagen, daß Milzbrandbazillen bei 42–43° C nicht nur die Fähigkeit der Sporenbildung einbüßen, sondern zugleich auch in ihrer Virulenz abgeschwächt werden und sich somit zur Impfstoffherstellung eignen. Der Vorgang mit der Tierpassage erinnerte Pasteur an Jenners Vakzination (Kuhpockenimpfung), wo auch mit einem abgeschwächten Erreger gegen die echten Pocken immunisiert wurde, und er bezeichnete daher Jenner zu Ehren seine Impfstoffe als Vakzine.

Mit der Impfstoffherstellung war der Chemiker Pasteur aufsehenerregend in den Bereich der Infektionskrankheiten eingedrungen und berührte damit zunächst die Domäne der Veterinäre, die sich schon lange darüber ärgerten, daß ihnen »ein Außenseiter ins Handwerk pfuschte«. Da aber Pasteur mit seinen Forschungen die französische Alkoholindustrie, die Weinbauern und die Seidenindustrie vor großen Schäden bewahrt hatte und daher bei der Bevölkerung sehr beliebt war, machten sie gute Miene zum bösen Spiel. Inzwischen beschlossen sie insgeheim, ihn mit der Prüfung seines Milzbrandimpfstoffes, dessen Wirksamkeit sie bezweifelten, durch das großzügige Angebot zu einem Großversuch in eine Falle zu locken und ihn dann in aller Öffentlichkeit lächerlich zu machen. Doch ihre Absicht mißlang. Als Pasteur 1881 gegen die damals noch weitverbreitete Tollwut einen Impfstoff mit abgeschwächten Erregern herzustellen beschloß, erregten sich nicht nur die Veterinäre, sondern auch Ärzte. Es war ein waghalsiger Plan. Pasteur konnte nämlich den Erreger weder im Speichel tollwütiger Hunde noch im Gehirn und Rückenmark ihrer Kadaver mikroskopisch nachweisen, obwohl sich diese Stoffe im Tierversuch als infektiös erwiesen. Der Erreger mußte also vorhanden, jedoch so klein sein, daß er im Lichtmikroskop unsichtbar blieb. Pasteur bezeichnete ihn mit dem lateinischen Wort Virus, das ursprünglich Gift bedeutet. In komplizierten und langwierigen Versuchen, die im Tollwutkapitel ausführlich geschildert werden, gelang Pasteur die Herstellung einer Tollwut-Vakzine, mit der ihm zunächst die prophylaktische Impfung von gesunden Hunden gelang und später auch die Verhütung des Krankheitsausbruchs bei Menschen, die tollwütige Hunde gebissen hatten. Am 6. Juli 1885 nahm Pasteur die erste erfolgreiche Wutschutzimpfung an einem achtjährigen Elsässer Jungen vor, der von einem tollwütigen Hund so schwer verletzt war, daß die Ärzte eine Behandlung für aussichtslos hielten. Bereits nach einem Jahr waren mehr als 1700 verletzte Menschen erfolgreich mit Pasteurs Impfstoff behandelt worden. Die Wutschutzimpfung war die Krönung von Pasteurs Lebenswerk.

1880, im selben Jahr, als Pasteur mit seinen Impfstoffarbeiten begann, wurde Robert Koch als Regierungsrat in das Kaiserliche Gesundheitsamt nach Berlin berufen. Mit einer Schar junger Militärärzte baute er eine Forschungsstätte auf, an der mit seinen Untersuchungsmethoden an verschiedenen ätiologischen, epidemiologischen und seuchenprophylaktischen Problemen fieberhaft gearbeitet wurde. Dabei sollte fast jeder Mitarbeiter eine andere Aufgabe lösen. Koch hatte zunächst eine Abhandlung geschrieben, in der er genau die Methodik der Isolierung, Färbung und Züchtung von Bakterien schilderte. Das Wichtigste war wohl die Benutzung fester, künstlicher Nährböden zur Trennung von Bakteriengemischen, um Einzelkolonien und daraus Reinkulturen zu gewinnen, was bisher mit den von Pasteur benutzten flüssigen Nährlösungen nur durch mühsame und zahlreiche Verdünnungsreihen möglich war und nicht jedem gelang. Die Veröffentlichung dieser Abhandlung Kochs im Jahr 1881 unter dem Titel »Zur Untersuchung von pathogenen Organismen« hat überall auf bakteriologisch interessierte Ärzte anregend gewirkt. Jahr für Jahr wurden neue Krankheitserreger gefunden. Koch selbst hatte mit dieser Methode 1882 den Erreger der Tuberkulose und 1883 den der Cholera entdeckt. Bald danach (1884) gelang seinen Mitarbeitern erstmalig der kulturelle Erregernachweis bei Typhus abdominalis (Gaffky 1884) und Diphtherie (Loeffler 1884). Es waren die Erreger von Infektionskrankheiten, die damals die meisten Opfer forderten und die Bevölkerung daher besonders ängstigten.

Nun hatte man die meisten bakteriellen Erreger in Reinkultur. Man konnte ihre Eigenschaften, ihre Infektionswege erforschen, um gezielt gegen sie vorzugehen. Das erfolgte in der Außenwelt mit bekannten Desinfektionsmitteln. Man hoffte nun auch Präparate zu finden, mit denen man therapeutisch direkt auf den Krankheitserreger einwirken könnte. Doch außer dem Chinin, das man empirisch als antimalarisches Spezifikum gefunden hatte, gab es unter den zahlreichen Medikamenten, auch unter den vielen synthetischen Präparaten, die seit dem Aufschwung der Chemie und Pharmakologie im 19. Jahrhundert entstanden waren, nur »symptomatische« Heilmittel, die vorübergehend auf ein Symptom wirkten, z. B. Fieber senkten oder Schmerzen linderten oder Husten dämpften, aber auf die eigentliche Krankheitsursache keinerlei Einfluß hatten. Robert Koch schwebte zunächst eine Art von »innerer Desinfektion« vor. Doch die ersten Versuche mit hochverdünnten Desinfektionsmitteln verliefen im Tierversuch unbefriedigend, sie erwiesen sich als zu toxisch, »denn die lebenden tierischen Körperzellen sind um ein Mehrfaches empfindlicher als der zu treffende Krankheitserreger«. Es galt also weiter nach geeigneten Stoffen zu suchen. Koch selbst beabsichtigte es bei der Tuberkulose zu tun.

Inzwischen hatte Koch mit Gaffky und Loeffler die Methodik der chemischen und physikalischen Desinfektion entwickelt und 1886 in der Chirurgie die umständliche Antisepsis durch die Asepsis ersetzt. Doch trotz aller Erfolge stieß man immer wieder auf Schwierigkeiten, mit denen man zum Teil gar nicht gerechnet hatte. Auch die Suche nach spezifischen chemischen Verbindungen, die nur den Erreger und nicht die Zellen des Organismus schädigen sollten, blieb zunächst ergebnislos.

Im August 1890 sollte in Berlin der X. internationale medizinische Kongreß tagen. Es war der Höhepunkt der bakteriologischen Sturm- und Drangzeit. Robert Koch, der Held dieser Epoche, der seit 1885 Professor für Hygiene und Direktor des Hygienischen Institutes der Universität war, beabsichtigte bei dieser Gelegenheit in einem Vortrag »Über bakteriologische Forschung« nicht nur über die bisherigen Erfolge zu berichten, sondern auch auf die Schwierigkeiten hinzuweisen, auf die man bei der Erforschung einer ganzen Reihe hochinfektiöser Krankheiten gestoßen war. Es handelte sich um dieselben Schwierigkeiten, die sich bereits bei Pasteur zu Beginn seiner Versuche, einen Impfstoff gegen Tollwut herzustellen, daraus ergaben, daß er den Erreger weder mikroskopisch noch kulturell nachweisen konnte.

Da man aber Pasteurs Erfolg mit seiner Wutschutzimpfung überall noch in bester Erinnerung hatte, wünschten einflußreiche Persönlichkeiten aus der Umgebung des Kaisers, besonders der preußische Kultusminister, daß auch Koch über einen ähnlichen Erfolg berichten sollte. Und da man erfahren hatte, daß es ihm nach einem Jahr fieberhafter Versuche gelungen war, eine Substanz herzustellen, die nicht allein im Reagenzglas, sondern auch im Tierkörper das Wachstum der Tuberkelbazillen aufzuhalten imstande war, drängte man den Widerstrebenden, seine Versuchsergebnisse, die er für noch nicht abgeschlossen hielt, dem Kongreß mitzuteilen. Da aber bei der Tagung noch vor Kochs Vortrag durchgesickert war, daß er über eine große Entdeckung, ein Tuberkulose-Therapeutikum, berichten würde, war das ganze Interesse auf diesen Punkt konzentriert, so daß andere Teile seines Vortrages kaum beachtet wurden, besonders sein Bekenntnis, daß es bei vielen Infektionskrankheiten (Masern, Pocken, Typhus exantematicus, Influenza, Gelbfieber, Rinderpest) nicht gelungen sei,

> »nur den geringsten Anhaltspunkt dafür zu finden, welcher Art die Krankheitserreger derselben sein könnten … Bei den meisten dieser Krankheiten hat es auch nicht an Geschick und Ausdauer in der Verwertung aller uns jetzt zu Gebote stehenden Hilfsmittel gefehlt, und wir können das negative Ergebnis der Bemühungen zahlreicher Forscher nur so deuten, daß die Untersuchungsmethoden, welche sich bisher in so vielen Fällen bewährt haben, für diese Aufgaben nicht mehr ausreichen. Ich möchte mich der Meinung zuneigen, daß es sich bei den genannten Krankheiten gar nicht um Bakterien, sondern um organisierte Krankheitserreger handelt, welche ganz anderen Gruppen von Mikroorganismen angehören.«

Man hatte nicht gemerkt, daß Koch mit diesem Bekenntnis ein neues Kapitel in der Seuchengeschichte aufgeschlagen hatte, das Kapitel der Viren, von denen damals noch niemand ahnte, welche dramatische Rolle sie schon im folgenden Jahrhundert spielen würden.

Fast um die gleiche Zeit, als Robert Koch den ihm aufgezwungenen Vortrag über noch nicht abgeschlossene Versuche gehalten hatte, der ihm später so viel Kummer bereiten sollte, gelang einem seiner Mitarbeiter etwas Geniales. Emil Behring (1854–1917), der bemüht war, die Giftwirkung des Diphtherie-Toxins chemisch abzuschwächen, konnte durch Einspritzung nichttödlicher Dosen von Diphtherietoxin im Blutserum von Versuchstieren Antikörper erzeugen, die das Toxin neutralisierten, was eine Immunität der Versuchstiere zur Folge hatte und sie vor der Wirkung neuinjizierten Toxins schützte. Bald danach konnte Behring im Serum von Versuchstieren, die sein japanischer Mitarbeiter Kitasato vorher mit Tetanustoxin vorbehandelt hatte, ebenfalls antitoxische Eigenschaften feststellen. Zugleich gelang ihm mit Kitasato der Nachweis, daß die antitoxische Wirksamkeit dieser Seren so dauerhaft war, daß sie noch anhielt, wenn das Serum anderen Tieren einverleibt wurde. Sie erwiesen sich als immun. Eine nachfolgende Infektion blieb unwirksam. Diphtherieinfizierte Tiere konnten gerettet werden, wenn man ihnen frühzeitig Diphtherie-Immunserum einspritzte. Mit der Entdeckung der antitoxischen Immunität war die Grundlage für eine erfolgreiche Serumtherapie und Serumprophylaxe geschaffen. Mit der Serumtherapie beginnt auch die moderne spezifische kausale Therapie, die nicht nur Symptome vorübergehend behebt, sondern die Ursache der Krankheit eliminiert, ohne den Patienten zu schädigen. Das Problem der Heilung und auch der Verhütung schien in idealer Weise gelöst zu sein. Man hoffte, auf diesem Weg weiterzukommen, und die Versuche, mit chemischen Verbindungen den Erreger im Organismus zu vernichten, gerieten ins Stocken.

Der chemisch gut beschlagene Paul Ehrlich (1854–1917), der Behring durch Robert Koch als Mitarbeiter zugeteilt wurde, fand, daß die Bindung von Toxin und Antitoxin wie bei chemischen Reaktionen in genau meßbaren Verhältnissen abläuft. Später gelang ihm durch quantitative Analysen dieser Bindung die genaue Wertbemessung der antitoxischen Seren, womit er viel zur Verbesserung der Serumtherapie beigetragen hat. Die großen Erfolge der Serumtherapie veranlaßten den preußischen Ministerialdirektor Althoff 1896, für Ehrlich ein staatliches Institut für Serumprüfung und Serumforschung zu errichten. Drei Jahre später wurde in Frankfurt a. M. das Institut für experimentelle Therapie geschaffen und Ehrlich unterstellt. Doch die ersten Erfolge blieben entgegen der ursprünglichen Hoffnungen nur auf wenige Krankheiten beschränkt. Hier prägte Ehrlich den Begriff Chemotherapie, der auf dem Gedanken der »selektiven Toxizität« beruhte. Es galt also, den Erreger im Körper des infizierten Menschen oder Tieres mit einer chemischen Verbindung – wie mit einer Zauberkugel – gezielt zu treffen und zu vernichten, ohne die Zellen oder Organe des Makroorganismus zu schädigen. Er begann seine Suche nach solchen Verbindungen mit der Prüfung verschiedener Farbstoffe und ihrer Verbindungen an trypanosomeninfizierten weißen Mäusen. Als er 1904 erfuhr, daß W. Thomas in Liverpool mit dem Arsenpräparat »Atoxyl« (d. h. ungiftig) im Tierversuch bei infizierten Tieren eine starke Wirkung auf Trypanosomen festgestellt hatte, hörte er mit den erfolglosen Farbstoffversuchen auf und nahm das Atoxyl in sein Programm, zumal es sich aufgrund seiner chemischen Struktur leicht umwandeln ließ. Als F. R. Schaudinn 1905 den Syphiliserreger, die Spirochaeta pallida, entdeckte, die er als Zoologe für verwandt mit den Trypanosomen hielt, benutzte Ehrlich mit seinem japanischen Mitarbeiter Hata auch weiterhin Trypanosomen zur Infektion der weißen Mäuse. Inzwischen dienten neuere Substitutionsprodukte, wie Phenylarsinsäure, Arsacetin und Arsenophenyglycin als Ausgangspunkt für mehrjährige Versuchsreihen, in denen Hunderte von Verbindungen von Chemikern hergestellt und von Hata tierexperimentell getestet wurden.

Im Jahr 1907 schien man mit der Verbindung 606, einem Arsenbenzol, die langersehnte Zauberkugel gefunden zu haben: es war das Salvarsan. Nach der erfolgreichen Prüfung an Versuchshühnern, die mit Geflügelspirochaeten infiziert waren, gelangte das Präparat erst nach sorgfältigen Unschädlichkeitsprüfungen zur Injektion bei einem Syphilitiker. Der Erfolg war verblüffend. Doch kam es später zu Nebenwirkungen. Eine weniger toxische Abwandlung des Arsenobenzols kam als Neosalvarsan (Versuchsnummer 914) zur Zulassung und galt bis zum Auftauchen des Penicillins als das Mittel gegen Syphilis.

Nach Ehrlichs Tod (1915) nahm sein Schüler Roehl mit einer Gruppe von Chemikern die Suche nach einem weniger toxischen Chemotherapeutikum als das Atoxyl für die Therapie der Schlafkrankheit auf. 1921 gelang es nach vielen Versuchsreihen, ein geeignetes Ammoniak-Präparat zu ermitteln, das zunächst als Bayer 205 bezeichnet wurde und dann den Namen »Germanin« erhielt. Einer anderen deutschen Forschergruppe gelang 1924 die Entdekkung von Plasmochin und 1930 von Atebrin für die Malaria-Bekämpfung. Doch man fand kein antibakterielles Chemotherapeutikum, bis ein solches 1932 bei einer Sulfonamidverbindung von Domagk entdeckt und 1935 mit Prontosil bezeichnet wurde. Es war das erste Chemotherapeutikum, das Streptokokken-, Staphylokokken- und Pneumokokken-Infektionen verhinderte.

Bereits 1929 hatte der englische Mikrobiologe Alexander Flemming die Beobachtung gemacht, daß eine Staphylokokkenkultur, durch einen Schimmelpilz verunreinigt, in ihrem Wachstum gehemmt wurde. Er warf die Kultur nicht weg, sondern impfte den Schimmelpilz (es handelte sich um Penicillium notatum) in eine Bouillon ab, die im Gegensatz zu anderen Schimmelpilzabimpfungen antibakteriell wirkte, sogar noch in einer Verdünnung von 1:800. Er war also wirksamer als die meisten Desinfektionsmittel. Die Penicillin-Bouillon, wie Flemming sie nannte, war für Mäuse und Kaninchen ebenso ungiftig wie eingespritzte reine Bouillon. Hätte er die Mäuse vorher mit Streptokokken oder Staphylokokken infiziert, dann hätte er erkannt, was sein Penicillin ist. Doch er veröffentlichte seine Beobachtungen ganz genau 1929, so daß 10 Jahre später der Oxforder Pathologe Flory und sein Biochemiker Chain, ein jüdischer Emigrant aus Berlin, nach der Lektüre Flemmings Mitteilung sofort erkannt hatten, daß hier etwas zu gewinnen wäre, was die zur Zeit für Wundinfektionen so wichtigen deutschen Sulfonamide ersetzen könnte. Flory besorgte eine Penicillium notatum-Kultur. Alles was Flemming beschrieben hatte, wurde nachgeprüft und stimmte genau. Es galt also, den Wirkstoff Penicillin aus der Bouillon zu isolieren, eine Aufgabe, die Chain glänzend löste. Die geringe Toxizität dieses noch nicht genügend gereinigten Penicillins war ebenso erstaunlich, wie die Heilwirkung bei Mäusen, die mit Streptokokken, Staphylokokken und Clostridien infiziert waren. Doch an eine industrielle Großproduktion im Interesse der Truppen konnte in England infolge der deutschen Luftangriffe nicht gedacht werden. Flory brachte das Nötigste nach Amerika, wo man die Ausbeute von Penicillin über das 1000fache steigern konnte und durch die industrielle Großproduktion bereits 1943 die Alliierten Truppen und bald danach auch amerikanische Krankenhäuser mit Penicillin belieferte. Inmitten der Penicillineuphorie erschien 1944 Streptomycin, das auf Tuberkelbakterien und auch auf penicillinunempfindliche Keime wirkte. Bald danach folgten Breitbandantibiotika wie Chloramphenicol (1947), Erythromycin (1952) und Tetracyklin (1953). 1957 wurden sogar auch die ersten Antimykotika isoliert, denen weitere folgten. Nur die antivirale Chemotherapie erwies sich als schwierig, da bei dem intrazellulären Parasitismus der Viren nicht nur die infizierte Zelle, sondern auch die gesunden Zellen des Makroorganismus geschädigt worden wären. Doch bereits 1949 war es Ender, Weller und Robbins gelungen, durch Antibiotikazusatz die häufige bakterielle Kontamination der Zellkulturen zu verhindern, was die Herstellung von Polioimpfstoffen ermöglichte. Mit dem »Totimpfstoff« nach Salk und dem »Lebendschluckimpfstoff« nach Sabin wurde in den 50er und 60er Jahren weltweit in den westlichen Industriestaaten und in der damaligen UdSSR mit ihren Satellitenstaaten die gefürchtete Poliomyelitis eliminiert.

Infolge der ungeheuren Erfolge, die man damals mit den verschiedenen Antibiotika, Impfstoffen und dem DDT bei Pest, Cholera, Lues, Gonorrhoe, Tuberkulose, Diphtherie, Pocken, Poliomyelitis, Malaria und Schlafkrankheit erzielte, entstand eine Euphorie, in der von dem höchsten amerikanischen Gesundheitsbeamten, William Stewart, 1969 erklärt wurde, es sei »an der Zeit, das Buch der Infektionskrankheiten zu schließen«. Doch bereits zu Beginn der 70er Jahre wurde man in den USA durch das »Comeback« von Lues und Gonorrhoe aufgeschreckt, denen sich unbemerkt eine vorher nicht bekannte Infektionskrankheit (AIDS) hinzugesellt hatte.

Nach der »Eradication« (Entwurzelung) der Pocken 1980, hoffte die WHO durch ähnliche Maßnahmen bis zur Jahrtausendwende auch die Poliomyelitis und danach die Tuberkulose »global auszurotten«. Doch in den von blutigen Kriegen und sonstigen Katastrophen betroffenen Regionen Afrikas, des Balkans und der früheren UdSSR kam es statt dessen teilweise zur Rückkehr von Syphilis, Diphtherie, Tuberkulose, Poliomyelitis, Malaria und Cholera.

Auch bei den meisten für die Humanmedizin neuen Krankheiten handelt es sich bei den Erregern nicht um »neue«, sondern um »alte« Viren, die seit Jahrtausenden in tierischen Wirten gelebt haben und mit diesen in einem ökologischen Gleichgewicht standen. Zu diesen gehört wahrscheinlich auch das human immunodeficiency virus (HIV) – insbesondere HIV 2 –, dessen Vorform seit langem in verschiedenen Primaten vorkam. AIDS sollte eine ständige Warnung sein, beim Erscheinen neuartiger Krankheiten nie auf verharmlosende Bagatellisierungsversuche zu hören, sondern sofort erfahrene Epidemiologen und Infektologen zu Rate zu ziehen, um nicht erneut wichtige seuchenprophylaktische Maßnahmen zu unterlassen. Das Beispiel der »Centers for Disease Control« (CDC) in der USA dürfte vorbildlich sein, denn in Deutschland, einem Land mit internationalen Handelsbeziehungen, muß man auch mit dem Auftreten von bisher unbekannten Krankheitserregern rechnen.

Lepra (Aussatz)

Die Lepra ist eine der grauenvollsten Krankheiten, an der nach Schätzungen der WHO in den tropischen Endemiegebieten – in Asien (Indien), Afrika, Mittel- und Südamerika – noch mindestens 15 Millionen Menschen leiden. Dem chronischen Siechtum, das jahrzehntelang dauern kann, geht eine lange, oft 4–10 Jahre währende Inkubationszeit voraus. Wir wissen heute, daß die Lepra, die bis in die jüngste Zeit als Prototyp einer hochinfektiösen Krankheit galt, verhältnismäßig schwer übertragbar ist. Während bei Cholera, Pest, Influenza, Typhus, Fleckfieber manchmal eine flüchtige Berührung genügt, um die Krankheit auf Gesunde zu übertragen, bedarf es bei der Lepra eines längeren Zusammenseins oder eines besonders intensiven Kontakts. Die Lepra ist eine Schmutzkrankheit, die Ansteckungsgefahr ist für Kinder am größten. Der Pariser Leprologe Cougerot erklärte vor vielen Jahrzehnten: »Ein Offentuberkulöser in einem Omnibus beunruhigt mich mehr als ein Lepröser.«

Obwohl die hohe Infektiosität der Lepra ein Mythos war, ist paradoxerweise gerade durch diese Krankheit der Gedanke, ein Mensch könne durch eine Berührung, ja sogar durch den Atem andere infizieren, erst richtig populär geworden. Doch war es nicht allein die Angst vor der Ansteckung, die die Menschen, auch die Familienangehörigen, bei dieser Krankheit bewog, die rigorosesten Absonderungsmaßnahmen zu ergreifen. Der Hauptgrund für dieses Verhalten liegt wohl eher darin, daß die Lepra ihre Opfer entstellt, wobei vor allem die fortschreitende Knotenbildung im Gesicht und das Abfaulen eines Gliedes nach dem anderen dem Kranken einen abstoßenden, grausigen Anblick verleihen. Der von den gangränösen Körperteilen ausgehende Gestank erweckt zugleich miasmatische Ängste. Da die äußerlich gezeichneten Leprösen nicht wie die von Pest, Pocken oder Fleckfieber Betroffenen ans Krankenbett bzw. an Krankenhäuser gefesselt sind, erweckt ihr Erscheinen in der Öffentlichkeit instinktiv Schaudern und löst abweisendes Verhalten aus. Schließlich galt die Lepra seit jeher als unheilbar, was zur Konsequenz hatte, daß die Forderung »noli me tangere!« (»Rühre mich nicht an!«) bei keiner anderen Krankheit von der Umwelt mit einer so unerbittlichen Konsequenz befolgt wurde.[1]

Man unterschied schon im Mittelalter aufgrund der differenten Symptomatik zwei Krankheitsformen, von denen man später die eine als Haut- bzw. Knotenlepra, die andere als Nerven- bzw. makulo-anästhetische Lepra bezeichnete. Diese Trennung ließ sich nicht immer aufrechterhalten, da die beiden Formen oft ineinander übergingen (Lepra mixta). Das jüngste Einteilungsprinzip der WHO geht vom histologischen Aufbau des Granulationsgewebes und der Immunitätslage aus, d. h. von Kriterien, die bei den Einordnungsversuchen früherer Zeiten noch keine Rolle spielen konnten. Die malignere Form, die lepromatöse Lepra (früher als Haut- oder Knotenlepra bezeichnet), beginnt schleichend mit der Bildung von harten knotenförmigen Lepromen, die meist zuerst in der Haut des Gesichts auftreten, besonders in der Stirn- und in der Nasengegend. Zugleich kommt es auch zu einem Ausfall der Haare, besonders der Augenbrauen. Durch Aufbrechen der Knoten bilden sich tiefe Geschwüre, die nur allmählich unter Narbenbildung abheilen, wodurch die Gesichtszüge so verwischt werden, daß Alter und Geschlecht nicht mehr zu bestimmen sind. Das so entstellte Gesicht mit unförmig aufgetriebener Nase und wulstigen Lippen verliert jede mimische Fähigkeit, mit der Freude oder Trauer, Überraschung oder Angst, Abscheu oder Verachtung zum Ausdruck gebracht werden können. Das Antlitz, das zu keinem Mienenspiel mehr fähig ist, nimmt löwenhafte Züge an (Facies leontina) und erstarrt maskenhaft zur Fratze, die zu keinem Lächeln mehr in der Lage ist und nur noch abschreckend und abstoßend auf die Mitmenschen wirkt.[2] Mitunter erhält das Gesicht lüsterne, faunartige Züge, weshalb Leprösen oftmals zügellose sexuelle Begierden unterstellt wurden.

Die gleichen Zerfallsprozesse, die sich auf der Haut abspielen, greifen auch auf die Schleimhäute der Nase und des Mundes über.[3] Die Folgen sind ein chronischer, blutiger Schnupfen, Lockerung der Schneidezähne und eine rauhe, heisere Stimme. Zugleich führt die Zerstörung der Nasenscheidewand zur Sattelnase.[4] Infolge von mangelndem Lidschluß kann es auch durch Infekte und Geschwüre an der Augenhornhaut zur Erblindung kommen.

Die andere, relativ günstigere Krankheitsform ist die tuberkuloide Lepra, bei der es vor allem zu Störungen im Bereich der Ernährungs- und Gefühlsnerven kommt, weshalb diese Krankheitsform früher auch als Nervenlepra bezeichnet wurde.[5] Die von den erkrankten Nerven versorgten Hautgebiete zeichnen sich zunächst durch eine starke Pigmentierung und Überempfindlichkeit aus. Diese Flecken, die die Haut von Europäern dunkler, d. h. bräunlichrot verfärben und auf der Haut von Schwarzen heller, d. h. rostfarben erscheinen, können zu eigentümlichen landkartenähnlichen Zeichnungen zusammenfließen (Fleckenlepra bzw. Lepra maculosa). Parallel zu der langsam fortschreitenden Depigmentierung vermindert sich im Bereich dieser Flecken die Gefühlsempfindlichkeit, bis sie schließlich für Schmerz und Temperatur völlig erlischt. Man kann mit einer Nadel in diese Hautstellen einstechen, ohne daß der Patient etwas merkt. Oft sah man Lepröse eine Zigarette am glühenden Ende halten, wobei sie weder den Schmerz an den Fingern noch den Gestank der verbrannten Haut merkten, da auch ihr Geruchssinn abgestumpft war. Diese Aussatzart hieß einst auch Lepra maculo-anästhetica. Die Beteiligung der Nerven kann auch bei dieser Form zu schweren bleibenden Schäden, wie z. B. zur Lähmung gewisser Muskelgruppen, führen. So pflegt die Streckerlähmung der Hand- und Fingermuskeln die charakteristische Klauen- und Krallenhandstellung zu verursachen. Der gestörte Stoffwechsel an Händen und Füßen kann durch Geschwürbildungen und Nekrosen zum Verlust ganzer Finger- oder Zehenglieder, sogar der ganzen Hand oder eines Fußes führen, was schwere Verstümmelungen (Lepra mutilans) zur Folge hat.

Früher, als es noch keine therapeutischen Möglichkeiten gab, wurden die Patienten von ihrem Leiden durch Tuberkulose oder eine akut hinzukommende andere Infektionskrankheit erlöst.

Altertum

Der Ursprung der Lepra verliert sich im Nebel der Vorzeit. An den Wänden von mehr als einem Dutzend Höhlen in Südfrankreich und Spanien hat man neben mehrfarbigen Tierfresken zahlreiche Handabdrücke von Menschen gefunden. Es sind Negativabdrücke, das heißt, die Hand mit gespreizten Fingern wurde gegen die Wand gepreßt und der Farbstoff dann rundherum aufgetragen. In der Höhle von Gargas in den Pyrenäen (Dépt. Haute-Garonne) findet man viele solcher Abdrücke von Händen, die durch den Verlust einiger Finger verstümmelt sind, wie es bei Lepra mutilans üblich ist.[6] Nahezu sämtliche Kombinationsmöglichkeiten von Fingerverstümmelungen kommen vor, einschließlich des teilweisen oder vollständigen Daumenverlustes. Wegen der großen Behinderung im täglichen Leben scheint eine rituelle Selbstverstümmelung recht unwahrscheinlich. Vielmehr dürften die Handabdrücke eine apotropäische, d. h. unheilabwehrende Funktion gegenüber dem Krankheitsdämon gehabt haben, auf dessen Einfluß man die Verstümmelungen zurückführte. Ein weiteres Indiz für diese Vermutung kann darin gesehen werden, daß die Handabdrücke stets gespreizte Finger aufweisen, wie es im Orient, vor allem im islamischen Bereich, beim Abwehrzauber (z. B. gegen den »bösen Blick«) auch heute noch üblich ist (»Hand der Fatima«).

Die alten Ägypter bezogen seit 1350 v. Chr. schwarze Sklaven aus dem Sudan und dem Darfur, womit ein gefährlicher Einschleppungsweg für die Lepra gegeben war. Wenn der englische Pathologe und Ägyptologe Armand Ruffer bei der Prüfung zahlreicher Mumien keine leprösen Veränderungen feststellen konnte, so ist zu bedenken, daß die einfachen Ägypter – und erst recht die aussätzigen – im Wüstensand verscharrt wurden und keine Spuren hinterließen. Bei den geprüften Mumien handelte es sich um Leichen vornehmer Ägypter, die infolge der strengen Hierarchie mit dem gewöhnlichen Volk kaum in einen so engen Kontakt gekommen sind, daß sie sich mit Lepra hätten anstecken können.[7]

In der hellenistischen Zeit – um das Jahr 280 v. Chr. – verfaßte der ägyptische Priestergelehrte Manetho in griechischer Sprache eine Geschichte seines Landes *Aigyptiaka hypomnemata* von Menes bis zu Alexander dem Großen.[8] In dieser Schrift berichtet er auch über das Vorkommen der Lepra in Ägypten. So soll Pharao Amenophis, als er sein Land von Leprösen und anderen Befleckten reinigen wollte, die Juden gesondert zur Fronarbeit in Steinbrüchen gezwungen haben. Schließlich ließ er sie wegen ihres hochgradigen Leprabefalls aus seinem Reich verjagen. Von den Pharaonen mit dem Namen Amenophis gab es zwar vier, die alle zur XVIII. Dynastie (etwa 1580–1335) gehörten. Doch die von Manetho als Vertreibung geschilderte

Flucht der Juden erfolgte tatsächlich erst viel später unter Rhamses II., der zur XIX. Dynastie gehörte. Schon Flavius Josephus kritisierte, daß bei Manetho die Chronologie nicht stimmt.

Im Alten Testament wird im Buch Levitikus (13 u. 14) eine Hautkrankheit unter dem Namen Zaraath (צרעת) eingehend behandelt. Der von Zaraath heimgesuchte Mensch wurde von den Priestern im kultischen Sinn für unrein erklärt, und da man Unreinheit für ansteckend hielt, galt der Hautkranke gewissermaßen als gemeingefährlich. Da man in dem »Unreinen« zugleich noch einen von Gott Gezeichneten sah, befürchtete man, er könnte diese Verunreinigung, dieses religiöse Stigma auf die Gemeinschaft übertragen, was dann den Unwillen Gottes auch gegen diese hervorrufen würde. Aus diesem Grund mußte der »Unreine« aus der Gemeinschaft ausgestoßen werden.[9] Der Priester handelte hier nicht als Arzt, sondern als Anwalt des gefährdeten Volkes. Deshalb sind auch die diesbezüglichen harten Zwangsmaßnahmen samt Anzeigepflicht als Gottes Wort stilisiert. So lauten im 13. Kapitel des 3. Buches Mose die entscheidenden Stellen:

> *»Der Herr sprach zu Mose und Aaron:*
> *Wenn sich auf der Haut eines Menschen eine Schwellung, ein Ausschlag oder ein heller Fleck bildet, liegt Verdacht auf Hautaussatz vor. Man soll ihn zum Priester Aaron oder zu einem seiner Söhne, den Priestern, führen. Der Priester soll das Übel auf der Haut untersuchen. Wenn das Haar an der kranken Stelle weiß wurde und die Stelle tiefer als die übrige Haut liegt, ist es Aussatz. Nachdem der Priester das Übel untersucht hat, soll er den Erkrankten für unrein erklären…*
> *Der Aussätzige, der von diesem Übel betroffen ist, soll eingerissene Kleider tragen und das Kopfhaar ungepflegt lassen; er soll den Schnurrbart verhüllen und ausrufen: Unrein! Unrein!*[10]
> *Solange das Übel besteht, bleibt er unrein; er ist unrein. Er soll abgesondert wohnen, außerhalb des Lagers soll er sich aufhalten.«*[11]
> (Lev 13, 1–3/45/46)

Aus der Formulierung des letzten Satzes ist zu ersehen, daß man hier mit einer eventuellen Heilung rechnen konnte, was bei einem echten Aussatz nicht möglich gewesen wäre.

Eine weitere Stelle aus dem 13. Kapitel des 3. Buches Mose schildert das Verfahren beim Verdacht auf Zaraath, der sich dann aber als heilbar herausstellt:

»Wenn aber auf der Haut ein weißer Fleck besteht, der nicht merklich tiefer als die übrige Haut liegt, und das Haar nicht weiß geworden ist, soll der Priester den Befallenen für sieben Tage absondern. Am siebten Tag untersuche er ihn wieder. Wenn er mit seinen eigenen Augen feststellt, daß das Übel gleich geblieben ist und sich auf der Haut nicht ausgebreitet hat, soll er ihn noch einmal für sieben Tage absondern und ihn am siebten Tag abermals untersuchen. Wenn er dann feststellt, daß das Übel nachgelassen und sich auf der Haut nicht ausgebreitet hat, soll ihn der Priester für rein erklären. Es handelt sich um einen Ausschlag. Der Kranke soll seine Kleider waschen, dann ist er rein.«
(Lev 13, 4–6)

Aufgrund der beiden zitierten Stellen handelt es sich hier um zwei verschiedene Formen von Hautkrankheiten: Erstere erweist sich als langwierig und unheilbar, während letztere nach einer relativ kurzen Zeitspanne wieder abklingt. Unter den unheilbaren können auch Leprafälle vorgekommen sein. Auffallend ist allerdings, daß in der Bibel nirgends die Gefühllosigkeit der Haut bei Zaraath erwähnt wird.

Vor etwa 150 Jahren wies Wilhelm Gesenius *(Thesaurus linguae Hebreae)* darauf hin, daß das hebräische Zeitwort »zara'a« (צרע), das mit »aussätzig werden« übersetzt wird, ursprünglich die Bedeutung »(von Gott) geschlagen werden« hatte. Auch im Arabischen heißt »sara'a« soviel wie »zu Boden strecken«. Demnach bedeutete das Hauptwort »Zaraath« zunächst soviel wie »Niederschlag« bzw. »Ausschlag«.[12] Zugleich war die Bezeichnung »Zaraath des Menschen« ein Sammelbegriff für verschiedene Hautkrankheiten, wie z. B. Lupus, Favus, Psoriasis, Vitiligo und sonstiger Dermatomykosen, die auf dunkler Haut helle Flecken erzeugen.[13] Jedenfalls gibt es in der Bibel keine Schilderung der Lepra, wie wir sie heute kennen.

Als sich das jüdische Volk in Kanaan niederließ und dort in Städten lebte, mußte sich der von Zaraath Befallene außerhalb der Stadtmauern aufhalten. Auch nach dem Talmud wurde er von der Gesellschaft als tot angesehen (Ned. 64b). Wagte er sich auch nur in die Nähe des Stadttors, mußte er damit rechnen, daß sogar fromme Leute mit Steinen nach ihm warfen und ihm zuriefen: »Geh an deinen Ort und verunreinige die Menschen nicht!« (Lev. Rabba 10,3).[14]

Sogar der mächtige König von Juda, Asarja, auch Usija genannt, (ca. 786 bis 758 v. Chr.) erlitt dieses Schicksal. Im 2. Buch der Chronik wird geschildert, wie Usija am Tempelaltar ein Rauchopfer darbringt und damit gegen ein priesterliches Privileg verstößt. Wegen dieses Frevels wurde er mit Aussatz an der Stirn geschlagen, worauf ihn dann der Hohepriester außerhalb der Stadtmauer in eine Behausung bringen ließ, die man mit schwarzem Humor »Haus der Freiheit« nannte, wo er bis zu seinem Lebensende vegetierte.[15] Als er starb, begrub man ihn »auf dem Feld bei der Grabstätte der Könige; denn man sagte: Er war aussätzig.« (2 Chr 26, 16–23).[16]

Bereits 1761 hatte der mit Struensee befreundete jüdische Arzt Hartog Gerson die Vermutung ausgesprochen, daß die Krankheit, mit der sich zwei Kapitel des Levitikus eingehend beschäftigen, einfach als »Ausschlag« zu deuten sei, wobei es sich bei den leicht heilbaren Fällen wahrscheinlich um Krätze oder sonstige harmlosere Hautkrankheiten handelte.[17] Da die Lepra als »Krankheit der schmutzigen Haut« oft mit Skabies in Verbindung gebracht wurde, wird nun die Irrlehre von einer hohen Kontagiosität der Lepra verständlich: Bereits bei flüchtiger Berührung kann es zu einer Übertragung von Krätze kommen, deren Symptome irrtümlich als beginnende Lepra gedeutet wurden. Auch lassen erfolgreiche Maßnahmen, wie vorübergehende Ausstoßung in die Wüste, wiederholtes Baden im schwefelhaltigen Jordan, Waschungen von unreinen Kleidern usw., die bei Lepra erfolglos geblieben wären, eine solche Vermutung zu. So soll nach Gerson und Hebra die alttestamentarische Krankheit des Naeman, die dann Gehasi »von ihm erbte«, nicht »Aussatz«, sondern Krätze gewesen sein, weil sie durch Baden im schwefelhaltigen Jordan beseitigt werden konnte (2 Kön 5).[18]

Das 14. Kapitel des Buches Levitikus ist dem Reinigungsritual gewidmet, das ein jeder von Zaraath Geheilte zu vollziehen hatte. Zum Dank für die wunderbare Heilung mußte er zunächst Gott außerhalb des Lagers zwei Tauben opfern, von denen die eine für die Blutbesprengung dienen sollte, während die andere, nachdem man sie in das Blut der geschlachteten eingetaucht hatte, freigelassen wurde (Lev 14, 4–7). Vielleicht war diese Blutbesprengung des Geheilten auch der Ausgangspunkt für die abergläubische Bluttherapie des Mittelalters.[19]

Von den mosaischen Reinheitsgeboten im 3. Buch Mose sei noch jenes erwähnt, das sich auf die Tabuisierung des Menstrualbluts bezieht, zumal es mit der Ätiologie der Lepra in Verbindung gebracht wurde. Die Frau galt während der Menstruation und noch acht Tage danach als »unrein« (Lev 15, 19–24), dieser stigmatisierte Zustand galt darüber hinaus als ansteckend.[20] Auch im Talmud heißt es: Wenn ein Mann während der Monatsblutung mit seiner Frau geschlechtlich verkehrt, so wird das aus dieser Beiwohnung entstandene Kind aussätzig.[21] Fand die Beiwohnung am ersten Tag der Menses statt, so erkrankt das Kind nach 10 Jahren; erfolgte die Beiwohnung am zweiten Tage der Menses, so kommt es zur Erkrankung erst nach 20 Jahren.[22] Obgleich die hier vermutete Blutätiologie wissenschaftlich widerlegt ist, sind die talmudischen Schätzungen der langen Inkubationszeiten bei Lepra verblüffend zutreffend.

Die auf Zaraath bezogenen Reinheitsgebote, die uns in ihrer Logik und Ausführlichkeit trotz vieler Unklarheiten heute verwundern, waren bereits in der Antike Anlaß, die Juden durch böswillige Auslegungen und Unterstellungen zu verleumden und zu demütigen. Der Antisemitismus reicht bis weit in die Antike zurück und ist eng verknüpft mit den Folgen der Diaspora, die nicht erst mit der Zerstörung des Tempels in Jerusalem durch Titus begann, sondern bereits nach der Befreiung der Juden aus der babylonischen Gefangenschaft (538 v. Chr.) durch den Perserkönig Kyrus. Denn nicht alle Juden kehrten damals nach Palästina zurück, viele blieben in Babylon und zerstreuten sich in alle Richtungen des persischen Weltreichs. Sie betrieben Handel, ein Metier, das von den kriegerischen Persern verabscheut wurde.[23]

Als Alexander der Große (356–323 v. Chr.) zweihundert Jahre später das Perserreich überrannte, eröffneten sich im hellenistischen Weltreich den zum großen Teil bereits Griechisch sprechenden Diasporajuden ungeahnte Möglichkeiten, zumal sie als weitgereiste und erfahrene Kaufleute über weltweite Handelsbeziehungen verfügten.[24] Ihre Niederlassungen in den hellenistischen Städten wurden außerordentlich begünstigt.[25] Damals entstand nicht nur das große jüdische Zentrum Antiochia in Syrien, sondern auch die gewaltige jüdische Kolonie in Ägypten, mit ihrem wirtschaftlichen Brennpunkt Alexandria.

Da die hellenisierten Juden seit Generationen fast ausschließlich Griechisch sprachen und nur noch wenige Hebräisch verstanden, entschloß man sich um 280 v. Chr. in Alexandria, die fünf Bücher Mose ins Griechische zu übersetzen. Laut einer Legende wurde die Übersetzung des Pentateuch (griech. »fünf Rollen«), d. h. der ersten fünf Bücher des Alten Testaments, von 70 jüdischen Schriftgelehrten in 70 Tagen vorgenommen. Daher heißt diese Übersetzung Septuaginta (= die Siebzig).

Mit ihren Erfolgen und Privilegien erweckten die Juden im Gastland bei vielen Einheimischen Neid und Mißgunst. Der wohl gefährlichste unter den verärgerten Ägyptern war der berühmte Priestergelehrte Manetho, der seit etwa 280 v. Chr. mit seinem großen Geschichtswerk beschäftigt war. Vermutlich hat Manetho die fünf Bücher Mose, in denen der Aussatz und die rigorosen Gegenmaßnahmen eingehend besprochen werden, im Original oder in der griechischen Übersetzung gekannt.[26] Der Umstand, daß einem auf der Flucht befindlichen Stamm so rigorose Gesetze erteilt wurden, ließ sich leicht dahingehend auslegen, die Juden seien hochgradig vom Aussatz befallen gewesen. Und genau das tat Manetho in seinem Werk. Darüber hinaus behauptete er noch, daß Mose, der ursprünglich ägyptischer Priester gewesen sein soll, ebenfalls aussätzig war und daher zusammen mit den Juden aus dem Land gejagt wurde.[27] Es war die altbewährte Methode der Sykophanten: »Audacter calumniare, semper aliquid haeret!« (»Verleumde kühn, etwas bleibt immer hängen.«)

Man kannte die Leprösen, sie waren die Parias der damaligen Gesellschaft und gehörten im Nahen Osten zu den unerfreulichsten Erscheinungen des Alltags.[28] Folglich war die Angst vor Ansteckung sehr groß, und es galt als schlimmste Beschimpfung, jemanden als aussätzig zu bezeichnen. Man behauptete damit, daß der Beschuldigte im Interesse der Allgemeinheit zu meiden oder auszustoßen war. Und genau diese Wirkung erzielte Manetho, als er mit seiner böswilligen Unterstellung die Juden zu Abkömmlingen von Aussätzigen deklarierte. Die Saat, die er gesät hatte, sollte nach etwa 300 Jahren an einem Sabbat im galiläischen Caesarea mit verhängnisvollen Folgen aufgehen.

Während die Juden von der Kontagiosität der Lepra fest überzeugt waren, galt sie den Hippokratikern aufgrund der Viersäftelehre als eine von vielen Krankheiten, die durch Säfteverderbnis entsteht, und sie ergriffen infolgedessen auch keine rigorosen Maßnahmen zur Vermeidung einer Anstekkung, an die sie übrigens gar nicht glaubten. Da die Griechen auch auf eine plastische Darstellung der Lepra verzichteten, vermutete man sogar, daß sie als kunstliebendes Volk, das nur für das Schöne einen Sinn hatte, entstellende Hautkrankheiten gar nicht wahrnehmen wollten. Doch die griechischen Ärzte waren viel zu genaue Beobachter, als daß ihnen die Symptome des Aussatzes entgangen wären. In der Hippokrates-Übersetzung von Robert Fuchs lautet eine Stelle: »Bei denjenigen, bei welchen (ein Knochen) aus dem Gaumen in Verlust kommt, sinkt die Nase mitten ein.«[29] Die gleiche Definition der leprösen Sattelnase findet man auch am Anfang des sechsten Buches der Epidemien.[30] Die Verfasser dieser beiden hippokratischen Schriften dürften den Krankheitsprozeß mit dem Abstoßen des nekrotischen Nasenbeins nicht selten beobachtet haben, denn sonst hätten sie diesen Befund als einen auffallend seltenen hervorgehoben und ausführlicher beschrieben. Sie sprechen aber von der eingesunkenen Nase (einem wichtigen Symptom der leprösen »Facies leontina«) wie von einem Befund, auf den man häufig stößt. Aber einen Krankheitsnamen für Lepra findet man in den hippokratischen Schriften noch nicht. Lediglich der Arztsohn Aristoteles, der selbst kein Arzt war, sprach von einem lepraartigen Übel, das er »Satyrkrankheit« (τὸ νόσημα σατυριᾶν) nannte, weil das Gesicht des Kranken dem eines Tieres oder Satyrn ähnlich sei.

Abgesehen von dem regen Seehandel der Griechen mit endemisch verseuchten Ländern im Nahen Osten dürften schon die Kriegszüge des Darius und Xerxes zur Einschleppung der Lepra nach Griechenland und Vorderasien beigetragen haben.[31] Auch bei den Alexanderzügen bis nach Indien, wo die Lepra schon seit langem endemisch war, wird so mancher Kriegsteilnehmer latent infiziert heimgekehrt sein.[32] Doch als Krankheit sui generis wurde der Aussatz von griechischen Ärzten erst in der Römerzeit unter dem Namen »Elephantiasis« (ἐλεφαντίασις) geführt, wohl weil Aussätzige oft eine borkige Haut – wie ein Elefant – bekommen.

Unter Lepra (λέπρα), der Name hängt etymologisch mit dem griechischen Wort »Lepis« (λεπις = Schuppe) zusammen, haben die Hippokratiker etwas ganz anderes verstanden als wir heute. Sie bedienten sich des Wortes »Lepra« zur Bezeichnung schuppender Dermatosen, wie z. B. der Psoriasis, der Seborrhoea sicca, verschiedener Ekzeme etc.[33] Sie verstanden unter dieser Bezeichnung weniger eine Krankheit als vielmehr ein Symptom. Im gleichen Sinn, wie wir heute in der »Krätze« einen lästigen Zustand sehen, so definierten die Griechen in der hippokratischen Schrift »Über Leiden« (περὶ παθῶν) die Lepra in humoralpathologischer Sicht als Symptom:

> »Lepra (schuppender Ausschlag), Psoras (Krätze), Lichen (Flechten), Alphos (Vitiligo) und Alopecie (Haarausfall) entstehen durch Schleim; (alle) diese Krankheiten sind aber viel eher etwas Häßliches als (eigentliche) Krankheiten.« (35. Kap.)

Erst Jahrhunderte später, als man bei der Übersetzung des Alten Testaments ins Griechische und später ins Lateinische für den Terminus Zaraath das griechische Wort Lepra benutzte, erhielt dieser Begriff (»schuppender Ausschlag«) seinen mörderischen Klang.

Was Rom anbelangt, so wird angenommen, daß der Aussatz mit den aus Syrien und Palästina (62 v. Chr.) zurückkehrenden Legionen des Pompejus nach Italien eingeschleppt wurde.[34] Die Heere des Pompejus, mit denen er seine Kriegszüge nach Ägypten und Syrien unternahm, bestanden zum Teil aus asiatischen Hilfsvölkern. Horaz (65–8 v. Chr.) bezeichnete damals in seinen Satiren eine Hautkrankheit mit warzenartigen Auswüchsen im Gesicht als »morbus campanus«.

Als Aulus Cornelius Celsus unter Kaiser Augustus – um 10 v. Chr. – sein enzyklopädisches Werk »De medicina« schrieb, scheint die Lepra in Italien, zumindest in den höheren Ständen, noch wenig Beunruhigung hervorgerufen zu haben.[35] Anders in den eroberten Grenzprovinzen, wohin man zur Erhaltung von Ruhe und Ordnung kampferprobte Legionen aus dem endemisch verseuchten Nahen Osten abkommandierte. Vielleicht hat aber Celsus, der Latifundienbesitzer war, auf seinen Gütern auch Sklaven aus jenen Regionen gehabt, von denen mancher an Lepra erkrankte, denn sonst müßte man sich wundern, wieso Celsus im Kapitel »Elephantiasis«, wie man die Lepra bezeichnete, so genau das Krankheitsbild der Lepra tuberosa und Lepra maculosa samt den Mutilationen beschreiben konnte.[36] Sein Bericht lautet:

»In Italien fast unbekannt, sehr häufig dagegen in einigen anderen Ländern ist jene Krankheit, welche die Griechen Elephantiasis nennen. Sie gehört zu den chronischen. Der ganze Körper wird von ihr ergriffen, auch die Knochen geraten in Mitleidenschaft. Auf der Oberfläche des Körpers zeigen sich zahlreiche Flecke und Geschwülste, die zunächst rot sind, aber allmählich eine dunklere Farbe annehmen. Die Haut ist an manchen Stellen dick, an einigen sogar hart und gleichsam rauh von Schuppen (...) Bei längerem Bestehen der Krankheit fallen die geschwürig geschwollenen Finger an den Händen und die Zehen an den Füßen ab und es entsteht Fieber, das den von so vielen Leiden ergriffenen Kranken leicht dahinraffen kann.« (De medicina. Buch III, Kap. 25)

Zum Verständnis der Lepra-Epidemiologie im Römischen Reich ist zu beachten, daß es seit jeher eine Gepflogenheit imperialer Politik war, Truppenteile von Zeit zu Zeit in verschiedene Provinzen zu verlegen, um eine Fraternisierung mit der Bevölkerung zu vermeiden. Hier nur einige Beispiele:

Nach Pfitzner war seit ungefähr 25 v. Chr. die Legion II (Augusta) nebst zwei anderen Legionen (III und XII) in Ägypten stationiert. Diese zweite Legion wurde nach der Niederlage des Varus (9 n. Chr.), also mehrere Dezennien später, an den Rhein versetzt. Statt ihrer kam die Legion XXII nach Ägypten. Zur gleichen Zeit – ebenfalls infolge der Niederlage des Varus – wurde die XX. Legion, die Valeria, aus Illyrien (Dalmatien) nach Germanien versetzt. Die Legion II stand beim Tod des Augustus (14 n. Chr.) in Obergermanien, und zwar hatte sie ihr Standquartier in Mainz, wo mehrere Inschriften gefunden wurden. Sie nahm dann an den beiden Feldzügen des Germanicus in den Jahren 15 und 16 n. Chr. teil. Aber auch die statt ihrer 9 n. Chr. nach Ägypten versetzte Legion XXII kam nach 34 Jahren zur Hälfte ebenfalls nach Mainz (43 n. Chr.), die andere Hälfte kam nach Italien.[37] Ferner war die VI. Legion, die von 70 bis 105 n. Chr. in Neuss lag, vorher in Spanien und die III. Legion, die Augusta, die in einer Kölner Inschrift erwähnt wird, vorher in Afrika stationiert.[38]

Kein Wunder, daß infolge solcher Truppenverschiebungen verschiedene Infektionskrankheiten auch in die Grenzgebiete des Römischen Reiches verschleppt wurden. So berichtet z. B. der in der zweiten Hälfte des ersten nachchristlichen Jahrhunderts lebende Aretaios (De curat. morb. chron. II,13), daß die Gallier und Kelten verschiedene Mittel zur Behandlung des Aussatzes verwenden, woraus man zumindest auf eine ziemliche Verbreitung der Krankheit in Gallien und Germanien schließen kann. Über das Vorkommen der Elephantiasis im 2. Jahrhundert n. Chr. in denselben Provinzen berichtet auch Galen.

Sogar Tiberius, der Adoptivsohn des Kaisers Augustus, der als einer der fähigsten römischen Heerführer galt, hatte sich offenbar unter den hygienisch unzulänglichen Bedingungen des turbulenten Lagerlebens den Keim des heimtückischen, schleichend beginnenden chronischen Hautleidens geholt. Pflegte er doch bei den verschiedensten Feldzügen (in Armenien, Pannonien und Germanien) mit seinen Soldaten, die ihn trotz seiner Strenge bewunderten, alle Strapazen zu teilen. Im »Leben der Caesaren« berichtet Sueton, daß sein »ehrwürdiges Gesicht oft und plötzlich durch Geschwülste« (»facie honesta in qua tamen crebri et subiti tumores«) entstellt wurde, was ihn menschenscheu und schweigsam machte. Als er nach dem Tod des Augustus den Thron bestieg (14–37 n. Chr.), erweckte er durch seine Sparsamkeit bei den Staatsausgaben Anstoß sowohl beim Adel als auch beim Volk.[39] Durch sein Fernbleiben von den blutigen Spielen, die von reichen Leuten veranstaltet wurden, kränkte er besonders die Massen.[40] Obwohl er in der Kriegskunst bestens bewandert war, versagte er sich als Kaiser den Ruhm des Schlachtfelds, und vom dritten Jahr seiner langwährenden Regierungszeit an bewahrte er dem Reich den Frieden. Auch der ihm feindlich gesinnte Tacitus mußte zugeben, daß »er die Ämter nur mit fähigen Männern besetzte«. Die fortschreitende Entstellung seines Antlitzes dürfte dazu beigetragen haben, daß er sich von der Öffentlichkeit immer mehr zurückzog. Um die Mitte seiner Regierungszeit kam es in Rom, wie Plinius d. Ä. berichtet, zu einem epidemischen Ausbruch einer Hautkrankheit, genannt »Mentagra«, die nur das Kinn (Mentum) der Infizierten befiel.[41] Sie soll sich hauptsächlich durch die Sitte des Küssens unter den Vornehmen verbreitet haben.[42] Im Jahr 26 n. Chr. erließ Tiberius wegen des Überhandnehmens der Mentagra ein Edikt gegen diese Unsitte.[43] Sein plötzliches Verlassen Roms noch im selben Jahr hat nichts mit der verhältnismäßig harmlosen Dermatomykose zu tun: Erwähnten doch sowohl Sueton als auch Tacitus als Grund der plötzlichen Abreise nach Capri sein durch Knoten, Geschwüre und Pflaster entstelltes Antlitz.[44] Hierin liegt auch die Erklärung für den geheimnisumwitterten Entschluß, die letzten elf Jahre seines Lebens in einer »splendid isolation« auf der Felseninsel zu verbringen. Da während seiner Herrschaft in Jerusalem Jesus von Nazareth gekreuzigt wurde, haben spätere Generationen in dem Schwerkranken einen »Gezeichneten« gesehen, dem man alle nur erdenklichen Laster (Trunksucht, sexuelle Exzesse und Grausamkeiten) zutrauen konnte.[45] In Wirklichkeit soll Tiberius, wie Mommsen sagt, einer der besten Herrscher gewesen sein, den das Römische Reich je besessen hat. Zu Lebzeiten war ihm fast kein Unglück erspart geblieben, und nach seinem Tod fiel er der Feder des Tacitus zum Opfer.

Doch die Lepra griff zuweilen auch indirekt in den Lauf der Geschichte ein. So war z. B. das Opferritual der Aussatzgeheilten indirekt die Ursache für den Ausbruch des ersten jüdischen Aufstands gegen die römische Besatzung. Der jüdische Historiker Flavius Josephus (um 38–110 n. Chr.) berichtet über diesen verhängnisvollen Vorfall in der überwiegend von Griechen und Römern bewohnten galiläischen Hafenstadt Caesarea, der sich in der spannungsgeladenen Zeit im Jahr 66 n. Chr. ereignete. Vor dem Portal der Hauptsynagoge versuchte dort vor Beginn des Sabbat-Gottesdienstes ein Grieche, umgeben von einer feixenden Menge, zwei Tauben auf einem umgestülpten Topf zu opfern, wie es im 14. Kapitel des Buches Levitikus für einen vom Aussatz Geheilten vorgeschrieben ist. Dieses Vogelopfer, das die Juden als Abkömmlinge von Aussätzigen verspottete und das von diesen als Beleidigung ihrer Gemeinde und ihrer religiösen Gefühle empfunden wurde, löste in Caesarea einen blutigen Aufruhr aus, der nach Flavius Josephus einer der Gründe für den Ausbruch des ersten jüdischen Krieges war, der schließlich im Jahr 70 n. Chr. zur Zerstörung Jerusalems durch Titus führte. In seiner Schrift »Contra Apionem« führt Josephus die antisemitische Verleumdung auf den ägyptischen Historiker Manetho zurück. Der Legende, auch Mose sei aussätzig gewesen, begegnet Josephus mit dem logisch einleuchtenden Argument, Mose hätte keineswegs so unerbittliche Gesetze gegen die Aussätzigen erlassen, wenn er selbst betroffen gewesen wäre.[46]

Es ist nicht von ungefähr, daß der im endemisch verseuchten Syrien tätige griechische Arzt Aretaios von Kappadokien (Mitte d. 1. Jahrhunderts n. Chr.) ein geradezu klassisches Krankheitsbild des Aussatzes entwarf, in dem auch die Symptome der Gefühllosigkeit und Mutilation vorkommen:

> »Glänzende kleine Knoten von verschiedener Größe, dunkelrot oder grau, erscheinen auf dem Gesicht, an den Ohren und Gliedmaßen, die Haut verdickt sich und zieht sich zusammen (...) Die Nasenflügel schwellen an, die Nüstern weiten sich, die Lippen werden dick; die Ohrmuscheln, namentlich die Läppchen, werden größer und feister und bedecken sich mit Knoten. An den Wangen und an der Stirn wird die Haut dick und gedunsen und bildet Wölbungen, besonders über den Augen. Die Haare der Augenbrauen, des Bartes, der Scham und der Achselhöhlen fallen aus, die Stimme wird heiser und dumpf, das Gefühl läßt an den befallenen Stellen nach oder stumpft gänzlich ab, so daß Stiche oder Kniffe nicht wahrgenommen werden. Die entstellten Züge erinnern an den Ausdruck eines Satyrs oder wilden Tieres, woher denn die Krankheit von manchen Satyriasis (σατυρίασις) oder Leontiasis genannt wird.[47] Wenn das Leiden fortschreitet, bersten die Knoten und eitern. Geschwüre bilden sich im Rachen und in der Nase und zerstören zuweilen den Gaumen und die Nasenscheide, die Nase sinkt ein und der Atem wird unerträglich stinkend; die Finger und Zehen werden brandig und fallen Glied für Glied ab (...) Wer möchte vor solcher Krankheit nicht fliehen? Und wen graut es nicht vor ihr, selbst wenn sie den Sohn, den Vater oder den eigenen Bruder befallen hat, da man Furcht haben muß, daß man sich an der Krankheit selbst ansteckt. Darum setzen viele die Kranken, auch wenn sie dieselben vorher zärtlich liebten, in

Einöden und Gebirgen aus und gewähren ihnen nur das Nötigste zum Leben oder lassen sie gar absichtlich mangeln und sterben.«[48]

Es handelte sich hier um das instinktive Grausen vor der verunstaltenden Krankheit, um ein Gefühl, das auch heute noch – z. B. angesichts eines entstellenden Lupus – unwillkürlich die Furcht vor Ansteckung auslöst.

Da infolge der permanenten Abwehrkämpfe an den Grenzen des Imperiums der Zustrom von Sklaven versiegte, die man als Arbeitskräfte überall einsetzte, wurde an dem Verfall bzw. an der Nichtfertigstellung monumentaler Bauten die Vergänglichkeit irdischer Erfolge augenfällig. So mancher an leiblichen Genüssen übersättigte Römer und auch viele enttäuschte Philosophen gewannen den Eindruck, daß der Körper dem Geist feind und alles Irdische nur Lug und Trug sei. Diese Einstellung hatte viel gemein mit der Abkehr von der Welt, die das Christentum gebot. So schämte sich z. B. der bedeutende Neuplatoniker Plotin (203–270 n. Chr.), einen Leib zu haben, und lehnte daher das Bad ebenso entschieden ab wie die Kirchenväter.[49] Als Plotin im Alter von 29 Jahren beim Feldzug des Kaisers Gordianus mit nach dem Osten zog, um dort indische Weisheit kennenzulernen, dürfte er sich als asketischer Metaphysiker, der auf Körperpflege keinen Wert legte, dort mit Lepra infiziert haben. Wenige Jahre später traten bei ihm geschwürige Hautveränderungen auf. 244 kam er nach Rom und gründete dort eine Philosophenschule, die von weit her Schüler an sich zog. Zu seinen Anhängern gehörte später auch Kaiser Gallienus, mit dessen Hilfe Plotin den Traum Platos verwirklichen und in Kampanien »Platonopolis« gründen wollte. Doch wurde aus diesen Plänen nichts, denn im Jahr 268 fiel Kaiser Gallienus einem Mordanschlag zum Opfer. Schon längst an Lepra leidend, verschlimmerte sich Plotins Gesundheitszustand zusehends. Da seine Stimme durch Heiserkeit bis zur Unverständlichkeit leise wurde, pflegte er sich seinen Gesprächspartnern so sehr zu nähern, daß ihn seine Schüler – aus Angst vor seinem miasmatischen Atem – zu meiden begannen. So starb er völlig vereinsamt auf dem Gut eines Freundes in Kampanien zwei Jahre nach dem Tod des ihm so wohlgesonnenen Kaisers.[50]

Am Ende des Römischen Reiches griff die Lepra noch einmal indirekt, aber um so verhängnisvoller in den Lauf der Geschichte ein. Im Mittelalter wurde jahrhundertelang behauptet, daß Konstantin der Große (306–337), der im Jahr 285 in der Provinzstadt Naissus (dem heutigen Nisch in Serbien) als Sohn einer Gastwirtin zur Welt gekommen war und 313 das Christentum zur Staatsreligion erklärt hatte, vom Aussatz befallen war und durch ein Wunder des Papstes geheilt wurde. Sowohl die Erkrankung als auch die Wunderheilung sind eine christliche Legende. Demnach erteilte man dem unheilbar erkrankten Kaiser den Rat, um gesund zu werden, müsse er im

Blut von unschuldigen Kindern baden, das stets als besonders wirksam galt. Doch die Tränen der Mütter bewogen ihn, davon Abstand zu nehmen.[51] Im Traum erschienen ihm die Apostel Petrus und Paulus und sagten ihm, der damals noch ein wilder Christenfeind war, er möge sich an Papst Silvester wenden, der sich vor ihm in die Einsamkeit des Sorakte geflüchtet habe; dieser könne ihn heilen. Konstantin suchte den Papst auf, der ihn taufte; daraufhin wurde er vom Aussatz erlöst.[52] Aus Dankbarkeit – so die Legende – ließ Konstantin das Christentum zur Staatsreligion werden.

In seiner großen »Geschichte der Philosophie« berichtet Bertrand Russell ausführlich, welche Rolle dieser Legende in der sogenannten »Konstantinischen Schenkung« (»Donatio Constantini«) zukommt.[53] In dieser angeblich vom Kaiser selbst ausgestellten Schenkungsurkunde wird erklärt, der Papst habe Konstantin vom Aussatz erlöst, und daher schenke er ihm und seinen Nachfolgern aus Dankbarkeit die Herrschaft über Rom und das weströmische Reich. Die Konstantinische Schenkung, aus der das Primat des Papstes abgeleitet wurde, spielte während des ganzen Mittelalters eine wichtige Rolle im Streit zwischen den Kaisern und den Päpsten. Die Schenkungsurkunde, deren Authentizität man seit dem Mittelalter anzweifelte, wurde im 15. Jahrhundert von dem italienischen Humanisten Lorenzo Valla als eine Fälschung aus dem 8. Jahrhundert entlarvt.[54]

Wenn auch Konstantin der Große mit Sicherheit nicht an Lepra litt, war die Seuche doch im Osten seines Reiches so verbreitet, daß wenige Jahre nach seinem Tod der byzantinische Bischof und Kirchenlehrer Basileios der Große (331–379) unter den imposanten Krankenhausanlagen in der Nähe von Caesarea (in Kleinasien) auch ein Lepraspital anlegen ließ.

Bei den Römern war die Körperkultur zum Luxus entartet: Poppaea, Neros Gemahlin, badete nur in Eselsmilch und führte zu diesem Zweck auf Reisen 500 Eselinnen mit sich. Die monumentalen römischen Bäder wurden von beiden Geschlechtern gemeinsam besucht und galten als Orte der Ausschweifung. Noch ehe die frühmittelalterliche christliche Asketik ins entgegengesetzte Extrem verfiel, lehnten auch gewisse römische Kreise, so auch der Philosoph Plotin, das Bad als unsittlich ab. »Die Kirche«, schreibt Bertrand Russell, »bekämpfte die Gewohnheit des Badens mit der Begründung, daß alles, was den Körper anziehender macht, zur Sünde verleite. Der ›Geruch‹ der Heiligkeit wurde immer penetranter. ›Die Reinheit des Körpers und seiner Bekleidung‹, sagte die heilige Paula, ›bedeutet eine unreine Seele…‹ Die heilige Euphraxia ging in ein Kloster mit 130 Nonnen, die niemals ihre Füße wuschen und bei der bloßen Erwähnung eines Bades erschauerten (…)«[55] »Niemals«, schrieb Nietzsche, »hat die Seele den Körper so gehaßt.«

Es liegt auf der Hand, daß die völlige Vernachlässigung der Körperpflege die Ausbreitung von Schmutzkrankheiten wie die Lepra in gefährlicher Weise förderte.

Mittelalter

Außer der körperlichen Verwahrlosung gab es seit der Frühzeit des Christentums noch eine Gepflogenheit, die Lepraübertragungen nicht nur fördern, sondern sogar bewirken kann: das Tätowieren.[56] Dabei wurden Zeichen oder Buchstaben mit in Farbe eingetauchten Dornen, Nadeln, Messern, Stempeln, gezahnten Werkzeugen in die Haut eingestochen. Da bei der Tätowierung alle hygienischen Reinheitsgebote unbeachtet blieben und bei der Farbenzubereitung alle Ingredienzien der Dreckapotheke benutzt wurden, wie z. B. Speichel, Nasenschleim, Urin, Taubenkot, war es nicht selten, daß es nach Einreibung so zubereiteter Farben in die Stichstellen der Haut oft zu schmerzhaften Infektionen kam.

Die gefährliche Prozedur des Tätowierens wurde in der Frühzeit des Christentums von den Neubekehrten ausgeführt. Sie pflegten sich ein großes griechisches Tau (T) als Abbild des Kreuzes auf die Stirn zu ritzen.[57] Dieser Brauch wurde später auch von den Kreuzrittern übernommen, mit dem Unterschied, daß sie sich ein lateinisches Kreuz in die Haut stachen (»se compungunt«).[58] Da das Tätowieren fast immer unter Bedingungen stattfand, die allen Regeln der Asepsis Hohn sprachen, könnte es in endemisch lepraverseuchten Gebieten auch auf diese Weise zu Lepraübertragungen gekommen sein. Wenn der Tätowierer ein verheimlichter Aussätziger war, so konnte bei seinen Manipulationen leicht Nasenschleim oder Sekret aus Geschwüren, in denen es von Leprakeimen nur so wimmelt, in die Hauteinstiche gelangt sein. Vor einigen Jahrzehnten wurden im australischen Melbourne zwei Matrosen gleichzeitig tätowiert. Nach zweieinhalb Jahren entwickelte sich bei beiden an der Impfstelle makulo-anästhetische Lepra, die bakteriologisch gesichert wurde.[59]

Inzwischen übersetzte der große Kirchenlehrer Hieronymus (340–420) Ende des 4. Jahrhunderts die Bibel ins Lateinische (Vulgata).[60] Dabei benutzte er für die im Buch Levitikus unter dem Namen Zaraath behandelten Hautleiden das griechische Wort Lepra, das nun in der Heiligen Schrift einer Weltreligion zum verheerenden Stigma für viele Unschuldige wurde, die als »unrein« aus der Gemeinschaft ausgestoßen wurden. Denn das zur Staatsreligion gewordene Christentum nahm die alttestamentarischen Vorschriften bezüglich des Verhaltens gegenüber Personen mit entstellenden Hautkrankheiten äußerst ernst und versuchte, sie in die Tat umzusetzen. Bis in unsere Tage klingt in diesem stigmatisierten Krankheitsnamen Lepra der

Schrecken mit, der Jahrhunderte hindurch die Menschen des Abendlands erschauern ließ. Durch die permanente Wiederholung der entsprechenden mosaischen Gebote hämmerte die Kirche den Gläubigen die Angst vor Ansteckung geradezu ein. So wurde aus dem einst kultischen Begriff der »Unreinheit« der epidemiologische Begriff der Kontagiosität. Daher wurden bereits im 4. Jahrhundert in Europa vereinzelte Lepraverdächtige aus der menschlichen Gemeinschaft ausgestoßen. Die Krankheit isolierte sie, denn sie wurden von ihren Angehörigen mitleidslos im Stich gelassen. Man floh sie, denn man befürchtete die von ihnen ausgehende drohende Gefahr, und der Selbsterhaltungstrieb überwog alle sozialen Bindungen. Der Lepröse galt als gesellschaftlich tot, als lebender Leichnam.

Die germanischen Stämme, die sich während der Völkerwanderung in den endemisch verseuchten Randgebieten des Römischen Reiches ansiedelten, lernten dort sehr bald die Lepra und mit dem Christentum auch dessen rigorose Zwangsmaßnahmen kennen.[61] Schon 549 verpflichtete das Konzil zu Orléans jeden Bischof im Merowingerreich, in seiner Diözese diesbezüglich für die entsprechenden Maßnahmen zu sorgen.[62] Im Jahr 589 verbot das Konzil von Lyon in seinem sechsten Kanon den Leprösen das Reisen, damit sie die Krankheit nicht weiter verschleppten. In Anlehnung an die Anweisungen des alten Bundes wurde den Bischöfen befohlen, »außerhalb jeder Stadt eine Unterkunft für sie zu bauen, damit sie von den anderen Leuten abgesondert seien, als wären sie gleichsam tot (tamquam mortuus)«.[63] Damit wurde zum ersten Mal in der Geschichte des Abendlands der Begriff vom zivilen Tod des Leprösen angedeutet.[64]

Besonderen Schrecken verbreitete die Lepra unter den Langobarden, als sie in der zweiten Hälfte des 6. Jahrhunderts die später nach ihnen benannte Lombardei eroberten, die seit dem 3. Jahrhundert als verseucht galt. Ihr König Rothari erließ im Jahr 643 in Pavia ein nach ihm benanntes Edikt gegen die Leprösen (»De Leprose«), in dem ihre strenge Absonderung von den Gesunden befohlen wurde.[65] Darin heißt es:

> »Wenn irgendjemand leprös wird und der Richter sich davon unumstößlich vergewissert hat, so sei es ihm, nachdem er von der Bürgerschaft ausgestoßen wurde, damit er in einer Hütte allein wohnt, nicht erlaubt, seine Sachen zu veräußern oder irgend jemandem zu schenken. Gilt er doch von dem Tage an, da er von Hause vertrieben ist, als wäre er gleichsam tot.«[66]

Man hielt die Lepra aber nicht nur für eine ansteckende, sondern auch für eine vererbbare Krankheit. Daher verordnete Rothari, daß Verlobungen aufzuheben seien, sobald sich bei einem der Brautleute Lepra zeige.[67] Auch die Kapitularien der Frankenkönige beschäftigten sich eingehend mit den

Leprösen. So bestimmte Pippin im Jahr 757, daß eine Ehe geschieden werden könne, wenn der eine Teil leprös geworden sei. Dreißig Jahre später (789) erneuerte Karl der Große für sein Reich das bereits erwähnte Edikt von König Rothari. Er befahl die Absonderung »(...) de leprosi, ut se non intermisceant alio populo«.[68]

Obwohl man von der Kontagiosität der Lepra überzeugt war, spielten bei den ätiologischen Überlegungen auch weiterhin tabuistische Ansichten bezüglich der »Unreinheit« gewisser Speisen eine Rolle.[69] So verbot Bonifatius (675–754), der Apostel der Deutschen, 732 auf Anordnung von Papst Gregor III. den Genuß von Pferdefleisch, weil es »das Blut verunreinige und Aussatz erzeuge«.[70] Dieses Verbot wurde 787 durch das Konzil von Celeyth wiederholt, wobei man sogar die Katze aus dem Sack ließ, indem man nebenbei erwähnte, daß es dabei auch um die Bekämpfung eines heidnischen Brauches ginge, denn die germanischen Völkerschaften pflegten zu Ehren Odins Pferde zu opfern und deren Fleisch zu essen. Die Furcht vor dem Aussatz war jedoch so groß, daß das Verbot seither ängstlich beachtet wurde.

Abgesehen von vereinzelten klösterlichen Asylen lebten die Leprösen bis zum 11. Jahrhundert ausgestoßen aus der Gemeinschaft in Feldhütten vor der Stadt oder vor dem Dorf. Daher hießen sie auch die »Feldsiechen«. Sie mußten sich ihren Unterhalt zusammenbetteln, durften aber nicht mit anderen Menschen in nähere Berührung kommen und hatten die Verpflichtung, mit einem Horn die Mitmenschen vor einer Begegnung zu warnen, daher auch der Name »Hornbrüder«. Auf einem Bild der Reichenauer Malerschule um 1000 ist die Heilung eines solchen armen Hornbruders (Lk 17) dargestellt. Man erkennt vor Christus und den Aposteln einen gebeugten Leprösen, der am ganzen Körper Ausschläge aufweist und auf dem Rücken ein Horn trägt. Auf dem unteren Teil des gleichen Bildes sieht man den geheilten Leprösen entsprechend der Anweisung des Buches Levitikus ein Taubenpaar zum Dank für seine Heilung opfern.

Verbreiteter als im Abendland war die Seuche im islamischen Bereich. Seit dem 7. Jahrhundert wurde die Ausweitung dieses Übels durch Kriegs- und Handelszüge gefördert. Sogar der siebente Kalif, der pockennarbige Jesid I. (680–683), hatte Lepra mit verstümmelten Fingern.[71] Der Kalif Welid I. (705–715) ließ 707 das erste Krankenhaus in Damaskus bauen und befahl eine Absonderung der Leprösen, »damit sie sich nicht in den Gassen und auf den Bazaren umhertrieben«.[72]

Der aus Persien stammende Ali Ibn el-Abbas († 994) verfaßte als Leibarzt des Emirs von Bagdad sein Hauptwerk »Kitab al-Malaki« (»Das königliche Buch«), ein umfassendes und wohlgeordnetes Lehrbuch der arabischen Heilkunde. Im 15. Kapitel »Über die Eigenschaft des gudham, seine Ursache und Zeichen« beschreibt Ali Abbas eine Krankheit, die zur Atrophie und zum

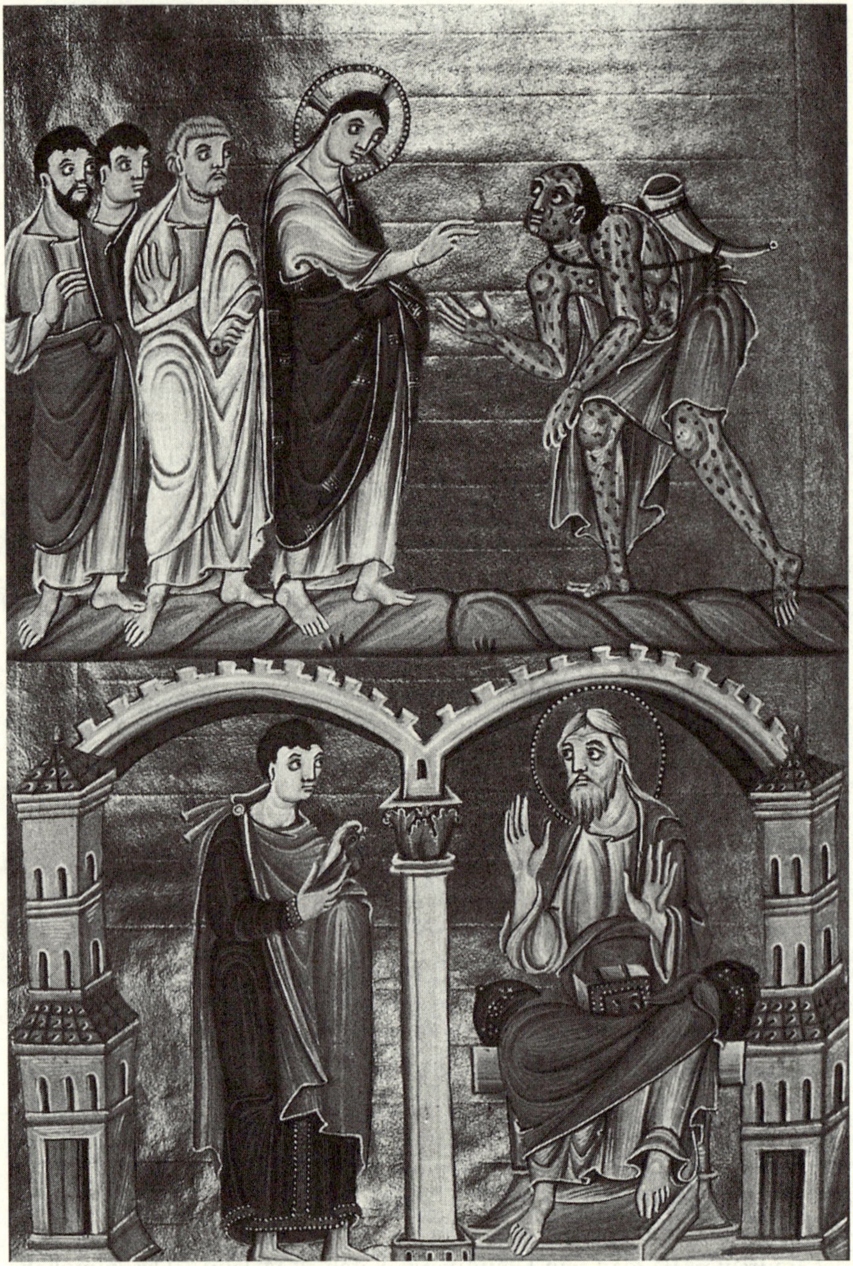

Heilung und Dankopfer des Leprösen aus dem Evangeliar Kaiser Ottos III. (Reichenau, Ende des 10. Jahrhunderts). Der lepröse Hautausschlag wird unrealistisch durch über den ganzen Körper verstreute Flecken gekennzeichnet. Zur Warnung seiner Mitmenschen hatte der Lepröse ein Horn, daher die Bezeichnung »Hornbruder«. (München, Bayerische Staatsbibliothek).

Abfallen der Glieder führt.[73] Das Wort »gudham« kommt vom Verbum »gadhama«, das allgemein »verstümmeln« bedeutet, eine im Orient von alters her übliche Strafe. Gudham ist also das Symptom der mutilatio (»Lepra mutilans«), das Ali Abbas scheinbar so beeindruckte, daß er es als Überschrift für das Kapitel benutzte, in dem er sonst aber vor allem die Knotenlepra beschrieb.[74] So schilderte er die Rundung der Augen, den Ausfall der Haare, die Heiserkeit, die Gesichtsschwellung, das Eintrocknen der Nasenknorpel und das Abfallen der Finger und Zehen. Im darauffolgenden 16. Kapitel (»Über den Baras, den weißen und schwarzen behaq und die gewabi, ihre Ursachen und Zeichen«) beschreibt er verschiedene Veränderungen der Hautfarbe, wie die »Morphaea alba et nigra« (»Morbus albus et niger«) bei der Lepra anaesthetica.[75] Dieser Schrift kommt auch schon deshalb eine besondere Bedeutung zu, weil sie zu den ersten arabischen Werken gehört, die in die lateinische Sprache übersetzt wurden. Denn was der in Karthago geborene und als Mönch in Monte Cassino (1087) gestorbene Constantinus Africanus als sein »liber Pantegni« ausgab, war tatsächlich nur eine Übersetzung des Ali Abbas.

Nach den karolingischen Maßnahmen wurde es im Abendland um die Lepra immer stiller, so daß man später den Eindruck gewann, das Übel sei erst durch die Kreuzzüge aus dem Morgenland eingeschleppt worden. Die Ausbreitung der Lepra wurde weniger durch den immer lebhafteren Handel und Verkehr als vielmehr durch das fast gleichzeitig einsetzende schnelle Wachstum der abendländischen Städte begünstigt. Die unruhigen Zeiten erforderten Wall und Graben, so daß der Raum in den ummauerten Städten äußerst begrenzt war. Enge Gassen und hochgieblige Häuser mit wenig Licht und Luft waren die Folge. Vom Land aber strömten immer neue Massen zu, angelockt durch die Freiheit, die die Stadt bot (»Stadtluft macht frei«). Indes verursachten die Stadtmauern, die vor dem äußeren Feind beschützten, nach innen neue gesundheitliche Gefahren. Sie zwangen die Menschen zu einem immer engeren Zusammenrücken. So wurden die übervölkerten Städte des Mittelalters mit ihren unhygienischen Zuständen und äußerst beengten Wohnverhältnissen, von denen wir uns heute kaum einen Begriff machen können, zum geeigneten Milieu für die Ausbreitung einer Schmutzkrankheit wie der Lepra. Die unverglasten Fenster der Häuser, in Wirklichkeit kleine, winddurchlässige Luken, gewährten nur einen mangelhaften Schutz gegen die Kälte. In kühleren Jahreszeiten mußte man daher in den schlecht heizbaren, zugigen Behausungen nachts auf Lagerstätten zusammenrücken, da man auf die gegenseitige Körperwärme angewiesen war. Hier hatte man den dauerhaften engen Kontakt, der zur Ansteckung mit den Leprabazillen nötig ist. Mit Nasenschleim und den Absonderungen lepröser Geschwüre, den wichtigsten Infektionsquellen, sind so wahrscheinlich vor allem Kleinkinder infiziert worden. Hinzu kamen noch gefährliche Unsitten, wie z. B. das »Vorkauen« fester Speisen für Kleinkinder durch Erwachsene.[76]

Während sich der Krieg im Heiligen Land in die Länge zog, hatte sich die Lepra wie ein Gespenst in die meisten Städte des Abendlands eingeschlichen. Sie überfiel nicht innerhalb kürzester Zeit ganze Städte und Landschaften, sie dezimierte niemals Kriegsheere oder Pilgerscharen wie die Pest oder später die Cholera. Man hatte das Gefühl, sie lauere heimtückisch an allen Straßenecken, denn sie befiel gewöhnlich einzelne. Sie ließ sich immer Zeit, aber wo sie sich eingenistet hatte, da holte sie sich wie mit eiskalter Berechnung ein Opfer nach dem anderen. Die meisten Ansteckungen dürften schon damals Hautinfektionen gewesen sein, die von den infizierten Eltern auf ihre Kinder übertragen wurden. Auf diese Weise bildeten die kinderreichen Familien jener Zeit die verhängnisvolle Voraussetzung für die weitere Ausbreitung dieser Plage. Denn die Lepra war vor allem eine Krankheit der Armen, eine Elendsseuche, was bereits eine ihrer ältesten Bezeichnung in unserem Sprachbereich »Miselsu(c)ht« (abgeleitet von misellus, miser = elend, beklagenswert) erkennen läßt.[77]

Mit Recht bemerkte Virchow: »Die Lepra konnte bei uns schon vor den Kreuzzügen sehr verbreitet gewesen sein, ohne daß sie jedoch in hervorragender Weise die öffentliche Aufmerksamkeit beschäftigte. Denn sie war ja vorwiegend eine Krankheit des armen Mannes und dieser wurde erst von da an ein Gegenstand der allgemeinen Sorge, als die christliche Wohltätigkeit einen mächtigen Anstoß durch die religiöse Erregung der Gemüter gewann.«[78] Sicherte doch die Pflege und Betreuung dieser Kranken ganz besonders die Erlangung des Ewigen Lebens im Himmelreich. Aus diesem Umstand erklärt sich auch das ambivalente Verhalten der mittelalterlichen Gesellschaft gegenüber Leprösen: Während man im Kranken einerseits den »armen Lazarus«, ja sogar den Gekreuzigten vermutete, was im Hinblick auf das Jüngste Gericht zur christlichen Liebestätigkeit aufrief, galt der Aussatz andererseits als Folge der Sünde, was den Aussätzigen zum büßenden Verbrecher degradierte, den man nicht nur wegen der Ansteckungsgefahr, sondern auch wegen seines ekelerregenden Anblicks fürchtete. Im allgemeinen wuchs im Abendland die Angst vor der Lepra ins Unermeßliche. Fast jede Stadt errichete damals ein Siechenhaus vor ihren Mauern. Die Maschen des über das christliche Abendland gespannten Netzes von Leprosorien wurden immer enger. Nach dem Testament von König Ludwig VIII. von Frankreich (1187–1226) soll es dort nicht weniger als 2000 solcher Einrichtungen gegeben haben. Recht früh wurde in Spanien das erste Leprosorium vom Nationalhelden El Cid († 1099) begründet. Im Jahr 1226 gab es in der gesamten christlichen Welt ungefähr 19 000 Lepraheime.[79]

Man muß bedenken, daß sich die Kreuzzüge vom 11. bis ins 13. Jahrhundert erstreckten und daß die Kreuzritter christliche Fürstentümer in Tripolis, Edessa und Antiochia errichtet hatten. Zahlreiche Teilnehmer dieser plündernden und mordenden Völkerwanderung weilten daher jahre- und jahrzehntelang im lepraverseuchten Vorderen Orient, ehe sie in ihre Heimat zurückkehrten. Immer häufiger befanden sich unter ihnen »arme Heinriche« mit den schrecklichen Malen des Lazarus. Mit einprägsamen Worten schildert der Minnesänger Konrad von Würzburg († 1287) in seinem Gedicht »Engelhard« diese Symptome der als Miselsucht bezeichneten Krankheit eines Ritters:

In wurden har unde bart
dünn unde seltsaene.
Sîn ougen, als ich waene,
begunden sich dô gilwen,
als ob sie wezen milwen,
sô vielen ûz die brâwen drohe.
Sîn varwe, die dû vor ze lobe
liutsaeleclich was unde guot,
diu wart noch roeter danne ein bluot,
diu lûtersüeze stimme sîn
wart unmâzen heiser.
Ym schuof des himels keiser
grôz leit an allen enden,
an füezen unde an henden
wâren im die ballen
so genzlich in gevallen.
(V. 5150–66.)

In wörtlicher Übersetzung:

»Ihm wurden Haare und Bart dünn und schütter. Seine Augen begannen gelb zu werden, seine Augenbrauen darüber erschienen wie von Milben angefressen, seine Hautfarbe, früher licht und gut, wurde röter als Blut, seine lautensüße Stimme wurde übermäßig heiser. Ihm schuf des Himmels Kaiser groß Leid an allen Enden, an Füßen und an Händen waren ihm die Ballen gänzlich eingefallen.«

Aus Angst vor Ansteckung ergriff man im Abendland strenge Maßnahmen, als Vorbild dienten die Absonderungsvorschriften des Alten Testaments. Damals – im 13. Jahrhundert – entstand auch in Deutschland für die Bezeichnung Lepra das Wort »uzsatz« (Aussatz). Die Aussätzigen wurden, wie schon der Name sagt, »ausgesetzt«, d. h. aus der Gesellschaft ausgestoßen. Die Art, wie dies geschah, entbehrte jeglicher Humanität. Das Interesse der Kranken mußte hinter demjenigen der Allgemeinheit ganz in den Hintergrund treten. Kirche und weltliche Obrigkeiten hatten sich bei der Bekämpfung des Aussatzes verbündet. Jedermann war gehalten, Anzeige zu erstatten, sobald er wußte oder zu wissen glaubte, eine bestimmte Person sei leprös. Das Unterlassen einer Anzeige wurde streng bestraft, so z. B. in einzelnen Teilen Belgiens durch Pfändung des Viehs.[80] Priester waren verpflichtet, Lepröse oder Lepraverdächtige ihres Sprengels anzuzeigen. Bei der Unterlassung einer solchen Anzeige drohte ihnen die Exkommunikation.[81] Es genügte eine Denunziation, um wegen einer Mykose (wie etwa Favus) lebenslänglich aus der Gemeinschaft verbannt zu werden. Mit Recht konnte Voltaire diese Praxis mit der berüchtigten Verhaftungsvollmacht (lettre cachet) seiner Zeit vergleichen: »La lépre était parfois quelque chose comme le lettre cachet de ce temps.« Die Furcht vor den gesellschaftlichen Folgen der Krankheit hat viele Kranke veranlaßt, ihr Leiden so lange wie möglich geheim zu halten, wobei sie oft ihre eigenen Kinder infizierten.[82]

Die Feststellung, ob jemand an Lepra erkrankt sei oder nicht, lag ursprünglich allein in der Hand der Priester, später waren es erfahrene Lepröse selbst[83] und erst ab der Mitte des 14. Jahrhunderts Ärzte, die das Beschaueramt übernahmen. Wenn nun ein Mensch unter dem Verdacht der Lepra erkrankte, wurde er oft von weit her den Leprabeschauern zugeführt, die ihn untersuchen und begutachten mußten, woraufhin alles Weitere geschah.[84]

Das älteste erhaltene deutsche ärztliche Leprazeugnis ist 1357 in Köln ausgestellt worden. Darin bekunden drei Ärzte, daß sie einen aussatzverdächtigen Geistlichen aus Bonn frei von Leprasymptomen gefunden hätten. Die Dreizahl der Begutachtenden bei der Lepraschau ist wohl deshalb zur Regel erhoben worden, um Irrtümer zu vermeiden und eine Beeinflussung oder Bestechung des Gutachters zu verhindern bzw. zu erschweren.[85] Über die Art und Weise, wie eine solche Untersuchung vor sich ging, sind wir für die spätere Zeit des Mittelalters recht genau unterrichtet. Sie begann mit Aderlaß und Blutprüfung, es folgte eine Besichtigung des Körpers vom Scheitel bis zur Sohle, und zum Schluß kam die im Mittelalter unvermeidliche Harnschau. Auf einem Holzschnitt aus dem Jahr 1517 sieht man auf der rechten Seite die Gruppe der drei beschauenden Ärzte, von denen der eine die Harnflasche prüft, während ein anderer ein Geschwür auf der Stirn des in der Mitte sitzenden Kranken untersucht. Links ist ein Bader mit dem Auswaschen des Blutkuchens beschäftigt. Die Blutprobe bestand darin, daß man rohes Öl auf das Blut goß: Sah es nach einer Stunde wie gekocht aus, so lag Aussatz vor.[86] Bei der Harnschau streute man auf den Urin Bleiasche:

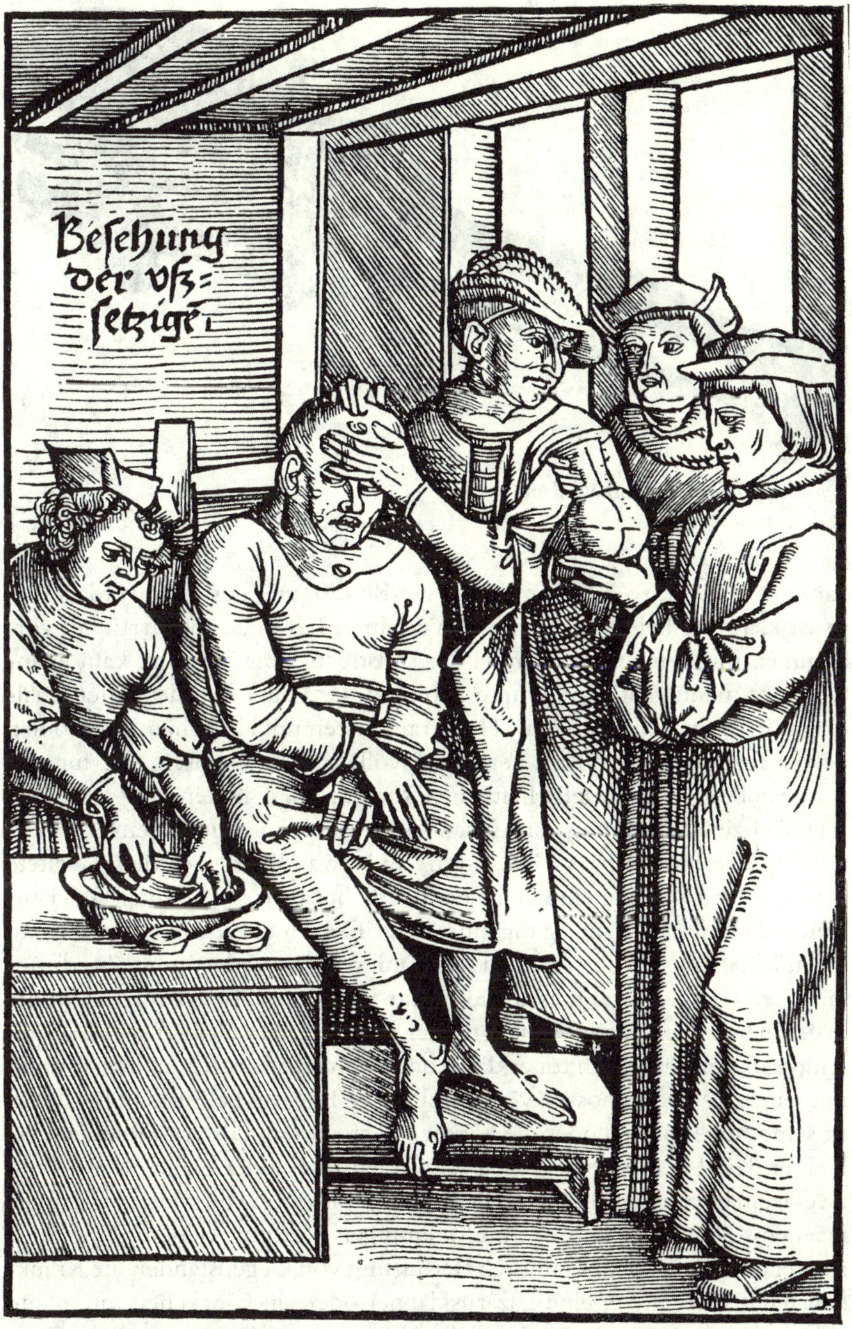

»Besehung der Aussätzigen«, Holzschnitt von H. Wechtlin aus dem »Feldtbuch der Wundt-Arztney« des H. v. Gerßdorff (Straßburg 1517). Rechts ein Arzt bei der Harnschau.

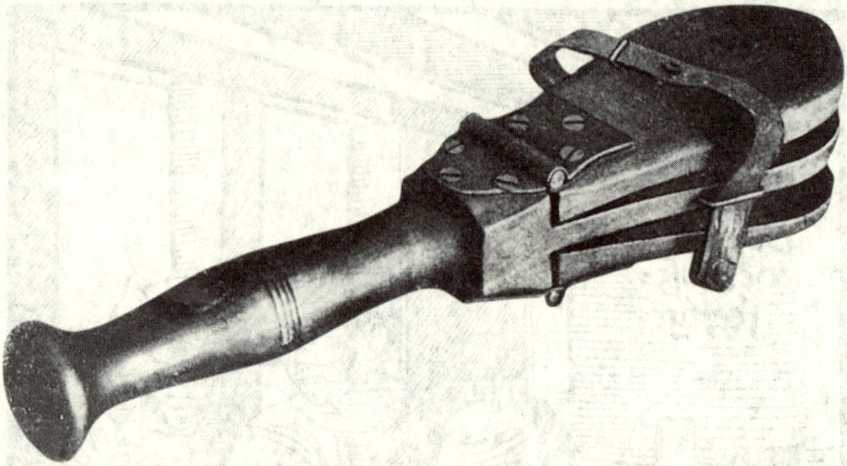

Lepraklapper, Museum Aschaffenburg.

Sank diese nicht, so sah man darin eine Bestätigung des Lepraverdachts.[87] Es ist klar, daß bei so spekulativen Verfahren Irrtümer über Irrtümer vorkommen mußten. Aber auch bei der sonstigen Untersuchung kam es infolge der mannigfaltigen Symptomatik bei der Lepra und des differentialdiagnostischen Unvermögens, Hautkrankheiten mit ähnlichen Symptomen davon abzugrenzen, oft zu verhängnisvollen Fehldiagnosen, die für den Ausgestoßenen den gesellschaftlichen Tod zur Folge hatten.[88]

Die offizielle Erklärung der Aussätzigkeit war mit einem grauenvollen Zeremoniell verbunden, das von Land zu Land etwas differierte. Meist geleitete man den Kranken wie eine Leiche in feierlicher Prozession unter Glockenläuten und unter Vorantragung eines Kruzifixes in die Kirche, legte ihn auf einen Katafalk, welcher vor dem Altar aufgerichtet war, stimmte Sterbegesänge an, las eine Totenmesse und streute ihm Erde auf die Brust, als wollte man ihn begraben. Damit war er aus der menschlichen Gemeinschaft ausgeschlossen, für bürgerlich tot erklärt und bis zum Tod einzig auf den Verkehr mit seinen Leidensgenossen verdammt. Seine Ehe war gelöst, sein Besitz fiel an seine Angehörigen oder die Kirche. Nach diesem düsteren Requiem erhielt er das »Lazaruskleid«, einen schwarzen Rock oder grauen Mantel mit zwei weißen Händen auf dem Brustteil, das ihn schon von weitem kenntlich machen sollte, einen großen, breitkrempigen Hut mit weißem Rand, eine paar Handschuhe, damit er durch Berührung von Gegenständen die Krankheit nicht verbreitete, eine Lazarusklapper oder ein Glöckchen, um damit herannahende Gesunde zur Vorsicht zu ermahnen. Dann wurde der Aussätzige aus der Stadt hinausgeführt und auf das »Feld« verbannt. Deshalb hieß damals der Aussatz auch »Feldkrankheit«. Die Lepraheime außerhalb der Stadtmauer wurden nun zu strengen Isolierhäusern, in die keine anderen Kranken mehr aufgenommen wurden und die ausschließlich zur Absonderung von Leprösen, von sogenannten Sondersiechen, dienten. Das Dritte Laterankonzil (1179) verordnete in seinem 23. Kanon, daß Aussätzige auch auf eigenen Friedhöfen beizusetzen waren. Sogar nach dem Tod sollte die Ausgrenzung aufrechterhalten bleiben. Selbstverständlich erstreckten sich die Absonderungsmaßnahmen auch auf die geheiligten Räume der Kirchen. Ließ man die Leprösen zum allgemeinen Gottesdienst zu, so mußten sie die Kirche durch besondere Pforten betreten. Ihr Platz, abseits im Kirchenschiff, war oft von einer hohen Wand umgeben, die nur einen schmalen Spalt hatte, durch den die Unglücklichen den Priester am Altar eben noch sehen konnten.[89] An der Wand der Leprösenpforte waren separate Weihwasserbecken für die Aussätzigen angebracht.[90] Vor und nach der Messe sammelten die Leprösen vor dem Hauptportal mit ihren Klingelbeuteln, die an langen Stöcken befestigt waren, von den Kirchgängern milde Gaben ein. Später, als man den Leprösen das Anhören einer Messe nur noch in besonderen Kapellen, die meist neben den Lepraheimen errichtet wurden, gestattete und sie dadurch aus der Kirche gänzlich ausschloß, ließ man in den Kirchen während der Messe mit dem Klingelbeutel noch immer Almosen für die Aussätzigen sammeln.[91] Nur wenige Kirchenbesucher werden es wissen, daß der Klingelbeutel, der auch heute noch in unseren Kirchen zirkuliert, ein Überbleibsel dieser Zeit ist. Nur während der Karwoche war es den Aussätzigen vielerorts erlaubt, »wie Christus aus dem Grabe aufzuerstehen« und während einiger Tage an den allgemeinen Festlichkeiten teilzunehmen.[92] Auch daraus ist zu ersehen, wie irrational und inkonsequent die Absonderungsmaßnahmen im Grunde genommen waren.

Unter dem Einfluß des mittelalterlichen Innungswesens schlossen sich an vielen Orten auch die Leprösen zu zunftartigen Verbänden zusammen. Auf diese Weise waren z. B. in Köln »die Melaten« organisiert. Ihre Verwaltung führte ein noch vorhandenes »Sigillum leprosorum coloniensium«, und ihre Mitglieder durften, mit einer warnenden Klapper versehen, an den Kirchtüren betteln.[93] Die Pariser Leprösenzunft besaß ein reich bebildertes und besticktes Banner, mit dem sie an Prozessionen teilnahm. Das waren Zugeständnisse, die den Prinzipien der strengen Ausgrenzung widersprachen.

Anfang des 12. Jahrhunderts gründeten im Heiligen Land einige Kreuzritter den Orden des heiligen Lazarus, der sich die Pflege von Leprösen zur Hauptaufgabe machte. Die Mitglieder dieses geistigen Ritterordens hießen Lazarusritter oder Lazariter, und ihr Großmeister mußte bis ums Jahr 1253 selbst ein Lepröser sein. In der christlichen Bußübung gingen die frommen Ordensritter so weit, daß sie an hohen Festtagen die Geschwüre ihres

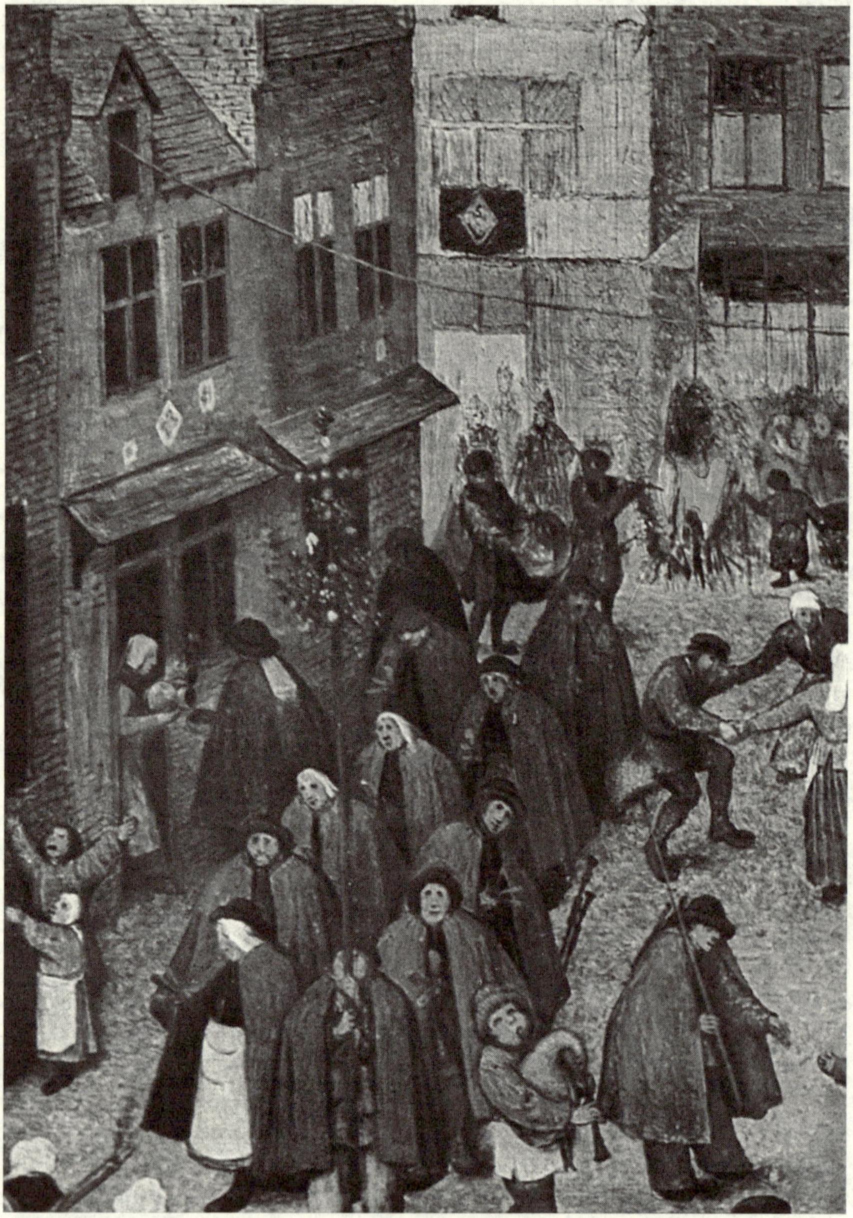

Pieter Brueghel d. Ä., Umzug der Leprösen. Ausschnitt aus dem Bild »Der Streit des Karnevals mit dem Fasten«. Im Hintergrund ist inmitten des Faschingstrubels neben tanzenden Kindern der Zug von Leprösen in braunen Mänteln dargestellt. Auch daraus ist zu ersehen, wie inkonsequent man bei der Absonderung vorging. Wien, Kunsthistorisches Museum.

Großmeisters küßten, ein Verhalten, das besonders die Moslems mit Abscheu erfüllt haben soll. Seinen Namen verdankte dieser Orden dem »armen Lazarus« des Neuen Testaments, der, mit Geschwüren bedeckt, um die Brosamen bettelte, die vom Tisch seines reichen Namensvetters fielen. In den romanischen Ländern bezeichnete man die Lepra kurzweg als »Mal de San Lazaro« bzw. »Mal de Saint-Lazare«.[94]

Es ist fast kennzeichnend für den desolaten Zustand der Kreuzritter, daß der vorletzte König von Jerusalem, Balduin IV., ein todkranker Aussätziger war. In seiner Chronik schildert Wilhelm von Tyrus, der zugleich Balduins Erzieher war, wie er erkannte, daß der kleine Prinz, der Sohn des Königs von Jerusalem, an Aussatz litt. Es ist zugleich einer der ältesten Berichte über die anästhetische Form der Lepra:

»Eines Tages«, schreibt er in seiner »Geschichte der Taten von Fürsten des Orients«[95], »spielte der zukünftige König mit seinen Kameraden, und wie es oft unter Kindern dieses Alters geschieht, kniffen sie einander in die Arme und Hände; alle fingen an zu schreien, wenn sie den Schmerz fühlten, nur der junge Balduin gab keinen Laut von sich. Ich glaubte zuerst, er verbeiße aus Tapferkeit und Stolz seinen Schmerz, aber als ich ihn fragte, erklärte er mir, er spüre wirklich nichts. Das war das erste Anzeichen einer schweren und unheilbaren Krankheit, von der ich nicht mit trockenen Augen berichten kann. Als er das Jünglingsalter erreicht hatte, erkannte man, daß er vom Aussatz befallen war...«[96]

Mit 13 Jahren war der sechste König von Jerusalem an Armen und Beinen erlahmt, seine Finger fielen ab, seine Augen erblindeten. Dennoch führte er den verzweifelten Abwehrkampf gegen die Araber heldenhaft fort. Als er im Jahr 1184 im Alter von 24 Jahren starb, war das Schicksal des fränkischen Syrien besiegelt.[97] Bei der Rückeroberung Jerusalems im Jahr 1187 durch Saladin wurden die Lazarusritter von den Sarazenen bis auf den letzten Mann niedergemetzelt, wobei nicht nur der Blutrausch, sondern auch Abscheu vor dem Aussatz der Grund gewesen sein soll.

Inzwischen war in den romanischen Ländern der arme Lazarus zum Schutzpatron der Leprösen geworden. Nach ihm bezeichnete man nicht nur die vor den Stadtmauern gelegenen Heime, sondern auch die dort später entstandenen Vororte. Das trifft auch für den Stadtteil St. Lazare in Paris zu.[98] So manchem Italienreisenden dürfte es aufgefallen sein, daß viele Städte einen Vorort namens San Lazzaro haben. Man braucht nur mit dem Auto die berühmte Via Emilia von Rimini nach Piacenza zu fahren, so findet man vor Bologna, Parma und Piacenza ein San Lazzaro. Ursprünglich standen hier überall Leprosorien. Eines der ersten Lazarushäuser wurde von den Kreuzfahrern in Nazareth gegründet. Aus dem italienischen Lazzaro und Nazareth soll damals das Wort »Lazaretto« entstanden sein.[99] Diese extra muros gelegenen »Lazarette« waren noch keine Krankenhäuser im heutigen Sinn, sondern eher Asyle oder Armenhäuser, in denen die Leprakranken, die sogenannten Lazarener oder Lazzaroni (wie auch später noch die neapolitanischen Bettler hießen)[100] von der Mildtätigkeit gutherziger Leute lebten. Da die Leprahäuser auf Almosen angewiesen waren, lagen sie meist an belebten Hauptverkehrsstraßen.[101] So lag z. B. das Siechenhaus von Köln »Melaten«, im Mittelalter wohl das größte Leprosorium Deutschlands, außerhalb der Stadtmauer vor dem Aachener Tor, an der einst so lebhaften Wallfahrtsstraße, um das Betteln (einen wesentlichen Bestandteil der öffentlichen Fürsorge des Mittelalters) zu erleichtern.[102] Die ärztliche Behandlung fehlte in diesen Häusern vollkommen. Half doch bei den Unheilbaren kein einziges Mittel. Man mußte also nur für ihr Seelenheil sorgen, weshalb allenthalben kleine Kapellen neben ihren Heimen errichtet wurden. Im Norden waren diese häufig dem heiligen Georg (Jürgen) gewidmet. Die vielen St.-Georgs-Kapellen und St.-Jürgen-Höfe alter Städte lassen auf die Lage früherer Lepraheime schließen.[103] An allen Stadttoren standen die Aussätzigen. Mit ihrem starren, wilden Blick, der rauhen und näselnden Stimme, ihren rund aufgerissenen, wimperlosen Augen, den verdrehten, eingesunkenen Nasen und den mißgestalteten Lippen waren sie stets ein Schreckensbild für jeden Wanderer, wenn sie, wild gestikulierend um Almosen bittend, sich ihm näherten.[104] Die Phantasie eines Höllenbreughel kann es sich nicht ausmalen, wie schauderhaft solche Überfälle gewesen sein mußten. Man hatte vor ihnen Angst, und so wie man den Tod euphemistisch »Freund Hein« nannte, bezeichnete man sie besänftigend als «Gut Leut«.[105] In manchen Städten, wie z. B. in Frankfurt, haben sich als Reminiszenz an jene Zeiten »Gutleutstraßen« erhalten.[106] Es waren jene Straßen, die zum Leprosorium (»Gutleuthof«) führten.

Das Elend dieser Ausgestoßenen, von aller Welt Verlassenen hat seit jeher die Phantasie der Dichter beschäftigt. In der »tiefsten Malebolge des achten Höllenkreises«, einem »Ort des Eiterflusses, des Aussatzes und der durch Juckreiz ausgelösten Kratzsucht« wird in Dantes »Göttlicher Komödie« an die Leprösen und Skabiösen im Chianatal erinnert, die zusätzlich auch noch vom Sumpffieber (Malaria) geplagt werden:

Qual dolor fora, se degli spedali
di Valdichiana, tra il luglio
e'l settembre, e di Maremma e di
Sardigna i mali fossero in una
fossa tutti insembre; tal era quivi;
e tal puzzo n'usciva, qual suol
venir delle marcite membre.

Wie wenn man allen Schmerz zur Sommerszeit
Aus Valdichianas vollen Lazaretten,
Nebst der Maremme und Sardiniens Leid,
In einer einzigen Grube würde betten,
So war es hier, und ein Gestank entsprang,
Gleich faulem Fleisch, aus diesen Leidensstätten.
(Hölle XXIX, Gesang 46–51)

Auf die frühchristliche Barmherzigkeit haben die Gleichnisse vom barmherzigen Samariter (Lk 10) und das 25. Kapitel des Matthäusevangeliums einen tiefen Einfluß ausgeübt. Die dort geäußerte tatkräftige Nächstenliebe: »Wahrlich, ich sage euch: Was ihr für einen meiner geringsten Brüder getan habt, das habt ihr mir getan.« (Mt 25,40) wurde zur Grundlage christlicher Krankenpflege. Dabei erschien die Pflege der Ärmsten der Armen als ein besonders gottgefälliges Werk. Davon erzählt so manche Heiligenlegende, die sich auf Franziskus von Assisi (1182–1226) bezieht.[107]

Die schönsten Legenden ranken sich jedoch um die edle und reine Gestalt der heiligen Elisabeth (1207–1231), der ungarischen Königstochter, die sich als Frau des Landgrafen von Thüringen in rührender Weise der Aussätzigen annahm. So berichtet die Sage vom Rosenwunder, wie der hartherzige Landgraf bei der Rückkehr von einer Jagd am Fuß des Wartburghügels seine Frau mit zwei schweren Körben antraf, in denen er Brote für Aussätzige vermutete. Als er aber seine Frau, der er jedes Liebeswerk strengstens verboten hatte, die Körbe öffnen ließ, erblickte er an Stelle der Brote eine Fülle von roten Rosen. In der Elisabethkirche in Marburg konnte man ein Bild sehen, das die heilige Elisabeth am Bett ihres Mannes darstellt, in welches sie ohne seine Erlaubnis einen Aussätzigen gelegt hatte. Als er nun unwillig an das Bett herantrat, fand er darin statt des Aussätzigen ein Kruzifix, in das sich jener verwandelt hatte, wie die Legende erzählt. Aus den Leprageschwüren waren die Wundmale Christi geworden.[108] Im Sinn der christlichen Barmherzigkeit hielt der Wunderglaube den Aussätzigen oft für Christus selbst. Das Gleiche sollte sich auch bei den am Gründonnerstag üblichen Fußwaschungen an den Armen vollziehen. So versammelte Elisabeth an einem Gründonnerstag viele Aussätzige und wusch voller Demut ihre ulzerösen Füße. »Wie gut wir es haben, so unseren Herrn waschen und bekleiden zu dürfen«, sagte sie eingedenk der Anweisung des Evangelisten Matthäus (Mt 25,36–40). Dementsprechend hat der Maler der Revaler Elisabethlegende, ein Gehilfe Bernt Notkes, den Leprösen, dessen Füße Elisabeth wäscht, durch kreuzförmig um das Haupt angeordnete Strahlen als Christus gekennzeichnet.

Allmählich merkte man, daß es gegen die Lepra kein Heilmittel gibt. Man hatte alles versucht: Eine Unsumme der irrsinnigsten Medikamente wurde empfohlen, darunter Schlangenfleisch in jeder Form, sowie Wein, in dem lebende Vipern gesotten wurden.[109] Auch der alte Aberglauben von der wundertätigen Wirkung des Blutes unschuldiger Wesen, der bereits in archaischen Religionsgebräuchen und Sagen als Kinder- und Jungfrauenopfer (Isaak, Iphigenie) eine große Rolle gespielt hat, tauchte wieder auf. Auch in den Dichtungen der Minnesänger, in denen die Hoffnungslosigkeit der Leprösen geschildert wird, hören wir von dem Blutaberglauben. So berichtet

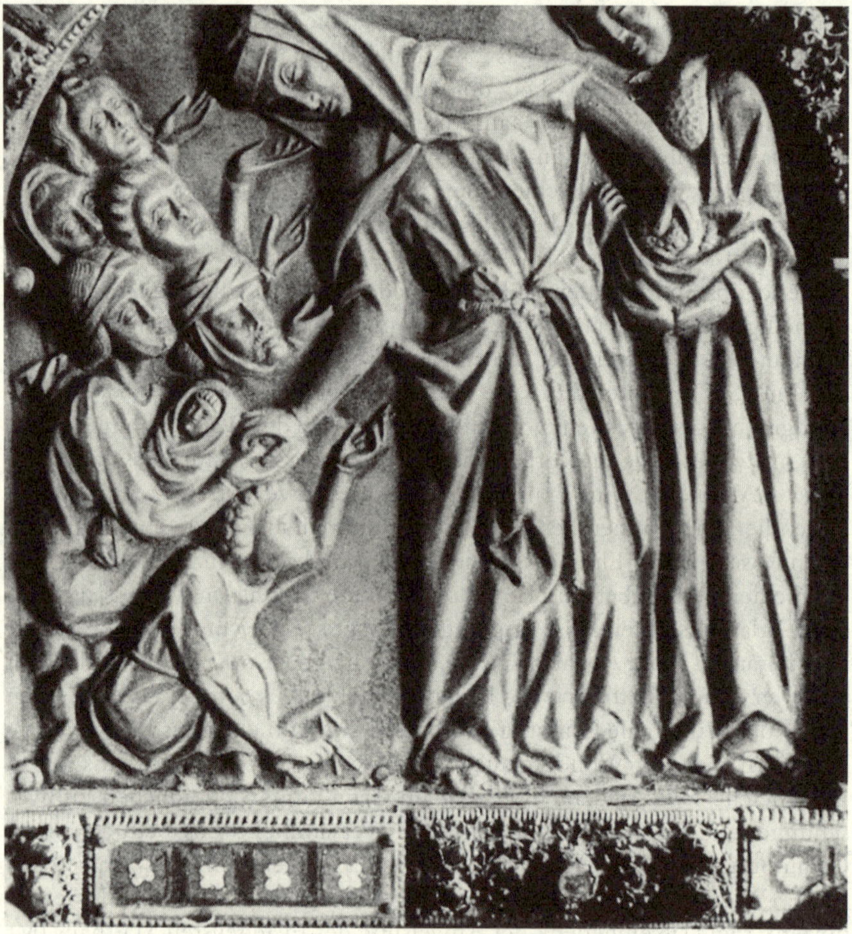

Almosenverteilung, Relief auf dem Elisabethschrein in der Elisabethkirche in Marburg an der Lahn (13. Jh.)

z. B. Konrad von Würzburg in der »Legende vom heiligen Sylvester« über die bereits erwähnte Mieselsucht Kaiser Konstantins, die durch ein Bad im Blut unschuldiger Kinder geheilt werden sollte.

Hartmann von Aues Dichtung »Der arme Heinrich« ist wohl die bekannteste dieser Art. Die Legende erzählt von einem Ritter, der ein glanzvolles Dasein führt, bis er auf einmal – wie Hiob – vom Aussatz geschlagen wird. Verzweifelt irrt er in der Welt umher, nach Heilung suchend. In Salerno, dem Zentrum der mittelalterlichen Medizin, erklärt ihm ein Arzt, daß nur das Blut einer reinen Jungfrau, die freiwillig für ihn ihr Leben geben würde, ihn heilen könne. Als die kindlich naive Tochter seiner Pächtersleute davon hört, will sie sich in religiöser Schwärmerei opfern. Der Chirurg in Salerno erklärt, wie er ihr aus dem Leibe das zuckende Herz herausschneiden müßte, doch sie bleibt bei ihrem Entschluß. Der Arzt riegelt die Kammer zu, heißt das Mädchen sich zu entkleiden und bindet sie auf einem hohen Tisch fest. Dann wetzt er sein Messer an einem Schleifstein. Das hört Heinrich, sieht durch einen Türspalt und ist von dem Anblick des opfermütigen, festgebundenen Mädchens so gerührt, daß er auf das Blutopfer verzichtet und nun seine Krankheit als gottverhängte Buße auf sich nehmen will. Erst jetzt, da er sich vorbehaltlos in Gottes Willen fügt, wird Gottes Gnade wirksam: Dem Wunder des Sinneswandels folgt das der Heilung.[110]

Der Blutaberglaube spielte in den vergeblichen Therapiebestrebungen der Lepra noch eine weitere, recht verhängnisvolle Rolle. Obwohl Soranus von Ephesus bereits im 2. Jh. n. Chr. erklärte, daß während der Menstruation keine Empfängnis erfolgen könne, wurde im Mittelalter die Lepra vielfach als eine Folge der Unzucht mit einer menstruierenden Frau gedeutet, wobei nicht nur der Mann, sondern auch die aus diesem tabuisierten Geschlechtsverkehr entsprungene Frucht »zum Aussätzig-Werden verdammt sind«. So erklärt z. B. Henri de Mondeville, der Ende des 13. Jahrhunderts in Montpellier lehrte:

> »Zur Lepra kommt es, wenn die Zeugung zur Zeit der Menstruation vor sich geht. Die Juden haben selten Umgang zur Zeit der Menstruation, daher sind auch wenige Juden leprös.«[111]

Im Rahmen seiner weiteren Ausführungen über die Lepra erteilte Mondeville seinen Hörern in bezug auf einen impuren (unreinen) Koitus mit einer »foeda mulier«, als deren Prototyp im Mittelalter vor allem die menstruierende oder sogar lepröse Frau galt, einen ungeheuerlichen Rat:

> »Hat jemand mit einer unreinen Frau oder sogar mit einer Leprakranken geschlechtlich verkehrt und erkennt dies erst nachher, (...) indem er ein Brennen im Glied (d. h. in der Harnröhre) fühlt, so soll er eine Virgo (Jungfrau) beschlafen, dann wird diese angesteckt und er frei sein.«[112]

Dieser furchtbare Aberglaube, der im Lauf der Jahrhunderte vielfach befolgt wurde, verleitete noch Ende des vergangenen Jahrhunderts geschlechtskranke Matrosen in Kiel zur Vergewaltigung von jungen Mädchen – in der Hoffnung, sich auf diese Weise ihrer Infektion entledigen zu können. Im allgemeinen war man jedoch im Mittelalter von solchen und ähnlichen Wunderheilungen nicht sehr überzeugt. Geiler von Kaysersberg (1445–1510), der zwar kein Arzt, aber einer der bekanntesten Prediger seiner Zeit war, gab die Auffassung des Volkes von der Unheilbarkeit des Leidens in einer seiner Predigten wieder:

> »Kein arztet mag ein rechten maltzen (Leprösen) gesunt machen (...) Wiewol ettwen buoben haerlouffen und vil verheissen, aber hindennoch sicht man daz nüt daran ist.«[113]

Wenn man die Lepra selbst auch nicht heilen konnte, so hoffte man doch, abgesehen von der Absonderung der Leprösen, sich durch eine weitere Maßnahme vor der Ansteckung zu schützen: Die Kreuzfahrer hatten im heißen und lepradurchseuchten Morgenland die häufige Anwendung von reinigenden und erquickenden warmen Bädern kennengelernt. Nach ihrer Heimkehr behielten sie diese Gepflogenheit bei, mit der sie sich gegen die immer mehr um sich greifende Krankheit zu schützen hofften.[114] Auf diese Weise wurde das Baden zur Zeit der Kreuzzüge (1096–1270) – nach vorangegangener Askese – zu einer allgemeinen Sitte in Deutschland.[115] So gab es z. B. in Ulm, wo man um die Mitte des 12. Jahrhunderts nur eine öffentliche Badestube erwähnt, im Jahr 1489 nicht weniger als 180 »Badestüblein«. Im ausgehenden Mittelalter zählte »das Baden zu den sieben Seeligkeiten« (J. P. Frank). Dieser Wandel läßt sich auch anhand von Stadtbüchern nachweisen, man war Tagelöhnern zwar kein »Trinkgeld« schuldig, wohl aber ein »Badegeld«. Eine große Zahl von Stiftungen reicher Leute ermöglichte sogar den Armen die unentgeltliche Benutzung der Bäder. Man nannte diese Stiftungen »Seelbäder« (balnea animarum), weil sie testamentarisch zum Heil der Seele ihrer Stifter eingerichtet worden waren. Doch bald dienten die öffentlichen Bäder nicht mehr nur der Reinlichkeit, sondern auch dem Vergnügen und der Sinnlichkeit, zumal Männer und Frauen oft gemeinsam badeten. Musik sorgte für Unterhaltung, man trank, aß und spielte im Bad. Die Badestuben, die nicht selten auch Séparées besaßen, nahmen immer mehr Bordellcharakter an. In Anbetracht der ungeheuren Sittenlosigkeit am Ende des Mittelalters hat man den Eindruck, daß die Generationen nach dem Kahlschlag der Pestpandemie von 1347 bis 1352 den Kelch der Lust bis zur Neige auszukosten versuchten, zumal die Pfeile Amors damals noch nicht vergiftet zu sein schienen.[116]

Im Gegenzug dazu lesen sich die mittelalterlichen Fresken und Skulpturen in den Kirchen und über den Kirchenportalen wie eine »Biblia pauperum«, eine »Bibel der Armen«. Den Analphabeten sollte deutlich gemacht werden, was sie im Jenseits erwartet – entsprechend ihrem Verhalten im Diesseits. Dies ist auch aus der rührenden Ballade zu ersehen, die François Villon auf Bitten seiner Mutter als Gebet an die Gottesmutter schrieb:

»Femme je suis provrette et ancienne
Qui riens ne sçay; oncques lettre ne lus
Au moustier voy dont suis paroissienne
Paradis paint, ou sont harpes et lus,
Et ung enfer ou dampnez sont boullus:
L'ung me fait paour, l'autre joye et liesse.«

(»Bin nur ein armes Weib voll Einfalt, dumm und alt,
Weiß nichts von Lesen, Schreiben und solch klugen Dingen.
In unsrer Kirche seh ich an der Wand gemalt
Das Paradies, wo Flöten, Harfen, Lauten hell erklingen,
Und auch den Höllenpfuhl, wo die Verdammten brennen.
Das eine schafft mir Freude und das andre Grauen.«)

Doch nicht nur durch das Grauen der Höllenqualen an den Kirchenwänden und Friedhofsmauern sollte man zu tugendhaftem und sittlichem Verhalten bewogen werden, auch auf die Gefahr des Aussatzes, durch den man sich schon zu Lebzeiten von Gott gestraft fühlen konnte und vor dem man sich hüten oder ihn anzeigen sollte, pflegte man nun mit gnadenlosem Realismus hinzuweisen. Während z. B. im frühen Mittelalter die Knotenbildung auf dem Leib des Aussätzigen mit kleinen Strichen und kreisförmigen Punkten angedeutet wurde, erschienen nun neben dem Hautknoten auch die übrigen Symptome, wie das Löwenantlitz, der Haarausfall, die Erblindung, die Krallenhand, der Verlust von Fingern und Gliedern. Die realistische Darstellung sollte nicht nur dazu dienen, daß sich der Kirchenbesucher in Kenntnis der Symptomatik besser vor Lepraverdächtigen in acht nehmen konnte, sondern auch dazu auffordern, Verdachtsfälle zu melden.

Aber nicht nur Maler, auch Ärzte hatten wieder genauer zu beobachten begonnen. Dies läßt sich an den Krankheitsbildern in den medizinischen Abhandlungen aus jener Zeit gut erkennen. So hat z. B. Guy de Chauliac (1300–1368), Leibarzt mehrerer Päpste in Avignon, der den Höhepunkt der Lepra in Europa erlebte, in seiner »Chirurgia magna« (Tract. 6, Kap. 2) eine Reihe von Symptomen beschrieben: Rundung der elliptisch geformten Augen und Ohren (oculorum et aurium rotunditas), Auftreibung und Haarlosigkeit der Augenbrauengegend, Anschwellung und Verdrehung (tortura) der Nase (Sattelnase), Mißgestalt der Lippen (labiorum foeditas), rauhe, näselnde Stimme, starrer, wilder, satyrartiger Blick, in den Fingern und Zehen Kältegefühl und Unempfindlichkeit, zuweilen Gefühllosigkeit bis zum Ellbogen bzw. den Knien. Besonders auffallend und kennzeichnend erschienen ihm die Unempfindlichkeit der Achillessehne gegen Nadelstiche und das Ausbleiben der Gänsehaut bei Leprösen.[117]

Zweifellos haben die drakonischen Maßnahmen gegen die Leprösen die Ausbreitung dieser Krankheit eingedämmt. Es dünkt aber unwahrscheinlich, daß die Seuche nur infolge der streng durchgeführten Absonderung erloschen ist. Eine nicht zu unterschätzende Rolle bei der Ausmerzung der Lepra dürften die großen Volksseuchen des Mittelalters, vor allem die Pest, gespielt haben, die im 14. Jahrhundert fast ein Viertel der europäischen Bevölkerung dahinrafften.[118] Dabei werden sie unter den Leprösen, die in den Siechenhäusern eng zusammenlebten und die für weitere Infektionen besonders anfällig sind, sehr große Opfer gefordert haben. Nicht umsonst ist auf dem großen Fresko am Campo Santo zu Pisa (»Trionfo della morte«), das in der Stimmung nach der großen Pestepidemie der Jahre 1348/49 entstand, eine grausige Bettlergruppe von acht Leprösen dargestellt, von denen manche verstümmelte Extremitäten mit Klauenhänden und Stumpfgliedern haben. Bei einem ist die Nase durch ein Geschwür weggefressen, ein anderer verbirgt hinter einer Binde die leeren Augenhöhlen. Der Verlust der Nase, die ausgehöhlten Backenknochen, Klauenhände, das Fehlen der Finger, die Blindheit, das Löwenantlitz, die Rundheit der Augen und der starre, wilde Blick sind meisterhaft dargestellte Symptome der Lepra.

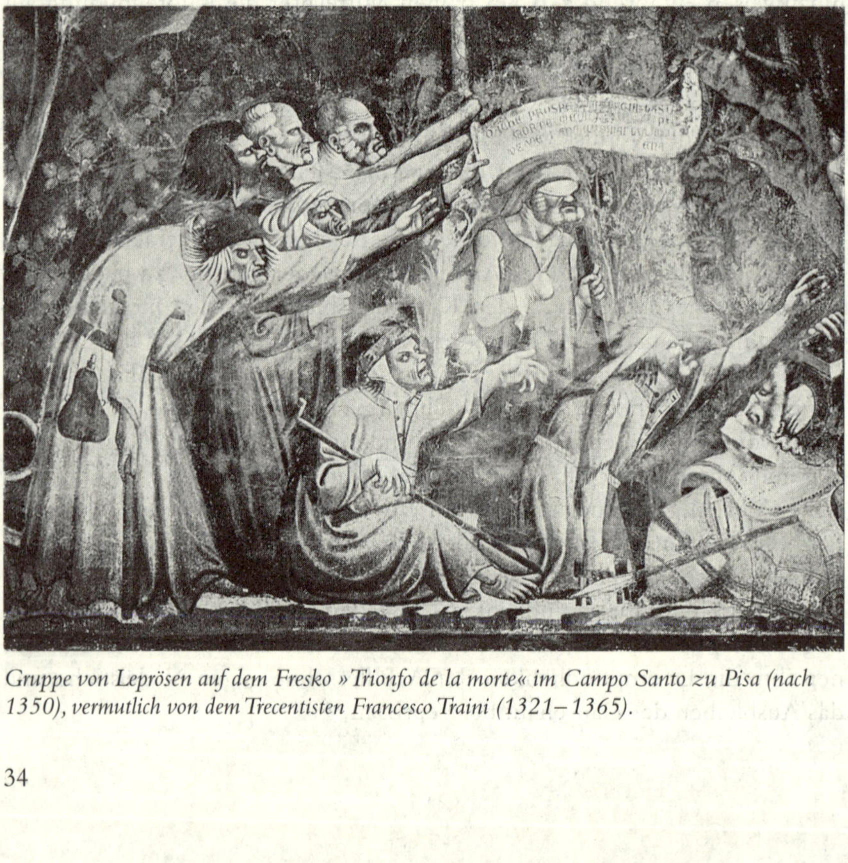

Gruppe von Leprösen auf dem Fresko »Trionfo de la morte« im Campo Santo zu Pisa (nach 1350), vermutlich von dem Trecentisten Francesco Traini (1321–1365).

Es wirkt ergreifend, wie diese vergeblich um Erlösung flehenden Bettler ihre Arme und hilflosen Armstümpfe sehnsuchtsvoll nach der sensenschwingenden Furie des Todes (La Morte) ausstrecken, die bereits einen ganzen Berg von Königen, Päpsten und Bischöfen dahingemäht hat und nun im Begriff ist, unerbittlich in eine ahnungslos musizierende Gruppe von vornehmen Damen und jungen Edelleuten zu fahren. Nur die Hoffnungslosigkeit eines chronischen, unheilbaren Leidens, wie es die Lepra ist, kann eine solche Todessehnsucht hervorrufen. In Wirklichkeit jedoch forderten die Seuchen sicherlich in den Leprosorien ihre ersten Opfer. Die von der Pest noch verschonten Aussätzigen wurden dann zum großen Teil im 16. Jahrhundert von der stürmisch verlaufenden Syphilis ausgemerzt. Seit dieser Zeit kam die Lepra in Europa nur noch sporadisch vor.[119] Das Verschwinden der Lepra erschien vielen als ein rätselhaftes epidemiologisches Phänomen.

Neuzeit

Es ist interessant, daß 1568, zu einer Zeit, als die Lepra wegen ihrer angeblich hohen Kontagiosität noch über alles gefürchtet wurde, unter dem Titel »Von der Pestilenz« eine Schrift mit gegenteiliger Ansicht erschien. Ihr Verfasser, Johann von Ewich, hielt die »Franzosen« (d. h. die Syphilis) für weit kontagiöser als die Lepra. Denn er habe »selten vernommen / das jemant von einem anderen (d. h. von einem Leprösen) aussätzig geworden sei / wiewohl gesunte (Ehe-)Frauen, die mit ihnen umbgehen / nicht selten gesunte Kinder zur Welt bringen / das noch mehr zu verwundern wer / wenn so große Gefahr darauff stunde.«

Beim Erscheinen der hochkontagiösen Syphilis mit abstoßenden Hautausschlägen erkannte man mit Entsetzen, daß Amors Pfeile vergiftet und die bordellartigen Badestuben die schlimmsten Brutstätten der Ansteckung waren. Aus Angst vor der neuen Seuche schloß man überall die Bäder, mit denen man einst den Aussatz zu verhüten hoffte, der aber nun ohnehin in den meisten Ländern des Abendlands erloschen war.[120] Zugleich verschwanden auch die meisten Aussatzhäuser, indem man sie teils in Siechenhäuser für andere Kranke, teils in Altersheime umwandelte. Da jedoch die Bettelrechte der Leprosorien auch weiterhin bestanden, versuchte so mancher gerissene Strolch, die Aufnahme in ein solches Heim zu erlangen. Um diese Mißstände zu beseitigen, wurde in Frankreich bereits unter der straff zentralistischen Regierung von König Franz I. (1515–1547) eine Untersuchung sämtlicher Leprosorien durchgeführt, und man stellte fest, daß die überwiegende Mehrzahl der Insassen aus Scheinleprösen bestand. Ludwig XIII. ordnete dann 1626 eine erneute Untersuchung an, da die Zahl der Leprösen sich weiter verringert hatte. Ludwig XIV. (1638–1715) schließlich konnte die Güter der Leprosorien einziehen und nur noch ein einziges Siechenhaus für echten Aussatz, das Hospital St. Mesmin, bestehen lassen.

In Deutschland, das dreißig Jahre lang von einem mörderischen Krieg überzogen und dann in zahlreiche Fürstentümer zersplittert wurde, war eine derartig radikale und einheitliche Lösung des Leprösenproblems nicht möglich. Diese unruhigen Zeiten wirkten sich äußerst ungünstig aus, denn die Länder waren voll mit Vagabunden und Räuberbanden, die in den gemiedenen, über das ganze Reich verbreiteten Lepraheimen Unterschlupf fanden. Für diese lichtscheuen Elemente hatten die Orte des angeblichen Grauens jeden Schrecken verloren. So deckte man in den jülich-bergischen Landen im Jahr 1708 eine ganze Reihe von Verbrechen und Mordtaten auf, deren Spuren zu den Siechenhäusern des Herzogtums und der benachbarten Region führten. Daraufhin ordnete Kurfürst Johann Wilhelm von Jülich (1679–1716) eine allgemeine Untersuchung der Leprahäuser und ihrer Insassen in seinem Land an. Nur bei wenigen Heiminsassen fand man einen geringen Hautausschlag; die meisten waren Landstreicher, die diese gemiedenen Häuser zu ihren Schlupfwinkeln wählten und sich durch unrechtmäßig ausgestellte Siechenscheine als Aussätzige ausgaben, als solche bettelten und die Privilegien der Leprahäuser genossen. Der Kurfürst ließ daraufhin alle Leprahäuser in Jülich und Berg zerstören, und nur eines bei Jülich blieb bestehen, in dem die wenigen echten Aussätzigen aus seinen gesamten niederrheinischen Ländern untergebracht wurden.[121] Da auch dieses Heim bereits 1716 zerstört wurde, kann man dieses Datum als maßgebend für das völlige Erlöschen der Lepra in Westdeutschland ansehen.

Als im 16. Jahrhundert der Aussatz im Abendland abzuklingen begann, wurde er von der noch stark verseuchten Iberischen Halbinsel nach Mittel- und Südamerika verschleppt. Im Jahr 1543, mit der Erkrankung eines Spaniers in Kolumbien, wurde offenbar, daß die Lepra die Neue Welt erreicht hatte. Bald danach ließ Fernando Cortez (1485–1547) das erste Leprahospital in Mexiko errichten. Erstaunlich ist die Krankengeschichte des Eroberers von Kolumbien, Gonzales-Ximenez. Dieser spanische Konquistador war – dies gilt als historisch gesichert – leprakrank und ist an diesem Leiden 1570 in Kolumbien gestorben. Man bezweifelte, daß dieser Mann, der bereits 1530 nach Amerika gekommen war, die beschwerlichen Feldzüge hätte aushalten können, wenn er sich schon in Spanien infiziert hätte. Daher nahm man an, daß er sich erst in Amerika angesteckt haben könne.[122] Doch dieser Schluß erwies sich als Irrtum: Man hat festgestellt, daß Ximenez nach der Eroberung Kolumbiens für längere Zeit heimgekehrt war, um sich vom König für seine Taten belohnen zu lassen. Wäh-

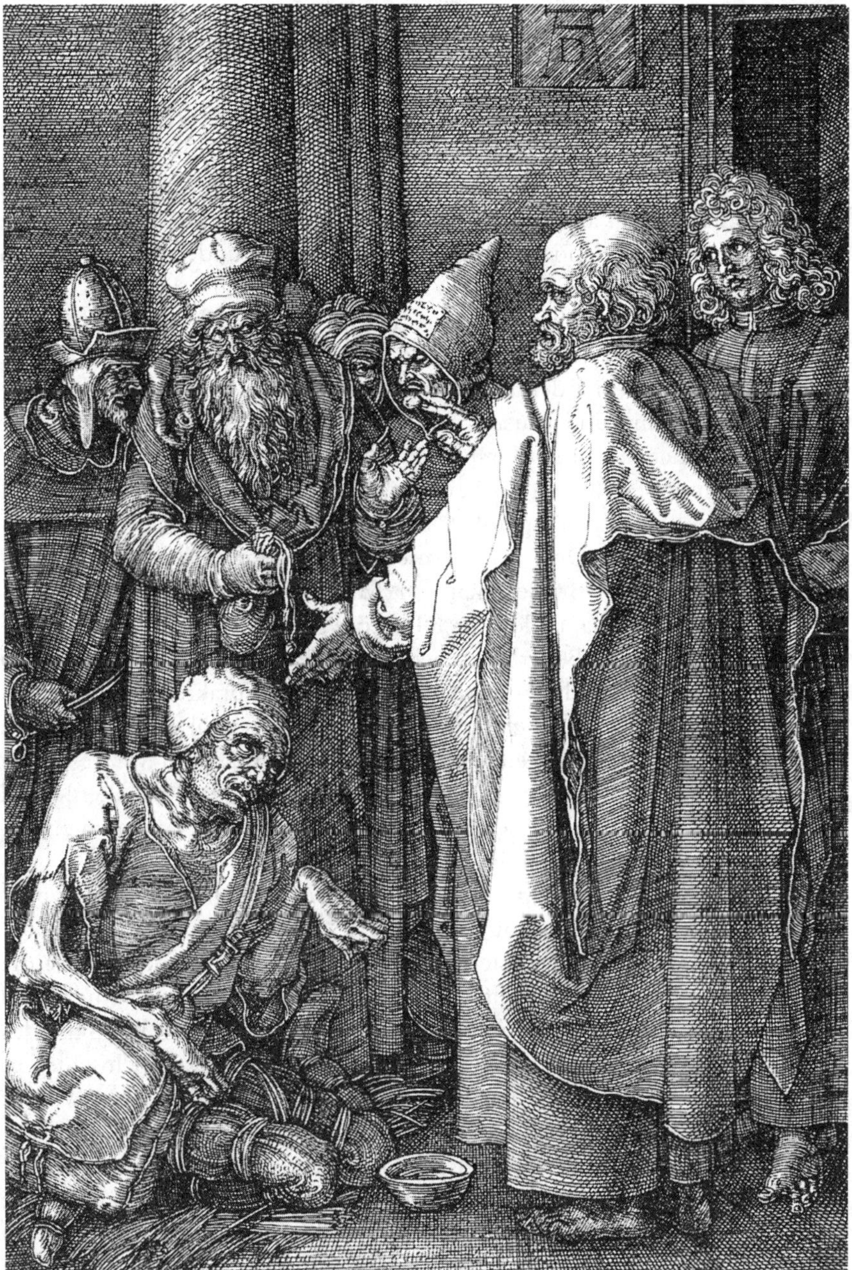

Albrecht Dürer, aus dem 18. Blatt der Kupferstichpassion. Petrus und Johannes heilen den Lahmen vor dem Tempel (Apostelgeschichte 3, 3–10). Dürer zeichnete einen Aussätzigen mit Facies leontina und Krallenhand (1513).

rend dieser Zeit in Spanien infizierte er sich mit Syphilis und Lepra. Letztere brach erst aus, als er schon wieder nach Kolumbien zurückgekehrt war. Die spanischen Konquistadoren hatten also den Bewohnern Amerikas außer den Pocken das fragwürdige Geschenk des Aussatzes mitgebracht, wofür sie zur Vergeltung das nicht minder verhängisvolle Pfand der Syphilis empfingen. Schon im 16. Jahrhundert erfolgten dann Lepranachschübe über die Einfuhr von afrikanischen Sklaven in die neuen Provinzen. Diese Sklaventransporte vollendeten in den folgenden Jahrhunderten die von den spanischen Eroberern begonnene Verseuchung, so daß einzelne Gebiete und Länder Latein-amerikas heute noch zu den am stärksten durch Lepra bedrohten Gegenden der Erde gehören.[123]

Sogar das Urbild einer der berühmtesten iberischen Gestalten in der neuzeitlichen Dichtung und Musik, das Sinnbild ewig ungestillter sinnlicher Leidenschaft, hat in seinem Ursprung Bezüge zur Lepra: Ein im 17. Jahrhundert lebender Edelmann aus Sevilla namens Don Miguel de Mañara, der ein sehr liederliches Leben geführt hatte und als Vorbild für die berühmt-berüchtigte Figur des Don Juan diente, trat aus Reue über seine Verfehlungen in die Caridad-Bruderschaft ein. Mañara wurde Gründer des Caridad-Hospitals in Sevilla, in dem auch Lepröse gepflegt wurden. Die Kapelle dieses Krankenhauses beherbergt neben einigen Gemälden von Murillo (darunter »Die Heilige Elisabeth bei der Pflege von Leprakranken«) auch ein Bild von Valdés Leal »Finis gloriae mundi«, das dieser für Don Miguel de Mañara gemalt hatte. Es stellt eine Grabkammer mit dem verwesenden Leichnam eines Bischofs dar. »Da muß man sich die Nase zuhalten!«, soll Delacroix über das Werk gesagt haben, bei dessen Anblick man einen penetranten Verwesungsgeruch in der Nase fühlt.

Noch im 18. Jahrhundert gab es auf der Iberischen Halbinsel einen prominenten Aussätzigen: Marquis von Pombal (1699–1782). Der große portugiesische Staatsmann, der nach dem Erdbeben von Lissabon (1755) die zerstörte Metropole wieder aufbaute, 1759 die Jesuiten aus Portugal und den portugiesischen Kolonien vertrieb und viele Reformen im Geist des aufgeklärten Absolutismus durchführte, erkrankte an Lepra, doch schien es zeitweilig, als sei das Übel – nach furchtbaren Hautentstellungen – wie bei einem ausgebrannten Krater zum Stillstand gekommen. Nach dem Tod seines Monarchen Joseph I. wurde er gestürzt und als ehrloser Verbrecher auf seine Güter verbannt. Nun flammte die Krankheit erneut auf, sein ganzer Leib war von eiternden Wunden bedeckt, und seine Schmerzen hinderten ihn daran, mehr als zwei Stunden täglich zu schlafen. Seine Ärzte, wie um seine Qualen zu vermehren, überredeten ihn, eine aus dem Fleisch von Schlangen zubereitete Brühe zu trinken. Unter Höllenqualen beendete er sein Leben am 8. Mai 1782.[124]

Auch in dem damals noch zu Portugal gehörenden Brasilien gab es einen genialen Aussätzigen: Die Kunst der Konquistadoren in Brasilien gipfelt in der zweiten Hälfte des 18. Jahrhunderts in den Werken des »Aleijadinho«, was soviel wie »der kleine, hinkende Aussätzige« bedeutet. Er war der uneheliche Sohn des portugiesischen Baumeisters und Bildhauers Don Manuel Francisco de Lisboa. Seine Mutter war eine schwarze Sklavin, die später an Aussatz starb. Als er mit zwanzig Jahren als Holzschnitzer bekannt wurde, zeigten sich an ihm bereits die ersten Zeichen der Lepra. Er war am Bau und an der Ausschmückung von ungefähr fünfzig Gotteshäusern beteiligt. Den Titel Baumeister hat er aber nie erhalten, weil er als Mulatte keinen Vertrag unterschreiben durfte. Als Achtundzwanzigjähriger schuf er sein architektonisches und plastisches Meisterwerk, San Francisco von Ouro-Preto (1766). Sechs Jahre später beendete Francisco de Lema die Hauptkapelle der Kirche des Señor Dom Jesus de Matozinhos in Congonhas do Campo. Die plastischen Arbeiten an dieser Wallfahrtskirche füllten die letzten tragischen Lebensjahre des Aleijadinho. Seine Hände und seine Füße waren zu Stummeln verkümmert; den Meißel und weitere Arbeitsgeräte ließ er sich mit Riemen an den fingerlosen Handstümpfen festbinden. So schuf er kniend die zwölf Propheten der Terrassen und die siebzig Statuen der »pasos«. Jede Statue war eine Station seiner eigenen Passion, die achtzehn Jahre dauerte.[125]

In den französischen und spanischen Westpyrenäen lebte seit dem Mittelalter unter dem Namen »Cagots«, bei den Basken »Agotak« genannt, eine verachtete, pariaähnliche Bevölkerungsgruppe, die man wie Aussätzige mied. Vermutlich stammten sie ursprünglich von Aussätzigen ab, denn die Bezeichnung »Cagot« scheint auf das spanische »agote« (aussätzig) zurückzugehen.[126] Sie wurden wie die Leprösen seit dem Mittelalter aus der Gesellschaft ausgestoßen, mußten isoliert auf entlegenen Gehöften leben, sich durch eine besondere Kleidung von weitem zu erkennen geben, z. B. durch das Anheften eines roten Tuches, durften zahlreiche Städte nicht betreten, nicht aus öffentlichen Brunnen trinken. In den Kirchen gab es für sie besondere, häufig niedrigere Eingangstüren und spezielle Weihwasser- und Taufbecken, deren Säulen oft mit Fratzen versehen waren. In der Bretagne ließ man sie nur in einem sich zum Seitenschiff öffnenden Anbau der Messe beiwohnen.[127] Ihre Toten wurden nicht auf christlichen Friedhöfen bestattet. Als ein Bischof einmal die sterblichen Überreste eines heimlich auf einem Acker begrabenen Cagots in christliche Erde überführen lassen wollte, kam es zu einem Aufruhr. Erst die Französische Revolution verlieh 1793 den Cagots die gleichen Rechte wie den anderen Franzosen, ohne jedoch die gegen sie bestehenden Vorurteile aufheben zu können. Heinrich Heine (1797 bis 1856), der aus Gesundheitsgründen im Juli 1841 den französischen Kurort Cauterets in den »wüstesten Schluchten der Pyrenäen« an der spanischen Grenze aufgesucht hatte, erfuhr dort zum ersten Mal in seinem Leben von der seit Jahrhunderten diskriminierten Minderheit der Cagots, für die er sich in seinem damals begonnenen satirischen Versepos »Atta Troll« (Caput XV) einsetzte:

Die Bewohner dieser Hütte
Sind Cagoten, Überbleibsel
Eines Stamms, der tief im Dunkeln
Sein zertretnes Dasein fristet.

In den Herzen der Baskesen
Würmelt heute noch der Abscheu
Vor Cagoten. Düstres Erbteil
Aus der düstern Glaubenszeit.

In dem Dome zu Bagnères
Lauscht ein enges Gitterpförtchen;
Dieses, sagte mir der Küster
War die Türe der Cagoten.

Streng versagt war ihnen ehmals
Jeder andre Kircheneingang,
Und sie kamen wie verstohlen
In das Gotteshaus geschlichen.

Dort auf einem niedern Schemel
Saß der Cagot, einsam betend
Und gesondert, wie verpestet,
Von der übrigen Gemeinde.[128]

Heine, der als Jüngling in Düsseldorf erlebt hat, wie nach dem Einzug der Franzosen die jahrhundertealten Ghettomauern fielen, empfand stets gegenüber Entrechteten und Ausgesetzten Mitleid, so daß er sich 1854, krank und an die Matratzengruft gefesselt, als ebenfalls Ausgestoßener mit einem aussätzigen Dichter aus dem 15. Jahrhundert identifizierte,[129] der trotz seines Leidens die lieblichsten Liebeslieder dichtete. Bei seinem Bericht zitiert er aus der Limburger Chronik:

»So vermeldet sie von Anno 1480, daß man in diesem Jahre in ganz Deutschland Lieder gepfiffen und gesungen, die süßer und lieblicher, als alle Weisen, so man zuvor in deutschen Landen kannte, (...) so daß man sie vom Morgen bis Abend singen hörte; diese Lieder aber, setzt die Chronik hinzu, habe ein junger Klerikus gedichtet, der von der Misselsucht behaftet war und sich, vor aller Welt verborgen, in einer Einöde aufhielt. Du weißt gewiß, lieber Leser, was für ein schauderhaftes Gebreste im Mittelalter die Misselsucht war und wie die armen Leute, die solchem unheilbaren Siechtum verfallen, aus jeder bürgerlichen Gesellschaft ausgestoßen waren und sich keinem menschlichen Wesen nahen durften. Lebendig Tote wandelten sie einher, vermummt vom Haupt bis zu den Füßen, die Kapuze über das Gesicht gezogen, und in der Hand eine Klapper tragend, die sogenannte Lazarusklapper, womit sie ihre Nähe ankündigten, damit ihnen jeder zeitig aus dem Wege gehen konnte. Der arme Klerikus, von dessen Ruhm als Liederdichter die obgenannte Limburger Chronik gesprochen, war nun ein solcher Misselsüchtiger, und er saß traurig in der Öde seines Elends, während jauchzend und jubelnd ganz Deutschland seine Lieder sang und pfiff! Oh, dieser Ruhm war die uns wohlbekannte Verhöhnung, der grausame Spaß Gottes, der auch hier derselbe ist (...)

Manchmal in meinen trüben Nachtgesichten glaube ich den armen Klerikus der Limburger Chronik, meinen Bruder in Apoll, vor mir zu sehen, und seine leidenden Augen lugen sonderbar stier hervor aus seiner Kapuze; aber im selben Augenblick huscht er von dannen, und verhallend, wie das Echo eines Traumes, höre ich die knarrenden Töne der Lazarusklapper.«[130]

An die Matratzengruft gefesselt und zum langsamen Tod verurteilt, nannte Heine sich in den letzten Jahren selbst »armer Lazarus«. In langen schlaflosen Nächten schuf er mit seinen »Lazarus-Gedichten« einige der schönsten Gedichte der deutschen Lyrik.

Fast zeitgleich besuchte Gustave Flaubert im Rahmen einer Orientreise (1849–1851) auf dem Weg nach Jerusalem ein Leprosorium. In einem Brief teilte er einem Freund seine Eindrücke mit:

»Diese Stätte befindet sich außerhalb der Stadt in der Nähe eines Sumpfes, aus dem bei unserem Nahen zahllose Raben und Lämmergeier aufflogen. Die armen Elenden (pauvres misérables), Männer wie Weiber (etwa zwölf an der Zahl), liegen alle in einem Haufen. Ihre Gesichter sind nicht mehr verhüllt und es gibt keinen Unterschied der Geschlechter. Auf ihren Körpern sieht man Eiterbeulen, statt der Nasen haben sie schwarze Löcher; ich mußte mein Augenglas aufsetzen, um zu erkennen, was einer von ihnen am Ende seiner Arme hängen hatte, ob es Hände oder grünliche Lumpen waren. Es waren Hände. (Hierher müßte man unsere Maler führen!) Ein Kranker schleppte sich zu einem Wasserbecken, um zu trinken. Durch seinen Mund, dem die Lippen fehlten, war der Gaumen zu sehen. Er röchelte und streckte uns die Fetzen seines leichenblassen Körpers entgegen. Und ringsherum – die herrliche ruhige Natur, rieselnde Quellen, das im Überfluß der Säfte und der Jugend bebende Laub, kühle Schatten unter der heißen Sonne!«[131]

Bis 1859 war die Lepra auf Hawaii unbekannt. Dreiundzwanzig Jahre später war jeder dreißigste Einwohner aussätzig.[132] Es war die Folge des Eindringens von Leprösen in ein bis dahin unberührt gebliebenes Volk. Die Lepra hieß bei den Hawaiianern »Maie pake« (das chinesische Übel), denn sie ist wahrscheinlich durch die Kulis der Zuckerplantagen eingeschleppt worden. Bereits 1865 sah man sich genötigt, rigorose seuchenprophylaktische Maßnahmen vorzunehmen, und man ließ die Leprösen auf die benachbarte Insel Molokai bringen, wo sie den Rest ihres Lebens verbringen mußten. Diese Maßnahme, die mit unerbittlicher Härte durchgeführt wurde, erfüllte die Bevölkerung mit Entsetzen. Das unheimliche Eiland erhielt bald den makabren Namen »Lebender Friedhof«.

Damals kam ein junger flämischer Ordenspriester Pater Damien nach Honolulu. Erschüttert erlebte er das Leid von zerrütteten Familien, die die plötzliche Trennung von geliebten Angehörigen nicht verwinden konnten. Als Seelsorger erfuhr er den Kummer der Betroffenen, denn ständig drangen immer neue Gerüchte und Greuelnachrichten von der Insel des Grauens nach Honolulu herüber. 1873 begab er sich in das Leprosorium auf der Insel Molokai, über dessen Tor der Satz aus Dantes Inferno stand: »Lasset alle Hoffnung fahren!«, und widmete sich dort der Pflege von Leprösen, deren Leiden damals noch als die ansteckendste aller Infektionskrankheiten galt. Bald hieß er der »Apostel der Aussätzigen«. Wahrscheinlich hat er bei seiner samaritanischen Tätigkeit die hygienische Grundregel des Händewaschens nicht genügend beachtet, denn nach zwölf Jahren geschah etwas, was beim Personal von Leprosorien in der Regel nicht vorkommt: Eines Abends wollte er sich ein warmes Fußbad bereiten. Zufällig spritzte ihm dabei heißes Wasser über ein Bein. Damien sprang zurück, doch das kochende Wasser hatte nicht die geringste Schmerzempfindung hervorgerufen. Er wußte, was das hieß – er hatte sich infiziert. Trotzdem arbeitete er weiter und starb 1889 auf Molokai. Sein Vorgesetzter Reverend Hyde behauptete anschließend, er habe sich »durch freizügigen Umgang mit leprösen Frauen angesteckt.« Wenige Wochen nach Damiens Tod kam der schottische Dichter Robert Louis Stevenson nach Hawaii, wo er den Verstorbenen in einem offenen Brief leidenschaftlich gegen diese verleumderischen Angriffe verteidigte. Unter dem Eindruck der herrschenden Angst vor der Insel Molokai entstand damals Stevensons wohl berühmteste Südsee-Erzählung »The bottle imp« (Das Flaschenteufelchen). Darin hat der lungenschwindsüchtige Dichter, der sich über die Hoffnungslosigkeit seines Leidens im klaren war, mit erschütternder Einfühlsamkeit die ungeheure Angst vor einem unheilbaren Leiden – der Lepra – geschildert.

Etwa zwei Jahrzehnte vor der Entdeckung des Lepraerregers erfuhr man durch die Veröffentlichung des bengalischen Arztes Mouat (1853) erstmals in Europa, daß in Indien seit Jahrhunderten ein als Chaulmoogra-Öl bezeichnetes Pflanzenfett bei Lepra benutzt wurde. Das Öl wurde aus dem Samen eines in östlichen Ländern wachsenden Baumes gewonnen. Es hatte einen unangenehmen Geruch und Geschmack. Seine Verwendung bei diesem Leiden ging auf eine indische Legende zurück, derzufolge Fürst Rama von Benares an Lepra erkrankte und sich in den Dschungel zurückzog, wo er sich von Kräutern und Beeren ernährte. Dabei aß er auch von den Früchten des Kalow-Baumes, der heute noch die Quelle für die Herstellung des wunderheilsamen Chaulmoogra-Öles ist, und er wurde geheilt.

Aber auch in anderen Ländern des Fernen Ostens, wie z. B. in Kambodscha, scheint man das Öl ebenfalls seit Jahrhunderten gekannt und mit einer ähnlichen Legende verknüpft zu haben. So wird in der vom Dschungel überwucherten Ruinenstätte der Residenz des Khmer-Reiches, in Angkor, auf einem der vielen Reliefs, mit denen die Wände geschmückt sind, ein leprakranker Fürst dargestellt, der inmitten von Hofdamen auf einem flachen Thronsockel ruht. Seine pathologisch verkrampften Finger, besonders die der linken Krallenhand, werden von je einer Hofdame massiert; desgleichen die Zehen seines rechten Fußes. Zu beiden Seiten des Throns tragen Dienerinnen eine Schale mit großen runden Früchten, die die gleiche Wirkung wie das Chaulmoogra-Öl haben sollen.[133] Auf einer Terrasse des Tempels befindet sich die sitzende Statue des sogenannten Leprakönigs (»Sdach comlong«), dessen Hände und Füße man für verstümmelt hielt. Doch die Verstümmelungen stammen nicht von dem darstellenden Künstler, die Finger der rechten Hand und die Zehen des linken Fußes sind von Besuchern willkürlich abgebrochen worden und wurden später als lepröse Mutilationen gedeutet. Das Chaulmoogra-Öl galt seit Ende des 19. Jahrhunderts – bis zur Entdeckung der Sulfone in jüngster Zeit – als das Mittel der Wahl bei Lepra.

Einige Jahre vor Bekanntwerden des Wunderöls behandelte der englische Arzt Hutchinson in London einige Leprakranke und vertiefte sich dabei in das Studium dieser Krankheit. Er schrieb ein Buch, in dem er die Hypothese aufstellte, daß die Lepra mit der Ernährung zusammenhänge, denn sie käme fast ausschließlich in Küstengebieten, auf Inseln und in Stromtälern vor, wo sich die Bevölkerung hauptsächlich von Fischen ernährte. Die Ansteckungsfähigkeit der Lepra lehnte er ab. Er war davon überzeugt, daß auch die Geschichte der Lepra in Europa die Richtigkeit seiner Theorie bestätige: Als im Mittelalter die Macht der Kirche unumstritten war, hielten die Gläubigen die zahlreichen Fasttage genauestens ein, und bei diesen Anlässen wurden große Mengen von Fischen verzehrt. Dies – so meinte er – erkläre die ungeheure Verbreitung der Lepra während dieser Epoche. Als dann im 16. Jahrhundert die Macht der katholischen Kirche durch die Reformation erschüttert wurde und die Menschen die vielen Fast-, d. h. Fischtage nicht mehr streng befolgten, hörte auch die Lepra auf, eine Volksseuche zu sein.[134] Um seine ungewöhnliche Theorie zu bekräftigen, verwies Hutchinson besonders auf die norwegische Hafenstadt Bergen, die nicht nur Mittelpunkt des Fischhandels, sondern auch der Lepra war.

Mikrobiologische Ära

In Bergen arbeitete damals im Pflegestift für Aussätzige, St. Jörgen, ein junger Arzt: Armauer Hansen (1841–1912). Auch er versuchte die Entstehung dieser Krankheit zu erklären, aber nicht anhand von Landkarten, sondern mit Hilfe des Mikroskops. Im Jahr 1873, also um die gleiche Zeit, als sich Robert Koch als Kreisphysikus in Wollstein um die Klärung der Milzbrandätiologie abmühte, gelang es Hansen zum ersten Mal, in ungefärbten Gewebestücken von Leprösen stäbchenförmige Mikroorganismen nachzuweisen, die er für die Erreger hielt. 1874 veröffentlichte er die erste Beschreibung des mutmaßlichen Erregers in einem Bericht an die Norwegische Medizinische Gesellschaft.[135] Es erging ihm zunächst so wie vielen anderen Forschern, die etwas Neues gefunden hatten: Man nahm seine Ergebnisse nicht ernst. Sogar sein Chef Danielssen hielt die Lepra nicht für eine ansteckende, sondern für eine vererbbare Krankheit. 1879 wurde Hansen von A. Neisser aus Breslau besucht, der kurz vorher die Gonokokken entdeckt hatte. Hansen führte ihn durch das Leprosorium und half ihm, Abstriche von leprösen Patienten zu fertigen. Heimgekehrt gelang es Neisser, mit Hilfe der Färbemethoden Weigerts und Robert Kochs, erstmalig deutlich gefärbte Präparate von Leprabakterien (mit Fuchsin oder Gentianaviolett) herzustellen.

Nachdem die Leprabakterien entdeckt waren, fahndete man nach ihnen nicht nur in den Ausscheidungen Lepröser, sondern auch in Fischen, deren Genuß, nach Hutchinson, die Krankheit verursachen sollte. Während man im Nasensekret der Kranken die Erreger fast regelmäßig finden konnte, gelang ihr Nachweis in den untersuchten Fischen niemals. Gegen die kuriose Hypothese von Hutchinson sprach auch die Tatsache, daß man Lepra in Südafrika bei Kaffern beobachtete, die nie in ihrem Leben Fische genossen hatten. Auch gibt es im Innern Indiens große Gebietsteile, wo die Bevölkerung keinen Fisch verzehrt und dennoch unter der Lepra schwer zu leiden hat. Aufgrund der Hansenschen Untersuchungen, die einwandfrei bewiesen, daß Lepra eine ansteckende, durch Mikroorganismen verursachte Krankheit sei, beschloß man 1879 in Norwegen die Isolierung umherziehender lepröser Bettler und im Jahr 1885 die strenge Isolierung sämtlicher

Leprakranker. Die Ergebnisse nach wenigen Jahrzehnten waren verblüffend: Die Zahl der Leprösen ging signifikant zurück, und Bergen war nicht mehr Mittelpunkt der Lepra, obwohl es nach wie vor Mittelpunkt des Fischhandels blieb.

Durch die Erkenntnis, daß sich der endlich entdeckte Lepraerreger weder auf künstlichen Nährböden weiterzüchten noch auf Versuchstiere übertragen läßt,[136] wurde klar, daß die Lepra, die man jahrtausendelang für die ansteckendste aller Infektionskrankheiten hielt und vor der man mehr Angst als vor Pest und Cholera hatte, in Wirklichkeit nur über eine außergewöhnlich geringe Kontagiosität verfügt. Gelangen doch Übertragungsversuche auf Menschen, meist auf Freiwillige, nur ganz, ganz selten. Dennoch hat man die Lepra in international gültigen seuchengesetzlichen Bestimmungen bis in die jüngste Zeit im gleichen Atemzug mit Pest, Cholera, Pocken, Fleckfieber und Gelbfieber zu den gemeingefährlichen Krankheiten gezählt.

In den letzten Jahrzehnten hat sich in der ärztlichen Einstellung gegenüber der Lepra ein Wandel vollzogen, da man durch die Entdeckung von Medikamenten die rechtzeitig erkannte Krankheit zum Stillstand bringen und die physische Entstellung sowie die Ansteckung verhindern kann.[137]

Dennoch ist die Reintegration eines Geheilten in die Gesellschaft auch heute noch, in Anbetracht der allgemeinen Angst vor einem solchen »auferstandenen Lazarus« sehr schwer, in den meisten Fällen geradezu unmöglich.[138] Denn infolge des jahrtausendealten, tief verwurzelten Vorurteils erscheint der Aussätzige den meisten Menschen durch seine Krankheit für immer gezeichnet.

In verschiedenen Staaten der USA werden Lepröse, die keine Staatsbürger sind, einfach ausgewiesen. Sogar in Israel, einem Staat mit liberalen Gesetzen, stoßen geheilte Lepröse auf erhebliche Schwierigkeiten. Weder im Militärdienst noch in verschiedenen Zweigen der Wirtschaft ist man bereit, geheilte Lepröse zu akzeptieren und mit ihnen zusammenzuarbeiten. Sogar Ärzte weigern sich, Lepröse zu behandeln. Die Angst vor den Stigmatisierten ist so groß, daß sich jeglicher Kontakt mit ihnen als rufschädigend auswirken könnte.

Ähnlich verhält es sich mit der Angst, die man heute vor einem HIV-Infizierten hat. Egal, auf welchem Weg er sich die Infektion zugezogen hat, die Reaktion seiner Umwelt ist stets die gleiche: ängstliche Ausgrenzung des Betroffenen.

Eine amerikanische Krankenschwester, die im nationalen Leprosorium in Carville einen großen Teil ihres Lebens der Pflege von Aussätzigen gewidmet hatte, berichtete von einem zehnjährigen leprösen Knaben, der zum ersten Mal die Geschichte aus dem Lukasevangelium von den zehn Aussätzigen hörte, die Christus heilte und von denen nur einer umkehrte, um ihm zu danken. Die Geschichte galt lange als ein Beispiel für rüde Undankbarkeit. Am nächsten Tag aber meldete sich der lepröse Knabe, der die Grausamkeit der Umwelt oft zu spüren bekommen hatte, mit einer eigenen Auslegung: »Schwester, ich glaube, der Grund, warum diese neun Burschen nicht zurückkehrten, um Jesus zu danken, war der, daß niemand einen Aussätzigen in seiner Nähe haben will, egal ob er geheilt ist oder nicht.« Nach Auffassung dieses Kindes, das schon bittere Erfahrungen gemacht haben muß, war die Undankbarkeit der neun Leprösen eine ganz besondere Rücksichtnahme auf die Gefühle dessen, der sie geheilt hatte.

»Niemand will einen Aussätzigen in seiner Nähe haben, egal ob er geheilt ist oder nicht.« Wie bedauernswert recht hatte dieses Kind![139]

Milzbrand (Anthrax)

Der Milzbrand ist in erster Linie eine ansteckende Tierkrankheit und zwar des Weideviehs. Am häufigsten erkranken Rinder und Schafe. Unter bestimmten Umständen kann die Infektion aber auch auf den Menschen übertragen werden. Die Krankheit wird durch die Milzbrandbazillen hervorgerufen. Gelangen diese nur wenig widerstandsfähigen Stäbchen mit den Ausscheidungen der kranken Tiere in die Außenwelt, so bilden sie unter den ungünstigen Lebensbedingungen äußerst robuste Dauerformen, sogenannte Sporen, die dann in etwa dem Samen höherer Pflanzen entsprechen. Bei der Weiterverbreitung des Milzbrands spielen diese Sporen epidemiologisch die wichtigste Rolle, denn sie werden von den Weidetieren meist mit dem Futter aufgenommen, überstehen die Magenverdauung, erreichen sodann den alkalischen Darm und keimen in diesem günstigen Milieu wieder aus. Von hier gelangen die Milzbrandbazillen durch die Lymphgefäße in die Blutbahn, wo sie sich durch Querteilung schnell vermehren und durch Kapselbildung gegen die Abwehrstoffe des befallenen Organismus schützen.

Die Infektion des Weideviehs führt in der Regel nach einer Inkubationszeit von 2–3 Tagen zu einer stürmisch verlaufenden Sepsis, die nach 1–3 Tagen tödlich endet. Kot und Harn der kranken Tiere sind blutig. Die Sektion zeigt Schleimhautblutungen. Die Milz ist infolge ihrer Blutfülle schwarzrot geschwollen und erscheint brandig. Dieser typischen Milzveränderung, die bei der menschlichen Leiche allerdings viel weniger ausgeprägt ist als beim tierischen Kadaver, verdankt die Krankheit auch ihren deutschen Namen: Milz »Brand«.[1]

Werden Milzbranderreger auf den Menschen übertragen, so kann die Krankheit in drei verschiedenen Formen verlaufen, als Haut-, Lungen- oder Darmmilzbrand.

Die häufigste Form ist der Hautmilzbrand. Sie entsteht meist durch Kratzen mit sporenbehafteten Fingernägeln an unbekleideten Hautstellen. Am Ort der Infektion entsteht zunächst ein kleines Bläschen (Pustula maligna), das sich rasch in einen blauschwarzen, kohlenähnlichen Brandschorf, den sogenannten Milzbrandkarbunkel, umwandelt. In der Umgebung des Karbunkels, der oft von einem Kranz kleiner Pusteln umsäumt ist, besteht teigige Schwellung und Rötung der Haut. Die Bezeichnung »Milzbrandkarbunkel« rührt von dem lateinischen Wort »carbunculus« her, das ebenso wie der griechische Krankheitsname »Anthrax« (ἄνϑραξ) soviel wie Kohle bedeutet. Der Hautmilzbrand kommt vorwiegend bei bestimmten Berufen, z. B. bei Hirten, Fleischern, Tierärzten, Abdeckern und Gerbern, vor. Maßgebend für den Krankheitsausgang ist der Sitz des Karbunkels. Je näher er zum Kopf oder zum Hals liegt, um so größer ist die Gefahr. Tödlich endende Karbunkel sitzen meist auf der rasierten Hals- und Wangenhaut, wo die stets vorhandenen Abschürfungen oder Verletzungen das Locus minoris resistentiae, d. h. die Stelle der geringsten Widerstandsfähigkeit, für die Milzbrandbazillen bilden.

Eine weitere Form dieser Krankheit ist der Lungenmilzbrand. Er entsteht nach Einatmen sporenhaltigen Staubs und kommt bei Angehörigen der Berufe vor, welche mit Fellen, Haaren oder Wolle milzbrandkranker Tiere Umgang haben. Außer Gerbern, Kürschnern oder Pelzhändlern droht diese Infektionsgefahr auch z. B. Arbeitern, die in Papierfabriken das Sortieren und Zerreißen von Lumpen, den sogenannten »Hadern«, besorgen. Deshalb hieß diese gefährliche Gewerbekrankheit, die meist zugleich mehrere Menschen betraf und unter dem Bild einer schweren atypischen Lungenentzündung mit unregelmäßigem Fieber und blutigem Auswurf stets tödlich verlief, auch noch »Hadernkrankheit«. Sie wurde in den vergangenen Jahrhunderten wegen des stürmischen Verlaufs und des blutigen Auswurfs mit der Lungenpest verwechselt.

Der Darmmilzbrand – beim Vieh die Regel – ist beim Menschen eine recht seltene Erkrankung und entsteht dadurch, daß Fleisch oder Milch von milzbranderkrankten Tieren in ungekochtem Zustand genossen wurde. Auch das Pökeln des Fleisches tötet die Sporen der Milzbrandbazillen nicht ab. Der Darmmilzbrand verläuft beim Menschen als schwere karbunkulöse Erkrankung vorwiegend des Dünndarms. Infolge der foudroyanten (Brech-)Durchfälle, die meist zwei bis drei Tage nach einer Perforationsperitonitis zum Tod führen, verwechselte man diese Milzbrandform in den vergangenen Jahrhunderten oft mit der »Blutruhr«, oder auch mit der Cholera.

Altertum

Bei der verheerenden Viehseuche, der »fünften ägyptischen Plage«, die im Alten Testament noch als Strafe Gottes geschildert wird, handelt es sich vermutlich um Milzbrand. Sie ereignete sich vor dem Auszug der Juden aus Ägypten (um das 13. Jh. v. Chr.). Hören wir zunächst, wie Mose den Pharao beschwört, sein Volk auswandern zu lassen, und dann drohend hinzufügt:

> »Wenn du dich weigerst, sie ziehen zu lassen, und sie immer noch festhältst, wird die Hand Jahwes dein Vieh auf dem Feld, die Pferde und Esel, die Kamele und Rinder, die Schafe und Ziegen, überfallen und über sie eine schwere Seuche (däbhär = דֶּבֶר)[2] bringen. Aber Jahwe wird einen Unterschied zwischen dem Vieh Israels und dem Vieh der Ägypter machen; nichts von dem, was den Israeliten gehört, wird eingehen (...)
>
> Am folgenden Tag tat es der Herr. Alles Vieh der Ägypter ging ein, vom Vieh der Israeliten aber ging kein einziges Stück ein.« (Ex 9,2–6)

Soweit die fünfte ägyptische Plage. Ein solches epidemiologisches Geschehen, das man auch später noch – ohne bakteriologische Einsicht – stets als ein göttliches Wunder empfand, ist bei Milzbrand mit seiner Ortsgebundenheit gut denkbar. Pflegten doch der Nil und seine Nebenflüsse seit jeher aus dem nordöstlichen Afrika, wo der Milzbrand bis in die jüngste Zeit endemisch war, die Kadaver verendeter Tiere hinabzuschwemmen, wodurch sich die Weiden im Stromtal, besonders in Unterägypten, in gefährliche Infektionsherde verwandeln konnten.[3] So waren auch in biblischer Zeit im Niltal Tiere und Menschen von der verheerenden Epidemie betroffen, während abseits des Überschwemmungsgebiets im Land Gosen, einer östlichen Provinz Unterägyptens, die dort ansässigen (unter Jakob eingewanderten) Israeliten mit ihren Rinder- und Schafherden von der Plage völlig verschont blieben.[4]

Da es sich beim Milzbrand um eine oft auf den Menschen übergreifende Viehseuche handelt, wurde vielfach auch die darauf folgende »sechste ägyptische Plage«, die Luther als »böse schwarze Blattern« übersetzt hat, als Milzbrand gedeutet. Die entscheidende Stelle lautet:

> »Und sie nahmen Ruß aus dem Ofen und traten vor den Pharao, und Mose warf den Ruß gen Himmel. Da brachen auf böse schwartze Blattern (schechin poreach aba 'buoth) an den Menschen und am Vieh.« (Ex 9,10)[5]

Nun bewirkt aber der Milzbrand bei Tieren keine Hautpusteln, sondern einen brandigen Zerfall der Milz. Bei der »sechsten ägyptischen Plage« dürfte es sich daher eher um Menschenpocken gehandelt haben, die wegen ihrer hämorrhagischen Form einst als »schwarze Blattern« bezeichnet wurden und auch auf Haustiere übertragen werden können und dann besonders bei weiblichen Tieren am Euter zu deutlicher Pustelbildung führen.

Auch im ersten Gesang der Ilias wird eine als »Pest« gedeutete Epidemie als Gottesstrafe geschildert, mit der die Griechen vor Troja durch Apollo gezüchtigt wurden. Diese Seuche, die zuerst Maultiere, dann Hunde und schließlich Menschen befiel, hat viel Ähnlichkeit mit den Milzbrandepidemien in Berichten aus dem 18. und 19. Jahrhundert.[6]

In Griechenland, wo der Schafzucht eine sehr große Bedeutung zukam, muß der Milzbrand unter den Herden furchtbar gewütet haben, zumal dort zur Charakterisierung eines Massensterbens die Redensart entstand: »Sie starben weg wie die Schafe«, analog unserem »sie starben wie die Fliegen«.[7] Die Verwendung von Wolle oder Leder erkrankter Tiere konnte verhängnisvolle Folgen haben.[8] Vor allem der »Lederpanzer«, hervorgegangen aus dem schützend übergeworfenen Tierfell, nach Art der Löwenhaut des Herakles, konnte Hautinfektionen bewirken, wurde er doch im Lauf der Zeit verstärkt, indem man das zum Ledergewand umgearbeitete Fell mit mehr oder weniger breiten Bronzeschienen bedeckte oder mit Metallschuppen bzw. Metallringen benähte, woraus dann der scheuernde »Ring- bzw. Schuppenpanzer« entstand. Da in unruhigen kriegerischen Zeiten der Bedarf nach Leder kaum zu befriedigen war, griff man häufig auch auf die Häute gefallener Tiere zurück, die nicht selten mit Milzbrand infiziert waren.[9] Die Mythen vom furchtbaren Tod des Herakles durch das mit Kentaurenblut getränkte »Nessoshemd«[10] (Sophokles, Die Trachinierinnen) und vom ebenso grauenvollen Ende der Kreusa durch das von Medea vergiftete Brautgewand (Euripides, Medea) lassen erkennen, daß man schon damals brennende, tödlich verlaufende Hautaffektionen auf den innigen Kontakt mit »infizierten«[11] Geweben zurückführte, die man allerdings (im kriminellen Sinn) für künstlich »vergiftet« hielt.[12]

Viel seltener als der Hautmilzbrand war der durch Genuß infizierten Fleisches hervorgerufene Darmmilzbrand,[13] der sich von der Dysenterie, mit der er meist verwechselt wurde, durch den foudroyanten, stets letalen Verlauf und die fehlende Neigung zur epidemischen Ausbreitung unterscheiden läßt. Schon damals mußte man die Erfahrung machen, daß weder Räuchern noch Pökeln die Gefährlichkeit infizierten Fleisches minderte.[14]

Bereits in den hippokratischen Schriften finden wir einen rationalen Deutungsversuch der Milzbrandätiologie. Zu Beginn des zweiten Buchs der »Epidemischen Krankheiten« wird das charakteristische Symptom der menschlichen Erkrankung, die schwarze Verfärbung der befallenen Hautstellen, als Resultat umweltbedingter Säfteverderbnis geschildert:

> »Brandbeulen (Anthrakes)[15] herrschten zu Kranon den Sommer über bei andauernder Gluthitze und Regengüssen. Es entstanden in der Haut Ansammlungen von jauchigen Säften (ichores). Diese verursachten, da sie eingeschlossen waren, Hitze und heftiges Jucken. Hierauf bildeten sich Eiterbläschen (phlyctainides), die sich wie von Feuer gebrannt erhoben, und die Kranken hatten ein brennendes Gefühl unter der Haut.« (2. Buch, 1. Kap.)

Die Darstellung ist so plastisch, daß man förmlich sieht, wie sich auf der Haut der Befallenen die schwarzverfärbenden Hautgeschwüre als »Anthrakes«, als maligne Milzbrandpusteln, entwickeln. Auch bei der Schilderung eines sporadischen Milzbrandfalls erweist sich der Arzt als glänzender Beobachter:

> »Anaxenor in Abdera war milzsüchtig und hatte ein übles Aussehen. Er bekam eine Geschwulst am linken Schenkel, die plötzlich wieder verschwand. Wenige Tage später entstand über der Milzgegend eine Pustel, die anfangs wie eine Nachtblatter (epinyctis, Milzbrandpustel) aussah; dazu kam eine gerötete Geschwulst. Nach dem vierten Tage entwickelte sich ein bösartiges Fieber. Die Geschwulst wurde im Umkreise bleifarben und schien faulig. Der Kranke starb. Bis zum Schluß behielt er das Bewußtsein.« (Epidemische Krankheiten, 7. Buch, 114)

Auch die Römer hatten, als sie noch Ackerbau und Viehzucht betrieben, oft mit Viehseuchen zu kämpfen, bei denen es sich höchstwahrscheinlich um Milzbrand handelte. So berichten z. B. Plutarch (Leben des Romulus, Kap. 24) und Dionysius von Halikarnass (Antiqua Roma lib. II, S. 116) von einem verheerenden Viehsterben in Rom, das 740 v. Chr. einer mörderischen Seuche unter den Menschen vorausgegangen sei, die man als »Pest« bezeichnete. Die in der lateinischen Literatur übliche Bezeichnung »sacer ignis« kommt allerdings erst bei Lukrez (97–55 v. Chr.) in dessen gegen allerlei Aberglauben gerichtetem Lehrgedicht »De rerum natura« (VI. Buch, V. 1166–1167) vor. Dort, wo er das berühmte Bild der Pest von Athen heraufbeschwört, schildert Lukrez den Körper der Kranken als »bedeckt mit Geschwüren gleich Brandwunden, über und über rot, wie es der Fall ist, wenn die Gliedmaßen vom heiligen Feuer befallen werden.«[16]

Über eine ähnliche Seuche, die im Jahr 463 v. Chr. in Rom ausgebrochen war, berichtet auch Titus Livius (59 v. Chr.–17 n. Chr.) in seinem Geschichtswerk »Ab urbe condita«. Zu jener Zeit standen die Römer in harten Kämpfen mit den Aequern, die ihnen die Vorherrschaft in Latium streitig machten. Vor den räubernden Horden der Feinde floh die Landbevölkerung mitsamt ihrem Vieh in die Stadt. Dadurch verschlimmerte sich die Lage, und durch den ungewöhnlichen Gestank wurden viele in der Stadt krank. Es herrschte eine pestartige Seuche (»grave tempus et forte annus pestilens erat urbi agrisque...«),

> »an der fast alle waffentragenden Männer erkrankten. Viele Plebejer, aber auch Konsuln und Haruspices wurden hinweggerafft. Alle Tempel waren mit Betenden überfüllt. Von der Seuche wurden zugleich auch Ziegen und Schafe ergriffen« (III, 6).

Da das scheuernde Lederkoller, das noch jahrhundertelang den Körper der römischen Legionäre in Gestalt der »Lorica« bald mit, bald ohne Ringpanzer deckte, die wichtigste Schutzbekleidung der waffentragenden Männer war, ist es auch nicht verwunderlich, daß vorwiegend diese erkrankten. Höchstwahrscheinlich handelte es sich dabei um Milzbrand, obwohl damals alle Seuchen mit dem Sammelbegriff »Pest« bezeichnet wurden.

An einer anderen Stelle berichtet Livius (XLI, 21) von einer schweren Viehseuche, die 176–174 v. Chr. herrschte und auch auf das Volk übergriff, unter den Patriziern jedoch nur Opferpriester befiel, die sich vermutlich beim Darbringen von Tieropfern infiziert hatten.[17] Lautete doch der an den Senat gerichtete Bericht eines den Sühnezeremonien beiwohnenden Konsuls: »Die Leber des Opfertieres zerfloß bei der Berührung«, was als böses, unheildrohendes Omen für die Stadt gedeutet wurde.[18] Vermutlich haben sich auch die beiden an Milzbrand gestorbenen Konsuln Rufus und Bassus bei ihrer Mitwirkung an Sühneopfern angesteckt.

Plinius der Ältere berichtet, daß im Jahr 163 v. Chr. die Seuche vermutlich durch »feines Wollgewebe aus dem narbonensischen Gallien« erneut nach Rom gelangte:

> »An verschiedenen Stellen des Körpers entstanden rote und etwas harte Schwellungen, auf deren Spitzen sich bald ein schwarzer oder bleifarbener Schorf bildete (...), dabei kam es zu einer besonderen Schläfrigkeit, die nach drei Tagen zum Tode führte. Zuweilen entstanden auch kleine Pusteln im Umkreis der Schwellung.« (Hist. nat. XXVI, 1)

Plinius beschrieb hier zum ersten Mal das klassische Bild des Milzbrandkarbunkels mit Nekrosebildung auf der Spitze, umsäumt von einem Kranz kleinerer Pusteln, als Ausgangspunkt einer tödlichen Milzbrandseptikämie.

Zu einer Zeit, da es nach Überschwemmungen des Po und des Isonzo zwischen den Norischen Alpen und der Adria zu einer mörderischen Viehseuche kam, beschrieb ein Zeitgenosse von Livius, der Dichter Vergil, im zweiten Buch seiner »Georgica« in eindrucksvoller Weise die Übertragungsgefahr des »sacer ignis« auf den Menschen, insbesondere durch Felle und Wolle kranker Tiere.[19] Gegen die Ansteckung, vor der die Herden weder auf der Weide noch im Stall verschont blieben, helfe nur eines: die Kadaver zu verscharren. Man könne sich um so leichter damit abfinden, als das zersetzte Fleisch ungenießbar und die zu Staub zerfallene Wolle zum Weben ungeeignet sei. »Von den kranken Schafen«, heißt es bei Vergil,

> »durften die Häute nicht benutzt werden, denn das Gift war aus dem Cadaver weder durch Wasser noch durch Hitze zu entfernen. Niemand darf die von der Krankheit angefressenen Felle scheren, niemand die fauligen Gewebe aus solcher Schafswolle berühren. Sollte es dennoch jemand wagen, Gewänder aus solcher Wolle zu tragen, so wird er von brennenden Pusteln befallen, und schmutziger Schweiß wird aus den stinkenden Gliedern hervorbrechen.« (Georgica III)

Ohne Zweifel ist hier der Milzbrand gemeint. Auch »beim heiligen Feuer, das die Hirten ›pustula‹ nennen« (»sacer ignis quam pustulam vocant pastores«), handelt es sich um dieselbe Seuche, deren Verheerungen in den Schafställen Columella um 65 n. Chr. geschildert hat (»De re rustica«, lib. VII, c. 5). Auch Ovid (43 v. Chr.–17 n. Chr.) hat in seinen »Metamorphosen« eine milzbrandartige Erkrankung beschrieben:

»Leichen von Hunden zuerst und von Vögeln und Schafen und Rindern
und fallendem Wild zeugten von der Macht der einbrechenden Krankheit.
Während der Arbeit sieht mit Bestürzung der ratlose Pflüger
fallen den kräftigen Stier und inmitten der Furche sich strecken.
Kläglich Geblök stößt aus das vließtragende Vieh, und die Wolle
fällt von selber herab und von Siechtum schwinden die Leiber.
Sonst voll feurigen Muts und an Ruhm so reich in der Rennbahn,
stöhnt untüchtig zum Sieg und der früheren Ehren vergessend
jetzt an der Krippe das Roß, unrühmlichen Todes zu sterben.
Grimmig zu werden vergißt der Eber, dem Laufe die Hindin
sich zu vertraun, und der Bär zu befallen das rüstige Hornvieh.
Schlaff ist alles und schwach. In den Wäldern, auf Fluren und Wegen
liegt abscheuliches Aas, und die Luft ist verpestet vom Moder (…)
Jetzt verheerender noch zu dem unglückseligen Landvolk dringt die Pest (…)«
(VII, 36–53)[20]

Doch die vom Landvolk erkannte Kontagiosität des Milzbrands wurde von den gelehrten Ärzten ignoriert. So versuchte z. B. Galen (129–199 n. Chr.), die Entstehung des Milzbrands im Sinn der hippokratischen Humoralpathologie lediglich von einer fehlerhaften Beschaffenheit der Körpersäfte abzuleiten:

»Brandbeulen (carbunculi)[21] entstehen dadurch, daß das gleichsam kochende Blut die Haut verbrennt. Dabei bilden sich Schorfe und Bläschen (…) wie bei denen, die sich durch Feuer verbrannt haben. Sie bewirken heftiges Fieber und Lebensgefahr. Ein tiefdunkler aschefarbiger Schorf wird auf den Karbunkeln sichtbar, aber die Farbe der umgebenden Entzündung ist nicht wie üblicherweise rot, sondern neigt zum Schwärzlichen, allerdings anders als bei Blutaustritten oder Erfrierungen (…) Das ist ein Symptom der schwarzen Galle, und daher kommt auch das Bösartige der bei den Karbunkeln auftretenden Geschwüre. Es scheint, als würde das Blut von Anfang durch das Übermaß des Siedens schwarzgallig.« (De tumoribus praeter naturam VI.)

Mittelalter

Im frühchristlichen Mittelalter sah man im Milzbrand eine Strafe Gottes oder das Werk böser Dämonen.[22] Vor einem plötzlich auftretenden, massenhaften Viehsterben versuchte man sich daher durch magische Mittel zu schützen.[23] So brannte man in vielen Teilen Europas vom 4. Jahrhundert an den Rindern ein Kreuzzeichen in die Stirn, um das Unheil zu bannen.[24] War die Seuche schon ausgebrochen, so trieb man in einen Holzpfosten der

Stallungen einen Holzpflock ein, um die bösen Geister der Seuche zu »verkeilen«. Man hoffte bereits im alten Rom, in »Pest«-Zeiten (z. B. 364 v. Chr.) mit dem Einschlagen eines Nagels in der cella Jovis durch einen hierfür eingesetzten »Dictator clavi figendi causa« ein Erlöschen der Seuche herbeizuführen.[25]

In der Zeit zwischen 581 und 590 soll im südlichen Frankreich eine Viehseuche geherrscht haben, von der vor allem Rinder und Pferde befallen wurden. Gregor von Tours (540–594) berichtet über wunderbare Heilungen, die er teils auf das Öl aus den Lampen der Kirche des heiligen Martin, teils auf das Einbrennen von Kreuzen in die Stirn der erkrankten Tiere zurückführt.[26] Im Grunde genommen verhielt man sich auch in den nachfolgenden Jahrhunderten bei Viehseuchen nicht viel anders als die bayrischen oder österreichischen Bauern, die um die Weihnachtszeit mit Kreide die Anfangsbuchstaben der Heiligen Drei Könige C + M + B (Caspar, Melchior und Balthasar) an ihre Stalltüren schreiben oder Hufeisen bzw. lebende Fledermäuse daran nagelten – in der Hoffnung, auf diese Weise das Eindringen von bösen Geistern abzuwehren.

Als die Araber seit dem 7. Jahrhundert im Sturmlauf die hellenistischen Gebiete in Asien und Nordafrika überrannten, lernten sie in Übersetzungen auch die griechische Medizin kennen, vor allem die Schriften Galens, die sie infolge ihres systematisch-doktrinären Charakters als geistesverwandt empfanden. In ihrer blinden Schriftgläubigkeit galt für die arabischen Ärzte die griechische Medizin wie der Koran als etwas Unantastbares.[27] Ein besonderer Verehrer Galens war der große arabisch-persische Arzt Ibn Sina, latinisiert Avicenna (980–1030), der mit seinem enzyklopädischen Werk »Canon medicinae« durch Kodifizierung und Systematisierung die galenische Medizin zu einer erlernbaren Disziplin machen wollte. Im neunten Kapitel des vierten Buches beschrieb er die Milzbrandpustel (»al Humrah«) als ein »fressendes, blasenbildendes Knötchen, das sich mit Schorf bedeckt wie eine durch das Glüheisen verursachte Verbrennung«.[28] Ebenso wie sein großes Vorbild Galen glaubte auch er, daß der Milzbrand von verbrannter gelber Galle herrühre, der schwarze Galle beigemischt sei. Von einer Infektion war nicht die Rede.[29]

Der große Einfluß der Araber auf die abendländische Medizin begann mit Konstantin von Afrika (um 1020–1087), der, aus Karthago stammend, am Ende seines Lebens als Benediktinermönch in Monte Cassino lebend, eine Reihe medizinischer Schriften aus dem Arabischen ins Lateinische übertrug. Indem er das in arabischen Schriften vorkommende Synonym für Pocken »Nar-Farsi« (»Persisches Feuer«) nicht als »ignis persicus«, sondern als »ignis sacer« (»heiliges Feuer«) übersetzte, trug er zu einer weiteren terminologischen Begriffsverwirrung bei, da man unter »ignis sacer« ohnehin schon verschiedene Krankheiten wie Milzbrand, Rotlauf, Erysipel und Mutterkornbrand verstand. Die wissenschaftliche Auseinandersetzung unabhängig von kirchlichen Dogmen war jedoch verpönt. Die Anhänger des arabischen Schrifttums an den europäischen Universitäten hießen verächtlich »Arabisten«.[30]

Seit die Kreuzzüge gegen Ende des 11. Jahrhunderts immer größere Menschenmassen in Bewegung setzten, konnte es nicht ausbleiben, daß viele heimkehrende Kreuzfahrer auf dem Rückweg vom Heiligen Land die seit jeher milzbrandverseuchte pannonische Tiefebene durchquerten und die Seuche mit ihren Reit- oder Zugtieren nach Westen verschleppten. So wurde nach den Annalen von Brauweiler bereits im Jahr 1128 die Rheinprovinz verseucht. Bereits im nächsten Jahr wurde Frankreich heimgesucht. Ein Zeitgenosse, Anselm von Gembloux, berichtet in seinem »Chronicon« über eine große »Pestilenz« der Ochsen, Kühe, Schweine, Hirsche und Ziegen (»Pestilentia maxima boum, vaccarum, porcorum, cervorum et capreorum«), die von den erkrankten Tieren als »Plaga ignis divini« auf die Menschen überging und dabei Paris, Soissons, Cambray und viele andere Städte und Gegenden überzog. Die von der Krankheit ergriffenen Menschen jeden Alters und Geschlechts wiesen an Füßen oder Händen oder, was noch schlimmer war, im Gesicht eine entzündliche Schwellung mit Brandschorf auf und starben schnell dahin. Wahrscheinlich haben bei diesem Massensterben, dem allein in Paris zahllose Menschen zum Opfer gefallen sein sollen und das sich weit über die Grenzen Frankreichs ausbreitete, außer dem Milzbrand auch noch andere Krankheiten eine Rolle gespielt.[31]

Im Jahr 1223 verbreitete sich von Ungarn her eine verheerende Viehseuche.[32] Die überschwemmungsreichen Flußtäler der Donau und Theiß scheinen mit Milzbrand endemisch verseucht gewesen zu sein. Als die Reiterscharen der Mongolen 1241 unter Batu, dem Enkel Dschingis-Khans, Ungarn überfluteten, »war es nicht nur der Tod von Ugedai, sondern auch eine ihre Pferde bedrohende Viehseuche, die sie zum plötzlichen Verlassen der pannonischen Tiefebene veranlaßte«.[33] Diese Viehseuche drang innerhalb von drei Jahren bis nach Frankreich vor, wo um 1250 bei der Bevölkerung zugleich eine »Karbunkelseuche« entstand. Man glaubte, daß der Gestank der faulenden Kadaver die »Karbunkel« (escarboucle) bei den Menschen verursache. Heilung erfolgte nur, wenn am ersten Krankheitstag die Schwellung vollständig mit einem Glüheisen ausgebrannt wurde. Sonst starb man innerhalb von sieben Tagen. Der Chronist Menkon empfahl, bei Sommerhitze die »Tierkadaver tief einzugraben, damit sie nicht die Luft verpesteten«.

In England herrschte 1252 ebenfalls eine Rinderseuche. An manchen Orten wurde die Hälfte der Schafe dahingerafft. Um Michaelis kam es unter der Bevölkerung zu einer mörderischen Seuche.[34]

Seit dem 11. Jahrhundert berichtete man immer häufiger im Zusammenhang mit Mißernten und Hungersnöten über milzbrandartige Seuchen, die meist als »ignis sacer« bezeichnet wurden. Hinzu kam, daß sich in jener Zeit durch Verwendung unreinen Saatguts nach nassen und kalten Sommern in den Roggenähren viele giftige Mutterkornpilze bildeten und daß der Genuß von Brot, das aus solchem mit viel Mutterkorn (»Hungerkorn«) verunreinigtem Getreide gebacken war, zu schweren Massenintoxikationen führte. Die Mutterkornvergiftungen, eingeleitet von einer mit Kribbelgefühl einhergehenden, brennenden Rötung der Glieder, bewirkte durch Blasenbildung und brandige Zerstörung der Haut oft das Absterben ganzer Finger und Zehen, mitunter auch der Nase und der Ohren.[35] Diese brandige Form des Ergotismus wurde wahrscheinlich wegen der brennenden Schmerzen ebenfalls – in Anlehnung an den damals so viel gelesenen Vergil – als »ignis sacer« (»heiliges Feuer«) bezeichnet. Da in den Hungerjahren des Mittelalters nicht nur mutterkornhaltiges Brot, sondern oft auch Fleisch verendeter Tiere gegessen wurde, kam es nicht selten gleichzeitig zu einem gehäuften Auftreten von »Mutterkornbrand« sowie Darm- und Hautmilzbrand.[36] Diese zwei völlig unterschiedlichen Krankheiten wurden damals von Laien nicht selten infolge der manchmal sehr ähnlichen karbunkelartigen Hautaffektionen als verschiedene Erscheinungsformen ein und desselben Übels, des »heiligen Feuers«, angesehen. Aus den alten Chroniken geht eindeutig hervor, daß von diesem mit Mißernten, Hunger und Not eng verbundenen Leiden fast ausschließlich die armen Bevölkerungsschichten betroffen wurden. Da man dieser Erkrankung völlig hilflos gegenüberstand und in ihr eine Strafe des Himmels erblickte, versuchte man zunächst durch die Anrufung eines Heiligen das Übel abzuwenden. Hierzu wählte man Antonius, den Einsiedler, der im 3. Jahrhundert in der ägyptischen Wüste sein Leben verbrachte, wo ihn wiederholt der Teufel versucht haben soll. Er galt deshalb als Bezwinger der Hölle und wurde zum Schutzpatron gegen das »heilige Feuer« (»ignis sacer«), das man ja sonst auch noch als »höllisches Feuer« (»ignis infernalis«) bezeichnete.

Im Jahr 1095 wurde in der vom Ergotismus schwer heimgesuchten Dauphiné der Antoniterorden als Laienverbindung gestiftet, dessen Aufgabe es war, Kranke zu pflegen, die am »ignis sacer« litten, das bald auch »ignis Sancti Antonii« oder »mal de Saint Antoine« genannt wurde.[37] Von überallher kamen Kranke, die an diesem Übel litten, und erwarteten von den Mönchen Wunderheilungen. Handelte es sich um Ergotismus, so war es vor allem das von klösterlichen Mustergütern stammende, mutterkornfreie »Antoniterbrot«, das zur Genesung verhalf. Im Fall von Milzbrand hatten die oft gepriesenen Wunderheilungen einen ganz anderen, aber ebenso natürlichen Grund. War doch seit dem Konzil im Jahr 1139 mit dem Beschluß »Ecclesia abhorret a sanguine« (»Die Kirche scheut das Blut«) Priestern und Mönchen untersagt, chirurgische Eingriffe vorzunehmen, wodurch die Antonitermönche mit ihrer konservativen Behandlung (»nil nocere«) viel bessere Erfolge erzielten als die Wundärzte, die mit ihren Messern über die Milzbrandkarbunkel herzufallen pflegten, was meist eine tödliche Milzbrandsepsis zur Folge hatte.[38]

Von den Geheilten und um Heilung Flehenden wurden dem Schutzpatron oft Altarbilder gestiftet. Das berühmteste davon ist wohl das spätgotische Flügelbild mit der Versuchung des heiligen Antonius am Hochaltar des früheren Antoniterklosters zu Isenheim, das sich jetzt im Colmarer Museum befindet und das »Meister Mathis Nithart« (Matthias Grünewald) um 1515 gemalt hat: In einer spukhaften Landschaft mit verdorrten Bäumen und Sträuchern und schroffen Felsen sieht man unter den monströsen Fabelgestalten, die der Teufel auf den zu Boden geworfenen Heiligen einstürmen läßt, links neben Antonius einen Dämon mit roter Gugelmütze und Froschfüßen, dessen Leib mit karbunkulösen Geschwüren übersät ist. In der verstümmelten rechten Hand, deren Zeigefinger fehlt, hält er ein Brevier, das er dem Heiligen entrissen hat. Mit der Linken, die nur aus zwei verstümmelten Fingern besteht, greift er in den Rock einer nebenan stehenden Frau.[39] Man versuchte oft, das hier dargestellte Krankheitsbild als Lepra oder Syphilis zu deuten, obwohl doch im Zusammenhang mit diesem Schutzpatron eine Darstellung des »heiligen Feuers« naheliegend ist, zumal Grünewald in dem Antoniterkloster, wo er arbeitete, gewiß auch an »ignis sacer« leidende Menschen, die von den Mönchen gepflegt wurden, vorgefunden hat. Wie Künstler jener Zeit Teile verschiedener Tiere zu grotesken Fabelwesen zusammenfügten, hat wohl auch Grünewald Symptome verschiedener Infektionskrankheiten (Milzbrand, Lepra, Lues) auf die Gestalt des Dämons übertragen, der als Sinnbild des Bösen besonders abstoßend wirken sollte.

Da man viele Infektionskrankheiten mit den Namen verschiedener Schutzpatrone verknüpfte, so z. B. den heiligen Sebastian und den heiligen Rochus mit der Pest oder eben den heiligen Antonius mit verschiedenen brandigen Hauterkrankungen, wurden diese seit dem 14. Jahrhundert durch Umzüge, Brüderschaften und Gebete verehrt. Doch mit Recht machte Huizinga auf die Ambivalenz dieser Schutzpatrone aufmerksam und wählte als Beispiel St. Anton, der den Menschen vor dem »heiligen Feuer« nicht nur beschützen, sondern ihn damit auch bestrafen konnte. Daher bekräftigte man Schwüre und Versprechungen mit dem Zusatz, sonst »möge der heilige Antonius mich verbrennen« (»Que Saint Antoine me arde!«). Der französische Hofdichter Eustache Deschamps (1346–1406) läßt einen von einer brennenden Hautkrankheit (Ergotismus) gequälten Bettler Verwünschungen ausstoßen, in denen der Heilige ganz als böser Feuerdämon fungiert:

»Der heilige Antonius verkauft mir sein Übel
Zu teuer, er wirft mir das Feuer in den Leib.«

Anschließend erwähnt Huizinga seinen großen Landsmann Erasmus von Rotterdam (1469–1536), der sich über den Volksglauben lustig macht, wenn er in einem seiner Dialoge Theotimus auf die Frage, ob die Heiligen im Himmel schlechter seien als auf Erden, antworten läßt:

»Die Heiligen, die im Himmel regieren, wollen nicht beleidigt werden. Wer war gutartiger als Antonius, wer geduldiger als Johannes der Täufer, als sie lebten? Aber welche schrecklichen Krankheiten schicken sie nun, wenn sie nicht, wie sich's gehört, verehrt werden?«[40]

Es war soweit gekommen, daß man seinen Gegnern wie die Pest auch das Antoniusfeuer an den Hals zu wünschen pflegte. In seinem Gedicht »Les Lais« (aus dem skurrilen »kleinen Testament«) vermachte der Vagantenpoet François Villon (1431–1461) seinen Widersachern auch das »Antoniusfeuer«:

»Item, je laisse aux hospitaux	*»Item, lass' ich dem Krankenhaus*
Mes chassiz tissus d'ariniee …	*Aus meinen Winkeln Spinneweben (…)*
Une potence de Saint Mor,	*Dem Krämer soll die Wallfahrtskrücke bleiben*
Pour faire ung broyer a moustarde.	*Um Senf in Mörser einzureiben.*
A celluy qui fist l'avant garde	*Doch jenen, der sich gar vermessen,*
Pour faire sur moy griefz exploiz,	*Mich anzutasten, diesen Wicht,*
De par moy saint Anthoine l'arde!	*Den soll Sankt Antons Feuer fressen!*
Je ne luy feray autre laiz.«	*Was anderes ererbt er nicht.«*

Obwohl man Milzbrand und Mutterkornbrand lange verwechselte, gab es bereits Ende des 13. und Anfang des 14. Jahrhunderts, also zu einer Zeit, in der noch immer Hungersnöte und Viehseuchen wüteten, gelehrte Ärzte, die den Anthrax (Milzbrand) von dem als »ignis sacer« bezeichneten Mutterkornbrand streng differenzierten, wobei sie allerdings nicht nur den Milzbrand, sondern auch den Mutterkornbrand wegen seines massenhaften Auftretens für infektiös hielten. So führte z. B. der an das »Regimen Sanitatis Salernitanum« sich anlehnende »Epidemiologische Merkvers« (aus dem Jahr 1305) unter den für ansteckend gehaltenen acht Krankheiten »sacer ignis« und »anthrax« getrennt auf:

»Febris acuta, phthisis, pedicon, scabies, sacer ignis, anthrax, lippa, lepra, nobis contagia praestant.« (»Akute, pestartige Fieber, Schwindsucht, Fallsucht, Krätze, Mutterkornbrand bzw. Erysipel, Milzbrand, Trachom, Lepra sind uns als ansteckend bekannt.«

Bereits damals fiel auf, daß einige Berufsgruppen von den Brandbeulen besonders betroffen waren: Dazu gehörten vor allem die Gerber, die Kürschner und die Abdecker. Die Gerbereien, von denen es immer wieder hieß, »sie stinken wie die Pest«, wurden wegen der Geruchsbelästigung, mehr aber noch aus Angst vor einer Miasmabildung, vielerorts aus dem Weichbild der Stadt verbannt,[41] wo sich außer den Leprosorien meist auch die Abdeckereien befanden, was dem ganzen Bereich das Odium der Anrüchigkeit verlieh. Die Randlage ermöglichte jedoch auch verbotene Geschäfte: So bezogen tüchtige Gerbermeister von den Abdeckereien insgeheim für billiges Geld Häute erkrankter Tiere.[42] Besonders in Seuchenzeiten wurden daher Abdecker oft verdächtigt, sie hätten aus Gewinnsucht das Futter der Tiere oder deren Weiden vergiftet, um mit den Häuten anschließend gute Geschäfte machen zu können.[43] Allein in Paris, wo es um 1300 fast 350 Kürschner gab, erkrankten zur gleichen Zeit, da das Land von einer verheerenden Rinder- und Schafseuche heimgesucht wurde und die Bauern von verhexten Weiden sprachen, »viele Meister und Gesellen der Kürschnerinnung an mörderischen Pestbeulen«, bei denen es sich in Wirklichkeit um Milzbrandkarbunkel handelte.[44] Unter den Opfern befanden sich auch zahlreiche Abdecker, Gerber und Schneider, da vor allem durch sie das Abhäuten, Gerben und Zuschneiden von Fellen zweifelhafter Herkunft erfolgte.[45] Besonders in Kriegszeiten, wenn der Bedarf an Lederwämsern und dergleichen kaum noch zu befriedigen war, war die Versuchung groß, auch die Felle erkrankter Tiere an den Mann zu bringen. Nur zu oft war daher der Lederwams, den man unter dem Panzer trug, mit Milzbrandbazillen bzw. Sporen verseucht, und so war die Erkrankung der Soldaten mit vermeintlichen »Pestbeulen« die unausweichliche Folge, bei denen es sich in Wirklichkeit um Milzbrandkarbunkel gehandelt haben wird.

Im 14. Jahrhundert kam durch die Araber die Kunst der Papierherstellung nach Deutschland. Der Nürnberger Kaufherr Ulman Stromeir (Stromer) ließ 1390 seine vor den Stadttoren gelegene Wassermühle, die Gleismühle, in die erste deutsche Papierfabrik, eine Hadernmühle, umbauen. Wie der Name sagt, stellte man das Papier noch nicht aus Holz, sondern aus Lumpen, den sogenannten Hadern her, die man über Lumpensammler bezog und die nicht selten mit Milzbrandsporen infiziert waren. Durch Inhalation des ebenfalls sporenhaltigen Staubs erkrankten die Papiermacher oft an Lungenmilzbrand, den man wegen des foudroyanten und stets tödlichen

Verlaufs für Pest hielt. Auf einem verschollenen Totentanzbild zerren Knochenmänner zwei Papiermacher davon, während ein Sensenmann hinter einem fliehenden Lumpensammler, der vor Schreck seinen Sack fallen ließ, herjagt.[46] Da man teure Bücher vielfach in Leder einzubinden pflegte, gehörten auch Buchbinder zu den vorrangigen Opfern des Hautmilzbrands.[47]

Neuzeit

Außer den erwähnten Berufsgruppen wurden von Zeit zu Zeit auch die Wollweber bzw. die in der Wollmanufaktur beschäftigten Handwerker von »Pestbeulen« und »Lungenpest« befallen.[48] Die wichtigsten Zentren der mittelalterlichen Tuchindustrie im Norden waren Brügge, Gent und Antwerpen und im Süden Florenz. Sowohl die flandrischen Städte mit ihren großen Tuchhallen als auch Florenz besaßen ihre eigene Schafzucht, doch der Hauptlieferant für Wolle war bis zum 16. Jahrhundert England. Galt doch die englische Wolle damals qualitätsmäßig als die beste.[49]

Die Florentiner und Antwerpener Wollmanufakturen beherrschten im 15. und 16. Jahrhundert den Weltmarkt.[50] Die Geschäfte konnten durch Kriege, auch wenn die eigene Stadt daran nicht beteiligt war, schwer beeinträchtigt werden.[51] Das Gleiche galt auch für Seuchen, besonders wenn sie die eigenen oder sogar die englischen Schafherden betrafen.[52] Abgesehen davon, daß die flandrischen Tuchmanufakturen in solchen Zeiten aus England weniger Wolle bekamen, war diese außerdem oft verseucht, was – da man die Gefahr nicht ahnen konnte – in verschiedenen flandrischen Betrieben zu schweren Erkrankungen führte, die man meist für Pest hielt, obwohl es sich um die verschiedensten Formen von Milzbrand handelte.[53] Die Nähe des reichen und glanzvollen Antwerpens übte auf den Handel Englands, vor allem Londons, die anregendste Wirkung aus. Schon unter Heinrich VII. (1457–1509) begannen die Engländer, Wollmanufakturen nach flämischem Muster im eigenen Land zu bauen, was mit einer rücksichtslosen Einziehung der Bauerngüter durch die adligen Gutsherrschaften (»Bauernlegen«) verbunden war. Dieser Prozeß ging unter Heinrich VIII., der von 1509 bis 1547 herrschte, weiter. Um sich an der neuentstandenen Wollmanufaktur bereichern zu können, verjagte man die verarmten und verschuldeten Bauern von ihrer Scholle, um durch Umwandlung der Äcker in Weiden die Schafherden immer weiter vergrößern zu können. Vor diesem historischen Hintergrund konzipierte der englische Rechtsanwalt und Diplomat Thomas Morus (1478–1535) seinen gesellschaftskritischen Roman »Utopia«,[54] in dem folgende Sätze vorkommen:

»Die Schafe, einst so sanft und genügsam, sind wild und raubgierig geworden, daß sie sogar Menschen fressen, Felder, Gehöfte und Dörfer verwüsten und entvölkern. Denn überall, wo feinste Wolle erzeugt wird, sind Edelleute und Äbte nicht mehr mit den jährlichen Einkünften und Erträgnissen zufrieden, die ihren Vorgängern aus den Landgütern erwuchsen. Die Wolle bringt ihnen viel höheren Gewinn als das Korn (...) Ein einziger gieriger Vielfraß kann als wahre Landplage Tausende von Äckern Landes zusammenwuchern, indem er die kleinen Besitzer auskauft oder mit Unrecht, Gewalt und Betrug so lange verfolgt, bis sie freiwillig abziehen (...) Dann müssen sie, Männer und Weiber, Witwen und Waisen, arm und elend in die weite Welt hinauswandern. Um ihren und der ihrigen Hunger zu stillen, bleibt ihnen nichts mehr als Betteln oder Stehlen, so daß sie entweder dem Gefängnis oder dem Galgen verfallen. Denn Arbeit können sie ja nicht finden, weil ein einziger Hirte oder Schäfer genügt, wo früher viele fleißige Bauernhände vonnöten waren. Infolge des Rückganges des Ackerbaues werden aber auch in vielen Gegenden die Lebensmittel teurer. Ja nicht nur das, auch der Preis der Wolle ist gestiegen, so daß die armen Leute, die sonst die Tücher zu weben pflegten, sie nicht mehr kaufen können und ohne Arbeit sind. Denn nachdem man so viel Land in Weidegrund verwandelt hatte, ging eine Menge Schafe an einer Seuche zugrunde; als wenn Gott so sehr über die unersättliche Habsucht sich erzürnt hätte, daß er die Viehseuche unter die Schafe sandte, die besser die Schafsbesitzer selbst befallen hätte! (...)« (1. Buch, 5. Kapitel.)

Dem scharfen Beobachter Morus war nicht entgangen, daß, je größer die Schafherden in England waren, die Verluste bei einer Seuche um so verheerender wurden, die auch auf Hirten und Wollmanufakturarbeiter übergriff, aber die »Schafsbesitzer« (infolge mangelnden Kontakts) verschonte. Durch die Wollfabrikation und die sich daraus entwickelnde Textilindustrie wurde England zu einer industriellen und wirtschaftlichen Großmacht, die mit ihrer Flotte bald alle Weltmeere beherrschte.[55]

Seit der großen Pestpandemie im Jahr 1348/49 werden die Berichte der Chronisten über das »heilige Feuer« immer spärlicher. Das ist wohl darauf zurückzuführen, daß sonstige Seuchen im Vergleich zur Pest bedeutungslos erschienen. Ein deutsches Sprichwort aus jener Zeit lautet: »Wenn die Pest herrscht, gelten die Blattern vor (für) nichts.«[56] Zweifellos traten in der Seuchenhochflut des Mittelalters Pest und Milzbrand nicht selten nebeneinander auf, doch wurden sie infolge der geringen differentialdiagnostischen Kenntnisse oft als eine Seuche, d. h. als Pest, gedeutet.[57] Auch auf dem Gemälde »Die Pest« von Raffael hat der Künstler neben kranken und toten Menschen eine Anzahl kranker und verendeter Haustiere dargestellt. Diese Pferde, Rinder und Schafe sind sicher nicht an der menschenmordenden Pest, sondern von einer Tierseuche, wie eben dem Milzbrand, gestorben.[58]

Auch ein türkischer Sultan gehörte zu den Opfern dieser Seuche. Es war Selim I., der, auf dem Weg von Konstantinopel nach Adrianopel, am 15. September 1520 vermutlich an einem Milzbrandkarbunkel starb. Er fühlte schon vor der Reise einen brennenden Schmerz im Nacken, der »von einer schnell wachsenden Beule mit einem Geschwür an der Spitze« herrührte. Wie schon beim Tod Mohammeds I. wurde das Ableben des Herrschers vor dem Volk und dem Heer verheimlicht, um dem in Anatolien weilenden Nachfolger (Suleiman) den Regierungsantritt zu erleichtern. Seine vier Hofärzte ließen verlautbaren, der Sultan sei infolge einer leichten Erkrankung bettlägerig. Die wenigen eingeweihten Großwürdenträger wurden täglich in das Sultanszelt unter strenger Beachtung der üblichen Zeremonie eingelassen. Keiner von ihnen erkrankte.[59]

Während der Türkenkriege waren Viehseuchen, da sie die Pferde der alles entscheidenden Reiterei oft sehr schnell dezimierten, der Alptraum der Feldherren.[60] Galt doch die Theiß- und Donauniederung der pannonischen Tiefebene seit jeher als milzbrandverseucht. Da die Flußtäler der Donau und Theiß zugleich die wichtigsten Heerstraßen in Richtung Süden waren, lauerten hier große Gefahren bei der Rückeroberung Ungarns für die Reit- und Zugtiere der kaiserlichen Heere.[61]

Auch der Dreißigjährige Krieg, dessen Chronisten fast nur von »Pest« und »Pestilenzen« berichten, wurde von verheerenden Viehseuchen begleitet. Während seines langen Marsches aus Norddeutschland, wo er mit Tilly den Dänenkönig Christian geschlagen hatte, nach Oberungarn, um eine Vereinigung der ebenfalls nach Süden ziehenden Mansfeldischen mit dem kalvinistischen Siebenbürgener Bethlen Gábor zu vereiteln, lernte Wallenstein die Schrecken des Milzbrands kennen. Am 8. August 1623 brach er mit 20 000 Mann von Zerbst auf. Als er am 19. September in Nyitra eintraf, war sein Heerlager ein einziger Seuchenherd. Auf dem 800 Kilometer langen Marsch durch Schlesien und Oberungarn berührte man zwangsläufig milzbrandverseuchte Weiden, was eine Masseninfektion der Reit- und Zugpferde zur Folge hatte. Da die Verpflegung recht dürftig war, kam ebenfalls vor, daß das Fleisch der verendeten Tiere von den Mannschaften gegessen wurde. Die Milzbrandkarbunkel der Tiere deuteten die Soldaten als Pestbeulen, während sie den mit blutigen Durchfällen einhergehenden, stets tödlich verlaufenden Darmmilzbrand für eine »blutige Ruhr« hielten.[62] Wallenstein hatte so ohne Kampfhandlungen 15 000 Mann und fast sämtliche Zug- und Reitpferde eingebüßt. Da er eine Meuterei seiner Truppe befürchtete, drang er auf den Abschluß eines Waffenstillstands:

»Uns«, schrieb er verzweifelt an seinen Schwiegervater, den Grafen von Harrach, »ist substantialiter mit nichts geholfen als mit etlich 20 000 Mann und derer die meisten zu Roß, denn unsere Kavallerie ist hin (...) Wir mögen uns auf Schlagen nimmer resolvieren (entschließen), nicht deswegen, daß der Feind sehr stark und wir schwach sein, aber daß unsere Kavallerie ganz hin ist (...)[63] Ich sorge, daß das Volk sich eines andern resolvieren wird und aus Not uns Capi (Anführer) bei die Köpf nehmen, dem Feind übergeben und selbst in Feinds Dienst verbleiben (...) Diese Armee denk man nicht, daß sie mehr nach Ungarn wird zu bringen sein, denn dies Schelmenland ist nicht wert, daß so viele ehrliche Leut malamente dahier aus Not haben sterben müssen.«[64]

Zur gleichen Zeit herrschte in Ungarn unter den Viehbeständen Milzbrand (»lépfene«) und unter der Bevölkerung ein »brandiger Hautausschlag« (»Pokolvar« = »Höllenborke«), bei denen es sich vermutlich um Milzbrandkarbunkel handelte.[65] Der Zusammenhang zwischen beiden Übeln wurde jedoch nicht erkannt. Die Anarchie des sich endlos dahinziehenden Krieges mit seinen permanenten Mißernten und Hungersnöten führte dazu, daß man die Kadaver gefallener Tiere nicht mehr verscharrte, sondern einfach in den nächsten Brunnen oder Fluß warf, so daß vielerorts die Räder der Wassermühlen durch angeschwemmte Tierkadaver blockiert[66] und die im Frühjahr überschwemmten Wiesen und Weiden in einem unvorstellbaren Ausmaß mit Milzbrand verseucht wurden. Aus Mangel an Vieh mußten die Menschen oft selbst den Pflug ziehen, wenn sie ein Stück Land besäen wollten.

Wenn Milzbrandepidemien mit Mißernten und Hungersnöten zusammenfielen und man genötigt war, sogar das Fleisch verendeter Tiere zu essen, kam es unter der Bevölkerung oft zu massenhaften Erkrankungen an »Pest« oder »Blutruhr«, bei denen es sich wahrscheinlich um Darmmilzbrand handelte.[67] Als z. B. 1634 das von den Schweden besetzte Augsburg von den Kaiserlichen eingeschlossen wurde, grassierten in der Stadt eine furchtbare Hungersnot und eine sonderbare Seuche, die erst die Haustiere und dann auch die Menschen befiel. Nachdem alle natürliche Nahrung aufgezehrt war, verkaufte man »in den öffentlichen Fleischbänken selbst das Fleisch von gefallenen Pferden, Eseln und Hunden. Ein Pfund Pferdefleisch kostete 3 Batzen, ein Pfund Eselsfleisch 2 Batzen.« Am 1. Dezember 1634 wurde das Pfund »Hundtsfleisch per 18 kr. verkaufft«. Die Folgen waren tödlich verlaufende Darminfektionen (»Blutruhren« genannt), so daß es hieß, »die Theuerung habe den Tod recht wohlfeil gemacht«.[68]

1635 hielten Hunger und Seuche in Worms reichte Ernte. In »Gottfried Andreäs Lebensbeschreibung ad hoc anno 1635« heißt es:

> »Der Hunger in der Gegend von Worms war so groß, daß Andreä (...) vor dem Tor ein totes Pferd liegen sah, daneben eine Weibsperson, welche sich Fleisch abschnitt, in ihr Fürtuch nahm und zugleich roh davon aß, dabei etliche

Hunde, welche an der Mitte des Pferdes fraßen und auf dem Kopf desselben unterschiedliche Raben. Die entsetzliche Pest, welche diese Hungersnot begleitete, verwüstete ganze Landschaften und machte sie öde (...) Die Leute starben so plötzlich und in solcher Menge, daß viele Dörfer von Einwohnern ganz entbloßt wurden oder kaum ein Drittel oder die Hälfte von ihnen übrig blieb.«[69]

Auch nach den Greueln des Schwedenkriegs hörte die Not nicht auf. So kam es 1649 in der Gegend von Schärding bis Braunau, wo sich das hungernde Volk zu ernähren versuchte, zu einer verheerenden Seuche. »Es ist kein Aaß so stinkend und abscheulich«, schrieb am 5. März 1649 der Probst Jacob vom Kloster Reichersberg, »daß die armen es nit angreiffen; es ist also kein Wunder, daß eine sucht (Seuche) und ganzer Landsterb sich ereignet.«[70]

Um die Seuchennot abzuwehren, griffen die verzweifelten Bauern vielerorts auf den alten Brauch des »Verkeilens« oder »Verpflöckens« zurück.[71] Sie »verkeilten« Löcher in Baumstämmen, nachdem sie Blut oder Organteile eines verendeten Tieres hineingetan hatten.[72] Um diese abergläubische Sitte dreht sich auch die Erzählung »Die schwarze Spinne« von Jeremias Gotthelf (1797–1854): Aus dem Kuß des Teufels auf die Wange einer Frau hat sich eine Geschwulst gebildet, aus der eine schwarze Spinne hervorgekommen ist, die sich vermehrte und tödliche schwarze Beulen über Rinder und Menschen gebracht hat. Eine weise Frau keilt die schwarze Spinne in einen Holzbalken des Hauses ein, doch ein betrunkener Knecht entfernt den Keil, worauf die schwarze Spinne von neuem Tod und Verderben über Menschen und Vieh bringt. Endlich gelingt es, die Spinne aufs neue einzukeilen, und damit erlischt das Übel. Diese Geschichte, die ein halbes Jahrhundert vor der bakteriologischen Ära entstand, ist in allegorischer Form die eindrucksvollste Schilderung einer Milzbrandepidemie. Die Worte »schwarze Spinnen« können mühelos durch »Milzbrandbazillen« ersetzt werden:

»Als die Sonne schien, sahen endlich die Menschen, wie es in den Ställen, in denen das Vieh gefallen war, wimmle von zahllosen schwarzen Spinnen. Diese krochen über das Vieh, das Futter, und was sie berührten, war vergiftet, und was lebendig war, begann zu toben, ward bald vom Tode gestreckt. Von diesen Spinnen konnte man keinen Stall, in dem sie waren, säubern, es war, als wüchsen sie aus dem Boden herauf; konnte keinen Stall, in dem sie noch nicht waren, vor ihnen behüten, unversehens krochen sie aus allen Wänden, fielen haufenweise von der Diele. Man trieb das Vieh auf die Weiden, man trieb es nur dem Tode in den Rachen. Denn wie eine Kuh auf eine Weide den Fuß setzte, so begann es lebendig zu werden am Boden, schwarze, langbeinige Spinnen sproßten auf, schreckliche Alpenblumen, krochen auf am Vieh, und ein fürchterlich wehlich Geschrei erscholl von den Bergen nieder zu Tale.«[73]

1719, bei der Besetzung Finnlands durch russisches Militär, kam es ebenfalls zu einer Milzbrandepidemie. Zunächst wurden Pferde, Rinder, Schafe und Schweine hinweggerafft, dann erst ging die Seuche auch auf den Menschen über. In späteren Jahren grassierte sie auch unter den Rentierherden. Wölfe, die von den gefallenen Tieren gefressen hatten, erkrankten ebenfalls und gingen massenhaft ein. Zugleich breitete sich das Übel auch in Schweden aus. Das »Seuchengift« wurde oft durch Viehhäute auf Menschen übertragen, wobei sich zuweilen lange Infektketten bildeten. So verendete z. B. ein Bär, der von dem Milzbrandkadaver eines Ochsen gefressen hatte. Ein Bauer, der dem Bären das Fell abzog, erkrankte bald danach und starb. Der Pfarrer, der die Beerdigung vornahm, erhielt für diesen Dienst das hinterlassene Bärenfell, das man ungegerbt als Teppich oder Bettdecke zu benutzen pflegte. Der Pfarrer glaubte nicht, »daß der Dunst einer Bärenhaut beim Menschen Pest verursachen könne«; er ließ die Haut gerben, und zwei Gesellen, die das besorgten, starben. Da verkaufte der Pfarrer die gegerbte Haut, doch der Käufer starb ebenfalls. Als nach öfterem Verkauf die Haut noch weiteres Unheil anrichtete, ließ der Magistrat sie schließlich verbrennen.[74]

Ein in Finnland erkrankter Prediger sandte Carl von Linné (1707–1778) ein vier Millimeter langes Würmchen, das er in einer Kniewunde gefunden hatte und für den Erreger des Geschwürs hielt. Das Würmchen kam vertrocknet an und konnte nicht gut beschrieben werden. Linné nahm es aber trotzdem unter dem Namen »Furia infernalis« in sein »Systema naturae« auf. In der 12. Auflage dieses Werkes (1768) wird mitgeteilt, daß Linné selbst 1728 in Lund an dieser Krankheit gelitten hatte, die große Verheerungen in Nordfinnland sowohl unter Menschen als auch beim Vieh verursachte.[75] Als er 1732 Luleå und Torneå besuchte, hörte er von einer Viehseuche, von der besonders das Weidevieh betroffen war. Die Männer, die die verendeten Tiere enthäuteten, bekamen Karbunkel an den Händen, und mehrere von ihnen starben. Linné vermutete damals, daß die Tiere an einem giftigen Wasserschierling zugrunde gingen. Heute wissen wir, daß es sich dabei um Milzbrand handelte und daß die »Furia infernalis« in der Tat eine Vorahnung des »Bacillus anthracis« war.[76]

Die ungeheuren Verluste durch Milzbrand bewogen auch die Obrigkeit, Überlegungen über mögliche Gegenmaßnahmen anzustellen. Von großem ärztlichem Verständnis und daher sehr aus dem Rahmen fallend ist ein Bericht aus den Akten des Kufsteiner Stadtarchivs. Während des 17. und in der ersten Hälfte des 18. Jahrhunderts waren dort die Herden wiederholt vom Milzbrand (»Schaaf-Blattern«) heimgesucht worden. Das Oberösterreichische Medizinkollegium erstattete daher einen »Unterthänig-gehorsamen Bericht an die Hochlöbliche Kayserlich-Königliche Oberösterreichische Hof-Cammer wegen einiger Zeit im Land Tirol verspührenden Schaaf-Seuche«. Zur Bekämpfung der »Schaaf-Blattern« werden darin folgende Regeln aufgestellt:

»Primo: Die Absonderung der gesunden / von den inficirten Schaafen soll allemal / gleich in Anfang gemacht werden / letztere sollen (...) getödtet / und in einen absonderlichen (abgesonderten) Orth / wo kein anderes Schaaf oder Vieh an der Waiden-Haid getrieben wird / in ausgehobene große Gruben / mit Haut und Haar tief begraben werden.
Secundo: Dabei ist zu besorgen / daß die Schaaf nicht so eng beysammen / in denen Stallungen stehen.«

Die Empfehlungen dieses Berichts, dessen Datum nicht ersichtlich ist, wurden 1753 mit einem Befehl von Maria Theresia an die zuständigen Unterbehörden weitergeleitet. In dieser »Vieh-Seuch-Ordnung«, die gleichfalls von einer erstaunlichen Erfahrung und Sachkenntnis zeugt, wurde u. a. verfügt, daß

»bey ereignender Horn-Vieh- oder Schaaf-Seuche (...) der Bahren / woraus das kranke Tier gefressen / wie auch die Geschirre / woraus selbes getrunken / zu vertilgen seyen. / Wie dann ferners jenes Vieh / welches von der Seuche ergriffen und getödtet worden / gegen 5–6 Schuh tief[77] in die Erden zu vergraben / und Kalch auf die Gruben zu schütten / folgends selbe mit Erden zu bedecken / und hinach erst mit Steinern und Dornsträuchen zu verwahren seyen; / da widrigenfalls zu besorgen stünde / dass auch nach vielen Jahren das Vieh / welches von dem auf solch Gruben wachsenden Gras fressen würde / von einer Seuche ergriffen werden möchte.«

Erfahrungsgemäß kam es in der Bevölkerung oft zu weiteren Milzbrandfällen, weil oberflächlich eingescharrte Kadaver wegen der Lederverwertung insgeheim ausgegraben und enthäutet wurden. Auch das Ausscharren nicht genügend tief vergrabener Milzbrandkadaver durch Raubtiere und Hunde trug oft zu einer Weiterverbreitung dieser Seuche bei. Um diese Infektionsmöglichkeit auszuschalten, wurde in der kaiserlichen »Vieh-Seuch-Ordnung« weiter befohlen:

»Jede Obrigkeit / oder Gemeinde / wo die Seuche einreißet, soll eine tieffe Gruben in einem von denen Häusern entfernten / abgesonderten Orth zu Einscharrung des crepirten ganzen Viehs mit der Haut / welche überzwerg zerschnitten werden muß / auswerffen / das dahin legende Aas mit ungelöschtem Kalch bedecken / und darüberhin mehrere Schuh hoch Erde schütten / solche darnieder stoßen und rings umzaunen (...) / damit die dahin kommende Wildschwein / Fuchs / oder Hund so leichter Dingen davon nichts ausscharren können.«[78]

Durch das Zerschneiden der Haut und das Bedecken mit Kalk konnte man sowohl die Lederverwertung als auch die Verwendung des Fleisches dieser Tiere endgültig verhindern. Gleichzeitig wurde ein Zuwiderhandeln mit hohen Strafen belegt. In einem österreichischen Dekret von 1753 heißt es: »Da sich die sogenannten Wasenmeister und Abdecker erfrechet, von gefallenem Rindvieh Fleisch und Zungen einzusalzen und an unwissende Leute zu verkaufen, so ist allen Gerichten einzuschärfen, fleißig darauf Acht zu haben, damit dergleichen gewinnsüchtige Menschenfeinde exemplarisch bestraft werden.«[79]

Daß es sich bei den hier dekretierten Befürchtungen um kein Hirngespinst handelte, beweist eine verheerende Milzbrandepidemie von 1770 auf der Insel St. Domingo. Als es in diesem Jahr durch das Ausbleiben des Stockfisches zu einer Hungersnot und zugleich auch zu einer verheerenden Viehseuche kam, ließen die Spanier, die den östlichen Teil der Insel beherrschten, das Fleisch von erkrankten und eingegangenen Tieren einsalzen oder räuchern, um es in den französischen Besitzungen im westlichen Teil der Insel zu verkaufen. Das Ergebnis dieser gewissenlosen Transaktion war der »Ausbruch einer Art Pest, ›Charbon‹ genannt, an der 15 000 schwarze und weiße Kolonisten starben«, die von dem »tassao« genannten Fleisch gegessen hatten.[80]

Während des zweiten Schlesischen Krieges kam es im Frühjahr 1745 zu Erkrankungen unter den preußischen Grenadieren. General von Münchow berichtete Friedrich dem Großen von »giftigen Beulen«, die den Pestbeulen fast gleich seien. Der König erließ daraufhin ein Dekret, das unter Androhung der Todesstrafe verbot, in Zusammenhang mit dieser Krankheit von Pest zu sprechen. Er selbst schrieb später darüber:

> »Hätte man sie für Pest erklärt, so wäre jede Verbindung unterbrochen worden, ja die Lieferung von Lebensmitteln würde unterblieben sein, und die Furcht vor dieser Krankheit würde für die Eröffnung des Feldzuges verderblicher gewesen sein als jede Gegenwirkung des Feindes. Man milderte deshalb den furchtbaren Namen und nannte es Faulfieber (»fièvre putride«). Nun ging alles seinen richtigen Gang. So sehr vermögen die Namen der Dinge die Menschen weit heftiger zu beeinflussen als die Dinge selbst.«[81]

Trotz der massenpsychologisch richtigen Einschätzung des Volkes durch den König handelte es sich bei der rätselhaften Krankheit in Wirklichkeit nicht um Pest, denn eine Pestepidemie ließe sich schon wegen ihrer hohen Kontagiosität und Letalität nicht auf Dauer verheimlichen. Die »großen giftigen Beulen« bei einigen Kranken waren vermutlich Milzbrandkarbunkel, was auch das »schnelle Erlöschen der Epidemie« nach dem Erlaß des königlichen Dekrets erklärt.[82]

Damals wurde auch der Alte Fritz anläßlich einer Viehseuche sehr böse auf die Breslauer Kapuziner, weil sie in kurpfuscherischer Weise das »Agnus Dei« (aus Überbleibseln geweihter Osterkerzen angefertigte Lammbilder) für sechs Kreuzer als angebliches »Viehseuchenheilmittel« den leichtgläubigen, um ihre Schafherden besorgten Bauern verkauften. Thiébault Dieudonné (seit 1765 Professor für allgemeine Sprachkunde an der Berliner Ritterakademie) schildert in seinen »Souvenirs des vingt ans de séjour à Berlin« (1804), wie der große Friedrich nach eigener Darstellung die drei vorgeladenen Klostervorsteher angeherrscht haben soll:

> »Wie, Schäker, die ihr seid, Ihr untersteht Euch, den Bauern um einen Lumpenpreis das Ehrwürdigste und Heiligste Eurer Religion zu verhandeln? Und Ihr verkauft es, damit es das Vieh fressen soll? Und neben dieser Blasphemie erdreistet Ihr Euch vorzugeben, dieses Abbild sei ein sicheres Mittel gegen die Viehseuche! Habt Ihr erbärmlichen Heuchler denn keine Angst, daß die ganze Welt Euch für das, was Ihr seid, erkennen wird?! (...) Wahrlich, ich sage Euch, wenn noch einmal Ähnliches vorfallen sollte, so lasse ich Euch allen zusammen den Bart abschneiden!«[83]

Auch in den schlesischen Weberdörfern kam es des öfteren zu »großen bösen Beulen«,[84] was zweifellos auf milzbrandinfizierte Wolle zurückzuführen war. Kam es dabei auch zu Bluthusten mit hohem Fieber und foudroyantem Verlauf, so war es mit größter Wahrscheinlichkeit Lungenmilzbrand, den man in dem Elendsmilieu lange mit Lungenschwindsucht verwechselte.

Auch in Yorkshire, wo sich die bedeutendsten Wollspinnereien Englands befanden, war es in dieser Hinsicht nicht besser. In den Spinnereien wurden Vliese (d. h. die von der Schur zusammenhängenden Wollkleider) auf großen Tischen ausgebreitet, auseinandergerissen und nach verschiedenen Körperteilen sortiert, wobei allerlei Staub aufgewirbelt wurde. Da die Wolle zuweilen von kranken oder sogar verendeten Tieren stammte,[85] kam es durch Einatmen von Milzbrandsporen oft zu einer tödlich verlaufenden Lungenentzündung, die unter dem Namen »Wollsortiererkrankheit« (»woolsorter disease«, »maladie des trieurs de laine«) gefürchtet war.[86]

1762/63 herrschte in Frankreich eine schwere Milzbrandepidemie, die sich auch auf das Wild ausgebreitet hatte. »Wenn man querfeldein hinter dem Wild herjagt«, heißt es in einem Brief (vom 4. Juli 1763) des Vicomte de la Roche, »so kommt es heute nicht selten vor, daß plötzlich die Jagdhunde von der Fährte abkommen und das eigene Pferd zu scheuen beginnt, denn überall, nicht nur in den Wäldern, sondern auch in den benachbarten Kornfeldern liegen Kadaver von gefallenem Wild.«[87] Unter den hungernden Bauern kam es damals zu mörderischen Gruppenerkrankungen, die sich aber nicht weiter ausbreiteten und bei denen es sich wahrscheinlich um Darmmilzbrand handelte. »Nun endlich«, schrieb mit kaum zu überbietendem Zynismus Vicomte de la Roche, »konnte auch die Canaille den besonderen Hautgout des angefaulten Wildbrets, der sonst nur das Privileg beneideter adeliger Gourmets ist, kennen lernen!«[88]

Immer wieder hörte man von hungernden Bauern, die erkrankten, nachdem sie vom Fleisch gefallener Tiere gegessen hatten. In vielen Kirchspielen waren Hunde verreckt, »die von dem Aas der Tiere gefressen hatten«. Nicht umsonst schrieb schon der gewiß nicht revolutionäre Bischof Fenelon an Ludwig XIV.: »Sire, ganz Frankreich ist nichts anders mehr als ein großes trauriges Hospital ohne Essensvorräte.« In der Auvergne, die seit jeher vom Milzbrand endemisch verseucht war, fand man auf den Feldern oft zum Skelett abgemagerte Leichen mit Grasresten im Mund.

1776 erschien eine Arbeit von einem gewissen Joseph Montfils,[89] der über den Übertragungsweg des Milzbrands folgende Gedanken entwickelte: Am gewöhnlichsten entstehe die Krankheit durch die Behandlung von kranken Tieren oder durch die Bearbeitung ihrer Häute, Haare, Wolle etc. oder durch den Stich von Fliegen. Am gefährlichsten sei immer die Form, die nach dem Genuß vom Fleisch kranker oder gefallener Tiere entsteht. Die Arbeit wurde kaum beachtet. Im Jahr 1780 schrieb die Akademie zu Dijon einen Preis für die beste Arbeit über den Milzbrand aus (»Charbon malin connu en Bourgogne sous le nom de pustule maligne«): Der Preis wurde zwei völlig unbedeutenden Arbeiten zuerkannt.[90]

Jean Dominique Larrey (1766–1842), Generalchirurg der »Grande Armée«, der ein vorzüglicher Beobachter war, erwähnt in seinen Memoiren wiederholt kleinere oder größere Gruppenerkrankungen von »Charbon« (Milzbrand), die ihm während der napoleonischen Feldzüge vor allem in Rußland zur Kenntnis gelangt waren und die oft epidemiologische Schlüsse auf größere Milzbrandausbrüche erlauben.[91] So berichtet er z. B. von einem Metzger, der einen an »Charbon« erkrankten Ochsen geschlachtet hatte, um das Fleisch nicht zu verlieren. Der Metzger erkrankte und starb, während seine von Larrey behandelten beiden Gesellen wieder gesund wurden.[92]

Mikrobiologische Ära

Experimentell gelang die Übertragung des Milzbrands erst 1823 durch den französischen Arzt Barthélemy durch Verfütterung von Milzbrandblut an Pferde in Alfort bei Paris, wo es seit 1766 eine Tierärztliche Hochschule gab.[93] Im Herbst 1841 ereigneten sich in der Umgebung von Köln einige Milzbrandfälle, über die der zuständige Kreistierarzt folgendes berichtete:

»Auf der Wiese zu Neye bei Wipperfürth (bei Köln), wo seit längerer Zeit 13 Stück gut genährtes Rindvieh Tag und Nacht weideten, krepierte am 15. September die erste Kuh, am 16. eine zweite. Zwei andere, dem Tode nahe, wurden getötet. Ein Mann, der sich mit denselben beschäftigt hatte, erhielt bald nachher die schwarze Blatter.«

Dieser Mann, ein Abdecker, hatte das blutige Fell einer Milzbrandkuh auf den Schultern getragen und erkrankte an einem Nackenkarbunkel. Zwei Tage vor seinem Tod suchte er deswegen den Landarzt Dr. Pollender auf. Diesem war bekannt, daß der Göttinger Anatom Henle bereits 840 die für damalige Vorstellungen ungewöhnliche Ansicht vertrat, daß Infektionskrankheiten durch einen besonderen Ansteckungsstoff, ein Contagium, übertragen und ausgelöst werden, der aus winzigen, für das gewöhnliche Auge unsichtbaren Schmarotzerwesen bestehe, die »vegetabilischer Natur« seien. Als 1849 abermals einige Kühe in der dortigen Gegend an Milzbrand eingingen, entschloß sich Pollender, mit seinem neuen Mikroskop das Blut von fünf verendeten Kühen zu prüfen.[94] Er sah massenhaft unbewegliche Stäbchen, gab ihre Länge und Dicke zutreffend an, färbte sie mit Jod und rechnete sie nach ihrem Verhalten gegen chemische Stoffe zu den pflanzlichen Gebilden.[95] Mit der Entdeckung des Milzbrandbazillus, der als größtes krankheitserregendes Stäbchen, als »Riese unter den Bazillen«, auch zuerst gefunden wurde, beginnt die moderne Seuchenbakteriologie.[96] Obwohl Pollender schon im Herbst 1849 den Milzbrandbazillus entdeckt hatte, gelang es ihm erst im Juli 1855, seine Arbeit in einer Fachzeitschrift zu veröffentlichen.[97] Auch sein späteres Gesuch, ihm die Fortsetzung seiner Forschungen in einem Universitätsinstitut zu ermöglichen, hatte keinen Erfolg. Es scheiterte wahrscheinlich daran, wie Reiner Müller annimmt, daß man in Berlin als Sachverständigen den Miasmatiker Virchow konsultierte, »denn der zuständige Minister und seine Räte waren Juristen«.[98]

1850, ein Jahr nach Pollenders Entdeckung, sah der Pariser Arzt Rayer im Blut zweier verendeter Schafe ebenfalls stäbchenförmige Gebilde, »petits corps filiformes ayant d'un globule sanguin« (»kleine Körperchen, die ungefähr doppelt so lang waren wie Blutkörperchen«). Obwohl er als angesehener Medicus am Hôpital de la Charité in Paris und später sogar als Leibarzt Napoleons III. über ganz andere Möglichkeiten als der mikroskopierende Landarzt in Wipperfürth verfügte, setzte er seine Untersuchungen nicht fort.[99] 1856 hat Delafond, Direktor der berühmten Veterinärschule in Alfort bei Paris, besonders sorgfältige Untersuchungen an Milzbrandkadavern angestellt, viele Kaninchen infiziert – und damit das »Versuchskaninchen« in die Bakteriologie eingeführt – sowie als erster Bakterien in histologischen Schnitten nachgewiesen. 1863 wurden diese Ergebnisse von Rayers Schüler

Davaine bestätigt, der, angeregt durch die Entdeckungen Pasteurs, die Behauptung aufstellte, daß die »bactéridies du charbon« die von außen kommende Ursache des Milzbrands sein müssen. Da aber die Stäbchen unbeweglich waren, wurden sie von anderen als Kristalle angesehen, die sich infolge der Krankheit bildeten.[100]

Im Jahr 1871, während des Deutsch-Französischen Krieges, lernte ein junger deutscher Truppenarzt die Milzbrandarbeit von Davaine kennen: Es war Robert Koch, der bereits als Medizinstudent in Göttingen zu den Hörern Henles gehörte.[101] Hier in Frankreich vernahm er auch von den »grünen Hügeln des Todes« in der Auvergne, die keine Schafherde betreten konnte, ohne von Milzbrand dezimiert zu werden. Als der Krieg vorbei war, ließ sich Robert Koch 1872 mit seiner Familie als Kreisphysikus (Amtsarzt) in Wollstein, einem weltabgeschiedenen Städtchen mit etwa 4 000 Einwohnern nieder. In seinem Kreis wie auch in anderen Teilen der Provinz Posen war der Milzbrand damals eine besonders gefürchtete Viehseuche, die nicht selten auch auf Menschen übergriff. Schlachter, Tierärzte, Viehhändler und Personen, die mit den verseuchten Haustieren in Berührung kamen, erkrankten an den schwer zu heilenden Milzbrandkarbunkeln. Noch schlimmer war es, daß Teile der analphabetischen Bevölkerung durch den Genuß von ungekochtem Fleisch oder roher Milch infizierter Tiere an dem fast stets tödlich verlaufenden Darmmilzbrand erkrankten. Robert Koch mißachtete die tiefe Kluft, die damals zwischen der Human- und Veterinärmedizin bestand und auch heute noch nicht völlig überbrückt ist. Mit scharfem Blick erkannte er, daß Infektionskrankheiten bei Tieren weitgehend nach ähnlichen Gesetzen verlaufen wie beim Menschen und daß die Tierseuchen die geeignetsten Objekte für eine experimentelle Seuchenforschung sind. Um die Ätiologie des Milzbrands zu klären, untersuchte er mikroskopisch das Blut milzbrandkranker Tiere.[102] Er stellte dabei die bereits von Davaine beschriebenen glashellen Stäbchen fest.[103] Zur Kontrolle untersuchte Robert Koch auch das Blut gesunder Tiere, das er sich aus Schlachthäusern und von Fleischhändlern besorgte, konnte jedoch in diesem niemals die gleichen Stäbchen nachweisen. Von Pollenders Untersuchungen hatte er offenbar keine Ahnung. Am 23. Dezember 1875 notierte er in seinem Tagebuch:

> »In Wroniawy waren vor einigen Tagen angeblich an Verfütterung mehrere Rinder gefallen. Man hatte die Haut derselben eingeschnitten und die Cadaver verscharrt. Aber nachts wurden dieselben ausgegraben, das Fell abgezogen und in Stücken einem hiesigen Gerber zum Verkauf angeboten. Da dieser Verdacht schöpfte, so zeigte er den Fall der Polizeibehörde an und diese confiscirte die Felle. Von letzteren verschaffte ich mir ein Stückchen, in dem einige kleine Blutgefäße zu erkennen waren. Das untersuchte Blut enthielt ziemlich viele Bakterien, obwohl das Fell schon anfing, Fäulnisgeruch zu verbreiten.«

Um sich zu vergewissern, ob der Milzbrand tatsächlich durch diese Stäbchen verursacht wird, beschloß er, die Versuche Davaines zur Übertragung des Milzbrands von Tier zu Tier zu wiederholen. Zunächst impfte er mit dem bakterienhaltigen Rinderblut ein Kaninchen, das bereits einen Tag später starb. Er fand in den Leisten- und Ohrdrüsen der geimpften Seite zahllose Bakterien. Er impfte mit dem Blut dieses Tieres noch zwei weitere Kaninchen, von denen jedoch nur eines starb. Da ihm aber sein bescheidenes Einkommen kostspielige Experimente mit größeren Tieren nicht erlaubte, begann er nach kleineren und billigeren Versuchstieren zu suchen. Dabei stellte er fest, daß gewöhnliche Mäuse und Meerschweinchen für Milzbrandbazillen empfänglich sind. Es ist erstaunlich, unter welch primitiven Bedingungen und mit welch bescheidenen Hilfsmitteln Koch seine bahnbrechenden Forschungsergebnisse erzielen konnte. Das zweifenstrige, sonnige Hinterzimmer wurde durch einen braunen Vorhang in zwei Teile geteilt; die vordere Hälfte bildete das Sprech- und Untersuchungszimmer, in dem Koch seine Patienten empfing; hinter dem Vorhang war das schmale 1/2-Zimmer-Laboratorium, in dem er inmitten von Versuchstieren mikroskopierte und Tierversuche durchführte.[104] Der Raum von knapp drei Meter Breite und fünf Meter Tiefe war die Arbeitsstätte, in der die moderne Bakteriologie zu entstehen begann.[105] Die Patienten im vorderen Sprech-

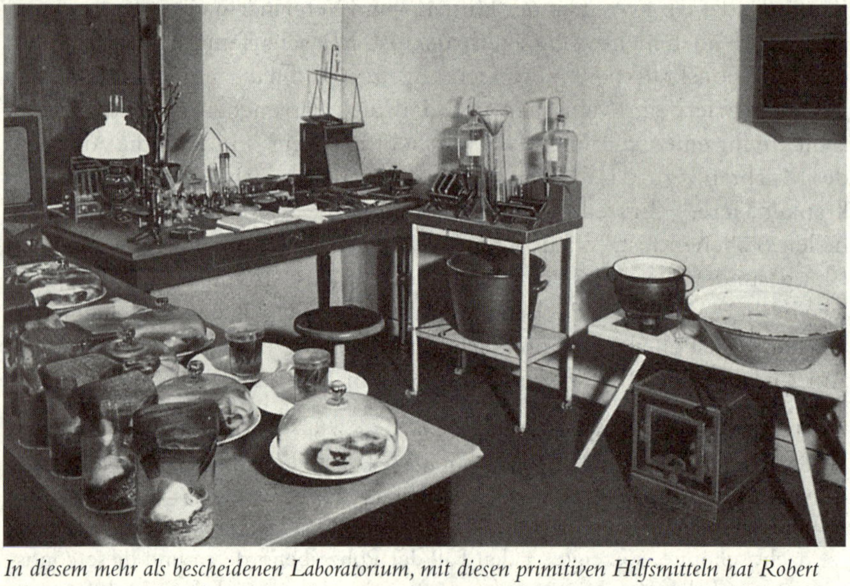

In diesem mehr als bescheidenen Laboratorium, mit diesen primitiven Hilfsmitteln hat Robert Koch seit 1872, damals noch Landarzt in Wollstein, seine bahnbrechenden und gefährlichen Milzbranduntersuchungen vorgenommen, mit denen er die medizinische Mikrobiologie begründet hat.

und Untersuchungszimmer bekamen nur die merkwürdigen Gerüche zu spüren, wie sie Mäuse und Meerschweinchen nun einmal verbreiten, und hörten das Quieken aus der kleinen Menagerie. Wie es hinter dem Vorhang aussah, wußte niemand, so neugierig mancher auch war.

Für seine Tierversuche besaß Koch noch nicht einmal eine richtige Spritze, um Milzbrandblut zu injizieren. Er tauchte deshalb kleine Holzsplitter in das Milzbrandblut, führte diese den Mäusen in eine als Hauttasche gesetzte Wunde oberhalb der Schwanzwurzel ein, wo die Tiere mit ihren Schnäuzchen nicht hinkommen konnten, um durch wiederholtes Lecken der Wunde den Splitter zu entfernen, und verschloß die Hauttasche mit einer Klammer. Hafteten an einem Holzsplitter tatsächlich Milzbrandkeime, so starben die Mäuse innerhalb von 24 Stunden an einer Sepsis.

In einer Gegend, die immer wieder durch Milzbrandvorkommen bei Tier und Mensch beunruhigt wurde, machte sich der junge Physikus immer wieder Gedanken über die Schlußfolgerungen des französischen Milzbrandforschers Davaine, die seinen kritischen Geist nicht ganz überzeugen konnten. Einige Jahre später berichtet er darüber in seiner schlichten und klaren, skeptischen Art am Anfang seiner klassischen Milzbrandstudie:

»Seit dem Auffinden der stäbchenförmigen Körper im Blute der an Milzbrand gestorbenen Tiere hat man sich vielfach Mühe gegeben, dieselben als die Ursache für die direkte Übertragbarkeit dieser Krankheit, ebenso wie für das sporadische Auftreten derselben, also als das eigentliche Kontagium des Milzbrands, nachzuweisen. In neuerer Zeit hat sich hauptsächlich Davaine mit dieser Aufgabe beschäftigt und, gestützt auf zahlreiche Impfversuche mit frischem oder getrocknetem stäbchenhaltigen Blute, sich mit aller Entschiedenheit dahin ausgesprochen, daß die Stäbchen Bakterien und nur beim Vorhandensein dieser Bakterien das Milzbrandblut die Krankheit von neuem zu erzeugen vermöge. Die ohne nachweisbar direkte Übertragung entstandenen Milzbranderkrankungen bei Menschen und Tieren führte er auf die Verschleppung der, wie er entdeckt hatte, im getrockneten Zustande lange Zeit lebensfähig bleibenden Bakterien durch Luftströmungen, Insekten und dergleichen zurück. Die Verbreitungsweise des Milzbrandes schien hiermit vollständig klargelegt zu sein.

Dennoch fanden diese von Davaine aufgestellten Sätze von verschiedenen Seiten Widerspruch (...) Man machte darauf aufmerksam, daß der Milzbrand nicht allein von einem Kontagium abhänge, welches oberhalb der Erde verbreitet werde, sondern daß diese Krankheit in einem unzweifelhaften Zusammenhange mit den Bodenverhältnissen stehe. Wie würde sonst zu erklären sein, daß das endemische Vorkommen des Milzbrandes an feuchten Boden, also namentlich an Flußtäler, Sumpfdistrikte, Umgebungen von Seen gebunden ist; daß ferner die Zahl der Milzbrandfälle in nassen

Jahren bedeutender ist und sich hauptsächlich auf die Monate August und September, in welchen die Kurve der Bodenwärme ihren Gipfelpunkt erreicht, zusammendrängt, daß in den Milzbranddistrikten, sobald die Herden an bestimmte Weiden und Tränken geführt werden, jedesmal eine größere Anzahl von Erkrankungen unter den Tieren eintritt. Diese Verhältnisse sind allerdings durch die Annahme Davaines nicht zu erklären (…)

Da ich einige Male Gelegenheit hatte, Tiere, welche an Milzbrand gefallen waren, zu untersuchen, so benutzte ich diese zu einer Reihe von Versuchen, welche zur Aufklärung der eben angedeuteten dunklen Punkte in der Milzbrandätiologie beitragen sollten. Hierbei kam ich sehr bald zu der Überzeugung, daß die Davainische Theorie über die Verbreitungsweise des Milzbrandes nur zum Teil richtig ist.

Es zeigte sich nämlich, daß die Stäbchen des Milzbrandblutes bei weitem nicht so resistent sind, als Davaine seinen Versuchen entnehmen zu müssen glaubte. Wie ich später nachweisen werde, bewahrt das Blut, welches nur Stäbchen enthält, seine Impffähigkeit im getrockneten Zustande nur wenige Wochen und im feuchten nur einige Tage. Wie sollten also so leicht vergängliche Organismen das oft während des ganzen Winters und im feuchten Boden vielleicht jahrelang schlummernde Kontagium des Milzbrandes bilden? (…)«[106]

Um zu klären, wie sich die Milzbrandbazillen vermehren, brachte Koch etwas Kammerwasser (liquor aquaeus) eines Rinderauges auf einen Objektträger, infizierte diesen klaren Tropfen mit Milzbrandbazillen und beobachtete ihn stundenlang mikroskopisch auf einem angeheizten Objekttisch, der ungefähr die Temperatur der tierischen Körperflüssigkeit hatte.[107] Da aber auf diese Tropfen verschiedene Keime aus der Luft fielen, die sich rasch vermehrten, konnte er den Vermehrungsprozeß der Milzbrandbazillen nicht in Reinkultur verfolgen. Daher ersann er eine neue, geistreiche Methode, die in die bakteriologische Technik unter dem Namen »hängender Tropfen« einging. Er ließ zunächst in die Mitte einiger Objektträger eine flache, runde Höhlung einschleifen. Dann brachte er einen Tropfen der zu untersuchenden Flüssigkeit auf ein Deckgläschen. Den hohlgeschliffenen Objektträger, dessen Höhlung mit etwas Vaseline umrandet war, stülpte und drückte er mit dem Ausschliff über das Deckgläschen. Drehte er nun den Objektträger mit dem anhaftenden Deckgläschen um, so hing der Tropfen in der Höhlung nach unten, und keine fremden Bakterien konnten mehr eindringen. Bei stundenlanger mikroskopischer Beobachtung auf dem heizbaren Objekttisch sah Koch, wie sich die Keime im Tropfen langsam zu verlängern begannen, teilten und wie sich dann auch diese Spaltstücke immer wieder – innerhalb von etwa 30 Minuten – von neuem spalteten. Erregend war das Schauspiel, wie sich die zahllosen Stäbchen zu Fäden und Knäueln aneinanderreihten, die das Gesichtsfeld ganz erfüllten. Auf diese Weise hatte Koch die erste Reinkultur von Mikroben gezüchtet.

Impfte er nun mit solchen Reinkulturen Mäuse, so gingen sie unter denselben Erscheinungen wie nach der Infektion mit Milzbrandblut zugrunde. Bei seinen mikroskopischen Beobachtungen merkte er, daß die kettenförmig aneinandergereihten Stäbchen schon nach einigen Tagen verblaßten und zusammenschrumpften. Sie waren also gar nicht so widerstandsfähig. Wie war es dann aber möglich, daß der von kranken Tieren ausgeschiedene Infektionsstoff im Freien monate-, ja sogar jahrelang erhalten blieb? Als Kreisphysikus konnte er selbst immer wieder feststellen, daß es schlagartig zu einem Massensterben kam, wenn bis dahin gesundes Vieh auf längst verlassene, milzbrandverseuchte Weiden getrieben wurde. Es bestand kein Zweifel, daß hier in der Infektkette noch ein Glied fehlte. Bei der mikroskopischen Durchschau seiner alten Milzbrandpräparate beobachtete Koch wiederholt glänzende, lichtbrechende, öltröpfchenähnliche Kügelchen in den abgeblaßten und zusammengeschrumpften Bazillenleibern, die den Eindruck von Perlenketten erweckten. Einige Jahre davor hatte der berühmte Botaniker Ferdinand Cohn in Breslau nachgewiesen, daß die harmlosen Heubazillen »unter ungünstigen Lebensbedingungen perlenähnliche, widerstandsfähige Dauerformen«, sogenannte »Sporen« bilden, die »dem Samen der höheren Pflanze entsprechen«. Um festzustellen, ob sich beim Milzbranderreger nicht ähnliche Vorgänge abspielen, brachte Robert Koch einen Tropfen Rinderaugenwasser auf ein altes, aufbewahrtes mikroskopisches Präparat, wo anstelle der ursprünglich kettenförmig aneinandergereihten Milzbrandbazillen nur noch glänzende Kügelchen in Form einer Perlenschnur zu sehen waren. Nach längerer mikroskopischer Beobachtung auf seinem geheizten Objekttisch konnte er feststellen, daß aus den perlenähnlichen Gebilden wieder Bazillen hervorkeimten, die sich zu kettenförmigen Scheinfäden aneinanderlagerten. Die Mäuse, die mit diesen Stäbchen geimpft wurden, starben ebenfalls an denselben Erscheinungen wie die mit frischem Milzbrandblut infizierten Versuchstiere. Es bestand also kein Zweifel mehr, daß es sich bei den perlenähnlichen Körperchen, die unter ungünstigen Bedingungen in den Leibern der absterbenden Milzbrandbazillen auftraten, ebenfalls um Sporen handelte. Mit einem Schlag fiel es ihm wie Schuppen von den Augen: Die gleichen Dauerformen entstehen auch auf den Weiden, die durch bazillenhaltige Ausscheidungen milzbrandkranker Tiere verseucht werden. In diesem Ruhezustand können die Keime jahrelang verharren, bis sie dann wieder mit den Futterpflanzen vom Weidevieh aufgenommen werden. Unter den günstigen Lebensbedingungen keimen hier aus den Sporen Milzbrandbazillen aus, die durch rasche Vermehrung zum gefürchteten Krankheitsbild führen. Durch diese Entdeckung der Milzbrandsporen und durch den Nachweis ihrer Weiterentwicklung zu Milzbrandbazillen war es, wie Robert Koch später in seiner klassischen Milzbrandarbeit sagte, »zum erstenmal gelungen, Licht über die Ätiologie einer jener merkwürdigen Krankheiten zu verbreiten, deren Abhängigkeit von Bodenverhältnissen weder die Anstrengungen der Forscher noch die kühnsten und verwickeltsten Hypothesen bisher klären vermochten«. Die Kenntnis der Sporen warf ein ganz neues Licht auf die Epidemiologie des Milzbrands. Jetzt erst wurde es klar, warum auf bestimmten Weiden, wie z. B. in der Auvergne, diese Seuche nie erlosch, sondern Jahr für Jahr neue Opfer unter den Herden forderte, warum das trockene Futter solcher Weiden den Milzbrand übertrug, warum trotz monate- und jahrelanger Lagerung der Häute und Felle die Lohgerber und Bürstenmacher an Milzbrand erkrankten, wenn sie diese Stoffe bearbeiteten, warum die Wasserläufe unterhalb solcher Gerbereien, deren Felle und Häute dort gespült und gewaschen wurden, den Infektionsstoff flußabwärts schwemmten und an beiden Ufern neue endemische Milzbrandgründe entstehen ließen.

Koch war sich der Tragweite seiner Entdeckung für die Epidemiologie der Infektionskrankheiten voll und ganz bewußt. Wie er 1909 retrospektiv ausführte, wollte er aber seine Untersuchungen noch fortsetzen. Da aber gerade

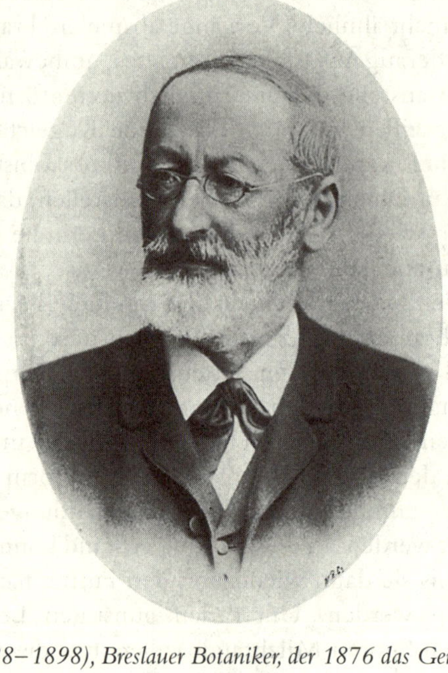

Ferdinand Cohn (1828–1898), Breslauer Botaniker, der 1876 das Genie Robert Kochs sofort erkannte und ihn in uneigennütziger Weise förderte.

zu jener Zeit ein namhafter Botaniker die Milzbrandbazillen für kristalloide Gebilde erklärte (es war K. W. von Naegeli in München), erschien es ihm geboten, seine Beobachtungen so schnell wie möglich zu veröffentlichen. Ende April 1876 fuhr Robert Koch nach Breslau zu dem berühmten Botaniker Cohn, der zunächst skeptisch war, was ihm »ein völlig unbekannter Arzt aus einer polnischen Landstadt« zeigen konnte. Doch bereits in der ersten Stunde seines Gesprächs mit Koch erkannte er in diesem den »unerreichten Meister wissenschaftlicher Forschung«. Auf Cohns Veranlassung demonstrierte er im Auditorium des pflanzenphysiologischen Instituts die Ergebnisse seiner Forschungen anhand mitgebrachter mikroskopischer Präparate und infizierter Tiere. Die lückenlose Beweisführung des 34jährigen Kreisarztes überzeugte auch die Universitätsprofessoren, die mit der Absicht gekommen waren, die Ausführungen eines Dilettanten mit Herablassung anzuhören. Der Pathologe Professor Cohnheim war von dem Geschehen so begeistert, daß er in sein Institut zurückkehrte und zu seinem damaligen Oberarzt Carl Weigert und seinen Assistenten die der Nachwelt überlieferten Worte sagte: »Nun lassen Sie alles liegen und stehen und gehen Sie zu Koch; dieser Mann hat eine großartige Entdeckung gemacht, die in ihrer Einfachheit und Exaktheit der Methode um so mehr Bewunderung verdient, als Koch von aller wissenschaftlichen Verbindung abgeschlossen ist und dies alles aus sich heraus gemacht hat, und zwar absolut fertig. Ich halte dies für die größte Entdekkung auf dem Gebiet der Mikroorganismen.«[108]

Zu den jungen Leuten, die aus dem Pathologischen Institut zu Kochs erster Vorführung der Milzbrandbazillen davonstürmten, gehörten auch Albert Neisser und Paul Ehrlich. Kaum einen Monat später erschien Kochs erste bakteriologische Pionierarbeit: »Die Ätiologie der Milzbrandkrankheit, begründet auf der Entwicklungsgeschichte des Bazillus anthracis«.[109] Mit dieser kleinen Schrift machte Robert Koch seine Erkenntnisse bekannt, die bald als Grundlage für bakteriologische Untersuchungen galten und auch heute noch gelten und die in drei klassischen Forderungen gipfelten (Kochsche Trias):

1. Der als Erreger anzusehende Keim muß stets im erkrankten Organismus anzutreffen sein.
2. Er darf bei keiner anderen Krankheit als zufälliger und nicht pathogener Schmarotzer vorkommen.
3. Er muß vom Körper vollkommen isoliert und in Reinkultur gezüchtet imstande sein, von neuem die Krankheit bei bisher gesunden Versuchstieren zu erzeugen.[110]

Noch gab es mangels fester Nährböden keine zuverlässige Methode für die Isolierung von verschiedenen Bakterienarten, d. h. für die Gewinnung von

Reinkulturen. Daher hatte die pleomorphistische Theorie, nach der alle Bakterienarten unter verschiedenen Umweltbedingungen ineinander übergehen können, noch viele Anhänger unter den Mikroskopikern.[111]

Vor allem der Münchner Botaniker Karl Wilhelm von Naegeli bestritt eine Konstanz der Arten und die Spezifität der Erreger und wurde zu einem entschiedenen Gegner Robert Kochs.

> »Es gibt keine echte Bakterienart«, erklärte er, »vielmehr ist die Variabilität der Bakterien eine unbegrenzte. Die gleiche Spezies nimmt im Laufe der Generationen abwechselnd verschiedene morphologisch und physiologisch ungleiche Formen an, die im Laufe von Jahren und Jahrzehnten bald die Säuerung der Milch, bald die Fäulnis der Eiweißstoffe, bald Diphterie, bald Typhus, bald Cholera, bald Wechselfieber erzeugen.«[112]

Doch Robert Kochs Milzbrandarbeiten weckten allmählich auch im Ausland das Interesse mikrobiologischer Kreise. In Frankreich, wo der Milzbrand die Bauern alljährlich zwanzig Millionen Goldfranken kostete, wurden Robert Kochs Ergebnisse von Louis Pasteur (1822–1895) sorgfältig nachgeprüft.[113] Dieser hatte sich kurz vorher (1880) mit dem Erreger der Geflügelcholera (»le cholera des poules«) beschäftigt und dabei festgestellt, daß durch Alterung der Kulturen ein Virulenzverlust erfolgt, eine Erkenntnis, die zum Ausgangspunkt seiner Studien über aktive Immunisierung wurde.[114] Im Zusammenhang mit der Prüfung der Kochschen Ergebnisse[115] versuchte Pasteur, die Empfänglichkeit verschiedener Tierarten gegenüber den Milzbrandbazillen herauszufinden. So infizierte er neben Säugetieren auch Warmblüter und Kaltblüter und stellte dabei fest, daß z. B. Tauben und Frösche eine natürliche Immunität besitzen: Milzbrandbazillen gedeihen am besten bei 37° C, daher sind Tiere mit abweichender Körpertemperatur gegen die Milzbrandinfektion geschützt. Als Pasteur Tauben auf 37° C abkühlte und Frösche auf 37° C erwärmte, infizierten sich beide Tierarten. Diese Versuche waren die ersten wissenschaftlichen Untersuchungen über Immunitätsvorgänge im tierischen Organismus.[116]

Pasteur, der bereits einen Impfstoff gegen Hühnercholera hergestellt hatte, entschloß sich nun, gegen den Milzbrand in ähnlicher Weise vorzugehen. Zunächst ergaben sich jedoch große Schwierigkeiten, da Milzbrandbazillen Sporen als Dauerformen bilden, auf die die Alterung keinen Einfluß nimmt. Fortschritte erzielte Pasteur erst mit der Erkenntnis, daß ein Milzbrandstamm nach mehreren Warmblüterpassagen nicht nur die Fähigkeit der Sporenbildung verliert, sondern allmählich auch seine Infektiosität für gewöhnliche Versuchstiere einbüßt, zunächst für Kaninchen, später auch für Meerschweinchen und zuletzt sogar für Mäuse. Die gleiche Virulenzabschwächung konnte Pasteur auch durch systematisches Züchten von Milzbrandkulturen im Brutschrank mit »Vogeltemperatur«, d. h. bei einer Temperatur von 42–43° C, erreichen. Er versuchte nun, diese künstliche Virulenzabschwächung zur Gewinnung eines sporenlosen Impfstoffes auszunutzen. Zunächst stellte er aus Milzbrandbazillen, die 24 Tage bei »Vogeltemperatur« bebrütet wurden, eine Aufschwemmung her, die zwar noch die empfindlichen Mäuse, aber nicht mehr Meerschweinchen und Kaninchen tötete. Diesen Impfstoff bezeichnete er als »Vaccin premier«. Sodann fertigte er aus Milzbrandkulturen, die nur zwölf Tage mit diesen hohen Temperaturen behandelt wurden, eine weitere Aufschwemmung, die auch noch bei Meerschweinchen, aber nicht mehr bei Kaninchen tödlich wirkte. Diesen Impfstoff nannte er »Vaccin deuxième«. Begeistert von diesen Ergebnissen, verkündete er, es sei nunmehr möglich, milzbrandgefährdete Tiere durch Impfung vor der Erkrankung zu schützen.

Einige Veterinärmediziner, deren Neid schon durch Pasteurs Erfolge bei der Bekämpfung der Hühnercholera erwacht war und die es nicht hinnehmen wollten, daß ihnen »ein Chemiker dauernd ins Handwerk pfuscht«, beschlossen nun, ihn in eine Falle zu locken.[117] In einer Sitzung der Landwirtschaftlichen Gesellschaft von Melun machten sie den Vorschlag, Pasteur eine größere Anzahl von Tieren zur Verfügung zu stellen, die er dann in aller Öffentlichkeit schutzimpfen und später infizieren sollte. Pasteur, der im Gegensatz zu dem bescheidenen Robert Koch viel Sinn für theatralisches Auftreten mit pathetischen Posen hatte und von den Hintergedanken der scheinheiligen Unterhändler noch nichts ahnte, erklärte sich mit dem Versuch einverstanden. Erst als überall in der Presse das gefährliche Experiment angekündigt wurde, erkannte er die heimtückischen Absichten seiner Gegner. Durch sensationelle Zeitungsartikel versuchte man die Erwartungen des Publikums so hochzuschrauben, daß ein Mißerfolg Pasteur ein für allemal diskreditiert hätte.[118] »Die Angelegenheit«, meinte Gaffky, »sollte etwa so vor sich gehen, wie vor etwa 100 Jahren in Göttingen der Fall mit dem berühmten Zauberer und Scharlatan Philadelphia.«[119] Für Pasteur gab es kein Zurück mehr. Seine Gegner hatten bereits das Datum und das sensationelle Programm des Großexperiments bekanntgegeben. Auch die 48 Schafe hatten sie bereits über die Landwirtschaftliche Gesellschaft in Melun besorgt und nach Pouilly-le-Fort, in die Gegend von Chartres, bringen lassen. Hier sollte auf einem Bauernhof das Spektakel vor sich gehen. In Anwesenheit des aus Paris herbeigeströmten Publikums, das wie bei einem Pferderennen Wetten abschloß, teilte Pasteur mit seinen Assistenten Roux, Chamberland und Thuillier die Schafherde in zwei gleich große Gruppen. Nur eine Gruppe wurde mit der »I. Vaccin« (»Mäusemilzbrand«) geimpft, während die zweite Gruppe unbehandelt blieb. Nach 14 Tagen wiederholte sich das Schauspiel: Die bereits behandelten Tiere wurden nun auch mit der »II. Vaccin« (»Meerschweinchenmilzbrand«) geimpft. Zwei Wochen später, am 31. Mai 1881, infizierte Pasteur mit seinen Assistenten schließlich alle 48 Tiere mit virulenten Milzbrandkulturen.[120] Er wußte, daß er mit diesem gefährlichen Experiment seinen ganzen Ruf aufs Spiel gesetzt hatte, denn »ein Jahrmarktspublikum ward zum Richter über seine Wissenschaft«. Am nächsten Morgen waren von der unbehandelten Herde nur noch zwei schwerkranke Schafe am Leben, während alle 24 schutzgeimpften Tiere gesund und munter blieben. Pasteur wurde zum Held des Tages. Ein Denkmal in Chartres erinnert noch heute an dieses Ereignis.[121]

Das »Wunder von Pouilly-le-Fort« war der Auftakt zu einer großangelegten Impfaktion: Noch im Lauf desselben Jahres wurden in Eure-et-Loire 79 392 Schafe geimpft. Statt einer Sterblichkeit, die seit zehn Jahren kontinuierlich neun Prozent überstieg, starben nun 518 Schafe, also weniger als ein Prozent. Zugleich wurden 4562 Rinder geimpft. Auf die gleiche Zahl berechnet, hatte man bisher jährlich mehr als 300 Tiere verloren, seit der Impfung waren nur 11 Kühe eingegangen.[122] Weitere 600 000 Schafe und fast 100 000 Rinder wurden im nächsten Jahr (1882) geimpft.[123] Alle »verwünschten Weiden« oder »gefährlichen Berge« gerieten allmählich in Vergessenheit.

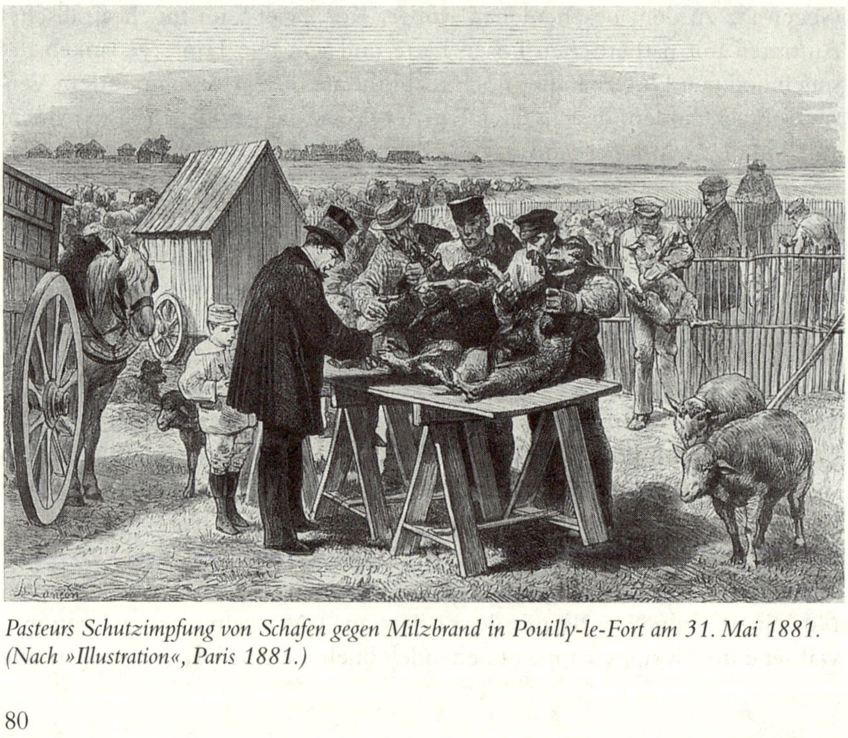

Pasteurs Schutzimpfung von Schafen gegen Milzbrand in Pouilly-le-Fort am 31. Mai 1881. (Nach »Illustration«, Paris 1881.)

Besonders in Rußland, wo die Schafherden Jahr für Jahr durch Milzbrand erheblich dezimiert wurden, knüpfte man große Hoffnungen an die nun mögliche Impfung. Welche Verheerungen diese als »sibirische Pest« bezeichnete Seuche anrichtete, geht daraus hervor, daß ihr im Jahr 1864 allein 72 000 Pferde zum Opfer fielen und daß sie in den Jahren 1864–1870 im Gouvernement Nowgorod über 65 000 Pferde, Kühe und Schafe sowie 528 Menschen dahinraffte.[124] Die schwer geplagten russischen Bauern erwarteten ein Wunder von der viel gepriesenen französischen Schutzimpfung, die auf Veranlassung von Ilja Metschnikow (1845–1916), der Leiter des bakteriologischen Instituts in Odessa war, 1887 von seinen Mitarbeitern in der Umgebung von Odessa in Angriff genommen wurde.[125] Doch es ereignete sich eine Katastrophe: Von 4414 Schafen starben nach der ersten Impfung 3549 Tiere! Wie Metschnikows Vertreter feststellen mußten, hatte man die harmlose »Vaccin premier« mit einer virulenten Milzbrandkultur verwechselt.[126] Metschnikow mußte Hals über Kopf Rußland verlassen und fuhr zunächst nach Berlin. Doch der Empfang durch Robert Koch war sehr kühl.[127] Im nächsten Jahr ging Metschnikow nach Paris, wo ihn Pasteur mit offenen Armen aufnahm und ihm in seinem neuen Institut ein Labor überließ.

Mit der Entdeckung des Erregers und zahlreichen seuchenprophylaktischen Maßnahmen schien im 20. Jahrhundert die Gefahr von Milzbranderkrankungen gebannt. Mit Ausbruch des Zweiten Weltkriegs wurden die Erkenntnisse der Naturwissenschaften jedoch vermehrt in der Rüstungsindustrie eingesetzt: Atomare, biologische und chemische Massenvernichtungswaffen wurden in großem Ausmaß geplant und entwickelt. Mögliche Langzeitfolgen dieser »modernen Kriegsführung« für die Menschheit und ihre Nachkommen wurden in diese Überlegungen nicht einbezogen.

In Großbritannien gab es etwa seit 1941 Pläne, sich auch mit biologischen Waffen gegen die Bedrohung, die von Hitler-Deutschland ausging, zu wehren: »Milzbrandbomben«, gefüllt mit Sporen des Erregers, sollten über deutschen Großstädten abgeworfen werden.

Dazu mußten große Mengen versporter Kulturen produziert werden. Man bestimmte die etwa eineinhalb Kilometer breite und drei Kilometer lange, seit mehr als 100 Jahren unbewohnte Insel Gruinard in der gleichnamigen Bucht an der Nordwestküste Schottlands als Testgelände für die bakteriologische Kriegsführung. Im Sommer 1942 brachte man die Versuchstiere, etwa 60 Schafe, auf die Insel und startete den ersten Versuch mit einer einfachen Sprengbombe, die in einem Spezialbehälter Milzbranderreger in Sporenform enthielt. Der Test war erfolgreich: Die ausgesetzten Versuchstiere gingen innerhalb einer Woche ein. Insgesamt 23mal – einmal durch Abwurf einer Milzbrandbombe aus einem Flugzeug – sollen auf Gruinard solche Tierversuche durchgeführt worden sein. Noch 1942 wurde die Produktion der Milzbrandbomben aufgenommen. Da aber Großbritannien nicht in der Lage war, die für Großeinsätze notwendigen Mengen selbst herzustellen, wurden die USA um Unterstützung gebeten. Dort soll dann nach weiteren Experimenten die Serienproduktion aufgenommen worden sein. Die britische Planung sah Einsätze in deutschen Städten vor: In Berlin, Frankfurt/Main, Hamburg, Stuttgart und Wilhelmshaven sollten Bomben abgeworfen werden. Hierdurch wären die betroffenen deutschen Großstädte zumindest ein halbes Jahrhundert unbewohnbar geblieben und folglich wäre auch ihr Wiederaufbau nicht möglich gewesen. Daß dies nicht ausgeführt wurde, lag allem Anschein nach daran, daß erst Mitte 1945 die benötigten Mengen des Erregers zur Verfügung gestanden hätten und durch die Kapitulation Deutschlands im Mai 1945 alle diesbezüglichen Einsatzpläne hinfällig wurden.[128]

Erdproben, die man von der Insel Gruinard zur bakteriologischen Prüfung entnahm, erwiesen sich stets als milzbrandpositiv, so daß hier jahrzehntelang an den Küsten der gespenstischen Insel alle 400 Meter ein rotes Warnschild verkündete: »Landung verboten!«[129]

Infolge der rasanten wissenschaftlichen Entwicklung, durch die die Versuchung menschlicher Macht noch ungeheuerlicher wurde, muß sich eine Ethik für die zukünftige technologische Zivilisation an neuen Prinzipien orientieren. Der moralische Imperativ müßte im Sinn des Philosophen Hans Jonas nun etwa so formuliert werden:

> »Handle so, daß die Wirkungen deiner Handlung nicht zerstörerisch sind für die zukünftigen Möglichkeiten menschlichen Lebens.«[130]

Tuberkulose

Die Tuberkulose ist weltweit die häufigste lebensbedrohende bakterielle Infektionskrankheit. Ein Drittel der Weltbevölkerung ist infiziert; schätzungsweise 60 Millionen Menschen leiden an einer offenen Tuberkulose. Pro Jahr kommen acht bis zehn Millionen neue Fälle hinzu, und jährlich sterben drei Millionen Menschen daran. Diese ungeheuren Zahlen betreffen vor allem die Entwicklungsländer Afrikas, Asiens und Südamerikas. Es steht zu befürchten, daß dort im letzten Jahrzehnt dieses Jahrtausends, vor allem im Zusammenhang mit einer AIDS-Infektion, über 20 Millionen Menschen an Tuberkulose sterben werden.

Vor hundert Jahren starb in Mitteleuropa noch jeder siebte Erwachsene an der chronisch verlaufenden Tuberkulose. Erst von der Mitte des 20. Jahrhunderts an, als sich die hygienischen Bedingungen nachhaltig besserten, präventiv die BCG-Impfung und therapeutisch neuerfundene wirksame Tuberkulostatika zur Verfügung standen, galt die einstmals verheerende Seuche als gebändigt, zumindest in den westlichen Industrieländern.

Die Tuberkulose als Infektionskrankheit bricht nicht plötzlich aus und überzieht ganze Landstriche oder Völker wie die Pest oder Cholera, sondern sie greift meist nur jene Menschen an, deren Immunsystem geschwächt ist. Die meisten überwinden sie bereits beim ersten Angriff und bleiben gegen sie gefeit. Die Tuberkulose verläuft nur ganz selten beim ersten Krankheitsschub tödlich, wie etwa die Miliartuberkulose bei Säuglingen, sondern sie führt erst nach langem Siechtum zum Tod. Sie ist ein proteusartiges Übel, das sich lange unter den Masken so verschiedener Krankheitsbilder wie Auszehrung, Lungenschwindsucht, Skrofeln (Skrofulose), fressende Flechte (Lupus), Knochenfraß (Caries) usw. verbarg. Erst nachdem Robert Koch 1882 die Tuberkelbakterien entdeckt hatte, ließ sich einwandfrei beweisen, daß all diese Krankheitsbilder wie Gelenktuberkulose, Knochentuberkulose, tuberkulöse Hirnhautentzündung, Miliartuberkulose, Lymphknotentuberkulose, Nierentuberkulose, Skrofulose, Lupus usw. durch die gleichen Erreger hervorgerufen werden.

Bei der Tuberkulose unterscheidet man im wesentlichen zwei Infektionsreservoire: den offentuberkulösen Menschen als den wichtigsten Verbreiter des Mycobacterium tuberculosis und das perlsüchtige, bakterienausscheidende Rind als den fast ausschließlichen Verbreiter des Mycobacterium bovis. Durch die konsequente Ausrottung tuberkulöser Rinder kommt eine Infektion mit dem Mycobacterium bovis – z. B. durch den Genuß roher Milch – in unseren Breiten so gut wie nicht mehr vor. Die Lungentuberkulose, die häufigste Tuberkuloseform, wird fast ausschließlich durch Tröpfcheninfektion übertragen. Hat ein Mensch, der noch nicht mit Tuberkulose infiziert war, beim Anhusten durch einen Offentuberkulösen den Erreger inhaliert, so bilden sich an dessen Ansiedlungsort in der Lunge Knötchen

(Tuberkel), und um diese entsteht ein Entzündungsherd in Verbindung mit dem entzündeten regionalen Lymphknoten. Bei neunzig Prozent aller Erstinfizierten heilt der Primärkomplex spontan aus, indem die Tuberkel abgekapselt werden und verkalken. Nach der Erstinfektion bilden sich Antikörper, die den Organismus vor einer Weiterverbreitung der Krankheit und auch gegen neu eindringende Tuberkelbakterien schützen. Das Vorhandensein dieser Antikörper kann mit Tuberkulin (einer aus Tuberkelbakterien gewonnenen Substanz) durch Hautproben getestet werden.

Bei ungenügender zellulärer Immunität kann der Primäraffekt innerhalb weniger Monate nach der Infektion in eine Miliartuberkulose übergehen. Die Aussaat erfolgt lymphogen oder hämatogen. Betroffen sind vor allem kleine Kinder, wobei in den befallenen Organen (Lunge oder Hirnhaut) zahlreiche kleine Läsionen von Hirsekorngröße (Milium = Hirsekorn) entstehen.

Wenn es in einem verkalkten Herd, in dem Tuberkelbakterien überlebt haben, im Postprimärstadium zu einer Nekrotisierung und Einschmelzung des Lungengewebes kommt, so entsteht ein Hohlraum, eine Kaverne, die einen idealen Nährboden für die Tuberkelbakterien bildet. Kavernenträger sind besonders gefährlich für ihre Umgebung, weil sie immer als »offen« zu betrachten sind, d. h., jeder Hustenstoß kann durch Tröpfcheninfektion für die Umgebung gefährlich werden. Diese Postprimärtuberkulose nach Reaktivierung eines endogenen Herds ist die typische Tuberkulose des Erwachsenen. In den weitaus meisten Fällen (über 85%) liegt eine Lungentuberkulose vor. Der Nachweis von Tuberkelbakterien aus dem Sputum tritt bei der Lungentuberkulose gegenüber der Röntgenuntersuchung an Bedeutung zurück, ist aber wichtig für die Beurteilung der Ansteckungsgefahr.

Bestimmte Berufe dürfen nicht von Offentuberkulösen ausgeübt werden: So müssen z. B. Ärzte, Krankenschwestern, Lehrer, Friseure oder Beschäftigte in der Lebensmittelbranche regelmäßig ihren Gesundheitszustand kontrollieren lassen. Ein besonders wichtiges Mittel zur Erfassung von tuberkulösen Keimstreuern sind die bakteriologischen Umgebungsuntersuchungen. Besonders gefährlich für die Umgebung ist die Streuung von Antibiotika-resistenten Tuberkelbakterien.

Wichtig für Behandlungserfolge sind heute die gegen Tuberkelbakterien wirksamen Chemotherapeutika (Tuberkulostatika). Zusätzliche chirurgische Eingriffe werden nur noch in besonderen Fällen durchgeführt. Vorwiegend verordnete Medikamente sind Isonicotinsäurehydrazid (INH), Rifampicin (RMP) und Steptomycin (SM). Besonders durch Kombination mehrerer Tuberkulostatika lassen sich bessere Behandlungsergebnisse erzielen und Resistenzbildungen vermeiden.

Altertum

Die Schwindsucht war schon im Altertum bekannt. So nannte man z. B. in Ägypten die pyramidenbauenden Sklaven »die Huster«.[1] Bereits im »Papyrus Ebers«[2], der nicht weniger als einundzwanzig Rezepte gegen Husten enthält[3], ist zu lesen, daß der Kranke »Schmerzen in der Brust hat … und daß ihn der Tod bedroht«.[4] Gefördert wurde das Hustensiechtum vor allem durch Überanstrengung und Hunger, wovon ein über drei Jahrtausende altes ägyptisches Kornträgerlied berichtet:

»Garben und weißen Spelt
tragen wir Tag für Tag.
Alle Speicher sind voll,
alle Schiffe gefüllt.
Schon quillt Korn über Bord,
aber man treibt uns und treibt.
Hungernd gehn wir gebückt:
unsere Rücken aus Erz,
unsere Herzen aus Erz
tragen Tag für Tag.«[5]

Auch wenn Ägypten von Herodot als »ein Geschenk des Nils« gerühmt wurde, konnte man nur durch Instandhaltung der Bewässerungskanäle und eine Vorratswirtschaft, wie man sie aus der Josephslegende kennt, die schweren Folgen der durch unzulängliche Überschwemmungen bedingten Mißernten lindern. Dennoch kam es immer wieder, nicht zuletzt infolge politischer Wirren, zu schweren Hungersnöten,[6] die zwangsläufig von den Seuchen des Elends überschattet waren. Als Vorbilder für die auf zahlreichen Reliefs dargestellten, zu Gerippen abgemagerten Gestalten könnten die Opfer sowohl der Schwindsucht als auch der Hungersnöte gedient haben.

Es gab in Ägypten eine ganze Reihe von Berufen, bei denen neben der physischen Überanstrengung noch Staubbildung und Erkältung die Entstehung der verschiedensten Lungenleiden förderten. In der »Lehre des Cheti« spornt ein Vater seinen Sohn, den er in die Schule für »Schreiber« (d. h. Verwaltungsbeamte) in die Hauptstadt gebracht hat, zum Lernen an, indem er ihm das abschreckende Beispiel schwerer Berufe vor Augen führt:

»Ich beobachtete den Erzarbeiter am Schmelzofen. Seine Finger waren rissig wie die Haut von Krokodilen und er stank schlimmer als Fischlaich…

Der Steinmetz gravierte mit dem Meißel allerlei harte Steine. Wenn er sie vollendet hatte, versagten ihm die Arme und er war erschöpft. Wenn er sich bei Dämmerung niedersetzte, waren seine Lenden und sein Rücken wie zerschlagen…

Der Töpfer war wie ein Schwein von Lehm beschmiert, während er seine Töpfe brannte. Seine Kleidung war steif vor Ton. Die heiße Luft aus dem Ofen blies ihm ins Gesicht. Er stampfte den Lehm mit seinen Füßen und wurde dabei selbst zermalmt.

Ich spreche Dir auch noch von dem Maurer, der Wände baut. Er steht immer draußen im Winde. Die Peitsche (des Aufsehers) ist schmerzhaft für ihn.

Der Weber hat es in seiner Werkstatt schlechter als eine Frau bei der Geburt; die Knie gegen den Magen gedrückt, bekommt er keine Luft…«[7]

Hier werden bereits die Berufe aufgelistet, die später Ramazzini und zahlreiche Gewerbehygieniker als besonders gefährdet für die Schwindsucht bezeichnet haben.

Das galt besonders für die in den nubischen Goldbergwerken eingesetzten Strafgefangenen, über die der aus Sizilien stammende griechische Historiker Diodoros Siculus (1. Jh. v. Chr.) zu einer Zeit, als man von Silikose (Staublungenerkrankung) noch keine Ahnung hatte, folgendes berichtete:

»Die Zahl der Sträflinge ist sehr groß; sie sind alle mit Fußeisen gefesselt und müssen unausgesetzt arbeiten … Jede Möglichkeit, zu entfliehen, ist ihnen abgeschnitten. Denn ausländische Söldner, die eine fremde Sprache reden, sind ihnen als Wachen zugeteilt. Es kann also keiner durch zutrauliche Gespräche oder Bitten seinen Aufseher bestechen. Wo das goldhaltige Gestein am härtesten ist, da lockert man es vorher durch ein starkes Feuer… Ist aber das Gestein so locker, daß es nur mäßige Anstrengung erfordert, so müssen viele Tausende der Unglücklichen mit Steinbrecheisen daran hämmern. Die Stärksten sucht man dazu aus, daß sie mit eisernen Hämmern den marmorharten Fels zerschlagen und Stollen brechen, die nicht in gerader Linie, sondern wie die Gänge (Adern) des schimmernden Gesteins laufen. Da sie im Finstern schuften müssen, tragen sie Leuchten, die ihnen an die Stirne angebunden sind. Die ausgebrochenen Felsenstücke lassen sie auf dem Boden liegen. Zu ihrer Arbeit werden sie von den Aufsehern unaufhörlich mit Strenge und durch Schläge angetrieben. Halbwüchsige Knaben müssen in die Stollen hineinkriechen und die herabgefallenen Felsstücke ins Freie hinausschleppen, wo sie in steinernen Trögen mit eisernen Keulen bis zur Erbsengröße zerstoßen werden. Diese Steinbrosamen übernehmen dann ältere Männer und schütten sie auf Mühlen auf; es stehen da mehrere Mühlen der Reihe nach, und mit je einem Hebel machen zwei bis drei Personen das ihnen zugeteilte Maß zu Mehlstaub.[8] Man kann diese Unglücklichen, die nicht einmal ihren Körper reinlich halten, noch ihre Blöße decken können, nicht ansehen, ohne ihr jammervolles Schicksal zu beklagen. Denn da findet keine Nachsicht und keine Schonung statt für Kranke und Gebrechliche. Alle müssen, durch Schläge gezwungen, fortarbeiten, bis der Tod ihren Qualen und ihrer Not ein Ende macht…«[9]

Die »Kranken und Gebrechlichen«, die Diodor erwähnt, dürften vor allem an Staublunge und Lungentuberkulose gelitten haben. Diese Schilderung erinnert an die Zustände in den südafrikanischen Goldbergwerken bei Johannesburg, wo durch das Einatmen von Steinstaub die Quarzlunge in Kombination mit Lungentuberkulose, bekannt unter dem Begriff »Bergmannsschwindsucht« (»miners' phthisis«), grassiert. »Ein offentuberkulöser Husten«, sagte mir Geheimrat R. O. Neumann, »in einem solchen Staublunge erzeugenden Betrieb ist für seine Umgebung genauso gefährlich wie ein Typhusbazillenträger in einer Großküche.«[10]

Wenn man nur bei relativ wenigen Mumien tuberkulöse Veränderungen gefunden hat, so liegt das vor allem daran, daß es sich bei diesen Toten um Angehörige der oberen Schicht handelte, die diese schweren Arbeiten nicht verrichteten. Verstorbene Bauern und Sklaven wurden gewöhnlich nicht mumifiziert, ihre im Sand verscharrten Leichen hinterließen keine Spuren.[11] In einzelnen Fällen sind jedoch Skelettreste mit charakteristischen Veränderungen erhalten geblieben, die beweisen, daß die Tuberkulose bereits im alten Ägypten grassierte. Es sind dies Funde von tuberkulöser Wirbelkaries, die aber meist in Verbindung mit Lungenschwindsucht auftritt. Wenn die tuberkulöse Infektion eine Anzahl von Wirbeln zerstört, pflegt das Rückgrat unter dem Gewicht des Körpers einzubrechen, mit der Folge, daß der Patient bucklig wird. Diese Krankheit, die Percival Pott 1779 beschrieb, wurde später nach ihm benannt.[12]

Bereits Ende des 19. Jahrhunderts begann man fossile Knochen mikroskopisch zu prüfen. Für diesen Zweck wurden die Knochen besonders präpariert, um histologische Schnitte anfertigen zu können.[13] Durch die später auch mögliche Röntgentechnik erreichte man große Fortschritte bei der Untersuchung anthropologischen und paläontologischen Materials. Die Röntgenuntersuchung hat überdies den großen Vorteil, daß sie dem Forscher erlaubt, Knochen zu untersuchen, ohne sie zu zerstören, und Mumien genau zu prüfen, ohne sie auszuwickeln.

Im November und Dezember 1909 fand G. Elliot Smith an einer alten Begräbnisstätte bei Dakka am Nil zehn prädynastische Skelette, von denen vier krankhafte Veränderungen der Wirbelsäule aufwiesen. Diese vier Skelette stammten obendrein aus nur zwei Gräbern. Das eine Grab barg zwei Skelette, das eines Mannes und das einer Frau, die beide kariöse Zerstörungen mehrerer Wirbelkörper aufwiesen, während im anderen Grab zwei Skelette erwachsener männlicher Individuen und eines neunjährigen Knaben gefunden wurden. Einer dieser Erwachsenen hatte an einer schweren Einknikkung der Wirbelsäule infolge Zerstörung zweier Wirbelkörper gelitten; bei dem Knaben waren fünf Wirbel zerfressen und später zu einer unregelmäßigen Knochenmasse zusammengebacken. Dieser gehäufte Befall könnte auf die Durchseuchung einer ganzen Familie hinweisen. Smith stellte sogar die Frage, ob nicht vielleicht im oberägyptischen Dakka eine alte Heilstätte für Tuberkulöse gewesen sei.[14]

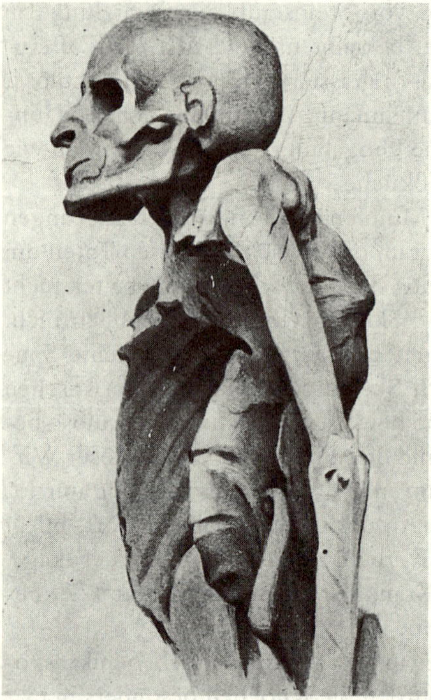

Mumie eines Ammonpriesters (um 1000 v. Chr.). Die Wirbelsäule zeigt eine Verwölbung, wie man sie bei der Pottschen Krankheit (Wirbelsäulentuberkulose) findet.

Ein fünfter Fall von Pottscher Wirbelerkrankung wird im Anatomischen Museum der Medizinschule von Kairo aufbewahrt: Es handelt sich um die Mumie eines jungen thebanischen Ammonpriesters aus der XXI. Dynastie um das Jahr 1000 v. Chr. Karies zerstörte ihm die vier unteren Rückenwirbel und den ersten Lendenwirbel, was zu deren Verschmelzung und zur Bildung eines rechtsseitigen Senkungsabzesses geführt hat.[15] Das Vorliegen der Pottschen Wirbeltuberkulose im alten Ägypten wird auch durch Grabstatuetten mit deutlichem Buckel aus der Zeit der XI. und XII. Dynastie bestätigt.

Rippenfellverwachsungen als Zeichen der Rippenfellentzündung wurden nach der Jahrhundertwende an verschiedenen Mumien festgestellt.[16] Auch der König Echnaton (1375–1358 v. Chr.) mit den kränklichen, akromegalen Gesichtszügen, der eingefallenen Brust und dem aufgetriebenen Unterleib soll schwindsüchtig gewesen sein. Ursprünglich lautete sein Name Amenophis IV., doch nach der religiösen Revolution ließ er alle Inschriften des alten Gottes Ammon beseitigen und erhob Aton, die Sonnenscheibe, zur einzigen Gottheit. Fortan nannte er sich Echnaton, »Abglanz der Sonne«. Seine kränklichen, kurzlebigen Töchter starben vermutlich ebenfalls an Tuberkulose.[17] Nach Echnatons Tod brach das Sonnenreich von Amarna in kürzester Zeit zusammen, und die Ammonpriester von Theben bemächtigten sich wieder der Herrschaft. Der Monotheismus wurde abgeschafft. Echnatons schwächlicher Schwiegersohn Tut-anch-Aton beugte sich den Ammonpriestern und änderte aus Staatsräson seinen Namen in Tut-anch-Amon. Er starb »im zarten Alter« von 18 Jahren, vermutlich ebenfalls ein Opfer der Tuberkulose. Sein Grab wurde provisorisch inmitten des Tales der Könige angelegt. Seine Nachfolger dankten ihm jedoch seine Bereitschaft zur Liquidation der Ketzerei von Amarna nicht und strichen seinen Namen ebenso wie den des Echnaton aus der Liste der Könige. Tut-anch-Amon galt als so unbedeutend, daß seine Grabkammer nach einem mißlungenen Einbruch ebenso in Vergessenheit geriet wie seine Person und somit dem Schicksal der übrigen Königsgräber entging: ein Opfer von Grabräubern zu werden.[18]

Auch im Alten Testament wird die tuberkulöse Karies wiederholt als »Knochenfraß«, allerdings nur im bildlichen Sinn, erwähnt. So heißt es z. B. im Propheten Habakuk (Hab 3,16): »Wie Knochenfraß drang es in meine Gebeine.«[19] Im Buch Levitikus werden von den Leibesgebrechen, die die Aufnahme in die Priesterkaste verhinderten, u. a. folgende angeführt: Lahmheit, die zu große Länge eines Gliedes sowie Buckligkeit, also allerlei Krankheitszustände, die nicht selten eine tuberkulöse Karies des Skeletts zur Voraussetzung haben. (Lev 21, 18–20).[20]

In den dichtbevölkerten Handelsstädten Mesopotamiens[21] wurden nicht nur Waren, sondern auch ansteckende Krankheiten ausgetauscht, zu denen auch die durch Tröpfcheninfektion übertragene Lungenschwindsucht gehörte, denn Lungenerkrankungen werden in vielen Keilschrifttexten erwähnt. Die charakteristischen Symptome, Husten, Auswurf, Atemnot und Brustschmerzen, sind genau beschrieben. Ein Mann »hustet trocken, bringt keinen Speichel hervor«,[22] oder »die Lungen husten Eiter herauf und Teile von innen«.[23] Eine Stelle scheint auf Bluthusten zu deuten, sie lautet: »Wenn schwarzes Blut aus dem ›Mund‹ der linken Lunge eines Menschen kommt (...)«[24] Der Schmerz in der Brust oder in Brust und Lenden bzw. im Oberbauch, der in vielen Keiltexten erwähnt wird, spricht zweifellos für pleurale und bronchopulmonale Beschwerden. Auf einer Tontafel heißt es sogar:

> »Wenn einem Mann die Brust schmerzt und sein Oberbauch brennt, ...so hat er ein Lungenleiden.«[25]

Ein großer Schritt in der Erkenntnis krankhafter Prozesse wurde getan, als man erkannte, daß gewisse Symptome stets kombiniert vorkommen. Wenn in einem ägyptischen Zauberpapyrus ein Krankheitsdämon als »Bruder des Bluts, Genosse des Eiters, Vater der Geschwulst« bezeichnet wird,[26] so zeigt dies, daß bereits im Altertum gewisse Krankheitsbilder als zusammengehörig empfunden wurden.[27] Der Franzose R. Labat hat in einem zweibändigen Werk medizinische Keilschrifttexte aus dem Zweistromland veröffentlicht, von denen einer mit seiner Symptomkombination die Tuberkulose zu beschreiben scheint:

> »Der Kranke hustet ständig, der Auswurf ist dick und enthält manchmal Blut.

Sein Atem ist wie eine Flöte. Seine Hand ist kalt, aber seine Füße sind heiß. Er schwitzt leicht.«[28]

Hustenmittel spielten auch in der mesopotamischen »Materia medica« eine große Rolle. Hier ein Rezept:

»Süßholz-Wurzel – zerreibe sie und trinke sie zusammen mit Öl und Bier.«[29]

Auch Inhalation von schleimlösenden Dämpfen wurde bei medikamentöser Behandlung angewandt:

»Wenn ein Mann an den Lungen angegriffen ist, sollst du Teerpulver über ein Dornfeuer streuen und dann den Rauch in … seinen Mund und seine Nasenlöcher eindringen lassen; es soll ihn zum Husten reizen…«[30]

Man glaubte, daß die Krankheiten durch Dämonen verursacht werden. In einer babylonischen Beschwörungsformel heißt es von den Krankheitsdämonen:

»Sieben sind sie, sieben sind sie…
Sie stehen auf den Straßen, um den Weg zu besudeln.
Böse sind sie, böse sind sie…«[31]

An anderer Stelle heißt es von den »bösen Sieben«:

»Diese Sieben sind die Boten Anus, des Königs, die Düsternis von Stadt zu Stadt tragen.«[32]

Der vermeintliche böse Geist, der gegen die Brust bzw. die Lunge gerichtet war, wird auf einer dieser Tafeln »Alu« genannt.[33] Wenn man der Meinung war, der Dämon habe von einem Menschen oder von einem seiner Körperteile Besitz ergriffen, so wandte man sich an einen Priester, den »âshipu« (Dämonenbeschwörer). In einem babylonischen Beschwörungstext wird das Bannritual gegen den Dämon »Alu« geschildert:

»Der Beschwörer, der Hohepriester, der die heiligen Handlungen rein vollzieht, bin ich:
Mit rotem, furchtbringendem Mantel habe ich mich deinetwegen eingehüllt,
Vom Leibe des Menschen, des Kindes, böser Alu, erhebe dich!
Beim Himmel sei beschworen, bei der Erde sei beschworen!«[34]

Die Griechen waren die ersten, die aus ihren medizinischen Überlegungen alles Übersinnliche und Magische ausschlossen, wobei sie ihr Augenmerk auf die Beobachtung des Kranken und seiner Umwelt richteten. Sie waren zu der Erkenntnis gelangt, daß Krankheit ein natürlicher Vorgang innerhalb des Körpers ist. So erwähnt der griechische Historiker Herodot (um 484 bis 425 v. Chr.), der auf seinen Reisen durch Asien und Afrika Stoff zu seinem groß angelegten Geschichtswerk sammelte, in Zusammenhang mit dem Rachefeldzug des Xerxes gegen die Griechen einen persischen Oberst namens Parnuches, den man »krank in Sardes (in Kleinasien) wegen Blutspuckens zurücklassen mußte, woraus sich eine Phthisis (Lungenschwindsucht) entwickelte.« (Geschichten, 7. Buch Polymnia § 88). Herodots Bericht ist kurz und sachlich. Von einer Strafe Gottes, wie man es sonst bei der Erkrankung eines Feindes zu suggerieren versuchte, kein Wort.

Aufgrund der hippokratischen Säftelehre vermuteten die Griechen mehrere Entstehungsarten der Schwindsucht, der Phthisis. Sie könne, meinten sie, aus einer Lungenblutung oder aus einer Gehirnverschleimung entstehen. Hielt doch die anatomielose griechische Medizin das Gehirn für die »größte Drüse des Körpers«, in der vermeintlich Schleim gebildet wird.[35] Wurde dort zu viel davon gebildet, so floß er durch den Kehlkopf in die Lunge hinab, wo er – falls er nicht in einer heilsamen Krisis als materia peccans eliminiert wurde – vereiterte und entzündliche Herde bildete, bis endlich die ganze Lunge verschwärte. Ein kontagiöser Charakter kam demnach der Schwindsucht nicht zu. Sie stellte eine Lungenvereiterung dar, die letzten Endes auf eine Störung der Säftemischung zurückzuführen war. Mit der Säftelehre konnte man auch das gehäufte Vorkommen von Schwindsucht in bestimmten Familien erklären. In der hippokratischen Schrift »Über die heilige Krankheit« heißt es zur Vererbung dieser Krankheit:

> »Wie von Phlegmatikern phlegmatische Kinder, von Cholerikern cholerische Kinder, von Milzsüchtigen milzsüchtige, von Fallsüchtigen fallsüchtige Kinder erzeugt werden, so von Schwindsüchtigen zur Schwindsucht neigende Kinder.« (Kap. 5)

Der Verfasser des 1. und 3. Buches der hippokratischen Schrift »Von epidemischen Krankheiten« war ein Arzt, der auf der Insel Thasos praktizierte und nicht nur über die Patienten, die ihn konsultierten, sorgfältig Buch führte, sondern auch über die jeweiligen Umwelteinflüsse. Man nannte dies später »Constitutio epidemica«, glaubte aber schon damals, daß mit Klima, Jahreszeit und Wetter das Vorkommen von Krankheiten eng verbunden sei. Von besonderem Interesse ist in dieser Hinsicht ein Bericht im 3. Buch der »Epidemischen Krankheiten«, zumal man dort das Ansteigen der Letalität bei Phthisikern auf der Insel Thasos durch die jahreszeitlich bedingte Komplikation im Herbst und Frühjahr (d. h. Infektbahnung durch Erkältungskrankheiten) zu deuten versucht. Der Bericht lautet:

»Die größte und gefährlichste Krankheit, welche die meisten tötete, ist die Phthisis (Schwindsucht). Von den Bettlägerigen starben die meisten mit Frühlingsbeginn; bei keinem einzigen der übrigen setzte der Husten aus, milderte sich indessen den Sommer über; im Laufe des Herbstes aber kamen alle zum Liegen und viele starben. Die meisten von ihnen siechten lang dahin; bei der Mehrzahl von diesen begann die Verschlimmerung ganz plötzlich; es kamen gehäufte Frostschauer, oft anhaltende heftige Fieber, reichliche unzeitige kalte Schweiße bis zum Ende. Bis zum Ende blieb auch der Husten mit gekochtem (d. h. schleimigem) und flüssigem Auswurf.« (III, 13)[36]

Auch im 6. Buch der »Epidemischen Krankheiten« finden wir im 7. Heft zwei entsprechende Hinweise:

»9. Für Schwindsüchtige ist die Zeit des Blätterfalles schlimm; schlimm auch der Frühling, wenn die Blätter des Feigenbaumes so groß wie Krähenfüße sind.
10. In Perinthos starben im Frühjahr von den Schwindsüchtigen die meisten unter der Mitwirkung der winterlichen Hustenplage.«

Im letzten Fall scheint eine Grippeepidemie (»Hustenplage«) die Tuberkulösen dahingerafft zu haben. Besonders erstaunlich ist, daß einige Hippokratiker bei Lungenerkrankungen bereits eine unmittelbare Auskultation mit dem Ohr ausgeübt haben. Diese Technik benutzten sie hauptsächlich beim Empyem, d. h. bei Eiteransammlung z. B. in der Pleura von Tuberkulösen. Dabei bedienten sie sich der »Schüttelung des Kranken«, einer Untersuchungsart, die sie genau schildern (De morbis II, 47):

»Man setze den Kranken auf einen Schemel, der nicht wackelt, ein anderer hält ihm die Hände, selbst aber schüttle man ihn an den Schultern und horche, auf welcher Seite des Brustkorbes ein Plätschergeräusch entsteht.«

Diese Untersuchungsart wurde später von Laënnec »Succussio Hippokratis« (»Plätschergeräusch des Hippokrates«) bezeichnet. Ebenso interessant sind die auskultatorischen Beobachtungen der Hippokratiker bei Pleuritis exudativa bzw. Pleuritis sicca (De morbis II):

»Wenn man das Ohr längere Zeit an den Brustkorb hält und horcht, so brodelt es innen wie kochender Essig.« (»Καὶ ἢν πόλλὸυ χρόνον προσέχων τὸ οὖς ἀκουάσῃ πρὸς τὰ πλευρὰ, ζέει ἔσωθεν οἷον ὄξος.«)(II, 61)

»Es knirscht wie ein neuer Lederriemen.« (»τρίζει οἷον μάσθλης.«)[37]

Unter dem Brodeln des kochenden Weinessigs ist nach Laënnec das Knisterrasseln zu verstehen, das man oberhalb pleuritischer Exsudate zu hören bekommt. Bei trockener Pleuritis dagegen entspricht das Geräusch dem Knirschen neuen Leders. Doch trotz allen Scharfsinns konnte eine anatomielose Medizin, wie sie die hippokratische Säftelehre war, noch nicht viel mit diesen Wahrnehmungen anfangen. Denn der Säftelehre galt jede Krankheit, auch wenn sie lokalisiert war, in erster Linie als eine Allgemeinerkrankung: eine Störung im Gleichgewicht der vier Humores. Ihr Interesse galt daher vor allem jenem Saft, der im Übermaß vorhanden oder verdorben zu sein schien. Das war bei Phthisis der Auswurf, den man sich daher zu prüfen anschickte.[38] Die sputumbezogene »Diagnostik« der Hippokratiker war jedoch weiter nichts als vage Prognostik, wie später die Harnschau im Mittelalter.[39]

Neben den humoralmedizinischen Ansichten waren in Griechenland schon zur Zeit der Hippokratiker kontagionistische Vorstellungen verbreitet, besonders beim Volk. Das beweist die Verteidigungsrede, die der Sokratesschüler Isokrates im Jahr 390 v. Chr. vor der Volksversammlung in Aegina gehalten hatte.[40] Er befaßte sich mit dem Testament eines gewissen Thrasyllochos, der an Schwindsucht gestorben war und seinem langjährigen treuen Pfleger sein Vermögen hinterlassen hatte, wobei sich Schwierigkeiten mit den Verwandten ergaben. In seiner Verteidigungsrede ließ Isokrates den Beerbten folgendes sagen:

> »Ich war in einem solchen Zustande, daß alle Freunde sich vor mir in Acht nahmen, indem sie behaupteten, die meisten, welche einen solchen Kranken pflegten, seien nachher auch selbst am gleichen Übel gestorben.«[41]

Diese Aussage ist besonders zu beachten, da sie von einem Nichtarzt stammt, der vor Laien damit eine Ansicht äußerte, die – so nimmt man an – von weiten Volkskreisen geteilt wurde.

Die Vermutung, daß die Schwindsucht ansteckend ist, finden wir auch in der angeblich von Aristoteles stammenden Schrift »Problemata«. Dort wird die Frage aufgeworfen:

> »Warum werden diejenigen von Schwindsucht (phthisis) (ἀπὸ φθίσεως), Triefaugen (ophthalmia) (ὀφθαλμίας) und Krätze (psoras) (φώρας) ergriffen, die mit einem damit Behafteten verkehren?«

Und die Antwort hinsichtlich der Schwindsucht lautet ganz im Sinn der Miasmalehre:

»Die Schwindsucht bewirkt dies, weil sie einen schlechten und schweren Hauch hat.« (»ἡ δὲ φθίσις, ὅτι πνεῦμα φαῦλον ποιεῖ καὶ βαρύ.«)[42]

Hier kann man deutlich beobachten, wie kontagionistische und miasmatische Vorstellungen eng miteinander verquickt waren, ein Phänomen, das die meisten epidemiologischen Überlegungen bis in die jüngste Zeit kennzeichnete.

Für das Vorkommen von Knochentuberkulose bei den alten Griechen sprechen auch Vasenbilder und Skulpturen. So gibt es z. B. eine antike Marmorbüste des buckligen Fabeldichters Aesop, der ein Sklavensohn war. Trotz des geistvollen Antlitzes läßt die starke Deformation des Brustkorbs die Folgen einer Wirbelsäulenkaries erkennen.

Die Tuberkulose als Volkskrankheit ist ein Phänomen der Verstädterung, eine epidemiologische Folge des immer engeren Zusammenlebens von Menschen unter unzulänglichen hygienischen Bedingungen. Während die griechische Polis – im Sinn von Aristoteles – die Grenze der Überschaubarkeit im allgemeinen nicht zu überschreiten pflegte, wuchs Rom als die Metropole eines immer größer werdenden Weltreichs zu einer Megalopolis heran und förderte somit durch steigende Wohnungsnot das Anwachsen der Schwindsucht. In der Ewigen Stadt wurden schon lange vor der Kaiserzeit Mietskasernen größten Ausmaßes gebaut, vielstöckige Häuser mit hölzernem Fachwerk, wie sie Vitruv schildert, die auch Schlupfwinkel von Verbrechen und Brutstätten von Seuchen waren. Die hohen Bodenpreise förderten diese überaus dichte Bebauung und verschärften somit das Wohnungselend. Um den schlimmsten Auswüchsen entgegenzuwirken, erließ Kaiser Augustus eine Bestimmung, nach der die Vorderhäuser nur noch 21 Meter hoch gebaut werden durften. Dies war noch immer eine außerordentliche Höhe für Straßen, deren Breite in der Regel 5 bis 7 Meter betrug. Der Dichter Martial (40–102 n. Chr.) erzählt, daß ein armer Schlucker 200 Stufen zu seiner Kammer hinaufzusteigen hatte.[43] Die Kammern selbst waren in der Regel fensterlose Schlafstellen, so niedrig, daß man sich bücken mußte, um eintreten zu können. Martial fährt fort, daß »ein Krug, eine Matte, eine Wanze, ein Haufen Stroh als Schlafstätte den einzigen Hausrat und eine Toga den einzigen Schutz gegen Kälte« bildeten. In solchen licht- und fensterlosen Behausungen gedeiht die Schwindsucht.[44] Für die spätere römische Kaiserzeit wird die Zahl der Luxushäuser der Vornehmen (»Domus«) mit 1794, die Zahl der Mietskasernen (»Insulae«) mit 46 602 angegeben. Diese Mietskasernen selbst zu verwalten, waren ihre Besitzer in der Regel zu vornehm. Sie vermieteten sie an Mittelsmänner, die durch erpresserische Erhöhung der Mieten einen möglichst hohen Gewinn herauszuschlagen suchten.[45] Das Ergebnis: Durch eine immer dichtere Belegung der Mietswohnungen wuchs die Infektionsgefahr. »Haemophthisicus« hießen die blutspuckenden Kranken.

Der derbe Plautus (um 254–184 v. Chr.) sprach in seinen Lustspielen vom »Auskotzen der Lunge« (»pulmoneum vomere«). Galen sagte ganz richtig: »Phthisis est ulceratio pulmonis.« (»Die Auszehrung ist ein Geschwür der Lunge.«) Diese Feststellung läßt vermuten, daß mittlerweile auch seziert wurde. Von den alexandrinischen Anatomen Herophilos und Erasistratos hieß es, sie hätten zum Tode verurteilte Verbrecher bei lebendigem Leibe seziert.[46]

Schon die Römer empfahlen Klimawechsel (»mutatio coeli«) für die Behandlung der Schwindsucht. So berichtet z. B. Plinius der Jüngere, wie er einen Freigelassenen, der an Auszehrung mit blutigem Auswurf litt, nach Ägypten geschickt habe und dieser geheilt wiedergekehrt sei. Nach einiger Zeit habe er einen Rückfall erlitten, worauf ihn Plinius zum Forum Julii, dem heutigen Südtirol, zur Abheilung geschickt habe. Aber das Bemühen des edlen Plinius war eine Ausnahme. Nur wohlsituierte Patienten kamen gewöhnlich in den Genuß eines therapeutischen Klimawechsels.[47] Die reichen Römer hatten aber auch eine Art von Krankenhäusern, sogenannte Valetudinarien, für ihre Landsklaven (Familia rusticana), die auf den Latifundien beschäftigt waren, und solche für ihre Stadtsklaven (Familia urbana).[48] Diese Institutionen, in denen die Erschöpften oder Erkrankten bis zur Wiederherstellung ihrer Erwerbsfähigkeit behandelt und verpflegt wurden, lagen im materiellen Interesse ihrer Eigentümer und waren nicht Ausdruck ihres Erbarmens. So hielt man es unter der Würde eines vernünftigen Mannes, unheilbar Kranken zu helfen. Auch an die Kranken unter der armen Stadtbevölkerung, von der man sich keinen Nutzen versprach, verschwendete man keine Gedanken.

Der griechische Arzt Aretaios von Kappadokien, der um die Mitte des 1. Jahrhunderts n. Chr. lebte, entwarf ein an scharfsinnigen Beobachtungen und Überlegungen verblüffend vielfältiges Bild von der Schwindsucht:

> »Wenn infolge eines Abszesses oder nach langwierigem Husten oder Blutauswurf ein Geschwür in der Lunge entsteht und Eiter ausgeworfen wird, so nennt man die Krankheit Phthisis … Die Krankheit ist, wie es mir scheint, mit anhaltendem Fieber verbunden, das niemals ganz aufhört, bei Tage aber durch Schweiß und Abkühlung des Körpers verdeckt wird. Denn das ist eben eine Eigenthümlichkeit der Phthisis: während die Hitze zur Nachtzeit angefacht wird und ausstrahlt, verbirgt sie sich am Tage in den Eingeweiden. Daß aber trotzdem Fieber vorhanden ist, geht aus dem Übelbefinden und der Schwäche der Kranken hervor… Ferner treten Schlaflosigkeit, Blässe und alle anderen Symptome, die man bei Fieberkranken findet ein. Das Aussehen der Sputa ist sehr verschieden: bläulich, tiefschwarz, weißgelb oder grünlich weiß, fest und zähe oder locker und flüssig, ohne Geruch oder übelriechend.«

Nach der sachlichen Aufzählung der Symptome distanziert sich Aretaios schroff von der damals praktizierten Sputumdiagnostik und entwirft das erschütternde Bild eines Schwerkranken:

> »Meiner Meinung nach ist das unterschiedliche Verhalten der Sputa in Feuer und Wasser kein charakteristisches Kennzeichen der Phthisis. Zuverlässiger ist der Anblick des Kranken selbst. Denn auch ein Laie wird, wenn er einen Menschen blaß, matt, hustend, zusammengefallen sieht, sicher die Phthise erkennen. Ferner nennt man auch die Phthisiker, die kein Geschwür in der Lunge haben, aber durch langdauerndes Fieber heruntergekommen sind, einen heftigen, trocknen und kurzen Husten haben, ohne etwas auszuwerfen. Mit dieser Krankheit ist ein Gefühl von Schwere in der Brust verbunden mit Beklemmung, Unbehagen und Appetitlosigkeit… die Lunge selbst ist unempfindlich. Sonst ist der ganze Körper der Patienten einer Leiche ähnlich, hager, fleischlos. An den Armen sieht man keine Muskeln, von Brüsten keine Spur, nur die Warzen sind noch sichtbar. Die Rippen kann man nicht nur einzeln zählen, sondern man sieht auch deutlich ihre Endpunkte, und zwar nicht bloß ihre Insertionsstellen an den Wirbeln, sondern auch die am Brustbein. Die Interkostalräume sind im ganzen Verlauf der Rippen eingesunken. Die Schulterblätter werden in ihrer ganzen Breite sichtbar, wie die Flügel der Vögel.«[49]

Ungefähr fünf Jahrzehnte nach Aretaios wirkte der bedeutende griechische Arzt Soranos von Ephesos unter Trajan und Hadrian in Rom. Leider sind uns nur Fragmente seiner Schriften in der lateinischen Übersetzung des Numidiers Caelius Aurelianus erhalten: De morbis acutis et chronicis libri VIII. Das Werk ist in zwei Hauptteile gegliedert: in akute und chronische Krankheiten. Als Beispiel dient die folgende bewunderungswürdige Beschreibung der Pleuritis, bei der bereits eine einfache Form der Auskultation betrieben wurde:

> »Die von dem Leiden Befallenen werden zunächst von leichtem Fieber erfaßt, daneben heftiger Schmerz in der Seite mit geringem Husten. Der Schmerz strahlt in das Schulterblatt derselben Seite aus und manchmal auch bis in den Arm und die Brust, ja sogar bis zur Weiche. Er ist stechend, sitzt entweder dauernd an der gleichen Stelle oder er wandert von einer Gegend zur anderen. Dabei bestehen Atemnot und Hustenreiz, der gewöhnlich trocken ist. Dazu treten später Beschwerden, wenn der Kranke auf der kranken Seite liegt und Schmerzen, wenn er sich auf die entgegengesetzte Seite legt… Es folgt dann Schlaflosigkeit… Der Puls wird hart und schnell, die Atmung schmerzhaft, häufig und flach… An der erkrankten Stelle sind knarrende Geräusche hörbar.«[50]

Mit dem Verfall des römischen Weltreichs gerieten auch die antike Kultur und ihre Medizin in Vergessenheit. Mit dem Christentum begann der Wunderglaube auch in die Heilkunde einzudringen. Dabei ist von besonderem Interesse, daß seit der christlichen Epoche der Speichel in der Volksmedizin als Wundermittel eine verhängnisvolle Rolle zu spielen begann. Vor allem für die Verbreitung der Tuberkulose war dies von großer Bedeutung, da der Auswurf des Erkrankten die ansteckenden Erreger enthält. Als Vorbild für diesen Brauch diente die wunderbare Blindenheilung durch Jesu, von der es im Johannesevangelium heißt:

»Als er dies gesagt hatte, spuckte er auf die Erde; dann machte er mit dem Speichel einen Teig, strich ihn dem Blinden auf die Augen.« (Joh 9,6)[51]

Mit der Vorstellung von der heilenden Zauberkraft des Speichels war auch der unheilabwehrende Brauch des Anspuckens eng verknüpft. Im Jahr 1912 schrieb Seligmann:

»Wird in Süditalien ein Kind von einer fremden Person auffallend gelobt, so pflegen es die Eltern oder Verwandten sofort anzuspucken, um es magisch vor dem ›bösen Blick‹ (›mal occhio‹, in Neapel ›jettatura‹ genannt) zu schützen, der Gelbsucht, Schwindsucht, Verkrüppelung etc. bewirken könne ...«[52]

Doch durch Anspucken offenbarte man auch seine Verachtung und seinen Haß. So heißt es z. B. im Matthäusevangelium im Zusammenhang mit der Mißhandlung Christi und seiner Festnahme durch die Juden: »Dann spuckten sie ihm ins Gesicht und schlugen ihn.« (Mt 26,67)

Da diese Szene in den Karfreitagspredigten seit jeher von den Kanzeln gepredigt wurde, war es für Juden in der Karwoche oder am Fronleichnamstag nicht ungefährlich, einer christlichen Prozession zu begegnen.[53] Sie wurden bespuckt und geschlagen, ja selbst mit ihren Abbildungen tat man desgleichen.

Auch bei dem großen Menschenkenner Shakespeare geht es in dem berühmten Dialog zwischen dem Kaufmann von Venedig und dem jüdischen Geldleiher nicht nur um 3000 Dukaten, die Antonio von Shylock geliehen haben will, sondern auch um das Beschimpfen und Bespucken der Juden.[54]

»Shylock: Signor Antonio, viel und oftermals
Habt Ihr auf dem Rialto mich geschmäht
Um meine Gelder und um meine Zinsen;
Stets trug ich's mit geduld'gem Achselzucken,
Denn Dulden ist das Erbteil unsers Stamms.
Ihr scheltet mich abtrünnig, einen Bluthund,
Und speit auf meinen jüdischen Rockelor,

Bloß weil ich nutze, was mein eigen ist.
Gut denn, nun zeigt es sich, daß Ihr mich braucht.
Da habt Ihr's; Ihr kommt zu mir, und Ihr sprecht:
»Shylock, wir wünschten Gelder.« So sprecht Ihr,
Der mir den Auswurf auf den Bart geleert
Und mich getreten, wie Ihr von der Schwelle
Den fremden Hund stoßt; Geld ist Eur Begehren.
Wie sollt ich sprechen nun? Sollt ich nicht sprechen:
»Hat ein Hund Geld? Ist's möglich, daß ein Spitz
Dreitausend Dukaten leihn kann?« oder soll ich
Mich bücken und in eines Schuldners Ton,
Demütig wispernd, mit verhaltnem Odem,
So sprechen: »Schöner Herr, am letzten Mittwoch
Spiet Ihr mich an; Ihr tratet mich den Tag;
Ein andermal heißt Ihr mich einen Hund:
Für diese Höflichkeiten will ich Euch
Die und die Gelder leihn.«
Antonio: Ich könnte leichtlich wieder so dich nennen,
Dich wieder anspein, ja mit Füßen treten.
Willst du dies Geld uns leihen, leih es nicht
Als deinen Freunden – denn wann nahm die Freundschaft
Vom Freund Ertrag für unfruchtbar Metall? –,
Nein, leih es lieber deinem Feind: du kannst,
Wenn er versäumt, mit beßrer Stirn eintreiben,
Was dir verfallen ist.«[55]

Doch Christen benahmen sich in gleicher Weise auch gegenüber Andersdenkenden ihrer eigenen Konfession. So berichtet z. B. Eusebius von Caesarea, daß es im Jahr 325 beim Kirchenkonzil von Nicäa trotz der Anwesenheit Kaiser Konstantins zu stürmischen Tumulten kam, wobei sich die Bischöfe beschimpften und bespuckten. Als der alte Arius aufstand, um zu sprechen, schlug und spie ihm ein gewisser Nikolas von Myra ins Gesicht, und viele stürzten, die Finger in den Ohren, mit gemimtem Entsetzen über des alten Mannes angebliche Ketzereien aus dem Versammlungsraum.[56]

Mittelalter

Im Mittelalter glaubte man auch, ein dreimaliges Ausspucken verjage den Teufel oder böse Geister. Unser »Pfui Teufel« ist eine Reminiszenz an diese Sitte. Der Aberglaube an die unheilabwehrende Kraft des Speichels ging so weit, daß bei »Teufelsaustreibungen« in Fällen angeblicher »Besessenheit« der Exorzist dem Kranken in den offenen Mund spuckte.[57] Solche Praktiken waren nicht nur geschmacklos und ekelerregend, sondern im höchsten Maß gefährlich, besonders beim Vorliegen einer offenen Lungentuberkulose.

Doch neben der Unsitte des Spuckens gab es noch andere Infektionsmöglichkeiten, bei denen der Speichel eine Rolle spielt, wie etwa das Küssen von Reliquien. So ist z. B. der scharfen Beobachtungsgabe des aus Andalusien stammenden arabischen Weltreisenden Ibn Dschubair nicht entgangen, daß der schwarze Stein in der Wand der Kaaba zu Mekka »von einer dicken Speichelschicht bedeckt war, da er von den Pilgern ununterbrochen, Tag für Tag, geküßt wurde«.[58] Die Gefahr einer Übertragung von Tuberkulose ist hier genausogroß wie bei christlichen Kultgegenständen (Reliquien, Ikonen etc.), die von den Gläubigen ebenfalls in dichter Reihenfolge geküßt wurden und werden.[59] Das fleißige Küssen vermochte im Lauf der Jahrhunderte sogar Statuen abzunutzen, wie den aus Verehrung geküßten Fuß der bronzenen Petrusstatue im Petersdom von Rom. Auch der Abendmahlskelch, der in der katholischen Kirche bis zum 12. Jahrhundert üblich war[60] und in den evangelischen Kirchen bei der Reformation wieder eingeführt wurde, dürfte bei der Übertragung von Infektionen die gleiche Rolle gespielt haben wie das fröhliche Kreisen des Trinkhorns oder Bechers bei Trinkgelagen. Infolge der Ohrenbeichte als wesentlichem Bestandteil des Bußsakraments waren die Priester durch Tröpfcheninfektion besonders gefährdet, mit Tuberkelbakterien infiziert zu werden. So berichtet z. B. der dänische Chronist Saxo Grammaticus († um 1216) in seiner »Historia danica« von einem Beichtvater, der zur Zeit Knuts des Heiligen (um 995–1035) »nach langdauerndem Siechtum infolge einer geschädigten Lunge starb«.[61] Allein über die Ursache seines Lungenleidens wußte man nichts.

Doch außer der Schwindsucht werden in alten Quellen auch noch weitere Formen der Tuberkulose erwähnt, die aber von den Chronisten für andere oder selbständige Krankheiten gehalten wurden. Auch die Knochentuberkulose, die man in den Chroniken oft als Knochenfraß bezeichnete und die meist zur Verkrüppelung führt, wurde bis in die jüngste Zeit nicht als eine mit der Schwindsucht verwandte Krankheit erkannt. Wie bereits erwähnt, ist sie die einzige Tuberkuloseform, bei der anhand erhaltener Skelette eine sichere retrospektive Diagnose gestellt werden kann.

Der erste sicher erwiesene Fall von Tuberkulose in Skandinavien stammt aus Schweden, und zwar aus der ersten Hälfte des 12. Jahrhunderts. Als man vor einiger Zeit die alten Königsgräber im Vreta-Kloster in Östergötland untersuchte, fand man dort das Skelett eines achtjährigen Kindes mit schwerer Tuberkulose der Wirbelsäule. Es ist möglich, daß es sich dabei um die sterblichen Überreste des letzten männlichen Gliedes der alten Stenkilschen Königsfamilie handelt.

In den Chroniken sind es meist Fürsten, deren körperliche Gebrechen der Nachwelt überliefert wurden. So kennt man z. B. aus Norwegens ältester Geschichte einen König Ingo Krokrygg, d. h. Krummrücken (1137–1161), der wahrscheinlich einen tuberkulösen Gibbus hatte. Der letzte große Mongolenherrscher Timur-Leng (1336–1405), dessen Name soviel bedeutet wie Timur der Lahme, hatte in seiner Kindheit eine Knochentuberkulose. Als vor einigen Jahrzehnten in Timurs einstiger Residenz Samarkand das Gur-Amir-Mausoleum geöffnet wurde, identifizierte man die dort beigesetzten Überreste als die Timurs anhand der ausgedehnten tuberkulösen Aushöhlung des rechten Oberschenkels und Schienbeinknochens und an der knochigen Verbindung, die sein Kniegelenk und seinen rechten Arm immobilisiert hatte.[62]

Nach den Kreuzzügen waren von der Knochentuberkulose gezeichnete bucklige und hinkende Krüppel oft Spaßmacher an den Fürstenhöfen. In Anbetracht der rohen Sitten reizten sie bereits durch ihre körperlichen Gebrechen die Höflinge zum Gelächter. Die Hofnarren waren gewöhnlich witzige, geistreiche Menschen. Sie besaßen als einzige das Privileg, im Schutz der Narrenkappe ihrem Herrn unter Schellengeklingel ungestraft die Wahrheit sagen zu dürfen. Besonders traurig war im Mittelalter das Schicksal einer Kategorie von Tuberkulösen, deren abstoßende Hautentstellungen in der Regel für leprös gehalten wurden. In Wirklichkeit litten sie an Hauttuberkulose, einem Leiden von chronischem Verlauf, das gewöhnlich mit knötchenförmigen, gelbgrünlichen Herden beginnt, die geschwürig zerfallen und zu ausgedehnten, entstellenden Zerstörungen der Haut, so im Gesicht von Nase, Lippen, Ohr und den darunterliegenden Teilen, führen. Die abstoßende Hauttuberkulose (»Lupus vulgaris«) wurde oft als göttliche Strafe für eine begangene Sünde gehalten, was besonders deutlich auch aus dem deutschen Volksmärchen »Der undankbare Sohn« hervorgeht, das die Brüder Grimm aufgezeichnet haben:

Ein Mann – so das Märchen – will gerade mit seiner Frau einen knusprigen Braten verzehren. Als unerwartet sein alter Vater eintritt, versteckt er schnell den Topf, weil er seinem Vater nichts davon gönnt. Erst als sein Vater weggeht, lüftet er den Deckel, doch statt des Bratens sitzt eine große Kröte im Topf, »die sprang ihm ins Angesicht und saß da, und ging nicht wieder weg. Und die Kröte mußte der undankbare Sohn alle Tage füttern, sonst fraß sie ihm aus seinem Angesicht; und also ging er ohne Ruhe in der Welt hin und her.«[63]

Die Feststellung »und saß da und ging nicht wieder weg« charakterisiert den chronischen und unheilbaren Verlauf des Leidens. »Und wenn sie jemand wegtun wollte«, heißt es in bezug auf die Kröte, »sah sie ihn giftig an, als wolle sie ihm ins Gesicht springen, so daß keiner sie anzurühren getraute«. Hier wird allegorisch der abschreckende und unheimliche Anblick des Lupus und die Angst vor der Ansteckungsgefahr angedeutet. Mit dem oben zitierten Schlußsatz wird das weiterfressende Hautgeschwür des Lupus charakterisiert. Das ruhelose Umherirren spricht für die Ausstoßung aus der Gemeinschaft, wie es bei Aussätzigen üblich war.[64] Den tatsächlichen Verlauf dieser Krankheit erfahren wir aus einer Beschreibung (vom Ende des 13. Jahrhunderts) über ein »weiterfressendes Haut- und Knochenleiden«, an dem der russische Fürst Wladimir Wassiljewitsch litt. »Die Krankheit fing an den Lippen an, griff auf die benachbarten Weichteile über, die allmählich zerstört wurden; dann folgte die Zerstörung des Unterkiefers und zuletzt lag sogar der Kehlkopf bloß.«[65] Ein Anblick, der Angst und Grauen erweckte.

Vor mehr als 900 Jahren wurde eine weitere auffällige Form der Tuberkulose, die man ebenfalls lange für eine selbständige Krankheit hielt, mit einem grotesken Aberglauben verbunden. Es handelt sich um eine Erkrankung, die gewöhnlich in den ersten fünf Lebensjahren auftritt, sich vor allem auf die Haut und die Halslymphknoten beschränkt und gewöhnlich einen viel günstigeren Verlauf hat als die Lungentuberkulose.[66] Charakteristisch für die Halslymphknotentuberkulose sind: enorme Schwellung der Lymphknoten im Bereich des Halses auf beiden Seiten, gedunsene Nase infolge chronischen Schnupfens, verquollene, entzündete Augen und eine verdickte, schweinerüsselartig vorspringende Oberlippe. Diese Symptome konnen in kurzer Zeit ein niedliches Kindergesicht zu einer unförmigen Fratze verwandeln, das an ein Ferkel (scrofulus) erinnert.[67] Daher auch die Bezeichnung Skrofulose. Erst seit dem vergangenen Jahrhundert weiß man, daß diese Erkrankungen der Halslymphknoten tuberkulöser Natur sind.

Jahrhundertelang glaubte man, die Könige von Frankreich und England könnten durch Berühren der geschwollenen Halslymphknoten die Skrofulose heilen. Daher wurde in England dieses Leiden »The king's evil« (Königsübel) und in Frankreich »Mal de roi« genannt.[68] Das Berühren der Skrofulösen durch die französischen und englischen Könige fand bei großen Feierlichkeiten und nach einem bestimmten Ritual anläßlich der Krönung statt, in England später auch jedes Jahr bei großen religiösen Feiern. Der König hörte die Messe und begab sich dann mit seinem Gefolge vor das Portal der Kathedrale, wo die Skrofulösen kniend auf ihn warteten. Der Herrscher ging zu jedem Kranken und berührte dessen Hals mit den Worten: »Der König berührt dich, Gott heilt dich!« Dann gab der Schatzmeister jedem Kranken eine Münze. Das Ritual des Handauflegens der englischen

Könige im Mittelalter schildert Shakespeare eindrucksvoll im 4. Aufzug des Macbeth:

Malcolm: *Geht heut der König aus?*

Arzt: *Ja, Prinz; denn viele Arme sind versammelt,*
Die seine Hilf erwarten; ihre Krankheit
Trotzt jeder Heilkunst; doch rührt er sie an,
Hat so der Himmel seine Hand gesegnet,
Daß sie sogleich genesen.

Malcolm: *Dank euch, Doktor. (Der Arzt geht ab)*

Macduff: *Was für 'ne Krankheit ist's?*

Malcolm: *Sie heißt das Übel;*[69]
Ein wundertätig Werk vom guten König,
Das ich ihn oft, seit ich in England bin,
Vollbringen sah. Wie er zum Himmel fleht,
Weiß er am besten; seltsam Heimgesuchte,
Voll Schwulst und Aussatz, kläglich anzuschauen,
An denen alle Kunst verzweifelt, heilt er,
'ne goldne Münz um ihren Nacken hängend,
Mit heiligem Gebet – und nach Verheißung
Wird er vererben auf die künft'gen Herrscher[70]
Die Wundergabe.[71]

Der König, den Shakespeare hier meint, ist Eduard der Bekenner (gest. 1066), der letzte der angelsächsischen Könige, der die Skrofelheilung durch Handauflegen ausübte. Während der Herrschaft Heinrichs VIII. erfuhr der Brauch eine gewisse Beeinträchtigung. Der königliche Blaubart war infolge seiner zahlreichen Eheabenteuer und seiner Streitigkeiten mit dem Papst so sehr in Anspruch genommen, daß er sich nur wenig um seine skrofulösen Untertanen kümmern konnte. In drei Jahren, so berichtet ein zeitgenössischer Chronist, berührte er nur 59 Leute. Seine Tochter, Königin Maria, die Katholische, die wegen ihrer Ehe mit Philipp II. von Spanien und ihrer gegenreformatorischen Bestrebungen beim Volk äußerst verhaßt war und nur als »Maria die Blutige« bezeichnet wurde, legte auf die Ausübung der Zeremonie großen Wert. Ihre Nachfolgerin und Halbschwester Elisabeth I. schränkte jedoch die Wunderheilungen schon aus finanziellen Gründen wesentlich ein, betrugen doch die üblichen Gnadengeschenke bei der großen Zahl von Hilfesuchenden die beachtliche Summe von 3000 Pfund jährlich. Während ihrer Nachfolge wurde von den Puritanern nicht nur das Königtum von Gottes Gnaden, sondern auch die damit zusammenhängende wundertätige Heilkraft vielfach angezweifelt.[72] Unter dem Einfluß dieser Stimmung änderte man auch den apodiktischen Spruch: »Der König berührt dich, Gott heilt dich!« in eine vorsichtigere Formel: »Der König berührt dich, Gott möge dich heilen!« Diese Modifikation ließ erkennen, daß das Vertrauen in die wundertätige Kraft der Könige bereits erschüttert war. Als dann unter Cromwell das revolutionäre Bürgertum die Stuarts verjagte, sistierten auch die Wunderheilungen für die Dauer von etwa zehn Jahren. Nach der Restauration ließ Karl II. die Zeremonie wieder aufleben. Die Zahl seiner »Berührungen« belief sich auf viele Tausende, wie dies der königliche Leibchirurg John Brown in einer Schrift mitteilt.[73] Thomas Rosewall wurde sogar des Hochverrats angeklagt und schuldig befunden, weil er die Skrofelheilungen des Königs bezweifelte.[74] Als das Parlament nach abermaliger Vertreibung der Stuarts 1689 Wilhelm von Oranien auf den Thron erhob, bezeichnete er das Ritual als »einfältigen Aberglauben« und schaffte die Farce der königlichen Wunderheilung ab. Ein einziges Mal ließ er sich dazu drängen, einen Skrofulösen zu berühren, doch statt der altehrwürdigen Formel sagte der derbe Holländer nur: »Gott gebe dir bessere Gesundheit und mehr Verstand!« Die Könige vom Hause Hannover übten das Ritual überhaupt nicht mehr aus, obgleich die diesbezügliche Gottesdienstordnung bis 1714 in englischen Gebetbüchern zu finden war.

Da man in der Vergangenheit die Skrofulose allgemein für eine selbständige Krankheit hielt, obwohl vereinzelte Ärzte eine Verwandtschaft zwischen ihr und der Lungenschwindsucht vermuteten,[75] erweckten die gehäuften Lungenerkrankungen der englischen Tudors (Heinrich VII., sein ältester Sohn Arthur, Eduard VI. und Anna die Blutige) in Zusammenhang mit dem Skrofuloseritual keinerlei Verdacht. Ähnlich war es auch in Frankreich. Dort waren einige Mitglieder des (1589) aussterbenden Hauses Valois tuberkulös. Erwähnt sei nur Karl IX., der wiederholt Blut gespuckt hatte und während dessen kurzer Regierungszeit in der Bartholomäusnacht 1572 die Hugenotten in Paris niedergemetzelt wurden. Als er 1574 im Alter von 24 Jahren starb, stellte man bei der Sektion eine Kaverne in seiner linken Lunge fest. Der hugenottische Skeptiker Heinrich IV. (1589–1610), der katholisch wurde, weil ihm Paris eine Messe wert war, hat nach seiner Krönung auch das Spektakel mit den Skrofulösen mitgemacht, obwohl sein Leibarzt André du Laurens die eiternden Halslymphknoten für ansteckend hielt.[76] Auf einer zeitgenössischen Zeichnung sieht man Heinrich IV., hinter ihm sein Leibarzt, wie er einen Kranken berührt. Du Laurens soll allerdings vorher die Skrofulösen mit eiternder Fistel ausgesondert haben.[77] Die offiziöse Version des königlichen Spruches lautete nach wie vor: »Le roi te touche, Dieu te guérit.« Die Formulierung war von einer sophistischen Schlauheit. Denn wenn die Touchierung des Königs keine Heilung bewirkte – was sehr häufig der Fall war –, so war es nicht die Ohnmacht des Königs, sondern der Unwille Gottes. Der Skeptiker du Laurens formulierte dies folgendermaßen: »Das größte Wunder ist der unerschütterliche Glaube der Menschen an das Wunder!«

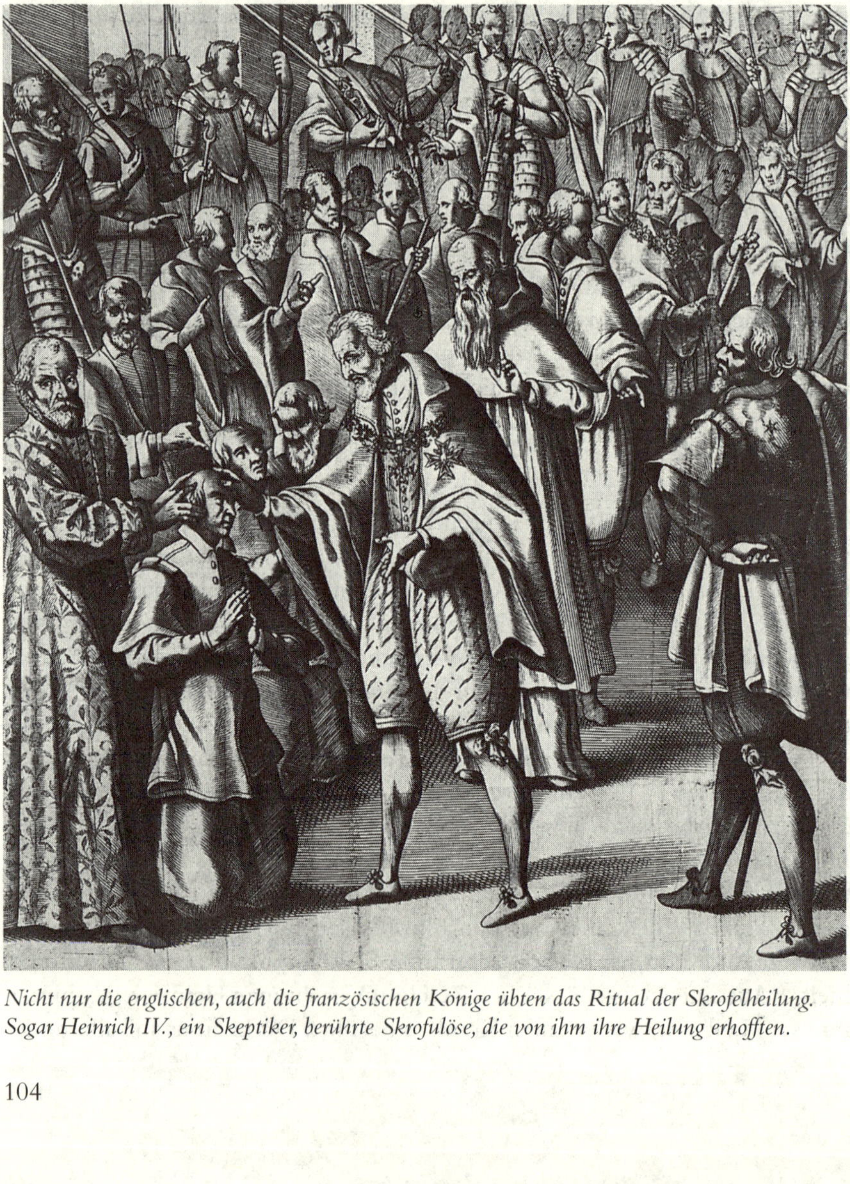

Nicht nur die englischen, auch die französischen Könige übten das Ritual der Skrofelheilung. Sogar Heinrich IV., ein Skeptiker, berührte Skrofulöse, die von ihm ihre Heilung erhofften.

Nach der Ermordung Heinrichs IV. kam Ludwig XIII. (1610–1643) auf den Thron. Trotz der Bedenken des Arztes du Laurens mußte Ludwig XIII. als zehnjähriges Kind nach der Krönungsfeierlichkeit mehr als 800 Skrofulöse »touchieren«, wobei er mehrmals ohnmächtig wurde. Während und nach Beendigung der Zeremonie ließ du Laurens dem jungen König jeweils drei feuchte Handtücher reichen: das erste mit Essig, das zweite mit Wasser und das dritte mit Orangenblütenöl getränkt. Obwohl das Kind einen wahren Horror vor den Skrofulösen hatte, wurde es von der Hofkamarilla aus politischen Erwägungen auch in den darauffolgenden Jahren, zuweilen sogar öfter im selben Jahr, zu der abstoßenden Prozedur gezwungen. Im April 1611 waren es 660, im Mai 1100, im September 450, im Jahr 1613 waren es 1070, im Jahr 1616 insgesamt 1066 Kranke, also insgesamt 5146 Skrofulöse in sechs Jahren.[78] Da während Ludwigs Regierungszeit sein Minister, Kardinal Richelieu, der Frankreich zum mächtigsten Staat Europas machte, alle Macht an sich gerissen hatte, hieß es spöttisch: »Der König hat ihm alle Rechte überlassen und nichts weiter für sich behalten als das Recht, Skrofeln zu heilen.« Als Ludwig XIII. im Alter von 42 Jahren an Schwindsucht starb, fand sich bei der Sektion auch bei ihm in der linken Lunge eine große Kaverne.

Man wunderte sich später, warum es bei diesem massenhaften Kontakt mit tuberkulösen Patienten, die man damals allerdings nicht als solche erkannt und daher auch nur selten Vorsichtsmaßregeln getroffen hatte, nicht zu häufigeren Infektionen bei den handauflegenden Herrschern gekommen war. Aber Skrofulose wird durch bovine Tuberkelbakterien beim Genuß roher, ungekochter Kuhmilch übertragen. Daher sind von ihr meist Kinder betroffen, die das lästige Übel auch später nicht loswerden. Die bovine Infektion des Menschen endet jedoch meist »blind«, d. h., weitere Infektionen von Mensch zu Mensch erfolgen nicht. Die schwindsüchtigen Könige Englands und Frankreichs dürften sich daher in den meisten Fällen auf eine andere Weise angesteckt haben.[79]

Seit den Kreuzzügen (1096–1270) vervielfachte sich im Abendland nicht nur die Zahl der Städte, sondern auch ihre Einwohnerzahl nahm vielerorts dramatisch zu. So hatte z. B. Paris gegen Ende des 12. Jahrhunderts etwa 100 000 Einwohner, gegen Ende des 13. Jahrhunderts schon etwa 240 000; Florenz hatte über 45 000 im Jahr 1280, 1339 waren es bereits 90 000. Brügge und Gent wiesen vergleichbare Steigerungen auf. Die Stadtmauern behinderten überall die weitere räumliche Ausdehnung der Städte und beengten das Leben. Mit der städtischen Verdichtung erhöhten sich jedoch auch die Infektionsgefahren. An den schmalen, krummen Straßen standen dicht gedrängt die mehrstöckigen Fachwerkhäuser der Handwerker und Kaufleute. Ihre oberen Stockwerke ragten oft über die unteren, so daß die

Sonne nur spärlich in die engen Straßen eindringen konnte. Die unsauberen, schmalen, lichtlosen Gassenschluchten bildeten – wie unlängst noch die nordafrikanischen Kasbahs – Brutstätten der Schwindsucht. Auch infolge der ungeheuren Fluktuation großer Menschenmassen während der Kreuzzüge begannen die Infektionskrankheiten in Europa eine immer größere Rolle zu spielen. Der an das »Regimen Sanitatis Salernitanum« sich anlehnende »epidemiologische Merkvers« (aus dem Jahr 1305) führt bereits acht Krankheiten als ansteckend:

> »Febris acuta (akutes Fieber), Phthisis (Lungenschwindsucht), Pedicon (Fallsucht), Scabies (Krätze), Sacer ignis (Ergotismus), Anthrax (Milzbrand), Lippa (Trachom), Lepra (Aussatz), nobis contagia praestant (sind uns als ansteckend bekannt).«[80]

Es fällt auf, daß nach dem »akuten Fieber«, worunter man vor allem Pest und Fleckfieber verstand, bereits an zweiter Stelle die Schwindsucht erwähnt wird. In der Beengtheit und Lichtlosigkeit der mittelalterlichen Städte begann sich, neben der Lepra, die ätiologisch verwandte Tuberkulose (mit viel kürzerer Inkubationszeit) schnell auszubreiten.[81]

Fast zur gleichen Zeit, als dieser epidemiologische Merkvers entstand, berichtet Dante (1265–1321) in der »Göttlichen Komödie« im XXX. Gesang seines »Inferno« über den schwindsüchtigen und wassersüchtigen Meister Adam von Brescia, der als Falschmünzer in eine der tiefsten Malebolgen der Hölle verdammt war:[82]

»Ich schaute einen, ähnlich einer Laute,
Wenn man die Leiste dort, wo fest sie hält
Der Oberschenkel Gabel, nur durchhaute.[83]

Die schwere Wassersucht, die so entstellt
Den Leib, wenn schlecht die Säfte übergehen,
Daß das Gesicht sich nicht zum Bauch verhält,

Ließ ihm vor Durst die Lippen offen stehen,
Wie eine man der Hektiker zum Kinn,
Die andere aufwärts kann verziehen sehen.«[84]

Die aszitische Ansammlung einer größeren Menge von Flüssigkeit in der Bauchhöhle, wie sie auch bei »Hektikern« (d. h. bei Tuberkulösen) vorzukommen pflegt, und der unstillbare Durst solcher Patienten sind ein scharf beobachtetes Symptom. Auch der Lufthunger bei schwer Schwindsüchtigen, der sie nötigt, den Mund möglichst weit zu öffnen, ist vortrefflich geschildert. Später wird im Mißverhältnis zu dem übermäßig geschwollenen Leib das hagere Gesicht des wassersüchtigen Phthisikers »entfleischt« (»discarno«) genannt (Hölle, XXX. Gesang, Vers 69).

Zu den Opfern der Tuberkulose gehörten auch zwei der herausragendsten Gestalten des christlichen Mittelalters: Franziskus von Assisi (1182–1226) und die heilige Elisabeth von Thüringen (1207–1231). Der lebensfrohe Francesco Bernadone, Sohn eines wohlhabenden Kaufmanns aus Assisi, entsagte nach der geheimnisvollen Begegnung mit einem Leprösen allen Freuden der Welt und begann sein Leben als barfüßiger Bettelmönch im Sinn christlicher Nächstenliebe (»was ihr getan habt einem meiner Brüder, das habt ihr Mir getan«) fortzusetzen. Da sich unter den ausgestoßenen Leprösen stets auch durch Hauttuberkulose entstellte Lungenkranke befanden, ist es denkbar, daß sich Franziskus bei ihnen mit Schwindsucht angesteckt hat, obwohl es damals noch viele andere Infektionsmöglichkeiten gab.

> »Zwei Jahre vor seinem Tod«, so der amerikanische Medizinhistoriker Ralph H. Major, »erstieg Franziskus mit drei Schülern den Gipfel des Monte Alverno, um zu beten und zu meditieren. Während er dort weilte, empfing er die Stigmen – Wunden an Händen, Füßen und Lende – entsprechend den Wundmalen Christi. Vielerlei wurde über die Stigmen des heiligen Franziskus geschrieben. Die einen halten sie für ein Wunder, die andern für einen Aberglauben oder frommen Betrug. Unter den Reliquienschätzen in der Franziskuskirche zu Assisi befindet sich ein Pergamentstück, mit dem der Heilige das Mal an seiner Seite verschloß. Es stellt das stumme, doch zugleich beredte Zeugnis dar, daß die Wunde beständig eine wässrige Flüssigkeit ausschied, und der Arzt von heute wird vermutlich den Schluß ziehen, daß der Kranke eine tuberkulöse Fistel am Leib trug.«[85]

So weit Ralph H. Major. Demnach starb Franziskus, der zugleich auch an einem trachomatösen Augenübel litt, an Schwindsucht.

Ähnlich erging es seiner Zeitgenossin, der ungarischen Königstochter und Landgräfin von Thüringen, der heiligen Elisabeth. Auch sie widmete sich der Pflege von Aussätzigen, wie uns in zahlreichen Kunstwerken überliefert ist. Auch sie fiel im Alter von 24 Jahren der Tuberkulose zum Opfer. Denn unter den Aussätzigen befanden sich infolge der unzulänglichen Diagnostik auch Tuberkulöse, die viel ansteckender waren als die wegen ihrer angeblichen Kontagiosität so sehr gefürchteten Leprösen. Hätte man seinerzeit das Wesen ihrer Krankheit erkannt, so hätte man später zweifellos Franziskus von Assisi und die heilige Elisabeth als Schutzpatrone gegen die Schwindsucht angefleht.[86]

Zu den vom epidemiologischen Standpunkt aus gefährlichen Einrichtungen der katholischen Kirche gehörte, wie bereits angedeutet, die Ohrenbeichte als wesentlicher Bestandteil des Bußsakraments. Denn bei Infektionskrankheiten, die durch Tröpfcheninfektion übertragen werden, wie z. B. Lungentuberkulose oder Lungenpest, ist der Beichtvater im höchsten Grade gefährdet.[87] Im Gegensatz zur foudroyant verlaufenden Lungenpest wurde dieser Zusammenhang bei der sich langsam entwickelnden Lungenschwindsucht nicht erkannt. Auch der infizierte Beichtvater konnte später, falls er auch selbst offentuberkulös wurde, zu einer Gefahr für die bei ihm Beichtenden werden, was man aber aus dem gleichen Grund nicht merkte.

In einer Zeit, als man überall das Wirken böser Dämonen vermutete, wurden auch die Lungenkrankheiten und die Schwindsucht in diese Betrachtungen einbezogen. So bezeichnete das abergläubische Volk den plötzlich einsetzenden stechenden Schmerz bei Lungenentzündung (Pneumonie) und Brustfellentzündung (Pleuritis) als »Albstich« und führte ihn auf die Wirkung dämonischer Wesen (Alb bzw. Alp) zurück, wie es auch nächtliche Beklemmungszustände mit Erstickungsnot für einen »Albdruck« oder »Alptraum« hielt.[88] Auch die Schwindsucht, deren Name »Swin-sucht« einst ein zehrendes, abmagerndes Siechtum bedeutete, galt ursprünglich als das Werk dämonischer Wesen.[89] Daher glaubte man auch, die abzehrende Krankheit könne durch ein Amulett mit der Gegenzauberformel eines »Schwindwortes« gebannt werden. Ein solches Schwindwort, bei dem durch das wiederholte Weglassen des Endbuchstabens ein magisches Dreieck entsteht, ist das Wort »Abracadabra«.[90]

A B R A C A D A B R A
A B R A C A D A B R
A B R A C A D A B
A B R A C A D A
A B R A C A D
A B R A C A
A B R A C
A B R A
A B R
A B
A

Allen diesen Schwindwörtern lag die Hoffnung zugrunde, daß in der gleichen Weise, wie das Wort abnimmt, auch die Krankheit allmählich abnehmen würde. Derartige Worte wurden gewöhnlich auf Zettelchen geschrieben und in einer Umhüllung um den Hals getragen.

Die gesellschaftlichen Verhaltensnormen im Mittelalter und in späteren

Jahrhunderten waren andere als heute. Der Soziologe Norbert Elias widmet in seinem Hauptwerk »Über den Prozeß der Zivilisation« der damals üblichen Sitte des Spuckens ein ganzes Kapitel. Er berichtet, daß häufiges Spucken auch beim westeuropäischen Adel weit verbreitet und vollkommen selbstverständlich war, sogar in den Speisesälen. Elias zitiert zwei Anstandsregeln aus einer mittelalterlichen lateinischen Benimmvorschrift »Stans puer ad mensum« (»Tischzucht«):

»Nec ultra mensam spueris nec de super unquam.« (»Spucke nicht über oder auf den Tisch, sondern unter den Tisch.«)

»Si sapis extra vas expue quando lavas.« (»Spucke nicht in das Becken, wenn du dir die Hände wäschst.«)[91]

Da man beim Essen noch keine Gabel benutzte, sondern – wie zur Zeit der Evangelien – mit der Hand in die gemeinsame Schüssel faßte, trug nach dem Essen ein Page eine Schüssel mit Wasser umher, damit man sich die Hände waschen konnte.

Im Wortlaut fast identisch mit den beiden zitierten Anstandsregeln lauten die Anweisungen aus einer zeitgenössischen französischen (»Contenance de table«) und einer englischen (»The Boke of Curtasye«) »Tischzucht«, was die Notwendigkeit unterstreicht, diese Sitte bei Tisch gewissen Regeln zu unterwerfen.[92] Solche unhygienischen Gepflogenheiten trugen sicherlich dazu bei, daß Adlige und Fürsten von der Schwindsucht nicht verschont blieben. Die Phthise, d. h. die Schwindsucht, galt allgemein als eine unaufhaltsam zum Tod führende Krankheit, ähnlich wie heute AIDS. Nur wußte man damals nicht, daß sie ansteckend ist, und kannte nicht die Übertragungswege. Infolge der Unsitte des Spuckens waren die Infektionsmöglichkeiten allgegenwärtig: Gespuckt wurde aus Gewohnheit, aus Haß, aus Verachtung, aus Aberglauben. Gespuckt wurde auf den Straßen, in den Wohnungen, sogar in den Kirchen.[93] Auch der französische Vagantenlyriker François Villon (1431–1463) läßt in einer Doppelballade seines »Testamentes« durchblicken, daß er selbst schwer schwindsüchtig war:

»Qui meurt, a ses loix de tout dire.«	*»Im Sterben darf man alles sagen.*
Je congnois approcher ma seuf;	*Ich fühl den Durst mich überfallen.*
Je crache, blanc comme coton,	*Ich spucke krächzend, weiß wie Watte*
Jacoppins gros comme ung esteuf.	*die Klumpen, die sich schleimig ballen.*
Qu'esse a dire? que Jehanneton	*Was heißt das? Nun daß Jeanette hatte*
Plus ne me tient pour valeton,	*zum längsten einen Knecht an mir.*
Mais pour ung viel usé roquart:	*Bin eine Schindermähre doch!*
De viel porte voix et le ton,	*Wie alt klingt meine Stimme hier*
Et ne suys qu'ung jeune coquart.	*und bin ein junger Hahn doch noch!«*[94]

Villon führt einen langen Reigen schwindsüchtiger Dichter und Künstler an. Auch mancher der Fürsten und hohen Herren, die er in seiner »Ballade des seigneurs du temps jadis« erwähnt, waren der Lungenschwindsucht zum Opfer gefallen, die auch das französische Herrschergeschlecht der Valois nicht verschonte.[95]

Da nach christlichem Verständnis Eva die Sünde in der Welt verschuldet hatte, mußte das Weib gemäß dem Diktum von Papst Innozenz III. (1198–1216) darauf bedacht sein, »die sündhaften Merkmale ihres niederen Geschlechts so weit wie möglich zu verbergen«. Dadurch herrschte bei den Frauen vom 12. bis 16. Jahrhundert das »asketische Bestreben zur Abtötung des Fleisches« vor, wobei die Brust möglichst platt, kindlich und engelhaft schmal zu gestalten war. Zum Zusammenpressen der Brüste diente der Schnürleib, die älteste Form des Korsetts.[96] Durch diese unsinnige Mode, die ein richtiges Durchatmen verhinderte, wurde nicht nur die Tuberkuloseanfälligkeit auch wohlhabender Frauen erhöht, sondern zugleich eine überschlanke Frauengestalt zum weiblichen Schönheitsideal der gotischen Kunst erhoben. Diese Vorstellung wirkte bis in die Renaissance hinein.

Als Simonetta Vespucci, die Freundin des Giuliano de Medici, im Frühling 1476, noch nicht 23jährig, an Schwindsucht starb, wurde Sandro Botticelli beauftragt, in dem Gemälde »La Primavera« (»Der Frühling«) ihre überzarte Schönheit zu verewigen. Auch auf dem Bild »Die Geburt der Venus« ist Simonetta als Schaumgeborene »vom zarten, wehmütigen Liebreiz« abgebildet.[97] Mit Botticelli nimmt der Typus der schönen Schwindsüchtigen als das feminine Schönheitsideal seinen Anfang. Seine Nachfolger haben, seinem Ideal nachstrebend, ihren gesunden Modellen auch das Gepräge der Schwindsucht aufgedrückt[98] und somit das Bild der zarten Frau in der Kunst bestätigt.

Neben dem Korsett spielte in der Geschichte der Tuberkulose noch eine weitere Extravaganz der Frauenmode eine Rolle. Bereits in der Gotik war die Schleppe aufgekommen, ein auf dem Boden nachschleifender Saum oder Anhang an Kleidern. Man konnte an der Länge der Schleppe den gesellschaftlichen Status der Trägerin erkennen. Auch während der Renaissance wurde das Kleid vornehmer Frauen zur Schleppe verlängert, wie wir es z. B. auf Bildern von Domenico Ghirlandajo, Piero della Francesca, Vittore Carpaccio, Jan van Eyck oder Hans Memling sehen können. In Anbetracht der allgemein verbreiteten Unsitte des Spuckens und der auch anderweitig kontaminierten Wege und Fußböden wurden so zahlreiche Keime in die Wohnungen eingeschleppt.[99] Neben den andern großen Seuchen, wie z. B. Pest und Fleckfieber, die mit einem Massensterben einhergingen, wurde die Gefahr der meist unbemerkt beginnenden und chronisch verlaufenden Tuberkulose im Mittelalter von der Öffentlichkeit eher als zweitrangig bewertet; vielleicht weil sie oft nicht erkannt wurde und langsamer zum Tod führte. Obwohl sie als unheilbar galt, hielt man sie bereits im 15. Jahrhundert nicht nur für kontagiös, sondern auch für erblich. So bezeichnete z. B. Geiler von Kaysersberg in seiner Predigt vom 14. Sonntag nach Trinitatis das »lungig seyn« (»lungenkrank sein«) sowohl als »morbus contagiosus« wie als »erbgebrest« (»Erbübel«).

Neuzeit

Die eigentliche Lehre von der Tuberkulose begann allerdings erst mit dem 16. Jahrhundert, nachdem die Anatomie als berechtigte Wissenschaft galt und in den Universitäten nicht mehr vorwiegend »Cadavera von Hingerichteten«, die meist gesund waren, sondern immer häufiger die Leichen von mittellosen, alleinstehenden Kranken, die in einem Hospital verstorben waren, zur Sektion gelangten. Von nun an bemerkte man bei den Untersuchungen abnorme Veränderungen an einzelnen Organen, und es lag nahe, diese immer wiederkehrenden Veränderungen mit den Symptomen der jeweiligen Krankheit, an der die Betroffenen gestorben waren, in Zusammenhang zu bringen.

Das tat bereits Girolamo Fracastoro (1483–1553), ein Arzt aus Verona, der 1546 in seinem bahnbrechenden Werk über ansteckende Krankheiten »De contagionibus et contagiosis morbis« der Phthisis, die man inzwischen auch für erblich hielt, zwei Kapitel widmete. In bezug auf die Übertragbarkeit der Krankheitserreger, der »Seminaria morbi«, berichtet Fracastoro im 9. Kapitel des 2. Buches (»Von der kontagiösen Phthisis«):

> »Es kann geschehen, daß jemand (...), der vollständig gesund ist, durch den gewohnten Umgang und das Zusammenleben mit einem Phthisiker sich diese Krankheit zuzieht. Es ist wahrhaft erstaunlich, mit welcher Zähigkeit und wie lange dieser Erreger in einem Herde sich hält, so daß man nicht selten beobachtet, wie von Phthisikern getragene Kleider nach Verlauf von zwei Jahren das Kontagium vermittelt haben. Dasselbe Ansteckungsvermögen haftet an den Zimmern, Betten und Fußböden, wo Phthisiker verstorben sind. Man muß annehmen, daß in einem solchen Zunder nichts anderes zurückgeblieben ist als die Ansteckungskeime, die aus der durch die Phthise sich entwickelnden Fäulnis ausgeströmt sind.«[100]

Kennzeichnend für den Durchbruch der anatomischen Betrachtungsweise in einer Zeit, als die meisten Ärzte noch humoralmedizinisch dachten, ist Fracastoros Versuch, anhand von Sektionsbefunden die Ätiologie der Lungenschwindsucht zu erklären:

»Sie kann auf zweifachem Wege entstehen: einerseits aus einem aquirierten Lungengeschwür, von dem sich echter Eiter absondert, andererseits (…) durch die verdorbenen und faulig gewordenen Schleimmassen, die die Lunge derart angreifen, daß sie, falls sie nicht ulzeriert ist, doch schon schlaff und faul sich erweist. Denn wir haben bei vorgenommenen Sektionen eine gewisse Partie der Lunge normal und keineswegs fehlerhaft gesehen, eine Partie noch nicht vollständig putrid, noch nicht geschwürig, aber doch erschlafft, erweicht und zur Verwelkung geneigt, angetroffen.«[101]

Bemerkenswert ist, wie Fracastoro die eitrige Beschaffenheit des Phthisikersputums in die Diagnostik einbezieht:

»Oft verbergen sich dem Auge die Symptome der abzehrenden Lunge, oft erscheinen auch kleine Stückchen derselben im Sputum des Patienten ausgeworfen (…)[102] Wenn du siehst, wie die Krankheit sich in die Länge zieht, die Sputa ein schreckliches Aussehen gewinnen, übelriechend wie eitrig werden und die Wangen sich rosig färben, dann kannst du sicher sein, daß die Schwindsucht die Lunge ergriffen hat, insbesondere wenn es die durch Ansteckung zugezogene Phthisis ist.«[103]

Aus dem letzten Satz kann man entnehmen, daß Fracastoro mit einem Bein noch in der alten irrtümlichen Annahme steckte, die Phthise könne auch durch Vererbung übertragen werden. Daraus vermag man erst richtig zu erkennen, wie verheerend sich die Kontagiosität dieses Leidens auswirken konnte, wenn es sich erst in einer Familie eingenistet hatte. Im Glauben, daß es eine Vererbung der Schwindsucht gebe, schrieb Fracastoro:

»Es ist überraschend zu beobachten, wie in gewissen Familien alle Glieder bis in die 5. und 6. Generation unter denselben Bedingungen der Auszehrung dahinsterben und einzelne in einem und demselben Alter.«[104]

Bei diesem Satz muß man unwillkürlich an die von der Schwindsucht überschatteten Familien der Valois oder Tudors, eines Rembrandt oder Spinoza denken, wo man bei wiederholten Sterbefällen ebenfalls an Schicksal und nicht an Ansteckung dachte.

In den anderen Kapiteln seines Buches, das von Therapie und Seuchenprophylaxe handelt, schließt Fracastoro bei Blutbeimengung im Sputum auf ein Geschwür in der Lunge. In solchen Fällen (man denkt an die Kaverne Offentuberkulöser) hält Fracastoro eine Warnung der Gefährdeten für selbstverständlich. Im 8. Kapitel des 3. Buches (»Von der Behandlung der Phthise, soweit sie ansteckend ist«) schreibt er daher:

»Hat das Leiden schon die Lunge ergriffen und hier ein Geschwür sich gebildet, dann weißt du, daß höchste Gefahr vorhanden ist, wovon du die Umgebung wohl benachrichtigt haben wirst.«[105]

An der gleichen Stelle empfiehlt er gegen das Contagium Räucherungen mit Auripigment (Operment, Rauschgelb), d. h. mit Schwefelarsen (As_2S_3).[106]

Im 16. und 17. Jahrhundert rückte die Lungenschwindsucht immer mehr in den Vordergrund des öffentlichen Interesses, da mittlerweile bekannt wurde, daß auch erlauchte Persönlichkeiten betroffen waren, wie etwa einige Angehörige der in Frankreich herrschenden Dynastien der Valois und der Bourbonen. Zu den prominentesten Opfern gehörten, wie bereits geschildert, Karl IX. und Ludwig XIII.

Bei den Engländern war besonders die Tudordynastie von der Tuberkulose betroffen. An ihr litt bereits Heinrich VII. Die Krankheit befiel seine Gelenke und zerstörte seine Lunge. Vermutlich hat er seinen ältesten Sohn Arthur, der als Thronfolger viel mit ihm zusammen war, angesteckt. Arthur wurde von rezidivierenden Fieber- und Hustenanfällen geplagt und erlag im Alter von 16 Jahren dem »englischen Schweiß«. Er war von der Lungentuberkulose, dem Leiden der Tudors, so geschwächt, daß er diese zusätzliche Infektion nicht überwinden konnte. Sein jüngerer Bruder, der ursprünglich für die kirchliche Laufbahn bestimmt war und später als Heinrich VIII. (1491–1547) durch seine »sadistischen Blaubartpassionen« als »brillantgeschmückter Fleischermeister« (Friedell) in die Geschichte einging, blieb von der Tuberkulose verschont. Dennoch fielen seine beiden Söhne dieser Krankheit zum Opfer. Heinrich Herzog von Richmond, ein unehelicher Sohn von Elisabeth Blount, einer Hofdame von Katharina von Aragon, starb mit 17 Jahren an galoppierender Schwindsucht. Eduard VI., Heinrichs legitimer Sohn von Jane Seymour, wurde seit einer schweren Masernerkrankung im Jahr 1552 von Fieber, Nachtschweiß und einem quälenden Husten mit Auswurf, der gelegentlich blutig war, gepeinigt. Er starb 1553 im Alter von 15 Jahren und 9 Monaten.[107]

Die sanitären Zustände in England scheinen nicht die besten gewesen zu sein. Infolge der vielen unhygienischen Gepflogenheiten mangelte es nicht an Ansteckungsmöglichkeiten. Erasmus von Rotterdam, der eine panische Angst vor Infektionskrankheiten hatte, lehnte deshalb die großzügigen Angebote ab, mit denen ihm Heinrich VIII. und dessen Kanzler, Kardinal Wolsey, die Umsiedlung nach England schmackhaft zu machen versuchten. In dem Absagebrief führt er als Grund die katastrophalen Wohnverhältnisse in England an.

»Die Fußböden der englischen Wohnungen bestehen gemeinhin aus Lehm und Binsen, die zwar von Zeit zu Zeit erneuert werden, aber so, daß die Unterlage oft zwanzig Jahre unverändert bleibt und sich darunter Speichel, Erbrochenes und Exkremente von Menschen und Hunden, verschüttetes Bier, Fischgräten und anderer unbeschreiblicher Unrat ansammelt. Wird das Wetter wärmer, so steigt ein Dunst auf, der nach meinem Dafürhalten alles andere als gesund ist.«[108]

Die Schwindsucht hatte damals in vielen Familien einen wahren Totentanz aufgeführt: So überschattete die Tuberkulose z. B. Rembrandts Leben, nachdem er die Patriziertochter Saskia geheiratet hatte, deren Schönheit er in zahlreichen Gemälden und Zeichnungen verewigte. Saskias Mutter, die der Schwindsucht zum Opfer gefallen war, scheint mehrere ihrer Kinder infiziert zu haben. 1635 schenkte Saskia ihrem Mann den ersten Sohn Rumbertus, der aber bereits nach zwei Monaten (Mitte Februar 1636) starb. Als Rembrandt von Saskias Mutterschaft erfuhr, zeichnete er die jubelnde, lichtdurchflutete Radierung der Verkündigung an die Hirten. Nun, da sein erstes Kind starb, begann er das Bild des Abraham, der Isaak opfern muß. 1637 verlor Saskia eine Schwester. 1638 brachte sie ihre erste Tochter Cornelia zur Welt, die aber bereits nach sieben Wochen starb. Erschüttert zeichnete Rembrandt den Tod, der einem jungen Paar grinsend das Stundenglas entgegenhält. 1640 wurde eine zweite Tochter ebenfalls nach Rembrandts Mutter Cornelia getauft, starb aber auch nach wenigen Wochen. Nach dem Verlust dreier Kinder malte er das Opfer Manoahs. 1641 verlor Saskia ihre inniggeliebte Schwester Titia, die ihr in der Kindheit die früh verstorbene Mutter ersetzt hatte. Als sie bald danach einen Sohn gebar, erhielt er in Erinnerung an Titia den Namen Titus. Bereits während dieser Schwangerschaft begann Saskia zu kränkeln und fühlte sich so schwach, daß sie Titus nicht nähren konnte und man eine Amme nehmen mußte. Rembrandts Zeichnungen von seiner bettlägerigen kranken Frau sind ergreifend. Als Saskia am 14. Juni 1642 starb, radierte er den Tod Marias. Das als »Nachtwache« bezeichnete »Schützenstück«, das Rembrandt in jener für ihn so schweren Zeit fertiggestellt hatte, wurde von den Bestellern empört zurückgewiesen, was den wirtschaftlichen Ruin des Künstlers einleitete. Es ist kein Zufall, daß Rembrandt in dieser für ihn schweren Zeit immer wieder die Heilige Familie oder Maria mit dem Kind malte. Auf einer Zeichnung verspottete sich Rembrandt selbst als Witwer, wie er mit der Milchflasche ein kleines Kind aufzupäppeln versucht. Titus, der die schwache Konstitution seiner Mutter erbte, alterte rasch und erschien bereits als 17jähriger vom Tod gezeichnet. In der Magd Hendrikje Stoffels, die seinen Sohn Titus aufzog und sich dabei selbst infizierte, fand Rembrandt eine zweite Lebensgefährtin, konnte sie aber wegen einer Testamentsklausel nicht heiraten. Als sie ihm ein Kind gebar, schloß die Kirche sie vom Abendmahl aus. Nach der Entbindung begann Hendrikje ebenfalls zu kränkeln und starb 1663 an Schwindsucht. Fünf Jahre später folgte ihr Titus, erst 27 Jahre alt.[109]

Auch das Leben von Rembrandts Zeitgenosse Spinoza war von der Schwindsucht überschattet. Spinozas Mutter, die zweite Frau seines Vaters, starb an Lungentuberkulose, als er sechs Jahre alt war. Auch der Umstand, daß von seinen sechs Geschwistern und Halbgeschwistern vier im jugendlichen Alter starben, spricht für tuberkulöse Belastung. Er selbst war darauf angewiesen, sein Brot durch die Glasschleiferei zu verdienen, die er in seinen letzten zwanzig Lebensjahren betrieb. Diese Tätigkeit war für ihn gefährlich: Sein tuberkulöses Leiden verschlimmerte sich durch ernstliche Schädigung der Lungen. Diese Gefahr war der damaligen Medizin jedoch nicht bekannt. Die staubige Wohnung, in der er arbeiten mußte, hat er manchmal monatelang nicht verlassen.[110] Er ernährte sich unzureichend und saß die Nächte über den Büchern. Spinoza starb 1677 im Alter von 44 Jahren.[111]

Die Tuberkulose als Familienverhängnis erscheint auf den ersten Blick verwunderlich, hielten doch fromme holländische Hausfrauen emsiges Waschen und Schrubben für ein gottgefälliges Werk, so daß das Sprichwort entstand: »Reinlichkeit ist die Schwester der Gottseligkeit.«[112] Trotz der Interieurdarstellungen von Pieter de Hoock, Vermeer van Delft, Gerhard Terborch und anderen, wo in den Wohnräumen vor Sauberkeit alles nur so blitzt, darf man nicht vergessen, daß Kleinkinder auf den durch Straßenschuhe kontaminierten Fußböden herumrutschten, wie es Rembrandt wiederholt dargestellt hat, und sich dabei leicht infizieren konnten. Wurde doch durch das Pfeifenrauchen und Tabakkauen die gefährliche Unsitte des Spuckens ungeheuer gefördert.[113] Außerdem gab es viele unhygienische Eß- und Trinkgewohnheiten, die eine Weiterverbreitung von Infektionen ermöglichten. So beschwerte sich noch im Jahr 1768 Helferich Peter Sturz, daß man in Holland, wo das Straßenpflaster mit Seifenwasser abgeschrubbt wird, in den Gaststätten aus gemeinsamen Schüsseln zu essen und zuweilen sogar aus dem Becher des Tischnachbarn zu trinken pflegt.[114] Doch gespuckt wurde nach wie vor überall und bei jeder Gelegenheit. Nicht umsonst läßt Schiller den ersten Jäger in »Wallensteins Lager« in bezug auf den Feldherrn erklären:

»Wie er räuspert und wie er spuckt,
Das habt Ihr ihm glücklich abgeguckt;«[115]

Sogar im Spucken galt es dem Vorbild nachzueifern.[116]

Seit dem 16. Jahrhundert erwartete man in besserer Gesellschaft, wenn einer auf den Boden spuckte, daß er den Speichel auch zertrete. Jedenfalls dann, sagt Erasmus, »si quid purulentius in terram rejectum erit«.[117] Der »eitrige« Auswurf, der höchstwahrscheinlich aus einer Kaverne stammte, sollte demnach auf dem Fußboden möglichst bis zur Unkenntlichkeit verwischt und vertuscht werden. Es ging also um die Wahrung des äußeren Scheins und keineswegs um eine hygienische Maßnahme. In seinem Benimmbuch des 17. Jahrhunderts schreibt Antoine de Courtin (1672):

»Ehemals war es erlaubt, vor Personen von Stand auf die Erde zu spucken, und es genügte, den Fuß darüber zu setzen; heute gilt es als Unschicklichkeit.«[118]

Entsprechend heißt es in der für breite Schichten bestimmten »Civilité« von 1714:

»Spucke möglichst unbemerkt und achte darauf, daß Du weder andere Menschen noch ihre Kleider besudelst! Bei den ›Großen‹, also bei Personen von Rang… ›on crache dans son mouchoir‹.«[119]

Das damals in Mode gekommene Taschentuch, in das man sich schneuzt und ab und zu auch hineinspuckt, um es dann bis zur nächsten Gelegenheit in der Tasche aufzubewahren, gehört zu unseren unhygienischsten und vom epidemiologischen Standpunkt aus bedenklichsten Utensilien. In dem Benimmbuch von de la Salle aus dem Jahr 1729 wurde die oben erwähnte Vorschrift schließlich auf alle Orte ausgedehnt, »die man proper halten soll«. Man sollte sich also daran gewöhnen, auch in der Kirche nicht den Fußboden, sondern sein Taschentuch zu benutzen.[120] Im Zeitalter der Aufklärung ging es aber mehr um Beachtung von Respektpersonen und Andachtsräumen als um hygienische Maßnahmen.

Inzwischen wuchs bei vielen Ärzten das Interesse an den pathologisch-anatomischen Veränderungen bei Verstorbenen, die man zuvor als Patienten mehr oder weniger lang behandelt und beobachtet hatte. So erklärt bereits der englische Anatom William Harvey (1587–1657), der Entdecker des Blutkreislaufs und Begründer der wissenschaftlichen Physiologie, daß die Sektion eines Phthisikers oder eines an langwieriger Krankheit Verstorbenen lehrreicher sei als die von zehn Gehenkten.

Der Leydener Anatom Sylvius (1614–1672), der zu den frühesten Verteidigern der Harveyschen Entdeckung gehört, erkannte um 1650 als erster bei der Sektion von Leichen, unter denen sich auch Opfer der Schwindsucht befanden, den spezifischen Charakter vereiternder Knoten in der Lunge, die er »Tubercula« nannte und mit der Phthisis pulmonum in Beziehung brachte. Er hat als erster einen anatomischen Zusammenhang zwischen Phthisis und

Skrofulose angenommen. Möglicherweise hat Sylvius auch schon Miliartuberkel gekannt, wenigstens ließe sich seine Bezeichnung »Tubercula minora« recht gut in diesem Sinn deuten.[121] Die Diagnostizierung der seit Jahrhunderten bekannten »Tubercula« als Ursache des Unheils, verbunden mit der Erkenntnis, daß es ohne die vereiternden Knoten keine Phthisis gäbe, war ein großer Fortschritt, der die weitere ätiologische Erforschung erst ermöglichte. 1689 bezeichnete R. Morton den Tuberkel als eine »unvermeidliche Vorstufe« der Lungenphthise. Um 1700 verglich Manet die im Körper verstreuten kleinen Knötchen mit Hirsesamen (»grandines magnitudine seminis milii«).

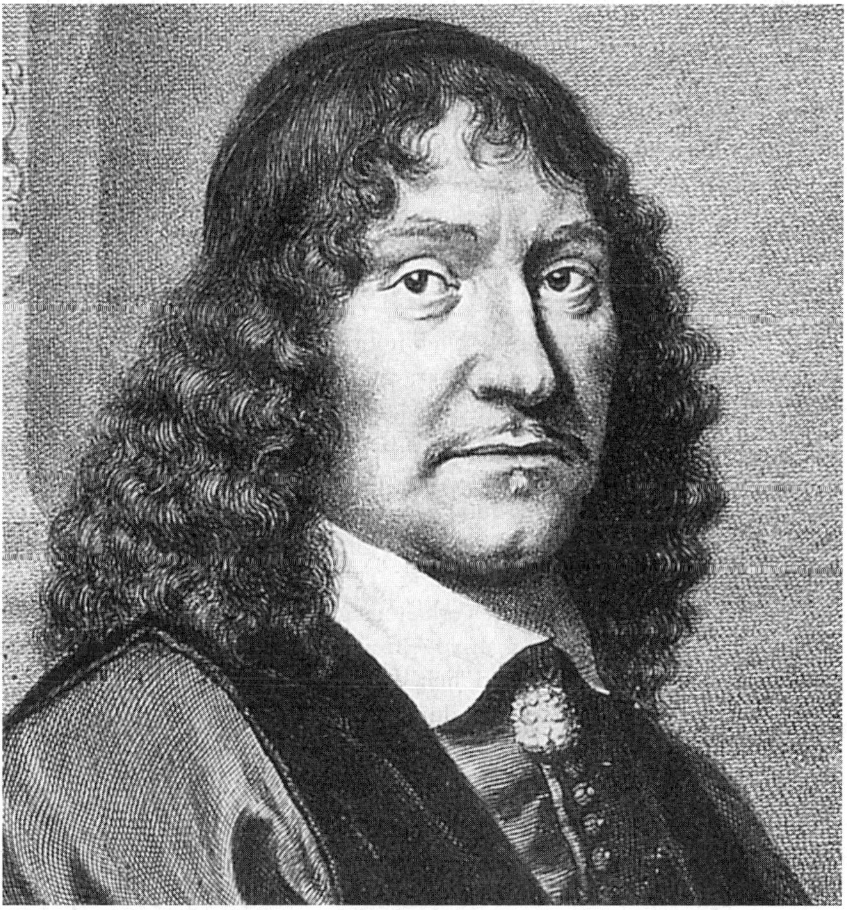

Der Leydener Anatom Sylvius (1614–1672), der zu den frühesten Verteidigern der Harveyschen Entdeckung gehörte, führte 1658 in Leyden den klinischen Unterricht ein und erkannte als erster den spezifischen Charakter vereiternder Knoten in der Lunge Schwindsüchtiger, die er »Tubercula« nannte.

Fast um die gleiche Zeit, 1696, äußerte der römische Anatomieprofessor Giorgio Baglivi (1668–1707), ein Schüler Malpighis und Nachfolger Lancisis, in seinem Buch »De praxi medica« die Hoffnung, daß eine Heilung der Lungenschwindsucht durch operative Maßnahmen möglich sein dürfte:

> »Die von einem Lungengeschwür entsprungene Schwindsucht wird allgemein als unheilbar angesehen, weil sie ein inneres und verborgenes Geschwür ist und nicht wie die äußerlichen Geschwüre vom Eiter gereinigt werden kann. Warum bemühen sich die Ärzte nicht, den Sitz des Geschwürs in der Lunge genau zu entdecken und dann zwischen den Rippen einzuschneiden, um Medikamente von außen einzuführen?! Als ich mich vor 7 Jahren zu Padua aufhielt, wurde einem Mann an der rechten Seite der Brust ein Stich beigebracht, der bis in die Lunge drang. Obwohl dieser Art Wunden tödlich sind, so machte doch der kluge Wundarzt zwischen den Rippen eine Öffnung, fast 6 Querfinger lang, um die Stelle der verwundeten Lunge zu entdecken. Nachdem er sie entdeckt hatte, erreichte er die Heilung der beschädigten Lunge mit eingespritzten und auf Wicken gestrichenen Wund-Arzneien im Verlauf von 2 Monaten. Auf ähnliche Art sollten die Praktiker bemüht sein, die Heilung des Lungengeschwürs bei schwindsüchtigen Personen zu erreichen, damit die Zahl der unheilbar Kranken nicht täglich vergrößert wird.«[122]

Doch Baglivis geniale Anregung blieb unbeachtet. Die meisten Ärzte jener Zeit steckten noch tief in der hippokratisch-galenischen Viersäftelehre und waren nicht geneigt, Fortschritte der Medizin, wie z. B. die Entdeckung des Blutkreislaufs durch Harvey oder die Bedeutung der Chinarinde bei der Bekämpfung des Wechselfiebers, zur Kenntnis zu nehmen, zumal diese die humoralmedizinischen Vorstellungen in Frage stellten. Allen voran brillierten und blamierten sich die illustren Mitglieder der Pariser Medizinischen Fakultät mit dieser ignoranten Haltung.

Zu den Leidtragenden dieses Verhaltens gehörte auch Molière (1622 bis 1673), der dreizehn Jahre lang als vogelfreier Wanderschauspieler durch die Provinzen Frankreichs zog und sich dabei mit der Tuberkulose infiziert hatte. Bald nach seiner Berufung durch Ludwig XIV. nach Versailles erlitt er einen heftigen Blutsturz, von dem ein chronischer Husten zurückblieb. Die letzten acht Jahre seines Lebens waren ein einziges Ringen mit der Krankheit und den Ärzten. Eine Zeitlang vertraute sich Molière den gelehrten Mitgliedern der Pariser Fakultät an. Sie verordneten Arzneien, Purganzen, Klistiere und ließen ihn zur Ader, um die Materia peccans aus der fehlerhaften Säftemischung seines Körpers zu eliminieren. Doch sein Zustand verschlechterte sich trotz dieser aufwendigen Behandlungen. Langsam wurde ihm bewußt, daß er zum Opfer von Ignoranten geworden war, die mittelalterlichen Theorien und Methoden huldigten und jegliche Neuerung ablehnten. Daraufhin begann Molière die Figur des Arztes in seine Komödien einzuführen und sie zur Zielscheibe seines Spottes zu machen.[123] Doch Molière verspottete nicht die ärztliche Wissenschaft schlechthin, denn er wußte von ihren Fortschritten. So kannte er z. B. Harveys Entdeckung des Blutkreislaufs und richtete daher seine Kritik vor allem gegen die rückständige und ignorante Zunft der Ärzte, die mit der Entwicklung ihres Faches nicht Schritt halten wollten. Deshalb läßt er im »Eingebildeten Kranken« Doktor Diafoirus als Prototyp des voreingenommenen Galenikers seinen tölpelhaften und autoritätsgläubigen Sohn loben:

> »Was mir aber am allermeisten an ihm gefällt, und darin bin ich ihm beispielhaftes Vorbild: er verbeißt sich blindwütig in die Anschauungen unserer Vorläufer und hat nie das geringste von den Gründen und Erfahrungen der vorgeblichen Entdeckungen unserer Zeit wissen und begreifen wollen, er hat den ganzen Schwindel mit dem Blutkreislauf und ähnlichen Unsinn nie mitgemacht.«[124]

In dem gleichen Stück des bereits todkranken Molière vertritt Béralde, der Bruder des eingebildeten Kranken Argan, die kritische Einstellung des Autors zu den zeitgenössischen Pariser Ärzten:

> »Die meisten von ihnen sind hochgebildete Leute, sie sprechen ein formschönes Latein, können allen Krankheiten griechische Namen geben, können sie säuberlich einteilen und definieren, hingegen verstehen sie rein gar nicht, wie man sie heilen soll...
>
> Dein Freund, Herr Purgon, zum Beispiel, ist da durchaus ehrlich, er ist ausschließlich Arzt und nichts sonst, vom Scheitel bis zur Zehe, ein Mann, der auf seine Regeln schwört und daran fester glaubt als an sämtliche mathematischen Beweisführungen. Er hielte es für ein frevelhaftes Beginnen, sie auch nur zu überprüfen. Für ihn gibt es in der ärztlichen Kunst nichts Dunkles, nichts, was zweifelhaft ist, nichts Schwieriges. Mit dem ganzen Ungestüm der Voreingenommenheit, mit dem ganzen Starrsinn des Selbstvertrauens, der ganzen Rücksichtslosigkeit, die sein grobschlächtiger Mutterwitz und sein Durchschnittsverstand zeitigen, geht er mit Purgieren und Aderlässen forsch ins Zeug und überlegt keinen Augenblick, was er damit anrichtet. Man darf ihm beileibe nicht gram sein, wenn er dich etwa zuschanden kuriert. Er wird dich mit dem besten Gewissen, in der lautersten Absicht ins Jenseits befördern, und wenn er dich umbringt, so tut er dir nichts anderes an, als was er schon seiner Frau und seinen Kindern angetan hat, und was er notfalls auch sich selber antun würde.«[125]

Molière verspottet erbarmungslos die von der Pariser Fakultät gelehrte rückständige Medizin. Im letzten Zwischenspiel seines »Eingebildeten Kranken« karikiert er die Prüfungsmodalitäten der Fakultät: Nach den Methoden befragt, die bei der Behandlung von Schwindsüchtigen und verschiedenen anderen Krankheiten anzuwenden seien, beschränkt sich der Kandidat auf die drei Grundprinzipien der völlig veralteten Medizin und gibt jedesmal die stereotype Antwort:

»Clysterium donare,
Postea schröpfare
Sodanno purgare.«

Beifällig nimmt der Chor jedesmal die Antwort auf:

»Bene, bene, bene, bene respondere:
Dignus, dignus est intrare
In nostro docto corpore.«[126]

Im köstlichen Übermut des Schlußspiels mit dem Ballett der Klistiere und in den umgangssprachlich durchsetzten lateinischen stereotypen Wendungen gipfelt der Hohn des Autors, doch wird in dem Stück nicht nur die Ärzte- und Apothekerschaft verspottet, sondern auch und vor allem der Patient Argan, der sich zum willigen Opfer machen läßt. Eine besondere Tragik dieser Thematik liegt darin, daß Molière seine Komödie bereits als todkranker Mann verfaßt. In der Rolle des eingebildeten Kranken bekam er bei der vierten Aufführung des Stücks am 17. Februar 1673 einen schweren Hustenanfall. Es gelang ihm noch, zu Ende zu spielen, doch wenig später starb er, noch in den Bühnenkleidern Argans, an einem Blutsturz.[127]

Einer der bekanntesten Maler des Rokoko, Antoine Watteau (1684–1721), der »peintre des fêtes galantes«, der zwar an dem Ausflug »pour la Cythère« nicht teilnehmen konnte, sondern die Feste nur in seiner Phantasie miterlebte, war ein hoffnungslos Dahinsiechender. In seiner Dachkammer spuckte er Blut. Mit der Euphorie der Schwindsüchtigen malte er die tanzende Lebensbejahung und trunkene Daseinsfreude des sterbenden Rokoko.[128] Wie Molière wurde er von ärztlichen Scharlatanen gepeinigt. »Qu'ai je fait, assasins meudits?«, lautete die nicht von ihm verfaßte Unterschrift auf einer im Stich erhaltenen Karikatur, die er vor seinem Tod entwarf: ein Zug von Quacksalbern, die, mit Klistierspritzen bewaffnet, einen Patienten verfolgen; dazwischen die hohe Fakultät, einen Eselssattel tragend.

Fast um die gleiche Zeit machten die Lungenschwindsucht, das ärztliche Unvermögen und das Unverständnis der Umwelt einem jungen, ahasverisch umherirrenden Studenten das Leben zur Hölle. Johann Christian Günther (1695–1723) war ein verfrühter Stürmer und Dränger und mußte sich schon früh mit seiner nachlassenden Vitalität auseinandersetzen:

»Mein Gott! Wo ist denn schon der Lenz von meinen Jahren
so still, so unvermerkt, so zeitig hingefahren?
So schnell fleucht nimmermehr ein Segel durch das Meer (...)
Wo kommt denn aber schon des Körpers Schwachheit her?«

Er war kaum 28 Jahre alt, als ihn ein Blutsturz dahinraffte.[129]

Noch jünger als Günther starb der schwindsüchtige Giovanni Battista Pergolesi (1710–1736), einer der größten Musiker der neapolitanischen Schule. Im Alter von 23 Jahren schuf er 1733 mit seiner »La serva Padrona« die Opera Buffa. Als er wegen seiner Lungentuberkulose das benachbarte Pozzuoli aufsuchte, fiel er dort mit 26 Jahren einem akuten Malariaanfall zum Opfer.

Noch vor der Industriellen Revolution, mit dem Aufkommen der Manufakturen, merkte man, daß bei gewissen Berufen bestimmte Krankheiten gehäuft auftraten. Als erster erkannte Bernardo Ramazzini (1633–1714), Medizinprofessor an der Universität Padua, eine berufsbedingte Ursache vieler Atemwegserkrankungen. Um dies genauestens zu erforschen, besuchte er selbst die verschiedensten Werkstätten, selbst die Höhlen der Weber und Glasbläser, und stieg sogar in Bergwerksstollen ein. Ramazzinis Buch »De morbis artificum diatriba« (»Über die Erkrankungen der Handwerker«), das er 1701 in Modena veröffentlichte, ermöglicht einen Einblick, wie viele Stauberkrankungen damals bereits bekannt waren. Ramazzini erkannte, daß jeglicher Staub, der eingeatmet wird, die Lungen reizt. So kam es bei Arbeitern, die mit staubigen Materialien umgingen, am häufigsten zu Lungenkrankheiten, und der größte Teil dieser Handwerker fiel frühzeitig dem Asthma oder der Schwindsucht zum Opfer. Zu den sogenannten »staubigen Handwerkern« zählte er vor allem Müller, Bäcker, Kraftmehlbereiter, Kalkbrenner, Gipser, Stukkateure, Schlotfeger und Glasschleifer.[130] Zugleich schilderte er die Arbeit in den Bergwerken in äußerst tristen Farben.

1724, zehn Jahre nach Ramazzinis Tod, hob Linné unter den Ursachen für das häufige Vorkommen von Lungentuberkulose bei den Bergarbeitern in Orsa das Einatmen von feinen Staubpartikelchen hervor. Er hatte dies an Steinhauern beobachtet, welche der Schwindsucht oft vor dem 30. Lebensjahr erlagen. Wir wissen heute, daß Tuberkelbakterien, wenn sie mit Tröpfchen oder mit Staub unmittelbar in die Lunge gelangen, auf die Schutzwehr des Flimmerepithels treffen. Doch dieses kann durch Staub so geschädigt werden, daß viele Staublungenkranke an Schwindsucht erkranken.

Zu Beginn des 18. Jahrhunderts haben italienische Anatomen wiederholt beobachtet, daß Hautverletzungen, die man sich bei der Obduktion von Leichen Schwindsüchtiger zuzog, nach drei bis vier Wochen eine tuberkulöse Infektion erkennen ließen. Der berühmte Arzt Antonio Valsalva

(1666–1723) in Bologna war von der Ansteckungsfähigkeit der Phthise so überzeugt, daß er – auch aus Rücksicht auf seine Assistenten und Schüler – eine Obduktion phthisischer Leichen ablehnte. Einer seiner Schüler, Giovanni Battista Morgagni (1682–1771), wurde 1712 auf den anatomischen Lehrstuhl nach Padua berufen und versuchte dort fast ein halbes Jahrhundert, durch Sektionen festzustellen, daß die Krankheiten in bestimmten Organen ihren Sitz haben, d. h., daß durch die Einwirkung krankmachender Faktoren in bestimmten Organen beim Patienten pathologische Veränderungen verursacht werden, deren Folge die Krankheitssymptome sind. Obwohl Morgagni bei der Interpretation der Krankheiten nach der traditionellen Reihenfolge a capite ad calcem vorging, berichtete er in keinem Fall über tuberkulöse Prozesse, da er sich ebenfalls vor der Sektion Schwindsüchtiger sehr in acht nahm. Morgagni war achtzig Jahre alt, als er 1761 sein in Stille gewachsenes Lebenswerk »De sedibus et causis morborum per anatomen indagatis libri quinque« (»Fünf Bücher von Sitz und Ursache der Krankheiten, anatomisch erforscht«) veröffentlichte. In siebzig Episteln beschrieb er die exakten pathologischen Obduktionsbefunde klinischer Fälle und stellte damit praktisch sein gesamtes klinisch-anatomisches Erfahrungswissen der Nachwelt zur Verfügung. Er schuf damit die erfolgreiche Methode medizinischer Forschung, die Krankheitsgeschichte mit dem Autopsiebefund in Beziehung zu bringen. Mit der Erkenntnis, daß die Krankheiten ihren Sitz in bestimmten Organen und nicht in einer gestörten Säftemischung haben, distanzierte sich Morgagni von den bis dahin vorherrschenden humoralpathologischen Anschauungen und gab den Anstoß zur Solidarpathologie. Die neue Auffassung regte auch zur Entwicklung einiger physikalisch-diagnostischer Untersuchungsmethoden an, wie Perkussion und Auskultation.

Eine dieser physikalischen Untersuchungsmethoden bei Lungenkrankheiten, die Perkussion, wurde in der Schule Gerard van Swietens (1700–1772) in Wien erfunden. In dieser Schule, in die Leopold Auenbrugger (1722 bis 1809) im Jahr 1746 eingetreten war, begnügte man sich nicht nur mit den hippokratischen Untersuchungen. Zur Beobachtung am Krankenbett war die Kontrolle am Sektionstisch getreten. Zu einer Zeit, als in Padua der greise Morgagni sein Werk »De sedibus et causis morborum per anatomen indagatis« noch nicht abgeschlossen hatte, forschte in Wien im Spanischen Spital der junge Auenbrugger ebenfalls nach dem »Sitz der Krankheit«. Er war der Sohn eines Gastwirts und hatte seinem Vater oft zugesehen, wie dieser Fässer von außen beklopfte, um den Grad ihrer Füllung oder Leere zu bestimmen. Daher lag es nahe, bei seinen Untersuchungen, besonders von Lungenkranken, die Klopfmethode anzuwenden, um aus der Verschiedenheit des Schalls zu erfahren, ob die darunter liegenden Lungenteile lufthaltig oder durch Sekrete gefüllt sind, ob sich in der betreffenden Lungenpartie ein luftgefüllter

Hohlraum (Kaverne) oder im Pleuraraum ein Erguß befindet. Gewißheit über den diagnostischen Aussagewert seiner Klopfmethode konnte ihm allerdings nur die Sektion verstorbener Patienten bieten. Daher überprüfte Auenbrugger immer wieder an den Leichen, was er erklopft und erhorcht hatte. Daneben experimentierte er weiter, indem er in die Brusthöhle von Leichen Flüssigkeit einspritzte, um dann die mit dem Flüssigkeitsspiegel wechselnde Schallqualität durch die Perkussion genau zu bestimmen. Aufgrund dieser Versuche kam er zu der Erkenntnis, daß der Arzt, wenn er den Brustkorb seines Patienten abklopfte, durch Schallunterschiede feststellen konnte, welche Art von Störung vorlag. Mit seiner Perkussion hat Auenbrugger erstmals eine sichere Methode für die Erkennung der Lungenkrankheiten gewonnen. Nach siebenjährigen Versuchen und Beobachtungen entschloß er sich, seine Erkenntnisse zu veröffentlichen. Nach der Vorrede richtete er eine Ermahnung an alle Ärzte: »Durch eigene Erfahrung überzeugt, stelle ich die Behauptung auf, daß die Methode, um die es sich hier handelt, nicht nur für die Erkenntnis, sondern auch für die Behandlung der Kranken von großer Wichtigkeit ist (...) Denn ein anormaler Ton in der Brust ist immer ein sicheres Zeichen für drohende Gefahr.«

Die dem Umfang nach kleine, lateinisch geschriebene Arbeit, die 1761 erschien, trägt den langen Titel: »Inventum novum ex percussione thoracis humani, ut signo, abstrusos interni pectoris morbos detegendi.« (»Neue Erfindung, um durch das Beklopfen des menschlichen Brustkorbes Zeichen zur Erkennung verborgener Krankheiten zu entdecken.«) Die Veröffentlichung blieb ohne Resonanz.[131] Besonders bitter mag es für ihn gewesen sein, daß auch sein verehrter Lehrer van Swieten die Perkussion völlig totgeschwiegen hat. Auch de Haen, als erklärter Feind aller Neuerungen bekannt, schwieg sich ebenfalls aus.[132] Erst als nach dem Tod de Haens die Wiener interne Klinik 1776 von Maximilian Stoll geleitet wurde, wurde die Perkussionsmethode angewendet. Stoll hatte sie seinen Hörern im klinischen Unterricht demonstriert und sie spä-

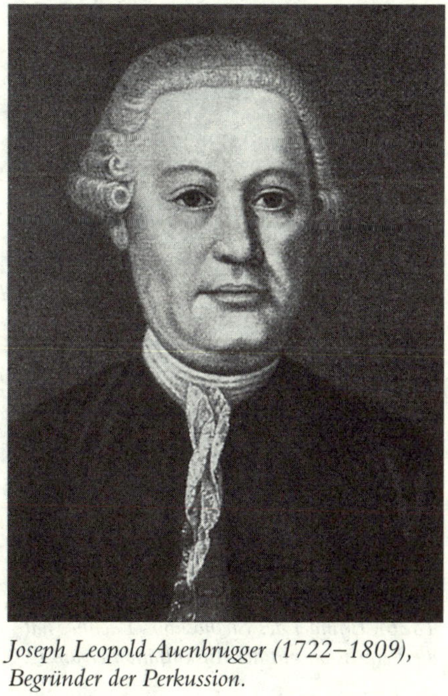

Joseph Leopold Auenbrugger (1722–1809), Begründer der Perkussion.

ter in seinen Aphorismen anerkennend erwähnt. Doch auf den frühen Tod Stolls folgte ein schwerer Rückschlag, denn der berühmte Wiener Kliniker Johann Peter Frank ignorierte die Methode vollkommen, so daß sie wieder vergessen wurde.

Es ist bezeichnend für das medizinische Denken jener Zeit, daß fast ein halbes Jahrhundert verging, bis die Ärzte diese Großtat würdigten. Es bedurfte der Autorität des berühmten Pariser Klinikers Corvisart, um das Interesse für diese geniale Entdeckung wieder zu wecken. Corvisart stieß auf die Perkussionsmethode durch die Lektüre der Stollschen Aphorismen. Er war von dem Verfahren so fasziniert, daß er Auenbruggers Veröffentlichung besorgte und sich die Untersuchungsmethode nach genauem Studium aneignete. 1808 schrieb er als Leibarzt Napoleons eine neue französische Übersetzung mit einem ausführlichen Kommentar. Es war ein ganz neues Buch geworden. Er würdigte selbstlos Auenbruggers Verdienst, wobei es leicht gewesen wäre, die vergessene Perkussionslehre in einer neuen Bearbeitung als sein geistiges Eigentum auszugeben.[133] So war es Auenbrugger noch beschieden, die Anerkennung seiner Entdeckung zu erleben.[134]

Zwei Schülern Corvisarts war es gelungen, der Perkussion eine weitere physikalische Methode hinzuzufügen: die Auskultation. Gaspard Laurent Bayle (1774–1816), der ein hervorragendes Werk über die Tuberkulose (»Recherches sur la phthisie pulmonaire«, 1810) geschrieben hatte und später selbst an Lungenschwindsucht starb, verwandte die direkte Auskultation, indem er das Ohr unmittelbar an den Brustkorb legte. Diese Methode wandten schon die Hippokratiker an, wobei sie bei Krankheiten der Brust Geräusche, wie das »Brodeln von kochendem Essig« oder das »Knirschen eines neuen Lederriemens« wahrnahmen, womit sie ohne anatomische Kenntnisse allerdings nicht viel anfangen konnten. Corvisarts zweiter und bedeutendster Schüler, der die indirekte Auskultation, wie wir sie heute überall anwenden, einführte, war René Théophile Hyacinthe Laënnec (1781–1826). Die von seinem Freund Bayle angewandte direkte Auskultation

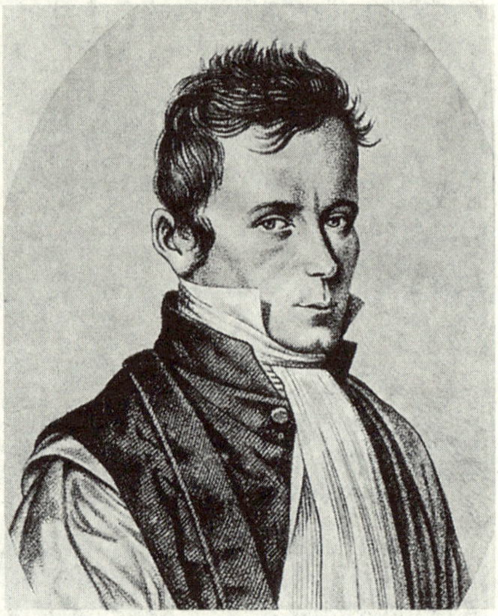

René Théophile Hyacinthe Laënnec (1781 bis 1826), Erfinder des Stethoskops. Laënnec hat die Perkussion mit der Auskultation ergänzt.

war oft schwierig und unbequem, besonders wenn man das Ohr überall an die einzelnen Partien eines unbeweglichen Schwerkranken heranbringen mußte. Bei unsauberen Patienten war es oft unhygienisch oder bei Frauen mit starker Fettentwicklung des Busens unmöglich. Als Laënnec im Jahr 1816 zur Untersuchung einer jungen herzkranken Patientin mit ganz übermäßigem Fettansatz gerufen wurde, sah er beim Überqueren der Louvre-Anlagen Kinder, wie sie an einen Balken das Ohr anlegten und auf das Geräusch lauschten, das ein Spielkamerad durch Kratzen und Klopfen an dem andern Ende des Balkens hervorbrachte. Da kam ihm eine Idee: Bei der Patientin rollte er eine Lage Briefpapier eng zusammen, so daß in der Mitte ein zentraler Kanal blieb, legte das eine Ende an die Stelle des Spitzenstoßes und horchte am andern. Es ging. Er hörte die Herztöne deutlicher als bei direkt aufgelegtem Ohr. Ebenso deutlich hörte er auch das Atemgeräusch. Die Papierrolle ersetzte er bald durch einen in der Mitte durchbohrten Holzzylinder, dem er die Bezeichnung Stetoskop gab. Laënnec betreute damals hundert Betten im Hospital Necker. Alle Patienten dienten fortan der Erprobung der Perkussions- bzw. Auskultationsmethode, und jeder Untersuchungsbefund wurde sorgfältig verzeichnet, um eventuell später mit dem Befund der Autopsie verglichen zu werden. 1819 erschienen in zwei dicken Bänden die Ergebnisse seiner Studien »De l'auscultation médiate ou Traité du diagnostic des maladies des poumons et du cœur, fondé principalement sur ce nouveau moyen d'exploration«. Durch die Methode der Auskultation und Perkussion wurden krankhafte Veränderungen an Herz und Lunge ermittelt, die dem ärztlichen Auge bis zur Entdeckung der Röntgenstrahlen verborgen blieben. Das Stetoskop wurde nun zum Symbol des Arztes, wie seit dem Mittelalter das Harnglas mit den Humoralmedizinern identifiziert worden war.

Bereits nach dem großen Brand von London (1666) kam es zu einer enormen Landflucht. Die Zusammenballung großer Menschenmassen und die Verdichtung des Zusammenlebens unter hygienisch ungünstigen Bedingungen hatte eine beängstigende Zunahme der Schwindsucht zur Folge. Ende des 17. Jahrhunderts war die Tuberkulose in London schon so stark verbreitet, daß Dr. R. Morton (1637–1698) meinte, nicht weniger als 14 verschiedene Formen der Lungenschwindsucht unterscheiden zu können. (»Phthisiologia«).[135]

Die Anstellung tuberkulösen Hauspersonals, dem man die Erkrankung noch nicht ansah, dürfte wesentlich zum Übergreifen der Schwindsucht auf die wohlsituierten Schichten beigetragen haben. Kranke aus diesen Kreisen suchten in sonnenreicheren, wärmeren Gegenden Genesung oder zumindest Erleichterung und fanden sie in Spanien, Italien, besonders aber in der neapolitanischen Bucht, deren Klima schon Galen den Phthisikern empfohlen hatte. Für viele Engländer, die Neapel wegen ihrer kranken Lunge aufsuchten, erhielt der Spruch: »Vedere Napoli e poi morire« (»Neapel sehen und dann sterben«) einen beängstigend makabren Sinn, der mit der Schönheit des Ortes nichts mehr zu tun hatte, denn tatsächlich starben viele von ihnen bald nach ihrer Ankunft. Man schätzt, daß in der Rokokozeit der sonnige Süden, besonders Italien, von mehr als 200 000 Engländern aufgesucht wurde, von denen viele schwindsüchtig waren.[136] Wegen dieser Reisen wurde die Schwindsucht auch in bisher nicht betroffene Landstriche verschleppt. In Spanien und Italien soll es Einheimischen aufgefallen sein, daß in Ortschaften, die bis dahin von der Schwindsucht unberührt waren, im Gefolge hüstelnder Gäste aus dem Norden innerhalb der Gastgeberfamilie oft akute fieberhafte Erkrankungen auftraten, die die betroffenen Familienmitglieder dahinrafften. Die Fälle müssen so eindrucksvoll gewesen sein, daß man sich zu drakonischen Gegenmaßnahmen entschloß.

Die erste dieser Anordnungen hatte 1751 Ferdinand VI. von Spanien ganz im Sinn des absolutistischen polizeilichen Wohlfahrtsstaats erlassen. Demnach sollte bei Phthise genauso vorgegangen werden wie bei Pest.[137] In Neapel und in Sizilien, das damals noch enge Beziehungen zu Spanien hatte, wurde unter Philipp IV. die Anzeigepflicht eingeführt und der Arzt bei Unterlassung mit Gefängnis und bei Wiederholung mit Galeerenstrafe bedroht. Die Hinterlassenschaft und die Wohnungseinrichtung des an Phthise Verstorbenen wurden meist verbrannt.

Auch in anderen Teilen Italiens wurden gegen Schwindsucht gerichtete Maßnahmen ergriffen, allerdings nicht so rigoros wie in Neapel, vor allem nicht in Rom. Das Ergebnis der drakonischen Maßnahmen in Neapel war, daß viele Engländer die von ihnen so geliebte Stadt verließen und sich nach Rom begaben, wo man bedeutend nachsichtiger war, auch mit Rücksicht auf die vielen Pilger, von denen so mancher nur wegen seiner Krankheit die Ewige Stadt in der Hoffnung aufsuchte, dort Linderung oder Heilung zu finden. Die Engländer in Rom wohnten in der Nähe der Piazza di Spagna, die in den Tagen der päpstlichen Herrschaft den Spitznamen erhielt: »das Ghetto der Engländer«. Auch der schwindsüchtige Dichter John Keats (1796–1821) kam von Neapel nach Rom, wo er bis zu seinem baldigen Tod in dem Eckhaus neben der Spanischen Treppe wohnte. Er starb in dem Zimmer, das vor ihm Shelley bewohnte.[138] Keats, dessen Mutter bereits der Schwindsucht zum Opfer gefallen war, starb mit 25 Jahren an den Folgen eines Blutsturzes, den er nach der Lektüre einer gehässigen englischen Kritik erlitt.[139] Er wurde als Nichtkatholik wie auch die anderen Engländer außerhalb der römischen Stadtmauer bei der Cestiuspyramide begraben, wo auch Shelley ruht.

In Spanien, wo man die Lungenschwindsucht nicht nur für hochkontagiös, sondern auch für erblich hielt, erwog man sogar, Ehen mit Phthisikern zu verbieten. Bekannt ist die in Madrid spielende Szene in Goethes »Clavigo«, in der dem Titelhelden sein Freund Carlos die Heirat mit einer schwindsüchtigen Frau wegen der Vererbungsgefahr für Kinder und Enkel dringend abrät. Als Clavigo noch immer zögert, stellt ihm Carlos die Ehe mit einer Schwindsüchtigen als verächtlich und hinderlich für seine Karriere vor:

> »Clavigo, es ist schändlich! So alles, alles zu vergessen, eine kranke Frau, die dir die Pest unter deine Nachkommenschaft bringen wird, daß alle deine Kinder und Enkel so in gewissen Jahren höflich ausgehen wie Bettlerlämpchen. – Ein Mann, der Stammvater einer Familie sein könnte, die vielleicht künftig – Ich werde noch närrisch, der Kopf vergeht mir…
>
> Ha! das alles all! Sich in den Augen der Welt verächtlich zu machen… dir mutwillig eine Krankheit zuziehen, die, indem sie deine inneren Kräfte untergräbt, dich zugleich dem Anblick der Menschen abscheulich macht.«[140]

Die drakonischen Maßnahmen der Spanier bekamen auch George Sand und Chopin zu spüren, als sie im Herbst 1838 ahnungslos nach Mallorca gingen, in der Hoffnung, das dortige Klima könnte George Sands kränkelndem Sohn und dem ewig hüstelnden Chopin helfen.[141] Sie kamen im November im Palma an und wohnten dort zunächst in der Villa »Son' Vent« (»Haus der Winde«). Diese Behausung ohne jeglichen Komfort erwies sich bei dem naßkalten, regnerischen Wetter praktisch als unbewohnbar. Da man kein Feuer machen konnte – es gab keinen Kamin –, wärmte man sich notdürftig an Kohlenbecken, deren Rauch die Luft verpestete und Chopin zu erstikkendem Husten reizte. Er wurde bettlägerig und hustete Blut. Die Krise dauerte drei Wochen. »Ich war krank wie ein Hund«, schrieb er am 14. November an seinen Freund Jules Fontana in Paris, »die drei berühmtesten Ärzte der Insel untersuchten mich. Der erste beschnüffelte, was ich ausspuckte, der zweite beklopfte mich da, woher ich spuckte. Der dritte auskultierte, während ich spuckte. Der erste sagte, ich würde krepieren, der zweite, ich wäre im Begriff zu krepieren und der dritte, ich sei schon krepiert.«

Die Ärzte meldeten sofort pflichtgemäß die Schwindsucht. Die Kunde von Chopins Krankheit verbreitete sich in Windeseile auf der Insel. »Von diesem Augenblick an waren wir für die Einheimischen ein Gegenstand des Schreckens und Entsetzens. Man hielt uns für Lungenschwindsüchtige, was bei der Angst der Einheimischen vor Ansteckung der Pest gleichkommt«, berichtet George Sand in »Ein Winter auf Mallorca«.[142]

Sie fanden nirgends Diener oder Pflegekräfte. Da in Frankreich die Tuberkulose offiziell nicht als ansteckend galt, empfanden sie das Verhalten der Bevölkerung als pure Schikane. Das unverheiratete Paar wurde aufgefordert, das Haus sofort zu räumen. Man verbannte sie in ein längst leerstehendes Kartäuserkloster in Valdemosa, das drei Meilen von Palma entfernt liegt und heute zum romantisch verklärten Wallfahrtsort der Chopinverehrer geworden ist. Für Chopin und George Sand, die sich in drei Zellen der ausgedehnten Kartause notdürftig einrichteten, wurde der Aufenthalt dort zu einem qualvollen Inferno.[143] Dennoch komponierte Chopin an diesem Leidensort einige seiner schönsten Werke. Als man im Frühjahr abreisen wollte, mußte Chopin die Rückfahrt zum Hafen auf einem holpernden Karren antreten, da man ihm jedes andere Gefährt wegen der Ansteckungsgefahr verweigerte. Die Folge davon war, daß er in Palma einen schweren Blutsturz erlitt. Der Karren wurde anschließend sofort verbrannt. Zugleich verweigerte man ihnen jegliches weitere Transportmittel, so daß sie zur Überfahrt nach Barcelona eine zum Schweinetransport dienende Barke benutzen mußten. Bei stürmischer See mit über hundert quiekenden und grunzenden Schweinen gelangte Chopin blutspuckend nach Barcelona, wo es ihm aber auch nicht besser erging. Der dortige Gastwirt, der durch einen nächtlichen Blutsturz Chopins von der Erkrankung erfuhr, forderte sofortige Bezahlung des ganzen Bettes und Bettzeugs, weil es laut polizeilicher Anordnung umgehend zu verbrennen sei. George Sand wandte sich darauf an den Kommandanten der französischen Marinestation, der die bedrängte Reisegesellschaft sofort auf ein Kriegsschiff bringen ließ, wo sich Offiziere und Ärzte ihrer annahmen. Man brachte sie nach Marseille. Der Kranke sollte die Stadt vor Beginn des Sommers nicht verlassen. George Sand blieb mit ihren Kindern bei ihm.[144]

Seit Ende des 18. Jahrhunderts grassierte die Tuberkulose als Industriekrankheit mit großer Breitenwirkung. 1765 erfand James Watt die erste direkt wirkende Niederdruckdampfmaschine; fast um die gleiche Zeit konstruierte James Hargreaves, ein Weber und Tischler, eine Feinspinnmaschine, die er zu Ehren seiner Tochter »Jenny« nannte und die statt einem Faden acht und später achtzig und mehr Fäden verspinnen konnte. Damals begann die Industrielle Revolution, die England, wie es Zeitgenossen stolz bezeichneten, zur »Werkstatt der Welt« (»the workshop of the world«) machte. Das Zunftwesen gelangte zu seinem Ende, das Handwerk verlor durch die aufkommenden Fabriken seine Stellung. Es entstanden neue Industriezentren, die sich rasant zu Ballungsgebieten verdichteten. Es kam dort zu einer Massenansammlung mittelloser Menschen, deren einziger Besitz ihre Arbeitskraft war und die von der Hand in den Mund unter elendsten Wohn- und Arbeitsverhältnissen lebten, was sich in Anbetracht der katastrophalen sanitären Verhältnisse auf ihre Lebensdauer, besonders auf die ihrer Kinder, verhängnisvoll auswirkte.[145]

Die einfache Handhabung der Spinnmaschinen ermöglichte es, Arbeitskräfte ohne Ausbildung direkt in der Produktion anzulernen, was eine massenhafte Anstellung von Frauen und Kindern zur Folge hatte, weil deren Arbeitskraft die billigste war.[146] Pfarrhäuser in London und anderwärts lieferten Tausende von hilflosen Arbeiterkindern im Alter von fünf bis zwölf Jahren nach dem Norden in die Fabriken. Englische Zeitgenossen berichteten, wie diese Kinder in den Fabriken von den dortigen »Sklaventreibern« geschunden wurden, so daß sie in vielen Fällen bis auf die Knochen abgemagert waren.[147] Die kleineren Kinder (die sogenannten Knüpfer, engl. »piecer«, und Feger, engl. »scavenger«) mußten in einem sehr kurzen Zeitraum (zwischen dem Anhalten und dem Rücklauf des Spindelwagens) regelmäßig die gerissenen Fäden wieder zusammenknüpfen, die Abfälle wegfegen und die Spindel mit neuem Vorgespinst versorgen. Dabei mußten sie unter dem Spindelwagen der Maschine herumkriechen. Wenn man bedenkt, daß viele der beschäftigten Frauen und Kinder schwindsüchtig waren und daß in dem Arbeitsraum, wie man aus zeitgenössischen Berichten entnehmen kann, dauernd gehustet und gespuckt wurde, kann man sich vorstellen, welcher zusätzlichen Infektionsgefahr die auf dem bespuckten Fußboden auf allen Vieren herumrutschenden Kinder ausgesetzt waren. Um ihre Gewinne noch zu steigern, führten die Fabrikanten die Nachtarbeit ein. Die Tagesgruppe der Kinder wanderte nach zwölf Arbeitsstunden in die Betten, welche die Nachtgruppe eben verlassen hatte, und umgekehrt. Da stets mehrere Kinder in einem Bett schliefen, war die Infektionsgefahr durch einen offentuberkulösen Bettgenossen äußerst groß. Kein Wunder, daß die Sterblichkeit der Fabrikkinder ungewöhnlich hoch war.

»Napoléon«, schrieb Bertrand Russell, »ist von den russischen Schneestürmen und den englischen Kindern besiegt worden. Von der Rolle des Schnees wurde Notiz genommen, da die Vorsehung dafür verantwortlich gemacht werden konnte; die Rolle, die die englischen Kinder dabei spielten, wurde jedoch totgeschwiegen, da sich jeder Engländer ihrer hätte schämen müssen.«[148]

Mit den Produkten der billig arbeitenden englischen Kinder brach man nämlich überall die napoleonische Kontinentalsperre. Inzwischen beschwerten sich wiederholt die Militärbehörden, daß in den Fabrikdistrikten nur ganz wenige junge Leute die nötige Körpergröße für den Militärdienst hätten und daß brauchbarer Truppennachwuchs fast nur noch aus ackerbautreibenden Distrikten erhältlich sei.[149] Diese Mißstände riefen die Kritik der englischen Öffentlichkeit wach und lieferten den ersten Anstoß zur Entwicklung eines »gesetzlichen Arbeiterschutzes«.

Im Jahr 1802 initiierte Sir Robert Peel im Parlament die Verabschiedung eines Gesetzes, das in der Baumwollindustrie die Nachtarbeit von Kindern untersagte und ihre tägliche Arbeitszeit auf zwölf Stunden beschränkte mit der Begründung, es würde sie sonst ruinieren. Doch stellte sich heraus, daß niemand die Einhaltung des Gesetzes überwachte. Zugleich verweigerten die Behörden allen Webereltern, die ihre Kinder nicht in die Fabriken schikken wollten, jegliche Unterstützung aufgrund des Armengesetzes. Da viele Weber infolge der maschinellen Konkurrenz dem Hungertod nahe waren, mußten viele Kinder schon im Alter von sechs oder sieben Jahren, wenn nicht schon früher, ihren Lebensunterhalt selbst verdienen.[150] Das Gesetz von 1802 erwies sich als unwirksam. 1833 erschien das erste Fabrikgesetz, wonach Kinder unter zwölf Jahren nicht länger als acht Stunden beschäftigt werden durften. Die Nachtarbeit wurde für Jugendliche verboten.[151] Fabrikinspektoren wurden eingesetzt, welche die Durchführung des Gesetzes zu überwachen hatten.[152] Charles Dickens (1812–1870), der wie die Titelhelden seiner Romane »Oliver Twist« und »David Copperfield« eine trübe Kindheit hinter sich hatte und diese Zeit nicht verwinden konnte, übte in seinen vielgelesenen Werken, die deutlich autobiographische Züge trugen, scharfe Kritik an vielen Mißständen seiner Zeit, vor allem am Mißbrauch der Kinderarbeit.[153] Vierjährige wurden zum Schornsteinfegen und zu Bergwerksarbeiten herangezogen. Andersens Mädchen mit den Schwefelhölzern, das in einer Winternacht auf der Straße erfror, ist keineswegs eine der Dichterphantasie entsprungene Märchengestalt. In seinem Roman »Bleak House« rief Dickens am Sterbelager des armen brustkranken Straßenkehrerjungen Jo der saturierten viktorianischen Gesellschaft zu:

> »Tot! Euer Majestät! Tot! Hoher Adel und verehrungswürdiges Publikum! Tot! Recht Ehrwürdige und unrecht Ehrwürdige jeder Konfession! Tot! Ihr Männer und Ihr Frauen, die Ihr mit himmlischem Erbarmen in Euren Herzen geboren seid. Und so sterben sie rings um uns jeden Tag!«

Er meinte damit die Kinder, die sich zu Tode rackerten.[154] Ebenso verheerend wie auf die Kinder wirkte die übertriebene Arbeitsanstrengung auch auf die im Fabrikbetrieb eingespannten Frauen. Dr. Francis B. Hawkins berichtet in seinem Fabrikreport, daß

> »Schwangere meist bis zum letzten Augenblick vor der Entbindung – aus Angst, ihre Stellung zu verlieren – in den Fabriken tätig bleiben. Entbindungen zwischen den Maschinen sind nichts Seltenes!«

Auch in Frankreich wurde durch gnadenlose Kinder- und Frauenarbeit der

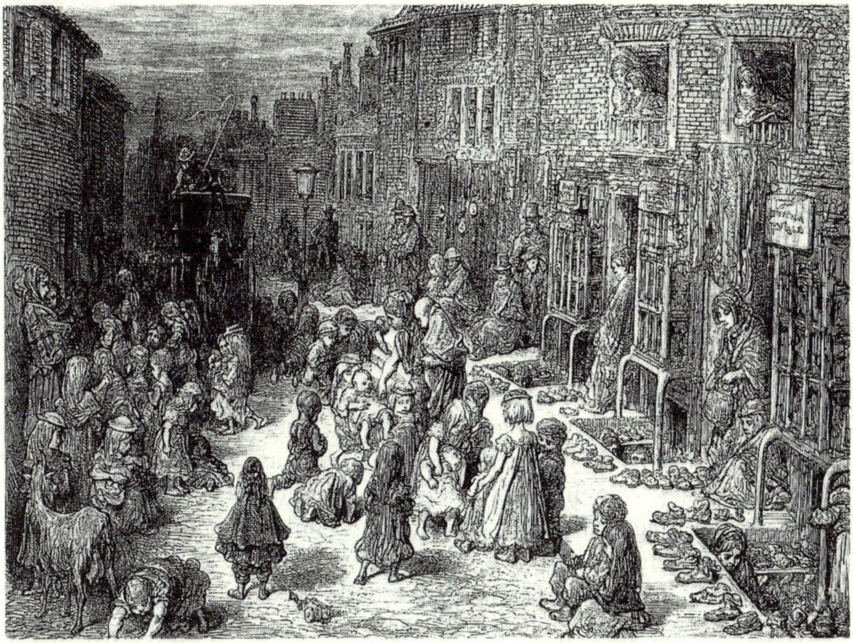

Gustave Doré (1832–1883), Trödelmarkt im Londoner Elendsviertel. – Auffallend bei diesen Bildern ist, daß man auf ihnen nur ganz junge Kinder sieht, und zwar nur Mädchen. Gleichaltrige Knaben fehlen, weil sie arbeiten mußten. In England wurde erst 1874 die Beschäftigung von Kindern unter 10 Jahren in Fabriken verboten.

gleiche Raubbau betrieben. Das spiegelt sich auch in der zeitgenössischen Literatur wider, wie z. B. in Victor Hugos »Les misérables«. Auch hier zieht sich die Schwindsucht wie ein roter Faden durch die Leidensgeschichte einer bis zu ihrem frühen Tod schuftenden Frau.[155]

Seit 1780 stieg die Tuberkulose in England enorm an.[156] Die immer häufiger vorkommende Knochen- und Gelenktuberkulose wurde zu einer Geißel der Kinder. Jahrelanges Siechtum, lebenslängliche Verkrüppelung waren oft ihre Folge. Kein Wunder, daß die Chirurgen immer häufiger mit diesen Übeln konfrontiert wurden, ohne zu ahnen, daß sie tuberkulöser Natur waren. So hat auch der Londoner Chirurg Percival Pott, der sich eingehend mit der Wirbelsäulenchirurgie beschäftigte, 1779 die nach ihm als Malum Pott (Pottsches Übel) benannte Wirbelentzündung (Spondylitis) beschrieben, wobei er sie schlicht als Folge einer Erkrankung der Wirbelkörper bezeichnete (»Remarks on that kind of palsy of the lower limbs which is frequently found to accompany a curvature of the spine«). Bei dieser Krankheit kommt es durch Einschmelzung eines Wirbelkörpers zu einer spitzwinkeligen Abknickung der Wirbelsäule, die man Gibbus oder Pottschen Buckel nennt. Die tuberkulöse Natur des Pottschen Buckels wurde allerdings erst mehr als hundert Jahre später von Robert Koch erkannt.

Ebenso wie der italienische Dichter Giacomo Leopardi (1798–1837) hatte der dänische Philosoph Sören Kierkegaard (1813–1855) infolge einer in der Kindheit durchgemachten Knochentuberkulose einen Buckel, der ihn zum Krüppel degradierte. Kierkegaard hat in diesem Zusammenhang oft auf eine Stelle im 2. Brief des Paulus an die Korinther verwiesen: »(...) wurde mir ein Stachel ins Fleisch gestoßen« (2 Kor 12,7).[157] Diese beiden Fälle sind recht bekannt, weil sie berühmte Persönlichkeiten betroffen haben. Über die zahllosen Fälle von Knochentuberkulose, die als Folge der gnadenlosen Kinderarbeit und der unmenschlichen Wohnverhältnisse in den Slums auftraten, wurde bislang selten berichtet.

In den englischen Industriegebieten trat gleichzeitig mit der Schwindsucht eine Mangelkrankheit gehäuft auf, die bereits 1650 von dem englischen Arzt Glisson, einem Schüler Harveys, als Rachitis beschrieben wurde und die später wegen ihrer Häufigkeit den Namen »Englische Krankheit« erhielt. Bei diesem chronischen Leiden, das schon im Säuglingsalter beginnt, ist die Einlagerung von Kalksalzen in das Knochengewebe durch die Unfähigkeit der Knochenzellen, den Kalk zu binden, behindert, so daß die harten Knochen weich werden. Diese Avitaminose, bei der infolge zu geringer bzw. fehlender Sonnenbestrahlung nur eine ungenügende Menge von Vitamin D gebildet wird, trat vor allem in den düsteren, sonnenlosen Behausungen der überall entstehenden Slums auf.

Da die Knochentuberkulose, deren Erreger man damals noch nicht erkannt hatte, vorwiegend in dem gleichen Milieu vorkam, wurde sie auch von Medizinern oft für Rachitis gehalten. Sogar ein so bedeutender Arzt wie Friedrich Benjamin Osiander (1759–1817), Professor der Geburtshilfe in Göttingen, verfiel diesem Irrtum. Was die Knochentuberkulose für die betroffenen Kinder bedeutete, können wir aus einer seiner Schriften genau entnehmen:

> »Bey andern werden die Knochen nicht krumm, aber faulig: ein Gelenk am Finger oder die Mittelhand oder der Ellbogen oder das Knie oder die Hüfte oder das Rückgrath fangen an zu schwellen. Gewöhnlich mutmaßt man alsdann, die Kindermagd habe das Kind fallen lassen, den Fuß oder Arm verzogen und fangt an, auf den Rath eines Barbierers, Afterarztes oder alten Weibes zu schmieren, zu schindeln, zu bepflastern, binden oder schnüren; und dadurch wird nun vollends der Grund zum baldigen offenbaren Beinfraß gelegt. Diese Geschwulst wird roth, bricht endlich mit einer ganz kleinen Öffnung auf und es fließt eine Jauche heraus. Man schmiert mit fetten Salben, und es bricht ein neues Loch hinein; das eine fällt zu, ein neues geht wieder auf, man pflegt zu sagen: der Maulwurf werfe bald da, bald dorten auf. Endlich schieben sich

> abgefaulte Splitter von Knochen heraus; die ausfließende Materie stinkt abscheulich, und ein beständiges Zehrfieber hält das unglückliche Kind in einem fortdauernden schwachen und elenden Zustand. Bey diesem Fließen kann der Mensch zwanzig bis dreißig Jahre alt werden, und ist er im Anfang übel behandelt oder versäumt worden, so ist der Schaden selten heilbar.«[158]

Ebenso wie man die Hauttuberkulose (Lupus vulgaris) für Lepra hielt, erfolgte auch hier eine ausführliche Beschreibung der Knochentuberkulose beim Kind unter falscher Diagnose: Rachitis.

Die graphische Sammlung Albertina in Wien verwahrt ein Aquarell von Johann Enders aus dem Jahr 1831. Es ist das Bildnis eines sitzenden Jünglings, des schwindsüchtigen Herzogs von Reichsstadt, auf dessem rechten Knie ein etwa einjähriges Kind sitzt, während sich ein kleines Mädchen von vier bis fünf Jahren an seine linke Seite schmiegt. Das Mädchen ist die Herzogin von Salerno, der Säugling der spätere Kaiser Franz Josef von Österreich. Auffallend ist die Sorglosigkeit, mit der man damals die zwei Kinder, insbesondere den ganz jungen Erzherzog, in so inniger Berührung mit dem todgeweihten Phthisiker verweilen ließ, der laut Aussage seines behandelnden Arztes (Giovanni Malfatti) an »anhaltendem Husten und Schleimauswurf« litt.[159] Dies ist nur so zu erklären, daß die Phthisis – wie bereits erwähnt – nur von wenigen Ärzten für infektiös gehalten wurde. Auch Malfatti, der im Mai 1830 zum Leibarzt des Herzogs von Reichsstadt berufen wurde, hielt sie für ein konstitutionell bedingtes Leiden.[160] Als der Herzog von Reichsstadt am 22. Juli 1832 im Alter von 21 Jahren in Schönbrunn starb, munkelte man, er sei auf Veranlassung von Metternich vergiftet worden. Der Krankheitsverlauf und das Sektionsprotokoll lassen jedoch keinen Zweifel über die Ursache des frühen Todes zu. »Der rechte Lungenflügel, der fest am Rippenfell und Zwerchfell hing, war übersät mit unzähligen Eitergeschwüren, welche eine jauchige, äußerst übelriechende Materie enthielten. Am oberen Teil des linken Lungenflügels saß ein großer eiternder Knoten.«[161]

Doch die erschreckende Ahnungslosigkeit im Hause Habsburg war kein Einzelfall, sondern charakteristisch für jene Zeit. Man verhielt sich auch in Paris nicht vorsichtiger: Als Beispiel dafür kann der Bericht von Berlioz dienen, in dem er schildert, wie er sich mit dem an Lungen- und Kehlkopftuberkulose leidenden Paganini zu verständigen versuchte: »Kaum vermochte man, wenn man das Ohr nahe an seinen Mund hielt, ein paar Worte zu verstehen.« Berlioz hielt auch, wie so viele andere Franzosen, die Tuberkulose nicht für ansteckend. Vor dem Husten Schwindsüchtiger nahm man sich nicht in acht: In Künstlerkreisen wurde das ewige Hüsteln des schwindsüchtigen Klaviervirtuosen Chopin nicht als Gefahr für andere erkannt: »Er hüstelt überaus anmutig«, spöttelte Liszts Freundin, die scharfzüngige Gräfin

Marie d'Agoult. Aber selbst Chopin, der vom tödlichen Charakter seiner Krankheit überzeugt war, hatte keine Vorstellung davon, daß er das Leiden auf andere übertragen könnte, auch nicht, als er todkrank im Herbst 1849 von einer Konzertreise aus England völlig gebrochen nach Paris zurückkehrte.[162] Um der Cholera, die dort abermals ausgebrochen war und die in seiner Wohngegend besonders heftig grassierte, zu entfliehen, zog Chopin vom Square d'Orléans nach Chaillot (Grande Rue Nr. 74). Das war schon fast auf dem Land. Aus seiner Verlassenheit schrieb der vom Bluthusten geplagte Tonkünstler am 25. Juni 1849 einen beschwörenden Brief an seine Lieblingsschwester Ludwika Jedrzejewicz, der in erschreckender Weise die Ahnungslosigkeit eines Offentuberkulösen offenbart:

»Wenn es euch möglich ist, so kommt hierher. Ich bin krank und kein Arzt vermag mir zu helfen wie Ihr. Meine Wohnung hier in Chaillot ist geräumig genug, um Euch auch mit zwei Kindern aufnehmen zu können. Der kleinen Ludka würde der Aufenthalt hier in jeder Hinsicht zugute kommen. Die Cholera ist im Abklingen. Heute ist hier schönes Wetter, und ich bewundere von meinem Fenster aus das herrliche Panorama von Paris: die Türme, die Tuilerien, Saint Germain l'Auxerrois, Saint Etienne du Mont. Notre Dame, das Panthéon, Saint Sulpice, Val de Grâce, und zwischen diesen Gebäuden und mir nichts als Gärten.«[163]

Am 8. August endlich traf die Familie Jedrzejewicz samt Kindern ein. Ludwika blieb bis zuletzt bei ihrem bluthustenden Bruder.[164]

Die geradezu erschreckende Sorglosigkeit im damaligen Frankreich in bezug auf Tuberkulose ist vor allem darauf zurückzuführen, daß berühmte französische Ärzte, wie Bichat, Bayle und Laënnec, die sich intensiv mit der Tuberkulose beschäftigt haben und auch selbst tuberkulös waren, die Schwindsucht nicht für ansteckend hielten. Bis in die zweite Hälfte des 19. Jahrhunderts galt die Schwindsucht meist als eine erbliche Krankheit, die sich langsam entwickelt und in einem Alter zum Ausbruch kommt, in dem man sich normalerweise entfaltet und im Begriff steht, ins Leben hinauszugehen. Sie war daher ein unerbittliches Schicksal, was man um so tragischer empfand, als viele junge geniale Menschen an ihr erkrankt waren und ihr zum Opfer fielen. Da war z. B. der blutjunge Dichter Novalis (1772–1801), der, nachdem seine 15jährige Braut an Lungenschwindsucht gestorben war, in ekstatischer Todessehnsucht seine »Hymnen an die Nacht« dichtete und mit der blauen Blume das Sinnbild der deutschen Romantik geschaffen hat, ehe er auch selbst im Alter von 29 Jahren der Schwindsucht erlag.[165]

Die ätherisch blassen Mädchen, die etwas später das Ideal der romantischen Dichter bildeten, waren nicht selten schwindsüchtig und daher für ihre ahnungslosen Verehrer nicht ganz ungefährlich. Das dürfte auch die Ursache dafür gewesen sein, warum in solchen Fällen häufig der junge Ehemann nach einer gewissen Zeit selbst Symptome einer beginnenden Schwindsucht erkennen ließ. Oft war aber auch die erste Schwangerschaft der Grund für den foudroyanten Verlauf einer »galoppierenden Schwindsucht«. So ließ z. B. Dickens in seinem berühmten Roman David Copperfields junge Frau innerhalb weniger Wochen an Schwindsucht sterben.

Im Gegensatz zum »schwarzen Tod«, jener Pestform, bei der sich die Haut infolge ausgedehnter Hämorrhagien dunkel verfärbte, erhielt die Tuberkulose wegen des leichenblassen Aussehens der Erkrankten auch noch den Namen »weiße Pest«. Die Präraffaeliten, eine Vereinigung englischer Maler, gegründet 1848 von Dante Gabriel Rossetti, denen die Vorläufer Raffaels als Vorbild dienten, erhoben – wie zu Botticellis Zeiten – die ätherische Erscheinung der schönen Schwindsüchtigen zum weiblichen Schönheitsideal.

Da es unter den bürgerlichen Dichtern, Malern und Musikern, die in Ermangelung adliger Mäzene oft wie Spitzwegs »armer Poet« in einer elenden Dachkammer hausten, sehr oft Schwindsüchtige gab, galt die Tuberkulose geradezu als »die Krankheit der Romantiker«.[166] Auch in Frankreich bezeichnete man die Schwindsucht in Künstlerkreisen als »romantisches Fieber«. Besonders in Paris fiel es auf, daß schöne Frauen, die von der jeunesse dorée umjubelt wurden, oft von heute auf morgen verschwanden, weil sie erkrankt waren und nun, von allen Bewunderern verlassen, dahinsiechten. Das Schicksal einer dieser schönen Kokotten, Marie Duplessie, die an Schwindsucht gestorben war und deren Sarg nur einige befreundete Dichter und Maler folgten, nicht aber die Herzöge, Marquis und Lords, die früher ihr Bett mit Gold übersäten, regten Alexandre Dumas den Jüngeren 1848 zu seinem Roman »Kameliendame« an.

Bald danach (1853) gestaltete Giuseppe Verdi aus dieser Vorlage seine »La Traviata« (»Die Verirrte«), deren Aufführung in der Opernliteratur etwas unerhört Neues bedeutete. Zum erstenmal wagte ein Komponist einen zeitgenössischen Stoff auf die Bühne zu bringen: die Geschichte der Dirne Violetta, die an »galoppierender Schwindsucht« stirbt. Von nun an verschwand die Tuberkulose nicht mehr von der Opernbühne. 1881 entstand die Oper »Hoffmanns Erzählungen« von Jacques Offenbach (1819–1880), in der die junge Antonia Krespel an Schwindsucht stirbt. 1895 gelangte Puccinis »La Bohème« zur Aufführung, ein Werk, durch das sich die Krankheit wie ein roter Faden zieht und das wie die »Traviata« Welterfolg hatte. Allen diesen Opern ist gemeinsam, daß von der Tuberkulose nicht nur gesprochen wird, sondern daß sie auch in den Verlauf der Handlung eingreift. Die Schwindsucht galt damals als unheilbare, tödliche Krankheit, sie führt das tragische

Ende der Werke herbei. Immer ist es ein zartes, junges Mädchen, das an ihr stirbt. Wie kam es, daß so auch viele Opern in dieser Zeit die Tuberkulose thematisierten? Sie versinnbildlichen oft den tragischen Tod von jungen Menschen, deren Hoffen und Streben durch die heimtückische Krankheit ein jähes Ende fand, ein Schicksal, das sie mit vielen ihrer realen Zeitgenossen teilten und das darum so große Anteilnahme fand.

Den Krankheitsnamen »Tuberkulose« prägte 1832 Schoenlein, der als erster in Deutschland in seiner Würzburger Klinik die neuen diagnostischen Methoden Perkussion und Auskultation einführte und die verstorbenen Kranken sezieren ließ, um die Richtigkeit der am Krankenbett gestellten Diagnose zu kontrollieren. Er benutzte auch schon das Mikroskop und entdeckte 1839 den nach ihm benannten Pilz Achorion schoenleini, den Erreger von Favus (Kopfgrind).

Aufgrund der pathologisch-anatomischen Studien kam man zu der verhängnisvollen Ansicht, der anatomische Charakter der Phthise schließe eine Heilung aus, auch wenn die Krankheit bereits im Anfangsstadium erkannt werde. Laënnec, der selbst an Schwindsucht litt, sagte: »Phthisisch und zum Tode verurteilt sein ist identisch.« Bei Ärzten und Laien entstand eine allgemeine Resignation. Man betrieb höchstens noch eine lindernde, symptomatische Behandlung. Dem Kranken wollte man so lange wie möglich den wahren Charakter seines Leidens verbergen, denn man glaubte, die Kenntnis davon beschleunige den Tod. Es war die Epoche des »therapeutischen Nihilismus«.

Die Geschichte ist nicht immer gerecht. Es gibt Fehlurteile, die sich wie eine ewige Krankheit forterben. Ein solches Fehlurteil ist der immer wieder erhobene Vorwurf, Joseph Skoda sei der Exponent des »therapeutischen Nihilismus« gewesen.

Joseph Skoda (1805–1881), der mit Karl von Rokitansky und Ferdinand von Hebra das berühmte Dreigestirn der zweiten Wiener Medizinischen Schule bildete, war ein Meister der Diagnostik. 1839 veröffentlichte er sein klassisches Werk »Abhandlung über Perkussion und Auskultation« und schuf damit die moderne physikalische Diagnostik, insbesondere der Brustkrankheiten. 1840 gründete er im Allgemeinen Krankenhaus die erste besondere Abteilung für Brustkranke.[167] Die schweren Zerstörungen, die er bei den Autopsien Tuberkulöser fand, hätten ihn leicht dazu verführen können, ein therapeutisches Eingreifen als aussichtslos zu betrachten. Doch er prüfte unermüdlich die damals zur Verfügung stehenden Mittel, er lehnte allerdings alles ab, was sich als »ungeeignet« erwies.[168] Wenn es damals noch keine wirksamen Heilmittel gab, kann das ihm nicht zum Vorwurf gemacht werden. Skoda war zu einer Zeit, als es noch keine experimentelle Pharmakologie gab, in therapeutischer Hinsicht ein »Skeptiker«, aber keineswegs ein

»Nihilist«.[169] Allerdings hat er, als man selbst bei einer einfachen Bronchitis wiederholte Blutentziehungen anwandte, das quacksalberische »Herumwursteln mit Schröpfköpfen, Blasenpflaster, Moxen und Fontanellen« verworfen.

Im Jahr 1853, in einer Zeit der therapeutischen Hoffnungslosigkeit, schrieb der Medizinstudent Hermann Brehmer in seiner Dissertation in Zusammenhang mit der Heilwirkung des Gebirgsklimas den kühnen Satz: »Die Lungenschwindsucht ist heilbar.« Seine Bestrebung, 1854 in Schlesien für Lungentuberkulöse das Gebirgssanatorium Gröbersdorf zu gründen, wurde von seinem Lehrer Schoenlein und von seinem Förderer Alexander von Humboldt tatkräftig unterstützt. Im Jahr 1876 gründete Brehmers Schüler Dettweiler eine Lungenheilstätte in Falkenstein im Taunus. Er war es, der durch die Einführung der Liegekuren bei der Tuberkulosebehandlung den Luftkursanatorien einen besonderen Charakter verlieh, die später den Schweizer Sanatorien mit ihren strengen Liegekuren als Vorbild dienten.

Mikrobiologische Ära

Die experimentelle Tuberkuloseforschung begann mit den Versuchen des deutschen Arztes Klencke, der 1843 durch die Injektion von tuberkulösem Material in die Ohrvene von Kaninchen die Bildung von Tuberkeln in Lunge und Leber erzielte.[170] Diese Versuche blieben jedoch zunächst unbeachtet. Erst durch die zielstrebigen Arbeiten des französischen Arztes J. A. Villemin (1865) wurde die Übertragbarkeit der Tuberkulose einwandfrei erwiesen. Er war Militärarzt und von ihm stammt das derbe, aber treffende Wort: »Der lungenkranke Soldat ist für seine Stubenkameraden das, was das rotzkranke Pferd für seine Stallgefährten ist.« Durch subkutane Impfung von Kaninchen mit tuberkulösem Leichenmaterial gelang es Villemin, Tuberkulose zu erzeugen. Die gleichen Veränderungen erhielt er, wenn er einem Kaninchen Perlsuchtknötchen vom Rind oder Stoff aus einer skrofulösen Drüse einimpfte. Durch Kontrollversuche überzeugte er sich, daß nur das tuberkulöse Material Tuberkulose hervorrief, nicht dagegen andere Stoffe. Auch die Empfänglichkeit des Meerschweinchens und die geringere von Hunden und Katzen konnte er zeigen.[171] Obwohl Klencke und Villemin in Tierversuchen die Verimpfbarkeit, d. h. die Kontagiosität des tuberkulösen Ansteckungsstoffs, bewiesen hatten, glaubten viele auch weiterhin, daß die Schwindsucht nicht ansteckend, sondern konstitutionell bedingt sei.

Nach dem Deutsch-Französischen Krieg von 1870/71 verschob sich das Gleichgewicht der politischen Kräfte in Europa. In Deutschland setzte ein beispielloser Aufschwung der Industrie ein. England und Frankreich, die 1870 mehr Eisen und Stahl produzierten als die übrige Welt, wurden Ende des 19. Jahrhunderts von Deutschland überflügelt.[172] Die bittere Konsequenz des Zustroms ungeheurer Bevölkerungsmassen in die aufstrebenden Industriezentren war das Entstehen trostloser Viertel von vielstöckigen Mietskasernen. Der Architekt Werner Hegemann bezeichnete Berlin als die »größte Mietskasernenstadt der Welt«.[173] Infolge der Bodenspekulation versuchte man jedes Stückchen bebaubaren Bodens für Wohnzwecke nutzbar zu machen, ohne Rücksicht darauf, ob Licht und Sonne in die Höfe und Hinterhöfe gelangen konnten.[174] Bereits ein altes italienisches Sprichwort lautet warnend: »Nella casa, dove non entra il sole, entra il medico.« (»Wo die Sonne nicht ins Haus scheint, geht der Arzt hinein.«) Vor 1887 gab es z. B. in der Berliner Bauordnung noch keinerlei gesundheitspolitische Vorschriften. Als Mindestfläche für Hofräume waren nur 25 Quadratmeter angegeben. Welcher Geist die damalige Einstellung der Behörden zum Wohnungsbau beherrschte, geht eindeutig aus einem Paragraphen des Sächsischen Gesetzbuchs aus dem Jahr 1864 hervor, der lautete: »Jeder darf sein Grundstück vollständig nutzen, selbst wenn der Nachbar Schaden leiden sollte.«

Der »Arme-Leute-Maler« Heinrich Zille (1885–1929), der später mit seinen Zeichnungen das »Milljöh« der Hinterhöfe verewigte, sagte einmal mit Recht: »Man kann einen Menschen ebenso mit einer Wohnung erschlagen wie mit einer Axt.« Mit Scharfsinn und drastischem Humor schilderte Zille das »Milljöh«, besonders das der engen, lichtlosen und schmutzigen Hinterhöfe, die stets als Kinderspielplatz dienten und in deren Ecke gewöhnlich ein Herzchenklo stand, oft als einzige Bedürfnisstätte für den ganzen Wohnblock. Einmal zeichnete er zwei Kinder und schrieb darunter »Die Ratte«. Ein kleiner Junge zieht das tote Tier auf einem Holzwägelchen hinter sich her und trifft einen anderen Knirps. Der Bildtext besteht aus folgendem Dialog:

»Von wat is se denn jestorb'n?«

»Unsere Wohnung ist zu naß.«

Auf einer anderen Zeichnung stehen drei kleine Mädchen von etwa sechs bis acht Jahren im verschneiten Hinterhof. Da sagt die eine stolz: »Wenn ich will, kann ich rot in den Schnee spucken.«

Zilles Zeichnungen offenbaren eindrucksvoller die Seuchengefahren und städtehygienischen Unterlassungssünden als seitenlange Denkschriften.[175] Unter diesen hygienisch unzulänglichen Wohnverhältnissen kam es sehr bald zu einer erschreckenden Zunahme der Lungenschwindsucht und Kindersterblichkeit. Die Tuberkulose wurde als soziale Krankheit bezeichnet.

Vor diesem Hintergrund widmete sich Robert Koch, der im Juli 1880 als

Regierungsrat und ordentliches Mitglied des Kaiserlichen Gesundheitsamtes nach Berlin berufen wurde, der ätiologischen Erforschung dieser Volkskrankheit, die von vielen Ärzten, vor allem von dem berühmten Pathologen Virchow, noch immer für nicht infektiös gehalten wurde. Koch versuchte mit allen möglichen Färbemethoden die Tarnkappe des Tuberkuloseerregers zu lüften. Er färbte Auswurf und Lungenteile von an Schwindsucht Verstorbenen mit immer neuen Lösungen, bis unter dem Mikroskop blau gefärbte Stäbchen (Bazillen) sichtbar wurden: in ganzen Paketen im Gewebe liegend oder aber einzeln in einer einzelnen Zelle. Es war ihm gelungen, sie mit einer alkalischen, in Wasser verdünnten alkoholischen Methylenblaulösung innerhalb von 24 Stunden bei Zimmertemperatur zu färben. Da die Tuberkelbazillen von einer säurefesten Wachshülle umgeben sind, kann erst nach deren Entfernung Farbe angenommen werden.

Erst nachdem es Koch nach langwierigen und mühsamen Versuchen gelungen war, die Tuberkelbazillen auf künstlichen, festen Nährböden (als Reinkultur) zu isolieren und mit diesen Kulturen im Tierversuch dieselben Ergebnisse zu erzielen, die er mit der Verimpfung tuberkulöser Materialien erreicht hatte, entschloß er sich, seine Forschungsergebnisse einem wissenschaftlichen Gremium vorzutragen. Am 24. März 1882 hatte Professor du Bois-Reymond die Mitglieder der Berliner Physiologischen Gesellschaft zu einem Vortragsabend geladen. Gerade vor zehn Jahren hatte er sein berühmtes »Ignorabimus« (»Wir werden es nicht wissen«) gesprochen. Doch diese resignierende Sentenz wurde an diesem Abend glänzend widerlegt. Das Thema des Vortrags lautete kurz und bescheiden: »Über Tuberkulose«. Die Eingeladenen waren Professoren der Universität mit ihren Assistenten. Von dem Vortragenden wußten sie nur, daß er Regierungsrat und Mitglied des Kaiserlichen Gesundheitsamtes sei und noch unlängst Kreisarzt in Wollstein gewesen war. Es war ein heißes Pflaster, auf das sich Robert Koch hier begab. Zudem war ihm Virchow, der medizinische Papst jener Ära, nicht gewogen.

Robert Koch berichtete, wie es ihm nach vielen vergeblichen Versuchen erst mit einem neuen Färbeverfahren gelungen sei, in tuberkulösen Organen und deren Absonderungen charakteristische, bis dahin völlig unbekannte Bakterien zu finden.[176] Mit diesem Nachweis war das erste Henlesche Postulat erfüllt. Sodann berichtete er im Sinn des zweiten Henleschen Postulats über das Isolieren des Tuberkelbazillus von dem infizierten Körper auf festen Nährböden, so daß man den vermutlichen Erreger nun in Reinkultur untersuchen konnte.[177] Die Wuchszeiten waren im Gegensatz zu anderen Bakterien ungewöhnlich lang. Erst nach zweiwöchiger Bebrütung konnte man auf den beimpften Nährböden mit bloßem Auge Bakterienkolonien wahrnehmen. Und schließlich sprach er im Sinn des dritten Henleschen Postulats über die Wiedererzeugung des gleichen Krankheitsbilds (im

Tierversuch) mit dem isolierten Mikroorganismus, wie er es vorher mit Organteilen (Lunge, Lymphknoten etc.) oder Ausscheidungen des infizierten Organismus (Sputum, Eiter) im Tierversuch erzielt hatte.[178] Von Kochs Vortrag selbst existieren nur Stichwortnotizen. Seine Ergebnisse veröffentlichte er aber unmittelbar danach (am 10. April 1882) in der Berliner klinischen Wochenschrift unter dem Titel »Die Ätiologie der Tuberculose«. Hier einige Passagen, die sich nicht auf die Untersuchungsmethode, sondern auf die Bekämpfung der Tuberkulose beziehen:

> »Die weit überwiegende Mehrzahl aller Fälle von Tuberculose nimmt ihren Anfang in den Respirationswegen und der Infectionsstoff macht sich zuerst in den Lungen oder in den Bronchialdrüsen bemerkbar. Es ist hiernach sehr wahrscheinlich, daß die Tuberkelbacillen mit der Athemluft, an Staubpartikelchen haftend, eingeathmet werden.
>
> Über die Art und Weise, wie dieselben in die Luft kommen, kann man wohl nicht im Zweifel sein, wenn man erwägt, in welchen Unmassen die im Caverneninhalt vorhandenen Tuberkelbacillen von Phthisikern ausgeworfen und überall hin verschleppt werden…«

Im Sputum sieht er die gefährlichste Infektionsquelle. Tuberkulöses Sputum sollte daher durch geeignete Desinfektionsverfahren unschädlich gemacht werden. Im letzten Absatz fühlt man den Stolz des Entdeckers, der dem bisher unsichtbaren Feind die Tarnkappe abgerissen hat, was die Bekämpfung wesentlich erleichtern wird:

> »In Zukunft«, erklärte er, »wird man es im Kampf gegen diese schreckliche Plage des Menschengeschlechtes nicht mehr mit einem unbestimmten Etwas, sondern mit einem faßbaren Parasiten zu thun haben, dessen Lebensbedingungen zum grössten Theil bekannt sind und noch weiter erforscht werden können. Der Umstand, dass dieser Parasit nur im thierischen Körper seine Existenzbedingungen findet und nicht wie die Milzbrandbazillen auch ausserhalb desselben unter gewöhnlichen natürlichen Verhältnissen gedeihen kann, gewährt besonders günstige Aussichten auf Erfolg in der Bekämpfung der Tuberculose. Es müssen vor allem die Quellen, aus denen der Infectionsstoff fliesst, soweit es in menschlicher Macht liegt, verschlossen werden.«

In den zahlreich ausgestellten Mikroskopen konnte man die aus den verschiedenen Untersuchungsphasen isolierten Tuberkelbazillen besichtigen. Das im Vortrag vorgelegte Material mit gelungenen mikroskopischen Nachweisen des Erregers umfaßte elf Fälle von Miliartuberkulose, zwölf Fälle von käsiger Bronchitis und Pneumonie, ein Solitärtuberkel des Gehirns, zwei Fälle von Darmtuberkulose, zwei skrofulöse Drüsen und zwei fungöse Gelenkentzündungen beim Menschen; an tierischem Material: die Rinderperlsucht, die spontane Meerschweinchen- und Kaninchentuberkulose. Hinzu kamen noch positive Tierversuche mit solchen Materialien, insgesamt 172 Meerschweinchen, 32 Kaninchen und 5 Katzen.

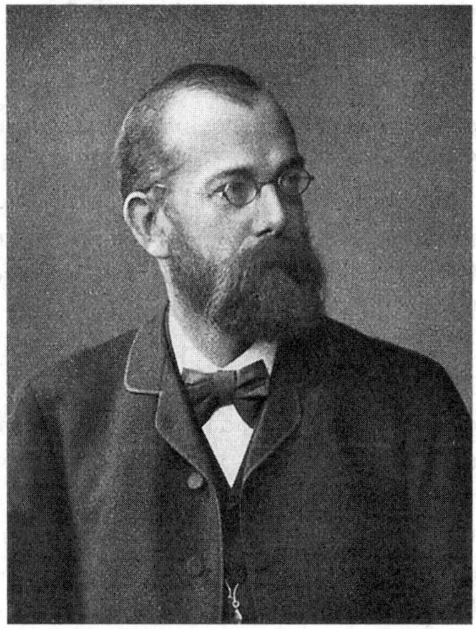

Robert Koch (1843–1910) zu der Zeit, als er die Tuberkelbakterien entdeckte (1882).

Einer der engsten Mitarbeiter Kochs, Loeffler, der anwesend war, erzählt, daß dem Vortrag eine feierliche Stille folgte. Die sonst so kritik- und diskussionfreudige Gesellschaft blieb stumm. Die von Koch vorgetragenen Untersuchungen und Befunde waren so überzeugend, daß sie für sich sprachen. Die Entdeckung des Tuberkuloseerregers und der logische Ablauf der experimentellen Untersuchungen zum Nachweis eines Mikroorganismus als Krankheitserreger deuteten einen geradezu revolutionären Wandel im diagnostischen Vorgehen an, das weit über den Bereich der Tuberkulose hinausging.[179] Man vertiefte sich in die Betrachtung der ausgestellten Präparate.

Virchow war nicht gekommen, er litt angeblich an einem Katarrh. Er konnte sich mit der ätiologischen Betrachtungsweise der Bakteriologen nicht anfreunden. Er soll, wie Loeffler berichtete, noch jahrelang, wenn er in seinen Vorlesungen die »käsigen Entzündungen« und »scrofulösen Prozesse« behandelte, nur von den »sogenannten Tuberkelbazillen« gesprochen haben (Loeffler 1907). Er vertrat die Dualitätslehre, wobei er die Lungentuberkulose in zwei Krankheiten trennte, in die Phthise und die Verkäsung; ebenso trennte er den Croup von der Diphtherie und in seinem berühmten Buch über den »Hungertyphus in Schlesien« plädierte er für die Identität von Unterleibstyphus und Fleckfieber. So blieb es Robert Koch vorbehalten, der ätiologischen Betrachtungsweise endgültig zum Sieg zu verhelfen.

Die Entdeckung der Tuberkulosebazillen ergab alsbald, daß viele als verschieden geltende Krankheiten einen einheitlichen Ursprung haben: Knochentuberkulose, Lupus, Augen-, Kehlkopf-, Urogenitaltuberkulose, Skrofulose. So ist also heute »Tuberkulose« nicht nur eine durch Knötchen gekennzeichnete Krankheit, sondern jede durch Tuberkelbakterien erzeugte krankhafte Veränderung.

Robert Koch, der im Mai 1885 zum Professor für Hygiene und Direktor des Hygienischen Instituts der Universität Berlin ernannt wurde, arbeitete seit 1888 fieberhaft hinter verschlossenen Türen an einem Präparat, mit dem er das Fortschreiten eines tuberkulösen Prozesses zu hemmen bzw. zum Stillstand zu bringen hoffte.[180] Doch im Sommer 1890 wurde diese geheimnisumwitterte »splendid isolation« jäh durchbrochen. Im August 1890 sollte in Berlin der X. Internationale medizinische Kongreß tagen. Einflußreiche Persönlichkeiten, insbesondere der preußische Kultusminister, wünschten bei dieser Gelegenheit dem Kaiser als Paradestück ein großartiges wissenschaftliches Ereignis zu präsentieren, um auch vor dem Ausland zu glänzen. Man übte großen Druck auf Koch aus, der nur zögernd nachgab. Es war ein offenes Geheimnis, daß er mit seiner Entdeckung zum damaligen Zeitpunkt nicht hervortreten, sondern erst noch weitere Erprobungen abwarten wollte. Als er dann die ihm aufgedrängte vorschnelle Mitteilung über ein Präparat gegen die Tuberkulose dem medizinischen Kongreß vortrug, beendete er seine Ausführungen mit den deutlich zurückhaltenden Sätzen über ein »vorläufiges« Ergebnis langer Bemühungen, die »noch nicht abgeschlossen« wären.

> »Alle Untersuchungen über Tuberkulose sind, wie jeder, der damit experimentiert, zur Genüge erfahren hat, sehr langwierig; es sind auch meine Versuche mit diesen Stoffen, obwohl sie mich bereits fast ein Jahr beschäftigen, noch nicht abgeschlossen, und ich kann über dieselben daher nur soviel mittheilen, dass Meerschweinchen, welche bekanntlich für Tuberkulose außerordentlich empfänglich sind, wenn man sie der Wirkung einer solchen Substanz aussetzt, auf eine Impfung mit tuberkulösem Virus nicht mehr reagieren, und dass bei Meerschweinchen, welche schon in hohem Grade an allgemeiner Tuberkulose erkrankt sind, der Krankheitsprozess vollkommen zum Stillstand gebracht werden kann, ohne dass der Körper von dem Mittel etwa anderweitig nachtheilig beeinflußt wird.«[181]

Die so vorsichtige Mitteilung über die Auffindung von Stoffen, die »nicht allein im Versuchsglas, sondern auch im Tierkörper das Wachstum der Tuberkelbazillen aufzuhalten imstande sind«, lösten einen Sturm von Begeisterung, kritiklosen Hoffnungen und hemmungslosen Wünschen in Deutschland und in vielen Teilen der Welt aus. Sogar Lord Lister war voller Bewunderung, aus Paris kam ein Telegramm: »M. Pasteur und die Abteilungsleiter des Instituts Pasteur entbieten Robert Koch alle ihre Glückwünsche für seine großartige Entdeckung.« Alle Welt glaubte, die Schwindsucht sei besiegt. Selbst von den Kanzeln wurde dies verkündet. In Berlin stimmte man freudig dem Plan zu, ein »eigenes Institut für Infektionskrankheiten« zu schaffen, das in Verbindung mit einer Krankenabteilung stehen sollte.

Das Institut wurde im Jahr 1891 eröffnet. Es war in der Nachbarschaft der Charité in einer Gruppe angemieteter Wohnhäuser untergebracht; für die Kranken wurden zwischen der Charité und der Stadtbahn zehn Baracken erbaut. Die ungeheure Hoffnung bemächtigte sich aller Tuberkulösen. Bis dahin vertraten die meisten Ärzte in der Tuberkulosetherapie den »nihilistischen Standpunkt«, der auf der vermeintlichen Aussichtslosigkeit jeglicher Behandlung basierte. Man überließ den Tuberkulösen seinem Schicksal. Nun aber strömten von allen Seiten der Welt Phthisiker nach Berlin, darunter auch zahllose Kranke im fortgeschrittensten Stadium, die mit dem neuen Mittel, das später den Namen Tuberkulin erhielt, behandelt werden wollten. Oft waren es Patienten im letzten Stadium der Krankheit, so daß eine Heilung von vornherein als unmöglich erschien. Wie Pilze schossen in Berlin überall »wilde Privatkliniken« aus dem Boden, in denen die Weithergereisten Unterkunft fanden. Robert Koch wurde als der größte Wohltäter der Menschheit gepriesen. Doch dem Sturm der Begeisterung folgte bald ein jäher Rückschlag. Die Ernüchterung war furchtbar.

»Wir Kinder«, berichtet der Internist Brugsch in seiner Autobiographie, »gingen damals durch die (Berliner) Bismarckstraße nach dem Hippodrom, wobei wir den Neubau eines großen Restaurants täglich verfolgen konnten. Schon war die Eröffnung dieses Hauses in Aussicht gestellt, als plötzlich sämtliche Etagen in ein Sanatorium für Lungenschwindsüchtige verwandelt wurden, in dem die Tuberkulinbehandlung vorgenommen werden sollte. An den großen Spiegelscheiben der Straßenfront wurden Gardinen angebracht, Betten und Einrichtungen für Kranke herbeigeschafft, kurz alles, was zum Betrieb eines solchen Sanatoriums notwendig ist, und im Nu war das Sanatorium belegt. Ich weiß nicht, wer das Sanatorium eingerichtet, geleitet und verwaltet hat, ich weiß nur von den damaligen täglichen Spaziergängen her, daß wenige Monate später Leichenwagen auf Leichenwagen vor dem Hause hielten. So schnell, wie das Tuberkulose-Kur-Sanatorium eingerichtet und belegt worden war, so schnell war es auch völlig »ausgestorben«. Es hat wohl kaum sechs Monate gedauert, bis das neue Haus weder Sanatorium noch Kaffeehaus, noch Restaurant war. Meiner Erinnerung nach ist es zu einem Privathaus umgebaut worden, da es als Tuberkulose-Sterbehaus einen schlechten Ruf bekommen hatte.«[182]

Robert Koch war es mit dem Tuberkulin wie Kolumbus ergangen, der der Meinung war, Indien auf der Westroute erreicht zu haben, und dabei einen neuen Erdteil entdeckt hatte. Das Tuberkulin, als Heilmittel gedacht, erwies sich als ein bedeutsames Diagnostikum, das nicht nur die Erkennung von Einzelinfektionen, sondern auch den Durchseuchungsgrad ganzer Bevölkerungen, d. h. die jeweilige Größe des Tuberkuloseproblems, zu erfassen ermöglichte.[183] Die Wissenschaft wird nicht nur durch Erfolge, sondern auch durch erkannte Irrtümer bereichert. Die Irrtümer von heute bewirken oft die Erkenntnisse von morgen.

Im Schatten der Tuberkulineuphorie und der darauf folgenden Enttäuschung zeigte Carlo Forlanini aus Pavia, daß die Einengung der Lunge und deren Ruhigstellung durch einen künstlichen Pneumothorax einen günstigen Einfluß auf eine tuberkulös erkrankte Lunge haben können. Er hatte bereits 1882 als erster den künstlichen Pneumothorax als Behandlungsmethode der kavernösen Lungentuberkulose empfohlen. Bei dieser Methode, die auch Lungenkollapstherapie heißt, wird das erkrankte Organ durch Einfüllen von Luft zwischen das innere und äußere Brustfellblatt ruhiggestellt. Die Erkenntnis, daß die Diagnostizierung einer Kaverne schlechthin einem Todesurteil gleichkam, verlieh der Kollapstherapie einen ungeheuren Anstoß, mit der übrigens die Lungenchirurgie beginnt.

Im Jahr 1896 zeigte sich ein weiterer Lichtstrahl: Dem dänischen Arzt Niels Finsen (1860–1904) gelang es erstmalig, mit künstlichem Sonnenlicht Hauttuberkulose (Lupus vulgaris) zu heilen. Mit Hilfe eines selbstkonstruierten Apparats konzentrierte er das Licht einer gewöhnlichen 20-Ampere-Kohlenbogenlampe auf den Lupusherd. Durch das Licht (die Ultraviolettstrahlen) hoffte er die Tuberkelbakterien in der Hautwunde zu töten. Sein erster Patient war ein Ingenieur mit einem grauenhaft abstoßenden Lupus auf der rechten Wange, der seit acht Jahren jeglicher Behandlung trotzte. Nach langen, schwierigen Bestrahlungen erzielte Finsen eine nahezu völlige Heilung, was ihm später noch in vielen weiteren Fällen gelang. Finsen, der selbst schwer lungenkrank war, soll vor seinem Tod den Wunsch geäußert haben: »Könnte ich nur meiner eigenen Obduktion beiwohnen!«

1902 las Dr. Bernhard im Schweizer Luftkurort Samäden im Oberengadin (Kanton Graubünden) die Pionierarbeit Finsens, in der er schildert, wie er mit künstlicher Sonne Lupus geheilt hatte. Dr. Bernhard hatte in seinem kleinen Spital einen Patienten mit einer großen, offenen eiternden Wunde liegen, die trotz aller Mühen nicht heilen wollte. Da kam er auf die Idee, diese große Wunde dem Sonnenlicht direkt auszusetzen. Er stützte sich dabei auf die Erfahrung, daß seit uralten Zeiten die Graubündener Bergbauern frisches Fleisch durch Aussetzen an Luft und Sonne konservieren. Also mußte die Sonne eine aseptische und eintrocknende Wirkung haben. Die Erfolge Finsens ermutigten ihn zu seinem Versuch. Kurzentschlossen ließ er das Bett mit dem Patienten ans offene Fenster rücken und legte die große Wunde frei. Nach wenigen Tagen hörte infolge der intensiven Sonnenbestrahlung die Wunde auf zu eitern und war nach kurzer Zeit völlig geschlossen. Dieser Erfolg veranlaßte Bernhard, auch tuberkulöse Fisteln und andere tuberkulöse Knochen- und Gelenkerkrankungen mit Sonnenlicht zu behandeln. Dies geschah schon in St. Moritz. Als Rollier von diesen Wunderkuren hörte, wandte er in seiner bald berühmt gewordenen »Sonnenklinik« (in Leysin) ebenfalls die Heliotherapie bei Haut- und Knochentuberkulose an.

Da solche Sanatorien für Besitzlose nur eine unerreichbare Utopie waren, ließ der tuberkulöse Maxim Gorkij 1902 in seinem Theaterstück »Nachtasyl« einen dem Suff verfallenen und im Nachtasyl gelandeten Schauspieler am Totenbett der schwindsüchtigen Anna von seinem utopischen Fiebertraum schwärmen: »Eine Stadt will ich suchen gehen… kurieren will ich mich… Es gibt nämlich… eine Heilanstalt für Geschöpfe, eine ausgezeichnete Heilanstalt… alles Marmor, marmorner Fußboden, ja! Ich werde sie finden, diese Stadt, werde mich auskurieren lassen und ein neues Leben beginnen… Ich bin auf dem Weg zur Wiedergeburt… wie König Lear sagt!«

Um die Jahrhundertwende hatte Robert Koch festgestellt, daß die Rindertuberkulose – entgegen seiner früheren Meinung (1882) – nicht von demselben Tuberkelbazillus verursacht wird wie die Tuberkulose beim Menschen, sondern durch eine besondere Art von Tuberkelbazillen, die sich von dem Erreger der menschlichen Tuberkulose kulturell und im Tierversuch unterscheiden und ungefährlicher sind. Die Erreger wurden folglich in einen Typus humanus und einen Typus bovinus unterschieden. Sinnlos war Kochs Irrtum von der Identität der beiden Erreger aber nicht: Er hatte die Überwachung der Molkereien und der perlsüchtigen Rinder sowie die Pasteurisierung der Milch zur Folge, Maßnahmen, die man mit der neueren Erkenntnis nicht so leicht hätte durchsetzen können.

Dennoch gab es Ärger und zwar mit Robert Kochs einstigem Schüler Emil Adolph von Behring, der inzwischen durch die Entdeckung der Serumtherapie weltberühmt geworden war. Behring war nämlich fest überzeugt, daß die von kranken Rindern mit der Milch ausgeschiedenen Tuberkelbazillen auch die menschliche Infektion verursachen. »Die Schwindsucht der Erwachsenen«, pflegte er zu sagen, »ist das Ende des Liedes, welches den Kindern bereits an der Wiege gesungen wurde.« Damit wollte er betonen, daß die Tuberkuloseansteckung bereits im Kindesalter über die Kuhmilch erfolgte. Sogar die menschliche Lungentuberkulose sollte auf diesem Weg zustande kommen, zumal Behring die Tröpfcheninfektion für bedeutungslos hielt.[184] Koch wies darauf hin, daß die Lungentuberkulose in Ostasien häufiger sei als bei uns, obwohl dort Milch und Butter keine Volksnahrungsmittel sind. Auch hat man bei der Lungentuberkulose des Menschen nur ganz selten Tuberkelbazillen vom Typus bovinus nachgewiesen, dafür um so häufiger bei der »Lymphdrüsentuberkulose« (Skrofulose). Infektionen mit Tuberkelbazillen vom Typus bovinus beim Menschen enden meist blind, die Infektkette reißt ab. Die Ausmerzung der perlsüchtigen Rinder führte später zum Erlöschen der Skrofulose.

Bereits am Ende seines berühmten Vortrags »Über Tuberkulose« in der Sitzung der Berliner Physiologischen Gesellschaft wies Robert Koch darauf hin, daß er das Sputum der Lungenkranken für die wichtigste Infektionsquelle hält und daß dieses durch geeignete Desinfektionsmittel unschädlich zu machen sei. Die Unsitte des Spuckens war jedoch weit verbreitet.[185] Dabei versuchte man durch Aufstellen von Spucknäpfen in Schulen, Behörden, in Wartesälen und Eisenbahnwaggons die Flut des ausgeworfenen Speichels auf bestimmte Punkte zu kanalisieren. Die Allgemeinheit mußte erst lernen, das früher selbstverständliche Ausspucken zu unterlassen. Auf Veranlassung von Robert Koch wurden in allen Eisenbahnabteilen Schilder angebracht mit der Aufschrift »Ausspucken verboten«. Noch in meiner Jugend habe ich auf Reisen dieses in verschiedenen Sprachen geäußerte Gebot auf den Schildern lesen können.[186]

Selbst Gandhi, der sich gegen westliche Hygienemaßnahmen oft äußerst ablehnend verhielt, setzte sich in seiner Schrift »Ein Wegweiser zur Gesundheit« ganz entschieden für den hygienisch recht zweifelhaften Spucknapf ein.

»Die Gewohnheit«, schrieb er, »nach Belieben überallhin auszuspucken, im Hause, auf der Straße, ist sehr verwerflich. Der Speichel von Schwindsüchtigen ist äußerst gefährlich. Die darin enthaltenen giftigen Keime steigen in die Luft und verbreiten, wenn eingeatmet, die Krankheit weiter. In jedem Haus sollte daher ein Spucknapf vorhanden sein.«

Ähnlich verhielt man sich in China. Noch in Mao Tse-tungs Empfangsraum befand sich ein Spucknapf. Westliche Diplomaten, die von Mao empfangen wurden, waren oft schockiert, wenn der chinesische Präsident während der Unterredung von Zeit zu Zeit in einen neben ihm stehenden Spucknapf spie. Gefährlich wird es aber erst, wenn das mit der Wartung und der Sauberhaltung solcher Einrichtungen betraute Personal hygienisch nicht aufgeklärt ist. Hier eine solche Szene aus China vor dem Zweiten Weltkrieg, bei der es einem kalt über den Rücken läuft:

»Mit Hochachtung beobachtete ich«, schrieb Wilhelm von Drigalski, »wie Bedienstete in dem recht gut eingerichteten D-Zug von Tientsin nach Peking durch den Speisewagen gingen und eifrig Tische usw. mit einem großen Tuch abwischten. Aber mit demselben Tuch, das sie bei den Eßtischen verwendeten, putzten sie dann auch die breiten Ränder der vielbenutzten riesigen blanken Messingspucknäpfe ab.«[187]

Durch überall angebrachte Warnschilder, mit der Aufschrift »Ausspucken verboten« bzw. »Huste oder niese nicht andern Leuten ins Gesicht«, wurde permanent auf die potentielle Gefährlichkeit des menschlichen Auswurfs und die Gefahr der Tröpfcheninfektion hingewiesen. Zugleich wurde durch Belehrung in den Schulen, durch Vorträge für Erwachsene, durch Artikel in der Presse die von Robert Koch gesicherte Erkenntnis des Infektionswegs der Tuberkulose mehr oder weniger zum Gemeingut des Volkswissens. Ärztlicherseits wurde durch bakteriologische Sputumuntersuchungen bei hustenden Kranken mit dem Nachweis von Tuberkelbakterien in vielen Fällen offene Lungentuberkulose festgestellt. Offentuberkulöse mußten von dem behandelnden Arzt dem Gesundheitsamt gemeldet werden, da sie bestimmte Berufe, wie z. B. den eines Lehrers, Kindermädchens, Friseurs, Kellners oder Lebensmittelhändlers, nicht ausüben durften. Aus Angst, amtlich erfaßt zu werden, vermieden viele Kranke, sich von einem Arzt untersuchen zu lassen, was zur Folge hatte, daß viele Offentuberkulöse unerkannt blieben.[188] Später wurden in den Fürsorgestellen, die den Gesundheitsämtern angeschlossen waren, nebst Sputumuntersuchungen auch Röntgenaufnahmen bzw. Durchleuchtungen, ferner Tuberkulintestungen vorgenommen, mit denen man Frühinfektionen ermitteln konnte. Nötigenfalls suchten die Fürsorgeschwestern die Wohnung der Kranken auf, um sich über die Wohn- und Pflegeverhältnisse zu orientieren sowie den Kranken und die Angehörigen über die Ansteckungsgefahr zu belehren. Durch diese und ähnliche Bemühungen erreichte man, daß die Tuberkulosesterblichkeit auf 100 000 Einwohner allmählich auf 158 zurückging.

Im Ersten Weltkrieg erlebte man, daß die sinkende Tendenz durch eine auffallende Steigerung der Tuberkulosefälle unterbrochen wurde. Es starben an Tuberkulose in den Städten Preußens auf 100 000 Lebende 1914: 160,1 – 1915: 169,0 – 1916: 184,3 – 1917: 248,9 – 1918: 282,0 – 1919: 268,6.[189] Für die anfängliche (leichte) Steigerung der Kurve in den Jahren 1914 bis 1916 dürfte vor allem die zunehmende Nahrungsmittelnot der städtischen Bevölkerung verantwortlich gewesen sein, denn auf dem Land, das vom Hunger viel weniger betroffen wurde, war die Zunahme der Tuberkulose weit geringer. Die Ursache für die epidemische Tuberkuloseausbreitung 1917/18 lag erstens in der noch weiteren Resistenzminderung der Bevölkerung durch das Anhalten des Hungers, dann aber auch durch das Fehlen von Heizmaterial in den kalten Wintern, in dem dadurch verursachten Zwang für die Gesunden, mit den Kranken in nur einem heizbaren Zimmer eng zusammenzuleben, sowie in dem vermehrten Auftreten von resistenzschädigenden Erkältungskrankheiten, vor allem aber im Ausbruch der »Influenza«, d. h. der Grippe, die sich seit dem Frühjahr 1918 pandemisch ausbreitete. Auch die noch 1919 anhaltende gipfelartige Steigerung der Tuberkulosesterblichkeit wird zu einem erheblichen Teil auf die Influenza und auf ihre Auswirkungen zurückzuführen sein. In diesen Jahren schuf Käthe Kollwitz auch die erschütternde Zeichnung »Frau mit totem Kind«. Seit 1920 nahm die Kurve der Tuberkulosesterblichkeit, allen Erwartungen zum Trotz, ihre bis 1914 sinkende Tendenz wieder auf. Die Ursachen dieses schnellen Absinkens waren teils günstige Änderungen der wirtschaftlichen Lage, teils das Erlöschen der Grippepandemie.

Nach dem Ersten Weltkrieg nahm am Pasteur-Institut in Paris der französische Mikrobiologe Albert Léon Charles Calmette (1863–1933) seine Tuberkuloseforschungen, die durch den Krieg unterbrochen worden waren, wieder auf. Calmette hatte bereits nach der Jahrhundertwende, als Robert Koch bekanntgab, der Tuberkuloseerreger läge in zwei Formen vor, sich entschlossen, mit einem bovinen Stamm einen Tuberkuloseimpfstoff für den Menschen herzustellen. Doch als echter Pasteurianer wollte er vorher die Virulenz dieses Stammes weitgehend abschwächen. Das erreichte er auch nach 13jährigem Kultivieren auf gallehaltigen Kartoffelnährböden. Bei diesen Arbeiten unterstützte ihn sein Assistent Guérin. Die avirulente Mutante des bovinen Stammes erhielt daher die Bezeichnung BCG (Bacille Calmette Guérin). Nachdem sich Calmette nach mehrjährigen Experimenten überzeugt hatte, daß der Virulenzverlust seines BCG-Stammes ein dauernder war, begann er mit Guérin für die erste systematische Tuberkuloseimmunisierung größere Mengen des BCG-Impfstoffes herzustellen. Damit impfte er zunächst Säuglinge oral. Die Immunisierungen verliefen störungsfrei.[190] Seit 1924 waren in Frankreich, Amerika, Rußland, den Balkanstaaten, Spanien und anderen Ländern mehrere hunderttausend Kinder geimpft worden. Nach den Statistiken von Calmette war die Tuberkulosesterblichkeit bei den in gefährdeten Milieus geborenen und aufwachsenden Kindern fast auf Null gesunken, und in den französischen Departements, in denen fast alle Neugeborenen, gleichgültig, ob sie in gesundem oder tuberkulösem Milieu lebten, der Vakzination unterworfen wurden, hatte die allgemeine Sterblichkeit um 40–50 %, oft noch mehr, abgenommen.

Im Jahr 1930 entschloß sich Prof. Deycke vom Allgemeinen Krankenhaus in Lübeck als einer der ersten deutschen Ärzte, die im Ausland so erfolgreich angewendete BCG-Impfung einzuführen. Er ließ sich von Calmette aus Paris einen BCG-Stamm samt der Anweisung zur relativ leichten Herstellung des Impfstoffes schicken und traf die Vorbereitungen zur Impfung. Im Frühjahr 1930 wurden in eine Lübecker Klinik 251 Säuglinge von ihren Eltern freiwillig gebracht, damit sie dort nach der bewährten Methode des französischen Forschers Calmette gegen Tuberkulose geimpft werden. Doch schon kurze Zeit nach der Impfung wurden immer mehr Kinder krank, und eines nach dem andern starb. In Lübeck brach eine Panik aus. Die verworrenen Erklärungen der Ärzte konnten weder die verzweifelten Eltern beruhigen noch das unaufhaltsam fortschreitende Sterben der Kinder stoppen. 77 Kinder starben, die restlichen erkrankten, genasen aber wieder.

Das Jahr 1930 war in Deutschland eine politisch unruhige Zeit. Die Weltwirtschaftskrise erreichte ihren Höhepunkt. Viele Deutsche hatten trotz

Aufnahme ihres Landes in den Völkerbund noch immer Ressentiments, die die Vernunft ablösten. Das andauernde Kindersterben in Lübeck löste ein böses Echo in der Presse aus: »Der Lübecker Kindermord hält an... Herodes sitzt in Paris.« Vergeblich beteuerte Calmette im Pasteur-Institut, man habe wie immer Abimpfungen von dem abgeschwächten bovinen Typ geschickt. Sogar die gemäßigte Presse reagierte emotional und nationalistisch:

»Die zur Impfung verwandten Kulturen wurden direkt... aus Paris bezogen... Wollten wir in der gleichen Gesinnungsart sprechen, wie die Franzosen es gewohnheitsmäßig gegen Deutschland tun, so müßten wir... die Beschuldigung aussprechen: Herr Calmette wolle den Krieg mit anderen Mitteln gegen Deutschland fortführen!«

Unterstellungen dieser Art wurden auch noch dann kolportiert, als man längst vermutete, daß man in Lübeck die zur Impfstoffherstellung benutzten Stämme verwechselt hatte. Prof. Deycke und andere Ärzte wurden zur Verantwortung gezogen. Dabei stellte man fest, daß die zur Impfstoffherstellung nötigen bovinen BCG-Kulturen nicht separat aufbewahrt wurden, sondern im Labor dicht neben virulenten frischgezüchteten menschlichen Tuberkulosekulturen standen! Auch der vom Robert-Koch-Institut als Sachverständige hinzugezogene Tuberkuloseexperte Bruno Lange konnte eindeutig feststellen, daß man eine Tuberkulosekultur vom Typus humanus zur Impfung benutzte, fand man doch bei den verstorbenen Kindern nur Tuberkelbakterien vom Typus humanus und niemals vom Typus bovinus. Die verantwortlichen Ärzte wurden wegen Vernachlässigung der Aufsichtspflicht zu Gefängnisstrafen verurteilt. Die Tragödie von Lübeck hatte zur Folge, daß der Calmette-Impfstoff in Deutschland ungerechterweise mit einem Odium des Unheils behaftet und jahrzehntelang verpönt blieb, obwohl er sonst überall in der Welt erfolgreich eingesetzt wurde.

Die BCG-Impfung hat das Risiko einer Tuberkulose – statistisch signifikant – um ca. 50 % verringert. Die Analyse zeigt außerdem, daß die BCG-Impfung in erster Linie die Mortalität sowie die heftigen extrapulmonalen Krankheitsverläufe, wie Meningitis und Miliartuberkulose, abschwächt. Das Immunsystem wird durch die Impfung offenbar vor allem dazu befähigt, den Erreger einzudämmen und seine Ausbreitung zu verhindern. Die BCG-Impfung hat für den Epidemiologen den Nachteil, daß nach erfolgter Impfung der Tuberkulintest als das wertvollste diagnostische Hilfsmittel zur Erfassung von Frühinfektionen ausfällt. Dieses Hilfsmittel ist aber um so wertvoller, je geringer die Tuberkulosedurchseuchung einer Bevölkerung ist.[191]

Der lungenkranke Dichter Klabund, der seit 1915 jährlich nach Davos kam, hat bereits 1917 in einer Erzählung »Die Krankheit« das Leben und Treiben in diesem Luftkurort geschildert, und da fallen sieben Jahre vor dem

Erscheinen des »Zauberbergs« die Worte: »Davos ist Vineta, die verzauberte Stadt. Wir sind längst ertrunken, aber wir wandeln noch als lebten wir, mit Perlen und goldenen Ketten behängt, über den Meeresgrund…«[192]

Er entrollt das ganze Leben im Sanatorium von Davos und malt den besonderen Seelenzustand der an der Krankheit Leidenden, die später den Namen »Zauberberg-Krankheit« bekam.[193]

Im Sanatorium lebt der Patient in einer unwirklichen Atmosphäre. Er ist von seiner gewohnten Umwelt gelöst und in eine vollkommen neue Umgebung versetzt worden und lebt nun inmitten einer wunderbaren Landschaft. Es wird von ihm keine Arbeit erwartet, sie ist ihm sogar verboten; der Allgemeinheit gegenüber hat er keinerlei Verpflichtungen; es wird für ihn gesorgt. Er genießt eine bevorzugte Sonderstellung während einer solchen Kur.[194]

Die Schwindsucht galt als eine Krankheit, die auf eigenartige Weise schöpferisch macht, die die Lebensgeister angesichts des Ruins sinnlich-übersinnlich erregt und zu Leistungen anstachelt. Der lungenkranke Dichter Klabund hat einmal den für ihn naheliegenden Gedanken ausgesprochen: »Man müßte einmal eine Literaturgeschichte der Schwindsüchtigen schreiben. Diese konstitutionelle Krankheit hat die Eigenschaft, die von ihr Befallenen seelisch zu ändern. Sie tragen das Kainsmal der nach innen gewandten Leidenschaft, die Lunge und das Herz zerfrißt.«[195]

Es ist eine wohlbekannte Tatsache, daß eine Anzahl hochbegabter Männer und Frauen an Tuberkulose gelitten haben. Doch wäre es absurd anzunehmen, daß die Krankheit ihnen schöpferische Kräfte verliehen hätte.

Solange es keine wirksamen Heilmittel gab, war das Interesse der meisten Kliniker an der Tuberkulose erstaunlich gering. Die Tuberkuloseabteilungen der großen Kliniken wurden bis Ende des Zweiten Weltkriegs fast überall stiefmütterlich behandelt und gewöhnlich dem jüngsten Assistenten überlassen. Die Patienten dienten vor allem als Objekte für Perkussions- und Auskultationskurse. An die Infektionsgefahr, die sich daraus für die unerfahrenen Studenten ergab, hatte kaum jemand gedacht. Zwar haben strenge Freiluft- und Liegekuren oft eine Gesundung bewirkt. Doch was die spezifische Sanatoriumsatmosphäre zur Heilung beitrug, hat Thomas Mann in seinem »Zauberberg« für die Nachwelt verewigt, und zwar auf eine noch wohlwollende Art. Dennoch schlug das Buch in Davos wie eine Bombe ein. Man fühlte sich karikiert und war darüber genauso empört wie einst in Lübeck über die Buddenbrooks. Wie dieses Werk entstanden ist, erfahren wir aus einer Vorlesung, die der nach Amerika emigrierte Thomas Mann kurz vor Ausbruch des Zweiten Weltkriegs (1939) als Gastprofessor vor Studenten an der Universität Princeton gehalten hat:

»Diese Krankenwelt dort oben ist eine Art von Lebensersatz, der den jungen Menschen in relativ kurzer Zeit dem wirklichen aktiven Leben vollkommen entfremdet. Luxuriös ist oder war alles dort oben, auch der Begriff der Zeit. Bei dieser Art von Kuren handelt es sich stets um viele Monate, die sich oft zu Jahren summieren. Nach einem halben Jahr aber hat der junge Mensch nichts anderes mehr im Kopf als die Temperatur unter seiner Zunge und den Flirt. Und nach einem zweiten halben Jahr wird er in vielen Fällen nie wieder etwas anderes im Kopf haben können als dies. Er wird endgültig untauglich für das Leben im Flachland geworden sein.[196]

Der Gedanke, aus meinen Davoser Eindrücken und Erfahrungen eine Erzählung zu machen, setzte sich sehr bald bei mir fest... Die Erzählung nun, die ich plante – und die sofort den Titel der ›Zauberberg‹ erhielt – sollte nichts weiter sein als ein humoristisches Gegenstück zum ›Tod in Venedig‹, ein Gegenstück auch dem Umfang nach, also eine nur etwas ausgedehnte short story. Sie war gedacht als ein Satyrspiel zu der tragischen Novelle, die ich eben beendete. Ihre Atmosphäre sollte die Mischung von Tod und Amüsement sein, die ich an dem sonderbaren Ort hier oben erprobt hatte. Die Faszination des Todes, der Triumph rauschhafter Unordnung über ein der höchsten Ordnung geweihtes Leben, die im ›Tod in Venedig‹ geschildert ist, sollte auf eine humoristische Ebene übertragen werden...[197]

Endlich im Herbst 1924 erschienen die beiden Bände, die aus der Konzeption der short story entstanden waren und die mich alles in allem nicht sieben, sondern zwölf Jahre in ihrem Bann gehalten hatten, ein Malheur, das sich nicht ereignet hätte, wenn der ›Zauberberg‹ das geblieben wäre, was viele Leute anfangs in ihm sahen und noch heute in ihm sehen: eine Satire auf das Lungen-Sanatoriums-Leben und eine lehrhafte Warnung vor den moralischen Gefahren der Liegekur. Er machte seinerzeit nicht geringes Aufsehen in der medizinischen Welt, erregte darin teils Zustimmung, teils Entrüstung, einen kleinen Sturm in den Fachblättern. Aber die Kritik der Sanatorium-Therapie ist sein Vordergrund, einer der Vordergründe des Buches, dessen Wesen Hintergründigkeit ist.«

Doch zurück zu einem Satz in Thomas Manns Vorlesung, der im Jahr 1939 nur eine kühne Voraussage war: »Heute geht die Lungentherapie vorwiegend andere Wege, und die Mehrzahl der schweizerischen Hochgebirgssanatorien ist zu Sporthotels geworden.«

1939 hatte die Therapie der Tuberkulose noch keine wesentliche Änderung erfahren. Das erfolgte erst nach dem Zweiten Weltkrieg, als neuerfundene, wirksame Antibiotika und Chemotherapeutika, wie Streptomycin (SM), Isoniazid (INH) und p-Aminosalicylsäure (PAS), zur Verfügung standen. Da dadurch die Behandlungsdauer kürzer und die Zahl der Erkrankungen kleiner geworden war, zumal sich die Tuberkulösen mit diesen Heilmitteln ebensogut in allgemeinen Infektionspitälern behandeln lassen konnten, schlossen die Höhensanatorien und Heilstätten eine nach der andern. Viele Höhensanatorien wurden, wie es Thomas Mann vor 15 oder 20 Jahren vorausgesagt hatte, in Sporthotels umgebaut.[198] Begeistert von der Heilwirkung der neuen Antibiotika und Chemotherapeutika, verkündeten Ärzte und Gesundheitsbehörden in den siebziger Jahren euphorisch: »Cholera, Pest, Tuberkulose, Wundinfektionen und Geschlechtskrankheiten sind nicht länger zu befürchten.« 1980 betrug der Anteil der Tuberkulose an den Todesfällen in Deutschland nur noch 0,27 %. Obwohl sich zwischen 1980 und 1988 die Zahl der Erkrankungen (auf rund 13 000 in den alten Bundesländern) abermals halbiert hatte, erwiesen sich die optimistischen Prognosen durch das Auftauchen der neuen tödlichen Infektionskrankheit als eine Illusion.

Seit 1984 steigt die Zahl der Tuberkuloseerkrankungen in 31 US-Bundesstaaten wieder an. Die Schwindsucht befällt im Schlepptau der todbringenden Immunschwäche vorwiegend HIV-infizierte Menschen. Erst nach weiteren Untersuchungen stellte man fest, daß hinter der Tuberkelmaske AIDS steckt. Allein in der AIDS-Hochburg New York waren 1990 über 4000 Personen erkrankt, mehr als doppelt so viele wie 1978. Außerdem erweisen sich die Tbc-Erreger in den USA oft gegen die Standard-Antituberkulotika »Isoniazid«, »Rifampicin« und »Streptomycin« als resistent. In den USA nehmen die Patienten ihre Medikamente nicht konsequent, oft aus finanziellen Gründen. Die Betreuung ist verzettelt, weil die öffentliche Gesundheitsfürsorge nicht so gut organisiert ist wie in der BRD. Die Folge ist die Multiresistenz von Tbc-Stämmen. Schon 1991 waren in New York 20 % aller Tuberkuloseisolate multiresistent. Gesundheitspolitiker befürchten nun, daß immer mehr HIV-Positive, unter denen sich die Tuberkulose »wie ein Lauffeuer ausbreitet«, die antibiotikaresistenten Tbc-Stämme durch feine Hustentröpfchen an die Allgemeinbevölkerung weitergeben könnten.

Die WHO hat innerhalb der letzten fünf Jahre in Osteuropa und der früheren Sowjetunion zwei Millionen neue Tbc-Erkrankungen und etwa 29 000 Todesfälle registriert. Diese Zahlen sind erschreckend genug, sie spiegeln aber nur einen Teil der Realität wider. Engpässe bei der Versorgung mit dem notwendigen Tuberkulostatika führen dazu, daß die Rate der multiresistenten Tuberkelbakterien ansteigt. Die infektbahnende Rolle von HIV-Infektionen, die eine Immunschwäche bedingen, fehlt noch.

Berichte aus der Dritten Welt, besonders aus Afrika und Indien, belegen, daß die Tuberkulose auch dort wieder auf dem Vormarsch ist – vor allem unter HIV-Positiven und AIDS-Kranken.

Cholera asiatica

Kaum hatten die Pocken Anfang des 19. Jahrhunderts dank der Jennerschen Impfung ihren mörderischen Stachel verloren, da wurde Europa von einer neuen Seuche bedroht: der asiatischen Cholera. Man hat heute kaum noch eine Vorstellung, welche Angst sie damals auslöste. Nicht zuletzt sind gerade diesen Erschütterungen unsere wichtigsten städtehygienischen Maßnahmen zu verdanken.

Seit alters her ist Indien die Heimat der Cholera, die zu den furchtbarsten Geißeln der Menschheit gehört und die seit Beginn des 19. Jahrhunderts in mehreren pandemischen Seuchenzügen die Menschheit heimgesucht hat, wobei ihr mehrere Millionen Menschen zum Opfer fielen.

Die Cholera ist eine ansteckende Krankheit, die in der Regel 2–5 Tage, unter Umständen aber auch schon einige Stunden nach der Infektion mit heftigem Durchfall und Erbrechen ausbricht. Bei unbehandelten Fällen, was dem Krankheitsverlauf von einst entspricht, werden die Entleerungen immer häufiger, schließlich werden sie »reiswasserähnlich«, d. h., wie in einer Reissuppe schwimmen graue Flocken. Bei diesen Schleimflöckchen handelt es sich um Darmepithel, das unter der nekrotisierenden enterotoxischen Einwirkung der Choleravibrionen in Fetzen abgestoßen wird. Infolge des gewaltigen Wasserverlustes kommt es auch zu einer abnormen Eindickung des Blutes, so daß manchmal nach der Gerinnung kaum Serum zu erhalten ist. Nach dem Stadium des Brechdurchfalls geht die Krankheit in das Stadium algidum über, das zusätzlich durch bedrohliche Kreislaufsymptome mit Blutdruckabfall, Untertemperatur und Versiegen der Harnabsonderung gekennzeichnet ist. Die ausgetrocknete Haut, bedeckt mit kaltem, klebrigen Schweiß, wird schlaff, faltig, runzlig. Es kommt zur Ausbildung der sogenannten Wäscherinnenhände. Die in Falten hochgehobene Körperhaut bleibt stehen. Der Leib ist bretthart eingezogen, Augen und Wangen sind tief eingefallen, Nase und Kinn spitz und livide, der Blick gebrochen. Es ist die klassische Facies hippocratica. Das Bewußtsein bleibt zwar meist bis kurz vor dem Tod erhalten, doch der Kranke wird gegen alles, was um ihn vorgeht, völlig teilnahmslos. Oft tritt der Tod dann bereits nach wenigen Stunden ein. Die Sterblichkeit bei der unbehandelten Cholera beträgt ungefähr 50–60 %, bei Kindern und alten Leuten bis zu 90 %.

Da die Erreger, die Choleravibrionen, nur für den Menschen pathogen sind, stellt dieser auch die einzige direkte und auch indirekte Infektionsquelle dar. Da nicht jeder Infizierte erkrankt und auch viele Erkrankte nach ihrer Genesung den Erreger ausscheiden, spielen symptomlose Keimträger in der Weiterverbreitung eine gefährliche Rolle. Außer den Kontakt- bzw. Schmierinfektionen können Trinkwasser- und Lebensmittelverunreinigungen zu explosionsartigen Massenerkrankungen führen. Im indischen Endemiegebiet, besonders im Ganges- und

Brahmaputradelta, lebt eine dichtgedrängte Bevölkerung unter verheerenden sanitären Verhältnissen, wo sie mangels zentraler Trinkwasserversorgung allein auf das mit Abwässern stark verunreinigte Oberflächenwasser oder nicht minder verunreinigte Zisternenwasser angewiesen ist. Jahre der Trockenheit und des Wassermangels erhöhen die relative Verschmutzung des Oberflächenwassers und schaffen so die Voraussetzungen für Epidemien, die mit Beginn des Monsuns und der großen Regenfälle infolge von Keimverdünnung wieder erlöschen.[1]

Mit Rücksicht auf die enormen Flüssigkeitsverluste muß eine auf die Vermehrung der zirkulierenden Blutmenge gerichtete Infusionstherapie möglichst frühzeitig einsetzen. Zu diesem Zweck werden große Mengen von physiologischer Kochsalz- und 2%iger Bikarbonatlösung vorwiegend intravenös und subkutan gegeben. Durch den rechtzeitigen und möglichst exakten Ausgleich des gestörten Wasser- und Elektrolythaushalts kann die sonst hohe Sterblichkeit auf wenige Prozente gesenkt werden.

Neuerdings empfehlen sich bei der Cholera als Mittel der Wahl Tetrazykline, die nicht nur die Erregerausscheidung vermindern und verkürzen, sondern darüber hinaus auch die Zahl und Menge der Durchfallsentleerungen verringern, womit ihnen nicht nur eine therapeutische, sondern auch eine seuchenprophylaktische Bedeutung zukommt.

Altertum und Mittelalter. Indische und moslemische Pilgerorte

Obwohl das Abendland von der Cholera asiatica erst im 19. Jahrhundert heimgesucht wurde, so daß man sie vielfach für eine neu entstandene Seuche hielt, kam diese Krankheit in Indien schon seit jeher vor, insbesondere im sumpfigen, malariaverseuchten Deltagebiet des Ganges und Brahmaputra. Von diesem endemischen Herd aus ist sie wahrscheinlich schon in früheren, verkehrsärmeren Jahrhunderten in die benachbarten Gebiete Asiens vorgedrungen und hin und wieder auch nach Afrika gelangt. Angaben über das Vorkommen der Cholera in Indien finden sich schon in den ältesten medizinischen Sanskritschriften. So wird von dem »indischen Hippokrates«, Caraka, der in einem der vorchristlichen Jahrhunderte lebte, eine als »Viṣūcikā« bezeichnete, meist tödlich verlaufende Krankheit erwähnt, die Brechdurchfälle, eingefallene Augen, Verlust der Stimme, Blauwerden der Lippen und Nägel und Schwinden des Bewußtseins verursachte. Auch auf einem aus der Zeit des buddhistischen Friedensfürsten Asoka (3. Jh. v. Chr.) stammenden Monolith in Vijayanagar in der Provinz Gujerat ist eine Krankheit mit den gleichen Symptomen vermerkt.[2] Die Cholera muß aber in Indien schon viel früher bekannt und gefürchtet gewesen sein, denn im Atharva-Veda, der lange vor Carakas Schriften entstanden ist, befindet sich ein magisches Lied, in welchem die Viṣūcicā in euphemistischer Weise personifiziert und wie in einem anderen Lied die Malaria (»Oh, Takman, Gott des Feurigen, der du an zwei aufeinanderfolgenden Tagen und am dritten Tag wiederkehrst... verschone uns!«) um Abwendung des von ihr ausgehenden Unheils angefleht wird: »Viṣūcicā, die du weder dem Tiger noch dem Wolf, weder dem gefiederten Falken noch dem Löwen etwas zu Leide tust, bewahre uns vor Angst und Not.«

Im Seuchengeschehen Indiens spielte die Cholera unter anderem Namen auch weiterhin eine wichtige Rolle. So wird in einem Sanskritwerk aus dem 9. Jahrhundert n. Chr. von einer als »Nja« bezeichneten Epidemie berichtet, die, den Flußläufen folgend, viele Menschen durch Brechdurchfälle schnell dahinraffte.

Ende des 10. und Anfang des 11. Jahrhunderts n. Chr. drang der Islam nach Nordindien ein, und Mahmud (997–1030), der erste mohammedanische Herrscher aus dem Geschlecht der Chasnaviden, dehnte sein Reich über Delhi, die Halbinsel Gujerat und den Panjab aus. Zu jener Zeit wurden von dem arabisch-persischen Arzt Ibn Sina (Avicenna, 980–1037), der bereits auf die Bedeutung des Bodens und Trinkwassers bei der Verbreitung von Krankheiten hingewiesen hatte, choleraartige Krankheitsfälle geschildert. Für die Seuche gebrauchte er, ebenso wie fast 100 Jahre später Ibn Roschid (Averroes) die Bezeichnung »Haiza«, die auch heute noch im Hindostani-Idiom gebräuchlich ist und von der auch der türkische Name »Haisa« herrühren dürfte.

Von einer besonders schweren Choleraepidemie wurden 1325 die Mohammedaner von Delhi nach dem Fest des Fastenbrechens heimgesucht, bei dem sich die Feiernden mit Süßigkeiten zu beschenken pflegen. Auch in der Türkei zog dieses Fest am Ende des Ramadans, das viel Gelegenheit zu Schmierinfektionen bietet, im vergangenen Jahrhundert nicht selten Typhus-, Ruhr- und Choleraausbrüche nach sich.

Die ersten europäischen Ankömmlinge in Indien fanden Tempel einer Choleragöttin vor. Ihren Zorn, dem die Seuche zugeschrieben wurde, versuchten die Einwohner durch Opfer und Gebete zu besänftigen. Aus dem 16., 17. und 18. Jahrhundert liegen von Portugiesen, Holländern, Franzosen und Engländern Aufzeichnungen über Choleraausbrüche in den verschiedensten Gegenden Indiens vor, so in Goa (1543), auf Java (1629), in Pondicherry (1768), Kalkutta (1781), Madras (1782) und in dem Pilgerort Hardwar (1783), wo binnen weniger Tage 20 000 Menschen starben.

Wie erklärt es sich, daß die Cholera in Indien nicht zum Erlöschen kommt, sondern von Jahr zu Jahr weiterglimmt und vor allem in Bengalen gefährliche Dauerherde bildet? Außer der Bevölkerungsdichte und der geoepidemiologischen Situation des sumpfigen Gangesdeltas liegen die Ursachen vor allem in dem unvorstellbaren Massenelend und den religiösen Gebräuchen. Der Ganges, nach einem Mythos aus den Haarlocken Sivas entsprungen, gilt den Hindus als heiliger Fluß, dessen Wasser eine heilende, läuternde und sündentilgende Wirkung haben soll. Alljährlich strömen endlose Pilgerzüge aus ganz Indien in den vielen Wallfahrtsorten (Hardwar, Allahabad, Benares etc.) zusammen, um in den Fluten des heiligen Stromes die rituellen Waschungen und Gebete zu verrichten. Allein Benares, das Zentrum der brahmanischen Gelehrsamkeit, das ursprünglich »Avimukta«, d. h. Ort der Erlösung, hieß, wird jährlich von mehr als einer Million Gläubigen aufgesucht. Mit Stolz nennt es der Hindu »Varānasī«, d. h. »im Besitz des besten Wassers«. Es muß aber davon abgeraten werden, dieses Wasser zu trinken, in dem sich der gesamte Schmutz und Unrat von Benares ansammelt. Auf den zahlreichen Treppen oder Ghats, die sich am linken Ufer kilometerweit aneinanderreihen und als steinerne Symbole des Hinabsteigens vom Irdisch-Unreinen und Vergänglichen in das ewige Element des Wassers gelten, drängen sich Pilger, um die vorgeschriebenen Waschungen vorzunehmen. Wer hier in der Obhut der Brahmanen stirbt, heißt es, dem flüstert Siva eine geheimnisvolle Silbe ins Ohr, die ihn für immer vom »Samsara«, dem Kreislauf aller weiteren Wiedergeburten und Leiden, erlöst wodurch er den ewigen Frieden und die glückselige Verschmelzung mit der Gottheit erlangt. Daher ist Benares auch die Stadt der Siechen und Toten geworden. Viele Gebrechliche und Kranke schleppen sich dorthin oder lassen sich hinbringen, weniger in der Erwartung, geheilt zu werden, als vielmehr in der Hoffnung, dort erlöst sterben zu können. Unter den zahlreichen Ghats gibt es einen mit dem merkwürdigen Namen Maṇikarṇikā, d. h. Juwelenohrschmuck (des Siva). Hier werden diejenigen, denen die Gnade zuteil geworden war, in Benares zu sterben, auf dem Scheiterhaufen verbrannt. Anschließend wirft man ihre Asche oder, wenn das Geld für die nötige Holzmenge nicht ausreichte, ihre angesengten Leichen in den Fluß.

Die Ansammlung der ungeheuren Pilgermassen auf relativ engem Raum unter äußerst unhygienischen Bedingungen muß zwangsläufig zu Infektionen, vor allem infektiösen Darmerkrankungen der verschiedensten Art führen. Da sich die Kranken zum heiligen Fluß drängen, in dem für die Läuterung und Entsühnung sogar die Leichen der Verstorbenen vor der Verbrennung gewaschen werden, gelangen – abgesehen von den Abwässern – auch auf diesem Weg Darmbakterien, darunter nicht selten Choleravibrionen, in das langsam dahinströmende Wasser. Dieses wird von den übrigen Pilgern in dem unerschütterlichen Glauben, daß es heilig und daher auch rein sei, bedenkenlos aus der hohlen Hand getrunken oder in Kannen und Krüge geschöpft. Gutes Trinkwasser, wie es manche Wallfahrtsorte besitzen, wird von den frommen Pilgern verschmäht, wenn sie das heilige

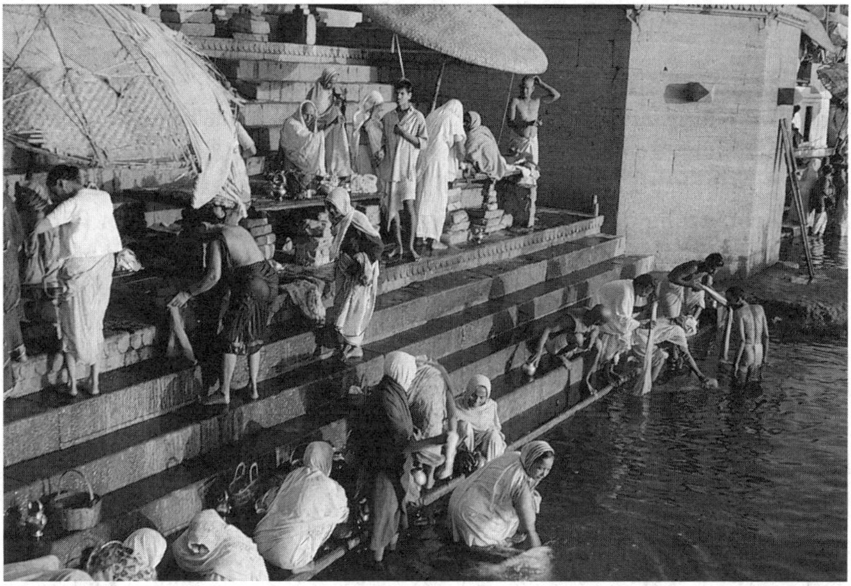

Benares. Alltägliches Bild am linken Ufer des Ganges (das rechte gilt als unheilbringend). Pilger aus dem ganzen Land bereiten, im »heiligen Wasser« stehend, ihre Gebete und rituellen Waschungen vor. Dabei pflegen sie von dem Wasser, das sie mit hohlen Händen aus dem Fluß geschöpft haben, zu trinken. Nicht weit davon werden verhullte Leichen von den Angehörigen auf den Ufertreppen niedergelegt, um sie vor der Verbrennung noch einmal in das sündentilgende Wasser einzutauchen. Oft häufen sich auf den untersten Stufen des Ghats, vom Wasser angespült, die verkohlten Reste von Einäscherungen.

Wasser des Flusses trinken können. Heißt es doch in einem magischen Spruch des Atharva Veda: »Das Wasser heilt alles, es vertreibt jede Krankheit, es heilt jedes Leiden. Möge es auch für dich ein Heilmittel sein!«

Da besonders das Gangeswasser von Benares als Allheilmittel bei den verschiedensten Krankheiten gilt, darf es in keinem Haus eines gläubigen Hindu fehlen. Daher trifft man im Innern des Landes oft lange Züge heimkehrender Pilger mit der kostbaren Last. Man verkauft dieses Wasser (mit den Krankheitskeimen) für teures Geld auch an andere. So können Erreger infektiöser Darmkrankheiten sogar in die entlegensten Bergdörfer verschleppt werden.

Neuzeit

Nach dem Siebenjährigen Krieg (1756–1763) gelang es der Britisch-Ostindischen Kompanie, die bis dahin nur vereinzelte Handelsniederlassungen und Stützpunkte an der Küste Indiens besaß, mit Hilfe der englischen Flotte den französischen Einfluß auch in diesem Teil der Erde auszuschalten und unter Ausnutzung der Streitigkeiten zwischen den einheimischen Fürsten die reichste Provinz Indiens – Bengalen – zu erobern. Bei den Kämpfen um Pondicherry waren sowohl die französischen als auch die englischen Truppen von der Cholera betroffen. Die Krankheit soll zunächst bei heimgekehrten Pilgern aufgetreten sein. Der Hinduname »Mordechim« (»rascher Tod«) wurde von den Franzosen falsch verstanden und zu dem Ausdruck »mort de chien« verballhornt. Als nach Robert Clive 1774 Warren Hastings Gouverneur von Bengalen wurde, dehnte er den Machtbereich der Kompanie weit über den Wallfahrtsort Benares nach Nordwesten aus. Ferner schuf er, um den lukrativen Opiumexport nach China völlig in die Hand zu bekommen, 1773 das Opiummonopol der Britisch-Ostindischen Kompanie und zwang die bengalischen Bauern mit brutaler Gewalt, wider ihren Willen Mohn anzubauen. Diese Willkürmaßnahmen, die Mißernten, Hungersnöte und dauernde Unruhen zur Folge hatten, beeinflußten die allgemeine Seuchenlage in Bengalen sehr ungünstig, bis es 1781 zu einer schweren Choleraepidemie kam, mit dem Hauptherd um Kalkutta.

Schon die Vorgänger der Briten, die von Nordwesten eingedrungenen mohammedanischen Mongolen, hielten das Mündungsgebiet des Ganges und Brahmaputra trotz seiner Fruchtbarkeit für äußerst ungesund. »Dozakh« (d. h. »höllische Region«), »Heimat der Seuche« oder »Haus des Todes« waren die üblichen, wenig schmeichelhaften Beschreibungen. Wenn ein hoher Würdenträger am Hof der Mogulen in Ungnade fiel, wurde er kurzerhand nach Bengalen verbannt, was einem sicheren Todesurteil gleichkam. Der indische Arzt Mola Taifur (von dem es übrigens im Rijksmuseum in Amsterdam eine sehr schöne indo-islamische Miniatur aus dem 17. Jahrhundert gibt) meinte: »Man betrachtete Luft und Wasser in Bengalen für so schädlich, daß man überzeugt war, sie würden zum sicheren Tode des Frevlers führen.«

Kennzeichnenderweise erhielt Kalkutta – eigentlich Kalighatta – seinen Namen nach der vierarmigen Choleragöttin Kali, Sivas schwarzer Gattin, die an den Ufertreppen (»Ghat«) ihren berühmten Tempel (»Kali-Ghat«) besaß, in dem auch heute noch Ziegen geschlachtet werden, um durch das Blutopfer vorbeugend ihre Grausamkeit und Mordlust zu besänftigen. Als Warren Hastings 1785 vor dem Unterhaus wegen Amtsmißbrauch, Erpressung und tyrannischer Willkür gegenüber den indischen Einwohnern angeklagt wurde und seine Unschuld durch die Behauptung beweisen wollte, daß man ihm sogar Tempel errichtet hätte, entgegnete Edmund Burke als Wortführer der Whigs mit sarkastischer Schärfe: »Ich bezweifle nicht, was Hastings gesagt hat. Ich weiß aber, daß die Inder auch bösen Gottheiten zur Abwehr von Unheil Tempel errichteten. Und daher stehen am Ganges die Tempel von Warren Hastings mitten zwischen denen von Pocken und Cholera!«

Durch die Ostindische Kompanie wurde der Cholераherd Bengalen in ein weltweites Handelsnetz einbezogen. Infolge des immer regeren Seeverkehrs erhöhte sich auch die Gefahr einer Choleraverschleppung, insbesondere an die relativ nahen Küsten der Arabischen Halbinsel, wo sich die wichtigsten Wallfahrtsorte des Islam befinden. Nach dem Religionsgesetz sollte wenigstens einmal im Leben jeder Moslem die heiligen Stätten besucht haben, in denen Mohammed geweilt hat. Alljährlich strömen daher Hunderttausende von Pilgern nach Mekka und Medina. Viele, vor allem alte und kranke Menschen, sterben bereits auf der langen und mühsamen Reise. Auch aus Indien, der Heimat von Pest und Cholera, kommen zahlreiche Gläubige. Für die ungeheuren Menschenmassen, die unter hygienisch unzulänglichen Bedingungen zusammengedrängt werden, besteht in Anbetracht der ungewöhnlichen Strapazen, mit denen die vorgeschriebenen Riten verbunden sind, eine sehr große Infektionsgefahr.[3] Was nützen die Vorschriften des Korans (5. Sure) bezüglich der regelmäßigen Waschungen, die ein Moslem täglich vorzunehmen hat, wenn infolge des enormen Pilgerzustroms nicht einmal genügend Wasser zum Trinken da war? Wie oft hat die nicht ausreichende Wasserversorgung in der heiligen Stadt, vor allem während der sogenannten »Großen Pilgerfahrt« zum Berg der Gnade in der Ebene von Arafat (etwa 40 Kilometer östlich von Mekka), unter den Pilgermassen zu dramatischen Massentumulten geführt, bei denen man begierig von jedem noch so unsauberen Wasser trank oder getrunken hätte? Die Infektionsgefahr erhöht sich noch, wenn auf dem Rückweg von Arafat nach Mekka im Rahmen des großen Opferfestes (arab.: »id aladhha«; türk.: »Kurban bairam«) in Erinnerung an Abrahams Opfer Zehntausende von Schafen geschlachtet werden.

»Das überall verströmte Blut, die wahllos weggeworfenen Eingeweide wie auch die Ausscheidungen der Pilger führen in kürzester Zeit zu einer unvorstellbaren Verschmutzung des Geländes, so daß man kaum noch eine Handvoll reinen Sandes finden kann, mit der man sich nach dem Gebot des Propheten die Hände abreiben sollte, wenn kein Wasser zum Waschen da ist«, schrieb Sir Richard Francis Burton, der 1853, als Moslem verkleidet, die heiligen Stätten von Mekka und Medina besucht hatte. Wenn man weiß, daß die Pilger bei dem darauf folgenden Festmahl das Fleisch gewöhnlich

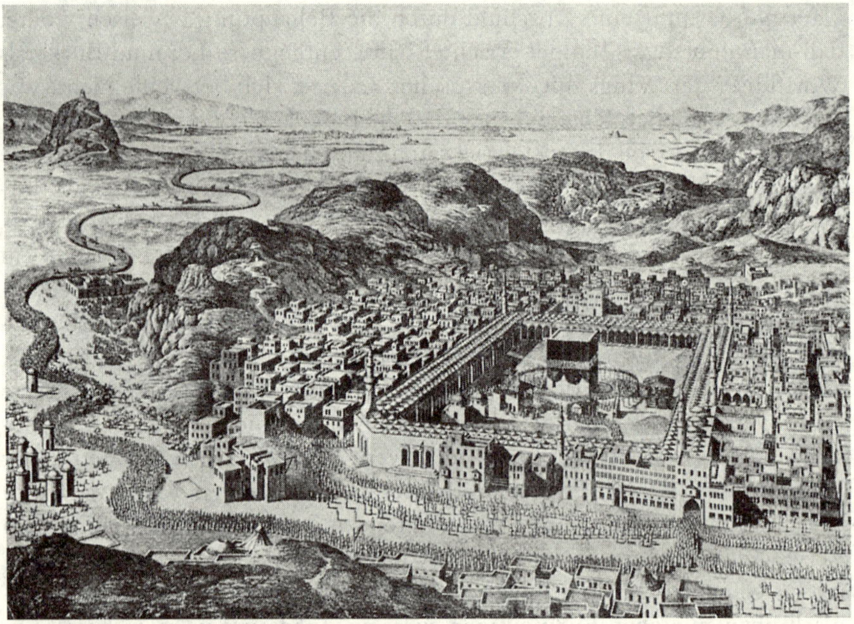

Die ungeheure Schlange der Wallfahrer vom Berg Arafat bis Mekka. Kupferstich von Osborn 1790. In der Mitte des großen Moscheenhofs die Kaaba, in deren Südwestecke der schwarze Meteoritstein eingelassen ist. Nach altem Ritus müssen die Pilger siebenmal die Kaaba umschreiten und jedesmal den schwarzen Stein küssen oder – wenn das Gedränge zu groß ist – ihn mindestens mit der Hand oder dem Pilgerstock berühren.

»mit ihren unsauberen Fingern zerkleinern und zum Munde führen« und daß die Inkubationszeit der Cholera oft nur 1–2 Tage, oft sogar nur 5–6 Stunden beträgt, versteht man, daß es im vergangenen Jahrhundert nach der »Großen Pilgerfahrt« zu schweren Explosivepidemien unter den Teilnehmern gekommen war. Das Entsetzen, welches die Seuche durch ihr plötzliches Erscheinen hervorrief, spiegelt sich auch in den Namen, die ihr die Araber gegeben haben: »El hawa« (»Sturm«) oder »Hawa asfar« (»gelber Wind«). Trotz der Worte des Propheten: »Wenn ihr hört, daß in einem Land eine Seuche ausgebrochen sei, so sollt ihr euch nicht hinbegeben, und wenn ihr dort seid, so sollt ihr es nicht verlassen!« (Hadith) löste die Cholera in Mekka jedesmal eine panische Flucht aus, wobei die Seuche von den Pilgern gewöhnlich zunächst nach Ägypten verschleppt wurde und sich wegen des lebhaften Mittelmeerverkehrs schnell weiterverbreitete. Vor dem 19. Jahrhundert spielte der »Haddsch« in der Choleraepidemiologie keine besondere Rolle, weil sich die Mekkapilger aus Indien, Afghanistan und Persien meist des beschwerlichen Landwegs bedienten. Durch Zurücklassen von

Kranken und Schwachen schuf man zwar unterwegs neue Choleraherde, für die weiterziehende Karawane verringerten sich jedoch die Infektionsmöglichkeiten. Auch wurde bei dem anstrengenden Zug durch die Wüste selbst der letzte Kranke dahingerafft oder zurückgelassen, so daß die meisten Karawanen cholerafrei in Mekka ankamen. Erfolgte dennoch eine Einschleppung, so hielt die Seuche unter jenen Pilgern, die durch die Wüste in Richtung Medina flohen, eine furchtbare Ernte, auf der weiteren Reise in nördlicher Richtung fielen ihr dann auch die letzten Kranken zum Opfer, so daß es der Cholera niemals gelang, auf dieser Route die Wüste zu verlassen und Damaskus zu erreichen. Ganz anders lagen die Verhältnisse bei jenen Pilgerscharen, die von Mekka in das nahe gelegene Dschidda flohen, um sich dort einzuschiffen. »Es gibt nur ein Mekka«, lautet ein arabischer Spruch in Anlehnung an das islamische Glaubensbekenntnis, »und Dschidda ist sein Hafen.« Dschidda war aber auch oft der »Hafen des Todes«, aus dem verseuchte Schiffe ausliefen. Während der Seereise ließen sich durch den engen Kontakt infolge der beengten Raumverhältnisse weitere Infektionen nicht vermeiden, so daß die Kette der Erkrankungen bis zur Landung nicht mehr abriß und die Seuche meist in die angelaufenen Häfen verschleppt wurde. Der »Haddsch«, der alljährlich Hunderttausende von Pilgern in Bewegung setzt, begann erst durch die Intensivierung des Seeverkehrs von Indien in das Rote Meer eine immer gefährlichere Rolle bei der pandemischen Ausbreitung der Cholera zu spielen. Nicht zu Unrecht hatte man daher um die Mitte des 19. Jahrhunderts Mekka als die »Relaisstation der Cholera zwischen Bengalen und Europa« bezeichnet.

Die erste Cholerapandemie von 1817 bis 1823

Das epidemiologische Phänomen, daß die Cholera erst seit Anfang des 19. Jahrhunderts von Zeit zu Zeit ihre Dauerherde verläßt, um sich pandemisch über mehr oder weniger große Teile der Welt auszubreiten, ist weitgehend durch zwei weltpolitische Ereignisse und die Verkettung ihrer Auswirkungen zu erklären.

Bei dem ersten handelt es sich um die Einbeziehung der dicht besiedelten, endemischen Choleragebiete Bengalens in das weitverzweigte britische Handels- und Schiffahrtsnetz mit seinem lebhaften Seeverkehr. Die Küstenschiffahrt und der Verkehr mit den englischen Kolonien war nicht nur aufgrund der Navigationsakte, sondern auch infolge der Seeoperationen während der Napoleonischen Zeit, denen ein großer Teil der fremden Flotten zum Opfer fiel, fast ausschließlich britischen Schiffen vorbehalten. Nach der Seeschlacht bei Trafalgar (1805) besaß die englische Kriegsflotte mehr Schiffe als alle anderen Kriegsflotten der Welt zusammen. Um die Aktivität der Engländer allein im ostasiatischen Raum anzudeuten, sei erwähnt, daß sie sich während der französischen Revolutionskriege und der Napoleonischen Ära, als Frankreich die Niederlande besetzte, nicht nur der holländischen Kolonien in Niederländisch-Indien, sondern auch in Südafrika bemächtigten. Hinzu kam, daß die Britisch-Ostindische Kompanie seit 1813 die Opiumeinfuhr nach China verstärkte und 1819 an der Südspitze der Malaiischen Halbinsel – als Hauptdurchgangsstation für den Seeverkehr nach Ostasien – den stark befestigten Hafen Singapur gründete.

Das zweite weltpolitische Ereignis, das sich auf die epidemiologische Situation der Cholera auswirkte, war das tiefe Eindringen Rußlands in die Gebiete des Islam. Bereits Ende des 18. Jahrhunderts wurden die Krim und Anfang des 19. Jahrhunderts das Kaukasusgebiet erobert, deren Bewohner zum großen Teil Mohammedaner waren und sich daher an den Pilgerfahrten beteiligten. 1827 besetzten die Russen das persische Eriwan, den östlichen Teil des einstigen armenischen Königreichs, dessen jahrhundertealte Handelsbeziehungen, von geschäftstüchtigen armenischen Kaufleuten geknüpft und gepflegt, sich direkt oder indirekt über Persien und Afghanistan bis nach Vorderindien erstreckten. Das Vordringen der Russen nach Süden wurde stets mit einem Gegenzug der Briten aus Indien in nördliche Richtung beantwortet. Dies begünstigte die Verschleppung der Cholera aus Bengalen. Bereits 1809 hatten die Engländer mit Afghanistan einen »ewigen Bündnisvertrag« geschlossen, wohlwissend, daß alle ihnen vorausgegangenen Eroberer Indiens über diese »Drehscheibe des asiatischen Schicksals«, nämlich Afghanistan und seine Pässe, eingedrungen waren. Dieser Pufferstaat zwischen zwei Weltreichen wurde auch in epidemiologischer Hinsicht zu einer schicksalhaften »Drehscheibe«, über die es der aisatischen Cholera wiederholt gelang, in Rußland Einzug zu halten. Auf diesen zwei Hauptwegen gelangte die Cholera im 19. Jahrhundert nach Europa. Der Seeweg führte vor allem über das Rote Meer unter Berührung von Dschidda nach Ägypten und von dort nach den Hafenstädten des Mittelmeers. Der Landweg dagegen schlängelte sich aus dem Gangestal in den Pandschab und von dort auf den uralten Karawanenstraßen über Afghanistan und Persien an die Ufer des Kaspischen Meeres, in das die Wolga, die Hauptverkehrsader von Rußland, mündet. So wurde Astrachan im Wolgadelta zum gefährlichsten Einfallstor der Cholera bei ihrem Vordringen nach Europa.

Die erste Cholerapandemie, die im Jahr 1817 ihren Anfang nahm, hat eine besondere Vorgeschichte. Der von der Britisch-Ostindischen Kompanie forcierte Anbau von Mohn und Indigo führte in Indien zu einer Vernachlässigung der alten Bewässerungsanlagen, die für den Reisanbau unbedingt erforderlich sind. Zwischen 1815 und 1817 kam es wiederholt zu sintflutartigen Regenfällen. Die Überschwemmungen lösten eine wahre Kettenreaktion der

Not aus, wobei die Mißernten eine ungeheure Teuerung und Hungersnot und diese eine panische Fluktuation der Bevölkerung mit örtlichen Unruhen zur Folge hatten. Inmitten dieser chaotischen Situation flammte die Cholera erneut in Bengalen auf. Die ersten Krankheitsfälle ereigneten sich im Basar von Jessore, einem Städtchen im Gangesdelta. Die Zahl der Erkrankungen und Todesfälle stieg von Tag zu Tag beängstigend. Infolge der reiswasserähnlichen Stühle, des Hauptcharakteristikums der schweren Brechdurchfälle, nahm der englische Kreisarzt von Kalkutta, Dr. Robert Tytler, zunächst an, daß es sich um eine Massenvergiftung durch verdorbenen, unreifen Reis handle, und bezeichnete die Krankheit als »Morbus oryzeus« (»Reiskrankheit«). Die Behörden verboten daraufhin den Reisgenuß, doch die Seuche hielt weiter an und dehnte sich auch auf Nachbarprovinzen aus, deren Bevölkerung sich nicht von Reis, sondern von Weizen und Hirse ernährte. Die Ausbrüche begannen überfallartig, nahmen an Intensität ab und erloschen bereits nach drei bis vier Wochen, während sie auf die benachbarten Provinzen übergriffen. So verheerte die Cholera gangesaufwärts und entlang des Dschamnaflusses viele Städte und Ortschaften. Allein in Benares raffte sie innerhalb von wenigen Wochen über 15 000 Einwohner dahin. Ebenso wütete sie in Allahabad, Gorakhpur, Laknau, Kanpur, Agra, Delhi, Mathura, Mirat, Bareilly und zahllosen anderen Zwischenorten. In der Gegend von Dschabalpur verlor die englische Armee innerhalb von zwölf Tagen fast 9000 Soldaten. Der neue Gouverneur Lord Hastings (1813–1823), der eine Strafexpedition gegen die Pindaris, ein räuberisches Reitervolk aus dem Dekkhan, und die sie insgeheim unterstützenden Maratha-Fürsten durchführen wollte, mußte infolge der Epidemie, der etwa 10 % seines Heeres zum Opfer gefallen waren, den Feldzug aufschieben und mit seinen Truppen eine hochgelegene, als gesund geltende Region aufsuchen, wo die Epidemie in der Tat bald erlosch. Bis Ende 1818 war die Cholera »wie eine verheerende Sturmflut fast über die ganze ostindische Halbinsel hinweggebrandet«.

In England, wo die Regierung noch immer mit den Maschinenstürmen der Ludditen und dem Schatten Napoleons beschäftigt war, versuchte man zunächst, die wahre Situation in Indien zu verheimlichen. So brachte z. B. die in Augsburg erscheinende Allgemeine Zeitung am 24. Mai 1818 folgende Notiz: »Am 12. Mai waren zu London nachteilige Gerüchte über die Lage der Dinge in Ostindien, besonders rücksichtlich der großen Verheerungen, welche die Krankheit in den britischen Militärlagern anrichten soll, verbreitet. Der ›Courir‹ meint, sie kämen nur von Spekulanten her, welche den Kurs des Pfunds herabtreiben möchten.«

Erst als Lord Hastings die Pindaris vernichtend geschlagen und auch die übrigen Unruheherde unterdrückt hatte, gab man die volle Wahrheit zu (Allgemeine Zeitung vom 6. April 1819):

»Nach Berichten aus Ostindien wütet die Cholerakrankheit fortwährend in Kalkutta und deren Gegend. Glaubwürdige Männer versichern, seit 18 Monaten seien über zwei Millionen Menschen daran gestorben.«

Da die Seuche, ähnlich wie die Malaria, vor allem in niedrig gelegenen sumpfigen Gebieten grassierte und entlang den Flußläufen meist die Uferorte befiel, während sie die landeinwärts und höher gelegenen Siedlungen verschonte, vermutet man, daß die »Ursache ihrer Entstehung in miasmatischen Ausdünstungen« zu suchen sei, wobei ihre Ausbreitung weitgehend von der wechselnden Windrichtung der Monsune beeinflußt würde. Auch in China glaubte man noch vor achtzig Jahren, daß die Verbreitung der Cholera (»Ho-luan«) durch »böse Winde« erfolge. Die pandemische Expansion der Cholera war jedoch mit der Windrichtung der Monsune nicht in Einklang zu bringen. Es war deutlich, daß sie nur den Verkehrswegen zu Land und zu Wasser folgte, wobei sich das Ausmaß ihrer so plötzlichen Expansion in Asien verblüffend mit der unmittelbaren wirtschaftlichen und militärischen Einflußsphäre der Britisch-Ostindischen Kompanie deckte.

So überschritt die Cholera gegen Ende des Jahres 1816 zum ersten Mal in pandemischer Form ihr Heimatgebiet, drang nach Ceylon, verbreitete sich in den folgenden Jahren über ganz Hinterindien bis nach Singapur, griff nach Sumatra, Java, Borneo, Celebes und auf die kleinen Sundainseln über, stieß von dort auf die Philippinen und tief in den südchinesischen Raum hinein und wütete dort bis 1823. Bereits 1818 war die Seuche von Bombay nach der Ostküste Arabiens verschleppt worden, und zwar mit den englischen Truppen, die man zur Unterstützung des Imams von Maskat entsandt hatte. Die Cholera verbreitete sich von der Hafenstadt Maskat in das Landesinnere und rottete mehrere Stämme der aufständischen Wahhabiten nahezu völlig aus. 1821 wurde die Seuche abermals durch englische Truppen verschleppt, diesmal nach Bassora (Basra). Sie ergriff die um Bagdad lagernde persische Armee und lichtete ihre Reihen so stark, daß die Belagerung der von türkischen Truppen verteidigten Stadt aufgegeben werden mußte. Die Türken bezeichneten den so unerwartet aufgetauchten und gefährlichen Verbündeten als »Haida«. Das heimkehrende persische Herr verschleppte die Cholera zunächst nach der »Rosenstadt« Schiras, wo das große Sterben (im September 1821) schwere Tumulte und eine Massenflucht auslöste. Aus Schiras gelangte die Seuche mit nordwärts ziehenden Karawanen – unter Umgehung von Isfahan, dessen Gouverneur ihnen den Einlaß verwehrte – über Jesd im Lauf des nächsten Jahres nach Kaschan, Kum, Kaswin und schließlich (im Sommer 1823) in die Stadt Rescht, die in der Provinz Gilan, unweit der südlichen Ecke des Kaspischen Meeres liegt. Von hier kam sie auf dem Wasserweg nach Baku und von dort (Anfang September) mit der Schute St. Andreas, die Salz geladen und unterwegs mehrere

Mann ihrer Besatzung an Cholera eingebüßt hatte, nach Astrachan. Da sich ein zweiter Seuchenzug über Täbris und Eriwan dem Kaukasusgebiet näherte, ließ der Oberbefehlshaber von Georgien, General Jermolov (1772–1861) Anfang August einen Bericht anfertigen und ihn aus Tiflis mit einem Eilboten nach Petersburg bringen.

Die Hiobsbotschaft schreckte die hohen Behörden in der Residenz aus ihrer Ruhe. Sie ordneten durch einen Ukas an, die noch aus der Pestzeit stammenden Quarantänemaßnahmen sofort zu erneuern. Diese bestanden in militärischen Grenzsperren, Absonderung Verdächtiger (»Kontumazhaft«) und Abriegelung befallener Ortschaften. Gleichzeitig wurde der Medizinalrat zu einer außerordentlichen Versammlung berufen, um so schnell wie möglich eine kurze Instruktion über die Cholera zu entwerfen, die dann an alle Ärzte der bedrohten südliche Provinzen verschickt werden sollte. So entstand am 24. August 1823 in der Plenarversammlung des Petersburger Medizinalrats »fern vom Schuß und bar jeglicher praktischer Erfahrung« jene ominöse »Kurze Anweisung zur Heilung der unter dem Namen Cholera morbus bekannten Krankheit«. Es handelt sich um einen typischen Ukas der Medizinalbürokratie, in dem die ärztliche Behandlung bis ins einzelne vorgeschrieben wurde, wobei – abgesehen von wiederholten Opiumgaben zum Stillen der Diarrhoe und einer Massage der von Kälte erstarrten oder von Krämpfen gepeinigten Glieder mit Branntwein oder Kampferspiritus – fast alle Maßnahmen noch den Geist der Humoralpathologie erkennen ließen. Sie bezweckten eine Entfernung der Materia peccans, was nebst Aderlässen und Einläufen durch drastische Vomitiva (Calomel) und Purganzien (Rizinusöl) angestrebt wurde.[4] Als die Seuche an der russischen Grenze im Winter 1823/24 erlosch, feierte man das Ereignis in Petersburg voreilig als »einen Erfolg der vorausschauenden Weisheit des kaiserlichen Medizinalrates« und der »unüberwindlichen militärischen Grenzsperren«.

Die zweite Cholerapandemie von 1826 bis 1837

»Eher wird ein Kamel durch ein Nadelöhr als die Cholera durch meine Militärkordons Einlaß finden!« Zu dieser vermessenen Äußerung ließ sich Graf Alexej Andrejewitsch Araktschejew (1769–1834), Zar Alexanders Jugendfreund und allgewaltiger Kriegsminister, beim plötzlichen Erlöschen der 1823 bis Astrachan vorgedrungenen Cholera hinreißen.[5] Als er drei Jahre später nach dem Dekabristenaufstand (Dezember 1825) von dem neuen Zaren Nikolaj I. (1796–1855) in Ungnade entlassen wurde, schienen die nun folgenden Ereignisse seinen Worten einen unbeabsichtigten Doppelsinn zu verleihen. Denn kurz danach nahm die zweite Cholerapandemie, die an den Grenzen Rußlands nicht mehr halt machen konnte, aus dem Gangesdelta ihren Lauf. Sie drang stromaufwärts in den Pandschab, von da 1827 über den Khaiberpaß nach Afghanistan (der »Drehscheibe des asiatischen Schicksals«), zog sodann in westlicher Richtung durch Persien, berührte 1828 Meschhed, den Wallfahrtsort der Schiiten, erreichte 1829 Theran und Kaswin, im Frühjahr 1830 Täbris und setzte dann durch Eriwan, das die Russen erst drei Jahre vorher den Persern entrissen hatten, ihre Wanderung – dem alten Karawanenweg folgend – fort, mit Richtung auf die Grusinische Heerstraße: das »Nadelöhr des Kaukasus«. Da man aber dort in fieberhafter Eile alle Wege und Paßstraßen durch doppelte und dreifache Militärkordons sperren ließ, wich die Seuche nach Osten aus und erreichte Ende Juni 1830 die Westküste des Kaspischen Meeres. Bald danach befiel sie die Städte Baku, Derbent und am 19. Juli 1830 Astrachan.[6] Seither galt diese Stadt, die im Mündungsgebiet der Wolga liegt, als das gefährlichste Einfallstor der asiatischen Cholera bei ihrem Vordringen nach Mitteleuropa.

Solange die Cholera sich über menschen- und verkehrsarme Gebirge hinweg fortbewegen mußte, war ihr Seuchenzug durch ein langsames Wandern gekennzeichnet. So benötigte sie von Indien bis an die russische Grenze drei bis vier Jahre. Sobald sie aber in dichtbesiedelte Gebiete mit lebhaftem Verkehr vordrang, änderte sich ihr Tempo. Entfernungen, zu deren Überwindung sie vorher Jahre oder Monate benötigte, legte sie nun, trotz doppelter oder dreifacher Militärkordons und Abriegelung, innerhalb weniger Wochen oder Tage zurück. »Kaum war eine befallene Siedlung umzingelt«, schrieben zwei zeitgenössische Ärzte, Dahlberg und Iljinskij, »so hörte man auch schon, daß das Übel bereits in weiteren Ortschaften erschienen sei. Es war wie mit der Hydra, bei der nach jedem abgeschlagenen Haupte neun neue nachwuchsen.«[7]

Gegen jeden Versuch, die Cholerasperren zu durchbrechen, ging man mit drakonischer Strenge vor. Auf Schleichhandel und Schleichverkehr stand die abschreckende Strafe des Spießrutenlaufens, was in den meisten Fällen einer Exekution gleichkam. Dennoch drang die Cholera unaufhaltsam wolgaaufwärts, erreichte am 4. August Zarizyn, am 8. August Saratow, am 21. August Kasan und am 7. September Nischnij-Nowgorod am Zusammenfluß von Oka und Wolga. Schon damals vermutete man, daß der Grund hierfür vor allem in der mangelhaften Überwachung der Schiffahrt lag, denn man erkundigte sich zunächst nur danach, ob an Bord alles gesund sei, und wenn man keine Kranken vorfand, konnte die Fahrt ungestört fortgesetzt werden. Oft erfuhr man erst viel später, daß die Besatzung durch die Seuche bereits dezimiert war, was man aber den Kontrollbeamten wohlweislich verschwieg, um die Quarantäne zu umgehen.[8] »Die in eine Ortschaft eingeschleppten ersten Fälle«, schrieben Dahlberg und Iljinskij, die von der Cholera-Kontagiosität fest überzeugt waren, »hatten eine ähnliche Wirkung wie auf ein Strohdach gewehte Funken. Im Handumdrehen breitete sich die Seuche wie eine Feuersbrunst aus.«[9] Es fiel von Anfang an auf, daß die ersten Fälle meist Schifferknechte oder Burlaken (»Wolgaschlepper«) waren. Von ihnen pflanzte sich die »Infektion zunächst auf Frauen über, die ihre beschmutzten Kleidungsstücke zum Waschen erhielten«, oder auf Personen, die die Erkrankten »in Herbergen oder Hospitälern betreuten« oder »Kleidungsstücke und sonstige Gebrauchsgegenstände der Verstorbenen erwarben«.[10]

Die Cholera trat meist so plötzlich auf, daß Menschen, die sich vor einem Tag noch gesund fühlten, plötzlich auf offener Straße zusammenbrachen und an Ort und Stelle oder bald danach im Hospital verschieden. »Überall«, klagte ein Pope von Saratow, »nur Kranke, Sterbende und Leichen. Straßen und Häuser, Flure und Stuben sind von den plötzlich an Brechdurchfall Erkrankten besudelt, so daß man durch Choleraexkremente waten muß. Ringsum ein pestilenzialischer Gestank und eine Beerdigung nach der anderen.«[11]

Noch nie hatte eine Seuche das Gemüt der russischen Bauern so erregt wie die Cholera. Der einfache, rechtgläubige Muschik empfand den plötzlichen, unerwarteten Tod ohnehin als ein furchtbares Unglück, da er ihn am Empfang der Letzten Ölung hinderte, von der er sich eine Vergebung der Sünden erhoffte. Zu dem plötzlichen Massensterben kamen nun noch die amtlichen Verordnungen, die während der Cholerazeit nicht nur die »ehrwürdigen Totenbräuche« (das Abschiednehmen von Verstorbenen durch einen Kuß und den Leichenschmaus), sondern auch die Einsegnung des Leichnams in der Kirche strengstens untersagten. Nach Ansicht der Hinterbliebenen, die größten Wert auf ein »ehrliches Begräbnis« legten, drückte man sonst dem Verstorbenen das »Siegel eines Verdammten« auf, da er ohne Einsegnung in der Kirche nur außerhalb des Friedhofs »in nicht geweihtem Boden« begraben werden durfte, wo man sonst nur Erhängte, Selbstmörder und Andersgläubige verscharrte. Auch führten die rigorosen Sperren zu einer Unterbindung der Lebensmittelzufuhr, was in zahlreichen Dörfern und Städten »Cholerarevolten« (»cholernye bunty«) auslöste, die durch Militäreinsatz erstickt wurden.[12] In einem anonymen Flugblatt, für dessen Verfasser man Alexander Iwanowitsch Herzen (1812–1870) hielt, der bald danach als politisch Verdächtiger in die Verbannung mußte, wurden die von Innenminister Sagrewski angeordneten Maßnahmen leidenschaftlich angeprangert.

»Sie haben«, heißt es darin, »kein Mittel gescheut, um diesen drakonischen Ukas durchzuführen. Sie haben die Verkehrssperren – wie bei einer Belagerung – bis zur Hungersnot forciert, sie haben die Dauer der Quarantänehaft von der Zahlungsbereitschaft der Festgenommenen abhängig gemacht, sie haben, um von der eigenen Bestechlichkeit abzulenken, harmlose Grenzgänger und verzweifelte Bauern des Schleichhandels bezichtigt und zum Spießrutenlaufen verdammt, sie haben die Suche nach Choleraverdächtigen bis zur Menschenjagd und die Behandlung durch eine gewaltsame Pferdekur bis zum Mord betrieben, sie haben die Entseuchungen der Wohnungen zur Haussuchung mißbraucht, sie haben die Beerdigung der Verstorbenen zur Leichenschändung entwürdigt, sie haben von rohen Seuchenknechten Sterbende verschleppen und beerdigen lassen und sie haben dies alles getan, ohne die Ausbreitung der Seuche auch nur im geringsten verhüten zu können.«[13]

Da man überall über Mißstände und Mißerfolge klagte, mußte »auf allerhöchsten Befehl seiner kaiserlichen Majestät« der Innenminister Graf Sagrewski, dessen Unterschrift die meisten Choleraverordnungen und -bekanntmachungen aus dem Jahr 1830 tragen, am 4. September mit einer Kommission von Petersburg zu einer Reise aufbrechen, um in den von der Cholera heimgesuchten oder bedrohten Gouvernements die Befolgung der angeordneten Sicherheitsmaßregeln einer strengen Revision zu unterziehen. Indem er das weite Rußland »wie auf Flügeln durchzog« (wie es in einem Bericht hieß), tauchte er völlig unerwartet bald da, bald dort auf und jagte den überraschten Provinzialbeamten mehr Angst und Schrecken ein als die Cholera selbst. Es soll dabei oft zu ähnlichen grotesken Situationen gekommen sein, wie sie sechs Jahre später Nikolaj Gogol (1809–1852) in seinem »Revisor« geschildert hat.[14]

Inzwischen (am 16. September 1830) hatte die Cholera auch Moskau erreicht. Die von Sagrewski und dem Militärgouverneur Fürst Golizyn getroffenen Maßnahmen waren oft recht widerspruchsvoll. Man verbot beispielsweise Menschenansammlungen und Jahrmärkte, Theateraufführungen, erlaubte jedoch am 25. September in allen Kirchen Moskaus einen feierlichen Gottesdienst mit anschließenden Prozessionen, »um die Befreiung des Landes von der Seuche zu erflehen«. Obwohl an den Stadttoren jeder Brief, jede Kopeke, jeder Silberrubel einer »Purifikation« mit Essig oder Chlor unterzogen wurde und man sogar die Teekisten durchräucherte, was man als bürokratischen Unsinn empfand, stieg die Zahl der Erkrankungen und Todesfälle von Tag zu Tag. Von den 250 000 Einwohnern Moskaus erkrankten laut offiziellen Angaben innerhalb der nächsten Monate fast 9000 Personen, von denen mehr als die Hälfte starb. Nach dem greisen russischen Staatsrat Justus Christian Loder, der einem Krankenhaus in Moskau vorstand, soll jedoch die inoffizielle Zahl der Todesfälle mehr als das Dreifache betragen haben.[15] Das »allrussische Cholerajahr« (1830), wie es Herzen bezeichnete, war in vollem Gange. Es hatte in Rußland über 460 000 Erkrankungen und 200 000 Todesfälle zur Folge.

Während die Cholera von Astrachan ihren Schreckenszug durch das Zarenreich antrat, kam es in Frankreich zur Julirevolution, die Karl X. (1757–1836) vom Thron fegte. (Nur nebenbei sei erwähnt, daß er später im Exil einer Cholerainfektion erlag.) Bereits im August sprang der revolutionäre Funke nach Brüssel über und führte zur Loslösung Belgiens vom Königreich der Vereinigten Niederlande. Zar Nikolaj I., der seit dem Dekabristenaufstand bei seiner Thronbesteigung (1825) für die »rücksichtslose Niederschlagung jeder Insubordination« eintrat und deshalb als »Gendarm der heiligen Allianz« (Börne) bezeichnet wurde, empfand die Verjagung der Bourbonen als das »Ende der Restauration« und die Spaltung des niederländischen Pufferstaats als einen Schlag gegen das Gesamtwerk des Wiener Kongresses. Er war »fest entschlossen, gegen die Thronräuber zu intervenieren«. Anfang September schickte er als Unterhändler General Diebitsch (1785–1831) nach Berlin. Trotz der immer weiter um sich greifenden Cholera wollte Nikolaus russische und polnische Regimenter gegen die Rebellen in Frankreich und Belgien marschieren lassen. Als man davon in Warschau erfuhr, brach dort im November 1830 die Revolution aus. Großfürst Konstantin (1779–1831), der Bruder des Zaren und Generalstatthalter von Polen, konnte nur mit knapper Not den Verschwörern entkommen. Nikolaus ließ daraufhin in fieberhafter Eile und ohne Rücksicht auf die Seuchenlage aus allen Teilen seines Reichs Truppen zusammenziehen und übertrug Diebitsch, der bereits den Dekabristenaufstand niedergeschlagen hatte, den Oberbefehl. Durch die Truppenverschiebungen und Eilmärsche wurden nicht nur Quarantänemaßnahmen vielerorts außer Kraft gesetzt, sondern auch die Erkrankungen bei den russischen Einheiten selbst immer häufiger. Die Cholera breitete sich nun wie ein Lauffeuer über weite Teile Rußlands und »Kongreßpolens« aus, und man hoffte vergebens, daß der strenge Winter (1830/31) die Seuche zum Erliegen bringen würde. In einem Bericht des polnischen Generalissimus Skrzynecki an die Nationalregierung hieß es: »Die vom russischen Heer in unser Land eingeschleppte unselige Krankheit taucht immer sogleich dort auf, wo sich die moskowitischen Horden blicken lassen.« Am 13. Februar kam es bei Praga und am 26. Februar 1831 bei Grochow zu erbitterten Kämpfen. Die Verluste an der Cholera überstiegen jedoch auf beiden Seiten die Opfer des Krieges. Allein in Warschau mit einer Bevölkerungszahl von rund 76 000 Menschen wurden bis zum 11. Mai 2280 Erkrankungen und 1100 Todesopfer gemeldet (Dalmas). Als nach der Schlacht bei Ostrolenka (26. Mai 1831) auch Feldmarschall Diebitsch († 10. Juni) und Großfürst Konstantin († 27. Juli) an der Seuche starben, erhielt diese von den Insurgenten den despektierlichen Spottnamen »Feldmarschallskrankheit«. Da die Operationen des russischen Heeres nicht mit dem gewünschten Elan vorangetrieben wurden, ließ Nikolaj noch vor dem plötzlichen Ableben Diebitschs durch überstürzte Truppenabzüge selbst seine Residenz, die bis dahin durch einen sechsfachen Militärkordon und eine 51tägige Quarantänefrist als die sicherste Stadt im Zarenreich galt, so entblößen, daß die Cholera zehn Tage später (am 14. Juni) auch in Petersburg ihren Einzug hielt.[16] Von den 450 000 Einwohnern erkrankten über 9000, und mehr als die Hälfte davon starb. Hatte bereits die lange Absperrung zu einer Lebensmittelknappheit und Teuerung geführt, so steigerte nun die Seuche den angestauten Groll innerhalb von wenigen Tagen bis zum Exzeß. Gerüchte, daß das Newawasser vergiftet sei und daß man auch in den Hospitälern die Kranken auf höheren Befehl vergiften würde, führten zu wüsten Ausschreitungen, wobei man mehrere Ärzte in die Newa warf.[17] Trotz der enormen Truppenverstärkungen beendete erst zwei Monate später ein zweitägiger Sturm auf Warschau (ab 24. August) unter dem neuen Oberbefehlshaber Paskjewitsch (1782–1856) den polnischen Aufstand. Dr. Dalmas, den die französische Regierung mit einer Ärztekommission nach Warschau geschickt hatte, schrieb am 14. November 1831:

> »Nach Erstürmung der Stadt waren die in Schulen, Kirchen und Privathäusern eingerichteten Notlazarette von Verwundeten und Cholerakranken bald so überfüllt, daß man von dem Gestank des Wundeiters und der Exkremente fast erstickte. Ich habe in den letzten Monaten viel Furchtbares erleben müssen, aber vor diesem Grauen verblaßt alles bisher Gesehene. Die Phantasie eines Dante würde nicht ausreichen, um das menschliche Elend in diesem Inferno zu schildern. Die Not des Krieges wird durch die unerbittliche Seuche, die keinen Unterschied zwischen Sieger und Besiegten kennt, noch vervielfacht.«[18]

Der 21jährige Frédéric Chopin (1810–1849), der sich damals auf seiner ersten Konzertreise im Ausland befand[19] und in den ersten Monaten immer deprimierendere Nachrichten aus Polen über das Wüten der russischen Soldateska und der asiatischen Seuche erhalten hatte, die »gleichsam als Verbündete« über seine geliebte Heimat hergefallen waren, um »auch den letzten Funken von Recht und Freiheit in Blut und Kot zu stampfen« (A. Mickiewicz), erfuhr am 8. September (auf dem Weg nach Paris) in Stuttgart die Hiobsbotschaft von der Eroberung Warschaus. In dieser Verfassung komponierte er die »Revolutionsetüde«, aus deren von elementarer Gewalt überschäumenden Klängen ein verzweifeltes Aufbäumen herauszuhören ist. Denselben Ingrimm spiegeln auch seine Tagebuchaufzeichnungen aus jener Zeit wider: »Wahrscheinlich«, schrieb er, »haben sie ganze Stadtteile angezündet. Die Herren der teuren schönen Stadt sind nun Paskjewitsch und jener niederträchtige Mohilew. Moskau befiehlt der Welt! Großer Gott, wo bist Du? Wenn Du bist, warum rächst Du Dich nicht? Bist Du der moskowitischen Verbrechen noch immer nicht satt? Oder – was soll ich wohl denken – bist Du am Ende gar selbst ein Moskowiter?«[20]

Die Revolution in Polen und das fieberhafte Heranholen russischer Regimenter aus bereits verseuchten Gouvernements ließ »die morgenländische Brechruhr« immer näher an die österreichische und preußische Ostgrenze heranrücken. Bereits am 21. November 1830 hatte Kaiser Franz (1768 bis 1835) eine Verordnung (»Immediatum Altissimum Mandatum Caesarium Regium«) erlassen, in der die Neuerrichtung und Verstärkung der Kontumazlinien (»linea contumaciales«) aus der Pestzeit an der östlichen Grenze befohlen wurde.[21] Österreichs Vorgehen fand in den deutschen Ländern Nachahmung, vor allem in Preußen, wo Johann Nepomuk Rust (1775 bis 1840) gleichzeitig als Professor an der Berliner Universität, Direktor und Oberwundarzt der Charité, Generalarzt der preußischen Armee und königlicher Leibarzt wirkte. Als überzeugter Kontagionist erzwang der »Allgewaltige« trotz aller Bedenken der Miasmatiker die Errichtung eines doppelten Militärkordons an der preußischen Ostgrenze, »der nicht nur gegen die Einschleppung der Cholera, sondern auch gegen das Eindringen aufrührerischer Ideen aus Polen schützen« sollte (Gutzkow). Der Einwand, daß man in Rußland trotz drakonischer Strafen das »Überspringen der Sperren« durch die Cholera nicht hätte verhindern können, machte auf Rust keinen Eindruck. Er war überzeugt, daß es genauso unlogisch sei, das Quarantänesystem wegen Unzulänglichkeit eines korrupten Beamtenapparats für die Mißerfolge bei der Choleraabwehr verantwortlich zu machen, als wollte man Dämme, die, heimlich durchstochen, eine Überschwemmung nicht mehr verhindern konnten, für überflüssig erklären.[22] Überall an der Ostgrenze wurden daher in gewissen Abständen hochliegende Wachhäuser und an den Grenzübergängen Kontumazanstalten errichtet, in denen man verdächtige, d. h. aus Choleragegenden kommende Personen, zur Beobachtung ihres Gesundheitszustands für mehrere Wochen absonderte. Brachten sie Waren mit, so mußten auch diese in der Quarantäne verbleiben und konnten erst nach der vorgeschriebenen Zeit und »Purifikation« durch Räucherung oder Chlorbesprengung weitergebracht werden. Der Versuch, die Sperre zu durchbrechen, sollte »je nach der Schwere des Deliktes mit 10 Jahren Festung oder Todesstrafe geahndet« werden.

Als der polnische Aufstand im Frühjahr 1831 immer bedrohlichere Ausmaße annahm, wurde Generalfeldmarschall Neithardt von Gneisenau (1760–1831) zum Oberbefehlshaber der vier preußischen Armeekorps an der Ostgrenze ernannt. Zu seinem Generalstabschef bestimmte man General von Clausewitz (1780–1831). Da es aufgrund der epidemiologischen Konstellation früher oder später zu einer ernsten Konfrontation mit der Cholera kommen mußte, liefen im preußischen Hauptquartier in Posen nicht nur Meldungen von den Ereignissen am polnischen Kriegsschauplatz ein, sondern auch von der immer näher rückenden Epidemie. Frei von naturphilosophischen Spekulationen der damaligen Medizin, nur anhand der im Generalstab eintreffenden »Berichte über Erkrankungen bei Truppe und Grenzbevölkerung« verfolgte Clausewitz mit minuziöser Sorgfalt kartographisch Zug für Zug »die Stromrichtung der Seuche und ihre Verzweigungen« und zog aus den Beobachtungen durch logische Überlegungen seine Schlüsse. Während die für die Choleraabwehr zuständige »Immediatkommission« weit im Hinterland am grünen Tisch in einem konfusen Gestrüpp von miasmatischen und kontagionistischen Hypothesen die abenteuerlichsten und widersprüchlichsten Spekulationen (Varnhagen von Ense) über die Epidemiologie der »morgenländischen Brechruhr« anstellte,[23] schrieb Clausewitz mit dem Scharfsinn eines Strategen, der die Absichten seines Feindes durchschaut und die Marschrichtung erkannt hat, am 29. Juli 1831 aus Posen an seine Frau nach Berlin: »Die Cholera verbreitet sich im Lande immer mehr und ist jetzt die Warthe abwärts schon bis Lissen vorgedrungen, was nur einige 20 Meilen von Berlin ist. Es ist jetzt ziemlich erwiesen, daß sie vorzugsweise dem Laufe der Flüsse und ihren Niederungen folgt. Sie wird also in Küstrin und Frankfurt (an der Oder) ankommen und von da vermutlich durch die Niederungen des Friedrich-Wilhelm-Kanals an die Spree gelangen. Es ist also sehr wahrscheinlich, daß Ihr bis zum Herbst hin diesen Gast bei Euch eintreffen sehet (...)«[24]

Auch mit dieser Prognose sollte Clausewitz Recht behalten: Noch ehe die Reste des geschlagenen polnischen Heeres die Grenze nach dem Westen überschritten hatten, fand die Krankheit die Breschen im preußischen Militärkordon. Am 13. Juli erschien die Seuche in einer Vorstadt von Posen, und von nun an mehrten sich bei der Zivilbevölkerung und dem Observationsheer die Erkrankungen und Todesfälle. Am 22. August 1831 abends wurde sogar Gneisenau von Diarrhoe befallen. Noch in der gleichen Nacht ließ sein Arzt Dr. Gumpertz aus der Kaserne sechs Soldaten kommen, damit sie die vor Kälte und Krampf erstarrten Glieder ihres obersten Feldherrn mit Kampferspiritus massierten. In Gegenwart von Clausewitz scherzte er noch, daß nun auch ihn die »Feldmarschallskrankheit« erwischt hätte. Wenige Stunden später war er tot. Tief ergriffen notierte Clausewitz den Ablauf dieses Sterbens in seinem Tagebuch.

Wie rigoros damals die Quarantänemaßnahmen von den preußischen Behörden gehandhabt wurden, geht am deutlichsten daraus hervor, daß sich auch Clausewitz, der neue Befehlshaber, nach diesem Ereignis als choleraverdächtig in die vorgeschriebene Kontumaz begeben mußte, die er nicht ohne einen Anflug von schwarzem Humor in einem Brief an seine Frau schildert: »Da sitze ich nun als Gefangener in einem verfallenen polnischen

Landhaus (...) und bin ganz ungewiß, wer mehr Recht auf meine Wohnung hat, das Heer der Mäuse, das darin groß geworden, oder ich. Bei alledem ist Kobylopole gewiß noch eine der besten Kontumazen: ich habe wenigstens ein Zimmer für mich, und ein schattiger Park umgibt das Haus (...)« (Kobylopole bei Posen, 5. September 1831).

Erst am 11. September, 16 Tage nach Gneisenaus Tod, kehrte er mit der ausdrücklichen Genehmigung des Königs nach Posen zurück, da, wie er selbst schreibt, »die Führung des Oberbefehls aus der Kontumaz sehr bedenklich war«. »Ich befinde mich ganz wohl«, heißt es weiter in dem gleichen Brief an seine Frau, »und da, wie Du aus den Zeitungen sehen wirst, die Cholera hier im Verschwinden ist, so hast Du wenigstens von der Seite für mich gar nichts mehr zu befürchten.« Wenige Wochen später, nach Breslau zurückgekehrt, in das bereits die Seuche eingezogen war, wurde auch Clausewitz ein Opfer der Cholera. Am 16. November arbeitete er wie gewöhnlich bis Mittag an seinem Lebenswerk »Vom Krieg«. Da er sich unwohl fühlte, entließ er seinen Adjutanten. Im Lauf des Nachmittags verschlimmerte sich sein Zustand foudroyant, so daß er ähnlich wie Gneisenau noch am gleichen Abend starb. Sein strategisches Meisterwerk blieb unvollendet.

Inzwischen hatte die Cholera auf dem Weg und um die Zeit, die Clausewitz vorausgesagt hatte, Ende August Berlin erreicht. Die hygienischen Verhältnisse waren in der Stadt noch unzureichend: In unbedeckten Rinnsteinen flossen die stinkenden Abwässer durch die Straßen, wie man es auf den bekannten Bildern wie »Parochialstraße« oder »Klosterstraße« von Eduard Gärtner (1801–1877), dem »Canaletto Alt-Berlins«, sehen kann, und ergossen sich meist direkt oder indirekt in die Spree. Von manchen Ärzten wurde die Cholera oder indische Brechruhr damals auch noch als »blauer Tod« bezeichnet, was allerdings nichts mit der blauen Blume, dem zarten Symbol romantischer Träumerei zu tun hatte, sondern sich – in Analogie zum »schwarzen Tod« früherer Jahrhunderte – auf eine signifikante Farbveränderung der Haut bezog: die Zyanose. Die Gegenmaßnahmen der Behörden waren jedoch rein miasmatisch. Überall wurde geraucht und geräuchert.[25] Aus allen Wohnungen roch es nach Tabak, Räucherkerzen, Weihrauch oder Chlor. Unmittelbar neben dem Charlottenburger Schloß, in das sich bereits im Sommer der königliche Hof zurückgezogen hatte, wurde eine eigene Räucherkammer eingerichtet, und jeder Ankömmling, vom Minister bis zum letzten Kurier, mußte sie passieren, ehe er zur Audienz oder zur Hofverwaltung vorgelassen wurde. Bei allem Ernst der Situation war doch auch viel Komisches in dieser Prophylaxe. »In einigen Häusern«, schrieb Leopold von Ranke (1795–1886) an den Grafen August von Platen (1796–1835), »wird man beräuchert. Seltsamer Zustand, wenn das Dienstmädchen einen mit dem Rauchfaß umwandelt.« In einem autobiographischen Werk »Rückblick auf mein Leben« schildert Gutzkow in lebhaften Farben die Cholera in Berlin, an der vom 30. August 1831 bis Januar 1832 nach amtlichen Mitteilungen 2274 Personen erkrankten und davon 1423 starben.[26] Zwischen dem Frankfurter und dem Landsberger Tor wurde ein eigener Cholerafriedhof angelegt und gemeinsam von der evangelischen und katholischen Geistlichkeit geweiht. Zu den Opfern der Epidemie gehörte auch eine herausragende Persönlichkeit der Berliner Universität: Georg Wilhelm Friedrich Hegel (1770–1831). Am 16. November 1831 schrieb Karl Friedrich Zelter (1758–1832) an seinen Freund Goethe: »Eben sind sie dabei, den guten Hegel unter die Erde zu schaffen, der vorgestern plötzlich an der Cholera gestorben ist, denn am Freitag abend war er noch bei mir im Haus und hat den Tag darauf noch gelesen.« Seinem Wunsch entsprechend, wurde er neben seinem Vorgänger Johann Gottlieb Fichte (1762–1814) begraben, der 17 Jahre zuvor an Fleckfieber gestorben war. Hegels erbittertster Gegner, Arthur Schopenhauer (1788–1860), dessen pessimistische Philosophie in der Verneinung des Lebens gipfelt, im Mythos vom Nirwana, floh Hals über Kopf, noch ehe die Cholera Berlin erreicht hatte, und machte erst in Frankfurt am Main halt, das er aufgrund eingehender Studien von Mortalitätsstatistiken für »die gesündeste und cholerafesteste Stadt Deutschlands« hielt.[27] Auch die Studenten verließen zu Hunderten die Hauptstadt.[28] Die Konzert- und Theatersäle verödeten. An Goethes letztem Geburtstag (28. 8. 1831) wurde der »Götz« aufgeführt, aber vor einem leeren Zuschauerraum.

Die Cholera bewegte sich meist entlang der Wasserwege, um von Zeit zu Zeit in den durchquerten Städten wild aufzulodern, wobei sie die städtehygienischen Mißstände wie in einem bengalischen Licht aufleuchten ließ. Von Berlin wurde die Seuche allem Anschein nach auf dem Wasserweg über die Havel und die Elbe nach Hamburg verschleppt. Am 5. Oktober 1831 erlaubte man in der Quarantänestation Geesthacht, daß ein Elbkahn, auf dem einige Tage vorher ein Schifferknecht unter höchst verdächtigen Umständen gestorben war, in Richtung Hamburg weiterfahren dürfe. 24 Stunden später kam es dort zum ersten Cholerafall in der verrufenen Bettlerherberge »Zum tiefen Keller«. Bald danach starben drei weitere Insassen des Asyls, die das erste Opfer gepflegt hatten. Als weitere Erkrankungen mit Todesfällen auftraten, wurden die ersten Vorsichtsmaßnahmen getroffen. Doch schon wenige Tage später hob man aus rein kommerziellen Gründen die Sperre in Cuxhaven für die aus dem verseuchten Baltikum kommenden Schiffe auf, mit dem Ergebnis, daß bald danach die im Hafen und in der Schiffahrt Beschäftigten sowie die Bewohner der an der Elbe und an den Fleeten sich entlangziehenden Straßen schwer von der Seuche betroffen waren. Von hier aus breitete sie sich in der ganzen Stadt aus. Man hatte während der Epidemie von 1831/32 in Hamburg, wo die hygienischen Verhältnisse noch schlimmer waren als in Berlin, 1971 Todesopfer zu beklagen.[29] Die Innenstadt bildete ein Gewirr von engen Gassen und Gängen. Die Fachwerkhäuser waren meist so ineinandergeschachtelt, daß kaum Platz für winzige, muffige Hinterhöfe übrigblieb. Die Verbindung zwischen den krummen Gäßchen bildeten Quergänge (Twieten), oft so eng, daß man mit ausgestreckten Armen links und rechts die Hauswände berühren konnte. Wie die Wohnverhältnisse waren, kann man sich vorstellen, wenn man weiß, daß Hamburg damals 8500 Häuser, 11 300 »Säle« (Wohnungen in den obersten Stockwerken der Hintergebäude) und 1800 Wohnkeller besaß.[30] In letztere, die auch sonst »immer feucht, dunkel und modrig« waren, drang drei- bis viermal jährlich das »Hochwasser« ein (man könne dort Schellfisch und Elbbutt fangen, hieß es spöttisch). Auf diese ca. 25 000 Wohnungen verteilten sich 145 000 Einwohner der Hansestadt. In den engen, dumpfen Höfen türmte sich der Müll.

Die größte Gefahr stellten jedoch die Fleete dar, die die Wohn- und Geschäftsviertel der übervölkerten Hansestadt netzförmig durchzogen und auf die man so stolz war, daß man sie sogar mit den Kanälen Venedigs verglich. Was die hygienischen Mißstände anbelangt, dürfte dieser Vergleich zutreffen. Fielen doch bei den am Wasser gelegenen Häusern die Exkremente aus zahllosen Abtrittserkern (»Lauben«) direkt in die Fleete oder in die Binnenalster. In den offenen Straßenrinnsteinen wurden nicht nur die Regenniederschläge dem nächsten Wasserlauf (Elbe, Alster oder den sie verbindenden Fleeten), sondern auch ein Teil der Abwässer oberirdisch zugeführt. Die Fäkalienabfuhr bei den nicht am Wasser gelegenen Häusern erfolgte meist mit den »Kummerwagen«, die aber nur unregelmäßig kamen, unbedeckt und so undicht waren, daß sie einen Teil ihrer Ladung unterwegs wieder verloren. Es gab im damaligen Hamburg weder eine Kanalisation noch eine zentrale Wasserversorgung. Fast alle Hamburger waren auf unfiltriertes Alster-, Elb- oder Fleetwasser angewiesen. Für Teile der Altstadt schöpften es zunächst die »Alsterwasserkünste«, die während des Brandes von 1842 zerstört wurden: 1822 versuchte man erstmalig, Elbwasser mit Hilfe eines dampfgetriebenen Wasserwerks in die Stadt zu pumpen. Es handelte sich um die »Biebersche Elbwasserkunst«, mit der man aber nicht eine hygienische Verbesserung, sondern lediglich eine bequemere Gewinnung des Trinkwassers bezweckte. Auch reichte der Druck in den damaligen Wasserleitungen nicht aus, um die oberen Etagen in der Altstadt und schon gar nicht um die höher gelegene Neustadt zu versorgen. So entstand eine besondere Gilde: die Wasserträger. Woher diese ihr Wasser holten, konnte man nie genau wissen. Doch war man damals hinsichtlich der Trinkwasserhygiene noch nicht anspruchsvoll.

»Manche«, schrieb Rambach, «trinken sogar das in den Kanälen (Fleeten) stehende Elbwasser, besonders, wenn es sich mit dem Alsterwasser mischt, sehr gern und finden trotz seiner mannigfaltigen Verunreinigung viel Geschmack daran.«[31]

Hier kann man wohl mit Recht sagen: »De gustibus non est disputandum.« Was den Geschmack im Hinblick auf das Trinkwasser anbelangt, schien sich auch später in Hamburg nicht viel geändert zu haben, denn noch 1824, also zwei Jahre nach Installierung der Bieberschen Wasserkunst, charakterisierte Hübbe die Hamburger Trinkwasserqualitäten mit folgenden Worten: »Nach einer Vergleichung mit den anderen Wassern der Stadt ist das Elbwasser das reinste und hat den wenigsten Zusatz an fremden Bestandteilen. Der Widerwille, welchen einige gegen das Elbwasser wegen der Verunreinigungen haben, beruht auf einem Vorurteil. Selbst das Wasser aus gar zu engen oder verschlammten Kanälen ist geruchlos und hat keinen Nebengeschmack, wenn es zur rechten Zeit geschöpft wird.«[32]

Von Hamburg, das man scherzhaft als »Vorstadt Londons« bezeichnete, wurde die Seuche Ende 1831 über die Themsemündung in die britische Metropole verschleppt.[33] In London, das damals anderthalb Millionen Einwohner hatte, erkrankten 10 000 Menschen, von denen die Hälfte starb. Da es sich bei den Opfern fast ausschließlich um Bewohner der Elendsviertel handelte und Seuchenberichte den Handel hätten beeinträchtigen können, versuchte man zunächst, die ganze Angelegenheit zu bagatellisieren. Indes gelangte die Cholera in der letzten Märzwoche 1832 (fast unbemerkt) aus London über Calais nach Paris, wo man völlig ahnungslos im Karnevalstrubel schwelgte und sich sogar über die Choleraphobie lustig machte.

Heinrich Heine (1797–1856) berichtete aus Paris in seinen sarkastisch-pointierten »Tagesberichten« für Cottas »Augsburger Allgemeine Zeitung«:

> »Man hatte hier jener Pestilenz umso sorgloser entgegengesehen, da aus London die Nachricht angelangt war, daß sie verhältnismäßig nur wenige hingerafft hätte. Ihre Ankunft war den 29. März offiziell bekanntgemacht worden. Und da dieses der Tag des ›Demi-Carème‹ (Mittfasten)[34] und das Wetter sonnig und lieblich war, so tummelten sich die Pariser umso lustiger auf den Boulevards, wo man sogar Massen erblickte, die in karikierter Mißfarbigkeit und Ungestalt die Furcht vor der Cholera und die Krankheit selbst verspotteten. Desselben Abends waren die Redouten besuchter als jemals; übermütiges Gelächter überjauchzte fast die lauteste Musik; man erhitzte sich beim Chahut, einem sehr zweideutigen Tanze, man schluckte dabei allerlei Eis und sonstiges kaltes Getränk – als plötzlich der lustigste der Arlequine eine allzu große Kühle in den Beinen verspürte und die Maske abnahm und zu aller Welt Verwunderung ein veilchenblaues Gesicht zum Vorschein kam. Man merkte bald, daß solches kein Spaß sei, und das Gelächter verstummte, und mehrere Wagen voll Menschen fuhr man von der Redoute gleich nach dem Hôtel-Dieu, dem Zen-

tralhospitale, wo sie, in ihren abenteuerlichen Maskenkleidern anlangend, gleich verschieden. Da man in der ersten Bestürzung an Ansteckung glaubte und die älteren Gäste des Hôtel-Dieu ein gräßliches Angstgeschrei erhoben, so sind jene Toten, wie man sagt, so schnell beerdigt worden, daß man ihnen nicht einmal die buntscheckigen Narrenkleider auszog, und lustig, wie sie gelebt haben, liegen sie auch lustig im Grabe (...)«[35]

Das Grauen, das durch das blitzartige Erscheinen der Seuche die Menschen ergriff, spiegelt sich auch in der Literatur und Kunst wider. Edgar Allan Poes (1809–1849) packende Novelle »The Masque of the Red Death« (»Die Maske des roten Todes«) mit dem so schrill endenden Maskenfest hatte in den Pariser Ereignissen ihr Vorbild. Auch Eugène Sue (1804–1857) hat aufgrund eigener Beobachtungen in seinem Roman »Le Juif-Errant« (»Der ewige Jude«) das Grauen der Pariser Epidemie mitten im Karnevalstrubel geschildert. Das schaurigste Bild stammt jedoch von Alfred Rethel (1816 bis 1859), der, angeregt durch Heines Bericht, mit hartem Griffel den »Tod als Bezwinger« zeichnete. Durch einen schwerfälligen, alten Steinbau, in dem soeben noch ein Maskenfest gefeiert wurde, schreitet – auf ein paar Knochen fiedelnd – der Tod im Domino. Die Maske, die es ihm bisher ermöglichte, unerkannt unter den Menschen zu weilen, hat er höhnisch abgerissen. Rechts an der Hinterwand drängen die letzten, zu Tode erschrockenen Tänzer Hals über Kopf aus dem Saal, links schleichen sich die Musikanten – mit angstgeweiteten Augen nach dem Tod blickend – von der Tribüne. Zwischen den Leichen am Boden liegt ein Harlekin, das Antlitz zur Hälfte noch von der grotesken Maske bedeckt. Im Hintergrund des leer gewordenen Saales aber sitzt aufrecht und vor sich hinstarrend, die Geißel in der Faust, eine scheußliche Mumie: die Cholera.

Heinrich Heine blieb in Paris, nicht nur wegen seines an Cholera erkrankten »familionären« Vetters Carl, den er mit rührender Hingabe pflegte, sondern auch deshalb, weil er der Überzeugung war, daß ein Publizist »ungeachtet aller Gefahren aus dem Brennpunkt der Ereignisse berichten müsse«.[36]

»Ich wurde in meiner Arbeit«, schreibt er, »viel gestört, zumeist durch das grauenhafte Schreien meines Nachbarn, welcher an der Cholera starb (...) Es ist eine Schreckenszeit, weit schauerlicher als die frühere, da die Hinrichtungen so rasch und geheimnisvoll stattfanden. Es ist ein verlarvter Henker, der mit einer unsichtbaren ›Guillotine ambulante‹ durch Paris zieht.[37] Wir werden einer nach dem anderen in den Sack gesteckt, sagte seufzend mein Bedienter jeden Morgen, wenn er mir die Zahl der Toten oder das Verscheiden eines Bekannten meldete. Das Wort ›in den Sack stecken‹ war dabei gar keine Redefigur; es fehlte bald an Särgen, und der größte Teil der Toten wurde in Säcken beerdigt.«[38]

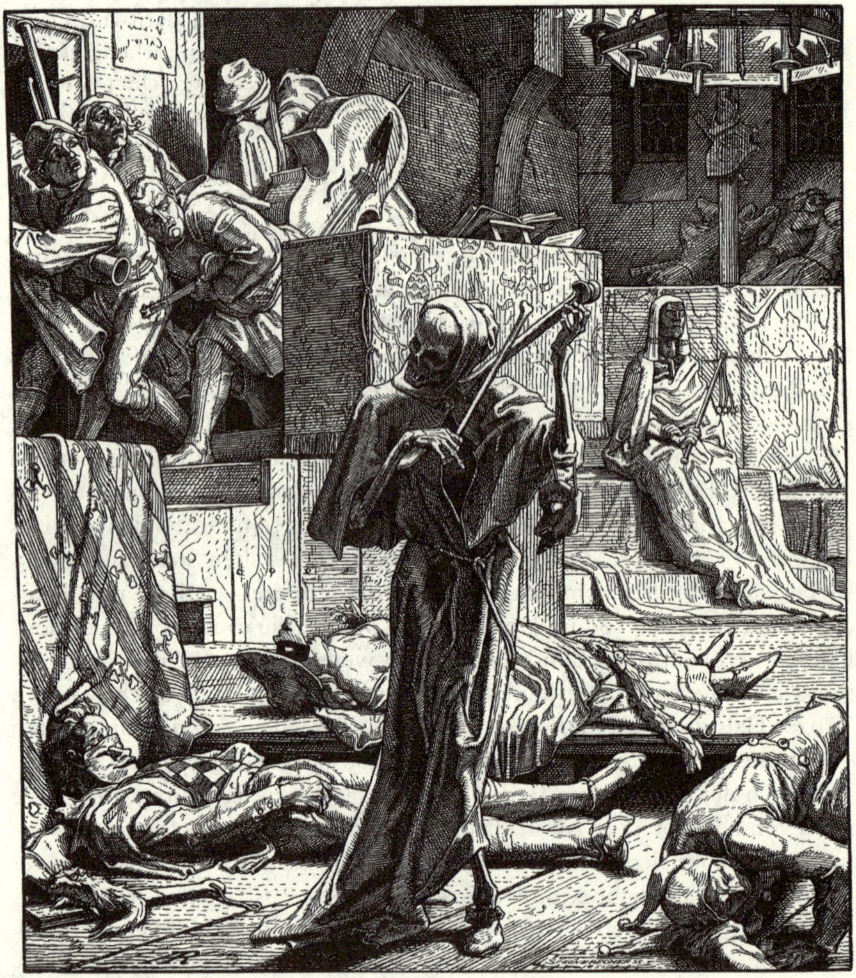

Alfred Rethel, Der Tod als Bezwinger. Erster Auftritt der Cholera auf einem Maskenball in Paris 1832.

Schauderhaft waren die Zustände in den Krankenhäusern: »Unter allen Stadtteilen von Paris«, schreibt Sue, »bot während der Cholera den furchtbarsten Anblick das Viertel der Cité, und zwar der Platz vor der Notre-Dame, auf dem sich täglich grauenvolle Szenen abspielten, da die meisten Kranken aus den benachbarten Straßen ins Hôtel-Dieu gebracht wurden. Trat man auf den Platz, so hatte man links das Portal der unermeßlichen Kathedrale und gegenüber den Gebäudekomplex des Hôtel-Dieu. Vor dessen geschwärzten und verfallenen Mauern drängten sich die Angehörigen.

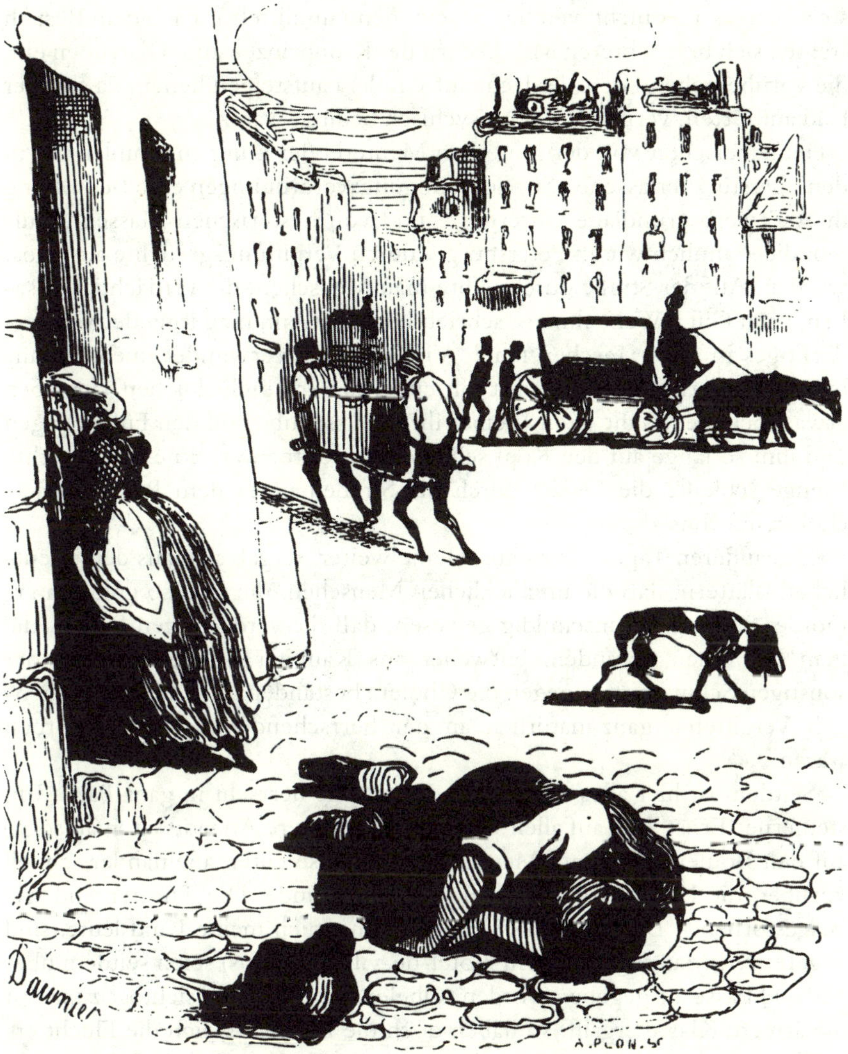

Honoré Daumier, Cholera in Paris. Holzschnitt aus Némésis Médicale.

Nacht für Nacht wurden die Verstorbenen herausgeschleppt und leichenbeladene Kähne fuhren die Seine hinab.«[39]

Der Herzog von Orléans besuchte damals in Begleitung des Ministerpräsidenten Périer die Cholerakranken im Hôtel-Dieu.[40] Alfred Johannot malte die Szene und glaubte damit an die von Bonaparte im Pesthospital zu Jaffa demonstrierte Unerschrockenheit anspielen zu können. (Das Gemälde befindet sich heute im Musée Carnavalet, Paris). Mit dem Mut der hohen Gäste schien es aber nicht weit her zu sein, denn unmittelbar nach dem Besuch stellten sich bei mehreren Mitgliedern der Kronprinzensuite Diarrhoen ein, die vorübergehend den Verdacht auf Cholera aufsteigen ließen, da sie aber bald aufhörten, vermutlich nur psychisch bedingt waren.

Heine berichtet von der grotesken Meuterei der Lumpensammler, die in den überstürzt erlassenen Straßenreinigungsverordnungen eine Bedrohung ihrer Erwerbsgrundlage witterten,[41] und von hysterischen Massentumulten, die – ähnlich wie in Petersburg – durch Vergiftungsgerüchte ausgelöst wurden. Auf der Straße durchsuchte man Menschen, die verdächtig aussahen, nach Gift. »Wehe ihnen«, schrieb Heine, »wenn man irgendetwas Verdächtiges in ihren Taschen fand!« Viele wurden verwundet, mehrere unbarmherzig ermordet. Er selbst sah einen dieser Unglücklichen, der noch etwas röchelte, als die alten Weiber ihre Holzschuhe von den Füßen zogen und ihm so lange auf den Kopf schlugen, bis er tot war. Eine entmenschte Menge schleifte die Leiche durch die Straßen unter dem Ruf: »Voilà le choléra-morbus!«[42]

»Des anderen Tages«, berichtet Heine weiter, »ergab sich aus den öffentlichen Blättern, daß die unglücklichen Menschen, die man so grausam ermordet hatte, ganz unschuldig gewesen, daß die verdächtigen Pulver, die man bei ihnen gefunden, entweder aus Kampfer oder Chlorüre oder sonstigen Schutzmitteln gegen die Cholera bestanden, und daß die vorgeblich Vergifteten ganz natürlich an der herrschenden Seuche gestorben waren...«[43]

»Seitdem ist hier alles ruhig. Eine Totenstille herrscht in ganz Paris. Ein steinerner Ernst liegt auf allen Gesichtern. Mehrere Abende sah man sogar auf den Boulevards wenig Menschen, und diese eilten aneinander schnell vorüber, die Hand oder ein Tuch vor dem Munde. Die Theater sind wie ausgestorben.[44] Die meisten Fremden, namentlich meine Landsleute, sind abgereist... Man sagt, auf dem Hôtel-de-ville (Rathaus) seien seitdem über 120 000 Pässe ausgegeben worden. Obgleich die Cholera sichtbar zunächst die ärmere Klasse ergriff, so haben doch die Reichen gleich die Flucht ergriffen. Gewissen Parvenüs war es nicht zu verdenken, daß sie flohen, denn sie dachten wohl, die Cholera, die weither aus Asien komme, weiß nicht, daß wir in der letzten Zeit viel Geld an der Börse verdient haben, und sie hält uns vielleicht noch für einen armen Lumpen und läßt uns ins Gras beißen. Herr Aquado, einer der reichsten Bankiers und Ritter der Ehrenlegion, war Feldmarschall bei jener großen Retirade. Der Ritter soll beständig in wahnsinniger Angst zum Kutschfenster hinausgesehen und seinen blauen Bedienten, der hinten aufstand, für den leibhaftigen Tod, den Cholera-morbus, gehalten haben.«[45]

Heine fährt in seiner Schilderung einer Stadt fort, in der die Toten zum

Straßenbild gehören, das Lebensgefühl von der allgegenwärtigen Bedrohung bestimmt wird:

»Wo man nur hinsah auf den Straßen, erblickte man Leichenzüge oder, was noch melancholischer aussieht, Leichenwagen, denen niemand folgte. Da die vorhandenen Leichenwagen nicht ausreichten, mußte man allerlei Fuhrwerke gebrauchen, die, mit schwarzem Tuch überzogen, abenteuerlich genug aussahen. Auch daran fehlte es zuletzt, und ich sah Särge in Fiakern fortbringen; man legte sie quer in die Mitte, so daß aus den offenen Seitentüren die beiden Enden herausstanden. Widerwärtig war es anzuschauen, wenn die großen Möbelwagen, die man beim Umziehen gebraucht, jetzt gleichsam als Toten-Omnibusse herumfuhren und sich in den verschiedenen Straßen die Särge aufladen ließen, um sie dutzendweise zur Ruhestätte zu bringen. Die Nähe eines Kirchhofes, wo die Leichenzüge zusammentrafen, gewährte erst recht den trostlosesten Anblick. Als ich einen guten Bekannten besuchen wollte und eben zur rechten Zeit kam, wo man seine Leiche auflud, nahm ich eine Kutsche und begleitete ihn nach Père-Lachaise. Hier nun hielt plötzlich mein Kutscher still, und als ich mich umsah, erblickte ich nichts als Himmel und Särge. Ich war unter einige hundert Leichenwagen geraten, die vor dem engen Kirchhofstor gleichsam Schlange standen. Und in dieser schwarzen Umgebung, unfähig mich herauszuziehen, mußte ich einige Stunden ausdauern… Manchmal, wenn die Trauerpferde an den Leichenwagen sich unruhig bewegten, wollte es mich bedünken, als regte sich die Ungeduld der Toten selbst, als seien sie des Wartens müde, als hätten sie Eile, ins Grab zu kommen. Und als nun gar an dem Kirchhofstor ein Kutscher dem anderen vorauseilen wollte und der Zug in Unordnung geriet, die Gendarmen mit blanken Säbeln dazwischenfuhren, hie und da ein Schreien und Fluchen entstand, einige Wagen umstürzten, die Särge auseinanderfielen, die Säcke platzten, die Leichen hervorkamen, da glaubte ich, die entsetzlichste aller Meutereien zu sehen, eine Totenmeuterei. Ich will, um die Gemüter meiner Leser zu schonen, hier nicht erzählen, was ich auf dem Père-Lachaise gesehen habe… Man kann an Sterbebetten das Sterben lernen und hernach mit heiterer Ruhe den Tod erwarten; aber das Begrabenwerden unter Choleraleichen, in Kalkgräber – das kann man nicht lernen.«[46]

Auch in den Briefen anderer Zeitgenossen spiegelt sich eine apokalyptische Stimmung.

»Ein Abgrund hat sich aufgetan«, klagte Béranger (1780–1857), »aus dem uns die Fratzen der Selbstsucht, der Korruption und Mißwirtschaft entgegen starren, wie die Bösen aus den tiefsten Malebolgen von Dantes Hölle.«[47] »Bei dem großen Elend, das hier herrscht«, schrieb Heine, »bei der kolossalen Unsauberkeit, die nicht bloß bei den ärmeren Klassen zu finden ist, bei dem gänzlichen Mangel an Vorkehrungen und Vorsichtsmaßregeln mußte die Cholera hier rascher und furchtbarer als anderswo um sich greifen.«[48]

Daß Heine nicht übertrieben hatte, ist sowohl aus der unverhältnismäßig hohen Todesquote der Pariser Choleraepidemie zu ersehen als auch aus den »ungeheuerlichen Mißständen bei der Fäkalienabfuhr«, die Weyl im »Handbuch für Entwässerung« eingehend und eindrucksvoll schilderte.[49] Obwohl Victor Hugo in seinem Roman »Les Misérables« nach den blutigen Unruhen am 5. Juni 1832[50] Jean Valjean mit dem schwer verwundeten Marius auf den Schultern stundenlang durch die unterirdischen Kanäle, die »Kloaken von Paris«, stapfen läßt, wobei er »dem Gefälle der Abwässer wie einem Ariadnefaden folgt«, um aus dem dunklen »Labyrinth des Kotes« an das Ufer der Seine zu gelangen, war das Abwassernetz, das zum Teil noch aus der Zeit Ludwigs XIII. stammte, in seiner Ausdehnung recht kümmerlich. Während der großen Napoleonischen Kriege hatte man keine Zeit, sich um die Assanierung von Paris zu kümmern. Die städtische Verwaltung besaß nicht einmal genaue Karten über Lage und Verlauf der Kanäle. Im Jahr 1822 wurde der »Conseil supérieur de santé publique« geschaffen. Obwohl der städtische Ingenieur Duleau gezeigt hatte, daß man die Anlagekosten der Entwässerungskanäle wesentlich hätte senken können, wenn man anstelle des Granits und Hausteins gewöhnliches, auf Beton ruhendes Mauerwerk benutzte, hielt man sich auch weiterhin an die alte Methode, so daß das Kanalnetz von 1824 bis 1831 nur um je einen Kilometer jährlich verlängert werden konnte. Verbittert über den Widerstand korrupter Verwaltungsbeamter, meinte Duleau, es sei »doppelt schlimm, im Abwasser gegen den Strom zu schwimmen«.[51] Während der Epidemie 1832 fiel er mit mehreren Kanalarbeitern der Cholera zum Opfer.[52]

Der größte Teil von Paris besaß noch keine Kanalisation, und der Inhalt überfüllter Fäkalgruben aus den Straßen und Stadtteilen, »die an die Kanalisation nicht angeschlossen waren, wurde Woche für Woche nachts in Tonnenwagen nach den an der Peripherie errichteten Fäkaldepots (›Dépotoir aux Voiries‹) abgefahren, die die Lichtstadt wie ein Kranz übelriechender Pestbeulen umsäumten« (Th. Gautier) und die berüchtigten »Odeurs de Paris« hervorriefen, die ebenso wie der Gestank in den Häusern nur durch starke künstliche Düfte überdeckt werden konnten.[53] Das älteste dieser Fäkaldepots war jenes von Montfaucon, wo sich im Mittelalter auch die Richtstätte und noch im ersten Drittel des 19. Jahrhunderts die Abdeckerei und Pferdeschlächterei befanden.[54] 1832 nahm dieses Depot, nachdem man es 1761 an den damaligen Stadtrand (und zwar in die Nähe des Buttes Chaumont) verlegt hatte, einen Raum von 10 Hektar ein und bestand aus zwei Reihen großer, offener Gruben, welche auf zwei stufenförmig übereinander angeordneten Terrassen (mit einer Höhendifferenz von 15 Metern) angelegt waren. Man warf die angefahrenen Fäkalien in die Gruben der oberen Terrasse, wo sich allmählich die festen Bestandteile absetzten, während die Flüssigkeit in Form übelriechender Jauchekaskaden in die unteren Bassins überfloß, um dort teils zu verdampfen, teils in das Erdreich zu versickern. Als für die Fäkalmengen der ständig wachsenden Stadt die unteren Bassins nicht mehr ausreichten, verband man diese 1826 kurz entschlossen mit dem Kanal Saint Martin, der unterhalb von Paris bei Saint-Denis in die Seine mündet.[55] So gelangten um das Jahr 1832 täglich 300–350 Kubikmeter flüssige Fäkalien in den Fluß.[56] Trotz heftiger Proteste gegen diese »ungeheuerlichen Zustände« kam es erst siebzehn Jahre später (1849) zu einer »endgültigen Schließung dieser Pestbeule«. Als der Polizeipräsident Gisquet 1832 während der Choleraepidemie das Depot revidierte, sah er, wie Menschen aus diesen mit Fäkalien gefüllten Bassins »von der Polizei konfiszierte und zur Vernichtung in das Depot entleerte Fische« sammelten, um sie zu verkaufen oder selbst zu verzehren. In Anbetracht solcher Zustände ist es nicht verwunderlich, daß die Choleraepidemie von 1832 in Paris 19 000 Todesopfer forderte, daß sie sich von Paris aus über ganz Frankreich ausbreitete und ihre höchste Sterblichkeit im Departement Seine erreichte.[57]

Zu den Opfern der Cholera in Paris gehörten damals – wie Heine berichtet – auch zwei »Leuchten der französischen Wissenschaft«, der Zoologe Georges Cuvier und der Ägyptologe Jean François Champollion, sowie der einflußreiche Bankier Casimir Périer, der als Ministerpräsident des »Bürgerkönigs« Louis Philippe (1773–1850) die Julimonarchie befestigte.[58] Wenn man Périers Krankheitsbulletin liest, das in Hufelands »Journal der praktischen Heilkunde« (1832, S. 117) veröffentlicht ist, entsteht der Eindruck, daß der durch die Cholerainfektion ohnehin schon geschwächte Patient infolge der übertriebenen Anwendung von Blutegeln und Aderlässen praktisch entblutet wurde. An der Spitze des Ärztekonsiliums, das ihn behandelte, stand Broussais (1772–1838).[59] Es war die Zeit, in der die französische Medizin unter dem Einfluß dieses angesehenen Pariser Klinikers in verantwortungsloser Weise einem übertriebenen Blutentzug durch Blutegel huldigte. Broussais, der in jeder Krankheit eine abnorme Entzündung sah, war von der Nützlichkeit dieser therapeutischen Maßnahme so überzeugt, daß er allen in das Spital Val-de-Grâce eingelieferten Patienten zunächst einmal Blutegel anzusetzen pflegte. Er verstand es, das Publikum für sein »System« so zu begeistern, daß in Paris Damenkleider »à la Broussais« in Mode kamen, die mit blutegelähnlichen Fransen verziert waren. In den Pariser Hospitälern wurden von 1829 bis 1836 jährlich 6 Millionen Blutegel im Wert von 1 ½ Millionen Franken verbraucht und auf diese Weise 85 000 Kilogramm Blut entzogen![60]

Parallel zur Pariser Epidemie wurde die Cholera (1832) aus England durch

Auswanderer, vor allem Iren, nach Quebec (Kanada) und den Vereinigten Staaten verschleppt. Sie drang hier schneller als anderswo mit dem neuen Verkehrsmittel, dem Dampfschiff, ins Landesinnere und nährte damit die miasmatischen Vorstellungen, wonach die Seuche durch die Luft weiterverbreitet würde. In der ersten Julihälfte wurde New York befallen.[61] Vor allem suchte sie dort die Slums der Einwanderer und Industriearbeiter heim. Diese Seuchenherde hat der Arzt Benjamin McCready fünf Jahre später (1837) eindrucksvoll beschrieben:

»Bei dem schnellen Wachstum unserer Stadt ist die Anzahl der Gebäude in keiner Weise dem Zustrom von Einwanderern nachgekommen. Die Unterkünfte sind unzulänglich, die Mieten hingegen außerordentlich hoch (...) Um ein Beispiel zu geben: Die Dachstube eines kleinen zweistöckigen Hauses in der Catherine Street ist durch Bretterwände in drei Wohnungen abgeteilt. Die Stiege, die zu der Dachstube führt, ist schadhaft und hat kein Geländer mehr, die Dielen in den Räumen sind an verschiedenen Stellen durchgebrochen, die Decke ist in der Mitte der Stube nicht höher als 12–14 Fuß, von da an fällt sie bis zur Höhe des Ansatzes der Dachrinne schräg ab. Für den größten dieser Räume, der etwa 12–14 Fuß mißt, und der der einzige ist, der eine Feuerstelle hat, werden pro Woche $ 1,50 gefordert, für die anderen Räume entsprechend $ 1,00 und 1,25. Auf diese Weise beträgt die jährliche Miete für die Dachstube $ 195,00. Für einen schmalen dumpfen Keller, den nur ein einziges zerbrochenes Fenster erhellt und dessen Wände von den nackten Grundmauern gebildet werden, deren Steine ständig Feuchtigkeit ausschwitzen, werden 65 $, vierteljährlich im voraus zahlbar, gefordert und bezahlt. Dies sind keine Einzelfälle; überall, wo ich nachgeforscht habe, fand ich die Mieten, die der Arbeiter zahlt, ähnlich hoch (...)«[62]

Viele, besonders die wohlhabenden Einwohner New Yorks, flohen 1832 vor der Cholera aufs Land. Die Epidemie regte Edgar Allen Poe zu seiner Novelle »Die Sphinx« an, in deren einleitenden Sätzen die beklemmende Angst eingefangen ist, die in solchen Situationen die Menschen bis in den Traum verfolgt und jede Handlung, jede Überlegung lähmt. Poe schreibt:

»Während in New York die Cholera wütete, war ich der Einladung eines Verwandten gefolgt, mit ihm zwei Wochen in der Zurückgezogenheit seines Landhauses am Hudson River zu verbringen. Dort verfügten wir über alle Möglichkeiten sommerlicher Unterhaltung und hätten uns mit Spaziergängen im Walde, mit Segeln, Fischen, Baden, Musik und Büchern auf das angenehmste die Zeit vertreiben können, wären nur die Schreckensnachrichten nicht gewesen, die jeden Morgen aus der volkreichen Stadt zu uns drangen. Nicht ein Tag verging, an dem wir nicht vom Tode eines Bekannten erfuhren. Als sich das Übel steigerte, mußten wir täglich mit dem Hinscheiden eines Freundes rechnen. Schließlich zitterten wir, so oft ein Bote sich näherte. Selbst die Luft, die von Süden heranwehte, schien mit Todeskeimen beladen; eine lähmende Vorstellung, die förmlich von meiner Seele Besitz nahm. Ich konnte von nichts anderem sprechen, nichts anderes denken, von nichts anderem träumen.«[63]

Während sich die Cholerapandemie bereits in der Neuen Welt ausbreitete, blieb Südwestdeutschland auch weiterhin von ihr unberührt. 1833 wurden Nordfrankreich, Belgien, Norwegen, Portugal und Spanien, 1834 und 1835 Algier, Südfrankreich und Norditalien verseucht. Erst im Oktober 1836 drang die Cholera von Süden her nach München vor, das damals ca. 90 000 Einwohner zählte und den traurigen Ruhm genoß, alljährlich viele Opfer von Typhus beklagen zu müssen.[64] Bekanntlich wirkte das Münchener Trinkwasser auf Neuankömmlinge wie ein Abführmittel, was vor allem Dienstboten, Soldaten und Studenten zu spüren bekamen.[65] Da man das Wasser für die eigentliche Typhusquelle hielt, trank man möglichst wenig davon, dafür aber um so mehr Bier. Die öffentlichen Brunnen, die es Frauen und Mägden ermöglichten, den neuesten Stadtklatsch zu erfahren und weiter auszuspinnen, trugen durch ihre kunstvolle Gestaltung nicht nur zu ihrer Beliebtheit bei, sondern täuschten über die sie umlauernden Gefahren hinweg. Denn oft waren diese Brunnen undicht und befanden sich in der Nähe von Sickergruben. Auch waren sie meist gegen Zuflüsse von oben ungenügend geschützt, und wenn am Brunnen die Wäsche eines Typhuskranken gewaschen und das Wasser weggegossen wurde, so floß es oft durch Ritzen in den Brunnenschacht hinab. Spitzwegs Bild »Die Wäscherinnen am Brunnen« war keine erdachte Genreszene, sondern das getreue Abbild eines alltäglichen Ereignisses.[66] Gewiß haben diese Mißstände trotz des enormen Bierkonsums eine Rolle gespielt, als München im September 1836 von der Cholera befallen wurde. Es erkrankten damals 1974 Personen, von denen 918 starben.[67] Während dieser Zeit half ein hochbegabter Bauernbub an der Münchener Hof- und Residenzapotheke aus, an der sich noch drei Jahre zuvor Spitzweg betätigte. Es war der 18jährige Max Pettenkofer, der sich bei seinem kinderlosen Onkel Franz Xaver[68] auf den Abschluß des Gymnasiums und die Aufnahme des Universitätsstudiums vorbereitete. Zu den Patienten, für die sein Onkel die Medikamente bereiten mußte, gehörte während der Cholerazeit auch dessen Gönner, der greise bayerische Feldmarschall Wrede (1767–1838), von dem böse Zungen behaupteten, »er könne nicht widerstehen«.[69] Doch sie wurden widerlegt; diesmal widerstand er und genas.

Auch Friedrich Hebbel, der im September 1836 nach München gekommen war, weil man dort »noch billiger als in Heidelberg leben könne«, wurde Zeuge der schweren Choleraepidemie, über die er kurz nach deren

Erlöschen im Februar des folgenden Jahres einen unglaublich skurrilen Artikel für das »Stuttgarter Morgenblatt« verfaßte. Er machte sich darin nicht nur über die Hilflosigkeit der Ärzte und deren widerspruchsvolle ätiologische Deutungsversuche (verseuchte Luft, infiziertes Wasser, Insekten) lustig, sondern auch über die Behörden, die sich krampfhaft bemühten, die Seuche zu ignorieren und zu verniedlichen, indem sie die gehäuften Todesfälle auf »gewöhnliche Brechruhr und ein Dutzend andere Übel« zurückführten. Der Artikel erschien am 7. März 1837. Daraus einige Auszüge:

> »Die Cholera und wieder die Cholera füllte vom Tage ihres Ausbruches an, wie Särge und Leichenäcker, so auch Konversation und Zeitungen. Endlich ist, einer allerhöchsten Bekanntmachung zufolge, die man seit acht Tagen an allen öffentlichen Plätzen angeschlagen findet, die Cholera selbst eines sanften Todes verblichen. Da darf ich mir denn einen Rückblick auf die letzten drei Monate und eine gedrängte und heitere Darstellung dieses kurzen, aber für München bedeutungsvollen Zeitraumes erlauben. Es läßt sich an der furchtbaren Geheimnisvollen wenig rühmen, doch gereicht's ihr zur Ehre, daß sie sich nur verschleiert, nicht verstellt. Mag sie dem grübelnden Arzte immerhin ein Mysterium bleiben und dem Einen ein verschmitzter Luftgeist, dem Andern eine boshafte Wassernixe, dem Dritten gar als geflügeltes Insect erscheinen: sie ist nicht zu erkennen, aber auch nicht zu verkennen und weiß Niemand, was sie ist, so weiß doch Jeder, wie er mit ihr dran ist. Dennoch, wie der Mensch denn überhaupt ein Ungeheures, das ihm mit Geisterschritten nahe tritt, so lange von sich abzuwehren können glaubt, als er sich die Keckheit, es zu ignorieren, erhält, dauerte es geraume Zeit, bis wir Münchener uns überwinden konnten, sie als die wirkliche Frau Geheimrätin von Cholera anzuerkennen und als solche in unsere Fremdenliste aufzunehmen. Vergebens deutete sie, stolz und schweigend, auf ihr Kreditiv, den Kirchhof; wir konnten ihr den Sieg nicht streitig machen, aber die Ehre des Siegers sprachen wir der gewöhnlichen Brechruhr und einem Dutzend anderer Übel zu, als ob es, wie bei einem Turnier in alten Zeiten, nur darauf angekommen wäre, den Stammbaum der Fremden zu verdächtigen, um sie ohne viel Federlesens aus den Schranken zu verweisen.«[70]

Während dieser Epidemie in München beendete Hebbel seine Novelle »Schnock« und trug sich in der Euphorie des Schaffensdrangs mit dem Gedanken, an Boccaccios »Dekameron« angelehnte Erzählungen zu schreiben, umrahmt von der Cholera. Im Vorwort, das er 1841 in Hamburg zu diesen Erzählungen und Novellen schrieb (die er allerdings erst viel später veröffentlichen konnte), schildert er nicht nur das Wüten der Cholera in der bayerischen Hauptstadt, wie es Boccaccio im Vorwort mit der Pest in Florenz tat, sondern er versucht auch den skurrilen Charakter seiner Erzählungen zu erklären:

»In unheimlicher Hast rollten die beladenen Totenwagen, wenn ich an den nebelfeuchten Herbstabenden aus dem Collegio heimging, wo Medardus-Görres die Geschichten mit der Apokalypse kommentierte, an mir vorbei, und ich konnte nie wissen, ob sie nicht einen akademischen Bruder, mit dem ich noch gestern auf langes Leben trank, an den letzten dunklen Ort schleppten, blutrot gefärbte Laternen mit flackernden Lichtern brannten vor den Wohnungen der Ärzte[71] und aus den Fenstern des Hospitals, an dem mich zuweilen noch ein später Spaziergang vorüberführte, plumpste nicht selten dumpf und schwer ein Bettsack herunter, den man eben unter einem noch nicht erkalteten Leichnam weggezogen hatte. Ich wußte nicht, wie ich dem Tod ausweichen sollte, der aus beiden Kreisen, in denen das Dasein aufgeht, aus dem Leben wie aus der Wissenschaft, auf mich zutrat. Ich bedurfte eines Gegengewichtes und griff zur Komik, zur Verspottung des Seins durch die Gestaltung des Nichts.«[72]

Der Historiker Joseph von Görres (1776–1848), der von Hebbel spöttisch mit dem Mönch Medardus aus E.T.A. Hoffmanns »Elixiere des Teufels« verglichen wird, behandelte im zweiten Band seiner »Christlichen Mystik« den süßen Duft und das Ölschwitzen heiliger Frauen und Männer, im dritten Band Hexen und Zauber, in der Dämonologie sogar die Werwölfe. Ein würdiges Pendant dieses Mystikers auf dem Gebiet der Heilkunde war der Münchner Ordinarius für Innere Medizin, Johann Nepomuk von Ringseis (1785–1880), der die Krankheit von der Sünde herleitete, die Naturwissenschaften (Mikroskopie, Anatomie und Physiologie) ablehnte und während der Cholera 1836 als Prophylaxe Bittprozessionen empfahl.[73] Am Ende der Cholerazeit versuchten die Münchner die »fast erloschene Flamme des Lebensmuts durch den altehrwürdigen Schäfflertanz aus der Pestzeit zu entzünden«.[74] Doch bald hatte man einen besseren Grund, über die Cholera zu lachen. Als König Ludwig I. seine von Moral und unfreiwilliger Komik gekennzeichneten »Gedanken in der Cholerazeit« in Gedichte zu fassen versuchte, brach Heinrich Heine in ein homerisches Gelächter aus, denn das »königlich-poetische Gestammel« amüsierte ihn fast noch mehr als die Schönheitsgalerie. Seine »Lobgesänge auf König Ludwig« beginnen mit den folgenden Versen:

»Das ist Herr Ludwig von Bayerland,
Desgleichen gibt es wenig;
Das Volk der Bavaren verehrt in ihm
Den angestammelten König.

Er liebt die Kunst, und die schönsten Fraun
Die läßt er porträtieren;
Er geht in diesem gemalten Serail
Als Kunsteunuch spazieren.«[75]

Die dritte Cholerapandemie von 1841 bis 1862

Die dritte Cholerapandemie wurde durch den »Opiumkrieg« (1840/42) ins Rollen gebracht. Die Britisch-Ostindische Kompanie, die das Monopol des Opiumhandels besaß, führte seit 1773 dieses Rauschgift in steigenden Mengen aus Indien nach China ein. Um 1780 soll der jährliche Opiumexport nach China etwa 400 Kisten betragen haben; um 1800 waren es bereits 4000, um 1820 schon 10 000, um 1830 sogar 18 000 und 1835 runde 30 000 Kisten. Früher waren europäische Kaufleute nach China gekommen, um Tee, Seide und Porzellan für Edelmetall einzukaufen. Im 17. und 18. Jahrhundert flossen nicht weniger als 400 Millionen Silberdollar aus dem Westen und Japan nach China. Als sich der Opiumgenuß im Reich der Mitte immer weiter ausbreitete, änderte der Silberstrom seine Richtung. Da die Chinesen die importierten Opiummengen nicht mehr aus der Warenausfuhr bezahlen konnten, floß immer mehr Silber als Barzahlung aus dem Land ab. Während des halben Jahrhunderts, das dem Opiumkrieg vorangegangen war, hatte die ostindische Kompanie am Opiumhandel ungefähr 300 Millionen Dollar verdient.[76] Dieser ungeheure Abfluß von Geldmitteln brachte die chinesischen Staatsfinanzen an den Rand des Bankrotts. Der Opiumhandel hatte aber nicht nur ernste wirtschaftliche Folgen, er fügte auch der Moral einer ehedem so fleißigen und ehrlichen Bevölkerung schwere Schäden zu. Fast alle Staatsbeamten waren dem Laster verfallen, und infolge schamloser Korruption drohte die Verwaltung zusammenzubrechen.[77] Die chinesische Regierung hatte wiederholt den Import der Droge verboten (1800, 1820, 1836). Die Engländer nahmen jedoch das Verbot nicht ernst und organisierten von Hongkong aus über Kanton[78] mit Hilfe korrupter chinesischer Provinzialbehörden und gewinnsüchtiger Kaufleute eine großangelegte Schmuggeleinfuhr. Im Mai 1839 schließlich ließ der energische Gouverneur des Südens, Lin Tse-hsu, in Kanton 30 000 Opiumkisten beschlagnahmen und vernichten, wodurch die Briten eine Millionensumme einbüßten. Dieses wurde, ähnlich wie der Teesturm in Boston, der den Auftakt zum Befreiungskampf der nordamerikanischen Farmer gab, als casus belli angesehen.[79] Ende 1840 blockierten britische Kriegsschiffe den Hafen von Kanton und die Mündung des Yang-tse. Im Januar 1841 besetzten die Engländer die Insel Hongkong. Im August beschossen sie die Hafenstadt Amoy, im September nahmen sie Ning-po. Als es dort zu einem Aufstand kam, zogen sie aus Indien Truppenverstärkungen heran, erzwangen die Einfahrt in den Yang-tse, besetzten Shanghai und schließlich Nanking.

Mit den englischen Truppen, die man von Kalkutta nach China transportiert hatte, wurde die Cholera 1841 nach der Insel Tschusan bei Shanghai und von dort nach dem chinesischen Festland verschleppt, wo sie bis 1842 besonders heftig in Kanton, Nanking und Peking wütete. In Kanton, das fast die Hälfte seiner Einwohner verlor, wurde zunächst jener ärmste Teil der Bevölkerung betroffen, der in der Perlflußbucht auf Hausbooten wohnte, auf sogenannten Sampans oder Dschunken, von denen während des Bombardements viele in Flammen aufgegangen waren, so daß die Überlebenden auf den noch verbliebenen Booten zusätzlich unterkommen mußten, wodurch sich mit weiterer Beengtheit die Infektionsgefahr noch steigerte. Diese Ansiedlungen auf dem Wasser erfolgten nicht nur wegen der häufigen Überschwemmungen, sondern vor allem wegen der hohen Steuerabgaben, die nur auf dem Lande eingetrieben wurden. Die Hausbootsiedlungen bestehen aus dicht aneinandergepferchten Booten, in denen tausende und abertausende von Familien (einschließlich Hunden, Hühnern etc.) unter primitivsten Bedingungen zusammenleben. Aber auch unter den eigentlichen Bürgern Kantons, von denen die armen und rechtlosen Hausbootbewohner »wie Parias verachtet wurden«, räumte die Cholera unbarmherzig auf, was angesichts der sanitären Verhältnisse auch nicht verwunderlich ist. Einige Sätze aus den Aufzeichnungen von Pater Gremieux, einem französischen Missionar, der die Blockade in Kanton erlebt hat, beleuchten vom epidemiologischen Standpunkt aus die Situation:

> »Nur die wenigsten Häuser besitzen Aborte, die dann oft auch von vielen Nachbarn mitbenutzt werden, so daß sich die Fäkalgruben schneller füllen und ihr Inhalt daher in kürzeren Zeitabständen entleert werden muß. Infolge der Kampfhandlungen war dies jedoch in der letzten Zeit nicht immer möglich (...) Der Grubeninhalt, der sonst von emsigen Eimerträgern an geschulterten Balancierstangen auf die Gemüsefelder vor der Stadtmauer oder zu den ›Sammelbarken‹ getragen wurde, lief nun in vielen Häusern über und verwandelte Hofe und Gassen in stinkende Kloaken. Man wußte nicht, was schlimmer sei: die ungewöhnliche Hitze, der bestialische Gestank oder die Schwärme lästiger Fliegen. Selbst die Chinesen, von klein auf an penetrante Gerüche und Insekten gewöhnt, empfanden diesen Zustand als unerträglich.«[80]

Durch Flüchtlinge gelangte die Cholera über Gebiete, die vom Krieg verschont blieben, bis nach Peking. Da in China wegen der geringen Viehhaltung zur Düngung von Gemüse seit jeher vor allem menschliche Exkremente benutzt werden, verbreitete sich die Cholera – trotz verfeinerter Eßsitten (Genuß von heißem Tee, heißem Reis und Gebrauch von Elfenbein- oder Bambusstäbchen anstatt der Finger beim Essen) – in den vornehmsten Häusern Pekings, drang sogar in den noch strenger als üblich abgesonderten Kaiserpalast ein.[81] Nicht grundlos dürfte der scharfe Beobachter und Pionier der Tropenmedizin, Engelbert Kämpfer (1651 bis

1716), der Ende des 17. Jahrhunderts im Dienst der Holländisch-Ostindischen Kompanie die ostasiatischen Länder bereiste, in einem Brief aus dem Jahr 1692 ausdrücklich vor dem Genuß von Kopfsalat gewarnt haben, den er als »gefährliche Giftpflanze« bezeichnete.[82]

Noch während des Krieges wurden unter englischer Schirmherrschaft in den besetzten chinesischen Hafen- und Großstädten Opiumhöhlen eingerichtet, in denen jedermann dem Laster frönen, ins Nirwana versinken und seine Gesundheit ruinieren konnte. Ähnlich, wie man bereits 1831 in Rußland und England die Beobachtung gemacht hatte, daß bei Choleraepidemien Trinker besonders gefährdet sind, zumal durch Alkohol nicht nur die Widerstandskraft, sondern auch die Achtsamkeit herabgesetzt wird, fiel es diesmal in China auf, daß die Cholera besonders unter den Opiumsüchtigen wütete. Mit Recht meinte daher Gremieux, man sollte über jeder Opiumkneipe die Inschrift anbringen: »Hier wird Cholera verkauft!«[83]

Die während der Kriegswirren (1841/42) von den Engländern erteilten »offiziellen Hinweise für Chinesen«, man möge nur »leicht verdauliche Speisen genießen, um nicht die Krankheitsdisposition zu erhöhen«, bezeichnete Siebold mit feiner Ironie als »medi-zynische Ratschläge«. Denn der Opiumkrieg war von einer Hungersnot begleitet, und die Chinesen sahen sich gerade in solchen Zeiten seit jeher gezwungen, alles nur Erdenkliche zu verzehren, wenn sie nicht verhungern wollten.[84]

Wie blutigen Hohn empfand man auch jene Passage des »offiziellen Hinweises«, in der das Opium nicht nur zur Dämpfung der profusen Durchfälle empfohlen, sondern geschäftstüchtig als wundertätiges Schutz- und Allheilmittel angepriesen wurde: »Es fördert die Tätigkeit des Herzens, der Lungen, der Haut, der Nieren, beseitigt den Krampf der Gallengänge, lindert die Reizbarkeit des Magens und der Därme, führt Entspannung und Schlaf herbei und gibt so der Natur die Möglichkeit, sich gegen die Krankheit neu zu wappnen.«

»Ehe man das Opfer verschlingt«, höhnte mit ohnmächtigem Grimm der verbannte Gouverneur Lin, »versucht man es mit Opium einzuschläfern.« Unter dem Druck rücksichtsloser Gewalt mußten die Chinesen (1842) in Nanking einen Vertrag unterzeichnen, der den Engländern gewaltige Vorteile einräumte. Sie erhielten Hongkong und fünf chinesische Freihäfen (Kanton, Amoy, Futschou, Ning-po und Shanghai). Es war der erste jener ungleichen Verträge, die China allmählich in ein Abhängigkeitsverhältnis zum Westen brachten. Wenn auch im Vertrag das Opium nicht erwähnt wurde, so mußten sich die »Tore« Chinas doch vor allem für diese Ware öffnen. Der Opiumkrieg stellt zweifellos eine der düstersten Kapitel europäischer Kolonialgeschichte dar. Als der liberale Politiker William Gladstone (1809–1898) diesen Krieg im Unterhaus als ein Verbrechen bezeichnete, scholl ihm empörter Protest entgegen. »Ihr habt recht«, erwiderte er. »Ich hätte mit Talleyrand sagen sollen: Es war schlimmer als ein Verbrechen. Es war ein Fehler!« Aus jener Zeit datiert das tiefe Mißtrauen der Chinesen gegenüber den »weißen Teufeln«.[85]

Ende 1842 trat die Cholera aus China ihren »langen Marsch« nach Westen an. Sie gelangte zunächst auf der uralten Seidenstraße mit Teekarawanen nach Jarkend und von dort 1844 weiter nach Balkh, Samarkand und Buchara. 1845/46 breitete sich die Cholera über ganz Persien aus. Am 4. Juli 1847 war die Cholera von dort zum drittenmal innerhalb von 24 Jahren in Astrachan erschienen. Sie drang wolgaaufwärts, erreichte Ende Juli Kasan und am 18. September Moskau. Als man in dem durch Militärkordons abgesperrten Petersburg die Choleragefahr zu bagatellisieren versuchte, da zunächst nur einige Verdachtsfälle aufgetreten waren, die sich nicht bestätigten, meinte Pirogoff warnend: »Auch Moskau ist von einer Kerze abgebrannt!« Er behielt recht. Infolge der strengen Sperren und des noch strengeren Winters trat die Cholera zwar erst am 4. Mai 1848 in Petersburg auf, doch erkrankten dann 32 000 Personen, von denen die Hälfte starb. Dies war eine der schwersten Choleraepidemien Rußlands. Über eine Million Menschen fielen ihr insgesamt zum Opfer. Allein in Moskau erkrankten bis Ende 1848 etwa 59 000 Menschen.

Als sich die Cholera in dem von Rußland beherrschten Teil Polens auszubreiten begann, herrschte in dem benachbarten Habsburger Vielvölkerstaat eine verhängnisvolle »nationale Grundeinstellung«: »Meine Völker«, sagte Kaiser Franz (1768–1835), »sind eines dem andern fremd – und das ist gut so. Ich schicke Österreicher nach Galizien, Kroaten nach Ungarn und Ungarn nach Italien. Aus ihrer Antipathie entsteht die Ordnung und aus ihrem gegenseitigen Haß der ewige Friede.«

Auch unter seinem weniger geistvollen Nachfolger Ferdinand wurde diese Maxime befolgt, die so gut zur Metternichschen Definition paßte: »Ein Land ist nichts weiter als ein geographischer Begriff und dessen Bevölkerung nur eine Versammlung von Untertanen.« Als sich nach den Februarereignissen in Frankreich der revolutionäre Funke auch auf Wien, Ungarn, Italien und Böhmen fortpflanzte, setzte man ungarische Einheiten gegen Italiener, Kroaten und Serben gegen Ungarn, Tiroler und Steiermärker gegen Tschechen und schließlich Kroaten und Tschechen gegen die Wiener ein. Doch diesmal bewirkte diese Methode nicht die erhoffte »prästabilierte Harmonie«, sondern lediglich eine von den Ärzten befürchtete Verschleppung der Cholera.[86] In Südungarn wurde die Cholera im Sommer 1848 vor allem durch serbische Einheiten, die auf Seiten der Kaiserlichen standen und die Autonomie anstrebten, verschleppt. Im August grassierte die Cholera bereits in den Niederungen von Donau und Theiß und folgte von hier aus den Marschbewegungen der ungarischen Revolutionstruppen nach Norden. Aus den in größeren Städten, wie Budapest, Raab, Preßburg und Tyrnau, errichteten Cholerahospitälern läßt sich rückschließend folgern, daß die Seuche bereits 1848 einen beträchtlichen Umfang erreicht hatte. Mit der heftigen ungarischen Offensive im nächsten Frühjahr nahm die Epidemie noch erheblich zu.

Der ungarische Oberbefehlshaber Görgey (1818–1916) zwang im Februar 1849 mit Klapka die Österreicher zum Rückzug aus Oberungarn, schlug am 6. April Windisch-Graetz entscheidend bei Isaszeg und stürmte am 10. April Waitzen. Am 19. April siegte er bei Nagy-Sarló an der Gran. Am 22. April entsetzte er Komorn (Komárom) und schlug am 26. die Belagerungsarmee. Es schien, als sei es um Österreich, »die größte Ohnmacht Europas«, wie es Nestroy persiflierte, endgültig geschehen. Doch während noch die Ungarn ihre letzten Vorbereitungen zum Sturm auf die Festung Ofen (Buda) trafen,[87] fuhr der junge Monarch Franz Joseph am 18. Mai nach Warschau, wo seit 1831 Paskiewitsch als Statthalter von Polen residierte, und bat den Zaren, der ihm auf halbem Weg entgegengekommen war, um Hilfe. Sie wurde um so eher gewährt, als in Ungarn auch polnische Revolutionsgeneräle, wie Dembinski und Bem, das Kommando führten. Bereits sechs Wochen später fiel Paskiewitsch mit 120 000 Mann in Ungarn ein. Mit der von Norden eindringenden russischen Armee ließ sich das Vorrücken der Cholera von den Karpaten in südlicher Richtung bis zur mittleren Theiß deutlich erkennen.[88] Gleichzeitig rückte die Cholera vom Süden her mit den nachdrängenden österreichischen Truppen gegen das Innere der ungarischen Tiefebene vor,[89] wobei über Peterwardein die Verseuchung von Temesvár, Lugos, Arad und Szegedin erfolgte. Die beiden Cholerazüge näherten sich aus entgegengesetzten Richtungen und schlossen sich über Ungarn wie zwei tödliche Klingen einer riesigen Schere.

»Die nationale Tragödie nach der Kapitulation bei Világos«, schrieb Fodor Ernö, »überschattete alles. Die Blutzeugen von Arad, der Tod unseres größten Lyrikers (Petöfi) auf dem Schlachtfeld bei Segesvár, die über das Land hinwegbrandende Verhaftungswelle, die Einkerkerung aller aufrechten Patrioten, ließen alles andere als belanglos erscheinen (...) Das Unheil hatte jenes furchtbare Ausmaß an Monotonie erreicht, bei dem alles resigniert hingenommen wird.«[90]

Zugleich unterdrückte auch die absolutistische Bürokratie des Innenministers Bach »jegliche Publikation, die Beunruhigung hätte auslösen können«, wozu nicht zuletzt auch Seuchenberichte gehörten.

Die Revolutionsjahre 1848/49 wurden auch für Frankreich zu den verlustreichsten Cholerajahren. Besonders schwer betroffen war Rouen,[91] die Heimatstadt Flauberts. Der Dichter, der sich, wie sein Vater, dem ärztlichen Beruf widmen wollte, schildert in seinem berühmten Roman »Madame Bovary« gleichsam unbeteiligt[92] die Seelenregungen und den Freitod einer unzufriedenen Landarztfrau sowie auch die Erweiterung eines Dorffriedhofs in der Nähe von Rouen infolge erhöhter Sterblichkeit: »Während der Choleraepidemie«, schreibt er, »hatte man die Friedhofsmauer auf der nach den Feldern gerichteten Seite aufgebrochen und drei Morgen Land gekauft, um den Gottesacker zu vergrößern.«

Auch das von der Revolution erschütterte Paris wurde von der Seuche schwer mitgenommen. Wer die Möglichkeit hatte, die Seinemetropole zu verlassen, tat es. So beklagt sich der schwerkranke Chopin in einem Brief an den Grafen Grzymata: »Alles reist ab, die einen aus Angst vor der Cholera, die anderen, weil sie sich vor der Revolution fürchten. Mlle. de Rozière ist auch vor Angst nach Versailles geflüchtet, die Engländerinnen und (die Fürstin) Obreskoff nach St. Germain. (Gräfin) Potocka weilt seit langem in Versailles (...) Bin schon die zweite Woche ohne Garde malade. Kalkbrenner[93] ist gestorben. Der ältere Sohn von de la Roche[94] ist in Versailles gestorben. Bei Francomme[95] ist ein Dienstmädchen gestorben (...) Mme Rotschild[96] ist bereits nach Schottland abgereist. Catalani,[97] die sie am Vorabend ihrer Abreise bei mir kennengelernt hatte, ist an der Cholera gestorben.«

Am 4. Juli 1849 schrieb Chopin an Solange Clésinger:[98] »Die Cholera nimmt ab, Paris wird jedoch, wie ich aus dem, was mir erzählt wird, schließe, immer menschenleerer. Im übrigen herrscht Hitze und Staub und dazu auch noch Not und Schmutz. Man begegnet hier jetzt Gestalten, die wie aus einer anderen Welt dünken.«

Ähnlich äußerte sich auch Delacroix in einem Brief vom 14. Juni aus Paris: »Es ist eine Stimmung jenes Après nous le déluge. Wie immer und überall sind die Wohlhabenden rechtzeitig geflohen, so daß die Elenden immer mehr das Straßenbild beherrschen. Man hat zuweilen den Eindruck, als seien die zerlumpten und schmutzigen Gestalten aus dem Trionfo della morte des Pisaner Camposanto herausgetreten, mit der Absicht, die Sense, um deren erlösenden Streich sie bisher umsonst gefleht haben, in die eigene Faust zu bekommen (...) Der Teufel, der vom Turm der Notre Dame seit Jahrhunderten verächtlich und schadenfroh auf das Gewimmel in den engen Gäßchen unserer Stadt herabblickt, dürfte schon im voraus seine Freude daran haben, was uns noch erwartet.«[99]

Da man über die Epidemiologie der Cholera nichts genaues wußte, konnte auch keine gezielte Desinfektion vorgenommen werden. Daher erwiesen sich auch die aus Angst »mit viel Geld und Arbeitsaufwand durchgeführten Maßnahmen«, wie z. B. das »tägliche Aufwaschen öffentlicher Gebäude« (der Oper, der Börse, der Gerichtshöfe) und auch das »Besprengen der Straßen von Paris« mit »Eau de Laborraque« (einer Chlorsodalösung), als erfolglos und mußten einen so kritischen Beobachter wie Honoré Daumier herausfordern. Mit einer Zeichnung (»Les étrangers à Paris«) für die Zeitschrift »Le Charivari« versuchte er auf die Unsinnigkeit dieser Maßnahme, die »allein dem Pariser Apotheker A. G. Laborraque nützte«, hinzuweisen. Vom 10. März bis Ende 1849 starben in Paris 19 000 Menschen an Cholera. Besonders alte und kranke Menschen gehörten zu ihren Opfern.[100]

Während sich die letzten Ausläufer der Cholerapandemie noch über die von dem Hauptstrom verschonten Länder und Gebiete Europas ausbreiteten, entwickelte man in England eine fieberhafte Tätigkeit für bessere sanitäre Maßnahmen. Obwohl man den Londoner Choleraausbruch in den Jahren 1831/32 zunächst zu bagatellisieren versuchte, erkannten einige Persönlichkeiten, allen voran Edwin Chadwick, Sekretär der Kommission für Armenrecht, sehr bald, daß durch den plötzlichen Aufschwung der Industrie und die Ballung ungeheurer Menschenmassen auf engstem Raum unter unzulänglichen sanitären Bedingungen gefährliche Seuchenherde geschaffen würden, die für die Allgemeinheit eine ernsthafte Bedrohung darstellten.[101] Diese Erkenntnis löste im Parlament eine lebhafte Debatte aus, die zur Gründung eines statistischen Zentralamts führte. Es wurde beschlossen, den Gesundheitszustand und die Wohnverhältnisse der Bevölkerung zu erfassen und daraus die Ursachen der unterschiedlichen Sterblichkeit zu eruieren. Das Ergebnis: Je beengter die Bewohner eines Stadtviertels wohnten, um so höher war auch die Sterblichkeit. Am schlimmsten wütete die Cholera in den übervölkerten Slums.[102] Die Ergebnisse dieser Erhebungen gaben den ersten Anstoß zur Sanierung der Großstädte, wobei das Hauptgewicht zunächst auf der Abwasserbeseitigung und zentralen Wasserversorgung lag.

Besonders auffallend waren die Mängel auf dem Gebiet der Abwasserbeseitigung, gab es doch noch nicht einmal eine diesbezügliche Zentralbehörde für Groß-London. Noch immer regierten die von Heinrich VIII. eingesetzten »Commissioners of Sewers« (Abwasserkommissare), die für Anlage und Reinigung von Entwässerungskanälen zu sorgen hatten. Aber diese Behörde, die für das London des 16. und 17. Jahrhunderts genügt haben mochte, war den Anforderungen des Industriezeitalters nicht mehr gewachsen. 1832 gab es 40 solcher »Reinigungsbehörden«. Diese beherrschten jede nur einen kleinen Bezirk der Stadt und nahmen aufeinander keine Rücksicht. Die Entwässerungskanäle mündeten immer auf dem kürzesten Weg in die Themse; sie waren zur Zeit der Flut geschlossen, und nur während der Ebbe konnten sie ihren Inhalt in den Fluß entleeren. War die Flut nicht stark genug, den Unrat ins Meer zu schwemmen, so blieb er im Fluß und an seinen Ufern liegen, um mit seinen fauligen Ausdünstungen die Stadt zu überziehen. Ein Teil der unterirdischen Kanäle war im Lauf der Zeit undicht geworden, daher sammelte sich dort der Unrat an und verwandelte sie in unterirdische Fäkalsümpfe. Außerdem gab es viele offene Gräben, in denen die Abwässer mangels eines geeigneten Gefälles stagnierten und faulten. Da die Abwasserkanäle ihren Zweck nur unvollkommen erfüllten, behalf man sich durch Anlage von Fäkalgruben unter den Häusern. Mehr als 270 000 solcher Gruben wurden im Jahr 1841 gezählt. Sie waren auch in den reichen Vierteln der Stadt vorhanden, und selbst in Londons Westend begnügten sich die reichen Hausbesitzer damit, ohne daß man sie gesetzlich zwingen konnte, ihre Häuser an die Kanäle anzuschließen. Dies hatte eine ungeheure Verseuchung des Grundwassers zur Folge.[103] Wie es in den ärmeren, von der Cholera heimgesuchten Vierteln wohl damals ausgesehen haben mochte, erfahren wir aus dem Bericht eines gewissen J. Philipps von der »Metropolitan Sewers Commission« im Jahr 1841: »In Wahrnehmung meiner amtlichen Pflichten habe ich von Zeit zu Zeit viele Orte besucht, in denen der Kot um die Häuser, Keller und Höfe aufgehäuft lag, und zwar in solcher Menge und Höhe, daß man sich nur mit Mühe bewegen konnte. Ich traf Menschen, die in Räumen lebten und schliefen, deren Wände und Flure von Jauche trieften. Die Folge der stinkenden und giftige Gase ausatmenden

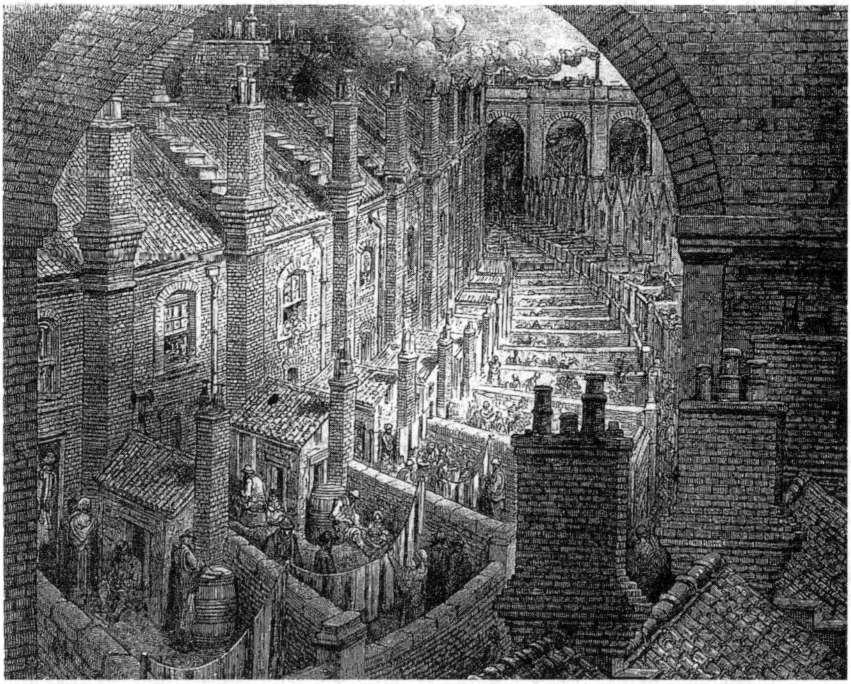

Gustave Doré, Hinterhöfe einer Londoner Arbeitersiedlung.

Misthaufen konnte man den verstörten, bleichen und ungesunden Gesichtern und den schlotternden Gliedern der Bewohner entnehmen, die in diesem Pfuhl von Schmutz und Elend leben mußten.«

Noch drastischer charakterisierte Dr. S. Smith diese Zustände 1840 vor einem Ausschuß des Unterhauses: »At present no more regard is paid in the construction of houses to the health of the inhabitants than is paid to the health of pigs in making sties for them. In point of fact there is not so much attention paid to it.«[104]

Das Londoner Milieu, das von der Cholera wiederholt am schlimmsten heimgesucht wurde, hat der französische Illustrator Gustave Doré in zahlreichen erschütternden Zeichnungen festgehalten, die in seuchenhygienischer und epidemiologischer Hinsicht eine größere Aussagekraft haben als seitenlange Situationsberichte. Ebenso trostlos wie die Abwasserbeseitigung und Wohnhygiene war auch die Trinkwasserversorgung Londons. Sie war seit dem 17. Jahrhundert das Monopol einiger großer Gesellschaften, die aber nur diejenigen Häuser mit Wasser versorgten, die einen großen Absatz versprachen, während die Häuser der Armen keine Berücksichtigung fanden. So erhielten von den 900 000 im Bezirk der New River Company lebenden Menschen nur 300 000 Anschluß an die Wasserleitung. Das Wasser wurde der Themse, »diesem großen Schmutzkanal Londons«, entnommen.[105]

Als die Cholera im Revolutionsjahr 1848 Westeuropa erreichte, erfaßte die Menschen in England, die bereits 1831/32 die Seuche kennengelernt hatten, Angst und Schrecken. Wie groß diese Angst war, ist aus dem Verzweiflungsschrei einiger Slumbewohner zu ersehen, den die Londoner »Times« am 5. Juli 1849 veröffentlichte:

> »Herr Redakteur! Wir erbitten und erflehen Ihre Hilfe. Wir leben in Schmutz und Kot. Die Kanalisationsgesellschaft in Creek Street Soho Square, alle die reichen und mächtigen Leute kümmern sich nicht im mindesten um unsere Beschwerden. Vor dem Gestank der Gullys wird es einem übel; wir leiden alle darunter und viele sind krank. Gestern waren ein paar Herren hier, und wir meinten, sie wären von der Kanalisationsgesellschaft. Sie hatten sich aber nur über den Unrat und Gestank in unseren Gassen und Höfen beschwert. Sie hätten, sagten sie, bis in die New Oxford Street hinein darunter zu leiden. Was sie im Kellerraum von Nr. 12 der Carrier Street hier bei uns zu sehen bekamen, hat sie sehr gewundert. Es starb dort gerade ein Kind am Fieber. Sie wollten es nicht glauben, daß dort Nacht für Nacht 60 Menschen schlafen und dafür 3 Shilling zahlen, obwohl das Kellerloch so eng ist, daß man sich kaum umdrehen kann. Wir haben keine Aborte, auch keine Mülleimer, keine Abwasserkanäle, keine Wasserleitung. Kommt die Cholera hierher, dann gnade uns Gott!«

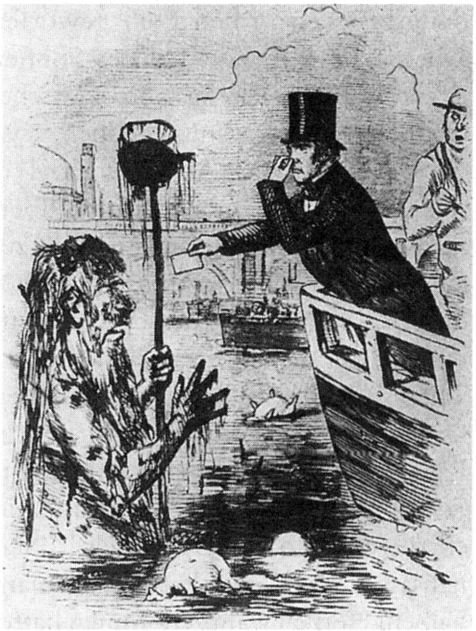

Karikatur auf die Verschmutzung der Themse und Faradays Versuch, mit Hilfe weißer Kärtchen den Grad der Trübung festzustellen. Da taucht aus dem stinkenden Strom, auf dessen Oberfläche aufgedunsene Tierkadaver treiben, völlig besudelt und mit seinem in eine Mistgabel verwandelten Dreizack Neptun auf. Aus dem »Punch« vom 21. Juli 1855.

Mit 53 000 Todesfällen galt das Halbjahr 1848/49 als die schwerste Choleraheimsuchung Großbritanniens. Noch im Jahr 1850 hatten in London 80 000 von 690 000 bewohnten Häusern keine Wasserversorgung. Ein großer Teil der Bevölkerung war auf die auf Höfen oder Plätzen errichteten Pump- und Laufbrunnen angewiesen. Während einer weiteren schweren Choleraepidemie starben 1854 etwa 500 Menschen innerhalb von zehn Tagen in einem kleinen Bezirk des Elendsviertels Soho. Der Arzt J. Snow untersuchte diese topographische Merkwürdigkeit und stellte durch örtliche Ermittlungen fest, daß sich fast alle Todesfälle unter den Benützern eines bestimmten Pumpbrunnens in der Broad Street ereignet hatten. Diese und noch weitere Feststellungen überzeugten Snow davon, daß die Krankheit von verunreinigtem Wasser herrührt. Kurz entschlossen ließ er den Pumpschwengel entfernen, worauf die Seuche erlosch. Snow schrieb daraufhin eine Abhandlung über die Cholera und die Pumpe in der Broad Street. Doch die Miasmatheorie beherrschte noch das Denken, so daß keine medizinische Zeitschrift bereit war, sie zu veröffentlichen. Schließlich publizierte er, wie einst Jenner, seine Arbeit auf eigene Kosten.[106]

Auch die Abwasserbeseitigung war nach wie vor haarsträubend. Noch immer wählte man in London für die Sielrohre von den Straßen aus den kürzesten Weg in die Themse. Auf einer am 7. Juli 1855 mittags unternommenen Themsefahrt stellte der berühmte Physiker und Chemiker Michael Faraday (1791–1867) fest, daß weiße Kärtchen, die er an sieben verschiedenen Landungsbrücken in den Fluß geworfen hatte, »schon einen Zoll unter der Oberfläche – trotz des hellsten Sonnenscheins – nicht mehr sichtbar waren«. Er hielt diese Feststellung für so wichtig, daß er sie der »Times« mitteilte und darauf hinwies, daß »nun endlich etwas geschehen müsse, da der ganze Fluß ein richtiger offener Abwasserkanal« (›a real sewer‹)« sei. Am 21. Juli 1855 erschien im »Punch« eine Karikatur über diesen Testversuch. Während sich Faraday mit der linken Hand die Nase zuhält und aus der rechten sein Kärtchen fallen läßt, taucht vor ihm aus der Themse, zwischen aufgedunsenen Tierkadavern, Neptun auf, dessen Haupt und Dreizack von Schmutz und Unrat triefen. Seitdem hörten die Beschwerden gegen die Verunreinigung der Themse durch die »kurzgeschlossenen Kanäle« nicht mehr auf. Doch an der Untätigkeit der Behörden änderte sich auch weiterhin nicht viel. Erst als 1861 Prinz Albert, der Gemahl von Königin Victoria, im Alter von 42 Jahren (im Schloß Windsor) einer Typhusinfektion zum Opfer fiel, wurde das »öffentliche Gewissen« jäh aufgerüttelt.[107] Städtehygienische Maßnahmen, wie Kanalisation und Wasserleitung, die man seit der Mitte des 19. Jahrhunderts mit halbem Herzen wahrgenommen hatte, wurden von nun an forciert vorangetrieben. Auch an beiden Ufern der Themse wurden Sammelkanäle angelegt, die erst weit unterhalb von London ausmündeten. Das Ergebnis der Sanierungsmaßnahmen war, daß England nur noch im Jahr 1866 eine leichte Choleraepidemie erlebte und danach gänzlich verschont blieb, obwohl die Insel mit dem verseuchten Festland ohne Quarantänemaßnahmen einen lebhaften Waren- und Personenverkehr unterhielt.[108]

Napoleon III., der vor seiner Proklamation zum Kaiser (1852) noch mit dem Pathos eines Heuchlers verkünden ließ: »L'Empire c'est la paix«, begann sich bald danach als Vollstrecker eines Revanchebestrebens zu gebärden. Der Pariser Witz versuchte mit dem Wortspiel: »L'Empire c'est l'epée« anzudeuten, wie man mit dem Säbelgerassel auf dem besten Wege sei, den versprochenen Frieden in Krieg umzuwandeln.[109] Da Napoleon von den europäischen Monarchen nicht als ebenbürtig angesehen wurde,[110] bemühte er sich, »den Ring der Großmächte, der sich nach dem Schmachfrieden von 1815 um Frankreich geschlossen hatte, zu sprengen«. Eine Gelegenheit dazu bot sich ihm, als Zar Nikolaj I. anläßlich des vierhundertsten Jahrestags der Eroberung von Byzanz den traditionellen Vorstoß Peters des Großen gegen Konstantinopel und die Dardanellen wieder aufnahm und dieses Vorgehen mit dem fadenscheinigen Vorwand begründete, die Rechte und Freiheiten der christlichen Balkanvölker schützen zu wollen, obwohl er nicht nur im eigenen Land, sondern im Bereich der Heiligen Allianz jegliche freiheitliche Regung im Keim zu ersticken versuchte. Im Frühjahr 1853 bezeichnete Nikolaj I. in einer Unterredung mit dem britischen Gesandten in Petersburg die Türkei als den »kranken Mann am Bosporus« und schlug eine Teilung des Ottomanischen Reiches zwischen England und Rußland vor. Da er mit der Zustimmung seiner unmittelbaren Nachbarn (Österreich und Preußen) sicher rechnete, ließ er im Juli durch zwei Armeen (mit je 40 000 Mann) die unter türkischer Herrschaft stehenden Donaufürstentümer (Moldau und Walachei) besetzen und Ende November durch seine Schwarzmeerflotte das sorglos vor Sinope liegende türkische Geschwader vollständig vernichten. England, zu dessen Grundsätzen die »Wahrung des politischen Gleichgewichts in Europa« gehörte, konnte eine weitere Expansion Rußlands keineswegs dulden, da es sich in seiner Mittelmeerherrschaft bedroht fühlte und auch an eine spätere Bedrohung Indiens denken mußte. Napoleon bot daraufhin den Engländern ein Bündnis zur Unterstützung der Türkei an und gewann damit einen doppelten Vorteil: den Zaren zu demütigen und sich in London unentbehrlich zu machen. Den Fortgang der russischen Operationen, die Überschreitung der Donau durch Paskiewitsch und die Besetzung der Dobrudscha durch den russischen General Lüders im März 1854, nahmen die Westmächte zum Anlaß für ihre Kriegserklärung.

Die Balkanhalbinsel und auch die Krim waren damals frei von Cholera, doch Südfrankreich, wo Napoleon Truppen mobilisieren ließ, wurde von einer heftigen Epidemie heimgesucht, deren Brennpunkte Marseille und Toulon bildeten, wo die Einschiffung erfolgte. Während die Russen im Mai 1854 die Belagerung von Silistria (in der Dobrudscha) eröffneten, landeten die englischen und französischen Truppen bei Gallipoli, an der Nordwestseite der Dardanellen. Zum ersten Mal wurde die Cholera nicht durch heimkehrende Mekkapilger, sondern durch französische Truppen eingeschleppt. Ihre Ausbreitung begünstigte der Umstand, daß Lord Raglan, ein »alter Haudegen von Waterloo«, und Marschall St. Arnaud, der »Staatsstreichgeneral vom 2. Dezember«, ihre Armeen von etwa 20 000 Engländern und 55 000 Franzosen auf engem Raum in rasch improvisierten Lagern mit unzulänglichen sanitären Anlagen unterbringen ließen. Auch die Zahl der Ärzte und Krankenpfleger reichte nicht aus. Die konsequente Isolierung von Kranken und Verdächtigen unterblieb daher auch während der Überfahrt von Gallipoli nach Warna an der Schwarzmeerküste, was unter den Mannschaften zu immer weiteren Infektionen führte.

Da die Österreicher, durch Aufreizung der slawischen Untertanen des Sultans, ein Übergreifen der Unruhen auch auf die südslawischen Stämme ihrer Donaumonarchie befürchten mußten, machten sie zur größten Überraschung der Russen unerwartet Anstalten, die Walachei und die Moldau zu besetzen, und zwangen dadurch Paskiewitsch, die Belagerung von Silistria abzubrechen und sich mit seinem geschwächten Heer über die Donau und dann über den Pruth zurückzuziehen.[111] Doch durch seine Unentschlossenheit verspielte Österreich auch die Gunst der beiden Westmächte:[112] Es brachte nicht den Mut zum »Dolchstoß« auf, ruinierte durch die kostspieligen Truppenaufmärsche seine Finanzen und verlor durch die Cholera mehr Soldaten als durch einen Krieg.[113] »Die guten Österreicher«, spöttelte Bismarck in einem Brief (1853), »sind wie der Weber Zettel im Sommernachtstraum.«[114]

Unter den im Juni bei Warna gelandeten Alliierten griff die Cholera immer weiter um sich. Die Mannschaften tranken ungekochtes Wasser und aßen alles, was ihnen in die Hände fiel, besonders Obst. Hinzu kam, daß mit den Truppentransportern, die ununterbrochen zwischen dem verseuchten Marseille und Warna verkehrten, die Cholera »fortwährend neuen Nachschub erhielt«. Während der kurzen Zeit vom 3. Juli bis 30. August 1854 erkrankten von den 50 000 Mann der französischen Armee 8142 Personen, von denen 5183 starben. Das englische Landheer mit seinen 30 000 Mann hatte während der gleichen Zeit 2615 Cholerafälle zu verzeichnen.

Inmitten einer solchen Situation begann Anfang September die Einschiffung der Truppen nach der Krim. Vom 14. bis 18. September landeten dort 30 000 Franzosen, 20 000 Engländer und 7000 Türken, um Sewastopol, den Kriegshafen der russischen Schwarzmeerflotte, zu erobern. Am 20. September kam es an den Steilufern der Alma zur ersten großen Schlacht, die mit einem Sieg der Alliierten endete. In London und Paris hoffte man, daß der Fall Sewastopols unmittelbar bevorstünde, doch nach der Schlacht ging ein schwerer Regen nieder, dem bald ein heftiger Choleraausbruch unter den Verbündeten folgte. Die Ursache war vermutlich das Einsickern von Fäkalien aus undichten Latrinen in benachbarte Brunnen. Man befürchtete, daß die Zunahme von Cholera, Typhus und Ruhr eine Folge der Luftverpestung seitens der primitiven Feldlatrinen sei, deren penetrante Ausdünstungen man besonders an heißen Tagen als sehr lästig empfand. Nachdem angeordnet worden war, gelöschten Kalk in die Abtrittsgruben zu gießen, waren »die Fliegenschwärme, die die Feldküchen und Eßnäpfe der Soldaten zu umschwirren pflegten, plötzlich weiß«. Die so aufgedeckte Beziehung zwischen Exkrementen und Speisen wurde jedoch nur als unappetitlich und ekelerregend empfunden, obgleich bei der jüngsten Choleraepidemie in England (1854), die von einer ungeheuren Fliegenplage begleitet war, die Leute sich schon damals fragten, ob es nicht eine besondere Fliegenart (»cholera fly«) gäbe, welche die Krankheit verbreite. Da die von General Totleben[115] inzwischen stark befestigte Hafenstadt von den Russen mit zäher Verbissenheit verteidigt wurde, mußten die Belagerer ringsum Laufgräben ausheben, und so kam es zum ersten großen Stellungskrieg der Weltgeschichte. Die heftigen Regenfälle verwandelten die Laufgräben in schlammige Kanäle, in die bald auch der überfließende Latrineninhalt eingeschwemmt wurde, so daß die dort untergebrachten Einheiten von Cholera und Typhus dezimiert wurden. »Wir belagern Sewastopol und die Cholera uns«, schrieb ein englischer Arzt.

Bei Kriegsbeginn hatte niemand mit so vielen Verwundeten und Kranken gerechnet. Man glaubte, der Krieg würde in ein paar Wochen vorbei sein. Sewastopol hoffte man im Handstreich zu nehmen. Daher fehlte es schon zu Beginn an Medikamenten und Verbandstoffen, vor allem aber an Ärzten und Pflegepersonal. In völliger Kopflosigkeit verlud man auf der Krim ohne besondere Vorsichtsmaßnahmen Verwundete und Seuchenkranke auf den gleichen Schiffen und brachte sie nach Konstantinopel, wo in aller Eile, vor allem in der Vorstadt Skutari (Üsküdar), Kasernen und noch weniger geeignete Gebäude »zu Hospitälern deklariert« wurden.

»Niemand«, schrieb William Howard Russell Mitte Oktober 1854 in der »Times«, »kann die trostlosen Szenen der letzten paar Tage mit ansehen, ohne mit Bestürzung und Empörung die Unzulänglichkeit unseres Sanitätswesens zu empfinden. Die Art und Weise, wie die Kranken und Verwundeten behandelt werden, ist nur der Wilden in Dahomey würdig. Viele kamen in Skutari an, ohne daß sie seit ihrer Verwundung an den Böschungen der Alma durch russische Kugeln von einer ärztlichen Hand auch nur berührt worden wären. Das Schiff war buchstäblich mit hilflos daliegenden Menschen (Verwundeten und Cholerakranken) so vollgefüllt, daß die Offiziere kaum zu ihren Sextanten gelangen konnten.«[116]

Und über die Zustände in den Notlazaretten heißt es weiter:

»In der Hölle kann es nicht schlimmer sein: dieser üble, durchdringende Gestank, der sich über die Umgebung verbreitet, der unbeschreibliche Schmutz, die Schreie der Verwundeten und Sterbenden… Die Pfleger sind fast ausschließlich damit beschäftigt, die Toten aus den überfüllten Räumen der improvisierten Hospitäler hinauszuschaffen. Denn es sterben hier sehr viele, fast 50% der Eingelieferten, an Cholera, Ruhr, Hospitalbrand…«[117]

Die Presseberichte über die »grauenerregenden Zustände in den Lazaretten der Etappe« riefen in England einen Aufschrei des Entsetzens hervor. In dieser Situation erinnerte sich Kriegsminister Sidney Herbert, daß die Tochter der mit ihm befreundeten Familie Nightingale als junges Mädchen ohne Rücksicht auf die Konventionen ihres Standes und die Vorurteile ihrer Eltern »aus dem goldenen Käfig der viktorianischen Bürgerlichkeit ausgebrochen« war, sich als Pflegerin im Siechenhaus von Salisbury gemeldet und seit jener Zeit besondere Vorstellungen über eine Reform der Krankenpflege entwickelt hatte. So wirkte sie z. B. auch während der letzten Choleraepidemie, von der im Sommer 1854 London heimgesucht wurde, als unerschrockene Helferin in den Armenspitälern.[118] Angesichts der sich steigernden Empörung betraute er Florence Nightingale (1820–1910), bis dahin noch eine unbekannte Frau, gegen den Widerstand aller Dienststellen mit der Aufsicht des ganzen Sanitätswesens »hinter der Front an der Krim«. Als Florence Nightingale mit ihren 38 Krankenschwestern im britischen Hauptlazarett in Skutari (bei Konstantinopel) ankam, fand sie dort noch viel schlimmere Bedingungen vor, als sie befürchtet hatte: »ein Hexensabbat von Seuchen, Schmutz, Ungeziefer, Trunksucht und administrativer Hilflosigkeit«. Innerhalb nur weniger Wochen »schuf Miss Nightingale in diesem Augiasstall Ordnung«. Um eine Verschleppung von Infektionskrankheiten innerhalb der Lazarette zu verhindern, führte sie zunächst eine strenge räumliche Trennung von Verwundeten und Seuchenkranken durch. Dabei hatte sie »zahllose Vorurteile und Widerstände von Ärzten und Beamten zu überwinden«. Der Chefarzt wollte ihren Schwestern anfangs sogar das Betreten des Lazaretts verbieten. Dies geschah aus einem alten Vorurteil: Weibliche Krankenpflege in England galt bis dahin als »anrüchiges Gewerbe«, dem sich nicht selten Prostituierte widmeten.

»Es gibt hier keinen Beamten«, schrieb sie, »der mich nicht wie Johanna von Orleans verbrennen möchte, wenn er es nur könnte. Aber sie wissen, daß mich das Kriegsministerium nicht abberufen kann, da die öffentliche Meinung hinter mir steht.«[119]

Dank ihres Einsatzes erreichte sie die Erhebung der Krankenpflege zu einem Beruf für ausgebildete Frauen. Der Beruf war überaus anstrengend, denn es gab noch keine Nachtschwestern, und sie mußte allnächtlich mit ihrer Lampe die vier Meilen von Betten in den Baracken abschreiten. In einem Brief, datiert vom 15. November 1854, schrieb sie: »Am 8. November hatten wir 1715 Kranke in diesem Hospital (darunter 120 Cholerafälle), ferner 650 Schwerverwundete im… Allgemeinen Krankenhaus, als ich die Anweisung erhielt, Vorbereitungen für 510 Verwundete zu treffen, die aus dem furchtbaren Gefecht bei Balaklawa am 5. November[120] ankommen würden… Ich habe stets gehofft, mein Leben als Krankenhausoberin zu beschließen, doch niemals geahnt, daß ich einmal eine Barackenvorsteherin sein würde… Wir haben nunmehr vier Meilen von Strohsäcken; der Zwischenraum zwischen ihnen beträgt noch nicht einmal achtzehn Zoll.«

Wenn Nightingale auf ihren unermüdlichen Runden durch die Lazarettbaracken ging, küßten die Verwundeten und Kranken ihren Schatten. Sie galt nicht nur als »Engel der Barmherzigkeit« (»dessen purer Schatten sich bereits als wundertätig erwies«), als »zweite heilige Elisabeth«, wie sie in Soldatenlieder und Romane jener Zeit eingegangen ist. Sie war auch ein Genie der Administration, die mit rastloser, unerbittlicher Energie das Lazarettwesen der britischen Armee umgestaltete. Sie hat es fertiggebracht, daß Kasernen und Militärlazarette aufhörten, Seuchenherde zu sein. Als sie in Skutari ankam, betrug die Sterblichkeit in den Kasernenspitälern 42%. Ein halbes Jahr später war sie auf 2,2% gesunken.[121]

Am 11. September 1855, nach elfmonatiger Belagerung, besetzten die Verbündeten die Trümmer des von den Russen gesprengten Kriegshafens. Am 28. November 1855 gelang den Russen ein überraschender Schlag: die Einnahme von Kars. Generalissimus Murawjew belagerte auch nach dem Fall von Sewastopol an der Kaukasusfront die von den Türken (unter englischer Mitwirkung) zäh verteidigte armenische Festung Kars, wobei die Kämpfe auf beiden Seiten durch die Cholera schwer beeinträchtigt wurden. Nach Angaben Murawjews waren bis zum 9. Oktober 1855 unter seinen Truppen 1077 Erkrankungen aufgetreten, von denen über 400 tödlich verliefen. Noch schlimmer war die Situation in der belagerten Festung, was wir dem Tagebuch des dort eingesetzten englischen Arztes Dr. Humphry Sandwirth entnehmen:

»1. Oktober. – Die Cholera rafft viele unserer Verwundeten hinweg. Wie es heißt, richtet sie auch unter der Bevölkerung große Verheerungen an. Das Waschen der Leichen, das vor den türkischen Häusern geschieht, verleiht den Gassen einen melancholischen Anblick.«

»10. November. – Ungefähr 100 Menschen starben innerhalb von vierundzwanzig Stunden in den Hospitälern.«

»14. November. – Der Hunger ist so groß, daß Frauen den Staub vor den Mehldepots aufsammeln, da er mit Mehl vermischt ist... Die Hospitäler fassen die Kranken nicht mehr. Alle Moscheen, Karawansereis und großen Häuser sind mit Siechen überfüllt...«[122]

Infolge dieser Situation, zu der die Choleranot viel beigetragen hat, konnten Türken und Engländer die Felsenfestung nur zwei Wochen halten. Die Eroberung von Kars durch Generalissimus Murawjew schien die russische Waffenehre gerettet zu haben, so daß Nikolajs Nachfolger, Zar Alexander II., sich zu Friedensverhandlungen bereit erklärte. Nach Beendigung der Kampfhandlungen flaute die Epidemie ab und erlosch völlig mit Eintritt des Winters.

Während im Juli 1854 die Russen unter dem Druck der österreichischen Drohung zähneknirschend die kurz zuvor besetzten Donaufürstentümer räumten und die mit den Türken verbündeten Franzosen und Engländer mit Vorbereitungen zu einer Landung auf der Krim begannen, rüstete man im friedlichen München zur ersten deutschen Industrieausstellung: Max Pettenkofer, der 1852 seine ordentliche Professur für medizinische Chemie in München erhalten hatte, war an der Ventilation des innerhalb weniger Wochen erbauten »Glaspalastes« maßgeblich beteiligt. Die Ausstellung, die am 15. Juli von König Max II. in Anwesenheit der Könige von Preußen und Sachsen und zahlreicher anderer Fürsten feierlich eröffnet wurde, bewirkte einen ungeheuren Fremdenzustrom, obwohl schon seit Wochen Gerüchte über Cholerafälle im süddeutschen Raum in Umlauf waren. In der »Augsburger Allgemeinen Zeitung« ließ man daher schon am 2. Juli ein kurzes Dementi über diese »unbegründeten Gerüchte« veröffentlichen. So unbegründet war die Angst jedoch nicht: Am 17. Juli, dem ersten Besuchstag nach Eröffnung der Ausstellung für das Publikum, kam es ausgerechnet bei den Pförtnern und Aufsehern der Industrieausstellung zu gehäuften Brechdurchfällen.[123] Aus Angst, die Ausstellungsgäste könnten München fluchtartig verlassen, versuchten die Behörden, »alle Berichte über das Vorkommen von Cholera in München im Keime zu ersticken«. So beschlagnahmten sie beispielsweise in Ansbach noch Anfang August das dortige »Morgenblatt« wegen eines Artikels über die Gesundheitsverhältnisse in München. Am 31. Juli veranstaltete man noch eine große Parade auf dem Marsfeld zu Ehren des Königs von Preußen. Tags darauf erfolgte die Einweihung eines Denkmals am Promenadenplatz. Am 3. August hieß es in den »Münchener Neuesten Nachrichten«, die Zahl der Fremden stiege von Tag zu Tag und überall sehe man »zufriedene Gesichter«. Doch bald darauf folgte das Eingeständnis: »In den letzten Tagen ist es infolge der rasch eingetretenen Hitze zu Brechdurchfällen gekommen, wobei einige kleine Kinder und alte kränkliche Personen gestorben sind.« Damit hatte man den Seuchenausbruch eingestanden. Plötzlich erschienen auffallend große Anzeigen einer Desinfektionsfabrik aus der Sendlinger Landstraße, und es häuften sich Todesanzeigen, in denen man zwar das Wort Cholera peinlichst vermied, doch der Hinweis, daß »der Tod nach sehr kurzem Kranksein« oft »nach wenigen Stunden« erfolgt sei, ließ den wahren Grund erkennen. Am 8. August zählte man trotz Bekanntwerdens der Cholera 5191 Besucher, dann aber nahm ihre Zahl rapide ab, so daß am 16. September nur noch 66 Besucher registriert waren.[124] Schließlich war es kein Geheimnis mehr: In München herrschte die Cholera. Überall wurden ärztliche Beratungsstellen und Suppenanstalten eingerichtet. Man verteilte an bedürftige Kranke warme Decken, die aber oft undesinfiziert weitergegeben wurden. Droschken mußten sich Tag und Nacht an bestimmten Plätzen für Ärzte und Krankentransporte zur Verfügung halten. Da man glaubte, die Furcht vor Cholera könne den Menschen erst recht empfänglich machen, durften die Särge aus dem Magazin an der Fingergasse (später Maffeistraße) nicht unbedeckt befördert werden und die gefüllten Leichenwagen nicht im Galopp fahren, obwohl eine beschleunigte Beisetzung dringend nötig war, zumal sich die Friedhofshallen längst als zu klein erwiesen hatten. Ferner sollten Beerdigungen möglichst früh, abends oder nachts und ohne Geläut erfolgen. Auch das Klingeln bei Überbringen des Sanktissimum wurde behörderlicherseits untersagt. Militärische Leichenbegängnisse wurden ebenfalls verboten. Als »angeheiterte Leichenkutscher« um die Mittagszeit in der Müllerstraße »gefüllte Särge« umluden und dabei, »um möglichst viele Verstorbene auf einmal befördern zu können«, die Deckel der »Nasenquetscher« abnahmen, kam es bei der Bevölkerung zu heller Empörung.

Inzwischen hatte man eine Kommission zur Erforschung der Cholera eingesetzt, der auch Max Pettenkofer angehörte.

»Es sah zwar aus«, schrieb er später, »als ob ein Pesthauch über die Stadt gefahren sei, von dessen Gift die Menschen nun in allen Teilen derselben zu sterben begannen. Ganz anders aber erschien das Bild, wenn man den Verlauf der ganzen Epidemie nach einzelnen Straßen und Quartieren gliederte.«

Dabei stellte sich heraus, daß »trotz der fluktuation des Verkehrs« bestimmte Stadtteile und Straßen verschont blieben. Pettenkofer suchte die von der Seuche besonders betroffenen Viertel und Straßen auf, sah sich die Wohnungen, die finsteren Flure, die Aborte, die Kübelquartiere,[125] die Schwindgruben[126] etc. an und notierte sich dabei sorgfältig alles Auffällige, um so vom Einzelnen und Besonderen zum Allgemeinen und Gesetzmäßigen vorzustoßen. Vermutlich infizierte er sich dabei, denn am 27. Juli erkrankte er an heftigen Brechdurchfällen und Krämpfen. Sobald sich Pettenkofer wieder auf den Beinen halten konnte, nahm er seine Untersuchungen wieder auf. Die Basis seiner Choleraforschung bildete das »Grundbuch«, in das Haus für Haus und Straße für Straße sämtliche Cholerafälle eingetragen wurden. In kürzester Zeit hatte er so 2885 Cholerasterbefälle aus München erfaßt.[127] Durch den Vergleich mit alten Unterlagen konnte er feststellen, daß die Cholera im Jahr 1836/37 zum Teil dieselben Stadtviertel und dieselben Gassen, ja sogar Häuser bevorzugt hatte, so daß sich die Frage nach einer »örtlichen Ursache« geradezu aufdrängte.

Der Glaube an ein Miasma, einen Ansteckungsstoff, der nicht von einem Menschen zum andern übertragen wird, sondern nur von einem Ort, der durch einen genius epidemicus loci »siechhaft« geworden war, ausgeht, war allgemein verbreitet. Als Pettenkofer im August 1854 auf den Höfen der Münchner Cholerahäuser gesehen hatte, wie diese von den Überläufen der Fäkalgruben durchtränkt waren und wie sich das Jauchewasser zu tief gelegenen Häusern hin sammelte und in den Boden eindrang, da regte sich bei ihm der erste Verdacht einer Bedeutung des verunreinigten Bodens bei Choleraausbrüchen. Entscheidend für diese Überlegungen waren Vorstellungen seines Lehrers und Freundes Justus Liebig. Im 15. seiner »chemischen Briefe« bezeichnete dieser jede fäulnisunfähige Materie, die durch Berührung mit faulenden Stoffen in Gegenwart von Sauerstoff eine Zersetzung erleidet, als gärungsfähig, den Prozeß selbst als Gärung und den faulenden Stoff, der hier wirksam wird, als Ferment. Bekanntlich lehnte Liebig die vitalistische Erklärung der Zuckervergärung durch die lebende Hefezelle ab. Für ihn war die dabei wirksame Hefe nichts weiter als ein Körper im Zustand der Zersetzung, d. h. ein Ferment. Pettenkofer stand so unter dem Eindruck der Liebigschen Fermenttheorie, daß es für ihn ungemein verlockend sein mußte, diese chemischen Vorstellungen auch bei seinen epidemiologischen Forschungen anzuwenden. Der mit den Exkrementen von Cholerakranken ausgeschiedene Stoff (Ferment) sollte demnach in dem mit fäulnis- bzw. gärungsfähigen Substanzen durchsetzten Boden katalytisch wirken und das örtliche, krankheitserregende Choleramiasma erzeugen, das die Häuser »schornsteinartig aufsaugten«. Dieser Gärungs- oder Fäulnisprozeß sollte schneller an tief und feucht gelegenen als auf höher und trocken gelegenen Stellen kulminieren. Das Erlöschen einer Epidemie erkläre sich analog dem Aufhören der Gärung von Most- oder Bierwürze, wenn der fermentierbare Stoff umgesetzt ist.

Auch die mühevolle, bis ins Detail gehende, örtliche Ermittlung war gewissermaßen die Arbeitsweise der chemischen Analyse, übertragen auf das Gebiet der Seuchenbekämpfung. Damit schuf Pettenkofer die Anfänge der modernen epidemiologischen Forschung mit ihrer sorgfältigen Beobachtung und Statistik. Am 15. September 1854, etwa sechs Wochen nach Ausbruch der Epidemie in München, trug Pettenkofer seine Ermittlungsergebnisse und Ideen auf einer Ärztesitzung im Regierungsgebäude mit einer solchen Begeisterung vor, daß die Anwesenden den Eindruck hatten, »dem Werden einer naturwissenschaftlichen Theorie in statu nascendi beizuwohnen« (Tiersch).[128]

»Da die Choleraepidemien«, erklärte Pettenkofer, »wenn sie öfter an einem und demselben Ort auftreten, immer die gleichen Schauplätze für ihre Tätigkeit wählen, habe ich mich bemüht, örtliche Ursachen aufzufinden, um diese rein örtlichen Erscheinungen damit zu erklären... Ich habe die Fälle vom Jahre 1836 durch Punkte auf einen Stadtplan aufgetragen und so ließ sich sehen, daß sich diese Punkte an gewissen Plätzen häuften, und zwar an Abdachungen, Vertiefungen oder Straßen, an einen schwachen Hügel gebaut, wo Schwindgruben im Hofe sind...«

Da Pettenkofer in den vorangegangenen Jahren die Lösung der mannigfaltigsten Probleme gelungen war, ging er, an Erfolg gewöhnt, mit einer erstaunlichen Selbstsicherheit an den Ausbau seiner Bodentheorie, indem er den verschwommenen und abstrakten Begriff vom genius epidemicus loci durch die lokalistisch begrenzte und greifbare »Bodenverschmutzung« ersetzte. Er war von der epidemiologischen Bedeutung des fäkal verunreinigten Bodens so überzeugt, daß er bereits aufgrund der äußeren Umgebung eines Hauses zu wissen glaubte, ob es choleragefährdet sei oder nicht. Die Bodentheorie, Pettenkofers Anfang einer Tätigkeit als Städtehygieniker, war ein kühner Versuch, in ein unbekanntes Gebiet einzudringen. Damit war den Abtrittsverhältnissen und Schwindgruben der Kampf angesagt. Der

Hinweis auf die Schädlichkeit übelriechender Gase machte auf die Bevölkerung einen tiefen Eindruck und verhalf der Pettenkoferschen Theorie zu ihrem schnellen Erfolg. Am 29. September berichtete Pettenkofer in einer Denkschrift an das Ministerium, was er an Ort und Stelle über den Zusammenhang zwischen Cholera und verunreinigtem Boden, Höhenunterschieden und infizierten Häusern festgestellt zu haben glaubte.

Was uns heute bei der Lektüre seiner grundlegenden Schrift »Untersuchungen und Beobachtungen über die Verbreitungsart der Cholera« (München 1855) auffällt, ist die völlige Nichtbeachtung des Trinkwassers. Nun brach die Münchner Choleraepidemie von 1854 nicht explosionsartig aus. Sie konnte dies schon deshalb nicht, weil die Münchner Wasserversorgung keine zentrale war. Pettenkofer bezeichnete während der Choleraepidemie 1854 das Münchner Trinkwasser lobend als »wohl trinkbar und vortrefflich mundend«. Die Realität widersprach dem, wie sich aus zahlreichen Beschwerden belegen läßt. München hatte damals zwei Wasserleitungen, eine königliche und eine städtische, die beide ziemlich veraltet waren. Die königliche Leitung galt als besser, da sie meist Quellwasser von den Höhen der Isar führte, das in Blei- und Eisenrohren lief. Das Wasser in der Leitung in den Hauptteilen der Stadt links der Isar gab oft einen gelbbraunen Niederschlag und enthielt viel schwefelsaure und salpetersaure Salze.[129] Die Leitungen der städtischen Brunnen waren aus mehr oder weniger verfaultem Holz. Bereits im März 1850 hatten sich die Hausbesitzer an der Sonnenstraße beschwert, daß im Leitungswasser »neben allerlei Unflat aus dem Kanal durchweichte Papierfetzen und Lumpen« vorkämen, doch der Magistrat erwiderte, daß das fragliche Brunnenhaus am Graben reinstes Wasser spende. Besonders interessant ist die Beschwerde eines Malzfabrikanten am Unteranger, wonach das Wasserwerk am Glockenbach nach Regen und Tauwetter meist trübes und ungenießbares Wasser lieferte. Der namhafte Münchner Bakteriologe W. Rimpau konnte aus den Akten einwandfrei feststellen, daß zwischen den Leitungen der magistralen und königlichen Brunnenhäuser sehr häufig absichtliche, schwer kontrollierbare Verbindungen bestanden. So beschwerten sich z. B. in den Jahren 1850 und 1852 des öfteren die städtischen Brunnenwarte, daß von der königlichen Hofbrunneninstanz wiederholt die magistralen Leitungen angezapft und Anschlüsse in die Häuser gelegt wurden. Aus zwei Gründen war man höheren Orts befriedigt, daß Pettenkofer in seinen ersten Choleraarbeiten »die mißlichen Wasserverhältnisse« der Stadt München nicht bloßstellte. Einmal hätte er damit dem Ruf der Fremdenstadt München geschadet und zum anderen die Verhandlungen gestört, die 1854/55 zwischen der Hofverwaltung und dem Magistrat zwecks Übernahme der Hofbrunnenwerke durch die Stadt geführt wurden. Dazu erklärte Rimpau:

»Wenn man die Erkrankungen und Todesfälle in der ersten Zeit der Epidemie auf der Stadtkarte einträgt, so findet man an drei Stellen eine Häufung: an der oberen Gartenstraße, der heutigen Kaulbachstraße, zweitens am Oberanger und Unteranger und drittens in der Maxburg und deren Umgebung. Die Häufung an letzterem Ort ist von besonderem Interesse, da sich dort an Stelle des heutigen Künstlerhauses an einem Bach ein Brunnenwerk und Brunnenhaus der königlichen Wasserleitung befanden, die die betroffenen Straßen der Umgebung versorgten. Mehrere Erkrankungen, zum Teil mit tödlichem Verlauf im Hause des Brunnenmeisters machen eine Infektion dieses Brunnenwerks sehr wahrscheinlich. Pettenkofer selbst gab eine Schilderung der unhygienichen Verhältnisse auf dem Hof der Maxburg. Die merkwürdige zeitliche Aufeinanderfolge des Ergriffenwerdens des Maximilianplatzes, der Pfandhausstraße (in nächster Umgebung der Maxburg) und der im nördlichen Zuge liegenden Straßen berechtigt den Verdacht, daß hier Zusammenhänge zwischen dem königlichen Wasserwerk Maxburg und der Choleraausbreitung bestanden haben. Bis zum 4. August sind 30 Straßen infiziert gewesen. 27 % der Straßen und 31 % der Erkrankungen gehörten zum genannten Leitungssystem.«[130]

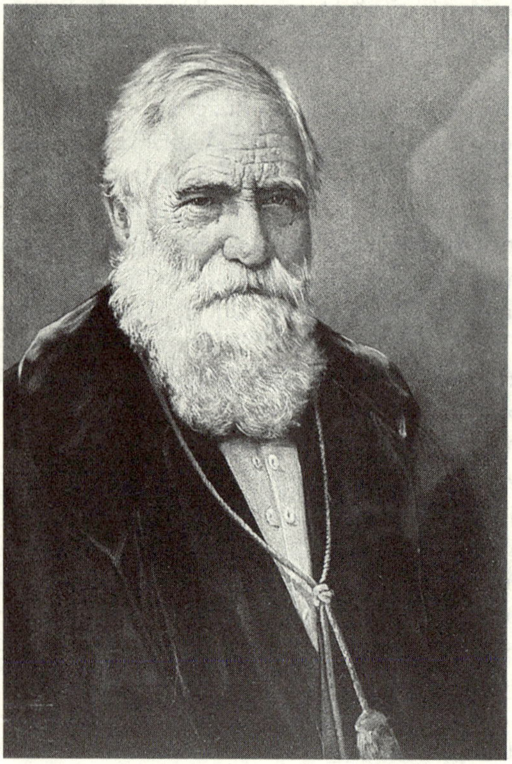

Max von Pettenkofer (1818 bis 1901), bedeutender Hygieniker, schuf die Grundlagen der Städtehygiene und die Boden-Grundwasser-Theorie, die von Robert Koch abgelehnt wurde.

Trotz aller Zweifel und Anfeindungen gelang Pettenkofer eine seuchenprophylaktische Großtat, indem er, begünstigt durch die Cholerafurcht, das hygienische Gewissen Münchens aufrüttelte und mit seiner Bodentheorie den Abtrittsverhältnissen und den Schwindgruben den Kampf ansagte. Der Hinweis auf die Schädlichkeit übelriechender Gase machte auf die Bevölkerung einen tiefen Eindruck und verhalf der Pettenkoferschen Theorie zu ihrem schnellen Erfolg.[131] Jedermann kannte die Geruchsbelästigung, die in den Häusern durch Schwindgruben oder hölzerne bzw. eiserne Abtrittsröhren verursacht wurde, vor allem in den engen Straßen der Altstadt. In den schmalen Häusern befanden sich die Abtritte oft am Eingang unter der Treppe, die steil zum oberen Geschoß führte. Jeder Eintretende war sogleich ihrem Dunstkreis ausgesetzt. Von 1856 bis 1860 mußten sämtliche Abtrittsgruben in München »wasserdicht gemacht«, d. h. zementiert werden.[132] Bereits 1858 fing man nach den Plänen von Oberbaurat Zenetti an, Siele durch die Ludwigs- und Maxvorstadt zu bauen, die bis 1878 eine Länge von über 26 km erreichten.[133]

Inzwischen erweiterte Pettenkofer seine Bodentheorie zur Boden-Grundwasser-Theorie durch Miteinbeziehung des Grundwassers als zeitlichen Faktor. Grundsätzliches wurde hierbei nicht berührt, auch nicht durch die Erforschung der Porösität der Böden verschiedener geologischer Herkunft. Obgleich Pettenkofer grundsätzlich davon ausging, daß ein lebender Ansteckungsstoff an der Entstehung der Cholera beteiligt sei, ein »X«, als dessen Repräsentanten er später widerstrebend ein Choleracontagium akzeptierte, bestärkte das häufige Freibleiben bestimmter Ortschaften trotz des über sie hinflutenden Verkehrs aus benachbarten Choleraorten ihn in seiner Überzeugung, daß das Contagium allein die Ausbreitung der Cholera nicht erklären könne. Er nahm deshalb an, daß der noch unbekannte Erreger in nicht infektionsfähigem Zustand von den Kranken ausgeschieden werde und erst im Boden unter besonderen örtlichen und zeitlichen Dispositionen reifen müsse, um infektionsfähig zu werden. Die örtliche Bereitschaft (Disposition) für Cholera sollte durch einen lockeren, porösen, für Wasser und Luft durchgängigen Boden gegeben sein, während die zeitliche Bereitschaft durch die Durchfeuchtungsverhältnisse des Bodens gegeben würde, wie sie die Schwankungen des Grundwasserspiegels mit sich bringen. Ein verhältnismäßig geringer Feuchtigkeitsgehalt, wie er beim Sinken des Grundwasserspiegels im Spätsommer und Herbst durch Verdunstung eintritt, sollte nach seiner Vorstellung die günstigsten Bedingungen für eine Choleraepidemie schaffen.[134] Die Boden-Grundwasser-Theorie war keine Universaltheorie. Pettenkofer hatte sie für die Cholera erdacht und später auf Typhus ausgedehnt.

Mit besonderem Stolz erfüllte es Pettenkofer, daß sich nach und nach auch ausländische Ärzte seiner Theorie anschlossen. Namentlich gelang es ihm, die bekanntesten und einflußreichsten Ärzte in Indien, Cunnigham und Lewis, die ihn in München aufgesucht hatten, zu überzeugen und »vom einseitigen Glauben an die Trinkwassertheorie abzubringen«.

Die vierte Cholerapandemie von 1864 bis 1875

Im Jahr 1866 hätte Pettenkofers Theorie ihre Feuerprobe bestehen können, wurde doch der Krieg Preußens gegen Österreich von einer schweren Choleraepidemie überschattet.[135] Die Ausfälle unter den »durch Eilmärsche und Kampfhandlungen erschöpften preußischen Mannschaften«, besonders nach der siegreichen Schlacht bei Königgrätz (am 3. Juli 1866) waren immens. Diese epidemiologische Konstellation ließ Bismarck befürchten, daß eine Fortsetzung des Krieges große Gefahren heraufbeschwören könnte. In seinen Memoiren (»Gedanken und Erinnerungen«) schrieb er später:

»Wenn Napoleon in der angedeuteten Weise in den Krieg eingriff, Rußlands Haltung zweifelhaft blieb, namentlich aber die Cholera in unserer Armee weitere Fortschritte machte, so konnte unsere Lage eine schwierige werden.«[136]

In den Überlegungen Bismarcks spielte die Cholera eine eminente Rolle. Die Eilmärsche der Preußen durch Böhmen und Mähren hinterließen überall die Seuche »wie eine Fäkalspur«. Kaum war beim Vormarsch auf Wien der zwischen Preßburg und Krems liegende Teil von Niederösterreich besetzt, als sich auch dort die Cholera auszubreiten begann. Der Feldzug drohte den Charakter eines Seuchenzugs anzunehmen. Der Gesamtzugang von Lazarettkranken beim preußischen Heer vom Juli bis August (ohne die Verwundeten) erreichte die Zahl von 57 989 Mann, worunter sich mehr als 12 000 Cholerakranke befanden. Vor diesem Hintergrund gewinnt Bismarcks Tagebucheintragung in Zusammenhang mit dem »Kriegsrat vom 23. Juli 1866« ein besonderes Gewicht.

»Im Vorzimmer«, heißt es dort, »fand ich zwei Obersten mit Berichten über das Umsichgreifen der Cholera unter ihren Leuten, von denen kaum die Hälfte dienstfähig war. Die erschreckenden Zahlen befestigten meinen Entschluß, aus dem Eingehen auf die österreichischen Bedingungen die Cabinetsfrage zu machen. Ich befürchtete neben politischen Sorgen, daß bei Verlegung der Operationen nach Ungarn die mir bekannte Beschaffenheit des Landes die Krankheit bald übermächtig machen würde. Das Klima, besonders im August, ist gefährlich, der Wassermangel groß, die ländlichen Ortschaften mit Feldmarken von mehreren Quadratmeilen weit verstreut, dazu Reichthum an Pflaumen und Melonen. Mir schwebte als warnendes Beispiel unser Feldzug von 1792 in der Champagne vor, wo wir nicht durch die Franzosen, sondern durch die Ruhr zum Rückzug gezwungen wurden.«[137]

Das und nicht etwa »das Gefühl der Rücksicht gegenüber dem österreichischen Brudervolk« war einer der Hauptgründe, weshalb Bismarck nach der Schlacht von Königgrätz der Fortsetzung des Krieges entgegentrat und zum beschleunigten Friedensschluß drängte. In dem kurzen Feldzug 1866 verlor das preußische Heer 4450 Soldaten durch Verwundungen und 6427 durch die Cholera. Die Zivilbevölkerung Preußens (ohne Ostpreußen) hatte im selben Jahr 120 000 Choleraopfer zu beklagen. Am 26. Juli 1866, drei Tage nach dem ersten Kriegsrat, wurde der Waffenstillstand von Nikolsburg geschlossen. Der König, den der Anfall einer profusen Diarrhoe nachdenklich stimmte (Stosch), »biß« nach seinen eigenen, oft zitierten Worten »in den sauren Apfel«, indem er der »Nachwelt das Gericht überließ«.

Die Cholera, die Bismarck soviel Sorgen bereitete, blieb auch auf die geheimen Pläne des französischen Gegenspielers nicht ohne Auswirkung. Sie zerstörte Napoleons »Hoffnung auf einen langen Bruderkrieg«, der beide Parteien so erschöpfen sollte, daß es für Frankreich ein Leichtes gewesen wäre, das linke Rheinufer zu besetzen. Während Preußen gegen Österreich vorging, versuchte Napoleon verzweifelt, »aus dem Dorngehege des mexikanischen Abenteuers« freizukommen. Da jedoch der preußisch-österreichische Krieg infolge der Cholera frühzeitig beendet wurde, verpaßte Napoleon durch sein Zögern eine einmalige Chance, wodurch die chauvinistischen Elemente (»Revanche pour Sadowa!«) Auftrieb erhielten.

Daß sich die Preußen als Sieger gar nicht so edelmütig benahmen, wie es die Legendenbildung um Bismarck glauben zu machen versucht, offenbart sich am deutlichsten aus dem Brief eines völlig unpolitischen, weltfremden Gelehrten, des Augustinerpaters Gregor Mendel. Als Mitglied des Altbrünner Stiftes erlebte er die Auswirkungen der österreichischen Niederlage und berichtet darüber etwa acht Wochen nach der Schlacht bei Königgrätz an seinen Schwager:

»Am 12. Juli rückten die Preußen in Brünn ein und besetzten die Stadt mit 50 000 Mann. Die Einquartierung war eine sehr drückende; unser Haus allein erhielt 94 Pferde samt der dazugehörenden Mannschaft und 16 Offiziere. Der Schaden, den unser Stift erleidet, ist ein sehr großer und irgendein Ersatz dafür ist schwerlich zu erwarten. Die Dörfer in der Umgebung sind im Ganzen noch schlechter dran als die Stadt. Pferde, Kühe, Schafe und Geflügel werden, wo sie zu bekommen sind, in Mengen weggeführt, auch Futter und Getreide werden massenhaft weggenommen. Die Soldaten schlafen in Betten, während sich die Hausfamilie mit dem Boden oder dem Stall behelfen muß. Auch die Cholera haben uns die Preußen mitgebracht, und diese schreckliche Krankheit verbittert uns schon seit vollen 6 Wochen das Leben. Bis jetzt sind von den Einheimischen schon nahezu 1000 Personen daran gestorben, von den Preußen aber in der Stadt allein mehr als 2000. Erkrankungen kommen immer noch häufig vor, besonders wenn sich die Witterung ändert; wir hoffen jedoch, daß mit dem Abzuge der Preußen auch dieser Plagegeist uns verlassen wird. Glokkengeläute und Musik sind bei den Leichenbegängnissen verboten, damit die Leute, die ohnehin genug niedergedrückt sind, nicht fortwährend erschreckt werden.«[138]

Mendels kontagionistischer Stoßseufzer: »Auch die Cholera haben uns die Preußen mitgebracht!«, ist schon deshalb von Interesse, da der Augustinerpater ein Bewunderer der antikontagionistischen Boden-Grundwasser-Theorie war und in seiner Freizeit neben Kreuzungsversuchen mit Bohnen, Erbsen etc. systematische Messungen des Wasserstands im Konventbrunnen vorzunehmen pflegte, wobei er ebenso still wie unauffällig feststellte, daß die Kurven der Typhus- bzw. Cholerasterblichkeit und der Grundwasserschwankungen nicht überall so übereinstimmten, wie es die Theorie vorgab.

Ein von den Professoren Griesinger, Pettenkofer und Wunderlich entworfenes »Regulativ zur Verhütung einer Weiterverbreitung der Cholera«, das von seiten des preußischen Kriegsministeriums noch im August (1866) veröffentlicht wurde, hatte keinen Einfluß auf die weitere Ausdehnung der Seuche. Man tappte noch völlig im dunkeln. Auf der Cholerakonferenz in Weimar am 28. August 1867, ein Jahr nach der verheerenden Epidemie, stand Pettenkofer einer breiten Front von Kontagionisten gegenüber. An der Konferenz nahmen unter dem Vorsitz von Griesinger (Berlin) 49 Gelehrte aus mehreren Ländern teil, von denen Simon aus London, v. Pohl und Illitsch aus St. Petersburg und Klob aus Wien nicht bereit waren, »den geschlungenen Gedankengängen einer Theorie zu folgen«, mit der man im Fall einer Katastrophe, wie im vergangenen Jahr, praktisch kaum etwas anfangen konnte. Man berief sich auf Griesinger (1817–1868), der in seinem »Handbuch der spezifischen Pathologie und Therapie« (1864) zwei Jahre vor der verheerenden Epidemie während des preußisch-österreichischen Krieges auf die Bedeutung des Verkehrs, der menschlichen Darmentleerungen und der Verseuchung des Trinkwassers in der Choleraepidemiologie hingewiesen hatte. Die Opponenten erklärten, daß die Zusammenhänge von Grundwasser, Boden und Cholera nicht überall so zu beobachten waren wie in München:[139] Sie machten keinen Hehl daraus, daß sie die Darmentleerungen der Kranken für die eigentlichen Träger des Infektionsstoffes hielten und nannten in der Diskussion Pilze und Mikrokokken als Erreger der Cholera. Es ist erstaunlich, daß sich Pettenkofer, der die Lehre vom Contagium vivum meist als »naturphilosophischen Schwulst« abtat, trotz der widersprüchlichen Aussagen seiner Gegner zu einem gefährlichen Kompromiß verleiten ließ, in dem er an Stelle des Ferments nun in seine Theorie Mikroben einbaute.

»Gestatten Sie mir«, erklärte er den Konferenzteilnehmern, »daß ich in einer Frage das Wort ergreife, in der ich nicht kompetent bin, nämlich in der Frage der Cholera-Pilze. Ich will nur aussprechen, daß ich von ganzem Herzen wünsche, daß diese Richtung, die jetzt durch Auffindung jener Organismen eingeschlagen wird, von Erfolg gekrönt sein möchte, denn es würde sich eine Tatsache wahrscheinlich sehr einfach erklären, die uns bisher als Rätsel vor Augen steht, nämlich die örtliche und zeitliche Disposition. In dem, was ich hier eben gehört habe, finde ich sehr viele Anhaltspunkte, die mich in meinem Glauben bestärken, daß derartige Organismen dabei jedenfalls eine Rolle spielen. Die Entwicklung ereignet sich also wesentlich in solchen Schichten, wo die Luft und das Wasser stagniert oder sich sehr langsam bewegt. Es gibt zu gewissen Zeiten einen Zustand im Boden, wo etwas wächst, was sonst hier nicht wächst und die Einwirkung des niedergehenden Wassers sich bemerkbar macht.«

Durch die Eingliederung des »Erregers« in seine Theorie hoffte Pettenkofer, den »Kontagionisten das Wasser abzugraben«. Dieser Schachzug war übereilt, zumal man den Erreger noch nicht kannte und daher auch nichts über seine biologischen Eigenheiten aussagen konnte. Da Pettenkofer nach wie vor ein Gegner von Quarantäne und Desinfektionsmaßnahmen war, versuchte er schon bald nach der Weimarer Konferenz mit erstaunlicher Phantasie und Überredungskunst die Bedeutung des dort in seine Boden-Grundwasser-Theorie eingebauten Cholerakontagiums weitgehend einzuschränken.

»Ältere und neuere Untersuchungen«, erklärte er in einer Vortragsreihe, »haben über die Grenze des Zweifels hinaus festgestellt, daß der Schwerpunkt der Epidemien nicht in der Verbreitung des Cholerakeimes, sondern in der Localität (d. h. im siechenhaft verunreinigten Boden) liege. Entgegen den jetzigen Ansichten kann nicht oft genug wiederholt werden, daß der Verkehr mit Cholerasorten höchstens die Gefahr eines Zunders oder einer Lunte in sich trägt, daß aber die Gewalt der Epidemie von lokal aufgehäuftem Brennstoff, sozusagen vom Pulver abhängt, womit die Mine geladen sein muß, wenn ein hinfallender Funke größere Wirkung üben soll. Daraus geht hervor, daß man klüger thut, diesen Minen nachzuspüren, als all den einzelnen Funken nachzulaufen und sie löschen zu wollen, eher einer die Mine entzündet und uns samt unserem Löschapparat in die Luft schleudert. Jedermann aber weiß, daß eine brennende Lunte auf einem Laufe ohne Pulver unschädlich ist. Der Cholerakeim ist glücklicherweise in seiner Wirkung an eine Anzahl örtlicher und zeitlicher Momente gebunden, und wo und wann er diese nicht findet, vermag er trotz vielfacher Einschleppung keinen solchen Schaden anzurichten, daß es der Mühe werth wäre, allgemeine Maßregeln anzuwenden.«[140]

Mit anderen Worten: die Sanierung exponierter Örtlichkeiten (zu denen nicht nur Städte und Dörfer, sondern auch Schiffe gehören) sei wichtiger als nutzlose, den Handel und Verkehr störende Quarantänemaßnahmen. Da Pettenkofer bei seinen örtlichen Besichtigungen immer wieder die Erfahrung machte, daß die soziale Not bei der Ausbreitung von Seuchen eine große Rolle spielte, stellte er daraufhin fest: »Zu jeder Epidemie liefert die ärmere Klasse ein großes Kontingent, ja manchmal und an manchen Orten in einem solchen Grad, daß namentlich die Cholera geradezu eine Krankheit des Proletariats genannt wurde.«[141]

Er forderte deshalb mit aller Entschiedenheit eine Sanierung der Großstädte, die infolge der fortschreitenden Industrialisierung und des Zustroms immer größerer Arbeitermassen in die Elendsviertel zu Brutstätten von Seuchen wurden. In seinen städtehygienischen Bestrebungen, durch den Bau von Kanälen eine Vermeidung der Umweltverschmutzung zu erzielen, wurde Pettenkofer besonders von seinem einstigen Gegner Rudolf Virchow energisch unterstützt.[142]

In seinem Werben für Kanalisation liegt auch das Hauptverdienst. Durch sie sollte München, in ganz Deutschland und darüber hinaus als Typhusnest bekannt, eine gesunde Stadt und hierin den anderen Städten ein Vorbild werden.[143] Als Pettenkofer 1854 während der großen Industrieausstellung in München mit seinen Cholerastudien begann, waren viele Münchner Hausbesitzer noch stolz darauf gewesen, daß ihre Sicker- bzw. Schwindgruben nur alle 20 Jahre einer Räumung bedurften.[144]

Als 1872 aus dem schwer betroffenen Rußland die Cholera das damals zur k.u.k.-Monarchie gehörende Galizien erreichte, wo es innerhalb der ersten sieben Wochen etwa 50 000 Erkrankungen und 19 000 Sterbefälle gab, entschloß man sich in Österreich, Pettenkofer nach Wien zu berufen, und stellte ihm dort ein Institut für seine Forschungsarbeiten in Aussicht. Selbst Kaiser Franz Joseph war »an dieser Berufung aufs Lebhafteste interessiert«. Um Pettenkofer nicht zu verlieren, entschloß man sich auch in München, ihm seinen Wunsch nach einem eigenen Institut endlich zu bewilligen.[145] Der Münchner Volkswitz bezeichnete es bald als »Hypothesenpalast«, was, wie Pettenkofer schmunzelnd bemerkte, »noch immer besser klingt als Hypothekenpalast«. Vermutlich spielte er damit auf einen anderen Bau an, der fast zur gleichen Zeit aus Staatsgeldern errichtet wurde und das Volk beschäftigte: das Festspielhaus in Bayreuth.[146]

Wegen der Schwemmkanalisation setzte sich Pettenkofer immer energischer für eine wirksame, zentrale Wasserleitung ein.[147] Mit seiner permanenten Ablehnung der Cholera- und Typhusgenese durch Trinkwasser hatte Pettenkofer allerdings bei seinen Bemühungen um eine zentrale Wasserleitung auf die stärkste Waffe verzichtet, mit deren Hilfe den Hygienikern später die Errichtung von Wasserwerken viel leichter gelang.[148] Mit seinem Argument, das Wasser gehöre zu den natürlichsten und unschuldigsten Genußmitteln, hätte er in der Bierstadt München die dafür nötigen Gelder nur schwer erhalten. Gerade an der Isar dürfte das Epitheton »unschuldig« in bezug auf Trinkwasser nicht besonders überzeugend gewirkt haben, zumal seit jeher bekannt war, daß fast jeder Neuankömmling nach Wassergenuß zunächst heftige Diarrhoen überstehen mußte. Durch die Kanalisation wurden Boden und Grundwasser von München saniert.[149] Wenn sich auch Pettenkofers Meinung über den Zusammenhang von Boden und Typhus bzw. Cholera durch einen Reifungsprozeß des Erregers als Irrtum erwies, so hatte er doch mit seinen Maßnahmen einen verblüffenden Erfog erzielt.

Mikrobiologische Ära

Die fünfte Cholerapandemie von 1882 bis 1896.
Robert Koch entdeckt den Choleraerreger.

Schon 1868, acht Jahre vor Robert Kochs klassischer Arbeit »Die Ätiologie der Milzbrandkrankheit«, hatte Otto Obermeier eine Spirochäte als Erreger des Rückfallfiebers entdeckt. Der geniale junge Arzt starb in Berlin an Cholera.[150] Drei Jahre nach Kochs Milzbrandpublikation (1879) entdeckte Neißer die Gonokokken als Erreger der Gonorrhoe, und im Jahr darauf fand Charles Laveran den Erreger der Malaria, der kein Spaltpilz, sondern ein tierisches Protozoon ist; zugleich gelang Eberth der mikroskopische Nachweis des Typhuserregers. Ein Jahr später, 1881, erreichte der Robert-Koch-Schüler Gaffky erstmalig die Reinzüchtung des Typhuserregers. Koch, der 1880 als Regierungsrat in das Kaiserliche Gesundheitsamt berufen wurde, widmete sich dort dem Studium der Tuberkulose. 1882 hatte er den Erreger entdeckt. Damit wurde die Richtigkeit der Boden-Grundwasser-Theorie immer unwahrscheinlicher.

Als Pettenkofer in diesem Jahr der Adelstitel verliehen wurde, erklang wieder einmal die Hiobsbotschaft vom Ausbruch der Cholera. Aus Indien kommend, war sie bereits nach Ägypten gedrungen und bedrohte von dort aus auch Europa. Dieses Mal war man entschlossen, den Kampf gegen die Seuche bereits frühzeitig aufzunehmen: Pasteur, der sich seit zwei Jahren in das Studium der Tollwut vertieft hatte, schickte mit der französischen Cholerakommission seine beiden Lieblingsschüler Roux und Thuillier der Seuche entgegen, um deren Erreger schon in Ägypten »auszukundschaften«. Bald danach, am 16. August 1883, verließ die deutsche Kommission mit Robert Koch und seinem Mitarbeiter Gaffky Berlin und traf am 24. August in Alexandrien ein.

Die französische Kommission war bereits neun Tage vorher (am 15. August) eingetroffen und hatte im »Hospital Europien« mit ihren Untersuchungen begonnen. Da sie noch während der grassierenden Seuche angekommen waren, konnten sie 24 Choleraleichen sezieren und zahllose mikroskopische Untersuchungen von Cholerastühlen und Erbrochenem vornehmen. Allerdings stellten sie eine solche Fülle von unterschiedlichen Mikroorganismen fest, daß es ihnen unmöglich erschien, eine bestimmte Keimart als den Erreger zu identifizieren. Als sie in den Blutausstrichen Cholerakranker in der Regel »kleine Körperchen« fanden, bei denen es sich vermutlich um Blutplättchen handelte, hielten sie diese für Mikroorganismen und glaubten, den Erreger gefunden zu haben. Der Deutsch-Französische Krieg mit seinen Folgen hatte das Klima auch zwischen den Wissenschaftlern so vergiftet, daß es zwischen beiden Kommissionen zu keinem Kontakt, geschweige denn zu einem Gedankenaustausch kam.

Die Deutschen wurden im griechischen Hospital untergebracht und begannen bereits wenige Stunden nach ihrer Ankunft mit der Obduktion einer Choleraleiche und mit der mikroskopischen Prüfung der Exkremente von Cholerapatienten. Da aber die Epidemie schon im Abklingen war, konnten sie insgesamt nur zehn Leichen obduzieren, von denen die letzte nicht einmal ein Opfer der Cholera war. Am 17. September 1883 berichtete Robert Koch aus Alexandrien in einem Schreiben an Staatsminister von Böttiger:

> »Obwohl die Zahl der secirten Leichen nur gering ist, so hat es doch der Zufall so gefügt, daß dieselben ein für Orientirungszwecke höchst werthvolles Material bieten… Im Blut sowie in den Organen, welche bei anderen Infektionskrankheiten gewöhnlich der Sitz der Mikroparasiten sind…, konnten keine organisirten Infektionsstoffe gefunden werden… Im Inhalte des Darmes kamen ebenso wie in den Dejektionen der Cholerakranken außerordentlich viele und den verschiedensten Arten angehörige Mikroorganismen vor. Keine derselben traten in überwiegender Menge hervor. Auch boten sich keine sonstigen Anzeichen, welche auf eine Beziehung zum Krankheitsprozeß hätte schließen lassen. Dagegen ergab der Darm selbst ein sehr wichtiges Resultat. Es fanden sich nämlich, mit Ausnahme eines Falles, welcher mehrere Wochen nach dem Überstehen der Cholera an einer Nachkrankheit tödlich geendet hatte, in allen übrigen eine bestimmte Art von Bakterien in den Wandungen des Darmes. Diese Bakterien sind stäbchenförmig und gehören also zu den Bacillen, sie kommen in Größe und Form den bei der Rotzkrankheit gefundenen am nächsten…«[151]

Am selben Tag, als Robert Koch diesen Bericht verfaßte, erkrankte Thuillier an Brechdurchfall, zwei Tage später – am 19. September – starb er im Alter von erst 27 Jahren: ein Opfer der Choleraforschung.[152] In einem Brief vom 21. September, in dem Roux aus Alexandria Pasteur über den Tod und die Beisetzung Thuilliers berichtete, schrieb er:

»Eine besonders ergreifende Ehrung brachte ihm die deutsche Abordnung dar, in einer vornehmen und schlichten Art, die uns alle tief bewegt hat. Herr Koch und seine Mitarbeiter suchten uns sogleich auf, als sich die Nachricht von Thuilliers Tod in der Stadt verbreitete. Sie haben die schönsten Worte zum Gedächtnis unseres teuren Toten gefunden. Zur Aufbahrung brachten die Herren zwei Kränze mit und befestigten sie persönlich am Sarge. ›Sie sind einfach‹, sagte Herr Koch, ›aber sie sind aus Lorbeer. Es sind die Kränze, die dem Ruhme zuteil werden.‹«[153]

Da die Choleraepidemie in Ägypten praktisch erloschen war, bat Koch im damals üblichen Schnörkelstil der preußischen Bürokratie »S. Excellenz, den Herrn Staatsminister von Boettiger« um Erlaubnis, daß die Cholerakommission in Indien ihre Forschung fortsetzen dürfe:

»Die einzige Möglichkeit zur Fortsetzung der Untersuchung bietet sich zur Zeit in Indien … Ew. Excellenz hochgeneigten Ermessen stelle ich demgemäß ganz gehorsamst anheim, ob unter den obwaltenden Verhältnissen die Fortsetzung der Untersuchungen statthaben soll und stelle mich, wenn Ew. Excellenz für die Ausdehnung der Expedition hochgeneigtest entschließen, zur Führung derselben auch ferner ganz gehorsamst zur Verfügung. Auch die beiden ärztlichen Mitglieder der Kommission, Herr Dr. Gaffky und Herr Dr. Fischer sind bereit, sich an einer derartigen weiteren Expedition zu beteiligen …«[154]

Aus Suez meldete Koch in seinem Bericht vom 10. November 1883, daß bei einer weiteren Choleraleiche die gleichen Bakterienbefunde erhoben werden konnten. Die Kommission hatte nach ihrer Abreise aus Alexandrien Kairo und Damiette besucht und vor allem auch die große Quarantänestation für Mekkapilger in Eltor besichtigt. Am 13. November reiste die Kommission von Suez nach Indien ab. Ursprünglich wollte sie in Bombay weitere Untersuchungen durchführen. Weil aber dort ebenso wie in Ägypten die Epidemie abzuklingen schien, entschloß man sich, Kalkutta als neues Arbeitsfeld zu wählen. Das Gangesdelta galt seit jeher als der eigentliche Urherd der Seuche. Nach einer kurzen Unterbrechung der Reise auf der Insel Ceylon, wo man ein Leprosorium besichtigte, kam die deutsche Cholerakommission am 11. Dezember in Kalkutta an, wo sie im Medical College Hospital untergebracht wurde. Da im Medical College Hospital die Anzahl der Cholerakranken recht gering war, wurden Koch für seine Untersuchungen noch von drei weiteren Krankenhäusern Choleraleichen zur Verfügung gestellt. Bereits am 7. Januar 1884 berichtete Koch nach Berlin, daß es ihm gelungen sei, denselben Keim, in dem er bereits in Ägypten den Choleraerreger vermutete, aus dem Darminhalt einwandfreier Cholerafälle in Reinkultur zu züchten. Ein weiterer Bericht vom 2. Februar 1884 enthält die klassische Beschreibung der Eigenschaften des Choleraerregers. Dies ermöglichte nun eine genaue Unterscheidung von anderen Darmbakterienarten.

> »Die Bacillen sind nicht ganz gradlinig wie die übrigen Bacillen, sondern ein wenig gekrümmt, einem Komma ähnlich… Sie besitzen außerdem Eigenbewegung, welche sehr lebhaft und am besten in einem am Deckglase suspendirten Tropfen Nährlösung zu beobachten ist.
>
> Ganz besonders charakteristisch ist ihr Verhalten in Nährgelatine, in welcher sie farblose Kolonien bilden, welche anfangs geschlossen sind und so aussehen, als ob sie aus stark glänzenden Glasbrocken zusammengesetzt sind. Allmählich verflüssigen diese Kolonien die Gelatine und breiten sich dann bis zu einem mäßigen Umfange aus. In Gelatinekulturen sind sie daher durch dies eigenthümliche Aussehen mit großer Sicherheit mitten zwischen anderen Bakterienkolonien zu erkennen und können von diesen auch leicht isoliert werden…«[155]

Abschließend verwies Koch auf die strenge Korrelation zwischen Krankheit und Erreger, der sich im Darm von Choleraopfern regelmäßig fast in Reinkultur fand.

> »Die Cholerabakterien verhalten sich also genau wie alle anderen pathogenen Bakterien. Sie kommen ausschließlich in der ihnen zugehörigen Krankheit vor; ihr erstes Erscheinen fällt mit dem Beginn der Krankheit zusammen, sie nehmen an Zahl dem Ansteigen des Krankheitsprozesses entsprechend zu und verschwinden wieder mit dem Ablauf der Krankheit.«

Ein weiteres Postulat, der Tierversuch, der bereits in Ägypten mißlang, ist Koch auch in Indien nicht gelungen. Doch in seinem letzten Bericht aus Kalkutta vom 4. März 1884 schildert Koch »ein durch Zufall herbeigeführtes Experiment am Menschen, welches den Mangel des Thierexperimentes in diesem Falle ersetzt und als weitere Bestätigung für die Richtigkeit der Annahme dienen kann, daß die spezifischen Cholerabacillen in der That die Krankheitsursache bilden…«. Ein solches »Quasiexperiment« war z. B. die Choleraerkrankung von Wäscherinnen, ein in Indien recht häufiges Phänomen, besonders in Epidemiezeiten. Denn in der verunreinigten Wäsche

Cholerakranker findet man immer die »Kommabazillen in ungeheuren Mengen, gewöhnlich in Reinkultur«. Gelangen nun Cholerakeime mit den infizierten Händen oder mit einem infizierten Tropfen aus dem Waschwasser in den Mund der Wäscherin, so liegen hier die Verhältnisse so wie bei einem Experiment, in welchem ein Mensch mit geringen Mengen einer Reinkultur von Kommabazillen gefüttert würde. So waren Wäscherinnen unwissentlich zu Versuchspersonen geworden. Ein weiteres Experiment dieser Art war eine lokale Trinkwasserepidemie, die in der Umgebung eines »Tanks« ausgebrochen war. Unter »Tank« versteht man im Gangesdelta einen kleinen Teich, der den Anwohnern Trink- und Gebrauchswasser liefert, obwohl in sein Wasser auch sämtliche Abgänge hineinfließen. Zugleich badet man und wäscht seine Wäsche darin. Ausgangspunkt der erwähnten Kleinraumepidemie, bei der es 17 Choleratote gab, war die in dem Tank gewaschene Wäsche eines Cholerakranken.[156] Die Kommission konnte in diesem Tank Cholerabakterien nachweisen und damit zum erstenmal nicht nur die Ursache einer Trinkwasserepidemie klären, sondern auch die Bindung der Choleraausbreitung an Gewässer.

In Anbetracht dieser Erkenntnis erschien die epidemiologische Bedeutung der Pilgerorte, wo Tausende und Abertausende von Gläubigen in einen Tempelteich steigen, in einem neuen Licht. Diese Ansammlungen von Menschenmassen unter hygienisch unzumutbaren Verhältnissen begünstigten – wie man nun wußte – die Ansteckung in jeder Weise. Kein Wunder, daß es hier oft mörderische Choleraausbrüche mit Bergen von Leichen gab. Nachdem Robert Koch die Ätiologie und Epidemiologie der Cholera weitgehend geklärt hatte, beendete die Kommission Ende März ihre Arbeit, zumal es in dieser Jahreszeit schon so heiß geworden war, daß die Gelatinekulturen sich bei Zimmertemperatur verflüssigten.[157] Am 4. April trat die Kommission ihre Heimreise an. Nach seiner Heimkehr berichtete Koch 1884 auf der ersten Cholerakonferenz im Kaiserlichen Gesundheitsamt zu Berlin über die Entdeckung der Choleravibrionen.

Pettenkofer zeigte weniger Interesse für die Gestalt des Bazillus oder sein Wachstum auf dem Nährboden als dafür, ob der neue Befund mit seiner Theorie übereinstimmte. Aber diese Frage interessierte Koch erst an zweiter Stelle. Hieraus ergaben sich persönliche Verstimmungen. Koch besuchte im Sommer 1884 Pettenkofer in München. Auf dessen Frage, ob der Cholerakeim mit der Boden-Grundwasser-Theorie in Einklang zu bringen wäre, antwortete Koch, er sei ohne alle Theorien an die pathologisch-bakteriologische Erforschung der Krankheit gegangen und habe seine Eigenschaften außerhalb des Körpers umfassend studiert und werde daran fortarbeiten. Er hoffe, sich auch bald eingehend mit Pettenkofers Standpunkt zu beschäftigen, wozu er leider bisher noch nicht genügend Zeit gefunden hätte. Pettenkofer war entsetzt, daß man so denken und arbeiten könne. Er hatte zahlreiche ausländische Kollegen bekehrt. Seine umfangreichen, in Buchform – mit vielen Tafeln und den Äußerungen englischer Forscher, mit denen er viel korrespondiert hatte – veröffentlichten Studien über die Epidemiologie der Cholera in Indien und die Lokalisationslehre waren also völlig unbeachtet geblieben.[158]

Im Mai 1885 trafen sich die namhaftesten deutschen Mediziner im damaligen Kaiserlichen Gesundheitsamt zur zweiten Cholerakonferenz. Bei dieser Tagung, an der auch Pettenkofer teilnahm, wollte man aufgrund der Beobachtungen und Erfahrungen, die Robert Koch in Ägypten und Indien über die epidemiologische Bedeutung des Pilger- und Schiffsverkehrs und der Umweltfaktoren Boden, Luft und Wasser gesammelt hatte, zu praktischen Ergebnissen für die Seuchenbekämpfung kommen. Was allerdings tatsächlich zur Debatte stand, war Pettenkofers Boden-Grundwasser-Theorie auf der einen und Robert Kochs Erregertheorie auf der anderen Seite. Die experimentelle Epidemiologie hatte erstmals im Rahmen der Milzbrandforschung einen großen Erfolg erzielt. Diesmal galt es jedoch, eine Theorie zu entkräften, die von ihrem Schöpfer seit zwei Jahrzehnten temperamentvoll verteidigt wurde, und es hatte nicht den Anschein, als wolle Pettenkofer seine Ansichten revidieren. In der Diskussion, die sich über fünf Tage erstreckte (vom 4. bis 8. Mai), kam es zu der großen Auseinandersetzung.[159] Pettenkofer lehnte die von Koch gefundenen Kommabazillen als ursächliche Erreger ab, ebenso eine Resorption der von diesen Keimen gebildeten Giftstoffe aus dem Verdauungstrakt. Sein Angriff richtete sich daher zunächst gegen diese Theorie. Da sein Assistent Emmerich bei einem Choleraausbruch in Neapel (1882) aus den Organen von neun Choleraleichen Kurzstäbchen züchten konnte und Robert Koch in seinem Bericht aus Ägypten die Kommabazillen angeblich »noch nicht erwähnt« hätte, versuchte er die Sache so darzustellen, als käme Kochs Vibrionen neben Emmerichs Befund nur eine sekundäre Bedeutung zu. Es handelte sich bei Emmerichs Befunden jedoch höchstwahrscheinlich um Sporenbildner, sog. Kadaverbazillen.[160] Man glaubte aber, mit Hilfe eines Keimes, der Dauerformen bildet, bestimmte Eigenarten im Seuchengeschehen der Cholera erklären zu können. Hatte doch bereits Robert Koch in seiner Erstlingsarbeit darauf hingewiesen, daß die Epidemiologie der Cholera mit der des Milzbrandes eine auffallende »Ähnlichkeit durch die Abhängigkeit vom Grundwasser und durch die Vorliebe für Niederungen aufweise«, und daraus deduziert, daß sich auch der Choleraerreger durch die Bildung von Dauerformen, d. h. Sporen, auszeichnen könnte. Es wirkt geradezu grotesk, daß Pettenkofer diese Hypothese des jungen Koch mit den von Emmerich isolierten Kurzstäbchen in Verbindung zu bringen suchte, um damit die ätiologische Bedeutung der entdeckten Kommabazillen zu erschüttern.[161] Nur aus dem verzweifelten Bemühen zu retten, was noch zu retten war, erklärt sich die »penetrante Hartnäckigkeit«, mit der Pettenkofer »auf einem Komma herumritt« (Gaffky).

Ein weiterer Punkt in der Auseinandersetzung mußte mit politischen Beobachtungen entkräftet werden: Pettenkofer berief sich bei seiner Ablehnung von Kochs Theorie auch auf seinen Schüler Cunningham, den Leiter des englischen Sanitätswesens in Indien, auf dessen Berichte er sich in seiner Argumentation stützte. Aufgrund seiner Erfahrung vor Ort konnte Koch die epidemiologischen Manipulationen der Kolonialbehörde jedoch aufzeigen: Er wußte zu berichten, daß die Abneigung der englischen Verwaltung in Indien gegen jede verkehrsstörende Maßnahme dazu geführt hatte, Ärzte bei der Abfassung ihrer Berichte mit Karrierenachteilen unter Druck zu setzen, wenn sie sich auf die »kontagionistische Seite« schlugen. Anhand vieler Fallbeispiele konnte Koch zudem seinem Auditorium den Pilgerverkehr in Indien als mitverantwortlich für die Verbreitung der Cholera nachweisen. Überzeugend waren auch seine Darlegungen, daß die Vorgaben der Pettenkoferschen Grundwassertheorie sich in der Praxis nicht bestätigten. Sogar Virchow, der noch am 24. März 1882 Robert Kochs Mitteilung in der Berliner Physiologischen Gesellschaft, er habe den Erreger der Tuberkulose gefunden, mit skeptischer Distanz zur Kenntnis nahm, war nun von der Richtigkeit der Kochschen Forschungsergebnisse überzeugt und bekannte sich eindeutig zu dessen kontagionistischen Ansichten.[162]

Nach der Cholerakonferenz gab sich Pettenkofer jedoch nicht zufrieden:

»Viele denken«, schrieb er verbittert, »die Cholerafrage sei jetzt gelöst und alles, was früher in epidemiologischer Richtung gearbeitet worden ist, sei nutzlos und könne in den Papierkorb geworfen werden. Der Reisebericht der deutschen Cholera-Commission ist jetzt nicht nur in bakteriologischer, sondern auch in epidemiologischer Beziehung der allein gültige Koran, und die Berichte der einstigen Choleracommission für das deutsche Reich können mit demselben Rechte verbrannt werden wie anno 641 die ganze Alexandriner Bibliothek, bei welcher Gelegenheit der Kalif Omar gesagt haben soll, man könne sie ruhig brennen lassen, denn was wahr und notwendig ist, steht im Koran; alles andere ist überflüssig, falsch und schädlich. Ich für meine Person bin allerdings noch immer der ketzerischen Ansicht, daß die Entdeckung des Cholerabazillus für die Verhinderung der Choleraepidemien praktisch vorerst nicht mehr zu bedeuten habe als die Entdeckung des Tuberkelbazillus für die herrschende Schwindsucht, welche seitdem auch noch nicht im geringsten abgenommen hat. Ich weiß auch, daß in dem Augenblick, als ich dieses ausspreche, mein Bild von allen Koranglăubigen tiefer gehängt wird…, aber ich sterbe unbußfertig.«[163]

Inzwischen veränderte sich die Szene: An fast allen deutschen Universitäten wurden Lehrstühle für öffentliche Gesundheit errichtet und zu einem großen Teil mit Schülern und Anhängern Robert Kochs besetzt.

Aber auch Pettenkofers Schüler begannen zu zweifeln. Da brach plötzlich 1892 in Hamburg eine schwere Choleraepidemie aus. Innerhalb von wenigen Wochen erkrankten 17 000 Menschen, von denen 8600 starben. Robert Koch, der nach Hamburg geschickt wurde, konnte die in Ägypten und Indien gewonnenen Erfahrungen unter Beweis stellen. Das Trinkwasser erwies sich unwiderlegbar als verseucht. Diese Epidemie, die die forcierte Sanierung der deutschen Städte bewirkte, ist auch wegen ihrer Vorgeschichte sehr aufschlußreich. Sie spiegelt in geradezu klassischer Weise die Ignoranz zuständiger Behörden in epidemiologisch brisanten Situationen. Zugleich bestätigt sie die zeitlose Aktualität einer Warnung, die der französische Minister Turgot 1776 in einer Denkschrift an Ludwig XIV. gerichtet hatte: »Versäumnisse nachträglich gutzumachen, kostet oft das Vielfache des ursprünglichen Preises, ganz abgesehen der sonstigen Opfer.«

Chronologie und Konsequenzen der Hamburger Cholera von 1892

Der große Brand von 1842, der nicht nur die Hamburger Innenstadt, sondern auch die Wasserkünste vernichtet hatte, wurde von den Stadträten als eine Folge der mangelhaften Wasserversorgung erkannt. Sie beauftragten daher den englischen Zivilingenieur William Lindley, der soeben den Bau der Hamburg-Bergedorfer Eisenbahn beendet hatte, mit der Errichtung einer zentralen Wasserversorgung. 1844 legte Lindley dem Senat seinen Plan vor. Danach sollte nebst einem Sielsystem das Wasserwerk südöstlich der Stadt in Rothenburgsort unmittelbar an der Elbe angelegt und das Wasser von dort durch eine Eisenrohrleitung in die Stadt geleitet werden. Zugleich machte Lindley darauf aufmerksam, daß die Sedimentierungsanlage für das Trinkwasser nur so lange ausreichen dürfte, wie der Umfang des augenblicklichen Versorgungsgebiets nicht durch den Anschluß neuer Siedlungsgebiete gesprengt würde. Bei einem Wachstum der Stadt sollte auch die Sedimentierungsanlage vergrößert oder durch eine Sandfiltration ersetzt werden. Heines Hoffnung, »der große Brand würde die Perücken im alten Rathaus nicht nur beleuchten, sondern auch erleuchten«,[164] erfüllte sich jedoch nicht. Trotz weiteren Wachstums der Stadt wollte man von einer kostspieligen Änderung des Wasserwerks nichts hören. Lindley hatte es mit seinen kostenträchtigen Projekten von Anfang an nicht leicht gehabt.[165] Die bitteren Worte, die sein »deutscher Lieblingspoet« Heine den Hanseaten ins Stammbuch geschrieben hatte, wie jene von »Schellfischseelenduft«, »satter Tugend« und »zahlungsfähiger Moral«, waren ihm wie aus der Seele gesprochen.[166] Und bald geschah, was er von Anfang an befürchtet hatte: Die Sedimentierungsanlage reichte nicht mehr aus. Im Trinkwasser erschienen Würmer und junge Aale, und an den Rohrwandungen der Leitung siedelten sich Muschelkolonien an. Kleine geräucherte Aale wurden damals von fliegenden Händlern zum Gaudium ihrer Mitbürger unter Anspielung auf die ärgerlichen Mißstände in der Wasserversorgung mit dem lautstarken Ruf: »Aale! Aale! Frisch aus Lindleys Wasserleitung!« angepriesen. Immer häufiger erschienen in den Tageszeitungen Beschwerdebriefe, und es wurde sogar ein Spottgedicht veröffentlicht, das den schwarzen Humor Wilhelm Buschs und die Skurrilität der Morgensternschen »Galgenlieder« vorwegnahm:

»Vom Tier in Hamburgs Wasserrohr
Da kommen 16 Arten vor:
Ein Neunaug', Stichling und ein Aal,
Drei Würmer leben in dem Strahl.
Drei Muscheln und drei träge Schnecken
Sich mit der muntern Assel necken.
Ein Schwamm, ein Moostier, ein Polyp
Die dringen lustig durch das Sieb.
An toten Tieren kommen raus
Der Hund, die Katze und die Maus.
Noch nicht gefunden sind, Malheur,
Der Architekt und Ingenieur!«[167]

Lindley kehrte in seiner Verärgerung der Hansestadt für immer den Rücken. Seit 1873 hatten Medizinalinspektor Kraus und Oberingenieur Franz Andreas Meyer in verschiedenen Denkschriften wiederholt auf die Notwendigkeit einer Sandfiltration hingewiesen. Mit dem Wachstum Hamburgs, besonders nach dem von Bismarck erzwungenen Beitritt zum Deutschen Zollverband (1881) und dem damit verbundenen Ausbau des Freihafens,[168] kam es des öfteren zu schweren Typhusepidemien, die vor allem von dem namhaften Internisten Heinrich Curschmann, dem Direktor des Alten Allgemeinen Krankenhauses mit dem unfiltrierten Trinkwasser in Beziehung gebracht wurden.[169] Doch unter dem Eindruck der Pettenkoferschen Boden-Grundwasser-Theorie wollte man diesem Verdacht nicht die gebührende Beachtung schenken. Das war auch einer der Gründe, weshalb Curschmann kurz nach Vollendung des nach seinen Plänen im Pavillonsystem gebauten Eppendorfer Krankenhauses einen Ruf nach Leipzig annahm.[170] Kurz vorher – im Juni 1888 – scheiterte der von der Bürgerschaft bereits gebilligte Ausbau der Sandfiltration an einem geradezu lächerlich erscheinenden Wassertarif von 50 000 Mark, auf dem der Senat bestand.[171] Auch Kraus und Franz Andreas Meyer, die Initiatoren des Antrags, waren zutiefst deprimiert.

Damals wurde eine sonst auf Altona gemünzte Anekdote in etwas abgewandelter Form mit der Hamburger Wasserkunst in Beziehung gebracht: Am Gelände der für die Hamburger Wasserwerke projektierten Filtrationsanlage saß mutterseelenallein ein Mann, das Antlitz in beide Hände vergraben, und weinte bitterlich. Da trat ein Fremder hinzu, berührte seine Schulter und fragte, ob er ihm nicht helfen könne. »Mir kann niemand helfen!« erwiderte der Mann verbittert. »Auch ich nicht?« lächelte ihn der Fremde an. »Ich bin nämlich der liebe Gott!« »So«, seufzte der Mann hoffnungslos. »Dann weißt Du wohl auch, wer ich bin? Seit 20 Jahren versuche ich auf den Senat einzuwirken, das nötige Geld für die Sandfiltration zu bewilligen!« Da setzte sich der liebe Gott neben den Mann, bedeckte sein Antlitz mit beiden Händen und weinte bitterlich mit.«[172]

Als man 1890 den Bau doch noch halbherzig und mit unzulänglichen Mitteln in Angriff nahm, hatte man kostbare Zeit vertan. Dies sollte sich bald bitter rächen, denn die Cholera war wieder im Anmarsch. Bereits im April 1892 mußte man in Kabul 6000 Choleratote beerdigen. Doch solange sich das Seuchengeschehen im Fernen Osten abspielte, reagierten die Verantwortlichen Hamburgs in ihrer biedermeierlichen Geborgenheit nicht weiter beunruhigt auf solche Nachrichten. Auch das Auftauchen der Cholera in Baku zwei Monate später, das eine panische Flucht der Bevölkerung zur Folge hatte, und das Übergreifen der Seuche auf Tiflis, Astrachan, Saratow, Nischnij-Nowgorod, Moskau und St. Petersburg vermochte in Hamburg die Arbeiten an der Sandfiltration nicht zu beschleunigen, obwohl seit Jahren gerade aus Rußland fast ununterbrochen Tausende von armseligen Auswanderern, vor allem verfolgte Ostjuden, nach Hamburg strömten, um von dort die »Überfahrt in die Neue Welt zu wagen«.[173] Auch diesmal befanden sich im Hamburger Hafen über 5000 Auswanderer, die eben erst aus Rußland angekommen und in neu errichteten Baracken, vier Kilometer stromabwärts von der Entnahmestelle des Hamburger Trinkwassers entfernt, am Amerikakai untergebracht waren. Aus dem Lager gelangten nicht nur die Abwässer undesinfiziert in die Elbe, sondern man warf auch das von Ausscheidungen besudelte Stroh, auf dem Kranke gelegen hatten, einfach in den Fluß. Während der auflaufenden Flut mit dem Rückstau des Elbwassers stromaufwärts konnte dies alles bis zur Schöpfstelle für die Hamburger Trinkwasserleitung gelangen. Und so geschah die Katastrophe.

Um den explosionsartigen Charakter der Hamburger Choleraepidemie zu verdeutlichen, habe ich die steil ansteigende Seuchenkurve bis zu ihrem ebenso schnellen Absinken anhand von zeitgenössischen Publikationen, Zeitungsnotizen, Verlautbarungen, Briefen, Tagebuchaufzeichnungen, Protokollen der Hamburger Bürgerschaftssitzungen etc. chronologisch dargestellt. So lassen sich die atemberaubend überstürzenden Ereignisse einigermaßen nachvollziehen:

15. August: Ein Bauarbeiter, der bis zum Abend des 13. August (Sonnabend) auf dem Kleinen Grasbrook, einem am Südufer der Elbe gelegenen Teil des Hamburger Hafens, mit etwa 80 weiteren Arbeitern mit der Reinhaltung der Sielauslässe beschäftigt war, erkrankt tags darauf in seiner Altonaer Wohnung an profusen Brechdurchfällen und stirbt am Montag, den 15. August. Der schnelle Verlauf seiner Krankheit erinnert an Cholera, doch eine bakteriologische Untersuchung wird nicht vorgenommen.

16. August: Ein Maurergeselle, der ebenfalls auf dem Grasbrook an den Sielauslässen gearbeitet und reichlich Elbwasser getrunken hatte, wurde in der Nacht vom 16. zum 17. August im Eppendorfer Krankenhaus aufgenommen und verstarb noch im Lauf des nächsten Tages.[174] Es war der erste zur Beobachtung gelangte Cholerafall, der aber zunächst nicht als solcher diagnostiziert wurde. Am selben Tag verließ der Kohlendampfer »Betty Sauber« den Hamburger Hafen. Er hatte kein Hamburger Leitungswasser an Bord. Unterwegs erkrankte ein Heizer an Brechdurchfall und starb kurz nach Ankunft in einem schottischen Hafen in der Nacht vom 18. zum 19. August. Die Infektion muß demnach noch in Hamburg erfolgt sein, wahrscheinlich durch Trinken von Elbwasser.[175] Der Genuß von Elbwasser, gegen den damals bei Schiffern und Hafenarbeitern keine Abneigung bestand, war bei heißem Wetter (das mit dem 13. August eingesetzt hatte) allgemein üblich.

17. August: Es erkrankten vier weitere Personen aus dem Hafenbereich. Um Gerüchte zu entkräften, erschienen in den Tageblättern beschwichtigende Erläuterungen über den Unterschied zwischen der einheimischen »Cholera nostras«, auch »Cholerine« genannt, und der in Rußland grassierenden »Cholera asiatica«. Noch wurde »nicht für ernst genommen, was sich die Menschen in der Hafengegend zuraunten«. Nur »mit Rücksicht auf den möglichen Schaden, den ein solches Gerede anrichten könnte«, erschienen in der Presse beschwichtigende Dementis: »Die Gerüchte, daß in unserer Stadt mehrfach Choleraerkrankungen mit nachfolgendem Tod in letzter Zeit vorgekommen sein sollen, bestätigen sich unserer Information zufolge nicht. In jedem Jahr in der heißen Jahreszeit kommen hier ähnliche Cholerine-Fälle vor« (»Hamburger Fremdenblatt«, 17. 8. 1892). In derselben Nummer der Zeitung wird ausführlich eine von der Polizeibehörde herausgegebene illustrierte Broschüre über das »Kranken-Transportwesen in Hamburg« besprochen. So erfuhr der Leser, daß »von nun an im Falle des Erfordernisses zu jeder Zeit acht wohlausgerüstete Krankenwagen auf den Platz rücken kön-

nen«. Die Broschüre endet mit dem Satz: »Im übrigen ist zu wünschen, daß die vorhandenen Einrichtungen nun auch in Anspruch genommen werden.« Kaum jemand dürfte wohl damals geahnt haben, wie schnell und in welch grauenvollem Ausmaß sich dieser Wunsch erfüllen sollte.

18. August: In den Tageszeitungen erschienen die ersten Andeutungen über »choleraähnliche Erkrankungen in Hamburg«. Von den am 18. August erkrankten zwölf Personen hatten acht Beziehungen und vier keine Beziehungen zum Hafen. Drei von den letzteren erkrankten in der »Finkenbude«, einem berüchtigten Obdachlosenasyl. In der Nacht vom 17. zum 18. August verließ der Personendampfer »Moravia« mit »reinen Papieren« den Hamburger Hafen, nachdem er dort am 17. August am Amerikakai Trinkwasser gefaßt hatte. Während seiner Überfahrt nach New York suchte eine schwere Choleraepidemie das Schiff heim, in deren Verlauf man die Leichen von 22 Zwischendeckpassagieren auf hoher See versenken mußte.

19. August: Von den 31 Personen, die am 19. August erkrankten, hatten nur noch zehn Beziehungen zum Hafen. Die restlichen 21 hatten weder mit dem Hafen noch mit dort beschäftigten Personen etwas zu tun. Diese »epidemiologische Verschiebung«, die, »gleichsam dem Glimmen einer Zündschnur vor der Explosion«, das allmähliche Vordringen der Cholera aus der Hafengegend in das Stadtinnere kennzeichnet, spricht dafür, daß die »wahrscheinlich am 17. August begonnene Verseuchung der Wasserleitung vom Hafen her am 19. bereits ein bedenkliches Ausmaß erreicht hat«. Am 17. August erhielt neben der »Moravia« auch der Überseedampfer »Rugia« von dem Wasserboot der Hamburg-Amerika-Linie sein Trinkwasser, das man kurz zuvor dem Hamburger Leitungsnetz entnommen hatte. Auch an Bord der »Rugia«, die am 21. August mittags den Hamburger Hafen mit »reinen Papieren« verließ, kamen während der Überfahrt nach New York Cholerafälle vor, die auf das Hamburger Trinkwasser zurückzuführen waren.

20. August: Die Presse berichtete von einem Seuchenausbruch im Hafen, obgleich sich der Brand bereits über das ganze Stadtgebiet auszubreiten begann. Vorsichthalber sprach man nur von einer choleraähnlichen Krankheit. »Das Wort Cholera getraute man sich noch nicht auszusprechen, als hätte man Angst, es könnte wahr werden.« Gleichzeitig hörte man von »choleraähnlichen Erkrankungen« in Wilhelmsburg, Reiherstieg, Altenwerden, Billhörner Deich und Barmbek. Viele dieser Fälle hatten einen schnellen tödlichen Verlauf, wurden aber von den Ärzten nur als »Cholerine« bezeichnet. Im Städtischen Krankenhaus von Altona starben zwei Patienten (ein schwedischer Schiffszimmermann und ein obdachloser Zigarrenarbeiter), die dort in der Nacht vom 18. zum 19. August unter Choleraverdacht aufgenommen worden waren. Stabsarzt Weisser, ein Schüler Robert Kochs, der bereits am 19. August (auf Veranlassung des dortigen Physikus Wallichs) von ihren

Ausscheidungen Gelatinekulturen angesetzt hatte, äußerte als erster Choleraverdacht.

Mangelnde Erfahrung bei der bakteriologischen Prüfung des »ersten Falles« und Angst vor den folgenschweren Konsequenzen im Fall einer Fehlbeurteilung wirkten sich in Eppendorf »lähmend« auf die Diagnose aus.[176] Von den Gelatinekulturen des am 17. August verstorbenen Maurergesellen behauptete Rumpf, der Direktor des Krankenhauses, sie hätten am 19. und 20. August »ein völlig negatives Resultat« ergeben und somit die Diagnose »Cholera nostras« gerechtfertigt:[177] Im Bericht seines Assistenten Rumpel, der an der Untersuchung direkt beteiligt war, heißt es dagegen:

> »Sowohl nach der Schwere des ungewöhnlichen klinischen Bildes, welches uns veranlaßt hatte, den Patienten sofort in einer Isolierbaracke unterzubringen und strenge Vorsichtsmaßregeln zu treffen, um die sehr gefürchtete Ansteckung zu vermeiden, als auch nach dem Befunde der am 18. August ausgeführten Section, glaubten wir die Diagnose auf Cholera asiatica stellen zu müssen, wenn auch Dr. Deycke keine Reinkultur von Kommabazillen nachweisen konnte. Selbstverständlich wurden auch Gelantine-Platten angelegt, auf denen unter zahlreichen anderen Kolonien einige in hohem Grade suspect erschienen. Wir wagten aber nicht ein bestimmtes Urtheil abzugeben und reservirten sämmtliche Platten bis zu der am 21. Aug. erwarteten Rückkehr des Prosektors E. Fraenkel.[178] Die Schuld – in bacteriologischer Hinsicht in Zweifel gewesen zu sein, – gestehen wir offen ein. Trotz dieser Zweifel haben wir uns bei dem ausgesprochenen klinischen Bilde nicht beruhigt und haben bereits in jenen Tagen mehreren Ärzten gegenüber die Befürchtung ausgesprochen, vor einer Choleraepidemie zu stehen und die Herren gefragt, ob sie im Nothfall uns ihre Kräfte zur Verfügung stellen wollten.«[179]

Bis zu diesem Tag betrug die Zahl der Erkrankungen 115, die der Todesfälle 36.

21. August: Stabsarzt Weisser in Altona erschienen die auf Gelatineplatten gewachsenen Kolonien und die davon angefertigten mikroskopischen Präparate so typisch, daß er den Physikus Dr. Wallichs »trotz der heiligen Sonntagsruhe« veranlaßte, eine »telegraphische Meldung über das Auftreten von Cholera an die höchsten Provinzbehörden zu erstatten«. Fast zur gleichen Zeit erklärte in Eppendorf der aus dem Urlaub zurückgekehrte Prosektor Eugen Fraenkel bei der Besichtigung der aufbewahrten Gelatineplatte »drei Colonien für höchst verdächtig und ließ eine Stichcultur anlegen«. Die Situation spitzte sich weiter zu, da man im Alten Allgemeinen Krankenhaus (St. Georg) in der Nacht vom 20. zum 21. August fünf Personen unter Choleraverdacht aufgenommen hatte, denen im Lauf des Tages zehn weitere folgten.

22. August: Die Ereignisse überstürzten sich. In Anbetracht der Konsequenz seiner Befunde fuhr Weisser aus dem damals noch preußischen Altona nach Berlin, um seine Kulturen und Präparate Robert Koch persönlich vorzulegen. Seine Diagnose »Cholera asiatica« wurde dort bestätigt. Ohne von dieser Aktion etwas zu ahnen, kam Fraenkel bei der Sektion eines am Vorabend in Eppendorf Aufgenommenen und noch in der Nacht Verstorbenen, aus dessen Darminhalt er im Ausstrichpräparat eine Reinkultur von Kommabazillen nachweisen konnte, zu dem gleichen Resultat. Auf die Frage, ob er die Folgen dieser schwerwiegenden Diagnose auf sich nehmen wolle, erklärte sich Fraenkel um so mehr bereit, als inzwischen auch die vom Fall des erkrankten Maurergesellen vom 16. August angelegte Stichkultur seinen Verdacht bestätigte. Noch am frühen Morgen dieses »schwarzen Montags« fuhr der Direktor des Eppendorfer Krankenhauses, Rumpf, der sich trotz des klinischen Verdachts bis zuletzt an die bagatellisierende Diagnose »Cholera nostras« klammerte, in das Alte Allgemeine Krankenhaus, wo am Vortag eine Massenaufnahme verdächtiger Patienten stattgefunden und inzwischen in mehreren Fällen der Befund von Kommabazillen erhoben worden war. Als er sich nach seiner Rückkehr in Eppendorf mit dem gleichen Ergebnis konfrontiert sah, mußte er in der Mittagsstunde des 22. August dem Medicinalbureau die telegraphische Mitteilung machen, daß in den Krankenhäusern Fälle von echter Cholera aufgenommen worden seien. Damit hatte er den »Schwarzen Peter« an Medizinalinspektor Kraus weitergegeben, dem nun die undankbare Aufgabe zufiel, die Hiobsbotschaft dem Präses des Medicinal-Kollegiums – Polizeisenator Dr. Hachmann – zu überbringen. Nachdem die Hamburger Ärzte, selbst in den Krankenhäusern, seit Tagen nur über »Cholerine« oder »Cholera nostras« gesprochen und infolgedessen auch nichts anderes an das Medicinalbureau gemeldet hatten, war nun das Befürchtete, das keiner auszusprechen wagte, Gewißheit geworden. In einer Zeitungsnotiz des »Hamburger Fremdenblatts« vom selben Tag hieß es beschwichtigend:

> »In den letzten Tagen sind wiederholt Todesfälle vorgekommen. Dieselben wurden wenigstens noch am Sonnabend, amtlicherseits auf Cholerine oder, wie man auch sagt, Cholera nostras, zurückgeführt. Der rapide Verlauf der Krankheit trug freilich einen verdächtigen Charakter. Andererseits aber erschien wieder der Umstand beruhigend, daß die bisher gemeldeten 26 Erkrankungsfälle (in Wirklichkeit waren es bereits 450) nicht in einer und derselben Gegend, sondern an den verschiedensten Punkten der Stadt vorkamen, während eine wirkliche Epidemie gewöhnlich von einem Centrum ausgehend, sich von diesem aus verbreitet.«

Noch ahnte man nicht, daß die Erreger in die Wasserleitung eingedrungen waren und daß die über die ganze Stadt verstreuten Erkrankungen nur Vorzeichen einer schweren Trinkwasserepidemie darstellten. Um der so plötzlich hereingebrochenen Gefahr Einhalt zu gebieten, wurden die ersten Maßnahmen ergriffen. Da die Sanitätskrankenwagen, über die man noch fünf Tage zuvor so stolz berichtet hatte, nicht mehr ausreichten, kaufte man alte Kutschen und ließ aus ihnen Polster und Stoffbekleidung herausreißen, um die Infektionsgefahr bei wiederholter Benutzung zu vermindern.[180] Zugleich verpflichtete man sich, die Cholerafälle sofort dem Medicinalbureau auf roten Formularen (sogenannten Cholerazetteln) zu melden. Alle Erkrankten sollten umgehend in die Krankenhäuser (in der Lohmühlenstraße und in Eppendorf) überführt werden, wo man besondere Pavillons freigemacht hatte. Die Tagespresse begann – dem Wunsch der Bevölkerung entsprechend – täglich amtliche Mitteilungen über die Zahl der Erkrankungen und Todesfälle zu veröffentlichen:

Zahl der bisherigen Erkrankungen über 450,
Zahl der Todesfälle über 200.[181]

23. August: Am Morgen dieses Tages waren sämtliche Litfaßsäulen mit Plakaten beklebt, die neben einer im »Reichsanzeiger« veröffentlichten »Belehrung über das Wesen der Cholera« auch »Anregungen zu einer zweckmäßigen Diät« sowie »Anweisungen zur Ausführung der Desinfektion« enthielten. Die Absicht war gewiß wohlgemeint, doch in den hauptsächlich betroffenen Elendsvierteln, wo man oft des Lesens unkundig war, erwiesen sich die langatmigen Ausführungen mit zahllosen Paragraphen als völlig wirkungslos. Die Cholera breitete sich vom Hafen über die Steinstraße mit ihren vielen Höfen und Gängewohnungen nach St. Georg aus. Der Kranken- und Leichentransport erwies sich als unzureichend. Ebenso mangelte es an Raum für die Aufnahme von Patienten in den Krankenhäusern und Verstorbenen in den Leichenhallen. Dennoch scheute man sich vor dem großen Alarmsignal und war bemüht, den äußeren Ablauf des Alltags soweit wie möglich unverändert zu lassen. So wurden die Schulen nicht geschlossen, sondern nur der Unterricht »wegen der anhaltenden Hitze« um einige Stunden gekürzt. Alle Hotels waren belegt, und zu Ehren der Deutschen Apothekertagung sollte ein Feuerwerk an der Alster veranstaltet werden. Die Behörden konnten sich nicht zu einer Verschiebung des Massenfestes entschließen. Man sträubte sich mit Händen und Füßen, den epidemischen Charakter der Erkrankungen zuzugeben, denn ein solches Eingeständnis hätte die gesamte Schiffahrt lähmen und dem Handel unermeßlichen Schaden zufügen können. Und so kam es, daß der amerikanische Vizekonsul noch am 23. August sieben vom Senat ausgestellte »reine Gesundheitspässe« für Schiffe erhielt, die im Begriff waren, mit Auswanderern an Bord den Hamburger Hafen in Richtung New York zu verlassen.

24. August: Auf den Bahnhöfen sah es aus, »als hätten die Schulferien begonnen«. Tausende, meist wohlhabende Bürger, verließen fluchtartig die Stadt. Auf diese Weise wurde die Cholera in dreißig weitere Orte verschleppt.[182] Die Tag und Nacht in Richtung Eppendorf und St. Georg rollenden »Todeskutschen«, wie man die Krankenwagen inzwischen getauft hatte, hinterließen einen unheimlichen Eindruck. Jeder Kutscher wurde von zwei Krankenträgern begleitet, von denen einer neben ihm auf dem Bock, der andere hinten im Wagen saß und – um sich nicht zu infizieren – den Kopf vorsorglich zum Fenster hinaushielt.[183] Der Umstand daß die »Leichentransporteure« stets betrunken waren, milderte das Grauen der Gesamtsituation nicht. Die Zahl der abzuholenden Leichen wurde immer größer, so daß man sich genötigt sah, für dieses traurige Transportgeschäft Möbelwagen zu verwenden. Die Medizinalbehörde erließ einen öffentlichen Aufruf, um freiwillige ärztliche Hilfskräfte heranzuziehen. Robert Koch als Direktor des neugegründeten »Instituts für Infektionskrankheiten« in Berlin kam im Auftrag der Reichsregierung nach Hamburg. Sein Empfang war frostig, denn »selbst im Unglück ließ es der Hanseatenstolz nicht zu, von einem Fremden auch nur Ratschläge entgegenzunehmen« (Gaffky).[184] Sogar im Eppendorfer Krankenhaus, wo sich Koch die von Dr. Rumpel angelegten Gelatinekulturen zeigen ließ, war man »bis oben zugeknöpft«. Der Umstand, daß Dr. Weisser in Altona bereits am 21. August die bakteriologische Diagnose »Cholera asiatica« gestellt hatte, ließ einige Eppendorfer um ihren Prioritätsanspruch bangen und in ihrer Eitelkeit befürchten, man könnte ihren »wissenschaftlichen Verdienst an der Choleradiagnose in Hamburg« streitig machen, was nachher auch in gewissen Formulierungen einer Eppendorfer Publikation zum Ausdruck kam, über die sich Robert Koch ärgerte.[185] Bereits in der Konferenz mit Senator Hachmann ließ Robert Koch, der sowohl die Wohn- als auch die Trinkwasserverhältnisse in der Hansestadt aus seiner Assistentenzeit im Cholerajahr 1866 gut kannte, durchblicken, daß er das Trinkwasser als die eigentliche Infektionsquelle in Verdacht habe.[186] Das Ausbreitungsgebiet der Seuche fiel nämlich im wesentlichen mit dem der Hamburger Wasserleitung zusammen. Auf dem Altonaer Stadtgebiet, das so nahe an das Hamburger heranreichte,[187] daß einzelne Straßen auf der einen Seite zu Hamburg, auf der anderen zur Schwesterstadt Altona gehörten, kamen nur sehr wenige Cholerafälle vor. In einer solchen Grenzstraße (»Am Schulterblatt«) wurden nur die Häuser der Hamburger Seite befallen, während jene des Altonaer Bezirks, die nur durch den Straßendamm getrennt waren, verschont blieben. Dieses auffallende Vorkommnis konnte unter Berufung auf Pettenkofer nicht durch die Verschiedenheit des Bodens, der Luft oder der Grundwasserverhältnisse erklärt werden, sondern einzig und allein dadurch, daß

Altona eine gesonderte Wasserversorgung besaß.[188] Während Hamburg noch unfiltriertes Elbwasser bezog, besaß Altona bereits seit 1859 ein Filterwasserwerk, das vor allem deshalb errichtet worden war, weil das Hamburger Stammsiel mit allen Abwässern und Fäkalien oberhalb von Altona in die Elbe mündete. Auch wenn die Schöpfstelle der Hamburger Wasserleitung weit stromaufwärts lag, mußte infolge der Flutbewegung (besonders bei günstigem Wind) mit einem Rückstau des verunreinigten Hafenwassers bis zu jener Stelle gerechnet werden. An solch einen unheimlichen Kreislauf hatten in Hamburg bisher nur wenige gedacht.

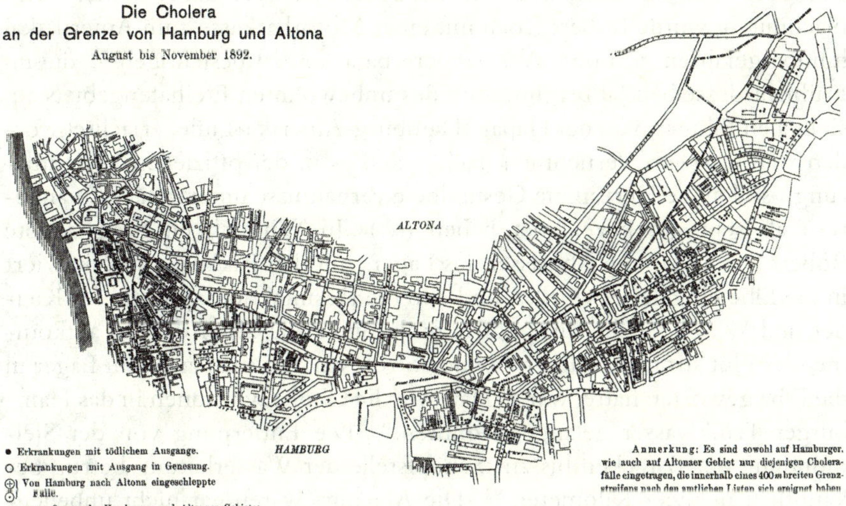

Unterschiedliche Häufigkeit der Cholera an der Grenze von Hamburg zu Altona infolge verschiedenartiger Wasserleitungssysteme.

Am selben Tag erschien in den Abendzeitungen die erste amtliche Mitteilung der Medizinalbehörde über die Erkrankungen und Todesfälle. Sie lautete:

Choleraverdächtige:	Erkrankungen:	Todesfälle:
18. August	13	2
19. August	16	6
20. August	24	14
21. August	31	15
22. August	86	20
23. August	49	18
	219	75

Die Zahlen waren viel zu niedrig. Allein am 24. August betrug die Zahl der Erkrankungen 367, die der Todesfälle 114.

25. August: Unter Androhung von Geld- bzw. Haftstrafen wurde die laufende Desinfektion der öffentlichen Bedürfnisanstalten und eine tägliche Reinigung der Rinnsteine auf Wohnhöfen und Gängen angeordnet und zugleich die Benutzung von öffentlichen Verkehrsmitteln (Droschken, Pferdebahnen) zur Beförderung choleraverdächtiger Personen verboten. Fahrzeuge der Feuerwehr und Feuerwachen konnten für solche Zwecke unentgeltlich in Anspruch genommen werden. Im Lauf des Vormittags verließ das Auswandererschiff »Normannia« mit einem »reinen Gesundheitspaß« Hamburg via New York, was noch ein böses Nachspiel haben sollte.[189] Am Nachmittag wurde Robert Koch mit einer Motorbarkasse zum Amerikakai hinübergefahren, um dort Auswandererbaracken zu besichtigen,[190] die im Frühjahr desselben Jahres (inmitten des unbewohnten Freihafengebiets am südlichen Elbufer) von der Hapag (Hamburg-Amerika-Linie) errichtet worden waren. »Dem Vernehmen nach«, hieß es in der offiziellen Verlautbarung, »sollen die Herren die Gesundheitsverhältnisse unter den Auswanderern als sehr gut bezeichnet haben (...)« In Wirklichkeit beanstandete Robert Koch, daß die Abwässer des Lagers mit den Fäkalien undesinfiziert in die Elbe eingeleitet wurden und daß die Desinfektionsapparate für Kleider und Wäsche nicht einwandfrei funktionierten. Als er das bei aufkommender Flut stromaufwärts treibende Stroh sah, das man aus dem Lager in die Elbe geworfen hatte, war es klar, wie die Choleravibrionen in das Hamburger Trinkwasser gelangen konnten.[191] Die Entfernung von der Sielmündung der Baracken bis zur Schöpfstelle der Wasserleitung betrug bekanntlich nur vier Kilometer.[192] »Die Abgänge waren gar nicht unbedeutend, denn es kamen täglich mehrere Hundert Auswanderer an, die sich etliche Tage in den Baracken aufhalten mußten, bis sie weiterbefördert werden konnten.«[193] Zur Zeit der Choleraausbrüche befanden sich in den Baracken durchschnittlich tausend Auswanderer, die die Unterbrechung ihrer Reise vielfach dazu benutzten, eine Reinigung ihres Vorrats an schmutziger Wäsche und Bekleidung vorzunehmen. Noch am selben Abend verließ Robert Koch die Hansestadt. Sein Besuch wurde in den meisten Lokalblättern unauffällig und in wenigen Zeilen, meist auf den letzten Seiten, erwähnt.

26. August: Nachdem Koch das Hamburger Trinkwasser als »verpestet« bezeichnet hatte, wurde die Bevölkerung durch Plakate vor dem Genuß ungekochten Leitungswassers gewarnt.[194] Nicht nur zum Trinken, auch zum Reinigen von Eß- und Trinkgeschirren sollte nur abgekochtes Wasser benutzt werden. Faßwagen fuhren durch die Stadt und verteilten das gekochte Wasser gratis (»Gekoktes Woter! Umsünst vun'n Senoter!«). Da bei der fast

tropischen Hitze in den vornehmen Vierteln das »fortwährende Laufen von Springbrunnen und Gartenbesprengungen zu einer allgemeinen Wasserknappheit, vor allem in den ›oberen Stockwerken‹ führte, ersuchte man alle einsichtsvollen Abnehmer, sich im Wasserverbrauch thunlichst zu beschränken.«[195] Erst jetzt, nachdem die Schulen fast leer waren, wurden sie bis auf weiteres geschlossen. Auch alle öffentlichen Veranstaltungen wurden verboten, die öffentlichen Pockenschutz-Impfungen abgesagt. Obst und Gemüse durften innerhalb des Stadtgebiets auf Karren und Wagen nicht feilgeboten werden. Die Dampfer »Cobra« und »Ariadne« stellten ihre täglichen Fahrten zu den Nordseebädern (Helgoland, Norderney, Amrum, Wyk auf Föhr und Sylt) ein. Zugleich bildete man 40 Kolonnen zur Desinfektion verseuchter Häuser und Wohnungen. Zu ihnen gehörten auch die Badewärter der geschlossenen öffentlichen Badeanstalten. »Zwei Wochen früher«, hieß es in der »Volksstimme«, »hätten diese Maßnahmen noch Wunder wirken können. Doch man hatte zu lange gezögert, man wollte das Ungeheuerliche nicht wahrhaben.«[196]

Zahl der Erkrankungen an diesem Tag 995,

Zahl der Todesfälle an diesem Tag 317.

27. August: Die Epidemie erreicht einen ersten Höhepunkt. Allein an diesem Tag wurden 1102 Bewohner von der Seuche ergriffen.[197] Tag und Nacht rollten die Krankenwagen über das Pflaster. In den großen Sälen der Hospitäler lagen die Kranken dichtgedrängt. Es fehlte an Särgen.[198] In den »eigenen Schreinereien« der beiden Allgemeinen Krankenhäuser wurden Tag und Nacht in größter Eile aus rohem Holz viereckige Kisten mit flachem Deckel, sogenannte »Nasenquetscher«, gezimmert, in denen die Opfer in der Regel unbekleidet ihre letzte Ruhestatt fanden. Gewöhnlich »verstaute« man 50 bis 70 dieser Kisten in Möbelwagen, die dann oft erst in den Abendstunden mit ihrer unheimlichen Fracht nach Ohlsdorf, dem neuen Zentralfriedhof der Hansestadt, rollten. Dort wurden bei Laternenschein in trostloser Akkordarbeit Massengräber ausgehoben. Da die Krankenhäuser nicht ausreichten, begann man mit dem Bau von Cholerabaracken, zunächst neben dem Allgemeinen Krankenhaus in der Lohmühlenstraße und dem Seemannskrankenhaus in St. Pauli. Der Verkehr von und nach Hamburg war fast stillgelegt. Handel und Wandel erlahmten. Die so gefürchtete Isolierung der großen Handelsstadt nahm ihren Anfang. Die Zahlen lauten:

Zahl der Erkrankungen an diesem Tag 1102,

Zahl der Todesfälle an diesem Tag 455.

28. August: Alle Choleraleichen sollten innerhalb von 24 Stunden beerdigt werden. Um die Opfer des Massensterbens aus den verschiedensten Vierteln nicht durch die ganze Stadt fahren zu müssen, wurden in allen

Stadtteilen provisorische Leichenhallen errichtet. Der Leichenwagen fuhr nun vor das betroffene Haus, die Leichenträger legten den Verstorbenen in ein karboldurchtränktes Leinentuch und schleppten ihn, nachdem sie ihm einen Zettel mit seinem Namen an die Brust geheftet hatten, in den Wagen. Erst wenn das Fahrzeug voll war, lieferte der Kutscher seine »Fracht« an der nächsten Leichenhalle ab. Der Ruf nach Ärzten und Wärtern wurde immer dringlicher. Ein freiwilliger Arzt, Sohn eines Marburger Beamten, schildert in einem Brief vom 28. August an seine Eltern den Ärztemangel und das Grauen in und vor den Krankenhäusern:

»Was man da sieht, spottet jeder Beschreibung. Die wildeste Phantasie kann es sich nicht ausdenken (...) Für je zehn Kranke müßte ein Arzt disponibel sein, dann könnte man wohl etwas machen (...) Zur Zeit liegen hier an 400! Kaum einer sieht seine Angehörigen wieder. Gestern mußte ich eine Section machen. Als ich in die sogenannte Anatomie kam, prallte ich trotz Abhärtung zurück. Da das Begräbnis der Verstorbenen nicht so schnell geht, lagen in allen Gängen aufgestapelt über 120 Leichen (...) In Möbelwagen werden sie fortgeschafft und in Massengräbern beerdigt. Unsere Tischlerei fertigt fortwährend schwarz angestrichene Kästen an. Es sind erschütternde Szenen, wenn die Angehörigen sich morgens am Tor erkundigen und man ihnen nicht einmal Nachricht geben kann. Denn sehr viele werden bewußtlos aufgenommen, sterben und bleiben namenlose Leichen.«[199]

Ein Flugblatt, das in 300 000 Exemplaren in allen Wohnungen und an alle Passanten verteilt wurde, enthielt neben den bereits wiederholt bekanntgegebenen Vorsichtsmaßregeln auch eine Gegenüberstellung von verbotenen und erlaubten Speisen und Getränken. Mit Recht wies Hueppe darauf hin, daß die Ratschläge bezüglich dieser »Volksdiät« vom grünen Tisch aus erteilt worden seien, ohne die realen Möglichkeiten zu berücksichtigen:

»Was nutzt es, einem Menschen Quellwasser oder Rotwein zu empfehlen, wenn er nur schlechten Branntwein zum schlechten Wasser hat? Was soll sich ein armer Teufel dabei denken, wenn er von Untersuchungen über die Beziehungen der Commabazillen zum Caviar oder zu Südfrüchten hört, während er sich kaum ein Stück Brot oder eine Kartoffel verschaffen kann? Was soll man sich eigentlich bei der Desinfektion von Leuten denken, die nicht einmal Wasser zum Waschen haben?«[200]

29. August: In einer Sondersitzung bewilligte der Senat auf Antrag der Bürgerschaft 500 000 Mark für die Linderung der ersten Not.[201] Im Anschluß daran berichtete Senator Dr. Hachmann über die bisher getroffenen Maßnahmen, den aufopferungsvollen Einsatz der Bürger und erwähnte – wie

beiläufig – den Brief, in dem ihm so spät (am 22. August) das Vorliegen einer Choleraepidemie von dem verantwortlichen Beamten, Medizinalinspektor Dr. Kraus, »ergebenst angezeigt« wurde. Unter dem schallenden Gelächter des Hauses las er den in devotem Beamtendeutsch abgefaßten Bericht vor, der so begann: »Ich beehre mich ergebenst anzuzeigen, daß ich glaube, hier ist eine Cholera-Epidemie ausgebrochen.«[202]

»Die Wirkung«, meinte Hueppe, »war ähnlich wie bei der Antonius-Rede, in der Brutus als ein ehrenwerter Mann bezeichnet wird. Das rhetorische Ablenkungsmanöver bewirkte auch hier den gewünschten Zweck, und der allgemeine Groll entlud sich auf dem Haupt des unschuldigen Opfers. Der Sündenbock, den man in die Wüste zu jagen beabsichtigte, war gefunden.«[203]

Die Angst vor der Ansteckung nutzten einige Kaufleute aus. Im »General-Anzeiger« vom 29. August boten einige »fertige Särge« an, die anderen priesen Saccharin oder »electric-magnetische Leibbinden« als unfehlbares »Präventivmittel«. Besonders aktiv waren die Bierbrauereien und Spirituosenhändler. Durch Inserate wie

»Bier gegen Cholera!« oder
»O Publico! O Publicum!
Trink Arrac, Cognac, Grog und Rum…
Desinficiere Haus und Wagen,
Vergesse aber nicht den Magen…«

wurde das Volk in dem gefährlichen Irrglauben bestärkt, daß »gegen eine Ansteckung nichts besser schütze als ein hoher Pegelstand von Alkohol im Magen«. Selbst die Polizei und die Zollbeamten im Freihafen drückten beide Augen zu und ließen den Alkoholschmuggel vorübergehend florieren. Man hatte wohl noch nie so viele Betrunkene in Hamburg gesehen.[204] Brach einer von ihnen auf offener Straße besinnungslos zusammen, so konnte es geschehen, daß er von einem vorbeifahrenden Krankenwagen als vermeintliches Choleraopfer »aufgelesen« und an die nächste Cholerabaracke «geliefert« wurde.[205] In dieser Lage entstand der heute noch bekannte Gassenhauer:

»Juppheidi, Juppheida,
Schnaps ist gut 'gen Cholera.«

Nach dieser Devise lebten viele, vor allem Totengräber, Leichenkutscher und Krankenpfleger. Die Cholera wütete in Hamburg besonders unter den Trinkern.[206]

Zahl der Erkrankten an diesem Tag 980,
Zahl der Todesfälle an diesem Tag 393.

30. August: Die Epidemie hat ihren Gipfel erreicht. Die Angst vor neuen Choleraepidemien läßt die »Forderung nach sanitären Präventivgesetzen« immer lauter werden.

»Bestünde in Deutschland ein Gesetz«, schrieb das »Hamburger Fremdenblatt«, »welches die obligatorische Leichenschau durch einen von den Behörden bestellten Arzt anordnet, so wäre der Ausbruch der Cholera in Hamburg im ersten Stadium festgestellt worden (...) Die Reichsgesetzgebung hat die Aufgabe, für die Zukunft ähnlichen Gefahren vorzubeugen. Dazu aber bedarf es nicht nur der Einführung der obligatorischen Leichenschau, sondern auch eines Seuchengesetzes.«[207]

Am selben Tag berichtete der wegen Schulden verabschiedete Offizier und nun in Hamburg als Bohemien lebende Detlev von Liliencron (1844 bis 1909) in seinem saloppen, gewollt unbekümmerten »Sekundenstil« an seinen Dichterfreund Richard Dehmel:

> »Du hast keinen Begriff, wie hier der schwarze Tod herrscht. Da gehe ich so durch die Straßen bei Tag oder Nacht: Geschrei (der Sterbenden oder Hinterbliebenen), die Sanitätsbeamten alle besoffen, roh; der Kadaver oder noch Lebende (meistens in drei Stunden futsch) wird aus den Häusern herausgerissen, Geheul, weißes Laken, einige Sanitätsbeamte sprengen mit großen Malerquasten, ob auf Tote oder Kranke, große Massen Chlorkalk. Alles stinkt hier von Chlorkalk. Der Pferdebahnbetrieb hat fast ganz aufgehört. Alle Theater, Musiken und so weiter geschlossen. Und so traf ich Henni: in einer Mietskaserne (mit dreihundert Kindern), die entsetzlich schmierig ist, saß sie häkelnd in ihrer scheußlichen Kabine, nachdem ich sie also verlassen hatte. – Sie warf sich mir zu Füßen: ich sollte sie retten – und ich blieb die vorige Nacht bei ihr. In dieser Nacht wurden sieben (schreibe sieben!) Menschen aus dieser Mietskaserne wegen Cholera entfernt – und wir hörten das Geschrei.[208] Liebster Richard, wir sind hier alle auf den (so grenzenlos ekelhaften) Tod vorbereitet. Es kann uns alle wie der Wolf um Mitternacht überfallen. Das Scheußliche dabei ist: daß man sofort in die Baracken muß (ohne Ansehen der Person, sehr richtig). Und da wird man dann erst recht infiziert.«

Daß Liliencron nicht übertrieben hat, ist aus einem Brief zu ersehen, den am gleichen Tag der junge freiwillige Arzt Gustav Hülsemann an seine Angehörigen in Soest geschrieben hat:

> »Es geht mir noch gut, habe stets einen Theermantel an, desinficiere mich gehörig und bin Herr über zwei Baracken. Großer Mangel an Ärzten und Wärtern. Einer meiner Wärter hat sich vorgestern hinter der Thür aufge-

hangen(...) Das Gestöhn der Kranken ist fürchterlich. Die Hälfte circa stirbt nach einigen Stunden(...) Auf der Anatomie liegen die Leichen sechsfach übereinander (...) Hier liegt alles nackt, da Hemden nach zwei Minuten naß und unsagbar unsauber sind(...) Jeden Tag sterben meine beiden Baracken halb aus und werden immer wieder voll belegt.[209] Die Gegenstände verlieren wenn man die Menschen wie Fliegen um sich her in ihrem Koth sterben sieht, vollständig ihren Werth. Meine Karten und Briefe verbrennt sofort, legt sie nicht auf den Eßtisch. Bin furchtbar müde.«[210]

Die Statistik vermerkt:
Zahl der Erkrankungen an diesem Tag 1081,
Zahl der Todesfälle an diesem Tag 484.
31. August: Aus Lübeck meldete das »Hamburger Fremdenblatt«:

»Sehr erbittert ist man über die Rücksichtslosigkeit der nach hier geflüchteten Hamburger Kaufleute. Wenn auch die Angst sie aus ihrer Heimat getrieben hat, so treibt sie die Börse doch täglich wieder dahin zurück. Natürlich vergrößert sich dadurch die Gefahr der Einschleppung sehr erheblich, und immer energischer verlangt die einheimische Bevolkerung gänzliche Absperrung gegen Hamburg.«

1. September: In der sozialdemokratischen »Volksstimme« wurde von einer Flucht der Hamburger »Patrizier« berichtet.[211] Die Entrüstung über die »Ausreißer«, die das Hasenpanier ergriffen haben, ist groß. Von dem Geist einer Amalie Sieveking sei nichts mehr zu spüren.[212]

2. September: Einige Lokalbesitzer vor den Toren der Stadt versuchten, durch Zeitungsinserate an die Sedanfeier zu erinnern. Die Brauereien wiesen auf ihre artesischen Brunnen hin, deren Wasser keimfrei sei. In den Leitartikeln – sonst von nationalem Pathos gebläht – schwang Trauer und Niedergeschlagenheit mit. Der Prager Hygieniker Hueppe übernahm in Eppendorf den Frauen-Pavillon 26 mit 31 Cholerakranken. Medizinalrat Kraus, der 67 Jahre alt war und an Bronchialkrebs litt, klagt über Blutspukken. »Ich hänge kaum noch in den Gräten« sagte er zu Deneke, »und nun den ganzen Tag Besprechungen, Sitzungen und abends oder nachts soll ich die Beschlüsse ausführen.«

3. September: In höchster Eile wurden leerstehende Tanzsäle und Turnhallen zu provisorischen Desinfektionsanstalten umgewandelt, vor denen die Lokomobile in schaurigem Rhythmus den Heißdampf erzeugten. Bald waren 40 Desinfektionskolonnen zur Entseuchung von betroffenen Wohnungen gebildet. In einer von der Handelskammer einberufenen »Versammlung der Bürger-Vereins-Vorstände zwecks Bildung eines Hilfscomités zur Lin-

derung des Notstandes«[213] forderte der liberale Bürgerschaftsabgeordnete Dr. Gieschen: »Bei dieser großen Calamität genügt es nicht, daß nur allein die bürgerlichen Kräfte mithelfen. Ein wahrhaft erfolgreiches Wirken ist nur möglich, wenn man sich an die sozialdemokratische Partei wendet. Diese kennt die Verhältnisse besser, weiß, wo Hilfe nötig ist, und ich bin überzeugt, daß ihre Führer gern bereit sein werden, an der Aktion mitzuarbeiten.«[214]

Ein Lehrer, der acht Tage lang eine Desinfektionskolonne leitete, charakterisierte das grauenvolle Elend im Gängeviertel anhand eines Besuchs am Dovenfleth:

> »Ein enger, abschüssiger Thorweg führt in einen dunklen, dumpfen Hof. Durch ein altes baufälliges Haus gelangt man über einen schmalen Gang in einen neuen Hofraum. Die beiden Vorderwohnungen im Parterre standen leer. Hier hatte die Cholera gute Beute gefunden. Auf der Treppe, die in das Haus hinaufführte, darf man sich nicht aufrichten, man würde sich unfehlbar den Schädel einstoßen. Man sieht nicht die Hand vor den Augen (...)[215] Für zwanzig Familien gibt es nur zwei Anstandsorte, die aber von den wenigsten benutzt werden, da das Passieren der Treppen lebensgefährlich ist. So wird der Unrath durch die Abflußröhren für Schmutzwasser hinuntergegossen. Da es aber hier keine Wasserleitung gibt, und infolgedessen nicht nachgespült werden kann, so ist die Luft eine entsetzliche.«[216]

Ein gewisser Dr. Meyer, der als Mitglied derselben Desinfektionskolonne ebenfalls mit dem Grauen des Wohnungselends aus nächster Nähe konfrontiert wurde, meinte in einem Interview am 3. September:

> »Zunächst müßte einmal einer der Senatoren einen Rundgang durch die Gänge und Höfe machen, um die dort herrschenden Zustände, von denen man sich sonst keinen Begriff machen kann, in Augenschein zu nehmen (...) Wenn durch leichtsinniges Umgehen mit Explosivstoffen oder Feuerwaffen Leben und Eigentum der Mitmenschen zu Schaden kommen, so gibt es für solche Fälle Gesetzesparagraphen, welche den Schuldigen mit einer empfindlichen Strafe für fahrlässige Tödtung oder Brandstiftung treffen. Bei uns sind die aus einem früheren Jahrhundert übernommenen Zustände mit liebevoller Sorgfalt für das Wohl der Grundbesitzer bestehen geblieben, und das versuchsweise Rütteln an ihnen hat stets die bittere Feindschaft einer consolidirten Clique zur Folge gehabt (...) Wenn man nach Recht und Billigkeit verfahren würde, so müßten solche Haus- resp. Höhlenbesitzer unter Anklage wegen fahrlässiger Tödtung gestellt, und der von den Pesthöhlen gesäuberte Grund und Boden von Staats wegen zur Bebauung mit hygienischen Wohnungen expropriiert werden.«[217]

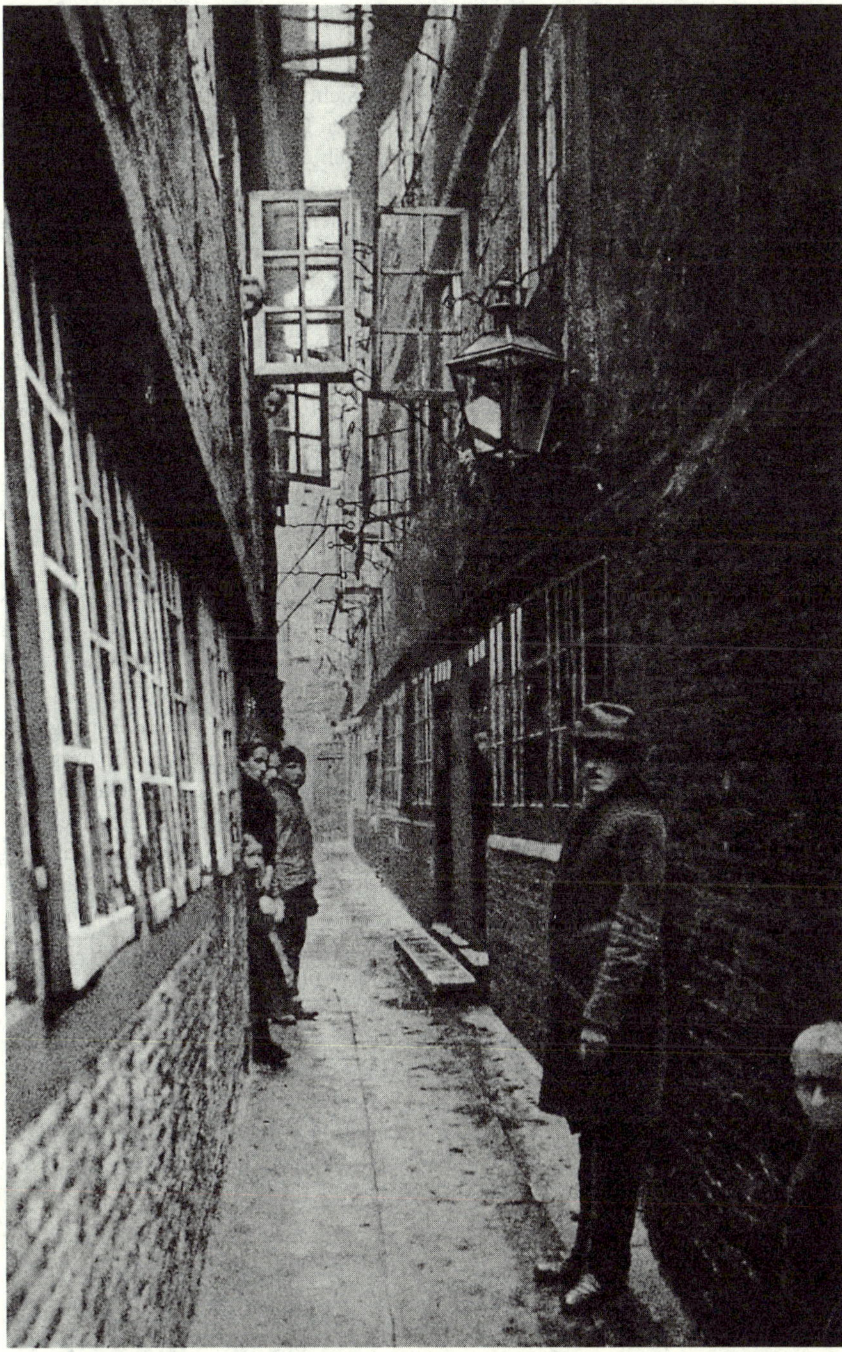

Eine Gasse des Hamburger Gängeviertels zur Cholerazeit 1892

Auch Melhop äußert sich über die Hamburger Wohnzustände:

»Es ist daher sogar verwunderlich, daß angesichts des sich überbietenden Bauspeculantenthums und der hiermit wachsenden Findigkeit der Architekten die Zustände in den Mietswohnungen nicht noch erbärmlicher sind. Ein Architekt, welcher solchen Mißständen hätte entgegentreten wollen, wäre vermutlich von anderen, weniger scrupulös denkenden Fachgenossen vom Geschäft verdrängt worden. Denn räumliche Ausnutzung war und ist noch heute die Hauptaufgabe des für Mietskasernen berufenen Bautechnikers, und der gesuchteste unter ihnen ist derjenige, welcher auch das neueste (1882 erlassene) Baugesetz am schlauesten zu umgehen vermag.«[218]

4. September: »Man wollte Tausende sparen und es gehen Millionen verloren«, schrieb ein Hamburger Pharmaziestudent an seinen Kommilitonen R. O. Neumann. »Unser Handel und Wandel liegen brach, Hamburg ist zur Zeit der ominöseste Name in Europa, und wer sieht das Ende ab?...«[219]

5. September: Die Forderungen in der Tagespresse werden lauter:

»Was man außerhalb Hamburgs nicht weiß, ist, daß die Wasserversorgungsfrage schon seit Jahrzehnten der Gegenstand Jahr und Jahr wiederkehrender Anrufungen an unsere Behörden und Beamten in der Bürgerschaft, wie in öffentlichen Versammlungen und in der Presse ist und daß, trotz der dringlichsten Mahnungen, trotz beschämender Vorwürfe, trotz der Ausarbeitung von Verbesserungsplänen die Angelegenheit praktisch nicht vom Flecke kommt, auf dem sie vor 20 Jahren stand, als das inzwischen verstorbene Bürgerschaftsmitglied J. F. Martens eine abscheuerregende Probe des von der Stadt gelieferten Trinkwassers in der Bürgerschaft mit den Worten auf den Tisch des Hauses setzte: ›Sehen Sie, meine Herren, das zu trinken mutet der Senat der Bevölkerung zu.‹ Was ist in diesen zwanzig Jahren in Hamburg für die Lieferung eines besseren Trinkwassers an die Consumenten geschehen? Was ist geschehen, nachdem 1873 bei der letzten Cholera-Epidemie der Würgeengel eine so ernste Mahnung an unsere Gesundheitsbehörde erließ, das Nothwendigste zum Leben, das Trinkwasser, zu verbessern?! Leider nichts! Die Bevölkerung hat jetzt tausendfach diese schwere Unterlassungssünde mit dem Liebsten bezahlen müssen, mit dem Leben ihrer Angehörigen!« (»Korrespondenzblatt«, 5. 9. 1892).

6. September: An diesem Tag erschien im »Hamburger Fremdenblatt« ein gegen den Medizinalinspektor gerichteter Artikel mit der fettgedruckten Überschrift: »Ceterum censeo, medicinae inspectorem esse abeundum!« Obwohl sich der öffentliche Groll zunächst gegen Medizinialinspektor Kraus und Oberingenieur Meyer richtete, denen man schwere Versäumnis-

se zum Vorwurf machte, opferte man lediglich Kraus, »weil er die Epidemie zu spät bekanntgegeben und die Zahl der Erkrankungen bzw. Todesfälle in den täglich von ihm herausgegebenen statistischen Berichten zu niedrig gehalten« hätte. Über die gegen Meyer erhobenen Vorwürfe glitt man amtlicherseits geflissentlich hinweg, da in diesem Fall bei einem näheren Eingehen auf die Schuldfrage zwangsläufig auch solche Umstände zur Sprache gekommen wären, aus denen man klar hätte ersehen müssen, welche Instanzen in Wirklichkeit für die Verzögerung der einwandfreien Wasserversorgung verantwortlich waren.[220]

7. September: Infolge der schweren, gegen ihn erhobenen Beschuldigungen verlangte der schwerkranke Medizinalinspektor seine Entlassung, die der Senat auch bewilligte. Kraus starb vierzehn Tage später.

8. September: Die auswärtigen Zeitungen schimpften über die Hamburger »Pfeffersäcke« und »Kaffeebarone«, die die Sache so lange geheimhielten und dadurch ganz Deutschland in Gefahr gebracht hatten.[221] Außerhalb ihrer Stadtgrenzen wurden die Hamburger wie Aussätzige behandelt. Hotels verweigerten ihnen den Zutritt.[222] So schrieb auch der von seinem freiwilligen Einsatz in Hamburg nach Kiel zurückgekehrte, junge Arzt Gustav Hülsemann:

> »Ehe ich nach meiner Wohnung ging, hatte ich in der städtischen Desinfectionsanstalt ein Dampfbad genommen und meine Kleider desinfizieren lassen. Trotzdem veranstaltete das ganze Haus bei meiner Wirtin eine Demonstration gegen mich, und ich schob wieder ab wie ein Verpesteter und saß auf der Straße. Ich entschloß mich, einige Tage im Hotel zu wohnen, wurde aber auch da abgewiesen, und ich glaube, die Leute haben den Hausflur hinter mir mit Carbol aufgewaschen. Was sollte ich nun machen? – Ich ging freiwillig in die Quarantäne.«[223]

Die Vorsicht der Menschen ging laut »Hamburger Fremdenblatt« so weit, daß sie nicht nur Briefe, sondern sogar Geldanweisungen aus Hamburg zurückwiesen.[224]

9. September: Als inmitten einer hysterischen Hexenjagdstimmung die »Vossische Zeitung« (Berlin) in einem gouvernantenhaften Artikel den Hamburgern vorzählte, was zur Zeit alles für sie getan würde, bäumte sich der Hanseatenstolz trotzig auf.

»Der Vossischen Zeitung sei erwidert«, hieß es im »Hamburger Fremdenblatt« vom 9. September, »daß wir von Berlin oder anderswo weder Geld noch Lebensmittel, noch Kleider wünschen. Wohl aber wünschen wir, daß nicht jedes Schilda oder Schöppenstedt im großen Vaterlande die Hamburger wie aussätzige Kulis behandelt!«[225]

Der bekannte Hygieniker Hueppe, der damals aus Prag nach Hamburg gekommen war, schrieb dazu.

»Kaum war aber die Cholera unvermuthet, mit Überspringen aller Zwischenorte in Hamburg ausgebrochen, so wurde in Deutschland und Österreich eine peinliche Überwachung eingeführt, die ihre Spitze ganz vorwiegend gegen Hamburg kehrte, die russische Grenze nur mäßig und die französische fast kaum beachtete. Die Absperrung einzelner Orte gegen Hamburg wurde so weit getrieben, daß Krähwinkel seinen Ruhm von jetzt ab anderen Städten überlassen muß. Jeder aus Hamburg kommende Reisende wurde fast wie ein Verbrecher überwacht, an einzelnen Orten in Quarantäne gehalten, oft in unsinniger Weise desinfiziert.«[226]

10. September: Zwei telegraphische Hiobsbotschaften aus den Vereinigten Staaten im »Hamburger Fremdenblatt«:

»New York, 10. Sept. (Reut. Tel.): Der Paketfahrtdampfer ›Scandia‹ ist gestern Abend mit vielen Cholerakranken an Bord hier eingetroffen. 32 Personen starben während der Reise, davon gehören 29 zu den Zwischendeckpassagieren, 2 zu den Passagieren der 2. und einer zu denen der 1. Klasse (…) Sämtliche Leichname wurden über Bord geworfen.«

»Washington, 10. September (Reut. Tel.): Der Präsident Harri ließ die Dampfergesellschaften davon verständigen, daß, wenn sie darauf bestehen, Auswanderer aus inficierten Häfen fernerhin zu bringen, man ihnen den Eintritt in die Vereinigten Staaten verwehren würde.«

Es schien, als sei Hamburg »zum Umschlaghafen der Cholera« geworden.

11. September: Der Skandal um die im New Yorker Hafen quarantänisierten Passagiere, u. a. der Dampfer »Scandia«, »Moravia«, »Rugia«, weitet sich aus.

12. September: Unter dem Eindruck der Ereignisse und ihrer Auswirkungen im Ausland wurde in Berlin ernsthaft erwogen, ob man nicht Hamburg die Staatsbefugnisse entziehen und es unter Reichsvormundschaft stellen sollte.[227] Im »Hamburger Fremdenblatt« vom gleichen Tag wurde dies unter der Überschrift »Reichshülfe gegen Epidemien« angedeutet. Es hieß dort:

»Ob die Organisation des Kleinstaates ausreicht, das Nöthigste auch auf das Schleunigste zu beschaffen, will manchem zweifelhaft erscheinen. Es ist das Gebrechen solcher Kleinstaaten, daß die Inzucht bei Besetzung der höchsten Ämter die gerade für Fachstellungen erforderlichen besten Kräfte, wenn sie nicht zufällig Eingeborene sind, von der Besetzung ausschließt. Die sonderbare Verfassung, welche den Senat ausschließlich aus Kaufleuten und Juristen zusammensetzt, paßt schon lange nicht mehr für die vielseitigen Erfordernisse einer Verwaltung in der Gegenwart. Die Verfassungsbestimmung, wonach ein großer Theil der ›Bürgerschaft‹ von Beamten als einem besonderen Wahlkörper besetzt wird, ist auch nicht geeignet, das Cliquenwesen und die Vetternwirtschaft fernzuhalten.«[228]

13. September: Im »Hamburger Fremdenblatt« (Nr. 214, 1. Beilage) wurde eine »Warnung für diejenigen, die Briefe nach auswärts senden«, veröffentlicht:

»Man hüte sich, in Briefen aus Hamburg irgendwelche Schriftstücke von Werth oder Bedeutung hineinzulegen, jedenfalls keine Wechsel. Viele hiesige Kaufleute haben damit schon schlimme Erfahrungen gemacht. So schrieb z. B. einem hiesigen Hause ein Geschäftsfreund aus Osnabrück: ›Ihre gefl. Zuschrift vom vorgestrigen Tage mußte, wie wohl die meisten Briefe, die in jetziger Zeit von Hamburg kommen, dem Feuer übergeben werden... Es ist traurig, daß solche polizeiliche Maßregeln Platz greifen müssen, und gewiß ist Ihre unglückliche Stadt zu beklagen. Doch wieder ist es auch Niemandem zu verdenken, wenn er all und jede Vorsicht beachtet, damit die entsetzliche Seuche nicht ihn oder seine Angehörigen befällt ...‹«

In der zweiten Beilage derselben Nummer wurde über den »kolossalen Schaden, den Hamburgs Handel und Wandel erleidet«, folgendes berichtet:

»Die sonst bis auf den letzten Platz besetzten Hotels erscheinen wie ausgestorben... Viele Gasthöfe haben geschlossen. Hamburg ist in Acht und Bann erklärt worden. Unsere Haupterwerbsquelle, die Schiffahrt, ist lahmgelegt. Die stolzen Fahrzeuge, welche sonst mit der größten Eile den Ozean durchfurchten, um die Schätze aller Weltteile dem ›Nordischen Venedig‹ zuzuführen, liegen jetzt vielfach in fremden Häfen, von der über sie verhängten Quarantäne festgehalten. Viele Firmen mußten, wenn auch mit schwerem Herzen, einen Theil ihres Personals entlassen... Auf den Werften und industriellen Etablissements der Elbinseln herrscht an den Wochentagen eine ungewohnte Ruhe... Traurig sieht es mit dem Fischfang aus... Die unterelbischen, also Finkenwerder, Blankenese und Cranzer Fischer haben ihre Tätigkeit seit nahezu 14 Tagen der ungenügenden Nachfrage halber fast gänzlich eingestellt. Ganze Ladungen der herrlichsten Seefische sind in der letzten Zeit in den am St. Pauli-Markt veranstalteten Auctionen unverkauft geblieben und aus diesem Grunde als Dünger abgefahren worden... Sehr schlimm betroffen sind die von den Vierlanden, der Schatzkammer unserer Vaterstadt, kommenden Frucht- und Gemüsegärtner. Wer kauft jetzt Obst und Gemüsewaaren?!...«

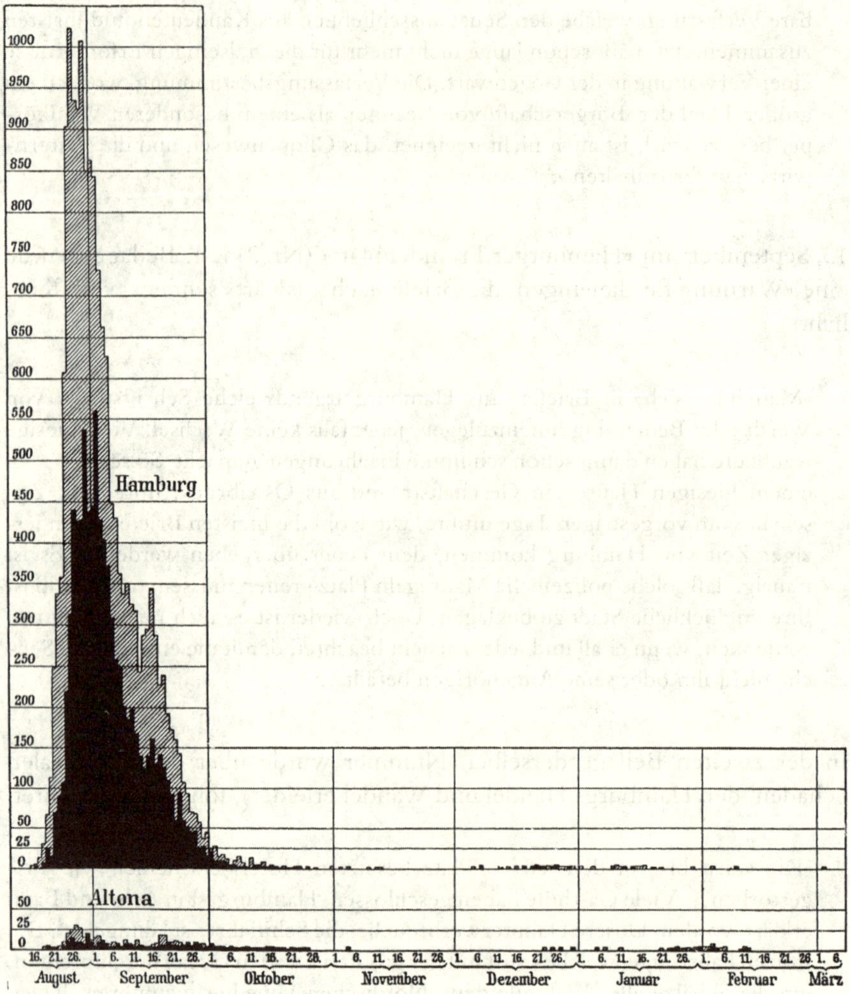

Verlauf der Choleraepidemie in Hamburg und Altona 1892 (hell schraffiert: Krankheitsfälle; schwarz: Todesfälle). Im Gegensatz zur flach verlaufenden Seuchenkurve in Altona darüber der steile Gipfel einer explosiv auftretenden Wasserepidemie in Hamburg.

14. September: Sitzung der Bürgerschaft, auf der die »Nachbewilligungen von 1 000 000 Mark zur Bestreitung der durch die Cholera-Maßregeln entstehenden Kosten« beantragt wurde. In dieser Sitzung stellte sich Bürgermeister Mönckeberg vor seine Verwaltung, der man den Vorwurf machte, sie hätte »durch Vertuschungsmanöver die Angelegenheit absichtlich verschleppt«, weshalb dann auch die Vorkehrungen gegen die Seuche viel zu langsam erfolgt seien.

»Der Ausbruch der Cholera«, so erklärte Mönckeberg, »ist erst am 22. August wissenschaftlich konstatiert worden. Von einer Verheimlichung kann überhaupt nicht die Rede sein… Man behauptet nun, daß schon vorher choleraverdächtige Fälle bekannt waren. Ich mache Sie darauf aufmerksam, welche Folgen eine solche Publication für Hamburg hätte haben müssen, namentlich wenn sich dieser Verdacht nicht bestätigt hätte! Erst mußten die Tatsachen konstatiert werden, ehe man alarmieren durfte.«

Und dann erklärte er trotz der ungeheuren Geschehnisse:

»Bisher haben die sanitären Verhältnisse Hamburgs als vorzüglich gegolten. Man hat unsere Krankenhäuser als mustergültig gerühmt und das Hamburger Sielsystem als großartig bezeichnet. Man hat sich bemüht, hinsichtlich der Wasserversorgung das Neueste und Beste auszuwählen. Es hat weder an gutem Willen noch an Kräften oder Eifer gefehlt. Haben unsere leitenden Techniker es verdient, daß man heute einen Stein auf sie wirft? Sie stehen den ersten deutschen Technikern ebenbürtig an der Seite. Niemals haben Senat und Bürgerschaft es an etwas fehlen lassen. Man kann sich geirrt haben, aber dem Vorwurf freventlicher Vernachlässigung darf mit vollem Recht ein kategorisches Nein entgegengesetzt werden.«

Nach Annahme des Senatsantrags forderte der Bürgerschaftsabgeordnete Woermann die »Einsetzung einer gemischten Kommission zur Prüfung der sanitären Verhältnisse«:

»Es ist eine Ohnmachtserklärung, wenn wir Jahre hindurch von gekochtem Wasser leben sollen. Unser Wassersystem ist ein Giftsystem! Es ist schrecklich, wenn heute an jedem Baum, an jedem Hause angeschlagen wird, nur gekochtes Wasser zu trinken und wenn trotz alledem ein Mitglied der Medicinalbehörde erklärt, es ist noch nicht festgestellt, ob das Elbwasser schlecht sei! Das führt zur Verwirrung in der Bevölkerung. Wir müssen darüber endlich Klarheit haben, wenn erst in zwei Jahren die Filtration fertig sein soll! Es muß alles daran gesetzt werden – koste es, was es wolle – daß wir ein treffliches Trinkwasser erhalten und das jedenfalls bis zum nächsten Sommer! Es ist nicht zu bestreiten, daß sehr häufig ein Verschleppungssystem bei unseren Behörden herrscht (Bravo!.)[229] Wir dürfen uns nicht rühmen, daß bei uns alles so wunderschön sei: die Fehler liegen in unserem System (Beifall). Wir müssen andere Organisationen schaffen. Der Grundfehler unseres Systems ist, daß die Senatoren als Laien ins Amt kommen. Es fehlen der Regierung fachlich geschulte Oberbeamte; wir werden heute von Laien und subalternen Beamten regiert (Bravo!). Wenn die Kommission gewählt ist, wird man hoffentlich schnell eingreifen und zu bessern suchen, was zu bessern ist.«[230]

Die Ereignisse in New York und anderen Häfen erfüllten die Hamburger mit tiefer Sorge, was sehr deutlich dem Artikel »Wie gewinnt unsere Stadt das verlorene Vertrauen wieder?« im »Hamburger Fremdenblatt« vom 14. September zu entnehmen ist. Er lautet:

»Die Cholera überfiel uns wie ein Dieb in der Nacht, und die Vorwürfe, daß wir uns ihr gegenüber nicht mit der nöthigen Vorsicht gewappnet hätten, sind leider nur allzu berechtigt. Wir müssen unsere Unterlassungssünden schwer büßen. Was ist über unsere entsetzliche Leitungsjauche nicht schon gezetert und gezürnt, gewitzelt und gespottet worden?[231] Und doch ist nichts geschehen, der notorischen Calamität entgegenzutreten. Der Lebensnerv unserer Stadt ist der Handel und Weltverkehr und deren Grundbedingungen sind peinlich geordnete Zustände. Auf ihnen beruht das Vertrauen, auf das sich der Handel zu stützen hat. Dieses nun entschwundene Vertrauen zurückzugewinnen, muß unsere erste Sorge sein, wenn der bleiche Würgeengel, der uns heimgesucht hat, besiegt ist. Bei der Gelegenheit bedarf es rücksichtsloser Offenheit, und wir müssen den Finger in alle Wunden legen.«

Erst jetzt erfuhr man, wie schlimm es den unglücklichen Passagieren der Hamburg-Amerika-Linie nach ihrer Ankunft in New York erging. Nachdem bekannt geworden war, daß der aus Hamburg kommende Dampfer »Moravia« unterwegs 22 Choleraleichen versenken mußte, sollten die Passagiere der »Normannia« nach ihrer Ankunft im New Yorker Hafen am 3. September auf Fire Island in Quarantäne gehen. Die Bewohner der kleinen Insel hinderten jedoch die Mannschaft mit Waffengewalt am Ausbooten der 800 Passagiere.[232] Auch drohten sie das für die Unterbringung der Passagiere vorgesehene Hotel in Brand zu stecken. Am wildesten gebärdeten sich die Fischer und Austernhändler der kleinen Insel, die vor Beginn der Austernsaison einen Geschäftsruin befürchteten, falls auf ihre Ware auch nur der Schatten eines Choleraverdachts fiele! Die auf einen kleineren Dampfer umgeschifften Passagiere mußten hungernd und frierend eine weitere fürchterliche Sturmnacht vor den Molenköpfen der Insel verbringen, bis die aus New York zur Verstärkung herbeigeholte Polizei ihre Ausbootung erzwang.[233]

15. September: In Amerika gab es große Empörung darüber, daß nicht nur der schwer verseuchte Personendampfer »Moravia«, der am 17. August nach New York in See ging, sondern auch Schnelldampfer »Normannia«, der erst am 26. August nach New York auslief, mit einem Gesundheitsattest des Hamburger Senats versehen war. Die amerikanische Presse warf in scharfen Ausfällen dem amerikanischen Vizekonsul in Hamburg, Charles Burke, grobe Fahrlässigkeit bei der Ausstellung von Gesundheitspässen vor. Um sich öffentlich zu rechtfertigen, erteilte Burke einem Reporter ein In-

terview, das am 15. September in der »Sun« erschien. Er gab darin zu, ein vom Hamburger Senat ausgestelltes Gesundheitszeugnis, nach dem weder in der Stadt noch im Hafen eine ansteckende Krankheit epidemischen Charakters vorhanden sei, am 16. August nachmittags gewohnheitsgemäß beglaubigt zu haben. Erst am 22. August sei ihm das Gerücht von einer Choleraepidemie in Hamburg zu Ohren gekommen, doch hatte auf seine direkte Frage hin Senator Hachmann dies bestritten und erst am folgenden Tag den Cholerabefall bestätigt. Dessen ungeachtet seien dem Konsul am 23. August nicht weniger als sieben vom Senat ausgestellte »reine« Gesundheitsatteste vorgelegt worden, deren Beglaubigung er jedoch verweigerte. Noch am 25., zwei Tage nach der amtlichen Konstatierung der Krankheit, sei ihm eine gleiche Bescheinigung wegen der Expedition der »Normannia« vorgelegt worden, nach deren Wortlaut keinerlei Epidemie in Hamburg herrschen sollte.

16. September: Das Interview des Vizekonsuls löste in der amerikanischen Presse ein gereiztes Echo aus. Es wurden die heftigsten Vorwürfe gegen die Hamburger Behörden laut, die, statt sofort zu handeln, durch gefährliche Vertuschungsmanöver die Seuchenverschleppung über das Meer ermöglichten.

17. September: Das »Hamburger Fremdenblatt« berichtet auf seiner ersten Seite von der »Berufung von Militärärzten zur Leitung der Stationen zur gesundheitlichen Überwachung des Stromgebietes der Elbe«. Zu ihnen gehörte auch Bernhard Nocht, der später der erste Hafenarzt Hamburgs und Direktor des Instituts für Schiffs- und Tropenkrankheiten wurde. Nachdem in höchster Not das hanseatische Infanterie-Regiment Nr. 76 zur beschleunigten Fertigstellung der Filtrationsanlage abkommandiert wurde, so daß nun über 1000 Menschen in Kaltehofe beschäftigt waren, kam es in den Bürgerschaftssitzungen zu heftigen Auseinandersetzungen über die Schuldfrage der bisherigen Verzögerung, die die nächsten Monate andauerte.

Die Hamburger Choleraepidemie ist ein trauriges und lehrreiches Beispiel für die Strafe menschlicher Versäumnisse auf dem Gebiet der allgemeinen Hygiene. »Die Ratsherren der reichen Hansestadt, die nur an Profit dachten, deren Blicke immer nach draußen, aufs Meer und übers Meer gerichtet waren, hatten keine Zeit zum Nachdenken über die Notwendigkeit hygienischer Maßnahmen, trotzdem bereits 1873 die Reinigung des verschmutzten Elbwassers durch Sandfiltration gefordert worden war.«[234] Das nach der Epidemie errichtete Wasserwerk mit Sandfiltration kostete 22,4 Millionen Mark. Hätte man es früher gebaut, wie im benachbarten Altona, so wäre die Cholera des Jahres 1892 auch in Hamburg nicht so verheerend verlaufen. Eine Berechnung der wirtschaftlichen Schädigung Hamburgs durch diese Choleraepidemie ist aufschlußreich:[235]

Kapitalverlust aus 8605 Todesfällen	143,6 Mill. Mk.
Verdienstverlust der 16 956 Erkrankten	1,9 Mill. Mk.
Verdienstausfall des Gaststätten- und Hotelgewerbes	3,5 Mill. Mk.
Abnahme der Einfuhr	159,0 Mill. Mk.
Abnahme der Ausfuhr	122,0 Mill. Mk.
Annähernd zahlenmäßig feststellbarer Gesamtverlust	430,0 Mill. Mk.
Ausgaben für das im Jahre 1893 gebaute Wasserwerk	22,4 Mill. Mk.
Der rechtzeitige Bau des Wasserwerkes hätte allein an Geldverlust ersparen können	407,6 Mill. Mk.

Doch, »non ogni male viene a nuocere« (»Nicht jedes Unheil kommt, um nur zu schaden«), wie ein italienisches Sprichwort lautet: Es bedurfte erst dieser Opfer und der Millionenverluste, daß endlich ein Sanierungsprogramm aufgestellt wurde, mit dem die Elendsquartiere beseitigt werden konnten. Ohne diesen moralischen und wirtschaftlichen Druck hätte der Senat 1898 schwerlich sein gegen den erbitterten Widerstand der Grundeigentümer durchgebrachtes »Wohnungspflegegesetz« verabschieden können.[236] Unter dem Eindruck der Hamburger Choleraepidemie entschloß man sich auch andernorts zu Sanierungsmaßnahmen, zur Anlage einwandfreier Wasserleitungen und Kanalisationen, was das Erlöschen der ständigen Cholera- und Typhusepidemien zur Folge hatte. Robert Koch sagte einmal, daß im Kampf um bessere seuchenhygienische Präventivmaßnahmen »unser bester Bundesgenosse die Cholera war«.

Epilog. Pettenkofers Selbstversuch

Nicht einmal die Erfahrungen von Hamburg vermochten Pettenkofer von der Unrichtigkeit seiner Auffassung zu überzeugen. Noch war die Epidemie nicht erloschen, da wiederholte er erneut seine alte These:

> »Schon vor vielen Jahren sagte ich, daß mir die Ätiologie der Cholera wie eine Gleichung mit drei unbekannten Größen X, Y und Z erscheint. X ist der Erreger, Y die zeitlich-örtliche Disposition und Z die individuelle Disposition. Die Contagionisten sind der Ansicht, daß das ganze X durch Koch's Entdekkung des Kommabacillus in den Ausleerungen der Cholerakranken gefunden sei, und sie brauchen für das zeit- und ortsweise Auftreten von Choleraepidemien zu ihrem X nur mehr das Z, die individuelle Disposition, ansteckungsfähige, nicht immune Menschen. Wo Menschen mit ungewaschenen Händen Kommabacillen an die Lippen oder mit Wasser oder anderen Nahrungsmitteln in den Magen bringen, muß Cholera ausbrechen, wenn Z gegeben ist.«[237]

München war im Jahr 1892 trotz vieler Zuzüge von Personen aus Hamburg und trotz Abhaltung des Oktoberfestes von Cholera freigeblieben. Dies regte ihn zu einem Experiment an, mit dem er beweisen wollte, daß durch das Fehlen des seuchenbedingenden örtlich-zeitlichen Faktors Y die Entstehung einer Choleraepidemie in München verhindert worden sei. Er ließ sich aus Hamburg frisch isolierte Cholerakulturen schicken und in seinem Institut eine Bouillonkultur davon anlegen.[238] Um Koch zu widerlegen, hatte er sich zum Selbstversuch entschlossen.

Am 7. Oktober, nachdem er vor 2 1/4 Stunden sein übliches Frühstück zu sich genommen hatte, führte er um 9 Uhr 15 Minuten im engsten Kreis seiner Mitarbeiter »mit der Zuversicht eines Unschuldigen beim Gottesgericht« (Gruber) den Selbstversuch durch. Um die Magensäure zu neutralisieren und den Cholerakeimen günstige Bedingungen zu schaffen, löste er ein Gramm doppelkohlensaures Natron in 100 Kubikzentimeter Münchner Leitungswasser auf, goß einen Kubikzentimeter der kräftigen frischen Bouillonkultur in das Glas, trank das Ganze aus und spülte das Glas mit 50 Kubikzentimeter Wasser nach, um möglichst alle Vibrionen in den Magen zu bekommen.

Das Protokoll, in dem er täglich über eingenommene Mahlzeiten und sein Befinden (Temperatur, Puls, Verdauung) berichtete und das er in der »Münchener Medizinischen Wochenschrift« am 15. November 1892 veröffentlichte, ist von der gleichen Genauigkeit wie das von ihm angelegte »Cholera-Grundbuch«. An den ersten beiden Tagen berichtet Pettenkofer von keinerlei Veränderungen in seinem Befinden. Erst als sich ab 9. Oktober ein profuser Durchfall einstellte, nahm er in den Speisegängen darauf Rücksicht. Sonst unterscheiden sich die Eintragungen für den 11., 12., 13. und 14. Oktober nur in der kaleidoskopartig wechselnden Mannigfaltigkeit gastronomischer Köstlichkeiten.

Pettenkofer war immer noch der festen Überzeugung, daß in Abwesenheit des Seuchenfaktors Y in München die Choleravibrionen nichts ausrichten könnten. Dennoch ergab die bakteriologische Untersuchung seiner wäßrigen Stühle Reinkulturen von Choleravibrionen. Am 16. Oktober war der fast normale Stuhl wieder vibrionsfrei. Pettenkofer schloß daraus: »In Hamburg wäre mein Experiment vielleicht tödlich ausgegangen, weil dort am 7. Oktober 1892 neben dem asiatischen X (Cholerabazillus) auch noch genügend von dem Hamburger Y (örtlich-zeitlicher Faktor) vorhanden und in mir gewesen sein könnte, um selbst bei einer viel geringeren Menge X noch einen schweren Brechdurchfall entstehen zu lassen.«

Während Pettenkofer, der bereits 1854 eine Cholera durchgemacht hatte, nur eine leichte cholerineartige Diarrhoe bekam, erkrankte sein Mitarbeiter Emmerich, der 10 Tage später (am 17. Oktober) den Selbstversuch an sich wiederholte, schon in der ersten Nacht an einem schweren Choleraanfall und entging nur mit knapper Not dem Tod.

Bei der Lektüre der Pettenkoferschen Protokolle erfährt man, mit welcher Sorglosigkeit Pettenkofer auch nach dem Zeitpunkt, da ihm der positive Vibrionenbefund aus seinen Ausscheidungen bekannt war, ohne jegliche Vorsichtsmaßnahmen sein Institut aufsuchte und an Einladungen sowie Kommissionssitzungen teilnahm.[239] Es entspricht nicht den Tatsachen, wenn behauptet wird, daß Pettenkofer sein »Cholerafrühstück« inmitten seines Auditoriums eingenommen hätte. Außer seinen engsten Mitarbeitern hatte er nur noch zwei Kliniker (Prof. Bauer und Geheimrat v. Ziemssen) ins Vertrauen gezogen. Das Für und Wider eines solchen Verhaltens interpretiert er mit makabrem Sarkasmus:

> »Weiter durfte ich selbstverständlich von diesen Cholerainfektionsversuchen an Menschen nichts verlauten lassen, denn nachdem in meinem Stuhle Kommabazillen nachgewiesen waren, wäre ich ohne Barmherzigkeit in eine der auch bereits in München bestehenden prophylaktischen Cholerabaracken gesperrt, und ich und meine ganze Wohnung der Desinfektion reichsmäßig unterworfen worden. Eigentlich ist es schade, daß das nicht geschehen ist, denn wenn es geschehen wäre, hätten die Kontagionisten stolz ausrufen können, daß sie allein ganz München vor Cholera gerettet haben, während ich und Emmerich mit unseren Stühlen, die wir thatsächlich undesinfiziert in Abtrittgruben und in Wasserclosetts entleerten, die Stadt sicher angesteckt hätten.«

In Pettenkofers Seuchenformel spielte nach wie vor das X, der Erreger, nur eine geringe Rolle. Die Hauptbedeutung maß er dem lokalistischen Moment Y, den Bodenverhältnissen, zu.

Pettenkofers Selbstversuch wurde von seinen Anhängern nicht immer genau wahrheitsgetreu geschildert. Oft wurde behauptet, er sei überhaupt nicht erkrankt. Man verschwieg dabei, daß Pettenkofer 1854 bei seinen örtlichen Untersuchungen in München an Cholera erkrankte. Nach ihm erkrankten seine Tochter Anna und seine Köchin, letztere starb an der Infektion.[240] Pettenkofer war demnach praktisch immun. Ebenso wurde verschwiegen, daß sein Schüler Emmerich nach dem Selbstversuch schwer erkrankte. Auch die immer wieder vorkommenden Laborinfektionen mit Choleravibrionen an verschiedenen Orten, die keinen Reifungsprozeß im Boden durchgemacht hatten, sprachen gegen Pettenkofers Überzeugung. Nachdem seine Theorie immer häufiger als bloße Hypothese abgetan wurde, gewann die Bezeichnung seines Instituts als »Hypothesenpalast«, die er früher von seinen Münchnern schmunzelnd hingenommen hatte, im Vokabular seiner Gegner einen anderen Klang. So bekam er Montaignes bittere Erfahrung zu spüren, wonach »die Erkenntnisse von heute oft die Irrtümer von morgen sind«. Besonders empfindlich muß es ihn getroffen haben, als er erfuhr, daß einer seiner abtrünnigen Schüler in Anspielung auf den Hypothesenpalast eine Maxime von Goethe zitierte: »Hypothesen sind Gerüste, die man vor dem Gebäude aufführt und die man abträgt, wenn das Gebäude fertig ist. Sie sind dem Arbeiter unentbehrlich, nur muß er das Gerüst nicht für das Gebäude ansehen.«

Allmählich merkte Pettenkofer, daß es mit seinem Charisma vorbei war. Als 83jähriger entschloß sich der völlig Vereinsamte, aus dem Leben zu scheiden. Am 10. Februar 1901 löschte eine Pistolenkugel sein Leben aus. Es wäre verfehlt, Pettenkofer, der aus einem Irrtum heraus Robert Koch bekämpfte, zu verurteilen und seine großen Verdienste bei der Sanierung unserer Städte durch Anlage von Kanalisationen und Wasserleitungen nicht genügend zu würdigen. Heute gilt es nicht mehr wie einst, für oder gegen Pettenkofer oder Robert Koch Stellung zu nehmen. Heute freuen wir uns – um ein Goethewort zu gebrauchen –, »daß wir zwei solche Kerle gehabt haben«, die durch ihre Behandlung der Frage von zwei ganz verschiedenen Aspekten her die Seuchenbekämpfung vertieft und bereichert haben.

Diphtherie

Diphtherie ist eine bakterielle Infektionskrankheit des Menschen mit besonderer Neigung zur epidemischen Ausbreitung. Die Inkubationszeit beträgt in der Regel 2 bis 5 Tage. Die Übertragung erfolgt meist durch Tröpfcheninfektion, wobei sich die Diphtheriebakterien auf den Schleimhäuten der Atmungswege ansiedeln. Kennzeichnend für die Keime ist, daß sie an ihren Eintrittspforten verbleiben und hier durch die Wirkung eines ausgeschiedenen Toxins zunächst zu einer Entzündung der Nasen- bzw. Rachenschleimhaut führen, was eine Quellung und Nekrose des Epithels zur Folge hat. Die Tiefenwirkung des Gifts entzündet die Kapillaren und bringt sie zur Ausscheidung von Fibrin, das sich zwischen die absterbende Deckzellenschicht ergießt und mit dieser zusammen einen grau- bzw. gelblichweißen Belag, die Pseudomembran, bildet.

Ganz besonders gefürchtet ist die toxische oder maligne Diphtherie. Hier zeigen die Tonsillen, das Zäpfchen, der weiche Gaumen und die hintere Rachenwand starke ödematöse Schwellungen und membranöse Beläge, die durch zersetztes Blut oft schmutzigbraun erscheinen. Daher erklären sich auch die alten Bezeichnungen für Diphtherie, wie z.B. Rachenbräune, häutige Bräune, Halsbräune. Dem Mund entströmt ein typischer, süßlich-fauliger Geruch, der den erfahrenen Arzt sofort an Diphtherie denken läßt. Ein besonders bedenkliches Zeichen dieser bösartigen Diphtherieform ist die äußere Schwellung des Halses mit seinen Drüsen. Das Ödem dieses säulenhaft dicken und kurzen »Cäsarenhalses« (auch »Stiernacken« genannt) kann sogar auf die Brusthaut und auf das Gesicht, besonders auf die Gegend unter den Ohren, übergreifen, wobei oft fälschlich zunächst an den weit harmloseren Mumps gedacht wird.

Breiten sich die Pseudomembranen weiter nach unten aus, kommt es zur gefährlichen Kehlkopfdiphtherie, dem sogenannten Krupp. Ihre ersten Symptome sind bellender Husten und Heiserkeit, die langsam in Stimmlosigkeit (Aphonie) übergeht. Die Atmung wird durch die den Kehlkopf auskleidenden Membranen zunehmend erschwert und dadurch geräuschvoll »ziehend«. Tiefe Einziehungen des Jugulums, des Epigastriums und der seitlichen Zwischenrippenräume begleiten die Inspiration. Das Gesicht schwillt an, die Lippen werden blau, es kommt zum Schweißausbruch auf der Stirn, der Kopf wird nach hinten übergebeugt. Die Patienten sind ausgesprochen unruhig und zeigen einen angsterfüllten Gesichtsausdruck. Mit zunehmender Atemnot wird der Puls kleiner, beschleunigter und der Zustand mehr und mehr bedrohlich. Manchmal gelingt es bei Hustenstößen, einen Teil der Membranen auszuhusten, worauf vorübergehende Besserung erfolgt. Es kann auf diese Weise nach mehrmaligen derartigen Hustenanfällen zur Heilung kommen. Häufiger aber steigert sich die Atemnot, und wenn nicht spätestens jetzt durch ärztliche Maßnahmen Hilfe geleistet wird, erreicht die Todesangst bedrohliche Ausmaße: Der Kranke greift nach dem Hals, »als ob er sich« – wie Schick sagte – »von einer abdrosselnden Umschnürung befreien wolle«. Im Endstadium der Krankheit erschlaffen die Extremitäten, der Kranke wird bewußtlos, die Atmung ist nur noch oberflächlich, und dann erfolgt Herzstillstand.

Zuweilen kommt es zu Lähmungen, vor allem des Gaumensegels, was sich in Schluckstörungen und näselnder Sprache äußert. Beim Versuch, flüssige Nahrung zu sich zu nehmen, fließt infolge fehlenden Abschlusses des Nasen-Rachen-Raumes ein Teil der Nahrung wieder zur Nase heraus. Nicht selten wird eine Lähmung der Akkomodation oder auch Parese der äußeren Augenmuskeln beobachtet. Strabismus, Doppelsehen und Schwierigkeiten beim Lesen machen auf die Schädigung aufmerksam. Weiterhin können Paresen der unteren Extremitäten, der Nackenmuskulatur und des Zwerchfells auftreten.

In Hospitälern wurde, besonders während Epidemien, oft Wunddiphtherie festgestellt, deren Membranen nicht immer schmierig-mißfarben sein müssen, so daß nur die hinausgezögerte Heilung auf diese Krankheit hinweist.

Altertum

Die Diphtherie war bereits im Altertum als gefährliche Rachenkrankheit bekannt, die besonders unter Kindern viele Todesopfer forderte. Hilflos mußten die Mütter zusehen, wie ihren Lieblingen eine »unsichtbare Kraft« die Kehle zuschnürte. Ihnen blieb nur, das Leiden mythologisch zu deuten: In Altbabylon nannte man den Dämon des Halsleidens Utukku.[1] Die sumerischen Mütter glaubten ihre Kinder durch die Dämonin Labartu bedroht, die man sich hundeköpfig und mit Vogelklauen vorstellte. Kleine Tonscherben mit ihrem Bild und einer Öse daran wurden wahrscheinlich den Kindern als unheilabwehrende Amulette um den Hals gehängt.[2]

Schon im »babylonischen Talmud« erwähnten die Juden unter dem Namen »Askara« (אַסְכָּרָא) eine Krankheit, bei welcher der Tod unter Erstikkungserscheinungen eintritt. Dieses Übel dürfte mit der kruppösen Diphtherie identisch gewesen sein: »Die schwerste unter allen Todesarten ist die Askara. Sie gleicht einem Taue in der Öffnung des Kehlkopfes.« Sie befällt besonders Kinder (Taan. IV. 27b), aber auch Erwachsene, wie einst die Kundschafter auf der Wüstenwanderung (Sota 35a) und die Schüler des Ben Akiba, die in großer Zahl zwischen Ostern und Pfingsten von ihr weggerafft wurden (Jeb. 62b). Während man sonst beim Ausbruch einer Epidemie erst dann in den Schofar blies, wenn mindestens drei Todesfälle zu beklagen waren, veranlaßte die Angst, bei der Askara schon beim ersten Todesfall diese Maßregel zu ergreifen (Taan. II.9; Taan. II.66d 20).[3]

Auch in den hippokratischen Schriften entsprachen möglicherweise Bezeichnungen wie συνάγχη, von ἄγχω = erwürgen, erdrosseln, παρίσθμια, von ἴσθμιον = Halsband und φάρυγξ ἑλκομένη = geschwüriger Rachen der Diphtherie. So wird im 2. Buch der hippokratischen »Epidemien« eine Seuche beschrieben, bei der es sich zweifellos um dieses Leiden handelt:

»Die Kranken mit Cynanche (Halsbräune) … vermochten die Flüssigkeit nicht oder nur sehr schwer hinabzuschlucken, der Trunk entwich durch die Nase, wenn sie mit Gewalt schluckten; auch sprachen sie durch die Nase.«

Bei einem Teil der Kranken waren die postdiphtheritischen Lähmungen besonders ausgeprägt.

»Am deutlichsten war diese Veränderung im Gesicht, am Munde und am Gaumensegel; aber auch die Kinnbacken wurden entsprechend verzogen. Die Lähmungen geschahen nicht am ganzen Körper wie bei anderen Krankheiten, sondern nur bis zur Hand, in den Fällen, wo die Halsbräune sie verursachte.« (2. Heft, 24).

Ferner wird im 6. Buch (7. Heft, 18) eine »Halsbräune«-Epidemie erwähnt, die »um die Wintersonnenwende am 15. oder 20. Tage nach dem gehäuften Wechsel von Südwetter und Nordwetter und Schneefällen« auftrat und neben postdiphtheritischen Lähmungen auch Todesfälle zur Folge hatte.[4] Zu dieser Zeit dürfte die Diphtherie in Griechenland noch nicht zu einer endemischen Seuche geworden sein, denn sie befiel auch Erwachsene und erschien nicht nur als Kinderkrankheit. So lautet die 63. Krankengeschichte im 5. Buch der Epidemien:

> »Bei der Frau des Polemarchos, die im Winter von Halsschmerzen befallen wurde, (stellte sich) eine Geschwulst unterhalb der Kehle (ein), (es kam) zu heftigem Fieber … von der Kehle ausgehenden Erstickungsanfällen … sie atmete so wie diejenigen, die getaucht hatten. Aus der Brust kam ein Geräusch wie bei Bauchrednern. Gegen den siebenten oder neunten Tag kam es während der Nachtstunden zu reichlichen Schweißausbrüchen. (Es trat) Verlust der Stimme (ein). Sie starb.«[5] (Epidemien VII, 28)

Vermutlich wurde die Diphtherie aus dem Morgenland eingeschleppt und erhielt daher den Namen »ägyptische Krankheit«. Aus jener Zeit stammt auch das »Mel cupratum«, eine Auflösung von Kupfersulfat in Honig, die nach Bretonneau unter der Bezeichnung »Unguentum aegyptiacum« (»ägyptische Salbe«) noch von den Ärzten des vergangenen Jahrhunderts als antidiphtherisches Mittel benutzt wurde.[6] Zur Zeit humoralmedizinisch denkender Hippokratiker waren die Kenntnisse über Anatomie und Funktion der oberen Luftwege sehr mangelhaft, doch wußten sie bereits, daß bestimmte pathologische Prozesse in der Kehle zur Erstickung führen können (»Über Krankheiten« (Περὶ νούσων) III.10.). Im Kapitel über die »Cynanche« wird z. B. ein Erstickungsanfall beim Peritonsillarabszeß beschrieben und vorgeschlagen, in solchen Fällen eine Hirtenflöte bis an die hintere Rachenwand einzuführen. Die Empfehlung bezieht sich also auf eine Art Intubation des Rachens.[7]

Auch nach Rom wurde die Diphtherie aus dem Orient eingeschleppt, worauf schon die Krankheitsbezeichnungen »ägyptisches Übel« (»Malum aegyptiacum«) oder »syrisches Geschwür« (»Ulcera syriaca«) schließen lassen.[8] Da die Halsbräune fast regelmäßig im Winter epidemisch auftrat, feierte man im alten Rom am 21. Dezember, d. h. am Tag der Wintersonnenwende, die »Angeronalia«, das Fest der »Diva Angerona«. Auf einem Bild im Sacellum Volupiae, einem Wegaltar, wurde die Göttin mit verschlossenem Mund, den Finger auf den Lippen, dargestellt »quod angorem depellat«, weil sie von angores (Ängsten) oder angina (Beengung der Kehle) befreien sollte.[9] Das Volk benutzte gegen das Übel verschiedene Mittel, die zum Teil noch in der »Drecksapotheke des Rokoko« eine gewisse Rolle gespielt haben. So verordnete man z. B. nach den Angaben von Plinius d. Ä. gegen Bräune 1 Drachme (= 3,6 Gramm) zerstoßenes Schwalbennest in einem Trank oder 21 zerriebene Tausendfüßler in 1 Gemina (= 0,266 Liter) Wassermet. Ferner schlang man eine Hundepeitsche dreimal um den Hals oder legte sich Taubenkot, in Öl und Wein eingeweicht, als Umschlag auf.[10]

Neben diesen naiv-abergläubischen Maßnahmen wurden von einzelnen Ärzten bereits außerordentlich rationelle Eingriffe vorgenommen. Angesichts des Schreckens, den die kruppösen Erstickungsanfälle verursachten, entschloß sich der Chirurg Antyllos um 140 n. Chr. zu einem nicht ungefährlichen, doch oft lebensrettenden Eingriff, indem er durch einen Querschnitt zwischen zwei Knorpelringen (meist unterhalb des dritten oder vierten Ringes) die Luftröhre öffnete.[11] Angeblich soll schon im 1. Jahrhundert v. Chr. in Rom ein anderer griechischer Arzt, Asklepiades von Prusa, in Bithynien diese später als Tracheotomie (Luftröhrenschnitt) bezeichnete Operation durchgeführt haben.[12] Der Querschnitt zwischen zwei Trachealringen war im Bereich des Imperium Romanum noch lange üblich, weil man meinte, die einmal durchtrennte Knorpelsubstanz heile nicht mehr, und weil niemand an eine Trachealkanüle dachte, um den Luftröhrenschnitt offen zu halten. Folglich erschien der Querschnitt zwischen zwei Trachealringen bei stark zurückgeneigtem Kopf als die einzige Methode, um die Atmung durch die Halswunde einigermaßen zu ermöglichen. Da man zu jener Zeit noch über keine zuverlässigen blutstillenden Mittel verfügte, dürften an der Tracheotomie vielleicht nicht so viele Menschen gestorben sein wie am »kruppösen Erstickungstod«, doch das Verbluten der Patienten mußte abschreckend wirken. Am heftigsten brandmarkte Caelius Aurelianus aus Numidien noch im 5. Jahrhundert diese Operation als eine »unvernünftige, leichtsinnige, sogar verbrecherische Erfindung des Asklepiades«. Auch Aretaios von Kappadokien, der um die Mitte des 1. Jahrhunderts ein geradezu klassisches Krankheitsbild von der Diphtherie (unter den Namen »syrische oder ägyptische Geschwüre«) entwarf, äußerte sich über den Nutzen der Tracheotomie recht skeptisch. Im 9. Kapitel von »De tonsillarum ulceribus« (Lib. I) schildert Aretaios bezüglich der Diphtherie (die mittlerweile im Römischen Imperium vor allem eine endemische Kinderkrankheit geworden war), wie die schmierigen, ausgedehnten, tiefen und schmerzhaften Geschwüre auf den Halsmandeln sitzen und von da auf das Halszäpfchen, die Mundhöhle, aber auch auf die Luftröhre übergreifen können. Erstreckt sich die Entzündung auch auf die Zunge, die dann wegen ihrer übermäßigen Größe die ganze Mundhöhle ausfüllt und teilweise auch über die Zähne vorgetrieben wird, so bezeichnet er diesen Zustand als »Cynanche« (ἡκυνάγχη), weil Hunde auch bei voller Gesundheit die Zunge zwischen den Zähnen heraushängen lassen.[13] Wahrhaft ergreifend ist sein Bericht vom jämmerlichen Tod der Diphtheriekranken:

> »Es plagt sie scharfer, brennender Schmerz, wie von einem Karbunkel ... Ihr Atem hat einen starken Fäulnisgeruch ..., den sie selbst widerlich empfinden. Ihr Antlitz ist bleich, sie haben hohes Fieber und Durst wie von Feuer. Dennoch trinken sie nicht aus Angst vor den Schmerzen, denn es quält sie, wenn die Flüssigkeit die Mandeln drückt oder in die Nase dringt. Liegen sie, so setzen sie sich auf, weil sie das Liegen nicht ertragen. Sitzen sie, so legen sie sich in ihrer Hilflosigkeit gleich wieder hin. Meist schleppen sie sich aufrecht umher, denn außerstande Erleichterung zu finden, fliehen sie die Ruhe und suchen durch Schmerz den Schmerz zu betäuben. Sie atmen tief ein, denn sie haben ein Verlangen nach kühlender Luft. Sie atmen wenig aus, denn das Brennen der Geschwüre wird von der Hitze des Atems noch erhöht. Heiserkeit, Stimmlosigkeit. Dieser Zustand verschlimmert sich unaufhaltsam, bis sie plötzlich kollabieren und sterben.«[14]

Fünf Jahrhunderte später (550 n. Chr.) erwähnt Aëtios von Amida (502–575), ein griechischer Arzt zu Zeit des byzantinischen Kaisers Justinian, in seiner medizinischen Enzyklopädie, die auf Exzerpten aus älteren Schriften beruht, auch die Lähmung des Gaumensegels als Spätschaden bei Überlebenden:

> »Die Kinder sprechen nach der Genesung undeutlich und beim Schlucken rinnt ihnen die Flüssigkeit aus der Nase.«

Die Diphtherie ist die einzige entzündliche Krankheit der oberen Luftwege, die Lähmungen des Rachenmuskels mit den soeben erwähnten Symptomen hinterläßt. Sie ist auch die einzige akute entzündliche Krankheit der oberen

Luftwege, die gewöhnlich »einen plötzlichen Tod zur Folge hat, nachdem die völlige Heilung als sicher erschien«, wie es Aëtios erwähnt.[15]

Ein Zeitgenosse von Aëtios von Amida war der Arzt Alexander von Tralles, der in der Not der Pestjahre von Papst Gregor dem Großen (590–604) aus Byzanz nach Rom berufen wurde. In seinem Gesamtwerk beginnt das IV. Buch über Angina (η συνάγχη) mit folgenden Worten:

> »Die Halsentzündung gehört zu den heftigsten Leiden. Die Kranken gehen in Folge derselben an Erstickung zu Grunde, gerade als ob sie erdrosselt oder erhenkt würden; daher mag wohl das Leiden auch den Namen »Synanche« (Zusammenschnürung) haben.«

Mittelalter

Nach dem Zusammenbruch des Römischen Weltreichs gingen die Kenntnisse der antiken Medizin infolge der transzendenten Einstellung des Christentums oft verloren.[16] Um 580 tauchte die Diphtherie im Kloster St. Denys unter dem Namen »Esqinancia« auf. Um dem Unheil zu begegnen, bediente man sich magischer Mittel.[17] Als besonderen Schutzpatron gegen Halsleiden flehte man einen der vierzehn Nothelfer an, St. Blasius, der während der Diokletianischen Christenverfolgung enthauptet wurde. Nach der Legenda aurea soll er einen Knaben, der eine Fischgräte verschluckte, vor dem Erstickungstod gerettet haben und galt daher auch als Helfer bei der mit Erstickungsanfällen einhergehenden Bräune.[18] Die Reliquien des heiligen Blasius liegen in verschiedenen Kirchen, die seinen Namen tragen, so in St. Blasien im Schwarzwald, St. Blasie in Lothringen und in der St.-Blasi-Kirche von Hall in Oberösterreich. An seinem Festtag, dem 3. Februar, wurde in diesen Kirchen der Blasiussegen erteilt. Der Priester hielt dabei zwei brennende Kerzen, kreuzförmig aneinander gebunden, dem Gläubigen »unterm Kinn an den Hals« und sprach dabei den magischen Satz: »Auf die Fürbitte des heiligen Bischofs und Märtyrers Blasius sei bewahrt vor allen Krankheiten des Mundes und des Halses im Namen des allmächtigen Gott-Vaters, Sohnes und Heiligen Geistes. Amen!«[19] Dabei wurde der Geweihte vom Priester angeblasen. Die Zeremonie des »Anblasens« war vor allem in Bayern und Österreich üblich. Durch diese feierliche Handlung hoffte man den Betreffenden für das ganze Jahr vor Halsleiden bewahren zu können. Von den Künstlern wurde Blasius als Bischof mit zwei kreuzweise übereinander gelegten Kerzen dargestellt, wie ihn z. B. auch Hans Memling 1491 auf dem Flügel des Kreuzaltars im Dom von Lübeck malte.[20] Außer dem Blasiussegen sollte auch noch ein fest um den Hals gebundener Strumpf (in Sachsen) oder wie in Bayern ein schwarzes Halsband gegen einen »bösen Hals« schützen.[21]

So stand man dieser oft mit Erstickungserscheinungen verbundenen Seuche rat- und machtlos gegenüber. Besonders die jungen germanischen Völker wurden von der Halsbräune schwer heimgesucht. 855 verlor das Heer Kaiser Lothars (840–855), eines Enkels Karls des Großen, mehr Leute durch diese Seuche »als durch die verhängnisvolle Schlacht bei Fontenay«.[22] Auch die im darauffolgenden Jahr (856) nach einer Überschwemmung aufflackernde »Rachenpest« (Pestilentia faucium) könnte Diphtherie gewesen sein. Im Jahr 1004 führte nach dem Bericht des Baronius »ein absteigender Katarrh des Schlundes bei zahlreichen Menschen zur Erstickung«.[23]

Fast zur gleichen Zeit wütete die Diphtherie auch im Nahen Osten. Ibn Atyr beschreibt, daß im Jahr 1034 n. Chr. eine schwere Epidemie mit hoher Sterblichkeit infolge Anschwellung des Schlundes Syrien und den Irak heimgesucht hätte. Die gleiche Seuche, die man »Chawânyk« nannte, grassierte nach dem Bericht von Ibn Forât in den Jahren 1145–1146 n. Chr. in Bagdad und Umgebung. Bei diesen mit Erstickungstod einhergehenden Seuchen dürfte es sich mit größter Wahrscheinlichkeit um eine Art von epidemischem Croup gehandelt haben.[24]

Doch schon in früheren Jahrzehnten herrschte die Diphtherie im arabischen Machtbereich. Bereits Ende des 10. und Anfang des 11. Jahrhunderts beschrieben zwei große arabische Chirurgen, denen die Methode des Antyllos vermutlich aus Übersetzungen bekannt war, bei drohender Erstickungsgefahr die Tracheotomie. So hat Haly Abbas, der 994 starb, im zweiten (sog. praktischen) Teil seines Werkes »Kitâb al-Malakî«, das in lateinischer Übersetzung den Titel »Liber regius« oder »Regalis dispositio« trägt, der Chirurgie das 9. Buch gewidmet, das 111 Kapitel umfaßt.[25] Bei der Tracheotomie, die bei großer Atemnot unter dem Kehlkopf ausgeführt werden sollte, wurde die Haut mit einem Spezialhaken (»cum sennara«, arab. »sinnära«) zurückgehalten; später wurde sie dann wieder durch die Naht vereinigt (38. Kapitel).[26]

Der berühmteste arabische Chirurg ist der Spanier Abulcasis, der in Cordoba als Arzt tätig war und bald nach 1009 gestorben ist. Sein »Kitâb al-Tasrîf« ist ein Lehrbuch, in dem die gesamte Medizin in dreißig Abhandlungen dargestellt wird. Am berühmtesten ist die 30. Abhandlung über die Chirurgie, die 1973 in einer theoretischen Ausgabe von M. S. Spink und G. L. Lewis in englischer Übersetzung veröffentlicht wurde.[27] Die Beschreibung der Tracheotomie im 43. Abschnitt des zweiten Kapitels folgt genau der Methode des Antyllos, nämlich als querer Schnitt unterhalb des dritten und vierten Trachealrings, also – wie Abulcasis besonders betont – nicht durch die Knorpel hindurch, sondern nur dazwischen. Vorzunehmen ist diese Operation nur bei Affektionen, bei denen Erstickungsgefahr droht.[28]

Wie im Altertum erkannte man die Diphtherie auch im Mittelalter nicht als einheitliche Krankheit, sondern bezeichnete sie je nach ihrem Sitz unterschiedlich: auf den Mandeln als »Ulcera pestifera«, im Pharynx als »Morbus strangulatorius«, im Larynx als »Morbus suffocatus«.[29] Da es bis in das hohe Mittelalter hinein nur Mönchsärzte gab, die eine Sektion mit Leichenschändung gleichsetzten, distanzierten sich diese mit ihrem »ecclesia abhorret a sanguine« (»die Kirche verabscheut Blut«) auch von der praktischen Chirurgie.[30] Das Ergebnis war, daß von nun an die Tracheotomie wie auch andere blutige Eingriffe nur sehr selten und wenn, dann von Barbieren – mit dem vielsagenden Epitheton »Halsabschneider« – ausgeführt wurden.[31]

Etwa drei Jahrhunderte später scheint man bei der einst als »Cynanche« bezeichneten Kehlkopfentzündung den kontagiösen Charakter erkannt zu haben. Denn Ende des 14. Jahrhunderts wird sie im Regimen Sanitatis Salernitanus bei der Erweiterung des entsprechenden epidemiologischen Merkverses auf zehn Infektionskrankheiten unter dem Namen »squinantia« aufgeführt. Er lautet:

> »Hic sunt morbi contagiosi, id est inficientes alios: Febris acuta phthisis, pedicon, scabies, sacer ignis, anthrax, lippa, lepra, cancer, squinantia.«[32]

In seiner ursprünglichen Form bezog sich der epidemiologische Merkvers der Salernitaner aus dem Jahr 1305 nur auf acht ansteckende Krankheiten, unter denen die Diphtherie noch nicht vorkam:

> »Febris acuta, phthisis, pedicon, scabies, sacer ignis, anthrax, lippa, lepra nobis contagia praestant.« (»Akutes, d. h. pestartiges Fieber, Schwindsucht, Fallsucht, Krätze, Mutterkornbrand, Milzbrand, Trachom, Lepra sind uns als ansteckend bekannt.«)

Unter den acht aufgeführten Krankheiten befinden sich zwei, und zwar Fallsucht (pedicon) und Mutterkornbrand (sacer ignis), die nicht ansteckend sind, die man aber damals dafür hielt.

In der scholastischen Blütezeit wird im Hauptwerk des berühmten Paduaner Medizinprofessors Pietro d'Abano (1250–1315) die Tracheotomie zwar erwähnt, allerdings unter der Bezeichnung »subscanatio«, was etwa so viel wie »halbe Abschlachtung« bedeutet und vielsagend erkennen läßt, wie riskant damals derartige Eingriffe verliefen.[33] Die Tracheotomie, schon früher vielfach als Verbrechen angesehen, taucht auch in Dantes »Göttlicher Komödie« als adäquate Vergeltung für verruchte Sünden auf. Im 28. Gesang (Vers 64–81) schildert der Dichter, wie im neunten Kreis der Hölle Pier da Medicina, der einstige Herrscher einer kleinen Stadt in der Nähe von Bologna, auftritt, dessen Kehle durchschnitten war, weil er auf Erden mit seiner Stimme so viel Zwietracht gestiftet hatte.[34] Die »Subskanation« erschien Dante als eine so schreckliche Strafe, daß er einen Menschen mit durchschnittenem Kehlkopf in denselben Höllenkreis verbannte, den sonst Verbrecher mit schauerlich entstellten Körpern ohne Schädel oder ohne Hände und Füße, mit gespaltenem Bauch etc. bevölkerten. In Anbetracht dieser Gleichsetzung der Tracheotomie mit der als Subskanation umschriebenen Abschlachtung wagte kaum ein Arzt, diese gefährliche Operation durchzuführen. Während auf dem europäischen Festland die Diphtherie weitgehend schon endemisch war, dürfte es durch Einschleppung auf die britische Insel im Jahr 1389, in dem (nach Webster) zugleich auch Stürme große Verheerungen angerichtet hatten, zu einer Epidemie mit sehr hoher Kindersterblichkeit gekommen sein.[35]

Neuzeit

Unter dem Eindruck der furchtbaren Seuchen, die nach den Kreuzzügen mit dem anwachsenden Handel immer häufiger und bedrohlicher wurden, gelangten Laienärzte zu der Überzeugung, daß man nur dann helfen und heilen könne, wenn man den menschlichen Körper kennt. Folglich begannen sie sich – trotz des kirchlichen Verbots – insgeheim mit der Anatomie zu beschäftigen. In Zusammenhang mit dem chirurgischen Eingriff der Tracheotomie ist es von besonderem Interesse, was der große Renaissancekünstler Leonardo da Vinci, der mit seinen Schülern oft gestohlene Leichen von Gehenkten zerlegte, über die Anatomie des Halses schrieb. In Spiegelschrift heißt es da:

> »Auf diese Darstellung des Halses von innen, von außen und im Profil, auf die Proportionen der Sehnen und Nerven und auf die Stellen, wo sie beginnen und enden, mußt du besondere Sorgfalt verwenden. Denn sonst könntest du weder ihre Aufgabe beschreiben noch zeigen, wozu die Natur oder Notwendigkeit sie bestimmt hat. Gib ferner die Abstände zwischen den Nerven selbst an, sowohl im Hinblick auf ihre Tiefe als auf ihre Breite und ebenso die Höhen- und Tiefenunterschiede ihrer Ursprünge. So mußt du es auch bei den Muskeln, Venen und Arterien machen, und das dürfte besonders nützlich für Wundärzte sein.«[36]

Im Jahr 1517, als Luther seine 95 Thesen gegen den Ablaßhandel an die Schloßkirche von Wittenberg anschlug, »schlug auch der Herr das Volk mit der Bräune am lästerlichen Maul«, wie es später in einer katholischen Chronik hieß.[37] Allerdings waren die Opfer keineswegs nur Protestanten und dazu meist noch Kinder. So erwähnt z. B. die Chronik des Frank von Nörd massenhafte Erkrankungen an Halsbräune um 1517 in der Rheingegend. Mit dieser Seuche stand vielleicht eine gleichzeitig in Amsterdam beobachtete Epidemie von »Angina maligna et contagiosa« in Zusammenhang, auf die Forest aufgrund handschriftlicher Aufzeichnungen des dort lebenden Arztes Tyengius hinweist.[38] Bereits am 30. Mai 1517 schrieb Erasmus von Rotterdam aus Antwerpen an Thomas Morus:

»Am 1. Mai sind wir bei zunehmendem, ja widrigem Winde um Mitternacht in einem Boot nicht ohne Gefahr an die französische Küste, unweit von Boulogne, gegen einige Felsen geschleudert worden ... Manche von uns hat der Wind mit Bräune und Brustfellentzündung umgeworfen und tut es noch.«

Auch der Baseler Chronist Wurtissen berichtet gleichzeitig:

»In diesem sibenzehnten Jahr entstund eine unbekannte Sucht, dass den Leuten Zung und Schlundt gleich als mit Schimmel weiß überzogen, so sie weder essen noch trinken mochten ... und die 2000 Personen innerhalb acht Monaten zu Basel hinnahm.«[39]

Bald danach hatte auch der ruhelose Wanderer Paracelsus (1493–1541), der als Militärarzt fast das ganze von blutigen Kriegen heimgesuchte Abendland heilend durchquerte und »sich nicht schämte, von Vagabunden, Henkern und Badern zu lernen«, bei Verwundeten eine besondere Art von Diphtherie festgestellt. In seiner »Großen Wundarzney« berichtet er im Kapitel »Von den übelen Zufällen« von einer Komplikation, bei der es sich um Wunddiphtherie handelt:

»Es ist auch etlich mal begegnet, das eine gemeine preüne (Bräune) in die Kriegsleut kommen ist, auch also mit allen zeychen in die Wunden, also daß dicke heüt (Häute, Pseudomembranen) ab den Wunden gangen seind, wie man von der Zungen geschölt hat, deren so die preüne hatten ...« (6. Kap.)

In jenen Jahren wurden auch Manuskripte der großen Chirurgen der römischen Kaiserzeit gefunden und gedruckt. Die Wiedergeburt der antiken Tracheotomie war demnach nur noch eine Frage der Zeit. Bereits 1578, als in Paris kruppöse Diphtheriefälle auftraten, überlegte der französische Arzt Guillaume de Baillou (1536–1614) im Zusammenhang mit seinen therapeutischen Mißerfolgen diesen Schritt:

»Ich habe mich oft gefragt, ob es nicht bei diesen Leiden, wenn jegliche Mittel versagen, angezeigt wäre, eine Eröffnung der Kehle vorzunehmen. Sicherlich ist die Operation nicht unbedenklich. Würde sie aber von einem geschickten Chirurgen ausgeführt, der weiß, wie die hin- und widerlaufenden Nerven zu vermeiden sind, so wäre sie nicht mit Gefahr verbunden und gäbe zweifelsohne eine Möglichkeit der Heilung.«[40]

Warum jedoch de Baillou seinen Vorschlag nicht selbst in die Tat umsetzte, lag vor allem daran, daß noch im 16. Jahrhundert in den meisten europäischen Ländern, mit Ausnahme der bürgerlich-fortschrittlichen Länder Italien und Holland, die Chirurgie nur von verachteten Badern und Barbieren betrieben wurde. Ob der große französische Chirurg Ambrois Paré (1510 bis 1590), der anfangs Barbierlehrling war, den Luftröhrenschnitt durchgeführt hat, wie manchmal behauptet wird, ist wissenschaftlich nicht erwiesen.[41] Zwei Jahre nach Parés Tod fiel der große Skeptiker und Moralist Montaigne (1533–1592) am 13. September 1592 auf Schloß Montaigne (Périgord) der strangulierenden Krankheit zum Opfer. »Montaigne«, vermerkt Emerson lakonisch, »starb an der Bräune im Alter von 60 Jahren anno 1592.«[42] Einige Jahre vor seinem Tod schrieb Montaigne in seinen Essays:

> »Laßt uns unseren Blick auf die Erde werfen. Auf die armen Menschen, die wir darauf verbreitet sehen, den Kopf gesenkt nach ihren Bedürfnissen, die weder etwas von Aristoteles noch von Galen ... wissen ... Wie viele sehe ich gewöhnlich unter ihnen, die sich den Tod wünschen oder solchen ohne Schrekken und Traurigkeit hinnehmen? Der Mann, welcher meinen Garten umgräbt, hat diesen Morgen seinen Vater oder seinen Sohn begraben. Die Namen selbst, womit sie die Krankheit belegen, mildern und mindern ihre Bitterkeit. Die Lungensucht heißt bei ihnen Husten, die Ruhr Durchfall, das Seitenstechen Erkältung, die Bräune Halsschmerz; und so sanft der Name ist, womit sie solche benennen, so sanftmütig erdulden sie solche. Ihre Krankheiten müssen sehr schwer sein, wenn sie ihre gewöhnlichen Arbeiten unterbrechen sollen. Sie werden nicht eher bettlägerig, als um zu sterben.«

1564 grassierte die »häutige Bräune« abermals in Deutschland und der Schweiz, besonders in Basel, wo die erkrankten Kinder durch Kehlkopfverschluß bereits am dritten oder vierten, spätestens aber am siebenten Tag »an Suffocation (Erstickung) erlagen«.[43] 1578 soll, wie Weyer erklärt, die Bräune vorzugsweise wieder Kinder befallen haben und mörderisch verlaufen sein.[44] Davon zeugen in vielen deutschen Städten Namen aus dem 16. Jahrhundert, wie »Bräunegäßle«, »Bräuneglöckle« etc. Die mit Erstikkungsanfällen einhergehenden Erkrankungen von Kindern führte man vielfach auf Hexerei zurück, was für die Verdächtigten oft verhängnisvolle Konsequenzen hatte.[45]

Am 10. August 1557 besiegte der niederländische Graf Egmont als Feldherr König Philipps II. von Spanien in der Schlacht bei Saint Quentin das Heer Heinrichs II. von Frankreich. Zwei Monate später kam es in Holland zu einer Diphtherie-Epidemie, also unmittelbar nach Rückkehr der siegreichen spanischen Truppen. Peter Forestus (1522–1597), der im Oktober dieses Jahres selbst erkrankte, beobachtete in seiner Heimatstadt Alkmaar, wie die Seuche mit den »Erstickungsattacken« ganze Familien befiel und innerhalb weniger Wochen über 200 Menschen tötete. Besonders Schwangere waren gefährdet, »von denen innerhalb 8 Tagen sechzehn starben, während die Überlebenden alle zu früh niederkamen«.[46] Seit Beginn des niederländischen Freiheitskampfes, unmittelbar nach Albas Eintreffen in Brüssel (1568), flackerte die Seuche in den verschiedensten Provinzen, besonders in den Wintermonaten (infolge des engeren Zusammenlebens in geschlossenen Räumen) immer wieder auf. Nach Forestus war selbst Wilhelm von Oranien, der Erbstatthalter der Niederlande, im Jahr 1581 von einer schweren Halsbräune betroffen.[47]

1583 wurde die Bräune aus den heißumkämpften niederländischen Provinzen durch die spanischen Soldaten nach der Pyrenäenhalbinsel verschleppt,[48] wo sie mit Unterbrechungen 35 Jahre wütete. Eine ungemein lebendige Beschreibung der würgenden croupösen Diphtherie stammt von Villa Real (1611), einem Leibmedikus Philips II. (1527–1598). Dieser spanische Arzt hat 1611 eine lederartige Membran, die die Kehle zuschnürt (»crustam veluti membranam cingentem fauces«), als Ursache des Erstikkungstods bezeichnet. In dieser Zeit schilderten auch andere spanische Ärzte, wie de Fontecha (1611) und Herrera (1615) die klassischen Symptome der Kehlkopfdiphtherie ähnlich realistisch. Während jedoch die Gelehrten die »erwürgende Krankheit« mit den verschiedensten Namen charakterisierten, wie z. B. »Cynanche contagiosa«, »Angina maligna«, »Morbus suffocatus«, »Ulcus faucium«, »Gargonta contagiosa«, »Carbunculus anginosus«, »Morbus strangulatorius«, nannte sie das Volk einfach »Garrotillo«. Dieser Volksname ist ebenso malerisch wie erschütternd: Er ist abgeleitet von der Garotte, von der Schlinge des Henkers, mit der man in Spanien die zum Tode Verurteilten erdrosselte, wie es z. B. auch Calderons »Richter von Zalamea« tat, als er den bei ihm einquartierten Hauptmann, der sich an seiner Tochter vergriffen hatte, richtete. Das Grauen, das die »erwürgende Krankheit« in den von ihr heimgesuchten spanischen Provinzen (Estremadura, Andalusien, Granada u. a.) verbreitete, erreichte im Jahr 1613 seinen Höhepunkt, so daß es sich in die Erinnerung des Volkes als »anno de los garrotillos« einprägte. El Grecos »Laokoon«, der mit seinen Söhnen dem würgenden Druck der Riesenschlange erliegt, mag als ein Bild jener mörderischen »Garrotillo«-Epidemie angesehen werden, die in den Jahren 1610–

1614, als dieses Kunstwerk entstand, über Toledo hinwegfegte. El Greco stellt diese Stadt anstelle des bedrohten Troja im Hintergrund des Gemäldes dar, Alkazar ist von Blitzen unter den jagenden Wolken eines gewittrigen Himmels schwefelhell erleuchtet.[49] Auch Grecos inniggeliebter Sohn Jorge Manuel, den er mit besonderer Sorgfalt auf dem »Begräbnis des Grafen Orgaz« abgebildet hat, soll an dem gefährlichen »morbus suffocatus« gelitten haben.[50]

Bereits im Jahr 1610 tauchte die Diphtherie auch in Süditalien auf. Sie erreichte das Land auf dem Seeweg über Malta und Sizilien. Neapel war damals im Besitz der spanischen Krone; dies macht den epidemiologischen Zusammenhang verständlich. In beiden Ländern, die vom düsteren Geist der Gegenreformation beherrscht waren, wurde die Seuchenausbreitung gerade durch die zur Abwendung der Diphtherienot veranstalteten Bittprozessionen gefördert, bei denen die Gläubigen oft die Wundmale des Gekreuzigten küßten. Die Zahl der Todesfälle war immens. Da die Durchseuchung mit dem Erreger eine langandauernde Immunität hinterläßt, wütete die »Luftröhrenkrankheit« (»male in canna«) daher besonders schwer unter der jungen Generation.[51] So sollen 1617 nach Kirchers Angaben allein im Königreich Neapel 60 000 Kinder gestorben sein. Im Verlauf dieser Epidemie realisierte 1645 ein angesehener neapolitanischer Arzt, Marco Aurelio Severino, den Gedanken seines Pariser Kollegen Baillou in etwas modifizierter Form: Er öffnete seinen Patienten die Luftröhre und führte eine Metalltube ein, mit dem Ergebnis, daß viele von ihnen gesund wurden. Doch fand diese Behandlungsmethode bei den Ärzten wenig Nachahmung. Zu groß war die Angst, man könnte beim unglücklichen Verlauf dieser Operation, die das Volk instinktiv ablehnte, als »Halsabschneider« angesehen werden.[52]

Der holländische Anatom Nicolas Tulp (1593–1676), bekannt von Rembrandts »Anatomie«, beschäftigte sich im 17. Jahrhundert in seinen Observationes Medicae, Libri III (Amsterdam 1644) mit der Diphtherie und wies als erster auf die lebensgefährliche Schädigung des Herzmuskels hin, auf der die meisten Todesfälle beruhen.[53]

In Frankreich trat die Bräune im 18. Jahrhundert zuerst 1743 auf, zunächst in vereinzelten Fällen, die rasch und tödlich verliefen. Allmählich verbreitete sich die Krankheit, meist nur einzelne Herde bildend, vor allem in Pensionaten und Schulen. 1749 beschrieb Chomel fünf Todesfälle in einem Pariser Pensionat in der Rue de Bac und erwähnt dabei Lähmungserscheinungen am Gaumensegel und den Augenmuskeln, die bei Patienten erst nach Abheilung der eigentlichen Halserkrankung auftraten.[54] Von Paris aus ging die Krankheit gelegentlich auf die Umgebung über. Das Übel verbreitete sich allmählich von Stadt zu Stadt und befiel meist Kinder.

In Schweden kam die »häutige Bräune« seit 1757 immer wieder epidemisch vor. Von der Bevölkerung wurde sie »Strypsjuka«, die »Erdrosselungskrankheit«, genannt. 1761 brach die Seuche in der Umgebung von Uppsala aus, zehn Jahre später in Stockholm. Fast zur gleichen Zeit – während des Siebenjährigen Krieges – grassierte die »häutige Bräune« auch in Preußen. Pastor Süßmilch, der Feldprediger Friedrichs des Großen, berichtet von ihrem plötzlichen Auftauchen:

»Dieser böse Hals würgete unter den Kindern auf eine schreckliche Weise, ärger als es die Pocken jemals getan haben ... Dieses Übel zeigte sich im Jahre 1758 und 1759 auch hier in Berlin an Kindern, deren Eltern wegen der russischen Invasion hierher geflüchtet waren. Ich habe einen Auszug aus dem Kirchenbuch zu Messow, nicht weit von Crossen, gemacht. Innerhalb eines Jahres sind in einer einzigen Landparochie siebenundfünfzig Kinder daran gestorben ... Der böse Hals allein hat also in einem Jahr ohngefehr den zweiundzwanzigsten Theil der Einwohner weggerafft. Man schließe von dieser Dorfpfarre auf andere, so wird man leicht urtheilen, daß es vielleicht mehr als Tausenden das Leben gekostet ...«[55]

Mit der Besetzung Mecklenburgs durch die Preußen wurde neben Fleckfieber und Ruhr auch die Diphtherie verschleppt. Bereits im Frühjahr 1759 erschien sie in den östlichen Dörfern Holsteins und bald danach auch in Altona. Johann Friedrich Struensee (1737–1772), junger Physikus in der damals zu Dänemark gehörenden Hafenstadt, suchte die von der Seuche besonders schwer betroffene »Kleine Papagoyenstraße« auf, deren Fachwerkhäuser »vom Keller bis zur Dachkammer« von kinderreichen, armen Juden, Trödlern und Lumpensammlern bewohnt waren. Er war zutiefst erschüttert, daß man dem mörderischen Übel, »welches so viele Kinder dahinraffte, völlig hilflos gegenüberstand«. Da die Diphtherie auch auf dem Land um herging und die abergläubischen Bauern von Hexerei munkelten, wobei sie oft alte Frauen, die ihr Mißtrauen erregt hatten, verdächtigten und bedrohten, begab er sich auch auf die betroffenen Dörfer seines Landphysikats. Um Klarheit zu schaffen, obduzierte Struensee mehrere Verstorbene und erkannte in der pharyngealen Pseudomembranbildung mit ihren Verästelungen bis in die Bronchien die eigentliche Ursache der grauenvollen Erstikkungsanfälle.[56]

»In den Leichnamen«, berichtete er im «Gemeinnützigen Magazin« von 1760, »findet man in der Luftröhre eine weiche, dicke, weißlichte Haut, die sie inwendig umkleidet und oft bis in die Lungenzweige fortgeht. Sie sitzt lose an der Luftröhre, so daß sie oft als eine Röhre herausgezogen, auch von den Kranken zum Theil ausgehustet werden kann.«[57]

Wenige Monate später wies Gerson in der gleichen Zeitschrift darauf hin, daß diese Krankheit, die man im 16. und 17. Jahrhundert wegen der Erstikkungsanfälle »Morbus strangulatorius« bzw. »Morbus suffocatus« nannte, bereits im babylonischen Talmud unter dem Namen »Askara« Erwähnung fand:

> »Die schwerste unter allen Todesarten, die Askara, gleichet einem Thaue in der Öffnung der Speiseröhre.«[58]

Nach dieser Stelle, die wie eine Bestätigung des oben zitierten Sektionsbefunds klingt, betonte Gerson, der so oft von verzweifelten Eltern in die übervölkerte, kinderreiche »Kleine Papagoyenstraße« gerufen wurde, daß nach den Angaben des Talmud die Askara vor allem Kinder befällt (Taan. IV. 27b).[59] Da Gerson die Halsbräune für ebenso ansteckend hielt wie die Pocken, empfahl er in Analogie zu dem in jedem jüdisch-orthodoxen Haushalt üblichen Speiseritual mit zweierlei Eßgeschirr und Eßbesteck für den getrennten Genuß von Fleisch- und Milchgerichten, eine Trennung dieser Gerätschaften auch zwischen Kranken und Gesunden vorzunehmen.[60]

Aus der gegenseitigen kollegialen Achtung, die sich aus dem gemeinsamen Kampf gegen eine nach längerer Zeit neu aufgetauchte unheimliche Infektionskrankheit ergab, entwickelte sich allmählich eine Freundschaft zwischen den beiden Ärzten Struensee und Gerson. Struensee, der die Krankheit ebenfalls für kontagiös hielt, wünschte zum Ärger der Pastoren und Kantoren, die Begleitung der Leichen an Bräune verstorbener Personen durch Schulkinder und das Kurrendesingen am offenen Sarg bzw. Grab zu verbieten.[61]

Durch Auswanderer wurde die Diphtherie bereits Anfang des 18. Jahrhunderts an die östliche Küste Nordamerikas verschleppt. Da die Seuche nur selten Erwachsene befiel, wurde sie »Kinderpest« genannt. Es war die »würgende Kehlkopfkrankheit«, die man später Kehlkopfdiphtherie nannte.

Der schottische Arzt Francis Home benutzte erstmalig für die Bezeichnung der »würgenden Kehlkopferkrankung« das schottische Wort für Heiserkeit, »Croup«, offenbar wegen der bei Kehlkopfstenose bestehenden krähenden Inspirationen. In seiner berühmt gewordenen Abhandlung »An inquiry into nature, cause and cure of the croup« (Edinburgh 1765) bezeichnete er den Croup als eine Krankheit sui generis und trennte sie damit von der Rachendiphtherie, womit er die größte Verwirrung in den ärztlichen Anschauungen stiftete. Besonders verhängnisvoll war, daß Home weder den »Croup« (d. h. die Kehlkopfdiphtherie) noch die Rachendiphtherie für kontagiös hielt, was verheerende Folgen hatte. Als Beispiel können die Infektionen in der Familie Napoleons dienen. Gegen das Dogma, daß es sich um zwei verschiedene Krankheiten handle, erhob bereits 1771 der amerikanische Arzt Samuel Bard seine Stimme. In seiner Veröffentlichung betonte er die Identität der Rachen- und Kehlkopferscheinungen. Er hielt beide Krankheitsformen für ansteckend und empfahl die Absonderung eines Kranken, vor allem dann, wenn Kinder in der Familie waren. Seine Worte verhallten jedoch in der äußerst gespannten revolutionären Atmosphäre wie die Stimme des Predigers in der Wüste. Samuel Bard wurde später medizinischer Berater von George Washington.[62] 1775 begann der Unabhängigkeitskrieg der amerikanischen Kolonien gegen das Mutterland. Dieser Kampf wurde auch von Diphtherie-Epidemien begleitet. Die ungeheuren Strapazen des Krieges ebneten der Seuche den Weg. Die Aufständischen wußten nur zu gut, daß sie mit ihren lose gefügten Freiwilligenverbänden eine Schlacht gegen die geschulten Briten und Hessen nur dann wagen durften, wenn sie die große Weite und geringe Wegsamkeit des Kriegsschauplatzes ausnutzten. Sie wichen, so gut es ging, den Schlägen des Gegners aus, der selbst durch Marschverluste und Krankheiten viel zu leiden hatte. Bemerkenswert ist, daß Washingtons wichtigste Entscheidungsschlachten in die kalten Herbst- und Wintermonate fallen, in denen die häufigen Schleimhautkatarrhe der Atmungswege das Eindringen von Diphtheriebakterien sehr erleichtern. So faßte er nach seinem meisterhaft geleiteten, aber sehr verlustreichen Rückzug von Long Island über New York hinter den Delaware in der allgemeinen Niedergeschlagenheit und Verzweiflung den kühnen Entschluß, in der Weihnachtsnacht 1776 über den eistreibenden Fluß zu gehen und die Hessen in ihren Winterquartieren bei Trenton zu überfallen.[63] In den ersten Januartagen 1777 schlug er eine stärkere englische Abteilung bei Princeton. Bei all diesen Manövern gab es Erkältungskrankheiten und »unklare Anginen«.[64] Im Herbst 1781, während die englische Nordgruppe Clinton an der Hudsonmündung durch amerikanische Teilkräfte gefesselt wurde, versammelte Washington alle verfügbaren See- und Landstreitkräfte an der Chesapeak Bay und zwang die englische Südgruppe Cornwallis bei Yorktown zur Kapitulation. Aber auch nach der siegreichen Beendigung des Unabhängigkeitskriegs erlosch die Seuche in dem wirtschaftlich zerrütteten Land nicht.[65] 1799 kam es zu einer größeren Epidemie, der auch George Washington zum Opfer fiel. Er war von einem Besichtigungsritt zu einer seiner Plantagen völlig durchnäßt heimgekehrt und erkrankte an »Cynanche trachealis«, wie man die Kehlkopfdiphtherie zu nennen pflegte. Da er während seiner Krankheit von den behandelnden Ärzten wiederholt zur Ader gelassen wurde, verstummte die Fama nicht, »er sei dem medizinischen Blutdurst unfähiger Doctores zum Opfer gefallen«.[66]

Fast gleichzeitig mit der amerikanischen Epidemie flackerte sowohl in England als auch in Frankreich die Diphtherie erneut auf. Schon vor Ausbruch der Revolution war die Gefahr so groß, daß die Pariser »Société royale de Médicine« im Jahr 1783 eine Preisfrage unter folgendem Titel ausschreiben ließ: »Si la maladie connue en Ecosse (Schottland) et en Suède sous le nom de Croup ou angine membraneuse existe en France.«[67] In den Wirren der Revolution und besonders in den napoleonischen Feldzügen begann die Diphtherie eine immer größere Rolle zu spielen. Auch hier ebneten die fast übermenschlichen Eilmärsche der Infektion den Weg. Das beleuchten am besten Bonapartes Worte, mit denen er sich am 26. April 1796 nach zweiwöchigem Kampf in Oberitalien an sein siegreiches Sansculottenheer wandte:

> »Soldaten! Ihr habt in vierzehn Tagen sechs Siege erfochten, einundzwanzig Fahnen erbeutet, fünfundfünfzig Geschütze und mehrere Festungen genommen; ihr habt den reichsten Teil Piemonts erobert ... Es fehlt euch an allem, ihr habt alles wettgemacht: ihr habt Schlachten gewonnen ohne Kanonen, Flüsse überschritten ohne Brücken, Eilmärsche gemacht ohne Stiefel, biwakiert ohne Schnaps, ja häufig ohne Brot ... Nur republikanische Legionen, Soldaten der Freiheit, waren fähig zu ertragen, was ihr ertrugt. Ich danke euch, Soldaten! ... Aber ihr habt noch nichts getan im Vergleich zu dem, was euch noch zu tun übrig bleibt.«[68]

Gleichzeitig mit Napoleons erstem Italienfeldzug kam es in Spanien, besonders in Madrid, zu einer Diphtherie-Epidemie, in deren Verlauf viele Kinder erstickten. Auch zwei Kinder Goyas erkrankten, von denen das jüngste, die kleine Elena, starb. Der Künstler malte daraufhin das Bild eines diphtheriekranken Knaben, dem ein wenig vertrauenerweckender Arzt mit zwei Fingern in den weit geöffneten Mund faßt, um die Zunge niederzudrücken, was zwar eine bessere Inspektion des Rachens ermöglicht, aber auf die tiefer liegende Ursache der Erstickungsanfälle keinen Einblick gewährt. Das Bild dokumentiert nicht nur die ärztliche Hilflosigkeit, sondern zugleich auch die Gefahr, der die Ärzte bei solchen Untersuchungen ohne Kenntnis der Kontagiosität ausgesetzt waren. Da die ärztliche Kunst bei der Diphtherie meist versagte, nahm der sonst so nüchterne Goya zu sonst belächelten, abergläubischen Mitteln Zuflucht und besorgte für seine kranken Kinder Papierstreiflein, welche der »Heiligen Jungfrau zur Genesung« geweiht waren und die Anrufung enthielten: »Salus infirmorum, Retterin der Kranken«.

Wie weit die Diphtherie damals verbreitet war, geht auch daraus hervor, daß sie nicht nur unter dem Heer und der Bürgerschaft wütete, sondern auch in die höchsten Kreise der Gesellschaft eindrang und dort ihre Opfer forderte. So kam es 1806 selbst in der Familie Napoleons zu einem tragischen Todesfall. Bonaparte hatte 1796 die Kreolin Josephine, Witwe des hingerichteten royalistischen Generals de Beauharnais, geheiratet. 1802 zwang er seinen Bruder Louis, deren Tochter Hortense zu heiraten, und gab dem Paar 1806 den Thron von Holland. Ihr Erstgeborener, Napoleon Charles, Kronprinz von Holland, wurde von Kaiser Napoleon, der selbst noch keinen Sohn hatte, abgöttisch geliebt. Ende 1806 kam Prinz Charles mit seiner Mutter Hortense besuchsweise zu der Kaiserin Josephine nach Paris. Ende April 1807 trat bei Königin Hortense von Holland eine Rachenbräune auf. Kurz darauf erkrankte ihr Sohn an Krupp. Über seinen ergreifenden Erstickungstod am 5. Mai 1807 ist viel geschrieben worden. Obwohl sich das alles unter der sorgfältigsten Aufsicht des berühmten Leibarztes Corvisart abspielte, wurde der ursächliche Zusammenhang zwischen beiden Fällen nicht erkannt.[69] Unter dem Einfluß der Homeschen Auffassung hielt man die Rachenbräune und den Krupp für zwei völlig verschiedene Krankheiten und dachte deshalb nicht an Ansteckung.[70] Kennzeichnend für die Zeit ist, daß die internationale Preisfrage (12 000 Francs) über die Natur und Behandlung des Krupp, die Napoleon nach dem Tod seines Lieblingsneffen im Juni 1807 ausschreiben ließ, von den zwei Preisträgern Jurine (Genf) und Albers (Bremen) dahingehend beantwortet wurde, daß die Angina maligna, d. h. die Rachendiphtherie, und der Krupp zwei verschiedene Erkrankungen wären. Es wirkt geradezu paradox, daß einer der 83 Preisbewerber, Caron, der die Identität der beiden Krankheiten vermutete und leidenschaftlich für die operative Croupbehandlung, d. h. für die Tracheotomie, eintrat, nicht einmal des Lobes würdig erachtet wurde.[71] Auch drei Bewerber, die ausdrücklich auf die Kontagiosität des Krupp hinwiesen, wurden nicht beachtet. Im Jahr 1814, sieben Jahre nach dem internationalen Preisausschreiben über die Natur und die Behandlung des Krupp – Napoleon weilte inzwischen als Verbannter auf der Insel Elba –, war seine zweite Gemahlin Marie Louise von Österreich, nun Herzogin von Parma, mit ihrem kleinen Sohn in die Heimat zurückgekehrt. Damals besuchte Prof. Osiander Johann Peter Frank in Wien, der gerade den drei Jahre alten Prinzen Napoleon wegen einer leichten Erkältung behandelte, während dessen vier Monate älterer Spielgefährte gleichzeitig an einem sehr bedenklichen Kruppanfall erkrankt war. Da man den Krupp nach wie vor nicht für kontagiös hielt, erfolgte auch keine Absonderung des Spielgefährten, der wie durch ein Wunder – nicht angesteckt wurde.

Das Dunkel, welches diese Krankheit ursprünglich umhüllte, begann sich erst nach einigen Jahren allmählich zu lichten, als 1819 in der Garnison von Tours eine mörderische Epidemie ausbrach.[72] Frankreich war damals führend auf dem Gebiet der jungen pathologischen Anatomie. Der Pariser Anatom Bichat verlegte bereits in seiner 1801 erschienenen »Anatomie générale« den Sitz der Krankheiten aus den Organen in die Gewebe. Zu seinen begeisterten Schülern, die als Kliniker die anatomische Kenntnis der verschiedensten Krankheitsbilder durch die klinische Sektion und mikroskopische Prüfung von Gewebeschnitten zu fördern suchten, gehörte auch Paul Bretonneau (1771–1862) in Tours. Anläßlich der erwähnten Epidemie stellte er anhand von etwa 60 Leichenöffnungen fest, daß die Todesfälle beim Croup auf ein Häutchen zurückzuführen sind, welches sich in der Kehle bildet und ungemein schnell in die Luftröhre hineinwächst. Auch bei der Rachenbräune erkannte er als Hauptsymptom die Bildung eines Häutchens bzw. einer Pseudomembran, die stets ganz leicht abhebbar auf der Schleimhautoberfläche aufliegt. Hieraus folgerte er, daß diese bösartigen Rachen- und Kehlkopfentzündungen nur zwei verschiedene Formen ein und derselben Krankheit seien, und bezeichnete sie daher einheitlich als Diphtheritis mit einem Namen, den er vom griechischen Wort (διφθέρα »Diphthera« = »Häutchen«) ableitete.[73] Während man früher in Frankreich diese Krankheit auf miasmatische Veränderungen der Luft zurückführte, erkannte Bretonneau ihren kontagiösen Charakter und führte auch die Massenerkrankung in der Garnison auf den gemeinsamen Gebrauch von Trinkgefäßen zurück.[74] Später hat Bretonneau bei einer Diphtherie-Epidemie in Chenusson (im Winter 1825) noch weitere Übertragungsmöglichkeiten beobachtet. Er sah sie bei Soldaten gegeben, sei es dadurch, daß zwei in einem Bett zusammen schliefen, sei es durch gemeinschaftlichen Gebrauch derselben Pfeife: »en autre ces deux hommes avaient fréquemment fait usage de la même pipe«.[75]

> »Überaus wichtig ist die Beobachtung Bretonneaus, daß kein einziger derjenigen Soldaten in Tours, die eine solche Gingivitis überstanden hatten, während der ganze zwei Jahre andauernden Epidemie vom Croup befallen wurde. Die aus Vendée nach Tours versetzte Truppe wurde nach einiger Zeit in eine andere Garnison verlegt, und es zog anstatt ihrer ein neuer Truppentheil in die Kaserne ein. Unter den Soldaten dieser neuen Truppe trat das Leiden in Form von schwerer Angina diphtheritica auf.«[76]

Es gibt erschütternde Berichte von Ärzten, die am Kranken- und Sterbebett die unsäglichen Qualen der von ihnen Rettung Erhoffenden oder völlig Verzagenden miterlebt haben. So besuchte z. B. Trousseau einen Bauernhof und fand nur den Wirt und die sechzehnjährige Magd vor.

> »Der Mann saß in der Ecke am Herd und hatte sich nicht erhoben, um mich zu empfangen. Er war 27 Jahre alt. Er erzählte mir, daß er und das junge Mädchen neben ihm die einzig Überlebenden von 17 Einwohnern des Hofes seien. Das Mädchen war auch erkrankt, wurde aber durch den Pfarrer gerettet, der ihren Rachen acht bis zehnmal mit Salzsäure ausbrannte. Was ihn anging, so

wußte er, welches Schicksal ihm bevorstand. ›Morgen oder später‹, sagte er, ›werde ich sterben, wie meine Kinder, meine Frau, mein Vater und meine Mutter.‹ In dieser Ergebenheit erwartete er den Tod.«[77]

Bretonneau, der – wie bereits erwähnt – den ursächlichen Zusammenhang zwischen Rachenbräune und Kehlkopfcroup erkannte, führte auch bei hoffnungslosen, schweren Fällen als ultima ratio die Tracheotomie ein. Im Jahr 1825 wurde er zu einem kleinen vierjährigen Mädchen gerufen, dem Töchterchen des Grafen Puységur, eines seiner besten Freunde. Der verzweifelte Vater hatte bereits vorher drei Kinder verloren, und nun drohte das letzte an dem Übel zu ersticken. Bretonneau meinte, man könnte die Luftröhre tief unten am Hälschen öffnen, wo sie hoffentlich noch nicht durch die Membran verschlossen war. Er habe zwar die Operation noch nie ausgeführt, es gebe gewisse Gefahren dabei, aber etwas müsse geschehen, und vielleicht sei es die Rettung. Der Vater sagte nur: »Tue als wär's dein eigenes Kind.« Bretonneau führte den Schnitt aus, und das Kind war gerettet! Von diesem Zeitpunkt an fand die Tracheotomie, der Kehlkopf- und Luftröhrenschnitt, in der Krupptherapie allgemeine Anwendung. Während Bretonneau die Tracheotomie nur in vereinzelten Fällen anwandte, wurde sie von seinem Schüler Trousseau im Pariser Hôpital des Enfants malades (1850–1854) systematisch ausgeübt. Trousseau war ein fanatischer Anhänger dieses Verfahrens, so daß seine Zeitgenossen ihm den Namen »Taufpate der Tracheotomie« schenkten. Doch der Eingriff war sehr gefährlich. Von

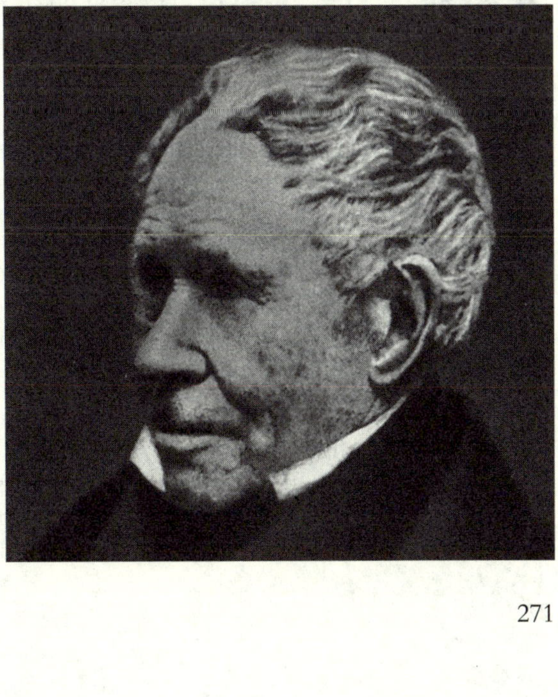

Pierre Bretonneau (1778 bis 1862), Spitalarzt in Tours, erkannte den ursächlichen Zusammenhang zwischen Rachenbräune und Kehlkopfcroup sowie ihren infektiösen Charakter. Bei Croup empfahl er als ultima ratio die Tracheotomie.

den achtzehn Kindern, die Bretonneau tracheotomierte, blieben nur vier, von den 80, die Trousseau tracheotomierte, nur zwanzig am Leben. Trousseau, der das Krankheitsbild in aller Vollkommenheit einschließlich der häufigen Herzlähmung beschrieb, hat auch die Bezeichnung Diphtheritis in Diphtherie abgewandelt, in der richtigen Vermutung, daß es sich dabei um mehr als einen örtlichen entzündlichen Prozeß handelt. Die von Bretonneau und von Trousseau mit allem Nachdruck betonte hohe Infektiosität des Leidens fand ihre traurige Bestätigung in den wiederholten letalen Ansteckungen von Medizinern. So infizierte sich z. B. 1843 Herpin bei der Untersuchung eines diphtheriekranken Kindes, das ihm ins Gesicht gehustet hatte. Auch Valleix, ein bekannter französischer Arzt, erlag einer Diphtherieinfektion innerhalb von 48 Stunden.[78] Sein Assistent, der ein tracheotomiertes Kind pflegte, starb nach drei Tagen. In den Pariser Spitälern bestand die Sitte, die Namen jener Ärzte, die sich in Ausübung ihres Spitaldienstes eine tödliche Krankheit zugezogen hatten, auf einer am Eingang befindlichen Marmortafel zu verewigen. In sehr vielen Fällen war es die Infektion mit Diphtherie, die einem hoffnungsvollen Leben ein Ende gesetzt hatte.[79]

Obwohl man in Frankreich die Kontagiosität von Diphtherie genau erkannt und beschrieben hatte, führte im Nachbarland das »Preußische Regulativ über die sanitätspolizeilichen Vorschriften« vom 8. August 1835 alle möglichen Krankheiten als übertragbar auf, darunter auch die Gicht. Die Diphtherie erwähnte es dagegen mit keiner Silbe.

Zuweilen blieben auch weite Landstriche für längere Zeiten von der Diphtherie verschont, so daß sie der dortigen Ärztegeneration zunächst unbekannt blieben. In seinen Memoiren schildert Kußmaul eine Episode aus dem Jahr 1847 in Wien, wo er sich mit seinem Freund Bronner studienhalber aufhielt:

> Wir hatten die beiden Kinderspitäler besucht; es war uns aufgefallen, daß wir weder hier noch auf dem Leichentische des allgemeinen Krankenhauses jemals einen Fall von Diphtherie zu sehen bekamen, während wir sie bei uns zu Hause in Form von Croup, und Bronner in Paris in verschiedenen schlimmen Formen oft zu sehen Gelegenheit gehabt hatten. Gegen Ende unseres Aufenthaltes fragte ich einen Assistenten Rokitanskys, ob die Diphtherie in Wien nicht vorkomme, worauf er die Gegenfrage an mich richtete, ob ich an diese französische Dichtung glaube.[80]

Kaum zwei Jahrzehnte später flackerte die Diphtherie da und dort als neue Krankheit vereinzelt in Wien, Berlin, Hamburg, Frankfurt und anderen Städten auf, um bald zum Schrecken Mitteleuropas zu werden. In Rußland starben 1858/59 in einigen Departements, wie Filatow berichtet, fast alle

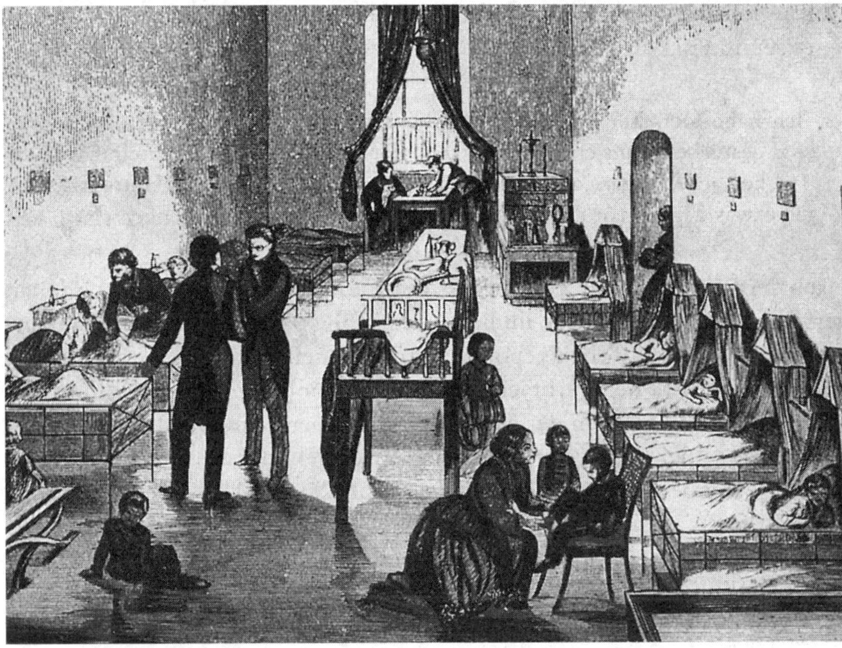

Saal im Kinderhospital zu Wien. Die drei Ärzte links tragen keine Schutzkleidung. Die Diphtherie gilt nicht als ansteckend. Holzschnitt aus dem Jahr 1856.

Kinder; ähnlich war es auch in Bessarabien, Griechenland und der Türkei.[81] Solange sich jedoch die Erkenntnis von der Übertragbarkeit der Diphtherie nicht allgemein durchsetzte, konnte von einem zielbewußten Kampf gegen die Seuche keine Rede sein. In einer Zeit, in der die Händedesinfektion nach jeder Krankenuntersuchung noch nicht üblich war, als Semmelweis 1848 in der Wiener Gebäranstalt wegen der Aufforderung an die Studenten, ihre Hände vor der Untersuchung von Wöchnerinnen in Chlorwasser zu waschen, von den meisten Ärzten ausgelacht wurde, waren es gerade diese Ärzte, die bei der üblichen »Mund- und Zungenvisitation« die Diphtheriekeime von einem Kind auf das andere übertrugen. Die Gefahr der Verschleppung wird besonders klar, wenn man alte Bilder betrachtet, auf denen Ärzte noch keine weißen, waschbaren Schutzmäntel tragen, die man beim Verlassen des Krankenhauses ablegt. Auf einem Holzschnitt aus dem Jahr 1856 sieht man z. B. drei Ärzte in einem langgestreckten, nur von einem schmalen Fenster belichteten Krankensaal des ersten Kinderspitals in Wien, die ihre Tätigkeit in Straßenanzügen ausüben. Selbst in den Kliniken wurde noch in einem Frack operiert, der von Blut und Eiter geradezu verkrustet war. In einem Brief vom 15. November 1861 schrieb der 32jährige

Chirurgieprofessor Theodor Billroth voller Resignation aus Zürich an seinen Freund Fock in Magdeburg:

> »Ich habe hier drei Tracheotomien bei Croup gemacht ... Alle drei Kinder sind gestorben. Eins erstickte während der Operation durch Bluteintritt in die Trachea; ich war ganz allein ohne Assistenz in einer ärmlichen Hütte. Da habe ich etwas dégout vor dieser Operation bekommen, wie begreiflich.«[82]

Nach der Lektüre dieser Zeilen eines »hartgesottenen Chirurgen« wird man verstehen, daß es Flaubert ähnlich erging, obwohl er (1821) im Krankenhaus Hôtel Dieu in Rouen geboren wurde, wo sein Vater Chefarzt war, und er dort seine Kindheit verbrachte und schon von klein auf viele Eindrücke vom Leiden und Sterben der Menschen gewinnen konnte. Als Kind war er häufig mit seiner Schwester zum Fenster des Sektionssaals hochgeklettert, um den Vater bei Autopsien heimlich zu beobachten. Drei Geschwister starben sehr früh, zwei davon an Diphtherie. Gustaves Leben schien als Kleinkind mehrfach so gefährdet, daß Dr. Flaubert ihm schon vorsorglich ein Kindergrab in der Familiengruft reservieren ließ. Kein Wunder, daß in seinem Roman »L'Education sentimentale«, den er 1869 (zwei Jahre nach dem großen Erfolg von »Madame Bovary«) veröffentlichte, die Diphtherie eine entscheidende Rolle spielte. Inmitten der revolutionären Wirren von 1848 wird Frau Arnoux, die Gattin eines Pariser Kunsthändlers, am Rendezvous mit ihrem jungen Anbeter Frédéric Moreau in der Rue Fronchet durch den plötzlichen Croupanfall ihres an Diphtherie erkrankten Söhnchens gehindert. Flaubert wollte – getreu den ästhetischen Prinzipien »impassibilité« und »impartialité« (»Kaltblütigkeit« und »Unparteilichkeit«) des Autors gegenüber der dargestellten Handlung – »minuziös den Ablauf einer Tracheotomie schildern«. Er besuchte daher mit der Genehmigung des Chefarztes tagelang das Pariser Hospital Sainte-Eugènie (das heutige Trousseau-Krankenhaus), um diphtheriekranke Kinder zu beobachten und einer Tracheotomie beizuwohnen. Als man ihn eines Tages zu einer solchen Operation holte, wurde ihm beim Betrachten des kleinen Patienten, der erbärmlich röchelte, plötzlich schlecht. Er war daran, ohnmächtig zu werden, und verabschiedete sich unter dem Vorwand, genug gesehen zu haben. Flauberts Aufrichtigkeit ging so weit, daß er seinen Plan einer Tracheotomiedarstellung fallen ließ, weil er sie nicht mit eigenen Augen gesehen hatte. Stattdessen beschränkte er sich auf die Schilderung der Symptomatik der Kehlkopfdiphtherie mit genauem Verlauf der einzelnen Stadien: Heiserkeit, bellender Husten, dem bald darauf einsetzenden Stridor, gefolgt von Atemnot, Tachykardie, Blässe, dem charakteristischen Einziehen des Epigastriums und der Spontanausstoßung der Pseudomembranen, wie es in »Clinique médicale« von Trousseau beschrieben ist.[83] Hier ein Auszug aus Flauberts Schilderung:

»Eugen hielt sein Köpfchen seitlich abgewendet, lag still auf dem Kissen und zuckte nur immer wieder mit den Brauen, während seine Nasenflügel geweitet bebten. Sein liebes armes Gesicht war so bleich wie seine Bettlaken, und seinem Kehlkopf entrang sich bei jedem Atemzug ein rauhes Pfeifen, das nach und nach immer kürzer wurde und trocken, fast metallisch klang. Sein Husten hörte sich ähnlich wie das Gerassel jener nervenpeinigenden mechanischen Vorrichtungen an, mittels deren die Spielzeughündchen aus Pappe kläffen können.«

»Bald darauf traten die gräßlichen Hustenanfälle erneut auf. Manchmal setzte sich der Kleine plötzlich in seinem Bettchen auf. Seine Brust hob und senkte sich in krampfartigen Zuckungen, und beim Atemholen buchtete sich sein Bäuchlein ein, als müßte er nach einem schnellen Lauf ersticken. Dann sank er in die Kissen zurück, hielt das Köpfchen hintenübergebogen und den Mund weit offen.

... Das Kind zerrte sich die Umschlagtücher vom Hals, als wolle es etwas wegreißen, was es am Atmen hinderte, woran es erstickte. Es zerkratzte die Wand, klammerte sich an den Vorhängen seines Bettchens fest und suchte nach einem Halt, um freier atmen zu können. Sein Gesicht war jetzt bläulich angelaufen, und sein ganzes Körperchen, das in kalten Schweiß gebadet war, schien sichtlich abzumagern. Seine angstvoll aufgerissenen Augen hefteten sich in bangem Entsetzen auf seine Mutter.

... Die krampfartigen Stöße seiner Brust warfen ihn nach vorn, als wollten sie ihn entzweibrechen; zuletzt erbrach er etwas Eigentümliches, das aussah wie ein pergamentartiges Röhrchen. Sie bildete sich zuerst ein, er habe ein Stück von seinen Gedärmen erbrochen.«[84]

Während des Deutsch-Französischen Krieges von 1870/71, der inmitten einer Diphtheriepandemie stattfand, wurde diese Krankheit in den Heeresstatistiken, die von den klassischen Kriegsseuchen wie Typhus und Ruhr beherrscht wurden, wie auch schon früher kaum beachtet. Friedrich Nietzsche (1844–1900), der sich, wie bekannt, zu Beginn des Krieges 1870 als Baseler Professor der Philosophie zur freiwilligen Krankenpflege gemeldet hatte, erlebte auf den Schlachtfeldern um Metz nicht nur die Schrecken nach der Schlacht, sondern auch die Kriegsseuchen, die zu dieser Zeit noch mehr Opfer forderten als die Kämpfe selbst. – Am 2. September 1870 wurde Nietzsche nach Ars-sur-Moselle abkommandiert, wo man ihn in einen Zug setzte, um Verwundete nach Karlsruhe ins Lazarett zu begleiten. Die Reise dauerte zwei Tage und zwei Nächte. In einem Brief an Richard Wagner vom 11. September 1870 berichtet er:

»Es war schlechtes Wetter, unsere Güterwagen mußten fest geschlossen werden, damit die armen Kranken nicht durchnäßt wurden. Alle mit zerschossenen Knochen, mehrere mit 4 Wunden, dazu constatierte ich bei Zweien noch Wunddiphtheritis. Daß ich es in diesen Pestdünsten aushielt, selbst zu schlafen und zu essen vermochte, erscheint mir jetzt wie ein Zauberwerk.«

Als Nietzsche in Karlsruhe ankam, fühlte er sich schwerkrank. Mit Mühe kam er bis Erlangen. Ein Arzt diagnostizierte sowohl starke Ruhr als auch »Rachendiphtheritis«. In dem Brief an Wagner heißt es weiter:

»... sie (d. h. die beiden Infektionskrankheiten) haben so schwächend und entkräftigend auf mich in kurzer Zeit gewirkt, daß ich zunächst alle meine Hülfsthätigkeitspläne aufgeben muß ...«[85]

Nach überstandener Krankheit kehrte Nietzsche nach Basel zurück und nahm bereits Anfang November 1870 den Vorlesungsbetrieb auf. Zugleich schrieb er sein Buch »Die Geburt der Tragödie aus dem Geiste der Musik«.

Nachdem Bretonneau und Trousseau das dualistische Dogma von Hume scheinbar endgültig widerlegt hatten, wurde es 1847 durch die Autorität Virchows wieder zum Leben erweckt. Dieser postulierte, der Croup, dessen »Belag ohne Substanzverlust von der Schleimhaut ablösbar« sei, würde eine andere Krankheit sein als die Diphtherie, deren »Belag nicht ohne Substanzverlust ablösbar« wäre.[86] Inzwischen stieg die Seuchenwelle der Diphtherie in den meisten europäischen Ländern steil an. Die Kinderabteilungen der Krankenhäuser waren voll von kleinen Patienten, und die Ärzte waren hilflos. So starben nach der Gesamtstatistik der Pariser Krankenhäuser im Jahr 1881 von 1255 Diphtheriekranken 829, d. h. 66%. Ihren Höhepunkt erreichte die Diphtheriepandemie in den Jahren 1875–1890 mit enormen Mortalitätsziffern (35,1 auf 10 000 Einwohner). Wie häufig es dabei zu Kehlkopfdiphtherie kam, beweisen Angaben von A. Monti, der 1884 eine Zusammenstellung über Tracheotomien anfertigte, wobei von 12 736 mit Luftröhrenschnitt behandelten Kindern 9161 innerhalb von drei Wochen starben.[87] Das Studium der Diphtherieliteratur aus der Vor-Serumzeit zeigt erst, von welchem Grauen diese Krankheit umgeben war. Monti bemerkt, daß die Tracheotomie »für viele Laien gleichbedeutend mit Abschlachten sei«. O'Dwyer konnte in einem New Yorker Findelhaus von 1869 bis 1880 keinen einzigen Kruppfall durch Tracheotomie retten. Heubner, der 1891 die Leitung des neuen Kinderkrankenhauses in Leipzig übernahm, berichtet in seinen autobiographischen Erinnerungen über ähnliche Erlebnisse.[88] Den Schrecken, den einst die vom Rachen zum Kehlkopf herabsteigende Diphtherie samt ihrer Behandlung auslöste, kennzeichnet ein von Behring zitierter Ausspruch Malgaignes:

> »Die Einführung des Luftröhrenschnittes in die Behandlung der Diphtherie war ein großes Verdienst um die Menschheit; ein noch größeres aber würde es sein, wenn es gelänge, diesen vermeidbar zu machen.«[89]

Dann und wann befiel die Diphtherie auch Erwachsene mit besonderer Vehemenz. So starb 1875 der Komponist Georges Bizet im Alter von nur 37 Jahren an ihr.[90] Welchen Schrecken die Seuche verbreitete, wird durch die folgende historische Begebenheit verdeutlicht: 1878 pflegte die Großherzogin Alice von Hessen, Tochter der Königin Viktoria von England, ihr sterbendes Töchterchen, steckte sich an und erlag selbst der Krankheit. Es kam zu einer wahren Panik. Auf Befehl der Queen durften die englischen Brüder der Verstorbenen den Trauerfeierlichkeiten nur aus großer Entfernung beiwohnen. Die übrigen Höfe ließen sich nicht vertreten, und Darmstadt blieb lange Zeit ein gefürchteter und gemiedener Ort.[91]

Mikrobiologische Ära

Bereits 1873 gelang es Edwin Klebs aus Königsberg (1834–1913), einem Vorkämpfer der noch stark angezweifelten Bakteriologie, in histologischen Schnitten von Diphtheriemembranen ziemlich konstante, von Gesunden abweichende Mikroorganismen aufzuzeigen. Doch den Nachweis des Erregers konnte er nicht erbringen.[92] Die Skepsis gegenüber solchen »Entdekkungen« war unter namhaften Klinikern noch immens. So erklärte z.B. noch 1881 (also drei Jahre vor der erfolgreichen Züchtung von Diphtheriebakterien durch Robert Kochs Mitarbeiter Friedrich Loeffler) Eduard Henoch (1820–1910), der Begründer der Kinderheilkunde in Deutschland:

> »Der Bakterienschwindel, das Signum unserer Zeit, treibt seine üppigsten Blüten, und wenn ich auch weit davon entfernt bin, eine kleine Reihe sicherer Tatsachen zu unterschätzen, so scheue ich doch nicht vor dem Bekenntnis zurück, daß eine unendlich viel größere Reihe mir das entschiedenste Mißtrauen einflößt ... Die Sicherheit, mit welcher viele, besonders jüngere Ärzte sich über die Bakterien der Diphtherie aussprechen, erscheint mir in hohem Maße bedenklich ...«[93]

Wie verheerend die Diphtherie jedoch immer noch wütete, zeigt Behrings »Gleichnis« vom fortschreitenden Waldbrand:

»Wie man eine brennfähige Substanz mit einem Funken Feuer anstecken und zum Brennen bringen kann, so wird ein diphtherie-empfängliches Kind durch Spuren von diphtherischen Ansteckungsstoffen angesteckt und es entwickelt sich bei ihm ein Prozeß, der einhergeht mit der Produktion einer solchen Menge des gleichen Ansteckungsstoffes, daß unter geeigneten Bedingungen unzählige Individuen von demselben ergriffen werden. Der diphtherische Krankheitsprozeß wird dann zu einer verheerenden Volkskrankheit, die nicht unähnlich verläuft einem Waldbrand, bei welchem das trockene Unterholz durch einen Funken ins Brennen geräth und auf weite Strecken eingeäschert wird. Die Entstehung eines solchen Waldbrandes, sein Umsichgreifen, sein Erlöschen zeigt in der That so viele Analogien mit der Entstehung, dem Um-sich-greifen, dem Erlöschen der Volksseuchen, daß man sich kaum eine zutreffendere Charakterisierung derselben als unser deutsches Wort ›ansteckend‹ denken kann.«[94]

In dieser verzweifelten Situation unternahm im kaiserlichen Gesundheitsamt in Berlin auf Robert Kochs Anregung der junge Militärarzt Friedrich Loeffler den Versuch, dem vermuteten Erreger der mörderischen Rachenbräune auf die Spur zu kommen. 1884, kurz nach der Entdeckung der Tuberkelbakterien und Choleravibrionen durch Robert Koch, gelang es ihm, aus den grauweißen Membranen, die sich immer in den Luftröhren der verstorbenen Kinder fanden, einen Keim zu züchten. Es handelte sich um schlanke Stäbchen von verschiedener Länge mit keulenförmigen Anschwellungen an einem oder an beiden Enden, die im Gesamtbild durch ihre unregelmäßige, V- und Y-förmig abgewinkelte Lagerung den Eindruck von chinesischen Schriftzeichen erweckten. Zu ihrer Züchtung benutzte Loeffler – angeregt durch Kochs Tuberkuloseuntersuchung – erstarrtes Blutserum von Rindern, Hammeln oder Pferden, das heute noch in der bakteriologischen Technik als Loefflerserum bezeichnet wird. Der so gezüchtete Keim war der Ariadnefaden, welcher aus der durch Virchow verschuldeten Be-

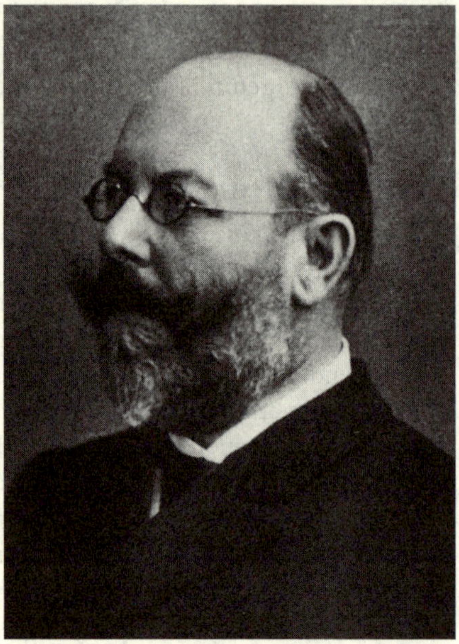

Friedrich August Loeffler, ein Mitarbeiter Robert Kochs, züchtete zum ersten Mal 1884 Diphtheriebakterien aus dem Rachen und Kehlkopf an Diphtherie verstorbener Kinder.

griffsverwirrung endgültig hinausführte. Bei den Meerschweinchen, die Loeffler mit den Reinkulturen infizierte und die meist nach fünf Tagen zugrunde gingen, fand er jedoch die Stäbchen nur im Ödem der Impfstelle, nie aber in den inneren Organen, auch nicht in den durch vermehrte Blutfülle regelmäßig vergrößerten Nebennieren. Sogar der seröse Erguß in den Pleura- und Peritonealhöhlen der Versuchstiere erwies sich als keimfrei. Diese Feststellung war so verblüffend, daß Loeffler, der peinlich gewissenhafte und beinahe übervorsichtige Forscher, fast an der eigenen Entdeckung irre wurde. Er konnte sich die seltsame Erscheinung nur so erklären, »daß (von den Bazillen) ein an der Impfstelle produziertes Gift im Blutstrom zirkuliert, welches eine die Gefäßwände schwer schädigende Wirkung ausübt, wie es auch beim Menschen der Fall ist«.[95]

Was Loeffler hier erahnte, wurde 1888 in Paris bewiesen: Pasteurs Schüler Emil Roux und sein Schweizer Mitarbeiter Yersin, der später den Pesterreger entdeckte, stellten aufgrund der Loefflerschen Ergebnisse verschiedene Untersuchungen an; zur Züchtung des Diphtherieerregers benutzten sie jedoch keine festen, sondern flüssige Nährböden, also kein erstarrtes Loefflerserum, sondern eine alkalische Bouillon. Sind die Diphtheriebakterien – so ihre Hypothese – wirklich imstande, einen so furchtbaren Giftstoff abzusondern, so ist es wahrscheinlich, daß er auch in die Nährflüssigkeit, in der die Bakterien gewachsen sind, übergeht. In der Bouillon vermehrten sich die Diphtheriebakterien und stiegen dann als sauerstoffbedürftige Keime an die Oberfläche des flüssigen Nährbodens, wo sie nach einigen Tagen eine zarte Kahmhaut bildeten. Nach Bildung dieses Oberflächenhäutchens filtrierten Roux und Yersin ihre Bouillonkulturen durch bakteriendichte Filter, deren feine Poren die Diphtherieerreger im Gegensatz zu dem vermutlich ausgeschiedenen Gift zurückhalten mußten. Von den so gewonnenen keimfreien Bouillonfiltraten injizierte man verschiedene Mengen einer größeren Anzahl von Meerschweinchen unter die Haut, in der Annahme, die Versuchstiere müßten infolge des Diphtheriegifts erkranken. Die Tiere blieben jedoch gesund, von Vergiftungserscheinungen keine Spur. Man befürchtete schon, auf falscher Fährte zu sein, und trug sich bereits mit dem Gedanken, die Versuche, nachdem sie mehrmals ohne Erfolg wiederholt worden waren, abzubrechen. Da kam Roux auf den Gedanken, der Mißerfolg könnte eventuell damit zusammenhängen, daß man die Bouillonkulturen zu kurze Zeit bebrütet habe und die Diphtheriebakterien daher nicht genügend Gift ausscheiden konnten. Man ließ deshalb die Kulturen nicht mehr 3 bis 4, sondern 10 bis 14 Tage im Brutschrank stehen und nahm erst dann die Filtration vor. Und das Bild änderte sich schlagartig. Das gewonnene keimfreie Filtrat wirkte auf Meerschweinchen als vernichtendes Gift. Schon die geringsten Dosen reichten aus, um nicht nur kleinste Nager, sondern auch größere Versuchstiere, wie z. B. Hunde und Schafe, mit erschrekkender Geschwindigkeit zu töten. Dadurch wurde zum ersten Mal bewiesen, daß die Krankheitserscheinungen einschließlich der Lähmungen bei Diphtherie durch ein Toxin verursacht werden.[96] Es erwies sich bald, daß die Erkenntnisse, welche aus diesen von bestimmten Kreisen als »nutzlose, unnötige und tierquälerische Spielereien« bezeichneten Untersuchungen entsprangen, nicht nur von theoretischem Wert waren, sondern ungeahnte praktische Auswirkungen haben sollten.

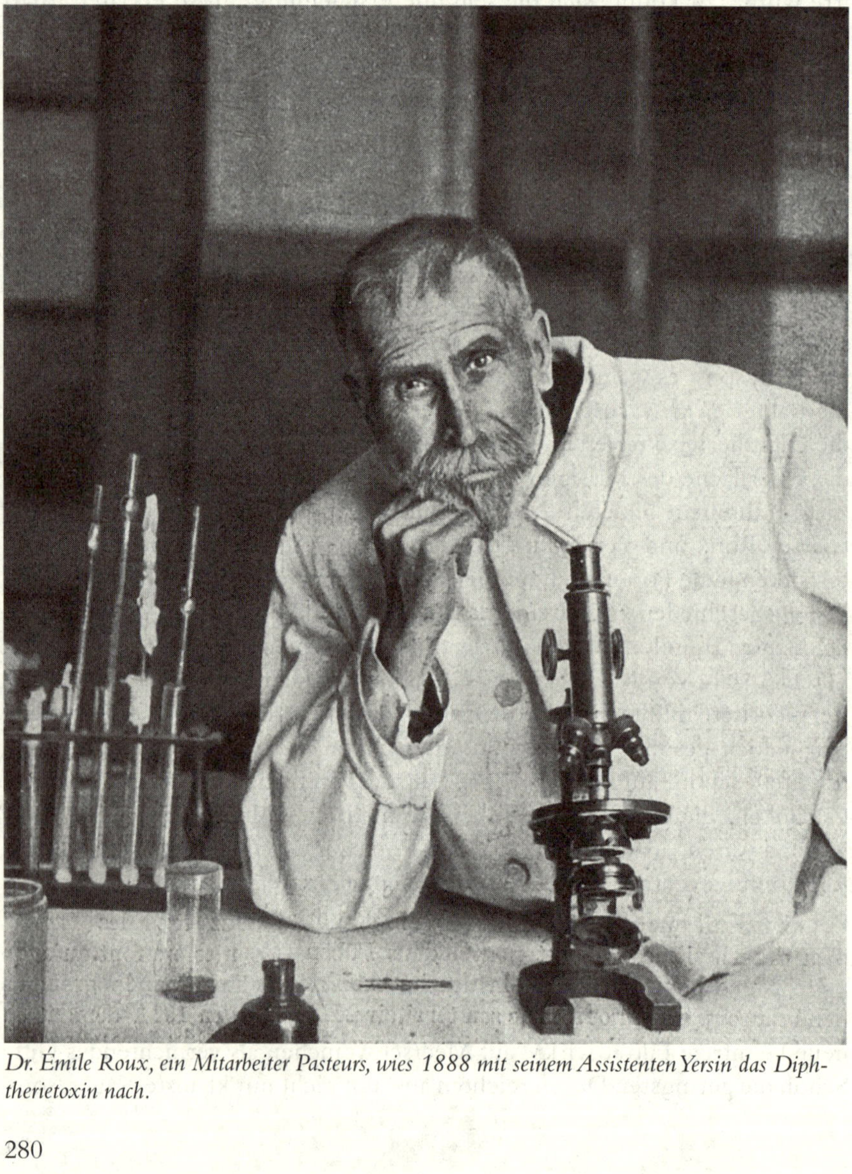

Dr. Émile Roux, ein Mitarbeiter Pasteurs, wies 1888 mit seinem Assistenten Yersin das Diphtherietoxin nach.

1890 wurde der junge Stabsarzt Emil Behring (1854–1917) an das Institut für Infektionskrankheiten in Berlin zu Robert Koch berufen. Seine Hauptaufgabe bestand in der Bekämpfung der Diphtherie- und Tetanusinfektion. Bereits in Posen beschäftigte er sich mit chemischen Studien über »Desinfektion« und »Antisepsis« und träumte von einer inneren Desinfektion, d. h. einer Abtötung der Bakterien durch chemische Stoffe im Körper der infizierten Lebewesen. Dabei machte er eine Beobachtung, die später für ihn von großer Bedeutung werden sollte: Er stellte fest, daß Jodoform eine Heilwirkung ausübt, indem es, ohne die Bakterien selbst zu vernichten, eine Paralysierung entzündungserregender Bakterienprodukte bewirkt. Diese Beobachtung veranlaßte Behring später als Angriffspunkt für die Bekämpfung der experimentellen Diphtherie- und Tetanusinfektion nicht die Bakterien selbst, sondern die von ihnen produzierten Gifte zu wählen. Bei der Prüfung zahlloser Chemikalien fand er mit Jodtrichlorid und Goldnatriumchlorid Präparate, die die lokale Giftwirkung der Diphtherieerreger paralysierten. Er versuchte nun, Tiere an das Gift zu gewöhnen, indem er ihnen zuerst untertödliche Dosen beibrachte und diese dann allmählich steigerte. Durch gleichzeitige oder nachträgliche Einspritzung von Jodtrichlorid konnte er die Meerschweinchen gegen die Giftwirkung der Diphtheriebakterien schützen. Spritzte er nun den geheilten Tieren nach etwa 3–4 Wochen vollvirulente Diphtheriebakterien oder tödliche Dosen von Diphtherietoxin ein, so blie ben sie gesund. Da die letzte Spur des vor Wochen einverleibten Jodtrichlorids aus dem Organismus der Versuchstiere längst ausgeschieden war, konnte ihre »Giftfestigkeit« nicht als eine Nachwirkung dieser Verbindung gedeutet werden. Behring vermutete daher, daß im Körper der Meerschweinchen ein Gegengift, ein Antitoxin, gebildet wurde, welches in der Lage ist, das Diphtherietoxin unschädlich zu machen. Er folgerte weiter, daß sich das Gegengift in ihrem Blut nachweisen lassen mußte, wenn man eine gewisse Menge des Blutserums mit einer tödlichen Giftdosis vermischte und einem gesunden, nicht vorbehandelten Tier einspritzte. In zahllosen Versuchen konnte Behring feststellen, daß ein Gemisch von Diphtherietoxin, mit solchem zellfreien Serum einem Meerschweinchen gleichzeitig injiziert, unschädlich ist; dagegen ist das Serum von gesunden, unbehandelten Tieren nicht imstande, das Diphtherietoxin zu neutralisieren. Hier fand sich zum ersten Mal ein greifbarer Anhaltspunkt für das Zustandekommen der streng spezifischen Immunität bei Infektionskrankheiten, die weder durch Pasteurs Erschöpfungstheorie noch durch Metschnikows Phagozytenlehre geklärt werden konnte. In der Auseinandersetzung mit dem Krankheitserreger bildet der infizierte Organismus Gegengifte, sogenannte Antitoxine, die sich dem ungehinderten Verlauf der Infektion wirksam entgegenstellen. Diese Auffassung Behrings, wonach die Immunität bei Diphtherie lediglich humoral bedingt ist, bedeutete in Anbetracht der herrschenden Theorien, im besonderen auch der Zellularpathologie Virchows, etwas vollkommen Neues. Damit war eine neue fundamentale Tatsache festgestellt, die zu der Heilserumtherapie geführt hat.[97] Die Befunde dieser Forschungen hat Behring mit seinem japanischen Mitarbeiter Kitasato in der Abhandlung »Über das Zustandekommen der Diphtherie-Immunität und der Tetanus-Immunität bei Thieren« veröffentlicht. In einer Fußnote dieser Arbeit vom 4. Dezember 1890 findet sich erstmalig der Begriff »Antitoxin«, mit dem der Siegeslauf der Serumtherapie begann.

Die einzigen Versuchstiere, an denen Behring die Wirkung seines Serums zunächst feststellen konnte, waren Meerschweinchen. Infolgedessen waren die Serummengen, die ihm zur Verfügung standen, so klein, daß an die Therapie eines diphtheriekranken Menschen nicht zu denken war.

»Der Zufall kam zu Hilfe«, schreibt in einem Brief Behrings damaliger Mitarbeiter Wernicke, »Behring besaß von seinen Milzbrandstudien am Koch'schen Institute einen großen algerischen Hammel, der natürliche Immunität gegen Milzbrand besaß. Dieser Hammel war ein für die Wissenschaft am Institute nicht mehr ausnutzbarer unnützer Fresser. Und unser Chef Robert Koch sagte im Sommer 1891: ›Das Ministerium genehmigt nicht weiter die hohen Etatüberschreitungen, die das Institut bei den Tuberkulinversuchen gemacht hat. Wir müssen äußerst sparsam wirtschaften. Unter anderem muß der große algerische Hammel weg, seine Unterhaltung ist zu teuer.‹ Da wurde diesem Hammel eine Injektion von 10 ccm der virulentesten Diphtheriekultur von mir subkutan beigebracht, um festzustellen, ob er überhaupt empfänglich für die Diphtheriekulturen war. Und siehe da, er war für Diphtherie empfänglich, indem er schon 12 Stunden nach der Injektion sehr krank wurde. Ich stellte dies nachts gegen 12 Uhr fest, holte Behring dann sofort aus dem Bett. Es gab eine dramatische Szene um Mitternacht im halbdunklen Tierstall bei dem sterbenden Hammel. Denn jetzt wußten wir, wie wir Blut in größeren Mengen bekommen konnten.«[98]

Daraufhin kaufte Wernicke, der »getreue Eckart«, wie ihn Behring in einem seiner Briefe am 19. Dezember 1891 nannte, drei Schafe, die er nun auf eigene Kosten hielt, denn Behring war als Assistent nicht sehr finanzkräftig. Diese Hammel wurden nun nach der bei Meerschweinchen festgestellten Methode immunisiert. Mit dem Serum dieser Hammel wurde in der Weihnachtsnacht 1891 auf der Bergmann- und Henochschen Klinik in der Charité in Berlin zum ersten Mal ein von den Ärzten bereits aufgegebenes diphtheriekrankes Kind von Behring und Wernicke behandelt und geheilt. Das Ergebnis grenzte an ein Wunder.[99]

»Trotzdem«, schreibt Wernicke, »brachte man der Sache in Berlin zunächst nicht viel förderndes Interesse und noch weniger finanzielle Unter-

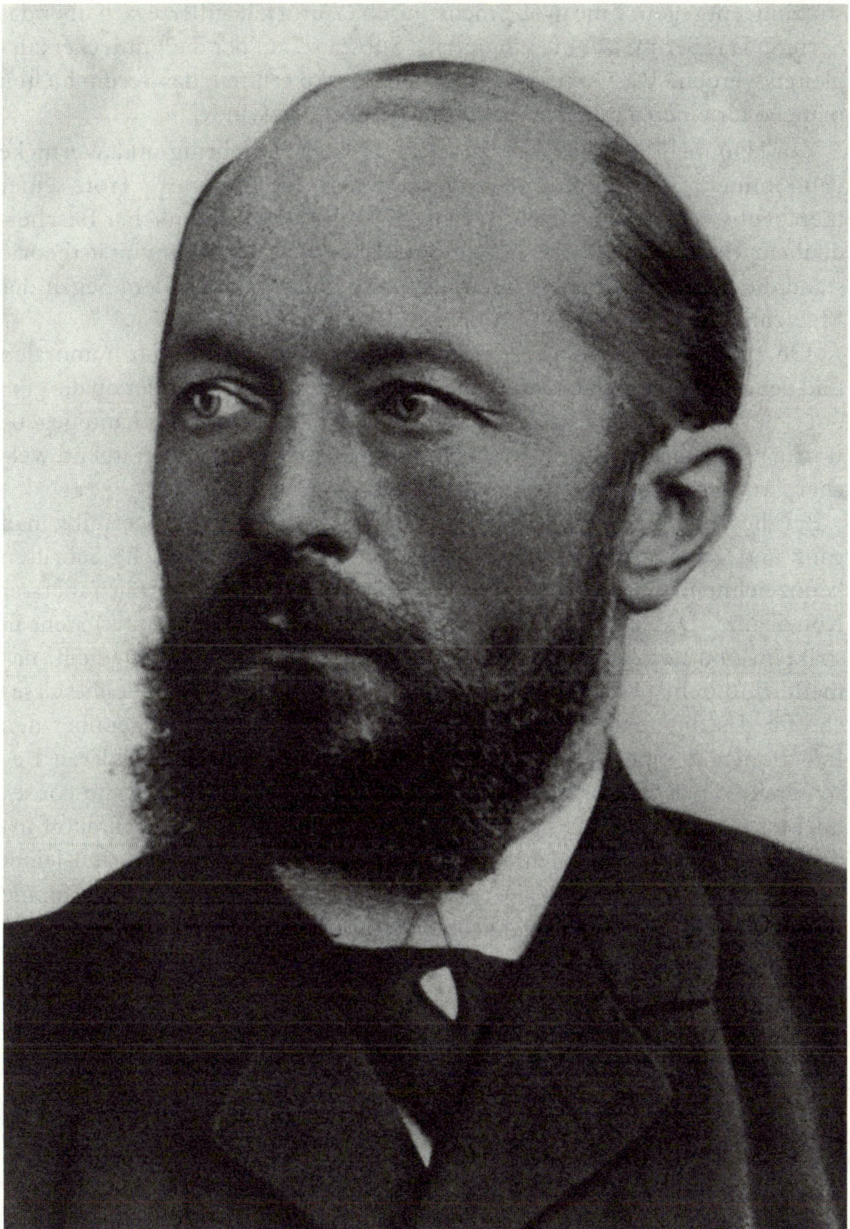

Emil von Behring (1854–1917) wies 1890 mit seinem japanischen Mitarbeiter Kitasato das Diphtherie- und Tetanusantitoxin nach und schuf damit die Voraussetzung für die Heilserumtherapie.

stützung entgegen. Eine große medizinische Autorität äußerte sich über das Serum: ›Das Serum ist eine schlüpfrige Substanz, auf der die Entdecker ausgleiten werden.‹ Das Tuberkulin hatte ein Fiasko erlitten, das Serum hielten manche für einen ähnlichen ›bakteriologischen Schwindel.‹«

Von Hammeln und besonders Hunden erhielten Behring und Wernicke dann immer stärker immunisierendes und heilendes Serum.[100] Trotz seiner therapeutischen Erfolge blieb Behring zunächst von erstaunlicher Bescheidenheit, denn gegenüber seiner humoral vermuteten Immunitätstheorie stand die zellulär bedingte Immunität Metschnikows unter dem Segen des Medizinpapstes Virchow:

»Ob zwischen den beiden eben skizzierten Hypothesen, der humoralen und der cellularen, sich in Zukunft eine Vermittlung finden, oder ob die eine oder die andere für sich allein den Sieg davontragen wird, das kann gegenwärtig schwerlich durch Theoretisiren und durch Deductionen irgend welcher Art entschieden werden.«[101]

Bei diesen ruhig abwägenden Worten aus dem Jahr 1892 vermißt man ganz und gar den streitbaren Ton, der für spätere Behringsche Schriften kennzeichnend wurde. In der gleichen Abhandlung schreibt er mit äußerster Konzilianz: »Die letztere Anschauung (der humoralen Immunität) steht in striktem und bewußtem Gegensatz zu der in der modernen Medicin, namentlich durch Virchows Autorität bisher herrschenden, welche die Ursache für das differente Verhalten verschiedener Individuen gegenüber den Infectionen in einer besonderen Eigenschaft der lebenden cellulären Bestandteile des Körpers suchte. Den lebhaftesten Ausdruck und die consequenteste Durchbildung hat diese Auffassung in der von Metschnikoff inaugurirten Phagocytosenlehre gefunden. Es war nur natürlich und leicht begreiflich, dass von allen, die wir auf dem Boden der Cellularpathologie stehen, Metschnikoffs Lehre mit größtem Interesse aufgenommen wurde. Bot sie doch eine, wenn auch nur entfernte Aussicht, über die Cellularpathologie hinaus zu einer Cellulartherapie zu kommen.«

In bezug auf die Bewertung der sich diametral entgegenstehenden Theorien erklärt Behring abschließend:

»Da kann man sich auf den altbewährten praktischen Standpunkt stellen und den Werth der in Frage kommenden Theorien nach dem Grundsatz beurtheilen: ›An ihren Früchten sollt ihr sie erkennen.‹«

In Anbetracht dieser Bemühungen um Objektivität kam es nicht nur zwischen Metschnikow und Behring zu einer für die damaligen Verhältnisse ungewöhnlichen Freundschaft, sondern auch zwischen Behring und Roux. Zur gleichen Zeit wie in Deutschland wütete die Diphtherie auch in Frankreich. So beobachtete in Paris Pasteurs Mitarbeiter Roux auf der Diphtherieabteilung im Hôpital des Enfants Malades für die Jahre 1890–1893 eine Sterblichkeit an Diphtherie von etwa 48–56%, das waren 2029 Todesfälle unter 3971 kranken Kindern. Angeregt durch Behrings Veröffentlichungen stellte Roux dessen Heilserum her und benutzte dabei zur Immunisierung erstmalig Pferde. Nachdem man von Februar bis 24. Juli 1894 auf der gleichen Abteilung im Hôpital des Enfants Malades 448 kranke Kinder mit dem von Roux hergestellten Behringschen Heilserum behandelt hatte, sank die Letalität von 51,7% auf 24,5%! In dem anderen Pariser Krankenhaus, dem Hôpital Trousseau, wo ohne das Behringsche Heilserum behandelt wurde, starben zur gleichen Zeit 60% der diphtheriekranken Kinder.[102] Am Tag nach Roux' Veröffentlichung seiner Ergebnisse wurde durch eine Geldsammlung der Zeitung »Le Figaro« das Seruminstitut von Garches ins Leben gerufen.

Dennoch war dies auch die Zeit des Revanchedenkens. Die Losung der Franzosen nach dem verlorenen Krieg und dem Verlust von Elsaß und Lothringen lautete: »Nie davon reden, aber immer daran denken.« In dieser Atmosphäre eines aufgeheizten Nationalismus wetteiferten die Schulen Louis Pasteurs und Robert Kochs mit äußerster Hingabe im Kampf gegen den Seuchentod. Der nationale Ehrgeiz drohte aus dem edlen Wettstreit der Forscher eine politische Angelegenheit zu machen. Die chauvinistische Presse Frankreichs begann Roux als den Entdecker der Heilserumtherapie zu feiern.[103] Doch Roux erstickte diesen unerquicklichen Prioritätsstreit im Keim. Am 25. Dezember 1895 schrieb er an Behring: »... ich fühle lebhaft, daß in dieser Frage der Diphtherie meine Arbeiten es nicht verdienen in den gleichen Rang gehoben zu werden wie die Ihrigen. Ihre Entdeckung der Antitoxine gehört zu den bedeutendsten, die jemals gemacht wurden; mein ganzes Verdienst besteht darin, daß ich Ihnen auf einem Wege folge, den Sie soeben eröffnet hatten ...«

Zugleich vollzog Roux eine weitere Geste: Als der Präsident der Republik im Pasteur-Institut erschien, um ihm den Dank der Nation auszusprechen, wehrte er ab, und als man ihm das Offizierskreuz der Ehrenlegion verlieh, nahm er es nur unter der Bedingung an, daß auch sein deutscher Kollege Emil Behring die gleiche Auszeichnung erhielt.[104]

Die Mikrobiologie hatte zwar schon die Ursachen so mancher Infektionskrankheit erforscht und teilweise auch bereits Wege für ihre Bekämpfung gefunden. Aber an die Möglichkeit einer praktischen Auswertung dieser Erkenntnisse im Großen hatte man noch kaum gedacht. Behring war der erste, der eine Brücke zwischen Grundlagenforschung und Industrie schlug. Obwohl er seine Erkenntnisse über das Diphtherieheilserum bereits veröffentlicht hatte und somit ein patentrechtlicher Schutz nicht mehr zu erhalten war, gelang es ihm, die Hoechster Farbwerke zur technischen Großherstellung des Heilserums zu gewinnen. Toxinbildende Bakterien als Ausgangsmaterial für das Diphtherieserum waren in der damaligen Zeit für eine chemische Fabrik eine zumindest ungewöhnliche Produktionsbasis, serumerzeugende lebende Tiere (Pferde) ebenso ungewöhnliche Produktionsstätten. Es war das erste Mal, daß lebende Organismen im großen Umfang zur Herstellung eines Heilmittels verwendet wurden. Doch die so gewonnenen Seren besaßen nicht immer den für die sichere Heilung erforderlichen Antitoxingehalt. Es galt also, die für die Produktion eines gleichmäßig wirksamen Heilmittels erforderlichen Bedingungen erst noch zu erarbeiten. Nach reiflichen Überlegungen erteilte man Ehrlich, der sich in Berlin bereits mit der quantitativen Seite des Immunitätsproblems beschäftigt hatte, den Auftrag, Methoden für die Verbesserung der Seren auszuarbeiten und Maßstäbe für eine exakte Wertbestimmung der Seren zu schaffen. Es wurden Standardpräparate entwickelt, die noch heute im Paul-Ehrlich-Institut in Frankfurt aufbewahrt werden. Ende 1892 wurde das erste industriell hergestellte Antiserum an die Kinderkliniken in München, Leipzig und Berlin abgegeben. Im Jahr 1894, als das Diphtherieserum nach Behring und Ehrlich in den Handel kam, starben von je 10 000 Kindern im Alter von 1 bis 15 Jahren etwa 44 an Diphtherie. 1898 war diese Zahl bereits auf 12 zurückgegangen, und 40 Jahre später fielen nur noch 2 bis 3 von 10 000 Kindern dieser furchtbaren Krankheit zum Opfer. Selbst Virchow, der der Serumtherapie zunächst recht skeptisch gegenüberstand, mußte gestehen: »Alle theoretischen Betrachtungen müssen zurücktreten gegenüber den brutalen Zahlen, die so eindringlich sprechen, daß sie alle Widersprüche zurückschlagen.«

Die Öffentlichkeit war von der »Diphtherieheilserumtherapie« begeistert, und überall wurde Behring als der »Retter der Kinder« gefeiert, der erstmals nach hundertjähriger Hilflosigkeit ein wirksames und lebensrettendes Mittel gegen die mörderische Krankheit gefunden hatte. So kam es, daß der erste Nobelpreis nicht an Behrings Lehrer, Robert Koch, sondern an seinen um elf Jahre jüngeren Schüler verliehen wurde. Man sollte den therapeutischen Erfolg der Serumtherapie nicht mit dem Hinweis zu schmälern versuchen, daß Behrings Entdeckung »in den abfallenden Zweig der sekulären Diphtherie-Welle gefallen sei«, da auch dieser Umstand «die frohe Botschaft vom Antitoxin« nicht beeinträchtigen würde. So erklärte A. Czerny (1863–1941):

> »Die Ärztegeneration der Gegenwart kann die erreichten Erfolge kaum so hoch bewerten wie wir, die zu der älteren Generation gehörend, die furchtbaren Epidemien der achtziger und neunziger Jahre und jenes Ohnmachtsgefühl durchlebten, mit welchem wir in jener Zeit diesen Epidemien gegenüberstanden.«[105]

Auch Heubner, der »bei der Einführung des Serums in Leipzig Pate stand«, äußerte sich ähnlich über diese Periode in seinen 1914 erschienenen »Rückerinnerungen«:

> »... ihren vollen Schrecken erlebte ich ... gleich während der ersten Monate der Hospitalerfahrung (1892) ... Unser neues Haus wurde zunächst vorwiegend von den schweren und schwersten Fällen überströmt; früh kamen die Kinder, mittags wurden sie tracheotomiert und abends erfolgte der Exitus. Assistent und Pflegerin, alle derartiges Elend ungewöhnt, verlangten weg von der Station; die erste Weihnachtsfeier dort war ein Trauerspiel. Die Mortalität betrug rund 50%, die der operierten Kinder 70–80%.«[106]

So fielen vor Behrings Entdeckung in Deutschland jährlich fast 60 000 Kinder dieser Seuche zum Opfer. Mit der Einführung der Serumtherapie kam es zu einem plötzlichen Absinken der Sterblichkeit. Ein paar nüchterne, doch vielsagende Zahlen belegen dies: Von 100 000 Einwohnern deutscher Städte starben jährlich an Diphtherie im Jahr 1893: 130; im Jahr 1894, in dessen Sommer die Serumbehandlung der Diphtherie eingeführt wurde, waren es 101, im Jahr 1895: 53, im Jahr 1896: 43, im Jahr 1900: 28, im Jahr 1908: 25, und etwa auf dieser Höhe hat sich seitdem die Sterblichkeitsziffer gehalten, ist also seit Einführung der Serumbehandlung auf weniger als ein Fünftel der ursprünglichen Zahl herabgemindert worden.[107]

Behring, der ursprünglich mit Hilfe der passiven Immunisierung einen dauerhaften Schutz, ähnlich wie bei der Pockenimpfung, zu erzielen hoffte, mußte bald erkennen, daß eine so erworbene Immunität nur etwa drei Wochen anhielt, da während dieser Zeit die mit dem Heilserum eingespritzten artfremden Eiweißstoffe vom Organismus ausgeschieden wurden. Ehrlichs Beobachtung, daß ein quantitativ völlig neutralisiertes Toxin-Antitoxin-Gemisch, das von einem Meerschweinchen gerade noch reaktionslos ertragen wird, für andere Tiere nicht neutral ist, sondern durch seine freie Toxinspitze leicht giftig wirkt und Impf- und Immunitätsreaktionen hervorruft, gab Behring den Anstoß, auf diesem Weg eine aktive Immunisierung zu versuchen. 1913 gab Behring auf dem Kongreß für Innere Medizin in Wiesbaden sein Toxin-Antitoxin-Gemisch (T. A.-Impfstoff) bekannt, dem ein antitoxisches Serum zur Bindung des Diphtherietoxins beigegeben war. Zwei Jahre später, nachdem er bereits 7 000 Impfungen an Menschen mit dem T. A.-Impfstoff durchgeführt hatte, schrieb er: »Das Ziel, welches ich mit der Einführung des T. A.-Mittels verfolge, ist höher gesteckt als dasjenige, welches wir mit dem Heilserum erreicht haben. Dieses hat zwar die Zahl der Sterbefälle (die Mortalität) wesentlich verringert, die Diphtherie-Erkrankungen (Morbidität) sind jedoch inzwischen bei uns und in anderen Ländern eher noch im Aufsteigen begriffen. Was ich von dem neuen Mittel hoffen darf, ist nun die Reduktion der Diphtherie-Morbidität auf ein so niedriges Niveau, daß nur noch sporadisch richtige und lebensgefährliche Diphtheriefälle zu beobachten sein werden.«

Er sprach die Hoffnung aus, daß von den zahlreichen und schweren Diphtherieerkrankungen »nach spätestens zwei Jahrzehnten wie von einer schwer glaublichen Legende gesprochen werden muß«.[108]

Behring und Roux pflegten in der Folgezeit einen äußerst regen Erfahrungsaustausch, woraus sich eine immer herzlichere Freundschaft ergab, die insbesondere neue Wirksamkeit erhielt, als Roux seinem Meister in der Leitung des berühmten Pasteur-Instituts nachfolgte.[109]

Wenige Monate vor dem Ausbruch des Ersten Weltkriegs erlebte Behring die letzte große Huldigung, die ihm Roux und Metschnikow zum 60. Geburtstag am 14. März 1914 in der Öffentlichkeit darbrachten. In ihrer Laudatio erklärten sie, daß die Größe der Entdeckung Behrings vor allem darin bestünde, daß er »eine allgemein anwendbare Methode erfunden hatte, welche die Gewinnung von Gegengiften für jedes beliebige Toxin ermöglichte«.[110]

Als der Krieg ausbrach, traf die drei Freunde der Zusammenbruch der »internationalen« Wissenschaft besonders schmerzhaft. In den schweren Tagen der ersten Kriegsmonate schrieb Metschnikow am Pasteur-Institut eine historische Skizze über »Die Gründer der modernen Medizin, Pasteur, Lister, Koch«. Kühl und leidenschaftslos, als ob kein Krieg tobte, ließ er den deutschen Forschern Behring, Gaffky, Obermaier, Pfeiffer und Schaudinn volle Gerechtigkeit widerfahren und zeigte, daß sie, wie alle anderen, auf den Schultern der drei Großen, Pasteur, Lister und Koch, stehen. Und Behring, dem es unfaßbar schien, daß aufgrund des Kriegs das Band mit Frankreich, mit dem Pasteur-Institut und dessen Mitarbeitern abreißen sollte, widmete noch im Mai 1915 sein letztes Werk »Gesammelte Abhandlungen« (Neue Folge, Bonn 1915) über Stacheldrähte und Schützengräben hinweg »seinem hochverehrten und lieben Freund Elias Metschnikoff«, dem er die Losung »Travaillons« zurief, war doch »Laboremus« die Lieblingsdevise Louis Pasteurs. In seinem Vorwort schrieb er: »Die unentwegte Verfolgung eigener Arbeitsziele ließ früher uns beide gegenüber ungelösten Lebens- und Sterbensfragen mutig der Zukunft entgegensehen, und so wollen wir auch in den schicksalschweren Tagen der waffenklirrenden Jetztzeit nicht aufhören, zur Erweiterung der Grenzen menschlichen Wissens und Könnens durch eigene Arbeit beizutragen.«

Heute vermögen wir uns kaum mehr eine Vorstellung von der Bedrohung zu machen, die die Diphtherie für die Kinder bedeutete. Vielleicht gelingt es, wenn wir einmal auf dem Friedhof einer kleinen Gemeinde Grabsteine sehen, auf denen vermerkt ist, daß dort drei oder gar mehr Kinder einer einzigen Familie als Opfer der Diphtherie bestattet sind. Daß man diese Ängste so gründlich vergessen konnte, ist das Verdienst Behrings.

Wundinfektionen (Tetanus, Gasbrand, Sepsis und Kindbettfieber)

Tetanus (Wundstarrkrampf) ist eine akute schwere Wundinfektion, die durch das Toxin der Tetanusbazillen hervorgerufen wird. Die Tetanusbazillen kommen im Darminhalt von Haustieren, insbesondere von Pferden und Rindern vor. Sie sind Anaerobier, d.h., sie gedeihen unter Sauerstoffabschluß. Unter ungünstigen Lebensbedingungen bilden sie Dauerformen, sogenannte Sporen, die sich in gedüngter Erde über Jahre halten. Wenn bei Verletzungen sporenhaltige Erde, Staub oder beschmutzte Fremdkörper in eine Wunde gelangen, so entsteht eine Tetanusinfektion beim Menschen. Aber auch unsterile medizinische Instrumente, z.B. infizierte Kanülen bei Injektionen, können zu Tetanus führen, mitunter sogar oberflächliche Verletzungen.

Das von den Tetanusbazillen gebildete Toxin wandert vom Ort der Infektion entlang der motorischen sensiblen und auch vegetativen Nervenbahnen zu den Vorderhörnern des Rückenmarks. Nach einer Inkubationszeit von 4 bis 14 Tagen kommt es zuerst zu einer Starre in der Kaumuskulatur. Der Mund kann nicht mehr geöffnet werden (Trismus). Die Starre der Gesichtsmuskulatur verleiht der Physiognomie den Ausdruck eines erzwungenen Lächelns (Risus sardonicus). Auch die Zungen-, Mundboden- und Schlundmuskulatur kann sich an der Starre beteiligen und zu Schluck- wie Sprachbeschwerden führen. Sodann pflegt die Starre auf den Nacken überzugreifen. Der Kopf bohrt sich in die Kissen ein. Erstreckt sich die Starre auf den Rücken, so entsteht der Opisthotonus (gehöhlter Rücken) oder seltener der Orthotonus (gerader Rücken). Durch vorwiegende Starre der Muskulatur der vorderen Körperhälfte kann es aber auch zum Emprosthotonus kommen. Die Starre der Bauchmuskeln führt zu bretthärter Spannung mit kahnförmig eingezogenem Leib. Während die oberen Extremitäten meist frei von der Starre bleiben, werden die unteren Extremitäten befallen. Der tonischstarre Zustand der Muskulatur wird zeitweise zu Krampfparoxysmen gesteigert, die einige Sekunden bis Minuten andauern können. Die Krampfanfälle sind für den Kranken mit höchster Qual verbunden. Sie werden meist durch äußere Reize veranlaßt. Es genügt mitunter schon ein Luftzug (Anblasen), Berührung oder Erschrecken des Kranken, um den Anfall auszulösen. Das Bewußtsein bleibt ungetrübt, der Patient erlebt den qualvollen Zustand bis zuletzt bewußt. Durch Lähmung der Schlundmuskulatur, des Zwerchfells und der Glottis kommt es am Ende zum Erstickungstod.

Bei Neugeborenen kann es unter unhygienischen Bedingungen durch Infektion der Nabelschnur zu Wundstarrkrampf kommen. Der Tetanus neonatorum ist besonders häufig in Entwicklungsländern Afrikas und Asiens zu finden.

Auch Gasbrand und Gasödem entstehen durch anaerobe sporenbildende Bazillen, die ebenfalls im Darminhalt von Pferden und Rindern vorkommen und daher in gedüngter Erde und Straßenschmutz verbreitet sind. Gelangen die Gasbrandbazillen oder ihre Sporen bei schweren Verletzungen (z.B. Verkehrsunfällen) mit Erdpartikeln oder verschmutzten Fremdkörpern in mehr oder weniger zerstörtes Muskel- oder Bindegewebe, so können sie sich dort unter anaeroben Bedingungen vermehren und durch spezifische Toxine zu einer Gasbildung oder ödematösen Durchtränkung und nachfolgenden Nekrotisierung des befallenen Gewebes führen. Die Haut über der befallenen Partie ist grau-gelb bis grau-grün. Beim Betasten entsteht ein knisterndes Geräusch. Bei Gasbrand liegt meist noch eine Mischinfektion vor, an der aerobe Saprophyten, z.T. auch Eitererreger beteiligt sind, die durch Sauerstoffzehrung ein noch optimaleres Milieu für die Gasbrandbazillen schaffen. Bei Kriegsverletzungen wird das Zustandekommen der Infektion auch noch durch andere nachteilige Umstände begünstigt.

Wundinfektionen können auch zu einer bakteriellen Allgemeininfektion, zu einer Sepsis führen. Am häufigsten werden sie durch aerobe Keime, wie Streptokokken, Staphylokokken, Kolibakterien, verursacht.

Das vor Einführung der Antisepsis, aber auch noch vor der Antibiotikaära sehr gefürchtete Kindbettfieber (Puerperalsepsis) ist ebenfalls eine Wundinfektion, die meist während der Geburt durch die Hände oder Instrumente des Geburtshelfers erfolgt. Als Erreger kommen am häufigsten Streptokokken vor, ferner Staphylokokken, Kolibakterien, mitunter auch Anaerobier, wobei es sich oft auch um Mischinfektionen handelt.

Altertum

»Der Krieg ist eine traumatische Epidemie«, sagte N.J. Pirogoff (1810 bis 1881), und die Wundinfektionen, vor allem Tetanus und Gasödem, gehörten jahrhundertelang zu seinen deprimierendsten Erscheinungsformen, bei denen dem Arzt in den meisten Fällen nichts anderes übrig blieb, »als zu resignieren«, um mit Aretaios zu sprechen. Das furchteinflößende Phänomen des Tetanus (τέτανος) hat die Ärzte seit jeher beschäftigt und zum Nachdenken veranlaßt. Das Altertum mit seinen vielen kriegerischen Auseinandersetzungen bot ihnen nicht nur Gelegenheit, »Pfeile herauszuziehen und die Wunden mit lindernden Salben zu verbinden«, wie es in der Ilias (XI., V. 511) heißt,[1] sondern ermöglichte auch ein genaues Studium des Krankheitsbilds. Im 5. und 7. Buch der hippokratischen »Epidemien« sind in der charakteristisch knappen Art mehrere Krankengeschichten mit den eigenartigen Symptomen und der fast unabwendbar letalen Prognose geschildert:

»Tychon wurde bei der Belagerung der Stadt Datos von dem Geschoß eines Wurfgeschützes an der Brust getroffen und bald danach von einem krampfhaften Lachen befallen. Mir schien, als ob der Arzt beim Herausziehen des Holzes ein Stück des Spießes unter dem Zwerchfell zurückgelassen hätte. Da der Mann jammerte, verordnete der Arzt sowohl einen Darmeinlauf als auch Brechmittel. Die Nacht darauf verbrachte der Kranke ungeduldig. Bei Tagesanbruch erschien es seiner Umgebung, als ob es ihm besser ginge; meine Vorhersage war: er wird von Krämpfen ergriffen und alsbald zugrunde gehen. In der folgenden Nacht war er ungeduldig. schlaflos und lag meist auf dem Bauch. Am dritten Tag morgens begannen die Ziehkrämpfe, und dann ging es mit ihm zu Ende.« (Epidemien, V 95)

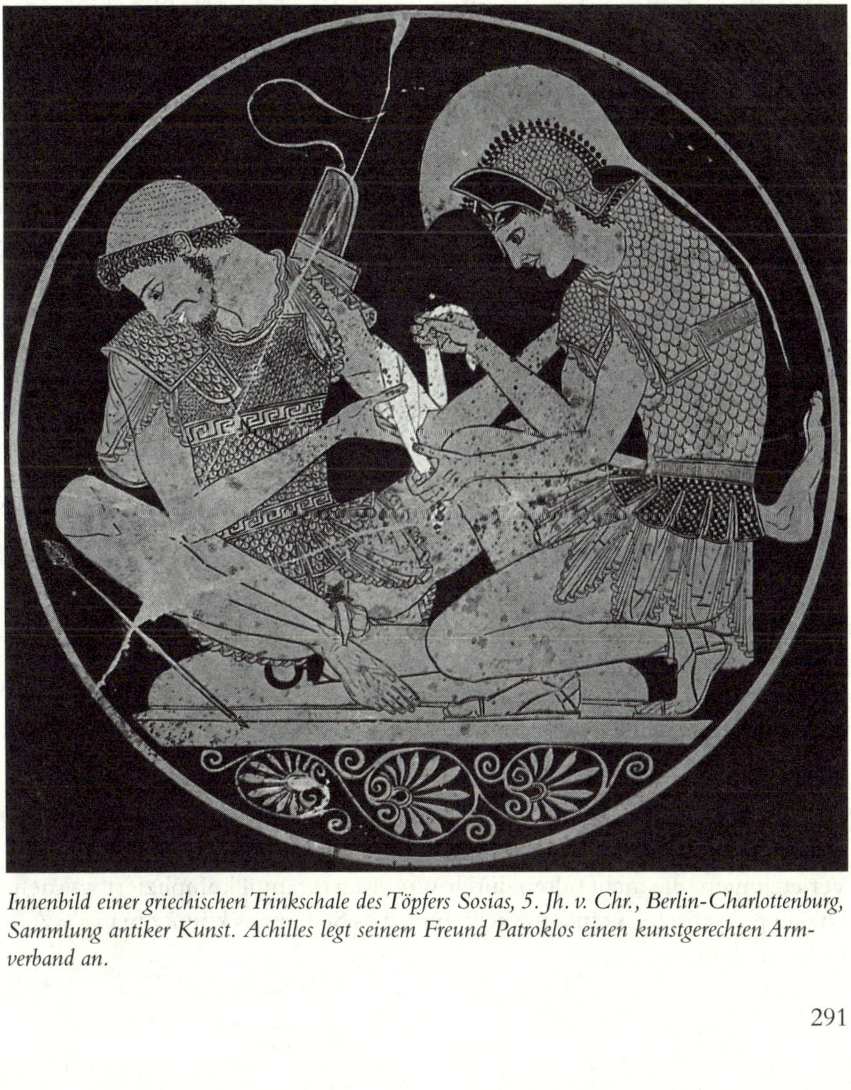

Innenbild einer griechischen Trinkschale des Töpfers Sosias, 5. Jh. v. Chr., Berlin-Charlottenburg, Sammlung antiker Kunst. Achilles legt seinem Freund Patroklos einen kunstgerechten Armverband an.

Bei dem »krampfhaften Lachen«, das der hippokratische Arzt mit Verwunderung notierte, aber nicht weiter erläuterte, dürfte es sich um die erstmalige Andeutung jenes eigenartigen Symptoms handeln, das später als Risus sardonicus (sardonisches Lächeln) beschrieben wurde. In Zusammenhang mit dieser Krankengeschichte sei an die homerische Schilderung der Wundversorgung des verletzten Eurypylos durch Patroklos erinnert, bei der nicht nur der operative Eingriff als solcher gefährlich erscheint, sondern noch vielmehr das Bestreuen der frischen Wunde mit einer manuell zerkleinerten, schmerzlindernden Wurzel, da diese infolge anhaftender Erde und Erdsporen auch nachträglich noch zu einer Tetanusinfektion führen kann.

> »... er schnitt mit dem Messer den scharfen,/schmerzenden Pfeil aus der Wund', auch rein mit laulichem Wasser/wusch er das dunkle Blut; dann streut er die bittere Wurzel/drauf, mit den Händen zerquetscht, die lindernde, welche die Schmerzen/alle bezwang, und es stockte das Blut in erharschender Wunde.« (Ilias, XI, 844)

In Anbetracht ihrer Durchschlagskraft und Widerhaken war die Extraktion der Geschosse oft sehr schwierig und ging mit zusätzlichen Gewebszerstörungen einher, die einen guten Nährboden für gefährliche Wundinfektionen bildeten. Das gilt auch für jenes Instrument, das Diokles von Karystos (auf Euböa), der in der ersten Hälfte des 4. Jahrhunderts v. Chr. in Athen wirkte, erfunden hatte (»Löffel des Diokles«) und mit dessen Hilfe man Pfeile (trotz der Widerhaken) aus den Fleischwunden herauszuziehen pflegte. Den Hippokratikern war aber nicht entgangen, daß neben schweren Verwundungen oft auch belanglose Verletzungen zu Tetanus führen:

> »Der Mann, der von hinten mit einem scharfen Geschoß unter dem Nacken leicht getroffen wurde, hatte eine Wunde empfangen, die nicht der Rede wert schien; denn sie ging nicht in die Tiefe. Aber nicht lange nach dem Herausziehen des Geschosses wurde der Mann durch eine Muskelspannung nach rückwärts gebogen, wie es bei Rückenstarrkrampf (Opisthotonus) geschieht. Die Kiefer erstarrten, und wenn er Flüssigkeit in den Mund nahm und sie hinabzuschlucken versuchte, floß sie durch die Nase wieder zurück. Sein ganzer Zustand verschlimmerte sich rasch. Am zweiten Tag starb er.« (Epidemien, V. 47)

Neben den kriegerischen Auseinandersetzungen verursachten oft auch die Seefahrt und die sportlichen Wettkämpfe, insbesondere die tollkühnen Wagenrennen, mit ihren häufigen Unfällen (Sophokles, Elektra 698 ff.) blutige Verletzungen, die nicht selten durch Wundstarrkrampf kompliziert wurden. Die hippokratische Krankengeschichte eines Seemanns könnte man als Verkehrsunfall bezeichnen.

> »Der Aufseher von dem großen Schiff erlitt am Leckfinger (Zeigefinger) und dem entsprechenden Mittelhandknochen der rechten Hand durch den Anker eine Quetschung; es kam Entzündung hinzu, Absterben des Knochens und Fieber ... Vom Finger fiel ein Stück ab. Nach dem siebenten Tag floß der gebührende Wundsaft ab. Danach klagte er über seine Zunge, er könne nicht alles artikulieren. Unsere Voraussage war, es wird Rückenstarrkrampf (Opisthotonus) folgen. Bald zogen sich die Kiefer zusammen und blieben geschlossen; dann wurde der Hals gespannt; am dritten Tag bog sich unter Schweißausbruch der ganze Körper nach rückwärts. Am sechsten Tag starb der Kranke gemäß unserer Voraussage.« (Epidemien, V. 74)

Auch Mischinfektionen von Tetanus mit Gasbrand haben die Hippokratiker beobachtet:

> »In Larissa bekam Skamandros den Brand an der Hüfte und der Knochen löste sich innerhalb eines langen Zeitraums los. Es wurde bei dem Patienten ein großer Einschnitt bis auf den Knochen gemacht und dann mit dem Glüheisen gebrannt. Am zwölften Tage nach der Incision traten Krämpfe auf, und zwar am Schenkel dieser Seite ... Das Bein zog sich zusammen ... und die Kiefer wurden starr. Patient starb am achten Tage nach dem Krampfanfalle infolge der Krämpfe.« (Epidemien, V. 15)[2]

Bei den Krankengeschichten fällt auf, daß sie zwar eine Fülle von charakteristischen Symptomen (Kieferklemme, Schlingbeschwerden, krampfhaftes Lächeln, Schweißausbruch, Nackensteifheit, Krampf der Rückenmuskulatur etc.) aufweisen, anstelle der Diagnose, wie man sie später in erster Linie erstrebte, jedoch nur eine Prognose des zu erwartenden Krankheitsverlaufs enthielten. Auch stellte der hippokratische Arzt keine besonderen ätiologischen Überlegungen an, denn aufgrund der Säftelehre galt für ihn jede Krankheit, auch wenn sie lokalisiert war, in erster Linie als eine Allgemeinerkrankung, eine Störung im Gleichgewicht der vier Humores. Es galt daher, jenen Saft, der im Übermaß vorhanden oder verdorben zu sein schien, durch einen Vorgang, den man mit der Kochung (Pepsis) verglich, so weit umzuwandeln, daß er als materia peccans von selbst im Stuhl, Schweiß und Eiter ausgeschieden oder künstlich durch Aderlässe oder Verabreichung von Brech- und Abführmitteln eliminiert werden konnte. Für die Säftelehre waren genaue anatomische Kenntnisse nicht erforderlich. Sogar einem Aristoteles war der Unterschied zwischen Nerven und Sehnen noch nicht geläufig, und er bezeichnete dabei Fasernarten mit dem Wort »Neuron«. Da man die eigentliche Funktion der Nerven nicht erkannt hatte, brachten die Hippokratiker den Wundstarrkrampf nicht mit dem Nervensystem in Verbindung. Eine anatomielose Medizin kannte ebenfalls keine schwierigen chirurgischen Eingriffe, wie z.B. den Blasenschnitt, weshalb dieser auch durch den hippokratischen Eid ausdrücklich verboten war.[3] Es wäre jedoch verkehrt anzunehmen, daß man sich lediglich auf die Extraktion von Pfeil- und Speerspitzen beschränkt hätte. Nur zu oft wurde, wo die »Physis« allein nicht half, mit Schneiden und Brennen chirurgisch eingegriffen, gemäß dem hippokratischen Aphorismus, den noch der Medikus Schiller als Motto vor seine »Räuber« gesetzt hatte: »Quae medicamenta non sanant, ferrum sanat; quae ferrum non sanat, ignis sanat.« Allerdings hat dieser Aphorismus noch eine Fortsetzung, die nicht mehr so optimistisch klingt: »... was aber das Feuer nicht heilt, das muß man als unheilbar erachten!«

Ob die Amputation, die schon damals des öfteren vorgenommen wurde, in den Bereich wundärztlicher Tätigkeit gehörte, ist ungewiß.[4] In den hippokratischen Schriften wird diese Operation noch nicht beschrieben. Allerdings läßt die beiläufige Erwähnung eines hölzernen Beines durch Herodot (Historien IX, 37) darauf schließen, daß Holzprothesen und Amputationen damals nichts Ungewöhnliches mehr waren.[5] Derartige Eingriffe, unter unsterilen Bedingungen durchgeführt, verliefen nicht immer glimpflich, sondern hatten meist schwere Wundinfektionen zur Folge, die zuweilen durch Tetanus oder Gasödem kompliziert wurden. Obwohl die Hippokratiker, die auch schon die Wundnaht kannten, der Meinung waren, daß man an frische Wunden möglichst nicht rühren, sie ruhigstellen und gegebenenfalls mit weingetränkten Tüchern verbinden solle, vertraten sie gerade bei den komplizierten größeren Verletzungen, z.B. Lanzen- und Pfeilwunden, die gefährliche Ansicht, daß deren Ausheilen nur durch Eiterung erfolgen könne, die man daher nicht verhindern, sondern sogar anregen sollte. Unter dem Einfluß der Säftelehre entstand so die Vorstellung von dem »guten und lobenswerten Eiter« (»pus bonum et laudabile«). Vermutlich hat dabei auch die Angst vor vergifteten Waffen mitgewirkt. Hieß doch bei den Griechen die Bezeichnung für Pfeilgift »Toxikon« (»τοξικον«), was soviel bedeutet wie »zum Bogen gehörig«. Es sei nur an das Pfeilgift des Herakles erinnert[6] und an die Fahrt des Odysseus nach Ephyra, um dort Pfeilgift einzuhandeln. Zweifellos haben Verletzungen durch Pfeilgifte oft zu Wundstarrkrampf geführt. Das von Aristoteles beschriebene Pfeilgift der Skythen soll aus einem Gemisch von faulendem Schlangenfleisch und Menschenblut bereitet worden sein,[7] so wie die Indianer in Kolumbien zum Bestreichen ihrer Pfeilspitzen einen Brei aus Kröten- und Schlangenkadavern benutzten. Neben den erwähnten Komponenten verwendete man zur Herstellung von Pfeilgiften auch Nieswurz, Belladonna, Bilsenkraut und Eisenhut. In das faulende Gemisch, mit dem man Pfeil- und Speerspitzen zu bestreichen pflegte, dürften Tetanussporen vor allem über Schlangenfleisch oder Wurzeln von Nachtschattengewächsen (Solanazeen) gelangt sein. Als Kaltblüter gehören

Schlangen zu den Koprophagen und enthalten daher in ihrem Darm stets auch anaerobe Sporenbildner. Die gleiche anaerobe Mikroflora weisen auch die Wurzeln der Nachtschatten auf, die als Unkraut vorwiegend auf Schutt- und Düngerhaufen gedeihen. Ein aus solchen Ingredienzien angerührter Brei enthält gewöhnlich auch Tetanus- und Gasbrandsporen.[8]

Als es in der hellenistischen Epoche unter den Ptolemäern in Alexandrien, der neugegründeten Hauptstadt Ägyptens, zu einem kometenhaften Aufschwung der Naturwissenschaften kam, erfuhren auch die anatomischen Erkenntnisse eine ungeahnte Vertiefung. Diese Entwicklung wurde vor allem dadurch begünstigt, daß in Ägypten infolge der seit alters geübten Mumifizierung weder die menschlichen Leichen als Tabu noch ihre Zergliederung als Blasphemie galten. Die bedeutendsten alexandrinischen Anatomen, denen auch die operative Chirurgie viel zu verdanken hatte, waren Herophilos von Chalzedon und der etwas jüngere Erasistratos von Chios, die beide im 3. Jahrhundert v. Chr. lebten.[9] Die größte Entdeckung des Herophilos bestand darin, daß er die Nerven als Leitungsfasern der Empfindungen und das Gehirn als Zentralorgan des Nervensystems und des Denkens erkannte. Die Größe dieser Erkenntnis wird einem bewußt, wenn man bedenkt, daß noch Aristoteles das Gehirn lediglich für eine »dämpfende, herzkühlende Drüse« hielt. Erst seit dieser Zeit begann man Krämpfe aller Art, darunter auch den Wundstarrkrampf, mit dem Nervensystem in Beziehung zu bringen. Eine der wichtigsten Errungenschaften der alexandrinischen Chirurgie war die Anwendung der Narkose. Mit Alraunsaft, der den narkotischen Stoff Skopolamin enthält, wurden die Kranken, wie später Neros Arzt Dioskurides aus Anazarba berichtet, vor Operationen eingeschläfert, damit sie bei der Verwendung des Messers oder Glüheisens keinen Schmerz empfanden.[10] Aufgrund ihrer anatomischen Kenntnisse wagten die alexandrinischen Chirurgen immer schwierigere Eingriffe, wie z. B. die Blasensteinoperation. Auch ihr Instrumentarium wurde den Bedürfnissen entsprechend immer mannigfaltiger. Nur den Wundinfektionen standen sie nach wie vor machtlos gegenüber.

Im Gegensatz zu Griechenland schätzte man in Rom die Ärzteschaft zunächst nur sehr gering. Waren doch die bei den Legionen angestellten Wundärzte meist rohe Gesellen, Empiriker ohne theoretische Ausbildung, die schon aufgrund der damals üblichen Wundbehandlung nicht viel Erfolg aufweisen konnten. Die Verwundeten wurden ähnlich wie zur Zeit der friderizianischen Kriege »erst nach beendeter Bataille« eingesammelt, verloren dadurch viel Blut und infizierten oft ihre Wunden durch die verzweifelten Bemühungen, die Blutungen zu stillen. Es ist klar, daß infolge einer solchen Organisation die Spätkomplikationen bei den Verwundeten oft gefährlicher waren als die Verletzungen selbst. So berichtet Titus Livius, daß nach der

Schlacht bei Sutrium (309 v. Chr.) mehr Legionäre an behandelten Wunden starben als auf dem Schlachtfeld.[11] Die stolzen Römer blickten auf das schmutzige Geschäft (negotium sordidum) des Wundarztes (medicus vulnerarius), das von Unfreien (servi) ausgeübt wurde, nur mit Verachtung herab. »Carnifex« (Metzger, Henkersknecht, Schinder) war die wenig schmeichelhafte Bezeichnung, die sie für dieses blutige »Handwerk« übrig hatten. Fast 800 Jahre nach Homer scheint sich die Wundbehandlung nicht wesentlich geändert zu haben. Das beste Zeugnis hierfür liefern ein pompejanisches Fresko und die entsprechenden Verse von Vergil, die sich auf die letzten Entscheidungskämpfe der Trojaner und Latiner beziehen. Aeneas ist durch einen Pfeil von unbekannter Hand am Oberschenkel schwer verwundet und wird mit mühsam wechselndem Schritt ins Lager zurückgeführt:

> »Schmerzvoll tobt er und ringt am gebrochenen Rohr,/das Geschoß sich auszureißen, und er verlangt,/daß mit dem Schwert die Wunde man aufschneide, und bis/zum Innern ganz nachgrabe dem Pfeil. …« (Aeneis VII, 405–409)

Erst Gaius Julius Caesar (100–44 v. Chr.), der mit Asklepiades von Prusa befreundet war und auch sonst Gelegenheit hatte, gebildete griechische Ärzte kennenzulernen, verlieh allen Heilkundigen das römische Bürgerrecht. Das den Bedürfnissen entsprechend immer mannigfaltiger werdende Instrumentarium der Wundärzte, die zahlreichen Überreste verschiedener Valetudinarien (eine Art Heereslazarett) und die Darstellung eines römischen Militärverbandsplatzes auf der Trajanssäule in Rom deuten darauf hin, daß man in der Kaiserzeit dem Heeressanitätswesen immer größere Beachtung schenkte. Kennzeichnend hierfür ist auch, daß ein römischer Schriftsteller, Aulus Cornelius Celsus (25–50 n. Chr.), der selbst kein Arzt, sondern Latifundienbesitzer war, eine große medizinische Enzyklopädie verfaßte, die erstmalig ein besonderes Kapitel über Kriegschirurgie enthält. So beschreibt er unter anderem den Zirkelschnitt bei der Notamputation und die Möglichkeit der Unterbindung größerer Gefäße.[12] Sie sollen doppelt ligiert und dazwischen durchgeschnitten werden, damit sich ihre Enden zurückziehen können. Die Fäden wurden lang gelassen, da sie sich von selbst abstießen. Die Ligatur in der Blutstilltechnik stellt auch im Hinblick auf die so gefürchtete Wundinfektion einen großen Fortschritt dar. Mangelhafte Blutstillung führt zu Bluterguß, und solche Flüssigkeitsansammlungen können den Wundheilverlauf erheblich stören, da sie ideale Nährböden für Infektionserreger, unter anaeroben Bedingungen auch für Tetanus und Gasbrandbazillen schaffen.

Man glaubt, daß Archigenes von Apameia, der ein Zeitgenosse Trajans war (98–117 n. Chr.), als erster eine Amputation in frischem Gewebe vor-

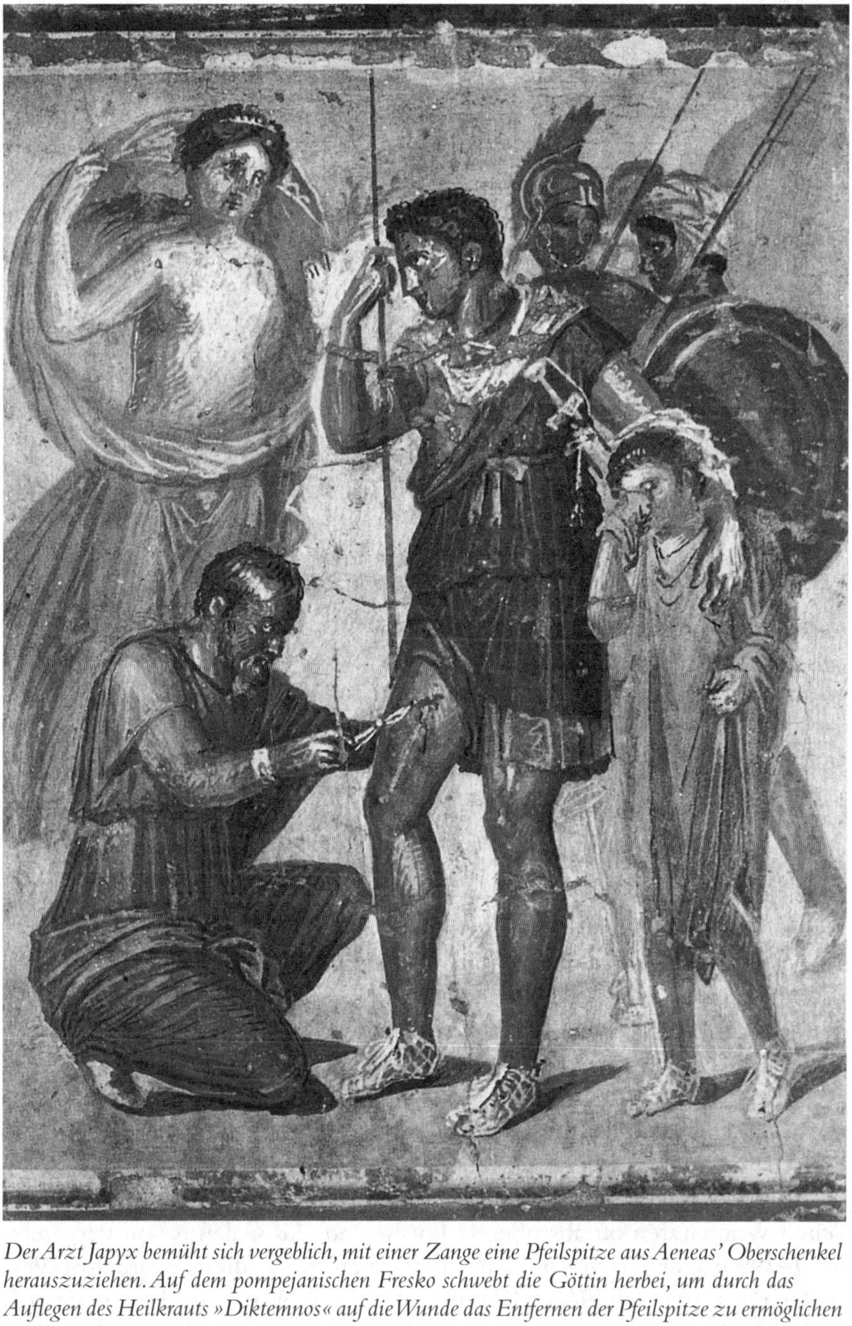

Der Arzt Japyx bemüht sich vergeblich, mit einer Zange eine Pfeilspitze aus Aeneas' Oberschenkel herauszuziehen. Auf dem pompejanischen Fresko schwebt die Göttin herbei, um durch das Auflegen des Heilkrauts »Diktemnos« auf die Wunde das Entfernen der Pfeilspitze zu ermöglichen (Aeneis XII). Museo nationale, Neapel.

genommen hat. Jedenfalls stammt von ihm die erste klassische Beschreibung des Gasödems. Bedauerlicherweise sind uns jedoch von seinen Schriften nur Fragmente in Form von Zitaten bei Caelius Aurelianus, Galenos, Oreibasios und Aetius erhalten geblieben. Das gasbrandbezogene Fragment verdanken wir Oreibasios. Sein Anfang lautet:

»Das Brandige selbst erscheint livide; es ist von einem apfelfarbigen Hof, der in's Blaßgrüne spielt, umsäumt; die Umgebung des Letzteren ist weiß und runzlig und wird schließlich von einer Zone umgeben, die schwachrot erscheint. Später wird das Blaßgrüne livid und das Weiße blaßgrün, während das Rote weiß und das Livide unempfindlich und trocken, später sogar schwarz und faulig wird. Infolge der schweren Wundentzündung kommt es zu einer schwammigen Anschwellung (Emphysem) und einem Geräusch, als würde Luft eindringen (Krepitation); auch erheben sich Blasen ...«[13]

Hier wurde die Gasphlegmone nicht als Zustand, sondern als ein Prozeß mit den typischen farblichen Veränderungen und Knistergeräuschen geschildert.

Da Celsus alle damals üblichen Methoden der Wundbehandlung ausführlich beschrieb, können wir uns gut vorstellen, welchen Gefahren die Verwundeten in einer Zeit ohne Aseptik ausgesetzt waren. So pflegte man z.B., um eine Verblutung zu vermeiden, die Wunden mit zerzupftem Linnen (linamentum) zu tamponieren. Beim linamentum handelte es sich um »charpie«,[14] das noch im Krieg von 1870/71 in den Lazaretten Verwendung fand und dort oft ungewaschen auf oder in Wunden gelangte. Auch bei den Römern wird es sich meist um »alte Fetzen« gehandelt haben, »die man nicht mehr gebrauchen konnte und daher großzügig dem Gemeinwohl opferte« (Pirogoff). Die Gefahr, daß solche »Verbandsstoffe« ohne vorheriges Waschen von einem Verwundeten zum anderen gelangen, waren in den Valetudinarien bestimmt nicht geringer als noch vor kaum 100 Jahren bei uns.[15] Noch gefährlicher als Charpie dürfte das von Celsus empfohlene Auflegen von frischgeschorener Schafwolle auf heftig blutende tiefe Wunden gewesen sein, zumal ungewaschene Schafwolle oft mit Tetanus- und Milzbrandbazillen behaftet war. Solange man von Aseptik keine Ahnung hatte, bewegte man sich auf dem Gebiet der Wundbehandlung stets zwischen Skylla und Charybdis. Da Erfolg oder Mißerfolg einer Behandlung nirgends so schnell und deutlich offenbar werden wie bei operativen Eingriffen, nahmen die gegenseitigen Beschuldigungen und Verdächtigungen unter den römischen Wundärzten oft abstoßende Formen an. Als Galenos von Pergamon (129–199 n.Chr.) nach Rom kam, kennzeichnete er dieses würdelose Verhalten mit dem geschliffenen Bonmot: »Der beste Arzt ist die Natur. Sie heilt nicht nur die meisten Kranken, sie spricht auch nie schlecht über ihre Kollegen.«[16] Galenos war es auch, der die Vermutung aussprach, daß der

Wundstarrkrampf, den er bereits früher als Gladiatorenarzt zu Gesicht bekommen hatte, die Folge einer Nervenverletzung sei.[17]

Wie sehr man sich damals mit dem Tetanus beschäftigte, zeigt der Umstand, daß sich ein Zeitgenosse des großen Pergameners Aretaios von Kappadokien darum bemühte, nach rein äußerlichen Gesichtspunkten eine Unterteilung des Krankheitsbilds in verschiedene Formen zu erzielen. Nach Lokalisation der Muskelkrämpfe und Spasmen unterschied er:

1. den Tetanus, bei dem die gesamte Körpermuskulatur,
2. den Opisthotonus, bei dem hauptsächlich die Rückenmuskulatur,
3. den Emprosthotonus, bei dem die Bauchmuskulatur betroffen ist.

Auch er hielt die Verletzungen entsprechender Nerven für die Ursache der Muskelkrämpfe. Ebenso wies er zum erstenmal darauf hin, daß der Tetanus, den man bis dahin nur bei verwundeten Männern beschrieben hatte, nicht selten auch junge Mütter (nach der Geburt) und Neugeborene befällt. Seine Beschreibung der drei Krankheitsformen blieb bis in die jüngste Zeit unübertroffen, wie es seine Darstellung der selteneren dritten Form zeigt.

> »Beim Emprosthotonus ist der Rücken gewölbt. Indem die Hüftknochen, ebenso wie das Kreuz vorgedrückt werden, streckt sich das Rückgrat, der Scheitel krümmt sich nach vorn, der Kopf neigt sich zum Brustkorb … Die Hände sind zusammengepreßt, die Schenkel ausgestreckt, die Schmerzen groß, das Sprechen qualvoll … Erreicht das Übel den Brustkorb und die Atmungsorgane, so entweicht das Leben, was für den Kranken ein Segen wäre, da es eine Erlösung von Schmerzen, Verzerrungen und Entstellungen bedeutete … Falls der Atem aber noch zum Leben reicht, wird der Patient nicht nur wie ein Bogen nach vorn gekrümmt, sondern zusammengerollt wie eine Kugel, so daß der Kopf auf den Knien ruht, während die Beine und das Gesäß nach vorn gekrümmt werden, wobei der Eindruck entsteht, die Kniegelenke seien nach hinten gedrückt.
>
> Es ist ein unmenschliches Elend, ein unwürdiger Anblick, ein schmerzvolles Schauspiel auch für die Anwesenden, denn die Krankheit ist unheilbar! Infolge der Entstellung vermögen den Patienten nicht einmal seine nächsten Freunde wiederzuerkennen, und der Wunsch, der früher die Anwesenden unerlaubt beschlich, wird jetzt berechtigt: der Leidende möge aus dem Leben scheiden, um vor Schmerz und furchtbarem Unglück erlöst zu werden. Kann doch auch der Arzt, selbst wenn er dabei ist und zusieht, nicht helfen … Denn wollte er die Glieder gerade machen, so müßte er den lebendigen Menschen zerschneiden oder zerbrechen. Er kann mit denen, die von dieser Krankheit betroffen werden, nur Mitleid haben. Das ist das größte Unglück für einen Arzt.«

Oreibasios von Pergamon, der im Auftrag von Julianus Apostata (331-363), dessen Leibarzt er war, eine umfangreiche medizinische Enzyklopädie schrieb, behandelte darin auch den Wundstarrkrampf, beschränkte sich aber hauptsächlich darauf, Aretaios zu zitieren. Interessant ist jedoch seine Bemerkung, daß er in heißen Wüstengebieten, auch bei schweren Verwundungen, niemals einen Wundstarrkrampf beobachten konnte. Zu der gleichen Feststellung gelangte auch Larrey, als er an Bonapartes ägyptischem Feldzug teilnahm, und war darüber genauso erstaunt und ratlos wie sein Kollege vor fast 1500 Jahren.[18] Oreibasios selbst war ein erfahrener Wundarzt, vermochte aber seinen Kaiser, der in Mesopotamien in einer Schlacht gegen die Perser durch einen zunächst für harmlos erachteten Speerstich verwundet wurde, trotz aller Bemühungen nicht zu retten.

Im 5. Jahrhundert, inmitten der Völkerwanderung, übersetzte Caelius Aurelianus aus Numidien (Algerien) das bedeutende Werk des griechischen Arztes Soranos von Ephesos »Über akute und chronische Krankheiten« ins Lateinische und beschrieb gleichzeitig als erster beim Tetanus jene (bereits in einer hippokratischen Krankengeschichte angedeutete) eigentümliche Erscheinung der Mimik, welche in einem lächelnden Zug des grimmig verzerrten Mundes besteht und seitdem als »Risus sardonicus« bezeichnet wird. Das »sardonische Lächeln«,[19] mit dem sozusagen die Geschichte des Tetanus in der Antike ausklingt, diente etwa 1200 Jahre später Andreas Schlüter (1664–1714) dazu, der Maske eines sterbenden Kriegers (im Lichthof des Berliner Zeughauses) einen so ergreifenden Gesichtsausdruck zu verleihen, daß er damit nicht nur dem Schrecken des Krieges, sondern auch dem Wundstarrkrampf ein erschütterndes Denkmal gesetzt hat.

Mittelalter

In den Jahrhunderten nach der Völkerwanderung sind viele medizinische Schriften verloren gegangen oder vernichtet worden. Viele chirurgische Erkenntnisse und Erfahrungen, mit denen man zwar Wundinfektion nicht verhindern, aber doch einschränken konnte, gerieten damals in Vergessenheit, wie z.B. die Gefäßunterbindung. Von besonderem Nachteil auf die wundärztliche Tätigkeit war die ablehnende Einstellung der Kirche, die schon mit Rücksicht auf die »Auferstehung des Fleisches« Sektionen für eine Todsünde hielt. So nannte der Kirchenvater Tertullian (150–220) den Anatomen Herophilus »einen Schinder«. Auch Augustinus (354–430) wetterte gegen den »grausamen Eifer der Ärzte, die im Fleische nach verborgenen Geheimnissen wühlen«. Daher beschränkte sich in Salerno, der ältesten medizinischen Hochschule, noch im Zeitalter der Kreuzzüge der Anatomieunterricht im wahren Sinn des Wortes auf eine »Vorlesung« alter Schriften, wobei man nur ab und zu, wie es im Galenos steht, tierische Kadaver, vor allem Schweine

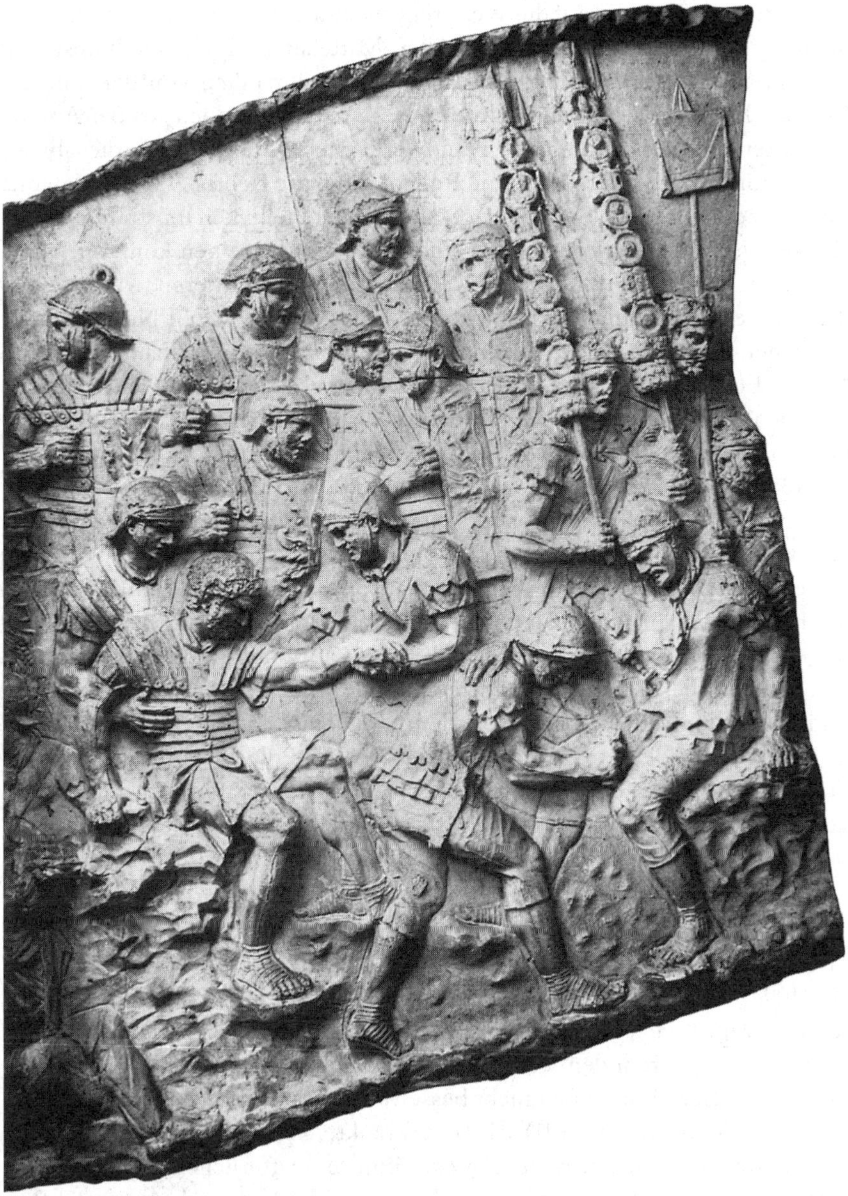

Truppenverbandplatz aus einer Schlacht der Römer gegen die Dazier von der Trajanssäule in Rom. Im Vordergrund verbindet ein Wundarzt einen am Oberschenkel verwundeten Legionär.

zergliederte. Hindernd auf die Weiterentwicklung der Chirurgie wirkte sich noch aus, daß man sie schon im frühen Mittelalter, als die Heilkunst fast ausschließlich von Mönchen ausgeübt wurde, allmählich von der inneren Medizin loslöste. Bei dieser Spaltung spielte neben der noch aus der Antike herrührenden Verachtung des Handwerklichen hauptsächlich die abwägende Voraussicht des Klerus eine Rolle. Man hatte richtig erkannt, daß die Vertreter einer allmächtigen, mit der Gloriole der Heiligkeit umstrahlten Kirche auf die Dauer ein operatives Handwerk nicht betreiben konnten, ohne Gefahr zu laufen, ihren geistlichen Stand zu kompromittieren. Mißerfolge, die bei diesem blutigen Beruf nicht ausblieben, drohten den Nimbus ihrer göttlichen Vertreterschaft zu beeinträchtigen. Daher ergingen bald unter dem Motto »Ecclesia abhorret a sanguine« (»Die Kirche scheut das Blut«)[20] viele päpstliche Verbote gegen die wundärztliche Betätigung von Klerikern, so namentlich auf dem Konzil von Reims 1131 und auf dem Lateranischen Konzil 1139. Die Würzburger Diözesensynode im Jahr 1298 verbot Geistlichen die Anwesenheit bei Operationen: »Nullus clericus artem chirurgicam exerceat aut ubi exerceatur, intersit.« Auf diese Weise wurde die Wundheilkunst mit einem Makel behaftet.[21] Die Folge davon war, daß die gelehrten, lateinisch sprechenden Ärzte zur Verrichtung chirurgischer Eingriffe fast stets ungelernte Leute heranzogen. So glitt die Kunst der Wundarznei in die Hände von rohen Empirikern: Barbieren, Badern, Feldscherern, Schmieden und Scharfrichtern. Sie wurde zu dem, was einst das Wort Chirurgie im Griechischen bedeutete: zum »Handwerk«.[22] Die Folge davon war, daß sich dieser Zweig der Medizin, der in Alexandrien und später auch in Rom in voller Blüte stand, keiner großen Achtung mehr erfreute, denn seine Vertreter galten nicht nur als ungelehrt, sondern oft auch als unehrlich.[23]

Kennzeichnend für das gesunkene Ansehen der Wundärzte ist die Tatsache, daß man sie bei den ersten Kreuzzügen völlig außer acht ließ und auf ihre Beteiligung zunächst keinen Wert legte. Der deutsche Kaiser Konrad III. (1094–1152) ließ sich daher wegen einer Verwundung während des zweiten Kreuzzugs nach Byzanz bringen, weil in seinem ganzen Heer kein einziger Chirurg vorhanden war.[24] Auch während des dritten Kreuzzugs war es in dieser Beziehung noch nicht besser. Als Richard Löwenherz bald nach der Landung in Akkon (1191) schwer erkrankte, vermutlich an Typhus, und keinen eigenen Leibarzt hatte, schickte ihm sein ritterlicher Gegner Sultan Saladin (1137–1193) nicht nur Medikamente, sondern auch Ärzte zur Behandlung.[25] Die unglaublichen sanitären Mißstände zwangen die Kreuzfahrer zu Selbsthilfe. Sie schlossen sich in Orden zusammen, deren Ziel, neben dem Kampf gegen die Sarazenen, in der Pflege von Siechen und Verwundeten bestand. Bereits 1119 hatten sich unter Balduin II. die Templer organisiert. Um die gleiche Zeit und zu gleichem Zweck entstand der Orden der Johanniter. Der erste Sitz des Deutschritterordens war angeblich ein Lastschiff, das (1190) von Kreuzfahrern aus Bremen und Lübeck bei Akkon ans Land gezogen und zu einem Hospital für ihre Verwundeten gemacht wurde.[26] Unter den damaligen hygienischen Verhältnissen wird die Verwundetenfürsorge auf diesem ersten Hospitalschiff und auch in den später zu Land errichteten Ordenshospitälern nicht viel anders gewesen sein, als sie Parzivals Vater Gamuret bei seinem Einzug in die Mohrenfestung Patelamunt antraf:

> *»In die Fensternischen nach der frischen Luft*
> *zu war mancher verwundete Mann gebettet,*
> *der, auch wenn er einen Arzt gehabt hätte,*
> *doch nicht hätte genesen können«*[27]

Das gewaltsame Herausziehen von Pfeil- und Speerspitzen mit Widerhaken bzw. ihr Herausschneiden muß mitunter tiefe Wunden hinterlassen haben. Heißt es doch im »Perceval«:

> »Vier so große Wunden gab es da, daß aus der allerkleinsten – so wahr mir Gott Ehre geben möge – ein Falke hätte herauskommen und gegen die Wolken fliegen können, ohne die Flügel gespannt zu haben.«[28]

In alten Chroniken findet man nicht selten Angaben über chirurgische Eingriffe, die ohne Narkose und Gefäßunterbindung an einflußreichen Persönlichkeiten vorgenommen wurden. Als Markgraf Dedo II. von Rochlitz und Groiz im Jahr 1190 Kaiser Heinrich VI. nach Italien begleiten sollte, befürchtete er wegen seiner lästigen Fettleibigkeit die Strapazen der Reise im heißen Süden nicht überstehen zu können. Er ließ daher einen Wundarzt kommen und sich von diesem die Bauchhaut aufschlitzen, um das überflüssige Fett zu entfernen, mit dem Ergebnis, daß er nach wenigen Tagen unter furchtbaren Qualen verstarb. Fast um die gleiche Zeit (1195) stürzte in Graz Herzog Leopold V. von Österreich vom Pferd und brach sich dabei so unglücklich den Unterschenkel, daß die Knochen die Haut durchbohrten. Die herbeigerufenen Ärzte legten Salben und Kräuter auf. Als das Bein brandig wurde, weigerten sie sich, es zu amputieren, obwohl es der dringende Wunsch ihres Fürsten war. Vermutlich empfanden sie eine solche Operation unter ihrer Würde und befürchteten auch gleichzeitig, daß das Mißlingen eines gefährlichen Eingriffs ihrem Ansehen schaden könnte. Schließlich ließ der Herzog ein Beil auf sein Schienbein legen und befahl einem Knecht, mit einem Hammer daraufzuschlagen. Beim dritten Schlag war der Knochen durchtrennt. Doch alles war vergeblich. Bereits nach einigen Tagen starb der Herzog an den Folgen dieser heroisch-barbarischen Operation.[29]

Die einfache Wundbehandlung dürfte damals nicht viel anders gewesen sein, als sie im Gleichnis vom barmherzigen Samariter (Lk 10, 34) geschildert wird. Man goß Öl und Wein in die Wunden und verband sie. Die Ritter bedienten sich dabei meist des ärmellosen Waffenrocks, der den Kettenpanzer bzw. die Rüstung gegen die Sonnenbestrahlung schützte und gewöhnlich aus Leinwand, seltener aus Seide bestand. Mit dem Schwert wurden von einem solchen oft mit Erde und Pferdekot beschmutzten Übergewand lange Streifen abgeschnitten und zur Blutstillung in die Wunde gestopft, ehe man darüber einen Notverband anlegte. Auch die Salben, die oft Heilkräuter und Wurzeln bzw. deren Extrakte und somit auch oft Erdsporen enthielten, führten nicht selten zu schweren Wundinfektionen,[30] wie sie Gottfried von Straßburg an Tristan schildert:

> »was sie allesamt von ärztlicher Kunst verstanden, das konnte ihm keine Hilfe bringen. Das Gift war so beschaffen, daß sie es nicht aus der Wunde wegbringen konnten, so daß es sich auf den ganzen Körper ausbreitete, der davon eine so schreckliche Farbe bekam, daß man ihn kaum noch erkennen konnte. Noch dazu ging von dieser Wunde ein so greulicher Gestank aus, daß es ihm das Leben schwer und seinen eigenen Körper widerwärtig machte. Am meisten aber war er darüber unglücklich, daß er immer mit ansehen mußte, wie er auch denen, die doch seine Freunde waren, widerwärtig wurde …«[31]

Die ganze Hilflosigkeit der damaligen Medizin in der Behandlung einer komplizierten Wunde spiegelt sich in diesen Versen wider. Lang eiternde, »schwärende Wunden« wie jene, an denen Tristan oder König Amfortas litten, waren damals keine Seltenheit und keineswegs nur eine Folge vergifteter Waffen. Sie waren vielmehr Zeichen einer Infektion, bedingt durch die Verletzung selbst oder durch die nachträgliche unsachgemäße Wundbehandlung. Man denke an die Gepflogenheit, ein Heilkraut samt seiner Wurzel auf die Wunde zu legen, wie es z.B. Wolfram von Eschenbach in seinem Parzival schildert, indem er Gawan auf der Suche nach dem heiligen Gral auf einen schwerverwundeten Ritter stoßen läßt:

> *»Dort ward von ihm ein Kraut gefunden,*
> *Der Wurzel heilsam gegen Wunden.*
> *Der Werte schwang sich von dem Pferde,*
> *Grub schnell die Wurzel aus der Erde …«*[32]

Im allgemeinen pflegten Stich-, Hieb- und Schnittwunden, ähnlich wie Bajonettverletzungen, sofern dabei keine wichtigen Organe oder Blutgefäße getroffen waren, glatt abzuheilen. Bei relativ leichten Verwundungen historischer Persönlichkeiten, die dennoch tödlich verliefen und oft durch »brandige Veränderungen« gekennzeichnet waren, dürfte es sich oft um Gasbrandinfektionen gehandelt haben, auch wenn die Zeitgenossen von Pfeilgiften munkelten. So starb auch der englische König Richard Löwenherz (1157–1199) unter großen Qualen an den Folgen einer ursprünglich unbedeutenden Verwundung, die er vor Schloß Chalus im Limousin erlitten hatte. Es hieß, der Armbrustbolzen sei vergiftet gewesen. Den Schilderungen nach scheint es zu einer brandigen Entzündung der stümperhaft behandelten Wunde gekommen zu sein, ähnlich wie sechs Jahrhunderte später bei Gerhard Johann David Scharnhorst (1755–1813), der am 2. Mai 1813 in der Schlacht bei Großgörschen leicht verwundet wurde und auf dem Weg nach Wien, wo er die Österreicher zum Anschluß an die Verbündeten bewegen wollte, in Prag (am 28. Juni) unter Symptomen verstarb, die an Gasbrand denken lassen.[33]

In einer Zeit, als die bei gangränösen Prozessen an den Extremitäten vorgenommene Amputation fast immer eine foudroyante, tödlich verlaufende Wundinfektion zur Folge hatte, wurden die beiden christlichen Märtyrer Cosmas und Damian auch von den Wundärzten als Schutzpatrone verehrt (sogar die berühmte französische Chirurgengilde »Collège de St. Côme« nannte sich nach einem von ihnen[34]). Berichtet doch die »Legenda aurea«, wie die Brüder einen todkranken Mann retteten, indem sie sein brandiges Bein amputierten und es durch den Fuß eines Mohren ersetzten. Diese Legende von der ersten »Organtransplantation« ist seit dem späten Mittelalter in der Kirchenkunst, besonders von spanischen Malern und Holzschnitzern, oft mit einem grausigen Realismus geschildert worden, wobei sie mit Vorliebe das amputierte Bein mit allen Zeichen einer gangränösen oder eitrigen Zersetzung in den Vordergrund rückten.

Die Kreuzzüge bewirkten auch ein Aufblühen der einzigen großen Medizinhochschule jener Zeit, der Universität von Salerno. Da Süditalien gewissermaßen die Relaisstation zwischen Orient und Okzident bildete, strömten hierher zahlreiche Kranke und Verwundete der Kreuzzüge. Auch Robert von England, der Sohn Wilhelms des Eroberers, dem angeblich das berühmte Salernitaner Lehrgedicht gewidmet ist, ließ sich wegen einer im Orient erhaltenen Armwunde nach Salerno bringen und dort behandeln.[35] Ebenso ließ Hartmann von Aue den armen Heinrich »gen Salerno« ziehen, in der Hoffnung, dort von berühmten Meistern geheilt zu werden. Auch Gottfried von Straßburg erzählt von Tristan, er hätte überall die Mär ausstreuen lassen, nach Salerno gezogen zu sein, um dort von seiner Wunde zu genesen (V. 7335), während er in Wirklichkeit nach Irland fuhr. In der französischen Handschrift (aus dem 13. Jahrhundert) der Chirurgie des Roger von Salerno befindet sich eine Miniatur, auf der man einen nach vorn geneigtenVerwundeten mit entblößtem Oberkörper sieht, aus dessen Rücken zwischen den Rippen eine Pfeilspitze hervorragt, die ein vor ihm sitzender Arzt mit einer Zange herauszuziehen versucht. Vielleicht war der Pfeil von vorn eingedrungen und wurde dann wegen des Widerhakens – um eine ernste innere Verletzung zu vermeiden – einfach weiter durchgestoßen, um die Extraktion von der anderen Seite her vorzunehmen. Wenn die Extraktion mit der Zange nicht gelang, so mußte man ein Herausschneiden des Pfeiles versuchen. Allein schon die Vorbereitung zu solchen Operationen mit dem Schleifen des Messers in Gegenwart des zu Operierenden, wie es im »armen Heinrich« geschildert wird, läßt uns noch nachträglich erschauern.[36]

Befürchtete man, daß die eingedrungene Pfeil- oder Speerspitze vergiftet war,[36] wurde nach der Extraktion die Wunde mit heißem Öl ausgegossen oder mit einem glühenden Eisen ausgebrannt.[38] Das man hier Satan durch den Beelzebub auszutreiben versuchte, darüber war sich schon Hugo Borgognoni aus Lucca (um 1200) im klaren. Er erkannte bereits die Schädlichkeit der Eiterung und strebte mit Alkoholverbänden eine primäre Wundheilung an. Bei chirurgischen Eingriffen empfahl er peinlichste Sauberkeit und warnte vor dem Sondieren von Wunden.[39] Bei Operationen und Knochenbruchbehandlungen benutzte man zur Schmerzbetäubung gelegentlich auch schon mit Opium- und Nachtschattenextrakten getränkte Schlafschwämme.[40] Doch gegen die herrschenden Vorurteile konnte man sich nicht durchsetzen, und so gerieten diese wundärztlichen Erkenntnisse bald wieder in Vergessenheit.[41]

Ähnlich erging es auch jenen Ärzten, die – in Zusammenhang mit der mutmaßlichen Ursache des Tetanus – eine neue und sinnvolle operative Methode vorschlugen: die Nervennaht. Da der Wundstarrkrampf nur nach Verwundungen oder chirurgischen Eingriffen vorkam und eine Übertragung auf nicht verletzte Personen fast nie beobachtet wurde, hielt man ihn nicht für kontagiös und glaubte seit der Antike, er würde bedingt durch Reizung oder Verletzung von Nervenstämmen, sei es durch die Verwundung selbst oder durch chirurgische Eingriffe. Vor dem operativen Vernähen eines durchtrennten Nervs, was bereits Paulus von Aegina (625–690) in Erwägung gezogen hatte, wurde daher dringend gewarnt, weil man schon durch eine Reizung des Nervs die Auslösung von lebensgefährlichen Spasmen und Konvulsionen befürchtete. Einer der größten Chirurgen des Mittelalters, Lanfranco da Milano († 1306), der 1290 als politisch Verfolgter nach Frankreich geflohen war, schlug dort – entgegen dem damaligen Schulwissen – die Nervennaht vor, die man unbesorgt ausführen könne, da sie nichts mit der eigentlichen Ursache des Wundstarrkrampfs zu tun hätte, worin ihm bald darauf auch Guy de Chauliac († 1368) beipflichtete.[42] Übrigens wandte er zur Blutstillung die bereits nach ihm wieder vergessene und erst von Larrey wieder angewandte Arterientorsion an, eine Methode, mit der gleichzeitig auch die Gefahr einer sekundären Wundinfektion vermindert werden kann.

Neuzeit

Die Einführung der Feuerwaffen (Kanonen und Musketen) mit weittragenden und oft berstenden Projektilen revolutionierte nicht nur die Kriegsführung, sondern sie zwang auch die kriegführenden Parteien, sich mehr als bisher Gedanken über eine geregelte Betreuung der Verwundeten zu machen.[43] Dieses hatte mehrere Gründe. Die durch Feuerwaffen geschlagenen Wunden wurden gefährlicher, die Wundkomplikationen, insbesondere Starr- und Wundbrand, häufiger und die so eingetretenen Verluste an Menschen kostspieliger, denn die kriegführenden Heere bestanden hauptsächlich aus Söldnertruppen, die, wie es bereits ihr Name verrät, einen Sold erhielten, den man nach dem Motto: »Kein Kreuzer – kein Schweizer« meist im voraus, zumindest aber vor einer Schlacht (»zur Hebung der Kampfmoral«) auszuzahlen pflegte. Aus diesem Grund war man bemüht, möglichst jedem Fähnlein einen Feldscher zuzuteilen.[44] Um welchen Menschenschlag es sich dabei im allgemeinen handelte und wie es um ihre Kunst der Wundbehandlung bestellt war, kann man sich denken, wenn man bei Wilhelm Fabricius aus Hilden bei Köln (1560–1634) liest, daß es ihnen – bar jeglicher anatomischer Vorkenntnisse – lediglich auf die praktische Gewandtheit ankam, »wenn auch, bis dieses erlernt, einige hundert Bauern draufgingen«. Da selbst Pfeile oder Wurflanzen mit Widerhaken nicht so oft Verwundungen mit tödlichem Verlauf hinterließen wie die großen Bleigeschosse, kam sehr bald der Verdacht auf, daß diese zu einer Vergiftung der Wunde führten.[45] Der Wundarzt Hieronymus Brunschwig aus Straßburg (1450–1533) riet daher in seinem 1497 erschienenen Hauptwerk (»Das Buch der Chirurgia«), man möge die Kugeln so schnell wie möglich aus den Wunden entfernen. Für die Kugelsuche und Kugelextraktion, die von nun an in der Kriegschirurgie eine wichtige Rolle spielte, wurden besondere Instrumente, z. B. Kugelsucher, Kugelsonden, Kugelzangen in den verschiedensten Abwandlungen, hergestellt. Da die Schußkanäle meist viel breiter waren als die Stich- und Schnittwunden, begann das Sondieren und Tamponieren der Wunden eine immer größere Rolle zu spielen, wozu man Fetzen oder alte gebrauchte Leinwand von oft zweifelhafter Sauberkeit zerzupfte.

Paracelsus (1493–1541), der selbst jahrelang als Wundarzt Erfahrungen gesammelt hatte, erkannte das Gefährliche dieser Methode und eiferte gegen das Ausstopfen mit Fetzen, denn »in die Wunde gehört Artzeney und nit solch' Lumpenwerk«. In seiner »großen Wundarztney«, die er bereits in Basel in Angriff genommen hatte, vertritt er die Ansicht, daß die Wundeiterung kein natürlicher Heilungsvorgang sei, sondern durch eine von außen hinzutretende Schädlichkeit hervorgerufen werde. »Denn der Arzt«, ruft er aus, »der da heylet, ist die Natur, jede Wunde heylet von selbst, so sie nur sauber und rein gehalten wird.« Wie schnell man sich schon damals zu einer Amputation entschloß, kann man am Beispiel des berühmten Baseler Buchdruckers Frobenius sehen, bei dem auch Vesals Anatomie erschienen war und den die gelehrten Ärzte wegen eines schwer heilenden Geschwürs am rechten Bein amputieren lassen wollten. Der auf Erasmus' Empfehlung hinzugezogene Paracelsus lehnte jedoch den Eingriff kategorisch ab und stellte Frobenius auf konservative Weise so weit her, daß er sogar nach Frankfurt zur Buchmesse reiten konnte.

Auch der mit Paracelsus befreundete Wundarzt Felix Wirtz (1518–1574) wetterte gegen die Mißbräuche, die bei der Blutstillung durch Ausstopfen der Wunden begangen wurden:

> »Als ich sah, wie sie Baumwolle nemmen, dieselbe anzünden und sie also brennend in die Wunden stossen, da wollte ich leicht glauben, solche Kunst sey von Henkersbuben erlernet worden.«[46]

Noch verächtlicher äußert er sich über das Sondieren von Wunden durch lernbedürftige Stümper, »die da suchen, grübeln, und stupffen in den Wunden, als ob sie etwas in selbigen verlohren hetten«, und das geschieht nicht nur einmal, sondern »so offt sie die Wunden auffbinden«, und wenn drei oder mehr Ärzte beisammen sind, ist es nicht genug, daß der eine »mit dem Sucheysen seinen vnverstand vnd vnbarmhertzigkeit beweyse«, sondern einer nach dem andern muß »sein verlohrnen pfennig in der Wunden suchen, vnd darinnen herumb stopffen, je einer gröber vnnd vngestümer als der ander«.[47]

Das größte Unheil für die Verwundeten bedeutete jedoch die Meinung, alle Schußwunden seien schon allein durch das Schießpulver vergiftet, was vor allem auch die Überzeugung des päpstlichen Leibarztes Giovanni da Vigo (1460–1520) war. 1514 forderte er daher in einem Buch, daß Schußwunden zur Verhütung einer fortschreitenden Vergiftung mit dem Glüheisen ausgebrannt oder mit siedendem Holunderöl ausgegossen werden sollten.[48] Mitunter wurde der Schußkanal sogar mit einem »Haarseil« ausgeputzt. Dies alles geschah ohne jegliche Betäubung.

Bei einer solchen Prozedur konnte die Wundeiterung nicht ausbleiben. Während den Chirurgen seit dem 13. Jahrhundert die eiterlose Wundhei-

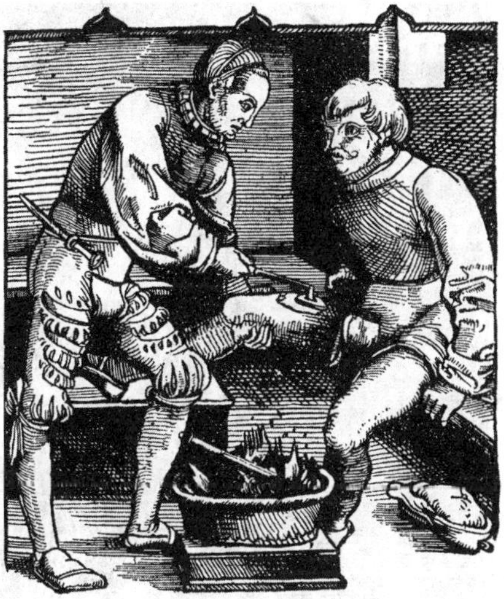

Ausbrennen der Wunde, aus H. v. Gersdorf, Feldbuch der Wundarztney, Straßburg 1528.

lung als Ideal vorschwebte, versuchte man nun unter Berufung auf die hippokratische Säftelehre wieder das Gegenteil als normalen Heilungsvorgang zu deuten. Es sei wünschenswert, daß aus der Wunde, wie aus dem Verdauungskanal, die »materia peccans« ausgeschieden wird. Das »pus bonum et laudabile« (»der gute und lobenswerte Eiter«) erlebte seine Renaissance. Da Giovanni da Vigo nicht nur als Leibarzt Julius' II., sondern auch als Chirurg großes Ansehen genoß, wurde sein Vorschlag bezüglich der Behandlung von Schußwunden allgemein befolgt.

Auch der größte Kriegschirurg des 16. Jahrhunderts, Ambroise Paré (1510–1590), huldigte anfangs seiner Lehre,[49] bis ihm (1537) bei einer Schlacht in Italien das Öl ausgegangen war, so daß er einen Teil seiner Verwundeten unversorgt lassen mußte. Beunruhigt durch diese Unterlassung, suchte er am nächsten Morgen die Verletzten sofort auf und fand, daß es den Unversorgten wider Erwarten viel besser ging als den »kunstgerecht« Behandelten. Diese Beobachtung bewog ihn, die grausame Methode des Ausbrennens, die jahrzehntelang Tod und Verderben über viele Tausende von Verwundeten gebracht hatte, leidenschaftlich zu bekämpfen und seine Erfahrungen in einem Buch niederzulegen.[50] Da er nur ein »Barbierchirurg« war, wurde er von den gelehrten Ärzten der Pariser medizinischen Fakultät, vor allem von Riolan, wütend angegriffen, nicht zuletzt, weil er in der Sprache des Volkes schrieb, so daß jedermann seine Kritik an den begangenen Fehlern verstehen konnte.[51]

Nur der namhafte Anatom Jacques Dubois (Sylvius), zu dessen Schülern Servet und Vesal gehörten, nahm sich seiner an und machte ihn zu seinem Prosektor, wodurch Paré seine anatomischen Kenntnisse enorm erweitern

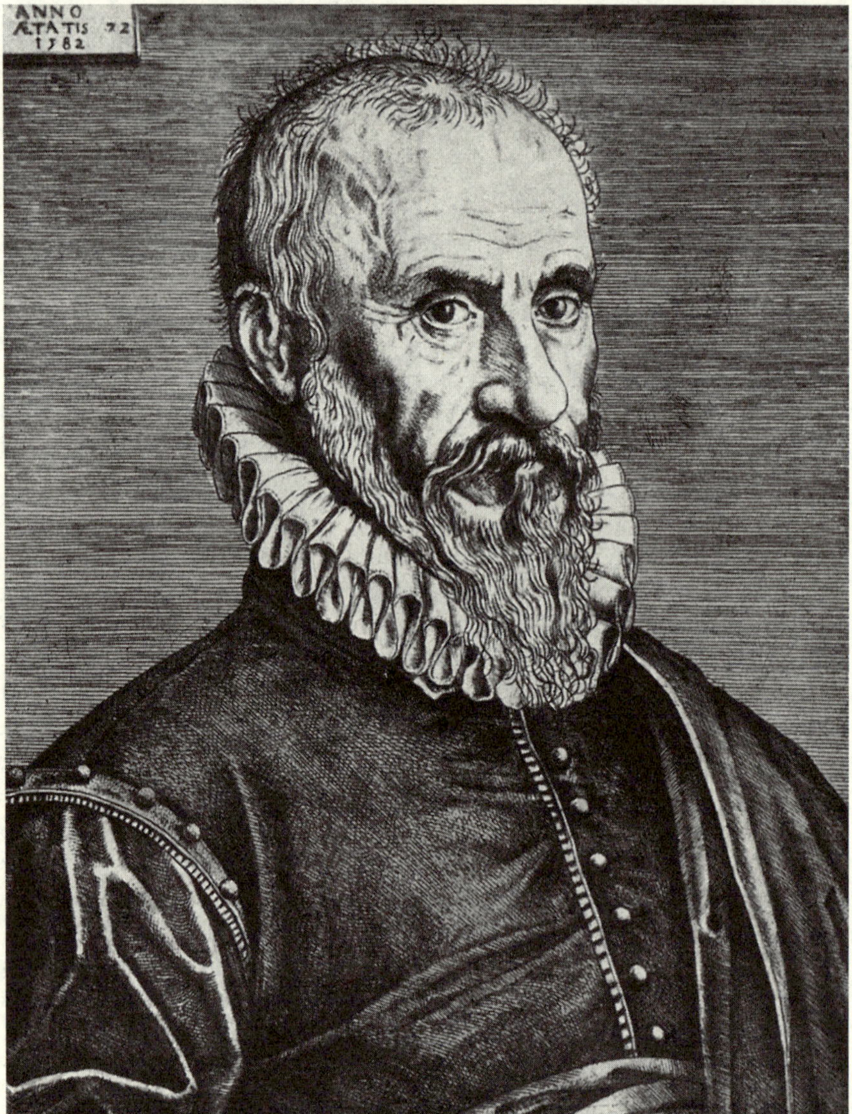

Ambroise Paré (1510–1590), berühmter französischer Militärchirurg, lehnte die Verwendung von kochendem Öl und die Kauterisation bei der Behandlung von Schußverletzungen ab und zog lindernde Salben vor. Er verbesserte die Operationstechnik der Amputation und verwandte Gefäßligaturen.

konnte. Als er später wieder als Kriegschirurg tätig wurde, hat er bei der Belagerung von Damvillers anläßlich der Absetzung eines Unterschenkels erstmalig wieder die blutenden Gefäße unterbunden, statt sie mit dem Glüheisen zu verschorfen, und belebte damit von neuem die Gefäßligatur, die seit den Römern in Vergessenheit geraten war. Vor Amputationen bediente sich Paré sogar der provisorischen Blutstillung mittels Umschnürung des ganzen Gliedes »mit einem festen Band, wie es die Damen zum Binden ihrer Haare benutzen«, ein Verfahren, das 300 Jahre später von Esmarch durch elastische Gummibinden vervollkommnet wurde. 1554 wurde Paré vom Collège St. Côme als Maître Chirurgien aufgenommen, eine unerhörte Ehre für den ehemaligen Barbier, der nicht einmal Latein konnte.

Im Zeitalter des Dreißigjährigen Krieges, der nicht nur aus religiösen, sondern vor allem aus machtpolitischen nationalen und dynastischen Erwägungen mit enormer Brutalität geführt wurde, erfuhr das aufkeimende Heeressanitätswesen einen ungeheuren Rückschritt. Wie unzulänglich muß doch die chirurgische Betreuung der vom Schlachtfeld geborgenen Soldaten gewesen sein, wenn selbst der Reitergeneral Graf zu Pappenheim (1594–1632), von einer Kugel bei Lützen in die Hüfte getroffen, auf die Pleißenburg bei Leipzig gebracht werden mußte, da es weit und breit auf dem Schlachtfeld weder einen Wundarzt noch einen Bader gab, der ihn hätte verbinden können. Nicht viel besser erging es Feldmarschall Tilly (1559–1632), als er wenige Monate vorher in der unglücklichen Schlacht bei Rain am Lech eine Schußwunde am linken Oberschenkel erhielt. In der Beschreibung des Dreißigjährigen Krieges von Friedrich Schiller, der als Sohn eines Regimentsfeldschers auch selbst, wenn auch nur widerwillig und kurzfristig, Regimentsmedikus war, vermißt man jede Andeutung von Nachrichten über die wirksame Tätigkeit eines Sanitätspersonals. Nur einmal erzählt er von einem französischen General, der eine unbedeutende Wunde am Arm hatte, die erst durch die ungeschickte Hand seines Wundarztes tödlich wurde.[52] Auch in den Kriegslazaretten verbreitete vor allem der »Hospitalbrand« (auch »Gangraena nosocomialis« genannt) Angst und Schrecken, so daß Leibniz nicht zu Unrecht die ganze Einrichtung als »seminaria mortis« (»Pflanzstätte des Todes«) bezeichnete. Deshalb fürchteten auch die Verwundeten nichts mehr als die Lazarette, wo sie von amputationswütigen Chirurgen »hingesichelt wurden, wie Unkraut«.[53]

Unter den im Krieg häufig auftretenden Wundkomplikationen zog der stets tödlich verlaufende Wundstarrkrampf in besonderem Maß die Aufmerksamkeit auf sich. Daher befinden sich auch unter den zweiundzwanzig Masken sterbender Krieger, mit denen Andreas Schlüter (1696) den Lichthof des Berliner Zeughauses schmückte, Köpfe, deren Antlitz nicht nur vom Schrecken des Krieges, sondern auch vom unverkennbaren tetanischen

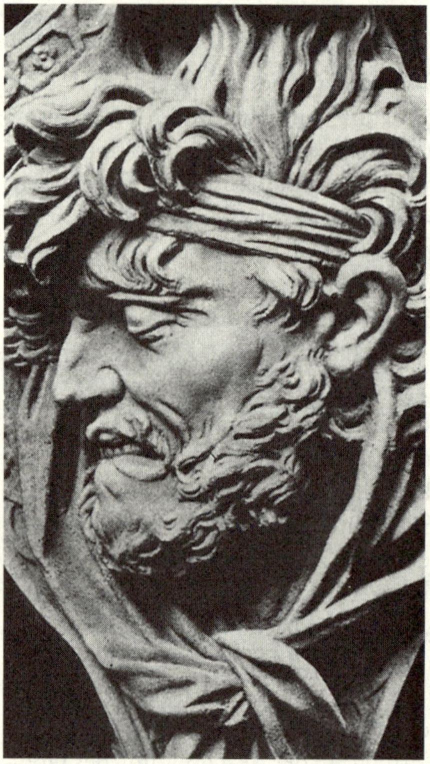

Andreas Schlüter (1664–1714): Maske eines sterbenden Kriegers mit typischem Risus sardonicus im Lichthof des Berliner Zeughauses.

Krampf der Kaumuskeln, dem Risus sardonicus, geprägt sind.[54] Bereits nach der Schlacht bei Fehrbellin (1675) erlagen zahlreiche zum Teil leicht Verwundete an Starrkrampf, was man auf die »Stümperey der Feldscher« zurückführte.[55] Die niedrige Qualität des Sanitätspersonals war gewiß auch eine Folge der schlechten Besoldung und der damit zusammenhängenden niedrigen Rangstufe. So wurde noch 1683 sogar ein Regimentsfeldscher dienstlich als »Barbier vom Stabe« bezeichnet. Waren doch sowohl der Kompagnie- wie Regimentsfeldscher zum Rasieren von Militärpersonen verpflichtet: der Regimentsfeldscher von Mitgliedern des Stabes, der Kompagniefeldscher von Angehörigen seiner Kompagnie.[56] Kennzeichnend für die Geringschätzung der ärztlichen Tätigkeit am preußischen Hof war unter anderem auch die Handlungsweise Friedrichs I. (1701–1713), der in einem Anfall von schlechter Laune seinen Scharfrichter Coblentz zum Hofmedikus ernannte.[57]

Die französische Chirurgie, die in den Wirren des Dreißigjährigen Krieges wieder zum Stiefkind der Heilkunde geworden war, erlebte in der zweiten Hälfte des 17. Jahrhunderts einen gewaltigen Aufschwung. Der äußere

Anlaß dazu war ein zufälliges Ereignis, das Ludwig XIV. betraf. Dem Chirurgen Felix war es im Jahr 1686 gelungen, den Monarchen auf operativem Weg von einer quälenden Analfistel zu befreien. Ludwigs Dankbarkeit hatte die Gründung der Königlichen Akademie der Chirurgen in Paris zur Folge. Der neue Zweig der Heilkunde, der bisher vornehmlich in den Händen von Badern, Barbieren und Quacksalbern lag, begann bald Früchte zu tragen, so daß die Franzosen im 18. Jahrhundert führend auf dem Gebiet der Chirurgie wurden.[58] Die zahlreichen Kriege Ludwigs XIV. und seiner Nachfolger boten den Wundärzten reichlich Gelegenheit, medizinische Kenntnisse, insbesondere über Verletzungen, zu erwerben. Die Lineartaktik der stehenden Söldnerheere des 17. und 18. Jahrhunderts, bei der sich die Truppenteile in Kolonnen, wie auf dem Exerzierplatz, aufeinander zubewegten, erwies sich wegen des gegenseitigen Kugelhagels als sehr verlustreich.[59] Stich- und Schnittwunden sowie Verletzungen durch Gewehr- und Kanonenkugeln sowie berstende Granaten waren das Ergebnis der Bataille.

Als sich mit der allgemeinen Bewaffnung der Infanterie mit Gewehren bei der geringen Durchschlagskraft ihrer Kugeln die Steckschüsse mehrten, führten die französischen Kriegschirurgen wegen der damals so gefürchteten Wundkomplikationen das »Débridement préventif« ein, d. h. jene Methode, die sich bis in die Mitte des 19. Jahrhunderts erhalten hat und darin bestand, daß man den Schußkanal durch Aufschneiden in eine offene Wunde verwandelte, um eine Eiterverhaltung zu verhindern.[60] Die Entfernung des Geschosses als des »auslösenden Übels« war zum Dogma geworden. Wo an verwundeten Extremitäten einmal der Brand eingetreten war, da bildete die Amputation den einzigen und letzten Hoffnungsstrahl. Aus dem Bestreben, dieser Vergiftung von der Wunde aus vorzubeugen, entwickelte sich der Grundsatz einer baldigen Amputation, was noch mehr forciert wurde, als der französische Chirurg J. Morel 1674 bei der Belagerung von Besançon das Tourquinet, ein schlingenförmiges Instrument zur Abklemmung von Blutgefäßen bei Operationen, erfand.[61] Aber schon vorher hatte die Wundärzte ein wahrer Amputationsrausch erfaßt, so daß der französische Kriegschirurg Leonardo Botallo aus Piemont (1530–1600) auf den makabren Einfall kam, für Gliederamputationen eine Art Fallbeil zu empfehlen. Da die besten Unfallchirurgen jener Zeit oft Scharfrichter waren, die ihre Erfahrungen bei der »Folter des Streckens«, d. h. Verrenkungen ihrer Deliquenten erwarben, durfte der schon damals geäußerte Verdacht, die Idee »stamme von einem Henker«[62] und der übereifrige Botallo hätte sich nur mit einer fremden, aber diesmal ungeeigneten Feder zu schmücken versucht, ohne weiteres zutreffen.[63] Es schien, als seien die französischen Wundärzte von einer wahren »rabies chirurgica«, einer Wut zu amputieren, ergriffen. Nach Gefechten haben sie oft tagelang bis zur völligen Erschöpfung Arme und Beine der Verwundeten abgesägt. Die Resultate solcher Kriegschirurgie waren dementsprechend. Im 17. Jahrhundert waren Krüppel und schauerlich Blessierte sehr zahlreich. Auf allen Märkten und Kirchweihen drängten sie sich, um milde Gaben bettelnd. Es kam zu richtigen Krüppelversammlungen, und sarkastische Maler liebten es, ganze Krüppelprozessionen zu radieren und sich gewissermaßen so über »die wundärztliche Kunst und ihre Erfolge« lustig zu machen.[64] Eine solche Satire dieser Amputationswut mag wohl das Blatt 15 aus der Callotschen Serie »Misères de la guerre« gewesen sein. Auf diesem Blatt sieht man eine Reihe von Invaliden, die, teils doppelseitig amputiert, auf ihren Holzstelzen und Sitzprothesen mit den Handbänkchen zum Hospital rutschen.

Der Soldatenkönig (1688–1740) baute zwar ein schlagkräftiges, tadellos funktionierendes Heer auf. Da er aber keine Kriege geführt hatte, widmete er dem Sanitätswesen bei weitem nicht die Aufmerksamkeit, die es im Notfall erfordert hätte. Von den 31 Kavallerie- und Infanterieregimentern besaßen nur sechs Einheiten je einen Feldscher. Als 1740 sein Sohn Friedrich II. (1712–1786) den Thron bestieg und einen Krieg nach dem andern vom Zaun brach, blieb das Sanitätswesen weiterhin ein Stiefkind der Heeresorganisation, obgleich die Schlachten außergewöhnlich verlustreich waren.[65] Friedrich, der als König und oberster Feldherr niemandem Rechenschaft schuldig war, konnte sich auf dem blutigen Schachbrett des Krieges viel schneller zu den verwegensten strategischen Rösselsprüngen entschließen als die gegen ihn operierenden österreichischen, französischen oder russischen Generäle, die stets auf die von oben erfolgten Weisungen Rücksicht nehmen mußten und denen daher bis zu einem gewissen Grad die Hände gebunden waren. Daher pflegten sie auch ihre Truppen viel schonender einzusetzen als ihr großer Gegner. Die preußische Armee galt gewissermaßen als eine »mechanische Schießmaschine«, bei der die Schnelligkeit des Massenfeuers auf sechs Schuß pro Minute und ein nochmaliges Laden zum siebenten Schuß ein Hauptziel der militärischen Ausbildung war. Doch so perfekt der lineartaktische Drill auch war, das Sanitätswesen erwies sich im Ernstfall als äußerst dürftig. Besonders arg war es um die Bergung der Verwundeten und um ihren Abtransport in die Lazarette bestellt.[66] Geschah doch das systematische Aufsuchen und Rückwärtsschaffen der auf dem Schlachtfeld Liegenden »aus Gründen der Manneszucht« erst, wenn »Victoria« geblasen, d. h., »wenn die Bataille vorbei war«, und zwar durch besonderes Krankenträgerpersonal, die Krankenknechte.[67] So kam es, daß die Verwundeten oft stunden- oder sogar tagelang unversorgt auf dem Schlachtfeld unter freiem Himmel liegenblieben. 1760, nach der Schlacht von Torgau, lagen 9742 Verwundete in einer kalten Novembernacht, vielfach von Marodeuren bis aufs Hemd ausgeplündert, auf dem Schlachtfeld.[68]

Die hohe Zahl von Tetanus- und Gasbranderkrankungen unter ihnen erklärt, daß mit den Granatsplittern und Geschossen sporenhaltige Erde bzw. mitgerissene erdbeschmutzte Partikel der Uniformen in die Wunden gelangt waren. Das Zustandekommen der Infektionen wurde noch durch andere Umstände begünstigt: allgemeine Schwächung des Organismus durch Blutverlust, lokale und allgemeine Zirkulationsstörungen infolge Auskühlung bei längerem Liegen auf dem Erdboden, späte Wundversorgung.

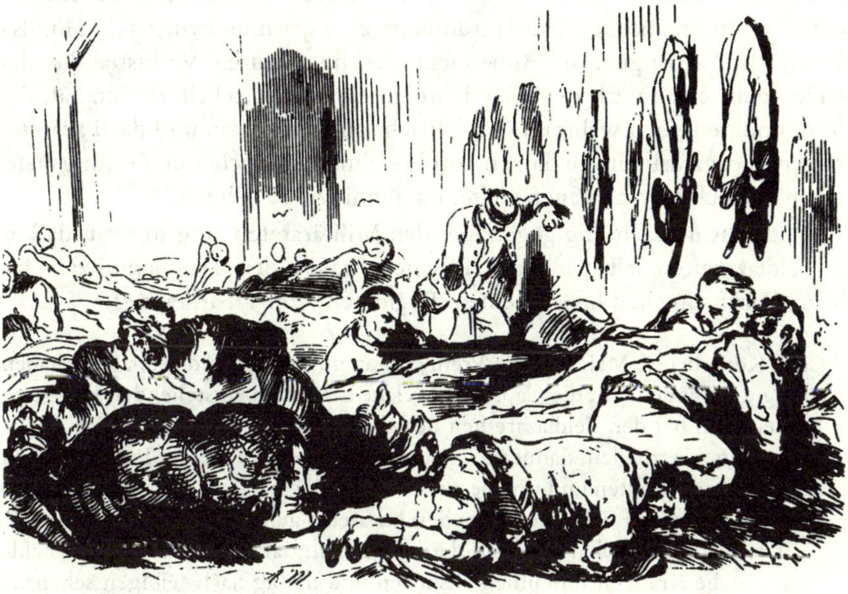

Kriegslazarett in einem Stall bei Prag 1757, Holzschnitt von Adolph von Menzel.

Als nach der Schlacht bei Prag (1757) viele Hunderte von Leichtverletzten infolge zu später Wundversorgung an Starrkrampf starben, hörte der spätere Generalchirurg J. U. Bilguer von Grenadieren, mit Pferdemist verunreinigte Wunden seien höchst gefährlich, was er jedoch für einen »Aberglauben des gemeinen Volkes« hielt.[69] Galt doch seit jeher die Verletzung oder Reizung von Nerven als die eigentliche Ursache des Tetanus. Da Gasbrand und Tetanus sehr häufig gemeinsam auftraten, vermutete man sogar eine Beziehung zwischen den beiden Wundinfektionen und sprach gelegentlich von »krampfhaftem Brand« bzw. »faulichtem Krampf«. So meinte Michaelis, Garnisonmedikus in Harburg (1797), bei jedem Tetanus läge eine sphacelöse (d. h. gangränöse) Beschaffenheit der Wunde vor, und man könne bei den Sektionen nachweisen, wie »beträchtliche Nervenstämme der Wirkung der faulichten Jauche« ausgesetzt gewesen seien.[70] Bereits 1744, kurz vor Beginn des zweiten Schlesischen Krieges, ließ Friedrich II. in Paris zwei »maîtres chirurgiens« und zehn »aides chirurgiens« anwerben, denen später noch weitere französische Chirurgen folgten. Doch sie erweckten sehr bald den Unwillen des Königs, »weil sie zuviel nach Paré's Methode amputierten«.[71] Als Gegner der Amputation schrieb Bilguer während des Siebenjährigen Krieges ein Buch, das bald in die wichtigsten europäischen Sprachen übersetzt wurde: »Diss. de membrorum amputatione rarissime administranda aut quasi abroganda« (Halle 1761).[72] Darin bezeichnete er das für Tetanus symptomatische Risus sardonicus als »spasmus cynicus« (»Hundskrampf«). Als Bilguer in Anbetracht der ungeheuren Verluste, die die friderizianische Taktik zur Folge hatte, in einer Denkschrift darum bat, die Verwundeten noch während der Schlacht einzusammeln und das Lazarettwesen reorganisieren zu lassen, drohte ihm Friedrich mit Festungshaft, wenn er noch einmal wagen sollte, ihn damit zu behelligen.[73]

Friedrichs Mißachtung gegenüber den Militärärzten ging so weit, daß er in Feldlazaretten selbst in medizinischen Fragen den Truppenoffizier das letzte Wort sprechen ließ. In einem Reglement von 1781 heißt es:

> »Sr. Königlichen Majestät von Preußen etc. unser allergnädigster Herr haben für gut befunden, vor die Capitains, welche bei einem entstehenden Kriege zu Directoren bei den Feldlazarethen bestellet werden sollen, gegenwärtige Instruction zu ertheilen, damit sie wissen, wie sie sich bei diesem Posten in allen Stücken zu verhalten und was sie zu beobachten haben und wornach sich auch alle Doctores und Feldscheers bei den Lazareths genau richten müssen …
>
> Die Capitains sollen ernstlich darnach sehen, daß die Doctores und Feldscheers die Kranken ordentlich besuchen und fleißig nach selbigen sehen … Ferner wegen der Blessierten, daß nicht Arme und Beine dutzendweise abgeschnitten werden und daß überhaupt keine Amputation eher vorgenommen werden muß, bis der kalte Brand da ist, wonach also die Capitains sehen müssen.«[74]

Zu einer solchen Aufgabe wurde 1757 auch der preußische Major Ewald von Kleist (1715–1759), der viel unter Friedrichs Willkür zu leiden hatte, nach Leipzig versetzt, wo er neben der Beaufsichtigung eines Feldlazaretts auch noch Mehl- und Fouragelieferungen eintreiben sollte.[75] Bei dieser Gelegenheit begegnete er der Witwe des Thomaskantors, Anna Magdalena Bach, die als »Armenhäuslerin« im Militärlazarett alte Leinwandfetzen zu »Charpie« zerpflücken mußte,[76] das als Verbandmaterial diente. Wohlhabende Leute spendeten den Lazaretten alte Leinenwäsche, die durch den langen Gebrauch leicht zerreißbar geworden war. Nicht immer wurden diese Stoffe vor ihrem Zerpflücken in heißem Wasser gewaschen. In Zürich geschah dies 1860, wie Billroth berichtet, nur mit kaltem Wasser und ohne Seife, so daß er oft habe Kompressen zurückweisen müssen, die von früherer Verwendung her noch mit Eiterkrusten bedeckt waren.[77] Das Verstopfen oder Verbinden von Wunden mit solchen Stoffen mußte zwangsläufig zu Infektionen führen.

Besonders verheerend wütete der Gasbrand unter den Verwundeten nach der Schlacht bei Kunersdorf am 12. August 1759. Bei Einbruch der Nacht saß Preußens Monarch »mit dem Gift in der Tasche« in einer Hütte bei Ötscher und schrieb einen verzweifelten Brief an Staatsminister Graf Finckenstein:

> »Von einer Armee von 48 000 habe ich in dem Augenblick, da ich dieses schreibe, nicht mehr als 3000 um mich, und ich bin nicht mehr Herr über meine Streitkräfte. In Berlin werdet Ihr gut daran tun, an Eure Sicherheit zu denken. Es ist eine große Kalamität, und ich will sie nicht überleben. Die Folgen dieser Schlacht werden schlimmer sein als die Schlacht selbst. Ich habe keine Hilfsquellen mehr und – um die Wahrheit zu gestehen – ich halte alles für verloren. Ich will die Vernichtung meines Landes nicht überleben. Leben Sie wohl für immer.«

Fast zur gleichen Zeit, als Friedrich diese Zeilen schrieb, plünderten die Kosaken die Verwundeten und Toten des Kunersdorfer Schlachtfelds aus. Dabei fanden sie auch den halbverbluteten Major von Kleist, dem beim Sturmangriff auf eine Batterie ein Kartätschenschuß das rechte Bein zerschmettert hatte, nahmen ihm alle Wertstücke ab und zogen ihn nackt aus. Erst am nächsten Vormittag wurde er nach Frankfurt an der Oder gebracht, wo er elf Tage später unter Symptomen starb, die für Gasödem sprechen. Als Lessing am 6. September die Todesnachricht erreichte, wandte er sich in einem Brief an Gleim. Es ist ein Dokument des zornigen Schmerzes, der knirschenden Wehmut:

> »Ach, liebster Freund, es ist leider wahr. Er ist tot. Wir haben ihn gehabt. Er ist in dem Hause und in den Armen des Professors Nicolai gestorben … Er hatte drei, vier Wunden schon; warum ging er nicht? Es haben sich Generals mit wenigern und kleinern Wunden unschimpflich bei Seite gemacht. Er hat sterben wollen.[78] Vergeben Sie mir, wenn ich ihm zu viel tue … Er wäre auch an der letzten Wunde nicht gestorben, sagt man; aber er ist versäumt worden. Versäumt worden. Ich weiß nicht, gegen wen ich rasen soll. Die Elenden! die ihn versäumt haben. –
>
> Ha, ich muß abbrechen. Der Professor wird Ihnen, ohne Zweifel, geschrieben haben. Er hat ihm eine Standrede gehalten … Der Professor will seine Rede drucken lassen, und sie ist so elend! Ich weiß gewiß, Kleist hätte lieber eine Wunde mehr mit ins Grab genommen, als sich solch Zeug nachschwatzen zu lassen.«[79]

Nach der heftigen Attacke gegen die unzulängliche Versorgung von Verwundeten am Schlachtfeld eine echt Lessingsche Kapriole wegen einer geistlosen Leichenrede.

Ähnliche Verletzungen wie auf dem Schlachtfeld gab es auch bei den vielen Treibjagden, die zum beliebtesten Zeitvertreib des Adels gehörten. Anläßlich solcher »Vergnügungen« kam es nicht selten vor, daß aus Versehen Jäger und Treiber angeschossen wurden. Jean Charles Desessartz (1729 bis 1811), der seit 1769 Professor der Chirurgie an der Pariser Fakultät war und viele Tetanusfälle nach Verwundungen zu Gesicht bekommen hatte, erwähnt in einer Abhandlung ganz nebenbei, daß er Wundstarrkrampf nach Jagdverletzungen im Wald noch nie beobachtet hätte, bei Verwundungen auf freiem Feld dagegen schon. Das Gleiche berichteten völlig unabhängig voneinander S. Mitrofanow, der (bis zur Erlangung der Doktorwürde in Leiden 1761) Wundarzt am Landhospital in St. Petersburg war, und Adam Chenot (1721–1784), ein gebürtiger Luxemburger, der in Wien bei van Swieten studiert hatte und auf dessen Empfehlung seit 1755 in Siebenbürgen tätig war und dort oft auch Jagdverletzungen behandelte.[80] Dieses merkwürdige Phänomen konnten sie sich allerdings ebensowenig erklären wie Oreibasios und Larrey das Ausbleiben von Tetanus bei Verwundungen in heißen Sandwüsten. Von einem »jungfräulichen Boden«, wie er von Zeissler in Wald- und Wüstenregionen angenommen wurde, ahnte man damals noch nichts.[81]

Ähnliche Beobachtungen wie Desessartz machte zwölf Jahre später Jean François Coste (1741–1819), der 1780 als Chefarzt der in den Unabhängigkeitskrieg nach Amerika ausgesandten französischen Armee zugeteilt wurde. Dabei fiel ihm auf, daß bei Kämpfen in Waldgebieten die Verwundeten fast nie an Wundstarrkrampf erkrankten, was sich aber schlagartig änderte, wenn die Kämpfe in oder um Ortschaften entbrannten.[82] Daß ein Militärarzt diese Beobachtung zum ersten Mal in Amerika machte, ist nicht verwunderlich, denn während des Unabhängigkeitskriegs traten dort den englischen Söldnerheeren Rebellenhaufen gegenüber, die für ihre eigensten Interessen fochten, also nicht desertierten wie geworbene Truppen, die zwar nicht exerzieren, aber um so besser schießen konnten, die deshalb den Engländern nicht nach Regeln der Lineartaktik auf freier Flur entgegenmarschierten, sondern sich in aufgelösten Schützenschwärmen unter Ausnutzung des Geländes, mit Vorliebe unter dem Schutz der Wälder, »voranplänkelten«, wie es die amerikanischen Farmer und Jäger in ihrem Kampf gegen die Indianer seit jeher getan hatten.[83] Dabei erkannte Coste, daß es bei den in Waldgebieten verwundeten Tirailleuren niemals zu Starrkrampf käme. Zugleich stellte man fest, daß die Lineartaktik viel verlustreicher sei als die Tirailleurtaktik.[84]

Gegen Ende des 18. Jahrhunderts kam auch beim Volksheer der Französischen Republik der Infanteriekampf in Schützenschwärmen unter Ausnutzung des Geländes auf.[85] Goethe hatte mit Seherblick die Zeichen der Zeit erkannt, als er nach der Kanonade von Valmy und dem so verlustreichen, doch erfolglosen »Linear-Angriff« der preußischen Grenadiere (20. 9. 1792)[86] zu ihren Offizieren sagte: »Von hier und heute geht eine neue Epoche der Weltgeschichte aus, und ihr könnt sagen, ihr seid dabeigewesen.«[87]

Die Tirailleurtaktik wurde dann besonders von Napoleon I. angewandt und weiterentwickelt. Ihr verdankte er lange Zeit seine Erfolge und verhältnismäßig geringen Verluste.[88] Jean Dominique Larrey (1766–1842), der große Chirurg, hat uns als ständiger Begleiter Napoleons auf allen seinen Feldzügen in seinen Erinnerungen interessante Beobachtungen über Wundinfektionen, insbesondere über Tetanus und Gasbrand, hinterlassen.[89] 1798 zog er mit Napoleon nach Ägypten als »Officier de santé en chef« und machte alle Strapazen und Schlachten dieses Feldzugs von den Pyramiden bis zur Belagerung von Akkon in Syrien mit. Er berichtet, daß ihn die Schwere der Verwundungen durch die Damaszenerklingen der Mameluken fast genauso in Erstaunen gesetzt habe wie die Tatsache, daß es in Ägypten und der Wüste Sinai zu keinem Wundstarrkrampf unter den verletzten Grenadieren kam. Das änderte sich aber, sobald man palästinisches bzw. syrisches Gebiet betrat, wo der Boden kultiviert, d. h. gedüngt war. So kam es nach der Einnahme von Jaffa zu mehreren tödlichen Tetanusfällen. Ähnliches ereignete sich auch während der Belagerung von Akkon.[90] Natürlich konnte Larrey nicht wissen, daß dafür die unterschiedliche Bodenbeschaffenheit mit dem Fehlen oder Vorhandensein von anaeroben Wundinfektionserregern verantwortlich war, und meinte daher, es sei die wärmere Luft, die im Wüstengebiet eine schnellere Heilung bewirkt.[91] Nach seiner Rückkehr aus Ägypten überreichte Larrey der höchsten wissenschaftlichen Körperschaft jener Zeit, dem »Institut de France«, eine Abhandlung »Mémoire sur le tétanus traumatique«[92] und veröffentlichte bald danach (1803) eine Arbeit über die Amputation (»Sur les amputations des membres à la suite des coups de feu«). Die Frage der gelenknahen Schußfrakturen und des Tetanus beschäftigte ihn seither immer wieder, ohne daß er ein wirksames Mittel gegen letzteren finden konnte, außer allenfalls der prompten Amputation.[93] Die Naht von Schußwunden oder der Wunden, die bei der Amputation zur Rede stehen, hat er mißbilligt und kaum angewendet. Er war für offene Wundbehandlung, bei der die Gasphlegmone nicht oder kaum auftritt. In der Erkenntnis, daß die Amputation zu spät kommt, wenn sie erst nach Eintritt schwerer Eiterungen vorgenommen wird, trat Larrey für die Frühamputation im Gesunden gleich nach der Verwundung bereits vor der Napoleonischen Zeit ein.

»Nach dem Seetreffen bei Quesant am 1. Juni 1794« – berichtet Larrey – »wurde eine große Anzahl von Verwundeten gleich nach der Verletzung amputiert. Sechzig der Amputierten wurden in das Marinehospital Brest gebracht und der Fürsorge des berühmten Duret anvertraut. Nur zwei starben an Tetanus, alle anderen wurden geheilt. Einem von ihnen waren beide Arme abgenommen worden. Der Wundarzt des Schiffes ›Témeraire‹, das von den Engländern gekapert wurde, wollte – dem Rat ihrer Ärzte zufolge – die Amputationen bei mehreren Verwundeten bis zur Ankunft im Hafen aufschieben; aber er hatte den Schmerz, sie alle während der Überfahrt umkommen zu sehen.«

Als ob Larrey die späteren Erkenntnisse der Asepsis vorausgeahnt hätte, war sein oberstes Prinzip, möglichst innerhalb der ersten 24 Stunden zu operieren. Sein zweites Prinzip, das damals geradezu die Anästhesie ersetzte, war, außerordentlich schnell zu operieren.[94] So berichtet Larrey in seinen Kriegserinnungen, daß er während und nach der blutigen Schlacht bei Borodino am 7. September 1812, in der Napoleon den bedächtigen, einer Entscheidungsschlacht ausweichenden Kutusow schlug, in 24 Stunden 200 Amputationen ausgeführt habe, eine Angabe, die zunächst unglaubhaft erscheint.[95] Man muß wissen, daß Larrey für die technische Durchführung einer Oberschenkelamputation 2 Minuten, einer Hüftexartikulation nur 4 Minuten benötigte und daß das Verbinden von den Assistenten besorgt wurde.[96]

In der Schlacht bei Dresden waren 6500 Verwundete auf französischer Seite zu betreuen. Unter den Verwundeten befand sich auch ein Ire. Er hieß Lawless und war, bevor er zu den Franzosen ging, Professor der Physiologie an der Universität Dublin. Larrey mußte ihm das von einer Kanonenkugel zerschmetterte rechte Bein unterhalb des Knies abnehmen. Lawless, der die Gefahren des Aufenthalts in den Spitälern kannte, setzte sich nach der Operation sogleich aufs Pferd und ritt nach Mainz, wo zum ersten Mal sein Verband erneuert wurde. Er genas vollständig.[97] Es handelt sich hier um keinen »Einzelfall von Heroismus«, denn eine ganze Reihe ähnlicher Operationen wird noch geschildert.[98] Larrey verwarf, wie bereits erwähnt, prinzipiell die Naht der Schußwunden und der im Feld durchgeführten Amputationen und trat für ihre offene Wundbehandlung ein. Er schildert sehr eindrucksvoll, wie zwei französische Offiziere vom polnischen Korps des Fürsten Poniatowski, die nach der Schlacht von Smolensk am 17. August 1812 (in der Napoleon über Barcley de Tolly und Bagration siegte) von polnischen Ärzten amputiert worden waren, infolge der Naht ihrer Amputationswunden unter den klassischen Erscheinungen einer Gasphlegmone zugrunde gingen.[99] Da in den Kriegshospitälern, die oft als »Grabstätten der Armee« bezeichnet wurden, trotz aller aufopfernden Tätigkeit der Ärzte und Chirurgen Fleckfieber, Ruhr und Hospitalbrand wüteten, wagte es Larrey, die frisch Operierten ohne Verbandwechsel in schlechten, holpernden Karren weit ins Hinterland zu schicken, oft bis in die Heimat. Die Verwundeten überstanden die weiten Reisen meist überraschend gut und waren in besserer Verfassung als die Patienten in den Hospitälern, »wo ein Mensch bereits nach den einfachsten Eingriffen, etwa der Amputation eines Fingergliedes, zwischen Leben und Tod schwebte«.[100] Die Erfolge Larreys hätten niemals so großes Aufsehen in der Öffentlichkeit und so viel Dank bei den Soldaten erweckt, wenn sie nicht wirklich aus reiner Humanität erwachsen wären.[101] Man darf bei der Lektüre der Larreyschen Operationen niemals vergessen, daß die Chirurgen der damaligen Zeit weder eine örtliche noch eine allgemeine Betäubung kannten. Der Verwundete war so gut wie immer bei vollem Bewußtsein und mußte in diesem Zustand alles über sich ergehen lassen, was notwendig erschien. So gab es nur eine einzige Art der Linderung, nämlich die Schnelligkeit der Operation, die freilich mit der vollkommensten Exaktheit verbunden sein mußte.

Im Gegensatz zum gut funktionierenden Heeressanitätswesen der Franzosen, das erst infolge der Katastrophe in Rußland versagte, blieb das preußische Sanitätswesen während der Napoleonischen Kriege mit der schweren Hypothek aus der friderizianischen Zeit belastet. Es kam dann auch 1806 zu Jena und Auerstedt so schlimm, daß den ganzen Tag über kein einziges preußisches Feldlazarett zu sehen war. 1813 betrug bei den Preußen der ganze Bestand an fliegenden Lazaretten sieben Stück; 1814 erhöhte er sich auf 24; aber gemessen an den an sie gestellten Anforderungen war das zu wenig. Denn infolge ihrer außerordentlichen Schwerfälligkeit konnten sie nie rechtzeitig an ihrem Bestimmungsort eintreffen. So kam es, daß in der Schlacht bei Leipzig nur ein einziges, später bei Belle-Alliance aber gar keins zur Stelle war.[102] Die in den verschiedenen Ortschaften Hals über Kopf eingerichteten Hospitäler erwiesen sich als wahre Mördergruben. Noch zu Beginn der Freiheitskriege 1813–1815 war laut Rust der Hospitalaufenthalt für die Soldaten fünf- bis sechsmal tödlicher als die Schlacht selbst.[103] Nach der Völkerschlacht bei Leipzig (im Oktober 1813) berichtet der Hallenser Kliniker Reil, der später selbst dem Lazarettfieber zum Opfer fiel, an Minister von Stein, es lägen Tausende von Verwundeten in dumpfen Löchern oder scheibenleeren Schulen und kalten Kirchen, ohne Bett, ohne Decken, ohne Strohsack. Die zerschmetterten Gliedmaßen seien mit Dachschindeln geschient, die Wunden mit Tuch aus Salzsäcken verbunden:

»Alle Kranken mit zerbrochenen Armen und Beinen, denen man auf der nackten Erde keine Lage hatte geben können, sind für die verbündeten Armeen verloren. Ihre Glieder sind, wie nach Vergiftungen, furchtbar angelaufen, brandig und liegen in allen Richtungen neben den Rümpfen. Daher der Kinnbackenkrampf (Tetanus) und das Fleckfieber in allen Ecken und Winkeln, die um so mehr wuchern, als Hunger und Kälte ihrer Hauptursache zu Hilfe kommen.«[104]

Parallel zu dem fast aussichtslosen Kampf gegen diese Mißstände waren auch Frauen – in Kriegs- und Friedenszeiten – von der tödlichen Krankheit bedroht: Eine besondere Rolle unter den Wundinfektionen, ohne daß man zunächst den Zusammenhang erkannt hätte, spielte das Kindbettfieber, obwohl der große Hallenser Kliniker Friedrich Hoffmann schon Anfang des 18. Jahrhunderts darauf hingewiesen hatte, daß Wöchnerinnen und Schwangere wie Verwundete zu behandeln seien (»Tractandae sunt puerperae ut graviter vulneratae!«)[105] Zwar galt die Geburt seit jeher als eine Gefährdung des mütterlichen Lebens, doch das Kindbettfieber, das die Italiener »i occulto« nannten, wirkte erst in den Ende des 18. Jahrhunderts neu entstehenden Accouchierhäusern deshalb so bestürzend, weil es dort immer wieder epidemisch aufflammte und oft ganze Gebärsäle leerfegte. Besonders häufig kam es im berühmten Hôtel-Dieu zu Paris vor, dem ältesten Gebärhaus der Welt, wo die Sterblichkeit der Wöchnerinnen mitunter zwei Drittel der Entbundenen betrug. Die meisten Ärzte vermuteten den Grund des Kindbettfiebers in einer »Unterdrückung der Lochien« oder in »Metastasen der Milch«.[106] Selbst ein so erfahrener Arzt wie Hufeland sprach noch von »Milchmetastase«.

Im Zeitalter des therapeutischen Nihilismus ging damals in der Kaiserstadt das Scherzwort um, einem Kranken bliebe nichts übrig, als sich von Skoda (dem Kliniker) eine Diagnose stellen zu lassen, die dann von Rokitansky (dem Pathologen) bestätigt werden könne. Diese nihilistische Indolenz kennzeichnete vor allem Johann Klein (1788–1856), Direktor der Wiener Gebärklinik, die mit 5000 Geburten im Jahr eine der größten Gebäranstalten der Welt, zugleich aber auch eine wahre »Mördergrube« war.[107] Er nahm das Wüten des Kindbettfiebers als unabänderliches Fatum hin.[108] Man hielt miasmatische, tellurische, ja sogar psychische Einflüsse für den Grund der hohen Sterblichkeit.[109] Als Mitte der vierziger Jahre der junge Ignaz Semmelweis (1818–1865) dort Assistent wurde, betrug die durchschnittliche Sterblichkeit der Wöchnerinnen 18 %, in einzelnen Monaten stieg sie bis zu 40 % an. Als Schüler Rokitanskys suchte er durch die Obduktion der Verstorbenen die Krankheit in ihren morphologischen Äußerungen auf das genaueste kennenzulernen. Beim Studium der Statistik für das Jahr 1846 fiel ihm auf, daß im Gegensatz zur 11,4 %igen Sterblichkeit der 1. Gebärklinik, die zur Ausbildung von Ärzten und Studenten diente, die Sterblichkeit in der 2. Gebärklinik, in der nur Hebammen ausgebildet wurden, lediglich 2,7 % betrug.[110] Als einzigen wesentlichen Unterschied zwischen den beiden Kliniken erkannte Semmelweis schließlich folgende Tatsache: Die Ärzte und Medizinstudenten der 1. Klinik sezierten Leichen, die Hebammen der 2. Klinik taten es nicht.[111] Daraus ergab sich für ihn der zwingende Schluß: das Kindbettfieber entsteht durch Übertragung von Leichengift in die Geburtswege der Patientinnen. Mit Entsetzen wurde ihm bewußt, daß gerade die wissenschaftliche Gründlichkeit, mit der die neue Wiener Schule die pathologische Anatomie zur Grundlage der Medizin gemacht hatte, für die enorme Zahl der Erkrankungen und Todesfälle verantwortlich war.[112] Er verlangte daher, daß sich jeder von einer Obduktion kommende Mediziner vor dem Betreten des Kreißsaals die Hände in Chlorwasser waschen müsse.[113] Doch seine hochgeschraubten Hoffnungen, die sich aus dem vorübergehenden Absinken der Letalität ergaben, erlitten einen plötzlichen Rückschlag. Im Herbst 1847 wurde nämlich auf seiner Abteilung eine an Unterleibskrebs leidende Frau aufgenommen, und sie bekam das Bett Nr. 1. Diese Frau wurde zuerst untersucht und nach einer einfachen Händereinigung mit Seife auch die übrigen Kreißenden, welche in diesem Raum lagen. Die Folge davon war, daß von 12 gleichzeitig mit der Kranken Untersuchten 11 an Kindbettfieber starben. Diese Beobachtung führte Semmelweis zu der Erkenntnis, daß nicht nur durch Leichengift verunreinigte Hände das Kindbettfieber erzeugten, sondern auch von einem lebenden Organismus auf den anderen das Kindbettfieber übertragen werden kann. Obwohl es noch keine bakteriologische Beweisführung gab, erkannte er, daß »faulige, septische Stoffe« und »Jauche« (Eiter) daran schuld waren. Damit hatte er erkannt, daß Kindbettfieber nichts anderes als eine Wundinfektion ist, die dadurch zustande kommt, daß durch die Finger des untersuchenden Arztes Zersetzungsprodukte in die Gebärmutter gelangten. Noch im gleichen Jahr (1847) schrieb er: »Nicht bloß die an der Hand klebenden Kadaverteile (von Sektionen), sondern Jauche, vom lebenden Organismus herrührend, erzeugen das Kindbettfieber. Es müssen daher die Hände des Untersuchenden nicht bloß nach der Beschäftigung mit Kadavern, sondern nach der Untersuchung von Individuen, bei welchen die Hand mit Jauche verunreinigt werden kann, in Chlorwasser gewaschen werden, bevor zur Untersuchung eines zweiten Individuums geschritten wird.«

Semmelweis empfand es als puren Hohn, daß die Eiterarten klangvolle Namen erhielten, ja daß man sogar von »gutem und lobenswertem Eiter« (»pus bonum et laudabile«) sprach. Er verlangte, daß man sich vor jeder Untersuchung von Gebärenden oder Wöchnerinnen die Hände mit Chlorwasser waschen müsse. Kein Wunder, daß die Pflegerinnen sich gegen diese ihnen unverständliche Erschwerung ihres Dienstes sträubten und die Studenten darüber spöttelten, daß sie dem Beispiel der händewaschenden Lady Macbeth folgen müßten: »Wollen diese Hände niemals rein werden?« Doch Sem-

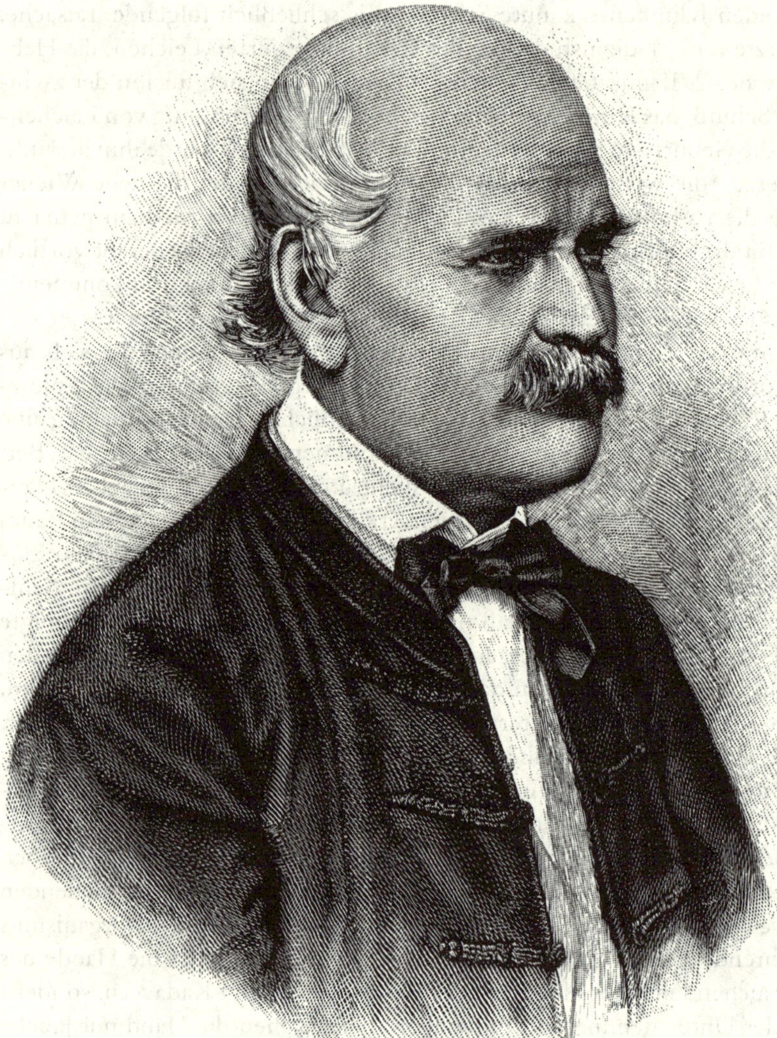

Ignaz Philipp Semmelweis (1818–1865) erkannte bereits 1847 die Ansteckung beim Kindbettfieber. Doch die von ihm geforderte Händedesinfektion vor jedem Eingriff wurde weder vom Gynäkologen noch vom Chirurgen befolgt.

melweis bestand mit eiserner Konsequenz auf der Chlorwaschung, und mit einem Schlag sank die Sterblichkeit von 12 auf 2,45 %.[114] Obwohl sein Chef Klein von den Chlorwaschungen nicht viel hielt und das Absinken der Sterblichkeit in der 2. Klinik der Änderung des »Genius epidemicus« zuschrieb, erklärte Ferdinand Hebra im April 1848 in der »Zeitschrift der k. u. k. Gesellschaft der Ärzte in Wien«, die Entdeckung Semmelweis' sei »der Jennerschen Kuhpockenimpfung an die Seite zu stellen«, und appellierte zugleich an die Ärzte in aller Welt, das Verfahren der Chlorwaschung selbst anzuwenden und nachzuprüfen. Es wäre denkbar, daß dieser Aufruf mehr Widerhall gefunden hätte, wenn nicht Europa gerade durch die politischen und kriegerischen Ereignisse des Revolutionsjahrs in Atem gehalten worden wäre. Nach dem Scheitern der Revolution bekam der freiheitlich gesonnene Semmelweis Schwierigkeiten mit seinem konservativen Vorgesetzten, der die Verlängerung seiner zweijährigen Assistentenzeit verhinderte und ihm die Habilitation erschwerte, indem er ihm die Venia legendi unter der demütigenden Bedingung erteilen ließ, geburtshilfliche Operationen nur am Phantom lehren zu dürfen.[115] Empört über diese Zurücksetzung, kehrte Semmelweis in seine ungarische Heimat zurück, wo er 1855 ordentlicher Professor der Geburtshilfe an der Universität Budapest wurde. Doch seine Erkenntnisse fanden fast nirgends Anerkennung. 1861 hielt Semmelweis in seinem Werk »Die Ätiologie, der Begriff und die Prophylaxe des Kindbettfiebers« Abrechnung mit seinen Gegnern. Doch führende Gynäkologen, wie von Siebold in Göttingen und Scanzoni in Würzburg, mißachteten seine Ratschläge auch weiterhin. Da griff er Scanzoni in einem offenen Brief an, der mit dem Satz endete: »Ich erkläre Sie vor Gott und der Welt für einen Mörder und die Geschichte des Kindbettfiebers wird gegen Sie nicht ungerecht sein, wenn diese Sie für das Verdienst, der erste gewesen zu sein, der sich meiner lebensrettenden Lehre widersetzte, als medizinischen Nero verewigt.« In geistige Umnachtung verfallen, wurde der »Retter der Mütter«, wie man ihn heute nennt, 1865 in die Irrenanstalt Döblin überführt, und es wirkt wie eine Ironie des Schicksals, daß er, der die Antiseptik bei der Wundbehandlung einführte, dort nach kurzer Zeit an der Infektion einer Wunde, die ihm ein brutaler Wärter zugefügt hatte, starb. Es schien eine Zeitlang, als würde mit seinem Namen auch seine Lehre in Vergessenheit geraten. In einem Brief vom 19. 9. 1906 an Weckerling in Friedberg/Hessen schrieb Lister u. a.:

> »... Als ich zuerst 1865 die Grundsätze der Antiseptik auf die Wundbehandlung anwandte, hatte ich Semmelweis' Namen nie gehört und wußte nichts von seiner Arbeit. – Als ich zwanzig Jahre später nach Budapest kam, wo ich von der Ärzteschaft und den Studierenden mit außerordentlicher Freundlichkeit empfangen wurde, wurde der Name Semmelweis nie erwähnt, da er, wie es scheint, in seiner Geburtsstadt wie in der ganzen Welt vollständig vergessen war. Erst einige Zeit danach wurde durch Dr. Duka, einen in London tätigen ungarischen Arzt, meine Aufmerksamkeit auf Semmelweis und sein Werk hingelenkt ... Wenn aber auch Semmelweis auf mein Werk keinen Einfluss gehabt hat, so bewundere ich doch seine Arbeiten sehr und freue mich, daß sein Andenken endlich gebührend geehrt wird.«[116]

Nachdem die Erkenntnisse von Semmelweis längst zum Allgemeingut des ärztlichen Wissens gehören, hat das Kindbettfieber in so manchen Entwicklungsländern seinen Schrecken noch immer nicht verloren. Dort finden Geburten oft auf dem Lehmboden der Hütten statt. Die Nabelschnur wird dabei entweder zwischen zwei Steinen durchgequetscht oder mit der rostigen Sichel durchschnitten, die sonst zum Schälen und Schneiden von Gemüse und zum Ernten von Getreide gebraucht wird. Tetanus im Wochenbett und beim Neugeborenen tritt daher gehäuft auf. Das trifft vor allem für Indien zu, jenes Land mit der wohl größten absoluten Zahl von Tetanusfällen, die pro Jahr mehr als 200 000 beträgt, was neben den unzulänglichen hygienischen Verhältnissen nicht zuletzt durch die traditionsgebundenen Sitten bedingt ist. Der Boden eines gewöhnlichen Hinduhauses besteht aus gestampfter Erde, darüber wird etwa jeden Monat – immer vor hohen Feiertagen – eine Schicht mit der Hand aufgetragen, die aus Kuhdung, Erde und Wasser besteht. Man geht darauf im allgemeinen barfuß. Da die Kuh als heiliges Tier gilt, deren Ausscheidungen Schutz gegen böse Geister bieten sollen, wird der Geburtsraum, besonders in Südindien, mit Kuhdung ausgeschmiert. Die Nabelschnur des Neugeborenen wird auch heute noch vielfach »zum Schutz« mit Kuhdung verklebt. Bei den Parsi unterwarfen sich junge Mütter sofort nach der Entbindung rituellen Waschungen mit »Nirang«, mit dem Urin einer Kuh.[117] Zugleich wurden an der Außentür und Außenwand, gleichsam als apotropäische Zeichen, tellerförmige Kuchen von Kuhdung angebracht. Aus diesen Gründen entfallen in Indien von 1000 Tetanusfällen ein Drittel auf Tetanus puerperalis und Tetanus neonatorum.

Eines der schönsten Kunstdenkmäler der Welt verdankt seine Entstehung dem Kindbettfieber: das Mausoleum Tadsch Mahal bei Agra, das der indische Kaiser Schah Dschahân im Jahr 1629 dem Andenken seiner im Kindbett verstorbenen Lieblingsfrau (»Mumtaz-i-Mahal«) errichten ließ.

Doch wenden wir uns wieder dem Schicksal zu, das Abertausende von Soldaten erleiden: Mit dem Krimkrieg (1854–1856) erlebte der große russische Chirurg Nikolaj Pirogoff (1810–1881) »die traumatische Epidemie«, wie er den Krieg bezeichnete. Schon damals erkannte er, daß die meisten Verwundeten nicht infolge unmittelbarer Waffeneinwirkung starben, sondern infolge unzulänglicher Wundversorgung.

Leo Tolstoi (1828–1910), der als Offizier die Belagerung von Sewastopol miterlebte, hat in seinen »Sewastopoler Erzählungen« die »ganze Trostlosigkeit eines Verbandplatzes« geschildert:

> »Der große, hohe, dunkle Saal, von nur vier oder fünf Kerzen beleuchtet, bei deren Licht die Ärzte die Verwundeten untersuchten, war buchstäblich voll. Die Krankenträger brachten fortwährend Verwundete, legten sie nebeneinan-

der auf den Fußboden, auf dem es schon so eng war, daß die Unglücklichen sich stießen und einer im Blute des anderen lag ... Die Blutlachen auf dem Fußboden, der fieberheiße Atem von einigen hundert Menschen und die Ausdünstungen der Träger vermengten sich zu einem eigenartigen, drückenden, dicken, übelriechenden Dunst, in dem die Lichter an den verschiedenen Enden des Saales trübe brannten. Stöhnen, Seufzer, Röcheln, bisweilen von einem durchdringenden Schrei unterbrochen, erfüllte den ganzen Saal. Die Schwestern schritten mit ruhigen Gesichtern bald hierhin, bald dorthin durch die Reihen der Verwundeten mit Arznei, mit Wasser, mit Binden, mit Scharpie und tauchten zwischen blutigen Mänteln und Hemden auf. Die finsterblickenden Ärzte knieten mit aufgestreiften Ärmeln vor den Verwundeten, neben denen die Feldscher Lichter hielten, sie untersuchten, befühlten und sondierten die Wunden und bewegten, ohne das schreckliche Stöhnen und Flehen der Leidenden zu beachten, die schlaffen, durchschossenen Glieder der Verwundeten. Einer der Ärzte saß in der Nähe der Tür an einem kleinen Tisch und trug in dem Augenblick, da Galzin ins Zimmer trat, bereits den 532ten Verwundeten in die Liste ein ... ›Iwan Bogajew, Gemeiner der dritten Kompanie des S-Regimentes, Fractura femoris complicata‹, rief einer vom Ende des Saales her indem er das zerschossene Bein befühlte ... Etwa vierzig Sanitätssoldaten standen an der Tür, um die Verbundenen ins Lazarett und die Toten in die Kapelle zu tragen, und betrachteten schweigend, von Zeit zu Zeit schwer seufzend, dieses Bild ...«[118]

In einer Zeit, als der Ehrgeiz der Feldärzte noch darin bestand, auf dem Verbandplatz die Wunden zu sondieren und die Taschen mit je mehr extrahierten Kugeln zu füllen, wandte sich Pirogoff entschieden gegen diese »gefährliche Unsitte«:

»Wenn es auf Befehle ankäme, würde ich meinerseits einen solchen schon an die Ambulanzärzte ergehen lassen, damit sie sich nicht viel mit dem Extrahieren von Kugeln auf den Verbandsplätzen abgeben sollten. Ich halte eine gute Hälfte der Kugelextraktionen für eine zu schwierige und zeitraubende Operation, als daß man sie am Verbandsplatze ohne die nötige Vorsicht und Sachkenntnis ausführen dürfte. Ich könnte viele Fälle aufführen, wo der unglückliche Ausgang dieser vorzeitig und in Eile ausgeführten Operation zugeschrieben werden muß.«[119]

Zu den gefürchtetsten Wundinfektionen gehörte neben dem Tetanus der Gasbrand, den Pirogoff als »mephistischen Brand« so beschrieb:

»Die prädominierende Erscheinung ist die rasche Gasentwicklung im befallenen Gewebe. Es wird nicht allein die vom Brande ergriffene dunkelviolett gefärbte Partie emphysematös, sondern die Gasentwicklung verbreitet sich rasch auch auf den benachbarten, mit der gesunden Haut bedeckten Teil des Gliedes. Sie hebt sich wie ein Kissen auf, Emphysem und Krepitation schreiten unter den Augen und Fingern des Beobachters unaufhaltsam fort.«[120]

Auch bei den Engländern war es vor Sewastopol in punkto Verwundetenfürsorge nicht viel besser.[121] Als in England die ersten Nachrichten über den schwer erkämpften Sieg an der Alma einliefen, wußte man sich vor Begeisterung über die Truppen, die todesmutig die Höhenstellungen erstürmt hatten, kaum zu beherrschen. Was die Soldaten hinterher infolge des mangelhaften Versorgungssystems durchzumachen hatten, davon ahnte man nichts. Es gab kein Verbandzeug, keine Schienen, kein Chloroform, kein Morphium. Amputationen mußte man ohne Betäubung vornehmen. Man setzte die Opfer auf Fässer oder legte sie auf ausgehobene Türen. Doch die Verhältnisse, die die Verwundeten nach einer Schreckensfahrt über das Schwarze Meer in vollgestopften, behelfsmäßigen Lazarettschiffen in Skutari am Bosporus, gegenüber Konstantinopel, vorfanden, waren um keinen Deut besser. Die Türken hatten den Engländern dort eine Artilleriekaserne überlassen sowie das damit verbundene Lazarett. Infolge einer unter den Truppen ausgebrochenen Choleraepidemie war das Lazarett bereits überfüllt, und um die vielen Hunderte von Verwundeten der Almaschlacht unterbringen zu können, wollte man den verwahrlosten und verschmutzten Riesenbau der Kaserne in ein Lazarett verwandeln.[122] Doch es fehlte an allem, was zur Einrichtung nötig war. Da erschienen Anfang Oktober 1854 die Berichte des »Times«-Korrespondenten Russell, der mit flammender Entrüstung die Leiden der Verwundeten und Kranken in Skutari schilderte.[123] Die Enthüllungen schlugen wie eine Bombe ein, und ein Aufschrei der Empörung ging durch das ganze Land. Bereits am 15. Oktober sandte der englische Kriegsminister Florence Nightingale nach Skutari, um dort in amtlichem Auftrag die freiwillige Krankenpflege zu organisieren. Es war das erste Mal, daß Pflegerinnen in britischen Lazaretten arbeiten sollten. Mit 38 Pflegerinnen kam Nightingale Anfang November in Skutari an, wo Subalternbeamte sich alles mögliche gegen sie herausnahmen. Der Leiter des Versorgungswesens erkannte ihre Zahlungsanweisungen nicht an. Sie ließ sich aber nicht provozieren und ignorierte alle persönlichen Demütigungen. Unbeirrbar verfolgte sie ihren Auftrag.[124] Um die Verschleppung von Infektionskrankheiten innerhalb der Lazarette zu verhindern, führte sie zunächst eine räumliche Trennung von Verwundeten und Seuchenkranken durch. Innerhalb kürzester Zeit »schuf sie in diesem Augiasstall Ordnung«. Doch außer den Soldaten zollte ihr niemand Dank und Anerkennung.[125]

Pirogoffs temperamentvolles und stets energisches Auftreten gegen die herrschenden Übelstände führten zu häufigen Konflikten mit einflußreichen Persönlichkeiten Rußlands. 1856, auf der Höhe seines Ruhmes, legte er plötzlich seine Ämter nieder und zog sich in die Einsamkeit seines Landguts in Südrußland zurück. Die Belagerung von Sewastopol hatte ihm viele Mißstände des sozialen Lebens enthüllt. Unter diesen Eindrücken entstand sein temperamentvoller Aufsatz »Lebensfragen«, in dem er besonders auf die Wichtigkeit der Schule und Erziehung hinwies. »Wie soll man helfen«, fragte er, »wenn die Hilfsbedürftigen unwissende Analphabeten sind, deren Denken durch Aberglauben und Vorurteile verdunkelt ist?« Doch das Unverständnis der Obrigkeit brachte ihn zur Verzweiflung. Möglicherweise spielte auch seine Enttäuschung über die Resultate der praktischen Chirurgie der vorantiseptischen Zeit eine Rolle bei seinem Entschluß, schrieb er doch einmal: »Wenn ich mich auf dem Kirchhof umsehe, wo die an Wundinfektionen Zugrundegegangenen ruhen, so weiß ich nicht, worüber ich mich mehr wundern soll: über die stoische Ruhe der Chirurgen, welche immer wieder neue Operationen erfinden, oder über das Vertrauen, welches die Spitäler nach wie vor in der Gesellschaft genießen ...«[126]

Durch Einführung der Narkose wurde die Gefahr der postoperativen Infektionen indirekt vergrößert, weil der Chirurg jetzt zeitlich ausgedehnte Operationen ausführen konnte, die ein Patient vorher wegen der großen Schmerzen niemals hätte durchstehen können. Das Risiko einer Wundinfektion war noch immer so hoch, daß Sir James Simpson, der Entdecker des Chloroforms, bemerkte: »Die Todeschance eines Mannes, der auf dem Operationstisch unserer Hospitäler liegt, ist größer als die des englischen Soldaten auf dem Schlachtfeld von Waterloo.«

Antiseptische Maßnahmen waren so gut wie unbekannt.[127] Die Chirurgen nahmen sich nicht einmal die Mühe, ihre Kleider zu wechseln oder auch nur einen Operationskittel zu tragen.[128] Das blitzschnelle Operieren artete oft zum theatralischen Schaustück aus. Ein zeitgenössischer Arzt (Dr. Beerel) berichtet, wie 1848 nach dem Tod des berühmten Charité-Chirurgen Dieffenbach (1795–1847) die Antrittsvorlesung seines Nachfolgers vor sich ging:

> »In eleganter und moderner Kleidung ... in Reitfrack, Manschetten, Lackstiefeln etc. erschien der vornehme, aber freundlich dreinblickende Herr, richtete eine kurze Ansprache an das Auditorium über die Bedeutung seiner Stellung als Nachfolger von Graefe und Dieffenbach und kündigte als seine erste Operation eine Schenkelamputation an. Als nun das Bett mit dem chloroformierten Kranken hereingerollt wurde, zog das gesamte Auditorium die Taschenuhren, und dann – ein allgemeines Ah! der Bewunderung – die Operation bis zur Unterbindung der Gefäße, also Haut-, Muskel-, Knochenhautschnitt und Durchsägen des Knochens, hatte netto 37 Sekunden gedauert! Das war das Entrée meines hochverehrten unvergeßlichen Lehrers Bernhard von Langenbeck!«[129]

Unter dem Eindruck der Larreyschen Technik erwartete man von einem Chirurgen, daß er trotz Narkose mit äußerster Geschwindigkeit und anatomischer Genauigkeit amputieren könne. »Dieser gefährliche Ehrgeiz hatte für die Operierten oft verhängnisvolle Folgen.« (Guleke)[130] Die Statistiken des französischen Chirurgen Malgaigne (1806–1865) aus dem Jahr 1841 besagen, daß die Letalität bei Amputierten im Durchschnitt 60 % betrug. Zu Billroths (1829–1894) Zeiten starben in Zürich immerhin noch 46 % aller Amputierten.

Immer wieder nahmen die mörderischen Wundinfektionen, die man auch »Hospitalkrankheiten« nannte, solche Ausmaße an, daß man vorübergehend einzelne Krankensäle schließen oder sogar die Räumung ganzer Spitäler erwägen mußte.[131] Und da außerhalb der Krankenhäuser Operierte von Wundinfektionen meist verschont blieben, wurde man sich der Gefahr bewußt. »Wie die Rinderpest mit dem Schlachtbeil ausgerottet wird, so muß das mit Pyämie angesteckte Krankenhaus mit dem Spitzeisen zerstört werden«, erklärte der Londoner Chirurg John Eric Erichsen (1818–1896). Simpson (1811–1870), der immer wieder betonte, »daß der Kranke in chirurgischen Abteilungen durch krankheitserregende ansteckende Stoffe, die von seinem Zimmergenossen herrühren, gefährdet wird«, empfahl sogar »die Krankenhäuser abzureißen und sie durch ein Pavillonsystem – mit jeweils nur wenigen Patienten – zu ersetzen.«[132] In ähnlicher Weise äußerte sich auch Ernst von Bergmann in seinen Zeitungsartikeln, die er vom 26. 8. bis 7. 9. 1866 (alter russischer Zeitrechnung) in der Rigaschen Zeitung veröffentlichte:

> »Jede größere Wunde wird unter ungünstigen Verhältnissen eine Giftquelle für den betreffenden Organismus. Der Körper wird zur reichhaltigen Werkstatt furchtbarer Gifte, die er wohl selbst in sich bereitet und dann in sich verbreitet. – Obgleich bei jeder größeren Verletzung diese Gefahren bestehen, so steht doch auch fest, daß, wo der Kranke in luftigen Räumen, reinlicher Umgebung und sorgsamer Pflege sein Schmerzenslager durchmacht, dort die Entwicklung der verderblichen Stoffe auf der Wundfläche auszubleiben pflegt. Wo aber eiternde, jauchende, brandige Wunden … in Menge zusammengehäuft liegen, ein enger Raum Hunderte einschließt, da ist es sicher, daß Hospitalbrand, Wundtyphus, Faul- und Eiterfieber die Verwundeten schrecklich dahinraffen. Diesem Verderben vorzubeugen gibt es nur ein Mittel: die Zerstreuung der Kranken über möglichst große Landstrecken.«[133]

Mikrobiologische Ära. Listersche Antisepsis.

Mitte des 19. Jahrhunderts herrschte immer noch der Glaube vor, daß gequetschte Wunden mit Notwendigkeit eitern müßten.

> »Allein«, so fragte sich 1866 der englische Chirurg Joseph Lister (1827–1912), »woher kommt es, daß offene Knochenbrüche stets eitern, geschlossene aber, d. h. solche, bei denen die Haut intakt geblieben ist, nie, und wenn die Quetschung noch so groß ist? Die Frage stellen, hieß sie beantworten. Wie ist der Unterschied zwischen einer offenen und einer geschlossenen Wunde? Doch offenbar der, daß zur offenen Wunde die Luft Zugang hat, zur geschlossenen aber nicht. Hatte nicht Pasteur gezeigt, daß die Luft von Mikroben wimmelt, daß diese kleinsten Lebewesen die Ursache von Gärung und Fäulnis sind?«

Pasteur hatte durch einfache Experimente nachgewiesen, daß nicht die Luft die Fäulnis bewirkt, sondern die in ihr schwebenden Mikroorganismen; er hatte mit dem berühmten Traubenexperiment gezeigt, daß Gärungskeime aus der Luft sich auf den Trauben niederlassen und den Traubensaft zur Gärung bringen.[134] Der Ursprung der Wundinfektion schien Lister, der Sohn eines Londoner Weinhändlers war, nun klar: Die Bakterien der Luft gelangen auf die Wunde und erzeugen die Eiterung. Er versuchte daher die Luft des Operationszimmers mit Phenolnebeln (Karbolspray) zu desinfizieren und Wunden durch aufgelegte Phenolläppchen vor Luftkeimen zu schützen. Die Erfolge übertrafen seine Erwartungen. Hospitalbrand, Wundfieber verschwanden aus den Krankensälen. Anstelle des bestialischen Gestanks erfüllte jetzt der giftig-süßliche Geruch des Karbols die Säle. Die Kranken genasen, ihre Wunden schlossen sich ohne Eiterung.[135] Galens Lehre vom »pus bonum et laudabile«, wonach jede Wunde unter Eiterung heilen müsse, war als Irrlehre entlarvt. In den drei ersten Jahren nach Einführung seiner Wundbehandlung starben von 40 Patienten, die in diesem Zeitraum amputiert wurden, nur 6, also 15 %. In den beiden Jahren zuvor waren von 35 Amputierten 16 gestorben, das sind 45,7 %. Von 1867 an begann Lister seine Erfahrungen zu veröffentlichen. Aber sie fanden wenig Anerkennung, denn seine Lehre stand und fiel mit den Pasteurschen Theorien. Wer nicht an die Ubiquität der Bakterien glaubte, der mußte mit Notwendigkeit auch Lister ablehnen. Obgleich die Entwicklung der antiseptischen Chirurgie einen ausgesprochenen Sieg der modernen Heilkunde darstellt, fand sie in England zunächst nur wenig Resonanz.

In Deutschland wurde Listers Methode fast in allen großen Kliniken eingeführt. Charpie und Wundschwämme, die Träger des Verderbens, verschwanden, und die Wunden wurden mit karbolgetränkter Gaze verbunden. Die Wundinfektionskrankheiten gingen vielerorts zurück. Es war vor allem der Hallenser Chirurg Richard Volkmann (1830 bis 1889), dessen Klinik buchstäblich in Karbol getaucht war, der 1874 über sehr gute Erfahrungen berichtete.[136] Während des Deutsch-Französischen Krieges 1870/71 wurde in manchen deutschen Feldlazaretten ebenfalls »gelistert«, doch überall benutzte man auch noch Charpie. Es scheint, daß die anaeroben Wundinfektionen besonders durch den Einsatz neuerer Sprenggeschosse gefördert wurden, durch Sprenggeschosse, die zunächst auf der Erde aufschlagen und dann mit verschmutzten, unregelmäßig gestalteten Splittern Wunden mit viel totem Gewebe und Taschen bilden.

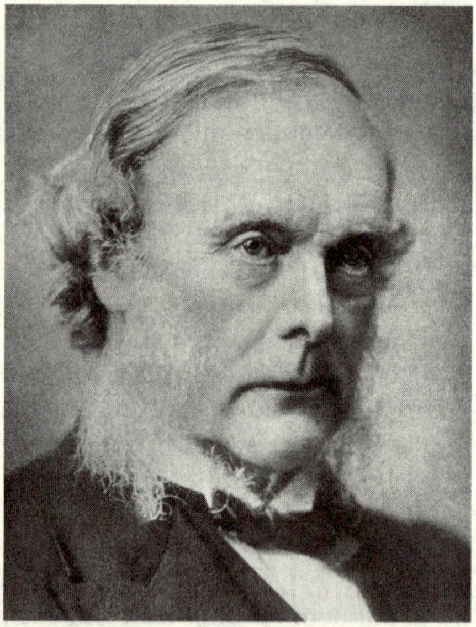

Lord Joseph Lister (1827–1912), schottischer Chirurg, führte 1867 die antiseptische Wundbehandlung mit Hilfe von Karbolsprays ein.

Auch im Deutsch-Französischen Krieg 1870/71 bildeten die Opfer des Wundstarrkrampfs den höchsten Posten in der »Bilanz des Grauens«. So waren von 95 000 deutschen Verwundeten 350 = 3,7 ‰ an Tetanus erkrankt. Und da es damals noch kein Tetanusheilserum gab, verlief die Erkrankung bei 90 % der Fälle tödlich.[137] Aber auch bei sonstigen Wundinfektionen sah es traurig aus. So mußte z. B. Edwin Klebs im Kriegslazarett Karlsruhe innerhalb kurzer Zeit, vom 17. August bis 17. Oktober 1870, 115 Autopsien durchführen, wobei drei Viertel der Soldaten an einer Septikämie und Pyämie verstorben waren. Für den Erreger hielt er einen parasitären Pilz, den er »Microsporon septicum« nannte.[138]

Doch in den Vorstellungen über die mikrobielle Flora herrschte Unklarheit. Besonders viel Verwirrung schuf 1874 der berühmte Wiener Chirurg Billroth mit seiner pleomorphistischen Meinung, die kugelförmigen Mikroben aus Wundeiter seien nur eine »Vegetationsform« vielgestaltiger »Coccobacteria septica« und alle bei Wundeiterungen gefundenen Kugel- und Stäbchenformen könnten ineinander übergehen.[139]

Um diese Zeit beschloß Robert Koch, nachdem er 1876 seine bahnbrechende Milzbrandarbeit veröffentlicht hatte, sich dem Studium der Wundinfektionen zu widmen. Um sich bei den mikroskopischen Untersuchungen Klarheit zu verschaffen über die verwirrenden Befunde seiner Vorläufer, be-

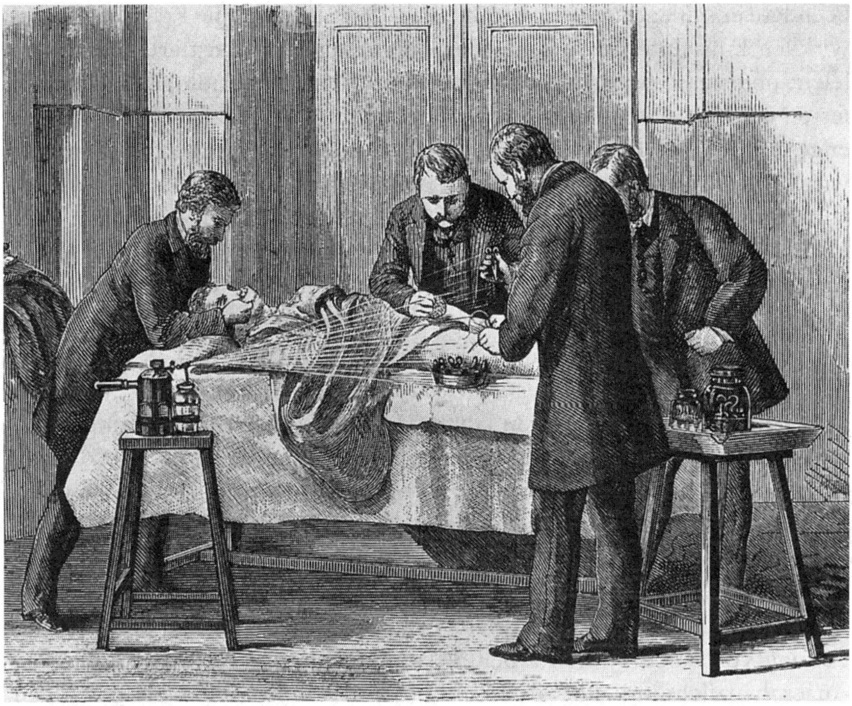

Anwendung eines Karbolzerstäubers nach Josph Lister – der erste wirksame Schritt zur antiseptischen Chirurgie – bei einer Operation um 1880. Man kennt noch keine Schutzkleidung; es wird noch im Tagesanzug operiert.

nutzte er zum Färben der Präparate erstmalig Anilinfarben und zu ihrer Prüfung ein Zeiss-Mikroskop mit neu entwickelter Ölimmersion und den Abbeschen Beleuchtungsapparat.[140] Damit gelang ihm, was bislang ein frommer Wunsch gewesen war: Nicht nur vereinzelte Bakterien konnten in den Geweben nachgewiesen werden, sondern auch die Formen mit solcher Genauigkeit bestimmt werden, daß es nicht schwerfiel, die pathogenen Bakterienformen nach Größe und Gestalt zu differenzieren. Bei diesen Untersuchungen, die er noch in Wollstein ausführte, injizierte er Mäusen und Kaninchen verschiedenartiges putrides Material und erzielte damit verschiedene Krankheitsbilder. Die wichtigste Erkenntnis der Arbeit war: »Einer jeden Krankheit entspricht … eine besondere Bakterienform und diese bleibt, so vielfach auch die Krankheit von einem Tier auf das andere übertragen wird, immer dieselbe.«

Damit galt auch für Wundinfektionserreger das Gesetz von der Konstanz der Arten, womit sich aber die Pleomorphisten nicht zufrieden gaben. Als Koch 1880 an das Kaiserliche Gesundheitsamt nach Berlin berufen wurde, beendete er schlagartig den langandauernden Streit um die Frage, ob es nun wirklich konstante Arten gibt oder ob nur eine Art existiert, die äußerst leicht und vielseitig variabel ist, indem er in die bakteriologische Technik feste Nährböden einführte, auf denen sowohl eine Trennung aus Bakteriengemischen als auch eine Erzielung von Reinkulturen leicht möglich war.[141] Mit Hilfe dieser neuen Methoden und der verbesserten Mikroskope konnte man unter Berücksichtigung der drei Henleschen Forderungen in kürzester Zeit die Erreger der wichtigsten bakteriellen Infektionskrankheiten entdecken und damit die spezifische Ätiologie dieser Seuchen beweisen.

So gelang es 1884 Rosenbach, die zwei wichtigsten Gattungen von Eitererregern, Staphylokokken und Streptokokken, die Koch 1878 auch schon gesehen und zeichnerisch festgehalten hatte, durch Reinkultur auf festem Nährboden nachzuweisen. Ein Jahr später (1885) zeigte der Göttinger Student Nicolaier in seiner Dissertation, daß man durch Verimpfung von Erde bei Versuchstieren Tetanus erzeugen könne; mit 18 Erdproben gelang ihm das zwölfmal. Er sah auch im Wundsekret der Versuchstiere die trommelschlägerförmigen Tetanusbazillen (mit Köpfchensporen). 1886 wies Rosenbach dieselben Bazillen in der Wundflüssigkeit tetanuskranker Menschen nach. Aber erst im Jahr 1889 gelang es dem Japaner Kitasato, der unter der Leitung von Robert Koch arbeitete, mit den verbesserten Methoden der Anaerobenzüchtung eine Reinkultur der Tetanusbazillen zu gewinnen. Auch gelang ihm mit diesen Reinkulturen, bei Labortieren das klassische Bild des echten Wundstarrkrampfs zu erzeugen, womit die Ätiologie der Krankheit endgültig geklärt war.

1890 hatte Behring im Serum von Meerschweinchen, die er mit Diphtherietoxin behandelte, Eigenschaften festgestellt, die in der Lage waren, das Toxin zu neutralisieren. Bald danach konnte er auch im Serum von Versuchstieren, die Kitasato vorher mit Tetanustoxin vorbehandelt hatte, ebenfalls antitoxische Eigenschaften feststellen. Damit war erstmals die Möglichkeit einer passiven Immunisierung nachgewiesen.[142] Diese Entdeckung führte zur künstlichen Immunisierung von Versuchstieren und zur Serumtherapie und Serumprophylaxe des Wundstarrkrampfs beim Menschen. Schließlich wurde 1893 auch der Gasbrandbazillus (Clostridium perfringens) von Eugen Fraenkel in Hamburg als Erreger nachgewiesen.

Indessen fand Listers Annahme, daß die Wunden durch Mikroben aus der Luft infiziert werden, keine Bestätigung. Koch und seine Schüler konnten mit den neuen Untersuchungsmethoden beweisen, daß die Luft im allgemeinen nur harmlose Saprophyten enthält und daß die Wundinfektionen im wesentlichen auf Kontaktinfektion beruhen, wie es bereits Semmelweis erkannt hatte. Die umständliche und lästige Luftdesinfektion mit dem Karbolsäurespray wurde daher für die Chirurgie überflüssig. Auch die von Pasteur empfohlene Trockendesinfektion von Watte, Schwämmen, Verbandzeug und der Instrumente mit Luft, die auf 125°C erhitzt wurde, erwies sich als ungeeignet. Im Moabiter Krankenhaus in Berlin hatte man 1873 eine solche Großanlage zur Trockensterilisation errichtet. Robert Koch unterzog im Jahr 1880 diese Anlage einer bakteriologischen Prüfung und stellte dabei fest, daß die trockene Hitze von 125°C zwar alle sporenlosen Keime abtötet, Sporen selbst dagegen nicht. Nach langwierigen und mühevollen Studien empfahl Koch schließlich den strömenden Dampf als bestes Desinfektionsmittel. 1886 führte dann die Bergmannsche Klinik in Berlin diese Desinfektionsmethode ein und baute sie systematisch aus. Der Übergang von der antiseptischen Wundbehandlung Listers zur modernen Aseptik war erfolgt.

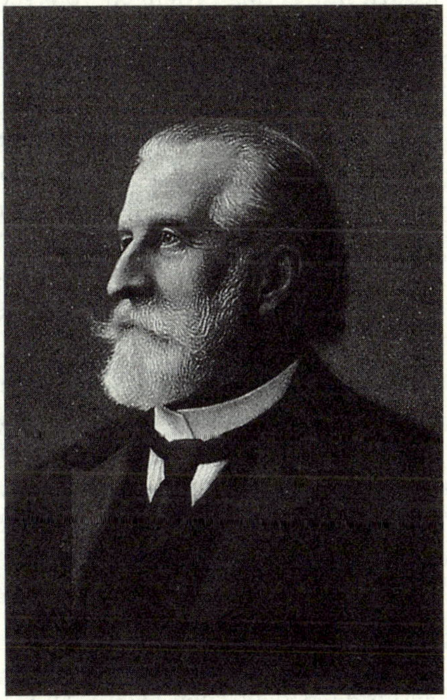

Ernst von Bergmann, der 1886 die Aseptik in die Chirurgie einführte. In seiner Berliner Universitätsklinik trugen die Ärzte bereits eine weiße Schutzkleidung.

Das war ein gewaltiger Schritt. Von nun an brachte man nur noch solche Gegenstände mit der Wunde in Berührung, die zuvor in kochendem Wasser oder im strömenden Wasserdampf sterilisiert worden waren. Noch im letzten Viertel des 19. Jahrhunderts operierten Ärzte im schwarzen Gehrock. Erst das aseptische Prinzip in der Wundbehandlung hatte die Einführung einer besonderen, zunächst weißen Schutzkleidung zur Folge. Endlich hatte man erkannt, daß zur Ausschaltung aller Infektionsquellen eine unbedingt keimfreie Bekleidung des Arztes erforderlich ist. Bald danach wurden bei

Operationen auch sterile Gummihandschuhe benutzt. Bergmann in Berlin und seine Schüler arbeiteten die Methoden der Aseptik aus, wie sie heute in jedem Operationssaal Standard sind. Narkose und Aseptik haben der Chirurgie den Aufschwung ermöglicht, zu dem die ganze Entwicklung der abendländischen Medizin drängte.

Die Erfolge mit der technischen Großherstellung des Diphtherieheilserums ermutigten Hoechst, sich gemeinsam mit Behring und Ehrlich dem Problem der Bekämpfung der Tetanusinfektion zuzuwenden. Das Ergebnis dieser Zusammenarbeit war 1896 die Aufnahme der industriellen Herstellung des Tetanus-Antitoxins, die später die Behringwerke in Marburg übernommen haben. Das Serum war bereits erfolgreich, doch die große Bewährungsprobe erfolgte erst im Ersten Weltkrieg. Zu Beginn des Krieges waren jedoch nur geringe Mengen von Tetanusheilserum vorhanden. Die Folge war, daß in den ersten Kriegsmonaten – von August bis Dezember 1914 – auf 431 726 Verwundungen 3,8 ‰ Tetanuserkrankungen entfielen, ähnlich wie im Krieg von 1870/71. In den folgenden Jahren fiel die Tetanusmorbidität infolge der systematisch durchgeführten Verabreichung von Tetanusserum an alle Verwundeten auf 0,4 ‰. Nach dem Sanitätsbericht sind während des Weltkriegs von den insgesamt 4 814 557 deutschen Verwundeten 4500 Menschen, also 0,8–0,9 ‰ an Wundstarrkrampf erkrankt. Auch bei den Engländern und Franzosen betrug die Tetanusmorbidität in den ersten vier Monaten des Weltkriegs (August–Dezember) 1914 3,7 bzw. 5 ‰. In den letzten Kriegsmonaten lag sie bei den Franzosen dagegen nur noch bei 0,5 ‰. Das englische Heer hatte auf allen Kriegsschauplätzen bei 1 997 199 Verwundeten 2540 Fälle von Tetanus (1,27 ‰) zu verzeichnen. Die amerikanischen Truppen, welche erst im Jahr 1917 eingesetzt wurden, hatten dank der prophylaktischen Serumanwendung bei 176 132 Verwundeten sogar nur 36 = 0,014 ‰ Tetanuserkrankungen.[143]

Bedeutend höher als die Zahl der Tetanusopfer war die Zahl der Opfer des Gasbrands bzw. Gasödems, einer Infektion, die in der vorantiseptischen Zeit als Hospitalbrand die meisten Schwerverwundeten bedrohte. Laut Zeissler, dem profundesten Kenner des Gasbrands, werden die absoluten Verluste des deutschen Heeres an Gasödem von 1914 bis 1918 auf 100 000 bis 150 000 Mann geschätzt.[144] Diese erschreckend hohen Zahlen sprechen eine eindrucksvolle Sprache. Sie sind erwiesenermaßen darauf zurückzuführen, daß die modernen Kriege im Vergleich zu früheren einen ungeheuer hohen Prozentsatz an Zertrümmerungsverletzungen durch Granatschüsse aufweisen. Im Gegensatz zum Tetanus gibt es bei Gasbrand weder eine wirksame Heilserumtherapie noch die Möglichkeit einer Prophylaxe durch aktive Schutzimpfung. Wichtig ist daher eine sofortige sorgfältige Wundversorgung und chirurgische Behandlung mit Entfernung des nekrotischen

Gewebes und einer eventuellen Amputation des erkrankten Gliedes im gesunden Gewebebereich. Die Wunde ist offenzulassen, damit der Sauerstoff eintreten und das Fortschreiten der Erkrankung unterbinden kann. Eingipsen bei komplizierten Brüchen kann die Entstehung von Gasödem fördern.

Als zu Beginn des Zweiten Weltkriegs die deutschen Sulfonamide, die damals wirksamsten Präparate bei bakteriellen Infektionen, für die Engländer unerreichbar wurden, begann dort ein fieberhaftes Suchen nach entsprechenden Präparaten. Der Oxforder Pathologe H. W. Florey an der William Dunn School of Pathology erinnerte sich an Flemings kurze Mitteilung über die bakterizide Wirkung des Pinselschimmels Penicillium notatum. Er hatte den Stamm in seiner Mikrobensammlung und seinem Labor. Dort arbeitete der hochtalentierte Chemiker Ernst Boris Chain, ein junger jüdischer Emigrant aus Deutschland. Auf diese Weise ergab sich in seinem Labor eine segensvolle Zusammenarbeit zwischen Mikrobiologie und Biochemie. Florey besprach mit Chain die Problematik der Aufgabe mit dem Ziel der Gewinnung des Penicillins in reiner und konzentrierter Form für therapeutische Zwecke. Florey zog noch vier weitere Mitarbeiter hinzu, die bei Tierversuchen und sonstigen Experimenten behilflich sein sollten. Im Juni 1940, zur Zeit der großen deutschen Offensive und der verzweifelten Abwehrkämpfe in Dünkirchen, als man in England eine Landung befürchtete, hatte Chain soviel reines Penicillin gewonnen, daß die übrigen Mitglieder der Oxford-Gruppe damit den bescheidenen, doch entscheidenden Tierversuch an 60 weißen Mäusen bezüglich der bakteriziden Wirksamkeit durchführen konnten, aus dem man Schlüsse hinsichtlich des therapeutischen Effekts ziehen konnte. Am 24. August 1940 erschien in »The Lancet« die erste Mitteilung von Chain und Florey unter dem Titel »Penicillin as a therapeutic agent«. Als Fleming den Bericht las, war er überglücklich und fuhr umgehend nach Oxford, um Florey zu besuchen. Als er dessen Labor betrat, war Chain erstaunt, denn er glaubte, Fleming sei 1929 gestorben, denn nur so konnte er sich erklären, daß man damals die Sache nicht weiter verfolgte. Als Fleming Floreys Mitarbeiter kennengelernt hatte, sagte er: »Solche Chemiker hätte ich 1929 haben müssen!«[145] Da in England infolge der dauernden deutschen Luftangriffe an eine großangelegte industrielle Herstellung nicht zu denken war, entschloß man sich, die Großherstellung in den USA vorzunehmen. Im Juni 1941 reisten Florey und Hestley über Lissabon nach den Vereinigten Staaten ab. In ihrem Gepäck führten sie Penicilliumstämme mit sich. In einem seit 1943 als strengstes militärisches Geheimnis gehüteten Fabrikationsverfahren wurde nun fieberhaft Penicillin produziert.

Zahlreiche verschiedene Erreger konnte man mit Penicillin bekämpfen, darunter die aller möglichen Vereiterungen, Blutvergiftungen, Abszesse,

Furunkel und Wundinfektionen, die Erreger der Lungenentzündung und der Hirnhautentzündung, der Diphtherie und des Rotlaufs, der Gonorrhoe und der Syphilis. Am 6. Juni 1944, als Eisenhowers Truppen zur Invasion in Frankreich antreten, wird in einem der größten englischen Krankenhäuser mit der großangelegten Penicillintherapie begonnen, unter Leitung von Ethel Florey. In diesem einen einzigen Krankenhaus, das als Lazarett zahllose Verwundete von der Normandiefront aufnimmt, rettet das Penicillin allein 3000 Soldaten vor Wundinfektionen. Wie vielen Millionen Menschen es seitdem das Leben gerettet hat, ist überhaupt nicht abzuschätzen.

Die Antibiotika-Epoche hatte begonnen. Mit Hilfe des Penicillins wurden viele, auch schwerste Wundinfektionen wie durch ein Wunder geheilt und postoperative Infektionen weitgehend verhütet. Ehrlichs Traum von der »Therapia magna sterilisans« schien sich endgültig realisiert zu haben. Unter dem Schutzschild des Penicillins und der später entdeckten Antibiotika wagten die Chirurgen immer kühnere Eingriffe. Bei schweren Verletzungen ermöglichten die Antibiotika den operativen Eingriff erst nach dem Wundschock vorzunehmen, wodurch viele Menschen gerettet wurden, zumal der Eingriff in der kritischen Phase des Schocks den tödlichen Ausgang nur beschleunigt hätte.

600 000 bis 800 000 Menschen in Deutschland erleiden jedes Jahr während eines Krankenhausaufenthaltes eine Infektionserkrankung. Meist sind dabei Operierte und Patienten auf Intensivstationen betroffen. Seit Beginn der Neunzigerjahre spielen bei Krankenhausinfektionen zunehmend Bakterien eine Rolle, die gegen mehrere Antibiotika unempfindlich und daher schwer oder kaum zu bekämpfen sind.

Ruhr und Typhus

Die Ruhr ist laut Rodenwaldt »die Kriegsseuche kat'exochen«. Dasselbe gilt auch für Typhus. Infolge ihrer ähnlichen Epidemiologie waren beide Infektionskrankheiten seit jeher Begleiter kriegsführender Heere. Ebenso kamen sie oft auch bei anderen Massenansammlungen vor.

Da die Erreger beider Krankheiten nur mit dem menschlichen Stuhl ausgeschieden werden, mußte es bei Vorhandensein von Infizierten durch fäkale Kontamination zwangsläufig zu Neuinfektionen kommen. Sagt man doch: »Den Typhus oder die Ruhr ißt oder trinkt man«, denn die Infektion erfolgt meist über infizierte Lebensmittel oder Getränke (Wasser, Milch). Auch die Kotverschleppung durch Fliegen auf Lebensmittel spielte dabei eine wichtige Rolle. Durch Schmierinfektionen über kontaminierte Hände konnte sich die Epidemie bis in den Winter hineinziehen; nicht umsonst bezeichneten die Franzosen Typhus und Ruhr später als »Krankheiten der schmutzigen Hände«.

Bei Typhus und Paratyphus werden die Erreger oft noch nach der Genesung mit dem Stuhl (seltener im Urin) ausgeschieden. Solche Personen nennt man »Dauerausscheider«, die bei der Verbreitung dieser Infektion viel gefährlicher sind als der an sein Lager gebundene Typhuskranke, denn sie werden unwissentlich zu »wandelnden Infektionsquellen« und bilden für ihre Umgebung eine ungeheure Gefahr. Vor allem durch Dauerausscheider ist der Typhus – im Gegensatz zu den großen Wanderseuchen Pest und Cholera – zu einer örtlich gebundenen endemischen Plage geworden. Ebenso wie bei Typhus bilden auch bei der Ruhr chronisch infizierte Personen eine der gefährlichsten Infektionsquellen für ihre ahnungslose Umgebung. Das alles waren Gefahren, von denen man bis zur bakteriologischen Ära nichts geahnt hatte. Und heute noch bildet das unerkannte »Keimträgertum« ein schwieriges Problem.

Da die beiden Krankheiten früher sehr oft zusammen auftraten, werden sie in diesem Kapitel gemeinsam besprochen.

Bei der bakteriellen Ruhr kommt es nach einer Inkubationszeit von 1 bis 7 Tagen infolge einer Entzündung der Dickdarmschleimhaut zu akuten Durchfällen, Koliken und unstillbarem, schmerzhaftem Stuhlzwang. Unter starken Tenesmen erfolgen innerhalb von vierundzwanzig Stunden 6 bis 50 und noch mehr immer geringer werdende, schleimig-blutige Stuhlentleerungen. Infolge der bis in die Submucosa reichende Entzündung werden oft ganze Teile des Epithels abgestoßen, die man in dem glasigen Schleim als weiße kleine Fetzen samt Leukozyten wiederfinden kann. Je nach dem Aussehen der Stühle infolge Beimengung von Schleim oder Blut unterschied man früher die weiße und rote Ruhr. Die akute Ruhr klingt meist nach 14 Tagen ab. Manchmal kommt es zum chronischen Verlauf.

Der Typhus, der oft noch für eine infektiöse Darmkrankheit gehalten wird, ist in Wirklichkeit eine übertragbare, septicämische Allgemeininfektion mit besonderer Auswirkung auf den Darm. Die oral aufgenommenen Erreger gelangen vom Darm während der Inkubation über die Lymphbahnen und den Blutkreislauf in die Milz, Gallenblase und Knochenmark. Nach Ablauf der Inkubationszeit von 1 bis 3 Wochen kommt es zu Kopf- und Gliederschmerzen und Durchfällen mit »Erbsensuppenstühlen«. Es können aber auch Obstipationen auftreten. In der ersten Woche steigt das Fieber treppenförmig bis auf etwa 41° C an und hält sich ungefähr zwei Wochen auf dieser Höhe (Continua). Während dieser Zeit sind die Kranken benommen und sehen alles wie durch einen Nebel. Dieser Umnebelung der Sinne verdankt die Krankheit ihren Namen Typhus bzw. Typhos (τῦφος), was griechisch soviel wie Rauch oder Nebel bedeutet. Der Patient ist dabei apathisch, teilnahmslos, es kann aber auch zu deliranten Zuständen kommen. Zu Beginn der zweiten Woche treten spärliche Roseolen am Rumpf, seltener auch an den Gliedmaßen, aber nie im Gesicht auf. Diese drei Symptome (hohes Fieber, Benommenheit der Sinne und Hautexanthem) haben dazu geführt, daß das Fleckfieber (Typhus exanthematicus) bis in die jüngste Zeit mit Typhus abdominalis verwechselt wurde. In der dritten Woche besteht erhöhte Komplikationsgefahr; es können Darmblutungen, unter Umständen sogar Darmdurchbruch in die Bauchhöhle mit anschließender Bauchfellentzündung eintreten.

2–5 % der Typhuskranken scheiden auch nach ihrer Genesung den Erreger längere Zeit, manchmal auch ihr Leben lang, im Stuhl, seltener im Urin aus. Durch diese Dauerausscheider wird der Typhus, wie bereits erwähnt, zur »ortsgebundenen Plage«. Es kommt nicht selten vor, daß bei Anwesenheit eines unbekannten Keimträgers in einer Hausgemeinschaft über Jahre hinweg von Zeit zu Zeit Erkrankungen auftreten und sich sozusagen ein Typhusfall an den anderen reiht (sogenannte »Typhushäuser«). Die Mitwirkung von unbekannten Keimträgern bei der Gewinnung, dem Vertrieb oder der Zubereitung von Lebensmitteln kann leicht zu mehr oder weniger ausgedehnten Seuchenausbrüchen führen. Aus diesem Grund muß z. B. das Personal von Molkereien, Wasserwerken, Fleischfabriken, Großküchen etc. einer turnusmäßigen bakteriologischen Kontrolle unterzogen werden.

Typhus- und Paratyphus-B-Bakterien sind in der Außenwelt, wie z. B. in Fäkalien, wochenlang, bei kühler Witterung sogar monatelang lebensfähig. Sie können auf dem Land aus undichten Abortgruben in Trinkwasserbrunnen gelangen, was früher besonders häufig der Fall war. Aber auch heute noch können sie in städtische Wasserleitungssysteme eindringen, wenn z. B. bei Verwendung von Oberflächenwasser die Filter nicht einwandfrei arbeiten oder die Chlorung aus Versehen ungenügend war, wenn bei Rohrbruch verseuchtes Wasser in die Leitung gelangt oder wenn bei Wassermangel ohne Warnung der Verbraucher ungenügend filtriertes Flußwasser verwandt wird. Während bei den Kontaktinfektionen die Morbiditätskurve im allgemeinen allmählich ansteigt und ihren Gipfel erst Wochen nach dem Bekanntwerden des ersten Krankheitsfalls erreicht, sind Explosivepidemien infolge der Infektion des Wassers in einer zentralen Versorgungsanlage oder der Milch in einer Sammelmolkerei durch ein steiles Emporschnellen der Morbiditätskurve gekennzeichnet, wobei die nahezu gleichzeitig auftretenden zahlreichen Erkrankungen auf den jeweiligen Versorgungskreis beschränkt bleiben.

Nach dem Zweiten Weltkrieg war im Zuge der »Antibiotika-Ära« das 1947 bekanntgegebene Chloromycetin das erste Therapeutikum, das bakteriostatisch auf die Erreger von Typhus und Ruhr einwirkte und dadurch den Krankheitsverlauf mildernd abkürzte und besonders dem Typhus seine Schrecken nahm. Inzwischen werden bei Typhus neben dem Chloramphenicol auch Amoxillin und bei Ruhr Ampicillin oder Tetracyline benutzt.

Altertum

Wir dürfen als sicher annehmen, daß schon die alten Kulturreiche im Niltal und Zweistromland von bestimmten, durch das Wasser mitverursachten Infektionskrankheiten, wie z. B. Typhus und Ruhr, heimgesucht wurden. Bereits die ärztlichen Grabinschriften und Bezeichnungen wie »Hüter oder Hirt des Darmausgangs« lassen erkennen, welche Rolle derartige Leiden im alten Ägypten gespielt haben dürften.[1]

Da akute Darminfektionen meist von heftigen Schmerzen im Unterleib begleitet wurden, glaubte man oft, daß in den betreffenden Körperteil ein böser Geist gefahren sei, den es nun durch Zaubersprüche auszutreiben galt. Diese Vorstellung ist uralt, und wir besitzen eine Reihe solcher Zauberformeln schon aus den frühesten Zeiten. So versuchten z. B. die Assyrer auf Unterleibserkrankungen mit folgender Beschwörung einzuwirken:

»Ich werfe einen Zauberspruch auf die Tochter des Ea;
Ich werfe einen Zauberspruch auf die Töchter des Anu;
Ich werfe ihn auf die Töchter der Gottheit.
Weswegen? Weswegen? Der Eingeweide wegen.«[2]

Bei Unterleibskrankheiten hielt man die Töchter der Götter Ea und Anu für verantwortlich, was eine Beziehung zum Wasser und den Säuglingsdiarrhoen erkennen läßt, zumal Ea der Gott des Wassers und die Tochter von Anu die von den Müttern gefürchtete Dämonin Labartu war, die vor allem Kleinkinder bedrohte. Auch heute noch haben im Irak Säuglingsdiarrhoen einen wesentlichen Anteil an der hohen Kindersterblichkeit.

Es gibt einen ägyptischen Papyrus aus dem 16. Jahrhundert v. Chr. mit magischen Sprüchen, die einer besorgten Mutter zum Beschützen ihres erkrankten Säuglings vor einem Krankheitsdämon dienen sollten:

»Fahre heraus, der du im Dunkeln kommst, der du heimlich eintrittst. Kamst du, dies Kind zu küssen? Ich lasse dich es nicht zu küssen … Kamst du, es zu schädigen? Ich lasse dich es nicht zu schädigen … Kamst du, es zu holen? Ich lasse dich es nicht zu holen.«[3]

Bei einer solchen Besprechung hielt man es für wichtig, den Namen des Krankheitsdämons zu kennen. Mit der Kenntnis des Namens hoffte man, die Macht des Dämons zu brechen. Darum wird in einem Papyrus der Dämon mit der Kenntnis seines Namens bedroht: »Ich kenne deinen Namen …«[4] Zugleich versuchte man ihn damit einzuschüchtern, er müßte Ingredienzien der Dreckapotheke essen. Den ärgsten Schreck hoffte man ihm mit der Drohung einzujagen, man würde ihn zwingen, Exkremente zu essen, wie z. B. in folgender Beschwörung:

»O Gespenst, Verborgener, der in diesem meinem
Fleische ist, in diesen meinen Gliedern – weiche aus diesem
meinem Fleische, aus diesen meinen Gliedern! Siehe, ich habe
Dir Kot zum Essen gebracht. Hüte dich, Verborgener, entweiche!«[5]

Auch heute noch bilden – nicht zuletzt wegen der unzulänglichen Abfallbeseitigung und der daraus resultierenden Fliegenplage – die infektiösen Darmkrankheiten im Nahen Osten ein seuchenhygienisches Problem. Es scheint, als hätten bereits die Philister als Stadtbewohner die gefährliche Überträgerrolle der Stubenfliege von ansteckenden Darmkrankheiten bei größeren Menschenansammlungen vermutet, weshalb ihnen als Vorbild für den fliegengestaltigen Seuchendämon (»Beelzebub«) unsere gewöhnliche Stubenfliege vorschwebte. Hieß doch »Beelzebub«, der Gott der Philister im Ekron, auf hebräisch »Baal-Sebub«, d. h. »Herr der Fliegen« (2 Kön 1, 1–18).[6] Zum Verscheuchen dieser lästigen und – wie es im Talmud heißt – »ekelerregenden« Insekten diente den Vornehmen der »Palmfächer«, der geradezu ein Symbol altorientalischer Despoten darstellte.[7] Auch der »Fliegenwedel aus Pferdehaar« (»Roßschweif«) galt im frühen Altertum als ein Zeichen höchster Würdenträger und erschien in dieser Eigenschaft in den Händen ägyptischer Könige wie ägyptischer Gottheiten.[8]

Schon Herodot hatte über die »Verpflegung« der Pyramidenbauer berichtet: »In ägyptischer Schrift ist auf der Pyramide verzeichnet, wieviel an Rettichen, Zwiebeln und Knoblauch an die Arbeiter ausgegeben wurde. Wenn ich mich dessen, was der Dolmetscher vortrug, richtig erinnere, so wurden rund 1600 Silbertalente (etwa 16 Millionen DM) dafür ausgegeben.«[9]

Es liegen auch Berichte in altägyptischen Papyri vor, wonach die beim Bau der Pyramiden eingesetzten Sklaven die Arbeit niederlegten, weil sie nicht genügend Knoblauch und Zwiebeln zu ihrer täglichen Nahrung erhielten, die sie vermeintlich benötigten, um sich für ihre Arbeit gesund zu erhalten.[10] Galt doch Knoblauchessen in der Levante seit jeher als Pestprophylaktikum.[11]

Geradezu verblüffend ist das vielzitierte mosaische Gebot aus dem Deuteronomium, das oft als Prototyp der rationellen Lagerhygiene interpretiert wurde:

> »Wenn du ins Feld ziehst und gegenüber deinen Feinden das Lager aufschlägst, sollst du dich vor jeder Unsauberkeit hüten. Du sollst im Vorgelände des Lagers einen Ort haben, wo du austreten kannst. In deinem Gepäck sollst du eine Schaufel haben, und wenn du dich draußen hinhocken willst, dann grab damit ein Loch und nachher deck deine Notdurft wieder zu!« (Dtn 23, 10–14)

Die Befolgung dieses Gebots dürfte sich schon in Anbetracht der ungeheuren Fliegenplage seuchenverhütend ausgewirkt haben. Übrigens kommen im babylonischen Talmud an verschiedenen Stellen interessante Hinweise auf die Stubenfliege vor, die in epidemiologischer Hinsicht beachtenswert sind:

> »Die Stubenfliege erregt (da sie auf schmutzige Gegenstände sich niederläßt und alsdann auf eßbare Dinge fliegt) Ekel« (Gittin 6,b); »auch fliegt sie während des Essens herbei und wird dem Menschen hierdurch besonders lästig« (Berachoth, 10,b). »Zuweilen bilden die Fliegen eine solche Plage, daß man öffentliche Gebete um ihre Ausrottung anordnete« (Taanit 14,a). »Sie haben auch die gefährliche Eigenschaft, auf kranke Menschen sich zu setzen und dann auf gesunde zu fliegen, wodurch sie ansteckend werden können« (Ketuboth 77,b).[12]

Trotz dieser z. T. scharfsinnigen Überlegungen, die allerdings einer viel späteren Epoche als das Deuteronomium entstammen, wird bezweifelt, daß das oben zitierte mosaische Gebot bezüglich des Verscharrens von menschlichen Exkrementen bewußt seuchenprophylaktischen Erwägungen entsprungen ist. Waren es doch vor allem magisch-dämonische Befürchtungen, die die Menschen dazu bewogen, ihre Notdurft abseits und außerhalb des Lagerbereichs zu verrichten und dort ihre Exkremente entweder zu vergraben oder durch fließendes Wasser wegschwemmen zu lassen, wie das im islamischen Bereich heute noch vielfach geschieht.[13] Auch heute pflegen manche Eingeborene nicht nur ihre Fäkalien, sondern auch sonstige Körperpartikel, wie etwa abgeschnittene Nägel und Haare, ängstlich zu vergraben oder zu vernichten, weil sie befürchten, ein Dämon oder ein mit dämonischen Kräften ausgestatteter Feind könnte durch Schädigung dieser ihrer

Körperteile (im Sinne des Analogiezaubers »pars pro toto«) auf magische Weise auch ihnen selbst ein ähnliches Leid antun.[14]

Doch in Unkenntnis der eigentlichen Epidemiologie schützte die alten Juden auch bei Befolgung so mancher uns heute seuchenprophylaktisch erscheinender Maßnahmen vor infektiösen Darmkrankheiten nur wenig, so daß selbst ihre Könige nicht verschont blieben. So erfahren wir aus dem 2. Buch der Chronik im Alten Testament, wie Jahwe dem König von Juda, Joram (849–842 v. Chr.), der nach Thronantritt seine Brüder ermorden ließ und der Abgötterei verfiel, über den Propheten Elia die »Heimsuchung durch ein schweres Leiden, eine Krankheit der Eingeweide« (2 Chr 21,15), androhen ließ. Und es geschah, wie vorhergesagt. Der König starb an einem schweren Unterleibsleiden, in dem Hartog Gerson eine chronische Dysenterie vermutete, die entweder infolge des heftigen Stuhldrangs zu einem Mastdarmvorfall (»Prolapsus recti«) oder infolge »Absterbens« der entzündeten Dickdarmschleimhaut zu deren Abgang als »röhrenförmiges Gebilde« führte, was den Anschein erweckte, »als fielen ihm die Därme aus dem Leibe«.[15]

»Nach all dem schlug der Herr den Joram mit einer unheilbaren Krankheit in den Eingeweiden. Nach Jahr und Tag, zwei Tage vor seinem Ende, fielen infolge der Krankheit seine Eingeweide heraus, und er starb unter furchtbaren Schmerzen.« (2 Chr 21,18–19).

Cyrus d. Ä. (559–529 v. Chr.), der das Perserreich begründete und Babylon eroberte, wobei er die Juden 537 v. Chr. aus ihrer Gefangenschaft befreite, führte bei seinen Feldzügen stets eine große Zahl vierrädriger Maultierwagen mit, welche in silbernen Gefäßen abgekochtes Wasser aus dem Fluß Choapses, der bei Susa fließt, enthielten. Der König trank nur von diesem Wasser.[16]

Die Ruhr stellte seit jeher eine gefürchtete Kriegsseuche dar. Sie war eine ständige Begleiterin der kämpfenden Heere. Die Wege zu ihrer schnellen Ausbreitung wurden geebnet durch Gewaltmärsche, Durchnässung, unsachgemäße Ernährung und unzulängliche Lagerhygiene. Herodot erzählt uns im achten Buch seiner »Geschichte«, wie Xerxes nach der Schlacht bei Salamis unter Zurücklassung von mehreren hunderttausend Kriegern in Thessalien unter dem Befehl von Mardonios mit dem Rest seines Landheers den Hellespont zu erreichen versuchte, wobei »unterwegs eine Seuche sein Heer befiel und es von der Dysenterie aufgerieben wurde« (VIII, 115), so daß sein Rückzugsweg nach Justinus durch Leichen und Aasvögel gekennzeichnet war (IV, 13).

Da den Griechen als scharfsinnigen Beobachtern die Rolle der Fliege beim Verwesungsprozeß nicht entging, empfanden sie diese Insektenart als unrein. Der Dämon der Verwesung, Euromynus, hatte daher die Gestalt einer Aasfliege.[17]

»Voll Kummer bin ich besorgt«, klagt Achilleus, »daß sich Fliegen in die Wunden des tapferen Patroklos setzen, darinnen Gewürm erzeugen und den Leichnam entstellen, daß er ganz in Verwesung hinsinkt.«[18]

Wie groß muß die Fliegenplage gewesen sein, wenn Homer, um das Kampfgetümmel zu charakterisieren, sich ihres Vergleiches bedient:

»So umschwärmten den Toten die Krieger, wie Fliegen im Stalle rings die Satten voll Milch zur Zeit des steigenden Frühlings summend umfliegen, wenn triefend die Milch die Gefäße befeuchten.«[19]

Die Griechen sollen einem besonderen Fliegengott, Zeus apomyios, einen Altar in Olympia errichtet haben, damit er die Feste von den durch Fliegen verursachten Seuchen bewahren möge. Ähnliches berichtet Plinius von den Eleern:

»Die Bewohner von Elea (Magna Graecia) rufen ihren Gott Myagros (= Fliegenfänger) an, wenn die Menge der Fliegen Seuchen bringt.«[20]

Doch all das war Volksglaube, der von den Ärzten unbeachtet blieb, zumal er mit ihrer Humoraltheorie nicht in Einklang zu bringen war.

Trotz der verhältnismäßig spärlichen Angaben über infektiöse Darmkrankheiten in der Antike sprechen verschiedene Indizien für ihr häufiges Vorkommen. Im ersten Buch der hippokratischen »Epidemien« erwähnt der Wanderarzt, der seit 434 v. Chr. vorübergehend auf der Insel Thasos wirkte, daß es dort im Sommer und Herbst des zweiten Beobachtungsjahrs viele »dysenterieartige Leiden gab, mit Afterzwang und häufigen dünnen, rohen und beißenden Ausleerungen«. Auch in den übrigen Büchern der hippokratischen »Epidemien« werden wiederholt Krankheitsfälle von Dysenterie geschildert:

»Der Sohn des Eratolaos erkrankte um die Herbsttagundnachtgleiche an Dysenterie; auch Fieber hatte ihn ergriffen. Die Darmentleerungen waren gallig dünn, reichlich und ziemlich blutig, die Bauchschmerzen heftig. Er bekam Molken und gekochte Milch zu trinken, dabei wurden die Schmerzen und der Blutabgang mäßiger, aber die galligen Ausleerungen hielten an und auch der häufige Stuhldrang ... Das Fieber schien nach den ersten fünf oder sechs Krankheitstagen abgeklungen zu sein ... Er empfand Durst und litt an Schlaflosigkeit ... Er hatte keinen Appetit und nur mit Zwang nahm er Nahrung an. Das Verhalten des Fiebers und Durstes blieb unverändert. Dabei kam es zu einer besonderen Art von Vergeßlichkeit; er fragte nach einer Sache und stellte nach einer Weile dieselbe Frage mit den gleichen Worten, als hätte er vorher nichts gefragt ...[21]

Er war äußerst abgemagert und entkräftet; zum Aufstehen war er nicht fähig, auch dann nicht, wenn ein anderer ihm half. Man ließ ihn abgekochte Eselinnenmilch trinken, etwa neun kleine attische Becher (2 $^1/_2$ Liter) in zwei Tagen; die Ausscheidung wurde stark gallig, die Schmerzen ließen nach und er bekam Verlangen nach Speise.«[22] (Epidemien VII, 3)

Zugleich werden in den hippokratischen Schriften Krankengeschichten beschrieben, die mit großer Wahrscheinlichkeit Fälle von Typhus abdominalis erkennen lassen. Dazu gehört z. B. der Fall 10 »von 14 Krankengeschichten« im ersten Buch der »Epidemien«:

»Den Klazomenier, der am Brunnen des Phrynichides wohnte, befiel Fieber. Er hatte von Anfang an Schmerzen im Kopfe und in der Lendengegend; Schwerhörigkeit und Schlaflosigkeit traten auf, das Fieber wurde heftiger, das Hypochondrium schwoll an (Milz- oder Leberschwellung), doch war die Geschwulst nicht allzu groß; Spannung, trockene Zunge. Am vierten Tage kam es während der Nacht zu Delirien. Am fünften Tage hatte er Schmerzen, am sechsten verschlimmerte sich alles, gegen den elften Tag ließ die Krankheit ein wenig nach. Zum vierzehnten Tage gingen beträchtliche, dünne, mit Wasser und Galle vermischte Darmentleerungen ab. Danach trat Verstopfung ein, der Urin hatte eine günstige Färbung und floß reichlich, auch enthielt er zerteilte Wolken und lieferte keinen Bodensatz. Am zwanzigsten Tag trat die Krisis ohne Fieber ein, er schwitzte nicht und war bei voller Besinnung. Am vierzigsten Tag hatte er Schmerzen im rechten Auge, die Sehkraft desselben war geschwächt. Die Krankheit verging.«[23]

Die Behandlung beschränkte sich in erster Linie auf eine zweckmäßige »Diät«. Bei fiebernden Kranken, besonders am Anfang, solange der Verlauf noch unklar war, begnügte man sich mit einer leichten Kost, um die Kräfte des Patienten möglichst aufrechtzuerhalten. Von da datiert auch die berühmt gewordene hippokratische »Ptisane«, eine Art Gerstenschleimsuppe. Gern verabreichte man auch erfrischende und kühlende Getränke, wie Honigmet, Wein und Milch. Dieses besondere mehrwöchige Dauerfieber, »pyretos syneches« des Hippokrates oder »febris lenta« des Celsus (III 9), blieb in der Folgezeit den byzantinischen und arabischen Ärzten gut bekannt und tauchte im Mittelalter als »febris continua« oder auch als »synochos« auf. Es blieb immer deutlich getrennt von den ebenfalls anhaltenden, aber plötzlich einsetzenden und rasch ablaufenden Brennfiebern, »kausos« des Hippokrates bzw. »febris ardens« des Celsus (III,7), hinter denen sich Fleckfieber und Rückfallfieber verbargen.[24]

Das Wort »Typhos« (= Rauch, Dunst) bezog sich bei den Hippokratikern zunächst nur auf ein Symptom. Er bezeichnete ursprünglich einen fieberhaften, mit Bewußtseinstrübungen und Benommenheit einhergehenden Zustand (»status typhosus«) bei Krankheiten verschiedener Art.[25] Man hat sich oft darüber gewundert, daß die Antike keine Differentialdiagnose der akuten Exantheme und überhaupt keine Beschreibung von ihnen anstrebte. Aber für den humoralpathologisch eingestellten Arzt, der die eigentliche Krankheitsursache in der fehlerhaften Säftemischung vermutete, galten Hauterscheinungen nur als oberflächliche Nebensymptome. Auch in dem zitierten zehnten Fall aus dem ersten Buch der hippokratischen »Epidemien« werden die für Typhus so charakteristischen Roseolen nicht erwähnt. Aufgrund der humoralpathologischen Vorstellungen galten Hautausschläge als Symptome einer Störung innerhalb der Säftemischung. Schon die griechischen und lateinischen Termini für Hautausschlag wie »Exanthem« (von ex = aus, anthos = die Blume, d. h. »die Blume, die nach außen blüht«) oder »Effloreszenz« (von efflorescere = hervorblühen, d. h. »Hautblüte«) lassen die vermuteten inneren Ursachen erkennen. In diesem Sinn sah bereits die hippokratische Schrift »Über Leiden« in verschiedenen Hautausschlägen weniger Krankheiten als vielmehr lästige Zustände, die bei Krankheitsbeschreibungen nicht erwähnt werden (Kap. 35).

Die unzulängliche Abfallbeseitigung und die daraus resultierende Fliegenplage und Grundwasserverseuchung bewirkte in Athen während des Peloponnesischen Krieges und des plötzlichen Zustroms von Flüchtlingen im Rahmen der Attischen Seuche neben Fleckfieber und Pocken ein gleichzeitiges Auflodern von infektiösen Darmkrankheiten. Dafür spricht folgende Passage aus der Seuchenschilderung des Thukydides:

> »Andere aber, die vorläufig der Gefahr entgangen waren, starben erst, wenn die Krankheit in den Unterleib hinabstieg und hier heftige Verschwärungen der Gedärme mit unstillbaren Durchfällen verursachte.«[26]

Von »edler Einfalt und stiller Größe« war im Alltag der griechischen Polis kaum etwas zu spüren. »Nur die Wohnungen der Götter, nicht die der Menschen waren prächtig«, heißt es bei Plutarch. Da man aber nur die Tempel und öffentlichen Bauten aus dauerhaftem Marmor und Stein errichtete, während für Privathäuser vergängliche Baustoffe (getrocknete Lehmziegel und Fachwerk) benutzt wurden, blieb von diesen nichts erhalten. Ein ungefähres Bild über den griechischen Alltag und damit über die damalige Städtehygiene können wir uns anhand von Vasenmalereien und aus den derb-realistischen aristophanischen Komödien bilden. Hinzu kommen noch städtehygienische Passagen in den Werken der Hippokratiker und aus den Schriften von Platon und Aristoteles. In Wirklichkeit bestand selbst das perikleische Athen rings um die Akropolis (die Fluchtburg) aus einem unübersichtlichen, planlos gewachsenen Straßengewirr ohne ausreichende Wasserversorgung und Abfallbeseitigung. Hatten doch die Athener sogar nach dem Persereinfall ihre niedergebrannten Wohnquartiere in überstürzter Hast genauso bescheiden, eng und winklig wieder aufgebaut, wie sie vorher waren, da Themistokles den zurückgekehrten Massen so schnell wie möglich ein Dach über dem Kopf schaffen wollte.[27] Infolge des milden Klimas spielte sich fast das ganze Leben unter freiem Himmel ab, und die Männer, die den größten Teil des Tages auf der Agora und in der Palästra verbrachten, suchten das Haus fast nur zum Abendessen und zum Schlafen auf. Tagsüber hielten sich in den Häusern nur Frauen, Sklaven und Handwerker auf. Auf behagliche oder gar elegante Wohnungen legte man daher noch keinen Wert. Die hygienischen Zustände waren alles andere als ideal, zumal die meisten Häuser neben den Abtritten (alphedron) auch noch Stallungen samt Dunggruben enthielten, was die vielen Klagen über Geruchsbelästigung verständlich machte. Waren es doch außer der Agora nur die Hauptstraßen, die unter der Aufsicht von städtischen Beamten (»Astynomoi«)[28] standen und von privaten Abfuhrunternehmern, den »Kotsammlern« (»Koprologoi«), gesäubert wurden.[29] Mit unüberbietbarer Drastik hat Aristophanes inmitten des Peloponnesischen Krieges die sanitären Mißstände in Athen gegeißelt, die im wahrsten Sinne des Wortes »zum Himmel gestunken« haben. So wünscht sich z. B. in seiner Komödie »Friede« jemand »eine Nase ohne Löcher«, und der Winzer Trygaion, der auf einem riesigen Mistkäfer »zum Himmel reitet« (um »gegen den Willen der Waffenhändler und Demagogen« die Friedensgöttin zu befreien), befürchtet noch hoch oben über dem Häusermeer von Athen durch die aus Kloaken und Ställen emporsteigenden üblen Ausdünstungen die Besinnung zu verlieren und abzustürzen, weshalb er in seinem grotesken Monolog einen Wunsch äußert, den alle »Astynomoi« Athens nicht hätten erfüllen können:

»Windstille gebiete den Bürgern und heiß
sie vermauern die Löcher und Gruben voll Mist,
abdichten mit Ziegeln Kloaken und Ställ!
Und ihre eigenen Windlöcher zu verstopfen …«

Zu seinem »Käferroß« (Skarabäus) gewendet:

»Was gibt's? Brr, brr! Was drehst du den Kopf
und schnüffelst hinab nach den Schitgäßchen dort.
Deine Nas' wend' ab von dem dampfenden Dreck
und entsage für heute der alltäglichen Kost!«

Hinunterdeutend:

> *»He Mann ... der du deinen Darm beim Dirnenquartier*
> *am Piräus entleerst, halt! Halt! Scharr's zu*
> *und schäufle darauf 'ne Handvoll Sand*
> *und pflanze Lavendel und Thymian drauf*
> *und begieß es mit Narden; denn stürz ich hinab*
> *und brech' den Hals, wird das Schitvolk*
> *von Chios um fünf Talente bestraft*
> *für die scheußliche Schuld deines Darmes!«*[30]

Die schmalen, winkligen Nebengassen blieben nach wie vor schmutzig. Erklang der gefürchtete Ruf: »Aus dem Wege!«, so mußten sich die Passanten in acht nehmen, da jemand im Begriff war, Unflat auf die Straße zu entleeren. Man genierte sich auch nicht, seine Bedürfnisse auf offener Straße, sogar in den Tempelhöfen, zu verrichten.[31] Und da es noch kein Papier gab, dienten zur Reinigung allgemein flache Steinchen von verschiedener Größe (Aristophanes, Plutos, 817f.), die man gewöhnlich in kleinen Säckchen mit sich trug, oder Tonscherben (»ostraka«).[32] »Wenn man auf der Straße einen Stein aufhebt«, heißt es bei Aristophanes, »um einen kläffenden Hund zu verscheuchen, lauft man Gefahr, sich die Finger mit Exkrementen zu besudeln.« (Thesmophoriazusai, 485; Pax 99; Acharnes 1170) Da man weder Seife noch Gabeln kannte, sondern die meisten Speisen mit den Fingern zum Mund führte, bildeten die »Krankheiten der schmutzigen Hände« (Typhus und Ruhr) endemische Übel. Eine weitere unhygienische Gepflogenheit war die Sitte, beim Verlassen des Hauses eine Handvoll kleiner Münzen in den Mund zu stecken, wobei »die Backentaschen gewissermaßen als Geldbeutel dienten«. So verschluckt z. B. in einer Komödie des Menander (zum Gaudium des Publikums) ein geohrfeigter Geizhals vor Schreck eine Handvoll Drachmen, die er in der betroffenen Backentasche hatte. Auch der antike Totenbrauch, dem Verstorbenen einen Obolus in den Mund zu stekken, damit er Charon in der Unterwelt die Fahrt über den Acheron entgelten könne, war nur die Ritualisierung dieser unhygienischen Sitte des griechischen Alltags.

Die Angst vor der Brunnenvergiftung, wie sie Thukydides anläßlich der attischen Seuche schildert, dürfte in Griechenland schon älteren Datums gewesen sein. Um drohendes Unheil auf magische Weise bannen oder abwehren zu können, wurden Brunnen und wasserspendende Röhrenfassungen mit apotrophäischen Figuren, wie z. B. Gorgonen- oder Löwenköpfen, verziert, als ob man geahnt hätte, welche Gefahren von Seiten des Trinkwassers drohen können. Auch von den Hippokratikern wurde bei der Ortswahl

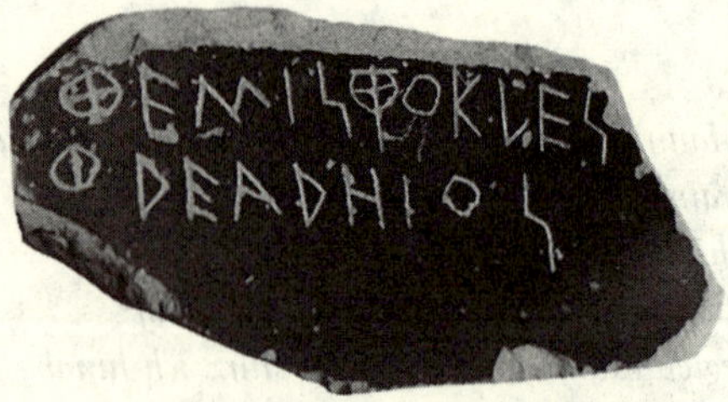

Eine Tonscherbe, griechisch: »Ostrakon«, mit dem Namen des Themistokles. Nationalmuseum Athen. Das Ostrakon diente in einer papierlosen Zeit zwei völlig verschiedenen Zwecken, für die man heute Papier benutzt. Größere Scherben dienten als »Stimmzettel«, zur Verbannung politisch unliebsamer Mitbürger, kleinere Scherben für die Reinigung des Afters nach erfolgter Darmentleerung. »Wenn man über eine solche Tonscheibe ein wenig nachdenkt, so kann man aus ihr eine ganze Geschichtsphilosophie schöpfen«, meinte Friedell.

zur Neugründung von Städten, wie in der geoepidemiologischen Schrift »Über Luft, Wasser und Ortslage« (»Peri aëron, hydaton, topon«), der Wasserqualität eine besondere Bedeutung beigemessen.

Auch Platon (427–347 v. Chr.) und sein Schüler Aristoteles (384–322 v. Chr.) bewiesen ein hohes Verständnis für die Bedeutung der Hygiene. Ihr Interesse, das weit über das Maß persönlicher Fürsorge hinausging, konzentrierte sich auf kommunale, städtehygienische Einrichtungen und Maßnahmen, wie z. B. die Gewinnung und Überwachung von Trink- und Gebrauchswasser. In einem Gebirgsland, wo Flüsse und Bäche im Sommer zum großen Teil versiegen, wo aber auch Rinnsale durch Wolkenbrüche zu reißenden Wildbächen anschwellen, Straßen zerstören, Bäume entwurzeln und ganze Verkehrstäler unter Wasser setzen, war das Problem der Trinkwasserversorgung mit dem Problem der künstlichen Bewässerung eng verbunden:

> »Die Landaufseher haben dafür zu sorgen, daß das Regenwasser dem Lande keinen Schaden zufügt, sondern bei seinem Herabströmen von den Höhen in die tiefen Bergtäler Nutzen gewährt, weshalb man die Abflüsse mit Dämmen einengen soll, damit das Wasser über angelegte Graben auch den trockensten Gegenden zugeleitet werden kann.« (Platon, Gesetze, VIII, 9)

Was Platon hier zur Regelung der Wasserwirtschaft empfiehlt, ist der Bau von Talsperren und Staubecken, die in einem Land, wo man vielfach auf den Genuß von Regenwasser angewiesen war, auch eine wichtige Voraussetzung für die Speicherung von Trinkwasser in Zisternen darstellten. An einer anderen Stelle der gleichen Schrift fordert er sogar:

»Man setze Stadtaufseher ein, die endlich auch für die Reinlichkeit der Polis und der Straßen Sorge tragen … sowie auch dafür, daß die Wasservorräte in hinreichender Menge in die Zisternen gelangen und sich darin rein erhalten.«

Ähnlich sind auch die städtehygienischen Überlegungen des Aristoteles. Sie erinnern an Stellen der hippokratischen Schrift »Über Luft, Wasser und Ortslage«:

»Das, was wir am meisten und am häufigsten für den Körper benötigen, hat auch den größten Einfluß auf die Gesundheit. Es sind das vor allem Luft und Wasser. Das Notwendigste für eine Stadt ist eine gesunde Lage. Wasser und Quellen müssen in nötiger Menge, womöglich in der Stadt selbst, vorhanden sein. Ist dies nicht der Fall, so sind zahlreiche, große Zisternen zum Auffangen von Regenwasser anzulegen, so daß im Falle einer Absperrung vom Lande her während eines Krieges kein Mangel daran entsteht. Deshalb muß eine vorsorgliche Stadtverwaltung, wenn nicht alle Wasservorräte gleich gut und nicht genügend geeignete Quellen vorhanden sind, zwischen dem zum Genuß und dem zu anderen Zwecken bestimmten Wasser einen Unterschied machen.« (Aristoteles, De re publica, VII, 11)

Aufgrund der Erfahrungen, die man während des Peloponnesischen Krieges, vor allem im belagerten Athen, gesammelt hatte, wird hier zum erstenmal eine klare Unterscheidung zwischen Trink- und Brauchwasser gefordert.

Die Endemizität der infektiösen Darmkrankheiten ist primär ein urbanes Problem, das erst durch eine geregelte Abfallbeseitigung und Trinkwasserversorgung befriedigend gelöst werden kann, was sich auch am Beispiel des antiken Rom gut verdeutlichen läßt. Die Bodenspekulation, die die Bauern in der römischen Campagna an den Bettelstab gebracht hatte, machte auch vor der Stadt keinen Halt. Als nach dem Sieg über Hannibal der große Menschenstrom in die Metropole einsetzte, wuchs sie in die Höhe und nicht in die Breite. Der städtische Wohnboden war inzwischen ebenfalls zum Ausbeutungsobjekt geworden. Rom überzog sich mit Mietskasernen. Viele davon hatten 6–12 Stockwerke – mehr als in den schlimmsten Zeiten der Bodenspekulation des 19. Jahrhunderts in den europäischen Industriestädten. Die überfüllten Mietskasernen, in denen ein Großteil der Bevölkerung untergebracht war, bildeten gewaltige Wohnblöcke (»Häuservierecke«), die man »Insulae« nannte. Diese Bauwerke waren nicht nur überfüllt, schlecht gelüftet, ungeheizt, sondern auch ohne Anschluß an die Wasserleitung und Kanalisation. Der Dichter Martial erzählt (40–102), daß ein armer Schlukker zweihundert Stufen zu seiner Kammer hinaufzusteigen hatte. Die Kammern selbst waren in der Regel fensterlose Schlafstätten, so niedrig, daß man sich bücken mußte, um einzutreten. Nach Martial bildeten oft »ein Krug, eine Matte, eine Wanze, ein Haufen Stroh als Bettlager den einzigen Hausrat und eine kurze Toga den einzigen Schutz gegen Kälte«. Obwohl ein Teil der Bevölkerung am Tag die öffentlichen Bedürfnisanstalten in der Nachbarschaft benutzen konnte, stellten die Menschen ihren Unrat in zugedeckten Eimern (»Vasa obscoenae«) am Eingang ihrer überfüllten Mietshäuser auf, wo sie von Zeit zu Zeit von den »Mistpächtern« abgeholt wurden. Selbst bei pünktlicher Entleerung jeden Abend muß der üble Gestank, der diese Häuser erfüllte, unerträglich gewesen sein. Oft wurden die Fäkaleimer einfach in den Rinnstein entleert. Die Kanäle besaßen durchweg ein nur geringes Gefälle, so daß sich in ihnen bald Schlamm ablagerte, der infolge zunehmender Geruchsbelästigung in unregelmäßigen Zeitabständen beseitigt werden mußte. Diese Arbeiten wurden zur Zeit der Republik regelrecht verpachtet. Erst Kaiser Augustus übertrug diese Aufgabe samt der Straßensäuberung besonderen Aedilen, die zur Zeit Kaiser Hadrians (117–138) die Bezeichnung »Curatores cloacarum« erhielten. Obgleich man die Reinigungsarbeiten durch Kriegsgefangene und Sklaven ausführen ließ, erhob man für die regelmäßige Kanalsäuberung eine Sondersteuer, »Cloacarium« genannt. Da man durch die Stagnation des Kloakeninhalts die Bildung eines Miasmas befürchtete, wurden regelmäßig aus bestimmten Aquädukten größere Wassermengen zur Spülung eingeleitet.[33] Zeitweilig war die Menge der in die Kloaken entleerten Unratstoffe aus den Häusern und öffentlichen Bedürfnisanstalten immens. Unter Kaiser Diokletian (284–305) gab es in Rom 144 öffentliche Bedürfnisanstalten, die mit Wasser

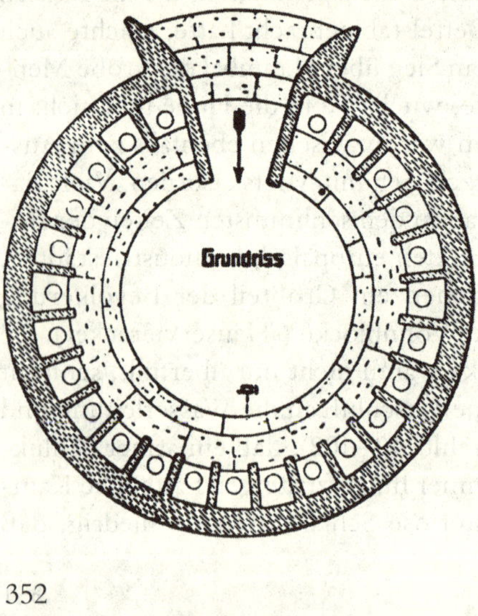

Grundriß eine Abort-Gruppenanlage im Colosseum zu Rom, erbaut 78–82 n. Chr. Jede mit einem Kreis angedeutete Gruppenanlage bestand aus jeweils 12–20 Sitzen, so daß im selben Raum gleichzeitig ohne jegliches Schamgefühl 12–20 Personen (nebeneinander) ohne Scheidewand Platz nehmen konnten. Es war ein Ort für Klatsch und Tratsch.

gespült und in den Tiber entleert wurden, wodurch es zu argen Verschmutzungen des Stromes kam, was sich um so schlimmer auswirkte, da auch die Kloaken innerhalb des Stadtgebiets in den Tiber einmündeten.[34] Hinzu kam, daß bei Hochwasser der Kloakeninhalt zurückgestaut wurde.

Doch selbst Einrichtungen, die der Reinigung galten, waren oft mit Infektionsgefahren verbunden. So wurde z. B. zum Wäschewaschen, insbesondere für die ärmere Bevölkerung und die Legionäre, da man im alten Rom noch keine Seife kannte, Urin benutzt, wobei es zu einer Auflösung des speckigen Schmutzes durch Ammoniak kam. Der Waschvorgang wurde, wie erhaltene Abbildungen aus Pompeji zeigen, in Trögen oder großen Bottichen durch Stampfen der Wäsche mit bloßen Füßen von Männern vorgenommen, die einer besonderen Gilde, den »Fullonen«, angehörten. Um den nötigen Urinvorrat zu erhalten, stellten diese an die Straßenecke große irdene Töpfe, die sie abholten, wenn sie von den Vorübergehenden gefüllt waren. Da der Haushalt des kaiserlichen Hofes immer kostspieliger wurde, belegte Kaiser Vespasianus (69–79) auch die Gilde der Fullonen mit einer Sonderabgabe: der Urinsteuer. Als ihm sein Sohn Titus deswegen Vorhaltungen machte, hielt ihm Vespasianus eine durch Urinsteuer vereinnahmte Münze unter die Nase und sprach die berühmt gewordenen Worte: »Non olet!« (Es stinkt nicht). Trotz dieser Möglichkeiten wurden die Straßen immer wieder mit Exkrementen besudelt. So lautet z. B. eine Wandinschrift in Pompeji, mit der man sich die Verunreinigungen der Straßenecken verbat: »Cacator cave malum! Aut si contempseris, habeas Jovem iratum!« (»Kacker, hüte Dich, beim Zorne Jupiters!«)

Bereits während des Römischen Kaiserreichs hielt man den Sommeraufenthalt in Rom für gefährlich, wie einem Brief von Horaz (65–8 v. Chr.) an Maecenas zu entnehmen ist. Darin bittet der Dichter seinen Gönner um Verlängerung seines Landurlaubs, damit er so lange von Rom wegbleiben dürfe, als die Sommerhitze am größten ist: »Wenn die ersten Feigen reifen und die Gesichter von Fieber erbleichen, der Designator (Chef des Pompes funèbres) mit seinen schwarzen Gehilfen stark beschäftigt und die Entsiegelung von Testamenten an der Tagesordnung sei.« Bestimmt war an den Sommer- und Herbstfiebern nicht nur die Malaria schuld, wofür schon die Erwähnung der reifenden Feigen spricht, infolge der unsauberen Pflückerhände und der sie scharenweise aufsuchenden Fliegen auch heute noch in der Levante oft mit Ruhr-, Typhus- oder Salmonellakeimen infiziert sind.

Infektiöse Darmkrankheiten dürften auch bei den zahlreichen Kriegszügen der Römer eine verhängnisvolle Rolle gespielt haben.[35] So lassen uns die Ausführungen Cäsars in seinem »De bello gallico« mit Sicherheit auf das wiederholte Auftreten solcher Lagerseuchen schließen. Wie hoch die Zahl der Kranken bei den gelegentlich eingeschlossenen Römern sein mußte, kann man aus einer Andeutung Cäsars schließen, die sich auf den germanischen Angriff gegen das von dem Legaten Quintus Cicero (Bruder des großen Redners) gehaltene Lager in Aduatuca bezieht: »Im Lager befanden sich auch etliche Kranke der Legionen, die Caesar dort zurückgelassen hatte. Von ihnen rückten etwa 300 (!), die in den letzten sieben Tagen wieder gesund geworden waren, mit den Getreideholern aus.«[36]

Auch während des Entscheidungskampfs gegen Pompeius in Griechenland im Jahr 48 v. Chr. dürften die bei Dyrrhachion (Durazzo) eingeschlossenen Truppen des letzteren durch Ruhr um Tausende dezimiert worden sein (De bello civili III, 44 und 47).

Celsus (25 v. Chr.–50 n. Chr.), der selbst kein Arzt, sondern Latifundienbesitzer war, verfaßte eine große, achtbändige medizinische Enzyklopädie (»De medicina«). Neben Durchfällen (Diarrhoen) und Brechdurchfällen (Cholera) spricht er im fünfzehnten Kapitel des IV. Buches (»De torminibus«) von der Ruhr, die er im Gegensatz zu dem griechischen Terminus »Dysenteria« mit der in Rom üblichen Bezeichnung »Tormina« nennt. Mit der Umschreibung »Difficultates intestinorum« weist er auf die Vielfältigkeit des Leidens hin, dessen Ursache je nach der Beschaffenheit der Darmausscheidungen zunächst im Überwiegen einer der Kardinalsäfte gesucht wurde.

»Die Därme«, schreibt er, »gehen hierbei inwendig in Verschwärung über, und sie entleeren Blut, welches bald mit flüssigem Kot, bald mit schleimartigen Stoffen, ausgeschieden wird. Bisweilen gehen zugleich einige fleischartige Stücke mit ab (»carnosa descendunt«). Es ist häufiger Drang zum Stuhlgang nebst Schmerz im After vorhanden und unter eben diesen Schmerzen wird nur ganz wenig Stuhlgang entleert …«

Aretaios von Kappadokien (40–100 n. Chr.) hat in seinem klar gegliederten Lehrbuch über Ätiologie, Symptome und Therapie von akuten und chronischen Krankheiten in ionischem Dialekt eine Reihe von ausgezeichneten Krankheitsbeschreibungen hinterlassen, darunter auch eine der Dysenterie. Darin bezeichnet er bereits die Dickdarmgeschwüre als das Charakteristikum des Leidens:

> »Bei tiefern Geschwüren im untern Theil der Därme gehen dicke mit Schleim gemischte Blut-Coagula und fleischähnliche kleine Fetzen ab, die wie vom Darm abgeschabt erscheinen; bisweilen finden sich unter den Ausleerungen ganze Darmstückchen. Auch werden weiße, dicke, schleimige Massen ausgeleert, die von etwas Flüssigkeit umgeben sind. Diese Stoffe kommen aus dem Mastdarm. Mitunter gehen auch schleimige, kleine, rundliche Massen ab, die den Kranken nöthigen, öfter zum Leibstuhle zu gehen … Dabei geht aber immer nur wenig ab. Man nennt diesen Zustand: Tenesmus … Die flüssigen Stoffe gehen völlig ohne Wissen und Willen des Kranken ab. Bisweilen löst

sich auch ein langes zusammenhängendes Stück Schleimhaut von dem Aussehen gesunden Darmes ab, was dann beim Abgange vielen, welche die Sache nicht kennen, die Furcht einjagt, daß es ein Stück Darm sei ... Die Krankheit entsteht am häufigsten im Sommer, dann im Herbst, weniger leicht im Frühling, am seltensten im Winter ...«[37]

Der etwas jüngere Archigenes von Apameia (54–117), ein Zeitgenosse des Trajan, definierte die Ruhr als »exulceratio intestinorum serpendo depascens« (»allmähliches Abfressen der Eingeweide«).[38]

Mittelalter

Unter dem Einfluß des Christentums hatte sich die Behandlung von Kranken wieder auf das beschränkt, was das Wort ursprünglich bedeutete – das Handauflegen. Aus jener Zeit wird in der Apostelgeschichte in Zusammenhang mit der Errettung des Paulus nach einem Schiffbruch von einem Ruhrfall auf der Insel Melita (Malta) berichtet:

»Der Vater des Publius lag gerade mit Fieber und Ruhr im Bett. Paulus ging zu ihm hinein und betete; dann legte er ihm die Hände auf und heilte ihn.« (Apg 28,8)

Nachdem das Christentum unter Kaiser Konstantin zur Staatsreligion geworden war, kam es zwischen den Bischöfen verschiedener Großstädte zu erbitterten Streitigkeiten über die Auslegung bestimmter Glaubenssätze. So behaupteten die einen, Gottvater und Sohn seien wesensgleich (»homousion«). Arius, der Presbyter (Vorsteher der christlichen Gemeinde) von Alexandrien, vertrat dagegen die Meinung, daß Gottvater und Sohn wesensähnlich (homo-i-usion) seien. Das hielten die meisten für Ketzerei. Kaiser Konstantin, der nicht getauft war, nahm mit Befremden wahr, daß die Christen, die während der Verfolgungszeit einig waren, nun, da sie am Staatswesen teilnehmen sollten, sich wegen eines Jota (i) gegenseitig beschimpften und anfeindeten. Da er mit dem Christentum sein Reich zu konsolidieren hoffte, ließ er 325 ein Konzil nach Nicäa einberufen, bei dem er auf einem goldenen Thron präsidierte. Eusebius berichtet, wie es zu einem furchtbaren Tumult kam, als der alte Arius aufstand, um zu sprechen. Ein Bischof schlug ihm mit der Faust ins Gesicht, andere bespuckten ihn oder rannten mit den Fingern in den Ohren aus dem Saal, um seine Ketzerei nicht zu hören. Als Arius im Jahr 336 schließlich an einer schweren Ruhr erkrankte und mit gewaltigem Mastdarmvorfall (»prolapsus recti«) in einer Bedürfnisanstalt zu Konstantinopel verblutete, wurde das von seinen Gegnern als eine »sattsam verdiente und gebührend demütigende Strafe Gottes«

gedeutet.[39] Bei der Ruhr mit ihren häufigen Stuhlzwängen (bis zu 50 an einem Tag) kann es zum Mastdarmvorfall kommen, zu einer Komplikation, von der meist ältere Patienten betroffen werden. In abergläubischen Zeiten wurden solche Fälle nicht selten als Strafe Gottes interpretiert.[40]

Das frühe Christentum, das vor allem auf das Heil der Seele bedacht war, stand der Körperpflege sehr reserviert gegenüber, da man durch sie eine Beeinträchtigung des Seelenheils befürchtete.[41] Bereits das Händewaschen vor dem Essen galt als jüdische Sitte und war praktisch suspekt. Versuchten doch die Evangelisten die sprichwörtliche Reinlichkeit der Pharisäer als eine Facette ihrer Heuchelei zu deuten, mit der sie angeblich nur den äußerlichen Schein wahren wollten. So heißt es z. B. im Markusevangelium:

> »Die Pharisäer und einige Schriftgelehrte, die aus Jerusalem gekommen waren, hielten sich bei Jesus auf. Sie sahen, daß einige seiner Jünger ihr Brot mit unreinen, das heißt mit ungewaschenen Händen aßen. Die Pharisäer essen nämlich wie alle Juden nur, wenn sie vorher mit einer Handvoll Wasser die Hände gewaschen haben, wie es die Überlieferung der Alten vorschreibt. Auch wenn sie vom Markt kommen, essen sie nicht, ohne sich vorher zu waschen. Noch viele andere überlieferte Vorschriften halten sie ein, wie das Abspülen von Bechern, Krügen und Kesseln.« (Mk 7,1–4, vgl. Mt 15,1–20)[42]

Auch im Lukasevangelium gibt es eine ähnliche Stelle, wo besonders das sorgfältige Säubern des Eßgeschirrs bei den Juden getadelt wird. Sie lautet:

> »Nach dieser Rede lud ein Pharisäer Jesus zum Essen ein. Jesus ging zu ihm und setzte sich zu Tisch. Als der Pharisäer sah, daß er sich vor dem Essen nicht die Hände wusch, war er verwundert. Da sagte der Herr zu ihm: O ihr Pharisäer! Ihr haltet zwar Becher und Teller außen sauber, innen aber seid ihr voll Raubgier und Bosheit. Ihr Unverständigen! Hat nicht der, der das Äußere schuf, auch das Innere geschaffen?« (LK 11,37–40; vgl. Mt 23,25–26)[43]

Die infektiösen Darmkrankheiten, bei denen es sich vor allem um »Krankheiten der schmutzigen Hände« handelt, hatten infolge solcher Einstellungen in den folgenden Jahrhunderten im Seuchengeschehen des Abendlands bei den damaligen Eßgepflogenheiten eine wichtige Rolle gespielt. Auf Heiligenbildern (bis etwa 1600), die das letzte Abendmahl oder die Hochzeit zu Kana oder Jesus bei den Jüngern zu Emmaus zeigen, sehen wir auf dem Tisch weder Gabeln noch Löffel. Auf die Frage seiner Jünger – beim letzten Abendmahl –, wer ihn verraten wird, antwortete Jesus:

»Der, der die Hand mit mir in die Schüssel getaucht hat, wird mich verraten.« (Mt 26,23). Dieses gemeinsame In-die-Schüssel-Tauchen der Hände

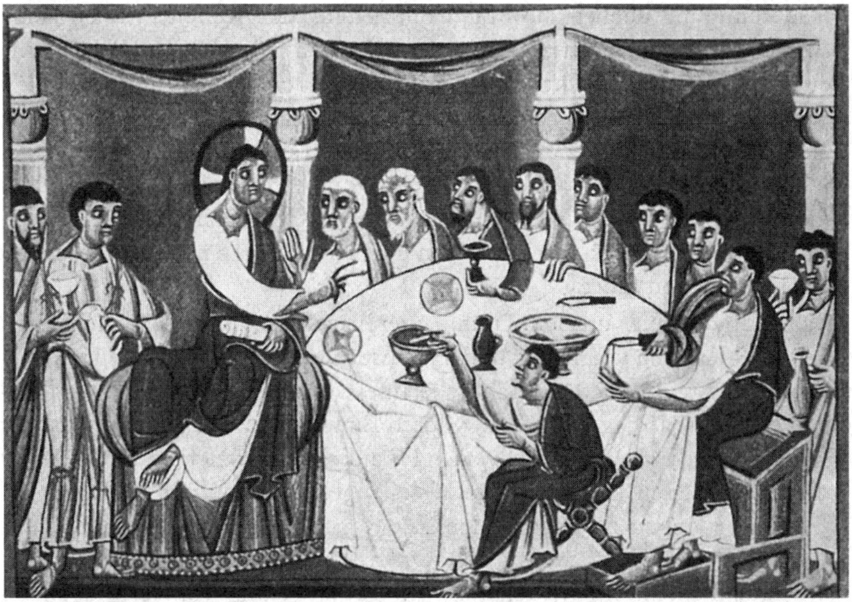

Letztes Abendmahl (Reichenauer Buchillustration), 10. oder 11. Jahrhundert. Die Eßsitten des Mittelalters, bei denen man nur Messer, die – ungewaschene – Hand und ein gemeinsames Trinkgefäß benutzte, veränderten sich auch in den nachfolgenden Zeiten nicht. Sogar bei Hof pflegte man noch im 17. Jahrhundert statt der Gabel sich oft der Finger zu bedienen.

wird nur durch das Fehlen von Löffel und Gabel bei Mahlzeiten verständlich. Man bediente sich bis in das 17. Jahrhundert der Finger, was in vornehmen Kreisen das Herumtragen von Waschbecken und Handtuch unerläßlich machte.

Die Ruhr verbreitete auch in den stürmischen Zeiten der Völkerwanderung wieder als Kriegsseuche Angst und Schrecken. So berichtet Prokopius (Gotenkrieg II, 25), daß im Jahr 539 das Frankenheer in Italien unter Theodebert ein Drittel seines Bestands durch tödliche Durchfälle verloren habe. Nach Agathias (II, 4) traten bei den Alemannen in Italien 553 ebenfalls viele Todesfälle nach Diarrhöen auf.[44] Bei den Franken waren zur Zeit der Merowinger (481–751) die medizinischen Verhältnisse besonders trostlos. Die Ärzte besaßen wenig Ansehen. Im Jahr 571 trat im Frankenreich – nach Gregor von Tours – die Ruhr in solchem Ausmaß auf, daß zehn oder mehr Tote in einem Grab beerdigt werden mußten.[45]

Im 9. Jahrhundert begann sich in den Mittelmeerländern von Spanien aus die von arabischen Alchimisten übernommene Kunst des Seifensiedens zu verbreiten. Seit dem späten 9. Jahrhundert war Marseille ein wichtiges Zentrum der Seifenfabrikation. Doch trotz der Möglichkeit einer wirksameren

Händereinigung blieben die Eßgewohnheiten auch weiterhin noch lange primitiv. Bei solchen Sitten infizierten sich auch hochgestellte Persönlichkeiten. So soll Kaiser Otto I. im Jahr 973 an der Ruhr gestorben sein.[46] Kennzeichnend für das verbissene Festhalten an traditionellen Eßgepflogenheiten ist die Empörung des Pietro Damiani, Kardinal-Bischof von Ostia, im Jahr 1060 über die Gattin des Dogen Domenico Silvio, eine byzantinische Prinzessin, weil sie in ihrer »vermessenen Überheblichkeit« das Essen – ein Geschenk Gottes – nicht mit den Fingern, sondern mit einer goldenen Gabel zum Mund führte.[47]

Doch abgesehen von den Tischmanieren gab es weitere Möglichkeiten der Verschleppung von Ruhr- und Typhuserregern. Allein die Weihwasserbecken aus Stein bildeten gefährliche Infektionsquellen, besonders an hohen Festtagen, da das Weihwasser durch Eintauchen vieler ungewaschener Hände schnell und leicht mit diversen Darmkeimen infiziert werden kann.[48]

Bei Kriegszügen, besonders wenn sie länger anhielten und es dabei größere Entfernungen zu überwinden galt, war die Zahl der durch Waffengewalt Gefallenen gegenüber den Opfern hygienischer Mißstände verschwindend klein. Im Mittelalter – in Ermangelung von ferntragenden Feuerwaffen – ereigneten sich die Verwundungen fast nur im Nahkampf; so erscheint es erstaunlich, daß von den 730 000 Menschen, die unter Gottfried von Bouillon nach Palästina zogen, nur 50 000 Jerusalem erreichten.[49] Alle anderen waren unterwegs an Seuchen, Hunger und Strapazen zugrunde gegangen. Über solchen Menschenmassen, die, auf engstem Raum unter unhygienischen Bedingungen zusammengedrängt, ohne ausreichende Möglichkeit zur Beseitigung der Dejekte kampieren müssen, schwebt stets das Damoklesschwert der Ruhr. Auch nach der an Grausamkeiten kaum zu überbietenden Eroberung von Jerusalem wütete die Seuche weiter, da die Krieger sich gezwungen sahen, unsauberes Wasser zu trinken, das sie aus den Zisternen und dem Jordan schöpften, weil kein Wein mehr aufzutreiben war.[50]

Auch Franziskus von Assisi (1182–1226) war selbst im Heiligen Land, wo die Kreuzritter in jedem Brunnen Gift der Sarazenen witterten[51] und die nicht abreißen wollenden Epidemien vielfach auf vergiftetes Wasser zurückführten. Aus diesem Grund kommt in seinem »Sonnengesang« der Lobpreisung des »keuschen« Quellwassers eine besondere Bedeutung zu:

»Gepriesen seist du, mein Herr
für unsere Schwester, die Quelle;
sie ist sehr nützlich und demütig
und köstlich und keusch.«[52]

Um zu verdeutlichen, welche Rolle die Dysenterie im Zeitalter der Kreuzzüge gespielt haben muß, sei nur an drei berühmte Fürsten erinnert, in deren Leben die Krankheit entscheidend eingegriffen hat: König Amalrich I. von Jerusalem, Kaiser Friedrich II. und Ludwig der Heilige.[53]

König Amalrich I. von Jerusalem (1135–1174), der jahrelang recht geschickt die Gegensätze zwischen den Muslimen in Ägypten und Syrien auszunutzen verstand, befürchtete seit 1169, als der Wesir des syrischen Sultans Nur-ed-Din (1118–1174), der Kurde Saladin (1137–1193), das Kalifat der Fatimiden in Ägypten stürzte, eine Einkreisung seines Königreichs. Als Nur-ed-Din 1174 in Damaskus starb und einen minderjährigen Sohn hinterließ, erkannte Amalrich, daß er, eingekeilt zwischen zwei mohammedanischen Staaten, schnell handeln müsse, da der Saladin als Statthalter von Ägypten bald auch in Syrien die Macht an sich reißen würde. Er wollte ihm daher zuvorkommen und erwog mit seinen byzantinischen Verbündeten, die Hand auf das mohammedanische Syrien zu legen, erkrankte jedoch an einem fieberhaften Durchfall und starb am 11. Juli 1174,[54] womit das unglückliche Schicksal des fränkischen Syrien besiegelt war, da der dreizehnjährige Sohn Balduin (IV.) der »Aussätzige« trotz aller Tapferkeit – schon infolge seiner schweren Krankheit – dem genialen Saladin auf die Dauer nicht gewachsen sein konnte.[55]

Der Hohenstaufe Friedrich (1194–1250) war erst drei Jahre alt, als sein Vater, Kaiser Heinrich VI. (1165–1197), der eine Rebellion auf Sizilien niedergeschlagen hatte, plötzlich an Ruhr und Malaria erkrankte und im Alter von 32 Jahren starb.[56] Obwohl das kaiserliche Kind den Papst (Innozenz III.) zum Vormund hatte, wurde es am Hof zu Palermo nicht nur von Christen, sondern auch von Arabern und Juden unterrichtet, was nicht ohne Einfluß auf seine spätere Gesinnung bleiben sollte[57], die durch eine grundsätzliche skeptische Einstellung gekennzeichnet war. Das war auch der Grund, weshalb er als König den Kreuzzug immer weiter hinausschob, den er zur Rückgewinnung von Jerusalem dem Papst versprochen hatte. Als er sich endlich im Jahr 1227 in Brindisi zum fünften Kreuzzug eingeschifft hatte, brach in seinem Heer eine verheerende Ruhrepidemie aus, der auch hohe Würdenträger zum Opfer fielen, u. a. auch Landgraf Ludwig von Thüringen, der Ehemann der heiligen Elisabeth. Als selbst der Kaiser erkrankte, kehrte die Flotte unverrichteter Dinge zurück.[58] Da der Papst in der Erkrankung des Kaisers nur einen Vorwand vermutete, exkommunizierte er Friedrich, der kaum genesen nach Palästina fuhr, wo er sich mit dem ritterlichen Wesir des Sultans, der ebenso wie er ein hochgebildeter Skeptiker war, zu einem freundschaftlichen Gespräch zusammensetzte. Da er fließend arabisch sprach, gelang ihm nicht nur der Abschluß eines Handelsabkommens, sondern er erreichte auch die Überlassung von Jerusalem ohne einen Schwertstreich.

Am Höhepunkt seines Lebens erfüllten ihn die Untreue seines Kanzlers Petrus von Vinea und die Gefangennahme seines Lieblingssohns Enzio durch die Bologneser mit Schmerz und Bitterkeit. Immer häufiger suchte Friedrich in der von ihm so geliebten Falkenjagd Ablenkung von den Enttäuschungen der letzten Jahre und mußte dabei öfter als sonst die Hütten armer Bauern betreten, um mit einem Schluck Wasser oder Milch den Durst zu löschen. Bei einer solchen Gelegenheit dürfte er sich infiziert haben, denn er erkrankte während einer Jagd an blutigen Durchfällen. Man brachte ihn auf das nahe gelegene Kastell Fiorentino, das »Blumenschlößchen«, wo er nach wenigen Tagen, am 13. Dezember 1250, starb. Einer alten Prophezeiung zufolge sollte er »sub fiore« (»im Zeichen der Blume«) sterben. Dies war der Grund, weshalb er Florenz stets gemieden hatte; hoffte er doch so, dem Schicksal zu entgehen, das ihn nun dennoch überlistete.[59]

In einem zeitgenössischen Bericht von Guillelm Guiart wird der Entschluß des französischen Königs Ludwig IX. (1226–1270), »das Kreuz zu nehmen«, auf eine schwere dysenterische Erkrankung zurückgeführt.

> »Im Jahre 1244 erkrankte der Heilige Ludwig in der Nähe von Pontoise, in der Abtei Maubuissen, an einer grausamen, bitteren Krankheit, die man in den Büchern der Ärzte ›dissintère‹ nennt. Diese packte ihn so, daß er wie gestorben zu sein schien. Das um ihn versammelte Volk hielt ihn eine Stunde lang für tot. Aber Gott, der die Sünder begnadigt, gab ihm das Leben zurück, weshalb er alsbald unter Tränen und Furcht das Kreuz nahm und gelobte, er würde ins Heilige Land gehen.«

Bei dem siebenten Kreuzzug, den Ludwig der Heilige im Jahr 1248 unternahm und der ihn erst nach Zypern und dann nach Ägypten (Damiette) führte, starben viele Teilnehmer an Seuchen, vor allem an der Ruhr.[60] Über die Erkrankung Ludwigs IX. im belagerten Damiette berichtet sein Zeitgenosse Wilhelm von Saint-Pathus:

> »Von seiner ganzen Suite blieb niemand bei dem frommen König außer einem, der Isambart hieß, denn alle waren sie krank. Also kochte Isambart das Essen für ihn … Der König aber, dessen Gesichtsfarbe bleich und erloschen erschien, hatte Durchfall und war so mager, daß ihm die Knochen am Rücken spitz hervortraten. Isambart mußte ihn jedesmal tragen, wenn er seine Notdurft verrichtete … Dennoch sah er den König niemals gereizt oder ungeduldig. Wegen keiner Sache murrte er, sondern ertrug die Krankheit in aller Geduld und mit Sanftmut.«[61]

Nach seiner Genesung unternahm Ludwig im Jahr 1270 nochmals einen neuen (den achten) Kreuzzug, kam aber nicht weiter als bis nach Tunis. Schon kurze Zeit nach der am 18. Juli 1270 erfolgten Landung auf afrikanischem Boden wurde das pockenverseuchte Heer auch noch von der Ruhr ergriffen. Der König selbst fiel der Doppelinfektion am 5. August, sein Sohn, der Herzog von Nevers, am 25. August 1270 zum Opfer.

Da es bei Belagerungen sehr oft zu Epidemien kam, verfaßte bald nach dem Tod Ludwigs des Heiligen Arnold von Villanova (1238–1311), Leibarzt mehrerer Könige und Päpste, eine Schrift über Lagerhygiene (»De regimen castra sequentium«), in der er nicht nur vor einem Kampieren an sumpfigen Orten und dem Genuß eventuell vergifteten Quellwassers warnte, sondern auch eine sorgfältige Beseitigung der Abfälle und Exkremente forderte: »Damit das Heer von einer Epidemie bewahrt bleibt«, schreibt er, »ziehe man überall außerhalb der Lagergrenzen Furchen nach Art eines Festungsgrabens, in welche man alle Exkremente als auch die Kadaver gefallener Tiere werfen soll. Und wenn die Gräben halb voll gefüllt sind, schütte man sie mit Erde zu.«

Hinsichtlich des Trinkwassers empfahl er eine Filtration. Ähnliche Vorschriften findet man auch im »Regimen sanitatis salernitanum« (Kap. 29, 7), das Arnold in leicht einprägsame Reime faßte. Bei schlechtem Wasser wird dort eine Filtration durch Erde, eine Klärung durch Alaun und eine Geschmacksverbesserung durch Beimengung von Essig befürwortet.

Wurde eine Stadt für längere Zeit von einem Feind umzingelt, so befürchtete man bald, »im eigenen Unflath umzukommen«. Doch manchmal kam es noch schlimmer: Man katapultierte tonnenweise Jauchefässer über die Festungsmauern, in der Überzeugung, die so verursachte Luftverpestung könnte eine Epidemie heraufbeschwören und damit auch die Verteidiger in die Knie zwingen. So wurde im Jahr 1333 die Übergabe der Burg Schwanau im Elsaß durch die Berner und Straßburger dadurch erzwungen, daß sie zahllose Jauchetonnen in die Feste schleuderten.[62] Der Unrat verbreitete bei der Hitze »ein solches Miasma«, daß die Besatzung kapitulieren mußte. Auch bei der Belagerung der Burg Karlstein in Böhmen (1422) ließen die aufständischen Hussiten ganze 1800 Fässer mit Jauche über die Festungsmauern schleudern. Diesmal aber blieb die Wirkung aus, da man inzwischen gelernt hatte, die Jauche mit ungelöschtem Kalk unschädlich zu machen.[63]

In den islamischen Ländern war die epidemiologische Situation in bezug auf infektiöse Darmkrankheiten nicht viel günstiger als im christlichen Abendland. Der Islam fordert zwar die rituelle Waschung vor dem Gebet, doch handelt es sich dabei mehr um eine symbolische als seuchenprophylaktische Maßnahme. Die Vorschrift steht verzeichnet in der fünften Sure des Koran:

»O ihr Gläubigen, wenn ihr euer Gebet verrichten wollt, so wascht euch das Gesicht und die Hände bis zu den Ellbogen und reibt euren Kopf und die Füße bis zu den Knöcheln, und wenn ihr verunreinigt seid, so reinigt euch ganz; und wenn ihr krank oder auf Reisen seid oder einer von euch den Abtritt verläßt oder ihr Frauen berührt habt und kein Wasser findet, so nehmt reinen Sand und wascht Gesicht und Hände damit.«

Neben fast jeder Moschee befand sich seit jeher ein Gebäude, das als Bedürfnisanstalt diente. Man konnte es leicht erkennen an den Hunderten von Wasserkannen, die vor seinen Türen aufgereiht standen, deren die Gläubigen sich zur Reinigung bedienten. Es war empfohlen, erst noch einmal an diesen Ort zu gehen, bevor man sich zum Gottesdienst begab. Da die rituelle Waschung mit der bloßen Linken erfolgt, gilt diese Hand dem Muslim als unrein und wird weder zum Essen noch zur Begrüßung benutzt. Es ist klar, daß die Hände bei einer solchen Art von »Analtoilette« zu gefährlichen Infektionsträgern werden können. Die Ruhr spielte daher nicht nur in den medizinischen Büchern der Araber eine bedeutende Rolle.[64]

Es wirkt fast wie eine Ironie des Schicksals, daß ausgerechnet Avicenna (980–1037) einem Ruhrrezidiv zum Opfer fiel, ein Arzt, der die Symptome dieser Krankheit oft beschrieben und in seinen therapeutischen Anleitungen ausdrücklich darauf hingewiesen hatte, daß Diätfehler gefährliche Rückfälle verursachen können. Der erfolgreichen Kur des ruhrkranken Emirs von Hamadhân (Schem ed-Daula), dessen schmerzhafte Tenesmessen er durch Opiumgaben kupierte, hatte er sogar das Amt eines Wesirs zu verdanken. Nachdem ihn der Sohn seines einstigen Gönners einkerkern ließ, floh er nach Isfahan und mußte nun als Arzt am Feldzug seines neuen Herrn Ala ed-Daula gegen Hamadhân teilnehmen. Dabei zog er sich im Feldlager eine Ruhrinfektion zu. Aus Angst, daß ihn bei der zu erwartenden Niederlage diese lästige, mit großer Erschöpfung einhergehende Krankheit an der Flucht hindern könnte, wollte er unbedingt wieder gesund werden und ließ sich acht Einläufe an einem Tag geben. Durch diese Gewaltkur verschlimmerte sich das Leiden, und auf der Flucht erlitt er einen Ohnmachtsanfall. Bereits in Sicherheit, beging er – wider besseres Wissen – einen schweren Diätfehler und starb an den Folgen eines Rückfalls im Alter von 57 Jahren.[65]

Die mauerumgürteten mittelalterlichen Städte mit ihren engen, krummen und unkanalisierten Gassen und Gäßchen waren infolge der unzulänglichen Abfallbeseitigung und fehlenden zentralen Wasserversorgung potentielle Seuchenherde, die nur dank des hohen Kinderreichtums der damaligen Familien und des unversiegbaren Bevölkerungszustroms vom Land die durch permanente Endemien und Epidemien bedingte hohe Sterblichkeit ausgleichen konnten. Viele ihrer Bürger hielten lange Zeit an landwirtschaftlichen

Lebensformen fest. Dazu gehörte vor allem das Halten von Vieh innerhalb der Stadtmauern. Täglich trieben daher die Stadthirten Rinder-, Schaf- und vor allem Schweineherden durch die Gassen auf die »Allmende«, die gemeinsame Weide vor dem Stadttor. Besonders die Schweine, die überall frei umherliefen und im Schmutz wühlten, wurden zur wahren Stadtplage.[66] In Nürnberg verbot man erst 1490, wie aus H. Rosenplüts[67] »Lobgedicht auf Nürnberg« zu ersehen ist, mehr als zehn Schweine in der Stadt zu halten:

»Ein jeglich peck (Bäcker) und pfragner (Krämer) mus
in seinem haus bey eides trew (Treue)
nit haben mehr denn zehen sew (Säue).
Wer auf die mast leget empor,
der mus sie haben vor dem thor!«[64]

Die hygienischen Mißstände wurden verschlimmert, wenn sich neben den Tierställen die Misthaufen türmten, wie es auch heute noch in den Alpenländern üblich ist. In Nürnberg gab es noch 1599 im eigentlichen Stadtkern 386 Miststätten, darunter 25 öffentliche, für deren Benutzung die Stadt Gebühren erhob und die Einnahmen dem städtischen Waisenhaus zukommen ließ.[69] Kennzeichnend für die damaligen städtehygienischen Verhältnisse ist, daß noch beim »Prager Fenstersturz« (1618) die von den aufgebrachten Protestanten aus dem Burgfenster hinausgestoßenen kaiserlichen Herren »unversehrt und wohlbehalten auf einem großen Misthaufen landeten«.

Durch das Halten von Vieh in den Städten und das Anhäufen von Abfällen auf den Straßen und Gassen kam es nicht nur zu einer beängstigenden Vermehrung der Ratten, deren ätiologische Bedeutung für das Zustandekommen der ewigen Pestepidemien allerdings noch nicht erkannt war, sondern auch zu lästigen Fliegenplagen. Schon der italienische Arzt Mercurialis (1577) vermutete, daß es durch Fliegen zu einer »dysenterischen Seuchenausbreitung« kommen könne. Nach dem schweren »Diarrhoe-Jahr 1669« wies Th. Sydenham auf die empirische Erkenntnis hin, daß »einem fliegenreichen Sommer ein durchfallreicher Herbst zu folgen pflegt«. Man denke bloß an die levantinischen Märkte, wo die feilgebotenen Lebensmittel, vor allem Obst, das vor dem Genuß weder gewaschen noch gekocht wurde, von den gleichen Fliegen bedeckt war, die man in den nahe gelegenen öffentlichen Latrinen in ganzen Schwärmen antraf. Im Bann der miasmatischen Anschauungen, wonach Seuchen als Folge verpesteter Luft galten, versuchten zwar die verängstigten Stadtverwaltungen durch Verordnungen und Strafandrohungen die Gefahren zu beseitigen, die man aus der Anhäufung verwesungs- und zersetzungsfähigen Unrats befürchtete. Eine wesentliche Änderung vermochten jedoch diese Verordnungen nicht herbeizuführen.

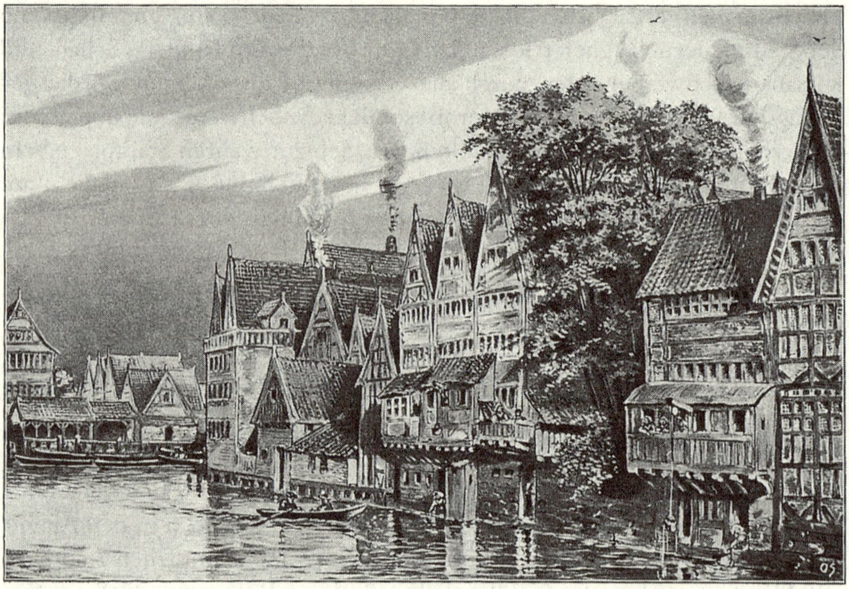

Hamburger Abtrittserker über der Kleinen Alster mit Trinkwasserentnahme von derselben Stelle. Nach einem verschollenen Gemälde aus dem 17. Jahrhundert.

Das beweist am besten ihre fast stereotype Wiederholung in den darauffolgenden Jahrhunderten.

Die ärgsten hygienischen Mißstände in den mittelalterlichen Städten rührten jedoch zweifellos von der unzweckmäßigen Fäkalienbeseitigung und Trinkwasserversorgung her. In Stadtteilen, die von einem fließenden Wasser durchströmt wurden, brachte man an den Häusern vielfach erkerartig ausgebaute Aborte an, in Hamburg »Lauben« genannt, aus denen die Exkremente unmittelbar, ohne Abfallrohre in das Wasser fielen.[70] Ähnliche Verhältnisse fanden sich auch in Nürnberg, Straßburg, Brügge, Venedig, Florenz und andernorts. Häufig klebten die Aborte, die sogenannten »hängenden Sprochhüser«,[71] wie Schwalbennester an den Häuserwänden. Auf seinem berühmten Bild der »niederländischen Sprichwörter« karikiert Pieter Brueghel (1525–1569) ein solches »über Wasser hängendes Sprochhüs«, indem er durch dessen Hinterwand drastisch das nackte Gesäß des Benutzers herausragen läßt. Häufig gelangten die Exkremente aus den so hinausgebauten Abtrittserkern erst an den Mauern der Häuser entlang, sogar an Küchen- und Schlafzimmerfenstern vorbei, hinab in das vorbeifließende Wasser, aus dem man übrigens ohne Bedenken das Brauch- und Trinkwasser schöpfte. In Hamburg pflegte man zudem bis um 1845 das Wasser nicht nur zum Kochen, sondern auch zum Bierbrauen ganz allgemein aus den

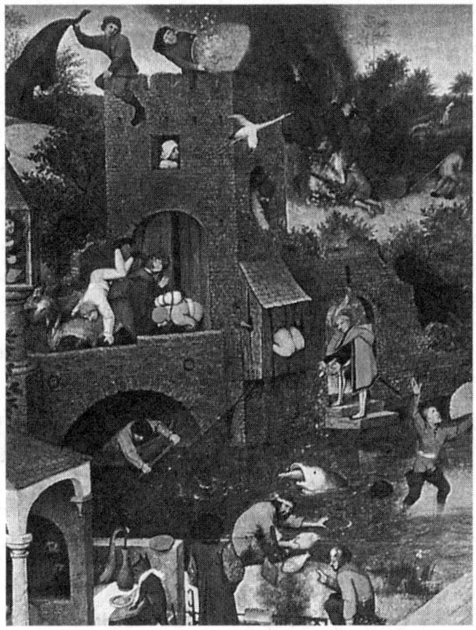

Ausschnitt aus Pieter Breughels »Niederländischen Sprichwörtern«. Aus einem am Turm angebrachten Abtrittserker läßt Breughel das nackte Gesäß eines Benutzers herausragen.

Fleeten zu entnehmen, in die man Abgänge verschiedenster Art einleitete. Spöttelnd hieß es, das im Mittelalter so berühmte Hamburger Bier, welches zu den begehrtesten Ausfuhrartikeln der Hanse gehörte, hatte »seinen unnachahmlichen Wohlgeschmack« direkt der »spezifischen Beschaffenheit des Fleetenwassers« zu verdanken. Die Vorliebe der Brauer für das Fleetenwasser war auf dessen geringere Härte zurückzuführen, mit der es sich besser zur Herstellung obergäriger Biere eignete. Noch 1792 wetterte J. P. Frank gegen die Unsitte der Bierbrauer, hartes Wasser durch Beimischung von Kuhmist weich zu machen.[72]

Auch auf den Burgen baute man an die Außenwände kleine Abtrittserker, die von Unkundigen vielfach mit »Pechnasen« verwechselt wurden, durch die man beim Angriff flüssiges Pech oder heißes Wasser auf den Feind herabzugießen pflegte. Während man aber die »Pechnasen« an den Burgmauern so anbrachte, daß sich darunter stets ein dem Angriff ausgesetzter wichtiger Bauteil befand, baute man umgekehrt die Abtrittserker dort aus, wo die Exkremente auf einen unzugänglichen Felsabhang, in den Burggraben oder an einen anderen, möglichst wenig betretenen Ort fielen, wie man es am Wasserschloß Glücksburg, in Chateau Chillon oder auf der Felsenfestung Klis bei Split heute noch sehen kann.[73]

Die primitivste und abstoßendste Art der Fäkalbeseitigung in den mittelalterlichen Städten erfolgte zweifellos über die »Ehgräben«, auch »Reulen« oder »Reihen« genannt. Es handelte sich dabei um einen offenen Graben, wie ihn auch Boccaccio im »Dekameron«[74] erwähnt, der (1–3 Meter breit) auf dem Grund eines schmalen Gäßchens zwischen den gegenüberstehenden Rückseiten zweier Häuserreihen verlief. An diesen Rückseiten befanden sich die Abtrittserker, aus denen die Fäkalien unmittelbar hinabfielen. Wegen des »pestilenzialischen Gestankes« der »Ehgräben« waren diese Hinterwände mit möglichst wenig Fenstern versehen.[75] Gingen auch die einzelnen Ehgräben manchmal mit Gefälle ineinander über, um schließlich in den Stadtgraben oder einen Wasserlauf zu münden, so entledigten sie sich dort nur eines Teiles ihrer flüssigen Schmutzstoffe. Sie mußten deshalb von Zeit zu Zeit geräumt werden. Wie selten dies jedoch geschah, geht aus einer Schilderung des Nürnberger Stadtbaumeisters E. Tucher, eines Zeitgenossen Albrecht Dürers, deutlich hervor. In seinem »Baumeisterbuch« heißt es: »Eine reihen, die da get zwischen der judenheuser herab an die Ledergass ... pis an die Newengass ... hab ich räumen lassen im sibenzigsten jar (1470) zu Martini und gab darzu auß ... zwei und zweitzig pfund alt. Die reihen waren in 18 jaren nit geräumt worden.«

Meist versahen die Henkersknechte (die sogenannten »Löwen«) und Totengräber dieses nicht sehr angenehme und als unehrlich geltende Amt.[76] Das reiche Nürnberg galt damals als »eine der saubersten und schönsten Städte« Europas. Kein Geringerer als Aeneas Sylvius Piccolomini, der spätere Papst Pius II. (1458–1464) rühmte es in seiner 1448 erschienenen »Lobpreisung Deutschlands«: »Wenn man aus Niederfranken kommt und die herrliche Stadt aus der Ferne erblickt, zeigt sie sich in wahrhaft majestätischem Glanze, welcher sich beim Eintritt in ihre Tore durch die Schönheit ihrer Straßen bewahrheitet.«

Welch bescheidene Anforderungen man in bezug auf Straßenreinigung stellte, geht auch daraus hervor, daß Rosenplüt in seinem »Lob auf Nürnberg« stolz einen Ratsbeschluß hervorhebt, wonach die in den Straßen herumliegenden Tierkadaver täglich wegzuschaffen sind:

»Auch ist ein Knecht dazu bestellt,
der alle Tag mit der Butten geht,
ob ymand (jemand) hingeworffen hat
tote sew (Säue), hund oder katzen,
schelmig (verendete) hüner oder ratzen,
wo er vindt (findet), er nymbts (nimmts) empor,
tragts in der putten für (vor) das thor.
Dadurch die gasz gesewbert (gesäubert) wärt.«

Der Magistrat kümmerte sich um die Reinigung der Straßen überhaupt nicht, denn nur öffentliche Plätze wurden von Amts wegen »alle heilige

Zeit« gesäubert. So schreibt Tucher in seinem bereits erwähnten »Baumeisterbuch«:

»Mer soll der statpaumeister geflissen sein, das er zu weienachten, vassnacht, zu den heiligtumb (Schaustellung der Reichskleinodien auf dem Marktplatz), zu ostern, pfingsten samt Seboldstag (19. August) oder wo vil herrschaft herkommen sollt sust (sonst) im jare, von der apotheken piß für den schönen prunnen, auch vor den trögen, vor den Kandelgießern und hinter dem rathaus das pflaster lassen räumen und dasselbe kot und mist dann ausführen lassen oder das jemant geben, der das bedorft in seinem garten oder wisen.«

Diese Mißstände wurden dadurch verschlimmert, daß das aus Dachrinnen und malerischen »Wasserspeiern« mitten auf die Straße herabstürzende Regenwasser nicht nur die Passanten durchnäßte, sondern auch das Pflaster zerstörte. Vielfach wurden sogar Nachttöpfe mit dem Ruf: »Vorsicht! Wasser!« aus dem Fenster auf die Straße entleert. Die kotige Beschaffenheit der Straßen machte den Gebrauch von »Sänften« oder von »Stöckelschuhen«, Überschuhen mit hohen Holzsohlen und Absätzen, mitunter sogar von Stelzen nötig. So gebot eine Verordnung aus dem Jahr 1441 den Ratsherren, vor der Sitzung ihre Holzschuhe auszuziehen. Aus Gotha berichtete der Reformator Myconius:

»Man muß auf Stelzen oder Holzschuhen gehen, und fast alle Ratsherren gingen auf Holzschuhen zu Rat; und wenn sie in der Ratsstube saßen, standen die Holzschuhe draußen vor der Stube, und da konnte man fein zählen, wie viel ihrer zu Rate gekommen waren.«

Eine Verlegung der Aborte, der »heimlichen Gemächer«, in Schlösser und Häuser war in einer Zeit, die die Schwemmkanalisation noch nicht kannte, hygienisch bedenklich. Abgesehen von der Geruchsbelästigung mußte man noch mit der Gefahr rechnen, die sich aus dem schnellen Faulen der Holzbalken und Fußböden über den Fäkalgruben ergab. So befand sich das Sammelbecken für Fäkalien im Erfurter Schloß gerade unter jenem Festsaal, in dem Barbarossa anno 1183 einen Reichstag abhielt. Als unter der ungewöhnlichen Last die morschen Fußbodenbalken des Saales brachen, rettete den Kaiser nur ein Hechtsprung in eine Fensternische, von wo er entsetzt zusehen mußte, wie seine Edlen in der stinkenden Brühe versanken. Drei Fürsten, fünf Grafen und zahlreiche Ritter fanden dabei den Tod. Gerade in hygienischer Hinsicht ging man bei der Unterbringung sanitärer Einrichtungen recht unbesorgt und gedankenlos vor, was man auch im Dürer-Haus sehen kann, wo sich der einzige Abort in der Küche, dicht neben dem

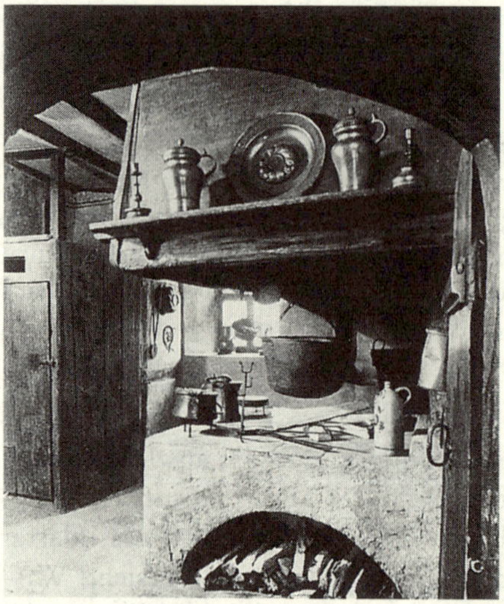

Nürnberg. Küche im Dürer-Haus. In der linken Ecke Abort mit nachträglich errichtetem Holzverschlag.

Kochherd befand. Das »Örtchen« ist heute schamhaft durch einen Holzverschlag abgeschirmt und wird dem interessierten Besucher nur auf besonderen Wunsch gezeigt. Um das teure und ekelhafte Abfahren des Kotes zu vermeiden, wurden diese Aborte meist mit »Schling- oder Schwindgruben« versehen, aus denen nach Möglichkeit alles in den Boden versickerte. Sie wurden daher selten geleert. Tucher berichtet in seinem »Baumeisterbuch« wiederholt über die Säuberung solcher Abortgruben:

> »Item adi 8 jener (1508) hab ich mein haimlich Gemach im Hinterhaus fürmen (ausschöpfen) lass den Laurencz Claubenpulch und Ulrich Fleissmann, die haben ein nacht und nit über 10 stundt daran gearbeitt und desczu grundt geräumpft; ist czunächst hiervor im 99 jar (1499) adi 7 marczo gefürmpft worden; also hab ich in iccz davon geben überhaupt 18 pfund, darczu 2 moss wein, 6 moss pier, 2 laib prote und 2 kess (Käse), thut alles facit 20 pfund. So ist die grub 13 schuch tieff, 9 schuch lanck und 8 schuch praitt.«

Erst am 26. Oktober 1517 läßt er die Senkgrube wieder räumen. Daraus geht klar hervor, daß die Abortgruben auch in den reichsten und vornehmsten Häusern nur in Zeitabständen von etwa 10 Jahren entleert wurden.[77]

Die natürliche Folge der zahllosen Sickergruben war eine ungeheure Verseuchung des Grund- und Trinkwassers. Dies wirkte sich verhängnisvoll aus, weil man mit Rücksicht auf lang andauernde Belagerungen und die Unmöglichkeit, eine Stadt ohne hinreichend Wasser überhaupt verteidigen zu können, die Grundwasserbrunnen vor den Quellwasseranlagen unbedingt bevorzugte. Während man im Römischen Imperium, solange seine Grenzen von den Legionen gesichert waren, die Städte des unbedrohten Hinterlands mit weithergeleitetem Quellwasser versorgen konnte, war in den unruhigen Zeiten des Mittelalters und in späteren Jahren alles, was vor den Stadtmauern lag, der Willkür des Feindes preisgegeben, namentlich also die Aquädukte oder Brunnenstuben der Quellwasserleitungen. Da die Stadtverwaltungen eine ungeheure Angst vor Brunnenvergiftungen hatten, sahen sie in einer großen Zahl von Einzelbrunnen im Herzen der Stadt, wo bereits durch den ständigen Verkehr eine gewisse Aufsicht vorhanden war, eine geringere Gefahr als in einzelnen, einsam gelegenen großen Wasserversorgungsanlagen. So besaß im 16. Jahrhundert Nürnberg 116 Ziehbrunnen, auf die man, ebenso wie auf das neue Straßenpflaster, sehr stolz war, was auch in dem von Hans Sachs (1495–1576) gedichteten »Lobspruch« auf seine geliebte Vaterstadt zum Ausdruck kommt.

> *«Schau durch die Straßen überall,*
> *wie ordentlich sind sie gesundert,*
> *sind achtundzwanzig und fünfhundert*
> *gepflastert durchaus, wohl besunnen,*
> *mit hundertsechzehn Schöpferbrunnen.«*

Infolge der Verseuchung des Grundwassers erreichte man jedoch damit gerade das Gegenteil.[78] Das Wasser der zahlreichen Ziehbrunnen wurde durch die benachbarten undichten Jauchegruben und den versickernden Kot in den schlecht gepflasterten Straßen immer wieder mit pathogenen Darmkeimen infiziert, was von Zeit zu Zeit schwere, explosionsartige Massenerkrankungen zur Folge hatte. Man bezeichnete diese meist mit dem Sammelbegriff »Pest« gemäß der viel zitierten Galenschen Sentenz: »Wenn eine Krankheit viele Menschen befällt, so ist sie epidemisch. Wenn sie auch viele von ihnen tötet, so ist sie die Pest.« So starben allein in Straßburg infolge von »Brunnenvergiftungen« im Jahr 1346 etwa 6000, im Jahr 1360 abermals 6000 und in den Jahren 1414 und 1417 je weitere 5000 Menschen, ohne daß man in der falschen Brunnenanlage die Ursache der Krankheit erkannt hätte. Für die ätiologische Bedeutung des Trinkwassers spricht der Umstand, daß die Juden, die in besonderen Vierteln wohnten, von den Krankheiten meist verschont blieben. Ihre Ärzte hatten nämlich im Getto alle Eimer und Ketten an den Ziehbrunnen entfernen lassen und befohlen, nur abgekochtes Flußwasser zu trinken. Im Zusammenhang mit dieser Maßnahme wurde ihr Verschontbleiben in der abergläubischen Atmosphäre des Mittelalters dahingehend gedeutet, die Juden hätten die Brunnen vergiftet, was oft zu blutigen Pogromen führte. Aus solchen Anlässen hatte man die

Juden vielerorts zu Tausenden verbrannt oder vertrieben, ihre Viertel geplündert und die Grabsteine ihrer Friedhöfe zum Grund- und Mauerbau von kirchlichen und anderen öffentlichen Gebäuden verwendet. In Tuchers »Baumeisterbuch« findet man dazu folgende Angabe:

> »Anno domini 1468 zu sanct Michelstag, als man den Vischpach (Fischbach) an der Pfannenschmiedgass mit Kornspeckstein vernewt (erneuert) hat, do vant (fand) man etliche alt judenstein, dorunter einer was (war), den ich hab einmauern lassen zu einer gedechtnis in den Zwinger an das Vorwerk des Frawentors (Frauentors), doran stet Iebreysch (hebräisch) geschrieben, wie Elias des Sulman jueden sun (Sohn) sei abgeschieden von dieser Welt auf den samstag den 27. tag im September in dem Jahr nach der Schöpfung der Welt als man gezelt hat 5000 und 92 jar; des (daß) sein sel (Seele) ruen mög mit andern Vorfundern (Vorfahren) in den Himmel, dem garten der ewigkeit, amen! Der stein war die Zeit, als man ihn do vant in dem jar 1468 alt 136 jar.«

Der Grabstein stammte demnach aus dem Jahr 1332 und wurde wahrscheinlich nach der Judenvertreibung im Jahr 1349 aus dem Judenfriedhof entfernt. In der Nürnberger Lorenzkirche bestehen die Stufen einer Wendeltreppe zum Teil aus Grabsteinen des alten Judenfriedhofs. Die Inschriften befanden sich an der Unterseite der Treppe und blieben deshalb sehr gut erhalten.

Allerdings hatten einige bereits erkannt, daß die permanenten Seuchen in

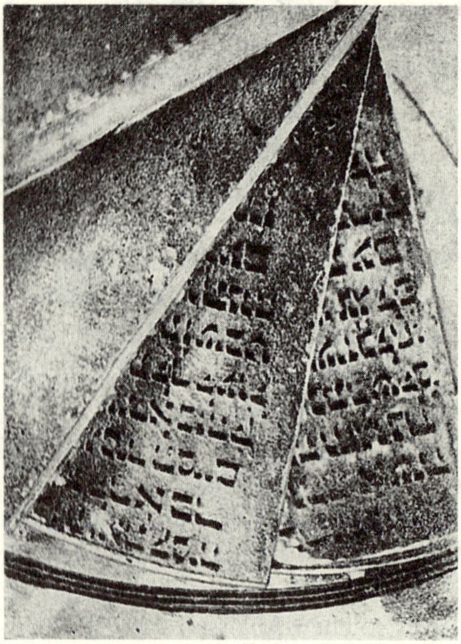

Wendeltreppe in der Nürnberger Lorenzkirche, deren Stufen aus jüdischen Grabsteinen bestanden. Die Grabsteine befinden sich seit Jahrzehnten in Jerusalem.

den ummauerten Städten keineswegs auf eine beabsichtigte Brunnenvergiftung zurückzuführen seien. So hielt der Humanist Petronius im 15. Jahrhundert die Verunreinigung des Grundwassers durch Latrinen (Sickergruben) und des Flußwassers durch Kloaken für sehr bedenklich, da auf diese Weise auch das Trinkwasser verseucht würde. Damit hatte er als erster den verhängnisvollen Kreislauf erkannt, den Mephistopheles so kennzeichnet:

»Und immer zirkuliert ein neues frisches Blut!
So geht es fort, man möchte rasend werden!
Der Luft, dem Wasser wie der Erden
Entwinden tausend Keime sich,
Im Trocknen, Feuchten, Warmen, Kalten!
(…)
's ist ein Gesetz der Teufel und Gespenster:
Wo sie hineingeschlüpft, da müssen sie hinaus.
Das Erste steht uns frei, beim zweiten sind wir Knechte.«[79]

Dennoch haben die infektiösen Darmkrankheiten immer wieder in den Lauf der Geschichte eingegriffen. Als nach Kaiser Sigismunds Tod sein Schwiegersohn, Herzog Albrecht V. von Österreich, zu seinem Nachfolger gewählt wurde, ein kluger, willensstarker und schlachterprobter Feldherr, konnte er nur zwei Jahre lang regieren, da er bei den Abwehrkämpfen gegen die Türken in Ungarn an Ruhr erkrankte und auf dem Rückweg nach Wien (1439) der Infektion erlag.[80]

Elf Jahre nach dem Fall Konstantinopels (1564) versuchte Papst Pius II. nochmals ein Kreuzfahrerheer gegen die Osmanen zusammenzustellen. Da sich aber kein weltlicher Fürst zur Teilnahme bereit gefunden hatte, wollte sich Pius selbst an die Spitze der zwischen Todi und Ancona versammelten Scharen stellen. In seiner Begleitung befand sich Kardinal Nikolaus von Kues, der das ganze Unternehmen von vornherein für illusorisch hielt und seinen Herrn bis zuletzt davon abzuraten versuchte. Bei der Besichtigung des Heerlagers, in dem es zu gehäuften Ruhrfällen gekommen war, scheinen sich beide infiziert zu haben. Der Kardinal starb am 11. August des gleichen Jahres im Bergnest Todi in Gegenwart seines Freundes, des Florentiner Arztes Toscanelli, sowie seines Leibarztes de Roriz,[81] während der Papst vier Tage später in Ancona das Zeitliche segnete.[82]

Wie sehr man bezüglich der Übertragbarkeit von Ruhr und Typhus im dunkeln tappte, beweist eine Erzählung des Florentiner Franco Sacchetti, den viele als den literarischen Erben Boccaccios ansehen und der im Jahr 1400 an der Pest starb. In dieser Erzählung (»Das Vermächtnis«), die vom Tod des Spaßvogels Basso berichtet, könnte man einen Augenblick glauben,

Sacchetti hätte schon etwas von der epidemiologischen Bedeutung der Hausfliege bei der Dysenterie geahnt, doch bald merkt man, sich getäuscht zu haben. Doch hören wir die betreffende Passage:

»Als es mit ihm zu Ende ging, war eben Sommerzeit und die Sterblichkeit so groß, daß die Frau nicht wagte, sich dem Mann zu nahen und der Sohn den Vater mied, der Bruder den Bruder, da die Ruhrkrankheit, wie jeder weiß, sich sehr leicht mitteilt. Nun wollte Basso ein Testament machen und da er sich von allen seinen Angehörigen verlassen sah, hieß er den Notar niederschreiben: seine Kinder und Erben sollen verpflichtet sein, alle Jahre am St. Jakobstag im Julimonat einen Scheffelkorb reifer Birnen an einem bestimmten Ort den Fliegen auszulegen.

»Basso«, rief der Notar, »mußt du noch immer Unfug treiben?«

»Schreibt, wie ich euch sage«, erwiderte Basso, »denn in dieser meiner Krankheit haben mich alle Freunde und Verwandte verlassen, und nur die Fliegen sind mir treu geblieben.«

Trotz des ständigen Fliegenbefalls wurde frisches Obst (Pflaumen, Trauben etc.) vor dem Genuß bis in die jüngste Zeit nicht gewaschen, »um den Flaum (den man auf alten Stilleben bewundern kann) nicht zu zerstören«.[83]

Auch der florentinische Malermönch Fra Bartolommeo di San Marco (1472–1517), der die fanatischen Züge Savonarolas in einem Porträt festgehalten hat, galt als großer Freund von Früchten und zog sich durch den Genuß von frischen, ungewaschenen Feigen eine schwere blutige Diarrhoe zu, an der er nach vier Tagen im Alter von 45 Jahren starb.

Ähnliches geschah, nur in epidemisch schicksalhafterem Ausmaß, als die Engländer unter Heinrich V. im 100jährigen Krieg am 25. Oktober 1415 bei Azincourt den Franzosen zur Entscheidungsschlacht entgegentraten. Durch den Genuß überreifer Trauben befiel sie die Ruhr, so daß sie, wie Voltaire spöttisch bemerkt, »mit nacktem Hintern« den Sieg erfochten.[84] Obwohl in dieser Schlacht die meisten Franzosen fielen, darunter der Connetable d'Albret sowie sechs Herzöge und Prinzen, waren die Verluste der Engländer durch die Ruhr so hoch – von ursprünglich 15 000 Mann waren 6000 ausgefallen –, daß sie den errungenen Sieg nicht ausnutzen konnten.[85]

Auch während der Belagerung von Orléans (1428/29) hatten die Engländer unter Hunger und Ruhr zu leiden. Die in ihrer Knappheit und Schärfe nicht zu übertreffenden Schilderungen der Kriegsleiden in Shakespeares Königsdramen lassen ihre Auswirkungen bei Belagerungen deutlicher erkennen als viele Chroniken. Von den zahlreichen Stellen sei nur jene aus »König Heinrich der Sechste« (Erster Teil) angeführt, wo der französische König Karl den Zustand der Belagerer von Orléans unmittelbar vor dem Erscheinen der Jungfrau so charakterisiert:

Karl:
(...)
Die Engländer, verhungert, blaß wie Geister,
Belagern matt uns eine Stund im Monat.
Alençon: Sie missen ihre Brühn und fettes Rindfleisch,
Entweder muß man sie wie Maultier' halten,
Ihr Futter ihnen binden an das Maul,
Sonst sehn sie kläglich wie ersoffne Mäuse.[86]

Neuzeit

In geregelten Friedenszeiten äußerte sich der Typhus meist nur sporadisch. Benvenuto Cellini (1500–1571) schildert in seiner Autobiographie, wie er wochenlang an einem typhösen Fieber litt und sein Schwager gekommen war, um ihn zu beerben, und wie sich die Ärzte an seinem Krankenbett über die Richtigkeit ihrer Behandlung zankten, wie er in seinen Fieberträumen immer wieder einen gräßlichen Alten zu sehen wähnte, der ihn, wie Charon, in sein Boot zerren wollte. Als er in Gegenwart der Ärzte seinen Diener Felix bat, den Alten wegzujagen, meinte der eine Medikus lachend: »Er hat den Dante gelesen[87] und vor großer Schwäche phantasiert er nun.« Höchst merkwürdig ist die Ahnungslosigkeit hinsichtlich der Infektionsgefahr, die so weit geht, daß man Kinder mit der Pflege einer typhösen Kranken betraute:

»Eines Tages«, schreibt Cellini, »war Felix ausgegangen; zu meiner Aufwartung waren ein kleiner Knabe und eine Magd übrig geblieben. Ich fragte den Knaben, was aus Cencio, meinem anderen Diener geworden sei, warum er sich nicht sehen lasse? Das Kind antwortete mir, Cencio sei es noch schlimmer ergangen als mir, er liege todkrank; Felix habe ihm befohlen, mir nichts davon zu sagen.«

Auf den Gedanken, daß sich sein Diener an ihm infiziert haben könnte, kamen weder Cellini noch seine Umgebung. Die Angst vor Ansteckung trat erst auf, wenn von einer Infektionskrankheit gleichzeitig viele Menschen befallen und dahingerafft wurden.

Auch die Ärzte waren bei bestimmten Infektionskrankheiten, zu denen vor allem Typhus gehörte, schon allein durch ihre Untersuchungsmethodik im höchsten Grade gefährdet. Seit dem 13. Jahrhundert war die Betrachtung des Harnes, die Harnschau – die Uroskopie –, die wichtigste ärztliche Maßnahme zur Erkennung und Beurteilung von Krankheiten. Man meinte, aus dem Aussehen des Urins, aus seinen Verfärbungen und Beimengungen Schlüsse auf den Zustand und das Mischungsverhältnis der Körpersäfte im

Sinn der Humoralpathologie ziehen zu können. Im Lauf der Jahrhunderte ist die Harnschau schließlich durch Einengung der medizinischen Diagnostik auf diese eine Maßnahme zum Symbol des Arztes geworden, was uns die absolute Vorherrschaft der antiken Säftelehre bestätigt. Abgesehen davon, daß die Ärzte den Urin gelegentlich abschmeckten, um das eventuelle Vorliegen des honigsüßen Diabetes mellitus zu diagnostizieren,[88] konnten sie sich bei Typhuskranken infizieren, ohne daß sie sie zu Gesicht bekommen hatten, durch Kontakt mit dem äußerlich kontaminierten Glasgefäß, in dem sich der Urin befand.[89]

Es ist wenig bekannt, daß Albrecht Dürer (1471–1528) durch die Dysenterie zu einem seiner berühmtesten Kunstwerke angeregt wurde. Nachdem seine Mutter am 17. Mai 1514, ebenso wie vorher auch sein Vater, an der Ruhr gestorben war, schuf er jenen geheimnisumwitterten Kupferstich, der eine geflügelte Frauenfigur mit »tief verschattetem Gesicht« darstellt – die Melancholie. In der Blickrichtung ihrer Augen ist eine verblüffende Ähnlichkeit mit den in unbegrenzte Ferne schweifenden Augen jener Kohleskizze zu erkennen, die Dürer von seiner Mutter aus ihren letzten Tagen, als sie schon vom Tod gezeichnet war, anfertigte. Um die Frauengestalt, die ihr Haupt traurig und nachdenklich auf die zur Faust geballte Hand stützt, liegen verstreut allerlei Werkzeuge, als hätten die Handwerker infolge eines plötzlichen Unheils den Arbeitsplatz fluchtartig verlassen. Es sei erwähnt, daß unter dem hinteren Rockende der Frau eine Klistierspritze hervorlugt, ein Instrument, das bei der Dysenterie – zwecks Eliminierung der materia peccans – eine wichtige und oft verhängnisvolle Rolle gespielt hat. Über ihrem Kopf hängt eine Sanduhr am Pfeiler, als Symbol der Zeit. Rechts daneben ein magisches Quadrat, aus dessen jeweils mittleren Zahlen der waagerechten Anordnung sich das Todesdatum von Dürers Mutter ergibt. In seinem »Gedenkbuch« notiert Dürer von seiner häufig kränkelnden Mutter: »Diese meine fromme Mutter … hat oft die Pestilenz gehabt …« Oft wird man auch epidemische Darminfektionen mit hoher Sterblichkeit als Pestilenz bezeichnet haben.

Sieben Jahre nach Dürers »Melancholie« begann sein Zeitgenosse Matthias Grünewald (1475–1528) an der machtvollen Tafel »Der heilige Erasmus bekehrt den heiligen Mauritius« zu arbeiten. Der heilige Erasmus, den man an den Küsten Italiens, Spaniens und Frankreichs als Helfer der Seeleute verehrt, wurde seit dem späten Mittelalter durch ein höchst groteskes Mißverständnis als Schutzpatron von Darmkrankheiten angerufen. Sein ursprüngliches Attribut, die Schiffswinde mit den aufgewickelten Ankertauen, hatten die Bewohner der Binnenländer, wo man dieses Gerät nicht kannte, für ein Marterwerkzeug gehalten, mit dem die Heiden dem Märtyrer die Gedärme (dafür hielt man die aufgewickelten Taue) aus dem Leib

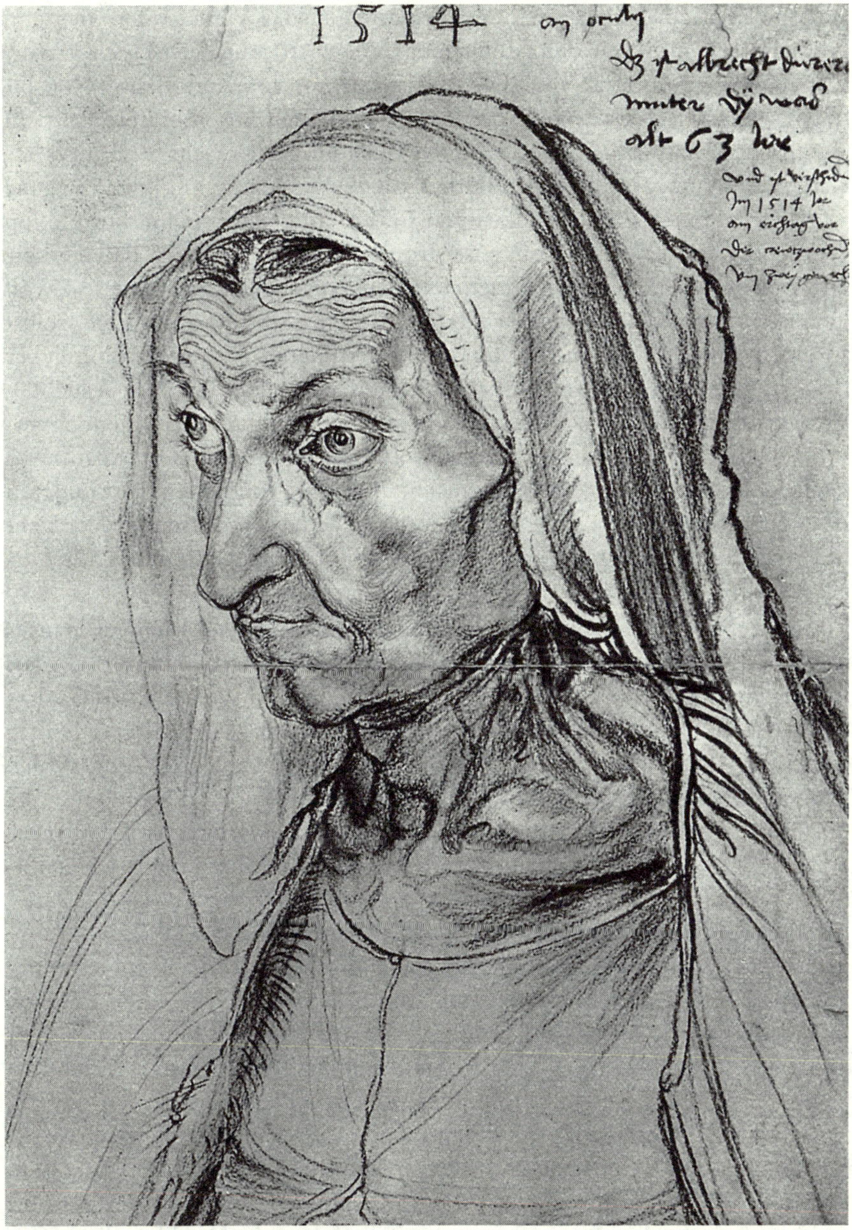

Dürer, Seine Mutter. Kohlezeichnung 1514, Berlin Kupferstichkabinett. Die Mutter starb an Ruhr am 17. Mai 1514. Dieses Datum spielt auch im magischen Quadrat der »Melancholie« eine Rolle.

gehaspelt hätten.[90] Daher wurde Erasmus, den das Volk zu den vierzehn Nothelfern zählte, mit dem mißverstandenen Attribut bei Magen-Darm-Erkrankungen um Hilfe angefleht.[91] Als Erasmus von Rotterdam (1466 bis 1536), der aus Angst vor ansteckenden Krankheiten, insbesondere vor dem »Englischen Schweiß«, die großzügige Einladung Heinrichs VIII. und des Kardinals Wolsey, nach England überzusiedeln, ablehnte, im Juli 1536 ganz plötzlich an einer akuten ruhrartigen Erkrankung starb, bemerkte Philipp Melanchthon (1497–1560) mit leiser Ironie, es sei merkwürdig, daß der heilige Erasmus nicht einmal seinem Namensvetter geholfen hätte.[92] Zwölf Jahre später litt Melanchthon während des Leipziger Interims (1548) selbst an einem lästigen Ruhranfall, den er auf den Genuß »nicht bekömmlicher Buttermilch« zurückführte, zumal auch die Kinder einer von ihm besuchten Familie, die ebenfalls davon getrunken hatten, erkrankten. Es ist jedoch unwahrscheinlich, daß Melanchthon infolge der ruhrbedingten Apathie so nachgiebig gegenüber den Calvinisten und der von ihnen verkündeten Abendmahlslehre gewesen wäre, wodurch er sich den wachsenden Verdacht der strengen Lutheraner und die »Wut der Theologen« (»rabies theologorum«) zugezogen hatte.[93]

Am Strebebalken eines aus dem Mittelalter stammenden Fachwerkhauses in Goslar befindet sich eine groteske Figur, die der derbe Humor, der aus ihr spricht, unter der Bezeichnung »Butterhanne« zum Wahrzeichen Goslars werden ließ. Hanne, die am Butterfaß steht und mit der einen Hand eifrig die Pistille stößt, um nach uralter Sitte »das Dicke vom Dünnen der Milch zu trennen«, faßt gleichzeitig und ungeniert mit der anderen Hand unter ihren Rock, um eine wenig hygienische Handlung vorzunehmen. Auf diese Weise läßt sie augenscheinlich erkennen, welche Gefahren mit der Herstellung von Milchprodukten verbunden sein konnten.

Das niederdeutsche Volksbuch Dyl Ulenspiegel, das 1519, zwei Jahre nach dem Wittenberger Thesenanschlag erschien, ist in der Urfassung voll Späße und Zoten aus dem Anal- und Fäkalbereich, die einen Einblick in die unflätigen Sitten und in die hygienischen Mißstände jener Zeit gewähren.[94] Es gehört zu den besten Späßen Tills, wenn er irgendwo »hinhofiert« und sei es in eine Kirche, um den Pfarrer zu ärgern. So berichtet die 81. Geschichte im »Ulenspiegel«, wie in einem Dorfwirtshaus die Kinder »hinter der Hausthür ihr Gemach thun« und wie der Wirt dem Ulenspiegel die Verunreinigung der Herdstatt verweist: »ist der Hof nit weit genüg?« In den Neuauflagen des Till Eulenspiegel fehlen diese Geschichten.[95]

François Rabelais (1494–1553), der zunächst Arzt und dann Pfarrer in Meudon (curé de Meudon) wurde, war ein mephistophelischer Ironiker, ein satirisches Genie, dessen ungeheure Geschmacklosigkeit infolge des esprit gaulois weniger anstößig wirkt. Wie wenig empfindlich man damals war, geht am deutlichsten aus seinem »Gargantua und Pantagruel« hervor. Verschiedene physiologische Vorgänge, die man heute im Gespräch taktvoll verschweigt, wurden ungeniert beim Namen genannt. So beschreibt Rabelais die Jugend seines Romanhelden Gargantua:

> »Von seinem dritten bis zum fünften Lebensjahr war Gargantua auf Geheiß seines Vaters in jedem geziemenden Wissensgebiet unterwiesen und angeleitet und brachte diese Zeit hin wie alle Kinder im Lande, will sagen mit Essen, Trinken und Schlafen, mit Trinken, Schlafen und Essen, mit Schlafen, Trinken und Essen.
>
> In einem fort suhlte er sich im Dreck, schmierte sich die Nase schwarz, bekleckerte sich das Gesicht, trat seine Schuhe schief, gaffte den Fliegen nach und rannte gerne hinter den Schmetterlingen her, ... brunzte auf seine Schuhe, schiß in sein Hemd, schneuzte sich in seine Ärmel, rotzte in seine Suppe und patschte überall umher, er trank aus seinem Pantoffel ... pißte gegen die Sonne ... aß Kohl und schiß Lauch, ... und stülpte allmorgendlich seinen Magen um.«[96]

Die Kumulation von kaum überbietbaren Derbheiten, die man als eine wesentliche Komponente des Humors verstand, ist für heute nicht nur vom Standpunkt der Kultur- und Sittengeschichte, sondern auch von dem der Hygiene- und Seuchengeschichte interessant und aufschlußreich. So schildert Rabelais an einer späteren Stelle das respektlose Verhalten des jungen Riesen Gargantua gegenüber den Türmen von Notre Dame, »mit denen er umspringt wie junge Hunde, wenn sie an einem Eckstein ihre natürlichen Bedürfnisse befriedigen«. Es war eine Zeit, in der es überall, sei es in Kirchen oder königlichen Schlössern, nach Urin roch. So mußte Velazquez (1599–1660), der nicht nur Hofmaler, sondern auch »Kammerherr vom Dienst« war, unter anderem auch die Gänge des Escorials auf etwa vorhandenen Unrat prüfen und dem »Pißwart erneut einschärfen, daß die Verunreinigung der Flurgänge durch die dem Nachtdienst obliegenden Wachen zu vermeiden sei«. Auch im Louvre und anderen Schlössern waren die hygienischen Verhältnisse in Ermangelung sanitärer Anlagen auch im 17. und 18. Jahrhundert nicht viel besser.[97]

In den englischen Städten, Kleinstädten und Dörfern der Renaissance- und Barockzeit hatte sich seit dem Mittelalter bezüglich der sanitären Verhältnisse nicht viel geändert. Der Abdominaltyphus dürfte daher zum Alltag gehört haben, auch wenn man ihn nicht richtig zu diagnostizieren vermochte. Im Zusammenhang mit den Verhältnissen in »Old England« dürfte es von Interesse sein, daß die erste authentische Nachricht über Shakespeares Vater John eine Geldbuße von zwölf Pence ist, mit der er Ende April

1552 in Stratford wegen eines vorschriftswidrigen Dunghaufens vor seinem Haus belegt wurde.[98]

Auch William Shakespeare (1564–1616), der nach langjähriger Tätigkeit in London, wie Prospero im »Sturm«, den Zauberstab seiner Kunst zerbrochen hatte, um sich von der Bühne zurückzuziehen, erkrankte in seinem Geburtsort Stratford an Typhus. Allgemein bekannt ist die vielzitierte Anekdote, wonach Shakespeare, Drayton und Ben Jonson bei einem fröhlichen Beisammensein zuviel getrunken haben sollen, wobei sich Shakespeare das Fieber zuzog, so daß er dann am 23. April 1616 – wie Falstaff – am »unleidlichen Gedärm« starb.[99] Da aber starkes Trinken noch kein Fieber verursacht, ist es denkbar, daß eine der aufgetischten Speisen infiziert war. Auch Drayton litt anschließend an Fieber und wurde von Dr. Hall, der mit Shakespeares ältester Tochter verheiratet war, durch einen Veilchenabsud kuriert.

Shakespeare hatte im Januar desselben Jahres, obgleich er damals noch nicht krank war, aus Worcester den Rechtsanwalt Francis Collins kommen lassen, um mit ihm sein Testament zu besprechen. Als Shakespeare dann plötzlich erkrankte, hatte man offenbar nicht einmal Zeit, eine Abschrift des hastig und absatzlos aufgesetzten Testamententwurfs, der durch zahlreiche Einschübe und Verbesserungen entstellt war, anzufertigen, sondern man ließ diesen Blatt für Blatt von dem Erblasser und den Zeugen unterschreiben. Shakespeares drei Unterschriften auf den nacheinander folgenden Blättern sind mit zitternder, ungelenker Hand vollzogen. Graphologen glauben, daß sich an der zunehmenden Unsicherheit seiner in gewissen Zeitabständen vorgenommenen Unterschriften der Fortschritt des typhösen Fiebers erkennen läßt. Obwohl ihm noch vier Wochen vergönnt blieben, schien er infolge der typhösen Benommenheit nicht mehr in der Lage gewesen zu sein, unter eine Reinschrift seinen Namenszug zu setzen.[100]

Noch zur Zeit Heinrichs VIII. und später wurde in gebildeten Kreisen das Händewaschen nicht vor, sondern nach dem Essen vorgenommen. Dies geschah nicht aus hygienischen Erwägungen, sondern einfach deshalb, weil man sich statt der Gabel noch der Finger bediente, die daher beschmiert waren.[101] Mitunter reichte man sogar zwischen den einzelnen Gängen Schüsselchen mit parfümiertem, warmem Wasser herum, eine Sitte, die in den Fingerschalen der Gegenwart noch weiterlebt. Die um 1480 verfaßte »Civilité« von Jean Sulpice gab dem wohlerzogenen Kind den Rat: »Fasse das Fleisch nur mit drei Fingern an. Stecke es nicht mit beiden Händen in den Mund. Laß deine rechte Hand nicht zu lange in der Schüssel.« Ein von einem Dichter des 15. Jahrhunderts zusammengereimtes Buch über den »Anstand bei Tisch« ermahnte, »nicht mit der rechten Hand, die zum Anfassen des Fleisches dient, die Nase zu schneuzen«.[102] Diese Stellen sprechen für das Nichtvorhandensein von Eßgabeln. Noch im Zeitalter der Reformation faßte man in die gemeinsame Schüssel und nahm sich Fleisch und Klöße mit den bloßen Fingern heraus.[103] Sogar am Hof des Sonnenkönigs benutzte man trotz der Eßgabel, besonders bei Geflügel, noch vielfach die Finger. Auch tauchte man in die Sauce das Brot mit der Hand. Daher traten von Zeit zu Zeit Lakaien mit silbernen Waschbecken an die Gäste heran. Aber auch diese Gepflogenheit wurde zur Farce, wenn die Hofdamen, wie Liselotte von der Pfalz berichtet, als Zeichen eines »ehrenden Freundschaftsbeweises« ihre Gefährtinnen »zum gemeinschaftlichen Händewaschen im gleichen Becken aufforderten.«[104] Wenn man diese Gepflogenheiten berücksichtigt, war die Gefahr einer Übertragung von Typhus oder Ruhr, die der Franzose H. Vincent mit Recht als »Krankheiten der schmutzigen Hände« bezeichnete, damals sehr groß.

Aufgrund solcher Gepflogenheiten blieben auch adlige Kreise von infektiösen Darmkrankheiten nicht verschont. So erkrankte der junge Ludwig XIV. (1638–1715) während eines Feldzugs in Flandern im Jahr 1658 an typhösem Fieber (im Krankenjournal heißt es: »fièvre pourprée et très maligne«). Die Kunst der ihn umgebenden Ärzte schien zu versagen.[105] Da wurde er auf Befehl des Kardinals Mazarin mit einem Antimonpräparat »Tartarus stibiatus« (»Brechweinstein«) behandelt und genas.[106] Die Pariser medizinische Fakultät war fassungslos. Seit 1566 tobte zwischen den Professoren von Paris und Montpellier der »Antimonkrieg«, ein Streit, der die ganze medizinische Welt jener Zeit aufrührte. Er besaß eine burleske Seite: die hadernden Ärzte – und eine tragische: die Kranken als Opfer. Während die Schule von Montpellier das Antimon als Allheilmittel pries,[107] wurde es von der Pariser Fakultät schärfstens abgelehnt, da seine Wirkung mit den klassischen Lehren von Hippokrates und Galen nicht übereinstimmte. Der Dekan der Pariser medizinischen Fakultät Guy Patin (1601–1672) erklärte, das Antimon »habe mehr Menschen umgebracht als der König von Schweden in Deutschland«.[108] Daher wurde Ärzten verboten, Antimonpräparate zu verschreiben, und den Apothekern, sie zuzubereiten. Die Heidelberger Fakultät schloß sich an und verlangte seit 1580 von jedem Doktoranden die eidliche Versicherung, er würde innerlich weder Quecksilber noch Antimon verordnen. Als der bekannte Arzt Turquet de Mayerne (1573–1665) es wagte, das Antimon in öffentlichen Vorlesungen anzupreisen, erzwang die Pariser Fakultät seine Ächtung, worauf er nach England ging und dort Leibarzt Jakobs I. wurde.[109]

In seiner Komödie »Don Juan ou le Festin de Pierre«, die am 15. Februar 1665 in Paris uraufgeführt wurde, macht sich Molière nicht nur über den Antimonstreit, sondern auch über die Ärzte lustig. Hier der Dialog zwischen Don Juan und seinem als Arzt verkleideten Diener Sganarelle (Leporello):

»DON JUAN: Und warum nicht? Weshalb solltest du nicht dieselben Vorrechte haben wie die andern Ärzte? Die haben an der Genesung ihrer Patienten auch nicht mehr Anteil als du, und ihre ganze Kunst ist glatter Humbug. Sie tun nichts andres, als die Ehre eines glücklichen Erfolges für sich zu verbuchen; und du kannst so gut wie sie dir das Glück eines Patienten zunutze machen und deinen Arzneien all das zuschreiben, was günstige Umstände oder die Kräfte der Natur bewirken.

SGANARELL: Wie, Herr? Seid Ihr auch der Medizin gegenüber ungläubig?

DON JUAN: Die ist einer der größten Irrtümer unter den Menschen.

SGANARELL: Was! Ihr glaubt nicht an Sennesblätter, nicht an Quassia noch an Brechwein?

DON JUAN: Und wieso sollte ich daran glauben?

SGANARELL: Ihr seid mal eine verstocke Seele! Indessen seht Ihr doch wohl, welch ein Wirbel seit einiger Zeit um den Brechwein gemacht wird. Seine Wunder haben die ungläubigsten Gemüter bekehrt, und vor noch kaum drei Wochen habe ich selbst so wie ich hier mit Euch rede, seine wundertätige Wirkung erlebt.

DON JUAN: Und wie war das?

SGANARELL: Da war einer, der schon seit sechs Tagen in den letzten Zügen lag; man wußte nicht mehr, was man ihm noch verordnen sollte, denn alle Arzneimittel waren wirkungslos.

DON JUAN: Und daraufhin wurde er gesund, nicht wahr?

SGANARELL: Nein, er starb.

DON JUAN: Eine hervorragende Wirkung!

SGANARELL: Was wollt Ihr? Sechs volle Tage konnte er nicht leben und nicht sterben, und das beförderte ihn gleich ins Jenseits. Verlangt Ihr da noch etwas Wirksameres?«[110]

Doch durch die Wunderheilung des Sonnenkönigs war der Bann gebrochen. Die Fakultät von Montpellier triumphierte. Da die Anwendung des Antimons durch Gerichtsbeschluß verboten worden war, wurde seine offizielle Rehabilitierung gefordert. Trotz neuerlicher Opposition einiger Ärzte wurde dieses Gesuch dem Plenum der Universitätsprofessoren vorgelegt. Von 102 Professoren wagten nur zehn dagegen zu stimmen. Im Jahr 1666 sprach sich der Gerichtshof für die offizielle Zulassung des Antimons zu Heilzwecken aus. Damit endete der hundertjährige Streit der Fakultäten.[111]

Zwei Jahrzehnte später machte Johann Hadrian Helvetius (1661–1727) aus Den Haag, ein gerissener Scharlatan, die Beobachtung, daß das als Allheilmittel geltende Pulver aus der Wurzel einer südamerikanischen Pflanze (Radix ipecacuanhae) eine erstaunliche Heilwirkung bei Ruhr entfalten kann. Als bald danach (1686) der Dauphin an Ruhr schwer erkrankte und die Leibärzte nicht helfen konnten, wurde Helvetius gerufen, um mit seinem marktschreierisch angepriesenen Geheimmittel dem Thronfolger beizustehen. Das Wunder der Heilung erfolgte prompt. Daraufhin ließ der Sonnenkönig die Zusammensetzung des Geheimmittels für 1000 Louisdors kaufen und ernannte Helvetius zum Generalinspekteur der Hospitäler Flanderns.[112]

Zur gleichen Zeit mußte Marschall von Villars nach Italien reisen und legte dabei in glühender Sonne und Sommerhitze 1500 Meilen im Sattel zurück. In Savoyen befiel ihn eine Dysenterie. Trotz seiner Schwäche setzte der General seine Reise fort, kam nach Turin, wo er als Gast des Marquis von Prie von den königlichen Leibärzten behandelt wurde. Als erstes verboten sie ihm den Gebrauch von Ipecacuanha, das der Kranke mit sich führte. Zwei Tage fügte sich der hohe Patient den Anordnungen. Als er aber seine Kräfte immer mehr schwinden fühlte, nahm er spontan sein Ipecacuanha – und genas. Jetzt begannen sich plötzlich die bekanntesten italienischen Ärzte ernstlich für die Wurzel zu interessieren. Sogar Baglivi wies auf ihren großen Nutzen hin. Auch in Deutschland setzte sie sich ziemlich schnell durch. Denn schon 1696 empfahl sie Leibniz in einem Brief.[113]

Die Heilkunde der Barockzeit hatte vielerorts den Charakter einer empirischen Wissenschaft völlig verloren. Man ging nicht von der Beobachtung des Kranken, sondern von erstarrten Theorien aus. An vielen Universitäten (z. B. in Paris) operierten die Mediziner mit Prämissen und scholastischen Syllogismen; sie disputierten wie Molières Thomas Diafoirus, aber einen Patienten sahen sie niemals. Man studierte Hippokrates und Galenus, doch die praktische Unterweisung fehlte. Was die beiden Klassiker verkündeten, galt als Evangelium und mußte unter allen Umständen richtig sein, selbst wenn dem die augenfälligen Tatsachen widersprachen.[114] Da Krankheiten als das Ergebnis einer gestörten Säftemischung galten, mußte die materia peccans entfernt werden, wozu der Aderlaß und das Klistier dienten.[115] Die Klistierspritze bot im 17. Jahrhundert ein unerschöpfliches Thema.[116] Geistreich und boshaft verhöhnte Molière die allgemeine Klistierwut. So fragt Béralde seinen Bruder Argan, den eingebildeten Kranken, ob er »nicht einen Augenblick ohne Klistiere und Medizin auskommen« könne. Der Apotheker Fleurant, mit einer Klistierspritze in der Hand, ist empört, daß man sich in »die ärztlichen Verordnungen zu mischen wagt und ihn zu hindern versucht, ein Klistier zu geben, worauf Béralde den bekannten Ausspruch tut: »Man sieht, daß Sie's nicht gewöhnt sind, mit Gesichtern zu verkehren.«[117]
Bald danach erscheint Dr. Purgon, und es kommt zu folgendem erregten Dialog:

»HERR PURGON: Da hab ich da drunten an der Haustür heitere Dinge zu hören bekommen. Man treibt also hier Schindluder mit meinen Verordnungen? Man weigert sich, ein Mittel einzunehmen, das ich verschrieben habe!

ARGAN: Herr Doktor, ich …

HERR PURGON: Das ist ja eine unerhörte Kühnheit, eine befremdliche Auflehnung eines Kranken gegen seinen Arzt! (…)

HERR PURGON: Ein Klistier, das ich mit Lust und Liebe persönlich zusammengebraut hatte.

ARGAN: Ich bin's nicht gewesen …

HERR PURGON: Ausgedacht und zusammengesetzt nach allen Regeln der Kunst. (…)

HERR PURGON: Ich war just daran, Ihren Körper auszuputzen und alle schlechten Säfte mit Stumpf und Stiel auszutilgen. (…)

HERR PURGON: Nur noch rund ein Dutzend Arzneien, und wir hätten den ganzen Krempel gründlich ausgekehrt gehabt. (…)

HERR PURGON: Da Sie offen gegen die Mittel, die ich Ihnen verschrieben, gemeutert haben …

(…)

HERR PURGON: … So habe ich Ihnen nur noch zu sagen, daß ich Sie fortan Ihrer schlechten Konstitution preisgebe, daß ich Sie nicht länger gegen Ihre zerrütteten Gedärme, Ihr verdorbenes Blut, Ihre verwüstete Galle und Ihre gesamten trägen Säfte zu schützen gedenke … (…)

ARGAN: Oh, mein Gott!

HERR PURGON: Und ich wünsche, daß Sie, noch ehe vier Tage verstrichen sind, in einen unheilbaren Zustand geraten.

ARGAN: Ach, Barmherzigkeit!

HERR PURGON: Daß Sie in die Bradypepsis verfallen.

ARGAN: Herr Purgon!

HERR PURGON: Aus der Bradypepsis in die Dyspepsie.

ARGAN: Herr Purgon!

HERR PURGON: Aus der Dyspepsie in die Apepsie.

ARGAN: Herr Purgon!

HERR PURGON: Aus der Apepsie in die Lienterie.

ARGAN: Herr Purgon!

HERR PURGON: Aus der Lienterie in die Dysenterie.

ARGAN: Herr Purgon!

HERR PURGON: Aus der Dysenterie in die Hydropisie.

ARGAN: Herr Purgon!

HERR PURGON: Und aus der Hydropisie in die Agonie. Und dahin hat Sie dann Ihre gottverdammte Narrheit gebracht.«[118]

Es galt eben als Verrat an der Wissenschaft, die ärztlichen Dogmen anzuzweifeln. Nicht die Heilung der Kranken, sondern die Beachtung der Grundsätze war oberstes Gebot der Medizin.[119]

Die Ruhr als Lagerseuche windet sich wie ein roter Faden durch die Geschichte des Dreißigjährigen Krieges und der Türkenkriege. Gewöhnlich wurde sie durch fremde Truppen, vor allem Spanier, Franzosen, Italiener und Schweden nach Deutschland eingeschleppt. So wird berichtet, daß schon unter den wenigen Hilfstruppen, welche der englische König Jakob I. seinem Schwiegersohn, dem Kurfürsten Friedrich V. von der Pfalz, dem Winterkönig, im Jahr 1619 zur Verfügung gestellt hatte und welche unter ihrem Obersten Grey von der Elbemündung aus quer durch Deutschland nach Böhmen marschierten, unterwegs eine schwere Ruhrepidemie ausgebrochen ist.[120] Die kreuz und quer durch Deutschland marschierenden Heere und vor allem ihr Troß sorgten für eine weitgehende Verbreitung. Wenn im Winter die militärischen Operationen erstarrten und man sich im »Winterlager« einigelte, stellte sich meist die Ruhr als gefürchtete »Lagerseuche« ein.[121] Bei dem dauernden Wechsel der Kriegsschauplätze wurden die Seuchen in viele Landesteile verschleppt und unter der Bevölkerung verbreitet.[122] Beschreibungen der Seuchen selbst finden sich allerdings selten, meist ist man auf die Angaben von Chroniken angewiesen.

Die menschliche Phantasie war im Erfinden sadistischer Grausamkeiten äußerst einfallsreich. Eine der brutalsten Maßnahmen war der »Schwedentrunk«. Die Bezeichnung stammt aus der Zeit des Dreißigjährigen Krieges, als brandschatzende schwedische Söldner unglücklichen Bauern so lange Jauche eintrichterten, bis diese das Versteck ihrer Vorräte preisgaben. Grimmelshausen läßt im vierten Kapitel seines Soldatenromans den jungen »Simplizissimus« berichten, wie beim Überfall auf den Bauernhof seines Vaters die Soldaten einen ergriffenen Knecht »gebunden auf die Erde legten, ihm ein Sperrholz ins Maul steckten und einen Melkkübel voll Jauche in den Leib gossen. Das nannten sie einen Schwedentrunk! Dadurch zwangen sie ihn, eine Abteilung Reiter dahin zu führen, wohin die Menschen und das Vieh geflüchtet waren.«

Was Wunder, daß in solch unruhigen Zeiten Ruhr und Typhus nicht zum Erlöschen kamen. Neben der Pest, unter der sich oft auch Fleckfieber verbarg, war wegen ihres Blutverlustes vor allem die rote Ruhr gefürchtet. Wie groß die Menschenverluste während des Dreißigjährigen Krieges waren, läßt sich nicht genau feststellen, da Volkszählungen nicht stattfanden. Nach Lamprecht sind die Verluste allein in Deutschland auf etwa 12–13 Millionen Menschen zu schätzen.[123] Die Einwohnerzahl von Deutschland vor dem Krieg wird auf 16 bis 17 Millionen, nach dem Krieg auf vier Millionen geschätzt.[124] Am ergreifendsten hat das Grauen dieses Völkermordens der französische Zeichner und Kupferstecher Jacques Callot in seinem »Misère de la guerre« verewigt. Auch ihm nahm, am 24. März 1635, ein tödlicher Ruhranfall die Nadel aus der Hand.[125]

Wie wenig es sich um einen Religionskrieg handelte, wurde spätestens offenbar, als sich Kardinal Richelieu (1585–1642) mit den Schweden eng verbündete, so daß von 1635 bis 1648 Franzosen und Schweden gemeinsam gegen die Kaiserlichen kämpften. Schon damals prophezeite ein anonymer Dichter, »daß Frankreich auch mit den Türken eine gemeinsame Sache machen würde«, wenn es damit seine Vormachtstellung gegenüber Deutschland sichern könnte.[126] Er sollte recht behalten. Als ein französisches Heer unter der Führung von Louvois am 30. September 1681 im Handstreich die Reichsstadt Straßburg nahm, ermunterte Ludwig XIV. die Türken, erneut nach dem Westen – gegen Wien – vorzurücken, um ein kaiserliches Eingreifen am Rhein zu verhindern.[127] Nachdem die Türken 1682 große Heeresmassen in Ungarn zusammengezogen hatten, begann der Großwesir Kara Mustafa im Sommer des darauffolgenden Jahres mit 200 000 Mann nach Wien vorzudringen.[128] Unter dem Eindruck der Nachrichten von dem unaufhaltsamen Vormarsch der Türken kam es in der Kaiserstadt zur Panik.[129] Der Hof verließ Hals über Kopf die Residenz, und mit ihm flohen Tausende von Einwohnern westwärts. Dafür flutete ein Strom von Flüchtlingen vor allem aus den Vorstädten und benachbarten Dörfern und Gehöften in die Stadt, denn diese wurden niedergebrannt, damit sie für den Feind keine Stützpunkte abgeben konnten. Damit kam es zu einer weitgehenden Umschichtung der Einwohnerschaft Wiens. Die Stadt beherbergte nun Tausende von bäuerlichen Menschen, die, ein derart bedrängtes Zusammenleben nicht gewohnt, nur mit Widerstreben die behördlichen Anordnungen hinsichtlich der öffentlichen Reinlichkeit befolgten, zumal ihnen jede Einsicht in deren Notwendigkeit fehlte. Einen weiteren Zuwachs erhielt Wien durch die 16 000 Mann starken kaiserlichen Truppen, die am 13. Juli in die Stadt einrückten und für deren ordnungsgemäße Unterbringung in der Eile ebenfalls nicht richtig vorgesorgt war.

Kara Mustafa, der am 14. Juli mit seiner Hauptmacht vor Wien eintraf, ließ sofort einen festen Ring um die Stadt legen und in einiger Entfernung ein riesiges Zeltlager errichten. Bald begannen die Türken, die von allen Seiten eingeschlossene Stadt zu bombardieren, um die Sturmangriffe der Janitscharen vorzubereiten. Zugleich versuchten sie, die Stadtmauer an bestimmten Stellen zu unterminieren. Das Bombardement machte das Bewohnen der oberen Stockwerke bald unmöglich, so daß die Leute immer mehr auf den Parterre- und Kellerräumen zusammengedrängt wurden, sowie auf diejenigen Teile der Stadt, die von der Beschießung verschont blieben. Gerade jetzt wären größte Sauberkeit und sorgfältigste Beseitigung aller Abfallstoffe notwendig gewesen, Bedingungen, die von der Bevölkerung Wiens schon in Friedenszeiten nicht genügend berücksichtigt wurden. Bisher hatten von der Stadt bestellte Fuhrleute die Abfälle von Zeit zu Zeit auf besondere Plätze vor der Stadt gebracht. Seit Einschließung der Metropole war das nicht mehr möglich. Zunächst behalf man sich noch damit, daß man die Abfälle in die Donau warf, doch die Besetzung der Leopoldstadt durch den Feind und die geringe Wasserführung der Donau annullierten bald auch diese Möglichkeit. Nun sammelten sich die Abfälle in der Stadt, der Abortgrubeninhalt lief über, die Eingeweide der geschlachteten Tiere blieben auf offener Straße liegen, ebenso Kadaver von verhungerten Tieren, besonders Pferden.[130] Da tauchte zu allem Überfluß in der eingeschlossenen Stadt ein Feind auf, der nicht minder grausam und hartnäckig war als die Türken, gegen den aber keine Umsicht und Tapferkeit schützte: die rote Ruhr.

Bei der Schnelligkeit, mit der die Türkengefahr über die Stadt hereingebrochen war, hatte man nicht mehr Zeit gehabt, Hospitäler zu errichten, die einen größeren Zustrom von Verwundeten und Kranken hätten aufnehmen können. Ihre Unterbringung machte große Schwierigkeiten, denn auch die Zahl der ungefährdeten Gebäude wurde immer geringer. Ende August trat sogar Mangel an Strohsäcken auf, so daß viele Kranke auf dem bloßen Boden liegen mußten.[131] Eine Absonderung der Ruhrkranken von den Verwundeten und übrigen Patienten war nicht möglich. Der völlige Mangel an Reinlichkeitssinn der abgestumpften Kranken sowie die Gleichgültigkeit und auch Überlastung des an Zahl ungenügenden Pflegepersonals ließen apokalyptische Zustände in den Hospitälern aufkommen. Der Chronist Feigius berichtet in seiner Reimchronik, der Gestank sei so fürchterlich gewesen, »daß kein Gesunder kunnt lang darinnen verbleiben«.[132] Es ist begreiflich, daß viele Kranke es vorzogen, auf der Straße liegen zu bleiben, und sich der Einlieferung in die Spitäler widersetzten. Anschaulich hat als Augenzeuge Hocke die Zustände beschrieben:

> »Die große Unsauberkeit könnte bey denen gespörrten Stadttoren nicht wie sonsten abgestellt werden, sondern es thäten die kranke Soldaten und arme Leut auff der Gasse krank liegen, von denen das Blut gienge und ander Leut darüber gehen müßten ... Die Soldaten und Marquetänder thäten das Blut und In-Kreusch (Gekröse) von dem geschlachteten Vieh auff die Gassen schütten, was bey dieser Hitze großen Gestank und Krankheiten verursachet.«[133]

Die Leute, die vorbeigehen mußten, konnten eine Beschmutzung ihrer Schuhe nicht vermeiden und verschleppten den Ansteckungsstoff in ihre Wohnungen. Hinzu kam noch die ungeheure Fliegenplage. Die zahllosen, in Fäulnis übergegangenen Tierkadaver, die auf den Gassen und in den Höfen lagen, bildeten die günstigsten Brutstätten.

Die wachsenden Ausfälle der Besatzung durch die Ruhr bereiteten dem Stadtkommandanten schwere Sorgen. Zur Bekämpfung und Eindämmung der Seuche erließ er daher am 9. August folgende Verordnung:

»... Allen Inwohnern wird befohlen, daß sie ihre an der Ruhr und anderen derley gefährlichen Kranckheiten behafteten Personen und Bediente von denen Gesunden unverzüglich separiren, denselben aus anderen Geschirren separirt das Essen und Trinken reichen, ferner soviel wie möglich absonderliche Abtritte u.s.w. halten ... zur Abstellung der auff offenen Gassen vorhandener Unsauberkeit, da durch solche ansteckende Kranckheiten mehr und mehr erwachsen ...«[134]

Die Forderungen nach Isolierung der Ruhrkranken, nach Benutzung von besonderem Eßgeschirr und getrennten Aborten klingen ganz modern, ebenso wie die immer wiederkehrenden Mahnungen zur Abstellung der Unsauberkeit auf den Gassen. Sie blieben aber unter den gegebenen Umständen ein frommer Wunsch. Die Angaben über die Zahl der an Ruhr Erkrankten und Gestorbenen sind ungenau. Am 7. August berichtet der Verteidiger Wiens, Graf von Starhemberg, in einem Brief an Herzog Karl von Lothringen: »Wir verlieren sehr viele Leute und Offiziere, mehr durch die Ruhr als durch das feindliche Feuer, denn es sterben täglich 60 Personen an dieser Krankheit.«[135]

Man schätzt, daß die Bevölkerung und die Besatzung durch den Feind und die Seuche mehr als 20 000 Menschen verloren hat. Eine große Anzahl namhafter Persönlichkeiten fiel der Ruhr zum Opfer, darunter der Rektor der Universität und zwei Tage vor Befreiung der Stadt der Bürgermeister Johann Andreas von Liebenberg. Zum Schrecken aller erkrankte Starhemberg auch an der Ruhr, doch er trotzte der Infektion, und da er zu schwach war, um zu gehen, ließ er sich von den Soldaten in einer Sänfte auf die Basteien tragen.

Auch die Trinkwasserverhältnisse waren katastrophal. Die Donau kam als Wasserspenderin nicht in Betracht, da man allen Unrat in sie hineinschüttete und der Wasserstand infolge des heißen Sommers außerordentlich niedrig war. Das kleine Flüßchen Wien und die beiden Bächlein Elsbach und Liesing führten kaum Wasser. Doch standen den Verteidigern neben den durch Grundwasser verseuchten Brunnen nur diese Quellen zur Verfügung.

Zwischen dem Türkenlager und der Stadt lagen in großer Zahl gefallene Türken unbeerdigt. Um diesen Anblick loszuwerden, wandte sich der Großwesir an Starhemberg mit der Bitte um einen Waffenstillstand zur Beerdigung der Gefallenen. Doch Starhemberg lehnte ab, weil er wußte, wie demoralisierend der Anblick und der Gestank der Leichen auf die Janitscharen wirken mußte. Die türkischen Verluste während der letzten fünf Tage der Belagerung dürften nicht gering gewesen sein, da gerade in dieser Zeit die Ruhrepidemie ihren Höhepunkt erreichte. Zu den Opfern der Ruhr gehörte auch Ahmed Pascha von Temesvár, der am 3. Juni starb. In den letzten, kühler werdenden Wochen der Belagerung gesellte sich bei den Türken zur Dysenterie auch noch eine Art Grippe. Im Tagebuch des Grafen Harrach heißt es nämlich, »daß viele Türken an der Dysenterie starben, daneben aber an einer Krankheit, die ihnen auf die Brust fällt, den Atem verlegt, also daß sie viel Leuth verlieren«.[136]

Die Versorgung mit Trinkwasser war auch im Türkenlager schon infolge der großen Trockenheit trostlos. Hinzu kam, daß die Brunnen der Vororte beim Brand verschüttet wurden, das Donauwasser Leichen führte, ebenso wie die Wien, die dem Türkenlager am nächsten floß, durch die Körper von Menschen und Tieren verseucht war, denn nach den abgeschlagenen Stürmen dürften die schwerverletzten, von siedendem Öl und Pech halbverbrannten türkischen Krieger zur Wien hinabgekrochen sein, um ihre Wunden zu kühlen; viele sind dort gestorben, und die schmutzigen Wellen des Flusses nahmen die Leichen auf. Dieses Wasser diente den Türken dennoch als Trinkwasser.[137] Die Ruhr wütete im Türkenlager verheerender, da die Truppe keine Ärzte hatte, die für die primitivste Lagerhygiene hätten sorgen können.[138] Die Unzufriedenheit unter den Janitscharen wurde infolge ihrer schweren Verluste immer größer. In Anbetracht der bevorstehenden kühleren Jahreszeit begannen sie auf ihr Recht zu pochen, daß sie nicht länger als 40 Tage vor einer Festung zu kämpfen brauchten. Kara Mustafa wußte, daß das Ersatzheer nicht mehr fern war, und ließ daher seine Männer immer wütender gegen die Mauern anstürmen, während die Feuerschlünde der Geschütze Tod und Verderben in die Stadt warfen.

Die Verluste und Ausfälle in der belagerten Stadt durch Ruhr waren zuletzt so hoch, daß sie die tapferen Verteidiger zur Übergabe gezwungen hätten, wäre nicht am 12. September 1683 das verbündete Ersatzheer unter dem Oberbefehl des Polenkönigs Jan Sobiesky auf den Höhen des Kahlen Berges erschienen. In der darauf folgenden Entscheidungsschlacht wurden die sich zäh wehrenden Türken vernichtend geschlagen. Christian Wilhelm Huhn ritt am Tag nach der Entscheidungsschlacht in das türkische Lager hinaus, »durfte mich aber nicht abzusteigen unterfangen, weil eine so entsetzliche Menge Fliegen auffuhren, daß die Luft davon verdunkelt wurde, meinen Cavall bedeckten, daß keine Nadelspitze davon frei geblieben«.[139] Der Augenzeuge Gehlen berichtet: »In dem türkischen Feldlager fand man viel Äser von Türken und von Pferden und von anderem Vieh, so verhungert, welches einen abscheulichen Anblick und greulichen Gestank gab. Man wunderte sich, daß der Feind so lange Zeit bey solchem Unflath und Gestänck, absonderlich bey der so erschröcklich großen Hitz, sich habe aufhalten können.«[140]

Diese Tiere mögen wohl zum großen Teil auch an Wassermangel zugrunde gegangen sein. Huhn spricht von 20 000 toten Pferden und sonstigen Äsern, die man im Türkenlager gefunden hat.[141] Der geschlagene Großwesir Kara Mustafa wurde beim Rückzug auf Veranlassung des Sultans in Belgrad mit einer seidenen Schnur erdrosselt.

Als auch im darauffolgenden Jahr (1684) Ruhr und maligne Fieber mit »Petechien« (Fleckfieber) in der Kaiserstadt weiter grassierten, sträubten sich die Wiener Ärzte – allerdings ohne Erfolg – der behördlichen Anordnung nachzukommen, wonach suspekte Krankheitsfälle umgehend dem Bürgermeister gemeldet werden sollten.[142]

Nach der Schlacht am Kahlen Berg begann nach einer kurzen Atempause eine groß angelegte Offensive gegen die Osmanen. Doch je weiter man nach dem Süden in die endemisch verseuchte pannonische Tiefebene vordrang, um so mehr wurden die Operationen vom Seuchengeschehen beeinträchtigt.[143] Die rote Ruhr (Dysenteria pannonica) war diagnostisch leicht abgrenzbar von den übrigen Infektionskrankheiten des türkischen Kriegsschauplatzes: dem Fleckfieber (»Morbus hungaricus, s. pannonicus«), der Beulenpest und dem Sumpffieber mit seinen periodischen Anfällen, weshalb es schon damals Wechselfieber genannt wurde. Dem kaiserlichen General Caraffa, der 1685 das türkische Heer bei Gran besiegte, und Karl von Lothringen, der 1686 nach 145jähriger Türkenherrschaft Ofen (Buda) befreite, sowie Markgraf Ludwig von Baden, der 1691 bei Slankamen unweit von Peterwardein die Türken besiegte, bereitete besonders die Dysenterie als Lagerseuche viel Sorge.«[144] Die endemisch durchseuchte und daher relativ gefeite Bevölkerung Ungarns amüsierte sich über die permanenten Durchfälle der deutschen Soldaten und bezeichnete ihr Übel spöttisch als »német has« (»deutscher Bauch«). Die Ruhr wurde zu einem ständigen Schrecken der kaiserlichen Heere und gehörte mit zu den Seuchen, die Ungarn damals das Epitheton »Friedhof der Deutschen« einbrachten.[145]

Auch die Operationen des kaiserlichen Feldherrn Prinz Eugen von Savoyen (1663–1736) waren von Epidemien infektiöser Darmkrankheiten überschattet.[146] Seine Strategie hatte etwas durchaus Neues, seine Schlachtpläne wurden später von Friedrich dem Großen und Napoleon bewundert. Er hielt nicht viel von der Manöverstrategie und zog es vor, bei einer Schlacht die gesamte Kraft seines Heeres auf einen Punkt zu konzentrieren. So griff er die zahlenmäßig weit überlegenen Türken bei Zenta in Südungarn am 11. September 1697 in dem für sie ungünstigsten Augenblick an, als ihr Heer im Begriff war, über eine Pontonbrücke die Theiß zu passieren, und die eine Hälfte bereits am jenseitigen Ufer war. Mit ihrem Großwesir fielen 20 000 Türken. 10 000 ertranken in der Theiß. Diese Entscheidungsschlacht wurde gegen die Absichten des Hofkriegsrats geschlagen. Den durch einen Kurier überbrachten Brief, in dem ihm ein Angriff auf das türkische Hauptheer untersagt wurde, ließ Eugen erst nach dem errungenen

Sieg öffnen. Die Kaiserlichen hatten nur 400 Mann verloren, was allerdings nur einen geringen Bruchteil der Verluste ausmachte, die man in der endemisch verseuchten Theißniederung durch Ruhr, Typhus, Fleckfieber und Malaria einbüßte.[147] Im Frieden zu Karlowitz (1699) trat die Pforte Ungarn und Siebenbürgen (ohne das Temesvárer Banat) an Österreich, Podolien an Polen, Asow an Rußland und Morea (Peloponnes) an Venedig ab. Österreich verlagerte sein Schwergewicht als Großmacht von Deutschland nach dem südslawischen Osten.

Nach einem großen Sieg bei Peterwardein (1716) zog Prinz Eugen im Sommer des nächsten Jahres mit 100 000 Mann die Donau südwärts Richtung Belgrad. Etwas stromabwärts von der stark befestigten Stadt, die von 30 000 Türken verteidigt wurde, ließ er – wie es in dem zeitgenössischen Soldatenlied heißt –

»... schlagen eine Brucken,
daß man kunnt herüberrucken
mit d'r Armee wohl vor der Stadt ...«

Während der wochenlangen Belagerung erlitt das Heer des Prinzen schwere Verluste, vor allem durch die Ruhr, die das Zeltlager allmählich zu einer »bluttriefenden Kloake« verwandelte. Die Wolken von Fliegen, von denen die Kadaver und Abfälle »wie mit einer grauschwarzen Schicht überzogen waren«, wurden als eine »zusätzlich lästige Plage« empfunden, ohne zu ahnen, welche Rolle sie bei der Ruhrverschleppung spielten. Ende Juli standen Prinz Eugen kaum noch 70 000 Mann zur Verfügung.[148] Da erschien südlich von Belgrad das zahlenmäßig weit überlegene Ersatzheer unter der Führung des Großwesirs Chalil. Eingezwängt zwischen der Festung und dem Ersatzheer, erschien das kaiserliche Heer verloren. Da entschloß sich der Prinz, den Großwesir anzugreifen. Im Morgengrauen des 16. August begann der Sturm auf das völlig überraschte Ersatzheer, das nach verzweifeltem Kampf in panischer Verwirrung die Flucht ergriff.

Auch im Nordischen Krieg spielte die Ruhr eine stets beunruhigende Rolle. Als Peter der Große nach dem Sieg bei Poltawa im sumpfigen Delta der Newa auf mehreren Inseln seine neue Residenz St. Petersburg als Nachahmung einer holländischen Stadt erbauen ließ, erhob die Seuche abermals ihr Gorgonenhaupt. So mußten die Bauern, da es zunächst an Werkzeug fehlte, in ihren Rockschößen Erde heranschleppen. 80 000 Fronarbeiter hausten auf der nackten, sumpfigen Erde. Monatelang bekamen sie kein Brot zu sehen, lebten von Kohl und Rüben, erkrankten an Ruhr und Skorbut. Ihre Erdhütten glichen Raubtierhöhlen, in denen sie wie Fliegen starben. Wie das liebe Vieh trieb man sie aus allen Teilen Rußlands zusammen.

Die Errichtung der Peter-Pauls-Festung (1703) auf der kleinen Insel Sajatschje (vor der Gabelung der beiden Hauptarme des Newadeltas) kostete allein 100 000 dieser armen Geschöpfe das Leben.[149] Im Sommer stank es nach Sumpf, Jauche, verfaulten Fischen, und infektiöse Darmkrankheiten waren allgemein verbreitet.[150] Im Winter war es so kalt, daß noch zu Peters Zeiten einmal in einer Nacht 700 Arbeiter erfroren. Wölfe galten in den Straßen als eine gewöhnliche Erscheinung. Dieses Petersburg, das Zar Pjotr sein »Paradies« zu nennen pflegte, ist im wahren Sinn des Wortes »auf Menschenknochen erbaut«.[151] Zu den zahllosen Opfern gehörte auch der größte norddeutsche Barockbaumeister und Bildhauer Andreas Schlüter (1664 bis 1714). Als er in Berlin nach einem Turmeinsturz beim Schloßbau in Ungnade fiel und entlassen wurde, ließ ihn Peter der Große nach St. Petersburg kommen, wo er an der architektonischen und künstlerischen Ausgestaltung der neuen Residenz mitwirken sollte. Doch unter den verheerenden sanitären Verhältnissen infizierte er sich und starb an der Ruhr.[152]

Auf die Rolle der Ruhr in den friderizianischen Feldzügen mit ihren übermenschlich strapaziösen Gewaltmärschen hat Fossel wiederholt hingewiesen. So starben während der Belagerung Prags 1742 in der Stadt mehrere tausend Soldaten an Ruhr- und Fleckfieber.

»Von meinem Krankenlager aus«, schrieb ein ruhrkranker französischer Offizier, »sehe ich auf den Rathausturm. So oft die große Uhr, an der alle Mond- und Planetenphasen abzulesen sind, eine volle Stunde schlägt, ziehen die zwölf Apostel vorüber, während der Tod zwölfmal an einem Glöckchen zieht, um so an das Sterben zu mahnen, was jetzt aber völlig überflüssig erscheint, da des Sterbens ohnehin kein Ende ist.«[153]

Ebenso schlimm erging es den Engländern, als sie am 27. Juni 1743 gegen die mit Preußen verbündeten Franzosen antraten. Nach der Schlacht bei Dettingen (nahe Aschaffenburg), wo die französischen Truppen zwar besiegt wurden, erkrankte die halbe englische Armee an der Ruhr. Die Soldaten, zum großen Teil Hannoveraner und Hessen, waren, wie Pringel berichtet, während der Schlacht einem schweren Regen ausgesetzt und mußten die Nacht darauf unter freiem Himmel auf nassem Boden ohne Stroh verbringen. Es erkrankten damals nicht weniger als 1500 Soldaten.[154] Infolge der preußischen Kampfhandlungen breitete sich die Ruhr 1743 auch in Mähren und Schlesien immer weiter aus. Die Krankheit wendete damals unerwartet ein sich über Schlesien zusammenbrauendes Ungewitter ab, als sich Kardinal Sinsendorf dem Wunsch Friedrichs II. widersetzte, den Prälat Schaffgotsch im neueroberten Breslau als Weihbischof einzusetzen.

»Der Heilige Geist und ich«, schrieb Friedrich an Sinsendorf, »sind übereingekommen, daß der Prälat Schaffgotsch Weihbischof von Breslau sein soll und daß diejenigen Domherren, die sich dem widersetzen, als Leute betrachtet werden, die dem Wiener Hof und dem Teufel ergeben sind und den höchsten Grad der Verdammung verdienen, weil sie dem Heiligen Geist Widerstand leisten. Friedrich.«

Dieser Brief klingt drohend. Immerhin war die Eisenfaust mühsam verhüllt. Wesentlich charmanter, aber genauso unnachgiebig fiel die Antwort des Kardinals von Sinsendorf aus:

»Das große Einvernehmen zwischen dem Heiligen Geist und Eurer Majestät ist für mich eine große Neuigkeit. Ich wußte nicht einmal, daß die Bekanntschaft hergestellt war. Und wünsche nur, daß der Heilige Geist dem Papst und den Domherren die Eingebungen schicke, die unseren Wünschen entsprechen.«

Schaffgotsch erkrankte an der Ruhr und bewahrte durch seinen plötzlichen Tod Friedrich davor, gegen die von ihm proklamierte religiöse Toleranz offensichtlich verstoßen zu müssen.[155]

Als Friedrich II. während des Bayerischen Erbfolgekriegs, der wegen seiner Plänkeleien um Lebensmittel auch »Kartoffelkrieg« genannt wird, preußische Truppen in Böhmen einmarschieren ließ, kam es zu einer schweren, mit einer Fliegenplage verquickten Ruhrepidemie, die König Christians Schwager, Karl von Hessen, als Augenzeuge eindrucksvoll geschildert hat: »Die neben dem Lager zu Welsdorf angelegten Abtrittsgruben und der Boden zwischen diesen und den Zelten waren ganz rot vom Blut der Leute, die sich hin- und herschleppten. Unzählige große Fliegen tanzten über diesem schrecklichen Ort. Wir hatten vielleicht zehntausend Kranke, von denen eine ungeheure Menge starb.«[156]

Als Johann Friedrich Struensee (1737–1772) zu Beginn des Siebenjährigen Krieges (1757) Physikus von Altona wurde, kam es dort und in der Umgebung nach der Besetzung Mecklenburgs durch die Preußen zu gehäuften Ruhrerkrankungen.[157] Bezüglich der Ätiologie und Epidemiologie dieses Leidens tappte man noch völlig im dunkeln. Die meisten Ärzte, auch der bekannte Dr. Unzer, hielten das Zustandekommen der ersten Ruhrfälle noch ganz im Sinn der Säftelehre für die Folge einer »gallischen Verderbnis«. Als Prophylaxe empfahl er daher: »In den Monaten, da die Ruhr graßiret, ist jede starke Erhitzung des Geblüts und alle Erkältung zu meiden.«[158] Das epidemische Umsichgreifen der Ruhr führte man dagegen auf ein Miasma zurück, das sich aus den Ruhrexkrementen entwickeln sollte.

Struensee, der als Pastorensohn Luthers Rat, »dem Volk auf das Maul zu schauen«, befolgte, war in seinen Vermutungen über die Ätiologie und Epidemiologie der infektiösen Darmkrankheiten seinen durch humoralmedizinische Scheuklappen beschränkten Berufsgenossen weit voraus. Als Physikus von Altona hatte er zwei Städte vor Augen, die sich aufgrund ihrer Lage und Beschaffenheit, mit ihren städtehygienischen Licht- und Schattenseiten wesentlich unterschieden. Hier das nach dem »Schwedenbrand« (1713) planmäßig neu aufgebaute, offene, unbefestigte Altona, das sich auf den Schutz des dänischen Reiches, zu dem es gehörte, verlassen konnte, dort der im Lauf der Jahrhunderte gewachsene, auf sich gestellte und von außen höchst gefährdete Stadtstaat Hamburg, dessen zuverlässigster Schutz seine starren polygonalen Befestigungswälle waren. Der plötzliche Bevölkerungszuwachs, als Folge des wirtschaftlichen Aufschwungs während der friderizianischen Kriege, wirkte sich im offenen Altona bei weitem nicht so nachteilig aus wie im befestigten Hamburg, wo man bereit war, jede noch nutzbare Fläche zu bebauen sowie jeden Keller als Wohnraum zu vermieten. Die feuchten, häufig überfluteten Kellerwohnungen, deren Abschaffung schon 1597 der damalige Pestarzt Johann Böckelius gefordert hat und von denen es spöttisch hieß, »man könne in ihnen Schellfisch und Elbbutt fangen«, galten noch im vergangenen Jahrhundert als »Brutstätten des Typhus abdominalis«.[159]

Da sich Struensee mit dem Gedanken trug, eine medizinische Topographie seines Physikatsbereichs zu schreiben und vergleichsweise auch das benachbarte Hamburg in seine epidemiologischen und sozialmedizinischen Betrachtungen einzubeziehen, zog er bereits 1761 in seiner Abhandlung »Vom Ruhrgang und dem Faulfieber« eine seuchenhygienische Parallele zwischen den beiden Städten und wies dabei auf den wesentlichen Unterschied hin. Obwohl die rege Kommunikation zwischen den beiden benachbarten Gemeinwesen seit jeher eine enge Verflechtung ihres Seuchengeschehens zur Folge hatte, gab es in bezug auf das »Faul- bzw. Schleimfieber«, wie man den Abdominaltyphus nannte, einen deutlichen Unterschied zugunsten Altonas.

Um zu verstehen, warum Hamburg im Gegensatz zu Altona ein endemischer Typhusherd war, in dem später die Cholera wiederholt zu verheerenden Epidemien führte, muß man die Trinkwasserversorgung und Abfallbeseitigung in diesem Gemeinwesen, das einst analog Amsterdam oder Venedig mit einem dichten Netz von Kanälen (»Fleeten«) durchzogen war, kennen.[160]

»Die Fleete«, berichtet der Hamburger Physikus Rambach noch 1801, »nehmen aus Gassen und Häusern eine Menge Unreinigkeiten auf … Wer an einem Fleete wohnt, darf es ungescheut zum Rezipienten seiner tierischen Ausleerungen machen und das thut auch ein jeder.«[161]

Wie bereits im Cholerakapitel erwähnt, befanden sich an den fleetseitigen Häuserfronten oft erkerartig ausgebaute Aborte (»Lauben«), aus denen die Exkremente unmittelbar ohne Abfallrohr in das Wasser fielen, dem man übrigens ohne Bedenken das Brauch- und Trinkwasser entnahm.

Ganze Stadtteile waren auf die mehr oder weniger kostspieligen Dienste von »Wasserträgern« angewiesen. Wer ahnt heute noch, wie oft wohl die

Eimer an den Querstangen der Wasserträger, die man so häufig auf alten Hamburger Stichen sehen kann, mit verseuchtem Wasser aus der Alster oder den Fleeten gefüllt waren.[161] Da in Hamburg fast jedes Trinkwasser mit pathogenen Darmkeimen infiziert war, wurde der als »Faul- bzw. Schleimfieber« bezeichnete Typhus zu einem endemischen Übel mit dem Charakter einer Kinderkrankheit.[163]

In Altona waren die Trinkwasserverhältnisse viel günstiger. Es lag höher als irgendein Teil Hamburgs auf der Geest, die dort steil zur Elbe abfällt. Nur eine Straße zog sich unten am Fuß des Abhangs längs der Elbe hin. Altonas Reichtum an gutem Quellwasser ergab sich, abgesehen von dem größeren Wassergehalt des Geestrückens, vor allem daraus, daß dieser Ort mit seinen zahlreichen großen Gärten viel weitläufiger angelegt war als die benachbarte Festungsstadt Hamburg. Neben den vielen Brunnen, die über das ganze Stadtgebiet verteilt waren, wurde 1719 auf der Neuenburg eine besonders ergiebige Wasserquelle »gefaßt« und zur Speisung einer Wasserleitung benutzt, welche die östlichen Straßen Altonas längs der Grenze zum heutigen St. Pauli und im Süden den Fischmarkt samt der großen Elbstraße bis zum Fischerplatz versorgte. Damit vermied man, daß selbst die am Elbufer Wohnenden ihr Trinkwasser aus dem Fluß bezogen.

Der Unterschied in der Trinkwasserversorgung der beiden Nachbarstädte war so offenbar, daß sich der Verdacht bezüglich der epidemiologischen Diskrepanz des Faulfieber-, d. h. Typhusbefalls aufdrängte und ein so scharfsinniger Beobachter wie Struensee, der die Exkremente von Ruhr- bzw. Faulfieberkranken für ansteckend hielt, den Schluß ziehen mußte, auch fäkal kontaminiertes Trinkwasser sei ansteckend und daher zu meiden. Zu seiner Zeit dürfte man es in Ärztekreisen als besonders befremdend empfunden haben, daß sich ein Angehöriger dieser Zunft bei seinen abweichenden Ansichten weniger auf medizinische Autoritäten als vielmehr auf Beobachtungen des gemeinen Volkes berief. So wies Struensee auch darauf hin, daß viele Bewohner Altonas nach einem kurzen Aufenthalt in Hamburg an Faulfieber erkrankten. Als Armenarzt bekam er oft fiebernde Handwerksburschen zu sehen, die auf ihrer obligaten Wanderung vorher eine gewisse Zeit in Hamburg haltmachten und, da sie stets knapp bei Kasse waren, ihren Durst mit Wasser gelöscht hatten. Da fast nur »Wassertrinker« von dem Übel befallen wurden, schien das Wasser die Hauptursache der Krankheit zu sein. Die gleiche Meinung vertrat vier Jahrzehnte später auch Rambach.

»In Hinsicht auf die Gesundheit«, versicherte er, »steht Hamburg fast überall in einem übeln Ruf. Die vorzüglichsten Gründe, warum diese Meinung so allgemein ist, sind die Fleete und die elende Bauart unserer Gassen ... Sehr viele Fremde werden in den ersten Wochen ihres Aufenthalts krank … Eine Art dieses Übelbefindens ist besonders häufig und wird von den Handwerksburschen die »Hamburger Krankheit« genannt. Ich habe sie bei solchen Ankömmlingen mehrmals beobachtet. Sie besteht in einem Fieber, dazu kömmt in den allermeisten Fällen ein Durchfall und ein unleidliches Kopfweh. Die Ursache dieses Übels scheint aber nicht in unserer Luft, sondern vielmehr in unserem Wasser zu liegen …«[164]

Im Rahmen seiner epidemiologischen Überlegungen stieß Struensee auch noch auf eine weitere wichtige Möglichkeit: die Verschleppung des Ansteckungsstoffes durch Insekten. Bei der unvorstellbaren Fliegenplage, die infolge der unzulänglichen hygienischen Verhältnisse in den ruhrbefallenen Dörfern herrschte, drängte sich ihm dieser Gedanke geradezu auf. War doch in seinen Augen das verräucherte, von Dunghaufen umsäumte Bauernhaus »mit seinen Pferden, Kühen, Schweinen, Hunden und Menschen unter einem Dach eine wahre Arche Noah« und zugleich eine einzige »Brutstätte der Fliegen«. Zu einer Zeit, da überall mikroskopiert wurde, verblüfften besonders Rüssel und Beine der Fliegen, an denen man Partikelchen von den flüchtig aufgesuchten Dejekten haften sah, was eine Verschleppung des »Seuchenstoffes« als glaubhaft erscheinen ließ. Struensee hat nicht grundlos in seinem Gulliverband jene Stelle angestrichen, wo im Land der Riesen (Brobdingnag) durch den Vergrößerungseffekt die Ungezieferplage besonders eindrucksvoll verdeutlicht wird:

»Das Königreich«, berichtet Gulliver, »wird im Sommer sehr von Fliegen heimgesucht, und diese verhaßten Insekten, von der Größe einer Lerche, gönnten mir keinen Augenblick Ruhe; oft setzten sie sich auf meine Nahrung und ließen dort ihren ekelhaften Unrat zurück. Bisweilen setzten sich die Tiere mir auf die Nase und reizten mich dadurch bis zum äußersten, denn zugleich stanken sie auch auf höchst ekelhafte Weise.«[165]

Auf den Dörfern und Bauernhöfen gab es damals nur selten Aborte, und diese befanden sich mit ihrer »Schwind- und Sickergrube« oft in gefährlicher Nähe zum Brunnen. Statt des Aborts bediente man sich oft auch »bodenloser«, nach unten geöffneter Kästen, mit einem Sitzloch auf der Oberfläche (wie man sie auf alten niederländischen Genreszenen sehen kann), die im Garten von einer Stelle zur andern gerückt wurden, »damit auch jeder Fleck Erde seinen Antheil bekömmt«.[166]

Struensee verzweifelte nahezu am Stumpfsinn der Bauern, die trotz Ermahnung die Ausscheidungen der Kranken auf ihren von Fliegen umschwärmten Dunghaufen entleerten und dann im schnellen Umsichgreifen der Ruhr »ein Werk des Bösen« vermuteten.

Anläßlich seiner ersten italienischen Reise erlebte Goethe am 12. September 1786 in Torbole am Gardasee etwas Ähnliches. Nach dem Tisch empfand er ein bestimmtes Bedürfnis. »Als ich den Hausknecht nach einer gewissen Gelegenheit fragte«, berichtet er, »deutete er in den Hof hinunter: ›Qui abasso può servirsi!‹ (Da unten können Sie sich bedienen!) Ich fragte: ›Dove?‹ (Wo?) – ›Da per tutto, dove vuol!‹ (Überall, wo Sie wollen!), antwortete er freundlich.«

Die allgemeine Unzulänglichkeit der sanitären Anlagen und die Hydrophobie der Barock- und Rokokozeit hat ihren Teil dazu beigetragen, daß auch die oberen Zehntausend von infektiösen Darmkrankheiten nicht immer verschont blieben. Mit dem Rokoko entstand zwar eine raffiniert überzüchtete Wohnkultur, doch ist in diesem Zusammenhang der Begriff »Kultur« keineswegs mit dem des »Komforts« oder der »Hygiene« gleichzusetzen. Selbst in den Schlössern blieb das Leben nach wie vor unbequem und unhygienisch: Die Treppen waren ermüdend, die ewig zugigen Gänge endlos und kalt, die Säle so gut wie unheizbar, die Kammern des Gesindes eng, muffig und lichtlos, die Abtritte unsauber, von Badezimmern keine Spur. Die Küchen eng, verräuchert, dunkel und mit nur unzulänglichen Möglichkeiten zum Abwaschen und Säubern von Geschirr und Besteck.[167] Bei allen Schloßbauten beachtete man vor allem das Repräsentative. Auch bei den Patrizierhäusern kam es vor allem auf den Schein an. Das »Frauenzimmerlexikon« von 1739 kennt wohl den intimen Gebrauch des Kammerbeckens, dessen Platz unter dem Bett sei, erwähnt aber weder einen Waschtisch noch das Waschbecken und sonstige zur Toilette gehörigen Gerätschaften, sondern nur das Gießbecken und die dazugehörige Gießkanne, mit der man etwas Wasser auf die Hände goß und das Gesicht notdürftig benetzte. Sogar der Waschtisch Marie Antoinettes war »äußerlich noch schamhaft einem Schreibtisch nachgebildet« und besaß dementsprechend auch nur äußerst zierliche und praktisch nicht wirkungsvolle Waschgeräte. Wichtiger als eine Waschschüssel waren die Dosen und Fläschchen für Puder, Pomaden und allerlei Parfüms. Die Duftstoffe waren daher auch nötig. So konnte man es in der Nähe des Sonnenkönigs nur mit einem stark parfümierten Taschentuch unter der Nase aushalten, da er nach den Worten seiner Geliebten (der Marquise de Montespan) wie ein Aas (»comme une charogne«) stank. Im prunkvollen Schlafraum der Schlösser stand gewöhnlich ein raffiniert verkleideter Leibstuhl, mit auswechselbarem Kübel. Nach Erhalt des mit Duftstoffen versetzten Einlaufs absolvierte sogar Ludwig XIV., auf einem solchen Möbel thronend, allmorgendlich sein »Lever« (Morgenaudienz), und es galt als ein »Zeichen höchster Gnade«, an diesem feierlichen Akt teilnehmen zu dürfen. Nach den Worten eines Hofpoeten: »Image de Dieu sur la chaise percée!« (»Ebenbild Gottes auf dem Leibstuhl«). Der aristokratische Lebensstil war über Reinlichkeitsfragen erhaben, und zur despektierlichen Charakterisierung eines Emporkömmlings wie Napoleon genügte der spöttische Hinweis, daß er »täglich in die Badewanne steige«.[168]

Wie in Hamburg zu Struensees Zeiten erkrankte auch in Paris ein jeder Neuankömmling infolge der unzulänglichen Trinkwasserversorgung und Abfallbeseitigung. Denn das Trinkwasser wurde bis Anfang des 19. Jahrhunderts aus der Seine geschöpft, in die sich die ungeklärten Abwässer der Metropole ergossen. Als Ende März 1778 der zweiundzwanzigjährige Wolfgang Amadeus Mozart (1756–1791) mit seiner Mutter nach Paris kam, hoffte er, dort sein Glück machen zu können, zumal man ihn vierzehn Jahre zuvor in der gleichen Stadt stürmisch gefeiert hatte. Doch diesmal wurde er kaum beachtet. Der Zauber des Wunderkinds war verflogen. Zum ersten Mal sah er sich mit der »nackten Not konfrontiert«. Als im warmen Sommer die Seinemetropole von einer Typhusepidemie heimgesucht wurde, erkrankte auch Mozarts Mutter, die sich vermutlich »in dem elenden, einem nach Urin stinkenden Quartier« eines Pariser Mietshauses infizierte, das sie in einem von orthographischen Fehlern durchwobenen Brief nach Salzburg so beschrieb:

> »… wie in arest, welches noch darzue so dunkel ist, das man den ganzen tag die sohn nicht sehen kann und nicht einmahl weis, was für ein Wetter ist. Der Eingang und die stiegen ist so öng, das es unmöglich wahre, ein Clavier hinaufzubringen. Der Wolfgang mues außer haus bey Monsieur le Gros componieren, weil dorth ein clavier ist. Ich sehe ihn also den ganzen tag nicht und werde das reden völlig vergessen …«[169]

Als sie am 3. Juli 1778 nach zweiwöchiger hochfieberhafter Krankheit verschied, schrieb Mozart in seiner Verzweiflung noch in der gleichen Nacht an Abbé Bullinger nach Salzburg:

> »Trauern Sie mit mir, mein Freund! – Dies war der traurigste Tag in meinem Leben – das schreibe ich um 2 Uhr nachts – ich muss es Ihnen doch sagen, meine Mutter, meine liebste Mutter ist nicht mehr! Stellen Sie sich nur alle meine Unruhe, Angst und Sorgen vor, die ich diese vierzehn Tage ausgestanden habe. Die letzten drei Tage phantasirte sie beständig und heute verlor sie alle Empfindungen und Sinne, – ich drückte ihr die Hand, redete sie an – sie sah mich aber nicht, hörte mich nicht und empfand Nichts – so lag sie, bis sie verschied, nämlich in 5 Stunden, um 10 Uhr 21 Minuten Abends – es war niemand dabei als ich (…) Ich bitte Sie unterdessen um Nichts als um das Freundschaftsstück, dass Sie meinen armen Vater ganz sachte zu dieser traurigen Nachricht vorbereiten – ich habe ihm mit der nämlichen Post geschrieben – aber nur, dass sie schwer krank ist, – warte dann nur auf eine Antwort, damit ich mich darnach richten kann. Gott gebe ihm Stärke und Muth!«

Aus dem Brief an seinen Vater ist etwas mehr über die Krankheit und die Umstände zu erfahren:

»Meine liebe, gute Mutter ist sehr krank, sie hat sich, wie sie es gewohnt war, Ader gelassen ... Doch einige Tage darnach klagte sie über Frost und auch gleich Hitze, – bekam den Durchlauf, Kopfwehe ... Wir brauchten anfangs unsere Hausmittel ... Weil es aber immer ärger wurde, sie das Gehör verlor, so dass man schreien musste – so schickte der Baron Grimm seinen Doktor her. – Sie ist sehr schwach, hat noch Hitze und phantasirt, – man gibt mir Hoffnung; ich habe mich aber ganz in den Willen Gottes gegeben – und hoffe, Sie und meine liebe Schwester werden es auch thun ... Wir sehen ja, dass Leute umsinken, umfallen und todt sind. Ich sage deswegen nicht, dass meine Mutter sterben wird und sterben muss, dass alle Hoffnung verloren sei – sie kann frisch und gesund werden, aber nur, wenn Gott will.«[170]

Das Nichterkranken Mozarts, obwohl er seine Mutter vierzehn Tage lang aufopferungsvoll pflegte, erklärt sich daraus, daß er vierzehn Jahre zuvor auf dem Weg zu einer Konzertreise nach England in Lille schwer an Typhus erkrankt war[171] und somit gegen die Infektion immun war.

Auch auf Schiffen konnten infiziertes Trinkwasser und die unzulängliche Beseitigung von Exkrementen zu epidemischen Ausbrüchen infektiöser Darmkrankheiten führen. Das in Fässern aufbewahrte Trinkwasser, das während der langen Fahrten infolge fortschreitender bakterieller Verunreinigung muffig wurde, pflegte man auf Kriegsschiffen mit Branntwein zu versetzen, wodurch es zu einer Geschmacksverbesserung und zugleich auch zu einer Keimverminderung kam.[172] Abgesehen von der Trinkwassermisere gab es an Bord der Kriegsschiffe bis Anfang des 19. Jahrhunderts nur selten im Bug offene Aborte, die aber von der Mannschaft nachts und bei stürmischer See kaum aufgesucht wurden. In solchen Fällen entleerte man neben Essensresten auch Exkremente in die »Bilge«. Unter Bilge verstand man bei den aus Holz gebauten Segelschiffen den untersten Schiffsboden, in dem sich das Leckwasser, die »Grund-Suppe«, ansammelte. »Das Schiffsvolck freuet sich«, heißt es in einem zeitgenössischen Lexikon, »wenn die Grund-Suppe brav stincket, denn es ist ein Zeichen, daß das Schiff wenig leck sey.«[173] Mit der Bilge schuf man im Innern des Schiffes eine übelriechende und gefährliche Brutstätte für pathogene Darmkeime, die oft zum Ausgangspunkt von Bordepidemien wurde.

Wie es damals in den Militärhospitälern zuging, schildert Johann Peter Frank (1745–1821), der als zwanzigjähriger Famulus in einem vielgerühmten Elsässer Militärspital (in Straßburg) mit Schaudern die »Schnellpresse einer scheinmedizinischen Behandlung« kennenlernte, bei der täglich gegen zweihundert Kranke hintereinander von einem Arzt ›erledigt‹ wurden:

»Bei der Visite wurde der wachhabende Arzt von einem Feldscher, einem Apotheker und einem Krankenwärter begleitet. Die beiden ersten führten das

Verzeichnis, jener der Aderlässe, Klystiere, Blasenmittel, dieser der Abführmittel und übrigen Arzneien.

Bett Nr. 1: Hier sah der Arzt auf beide geschriebenen Verzeichnisse, ›Jean, comment vous portez-vous?‹ – ›Très mal, Monsieur le médicin‹. – ›Avez-vous été saigné? (Zur Ader gelassen?) – ›Oui, Monsieur le médicin.‹ – ›Avez-vous pris des médicines à purger?‹ – ›Oui, Monsieur le médicin‹.

Mittlerweile legte der Arzt seine zwei Finger einen Augenblick auf die Pulsader und rief laut: ›Saigner, médicine évacuante‹. Wundarzt und Apotheker schrieben den Befehl in aller Eile nieder, während der Arzt schon am nächsten Krankenbett stand und seine Fragen wiederholte. In einer halben Stunde waren wir mit den Besuchen der Kranken zu Ende. Die Haare standen mir bei einem solchen Verfahren zu Berge.«[174]

Mit einer solchen Behandlungsart, bei der man bei jedem Aderlaß dasselbe Instrument und bei jedem Einlauf dieselbe Klistierspritze benutzte, konnten sich bestimmte Infektionskrankheiten, deren Erreger im Blut (wie z. B. Lues, Fleckfieber, Hepatitis) oder im Stuhl (wie z. B. Ruhr, Typhus bzw. Hepatitis A) vorkommen, ungehindert weiterverbreiten.

In Anbetracht der von dem revolutionären Paris ausgehenden Gefahren rückten Preußen und Österreich wieder enger zusammen. Nach der Festnahme Ludwigs XVI. überschritt eine preußisch-österreichische Armee die französische Grenze, um »die Pest der Rebellion, ehe sie für die Nachbarstaaten bedrohlich werden konnte, im Keime zu ersticken«. Preußen stellte dabei 42 000, Österreich mit den Truppen aus Belgien 72 000 Mann. Hinzu kamen noch etwa 21 000 Emigranten. Dieser zum Teil vorzüglich ausgebildeten Streitmacht konnte Dumouriez nur eine schlecht bewaffnete, elend ausgerüstete und kläglich verpflegte Masse von Freiwilligen entgegensetzen. Der Herzog von Braunschweig, der die feindlichen Heere der Verbündeten führte, hatte ein Manifest erlassen, in dem er drohte, Paris zu zerstören, wenn die Pariser Kanaille die Tuilerien angriffe, in denen sich der König, nur von den Schweizer Garden beschützt, aufhielt. Durch dieses Manifest wurde der Verteidigungswille der französischen Massen erst recht entfacht. Der unüberlegten Drohung antworteten die kühnen Klänge der damals entstandenen Marseillaise: »Aux armes, citoyens!«[175] Die Verbündeten betrachteten den bevorstehenden Feldzug vielfach nur als einen »militärischen Spaziergang«.[176] Doch bald wurde der Vormarsch nicht nur durch kaltes, regnerisches Wetter und verschlammte Straßen, sondern auch durch Ausbreitung der Ruhr verlangsamt und gehemmt, was man aber zu verschweigen suchte. Der erste Augenzeuge, der über diese Seuche realistisch berichtete und sie auch sofort als Ruhr bezeichnete, war Friedrich Christian Laukhard, der als gewöhnlicher Musketier auf preußischer Seite am Feldzug teilnahm. Dies geschah in seiner fünfbändigen Autobiographie (»Leben und

Schicksale«), und zwar im dritten Teil mit dem Untertitel »Begebenheiten, Erfahrungen und Bemerkungen während des Feldzugs gegen Frankreich«, der 1796 in Leipzig erschien. Viele, die von der verheimlichten Seuche keine Ahnung hatten, glaubten daher, das »wohlgedrillte Koalitionsheer« sei mit einer »lahmen Heerführung« gesegnet gewesen, die es versäumte, nach der Übergabe der Festungen Longwy (am 23. August) und Verdun (am 2. September) die Argonnenpässe, die »Thermopylen Frankreichs«, rasch zu besetzen, ehe sich Dumouriez von Sedan und Kellermann von Metz her bei Valmy vereinten.[177]

Nach der Einnahme von Longwy und Verdun erstarrten die Operationen infolge der Ruhr in einer zeitweiligen Biwakierung, was eine verheerende Lagerseuche zur Folge hatte.[178] Erst am 20. September versuchten die Verbündeten durch einen Sturm auf die Stellung der Revolutionsgeneräle bei Valmy das Versäumnis wieder gutzumachen. Doch das vom Dauerregen aufgeweichte Terrain war nicht der einzige Grund dafür, daß der Laufschritt der vorgehenden Infanterie gehemmt wurde und der Sturmangriff abgeblasen werden mußte. Die verheimlichte Seuche hatte die Schlagkraft der Armee geschwächt. Als das Ganze mit einer allgemeinen Kanonade endete, kam der Mißerfolg der Verbündeten einer folgeschweren Niederlage gleich. Bei Valmy hatte sich das Schicksal der Französischen Revolution entschieden. Es war zugleich, auf die Zukunft vordeutend, der erste große Interventionskrieg aus weltanschaulichen Gründen. Man stand nicht nur einer Streitkraft, sondern auch einer Idee gegenüber. Nach der Kanonade breitete sich die Seuche, die man noch nicht beim Namen zu nennen wagte, »infolge schlechten Wetters« und mangelhafter Versorgung schnell aus.

»Die eingerissene Krankheit«, schreibt Goethe am 21. September, »machte den drückenden, hülflosen Zustand trauriger und fürchterlicher … Mitten im Regen ermangelten wir sogar des Wassers … Ich habe es aus den Fußtapfen der Pferde schöpfen sehen, um einen unerträglichen Durst zu stillen.«

Noch bedenklicher war es, daß die gleichen Wagen, mit denen die Ruhrkranken ins Lazarett transportiert wurden, auf dem Rückweg die Anlieferung von Brot für die noch gesunden Truppen besorgten. Bald waren zwei Drittel des verbündeten Heeres krank, so daß man nicht mehr wagen durfte, dem Feind entgegenzutreten. Da die Streitkraft durch die Ruhr an Zahl täglich schwächer wurde, während die Franzosen unter General Dumouriez dauernd Verstärkung erhielten, entschloß man sich am 30. September zum Rückzug. Goethe hatte die Gelegenheit eines Krankentransports benutzt, um »aus dem Schlamm« herauszukommen, »von einem bösen Traum zu erwachen, der mich zwischen Koth und Noth, Mangel und Sorge, Gefahr und Qual, zwischen Trümmern, Leichen, Äsern und Scheißhaufen gefangen hielt.«[179]

»Unsere traurige Lazarettfahrt«, heißt es am 9. Oktober, »zog nun langsam dahin und gab zu ernsten Betrachtungen Anlaß, da wir in dieselbe Heerstraße fielen, auf der wir mit so viel Hoffnung ins Land eingetreten waren. Wie sah das alles jetzt anders aus! Und wie doppelt unerfreulich erschienen die Folgen eines fruchtlosen Feldzugs durch den trüben Schleier eines anhaltenden Regenwetters!«

Unter welchen Umständen sich der Rückzug des immer weiter zusammenschmelzenden Heeres in einen wahren Seuchenzug verwandelte, läßt auch Goethes Eintragung vom 11. Oktober erkennen: »Ohne die Nacht geschlafen zu haben, waren wir früh um 3 Uhr eben im Begriff, unseren gegen das Hoftor gerichteten Wagen zu besteigen, als wir ein unüberwindliches Hindernis gewahr wurden: es zog eine ununterbrochene Kolonne Krankenwagen durch die zu Sumpf gefahrene Stadt.«

Nur mit schwerer Mühe gelang es, sich in die »mit Leichenschritten fortbewegende Kolonne« einzufädeln. Die Verluste der Koalitionsarmee infolge der Epidemie waren ungeheuerlich. Allein von den 42000 Mann preußischer Truppen, die im August 1792 die französische Grenze überschritten hatten, kehrten im Oktober kaum 20000 zurück. Weniger als 1000 Mann hatte man im Gefecht verloren, aber mehr als 19000 an der Ruhr.[180]

Bonaparte, der bereits 1796 während des Italienfeldzugs die Ruhr als Lagerseuche kennengelernt hatte, wurde im Lauf der ägyptischen Expedition 1798/99 abermals mit ihr konfrontiert. Eine Masseninfektion erfolgte vermutlich, als seine Grenadiere, die auf dem Marsch durch die glühende Sandwüste, »von optischen Täuschungen genarrt und gepeinigt«, den Nil erreichten und sich in das Wasser stürzten, um ihren quälenden Durst zu löschen. Desgenettes hatte nach der Schlacht bei den Pyramiden am 21. Juli 1798 viel mehr Sorgen mit der Unterbringung von Ruhrkranken als sein Kollege, der Chefchirurg Larrey, mit den Verwundeten. Er vermutete zu Recht, daß das plötzliche und gehäufte Auftreten von Ruhr vor allem auf den Genuß von verseuchtem Nilwasser, Wassermelonen und Weintrauben zurückzuführen war.[181] Da die einheimischen Hospitäler unvorstellbar schmutzig und verwahrlost waren, ließ Bonaparte für die Unterbringung der Verwundeten und Kranken große Privatvillen beschlagnahmen und in Lazarette umwandeln. Das stürmische Einsetzen von profusen Durchfällen mit blutig-schleimigen Entleerungen, die laut Desgenettes »oft eigenartig fade, wie Sperma riechen«, spricht zunächst für eine Bakterienruhr, der sich später wahrscheinlich auch Fälle von Amöbenruhr beigesellt haben. Der enge Konnex mit einer endemisch verseuchten Bevölkerung ließ unter den unhygienischen Verhältnissen des Orients die Ruhr bei den Franzosen nicht zum Erlöschen kommen. Während Napoleon an der Pest, die man schon wegen des berühmten Gemäldes von Gros (»Les pestiférés de Jaffa«) als die

Hauptseuche des ägyptischen Feldzugs anzusehen pflegt, nur 1689 Mann verlor, betrugen seine Verluste an der Ruhr 2468 Mann. Die Zahl der Kranken und Kampfunfähigen lag noch viel höher.

Seither gehörten Ruhr und Typhus zu den treuesten Begleitern der napoleonischen Heere, besonders in Spanien und Rußland. So kam es nach der blutigen Niederschlagung des Volksaufstands in Madrid am 2. Mai 1808 durch Murat unter seinen Truppen zu fieberhaften Brechdurchfällen, die als »Madrider Kolik« bezeichnet wurden. Die Spitäler erwiesen sich als völlig ungeeignet. Dienten doch diesem Zweck meist kalte Kirchen und Klöster. Statt Betten hatte man halbverfaultes Stroh, statt Kissen den Tornister benutzt. Der Krankenhausdienst war nicht mit den elementarsten Regeln von Humanität und Hygiene vertraut. Der spätere preußische General von Brandt, der als Unterleutnant der »Légion de la Vistule« den Krieg in Spanien mitmachte und in Alagon ins Spital mußte, berichtet: »Täglich warf man die Toten nackt zum Fenster hinaus, verlud sie auf Wagen und verscharrte sie einige hundert Schritte davon in Gruben, in die man sie schichtweise legte.«

Die Kranken selbst wurden ebenso barbarisch behandelt. Über sein eigenes Krankenlager schreibt er: »Als der Tag hereinbrach, bemerkte ich, daß ich unter Toten und Sterbenden lag. Ein entsetzlicher Gestank verpestete die Luft, der von den Stuhlgängen herrührte.« Angesichts solcher Verhältnisse breiteten sich Typhus und Ruhr immer mehr aus.[182] Da der Guerillakrieg – insbesondere nach der Landung des englischen Expeditionskorps unter Wellesley (Willington) – immer bedrohlichere Ausmaße annahm, entschloß sich Napoleon selbst einzugreifen und brachte wegen der bedenklichen epidemiologischen Situation auch Larrey nach Spanien mit. Dieser war entsetzt über die grauenhaften Zustände in den Hospitälern. Befürchteten doch die Grenadiere nichts mehr, als verwundet oder krank ins Hospital zu müssen, wo man »ohne Pflege, Arznei und Nahrung« auf faulem Stroh dahinsiechte. Die Verwaltung versagte vollständig, denn die Leiter und ihre Beamten dachten nur an persönliche Bereicherung. Auf Anregung Larreys ließ Napoleon aus den benachbarten Klöstern Mönchskutten und wollene Stoffe requirieren, damit man den Soldaten ein warmes Lager bereiten könne. Bei dieser Gelegenheit fiel es den französischen Quartiermeistern auf, daß in bestimmten Häusern untergebrachte Soldaten immer wieder an Typhus erkrankten. Da man damals noch nicht das Wissen über Keimträger hatte, umwob die Phantasie des Volkes solche Häuser mit der Aura der Verdammnis.[183] Als Napoleon davon erfuhr, befahl er, solche Gebäude niederzubrennen, »um diese gefährlichen Seuchennester radikal auszumerzen«. Bei der Neuorganisation der Militärhospitäler infizierte sich Larrey und erkrankte in Valladolid an Typhus. Mit hohem Fieber und völlig benommen wurde er von Burgos nach Paris geschafft, wo er dank seiner robusten Konstitution die schwere Krankheit überwand.[184]

Während des Rückzugs aus Rußland im Winter 1812 sahen die Militärärzte M. J. Lamazurier und J. R. L. de Kerkhove, wie man die unglücklichen Kranken in eiskalten Lazaretträumen auf verfaultem Stroh, bedeckt mit einigen Lumpen, besudelt von ihren eigenen Exkrementen, ohne Pflege hatte liegen lassen.[185] Zusätzlich wurde das ganze Elend noch vom Fleckfieber überschattet. Von 30 000 gefangenen Franzosen starben allein in Wilna 25 000. Anläßlich der Völkerschlacht bei Leipzig kam es in Lazaretten zu ähnlichen Mißständen, die einer Ausbreitung von infektiösen Darmkrankheiten Tür und Tor öffenten. Hier ein Bericht des Hallenser Medizinprofessors Christian Reil (1759–1813), der bald danach selbst Opfer der Seuche wurde, an den Freiherrn von Stein:

> »Leipzig, Oktober 1813. Ew. Exz. haben mich beauftragt, Ihnen einen Bericht über meinen Befund der Lazarette der verbündeten Armeen am diesseitigen Elbufer einzureichen ... Die zügelloseste Phantasie ist nicht im Stande, sich ein Bild des Jammers in so grellen Farben auszumalen, als ich es hier in der Wirklichkeit vor mir fand ... Verwundete, die nicht aufstehen können, müssen Koth und Urin unter sich gehen lassen und faulen in ihrem eigenen Unrat an. Für die Gangbaren sind zwar offene Bütten ausgesetzt, die aber nach allen Seiten überströmen, weil sie nicht ausgetragen werden. In der Petristraße stand eine solche Bütte neben einer anderen ihr gleichen, die eben mit der Mittagssuppe hereingebracht war. Diese Nachbarschaft der »Speisen und der Ausleerungen« – muß notwendig einen Ekel erregen, den nur der grimmigste Hunger zu überwinden imstande ist. Das scheußlichste in dieser Art gab das Gewandhaus. Der Perron war mit einer Reihe solcher überströmenden Bütten besetzt, deren träger Inhalt sich langsam über die Treppen hinabwälzte. Es war mir unmöglich, durch die Dünste dieser Kaskade zu dringen und den Eingang von der Straße her zu erzwingen ... Ich schließe meinen Bericht mit dem gräßlichsten Schauspiel, das mir kalt durch die Glieder fuhr und meine ganze Fassung lähmte. Nämlich auf dem offenen Hof der Bürgerschule fand ich einen Berg, der aus Kehricht und Leichen meiner Landsleute bestand, die nackend lagen und von Hunden und Ratten angefressen wurden, als wenn sie Missethäter und Mordbrenner gewesen wären ... Ich appelire an Ew. Exz. Humanität, an Ihre Liebe zu meinem König und zu seinem Volk, helfen Sie unseren Braven, helfen Sie bald! An jeder versäumten Minute klebt eine Blutschuld.«[186]

Daß dies kein Einzelfall war, bei dem Fäkalkaskaden die Hospitaltreppe herabflossen und ein völliges Versagen des Heeressanitätswesens demonstrierten, beweisen die ungeheuerlichen Zustände in den Militärlazaretten der belagerten Stadt Torgau.[187] Hier einige Passagen aus dem Bericht des preußischen Oberstabsarztes Richter:

»Die Lazarette wurden jetzt wahre Höhlen des Jammers. Man mußte die unglücklichen Kranken so nahe zusammenlegen, daß sie fast einander berührten. Es fehlte an Lagerstroh, an den Lazarett-Utensilien, Krankenwärtern, hinlänglichen Ärzten, gesunden Nahrungsmitteln und ganz besonders an Ordnung und gehöriger Aufsicht ... Das Charakteristische der Krankheit bestand in einem colliquativen, aashaft stinkenden Durchfall. Bei dem gänzlichen Mangel an gehöriger Aufsicht nahm hierdurch die Unsauberkeit bald so überhand, daß sich die Kranken in ihrem eigenen Unrat wälzten und bei lebendigem Leib verfaulten ... Die Toten blieben häufig tagelang bei ihren noch lebenden Kameraden, nicht selten sogar in dem nämlichen Bette liegen. Die noch etwas stärkeren Kranken entrissen den schwächeren und sterbenden ihr Lagerstroh, ihre Decken und andere Gerätschaften, um sich ihre Lage nur einigermaßen zu erleichtern. Die gierigen Hände teuflischer Krankenwärter durchwühlten, statt ihnen beizustehen, unaufhörlich die Lagerstellen der Kranken und lange vorher, ehe ein gewisser Tod die Augen des Unglücklichen schloß, war er schon beerbt ...«[188]

»Die Lazarette selbst stellten in der Tat nichts anderes als große Kloaken dar. Die meisten Abtritte, für deren Reinigung man durchaus keine Sorge getragen und in die man selbst häufig die Leichname hinabgestürzt hatte, waren bis an den Rand gefüllt, übergeflossen, und eine faule Jauche floß die Treppe und rieselte an den Wänden hinab. Ganz besonders in dem Schlosse war jetzt beinahe ein jedes Fenster ein Abtritt geworden. Menschlicher Unrath klebte daher an allen Wänden und hatte sich zu ungeheuren Haufen auf den Höfen gesammelt. In manchen Krankenstuben konnte man vor Koth die Türen kaum öffnen, mußte in diesem bis an die Knöchel waten und über Leichname wegschreiten, um zu den noch Lebenden zu kommen. Durch das Bombardement waren alle Fenster zersprengt worden und dabei weder Holz vorhanden noch die Öfen gehörig im Stande, um die Krankenzimmer zu heizen. Die armen Unglücklichen, noch obendrein sehr schlecht mit warmen Bedeckungen versehen, lagen bei der damals sehr strengen Frostkälte wie auf offener Straße; ihnen erfroren häufig Hände und Füße und Arzneien und Getränke wurden in ihren Lagerstellen in Eis verwandelt. Von einer regelmäßigen ärztlichen Behandlung war nicht mehr die Rede. Aber auch nicht einmal Lebensmittel wurden reichlich und regelmäßig vertheilt. Hauptsächlich fehlte es an Brennholz, um die Speisen zu bereiten; an warme Speisen war gar nicht zu denken, denn auch die Suppen erhielten die Kranken stets kalt.«[189]

Zu Recht meinte der liberale ostpreußische Arzt Johann Jacoby (1805 bis 1877), der diese Berichte kannte, man müßte »solche Lazarettberichte den verantwortlichen Staatsmännern zur Pflichtlektüre machen, damit sie wissen, welches Grauen sie mit jedem Krieg auf die Menschen heraufbeschwören.«[190]

Die Zunahme des Typhus nach 1820 erklärt sich dadurch, daß sich die

Städte, die auf den Befehl Napoleons ihrer Mauergürtel beraubt wurden, nunmehr im Zug der einsetzenden Industrialisierung immer mehr ausbreiteten, wobei die Abfallbeseitigung und Trinkwasserversorgung mit der Zunahme der Stadtbevölkerung nicht schritthalten konnte. Bald zeigte sich in fast allen europäischen Ländern, daß die größeren Städte Dauerherde der anhaltenden Fieber (continued fevers, simple continued fevers, fevres typhoides, putrid fevers, enteric fevers) waren, die, über das ganze Jahr zerstreut, in der Herbstzeit gehäuft, oft zugleich mit Ruhrausbrüchen auftraten und einen großen Teil der Krankheits- und Sterbeziffer bewirkten. Es mag genügen, von den damals verseuchten Städten folgende zu nennen: Neapel, Rom, Modena, Padua, Genua, Genf, Zürich, St. Gallen, Wien, Regensburg, Nürnberg, Bamberg, München, Augsburg, Tübingen, Stuttgart, Heilbronn, Heidelberg, Mannheim, Mainz, Trier, Metz, Diedenhofen, Zweibrücken Köln, Erfurt, Leipzig, Halle, Wittenberg, Göttingen, Eichsfeld, Hannover, Braunschweig, Berlin, Königsberg, Danzig, Kiel, Kopenhagen, Amsterdam, Haag, Antwerpen, Paris, Tours, Deal, Plymouth, London, Newcastle, Edinburgh, Dumfries, Paisley, Dublin. Diese und manche andere Stadt Europas waren noch in den 60er Jahren des vorigen Jahrhunderts Dauerbrutstätten des »sporadischen Faulfiebers« und Schauplätze von kleinen und großen Bauchtyphusausbrüchen.[191] Man verglich daher die Stadt im allgemeinen mit Kronos, der seine Kinder verschlingt. Im Gegensatz zur Cholera, die eine ausgesprochene Wanderseuche ist, stellt der Typhus infolge der zahlreichen Dauerausscheider eine ortsgebundene Plage dar. Erst Anfang dieses Jahrhunderts wurde das Phänomen erkannt.

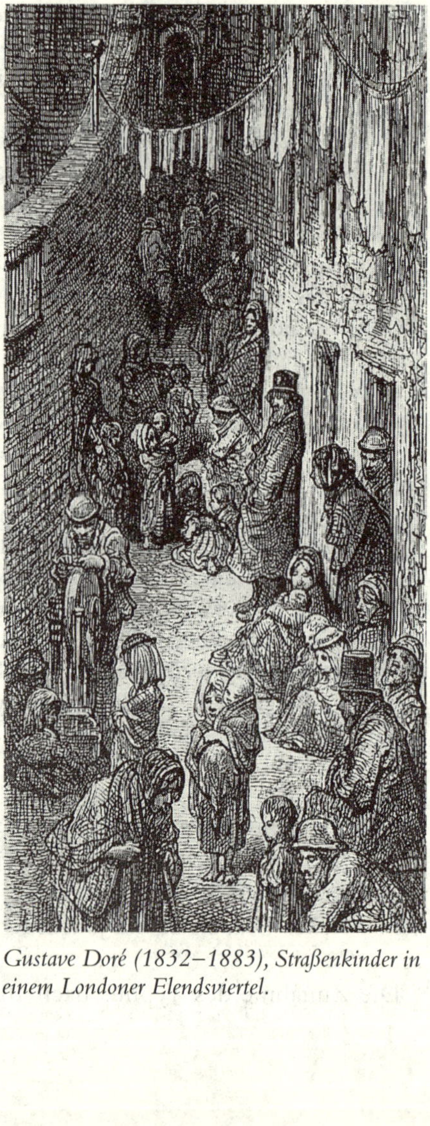

Gustave Doré (1832–1883), Straßenkinder in einem Londoner Elendsviertel.

Schon der politische Flüchtling Dante Alighieri (1265–1321) klagte, daß »die Stufen der Verbannung hart und das Brot der Fremde bitter« seien. Karl Marx (1818–1883), der den unbeugsamen Florentiner sehr schätzte, mußte sich im Londoner Exil als freier Schriftsteller verdingen und kostete das ganze Elend dieses Berufs. Der Ertrag seiner Zeitungsaufsätze für die »New York Tribune«, deren Europakorrespondent er zeitweise war, reichte nicht entfernt für den Unterhalt seiner Familie aus. Eine Zeitlang half die Erbschaft von seinem ehemaligen Mitarbeiter an der »Neuen Rheinischen Zeitung«, Wilhelm Wolf, dem er später in dankbarer Erinnerung den ersten Band seines »Kapitals« widmete. Zunächst wohnte man noch in einem erträglichen Londoner Stadtteil; als das Geld aber immer knapper wurde, lebte man unter erbärmlichen Verhältnissen in dem berüchtigten Viertel Soho.[192]

Hier Teile aus einem Brief, den Marx am 8. September 1852 an Friedrich Engels geschrieben hat:

> »Mein Haus ist ein Lazarett ... Meine Frau ist krank, Jennychen ist krank, Lenchen hat eine Art Nervenfieber. Den Doktor kann und konnte ich nicht rufen, weil ich kein Geld für die Medizin habe. Seit acht bis zehn Tagen habe ich die family mit Brot und Kartoffeln durchgefüttert, von denen es noch fraglich ist, ob ich sie heute auftreiben kann. Artikel für Dana (Herausgeber der New York Tribune) nicht geschrieben, weil ich nicht den Penny hatte, um Zeitungen lesen zu gehen ... Dazu noch Bäcker, Milchmann, Teekerl, greengrocer, alte Metzgerschuld. Wie soll ich mit all dem Teufelsdreck fertig werden? Endlich, in den letzten 8 bis 10 Tagen, habe ich einige shillings und pence, – was mir das Fatalste ist, aber es war nötig, um nicht zu verrecken, – von Arbeitern gepumpt.«

Typhus (Nervenfieber) und Tuberkulose ließen das Sterben in seiner Familie nicht abreißen. Ein Sohn, Edgar, starb 1855. Der zweite Sohn Guido starb kurz danach, ebenso die Tochter Franziska. Marx wäre buchstäblich verhungert, wenn er nicht seinen Freund »Frédéric« gehabt hätte: Friedrich Engels.

> »Ich selbst«, schrieb Damaschke, »erinnere mich lebhaft einer Schilderung des alten Liebknecht, wie er Bücher von Marx verkaufen mußte, damit das Geld für einen kleinen Sarg zur Beerdigung eines verstorbenen Kindes aufgebracht werden konnte. Es erscheint töricht und ungerecht, solche Verhältnisse mit Stillschweigen zu übergehen. Ohne sie ist kein volles Verständnis möglich. Kein Mensch schafft es im luftleeren Raum, und gerade für Werke der Volkswirtschaft hat es hohe Bedeutung, ob ihr Verfasser Not und Elend nur aus trockenen Zahlen errechnet und rein begriffsmäßig bildet, oder ob er irgendwie als Kind oder als Mann einmal das Leib und Seele verderbende hohläugige Gespenst der Armut selbst leiblich empfinden mußte.«[193]

Trotz der offensichtlichen sanitären Mißstände in den von infektiösen Darmkrankheiten besonders betroffenen Industrievororten und Elendsvierteln wurden die kontagionistischen Erkenntnisse und Ansichten einzelner Ärzte von der Mehrzahl ihrer Kollegen kaum beachtet.[194] So deutete in Paris der namhafte Kliniker Fr. Broussais (1772–1838) die typhösen Leichenbefunde falsch und sah überall das Gespenst der »gastroentérite« (Magen-Darm-Entzündung), weshalb er den Unterleib der meisten Kranken, insbesondere der Typhösen, mit Blutegeln bedecken ließ.[195] Daher galt er bei Spöttern, wie Heine, allgemein als »Grandsaigneur« (Großer Blutzapfer).[196] Denn allein im Jahr 1819 wurden auf seiner Krankenabteilung 100 000 Blutegel gebraucht. An eine Übertragung durch infizierte Blutegel dachte niemand. Diese Methode, für die der bezeichnende Name »Vampyrismus« üblich wurde, ließ aus dem Hôtel de Dieu ein bureau de saignée werden und führte dazu, daß in den Pariser Spitälern von 1829 bis 1836 jährlich 5 bis 6 Millionen Blutegel im Wert von 1 $^1/_2$ Millionen Francs verbraucht und auf diese Weise 85 000 Kilogramm Blut entzogen wurden.[197]

In England, wo es in den Slums zum Himmel stank, verfiel der englische Kliniker Murchison (1830–1879) abermals auf die Miasmalehre, indem er behauptete, der Typhus entstehe durch Fäulnisgase, die sich bei Zersetzung organischer Stoffe, insbesondere von Fäkalien, bilden würden. So entstand die »Kloaken- bzw. Kanalgastheorie« des Typhus.[198] Der Geruchverschluß unserer WC- und Ausgußbecken, der das Aufsteigen von Kanalgas in den Wohnraum verhindert, ist vor allem den mit dieser Theorie verbundenen Befürchtungen zu verdanken.

Bereits 1855 hatte der berühmte Physiker und Chemiker Faraday (1791 bis 1867) auf die ungeheure Verschmutzung der Themse hingewiesen, in die verschiedene Abwasserkanäle einmündeten und aus der bestimmte Stadtviertel ihr Trinkwasser bezogen. Der »pestilenzialische Gestank«, der an heißen Sommertagen der Themse entstieg, war manchmal so unerträglich, daß sogar Parlamentssitzungen vertagt werden mußten. Doch was eingehende Situationsberichte von amtlich eingesetzten Hygienekommissionen nicht zu erreichen vermochten, bewirkte mit einem Schlag der Tod von Prinz Albrecht, dem Gemahl von Königin Viktoria, der am 14. Dezember 1861 im Alter von 42 Jahren auf Schloß Windsor verstarb. Im Bulletin vom 8. Dezember, als er mindestens schon acht Tage krank darniederlag, war nur von einer Erkältung mit Fieber (»feverish cold, with pains in the limbs«) die Rede.[199] Erst lange nach seinem Tod wurde die Krankheit erstmals als »typhoid fever: duration 21 days« bezeichnet. Die Vertuschung der Krankheit gelang auch schon deshalb nicht, da 1858 in Windsor eine Epidemie von »typhoid fever« geherrscht hatte, der vom 1. August bis Mitte Dezember zweiunddreißig Menschen zum Opfer gefallen waren. Von der königlichen

Dienerschaft waren bei dreißig Erkrankungen drei gestorben. Die Drainageverhältnisse in Windsor scheinen keine idealen gewesen zu sein, selbst in einzelnen Teilen des großen Schloßkomplexes waren sie ungenügend.[200] Nachdem der Schleier der Geheimhaltung zerrissen war, wurde das »öffentliche Gewissen« jäh aufgerüttelt. Städtehygienische Maßnahmen, wie Kanalisation und Wasserleitung, die man seit der Mitte des 19. Jahrhunderts mit halbem Herzen wahrgenommen hatte, wurden von nun an forciert vorangetrieben. Auch an beiden Ufern der Themse wurden Sammelkanäle angelegt, die erst weit unterhalb von London ausmündeten. Das Ergebnis der Sanierungsmaßnahmen war nicht nur ein rapider Rückgang der Typhuserkrankungen, sondern auch ein völliges Verschontbleiben der Insel vor der Cholera, nachdem sie 1866 noch einmal kurz aufflackerte.

Unter den deutschen Städten genoß besonders München den traurigen Ruhm, alljährlich viele Opfer an Typhus beklagen zu müssen. Bekanntlich wirkte das Münchener Trinkwasser auch auf Neuankömmlinge wie ein Abführmittel, was vor allem Dienstboten, Soldaten und Studenten zu spüren bekamen. Da die Münchener das Wasser für die eigentliche Typhusquelle hielten, tranken sie wenig davon, dafür aber um so mehr Bier. Die öffentlichen Brunnen, die es Frauen und Mägden ermöglichten, den neuesten Stadtklatsch zu erfahren und weiter auszuspinnen, trugen durch ihre kunstvolle Gestaltung nicht nur zu ihrer Beliebtheit bei, sondern auch zum Hinwegtäuschen über die darin lauernden Gefahren. Waren sie doch meist gegen Zuflüsse von oben her ungenügend geschützt; und wenn am Brunnen die Wäsche eines Typhuskranken gewaschen und das Wasser weggegossen wurde, so floß es oft durch Ritzen in den Brunnenschacht hinab. Spitzwegs Bild »Die Wäscherinnen am Brunnen« war keine erdachte Genreszene, sondern das getreue Abbild eines alltäglichen Ereignisses. Carl Spitzweg (1808 bis 1885), der Apothergehilfe bei Franz Xaver Pettenhofer war, erkrankte selbst im Jahr 1833 in München an Typhus. Damit wurde er aus der vorgezeichneten Laufbahn geworfen, zumal er nicht beizeiten den beabsichtigten Kauf einer Apotheke realisieren konnte, der ihm Wohlstand und Ansehen eingebracht hätte. Statt dessen fuhr er als Rekonvaleszent zur Erholung nach Bad Sulz, wo der kunstbeflissene Badearzt Zeuss sein Zeichentalent entdeckte und ihn bewog, »Pistill und Reibschale mit Pinsel und Palette zu vertauschen«.[201]

Von Gottfried Keller (1819–1890), der im April 1840 nach München kam, um Landschaftsmaler zu werden, wissen wir, daß ihm die Urmünchener rasch beigebracht hatten, er solle sich »gleich von Anfang an ans Biertrinken halten, um dem Unterleibstyphus, der fast jeden Neuankömmling befällt, zu entgehen«. Obwohl der trinkfreudige Zürcher nur allzu gern diesen Rat befolgte, erkrankte er bereits im August an »Schleimfieber« (d. h. Typhus),

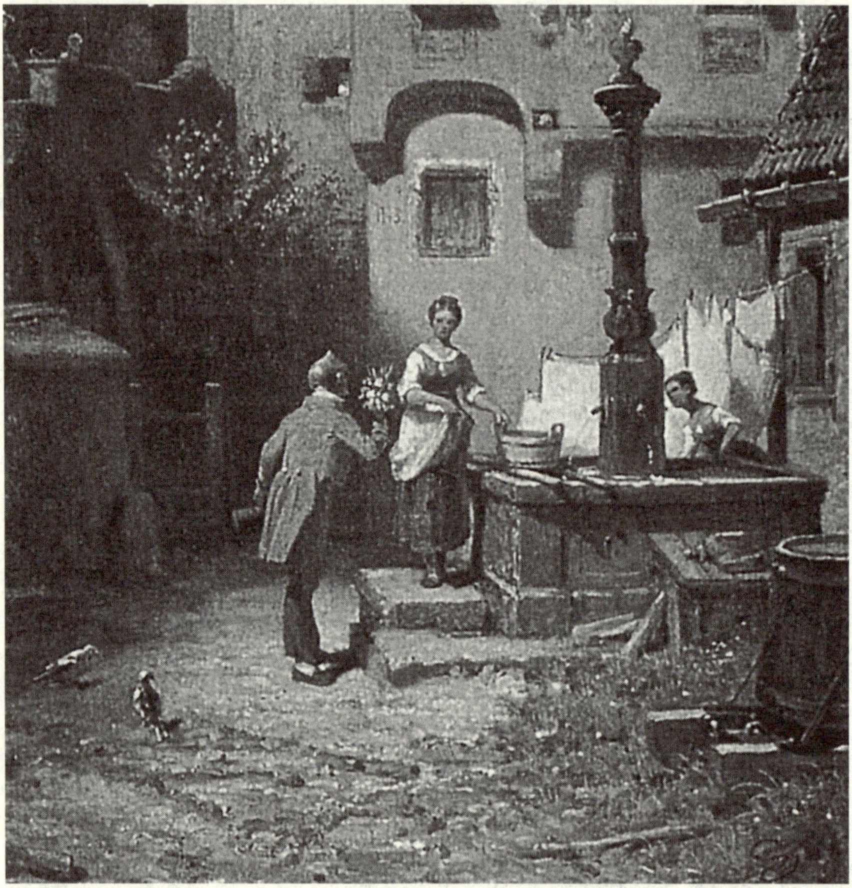

Carl Spitzweg, Ausschnitt aus »Der ewige Hochzeiter«. Der so idyllisch wirkende Brunnen, an dem die Mägde Wäsche zu waschen pflegten, konnte in Cholera- und Typhuszeiten zu einer gefährlichen Infektionsquelle werden.

dem damals in München sechzig fremde Studenten und Künstler zum Opfer fielen. Diese Typhusinfektion lichtete durch toxischen Haarausfall so sichtbar seinen Scheitel, daß er später im Hinblick auf München mit Recht sagen konnte, er hätte dort »Haare gelassen«.[202]

Der urbane Sanierungsprozeß, der sich in England in aller Stille vollzogen hatte, setzte auf dem Festland fast zur gleichen Zeit unter recht spektakulären Umständen ein. Als Mitte Juli 1854 die Industrieausstellung in München in Anwesenheit der Könige von Preußen und Sachsen sowie zahlreicher anderer Fürsten feierlich eröffnet wurde, kam es plötzlich zu einem Choleraausbruch, dem auch die bayerische Königinmutter zum Opfer fiel. Der schnell eingesetzten Kommission zur Erforschung der Cholera gehörte auch der temperamentvolle Arzt Pettenkofer an. Im August 1854 bei der Besichtigung der von der Cholera besonders betroffenen Häuser merkte er, wie deren Höfe von den Überläufen der Fäkalgruben durchtränkt waren und wie sich das Jauchewasser zu den tief gelegenen Häusern hin sammelte und in den Boden eindrang. Da regten sich in ihm die ersten Gedanken über die Bedeutung des verunreinigten Bodens beim Zustandekommen von Choleraausbrüchen. Bei seinen weiteren Untersuchungen glaubte er einen Kausalnexus zwischen dem Sinken und Steigen des Grundwasserspiegels einerseits und dem Kommen und Gehen der Cholera- bzw. Typhusepidemie andererseits festgestellt zu haben. Dabei sollte ein verhältnismäßig geringer Feuchtigkeitsgehalt, wie er beim Sinken des Grundwasserspiegels durch Verdunstung eintritt, die günstigsten Bedingungen für einen Seuchenausbruch schaffen. Er verstand seine Lehre, wonach Cholera und Typhus durch Ausdünstungen des siechenhaften Bodens verursacht würden, so eindrucksvoll vorzutragen, daß man zunächst in München bereit war, seinen Sanierungsplänen zu folgen, wodurch die Isarmetropole von einem endemischen Typhusherd zu einer gesunden Stadt wurde. Nach 1870/71 begann man in ganz Deutschland mit dem Ausbau der städtischen Kanalisation und Wasserversorgung, wodurch es zu einem völligen Wandel auf dem Gebiet der infektiösen Darmkrankheiten kam.[203] Die veränderten hygienischen Verhältnisse, die man vor allem durch Schaffung einer zentralen Wasserleitung und Schwemmkanalisation erzielte, wurden sehr treffend von einem Ingenieur geschildert:

> »Als Ende des vorigen Jahrhunderts ein Haus und eine Straße nach der andern an das Sielnetz angeschlossen und damit die infektiösen Abgänge sofort, ohne daß irgendein Hausgenosse mit ihnen noch in Berührung kam, aus den Wohnungen fortgeschwemmt wurden, als an Stelle der wenigen Eimer Wasser, die man täglich mühsam die Treppe hinauftragen mußte, für wenig Geld Wasser in fast unbegrenzter Menge in die Häuser geliefert wurde und eine bis dahin nie gekannte Reinlichkeit am eigenen Leibe, in den Kinder- und Schlafzimmern, in Küche und Keller Platz griff, als diese Reinlichkeit sich allmählich auch auf Wirtschaften, Nahrungsmittelhandlungen und Nahrungsmittelverkehr übertrug, da schwand auch eine Gelegenheit nach der anderen, die bisher zu Typhusübertragungen Anlaß gegeben hatten.«[204]

Die Sterblichkeitskurve des Unterleibstyphus ist seit Ende des 19. Jahrhunderts so steil und fortlaufend abgefallen wie keine andere, abgesehen von der Sterblichkeitskurve bei Pocken.

Im Deutsch-Französischen Krieg (1870/71) sind Typhus und Ruhr mehrfach, besonders im September und Oktober 1870, epidemisch aufgetreten.[205] Das gehäufte Vorkommen des Typhus war zum Teil dadurch bedingt, daß manche deutsche Formationen aus typhusverseuchten Gegenden ausmarschiert sind und sich dementsprechend wohl Bazillenträger unter ihnen befunden haben. In der Hauptsache war es aber darauf zurückzuführen, daß die vom Krieg betroffenen französischen Gebiete seit jeher endemisch verseucht waren. Das galt besonders für die Umgebung von Metz. Bei der Einschließung dieser Festung (Oktober 1870) traten sowohl in dem deutschen Belagerungsheer als auch unter der französischen Besatzung zahlreiche Fälle von Typhus auf. Auch bei den Belagerungsarmeen von Sedan, Paris und Straßburg wurden massenhafte Typhuserkrankungen gemeldet. Insgesamt erkrankten auf deutscher Seite 73 396 Menschen an Typhus, von denen 8789 starben.[206] Hinzu kamen noch 39 000 Ruhrerkrankungen.

Kein Geringerer als Robert Koch (1843–1910), der 1870 in Neuf-Château als junger Arzt ein Lazarett für Typhuskranke eingerichtet hatte, meinte später, daß die Preußen – in Anbetracht der Choleragefahr – bei diesem Krieg vom epidemiologischen Standpunkt her ein ungeheures Glück hatten. Denn wäre vor Metz, Straßburg, Sedan und Paris die Lagerseuche nicht auf Typhus und Ruhr beschränkt geblieben, deren man sich durch rigorose Absonderung und möglichste Sauberkeit noch einigermaßen wehren konnte, so hätten die Preußen durch Cholera vor den belagerten Städten leicht ein ähnliches Debakel erleben können, wie es das kaiserliche Belagerungsheer unter Karl V. und Herzog Alba 1553 vor Metz durch Fleckfieber erlitten hat.[207] Von Kochs Feldpostbriefen sei hier der vom 1. Dezember 1870 von Neuf-Château zitiert:

> »Ich bin vom II. Feldlazareth abkommandiert und habe mich in das Land der Franktireurs nach Neufchâteau begeben müssen, um mit zwei anderen Civilärzten ein Lazareth von mehreren hundert Kranken, die das 10. Armeecorps auf seinem Marsche hierher zurückgelassen und die ohne deutsche Ärzte waren, zu übernehmen. Es sind fast alle wieder Typhuskranke, die schon vor Metz noch inficirt wurden, deren Krankheit aber erst auf dem Marsche zum Ausbruch kam.«

Von den Feldzügen des 19. Jahrhunderts sei ferner der Russisch-Türkische Krieg von 1877/78 erwähnt, der achte Krieg, den Rußland seit Peter dem Großen wegen des Besitzes der Dardanellen gegen die Türkei führte. Im Verlauf dieses Feldzugs sind vor allem typhöse Erkrankungen in erschrekkender Menge aufgetreten. Dabei wurden bei der russischen Donauarmee insgesamt 135 000 Fälle, von denen 23 752 tödlich verlaufen sind, und bei der russischen Kaukasusarmee 64 298 Erkrankungen und 20 233 Todesfälle festgestellt. Besonders bei den Kämpfen um Plewna im Herbst 1877 ist die Ruhr epidemisch aufgetreten. Bei der hier eingesetzten russischen Donauarmee sind über 34 000, bei der Kaukasusarmee beinahe 23 000 Ruhrerkrankungen mit insgesamt 13 095 Todesfällen zu verzeichnen gewesen.[208]

Noch schlimmer als beim Heer wüteten Typhus und Ruhr in den russischen Strafanstalten und Straflagern. Leo Tolstoi (1828–1910), der einen Roman über die Dekabristen schreiben wollte,[209] hatte sich eingehend über das in Rußland übliche System von Deportation und Straflagern informiert. Sein letzter großer Roman »Auferstehung« (1899) war – Romain Rolland bezeichnet ihn als sein »künstlerisches Testament« – ein einziger Aufschrei, eine leidenschaftliche Anklage gegen die Ungerechtigkeit der russischen Rechtsprechung, gegen die Verlogenheit der gesellschaftlichen Moral und die Unmenschlichkeit des Strafvollzugs.[210] Die Fabel des Romans beruht auf einem realen Ereignis, einem Fall, den Tolstoi von seinem Freund, dem Juristen A. F. Koni, gehört hatte.[211] Hier der kurze Abriß der Romanhandlung: Der Fürst Nechljudow, etwas über 30 Jahre alt, nimmt als Geschworener an einer Gerichtsverhandlung in Moskau teil. Er erkennt in der des Giftmords angeklagten 27jährigen Prostituierten Maslowa eine Freundin seiner Jugend, die er vor acht Jahren auf dem Gut seiner Tanten verführt und dann verlassen hatte. Obwohl Maslowa unschuldig ist, wird sie durch einen Fehler des Gerichts zu vier Jahren Zwangsarbeit verurteilt. In seinem Gewissen getroffen, beschließt Nechljudow, seine Schuld zu sühnen, der Maslowa die Ehe anzubieten und ihr nach Sibirien zu folgen. Er bricht mit seiner bisherigen Umgebung und gibt einen großen Teil seines Grundbesitzes unentgeltlich den Bauern, die ihn bearbeiten. Als seine Bemühungen, die Kassation des ungerechten Urteils zu erwirken, scheitern, folgt er der Maslowa nach Sibirien. Tolstoi schildert nun den Passionsweg der russischen Strafgefangenen. Die Etappen (Rastorte) auf der »sibirischen Heerstraße« waren infolge ihre Beengtheit und Unsauberkeit wahre »Brutstätten der Infektion«.[212] Als Nechljudow am späten Abend an einem solchen Rastort die zu Zwangsarbeit verurteilte Maslowa aufsuchen will, wird er von einem Wachsoldaten zum Etappengebäude geführt:

> »Als Nechljudow jetzt den Flur der Zwischenetappe betrat, wo eine furchtbare stinkende Kufe, die sogenannte Paraschka, stand, war das erste, was er sah, eine Frau die neben der Kufe saß. (...) Das Etappengefängnis, das für einhundertfünfzig Mann bestimmt, jetzt aber mit vierhundertfünfzig belegt war, war so eng, daß die Gefangenen in den Zellen keinen Platz fanden und den Korridor füllten.« (III, 9) »Auch ein Alter, der auf dem Korridor unter der Lampe sein Lager hatte, schlief nicht; er saß nackt da und fing die Insekten aus dem Hemd weg ...« (III, 18) »Drei Leute, die anscheinend nicht einmal im

Korridor Platz gefunden hatten, hatten sich im Flur gerade neben die stinkende, aus allen Fugen tropfende Kufe hingelegt.« (III, 18) »Von allem schien ihm das Schrecklichste der Knabe zu sein, der in dem Kot, der aus der Kufe sickerte, schlief.«[213] (III, 19)

Und Tolstoi schreibt weiter:

»Er hatte sich mehrmals während dieser drei Monate gefragt: Bin ich verrückt, daß ich das sehe, was die anderen nicht sehen, oder sind jene verrückt, die das tun, was ich sehe? (...) Es wurden diese Menschen in diesen Anstalten allerlei unnötigen Erniedrigungen unterworfen. Sie wurden angekettet, ihre Köpfe wurden rasiert, und sie mußten schimpfliche Schandkleider tragen. Und so wurde ihnen der hauptsächlichste Beweggrund genommen, der auch die Schwachen zu einer guten Lebensführung antreibt: die Sorge um die Meinung der Mitmenschen, die Scham, das Bewußtsein der menschlichen Würde. ... Hunderttausende wurden jährlich bis zur höchsten moralischen Verkommenheit gebracht, und wenn sie vollkommen verdorben waren, ließ man sie frei, damit sie die in den Gefängnissen erworbene Verderbnis im ganzen Volke verbreiteten.«[214]

Nach dieser Erkenntnis ist die nächtliche Besichtigung des »ums Doppelte überbelegten«, von einer Epidemie heimgesuchten sibirischen Gefängnisses besonders erschütternd,[215] um so mehr als Tolstois Darstellung bis ins Detail, einschließlich des ewig betrunkenen Generalgouverneurs und des närrischen Engländers, dem Situationsbericht eines politischen Häftlings entspricht, der während der Verbannung selbst an Typhus erkrankt war und mehrere Freunde an Flecktyphus und Cholera verloren hatte.[216]

»Nachdem sie den Flur und den bis zum Übelwerden stinkenden Korridor passiert hatten, wo sie zu ihrem Erstaunen zwei Gefangene trafen, die einfach an der Wand ihr Wasser abschlugen, traten der Inspektor, der Engländer und Nechljudow, von den Aufsehern begleitet, in die erste Zelle ein, die für die Zwangsarbeiter bestimmt war. In der Mitte des Raumes standen die Pritschen, und alle Gefangenen hatten sich schon hingelegt. Es waren etwa siebzig Mann. Sie lagen Kopf an Kopf und Seite an Seite. Beim Eintritt der Besucher sprangen alle auf, wobei sie mit den Ketten rasselten, und stellten sich neben die Pritschen; ihre zur Hälfte frisch rasierten Köpfe glänzten. Zwei blieben liegen. Der eine war ein junger Mann mit einem anscheinend vom Fieber geröteten Gesicht, der andere ein Alter, der unaufhörlich ächzte.

Der Engländer fragte, seit wann der junge Gefangene krank sei. Der Inspektor erwiderte, seit heute morgen, der Alte dagegen leide schon lange an einer Darmkrankheit, aber man habe keinen Platz, um ihn unterzubringen, da das Lazarett schon längst überfüllt sei.«[217]

Der Engländer sprach zu den Häftlingen ein paar salbungsvolle Worte und verteilte unter ihnen einige Exemplare des Neuen Testaments.

»In der nächsten Zelle war es genauso: dieselbe Schwüle, derselbe Gestank. Ebenso hing vorn zwischen den Fenstern das Heiligenbild und stand links von der Tür die Paraschka, ebenso lagen alle gedrängt Seite an Seite, und ebenso sprangen alle auf und standen stramm, und ebenso blieben drei Leute auf ihrer Pritsche. Zwei richteten sich auf und setzten sich, der dritte aber blieb liegen und sah die Eingetretenen nicht einmal an. Das waren die Kranken. Der Engländer hielt die gleiche Rede und verteilte ebenso zwei Evangelien.«[218]

Mikrobiologische Ära

Ende des 19. Jahrhunderts gelang es endlich, die Erreger von Typhus und Ruhr zu entdecken. Den »Bazillus des Abdominaltyphus« beschrieb 1880 der Pathologe Eberth in Schnitten. Aber erst der Robert-Koch-Schüler Gaffky erzielte 1884 die erste Reinkultur. Nun konnte man auch mit diesem Keim experimentieren. So stellte der französische Bakteriologe Widal fest, daß die Immunkörper im Serum Typhuskranker in der Lage sind, Typhusbakterien zusammenzuballen, zu agglutinieren. 1886 veröffentlichte er diese wichtige serodiagnostische Erkenntnis: es war die Widal-Reaktion. 1896 wurde der erste Typhusimpfstoff aus abgetöteten Erregern hergestellt.

Während einer schweren Ruhrepidemie in Japan im Jahr 1897, bei der 98 400 Personen erkrankt waren, von denen 25 % starben, gelang es dem japanischen Bakteriologen Shiga zum erstenmal, einen Erreger der Ruhr nachzuweisen. Er nannte ihn Bacillus dysenteriae. Später wurden die Ruhrbakterien, »Shigella«, nach ihm bezeichnet. In seiner Publikation erwähnt er die von Widal erfundene serologische Methode der Agglutination, die er auch bei der Diagnostik des Ruhrerregers mit gutem Erfolg benutzt hat, und betont, daß er den »Lehrsatz« (das Koch-Henlesche Postulat) mit dieser serologischen Prüfung zu erweitern beabsichtige. Es ist interessant, daß Shiga die eigentlich unbeweglichen Ruhrbazillen als bewegliche Stäbchen beschrieb, wie vier Jahre vorher sein Lehrer Kitasato in Hongkong die an sich unbeweglichen Pestbakterien für beweglich hielt. Der gleiche Fehler unterlief auch dem amerikanischen Bakteriologen Flexner, als er 1900 einen weiteren Ruhrerreger als beweglich beschrieb.[219] Eduard Boecker, mein Lehrer am Robert-Koch-Institut, meinte dazu, daß allem Anschein nach sowohl Kitasato als auch Shiga und Flexner sich getäuscht hätten, indem sie eine lebhafte Molekularbewegung als Eigenbewegung deuteten. Ein Irrtum, dem in der Regel nur Ungeübte zum Opfer fallen.

Trotz der diagnostischen Errungenschaft stand man dem Typhus therapeutisch noch recht hilflos gegenüber. Daher bewahrte das Leiden noch lange Zeit seinen Schrecken. Als der junge Thomas Mann 1901 in Rom in den »Buddenbrooks« den Verfall einer Lübecker Kaufmannsfamilie schildert, deren Leben und Wirken die Zeit von 1835 bis zum Ende des 19. Jahrhunderts umfaßt, läßt er das letzte Glied dieser einst mächtigen Familie, einen kränklich zarten Jüngling von fünfzehn Jahren, in hoffnungsloser »Selbstaufgabe« an Typhus sterben. In einem Brief an Theodor W. Adorno (vom 30. Dezember 1945) erwähnt Thomas Mann die oft verpönte Sitte des Abschreibens, der er auch selbst huldigte:

»Die Berufung auf das Molière'sche ›Je prends mon bien où je le trouve‹ scheint mir selber nicht recht ausreichend zu sein zur Entschuldigung dieses Gebarens. Man könnte von einer Altersneigung sprechen, das Leben als Kulturprodukt und in Gestalt mythischen Klischees zu sehen, die man der ›selbständigen Erfindung‹ in verkalkter Würde vorzieht. Aber ich weiß nur zu wohl, daß ich mich schon früh in einer Art von höherem Abschreiben geübt habe: z. B. beim Typhus des kleinen Hanno Buddenbrook, zu dessen Darstellung ich den betreffenden Artikel eines Konversationslexikons ungeniert ausschrieb, ihn sozusagen ›in Verse brachte‹. Es ist ein berühmtes Kapitel geworden. Aber sein Verdienst besteht nur in einer gewissen Vergeistigung des mechanisch Angeeigneten (und in dem Trick der indirekten Mitteilung von Hanno's Tod).«[220]

Fast zur gleichen Zeit, als Thomas Mann mit seinen »Buddenbrooks« nach seiner eigenen Charakterisierung »ein vom Verfallsgedanken überschattetes Kulturgemälde« schuf, erkannte man in der Sturm-und-Drang-Zeit der bakteriologischen Ära, daß das Prager Getto eine endemische Typhusbrutstätte sei. Ende des 19. Jahrhunderts beschloß man daher, das alte Judenviertel der Spitzhacke zu opfern. In Meyrinks »Golem« erfährt der Romanheld, der Gemmenschneider Pernat, nach seiner Entlassung aus dem Gefängnis von einem Droschkenkutscher, der ihn nach Hause fahren soll, daß man eben dabei sei, das alte Prager Judenviertel abzureißen. Als er vor dem halb abgebrochenen Haus, in dem er einst wohnte, einen böhmischen Arbeiter nach dem Verbleib der übrigen Bewohner fragt, erhält er in gebrochenem Deutsch die Antwort: »Weit a breit wohnt sich keine Katz, weil ise behördlich verbotten. Von wägen Typhus!«[221] Doch damit war die »Goldene Stadt« noch lange nicht saniert. Wie in vielen anderen Großstädten, die noch nicht im Pettenkoferschen Sinn mit einer zentralen Wasser- und Abwasserleitung versehen waren, mußten sich auch in Prag Neuankömmlinge erst akklimatisieren oder an das Trinkwasser gewöhnen, da sie nach ihrer Ankunft oft Fieber oder Durchfälle bekamen. So beklagte sich noch 1911 der an die Prager Universität berufene Einstein in seinen Briefen an alte Freunde in Bern und Zürich über die hygienischen Verhältnisse: »... auch ist das Leben hier nicht so angenehm wie in der

Schweiz, ganz abgesehen davon, daß wir hier fremd sind. Es gibt hier kein Wasser, das man anders als gekocht trinken darf. Die Bevölkerung kann zum größten Teil nicht deutsch und benimmt sich gegen Deutsche feindlich …«[222]

Bereits 1882 beendete Robert Koch seine Rede über die Ätiologie der Tuberkulose mit den stolzen Worten, man werde es in Zukunft im Kampf gegen diese schreckliche Plage des Menschengeschlechts nicht mehr »mit einem unbestimmten Etwas, sondern mit einem faßbaren Parasiten zu tun haben«. Seit der Entdeckung des Typhuserregers (1884) war man auch bei dieser Seuche in der Lage, ähnlich vorzugehen. Vor allem war man bemüht, die endemisch verseuchten Gebiete zu sanieren. Bekanntlich kam es gleich zu Beginn des Deutsch-Französischen Krieges 1870 bei den deutschen Einheiten zu zahlreichen Typhusfällen. Die Soldaten mußten sich also noch in der Heimat – im endemisch verseuchten Grenzgebiet um Trier und Saarbrücken – infiziert haben. Aus diesem Grund sollte die endemisch typhusverseuchte Region um Trier saniert werden, da sie im Fall eines erneuten Krieges Aufmarschgebiet für deutsche Truppen mit allen sich daraus ergebenden Infektionsgefahren gewesen wäre. In dem endemisch verseuchten Grenzgebiet hatte sich in der Zwischenzeit in sanitärer Hinsicht kaum etwas geändert. Wilhelm von Drigalski, ein Schüler Robert Kochs, der in die Region zu bakteriologischen Untersuchungen abkommandiert war, schildert eindrucksvoll die Situation:

»Der Dünger, die Abgänge sind nun einmal auf dem Lande keine Scheußlichkeiten, sondern sorgfältig zu sammelnde Stoffe, die das Land braucht. Die menschlichen Abgänge werden unbekümmert auf den Dung getan. Wir waren schon froh, wenn sie nicht in der Nähe der Brunnen ausgeschüttet wurden, weil man hier ja so bequem Geschirr reinigen konnte. Wurde einmal ein Brunnen infiziert, dann gab es sofort eine mehr oder minder große Epidemie …«

Die Abortverhältnisse waren nicht nur in den Dörfern vielfach sehr bedenklich, sie waren auch in einer Stadt wie Saarbrücken oft trostlos und das gerade in den engsten Quartieren und Gassen, wo die Ansteckungsgefahr an sich schon gesteigert war … In einem Bezirk mitten in der Stadt, dessen Gassen sonderbarerweise kulinarische Namen trugen, waren sechs Familien mit über 30 Köpfen auf einen einzigen unverschlossenen Abort angewiesen. Zum Teil hatten die Leute überaus enge, überbelegte Wohnungen; es war keine Rede davon, daß hier wie anderwärts die Kinder etwa ihr eigenes Bett hatten; sie krochen eben unter … Es wimmelte von Kindern (…) Aber ihre Gewohnheiten! Wenn ein Rinnstein besonders schmutzig war, spielten sie ›Schwarzes Meer‹ an ihm … Ein dreckiger Abort war ein feines Versteck beim Spielen.«[223]

Um die Bevölkerung der Region bakteriologisch durchzukämmen, mußte man einen geeigneten bakteriologischen Nährboden haben, der beschleunigte Massenuntersuchungen ermöglichte. Nach zahlreichen Versuchen gelang es Drigalski, einen selektiven Indikatornährboden herzustellen, die Lackmus-Milchzucker-Agar-Platte, auf der Typhus- und Paratyphuskolonien sehr leicht von den unverdächtigen Colibakterien zu unterscheiden sind, da deren Kolonien infolge der Milchzuckerspaltung einen makroskopisch wahrnehmbaren Farbumschlag erkennen lassen: die Typhus- und Paratyphuskolonien erscheinen auf dem blau-violetten Untergrund glasig durchsichtig, die Colikolonien dagegen rot. Mit Hilfe dieses Nährbodens untersuchte man nun die Typhuskranken und ihre Angehörigen. Zunächst fand man Typhusbazillen nur bei Kranken, doch bald (im Jahr 1901) gelang es Drigalski, einen nichterkrankten Typhusbazillenträger zu finden,[224] wie man anläßlich der Hamburger Choleraepidemie von 1892 auch Choleravibrionen bei Nichtkranken festgestellt hatte. Etwas später fand man auch Paratyphus-B-Bazillenträger. Robert Koch erkannte sofort, daß den Problemen des Bazillenträgertums eine ungeheure epidemiologische Bedeutung zukam.

Der an das Bett gefesselte Kranke ist für die Allgemeinheit weniger gefährlich als ein in der Außenwelt sich frei bewegender Ausscheider, der somit im Brennpunkt des epidemiologischen Geschehens steht. Etwa 2–5% der Typhus- und Paratyphuskranken neigen zum Dauerausscheidertum, d. h., die Betroffenen scheiden die Krankheitserreger auch nach der klinischen Genesung im Stuhl, seltener im Urin, aus. Jede Typhus- bzw. Paratyphusepidemie hinterläßt eine Anzahl von Ausscheidern. Während man die Dauerausscheider durch die obligaten Abschlußuntersuchungen von Stuhl und Urin bakteriologisch erfassen kann, bleiben die symptomlosen Bazillenträger und passageren Ausscheider, mit Ausnahme einzelner, die im Rahmen von Einstellungs- und Reihenuntersuchungen zufällig ermittelt werden, meist unerkannt und können so die Ursache neuer Kontaktfälle oder sogar von Epidemien werden. Die Gefahr, die von den Ausscheidern ausgeht, steht im direktem Verhältnis zu dem hygienischen Standard der Bevölkerung, dem Zustand der sanitären Einrichtungen sowie der Intensität der gesundheitspolizeilichen Überwachung und Organisation.

Die Bazillenträger sind es, die durch ihren ungehinderten Verkehr die endemische Verseuchung eines Bezirks bzw. lokalen Bereichs bedingen und sie nicht zum Erlöschen kommen lassen. Durch sie wird der Typhus zu einer »ortsgebundenen Plage«. Die Mitwirkung von Bazillenträgern bei der Gewinnung, dem Vertrieb oder der Zubereitung von Lebensmitteln unter unzulänglichen hygienischen Bedingungen kann leicht zu mehr oder weniger ausgedehnten Seuchenausbrüchen führen. Aus diesem Grund hat man später beschlossen, das Personal von Molkereien, Wasserwerken, Fleischfabriken, Großküchen etc. vor ihrer Anstellung und auch später einer turnusmäßigen bakteriologischen Kontrolle zu unterziehen. Durch die sorgfältige Identifizierung sämtlicher Typhusfälle, inklusive der Bazillenträger, die weit über die Gemeldeten hinausgingen, und durch konsequente Isolierungs- und Desinfektionsmaßnahmen gelang es auch in den untersuchten Dörfern des Regierungsbezirks Trier, den Typhus gänzlich auszumerzen.

»Eine Denkschrift«, schreibt Drigalski, »über die Ergebnisse der planmäßigen nach Koch durchgeführten Typhusbekämpfung, zu der 23 Mitarbeiter Beiträge geliefert hatten, erschien im Jahre 1910. Grundsätzlich wichtig war, daß sich diese in elf verschiedenen Instituten gewonnenen Ergebnisse nicht widersprachen, sondern einander in allem Wesentlichen bestätigten. Es zeigte sich, wie richtig im preußischen Gebiet der Regierungsbezirk Trier gewählt war, wo im Jahre 1900 die Zahl der Todesfälle an Typhus doppelt so hoch war wie im übrigen Preußen.«[225]

Am Schluß der Sanierungsaktion berichtet Drigalski stolz, was die Typhusbekämpfung mit Hilfe des nach ihm benannten Nährbodens (der »Drigalski-Platte«) geleistet hat:

> »Das stark verseuchte Bekämpfungsgebiet von 1904 bis 1911 zeigte eine Abnahme der Erkrankungsziffer von 56,4 %, während sie im übrigen Preußen gleichgeblieben war. Ein guter Indikator für die Gesundheit eines Landes ist der Gesundheitszustand des Militärs nach den Herbstmanövern, wo es sich stark mit der Bevölkerung mischt und Gelegenheit hat, mehr als sonst etwaige Krankheitskeime aufzunehmen. Bei den drei in Betracht kommenden Armeekorps sanken die Erkrankungsziffern von 120 im Jahre 1900 bis auf 5 im Jahre 1909.«[226]

Robert Kochs Mitarbeiter Pfeiffer und Kolle hatten 1896 phenolisierten Typhusimpfstoff hergestellt. Die Abschwemmung von Typhuskeimen war durch einstündiges Erhitzen auf 56° C abgetötet. Fast zur gleichen Zeit stellten auch die Engländer Wright und Semple einen Typhusimpfstoff her.[227] 1898 riet Wright dem War Office, alle für den Dienst in Übersee bestimmten Soldaten vor ihrer Ausreise zu impfen. Doch die alten Stabsärzte blieben skeptisch. Beim Ausbruch des Burenkriegs wollte Wright den Impfzwang einführen, aber es gelang ihm nur, Freiwillige zu immunisieren. Von über 200 000 Soldaten meldeten sich etwas mehr als 10 000. Das war zu wenig. Und wie sollte man sie weiterhin beobachten, um statistisches Material zusammenzutragen? Als in den Feldlazaretten die an Typhus erkrankten Leute gefragt wurden, ob sie geimpft seien, bekamen sie Angst, wegen einer Unterlassung bestraft zu werden, und erwiderten durchweg:

»Ja«. Es wurde sogar berichtet, daß ein Sanitätsfeldwebel die Typhuskranken in seine Listen als geimpft eintrug. »Daß sie den Typhus haben«, sagte er, »beweist doch, daß sie geimpft worden sind.« Wright war so wütend über das Vorgehen des Militärs, daß er seinen Dienst in der Army Medical School quittierte.[228]

Während des Burenkriegs (1899–1902) hatten die Briten ohne Typhusimpfschutz zunächst sehr hohe Verluste. Von 209 000 Soldaten erkrankten 58 000 Mann, von denen 8000 starben.[229] Das mußte in England einen ziemlichen Schock ausgelöst haben. Der englische Romancier John Galsworthy (1867–1933), der in seiner umfangreichen Familienchronik »The Forsyte Saga« den Zeitraum von 1886 bis 1920 umspannt und im versinkenden Viktorianischen Zeitalter Porträts aus vier Generationen einer weitverzweigten Familie zeichnet, jener typischen Nachfahren eines merkantilen Bürgertums, das im England der Neuzeit stets das eigentliche Rückgrat der herrschenden Schicht gewesen ist, läßt einen der zehn Forsytes während des Burenkriegs in Ostafrika als jungen Freiwilligen an Typhus sterben.[230] Während des Ersten Weltkriegs hatte das gut geimpfte britische Heer unter zwei Millionen Soldaten 20 000 Typhuskranke, von denen rund 1000 starben.[231]

Das deutsche Heer war zu Beginn des Ersten Weltkriegs recht unzulänglich gegen Typhus geimpft. Man hatte ursprünglich mit einer relativ kurzen Kriegsdauer gerechnet, was den Kaiser zu der ominösen Äußerung veranlaßte, »bis die Blätter fallen, werden wieder alle zu Hause sein«. Von den Mannschaften ohne Impfschutz erkrankten in den ersten acht Kriegsmonaten 116 481 Mann, von denen 11 723 starben. Von den Todesopfern entfielen etwa 8000 auf das erste Kriegsjahr. Nach den Anfang 1915 vorgenommenen Typhus-Schutzimpfungen sank die Zahl der Neuerkrankungen. Auch verlief die Erkrankung bei Geimpften wesentlich leichter. Die Erstarrung des Krieges in den Schützengräben drängte die Soldaten – laut Rodenwaldt – auf das »Niveau eines Höhlenbewohners unter hygienischen Bedingungen, die viel schlimmer waren als die Zustände in mittelalterlichen Städten«.[232] Vom epidemiologischen Standpunkt aus war die Fäkalienbeseitigung eines der schwierigsten Probleme. Viele Mannschaftslatrinen, die auch Hauptquelle der fast unerträglichen Fliegenplage waren, wurden bei den mörderischen Artillerieduellen immer wieder durch Volltreffer zerstört, so daß ihr Inhalt als Jaucheregen die ganze Umgebung kontaminierte, was nach Ablauf der jeweiligen Inkubationszeiten einen Anstieg von Ruhr- und Typhuserkrankungen zur Folge hatte, denn unerkannte Dauerausscheider gab es fast in jeder Einheit.[233] Besonders die Ruhr bewahrte in den Schützengräben ihren alten Ruf, eine der gefürchtetsten Kriegsseuchen zu sein. Von 155 376 im Lazarett Behandelten starben 8646.[234]

An der Ostfront wurden Fleckfieberfälle zunächst oft für Typhus gehalten. So geschah es auch bei einer Fleckfieberepidemie, von der 1915 österreichische Truppen in Galizien betroffen waren. Da man aus dem Untersuchungsmaterial zudem keine Typhusbakterien züchten konnte, verdichtete sich der Verdacht auf Fleckfieber. Zugleich gelang zwei österreichischen Ärzten, Weil und Felix, wiederholt der Nachweis eines Bakteriums, das durch das Serum der Fleckfieberkranken im Reagenzglas regelmäßig ausgeflockt wurde. Mit Rücksicht auf die ungeklärte Beziehung dieser Bakterien zum Fleckfieber bezeichnete man sie zunächst als X-Stämme, und zwar entsprechend ihrer zeitlichen Isolierung (Züchtung) als X, X_2, X_3 usw. Die kräftigsten Ausflockungen, d. h. Agglutinationen, erzielten Weil und Felix mit dem X_{19}-Stamm. So entstand die Weil-Felix-Reaktion, die – abgesehen von einer Abgrenzung von Typhus – die frühzeitige Feststellung der ersten Fleckfieberfälle ermöglicht, was von entscheidender Bedeutung für einen schnellen Erfolg der Bekämpfungsmaßnahmen ist, die vor allem in der umgehenden Entlausung und Isolierung eines jeden Fleckfieberkranken und Fleckfieberverdächtigen bestehen.

Besonders desolate seuchenhygienische Verhältnisse herrschten auf dem Kriegsschauplatz im Nahen Osten, wo die jahrhundertelange Türkenherrschaft »wie ein Kartenhaus zusammenbrach«. Die Engländer nutzten dabei geschickt »das Unabhängigkeitsbestreben der zum Nationalismus erwachten arabischen Völker« aus. Die Deutschen als Bundesgenossen der Türken konnten mit Rücksicht auf diesen Verbündeten im Gegensatz zu den Engländern den arabischen Stämmen nicht die volle Unabhängigkeit versprechen. Hieraus erklärt sich, warum der Archäologe T. E. Lawrence, der seit 1916 mit dem Emir von Mekka, al-Hussein, den Aufstand der Beduinenstämme in der arabischen Wüste gegen die Türken anführte, als Verfechter der englischen Politik in diesem Randgebiet des zerbröckelnden Osmanischen Reiches die deutschen Interessen so erfolgreich überspielen konnte. Als Lawrence am 1. Oktober 1918 in die syrische Metropole Damaskus eindrang, fand er eine von Hunger und Seuche bedrohte Stadt vor, in der die »türkischen Behörden das Vorhandensein von Ruhr und Typhus erst dann zugegeben hatten, als sich die hohe Sterblichkeit, an der auch Fleckfieber und Cholera beteiligt waren, nicht mehr verheimlichen ließ«. In Damaskus selbst waren »alle Straßen angefüllt mit den Trümmern einer vernichteten Armee: herrenlose Karren, Wagen, Bagage, Ausrüstungsstücke, Leichen«. Den Höhepunkt des Grauens bildete das »verwahrloste, mit Toten und Sterbenden angefüllte türkische Lazarett«, in dem auch »kein einziger Sanitätsoffizier oder Krankenwärter« zurückgeblieben war. »Barfuß, den weißen Burnus hochschürzend, um ihn nicht in den unreinen Lachen zu besudeln«, schritt Lawrence durch dieses Inferno.

»Als ich eintrat«, berichtet er, »schlug mir ein fürchterlicher Gestank entgegen, und nachdem sich meine Augen an die Dunkelheit gewöhnt hatten, bot sich mir ein grauenhafter Anblick. Der Steinboden war mit Leichen bedeckt, dicht nebeneinander liegend, manche in voller Uniform, manche in Unterkleidung, manche splitternackt. Es mochten etwa dreißig sein, alles wimmelte von Ratten ... Ein paar Leichen waren noch ziemlich frisch, vielleicht ein oder zwei Tage alt; die anderen mußten schon lange hier gelegen haben. Bei einigen schimmerte das Fleisch, in Verwesung übergehend, gelb, blau und schwarz. Manche waren schon aufgequollen und ihre gedunsenen Köpfe grinsten mich an. Andere waren aufgeplatzt und flossen auseinander. Dahinter eröffnete sich der Ausblick auf einen großen Saal, von dem ich ein Stöhnen zu hören glaubte. Ich ging hinüber, über den weichen Leichenteppich hinweg; die Kleider, die gelb von Kot waren, schwappten unter meinen Füßen. Im Krankensaal war es totenstill und nichts rührte sich in der langen Reihe der belegten Betten, so daß ich glaubte, die Insassen seien ebenfalls tot; alle lagen unbeweglich ausgestreckt auf ihrem stinkigen Lager, von dem der Unflat herabtropfte und auf dem Steinboden gerann.«[235]

Selten ist das Grauen eines verwahrlosten Seuchenlazaretts eindrucksvoller geschildert worden als mit diesen wenigen Sätzen. Was Lawrence vorfand, waren »56 Tote, 200 Sterbende und 700 Erkrankte«.

Daß es sich bei dieser Darstellung keineswegs um eine Übertreibung handelt, beweist folgender Situationsbericht des preußischen Generals Liman von Sanders, der auf der Gegenseite stand und am Kriegsende die türkischen und deutschen Einheiten an der Palästinafront befehligte:

> »Ganz erschreckende Zustände bestanden in den meisten türkischen Militärlazaretten. Schmutz und alle denkbaren üblen Gerüche machten die weit überfüllten Räume zu einem ungesunden und kaum erträglichen Aufenhalt. Innere und äußere Kranke lagen häufig bunt durcheinander, mehrfach in demselben Bett, wenn überhaupt Betten vorhanden waren. Vielfach lagen die Kranken in dichten Reihen nebeneinander auf den Korridoren, zum Teil auf Matratzen, zum Teil auf Decken. Täglich starb eine große Anzahl der gänzlich kraftlosen Soldaten mangels einer sachgemäßen Hilfe. Als ich beim Besuch solcher Lazarette meinen Unwillen äußerte und die verantwortlichen türkischen Sanitätsoffiziere dem Ministerium zur Bestrafung nannte, wurde dies bald bekannt. Ich fand jetzt mehrmals verschiedene Räume in den Lazaretten verschlossen und nach Angabe der mich herumführenden Ärzte fehlten die Schlüssel. Als ich darauf bestand, daß die Türen geöffnet wurden, sah ich, daß man Schwerkranke und im Sterben liegende Personen, um sie meinem Anblick zu entziehen, in diese dunklen Räume gebracht hatte.«[236]

Zu noch grauenvolleren Zuständen kam es während des Zweiten Weltkrieges mitten in Europa in Konzentrationslagern, wo zur Vernichtung bestimmte Menschen unter den inhumansten Bedingungen auf engstem Raum brutal zusammengepfercht wurden und wo es daher besonders 1944 und 1945 zu mörderischen Epidemien von Typhus, Ruhr und Fleckfieber kam. Was der hellsichtige Grillparzer (1791–1873) vor anderthalb Jahrhunderten warnend vorausgesagt hatte, vollzog sich hier mit bestürzender totalitärer Präzision:

»Von der Humanität über die Nationalität zur Bestialität.«

Pest

Die Pest ist primär eine durch Flöhe übertragbare akute Septikämie bei Ratten oder anderen Nagetieren. Die kranken Tiere verlieren ihre natürliche Scheu, kommen aus ihren Schlupflöchern hervor und »taumeln wie trunken umher«. Solche Tierseuchen, die jeder Pestepidemie beim Menschen vorangehen müssen, kommen nur in wärmeren Monaten vor und decken sich jahreszeitlich mit dem Vermehrungsmaximum der Flöhe und der Wurfzeit des betreffenden Nagetiers, d. h. mit dem Erscheinen einer undurchseuchten anfälligen Generation. Von den erkrankten bzw. verendeten Ratten wurden in unseren Bereichen die Pestbakterien durch Rattenflöhe auf den Menschen übertragen, bei dem dann die regionalen Lymphknoten anschwellen, was das signifikante Symptom der Beulen- bzw. Bubonenpest darstellt. Kommt es dabei auch zu einer Septikämie, so kann der Erreger – wie neuerdings festgestellt wurde – auch durch Menschenflöhe auf weitere Personen übertragen werden, bei denen sich dann in der Regel ebenfalls eine Beulenpest entwickelt. In der kühleren Jahreszeit führen Pestseptikämien häufig zu Pneumonien. Diese Form der Krankheit, die sogenannte Lungenpest, ist hochinfektiös, da sie beim Husten und Sprechen durch Tröpfchen von Mensch zu Mensch übertragen wird. Wegen des dunkelblutigen Auswurfs und der ausgedehnten punktförmigen Blutungen in der Haut, die sich beim Zusammenfließen der Blutflecken dunkelblau bis schwarz verfärben, wurde diese Pestart im Mittelalter als »Schwarzer Tod« bezeichnet.

Die unterschiedlichen, teils recht komplizierten Infektketten bei der Beulenpest wurden erst Anfang des 20. Jahrhunderts erkannt. Daher deutete man die Pest in der vorbakteriologischen Ära nicht nur als kontagiöse, sondern oft auch als miasmatische Krankheit, woran noch die Redensarten von »verpesteter Luft« oder »Luftverpestung« erinnern. Aber nicht alles, was man in alten Chroniken als Pest bezeichnete, war es auch im heutigen bakteriologischen Sinn: fast jedes Massensterben wurde als »Pest« bezeichnet.

Altertum

Das Alte Testament gebraucht für ein Massensterben, das todbringend ein Land erfaßt, vorwiegend das hebräische Wort »Däbhär«, das von Luther fast stets mit »Pestilenz« übersetzt wurde. Über dreißigmal begegnet uns im Alten Testament die Pestilenz als Gottesstrafe, die dem Volk »widerfährt« (Ex 5,3), die »die Hand des Herrn« sein wird (Ex 9,3), mit der »das Volk geschlagen und vertilgt werden soll« (Ex 9,15). Die alten Juden, denen die Pest als göttliche Drohung, Strafe oder Heimsuchung galt, hatten bereits erkannt, daß dieses Übel häufig mit Krieg, Hungersnot und anderen Katastrophen einhergeht, so z. B. mit »Schwert und Hunger« (allein zwölfmal bei dem heute ins 7. Jahrhundert v. Chr. datierten Propheten Jeremia und fünfmal bei dem ins 6. Jahrhundert v. Chr. datierten Propheten Hesekiel) oder mit »Hungersnot, Dürre, Getreidebrand oder Heuschrecken im Land« (1 Kön 8,37).

Die strafende Gottheit stellte man sich oft – wie bei den alten Griechen – als Bogenschützen und die tödliche Krankheit als Pfeil vor. Man wird geradezu an den erzürnten Apollo zu Beginn des ersten Gesangs der Ilias erinnert, wenn es in einem Psalm heißt: »Gott ist ein gerechter Richter, ein Gott, der täglich strafen kann. Wenn der Frevler sein Schwert wieder schärft, seinen Bogen spannt und zielt, dann rüstet er tödliche Waffen gegen sich selbst, bereitet sich glühende Pfeile.« (Ps 7, 12–14)[1]

Auffallend ist im Alten Testament auch der Parallelgebrauch des Wortes »Dähbär« mit dem hebräischen Wort »Kätäbh«, das Luther als »Seuche« übersetzte. Als Beispiel eine Stelle aus dem Psalm 91, 5–7:

»Du brauchst dich vor dem Schrecken
der Nacht nicht zu fürchten / noch vor dem
Pfeil, der am Tag dahinfliegt,
nicht vor der Pest (Dähbär),
die im Finstern schleicht, / vor der Seuche (Kätäbh),
die wütet am Mittag.
Fallen auch tausend zu deiner Seite, /
dir zur Rechten zehnmal tausend, /
so wird es doch dich nicht treffen.«[2]

Erwähnt seien noch die hebräischen Worte »Madhwä Mizraim«, die Luther als »Seuche der Ägypter« übersetzte, also mit einer Bezeichnung, die ebenfalls der Pest entspricht. Bereits in Ägypten hatte Jahwe den Pharao, der sein »auserwähltes Volk« nicht freilassen wollte, mit den verschiedensten Plagen bestraft. Schließlich drohte er:

»Ich will dich und dein Volk mit Pestilenz schlagen, daß du von der Erde sollst vertilget werden.« (Ex 9,15).[3]

Das 5. Buch Mose, dessen Entstehung in das ausgehende 7. Jahrhundert v. Chr. verlegt wird, da es das Gesetz des Königs Josia enthält, der von 639 bis 609 regierte, verrät sogar, daß als Prototyp der Pest die Beulenpest Ägyptens vorschwebte:

»Der Herr wird dir die Sterbedrüse anhängen« (Dtn 28,21), und »Der Herr wird dich schlagen mit den Drüsen Ägyptens« (Dtn 28,27), wie es bei Luther heißt. Und an einer weiteren Stelle wurde auch mit dem erwähnten Terminus »Madhwä Mizraim« gedroht: »Der Herr… wird alle Seuchen Ägyptens über dich bringen« (Dtn 28,60). Ägypten war damals schon ein berüchtigter Pestherd.[4]

Aber auch das gelobte Land blieb von dieser Plage nicht verschont. Im fünften und sechsten Kapitel des 1. Buches der Könige wird eine Epidemie beschrieben, bei der zum erstenmal die empirische Erkenntnis der zeitlichen Koinzidenz von Rattenplage und Beulenpest erwähnt wird.[5] Damit war der menschliche Spürsinn vor fast drei Jahrtausenden in den Bereich epidemiologischer Zusammenhänge vorgestoßen, deren endgültige Erkenntnis und Deutung erst Anfang des 20. Jahrhunderts den exakten Wissenschaften gelungen ist.

Um das Jahr 1060 v. Chr. wurden die Juden von den Philistern bei Eben-Ezer besiegt. In ihrer Verzweiflung holten sie die »Bundeslade«, die Lade ihres Gottes, der ihnen nun helfen sollte, in ihr Kriegslager, was bei den jüdischen Kriegern großen Jubel auslöste.[6] Das Jauchzen der Hebräer erweckte bei den Philistern böse Erinnerungen:

> »Weh uns! Wer rettet uns aus der Hand dieses mächtigen Gottes? Das ist der Gott, der Ägypten mit allerlei Plagen (in der Wüste) geschlagen hat.« (1 Sam 4,8).

Kurzentschlossen stürmten die Philister das Lager der Hebräer, schlugen sie vernichtend und raubten das jüdische Heiligtum, die Bundeslade. (1 Sam 4, 10/11). Sie verschleppten sie zunächst nach Aschdod, in den Tempel Dagons.[7]

»Doch die Hand des Herrn lastete schwer auf den Einwohnern von Aschdod, und er versetzte sie in Schrecken und schlug Aschdod und sein Gebiet mit der Beulenpest.« (1 Sam 5,6).[8]

Die Aschdoditer befürchteten, der Gott Israels sei erzürnt, und suchten sich schleunigst von ihrem unheilvollen Beutestück zu befreien, indem sie die Bundeslade in eine andere Stadt (Gat) überführten. Allein auch dort »schlug Gott die Leute… vom Kleinsten bis zum Größten, so daß Pestbeulen bei ihnen aufbrachen« (1 Sam 5,9). Schließlich brachten sie die Lade nach Ekron. Nachdem sie sieben Monde im Land gewesen war und überall nur Unheil angerichtet hatte, entschlossen sich die Philister, sie den Israeliten zurückzugeben. Da aber ihr Land zugleich von einer »Mäuse«-Plage betroffen war, rieten ihre Priester, zur Besänftigung des zürnenden Judengotts ein Sühneopfer beizufügen, das ganz im Sinn des Analogiezaubers (»Gleiches den lud des ropendes. vnde ſede. Wat is de lud deſſes vplopes. vnde he⸗ de man ſnellede ſick. vnde quam. vnde vorkundeghede dat hely. vnde heli was old achte vnde neghentich iare. vnde ſine oghen werē vordu ſtert. vnde konde nicht ſeen. vnde⸗ de man ſede to hely Jk byn de ik kamen byn vth deme ſtryde. vnde yck byn de ik hudene vlaen byn vth der ſpiſſe. Deme antwerdede he. Wat is dar gheſchen ſone myn. Vnde de dat vorkundeghede antwerdede. vñ ſede. Jſrahel vlo vor den philiſteien. vñ ene grote ſtoringhe is mank deme volke gheſchen. Vortmer dyne twe ſones ofni vnde phynees ſynt al doed. vñ de arche ghades is ghenamen. Vnde alſo he nômede de archē. vyl he to rugghe ward. van deme ſtole by der dôre. vnde brak entwey de halsaderen. vnde ſtarf. Wente he was een old mā. vnde groet van older. vnde de ſulue hadde iſrael ghe richtet vertich iar lank. vñ ſynes ſones phinees wyf de was ſwangher. vnde der bord na. vnde alſo ſe dē baden horet hadde. dat de arche gades ghenamen was. vnde dat ere ſwagher dod was. vñ ere man. bôghede ſe ſik nedder vnde telede. wente de haſtighen drôfeniſſe vyllen an ſe. Vnde in deme oghenblicke eres dodes ſeden to er de by er ſtunden Du ſchalt nicht vruchtē. wēte du heſſt gheteleet enen ſone Se antwerdede en nicht vnde merkede des ok nicht. vnde nômede dat kynt ica boch. ſegghende. De ere des heren is van yſrael auer ghevoret. wente de arche gades ys ghevanghē. vnde vor eren ſwagher. vnde vor eren mā ſede ſe. De ere is van iſrael wech ghevoret. darvmme dat de arche gades ghenamen is.

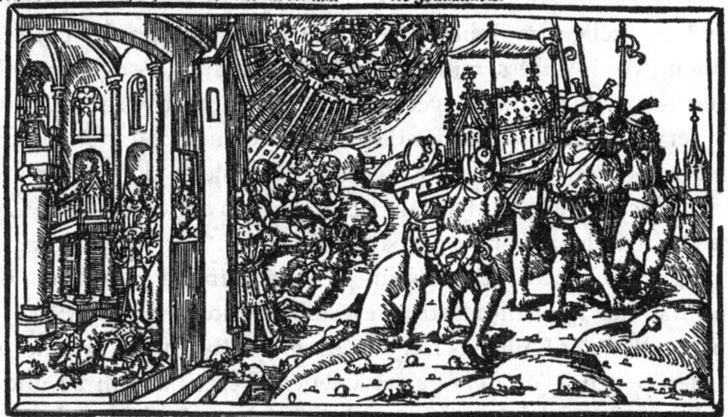

Dat v capittel ſecht. wo de philiſteien de arche ghades ſetteden by eren afgod. vñ wo de dale vyl. vñ wo ſe gheplaghet worden alle de wyle de arche by en was.

De phyliſtei haleden de archen ghades⸗ do ſe iſrael ſlaen leten vnde brochtē ſe van deme ſtene der hulpe in azotum⸗ in de ſtad Vnde de philiſtei nemen de archen gades. vnde brochten ſe in den tempel dagon. vnde ſettedē ſe bi dagon⸗ by den afgod. deme gheuen ſe den ſeghe. vnde der archen de venghenīſſe Alſo dath volck van azoto in der vroyede vpghestā weren des anderen dagheſ. ſu dagon de lach nūmle vppe der erden voer der archen des heren⸗ vnde de ere erwerdicheyt vnde⸗ de preſtere nemen dagon. vnde ſetteden ene wedder an ſyne ſtede. Vortmer des anderen daghes des morghens alſo ſe weren vpſtande. vunden ſe dagon ligghende vp ſinē anelate vp der erden. by der archen des heren. vñ dat houed dagon. vnde twe vlakycheit ſiner hende. de weren⸗ ſoſte ſe weren affghehouwen vppe deme ſulle. vnde de rump dagon blef allenen in ſiner ſtede. Vmme deſſer ſake willē ſo treden nicht de preſtere dagon. vnde alle de in den tēpel ghan vppe den ſul dagon in azoto. beth yn deſſen jeghenwardighen dach. Vñ de hand des heren ward ſere ſwar vppe de van azoto. vñ vornichteghede ſe. vñ ſloch ſe in deme hemelkeſten dele erer erſbyllen de van azoten. vñ ere negheſten ende⸗ vormiddelſt bululdre. ſo dat de dermen mede vthghinghē vnde vorvuleden. vnde bekropen mit wormen Vnde de dorpe vñ de akkere myddene in deme lande wordē vul muſe. vnde in der ſtad ſchach ene bedrôuinghe des grotē dodes Alſo de mēne van azoten weren ſunde deſſe groten plaghe. do ſedē ſe. De arche gades vā iſrael ſchal nicht bi vns bliuē. wēte ſine hand is vppe vns ſware. vñ vp vnſen god dagon. Vñ weren vthſendende. vnde ſammeldē to hope alle vorſten der philiſteyen to ſik. vnde ſedē. Wat werde wy dônde van der archen ghades van iſrael. Vnde de getheyer antwerdeden. De arche gades vā iſrael ſchal werden vmme ghevoret⸗ dat me mach ſeen wer deſſe plaghe vns ſchud. darūme dat ſe by vns is Vnde ſe voreden de archen ghades van iſrael vmme. Alſo ſe ſe weren vmmevorende. Do quā de hand des heren vñ gades. auer alle de ſtede alſo groter dod ſleghinghe. vnde ſloch de mēne ener iewelken ſtad. vā deme klenen beth to deme grotē. vnde ere vnderſten in ghewcyde neddene vthgheghan vorvuleden. Do ans ghinghen de ghevel enen rad. vnde makeden ſik gheſete van huden⸗ vppe dat ſe mochten beth ſitten konen. vñ dat en de muſe deſſe nicht byten mochte darumme ſenden ſe de archen des heren tho accharon yn de ſtad

p. ij.

Die Pest der Philister. Holzschnitt aus der reich illustrierten niederdeutschen Bibel, die 1494 in Lübeck veröffentlicht wurde. In der linken Bildhälfte wird mit gedrängten Strichen geschildert, wie die geraubte Bundeslade, im Tempel der Philister aufgestellt, das Standbild ihres Gottes Dagon umstürzen ließ, vor dem Tempel liegen an den »bösen Beulen« Verstorbene.
Im rechten Bildteil wird dargestellt, wie die Lade zur Abwendung weiteren Unheils aus der Stadt getragen wird. Im Vordergrund ein Gewimmel von Mäusen bzw. Ratten. Hier wird die Pest erstmalig in einem zeitlichen Zusammenhang mit einer Nagerplage geschildert.

durch Gleiches«) entsprechend den fünf Philisterfürsten aus fünf goldenen Beulen (»Ophalim« = עֳפָלִים) und fünf goldenen »Mäusen« (»Akbar« = עכבר) bestehen sollte (1 Sam 6,5).[9]

Auf die einengende Deutung des hebräischen Wortes »Akbar«, welches bei Bibelübersetzungen immer mit »Maus« wiedergegeben wurde, hatte erstmalig der Arzt Hartog Gerson, Enkel eines Amsterdamer Talmudisten, aufmerksam gemacht. 1761 wies er darauf hin, daß dieses Wort ein Sammelbegriff für Nager sei und auch die Ratte mit einbeziehe. Dafür sprechen auch verschiedene Stellen im Talmud, wo vom Zernagen der Tefillin (der Gebetsriemen), vom Anfressen menschlicher Leichen oder sogar vom Totbeißen einer Katze durch das Nagetier »Akbar« berichtet wird. Auch das von Herodot erwähnte Zernagen der Bogenstränge und Schildriemen der assyrischen Krieger anläßlich der Belagerung Jerusalems dürfte durch Ratten und nicht durch Mäuse erfolgt sein.[10] Durch diese einschränkende Übersetzung des hebräischen Wortes »Akbar« blieb die im Buch der Könige enthaltene uralte empirische Erkenntnis eines Zusammenhangs zwischen Beulenpest und Rattenplage den meisten Lesern bis heute verborgen.[11]

Nach der »Pest der Philister« folgt im Alten Testament die Schilderung der Davidschen Seuche. An zwei verschiedenen Stellen (2 Sam 24 und 1 Chr 21) wird von dem gleichen historischen Ereignis berichtet: Im 10. Jahrhundert v. Chr. ließ David, König von Israel und Juda, die Zahl aller waffenfähigen Männer in seinem Reich feststellen. Doch gegenüber Volkszählungen scheint schon seit jeher eine Abneigung bestanden zu haben. Der erzürnte Gott strafte diese statistische Maßnahme durch eine Pestepidemie, der 70 000 wehrfähige Männer zum Opfer fielen (2 Sam 24, 15–16 und 1 Chr 21,14–16).

Palästina oder Kanaan, wie man es damals nannte, war nicht nur ein »gelobtes Land« mit blühendem Ackerbau und reichen Städten, sondern auch ein Durchgangsland, eine Brücke zwischen Ägypten und Mesopotamien. Über diese Brücke führten aber nicht nur die Handelswege von Ost nach West und umgekehrt, sondern auch die Heerstraßen im Fall kriegerischer Auseinandersetzungen zwischen den antiken Großmächten. Wurden bereits in friedlichen Handelszeiten mit den Waren vielfach auch Infektionskrankheiten in das Durchgangsland eingeschleppt, so kam es im Krieg beim Durchzug großer Heerscharen oft zu mörderischen Seuchenausbrüchen. Bereits im 3. Buch Mose heißt es: »Ich lasse über euch das Schwert kommen, das Rache für den Bund nehmen wird. Zieht ihr euch in eure Städte zurück, so sende ich die Pest in eure Mitte und ihr geratet in Feindeshand.« (Lev 26,25)

Hier haben wir die Erkenntnis der Seuchengefahr, die sich aus der Zusammendrängung von Menschen in Kriegsnot ergibt. Aber nicht nur die in der Stadt Eingeschlossenen, auch die im Belagerungsring außerhalb der Stadt kampierenden Feinde wurden oft von Lagerseuchen heimgesucht. So fiel um 700 v. Chr. der assyrische König Sanherib mit seinem Heer in Kanaan ein, eroberte die meisten phönikischen und philistäischen Städte und begann mit der Belagerung von Jerusalem, das – auf die Hilfe Ägyptens hoffend – nicht bereit war, sich zu ergeben. Da erschien die Pest nicht nur im Lager der Assyrer, sondern auch in der umzingelten Stadt. Nicht einmal der König blieb verschont. Der biblische Bericht darüber lautet:

> »In jenen Tagen wurde Hiskija schwer krank und war dem Tod nahe. Der Prophet Jesaja, der Sohn des Amoz, kam zu ihm und sagte: So spricht der Herr: Bestell dein Haus; denn du wirst sterben, du wirst nicht am Leben bleiben. Da drehte sich Hiskija mit dem Gesicht zur Wand und betete zum Herrn: Ach, Herr, denk daran, daß ich mein Leben lang treu und mit aufrichtigem Herzen meinen Weg vor deinen Augen gegangen bin und daß ich immer getan habe, was dir gefällt. Und Hiskija begann laut zu weinen. Jesaja hatte aber die innere Stadt noch nicht verlassen, als das Wort des Herrn an ihn erging: Kehr um, und sag zu Hiskija, dem Fürsten meines Volkes: So spricht der Herr, der Gott deines Vaters David: Ich habe dein Gebet gehört und deine Tränen gesehen. Nun heile ich dich. Übermorgen wirst du zum Haus des Herrn hinaufgehen: zu deiner Lebenszeit will ich noch fünfzehn Jahre hinzufügen. Und ich will dich und diese Stadt aus der Hand des Königs von Assur retten und diese Stadt beschützen, um meinetwillen und um meines Knechtes David willen.«

Im Buch des Propheten Jesaja wird dieser Vorgang gleichlautend erzählt (Jes 38, 1–6 und 21). Beide Schilderungen sprechen dafür, daß es sich bei dem Geschwür, an dem König Hiskija litt, um Bubonenpest handelte.[12] Bereits Dioskurides (1. Jh. v. Chr.) empfahl in seiner »Arzneimittellehre« bei der Pest »das Auflegen von Feigenbrei auf die Leistenbeulen«.[13] Zugleich wurde, wie bereits angedeutet, nach dem biblischen Bericht (2 Kön 19,35 und Jes 37,36) auch das Heer des Assyrerkönigs Sanherib (705–681 v. Chr.) bei der Belagerung von Jerusalem durch eine Pest vernichtet.

Der griechische Historiker Herodot erzählte dagegen im zweiten Band seiner »Geschichte«, die Mäuse (= Ratten) hätten den assyrischen König und sein Heer dadurch zum Wegzug gezwungen, daß sie ihnen des Nachts die Bogenstränge und Schildriemen zernagten: Es werden hier für ein und dieselbe Wirkung zwei verschiedene Ursachen angegeben, die nach unserem heutigen Wissen in kausalem Zusammenhang miteinander stehen.

Beide Berichte besagen aber letztlich, daß die assyrische Niederlage durch den Ausbruch der Pest bedingt wurde, da dieser immer eine Nagerplage vorangeht.

Auch wenn die jüdischen Propheten, die mit den gesellschaftlichen Zuständen und dem Sittenverfall im jüdischen Staat unzufrieden waren, Krieg, Hungersnot und Pest als Gottesstrafen deuteten, zeigen ihre Schriften auch, wie gefährlich das Leben in dem Durchgangsland Kanaan war. So erwähnt der Prophet Jeremias immer wieder die Pest, doch nie allein, sondern immer mit zwei weiteren Gottesstrafen in der Reihenfolge: Krieg, Hunger und Pest.[14] Die Reihenfolge läßt klar erkennen, daß aus Krieg die Hungersnot und aus dieser dann die Pest entsteht. Bei dem auf Jeremias folgenden Propheten Hesekiel begegnet uns ebenfalls die Dreieinigkeit von Schwert, Hunger und Pest, wobei das Schwert hier stellvertretend für den Krieg steht.[15] Auch er kannte bereits die Gefahren, mit denen Belagerungen verbunden waren.

> »Draußen das Schwert, drinnen die Pest und der Hunger. Wer auf dem Feld ist, der stirbt durch das Schwert. Wer in der Stadt ist, den fressen Hunger und Pest.« (Ez 7,15)

Auch die alten Griechen haben die Pest zunächst als göttliche Strafe gedeutet. Zu Beginn des ersten Gesangs der Ilias schildert Homer in wenigen Zeilen die Pest während der Belagerung Trojas. Ein in seinem Priester beleidigter Gott greift persönlich ein:[16]

> »Schnell von den Höhn des Olympos enteilet' er zürnenden Herzens,
> Auf der Schulter den Bogen und rings verschlossenen Köcher.
> Laut erschollen die Pfeile zugleich an des Zürnenden Schulter,
> Als er einher sich bewegt'. Er wandelte düster wie Nachtgraun,
> Setzte sich drauf von den Schiffen entfernt und schnellte den Pfeil ab;
> Und ein schrecklicher Klang entscholl dem silbernen Bogen.
> Nur Maultier' erlegt' er zuerst und hurtige Hunde:
> Doch nun gegen sie selbst das herbe Geschoß hinwendend,
> Traf er; und rastlos brannten die Totenfeuer in Menge.
> Schon neun Tage durchflogen das Heer die Geschosse des Gottes.«[17]

In der Tragödie des Sophokles sagte ein Priester zu König Oedipus:

> *»Mit allzu hohen Wogen schlägt das Unheil*
> *zusammen über unsrer Stadt; das Haupt*
> *vermag sie nicht mehr aus dem blut'gen Schwalle*
> *zu heben, der sie in den Abgrund zieht.*
> *Pest ist im Land. Der fürchterliche Gott*
> *mit seinen Fieberpfeilen quält das Volk.«*

Dieser »fürchterliche Gott mit seinen Fieberpfeilen« war kein anderer als Apollo. Die berühmte Statue des hochaufgerichteten jugendlichen Apollo von Belvedere wurde nach ihrer Auffindung fehlerhaft ergänzt. Die fehlende linke Hand hielt ursprünglich nicht einen Stab, sondern einen Bogen. Der Blick des Gottes folgte der Flugrichtung des Pfeiles. Eine in diesem Sinn ergänzte Statue des Apollo von Belvedere mit einem Bogen in der linken Hand befand sich früher im Stettiner Museum. Auf einem griechischen Giebelrelief des Tempels von Bassai aus dem 5. Jahrhundert v. Chr. (zu sehen im British Museum in London) sieht man Apollo und seine Schwester Artemis auf einem von Hirschen gezogenen zweirädrigen Streitwagen, wie sie ihre Pestpfeile abschießen.

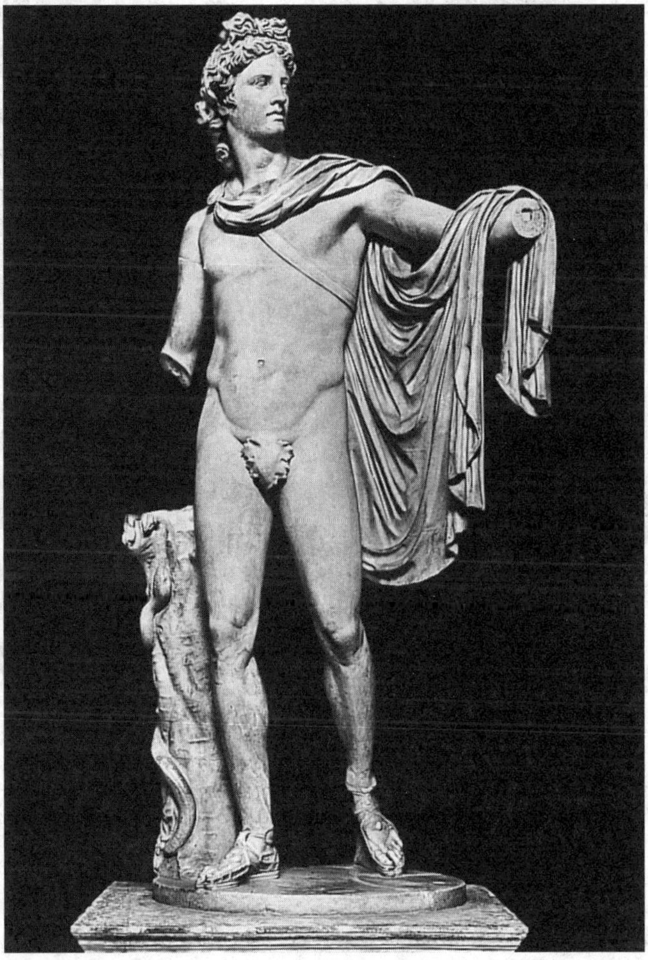

Als man den »Apollo von Belvedere« fand, waren der Statue beide Hände abgebrochen. Bei der Ergänzung im Vatikan (Rom) ließ man Apollo in der Linken einen Stab halten. Im Museum zu Stettin gab es eine Ergänzung im Sinn des Pestpfeile schießenden Gottes.

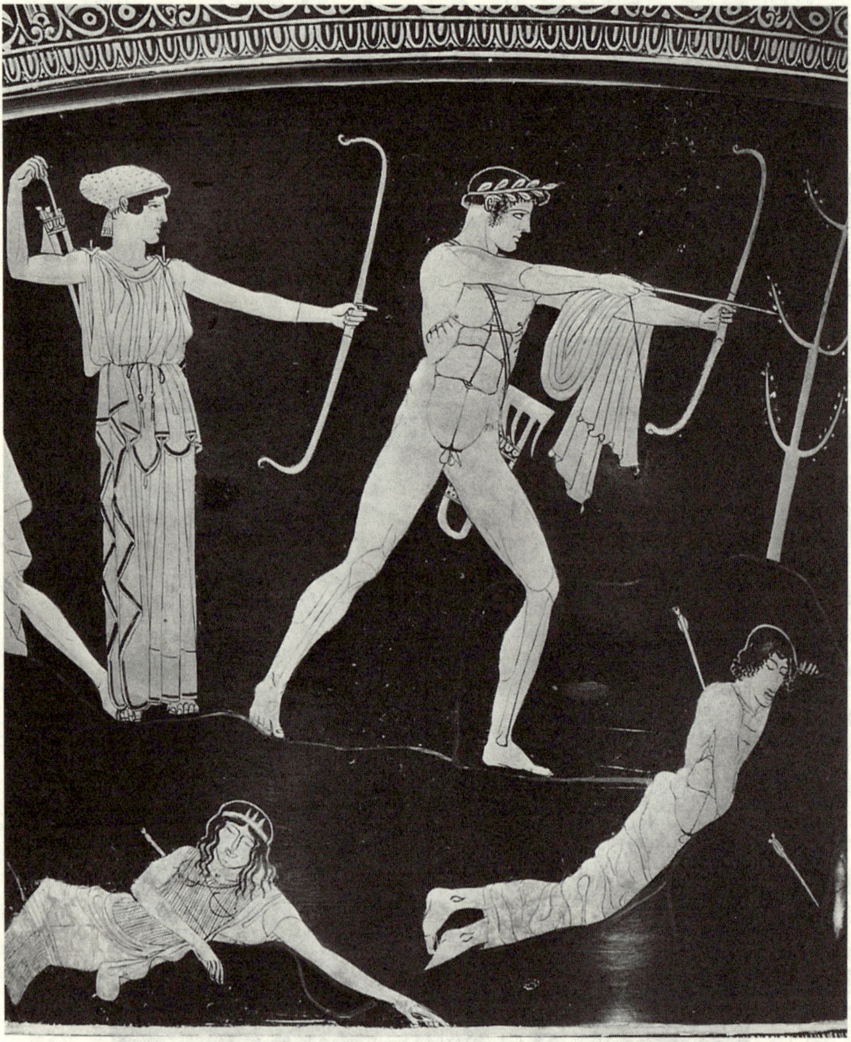

Die von Niobe beleidigten göttlichen Geschwister Apollo und Artemis erschießen zur Strafe ihre Kinder mit Pestpfeilen. Ausschnitt einer rotfigurigen Vasenmalerei des »Niobidenmalers« (um die Zeit des 5. Jahrhunderts v. Chr.) auf einem griechischen Mischkrug, »Calyx-Krater« (Louvre, Paris). Noch im Mittelalter führte man die Pest auf Pfeile zurück, vor denen St. Sebastian schütze.

Ein anderes griechisches Kunstwerk, die Niobidengruppe in den Uffizien in Florenz, versinnbildlicht die Seuchenopfer der Pestpfeile des beleidigten Apollo und seiner Schwester Artemis, wie es Homer berichtet (Ilias, XXIV Gesang, V. 602–611). Besonders ergreifend ist jener Teil der Skulpturengruppe, der die verzweifelte Mutter Niobe darstellt, wie sie ihre jüngste Tochter, ihr letztes Kind, vergeblich zu retten versucht.[18] Die auf einen Menschen abgeschossenen Pfeile versinnbildlichen nicht nur bei den Juden und Griechen, sondern auch in späteren Jahrhunderten einen plötzlichen Tod, vor allem durch die Pest. Es wurde vermutet, daß auch die Griechen bereits in der mythischen Zeit einen Zusammenhang zwischen der »Mäuse«-Plage und der Entstehung von Pestepidemien geahnt hätten. Dafür spräche, daß sie den »Pestsender« Apollo, der schon von Homer als »Smintheus« erwähnt wird (Ilias, I. Gesang, V. 39), gleichzeitig auch als »Mäusegott« verehrt haben.[19] Smintos heißt im Altgriechischen soviel wie »Maus«.

Obwohl die griechische Medizin ebenfalls aus der Tempelheilkunst hervorging und ihre Träger ursprünglich Priester des Heilgotts Asklepios waren, löste sie sich von dem religiösen Kultus und führte die Entstehung der Krankheiten auf natürliche Ursachen zurück. In den Schriften der Hippokratiker werden an etwa drei Stellen (Epidemien II, IV u. VII) gefährliche Lymphknotenschwellungen mit Fieber erwähnt, die später von verschiedenen Ärzten als Pest gedeutet wurden.[20]

»Man könnte fragen«, schreibt Sticker, »warum hat Hippokrates eine so wichtige Seuche wie die Pest mit ein paar Worten abgetan? Höchstwahrscheinlich aus demselben Grunde, aus welchem er die Äußerungen (Symptome) anderer Volkskrankheiten, etwa des Wechselfiebers, nur kurz andeutet; er durfte die Zeichen und den Verlauf derselben als bekannt voraussetzen, weil die Krankheit zu seiner Zeit endemisch war.«[21]

Während die hippokratischen Ärzte im Sinn der Humorallehre auch Infektionskrankheiten, solange sie sporadisch auftraten, auf eine Störung des Säftegleichgewichts zurückführten und nur bei einer massenhaften Erkrankung von Menschen auf einem begrenzten Raum innerhalb einer relativ kurzen Zeit an eine Verunreinigung der Luft – ein Miasma – dachten, findet man in der sachlich kühlen Schilderung des Seuchenausbruchs im belagerten Athen zu Beginn des Peloponnesischen Krieges durch Thukydides, einen Nichtmediziner, eine verblüffend modern anmutende epidemiologische Interpretation des kontagionistischen Geschehens.[22]

Als die Spartaner sengend und brennend in Attika einfielen, floh ein großer Teil der Landbevölkerung nach Athen, um Schutz hinter den »Langen Mauern« zu finden, die Athen mit den Häfen Piräus und Phaleron verbanden. Hals über Kopf errichtete man Unterkünfte, in denen die Flüchtlinge notdürftig und eng zusammengepfercht untergebracht wurden. So schuf man die günstigsten Voraussetzungen zur Ausbreitung jener Seuche, die im zweiten Kriegsjahr wahrscheinlich durch Schiffe aus Übersee eingeschleppt wurde, denn sie trat zuerst in der Hafenstadt Piräus auf. Der Seuchenausbruch kam so plötzlich, daß, wie Thukydides skeptisch berichtet, »das Gerücht aufkam, die Lakedaimonier (Spartaner) hätten die Brunnen vergiftet« (II,48).[23] Hier taucht zum ersten Mal das Gerücht der Brunnenvergiftung auf, das später bei schweren Pestepidemien im Mittelalter und auch später wieder auftauchte und zu blutigen Judenverfolgungen führte. Thukydides, der das Gerücht der Brunnenvergiftung mit skeptischer Distanz mitteilt, betont dagegen die hohe Ansteckungsfähigkeit der Krankheit und erwähnt beiläufig zum erstenmal die nach einer überwundenen Infektionskrankheit erlangte Immunität.

»Das Schlimmste bei dem ganzen Übel«, schreibt er, »war... der Umstand, daß die Menschen nacheinander, einer durch die Pflege des anderen, angesteckt wurden und wie die Schafe dahinstarben. Dies verursachte den größten Menschenverlust. Denn wollte man aus Furcht sich einander nicht nähern, so starben die Kranken ohne Beistand, und viele Häuser wurden aus Mangel an Pflege verödet... Am meisten bekümmerten sich um die Erkrankten die Genesenen. Sie fühlten sich sicherer, denn keiner wurde zum zweiten Mal so befallen, daß es ihn tötete« (II,51).[24]

Thukydides, der diese Seuche nicht nur miterlebte, sondern auch selbst an ihr erkrankte (II,48), schildert als scharfsinniger Beobachter und glänzender Psychologe zum ersten Mal die demoralisierende Wirkung einer mörderischen Epidemie in einer belagerten Stadt. Wir erfahren von ihm, wie die Menschen in ihrer Verzweiflung stumpf und gleichgültig oder auch rücksichtslos werden und sich zu Handlungen hinreißen lassen, die sie unter normalen Umständen nicht begehen würden. Überhaupt war die Seuche für Athen der Anfang einer mehr und mehr um sich greifenden Gesetzlosigkeit. Alles trachtete nach hastigem Genuß und stürzte sich in den Taumel der Sinneslust.

»Weder Furcht vor den Göttern noch menschliches Gesetz wehrte dem Verbrechen... Schwebte doch schon ein weit schwereres Verhängnis über ihrem Haupte, und bis das auf sie hereinbrach, wollten sie wenigstens ihr Leben noch genießen...«(II,53).

Bei späteren Beschreibungen der demoralisierenden Auswirkung vieler Pestepidemien, die eine größere Stadt betroffen haben, wie Konstantinopel bei Prokop, Florenz bei Boccaccio, London bei Defoe und Mailand bei Manzoni, wird man immer wieder an Thukydides erinnert.

Doch das Krankheitsbild der attischen Seuche (»loimos«), das uns Thukydides hinterließ und in dem er sorgfältig jedes an sich und an anderen Kranken beobachtete Symptom aufzeichnete (II,49), läßt sich retrospektiv mit keiner bisher bekannten Infektionskrankheit identifizieren, schon gar nicht mit der Pest, für die sie oft gehalten wurde. Man vermißte seit jeher die für die Beulenpest charakteristischen Drüsenschwärungen, den geschwürigen Zerfall der geschwollenen regionären Lymphknoten. Gegen die stürmisch verlaufende Lungenpest, die innerhalb von 3 bis 4 Tagen letal endet, spricht die längere Krankheitsdauer von 7 bis 9 Tagen. Wahrscheinlich war die »Attische Seuche« ein »epidemiologischer Kentaur«, d. h., sie bestand aus zwei gleichzeitig nebeneinander einherlaufenden Epidemien von Fleckfieber und Pocken. Hätte Thukydides die Symptomatik nicht so genau beschrieben, würde man die damalige Seuche für eine typische Pestepidemie halten, für die sie von den meisten Historikern auch angesehen wurde.[25] (Der Wortlaut des Krankheitsbilds befindet sich im Kapitel über Fleckfieber S. 624)

Wie bereits erwähnt, wird das griechische Wort »loimos« sowohl mit »Seuche« als auch mit »Pest« übersetzt. Das Lateinische hat für letztere Deutung ein eigenes Wort entwickelt, das in mehrfachen Abwandlungen das Gleiche bezeichnet: »pestis«, »pestilentia«, »pestilitas«, mitunter auch »pestilens«. Doch wenn man in alten lateinischen Texten in Zusammenhang mit foudroyant verlaufendem Massensterben auf diese Termini stößt und die Symptomatik der tödlichen Krankheit nicht oder nur unzulänglich geschildert ist oder aber nicht für Pest spricht, so sollte man stets an einen Spruch aus den pseudogalenischen »Definitiones medicae« denken:

»Wenn eine Krankheit viele Menschen befällt, so ist sie epidemisch. Wenn sie auch viele von ihnen tötet, so ist es die Pest.«[26]

Denn »Pest« war ein Sammelbegriff für alle möglichen tödlich verlaufenden Epidemien, wie Fleckfieber oder Malaria. Als Beispiel für diese Feststellung erwähne ich das zur Zeit von Kaiser Augustus entstandene Werk des römischen Historikers Titus Livius, »Ab urbe condita«. In dieser Geschichte Roms spricht Livius häufig und an verschiedenen Stellen von der Pest.[27] Allerdings beschreibt er keine einzige dieser Epidemien genauer. So heißt es im ersten Buch kurz nach der Schilderung der Zerstörung von Alba Longa und der darauffolgenden Besiegung der Sabiner: »haud ita multo post pestilentia laboratum est«. Das ist alles.[28]

Im Jahr 293 v. Chr. soll in Rom die Pest gewütet haben. In der Verzweiflung befragten die Römer die sybillinischen Bücher, und das Orakel antwortete, man möge sich an die Priester des Asklepiostempels in Epidauros wenden. Die Priester des Heilgotts gaben den römischen Abgesandten eine der heiligen Schlangen mit. Als die heimkehrende Galeere den Tiber hinauffuhr, heißt es in der Sage, entschlüpfte die Schlange bei der Tiberinsel (Isola Tiberina) und schwamm an ihr Ufer.[29] Man glaubte darin einen Wink der Götter zu erkennen und baute auf der Insel einen Äskulaptempel, woraufhin die Seuche angeblich erlosch.[30] In Zeiten mörderischer Seuchen bauten die Römer auch für Apollo Tempel, von denen einer in der Nähe des Marcellustheaters und ein anderer nahe dem Palazzo Barberini gelegen war. Oft nannte man diese Epidemien »Pest« und vermutete als Ursache ein Miasma (d. h. eine verpestete Luft). Im alten Rom pflegte dann der kaiserliche

Hof nach Laurentium zu fliehen, in der Hoffnung, der Duft der dortigen Lorbeerhaine würde Schutz gewähren.

Zu Kaiser Trajans Zeiten, um 100 n. Chr., beschrieb Rufus von Ephesus bei einer Epidemie zum ersten Mal klar und deutlich »Bubonen«, d. h. Lymphknotenschwellungen. Die Stelle lautet: »Der Bubo erscheint am Hals oder in der Achselhöhle oder an den Schenkeln, sowohl mit als auch ohne Fieber. Dem Fieber, das zum Bubo kommt, muß Schauer folgen ... Die sog. Pestbubonen sind meist tödlich.«

Rufus erwähnt auch den Bericht eines gewissen Dionysios (ca. 280 v. Chr.) über ein mit Drüsenschwellung verbundenes Massensterben (»pestilentes bubones maxime letales«) in Libyien, Ägypten und Syrien, also Gegenden, die bis zum 19. Jahrhundert bekannte endemische Pestherde waren.[31]

Als Marc Aurel im Jahr 164 n. Chr. den römischen Kaiserthron bestieg, griffen die Parther Syrien an. Sie wurden von den römischen Legionen besiegt, die aber nach der Eroberung der syrischen Hauptstadt Seleukia (Ksetiphon) von einer Seuche befallen wurden. Die heimkehrenden Legionen brachten die Krankheit vier Jahre später nach Rom mit, wo sie unmittelbar nach dem triumphalen Einzug ausbrach. Galen, der Marc Aurels Leibarzt war, floh vor dieser Seuche Hals über Kopf aus Rom und ließ seine Patienten im Stich. Als die Seuche vorübergehend erlosch, folgte Galen drei Jahre später einem erneuten Ruf des Kaisers in das Lager von Aquileja. Doch bei einem plötzlichen Wiederauftauchen der Seuche in seiner unmittelbaren Umgebung ergriff er wieder umgehend die Flucht.

Die aus Syrien von den Legionen eingeschleppte Seuche grassierte besonders arg in den Winterquartieren des Heeres an der Nordgrenze des Reiches, vor allem an der Donau, wo Kaiser Marc Aurel fast den ganzen Rest seines Lebens in endlosen Abwehrkämpfen mit den anstürmenden Germanen verbrachte. Im Frühjahr 180 fiel auch er im Standlager bei Vindobona (Wien) der Seuche zum Opfer. Das Ende dieses vielgerühmten Kaisers wurde oft mit dem Tod des Perikles während der »attischen Pest« verglichen. Da Marc Aurel, der Adoptivsohn des Antonius Pius, an dieser Seuche, die mit geringen Unterbrechungen 24 Jahre wütete, gestorben war, nannte man sie bis in die jüngste Zeit »Antoninische Pest«.

Obwohl Galen vor dieser Krankheit einen ungeheuren Respekt hatte, was er zweimal durch seine Flucht eindrucksvoll bewiesen hat, versuchte er, wie im vierten Kapitel seiner Schrift »De atra bile«, die Entstehung des Übels ganz im Sinn der hippokratischen Humorallehre von einer fehlerhaften Beschaffenheit der Körpersäfte abzuleiten, worüber ausführlich im Kapitel »Pocken« berichtet wird. Galen spricht an verschiedenen Stellen seiner zahlreichen Schriften von dieser Seuche, die man ihm zu Ehren auch die »Pest des Galen« nannte: Obwohl die von ihm genau beschriebene Symptomatik weder der Beulen- noch der Lungenpest entspricht, sondern vielmehr den schwarzen Pocken. Spricht er doch wie Thukydides von »Bläschen« (φλύταχιναι) und von einem über den ganzen Körper gleichmäßig verbreiteten »schwarzen Ausschlag« (ἐξανθήματα μέλανα), der sich verschuppt.[32]

Im Gegensatz zu den erstaunlichen Leistungen auf dem Gebiet der Städtehygiene erwiesen sich die Römer bei der Bekämpfung plötzlich ausgebrochener Seuchen fast ebenso hilflos wie die Griechen. Das lag vor allem daran, daß sie epidemiologisch nicht über die Miasmatheorie der Hippokratiker hinausgekommen waren. Sie vermuteten die Ursache der Massenerkrankungen in einer Verunreinigung der Luft. Diese Ansicht blieb mit geringfügigen Abwandlungen Jahrhunderte hindurch gültig und wurde erst in jüngster Zeit durch die moderne Mikrobiologie überwunden. Sogar schon die in der Antike in Zusammenhang mit der Malaria vereinzelt auftauchenden Vorstellungen von äußerst kleinen, belebten Krankheitserregern in der Atemluft waren miasmatisch beeinflußt und hatten keine wesentlichen Auswirkungen auf die Seuchenbekämpfung. Bei den großen Epidemien jener Zeiten – Pest, Pocken und Fleckfieber – hatten antimiasmatische Maßnahmen, wie Räucherungen, keinen Erfolg. Antikontagionistische Überlegungen, wie wir sie aus dem Alten Testament in Zusammenhang mit Zaraath (Aussatz) kennen, fanden weder bei den Griechen noch bei den Römern Anklang und kamen erst im christlichen Mittelalter zur Auswirkung.

Mittelalter

Beim allmählichen Untergang des Römischen Weltreichs wirkte sich das inzwischen zur Staatsreligion aufgestiegene Christentum mit seiner transzendentalen, dem Irdischen abgewandten Lehre auf Wissenschaft und Medizin zunächst recht ungünstig aus. Erklärte doch der Apostel Paulus in seinem Brief an die Korinther: »Die Weisheit dieser Welt ist Torheit vor Gott« (1 Kor 3,19). Und da in der eschatologischen Stimmung jener Zeit das irdische Leben nur als Vorbereitung für das Jenseits galt, wurde die Bibel als höchste Offenbarung nicht nur des Glaubens, sondern auch des Wissens proklamiert. Damit wurde die Autorität der Kirche über diejenige der gelehrten Heilkunde gestellt und auf diese Weise grundsätzlich jede Art weltlicher Studien abgelehnt. Man betrachtete »das Gebet als die wirksamste Hilfe« (Tertullian, De oratione, Kap. 29).

Ambrosius (339–397), Bischof von Mailand, ließ in seiner Verkündung die Heilssendung Christi aufleuchten:

»Alles haben wir in Christus. Willst du eine Wunde heilen, er ist Arzt, glühst du im Fieber, er ist Quell! Fürchtest du den Tod? Er ist das Leben.«

Die zugeschriebene Gabe, Krankheiten zu heilen, ging von Christus auf die Apostel und die Kirche über.

»Einem wird gegeben, durch den Geist zu reden von der Weisheit... einem andern die Gabe, gesund zu machen in demselbigen Geist«. (1 Kor 12, 8–9).

Der historische Wandel hatte sich damit vollzogen:

»Dem einen wird vom Geist die Gabe geschenkt, Weisheit mitzuteilen, dem andern durch den gleichen Geist die Gabe, Erkenntnis zu vermitteln, dem dritten im gleichen Geist Glaubenskraft, einem andern – immer in dem einen Geist – die Gabe, Krankheiten zu heilen.« (Tertullian, De oratione, Kap. 29)

Schon 389 ließ Kaiser Theodosius (382–395) sämtliche heidnische Kultstätten und Institutionen zugunsten der christlichen Kirche konfiszieren.[33] In diesem Sinn befahl auch der oströmische Kaiser Justinian (527–565) bereits zwei Jahre nach seiner Thronbesteigung die Schließung der neuplatonischen Akademien in Athen und Alexandria.[34] Philosophen und Ärzte wurden vertrieben, da man sie nicht für Christen hielt. Im Jahr 541 gab es im Byzantinischen Reich so gut wie keinen gebildeten Ärztestand mehr. Da tauchte plötzlich »mitten im Frühjahr« 542 in der Hauptstadt des Oströmischen Reiches in Byzanz (Konstantinopel) die Pest auf. Wahrscheinlich wurde sie mit Kornschiffen aus Ägypten eingeschleppt. Entsetzt von der mörderischen Seuche, flehte man nach Ärzten, doch es gab so gut wie keine mehr. Besonders schmerzhaft vermißte man Chirurgen, die die vereiterten Beulen sachgemäß öffnen sollten. Man versuchte durch Anrufung der Heiligen, durch Reliquienverehrung und durch Gebete das Übel abzuwenden. Aber alles war vergeblich. Der griechische Historiker Prokopius von Cäsarea, der Geheimschreiber des byzantinischen Feldherrn Belisar, entrollt im zweiten Buch seines »Persischen Krieges« als Augenzeuge das grauenhafte Bild der »Justinianischen Pest«.

»Keine Insel«, schrieb er, »war so abgeschieden, keine Höhle, kein Berggipfel war so unzugänglich, die Seuche forderte überall ihre Opfer. Sie fing immer vom Meeresufer an, um von da in das Innere des Landes zu dringen.«

Eine wichtige epidemiologische Beobachtung, denn die Verschleppung geschah auf dem Seeweg, und die Ausbreitung erfolgte zunächst entlang der Küste, wo vor allem die Hafenstädte befallen wurden, dann wurde durch Handel und Verkehr bald auch das Hinterland verseucht. Der Vorwurf, der

Prokopius oft gemacht wurde, »er habe von Thukydides abgeschrieben«, ist völlig unbegründet.[35] Das Krankheitsbild, das Prokopius in Byzanz schildert, unterscheidet sich grundsätzlich von jenem, das Thukydides etwa 1000 Jahre vorher in Athen beschrieben hatte und in dem wir das wichtigste Symptom der Beulenpest vermissen: die Lymphknotenschwellungen. Prokopius entwirft dagegen zum erstenmal ein klares Krankheitsbild von der Pest:

»Bei den Kranken, die plötzlich vom Fieber überfallen wurden... entstand am selben Tage, bei manchen am folgenden, bei anderen ein paar Tage später, ein Bubo, und zwar nicht nur in der Leistengegend, sondern auch in der Achselhöhle, bei einigen sogar hinter den Ohren.«

Prokopius weiß, daß bei den Patienten, bei denen die »Beulen« aufbrechen und ihren Eiterinhalt entleeren, Hoffnung auf Rettung besteht, während diejenigen, bei denen die geschwollenen Lymphknoten nekrotisieren, verloren sind.[36] Sodann erwähnt er die kleinen, linsenförmigen Hautblutungen und das plötzliche Blutspeien, das das wichtigste Zeichen der Lungenpest darstellt.

»Manche starben sofort, andere viele Tage später. Bei einigen entstanden am ganzen Körper schwarze, linsengroße Hautausschläge. Diese lebten nicht einmal einen Tag mehr... Viele starben auch an plötzlichem Bluterbrechen.«

Sogar Komplikationen, die bei einer Pesterkrankung werdende Mütter bedrohen, entgingen seinem Scharfblick nicht:

»Bei allen Schwangeren, die von der Krankheit ergriffen wurden, war mit Sicherheit der Tod vorauszusehen. Die einen starben nach einer Fehlgeburt, die anderen gingen bei der Geburt alsbald mit den Kindern zugrunde.«

Vier Monate grassierte die Pest in Byzanz. Zuerst starben wenige, dann immer mehr, und auf dem Höhepunkt der Epidemie gab es Tage, an denen 5000, später sogar 10 000 Menschen starben.[37] Die Straßen waren verödet und vom Gestank umherliegender Leichen verpestet. Kein Handwerk wurde mehr ausgeübt. Handel und Verkehr ruhten.

»Schließlich mangelte es an Totengräbern; um die Toten zu bergen, deckte man die Türme der sykäischen Stadtmauern ab, füllte sie mit Leichen und deckte die Dächer darüber wieder zu. Den Gestank, der sich von da aus verbreitete, besonders wenn der Wind zur Stadt hin wehte, empfanden die Ein-

> wohner von Tag zu Tag lästiger. Kirchliche Begräbnisse fanden nicht mehr statt. Ohne die sonst übliche Begleitung und ohne ehrenvollen Sang trug man die Leichen hinaus und warf sie zu Tausenden an den Strand oder man fuhr sie in Booten auf das Meer hinaus, um sie dort zu versenken. Unter dem Eindruck der Seuche lockerten sich alle sittlichen Bande. Wer nicht erkrankt war, gab sich zügellos dem Genuß der irdischen Freuden hin, so daß man glauben mußte, die Krankheit hätte nur die verworfensten aller Menschen verschont.«

Dieser Pestbefall, dem im Byzantinischen Reich mehr als die Hälfte der Bevölkerung zum Opfer fiel, dauerte mit geringen Unterbrechungen von 542 bis 594. Die Bemühungen des oströmischen Kaisers Justinian (527–565) um die Wiederaufrichtung des Römischen Imperiums in seiner einstigen Größe durch die Rückeroberung verlorener Gebiete in Italien und Nordafrika scheiterten an dieser Epidemie. Eine weitere ausführliche Schilderung der Seuche verdanken wir dem Kirchengeschichtsschreiber Evagrios, der sie bis 594 in Antiochia viermal wiederkehren sah und dabei Frau, Tochter und Dienerschaft verlor.[38]

566 soll nach Gregor von Tours die Beulenpest (morbus inguinarius) in Frankreich Tausende dahingerafft haben. Oft fehlte es an Särgen, so daß man die Leichen in Gruben warf, oft zehn und mehr. Noch im Jahr 571 starben viele Menschen in der Auvergne mit Achsel- oder Leistenbubonen binnen zwei oder drei Tagen.[39]

Inzwischen hatten die Auswirkungen der wiederholten schweren Pestepidemien auch die Situation in Italien völlig verändert: Das geschwächte Reich der Ostgoten war vernichtet, womit sich für die Langobarden der Weg nach Italien öffnete. 571 eroberten sie die Poebene, die nach ihnen Lombardei benannt wurde.

Im September 589 begann die Beulenpest (clades inguinaria bzw. pestis inguinaria) in Rom zu herrschen. Es war abermals ein Ausläufer der Justinianischen Seuche, die seit 542 ein halbes Jahrhundert das Abendland entvölkerte und nun auch die Ewige Stadt heimsuchte. Viele glaubten, es würden Pfeile vom Himmel fliegen und die Menschen durchbohren. Zu den zahlreichen Opfern dieser Epidemie gehörte auch Papst Pelagius II., der 590 in Rom starb. Bald danach wurde Gregor, der Abt des ehemaligen Andreasklosters, zum neuen Papst unter dem Namen Gregorius I. gewählt. Er ermahnte nun die Gläubigen, Gott um Hilfe zu bitten und ordnete die »litania septiformis« an, eine Pestabwehrprozession, die aus sieben Chören bestand, die sich alle zur selben Stunde von sieben verschiedenen Kirchen aus nach der Kirche Santa Maria Maggiore bewegten. Bei dieser Prozession, die am 29. August 590 stattfand, sollen zahlreiche Teilnehmer von Niesen und Gähnen befallen worden sein, von denen 80 tot hinstürzten. Daher soll nicht nur der vielerorts noch übliche Nieswunsch »Gott segne Dich«, sondern auch das Handvorhalten und Bekreuzen des Mundes beim Gähnen herrühren. Auf diese Weise hoffte man, den Krankheitsdämon vom Eindringen in den Körper abzuhalten. Nach einer anderen Legende soll Gregor bei dieser Bittprozession der Erzengel Michael mit dem Schwert in der Rechten über dem Hadrianmausoleum erschienen sein. Indem er das Schwert in die Scheide stieß, gab er zu erkennen, daß das göttliche Strafgericht beendet sei. Nach dem Erlöschen der Pest errichtete man aus Dankbarkeit dem Erzengel auf der Spitze des Kaisergrabmals ein Standbild. So erhielt dieser monumentale Bau, der den Päpsten in den darauffolgenden Jahrhunderten oft als Zufluchtsort und Festung diente, den Namen Engelsburg.[40]

Während dieser schweren Seuchennot erkannten die christlichen Geistlichen, daß trotz der zahlreichen Verbote die alten heidnischen Gottheiten noch tief im Volksglauben wurzelten. So wurde in Rom zu Pestzeiten auf dem Palatin Apollo, der ursprünglich mit seinen Pfeilen die Pest sandte, nur noch als eine Art Pestschutzpatron verehrt.[41] Es galt also diese Schutzgottheit in einen christlichen Schutzpatron umzuwandeln. Als im Jahr 680 Rom abermals von der Pest heimgesucht wurde, brachte man Reliquien des heiligen Sebastian in die Stadt, wonach die Seuche allmählich erlosch.[42] Wo auf dem Palatin einst der Tempel des Apollo stand, baute man später die Chiesa S. Sebastiano al Palatino.[43] Daß der göttliche Jüngling Apollo gerade in Sebastian seine Entsprechung fand, ist bedingt durch die Legende von dessen Martyrium. Als Offizier der kaiserlichen Leibgarde soll Sebastian die Christen vor den Verfolgungen Diokletians beschützt haben und deshalb auf Befehl dieses Kaisers durch mauretanische Bogenschützen im flavischen Amphitheater erschossen worden sein. Er wurde jedoch nach der Legende durch ein Wunder errettet. Da nach heidnischen (Ilias, I. Gesang, V. 46) und jüdischen Vorstellungen (Ps 7,13; Ijob 6,4) der Pfeil Symbol einer plötzlich kommenden Krankheit war, lag es nahe, den unter Gottes Schutz vor dem Pfeiltod wunderbar erretteten Sebastian mit Apollo zu vergleichen.[44]

Auch in der ersten Hälfte des 7. Jahrhunderts griff die Pest entscheidend in den Lauf der Geschichte ein: Von 628 an wütete die Seuche mörderisch im byzantinischen Syrien und im sassanidischen Mesopotamien. Nach diesem Aderlaß gelang es den Arabern in nur wenigen Schlachten, das persische Kaiserreich und den Osten des oströmischen Kaiserreichs zu überrennen.[45] Entsprechend Mohammeds Ratschlag, einen Ort zu meiden, in dem Pest herrscht, verhielt sich Kalif Omar beim Einfall in Syrien. Er beließ seine Krieger vorsichtshalber so lange in der Wüste, bis die Pest in Damaskus abgeklungen war. 637 fiel ihm die Stadt dann »kampflos wie eine reife Frucht in den Schoß«.

Während der Herrschaft des byzantinischen Kaisers Konstantin V. (740 bis

775), des Sohnes von Leo III., kam es 746 in Konstantinopel erneut zu einer schweren Epidemie von Beulenpest. Nach Nicephorus soll die Seuche so mörderisch gewesen sein, daß viele, die am Morgen eine Leiche zu Grabe getragen hatten, am Abend selbst schon tot waren.[46] Die Seuche schwelte im Oströmischen Reich fast noch zwei Jahrzehnte, was in jener politisch unruhigen Zeit vermutlich durch die ewigen Truppenverschiebungen bedingt war. Obwohl Konstantin V. als tüchtiger Stratege die Landesgrenzen mit Erfolg gegen die Araber und Bulgaren verteidigte, war er als Syrer und Ikonoklast (Ikonenzerstörer) bei den Griechen unbeliebt und erhielt von ihnen die rüden Schimpfnamen »Kabalinos« (»der Stallknecht«) oder »Kopronymos« (»der Mistnamige«). Auf einem Kriegszug gegen die Bulgaren im Herbst 775 wurde sein Heer vom Bubonentod (ϑνῆσις ἀπὸ βουβόνων) heimgesucht, dem auch er zum Opfer fiel.[47]

Arabische Ärzte hatten schon vor den Kreuzzügen die Beulenpest, die sie »Ta un« nannten, beschrieben.[48] Kam doch diese Krankheit im Bereich der vom Islam eroberten Länder nicht selten vor.[49] So erwähnt der persisch-arabische Arzt Avicenna (980–1037) in seiner Pestbeschreibung als wichtigstes Symptom die Beule, die am Schamteil (Leistengegend), unter den Achseln oder hinter den Ohren erscheinen kann. Beulen, die anfangs rot sind und später gelb werden, hält er für gutartig, im Gegensatz zu schwarz werdenden (nekrotisierenden) Beulen, »die stets tödlich sind, weil sie über die Blutgefäße auf das Herz wirken und zur Benommenheit und Bluterbrechen führen«. Im letzteren Fall handelt es sich um Pestseptikämie bzw. Lungenpest. Besonders scharfsinnig ist eine epidemiologische Beobachtung Avicennas, die sich auf das ungewöhnliche Verhalten der Ratten vor einer Pestepidemie bezieht, ohne allerdings eine Ahnung von deren Mitbeteiligung zu haben. Die betreffende Stelle in Avicennas »Canon«, der jahrhundertelang auch für die abendländischen Ärzte richtungsweisend war und wiederholt ins Lateinische übersetzt wurde, lautet:

> »Man sieht (vor Pestzeiten) Ratten und andere unterirdische Tiere auf die Oberflächen kommen und sich wie betrunken gebärden.«[50]

Die fanatisierten Heerscharen der ersten drei Kreuzzüge wälzten sich noch auf dem Weg nach dem »Heiligen Land« durch endemisch mit Malaria und Pest verseuchte Gebiete Kleinasiens und Syriens. Dies forderte oft mehr Opfer als die Kampfhandlungen, die sie unterwegs mit den Seldschuken zu bestehen hatten.[51] Schon während des ersten Kreuzzugs (1096–1099) kam es besonders bei der Belagerung und nach der Einnahme von Antiochia (1097–1098) zu schweren Seuchenausbrüchen, die Pest genannt wurden und große Teile des Heeres dahinrafften. Nach der Überlieferung sollen damals über 50000 Kreuzfahrer, darunter auch mehrere Führer, wie Henri d'Asques, Renaud d'Amerbach sowie der Bischof Adhémar von Puy, an der Pest gestorben sein.[52] Die Seuche war so mörderisch, daß von ihr ein ganz frisches, zur See angelangtes Ersatzkontingent von etwa 1500 Deutschen, die aus Regensburg und aus dem Rheinland stammten, bald nach ihrer Ankunft und Ausschiffung von der Krankheit befallen wurden.[53] So kam es, daß das einst 100000 Mann zählende Kreuzfahrerheer beim Weitermarsch von Antiochia nach der »Heiligen Stadt« auf 21000 Mann zusammengeschmolzen war. Bei der Erstürmung von Jerusalem am 15. Juli 1099 schlachteten die Kreuzfahrer in ihrem religiösen Fanatismus mit einer kaum zu überbietenden Bestialität die muslimische und jüdische Einwohnerschaft ab und verbrannten die überlebenden Juden »in ihrer Synagoge lebendigen Leibes«.[54] Tagelang stolperte man über Leichen, die die Luft verpesteten. Bald danach wurden die Kreuzfahrer von einer Seuche heimgesucht, die sie, wie jene Seuche vor Antiochia, Pest nannten. Nach der Chronik Hierosolymita des Abtes Ekkehard von Aura sollen damals allein in Jerusalem täglich etwa 300 Personen gestorben sein.[55] Unter anderen wurde der Eroberer von Jerusalem, Gottfried von Bouillon, im Jahr 1100 von der »Pest« dahingerafft. Seine Ruhestätte fand er in der Grabeskirche neben Bischof Adhémar, dem päpstlichen Legaten, der ebenfalls der Seuche erlag.

Infolge dieser ungeheuren Verluste wäre der junge christliche Staat durch einen ernsten Angriff der Muslime zusammengebrochen. Er überlebte nur deshalb, weil die Sarazenen, besonders seit den furchtbaren Kämpfen um Antiochia, die Kräfte ihrer Gegner erheblich überschätzten. Erst im Jahr 1187 schlug der Kurde Saladin, Sultan von Syrien und Ägypten, in der Ebene von Tiberias das Heer der Kreuzritter, nahm den König von Jerusalem nebst den Großmeistern der Templer und der Johanniter gefangen und eroberte Akkon und Jerusalem. Die Kreuzritter behielten nur noch das Küstenland mit Antiochia, Tripolis und Tyros. Das war der Grund für den dritten Kreuzzug, an dem die mächtigsten abendländischen Fürsten teilnahmen: Friedrich Barbarossa, Philipp August von Frankreich und Richard Löwenherz von England. Barbarossa nahm mit dem wohl mächtigsten und bestorganisierten Kreuzfahrerheer von etwa 100000 Mann den traditionellen Landweg über Kleinasien, ertrank aber im Juli 1190 im Fluß Salef in Kilikien. Viele trennten sich, der Strapazen überdrüssig, vom Heer und traten den Heimweg an. Die übrigen Kreuzfahrer zogen unter dem zweiten Sohn Barbarossas, Herzog Friedrich von Schwaben, über Tarsos weiter, erlitten aber durch die Sarazenen, die ihnen Saladin entgegengeschickt hatte, schwere Verluste. Der Rest des Heeres zog mit Friedrich von Schwaben bis Antiochia, wo erneut die Pest ausbrach. Ein großer Teil der Kreuzfahrer starb, darunter auch Friedrich von Schwaben, im Januar 1191.[56] Im Frühjahr landeten nacheinander zu Schiff an der Küste Palästinas die christlichen Fürsten Philipp August von Frankreich, Leopold von Österreich und Richard Löwenherz von England. Nach einer verlustreichen Belagerung eroberten sie das schwer befestigte Akkon. Doch nach wenigen Tagen brach eine mörderische Pestepidemie aus.[57] Der deutsche Spruchdichter Fridank, der an der Belagerung von Akkon beteiligt war, beklagte sich in Anbetracht des Massensterbens über die Gleichgültigkeit gegenüber dem menschlichen Leben und die damit verbundene Mißachtung der menschlichen Würde:

> *»Zu Akkon ist des Todes Grund*
> *da ist alles tot und ungesund;*
> *und stürben 100000 da,*
> *man würde anderswo über einen*
> *Esel mehr klagen.«*[58]

Unter dem Eindruck dieser schweren Epidemie wurde von deutschen Kreuzfahrern aus Lübeck und Bremen in Akkon ein besonderes Krankenhaus gegründet. Sie zogen ein Lastschiff an Land und gestalteten es in ein Hospital um. Aus diesem Hospital ist der dritte große geistliche Ritterorden, den die Kreuzzüge ins Leben riefen, der Orden der deutschen Ritter, hervorgegangen.[59] Im Verlauf der schweren Epidemie nach der Eroberung Akkons erkrankte im Juni 1191 nach Roger de Hovedens Bericht auch Richard Löwenherz, der dabei alle seine Haare verlor.[60] Das gleiche Schicksal traf auch den französischen König Philipp August, der als Rekonvaleszent seine Kreuzritter zurückließ und krank nach Frankreich zurückkehrte.[61] Der totale Haarverlust bei einer fieberhaften Krankheit spricht allerdings nicht für Pest, sondern vielmehr für Typhus abdominalis.[62] An diesen widersprüchlichen Mitteilungen der Chronisten kann man deutlich sehen, wie schwierig es ist, aus unzulänglichen Angaben retrospektiv eine Diagnose zu stellen.

Man hat für die Geschichte der Kreuzzüge ein sehr künstliches System der Einteilung ausgedacht, wonach es in 200 Jahren sieben Kreuzzüge gab. Diese Zählung ist unhaltbar. In Wirklichkeit fand ein konstanter Zustrom statt, dem eine ungefähr gleiche Rückwanderung gegenüberstand; es war ein ständiges Kommen und Gehen, das den Orient mit dem Abendland verband. Seitdem gestaltete sich der Handel mit dem Orient immer lebhafter. Mit den Waren wurden aber auch kontagiöse Krankheiten eingeschleppt. Bei der schwarzen Ratte, die die Kreuzfahrer auf ihren Schiffen mitbrachten,[63] ahnte noch niemand, daß dieser lästige Schädling, den man zunächst Schiffsratte, bald aber auch Hausratte nannte, der Überträger einer der gefährlichsten Infektionskrankheiten war, die bald das ganze Abendland in Angst und Schrecken versetzen sollte.

Infolge des ständigen Zustroms bäuerlicher Massen in die aufblühenden Städte hielt man dort noch lange Zeit an landwirtschaftlichen Lebensformen fest, wozu vor allem das Halten von Groß- und Kleinvieh innerhalb der Stadtmauern gehörte.[64] Täglich trieben die Stadthirten Rinder-, Schaf- und vor allem Schweineherden durch die Gassen auf die »Allmende«, die gemeinsame Weide vor dem Stadttor. Schweine, die überall in der Stadt frei herumliefen und im Schmutz wühlten, wurden zur wahren Stadtplage. Die städtehygienischen Mißstände wurden noch dadurch verschlimmert, daß die Bürger die an ihren Häusern vorbeiziehenden Straßen und Gassen bis zur Hälfte ihrer Breite als eine Art Eigentum betrachteten und hier nicht nur Werkstätten,[65] sondern oft auch Tierställe errichteten. Neben diesen türmten sich Dunghaufen. Die Schweinehaltung, die fehlende Abfallbeseitigung und die vielen Dunghaufen hatten eine epidemiologisch gefährliche, von der Bevölkerung aber meist nur als »lästig« empfundene Rattenplage zur Folge. Mit dem längeren Stapeln größerer Brennholzmengen neben den Wohnhäusern schuf man den Ratten ideale Nistplätze.[66] In den dumpfen, unsauberen Behausungen der Armen florierte zugleich auch die Ungezieferplage. In der Volkspoesie wurden Läuse und Flöhe oft als unzertrennliche Kameraden geschildert, so auch in dem Grimmschen Märchen »Läuschen und Flöhchen«. In einem Sprichwort aus dem 16. Jahrhundert wird durch den Floh sogar die landläufige Theodizee verhöhnt: »Als Gott Adam schuf, meinte der Floh, er habe es seinetwegen getan.«[67] Da die Fachwerkhäuser mit ihren dunklen, verschachtelten Innenräumen und Ecken für Ratten und Ungeziefer günstige Schlupfwinkel boten, rückte die unerkannte Gefahr immer näher.[68] Diese vom hygienischen Standpunkt aus so bedenklichen Zustände schufen in den europäischen Städten überall ideale Bedingungen für die Ausbreitung der Pest, als sie um die Mitte des 14. Jahrhunderts wie aus heiterem Himmel über das Abendland hereinbrach.

Im fernen Osten kündigte sich das Unheil an, das so schicksalhaft für den Westen werden sollte: In China, das zu Beginn des 14. Jahrhunderts noch zum mongolischen Weltreich gehörte, herrschte von 1325 bis 1351 eine Pestepidemie, von der als Augenzeuge der aus Tanger stammende arabische Forschungsreisende Ibn Battûta (1304–1377) berichtete.[69] Er erkrankte 1332 selbst an Tâ'un (Pest) in Muttra, der Hauptstadt von Tiglak. In chinesischen Annalen heißt es, daß damals dreizehn Millionen Einwohner umgekommen seien. Das Massensterben führte zu einer Vernachlässigung der Flußdämme, was verheerende Überschwemmungen der dicht bewohnten Ackerbaugebiete mit einer Hungersnot zur Folge hatte. Die katastrophalen Auswirkungen dieser Seuchenzüge schwächten die Mongolenherrschaft derart, daß sie 1368 von der einheimischen Ming-Dynastie (1368–1644) abgelöst wurde.[70]

Eine Abzweigung dieser großen ostasiatischen Pestepidemie gelangte über die Seidenstraße im Jahr 1347 an die Gestade des Kaspischen und Schwarzen Meeres. Auf der Halbinsel Krim belagerte damals ein Tatarenfürst seit Monaten die befestigte genuesische Niederlassung Caffa (das heutige Feodosia). Die Situation der Italiener wurde immer verzweifelter. Da brach plötzlich im Lager der Tataren die Pest aus, und es starben Tag für Tag immer mehr von ihnen. Um den Widerstand der Genuesen zu brechen, katapultierten die Tataren Pestleichen über die Festungsmauern und in die belagerte Hafenstadt, um durch den Verwesungsgestank die Luft zu verpesten. Als bald danach in Caffa die ersten Pestfälle auftraten und die Tataren infolge der immer heftiger um sich greifenden Seuche die Belagerung abbrachen und sich zerstreuten, bestiegen die Italiener schleunigst ihre Schiffe und verließen fluchtartig den Hafen. Beim Passieren des Bosporus brachten sie die Pest nach Konstantinopel.[71] Nach dem Durchqueren der Dardanellen fuhren die meisten Schiffe Richtung Sizilien, um möglichst schnell ihre Heimatstadt Genua zu erreichen. Nur einige Schiffe bogen Richtung Venedig ab und infizierten unterwegs verschiedene dalmatinische Inseln und Küstenstädte, von wo sich die Seuche in das Hinterland ausbreitete.[72] Mit Grauen berichtet de Mussis, wie die Mannschaft der genuesischen Handelsschiffe auf dem Heimweg von der Seuche dezimiert wurde. Als man Anfang Oktober 1347 im sizilianischen Hafen Messina an Land ging, begann dort nach wenigen Tagen das große Sterben (»Mortalega grande«).[73] Nachdem die Einheimischen erkannt hatten, was für ein grausames Danaergeschenk ihnen die genuesischen Schiffe bescherten, vertrieben sie diese sofort aus dem Hafen. Die von panischer Angst ergriffene Bevölkerung Messinas pilgerte zu Tausenden betend und hilfeflehend zu den für wundertätig gehaltenen Reliquien der heiligen Jungfrau Agatha von Catania und verschleppte auf diese Weise die Krankheit in die Nachbarschaft.[74] Damals entstand die heute meist scherzhaft benutzte italienische Redewendung, deren ursprünglichen Sinn kaum jemand noch kennt: »Sprich nicht mit mir, du bist aus Messina!«[75] Inzwischen waren die von den Messinesen verjagten genuesischen Schiffe nach Genua gesegelt, doch man ließ sie aus Angst vor der Seuche nicht in den Heimathafen, so daß die einen nach Pisa, die anderen nach Marseille fuhren, von wo sich dann die Infektion unaufhaltsam über weite Teile Italiens, Frankreichs und des übrigen Europas ausbreitete.

Nachdem Messina und Catania fast entvölkert waren, flohen die Überlebenden nach Palermo, vor allem aber nach Neapel, wo bald 60 000 Tote zu beklagen waren. Zu den Opfern gehörte auch die Geliebte des jungen Boccaccio, der sich damals in Neapel aufhielt: Ihr Name war Fiammetta; sie war eine uneheliche Tochter des Königs von Neapel.[76] Da erreichte ihn die Nachricht, daß sein Vater in Florenz an der Pest gestorben sei. Um die Vermögensverhältnisse zu regeln, eilte er in die Arnometropole, wo er Augenzeuge einer der schwersten Seuchenkatastrophen wurde. Überall sah man die rotbekleideten Mitglieder der Compagnia della Misericordia, die, um unkenntlich zu bleiben, rote Masken oder Kapuzen trugen. Ihre Aufgabe war das Einsammeln der Leichen. Da es bald keine Särge mehr gab, wurden die sterblichen Überreste der Menschen nur noch in Massengräber geschleift, wo man sie so notdürftig verscharrte, »daß Hunde die Leichen hervorzogen und auffraßen«. Besonders unheimlich erschienen die »Pestknechte« nachts bei Fackelschein, wenn sie mit langen Haken, um sich nicht anzustecken, die Pestleichen aus der Entfernung heranzogen, aufhoben und in die geteerten Pestkarren warfen. Es wurde gemunkelt, daß diese »roten Teufel« nicht nur Leichen, sondern auch Sterbende auflasen, um nicht unnötigerweise an dieselbe Stelle zurückkehren zu müssen. Die panikartige Verzweiflung, die während des großen Sterbens herrschte, sollte angeblich der Krankheit durch seelische Erschütterung besonderen Vorschub leisten. Daher verboten die Stadtverwaltungen immer wieder, die Sterbeglocken zu läuten, die sonst den ganzen Tag geklungen hätten. Auch sollte man keine Trauerkleider tragen, damit die Umgebung nicht noch mehr erschreckt würde. Die Ärzte waren völlig hilflos. Aus diesem Grund verließen die Wohlhabenden, die außerhalb der Stadtmauern Villen und Landhäuser besaßen, so schnell wie möglich die verseuchte Stadt.

Vor diesem düsteren Hintergrund schuf Boccaccio das erste große Prosawerk der italienischen Sprache, das »Dekameron«. In dessen Vorrede schildert er nicht nur das klinische Bild der Pest, sondern auch die epidemiologische Situation in Florenz mit ihren Ängsten und Nöten und der sich daraus ergebenden demoralisierenden Wirkung.[11]

»Ungefähr am Frühlingsanfang des vergangenen Jahres«, berichtet er, »begann die Seuche ihre entsetzlichen und verheerenden Wirkungen zu offenbaren. Zu Beginn entstanden bei Männern und Frauen Schwellungen in der Leistenbeuge oder in der Achselhöhle, zuweilen so groß wie ein gewöhnlicher Apfel oder wie ein Ei, die schlichtweg Pestbeulen genannt wurden. Später gewann die Krankheit eine neue Form. Es erschienen überall am Körper schwarze oder bläuliche Flecken ... Sie waren immer die Vorboten des Todes.«

Bei den von Boccaccio beschriebenen dunklen Flecken handelte es sich um Hautblutungen, wodurch die Krankheit den abschreckenden Namen »Schwarzer Tod« erhielt. Der scharfsichtige Laie, dessen Blick nicht durch die Scheuklappen der galenischen Viersäftelehre getrübt war, erkannte die Kontagiosität des Leidens:

»Die Gefährlichkeit dieser Seuche war umso größer, als sie von Kranken auf

Gesunde übergriff, ähnlich wie Feuer auf Reisig. Sie steckte nicht nur den an, der mit dem Kranken sprach oder in seine Nähe kam, sondern auch jeden, der seine Kleider oder Sachen berührte...«

»Diese Erfahrungen erfüllten die Menschen mit großer Furcht; sie sannen auf Abhilfe und fanden alle nur das grausame Mittel: den Kranken und alles, was in seiner Nähe war, zu meiden und zu fliehen, um sich möglichst selbst zu retten... Viele dachten, die Flucht sei das sicherste... Die Pest ließ die Herzen der Menschen erstarren. Der Bruder verließ den Bruder, der Oheim seinen Neffen, die Schwester den Bruder und häufig auch die Frau ihren Gatten. Ja, was fast unglaublich ist: Väter und Mütter vermieden es, ihre Kinder zu pflegen, als ob es Fremde gewesen wären.«[78]

Zugleich schildert Boccaccio die demoralisierende Wirkung der Pest, die seit jeher eine Begleiterscheinung großer Seuchen war. Finden doch in solchen Zeiten alle Gesetze der menschlichen Ethik ihre Auflösung. Nach dem Prinzip: »Carpe diem!« (»Nütze den Tag!«) griffen trunkene Daseinsbejahung und ungezügelte Genußsucht um sich. Angesichts des Grauens wollte man das vielleicht nur kurze Leben noch einmal bis zur Neige genießen. Tanz und orgiastische Gastmähler, Diebstahl und ungeheuerliche Gewalttaten waren an der Tagesordnung. Das Ganze erschien wie ein tolles Tanzfest von Todgeweihten, wie ein Taumeln ins Grab.[79]

Sodann berichtet Boccaccio über die trostlose Lage der mittellosen Volksschichten, die nicht die Möglichkeit hatten, auf Landsitze auszuweichen. Da sie mit ihren Nachbarn eng zusammen wohnten, erkrankten sie täglich zu Tausenden und starben auf offener Straße, oft auch einsam in ihren Häusern, so daß man mitunter erst durch den Verwesungsgestank auf sie aufmerksam wurde. Die Toten trug man dann vor die Türen ihrer Wohnungen. Später legte man sie auf eine Bahre oder auf ein Brett. Oft sah man auch mehrere Leichen auf einem Brett liegen. Dabei wurden die Verstorbenen mit keiner Träne, Kerze oder Begleitung geehrt. Da für die große Menge von Leichen der geweihte Boden der Friedhöfe nicht mehr ausreichte, hob man große und sehr tiefe Gruben aus, in die man die neu Hinzukommenden zu Hunderten hineinwarf, so daß sie wie Kaufmannswaren in Schiffen schichtweise übereinander lagen. Sobald eine Grube bis zum Rand voll war, bedeckte man sie mit ein wenig Erde. Von März 1348 bis Juni 1349 sollen nach Boccaccios Angaben in Florenz mehr als 100 000 Menschen gestorben sein.[80]

Am Ende der Vorrede erzählt Boccaccio, wie sich drei junge Herren und sieben junge Damen während der Epidemie in der Kirche Santa Maria Novella trafen und dort beschlossen, gleich vielen anderen Vornehmen und Reichen aus der Stadt zu fliehen. Sie ließen sich in völliger Abgeschiedenheit auf dem Land in einer Villa nieder, vertrieben sich dort die Zeit durch Erzählen, jeden Tag zehn Geschichten. Das ging so zehn Tage lang. Damit gab die Pest den makabren Rahmen, der zur Realität, Lebenslust und Daseinsfreude der hundert Erzählungen im reizvollen Gegensatz steht. In diesem Werk spiegelt sich zugleich die Sittenlosigkeit und Heuchelei jener Zeit. Mönche und Wanderprediger, die das Volksgefühl für Betrüger und Frauenverführer hielt, sind in vielen Erzählungen das Ziel der Satire, die sich gegen das kirchliche Zölibat und den Reliquienschwindel richtet.[81] Bestand doch gegen die unkeuschen Geistlichen und Mönche schon lange bei der Bevölkerung ein latenter Groll.[82] Diese Geschichten fanden einen um so lebhafteren Anklang, als bei der Pestepidemie in den Jahren 1348/49 überall Tausende ohne die Tröstung der heiligen Sakramente sterben mußten.

Auch Siena, die große Rivalin von Florenz, verlor 1348 in wenigen Monaten die Hälfte seiner Bürger, darunter die Malerbrüder Lorenzetti, von denen der ältere (Ambrogio) Ende der dreißiger Jahre mit seinem Fresko im Rathaus von Siena das »Buon Governo« (die gute Regierung) verherrlicht hatte.[83] Nach diesem Aderlaß mußte Siena den vermessenen Plan eines riesigen Dombaus aufgeben.[84] In Rom errichtete man zum Dank für die Befreiung von der Pest des Jahres 1348 die steile, 124 Stufen zählende Treppe, die zur Kirche »Santa Maria in Aracoeli« neben dem Kapitol hinaufführt.[85]

Eines der drei Schiffe, die das Unheil nach Genua gebracht hatten und von dort mit brennenden Pfeilen verscheucht wurden, kam Ende November 1347 nach Marseille, wo man nichts ahnte. Von dort gelangte die Pest im Januar 1348 nach Avignon, wohin vor etwa 40 Jahren auf Druck des mächtigen französischen Königs die päpstliche Residenz verlegt worden war.[86] Das große Sterben begann, dem neun Kardinäle zum Opfer fielen. Ende April schätzte man die Zahl der Toten auf über 60 000. Da es nicht genügend Totengräber gab, stürzte man die Leichen von der Brücke in die Rhone. Papst Clemens VI. weihte persönlich das Massengrab. Da auch nicht mehr genügend Priester da waren und viele Sterbende ohne letzte Ölung verschieden, ließ der Papst eine Generalabsolution verkünden. Da die Ärzte ihre Ohnmacht erkannten, handelten sie nach der alten Regel: »Fuge, fuge cito, longe, tarde« (»Flieh, flieh eilends weit, auf lange Zeit!«). Nur der gelehrte Leibarzt des Papstes, Guy de Chauliac (um 1300–1368), der auch einer der bedeutendsten Chirurgen des Mittelalters war, blieb als leuchtendes Vorbild im Seuchenherd, »um der Schmach einer Flucht zu entgehen«.[87] Da er die Pest für ansteckend hielt, mahnte er seinen Herrn zu stiller Zurückgezogenheit. So blieb der Papst während der restlichen Seuchenzeit in seinen Räumen von der Außenwelt abgeschirmt. Da man dort in Bronzeschüsseln zur Reinigung der Luft gelegentlich Weihrauch verbrannte, entstand aus einer antimiasmatischen Maßnahme die Legende, der Papst hätte »in einem besonderen Zimmer zwischen zwei lodernden Feuern« die Pest überstanden.[88]

Im Juni 1348 erschien die Seuche in Paris und im August in Calais. Von hier sprang sie nach England über und erreichte im Oktober London. In den 16 Monaten des großen Sterbens ging die Bevölkerung Englands von vier auf zweieinhalb Millionen zurück. Drei Erzbischöfe von Canterbury fielen der Seuche zum Opfer. In Oxford wurden zwei Drittel der Studenten dahingerafft.

Auf allen Meeren trieben Schiffe, deren gesamte Besatzung gestorben war, und wenn sie irgendwo an einer Küste strandeten, brachten sie den Leuten, die helfen wollten, den Tod. Aus Angst vor einem solchen Totenschiff könnte die Legende vom Fliegenden Holländer entstanden sein.[89]

Ostern 1349 erreichte der Schwarze Tod Frankfurt am Main, wo er im Lauf von zwei Monaten mehr als 2000 Menschen tötete. Am 14. Juni fiel ihm der Gegenkaiser Gunther zum Opfer.[90] Allein im Jahr 1349 sollen in Deutschland etwa 1 200 000 Menschen an der Pest gestorben sein. Diese Schätzung beruht auf den Berichten katholischer Priester, die im Vatikan an die päpstliche Güterverwaltung (Camera Apostolica) eingegangen waren. Die Priester dürften die Zahl ihrer Toten am besten gekannt haben, denn sie bedeutete für sie einen Verlust an Kirchenzehnt. Als der Schwarze Tod 1350 Lübeck erreichte, gehörten zu den zahlreichen Opfern allein elf Ratsmitglieder und der Lübecker Bischof Johann IV. Die Stadt verlor damals mehr als die Hälfte ihrer Einwohner.[91] In ihrer Todesangst schenkten die Bürger – vorsorglich zur baldigen Erlösung ihrer Seelen aus dem Fegefeuer – den Mönchen, namentlich denen des Katharinenklosters, sehr viel Geld, das diese aus Furcht vor Ansteckung nicht persönlich in Empfang zu nehmen wagten. Daher wurden die vollen Beutel einfach über die Mauer des Klosters geworfen.[92] Aus diesen reichen Geschenken wurde in den nächsten Jahren die Katharinenkirche erbaut. Von dem großen Sterben war in den verschiedenen Städten besonders der Franziskanerorden betroffen. Er hatte viele Niederlassungen, und sie lagen – im Gegensatz zu denen der älteren Orden – meist in den durch die Epidemie intensiver heimgesuchten ärmeren Stadtteilen. Das durch die Besitzlosigkeit des Ordens bedingte Sammeln von milden Gaben barg viele Gefahren der Ansteckung in sich. Besonders gefährdet waren jedoch Mönche bei der Abnahme von Beichten, bei der Sakramentsspendung, Krankenpflege und Leichenbestattung. Ein Hinweis auf die ungeheuren Verluste in Deutschland während der Jahre 1348–1350 ergibt sich daraus, daß allein die Barfüßermönche, die Minoriten, wie die Franziskaner sich selbst bezeichneten, die Zahl ihrer Toten auf 124 434 bezifferten.[93]

In wenigen Jahren sollen etwa 25 Millionen Menschen, ein Viertel der europäischen Bevölkerung, der Pest zum Opfer gefallen sein. Diese Pestpandemie bedeutet eine ungeheure Zäsur in der Geschichte des Abendlands, denn sie traf eine Bevölkerung, die gerade im Begriff war, sich von den Schrecknissen des Aussatzes zu befreien. Da sich das Große Sterben vor allem in den dichtbevölkerten Städten auswirkte, erfolgte nach dem Erlöschen der Seuche eine ungeheure Landflucht, um den leergefegten Lebensraum hinter den Freiheit versprechenden Stadtmauern einzunehmen. Die Folge war, daß die zurückgelassenen Äcker meist unbebaut blieben. In Italien verwandelten sich vielerorts Äcker in Sümpfe, was abermals ein beängstigendes Anwachsen des Sumpffiebers in bisher malariafreien Gebieten zur Folge hatte.

In Deutschland, wo die Pest bis 1352 dauerte, stagnierte plötzlich die Besiedlung des Ostens durch den deutschen Ritterorden. Von 1310 bis 1350 waren 1400 deutsche Dörfer neu gegründet worden, doch danach hörte die Kolonisation auf, da die Landbevölkerung nach dem Erlöschen der Pest eher in die entvölkerten, wohlbekannten benachbarten Städte drängte, als dem Ruf in den unbekannten Osten zu folgen. 1410 erlitt das Heer des Deutschen Ordens bei Tannenberg durch die vereinigten Polen und Litauer eine vernichtende Niederlage.[94]

Früher waren es nur einzelne oder einige wenige Bauern, die von Zeit zu Zeit in der Hoffnung, »Stadtluft macht frei«, der Leibeigenschaft zu entrinnen und hinter den Mauern der Städte Zuflucht zu finden suchten. Dem plötzlichen Zustrom bäuerlicher Massen mit ländlichen Sitten waren die von Mauern eingezwängten, unkanalisierten Städte mit unzulänglicher Abfallbeseitigung nicht gewachsen. In einem Maß wie nie zuvor fanden sich Schweineställe und Misthaufen an den Straßenfronten.[95] Auf den damaligen Zustand städtischer Straßen lassen Verfügungen schließen wie diejenige des Mühlberger Magistrats von 1367:

»Der Mist soll nit lenger auf dem Marcht liegen dann 14 Tag, darnach lenger mit Urlaub der Purger und der Richter per 72 Den. Strafe.«[96]

Sogar noch 100 Jahre später boten sich Dürer (1471–1528) in Nürnberg auf Schritt und Tritt Schweine als Tiermodelle zu seinem bekannten Kupferstich »Der verlorene Sohn« an. Erst 1490, wie aus dem »Lobgedicht auf Nürnberg« des Meistersängers Rosenplüt zu ersehen ist, verbot man dort, mehr als zehn Schweine innerhalb der Stadt zu halten:

> »Ein jeglich peck (Bäcker) und pfragner (Krämer) mus in seinem Haus bei eides trew (Treue) nit haben mehr denn zehen sew (Säue). Wer auf die mast leget empor, der mus sie haben vor dem Thor.«

Dennoch gab es noch 1599 im eigentlichen Stadtkern von Nürnberg, einer der reichsten deutschen Städte, »sage und schreibe 386 Miststätten, darunter 25 öffentliche«.[97] Sie waren die Tummelplätze von Ratten. Für die Be-

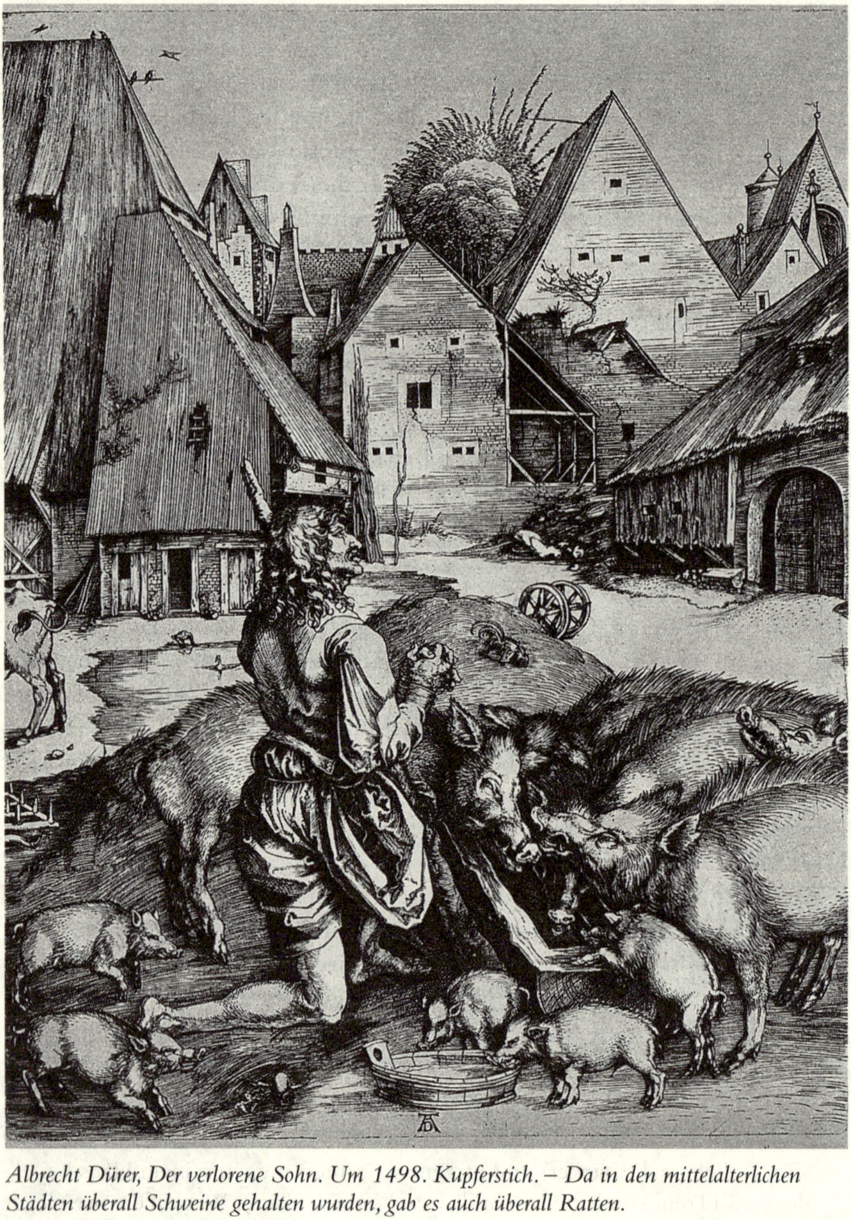

Albrecht Dürer, Der verlorene Sohn. Um 1498. Kupferstich. – Da in den mittelalterlichen Städten überall Schweine gehalten wurden, gab es auch überall Ratten.

nutzung dieser »Einrichtungen« erhob die Stadt Gebühren und ließ die Einnahmen dem städtischen Waisenhaus zukommen.[98] Zugleich wurde in den Häusern die Anhäufung des Unrats dadurch begünstigt, daß man die Lehm- oder Steinböden mit Stroh und Schilf belegte, um sich vor der Kälte zu schützen. Wenn in Hungerszeiten, etwa bei Belagerungen, die Speicher leer standen oder wenn Überschwemmungen die Keller füllten, rückten die Ratten noch näher an den Menschen heran, und damit kam auch die Pest in gefahrvolle Nähe. Doch von der Bedeutung der Ratten im Seuchengeschehen der Pest ahnte man noch nichts. An Flöhe und Läuse war man seit jeher gewöhnt; Ratten und Mäuse empfand man lediglich als lästige Schädlinge, die vor allem wertvolle Kornvorräte vernichteten. Daher wurden sogar von den Städten von Zeit zu Zeit Rattenfänger engagiert[99] oder in schikanöser Absicht die jüdischen Gemeinden zu dieser demütigenden und schier aussichtslosen Aufgabe verpflichtet.[100] Doch viel schlimmer war für dieses seit jeher diskriminierte Volk das verhängnisvolle Gerücht, das zum ersten Mal bei dieser Pandemie in Nordspanien und Südfrankreich auftauchte und die Pest als Folge einer durch die Juden vorgenommenen Vergiftung von Brunnen, Quellen und Flüssen deklarierte.[101] Die fehlenden Beweise für diese ungeheuerliche Beschuldigung ersetzte man durch erpreßte Geständnisse. Der erste, dem man ein solches »Geständnis« durch grausame Folter abpreßte, war ein jüdischer Arzt, der »gestand«, daß ein spanischer Jude im Bunde mit einem Rabbiner das Gift an die Juden aller Länder zur Vergiftung der Brunnen und sonstigen Gewässer versandt hätte. Nachdem man in Nordspanien und Südfrankreich die Juden in Massen auf den Scheiterhaufen oder auf das Schafott geschleppt hatte, verbreitete sich das mörderische Gerücht über die Schweiz nach Deutschland.[102] So gesellte sich zu dem Hirngespinst des Ritualmords und der Hostienschändung auch noch das der Brunnenvergiftung. Der redliche Jakon Twinger von Königshofen, der um 1386 seine »Elsässische und Straßburgische Chronik« schrieb, sagte:

> »Bei dem großen Sterben wurden die Juden in allen Landen verleumdet und geziehen, sie hätten Gift in das Wasser und die Brunnen getan, und darum wurden die Juden verbrannt von dem Mittelmeer bis in die deutschen Lande ...«

Zu dem religiösen Wahn kam zusätzlich die Gier (der Christen) nach dem Besitz des jüdischen Geldes und der jüdischen Pfandbriefe. »Das war auch das Gift, das die Juden tötete«, schlußfolgerte Twinger.[103]

Die Judenpogrome wurden meist von einer makabren Massenpsychose begleitet. Es war die exaltierte Bruderschaft der Geißler (Flagellanten), die von Stadt zu Stadt übers Land zog, um durch Bußprozessionen die Pest abzuwehren. Die Geißler waren vom Gürtel aufwärts entblößt, hatten die Gesichter mit Kapuzen verhüllt, in der linken Hand eine brennende Kerze, in der rechten eine mit Stacheln versehene Geißel, mit der sie ihren nackten Rücken peitschten, bis er – um einen Augenzeugen zu zitieren – »mit Blut

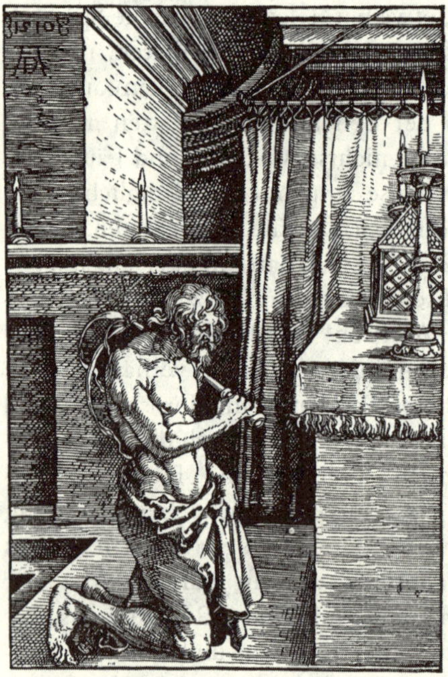

Albrecht Dürer, Geißelbruder. Holzschnitt 1510

und tausend Wunden bedeckt« war.[104] Wenn sie unter Glockengeläut und Zustrom ungeheurer Menschenmassen in eine Stadt einzogen, sangen sie ihre »gruselig monotonen Bußlieder«, die man wegen des darin oft wiederkehrenden »Kyrie eleyson« (»o Herr, erbarme dich!«) »Laisen« nannte.[105] Wo sie hinkam, wälzte sich diese grauenhafte Lawine von Fanatikern, angeführt vom jeweiligen Stadtpöbel, zum Judenviertel, um sich dort an den angeblichen »Brunnenvergiftern« zu rächen.[106] In Freiburg, Augsburg, Nürnberg, München, Königsberg, Regensburg und anderen Städten wurden die Juden abgeschlachtet oder verbrannt. Im März 1349 verbrannten sich in Worms etwa 400 Angehörige der jüdischen Gemeinde, einer alten Tradition folgend, in ihren eigenen Häusern. Dem gleichen Beispiel folgte die jüdische Gemeinde von Frankfurt am Main, wobei ein Teil der Stadt in Flammen aufging.[107] Nach Schlesien kam die Pest zu jener Zeit überhaupt nicht, und doch wurden 1349 in Breslau die Juden ermordet. Verschiedene Städte schlossen mit Karl IV. Verträge, in denen er ihnen Straflosigkeit für die Ermordung ihrer Juden gegen Bezahlung zusicherte. So brachten die Nürnberger, obwohl ihre Stadt von der Pest verschont blieb, nach Vertragsabschluß mit Karl IV. 570 Juden um.[108] Mehr als 350 jüdische Gemeinden vom Bodensee bis nach Preußen, von Flandern bis nach Schlesien wurden vernichtet, Zehntausende von Juden getötet. Die Geißler, die die Juden der willkürlichen Pestverbreitung bezichtigten, verschleppten selbst die Pest in so manche Stadt, wie 1349 nach Straßburg.[109]

Obwohl es infolge der großen Pestepidemie, die von 1347 bis 1351 fast ein Viertel der gesamten Bevölkerung Europas hinwegraffte, weniger Menschen gab, wurde das Leben nicht billiger. Die Felder blieben unbestellt, das Vieh lief davon, Straßen und Brücken zerfielen, Handel und Gewerbe stagnierten. Überall fehlten die Arbeitskräfte. Daher trat in Frankreich und England eine gewaltige Teuerung ein. Da viel zu wenig gearbeitet wurde, mangelte es überall am Nötigsten. Die reichen Klöster und Adligen, deren Grund und Boden zu Brachland wurde, stellten erbarmungslose Bedingungen auf, um die noch am Leben gebliebenen Bauern zur Arbeit zu zwingen, ohne ihre Entlohnung zu erhöhen. Zugleich versuchten sie zu verhindern, daß die Bauern auf der Suche nach einer besseren Beschäftigung davonliefen. Diese Situation erzeugte eine Unzufriedenheit mit dem ganzen System sozialer Ungleichheit, das bis dahin als selbstverständlich, als göttliche Weltordnung hingenommen worden war. Aus dieser pestbedingten Misere entsprangen die Bauernkriege des 14. Jahrhunderts. 1358 kam es in Frankreich zum Bauernaufstand, »Jacquerie« genannt, der vom Adel mit rücksichtsloser Grausamkeit niedergeschlagen wurde.[110]

Auch in England begann es nach den Verheerungen des Schwarzen Todes aus den gleichen Gründen wie in Frankreich unter den Bauern zu gären. Der französische Chronist Froissart, ein Höfling und Bauernfeind, der auch die Jacquerie beschrieben hatte, hielt sich auch längere Zeit in England auf. Er läßt den »wahnsinnigen Priester aus Kent«, wie er den rebellischen Prediger John Ball nennt, folgende Rede an die unzufriedenen Bauern halten:

> »Ihr guten Leute! Mit welchem Recht haben diejenigen, die wir Lords nennen, die Oberhand über uns? Wodurch haben sie sich dies verdient? Warum halten sie uns in Knechtschaft? Wenn wir alle von demselben Vater und derselben Mutter, von Adam und Eva, abstammen, wie können sie behaupten oder beweisen, daß sie mehr Rechte haben als wir?«

Die englischen Bauern spitzten John Balls aufrührerische Predigt über Menschenrechte zu der Frage zu: »Als Adam grub und Eva spann – wer war denn da der Edelmann?« Aber auch der englische Bauernaufstand wurde 1381 niedergeschlagen.[111]

In Anbetracht der immer wiederkehrenden Pestepidemien versuchten die Städte die Pestkranken wie früher die Aussätzigen abzusondern, um dadurch die Gefahr der Ansteckung zu verringern. Da aber die Pest – im Gegensatz zu der chronisch verlaufenden Lepra – innerhalb weniger Tage zu

Massenerkrankungen in den betreffenden Städten führte, wurden für die Absonderung der vielen Kranken und Pestverdächtigen größere Gebäudekomplexe benötigt. In vielen Städten gab es für alte und sieche bedürftige Laien Spitäler, die den Charakter einer wohltätigen Verpflegungsanstalt hatten, in der allerdings keine Behandlung durch Ärzte mit Medikamenten erfolgte. Vielfach wurde im Fall einer Pestepidemie zunächst auf diese Institutionen zurückgegriffen. Doch aus Angst vor Ansteckung versuchte man auch, die Pesthospitäler außerhalb der Stadtmauern zu errichten, allerdings nicht (wie die Leprosorien) in der Nähe der Stadttore, um ihren Insassen das Betteln an den Einfahrtsstraßen zu erleichtern, sondern aus Angst vor höherer Kontagiosität an entlegeneren Stellen. Oft wurden die Pesthospitäler, einer Insel gleich, durch tiefe Wassergräben und Mauern gegen Fluchtversuche der Insassen gesichert. Obwohl diese Hospitäler oft unter dem Schutz des Heiligen Geistes standen, zum Teil auch seinen Namen trugen, waren sie bei der Bevölkerung äußerst unbeliebt. Denn die Einweisung kam einem Todesurteil gleich. War man tatsächlich noch nicht infiziert, so wurde man es bald.

Trotz aller Unzulänglichkeiten wurde die Pest mit ihren Ängsten und Nöten zur wichtigsten Anregerin seuchenprophylaktischer und städtehygienischer Maßnahmen, wie z. B. der Meldepflicht bekannt gewordener Krankenfälle, der Isolierung von Kranken und Verdächtigen, der Entseuchung durch Räucherung von Gegenständen und Räumen mit Schwefel, Salpeter oder Kampfer sowie des Waschens von Gesicht und Händen mit Essig nach jedem Krankenbesuch. Aus Angst vor einem Pestmiasma wurden mancherorts Beisetzungen in Kirchen verboten, unter deren Fußbodenbelag oft seit Generationen Hunderte von Reichen und Vornehmen ihre Ruhe gefunden hatten. Zur Verhinderung einer Luftverpestung begann man auch auf Friedhöfen Pestleichen mit gelöschtem Kalk zu bedecken. Aus den gleichen Bedenken wurde Ende des 14. Jahrhunderts erstmalig auch Kalkmilch in Fäkalgruben gegossen. Zugleich wurden Wände und Fußböden verseuchter Wohnungen gekalkt. Damit bediente man sich neben der bereits von Odysseus angewandten Schwefelung eines weiteren Desinfektionsverfahrens. Als die Hussiten bei der Belagerung der Burg Karlstein in der Nähe von Prag im Jahr 1422 die altbewährte und gefürchtete Methode der Luftverpestung, mit der man jeden Feind in die Knie zwingen konnte, anwandten und 1800 Fässer mit Jauche über die Festungsmauern schleuderten, blieb diesmal die Wirkung aus, da man inzwischen gelernt hatte, die Jauche mit ungelöschtem Kalk unschädlich zu machen.[112] Solche Maßnahmen sollten zugleich mit zahlreichen städtehygienischen Verordnungen in bezug auf Straßenreinigung, Verbot der Schweinehaltung, Entfernung von Dunghaufen etc. im Endeffekt zwar eine Miasmabildung verhindern, doch erzielte man damit zugleich eine Verminderung der Rattenbestände und hatte somit – trotz ätiologisch falscher Prämissen – seuchenprophylaktisch das Richtige getan. Solange man aber den eigentlichen Seuchenerreger und dessen Übertragungsart nicht erkannt hatte, erwiesen sich viele Maßnahmen als wirkungslos, da sie eine folgerichtige Unterbrechung der unbekannten Infektkette nicht bewirkten.

Von Zeit zu Zeit wurde die eigentliche Infektquelle der Pest vorübergehend radikal ausgemerzt, ohne daß man es ahnte: Bekanntlich boten die Fachwerkbauten im Norden, an deren äußerer Schönheit man so viel Freude hat, mit ihren dunklen, verschachtelten Räumen und Ecken der Ratte ideale Schlupfwinkel und Nistplätze, wodurch sie zu einem Haustier wurde, was die Bezeichnung »Hausratte« noch erkennen läßt. Zugleich bildeten die Fachwerkbauten mit ihren vielen trockenen Holzbalken eine »permanente Feuergefahr«.[113] Noch während der Renaissancezeit wunderten sich italienische Reisende, daß in Deutschland die Häuser fast nur aus Holz gebaut waren. Bei den immer wiederkehrenden Stadtbränden wurden aus dem pestverseuchten Siedlungsgebiet die dort eingenisteten Rattenstämme für längere Zeit verjagt und somit die tödliche Infektkette Ratte – Floh – Mensch durchbrochen, was einer vorübergehenden Sanierung der betroffenen Städte gleichkam.[114] Aber auch in den italienischen Städten mit überwiegendem Steinbau boten Nebenbauten aus Holz für Warenlager, Pferdeställe, Werkstätten und das Lagern von Brennholz in und um die Häuser den Ratten ideale Schlupfwinkel und bildeten zugleich eine ständige Feuergefahr.[115] Somit waren es die permanenten Brandkatastrophen, die es letztlich verhinderten, daß die Pest nicht zu einer kontinuierlichen endemischen Nistseuche der europäischen Städte wurde wie der Typhus. Mephisto, »der Herr der Ratten und Mäuse«,[116] hat diese Situation, bei der nur Feuer hilft, treffend definiert:

> *»Der Luft, dem Wasser wie der Erden*
> *entwinden tausend Keime sich…*
> *Hätt' ich mir nicht die Flamme vorbehalten,*
> *ich hätte nichts Aparts für mich.«*[117]

Da aber keine der angewandten Methoden eine Einschleppung der Pest verhindern konnte, ergriffen die mediterranen Handelsstädte, deren Bürger durch ihre weiten Handelsfahrten zu einem nüchterneren und kritischeren Denken angeregt wurden, eine besondere Maßnahme, um die Einschleppung des vermeintlichen Kontagions zu vermeiden. Bereits 1374 befahl Venedig, das als Eingangspforte der Pest oft schwer betroffen wurde, bei pestverdächtigen Reisenden und Waren eine 30tägige Absonderung, die

»Trentana«. Diese erfolgte auf der in der Lagune gelegenen kleinen Insel »Isola di S. Lazaro«, auf der früher die Aussätzigen abgesondert wurden.[118] Auch andere Inseln, die heute nicht mehr existieren, dienten noch im 16. Jahrhundert der Absonderung bei Pestverdacht. So entstand aus dem italienischen Wort isola (Insel) der Terminus technicus »isolieren«.

Entscheidend bei den zu treffenden Absonderungsmaßnahmen war der Gesundheitspaß, der »Pestbrief«, den damals statt der Hafenbehörde des Abgangsplatzes ein dort residierender und von Venedig bezahlter Agent ausgestellt hatte. Die heute noch übliche Paßkontrolle an den Grenzen hatte ihren Ursprung im Pestbrief, der besagte, daß der Herkunftsort des Reisenden pestfrei sei. Dieser Paß wurde außerhalb des Hafens mit eisernen Zangen von Schiff zu Schiff in Empfang genommen, durch Räuchern über Schwefel entseucht und dann geprüft. Handelte es sich um einen »reinen« Paß, so ließ man die Schiffsbesatzung samt den Waren ohne weiteres an Land. Kostspielig und ärgerlich war die mehrwöchige Absonderung, die ein »unreiner« Gesundheitspaß, der den Herkunftsort als verseucht bezeichnete, mit sich brachte. Als man jedoch merkte, daß im Fall eines unreinen Passes auch die 30tägige Isolierung nicht immer half, wurde die Trentana 1377 von der dalmatinischen Stadtrepublik Ragusa (Dubrovnik)[119] und 1383 von Marseille auf 40 Tage erhöht. Der Name »Quarantäne« (von »quaranta giorni« = 40 Tage) entsprach der biblischen Zahl, denn auch Moses, Elisa und Jesus lebten zur Läuterung 40 Tage abgesondert in der Wüste.[120] Diesem Beispiel folgten bald auch andere Städte, vor allem die Hafenplätze des Mittelmeers, deren Handelsverbindungen mit dem Orient eine erhöhte Vorsicht erforderten.[121] Obwohl die Inkubationszeit der Pest und auch der übrigen quarantänepflichtigen Infektionskrankheiten wesentlich kürzer ist als die damals angeordnete Absonderungsfrist, ist es dennoch bemerkenswert, wie aus Beobachtung und Empirie, ohne Kenntnis der wahren Zusammenhänge und ohne Unterstützung der gelehrten Ärzte, von den städtischen und staatlichen Behörden städtehygienische Maßnahmen entwickelt wurden, die heute noch ihre Bedeutung haben: Isolierung und Quarantäne.[122]

Die zunächst von den Hafenstädten getroffenen Schutzmaßnahmen wurden zum Teil auch von den Landstädten übernommen, die vorher im Fall einer Pest einfach ihre Tore schlossen. Es war nicht leicht, antikontagionistische Maßnahmen konsequent durchzuführen, wenn die überaus einflußreiche Geistlichkeit im allgemeinen noch immer von der übernatürlichen Herkunft der Seuchen überzeugt war.[123] Während man in Florenz und vielen anderen Städten zur Zeit des Schwarzen Todes Gottesdienste und Prozessionen nicht untersagte, wurden in Venedig ab 1498 beim Auftreten der Pest alle öffentlichen Feste und Predigten verboten und zugleich die Märkte geschlossen.

Die Isolierung bei Pestverdacht spielt auch in Shakespeares Schauspiel »Romeo und Julia« eine wichtige Rolle. Sie ist letzten Endes am Tod der beiden Liebenden schuld. Denn der Bote, der Franziskanerbruder Marcus, der den von Verona nach Padua geflohenen Romeo benachrichtigen sollte, daß Bruder Lorenzo Julia nur einen Schlaftrunk gegeben hatte und daß sie somit nur scheintot beigesetzt sei, wird des Kontakts mit Pestkranken beschuldigt und hinter verriegelter Tür festgehalten, so daß er seine Mission nicht erfüllen kann und zu spät kommt.

Markus: *Ich ging, um einen Bruder*
Barfüßer unsers Ordens, der den Kranken
In dieser Stadt hier zuspricht, zum Geleit
Mir aufzusuchen; und da ich ihn fand,
Argwöhnten die dazu bestellten Späher,
wir wären beid in einem Haus, in welchem
Die böse Seuche herrschte, siegelten
Die Tür zu und ließen uns nicht gehn.
Dies hielt mich ab, nach Mantua zu eilen.
Lorenzo: *Wer trug denn meinen Brief zu Romeo?*
Markus: *Da hast du ihn, konnt ihn nicht bestellen:*
Ihn dir zu bringen, fand kein Bote sich,
So bange waren sie vor Ansteckung.[124]

Aus dieser Szene ist zu ersehen, daß man sogar gegen Kontaktpersonen mit aller Strenge vorging. Sie galten zunächst als pestverdächtig. Kennzeichnend für die Angst vor Ansteckung ist auch die Ablehnung, den Brief zu übermitteln.

Da aber sowohl die ärztliche Kunst als auch die behördlichen Schutzmaßnahmen, wie die Absonderung, in vielen Fällen versagten, wandte sich die verzweifelte Bevölkerung an Fürbitter, an Pestpatrone, die sie vor dem göttlichen Zorn bewahren sollten. Der Sebastiankult erlebte seit dem Großen Sterben im 14. Jahrhundert einen ungeheuren Aufschwung.[125] Die Pfeile, die Sebastian durchbohrten, wurden nicht nur als Krankheitsursache, sondern auch als Abwehrmittel angesehen. Nicht allein dadurch, daß man ihm Kirchen erbaute, Altäre einrichtete und Kapellen bei vielen Waldfriedhöfen stiftete, glaubte man seiner Fürsorge sicher zu sein. Um einen noch wirksameren Schutz zu haben, trug man stets einen kleinen, geweihten, silbernen oder bleiernen Sebastianspfeil als Amulett bei sich.[126] Im Glauben, die Fürbitte des Heiligen bewahre vor der Seuche, wurde früher sein Name vielen Knaben bei der Taufe verliehen, so daß der Vorname in manchen Landschaften stark verbreitet war, ganz besonders in Süddeutschland.

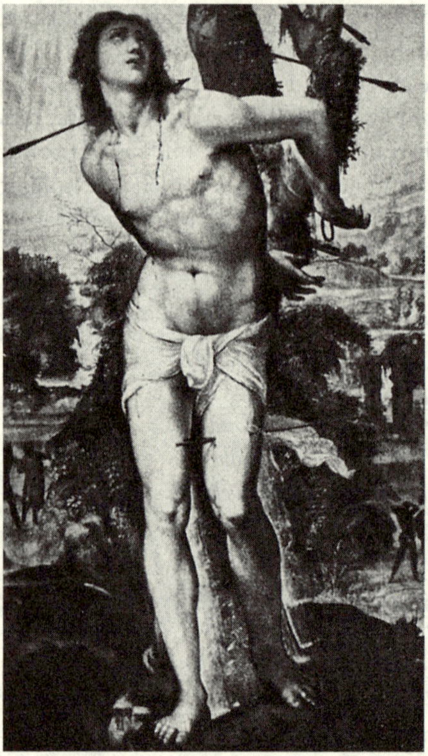

Sodoma (1477–1549), Der heilige Sebastian, Florenz, Uffizien. Der pfeildurchbohrte Heilige galt als Schutzpatron gegen die Pest.

Während des Großen Sterbens im 14. Jahrhundert erschien neben St. Sebastian noch ein weiterer Schutzpatron gegen diese Seuche: St. Rochus. Der aus Montpellier stammende heilige Rochus (um 1295–1327) soll nach der Legende während einer Pestepidemie viele Kranke gepflegt und sich dabei selbst infiziert haben. Er zog sich in eine Hütte im Wald zurück, wo er von einem Engel und einem Hund, der seine Beulen leckte, geheilt wurde. Nach seinem Tod wurde er heiliggesprochen und gilt als Pestpatron. Die Venezianer brachten, um ihre Stadt vor der Pest zu schützen, 1415 einen Teil seiner Gebeine als Reliquien von Montpellier nach Venedig. In der Scuola di San Rocco, dem Haus der gleichnamigen Bruderschaft, in der während der Pest Kranke gepflegt wurden, sind von Tintoretto gemalte Szenen aus dem Alten und Neuen Testament sowie aus dem Leben des heiligen Rochus zu bewundern.

Außer den beiden Schutzpatronen Sebastian und Rochus wurde in Pestzeiten auch die Jungfrau Maria um Hilfe angefleht. So entstanden die »Schutzmantelmadonna«-Bilder, auf denen man mehrere Personen, meist die Stifter des Bildes, sieht, die unter ihrem Mantel Zuflucht vor den Pfeilen des göttlichen Zornes suchen.[127]

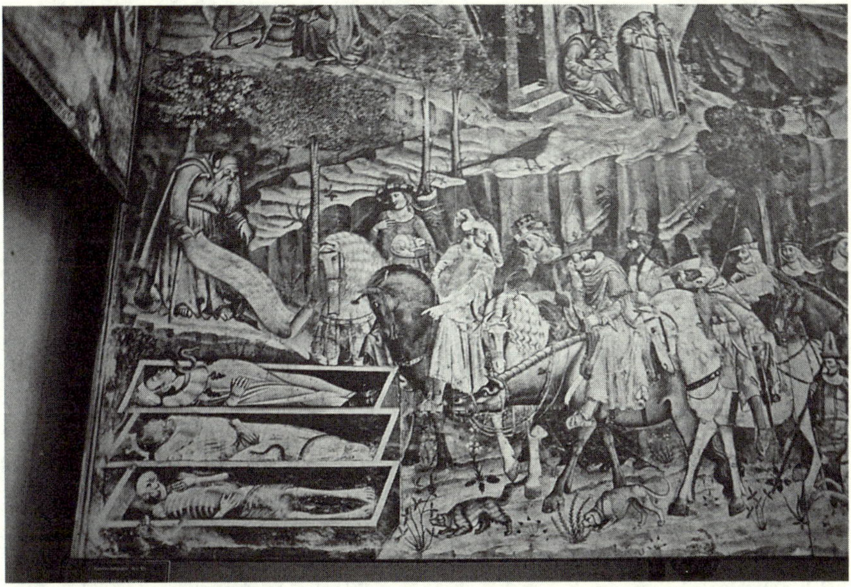

»Die drei Lebenden und die drei Toten«. Adliges Jagdgefolge vor drei offenen Särgen. Ausschnitt aus dem Fresko »Trionfo della morte« von Traini im Campo Santo zu Pisa (zweite Hälfte des 14. Jahrhunderts).

Unter dem erschütternden Eindruck des Großen Sterbens, der »mortalega grande«, entstand das Gedicht von den drei Toten, die als Skelette drei Lebenden in den Weg treten mit der ernsten Warnung: »Was ihr seid, das waren wir, was wir sind, das werdet ihr.« (»Quod fuimus, estis, quod sumus, eritis.«)[128] Etwa zehn Jahre nach dem Seuchenausbruch schuf im Pisaner Friedhof der Maler Traini das Monumentalfresko »Trionfo della morte«, dessen symbolisches Grundmotiv die Szene mit den drei Toten ist. Eine höfische Gesellschaft, prunkvoll gekleidet, auf edlen Pferden, kehrt mit Treibern und Hunden von der Jagd zurück und stößt plötzlich auf drei Leichen in offenen Särgen in verschiedenen Stadien der Verwesung, der Vorderste im Endstadium der Skelettierung. Die Hunde ducken sich scheu zu Boden, die Pferde beben und schnauben mit geblähten Nüstern, und der Reiter in der Mitte hält sich von dem Gestank die Nase zu. Hinter den drei Särgen steht ein alter Einsiedler mit einem Spruchband in der Rechten und erklärt den erlauchten Jägern, daß die drei Toten sie selbst seien. Rechts (von der Reitergruppe) schwebt der Tod mit geschwungener Sense durch die Lüfte: eine schwarz gekleidete alte Frau mit wehenden Haaren, Fledermausflügeln und Vogelkrallen, unter ihr ein Berg von Leichen, darunter Könige, Päpste, Ritter und Bauern, vor ihr eine Gruppe sorgloser junger und schöner Edelleute und Damen, die sich wie Boccaccios Märchenerzähler in einem Orangenhain mit Falken und Hunden, Büchern und Musik vergnügen, ohne von dem nahenden Unheil etwas zu ahnen.[129] Zwischen den Szenen des ahnungslosen Liebesgartens und der schauernden Jagdgesellschaft befindet sich die erschütternde Gruppe von leprösen Bettlern, die vergebens nach dem Tod als Erlöser von der Qual ihres Erdendaseins rufen.[130] Den dramatischen Gehalt sämtlicher Episoden dieses ergreifenden Wandbilds durchzieht eine einzige aufwühlende Mahnung an den Tod.[131] Es war aber nicht so sehr der Schauer vor der Vergänglichkeit des menschlichen Daseins, sondern vielmehr die Angst vor den ewigen Höllenqualen, die die Gläubigen jener Zeit beunruhigten.

Nach der großen Pestepidemie, als allein in Paris um 50 000 Menschen, darunter auch zwei Königinnen, ein Bischof und viele andere Vornehme, starben, tauchte in der bildenden Kunst des Abendlands zum ersten Mal das Motiv des Totentanzes, des »Dance macabre«, auf. Dabei wurden zunächst auf Fresken, Gemälden oder Reliefs Menschen verschiedenen Standes, Berufs, Geschlechts und Alters dargestellt, die von tänzelnd herantretenden Toten ergriffen und zum Sterben fortgeführt wurden. Die alten Totentanzbilder waren meist von kurzen gereimten Wechselreden zwischen den Toten und den von ihnen entführten Menschen begleitet.[132] Erst später trat anstelle der Toten das Symbol des Todes selbst, gewöhnlich ein Skelett mit Sense und Stundenglas, womit zugleich die Form des Tanzes wegfiel. Trotzdem wurden auch diese Darstellungen, die übrigens nicht zu der offiziellen kirchlichen Kunst gehörten und sich daher meist an Kirchen-, Kloster- und Kirchhofsmauern befanden, allgemein als Totentänze bezeichnet.[133] Der Tod, der keinen Unterschied kannte zwischen Arm und Reich, wurde zu einer populären Gestalt, zu einem symbolischen Vertreter der egalitären Bestrebungen. Es ist, als klänge aus manchen Totentänzen das schadenfrohe Gelächter der Habenichtse: »Wenn es ans Sterben geht, sind wir alle gleich!« Es ist der grimmige Trost der Armen und Unterdrückten: Am Ende gilt weder Macht noch Besitz, weder Stand noch Rang.

Der große Friedhof der Kirche Église des Innocents,[134] der bereits vor der großen Pestpandemie existierte und im Lauf von fünf Jahrhunderten mindestens zwanzig Pfarreien diente, wurde von François Villon auch in einer seiner Balladen als »schrecklicher Fleischfresser« erwähnt. Denn die Gebeine der Beigesetzten wurden nach verhältnismäßig wenigen Jahren exhumiert, um anderen Toten Platz zu machen. In den Beinhäusern entlang der Kreuzgänge, die das Gelände von drei Seiten umgaben, waren Schädel auf Schädel und Knochen auf Knochen zu Tausenden in Reihen geschichtet und predigten allen die Lehre der Gleichheit im Tod.[135] Unter den Kreuzgängen gab es eine Totentanzdarstellung. Kein Ort paßte besser zu der Gestalt des grinsenden Todes, der Kaiser und Päpste, Mönche und Narren mit sich schleifte. Der Herzog von Berry, der dort begraben zu werden wünschte, hatte am Portal der Kirche das Gleichnis von den drei Toten und drei Lebenden einmeißeln lassen. Ein Jahrhundert später wurde diese Schau von Begräbnissymbolen durch eine große Statue des Todes vervollständigt, die sich nun im Louvre befindet und einzig erhalten geblieben ist. An diesem Ort lustwandelten im 15. Jahrhundert Villons Zeitgenossen und betrachteten die Darstellungen und Figuren, die sie an das nahe Ende erinnerten. Obwohl dort unaufhörlich Begräbnisse und Exhumierungen stattfanden, war es ein öffentlicher Ort. Vor den Beinhäusern wurden Geschäfte eingerichtet, und unter den Kreuzgängen schlenderten Prostituierte umher. In einem solchen Grad war das Entsetzliche vertraut geworden.

Mit schauriger Freude über die Gleichheit aller Menschen im Tod, wie sie zu jener Zeit in den volkstümlichen Totentänzen zum Ausdruck kam, vermachte der poète maudit, François Villon, in einer Ballade seines großen Testaments den 300 blinden Bettlern im Asyl »Quinze-Vingts«, denen er nicht wohlgeneigt war, seine »große Brille ohne Futteral«, damit sie im Beinhaus von Innocents zwischen ehrenhaften und unehrenhaften unterscheiden können, was er sich selbst nicht zutraute:

»Wenn ich im Beinhaus mir betrachte
Der Schädel aufgehäufte Schicht,
Ein jeder einen Ratsherrn machte,
Zum mindesten am Hofgericht.
Vielleicht warn alle Körbeträger,
Ein jeder kann was andres sagen,
Ob Bischof, ob Laternenpfleger,
Ich würd's nicht zu entscheiden wagen.«[136]

Bei manchen Grabdenkmalen sieht man oben eine lebensgetreue Skulptur des Verstorbenen, darunter aber seinen bereits in Verwesung übergegangenen Leib.[137] Auf dem Grabmal des Schwarzen Prinzen, der vermutlich der Pest zum Opfer fiel, stand in französischen Versen folgende Ermahnung:

»So wie Du bist, so war ich einst,
So wie ich bin, wirst Du einst sein.
Viel dacht' ich nicht an Todesstund',
Solange atmete mein Mund...
Ein elend armes Wesen bin ich nun,
Tief in der Erd' hier muß ich ruhn,
Mein' große Schönheit ist dahin,
Mein Fleisch mir von den Knochen fiel.«[138]

Ergriffen von den mörderischen Seuchen, die im 14. Jahrhundert die Menschheit heimsuchten, dichtete Johannes von Saaz um 1400 den »Ackermann aus Böhmen«, eine Art Mysterienspiel, bei dem ein Witwer vor dem Gerichtsstuhl Gottes unter wilden Anklagen von dem Räuber und Mörder sein Weib zurückfordert:

»Schrecklicher Mörder aller Menschen, Ihr Tod, Euch sei geflucht! Gott, der Euch schuf, hasse Euch; Unheils Häufung treffe Euch; Unglück hause bei Euch mit Macht; ganz entehrt für immer bleibet!«

Doch der »Gleichmacher« Tod, der wie ein Mäher im Herbst unter den Menschen haust, antwortet gelassen:

»Du fragst, wer wir sind: wir sind Gottes Hand, der Herr Tod, ein gerecht schaffender Mäher. Braune, rote, grüne, blaue, graue, gelbe und jeder Art glänzende Blumen und Gras hauen wir nacheinander nieder, ihres Glanzes, ihrer Kraft und Vorzüge ungeachtet. Sieh, das heißt Gerechtigkeit!«

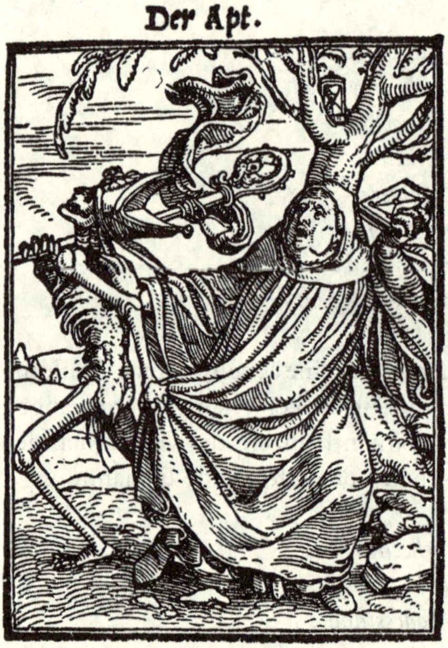

Hans Holbein d. J.: Eine Szene aus seinen »Bildern des Todes«. »Der Abt«, in dem sich der Zeitgeist der Reformation spiegelt. Jemand, der stets vom Jenseits sprach, klammert sich verzweifelt ans Diesseits.

Die gnadenlosen Worte des »gerecht schaffenden Mähers« wirken wie eine Vorwegnahme eines in den Pestnöten des Dreißigjährigen Krieges entstandenen Volkslieds »Der Schnitter Tod« mit dem – herzergreifenden Kehrreim: »Hüt' dich, schön Blümelein!«

In den Jahren von 1519 bis 1526 schuf Hans Holbein d. J. unter dem Eindruck der seit über einem Jahrhundert anhaltenden Pestausbrüche und der durch sie bedingten vielen Totentanzdarstellungen in Kirchen, an Friedhofswänden und auf Holzschnitten sein Volksbuch von den »Bildern des Todes«. Es ist eine schneidende Zeitsatire, in der sich die Stimmung der Reformation und der Bauernkriege spiegelt. Die Bilder waren für jedermann so verständlich, daß sich ihre Interpretation durch einen

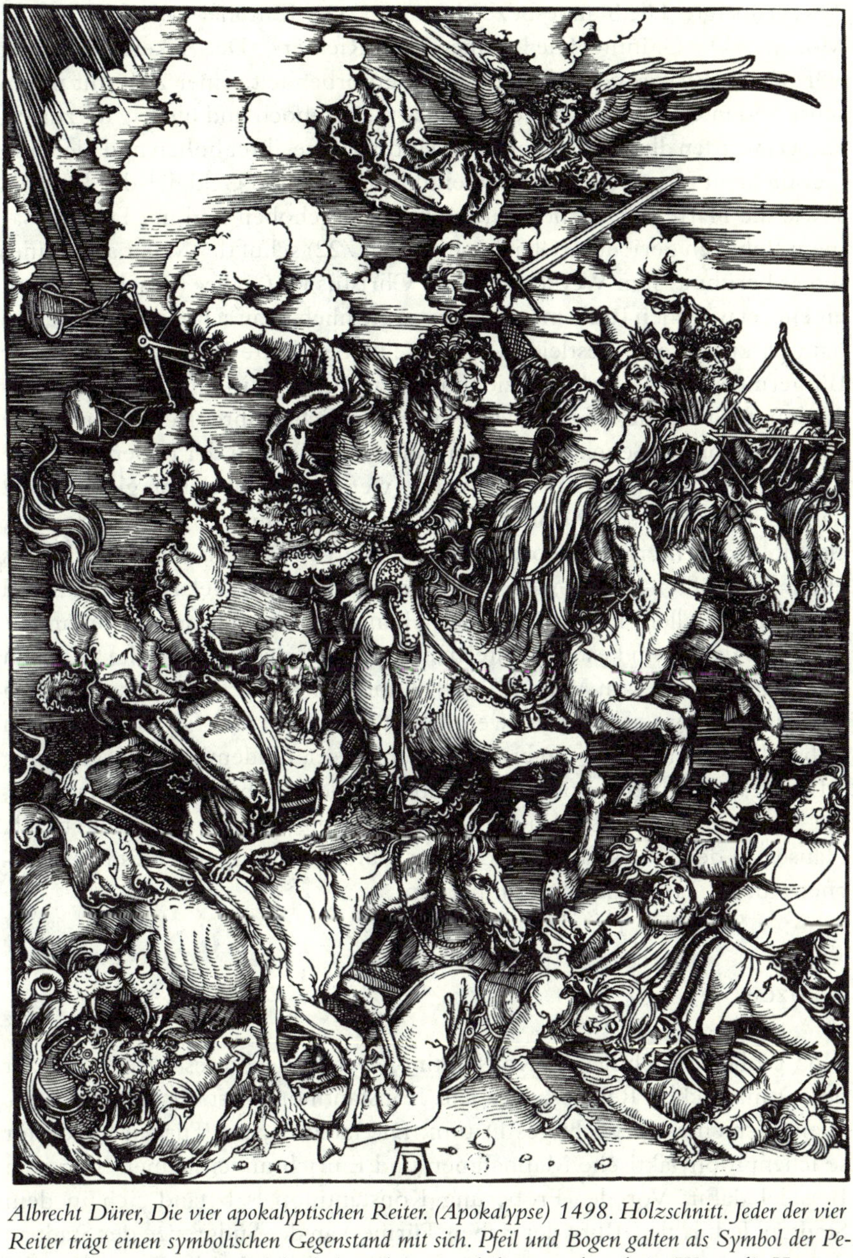

Albrecht Dürer, Die vier apokalyptischen Reiter. (Apokalypse) 1498. Holzschnitt. Jeder der vier Reiter trägt einen symbolischen Gegenstand mit sich. Pfeil und Bogen galten als Symbol der Pestübertragung. Der Krieg wird durch das Schwert symbolisiert, während eine Waage die Hungersnot versinnbildlicht. Der Tod trägt eine Heugabel mit sich.

Text erübrigte. Die Standesbezeichnungen »Der Kardinal«, »Der Abt«, »Der Mönch«, »Die Gräfin«, »Die Nonne«, »Der Richter«, »Der Ackermann« oder »Die arme Witwe« genügten, um die Verdorbenheit seiner Zeit mit ihrem schreienden Gegensatz von reich und arm, von hoch und niedrig darzustellen. Da werden die Sünden der alten Mutterkirche, ihrer hohen und niederen Geistlichkeit gegeißelt und das Genußleben und die Geldgier der Reichen sowie die Härte der Vornehmen grell hervorgehoben und mit fast grausamem Behagen gerichtet. Gleichzeitig (1521/22) schuf der Maler auch eines seiner berühmtesten Werke »Der tote Christus im Grabe« (Basel). Der mit einem verwegenen Realismus gestaltete, grünlich-grau schimmernde Leichnam wirkt wie eine Pestleiche. Auch seine berühmte Madonna des Basler Bürgermeisters Meyer hat Beziehungen zur Pest. Sie ist eine Schutzmantelmadonna, die all diejenigen, die sie unter dem Schutz ihres Mantels um Hilfe anflehen, vor der Seuche bewahren sollte. Als Holbein der bilderfeindliche Taumel der Reformation in Basel immer weniger Chancen bot, ging er 1532 nach England, wo er mit offenen Armen aufgenommen wurde und wo er als kühler, nüchterner Beobachter jene Fülle von Porträts schuf, die ihn als einen der größten Bildnismaler an die Seite von Tizian, Velazquez, Hals und Rembrandt stellen. Er war Hofmaler Heinrichs VIII., als dessen Gesandter er Reisen nach dem Festland unternahm, um die jeweiligen Bräute zu malen (Herzogin Witwe von Mailand 1538; Anna von Kleve 1539). Als es im Mai 1543 in London zu einer schweren Pestepidemie kam, fiel Holbein auch selbst der Seuche zum Opfer. Anläßlich dieser Epidemie erließ Heinrich VIII., dessen Äußeres uns durch Holbeins Bildnisse besonders vertraut ist, die erste englische Pestordnung. Darin wird den Bütteln aufgetragen, alle Häuser, in denen Pestfälle vorkommen, durch Anbringung eines Kreuzzeichens für 40 Tage kenntlich zu machen.

Neuzeit

1453 eroberte Mehmed II. Konstantinopel und machte es zur Hauptstadt des Osmanischen Reiches. Der Fall Konstantinopels ist auch in der Seuchengeschichte ein wichtiges Datum. Die fatalistischen Türken hatten für seuchenprophylaktische Maßnahmen und Einrichtungen keinen Sinn. Ein Beispiel dafür: Vor der Eroberung Konstantinopels befand sich in dem Stadtteil Jedi Kule (»Burg der sieben Türme«) an der Südgrenze der Stadt an der Marmaraküste eine große Quarantäneanstalt, in der die Byzantiner die Besatzungen und Waren pestverdächtiger Schiffe bis zu drei Wochen absonderten. Diese wichtige Einrichtung wurde von den Türken nach der Eroberung sofort abgeschafft; die dortigen Gebäude wurden in Gerbereien umgewandelt, die mit ihrem infernalischen Gestank die Luft des ganzen Viertels verpesteten.[139] Infolge der fatalistischen Indolenz der Türken wurde die Stadt mit ihren vielen Fachwerkbauten und der unzulänglichen Abfallbeseitigung sehr bald zu dem größten Dauerherd der Pest für Mitteleuropa. Die von hier ausgehenden Feldzüge der Türken waren in den folgenden Jahrhunderten oft von der Pest überschattet, wovon man allerdings nur dann etwas erfuhr, wenn ein Fürst oder ein wichtiger Feldherr der Seuche zum Opfer gefallen war. Bereits 1456, als Mehmed II. über Serbien bis Belgrad vordrang und mit der Belagerung der von Ungarn und Serben verteidigten Stadt begann, war seinen Heerscharen die Pest gefolgt.[140]

In einem Augenblick, als das christliche Abendland wegen der Reformation aus den Fugen geriet, betrat Sulejman der Prächtige, der bedeutendste osmanische Herrscher, die Weltbühne. In einem unaufhaltsamen Siegeszug drang er nach Norden. 1521 eroberte er Belgrad, 1526 vernichtete er das ungarische Heer bei Mohács und eroberte die ungarische Residenz Ofen (Buda). Damit standen die Türken nur noch etwa 250 km südöstlich von Wien, das sie bereits 1529 zum ersten Mal belagerten. In den drei Vierteln des ungarischen Gebiets, die Sulejman seinem Reich anschloß, herrschten bald ähnliche seuchenhygienische Mißstände wie in den übrigen türkischen Provinzen, womit die Gefahr einer Pestverschleppung nach Deutschland ungeheuer anstieg.

Doch der gefährlichste Pestherd nicht nur für Mitteleuropa blieb jahrhundertelang Konstantinopel, zu dem im Osmanischen Reich alle Wege führten. Warum das so war, ist einer diplomatischen Aufzeichnung aus dem 16. Jahrhundert zu entnehmen: Ogier Ghiselin de Busbeeg, der als kaiserlicher Gesandter die Jahre von 1556 bis 1562 in dem endemisch verseuchten Konstantinopel verbrachte, berichtet in seinen Briefen (»Legationis turcicae epistolae IV«, 1581), wie er dort einen mörderischen Pestausbruch erlebte. Da der Stadtteil, in dem er wohnte, besonders betroffen war, bat er um Erlaubnis für einen Wohnungswechsel in ein anderes Stadtviertel, worauf ihn Sultan Sulejman der Prächtige, der sonst als hochgebildeter Mann galt, fragen ließ, ob er nicht wüßte, daß es sich bei der Pest um die Pfeile Allahs handle, die ihr Ziel nicht verfehlen würden, und wo er sich denn verstecken wolle, zumal auch des Sultans Palast von der Pest nicht frei sei und er selbst dennoch darin bliebe? Wie ernst diese letzten Worte gemeint waren, ist auch daraus zu ersehen, daß während der großen Pest in Konstantinopel im Jahr 1598 im Serail an einem einzigen Tag 17 Prinzessinen, Schwestern des Sultans Mehmed III., starben.[141]

Die eigenartige Antwort Sulejmans auf die Anfrage des kaiserlichen Gesandten spiegelt die Überzeugung eines gläubigen Muslim, soll doch Mohammed nach dem »Hadîth« (»Überlieferung«) erklärt haben:

»Wenn ihr hört, daß in einem Lande die Pest ausgebrochen ist, so geht nicht dahin, und wenn ihr dort seid, so sollt ihr es nicht verlassen.«

Der zweite Teil der Empfehlung des Propheten, wonach man auf die Flucht vor der Pest verzichten soll, ist nicht im seuchenprophylaktischen Sinn gemeint, man könnte durch Flucht die Pest verschleppen, sondern von der fatalistischen Überzeugung geprägt, alles sei Kismet (Schicksal), das von Allah vorbestimmt ist. So heißt es in der IX. Sure des Korans: »Nimmer trifft uns ein anderes, als was Allah uns verzeichnet« (51), und in der IV. Sure: »Wo ihr auch seid, wird euch der Tod erreichen, und wäret ihr auch im stärksten Turme« (79).

Doch abgesehen von diesem Fatalismus[142] galt Konstantinopel mit seinen vielen Fachwerkbauten und seiner mangelnden Abfallbeseitigung seit jeher, wie es Busbeeg, der kaiserliche Gesandte an der Hohen Pforte, in einem seiner Briefe bezeichnete, als ein »Königreich der Ratten«, von deren eigentlicher Gefährlichkeit man keine Ahnung hatte. Durch ihre Einnistung in den Holzhäusern der Stadt machten die Ratten die Metropole des osmanischen Imperiums zu einem endemischen Seuchenherd, von dem die Pest von Zeit zu Zeit nicht nur in die entferntesten Flecken des türkischen Herrschaftsbereichs, sondern auch jenseits der Grenzen in persisches, russisches, österreichisches und venezianisches Gebiet verschleppt wurde. Nur die immer wiederkehrenden Stadtbrände, durch die die Rattenpopulationen verringert und ihre Nistplätze in den eingeäscherten Fachwerkbauten vernichtet wurden, bewirkten längere seuchenfreie Intervalle in der endemisch verseuchten Stadt, in der es sonst alljährlich zu mehr oder weniger heftigen Pestausbrüchen gekommen wäre.

Da sich als sicherstes Verhalten bei einem Pestausbruch die Flucht erwiesen hatte, wurde es im christlichen Abendland immer mehr allgemeiner Brauch, daß Hofhaltungen, Regierungsbehörden, Gerichte, Ständeversammlungen und höhere Lehranstalten den Ort verließen, um dem drohenden Schicksal zu entgehen. Doch gab es immer wieder Ausnahmen: So war Martin Luther (1483–1546) während der verschiedenen Pestepidemien, die Wittenberg in den Jahren 1516, 1527, 1535, 1538 und 1539 heimsuchten, seinen Mitbürgern ein Vorbild. Als am 25. August 1527 die Wittenberger Universität vor der Pest nach Jena floh, blieb er als einziges Universitätsmitglied neben Bugenhagen, der als Stadtpfarrer ausharrte.[143]

»Ich bin hierhergesetzt«, erklärte er, »und darf des Gehorsams wegen nicht fliehen… Ich hoffe, der Himmel stürzt nicht ein, wenn auch Frater Martinus fällt.«

Aus jener Zeit stammen einige seiner ergreifendsten und gewaltigsten Lieder, wie »Mitten wir im Leben sind mit dem Tod umfangen« und »Ein feste Burg ist unser Gott«. Interessant ist auch Luthers Korrespondenz aus dem befallenen Wittenberg. So schreibt er am 19. August 1527 an Spalatin:

»Die Pest fängt hier zwar an, aber sie ist hinlänglich gnädig (propitia); aber so herrscht unter den Leuten eine merkwürdige Furcht und Flucht. In der ganzen Pestzeit bis heute gab es nicht über 18 Begräbnisse... Allerdings wüthete sie in der untern Fischerstadt heftiger. Heute begruben wir die Frau von Tilo Denes (dem Bürgermeister von Wittenberg), die gestern fast in meinen Armen verschied. Hans Luft, der Buchdrucker, genas... Jonas selbst ist ins Vaterland heimgekehrt.[144] Ich dagegen bleibe wegen der monströsen Furcht des Volkes vor der Pest...«

Und am 1. November an Nicolaus Amsdorf:

»So kommt es, mein Amsdorf, dass ich, der immer bis hieher Andere zu trösten pflegte, jetzt selbst des Trostes bedarf. Mein Haus fängt an ein Hospital zu werden; die Hanna Augustin hatte die Pest, steht aber wieder auf. Margaretha Mochin machte uns Angst mit einer verdächtigen Beule und anderen Zeichen, genas aber. Ich besorge mich sehr um der Käthe Niederkunft...«[145]

Am 4. November an Justus Jonas:

»Seit dem gestrigen Begräbnis von der Frau des Kaplans gab es kein neues Begräbniss. In der Unterstadt, wo die Fischer wohnen, hört die Pest schon auf; dort fangen die Hochzeiten und ihre Schmäuse wieder an... Aber plötzlich änderte sich die Luft (mutata aura), innerhalb zweier Tage waren an einem Tage 12 Leichenbegängnisse gleichzeitig, obgleich zum grössten Theil von Kindern...«

Am 10. November an Justus Jonas:

»... Ich bin in Angst wegen meiner Frauen Niederkunft. Gestern wurde die Beule der Margaretha Mochin geschnitten, und nach der Entleerung reinen Pesteiters fängt sie an, sich besser zu befinden. Ich habe sie in unserem gewöhnlichen Winterzimmer isolirt (inclusi eam); wir wohnen in der vorderen grossen Stube (aula) Hänschen in meinem unteren Zimmer (hypocaustum); Augustins Frau in dem ihren, so erhoffen wir das Ende der Pest. Christian (Baier) zog mit seinem Hause nach Berlin, aber Markgraf Joachim hiess ihm am selben Tag sein Gebiet zu verlassen, die Gefahr der Pest als Ursache angebend. So flieht Alles die Wittenberger...«

Am 10. Dezember an Justus Jonas:

»Im Hospital sind nur noch 2 Pestkranke in der Rekonvaleszenz… Bugenhagens Frau wird ihre Niederkunft in meinem Hause erledigen; allmählig kehren die Studenten zurück…«

Am 29. Dezember an Justus Jonas:

»Ich wundere mich, dass Du noch nicht zurück bist, da die Pest erloschen ist. Es kehrt haufenweise zurück, was geflohen war; morgen kommt der Magistrat in Kurzem, wie Melanchthon schreibt, die Universität…«

Als im Jahr 1538 der Juraprofessor Sebald Münster mit seiner Frau und drei Hausgenossen starb, worauf seine Studenten die Flucht ergriffen, nahm Luther die verwaisten Kinder Sebalds in sein Haus auf.

»Ich habe nun drei Pesten ausgestanden«, schrieb er, »bin auch bei etlichen gewesen, die sie gehabt, als Schadewalt, der hatte zwo Pestdrüsen, die begriff ich gar wohl, aber es hat mir nichts geschadet, Gott lob! Ich kam noch dasselbige Mal heim und griff meiner Margarethe (seine Tochter), die da zurzeit noch klein war, ums Maul mit ungewaschenen Händen. Aber ich hatte es wahrlich vergessen, sonst hätte ich es auch nicht getan, denn es wäre Gottversuchen.«

Aus dem letzten Satz ist zu entnehmen, daß Luther der Überzeugung war, durch Händewaschen könne man sich des durch Kontakt erworbenen Ansteckungsstoffs entledigen.[146]

1545 wurde ein Konzil auf Wunsch Kaiser Karls V. in Trient abgehalten, wo über die Abschaffung kirchlicher Mißbräuche und kirchliche Reformen verhandelt werden sollte. Da Papst Paul III. (1534–1549) im Fall einer Regelung der Unstimmigkeiten in Norddeutschland eine Übermacht des Kaisers befürchtete, wünschte er nicht eine Niederlage der Protestanten in Deutschland. Er berief sogar seine Truppen von dem kaiserlichen Heer ab. Doch Karl V. besiegte im Schmalkaldischen Krieg (1547) bei Mühlberg den Kurfürsten von Sachsen. Da es 1547 in Trient zu einem Pestausbruch kam, empfahl der Veroneser Arzt Fracastoro, den der Papst zum Medicus ordinarius des Tridentinischen Konzils ernannt hatte, eine Verlegung des Konzils nach Bologna. Da damals auch das Buch von Fracastoro »Über die Kontagien und die kontagiösen Krankheiten« erschienen war, behaupten die Miasmatiker gehässig, Fracastoro habe die Kontagien erfunden, um der Politik des Papstes gefällig zu sein, der die Verlegung des Konzils aus dem kaiserlichen Trient in das päpstliche Bologna erzwingen wollte.[147] Die Unterstellung mit der Erfindung des Kontagiums ist zwar abwegig, doch die Verlegung des Konzils nach Bologna, wo damals ebenfalls wie in ganz Oberitalien und Venetien die Pest herrschte, war ein geschickter Schachzug des Papstes, mit dem er das Bestreben des Kaisers durchkreuzte, die aufsässigen Protestanten zum Besuch des Konzils in Trient zu nötigen, um ihnen dort seinen Willen aufzuzwingen. So blieben dem Kaiser die kirchlichen Wirren in Deutschland erhalten, während es dem Konzil unter dem Einfluß der Jesuiten gelang, die katholische Kirche mit neuer Widerstandskraft gegen den Protestantismus zu erfüllen.

Girolamo Fracastoro (1483–1553) hat in seiner 1546 veröffentlichten, bereits erwähnten Schrift »Drei Bücher von den Kontagien, den kontagiösen Krankheiten und deren Behandlung« zum ersten Mal die Pest von den übrigen akuten Fiebern, wie Fleckfieber, getrennt und über die unterschiedliche Art der Übertragung von Krankheitserregern (Seminaria morbis) berichtet. Im siebten Kapitel des dritten Buches (»Von der Behandlung der wahren Pestfieber«) weist er besonders auf die Gefahren hin, die von den Nachlassenschaften Pestkranker drohen.

»Hüte dich«, schrieb er, »vor jeglichem Zunder wie Holz, Kleider und alles, was Pestkranke berührt haben. Deshalb handelt jene Republik (gemeint ist Venedig) am weisesten, die nach dem Gesetz verfährt, wonach der ganze Hausrat einer infizierten Wohnung zu verbrennen und den Erben aus öffentlichen Mitteln Ersatz zu leisten sei. Wir haben es im Jahre 1511 gesehen, als die Deutschen Verona besetzt hielten und bei Ausbruch der Pest nahezu 10 000 Menschen gestorben sind, wie durch ein einziges Pelzkleid viele Deutsche zugrunde gegangen sind. Von einem Verstorbenen zog ein Deutscher den Pelz an und als er starb, wieder ein anderer und der nächste, bis man durch so viele Todesfälle aufmerksam wurde und den Pelz verbrannte.«

Fracastoros jüngerer Zeitgenosse Geronimo Mercuriale (1530–1606) führte die hohe Sterblichkeit unter den venezianischen Ärzten während der Pest 1575 auf das Tragen pelzverbrämter Röcke zurück, in denen sie ihre Patienten besuchten.[148] Der Verdacht von Mercuriale war berechtigt, obgleich er an »ein aus dem Pelz ausströmendes Miasma« dachte und noch nicht wissen konnte, daß die Übertragung durch Flöhe erfolgt, die sich darin besonders einnisten. Damals trugen vornehme Damen, um sich vor der Belästigung des Pullex irritans zu schützen, um den Hals auf den Schultern sogenannte »Flohpelzchen«.[149] Deren lästigen Inhalt pflegte man von Zeit zu Zeit unbeachtet auszuschütteln.[150]

Fast um die gleiche Zeit wie Mercuriale hat sich der berühmte französische Chirurg Ambroise Paré (1510–1590) noch näher an die Pestursache herangetastet: Er deutete das plötzliche, scharenweise Auftreten von Ratten, diesen sonst lichtscheuen Tieren, als Folge einer seuchenartigen Er-

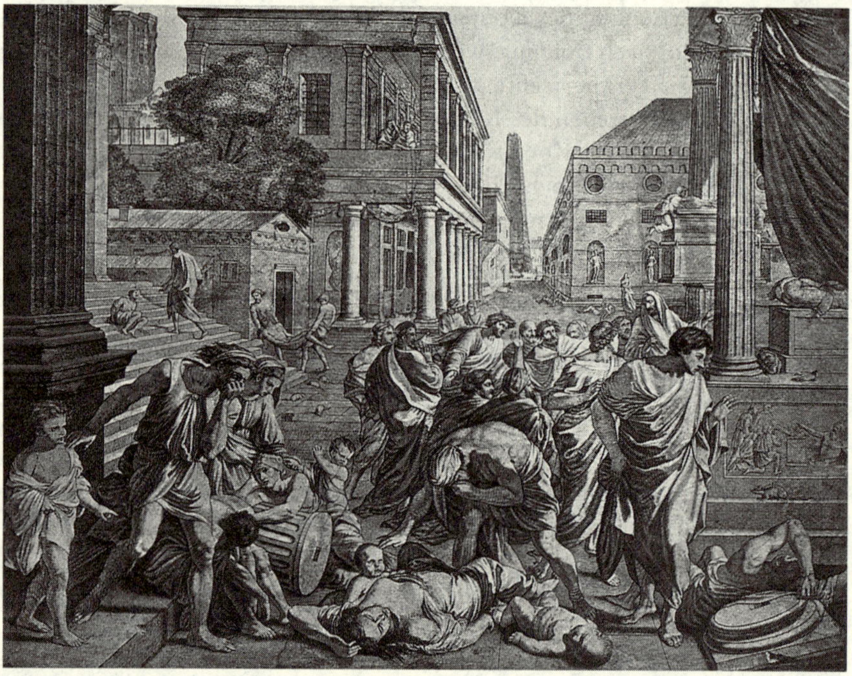

Nicolas Poussin (1594–1665): Die Pest der Philister (Paris, Louvre). Rechts der Dagontempel mit dem umgestürzten und zertrümmerten Götzenbild vor dem Tempelvorhang. Dahinter, zwischen den beiden korinthischen Säulen, ragt die Bundeslade hervor. Auf dem Tempelgesims, unterhalb der zertrümmerten Dagonsäule, erkennt man ganz deutlich eine Hausratte. Links im Hintergrund vor den beiden Leichenträgern ebenfalls mehrere Ratten auf den Steinfliesen des Platzes. Im Vordergrund des Bildes halten sich zwei Männer aus Angst vor der verpesteten Luft Mund und Nase zu.

krankung unter ihnen und als Vorboten einer drohenden Pestepidemie.[151] Doch Verständnis für seine Vermutung fand er nicht. Allerdings dauerte es noch mehr als 250 Jahre, bis Yersin und Simond die Infektkette der Pest experimentell nachweisen konnten.

Aus der Pestnot jener Zeit gibt es zahlreiche unheimliche Geschichten, von denen eine der französische Marschall Bassompière zur Zeit Heinrichs IV. in Zusammenhang mit einem Liebesabenteuer erlebt und in seinen Erinnerungen aufgeschrieben hat. Goethe hat später dieses »unerhörte Ereignis«, in dem die Pest, wenn auch nur angedeutet, mit der dramatischen Kraft des plötzlichen Seuchentods eine unheimliche Rolle spielt, in seine Rahmenerzählung »Unterhaltungen deutscher Ausgewanderter« aufgenommen.

Als es 1566 in den damals spanischen Niederlanden zu einem Aufstand gegen die Besatzung kam und 1567 der gefürchtete Herzog von Alba zu einer blutigen Strafaktion mit dem spanischen Heer in das Land eindrang, führten dessen jahrelange Grausamkeiten nicht nur zum Abfall der sieben nördlichen Provinzen, sondern auch zur Ausbreitung verheerender Kriegsseuchen, insbesondere der Pest, der Ruhr und des Fleckfiebers.[152] Auf Pieter Brueghels d. Ä. Gemälde »Triumph des Todes« sieht man, wie in einer öden Landschaft mit kahlen Hügeln, entlaubten Bäumen, ruinenartigen oder brennenden Bauten bei den Klängen der Stundenglocke, die links oben von einem Skelett betätigt wird, und bei dem Gedröhne von zwei Pauken, die ein anderes Skelett schlägt, von allen Seiten Menschen von den Heerscharen des Todes angegriffen werden, der selbst auf einem fahlen Klepper mit geschwungener Sense auf eine von panischer Angst ergriffene Menge einherstürmt. Hinter ihm wird ein zweirädriger Karren – mit Totenschädeln angefüllt – von einer Schindmähre, auf der ein Skelett mit Stundenglas sitzt, gezogen. Mit Pfeilen, Sensen, Hacken, selbst mit Fangnetzen gehen die Skelette bald einzeln, bald in großen Gruppen gegen die hilflose Menschheit vor, unter der wie bei den Totentänzen die verschiedensten Stände betroffen werden: ein König, ein Kardinal, Mönche, Ritter, Edelleute, Landsknechte, Bürger und Bauern. Manche flüchten oder setzen sich verzweifelt zur Wehr. Ein Narr kriecht unter einen Tisch, edle Herren und Damen werden beim Festmahl überrascht, ein musizierendes Paar wird von einem Gerippe auf der Geige begleitet. Das Meer in der Ferne ist grau und der Himmel von Rauch verdunkelt. Der Feuerschein hinter den Bergen zeigt an, daß auch andere Teile des Landes schon verwüstet sind. Im Hintergrund werden von Skeletten Menschen an Galgen gehängt, auf Räder geflochten oder enthauptet. Es sind Szenen eines Massenmords, die an die spanische Schreckensherrschaft in den Niederlanden erinnern.

Von den schwersten Erschütterungen, die das Erdbeben der Reformation auslöste, wurde 40 Jahre nach der Schreckensherrschaft der Spanier in den Niederlanden das Gebiet des Deutschen Reiches betroffen. In der Zwischenzeit flammte die Pest bald da, bald dort auf. Das in weiten Gebieten latent schwelende Übel wurde durch Kriegszerstörungen, Hunger und Not oft zu einem verheerenden Brand entfacht. Die mangelnden hygienischen Verhältnisse zogen überall Rattenplagen nach sich.[153] Den ungeheuren Menschenverlust, der damals vor allem durch Seuchen bedingt war, schätzte man allein für Deutschland auf etwa 12 bis 13 Millionen.[154] In der ersten Hälfte des Dreißigjährigen Krieges dominierte von 1618 bis 1630 das Fleckfieber (Fossel). Seit dem Eingreifen der Schweden spielte die Pest als Kriegsseuche die wichtigste Rolle. Zuweilen traten die beiden Krankheiten auch gemeinsam auf, oder sie wurden von Typhus, Ruhr, Pocken, Halsbräune und anderen Infektionskrankheiten begleitet und kompliziert.[155] Zum Teil wurden die Seuchen durch fremde Truppen, vor allem die Spanier, Schwe-

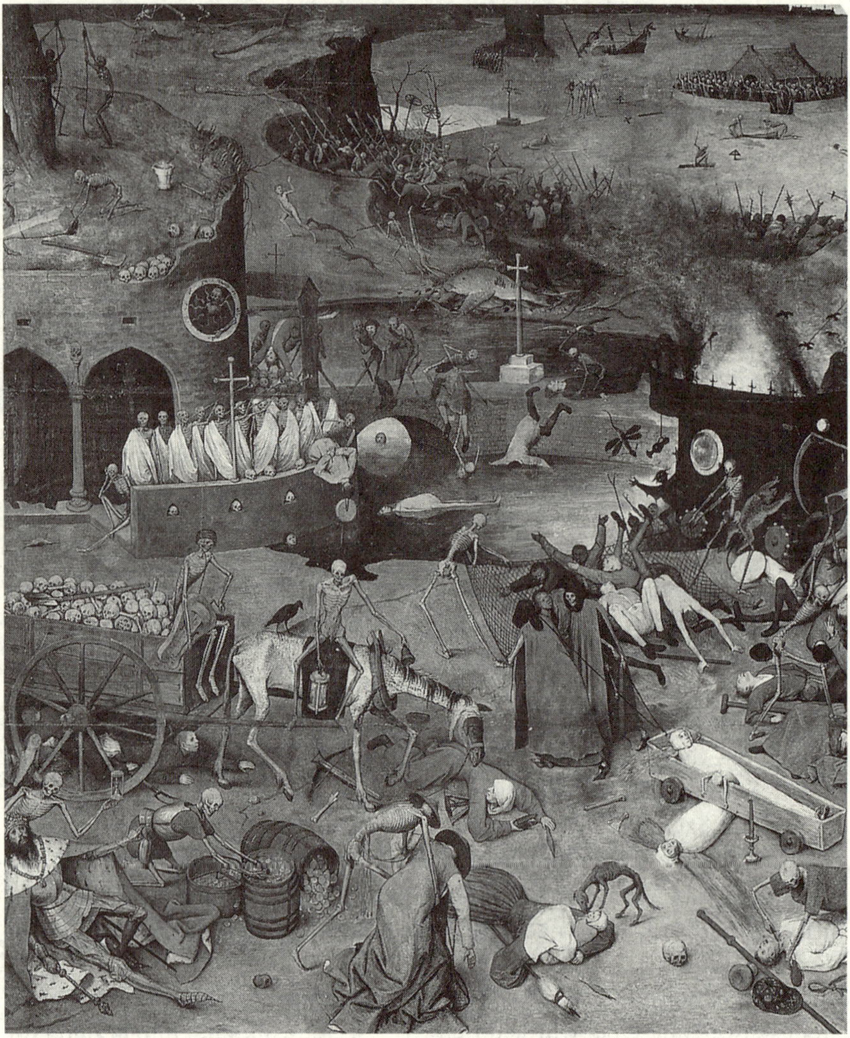

Pieter Brueghel d. Ä. (1525–1569): »Der Triumph des Todes« (1562) (Prado, Madrid). Auf dem Ausschnitt werden im Vordergrund verschiedene Stände vom Tod betroffen: ein König, ein Kardinal, Mönche, Ritter, Landsknechte, Bürger und Bauern. Zugleich werden Totenschädel in einem zweirädrigen Karren von einer Schindmähre vorbeigezogen. Im Hintergrund leuchten bis zum Horizont höllische Brände: eine apokalyptische Stimmung.

den und Franzosen eingeschleppt. So wird berichtet, daß schon unter den wenigen Hilfstruppen, die der englische König Jakob I. seinem Schwiegersohn, dem Kurfürsten Friedrich V. von der Pfalz, dem »Winterkönig«, im Jahr 1619 zur Verfügung gestellt hatte und die unter ihrem Obersten Grey von der Elbmündung aus quer durch Deutschland nach Böhmen marschierten, viele Soldaten auf diesem Marsch von einer schweren Seuche heimgesucht wurden.[156]

Der Umstand, daß sich das Kriegsgeschehen nicht an einer bestimmten Grenze abspielte, sondern jahrelang über ein ganzes Reich von Kleinstaaten erstreckte, hier protestantisch, dort katholisch, machte diesen Krieg zu einem der grausamsten und zerstörerischsten. Da alle beteiligten Staaten nach kurzer Zeit an Geldmangel litten, konnten sie die erheblichen Kosten für die Söldnerheere nicht aufbringen. Es entstand eine neue Methode der Kriegsführung: Man ernährte die Truppen auf Kosten des Landes, das man besetzte. Dies führte zu einer entsetzlichen Verwilderung des Krieges, aber es ermöglichte, auch dann Truppen aufzustellen, wenn man sie nicht selbst finanzieren konnte. Damit entstand jener Typ von Söldnerführern, die ein Heer aus eigener Machtvollkommenheit aufstellten und die nicht nur Generale, sondern auch »Unternehmer« waren und an dem Geschäft der Kriegsführung reichlich verdienten. Wo sie hinkamen, ließen sie Städte und Dörfer plündern, teils um Nahrungsmittel zu besorgen, teils um den rückständigen Sold für die Truppe einzutreiben. Indem man das Plündern zu einem rechtmäßigen Kriegsgebrauch und Ausschreitungen zum Vorrecht der Söldner machte, konnte man den Krieg von Jahrzehnt zu Jahrzehnt führen.[157] Auch namhafte Heerführer, wie Gustav Adolf, verfuhren nach der Methode, der Krieg soll den Krieg ernähren.[158] Bereits zu Beginn seines Raubzugs durch Deutschland schrieb Gustav Adolf an seinen Kanzler Oxenstjerna (Juli 1631):

> »Wir haben euch oft genug unseren Zustand zu erkennen gegeben, daß wir mit größter Armut, Beschwerde und desordre uns und der Armee diese Zeit durchgeholfen haben, indem wir einzig ex rapto (vom Raube) zu Schaden und Verderben aller unserer Nachbarn den Krieg führen mußten, was bis auf diese Stunde continuirt, so daß wir nichts haben, die Leute damit zu contentiren, außer was sie selbst mit unleidlichem Plündern und Rauben usurpieren.«[159]

Nach der blutigen Schlacht bei Breitenfeld am 17. September 1631, wo die kampferprobten kaiserlichen Scharen unter Tilly eine schwere Niederlage erlitten, stand dem Sieger Gustav Adolf nunmehr ganz Deutschland offen. Sein Vordringen nach Süden war begleitet von Brandschatzungen, Kontributionen, Mißhandlungen und Schändungen. Am 10. Oktober zog der König in Würzburg ein. Die berühmte Universitätsbibliothek ließ er nach Schweden bringen.[160] Mitte November zog er mit seinem Heer auf beiden Uferseiten des Mains über Wertheim und Miltenberg nach Aschaffenburg, später über Seligenstadt und Steinheim nach Frankfurt. Am 11. Dezember verließ er Frankfurt, rückte ins Darmstädtische und nahm Gernheim, Weinheim und Heppenheim. Das schwedische Heer hat auf diesem Zug ein Gebiet berührt, das durch Hunger und Pest fürchterlich gelitten hatte. Tilly war bereits vorher von Hessen gegen die Maingegend marschiert und hatte die Pest mainaufwärts verschleppt, so nach Klingenberg und in den nordöstlich gelegenen Ort Streit, der 1631 ganz ausstarb. Der Kaplan Röhl von Burgbarnheim berichtet in seinen Aufzeichnungen:

»O Gott! Der Jammer war groß! In diesem Jahr war auch die Pest und der ward glücklich gepriesen, der ohne Soldatenplag daran gestorben!«[161]

Im Dreißigjährigen Krieg hatten die Schweden von 1632 bis 1635 Augsburg besetzt, ausgeplündert und zusammen mit der eingeschleppten Pest die Blüte dieser Reichsstadt zerstört.[162] Als 1633 die freie Reichsstadt Regensburg von den Schweden erobert wurde, kam es zu einer schweren Pestepidemie. Damals entstand in Anlehnung an die Totentänze, bei denen es Arm und Reich gleich erging, das Volkslied »Schnitter Tod« mit dem unheimlichen Kehrreim »Hüt dich, schön's Blümelein«.

Es ist ein Schnitter, der heißt Tod,
Hat Gewalt vom großen Gott.
Heut wetzt er das Messer,
Es schneid't schon viel besser,
Bald wird er dreinschneiden,
Wir müssens nur leiden.
Hüt dich, schön's Blümelein!

Was heut noch grün und frisch da steht,
Wird morgen weggemäht:
Die edel Narcissel,
Die englische Schlüssel…
Ihr Kaiserkronen,
Man wird euch nicht schonen:
Hüt dich, schön's Blümelein…

Er macht so gar kein Unterschied,
Geht alles in einem Schritt,
Der stolze Rittersporn
Und Blumen in dem Korn.
Da liegens beisammen,
Man weiß kaum den Namen:
Hüt dich, schön's Blümelein!

Es wirkt für uns heute makaber, daß der süddeutsche Musiker Erasmus Widmann, der u. a. zwei Lieder komponiert hat, in denen er – inmitten einer von permanenten Pestepidemien heimgesuchten Zeit – völlig ahnungslos die zwei gefährlichsten Überträger dieser Seuche, die Ratte und den Floh, auf burleske Art besang, selbst am 31. Oktober 1634 in Rothenburg ob der Tauber der Pest zum Opfer gefallen war.[163] Im Herbst 1634 sollen in Regensburg nach Angaben des Pestarztes M. Hieronymus Pfaffenreuther um die 10 000 Menschen gestorben sein. Auch die Schweden verloren viele Soldaten, die sie einfach von dem gesprengten Joch der steinernen Brücke in die Donau warfen.[164]

In der Stadt Schweidnitz selbst, wo viele Flüchtlinge vom Land Schutz gesucht hatten, trat 1633 neben einer Hungersnot auch die Pest auf, so daß bald alle Straßen voller Leichen waren. Wegen eines Mangels an Totengräbern blieben die Leichen tagelang liegen. An manchen Tagen starben 150 bis 200 und am 25. August über 300 Personen. Durch Trommelschlag wurde den Soldaten des Lagers befohlen, die Stadt zu meiden. Die Zahl der Leichen wurde von den Totengräbern bis zum 1. Januar 1634 auf 14 000, mit jenen aber, die man heimlich in den Gärten und in den Schanzen eingescharrt hatte, auf 16 000 bis 17 000 geschätzt.[165]

Als die Schweden am 10. Juli 1634 Landshut eroberten, ließ Herzog Bernhard von Weimar dreizehn Tage lang plündern und sengen, schänden und morden. Die Leichen, die man während der schwedischen Greuelzeit auf den Straßen fand, mußte der Schinder in die Isar werfen. Nach dem Abzug der Besatzer (22. Juli) fing überdies die Pest zu wüten an. Sie raffte ein Drittel der Einwohner dahin. Um diese Zeit pflegten die Mütter im Ries ihre Kinder zu mahnen.

»Bed, Kindle, bed,
Sonste kommt der Schwed,
Sonste kommt der Oxensteern,
Der wird das Kindle bede leern!«

Wie ganz Schwaben wurde auch Schwäbisch-Gmünd von einer »Pestilenz« heimgesucht, der eine Hungersnot vorangegangen war. Die Leute backten Brot aus Eicheln, kochten Suppe aus Brennesseln und Wurzeln und schlugen sich um das Fleisch verendeter Pferde. In allen Häusern wütete seit 1636 die Seuche. An manchen Tagen starben 30, 40 und mehr Menschen. Die Räder des »Pestkarrens« wurden mit Leder überzogen, damit die Menschen durch ihr ununterbrochenes Rattern nicht noch mehr erschreckt wurden. Um zu erfahren, ob in einem Haus noch jemand am Leben sei, warfen die Leichenträger Kieselsteine an die Fenster. Erschien niemand, begaben sie sich in die Wohnung und holten die Seuchenopfer. 40 bis 50 Leichen wurden in je eine Grube geworfen. Auf dem Leonhardsfriedhof ist auf einem Grabstein zu lesen:

»Ist das nicht eine harte Plag,
Siebenundsiebenzig in einem Grab.
Sie starben an der Pest im Jahre 1637.«[166]

Als 1635 Frankreich unter Richelieu, dessen Machtpolitik sich über konfessionelle Bedenken hinwegsetzte, auf schwedischer Seite gegen Habsburg in den Krieg trat, verpflichtete sich der protestantische Fürst Bernhard von Weimar für 4 Millionen Livres und Zusage der österreichischen Besitzungen im Elsaß mit 18 000 Mann auf französischer Seite zu kämpfen. Am 21. Februar 1638 schlug er die Kaiserlichen bei Rheinfelden, am 30. Juli bei Wittenweier, am 4. Oktober den Herzog von Lothringen bei Thann, und am 7. Dezember eroberte er Breisach, womit er den Spaniern den Landweg nach den Niederlanden verlegte. Doch es kam zu Spannungen mit Richelieu, der ihm die Subsidien entzog. Bald danach (am 18. Juli 1639) erlag Bernhard von Weimar im Alter von 36 Jahren der Pest.

»Er starb«, schreibt Schiller, »an einer pestartigen Krankheit, welche binnen zwei Tagen gegen vierhundert Menschen im Lager dahingerafft hatte. Die schwarzen Flecken, die an seinem Leichnam hervorbrachen, die eignen Äußerungen des Sterbenden und die Vorteile, welche Frankreich von seinem plötzlichen Hintritt erntete, erweckten den Verdacht, daß er durch französisches Gift sei hingerafft worden, der aber durch die Art seiner Krankheit hinlänglich widerlegt wird. In ihm verloren die Alliierten den größten Feldherrn, den sie nach Gustav Adolf besaßen, Frankreich einen gefürchteten Nebenbuhler um das Elsaß, der Kaiser seinen gefährlichsten Feind.«[167] Doch die kaiserlichen Söldnerheere waren in bezug auf unmenschliche Brutalität um keinen Deut besser. Hier eine kleine Szene über den kaiserlichen Feldmarschall Holck, der 1632 ein Kürassierregiment (»Holcksche Reiter«) schuf und die besondere Gunst Wallensteins genoß. Der zeitgenössische Bericht über Holcks Wüten in Sachsen stammt von Matthäus Merian:

»In diesem Monat Augusto ist geschehen der grausame große Einfall des Herrn Feldmarschalck Holcken über die Bergstätte Schneeberg…, Marienberg usw. und auff den Hoff in Vogtland, welcher ganz ausgeplündert, von dannen auff Plawen, Elsenitz, Reichenbach und Zwickaw marchiret, allda aber wegen grassirender Pest sich nicht lang auffgehalten. Zu Altenburg ist es sonderlich hart wiedergegangen, dann er ganz plötzlich und unversehens mit vier Tausendt Pferdten allda ankommen, alles geplündert, die Mannspersonen zu

Tode geprügelt und auff allerley Marter und Weiß getödtet... die Weiber rantioniret und zu todt geschändet...«

In der gleichen Weise hausten die Horden Holcks

»zu Ronnenburg, Gera, auch in Pega, Lützen, Meltzen, Mersenburg... biß sie endlich vor Leiptzig gerückt... Im Abzug und in der Rückkehr haben sie den Weg gebraucht, dessen sie kommen waren, sie haben aber neben den Beuthen auch die Pest erbeuthet... also daß deren die in diesem Zug abgegangen d. h. an der Pest gestorben sind auff die 1000 oder wol etliche tausend geachtet wurden. Herr Feldmarschalck Holcke selbst, als er wieder auff der Rückreyse aus Sachsen nach Böhmen begriffen gewesen und die Stadt Zwickaw hat außplündern lassen, in ihm die Pest angestoßen und zu Adorff todts verblieben.«[168]

Den Hintergrund von Grimmelshausens (1625–1676) Roman »Abenteuerlicher Simplicius Simplicissimus« bildet das zerrissene und geschundene Deutschland des Dreißigjährigen Krieges.[169] Auch der Barockdichter Andreas Gryphius (1616–1664) erlebte das allgemeine Elend seiner Zeit am eigenen Leib. Hier einige Zeilen aus einem seiner Sonette:

»... Die Türme stehn in Glut, die Kirch ist umgekehret,
Das Rathaus liegt im Graus, die Starken sind zerhaun,
Die Jungfern sind geschändt, und wo wir hin nur schaun,
Ist Feuer, Pest und Tod, der Herz und Geist durchfähret.
Hier durch die Schanz und Stadt rinnt allzeit frisches Blut,
Dreimal sind schon sechs Jahr, als unsrer Ströme Flut
Von Leichen fast verstopft, sich langsam fortgedrungen.«[170]

Viele Dörfer verschwanden vollkommen. In Württemberg lagen 1645 acht Städte, vierundfünfzig Dörfer und über 30 000 Häuser in Asche. In Sachsen war das ganze Land so verwildert, daß Wölfe die Dörfer angriffen. Deutschland hatte in diesem Krieg etwa 30 % seiner städtischen und 50 % seiner ländlichen Bevölkerung eingebüßt. Es wurden 1629 Städte und 18 310 Dörfer zerstört.[171] Den Ruin vollendete der Westfälische Friede, der Deutschland fast zu einem Binnenland machte; denn nunmehr war beinahe keine große Strommündung mehr in deutschem Besitz: der Rhein holländisch, die Weichsel polnisch, Oder, Elbe, Weser schwedisch; um die Ostsee stritten sich Dänen, Schweden und Polen, um die Nordsee Franzosen, Holländer und Engländer. Und zugleich verewigte dieser Friedensschluß den deutschen Partikularismus, die Zersplitterung des Reiches, einen Zustand, den Hegel zweihundert Jahre später als »konstituierte Anarchie« bezeichnete.

Inmitten der verworrenen Situation des Dreißigjährigen Krieges, da sich bei jeder Verdächtigung, und mag sie noch so unsinnig gewesen sein, ein Geständnis durch die Folter erpressen ließ, wurden viele Unschuldige der Hexerei beschuldigt.[172] Der Hexenwahn war gleichermaßen bei Katholiken und Protestanten verbreitet. Dennoch gab es Menschen, die sich dieser Praxis widersetzten.[173] Der Jesuit Friedrich von Spee (1591–1635) wurde im Jahr 1627 von seinem Prior nach Franken gesandt, um als Beichtvater und Begleiter der zur Richtstatt geschleppten »Hexen« zu dienen. Aus dieser deprimierenden Erfahrung schrieb er sein Gewissensbuch »Cautio criminalis« (»Kriminalistische Vorsicht«), fünfzig Fragen und Antworten, in denen er die Praxis der Prozesse enthüllte. Die an die Fürsten und Obrigkeit gerichtete Schrift ist eines der mutigsten Bücher des 17. Jahrhunderts. Zunächst ließ Spee das Manuskript unter dem Schutz der Anonymität von Hand zu Hand zirkulieren. Hätte man den Verfasser gekannt, so wäre er verloren gewesen.[174] Die erste Frucht seines Einsatzes war, daß sein Freund, der Erzbischof Johann Philipp von Schönborn, später Kurfürst von Mainz, zuerst die Hexenprozesse in seinem Land abstellte und später auch die Folter aufhob.[175] 1731 erschien das Werk in Rinteln, 1732 in Frankfurt am Main, in beiden Fällen anonym! Seine letzten Lebensjahre verbrachte Spee in Trier, als es 1635 von den Kaiserlichen erobert wurde und es zu einer Pestepidemie kam. Bei der Pflege von Verwundeten und Kranken fiel er selbst der Seuche zum Opfer.

Der Dreißigjährige Krieg hatte in Oberitalien einen Nebenkriegsschauplatz, das von einer schweren Pestepidemie heimgesucht wurde. Es war der Mantuanische Krieg, der wegen der Nachfolge am Herzogtum Mantua-Montferrat 1629 zwischen Frankreich und den Habsburgern entbrannt war. Die Pest brachten deutsche Landsknechte ins Land. Betroffen waren vor allem die Städte Genua, Turin, Mailand, Verona, Brescia, Venedig, Mantua, Urbino, Bologna, Lucca, Florenz. Die Seuche erlosch erst 1631, nachdem sie unzählige Opfer gefordert hatte. So sind damals allein in der Stadt Mailand von 150 000 Einwohnern mindestens 86 000 Personen an der Pest gestorben. Über diese Epidemie, ihr Eindringen in die vom Krieg verwüstete Lombardei und ihr Wüten in Mailand berichtet Manzoni in seinem großen Roman »I promessi sposi« (»Die Verlobten«).

Am Sonntag, dem 15. Juli 1827, empfing Goethe den getreuen Eckermann mit den Worten: »Sehen Sie nur, was da liegt! Ein Roman in drei Bänden, und zwar von wem? Von Manzoni!« Drei Tage später hatte er ihm enthusiastisch zu verkünden, daß Manzonis Roman »alles überflügelt, was wir in dieser Art kennen...«. Doch bereits am 23. Juli beanstandete er den historischen Exkurs namentlich in zwei Kapiteln des dritten Bandes und bemerkte: »Herr Manzoni zieht mit einem Mal den Rock des Poeten aus und steht eine ganze Weile als nackter Historiker da.« Goethe forderte sodann:

»Der deutsche Übersetzer muß diese Fehler zu vermeiden suchen, er muß die Beschreibung des Krieges und der Hungersnot um einen guten Teil und die Pest um zwei Dritteile zusammenschmelzen, so daß nur soviel übrig bleibt, als nötig ist, um die handelnden Personen darin zu verflechten.«

Dieser Ratschlag ist von den meisten deutschen Übersetzern befolgt worden. Manzoni, der über den Verlauf der Epidemie aufgrund sorgfältiger archivalischer Studien berichtet, schildert nicht nur das Grauen bei einem Massensterben, sondern auch das zunächst bagatellisierende Verhalten der Behörden zu Beginn der Epidemie, wodurch alles noch verschlimmert wird. Da das indolente Verhalten zuständiger Instanzen in epidemiologisch brisanten Situationen seit jeher dasselbe ist, bringe ich hier einige Auszüge aus dem Anfang des von Goethe beanstandeten 31. Kapitels, das mit den Worten beginnt:

»La peste che il tribunale della sanita aveva temuto che potesse entrar con le bande alemanne nel milanese, c'era entrata da vero.«

»Die Pest, von der der Gesundheitsausschuß befürchtete, sie könnte von den deutschen Heerscharen ins Mailändische eingeschleppt werden, hatte bekanntlich in der Tat ihren Einzug gehalten.«

Doch was dann geschah, hat man auch später zu Beginn gefährlicher Epidemien wie 1892 bei der Hamburger Cholera oder auch bei AIDS erfahren. Die Warnungen eines erfahrenen Arztes, Dr. Settala, nach einer örtlichen Inspektion des betroffenen Gebiets wurden nicht ernst genommen; statt dessen schenkte man der törichten Bagatellisierung eines Dorfbarbiers Glauben.

»Da aber unaufhörlich immer neue Nachrichten über Todesfälle in verschiedenen Gegenden einliefen, wurden zwei Ärzte beauftragt, die Lage zu überprüfen und Vorkehrungen zu treffen... In dem ganzen vom Heere durchzogenen Landstrich fanden sie überall Dörfer, die man durch Absperrungen für den Durchgangsverkehr geschlossen hatte; andere lagen fast verödet, weil die Einwohner geflüchtet waren... Sie zogen über die Zahl der Toten Erkundigungen ein; sie war erschreckend. Sie suchten Kranke und Leichen auf und überall fanden sie die furchtbaren Zeichen der Pestilenz. Sie teilten dem Gesundheitsausschuß unverzüglich auf brieflichem Wege ihre Wahrnehmungen mit, die am 30. Oktober zu dessen Kenntnis kamen. Man beschloß, einen Passierscheinzwang einzuführen, um Personen aus Gebieten, in denen die Seuche aufgetreten war, von der Stadt fernzuhalten...«

»Als sie am 14. November zurückgekehrt waren…, wunderten sie sich über das Verhalten der Bevölkerung, die von der Ansteckung noch nicht erfaßt, gute Gründe gehabt hätte, sie zu meiden… Doch wer auf den Plätzen, in den Geschäften und Häusern ein Wort von der Gefahr hinwarf, wer die Pest erwähnte, wurde mit ungläubigem Spott und wütender Verachtung behandelt. Die gleiche Ungläubigkeit oder besser gesagt: Blindheit und Voreingenommenheit hatten die Oberhand im Senat, im Rat der Dekurionen, in jeder Behörde.«

»Jene Verordnung über den Passierscheinzwang, die man am 30. Okt. beschlossen hatte, wurde erst am 23. November aufgesetzt und am 29. veröffentlicht. Da war die Pest bereits in Mailand eingezogen…«

»Hätte man den beschlossenen Passierscheinzwang sofort eingeführt, so wäre der italienische Söldner aus dem verseuchten Gebiet mit einem Sack alter Kleider, die er von deutschen Landsknechten gekauft hatte und die bestimmt von Pestopfern stammten, nicht am Stadttor durchgekommen. Als er und mehrere Personen aus seiner Umgebung bald danach starben, ließ der Gesundheitsausschuß ihre Betten, Möbel und sonstige Hinterlassenschaften verbrennen und Personen, die mit ihnen in Berührung gekommen waren quarantänisieren sowie Krankheitsverdächtige ins Lazarett überführen. Die Bevölkerung hüllte sich in eisiges Schweigen.«

»Infolge der oberflächlichen Durchführung der Erlasse und durch das Geschick, sie zu umgehen, schwelte und glomm die Ansteckung in der Stadt am Ende des Jahres und in den ersten Monaten des folgenden, 1630, langsam weiter. Von Zeit zu Zeit ergriff es jemanden, bald in diesem, bald in jenem Viertel, und mancher starb daran.«

»Benachrichtigungen über solche Fälle gelangten, wenn überhaupt, meist spät und unklar an die Medizinalbehörde. Furcht vor der Quarantäne und dem Lazarett ließ die Menschen auf alle möglichen Schliche kommen: die Kranken wurden nicht gemeldet, die Totengräber und ihre Vorgesetzten wurden bestochen, sogar von den Angestellten des Gesundheitsausschusses, die als Leichenbeschauer geschickt wurden, erhielt man für Geld falsche Bescheinigungen. Da jedoch die Behörde bei jedem echten Pestfall die Verbrennung der Sachen anordnete, die Häuser unter Quarantäne stellte, ganze Familien ins Lazarett schickte, kann man sich leicht vorstellen, welch haßerfülltes Murren dies in der Öffentlichkeit auslöste…«

»Der größte Haß traf die beiden Ärzte, die durch ihre Benachrichtigung der Behörden die Vorsichtsmaßnahme veranlaßten… Das ging so weit, daß sie nicht mehr über die öffentlichen Plätze gehen konnten, ohne mit Worten, wenn nicht gar mit Steinen angegriffen zu werden…«

»Gegen Ende März wurden zunächst in der Vorstadt an der Porta Orientale, dann in sämtlichen Stadtvierteln die Krankheits- und Todesfälle häufiger… Die Ärzte, welche die Ansicht von der Pestansteckung bekämpft hatten und nun nicht zugeben wollten, daß sie im Unrecht waren, aber der neuen Krankheit, die inzwischen zu weit verbreitet und offenkundig geworden war, als daß man sie noch hätte totschweigen können, doch einen Namen geben mußten, sprachen nun von tückischen Fiebern oder pestartigen Fiebern, eine elende Ausflucht, ja ein Betrug mit Worten, der jedoch großen Schaden stiftete...«[176]

Nun beschreibt Manzoni die grauenhaften Zustände in der als Pestlazarett bezeichneten Mördergrube und die Brutalität der »Monatti«, der Pestknechte, die aus dem Pestlazarett wie auch aus Häusern die Pestleichen abholten. Erschütternd war es für die Angehörigen zu sehen, wie diese rohen Gesellen die Verstorbenen an den Beinen die Treppe hinunterschleiften, so daß der Kopf von Stufe zu Stufe laut aufschlug, und dann auf der Straße den entkleideten Leichnam wie einen Sack auf den Pestkarren warfen.[177] Man hörte keine anderen Glocken mehr läuten als die, die diese Ungeheuer an den Beinen trugen. Wenn die »offenen Pestkarren mit den nackten Leichen« zu dem Friedhof San Gregorio vor der Porta Orientale fuhren, erhob sich überall, wo die Karren vorbeikamen, ein Schrei des Grauens (Kap. 31). Die Öffentlichkeit, die bisher mit einer Halsstarrigkeit sondergleichen von einer Pest nichts wissen wollte und »es sogar verpönte, das Wort überhaupt auszusprechen«, dann eine Zeitlang von »febbri maligne, febbri pestilenti« (Kap. 31) sprach, konnte doch nicht zugeben, daß an der Verschlimmerung der epidemiologischen Situation die eigene Uneinsichtigkeit schuld sei; sie mußte einen Sündenbock finden, sie mußte Schuldige finden, die man für das Umsichgreifen der Seuche anprangern konnte. Man erinnerte sich der »Pestsalber« (»Unctori«), die erst im Jahr 1624 in Palermo die Weihwasserbecken in den Kirchen beschmierten und so das Unheil dort ausgelöst haben sollen. Da die Pest immer mehr um sich griff und immer heftiger wütete, baten die Mailänder Stadthäupter im Namen des Volkes den Kardinal Federigo Borromeo, mit den Reliquien seines Oheims, des heiligen Carlo Borromeo, der als Pestpatron galt, einen Bittgang durch die Stadt machen zu dürfen.[178] Da sich eine ähnliche Prozession anläßlich der letzten großen Epidemie in Mailand (1577) unheilvoll ausgewirkt hatte und auch in benachbarten, zu Venedig gehörenden Städten – aus ähnlichen Erfahrungen – jegliche Massenansammlungen verboten waren, versuchte der Kardinal von einem solchen Unternehmen abzuraten. Da aber die Stadthäupter mit Rücksicht auf die augenblickliche Volksstimmung immer heftiger auf ihn eindrangen, ließ er schließlich trotz schwerer Bedenken die Prozession zu. Doch der Kardinal behielt mit seinen Bedenken recht. Es kam nicht zu einem Erlöschen der Seuche. Im Gegenteil, man hatte den Eindruck, als sei durch die Prozession der Seuchenbrand erst richtig entfacht worden. In dieser Situation führte das Gerücht von den Pestsalbern zu einer Massenpsychose, der mehrere Unschuldige zum Opfer fielen.

1840 veröffentlichte Manzoni eine überarbeitete Fassung des Romans und fügte als Anhang »Die Geschichte der Schandsäule« (»Storia della Colonna Infame«) hinzu, in der man den Enkel des großen Beccaria wiedererkennt. Manzonis Großvater mütterlicherseits war Cesare Beccaria, der mit seiner 1764 anonym herausgegebenen Schrift »Dei deliti e delle pene« (»Über Verbrechen und Strafen«) die Abschaffung der Folter und der Todesstrafe forderte und damit der modernen Rechtsauffassung den Weg bahnte.[179] Ähnlich verfuhr auch Manzoni, indem er mit der »Schandsäule« zu verdeutlichen versuchte, zu welchen Grausamkeiten Menschen im Namen der Justiz fähig sind, wenn sie sich zur angeblichen Wahrheitsfindung der Folter bedienen.

Nach der großen Prozession, die ein Anschwellen der Pest zur Folge hatte, war es in Mailand zu einer Massenpsychose gekommen, da man überall Pestsalber witterte. Man befürchtete, sie würden Wände, Türen und Klinken besonders an öffentlichen Gebäuden, ferner Kirchenbänke, Weihwasserbecken und Glockenseile mit ihren gefährlichen Salben beschmieren, um die Bevölkerung zu infizieren. Ein Aufruf wurde erlassen, in dem jedem, der einen Schuldigen anzeigt, zweihundert Skudi versprochen wurden. Ein ungeheures Mißtrauen entstand. Wer eine Wand berührte, wurde verdächtigt. Ein alter Mann, der eine Kirchenbank mit seinem Mantel abstauben wollte, ehe er sich hinsetzte, wurde als »Pestsalber« verdächtigt und gelyncht. Im Handumdrehen hatten einige Frauen zwei Männer angezeigt, von denen einer eine Wand betastet haben soll. Sie wurden verhaftet und, da sie ihre Unschuld beteuerten, wiederholt gefoltert. Der eine von ihnen war ein Barbierchirurg, in dessen Laden man Salben fand, die er als Schönheitsmittelchen bezeichnete. Die Männer legten unter mehrfacher Folter widersprüchliche Geständnisse ab, die sie später widerriefen. Dennoch wurden beide verurteilt, auf einen hohen Karren gesetzt und unter dem Andrang des Volkes zum Hinrichtungsplatz gefahren. Den ganzen Weg über, vom Justizgebäude bis zur Hinrichtungsstätte, wurden sie mit glühenden Zangen gezwickt. Auf dem Richtplatz schlug man ihnen die rechte Hand ab. Sodann brach man ihnen mit dem Rad die Glieder, einen Knochen nach dem anderen, anschließend flocht man sie auf je ein Rad, worauf sie sich noch sechs Stunden quälten. Schließlich wurden sie erwürgt und verbrannt, ihre Asche in den nächsten Bach gestreut. Das Haus des Barbierchirurgen wurde dem Boden gleichgemacht und an seiner Stelle die Colonna infame, die Schandsäule, errichtet, welche die Strafe des Verbrechens verewigen sollte. Im Jahr 1778 stürzte die Säule um. Sie wurde nicht erneuert, da die Nachkommen erkannten, daß die Colonna infame eine Schande für die Stadt und ihre Justiz sei.[180]

Im Jahr 1630 wurde auch Venedig zum wiederholten Mal von der Pest heimgesucht, und es starben in der Stadt und ihrer Umgebung mehr als 500 000 Menschen. Als die Seuche 1631 erlosch, erbauten die Venezianer zum Dank für die »Errettung« (»Salute«) eine Kirche zu Ehren der Jungfrau Maria, die »Santa Maria della Salute« am Eingang des Canal Grande.[181] In dieser Kirche wird als besonderes Kleinod das berühmte Gemälde des Tizian »St. Markus zwischen vier Heiligen« aufbewahrt. Unter den vier Heiligen befinden sich auch die beiden Pestpatrone, der von Pfeilen durchbohrte Sebastian und der auf die Pestbeule seines Schenkels deutende Rochus. Tizian selbst starb 1576, nicht lange nach Vollendung dieses Gemäldes im 99. Lebensjahr an der Pest. Nach dem Erlöschen der Seuche komponierte Claudio Monteverdi die »Danksagungsmesse«, die am 1. April 1631 anläßlich des Festes »Mariä Verkündigung« in San Marco uraufgeführt wurde.

Anno 1634 wurde aus dem verseuchten Oberitalien die Pest nach Tirol und Bayern eingeschleppt.[182] So kam sie auch in das stille Oberammergau und verwandelte den Ort in wenigen Tagen in eine Hölle von Leid und Tod. In ihrer Todesangst versammelten sich die Ältesten in der Kirche und taten auf den Knien vor dem Altar das feierliche Gelübde, wenn Gott sie von der Pestilenz befreien wollte, würden sie und ihre Nachkommen alle zehn Jahre die Leidensgeschichte Jesu zum Zeichen der Dankbarkeit aufführen. Die Pest erlosch, und seit 350 Jahren halten die Oberammergauer getreu das Gelöbnis ihrer Vorfahren. So sind die Oberammergauer Passionsspiele eine Reminiszenz an eine schwere Pestepidemie, ebenso wie der Münchner »Schäfflertanz«, der alle sieben Jahre in der Fastnachtszeit von den Böttchergesellen in Zunfttracht auf dem Marienplatz vor dem Rathaus aufgeführt wird. Wahrscheinlich ist der »Schäfflertanz« erstmalig in den Jahren 1634/35 getanzt worden, als die Pest einen großen Teil der Einwohner hinweggerafft hatte und ganz München einem Trauer- und Totenhaus glich. Damals wagten die Schäffler als erste auf die Gasse zu gehen, um das Volk mit den »alten Tänzen« aus seinem Kummer zu reißen und ihm neuen Mut zu geben. Damals erhielt die »Schäfflerzunft« das Privileg, den Tanz alle sieben Jahre zu wiederholen.[183]

Der gelehrte Jesuitenpater Athanasius Kircher, der bis 1631 in Würzburg eine Professur für Mathematik, Philosophie und orientalische Sprachen innehatte, mußte inmitten der Unruhen des Dreißigjährigen Krieges vor den Schweden nach Rom fliehen, wo er am Collegio romano Mathematik und Hebräisch lehrte und nebenbei naturwissenschaftliche Studien betrieb. Während der italienischen Pest im Jahr 1656, zu einer Zeit, in der ringsherum noch die Scheiterhaufen des Hexenaberglaubens loderten und die Ärzte über die »qualitates occultae« der »humores« spekulierten, prüfte Athanasius Kircher das Blut und den Buboneneiter von unglücklichen Pestopfern unter seinem Mikroskop und behauptete, er habe »Würmlien« (»vermiculi«) als Erreger der Pest »observieret«. Das war ein Irrtum, denn was er mit der schwa-

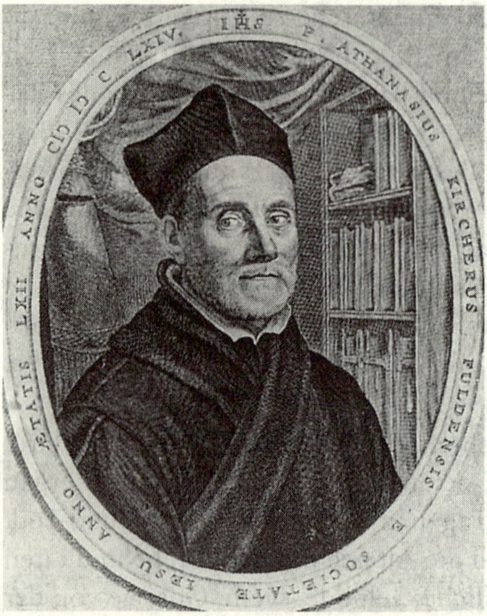

Der Jesuitenpater Athanasius Kirchner untersuchte 1656 zum erstenmal Blut und Buboneneiter von Pestopfern unter dem Mikroskop und behauptete, »Würmlien« (»vermiculi«) als Erreger der Pest gesehen zu haben.

chen Vergrößerung seines Mikroskops sah, konnten keineswegs die relativ kleinen, unbeweglichen Pestbakterien sein, sondern höchstwahrscheinlich amöboid bewegliche Leukozyten. Drei Jahre später schrieb er in seinem Werk »Scrutinium physico-medicum contagiosae luis quae dicitur pestis«:

> »Das Pestmiasma ist nichts anderes als eine Schar kleiner Würmerlien, welche in der Luft herumfliegen, und wenn sie durch den Atem in den Leib eingezogen werden, desselben Geblüt verderben und die Drüsen zersetzen. Wenn sie nun wiederum aus einem so angesteckten Leib herausfliegen und von einem Gesunden aufgenommen werden, wird mit ihnen die Pest fortgepflanzt…«[184]

Die Angst vor der verpesteten Luft und dem Pesthauch hatte während der römischen Pestepidemie im Jahr 1656 die dortigen Seuchenärzte dazu bewogen, sich mit Hilfe einer besonderen Schutzkleidung vor der Ansteckung zu schützen. Sie trugen einen langen, wachsgetränkten Mantel und eine schnabelförmige Maske vor Mund und Nase, in der sich ein mit Essig getränkter Schwamm befand, durch den die Atemluft filtriert werden sollte. Mit dieser grotesken Aufmachung brachten die Seuchenärzte unbeabsichtigt in die Düsternis der Pestzeit ein Fünkchen von Komik, was aus einer zeitgenössischen Karikatur über »Doktor Schnabel« oder »Cigogna« (Storch), wie ihn die Italiener nannten, zu ersehen ist.[185] Den Essig, mit dem man auch Taschentücher benetzte, die man sich beim Betreten von Krankenräumen vor die Nase hielt, versetzte man bald mit Heilkräutern und duftenden Essenzen. Mit solchen »Pestwässern« trieben die Apotheker einen schwungvollen Handel. Ein

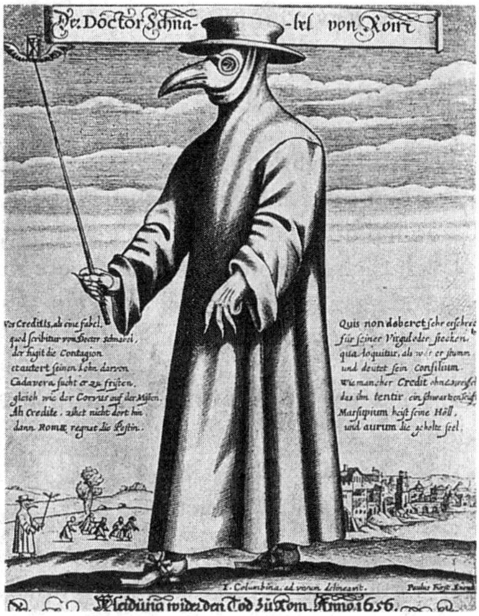
Doctor Schna- -bel von Rom
Kleidung wider den Tod zu Rom. Anno 1656.

Doktor Schnabel, »Also gehen die Doctores Medici daher zu Rom, wenn sie die an der Pest erkrankten Personen besuchen« – vor dem »Pesthauch« geschützt durch eine Maske, deren Schnabel »wohlriechende Spezerey« enthält, eine Brille, ein Kleid aus »gewaxtem Tuch« und Handschuhe. Mit der langen Rute »deuten sie, was man thun und gebrauchen soll« (Kupferstich aus dem Jahr 1656)

solches Pestwasser soll ursprünglich auch das Eau de Cologne gewesen sein, das die italienischen Brüder Johann Baptist und Johann Maria Farina um 1700 in Köln erfunden hatten.[186]

Inmitten des zweiten englisch-niederländischen Seekriegs (1665–1667) wurde London 1665 zum wiederholten Mal von einer schweren Pestepidemie heimgesucht.[187] Über diese Seuche (1665/66), der damals 70 000 der 500 000 Einwohner zum Opfer fielen, berichtet in seinem »geheimen Tagebuch« (»Diary«) der Admiralitätssekretär Samuel Pepys (1633–1703) als Augenzeuge vom Anfang bis zum Ende der Epidemie. Sobald die ersten Krankheitsfälle bekannt wurden, floh der König mit dem Hof aus London. Seinem Beispiel folgten nicht nur die Wohlhabenden, sondern fast auch alle Ärzte.[188] Sogar Sir John Alston, der Präsident des Ärztekollegiums, verließ die Stadt. Eine der ersten Tagebucheintragungen Pepys' bezüglich der Seuche ist eine Notiz vom 7. Juni 1665:

> »Heute habe ich in Drury Lane zwei oder drei Häuser mit einem roten Kreuz an der Tür gesehen und ›Gott erbarme sich unser‹ stand dazugeschrieben – ein trauriger Anblick; das erste Mal, daß ich so etwas gesehen habe.«[189]

Die Kreuzzeichen an den Haustüren, die vor Pestbefall warnten, wurden immer zahlreicher. Es war bislang üblich gewesen, daß jeder Bürger vor seiner eigenen Haustür fegte. Von nun an häuften sich in den engen, unkanalisierten Straßen die Abfälle, die zum Himmel stanken. Notiz vom 15. Juni:

»Die Stadt wird immer ärger verseucht, die Leute fürchten sich. Letzte Woche starben 112 an der Pest, die Woche vorher 43.«

17. Juni:

»Heute nachmittag erschütterte es mich tief, als mein Mietkutscher immer langsamer fuhr, anhielt und abstieg. Er konnte kaum mehr stehen; er klagte, es sei ihm plötzlich sehr schlecht geworden und er könne kaum noch sehen. So stieg ich auch aus und nahm eine andere Kutsche, traurig über den armen Mann und verängstigt, daß er vielleicht ein Pestkranker war – ich hatte ihn nämlich in einem pestverseuchten Stadtteil angehalten – Gott sei uns allen gnädig!«

Unter dem 21. Juni berichtet Pepys von einem richtigen Exodus aus London.

»Mit Pferd und Wagen, mit Sack und Pack verlassen die Londoner ihre Stadt.«

Die Seuche in der britischen Hauptstadt wurde »vor allem eine Pest der armen Leute«.

13. Juli:

»Diese Woche sind mehr als 700 Menschen an der Pest gestorben.«

31. Juli:

»Die Pest greift immer mehr um sich. Letzte Woche starben 1700 oder 1800 Menschen. Gott schütze uns und unsere Freunde und gebe uns Gesundheit!«

10. August:

»Diese Woche starben allein 3000 an der Pest!«

Die Friedhöfe waren überfüllt. Man mußte Massengräber ausheben. Der Totenkarren, auf dem die Leichen wie Mehlsäcke übereinander gestapelt wurden, begann seine nächtlichen Runden durch die Straßen. Einige Zeit hatte man diesem Totenkarren einen Mann mit einer Glocke vorausgeschickt. Das wirkte aber so demoralisierend auf die Bevölkerung, daß man davon absah. Fortan hörte man wieder den vertraut gewordenen Ruf: »Bringt Eure Toten heraus!«

15. August:

»Es war schon dunkel, als ich nach Hause kam. Am Fuße einer Treppe stolperte ich über eine Leiche.«

30. August:

»Traf unseren Gemeindeschreiber Hadley, der mir erzählte, daß in unserer Gemeinde die Pest ständig zunimmt. ›In dieser Woche sind 9 gestorben, ich habe aber weniger eingetragen‹, sagte er – eine üble Praxis, die wahrscheinlich woanders auch geübt wird; deshalb steht es wohl viel schlimmer um uns.«

31. August:

»Jeden Tag kommen traurigere Nachrichten über die Verbreitung der Seuche. In der City starben diese Woche 7496, davon 6102 an der Pest. Man fürchtet jedoch, daß die wahre Zahl bei 10 000 liegt.«

Man unterschlug einen Teil der Todesfälle, um die Bevölkerung nicht mehr zu beunruhigen.

3. September:

»Zog meinen neuen farbigen Seidenanzug an und setzte meine neue Perücke auf. Bin gespannt was wohl für eine Perückenmode kommt, wenn die Pest vorüber ist? Jetzt wagt niemand, Haare zu kaufen, aus Angst, sie könnte von einer Pestleiche stammen.«

7. September:

»Ließ mir die wöchentliche Totenliste geben, darin allein 6978 Pesttote – eine schreckliche Zahl!«

Noch berühmter als die Notizen aus Pepys' Geheimtagebuch ist der Bericht »Journal of the Plague« von Daniel Defoe (1660–1731), dem Verfasser des »Robinson Crusoe«. Doch dieses »Journal« ist kein authentischer Bericht eines Augenzeugen, wie man oft lesen kann. Daniel Defoe war zur Zeit dieser Pestepidemie erst vier Jahre alt. Ob er und seine Familie in London geblieben sind, weiß man nicht genau. Möglicherweise wurde das Kind zu Verwandten aufs Land gebracht. Defoes »Journal« ist erst 1722 erschienen, also 57 Jahre nach jener Schreckenszeit. Defoe verfaßte es, als die Pest in Marseille wütete. Mit Kennerblick hatte er die Gelegenheit erkannt, einen Bestseller über dieses Thema zu schreiben. Dennoch hat er, wie Sticker in seiner Pestmonographie meint, mit »dem fingierten Tagebuch eines Bürgers eine ausgezeichnete Darstellung der Londoner Pest gegeben.«[190]

Noch war die Große Pest in der englischen Metropole nicht ganz erloschen, da zerstörte ein furchtbarer Brand einen großen Teil der Stadt. Das

Feuer begann am 2. September, und bis zum 7. September waren 460 Straßen mit 80 Kirchen (darunter die St.-Pauls-Kathedrale) und 14 000 Häusern, die meisten aus Fachwerk, vollkommen niedergebrannt. Über diese Schreckenstage und das unaufhaltsame Fortschreiten der Feuersbrunst hat Pepys in seinem Geheimtagebuch ausführlich und anschaulich berichtet. So notierte er am 3. September 1666:

»Gegen 3 Uhr früh weckte uns Jane und sagte, sie hätte von der Innenstadt einen hellen Schein beobachtet. Ich sprang von dem Bett... und ging ans Fenster... Später kam Jane und berichtete, daß etwa 300 Häuser abgebrannt wären. Daraufhin... eilte ich zum Tower... und sah von dort, daß... alle Häuser am andern Ende der Brücke in hellen Flammen standen und ein unabsehbar großes Feuer sich zu beiden Seiten der Brücke verbreitete. Der Kommandant des Tower berichtete mir, daß das Feuer... in der Bäckerei in der Pudding Lane entstanden sei... Je dunkler es wurde, desto riesiger schien der Brand zu werden. In Ecken und Türmen, Kirchen und Häusern raste... eine einzige furchtbare, grausame und tödliche Flamme, die man mit der milden Flamme eines gewöhnlichen Feuers überhaupt nicht vergleichen konnte... das Feuer erschien uns wie eine riesenhafte Lohe... die Tränen traten uns bei diesem Anblick in die Augen.«

Dem Großbrand waren über 14 000 Häuser zum Opfer gefallen, fast drei Viertel der im Lauf der Jahrhunderte organisch gewachsenen Stadt. Beim Neuaufbau ersetzte man überall die feuergefährdeten Fachwerkhäuser durch Backsteinbauten. Auf diese Weise hatte man mit einem Schlag zwei Übel beseitigt: die Feuergefahr und die Rattenplage, was zugleich ein Erlöschen der Pest zur Folge hatte. Die späteren irrationalen Interpretationsversuche für das Verschontbleiben der britischen Metropole von Pest und Feuersbrünsten, die den inzwischen eingetretenen städtebaulichen und ökologisch-epidemiologischen Wandel außer acht ließen, hat Bertrand Russell mit seinem köstlichen Humor ad absurdum geführt:

»Nach der Pest (1665) und dem großen Brand Londons (1666) setzte man einen Parlamentsausschuß ein, der die Ursachen dieser Katastrophen untersuchte. Man schrieb sie reichlich allgemein dem Zorn Gottes zu... Der Ausschuß verkündete, was Gott dem Herrn so höchlich mißfiele, seien die Bücher von Thomas Hobbes. Daraufhin wurde die Veröffentlichung seiner Werke in England gesetzlich unterbunden. Das hat sich übrigens glänzend bewährt... nie wieder ist die Pest oder ein großer Brand in London ausgebrochen.«[191]

Anfang 1679 wurde die Pest aus Ungarn, wo sie bereits seit einem Jahr herrschte, nach Wien eingeschleppt und zwar zunächst in die vornehmlich von armen Juden, Trödlern und Lumpenhändlern bewohnte »Leopoldvorstadt«.[192] Da dieses Stadtviertel am tiefsten liegt, soll es auch damals von einer Donauüberschwemmung betroffen gewesen sein, die die Hausratte aus den Kellern in die Wohnung verdrängte.[193] Von dieser grauenvollen Heimsuchung bekommt man ein anschauliches Bild, wenn man die Schriften des zeitgenössischen Arztes Sorbait und des wortgewaltigen Hofpredigers Abraham a Santa Clara vergleicht. So beklagte sich zu Beginn von 1679 der Arzt Sorbait, das »Consilium sanitatis« habe die Warnung seiner Denkschrift, die Pest sei bereits unter den jüdischen Lumpensammlern in Leopoldstadt aufgetaucht, nicht ernstgenommen, obwohl er diese Denkschrift bereits in der Nacht vom 7. zum 8. Januar 1679 verfaßte und sie der am 9. Januar 1679 genehmigten kaiserlichen Infektionsordnung zugrunde gelegt wurde. Voll Bitterkeit erklärte er, Gott würde die Obrigkeit blenden, wenn er ein Land bestrafen wolle.[194] Man war bemüht, die Seuche zu vertuschen, und obwohl in den ärmlichen Vorstädten immer mehr Erkrankungen und Todesfälle vorkamen, sprach man weiterhin beschwichtigend von »hitziger Krankheit«, um die Feste, die man in der kaiserlichen Residenz feierte, nicht zu stören.

Ganz ähnlich schildert die Situation auch Abraham a Santa Clara in seiner Schrift »Merck's Wien«:

> »Erstlich hat der Tod seinen Anfang genommen in der Leopoldstadt, so vor etliche Jahren wegen der schlimmen Inwohner, die Judenstaat genannt war und alldort eine lange Zeit her die Menschen verzehret. Nachgehends ist die Seuche über den Arm der Donau in die anderen Vorstädte geschlichen, so daß anfänglich das Ansehen gewest, als traue sich der Tod nicht in die Residenzstadt, sondern wolle sich mit den Vorstädten befriedigen, solcher Gestalt, daß mehrsten Teils die unsauberen Winkel von diesem Übel angegriffen und nur der gemeine Pöbel dem Tod unter die Sense geraten sei, daß also die Rede gegangen war, der Tod nehme nur die Spreys hinweg, durchseuche die Lumpen- und Bettler-Säck und wolle seinen Hunger mit gemeinem Gesindel-Brot in den Vorstädten stillen.
>
> Noch in dem anbrechenden Monat Julii stund ohnberührte Stadt in höchster Glorie; die schöne Residenz und Burg war wirklich von dem Römischen Kaiser und dessen volksreicher Hofstatt bewohnt, der Adel fast in einer unzählbaren Menge nicht ohne kostbare Pracht presentierte den Hof, von allen Orten und Höfen thaten ab- und zulaufen die eilfertigen Curiere... Alles war in der Stadt in höchstem Wohlstand, nichts mangelte, was zu Lust und Gunst der Welt konnte träumen... Die klingenden Trompeten und allerseits erschallende Music aus der adelichen Palast und Höfen machten immerzu ein solches annehmliches Getös, dass man dafür gehalten, der Himmel muss haben ein Loch bekommen, wodurch die Freuden Metzenweis in die Wiener Stadt gefallen.«[195]

Doch die Seuche, die inzwischen die Elendsviertel verlassen hatte und näherrückte, konnte nicht länger verheimlicht werden. Es wirkte wie ein Blitz aus heiterem Himmel, als bereits im Juli die Zahl der täglichen Todesfälle so groß war, daß die Leichen tagelang unbeerdigt in den Häusern und auf der Straße liegen blieben, weil es weder genügend Leichenknechte noch Totengräber gab.[196]

»O wankelhaftes Glück«, klagte Abraham a Santa Clara, »mitten in gedachtem Monat Julii riss ein die leidige Sucht (Seuche), welche schon lange her unter dem Titel hitziger Krankheit von gewissenlosen Leuten verhüllt, endlich in eine allgemein giftige Contagio ausgebrochen, dass man mit männiglicher Bestürzung gleich hin und her auf freier Gassen todte Körper gefunden, und also die traurige Tragödie öffentlich kundbar geworden…«

Der berühmte Kanzelredner und Augenzeuge dieser tragischen Wandlung von Freud in Leid beschloß seine Darstellung mit einem apokalyptischen Kehraus in Knittelversen, die von seinem Zeitgenossen, dem Volkssänger Max Augustin, stammen könnten:

»Nun it alles aus, es ist Kehraus,
Es ist nichts mehr als Jammer;
Das hat uns gemacht bei Tag und Nacht
Der dürre Rippen-Kramer…

Jetzt ist alls still, man sieht nicht viel,
Grüne, Blau oder Rothe. Man findt dafür früh vor der Tür
Nur Kranke oder Todte.«

Nun war nichts mehr zu verheimlichen. Der kaiserliche Hof floh Hals über Kopf nach Mariazell, dann weiter nach Prag. Die wohlhabenden Bürger flohen scharenweise auf das Land. Es herrschte zunächst eine lähmende Panik.

> »Ganz Wien war nur noch ein großes Lazareth für die noch Lebendigen und ein schrecklich weites Grab für die Verstorbenen. Die Gräber, kaum gemacht, waren gleich gefüllt. Der Tod hielt auf Straßen und Plätzen und in den Häusern reiche Ernte. Gassen und Plätze waren mit Leichen und Leichenkarren gefüllt. Wer flüchten konnte, tat es.«[197]

Nach Sorbait blieben die Leichen tagelang auf den Straßen liegen. Es fehlte an Totengräbern und Siechknechten, obwohl man für einen solchen Dienst den damals enormen Lohn von 12 fl. wöchentlich bot. Schließlich zwang man Schwerverbrecher aus den Gefängnissen zu solchen Diensten. Im August starben täglich 200 Menschen, und die Krankheit tötete die meisten binnen zwölf Stunden. Es fehlte an Ärzten und Krankenwärtern. Der Magistrat ließ durch Trommelschlag in der Stadt zum Dienst der Krankenpflege werben. Doch niemand meldete sich. Die Chirurgen wurden gefesselt zu den Kranken geschleppt.[198] Die Angst vor der Ansteckung war so groß, daß man »Leichen und ganze Haufen der Einrichtung, mit denen der Verstorbene in Berührung gekommen war, durchs Fenster auf die Straßen und Plätze warf, wobei Federn von den Betten wie Schneeflocken in der Luft herumflogen.«[199]

Die Pest mit ihren vielen Opfern veranlaßte allmählich auch die Einrichtung von Krankenanstalten. Wie die Leprahäuser erhielten sie zumeist außerhalb der Stadtmauer ihren Platz. Vielfach waren es scheunenähnliche Notbauten. Über die grauenvollen Zustände in den Wiener Pestlazaretten unterrichtet eindrucksvoll ein Kupferstich aus jener Zeit.[200] Aber es waren immer wieder dieselben Decken und Eimer, die verwendet wurden, und mancher, den man nur als verdächtig in ein Spital einlieferte, wurde gerade dadurch erst ein Opfer der Seuche.[201] Von dem Stadtrat in Wien wurde noch während der Epidemie am Graben eine hölzerne Dreifaltigkeitssäule errichtet; zu dieser wurden Bittgänge abgehalten, um das Erlöschen der Seuche zu erflehen. Anfang September erreichte die Pest ihren Gipfelpunkt, doch schon in der zweiten Hälfte des gleichen Monats begann die Seuche abzuklingen, so daß Kaiser Leopold mit seinem Hof wieder nach Wien zurück-

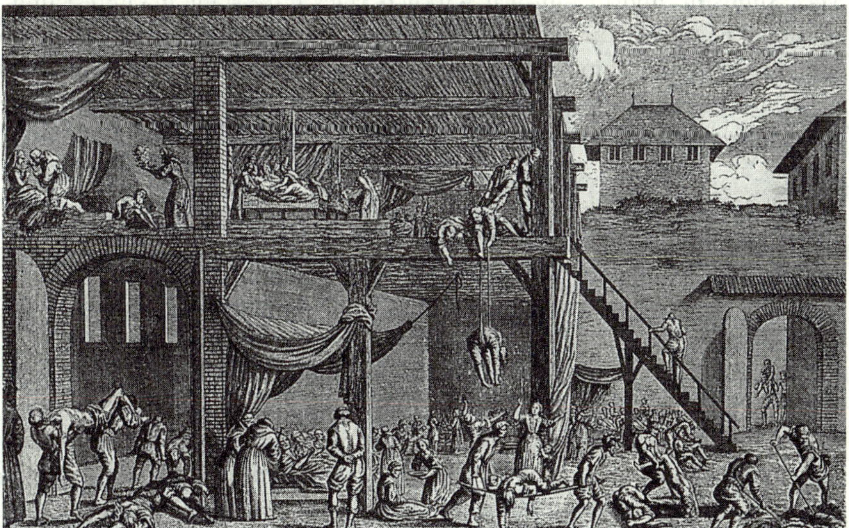

Inneres des Pesthospitals zu Wien. Kupferstich 1679. Wien, Historisches Museum.

kehrte. Am 25. September ließ er ein feierliches Hochamt halten und gelobte der Heiligen Dreifaltigkeit, eine Marmorsäule anstelle der alten hölzernen Pestsäule, die am Graben stand, zu errichten.[202] Dies geschah im Lauf der Jahre 1687 bis 1693. Es ist die riesengroße barocke Pestsäule, die ernst aus dem Häusergewirr auf dem Graben herausragt und heute noch an das furchtbare Pestjahr erinnert.

In der Not, die durch die zahlreichen Ausschreitungen von Sanitätspersonen vermehrt wurde, hatte sich aus den obersten Beamten bereits seit Wochen eine Pestkommission gebildet, an deren Spitze Fürst Ferdinand von Schwarzenberg stand. Dieser hielt streng auf Befolgung der jüngst erlassenen Pestordnung und scheute selbst keine Mühe und Gefahr. Wo es nötig war, griff er selbst ein. So stellte er sich eines Tages mit dem Spaten in der Hand in die Reihe der Totengräber, als er diese widerwillig fand. Gewalttätige und räuberische Siechknechte ließ er kurzerhand aufknüpfen. Die Leute verehrten ihn und nannten ihn den Pestkönig.[203] Am 1. Dezember 1679 wurde der Wiener Lazarettvater an einem Baum bei der Lazarettpforte aufgehängt, weil er neben zahlreichen Unterschlagungen sogar das Brot den kranken Kindern vorenthielt und 246 Kranke zuviel in Rechnung gesetzt hatte. Nach den Aufzeichnungen im Gräflich Harrachschen Archiv fielen der schweren Pestepidemie in Wien innerhalb von elf Monaten (Januar bis November 1679) insgesamt 140 516 Menschen zum Opfer, von denen 50 560 in Lazaretten verschieden.

Während dieser Jahre lebte in Wien der Volkssänger und Dudelsackpfeifer Max Augustin, und für ihn war wirklich »alles hin«; seine gesamte Kundschaft lag nämlich, von der Pest dahingerafft, in den Massengräbern. Eines Abends saß er wieder in seiner Stammschenke »Zum roten Dachl« (Am alten Fleischmarkt) und komponierte mit verzweifelter Selbstironie den noch heute bekannten Gassenhauer:

»O Du lieber Augustin,
S'Geld ist hin, d'Freud ist hin;
O du lieber Augustin,
Alles ist hin.«[204]

Er betrank sich und stolperte auf dem Heimweg, so daß er auf der Straße im tiefen Schlaf liegen blieb. Siechknechte, die die Pestleichen einsammelten, hielten ihn für tot, luden ihn auf den Pestkarren und warfen ihn zusammen mit Pestleichen in eine lange, tiefe Grube. So wäre um ein Haar das Augustinlied, von keinem Menschen gehört, in der Tasche eines Lebenden in einem Massengrab von Pestleichen mit Erde zugeschüttet worden.

»Weil man aber«, heißt es in einem zeitgenössischen Bericht, »die Toten nicht eher mit Erde verschüttete, bis eine Reihe derselben nach der Läng und Breiten völlig voll gewesen, also ist besagter Mensch, nachdem er die ganze Nacht unter den Toten, ohne munter zu werden, geschlaffen, endlich erwacht, nicht wissend, wie ihm geschen oder wie er möge dahin gekommen sein, hat zwar aus der Grube emporsteigen wollen, solches aber wegen der Tiefe nicht zu wege bringen können, daher er auf den Toten so lange rumgestiegen und überaus sehr geschmälet, geschryen und gefragt: Wer ihn dahin müsse gebracht haben?, als endlich die Siechknechte mit einbrechendem Sonnenschein sich mit toten Leuten eingefunden, ihn herausgeholfen haben, so hat ihm dieses Nachtlager auch nicht das Wenigste geschadet«.[205] So wurde Augustin zum ewigen Beispiel für die unverwüstliche Daseinsfreude des Wieners.

Kaum erholten sich die Wiener von dem Schrecken der letzten großen Epidemie, da setzte von Ungarn her schon eine neue Pestwelle ein. Doch aufgrund der bitteren Erfahrungen, die man bei der letzten Pestepidemie gesammelt hatte, wollte man diesmal schärfere seuchenprophylaktische Maßnahmen anwenden. Am 31. Januar 1713 wurde Wien mit einem militärischen Schutzkordon umzogen, und es durften nur noch Personen eingelassen werden, die von den Behörden ihres Heimat- oder letzten Aufenthaltsorts einen »Gesundheitspaß« vorweisen konnten. Doch bereits im Februar gab es in Wien 28 Pestkranke, von denen 16 starben. Häuser, in denen pestverdächtige Personen wohnten, wurden von einem Sanitätsbeamten »gesperrt« und mit einem Kreuz markiert. Wenn sich der Infektionsverdacht bestätigte, kam noch ein weiteres Kreuzzeichen hinzu. Dann durften während der 40tägigen Kontumaz das Haus bzw. die Wohnungen nur von dem zuständigen Beichtvater, Arzt oder Chirurgen betreten werden. An den Eingangstüren der isolierten Häuser wurden verschließbare kleine Öffnungen, »Pestfensterl« oder »Pestguckerl«, angebracht, durch die man Lebensmittel und Briefe für die Eingeschlossenen einschieben konnte. In Innsbruck kann man »Unter den Lauben« heute noch an eisernen Eingangstüren solche »Pestfensterl« sehen. Auch die Apotheken versah man mit ähnlichen Fensterchen, durch die die Rezepte übergeben und die Medikamente empfangen wurden. Befanden sich isolierte Wohnungen in höheren Stockwerken, so wurden Medikamente oder Speisen in einem Korb hochgezogen. Nicht nur der Briefträger hatte einen langen Stab, an dessen Ende sich zur Übergabe des Briefes eine regulierbare Eisenzange befand, sondern auch Priester überreichten im Rahmen einer Notkommunion mittels einer Zange, die am Ende eines langen Stabes befestigt war, die Hostie. Selbst bei der letzten Ölung tauchte man Baumwolle in das geweihte Öl, befestigte den Bausch am Ende eines Stabes und versuchte dann, durch das »Pestfensterchen« das Gesicht des Sterbenden zu erreichen.

Wie in Rom hatten auch in Wien die Pestärzte eine besondere Schutzkleidung mit einer schnabelförmigen Gesichtsmaske. Die Zahl der Kranken und Toten stieg von Monat zu Monat, um dann ab Oktober wieder abzuflauen. Insgesamt waren nach den Bürgerlisten 9565 Menschen erkrankt und 8644 (über 90 Prozent) gestorben.[206] Während dieser Epidemie gelobte Kaiser Karl VI. den Bau einer Kirche zu Ehren des heiligen Karl Borromäus. 1716 begann Johann Bernhard Fischer von Erlach mit dem Bau der Karlskirche in Wien, die erst sein Sohn Josef Emanuel 1737 vollendete. Der Kuppelbau mit antiker Tempelfassade ist flankiert von zwei Triumphsäulen, die mit den sich emporwindenden Reliefs an die Marc-Aurel- oder Trajanssäule in Rom erinnern, zugleich aber auch in Anbetracht der Türkenkriege den Eindruck von zwei schlanken Minaretten erwecken. Der mächtige Kuppelbau ist nach dem Stephansdom der bedeutendste Sakralbau Wiens.

Als die Kaiserlichen nach der gescheiterten Belagerung Wiens (1683) in wenigen Jahren ganz Ungarn und Serbien zurückeroberten, wurden sie von Ludwig XIV. zu einem Zweifrontenkrieg gezwungen, was den Rückzug aus Serbien und die Rückeroberung Belgrads durch die Türken (1690) zur Folge hatte. Mit den abziehenden kaiserlichen Truppen setzte aus Angst vor Repressalien eine Massenauswanderung der serbischen Bevölkerung unter dem Patriarchen von Pécs Arsenije Crnojević, (1690) ein, die in den entvölkerten südlichen Teilen Ungarns und Kroatiens angesiedelt und »zu immerwährender Grenzverteidigung verpflichtet« wurde.[207] Es ist bezeichnend, daß dieses völlig verheerte, menschenleere und auf weite Strecken von Sümpfen bedeckte Ödland in der Wiener Amtssprache als »desertum primum« und »desertum secundum«, also als »Wüste I« und »Wüste II« bezeichnet wurde. Die Kolonisten sollten das Land gleichzeitig als Bauern sanieren[208] und als Soldaten vor ihrem türkischen Erzfeind verteidigen. Keinem Grundherrn untertänig, saßen sie »als des Kaisers Soldaten und als freie Bauern auf freier Scholle«. Das war im Zeitalter der Leibeigenschaft ein einmaliges Privileg.[209] Auch das Prinzip »Cuius regio eius religio« wurde im Grenzland bei den griechisch-orthodoxen Serben nicht angewandt. Infolge dieser politischen und religiösen Privilegien flohen immer mehr Serben über die Grenze in den Schutz des Reiches. Auf diese Weise entstand ein immer verteidigungsbereites Grenzland, das im Süden die von den Türken zurückeroberten Gebiete wirksam abriegelte und somit die nun einsetzenden siegreichen Feldzüge gegen die Türken unter Prinz Eugen wesentlich erleichterte.[210] War doch auf diese Weise bei jedem Vormarsch kaiserlicher Heere deren rechte Flanke verläßlich abgeschirmt. Die »k.u.k. Militärgrenze«, wie sie Jahre später amtlich hieß, muß man sich in ihrer hohen Zeit (besonders im 18. Jahrhundert) als einen sehr breiten, dreißig bis fünfzig Kilometer tiefen Streifen vorstellen, der sich in gewaltigem Bogen von der Adria, von der sogenannten Meergrenze und der kargen Hochebene der Lika entlang der Südgrenze sowohl Kroatiens und Slawoniens als auch Ungarns fast 2000 Kilometer lang bis in die Waldkarpaten der Bukowina hinschwang. Es war die größte Grenzorganisation der Weltgeschichte seit dem römischen Limes, die nicht nur einen nie ernstlich durchbrochenen Wall des Abendlands darstellte, sondern darüber hinaus auch einen Sanitätskordon gegenüber den türkischen Pestregionen bildete. Im Jahr 1710 erließ nämlich die Wiener Regierung das »Pestpatent«, das die »Militärgrenze« mit der Aufgabe der Seuchenprophylaxe betraute. Es wurden drei Bereitschaftsgrade angeordnet. In ungefährdeten Zeiten, wenn die europäische Türkei pestfrei war, hielten 4000 Grenzer die Pestwacht. Meldeten die kaiserlichen Konsuln und Agenten Pestfälle auf dem Balkan, erhöhte sich der Stand des Pestkordons auf 7000 Mann, um bei höchster Gefahr auf 11 000 zu steigen. Zugleich errichtete man an den Grenzübertrittsstellen sogenannte »Kontumazen«, Quarantänestationen für Mensch, Tier und Waren, in denen jeder von jenseits der Grenze Kommende ohne Ansehen der Person, auch wenn es die Botschafter des Kaisers oder anderer Mächte waren, bis zu 40 Tagen festgehalten wurde. Wer an anderen Stellen als den Kontumazen die Grenze überschritt, wurde ohne Anruf erschossen. Ein unbemerktes Durchqueren der jeweils 30 bis 50 Kilometer tiefen, bewachten und bevölkerten Militärgrenze war daher auch für noch so geschickte Schmuggler praktisch unmöglich.[211] So hat die Militärgrenze mit dazu beigetragen, daß die Pest seit dem 18. Jahrhundert auf dem Landweg aus der Türkei nicht mehr ins Abendland eingeschleppt wurde.

Es vergingen kaum sieben Jahre nach der Pest in Wien, da wurde die Seuche abermals aus der Türkei eingeschleppt, aber diesmal nicht auf dem Land-, sondern auf dem Seeweg, und zwar nach Marseille. Es ist bekannt, daß in Hafenstädten des Osmanischen Reiches fremden Schiffskapitänen, die dort Waren eingekauft hatten, auch dann »reine Gesundheitspässe« ausgestellt wurden, wenn die Stadt verseucht war.[212] Wehe dem einheimischen Arzt, der es in solchen Fällen gewagt hätte, die Pest zu erwähnen. So erhielt der Marseiller Kapitän Chataud in der syrischen Hafenstadt Seyde, wo er große Mengen von Seide und Wollstoffen besorgt hatte, reine Gesundheitspässe, obwohl in der Stadt die Pest herrschte. Auf dem Rückweg mußte er noch Tripolis und Zypern berühren, beide Regionen waren ebenfalls verseucht, doch überall attestierte man ihm Pestfreiheit.

Am 25. Mai 1720 war die »Le Grand Saint-Antoine«, das Schiff einer Marseiller Reederei, vor dem Heimathafen erschienen. Es wurde von seinen Eignern schon dringend zurückerwartet, weil es Waren aus dem Orient für die bevorstehende Messe in Beaucaire an Bord hatte. Obwohl der redliche Capitain Chataud über drei reine Gesundheitspässe aus Seyde, Tripolis und

Zypern verfügte, erklärte er der Gesundheitsbehörde, daß er unterwegs sieben Leute seiner Besatzung verloren habe, und wies auf ein Zeugnis des verstorbenen Chirurgen hin, dem die ersten Fälle pestverdächtig erschienen waren. Dieses Zeugnis verschwand in der Folge und wurde in den öffentlichen Akten unterdrückt. Der Gesundheitsrat erklärte das Schiff für unverdächtig und ließ die Ladung im Hafen löschen, anstatt eine Quarantänisierung auf der Insel Jarre vor dem Hafen anzuordnen, wie sie nach den geltenden Bestimmungen für jedes verdächtige Schiff obligat war, um dort die Waren lüften zu lassen. Am 27. Mai, zwei Tage nach der Ankunft des Kapitäns Chataud, starb einer seiner Matrosen. Man brachte die Leiche in das Hafenhospital und ließ sie von dem Chirurgen besichtigen. Die Willfährigkeit dieses Mannes gegenüber den Behörden ließ die Todesursache im dunkeln. Am 12. Juni starb der Quarantänebeamte, der an Bord gewesen war, dann am 23. ein Schiffsjunge und schon vorher zwei Packträger, die die Baumwolle und die Seidenballen gelöscht hatten. Von den inzwischen eingeschlossenen Gepäckträgern des Schiffes erkrankten am 7. Juli zwei, ein dritter am 8. Juli mit Achselbubonen. Der Chirurg leugnete auch jetzt noch die Pest, bis er selbst daran erkrankte und mit seinen drei Patienten am 9. Juli starb.[213]

In seiner Bestürzung ordnete der Magistrat an, alle Waren nach der Insel Jarre zu bringen, wohl in der Hoffnung, sie dort mit Ausräuchern und Auslüften zu retten. Aber der königliche Gesundheitsrat befahl, daß alle Waren auf Jarre zu verbrennen seien. Das Ergebnis war, daß Teile der Ladung herausgeschmuggelt wurden. Bald starben in der Stadt mehrere Personen an Bubonen. Ende Juli stieg die Zahl der Opfer derart an, daß die Leichenträger nicht mehr nachkommen konnten. Am 1. August zählte man hundert Tote. In der ersten Augusthälfte stieg die tägliche Todesziffer auf 300 bis 400. Mitte des Monats bestätigten aus Montpellier gerufene Ärzte, daß es sich tatsächlich um die Pest handle. Doch in einer schönfärberischen Bekanntmachung des Magistrats sprach man nur von einem »bösartig ansteckenden Fieber«.[214]

Die meisten Reichen hatten die Stadt längst verlassen. Auch die Polizeioffiziere, die Hospitalverwalter, die Apotheker und Hebammen, die Richter, Notare und Kanoniker waren geflohen. Das entsetzte Volk wollte ebenfalls die Stadt verlassen, doch die benachbarten Städte hatten über Marseille die Sperre verhängt. Inzwischen breitete sich das Übel vom Hafenviertel allmählich über alle Stadtteile aus. Die tägliche Todesziffer erreichte Anfang September die Zahl von 1000. Die Straßen waren mit Leichen bedeckt. In den Kirchen, auf den Plätzen, auf den Wegen lagen schwarze, blaue, grüne halbverweste Kadaver, den Hunden zum Fraß. Dazwischen wankten Sterbende, irrten verlassene und verwaiste Kinder. Mitte September war die

Place de la Tourette ein einziges Totenfeld, auf dem sich seit mehreren Tagen zweitausend verwesende Leichname häuften. Ein furchtbarer Gestank machte den Aufenthalt in der Stadt zur Qual. Das mittellose Volk war dem Mangel, der Habgier und Unmenschlichkeit roher Gewaltknechte überlassen, die Lebende und Tote plünderten, Mädchen und Frauen vergewaltigten und sogar weibliche Leichen schändeten. Von 698 Galeerensträflingen, die zum Wegschaffen der Leichen angestellt wurden, waren bald nur noch 241 übrig. Die anderen waren der Pest erlegen oder vor ihr geflohen.[215]

Die ganze Bürgerschaft wäre dem Untergang geweiht gewesen, wenn nicht der Gouverneur de Langeron und der Bischof de Belsunce mit den Geistlichen und Ärzten ausgeharrt und unter wahrhaft opfermütigen Anstrengungen Tag für Tag durch die Straßen und Häuser gezogen wären, um die Ordnung aufrechtzuerhalten und die Not zu lindern, an der nicht zuletzt habgierige Geschäftemacher mit ihrer gewissenlosen Vertuschungspolitik schuld waren.[216] Es starben 250 Priester und 35 Ärzte, obwohl sich die meisten von letzteren durch schnabelartige Masken (mit essenzgetränkten Schwämmen) vor dem vermeintlichen Miasma zu schützen versuchten.

Die Bagatellisierungsversuche der Marseiller Behörde hoben sich besonders kraß von den Ansichten des Medizinprofessors Deidier aus Montpellier ab, der der erwähnten Ärztekommission angehörte und der damals erstmalig durch Tierversuche die Übertragbarkeit der Pest nachgewiesen hatte. Als Versuchstiere benutzte er Hunde, da diese seit der großen Londoner Pestepidemie als besonders empfänglich galten. Zur Übertragung des vermeintlichen Pesterregers (»Vermi pestilentiels«) im Tierversuch bediente sich Deidier allerdings nicht des Buboneneiters, der für ihn im Sinn des »pus bonum« bereits als ein »Anzeichen der Heilung« galt, sondern der Galle von Pestleichen (deren Sektionsbefund stets beschrieben ist). Deidiers Versuche sind bis ins Detail so logisch durchdacht, daß sie heute noch faszinieren. Von den Versuchsreihen möchte ich drei besonders hervorheben: die 1., bei der eine orale, die 2., bei der eine subkutane, und die 3., bei der eine intravenöse Infektion der Hunde erfolgte.[217] In der ersten Versuchsreihe (IX) wurden zwei Hunde nach der Verfütterung von Galle vorübergehend krank. Als man sie später mit kranken Hunden zusammensperrte, blieben sie gesund. In der 2. Versuchsreihe (I) erfolgte die Infektion der Hautwunden mehrerer Hunde mit Galle. Mit Ausnahme eines Tieres verendeten sie nach 3 bis 4 Tagen mit Bubonen, Karbunkeln und gangränösen Entzündungen der Eingeweide. In einer 3. Versuchsreihe wurde jeweils mehreren Tieren Galle in die Vena jugularis (III) bzw. in die Vena cruralis eingespritzt. In beiden Fällen Bubonen am 3. Tag und Tod nach 4 Tagen. Von den im Experiment typisch eingegangenen Tieren wurden jeweils weitere Hunde intravenös mit Hundegalle infiziert (VII). In allen Fällen erfolgte der Tod nach 3 bis

4 Tagen mit Bubonen und Gangrän der Injektionsstelle. Galle von diesen Hunden, anderen injiziert, brachte dieselben Wirkungen hervor (VIII).

Deidier veröffentlichte seine Experimente unter dem Titel: »Expériences sur la bile et les cadavres des pestiférés faites par Antoine Deidier, Zuric en Suisse 1722.«[218] Zugleich bat er den Züricher Naturforscher Johann Jacob Scheuchzer (1672–1733) um Begutachtung seiner Arbeit, der aber die Bedeutung dieser Versuche überhaupt nicht begriff. Das einzige Echo dieser Versuche war ein 1726 in Paris veröffentlichtes satirisches Buch, in dem die für verschiedene Krankheitssymptome in Betracht kommenden Würmer als »Ohnmachtler«, »Leibkneifler«, »Schwärmler«, »Tränenfistler«, »Wollüstler«, »Durchläufler« bezeichnet und abgebildet wurden, wodurch man die ganze Richtung lächerlich zu machen suchte (Systeme d'un médicin anglois sur la cause de toutes les espèces de maladies, Paris 1726).

Die Pest von Marseille samt der von ihr ausgehenden Verseuchung von Toulon und der Provence war praktisch die letzte bedeutende Pestepidemie des Abendlands. Am plötzlichen Erlöschen der Pest in Europa, das zunächst so rätselhaft erschien, dürften mehrere Faktoren beteiligt gewesen sein: Seit dem 17. Jahrhundert ging man in vielen europäischen Ländern vom Fachwerk zum Steinbau über. So wurden in Amsterdam seit dem 17. Jahrhundert alle Neubauten aus Backstein errichtet. Als in Paris am 27. April 1718 bei einer Feuersbrunst am Petit Pont »die Holzhäuser lichterloh wie ein großer Kalkbrennofen loderten«, wirkten die wenigen Steinhäuser als unüberspringbare Schutzdämme gegen die Feuerflut. »Dank dem sehr solide gebauten Petit Châlet«, bemerkte E. J. F. Barbier in seinem »Journal«, »blieb die Rue de la Galande vor dem Feuer verschont.« Von nun an wurden in Paris nur steinerne Bauten mit Dachziegeln errichtet. Auch in der Provinz ersetzte der Steinbau immer mehr das Fachwerk. Ähnliches geschah auch in Deutschland, wo während der permanenten Kriege im 17. Jahrhundert viele Städte in Flammen aufgegangen waren. Die Brände der betreffenden Städte (wie Magdeburg, Heidelberg, Ratzeburg) waren um so verheerender, als in ihnen seit dem Mittelalter die Fachwerkhäuser überwogen. Sie breiteten sich um so schneller aus, da die engen und winkeligen Gassen bei fehlender Wasserleitung Löschversuche aussichtslos machten. Der ewigen Stadtbrände überdrüssig, wurde in Deutschland nach dem Dreißigjährigen Krieg von den Landesfürsten und Magistraten vielerorts angeordnet, daß beim Neuaufbau oder bei Neubauten nur noch Steine oder Ziegelsteine benutzt werden dürften. So begann im Schatten des theatralisch-architektonischen Barocktrubels in aller Stille eine der wichtigsten städtehygienischen Umwälzungen: der Übergang vom Holz- zum Steinbau. Auf diese Weise entzog man den Ratten ihre Niststätten und hatte damit zugleich eine der wesentlichsten seuchenprophylaktischen Maßnahmen der Neuzeit getroffen. In dem Maße, wie beim Neuaufbau das Holzhaus durch das Steinhaus verdrängt wurde, ging auch die Pest als eine städtische Seuche zurück.

Das Erlöschen der Pest in Europa wird auch mit der Änderung der europäischen Nagetierfauna in Zusammenhang gebracht. Im Oktober 1727 durchschwammen nach einem Erdbeben, wie Pallas in seiner »Zoographica Rosso-Asiatica« (1831) berichtet, große Heere von Wanderratten bei Astrachan die Wolga und verbreiteten sich immer weiter westwärts, wobei sie die kleinere und weniger menschenscheue Hausratte, die Hauptträgerin der Pest, vielerorts verdrängten. Die Wanderratte gelangte wahrscheinlich mit Schiffen bereits 1728 nach England und wurde dort wegen der Unbeliebtheit des neuen Herrscherhauses »Hannoversche Ratte« genannt.

Auch im Seuchengeschehen der Napoleonischen Feldzüge spielte die Pest einmal eine entscheidende Rolle, aber nicht in Europa. Nach dem Frieden von Campo Formio, mit dem Napoleon Bonaparte seinen triumphalen ersten Italienfeldzug beendete, plante er eine Expedition nach Ägypten, um England, den gefährlichsten Gegner der jungen Republik, an einer besonders empfindlichen Stelle zu treffen und Frankreich eine starke Stellung auf dem Weg nach Ostindien zu schaffen.[219] Vielleicht waren die heimischen Machthaber des Direktoriums insgeheim sogar froh darüber, daß man auf diese Weise den so populär und gefährlich gewordenen ehrgeizigen Helden für eine Zeit aus Frankreich loswerden konnte. Unter strengster Geheimhaltung wurden alle Vorbereitungen des ungeheuren Wagnisses getroffen. Am 19. Mai 1798 schiffte sich Bonaparte mit seinem Heer von 40 000 Mann und einem Stab von erprobtesten Offizieren und sorgfältig ausgesuchten Ärzten, Technikern, Gelehrten und Künstlern in Toulon ein. Es gelang ihm, dem englischen Geschwader des Admirals Nelson zu entkommen und wohlbehalten auf der Reede von Alexandrien zu landen. Auf dem Marsch nach Kairo stieß er bei den Pyramiden auf die gefürchtete Reiterei der Mamelucken, deren wütende, doch undisziplinierte Anstürme an den Karrees der französischen Grenadiere zerschellten. In wilder Flucht suchten die Überlebenden zu entkommen. Vor Bonaparte lag Ägypten: Doch in Kairo erreichte ihn die Hiobsbotschaft, Nelson habe nach langem Suchen die französische Flotte auf der Reede von Abukir, unweit von Alexandria, endlich aufgespürt und am 1. August vernichtet. Damit war Bonaparte und seinem Heer die Verbindung mit der Heimat abgeschnitten. »Die Brücken waren abgebrochen, es gab kein Zurück mehr.« Eigentlich wollte er mit seinem Expeditionsheer in Ägypten eine französische Kolonie gründen, im Herbst aber schon zurück sein und in den langen Nächten des Oktober oder November von der Kanalküste die Invasion Englands persönlich durchführen. Er hoffte, durch die Besetzung Ägyptens einen wesentlichen Teil der englischen Flotte im Mittelmeer festhalten zu können. Da ihm der Rückweg nach Frankreich abgeschnitten war, entschloß er sich, den Hauptteil seines Heeres – etwa 35 000 Mann – auf dem Landweg in die Heimat zurückzuführen. Er lag ganze Tage lang vor ausgebreiteten Landkarten auf dem Fußboden und maß den Weg nach Konstantinopel mit dem Zirkel ab. Er wollte nach Syrien vorrücken, die Christen des Libanon aufwiegeln, auf Konstantinopel marschieren und von dort nach Wien, um die Österreicher im Rücken anzugreifen.[220]

Unter ungeheuren Strapazen begann Bonaparte im Februar 1799 mit dem Vormarsch nach Syrien. Im März eroberte er Gaza und bald danach Jaffa. Bereits nach Gaza gesellte sich zu den beiden Krankheiten (Ruhr und Trachom), an denen das Heer seit dem Betreten ägyptischen Bodens zu leiden hatte, noch ein weiteres, viel gefährlicheres Übel: die Pest.[221] Um die demoralisierende Wirkung dieser Seuche auf die Truppe zu vermeiden, sollte

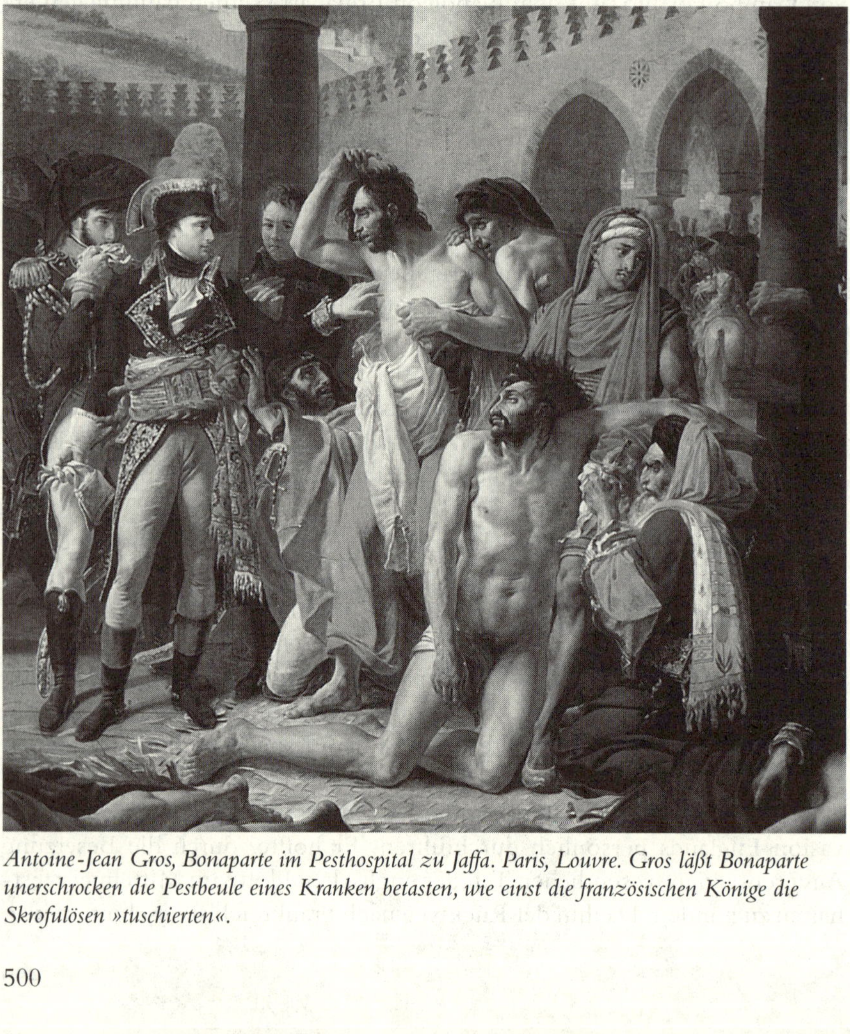

Antoine-Jean Gros, Bonaparte im Pesthospital zu Jaffa. Paris, Louvre. Gros läßt Bonaparte unerschrocken die Pestbeule eines Kranken betasten, wie einst die französischen Könige die Skrofulösen »tuschierten«.

nach einer Anordnung Bonapartes die Krankheit nicht mit ihrem Namen genannt werden.[222] Vor allem wollte er den Soldaten die Angst vor der Ansteckungsgefahr nehmen. Daher besuchte er am 11. März das Pestlazarett in Jaffa und unterhielt sich lange mit den Kranken, die er zu trösten versuchte. Einmal soll er sogar geholfen haben, einen Pestkranken von einem Bett auf ein anderes zu tragen, um den Soldaten zu beweisen, daß die Krankheit gar nicht so gefährlich sei, wie man glaubte. In Wirklichkeit wußte er sehr genau, wie ansteckend die Seuche ist. Auch das kaltblütige Beispiel der beiden führenden Ärzte Larrey und Desgenettes, die vielen Hunderten von Kranken Beistand geleistet hatten, wirkte beruhigend auf die Soldaten.

Larrey, der sich der Ansteckungsgefahr bewußt war, gab seinen Chirurgen und Ärzten genaue Verhaltensmaßregeln. Er schrieb für sie und das Pflegepersonal eine Kleidung aus Wachstuch oder gummiertem Taft vor. An den Füßen trugen sie mit Terpentin gefirnißte Sandalen oder Holzschuhe. Gesicht und Hände waren so häufig wie möglich mit Essigwasser zu waschen. Im Sinn der Miasmalehre warnte er vor einem längeren Aufenthalt in den schlecht gelüfteten Sälen der Pestkranken. Bei Eingriffen (Öffnen von Pestbeulen) oder Verbandwechsel, was möglichst schnell zu erfolgen hatte, mußten Ärzte und Pfleger essiggetränkten Atemschutz tragen. Alte Verbände und Scharpie waren sofort zu verbrennen, Instrumente zu waschen und in der Sonne zu trocknen. Vor dem Verlassen des Hospitals mußten Ärzte und Pfleger Kleidung und Wäsche wechseln und die der Luft ausgesetzten Körperteile mit Essigwasser waschen. Immer wieder forderte Larrey größte körperliche Sauberkeit von Ärzten und Pflegepersonal. Da es den Einheimischen aufgefallen war, daß die Ölkrugträger von der Pest verschont blieben, empfahlen Larrey und Desgenettes prophylaktische Öleinreibungen.[223] Auf Larreys Anregung erging der Befehl an die Mannschaften, daß sie niemals Kleider von Kranken anziehen dürften. Auch sollten sie alle Kleidungsstücke, wie Turbane und Burnusse, die sie als Souvenirs von Einheimischen erworben hatten, umgehend verbrennen.[224]

Die Situation verschlimmerte sich noch, als Bonaparte das von den Kreuzrittern her bekannte Akkon (St. Jean d'Arc) erreichte, das von dem Emigranten Phélippeaux, einem seiner ehemaligen Kameraden aus Brienne, verteidigt wurde. Ohne schwere Artillerie waren die starken Festungsmauern nicht zu brechen. Während der Belagerung vom 19. März bis 10. Mai 1799 verlor Bonaparte fast die Hälfte seiner Armee an Ruhr, Pest und Malaria. Als er dann auch noch erfuhr, der englische Kommodore Sydney Smith habe den für ihn bestimmten Artillerietransport auf offener See abgefangen, so daß nun seine eigenen Geschütze aus der Festung gegen ihn gerichtet würden, brach er die Belagerung ab und trat den Rückmarsch nach Ägypten durch die glühende Wüste Syriens an.

Als man auf dem Rückzug nach Jaffa kam, besuchte Bonaparte abermals das Pesthospital. Der französische Maler Antoine-Jean Gros (1771–1835), der später diese Szene in einem Gemälde glorifizieren sollte, schilderte auf einer ersten Skizze Napoleon, wie er die Leiche eines Pestkranken aufzurichten versucht. Das endgültige Bild zeigt den jungen General, wie er unerschrocken mit nackter Hand die Pestbeule in der Achselgegend eines Kranken berührt, woran ihn der Armeearzt Desgenettes zu hindern versucht. Links hinter Napoleon hält sich ein Offizier seiner Begleitung, blaß vor Furcht, ängstlich ein Taschentuch vor Mund und Nase. Man blickt in die Säulenhalle des Hospitalhofs, der von Pestkranken überfüllt ist. Die Sonne beleuchtet die gedrängte Gruppe, in deren Mitte der jugendliche Heerführer den Umstehenden zu beweisen versucht, daß man durch Mut die Ansteckungsgefahr zu überwinden vermag. Übrigens soll Bonaparte anläßlich dieses Hospitalbesuchs Desgenettes empfohlen haben, etwa fünfzig nicht transportfähige Pestkranke, die ihm der Arzt als unrettbar bezeichnete, mit massiven Opiumdosen einzuschläfern, damit sie nicht den Krummsäbeln der ihnen folgenden Türken zum Opfer fallen sollten.[225] Doch Desgenettes lehnte das Ansinnen mit dem Bemerken ab, sein Beruf bestünde darin, die Menschen zu heilen und nicht zu töten.

Am 15. Juni traf Bonaparte mit den Resten seiner Armee wieder in Kairo ein. Er kam gerade noch rechtzeitig, denn wenige Tage später landeten bei Abukir starke türkische Einheiten, von Sydney Smith gedeckt. Mit nur 6000 Mann griff Bonaparte dieses dreifach stärkere Heer am 25. Juli 1799 an und vernichtete es vollkommen. Aus Zeitungen, die Smith in seine Hände gelangen ließ, erfuhr er den schlimmen Gang des zweiten Koalitionskriegs. Frankreich schwebte am Rand des Abgrunds. Die Rheinarmee war geschlagen, die italienische desgleichen. Italien, sein Italien war verloren! Nach Besiegung der Türken brach unter den Franzosen abermals die Pest aus, der 389 Soldaten zum Opfer fielen (Larrey, di Wolmar).

In Anbetracht der kritischen Situation in Frankreich entschied sich nun Bonaparte heimzukehren. Am 18. August übergab er den Oberbefehl General Kleber, reiste heimlich von Kairo ab und schiffte sich am 23. August mit 500 Begleitern in Alexandrien ein. Umlauert von der englischen Flotte, hatte er bei der Heimfahrt doppeltes Glück. Einmal entging er bei Sizilien mit knapper Not der Gefangennahme durch einen britischen Kreuzer, und andererseits mußte er der englischen Kriegsschiffe wegen Kurs auf Fréjus nehmen, wo er am 9. Oktober 1799 unter Mißachtung der verhängten Quarantäne das Land betrat.[226] Wäre er nämlich, wie beabsichtigt, in Toulon gelandet, so hätten ihn, da er aus einem »Pestlande« kam, die dortigen strengen Hafenbehörden zweifellos sofort in Quarantäne genommen. So aber konnte er gleich nach Paris weiterfahren und am 18. Brumaire (am 9. November 1799) die Macht an sich reißen.[227]

1804 kam es unter Karadjordje zu dem großen serbischen Aufstand gegen die Janitscharen, der von den Russen unterstützt wurde. Als Napoleon 1812 in Rußland einfiel, blieb die russische Hilfe aus, und der serbische Aufstand brach 1813 zusammen. Im selben Jahr herrschte in Konstantinopel eine schwere Pestepidemie, die nach allen Richtungen verschleppt wurde, auch nach dem Balkan. Mit türkischen Truppen kam sie 1814 nach Belgrad, wo etwa 4000 Menschen starben. In der Umgebung von Belgrad starben etwa 12 000 Personen. Mit türkischen Truppen aus Konstantinopel kam die Pest auch nach Bosnien, wo sie besonders in Sarajewo und Mostar wütete.

Bis um die Mitte des 19. Jahrhunderts gab es in den noch zur Türkei gehörenden Balkangebieten, wie in Bosnien und großen Teilen Serbiens, von Zeit zu Zeit kleinere oder größere Pestausbrüche. Dabei waren die Verluste unter der moslemischen Bevölkerung fast stets bedeutend höher als unter den Christen und Juden, was zweifellos auf jenes Gebot des Propheten Mohammed zurückgeht, wonach man den befallenen Ort nicht verlassen soll, was von den fatalistischen Moslems streng befolgt wurde, während alle übrigen die Flucht ergriffen. In solchen Zeiten wagten es die Serben nicht, die Pest bei ihrem wahren Namen zu nennen. Statt »Kuga« nannten sie sie beschwichtigend »Kuma« (Gevatterin). Da damals von dem überwiegend von Moslems bewohnten Sarajewo ein reger Kontakt mit Konstantinopel bestand, wurde die Pest sehr häufig aus der türkischen in die bosnische Hauptstadt verschleppt. Daher auch die bosnische Redensart: »Fehlt nicht, wie die Pest in Sarajewo.«

Da die Janitscharen, einst eine äußerst disziplinierte Elitetruppe des türkischen Heeres, seit dem 17. Jahrhundert immer eigenmächtiger wurden und mehrmals revoltierten, wobei sie sechs Sultane stürzten, entschloß sich der energische Sultan Mahmud II. (1808–1839) »diese gefährliche Pest auszumerzen«. 1826 ließ er die in Konstantinopel kasernierten Janitscharen auf dem Roßplatz (»At Maidan«) einschließen und erbarmungslos zusammenkartätschen. Es war der Platz des alten byzantinischen Hippodroms, wo Belisar 532 unter Justinian den Nike-Aufstand in Blut erstickte. Da Mahmud das türkische Heer nach preußischem Vorbild reformieren wollte, wandte er sich an Berlin. 1835 erhielt der preußische Generalstabsoffizier Moltke, der spätere Feldmarschall, ein dreijähriges Kommando in die Türkei, um dort als militärischer Berater an der Reformierung der türkischen Armee mitzuwirken. Bereits 1837 erlebte er in Konstantinopel eine schwere Pestepidemie. In einem Brief vom 22. Februar 1837 aus Konstantinopel schrieb er an seine Mutter über das Seuchengeschehen und das fatalistische Verhalten der Moslems:

»In einer Batterie, nicht weit von hier, hatte man ein Hospital für Pestkranke eingerichtet; fast zwei Drittel des Bataillons der Besatzung sind gestorben. Mehr als einmal begegnete ich den Soldaten, welche soeben einen Kameraden eingescharrt, das Leichentuch über die Schulter geschlagen, harmlos singend nach Hause schlenderten. Dort theilten sie die Erbschaft des Verblichenen unter sich und waren sehr vergnügt über eine Jacke oder ein paar Beinkleider, die ihnen mit größter Wahrscheinlichkeit binnen dreimal vierundzwanzig Stunden den Tod brachten. Die furchtbare Sterblichkeit, die täglich sich erneuernden Beispiele, die offen daliegenden Beweise der Ansteckung, nichts entreißt diesen Leuten ihren Glauben: ›Allah kerim‹ – Gott ist barmherzig – und dem Kismet ist nicht zu entgehen.«[228]

Von seuchenprophylaktischen Maßnahmen keine Spur:

»Die Hamal oder Lastträger tragen die Kranken auf ihrem Rücken in die Spitäler und die Todten aus den Spitälern in die Grube, in die sie ohne Sarg hineingelegt werden; dann schüttet man höchstens zwei Fuß Erde über den Leichnam, und der Muezzim ruft dreimal den Namen des Todten, oder wenn er ihn nicht kennt, Sohn des Adam, und ermahnt ihn, geradesweges ins Paradies zu gehen. Zuweilen scharren die Hunde des Nachts den Leichnam wieder aus. Die Begräbnisplätze sehen aus wie frisch geackertes Feld…«[229]

Im Sinn unserer Redensart: »Male den Teufel nicht an die Wand, damit er nicht erscheint«, verhielten sich auch die Moslems:

»Solange der Türke sie nicht hat, sucht er sie gänzlich zu ignorieren. Er spricht den Namen ›Jumurdschak‹ (Pest) nicht aus, sondern sagt höchstens ›Chastalik‹ (die Krankheit), denn das Übel bei seinem Namen nennen, heißt es herbeirufen.«[230]

Ohne von der Überträgerrolle der Rattenflöhe auch nur das Geringste zu ahnen, praktizierte Moltke die damals wohl vernünftigste Art der Prophylaxe:

»Während der diesjährigen Pest, der heftigsten, die seit einem Vierteljahrhundert hier gewüthet, bin ich ganze Tage in den engsten Winkeln der Stadt und der Vorstädte umhergegangen, bin in die Spitäler selbst eingetreten, gewöhnlich umgeben von Neugierigen, bin Todten und Sterbenden begegnet und lebe der Überzeugung, mich einer sehr geringen Gefahr ausgesetzt zu haben. Das große Arcanum ist Reinlichkeit; sobald ich nach Hause kam, wechselte ich von Kopf bis Fuß Wäsche und Kleider, und letztere blieben die Nacht durch im offenen Fenster aufgehängt.«[231]

»Wie sehr überhaupt die einfachste Vorsicht schützt, dies beweist die geringe

Zahl von Opfern, welche die Pest unter der fränkischen (ausländischen) Bevölkerung dahinrafft, indes die Türken und die Rajah (arme christliche Bevölkerung) zu Tausenden sterben. Trotz der großen Verbreitung und Bösartigkeit der diesjährigen Pest, die seit 1812 ihresgleichen nicht gehabt hat, sind etwa acht oder zwölf fränkische Familien heimgesucht worden, und dann waren es fast immer die Domestiken und die Kinder.«[232]

Bei der Epidemie im Jahr 1836 starben in Konstantinopel etwa 80 000 Menschen, bei der von Moltke erwähnten Epidemie von 1812 betrug die Zahl der Pestopfer in der osmanischen Metropole 150 000.[233] Die Türken waren von der Gefährlichkeit des Verkehrs mit Pestkranken nicht zu überzeugen, und ihr Glaube an das vorbestimmte Schicksal hinderte sie, Vorsichtsmaßnahmen zu treffen. Traf sie Krankheit und Tod, so hatte Allah es gewollt. Die Furcht vor der Ansteckung war den Moslems ganz unbekannt; sie besuchten die Pestkranken und begleiteten die Leichen in Pestzeiten wie sonst.

Für den Epidemiologen ist besonders Moltkes Brief vom 23. Dezember 1836 über »Feuerbrünste und Bauart der Häuser« sehr aufschlußreich. Die von ihm geschilderte Bauart bietet der Hausratte ideale Nistplätze. Da auch große Teile des Serails so gebaut waren, ist es kein Wunder, daß die Pest dort immer wieder auftrat.

»Die Häuser in diesem Lande sind überall von Holz, selbst die großen Palais des Sultans sind eigentlich nur weitläufige Bretterbuden. Man errichtet auf einer steinernen Substruktion ein schwaches, oft sehr hohes Gerüst aus dünnen Balken, bekleidet es mit Brettern, die inwendig mit Mörtel überzogen werden, bedeckt das Dach mit Ziegeln, und in wenigen Tagen steht ein großes Haus da.«

»Aber man begreift auch die ganze Wuth der Feuersbrünste, wo Tausende, man möchte sagen aus Schwefelhölzern erbaute Häuser, dicht und unregelmäßig aneinander gedrängt, einen Flächenraum von einer Quadratmeile bedekken. An Löschen ist hier fast gar nicht zu denken, nur schnelles Niederreißen von Häusern auf weite Entfernung setzt dem verheerenden Elemente eine schwache Schranke, indem es ihm seine Nahrung entzieht. Ein starker Wind aber vereitelt alle diese Anstrengungen; selten gelingt es den Bewohnern, auch nur einen Theil ihrer Habe in die nächsten Moscheen zu flüchten; oft ist es kaum möglich, das Leben zu retten. Die Häuser sind schmal und hoch, die Treppen eng und elend. Mitten in der Nacht schreckt der Ruf: ›Gjangon-var‹ – ›Es ist Feuer!‹ – die Einwohner aus dem Schlaf; kaum raffen sie das Nothwendigste zusammen, so finden sie schon ihre Straße brennend ...«

»Ebenso furchtbar wie die Feuersbrünste hier sind, so leicht werden sie verursacht, besonders des Winters. Oefen gibt es nur in einigen Wohnungen der

Franken; die Türken, Armenier und Griechen bedienen sich der Kohlenbekken (Mangal), welche auf dem Fußteppich, oft unter die mit Decken belegten Tische (Tandur) gestellt werden. Nun begreift man, daß die geringste Nachlässigkeit eine Feuersbrunst erzeugen kann.«[234]

Da die von Moltke geschilderte Bauart der Häuser in der ganzen Türkei üblich war, war die Pest allgemein verbreitet, worüber Moltke in einem weiteren Brief vom 27. Februar berichtet, wobei er auch auf die seuchenprophylaktische Wirkung der Militärgrenze hinweist, die er treffend als »europäische Quarantäne« umschreibt:

»Die europäische Quarantäne scheidet Länder, in welchen die Pest nicht existiert von Ländern, wo sie nie aufhört. Eine mehr als hundertjährige Erfahrung zeigt, daß Europa, indem es bis zu einem gewissen Grade den Verkehr mit dem Orient beschränkt, von der Plage frei bleibt; in der Türkei zeigt sie sich an tausend verschiedenen Orten. Die Witterung, große Kälte und Ursachen, die noch gar nicht ermittelt sind, ersticken zuweilen die Flamme, aber sie glimmt unter der Asche fort und lodert stets wieder auf, sei es in Trapezunt oder Kairo, in Adrianopel oder Alexandrien, in Saloniki, Brussa, Rustschuk, Smyrna oder Konstantinopel, denn eben die großen Städte sind der wahre Herd des Übels.«[235]

Als Moltke nach Erledigung seines Auftrags in der Türkei bei seiner Heimreise zu Alt-Orsowa österreichischen Boden betrat, mußte er in der nahe gelegenen Quarantäne Schupaneck eine zehntägige »Detention« (Gefangenhaltung) verbringen, ehe er die Erlaubnis erhielt, die Militärgrenze zu passieren. Zu seinem Glück erkrankte er nicht in der Quarantäne, sondern erst in Budapest an einem fieberhaften Infekt, der ihn dort drei Wochen ans Bett fesselte, denn sonst hätte er viel länger in dem ungemütlichen Schupaneck verbringen müssen.

Mikrobiologische Ära

Seit 1892 setzte sich von der Mongolei aus eine neue Pestwelle in Bewegung.[236] Über den Westfluß (Sikiang) erreichte die mit einem Rattensterben einhergehende Beulenseuche (»Kotawen«) 1893 Kanton, wo es bald um die Getreidelager zu einem großen Rattensterben kam. Hunderte von Rattenkadavern, die auf den Straßen umherlagen, erweckten Angst und Schrekken. Von den Kulis, die die Magazine säuberten und die Rattenkadaver einsammelten, erkrankten und starben die meisten an Beulenpest. Die Seuche breitete sich immer weiter aus. Überall in den engen Gassen lagen Leichen umher. Die barfuß gehenden Chinesen erkrankten überwiegend an Leistenbubonen, die schuhtragenden Japaner und Europäer fast nur an Achselbubonen. Im Lauf von zwei Monaten starben mehr als 100 000 Menschen bei einer Gesamtbevölkerung von etwa eineinhalb Millionen.[237]

Im März 1894 verschleppten Flüchtlinge aus Kanton die Seuche nach Hongkong, der britischen Kronkolonie an der Mündung des Sikiang und dem Mittelpunkt des britischen Ostasienhandels, womit sich die Situation mit einem Schlag dramatisch änderte.[238] Das Erscheinen der Pest in Hongkong beunruhigte nicht nur die Engländer, sondern auch die Franzosen im benachbarten Indochina, sowie die andere benachbarte junge Großmacht Japan, die nach dem kurzen chinesisch-japanischen Krieg soeben Korea besetzt und China zur Abtretung der Insel Formosa (Taiwan) gezwungen hatte.[239]

Im Mai 1894 alarmierte der in Hongkong stationierte japanische Konsul die Gesundheitsbehörde in Tokio, die sofort alle Schiffe aus der Kronkolonie mit einer neuntägigen Quarantäne belegte. Zugleich sandte die japanische Regierung den berühmten Bakteriologen Kitasato mit dem Pathologen Tanemichi Aoyama und weiteren Mitarbeitern dorthin, um die Seuche, deren Erreger man noch nicht gefunden hatte, zu erforschen. Aus Indochina, wo die Franzosen ein Pasteur-Institut in Seoul besaßen, begab sich etwas später Yersin mit einem Laboranten ebenfalls auf die Reise. Als Kitasato mit seinem Stab am 12. Juni in Hongkong ankam, stellte ihnen der englische Generalgouverneur Sir Robinson eine Villa für die Dauer ihres Aufenthalts zur Verfügung. Zugleich erhielten sie im Hospital von Kennedy Town Räumlichkeiten für Laboratorien und Pestleichen für ihre Forschungszwecke.[240] Yersin traf am 15. Juni in Hongkong ein, also drei Tage nach der japanischen Kommission. Während Kitasato die großartigste Unterstützung der amtlichen Instanzen genoß, hatte der bescheiden auftretende Yersin, der das Englische nicht beherrschte, von Anfang an den Eindruck, als hätte sich alles gegen ihn verschworen.[241] Schon bei seiner Ankunft berichteten die Zeitungen, Kitasato hätte den Pesterreger entdeckt.

Im Hospital von Kennedy Town, wo die Japaner alle Räume belegt hatten, erhielt er mit schwerer Mühe eine vorläufige Unterkunft. Als er von dem englischen Krankenhausdirektor Kitasato und dessen Mitarbeitern vorgestellt wurde, hatten diese gerade die Sektion einer Leiche beendet, und Kitasato entnahm dem Herzen etwas Blut, um es im angrenzenden Labor zu untersuchen. Die betonte Distanziertheit Kitasatos war für Yersin unverständlich, hatte doch Kitasato einst in Berlin bei Behring über die gleichen Themen gearbeitet wie er neben Roux.[242] Als Yersin die Engländer um Zuteilung eines Labors bat, stellte man ihm eine Ecke im Treppenhaus zur Verfügung, wo er sich am 17. Juni sein »Labor« einrichtete. Da alle Pestleichen für die Japaner reserviert waren, untersuchte er zunächst Blutproben von Pestkranken. Da er aber darin nichts finden konnte, versuchte er auf Schleichwegen an geeignetes Untersuchungsmaterial heranzukommen. Durch die Bestechung von Matrosen, die mit der Bestattung von Pestleichen betraut waren, gelang es ihm am 20. Juni, aus einer Pestleiche die Leistenbeule herauszuschneiden, aus deren Eiter er mikroskopisch massenhaft kleine, gramnegative Stäbchen fand, die sich im hängenden Tropfen als unbeweglich erwiesen. Er ging daraufhin nochmals in die Leichenhalle und entnahm aus zwei weiteren Pestleichen jeweils eine Leistenbeule, deren Untersuchung zum selben Ergebnis führte. Vom Eiter der drei Leistenbeulen impfte er jeweils eine Spur in Bouillon, eine bakteriologische Nährlösung, und bewahrte die Glasgefäße bei schwüler Außentemperatur auf, denn einen Brutschrank hatte er nicht. Nach 24 bis 48 Stunden kam es zu flockigem Wachstum bei klar bleibender Nährflüssigkeit. Zugleich infizierte er Versuchstiere (Mäuse und Meerschweinchen) mit Eiter aus Pestbeulen und mit Bouillonkulturen.

Da er bei seiner Arbeit auf dem Flur permanent gestört wurde, ließ er sich auf eigene Kosten von einem chinesischen Unternehmer innerhalb von zwei Tagen eine Bambushütte mit Strohdach errichten, in die er am 22. Juni 1894 mit seinem Mikroskop, seinen Kulturen und Versuchstieren umzog, um dort zu wohnen und zu arbeiten. In dieser Strohhütte wurde der Pesterreger endgültig bestätigt und ein wesentlicher Teil der Pestepidemiologie geklärt. Selbst das bescheidene Labor von Robert Koch in Wollstein dürfte im Vergleich eine bequemere und weniger gefährliche Arbeitsstätte gewesen sein. Nachdem er angedeutet hatte, er würde sich über den französischen Konsul beim englischen Gouverneur beschweren, daß man ihn hindere, Autopsien vorzunehmen, »öffneten sich auch für ihn die Türen zum Sezierraum im Hospital von Kennedy Town«. Zugleich setzte er unter den beengten und unzulänglichen Bedingungen der Bambushütte seine Tierversuche fort. Dabei stellte er fest, daß Mäuse, denen er etwas Beuleneiter gespritzt hatte, innerhalb von 24 Stunden starben, Meerschweinchen dagegen erst nach 3 bis 6 Tagen. Aus ihren Lymphknoten, inneren Organen und ihrem Blut ließ sich der gleiche Keim wie aus dem Beuleneiter nachweisen.[243]

Bei diesem Stadium seiner Versuche um den 18. Juni 1894 herum berichtete Yersin in einem kurzen Schreiben an Duchaux, den Chefredakteur der »Annales de l'Institut Pasteur«, über die Haupteigenschaften des von ihm entdeckten Pestbakteriums und über die soeben geschilderten (»höchstens einwöchigen«) Versuche. Der Brief, der über Saigon nach Paris vier Wochen unterwegs war, wurde am 30. Juli 1894 auszugsweise in der Sitzung der Pariser Akademie der Wissenschaften vorgelesen. Der gesamte Brief wurde in den Sitzungsberichten der Akademie abgedruckt.[244] Eine ausführliche Be-

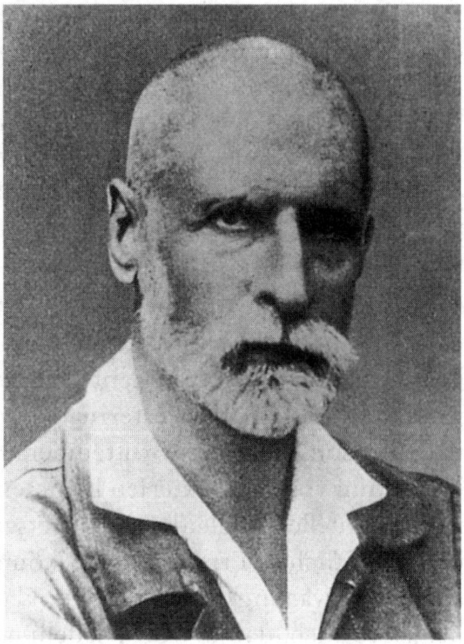

Alexander Yersin (1863–1943), eigentlicher Entdecker des Pesterregers, der später ihm zu Ehren als Yersinia pestis bezeichnet wurde.

schreibung der Forschungsergebnisse erschien 1894 in der Septembernummer der Annalen des Pasteur-Instituts.[245]

Inzwischen hatte Kitasato seine erste vorläufige Mitteilung über die Entdeckung des Pesterregers am 25. August 1894 im »Lancet« veröffentlicht.[246] Sie ist vom 7. Juli desselben Jahres datiert[247] und beruht auf der Isolierung der Keime aus dem Blut eines schwer Pestkranken. Er beschrieb bipolare Stäbchen, deren Verhalten bei der Gramfärbung undeutlich sei. Die Keime seien beweglich und wüchsen in Bouillon mit Trübung der Nährflüssigkeit.

Bereits aus einem flüchtigen Vergleich der beiden Publikationen geht hervor, daß die Verfasser nicht den gleichen Keim als Erreger beschreiben. Bei Kitasatos Darstellung handelt es sich nicht um Pestbakterien, da diese weder beweglich sind noch beim Wachstum die Bouillon trüben. Yersins Beschreibung dagegen entspricht korrekt den Eigenschaften des Pesterregers: gramnegative, unbewegliche Stäbchen, die bei Wachstum in der Bouillon keine Trübung verursachen. Es scheint, als sei Kitasato, einem der bedeutendsten Bakteriologen jener Zeit, der Irrtum unterlaufen, einen Begleitkeim für den Erreger der Pest gehalten zu haben; ein Irrtum, den man sich in Anbetracht der sprichwörtlichen Exaktheit dieses Forschers kaum erklären kann. Mollaret weist auf eine weitere Eigenschaft des Pesterregers hin, die zur Zeit seiner Entdeckung weder Yersin noch Kitasato bekannt war: Das Wachstumsoptimum des Pesterregers, besonders beim Anzüchten aus dem Kranken- oder Leichenmaterial, liegt bei 30° C während die Temperatur der in bakteriologischen Labors benutzten Brutschränke 37° C beträgt, eine Temperatur, die sich – wie man später erfuhr – auf das Wachstum der Pestbakterien hemmend auswirken kann.[248] Yersin, der mit einem Laboranten und ganz wenig Gepäck, zu dem vor allem ein Mikroskop gehörte, nach Hongkong gekommen war, besaß im Gegensatz zu den mit viel Gepäck angereisten Japanern keinen Brutschrank.[249] So kam es, daß Yersin gezwungen war, die von ihm angelegten Kulturen bei den damals herrschenden Außentemperaturen zu bebrüten, während die Japaner einen Brutschrank benutzten, der die übliche Temperatur von 37° C besaß. In jener entscheidenden Juniwoche ahnte der sich benachteiligt fühlende Yersin nicht, daß gerade die niedrigeren Außentemperaturen zwischen 27 und 28° C optimal für das Wachstum des Pesterregers sind. Ebensowenig ahnten die Japaner, daß die sonst übliche Bruttemperatur ihres Autoklaven von 37° C das Wachstum von Pestbakterien hemmen kann. Auf diese Weise hätte man einen eventuellen Begleitkeim, wie etwa Pneumokokken, anreichern und für den eigentlichen Erreger halten können.[250] Aber auch trotz dieser »entlastenden Erwägung« bleibt vieles unklar. Ebenso unerklärlich und unbegreiflich ist es auch, daß es trotz alledem noch über ein halbes Jahrhundert hieß, den Pesterreger hätten Kitasato und Yersin gleichzeitig und unabhängig voneinander entdeckt.

Das ist um so erstaunlicher, als die Identität der von Kitasato isolierten Keime mit dem Pesterreger sehr bald ausgerechnet von japanischen Bakteriologen angezweifelt wurde. Dies erklärt sich daraus, daß 1896 die Beulenpest vom chinesischen Festland auf die an Japan abgetretene Insel Formosa verschleppt wurde und die von den Japanern entsandten Ärzte, wie Masanori Ogata, bei ihren zahlreichen bakteriologischen Untersuchungen von Buboneneiter sehr bald erkennen mußten, daß es sich bei den von ihnen isolierten Keimen um unbewegliche gramnegative Stäbchen handelt, die bei ihrem Wachstum in Bouillon keine Trübung verursachen und infolgedessen nicht mit den von Kitasato, sondern mit den von Yersin beschriebenen Pestbakterien identisch sind.[251] Mehr als ein halbes Jahrhundert später wies Norio Ogata (Masanori Ogatas Sohn) nochmals darauf hin, daß der eigentliche Entdecker der Pest Yersin sei:

> »Es tut mir leid, daß Kitasato die Priorität der Entdeckung des Pesterregers nicht zugesprochen werden kann. Aber die Geschichte soll stets die Wahrheit an die Nachwelt überliefern.«[252]

Bei allen Völkern, bei denen sich die Pest bei den Ratten eingenistet hatte, wodurch sie zu einer endemischen Seuche wurde, merkte man früher oder später, daß nach einem Rattensterben ein Pestausbruch unter der Bevölkerung erfolgt. Diese Erfahrung hat in zahlreichen Sinnsprüchen und Gedichten ihren Niederschlag gefunden. So heißt es in den indischen Bhâgavata-Puranas des 11. Jahrhunderts: »Wenn du Ratten von den Dächern fallen, und wie betrunken über die Straße torkeln siehst, dann wisse, die Pest ist nah.«[253] Die Hindus in Bombay nannten die kranken Ratten »Pestwetterhähne«. Das Volk lernte bald die »Pestwetterhähne« achten und fürchten. Wo Ratten ihre natürliche Scheu verloren und taumelnd und sterbend ihre Schlupflöcher verließen, ergriff man die Flucht.

»Für die wenigen Ärzte«, schrieb Sticker, »die auf die Stimme des Volkes hörten, war es leicht, gleich nach der Entdeckung des Pestbazillus die Anteilnahme der Ratten an der Pest festzustellen und das Wort Pestratten auch bakteriologisch zu stempeln.«[254]

Zu diesen wenigen Ärzten gehörte vor allem Yersin. Bereits bei seiner Ankunft in Hongkong waren ihm die vielen Rattenkadaver auf den Straßen des pestverseuchten Stadtviertels aufgefallen. »Die Ratten sind gewiß die eigentlichen Verbreiter der Epidemie.« Bei der offenkundig engen Lebensgemeinschaft zwischen Mensch und Ratte mußte man unwillkürlich eine Beziehung zwischen dem Rattensterben und der angeblichen Pestepidemie vermuten. Um sich zu vergewissern, sezierte er verendete Tiere, die er auf der Straße fand, und stellte dabei oft Bubonen fest und häufig auch zahlreiche Pestbakterien in den Organen, die er nicht nur mikroskopisch, sondern auch kulturell nachweisen konnte. Impfte er mit solchen Pestkulturen gesunde Ratten, so gingen sie ebenso zugrunde wie nach der Infektion mit Kulturen, die er aus menschlichen Pestleichen gewonnen hatte.[255]

Nach der Abreise der japanischen Pestkommission aus Hongkong nach dem 7. Juli blieb Yersin noch einen Monat an Ort und Stelle, wo er in seiner Bambushütte unter primitivsten Bedingungen mit seinen Tierversuchen exakt nachweisen konnte, daß die der menschlichen Pest zeitlich vorausgehende Rattenpest vom gleichen Erreger verursacht wird. Mit diesen Versuchen hat Yersin zugleich die Ratte als erstes Glied der Infektkette der Pest ermittelt.

Der ihn brennend interessierenden Frage, wie wohl der Pesterreger von der pestkranken Ratte auf den Menschen übertragen wird, konnte er sich nicht mit der nötigen Konzentration widmen, da ihm als echtem Pasteurianer zunächst als Hauptziel die Gewinnung eines Impfstoffes vor Augen schwebte. Bereits zu Beginn seiner Tierversuche mit Mäusen und Meerschweinchen, die Yersin in seinem Brief an Duchaux über die Entdeckung des Pesterregers schilderte, ließ ihn das unterschiedliche Reagieren der Versuchstiere an die Möglichkeit denken, die Virulenz des Pestbakteriums zu schwächen, wie es einst Pasteur mit Erregern der Geflügelcholera und des Milzbrands getan hatte, um auf diese Weise einen Impfstoff zu gewinnen.[256]

Da er aber diese Versuche unter den primitiven und unzulänglichen Bedingungen weder in Hongkong noch nach seiner Rückkehr in Indochina hätte durchführen können, schickte er kurzentschlossen mehrere Pestkulturen in Reagenzgläsern nach Paris an Roux im Pasteur-Institut. Am 21. Juli 1894 hatte er an Roux' Mitarbeiter Calmette geschrieben:

»Mir ist es nicht gelungen, Meerschweinchen durch die Injektion einer großen Dosis avirulenter Bazillen immun zu machen. Im übrigen bin ich voller Zuversicht, daß Sie und Monsieur Roux bald praktische Resultate erzielen werden.«[257]

Im April 1895 wurde Yersin an das Pasteur-Institut in Paris gerufen, um sich an den Forschungsarbeiten zu beteiligen, die Calmette und Borrel unter der Leitung von Roux an den von ihm nach Paris geschickten Pestkulturen in Angriff genommen hatten und deren Ziel sowohl die Prophylaxe als auch die Therapie der menschlichen Pest war. In der Juli-Ausgabe der Annalen des Pasteur-Instituts aus dem Jahr 1895 berichteten Yersin, Calmette und Borrel über die Ergebnisse dieser Arbeiten, bei denen es um die Gewinnung eines Impfstoffes und eines Heilserums bei Pest ging. Bei dem Impfstoff handelte es sich um eine Abschwemmung von Pestbakterien, die durch eine einstündige Erhitzung bei 58°C abgetötet waren. Durch 3 bis 4 subkutane Einspritzungen bei Kaninchen konnte man diese Tiere vor einer nachfolgenden Infektion mit lebenden, virulenten Pestbakterien schützen.[258] Zugleich hatte man in Anlehnung an die von Roux 1894 vorgenommene Immunisierung von Pferden zur Gewinnung eines Diphtherie-Heilserums ebenfalls Pferde durch wiederholte intravenöse Einspritzung von lebenden Pestbakterien unempfänglich gemacht. Injizierte man ihr Blutserum Kaninchen, Meerschweinchen oder Mäusen, so schützte es sie vor nachträglichen Infektionen mit Pestbakterien. Allerdings wußte man damals noch nicht, daß die prophylaktische Wirkung einer solchen Seruminjektion nur 1 bis 2 Wochen anhält. Viel wichtiger war daher die therapeutische Wirkung eines solchen Pferdeserums. Wurde es 12 Stunden nach der Injektion virulenter Pestbakterien gespritzt, so wurden die infizierten Versuchstiere geheilt. Als Yersin im Spätherbst desselben Jahres nach Indochina zurückkehrte, konnte er das Serum bald zur Behandlung von Pestkranken benutzen.

Anfang 1896 kam es im Bombayer Hafenviertel Mandvi unter den Arbeitern und Lastträgern in den Kornspeichern zu tödlichen Erkrankungen mit Lymphknotenschwellungen in der Leistenbeuge. Doch wie üblich hatten sich die örtlichen Instanzen zunächst blind gestellt. Erst als wohlhabende Getreidehändler und ihre Angehörigen der Krankheit zum Opfer fielen und die Gassen um die Getreidelager mit Hunderten von Rattenkadavern übersät waren, brach eine panische Furcht aus und erregte eine Massenflucht aus Mandvi nach entfernteren Stadtteilen.[259] Die britischen Behörden ergriffen rigorose Maßnahmen zur Einschränkung der Seuche, wie Isolierung von Kranken und Verdächtigen, Zwangsquarantänisierung, Vernichtung der Einrichtung verseuchter Wohnungen und Häuser. Zuweilen wurden ganze Stadtviertel von Bambushäusern niedergebrannt. Viele Maßnahmen waren nicht nur unpopulär, sondern sie nahmen auch keine Rücksicht auf die speziellen Gegebenheiten Indiens. So wurden Kranke und Verdächtige ohne Berücksichtigung ihrer Kastenzugehörigkeit in eiligst eingerichtete Pesthospitäler und Quarantäneanstalten eingewiesen. Das Ergebnis war, daß viele Pestfälle verheimlicht wurden. Die Rattenvernichtung sollten ausgerechnet Hindus verrichten, die an die Seelenwanderung (»Samsara«) glauben und daher keine Tiere töten dürfen. Selbst ein westlich gebildeter Mann wie Gandhi schrieb noch im Jahr 1935: »Wir dürfen keine Mücken, Fliegen, Läuse, Ratten und Flöhe töten; sie haben dasselbe Recht zu leben wie wir!«

Als Haffkine, der 1893 in Kalkutta gegen Cholera Schutzimpfungen durchgeführt hatte, nun nach Bombay kam, um erstmalig gegen die Pest Schutzimpfungen vorzunehmen, kam es zu Unruhen, als die Bevölkerung erfuhr, daß der flüssige Impfstoff aus Bouillon bestand, die von Rindfleisch stammte. Außerdem war die Sterblichkeit in Bombay trotz aller Maßnahmen der Briten erschreckend hoch: »Bis zum 31. Dezember 1896 starben von den 2980 nachweislich echten Pestfällen in den Hospitälern 2288; das sind 76%. Zu diesem Zeitpunkt waren bereits mehr als dreihunderttausend Einwohner aus der Stadt geflohen und hatten die Krankheit nach Poona, Kantarely, Hyderabad und anderswohin verschleppt.«[260] Infolge des schneller gewordenen Verkehrs – erst vor wenigen Jahren hatten Dampfer die langsameren Segelschiffe abgelöst – wuchs überall die Angst vor einer Verschleppung der Pest nach anderen Kontinenten. Daher wurde sie zu einem Hauptthema auf der am 16. Februar 1897 in Venedig eröffneten 10. Internationalen Gesundheitskonferenz. Im Gegensatz zu den verschiedenen von 1851 bis 1894 vorausgegangenen Gesundheitskonferenzen, die sich alle mit der Cholera beschäftigt hatten, ging es diesmal vor allem darum, wie man eine Verschleppung der Pest nach Europa verhindern könnte.

Zugleich kamen 1896 und 1897 Pestkommissionen mehrerer europäischer Staaten nach Bombay. Zu der französischen gehörte ein Mitglied des Pariser Pasteur-Instituts, der Spanier Simond. Ihm fiel auf, daß pestkranke barfuß gehende Hindus, die meist an Inguinalbubonen litten, oft in den ersten Stunden der Krankheit ein winziges Bläschen auf der Haut des Fußrückens oder Knöchels aufwiesen, das er »Phlyktäne präcox« nannte. Aus Gewebeproben, die er solchen Bläschen entnahm und auf Nährböden ansetzte, entwickelten sich in allen Fällen Kulturen des Pesterregers. Schwillt eine solche bläschenförmige Hautläsion an und wird brandig, dann spricht man von einem Pestkarbunkel.[261] Die Ähnlichkeit zwischen der ursprünglichen Hautläsion (Phlyktäne präcox) und der Verletzung, die ein Flohstich auf der Haut hinterläßt, erregte Simonds Verdacht gegenüber dem Rattenfloh. Sollte der Flohbiß den Pesterreger übertragen, dann müßte sich das Insekt anstecken, wenn es an einer infizierten Ratte Blut saugt. Um sich zu vergewissern, sammelte er von soeben verendeten Ratten mit großer Vorsicht Flöhe, aus denen er mikroskopisch und kulturell Pesterreger nachweisen konnte.[262] Schließlich führte er noch einige Tierversuche aus. So setzte er in einem großen Glaskasten zu einer gesunden Ratte eine pestkranke Ratte, die er vorher von allen Flöhen befreit hatte. Es kam zu keiner Ansteckung; die kranke Ratte starb, die andere blieb auch noch nach einer Woche gesund. Nun setzte Simond eine sterbende Pestratte, die nicht entfloht war, in den Kasten und stülpte über sie eine Drahthaube, so daß die gesunde Ratte mit ihr keinerlei Kontakt haben konnte. Aber die Flöhe der todkranken Ratte wurden vom Drahtnetz nicht gehindert, das gesunde Tier aufzusuchen. Die pestkranke Ratte starb, und sechs Tage später folgte ihr die gesunde Versuchsratte. In ihrem Blut und ihren Organen ließen sich mikroskopisch massenhaft Pesterreger nachweisen.[263]

»An jenem Tage«, schrieb Simond, »ergriff mich eine unsagbare Erregung bei dem Gedanken, gerade ein Geheimnis gelüftet zu haben, das die Menschheit seit dem Erscheinen der Pest in der Welt in Angst und Schrekken hält.«[264]

Fand er doch mit dem Rattenfloh das noch fehlende Glied in der Infektkette: Ratte – Floh – Mensch.

Erst nach der Ermittlung des Infektionswegs konnten die seuchenprophylaktischen Maßnahmen gezielter durchgeführt werden. Ganz besonders richtete sich der Kampf gegen die Ratte. Aber wie bereits erwähnt, haben religiöse und abergläubische Ansichten und Sitten in Indien diesbezügliche Bemühungen der Engländer sehr erschwert und sogar verhindert. Die 1896 in Indien ausgebrochene Pest forderte allein bis 1918 über 11 Millionen Tote.[265] Eine wichtige Rolle beim endemischen Vorkommen der Pest in Indien und Indochina spielte und spielt teilweise auch heute noch die eigentümliche Bau- und Wohnweise der ärmeren Volksschichten, die oft eine enge Symbiose mit der Hausratte ermöglicht. Es ist die Benutzung von Bambus als billigstes Material zum Bau von Häusern und Hütten als auch zur Wohnungseinrichtung. Denn die hohlen Bambusschäfte bieten der Ratte eine vorzügliche Nistgelegenheit. Wie minimal der Abstand von Ratte und Mensch sein kann, beweisen auch Pritschen, in deren seitlichen Bambusstangen sich vielfach Rattennester befinden. Alte Bambusrohre haben oft schmale Sprünge. Stirbt ein Rattennest an Pest aus, so erreichen die Flöhe des Nestes den nächsten Warmblüter, den auf dieser Pritsche schlafenden Menschen, auf dem kürzesten Weg. »Die grundsätzliche Forderung für alle

Pestländer, in denen Bambus zum Hausbau verwendet wird, ist, daß der Bambus nie voll, sondern immer nur der Länge nach gespalten verwendet werden darf.«[266]

Bald nach den Pestausbrüchen in Hongkong (1894) und Bombay (1896) wurden durch die inzwischen beschleunigte Dampfschiffahrt verseuchte Ratten in viele wichtige Seehafenstädte verschleppt. So kam es im Jahr 1900 im Chinesenviertel San Franciscos zu einem Seuchenausbruch, wobei von dort durch verseuchte Ratten die Pest auf wildlebende Nagetiere der Umgebung übertragen wurde, so daß seither die Erdhörnchen in Kalifornien einen neuen gefährlichen Pestdauerherd (Sylvatis plague = Waldpest) bilden.[267]

Fast zur selben Zeit, als die Erdhörnchen Kaliforniens enzootisch verseucht wurden, erkannten die Russen, daß das katzengroße sibirische Murmeltier Bobak, mongolisch »Tarbagan«, in Transbaikalien, in der Mandschurei und in der Mongolei Dauerherde der Pest bildet. Der Bobak lebt 7 Monate unterirdisch, davon 3 Monate im eigentlichen Winterschlaf. Früher kamen jährlich 4 bis 5 Millionen Murmelpelze nach Leipzig, gefärbt als Zobel oder Nerzmurmel bekannt. Eine Verschleppung von Pestbakterien mit Handelspelzen war wegen der Verarbeitungsart nicht möglich. Die eingeborenen mongolischen Pelzjäger befolgten von alters her das Gebot, kranke Murmeltiere nicht anzufassen. Erst als unerfahrene Jäger, Russen und Mandschus, in dem Gebiet erschienen, um sich an der Pelzjagd zu beteiligen, wurde das alte mongolische Gebot nicht mehr befolgt, zumal kranke Tiere ihre Scheu vor den Menschen verlieren und sich leichter einfangen lassen. Die Folgen blieben nicht aus: Es kam zu schweren Pestausbrüchen[268]. Die Russen entsandten daraufhin eine Kommission in das von der russischen Ostchinabahn zu erschließende Gebiet, in die transbaikalische Mongolensteppe.[269]

Seither ahnte man, daß die ursprünglichen Pestreservoire Wildnagetiere wie Tarbagane sind, von denen gelegentlich die Infektion auf die urbanen Rattenbestände (Wanderratte, Hausratte) übertragen wird, woraus sich dann nach wenigen Wochen des Rattensterbens die Pestepidemie in der Bevölkerung entwickelt.

Die durch Immunisierung gewonnenen Seren haben sich weder therapeutisch noch zur passiven Schutzimpfung bewährt. Für die aktive Schutzimpfung gibt es zwei Impfstoffe. Der eine besteht aus abgetöteten, der andere aus virulenzabgeschwächten Pestbakterien. Der Impfschutz reicht in beiden Fällen kaum über 6 Monate, so daß in besonderen Situationen nachgeimpft werden muß. Therapeutisch stehen seit der antibiotischen Ära Streptomycin, Tetrazyklin und Chloramphenicol zur Verfügung.

Geschlechtskrankheiten

Was in der Antike und im Mittelalter an Geschlechtskrankheiten bekannt war, waren Gonorrhoe, Ulcus molle und Genitalwarzen, wozu im Mittelalter noch Lymphogranuloma inguiale hinzukam.

Die am längsten bekannte Geschlechtskrankheit ist die Gonorrhoe. Sie wird durch Bakterien (Neisseria gonorrhoeae) hervorgerufen.

Die Gonorrhoe bewirkt beim Mann im allgemeinen 2–3 Tage nach der Ansteckung im Bereich der Harnröhrenmündung zunächst eine schleimige Sekretion, die sich bald in einen gelben, später auch einen gelblich grünen Eiter umwandelt (Urethritis gonorrhoica acuta). Das Urinieren verursacht brennende, schneidende Schmerzen. Während der Beginn der Erkrankung von Männern eigentlich immer bemerkt wird, ist das bei Frauen seltener der Fall, da bei den meisten auch normalerweise etwas Ausfluß besteht, der in seiner Stärke geringen Schwankungen unterliegt. Wenn die Gonorrhoe den bestehenden Ausfluß nur unwesentlich vermehrt, wird sie oft übersehen, zumal die Entzündung in der Harnröhre sich lediglich durch ein leichtes Juckgefühl oder hin und wieder ein Brennen beim Wasserlassen bemerkbar macht. Beim Mann kann bereits in der dritten Woche die Infektion von der vorderen Harnröhre auf die hintere übergreifen (Urethritis posterior), wobei es zu starkem Harnzwang und häufigem Harndrang, mitunter auch zu Hämaturie kommt. Vor Einführung der Chemotherapie rechnete man in 20–30 Prozent der Fälle von Urethritis posterior mit dem Auftreten einer Nebenhodenentzündung. Bleiben im infizierten Nebenhoden Schwielenbildungen zurück oder veröden die Nebenhodenkanälchen, so kann der im Hoden gebildete Samen nicht mehr in Samenstrang und Samenblase einwandern, wodurch bei beiderseitiger Nebenhodeninfektion Sterilität bei unbeeinträchtigter Potenz die Folge war. Ähnlich verläuft der Prozeß auch bei der gonorrhoisch infizierten Frau: Die Infektion konnte sich besonders während der Menses über den inneren Muttermund auf die Schleimhäute des Uterus und seiner Adnexe (Tuben und Ovar) ausbreiten. Infolge narbiger Faltenverklebungen des Eileiters kam es bei doppelseitigem Prozeß zu bleibender Sterilität. Da man diese Zusammenhänge bis zur bakteriologischen Ära nicht kannte, wurde vielen Frauen die Schuld an der Kinderlosigkeit einer Ehe zugeschoben.

Bei der Entbindung gonorrhoeinfizierter Mütter kann eine Ansteckung der Augen des Kindes erfolgen, wenn der Kopf durch die mit Tripperabsonderungen behaftete Scheide gepreßt wird. Der Augentripper der Neugeborenen war früher außergewöhnlich verbreitet. Etwa ein Drittel aller Blinden waren Opfer dieser Infektion, die heute durch vorbeugende Einträufelung einer gonokokkentötenden Lösung vermieden wird. Auch Erwachsene können durch Schmierinfektion ihr Augenlicht verlieren, wenn sie z. B. ein infiziertes Handtuch benutzen. Bei Homosexuellen kommt es oft zu Analgonorrhoe. Durch Papillomavirus bedingte Genitalwarzen zwischen den Gesäßbacken Homosexueller wurden bereits von römischen Satirikern erwähnt, wobei sie spitze Kondylome (Feigwarzen) und blumenkohl- oder hahnenkammartige Wucherungen beschrieben.

Der weiche Schanker (Ulcus molle) ist eine Geschlechtskrankheit, die von Bakterien (Haemophilus ducrey) verursacht wird. Innerhalb 1–3 Tagen nach der Infektion bilden sich entzündliche Knötchen an der Eintrittsstelle, die schnell in Pusteln und später in unregelmäßig begrenzte Geschwüre mit eitrigem Grund und unterminierten Rändern übergehen. Die einzelnen Geschwüre, die recht schmerzhaft sind, vergrößern sich und erreichen meist die Größe eines Zehnpfennigstükkes, wenn auch keine besondere Tiefe. Beim Mann hieß das venerische Geschwür Ulcus virgae, bei der Frau Caries pudendorum, pudendagra.

Die Syphilis (Lues) galt bis zum Erscheinen von Aids wegen der Spätfolgen als die gefährlichste Geschlechtskrankheit. Sie trat nach der Entdeckung Amerikas epidemisch auf. Heute ist sie endemisch »wie ein schwelender Brand« (Wassermann). Die Syphilis ist eine heimtückische Krankheit, die zunächst recht harmlos beginnt. Nach einer Inkubationszeit von etwa 3 Wochen tritt meist am Genital der Primäraffekt auf: ein kleines, von einem roten Hof umgebenes Knötchen, welches sich bald in ein Geschwür verwandelt. Bezeichnend ist die knorpelartige Härte des Primäraffektes, der im Gegensatz zum Ulcus molle zu der Bezeichnung Ulcus durum (harter Schanker) geführt hat. Im Sekret des so entstandenen Geschwürs läßt sich der Erreger, Treponema pallidum, mit Hilfe der Dunkelfeldmikroskopie nachweisen. Etwa zwei Wochen nach dem Auftreten des Primäraffektes schwellen die Leistenlymphdrüsen an. Die Schwellung ist schmerzlos. Das Verhängnisvolle an der Syphilis ist, daß sie in ihren Anfängen kaum Beschwerden macht und daher kaum wahrgenommen wird. »Elle est invisible et présente«, sagten die Franzosen.

Etwa acht Wochen nach dem Auftreten des Primäraffektes beginnt das Sekundärstadium mit makulo-papulösen Hautausschlägen von livider, braunroter Farbe. Sie finden sich an Rumpf, Rücken, Handtellern und Fußsohlen. Die papulösen Hautausschläge an der Stirn-Haar-Grenze erhielten die Bezeichnung »Corona veneris«. Am Kopf entstehen durch Haarausfall kahle Stellen, die an »Mottenfraß« erinnern. An den Haut- und Schleimhautübergängen treten nässende hochinfektiöse Papeln (Condylomata lata) auf. Dann klingt die Krankheit scheinbar ab. Bei unbehandelten oder nicht ausreichend behandelten Patienten tritt die Infektion nach einer beschwerdefreien Latenzperiode von zwei bis fünf Jahren in das Tertiärstadium über. Dieses ist klinisch gekennzeichnet durch chronisch entzündliche Veränderungen an der Haut und den inneren Organen. Grundtypen der Hautveränderung in der Frühphase sind das tuberöse, tubero-serpiginöse oder tubero-ulceröse Syphilom, im späteren Tertiärstadium Geschwülste, die man wegen der Ähnlichkeit ihrer elastischen Weichheit mit Gummi »Gummata« nennt. Wenn sie erweichen und schließlich aufbrechen, so entsteht ein scharfrandiges, wie mit einem Locheisen ausgestanztes Geschwür. Besonders gefährlich ist der Befall der Aorta mit der Bildung einer Wandaussackung (Aortenaneurysma) und der Gefahr des plötzlichen Platzens. In etwa 18 Prozent der Fälle kommt es 15 bis 20 Jahre nach der Infektion zu Spätmanifestationen am Zentralnervensystem (Neurosyphilis). Die heute durch die Verbesserung der therapeutischen Möglichkeiten selten gewordenen Krankheitsbilder sind die progressive Paralyse und die Tabes dorsalis.

Was die connatale (angeborene) Syphilis anbelangt, so ist die Gefahr für das Kind um so größer, je frischer die Syphilis der Mutter ist. Bei frischer Lues der Mutter kommt es meist in der zweiten Hälfte der Schwangerschaft zur Ausstoßung der toten Frucht. Die inneren Organe solcher Föten, die massenhaft von Treponema pallidium durchwuchert sind, wurden früher für die Herstellung des Antigens für die Wassermann-Reaktion verwendet. Liegt die luetische Infektion der Mutter länger zurück, kommt ein connatal (angeboren) syphilitisches Kind zur Welt. Solche Kinder haben ein greisenhaftes Aussehen. An der Haut der Handteller und Fußsohlen treten Blasenausschläge (Pemphigus syphiliticus) auf. Hautinfiltrate um den Mund heilen narbig in Form bleibender Furchen ab. Ferner entsteht ein eigenartiger Schnupfen (Koryza). Der Naseneingang ist dabei mit Borken bedeckt. Wenn das neugeborene Kind, das infolge der syphilitischen Infektion besonders krankheitsanfällig ist, nicht in den ersten Jahren stirbt, dann bildet sich im späteren Kindesalter die sogenannte Hutchinson-Trias aus, eine Hornhautentzündung des Auges (Keratitis parenchymatosa) und eine Entwicklungsstörung der bleibenden Zähne. Die Zähne sind auffallend klein und unregelmäßig gestellt, ihre Schneide zeigt halbmondförmige Einkerbungen. Ferner führt eine Erkrankung des Ohrinnern, die oft etwa im 8. Lebensjahr auftritt und gewöhnlich zur Schwerhörigkeit führt, in zahlreichen Fällen zur völligen Taubheit. Ein weiteres Zeichen der angeborenen Syphilis ist schließlich die sogenannte Sattelnase. Durch die syphilitische Erkrankung im Naseninnern wird die knöcherne Scheidewand zerstört und der Nasenrücken seiner Stütze beraubt, so daß er mehr oder weniger tief einsinkt.

Aids, das akquirierte Immundefekt-Syndrom (acquired immune deficiency syndrome), ist das Endstadium einer chronisch fortschreitenden Infektion mit dem »Humanen Immundefekt Virus«, HIV, dem ersten bekannten Lentivirus. Das bis dahin unbekannte und erst 1981 als eigene Entität verstandene Krankheitsbild ist gekennzeichnet durch tiefgreifende Immundefekte, die lebensbedrohende Sekundärinfektionen mit opportunistischen Erregern, bestimmte Malignome sowie neurologische Veränderungen zur Folge haben. Die Inkubationszeit dieser ersten humanen Lentivirose ist ungewöhnlich lang, sie kann ein halbes Jahr und sogar über neunzehn Jahre dauern. Der HIV-Infizierte ist bis zu seinem Lebensende infektiös.

Das Vorstadium von Aids kann man in mehrere Phasen einteilen: In den ersten Wochen kommt es gelegentlich zu einer Art akuter Infektion mit dem Krankheitsbild einer leichten Grippe oder Mononukleose mit Fieber und flüchtigen Lymphknotenschwellungen. Dies klingt schnell ab und wird meist vergessen. Etwa bis 7 bis 14 Tage später lassen sich erstmals im Serum HIV-Antikörper nachweisen. Der plötzliche Fieberanfall ist eine Reaktion des Organismus auf eine initiale Virämie, d. h. auf die Vermehrung des Virus nach der Infektion, und wird neuerdings als optimaler Zeitpunkt für den Beginn der Kombinationstherapie angesehen.

Danach folgt ein zum Teil jahrelanges, asymptomatisches Stadium. Die HIV-Infizierten fühlen sich während dieser Zeit völlig gesund und können in ihrem

Umfeld, ohne es zu ahnen, die Infektion weiter verbreiten. Das Virus siedelt sich während dieser Latenzphase in den Lymphknoten an, welche gelegentlich angeschwollen sein können. Asymptomatische HIV-Infizierte, bei denen die CD4-Zellen auf weniger als 200 pro Mikroliter abgefallen sind, bekommen mit einer 80-prozentigen Wahrscheinlichkeit in den darauffolgenden Jahren Aids. Bei der magischen Zellzahl 200 begann man bisher mit der antiviralen »Monotheraphie«.

Wenn es zu dauerhaft geschwollenen Lymphknoten kommt, spricht man vom Lymphadenopathie-Syndrom (LAS). Diese Lymphknotenschwellungen sind nicht nur in der Leistenbeuge, sondern auch an Hals und Nacken tastbar, aber nicht schmerzhaft. Auch die Milz schwillt häufig an. Allmählich entwickelt sich ein weites Spektrum uncharakteristischer Symptome wie etwa Konzentrationsschwierigkeiten, Müdigkeit, Leistungsschwäche, schlecht heilende Wunden, pyogene Infektionen, unklares Fieber, Nachtschweiß, Gewichtsverlust, Diarrhoen und Candidaösophagitis. Der weitere kontinuierliche Verlust an CD4-Helferzellen unter 50 pro Mikroliter erhöht die allgemeine Infektionsanfälligkeit und leitet den Übergang in das Endstadium ein.

Aids ist vor allem gekennzeichnet durch das Versagen der zellulären Immunabwehr. Erreger (Bakterien, Pilze, Protozoen und Viren), gemeinhin wenig pathogen, die bisher als Saprophyten im Organismus lebten, werden unkontrollierbar und nutzen die Gelegenheit, um schwerwiegende Infektionen zu verursachen. Das gleiche gilt auch für Tumoren, die bisher der Überwachung durch das Immunsystem zugänglich waren und sich nun ausbreiten. Daraus ergibt sich eine Vielfalt von Symptomen, die häufig gefolgt werden von dem Eindruck des schnellen Alterns. Oft kommt es zu einer gleichzeitigen Infektion mit zahlreichen verschiedenen Erregern. Diese können Kombinationen mit allen Formen von Malignomen eingehen, was zu einer verwirrenden Vielfalt von Symptomen führt, die von Fall zu Fall chamäleonhaft wechseln. Es gibt keine Aids-spezifischen Symptome und infolgedessen auch kein einheitliches charakteristisches Krankheitsbild.

Um eine Vorstellung von den vielfältigen Kombinationsmöglichkeiten zu gewinnen, hier eine Auswahl von den opportunistischen Erregern und Tumoren:

- Bakterien (Mycobacterium avium, M. tuberculosis, Salmonellen, Shigellen, Pseudomonas, Actinomyces, Mycoplasmen, Chlamydien)
- Pilze (Candida albicans, Cryptococcus neoformans, Histoplasma capsulatum, Aspergillus fumigatus, Coccidiomyces)
- Protozoen (Pneumocystis carinii, Toxoplasma gondii, Cryptosporidium, Entamoeba histolytica, hartmanni, coli, Giardia lamblia, Leishmania, Mikrosporidien)
- Viren (z. B. Herpes-simplex-Virus, Cytomegalievirus, Herpes-zoster-Virus, Epstein-Barr-Virus, Papovavirus)
- Tumoren = Neoplasien (Kaposi-Sarkom, B-Zell-Malignome wie Burkitt-Lymphome, Burkitt-like lymphome, cerebrale Lymphome, Morbus Hodgkin, Non-Hodgkin-Lymphome, Myelome, aber auch epitheliale Karzinome der Rektal- und Oralregion, der zervikalen Mukosa, ferner Basaliome, Melanome und bestimmte kleinzellige Karzinome (für die meisten dieser Tumoren wird eine Virusgenese erwogen, wodurch sie in die Nähe der opportunistischen Infektionen geraten).

Da es kein spezifisches Aids-Symptom gibt und die Zahl der Leitsymptome (Pneumocystis-carinii-Pneumonien, Candida-Infekte oder Kaposi-Sarkom) relativ gering ist, kann beim Fehlen des serologischen Befundes eine Diagnose oft sehr schwierig sein.

HIV ist nachgewiesen worden in Blutzellen und Blutplasma, Sperma und Vaginalsekret, Organen (Thymus, Knochenmark, Nieren), Muttermilch, Speichel, Bronchialsekret, Expektorat, Urin, Tränen, Schweiß, Ohrensekret, Amnionflüssigkeit und Liquor cerebrospinalis. Das Virus ist also prinzipiell, bei nicht zu niedrigem pH-Wert, in allen Geweben und Aussonderungen eines infizierten Körpers zu vermuten, besonders dann, wenn zelluläre Elemente beigemischt sind. Zur Virusverbreitung jedoch tragen die meisten Sekrete wegen geringer Viruspartikeldichte und begrenzter extrakorporaler Überlebensfähigkeit des Virus nicht nennenswert bei. Es wurden bisher als Hauptübertragungswege Blut und Blutprodukte, Gewebe und Organe, verunreinigte Kanülen und Instrumente, Sperma, Vaginalsekret und Muttermilch nachgewiesen. Speichel kann Viren enthalten. Einige Übertragungsfälle ohne offenkundigen Infektionsweg sind bekannt geworden, aber beweisbare Fälle einer Übertragung etwa durch Tröpfchen- (Aerosole) oder Schmierinfektion, durch perkutane Kontakte bei intakter Oberhaut oder durch Insektenbisse wurden bisher nicht beschrieben.

Aids ist nicht nur eine neue Krankheit, sondern eine Infektionskrankheit eines neuen Typs, deren Erreger (HIV) gezielt die menschliche Immunabwehr zerstört.

Altertum

Eine der ältesten Nachrichten über eine Geschlechtskrankheit stammt aus Mesopotamien, das einst den Mittelpunkt der antiken Welt bildete und von sämtlichen Handelsstraßen, die aus Indien und China nach Phönizien und Ägypten führten, durchquert wurde. Die Städte im Tal des Euphrat und Tigris entfalteten sich daher zu Umschlagplätzen für den gesamten Tauschhandel Asiens.[1] So sagt von Babylon, dessen vielfältiges Sprachgewirr schon die Erzählung vom Turmbau veranschaulicht, der Prophet Jeremia:

> »Babel war in der Hand des Herrn/ein goldener Becher,/der die ganze Erde berauschte.
> Von seinem Wein haben die Völker getrunken;/deshalb haben sie den Verstand verloren.« (Jer 51,7)[2]

Denn mit den fremden Händlern kamen nicht nur Waren und Reichtümer in die Stadt, sondern auch Ausschweifungen und Geschlechtskrankheiten, wie die auffällige eitrige Entzündung der Männerharnröhre.[3] Auf einer babylonischen Tontafel findet sich ein Text, der diese Vermutung nahelegt. Er lautet:

»Das Glied ist entzündet, ist verschlossen. An der Vorhaut ist ein Ausfluß. Den Kranken sticht sein Glied, wenn er Harn läßt. Eiter geht in seinem Gliede immer hin und her, und seine Manneskraft ist gefesselt.«[4]

Auch im Papyrus Ebers, dem Hauptdokument der altägyptischen Medizin, ist von einer »Entzündung im Uringang« die Rede.[5] Da die Potenz einst wie die Tapferkeit zu den männlichen Tugenden gezählt wurde, waren Erkrankungen der Geschlechtsorgane sehr gefürchtet. Allgemein führte man solche sexuellen Störungen auf die Einwirkung böser Dämonen zurück.[6] Dennoch blieb die Therapie nicht auf rein magische Handlungen beschränkt. So bewogen z. B. die Komplikationen der Gonorrhoe, vor allem die Vernarbungen und Abflußhindernisse in der Harnröhre, die babylonischen Ärzte zur Erfindung und Konstruktion eines Spezialinstruments. »Durch ein Rohr aus Bronze«, so hieß es in einer Keilschriftanweisung, »sollst du ein Medikament in das Glied bringen.«[7] »Upu« nannten die mesopotamischen Ärzte diese Röhre, was kennzeichnenderweise soviel wie »Schlüssel« bedeutet. Das Instrument, ein Katheter, wie wir ihn auch aus der römischen Kaiserzeit kennen, ermöglichte zum erstenmal, Medikamente tief in Harnröhre und Blase einzuführen, um lebensbedrohende Hindernisse, die den Harnabfluß infolge von Entzündungen und Vernarbungen verhinderten, wenigstens zeitweilig zu überwinden. Vermutlich hing auch der in der Antike weitverbreitete Phalluskult mit einem magischen Abwehrzauber gegen sexuelle Störungen zusammen.[8]

Die wohl bekannteste Beschreibung der Gonorrhoe im Altertum findet sich im Levitikus:[9]

»Redet zu den Israeliten, und sagt zu ihnen: Wenn ein Mann einen Ausfluß aus seinem Körper hat, so ist dieser Ausfluß unrein. Hat er diesen Ausfluß, so besteht seine Unreinheit, ob sein Körper den Ausfluß fließen läßt oder ihn zurückhält; bei ihm liegt Unreinheit vor. Jedes Lager, auf das sich dieser Mann legt, und jeder Gegenstand, auf den er sich setzt, ist unrein. Wer sein Lager berührt, muß seine Kleider waschen, sich in Wasser baden und ist unrein bis zum Abend.

Wird dieser Mann von seinem Ausfluß rein, soll er sieben Tage bis zu seiner Reinigung zählen. Danach muß er seine Kleider waschen, seinen Körper in Quellwasser baden und ist dann rein.«
(Lev 15, 2–5, 13).[10]

Es wäre jedoch verkehrt, wenn man den alttestamentarischen Ausdruck »Tumah« oder »Tameh« (Unreinheit, unrein) im Sinn von »kontagiös« deuten würde, denn jeglicher Ausfluß galt als »unrein«. So wurde im Buch Levitikus sogar bei Pollution und nach jedem Geschlechtsverkehr das rituelle Tauchbad gefordert.[11] Auch das weibliche Menstrualblut empfand man als »unrein« (Lev 15,20). Folglich wurden auch die zur Sterilität führenden gonorrhoeischen Komplikationen (Salpingitis gonorrhoica) nicht als Folge einer Ansteckung, sondern als dämonische oder göttliche Strafe gedeutet. So heißt es in bezug auf Abimelech von der höchstwahrscheinlich durch gonorrhoeische Infektion bedingten Unfruchtbarkeit seiner Ehefrau und seiner Mägde: »Denn der Herr hatte im Haus Abimelechs jeden Mutterschoß verschlossen.« (Gen 20,18)[12] Ähnlich stellte man sich auch die Sterilität eines Mannes vor, was als »marbut« (d. h. von Dämonen gebunden) bezeichnet wurde.

Neben dem Menstrualblut hielten viele Völker auch die bei der Defloration bewirkte Blutung für unrein und gefährlich. Dafür sprechen altindische Hochzeitsbräuche.[13] Zur Vermeidung der Gefahr, die vom Blut einer deflorierten Jungfrau ausgehen sollte, verfiel man in der Antike auf einen Ausweg, der die Tempelprostitution als eine gefährliche Infektionsquelle für Geschlechtskrankheiten zur Folge hatte. Die mannbar gewordenen Jungfrauen mußten sich nämlich im Tempelbezirk für Geld, das dem Tempelschatz zufiel, einem Fremden preisgeben. Das Ganze wurde als ein Opfer der Jungfernschaft an die Göttin der Liebe gedeutet. Solches geschah z. B. in Babylon zu Ehren von Ischtar (Mylitta), in Tyrus und Sydon zu Ehren der Astarte und auf Zypern zu Ehren der Aphrodite.

Auf dem Weg ins gelobte Land kamen die aus Ägypten entflohenen Juden mit dem Phalluskult und der damit verbundenen heiligen Prostitution in Berührung:

> »Als sich Israel in Schittim aufhielt, begann das Volk mit den Moabiterinnen Unzucht zu treiben... So ließ sich Israel mit Baal-Peor ein. Da entbrannte der Zorn des Herrn gegen Israel.« (Num 25, 1–3)[14]

Vermutlich zogen sich die Juden bei den orgiastischen Ausschweifungen mit den Moabiterinnen im Rahmen des Baal-Peor-Kultes ein venerisches Übel zu, dessen Auswirkungen wegen der beabsichtigten Abschreckung in maßloser Übersteigerung dargestellt wurden. Der Plage, »Maggepha« genannt, sollen 24 000 Menschen zum Opfer gefallen sein (Num 25,9). Da befahl Moses, die Übeltäter zu richten, und alle, die sich dem Dienste Baal-Peors ergeben hatten, wurden getötet. Sodann unternahmen die Israeliten einen Rachezug gegen die Midianiten und töteten alles, was männlich war. Und Moses zürnte und sagte:

»Er sagte zu Ihnen: Warum habt ihr alle Frauen am Leben gelassen? Gerade sie haben auf den Rat Bileams hin die Israeliten dazu verführt, vom Herrn abzufallen und dem Pegor zu dienen, so daß die Plage über die Gemeinde des Herrn kam. Nun bringt alle männlichen Kinder um und ebenso alle Frauen, die schon einen Mann erkannt und mit einem Mann geschlafen haben. Aber alle weiblichen Kinder und die Frauen, die noch nicht mit einem Mann geschlafen haben, laßt für euch am Leben! Schlagt aber für sieben Tage eure Zelte außerhalb des Lagers auf! Jeder von euch, der einen Menschen umgebracht hat, und jeder, der einen Erschlagenen berührt hat, muß sich am dritten Tag der Entsündigung unterziehen, ihr selbst wie eure Gefangenen. Auch alle Kleidungsstücke, alle Lederwaren, alle Erzeugnisse aus Ziegenhaaren und alle Holzgeräte müßt ihr entsündigen.« (Num 31, 15–20)

Die Angst vor der Seuche, vor dem gebrochenen Tabu, offenbart sich in diesem unmenschlichen Befehl.

Moses hatte den Töchtern und Jünglingen seines Volkes verboten, sich zu prostituieren. Fand man eine Braut nicht mehr jungfräulich, so wurde sie gesteinigt; handelte es sich um die Tochter eines Priesters, so wurde sie verbrannt. Doch es gab in Israel sehr viele Dirnen, die aus Syrien, Babylon, Ägypten und anderen Ländern stammten und meist zu einer Doppelflöte tanzten. Sie waren geduldet, durften sich aber zunächst nicht im Innern der Städte aufhalten. Bereits die Propheten wetterten gegen diese Sittenlosigkeit, gegen die meist von Assyrerinnen betriebenen Bordelle und gegen den mit geschlechtlichen Ausschweifungen gefeierten Kult heidnischer Götter. Die Könige freilich blieben taub, und vor allem der weise Salomon, der Hunderte von Mätressen in seinem Harem hatte. So kam es, daß der Vorhof des Tempels zu Jerusalem nicht bloß für Opferverkäufer und Geldwechsler, sondern auch für das »älteste Gewerbe« ein Markt geworden war.[15] Dennoch müssen die Juden entsetzt gewesen sein, als sie nach der Zerstörung Jerusalems durch Nebukadnezar 598 v. Chr. in die Babylonische Gefangenschaft geschleppt wurden und dort in Zusammenhang mit der Tempelprostitution erneut ähnliche Ausschweifungen zu sehen bekamen, die sie an den von Moses verdammten Baal-Peor-Kult erinnerten. Der Prophet Baruch erwähnt einen Brief des Jeremias an die gefangenen Juden, in dem er vor der Abgötterei warnt und auf die schimpflichen babylonischen Gebräuche hinweist:

»Die Frauen aber sitzen mit Schnüren umwunden auf den Wegen und lassen Kleie in Rauch aufgehen. Sobald nun eine aus ihrer Mitte von einem Vorübergehenden mitgenommen worden ist und sich ihm hingegeben hat, schmäht sie ihre Nachbarin, weil diese nicht gleich ihr für würdig befunden und ihre Schnur noch nicht zerrissen wurde.« (Bar 6, 42–43)

Als zweihundert Jahre später Herodot auf seinen Reisen (um 440 v. Chr.) in Babylon diese Art von Tempelprostitution kennenlernte, berichtete er voll sittlicher Entrüstung über dieses »schändliche Gesetz der Babylonier«:

> »Jede Frau, die dort geboren ist, muß sich einmal in ihrem Leben in den Tempel der Mylitta (d. h. der Aphrodite) begeben und sich daselbst einem Fremden überlassen. Sie muß dem ersten, der ihr ein Geldstück in den Schoß wirft, folgen und darf keinen zurückweisen, weil das Geld der Göttin gehört. Wenn sie endlich durch die Preisgabe ihres Körpers an einen Fremden ihren Verpflichtungen gegen die Göttin nachgekommen ist, kehrt sie nach Hause zurück; und niemals wird sie sich danach, soviel man ihr auch bieten mag, dazu hergeben.«[16]

In einigen griechischen Städten und auf einigen Inseln, die mit dem Orient in besonders regen Handelsbeziehungen standen, gab es ursprünglich im Zusammenhang mit dem Kult der Aphrodite ebenfalls so etwas wie eine Tempelprostitution.[17] Als sich in den griechischen Handelsstädten immer mehr Fremde und Seeleute herumtrieben, nahm Athens großer Gesetzgeber Solon um 600 v. Chr. zum ersten Mal in Europa eine staatliche Reglementierung der Prostitution vor. Er gründete in Phaleron, dem einzigen Landeplatz für Athen (bis zu den Perserkriegen), das erste Bordell, um bei dem starken Fremdenzustrom die verheirateten Frauen und deren Töchter vor unzüchtigen Belästigungen zu schützen. Während Solon Ehebrecherinnen durch drakonische Strafen bedrohte, kaufte er zugleich auf Staatskosten Sklavinnen im Ausland und brachte sie in behördlich überwachten Bordellen (Dikterion) unter, wo sie als »Dikteriaden« den sexuellen Gelüsten der Männerwelt Genüge tun mußten. Somit wurden sie zu den »unmoralischen Hüterinnen der öffentlichen Moral«. Ihre Einnahmen flossen in das Staatssäckel.[18] Neben den kasernierten »Dikteriaden« gab es auch freiwohnende Prostituierte, die »Auletriden« (Flötenspielerinnen), die zu den Trinkgelagen reicher Griechen, den Symposien (Plato, Synposion 121 D) hinzugezogen wurden, wo sie mit einschmeichelnder Musik, erotischen Liedern und Nackttänzen ihre Wirkung auf die alkoholisierten Gäste nicht verfehlten. Zur Blütezeit des alten Hellas ging aus dieser freien Prostitution eine gesellschaftlich höherstehende Klasse von Frauen hervor, die »Hetären« (Freundinnen), die in ihrem Bildungsgrad durchaus auf der Höhe ihrer Epoche standen und in dem gesellschaftlichen und politischen Leben häufig eine bedeutsame Rolle spielten. Zu ihnen gehörten auch Aspasia, die geistreiche Freundin des Perikles, des hervorragendsten athenischen Staatsmanns, und Phryne, die den größten Bildhauer Griechenlands Praxiteles zur Schaffung eines seiner schönsten Kunstwerke, der Aphrodite von Knidos, anregte.[19]

Zugleich frönten die Griechen auch noch der Knabenliebe, die ebenfalls zur Ausbreitung von Geschlechtskrankheiten führen kann.[20] Selbst in ihrer Götterwelt und Mythologie spiegelt sich diese Gepflogenheit in den Beziehungen des Zeus zu Ganymed, des Apoll zu Hyakinthos, des Poseidon zu Pelops, des Hephäst zu Peleus und des Herakles zu Hylos wider. Bei den sterblichen Griechen waren sogar Lykurg und Solon, Themistokles und Epaminondas, selbst der untadelige Aristides von homosexuellen Beziehungen nicht frei. Der Anknüpfungspunkt solcher Verhältnisse waren die Gymnasien, wo die jungen Leute nackt rangen und wettliefen. Die Knabenliebe ist auch von Platon im »Symposion« dargestellt worden.

Bezeichnenderweise für das alte Griechenland verpflichtete der hippokratische Eid den Arzt, was aus vielen Übersetzungen nicht zu erkennen ist, sich mit den Patienten in keine homosexuellen Beziehungen einzulassen. Der betreffende Satz lautet: »In allen Häusern, in wie viele ich auch kommen mag, werde ich zum Heile der Kranken eintreten und mich jeden vorsätzlichen Vergehens und jeder schädlichen Handlung enthalten, insbesondere geschlechtlichen Handlungen, sowohl gegenüber dem weiblichen wie auch dem männlichen Geschlecht, den Freien gegenüber wie den Sklaven.«[21]

Auch gab es in Griechenland eine große und mächtige Mysteriensekte, Anhänger des Dionysos, die »bei Fackelschein zum Getöse kreischender Becken, donnernder Pauken und jauchzender Flöten in rasenden Reigen« mit einem riesigen Phallus durch die Nacht zogen.[22] Rauschtränke erhöhten die Ekstase, wobei es zu orgiastischen Ausschweifungen kam.[23] Trotz dieser mannigfaltigen Infektionsmöglichkeiten erfahren wir nichts Konkretes über Geschlechtskrankheiten. Doch wäre es naiv zu glauben, daß man aus Schamgefühl darüber geschwiegen hätte. Allein die Komödien des Aristophanes mit ihrem derben Realismus sprechen dagegen.

Wie dem auch sei, der Terminus »Gonorrhoe«, der übrigens aus einem Mißverständnis in der alexandrinischen Zeit entstand, fehlt im Corpus Hippocraticum. Die hippokratischen Ärzte vermochten noch nicht zwischen »Spermatorrhoe«, dem Samenfluß im eigentlichen Sinn, und krankhaftem Ausfluß aus der Harnröhre des Mannes zu unterscheiden. Natürlich waren den Hippokratikern auch schon tripperfadenähnliche »Filamente« im Harn aufgefallen, zumal sie ja Farbe und Art des Urins bei allen möglichen Krankheiten beobachteten. Doch ebenso wie die mittelalterlichen Ärzte brachten auch sie diese im Harn herumschwimmenden Gebilde meist mit vermeintlichen Geschwüren in den Nieren, der Blase, später mit solchen der Harnröhre, aber nie mit oberflächlichen entzündlichen Veränderungen der Harnröhrenschleimhaut in Zusammenhang. Auch kannten sie schon Komplikationen wie »Dysuria« (Fehl- oder Schwerharnen) und »Stranguria« (Harnzwang), alles Symptome, hinter denen sich gelegentlich eine echte

Gonorrhoe verbergen kann, aber sie waren weit davon entfernt, derlei Beschwerden mit dem Geschlechtsverkehr in Verbindung zu bringen.

In der hippokratischen Schrift »Von den Frauenkrankheiten« (II, 8) sprechen einige Stellen zweifellos für Gonorrhoe: »Es werden weiße, leicht gelbliche Massen entleert; wenn die Kranke Urin läßt, macht sich ein beißender, wie ein Lanzenstich empfundener Schmerz bemerkbar.« (»De morbis mulierum« II,8). Im dritten Buch (»Von den Frauenkrankheiten«) wird über die »Unfruchtbaren« berichtet, wobei einige Stellen darauf hindeuten, daß die Ursache der Sterilität auch eine gonorrhoeische Infektion gewesen sein könnte:

> »Wenn eine Frau, die früher gewöhnlich schwanger wurde, nicht mehr schwanger wird, so rührt es manchmal daher, daß sich in der Gebärmutter infolge eines Entzündungsknotens Eiter bildet. Aus diesem Grund haftet der Samen des Mannes nicht an der Gebärmutter; der Eiter beraubt ihn seiner Kraft... und bringt ihn zur Fäulnis. Man muß den Eiter aus der Gebärmutter durch Spülung austreiben, damit er den Samen am Festhaften nicht hindert. Man koche Stutenmilch, seihe sie durch ein möglichst feines Sieb und spüle damit. Die Spitze des Spülapparates sei glatt wie bei einer Sonde und silbern.« [24]

Die Hippokratiker kennen zwar Spülungen gegen weiblichen Ausfluß, der oft gonorrhoeischer Art sein konnte, doch keiner Stelle ist zu entnehmen, daß sie, wie im Buch Levitikus, die Kranke für »unrein« hielten oder sogar eine Absonderung für notwendig erachteten.[25] Infolge der humoralpathologischen Scheuklappen deutete man Ausflüsse aus den Genitalien als die Elimination der materia peccans bei einer inneren Verderbnis der vier Kardinalsäfte. Die Hippokratiker ahnten nicht die Gefahren einer Ansteckung beim Geschlechtsverkehr.

Bereits die antiken Heere wurden von zahlreichen Dirnen begleitet. So fand Parmenio, der Feldherr Alexanders des Großen, 331 v. Chr. nach der Schlacht bei Arbela mehr als 300 Prostituierte im Lager des besiegten Perserkönigs Darius Kodomanus. Besonders über die sittlichen Gepflogenheiten Babels war man entsetzt. Selbst Alexander der Große war dort, durch Ausschweifungen geschwächt, der Malaria zum Opfer gefallen. »Es gibt nichts Verdorbeneres als dieses Volk«, berichtet Quintus Curtius, einer der Geschichtsschreiber der Eroberung Babylons, »und nichts Raffinierteres in den Künsten der Wollust und Sinnlichkeit.« Zweifellos haben die griechischen und mazedonischen Krieger nicht nur die sexuellen Gebräuche des Orients, sondern auch in erhöhtem Maß Geschlechtskrankheiten in die entlegensten Teile ihrer Heimat verschleppt. Doch trotz der Sittenverderbnis findet sich im medizinischen Schrifttum jener Zeit nichts von einer Ansteckungsgefahr durch Geschlechtsverkehr. Diese diagnostische Unwissenheit sollte noch jahrhundertelang dauern.

Auch in Rom, das während der hellenistischen Ära seinen Machtbereich zunächst über ganz Italien ausbreitete, machten sich mit der wachsenden Macht und dem steigenden Reichtum anstelle der einstigen republikanischen Sittenstrenge Laster und Ausschweifungen breit. Allerdings spielte die Prostitution bereits im Mythos eine Rolle, der uns über die Kindheit der beiden Zwillinge Romulus und Remus überliefert ist: »Sunt, qui Laurentiam, vulgato corpore, lupam inter pastores vocatam putent.« (Titus Livius I,4). Die Wölfin, die die Gründer der Ewigen Stadt säugte, war nach rationalistischer Auffassung der späteren Römer die Dirne Laurentia, die wegen ihrer Habgier von den Hirten den Beinamen »Lupa« (Wölfin) erhielt. Nach diesem Beinamen hießen die Orte der Unzucht bei den Römern Lupanar.[26] Ihre Zahl wurde in Rom mit der wachsenden Unzucht immer größer. Die Voraussetzungen für Geschlechtskrankheiten waren demnach reichlich vorhanden.

Nach einem halben Jahrhundert blutiger Auseinandersetzungen (220–168 v. Chr.), an dessen Anfang der zweite Punische Krieg stand und das nach dem dritten Makedonischen Krieg mit der Eroberung der mediterranen Welt endete, war die Sittenverderbnis der herrschenden Schicht in der Römischen Republik so weit fortgeschritten, daß sie ein griechischer Historiker, der selbst ein Opfer dieser Entwicklung war, sarkastisch schilderte:

> »Zu jener Zeit war in Rom das sittliche Niveau bei der allgemeinen Sittenlosigkeit der Gesellschaft leider sehr niedrig. Einige waren ganz für Frauen eingenommen, andere für unnatürliche Laster, viele für tänzerische Darbietungen und Trinkgelage und alle Ausschweifungen, zu denen diese Gelegenheit geben. All das waren Laster, für die die Griechen eine Schwäche hatten, und die Römer hatten sie von diesen während des Dritten Mazedonischen Krieges sehr schnell übernommen. So heftig und zügellos war die Leidenschaft, mit der die jüngere Generation der Römer diesen Lastern ergeben war, daß es etwas ganz Gewöhnliches war, wenn jemand für einen hübschen Lustknaben die ungeheure Summe von einem Talent bezahlte. Das veranlaßte Marcus Porcius Cato, das Vorbild altrömischer Sittenstrenge, in einer öffentlichen Rede zu der entrüsteten Bemerkung, es werfe ein grelles Licht auf die Sittenverderbnis der römischen Gesellschaft, daß ein geiler Lustknabe höhere Preise erzielt als gutes Ackerland.«[27] Polybios, Historiae, L. XXXI, C. 25

In seiner berühmten sechsten Satire berichtet der Satiriker Juvenal (um 100 n. Chr.) über die Sittenlosigkeit der römischen Frauen. Sie alle wurden jedoch übertroffen von der Gattin des römischen Kaisers Claudius, der unersättlichen Nymphomanin Mesalina. Juvenal hat ihr Treiben in der erwähnten Satire geschildert:

»Wenn Kaiser Claudius eingeschlafen war, schlich sich Mesalina unbemerkt von ihrem Lager hinweg und begab sich, von einer Sklavin begleitet, in vermummter Kleidung und ihr schwarzes Haar unter einer blonden Perücke bergend, nach einem sehr besuchten Lupanar. Dort nahm sie unter dem falschen Namen Lysisca, der an der Tür zu lesen war, die für sie bestimmte Zelle ein und wagte, das schmutzige Bett der Prostitution dem kaiserlichen Lager vorziehend, sich öffentlich mit vergoldeten Brüsten preiszugeben. Mit zärtlichen Liebkosungen empfing sie die Eintretenden, gierig von Verlangen, und wenn der Wirt gegen Morgen das Lupanar schloß, und die Mädchen entließ, schlich sie traurig hinweg, die letzte aus ihrer Zelle, erschöpft, aber nicht gesättigt in der sie verzehrenden Lust. Mit beflecktem Antlitz, erloschenen Augen und vom Lampenrauch geschwärzt, zog sie sich zurück in das duftende kaiserliche Bett, vom Gestank des schmutzigen Lupanars behaftet.«

Bekanntlich hat Athenaios in seinem nach dem Tod von Commodus († 192 n. Chr.) entstandenen Werk »Deipnosophisten«, abgefaßt in Form eines Tischgesprächs zwischen Sophisten nach einem Gastmahl, das dreizehnte Buch ganz und gar der Durchleuchtung des Dirnenwesens gewidmet. Dabei kommen alle Eigenschaften der Hetären zur Sprache, ihre Verschwendung, Schlauheit und Habsucht, mit der sie ihre Liebhaber ausplündern, aber niemals ist von Krankheiten die Rede, die sie sich durch ihren Lebenswandel zuziehen könnten. Dasselbe gilt für die fast gleichzeitig entstandenen »Hetärengespräche« des Lukian und von den »Hetärenbriefen« des jüngeren Alkiphron.

Der römische Schriftsteller Aulus Cornelius Celsus (25 v. Chr. – 50 n. Chr.), der selbst kein Arzt, sondern Latifundienbesitzer war, verfaßte ein enzyklopädisches Werk über Landwirtschaft, Kriegskunst und Medizin. Erhalten davon sind nur acht Bücher des medizinischen Teils. Obwohl der Terminus Gonorrhoe in diesen Schriften nicht vorkommt, ist diese Geschlechtskrankheit an der Bezeichnung »Fluß aus der Harnröhre« gut zu erkennen. Im 18. Kapitel des VII. Buches erwähnt er, daß die Entzündung der Harnröhrenschleimhaut manchmal auf die Hodenstränge übergehen könne:

»Bisweilen schwillt infolge einer Entzündung der Hoden selbst an und erregt Fieber. Wenn die Entzündung nicht schnell behoben wird, breitet sich der Schmerz über die Leisten und Lenden aus, diese Teile schwellen an, und der Strang, woran der Hoden hängt, wird dicker und verhärtet zugleich.«[28]

Auch die »Krankheiten der Geschlechtsteile und des Afters« werden besprochen. (VI. Buch, 18. Kap.) Als gebildetem Römer fiel es Celsus schwer, über die »Gebrechen der unanständigen Körperteile« (»obscoenarum partium vitia«) zu schreiben und von Geschlechtsorganen, Harnröhre und After offen zu sprechen. Celsus erwähnt unter dem Abschnitt »Von den Krankheiten des männlichen Gliedes« verschiedene Arten von Genitalgeschwüren, darunter solche mit oder ohne begleitende Phimose. Unter der Überschrift »De condyloma anni« beschreibt er eine entzündliche Geschwulst am After. Schließlich spricht er noch von einem »schwammigen Geschwür am After«. Welches Krankheitsbild er mit diesen Termini aber genau meint, verschweigt er. Allerdings mag manches in undurchsichtigen Umschreibungen untergegangen sein. Vermutlich handelte es sich bei den erwähnten Gebilden um Genitalwarzen (spitze Kondylome), wie sie bei homosexuellen Männern häufig vorkommen.

Die reichen Römer wollten lustige Gesellschaften um sich sehen, die ihnen über die Qual des Müßiggangs hinweghelfen sollten. Für den übersättigten Genußmenschen der römischen Kaiserzeit wurde die Knabenliebe ein weit verbreitetes Laster, das von Geschlechtskrankheiten allerdings nicht verschont blieb.[29] Insbesondere das Auftreten von genito-analen Wucherungen wird durch Gonorrhoe begünstigt. Dabei kommt es zu stecknadelkopfgroßen, warzig zerklüfteten, papillären Wucherungen an feuchten Stellen: sowohl an Eichel, Vorhaut, Vulva, Scheide als auch am After. Da solche Leiden im römischen Imperium häufig vorkamen, scheuten sich rüde Satiriker nicht, sie mit den entsprechenden volkstümlichen Ausdrücken ficus-fici zu bezeichnen. So heißt es bei Martial: »Die Feigen (fici), die Caecilianus in seinem Garten anbaut, sind weiblich, die, welche auf ihm wachsen, männlich.«[30] Wie aus den Andeutungen zu ersehen ist, scheinen in Rom die Laien solche Leiden – im Gegensatz zu den Ärzten – mit dem Geschlechtsverkehr in Verbindung gebracht zu haben.[31] So wußte man, daß venerische Papillome vor allem bei Päderasten vorkommen, und so spottet Martial über einen gewissen Labienus: »Seine Gärten verkauft Labienus, um Knaben zu kaufen, Nichts als ein Feigenbeet hat Labienus davon.«[32] Da nun Feigwarzen oft bei einer Gonorrhoe vorkommen, liegt die Vermutung nahe, daß sie sich gelegentlich dahinter verbarg.

Der auch heute noch benutzte Terminus »Gonorrhoe« für die in der Antike und im Mittelalter am häufigsten vorkommende Geschlechtskrankheit entsprang in der alexandrinischen Zeit einem Irrtum, der zugleich die Begrenzung des ärztlichen Wissens verdeutlicht. Das griechische Wort »Gonorrhoia« (γονόῤῥοια von γόνος = Samen und ῥοή = das Fließen) bedeutet deutsch Samenfluß. Den Griechen war die Erkenntnis der Krankheitsart als solcher fremd, zumal sie den wesentlichen Unterschied zwischen Trippereiter und dem Samen nicht erkannten. Das ist auch der Grund, weshalb sogar ein Galen von Pergamon (130–201) die in Rom so häufigen Harnröhrenentzündungen nicht diagnostizierte.[33] Dem Weißfluß (Fluor albus), der von angesehenen römischen Damen und vielen anderen Frauen der Weltstadt als langwieriges Übel erduldet wurde, schrieb Galen sogar einen wohltätigen Einfluß zu: Er reinige den Körper von den schlechten Säften. Man nimmt heute mit Recht an, daß sich hinter diesem »häufigen Frauenleiden Roms« oft eine chronische Gonorrhoe verbarg. Schreibt doch Galen über einen Mann mit »Samenfluß«, der berichtete, daß nicht nur er selbst, sondern auch die Frauen, mit denen er verkehre, bei dem Samenfluß heiße brennende Schmerzen fühlten. Bemerkenswert ist, daß der Arzt den betreffenden Kranken nicht vor dem Geschlechtsverkehr warnte, sondern ihm lediglich den Rat erteilte, keine Speisen zu genießen, die eine derartig beißende Beschaffenheit des Samens herbeiführen könnten.[34]

Demnach unterschied er bereits differentialdiagnostisch zwischen Urethritis und Cystitis. Kennzeichnend für eine Urethritis galt demnach neben dem Schmerz das Erscheinen des Urethraleiters mit dem ersten Harnstrahl (VIII, 438), während bei einer Cystitis der aus der Blase stammende Eiter erst dem weiteren Urin beigemischt sei (XIII, 315). Dabei erwähnt Galen die bereits von den Babyloniern und Hippokratikern angedeutete Urethralstriktur, die später samt ihren Folgeerscheinungen, der Dysurie (Schwerharnen) bzw. Ischurie (Harnverhaltung), von einem Wundarzt der Kaiserzeit, Heliodorus, anschaulich beschrieben wurde.[35] Die Behandlung bestand darin, daß man ein spitzes, schmales Messer in die Harnröhre einführte, die Striktur durchstieß und exzidierte, danach durch Bougies[36], stabförmige Instrumente verschiedener Dicke zum Weiten der Harnröhrenverengung, das Lumen offenhielt.[37] Auch Genitalgeschwüre, bei denen es sich um weichen Schanker (Ulcus molle) handeln könnte, hielt Galen für die Konsequenz einer schlechten Säftemischung.[38] Die Beschreibung solcher Geschwüre in der Vagina und im Mastdarm war nur möglich durch die Anwendung des Spiegels, den bereits Galens Zeitgenosse, der Frauenarzt Soranos, benutzt hat.[39] Doch Galen dachte weder bei Vaginalulzerationen noch bei Geschwüren an der Eichel oder der Vorhaut, die zu Phimose oder Paraphimose führen können, an die Folgen eines Geschlechtsverkehrs.[40] Oreibasios von Pergamon[41] (326–403) und Paulos von Aigina[42] schildern sogar die Verwachsung der Eichel und Vorhaut infolge von Geschwüren. Doch weder sie noch Aetios (um die Mitte des 6. Jh.), der ebenfalls von Geschwüren »circa coronam glandis« schreibt und auch die Kenntnisse der Alten über geschwürige Affektionen des Afters, besonders nach Galen,[43] ziemlich vollständig zusammenstellt, ahnen die potentiellen Gefahren des Geschlechtsverkehrs.

Die römischen Bäder, die ursprünglich der Hygiene und Körperkultur dienten, wurden im Lauf der Zeit mehr und mehr zu Stätten der Unzucht. Daher traf sie der Bannstrahl des asketischen Urchristentums. Der heilige Cyprian (um 200–258) wetterte in seiner patristischen Schrift »über das Leben der Jungfrauen« heftig gegen die Sitte der gemischten Bäder.

»Solch ein Bad wäscht nicht ab und reinigt nicht die Glieder, sondern befleckt sie... Ein Schauspiel machst du aus dem Bade. Der Ort, an den du kommst, ist schändlicher als ein Theater. Alle Schamhaftigkeit wird dort ausgezogen... Mit dem Überwurf des Gewandes wird auch die Ehre des Leibes und die Zucht abgelegt... Erwäge doch, ob eine solche Jungfrau, die durch freche Blößen zur Schamlosigkeit fortgeschritten ist, unter den Männern schamhaft sein kann, auch wenn sie angekleidet ist...«

Folglich wurden die »gemischten Bäder« den Bordellen gleichgesetzt. »Sie verlocken zur Prostitution«, warnte Cyprian. Da man die Prostitution für ein heidnisches Überbleibsel hielt, wurde sie von den Aposteln strengstens verurteilt.[44] Die Kirchenväter und Konzilien schlossen sich dem an. Nur der heilige Augustinus bildete hier eine Ausnahme. Vor seiner Bekehrung zum Christentum hatte er ein recht ausschweifendes Leben geführt, ähnlich dem verlorenen Sohn, von dem es heißt: »Gott liebt den einen zurückgekehrten Verlorenen mehr als 99 Gerechte« (Luk 15,7). Aus Erfahrung glaubte Augustinus in der Prostitution ein notwendiges Übel der Urbanisierung des Lebens erkannt zu haben:

»Unterdrückt die öffentliche Prostitution, und die Gewalt der Leidenschaften wird alles über den Haufen werfen. Dirnen sind bei einer Ansammlung von Menschen ebenso unvermeidlich wie Kloaken, Schwindgruben und Unratsbehältnisse ...«[45]

Ähnlich äußerten sich später auch namhafte Puritaner. Erstaunlicherweise geht aus den Schriften der Kirchenväter hervor, daß viele Laien über die Gefahren der Promiskuität im Bild waren und Geschwüre an den Geschlechtsorganen für ansteckend hielten. So berichtet Cedrenus, daß im Jahr 303 während der Christenverfolgung unter Kaiser Diokletian ein schönes Mädchen wegen angeblicher Schmähung der Götter zur Strafe in ein Bordell gesteckt wurde. Um ihre Jungfräulichkeit zu bewahren, hielt sie die Männer, die ihr beiwohnen wollten, dadurch ab, daß sie ihnen vorspiegelte, an dem »geheimen Körperteil« mit einem Ulcus behaftet zu sein.[46] Dieses keusche Mädchen, das die Furcht der Männer vor Genitalgeschwüren so gut kannte, dürfte allerdings in rebus venereis nicht ganz unerfahren gewesen sein.

Aus jenen Zeiten stammt auch noch die Mitteilung, daß Kaiser Galerius, der Mitkaiser Diokletians, im Jahr 311 an den Folgen eines Genitalgeschwürs (»ulcus malum in inferiori parte genitalium«) gestorben sei. Und da er ebenso wie Diokletian die Christenverfolgung unbarmherzig betrieben hat, ist es nicht verwunderlich, daß in der Mitteilung des christlichen Chronisten auch die unvermeidlichen Würmer (im Geschwür) nicht fehlen, als Zeichen, daß er zur Strafe lebendigen Leibes verwest sei.[47]

Mittelalter

Der griechische Historiker Prokopios (490–562), der 542 zur Zeit der Pest in Byzanz in seiner »Geheimgeschichte« neben dem Cäsaropapismus seines Herrn, des oströmischen Kaisers Justinian, vor allem das sittenlose Vorleben von dessen Gattin Theodora geißelt, berichtet, daß Justinian an einer Geschlechtskrankheit gelitten haben soll: »Das Übel saß am Schamglied und bestand aus Geschwüren, die sich bis in die Harnblase erstreckten.«[48] An diese byzantinische Chronique scandaleuse mag der französische Kunsthistoriker Hippolyte Taine gedacht haben, als er in seinem Italienbuch »Voyage en Italie« (1866) von dem herrlichen Mosaik in San Vitale zu Ravenna folgendes schrieb:

> »Man sieht die Kaiserin Theodora, die einstige Zirkusdirne, die alte Tänzerin, mit ihren Hofdamen die Opfergaben herantragen: ein blasses, fast zerstörtes Gesicht wie das einer lungenkranken Freudendirne, nichts als ungeheuer große Augen, zusammenlaufende Augenbrauen und einen Mund; der Rest des Gesichtes ist verkümmert und zugespitzt, Stirn und Kinn sind ganz klein. Es gibt in ihr nichts mehr als den glühenden Blick und die fiebrige Energie der hageren übersättigten Buhldirne, die jetzt mit dem monströsen Prunk einer Kaiserin behängt und beladen ist: ein funkelndes Diadem stapelt auf ihrem Kopf Sterne aus Rubinen und Smaragden auf, die Perlen und Diamanten liegen in erhabenen Stickereien auf ihrem Gewande, ihr veilchenfarben getönter Purpurmantel ist mit Gold bestickt und ihre Schuhe sind aus Gold... Man kann hier einen Begriff bekommen von der Frau, so wie man sie einst sah: eine abgebrauchte, goldbeladene Dirne. Auf der anderen Seite erscheint Justinian mit seinen Leibwächtern zur Rechten und seinen Priestern zur Linken, eine Art heiliger Dummkopf in großem braunen Mantel mit purpurnen Stiefeln, verziert und vergoldet, wie ein Reliquienschrein...«[49]

Im 10. Jahrhundert verfaßte Abt Odo im Kloster Cluny ein belehrendes Gedicht, in dem er den Elenden, die sich von den Reizen des Fleisches hinreißen ließen, drohend voraussagte, sie würden mit einem Übel bestraft, das Geschwüre verursache.[50]

Fast zur gleichen Zeit erkannte der mit griechischen Autoren vertraute arabische Arzt Hali Abbas († 994), daß »Samenfluß« und »Harnröhrenausfluß« zweierlei sind, und machte besonders auf einen »heißen« (d. h. brennenden) Harnröhrenausfluß aufmerksam, der einer entschieden örtlichen Behandlung bedürfe, sobald er quälend auftrete. Über die Ansteckbarkeit und Übertragung der Harnröhrenentzündung verliert er jedoch kein Wort.[51]

Auch Constantinus Africanus (um 1020–1087), der zunächst in Salerno, dann in der Benediktinerabtei Monte Cassino arabische medizinische Schriftsteller (unter anderen auch Hali Abbas) aus dem Arabischen ins Lateinische übersetzte, ahnte nichts von der Kontagiosität der Gonorrhoe. So schreibt er über die Symptome: »Schmerz in der Gebärmuttergegend, Jucken an den Geschlechtsteilen und dem Bauch, Feuchtigkeit in der Schamgegend, so daß die Kranke glaubt, sich einen Katarrh geholt zu haben.«[52] Unter dem Einfluß des Christentums haben die des Griechischen unkundigen Arabisten und ihre Kopisten infolge der Wortähnlichkeit und des Gleichklangs den Terminus Gonorrhoe als »Gomorrhoe« gedeutet, eingedenk der sündigen Stadt Gomorra, die der Herr zusammen mit Sodom ihrer Ausschweifungen wegen vom Erdboden tilgte. Die Lehrbücher des 14. und 15. Jahrhunderts, die an den Universitäten von Bologna, Ferrara, Montpellier, Paris, Valencia, Salamanca, Cambridge im Unterricht verwendet wurden, nahmen die Lehre von der »Gomorrea« auf. Die Vorstellung, wonach die Krankheit eine Strafe Gottes sein könnte, machte aus Leidenden und Hilfsbedürftigen schuldige und geächtete Menschen. In diesem Sinn erschien der Terminus Gomorrea anstelle der galenischen Gonorrhoea bei Bernhard von Gordon (Lilium medicinae VII, 3 anni 1305) und bei Valescus de Taranta (Philonium 1418).[53] Da das Übel als göttliche Strafe galt, findet man die Gonorrhoe auch nicht in dem salernitanischen Merkvers, in dem die acht ansteckenden Krankheiten aufgeführt werden.

Die erste Erwähnung einer Ansteckung durch Geschlechtsverkehr stammt von dem gelehrten englischen Benediktinermönch Adelard von Bath († 1160), der in dem einst maurischen Toledo Arabisch gelernt hatte. Es ist die chlamydienbedingte Geschlechtskrankheit (Lymphogranuloma inguinale), die 1913 von Nicolas und Favre in Lyon beschrieben wurde und die bei Männern zu einer doppelseitigen Bubo inguinale mit elefantiastischen Schwellungen am Genital und Damm führt (daher auch die ältere Bezeichnung »Elephantiasis«). Doch Adelards scharfsinnige Beobachtung, über die später ausführlich berichtet wird, wurde von den Zeitgenossen nicht zur Kenntnis genommen und geriet in Vergessenheit.[54]

Im Mittelalter machte sich die Prostitution zum erstenmal während der Kreuzzüge in größerem Ausmaß bemerkbar. Ein Augenzeuge, Fulcher von Chartres, überlieferte den Aufruf, mit dem Papst Urban II. im Jahr 1095 auf dem Konzil zu Clermont die christlichen Massen zum Kreuzzug gegen die Sarazenen aufforderte. Eine Passage daraus lautet:

»Vorwärts! Richtet eure vom Brudermord blutigen Waffen gegen die Feinde des Christentums. Ihr, die ihr bisher Witwen und Waisen unterdrückt, Meuchelmord und Kirchenschändung betrieben, fremde Güter geplündert und für Sold das Blut von Christen vergossen habt, beeilt euch, unter der Führung des

Herrn Jerusalem zurückzuerobern. Ihr alle, die ihr durch Verbrechen vom Gottesreich getrennt seid, rettet eure Seele um diesen Preis. Denn das ist Gottes Wille!«[55]

Ein Großteil der Kreuzheere bestand aus sozial Entwurzelten und Abenteurern[56], von Anfang an begleitet von Prostituierten. Vermutlich entstand damals die Institution des »roi des ribauds« (»König der Unzüchtigen«), ein Amt, das später in der Landsknechtszeit den weniger schön klingenden Namen des »Hurenweibels« erhielt.[57] Jean de Joinville (1225–1317), der am ersten Kreuzzug Ludwig des Heiligen teilnahm, berichtet, wie die Ritter sogar rund um das Zelt ihres frommen Königs ihre Bordelle eingerichtet hatten.[58] Damals – im 13. Jahrhundert – schuf Wolfram von Eschenbach seinen »Parzival«. In Zusammenhang mit dem Heer des Königs Meljanz von Lis schildert Wolfram einen mittelalterlichen Troß, bei dem natürlich auch Dirnen nicht fehlen durften:

»Auch Frauen sah man da genug;
Manche den zwölften Schwertgurt trug
Zu Pfande für verkaufte Lust.
Nicht Königinnen waren es just:
Dieselben Buhlerinnen
hießen Marketenderinnen.«[59]

Aber auch im christlichen Abendland nahm die Prostitution sprunghaft zu. Die Städte, deren Luft frei machte, wurden infolge der mit den Kreuzzügen einsetzenden Landflucht und des stets lebhafter werdenden Verkehrs immer größer und zahlreicher. In allen diesen von Handel und Gewerbe pulsierenden Siedlungen entstanden öffentliche Häuser, die nicht nur an städtische Behörden, sondern auch an Bischöfe und geistliche Stifte ihre Steuern zahlten. Die geistlichen Herren konnten sich dabei auf den welterfahrenen Kirchenvater Augustinus berufen, der die Prostitution für ein nötiges Übel gehalten hat.[60] Eine spätere Erklärung des Thomas von Aquin (1226–1274) scheint diese Erkenntnis zu bestätigen: »Die Prostitution in den Städten gleicht der Kloake im Palast: schafft die Kloake ab und der Palast wird zu einem unreinen und stinkenden Ort.«[61]
Unter Berufung auf diese Autoritäten scheute sich auch die hohe Geistlichkeit nicht, das Protektorat über Freudenhäuser zu übernehmen, zumal dadurch das »Sakrament der Ehe und die Ehre der Jungfrauen geschützt werden sollte«. Auf diese Weise wurde das Erträgnis der Freudenhäuser auch zu einem »Regal«, zu einem lukrativen Hoheitsrecht von Kirchenfürsten. So gab es in Southwark, einer Vorstadt Londons, im 12. Jahrhundert achtzehn

Bordelle, die der Aufsicht des Bischofs von Winchester unterstanden. In der Papststadt Avignon gab es nach dem Bericht Petrarcas vor der großen Pestepidemie von 1348 elf Bordelle dicht neben dem Palast, aus denen die Statthalter Christi Revenuen bezogen. So berichten Chronisten zuweilen über sonderbare Erkrankungen hoher Geistlicher. Im Jahr 1382 starb beispielsweise Bischof Nikolaus von Kurnik infolge seiner Ausschweifungen an krebsartigen Geschwüren der Genitalien und des Mundes.[62]

Bereits 1281 bestimmte das Konzil zu Köln, daß die Beichte nur in der Kirche an einem hellen, allen sichtbaren Ort, nicht aber an einem dunklen oder finsteren Ort, wie etwa in einem Beichtstuhl, abgenommen werden dürfe.[63] Das Land wimmelte von unehelichen geistlichen Sprößlingen. Bischof Heinrich von Basel (1215–1274) wurde abgesetzt, weil er 65 illegitime Kinder hatte. Kennzeichnend für den Sittenverfall jener Zeit sind die bitteren Klagen Petrarcas (1304–1374), der durch seine Stellung am päpstlichen Hof in Avignon vielfache Gelegenheit fand, die Verhältnisse aus dem »gallischen Babylon« aus nächster Nähe zu beobachten und entsprechend zu beurteilen:

> »Alles Gute ist hier zugrunde gegangen: die Hoffnung, der Glaube, die Liebe. Aber im Reiche der Habsucht gilt das nicht als Verlust, wenn nur die Einkünfte ungeschmälert bleiben. Das zukünftige Leben hält man da als eine leere Fabel, was von der Hölle erzählt wird, als Hirngespinst. Die Auferstehung des Fleisches, der Jüngste Tag, Christi Gericht: lauter Torheiten. Enthaltsamkeit gilt als Unsinn, Scham als Feigheit, ausschweifende Sünde als Kühnheit; je lasterhafter ein Leben ist, desto höher wird es gewertet, und der Ruhm wächst mit der Verworfenheit.«[64]

Die Schriften jener Zeit sind angefüllt mit Berichten und Anekdoten über das anstößige Leben von Pfarrherren, Mönchen und Nonnen. Auch Boccaccio (1313–1375) hat im »Dekameron«, das oft als weltliches Gegenstück zu Dantes »Göttlicher Komödie« empfunden wurde, in sarkastischer Weise das Zölibat der Geistlichen verspottet. Oft versuchte man diese Erzählungen als »perverse Erfindung einer übersinnlichen Phantasie« abzutun. Doch was in der »Irdischen Komödie« des »Dekameron« von der Sittenlosigkeit des Klerus erzählt wird, das war Stadtgespräch, war die Aneinanderreihung realer Ereignisse.[65]

Da Jesus der Dirne Maria Magdalena ihre Sünden mit der Begründung vergab, sie habe »viel geliebt« (Luk 7,47), galt diese Reumütige während des Mittelalters als Schutzpatronin ihrer meist weniger bußfertigen Berufsgenossinnen. Da die Prostitution, dem Zeitgeist entsprechend, den Charakter eines zünftigen Gewerbes angenommen hatte, stand diese Gilde unter dem Schutzpatronat der heiligen Magdalena. Zugleich war den Dirnen amtlicherseits eine Art von Zunftkleidung vorgeschrieben, die sie in der Öffentlichkeit anlegen mußten, damit man sie von den ehrbaren Frauen der Stadt unterscheiden könne. In Avignon trugen die Frauen eine rote Masche auf der linken Schulter, in Leipzig gelbe Mäntel mit blauen Schnüren, in Bern und Zürich rote Mützen, in Augsburg einen Schleier mit grünen Streifen.[66] Obwohl sie auch gesonderte Kirchen- und Begräbnisplätze hatten, galten sie im allgemeinen doch nicht als geächtet.

Die einst von Galen und den arabischen Ärzten eifrig vertretene humoralmedizinische Irrlehre, wonach »der Samen durch Zurückhaltung verdorben und daher gesundheitsschädlich werden könne«, ließ den Sexualverkehr zur Erhaltung der männlichen Gesundheit als unbedingt erforderlich und seine Unterdrückung als gefährlich erscheinen. Diese für die Mehrzahl der mittelalterlichen Ärzte maßgebliche Ansicht fand Glauben bei der Allgemeinheit und bewirkte die große Toleranz gegenüber der Befriedigung des Naturtriebs, der jedem gesunden Mann ohne weiteres zugestanden wurde.[67] Daher galt während der Menses und der Schwangerschaft der Ehefrau der Besuch eines Bordells nicht als Ehebruch. Städtische Würdenträger, die auf Reisen waren, setzten die Kosten für den Besuch der Freudenhäuser einfach unter die Reisespesen. Auch Schuldgefangene erhielten zweimal wöchenlich für diesen Zweck Urlaub. Sogar bei Jugendlichen wurde ein solcher Besuch geduldet.[68]

Die Dirnen, die bei offiziellen Empfängen korporativ erschienen, denn sie waren, wie bereits erwähnt, zunftmäßig organisiert, beschwerten sich wiederholt über das unbefugte und geschäftsschädigende Treiben der »Bönhäsinnen«: der Mägde, Kellnerinnen und Bürgerstöchter.[69] Es hört sich grotesk an, wenn sich 1442 sogar der Erzbischof von Mainz als Protektor eines Frauenhauses bei der Stadt darüber beschwerte, daß ihm »die Beteyligung dero Frauen und Töchter an der Bulerey« seine Einkünfte schmälere.[70] Bezüglich der Einnahmen aus den Freudenhäusern galt auch für die Kirchenfürsten das Wort des römischen Kaisers Vespasian: »Non olet« (Es stinkt nicht). Cornelius Agrippa, einer der unterrichtetsten Gelehrten der Renaissance, schrieb: »In unseren Tagen erbaute Papst Sixtus ein prächtiges Bordell zu Rom. Eine jede Dirne mußte ihm sechs Groschen die Woche zahlen, welcher Zins im Jahre mehr denn zwanzigtausend Dukaten ausmacht.« Die Einnahmen der Kirche aus sämtlichen Bordellen Roms betrugen jährlich 80 000 Dukaten. Gleichzeitig ließ der Papst die Sixtinische Kapelle erbauen und den sixtinischen Chor begründen, wobei er beides vermutlich mit Bordellgewinnen finanzierte.[71]

Unter solchen Umständen beklagten sich die Prostituierten sogar über die Schmutzkonkurrenz der Nonnenklöster, wurden im damaligen Sprachgebrauch Nonne und Hure fast synonym gebraucht: 1484 berichtete Bischof Gaimbus von Castell an Papst Sixtus, daß er bei der angeordneten Untersuchung eines Klosters Briefe höchst unzüchtigen Inhalts in den Zellen gefunden und viele Nonnen in gesegneten Umständen angetroffen habe. In den ersten zehn seiner fünfzig Novellen berichtet Tommaso Masuccio (1420–1500) von den Ausschweifungen der Mönche und Nonnen:

»Ich selber bin nicht ein-, sondern mehrere Male dabei gewesen, habe es gesehen und mit Händen gegriffen. Solche Nonnen gebären dann entweder niedliche Mönchlein oder sie treiben die Frucht ab. Und wenn jemand behaupten möchte, dies sei eine Lüge, so untersuche er die Kloaken der Nonnenklöster und er wird darin einen Vorrat an zarten Knöchlein finden, nicht viel anders als in Bethlehem zu Herodes Zeiten.«[72]

Auch in einem Fastnachtsschwank des Nürnberger Meistersingers Hans Rosenplüt (15. Jh.) heißt es in Zusammenhang mit den Sorgen der städtischen Dirnen:

»Auch klagen sie über die Klosterfrauen,
die können so hübsch über sie snur hauen,
wenn sie zur Ader lassen oder paden,
so haben sie junkher Conraden geladen.«

Hans Holbeins berühmter Holzschnitt »Totentanz« befaßt sich ebenfalls mit dem Thema. Auf dem Bild holt der Tod die Nonne ab, welche in ihrer Zelle betend vor dem Altar kniet. Sie wendet aber ihren Kopf einem Jüngling zu, der auf ihrem Bett sitzt und ihr auf der Mandoline vorspielt.[73]

Aber auch von einer anderen Einrichtung erwuchs den Bordellen eine gefährliche Konkurrenz, die im Seuchengeschehen der Geschlechtskrankheiten eine wichtige Rolle spielen sollte. Als während der Kreuzzüge in den zunehmend dichter bevölkerten Städten des Abendlands immer häufiger Leprakranke auftauchten, begann man mit der Errichtung von öffentlichen Badestuben. Galt doch im Morgenland das Baden als vorbeugende Maßnahme gegen den Aussatz. Da man das Baden bald zu den sieben Seligkeiten zählte, schossen überall Badestuben wie Pilze aus dem Boden.[74] So gab es in Ulm, wo man um die Mitte des 12. Jahrhunderts nur eine öffentliche Badestube erwähnt, im Jahr 1489 nicht weniger als 180 »Badestüblein«. Nun dienten die öffentlichen Bäder nicht nur der Reinlichkeit, sondern vor allem der Unterhaltung, dem Vergnügen und der Sinnlichkeit. Dabei sorgte Musik für Unterhaltung, man trank, aß und spielte. Die Badestuben, die nicht selten auch Séparées besaßen, gerieten immer mehr in den Ruf, Rendezvousplätze oder Orte zur Anknüpfung von Bekanntschaften zu sein. Exzesse in Baccho et in Venere gehörten bald zur Tagesordnung.[75] Auch durch die weibliche Bedienung wurden die Badestuben zu vielbesuchten Stätten.[76] Wer die hübscheste »Reibmagd« einstellte und dies entsprechend bekannt zu machen verstand, war des regeren Besuchs sicher. Es konnte daher nicht ausbleiben, daß das Ansehen der Bäder und ihres Personals sank, so daß sie im ausgehenden Mittelalter in den Augen des Volkes als anrüchige, »unehrliche« Leute galten.[77]

Die Folgen dieser Entwicklung wurden bald deutlich: Geschlechtskrankheiten, vor allem Gonorrhoe, breiteten sich immer weiter aus. Der Geschichte vom Sündenfall entsprechend, galt die Frau als die große Verführerin und als »das Gefäß der Sünde«. Daher hielt man sie zunächst auch im Seuchengeschehen der Geschlechtskrankheiten für die Quelle allen Übels. In der hohen Medizinschule zu Salerno, wo viele heimkehrende Kreuzzügler Heilung suchten, entstanden im 12. Jahrhundert die Begriffe »mulier foetida«, »mulier immunda« und »mulier corrupta«, womit man auch die menstruierende Frau, das »verdorbene Weib«, als Hauptschuldige für Geschlechtskrankheiten anprangerte. Da man über den Begriff der Ansteckung keine klare Vorstellung hatte, war man der Meinung, daß nur ein »unreines Weib« einen Mann anstecken könne. An eine Weiterverbreitung durch die infizierten Männer hat man aus ideologischen Gründen nicht gedacht.[78] Die am häufigsten vorkommende Geschlechtskrankheit war neben Ulcus molle die Gonorrhoe. Da man die Übertragung durch den Geschlechtsakt und damit die Dirne als Quelle des Übels erkannt hatte, akzeptierte man mit Genugtuung den von den Arabisten benutzten Terminus »Gomorroea«.[79]

Am Hof Friedrichs II. in Apulien verfaßte Michael Scotus (1214–1291) im Jahr 1232 auf Wunsch des Kaisers sein Werk »De procreatione et hominis physionomia«. Im sechsten Kapitel heißt es dort unter »Si mulier fluxuem patiatur« ganz kühl und sachlich:

> »Wenn ein Weib an einem Fluß leidet und ein Mann ihr beiwohnt, dann wird ihm leicht das Glied verdorben, wie sich dies besonders bei jungen Leuten zeigt.«

Hier hat man einen logischen Zusammenhang zwischen unreinem Beischlaf und genitalem Ausfluß. Noch vor dem größten Chirurgen des Mittelalters, Lanfranco († 1306), Lehrer der Chirurgie in Paris und Mitglied der Confrèrie de Saint-Côme, empfahl Scotus nach dem Beischlaf mit einer Frau, die man wegen Unreinheit in Verdacht habe, die Waschung des Gliedes mit Wasser und Essig.[80] John Arden, Leibarzt König Richards II. und Heinrichs IV., beschrieb um 1380 das Brennen als Folge einer innerlichen Entzündung und Abschälung der Haut der Harnröhre. Er empfahl Einspritzungen von Frauenmilch unter Zusatz von Veilchen- und Gerstenöl. Allerdings blieben sowohl die prophylaktischen als auch die therapeutischen Versuche jener Zeit ohne Erfolg, versuchte man doch bei der Gonorrhoe lediglich, den lästigen Ausfluß so schnell wie möglich zu stoppen. Die Erreger selbst vermochte man nicht zu vernichten, was weitere Ansteckungen ermöglichte.

Seit den Kreuzzügen war auch die Kenntnis der Ulcera penis (Ulcus molle) bei den Ärzten des Abendlands allgemein Lehrgegenstand der Medizinschulen in Salerno, Montpellier, Bologna, Paris usw.[81] Allerdings kam der aus dem Morgenland eingeschleppte weiche Schanker viel seltener als die Gonorrhoe vor.

Das gleiche gilt auch für das ebenfalls aus dem Orient stammende Lymphogranuloma inguinale, das – wie bereits erwähnt – schon um das Jahr 1111 der weitgereiste englische Benediktinermönch Adelard von Bath († 1160) neben Tripper und weichem Schanker als eine dritte Geschlechtskrankheit beschrieben hat (Quaestiones naturales).[82]

Als scharfer Beobachter erkannte Adelard von Bath, daß sich an einer anscheinend gesunden Frau Männer mit diesem Übel anstecken können, ohne daß die Frau selber erkrankt. Dies ist wahrscheinlich die älteste Erwähnung gesund erscheinender Keimträger.[83] Da die Sitten in den Klöstern sehr freizügig waren, ist anzunehmen, daß diese erstaunliche Erkenntnis an einigen erkrankten Mönchen gewonnen wurde, die sich an ein und derselben Frau infiziert hatten.

Auch eine durch den englischen Wundarzt William Beckett 1720 aufgefundene schriftliche Anweisung des »surgeon of Newmark« John Arden (1307–1377), der nebenbei auch Leibarzt der englischen Könige Richard II. und Heinrich IV. war, läßt erkennen, daß die Gonorrhoe (burning, brenning, ardor, arsura, incendium virgae) um das Jahr 1380 in England eine »gemeine Plage« war.[84] Kennzeichnenderweise wurde nur von der Ansteckung des Mannes durch die Frau berichtet, wurden entsprechend nur dem Mann prophylaktische Maßnahmen empfohlen. Ferner fand Beckett in einer Originalhandschrift aus dem Jahr 1430 mit der Überschrift: »De his qui custodiunt mulieres habentes nephandam infirmitatem« einen Passus, der lautet: »Item, kein Hurenwirt darf in seinem Hause eine Weibsperson behalten, die an der Krankheit des Brennens leidet. Er hat sie wegzuschaffen bei einer Strafe von 100 Shilling an den Herrn« – an den Bischof von Winchester.[85] Die Gefahr, die in bezug auf die Verschleppung von Geschlechtskrankheiten von den Bordellen ausging, hatte man in England erkannt. Trotz dieser Erkenntnis war das sexuelle Verhalten breiter Kreise auch weiterhin von einer leichtfertigen Unbekümmertheit gekennzeichnet.[86] Gehörten doch Erkrankungen der Geschlechtsorgane, die man seit jeher mit dem Sündenfall in Beziehung brachte, zu jenen Leiden, die man schamhaft verschwieg.

Bei Volksfesten wurden die Dirnen als belebendes Element hinzugezogen, und bei manchen Gelegenheiten spielten sie eine geradezu offizielle Rolle. Bei feierlichen Fürstenempfängen schritten sie leicht bekleidet dem Festzug voran, eine Rolle, die später auf die bekannten »weißgekleideten« Jungfrauen übergegangen ist.[87] Bei solchen Gelegenheiten wurden die Dirnen gewöhnlich zu Ehren des hohen Besuchs neu eingekleidet und den Gästen und ihrem Gefolge zur Verfügung gestellt.[88] Als Kaiser Sigismund im Jahr 1434 mehrere Wochen lang sein Hoflager in Ulm aufschlug, besuchte er mit seinem Gefolge auch das dortige Frauenhaus. In der für die Sittengeschichte merkwürdigen Rechnung über die Ausgaben der Stadt während dieses hohen Besuchs werden auch die Kosten »für die Beleuchtung des Frauenhauses« aufgeführt. Beim Besuch Kaiser Friedrichs III. 1471 in Nürnberg umringten die Dirnen sein Pferd und erlaubten sich allerlei Scherze, bis der Monarch sich »mit einem Lösegeld freikaufte«. Der Besuch der Bordelle galt als unschuldiges Vergnügen, das sich damals jeder Mann in aller Öffentlichkeit erlauben durfte. Bei Festen strömten daher große Mengen den Frauenhäusern zu. Auf allen größeren Volksversammlungen, auf Jahrmärkten und Kirchenfesten, besonders aber auf Reichstagen und Konzilien fanden sich Dirnen in hellen Scharen ein. So waren den Fürsten und sonstigen hohen Herren zu dem in Frankfurt a. M. 1394 abgehaltenen Reichstag mehr als 800 Freudenmädchen gefolgt. Die große Kirchenversammlung, das Konzil zu Konstanz (1414/15), auf dem Hus zum Scheiterhaufen verurteilt wurde, lockte noch mehr Dirnen an. Als der Generalquartiermeister ihre Zählung im amtlichen Auftrag vornahm, wohl weil sie besteuert werden sollten, fand er in den anerkannten Bordellen ungefähr 700 Frauen. Die Zahl der amtlich nicht erfaßten Prostituierten soll noch höher gewesen sein, so daß man in Konstanz von 1500 Lustmädchen sprach.[89] Zur Steigerung der Prostitution im Mittelalter trug auch das Ritterwesen bei. Die Orgien, die sich an die Ritterturniere anschlossen, sind dafür ein Indiz.[90]

Auch für so manches berühmte Madonnenbild, das während der Renaissancezeit entstand, dienten den Malern schöne stadtbekannte Dirnen als Modelle. Nicht umsonst wetterte Savonarola (1452–1498) in Florenz gegen das Kunstmäzenatentum der Medici:

> »Die Bilder eurer Dirnen von der Straße laßt ihr malen als Heilige in den Kirchen. Dann kommen die jungen Leute und sagen von einem Mädchen: das ist die heilige Magdalena, das ist die heilige Jungfrau. Damit zieht ihr das Göttliche in den Staub, bringt alle Eitelkeit in das Haus des Ewigen. Glaubt ihr, daß die Jungfrau Maria so gekleidet ging, wie ihr sie malt? Ich sage euch, sie trug die Kleidung der Armen, ihr aber malt sie wie eine Dirne.«[91]

Doch die harmlose Bonhomie, mit der man die »leichten Fräulein« betrachtete, und das sorglos heitere Bild des mittelalterlichen Geschlechtslebens verdüsterten sich in dem Augenblick, als das Gespenst einer bisher unbekannten Geschlechtsseuche umzugehen begann – die Syphilis. Bezüglich der Ansicht, daß diese Seuche von jeher im Abendland kursierte, bemerkte schon der namhafte Kliniker Liebermeister:

> »Wer imstande ist, von der Lebensweise und den Formen des geselligen Verkehrs, wie sie im Altertum und im Mittelalter bestanden, sich einigermaßen eine Vorstellung zu machen, der muß zu der Überzeugung kommen: wenn die Syphilis mit den Eigentümlichkeiten, wie wir sie kennen, damals in irgend einem dem Verkehr zugänglichen Gebiete überhaupt existiert hätte, so wäre sie nicht in der Verborgenheit geblieben; sie würde vielmehr schnell eine Ausbreitung über einen großen Teil der Bevölkerung gewonnen haben. Der geschlechtliche Verkehr, der in größter Ungebundenheit und ohne jede Vorsicht stattfand, würde schnell die Ausbreitung der Krankheit vermittelt haben. Vielleicht ebensoviel würden manche andere Eigentümlichkeiten der geselligen Formen dazu beigetragen haben, so die gemeinschaftlichen Eß- und Trinkgeschirre, das unbedenkliche Benutzen von fremden Kleidungsstücken und Betten, die öffentlichen Bäder, die gemeinschaftlichen Aderlaß- und Schröpfapparate, das Küssen als gewöhnliche Begrüßungsformel. Umgekehrt, jene Verkehrsformen wären auf die Dauer nicht haltbar gewesen, wenn es Syphilis gegeben hätte.«[92]

Neuzeit

Im Herbst 1492 stach Christoph Kolumbus mit drei Schiffen in See in der Hoffnung, nach Durchquerung des Atlantik den Seeweg nach Indien zu finden. Nach mehrwöchiger Fahrt entdeckte er die dem amerikanischen Kontinent vorgelagerte Inselwelt der Antillen. Während eines mehrere Wochen dauernden Aufenthalts auf dem heutigen Haiti, das sie »Española« tauften, kam es zu einem regen und auch intimen Verkehr zwischen den Spaniern und der einheimischen Bevölkerung. Als am 15. März 1493 die zurückgekehrte Flotte des Kolumbus – nach dem Verlust eines Schiffes – in ihrem Ausgangshafen Palos an der Südküste Spaniens ankam, brachte sie außer den Erzeugnissen des neuen Kontinents als besonderes »Geschenk« eine bisher unbekannte Geschlechtsseuche mit: die Syphilis. Von Palos aus fuhr man zunächst auf dem Guadalquivir in das nahe Sevilla, wo man vier Wochen verweilte. Schon dort muß die nach langer Seefahrt sexuell ausgehungerte Mannschaft die Bordelle reichlich frequentiert und dabei die dort beschäftigten Dirnen mit der bisher gänzlich unbekannten Krankheit infiziert haben. Dasselbe wiederholte sich in Barcelona, wohin sich Kolumbus mit seinen beiden Schiffen auf dem Wasserweg begab, ohne das übrige Spanien zu berühren. Sein feierlicher Einzug erfolgte am 4. Mai 1493, als er bei Hof glänzend empfangen wurde.[93] Einen authentischen Bericht über die Einschleppung der Syphilis in die katalanische Hauptstadt verdanken wir einem Augenzeugen, dem dort praktizierenden Arzt Ruy Diaz de Isla (1462–1542), der später in Sevilla tätig war und zehn Jahre lang als Chirurg am Allerheiligenspital in Lissabon wirkte, wo er sehr reiche Erfahrungen über die Seuche sammelte und in einem besonderen Werk niederlegte, das er dem König Manuel von Portugal widmete. Es war die erste spanische Schrift, in der die Syphilis und ihre Verbreitung genau beschrieben wurden. Die erste Auflage erschien 1539, die zweite 1542 in Sevilla.[94] Im ersten Kapitel beider Auflagen heißt es:

> »Der göttlichen Gerechtigkeit gefiel es, uns eine bisher unbekannte neue Krankheit zu schicken, die 1493 in der Stadt Barcelona auftauchte. Diese Stadt wurde zuerst angesteckt, danach ganz Europa und schließlich die ganze bewohnte Welt. Die Krankheit stammt von der jetzt Hispañola genannten Insel. Diese wurde entdeckt und benannt von dem Admiral Don Cristobal Colon, wobei man mit den Eingeborenen in Berührung kam. Da die Krankheit ansteckend ist, befiel sie die Mannschaft, die das bisher nicht gekannte Leid auf die Strapazen der Seereise schob. Als Don Cristobal Colon nach Spanien zurückkam, residierten die katholischen Majestäten in Barcelona und er mußte hier über seine Reise Bericht erstatten, wobei sich die Krankheit in der Stadt auszubreiten begann.«[95]

In der Ausgabe von 1542 bemerkt Diaz bezüglich des Auftretens der neuen Krankheit in Barcelona:

> »Das weiß ich aus Erfahrung, behandelte ich doch sowohl Personen, die die Krankheit (las bubas) auf dem verseuchten Geschwader hatten,[96] als auch Kranke in Barcelona, die an diesem Übel litten, noch ehe König Karl von Frankreich nach Neapel zog.« (Fol. 76)[97]

Die Angaben des Diaz de Isla wurden oft angezweifelt. Doch sein Bericht wurde vollauf bestätigt durch die Mitteilungen von Oviedo und Las Casas. Gonzalo Fernandez de Oviedo, ein vornehmer Höfling, befand sich ebenfalls zur Zeit der Rückkehr des Kolumbus im Jahr 1493 in Barcelona, schloß Freundschaft mit den Söhnen des Entdeckers und zog von diesem selbst und den Gebrüdern Pincon sehr wertvolle Nachrichten über den neuen Erdteil ein. Später (1514) begab er sich nach Amerika, um im Auftrag der spanischen Krone als Oberaufseher der Goldminen zu fungieren. Nach Spanien zurückgekehrt, traf er 1519 Las Casas in Barcelona. Nach seinem dritten Aufenthalt in Übersee verfaßte er den ersten Band seines großen Werkes über die Naturgeschichte von Westindien und Zentralamerika, in dem er sich auch über den Ursprung der Syphilis und die Einschleppung und Verbreitung der Krankheit in Europa äußert:

»Die ersten christlichen Ansiedler auf der Insel (Española) erduldeten grausame Schmerzen und Leiden von den ›bubas‹ (Syphilis), den die Heimat derselben ist Westindien (las Indias)... Durch den Umgang mit den indianischen Weibern erkrankten einige der ersten Spanier, die mit dem Admiral bei Entdeckung dieser Länder dahin gekommen waren. Denn es ist eine ansteckende Krankheit... Diese Kranken kehrten später nach Spanien zurück, und nachdem die Krankheit von ihnen dort verbreitet worden war, gelangte sie nach Italien und anderen Ländern...«[98]

Im Jahr 1525 mußte Oviedo einen amtlichen Bericht über »las Indias« (d. h. die Syphilis) für Karl V. verfassen. Darin heißt es unter anderem:

»Eure Majestät können sicher sein, daß diese Krankheit von Westindien stammt und unter den Indianern sehr häufig, aber nicht so gefährlich ist wie bei uns. Schon früher heilten sich die Indianer auf jenen Inseln mit dem Holze des Guajak. Zum ersten Male wurde diese Krankheit in Spanien beobachtet, als der Admiral Don Christobal Colon Westindien entdeckt hatte und nach unserem Lande zurückkehrte. Einige seiner Gefolgsleute, die die Reise mitgemacht hatten und bei der Entdeckung zugegen waren, brachten die Krankheit mit und steckten andere Personen an. Die Krankheit wird am leichtesten durch Geschlechtsverkehr übertragen, wie man es sehr oft beobachtet hat. Es ist eine so schwere und schmerzhafte Krankheit, was niemand, der Augen hat, leugnen wird, zumal die meisten Erkrankten von Geschwüren so übersät sind, daß sie wie mit Aussatz behaftet aussehen. Es sind sogar viele daran gestorben. Von den Spaniern, die mit den indianischen Weibern verkehrten, entgingen nur wenige der Ansteckung.«[99]

Daß ein Kaiser, in dessen Reich die Sonne nicht unterging, sich derart ausführlich über eine neue Krankheit berichten ließ, beweist, welches Entsetzen nicht bloß ihre Art, sondern auch ihre epidemische Wucht hervorgerufen hatte. Schließlich verdanken wir wertvolle Aufschlüsse Bartolomé de las Casas,[100] der 1493 als Achtzehnjähriger den Einzug des zurückgekehrten Cristobal Colon in Sevilla miterlebte und 1498 anläßlich seines ersten Aufenthalts auf Haiti interessante Recherchen bezüglich des Alters sowie der Kontagiosität der von dort nach Europa eingeschleppten Lustseuche anstellte:

»Ich bemühte mich mehrmals, bei den Indianern der Insel zu erkunden, ob die Krankheit von großem Alter sei und sie bejahten; sie reiche in eine Zeit lange vor der Ankunft der Spanier zurück; ihr Ursprung sei zweifellos älter als die Erinnerung irgend eines Menschen... Tatsache ist, daß alle geschlechtlich ausschweifenden Spanier, die auf dieser Insel nicht die Tugend der Enthaltsamkeit bewahrten, von der Krankheit angesteckt wurden...[101] Die Indianer, Männer und Frauen, die von der Krankheit befallen waren, wurden von ihr nur wenig belästigt... Bei den Spaniern dagegen waren die Schmerzen groß und die Qualen anhaltend und hörten während der ganzen Krankheitsdauer nicht auf.«[102]

Am 1. September 1494, eineinhalb Jahre nach der Rückkehr von Kolumbus, überschritt der französische König Karl VIII. an der Spitze eines bunt zusammengewürfelten Söldnerheers von etwa 32 000 Mann die italienische Grenze, um seine vom Haus Anjou überkommenen Erbansprüche auf das Königreich Neapel mit Waffengewalt geltend zu machen. Mit Zwischenaufenthalt in Florenz und Rom erreichte er im Februar 1495 die Stadt am Vesuv, die sich kampflos ergab.[103] Nur die Befestigungen Castel Nuovo und Castel dell' Ovo leisteten Widerstand. Zu ihrer Besatzung gehörten vor allem spanische Hilfstruppen, die das verschwägerte spanische Königshaus auf dem Seeweg eiligst nach Neapel geschickt hatte. Als deren Lebensmittel knapp wurden, jagten sie ihre Kriegsdirnen unter dem Jubel der Belagerer aus der Festung. Bald danach brach explosionsartig eine bisher unbekannte Seuche aus.[104] Sie war vor allem durch geschwürig zerfallende und übelriechende Hautausschläge gekennzeichnet. Das Schreckenerregende war neben den oft schon nach wenigen Tagen einsetzenden sekundären Hautaffektionen der plötzliche Beginn mit hohem Fieber, unerträglichen Gelenkschmerzen und schnellem, meist tödlich endendem, körperlichem Verfall. Da infolge der Zügellosigkeit des Heeres und der dauernd steigenden Zahl von Erkrankungen (»überall hörte man Tag und Nacht das Jammern und Stöhnen der Geplagten«) die Volksstimmung in Neapel, die anfangs wie auch im übrigen Italien durchaus franzosenfreundlich gewesen war, in offene Rebellion umzuschlagen drohte und zugleich das Herannahen eines größeren spanischen Heeres unter Gonzalo de Córdova gemeldet wurde, hob Karl kurzentschlossen die Besatzung der Stadt auf und trat Hals über Kopf den Rückmarsch an.[105] Die französischen Söldner nannten das Übel »Mal de Naples« (»neapolitanische Krankheit«), die entsetzte italienische Bevölkerung sprach dagegen von »Mal francese« bzw. »Mal franzoso« oder »Mal gallico«.

Dieser unbedeutende, höchst ergebnislos verlaufene Feldzug, der oft verspottet wurde, beansprucht in seuchengeschichtlicher Beziehung um so mehr Beachtung, da er zur Verschleppung und Ausbreitung einer der schlimmsten Seuchen geführt hat. Es schien, als hätte Karl VIII. in Neapel die Büchse der Pandora geöffnet. Die bis dahin undurchseuchte, syphilisfreie Bevölkerung Europas war der Infektion gegenüber völlig widerstandslos. Auf dem überstürzten Rückzug berührte man einen großen Teil derselben Städte und Landschaften wie auf dem Vormarsch und hinterließ überall das Unheil. Bald war niemand mehr bereit, die zurückgelassenen kranken Söldner aufzunehmen oder zu pflegen. Soweit sie nicht den Dolchen der Italiener erlagen, an Hunger oder Durst umkamen, starben sie einsam in Scheunen, auf der Straße, auf den Feldern und Misthaufen. Als der Rest des so verseuchten, aus aller Herren Länder bunt zusammengewürfelten Heeres Anfang Juli 1495 in der Lombardei mit dem feindlichen Landsknechthaufen Kaiser Maximilians in Berührung kam und nur mit Mühe der Umklammerung entging, zerstreuten sich die Söldner des jungen Franzosenkönigs nach allen Windrichtungen in ihre Heimatländer, füllten unterwegs die Herbergen, Wirts-, Spiel- und Frauenhäuser und verschleppten die Infektion vor allem in die Schweiz, nach Deutschland und Frankreich. Der debile und ausschweifende Karl VIII., von dem es spöttisch hieß, »la dame vérole« habe sich sehr schnell bei ihm Audienz verschafft, starb nach seiner Rückkehr bereits 1498 an den Folgen der venerischen Infektion.[106] Später machte sich besonders Voltaire über den neapolitanischen Feldzug seiner Landsleute lustig, »bei dem sie aber nicht alles verloren hätten, denn es blieb ihnen ja ›la vérole‹ (die Syphilis)«.

Im Oktober 1495 kehrte von den 8000 Schweizern, die mit Karl VIII. nach Italien gezogen waren, der klägliche Rest von 148 Mann nach Bern zurück, gekennzeichnet durch abstoßende Hautausschläge der neuen Seuche. Doch die Stadt verschloß dem ausgemergelten und verseuchten Haufen die Tore, auch denen, die als Berner Söhne nicht nach Uri und Schwyz weiterziehen wollten. Zugleich erschien das Übel im Elsaß. »Dieses unerhörte Leiden, das niemand bis jetzt gesehen hatte … wurde von den Landsknechten nach dem Kriege mitgebracht«, klagt in seiner 1510 verfaßten Chronik der Pfarrer von Rauffach, Matern Berler. Entsetzen und Grauen packte die Menschen. Seit jeher war man gewohnt, sich das fahrende Volk instinktiv von Haus und Hof entfernt zu halten. Was aber jetzt durch Städte und Dörfer zog, waren oft die eigenen Söhne. Wenn man sie dennoch aufnahm, so gingen ihre Geschwüre auf die über, die sie gepflegt hatten. So wurde oft neben den Familienangehörigen auch das Gesinde befallen. Wegen der vorherrschenden Hautausschläge bezeichnete man das Übel anfangs vielfach als »Pocken«, »Krätze«, »Räude« oder »wilde Warzen«.

Im Sommer 1496 ließ der Nürnberger Stadtphysikus Dietrich Theoderich Ülzen, latinisiert Ulsenius, wohl auf Veranlassung des Nürnberger Stadtrats ein Gedicht über die neue Krankheit in Form eines Flugblatts veröffent-

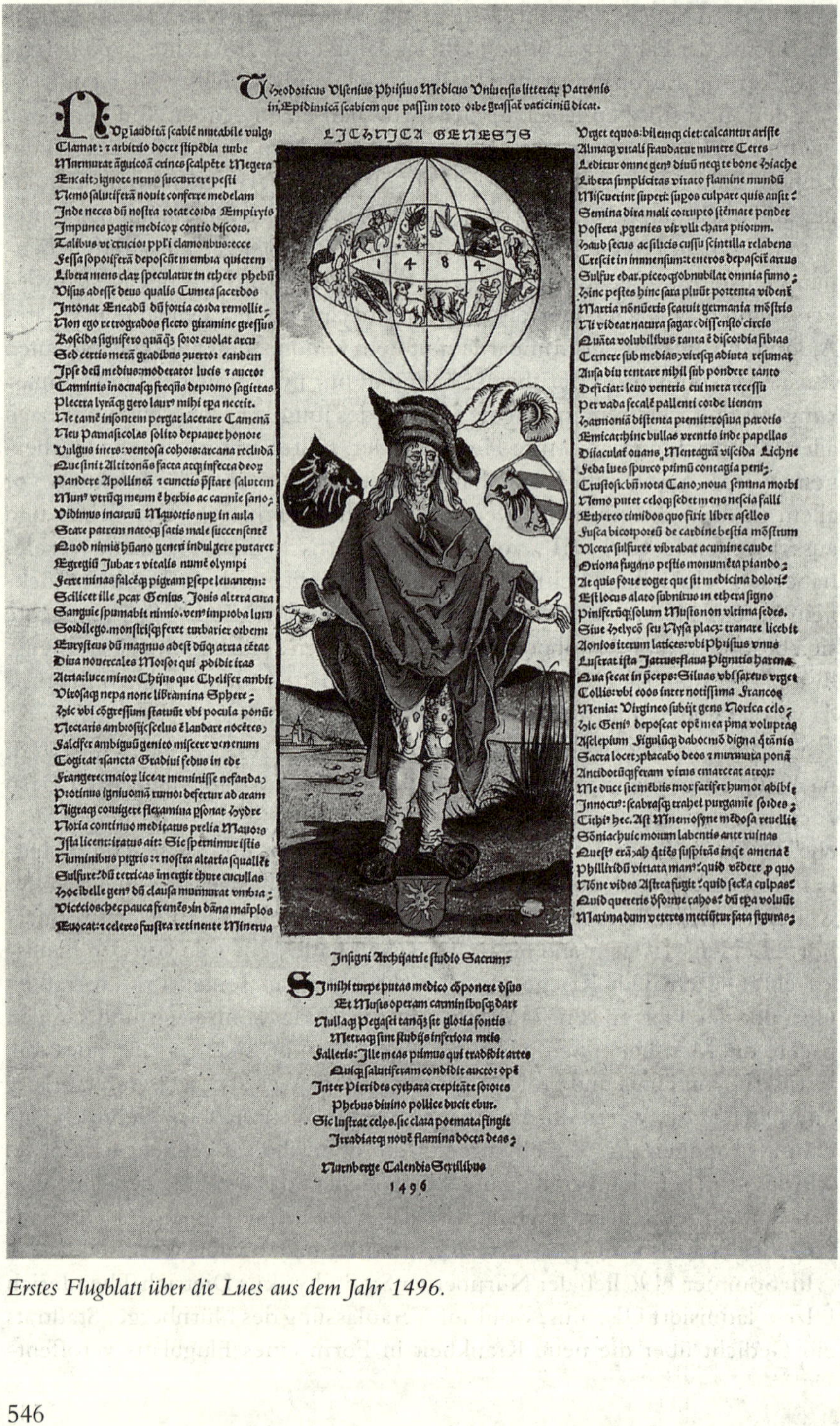
Theodoricus Ulsenius Phrisius Medicus Universis litterarum Patronis in Epidimicam scabiem que passim toto orbe grassatur vaticinium dicat.
LICHNICA GENESIS
1 4 8 4
Insigni Archijatrie studio Sacrum
Nurnberge Calendis Sextilibus
1496

Erstes Flugblatt über die Lues aus dem Jahr 1496.

lichen. Ein mit Pusteln übersäter Landsknecht wurde darauf (vermutlich von Dürer) als abschreckendes Beispiel der »Franzosenkrankheit« dargestellt. Das dazugehörige Gedicht führt die Aufschrift: »Vaticinium in epidemicam scabiem, quae passim toto orbe grassatur« (»Weissagung über die epidemische Krätze, die allenthalben am ganzen Erdkreis wütet«) und beginnt mit dem Satz: »Nuper inauditam scabiem mutabile vulgus Clamat ...« Daraus ist zu ersehen, daß deutsche Ärzte die durch Hautaffektionen auffallende Lues zunächst als Krätze (scabies) bezeichneten.[107] Als solche wurde sie fast gleichzeitig auch vom Astronomen Joseph Grünpeck, der zugleich Sekretär und Beichtvater Maximilians I. war, geschildert. Ihm verdanken wir auch die erste ausführliche Beschreibung des grauenhaften Zustands der in Neapel angesteckten Söldner:

> »Die einen waren vom Scheitel bis zu den Knien mit einer zusammenhängenden fürchterlichen schwarzen Art von Krätze überzogen und dadurch so abschreckend, daß sie, von allen Kameraden verlassen, sich in der Einsamkeit den Tod wünschten, die anderen hatten diese Krätze nur an einzelnen Stellen (per intervalle), aber härter als Baumrinde, am Vorder- und Hinterhaupt, an der Stirne, am Halse, der Brust, dem Gesäß und zerrissen sich dieselbe vor heftigem Juckreiz mit den Nägeln. Die übrigen starrten an allen Körperteilen von einer solchen Menge von Warzen und Pusteln, daß ihre Zahl nicht zu bestimmen war. Sehr vielen aber wuchsen im Gesicht, an den Ohren und an der Nase dicke und rauhe Pusteln wie Zapfen oder kleine Hörner (ducillorum s. corniculorum instar) in die Höhe, die mit pestialischem Gestank aufbrachen und vorstehenden Hauern glichen.«[108]

Kurz danach – im September 1496 – berichtete Sebastian Brant, der berühmte Verfasser des »Narrenschiffes«, in lateinischen Versen (»Eulogium de Scorra pestilentiali sive Mala de Francos«) über die weltweite Ausbreitung der neuen Seuche:

> »Nach Italien kam aus Frankreich böses Verderben,
> Die Franzosen, so hat's schon die Sprache benannt.
> Latium überzog's und schlich von den Alpen sich weiter,
> Bis es nach Deutschland kam über die Donau hinaus.
> Jetzt grassiert es bereits in Thrazien, mitten in Böhmen,
> Und der Pole erschrickt, daß es auch ihn noch ereilt ...«

Da man die Lues in den meisten Ländern nach dem Volk bezeichnete, von dem sie eingeschleppt worden war, hieß sie in Italien spanische oder französische Krankheit, in Deutschland Franzosenkrankheit, auch kurz »die Franzosen« oder »gallische Krankheit«, in England »French Pox« oder »Malady of France«, in Holland »spanske Pocken«, in Portugal »el Mal de Castilla«, in Polen »deutsche Krankheit«, in Rußland »polnische Krankheit«, in der Türkei die fränkische, d. h. die von den Christen eingeschleppte Krankheit, in Indien und Japan die portugiesische Krankheit, in Nordafrika die spanische Krankheit. So wie sich in der Antike die sieben griechischen Städte um den Geburtsort Homers zankten, stritten sich auch nun mindestens sieben europäische Nationen, nur wollte in diesem Fall niemand die zweifelhafte Ehre für sich in Anspruch nehmen, das Ursprungsland der Lues zu sein.[109]

Die Angst vor der durch abstoßende Hautausschläge und heftige Knochenschmerzen gekennzeichneten Franzosenkrankheit war ungeheuer. Die meisten hatten vor den »Franzosen« mehr Angst als vor der Pest. Denn die Pest machte kurzen Prozeß, man starb schnell oder wurde wieder gesund. Die neue Krankheit dagegen bedeutete langjähriges Siechtum. Meist blieb man sein Leben lang gezeichnet wie ein Aussätziger, nur daß man im Gegensatz zur Lepra ununterbrochen von unerträglichen Schmerzen gepeinigt wurde.

Lange wußte man nicht genau, wie die neue Seuche übertragen wird. Die Kranken, deren Antlitz von Ausschlägen entstellt war, wirkten abstoßend wie Aussätzige. Erasmus von Rotterdam bezeichnete den Franzosenkranken als lebenden Leichnam mit stinkendem Atem, deformiert eingestülpter Nase, fressenden Hautgeschwüren und hinkendem Bein. Der vom Kranken ausgehende widerliche Gestank legte die Vermutung nahe, daß sich die neue Seuche sogar durch die Luft weiterverbreiten könnte. Als Heinrich VIII. Kardinal Wolsey des Hochverrats bezichtigte, hieß es in der Anklage unter anderem, er hätte den König mit seinem stinkenden Atem angesteckt. Man glaubte, daß der als »Pocken« bezeichnete übelriechende Hautausschlag beim Lustsiechen nur ein »äußerliches Zeichen innerer Fäulnis sey«, woraus sich auch die Antwort des ersten Totengräbers auf Hamlets Frage erklärt, wie lange wohl einer in der Erde liegen müsse, eh er verfault. »Meiner Treu! Wenn er nicht schon vor dem Tode verfault ist, wie wir denn heutzutage viele lustsieche Leichen (many pocky corpses) haben, die kaum bis zum Hineinlegen halten, so dauert es auch acht Jahre, bei einem Lohgerber neun Jahre.« (1. Aufzug, 1. Szene)

Da die von Neapel heimkehrenden Söldner unterwegs die Bordelle frequentierten, konnte man bei den Dirnen erstmalig in erschreckender Häufung das abstoßende Übel wahrnehmen. Sehr früh machte man diese Beobachtung in Rom, wo Tag für Tag zahllose Pilger aus aller Herren Länder eintrafen und über die Piazza del Popolo den Boden der Stadt betraten, wo sie bereits ein Heer von Dirnen empfing. Denn die Bordelle befanden sich im 16. Jahrhundert in der von der Piazza del Popolo abgehenden Straße »Ripetta«. Doch die Gefahr, an dem Franzosenübel zu erkranken, machte die

Prostitution zu einem äußerst riskanten Gewerbe. Kein Zufall also, daß in dieser Straße das »Hospital San Giacomo« entstand, das Spital der Franzosenkranken. Bereits im Jahr 1500 verlangte der päpstliche Leibarzt Torella in Rom die Untersuchung der Dirnen auf »pudendagra« (Frauenkrankheit) und die Absonderung der Befallenen im Hospital. Zu einer Zeit, als sogar die Kontagionisten sich über die Art der Ansteckung bei diesem Übel noch nicht im klaren waren, scheint Torella eindeutig den Infektionsweg über den Geschlechtsverkehr erkannt zu haben.[110]

Im selben Jahr (1500) veröffentlichte Conrad Schellig, Leibarzt des pfälzischen Grafen Philipp, seine im Stil eines Regimen Sanitatis abgefaßte Schrift: »In pustulas malas, morbum quem malum de Francia vulgus appellat.« Im Vorwort ist ein Brief seines humanistischen Freundes Jakob Wimpheling vom 28. November 1499 enthalten, in dem angesichts der Ausbreitung des Franzosenübels vor dem Verkehr mit Prostituierten gewarnt wird:

> »Fürchte also und fliehe die Dirnen. Nimm dich vor ihnen in acht, um dich weder mit Aussatz, noch mit dem französischen Übel anzustecken. O wieviele junge Menschen, wieviele Männer haben sich bei den schändlichen Dirnen das französische Übel geholt!«[111]

Schon etwas früher hatte man die außergeschlechtliche Übertragung in den Badestuben durch Aderlassen und Schröpfen erkannt. Man ließ sich mit demselben Schnepper die Ader schlagen, setzte denselben Schröpfkopf auf, der unter Umständen kurz vorher zum Aussaugen eines syphilitischen Geschwürs diente. Schon im Jahr 1496 erschien in Nürnberg eine Verordnung der Obrigkeit, in der »alle Bader unter Androhung einer Strafe von 10 Gulden angehalten werden, darauf zu achten, daß alle Menschen, die an der neuen Franzosenkrankheit leiden, in ihren Bädern nicht gebadet, und daß alle Instrumente, die zur Behandlung kranker Personen dienten, in den öffentlichen Badestuben nicht verwendet werden dürfen.« Die grauenhaften Symptome der neuen Krankheit erfüllten die Menschen mit Angst und Schrecken, so daß die öffentlichen Bäder bald verödeten. Deshalb konnte Erasmus von Rotterdam schreiben: »Vor fünfundzwanzig Jahren war dem Volke nichts so wert wie das Badehaus, welches heute leer und ungeheizt bleibt, weil der neue Hautausschlag uns gelehrt hat, die öffentlichen Bäder zu entbehren.« So schwand die alte Sitte des Badens in Europa völlig.

Die Angst vor der Syphilis mit ihren abstoßenden, oft verheimlichten Hautausschlägen war so groß, daß sie Thomas Morus (1478–1536), den englischen Humanisten und Rechtsgelehrten, an eine eugenische Maßnahme denken ließ, deren Realisierung schon an der damaligen Prüderie hätte scheitern müssen. In seinem gesellschaftskritischen Staatsroman »Utopia« läßt Morus den Heimkehrer über folgende Gepflogenheit der Utopier berichten:

»Vor der Hochzeit sehen Braut und Bräutigam einander unbekleidet. Als wir darüber lachten und diese Sitte für unschicklich bezeichneten, wunderten sie sich über die Einfalt jener Völker, die beim Kauf eines elenden Gauls, bei dem es sich nur um ein paar Goldstücke handelt, so vorsichtig sind, daß sie den Kauf verweigern, ehe nicht der Sattel abgeschnallt und alle Decken weggenommen sind, damit sich ja nicht ein Gebrechen verberge; dagegen bei der Wahl des Ehepartners, einer Entscheidung also, die Freude oder Verdruß für das ganze Leben bedeutet, so leichtfertig zu Werke gehen, daß sie vom Körper nur eine Handbreit, nämlich das Gesicht sehen. Jedenfalls kann unter den Hüllen (der Kleider) soviel Abstoßendes verborgen sein, daß es Mann und Frau völlig zu entfremden vermag, während die körperliche Trennung nicht mehr möglich ist.«[112]

Da bereits die Araber und unter ihrem Einfluß auch viele christliche Ärzte des Mittelalters (wie Wilhelm von Saliceto, Lafrancus, Theoderich von Cervia, Arnold von Villanova, Heinrich von Mondeville) Hautkrankheiten (worunter man nicht nur Krätze, sondern auch Ekzeme verstand) und »Ulcera mala« (Lepra) mit Quecksilbersalben (Unguentum sarazenicum) behandelten, versuchte man auch bei der vielfach als Scabies bezeichneten und mit »bösen Geschwüren« (»Ulcera mala«) einhergehenden neuen Krankheit Quecksilbersalben anzuwenden. Goethes Faust schildert in der bildreichen und geheimnisvollen Sprache der Alchemisten die Herstellung der lukrativen Quecksilberpräparate:

»Mein Vater war ein dunkler Ehrenmann, (...)
Der, in Gesellschaft von Adepten,
Sich in die schwarze Küche schloß
Und, nach unendlichen Rezepten
Das Widrige zusammengroß.
Da ward ein roter Leu,[113] *ein kühner Freier,*
Im lauen Bad der Lilie[114] *vermählt,*
Und beide dann mit offnem Flammenfeuer
Aus einem Brautgemach ins andere gequält.
Erschien darauf mit bunten Farben
Die junge Königin[115] *im Glas,*
Hier war die Arzenei, die Patienten starben,
Und niemand fragte: wer genas?
So haben wir mit höllischen Latwergen
In diesen Tälern, diesen Bergen
Weit schlimmer als die Pest getobt.«[116]

Die Patienten wurden täglich ein- bis zweimal am ganzen Körper, vom Kopf bis zu den Füßen, mit einer Quecksilbersalbe eingerieben und mußten danach neben einem heißen Ofen stark schwitzen. Diese mörderische Kur (ohne exakte Dosierung) dauerte oft 10 bis 20 Tage. Befangen in den Anschauungen der alten Säftelehre, wonach die materia peccans eliminiert werden müsse, verfiel man auf den verhängnisvollen Irrtum, die Heilwirkung im Speichelfluß zu suchen, der indessen nichts weiter war als ein Symptom der Quecksilbervergiftung. Durch reichliche Salivation hoffte man eine Ausscheidung des syphilitischen Giftes aus dem Körper zu erreichen. Während dieser Behandlung mußte der Kranke täglich bis zu vier Pfund Speichel von sich geben. Ulrich von Hutten, der etwa acht Jahre vor seiner eigenen Infektion in Italien das anbrechende Zeitalter jubelnd begrüßte: »O Jahrhundert! O Wissenschaft! Es ist eine Freude zu leben!«, mußte später elfmal die Quecksilberkur erfolglos am eigenen Leib erdulden, was er in seiner Schrift »Über die gallische Krankheit« (Mainz 1519) eindrucksvoll geschildert hat:

> »Sie salbten den Kranken ein, legten ihn aufs Bett in der Nähe des heißen Ofens und deckten ihn mit mehreren Decken zu, damit er in Schweiß gerate. Die Wirkung der Salbe war so stark, daß sie die Krankheit von der Oberfläche des Körpers in die Eingeweide trieb..., in fast allen Fällen wurden Rachen, Zunge und Gaumen zu einem einzigen Geschwür, das Zahnfleisch geschwollen, die Zähne gelockert und der ununterbrochene Speichelfluß von einem Gestank, schlimmer als ein faulendes Aas... Diese Art der Behandlung war so grausam, daß viele es vorzogen, eher zu sterben, als auf diese Weise kuriert zu werden.«[117]

Schon vor Hutten hatte der Sekretär Kaiser Maximilians, Joseph Grünpeck, (1503) den gelehrten harnschauenden Ärzten seiner Zeit vorgeworfen, sie hätten die Kur der Lues den Badern, Salbern, Scharfrichtern, Henkern, Hanswürsten und allerlei fremdem Gesindel überlassen, um ihre eigenen, an Wohlgerüche gewöhnten Nasen nicht durch Gestank zu beleidigen und ihre beringten Finger nicht zu besudeln.[118] Bereits Paracelsus (1493–1541) wies darauf hin, daß metallische Arzneien in der Hand von Unkundigen zwangsläufig scharfe Gifte sind, die nur dann zu Heilmitteln werden, wenn sie rein zubereitet und wohldosiert angewendet werden: »Alle Dinge sind Gift und nichts ohne Gift, allein die Dosis macht, daß ein Ding kein Gift ist.« In seiner Schrift »Von der französischen Krankheit« (1530) zog er gegen die Schmierer und Räucherer in schärfster Form zu Felde, empfahl die innerliche Anwendung von Quecksilber. So sehr war er von der spezifischen Wirkung des Quecksilbers bei Lues überzeugt, daß er erklärte: »In Mercurio ist eine Art wider das Gift der Franzosen.«[119]

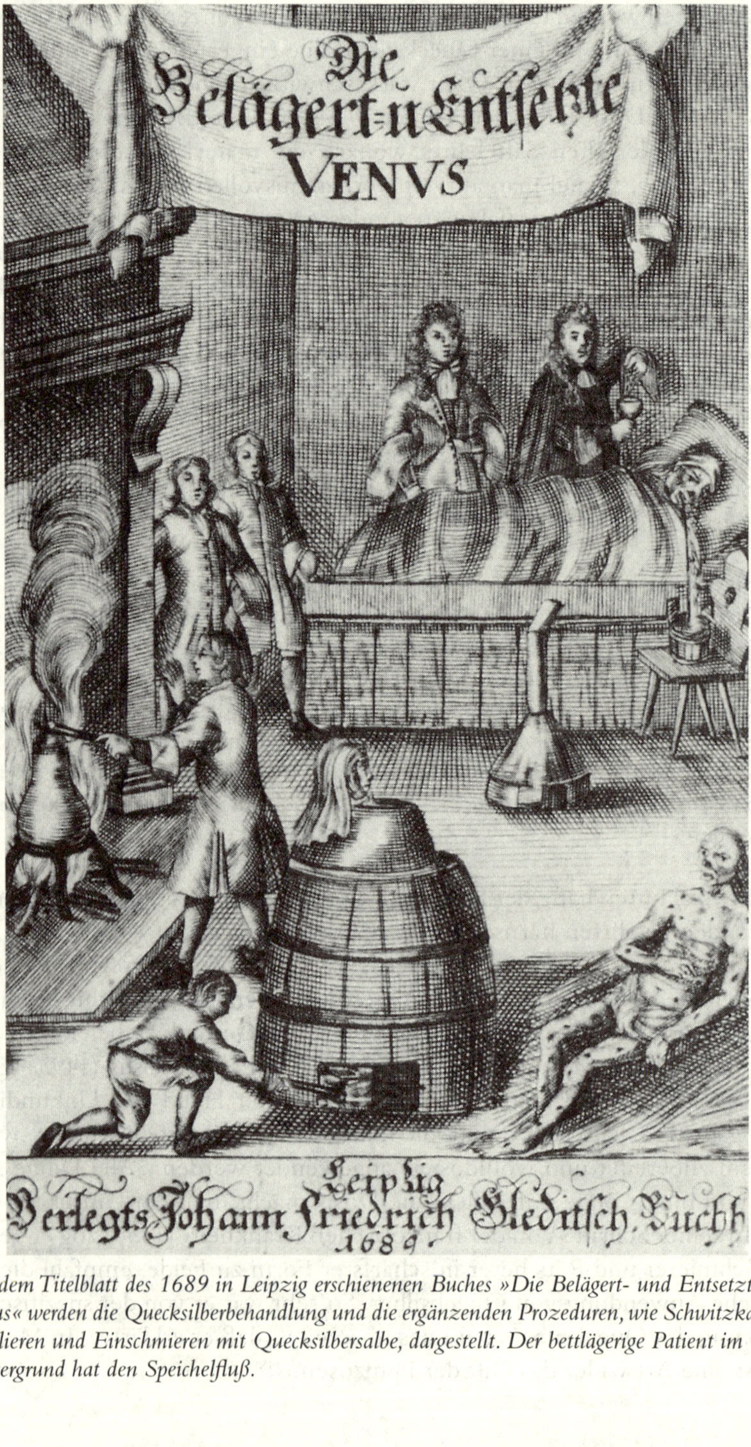

Auf dem Titelblatt des 1689 in Leipzig erschienenen Buches »Die Belägert- und Entsetzte Venus« werden die Quecksilberbehandlung und die ergänzenden Prozeduren, wie Schwitzkasten, Inhalieren und Einschmieren mit Quecksilbersalbe, dargestellt. Der bettlägerige Patient im Hintergrund hat den Speichelfluß.

Inzwischen suchte man nach milderen Heilmitteln. Spanische Edelleute, die jahrelang als Beamte ihres Königs auf Hispaniola (Haiti) lebten, erfuhren, daß dort unter den Eingeborenen himbeerähnliche Hautwarzen (Framböşie) vorkamen, die mit Holztränken und Schwitzkuren geheilt wurden. Sie hielten ihre syphilitischen Hautausschläge für identisch oder verwandt mit jenen tropischen Himbeerwarzen und empfahlen die Einführung des indianischen Guajakholzes in Europa zur Behandlung der Franzosenkrankheit.[120] Kaiser Maximilian ließ Erkundigungen über die Arznei einholen. Die Berichte lauteten höchst günstig. Alsbald entwickelte sich mit dem »heiligen Holz« (»lignum sanctum«) ein schwungvoller Großhandel, dessen Fäden vornehmlich in dem mächtigen Handelshaus der Fugger in Augsburg zusammenliefen.[121] Das neue, teure Mittel brachte den Fuggern, die sich bald das Monopol gesichert hatten, beträchtliche Einkünfte. Doch diese »milde«, aber sehr teure Kur, von der auch die Ärzte und Apotheker finanziell profitierten, konnten sich nur Begüterte leisten.[122] Für das unbemittelte Volk blieb nach wie vor die von Badern und Wundärzten praktizierte Behandlung mit Quecksilber die einzige therapeutische Möglichkeit. Die Fugger, die Ulrich von Hutten (1488–1523) die teure Guajakkur ermöglichten, bedienten sich seiner, indem sie ihn ein überschwengliches Lob auf das neue Mittel schreiben ließen, durch das er sich in verhältnismäßig kurzer Zeit geheilt wähnte.[123] Hutten widmete seine Schrift »De Guajaci medicinae et morbo gallico« (1519)[124] dem Kurfürsten von Mainz, Erzbischof Albrecht, mit Worten, die indirekt beweisen, wie selbstverständlich man in jener Zeit die Ansteckungsgefahr für jedermann hielt: »Die habe ich für Deine Hoheit nicht deshalb geschrieben, weil ich etwa wünschte, Du solltest es jemals benutzen. Behüte der Heiland, daß Du es jemals müßtest.«

Doch bald wurden kritische Stimmen laut. Kein Geringerer als Paracelsus verspottete den »Holzmarkt« und ließ durchblicken, daß das »Wunderholz« in erster Linie für den Säckel des Fuggerhauses »wundertätig« sei.[125] Selbst Ulrich von Hutten starb trotz der Behandlung mit dem vielgepriesenen Guajakholz vier Jahre später in größter Not und Armut auf der Insel Ufenau im Zürcher See an den Folgen seiner unausgeheilten Syphilis.[126] In seiner drastischen Art polterte Paracelsus gegen die »Holzhansen«. Er kämpfte gegen das von den Fuggern massenhaft importierte Guajakholz vor allem deshalb, weil es eine sinnvolle Therapie der Syphilis erschwerte. Nach Überwindung erheblicher Schwierigkeiten erschien 1529 seine Streitschrift »Vom Holz Guajaco« gegen die »Holzkuren«, in der er mit großer Schärfe darauf hingewiesen hat, daß kommerzielle Interessen eine große Rolle spielten. So kam es, daß auf der einen Seite die unentwegten »Holzhansen« standen, auf der anderen die »Merkurialisten«. Der Kampf ging hin und her – aber ohne Galen. Man mußte in diesem Streit mit eigenen Meinungen,

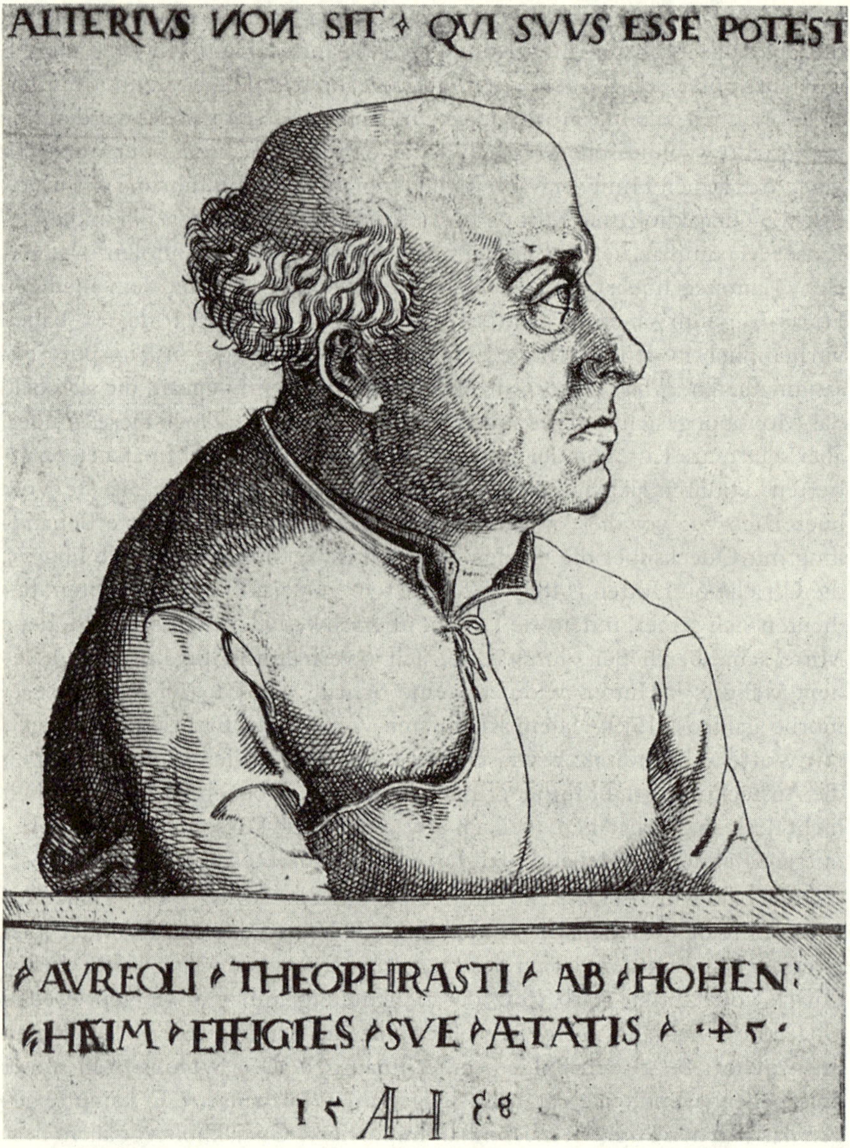

Paracelsus (1493–1541)

mit eigenen Erfahrungen aufwarten, denn die »Schriften der Alten« versagten hier vollkommen. So schlug die Syphilis die erste Bresche in die sakrosankte Lehre Galens, was Jahrhunderte nicht vermocht hatten. Die Unfehlbarkeit der Alten erlitt einen argen Stoß; im Gebälk des dogmatischen Lehrgebäudes begann es bedenklich zu knistern.

Da die mittellosen Luetiker mit ihren abstoßenden Hautausschlägen als Bettler auf den Straßen und vor den Kirchenportalen zum Ärgernis für die Bürger wurden, veranlaßten die Magistrate vielerorts ihre zwangsweise Unterbringung in einstigen Leprosorien oder neu errichteten Isolierhäusern, die mehr den Charakter von Strafanstalten als von Hospitälern hatten. Als damals in Hamburg die Lustsiechen »auf den Straßen wie Tiere verstarben, weil sie jedermann mied«,[127] bezeichnete man das Übel »wegen der eitrigen Pusteln«, mit denen sie wie Hiob vom Scheitel bis zur Sohle übersät waren, einfach als »Blattern« oder »Pocken« und gründete 1505 das »Hiobshospital«, das auch noch »Bladernhus« genannt wurde.[128] In diesen Anstalten, die auch »Franzosen- und Warzenhäuser« hießen, pflegte man die Kranken der Kur mit Quecksilbersalben zu unterziehen, was in manchen Fällen erstaunlicherweise in kurzer Zeit fast alle Hauterscheinungen zum Verschwinden brachte. Damit hätte diese Institution von einer Pflege- oder Absonderungsstätte zu einer Behandlungs- bzw. Heilstätte werden können. Da aber die Leiter meist ungebildete Barbierchirurgen waren, wurden sie meist zu Stätten des Grauens. Die brutal durchgeführte Quecksilberkur wurde vom einfachen Volk vielfach als Strafe für eine begangene Sünde gewertet. Neben dieser Behandlung unterzog man die Kranken noch einer Räucherung mit Zinnoberdämpfen im »Schwitzkasten« oder, wie es bei Shakespeare heißt, im »Pökelfaß der Schande« (»powdering-tub of infamy«).[129] Die dadurch bewirkte Quecksilbervergiftung hat Paracelsus in seiner drastischen Art charakterisiert:

> »Den habt ihr fünfzehnmal geräuchert, den fünfzehnmal geschmieret … In dem liegt ein Vierling Quecksilber, in dem ein halb Pfund, in dem ein Pfund, in dem anderthalb Pfund. Da liegts im Mark, da liegt es im Geäder, da liegt es in den Leichen, da liegt es lebendig, da liegt es pulverisiert, da liegt es sublimiert, in dem resolvieret, in dem präcipitieret und also dergleichen.«[130]

Luthers Zeitgenosse, der luziferische Ironiker und große französische Satiriker François Rabelais (1494–1553), der neben der Theologie in Montpellier auch Medizin studiert hatte und 1532 zum Arzt des Hôtel Dieu in Lyon ernannt wurde, begann den Prolog seines berühmten Romans »Gargantua et Pantagruel« mit der schockierenden Anrede: »Meine sehr trefflichen Säufer und gar teuren Syphilitiker!«[131] Als Arzt hatte Rabelais Gelegenheit, eine beträchtliche Anzahl von Luetikern zu behandeln.[132] Diesen Kranken versuchte er den Eindruck zu erwecken, als hätte er sein Werk voll obszöner Zoten »zur Erheiterung« geschrieben. Lautet doch der zweite Satz des Prologs: »Denn euch und sonst niemandem sind meine Bücher gewidmet.« Von allen Krankheiten und Plagen erwähnt Rabelais keine so oft wie die Lues. Im Prolog zum zweiten Buch (Pantagruel) spricht Rabelais abermals von den Luetikern, die mit Quecksilber »eingesalbt und eingeschmiert wurden, bis ihnen die Zähne klapperten und der Schaum vor dem Munde stand wie einem von den Rüden verfolgten Eber. Sie hätten sich in der höllischheißen Schwitzstube gern dem Teufel verschrieben, um Linderung zu finden, wenn sie diese nicht aus der Lektüre dieses Buches geschöpft hätten.«[133] Am Ende droht Rabelais allen, die ihm seine Geschichte nicht glauben wollen: »Euch soll das Antoniusfeuer brennen, die fallende Sucht zu Boden werfen, Krebs fressen, Aussatz mit Quecksilber verfeuert in den Hintern fahren, und schließlich sollt ihr wie Sodom und Gomorrha in Schwefel, Feuersglut und Höllengestank umkommen!«[134]

Später erzählt Rabelais eine skurrile Geschichte, die erkennen läßt, wie sehr sich die Lues ausgebreitet hat. Epistemon, der Erzieher des jungen Pantagruel, berichtet von einem Traum, der ihn in die Hölle geführt habe, wo er unter den Verdammten und unter Teufeln auch Sixtus IV. getroffen habe. Der Papst, dem bekanntlich in Rom die meisten Bordelle gehörten, mußte nun für seine irdischen Sünden unten in der Hölle alle Venerischen mit Quecksilbersalben einreiben.[135]

Anläßlich einer Luesepidemie in Rouen 1527 prägt der französische Arzt Jacques de Bethencourt den Namen Morbus venereus (Venuskrankheit), um den gehässigen Vorwürfen, die durch die bisherigen Bezeichnungen seinem Volk von den anderen gemacht worden waren, ein Ende zu bereiten. So kam es, daß das Beiwort »venerisch«, abgeleitet von Venus, mit der Zeit zu einem allgemein anerkannten Terminus der Geschlechtskrankheiten wurde. In dem Terminus »Morbus venereus« offenbart sich die inzwischen bei vielen Ärzten herangereifte Erkenntnis des Zusammenhangs zwischen dem Leiden und Geschlechtsverkehr. Dieser Konnex wurde noch deutlicher durch den später von Jean Fernel (1497(?)–1558) geprägten Terminus »Lues venerea« (»Venerische Seuche«). Fernel hatte als Leibarzt König Heinrichs II. von Frankreich (1519–1559) reichlichst Gelegenheit, die am Pariser Hof verbreitete Krankheit zu behandeln und ihre Zusammenhänge kennenzulernen. Er konnte sich rühmen, Diane de Poitiers, die Geliebte Heinrichs II., von einer schweren Krankheit geheilt zu haben. Wie er es bestimmt hatte, erschien sein Buch über die beste Behandlung der venerischen Lues erst ein Jahr nach seinem Tod.[136]

Dem terminologischen Wirrwar in bezug auf die Bezeichnung der neuen

Lustseuche machte der italienische Arzt Girolamo Fracastoro ein Ende, indem er 1530 in einem lateinischen Lehrgedicht »Syphilis sive Morbus Gallicus« (»Syphilis oder die Franzosenkrankheit«) den Terminus Syphilis prägte. Das Gedicht handelt von einem mythischen Hirten namens Syphilus, der den Sonnengott Apollo lästerte und zur Strafe mit scheußlichen Geschwüren und nächtlichen Gliederschmerzen bestraft wurde. Schon einmal hatte sich ein Menschenkind gegen den Sonnengott aufgelehnt, Niobe, die die Mutter Apollos beschimpfte. Die Pfeile Apollos töteten darauf ihre sechs Söhne und Töchter. In Ovids Metamorphosen (VI, 146–312) heißt Niobes zweitältester Sohn Sypilus. Diesen Namen veränderte Fracastoro in Syphilus für den gotteslästernden Hirten.[137] So wurde sowohl die Krankheit als auch das Gedicht von Syphilus zu Syphilis. Sechzehn Jahre später griff Fracastoro das Problem der Syphilis nochmals auf, diesmal nicht losgelöst, sondern in Zusammenhang mit den übrigen ansteckenden Krankheiten. 1546 erschien in Verona sein bahnbrechendes Werk: »De contagionibus et contagiosis morbis et eorum curatione« (»Von den Kontagien, den kontagiösen Krankheiten und deren Behandlung«). Fracastoro hält das Kontagion, den Ansteckungsstoff, für etwas Lebendes, etwas Vermehrungsfähiges, das er mit Samenkörnern vergleicht und daher als »Seminaria morbi« bezeichnet. Das Aufkommen der Theorie vom Kontagion unter allerlei theologischen und astrologischen Deutungen des Ursprungs der Epidemien bildet einen strahlenden Lichtpunkt in der Medizingeschichte des 16. Jahrhunderts.

In einem besonderen Kapitel seines Werkes berichtet Fracastoro zunächst über die Einschleppung und Ausbreitung der neuen Seuche:

> »In Italien war sie ungefähr zu jener Zeit ausgebrochen, als die Franzosen unter König Karl VIII. das Königreich Neapel besetzten, etwa zehn Jahre vor 1500, von wo an das Übel Franzosenkrankheit heißt. Die Franzosen aber kehren den Schimpf der Benennung gegen uns und bezeichnen sie als italienische Krankheit, die Spanier als portugiesische, die Deutschen als Franzosenkrankheit ... Wir haben sie in unserem Gedicht Syphilis betitelt. Man nimmt an, daß diese Krankheit auf unserem Erdteil ganz neu, doch in gewissen Ländern ›recht heimisch‹ sei. Jene, die den Meeresfahrten der Spanier in die neue Welt gefolgt sind, sagen, dort wäre das Kontagium in höchstem Maße ausgebreitet und derart heimisch wie bei uns die Krätze.«[138]

Sodann weist Fracastoro auf die Gefahr einer sexuellen Übertragung hin und schildert den Krankheitsverlauf und die Symptomatik:

> »Die Infektion erfolgt nicht durch Kontakt im allgemeinen, sondern einzig und allein, wenn zwei Körper durch gegenseitige Berührung in äußerste Hitze geraten, d. h. vor allem beim Coitus, auf welchem Wege der größte Teil der

Sterblichen infiziert worden ist. Doch habe ich einige Kinder gesehen, die durch die Muttermilch oder jene der Amme in gleicher Weise angesteckt worden waren.«

Bei der Infektion bei Geschlechtsverkehr »entstehen zunächst an den Geschlechtsteilen kleine Geschwüre... Später brechen auf der Haut Pusteln hervor..., die sich innerhalb weniger Tage geschwürig öffnen und einen schleimig, übelriechenden Inhalt ausfließen lassen. Bei einigen wurden die Lippen zerstört, bei anderen die Nase, die Augen, wieder bei anderen die ganzen Schamteile. Überdies gelangten meistenteils Gummata von großer Deformität zur Wucherung, die oft Eigröße erreichten und bei Eröffnung ein weißes schleimiges Exkret ansonderten. Diese hartnäckige Schwielenbildung betraf vorwiegend Arme und Beine, führte bisweilen zu Geschwüren, bisweilen blieb sie bis zum Tode unverändert bestehen.«

»Außer den vorgenannten Erscheinungen ... traten heftige Muskelschmerzen auf... und da sie beständig anhielten, gab es keine größere Peinigung für jene, die vorzugsweise bei nacht davon geplagt wurden. Dies waren die Symptome der Krankheit.«

Fracastoro, der zunächst das ursprüngliche schreckenerregende Krankheitsbild der Lues bei einer völlig undurchseuchten Bevölkerung schildert, weist im Jahr 1546 am Ende des elften Kapitels auf die Milderung der Krankheitserscheinungen hin, erwähnt aber zum ersten Mal dabei auch das charakteristische Lockerwerden der Zähne, das – trotz seiner Zweifel - eindeutig für eine Intoxikation als Folge der Quecksilberschmierkur spricht. Im darauffolgenden zwölften Kapitel berichtet er nämlich augenzwinkernd über das »Pech« eines Barbierchirurgen, der nach Einschleppung der Lues aus Amerika versäumt hatte, »Kairos (den günstigsten Augenblick) an der Stirnlocke« zu fassen.

»Ein mir befreundeter Barbier hatte ein ziemlich altes Büchlein voll mit Rezepten, deren eines mit der Überschrift versehen war: Gegen die mit Gelenkschmerzen verbundene dicke Krätze (Scabies grossa). Dieses Medikamentes eingedenk fragte er die Ärzte, ob man es nicht bei der neuen Seuche (die man doch auch als dicke Krätze bezeichnete) anwenden dürfe. Doch die Ärzte verboten ihm dessen Gebrauch aufs strengste, da es aus Quecksilber und Schwefel bestünde. Hätte er diese Ärzte nicht befragt, wäre er mit unglaublichem Gewinn reich geworden. Doch er gehorchte und wagte das Medikament nicht anzuwenden.«[139]

Anfangs schien die Syphilis vor allem unter Landsknechten, Vagabunden und Dirnen zu wüten, doch blitzschnell stieg sie von den untersten Stufen der menschlichen Gesellschaft zu den höchsten. Päpste und Bischöfe, Kaiser und Könige wurden von ihr betroffen. Daher bezeichnete man in Spanien die Lustseuche auch als »Curiale«, d.h. Hofkrankheit.[140] Zahlreiche berühmte Persönlichkeiten der Renaissance wurden Opfer der Lustseuche, wie der dämonische Papst Alexander Borgia und sein Sohn Cesare, der Machiavelli beim Schreiben seines »Il principe« als das Vorbild eines Fürsten vorschwebte. Aber auch seine Nachfolger, Julius II. und Leo X., litten an der Lustseuche. Von Julius II. (1503–1513), der von Raffael auf dem vatikanischen Fresko »Die Messe von Bolsena« kniend dargestellt wird, hieß es, er konnte sich häufig vom Gebet nicht erheben, weil seine Beine »voller Geschwüre von der Franzosenkrankheit« waren. Ähnlich erging es auch seinem Nachfolger, dem kunstsinnigen Leo X. (1513–1521), der den Petersdom errichten ließ und Michelangelo förderte. Beklagt doch Fracastoro am Ende seines ersten Buches »Über die Kontagien und kontagiösen Krankheiten« mit bewegten Worten, wie der Liebling Minervens in der Blüte seiner Jahre, der edle Mark Anton (d.h. Papst Leo X.), durch die gräßliche Seuche dahingerafft wurde. Auch König Franz I. von Frankreich (1515–1547), der in jungen Jahren mit Heinrich VIII. von England (1509–1561) ein Bündnis gegen Karl V. schließen wollte, wurde später zu »einem großen Syphilitiker vor dem Herrn«, dessen Stirn von einer »Corona veneris« umspannt war.[141] Nicht umsonst hat ihn Holbein in seinen »Bildern des Todes« als »König«, hinter einem üppig gedeckten Tisch sitzend, dargestellt, wie ihm der Tod als Mundschenk aufwartet. Ließ er doch durch einen seiner Schiffskapitäne aus Brasilien eine ganze Ladung von Guajakholz holen. Geholfen hat es ihm allerdings nicht. Auch sein Nachfolger Heinrich II. (1547–1559) litt an Lues.

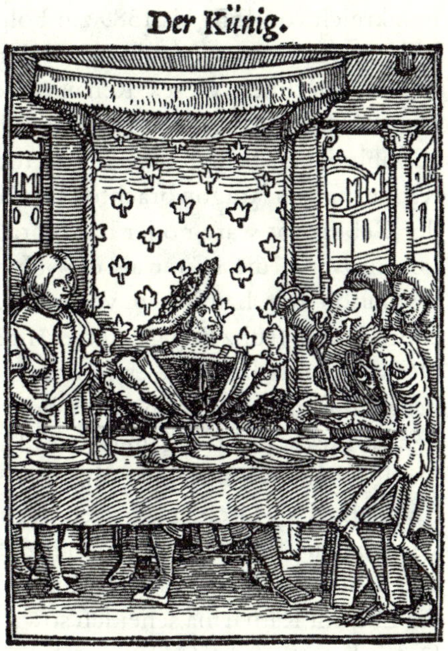

Holbein hat in seinem Totentanz als »König« Franz I. von Frankreich, an einem reich gedeckten Tisch tafelnd, dargestellt, wie ihm der Tod als Mundschenk den Becher füllt. In Wirklichkeit hatte sich der frauenumschwärmte, als schöner Mann geltende König erst später mit Lues infiziert und ist dann trotz Quecksilber- und Guajakkur mit einer Corona veneris an der Stirn als Syphilitiker gestorben.

Infolge ihres ausschweifenden Lebens erkrankten weitere Mitglieder der Herrscherhäuser an Syphilis, was den politischen Niedergang der Valois in

Frankreich von 1559 bis 1589 zur Folge hatte. Am bekanntesten ist wohl der Fall des »gekrönten Blaubarts« Heinrich VIII. (1509–1561).[142] In den verschiedenen Ehen dieses Renaissancefürsten, dessen breitbeinige Gestalt Hans Holbein d. J. wiederholt verewigt hat, kam es kennzeichnenderweise zu zahlreichen Frühgeburten und totgeborenen Kindern. Seine erste Frau Katharina von Aragon brachte fünf Kinder zur Welt, die entweder schon bei der Geburt tot waren oder bald darauf starben. Nur eine Tochter blieb am Leben: Mary, die später als die »blutige Königin« die katholische Gegenrevolution durchzuführen versuchte. Von ihrem Porträt starrt uns »das runzlige und frühzeitig gealterte Antlitz einer connatalen Syphilitikerin an«. Der Umstand, daß seine erste Frau nicht in der Lage war, ihm einen männlichen Thronerben zu schenken, bewog Heinrich, sich von Katharina scheiden zu lassen.[143] Er verlangte vom Papst, die Ehe für ungültig zu erklären. Doch Klemens VII. lehnte ab, da er den Grimm von Katharinas Neffen, Kaiser Karl V., fürchtete, hatten doch dessen Söldnertruppen erst kurz zuvor (im Jahr 1527) Rom geplündert.[144] Heinrich ernannte daraufhin den ihm ergebenen Thomas Crammer zum Erzbischof von Canterbury, ließ von ihm die Ehe mit Katharina scheiden sowie die neue mit Anna Boleyn bestätigen. Damit leitete er die Loslösung der englischen Kirche von Rom ein. Diese Maßnahme war mehr eine politische und finanzielle als eine religiöse »Reform«. Sie sollte die Macht der Krone durch die völlige Unterwerfung des Episkopats unter ihren Einfluß erhöhen, jeglichen Abfluß englischer Gelder nach Rom unterbinden und das gesamte Gut der 376 reichen Klöster in den Besitz der Monarchie bringen.[145] Indem sich Heinrich selbst zum Oberhaupt der Kirche machte, legte er den Grund zur Schaffung der anglikanischen Staatskirche.[146]

Die geheime Vermählung mit der jungen Hofdame Anna Boleyn (1507 bis 1536), die bereits vielen Kavalieren des Hofes die Köpfe verdreht hatte, fand im Januar oder Februar 1533 statt. Anna Boleyn war bereits schwanger, und Prinzessin Elisabeth – die spätere jungfräuliche Königin –, die vielleicht gar nicht von Heinrich stammte, kam am 7. September 1533 zur Welt. Aber dann wirkte sich auch bei ihr die Krankheit Heinrichs aus, denn von nun an brachte sie nur noch drei Fehlgeburten zur Welt; 1534, 1535 und 1536. Da auch Anna Boleyn in der ersten Pflicht einer Herrscherin versagte, wandte sich Heinrich auch von ihr ab. Sie wurde des Ehebruchs bezichtigt und zusammen mit vier ihrer angeblichen Liebhaber im Tower hingerichtet.[147]

Bereits am Tage nach der Hinrichtung von Anna Boleyn heiratete Heinrich im Mai 1536 Jane Seymour, welche am 12. Oktober 1537 dem Prinzen Edward – dem späteren König Edward VI. – das Leben schenkte.[148] Zwölf Tage danach starb sie im Wochenbett.

Von ihrer Nachfolgerin, der Prinzessin Anna von Kleve, ließ sich Heinrich schnell wieder scheiden, denn – so sagte er – »die deutsche Stute mag ich nicht«. Der Kanzler Thomas Cromwell, der diese Heirat eingefädelt hatte, wurde hingerichtet.

Der nächsten Gemahlin, Katharina Howard, erging es ähnlich wie Anna Boleyn: Schon ein Jahr nach der Hochzeit mußte sie wegen Untreue im Tower das Blutgerüst besteigen. Seine sechste Frau, eine Witwe mit Namen Katharina Parr, überlebte ihn, da er mit 56 Jahren seinem Leiden erlag. Die drei letzten Frauen Heinrichs blieben alle kinderlos.[149]

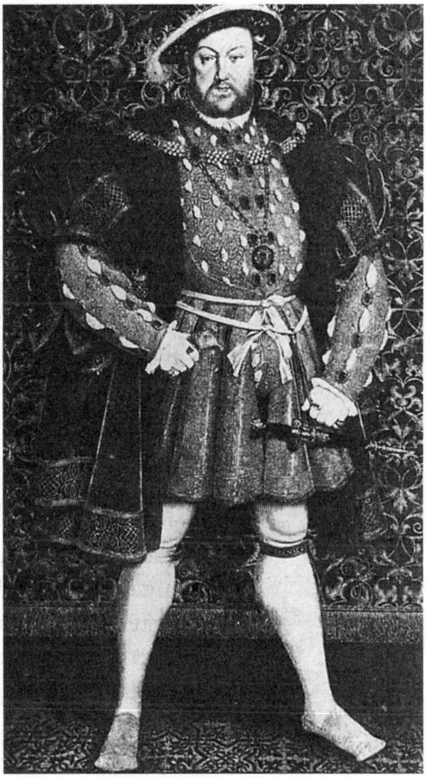

König Heinrich VIII. von England. Kopie nach einem Wandgemälde von Hans Holbein d. J. (1537), ehemals im Schloß Whitehall. Holbein hat den breitbeinig dastehenden »brillantengeschmückten Fleischermeister« (Friedell) frontal dargestellt, die eine Hand in die Hüfte gestemmt, mit der anderen am Degengriff spielend. Das »l'état c'est moi« ist in diesem Bild viel erschreckender zum Ausdruck gebracht, als es Rigaud in seinem Porträt Ludwigs XIV. durch die Anhäufung fürstlicher Insignien vermochte.

Die vielen Früh- und Totgeburten, die damals überall in Europa durch die Syphilis verursacht wurden, inspirierten den großen spanischen Dichter Calderón (1600–1681) zu den erschütternden Worten, mit denen er ein ganz wunschloses Kind in seinem »Welttheater« die Frage der erstaunten »Welt« beantworten läßt:

Die Welt: Wie? Und du magst nichts begehren,
ohne Wünsche trittst du auf?
Das Kind: Ach, zu meinem Lebenslauf kann
ich deiner ganz entbehren.
Ungeboren heimzukehren
brauch' ich soviel Zeit nur eben,
um aus dunklem Kerkerleben
aus der Nacht in Nacht zu wandern;
und ein Grab wie allen andern
muß du mir zuletzt doch geben.

Das bei Heinrich VIII. beobachtete Phänomen wiederholte sich in der Folgezeit bei verschiedenen Dynastien. Die fürstlichen Ehefrauen brachten statt des heißersehnten Thronfolgers Frühgeburten oder Totgeburten zur Welt, oder sie blieben kinderlos.[150]

In Zusammenhang mit der um sich greifenden Lues geißelte Luther in einer Bekanntmachung das unsolide Treiben der Studenten und erklärte, wenn er die Macht hätte, würde er die franzosenkranken Huren rädern lassen, weil sie durch Ansteckung die heranwachsende Jugend in ihrer Blüte verderben. Was man von der »Pandorabüchse der Prostitution« damals befürchtete, geht besonders klar aus jenem wilden Fluch hervor, mit dem Shakespeares »Menschenfeind« (»Timon von Athen«) die Dirnen ermuntert, seine Mitbürger zu verderben:

TIMON: Auszehrung sät
In hohl Gebein des Manns; lähmt Schenkelknochen,
Des Reiters Kraft zerbrecht; des Anwalts Stimme,
Daß er nie mehr den falschen Spruch vertrete
Und Unrecht kreische laut. Umschuppt mit Aussatz
Den Priester, der, auf Sinnenschwachheit lästernd,
Sich selbst nicht glaubt: fort mit der Nase, fort,
Glatt weg damit! vernichtet ganz die Brücke
Ihm, der, sich eigne Jagd erschnüffelnd, nicht
Für alle spürt: krausköpf'ge Raufer, macht sie kahl;
Dem unbenarbten Kriegesprahler gebt
Gehör'ge Qual von euch: verpestet alles;
Und eure Tätigkeit erstick und dörre
Die Quelle aller Zeugung. – Nehmt mehr Gold!
Verderbt die andern, und verderb euch dies,
Und Schlamm begrab euch alle![151]

In dieser Verwünschung sind die Symptome der Lustseuche (Abmagerung,

Entzündung der Stimmbänder, Hautgeschwüre, Knochenfraß, Verstümmelung der Nase, Haarausfall und Unfruchtbarkeit) mit großer Deutlichkeit gekennzeichnet. Mit zum Teil barbarischen Mitteln versuchte man die Prostitution auszurotten, indem man Dirnen für vogelfrei erklärte. In Ulm schloß man das letzte Bordell im Jahr 1531, in Basel 1539, in Nürnberg 1562; ebenso schloß man die Frauenhäuser in Frankfurt und strafte die Prostituierten durch Untertauchen. In Genf wurden sie aus der Stadt gepeitscht, und im Wiederholungsfall schnitt man ihnen die Nase ab. Man kennzeichnete sie durch ein auf die Backe oder Stirn gedrücktes Brandmal, womit man sie in der weiteren Ausübung ihres Gewerbes zu hindern versuchte. Mit diesen drakonischen Maßnahmen wollte man im alttestamentarischen Geist das mitleidlose Aussperren der Unreinen, der Verseuchten erzwingen. Es war ein Kampf gegen Windmühlen. Insgeheim blühte die Prostitution weiter, besonders während der folgenden zahlreichen Kriege, die für die wilde Prostitution einen günstigen Boden schufen.

Obwohl den Landsknechtsheeren stets ein Troß von Prostituierten folgte, bildeten die Frauen und Mädchen jener unglücklichen Gebiete, die von den Soldaten durchquert wurden, Freiwild für die blutigen Exzesse. Die Schilderung solcher Kriegsgreuel finden wir bei Shakespeare. In einer seiner Königsdramen läßt er König Heinrich V. nach der Landung in der Seinemündung unter ungeheuerlichen Drohungen die französische Hafenstadt zur Übergabe auffordern:

KÖNIG HEINRICH:
Was hat der Hauptmann dieser Stadt beschlossen?
Wir lassen kein Gespräch nach diesem zu,
Darum ergebt euch unsrer besten Gnade,
Sonst ruft wie Menschen, auf Vernichtung stolz,
Uns auf zum Ärgsten; denn, so wahr ich ein Soldat
(Ein Nam, der, denk ich, mir am besten ziemt),
Fang ich noch einmal das Beschießen an,
So laß ich nicht das halb zerstörte Harfleur,
Bis es in seiner Asche liegt begraben.
Der Gnade Pforten will ich alle schließen,
Der mordgewöhnte Krieger rauhen Herzens
Soll schwärmen, sein Gewissen höllenweit,
In Freiheit blut'ger Hand, und mähn wie Gras
Die holden Jungfraun und die blühnden Kinder.
… Darum, ihr von Harfleur,
Habt Mitleid mit der Stadt und eurem Volk,
Weil noch mein Heer mir zu Gebote steht…[152]

Diese Zeilen wirken wie eine Vorahnung jener bestialischen Greuel, von denen Deutschland während des Dreißigjährigen Krieges heimgesucht wurde.

Herzog Albas Heer begleiteten 1567 auf seinem Zug nach den Niederlanden vierhundert Freudenmädchen zu Pferde und achthundert zu Fuß, »in Compagnien eingeteilt«.[153] Man glaubte, durch die Wollust die Mordlust zu schüren und dadurch die Tapferkeit zu erhöhen. In seiner Geschichte des »Abfalls der vereinigten Niederlande« bemerkt Schiller im Zusammenhang mit dem erwähnten Kriegszug gegen die Niederlande:

> »Dieser fanatischen Mordbegier, diesem Ruhmdurst und angestammten Mute kam eine rohe Sinnlichkeit zu Hilfe, das stärkste und zuverlässigste Band, an welchem der spanische Heerführer diese rohen Banden führte. Mit absichtlicher Indulgenz ließ er Schwelgerei und Wollust unter dem Heere einreißen. Unter seinem stillschweigenden Schutz zogen italienische Freudenmädchen hinter den Fahnen her. Selbst auf dem Zuge über den Apennin, wo die Kostbarkeit des Lebensunterhaltes ihn nötigte, seine Armee auf die möglichst kleine Zahl einzuschränken, wollte er lieber einige Regimenter weniger haben, als diese Werkzeuge der Wollust dahinten lassen.«[154]

Trotz dieses »Huren-Troßes« mußte während des Dreißigjährigen Krieges die weibliche Bevölkerung jener Landschaften unvorstellbare Brutalitäten und Ausschweifungen erdulden. Aber auch die lasterhaften Kriegsdirnen und Marketenderinnen waren eine Plage für die Landbevölkerung.[155] Grimmelshausen hat in der »Landstörtzerin Courage« das Bild einer solchen Fahrenden gezeichnet und uns damit ein charakteristisches Bild von den Zuständen jener Zeit vermittelt. Es war ein durchaus gewöhnliches Vorkommnis, daß dem Sieger die Kriegsdirnen als Beute zuerst in die Hände fielen, und nicht weniger selten liefen sie von der einen Armee zur anderen über.[156] Die Kriegsdirne war die Verkörperung der »puttana errante«. Sie dürfte häufig genug die Ursache der Verschleppung ansteckender Krankheiten von einer Armee zur anderen gewesen sein.[157]

Sogar bei Einquartierungen in friedlichen Intervallen zeigten die Offiziere eine überaus leichtsinnige Geschlechtsmoral. Die »syphilitischen Roseolen« werden leichtfertig als »Rubine« und die Lues selbst als »lustige Kranckheit« bezeichnet, die man ebenso bedenkenlos bereit war, auf ein gesundes Mädchen zu übertragen. Doch unvergleichlich brutaler war das Verhalten der Offiziere in Kriegszeiten. Hier ein Beispiel aus dem Dreißigjährigen Krieg, das der bekannte Frankfurter Kupferstecher Matthäus Merian in seinem Werk »Theatrum Europaeum« schildert. Merian berichtet in diesem Werk als Zeitgenosse über die Jahre 1633 bis 1638. So behandelt er den Einfall des kaiserlichen Feldmarschalls Graf Holck in Sachsen im Jahr 1633. Bei Merian heißt es:

»In diesem Monat Augusto (1633) ist geschehen der grausame große Einfall des Herrn Feldmarschalck Holcken über die Bergstätte Schneeberg (allda etliche Bürger niedergemacht und die Statt geplündert). Marienberg usw. und auf den Hoff in Voygtland, welcher ganz ausgeplündert... von dannen auf Plawen, Elsenitz, Reichenbach und Zwickaw marschirt, allda sie aber wegen grassirender Pest sich nicht lang aufgehalten. Zu Altenburg ist es sonderlich hart wiedergegangen, dann er ganz plötzlich und unversehens mit vier Tausendt Pferdten allda ankommen, alles geplündert, die Weibspersonen zu Todt geschändet unnd die Mannspersonen zu todte geprügelt unnd auff allerley Marter und Weiß getödtet... Kirchen, Schulen, Pfarrhäuser wurden geplündert. 4 Fewer giengen in der Statt auff. Die Todten wurden aus den Särcken geworffen, die Weiber rantioniret und geschändet. Tafeln und Flügel aus den Kirchen genommen, der Syndicus erschlagen, die Apotecken in den Grund verderbet, der zu todt geschändeten Weibern und anderen ermordeten Cörper konnten nicht alle begraben werden... Die Todten lagen auff den Gassen, in Häusern und Gärten...«[158]

Schändend und mordend drang Holck bis Adorf im Voigtland vor, wo er am 9. September 1633 der Pest, die seine Truppen eingeschleppt haben, zum Opfer fiel. Viele Frauen, die die Greuel überlebten, dürften mit Geschlechtskrankheiten infiziert gewesen sein.

Kardinal Richelieu (1585–1642), seit 1624 leitender französischer Minister, brach die Adelsmacht, besiegte die Hugenotten und verschaffte Frankreich durch Eingreifen in den Dreißigjährigen Krieg, indem er die Schweden und deutschen Protestanten gegen Habsburg unterstützte, die europäische Vormachtstellung. Für den fünfjährigen Ludwig XIV. herrschte zunächst Richelieus Nachfolger, Kardinal Mazarin, der im Westfälischen Frieden das österreichische Elsaß gewann und Frankreich durch den ersten Rheinbund einen maßgebenden Einfluß auf Deutschland sicherte.[159] Bei Mazarins Tod (1661) stand Ludwig XIV. an der Spitze der ersten Macht Europas und war unumschränkter Herrscher in seinem Land.

Ludwig XIV. (1638–1715) war oft krank, wie aus dem »Journal de la Santé« hervorgeht, das von 1647 bis 1711 nacheinander von den drei Leibärzten des Königs, Vallot, Daquin und Fagon, geführt wurde, wobei sie den geringsten Durchfall mit größter Sorgfalt notiert haben.[160] So hatte er im November 1647 in seinem neunten Lebensjahr die Pocken, 1653 ein »Dureté aquirreuse« im rechten, das Jahr darauf im linken Hoden, 1655 mit siebzehn Jahren »Spermatorrhoe«, wie die geheimgehaltene »Gonnorrhoe« von seinem Leibarzt Vallot bezeichnet wurde. Die Hofpartei intrigierte gegen ihn, da sie seine Behandlungsweise nicht begriff. Die Königinmutter war nahe daran, Vallot zu verabschieden, hätte ihn nicht die Gunst Mazarins gehalten. In Anbetracht der Unwirksamkeit der damaligen Behandlungsmethoden von Geschlechtskrankheiten, bei denen die Ursache nicht beseitigt, sondern nur die Symptome gelindert wurden, blieben die Infizierten auch weiterhin ansteckend. Hinzu kam, daß man unter dem Einfluß der Humorallehre bei den Frauen weiterhin jeglichen Fluß für einen physiologischen Reinigungsprozeß hielt. Mit 21 Jahren heiratete der »Sonnenkönig«, wie ihn seine Schmeichler nannten, die spanische Königstochter Marie-Thérèse, setzte aber nach wie vor ungeniert in aller Öffentlichkeit seine Mätressenwirtschaft fort. »Es gab kaum eine Frau am Hofe, die sich nicht rühmen konnte, seine Favoritin gewesen zu sein.« Seine Schwägerin, die burschikose Liselotte von der Pfalz, bemerkte dazu: »Es war ihm alles recht, wenn es nur einen Unterrock anhatte.« Seine unehelichen Kinder waren zahllos.

Auch die Höflinge versuchten durch amouröse Abenteuer die Monotonie der höfischen Etikette zu unterbrechen. Dabei machte die Syphilisation am Hof große Fortschritte, und als es immer weitere Kreise erfaßte, verlor sich der anstößige Charakter, ja man rühmte sich ihrer, und unter dem Sonnenkönig erwartete man schließlich, daß jede Hofdame »ses fleurs« hatte, wie man euphemistisch die luetischen Hautausschläge nannte. Die Lues eines Adligen galt in höheren Kreisen als »Kavaliersdelikt« aus amourösen Abenteuern. Ganz unzeitgemäß scheint die Entrüstung der biederen Liselotte von der Pfalz, die als Schwägerin des Sonnenkönigs am Hof lebte und sich in einem ihrer Briefe beklagte: »Von neun jungen Adeligen, so vor etlichen Tagen mit meinem Enkel, dem Herzog von Chartres, zu Mittag aßen, waren sieben, so die Franzosen hatten. Ist das nicht abscheulich?!« Als sich der Hof 1682 endgültig in Versailles einrichtete, sorgte eine ununterbrochene Folge von Komödienaufführungen, Konzerten und Bällen für Unterhaltung.

Doch der ausschweifende Lebenswandel blieb nicht ohne Folgen. Die Betroffenen verloren oft ihre Haupthaare. Bussy-Rabutin spöttelte: »Man sieht so viele Herren allerliebst geschoren, und zwar ohne Rasiermesser.« So kam bei Hof die Allongeperücke in Mode. Neben Haarausfall bewirkte die Lues Geschwüre, besonders häufig am Hals und an den Händen, und hinterließ häßliche Narben, die die Mode jener Zeit zu verschleiern suchte. So bediente man sich des Spitzenjabots, um die Geschwüre am Hals zu verbergen, und der Handschuhe, um die Schwären der Hand mit Eleganz zu tarnen. Der Mensch des Barock und des Rokoko verhüllte seinen Leib bis aufs Gesicht, das er aber ebenfalls mit Schminke und Puder bedeckte. Wo das nicht half, wurden verdächtige Stellen mit schwarzen »Schönheitspflästerchen« (»Mouche«) überklebt.

Kennzeichnend für die Doppelmoral ist, daß zur gleichen Zeit, als man bei Hof die Lues eines Adligen als »Kavaliersdelikt« und die luetischen Hautausschläge einer Hofdame als »fleurs« bezeichnete, nach Parent-Duchatelet die in das Bicêtre und in die Salpétrière eingelieferten Syphilitiker und syphilitischen Dirnen vor Beginn und nach Abschluß ihrer Quecksilberkur erbarmungslos ausgepeitscht wurden. Diese »entsetzliche Gepflogenheit« soll noch 1787 in beiden Institutionen bestanden haben.[161]

Ludwig XIV. hatte während seiner letzten Jahre auch in seiner Familie viel Unglück gehabt. Nacheinander starben ihm alle direkten Thronerben an den Pocken bis auf seinen unmündigen Urenkel, den späteren Ludwig XV. Zur Regentschaft gelangte daher sein Neffe, der Herzog Philipp von Orléans, der Sohn der Liselotte von der Pfalz, der ein »Wüstling« war. »Auf ihn«, schreibt Friedell, »geht der Ausdruck ›roué‹ zurück: er bezeichnete damit die Genossen seiner Orgien als ›Galgenvögel‹ und ›von allen Lastern Geräderte‹. Das Raffinement, mit dem diese Kompagnie stets neue Ausschweifungen ersann, bildete das Stadtgespräch von Paris.«[162]

Ludwig XV. (1710–1774) wurde mit fünf Jahren König, wie einst sein Urgroßvater. Mit 15 Jahren heiratete er die Tochter des exilierten Königs von Polen: Maria Leszcynska. Er war noch lasterhafter als Ludwig XIV., und es schien, als wolle er das Gottesgnadentum ad absurdum führen. Der »Vielgeliebte« (»Le Bien-Aimé«), wie er genannt wurde, überließ sich den wüstesten Ausschweifungen. Das Königreich wurde in Wirklichkeit von seinen offiziellen Mätressen regiert. Zuerst zwei Jahrzehnte lang von der Pompadour, danach von der Dubarry, einer einstigen Kurtisane, bekannt unter dem Namen »l'Ange«. Im »siècle galant« bekam die Einstellung der höheren Stände zur Syphilis einen entschieden frivolen Charakter. Während man die »Lustseuche des gemeinen Haufens« für eine »wohlverdiente göttliche Strafe an den Körpertheilen, mit denen man gesündiget hat«, hielt, galt sie in Adelskreisen als »galante Kavalierskrankheit«, deren Wunden die »vergifteten Pfeile Amors« oder der »Speer der Venus« verursacht hatten, die aber »Merkur zu heilen vermag«.[163] Man scherzte darüber und verfaßte Spottlieder, wobei die Kenntnis, daß Merkur auch die alchemistische Bezeichnung für Quecksilber ist, beim Publikum des »siècle galant« vorausgesetzt werden konnte. So bezog der junge Voltaire in einem Couplet auf die Schauspielerin Duclos (1714) mit tändelnder Ironie deren Krankheit samt Quecksilberkur ein:

»Belle Duclos!	*»Schöne Duclos!*
Vous charmez toute la nature!	*Sie bezaubern die ganze Natur!*
Belle Duclos,	*Schöne Duclos*
Vous avez les dieux pour rivaux:	*Sie haben die Götter zu Rivalen:*
Et Mars renterait l'aventure,	*Und Mars würde sich in das Abenteuer einlassen,*
S'il ne craignait le dieu Mercure,	*Fürchtete er nicht Gott Merkur,*
Belle Duclos!«[164]	*Schöne Duclos!«*

Kennzeichnend für die »Fêtes galantes« der Rokokozeit ist Watteaus Bild »Einschiffung nach der Liebesinsel Cythera«. Die auf den Rokokobildern so harmlos erscheinenden, tändelnden Schäferspiele des Adels hatten in Wirklichkeit einen ganz anderen Hintergrund, dem auch die augenzwinkernde Umschreibung »heure du berger« (»Schäferstunde«) entsprang. Das traurige Phänomen des Mädchenhandels offenbarte sich erschreckend, als für Ludwig den Vielgeliebten in der Nähe von Versailles der berüchtigte »Parc aux Cerfs« (»Hirschpark«), ein Harem von jungen Mädchen niedrigen Standes, angelegt wurde.[165] An einem solchen der Kindheit noch kaum entwachsenen Geschöpf, das in den Hirschpark gebracht wurde, obwohl es über Fieber klagte, infizierte sich Ludwig XV. an Pocken und starb nach 10 Tagen unter furchtbaren Qualen.

Im benachbarten England waren die Verhältnisse am Hof nicht wesentlich moralischer. Unter den so zahlreichen Tagebüchern und Selbstbiographien der Weltliteratur nimmt das »Diary of Samuel Pepys« einen ganz besonderen Platz ein.[166] Pepys, ein hoher Beamter des Marineministeriums, gibt uns ein höchst lebendiges Bild der Restaurationszeit, des sittenlosen Lebens am Hof Karls II. und des täglichen Lebens. Korrupt wie fast alle Beamten seiner Zeit und recht sittenlos, erzählt er mit verblüffender Offenheit von allerlei Skandälchen, in die er als Beamter verwickelt war, wie auch von seinen zahlreichen Liebeshändeln und Abenteuern. So berichtet er auch, daß sein Urin einmal besonders eitrig war und ein neu hinzugezogener Arzt ein Geschwür in der Blase diagnostizierte. Pepys klagte sehr häufig über Hodenschwellungen, die durch Hochlagerung und heiße Umschläge bekämpft wurden. Da seine Frau offenbar an einer rezidivierenden Bartholinitis litt, die schließlich zum Abszeß führte, lag vermutlich bei beiden eine Gonorrhoe vor. Bei der Sittenlosigkeit des Hofes ist es naheliegend, daß Geschlechtskrankheiten im Geheimtagebuch eine große Rolle spielen. Schon bei ganz jungen Mädchen wurden Gonorrhoe und Syphilis oft erwähnt. Der Duke of York (der spätere König Jakob II.) soll an beiden Krankheiten gelitten haben.

Was wir aus Pepys' Tagebuchnotizen über den König und seinen Nachfolger erfahren, deutet bereits die luesbedingten Nachfolgeschwierigkeiten der erlöschten Stuartdynastie an.[167] Der Tod von Königin Anna 1714, nachdem sie ihren Sohn und einzig überlebenden und direkten Erben an den Pocken verloren hatte, brachte aufgrund einer entfernten Verwandtschaft mit der Stuartdynastie einen völlig landfremden, nicht einmal der englischen Sprache mächtigen protestantischen Fürsten aus Hannover auf den englischen Thron. Mit Georg I., dem Begründer der Dynastie Hannover, wurde England »eine gekrönte Republik«.

Die am französischen Hof herrschende Mätressenwirtschaft übte einen sehr negativen Einfluß auf die benachbarten Länder aus. Die großen und kleinen Höfe im 17. und besonders im 18. Jahrhundert, die Könige und Duodezfürsten versuchten, dem »glänzenden Beispiel von Versailles« nachzueifern, besonders im Hinblick auf das Mätressenwesen. Sogar Christian Thomasius (1655–1728), einer der aufgeklärtesten Gelehrten jener Zeit, der für Naturrecht und gegen die absolute Denkungsart kämpfte, hat in seiner »Hofphilosophie« dem Fürsten die Benutzung aller Frauen nach seinem Gefallen zugebilligt, wie man doch auch in der Mythologie den Göttern dieses Recht zugestand:

> »Das Odium in concubinas muß bei großen Fürsten und Herren zessieren, in dem diese allein Gott von ihren Handlungen Rechenschaft geben müssen, hiernächst eine Concubina etwas von dem Splendeur ihres Amanten zu überkommen scheint.«[168]

Der Kurfürst von Sachsen, August der Starke (1670–1733), hat von diesem Recht reichlich Gebrauch gemacht. Nach der Schwester Friedrichs des Großen, Markgräfin Wilhelmine von Bayreuth, soll er 354 uneheliche Kinder gehabt haben.[169] Als er König von Polen wurde, dürfte sich die Zahl noch verdoppelt haben.[170] Wilhelmine, die Lieblingsschwester Friedrichs des Großen, wurde 1731 gegen ihren Willen mit dem unbedeutenden Friedrich von Bayreuth vermählt. Ihr Vater, der jähzornige Soldatenkönig, führte ihr den Bayreuther als sechsten Brautbewerber vor und drohte ihr mit lebenslanger Festungshaft, wenn sie auch ihm ihr Jawort verweigerte. Ihr Mann, der wegen seiner sadistischen Anwandlungen als der »wilde Markgraf« galt, besaß in Ansbach ein riesiges Schloß, das mit dem edelsten Rokoko geziert ist. Nach Versailler Muster war noch Weiteres an Baulichkeiten da: Orangerie, Hofgarten, Schloßtheater, Hundezwinger. Auf der benachbarten Wülzburg richtete er eine ansbachische Bastille ein, in deren unterirdischen Gefängnissen namentlich die unglückliche Judenschaft, die das bedauernswerte Schicksal hatte, in Ansbach geboren zu sein, gequält und erpreßt wurde. Wilhelmine muß den himmelschreienden Mißbrauch empfunden haben, denn sie lebte in Einsamkeit, weit von der »Hauptstadt« und verfiel in Schwermut.

Voltaire (1694–1778), der mit den Folgen der Ausschweifungen wohl vertraut war, ist nicht nur in Briefen und Gedichten, sondern auch in mehreren seiner Werke, vor allem in dem Roman »Candide« (1759) und in »L'homme aux quarante écus« (1767), mit schneidender Ironie auf die Syphilis eingegangen. So wirft die skurrile Lues-Genealogie in seinem »Candide«, wo er in einer kunterbunten Infektkette das Übel bis Kolumbus zurückführt, auf die Sexualmoral seiner Zeit ein grelles Licht. Pangloß (alias Leibniz), der unerschütterlich an die beste aller Welten glaubt,[171] berichtet dort über die Vorgeschichte seines Leidens:

»Sie haben doch sicher die hübsche Zofe unserer erlauchten Frau Baronin gekannt? In ihren Armen habe ich alle Wonnen des Paradieses genossen, und diese wiederum sind die Ursache der Höllenqualen, unter denen ich jetzt so entsetzlich leide. Sie hatte dieses Geschenk von einem hochgelehrten Franziskaner erhalten, der es von einer alten Gräfin hatte, die es ihrerseits von einem Rittmeister bekam; dieser wiederum verdankte es einer Marquise, die es von einem Pagen übernommen hatte; der aber hatte es von einem Jesuiten empfangen, welcher es noch als Novize von dem direkten Nachkommen eines Gefährten von Christoph Kolumbus erhalten hatte.«[172]

Doch Voltaire machte sich nicht nur über die sexuelle Walpurgisnacht des »siècle galant« lustig. Zu einer Zeit, in der Frankreich an allen Ecken der Welt (in Deutschland, in Kanada und Indien) verlustreiche und erfolglose Kriege führte, was die Staatsfinanzen zerrüttete und das Volk, besonders die ohnehin verelendeten Bauern, mit hohen Steuern belastete, richtete er über den Mund einer seiner Romangestalten einen Appell an alle Fürsten des christlichen Abendlands, sich zu verbünden wie einst zu Zeiten Gottfrieds von Bouillon, um gemeinsam gegen die Lues vorzugehen, die Europa entvölkert.

»Ganz gewiß wäre ein Kreuzzug gegen die Syphilis weit vernünftiger als die, die man früher bedauerlicherweise gegen Saladin und die Albigenser unternommen hat. Es wäre weit besser, sich zusammenzutun, um den gemeinsamen Feind des Menschengeschlechts zurückzudrängen, als nur immer den günstigen Moment abzupassen, um den Erdball zu verwüsten, die Felder mit Toten zu bedecken und einem Nachbarvolk zwei oder drei Städte und einige Dörfer zu entreißen.«

Diese Worte spricht ein Regimentschirurg in dem Roman »L'homme aux quarante écus« (»Der Mann mit den vierzig Talern«).[173] Nach diesen Sätzen bemerkt er noch: »Ich spreche gegen mein persönliches Interesse, denn Krieg und Syphilis bringen mir viel ein. Aber man muß vor allem Mensch sein und erst in zweiter Linie Arzt.«

Lues als auch Gonorrhoe, die oft Unfruchtbarkeit zur Folge haben, griffen wiederholt in den Lauf der Geschichte ein, wenn sie mit dieser Komplikation eine regierende Dynastie betrafen. Blutige Erbfolgekriege waren oft die Konsequenzen. Die oft kolportierte Geschichte, wonach Friedrich II. (1712–1786) auf Anregung Prinz Eugens Maria Theresia (1717–1780) heiraten sollte, wovon man in Wien aber Abstand nahm, als man erfuhr, daß sich der sechzehnjährige Prinz anläßlich eines Besuchs bei August dem Starken in Dresden venerisch infiziert haben sollte und dadurch zeugungsunfähig geworden sei, gehört aber in den Bereich der Legende. Von Friedrich dem Großen wurde oft behauptet, er habe an Gonorrhoe gelitten. Als Beweis dafür wurde ein Brief an Voltaire vom 17. November 1759 angeführt, in dem er eine solche Infektion selber eingestanden hätte.

> »*Trois grande moi passés j'eus l'honneur*
> *De recevoir pour mon malheur*
> *D'une certaine impératrice*
> *Une brûlante chaude p...e...«*

(Drei Monate sind es her, daß ich die Ehre hatte, von einer gewissen Kaiserin eine brennende chaude-pisse« [Gonorrhoe] zu empfangen.)

Wer mit den Daten des Siebenjährigen Krieges nur einigermaßen vertraut ist, weiß, daß Friedrich im Sommer 1759 schwerlich Neigung oder Gelegenheit zu einem intimen Verkehr mit Maria Theresia von Österreich oder Elisabeth von Rußland gehabt haben wird. Die sarkastischen Verszeilen sind natürlich allegorisch aufzufassen; sie bedeuten, daß Friedrich durch die Truppen Maria Theresias und der russischen Kaiserin Elisabeth eine schwere Niederlage bei Kunersdorf am 12. August 1759 erlitten hatte, an der er im November 1759 noch litt. Friedrich der Große hatte eine Vorliebe für solche zweideutigen Anspielungen. Als ihm von seinem Reitergeneral von Seydlitz, der bei Roßbach die französische und die Reichsarmee durch eine Attacke vernichtend schlug, mitgeteilt wurde, daß er an einer Lues erkrankt sei, bemerkte er spöttisch: »Seht, die Franzosen rächen sich.« Bei einer anderen Gelegenheit, als über das im Siebenjährigen Krieg neuentstandene Bündnis (Österreich, Rußland und Frankreich) gesprochen wurde, scherzte er: Maria Theresia und die Zarin hätten ihm nun »auch noch die ›Franzosen‹ angehängt.«

Während sich der Adel bei Hofe oder auf seinen Gütern und Schlössern oder in Venedig amüsierte, wimmelte es in den Straßen und Gassen der Städte von Dirnen, was oft zum öffentlichen Ärgernis wurde. Die Kolonialmächte Spanien, England und Frankreich versuchten sich dieses »menschlichen Strandgutes« auf eine besondere Weise zu entledigen. Sie deportierten nicht nur Diebe und Verbrecher, sondern auch Prostituierte als billige Arbeitskräfte in ihre Kolonien. Ein solches Frauenschicksal wurde 1722 von Daniel Defoe in seinem Roman »Moll Flanders« und 1731 von dem französischen Abbé Prévost in seinem Roman »Manon Lescaut« geschildert. Die Strafe der Deportation wurde 1619 zum erstenmal angewandt, als man »hundert liederliche Dirnen« nach Virginia, der nach der »Virgin-Queen«, der »jungfräulichen« Elisabeth, benannten amerikanischen Kolonie, sandte. Transporte von Landstreichern, Dieben und Räubern folgten in immer größerer Zahl, und noch 1676 protestierte Maryland gegen den »Auswurf des Mutterlandes«. Vergeblich fragte Benjamin Franklin, was wohl London dazu sagen würde, wenn man als Dank für die Deportierten Giftschlangen nach England schicken würde. Der Zuschub hörte erst mit dem amerikanischen Unabhängigkeitskrieg auf.

Da man die Prostitution als die gefährlichste Infektionsquelle der Lustseuche erkannt hatte, gingen die Stadtverwaltungen mit scharfen Maßnahmen dagegen vor.[174] Im Wien Maria Theresias wurden aufgegriffene Dirnen zum Straßenkehren eingesetzt, nachdem man sie vorher »zum Schimpf kahlgeschoren« und in graue Sträflingskleider gesteckt hatte.[175] Doch weder diese Maßregel noch die von der Kaiserin inaugurierte »Keuschheitskommission« vermochte das weitere Anwachsen der St.-Magdalenen-Zunft zu beeinflussen.[176]

Der durch viele bigotte Köpfe spukenden Idee von einer Keuschheitskommission, wie sie im Wien der Maria Theresia ihr Unwesen trieb, trat Struensee in seiner Eigenschaft als Physikus von Altona bereits 1761 entschieden entgegen: »Nicht durch Gesetz und Strafen, sondern nur durch Schulen und Aufklärung können die Sitten verbessert werden.«[177] Von diesem Grundsatz war Struensee so überzeugt, daß er an ihm auch als Staatsmann festhielt. In seiner Verteidigungsschrift zwei Wochen vor seiner Hinrichtung formulierte er den gleichen Gedanken, nur noch ausführlicher und schärfer pointiert:

> »Die Sitten können nicht durch Polizeygesetze verbessert werden. Moralische Handlungen, sofern solche keinen unmittelbaren Einfluß auf die Ruhe und Sicherheit der Gesellschaft haben, sind der Erziehung, den Lehrern und Ermahnungen der Geistlichen zu überlassen. Die heimlichen Laster, die der Zwang veranlaßt, sind öfters schlimmer, denn dieser bringt nur Heuchler hervor.«[178]

Wie recht Struensee mit seinen Ansichten hatte, bestätigt eine spätere Reisebeschreibung des mit Lessing und Moses Mendelssohn befreundeten Berliner Buchhändlers Friedrich Nicolai (1733–1811) über die von Maria Theresia inaugurierte »berühmt-berüchtigte« Schnüffelinstitution.

> »Die Wiener Keuschheits-Commission machte viele Heuchler und artete nebenbey in die gemeinste Beutelschneiderey aus, indem ihre Spione gewisse Leute anklagten oder anzuklagen drohten, damit sie sich mit Geld loskaufen sollten, wobey man oft Schuldige durchwischen ließ, weil sie gut bezahlt hatten. Die Ausschweifungen aber wurden durch diese Commission nicht vermindert... Nie und nimmermehr kann eine solche niedrige Inquisition den moralischen Charakter einer Nation verbessern, allerdings aber wird sie dem Muckerthume jeglichen Vorschub leisten... Ein Edickt ist geschwind ausgeheckt, eine Hausuntersuchung bald vollzogen, eine Gefängnisstrafe mit Leichtigkeit dictirt; dies alles fällt wohl immer stark in die Augen, hilft aber schließlich doch nichts...«

»Die Keuschheits-Commission hatte eine Menge von Kundschaftern und Angebern angestellt. Man drang bey Tag und Nacht in die Häuser und ihre Geheimnisse. Man durchsuchte die Zimmer, eröffnete auf bloßen Verdacht oder die Anzeige einer Buhlerin oder eines Commissärs Schreibtische, man setzte die Ruhe und das Glück der Familien aufs Spiel. Beschuldigte Männer wurden um große Geldsummen gestraft und verloren unwiederbringlich die Gnade der Kaiserin. Beschuldigte Ehefrauen und unbedachtsame Mädchen wurden auf einseitige Berichte unvermuthet mehrere Jahre ins Kloster gesperrt ...«[179]

In den meisten Hafenstädten sah man im Interesse der eigenen Frauen und Töchter von einer Schließung der Bordelle ab. Sogar im puritanischen Amsterdam kam man der Prostitution aus einer Erwägung entgegen, die wir bereits von Augustinus kennen. Zürnte doch dort um 1680 der englische Konsul Carr:

»In Amsterdam werden neben anderen Mißbräuchen mindestens 50 Musikhäuser geduldet, wo sich liederliche Personen beiderlei Geschlechts treffen und ihre Schändlichkeiten treiben. Ich habe als Verteidigung für die Duldung dieser sündhaften Treffen den Vorwand gehört, daß die Seeleute, wenn die Ostindienflotte heimkomme, so verrückt nach Weibern seien, daß sie die Frauen und Töchter der Bürger vergewaltigen würden, hätten sie nicht solche Häuser zur Verfügung.«[180]

Dabei war es diesbezüglich auch in England nach dem kurzen puritanischen Intermezzo unter Cromwell (1640–1658) nicht freudlos: Jedes sechste Haus in London war ein Gasthaus, und der Alkoholismus nahm beträchtlich zu.[181] In der Hauptstadt gab es fast 50 000 Dirnen, und die Zahl der öffentlichen Häuser soll nach dem kundigsten Sittenschilderer jener Zeit, James Boswell (1740–1795), um die 2000 betragen haben. Ein Schöffengericht in Middlesex schrieb einen großen Teil des Elends und der Verbrechen in der Hauptstadt dem Branntweinabusus zu. Ginverkäufer hingen Schilder mit dem Versprechen aus, ihre Kunden für einen Penny betrunken zu machen.

Das Destillieren von Branntwein, meinte Defoe, verbrauche Korn, und deshalb nütze es dem Grundbesitz, das Parlament der Grundherren dachte ähnlich. Der Philosoph Berkeley (1684–1753) klagte das schlechte Beispiel an, das die oberen Schichten den Massen gaben, und warnte sie: »... eine Nation, die an beiden Enden brennt, muß sich bald verzehren.«[182] Unter dem Eindruck dieser Situation hatte Hogarth seinen Kupferstich »das Schnapsgäßchen« geschaffen. Er beabsichtigte damit, die Bemühungen um ein Verbot des Branntweinausschanks zu unterstützen. Wie einst die Welt der Prostitution durchleuchtete Hogarth in diesem Kupferstich, bei dessen Anblick man, laut Lichtenberg, den »Branntwein geradezu riecht«, mit bitterem Spott das Laster der Trunksucht.[183] Rechts im Vordergrund des Bildes

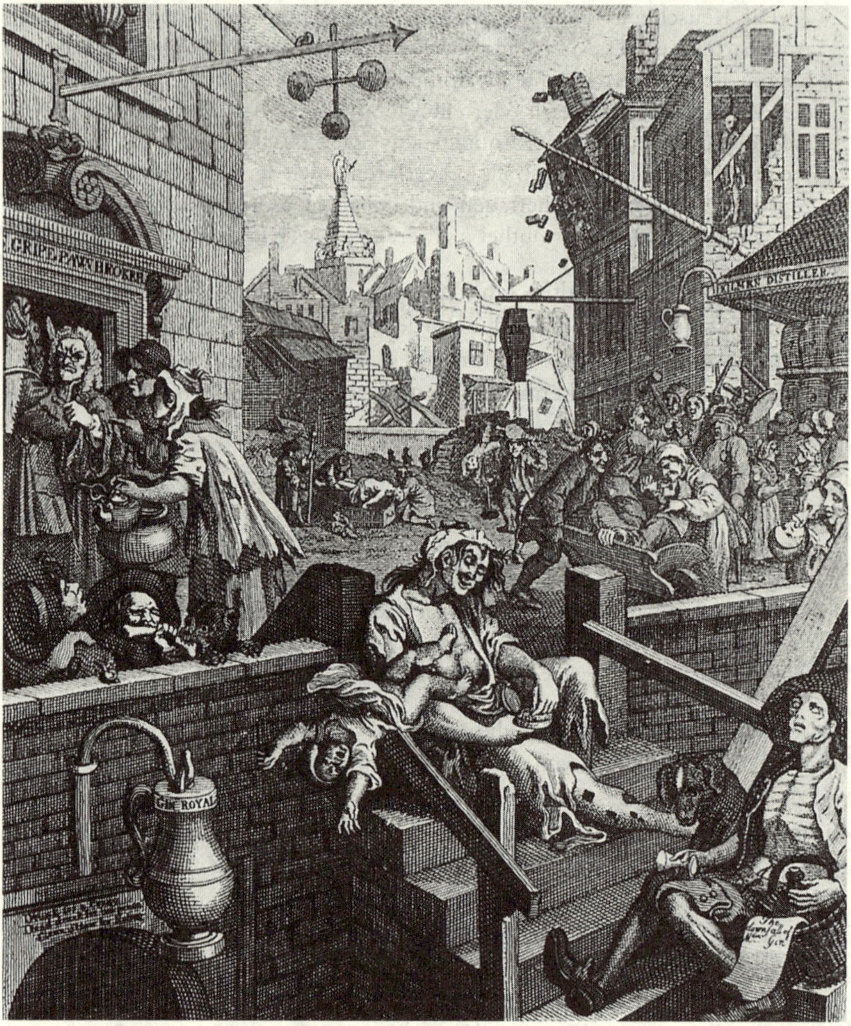

William Hogarth, Das Schnapsgäßchen (1751).

ein zum Skelett abgemagerter Säufer, der sterbend Karaffe und Glas noch in den Händen hält; links von ihm auf der Treppe, mit luetischen Hautausschlägen am Bein, eine Frau, die so betrunken ist, daß sie nicht einmal merkt, wie ihr Säugling über das Geländer stürzt. Wo man hinblickt, wird getrunken: Einem Betrunkenen in einer Schubkarre wird ebenso Schnaps eingeflößt wie einem Säugling von seiner Mutter; dahinter Halbwüchsige mit Schnapsgläsern in der Hand. Im Hintergrund wird eine Tote in Bier getaucht, oben im Haus hat sich einer erhängt, das Haus dahinter stürzt eben ein. Die königliche Schnapsdestille, die Hogarth durch das Schild »Gin Royal« boshaft in den Vordergrund des ganzen Bildes gerückt hat, erklärt überzeugender als ein Dutzend Traktate, warum die Bemühungen zur Einschränkung des Branntweinausschanks keinen Erfolg hatten.

Während der Aufklärungszeit hat sich auf dem Gebiet der Luesbekämpfung besonders der junge Arzt Johann Friedrich Struensee (1737–1772) hervorgetan, der mit 20 Jahren Stadtphysikus von Altona, der damals zweitgrößten dänischen Stadt, wurde. Die durch merkantilistische Maßnahmen bedingte Verelendung und Landflucht der Bauern führte zu einem sprunghaften Anwachsen unbemittelter Massen in den Städten, von den Saturierten als Mob, Pöbel oder Canaille bezeichnet, was eine beängstigende Zunahme der Prostitution und der Geschlechtskrankheiten zur Folge hatte. Als Physikus einer Hafenstadt erkannte Struensee bald in den vielen Animierkneipen am Rand seines Amtsbereichs, wo der Alkohol als »Kuppler den Berauschten mit Menschen zusammenbringt, die er im nüchternen Zustand meiden würde«, die gefährlichsten Brutstätten der Lustseuche. Pflegten doch Dirnen, die oft geschlechtskrank waren, gerade solche Lokale aufzusuchen.[184] Daraus schlußfolgerte er, daß an der erschreckenden Ausbreitung der Geschlechtskrankheiten neben der mit der Prostitution verbundenen sexuellen Promiskuität vor allem die Trunksucht schuld sei. Bereits 1761 empfahl er daher, die Branntweingewinnung mit einer hohen Steuer zu belegen, damit das Erzeugnis für die Hersteller wegen des zu geringen Nutzens reizlos und für die Menge wegen der zu hohen Kosten unerschwinglich würde.[185]

Als Armenarzt hatte Struensee besonders den Mikrokosmos der Elendsquartiere kennengelernt. Man lebte dort täglich von der Hand in den Mund, ohne Rücklagen für Alter, Krankheit, Arbeitsunfähigkeit und Unglücksfälle. Einem solchen Milieu entsprangen Diebstahl und Gewalttätigkeit, Trunksucht, Landstreicherei und Prostitution. Genügte doch ein ganz alltägliches Ereignis – wie die Erkrankung des Hauptverdieners, die Geburt eines dritten oder vierten Kindes –, um die Armut der Familie in bitterste Not zu verwandeln. Eine Folge davon war, daß sich häufig Scharen verwahrloster Kinder bettelnd auf den Straßen herumtrieben. Andersens Mädchen mit den Schwefelhölzern, das in einer Winternacht auf der Straße erfror, ist nicht der dichterischen Phantasie entsprungen; es hatte seine Vorgängerinnen bereits im 18. Jahrhundert. Nur wenige kannten diese unterernährten, verlausten, dem Trunk ergebenen, von der Hand in den Mund lebenden Menschen, die in muffigen, typhusverseuchten Kellerwohnungen hausten, besser als er in seiner Eigenschaft als Armenarzt.[186] Es lag nahe, das Elend dieser Armen ihren Lastern zuzuschreiben. Es erforderte unvergleichlich mehr Einsicht und Anteilnahme, diese Menschen für das zu halten, was sie in den meisten Fällen waren: Opfer der Armut.

Die Isolierhäuser für Geschlechtskranke hatten mehr den Charakter von Strafanstalten als von Hospitälern. Sie waren berüchtigt wegen der drastischen Salivationskuren, die zu schweren Quecksilbervergiftungen mit Geschwürbildung an Zunge, Gaumen und Lippen, Lockerung und Ausfall der Zähne, aashaftem Mundgeruch und im weiteren Verlauf zu blutigen Brechdurchfällen mit meist tödlichem Ausgang führen. Allein durch das Betreten eines solchen Hauses konnte ein Arzt in den Augen des honetten Publikums als »unrein« erscheinen und seinen bisherigen Patientenkreis einbüßen. Die Konsequenz war, daß kaum ein arrivierter Arzt noch bereit war, sich der Behandlung einer so »abgesonderten Canaille« anzunehmen, weshalb die Behörden rohe Empiriker (»Barbier-Chirurgen«) für dieses »wenig lukrative und noch weniger ehrenhafte Amt« abzukommandieren pflegten. Doch auch diese fanden es oft unter ihrer Würde und wehrten sich energisch.[187]

Als Struensee das Physikat in Altona übernahm, besichtigte er auch die Krankenanstalten der Nachbarstadt. Beim Besuch des Hamburger Hiobshospitals hatte er den Eindruck, »einen Blick in die Hölle gethan zu haben«. »Wenn man durch ihre Stuben geht«, schrieb er, »muß man verdammt aufpassen, um nicht auszugleiten, da der Boden voller Schleim und Speichel ist … Sie liegen in einem pestialischen Dunst auf halbverfaultem Stroh und absolviren ihre Salivationskur. Ebenso miserabel wie ihre Behandlung scheint auch ihre Verpflegung zu sein.«[188] Wie berechtigt Struensees Empörung über diese Behandlung der Lustsiechen war und wie wenig sich in dieser Hinsicht auch später geändert hatte, ist aus einer vierzig Jahre später verfaßten Schilderung des St.-Hiobshospitals durch den Hamburger Physikus Rambach zu entnehmen:

> »Die Zucht darin ist sehr streng … die medizinische Behandlung einem Wundarzt übertragen … Die Methode, welche dieser anwendet, besteht darin, daß er durch die heftigsten Ausleerungen das Gift aus dem Kranken zu treiben sucht. Er gibt daher den Merkur (Quecksilber), und zwar in solchen Dosen und so anhaltend, daß eine starke Salivation dadurch entsteht. Ich habe einige gesehen, deren Speichelfluß ich einen wahren Speichelsturz nennen möchte. Wer sollte es glauben, daß in einer Stadt, die sich eines ziemlichen Grades von medizinischer Aufklärung rühmen kann, solch ein Unwesen noch stattfinden kann? Wahrscheinlich beachtet man so wenig die unglücklichen Opfer einer ekelhaften Krankheit, weil man diese für eine Strafe hält.«[189]

Struensee, der auf der Dachetage des Altonaer Zuchthauses mehrere Patienten abgesondert vorfand, schaffte bei diesen Ausgestoßenen und Verachteten sofort die von seinen Vorgängern geduldete unmenschliche »Salivationskur« ab, bei der die täglich ausgeworfene Schleimmenge 4–6 Pfund betrug. Bei seinen »milden Kuren« bediente er sich vor allem des sogenannten »Liquor mercurialis Swietenii« (0,036 g Sublimat in 35 g Kornbranntwein), »welches jedoch nicht vom Leibarzt der Maria Theresia erfunden, sondern diesem von seinem Leidener Studienkollegen Antonio Nunez Ribeiro empfohlen wurde«.[190]

Der junge Physikus bezog 1760 mit seinem Jugendfreund, dem Juristen David Panning, ein bescheidenes Fachwerkhaus an der Ecke der Kleinen Papagoyenstraße. Hier lernte er die Lebensweise der Juden besser kennen als die meisten seiner christlichen Zeitgenossen. Der Arzt bewunderte besonders ihre Nüchternheit. Da er seit jeher an statistischen Auswertungen besonders interessiert war, fiel ihm bald auf, daß sich unter den Geschlechtskranken und Gewaltverbrechern nur ein ganz geringer Prozentsatz von Juden befand. Er schlußfolgerte daraus, das Verschontbleiben sei vor allem der Enthaltsamkeit bei Alkohol zu verdanken. Doch war dieses Verhalten weniger aus hygienischer Erkenntnis als aus der sozialen Lage zu erklären.[191] Doch abgesehen von der Abstinenz bewahrten auch die Frühehe[192] und das strenge Sittenleben im Getto die jüdische Bevölkerung vor Geschlechtskrankheiten. Hinzu kam noch ein weiterer Umstand: Mit dem Auflodern der Judenverfolgungen im ausgehenden Mittelalter wurde den Israeliten das Betreten von Freudenhäusern strengstens untersagt. Die fromme und tugendhafte Obrigkeit behielt das Privileg des Bordellbesuchs ausschließlich ihren christlichen Untertanen vor. Diese »sexuelle Exklusivität« währte bis Ende des 18. Jahrhunderts.[193]

Als der bekannte Pädagoge J. B. Basedow (1723–1790) 1760 wegen seiner freigeistigen Ansichten seine Professur an der dänischen Ritterakademie Sorö einbüßte und als Gymnasiallehrer nach Altona versetzt wurde, lernte er bald den um 14 Jahre jüngeren geistesverwandten Physikus kennen. Struensee unterhielt sich mit ihm oft über prophylaktische Maßnahmen, die man bei der heranwachsenden Jugend ergreifen sollte, um sie vor Geschlechtskrankheiten zu bewahren. Basedow, dessen Eltern ihr Lebensende als Pröwen (eine Art Pfründner) im Hamburger Hiobshospital verbracht hatten, ging wiederholt mit Struensee durch die mit Geschlechtskranken überbelegten Räume des Hauses, und beide kamen zu der Überzeugung, daß die Besichtigung eines solchen Hospitals mit einem Jugendlichen diesen schneller und leichter als lange Moralpredigten davon überzeugen könnte, wie gefährlich »Amors vergiftete Pfeile« sind.[194] In den prüden und pietistischen Kreisen der damaligen Zeit hat man jedoch entrüstet auf diesen ungewöhnlichen Vorschlag reagiert. War man doch sogar über das »Unsittliche« an der Einteilungsmethode der Pflanzen, wie sie der schwedische Naturforscher Linné (1753) in seinem »Species plantarum« aufgrund von männlichen und weiblichen Geschlechtsmerkmalen (Staubgefäße und Fruchtknoten) vorgenommen hatte, zutiefst empört.[195] Welche Schwierigkeiten die Prüderie gerade hinsichtlich der seuchenprophylaktischen Bestrebungen bereitete, ist aus dem Sturm der Empörung zu ersehen, den die Empfehlung des Freiburger Chirurgen Mederer von Wuthwehr (1739–1805) auslöste, gegen die Lues Präservative zu benutzen.[196] Besonders sein Vorschlag, die Bordelle mit einem Vorrat an Präservativen zu versehen, wurde von den Kanzeln als »Eingriff in die göttliche Vorsehung« bezeichnet, sei doch die Lues eine »wohlverdiente göttliche Strafe an den Körpertheilen, mit denen man gesündiget« hat.[197]

In das Konzept der Pietisten von einer »wohlverdienten göttlichen Strafe« paßte allerdings nicht, daß oft auch unschuldige Kinder von dem Übel betroffen waren. Mit dem Hinweis, daß die Lues sogar auf außergeschlechtlichem Weg, z. B. durch infizierte Ammen übertragbar sei, versuchte Struensee dem Übel das Odium der Sünde zu nehmen. Indem er die Öffentlichkeit auf die potentiellen Infektionsgefahren beim Stillen aufmerksam machte, bemerkte er: Eine ärztliche Kontrolle wäre nicht nur bei der anzustellenden Amme, sondern auch bei den auftraggebenden Eltern notwendig. Die gleiche wechselseitige Vorsicht wie beim Stillen gelte seines Erachtens auch für das Entbinden, bei dem nicht nur Hebammen gefährdet sind, sondern auch gesunde Mütter durch infizierte Hebammen angesteckt werden können.[198] Mit dem Hinweis auf die potentielle Gefahr einer Luesübertragung durch infizierte Ammen versuchte Struensee zugleich die Mütter zum Selbststillen ihrer Kinder zu bewegen.[199]

Wieviel Leid und wieviel Elend hätte man bei der Beachtung noch einer weiteren Gefahr, auf die Struensee in Zusammenhang mit der Pockenschutzimpfung aufmerksam gemacht hatte, vermeiden können! Hatte er doch – trotz seines leidenschaftlichen Einsatzes für Findlinge – bereits 1760 darauf hingewiesen, daß ein relativ hoher Prozentsatz der ausgesetzten Kinder venerisch verseucht sei, weshalb man den Eiter pockenkranker Findlinge nicht zu Inokulationen verwenden solle, weil mit deren Blatternstoff auch das Gift der Lustseuche überimpft werden könne.[200] Aber auch diese Warnung wurde in den Wind geschlagen. Sogar in den ersten siebzig Jahren der Vakzinationsära – solange man in Ermangelung animaler Lymphe von Arm zu Arm impfte – blieben viele Impfanstalten zwecks Gewinnung eines größeren Impfvorrats an »Findelhäuser« angeschlossen. So dienten von 1865 bis 1867 im Petersburger Findelhaus elf Kinder, die später die »Anzeichen angeborener Lues« zeigten, als Stammimpflinge.[201] Ähnliches geschah fast zur gleichen Zeit auch in Wien, wo man ebenfalls die Schutzpockenlymphe vom Findelhaus bezog.[202] Auch in Hamburg kam es noch 1874 zur Übertragung von Syphilis durch ein »hereditär luetisches Kind« als »Impfkönig« (Lymphspender), was die sofortige Absetzung des damaligen Oberimpfarztes zur Folge hatte.[203]

Als Struensee als Reisearzt von König Christian VII. im Herbst 1768 nach England kam, ließ ihn dort die industriell fortgeschrittene gesellschaftliche Situation mit ihren Schattenseiten (wachsende Landflucht, Bildung von Slums, Alkoholismus, Zunahme von unehelichen Geburten, vermehrte Kindesaussetzungen etc.) erkennen, was in der nächsten Zeit an neuen sozialen Schwierigkeiten auch auf das noch rückständigere Dänemark zukommen würde.[204] Er war davon überzeugt, daß die unvermeidliche Zuspitzung dieser Entwicklung nur durch entsprechende Reformen zu entschärfen sei. Jeder zehnte Einwohner von London lebte damals in irgendeiner Form als Dirne, Kellner, Zuhälter oder Wirt von der Prostitution, die geradezu industrielle Formen angenommen hatte. Allein in England soll es damals etwa 5 Millionen Syphilitiker gegeben haben. Die Verquickung von Alkoholismus, Prostitution und Geschlechtskrankheiten verursachte so manchem englischen Arzt Kopfzerbrechen. Vieles von dem, was Struensee damals zu sehen und zu hören bekam, überzeugte ihn von der Richtigkeit seiner einstigen Bemühungen in Altona.

Als man Anfang 1769 nach Dänemark zurückkehrte, wurde Struensee zum Leibarzt ernannt und folgte seinem Herrn an den Hof von Kopenhagen. Dort gelang ihm die Versöhnung des seit langem völlig zerstrittenen königlichen Ehepaars. Nach einer schweren Pockenepidemie, der 1770 allein in Kopenhagen 1200 Kinder zum Opfer fielen, impfte Struensee auf Wunsch der Königin den von ihr abgöttisch geliebten zweijährigen Kronprinzen. Als die Impfung – damals noch ein Wagnis – komplikationslos verlief, überschüttete man Struensee mit Beförderungen. Damit begann sein steiler Aufstieg von der grauen Eminenz bis zum allmächtigen Geheimen Kabinettminister. Ich möchte zunächst nur die Reformen erwähnen, die direkt oder indirekt mit der Bekämpfung des Alkoholismus und der Geschlechtskrankheiten zusammenhingen, denn sie wurden von moralisierenden Kreisen, die selbst alles andere als moralisch waren, in anonymen Veröffentlichungen immer gehässiger gegen Struensee ausgedeutet und trugen viel zu seinem späteren Sturz bei.

Auch in Dänemark war die weitverbreitete Syphilis mit der Trunksucht der breiten Massen, über die sich bereits Shakespeare im »Hamlet« lustig machte, eng verknüpft.[205] Obwohl Struensee schon lange vor seiner Englandreise wußte, daß man die Gutsbesitzer, die am Absatz des manufakturmäßig gebrannten Kornes sehr interessiert waren, allein mit einer Besteuerung des Branntweins zur Weißglut bringen würde, wollte er von diesem als sozialmedizinisch und seuchenprophylaktisch richtig erkannten Vorhaben nicht ablassen.[206] Als er im Herbst 1770 an die Spitze des dänischen Staates gelangte, was zeitlich mit einer Mißernte zusammenfiel, entschloß er sich, diesen gordischen Knoten mit einem Schlag zu lösen, indem er durch eine königliche Kabinettsorder nicht nur die Getreideausfuhr, sondern auch das Schnapsbrennen aus Roggen verbot.

Im Zuge der Reorganisation des Krankenhauswesens ließ er auch unbenutzte Kapellen in Hospitäler umwandeln, eine Maßnahme, die später auch Joseph II. in Österreich ergriff. So wurden damals auf Struensees Anordnung die Kirche des Friedrichshospitals und die Kapelle von Sölleröd zu Heilanstalten für Luetiker.[207] Struensees Fürsorge um die Geschlechtskranken, die man bis dahin als eine Art von Aussätzigen genauso hart und unmenschlich behandelte wie die Geistesgestörten, die als Besessene oder Schwerverbrecher galten, war nur eine Facette seines vielseitigen Reformprogramms zur Humanisierung der Krankenpflege und des Strafvollzugs. Wie oft hatte man schon früher in Not- und Kriegszeiten, da es um die schnelle Unterbringung zahlreicher pflegebedürftiger Menschen ging, auf Kirchen zurückgegriffen! Doch diesmal handelte es sich um Subjekte, die als verrucht und gezeichnet galten, weshalb jeder Einsatz für sie in den Augen der prüden und moralisierenden Umwelt als ein vermessener, blasphemischer Eingriff in die göttliche Vorsehung erschien.[208] Mit seinem Engagement für die Straffreiheit unverheirateter Mütter und die Gleichberechtigung unehelicher Kinder hatte Struensee bereits in Altona die pietistisch-prüden Kreise schockiert. Obwohl diese Maßnahmen nur zwei Glieder in einer langen Kette eng zusammenhängender sozialmedizinischer Reformen darstellten, wurden sie »in einer wenig moralischen, aber um so mehr moralisierenden Zeit« bewußt aus diesem Zusammenhang herausgerissen und nicht nur als »Untergrabung der öffentlichen Moral«, sondern auch als »Rechtfertigung eigener Verbrechen« interpretiert. Der mit 35 Jahren hingerichtete Struensee ist ein tragisches Beispiel dafür, daß ein Genie, mag es noch so hervorragend sein, nur dann zur Wirkung gelangt, wenn – um mit Hegel zu sprechen – »die Zeit reif ist und die Umwelt sich in einer Entwicklung befindet, die der welthistorischen Persönlichkeit die Gelegenheit bietet, ihr Wollen in die Tat umzusetzen.«[209]

Bei der luetischen Verseuchung des europäischen Adels spielte seit Ende des 17. Jahrhunderts Venedig mit seinem Karneval die Rolle einer Drehscheibe. Trotz des Seesiegs bei Lepanto siechte die venezianische Republik infolge der Verschiebung der See- und Handelswege vom Mittelmeer zum Atlantik bis zum 17. Jahrhundert ständig dahin und endete schließlich in einem Rausch von Festen und Feierlichkeiten. Bis zu 30 000 Fremde, meist Adlige aus aller Herren Länder, strömten alljährlich in die Lagunenstadt, um dort den ausgelassenen Karneval erleben zu können. Das von heidnischer Sinnenlust durchwogte Venedig schien sich ganz in eine Art von Insel Kythera der galanten Feste verwandelt zu haben. Bot doch der Karneval unter dem Schutz der Anonymität eine willkommene Gelegenheit zu bacchantischen Exzessen in sexueller Hinsicht, zumal man sich dabei fast allgemein der Gesichtsmaske bediente. Feuerwerke, Gondeln, Regatten auf dem Canale Grande, Theater- und Opernaufführungen, käufliche Damen, amouröse Abenteuer machten seit dem 17. Jahrhundert alljährlich die närrischen Wochen in der Lagunenstadt zum sexuellen Dorado des abendländischen Adels, besonders der höfischen Jugend, was viel zur erschreckenden syphilitischen Verseuchung dieser Kreise beitrug.

Kennzeichnend für dieses Milieu und dessen Mentalität ist der aus Venedig stammende Abenteurer und Frauenheld Casanova (1725–1798). Bei seinen Liebesabenteuern hat er sich zwangsläufig öfter infiziert und dabei bedenkenlos auch andere angesteckt. So berichtet z. B. Casanova in seinen Memoiren, wie er als Achtzehnjähriger, nachdem er sich an einer Prostituierten in Chiozza (etwa am 11. Juli 1743) eine gonorrhoische Infektion zugezogen hatte, bereits wenige Tage später auf der Insel Orsera trotz der Übertragbarkeit seines frisch akquirierten Übels mit der Haushälterin des ihn bewirtenden Geistlichen anbändelte, und erzählt mit zynischem Gleichmut, wie er durch diesen Schurkenstreich auf der kleinen Insel eine epidemische Kettenreaktion ausgelöst hatte. Als er nach einem Jahr abermals in Orsera an Land ging, fragte ihn ein Mann, ob er nicht schon im vergangenen Jahr dort gewesen sei. Als er bejahte, bezeichnete ihn der Mann als seinen Wohltäter, den die Vorsehung wieder hergebracht habe, damit er seine Wohltaten erneuere.

> »Ich bin nämlich seit 20 Jahren Chirurg in diesem Städtchen, doch was ich verdiente, reichte nicht zum Leben aus. Seit dem vergangenen Jahr hat sich meine Lage geändert, ich verdiene viel Geld, habe es gut angelegt, und Ihnen, mein Herr, habe ich meinen gegenwärtigen Wohlstand zu verdanken. Denn Sie haben der Haushälterin des Don Geromino bei der Abreise ein Liebesandenken hinterlassen, das sie einem Freund mitteilte, der ohne Arg damit seine Frau beschenkte. Diese wollte ohne Zweifel nicht zurückstehen und übertrug es auf einen Liebhaber, der seinerseits damit so freigebig war, daß ich in weniger als einem Monat einige fünfzig Patienten bekam. Die folgenden Monate waren nicht weniger fruchtbar und ich kurierte alle Leute und ließ mich, wie recht und billig, gut bezahlen. Ich habe auch jetzt noch einige Patienten, doch nach einem Monat werde ich niemanden mehr haben, denn die Seuche ist erloschen. Sie werden jetzt die Freude begreifen, die mich bei Ihrem Anblick erfüllte. Sie schienen mir Glück zu verkünden. Darf ich mir schmeicheln, daß Sie einige Tage hier bleiben werden, um die Quelle meines Glücks von neuem hervorsprudeln zu lassen?«[210]

In Casanovas Autobiographie »Histoire de ma vie« spiegelt sich wie in Boccaccios »Dekameron« die zeitgenössische lockere Moral, die den Geschlechtskrankheiten Tür und Tor öffnete.

»Der französische Hofadel«, sagte einmal August Wassermann, »war im 18. Jahrhundert in seiner großen Mehrzahl luetisch verseucht. Könnte man über solche Dinge scherzen, so möchte man mit satanischer Ironie sagen: Die Guillotine köpfte eigentlich die Syphilis.« Daß er dabei nicht so ganz Unrecht hatte, beweist die Tatsache, daß auch der nach Deutschland geflohene französische Adel hochgradig verseucht war. So blieben in Koblenz nach dem Abzug der französischen Emigranten (1794) über 700 infizierte Frauen zurück.[211] Aber auch sonst war die stärkste Verbreitung der Geschlechtskrankheiten in Goethes Jugend gerade in den höheren Kreisen »eine gegebene Tatsache, wenn auch eine unerwünschte«. Die Verfasserin der »Bekenntnisse einer schönen Seele« wird beim Eintritt in die Gesellschaft dahin aufgeklärt, daß »mit den meisten dieser leidigen Burschen nicht allein die Tugend, sondern auch die Gesundheit eines Mädchens in Gefahr sei«.[212] Unter diesen »leidigen Burschen« verstand man Kavaliere, vor allem Offiziere, die damals adlig und meist luetisch verseucht waren. Ähnlich war es bei den Truppen. Mit Recht hatte Voltaire während des Siebenjährigen Krieges auf beiden Seiten eine hochgradige Verseuchung mit Syphilis angenommen. Heißt es doch im »Candide«: »Man kann mit Sicherheit annehmen, daß, wenn in einer Schlacht eine Armee von dreißigtausend Mann einem gleichgroßen Heer gegenübersteht, auf jeder Seite etwa zwanzigtausend mit dieser Seuche behaftet sind.« (4. Kap.)

Im 18. Jahrhundert entstand in Frankreich für die Gonorrhoe neben der älteren Bezeichnung »Chaude pisse« ein weiterer Vulgärname »la goutte militaire«, der sowohl das Symptom des Tröpfelns als auch die weite Verbreitung der Gonorrhoe beim Militär erkennen läßt.[213] Auch bei der Kriegsmarine waren die diesbezüglichen Zustände nicht besser. So hatte Nelsons Flaggschiff, die Victory, eine Besetzung von 703 Mann. Etwa die Hälfte davon war von Preßpatrouillen aus den Hafenkneipen eingezogen worden. Von den übrigen Besatzungsmitgliedern waren viele als Strafe für begangene Verbrechen zum Dienst in der Marine verurteilt worden.[214] Landurlaub gab es daher nur selten, weil man Desertion befürchten mußte. Um die sexuellen Bedürfnisse der Männer zu befriedigen, wurden in den angelaufenen Hafenstädten Bootsladungen von Prostituierten an Bord gebracht.[215] Auf Handelsschiffen, deren Besatzung bei jedem Hafenaufenthalt als erstes die Bordelle besuchte, dürfte es noch schlimmer gewesen sein. Nicht umsonst lautet ein Spruch aus dem 19. Jahrhundert: »Eine Hafenkneipe ohne Dirnen ist ebenso rar wie ein Seemann ohne Lues.«[216] Durch die Besatzungen solcher Schiffe wurde die Syphilis im Lauf der Jahrhunderte weltweit bis auf die fernsten Inseln verschleppt, so daß Krafft-Ebing auf dem internationalen Ärztekongreß in Moskau diesen schmachvollen Prozeß mit dem giftigen Spruch charakterisierte: »Zivilisation bringt Syphilisation!«

Auch bei Goethe, in dessen Leben die Frauen eine entscheidende Rolle gespielt haben, glaubte man aus den römischen Elegien, von denen manche wegen ihres anstößigen Inhalts nicht gedruckt wurden, sowie aus den venezianischen Epigrammen zu entnehmen, daß er sich während seines Italienaufenthalts infiziert hatte. Besonders in der ursprünglich nicht abgedruckten »Römischen Elegie« Nr. II, in der Goethe das suspekte Thema der geschlechtlichen Infektion behandelt, glaubte man einen Hinweis auf seine eigene Lues entdeckt zu haben:

»Welch ein feindlicher Gott hat uns im Zorn die neue
Ungeheure Geburt giftigen Schlammes gesandt?
Überall schleicht er sich ein und in dem lieblichsten Gärtchen
Lauert tückisch der Wurm, packt den Genießenden an.
Heimlich krümmt er sich im Busch, besudelt die Quellen,
Geifert, wandelt in Gift Amors belebenden Tau...«

Aus diesen Zeilen geht hervor, daß man damals ähnlich wie heute vor Aids eine ungeheure Angst vor der Ansteckung durch venerische Krankheiten hatte. Daher beneidete Goethe die Antike, die, wie er irrtümlicherweise annahm, noch keine Geschlechtskrankheiten kannte und daher in sorgloser Promiskuität schwelgen konnte:

»Selig warst du, Properz! dir holte der Sklave die Dirnen
Vom Aventinus herab, aus dem Tarpeischen Hain.
Und wenn Cynthia dich aus jenen Umarmungen schreckte,
Untreu fand sie dich zwar, aber sie fand dich gesund.
Jetzt wer hütet sich nicht, langweilige Treue zu brechen!
Wenn die Liebe nicht halt, halt die Besorglichkeit auf.
Und auch da, wer weiß! gewagt ist jegliche Freude,
Nirgend legt man das Haupt ruhig dem Weib in den Schoß.
Sicher ist nicht das Ehbett mehr, nicht sicher der Ehbruch.
Gatte, Gattin und Freund, eins ist im andern verletzt.
O! der goldenen Zeit! da Jupiter noch von Olympus
Sich zu Semele bald, bald zu Kallisto begab...«

Mit dem flehentlichen Wunsch, vor der Infektion verschont zu bleiben, endet die Elegie:

»Eins nur fleh ich im stillen, an euch, ihr Grazien, wend ich
Dieses heiße Gebet tief aus dem Busen herauf.
Schützet immer mein kleines, mein artiges Gärtchen, entfernet

Jegliches Übel von mir; reichet mir Amor die Hand,
O! so gebet mir stets, sobald ich dem Schelmen vertraue,
Ohne Sorgen und Furcht, ohne Gefahr den Genuß.«

»Der das schrieb«, erklärte einmal Veil in Jena, »war sicher geschlechtlich gesund!«[217] Doch mit diesem und ähnlichen unveröffentlichten Gedichten begründete man den Verdacht. Dafür schien auch zu sprechen, daß nach der Rückkehr nach Weimar aus Goethes Verbindung mit Christiane Vulpius fünf Kinder hervorgingen, von denen nur der erstgeborene Sohn August (geb. am 25. Dezember 1789) lebensfähig war. Das zweite Kind, ein Junge, kam am 14. Oktober 1791 tot zur Welt. Das dritte, ein am 24. November 1793 geborenes Mädchen, starb nach elf Tagen. Das vierte, ein Knabe, geb. am 1. November 1795, verschied nach 16 Tagen, und das fünfte, ein Mädchen, geb. am 18. Dezember 1802, wurde nur drei Tage alt. Dieser Verdacht konnte vor mehr als einem halben Jahrhundert durch Entdeckung des Rh-Faktors im Rahmen der Blutgruppenforschung zerstreut werden.[218] Es besteht die Möglichkeit, daß Goethe den Rh-Blutgruppenfaktor besaß, während Christiane Vulpius Rh-negativ war. Die Tatsache, daß das erste Kind lebend zur Welt kam und erst die folgenden Kinder tot oder lebensschwach geboren wurden, spricht jedenfalls gegen eine konnatale Syphilis. Hätte es sich um eine solche gehandelt, so wäre gerade umgekehrt zu erwarten gewesen, daß die ersten Schwangerschaften zu Tot- oder Frühgeburten geführt hätten und erst bei einer späteren Schwangerschaft ein lebenskräftiges Kind zur Welt gekommen wäre.[219]

Um jene Zeit herrschte wieder die Meinung, die Gonorrhoe und der weiche Schanker seien nur eine Vorstufe der Syphilis. 1767 hatte der berühmte John Hunter, ein leidenschaftlicher Befürworter des Experiments, einen verwegenen Selbstversuch an sich vorgenommen: Er entnahm mit einer Lanzette Sekret von einem Tripperkranken und impfte es auf die Oberfläche seiner Glans penis.[220] Sehr wahrscheinlich war aber der Mann, von dem er das Sekret entnahm, nicht nur an Tripper, sondern auch an Syphilis erkrankt. Als sich bei ihm an der Impfstelle ein Ulcus und später auch noch syphilitische Hautausschläge am Körper herausbildeten, glaubte er durch sein Experiment bewiesen zu haben, daß aus Tripper Syphilis entstehe und sah damit die Identität der beiden Krankheiten als gesichert an. Diesen verhängnisvollen Irrtum veröffentlichte er 1786 in seinem weitverbreiteten und vielgelesenen Buch »Treatise on the Venereal Disease«, dessen Einfluß bis um die Mitte des 19. Jahrhunderts anhielt.[221] Der Irrtum war aber nicht nur verhängnisvoll, sondern auch lehrreich. Wie man einst an die Macht der logischen Deduktion geglaubt hatte, so war man jetzt geneigt, jedem Experiment blind zu vertrauen. Man mußte erst lernen, daß ein einziger Versuch nichts beweist und daß es nicht so sehr darauf ankommt, Versuche zu machen, als vielmehr sie richtig zu deuten.

Das tat der Pariser Arzt Ricord, indem er eine ganze Reihe von Menschenversuchen unternahm, bei deren Lektüre es einem heute noch kalt über den Rücken läuft. 1838 verkündete er die dabei gewonnene Erkenntnis, wonach es sich bei Gonorrhoe und Syphilis um zwei verschiedene Erkrankungen handelt. Dennoch ging der Streit zwischen Unitaristen und Dualisten noch jahrzehntelang weiter, bis Neisser 1879 die Erreger der Gonorrhoe mikroskopisch nachwies.

Seit dem Aufstieg des Bürgertums im 18. Jahrhundert entwickelte sich eine völlig neue Einstellung gegenüber den Geschlechtskrankheiten, die dann im 19. Jahrhundert dominierend wurde.

»Von Anfang an verurteilte der Mittelstand sexuelle Ausschweifungen und betonte die Heiligkeit der Familie. Er forderte von seinen Angehörigen Keuschheit oder zumindest deren Anschein... Da Geschlechtskrankheiten fast ausschließlich im außerehelichen Verkehr erworben wurden, verpönte man ihre Opfer wegen Ausschweifung und Nichtbeachtung ethischer Normen. Sie fielen gesellschaftlich in Ungnade, und die Familie bekam die Mißachtung hart zu spüren. Syphilis und Gonorrhoe waren keine gewöhnlichen Krankheiten mehr; man mußte sich ihrer schämen und durfte sie nicht laut erwähnen, besonders nicht in guter Gesellschaft. Der junge Mann, der nach einem Zechgelage feststellen mußte, daß er sich angesteckt hatte, bemühte sich, seine Krankheit zu verbergen. Da die Konvention es verbot, vor der Eheschließung nach der Gesundheit eines jungen Mannes zu fragen, wurde so manche junge Frau von ihrem Ehemann angesteckt, dessen Tripper in den Flitterwochen aufflackerte.«

»Die Unfruchtbarkeit der Ehefrau, welche nach Hufeland aus neunzehn Konstitutionsfehlern entspringen kann«,[222] hatte gewöhnlich nur eine Ursache – die Infektion durch den Ehemann mit Gonorrhoe.

Der berühmte Gynäkologe Bumm, dem es nach der mikroskopischen Entdeckung der Gonokokken durch Neisser zum erstenmal gelang, den Erreger auch auf festem Nährboden zu züchten, hat durch eine brillant geschliffene Diskussionsbemerkung auf einem Kongreß des Jahres 1896 die Bedeutung des mikroskopischen Erregernachweises für die Diagnose der weiblichen Gonorrhoe drastisch hervorgehoben:

»Mit der Lehre vom Tripper bei der Frau ist es recht eigentümlich ergangen. Bis vor 30 Jahren haben sich weder die Syphilidologen noch die Gynäkologen viel damit beschäftigt. Beim Manne, wo nichtgonorrhoeische Ausflüsse aus der Harnröhre kaum vorkommen, war die Diagnose von jeher leicht; bei der Frau, zumal in chronischen Fällen, außerordentlich schwer. Sekretionen der

Genitalien aus allen möglichen Gründen sind da so gewöhnlich, daß es mangels anderer diagnostischer Momente aus dem bloßen Bestehen eines Ausflusses ganz unmöglich war zu sagen, ob es sich um einen Fluor benignus oder malignus id est Gonorrhoe handelte.

So blieb, abgesehen von den wenigen Fällen frischer Infektionen, wo die Ätiologie auf der Hand lag, nichts übrig, als die Diagnose nach dem Rock zu machen; ein Ausfluß bei einer anständigen Frau war ein Katarrh, bei einer Dirne ein Tripper.«[223]

Noch vor dem Ersten Weltkrieg wies Emil Kraepelin (1856–1926), der namhafte Psychiater, in Hinblick auf die Rolle, die der Alkohol bei der Akquirierung von Geschlechtskrankheiten spielt, besonders auf den »Comment der Burschenschaften« hin.

»Es ist kaum noch ein Geheimnis, daß der Besuch von öffentlichen Häusern und Dirnen für nicht wenige Studenten den Abschluß des Kneipabends bildet. Mir ist ein Fall bekannt, wo eine schwachsinnige, ekelhafte Person mit zerfressener Nase und frischen syphilitischen Geschwüren im Munde zur Ansteckungsquelle für mehrere Studenten wurde. Das wäre unmöglich gewesen, wenn nicht der Alkohol vorher jeden Rest von Besonnenheit, persönlicher Würde und Selbstbeherrschung vernichtet hätte.«

Wilhelm von Drigalski, ein Schüler von Robert Koch, der vor dem Ersten Weltkrieg mit Hilfe einer nach ihm benannten Elektivplatte die Typhusbazillenträger entdeckt hat, schreibt in seinen Erinnerungen:

»Die ›geheimen Krankheiten‹, insbesondere Gonorrhoe und Lues, waren außerordentlich weit verbreitet. Die jungen Leute auf den Universitäten, der junge Offizier, der Kaufmann waren hochgradig gefährdet. Ich hatte früher Gruppen von 30 bis 40 jungen Leuten gekannt, von denen sich während des Studiums mehr als die Hälfte infizierten und mehrere infolgedessen in kurzer Frist ein ganz trauriges Schicksal erlebten. Ich kannte eine unverhältnismäßig große Zahl junger infizierter Ehen…, ich hatte als Arzt in der Charité viel Unglück erlebt, in äußerlich glänzenden Ehen nur zu oft die schleichenden, zur Dauerkrankheit der Frau und Kinderlosigkeit führenden Infektionen beobachtet.«[224]

Im Lauf der Jahrhunderte hatte die Syphilis ihren Charakter weitgehend geändert. Sie war allmählich zu einer ausgesprochen chronischen Erkrankung geworden. Es schien, als hätte Baglivi mit seiner Vermutung recht behalten. Die ursprünglich im Vordergrund des Krankheitsbildes gestandenen Hautveränderungen traten immer mehr zurück. Dafür aber kam es seit Beginn des 19. Jahrhunderts in zunehmendem Maß zu einem Übergreifen der Infektion auf das Zentralnervensystem, was sich als progressive Paralyse oder als Tabes dorsalis äußerte. Über die luetische Genese beider Krankheitsformen hatte man im 19. Jahrhundert anfangs keine Ahnung. Da sich die bei Syphilis üblichen Quecksilberkuren in beiden Fällen als völlig erfolglos erwiesen, glaubte man zunächst, daß beide Formen keine syphilitischen Erkrankungen seien. Man hielt sie meist für die Folge exzessiver sexueller Ausschweifungen. Oder man glaubte an Vererbung im Sinn des biblischen Spruches, wonach sich die Sünden der Väter noch im dritten und vierten Glied rächen. Zu den Opfern der Paralyse und der Tabes gehörten oft hochbegabte Persönlichkeiten. So hatten Paralyse u. a. Rethel, Donizetti, Lenau, Baudelaire, Maupassant, Nietzsche, Hugo Wolf. An Tabes litten E. T. A. Hoffmann, Grabbe, Heinrich Heine.

Nachdem Bayle 1825 den Ausdruck »démence paralytique« geprägt hatte, wies Esmarch 1857 erstmals auf den syphilitischen Charakter der progressiven Paralyse hin, was Jessen bestätigte. Das klinische Bild der Tabes dorsalis wurde erstmals 1851 in Romberg in Deutschland und 1858 von Duchenes in Frankreich beschrieben. Erst 1882 gab der Ricord-Schüler Jean Alfred Tournier in Paris an, daß auch Tabes dorsalis luetischen Ursprungs sei. Der Leipziger Kliniker Erb schloß sich dieser Ansicht an. Virchow hat diese Erkenntnisse noch 1898 bezweifelt.

Die progressive Paralyse (Gehirnerweichung) ist eine durch Treponemen pallidum hervorgerufene, chronische Entzündung, besonders der Stirn- und Schläfenhirnrinde mit folgendem Hirnschwund, der im psychischen Bereich mit intellektuellem Abbau, Veränderung der Persönlichkeit und zunehmender Demenz einhergeht. Der Ausbruch des Leidens erfolgt so schleichend und allmählich, daß man seiner oft erst gewahr wird, wenn der Unglückliche schließlich eine ganz absurde Handlung begeht. Meist zeigen sich die ersten Erscheinungen in einem raschen Stimmungswechsel. Der vorher gleichmütige Mann braust bei geringfügigen Anlässen auf, dann brütet er wieder traurig vor sich hin. Mit der Zeit wird seine Schrift zittrig, die Sprache unsicher, schwierige Worte kann er ohne Silbenstolpern nicht mehr aussprechen. In gehobenster Stimmung, in Stunden gesteigerten Selbstbewußtseins macht er die sinnlosesten Einkäufe, verschleudert das mühsam erworbene Vermögen. Er entwirft die kühnsten Baupläne und Weltverbesserungsprojekte, korrespondiert mit Königen und Kaisern wie Gleichberechtigten. Er erfindet neue Maschinen. Er schafft in dem von ihm gegründeten Zukunftsstaat alle Steuern ab und ernennt Kaiser und Könige.

Bei der Tabes dorsalis (Rückenmarkschwindsucht) handelt es sich um eine degenerative Erkrankung der weißen Hinterstränge des Rückenmarks, des Nervus opticus und sensibler Hautnerven. Frühzeitige Symptome sind »lanzierende«, blitzartig auftretende Schmerzen, hauptsächlich in den Beinen, als hätte man »mit einem scharfen Messer hineingestoßen«. Der Kniescheibenreflex erlischt. Der Gang wird merkwürdig steif, unsicher und breitspurig. Die Patienten werfen oder schleudern die Beine und werden bei geschlossenen Augen ganz unsicher oder kommen zu Fall. Eines der ersten Symptome besteht darin, daß sie bei Nacht nicht gehen können. Ein gesunder Mensch »fühlt« beim Gehen den Boden unter den Füßen und weiß genau, wohin er den nächsten Schritt tun muß. Bei der Rückenmarkschwindsucht ist der Tastsinn verloren gegangen, und der Patient muß sehen, wohin er den Fuß aufsetzt, damit er die Entfernung bis zum Boden abschätzen kann, ehe er den Schritt macht. Deswegen kann er im Dunkeln nicht gehen. Später führt die Tabes zu fortschreitenden Lähmungen. Der Kranke wird vorzeitig an den Rollstuhl gefesselt. Er ist außerstande, feinere Handbewegungen, wie Nähen, Schreiben, Klavierspielen, auszuführen. Seine Hilflosigkeit wächst von Monat zu Monat. Schließlich kann er nicht einmal den Oberkörper aufrichten; er liegt in seinem Bett – um mit Heine zu sprechen – »wie in einer Matratzengruft«, was zum Wundliegen führt. Das Leiden kann sich oft 15 bis 20 Jahre hinziehen.

Beide Späterkrankungen (Paralyse und Tabes) kommen meist erst 15 bis 20 Jahre nach der Infektion zum Ausbruch. Um die grauenhafte Passion jener Unglücklichen, die von diesen beiden Spätformen der Lues betroffen waren, zu verdeutlichen, wird in bezug auf Tabes dorsalis der Fall Heine und in bezug auf die progressive Paralyse der Fall Nietzsche etwas ausführlicher erörtert.

Heinrich Heine (1797–1856), der im Frühjahr 1831 nach Paris emigrierte, nahm im Sommer des nächsten Jahres die ersten Lähmungserscheinungen an sich wahr. In einem Brief an Hiller heißt es: »Zwei Finger an der linken Hand sind gelähmt.« (Paris, 24. Oktober 1832). Aus seinen Briefen kann man deutlich die »schleichende Entwicklung des Übels« verfolgen: »Ich leide noch immer an meiner paralysierten Hand«, schreibt er vier Monate später an Varnhagen von Ense. »War sehr krank, dennoch blieb ich thätig. Ich gebe das Schwert nicht aus den Händen, bis ich hinsinke.« (Paris, 28. März 1833).[224]

1834 lernte der Dichter Eugenie Mirat kennen, die ihm bis an seinen Tod eine treue Gefährtin sein sollte und unter dem Namen »Mathilde« in seinen Gedichten fortlebt. 1835 wurden vom deutschen Bundestag die Schriften des Jungen Deutschland verboten, auch Heines Bücher traf der Bannstrahl.[225] Inzwischen schritt sein Leiden unaufhaltsam weiter. Angesichts einer neuen Badekur berichtete er an Detmold: »Ich freue mich sehr auf den Wellenschlag von Boulogne. Ich habe das Baden diesmal sehr nötig; meine linke Hand magert täglich mehr und mehr ab und stirbt zusehends.« (Paris, den 29. Juli 1837).

Seit 1843 klagt Heine über eine beginnende Ptosis des linken Augenlids, die 1844 bereits ausgeprägt ist und ab 1845 als komplette Lidlähmung bis zum Ende fortbesteht. Seit 1845 beginnt sich auch das rechte Oberlid zu senken. Will er schreiben, so muß er mit der linken Hand das rechte Augenlid hochziehen. Nur ganz vereinzelte Andeutungen, die er den Klagen über die Augen beifügt, beweisen, daß der in den Armen beginnende Muskelschwund sich, wenn auch sehr langsam, über den ganzen Körper ausbreitet. Der vom Rückenmark ausgehende Prozeß setzt sich auch auf das verlängerte Mark fort. Im Hinblick auf die totale einseitige Ptosis vergleicht sich Heine in einem Brief an Campe mit dem auf einem Auge erblindeten karthagischen Feldherrn: »Auch bin ich entsetzlich abgemagert, mein armer Bauch ist kläglich geschwunden, und ich sehe aus wie ein dürrer, einäugiger Hannibal.« (Tarbes, den 1. September 1846)[226]

Nachdem Heine 1845 den Badeort Barèges (im Departement Hautes-Pyrénées) mit den berühmten Schwefelheilquellen aufgesucht hatte, begibt er sich nun wegen der Schwefelbäder nach Montmorency. Von dort schreibt er an Dr. Wertheim:

> »Mir geht es so schlecht, oder vielmehr, es geht gar nicht mehr. Seit 14 Tagen sind auch meine Beine und Füsse so paralysiert, daß ich nicht das Zimmer verlassen konnte und kaum wenige Schritte zu gehen vermag. So ist mir also auch Montmorency mißglückt, wie voriges Jahr Barèges.« (Montmorency, den 25. September 1847).

In den Briefen an seinen Verleger Campe läßt Heine immer wieder durchblicken, daß sein Geist nicht gelitten hat:

> »Ich bin seit einigen Wochen kränker als je, und ohne die größte Anstrengung kann ich keine Zeile aufs Papier bringen. Auch diktieren kann ich nicht; denn seit 20 Tagen sind meine Kinnladen gelähmt ... Mein Kopf ist klar, geistesklar, sogar heiter. Auch mein Herz ist gesund und der Leib so gelähmt, so makulaturig. Bin wie lebendig begraben.« (Paris, den 25. April 1848).[227]

Im Mai 1848 ging Heine zum letzten Mal aus. Im nächsten Monat teilt er seinem Verleger Campe zum ersten Mal mit, er könne nicht mehr auftreten. Die Lähmung der unteren Extremitäten, die jeden Tastsinn verloren hatten, ist so weit fortgeschritten, daß jede Bewegung unmöglich ist:

> »Seit 12 Tagen lebe ich hier auf dem Lande, elend und unglücklich über alle Maßen ... Meine Krankheit hat zugenommen in einem fürchterlichen Grade. Seit 8 Tagen bin ich ganz und gar gelähmt, so daß ich nur im Lehnsessel und auf dem Bett sein kann. Meine Beine sind wie Baumwolle und ich werde wie

ein Kind getragen. Die schrecklichsten Krämpfe. Auch meine rechte Hand fängt an zu sterben und Gott weiß, ob ich noch schreiben kann. Diktieren ist peinigend wegen der gelähmten Kinnladen. Meine Blindheit ist noch mein geringstes Übel ... Ich bin ein armer sterbender Mann« (Passy, den 7. Juni 1848).[228]

Bald danach erwähnt er in einem Brief an Charl Embden die Benutzung eines Rollstuhls:

»Seit 2 Monaten habe ich den Gebrauch meiner Beine und Füsse ganz verloren und muß auf einem Sessel hin- und hergerollt werden. Ich bin ein armer paralytischer Mensch geworden« (Passy, den 12. Juli 1848).

Um diese Zeit werden in Heines Zimmer fünf Matratzen aufeinandergelegt. Damit beginnt das achtjährige Siechtum in der »Matratzengruft«. In seiner Verzweiflung wendet er sich an seinen Bruder Maximilian, der selbst ein angesehener Arzt in Petersburg ist:

»Ich weiß nicht, woran ich bin, und keiner meiner Ärzte weiß es. So viel ist gewiß, daß ich in den letzten 3 Monaten mehr Qualen erduldet habe, als es jemals die spanische Inquisition ersinnen konnte. Dieser lebendige Tod, dieses

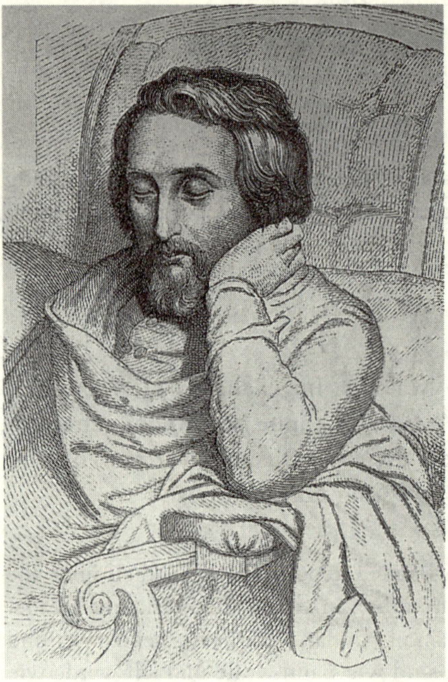

Heinrich Heine (1797–1856) in der »Matratzengruft«.

Unleben ist nicht zu ertragen, wenn sich noch Schmerzen dazugesellen. Wenn ich auch nicht gleich sterbe, so ist doch das Leben für mich auf ewig verloren. Und ich liebe doch das Leben mit so inbrünstiger Leidenschaft. Für mich giebt es keine schönen Berggipfel mehr, die ich erklimmen, keine Frauenlippe, die ich küsse, nicht mal mehr ein guter Rinderbraten in Gesellschaft heiter schmausender Gäste; meine Lippen sind gelähmt wie meine Füsse, auch die Eßwerkzeuge sind gelähmt wie meine Füsse ...« (Paris, den 12. September 1848).

»Ich weiß nicht, woran ich bin, und keiner meiner Ärzte weiß es.« Mit diesen Worten kennzeichnet der Dichter die Ratlosigkeit, mit welcher die hervorragendsten Ärzte seinem Leiden gegenüberstanden. Gelang es der jungen Psychiatrie doch erst in jener Zeit, eine gewisse Klarheit in das Wirrsal der mannigfachen Nervenkrankheiten, die im Zentralnervensystem ihren Sitz haben, zu bringen. Selbst die Kenntnis der verbreitetsten aller Rückenmarksleiden, der Rückenmarkschwindsucht oder Tabes dorsalis, fällt erst in die letzten Lebensjahre des Dichters, denn die sichere Diagnose dieses Leidens stützt sich auf die umfassenden Untersuchungen Rombergs in Deutschland (1851) und Duchenes' in Frankreich (1858).[229] Von der luetischen Genese dieser Leiden ahnte man damals noch nichts.[230]

Karl Hillebrand, der später berühmt gewordene Historiker, der 1849 Heines Sekretär wurde, hat das Leidensbild gezeichnet, das er vorfand:

»Heines Gehör war geschwächt, seine Augen geschlossen, und nur mit Mühe konnte der abgemagerte Finger die müden Augenlider hinaufschieben, wenn der Poet etwas zu sehen verlangte. Die Beine gelähmt, der ganze Körper zusammengeschrumpft: so ward er alle Morgen von Weiberhand auf den Sessel gehoben, während das Bett gemacht wurde. Nicht das geringste Geräusch konnte er erdulden. Seine Leiden waren so heftig, daß er, um nur etwas Ruhe, meist nur 4 Stunden Schlafes zu erlangen, Morphium in drei verschiedenen Gestalten nehmen mußte. In seinen schlaflosen Nächten dichtete Heine dann wohl seine wunderbarsten Lieder. Den ganzen Romanzero hat er mir diktiert. Das Gedicht war jedesmal ganz fertig am Morgen. Dann aber ging's an ein Feilen, das stundenlang währte ...«

An die Matratzengruft gefesselt, zum langsamen Tod verurteilt, nannte Heine sich selbst »armer Lazarus«. Zwischen Krämpfen und unerträglichen Schmerzen, mit dem Tod kämpfend, arbeitete er in schlaflosen Nächten weiter.

In einem seiner letzten Gedichte (»Vermächtnis«) zählt Heine auch einige Krankheitssymptome auf, an denen er leidet:

...
»Ich vermach' Euch die Koliken,

Die den Bauch wie Zangen zwicken,
Harnbeschwerden, die perfiden
Preußischen Hämorrhoiden.
Meine Krämpfe sollt Ihr haben,
Speichelfluß und Gliederzucken,
Knochendarre in dem Rucken,
Lauter schöne Gottesgaben. (...)«

Der mephistophelische Spötter, der am 17. Februar 1856 von seinen Qualen erlöst wurde, vermochte noch in letzter Stunde seinen schwarzen Humor nicht zu unterdrücken, als er mit blasphemischer Heiterkeit äußerte: »Gott wird mir verzeihen, es ist sein Metier.«[231]

Zwanzig Jahre nach Heines Tod fand der Pariser Kliniker Alfred Fournier, daß mindestens 90 Prozent der Tabeskranken in ihrem Vorleben syphilitisch infiziert gewesen waren. Erb und eine große Anzahl von Klinikern schlossen sich ihm in der Anschuldigung der Syphilis als wichtigste oder sogar einzige Ursache an, während es Virchow noch 1898 bezweifelte. Die mikrobiologische Forschung hat es dann nach der Entdeckung der Spirochaeta pallida (1905) bewiesen.

In Zusammenhang mit der progressiven Paralyse ist der Fall Nietzsche besonders erschütternd. Parallel mit der fortschreitenden Erblindung stellte sich bei ihm Größen- und Verfolgungswahn ein. Bereits 1879 hatte Nietzsche infolge zunehmender Kopf- und Augenschmerzen sein Lehramt an der Universität Basel aufgegeben. Seine letzten Jahre bei klarem Verstand verbrachte er damit, von Ort zu Ort zu ziehen auf der Suche nach günstigen klimatischen Bedingungen, ähnlich seinem Wandern von einem Arzt zum andern. Bis Oktober 1888 ist keine Veränderung seiner Handschrift festzustellen. Die große Veränderung kam erst Ende 1888. Die Katastrophe kündigte sich in wirren Schreiben an, die er zwischen dem Weihnachtsfest 1888 und dem Dreikönigstag 1889 aus Turin an alle Welt versandte. Er wolle die Weltregierung übernehmen, einen Fürstentag zusammenrufen, Wilhelm II. und alle Antisemiten füsilieren lassen.[232] Ein solches an Strindberg adressiertes Schreiben trug die Unterschrift: »Nietzsche Caesar«.[233] Die an Cosima Wagner gerichteten vier Worte »Ariadne, ich liebe dich« waren unterzeichnet als »Dionysos«. Ein längerer Brief an den dänischen Literaturhistoriker Brandes trug die Unterschrift: »Der Gekreuzigte«. Ein am 6. Januar 1889 in Basel eingetroffener Brief an Jacob Burckhardt, der mit den Worten beginnt: »Das war der kleine Scherz, dessentwegen ich mir die Langeweile, eine Welt geschaffen zu haben, nachsehe. Zuletzt wäre ich sehr viel lieber Baseler Professor als Gott ...«[234], und der am nächsten Tag von Overbeck empfangene Brief mit dem Satz: »Ich lasse eben alle Antisemiten erschießen«, veranlaßten den Theologieprofessor nach Rücksprache mit Burckhardt und dem Basler Psychiater, unverzüglich nach Turin zu fahren.«[235] Geistig völlig verwirrt fand er dort seinen unglücklichen Freund in seiner Stube. Er wurde zunächst in die Psychiatrische Universitätsklinik nach Basel und später nach Jena gebracht. Die Diagnose lautete: »Paralysis progressiva«. Den Ursprung der Infektion vermutete man in der Studentenzeit. In den Jenenser Unterlagen der anamnestischen Befragung hieß es lakonisch: »1866 syphilitische Ansteckung«.[236] Die Jenenser Ärzte beobachteten an ihm Größenwahn. Er sprach von seinen Legationsräten und Dienern, glaubte, er sei zuletzt Friedrich Wilhelm IV. gewesen, und hegte den Verdacht, daß ihn Cosima Wagner, die er für seine Frau hielt, hierher gebracht hätte.[237]

Die Nietzsche-Verehrer sträuben sich gegen die Diagnose progressive Paralyse, weil sie eine luetische Infektion voraussetzt. Eine solche bei Nietzsche anzunehmen, empfand man als frevelhaft und wollte seine Erkrankung nicht als paralytisch, sondern als schizophren aufgefaßt wissen. War doch Schizophrenie auch die schuldlos-schicksalhafte Krankheit Hölderlins.[238]

Es wurde oft hervorgehoben, daß Nietzsches Produktionskraft kurz vor Ausbruch der Krankheit eine ungemeine Steigerung erfuhr und daß auch die Originalität seiner Schöpfungen mit der Annäherung an die Katastrophe wuchs. »Es ist denkbar«, heißt es in der berühmten Nietzsche-Studie von

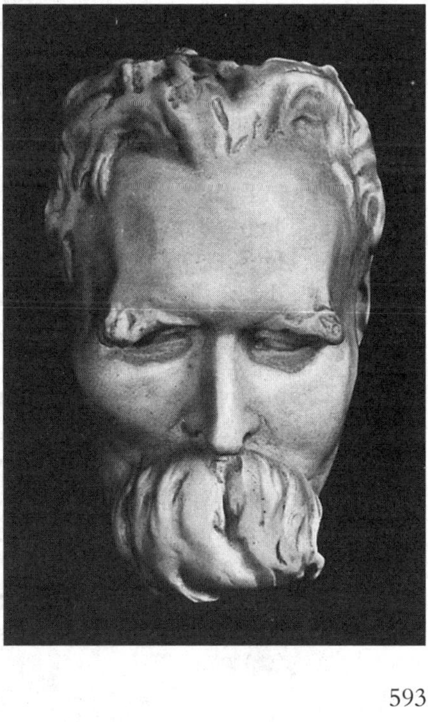

Friedrich Nietzsche (1844–1900); Rud. Sandeks Rekonstruktion der Totenmaske im Nietzsche-Archiv in Weimar

Möbius, »daß das krankhafte Feuer Leistungen hervorbringt, die ohnedem unmöglich gewesen wären.«[239]

Nietzsches geistige Umnachtung währte länger als ein Jahrzehnt. Als lebender Leichnam siechte er dahin. Sein Nachlaß fiel seiner hinterlistig-ehrgeizigen jüngeren Schwester Elisabeth zu. Sie veröffentlichte aus dem Nachlaß mit dem unkritischen Peter Gast die lange als Nietzsches Hauptwerk deklarierte Kompilation »Der Wille zur Macht« (Leipzig 1901). Dabei wurden zwischen echte Nietzsche-Aphorismen pangermanische und antisemitische Deklarationen ihres 1889 verstorbenen Mannes, des Studienrates Bernhard Förster, hineingeschmuggelt und so der Eindruck erweckt, sie würden von Nietzsche selbst stammen.[240]

Die progressive Paralyse und Tabes dorsalis, die erst im 19. Jahrhundert gehäuft auftraten und als Spätfolgen der Syphilis erkannt wurden, verliehen der Seuche neue Schrecken, indem sie nicht nur auf Gefahren aufmerksam machten, die der Syphilitiker für die Gesellschaft darstellte, sondern auch auf die Gefahr für den Nachwuchs. Und da zu den Opfern der Paralyse und des Tabes auffallend viele Künstler, Dichter, Musiker und Maler gehörten, bei denen man den Eindruck hatte, daß ihre intellektuellen Fähigkeiten erst gesteigert wurden, bevor der geistige Verfall eintrat, wurde das unendliche Elend der Betroffenen sowie der Verlust unersetzlicher Werte für die Menschheit mit besonderer Deutlichkeit offenbar, wodurch die ganze Angelegenheit einen dramatischen Hintergrund erhielt. So kam es, daß in der zweiten Hälfte des 19. und zu Beginn des 20. Jahrhunderts die Syphilis zu einem literarischen Thema von brennender Aktualität wurde.

Ibsen (1828–1906) hat als erster das Thema der vermeintlichen Vererbbarkeit der Geschlechtskrankheiten auf die Bühne gebracht, ohne es zu wagen, die Syphilis mit Namen zu nennen.[241] Bereits 1879 klingt in Ibsens »Nora«, einem Drama über die Emanzipation der Frau aus ihrem »Puppenheim«, das Thema der angeborenen Syphilis in einer Nebengestalt an, dem Freund des Hauses, Doktor Rand, dessen »armes unschuldiges Rückgrat büßen muß für die lustigen Tage, die sich sein Vater als Leutnant gemacht hat.« Doch es ist nur eine Andeutung, die von vielen gar nicht verstanden wird.

Fünf Jahre später (1884) gestaltet Ibsen in seinem Familiendrama »Gespenster« zum Entsetzen des Publikums das Fatum der syphilisbedingten Erbschäden mit der erschütternden Gewalt einer griechischen Schicksalstragödie. »Gengangere« lautet der norwegische Titel, wörtlich »Wiedergänger«: Frau Alwing war mit einem Wüstling verheiratet. Um ihren Sohn Oswald vor diesem Einfluß zu bewahren, ließ sie ihn fern von der Heimat erziehen. Um ihm das Andenken an den Vater fleckenlos zu erhalten, gründete sie auf dessen Namen ein Kinderasyl. Der aus Paris, wo er Maler werden wollte, zur Einweihungsfeier des Asyls heimgekehrte Sohn berichtet seiner Mutter, wie unerträgliche Kopfschmerzen ihn an der Arbeit hinderten. »Schließlich schickte ich nach einem Arzt und von dem erfuhr ich die Wahrheit... Er erklärte mir, daß ich schon immer, seit meiner Geburt, etwas Wurmstichiges an mir gehabt hätte... Die Sünden der Väter werden heimgesucht an den Kindern.« Die Lebenslüge, auf der Frau Alwing ihre Existenz, vor allem aber die ihres Sohnes aufbauen wollte, stürzte plötzlich wie ein Kartenhaus ein. Symbolhaft geht das gerade fertiggestellte Kinderheim, das den Namen des vor zehn Jahren verstorbenen Kammerherrn Alwing tragen sollte, in Flammen auf. Die Gespenster der Vergangenheit sind zurückgekehrt. Das Stück endet in dem großen Wahnsinnsausbruch Oswalds, der nach der Sonne verlangend, stirbt: »Mutter, gib mir die Sonne... die Sonne... die Sonne...«[242]

Nach der Erstaufführung in Deutschland kam es zu einem Sturm der Empörung. Das Stück wurde verboten. Erst 1894 hob man das Verbot der Zensurbehörde auf. Als das Stück 1891 in London aufgeführt wurde, gab es auch dort einen Skandal. Einen Bericht über die Meinungen der Kritiker kann man in Bernard Shaws »Quintessenz Ibsens« finden. Der »Daily Telegraph« nannte das Drama »eine offene Senkgrube, ein entblößtes, abscheuliches Geschwür, eine vor der Öffentlichkeit begangene Schweinerei«.

Mikrobiologische Ära

Die Wende zum 20. Jahrhundert bedeutet einen Meilenstein in der Geschichte der Syphilis. Lange Zeit nahm man an, daß eine Übertragung von Syphilis auf Tiere nicht möglich sei. Erst im Jahr 1902 fand Nicolle, daß sich bei einigen niederen Affenarten (Makaken) durch Impfung mit syphilitischem Material anscheinend spezifische Krankheitserscheinungen hervorrufen lassen. Im Jahr 1903 stellten dann Metschnikoff und Roux fest, daß beim Schimpansen die Impfung mit syphilitischem Gewebesaft regelmäßig zur Bildung örtlicher und später auch allgemeiner Infektionserscheinungen führt und daß auch eine Weiterimpfung syphilitischer Produkte von kranken Affen auf gesunde Affen den Ausbruch typischer primärer oder sekundärer Symptome zur Folge hat.

Den Syphiliserreger selbst kannte man jedoch noch immer nicht, obwohl alljährlich zahlreiche Arbeiten über seine vermeintliche Entdeckung veröffentlicht wurden. Anfang Februar 1905 legte Prof. Schulze, Direktor des Zoologischen Instituts der Berliner Universität, der Preußischen Akademie der Wissenschaften ein Manuskript vor, in dem sein Mitarbeiter Dr. Siegel mitteilte, er habe im Blut von Syphilitikern sowie in deren Primäraffekten ähnliche Protozoën gefunden, wie er sie vorher beim Scharlach, den Pocken und der Maul- und Klauenseuche beschrieben hat. Diese Mitteilung erregte erhebliches Aufsehen, besonders weil sie in den Abhandlungen der Akademie erschien. Bald danach erhielt der Zoologe Fritz Schaudinn von seinen Vorgesetzten im Kaiserlichen Gesundheitsamt von Berlin den Auftrag, die Siegelschen Befunde an der Hautklinik der Berliner Charité nachzuprüfen. Schaudinn war über diesen Auftrag nicht besonders erbaut, hielt er doch die Behauptung, die Erreger von vier unterschiedlichen Krankheiten seien einander so ähnlich, daß sie sich nur durch ihre Lagerung im Gewebe unterscheiden ließen, von vornherein für äußerst unwahrscheinlich. Seine Untersuchungen führte Schaudinn in der Klinik des berühmten Dermatologen Lassar durch, wobei ihm dessen Assistenzarzt Erich Hoffmann behilflich war und auch die Patienten aussuchte, von denen er das Untersuchungsmaterial entnahm. Vom Gewebesaft fertigte Schaudinn Ausstrichpräparate an, die er nach verschiedenen Methoden färbte. In einem Präparat, das er mit Giemsalösung 12 Stunden behandelte, sah er hauchfeine, korkenzieherartig gewundene Stäbchen, die den Erregern des Rückfallfiebers, den Recurrens-Spirochäten, recht ähnlich waren, sich nur viel schwerer färben ließen und deshalb im Präparat äußerst blaß erschienen. Schaudinn bezeichnete diesen Keim als blasse Spirochäte (Spirochaeta pallida).[243] Im Verlauf der weiteren Untersuchungen gelang es ihm, die Spirochätenart regelmäßig bei Syphiliserkrankung nachzuweisen. In nichtsyphilitischen Säften und Geweben konnte er sie dagegen niemals finden.

Das Mißtrauen, das der neuen Entdeckung zunächst entgegengebracht wurde, hat sich nirgends krasser geäußert als in jener denkwürdigen Sitzung der Berliner Medizinischen Gesellschaft am 24. Mai 1905, in der Schaudinn und Hoffmann ihre Spirochäte zum ersten Mal demonstrierten. Als Lassar ironisch bemerkte, »in den letzten 25 Jahren wurden 25 Erreger der Syphilis festgestellt«, wurde im Protokoll »Heiterkeit« vermerkt. Der Vorsitzende der Medizinischen Gesellschaft, der berühmte Chirurg von Bergmann, der ebenso wie andere namhafte Vertreter der Medizinischen Fakultät von Schulze im negativen Sinn beeinflußt war, erntete wiederholt »lebhaften Beifall« bei seinem Bemühen, die Behauptungen der beiden Vortragenden durch einengende Bemerkungen zu schwächen. Es mußte auf die Vortragenden wie ein Peitschenhieb wirken, als der an Enttäuschungen und Widerrufe gewöhnte Vorsitzende von Bergmann die denkwürdige Sitzung mit den Worten beendete: »Damit ist die Diskussion geschlossen, bis wieder ein neuer Syphiliserreger unsere Aufmerksamkeit in Anspruch nimmt.«[244] Doch Bergmann sollte in diesem Fall mit seiner Skepsis nicht recht behalten, denn alsbald liefen von allen Seiten die Bestätigungen der Entdeckung Schaudinns ein. In den Geschwüren und Knoten der Kranken, in den Drüsen, im Gewebe und im Blut ließen sich die Erreger feststellen, sie fehlten dagegen

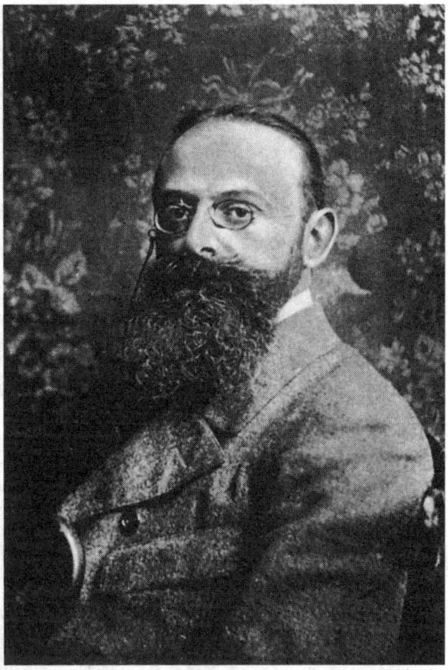

Albert Neisser (1855–1916) entdeckte bereits 1879 die nach ihm benannten «Erreger der Gonorrhoe: Im selben Jahr gelang ihm erstmalig die färberische Darstellung des Lepraerregers.

stets bei Gesunden und anderweitig Erkrankten. Zugleich gelang es, die Spirochaeta pallida, die noch Schaudinn in Trepoma pallidum umbenannt hat, auch im Tierversuch auf Affen zu übertragen.

Bereits 1879 hatte Neisser den Erreger der Gonorrhoe gefunden, und 1889 stellten Ducrey und Unna den Erreger des weichen Schankers (Ulcus molle) fest. Schaudinns Fund beseitigte endgültig die Identitätslehre, die alle drei Geschlechtskrankheiten als Einheit ansah, ebenso die Unitätslehre, die für das harte und das weiche Geschwur eine einheitliche Genese annahm. Erst die Entdeckung Schaudinns ermöglichte die Frühdiagnose der Lues, d. h. die Erkennung der Krankheit schon in ihren allerersten Erscheinungen durch den mikroskopischen Befund. Diese Frühdiagnose führte zur Frühbehandlung im Gegensatz zum früheren Warten auf die Allgemeinerscheinungen.[245] Dennoch schien es, als hätte Schaudinn von seiner Entdeckung nur Schwierigkeiten. Er sah sich fortgesetzten Angriffen ausgesetzt, die ihn um so schwerer kränkten, als sie aus dem Institut seines früheren Lehrers Schulze hervorgingen, dem er selbst jahrelang bis zu seinem Eintritt in das Gesundheitsamt angehört hatte. Die schlimmsten Anfeindungen erlebte er nicht mehr, da er schon im nächsten Jahr (1906) an einer Sepsis, die er sich bei einer Sektion zugezogen hatte, starb. Erst das Bekanntwerden des Lueserregers und sein Nachweis im Gehirn von Paralytikern und im Liquor von Tabetikern erbrachten die Gewißheit, daß pro-

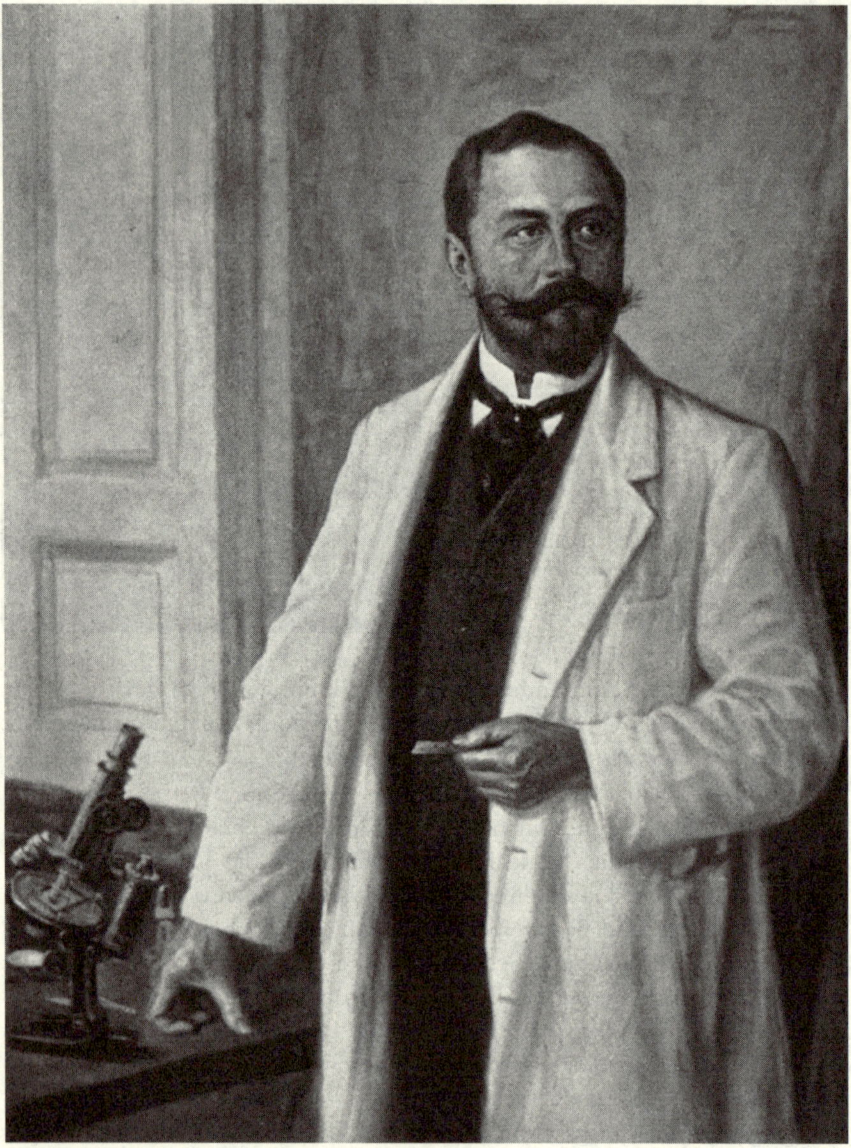

Fritz Schaudinn (1871–1906), Zoologe, entdeckte 1905 mit Erich Hoffmann die Spirochaeta pallida (Treponema pallidum). Diese Entdeckung veranlaßte Paul Ehrlich, der bis dahin mit Trypanosomen experimentierte, sich ebenfalls mit der Syphilis auseinanderzusetzen, was die Entwicklung des Salvarsans zur Folge hatte. Schaudinn starb kurz nach seiner Entdeckung an einer Wundinfektion.

gressive Paralyse und Tabes dorsalis nur Syphilisfolgen sind, was Virchow noch 1898 bezweifelte.

Die Entdeckung des Erregers ermöglichte auch eine gezielte Therapie. Diesen alten Traum des Paracelsus vom spezifischen Heilmittel realisierte Paul Ehrlich auf dem Gebiet der Syphilis. Seine besondere Liebe galt seit jeher der Histologie und Chemie. Während seiner Studienzeit kam eine große Zahl neuer Anilinfarbstoffe auf den Markt. Schon seine Doktorarbeit behandelte farbanalytische Studien und brachte Beiträge zur Theorie und Praxis der histologischen Färbung. Bei seinen Versuchen spritzte er Kaninchen verschiedene Farbstoffe ein, tötete dann die Tiere und prüfte die Verteilung der Farben in den einzelnen Organen. Dabei ergab sich, daß manche Organe befleckt waren und andere nicht und daß in ein und demselben Organ oft gewisse Zellen die Farbe annahmen, während es andere nicht taten. Diese Tatsache, daß die chemischen Stoffe im Organismus ganz bestimmte Angriffspunkte haben, erklärte Ehrlich in seiner bilderreichen Sprache so, daß einzelne Gewebe des Körpers unzählige Empfangsapparate (Rezeptoren) oder Schlüssellöcher haben, in die gewisse chemische Schlüssel (Haptophoren) passen. Kommt demnach ein Farbstoff mit einem Gewebe in Berührung, so erfolgt eine Färbung nur, wenn der Schlüssel (das heißt der Farbstoff) in das Schloß des Gewebes paßt. Ehrlichs Streben bestand nun darin, diesen Gedankengang von der Histologie auch auf die Therapie von Infektionskrankheiten zu übertragen. Die Aufgabe sah er in der Entdeckung chemischer Stoffe, die auf den Erreger möglichst stark einwirken, ohne dabei den von ihnen befallenen Organismus zu schädigen, und dabei eine Therapia sterilisans magna herbeiführen. »Wir müssen lernen«, so sein Credo, »magische Kugeln zu gießen, die – gleichsam wie die Zauberkugeln des Freischützen – nur die Krankheitserreger treffen.«[246]

Die von Robert Koch in Afrika beobachtete abtötende Wirkung des »Atoxyls« auf die Erreger der Schlafkrankheit bewog Ehrlich, das in der Syphilisbehandlung seit 400 Jahren benutzte Quecksilber mit Arsen zu vertauschen. Schon Paracelsus bediente sich des Arsens im 16. Jahrhundert zur Behandlung der Franzosenkrankheit, doch es verursachte so schwere Vergiftungserscheinungen, daß seine Anwendung einer Vertreibung des Teufels mit Beelzebub gleichkam. Auch das vielumstrittene neue Arsenpräparat war trotz seines harmlosen Namens »Atoxyl« (ungiftig) durchaus nicht ungefährlich. Es tötete zwar die Trypanosomen, weil es einen Schlüssel hatte, der in die Schlösser dieser Parasiten paßte. Leider besaß aber auch der menschliche Sehnerv eine Empfangsstelle für diesen Schlüssel, was bei einer nicht geringen Zahl der behandelten Schwarzen zur Erblindung führte. Folglich mußte man eine Arsenverbindung mit einem Schlüssel herstellen, der in das Schlüsselloch der Parasiten paßte, aber nicht in das des menschlichen Kör-

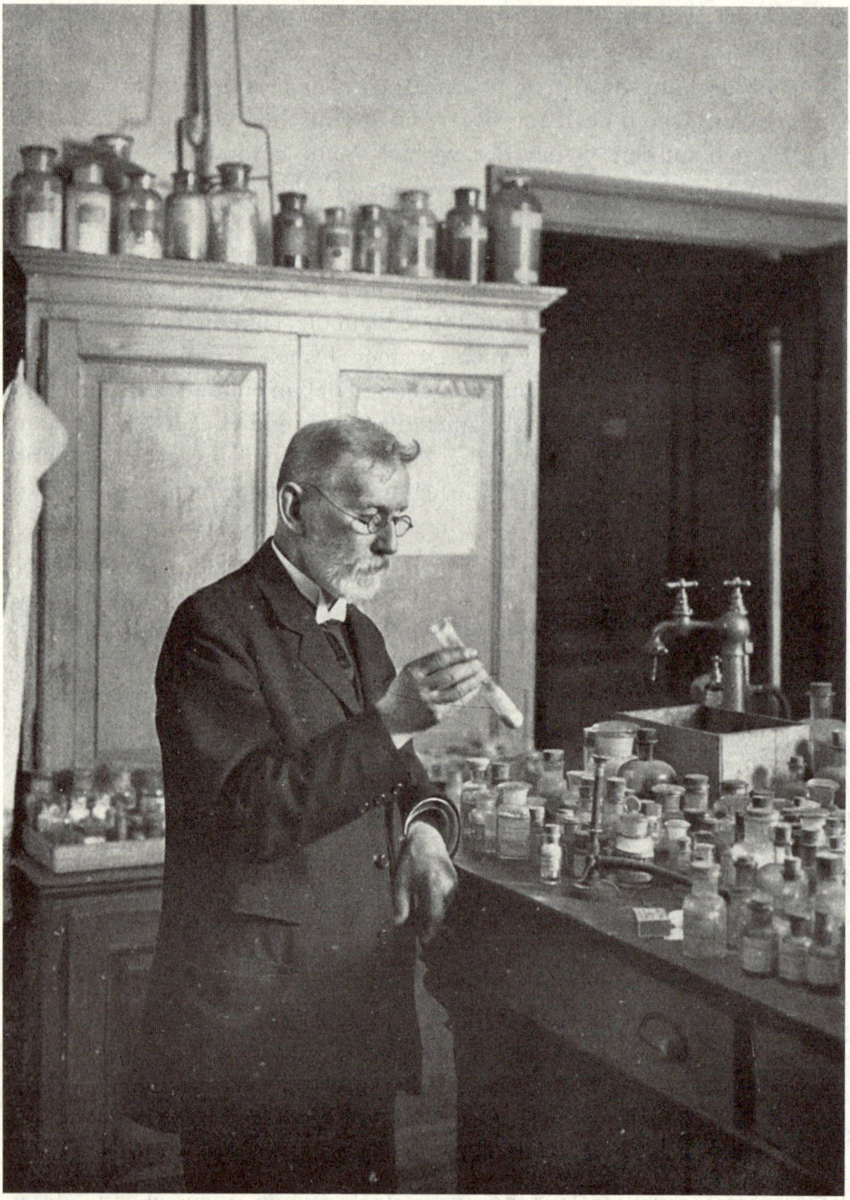

Paul Ehrlich (1854–1915), Begründer der modernen Chemotherapie, entdeckte 1909 das Salvarsan. Er ist niemals Ordinarius geworden, da er nicht daran dachte, sich taufen zu lassen.

pers. Dazu eignete sich Atoxyl besonders gut, da es aufgrund seiner chemischen Struktur hundertfache Abänderungen und Verbesserungen zuließ. In nimmermüder Arbeit konstruierte Ehrlich mit seinem japanischen Assistenten Hata durch systematischen Umbau des Moleküls Hunderte von verschiedenen organischen Arsenverbindungen und prüfte sie sowohl auf ihre Wirkung gegen Parasiten wie auch auf ihre Verträglichkeit für Versuchstiere. Mit der 606. Verbindung, dem Arsenobenzol, gelang ihnen im Jahr 1907 der Guß der langersehnten Zauberkugel. Schlagartig vernichtete er die Trypanosomen im Blut der weißen Mäuse, die dabei völlig gesund blieben.

Nun galt es auf dem eingeschlagenen Weg weiterzuarbeiten, um zunächst einmal festzustellen, ob das »606« nicht nur gegen Trypanosomen, sondern vielleicht auch gegen Spirochäten wirksam sei. Hatte doch vor einigen Jahren Uhlenhut die Feststellung gemacht, daß Atoxyl nicht nur gegen Trypanosomen, sondern auch gegen gewisse Hühnerspirochäten, die den Erregern der menschlichen Syphilis sehr ähneln, wirksam ist. Das mußte also auch hier nachgeprüft werden. Man infizierte zu diesem Zweck Hühner mit Geflügelspirochäten und leitete nach Auftreten der ersten Krankheitssymptome die Behandlung mit »606« ein. Die Wirkung war beinahe noch verblüffender als bei den trypanosomenkranken Mäusen: Mit einem Schlag wurden sämtliche Spirochäten im Hühnerblut für immer vernichtet. Außerdem war auch für das Federvieh – ebenso wie für die Nager – die Behandlung mit »606« ohne jede Nebenwirkung. Nicht anders ging es mit Ratten und Mäusen, die man mit einer anderen Spirochätenart, dem Erreger des Rückfallfiebers, geimpft hatte.[247] Wegen seiner Unschädlichkeit bezeichnete man das neue Arsenpräparat mit dem Namen »Salvarsan« (salvus = gesund; Arsen) Erst nach äußerst gewissenhaften Unschädlichkeitsprüfungen an Hunden wandte man das Mittel im Jahr 1910 mit größter Vorsicht bei menschlicher Syphilis an.[248] Die Ergebnisse waren verblüffend. Mit fürch terlichen Wunden und Geschwüren bedeckte Patienten erlebten oft, daß ihre Haut nach einer einzigen Injektion innerhalb weniger Tage vollkommen glatt wurde. Diese dramatische Wirkung verleitete so manchen zur Hoffnung, eine Injektion könnte sämtliche Spirochäten vernichten und die Krankheit heilen. Diese eitlen Hoffnungen haben sich nicht erfüllt. Wenn auch somit die neue Arsenverbindung das erstrebte Ziel, die »Therapia sterilisans magna« bei der Syphilis nicht erreichte, so tat sie es doch bei anderen Krankheiten. Eine einzige Einspritzung heilt anhaltend vom Rückfallfieber. Auch bei anderen Krankheiten erwies sich das Salvarsan als höchst wirksam. Die Frambösie, eine Krankheit der Tropen, die auch durch eine Spirochäte hervorgerufen wird, ist dank dem Salvarsan beinahe ausgerottet worden. Die Aleppobeule wurde gleichfalls damit geheilt, ebenso eine Reihe von Tierkrankheiten.[249]

Zur Verwirklichung seiner Idee benötigte Ehrlich – wie er oft scherzhaft zu sagen pflegte – »die vier großen G = Geld, Geduld, Geschick und Glück«. Als einer seiner Verehrer in begeisterten Worten die Entdeckung des Präparats »606« pries, erwiderte er bescheiden:

»Sie sagen, es sei eine Großtat des Geistes, eine wundervolle Leistung der Wissenschaft?... Mein lieber Kollege, es ist nichts anderes, als daß ich sieben Jahre Pech und einen Moment Glück gehabt habe.«

Aber auch bei Ehrlich bewahrheitete sich, wie schon so oft, das Wort Diderots: »Neue Wahrheiten stoßen immer auf die Gegnerschaft der Eitelkeit, der Dummheit und des Eigennutzes.« Die verschiedensten Beschuldigungen wurden gegen das neue Heilmittel erhoben. So behauptete man unter anderem, Salvarsan »unterdrücke die natürlichen Abwehrkräfte des Körpers« und bereite so den furchtbaren spätsyphilitischen Krankheiten, der progressiven Paralyse und der Tabes dorsalis, den Boden. Es ist von einer erschütternden Tragik, daß im Anschluß an die Einführung des Salvarsans in die Heilkunde von Widersachern des neuen Mittels, die vor antisemitischen Verunglimpfungen des Forschers nicht zurückschreckten, eine erbitterte Hetzkampagne entfesselt wurde.[250] Ehrlich starb am 20. August 1915 an den Folgen eines schweren Herzleidens, ohne die völlige Rehabilitierung seines Lebenswerks erlebt zu haben.

Drei Jahre vor der spektakulären Erkrankung Nietzsches erlebte Wagner-Jauregg (1857–1940) als junger Arzt in einer Wiener Nervenheilanstalt, wie eine geisteskranke Frau nach einer zufälligen typhösen Infektion vorübergehend wieder gesund wurde. Bald darauf beobachtete er die gleiche Erscheinung bei einer weiteren Patientin, die plötzlich an Wundrose erkrankte. Es schien, als wären ihre Gehirne durch das Feuer der fieberhaften Erkrankungen gereinigt und geläutert worden. Inzwischen fand Wagner-Jauregg auch in alten Folianten Berichte über die heilende Wirkung des Fiebers bei Geisteskrankheiten.[251] So heißt es an einer Stelle bei Hippokrates: »Der an Dreitagefieber (Malaria tertiana) Leidende kann nicht von Epilepsie befallen werden und bei den vorher davon Befallenen wird die Epilepsie durch das Dreitagefieber aufgehoben.«[252] So wird uns auch der Ausruf verständlich, den der große holländische Arzt Boerhaave 1731 in seiner Rektoratsrede tat: »Ich würde der größte Arzt sein, wenn ich ebenso leicht Wechselfieber hervorrufen wie vertreiben könnte.« Es mußten aber noch fast 200 Jahre vergehen, ehe dieser Wunsch in Erfüllung ging.

Bereits 1887 veröffentlichte Wagner-Jauregg eine größere wissenschaftliche Arbeit über seine Erfahrungen mit Fieberbehandlung. Dabei stellte er auch alle alten Fälle aus der Literatur zusammen. Für Paralytiker und Tabetiker, die in eine Irrenanstalt eingewiesen wurden, galten die Worte über dem Eingang zu Dantes Inferno: »Laßt alle Hoffnungen schwinden, die ihr hier eingeht!« Diesen Menschen wollte Wagner-Jauregg durch »künstliches Fieber« zu helfen versuchen, obwohl er in Wien lebte, der Stadt, in der sogar ein Ignaz Semmelweis an niederträchtigen Intrigen gescheitert war. Als man von seinen Absichten etwas erfuhr, schrieb eine Wiener Zeitung von der »Bestie im Doktorhut«. Doch Wagner-Jauregg kümmerte sich nicht um solche Kommentare. Um 1890 begann Wagner-Jauregg durch Tuberkulin-Einspritzungen bei Paralytikern Fieber zu erzeugen, doch die Ergebnisse blieben unbefriedigend.

Als die Erfolge mit Paul Ehrlichs Salvarsan bekannt wurden, versuchte man auch Paralytiker mit diesem Präparat zu behandeln, doch die magischen Zauberkugeln versagten gegenüber den bereits ins Gehirn eingedrungenen Spirochäten.[253] Inzwischen erfuhr Wagner-Jauregg von österreichischen Militärärzten in den neuerworbenen malariaverseuchten Provinzen, die in Bosnien und Herzegowina eingesetzt waren,[254] daß es dort endemische Luesregionen gab, in denen aber trotz des hohen Befalls weder Tabes dorsalis noch progressive Paralyse vorkamen. Ähnliche Berichte lagen auch aus den Tropen vor, wo man das Fehlen dieser luetischen Spätformen ebenfalls auf die heilende Kraft der Malaria und anderer Fieberkrankheiten zurückführte.

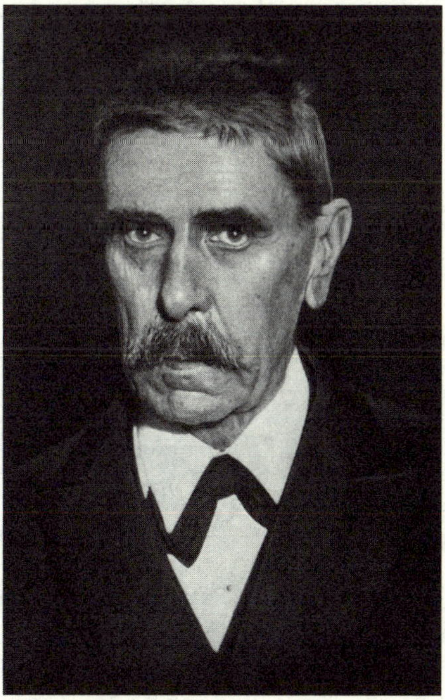

Julius von Wagner-Jauregg (1857–1941), der 1917 die Fiebertherapie bei progressiver Paralyse einführte.

Inmitten des Ersten Weltkriegs, am 14. Juni 1917, vermaß sich Wagner-Jauregg dazu, mit dem Blut eines an Malaria tertiana erkrankten Soldaten einen wahnsinnigen paralytischen Schauspieler zu infizieren. Damals war Wagner-Jauregg bereits 60 Jahre alt und setzte damit sein ganzes Lebenswerk aufs Spiel. Der dramatische therapeutische Versuch, eine Krankheit durch eine gefürchtete Infektionskrankheit zu bekämpfen, gelang, nicht zuletzt dank der Möglichkeit, die Fieberanfälle jederzeit mit kleinen Chinindosen zu kupieren.[255] Im Kriegslärm wurde Wagner-Jaureggs erste Veröffentlichung, die sich bescheiden auf einen kurzen Aufsatz beschränkte, kaum beachtet (Psych.-neur. Zschr., 31. VIII. 1918). Als jedoch nach Friedensschluß die Kliniken von München, Frankfurt, Hamburg die erstaunlichen Erfolge bestätigten, stand sofort die Fiebertherapie im Vordergrund des Interesses.[256] 1927, zehn Jahre nach seinem ersten erfolgreichen Heilversuch, erhielt Wagner-Jauregg den Nobelpreis für Physiologie und Medizin wegen seiner Verdienste um die Bekämpfung der progressiven Paralyse und der Tabes dorsalis.

Als die Vereinigten Staaten von Amerika in den Zweiten Weltkrieg eintraten, wurden rund 15 Millionen junger Männer gemustert. Bei jedem wurde eine Blutprobe auf Syphilis untersucht. Dabei erwiesen 750 000 eine positive Serumreaktion. In einem eilig geschaffenen Zentrum sollten zunächst 300 000 Infizierte behandelt werden. Um die bis dahin mehrmonatige Therapiedauer abzukürzen, dachte man zunächst an ein Schnellverfahren, das aber auch Monate in Anspruch genommen hätte. Da erinnerte man sich an das neuentwickelte Penicilin, das bei verschiedenen Infektionen, besonders bei Verwundungen, wahre Wunder bewirkte. Doch über eine gegen Treponemen gerichtete Wirksamkeit des Penicillins lag nichts Genaues vor. Man infizierte Versuchstiere. Spritzte man Kaninchen mit syphilitischen Geschwüren einige Einheiten des Penicillins, so waren die Geschwüre nach wenigen Tagen abgeheilt, und man konnte selbst bei intensivstem mikroskopischem Nachforschen keine Treponemen mehr nach-

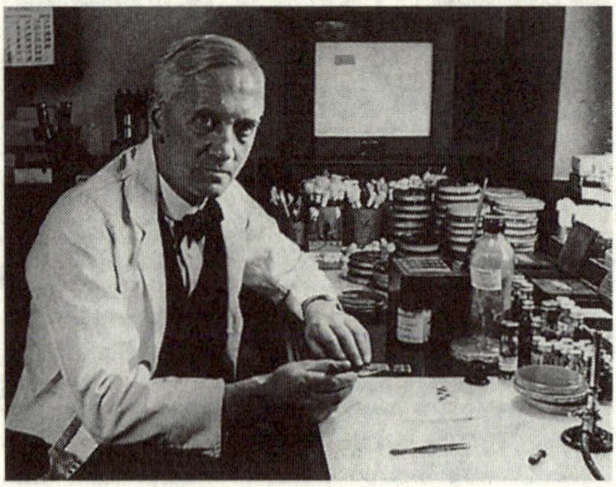

Sir Alexander Fleming (1881–1955), Entdecker des Penicillins.

weisen. Die weiteren Versuche ergaben, daß sich eine erfolgreiche Penicillinkur beim Menschen auf 10 bis 14 Tage reduzieren ließ, was zugleich eine größere Sicherheit dafür bot, daß sie in jedem Fall bis zum Ende durchgeführt wurde. Damit löste das Penicillin die langwierige Salvarsan-Wismuth-Kur ab. Noch im gleichen Jahr (1944) wurde die Penicillintherapie als Standardbehandlung der Lues und der Gonorrhoe bei den amerikanischen und britischen Streitkräften eingeführt.

Das Zeitalter der Antibiotika war angebrochen. Eine wahre Euphorie ergriff die Menschen. Nun glaubte man endlich im Besitz der von Ehrlich erträumten magischen Kugeln zu sein. Zudem wurde nach Einführung der empfängnisverhütenden »Pille« die sexuelle Libertinage immer größer. Die »Sexualität, bis dahin etwas Beschämendes, Sündhaftes, wurde plötzlich ins Rampenlicht gerückt und als Grundpfeiler einer neuen, freien Lebensform verherrlicht.« Der Ruf nach sexueller Befreiung des einzelnen und der Gesellschaft erklang zuerst in den USA. Der Slogan »make love, not war!« stammte aus der amerikanischen Pazifistenbewegung. In der Berliner Studentenszene wurde die Parole umgemünzt: »Wer zweimal mit derselben pennt, gehört schon zum Establishment.« Die sexuelle Promiskuität wurde zu einem Ritual der neuen Lebensweise stilisiert.

Seit Ende der sechziger Jahre erfolgte ein beängstigender Anstieg der klassischen Geschlechtskrankheiten (Gonorrhoe und Syphilis), denen sich unbemerkt eine neue, tödliche Geschlechtskrankheit hinzugesellte, die infolge ihrer ungewöhnlich langen, oft über zehn Jahre währenden Inkubationszeit und ihrer vielfältigen, chamäleonhaft wechselnden Symptomatik erst viel später als eigene Entität erkannt wurde. Am 5. Juni 1981 berichtete die amerikanische Seuchenüberwachungsbehörde CDC (Centers for Disease Control) in Atlanta erstmals über eine Häufung einer sehr seltenen Erkrankung in Los Angeles bei fünf jungen, zuvor völlig gesunden homosexuellen Männern, die an einer schweren Pneumocystis-carinii-Pneumonie litten. Vier Wochen später berichtete dieselbe Behörde in dem gleichen Wochenblatt über das gehäufte Auftreten von lebensbedrohenden Pneumocystis-carinii-Lungenentzündungen und Kaposi-Sarkomen abermals bei jungen, bis dahin gesunden homosexuellen Männern, von denen zwanzig aus New York und sechs aus Kalifornien stammten.

Sonst befallen die Kaposi-Sarkome genannten Tumore meist nur ältere Männer. Die »normale« Lokalisation dieser Tumore ist an den Beinen, und sie nehmen gewöhnlich einen langsamen, fast benignen Verlauf. Bei den jungen Homosexuellen verteilten sich die Kaposi-Sarkome über den ganzen Körper und befielen außer den Lymphknoten auch innere Organe. Sonst hatte man in Nordamerika und Europa einen solchen bösartigen Verlauf von Kaposi-Sarkomen nur bei Patienten mit geschwächter Immunität beobachtet. Bei sämtlichen Erkrankten fand man, daß die CD4/T-Helferzellen im peripheren Blut stark dezimiert waren.

Ähnliche Krankheitsfälle wurden zunehmend auch aus anderen Städten der USA gemeldet. Bei allen fand man »opportunistische Infektionen« mit verschiedenen Erregern sowie Tumoren, die bei immunologisch intakten Personen selten waren. Da alle Erkrankten Homosexuelle waren, die ein hochpromiskuitives Leben führten, glaubte man zunächst, ihre Krankheit, eine erworbene Immunschwäche, ginge auf ihre Lebensführung zurück.

Inzwischen wurden dieselben Erkrankungen von Homosexuellen nach Europa verschleppt. Im September 1981 wurde in der englischen Zeitschrift »Lancet« von zwei Homosexuellen mit Kaposi-Sarkomen in Kopenhagen berichtet, von denen der eine lange in New York gewesen war und dort Geschlechtskontakt zu Homosexuellen gehabt hatte. Ende 1981 kam es in England zur ersten Pneumocystis-carinii-Lungenentzündung bei einem Homosexuellen, der ebenfalls in den USA mit Homosexuellen verkehrt hatte.

Da es sich in allen Erkrankungsfällen ausschließlich um Homosexuelle handelte, bezeichnete man die Krankheit mit dem unglücklich gewählten Kürzel »Grid« (»Gay related immune deficiency«). Dieser Name ging von dem medizinischen Trugschluß aus, diese Krankheit käme nur bei Homosexuellen vor. Der Terminus »Grid« war zudem verhängnisvoll, da er von den Medien aufgegriffen wurde und in der Öffentlichkeit latente Vorurteile weckte. So führte er zu einer Politisierung der Angelegenheit, welche die Durchführung seuchenprophylaktischer Maßnahmen erschwerte, vielerorts sogar verhinderte.

Schon im Dezember 1981 wurde aus Atlanta über die ersten Fälle von Pneumocystis-carinii-Pneumonien unter Drogenabhängigen berichtet, die keinerlei homosexuelle Beziehungen hatten. Sie infizierten sich durch Blut, indem sie zur Injizierung des Stoffes dieselbe unsterile Nadel benutzten. So erkannte man neben den Homosexuellen eine weitere Risikogruppe. Seit Anfang 1982 erschien die neue Krankheit immer häufiger auch bei Hämophilen und bei Personen, die anläßlich operativer Eingriffe Bluttransfusionen oder Blutgerinnungspräparate erhalten hatten. Daraufhin ersetzte man die Bezeichnung GRID durch das Akronym AIDS, entsprechend den Anfangsbuchstaben von »acquired immune deficiency syndrome«.

Die häufige Erkrankung von Hämophilen, die den Faktor VIII in Form von Konzentraten erhielten, verstärkte den Verdacht, daß es sich, ähnlich wie bei Hepatitis-B, um eine Infektion handeln könnte, die durch Geschlechtsverkehr, Blut und Blutprodukte übertragen wird.

Weltweit begann eine fieberhafte Suche nach dem Erreger, der in erstaunlich kurzer Zeit (Ende 1982 in Paris) entdeckt wurde. Im Frühjahr 1983 publizierte eine Arbeitsgruppe des Institut Pasteur in Paris (F. Barré-Sinoussi, J. C. Chermann, L. Montagnier u. a.) den entscheidenden Fund eines neuen Virus bei einem 32jährigen Senegalesen mit Lymphadenopathie. Sie nannten es »lymphadenopathy associated virus«, »LAV«. Robert Gallos Hypothese, daß es sich dabei um Varianten des HTLV I handele, wurde von Barré-Sinoussi, Chermann und Montagnier bald widerlegt. Sie zeigten, daß sich dieses Virus in Zellen mit CD4-Oberflächenantigen (CD4-Zellen) stark vermehrte, die Zellen durch die Infektion allerdings nicht unendlich teilungsfähig wurden, sondern abstarben. Dieses Virus wurde daraufhin bei vielen Aids-Patienten und sogar bei einigen klinisch gesunden Menschen nachgewiesen. 1984 beschrieb Gallo mit seiner Arbeitsgruppe (NIH, Bethesda) in den USA ein Retrovirus, welches er HTLV-III nannte, weil es sich von den beiden menschlichen Retroviren HTLV-I und -II eindeutig unterschied. Die Charakterisierung von HTLV-III und LAV ergab, daß beide Viren identisch waren. Gallo hatte mit seiner inkorrekten Onkovirus-Bezeichnung HTLV-III nicht nur das Virus falsch eingeordnet, sondern zudem mit großer Wahrscheinlichkeit das ihm von Montagnier zugesandte Virus LAV aus Paris noch einmal angezüchtet und als eigenen Fund ausgegeben. Im Mai 1986 einigte sich das »Internationale Komitee für die Virustaxonomie« auf die Bezeichnung HIV (human immundeficiency virus). In Westafrika wurde 1986 von der Arbeitsgruppe Montagniers die serologisch und genetisch von LAV/HIV-1 klar unterscheidbare Virusvariante HIV-2 entdeckt.

HIV zählt zu den Lentiviren, die der Familie der Retroviren angehören. Allen Retroviren gemeinsam ist der Besitz des Enzyms »Reverse Transkriptase«, mit dessen Hilfe sie (biologisch gesehen entgegen der normalen Übersetzungsrichtung, daher »retro«) ihre als RNA vorliegende Erbmasse in DNA überführen können, eine Voraussetzung für deren Integration in die chromosomale DNA der Wirtszellen. Der Aids-Erreger enthält wie alle Retroviren ausschließlich einen Einzelstrang RNA als Erbmolekül. Wie es einem Retrovirus dennoch gelingt, seine Erbsubstanz in die der Wirtszelle einzuschleppen und dort dauerhaft in die Chromosomen zu integrieren, bevor er den biochemischen Apparat der Zelle zur Virusvermehrung nutzt, blieb lange ein Rätsel, denn das molekularbiologische Dogma besagt, daß der genetische Informationsfluß immer von DNA über RNA zum fertigen Protein verläuft.

1970 entdeckten Howard Temin und David Baltimore unabhängig voneinander, daß die Retroviren eine RNA-abhängige DNA-Polymerase, die »Reverse Transkriptase«, als Vermehrungsenzym besitzen. Beim Eindringen von HIV in eine Zelle verliert das Virus seine äußere Proteinhülle und landet so als nackte RNA im Zytoplasma. Aus der viralen plus-Strang-RNA synthetisiert die reverse Transkriptase eine Kopie, die im Zellkern nachweisbar wird. Die virale Erbinformation, die nun als DNA im Zellkern vorliegt, wird von zellulären Integrasen in einem folgenden Schritt in die DNA der Wirtszelle und damit in deren Erbinformation integriert. Das Virus wird in dieser Form als Pro-Virus bezeichnet und verhält sich prinzipiell wie ein normales zelleigenes Gen. Es unterscheidet sich von der zellulären DNA lediglich durch seinen Informationsgehalt und kann, ohne die Wirtszelle zu zerstören, nicht mehr eliminiert werden. Wenn sich die Zelle teilt, wird es sogar auf die Tochterzelle weitergegeben. Das in die Erbsubstanz der Zelle integrierte Pro-Virus kann sich in der DNA der Wirtszelle ruhig verhalten, ist es doch unter dem Schutzmantel der Zelle von der Immunabwehr völlig geschützt. Diese Inaktivität des HIV kann Monate, manchmal sogar viele Jahre dauern. Wegen dieser Eigenschaft wurde HIV in die Gruppe der Lentiviren (langsame Viren) eingeordnet, da die Erkrankung, die es hervorruft, erst nach einer langen Latenzperiode von Monaten bis Jahren manifest wird.

Wie man mittlerweile weiß, findet jedoch auch in dieser klinisch »stummen« Infektionsphase eine erhebliche Virusvermehrung statt, die jedoch in der ersten Zeit von dem noch intakten Immunsystem erfolgreich konterkariert wird. Allmählich jedoch verliert das Virus seine Zurückhaltung und zwingt seine Wirtszelle zu immer schnellerer Virusproduktion, während das Immunsystem allmählich zusammenbricht.

Bei der Vermehrung des integrierten HIV-Pro-Virus wird seine Erbinformation (DNA), wie bei zellulären Genen üblich, zunächst in RNA überschrieben (transkribiert) und anschließend im Zellplasma in Proteine übersetzt (translatiert). Die Bestandteile des Virus werden einzeln im Zellplasma angehäuft und an der Zellmembran zu fertigen Partikeln nach dem Baukastenprinzip zusammengesetzt. Bei der Ausschleusung (budding) des Virus aus der Zelle werden Teile der Zellmembran abgeschnürt, die zusammen mit darin eingelagerten Proteinen die Hülle für die Viren bilden. An dieser Virusproduktion geht die Zelle zugrunde, und die neu aufgebauten Viren werden frei und befallen weitere Zellen. Bei der unheimlichen Wirkung des HIV beschleicht einen der Verdacht, daß es evolutionär erworbene »Insider-Kenntnisse« über die komplizierten Zusammenhänge in der menschlichen Immunabwehr besitzt, denn es greift sie gezielt an ihren verletzlichsten Punkten an.

Nach der Entdeckung des HIV hatten die Franzosen bereits mit Hilfe eines serologischen Testverfahrens, »ELISA« (»Enzyme Linked Immuno Sorbent Assay«), spezifische Antikörper im Serum Erkrankter und Gesunder entdeckt. Bei den scheinbar Gesunden handelte es sich um die Entdeckung der ersten »asymptomatischen HIV-Träger«. Das waren wichtige Erkenntnisse auch für geplante epidemiologische Untersuchungen. Durch die Prüfung eingefrorener Blutproben konnte man retrospektiv wichtige Erkenntnisse über die Inkubationszeit der »neuen Krankheit« und über ihr erstmaliges zeitliches und örtliches Auftauchen in verschiedenen Teilen der Welt gewinnen. Zur Bestätigung der ELISA-Ergebnisse entwickelte man die spezifischen Blotting- (»Western Blot«) und Immunfluoreszenz-Verfahren (IFA, RIPA), später die Polymerase Chain-Reaction (PCR), die heute auch zur Bestimmung des »virus load« im Rahmen der Therapiekontrolle eingesetzt wird.

Nach der Entdeckung des Aids–Erregers versuchte man zunächst, einen Impfstoff herzustellen. Doch diese Versuche scheiterten an der genetischen Variabilität des HIV-Hüllenantigens. Da das HIV nach der Infektion in das Chromosom der Wirtszelle integriert wird, kann es in diesem Zustand als intrazellulärer Parasit ohne Schädigung der nichtinfizierten Wirtszellen chemotherapeutisch nicht bekämpft werden. Für die Therapie galt daher, die Infektion neuer Zellen zu unterbinden. Da sich das spezifische Vermehrungsenzym des HIV, die 1970 entdeckte »reverse Transkriptase«, von den zellulären Enzymen unterscheidet, boten sich Inhibitoren dieses Virusprotein als Chemotherapeutika geradezu an. Die ersten zugelassenen Transkriptasehemmer waren Nukleosidanaloga, wie etwa Azidothymidin (AZT), die das Kopieren der viralen RNA hemmen, indem sie die provirale DNA-Kette vorzeitig abbrechen. Diese Therapie hatte zunächst Erfolg, doch konnte man damit die Lebenszeit nur um etwa ein bis zwei Jahre verlängern. Diese Begrenzung war u. a. bedingt durch die Vermehrung von resistenten Virusvariationen.

Zur Verhinderung von Resistenzen hatte man inzwischen auch andere selektive Hemmstoffe entwickelt, um eine kombinierte Therapie zu ermöglichen, wie z. B. die Proteasehemmer, die den Zusammenbau der viralen Strukturproteine stören. Dann folgten weitere Virostatika, die zu einer recht effektiven Tripeltherapie führten. Wie bei der Tuberkulosebehandlung ist die Resistenzentwicklung deutlich geringer, wenn man den Erreger an verschiedenen Stellen gleichzeitig angreift.

Mit der Kombination von Hemmern hat man Erfolge erzielt, an die man größte Hoffnungen knüpft. Bei etlichen Patienten fiel der Virusnachweis zunehmend schwerer, die Zahl der T-Helferzellen stieg wieder an, und der klinische Zustand besserte sich. Dennoch kann man noch nicht voraussehen, ob diese neuen Therapieformen tatsächlich echte »Heilungen« bewirken werden. Neuerdings soll die kombinierte Therapie vor allem als Tripeltherapie möglichst früh einsetzen.

AIDS war die erste Krankheit, die von den Medien optimal »vermarktet« wurde. Kaum wurde der zweite Bericht über diese neue Krankheit durch das CDC der medizinischen Fachwelt mitgeteilt, wurde das Thema von der Presse aufgegriffen. Einer der ersten Artikel erschien am 3. Juli 1981 in der

»New York Times«. Diese Tageszeitung, die 1979 den Marsch von hunderttausend Homosexuellen nach Washington mit Schweigen ignorierte, berichtete nun ausführlich über einen »seltenen bei 41 Homosexuellen diagnostizierten Krebs«. Die meisten Fälle beträfen Männer, »die häufigen Geschlechtsverkehr mit vielen verschiedenen Partnern« hätten. Beruhigend erklärt die Zeitung allerdings weiter, »daß für Nicht-homosexuelle keine Gefahr« bestehe und »außerhalb der Gay Community oder bei Frauen« kein Fall des Kaposi-Sarkoms aufgetreten sei.

Bald hieß es in den meisten Blättern und Berichten nur noch »Gay Cancer«. Die Umprägung des Kaposi-Syndroms in »Gay Cancer« und bald danach auch der durch Pneumocystis carinii bedingten tödlichen Lungenentzündung in »Gay Pneumonia« hatte wegen des zweideutigen Wortes »gay« (fröhlich bzw. homosexuell) einen besonders zynischen Beiklang. Besonders in New York, San Francisco und Los Angeles, wo die Homosexuellen Amerikas ihre Bars und Saunas in bestimmten, fast völlig von ihnen bewohnten Stadtvierteln hatten, wurde mit unverhohlener Schadenfreude darauf hingewiesen, daß Homosexuelle gerade infolge ihrer erfolgreichen Emanzipationsbewegung (»gay liberation«) so hart betroffen worden seien. Doch die Selbstsicherheit der Heterosexuellen schwand bald. Da bei aidskranken Blutern oft auch die Ehefrau oder Freundin erkrankte, hatte man den Beweis, daß die Krankheit auch heterosexuell übertragbar sei. Dies wurde zugleich auch durch die Aids-Erkrankung haitianischer Ehepaare bestätigt.

Aufgrund dieser Erkenntnisse bezüglich der Gefährdung schufen die amerikanischen Epidemiologen den Begriff »Risikogruppe«. Sie umfaßten damit vier Gruppen: 1. Homosexuelle, 2. Drogensüchtige, 3. Hämophile und 4. Haitianer. Doch für die Allgemeinheit blieb die Krankheit nach wie vor die »Schwulenseuche«.

Die latenten Ressentiments gegen Homosexuelle waren längst wiedererwacht. Die Homosexuellen befürchteten schon lange, ihre gewonnene Freiheit durch Diskriminierung wieder einzubüßen. Reverend Billy Graham bezeichnete Aids als Gottesurteil. Auch der Fernsehpfarrer und Führer der »Moral Majority«, Jerry Falwell, verurteilte die »perverse Lebensführung« und beendete seine landesweit ausgestrahlte Fernsehpredigt mit den Worten »Aids ist eine Strafe Gottes«. Die Krankheit galt vielen wieder als Stigma der Sünde, wie einst.

Da sich der HIV-Infizierte jahrelang gesund fühlt, obwohl er seit der Infektion potentiell ansteckend ist, wollte man mit dem neuen serologischen Test zunächst die Risikogruppen prüfen, um eine ungefähre Vorstellung vom Ausmaß der Durchseuchung zu erhalten. Doch als man die Homosexuellen mit dem Test zum Nachweis von HIV-Antikörpern prüfen wollte, um eine eventuelle Infektion und die damit verbundene Kontagiosität festzustellen, lehnten sie den Eingriff entschieden ab, da man sie nur »stigmatisieren« wolle, um sie dann in eine »lebenslängliche Quarantäne« auszugrenzen. Nur der Arzt B. Bolan aus San Francisco, der als Kliniker täglich in den Krankenbetten junge Homosexuelle, frühgealtert, aschfahl, zum Skelett abgemagert, qualvoll dahinsiechen sah, hat im Jahr 1985 in einem »Newsletter« der »amerikanischen Ärztlichen Vereinigung für Menschenrechte« (AAPHR) einen erschütternd ernsten Aufruf an seine Kameraden veröffentlicht:

> »Wir müssen unseren Widerstand aufgeben gegenüber der Ermahnung, sich testen zu lassen, auch wenn ein positives Testresultat eine psychologische Belastung bedeutet. Mit einer Antikörperprävalenz von heute nahezu 50% erreicht unsere Gemeinschaft in San Francisco bald die Sättigungsgrenze, und wir werden verlieren, wenn wir unsere ängstliche Haltung gegenüber dem Antikörpertest nicht aufgeben. Berechtigte Anliegen wie Bürgerrechte können hier die Lage vernebeln und als Entschuldigung dafür herhalten, über seine eigenen Risiken nicht informiert zu sein.
>
> Jedesmal, wenn wir etwas Neues über dieses Virus oder den Verlauf der Krankheit lernen, erweitert es unsere schlimmsten Befürchtungen um eine neue Dimension. Es gibt wirklich keine Entschuldigung mehr für eine optimistische Verpackung unserer Botschaft. Unsere Verantwortung ist groß. Es ist an der Zeit, jede Form von sexuellem Verhalten zu unterlassen, bei der dieses Virus übertragen werden kann. Kein Ausweichen mehr, kein Vernebeln des Themas. Ganz einfach Schluß mit riskanten Sexualpraktiken. Wir stehen mit dem Rücken an der Wand. Sich vor irgendeiner Information über diese Krankheit zu verstecken, wird uns nichts nützen. Wir müssen zu jeder Zeit soviel wie möglich über sie wissen und gewillt sein, die psychische Belastung zu ertragen, um unseren wirklichen Feind kennenzulernen. Wir haben uns nicht hinreichend effektiv mit unserem wirklichen Feind beschäftigt: dem Selbstbetrug und dem Aids-Virus.«

Über 600 000 an Aids verstorbene Homosexuelle allein in den USA geben dieser Botschaft nachträglich ein tragisches Gewicht.

Die Dynamik der Entwicklung der amerikanischen AIDS-Zahlen hatte etwas Bedrohliches und gab epidemiologisch Denkenden, wie dem schwedischen AIDS-Chronisten der ersten Stunde, Dr. Michael G. Koch, zu großer Sorge Anlaß: Die Gesamtzahl der Erkrankungen und Todesfälle verdoppelte sich etwa alle acht Monate, das heißt, Ende 1981 waren etwa 240 Fälle, Ende 1982 etwa 1000 und Ende 1983 etwa 3000, Ende 1984 bereits 8600 Fälle bekannt, von denen über 50 Prozent bereits der Krankheit erlegen waren. Die kontinuierlich und anfangs exponentiell ansteigenden Zahlen sind die Folge einer sogenannten Tardiv-Epidemie, bedingt durch Lentiviren. »Lenti« bedeutet langsam, die durch Lentiviren bedingten Infektionen bewirken langsam, erst nach einer symptomlosen und ungewöhnlich langen »Inkubationszeit« das Manifestwerden der Krankheit. Ende 2002 waren es ca. 900 000 Fälle.

Bereits 1981 wurden in Europa die ersten Aidsfälle nachgewiesen, die sich dann von Jahr zu Jahr mehrten. Obwohl spätestens 1983 die Konsequenzen der weltweiten Aidspandemie sich abzuzeichnen begannen, wurde die Bedrohung vielerorts unterschätzt, so daß energische Gegenmaßnahmen unterblieben. Da Aids nicht als Explosivepidemie, wie Cholera oder Grippe, erschien, sondern nur in verzögernd auftauchenden Einzelfällen, beruhigte sich die durch unsachliche Zeitungsberichte verängstigte Bevölkerung.

Da auch die Behörden, wie die Seuchengeschichte zeigt, zu Beginn einer Epidemie, z. B. der Pest in Mailand (1629) und Marseille (1720) oder des letzten Choleraausbruchs von Hamburg (1892), die »peinliche Angelegenheit« zunächst vertuschen und dann bagatellisieren, so wurden auch diesmal nur die Aidskranken gezählt. Da deren Fallzahlen im Vergleich zu anderen Volkskrankheiten zunächst nicht so erschreckend waren, versuchte man sie durch den Vergleich mit der enormen Zahl der jährlichen Verkehrstoten zu relativieren. Man beschwichtigte, es sei alles nur »halb so wild« und »ganz anders gekommen als vermutet«. Sogar ein bekannter Münchner Virologe, Direktor eines berühmten Instituts, der bald danach zum Regierungs- und WHO-Berater in Aidsfragen avancierte, erklärte, es sei »übertrieben, von einer Epidemie zu sprechen ... nur ein Bruchteil der Infizierten erkranke ... nicht mal durch den normalen (d. h. heterosexuellen) Geschlechtsverkehr sei AIDS übertragbar ... in einem Jahr kennen wir den Erreger, dann spricht keiner mehr von Aids ...«. Selbst die WHO veröffentlichte zunächst nur AIDS-Fallzahlen, die noch heute oft die offiziellen Statistiken dominieren.

Doch epidemiologisch denkende Ärzte betonten, daß die Fallzahlen nur die Spitze des Eisbergs seien, während die wahre Gefahr von der Zahl der HIV-Infizierten ausgehe, die zeitlebens potentiell ansteckend seien, sich aber infolge der langen Inkubationszeit völlig gesund fühlen. Es lag nahe anzunehmen, daß sie durch Geschlechtsverkehr andere infizieren würden, womit sich stets neue Infektketten bilden. Für Epidemiologie und Prävention seien daher die Zahlen der HIV-Infizierten wichtiger, da sich in ihnen der relative Verseuchungsgrad einer Population spiegele. Dies ließe sich mit dem Test zum Nachweis von Aids-Antikörpern ermitteln und könnte so zu einem angemessenen Problembewußtsein und sinnvollen Verhaltensänderungen führen.

Doch die Risikogruppe der Homosexuellen, die über den Widerstand und die Argumentation in den USA bestens orientiert war, begann den Test als »Zwangstest« zu verteufeln und prägte den Slogan: »Es gibt ein Recht auf Nichtwissen.« Der »Verein Demokratischer Ärztinnen und Ärzte« in Frankfurt am Main bezeichnete den Aids-Test bei symptomlosen Patienten als einen »ärztlichen Kunstfehler«. Der Arzt Ian Schäfer, Vorsitzender der Deutschen Aids-Hilfe und Mitglied im Aids-Beirat des Bundesgesundheitsministeriums, der bald danach selbst an AIDS starb, erklärte sogar: »Vorsorgeuntersuchungen bei nicht behandelbaren Erkrankungen entbehren einer medizinischen Indikation«. Vor einer Krankheit, gegen die es keinen Impfstoff und auch noch kein Heilmittel gibt, schützt allerdings nur die Prävention. Durch die serologische Feststellung asymptomatischer HIV-Träger aber waren Infektketten zu unterbrechen und damit weitere Infektionen zu vermeiden.

Heute dient der Aids-Test bei asymptomatischen HIV-Infizierten außerdem dazu, möglichst frühzeitig mit der kombinierten antiretroviralen Therapie zu beginnen, die sich inzwischen als recht effektiv im Sinne eines Symptomaufschubs um mehrere Jahre erwiesen hat.

Daß AIDS anfangs gewisse Risikogruppen wie Homosexuelle und Drogensüchtige zu bedrohen schien, war ein in mehrfacher Hinsicht unglücklicher Umstand. Trotz großer Verluste an Menschenleben in den primären Risikogruppen (inklusive der Bluter) führte es lange zu einer Unterschätzung der Gefahren für Heterosexuelle. Da gegenüber den sogenannten »Randgruppen« der Gesellschaft starke negative oder auch positive Vorurteile bestanden, war eine sachliche Diskussion von Anfang an sehr erschwert. Spezielle Interessengruppen hatten Zeit, die Epidemiebekämpfung zu blokkieren, alle üblichen Instrumente der Epidemiologie zu verteufeln und die wesentlichen Erkenntnisse der Seuchenlehre zu leugnen, so daß man vielerorts durch einen voreiligen Verzicht auf die üblichen Seuchenbekämpfungsmaßnahmen (Meldepflicht, Umfelduntersuchungen, Partnerinformation etc.) der HIV-Ausbreitung unnötige Freiräume gab. In Europa haben nur Deutschland und die Niederlande bis heute keine Meldepflicht für Aids eingeführt, ohne daß in anderen Ländern jene Schreckbilder wahr geworden wären, die vorher gegen die normalen seuchenhygienischen Maßnahmen an die Wand gemalt worden waren.

In den Statistiken treten in Europa wie in den USA die Homosexuellen immer mehr in den Hintergrund, die heterosexuellen Fälle werden immer häufiger. In den großen urbanen Zentren der USA ist Aids innerhalb weniger Jahre zur häufigsten Todesursache bei Männern zwischen dem 15. und 49. Lebensjahr geworden. Die USA haben durch Aids mehr junge Männer verloren als durch Vietnam-, Korea- und beide Weltkriege zusammen.

In Schwarzafrika erfolgt die Übertragung von Aids vorwiegend heterosexuell. Der anale Geschlechtsverkehr gilt vielerorts als tabu. Der Motor der Epidemie ist die Promiskuität der Männer. Der Verkehr mit mehreren Frauen, auch Prostituierten, gilt in Afrika als Zeichen der Männlichkeit und hängt mit der traditionellen Polygamie der Stammeshäuptlinge zusammen. Die Auflösung traditioneller Lebensformen, durch Industrialisierung und Krieg bedingt, führte zur Landflucht, Überbevölkerung der Städte, Arbeitslosigkeit und Slumbildung. In diesem Milieu entsteht die Prostitution, die eine wichtige Überträgerrolle bei der HIV-Infektion spielt. Kondome sind infolge mangelnder Aufklärung oft unbekannt. Besonders durchseucht sind Soldaten und Fernfahrer. Bei den vielen blutigen Unruhen und bürgerkriegsartigen Auseinandersetzungen in verschiedenen Regionen, die mit Mord und Vergewaltigungen einhergehen, ist eine erhebliche HIV-Verseuchung die Folge.

Nirgendwo auf der Welt hat die HIV-Infektion so viel Unheil angerichtet, wie in Afrika. Dort leben zehn Prozent der Weltbevölkerung, aber 60 Prozent aller HIV-Infizierten.

In neun afrikanischen Ländern ist die Lebenserwartung bereits unter 40 Jahre gesunken.

Auch im übervölkerten Lateinamerika breitet sich AIDS rasant aus, wobei sich das Verbot der katholischen Kirche, infektions- und zugleich empfängnisverhütende Kondome zu benutzen, besonders verhängnisvoll auswirkte.

Die Gefängnisse sind »hot spots« der Virusverbreitung.

Weltweit rechnet die WHO heute mit etwa 14 000 Neuinfektionen am Tage. Von einer Seucheneindämmung kann also nicht die Rede sein. Die HIV-Verbreitung ist in keinem Land der Welt, in keiner Volks-, Alters- oder Risikogruppe wirklich zum Stillstand gekommen. Die meisten Länder zählen immer noch AIDS-Fälle, und die nehmen dank zunehmend effektiver virostatischer Therapie zur Zeit markant ab. HIV-Infektionen scheinen das nicht zu tun. In mehreren Staaten des ehemaligen Ostblocks (vor allem dem Baltikum) und in der Dritten Welt nimmt die Zahl der Neuinfektionen in einer fulminanten Weise zu. Ähnlich ernst sieht es in Indien und China aus, die noch keine wirklich zuverlässigen Daten vorlegen.

Im Gegensatz zu den bislang vergeblichen Bemühungen um eine Schutzimpfung hat man in der Therapie der HIV-Infektion beachtliche Fortschritte zu verzeichnen. Nach etlichen Hemmern der Reversen Transkriptase hat eine Vielzahl von Proteasehemmern, welche die Virussynthese (Assembly und Reifung) behindern, aber auch rezeptorblockierende Substanzen, die das Andocken und das Eindringen des Virus in neue Wirtszellen verhindern, eine effektive Mehrfachtherapie ermöglicht (Tripel- und Quadrupeltherapie, hochdosiert und frühzeitig eingesetzt), die zu Überlebenszeiten von 10 Jahren und länger geführt hat. Viele Probleme jedoch – wie etwa Nebenwirkungen, Resistenzentwicklung, Mehrfachinfektionen und Rückfälle in altes Risikoverhalten – bleiben noch zu lösen, aber die Diagnose AIDS ist keineswegs mehr ein sicheres Todesurteil. Selbst Zustände,

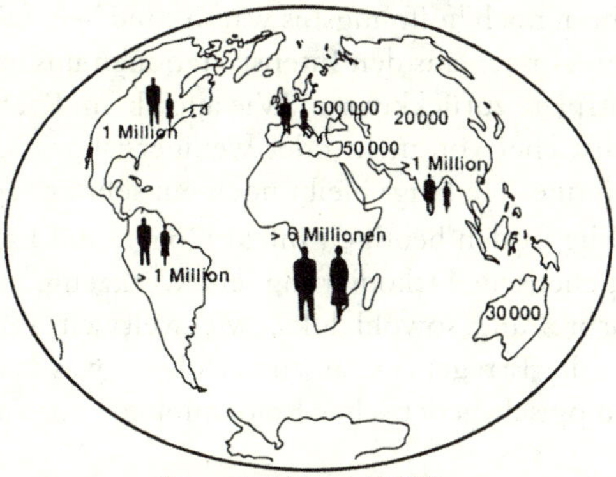

Gesamtzahl rund 10 Millionen

Verhältnis: Männer : Frauen

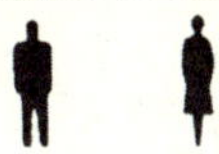

Geschätzte globale Verteilung von HIV-Infektionen bei Erwachsenen (Stand: Ende 1991), (nach Chin 1991).

Aids in Afrika

Schwarzafrika bis Dezember 1999
29,4 Millionen Infizierte davon 1 Million Kinder

HIV-Infizierte 15- bis 49-jährige	Botswana 38,8%
	Simbabwe 33,7%
	Südafrika 33,7%
	Swasiland 33,1%
	Lesotho 31,0%
	Namibia 22,5%
	Sambia 21,5%
	Kenia 15,0%
	Malawi 15,0%
	Mosambik 13,0%
	Ruanda 8,9%
	Burundi 8,3%
	Uganda 8,0%
	Tansania 7,8%

In den Staaten südlich der Sahara leben zwei Drittel aller weltweit HIV-Infizierten und 77 Prozent aller HIV-positiven Kinder.
Vor allem im Süden des Kontinents breitet sich das Virus aus.

wie sie vor 12 Jahren noch hoffnungslos waren, sind behandelbar geworden. Manche Patienten können aus den Intensivstationen unserer Kliniken wieder an den Arbeitsplatz zurückkehren. Wie auch beim Krebs wird man vermutlich demnächst eher von mehr oder weniger langen Überlebenszeiten reden. Die endgültige »Heilung« bleibt noch ein sehr entlegenes Fernziel.

»Eine große Hilfe ist den heutigen Infektiologen und Epidemiologen die immer raschere genetische Dekodierung, ein Werkzeug, das es ermöglicht, die Infektionsausbreitung sowohl lokal wie weltweit anhand der RNA/DNA-Sequenzen des Erregers genau zu verfolgen, was man heute zu einer Art molekularbiologisch-genetischer Epidemiologie zu entwickeln im Begriff ist«.

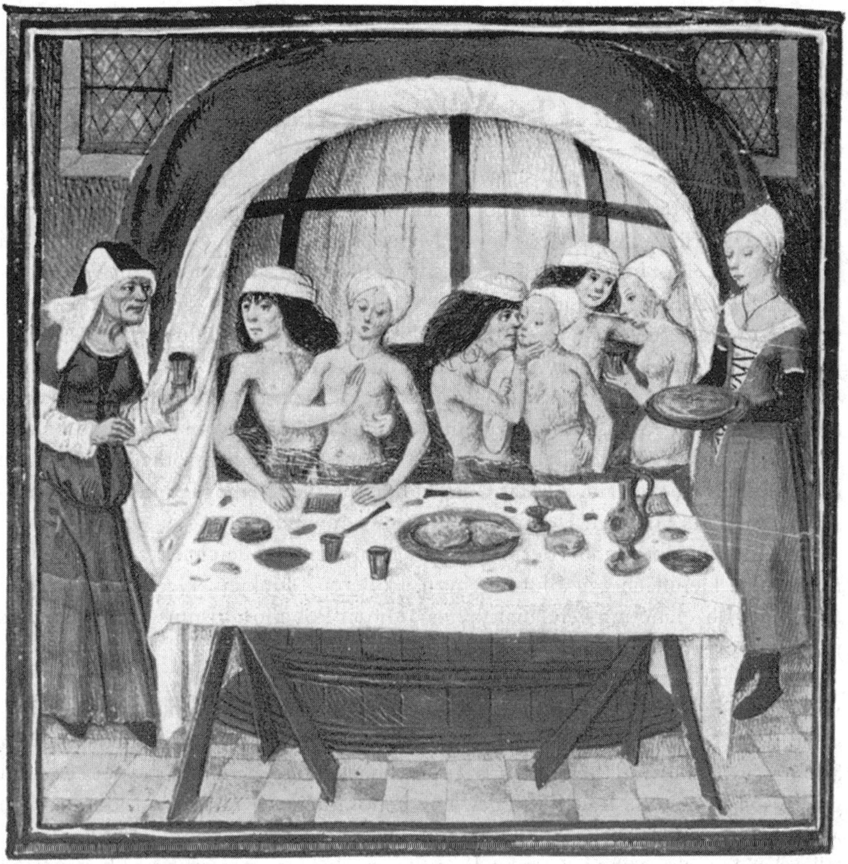

Badstubenszene von Simon Marmion, Ende 15. Jahrhundert. Die Sitte des Warmbadens, die nach den Kreuzzügen als vermeintliche Schutzmaßnahme gegen die Lepra eingeführt worden war, entartete am Ende des Mittelalters in das Gemeinschaftsbad als Stätte zwangloser Geselligkeit und vielerorts auch der Prostitution. Da das nackte Gemeinschaftsbad die Ausbreitung der seit dem späten 15. Jahrhundert auftretenden Syphilis förderte, wurden die Bäder überall geschlossen.

Fleckfieber (Typhus exanthematicus)

Das klassische (oder epidemische) Fleckfieber ist eine Infektionskrankheit, die durch Kleiderläuse von Mensch zu Mensch übertragen wird. Die Krankheit beginnt nach einer Inkubationszeit von 10 bis 14 Tagen ziemlich plötzlich mit grippeähnlichen Allgemeinerscheinungen: Mattigkeit, Glieder-, Kreuz- und Kopfschmerzen. Das zugleich einsetzende Fieber schnellt plötzlich bis auf 40–41° empor und hält, nur durch geringe Schwankungen unterbrochen, 10 bis 12 Tage an, um dann kritisch, meist innerhalb von 2–3 Tagen abzusinken. Zwischen dem dritten und sechsten Krankheitstag tritt auf der Haut, besonders auf Brust und Bauch, aber auch an den Gliedmaßen, ein Ausschlag mit zahlreichen rötlichen und etwa linsengroßen Flecken auf, der das Gesicht und meist auch die Handteller und Fußsohlen freiläßt. Mit dem Exanthem geht eine Zunahme der schweren Allgemeinerscheinungen, besonders der Kopfschmerzen, einher. Gleichzeitig kommt es inmitten der kleinflächigen Blutungen zu größeren, dunklen, klecksigen Flecken (daher die Bezeichnung Petechialtyphus). Dieser Polymorphismus des Exanthems ist charakteristisch für das epidemische Fleckfieber.

Die meisten Kranken verlieren schon zu Beginn des hohen Fiebers das klare Bewußtsein. Sie sind leicht benommen und verfallen oft in einen schlafsüchtigen Zustand oder sehen alles wie durch einen Nebel. Wegen dieser Umnebelung der Sinne wurde die Krankheit auch als Typhus bezeichnet. Typhus (τῦφος) bedeutet griechisch soviel wie Rauch, Nebel. Die benommenen Kranken mit dem rötlich aufgedunsenen Gesicht, den entzündeten, lichtscheuen Augen und der gestörten, lallenden Sprache erinnern oft an Betrunkene. In der zweiten Krankheitswoche erreichen die psychischen und nervösen Erscheinungen ihren Höhepunkt, der sich entweder in völliger geistiger Erstarrung oder auch in heftigen Delirien äußert. Nicht selten, besonders nachts, werden die Kranken von angstvollen Wahnvorstellungen gequält, so daß sie aus dem Bett springen und zu toben anfangen.

Das Fleckfieber ist eine mit Schädigungen verschiedener Organe (namentlich des Gehirns) verbundene Gefäßerkrankung. Die Erreger des Fleckfiebers rufen an den Wänden der Kapillaren Entzündungen hervor. Diese Gefäßschädigungen, die in der Haut zur Bildung von Petechien führen, verursachen im Gehirn nervöse und psychische Symptome. Im vorigen Jahrhundert nannte man diese Krankheit daher auch »Nervenfieber«. Die Schwere der cerebralen Erscheinungen und der Zustand des Kreislaufs entscheiden meistens über den Ausgang der Krankheit. Die Gefahr für den Patienten wächst mit dem Alter, zumal dann die Wände der Haargefäße weniger widerstandsfähig sind. Von den Kranken über 40 Jahre sterben mehr als die Hälfte. Kinder erkranken dagegen meist so leicht, daß die Krankheit gar nicht erkannt wird. Als eine besondere Komplikation, der ebenfalls eine durch den Erreger bedingte Kapillarläsion zugrunde liegt, werden ferner Gangräne der

Finger und Zehenspitzen, der Ohrläppchen und der Nasenspitze sowie der männlichen Geschlechtsteile verzeichnet.

Das Überstehen der Krankheit hinterläßt eine dauerhafte Immunität. In endemischen Gebieten erfolgt auf diese Weise eine weitgehende Immunisierung der Bevölkerung, so daß es dort trotz hochgradiger Verlausung zu keinen Epidemien kommt. Doch die Situation ändert sich schlagartig, wenn in ein solches Milieu fremde Personen kommen, was besonders im Fall eines Krieges, wo ein regelmäßiger Wäschewechsel nicht möglich ist, verhängnisvolle Folgen haben kann.

Prophylaktisch kommen Entlausung durch Insektizide und Schutzimpfung in Betracht, therapeutisch Tetracycline.

Altertum

Seit jeher brachte der Volksglaube Krieg, Hungersnot und Pestilenz in einen ursächlichen Zusammenhang. Doch nicht alles, was man früher Pest nannte, war es im heutigen bakteriologischen Sinn. Hieß doch einst jedes foudroyant verlaufende Massensterben so, was ein Spruch aus den pseudogalenischen »Definitiones medicae« beweist:

> »Wenn eine Krankheit viele Menschen befällt, so ist sie epidemisch, wenn sie auch viele von ihnen tötet, so ist es die Pest«.[1]

Pestilenz war demnach ein Sammelbegriff für alle möglichen mörderisch verlaufenden Epidemien, auch für das Fleckfieber, das schon im Altertum an Kriegs- und Hungersnöten seinen Anteil nahm.

So wie es für gewisse geologische Formationen »Leitfossile« gibt, gibt es nach E. Martini auch für gewisse epidemiologische Situationen »Leitinsekten«, die bis zu einem gewissen Grad die retrospektive historische Diagnose von Malaria, Gelbfieber, Fleckfieber, der Schlafkrankheit etc. ermöglichen oder erleichtern. Das »Leitinsekt« für Fleckfieber ist die Kleiderlaus. Daher sind bei der Geschichte des Fleckfiebers auch die jeweiligen Hinweise auf die Verlausung in verschiedenen Epochen als eine conditio sine qua non zu beachten. Obwohl die Verlausung in der Antike enorm war, empfand man sie höchstens als »Plage« im Sinn einer Belästigung und ahnte noch nichts von ihrer Rolle im Seuchengeschehen. Es gibt zwar eine Stelle im babylonischen Talmud (Pesachim 1126) die lautet:

> »Setzen sich in einem seit 8 Tagen noch nicht gewaschenen Hemd weiße Läuse fest, so übertragen sie auf den, der das Hemd trägt, ansteckenden Aussatz.«

Hier wurde die Laus als Krankheitsüberträgerin schon in Betracht gezogen, allerdings bei einem Leiden, bei dessen Übertragung sie keine Rolle spielt und das mit Fleckfieber aber auch gar nichts gemein hat.

Es gibt von babylonischen Priestern einen Keilschrifttext, in dem mit geradezu alttestamentarischer Eindringlichkeit die stürmische Ausbreitung einer eingeschleppten Seuche geschildert wird, bei der es sich aufgrund der Symptomatik um Fleckfieber handeln könnte, das auch bei uns im 16. Jahrhundert wegen der heftigen Kopfschmerzen »Hauptweh« genannt wurde:

»Das Kopfleiden ist aus der Steppe losgebrochen
Wie der Wind stürmend.
Wie ein Blitz ist es aufgeflammt,
Oben und unten sich ergießend.
Den, der seinen Gott nicht fürchtet,
Hat es wie ein Rohr geknickt.
Seine Glieder hat es wie einen Rohrhalm durchschnitten…
Wie ein Stern am Himmel huscht es dahin.
Wie Wasser in der Nacht strömt es dahin.
Den dahinwandelnden Menschen riß es nieder wie ein Ungewitter,
Selbigen Menschen hat es erschlagen,
Selbiger Mensch läuft umher wie ein Rasender,
Wie einer, dem das Herz herausgerissen ist, geht er hoch,
Wie einer, der ins Feuer geworfen ist,
Brennt er lichterloh.«[2]

Auch die familienzerstörende Wirkung solcher Seuchen war schon bekannt, was aus einem weiteren Keilschrifttext hervorgeht:

»Die bösen Unholde… sind die Brut der Unterwelt…
Über hohe Dächer, über weite Dächer springen sie hinweg
wie die Hochflut.
Von Haus zu Haus steigen sie einher.
Keine Tür hemmt sie, kein Riegel hält sie zurück.
Durch die Tür huschen sie hinein wie eine Schlange.
Durch das Zapfloch wehen sie wie ein Wind.
Sie verscheuchen das Weib aus dem Schoße des Mannes,
Vertreiben das Kind von den Knien des Mannes,
Sie treiben den Mann aus seinem Familienhause.
Sie sind Wehgeschrei, das sich dem Menschen anhaftet…«[3]

In Babylon wird es mit der Verlausung nicht anders gewesen sein als in Ägypten. Nun, die geringste der ägyptischen Plagen ist die Verlausung mit ihren Konsequenzen sicherlich nicht gewesen. Wenn man bei der Untersuchung von Mumien sogar in den Haaren ägyptischer Prinzessinnen, die mit allen Kniffen einer raffinierten Kosmetik vertraut waren, Läuse gefunden hat, kann man sich vorstellen, in welchem Maß dieses Ungeziefer bei dem gewöhnlichen Volk anzutreffen war. Nicht umsonst bedeutete das ägyptische Wort »Salber« in der Pyramidenzeit zugleich auch »Arzt«. Auch Weihrauch wurde zu den Salben benutzt.[4] Unter Hatschepsut, Ramses III. und anderen Herrschern wurden Expeditionen nach dem fernen Punt ausgerüstet, die »Weihrauchbäume« und sonstige Wohlgerüche mitbringen sollten. Daraus kann man die große Bedeutung des Salbens bei der Toilette erkennen. Die Riechstoffe und Öle, die nicht nur zu kultischen Zwecken dienten, wurden in den Tempeln in besonderen Räumen hergestellt. Im Tempel von Efdu ist ein solcher Raum erhalten, an dessen Wandinschriften wir die verschiedenen Herstellungsrezepte ersehen können. Doch die vornehmen Ägypter schützten sich nicht nur durch Einsalben, sondern auch durch sorgfältiges Kurzscheren ihres Kopf- und Barthaars. Herodot, der auf seinen Reisen auch die ägyptischen Priester kennenlernte, berichtete:

> »Sie scheren alle drei Tage den ganzen Leib, damit sich bei ihnen als Diener Gottes weder eine Laus noch irgendein anderes Ungeziefer einfindet.«[5]

So verdanken wir die Sitte des Rasierens, die im hellenistischen Zeitalter von den Griechen und später auch von den Römern übernommen wurde, wahrscheinlich der Läuseplage.

Das Einreiben mit ätherischen Ölen war auch bei den alten Juden ein Privileg der Reichen, gegen die der Prophet Amos im Alten Testament so polterte:

> »Weh den Sorglosen auf dem Zion... Ihr liegt auf Betten aus Elfenbein, und faulenzt auf euren Polstern. Zum Essen holt ihr euch Lämmer aus der Herde und Mastkälber aus dem Stall... Ihr trinkt den Wein aus großen Humpen, ihr salbt euch mit dem feinsten Öl...«(Am 6, 1–6)[6]

Im Talmud, der neben Flöhen, dem »springenden Ungeziefer«, auch Läuse als »gehendes Ungeziefer« (Tos. Sabbat 12a) erwähnt, heißt es, letztere entstünden aus Schweiß und Schmutz des menschlichen Körpers, was dafür spricht, daß die Verlausung vorwiegend bei den armen, verwahrlosten Volksschichten vorkam. Hatten doch nach dem Talmud die gesellschaftlich verachteten Dirnen zur Strafe Läuse aller Art auf ihrem Kopf.[7]

Auch bei den Griechen gehörte zu den zahlreichen Spottnamen, mit denen sie die gewöhnlichen Freudenmädchen (»Dikteriaden«) zu bezeichnen pflegten, das Epitheton »Lauserin« (»Phtheiropyle«).[8] Laut Eubulos, einem Athener Komödiendichter, bestand die Redensart, wenn eine Frau in Trauer war und sich darum ihr Haupthaar glatt wegscheren ließ, »sie werde bis auf die Laus geschoren«.[9] Das läßt auf so manches schließen. Nach einer antiken Sage gaben arme Fischersleute, die ohne Beute landeten, dem greisen Homer angeblich folgendes Rätsel auf:

> »Was wir nicht fingen, ist bei uns. Nicht bei uns ist, was wir fangen wollten.«[10]

Neben der Haar- und Körperpflege beeinflußte auch die jeweilige Tracht die Verlausung im positiven oder negativen Sinn. So verhinderte z. B. die lose Umhüllung des Körpers durch Chiton und Peplos, durch Chlamys und Kolpos nebst häufigen Bädern bei den vornehmen Griechen unter normalen Bedingungen die Läuseplage,[11] die bei den in Lumpen gehüllten Bauern und Sklaven verbreitet war. Der derb geniale Komödiendichter Aristophanes läßt auf der Bühne die personifizierte Armut auftreten, von der es heißt, sie bewirke, daß sich »frühmorgens auf dem Kopf des zur Arbeit aufbrechenden Armen Läuse, Wanzen und Flöhe tummeln« (Plutos. 5,37).[12] Überhaupt wird in den griechischen Komödien mit Begeisterung gezotet, nach Läusen gesucht und gerülpst, von noch schlimmeren Geräuschen nicht zu reden. Aristophanes führt unter Leuten aus dem Volk, »die in Lumpen gehen«, auch solche vor, die da »mit Läusen fechten« (Friede, 740). Ein solches Gefecht bezeichnete er augenzwinkernd als »Phtheiromachie«.[13] Läusefördernd wirkte die Hosentracht, die bei den Kulturvölkern des Mittelmeergebiets nicht üblich war. Sie kennzeichnete die ringsumher wohnenden »Barbaren«. Die hosentragenden Perser galten bei den Griechen als verweichlicht, u. a. weil sie nie badeten.[14]

Die Griechen waren nicht nur hervorragende Psychologen, sondern auch scharfe Beobachter ihrer Umwelt. So berichtete Plutarch:

> »Wie die Schmeichler sich vom Mächtigen bei dessen Machtverlust zurückziehen, so weichen auch die Läuse vom Sterbenden und verlassen den Körper, wenn das nährende Blut stockt.«[15]

Allein von einem Kausalnexus zwischen Verlausung und fieberhafter Erkrankung ahnten die Griechen noch nichts. Im 1. Buch der hippokratischen »Epidemien« wird unter dem 2. Fall ein fieberhaft-exanthemisches Leiden geschildert, das eindeutig für Fleckfieber spricht:

»Silenos wohnte auf der Felsplatte nahe bei den Besitzungen des Eualkidas. Infolge von Übermüdung nach Teilnahme an Trinkgelagen... ergriff ihn Fieberglut. Zuerst hatte er Kreuzschmerzen, dazu kam Schwere im Kopf und Spannung im Nacken... Er empfand Durst, seine Zunge war trocken, des Nachts konnte er nicht schlafen. Am zweiten Tag bekam er heftiges Fieber. Die Nacht verbrachte er unruhig und halluzinierte. Am dritten Tage verschlimmerte sich sein Zustand... in der Nacht blieb er schlaflos, schwatzte viel, lachte, sang, war nicht bei Sinnen. Am vierten Tage derselbe Zustand. Am sechsten Tage schwitzte er ein wenig, hatte kalte, bleifarbige Extremitäten, warf sich viel hin und her, der Stuhlgang blieb aus, die Harnabsonderung stockte, das Fieber war heftig. Am siebenten Tage verlor der Kranke die Stimme. Am achten Tage kalter Schweißausbruch am ganzen Leibe, danach rote Hautausschläge, rundlich klein, wie ›Blütchen‹ (iontoi); sie blieben bestehen und verteilten sich nicht... Am zehnten Tage nahm er kein Getränk zu sich, war schlafsüchtig, verfiel in Koma... Am elften Tage starb er. Sein Alter betrug ungefähr zwanzig Jahre.«[16]

Jede Einzelheit wird genau registriert, von Läusebefall jedoch kein Wort.

In Anbetracht der Ungezieferplage bei der Landbevölkerung ist es nicht verwunderlich, daß sich während des Peloponnesischen Krieges der plötzliche Zustrom von Flüchtlingen (in epidemiologischer Hinsicht) verhängnisvoll auswirkte. Athen erlebte damals sein Goldenes Zeitalter. An der Spitze des Staates stand Perikles, der die einst gleichberechtigten Bundesgenossen seiner Vaterstadt mit rücksichtsloser Härte zu Untertanen herabdrückte. Aus den Geldern über hundert hellenischer Seestädte entstanden in jener Zeit die Wunderwerke des Parthenon und der Propyläen auf dem Burgfelsen. Aber nicht nur im Kreise der Bundesgenossen, sondern auch in dem seiner Mitbürger wuchs die Erbitterung gegen Perikles, den man mit den großen Tyrannen der Vergangenheit zu vergleichen begann. Als man in Prozessen gegen ihm nahestehende Personen (Anaxagoras, Phidias, Aspasia) vorzugehen wagte, versuchte er, seine angeblich wankende Stellung dadurch zu retten, daß er den großen Krieg mit der Landmacht Sparta herbeiführte, demgegenüber alle inneren Streitigkeiten in den Hintergrund treten mußten.[17] Nach Perikles' Kriegsplan, der nur aus der Sonderstellung Athens als Seemacht zu verstehen ist, sollten unter Preisgabe von ganz Attika nur die Stadt selbst und einige wenige Ortschaften verteidigt werden. Jede Entscheidung zu Lande mit dem weit überlegenen Gegner sollte vermieden werden, um gleichzeitig unter Ausnutzung der stärkeren Seemacht den Feind »durch Prankenschläge in den Rücken« zu ermatten und zur Anerkennung der attischen Hegemonie zu zwingen. Als dann die Spartaner sengend und brennend in Attika einfielen, berichtet Thukydides, floh ein großer Teil der Landbevölkerung nach Athen, um Schutz hinter den »Langen Mauern« zu finden, die Athen mit den Häfen Piräus und Phaleron verbanden und bei der damaligen Belagerungstechnik für unbezwingbar galten. Hals über Kopf errichtete man Unterkünfte, in denen die mit allerlei Ungeziefer behafteten Flüchtlinge notdürftig und eng zusammengepfercht untergebracht wurden.[18] So schuf man die günstigsten Voraussetzungen zur Ausbreitung jener Seuche, die im zweiten Kriegsjahr wahrscheinlich durch Schiffe von Übersee her eingeschleppt wurde, denn sie trat zuerst in der Hafenstadt Piräus auf.[19] Doch die Seuche blieb diesmal nicht wie sonst auf das Hafenviertel beschränkt, sondern sie erfaßte in einem Zug das sieben Kilometer landeinwärts gelegene Athen und wuchs zu einem grauenhaften, vorher nie dagewesenen Ausmaß an.[20]

Thukydides,[21] der diese Seuche nicht nur miterlebte, sondern auch selbst an ihr erkrankte, schildert mit minuziöser Sorgfalt die geradezu verwirrende Symptomatik dieser Epidemie (»Loimos«), die sich retrospektiv mit keiner uns bisher bekannten Infektionskrankheit identifizieren läßt, schon gar nicht mit der Pest, für die man sie so oft gehalten hat.[22]

> »Die sonst Gesunden befiel plötzlich ohne jeden Anlaß heftige Hitze des Kopfes, was erst später nachließ. Die Haut fühlte sich außen nicht mehr warm an und war auch nicht bleich, sondern mäßig gerötet (livide) und mit kleinen Pusteln und Geschwüren bedeckt. Das Innere des Körpers aber brannte so stark, daß die Kranken weder das dünnste Kleid noch sonst eine Bedeckung ertrugen, sondern nur nackt liegen wollten. Am liebsten hätten sie sich in kaltes Wasser gestürzt. Und tatsächlich sprangen viele, die ohne Aufsicht waren, von unlöschbarem Durst gequält, in die Regenwasserzisternen. Es blieb sich jedoch gleich, ob sie viel oder wenig tranken. Die ganze Zeit hindurch peinigte sie Unruhe und Schlaflosigkeit. Die meisten Kranken starben am siebten oder neunten Tag an der inneren Fieberglut. Überstanden sie die kritischen Tage, so erlagen sie danach einer Schwäche, die sich einstellte, wenn die Krankheit in die Bauchhöhle hinabstieg, dort ausgebreitete Geschwüre erzeugend, während sich gleichzeitig ein unstillbarer Durchfall einstellte. Das Übel, das zuerst am Kopf begann, zog durch den ganzen Körper, und wenn einer das Schlimmste überstanden zu haben glaubte, verstümmelte es ihn obendrein, denn es befiel die Geschlechtsteile sowie die Finger und Zehen und viele hatten deren Verlust zu beklagen. Einige büßten auch ihr Augenlicht ein.«[23]

Bei den unhygienischen Verhältnissen, die in einer belagerten, von verlausten Flüchtlingsmassen überfluteten Stadt mit fehlenden sanitären Anlagen zu herrschen pflegen, ist es mit einer fast an Sicherheit grenzenden Wahrscheinlichkeit anzunehmen, daß neben Fleckfieber auch Typhus vorgekommen ist. Doch bei den von Thukydides beschriebenen Exanthemen handelte es sich nicht um Flecken, sondern um »Bläschen und Geschwüre«, wie sie bei Pocken vorkommen.[24] Auch die Komplikation der Erblindung, die bei Fleckfieber nicht auftritt, spricht dafür, daß Pocken mit von der Partie waren.[25] Allein das Gangrän der Extremitäten mit dem Verlust von Fingern, Zehen und Geschlechtsteilen kommt nicht bei Pocken vor, dafür aber bei schweren Fleckfieberfällen infolge arterieller Thrombosen. Das Zitat von Thukydides, »wenn die Krankheit in die Bauchhöhle hinabstieg, dort ausgebreitete Geschwüre erzeugend, stellte sich gleichzeitig ein unstillbarer Durchfall ein«, kann auf Typhus oder Ruhr hinweisen. Die oft mißverstandene Bemerkung, daß keiner von der Seuche zum zweiten Mal so befallen wurde, daß sie bei ihm tödlich verlaufen wäre (II,51), bringt noch einen weiteren Beweis dafür, daß am epidemiologischen Geschehen in Athen mehrere Krankheiten beteiligt waren. Denn so unvollständig ist die Immunität weder nach Fleckfieber noch nach Typhus oder Pocken, als daß bereits wenige Monate nach ihrem Überstehen eine Neuerkrankung auftreten könnte. Da eine genaue Differentialdiagnose damals noch nicht möglich war, wurden von Thukydides die Symptome von zwei oder drei gleichzeitig nebeneinander einherlaufenden exanthematischen Infektionskrankheiten im Krankheitsbild einer einzigen Seuche vereinigt, wodurch ein seuchenhistorischer Kentaur entstand, dessen überwiegender Fleckfiebercharakter jedoch nicht zu verkennen ist.[26]

Die Seuche hat in Athen den ganzen Sommer 430 und den Winter 430/29 v. Chr. gewütet und flaute erst im folgenden Sommer ab.[27] Anscheinend begann die Epidemie mit Pocken, die mit Schiffen in die Häfen eingeschleppt wurden, zu denen später durch die vielen Flüchtlinge noch Fleckfieber und vielleicht auch Typhus kamen.

> »In den vor Hitze dumpfigen Behausungen wütete der Tod grausam unter ihnen.[28] Sterbende und Verstorbene lagen übereinander, sie wälzten sich durch die Straßen und umlagerten halbtot vor Durst die Regenwasserzisternen. Die Tempel, in denen sie untergekommen waren, lagen voller Toter und Sterbender. Die Menschen wurden gleichgültig gegen alles Heilige und Würdige; denn das Unglück wuchs, und sie wußten nicht, was aus ihnen werden sollte.«[29]

Thukydides schildert eindrucksvoll, wie die Menschen in ihrer Verzweiflung stumpf und gleichgültig oder auch rücksichtslos wurden und sich zu Handlungen hinreißen ließen, deren sie sich unter normalen Umständen geschämt hätten.

Wenn der Peloponnes von der Seuche frei blieb, wie Thukydides mit Erstaunen feststellte (II,54), dann nur deshalb, weil der bestehende Kriegszustand die wirksamste Quarantäne war. Denn die Spartaner töteten ohne Erbarmen jeden Athener oder attischen Bundesgenossen, der in ihre Hände fiel.[30] Die in Attika eingefallenen Spartaner verließen übrigens nach Bekanntwerden des Seuchenausbruchs in Athen schleunigst das Land und gingen auf diese Weise der Ansteckung aus dem Weg (II,57).

Kurz nach dem Ausbruch der Seuche hatte Perikles eine große Flotte (von 150 Schiffen) ausgerüstet (II,56). Doch die Verschleppung der Seuche lähmte die Stoßkraft des Landungskorps.[31] Bei der Belagerung von Potidea verlor man innerhalb von 40 Tagen über 1000 von 4000 Hopliten (II,58). Insgesamt verloren die Athener infolge der Seuche 4400 Hopliten und 300 Reiter[32] und unzählige Zivilisten. Zu den Opfern der Seuche gehörte auch Perikles selbst. Mit dieser Kriegsseuche erlosch das Goldene Zeitalter Athens.

Noch einmal scheint das Fleckfieber schicksalhaft in den Lauf der griechischen Geschichte eingegriffen zu haben. Nach Alexanders Sieg am Granikos (334 v. Chr.) beabsichtigte Memnon aus Rhodos, die kleinasiatischen Gebiete zu verwüsten, um mit der »Taktik der verbrannten Erde« Alexander durch Proviantmangel in den Seekrieg zu drängen, der für ihn wegen des zahlenmäßigen Übergewichts der phönizischen und zyprischen Flotte des Großkönigs geradezu hoffnungslos gewesen wäre.[33] Aber die Satrapen widersetzten sich diesem Plan, teils um ihre Ländereien zu schonen, teils aus Animosität gegen den griechischen Kollegen, und bald darauf wurde Memnon von einem akuten Fieber dahingerafft, das bereits Rudolph Virchow in seinen Vorlesungen als »Kriegstyphus«, d. h. Fleckfieber, bezeichnete.[34]

Auch in Rom wird es sich bei so mancher Seuche, die einfach als Pest bezeichnet wurde, in Wirklichkeit um Fleckfieber gehandelt haben, waren doch nach Pöhlmann die antiken Handwerker, Bauern und Sklaven hochgradig »verfloht, verlaust und verwanzt«. Bei den römischen Schriftstellern, die zumeist kein Blatt vor den Mund nahmen, findet sich immer wieder die Warnung, »der vornehme Jüngling möge Eseltreiber und Lastträger meiden, denn sie seien unflätig, ungewaschen und voll Ungeziefer... Auch seien die ordinären Lupanare (Bordelle) und Vorstadtschenken nicht zu besuchen, wo man sich mit Pest und Aussatz anstecken könne.«[35] Im Soldatenlustspiel »Das Schwertlein« (»Gladiolus«) des Livius Andronicus kommt ein stets mit seinen Heldentaten prahlender Kriegsmann vor. Auf seinen bramarbasierenden Schlachtenbericht: »An fünfhundert, nein, an tausend schlug ich tot an einem Tag!« folgt prompt die höhnische Frage: »Meinst Du Flöhe, meinst Du Wanzen, meinst Du Läuse? Sag mir doch!«

Auch im Wortschatz des römischen Komödiendichters Plautus (254 – 184 v. Chr.) spielt dieses Ungeziefer eine große Rolle. So bezeichnet er die gerissenen Kuppler, diese »Blutsauger« (die als ständige Figuren seiner Lustspiele in den Liebeshändeln schöne Mädchen anpreisen und von den Jünglingen Geld erpressen), als die »Läuse, Wanzen und Flöhe der Großstadt«.[36]

Die vielgepriesene römische Körperkultur bildete eben nur ein Privileg der oberen Zehntausend. Das Betreten der prunkvollen Luxusbäder war dem Pöbel verboten. Die Seife, die Plinius zum ersten Mal als eine gallische Erfindung erwähnt und die aus Ziegenspeck und Buchenholzasche hergestellt wurde, benutzte man noch nicht zum Waschen, sondern zum Rötlichfärben der langen Haare, vielleicht auch gegen Kopfläuse. Erst um 180 n. Chr. erwähnt Galen Seife als Reinigungsmittel.

In Anbetracht der hochgradigen Verlausung und ihrer gelegentlichen epidemiologischen Auswirkung scheint die Symptomatik des Fleckfiebers, insbesondere die Art der Exantheme, den Römern wohl bekannt geworden zu sein. So erwähnt der römische Dichter und Denker Lucretius (97–55 v. Chr.) in seinem atomistischen Lehrgedicht »De natura rerum« am Ende des VI. Buches bei der freien Übersetzung des thukydideischen Textes die »kleinen Pusteln« überhaupt nicht, sondern spricht von einem – auch bei Fleckfieber vorkommenden – erysipelartigen Exanthem:

> »Der Körper... schien wie durch Verbrennung gerötet, als ob das heilige Feuer über ihn ausgegossen wäre.«

Auch in der Ödipustragödie von Seneca (4 – 65 n. Chr.) kommen bei der Beschreibung der Seuche (die ebenfalls auf dem Text von Thukydides beruht) anstatt der »kleinen Pusteln« sogar »kleine Flecken« (»leves maculae«) vor. Die abgekürzte Übersetzung dieser Verse (182 – 193) lautet: »Mattigkeit der Glieder. Rötung des Gesichts. Kleine Flecken bedecken die Haut. Gluthitze im Kopf. Ohrgeräusche. Nasenbluten usw.« Die beiden letzten Symptome, die auch Lukretius erwähnt und die beide bei Fleckfieber beobachtet werden, finden sich nicht in dem uns erhaltenen Text des Thukydides.

Mittelalter

Unhygienische Zustände und Schmutz wurden im frühen Mittelalter durch die asketischen Ansichten und die religiösen Schwärmereien der christlichen Mönche mit einem Glorienschein der Heiligkeit umgeben. Die Kirchenväter lehnten die Gewohnheit des Badens mit der Begründung ab, alles, was den Körper anziehender mache, verlocke den Menschen zur Sünde.[35] »Die Reinheit des Körpers und der Kleider«, sagte die heilige Paula, »bedinge die Unreinheit der Seele«. Die Läuse bezeichnete man als »die Perlen des lieben Gottes«, sie gehörten zum unentbehrlichen »Kennzeichen der Heiligen«.[38] So führt uns der deutsche Chronist Thietmar von Merseburg aus der Regierungszeit von Kaiser Heinrich II. (973 – 1024) als Musterbild der damaligen Frömmigkeit eine Einsiedlerin namens Sisu vor, die

»das Ungeziefer, von dem sie fortwährend geplagt wurde, nicht fortwarf, sondern das zufällig Abgefallene sich wieder ansetzte.«[39]

In der »göttlichen Ordnung« des Mittelalters schien alles seinen Platz und Zweck zu haben, selbst das Ungeziefer. So sollte es z. B. die frommen Brüder und Schwestern bei ihren langwierigen Exerzitien wachhalten.[40] Auch in Klöstern traten daher wiederholt Fleckfieberepidemien auf. So lautet ein Bericht aus dem Kloster La Cava bei Salerno: »Anno 1083 in monasterio Cavensi in mense augusto et septembre grassavit pessima febris cum pediculis.« (»Im Jahre 1083 wütete im Kloster La Cava im Monat August und September ein gräßliches Fieber mit Läusen.«)[41]

Doch neben der Askese trugen im frühen Mittelalter auch noch andere Umstände zur Verlausung bei: Waren doch die Hütten der Armen so gebaut, daß sie oft nur ein Loch im Dach für den Rauch des Herdfeuers hatten. Bei kalter Witterung lagen die Familienmitglieder nachts zusammengedrängt, ohne ihre Kleidung, die sie tagsüber trugen, abzulegen. Auch wusch man sich kaum. Die Vermögenden, deren schlecht geheizte Häuser nicht viel bequemer waren, besaßen nur mehr Kleider, die sie nach dem Motto »omnia mea mecum porto« übereinander trugen und ebenfalls nur selten wechselten. Wozu diese Geflogenheit führte, geht aus einer zeitgenössischen Chronik hervor, in der über das tragische Ende des Erzbischofs von Canterbury, Thomas Becket (1118 – 1170), berichtet wird, der, da er die päpstliche Hierarchie gegen den König vertreten hatte, am 29. Dezember 1170 von dessen Anhängern im Dom von Canterbury erschlagen wurde:

»Die Leiche lag die ganze Nacht im Dom und wurde am folgenden Tage für das Begräbnis hergerichtet. Der Erzbischof war mit einer ungewöhnlichen Sammlung von Kleidungsstücken angetan. Er hatte einen weiten braunen Mantel an, darunter ein weißes Chorhemd, darunter eine Schafwolljacke, dann eine andere wollene Jacke und eine dritte Wolljacke; unter dieser befand sich eine schwarze Robe mit einer Mönchskappe des Benediktinerordens, darunter ein Hemd und direkt auf dem Körper ein merkwürdiges Haartuch, das mit Leinen überzogen war. Als die Leiche erkaltete, begannen Läuse, die in dieser vielfachen Hülle lebten, hervorzukriechen.«[42]

Um die Läuse loszuwerden, gab es im Mittelalter nur die Möglichkeit des Lausens.[43] Mancher Edelmann, der durch die unvermeidlichen Plagegeister im Schlaf gestört wurde, wird vorbeugend gesorgt haben, daß sein Haar möglichst oft nachgesehen und ausgekämmt wurde. In jedem größeren Ritterhof oder Lager gab es für das Kämmen bestimmte Leute mit der Bezeichnung »Lauser« oder »Lauserin«. Das war der eigentliche Anlaß, weshalb hohe Herren einst ihr Haupt in den Schoß eines Untertanen legten. Die Urbedeutung dieser Verhaltensweise geriet später völlig in Vergessenheit und wurde als ein Zeichen des Vertrauens in die Vasallentreue gedeutet. Vor etwa 160 Jahren hat der schwäbische Arzt Justinus Kerner das bekannte Lied »Der reichste Fürst« gedichtet, das mit den Worten beginnt: »Preisend mit viel schönen Reden«. Graf Eberhard von Württemberg versichert darin:

»Daß in Wäldern noch so groß
Ich mein Haupt kann kühnlich legen
Jedem Untertan in den Schoß.«[44]

Trotz der ungeheuren Verlausung und der heute fast unvorstellbaren hygienischen Verhältnisse kam es im Mittelalter zu keinen größeren Fleckfieberepidemien, was nur mit der geringen Bevölkerungsdichte und dem Fehlen von Handel und Verkehr zu erklären ist. In der Zeit, als es noch keine Nationalstaaten gab, waren die kleinen Fürstentümer und Grafschaften autark. Es hieß, »die Magenwände des Herrn seien die Grenzen der Ausbeutung gewesen«, denn alles, was man produzierte, wurde an Ort und Stelle gegessen, getrunken oder angezogen. Der Warentausch und das Geld spielten noch keine größere Rolle. Das Leben auf verstreuten Dörfern, die dünne Besiedlung und die wirtschaftliche Abgeschlossenheit der feudalen Länder verhinderten eine Ausbreitung von Seuchen. Nur wenn sich ein fleckfieberkranker Pilger oder Landstreicher in ein verlaustes Milieu verirrte, kam es zu einem örtlich begrenzten Fleckfieberausbruch.

Wie bereits mehrfach zitiert, werden in einem an das »Regimen Sanitatis

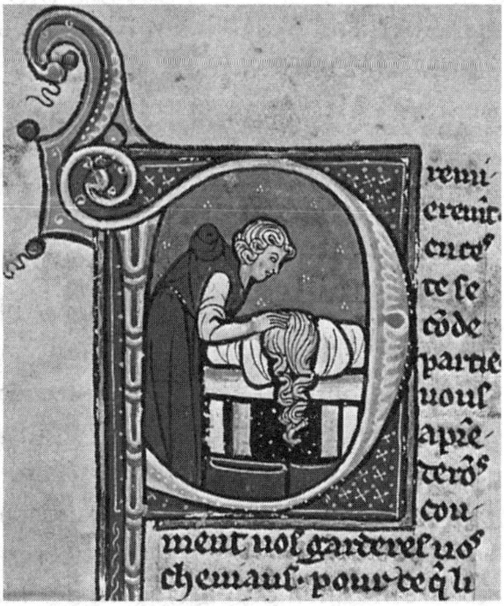

Initiale mit Entlausung aus einer Handschrift des 14. Jh. (Paris, Bibl. de l'Arsenal, Ma, 2510); Entlausungsszenen dieser Art ziehen sich durch die folgenden Jahrhunderte. Sie sind das Leitmotiv der Fleckfiebergeschichte.

Salernitanum« sich anlehnenden »epidemiologischen Merkvers« acht für ansteckend gehaltene Krankheiten aufgeführt:

> »Febris acuta, phthisis, pedicon, scabies, sacer ignis, anthrax, lippa, lepra nobis contagia praestant.« (»Akute Fieber, Schwindsucht, Fallsucht, Krätze, Erysipel bzw. Mutterkornbrand, Milzbrand, Trachom, Lepra sind uns als ansteckend bekannt.«)

Bei »febris acuta«, das meist als »pestartiges Fieber« übersetzt bzw. gedeutet wurde, dürfte es sich vor allem um Fleckfieber gehandelt haben, da sich die Pest erst seit Mitte des 14. Jahrhunderts epidemisch in Europa auszubreiten begann.

Die relativ eindeutig erkennbaren Fleckfieberepidemien waren meist mit kriegerischen Operationen verbunden. Als im 13. Jahrhundert mongolische Herden unter Batu, dem Enkel Dschingis-Khans, über Rußland bis Polen, Schlesien und Ungarn vordrangen, dürfte es sich bei mancher mörderischen Seuche, die von den Chronisten ohne nähere Angaben als »Pest« bezeichnet wurde, um dieses Übel gehandelt haben. Beobachtete man doch zum ersten Mal ein geradezu epidemisches Auftreten des »Weichselzopfes« als Zeichen hochgradiger Unsauberkeit und Kopfverlausung.[45] Indem die Läuse mit je einer Nisse mehrere Haare zusammenkitten, können diese so verfilzen, daß bei langer Haartracht zopfartige Gebilde entstehen, gegen die jeder Kamm machtlos ist und bei denen nur noch Abschneiden hilft. Der Name stammt vom polnischen Wort »wieszczyce« (d. h. »Zauberwerk der Hexen«). Daraus entstand in Schlesien die Bezeichnung »Weichselzopf«.[46] In weniger zivilisierten endemischen Fleckfiebergegenden herrschte bis in die jüngste Zeit der Aberglaube, daß beim Abschneiden des Weichselzopfes das Übel »nach innen schlagen« würde.

Neuzeit

Erst nach den Kreuzzügen änderte sich die frühmittelalterliche Kirchturmspolitik mit ihrer wirtschaftlichen Abkapselung. Die Produktion für den Eigenverbrauch wurde durch die Warenproduktion verdrängt, Handel und Gewerbe blühten auf. Das stolze Bürgertum der aufstrebenden Handelsstädte trug zur Entfaltung der Nationalstaaten in Form der absoluten Königsmacht bei. Denn der absolute Herrscher wie auch der Fernhandel bedurften eines starken Heeres, das nun – mit Anbruch der Geldwirtschaft – im Gegensatz zu den Ritterheeren besoldet wurde. Ein solches Söldnerheer sollte auch die Interessen des Handels in dem sich entfaltenden königlichen Machtbereich wahren und die Schranken sprengen, die kleine feudale Gemeinwesen innerhalb des Staates dem freien Verkehr entgegensetzten. Mit anderen Worten: die Straßenpolizei ausüben gegenüber den Rittern, die sich der Handelsgewinne auf dem einfachen Wege des Straßenraubs zu bemächtigen suchten. Die Vereinigung aller administrativen und militärischen Machtmittel in einer Hand, in Form des fürstlichen Absolutismus, wurde zur ökonomischen Notwendigkeit. Diese Umwälzung konnte natürlich nur durch Gewalt, nur durch blutige Kämpfe errungen werden.

Damals entstand der Begriff vom »Festungsfieber«, das genauso gefürchtet war wie das »Lagerfieber«. Bei Belagerungen wurden nicht nur die Eingeschlossenen, sondern auch die Belagerer, die oft wochen- oder sogar monatelang unter primitivsten Bedingungen eng gedrängt in durchnäßten Zelten leben mußten, vom Fleckfieber heimgesucht. Nicht nur in alten Chroniken, auch in zeitgenössischen Kunstwerken, wie z. B. in den Dramen Shakespeares, finden wir wiederholt Hinweise. So erklärt höhnisch angesichts einer bevorstehenden Belagerung Macbeth:

»...Unser festes Schloß
Lacht der Belagrung; mögen sie hier liegen,
Bis Hunger sie und Krankheit (»ague«) aufgezehrt.«[47]

Das Wort »ague«, das Dorothea Tieck als »Krankheit« und andere sogar als »Schmerz« übersetzten, bedeutet in Wirklichkeit ein akutes Fieber, unter dem man früher Fleckfieber verstand.[48] Es ist kennzeichnend, daß es in Shakespeares bewundernswertem Sprachschatz das Wort für Seife noch nicht gab.

Überall, wo die Verlausung in Heerlagern oder belagerten Städten schwelte, konnten zufällige Funken das leicht entzündliche Milieu in Brand setzen. Für die Verlausung der breiten Massen, eine Vorbedingung der Fleckfieberausbreitung, sprechen die zahlreichen Spottgedichte. So preist im 15. Jahrhundert Megenberg in seinem »Buch der Natur« die Anhänglichkeit der Läuse:

»Welches ist das getreuest thier?
Ein Lausz, die leszt sich mit eim henken
Und bleibt bei im bisz in den Tod.«

Im »Hortus sanitatis«, einem 1491 in Mainz erschienenen, lateinisch geschriebenen Werk, das außer einer Beschreibung der Heilpflanzen und einer Abhandlung über Urin auch Darlegungen über Tiere und Insekten enthält, befindet sich ein farbiger Holzschnitt, der die Beseitigung von Kopfläusen durch Kämmen veranschaulicht.[49]

Aus dieser Zeit stammen auch die ersten Beschreibungen des Fleckfiebers von spanischen Ärzten. Wegen des rötlichen Hautausschlags bezeichnet man es volkstümlich als »Tabardillo«, d. h. »rotes Mäntelchen«.[50] Es ist die Zeit, in der die Schöpfer der absoluten Monarchie in Spanien und des Weltreichs, in dem die Sonne nicht unterging, Ferdinand von Aragonien und seine Frau Isabella von Kastilien, mit Hilfe ihrer Söldnertruppen und der Inquisition den Widerstand des Adels im Innern brachen und den letzten Stützpunkt der Mauren in Spanien, Granada, eroberten.[51] Bei der langdauernden Belagerung dieser Stadt, die sich schließlich 1492 ergeben mußte, grassierte nach Villalba »unter den Spaniern… ein bösartiges, geflecktes Fieber«. Allein im Jahr 1489 soll das spanische Söldnerheer 17 000 Mann an der »Lagerseuche« eingebüßt haben, während im gleichen Zeitraum die Verluste durch die feindlichen Waffen insgesamt nur 3000 Mann betrugen.[52] Nach der Eroberung Granadas, so Villalba, breitete sich das Fleckfieber über ganz Spanien aus.[53]

Der Krieg und die prunkvolle Hofhaltung der absoluten Monarchie kosteten immer mehr Geld. Besonders die Söldnerheere waren ein sehr teures Werkzeug. »Kein Kreuzer – kein Schweizer«[54], d. h. ohne Geld keine Macht.[55] Die Mächtigen waren daher von einem unersättlichen Goldhunger getrieben. Nach der Entdeckung der Neuen Welt war es vor allem der Goldrausch, der immer größere Scharen von Abenteurern und Desperados jenseits des Atlantischen Ozeans lockte.[56] Auf alten Seekarten der spanischen Entdecker tragen die fruchtbaren Landstriche im Südosten der Vereinigten Staaten die Bezeichnung »Wertlose Gebiete«. Das ist typisch für den Blickwinkel, unter welchem die Spanier kolonisierten. Der Reichtum an Edelmetall bestimmte den Wert eines Gebiets, und durch List und Betrug, durch Gewalt und Grausamkeit setzten sich die Konquistadoren und Hidalgos in den Besitz der märchenhaften Schätze aus den Silbergruben von Mexiko und den Goldlagern von Peru.

Doch die vom Goldfieber ergriffenen Spanier schleppten auch noch andere Fieber in Amerika ein, darunter das Fleckfieber;[57] ein Beweis dafür ist die auch heute noch gebräuchliche Bezeichnung »Tabardillo« für das mexikanische Fleckfieber. Angeblich trat die Seuche zuerst 1545 auf und soll damals 30 Prozent der vom Fleckfieber noch nie berührten, vom epidemiologischen Standpunkt aus also »jungfräulichen« Indianer dahingerafft haben. »Matlazahuatl« (»Netzausschlag«) nannten die Azteken das furchtbare Übel, dem allein im Jahr 1576 fast 2 Millionen Menschen zum Opfer fielen.[58] So erwies sich das Fleckfieber mit den ebenfalls durch die Spanier eingeschleppten Pocken als ein mächtiger Bundesgenosse der Konquistadoren im Kampf um die Macht in der Neuen Welt.

Der Franziskanermönch Fray Bernardino de Sahagún, der das Mexikanische erlernte und während der Fleckfieberepidemie des Jahres 1545 Kranke pflegte, selbst krank war und, wie er sagt, Tausende eigenhändig begraben hat, verfaßte 1558–1566 seine berühmte »Historia general de las cosas de Nueva España«, in der er Sagen, Gebräuche und Geschichte des Landes auf mexikanisch wiedergab.[59] Das Werk ist auch medizinisch-historisch eine wichtige Quelle. Einen großen Teil seines elften Buches widmete er den Heilkräutern und Pflanzen der Neuen Welt. Darin erwähnt er auch den »peruanischen Balsam«, eine an der Luft nicht eintrocknende, dickliche Flüssigkeit von vanilleartigem Geruch, die vom südamerikanischen Schmetterlingsblütlerbaum Myroxylon perreirae gewonnen wird und (als antiparasitäres Mittel) zur Bereitung von Salböl und Haarsalben diente. Die ungarischen Huszáren benutzten es noch im vergangenen Jahrhundert gegen Kopfläuse und Skabies, daher die Bezeichnung, »Huszárzsir« (Husarenfett).

Unter dem Einfluß der dauernden Kriege um die Vormachtstellung in Europa zwischen Kaiser Karl V. und dem französischen König Franz I. schwoll das Fleckfieber zu einer großen Volksseuche an. Die Landsknechtstracht mit den geschlitzten, farbig unterlegten Ärmelpuffern und den berüchtigten bauschigen Hosen öffnete der Verlausung Tür und Tor, zumal durch das Aufschlitzen des äußeren Kleiderstoffes und durch das aufbauschende Futter eine Reinigung kaum mehr möglich war.[60] Kennzeichnend für diesen Zustand ist ein alter Landsknechtsvers:

»Auf meinen beiden Schultern steh'n tausend Laus und mehr
Dahinten auf dem Rücken, da steht ein ganzes Heer.«[61]

Als Ende Mai 1526, ein Jahr nach Karls Sieg bei Pavia, zwischen Franz I., dem Papst, Herzog Francesco II. Sforza von Mailand und Venedig die »Heilige Liga« gegründet wurde, die eindeutig gegen den Kaiser gerichtet war,[62] ließ Karl V. im Frühjahr des nächsten Jahres ein stattliches Landsknechtsheer in Richtung Rom marschieren. Die deutschen Landsknechte waren Anhänger der Reformation, für die der Papst als »Antichrist« galt. Sie erstürmten Rom, und da ihr Führer Karl von Bourbon am ersten Tag (6. Mai 1527) fiel, begann das Heer die Stadt zu plündern (»Sacco di Roma«). Da brach plötzlich das Fleckfieber aus, und von dem siegreich eingedrungenen Heer blieb kaum mehr als ein Drittel übrig. Da Franz I., um die Schmach von Pavia zu tilgen, ein treffliches Heer nach Italien schickte, wichen die Reste der kaiserlichen Truppen nach Neapel zurück, wo sie von der mehr als zweimal so starken französischen Streitmacht eingeschlossen wurden. Der Ausgang des ungleichen Kampfes schien unzweifelhaft. Doch diese Belagerung brachte über Frankreich noch größere Trauer als die kaum verwundene Niederlage bei Pavia. Ein plötzlicher Fleckfieberausbruch vernichtete das französische

Belagerungsheer; auch dessen Befehlshaber Marschall Lautrec fiel der Seuche zum Opfer. Frankreichs militärischer Ruhm war dahin. Kaiser Karl triumphierte, der eingeschüchterte Papst krönte ihn 1529 zum Kaiser von »Fleckfiebers Gnaden«. Da Karl zugleich König von Spanien war, blieb Neapel zwei Jahrhunderte unter spanischer Herrschaft.

Dieser Seuchenausbruch hatte aber nicht nur weltpolitische Auswirkungen, sondern er war auch in medizinischer Hinsicht von besonderer Bedeutung: Der berühmte Humanist und Arzt der italienischen Renaissance, Girolamo Fracastoro (1478 – 1553), hinterließ aufgrund seiner Beobachtungen eine ungemein zutreffende Darstellung der Krankheitssymptome. In seinen »Drei Büchern von den Kontagien, den kontagiösen Krankheiten und deren Behandlung« (1546)[63] beschrieb er das Fleckfieber als ansteckendes Leiden mit linsengroßen, flohstichähnlichen oder fleckenförmigen Hautausschlägen (»lenticulae vel puncticulae vel peticulae«) und grenzte es von der eigentlichen Pest und dem nicht pestilentiellen Fieber ab.[64] Hier ist ein Ausschnitt aus seiner plastischen Krankheitsbeschreibung:

> »Das Fieber beginnt schleichend und mit sehr geringen Zufällen, so daß die Kranken gewöhnlich nicht einmal ärztliche Hilfe begehren… Die Fieberhitze ist wohl verhältnismäßig gering, doch fühlen die Kranken ein gewisses inneres Unwohlsein, eine Zerschlagenheit des ganzen Körpers und eine Ermüdung wie nach großen Anstrengungen. Mit schwerem Kopf liegen sie auf dem Rücken, die Sinne werden ihnen stumpf und bei den meisten beginnt nach dem vierten oder siebenten Tage Besinnungslosigkeit und schwatzhaftes Irrereden… Am vierten oder siebenten Tage brechen auf den Armen, dem Rücken und der Brust rote und blaurote Flecken aus, Flohstichen ähnlich oder größere von Linsenform, wonach man die Krankheit auch benannt hat… Bei manchen stellt sich Schlaftrunkenheit ein, andere leiden an Schlaflosigkeit oder abwechselnd an beiden Zuständen. Ihre Höhe erreicht die Krankheit am siebenten oder am vierzehnten Tag, bei einigen auch noch später… Bei manchen entstehen dann Harnverhaltungen mit sehr schlimmer Vorhersage. Man sah Kranke sterben, denen an drei Pfund Blut aus der Nase abgegangen waren. Auch war es sehr schlimm, wenn sich die Flecke… schwarz färbten…«[65]

Schon damals war aufgefallen, daß auf den Galeeren der Mittelmeermächte selten Fleckfieber vorkam, während es unter den Sträflingen in den Gefängnissen nie erlosch. Dieses unterschiedliche Verhalten, für das man keine Erklärung hatte, ergab sich aus dem Umstand, daß die an Ruderbänke geketteten Galeerensträflinge wenig oder nur leicht bekleidet waren und infolgedessen auch keine Kleiderläuse hatten, die das Fleckfieber übertrugen.

Der gewaltige Strom von Edelmetallen, welcher mit den spanischen »Silberflotten« nach Europa geleitet wurde,[66] führte zu einer wirtschaftlichen

Umwälzung. Da die Anhäufung von Edelmetallen in Europa nicht von einer entsprechenden Vermehrung der Warenmengen begleitet wurde, kam es zu einem ungeheuren Preisanstieg. »Die Revolution der Preise« im 16. Jahrhundert hatte einen zerstörenden Einfluß auf die feudale Wirtschaft; sie förderte einerseits die Anhäufung von Kapital in wenigen Händen und andererseits die Proletarisierung der Bauern und Handwerker. Besonders deutlich zeigt dies eine Stelle in Luthers »Vermahnung zum Gebet wider den Türken« aus dem Jahr 1541, in der er zu rechtfertigen sucht, warum die Pfarrer jetzt statt 30 Gulden Jahresgehalt 90 oder gar 100 fordern:

> »Niemand bedenkt, daß wer zuvor mit 30 Gülden zukommen ist, der kann itzt kaum mit 100 Gülden zukommen. Warumb? Vorhin galt ein Scheffel Korn zwee, drei Groschen, ein Mandel Eier 3 Pfennig und so fortan in allen Stücken; itzt muß das Korn 9, 10, 11, 12 Groschen, ein Mandel Eier 18 Pfennig gelten.«[67]

Zur selben Zeit schuf der Augsburger Daniel Hopfer den grotesken Kupferstich gegen die habgierigen Getreidewucherer, die sich auf Kosten der Volksgesundheit bereicherten. Daß die Verelendung der Massen und die Preissteigerung gleichzeitig von einer Zusammenballung märchenhafter Reichtümer in wenigen Händen begleitet wurde, zeigt ebenfalls eine Schrift Luthers (»Von Kaufshandlung und Wucher«), in der es unter anderem heißt:

> »Denn wer ist so grob, der nicht siehet, wie die Gesellschaften nicht anders sind denn eitel rechte Monopolia…? Denn sie haben alle Waar unter ihren Händen und machens damit, was sie wollen, und treiben ohne Scheu all ihrem Gefallen, und drücken und verderben alle geringen Kaufleute, gleichwie der Hecht die kleinen Fisch im Wasser; gerade als wären sie Herren über Gottes Creaturen und frei von allen Gesetzen des Glaubens und der Liebe… Aber darüber muß gleichwohl alle Welt ganz ausgesogen werden und alles Geld in ihren Schlauch sinken und schwemmen. Wie soll das immer mügen göttlich und recht zugehen, daß ein Mann in so kurzer Zeit so reich werde, daß er Könige und Kaiser auskäufen möchte. Könige und Fürsten sollten hie dreinsehen und nach gestrengem Recht solchs wehren, aber ich höre, sie haben Kopf und Teil dran; und geht nach dem Spruch Esaia: ›Deine Fürsten sind der Diebe Gesellen worden.‹ Dieweil lassen sie Diebe hängen, die einen Gulden oder halben gestohlen haben und handthieren mit denen, die alle Welt berauben und stehlen, sehrer denn als ander, daß ja das Sprüchwort wahr bleibe: ›Große Diebe hängen die kleinen Diebe.‹«[68]

Die Verelendung der Massen erweckte die Hoffnung, anderswo Brot oder bessere Lebensverhältnisse zu finden. Dies führte zu einer lebhafteren Bevölkerungsfluktuation und damit zugleich zu einer weiteren Ausbreitung des Fleckfiebers als einer Seuche des Elends.[69] Aber den verarmten und verschuldeten Bauern ging es nirgends besser. Besonders schwer war ihr Los in England. Die Wollweberei war nämlich das wichtigste Gewerbe des späten Mittelalters, und die Grundherren verwandelten ihre Äcker in Weiden, um Schafzucht zu betreiben und sich am Wollhandel mit Flandern bereichern zu können. Wenn Thomas Morus die epidemiologischen Konsequenzen der Verlausung bekannt gewesen wären, dann hätte er neben den Schafen auch noch den Läusen eine gewisse Rolle bei der Vernichtung des englischen Bauernstands eingeräumt.[70] Zerlumpt und verlaust trieben sich auf allen Landstraßen entwurzelte Bauern umher, die Heinrich VIII. mit Vorliebe einsperren oder auch schon wegen geringfügiger Diebstähle aufknüpfen ließ.[71] In den überfüllten Gefängnissen starben viele von ihnen am »Kerkerfieber« (»morbus carcerorum«), wie man das dort auflodernde Fieber nannte. Von Zeit zu Zeit schien es, als nähmen die armen Teufel eine geheimnisvolle Rache an ihren Kerkermeistern und Peinigern. Diese »Vergeltungen« geistern in den englischen Chroniken unter dem Namen »schwarze Assisen« (black assizes). So fiel z. B. 1522 in Cambridge ein großer Teil des Gerichtshofs, der an diesen »schwarzen Gerichtssitzungen« teilnahm, dem »Kerkerfieber« (jail- oder gaol-fever), das man auch noch »Galgenfieber« nannte, zum Opfer.[72] Doch am berühmtesten wurden die »schwarzen Assisen« von Oxford aus dem Jahr 1577. Bei diesen denkwürdigen Gerichtsverhandlungen erlagen zunächst einige an Ketten geschmiedete Gefangene dem Kerkerfieber, wenige Tage darauf fielen ihm auch mehrere Richter und Geschworene zum Opfer. Innerhalb eines Monats raffte die Seuche unter der Bevölkerung 510 Personen hinweg.[73] Noch mehrere »schwarze Assisen« finden in der englischen Geschichte Erwähnung, und jedesmal erkrankten Richter und Geschworene, kurz diejenigen, die ihre Plätze in unmittelbarer Nähe der Angeklagten innehatten.

Schon das Übernachten in unsauberen Gasthöfen auf Strohsäcken voller Wanzen und Läuse konnte leicht eine Fleckfieberinfektion zur Folge haben. Erasmus von Rotterdam verdanken wir eine anschauliche Schilderung deutscher Gasthäuser:

> »Ist das Pferd versorgt, so begibst du dich, wie du bist, in die Stube, mit Stiefeln, Gepäck und Schmutz. Diese geheizte Stube ist allen Gästen gemeinsam. Eigene Zimmer zum Umkleiden, Waschen, Wärmen und Ausruhen sind hier nicht üblich … So kommen in demselben Raum oft achtzig oder neunzig Gäste zusammen, Fußreisende, Reiter, Kaufleute, Schiffer, Fahrleute, Bauern, Knaben, Weiber, Gesunde, Kranke. Hier kämmt sich der eine das Haupthaar, dort wischt sich ein anderer den Schweiß ab, wieder ein anderer reinigt sich Schuhe und Reitstiefel … Öffnet einer, ungewohnt solchen Qualms, nur eine Fensterritze, so schreit man: Zugemacht! … Endlich wird der Wein von bedeutender

Säure aufgesetzt... Es ist zum Verwundern, welches Schreien und Lärmen sich anhebt, wenn die Köpfe vom Trinken warm geworden sind. Keiner versteht den andern. Häufig mischen sich Possenreißer und Schalksnarren in diesen Tumult, und es ist kaum glaublich, welche Freude die Deutschen an solchen Leuten finden, die durch ihren Gesang, ihr Geschwätz und ihr Geschrei, ihre Sprünge und Prügeleien ein solches Getöse machen, daß der Stube der Einsturz droht... Wünscht ein von der Reise Ermüdeter gleich nach dem Essen zu Bett zu gehen, so heißt es: er solle warten, bis die übrigen sich niederlegen. Dann wird jedem sein Nest gezeigt und das ist weiter nichts als ein Bett... Die Leintücher sind vielleicht vor sechs Monaten zuletzt gewaschen worden.«[74]

Noch schlimmere Zustände in bezug auf Sauberkeit und Wechsel von Bettwäsche herrschten in den Spitälern. Um das Jahr 1500 beklagte sich der Schweizer Humanist Thomas Platter in seiner Autobiographie über die im Spital erlebte Läuseplage: »Ich hätte recht oft, wenn ich gewollt hätte, drei Läuse mit einem Male aus dem Busen ziehen können.«[75] Der seltene Wä-

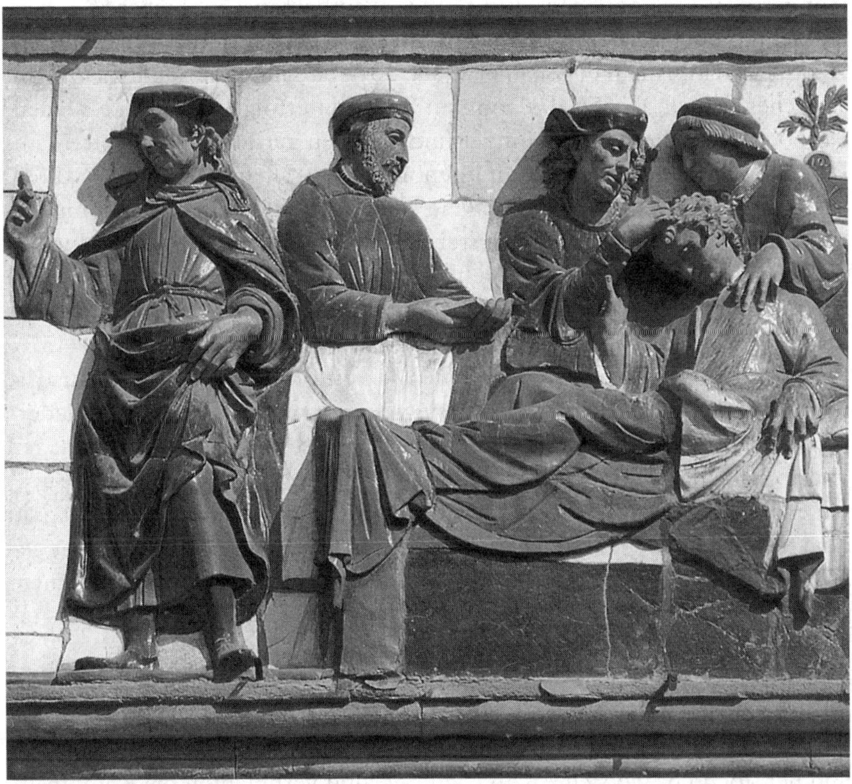

Entlausung des Kranken bei der Aufnahme. Teilstück vom Fries am Ospedale del Ceppo in Pistoia/Toskana. Den glasierten Terrakottafries schufen Anfang des 16. Jahrhunderts G. della Robbia und seine Schüler.

schewechsel trug sogar beim Adel viel zur Verlausung bei. Noch zu Zeiten Heinrichs VIII. war ein Hemd ein ungewöhnlicher Luxus.[76] Anna Boleyn besaß deren drei und mußte ein Jahr lang bei ihrem Ehemann Heinrich um ein viertes kämpfen.[77] Auch der in der Renaissance aufkommende Pelzluxus förderte die Verlausung der höheren Stände.

In den unruhigen Jahrhunderten nach der Reformation wurde das Fleckfieber zu einem unzertrennlichen Begleiter der endlosen Kriege und erhöhte das allgemeine Elend in den verwüsteten Ländern. Daher auch die verschiedenen Namen, wie Pestis bellica, Typhus bellicus, Kriegstyphus, Lagerfieber usw. So wurde dieses Übel auch von Herzog Albas Truppen nach Holland verschleppt. Ein zeitgenössischer Chronist meldet über die dort herrschenden Verhältnisse: »Es schien, als hätte die Natur sich mit dem Menschen zum Untergang des Landes verschworen. Durch eine Sturmflut (am 1. November 1570) wurden weit und breit die nördlichen Küsten verheert; aber noch größere Bedrängnis bereiteten dem unglücklichen Lande Hungersnot und Seuchen: Ruhr und exanthematische Fieber.«[78] Diese herrschten auch in der von den Spaniern belagerten und ausgehungerten Stadt Haarlem. Allein die Spanier sollen 10 000 Mann verloren haben.[79] Ein ähnliches Schicksal erlitt das von den Spaniern erfolglos belagerte Leiden, das 6000 Menschen durch Hunger und Seuchen verlor.[80] Auch Rotterdam, Biel und Delft wurden schwer mitgenommen. In allen Landesteilen wütete das Fleckfieber, waren doch durch die Landflucht und das enge Zusammenleben in den Behausungen die besten Voraussetzungen zur Ansteckung geschaffen. In einem Kloster in Delft sollen in kürzester Frist (subito) 6000 Menschen umgekommen sein. Nach dem plötzlichen Seuchentod des als Nachfolger Albas 1573 eingesetzten Don Luis de Requesens y Zuniga (1576) ernannte König Philipp II. von Spanien seinen Bruder Don Juan d'Austria, der die Türken 1571 bei Lepanto besiegt hatte, zum Statthalter der Niederlande. Nach anfänglichen Erfolgen wurde er 1578 bei Rymenam geschlagen und zog sich daraufhin nach der Umgebung der festen Stadt Namur zurück, wo er am Zusammenfluß von Maas und Sambre ein starkes Lager bezog, in dem das Fleckfieber zahlreiche Opfer forderte, zu denen er auch selbst gehörte.[81] Zugleich wurde Spanien vom Fleckfieber schwer mitgenommen. Allein 1606 starben so viele Menschen, daß man dieses Jahr »año de los tabardillos« nannte.[82]

Nach Lammert, der die Seuchenchronik des Dreißigjährigen Krieges für die deutschen Länder aufgezeichnet hat, spielte das Fleckfieber eine verheerende Rolle.[83] Weit und breit stand alles in Waffen, Landsknechte zogen hin und her, fochten, wo sich Anlaß dazu bot, und verbrachten die Kampfpausen mit Sengen, Brennen und Plündern.

»Wo der Wirt mit Weib und Kind verjagt ist«, erklärt Grimmelshausen, »da haben Hühner, Gänse, Kühe, Ochsen, Schweine und Schafe böse Zeit. Dann teilt man das Geld mit Hüten, mißt Samt, Seidenzeug und Tuch mit langen Spießen aus, schlägt Kisten und Kasten auf, und wenn alles geplündert und nichts mehr da ist, steckt man das Haus in Brand. Das ist das rechte Landknechtsfeuer, wenn 50 Dörfer und Flecken in Flammen stehen. Dann zieht man in ein anderes Quartier und fängt's ebenso an.«

Ein österreichischer General drohte: »Ossa und Montecuculi werden ein Feuer in Württemberg machen, daß die Engel im Himmel die Füße an sich ziehen sollten.« Und ein schwedischer General konterte, man würde »nicht einmal eine Laus verschonen«. Es ist bezeichnend, daß während dieses Krieges die Einwohnerzahl Württembergs von 400 000 auf 48 000 zurückging, woran das Fleckfieber einen beachtlichen Anteil hatte.[84] Ein getreues Bild von den desolaten Zuständen, die stets vom Fleckfieber begleitet waren, geben uns mit ihrer anklägerischen Realistik Callots Radierungen (»Misères de le guerre«), von denen Baudelaire einmal gesagt hat: »Wenn man seine zerlumpten Gestalten inmitten des Lagerlebens, der Brandschatzungen und Massenexekutionen betrachtet, hat man das Bedürfnis, sich zu kratzen, obwohl man das Ungeziefer selbst nicht sieht.«[85]

Besonders die vagabundierenden Landsknechte des Dreißigjährigen Krieges hatten unter Läusen zu leiden, wie Grimmelshausen in seinem »Abenteuerlichen Simplicissimus« auch anschaulich schildert. Simplizissimus, der in den Kriegswirren seinem Oberstleutnant als »Reitjunge« in kampffreien Zeiten den schweren Küraß auf dem eigenen Leib nachschleppen mußte, berichtet mit barocker Überschwenglichkeit von seinem Kampf mit den Läusen, die unter dem Brustpanzer ihren »Rummelplatz« aufgeschlagen hatten, wohin man mit der Hand »nicht drunterkommen« konnte:

»Ich war auf allerhand Stratagemata bedacht, wie ich diese Armada vertilgen möchte, aber ich hatte weder Zeit noch Gelegenheit, sie durchs Feuer, wie in den Backöfen geschieht, noch durchs Wasser oder durch Gift, maßen ich wohl wußte, was das Quecksilber vermochte, auszurotten... Wann sie mich dann so unter dem Harnisch plagten und nagten, so wischte ich mit einer Pistole heraus, als ob ich hätte Kugeln mit ihnen wechseln wollen... Endlich erfand ich diese Kunst, daß ich einen Pelzfleck darum wickelte und ein artlich Klebgarn vor sie zurichtete; wann ich dann mit diesem Lausangel unter den Harnisch fuhr, fischte ich sie dutzetweise aus ihrem Vortel.«

Während einer Rast zog Simplizissimus den Harnisch aus und begann »ein solches Würgen und Morden«, daß er gar nicht merkte, wie die Kaiserlichen herangaloppierten und ihn schließlich gefangennahmen.

»So oft mir diese Rencontre zu Gedächtnis kommt, beißt mich die Haut noch allethalben, als ob ich noch mitten in der Schlacht begriffen wäre.«[86]

Im Jahr 1632 scheiterte der Zug Gustav Adolfs gegen Wallenstein vor Nürnberg an der »Lagerseuche«. Unter den Panzern und ledernen Wämsern seiner Krieger »florierte« eine beispiellose Verlausung. Im eingeschlossenen Nürnberg hatte sich eine ungeheure Zahl von Flüchtlingen und kaiserlichen Truppen zusammengefunden. Nach elf Wochen hartnäckigen Widerstands gingen die Nahrungsmittel und Zufuhren aus. Die »ungarische Krankheit« (Flecktyphus) und Skorbut verbreiteten sich sowohl unter den Belagerten als auch unter den Belagerern. Es starben, »so an den Todtentafeln der Kirchen angeschrieben worden«, allein 4522 Personen, darunter 9 Ratsherren, 4 Ärzte, 15 Kirchen- und 10 Schuldiener; außerdem starben Tausende in den Lazaretten. Die Nonne Marianne Junius im »Kloster zum heiligen Grabe« in Bamberg berichtet in ihrer Chronik über den November dieses Jahres: »War damals große Theuerung und Sterb zu Nürnberg, daß in 7 Wochen 29 000 Menschen gestorben.« Die Schweden litten nicht weniger: Am 3. September entschloß sich Gustav Adolf zum Rückzug. Er ließ eine Einöde hinter sich; die Felder verwüstet, Dörfer in Schutt und Asche, Straßen voller Leichengestank. Nur ein Viertel der einheimischen Bevölkerung blieb am Leben. Aber von den Überlebenden erkrankten noch viele an Fleckfieber, als sie auf der Suche nach Nahrung die verlassenen Lager der schwedischen und kaiserlichen Truppen durchstöberten. Will man ermitteln, wie der Dreißigjährige Krieg auf die deutsche Bevölkerungszahl eingewirkt hat, ist man auf Schätzungen angewiesen. Die einen gehen davon aus, daß die Bevölkerung im Reichsgebiet von 20 auf 6 Millionen sank, andere von 17 bzw. 4 Millionen.

Auch nach dem Westfälischen Frieden von 1648, den Hegel eine »konstituierte Anarchie« nennt,[87] da er das ausgeplünderte und aus tausend Wunden blutende Land in ein buntes Schachbrett von unzähligen Fürstentümern verwandelte, wurde es nicht viel besser. Überall bildete sich der Typus des Duodezfürsten heraus, der über »zwölf Untertanen und einen Juden« regierte und doch ein zweiter Ludwig XIV. sein wollte. Damals entstand die Redewendung vom »Prahlhans mit einem Sack voll Flöhen«.[88] Von den vielen philologischen Reminiszenzen an die »guten alten Zeiten der Verlausung« erwähne ich nur die Schimpfworte »Lausbub«, »Lausekerl«, »Lausejunge«, ferner die Bezeichnungen »Läuseallee« für Scheitel, »Läusetanzplatz« für Glatze, »Läuserechen« oder »Läuseharke« für Kamm und »Lüsenknicker« für den Daumen (in niederdeutschen Kinderreimen).[89]

Noch überzeugendere Beweise bieten die zahlreichen Läusebilder, Spottgedichte und Berichte. Der Spanier Murillo und die holländischen Maler

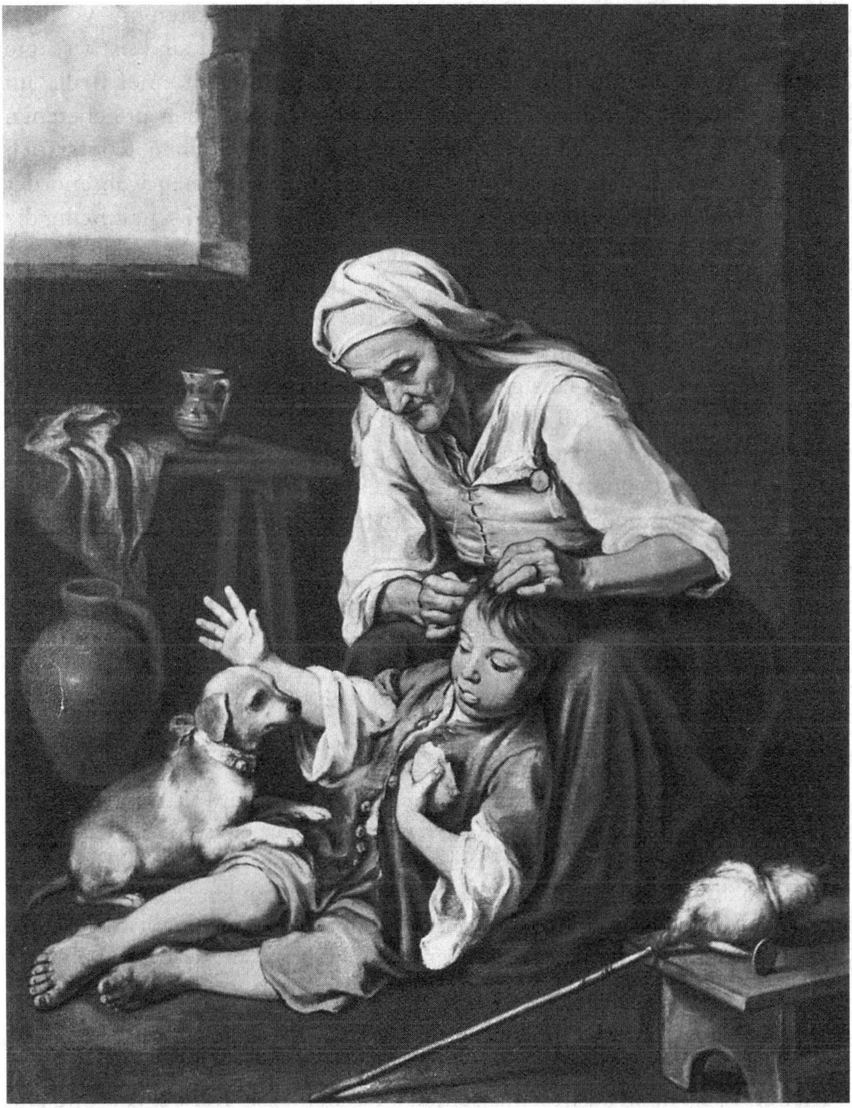

Murillo (1618–1682), Lausende Großmutter; München, Alte Pinakothek.

Adrian von Ostade, Gerard Dou, Pieter de Hooch schilderten mit Vorliebe die meist vergebliche Mühe der Läusejagd. Vorwiegend sind es besorgte Mütter und Großmütter, die mit ernstem Gesicht, oft mit einer Brille auf der Nase, die Locken ihres zufriedenen Lieblings nach den ungebetenen Bewohnern absuchen. Hogarth stellt auf seinem satirischen Kupferstich »Leichtgläubigkeit, Aberglaube und Fanatismus« sogar einen während der Predigt läuseknickenden Mann in der Kirche dar, der dabei scheinheilig die Augen aufschlägt. Die meisten »Läusebilder« kennzeichnet der gleiche arglose Humor, wie er auch für zeitgenössische Berichte typisch ist. So erzählt der Admiralitätssekretär Samuel Pepys (1633–1703) in seinem Geheimtagebuch ein Erlebnis während einer Fahrt nach Bristol: »Oben fanden wir unsere Betten gut, aber lausig, was große Heiterkeit bei uns hervorrief.«[90] Niemand ahnte noch, daß man sich durch ein solches Nachtquartier Fleckfieber zuziehen und es bei der Weiterreise verschleppen könnte. Daher erklärt sich die geschilderte arglose Heiterkeit. »Die letzten 6 oder 7 Tage« – berichtet Pepys an einer anderen Stelle – »hat es mich mächtig gejuckt und jetzt behauptet mein Weib, ich wäre verlaust, weil sie auf meinem Kopf und Körper ungefähr 25 gefunden hat, kleine und große.«

In Anbetracht der Ungezieferplage, die Jonathan Swift als Dechant von Dublin tagtäglich erlebte, wird die ins Gigantische gesteigerte Verlausungsszene verständlich, die er durch den in das Land der Riesen verschlagenen Schiffsarzt Gulliver beschreiben läßt:

> Am meisten aber ekelten mich die Läuse an, die in den Falten ihrer Kleider herumkrochen. Ich konnte die Glieder dieses Ungeziefers mit bloßen Augen besser erkennen als die ihrer Artgenossen in Europa durch ein Mikroskop, ebenso ihre Rüssel, mit denen sie wie die Schweine im Unrat wühlten. Wenn sich mir auch bloß bei dem Gedanken der Magen umdrehte, so hätte ich doch gerne eine dieser Bestien seziert, aber die Instrumente, die dazu nötig gewesen wären, hatte ich leider an Bord zurückgelassen.[91]

Auch der englische Bürgerkrieg wurde von schweren Fleckfieberepidemien begleitet. Es ist nicht ausgeschlossen, daß das Schicksal Karls I. von England durch diese Seuche besiegelt wurde. Als Karl 1643 bei Oxford der Parlamentsarmee unter Essex gegenüberstand – jeder Feldherr kommandierte etwa zwanzigtausend Mann –, gab er, durch eine Fleckfieberepidemie gezwungen, seinen Plan, auf London vorzustoßen, auf.[92] Morton berichtet, daß alle Spitäler mit Fleckfieberkranken überfüllt waren, und Thomas Willis beschrieb damals die Krankheit.

Als Cromwell durch blutigen Terror die englische Herrschaft über Irland befestigte, riß in den folgenden Jahrhunderten die Kette von Hunger, Elend und Fleckfieber nicht mehr ab. Die Krankheit hieß nur noch »irisches Fieber« oder »Hungertyphus«. Die Engländer eigneten sich den weitaus größten Teil des Grundbesitzes an und legten die irische Wirtschaft lahm. Schon um 1720, als Irland noch nicht 2 000 000 Einwohner zählte, schrieb Swift, »der düstere Dechant von Dublin«, eine der schauerlichsten Satiren der Weltliteratur, in der er den »bescheidenen Vorschlag« machte, daß die Engländer jährlich 100 000 irische Säuglinge als Delikatesse verzehren möchten, um die »Überbevölkerung« des Landes, in dem es keinen Zutritt zu dem Boden gäbe, zu verhindern.

> »Seht her!«, rief er, »wir lassen die ganze Bevölkerung verhungern; das bedeutet eine ungeheure Vergeudung des Nationalvermögens, eine Vergewaltigung aller ökonomischen Prinzipien. Laßt uns diese irischen Babys füttern und, solange sie noch rund und fett sind, auftischen; dann werden die Babys während ihrer kurzen Lebenszeit glücklich sein und wir brauchen nicht länger aus dem Ausland Nahrungsmittel einzuführen.«[93]

1696 erdachte man in England ein neues Mittel der Steuererhöhung: die Fenstersteuer. Jedes Haus mit zehn Fenstern wurde mit einer zusätzlichen Steuer von vier Schillingen im Jahr belastet, während auf zwanzig Fenster das Doppelte entfiel. Um die Steuer zu umgehen, verschalten die Wohnungsinhaber alle Lichtöffnungen – wo möglich – und statteten Neubauten mit einem Minimum an Fenstern aus. Auch die Gefängnisverwalter, die ihre Anstalten als halbprivate Geschäftsunternehmen führten, vermauerten fast sämtliche Fenster, so daß es fortan überhaupt keine Lüftungsmöglichkeit gab. Unter dem Einfluß der Miasmalehre glaubte man, daß das anhaltende »Kerkerfieber« (»jail fever«) »eine Folge der ungenügenden Luftzufuhr sei«. Wenn ein Gefangener vor Gericht gebracht wurde, war der Gestank von Verwesung und Krankheit so durchdringend, daß Richter, Geschworene, Zeugen und Zuschauer häufig an Kampfer, Essig oder aromatischen Kräutern rochen. Im Mai 1750 wurden 100 Gefangene aus dem Newgate-Gefängnis zur Gerichtsverhandlung in den »Old Bailey«, das oberste Kriminalgericht Londons, gebracht. Sie verbreiteten ein so ansteckendes Fieber, daß von den sechs Richtern, die den Fall behandelten, vier starben; von den Geschworenen und unteren Beamten starben vierzig.[94] Nach diesem Anschauungsunterricht verordnete der Gerichtshof, daß »zur Unschädlichmachung des Miasmas wohlriechende Kräuter in der Anklagebank zu verteilen seien.«[95] Da aber weder das Parlament bereit war, die Fenstersteuer zu erlassen, noch die Gefängnisverwalter gewillt waren, die Fenster wieder zu öffnen, ersann der Geistliche Stephan Hales eine Lüftungsanlage für das Londoner Newgate-Gefängnis: einen windmühlenartigen Flügelventilator, der auf dem Gefäng-

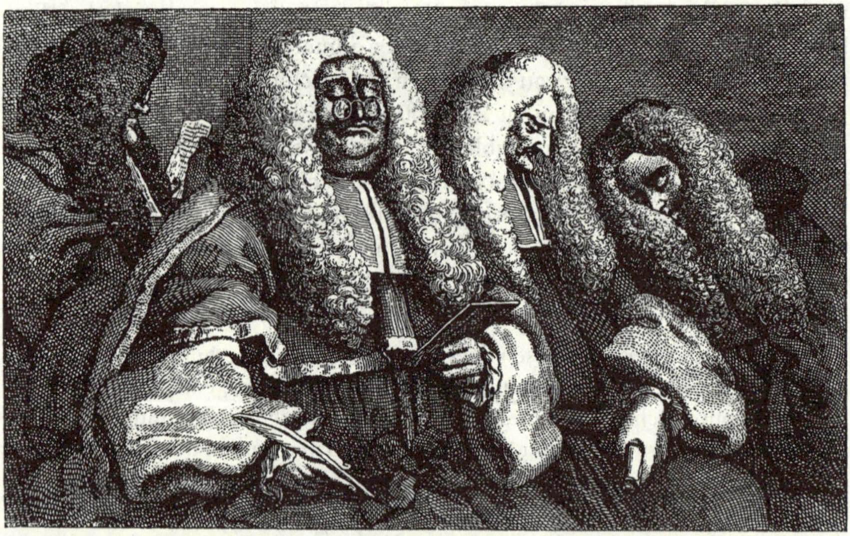

William Hogarth, Die Richterbank. Um 1758. Die Perücken boten den Läusen von der Anklagebank beliebte Schlupfwinkel. Man glaubte, es sei der miasmatische Gestank der Angeklagten, denen zahlreiche Richter, Geschworene und Zuschauer zum Opfer fielen, und ließ daher wohlriechende Kräuter zur Neutralisierung des Gestanks im Gerichtssaal verteilen.

nisdach installiert wurde, um das Miasma aus dem Innern herauszusaugen.[96] Doch hatte die Ventilation nur wenig Einfluß auf das Kerkerfieber. Vielmehr fielen ein Jahr später von den elf Zimmerleuten, die die Windmühlenflügel ausbesserten, sieben dem Kerkerfieber zum Opfer.[97]

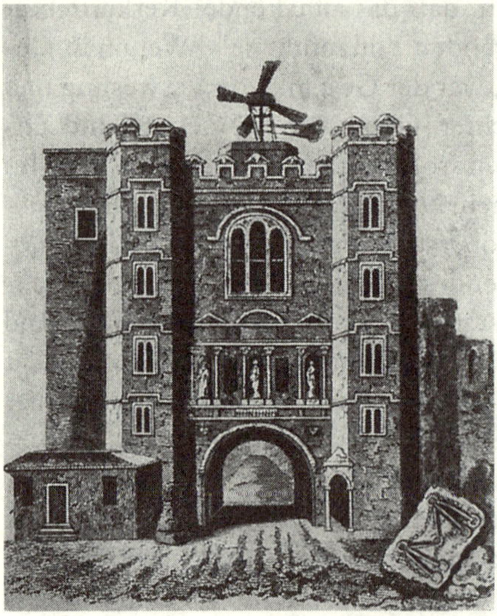

Das berüchtigte Newgate-Gefängnis in London mit einem Windmühlenflügel auf dem Dach, um die »verpestete Luft«, die man für das »Kerkerfieber« verantwortlich machte, zu entfernen.

Wenn man an die unglaublichen hygienischen Zustände der damaligen Zeit denkt, an die lächerlich kleine Waschschüssel eines Voltaire von der Größe eines Suppentellers (in Schloß Sanssouci), wenn man weiß, daß abgesehen von übermäßigem Schminken und Pudern das Baden und Waschen sogar bei Hofe nicht üblich war und daß man es in der Nähe des Sonnenkönigs nur mit einem stark parfümierten Taschentuch unter der Nase aushalten konnte, kann man sich erst recht die unheimliche Verlausung der armen Bevölkerung vorstellen.[98]

Die Vorliebe für schwarze Tracht, die in Spanien und in Holland fast ein Jahrhundert das Kostüm der Herren bestimmte und als Kontrast schneeweiße Kragen und Manschetten erforderte, hatte keineswegs einen ständigen Wäschewechsel zur Folge. Man fand damals bereits den Ausweg, anstatt der Wäsche die abknöpfbaren Krausen und Manschetten zur Wäscherin zu geben.[99] Neben dem luesbedingten Haarausfall war es vor allem die Verlausung, die mit dem Aufkommen der männlichen Perückenmode das Rasieren der Kopfhaare zur Folge hatte.[100] Doch bald bildeten auch Perücken einen beliebten Schlupfwinkel für Ungeziefer. Eine eindrucksvolle Schilderung aus der Rokokozeit verdanken wir der geistreichen und spottlustigen Schwester Friedrichs des Großen, der Markgräfin Wilhelmine von Bayreuth, die in ihren Memoiren den zu ihrer Begrüßung angetretenen Landadel charakterisierte: »Sie hatten ihre Haare in Gestalt von Perücken zugestutzt, in welchen Läuse, welche ihren Stammbaum wenigstens so weit wie sie selbst hinaufführen konnten, ihren Sitz aufgeschlagen hatten.«[101] Die vornehmen Damen trugen in ihren Perücken lange Nadeln, mit denen sie darin herumstocherten, so oft in der Läusekolonie eine lebhafte Bewegung entstand. Die ganz offenherzig »Grattoire« genannten Utensilien waren oft aus Elfenbein geschnitzt mit einer zierlichen »Kratzhand« am Ende. Als in Paris turmhohe Frisuren Mode wurden, erschien in den »Galanterien Wiens« folgende Mitteilung:

> »Ich sah eine Dame, die zu einem einzigen Kopfputze zwei Pfund Pomade, drei Pfund Haarpuder, einige Gläschen ›Leau de Lavande, mille fleurs und poudre marchal‹, drei Polster und mehr als hundert Stecknadeln, deren manche zwei Schuh lang waren, brauchte.«[102]

Nachdem man eine solche Frisur einen Monat lang trug, wimmelte es unter dem Haarturm von Ungeziefer, und die Schönen strömten einen abscheulichen Geruch nach ranziger Pomade aus.[103] Schon deswegen wurde niemals so viel Parfüm verbraucht wie zwischen 1720 und 1790.

Wenn es in den höheren Kreisen dennoch relativ selten zu Fleckfieberinfektionen kam, so deshalb, weil die wohlhabenden Stände nicht in so enger

Gemeinschaft lebten wie die übrige Bevölkerung und dieser gegenüber eine strenge Distanz bewahrten. Und da Läuse erst dann infektiös werden, wenn sie Blut von Fleckfieberkranken gesogen haben, mußte die Verlausung der oberen Schichten nicht unbedingt Fleckfieber zur Folge haben. Diese Verhältnisse änderten sich allerdings in Heerlagern und auf Schiffen, wo infolge der Distanzverringerung auch Offiziere und Kapitäne gefährdet waren. Dies geschah vor allem in den Türkenkriegen des 16., 17. und 18. Jahrhunderts, in denen das Fleckfieber als »morbus hungaricus« (»ungarische Krankheit«) oder »Febris pannonica« (»pannonisches Fieber«) eine große Rolle spielte und zu einem ständigen Schrecken wurde, so daß man Ungarn den »Friedhof der Deutschen« nannte.[104] 1717, bei der Belagerung Belgrads, erkrankte Prinz Eugen. Viertausend Soldaten der Belagerungstruppe erlagen der »hitzigen Hautkrankheit«, wie das Fleckfieber noch genannt wurde. Für den unglücklichen Ausgang des Türkenkriegs von 1737–1739 war vor allem diese Seuche verantwortlich.[105] Auch im Türkenkrieg von 1788/89, als Feldmarschall Laudon Belgrad wieder zurückeroberte, verloren die Österreicher durch Fleckfieber mehr als 30 000 Mann. Besonders gefürchtet waren die verlausten Hospitäler und Lazarette, von denen nach Einlieferung der ersten Fleckfieberkranken große Krankheitswellen ihren Ausgang nahmen.

Auch während der friderizianischen Kriege forderten bösartige Fieber schwere Opfer. So starben allein in Prag zur Zeit der Belagerung durch die Preußen im Jahr 1742 mehr als 30 000 Menschen. Solche Zahlen müssen auf den ersten Blick sehr hoch erscheinen, erklären sich aber durch die in die Städte geflohenen Bauern.[106] Allerdings haben auch »hitzige Curen« (forciertes Schwitzen), Aderlassen und Purgieren wie auch die grauenvollen Zustände in den damaligen Hospitälern zu dieser hohen Sterblichkeit viel beigetragen. Besonders verhängnisvoll wirkte sich die Zusammenhäufung von den verschiedenartigsten Kranken aus, wobei meist 3 bis 4 Personen, darunter Sterbende und Rekonvaleszenten, eine gemeinsame Liegestatt teilten. Im Bann der Miasmalehre vermutete man jedoch die Hauptquelle des Übels in der Luftverderbnis, die vorwiegend durch »die fauligen Ausdünstungen« der Kranken und ihrer Ausscheidungen zustande kam. Deshalb wurde das Fleckfieber nicht nur »Hospitalfieber«, sondern auch »Faulfieber« genannt. Nebenbei wurde auch über die mit Ausscheidungen aller Art verunreinigten Strohsäcke geklagt, sie seien »voller Wanzen, Flöhe und Läuse«. Mit Recht bezeichnete daher Leibniz das Lazarett jener Zeit als ein »seminarium mortis« oder »Thesaurus infectionis«.

Unter dem Namen »Schiffsfieber« (ship-fever) oder »febris nautica« dezimierte dieses Übel von Zeit zu Zeit sowohl auf Kriegs- als auch auf Handelsschiffen die Besatzung ebenso unbarmherzig wie der »Yellow Jack« (das Gelbfieber). Daher widmete sich um die Mitte des 18. Jahrhunderts ein englischer Schiffsarzt, James Lind, dem Studium dieser Seuche. Auf den Segelschiffen befiel sie vor allem die unsaubere, mit Ungeziefer behaftete Mannschaft, stammte doch die Besatzung der englischen Marine zum großen Teil »von Zwangsaushebungen auf den Straßen, in Schenken und Gefängnissen«.[107] Abgesehen von dieser Provenienz aus einem obskuren, seuchengefährdeten Milieu, hatten diese Leute beim Einschiffen als Bekleidung nur, was sie am Körper trugen, so daß sie ihre Leibwäsche weder wechseln noch waschen konnten. Besonders auffallend war die Anfälligkeit auf Sklavenschiffen, mit denen die Engländer die Eingeborenen aus Afrika zu den Plantagen in den amerikanischen Kolonien brachten. Im Gegensatz zu den zerlumpten Mannschaften befiel das Schiffsfieber fast nie die wenig bekleideten Gefangenen, die unter anderen Krankheiten wie Pocken oder Ruhr schwer zu leiden hatten.[108] 1774, beim Ausbruch des amerikanischen Unabhängigkeitskriegs, starben auf einem einzigen englischen Truppentransport über 100 Hochländer auf der Überfahrt nach New York, die damals im Durchschnitt 6 bis 10 Wochen dauerte. Das »Schiffsfieber« war daher unter Matrosen und Soldaten gefürchteter als die »neunschwänzige Katze«, die auf fast allen Kriegsschiffen zum meistbenutzten Inventar gehörte.[109] Beim Studium des Schiffsfiebers fiel James Lind auf, daß diese Schiffsepidemien beim Erreichen des Festlands oft auf die Bevölkerung übertragen wurden.

> »Im Jahre 1746 brach in einem französischen Geschwader, das vor dem kanadischen Chebucto (heute Halifax) lag, eine Epidemie aus, die einen großen Teil der Schiffsmannschaft hinwegraffte. Die Flotte stach daraufhin bald in See, um nach Europa zurückzukehren und ließ einige alte Decken, die man in den Zelten eines Befehlshospitals benutzt hatte, an Land zurück. Diese verhängnisvollen Behältnisse der Krankheit wurden alsbald von einer Schar Mimack-Indianer begierig aufgesammelt, die des Weges kam, um den Lagerplatz zu inspizieren. Die Folge war, daß fast der gesamte Stamm von der gleichen Seuche aufgerieben wurde.«[110]

Ähnliches geschah, wenn von einem verseuchten Schiff nach dessen Landung ein Matrose in einen überfüllten Kerker geworfen wurde. Diese Beobachtungen machten auf Lind einen tiefen Eindruck. Da die Wege vom Kerker zum Schiff und umgekehrt zu jenen Zeiten sehr mannigfach und beziehungsreich waren, erkannte er sehr bald, daß »Schiffs- und Kerkerfieber« nur »zwei Seiten ein und derselben Münze« seien. Er gestand offen, daß ihm die Ursache der Seuche völlig unbekannt sei, betonte aber zugleich, daß sich die Einschleppung der Krankheit in ein Gefängnis nur so vermeiden ließe, »wenn ein jeder Häftling gleich nach der Einlieferung seine Lumpen ablegt, damit sie in einem Ofen ausgeräuchert werden.[111] Ein solches Verfahren dürfte zugleich zwei treffliche Vorsätze erfüllen, indem es sowohl den Ansteckungsstoff als auch jegliches Ungeziefer vernichtet.«[112]

Während in den westeuropäischen Ländern infolge der neuen wirtschaftlichen Entwicklung ein großer Teil der Bauern entwurzelt wurde, entstand in den Städten das »kasernierte Handwerk« der Manufaktur, das nicht mehr auf Auftrag, sondern für den Markt produzierte. Es war der Merkantilismus, der auf die Idee verfiel, dieser neuen Einrichtung ein karitatives und soziales Mäntelchen umzuhängen. So entstanden die Werk- und Zuchthäuser[113] (work-house, albergo dei poveri, maison de mendicité), die zugleich Produktionsstätten, Erziehungsanstalten, Strafhäuser und Abschreckungsinstitutionen für »arbeitsscheues Gesindel« sein sollten. Oft beherbergte ein und dieselbe Anstalt nicht allein verurteilte Verbrecher (bisweilen sogar mit ihren unschuldigen Familien), sondern auch Landstreicher, Dirnen, Geisteskranke und Sieche. Die Werk- und Zuchthäuser waren vom Staat eingerichtete Manufakturen, die man oft an private Unternehmer verpachtete. Die Gesellschaft versuchte, sich auf diese Weise nicht nur vor Verbrechertum und parasitärer Bettelei zu bewahren, sondern erzwang zugleich auch die Produktion billiger Waren.[114] Mit diesen »lausigen Institutionen«, wie Johann Friedrich Struensee die mit Zucht- und Waisenhäusern verbundenen Manufakturen einmal charakterisierte, schuf man unbewußt neue Brutstätten des Fleckfiebers.[115]

Da die Kinderarbeit die billigste war, empfahlen die Merkantilisten nicht nur ihre Nutzung in der Manufaktur, sondern auch eine Verbindung der Waisenhäuser mit den Werk- und Zuchthäusern oder sogar eine Umgestaltung der Waisenhäuser in Manufakturbetriebe, was bei den schlecht ernährten, ausgemergelten und verwahrlosten Geschöpfen die Anfälligkeit gegenüber Infektionen sehr erhöhte.[116] So ließ Friedrich der Große die Zöglinge des Potsdamer Waisenhauses in den Dienst der Seidenmanufaktur »einspannen«, obgleich sich infolge der angestrengten Arbeit die Sterblichkeit der Kinder um das Fünffache erhöhte (von 3 auf 15 Prozent).[117] Die Besitzer von Manufakturen wurden oft als Wohltäter gepriesen, weil sie »die bis zum Ärgernis gesteigerte Untätigkeit umherstrolchender Kinder durch Anleitung zu nützlicher Arbeit steuerten«. Wie sich die Kinderarbeit unter solchen Verhältnissen wirklich gestaltete, zeigt ein Schreiben Kaiser Josefs II. an den Statthalter von Niederösterreich:

> »Bey dem Besuch der Grünmühle entdeckte ich daselbst unendliche Gebrechen in der Reinlichkeit der Kinder, welche voll Krätze und Ungeziefer waren und welches auch auf ihren Gesundheitszustand die nachteiligsten Folgen nach sich gezogen hat, dergestalt, daß ein epidemisches Faulfieber eingerissen ist und den Tod mehrerer Kinder gefordert hat.«[118]

Im Jahr 1769 erhielt der Engländer Richard Arkwright das erste Patent auf seine mechanische Spinnmaschine. 1771 wurde sie eingesetzt. Kurz darauf erfand der Engländer Cartwright den mechanischen Webstuhl. Diese beiden Maschinen wurden mit der ebenfalls um diese Zeit von James Watt erfundenen Dampfmaschine gekoppelt. Damit waren die Grundlagen für die englische Textilindustrie geschaffen. Die Ostindische Kompanie, die damals der bedeutendste Baumwollimporteur Europas war, erzielte im Jahr 1771 einen Überschuß von sechs Millionen Pfund Sterling.[119] Die Erfindung der maschinellen Erzeugung von Baumwollwaren hatte schreckliche Folgen: Jeffersons Bewegung zur Sklavenbefreiung in Amerika, die unmittelbar vor dem Sieg stand, brach zusammen, da man auf den sich endlos ausweitenden Baumwollplantagen immer mehr Arbeitskräfte benötigte.[120] Zugleich nahm in England die Kinderarbeit entsetzliche Formen an. Aus den Waisenhäusern Londons, Birminghams, Bristols »vermietete man Lehrlinge« von 7 Jahren an die Fabriken Mittelenglands. In zwei Schichten von 12 Stunden mußten die Kinder in den Spinnereien von Derbyshire, Nottinghamshire und Lancashire arbeiten. Die Tagesschicht wanderte in die Betten, welche die Nachtschicht gerade verlassen hatte. Es war Überlieferung in Lancashire, daß diese Flohbetten nicht abkühlten. Außer Flöhen gab es in diesen Betten auch Krätzemilben und Läuse, von denen letztere im Fall eines mit Fleckfieber infizierten Kindes eine verhängnisvolle Rolle spielen konnten. 1788 waren in den Spinnereien von Lancashire 35 000 Kinder beschäftigt.[121] Infolge der billigen Kinderarbeit wurden immer mehr Handwerker arbeitslos. 1776 erschien Adam Smiths »Untersuchung über das Wesen und die Ursachen des Volkswohlstands«. Das war die Begleitmusik der Tatsachen zu seiner »Klassischen Nationalökonomie«.

Was Handwerker und Manufakturarbeiter seit dem 16. Jahrhundert befürchtet hatten, erfolgte nun: eine Invasion von ehernen Dämonen, die die gewandtesten Menschenhände überflüssig machten. Wie verheerend sich der technische Fortschritt auf die Lage der Arbeiter auswirkte, zeigt eine Rede Lord Byrons vom 27. Februar 1812 im englischen Oberhaus, als eine Gesetzesvorlage zum Schutz der Maschinenarbeit beraten wurde.

> »Während der kurzen Zeit, die ich kürzlich in Nottinghamshire zubrachte, vergingen keine 12 Stunden ohne irgendeine Gewalttat. Am Tage meiner Abreise wurde mir mitgeteilt, daß am Abend vorher 40 Webstühle – wie gewöhnlich ohne Widerstand und ohne Entdeckung der Täter – zerstört worden seien... Die Polizei war keineswegs untätig, konnte aber nichts ausrichten. Verschiedene berüchtigte Übeltäter wurden entdeckt, d. h. Männer, gegen welche man den schlagendsten Beweis des todwürdigsten Verbrechens erbringen konnte, nämlich den Beweis der Armut. Die Besitzer der Webstühle haben einen beträchtlichen Schaden erlitten. Diese Maschinen gewährten ihnen

> Vorteile, indem sie sie der Notwendigkeit enthoben, eine Anzahl Arbeiter weiter zu beschäftigen, die infolgedessen dem Verhungern anheimgegeben wurden! Ich habe den Kriegsschauplatz auf der iberischen Halbinsel bereist. Ich bin in einigen der am ärgsten bedrückten Gebiete der Türkei gewesen. Aber nie, unter der größten Despotie einer mohammedanischen Regierung habe ich solch ein namenloses Elend gesehen wie seit meiner Rückkehr mitten in diesem christlichen Lande.«[122]

Daß die Engländer seit der zweiten Hälfte des 18. Jahrhunderts das Fleckfieber schlichtweg als »industrial typhus« bezeichneten, spricht dafür, daß man das gehäufte Vorkommen dieser Krankheit mit den sozialen Mißständen in eine enge kausale Beziehung brachte. Verantwortlich hierfür waren vor allem die überbelegten, menschenunwürdigen Unterkünfte in den krebsartig wuchernden Slums an der Peripherie der stürmisch wachsenden Industriestädte. Schon Struensee klagte (als Landphysikus von Pinneberg) in seiner Abhandlung »Von den hitzigen Fiebern«, die er 1761 zwei Jahre nach der schweren Fleckfieberepidemie in Klostersande bei Elmshorn verfaßt hatte:

> »Bey Leuten von geringem Stande ist die Ansteckung kaum zu verhindern. Wie oft liegen etliche Kinder in einem Bett, wenn sie überhaupt eines haben, oder auf einer Schütte Stroh beysammen? – Ebenso ist es, wo viele Menschen beysammen sind, als in Zuchthäusern, Waysenhäusern, Lazarethen, bey Regimentern oder auf Schiffen.«[123]

Das öftere Wechseln von Leib- und Bettwäsche war für die meisten Menschen noch kein Begriff.[124] Was den Wäschewechsel anbelangt, so war dieser bei den von der Verlausung in erster Linie betroffenen ärmeren Schichten auch schon deshalb nicht möglich, weil sie gewöhnlich nur ein einziges, nicht selten aber auch gar kein Hemd hatten, wie es Rambach aus Hamburg berichtet.[125] Hinzu kam, daß die Armen in der kälteren Jahreszeit – nach dem Motto »omnia mea mecum porto« – alle ihre Kleidungslumpen übereinandergezogen am Leib trugen und diese von Ungeziefer bevölkerte Garderobe auch nachts nicht ablegten.

Auf dem europäischen Festland trat das Fleckfieber während der Napoleonischen Kriege bald hier, bald dort auf. Besonders die Feldlazarette und die in der Not des Augenblicks zur Unterkunft kranker und verwundeter Soldaten umgestalteten Wohnungen wurden oft zu Brutnestern der Seuche. Am schlimmsten gestaltete sich das Elend in den Gebieten, wo die Heeresmassen vor oder nach entscheidenden Schlachten zusammengedrängt waren und die trostlosesten Verhältnisse der Unterbringung ein regelmäßiges Waschen mit Wäschewechsel unmöglich machten.[126] So hatten 1805 die schweren Tage von Austerlitz eine Ausbreitung des Lagerfiebers nach den verschiedensten Richtungen zur Folge.[127] Auch nach der Schlacht bei Jena 1806 und in Spanien 1810 waren die Ausfälle durch diese Kriegsseuche ungeheuerlich.[128]

Apokalyptische Ausmaße nahm das Fleckfieber jedoch erst in den Jahren 1812/13 zur Zeit des Winterkriegs an. Mit 500 000 Mann aus aller Herren Länder, 1000 Kanonen und 20 000 Packwagen überschritt Napoleon am 24. Juni 1812 die russische Grenze. Larrey, der große Armeechirurg, der seit Italien und Ägypten an allen Feldzügen Napoleons teilgenommen hatte, schildert in seinen Memoiren in dunklen Farben den »verseuchten Schicksalsweg der Grande Armée«. In Wilna waren es 5000, nach weiteren 5 Wochen schon 80 000 Kranke. Überall wichen die Russen zurück und verbrannten die Vorräte. Bei den anstrengenden Gewaltmärschen bezogen die Truppen ihre kurzfristigen Quartiere in den Bauernstuben des Ostens, in denen während der kalten Jahreszeit das enge Zusammenleben von vielen Menschen und das Tragen von Pelzen, die kaum vom Leib abgelegt wurden, den Läusebefall begünstigten. Während in diesen endemischen Gebieten die Bevölkerung mit Fleckfieber bereits im Kindesalter infiziert wurde und somit immun war, lichtete es die Reihen der schlecht ernährten und körperlich erschöpften französischen Truppen. Als nach der Schlacht bei Borodino die Reste der »Grande Armée« Mitte September Moskau erreichten, hatte man etwa 60 000 Mann durch Kampf und das Mehrfache davon durch

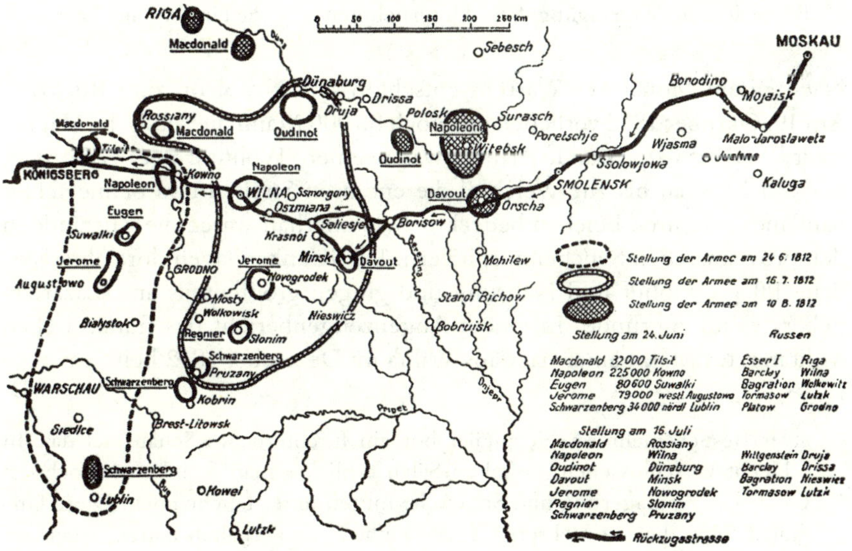

Napoleons Feldzug gegen Rußland 1812 und sein Rückzug (nach v. François): ein einziger Seuchenzug.

Krankheit verloren. Larrey, der nach seiner Ankunft vom Turm des Iwan Weliki die fremdartige Zarenstadt »mit den verschiedenfarbigen Dächern, dem Gold und Silber auf den Türmen der zahlreichen Kirchen und Klöster« bewunderte, schildert mit bewegten Worten den großen Brand, der den schicksalhaften Ablauf dieser düsteren Tragödie beschleunigte:

»Es ist schwer, ein grauenhafteres Gemälde vor die Augen zu bekommen als jenes, welches unsere Blicke fesselte(...) Während dieser Nacht (vom 18. zum 19. September 1812), deren Schreckensbild immer meiner Erinnerung vorschweben wird, stand ringsherum alles in Flammen(...) Binnen 8 Tagen sank die ganze Stadt in Schutt und Asche, mit Ausnahme der Paläste des Kremls, einiger großer Gebäude und aller Kirchen, weil diese von Stein gebaut waren.«[129]

Die Folge davon war, daß durch das enge Zusammendrängen von Gesunden und Verwundeten mit Fleckfieber- und Ruhrkranken in der abgebrannten Hauptstadt die Zahl der Erkrankungen und Todesfälle erschreckend zunahm. Herzen bemerkte:

»Napoleon hatte sich verrechnet. In Mitteleuropa lebte ein Bürgertum, das heimlich mit ihm sympathisierte und ihn im Herzen als Befreier willkommen hieß. In Rußland gab es ein solches Bürgertum noch nicht, und er fand nirgends ein Echo, nirgends verhüllte russische Jakobiner, die ihn willkommen hießen. Jedermann sann dort auf sein Verderben, jedermann verabscheute ihn als einen frevlerischen Eindringling. Sein Unternehmen war wie ein Stoß ins Leere.«[130]

Nach einem Monat des Wartens entschloß sich Napoleon zum Rückzug. Am 19. Oktober 1812 verließen nur noch 80 000 Mann die russische Hauptstadt.[131] Die stolze »Grande Armée« war zu einer »Typhusarmee« geworden, die von Moskau bis zur Weichsel die endlosen Straßen und Schneefelder Rußlands mit ihren Leichen bedeckte. Schauderhaft waren die Zustände in den provisorischen Seuchenhospitälern. Die Kranken lagen dort ohne jegliche Pflege, Obhut und Nahrung und gingen größtenteils am »Lazarettfieber« elend zugrunde. In einem Augenzeugenbericht des französischen Militärarztes M. J. Lamazurier aus Wilna im Dezember 1812 heißt es:

»Der Besuch mehrerer Hospitäler bot ein fürchterliches Schauspiel dar. In schlecht verschlossenen, eiskalten Sälen erblickte man Kranke im höchsten Grade der Abmagerung und Schwäche mitten unter Leichnamen. Diese Unglücklichen, die seit mehreren Tagen keine Speise erhalten hatten, lagen auf verfaultem Stroh, bedeckt mit einigen Lumpen, dem einzigen, was ihnen die Kosaken gelassen hatten. Sie waren zerfressen von Ungeziefer und von ihren eigenen Exkrementen besudelt. Diejenigen, die noch den quälenden Hunger stillen wollten, nagten an Lederstücken (...) Die Zugänge zu den Sälen, die Höfe der Hospitäler waren angefüllt mit Leichen und mit Unreinlichkeiten aller Art, deren Fäulnis die Kälte verzögerte.«[132]

Erschütternd sind auch die Augenzeugenberichte der Gegenseite. So schrieb der Dichter Ernst Moritz Arndt, der 1812 ebenso wie der Freiherr vom Stein und Clausewitz nach Rußland ausgewichen war und nun im Januar 1813 aufbrach, um »auf der schmutzigen Blutspur der sterbenden Grande Armée nach Königsberg zu gelangen«:

»Von Pleskow fuhren wir auf Druja, dort über die gefrorene Düna und von da auf Wilna zu. Wir sahen den lebendigsten Krieg, ja wir waren mitten drin und kamen immer tiefer hinein, je mehr wir uns Wilna näherten: viele zerschlagene, abgedeckte Häuser ohne Menschen und Tiere, nicht einmal eine Katze miaute darin; öde, schauerliche Gemäuer und Brandstätten. Den zweiten, dritten und vierten Tag unserer Reise begegneten uns immerfort einzelne Scharen Gefangener, die weiter rückwärts gegen den Osten geführt wurden. Welch ein Anblick! Zerrissene, erfrorene, unglückliche Pferdefleischfresser, schienen sie kaum noch Menschen. Kranke lagen auf Schlitten im Stroh übereinander; sowie einer starb, warf man ihn seitweges in den Schnee. An den Straßen lagen die Leichen wie anderes Aas unbedeckt und unbegraben, kein menschliches Auge hatte ihre letzte Not beweint... Unsere Pferde schnoben und bäumten sich häufig... Das war aber nicht das Grauen vor den Leichen, sondern ihre Witterung der Wölfe, die wir hin und wieder oft in Scharen von zehn oder fünfzehn mit dem Genuß ihrer Beute beschäftigt sahen und die wohl wenige Schritte von uns über den Weg strichen...«[133]

Von den zurückflutenden napoleonischen Truppenteilen wurde die Seuche auf die Zivilbevölkerung übertragen, so daß auch in ganz Deutschland schwere Epidemien aufflackerten. Allein in der kleinen Festung Torgau starben fast 20 000 Soldaten in vier Monaten. »Man warf die Toten zum Teil einfach in die Elbe, so daß sie zeitweilig die Wassermühlen außer Tätigkeit setzten, weil sie sich in ihren Räderschaufeln verfingen.«[134] Der Maler Ludwig Richter schildert in seinen »Lebenserinnerungen« das Seuchengeschehen in seiner Heimatstadt unmittelbar vor der Leipziger Völkerschlacht:

»Das unglückliche Dresden, der Mittelpunkt von Napoleons Operationen, ward nun schwerer und schwerer heimgesucht. Der Kriegslärm dauerte ununterbrochen fort. Die Not der Einwohner stieg von Tag zu Tag... Kanonendonner und brennende Dörfer, Truppenzüge und Einquartierung illustrierten diese Tage. Am 7. Oktober verließ Napoleon die Stadt. Ihm folgte unser König nach Leipzig und der Marschall St. Cyr blieb mit 30 000 Franzosen in der Stadt. Erneute Gefechte vermehrten die Zahl der Verwundeten in den Spitälern, in denen das Lazarettfieber wütete, so daß wenige lebend herauskamen. Wir hatten ein solches Lazarett schrägüber in dem Winterbergschen Hause, wo täglich die Gestorbenen, ganz entkleidet, aus den Fenstern des ersten und zweiten Stockes herabgeworfen und große Leiterwagen bis obenherauf damit angefüllt wurden. Zum Entsetzen schrecklich sah eine solche Ladung aus, wo abgezehrte Arme, Beine, Köpfe und Körper herausstarrten, während die Fuhrleute auf diesem Knäuel herumtraten und mit aufgestreiften Hemdsärmeln hantierten, als hätten sie Holzscheite unter sich (...) Viele kranke Soldaten wollten nicht mehr in die Lazarette, weil sie sich dann unrettbar verloren glaubten; sie zogen es vor, in einem Winkel der Straße oder auf der Treppe eines Hauses zu sterben.«[135]

Auch in Mainz kam es nach der Schlacht bei Leipzig durch die zurückflutenden Franzosen zu einer großen Epidemie. Es starben dort bis März 1814 etwa 18 000 Soldaten und rund ein Zehntel der Einwohner an Fleckfieber. Die Mainzer Totengräber verweigerten den Dienst, die gefrorenen Leichen waren vor den Toren der Stadt aufgehäuft und konnten erst bei beginnendem Tauwetter notdürftig verscharrt werden.

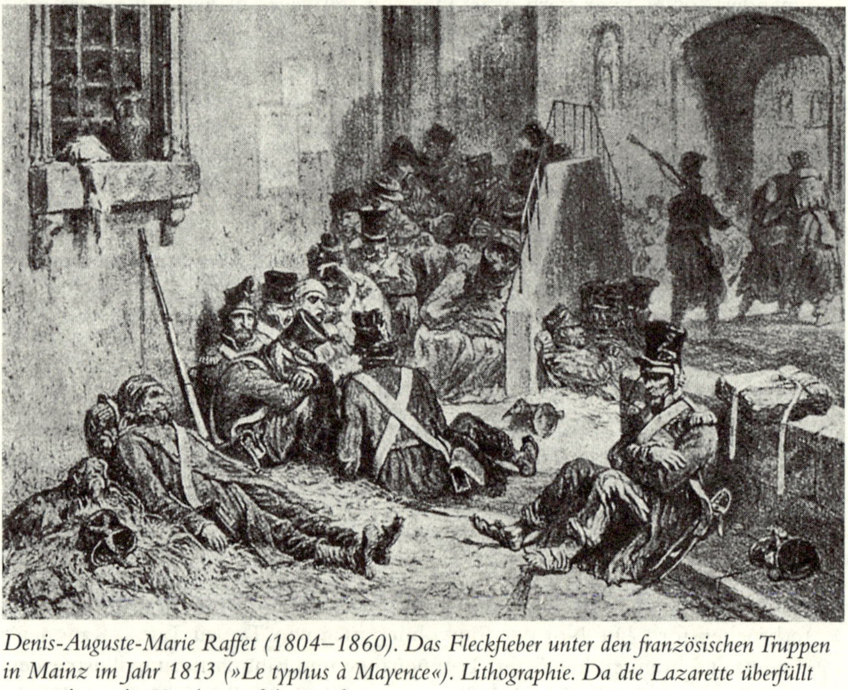

Denis-Auguste-Marie Raffet (1804–1860). Das Fleckfieber unter den französischen Truppen in Mainz im Jahr 1813 (»Le typhus à Mayence«). Lithographie. Da die Lazarette überfüllt waren, lagen die Kranken auf der Straße.

Etwa zur gleichen Zeit, Ende Januar 1814, starb Fichte in Berlin an Fleckfieber. Seine Frau, die später genas, hatte sich bei der Pflege von Verwundeten in den Lazaretten angesteckt und ihn infiziert.[136]

Nach Beendigung der Napoleonischen Kriege kam es zwar zu einem Abflauen des Fleckfiebers in Europa, aber nicht zu einem völligen Erlöschen. Man traf es noch jahrzehntelang nicht nur in Gefängnissen und Asylen, auf Schlachtfeldern und in den Flüchtlingslagern an, sondern vor allem in den Großstädten. Besonders in den englischen Industriezentren richtete die Seuche in der ersten Hälfte des vorigen Jahrhunderts unter dem Namen Hungertyphus große Verheerungen an. Die allmähliche Beseitigung der Kornzölle ruinierte viele Bauern, die ihr Brot nun in den Städten suchen mußten. Dieses Massenangebot von Arbeitskräften führte nicht nur zu einem ungeheuren Sinken der Fabriklöhne und zu einer Verelendung der Arbeiterschaft, sondern auch zum Anwachsen des Fleckfiebers.[137] Tausende und Abertausende wanderten nicht nur aus England und Irland, sondern auch aus Deutschland, Italien und anderen Ländern Europas aus und verschleppten dabei die Krankheit nach Übersee. 1823 wurde auch Philadelphia von einer Epidemie heimgesucht. Ein junger amerikanischer Arzt, William Wood Gerhart, widmete sich ihrem Studium. Bis dahin hatte man Fleckfieber mit Typhus gleichgesetzt. Gerhart bewies, daß Patienten mit Typhus Geschwüre im Darm haben, dagegen an Fleckfieber Erkrankte keine. Es dauerte noch Jahrzehnte, bis diese Erkenntnis zum Allgemeingut der Ärzte wurde und die ungeheure Verwirrung durch die verschiedensten Krankheitsbezeichnungen, wie Hungertyphus, Kriegstyphus, Kerkerfieber, Nervenfieber, irisches Fieber, endlich aufhörte.

Welche Opfer zuweilen hinter der Anonymität der Seuchenstatistiken verborgen sind, läßt sich aus drei Beispielen ersehen: Im Herbst 1828 erkrankte der einunddreißigjährige Franz Schubert, der sein Leben unter den größten Entbehrungen im kaiserlichen Wien verbrachte, an »Nervenfieber«, wie man wegen des deliranten Zustands das Fleckfieber bezeichnete. Ein Freund, der Dichter Bauernfeld, den die Furcht vor Ansteckung nicht abhielt, besuchte ihn. Drei Tage später schrieb er in sein Tagebuch: »Gestern nachmittag ist Schubert gestorben. Montags sprach ich ihn noch. Dienstag phantasierte er, Mittwoch war er tot.« Die Freunde nahmen die Hinterlassenschaft auf: 53 Gulden an Kleidern und Möbeln, ein paar alte Musikinstrumente im Wert von ungefähr 10 Gulden. 63 Gulden betrug der Besitz des Liederschöpfers. Fast wäre einige Jahre später einem anderen Jüngling, noch ehe er sich entfaltete, das gleiche Schicksal zugestoßen. Ließ doch der Kirchenspielvogt Mohr von Wesselburen den jungen Friedrich Hebbel als armen »Schreiber« zusammen mit seinem Kutscher (Christoph Sievers) unter dem Treppenabsatz der Vogtei in einem Bett schlafen und war hell

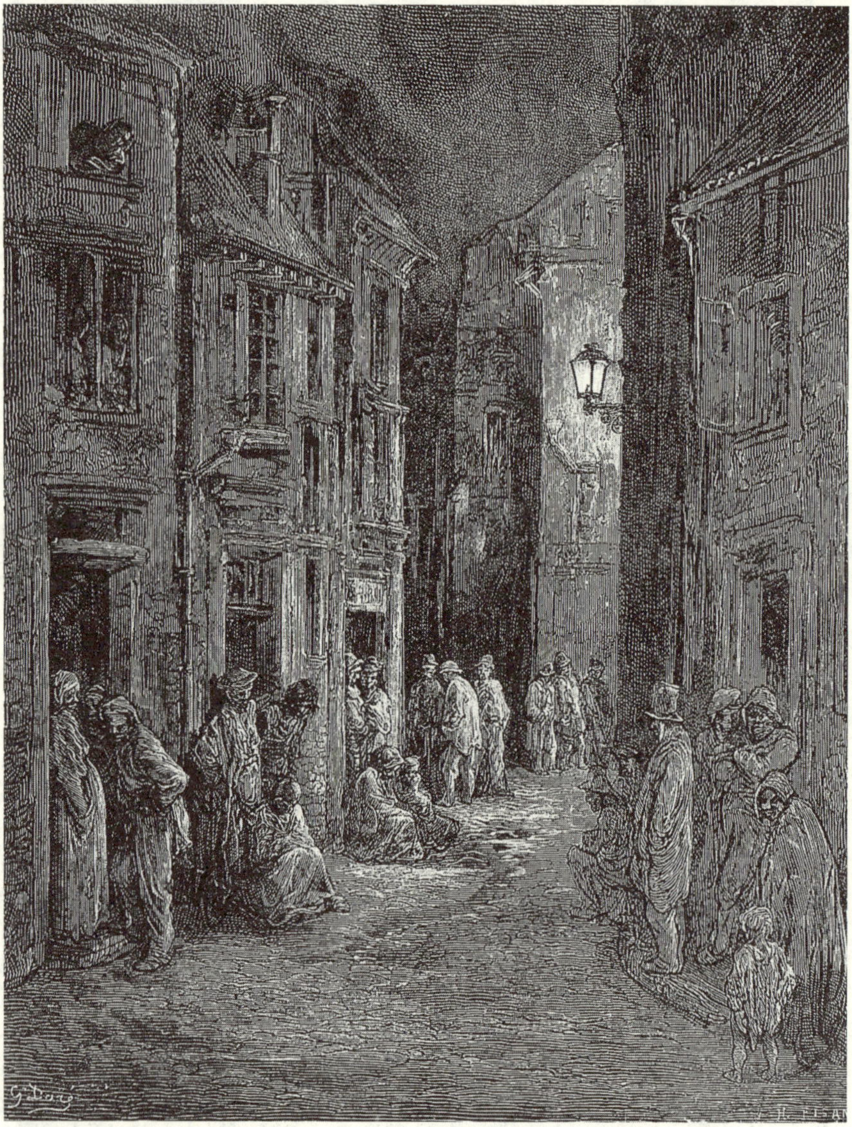

Gustave Doré (1832–1883), Londoner Elendsviertel. Ein Milieu, in dem Schwindsucht, Typhus, Fleckfieber und sonstige Infektionskrankheiten grassierten.

empört, als sich sein »Skribent« nach der Fleckfiebererkrankung des Kutschers aus gesundem Instinkt heraus weigerte, mit dem Rekonvaleszenten weiterhin das Nachtlager zu teilen.[138] Drei Jahre später starb der gleichaltrige Dichter Georg Büchner an Fleckfieber. Als politischer Revolutionär gab er die Flugschrift »Der hessische Landbote« heraus, und nachdem einige seiner Freunde verhaftet worden waren, floh er über Straßburg nach Zürich und erkrankte dort Anfang Februar 1837 an »Fieber mit Delirien, stets von dem Wahn verfolgt, ausgeliefert zu werden. ... Der Arzt konstatierte Typhus. Am 19. Februar starb er im Alter von 24 Jahren und hinterließ das Manuskript eines unvollendeten Trauerspiels: ›Woyzek‹.«[139]

1845 brach in Irland die Kartoffelfäule aus, was eine Hungersnot zur Folge hatte. In den Jahren 1846/47 kam es auf der grünen Insel zu einer Fleckfieberepidemie, an der über eine Million Menschen erkrankten. In riesigen Scharen verließen die Hungernden ihre Heimat und verschleppten das Fleckfieber zunächst nach England, wo es zu mehr als 300 000 Erkrankungen kam.[140] Der »irische Zola« Liam O'Flaherty hat in seinem Roman »Famine« (1937) diese Tragödie seiner Heimat, bei der eine Hungerrevolte gnadenlos niedergeschlagen wurde, mit der ihm eigenen lakonischen Prägnanz erschütternd dargestellt.[141] Die Not veranlaßte die Iren, sich in Massen von ihrer geliebten Insel loszureißen und in die USA auszuwandern.

Fast zur selben Zeit zog auch in den oberschlesischen Weberdörfern der Hunger und in seinem Gefolge der Hungertyphus ein. Im 18. Jahrhundert war es dort noch anders. Obwohl man in England die Dampfmaschine und den mechanischen Webstuhl entdeckt hatte, blieb die schlesische Weberei infolge der von Napoleon verhängten kontinentalen Blockade vorübergehend vor schweren Erschütterungen bewahrt. Als sich aber 1814, nach dem Sturz Napoleons, das Festland wieder für englische Waren öffnete, war die auf Handarbeit beruhende schlesische Weberei durch die technisch hochentwickelte englische Industrie weit überholt. Um die Konkurrenz der englischen Industrie zu bestehen, beschritt man den Weg der Mechanisierung. Durch die Einführung von mechanischen Webstühlen wurden unzählige Weber arbeitslos und die Not noch größer. 1844 kam es zu Hungerrevolten, die durch preußisches Militär erstickt wurden. Unter dem Eindruck dieser Ereignisse schrieb Heinrich Heine sein erschütterndes »Weberlied«.[142] Gerhart Hauptmann, ein Enkel jener armen, verzweifelten Rebellen, schuf mit seinen »Webern« die Tragödie dieses Aufstands.[143]

Die Jahre 1845/46 brachten für Oberschlesien eine Kartoffelmißernte. Nach einem zeitgenössischen Bericht »lebten die Weber von Kartoffeln und Schnapps«. Epidemiologisch höchst aufschlußreich ist die Bemerkung: »Der Schnapps ist ihr nothwendiger Schlaftrunk, den keiner von ihnen entbehren will, um des Ungeziefers wegen schlafen zu können.« 1847/48 erhob das

Fleckfieber in der geplagten Provinz »zum zweitenmal sein Gorgonenhaupt«. Nachdem ein halbes Jahr die Hilferufe der Weber in der Medizinalbehörde verhallt waren, schickte man im Februar 1848 eine Kommission von Berlin nach Oberschlesien, welcher auch der junge Privatdozent Rudolf Virchow angehörte. Virchow erkannte bald in den »grauenhaft jammervollen« sozialen und hygienischen Zuständen die Ursache der Seuche. Seine »Mitteilung über die in Oberschlesien herrschende Typhusepidemie« war eine vermessene politische Anklage.[144] Einige Monate nach diesem Bericht wurde Virchow noch deutlicher, und zwar im Leitartikel seiner neugegründeten Wochenschrift »Medizinische Reform«: »Die Ärzte sind die natürlichen Anwälte der Armen und die soziale Frage fällt zu einem erheblichen Theil in ihre Jurisdiction.« Und an einer anderen Stelle heißt es: »Die Medizin ist eine soziale Wissenschaft, und die Politik ist weiter nichts als Medizin im großen!« In der 8. Nummer derselben Wochenschrift erklärt Virchow am 25. August 1848:

»Epidemien gleichen großen Warnungstafeln, an denen der Staatsmann von großem Styl lesen kann, dass in dem Entwicklungsgange seines Volkes eine Störung eingetreten ist, welche selbst eine sorglose Politik nicht länger übersehen darf.«

Was dem Epidemiologen in der oben erwähnten »Mitteilung« besonders auffällt, ist die Bezeichnung der oberschlesischen Seuche als »Typhus«. Virchow lehnte es ab, das Fleckfieber auch nur zu erwähnen: »Man mag es (d. h. das Fleckfieber) bei so vielen Schriftstellern und an so vielen Krankheiten studieren, als man immer will, man wird in der Art des Exanthems keinen Unterschied von dem Exanthem des Abdominaltyphus finden: dort die Roseola und hier ist sie.« Die Bezeichnung Fleckfieber hält er daher für eine »Tautologie«.[145]

Auch im zaristischen Rußland bildeten Hunger, Elend und Fleckfieber eine untrennbare Einheit. Die russischen Bauern wurden als Leibeigene mit dem Land verkauft. Der Gutsbesitzer mußte für alle seine Leibeigenen, die von den Behörden »Seelen« genannt wurden, Steuern zahlen. Alle zehn Jahre wurde revidiert. Starben Leibeigene, so mußte der Gutsherr bis zur nächsten Revision dennoch die Steuern für sie (die toten »Seelen«) zahlen. Auf Puschkins Anregung hin schrieb Nikolai Gogol seinen satirischen Roman »Die toten Seelen«. Sein Held Tschitschikow hat eine glänzende Idee: Jeder Gutsbesitzer, dachte er, wird mit Freuden für billiges Geld seine »toten Seelen« verkaufen. Habe ich eine große Anzahl erworben, so werde ich ein Stück Land kaufen, meine »toten Seelen« hinbringen, und eine Bank, die nicht weiß, daß sie tot sind, wird mir viel Geld leihen. Tschitschikow reist kreuz und quer durch die russische Provinz und erkundigt sich in Gaststätten und auf Gutshöfen nach ansehnlichen Landgütern mit vielen Leibeigenen und den dort herrschenden »Gesundheitszuständen, vor allem ob es dort Seuchen, wie etwa Nervenfieber, schwarze Pocken oder dergleichen gegeben habe« (1. Kapitel). So erfährt er von dem Gutsbesitzer Sobakewitsch, daß auf dem Gut seines Nachbarn Pljuschkin die Leibeigenen »wie die Fliegen sterben«.[146]

»Wirklich, wie die Fliegen? Gestatten Sie die Frage: Wie weit ist es denn noch von Ihnen zu ihm?« »Fünf Kilometer.«

»Nur fünf Kilometer«, rief Tschitschikow aus und fühlte, wie sein Herz sogar schneller klopfte. »Wenn man aus Ihrem Tor hinausfährt, liegt dann sein Gut rechts oder links?«[147]

Tschitschikow fährt auf das Nachbargut, und mit Pljuschkin entspannt sich folgender Dialog:

> »Man hat mir aber doch gesagt«, bemerkte Tschitschikow bescheiden, »daß Sie mehr als tausend Seelen besitzen.«
>
> »Wer hat Ihnen das vorgelogen? Sie, Väterchen, hätten diesem Gerüchtemacher ins Gesicht spucken sollen! Diesem Windbeutel, der sich offenbar nur über Sie lustig machen wollte! Da schwatzt man von tausend Seelen, aber wenn man erst anfängt nachzurechnen, kommt das nie und nimmer heraus! In den letzten drei Jahren ist mir bei der verfluchten Seuche ein ganzer Haufen Bauern draufgegangen.«
>
> »Ich bitte Sie, waren es tatsächlich so viele?« rief Tschitschikow teilnehmend aus.
>
> »Ja, es sind viele dahingerafft worden.«
>
> »Gestatten Sie die Frage: wie viele denn?«
>
> »Ungefähr achtzig Seelen.«
>
> »Nicht möglich?«
>
> »Leider die reine Wahrheit.«
>
> »Darf ich mir noch eine Frage erlauben: diese Rechnung gilt doch wohl für die Zeit nach der letzten Revision?«
>
> »Da müßte ich noch Gott danken«, erwiderte Pljuschkin, »wenn ich so rechnen würde, mögen es leicht hundertzwanzig sein.«

Durch seine Fahrten von einem Gut zum andern lernt man eine ganze Galerie geistig verkommener Gutsbesitzer kennen, von denen jeder auf Tschitschikows seltsames Kaufangebot anders reagiert. Da ist der nonchalante Manilow, der ihm die toten Seelen ohne weiteres als »wertloses Zeug« überläßt, die abergläubische Korobotschka, die in ihrer Geschäftstüchtigkeit nichts mehr fürchtet, als ihre Seelen »unter dem Preis« zu verkaufen; der bärenhaft brutale Sobakewitsch, der seine verstorbenen Leibeigenen über alles lobt, um einen möglichst hohen Verkaufspreis zu erzielen ...[148] Es wirkt wie eine Ironie des Schicksals, daß Gogol, der wie sein Romanheld Tschitschikow im Reisewagen und Schlitten durch Rußland fuhr und überall nur Hochmut in den oberen, Korruption in den mittleren und Elend in den niederen Volksschichten vorfand, auch selbst dem Fleckfieber zum Opfer fiel. Er starb 1852 in Moskau.

Besonders hohe Opfer forderte das Fleckfieber in den polnischen Gebieten, die zwischen Rußland, Preußen und Österreich aufgeteilt waren. Seit jeher war hier die Seuche besonders bei der jüdischen Bevölkerung endemisch. Da den Ostjuden der Erwerb von Grundbesitz lange verboten war, vegetierten sie in den Städten als eine verachtete Kaste von kleinen Händlern, Lumpensammlern und Handwerkern in beispiellosem Elend. Wie grauenhaft dies Elend sogar nach dem Ersten Weltkrieg noch in Polen war, schilderte der französische Schriftsteller Albert Londres, der 1929 die Gettogebiete besucht hat. In seinem Buch »Der ewige Jude am Ziel« berichtet er:

»Die Straßen sind noch gar nichts, das wahre Lemberger Ghetto ist im Innern der Häuser. Wir haben drei Tage damit verbracht, sie zu besuchen. Wenn wir Rechenschaft über diese Arbeit ablegen wollten, müßten wir eine Straße nach der anderen anführen und, mit der Hausnummer 1 beginnend, eine Liste dieser Art aufstellen: Synagogengasse Nr. 1: neun Familien mit je fünf bis acht Kindern, die vor Hunger und Kälte schreien und auf dem mistigsten Mist faulen.

Nr. 2: zehn Familien. Dasselbe.

Nr. 3 und 4: zu beiden Seiten der Straße bis ans Ende: Dasselbe. Dasselbe in den Straßen, die ansteigen, den ebenen Straßen, den Sackgassen. Vorgestern von zwei bis sechs, gestern von neun bis Mittag, heute von eins bis sieben: Dasselbe!

Am ersten Tag mußte ich einmal aus einem dieser Löcher schnell herausstürzen, weil ich sonst infolge des Gestanks erbrochen hätte. Dasselbe geschah einmal am zweiten Tag und zweimal am dritten. Die beiden Juden, die mich begleiteten, weinten. Sie setzten sich am Abend zwar an meinen Tisch, konnten aber nicht essen.

In der Slonecznejstraße (Sonnenstraße) steigen wir in einen Keller hinunter. Meine Begleiter zünden ihre Kerzen an und wir kriechen vorwärts. Keine Menschenstimme ist zu hören und doch wohnen hier unter der Erde zweiunddreißig Menschen.

Wir stoßen eine Tür auf. Wo sind wir? Wir waten durch Schlamm. Eine Luke, vom Schnee verstopft, läßt ein bleichsüchtiges Licht durch. Feuchtigkeit schlägt uns entgegen und legt sich wie ein Schleier um unsere Gesichter. Wir leuchten die Höhle mit unseren Kerzen ab. Wir erblicken zwei kleine Kinder von drei bis vier Jahren, die nur mit einem Hemd bekleidet sind und mit Lumpen an Händen und Füßen; ihre Haare sind offenbar, seitdem sie das Unglück hatten, auf diesen Köpfen zu wachsen, niemals gekämmt worden. Vor Kälte zitternd stehen sie neben einer elenden Lagerstatt. Uns scheint, daß sich etwas darauf bewegt. Wir halten die Kerze tiefer. Eine Frau liegt da. Worauf? Auf nassen Hobelspänen? Auf Streu? Ich strecke die Hand aus: es fühlt sich kalt und klebrig an. Das, womit sie zugedeckt ist, hat wohl einmal Federbett geheißen; jetzt ist es ein Brei aus Federn und Stoff; wie wenn es eine Mauer wäre, so sickert Feuchtigkeit heraus. Zwei ganz kleine Kinder, vier und fünfzehn Monate alt, liegen noch unter dem Federbrei. Das größere lächelt dem Lichte zu, das wir in seine Nähe bringen. Die Frauen, die vor Elend heulen, klammern sich an uns, so daß wir sie, als wir wieder an die Oberwelt wollen, bis zur Treppe nachziehen müssen. Sie strecken uns mit flehenden Worten ihre Kinder im bloßen Hemd entgegen und wollen uns so am Fortgehen hindern.«

In den schmutzigsten Quartieren der jüdischen Elendsviertel war das Fleckfieber, das »Judenfieber«, seit Jahrhunderten ein Gast. In engen, dumpfen Räumen hausten hier meist acht bis zehn Menschen, die Nacht für Nacht zu dritt und viert in einem Bett oder auf schmierigen Lumpenhaufen zubrachten. Und überall Läuse, Flöhe und Wanzen. Das enge Zusammenleben dieser Menschen, der nur von Juden betriebene Handel mit Lumpen und alten Pelzwaren und deren Verarbeitung zu Tuchschuhen, Mützen, gesteppten Jacken und anderem begünstigte die Übertragung. In den engen Bethäusern streiften die Beter bei ihren stereotypen Körperbewegungen die Läuse an dem Nachbar ab. Dasselbe geschah in den Badehäusern, in denen oft zwanzig Mann, in einem kleinen Bassin dicht aneinandergedrängt, ihre rituellen Waschungen vornahmen. Hier wanderten auch an der Kleideraufbewahrungsstelle die Läuse von dem einen Kleidungsstück auf das andere über. So kam es, daß die meisten Gettojuden bereits in ihrer Kindheit das Fleckfieber in einer leichten Form durchmachten und für ihr Leben gegen eine Neuansteckung gefeit blieben. Von umherziehenden jüdischen Händlern und Lumpensammlern wurde das Fleckfieber oft auf die weniger durchseuchte und deshalb empfänglichere polnische Bevölkerung übertragen.[149] Da man immer wieder beobachtete, daß diese Volksseuche unter den Polen viel heftiger als unter den Juden wütete, schenkte das abergläubische Volk nur allzu leicht dem Gerücht Glauben, die Juden hätten die Brunnen vergiftet, was nicht selten zu blutigen Pogromen führte.[150] So mancher Hygieniker, der das Fleckfieber als »Krankheit der Unkultur« bezeichnete, dachte auch an einige östliche Nachbarvölker und vergaß dabei, welche hygienischen Zustände noch Ende des 18. Jahrhunderts in Deutschland geherrscht und z. B. Hufeland in seiner »Makrobiotik« (1779) zu der Klage veranlaßt haben: »Bey weytem die mersten Menschen empfangen außer dem Bade der heiligen Taufe in ihrem ganzen Leben die Wohlfahrt des Bades nicht wieder.«

Auch die von Virchow beschriebene Fleckfieberepidemie in Oberschlesien im Jahr 1847/48 befiel eine kulturell tiefstehende, armselige Bevölkerung. »Der Oberschlesier« – konstatierte der junge Pathologe – »wäscht sich im allgemeinen gar nicht, sondern überläßt es der Fürsorge des Himmels, seinen Leib zuweilen durch einen tüchtigen Regenguß von den angehäuften Schmutzkrusten zu befreien.«[151] Noch in den Jahren 1858 und 1859 erkrankten allein in Wien 10 000 Personen an Fleckfieber.[152]

»Wir schicken von Zeit zu Zeit unsere Leibwäsche an unserer Statt in das Bad«, nörgelte Pettenkofer, der 1873 die Feststellung machte, daß die meisten Leute innerhalb 24 Stunden mit einem Glas voll Waschwasser zufrieden waren und daß eine Bademöglichkeit in einer Münchner Wohnung zu den Ausnahmen zählte. In jenen Tagen und selbst auch später wuschen sich die Leute nur einmal in der Woche, nämlich am Samstagabend oder Sonntagmorgen vor dem Kirchgang, und auch die Unterwäsche wurde nur einmal in der Woche gewechselt. Was für Deutschland zutraf, galt für das ganze kontinentale Europa.[153]

Mit der Entwicklung der Textilindustrie sanken die Preise für Kleidung und Wäsche, was zur Folge hatte, daß es nicht mehr ein Vorrecht reicher oder wohlhabender Familien blieb, ein Nachthemd zu besitzen, die Tageswäsche regelmäßig zu wechseln und die Oberkleidung sauber zu halten. Der Anschluß der Mietskasernen an die zentrale Wasserleitung mit der damit einhergehenden Verbilligung der Seife hat die hygienischen Verhältnisse entscheidend verbessert. Mit dem Verschwinden der Kleiderläuse erlosch auch das Fleckfieber. Die letzte große Fleckfieberepidemie in Deutschland – mit 120 000 Toten – ereignete sich 1885.

Zahllose Bücher wurden über diese Seuche geschrieben, Theorien über Theorien aufgestellt, um die Art ihrer Ausbreitung zu erklären. Die lebhaftesten Meinungsverschiedenheiten herrschten über die Ursache des Fleckfiebers. Im Jahr 1903 übernahm Charles Nicolle die Leitung des Pasteur-Instituts in Tunis. Diese Stadt war nur durch ihre Moscheen, Harems und das Fleckfieber bekannt. Um die Ursache dieser Seuche zu klären, setzte Nicolle eine Reihe von Tierversuchen an. Sie waren eine Fortsetzung der heroischen Experimente des russischen Arztes Motschukowsky, der sich 1900 selbst mit dem Blut von Fleckfieberkranken infizierte. Es gelang Nicolle, bei einem Schimpansen – durch Verimpfung von Blut eines Fleckfieberpatienten – die Krankheit hervorzurufen. Mit dessen Blut ließ sich die Infektion auch auf Makaken übertragen. Ebenso gelang ihre Infektion auch unvermittelt mit menschlichem Blut, das man einem Patienten im akuten Stadium der Krankheit entnommen hatte. Dies war eine wichtige Entdeckung: Nun konnte Nicolle die Krankheit im Laboratorium erzeugen und an Affen Versuche aller Art ausführen, die er an Menschen nicht unternehmen wollte. Doch auf welchem Weg erfolgte die Infektion?

Da der Burnus der fleckfieberkranken Eingeborenen voller Wanzen, Flöhe und Läuse war, befahl Nicolle, die Kranken bei ihrer Aufnahme im Krankenhaus zu baden und mit sauberer Wäsche zu versehen. Sowie diese Maßnahme durchgeführt war, zeigte sich kein weiterer Fleckfieberfall unter den Lazarettpatienten. Man konnte sogar einen Fleckfieberkranken nach der Waschung und Neueinkleidung in ein Bett dicht neben einen Patienten mit einer anderen Krankheit legen, ohne daß eine Ansteckung erfolgte. Dies erschien um so erstaunlicher, als man seit Jahrhunderten von Hospitalseuchen gesprochen hatte, die von einem einzigen Fleckfieberkranken nach seiner Einlieferung ausgegangen waren. Von Zeit zu Zeit gab es zwar in dem tunesischen Hospital Ansteckungsfälle, doch nicht unter den Saalpatienten, sondern unter den Wärtern, die die eingelieferten Kranken badeten und ihre lumpigen Kleider zur Aufbewahrung übernahmen. Nicolle, der während seines langjährigen Aufenthalts in Tunis nicht nur die Lebensweise und Krankheiten der Eingeborenen studiert hatte, sondern auch deren Ungeziefer, schöpfte nun den Verdacht, daß letzteres an der Fleckfieberübertragung schuld sei. Er wußte von einer Siedlung, in der es viel Fleckfieber, doch keine Wanzen gab, und von einer anderen, in der wiederholt Epidemien, niemals aber Flöhe auftauchten. Er besuchte die Phosphorminen, in denen es von Flöhen nur so wimmelte, und stellte fest, daß diese zwar die Europäer wie die Eingeborenen befielen, doch nur die letzteren, deren Lumpen noch voller Kleiderläuse waren, litten an Fleckfieber. So wurde er immer sicherer, daß die Fleckfieberausbreitung mit dieser Insektenart in Zusammenhang steht. Nicolle ließ gesunde Läuse an fleckfieberkranken Makaken Blut saugen und brachte sie dann auf die Haut gesunder Affen. Zwei Wochen später erkrankten die Makaken an Fleckfieber. Er wiederholte den Versuch mehrere Male – immer mit dem gleichen Resultat![154]

1909 gelangte Nicolles Abhandlung über seine Ergebnisse an der Akademie der Wissenschaften in Paris zum Vortrag und erweckte ungeheures Aufsehen. Zum erstenmal wurde darauf hingewiesen, daß Flecktyphus, Kerkerfieber, Schiffsfieber, Hungertyphus oder wie immer die Krankheit bezeichnet wurde, durch Läusebisse verursacht wird. Die Erkenntnis der biologischen Kette »Mensch – Laus – Mensch« für die Fleckfieberübertragung wurde richtungsweisend für die Bekämpfung der Seuche. Mit dem Herausbrechen eines Gliedes dieser Kette, durch Vernichten der Läuse, konnte man die weitere Ausbreitung wirksam unterbinden.

Mikrobiologische Ära

Der amerikanische Mikrobiologe H. W. Ricketts fand bereits 1908 bei an »Rocky Mountain spotted fever« Erkrankten und bei Zecken, mit denen die Erkrankten behaftet waren, kleine kokkoide Mikroorganismen, die er für die Erreger dieser altamerikanischen Fleckfieberart hielt. 1910 kam er mit seinem jungen Mitarbeiter Wilder nach Mexiko City und fand, daß das mexikanische »Tabardillo« ebenso wie das Fleckfieber der Alten Welt durch Bluteinspritzung von einem Patienten auf Affen (Schimpansen) übertragen werden kann, was auch durch infizierte Kleiderläuse erfolgen könne. Die beiden Krankheiten waren offenbar identisch. Nach Abschluß dieser Studie begann Ricketts mit der »Jagd nach dem Krankheitserreger«. Er untersuchte das Blut von Fleckfieberpatienten, vor allem aber den Körperinhalt von Läusen, die bei solchen Patienten gefunden wurden. In ihren Darmepithelien fand er ebenso wie im Blut von Tabardillo-Kranken kleine ellipsoide Mikroorganismen, die sich auf künstlichem Nährboden nicht züchten ließen. Er veröffentlichte mit Wilder (1910) diese Befunde als »vorläufigen Bericht«. Zehn Tage nach der Veröffentlichung dieses Aufsatzes im »Journal of the American Medical Association« vom 23. April 1910 brachten die Blätter die kurze Nachricht, daß Ricketts im amerikanischen Hospital in Mexiko City bei Forschungsarbeiten im Alter von 39 Jahren an Fleckfieber gestorben sei.

Während des Ersten Weltkriegs nahm das Fleckfieber vielerorts apokalyptische Dimensionen an. Zunächst trat die Seuche in Serbien auf. Dieses Volk hatte sich kaum von den blutigen Balkankriegen 1912/13 erholt, als im Juli 1914 die österreichische Kriegserklärung erging, der sofortige Kampfhandlungen folgten. Infolge der Schlachten war Nordserbien ein Trümmerhaufen. Die nichtkämpfende Bevölkerung aus den niedergebrannten Dörfern drängte nach dem Süden, »den Flecktyphus im Nacken«. Sir T. Lipton erklärte im März 1915, die Hospitäler in ganz Serbien seien mit Fleckfieberkranken überfüllt.

> »In Nisch, das sonst höchstens 20 000 Einwohner hat, sind jetzt 100 000 Menschen zusammengedrängt. Typhuskarren durchrollen die Straßen, auf denen Menschen liegen, die im Fieber irre reden.«[155]

Ein anderer Augenzeuge, Mario Bassini, berichtete an die Turiner »Stampa«:

> »Im März soll die Sterblichkeit 70% erreicht haben und die Zahl der Todesfälle in Nisch auf etwa 200 in 24 Stunden gestiegen sein. Im ›Lazarett am Schädelturm‹ (›Čelekula‹) waren die Betten – elende Lagerstätten ohne Wäsche und

Kissen – zuerst mit je zwei Kranken belegt; dann wurden immer zwei zusammengestellt, damit man in zwei Betten fünf Kranke legen konnte. Und es kam vor, wenn einer der fünf starb, daß er zwischen den anderen hervorgezogen und unter das Bett gelegt wurde, bis er zur Bestattung abgeholt werden konnte. Sein Platz, der vom Todeskampf noch warm war, wurde sofort von einem der Kranken eingenommen, die auf Aufnahme ins Lazarett warteten... Wieviel Tote? Wer zählt die schwarzen Fahnen, die längs der Straßen an den Fenstern der Häuser als düsteres Zeichen eines Todesfalles hängen?«[156]

In sechs Monaten hatten die Serben 150 000 Soldaten an Fleckfieber verloren. Während dieser Zeit raffte die Seuche 36% aller serbischen Ärzte dahin: 126 von 350.[157] Von den 60 000 österreichischen Gefangenen fielen mehr als die Hälfte der Seuche zum Opfer.[158] Als im Spätherbst 1915 die Flucht des serbischen Heeres über Albanien zur adriatischen Küste einsetzte, brach ein Unheil über die Flüchtlinge herein, das an den Jammer des napoleonischen Rückzugs von Moskau erinnerte. Zu Tausenden säumten die Leichen den Weg und boten ein erschütterndes Bild. »Unser Golgatha« bezeichneten die Serben ihr »Martyrium durch Albanien«.

Als die deutschen Truppen im Oktober 1914 nach den Schlachten bei Tannenberg und an den Masurischen Seen in das damals mit Fleckfieber verseuchte Russisch-Polen einrückten, begann sich auch unter ihnen die Seuche auszubreiten. Schon im Dezember 1914 brach im Gefangenenlager Cottbus eine schwere Fleckfieberepidemie aus. Der am Hamburger Tropeninstitut tätige Ladislaus von Prowazek, der bereits 1913 zur Erforschung des Fleckfiebers (mit Hegler) in Serbien war, wurde vom Kriegsministerium mit den Bekämpfungsmaßnahmen beauftragt. Anfang Februar 1915 erkrankte er selbst und erlag nach wenigen Tagen dieser heimtückischen Seuche.[159]

Fast zur gleichen Zeit wurde die mit Österreich-Ungarn und Deutschland verbündete Türkei von einer mörderischen Fleckfieberepidemie heimgesucht. Bereits in den ersten Tagen des Jahres 1915 erlitt die dritte türkische Armee im Kaukasus eine schwere Niederlage. Wir wissen aus den Aufzeichnungen des damaligen Chefs der deutschen Militärmission, des Generals Liman von Sanders, daß das mißglückte Unternehmen der Initiative Enver Paschas entsprungen war, der die russische Kaukasusarmee an der Straße Kars-Erzerum frontal durch ein Armeekorps zu fesseln gedachte, während zwei links abmarschierte Armeekorps den Russen bei Sarikamisch in Flanke und Rücken fallen sollten. Obwohl Liman von Sanders Bedenken gegen die Operation äußerte, bestand Enver Pascha auf seinem Plan und übernahm sogar persönlich die Führung. Das Unternehmen endete mit der Vernichtung der dritten türkischen Armee und beraubte die Türkei seiner Elitetruppen. Liman von Sanders berichtet darüber: »Von der gesamten Armee in etwa 90 000 Mann ursprünglicher Stärke sind nach den amtlichen Berichten nur etwa 12 000 Mann zurückgekommen. Alles andere war gefallen, gefangen, verhungert oder in den Schneebiwaks ohne Zelte erfroren. Bald brach unter den zurückgekehrten Soldaten, die körperlich stark heruntergekommen waren, das Fleckfieber aus und forderte noch zahlreiche Opfer.«[160] Diese Katastrophe war der Ausgangspunkt jener Fleckfieberepidemie, die sich 1915 wie ein gewaltiger, das ganze Land verheerender Steppenbrand über ganz Anatolien ausbreitete. Da die mißglückte Kaukasusoperation in einem Gebiet stattfand, das seit jeher auf beiden Seiten der Grenze von Armeniern besiedelt war, bezichtigte Enver Pascha dieses unglückselige Volk des Verrats und der Konspiration mit den Russen und befahl ihre »Umsiedlung«, wie er euphemistisch die als Völkermord geplante Vertreibung umschrieb. Bei dem »Todesmarsch nach Syrien« gingen eine Million Menschen an Fleckfieber, Hunger, Erschöpfung und Mißhandlungen zugrunde,[161] auch von den ca. 250 000 der nach Syrien Deportierten starben noch viele an Fleckfieber.[162]

1915 kam es in Galizien unter den dort operierenden österreichischen Truppen ebenfalls zu einer Fleckfieberepidemie, bei der man zunächst an Typhus dachte. Man konnte jedoch aus dem Untersuchungsmaterial, aus Blut, Stuhl und Urin der Kranken keine Typhusbakterien züchten. Zwei österreichischen Ärzten, Weil und Felix, gelang wiederholt der Nachweis eines Bakteriums, das durch das Serum Fleckfieberkranker im Reagenzglas regelmäßig ausgeflockt wurde. Mit Rücksicht auf die ungeklärte Beziehung dieser Bakterien zum Fleckfieber bezeichnete man sie zunächst als X-Stämme und zwar entsprechend ihrer zeitlichen Isolierung (Züchtung) als X_1, X_2, X_3 usw. So wurde auch der Stamm X_{19} gezüchtet. Die anschließenden Untersuchungen ergaben, daß diese Keime mit der Entstehung des Fleckfiebers nichts zu tun haben. Sie gehören zur Gruppe der Proteusbakterien, die als gewöhnliche Fäulniserreger weit verbreitet sind. Trotzdem stellt ihre Ausflockung im verdünnten Patientenserum auch heute noch ein diagnostisch wichtiges Hilfsmittel zur Erkennung des Fleckfiebers dar. Zur serologischen Diagnose des klassischen, durch Kleiderläuse übertragenen Fleckfiebers benützt man überall Abimpfungen des Proteus-X_{19}-Stammes, der vom Patientenserum besonders kräftig ausgeflockt wird.[163] Das Wesen dieser Reaktion, der sogenannten Weil-Felix-Reaktion, beruht darauf, daß der Proteus-X_{19}-Stamm mit dem wahren Fleckfiebererreger (Rickettsia-Prowazeki) zufällig ein gemeinsames Antigen besitzt.[164]

Mit Hilfe der relativ einfachen Weil-Felix-Reaktion gelingt die frühzeitige Feststellung der ersten Fleckfieberfälle, was von entscheidender Bedeutung für einen schnellen Erfolg der Bekämpfungsmaßnahmen ist.[165] Da im Ersten Weltkrieg auch die deutsche Offensive im Osten in den Schützengräben stecken blieb, wurde die Verlausung wegen der Schwierigkeiten eines normalen Kleiderwechsels zu einer gefährlichen Bedrohung. Um diese zu eliminieren, wurden überall Entlausungsanstalten geschaffen.

Die Gefahr einer Seuchenverschleppung wurde besonders nach der Oktoberrevolution in Rußland offenbar. Rußland zählte in den zwanzig Jahren vor 1914 jährlich im Durchschnitt 82 000 Fleckfieberfälle, 1915 dann 154 000, und die Zahl stieg langsam weiter an. 1918 brach die Seuche – infolge von Mißernte und Hungersnot – von drei Zentren, Wolgagebiet, Petersburg und rumänischer Grenze, über das Russische Reich herein. Tarassewitsch schätzte (genaue Statistiken waren unmöglich) zwischen 1918 und 1922 im europäischen Rußland dreißig Millionen Fleckfieberfälle mit drei Millionen Toten.[166] Es ist bekannt, welche politische Bedeutung Lenin dem Kampf gegen das Fleckfieber beimaß, als er sagte: »Entweder wird die Laus den Sozialismus oder der Sozialismus die Laus besiegen.«[167] Der schwarze Humor des Volkes, der Erfolgsmeldungen überdrüssig, glossierte sogar in bezug auf die Elektrifizierung die Ungezieferplage in einem hintergründigen Dialog:

A. »Es ist gelungen, Wanzen mit Glühwürmchen zu kreuzen! Nun kann man sogar im entferntesten Kolchos mit kostenloser Beleuchtung zu Bett gehen.«

B. »Hoffentlich kommt niemand auf die Idee, Läuse mit Flöhen zu kreuzen.« (M. Soschtschenko).

Prowazeks Mitarbeiter Rocha Lima versuchte noch während des Ersten Weltkriegs, fleckfieberinfizierte Läuse zur Herstellung eines Impfstoffes zu benutzen. Der erste wirklich brauchbare Impfstoff gegen Fleckfieber wurde jedoch erst siebzehn Jahre später durch den deutsch-polnischen Forscher Weigl in Lemberg hergestellt. Ihm gelang die Zucht von Rickettsien in den Läusen und zwar in den Epithelzellen ihrer Därme. Hierzu wurden in eine Haltevorrichtung, deren einzelne Greifer wie Orgelpfeifen angeordnet sind, aus den Nissen steril aufgezogene Läuse eingebracht und mit einer festen Glaskapillare der Infektionsstoff in ihre Afteröffnung eingeblasen. Zur Infektion diente eine Aufschwemmung aus dem Gehirn eines im hochfiebernden Erkrankungsstadium getöteten Meerschweinchens (in dessen Organismus sich nach Infektion mit Fleckfieberkrankenblut die Rickettsien massenweise vermehren) oder, nachdem bereits infizierte Läuse zur Verfügung standen, eine Aufschwemmung fein zerriebener, rickettsienhaltiger Läusedärme. Die so infizierten Läuse mußten ebenso wie die Zuchtläuse täglich zweimal gefüttert werden. Hierzu waren jedoch hochimmunisierte »Fütterer« notwendig, also Menschen, die entweder Fleckfieber überstanden hatten oder gegen diese Krankheit aktiv schutzgeimpft waren und deshalb ohne Gefährdung ihrer Gesundheit einige Tausend in Gazekäfige eingeschlossene Impfläuse an ihrem Körper ernähren konnten. Meist am sechsten oder siebten Tag nach der Infektion wurden die Impfläuse in physiologische Kochsalzlösung mit 0,8% Phenol gebracht, in der sie rasch zugrunde gingen. Aus den Läusen wurden nun unter Lupenbeobachtung die rickettsienhaltigen Därme herauspräpariert und in Phenolkochsalzlösung zu Fleckfieberimpfstoff verrieben. Mit welchen Schwierigkeiten die Herstellung dieser Vakzine verknüpft war, geht schon daraus hervor, daß man allein für die Schutzimpfung einer Person etwa 100 Läusedärme benötigte.[168] Später hatte man versucht, Fleckfieberimpfstoffe u. a. aus den Dottersäcken infizierter Hühnereier oder aus der Lunge bzw. Leber infizierter weißer Mäuse zu gewinnen. Alle diese Impfstoffe prüfte man im Tierversuch auf ihre Wirksamkeit.

In den letzten vier Jahren des Hitler-Regimes wurden in den Konzentrationslagern Tausende von Menschen unter dem Deckmantel der Wissenschaft zu ähnlichen »Versuchen« herangezogen. Der damalige Buchenwald-Häftling Eugen Kogon berichtet:

> »Im Spätherbst 1941 wurde vom Hygieneinstitut der Waffen-SS in Berlin eine klinische Station der ›Abteilung für Fleckfieber- und Virusforschung‹ eröffnet. Sie kam in den mit doppeltem Stacheldraht umgebenen Isolierblock 46... Die Tagebucheintragung über die Gründung verzeichnet unter dem 29. 12. 1941 lapidar: ›Da der Tierversuch keine ausreichende Wertung (von Fleckfieberimpfstoffen) zuläßt, müssen die Versuche an Menschen durchgeführt werden.‹ Bis Ausgang des Jahres 1944 wurden 24 Versuchsreihen mit einer wechselnden Personenzahl zwischen 4 und meist 40 bis 60 – einmal 145 in einer Gruppe – durchgeführt. Sie betrafen die Wertung von Fleckfieberimpfstoffen verschiedenster Herkunft: eines Impfstoffes aus Hühnereidottersackkulturen, eines Impfstoffes aus Läusedärmen, eines Impfstoffes aus Kaninchenlungen, eines Impfstoffes aus Mäuseleber... Insgesamt sind der Versuchsstation in Block 46 etwa 1000 Häftlinge zugeführt worden..., nicht gerechnet jene Dreier- und Fünferreihen, die Monat für Monat für sogenannte Passage-Zwecke in die Station eingeliefert wurden, das heißt zur Infektion mit hochwirksamem Fleckfieberkrankenfrischblut, damit die Fleckfiebererregerstämme erhalten blieben. Diese Passage-Personen sind fast samt und sonders zugrunde gegangen... Der wissenschaftliche Wert der Versuche war entweder gleich Null oder nur sehr gering, da der Infektionsmodus geradezu irrsinnig war.«[169]

Das Grauen, das sich dabei abgespielt hat, übersteigt jedes menschliche Vorstellungsvermögen.

Ende des Zweiten Weltkriegs wurde neben dem Penicillin noch eine weitere Entdeckung bekannt, das DDT, durch das nicht nur die Entlausungsanstalten entbehrlich wurden, sondern auch die Schutzimpfung. Den Grundstoff der DDT-Präparate, das Dichlordiphenyl-trichloräthan hatte Zeidler bereits 1874 in Straßburg entdeckt. Die insektizide Eigenschaft dieser chemischen Verbindung wurde jedoch erst 1939 erkannt, als man in einem Laboratorium der chemischen Fabrik Geigy in Basel viele tote Fliegen liegen sah. So wurde dieses Mittel zunächst gegen Motten, Wanzen und Pflanzenschädlinge und erst seit 1942 auch gegen Läuse erprobt. Angeregt durch die in der Schweiz gemachten Beobachtungen, begann 1942 die amerikanische Industrie dieses Mittel fabrikmäßig herzustellen.[170] Ohne die Leute entkleiden, scheren, rasieren und baden zu müssen, konnte man sie nun auf einfachste Weise von Läusen befreien. Die Generalprobe für Fleckfieberbekämpfung bestand das DDT im Winter 1943/44 in Neapel. Im Dezember brach dort unter der armen, schmutzigen und verlausten Zivilbevölkerung eine Fleckfieberepidemie aus, die rasch um sich griff.[171] Mit Flugzeugen brachten die Amerikaner tonnenweise DDT in die Stadt. Im Verlauf des Januars wurden 1 300 000 Menschen damit bepudert. Mit einer Spritzpistole schoß man einen starken Strahl DDT zwischen Haut und Kleidung. Ein Strahl in jeden Ärmel, je drei auf Brust und Rücken, das Hemd hinunter, weitere Strahlen in die Hosen und in den Anzug hinein, und die Arbeit war erledigt. Der ganze Vorgang erforderte pro Person ungefähr 2 Minuten. Die Rekordleistung betrug 72 000 Behandlungen an einem Tag. Innerhalb von drei Wochen war die Epidemie vollständig erloschen.[172] Malaparte hat in den ersten Kapiteln seines Romans »Die Haut« (»La pelle«) vor allem die massenpsychologische »Dekamerone«-Stimmung der Epidemie von Neapel geschildert.

Durch den Impfstoff und das DDT hatte man zwei seuchenprophylaktische Mittel, mit denen man eine Fleckfieberepidemie verhüten oder zumindest den Giftstachel eliminieren konnte. War aber jemand an Fleckfieber erkrankt, so gab es nach wie vor kein Heilmittel, das auf den Erreger selbst eingewirkt hätte; selbst das mit dem DDT fast gleichzeitig bekannt gewordene Penicillin, das bei grampositiven und gramnegativen Kokken und verschiedenen anderen Bakterienarten Wunder wirkte, erwies sich bei Fleckfieber als wirkungslos, bis man 1948 die Tetracycline fand. Nun hoffte man, alle Seuchen, die durch blutsaugende Insekten übertragen werden, mit Hilfe von Insektiziden verhüten oder eindämmen zu können. Doch aus dieser »trügerischen Hoffnung« wurde man jäh geweckt, als man auf ein Problem von auch heute noch brennender Aktualität stieß: die Resistenzbildung gegen DDT und andere Insektizide.

Trachom

Nach Schätzungen der Weltgesundheitsorganisation sind z. Zt. etwa 500 Millionen Menschen vom Trachom befallen. Dieses infektiöse Augenübel ist auch heute noch in unterentwickelten Ländern die häufigste Ursache der Blindheit.[1] Es kommt endemisch fast nur in den wirtschaftlich und hygienisch rückständigen ehemaligen Kolonialgebieten Afrikas, Asiens und Lateinamerikas vor. Das Trachom ist ebenso wie die Krätze, mit der es häufig gemeinsam auftritt, eine Begleiterscheinung des Elends.[2]

Als Ansteckungsquelle gilt in erster Linie das Konjunktivalsekret des erkrankten Auges, das entweder durch direkte Berührung mit den Fingern, besonders durch Augenreiben, oder indirekt durch gemeinschaftlich benutzte Gegenstände wie Waschschüsseln, Handtücher, Schwämme, Bettwäsche und nicht zuletzt durch Fliegen auf die gesunden Augen anderer Menschen übertragen wird. Trachomerreger wurden auch aus Vaginalsekret nachgewiesen.

Die Infektion in Endemiegebieten erfolgt meist schon im Kindesalter. Die Inkubationszeit beträgt 8 bis 9 Tage. Die Krankheit beginnt im allgemeinen schleichend. Es kommt zur Entzündung der Bindehaut, die allmählich ein samt- oder himbeerartiges Aussehen gewinnt. Der Kranke hat anfangs meist das Gefühl, als befände sich Sand in seinen Augen. Deshalb führten arabische Augenärzte bereits im Mittelalter die Entstehung dieses Leidens auf eine Reizung des Auges durch Staub und Wüstensand zurück, ein Moment, dem zwar keine ätiologische, dafür aber eine um so größere »infektbahnende Rolle« zukommt, weil es zu häufigem Augenreiben verleitet. Im weiteren Verlauf entwickeln sich vorwiegend auf der Konjunktiva des Oberlids glasig-gallertige Bläschen, die an Froschlaich oder gekochte Sagokörner erinnern. Daher auch die Bezeichnungen »Körnerkrankheit« sowie »Ophthalmia« bzw. »Conjunctivitis granulosa«[3].

Im Lauf von Monaten erweichen die Bläschen und platzen beim geringsten Druck auf, oft schon beim Ektropionieren, d. h. beim Umklappen des Augenlides zwecks Besichtigung oder Behandlung der Bindehaut. Die Folge davon sind Geschwürbildungen, die mit anschließenden Vernarbungsprozessen beim Übergreifen auf den Musculus levator palpebrae superioris zur Lidptosis (»Ptosis trachomatosa«) führen, wodurch – was bereits Rhases auffiel – »die schwergewordenen Lider nicht mehr genügend geöffnet werden können und dem Kranken ein sonderbar schläfriges Aussehen verleihen«. Dieses wichtige Frühsymptom gilt in endemischen Trachomgebieten als Warnsignal. Die Vernarbungsprozesse können im weiteren Verlauf sowohl zu Verkürzungen des Konjunktivalsacks als auch zur Verkrümmung des oberen Lidknorpels führen, wodurch der Augenlidrand muldenförmig einwärtsgestülpt und nach innen gekehrt wird (»Entropium«), so daß die Wimpern durch Reizung der Hornhaut die lästige Plage der »Haarkrankheit«

(»Trichiasis«) verursachen, bei der es zu einem Einwachsen der Wimpern kommt. Eine weitere Folgeerscheinung dieser Veränderungen ist – neben der so gefürchteten Austrocknung der Hornhaut – die für Trachom so charakteristische Verengung der Lidspalte.

Bei mehr als der Hälfte aller Trachomfälle greift die Entzündung von der Bindehaut auch auf die Hornhaut über und überzieht sie teilweise mit einem grauen, glänzenden Narbenschleier (»Pannus trachomatosus«), was – nach dem anfänglichen »Nebelsehen« – zu immer stärkeren Sehstörungen führt. Bei Vernachlässigung des Trachoms kommt es nicht selten zu Sekundärinfektionen und Hornhautgeschwüren mit allen ihren Folgen. Diese Komplikationen treten besonders in jenen Fällen auf, wo infolge einer Schrumpfung der Konjunktivalsäcke die Augäpfel von den Lidern nicht mehr völlig bedeckt werden. Da die körnige Wucherung der Schleimhaut auch die Ausführungsgänge der Tränendrüsen zu verschließen pflegt, entfällt nicht nur die bakterizide Wirkung der Tränenflüssigkeit, sondern es kommt auch zu einer beschleunigten Austrocknung der Hornhaut (»Xerose«) oder der ganzen Bindehaut (»Xerophtalmus«) und schließlich zu einer vollständigen Schrumpfung des Augapfels (»Phthisis bulbi«), was eine unheilbare Erblindung zur Folge hat.

Altertum

Der Ursprungsherd des Trachoms ist nicht genau bekannt. Die volkstümliche Bezeichnung »ägyptische Augenentzündung« beweist lediglich, daß für Europa seit den Napoleonischen Kriegen das Niltal den gefährlichsten Ausgangsherd dargestellt hat.[4] Aus der Tatsache, daß sich eine große Anzahl altägyptischer medizinischer Rezepte auf Augenkrankheiten beziehen, ist zu schließen, daß diese dort bereits im Altertum sehr verbreitet waren. Auf zahlreichen Reliefs und Wandmalereien aus den Gräbern jener Zeit sind die physischen Eigentümlichkeiten der Blindheit (wie das eingesunkene Auge mit halb- oder ganz geschlossener Lidspalte sowie der Hang zur Körperfülle) dargestellt. Erwähnt sei nur das Fresko des blinden Harfners mit geschlossener Lidspalte aus dem Grabmal des Nakh in Theben (Mitte der 18. Dynastie) und das Relief mit einem ebenfalls blinden Harfner aus einem Grab bei Sakkara. Die Gestaltung seines Auges weist trotz aller Stilisierung in der Profildarstellung die für Trachom so typische Verengung der Lidspalte auf und unterscheidet sie damit eindeutig von den mandelförmig geöffneten Augen der Sehenden. Auch weitere Besonderheiten eines fortgeschrittenen Trachoms, wie das Einsinken der Augenhöhlen durch Schrumpfung des Augapfels, sind auf den Reliefs gut erkennbar. An den Augenpartien zahlreicher Mumien hat man ebenfalls eindeutig trachomatöse Veränderungen feststellen können.[5] Zugleich fand man Pinzetten – vermut-

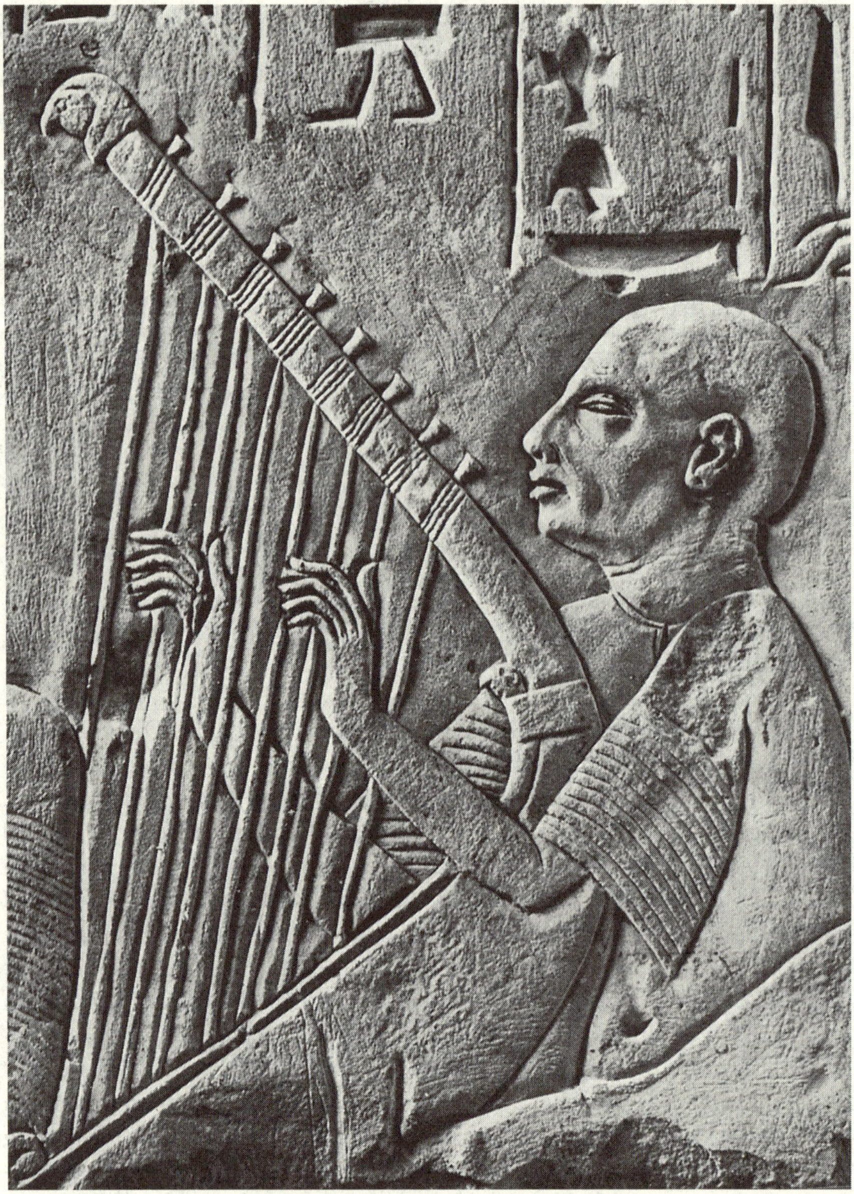

Blinder Harfner mit eingesunkenem Auge, halbgeöffneter Lidspalte und mit der für Blinde typischen Neigung zur Fettsucht. Ausschnitt aus einem Kalksteinrelief im Grab des Patenemhab bei Sakkarah. 18. Dynastie, um 1350 v. Chr.

lich Grabbeigaben – zur Entfernung der eingewachsenen Wimpern. Wahrscheinlich gehörten schon in jenen Zeiten Kinder mit eiternden Augen und Fliegenschwärmen im Gesicht zur Szenerie des ägyptischen Alltags.[6]

Unsere wichtigsten Kenntnisse über die »Augenkrankheiten« im alten Ägypten schöpfen wir aus einer Rezeptsammlung, die um 1550 v. Chr. niedergeschrieben wurde: dem »Papyrus Ebers«. In diesem Papyrus wird an mehreren Stellen (Rp. L VI, 11–17, Rp. L VII, 15–17, Rp. L XII, 18–22) unter der Bezeichnung »hetae« ein chronisches Augenleiden erwähnt, bei dem es sich zweifellos um Trachom handelt.[7]

Die Ägypter haben beim Schreiben ebenso wie die Hebräer, die Araber und die meisten anderen Orientalen nur Konsonanten benutzt und Vokale weggelassen. Um die ägyptischen Worte überhaupt aussprechbar zu machen, müssen wir uns damit helfen, daß wir zwischen die Konsonanten ein »e« einschalten. Wir sprechen also kein einziges ägyptisches Wort richtig aus, oder wenn wir es tun, so ist das der reine Zufall.[8] Aus dem altägyptischen »hetae« (𓇉), das mit dem Deutzeichen des »regnenden Himmels« (bzw. »Niederrinnen von Flüssigkeit«) versehen ist, entstand wahrscheinlich auch das Wort »hiti«, welches im Koptischen soviel wie »Triefauge« bedeutet.[9] Neben den dunkelgrünen Augensalben

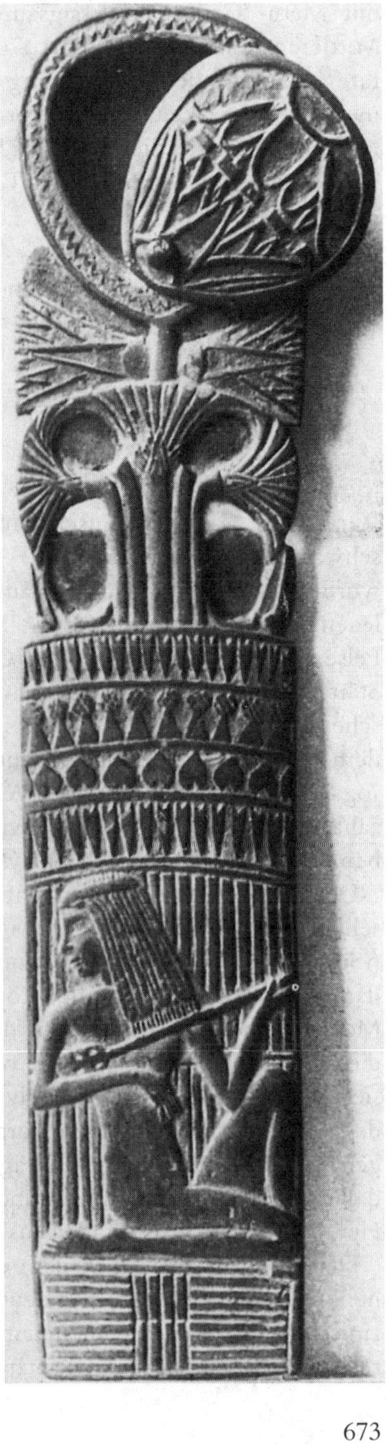

Hölzernes Salbengefäß für Mesdemet mit verschließbarem Deckel als Grabbeigabe. 18. Dynastie, um 1440 v. Chr. Berlin, Staatliche Museen.

mit »Metu« (Grünspan = essigsaures Kupferoxid) verwendete man bereits im Mittleren Reich (um 2160 bis 1700) »schwarze Kollyrien« (Antimonpräparate), die unter der Bezeichnung »Mesdemet« ( = msd'mt) nicht nur kosmetischen Zwecken, sondern vor allem der Behandlung und Verhütung von Augenkrankheiten dienten.[10] Ein Beispiel bietet der rührende Brief eines erblindeten Ägypters aus der Zeit Ramses' II. (um 1250 v. Chr.):

> »Mitteilung des Malers Poi an seinen Sohn, den Maler Pa-Ra (Hotep). Laß mich nicht im Stich! Es geht mir nicht gut. Höre nicht auf, über mich zu weinen, denn ich bin in der Finsternis. Mein Herr, Amon, hat mich im Stich gelassen. Bringe möglichst bald für meine Augen etwas Honig, etwas Fett und mesdemet (schwarze Kollyrien). Bin ich nicht Dein Vater? Ich möchte meine Augen haben und sie sind nicht da.«[11]

Mesdemet wird im »Papyrus Ebers« an verschiedenen Stellen (Rp L XI, 21, Rp. L XII, 2–3), vermischt mit Honig, Gänseschmalz und Metu, als schwarze Augensalbe erwähnt.[12] Da es in Ägypten selbst nicht vorkommt, wurde es auf dem Handelsweg aus dem möglicherweise in Südostafrika gelegenen Land »Punt« bezogen.[13] Es war im Altertum recht kostbar. In einem Felsengrab zu Beni Hassan in Oberägypten ist dargestellt, wie besiegte Stämme dem Gaufürsten unter anderem auch mesdemet in Töpfen als Geschenk überbringen. Von Ramses III. ist eine Opfergabe von 50 Pfund mesdemet überliefert, vermutlich zum Zweck der Vorbeugung. Oft gab man sogar den Toten Töpfchen mit Augensalbe mit, von denen eine große Anzahl in den Gräbern gefunden wurde. Zuweilen fand man darin noch Salbenreste, deren chemische Analyse Spuren von Antimon ergab.[14]

Da das »Salben« eine der wichtigsten Behandlungsmethoden der ägyptischen Medizin war, setzt sich das Hieroglyphenzeichen für das Wort »Arzt« (»Sunu«) aus einem Messer (manchmal allerdings auch als Pfeil oder Sonde dargestellt) und einem »Salbentöpfchen« zusammen. Das Lautzeichen des Messers wird als »sun« und das des Salbentöpfchens als »nu« gelesen.[15] Da die ägyptischen Ärzte, wie wir von Herodot wissen, weitgehend spezialisiert waren, wurde dem Hieroglyphenzeichen »Sunu« noch das Ideogramm des jeweils zu behandelnden Körperteils, so bei dem Augenarzt »zwei Augen« (»irty«) hinzugefügt.[16] Die ägyptischen Augenärzte waren so berühmt, daß sie noch im 6. und 5. Jahrhundert v. Chr. an die Höfe der bedeutendsten Herrscher wie Cyrus und Darius berufen wurden.[17]

Der »Papyrus Ebers«, in dem ein umfangreicher Abschnitt der Augenheilkunde gewidmet ist, läßt deutlich erkennen, daß sich auch diese medizinische Disziplin aus einem empirisch-rationellen und einem magisch-religiösen Zweig zusammensetzte. Wo eine natürliche Ursache bei einer

Erkrankung erkannt wurde, konnte der Arzt eine entsprechende Behandlung mit Mitteln einleiten, die wie Antimon-Kupfer- und Bleiverbindungen bis in die jüngste Zeit gebräuchlich waren. So versuchte man bei der im »Narbenstadium« auftretenden Trichiasis die abnorm stehenden Wimpern auszuziehen und durch Einpinseln einer Salbe (»mit der Feder eines Geiers«) die Heilung des Auges herbeizuführen (Rp L XIV, 1–3). Schon damals bediente man sich zu dieser Art Epilation kleiner Zilien-Pinzetten.[18] In Fällen, in denen es keine Erklärung für die Entstehung einer Krankheit gab oder die Behandlung nicht half, war der Boden für eine mystische Therapie gegeben, in deren Bereich Beschwörungsformeln, magische Handlungen, Amulette und nicht zuletzt auch die »Dreckapotheke« gehörten.[19] Es ist auffallend, daß beide Richtungen, die rationelle und die mystische Therapie, in der Tempelmedizin eng miteinander verflochten waren. Oft wurde zunächst ein Medikament verabreicht und anschließend eine Beschwörungsformel gesprochen sowie eine magische Handlung vorgenommen. Zum Dank für eine solche Wunderheilung ließ Pheros, der augenkranke Sohn des Pharaos Sesostris, im Tempelbezirk des Helios zwei Obelisken errichten. Wahrscheinlich wurde Heliopolis als ein dem Sonnengott geweihter Ort von zahlreichen blinden Pilgern aufgesucht, um dort Heilung zu finden. Sogar »vorbeugende Maßnahmen« waren oft mit magischen Handlungen verknüpft. So glaubten die Ägypter, wer sich in ihrem Monat Thoti morgens mit dem Saft des Myosotakrauts salbe, noch ehe er gesprochen habe, werde das ganze Jahr hindurch keine Triefaugen bekommen.[20]

Auf einer höheren Kulturstufe hielt man Augenleiden – ebenso wie auch andere Krankheiten – nicht nur für einen dämonischen Zauber, sondern vor allem für eine göttliche Strafe. Unter diesem Aspekt prägte Sophokles den bekannten Spruch: »Wen die Götter strafen wollen, den schlagen sie mit Blindheit« (Antigone 622/24). Den Sündenfall, der so bestraft wurde, pflegte man meist auf »Augenvergehen«, besonders gegen Göttinnen, zurückzuführen.[21] Glaubte man doch, es sei männlichen Augen nicht erlaubt, gewisse Kulthandlungen der Göttinnen oder deren unverhüllten Leib zu schauen. So soll es auch dem blinden »Seher« Teiresias ergangen sein, als er – noch als Knabe – auf der Jagd am Quell des heiligen Haines der Pallas Athene die Göttin nackt erblickte. Doch galt auch Pallas Athene als ambivalente Gottheit, die nicht nur strafte, sondern Augenkranken auch half, weshalb man sie mancherorts als »Athena Ophthalmitis« verehrte.[22]

Durch Vermittlung der Priester hofften die Gläubigen, den Zorn der Götter zu besänftigen und sich vieler Krankheiten zu entledigen. Zu den wirksamsten Methoden der Priestermedizin zählte der sakrale Tempelschlaf: die Inkubation. Eine ähnliche ophthalmologische Bedeutung – wie in Ägypten die Heiligtümer des Horus – hatten in Griechenland die Tempel des Asklepios. Der Tempelschlaf sollte über den Traum eine direkte Beziehung zwischen Patient und Gottheit ermöglichen. Aufgabe der Priesterärzte war es, die Träume zu deuten und aus ihnen die nützlich erscheinenden Mittel und Methoden herauszulesen. Die Heilsuchenden oder Genesenden stifteten der Gottheit oft Nachbildungen ihrer kranken Körperteile.[23] Die Tatsache, daß zwei Fünftel aller in den Asklepiostempeln gefundenen Weihgeschenke Augenvotive sind, beweist, wie sehr die Griechen von Augenleiden geplagt wurden. Nicht selten versahen die Priester diese Votivtafeln mit der phantastischen Schilderung einer Wunderheilung. So lautet eine Inschrift:

> »Einem blinden Krieger befahl der Gott (im Traum), vom Blut eines weißen Hahnes und Honig eine Salbe zu machen, und sich mit ihr drei Tage lang die Augen einzureiben. Er handelt danach, gewann sein Augenlicht wieder und dankte Gott vor allem Volke.«

Skeptiker, die die Wunderheilung anzweifelten, wurden mit göttlicher Strafe bedroht:

> »Ambrosia aus Athen, auf einem Auge blind, bezeichnete – im Heiligtum umherschlendernd – einige Heilungsgeschichten von Lahmen und Blinden als unglaublich und unmöglich. Da erschien ihr im Tempelschlaf der Gott und sagte, daß er sie zwar gesund machen würde, doch müßte sie zur Erinnerung an ihre Torheit ein silbernes Schwein als Weihgabe im Tempel aufstellen.[24] Nach diesen Worten habe er ihr in das kranke Auge ein Heilmittel eingeträufelt. Als es tagte, ging sie gesund von dannen.«

Manche Votivtafeln ermahnen eindringlich, daß man nicht vergessen solle, der Gottheit den schuldigen Tribut zu leisten. So ist auf einer Tafel zu lesen, daß Harmon aus Tharsos, der von seiner Blindheit geheilt wurde, aber dem Heiligtum das versprochene Honorar nicht bezahlen wollte, von der Gottheit abermals geblendet wurde. Erst nachdem er reumütig erneut im Tempel schlief, gewann er sein verlorenes Augenlicht wieder. Je nach dem Säkkel des Patienten bestanden die gestifteten Votivbilder aus Ton, Marmor, Silber oder Gold.[25]

In der Komödie »Plutos« (»Der Reichtum«) von Aristophanes wird in derb sarkastischer Art die Behandlung von Augenkrankheiten durch Priesterärzte verspottet. Plutos, der Gott des Reichtums, in dessen Blindheit man den Grund für die ungerechte Verteilung der Besitztümer vermutete, soll im Tempel des Asklepios in der üblichen Weise geheilt werden. Nach vielen Zeremonien und symbolischen Handlungen wird er unter Gesang und Gebet durch die halbdunklen Tempelräume geführt und schließlich angewiesen, neben der Bildsäule der Gottheit auf dem Fell eines frisch geopferten Widders dem weissagenden Traum entgegenzuharren. In seiner Nähe ruht auch der triefäugige Dieb und meineidige Sykophant Neokleides[26]. Nachts erscheint ein Asklepiospriester in der Maske des Gottes, begleitet von einer Priesterin, und beginnt zuerst dem triefäugigen Dieb

> »ein Salbeimittel einzureiben, indem er drei der schönsten tennischen Zwiebelköpf' in den Mörser warf, sie zerstampfte, Mastix mischte dazu, nebst Silphion; und sphettischen Essig endlich unter die Brühe goß; drauf strich er die Augenlider ihm, umstülpend sie, den Schmerz des Burschen zu steigern. Dieser heult und schrie und entsprang im Sturmschritt; lachend rief der Gott ihm nach: Da sitze still, gesalbt, wie Du bist! Du brauchst hinfort, trotz Schwur und Eid, den Heiltempel nicht zu besuchen mehr.«

Diese derbkomische Szene, in welcher der triefäugige Sykophant Neokleides durch die schmerzhafte Pferdekur des Asklepiospriesters vorübergehend geblendet wird, fand bei dem Athener Publikum großen Beifall. Die Empörung des Volkes hatte politischen Denunzianten noch ganz andere Salbenmittel gewünscht: »Knoblauch mit Teufelsdreck und lakonischer Wolfsmilch«. Auch die darauffolgende Szene, in welcher der leichtgläubige Knecht Karion seiner Herrin die nächtliche Wunderheilung des Plutos durch den für Asklepios gehaltenen Priesterarzt schildert, ist voll kräftiger Seitenhiebe auf die Inkubationskuren der Tempelmedizin:

> Karion:
> »Nach diesem Vorgang setzt' er sich zum Plutos hin, und zwar zuerst betastet er ihm das Haupt und nahm alsdann ein sauberes Leinentuch und wusch damit dem Gott die Augenlider, worauf Panakeia kam und Kopf wie Antlitz ihm verhüllte rundherum mit purpurner Decke; schnalzend pfiff nun Asklepios, da schossen aus dem Tempel jäh hervor ein paar gewaltige Schlangenbestien.«
> Frau:
> »Gute Götter Ihr!«
> Karion:
> »Sacht unter die Purpurdecke schlüpften die Bestien und leckten ihm die Augenlider, so viel mir schien: Und ehe du zehn Becherlein Weins austrinken könntest, stand unser Plutos, staune Herrin, sehend auf!«

Der Logos hatte zwar den Mythos verdrängt, doch die anatomielose Säftelehre der Hippokratiker war noch reichlich spekulativ.[27] So sollte einer der vier Kardinalsäfte, das Phlegma (der »kalte Schleim«), in dem für eine Drüse gehaltenen Gehirn gebildet und gespeichert werden. Das Herabfließen (»Katarrhein«) des überschüssigen Schleims durch Augen, Ohren, Nase oder

Lunge könne verschiedene Krankheiten bewirken. Als eine davon galt die Ophthalmie.[28] Epidemische Augenschleimflüsse werden in den hippokratischen Schriften wiederholt erwähnt. So jene epidemische Ophthalmie, von der die Bewohner der Insel Thasos betroffen wurden:

»Nachdem das ganze Jahr feucht und kalt und von Nordwetter beherrscht gewesen war, blieben die Menschen den Winter über fast durchweg gesund; aber gleich mit Frühlingsanfang befanden sich viele und sogar die meisten kränklich. Zuerst begannen triefende Augenleiden (ophthalmia = ὀφθαλμία) mit Schmerzen und rohem Ausfluß, indem geringe Mengen von Augenbutter bei vielen beschwerlich durchbrachen. Bei den meisten kam es zu Rückfällen. Die Entzündungen hörten erst später im Herbst auf.«[29] (Epid. 1. Buch, 2. Jahrg. 5)

Und an einer anderen Stelle heißt es:

»Triefende, langwierige und mit Schmerzen verbundene Augenentzündungen stellten sich ein. An den Augenlidern traten außen wie innen Auswüchse auf, sogenannte Feigwarzen, die bei vielen das Sehvermögen zerstörten.«[30] (Epid. 3. Buch, 4. Jahrg. 7)

Allerdings kommen bei Trachom keine Auswüchse an der Außenfläche der Lider vor, es sei denn, sie sind durch eine unzweckmäßige Behandlung entstanden.[31]

In einer pseudohippokratischen Schrift »Von der Sehkraft« wird bei körniger Wucherung an der Lidinnenfläche unter Anwendung verschiedener Kupferpräparate[32] folgende Behandlung empfohlen:

»Wenn man die Augenlider schabt, so tue man dies mit feiner reiner milesischer Wolle, um einen Holzstab gewickelt. Beim Ätzen vermeide man den Saum des Augapfels und ätze nicht bis auf den Knorpel durch… Sind die Lider stärker verdickt, so schneide man von der fleischigen Wucherung so viel als möglich weg und ätze das Lid mit nicht rotglühendem Eisen, wobei die Einpflanzungsstellen der Wimpern zu schonen sind; oder man verwende als Adstringens gebrannte pulverförmige Kupferblüte.« (Kap. 4)

Auch Dioskurides, der zum erstenmal den Namen »Trachom« (τράχωμα = Rauhigkeit) benutzte,[33] und Galen empfahlen das Umdrehen trachomatöser Augenlider und das Abschaben der »hirsekornähnlichen Rauhigkeiten« mit scharfen Löffelchen oder Sepiaschalen, mit Bimsstein oder rauhen Feigenblättern. Die mechanisch-chirurgischen Eingriffe bezweckten eine möglichst radikale Beseitigung der erkrankten Epithel- und Gewebeelemente samt Follikeln. Durch diese Verfahren wurde eine zarte, frühzeitige Vernarbung und zugleich eine Abkürzung der Behandlungsdauer erstrebt und oft auch erreicht. Überzeugt vom Hinabfließen des kalten Schleimes, hielt man das Blut der Kopfvenen für den Träger der materia peccans, die zu den Augen hinströmte. Die Hippokratiker und Aristoteles empfahlen daher das Schröpfen an den Kopfvenen,[34] das Brennen der Schläfenvenen und sogar die Zerstörung der übrigen Kopfadern durch Schnitte und langsame Vernarbung als prophylaktisches Verfahren.[35]

Eine besondere Erscheinung in Hellas waren die blinden Sänger (Rhapsoden), die von Stadt zu Stadt zogen und bei festlichen Veranstaltungen epische Gedichte vortrugen.[36] Die Blindheit der Rhapsoden, von denen so mancher sein Augenlicht infolge einer Trachominfektion eingebüßt haben dürfte, war so verbreitet, daß man sich Dichter nur noch als blind vorstellen konnte.[37]

Schon die Perserkriege dürften zu einer epidemischen Ausbreitung des Trachoms beigetragen haben. Allerdings erwähnen zeitgenössische Chronisten Augenleiden meist nur dann, wenn sie Herrscher oder Feldherren betrafen, während sie ihr Vorkommen bei den Söldner- und Volksmassen kaum beachteten. In früheren Zeiten erweckten oft nur diejenigen Infektionskrankheiten Eindruck, die wie die Pest eine außergewöhnlich hohe Zahl an Todesopfern forderten. Wenn es Herodot dennoch nicht verschwieg, daß bei der Verteidigung der Thermopylen zwei von den 300 Spartanern wegen schwerer Augenentzündung entlassen wurden, so tat er das nur deshalb, weil man diesem historischen Ereignis eine ungeheure Bedeutung beimaß.[38] Zu einem besorgniserregenden Anstieg der Körnerkrankheit in Athen kam es während des Peloponnesischen Krieges, als die vom Land zurückflutenden Flüchtlingsmassen hinter den festen Mauern der attischen Hauptstadt auf engem Raum unter primitiven Bedingungen eng zusammengepfercht wurden.[39] Das geht auch daraus hervor, daß Aristophanes, der getreueste Schilderer athenischer Zustände, in seinen ersten Komödien Triefaugen nur selten, in seinen späteren Lustspielen dagegen sehr häufig erwähnt.[40] In den »Fröschen« täuschen sogar diejenigen, die nicht als Schiffssoldaten dienen wollen, Ophthalmie vor. Man war von der Ansteckungsfähigkeit der Krankheit so überzeugt, daß das Volk sogar die Möglichkeit einer Übertragung durch die Luft (»durch den bloßen Anblick eines Augenkranken«) befürchtete.[41] Aristoteles wies diese phantastische Befürchtung zurück, indem er betonte, daß »nur die Atemluft pestartig Erkrankter ansteckend sei«, während man sich »Schwindsucht (phthisis), (ἀπὸ φϑίσεως), Triefäugigkeit (opthalmia), (ὀφϑαλμίας) und Krätze (psoras), (φώϱας), durch Verkehr mit den Behafteten zuziehe.« (Problemata, Kap. 8.) »Es gibt eine Reihe von (griechischen) Terrakotten aus jener Zeit«, schreibt Anagnostakis, »auf denen die für Trachom so charakteristische Verengung der Lidspalten mit verblüffender Naturtreue wiedergegeben ist.«

Auf die benachbarte Apenninhalbinsel ist die Körnerkrankheit wahrscheinlich erst durch nordafrikanische Söldner während der Punischen Kriege eingeschleppt worden. Das geschah, als Hannibal mit etwa 100 000 afrikanischen Söldnern, von der Iberischen Halbinsel kommend, über die Alpen nach Italien eindrang. Dabei zog er sich auf seinem siegreichen Vormarsch durch die Sümpfe Etruriens im Frühling 217 v. Chr. selbst eine schwere Augenentzündung zu. Da man zu jener Zeit das Triefauge auf feuchtkalte Einflüsse der Umwelt zurückführte, versuchte er sich von Wasser und Feuchtigkeit möglichst fernzuhalten, indem er beim Vormarsch die meiste Zeit hoch oben auf dem einzig noch übriggebliebenen Elefanten verbrachte. Dennoch nahm das Übel einen bösartigen Verlauf.[42] Er verlor das rechte Auge, wobei es zu einer stark sichtbaren Verunstaltung seines Gesichts kam.[43] Man ist geneigt, an eine durch Trachom verursachte einseitige Erblindung zu denken, die entweder durch Narbenbildung in der Hornhaut oder durch Schrumpfung des Augapfels entstellend wirkte.[44]

Zur Verbreitung des Trachoms im römischen Weltreich wird besonders der durch Handel und ewige Truppenverschiebungen bedingte lebhafte Verkehr viel beigetragen haben. Nur so ist es verständlich, daß Plutarch das Kontagium der Ophthalmie als das häufigste und hartnäckigste bezeichnete (Sympos. V. 7) und Galen die Ansteckungsfähigkeit pestartiger Fieber mit dem Hinweis auf Krätze und Ophthalmie zu verdeutlichen suchte (De different. febr. I,2). Aus dem Morgenland kommende Seeleute, Legionäre, Sklaven und Händler werden wohl die wichtigsten Infektionsträger gewesen sein.

Meist bezeichneten die Römer das Trachom als »aspritudo« oder »asperitas palpebram«. Den letzteren Namen bevorzugten auch die Ärzte des Mittelalters. Unter dem Begriff »lippitudo« verstanden die Römer dagegen nicht nur Trachom, sondern jede sezernierende Augenentzündung. Man darf deshalb nicht generell jedes als »lippitudo« bezeichnete Augenleiden mit der Körnerkrankheit identifizieren, wie das der New Yorker Augenarzt C. Fukala getan hat.[45] Bei Cicero allerdings, der dreizehn Jahre lang bis zu seiner Ermordung im Jahr 43 v. Chr. an einer chronischen Augenentzündung litt, ist ein Trachomverdacht nicht ohne weiteres auszuschließen. Die ersten Äußerungen über sein Augenleiden finden wir in einem Brief aus dem Jahr 56 v. Chr.: »...eine Augenentzündung veranlaßt mich, diesen Brief zu diktieren und nicht, wie ich es bei dir gewohnt bin, selbst zu schreiben.«[46] Ab diesem Zeitpunkt taucht in Ciceros Briefwechsel – wie ein ewiges Leitmotiv – immer häufiger die stereotype Klage auf: »Schriebe ich selbst, wäre der Brief länger, jedoch ich diktiere wegen der Augenentzündung.«[47] oder »die Hand meines Schreibers sei dir ein Zeichen meiner Augenentzündung und eben diese auch der Grund für die Kürze«.[48]

Nicht nur der chronische Verlauf, sondern auch die während der kalten Jahreszeit zunehmenden größeren Beschwerden, wie Unfähigkeit zum Lesen und Schreiben, Kopfschmerzen und Schlaflosigkeit, sprechen eher für Trachom als für eine banale Konjunktivitis. Als Fukala die Lippitudo einfach der Körnerkrankheit gleichsetzte und nicht nur Cicero, sondern auch Plinius und Horaz für trachomatös erklärte, weil sie sich in ihrem Briefwechsel gelegentlich als »lippus« bezeichneten, erhob sich gegen ihn – besonders aus dem Kreis der Philologen – ein Sturm der Entrüstung.[49] Eines der wichtigsten Argumente, mit denen man seine Vermutungen zu entkräften versuchte, lautete: »Allein die hohe Badekultur und Körperpflege jener Zeit hätte eine derartige Verbreitung des Trachoms unter den römischen Patriziern und Geistesaristokraten verhindern müssen!« Nun kennen wir aber auch eine Augenentzündung, die »Schwimmbad-Konjunktivitis«, deren epidemische Ausbreitung gerade durch infiziertes Badewasser gemeinschaftlicher Schwimmbecken verursacht wird.[50] Diese Augenentzündung hat mit dem Trachom große Ähnlichkeit, ist mit ihm möglicherweise sogar eng verwandt, verläuft aber gutartig ohne Pannus und tiefe Narben und wird deshalb auch als Paratrachom bezeichnet. Es ist durchaus möglich, daß es sich bei den Augenentzündungen, von denen die vornehmen Römer befallen wurden, um die epidemische Ausbreitung einer Schwimmbad-Konjunktivitis handelte, wie sie seit dem Ende des vergangenen Jahrhunderts wiederholt bei Benutzern von Hallenschwimmbädern in Berlin, Paris, Köln und anderswo beobachtet wurde und erst mit dem Chloren des Wasser aufhörte. Die schmerzhafte Lichtempfindlichkeit bei chronischer Konjunktivitis zwang vornehme Römer zu Maßnahmen, die wegen des dabei betriebenen Aufwands besonders auffallend waren. So schrieb Plinius der Jungere an seinen Freund Cornutus Tertullus:

> »Ich gehorche Dir, teuerster Freund und bemühe mich um die Heilung meiner Augenkrankheit, wie Du es wünschest; denn ich kam auch hierher in einem geschlossenen Wagen, verhängt von allen Seiten, gleichsam einem Schlafzimmer... und enthalte mich hier nicht nur des Schreibens, sondern auch des Lesens ...«[51]

Durch eine solche Maßnahme griff die Lippitudo sogar in den Lauf der römischen Geschichte ein, denn sie erleichterte den Meuchelmord an Numerian, als er seinen Vater, Kaiser Carus († 283 n Chr.), in den persischen Krieg begleitete. Flavius Vopiscus berichtet hierüber:

> »Als Numerian nach dem Tode (seines Vaters) Carus von einer schmerzhaften Augenentzündung befallen wurde..., so daß man ihn in einer geschlossenen Sänfte tragen mußte, wurde er ... ermordet. Die Legionäre erkundigten sich

täglich nach dem Befinden des jungen Kaisers (Numerian), ihr Offizier Aper (der Mörder) erklärte jedoch, man könne ihn deshalb nicht sehen, weil er die kranken Augen vor Wind und Sonne schützen müsse. Als die Sache durch die Verwesung des Leichnams ruchbar wurde, fielen alle (Legionäre) über Aper her…«

Der neue Kaiser hieß Diokletian (284–305).

Parallel zu dem Ansteigen der Augenleiden in Rom wuchs auch die Nachfrage nach Augenärzten. Die Zahl der Okulisten wurde von Tag zu Tag größer.[52] Da sich unter ihnen so mancher rohe, unwissende und gewissenlose Geselle befand, kam allmählich die ganze Zunft in Verruf. Die anatomischen Kenntnisse der Okulisten über den Aufbau des Auges waren sehr bescheiden. Im Bann der hippokratischen Lehre glaubten sie, daß Aspritudo bzw. Lippitudo durch den krankhaften Zufluß des Schleimes aus dem Gehirn in die Augen entstünde. Mit Messer und Glüheisen waren sie daher bemüht, den schädlichen Schleimzufluß zum Auge zu verhindern. Den Angriffspunkt für ihre schmerz- und blutreichen Behandlungsmethoden boten die großen Adern des Schädels, welche als die Hauptträger jener hypothetischen materia peccans galten.[53] Ihnen gingen die antiken Augenärzte mit der Schneide des Stahls und der Glut des Feuers in einer so grausamen Weise zu Leibe, daß man viel eher hätte glauben können, es handle sich um raffinierte Foltermethoden als um einen therapeutischen Eingriff. Man spaltete die Haut der Stirn mit einem mächtigen Schnitt von einer Seite zur andern bis auf den Knochen und hielt diese ungeheure Wunde durch tägliches Schaben und Kratzen des freigelegten Stirnbeins wochenlang offen. Manche Ärzte brachten ihren Kranken anstatt eines sogar drei die ganze Stirn umspannende Schnitte oder neun tiefe, bis auf den Knochen gehende Schnitte an den verschiedensten Schädelstellen (Schläfe, Stirn, Hinterhaupt und Scheitel) an.[54] Letzteres Verfahren wurde bis in die jüngste Zeit in Nordafrika von arabischen Kurpfuschern angewandt. Nicht minder grausam war die andere Methode, bei der man mit dem Glüheisen die großen Adern der Stirn- und Schläfengegend durchbrannte, um durch Kauterisierung ihren Verschluß zu erzielen. Wie man heute Kinder vorbeugend gegen Pocken oder Poliomyelitis impft, so bearbeitete man damals bereits die Köpfe der Kleinen mit Messer und Glüheisen, um gegen Erkrankungen der Sehorgane vorzubeugen.

Ihr Haupteinkommen bezogen die römischen Okulisten aus der Bereitung und dem Verkauf verschiedenster Augensalben und Augenwässer. Wie wohl die Wirkung dieser »Wundersalben« oft sein mochte, läßt uns ein Epigramm Martials ahnen, welches er dem bekannten römischen Augenarzt Quintus widmete:

»Als Triefäugiger bot neun Unzen neulich dir Hylas,
als Einäugiger bietet er sechs dir noch an.
Nimm es sofort, es entflieht die Gelegenheit zum Gewinne,
wenn völlig erblindet er ist, bezahlt er dir nichts.«[55]

Glaubte man mit solchen Salben und Wässerchen nicht weiterzukommen, so war man schnell mit einem Ätzmittel oder auch mit einem Messer bei der Hand, und es kam diesen rohen und unwissenden Gesellen, wie dies Galen erzählt, dabei nicht darauf an, gleich auch ein Stück gesundes Auge mit fortzuoperieren.[56] Martial traf den Nagel auf den Kopf, als er in einem bissigen Epigramm die Tätigkeit eines Gladiators, der einst Augenarzt war, mit seinem früheren Beruf verglich: »Früher ein Augenarzt, bist jetzt du Fechter geworden, was als Fechter du tust, hast auch als Arzt getan.« Aber weder diese satirischen Gedichte noch die eindringlichen Warnungen eines Cicero[57] oder Galen[58] konnten dem gefährlichen Treiben kurpfuscherischer Augenärzte Einhalt gebieten.

Manche Ärzte der Kaiserzeit wie Archigenes glaubten erneut an dämonische Einflüsse und verschrieben den Augenkranken Amulette, andere empfahlen ihnen das Tragen von grünen Smaragden.[59] Nach Plinius d. Ä. (24–79 n. Chr.) trug der Römer M. Servius Nonianus gegen Triefaugen beständig einen Zettel mit den griechischen Buchstaben PA am Hals.[60]

Mittelalter

Diese Überwucherung des medizinischen Gedankenguts durch abergläubische Vorstellungen nahm besonders während der frühchristlichen Epoche zu. Symptomatisch für den Wunderglauben ist ein christliches Amulett, das in Tyrus gefunden wurde und zu den Beständen des Berliner Kaiser-Friedrich-Museums gehörte. Es bestand aus einem Goldplättchen und wies in griechischer und aramäischer Sprache folgende Beschwörungsformel auf:

»Im Namen
Gottes und Jesu Christi
Und des heiligen Geistes.
Großer Statthalter der Tiefe,
Loula-Amri,
Gebunden hat die Augen
Deine Tochter, das Fieber.
Hilf dem, der den großen Namen
anruft, wende ab die
aufkommende Augenkrankheit…«[61]

Nicht selten rieb man kranke Augen mit Speichel ein, wofür die wunderbare Blindenheilung durch Jesus als Vorbild diente[62], und wozu nicht zuletzt die bildliche Darstellung dieser Szene durch zahlreiche Künstler im Lauf der Jahrhunderte immer wieder von neuem anregte.[63] Der Bischof der Franken, Gregor von Tours (540–593), empfahl bei Augenentzündungen als Heilmittel Weihwasser, mit dem man die Grabplatte des heiligen Martin zu Tours benetzt hatte. Er berichtet über eine ganze Reihe von Wunderheilungen durch Tempelschlaf.[64] Für die Kunst der Ärzte, die zudem mit scharfen Messern und Salben hantierten, hatte Gregor nur Verachtung übrig:

> »Was vermögen schon die Ärzte mit ihren Instrumenten? Es ist mehr ihres Amtes Schmerz zu verursachen als ihn zu mildern. Wenn sie das Auge aufsperren und mit ihren spitzigen Lanzetten hineinschneiden, so lassen sie die Qualen des Todes vor Augen treten, ehe sie wieder zum Sehen verhelfen. Doch sobald nicht alle Vorsichtsmaßregeln befolgt werden, ist es mit dem Sehen vorbei. Unser lieber Heiliger dagegen hat nur ein Instrument, das ist sein Wille und nur eine Salbe, das ist seine Heilkraft.«[65]

Zu einer ungeheuren Ausbreitung des Trachoms kam es, als der Islam im 7. Jahrhundert die Länder an der Nordküste Afrikas einnahm. Allerdings wird bezweifelt, daß die Araber erst durch die Eroberung Ägyptens mit diesem Übel in Berührung gekommen seien. Denn schon Mohammed verbot dem Mann »den Verkehr mit einer Frau, solange sie eitrige Augen hat.«[66] Die ausgedehnten Truppenverschiebungen, der lebhafte Handel in dem neuen Weltreich und gewisse Gepflogenheiten (Benutzung gemeinsamer Augenstifte zum Auftragen von »Kohol« und gemeinsamer Handtücher zum Abtrocknen von Händen und Gesicht nach den rituellen Waschungen) kamen der Ausbreitung dieses gefährlichen Übels sehr entgegen. Daher widmeten sich die arabischen Ärzte mit besonderer Aufmerksamkeit und Sorgfalt dem Studium der Augenkrankheiten. So kam es, daß die Augenheilkunde zum glanzvollsten Kapitel der arabischen Medizin wurde. Rhases (850–923 n. Chr.), der in Bagdad ein Krankenhaus leitete, behandelte auch zahlreiche Patienten mit Trachom.[67] Im zweiten Buch seines Werks »Kitab al Hâwî fi'l tibb«[68] werden Trachom (garab = Augenkrätze) und Pannus (sebel) mehrfach gemeinschaftlich besprochen und im Sinn der antiken Säftelehre auf einen »Überfluß von dickem, verschleimten Blut in den Venen der Schädeldecke« zurückgeführt, ohne jedoch ihre nosologische Zusammengehörigkeit erkannt zu haben. »Wenn eine Augenentzündung nicht aufhören will«, heißt es an einer Stelle, »so stülpe die Lider nach außen um: du wirst Körner finden.« Eine andere Stelle, die sich auf den Pannus bezieht und auch die Frühsymptome des »Nebelsehens« und der »Lichtscheu« berührt, lautet:

»Man sieht auf der Pupille (hadaqa) eine Membran (gischa) mit Blutgefäßen, die das Schwarze überdeckt wie ein Rauchnebel (duchan). Der Betroffene vermag weder in die Sonne, noch in das Lampenlicht zu sehen. Operiere es (das Auge), kaue Kümmel und Salz und mache feuchte Umschläge damit...«[69]

Der letzte Satz hat eine verhängnisvolle Rolle gespielt, da er zum operativen Eingriff am trachomatösen Auge ermunterte, was gewöhnlich septische Sekundärinfektionen mit tödlichem Verlauf zur Folge hatte. Hinzu kam, daß Rhases auf Grund seiner humoralpathologischen Vorstellungen die landläufige – auch vom Propheten geteilte – empirische Erkenntnis bezüglich der Kontagiosität des Triefauges ignorierte.

Etwa ein halbes Jahrhundert nach Rhases widmete Ali Ibn Isa in seinem »Erinnerungsbuch für Augenärzte« (»Tadbirat Kahalin«), das 994 ebenfalls in Bagdad entstand, dem Trachom ein besonderes und sehr gründliches Kapitel: »Über die Arten der Augenkrätze (»Garab«) und ihre Behandlung.«[70] Ali Ibn Isa, der uns mit einer prägnanten Charakterisierung der sich laufend ändernden Symptomatik überrascht, unterscheidet beim Trachom bereits vier Krankheitsphasen und schlägt bei jeder eine besondere, erstaunlich rationale Therapie vor:

»Die erste Phase zeigt an der Innenfläche des Lides kleine Follikel, die sich noch nicht ausdrücken lassen. Behandlung durch Einreiben von rotem, scharfem Kollyrium.

Die zweite Phase weist eine stärkere Rauhigkeit an der Lidinnenfläche auf, die durch vorsichtiges Reiben zu entfernen ist.

Die dritte Phase ist noch schlimmer und erinnert mit der Innenseite des Lides an das Bild einer geplatzten Feige. Neben Entleerung der Follikel wird das Einreiben mit grünem Kollyrium empfohlen. Nötigenfalls mit Meerschaum oder auch einem Skalpell die Innenfläche solange sorgfältig schaben, bis das Lid seine normale Dünne wiedererlangt.

Die vierte Phase ist die schwierigste. Sie ist mit Schmerz und gelegentlich mit Haarkrankheit verbunden. Die Behandlung besteht hauptsächlich im Schaben mit dem Skalpell. Überhaupt: Solange die Augenkrätze noch dünn und im Entstehen ist, kann sie durch örtliche Anwendung scharfer Mittel geheilt werden. Sobald sie jedoch chronisch geworden und veraltet ist, hilft nichts außer dem Schaben mit Eisen.«

Auch Avicenna (Ibn Sîna, 980–1037) erörterte die Ursachen des Trachoms und versuchte zu beweisen, daß die Krankheit in südlichen Gegenden häufiger vorkäme als im Norden, wobei ihre allgemeine Verbreitung teils durch atmosphärische Einflüsse (heiße Witterung), teils aber auch durch ein aus den erkrankten Augen ausströmendes Kontagium bedingt würde.[71] Als

Heilmittel erwähnt er Antimon (»Stimmi«), welches bis in die jüngste Zeit den wesentlichsten Bestandteil der arabischen Augensalbe »Kohol« (persisch »tutia«, türkisch »Surmeh«) bildete.[72] Nach dieser auch als Augenschminke benutzten Salbe wurden die bekannten arabischen Okulisten des 12. und 13. Jahrhunderts Mechithar († 1184), Ibn-el-Beithar (»Sohn des Hufschmieds«, † 1248) und Ibn Al'auwam allgemein als »Al Kahhal« (»der Schminker«) bezeichnet.[73]

Auch in Ägypten kam es nach der altägyptischen und hellenistischen Epoche zum dritten Mal zu einer Blütezeit der Augenheilkunde.[74] Dennoch vermochten die arabischen Okulisten eine Eindämmung des Trachoms nicht zu erzielen. Sadilli, der um 1350 in Kairo eine Augenheilkunde schrieb, glaubte den Grund für die Häufigkeit des Trachoms in geoepidemiologischen Umständen gefunden zu haben. »Die Ägypter«, dozierte er, »leiden mehr an Ophthalmien als andere Völker wegen der Unmengen des Staubes und Sandes in ihrem Lande.« (6. Kap.)[75] Mit dem Staub und Sand, der zum Augenreiben reizt, hatte zwar Sadilli nicht die eigentliche Ursache, aber dennoch ein wichtiges infektbahnendes Moment des Trachoms erkannt.

Schon 50 Jahre, bevor dieser Gelehrte in Kairo wirkte, war dort im Rahmen einer großartigen Krankenhausstiftung, dem »Muristan« Kalaun[76], die erste Augenklinik gegründet worden. Im Muristan war es Sitte, die ärmeren Patienten für Unterrichtszwecke zu benutzen. An ihnen lernten die zukünftigen Augenärzte nicht nur das Starstechen, sondern auch das Anlegen der tiefen »vorbeugenden Schnitte« in der Stirn- und Schläfengegend, wodurch die Entstehung einer trachomatösen Augenentzündung vermieden werden sollte. Das alte Kairoer Sprichwort »Man lernt das Schröpfen an den Köpfen der Waisen« erinnert noch lebhaft an jene Zeiten.[77]

Kennzeichnend für ein solches Vorgehen ist eine Krankengeschichte aus der »ägyptischen Chronik« des arabischen Historikers Ibn Ijâs. Der Mamelukensultan Quânsuh El-Ghûri (1501–1516), dessen wundervolle Moschee mit Brunnen noch heute das Stadtviertel el-Ghûrîja ziert, erkrankte an einer chronischen Augenentzündung, die allmählich »zur völligen Erschlaffung (rachw) seiner Augenlider führte« (Ptosis trachomatosa)[78]. Nachdem weder die kurpfuscherischen Behandlungen einer alten Frau noch wohltätige Stiftungen seine Leiden zu lindern vermochten, verbarg sich der Sultan in der Moschee al-Qubba al-Aschrafija, woraufhin sich das Gerücht verbreitete, er sei erblindet. »Da sagten die Augenärzte (kahhalûn) zum Sultan: ›So laß doch dein Auge heilen und von deinem Lide das, was zu lang ist, abschneiden!‹« Aber der Sultan lehnte ab. Da schleppten sie vor ihn vier Leute, die an Lidererschlaffung litten, und unter ihnen war ein Mann namens Sidi Muhammad Ibn Menikli Bogha. Dessen Augenlid schnitten sie in Gegenwart des Sultans ab, damit er Mut schöpfe.[79] Allein der Sultan willigte nicht in die

Operation des Schneidens (amilijet el-qass) ein, sondern ließ sich die gelähmten Augenlider mit Mastix hochkleben.[80] Die ablehnende Haltung des Mamelukensultans wird verständlich, wenn man weiß, daß das »Abschneiden der Augenlider« neben dem Köpfen, Spießen, Radbrechen und Händeabschlagen zu den alltäglichen Strafen jener Zeit gehörte und somit auch die traurigen Folgen dieses Eingriffs – Offenstehen der Lidspalten (Hasenauge, Lagophthalmos)[81], Vertrocknung der Hornhaut und allmähliche Erblindung – allgemein bekannt waren.

In Kairo schuf um die Mitte des 14. Jahrhunderts der Dichter Salâh As-Safadi ein in der Weltliteratur einzigartiges Werk: den »Anekdotenschatz von Blinden«.[82] Dieses Blindenlexikon, welches 1911 von dem ägyptischen Bücherfreund Ahmed Bey Zaki herausgegeben wurde, enthält eine alphabetische Aufzählung von etwa 400 berühmten Blinden, von denen einer die Geometrie des Euklides seinen Schülern an wächsernen Modellen erläuterte, während ein anderer, der gelehrte Ali Ahmed, genannt Zain Ad-Dîn Al-Amidi (um 1300 n. Chr.), eine Art Blindenschrift schuf, indem er in seine Bücher Lettern aus Papier einklebte, wobei er durch Darüberstreichen mit den Fingern die verschiedensten Exemplare seiner großen Bibliothek sofort erkennen konnte. Viele von diesen »Lichtlosen« trugen den im Orient üblichen euphemistischen Beinamen »Seher«.

Im verseuchten Europa wird sich bereits vor den Kreuzzügen so mancher italienische Kaufmann oder fromme christliche Pilger die gefährliche Augenkrankheit zugezogen haben. In Süditalien, das infolge seines lebhaften Handels mit den arabischen Ländern durch Seuchen besonders bedroht war, entstand damals die älteste Medizinschule des christlichen Mittelalters: Salerno. Die Angehörigen dieser Schule übersetzten zunächst völlig kritiklos viele medizinische Schriften aus dem Arabischen ins Lateinische, darunter auch eine Reihe von augenärztlichen Abhandlungen.[83] In den Schriften des Constantinus Africanus findet sich zum erstenmal das Wort »Antimonium« (wahrscheinlich vom griechischen Anthemonion = Blüte) als Name einer trocknenden, blutstillenden und fäulniswidrigen Substanz, die als Augenmittel gerühmt wird.[84]

Unter Augenentzündungen hatten besonders die Kreuzfahrer schwer zu leiden, und so mancher von ihnen verlor das Augenlicht. Ludwig der Heilige (1226–1270), der die Not der zahlreichen Blinden sah, die keine Unterkunft hatten, gründete 1260 in Paris das »Blindenasyl der Dreihundert« (»Les Quinze Vingts«), in dessen 15 Räumen je 20 Blinde untergebracht wurden.[85] Sie mußten tagsüber ihren Unterhalt erbetteln, hatten aber nachts eine Unterkunft.

Auch Wolfram von Eschenbach (etwa 1170–1220) erwähnt in seinem »Parzival« das Leiden der »vliezende(n) ougen« (I, 790)[86]. Sein Zeitgenosse

Franz von Assisi (1182–1226) hat sich auf seinem legendären Missionsweg bei den Kreuzrittern in Damiette (1219) zu den Fieberschauern seiner Phthise noch ein schweres Augenübel zugezogen, bei dem es sich zweifellos um Trachom handelte.[87] Nach seiner Heimkehr verschlimmerte sich das Leiden, so daß er (1224) von den Brüdern gezwungen wurde, nach Rieti zu gehen, um sich dort von einem berühmten Augenarzt behandeln zu lassen. Die Behandlung bestand in dem üblichen Durchbrennen und Kauterisieren der Blutgefäße in der Schläfengegend, wodurch der Zufluß der verdorbenen Säfte in die erkrankten Augen verhindert werden sollte. Damals dichtete Franziskus – wie einst der Pharao Echnaton – seinen herrlichen Sonnengesang, in dem er die Sonne bat, sie möge ihr heiliges Licht seinen kranken Augen nicht entziehen. Mit der Sonne pries er aber auch das Feuer, mit dem er gebrannt wurde:

>»Gelobt seist du, mein Herr, durch Bruder Feuer,
>durch den du entzündest die Nacht…
>Er ist schön und freundlich und gewaltig stark.«[88]

Sein Jünger, Thomas von Celano (1190–1255), von dem auch die zermalmende Sequenz vom letzten Gericht (»Dies irae, dies illa«) stammt, schilderte in seinen »Fioretti« die ergreifende Operation:

>»Der Arzt brachte sein eisernes Werkzeug und befahl, es ins Feuer zu legen, bis es glühte. Und also sprach der selige Vater (Franziskus) zum Feuer: ›Mein Bruder Feuer, unter allen schönen und lieblichen Dingen hat Dich der Höchste stark, schön und nützlich erschaffen. Sei mir gnädig in dieser Stunde, sei sanft. Ich bitte Gott, er möge Deine Glut dämpfen, auf daß ich Dein Brennen ertragen könne.‹ Als er dies Gebet beendigt hatte, schlug er ein Kreuz über dem Feuer und hielt den Kopf standhaft hin. Während der Arzt nach dem weißglühenden Stahl griff, flohen die Brüder schaudernd davon… Zischend grub sich das Eisen ins Fleisch und zog vom Ohr bis zur Augenbraue ein Brandmal. Da sagte der Kranke zum Arzt: ›Wenn es noch nicht gut ist, so brenne noch einmal.‹ Der Arzt aber, der solches bei dieser Behandlung nicht gewohnt war, sprach: ›Wahrlich, ich sage euch, heute habe ich ein Wunder geschaut!‹«[89]

Doch alles war vergeblich. Nach der Rückkehr aus Rieti vermochten die Augen sein geliebtes Assisi nicht mehr zu erblicken. Von dieser Zeit an trug er bis zu seinem Tod, der zwei Jahre später erfolgte, »eine Kapuze aus grobem Sacktuch, um damit die Wundmale zu bedecken, die ihm der Arzt zur Augenheilung eingebrannt hatte.« Aus dieser Situation heraus ist es zu verstehen, daß Franziskus, der sich auf dieser Welt an jeder Blume und an jedem Vogel erfreute, in seinem »Sonnengesang« auch den »Bruder Tod« willkommen hieß.

Durch die heimkehrenden Kreuzfahrer und Pilger wurde das ansteckende Augenübel im 12. und 13. Jahrhundert in alle Länder verschleppt. Daher finden wir es auch als »Lippa« in dem an das »Regimen Sanitatis Salernitanum« sich anlehnenden »epidemiologischen Merkvers« (aus dem Jahr 1305) unter den für ansteckend gehaltenen acht Krankheiten aufgeführt, der bereits mehrfach zitiert wurde: »Pestartiges Fieber, Schwindsucht, Fallsucht, Krätze, Erysipel bzw. Mutterkornbrand, Milzbrand, Trachom, Lepra sind uns als ansteckend bekannt.« In einer Baseler Ratsverordnung aus dem Jahr 1350, die Sudhoff als das »älteste deutsche Seuchengesetz« bezeichnete, werden dieselben acht Krankheiten aufgeführt. Die von ihnen Betroffenen durften weder Nahrungsmittel noch Getränke feilhalten und konnten nötigenfalls sogar ausgewiesen werden.[90]

Auch die Mongolenzüge haben viel zur Ausbreitung des Trachoms beigetragen.[91] Vor allem der Osten Europas wurde von ihnen erfaßt. Dort zog sich auch der Böhmenkönig Johann von Luxemburg, der 1346 in der Schlacht bei Crécy ums Leben kam, ein schweres Augenübel zu, als er 1337 – einem Ruf des deutschen Ritterordens folgend – mit seinem Kreuzheer im »heidnischen Litauen« einfiel.[92] Auf dem Rückweg ließ er in Breslau einen französischen Augenarzt, der ihm nicht helfen konnte, »in einem Sack in die Oder werfen«.[93] Zwei Jahre später, auf dem einen Auge schon erblindet, eilte er seinem Schwager Karl dem Schönen gegen die Engländer zu Hilfe und benutzte diesen Aufenthalt in Frankreich, um mit seinem Sohn (später Karl IV.) insgeheim nach Montpellier zu reisen, um sich dort von dem berühmten Chirurgen Guy de Chauliac behandeln zu lassen, verlor jedoch bei der Kur auch das andere Auge (1339). Guy de Chauliac, der später Leibarzt der Päpste zu Avignon wurde, benutzte zur Ätzung der Konjunktiva »lapis divinus« (Kupfersulfat, Alaun und Salpeter), ein Mittel, das ein französischer Bischof über einen Araber aus Indien erhalten hatte.

Wenn die berühmtesten Ärzte sogar einem mächtigen König nicht helfen konnten, ist es nicht weiter verwunderlich, daß die Augenkranken in ihrer Verzweiflung auf die merkwürdigsten Einfälle kamen, von denen sie sich eine Hilfe versprachen. So kann man an Sandsteinquadern alter Kirchen häufig napfförmige Wetzrillen sehen, über deren Ursprung viel gerätselt wurde. Gegen die Vermutung, diese Schabstellen könnten dem Spieltrieb von Kindern ihre Entstehung verdanken, spricht der Umstand, daß die Wetzspuren für Kinderhände meist unerreichbar hoch sind. Wahrscheinlich handelt es sich in den meisten Fällen um eine Art »Heilzauber«, wie er bis in die jüngste Zeit noch auf dem Balkan üblich war, wobei der von geheiligter Stätte entnommende Schabsand als Beimischung zu Augensalben und anderen Heilmitteln diente. So sind in der freskenreichen Stiftskirche »Gračanica« am Amselfeld fast sämtlichen Heiligenfiguren die Augen ausgekratzt. Es handelt sich hierbei keineswegs um die »herostratische Tat moslemischer Arnauten«,[94] wie das vor dem Ersten Weltkrieg von großserbischen Chauvinisten und dem Dichter Milan Rakić in seinem Gedicht »Simonida« behauptet wurde:

> *»Man hat dir die Augen ausgekratzt*
> *Schönes Bild. In der Abenddämmerung,*
> *wo es keiner sah, stach dir*
> *der Arnaute die Augen aus...«*[95]

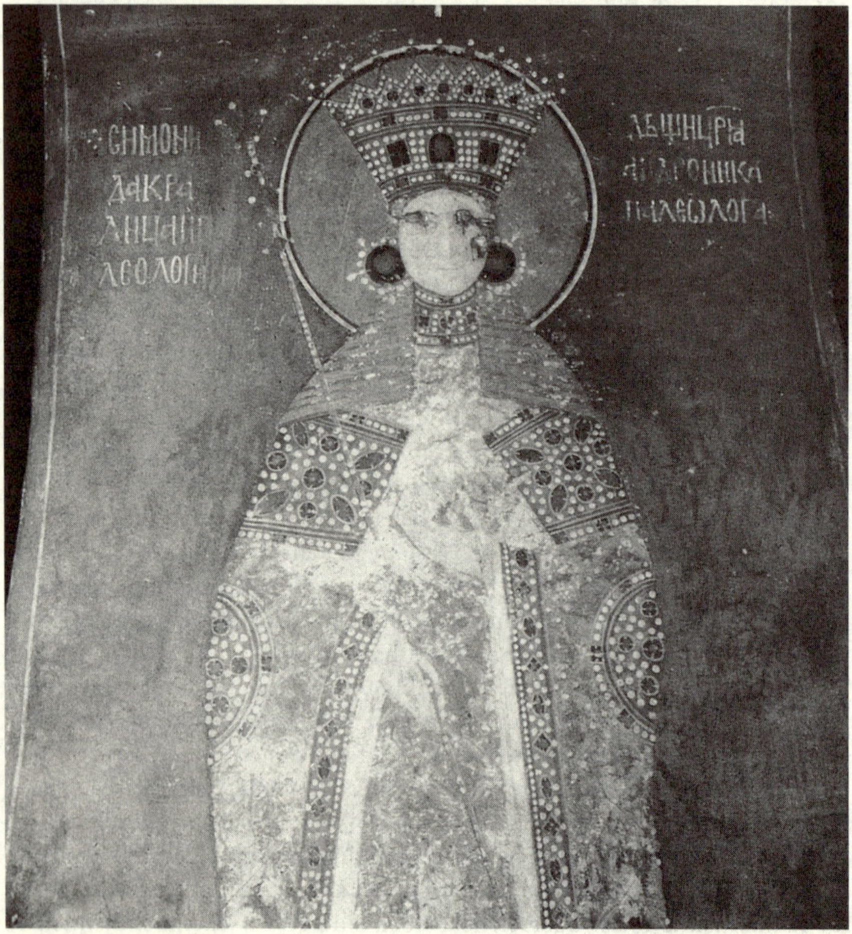

Das 1322 entstandene Fresko der serbischen Königin Simonida in der Stiftskirche Gračanica auf dem Amselfeld spielt wegen der ausgekratzten Augen bis in die jüngste Zeit eine verhängnisvolle Rolle im Verhältnis zwischen den Serben und den Kosovo-Albanern. Dabei werden die moslemischen Albaner zu Unrecht dieser Untat bezichtigt. Vermutlich waren es einst trachomatöse serbische Bauern, die Simonida für eine Heilige hielten, mit deren ausgekratztem Augenstaub sie ihr eigenes Leiden zu heilen hofften.

In Wirklichkeit wurden die Augen aus den herrlichen byzantinischen Fresken von einheimischen »pravoslaven« (christlich-orthodoxen) südserbischen Bauern ausgekratzt, die der Meinung waren, der Sand von Heiligenbildern könne gegen Trachom Wunder wirken.[96] Die Verwendung solcher Mittel war meist »mit merkwürdigen symbolischen Handlungen und Heilgebeten verbunden, die wie Zaubersprüche mehrfach wiederholt werden mußten.«[97]

Wie so viele andere Krankheiten führte man im Mittelalter auch Augenleiden oft auf einen »bösen Zauber« zurück. Viele von diesen abergläubischen Vorstellungen, wie der »Anhauch von Hexen«[98] oder das »Sand-in-die-Augen-streuen« haben sich im Unterbewußtsein der Landbevölkerung bis in die Gegenwart erhalten.[99] In Mazedonien glaubten noch vor einigen Jahrzehnten sowohl Christen als auch Moslems, daß Triefäugigkeit durch den »bösen Blick« entstehen könne.[100] Da diese abergläubische Angst im Mittelalter noch viel verbreiteter war, flehten nicht nur Augenkranke und Blinde, sondern auch Gesunde mehrere Schutzheilige an, von denen die volkstümlichste Lucia war. Santa Lucia, die man besonders im romanischen Süden verehrte, soll nach der »Legenda aurea« eine junge Sizilianerin gewesen sein, der man im Zeitalter der Christenverfolgungen die Augen ausgestochen hatte. Ihr Attribut als Schutzpatronin der Augenkranken[101] ist eine Schüssel oder ein Buch mit zwei darauf liegenden Augen. Seit jeher zündeten Kranke, die um ihr Augenlicht bangten, an ihren Altären Kerzen an, oder sie widmeten ihr Augenvotive.[102] Da man die Heilige besonders zum Triefauge in Beziehung brachte, hieß dieses auch »Sankt Lucienschein«.[103] In Italien, wo Rizzio noch 1928 über 300 000 Trachombehaftete statistisch erfassen konnte, erinnert an ihr Patronat auch heute noch das sizilianische Volkslied »O Santa Lucia«.[104] Infolge ihres blutigen Martyriums hielt man in Süditalien das Rot für ihre »Leibfarbe«. In seinem Buch »über die vorherrschenden Krankheiten Siziliens« schrieb J. C. L. Ziermann noch Anfang des vergangenen Jahrhunderts: »augenkranke, die ihren Beystand erflehen, tragen rothe Wämser. Pferden, Eseln und anderen Thieren bindet man rothe Läppchen in die Mähnen und Schweife als Präservativ gegen Augenkrankheiten.«[105] Schon Dante nannte sich einen »Getreuen der heiligen Lucia« und pries sie als die »Trägerin des himmlischen Lichtes«. Nach den ältesten Kommentatoren seiner »Göttlichen Komödie« soll er sich während einer schweren Augenentzündung hilfeflehend an sie gewandt haben.[106]

Wie groß die Zahl und die Not der Augenkranken in den vergangenen Jahrhunderten gewesen sein mußte, geht auch daraus hervor, daß die Augenheilige ein immer wiederkehrender Gegenstand der religiösen Malerei und Bildhauerei war.[107] Bei den ihr geweihten Kirchen befinden sich gewöhnlich Quellen, deren Wasser als heilsam für kranke Augen galt. Der Altar mit dem Bild der Heiligen war meist übersät von Weihgeschenken, Wachsaugen und Täfelchen mit gemalten Augen, die von heilflehenden oder geheilten Wallfahrern gestiftet wurden.[108]

Die ungeheure Zahl blinder Bettler, die sich damals vor den Kirchenportalen und auf den Landstraßen aufhielt, beweist am deutlichsten die Unwirksamkeit der Patronate. Das Betteln der Blinden geschah meist deshalb vor Kirchenportalen oder den Toren der Friedhöfe, da die Gläubigen dort am intensivsten an das Jenseits erinnert wurden. »Denn Almosen werden nicht nur aus Mitleid gegeben«, wie Voltaire spöttisch bemerkte, »sondern oft auch deshalb, weil man im Himmel mit einer doppelten Buchführung rechnet, durch die jede Wohltat auf Erden im Jenseits zehnfach vergolten wird«.[109]

Die Triefäugigkeit schien damals unter der armen Landbevölkerung so verbreitet gewesen zu sein, daß sie dem Zürcher Chorherrn Felix Hemmerlin († 1457) in seinem Buch »De nobilitate« zusammen mit Weichselzopf (verfilztes Haar) und Skabies (Grind) zur Charakterisierung des von ihm so verachteten Bauernstands diente:

> »Ein Mensch mit gekrümmtem Buckel, mit schmutzigem verzerrten Gesicht, tölpisch dreinschauend wie ein Esel, mit struppigem Bart, verfilztem Haar, triefenden Augen und einem unförmigen grindigen Leib…«[110]

Zur gleichzeitigen Verbreitung von Fleckfieber, Skabies und Augenentzündung, auch bei der Stadtbevölkerung, kam es vor allem infolge des Schlafens von mehreren Personen in einem Bett. Ein Bett für sich zu haben, wie es Carpaccio auf dem Bild »Traum der heiligen Ursula« (1495) darstellt, blieb noch lange ein Privileg der Oberschicht.[111] Auch in Herbergen und Hospitälern war das gemeinsame Schlafen von mehreren Personen in einem oder zwei aneinandergestellten Betten, deren Bezüge nur selten gewechselt wurden, üblich. Angesichts dieser hygienischen Mißstände verwundert es nicht, daß während des hohen Mittelalters berühmte Domprediger wiederholt vom eitrigen Augenübel und seiner Behandlung sprachen. So empfahl Konrad von Megenberg (geb. um 1309) in seinem »Buch der Natur« das Schellkraut: »des krauts saf (Saft) ist den ougen gar gout, ez benimt die plâtern (Follikel) in den ougen und die scherpfen (Schärfe = Eiter)«.[112] Geiler von Kaysersberg (1445–1510) sprach von »trieffenden ougen, die dunckel werden«, und empfahl in Anlehnung an die Tobias-Legende ihr Bestreichen mit Fischgalle (Johans geiler von keiserszbergk, Christenlich bilgerschafft).[113]

Neuzeit

Im Sinn der galenischen Humorallehre leiteten auch während der Reformationszeit deutsche Ärzte wie Fries das »triefen der augen von der blödigkeit (Verschleimung) des Hirns« ab.[114]

Gegen diese Ansicht wandte sich vor allem Fracastoro, der im 2. Buch seines Werkes »Von den Kontagien, den kontagiösen Krankheiten und deren Behandlung« (1546) berichtet: »Wir haben im vorangegangenen Jahre gesehen, wie eine kontagiöse Ophthalmie gewisse Städte heimgesucht hat« (12. Kapitel, Von den Ursachen). Für wie gefährlich er diese »Gattung von Ophthalmie« hielt, geht aus seiner Formulierung hervor, wonach »der Behaftete alle zu infizieren pflegt, die ihn anschauen« (2. Buch, 5. Kapitel).

1561 beschrieb Fracastoros Zeitgenosse Pierre Franco ein massenhaftes Auftreten von Trachom, das er unter arabischem Einfluß als »la rogne des yeux« (Augenkrätze) bezeichnete. Bei dieser Gelegenheit beobachtete er mehrere Pannusfälle. Ambroise Paré (1510–1590), der das Augenübel »Asperitudo« nennt, äußert den Verdacht, daß es aus Spanien stammt. Denn das Nachbarland war bereits, neben den von den Türken unterjochten Balkanländern, einer der gefährlichsten Seuchenherde des Trachoms in Europa. Als die Araber über Gibraltar auf die Pyrenäenhalbinsel eindrangen, schleppten sie aus Nordafrika auch die »Augenkrätze« ein und durchseuchten im Lauf der Jahrhunderte das ganze Land, so daß das Bonmot: »Afrika beginnt bei den Pyrenäen« auch vom epidemiologischen Standpunkt aus seine volle Berechtigung hatte. Als Spanien nach Vertreibung der Mauren zum Weltreich wurde, folgte das Trachom den Truppen auf ihren blutigen Feldzügen wie ein Schatten.[115] 1565 tauchte das Übel in den Niederlanden auf. In diesem Jahr, in dem Philipp II. die Generalsstaaten auflöste und die Inquisition befahl, setzte man die in der Lombardei stationierten spanischen Regimenter in Marsch, und durch sie erfolgte die Einschleppung. Breughels Bild »Der Bethlehemitische Kindermord«, das er 1566 schuf und zu dessen Szenerie er ein verschneites niederländisches Dorf wählte, zeigt durch das Aufgebot der gewappneten spanischen Reiter und ihrer wallonischen Hilfstruppen, die im Volksmund »Rotröcke« hießen, welchen Gewalttätigkeiten bereits im vorangegangenen Winter – als die Epidemie auftrat – die Bevölkerung ausgesetzt war.[116] Peter Forestus schrieb dazu:

> »Im Jahre 1565 während der Monate Oktober, November und Dezember haben sich viele Entzündungen der Augen mit Rötung und auch Juckreiz der Augenlider in der Bevölkerung ausgebreitet… Diese Ophthalmie war so ansteckend, daß, wenn jemand die Behafteten anblickte, er bald von dem gleichen Übel ergriffen wurde.«[117]

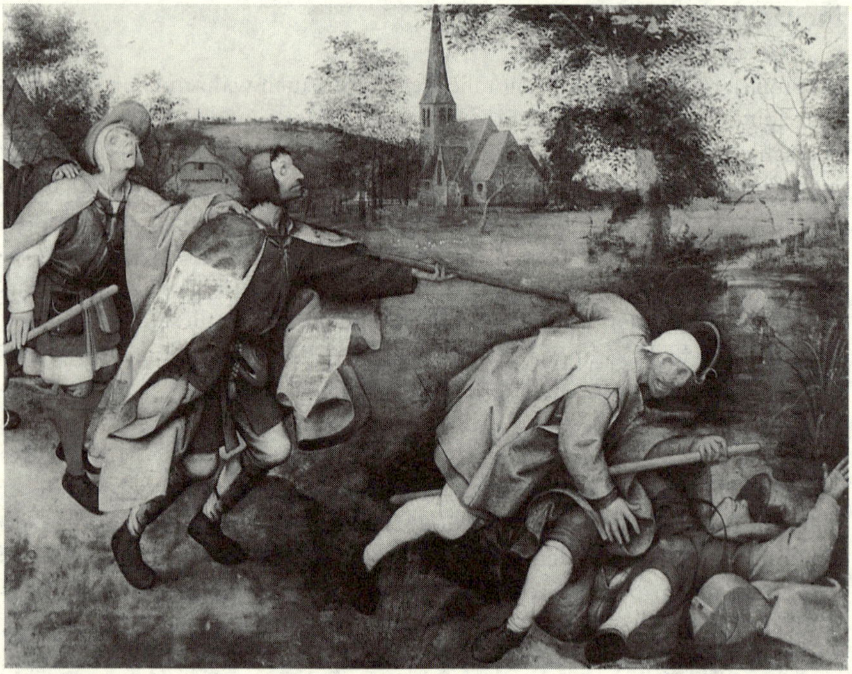

Pieter Breughel, Die Blinden (Ausschnitt). 1568. Neapel-Capodimonte, Museo Nazionale. Von den sechs Blinden sind in Zusammenhang mit Trachom nur der zweite, dritte und vierte, deren Augenpartie man deutlich sehen kann, von Interesse. Bei naher Betrachtung des Originals erkennt man beim dritten den Pannus auf der Hornhaut und Atrophie der Augäpfel bei seinem Vorder- und Hintermann. Bei dem Gestürzten und den zwei Letzten weiß man eben nur, daß sie blind sind, die Ursache bleibt offen. Bei den sich nach vorwärts Bewegenden fällt vor allem die Gebärde des Tastens und das durch den fehlenden Blick nicht mehr kontrollierbare, unsichere und ataktisch wirkende Gehen auf.

Das erschütterndste Dokument dieser Seuche und des grauenhaften Elends der Blinden jener Zeit stellt das Bild Breughels (aus dem Jahr 1568) dar, in dem das biblische Gleichnis vom Blinden, der Blinde führt (Mt 15,14) zur symbolischen Größe gesteigert wird.[118] In einer Landschaft mit dem zartgrauen Silberton eines Herbstmorgens ziehen vor einem flämischen Dorf sechs ausgemergelte, durch Leitstöcke miteinander verbundene Blinde mit unsicher stapfenden Schritten über die Landstraße. Der vorderste ist schon in einen Wassergraben gefallen, der nächste stürzt bereits ebenfalls, und die anderen werden folgen. Ergreifend die abgezehrten Köpfe mit den tief eingefallenen Augenhöhlen und den hilflos tastenden Bewegungen. Die Details der Augenpartien, der Pannus auf der Hornhaut des einen und die Atrophie der Augäpfel seines Vorder- und Hintermanns, sind so genau und eindringlich geschildert, daß man sie nur aus nächster Nähe wahrnehmen kann. Man muß sich über den Mut des Malers wundern, glaubten doch sogar berühmte Ärzte jener Zeit, »daß aus einem befallenen Auge Dämpfe oder gewisse verderbte Dünste ausströmen, die, an gesunde Augen herangetragen, dieselben infizierten...«[119]

Auch Rembrandt (1606–1669), der fast dreißig Jahre im Judenviertel Amsterdams gewohnt hat, illustrierte mehrfach die biblische Geschichte des jungen Tobias, der auf Anweisung des Erzengels Raphael die Augen seines blinden Vaters wieder sehen zu machen hoffte. Hatten doch die Amsterdamer Juden bei ihrer Austreibung aus Portugal und Spanien alles zurücklassen müssen, bis auf ihre Gebrechen, zu denen auch ein Erbe aus der Maurenzeit gehörte: das Trachom. Noch 1860 litten 45 Prozent der jüdischen Schulkinder in Amsterdam an Trachom.[120] Maximilian Heine, der jüngere Bruder des großen Dichters, der als Arzt in Rußland tätig war, hatte bereits 1831 den Verdacht geäußert, daß das rituelle Tauchbad der orthodoxen Juden eine gefährliche Infektionsquelle der Conjunctivitis granulosa sei.[121]

Die Brutalitäten religiöser Intoleranz, die im Dreißigjährigen Krieg ihren Höhepunkt erreichten, bilden den Grundakkord in einer der düstersten Phasen abendländischer Seuchengeschichte. Auch bei der Verbreitung des Trachoms wie bei der neu eingeschleppten Syphilis spielten neben den umherziehenden Söldnern die Freudenhäuser und Badestuben (sofern letztere noch nicht geschlossen waren) eine besondere Rolle. Die trachomatösen Söldner infizierten auf ihren Heerzügen überall die Prostituierten, von denen dann das Augenübel weiter übertragen wurde. Nicht minder verseucht wurde aber auch die arme Landbevölkerung, die ununterbrochen den Gewalttätigkeiten und Einquartierungen der hin- und herziehenden Truppen ausgesetzt war. Wie sehr infektiöse Augenkrankheiten während des Dreißigjährigen Kriegs in Europa verbreitet sein mußten, ergibt sich nicht nur aus den zahlreichen in jener Zeit geschriebenen und publizierten augenärztlichen Traktaten,[122] sondern auch aus dem Anklang, den fahrende Quacksalber[123] bei der leichtgläubigen Bevölkerung fanden. Deshalb versuchte auch Simplicissimus, als er von seinen Kameraden wegen einer schweren Pockenerkrankung in einem französischen Dorf zurückgelassen wurde, sich nach seiner Genesung ausgerechnet als Verkäufer einer Wundersalbe »gegen Triefaugen« von Dorf zu Dorf bis zur deutschen Grenze durchzuschlagen:

»Ich ging mit meinem Krame in das Wirtshaus und vernahm, daß den Nachmittag allerhand Leute unter der Linde zusammenkommen würden. Ich ließ mir ein halbes Trinkgläslein voll guten Straßburger Branntwein geben und fing eine Art Kröte, die im Frühling und Sommer in den unsauberen Pfützen sitzen und singen, sind goldgelb oder fast rotgelb, unten am Bauche aber schwarz scheckig und gar unlustig anzusehen. Eine solche setzte ich in ein

Schoppenglas mit Wasser und stellte es neben meine Ware auf einen Tisch unter der Linde. Wie nun die Leute anfingen, sich zu versammeln und um mich herumstanden, vermeinten etliche, ich würde mit der Zange, die ich von der Wirtin aus ihrer Küche entlehnt hatte, die Zähne ausbrechen. Ich aber fing an: ›Ihr Herren und gueti Freund‹ (denn ich konnte nur wenig französisch) ›bin ich kein Brech-dir-die-Zahn-aus, allein hab ich gut Wasser vor die Aug, es mach all die Flüß aus die rode Aug‹. – ›Ja‹, antwortete einer, ›man sieht's an euren Augen wohl, die sehen aus wie zwei Irrwische!‹ – Ich sagte: ›Das ist wahr; wenn ich das Wasser vor mich nicht hät', so wäre ich wol gar blind!‹ Indessen ließ ich einen von den Umherstehenden eines von meinen Theriacbüchslein auswählen; aus demselben tat ich etwa ein erbsengroßes Stück in meinen Branntwein, den die Leute für Wasser ansahen, zerrieb ihn darin und faßte hierauf mit einer Zange die Kröte aus dem Glas mit Wasser und sagte: ›Secht, ihr gueti Freund, wann diß giftig Wurm kann mein Theriac trink und sterbe nit, so ist der Ding nit nutz, dann kauf ihr mir nit ab!‹ Hiermit steckte ich die arme Kröte, welche im Wasser geboren und erzogen und kein anderes Element leiden konnte, in mein Branntweinglas und hielt es mit einem Papier zu, daß sie nicht herausspringen konnte. Da fing sie dergestalt an darin zu wüten und zu zappeln, als ob ich sie auf glühende Kohlen geworfen hätte, weil ihr der Branntwein viel zu stark war. Und nachdem sie so eine kleine Weile getrieben hatte, verreckte sie und streckte alle Viere von sich. Die Bauern sperrten Maul und Beutel auf, da sie die gewisse Probe mit ihren eigenen Augen gesehen hatten. Da war in ihrem Sinne kein besserer Theriac in der Welt als der meinige, und hatte ich genug zu tun, den Plunder in die Zettel zu wikkeln und das Geld dafür einzunehmen. Es waren etliche unter ihnen, die kauften wohl drei-, vier-, fünf- und sechsfach, damit sie ja auf den Notfall mit so köstlicher Latwerge versehen wären. Ja, sie kauften auch für ihre Freunde und Verwandten, die an anderen Orten wohnten. Ich machte mich noch dieselbe Nacht in ein anderes Dorf, weil ich besorgte, es könnte vielleicht auch ein Bauer so wunderlich sein und eine Kröte in ein Glas mit Wasser setzen, um meinen Theriac zu probieren, und wenn es dann mißlingen würde, so konnte mir der Buckel geräumt werden.«[124]

Seit dem 17. Jahrhundert traten neben den mit Trachom schwer verseuchten südeuropäischen Seemächten (Spanien und Portugal) auch Holland, England und Frankreich in die Kolonialpolitik ein. Die Ärzte ihrer Handelskompanien lernten dabei die ostasiatischen Trachomgebiete (Indien, China und Japan) kennen, die mindestens so alt sind wie die Trachomherde in Ägypten und Mesopotamien. In einem Buch, das unter Kaiser Huang Ti Nei Ching um 2680 v. Chr. entstand, ist ein Verfahren zur Beseitigung der Trichiasis erörtert, und in einer um 620 n. Chr. verfaßten Augenheilkunde beschreibt Sub Ssu Mias auch die charakteristische Körnerbildung auf der Bindehaut.[125] Engelbert Kaempfer (1651–1716), der Ende des 17. Jahrhunderts als Arzt der holländisch-ostindischen Kompanie längere Zeit im Fernen Osten verbracht hatte, entwarf ein ergreifendes Bild vom Schicksal der zahllosen Blinden, die ihr Augenlicht infolge schwerer Erkrankungen, unzweckmäßiger Behandlung oder mißglückter Staroperationen eingebüßt hatten. Sie schleppten sich – meist in kleineren Gruppen – singend und bettelnd durch die Straßen der Städte und Dörfer, wobei sie sich im Gänsemarsch jeweils am Zopf des Vordermanns festhielten.[126]

Auf den Bildern chinesischer und japanischer Künstler erscheinen immer wieder diese zerlumpten und vagabundierenden Elendsgestalten, bei denen besonders die naturgetreue Wiedergabe ihrer Liderschlaffung und Kopfhaltung auffällt. Die chronische Verdickung der Oberlidknorpel, die Lidschwellung und auch die Lichtscheu bei Pannus und Hornhautentzündung können ein so starkes Herabsinken der Lider bedingen, daß der Trachomkranke den Kopf hintenüber beugen muß, um entgegenkommenden Personen ins Gesicht sehen zu können. Von den zahlreichen Blindendarstellungen in der ostasiatischen Kunst ist wohl die bekannteste eine Zeichnung des großen japanischen Meisters Hokusai (1760–1849). Sie schildert eine Gruppe von blinden Bettlern, die einen seichten Bach zu überschreiten versucht. Die Füße vorsichtig vorsetzend und mit dem Stock sondierend, tasten die ersten die Tiefe des Wassers ab, während die anderen, sich gegenseitig am Gürtel festhaltend, im Gänsemarsch folgen. Auch ein Holzschnitt des Japaners

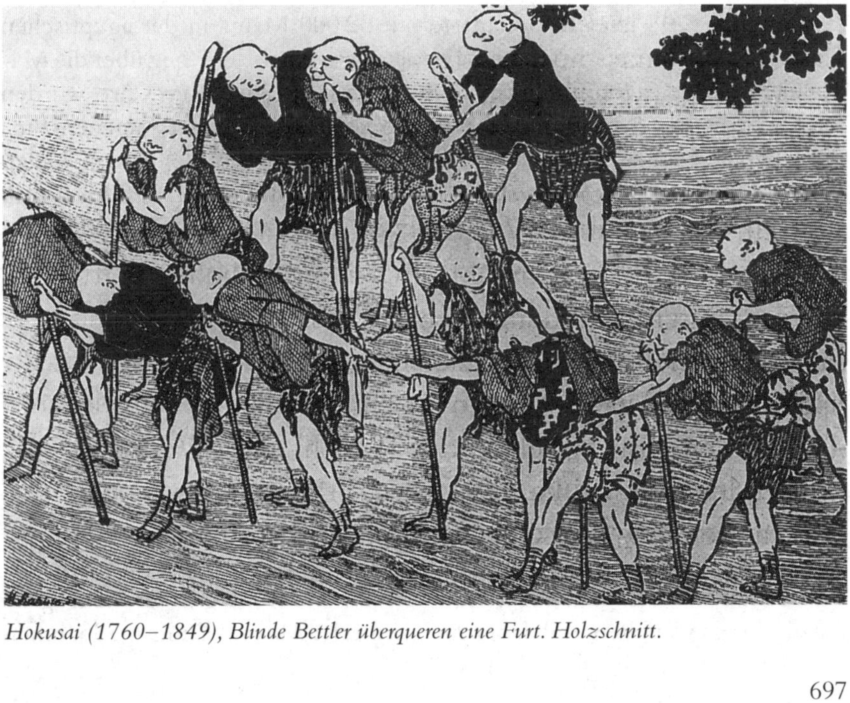

Hokusai (1760–1849), Blinde Bettler überqueren eine Furt. Holzschnitt.

Toyokuni (1769–1825) befaßt sich mit diesem Thema: Zehn Blinde, mit ihrem langen Führungsstab in der Hand, versuchen eine Brücke zu überqueren. Der erste, mit einem vollgepfropften Sack auf dem Rücken, ist gestürzt. Hinter ihm staut sich die Menge zu einem fürchterlichen Knäuel. Mehrere sind hingefallen, andere drängen sich nach und stürzen über sie hinweg. Sie schreien vor Angst, ins Wasser zu fallen. Ist schon das hilflose Tappen und Suchen höchst charakteristisch wiedergegeben, so ist es noch mehr die Darstellung der Blindheit mit einigen sicheren Strichen. Bei den meisten sind die Augen zugefallen, bei einigen sind sie weit geöffnet und erloschen. Außer diesen blinden Bettlern und Landstreichern gab es in Japan bereits vor Jahrhunderten zwei große Blindenorganisationen: die »Kaste der Blinden« (Todoka) und die »Genossenschaft blinder Mönche«.[127]

Nirgends jedoch scheint die Zahl der Trachomkranken und Blinden so hoch gewesen zu sein wie in Ägypten. 1730 bezeichnete der französische Arzt Tourtechot, genannt Granger, in seiner Reisebeschreibung Ägypten als das »Land der Blinden«.[128] Daß diese Bezeichnung nicht ganz unberechtigt war, zeigt der Bericht des französischen Reisenden Volney, der 1787 in den Straßen von Kairo unter 100 Einheimischen 90 Triefäugige und darunter 20 Blinde und ebenso viele Einäugige gezählt haben will.[129] Europäische Ärzte wurden erst durch Bonapartes Zug nach Ägypten auf das Trachom aufmerksam, obgleich die Krankheit auch in ihren Heimatländern schon seit jeher vorkam.

Am 1. Juli 1798 landete Bonaparte mit 32 000 Mann an der ägyptischen Küste, um von hier aus bis Indien vorzustoßen. Nach dem Sieg über die Mameluken bei den Pyramiden am 27. Juli und dem Einzug in Kairo wurden die französischen Soldaten zu Tausenden von einer eitrigen Augenentzündung befallen, an der schon die Kreuzritter Ludwigs des Heiligen zu leiden hatten. Die »ägyptische Augenkrankheit« nahm so rasch zu, daß bereits im September fast die Hälfte der französischen Armee kampfunfähig war.[130] In Kairo, Giseh und Rosette mußten daher besondere Lazarette für Augenkranke eingerichtet werden. Da man als wichtigste Infektionsquelle die Prostituierten in Verdacht hatte und auch Geschlechtskrankheiten unter den Grenadieren erschreckend zunahmen, erließ – auf Befehl Bonapartes – der neu konstituierte »Große Rat (Diwan) von Kairo« ein Gesetz, wonach jede Frau, die mit einem Franzosen verkehrte, »nach türkischer Sitte in einen Sack eingenäht im Nil ertränkt werden sollte.« Trotz dieser drakonischen Maßnahmen wuchs sowohl die Zahl der Geschlechtskranken als auch die der Trachomatösen von Tag zu Tag. Verantwortlich dafür waren nicht zuletzt die Feldärzte Larrey[131] und Desgenettes,[132] die im Gegensatz zu ihrem theoretisch unvoreingenommenen General an der Kontagiosität der Augenentzündung zweifelten und daher auch keinerlei Absonderungsmaßnahmen veranlaßten. Sie schrieben die Krankheitsursache der physikalischen Beschaffenheit des Landes zu: dem grellen Sonnenlicht, den Sandstürmen sowie dem jähen Temperaturwechsel zwischen glühend heißem Tag und feuchtkalter Nacht. Das alles sollte im humoralpathologischen Sinn eine »Fluxion catarrhale« bedingen, eine Hypothese, gegen die schon die Tatsache sprach, daß die Beduinen in den Wüsten und Oasen fast nie infiziert waren. In der berühmten »Rélation« von Larrey heißt es lediglich, die Soldaten, insbesondere in den Hospitälern, mögen sich »nachts warm einhüllen und auf dem bloßen Boden schlafen«. Die Behandlung erschöpfte sich im Aderlaß und Ansetzen von Blutegeln, vor allem im Schläfenbereich. Hinzu kamen noch einheimische Augensalben (»Kohol«) und Augenpulver (»Schîschm«).[133] Bonaparte selbst verwendete ein mit Zitronensaft angesäuertes Augenwasser.[134] Besonders bei den kämpfenden Truppen kam es wegen akuter Erblindungen oft zu erschütternden Szenen.[135] So berichtet ein Offizier des 9. Regiments, der sich am Rand des Deltas Ende September gegen einen überlegenen Feind zu verteidigen hatte:

> »Da die Augen der meisten Soldaten zugeschwollen waren, reichte die Menge der Sehenden nicht mehr aus, um alle Posten zu besetzen. Die Kranken und Blinden mußten daher auf die Schanzen gestellt werden, wo man ihnen die Gewehre richtete und sie auf Befehl gegen den Feind feuern ließ, den sie nicht sehen konnten!«

Noch schlimmer erging es der kleinen Division des Generals Desaix, die ab Ende August 1798 den Mamelukenführer Murad-Bey nilaufwärts zu verfolgen hatte. Nach sechs Wochen waren von 3000 Mann 1400 augenkrank, davon 100 völlig erblindet. Selbst Desaix und seine Unterführer, Intendanten und Ärzte blieben von dem Augenübel nicht verschont. In Fayum mußten sich Ende Oktober die halbblinden Insassen eines Lazaretts mit der Waffe in der Hand an der Abwehr eines Angriffs beteiligen. Im Winter nahm die Augenseuche ab, doch schon Anfang 1799 mußte Bonaparte zwei Transportschiffe mit etwa 400 Dienstunfähigen, meistens Blinde unter Führung von drei fast erblindeten Feldchirurgen, nach Frankreich zurückschicken. Das eine Schiff strandete an der Küste Siziliens, wo man die Schiffbrüchigen ermordete. Der restliche Teil blinder Franzosen wurde noch am Nil oder in der Wüste durch Überfälle getötet. Die Zahl der Kriegsblinden ist daher niemals auch nur annähernd festgestellt worden.[136] Nach Assalini, einem der fähigsten Ärzte des Expeditionsheers, der im Lazarett zu Giseh selbst etwa 2000 Augenkranke behandelte, sollen von September 1799 bis Februar 1801 fast zwei Drittel der französischen Armee an Trachom gelitten haben.[137]

Auch die Mannschaft der englischen Flotte wurde bald nach der Landung in Abukir (1800) von der ägyptischen Augenkrankheit schwer betroffen. Obgleich einige britische Militärärzte schon damals den ansteckenden Charakter der »Ophthalmia militaris« erkannt hatten, waren die getroffenen Maßnahmen so unzulänglich, daß das Übel sehr bald zu den Garnisonen auf Sizilien, Malta und Gibraltar und von dort selbst nach England verschleppt wurde.[138]

Die später nach Frankreich heimgekehrten Reste der ägyptischen Truppen verseuchten – trotz Absolvierung der Pestquarantäne in Marseille – zunächst die Bordelle, die folglich die Hauptquellen für weitere Infektionen bildeten. So wurde Frankreich im Frühling 1803 zugleich von einer Grippe und einer epidemischen Augenentzündung »mit stark geschwollenen Lidern und eitrigem Ausfluß« heimgesucht. Der Name »Cocote«, den diese Epidemie in Paris erhielt, weist auf ihren mutmaßlichen Ursprung hin.[139]

Dennoch ist die Körnerkrankheit in Europa keineswegs nur auf Bonapartes heimgekehrte Grenadiere zurückzuführen. In verschiedenen Teilen Süd- und Osteuropas existierten seit jeher wenig beachtete, endemische Trachomherde.[140] Das traf vor allem für die nach der Teilung Polens preußisch gewordenen Provinzen zu.[141] Selbst Hufeland, der als Leibarzt die preußische Königsfamilie nach der Schlacht bei Jena auf ihrer Flucht nach Ostpreußen begleitete, zog sich dort ein schweres Augenleiden zu, das zu seiner allmählichen Erblindung führte.[142] 1812, beim Eindringen der Grande Armée in die endemisch verseuchten Ostgebiete, nahm daher das Trachom epidemischen Charakter an. Auch das preußische Hilfskorps, welches 1812 monatelang unter Feldmarschall Yorck am linken Flügel der großen Armee in den russischen Ostseeprovinzen stand, wurde durch Einquartierungen von der verseuchten Bevölkerung infiziert. Diese Truppen waren es auch vorwiegend, die nach dem Rückzug aus Rußland Anfang 1813 das Übel nach Deutschland verschleppten und auf die Rekruten der großen Volkserhebung übertrugen.[143] Carl Ferdinand von Graefe (1787–1840), der Chirurg der Befreiungskriege und Vater des Ophthalmologen Albrecht von Graefe, schildert eindrucksvoll, in welchem erschreckenden Maß sich das Trachom in den Armeen der Verbündeten nach den Schlachten bei Leipzig und Waterloo auszubreiten begann.[144] Seit jener Zeit trug so manche weißgetünchte Kirche in Belgien und Frankreich den düsteren, unheilverkündenden Namen: »Notre dame des aveugles«.

Auch hochgestellte Persönlichkeiten wurden von der Krankheit ergriffen. So erkrankte Feldmarschall Blücher unmittelbar vor der Schlacht von Waterloo so schwer an einem akuten Trachomanfall, daß alle entscheidenden operativen Maßnahmen von Gneisenau getroffen wurden. Blücher dagegen, so heißt es,

»lag im Fieber und die Krankheit kam in Form einer heftigen Augenentzündung zum vollen Ausbruch... Der alte Vorwärts, hieß es da, sei nicht nur körperlich erkrankt, sondern mehr noch geistig.[145] Er habe Yorck einen Befehl mit umgekehrter Namensunterschrift zugefertigt und, ja, er wähne sogar – horribele dictu! – mit einem Elefanten schwanger zu gehen und sei sehr neugierig, auf welchem Weg er das Biest zur Welt bringen würde.«[146]

Von dem akuten Anfall erholte sich Blücher sehr bald, trug aber beim Einzug in Paris einen grünen Schleier vor den Augen.[147]

Auch bei der Behandlung des Trachoms in den Krankenhäusern wurde der grünen Farbe eine besondere Bedeutung beigemessen. So mußten 1813 in der neugegründeten Wiener (Universitäts-)»Klinik für Augenkranke« die Fenster mit grünen Rolläden und die Betten mit grünen Schirmen versehen werden, um das Licht zu dämpfen; überdies erhielten auch die Wände, Stühle, Betten, Tische einen grünen Anstrich.[148] Abgesehen von den Aderlässen[149], die man an der Schläfengegend vorzunehmen pflegte, priesen die »Apostel des medizinischen Vampyrismus« die Anwendung von Blutegeln, die in großer Anzahl, 30–50 an der Stirn, an den Schläfen und um die entzündeten Augen, zuweilen sogar auf der Innenfläche der umgestülpten Augenlider, angesetzt wurden, »so daß der Anblick des Kranken oft den grauenhaften Eindruck des schlangenumringelten Hauptes der Medusa bewirkte.« (von Graefe)

Trotz des unheimlich schnellen Umsichgreifens der Augenseuche während der Befreiungskriege gab es nur wenig Ärzte, die an eine Kontagiosität des Trachoms glaubten. Infolgedessen wurden auch nach Beendigung der Napoleonischen Kriege so gut wie keine Vorsichtsmaßnahmen gegen die Verbreitung der Krankheit getroffen. In den engen, überfüllten und schlecht gelüfteten Kasernenräumen und Massenquartieren schliefen die Soldaten noch vielfach zu zweit in einem Bett[150] und benutzten gemeinsam Waschschüsseln und Handtücher, was die Krankheit nach jeder Rekrutierung mit furchterregender Schnelligkeit um sich greifen ließ.[151] Allein in der preußischen Armee wurden von 1813 bis 1817 etwa 25 000 Mann von ihr befallen, von denen über 1000 das Augenlicht ganz oder teilweise einbüßten. Truppeneinquartierungen und Entlassungen augenkranker Soldaten in ihre Heimatorte trugen in den darauffolgenden Jahren viel zur Verbreitung des Trachoms auch unter der Zivilbevölkerung bei.[152] Am längsten hielt sich das Trachom in denjenigen preußischen Provinzen, in denen noch die Krätze und der Weichselzopf vorkamen: Schmutzkrankheiten par excellence![153]

Im europäischen Osten, vor allem in den endemisch verseuchten polnischen und russischen Gebieten, die als westliche Ausläufer des asiatischen Urherds galten, machten kontagionistisch denkende Ärzte erstmals im Rahmen ihrer epidemiologischen Überlegungen – nebst dem gemeinsamen Waschkübel und Handtuch – auf die Überträgerrolle des gemeinsamen Bades aufmerksam. Auf die Beobachtungen von Maximilian Heine wurde bereits verwiesen. Auch ein weiterer deutscher Arzt in russischen Diensten gelangte damals völlig unabhängig von Heines Beobachtungen zur gleichen epidemiologischen Schlußfolgerung. Es war der Augenarzt Joseph Haas (1780–1853),[154] der sich seit 1825 als Moskauer Stadtphysikus für eine menschlichere Behandlung der nach Sibirien verbannten Strafgefangenen einsetzte. Bereits 1832 vermutete er, daß das epidemische Umsichgreifen der »Conjunctivitis granulosa« in den Straflagern vor allem auf die unhygienischen Zustände in den primitiven Steinschwitzbädern (»Banja«) zurückzuführen sei. Hatte man doch beobachtet, daß Neuankömmlinge in der Regel unmittelbar nach der ersten Benutzung des gemeinsamen Dampfbads an Trachom erkrankten.[155]

Dostojewski, der als 29jähriger 1849 wegen Teilnahme am Petraschewskij-Bund zunächst zum Tod verurteilt, dann aber zu 10 Jahren Katorga (Sibirien) »begnadigt« wurde, schildert in seinen »Erinnerungen aus einem Totenhaus« seine Bekanntschaft mit dieser Einrichtung, die Haas zu Recht eine »Brutstätte der Conjunctivitis granulosa« genannt hatte:

> »Als wir die Tür zum Bade selbst öffneten, dachte ich, wir träten in die Hölle. Man stelle sich einen Raum von 12 Schritt Länge und gleicher Breite vor und darin vielleicht an die hundert Menschen zusammengepfercht… Ein Dampf, der die Blicke umnebelte, ein Qualm und Schmutz, eine Enge, die so ungeheuer war, daß man einen Fuß nicht vor den andern setzen konnte.«

Dostojewski wollte zurück, doch Petroff (ein hilfsbereiter Gefängnisangestellter) ermunterte ihn weiterzugehen, die Ketten an den Füßen hochzuziehen und so über die Köpfe der Sitzenden zu steigen. Alle Plätze auf den Stufenbänken waren besetzt. Petroff aber hatte schon vorsorglich eine Kopeke mitgenommen, um einen Bankplatz zu kaufen:

> »Von Zeit zu Zeit wurde Dampf gegeben (durch Aufguß auf die Steine). Aber das war nicht Dampf, sondern ein höllischer Brodem. Alles brüllte und schnatterte durcheinander beim Klirren von hundert Ketten, die auf den Boden gezerrt wurden. Einige, die durchzudrängen versuchten, verwickelten sich in fremde Ketten und stießen dadurch auf die Köpfe der unten Sitzenden, fielen, schimpften und zerrten die Gestoßenen mit sich. Der Schmutz floß überall hin, alles befand sich wie in einem Rausche…«

Ein scharf beobachtender und logisch denkender Arzt mußte angesichts dieser Verhältnisse fast zwangsläufig, trotz der antikontagionistischen Strömungen seiner Zeit, hier einer Quelle der Trachominfektion auf die Spur kommen. Als Haas 1853 starb und die Nachricht von seinem Tod nach Sibirien kam, stifteten die Sträflinge von Nertschinsk seinem Andenken eine Ikone des heiligen Fjodor, von der bald die Sage umging, daß sie vor Augenkrankheiten schütze,[156] weshalb das Öl aus der unter ihr brennenden ewigen Lampe von Kranken als Augenheilmittel benutzt wurde.[157]

Im selben Maß, wie sich die Verhältnisse in Mittel- und Westeuropa wieder regelten und die modernen gesundheitlichen Maßnahmen, vor allem der größeren Reinlichkeit, in den Kasernen und in der Körperpflege der einzelnen Soldaten zur Geltung gebracht wurden, verlor auch das Trachom den Charakter einer Volks- und Heeresseuche. Nur in den neu entstehenden Industrierevieren glomm die Infektion weiter. Hier, wo man sich gemeinsam aus derselben Schüssel wusch, mit demselben Handtuch abtrocknete, wo die Betten stets warm blieben, da sie täglich abwechselnd von 2–3 Schichten benutzt wurden, konnte auch die Kette der Trachominfektionen nicht abreißen. Besonders in den Kohlenbergwerken des Ruhrgebiets und Schlesiens war die Infektion verbreitet. Nach Beendigung der Schicht wuschen sich die Arbeiter, indem sie alle nacheinander den entblößten Oberkörper in einen großen, wassergefüllten Kübel eintauchten. Hierdurch wurde das Trachom von den kranken auf die noch gesunden Kumpel und von diesen wieder auf ihre Familien übertragen.[158] Erst durch die Einrichtung hygienischer Duschanlagen für die Grubenarbeiter konnten weitere Infektionen vermieden und eine erfolgreiche Trachombekämpfung eingeleitet werden.

Mikrobiologische Ära

Seit dem Beginn der bakteriologischen Ära bemühten sich zahlreiche Forscher, den Schleier von der Ätiologie und Epidemiologie des Trachoms zu lüften. Eine Reihe der verschiedensten Mikroorganismen (Gonokokken, Pneumokokken, Influenzabakterien etc.) wurden als die Erreger der Körnerkrankheit beschrieben. Bei systematischen Nachprüfungen erwiesen sich jedoch alle diese Behauptungen als falsch, denn die angeblichen Erreger wurden bei zahlreichen frischen, noch unbehandelten Trachomfällen vermißt, dagegen auf Bindehäuten, die keinerlei Trachomzeichen aufwiesen, gefunden. Diese »babylonische Verirrung« (Axenfeld) war wohl darauf zurückzuführen, daß trachomatöse Prozesse bakterielle Sekundärinfektionen mannigfachster Art begünstigen, wodurch sich sowohl harmlose, sonst spärlich vorhandene Saprophyten wie auch bekannte Erreger anderer Konjunktivalentzündungen üppig entwickeln und leicht zum Trachom in eine primärätiologische Beziehung gebracht werden können. Die größte Schwierigkeit für die ätiologische Erforschung bestand darin, daß eine Übertragung des Trachoms auf die Kornea gewöhnlicher Laboratoriumstiere (Hunde, Kaninchen, Meerschweinchen etc.) nicht gelang. Als dann auch die ersten Übertragungsversuche auf Affen nur zu zweifelhaften Ergebnissen führten, entschloß sich der italienische Augenarzt Addario, je ein Auge von drei Blinden, die sich ihm freiwillig zur Verfügung gestellt hatten, mit dem Sekret eines frischen Trachomfalls zu impfen. Auf dem Kongreß zu Palermo berichtete er, daß sich in jedem Fall ein typisches, follikuläres Trachom entwickelt habe, welches bei allen drei Versuchspersonen innerhalb der ersten zehn Tage auch auf das andere Auge übergegangen sei.[159] Addarios Versuch wurde nicht nur durch eine Reihe von Berufsunfällen bestätigt, bei denen sich die behandelnden Ärzte eine Trachominfektion zugezogen hatten, sondern auch durch zahlreiche Selbstinfektionen bei Rekruten und Soldaten während des Ersten Weltkriegs, die sich auf diese Weise der Einberufung bzw. dem Fronteinsatz zu entziehen versuchten.

Ein Jahr nach Addarios Bericht gelang es Halberstädter und Prowazek auf der Insel Java, durch Übertragung von trachomatösem Konjunktivalsekret auf die Augenbindehaut eines Menschenaffen (Orang-Utan) innerhalb von zwei Wochen eine follikuläre Konjunktivitis zu erzeugen, die sich dann von Affe zu Affe beliebig weiter übertragen ließ.[160] In den nach Giemsa gefärbten Konjunktivalabstrichen der experimentell infizierten Affen konnte Prowazek fast regelmäßig Epithelzellen beobachten, die »im lichtblauen Protoplasma neben dem Kern haubenförmig aufliegende, dunkelblau färbbare Körperchen mit eingestreuten, rötlichen Körnchen« aufwiesen. Da Prowazek diese Körperchen, die er allerdings für Protozoen (Chlamydozoen) hielt, später auch im Konjunktivalsekret von trachomkranken Eingeborenen finden konnte, glaubte er mit Recht, in ihnen den Erreger des Trachoms entdeckt zu haben. Bald danach wurde festgestellt, daß die »Prowazekschen Körperchen« die Poren der bakteriendichten Filter zwar nicht passieren, daß man aber auch durch Überimpfung »Chlamydozoen«-freier Filtrate auf Affen eine follikuläre Konjunktivitis mit den »Prowazekschen Körperchen« erzeugen könne. Aus dieser Feststellung schloß man auf die Virusnatur des Erregers, bei dem es sich in Wirklichkeit um ein Chlamydium handelt, das man zunächst für eine Übergangsform zwischen Viren und Bakterien hielt, das man aber neuerdings zu den Bakterien zählt.

Während des Ersten Weltkriegs wuchs die Zahl der Trachomkranken an der Ostfront so an, daß die Österreicher und Russen gezwungen waren, besondere »Trachombataillone« aufzustellen. Die Österreicher hatten sechs solcher Bataillone, die an der Front vollen Dienst taten. Die Uniform und die Wäsche eines jeden »Trachommannes« war mit einem großen T gekennzeichnet. Auch die Transportwagen für Erkrankte hatten das Abzeichen T.[161]

Besonders hinderlich für die Seuchenbekämpfung pflegen abergläubische Sitten zu sein, da sie meist vom Heiligenschein der Tradition umgeben sind und infolgedessen oft sogar von den Behörden als Tabu gemieden werden. Eine solche Sitte war der »Kult des wundertätigen Mandurabaumes« in Ägypten. Noch vor etwa 80 Jahren pilgerten Scharen von trachomkranken und blinden Moslems nach Kairo, um dort den heiligen Mandurabaum auf einer nahen Nilinsel aufsuchen zu können.[162] Denn nach einer alten Sage sollte jeder Kranke, der seinen Augenverband in den Zweigen dieses Baumes aufhängt, genesen.[163] Während man sonst nach jedem Verbandwechsel umgehend die Hände zu desinfizieren und die verwendeten Augenläppchen und Watteeinlagen zu verbrennen pflegt, wurden hier mit Eiter und Blut verschmierte Lumpen bedenkenlos auf den Ästen des »heiligen Baumes« ausgebreitet. Dieser Brauch war vor allem deshalb äußerst gefährlich, weil die eitrigen Augenverbände von dichten Fliegenschwärmen umschwirrt wurden, die den Erreger sehr leicht auch auf die Augen noch gesunder Zuschauer übertragen konnten. Auch der ruhelose rumänische Vagant und Schriftsteller Panait Istrati (1884–1935), der als »Gorkij des Balkans« galt, stand eines Tages schaudernd vor diesem Baum.[164] In einer seiner autobiographischen Novellen »Les récits d'Adrien Zograffi« (»Freundschaft«) schildert er aus eigener Erfahrung das grauenhafte Elend der Trachomkranken in Ägypten, für die es vor dem Ersten Weltkrieg auf Anordnung der Briten nur nachts verkehrende Züge gab:

> »Eine Nacht voll Lärm und stinkendem Rauch in einem mit Fellachen vollgestopften Zug. Nicht möglich, sich zu rühren: der Umfang eines jeden Reisenden wurde verdoppelt durch den Umfang des Sackes, den er bei sich trug. Es war eine bäuerliche Bevölkerung, die ich zum erstenmal sah, aber den Anblick des Elends, der sich meinen Augen bot, kann ich mit nichts von allem, was ich seitdem an ähnlichem gesehen habe, vergleichen. Es gab in unserem Wagen eine unglaublich große Anzahl Blinder mit fürchterlichen Augenhöhlen, die durch Trachom leer geworden waren. Die Hälfte der übrigen Reisenden war von derselben Krankheit befallen und konnte nur noch mit knapper Not etwas sehen. Fortwährend wischten sie sich mit dem Handrücken oder dem schmierigen Ärmel über die Augen. Mütter, die ihre Kinder neben sich hatten oder ihnen die Brust gaben, legten abwechselnd die Finger bald auf die eigenen eitrigen Augen, bald auf die eines halbblinden Säuglings. Wir waren entsetzt. Und da wir in einem für Kranke bestimmten Waggon zu sein glaubten, versuchten wir, uns in einen anderen zu flüchten, aber der ganze Zug glich unserem Wagen; eine große Ansammlung von menschlichem Vieh, zerlumpt, schmutzig, der Hölle geweiht. Es war ein sieben Stunden währender Alptraum. Alsdann erfuhren wir, daß in Ägypten das Elend nur nachts reisen darf.«

Der Sohn solcher Ausgestoßenen war auch der größte Pädagoge, den Ägypten in jüngster Zeit hervorgebracht hat: Taha Hussein. Er wurde als dreizehntes Kind eines armen Fellachen in Maghagha, einem Dorf in Oberägypten, geboren. Mit drei Jahren merkte er, daß seine Geschwister häufig von Dingen sprachen, die ihm unbekannt waren. »Schließlich«, so erinnert er sich, »wurde mir klar, daß sie Dinge sahen, die ich nicht sah.« Er hatte sich eine Trachominfektion zugezogen, an der er allmählich erblindete. Trotzdem war er von einer unersättlichen Wißbegier. Wie so viele Blinde lernte er den Koran auswendig. Durch einen glücklichen Zufall wurde man auf ihn aufmerksam, und er erhielt ein Stipendium an die El-Azhar-Universität in Kairo.[165] Nachdem er 1914 den philosophischen Doktortitel erworben hatte, schickte man ihn zum weiteren Studium nach Paris an die Sorbonne. Nach seiner Rückkehr (1918) wurde er Universitätsprofessor, Dekan und schließlich Erziehungsminister. Er hielt das Analphabetentum für ein nationales Unglück. Von seinen Gegnern als »wirrköpfiger Utopist« verhöhnt, setzte er sich für die allgemeine Schulgeldfreiheit ein.[166] Doch der Widerstand seiner Gegner war auch nach König Faruks Sturz (1952) so groß, daß ihm seine Tätigkeit wie das mühsame Bergaufwälzen eines Felsblocks erschien, »der immer wieder zurückrollt.«[167] Als bald danach in Nordafrika eine groß angelegte Aktion zur Ausrottung des Trachoms anlief, bei der Hunderttausende von Tuben Aureomycinsalbe verteilt wurden und tonnenweise DDT von Hubschraubern zerstäubt wurde, erklärte er resigniert, daß diese »Krankheit der schmutzigen Hände« ohne die Schaffung eines menschenwürdigeren Daseins für die breiten Massen nicht zu bewältigen sei, womit er leider recht behielt.

Malaria

Die Malaria stellt nach wie vor die wichtigste parasitäre Erkrankung dar. Nach Angaben der WHO leben über zwei Milliarden Menschen oder etwa 40 Prozent der Weltbevölkerung in Malaria-Endemiegebieten und gelten daher als potentiell gefährdet. Die Zahl der Krankheitsfälle schätzt man auf 500 Millionen, jährlich zwei Millionen Menschen sterben. In einigen tropischen Ländern soll die Malaria für ein Viertel der kindlichen Todesfälle verantwortlich sein.

Unter Malaria versteht man eine Gruppe von Wechselfiebern mit unterschiedlichem typischen Fieberverlauf, deren Erreger durch den Stich der Anophelesmücke übertragen wird. Die Ausbreitung der Krankheit ist daher vom Vorhandensein dieser Mückenart abhängig, die stehende Gewässer als Brutplätze und wärmere Gegenden bevorzugt.

Schon in der Antike kannte man drei Formen von Wechselfieber: Tertiana, Quartana und Quotidiana (d. h. Tropika). Beim Tertiana- und Quartanafieber dauern die Anfälle meist ca. 6 bis 8 Stunden und wiederholen sich bei ersterem jeden zweiten, bei letzterem jeden dritten Tag, meist zur selben Tageszeit. Das fieberfreie Intervall beträgt also bei der Tertiana 1 Tag, bei Quartana 2 Tage. Die lateinischen Namen Tertiana (griechisch »tritaios«) und Quartana (griechisch »tetartaios«) kommen von der antiken Zählweise, bei der auch der erste Fiebertag mitgerechnet wurde. Die Malaria tropica kann dem Fiebertyp der Tertiana ähneln, doch fehlt meist der Fieberrhythmus, indem die einzelnen Anfälle 16 bis 24 Stunden und länger dauern, so daß die fieberfreien Intervalle nur kurz sind oder ganz fehlen. Die Griechen haben sie daher als »quotidiana« (tägliches Fieber) bezeichnet. Kennzeichnend für sie ist langdauerndes hohes Fieber (Continua). Sie stellt die gefährlichste Malariaform dar, die – falls die Therapie nicht sofort und sachgerecht erfolgt – tödlich endet. Beim sogenannten Quotidianfieber, bei dem täglich Fieberanfälle auftreten, kann es sich aber auch durch mehrfache, zu verschiedener Zeit erfolgte Infektionen mit demselben Erreger um eine doppelte Tertiana oder dreifache Quartanainfektion (Tertiana duplicata bzw. Quartana triplicata) handeln.

Die von der Anophelesstechmücke, und zwar nur von Anophelesweibchen, übertragenen Malariaerreger sind Protozoen (Plasmodien). Im Verlauf der Infektkette Anopheles – Mensch – Anopheles durchlaufen die Plasmodien zwei Phasen ihrer komplizierten Entwicklung. Im Körper eines durch Mückenstich infizierten Menschen, der Zwischenwirt ist, erfolgt die ungeschlechtliche Vermehrung (Schizogonie), im Körper einer weiblichen Anophelesmücke, die der eigentliche Wirt ist, die geschlechtliche Vermehrung (Sporogonie).

Zum besseren Verständnis des Krankheitsbilds der Malaria hier ein etwas ausführlicherer Entwicklungsgang der Plasmodien unter Berücksichtigung ihrer unterschiedlichen Entwicklungsformen: Beim Stich des infizierten Anopheles-weibchens gelangen einkernige Sichelkeime (Sporozoiten) in die Blutbahn des Menschen und nisten sich in den Leberzellen ein, wo sie während einer mehrtägigen Inkubationszeit zu vielkernigen Gebilden heranwachsen, die sich in viele einkörnige Teilsprößlinge (Merozoiten) spalten und zerfallen. Das ist der Beginn der ungeschlechtlichen Vermehrung (präerythrozytäre Schizogonie). Die freiwerdenden, in das Blut ausgeschwärmten, amöboid beweglichen Merozoiten dringen in die roten Blutkörperchen ein und zerstören diese, wenn sie wiederum zu Schizoiten herangereift sind und in Merozoiten zerfallen (Blutschizogonie). Die Merozoiten dringen danach erneut in die roten Blutkörperchen ein, was sich dann regelmäßig wiederholt. Die Entwicklungsdauer der Merozoiten in den dabei jedesmal zugrunde gehenden Erythrozyten beträgt bei Tertiana (und Tropika) 48, bei Quartana 72 Stunden. Der durch den Teilungsprozeß bedingte Erythrozytenzerfall bewirkt jedesmal den Fieberanfall. Nach mehreren unbehandelten Fieberanfällen erscheinen in den Erythrozyten des Patienten auch die ersten Formen der geschlechtlichen Vermehrung: die unbeweglichen Gameten. Man unterscheidet männliche Formen (Mikrogameten) und weibliche (Makrogameten). Gelangen die Gameten durch den Saugakt in die weibliche Anophelesmücke, so kommt es hier zur Befruchtung des weiblichen Gameten durch einen männlichen. Dann streckt sich der Parasit würmchenförmig, wandert als Ookinet durch die Zellwand des Magens und kapselt sich unter dessen Außenmembran ein. Unter vielen Kernteilungen entsteht die immer größer werdende Oocyste (Eikugel), die schließlich, gefüllt von Tausenden Sporozoiten (Sichelkeimen), in die Leibeshöhle hineinplatzt. Die Sporozoiten gelangen in die Speicheldrüse der Mücke und bei einem Mückenstich in das Blut des Menschen. Damit ist der Kreislauf der Malariaparasiten (Mensch – Mücke – Mensch) geschlossen.

Nach Aufnahme des Erregers im Mückendarm ist ein mehrtägiger Entwicklungsgang bei mindestens 17° C Außentemperatur nötig, ehe eine Neuinfektion erfolgen kann. Das Plasmodium vivax (Tertiana-Erreger) entwickelt sich in der Anopheles bei mittleren Temperaturen schneller als Plasmodium falciparum (Tropika-Erreger). Dementsprechend geht der Sommergipfel der Tertiana demjenigen der Tropica voraus.

Als Gametenträger kommt nur der Mensch in Betracht. Am reichlichsten finden sich Gameten bei Kindern unter 12 Jahren und bei Kranken nach Rückfällen. Auf Gameten wirkt Chinin nur bei Tertiana und Quartana einigermaßen. Tropikahalbmonde sind chininfest. Auch Atebrin wirkt nicht auf Gameten. Das erste Gametenmittel war das 1926 von Roehl und Schulemann entwickelte Plasmochin. Jahrzehntelang galt das Chloroquine als uneingeschränkt wirksames Malariaheilmittel. Bei Chloroquine soll es sich um das von den Amerikanern 1945 in Nordafrika erbeutete deutsche Sontochin handeln (Kikuth, Dm.W. 1949). In den letzten Jahren haben sich in einigen Malariagebieten Plasmodium-falciparum-Stämme ausgebreitet, die vermindert oder überhaupt nicht mehr auf Chloroquine ansprechen.

Nach dem Zweiten Weltkrieg erzielte man mit dem Insektizid DDT große Erfolge bei der Bekämpfung der Anophelesmücken auf dem Balkan, in Italien, Spanien und Nordafrika, so daß man die Hoffnung hatte, man könne die Malaria bald ausrotten. Doch in manchen Gebieten erwiesen sich die Anophelesmücken nach einer gewissen Zeit als DDT-resistent. Die Anpassungsfähigkeit der Insekten und mancher Mikroorganismen, die die Bewunderung der Philosophen erregte, hat in den letzten Jahrzehnten bei Ärzten und Epidemiologen weniger ehrfurchtsvolle Gefühle aufkommen lassen.

Zur Feststellung der Malariadurchseuchung einer Bevölkerung dient der Parasitenindex (Prozentsatz der Kinder mit positivem Parasitenbefund im Blut), ferner der Milzindex (Prozentsatz der Erwachsenen mit Milztumor als Zeichen einer chronischen Malaria); aus beiden ergibt sich der Malariaindex einer Gegend.

Altertum

Unter der uralten Plage der Malaria hatten bereits die ersten Kulturvölker in den großen Stromtälern des Nils, Euphrats und Tigris, des Indus und Ganges, des Hoangho und Jangtsekiang viel zu leiden. Denn nur ausreichend bewässerte Böden vermochten jährlich gute Ernte zu liefern und die ständig wachsende Bevölkerung zu ernähren, wobei allerdings die von den Flüssen periodisch überschwemmten und von den Bauern bearbeiteten Gebiete den Malariamücken günstige Brutstätten boten. Daher dürfte auch Plinius d. Ä. recht haben, wenn er das Wechselfieber als »eine alte und häufige Plage der Ägypter« erwähnt (»Naturalis historia«). Tatsächlich konnte der Pathologe Ruffer bei einigen älteren Mumien, denen die Paraschisten (Mumienmacher) die Eingeweide nicht entfernt hatten, große Milzen finden, die auf Malaria hindeuten. Ein weiteres Indiz findet man im Papyrus Salier aus der Hyksoszeit (etwa 2500 v. Chr.), in dem es heißt: »Und es geschah, daß das Land in die Hände der AATU fiel... Die Luft des Himmels mischte sich an jenem Tage mit der jährlichen AATU.«[1] Die AATU scheint demnach eine jährlich wiederkehrende Seuche gewesen zu sein. Die Mischung des Bösen mit der Luft, durch die eine Art Miasma entstehen sollte, vollzog sich nach altägyptischer Auffassung am 19. Tobi des ersten Monats nach dem Rücktritt des Nils, in einer Zeit, in welcher die Malaria auch heute noch in Ägypten aufzutreten pflegt.[2]

Die Bewohner des Niltals hatten infolge der immer wiederkehrenden Überschwemmungen seit jeher unter den Stechmücken sehr viel zu leiden, ohne zu ahnen, daß diese Insekten auch das Wechselfieber übertragen. Bereits in der Genesis werden Stechmücken als eine der zehn Plagen Ägyptens genannt.[3] Unter den Mitteln, welche die Ägypter angewandt haben, um sich vor ihnen zu schützen, hat wohl die Anrufung der Götter und Dämonen und das Tragen von Amuletten die wichtigste Rolle gespielt. Als Gott, der

Schädlinge abzuwehren vermochte, galt in erster Linie Horus. Es sind viele Amulette erhalten geblieben, auf denen er dargestellt ist und die auf der Rückseite zusätzlich Inschriften tragen. Eine solche Inschrift lautet: »Wehre ab alle Löwen der Wüste, alle Krokodile des Stromes und alle Würmer, die mit dem Munde beißen (d. h. die Stechmücken).«[4] Doch die Ägypter verfügten auch über natürliche Abwehrmaßnahmen, wie z. B. das Mückennetz. Dennoch war der Kausalnexus zwischen Stechmücke und Wechselfieber unbekannt. Eine entsprechende Stelle aus Herodot lautet:

> »Gegen die Menge der Mücken schützen sich die Ägypter auf folgende Weise: Ein jeder Mann hat ein Netz, womit er tagsüber fischt; des Nachts aber zieht er dasselbe um sein Ruhelager und schläft darunter. Wenn aber jemand in seinen Kleidern oder unter einer Leinendecke schläft, so stechen ihn die Mücken durch dieselben, aber durch die Netze versuchen sie es nicht einmal.«[5]

Das Netz, das die Ägypter nachts um ihr Ruhelager zogen, um darunter zu schlafen, muß allerdings bedeutend feinmaschiger gewesen sein als jenes, das zum Fischen diente.

Auch im Alten Testament wird das Mückennetz erwähnt. So erfahren wir aus dem apokryphen »Buch Judith«, das zur Zeit der Makkabäer im 2. Jahrhundert v. Chr. entstanden sein dürfte, daß der assyrische Feldherr Holofernes betrunken unter einem Mückennetz lag, als er enthauptet wurde. Judith riß daraufhin das Mückennetz von der Bettsäule (13,9) und brachte es Jahwe als Weihgeschenk dar (Jdt 16,20).[6]

Im Jahr 701 v. Chr. zog der assyrische König Sanherib (705–681 v. Chr.) durch das Jordantal »gen Jerusalem«. In einem raschen Kriegszug hatte er die Phönizier (Tyrus und Sidon) unterworfen und einen jüdischen Ort nach dem anderen, einschließlich dem dicht bei der Hauptstadt gelegenen Lachis, erobert. Sanherib sandte einen Unterhändler zu dem hochgelegenen Jerusalem hinauf, um den jüdischen König Hiskia zur Übergabe aufzufordern. Doch die Juden, denen die unerbittliche Grausamkeit ihres Feindes bekannt war, lehnten ab. Ehe nun aber die Assyrer zum Sturmangriff ansetzen konnten, geschah ein Wunder in derselben Nacht:

> »In jener Nacht zog der Engel des Herrn aus und erschlug im Lager der Assyrer hundertfünfundachtzig Mann. Als man am nächsten Morgen aufstand, fand man sie alle als Leichen. Da brach Sanherib, der König von Assur, auf und kehrte in sein Land zurück. Er blieb in Ninive.« (Jes 37,36–37)[7]

Erst 2600 Jahre später erfuhr man, was sich in biblischen Zeiten vor Jerusalem wirklich zugetragen hatte.[8] Im Ersten Weltkrieg (1917) eroberte die britische Armee des Lord Allenby, die von Ägypten aus die Südflanke des Türkischen Reiches aufzurollen versuchte, Jerusalem. Damit glückte ihnen, was Sanheribs Heer versagt blieb. Nun drängte Lawrence, Allenbys Heer solle rasch über den Jordan gehen, sich mit den Arabern vereinigen und durch Transjordanien nach Damaskus vorrücken. Doch im schwülheißen Jordantal, in dem auch Sanheribs Krieger gelagert hatten, scheiterte ihr Vormarsch am zähen Widerstand der Türken. Die kaum erträgliche Hitze begann das Heer zu zermürben. Bis zum Abschluß der Vorbereitungen für einen neuen Angriff wurden etwa zweihundert der noch nicht tropenfesten Soldaten zur Erholung in die kühlere Bergstadt Jerusalem geschickt. Noch am Abend ihrer Ankunft wurden die meisten dieser jungen Männer vom Fieber befallen. So war es schon vielen Reisenden ergangen, wenn sie in Jerusalem ankamen. Am nächsten Morgen waren mehr als hundert Soldaten tot. Die Armeeärzte standen vor einem Rätsel: ein Massensterben von Männern, die vorher allen Anzeichen nach nicht krank, sondern lediglich erholungsbedürftig waren. Die Sektion der Leichen und die Blutuntersuchung ergaben den eindeutigen Befund: Malaria tropica. Die Soldaten müssen sich schon im Jordantal infiziert haben. Durch den Klimawechsel und den Höhenunterschied von mehr als tausend Metern scheint die Krankheit plötzlich mit aller Wucht zum Ausbruch gekommen zu sein.[9] Dieses tragische Ereignis erklärt auch das weit zurückliegende biblische Wunder.

Für die altorientalischen Despotenreiche in den Stromtälern des Nils, Euphrats und Tigris, deren kulturelle Blüte auf einer intensiven Bodenbewirtschaftung beruhte, bedeutete jede feindliche Invasion eine tödliche Gefahr. Denn durch die gegnerische Zerstörung der Kanäle des gigantischen Bewässerungssystems wurden nicht nur große Teile fruchtbaren Ackerlands in Sandwüsten, sondern auch in Sümpfe – und damit in gefährliche Malariaherde – verwandelt.[10] Der russische Historiker und Geograph L. Metschnikow hatte recht, als er sagte, »daß sich jeder größere Schaden im Bewässerungssystem der alten Stromtalkulturen analog der Störung im Blutkreislauf eines höheren Lebewesens lebensbedrohlich auf das Ganze auswirken müßte«.[11] Die besiegten Länder, auch wenn sie nicht von den feindlichen Söldnerscharen besetzt blieben, brachten nach schweren militärischen Niederlagen nur selten die nötige Kraft auf, um Schäden an einem gigantischen Netz von Kanälen, Dämmen und Staubecken, an dem vorher mehrere Generationen unermüdlich gearbeitet hatten, in kurzer Zeit wieder herzustellen. Die Folge davon war, daß »der tödliche Hauch der (neu entstandenen) Sümpfe« immer größere Gebiete entvölkerte. Vermochte auch die Wut des Feindes die Lebenskraft eines Volkes nicht restlos zu brechen, so vollbrachte dies in vielen Fällen das Sumpffieber. Die Bestrebungen des Neubabylonischen Reiches nach der Befreiung von der assyrischen Herrschaft zur

Wiederherstellung der verwahrlosten Kanalisation erscheinen uns heute fast wie das verzweifelte Aufbäumen eines Sterbenden in der Agonie. Weder die Anlage des Staubeckens von Sippara noch der Bau eines 600 km langen Kanals (Pallokopas) zur Entwässerung der Sümpfe an der Euphratmündung unter Nebukadnezar II. (604–561 v. Chr.) vermochten den Lauf der Geschichte zu ändern.

Vielleicht vermuteten schon damals im Nahen Osten vereinzelte Priesterärzte als Konsequenz der wiederholten Aufeinanderfolge von Mückenplagen und massenhaften Fiebererkrankungen – wie später vereinzelte Römer –, daß dabei die Stechmücken eine Rolle spielen könnten, trägt doch bereits eine babylonische Tontafel, die über 3000 Jahre alt ist, in Keilschriftzeichen das Wort »Fieberfliege«.[12] Dafür spricht auch, daß man in Babylon und Kanaan je einen mückengestaltigen Krankheitsdämon (»Nergal« bzw. »Beelzebub«) zu beschwichtigen versuchte. Das Sumpffieber war im Zweistromland zu einer Plage geworden und hatte die Kraft des Volkes derart untergraben, daß es sich der Unterwerfung durch den persischen Fürsten Kyros (538) nicht widersetzen konnte.

Auch in Griechenland hat man die Malaria seit alters gekannt. Die Anophelesmücke dürfte nicht erst während des 4. Jahrhunderts v. Chr. aus Unterägypten auf den Peloponnes eingeschleppt worden sein, wie das Jones in seinem Ronald Roß gewidmeten Werk »Malaria and Greek History« (1909) zu beweisen versuchte. In der Ilias, die um 900 v. Chr. entstanden ist, heißt es bereits, »die Hundstage bringen armen Sterblichen viel Fieber«. Wie bereits erwähnt, galt schon bei den Ägyptern der Hundsstern Sirius, den sie Sothis nannten, als Künder solchen Unheils. Auch in manchen Taten des Herakles vermutet man einen Hinweis auf das mythische Alter des Sumpffiebers in Griechenland. Demnach sei die Sage von seinem Kampf mit der neunköpfigen lernäischen Hydra eine allegorische Reminiszenz an die Bekämpfung der »volksverheerenden Ausdünstungen« des Sumpfes Lerna südlich von Argos durch Feuerbrände. Ähnlich deutete man auch die Ableitung des Alpheiosflusses durch Herakles, wodurch nicht nur die Mückenplage im versumpften Stromtal, sondern auch eine in Elis herrschende Seuche beseitigt worden sein soll.[13]

Diese Vermutung erscheint nicht unberechtigt, da im 6. Jahrhundert v. Chr. der große Ärzte-Philosoph Empedokles die Bürger der sizilischen Stadt Selinunt durch ähnliche Maßnahmen von einem alljährlich auftretenden Sumpffieber erlöste. Er leitete hierbei das reine Süßwasser zweier Bergbäche durch einen stagnierenden, fauligen Brackwassersumpf und versuchte die tödlichen Miasmen durch Anzünden großer Feuer unschädlich zu machen.[14] Eine Münze aus dem 5. Jahrhundert v. Chr. erinnert an diese seuchenhygienische Großtat. Auf der einen Seite der Münze sieht man Ar-

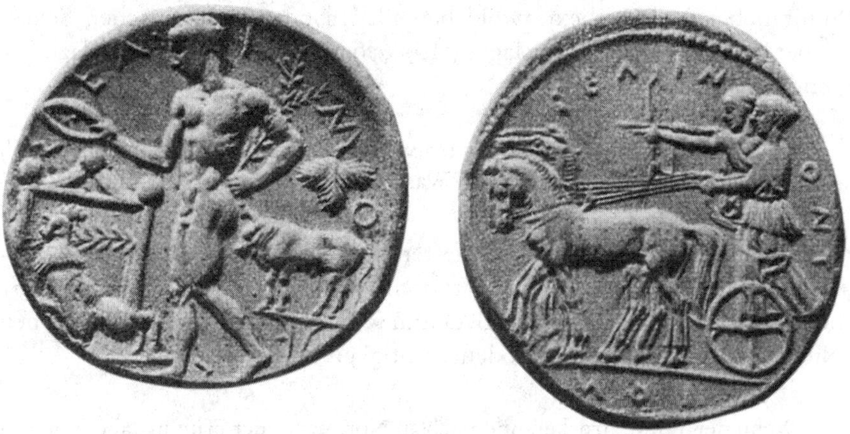

Griechische Gedenkmünze anläßlich der Befreiung von Selinunt auf Sizilien von der Malaria durch Empedokles (5. Jh. v. Chr.).

temis und Apollo, der mit seinen Pfeilen die bösen Geister des Fiebers erlegt, während auf der anderen Seite der Flußgott der Stadt Asklepios einen Hahn als Dankopfer darbringt.[15]

In einem mit Malaria endemisch verseuchten Gebiet mußte scharfen Beobachtern, wie es die hippokratischen Ärzte waren, vor allem der eherne Rhythmus der Fieberanfälle auffallen, die man auf die Stunde genau voraussagen konnte. Sie kannten auch bereits die verschiedenen Malariaformen. In der hippokratischen Schrift »Über die Natur des Menschen« heißt es hinsichtlich der Wechselfieber: »Es gibt deren mehrere Gattungen... Ihre Namen sind: tägliches Fieber (quotidiana[16]), Drittagfieber (tritaios) und Viertagefieber (tetartaios).«[17] Die Einteilung ist auch heute noch gültig, wobei wir bei »quotidiana« von Malaria tropica sprechen, bei »tritaios« aber den römischen Terminus »Tertiana« und bei »tetartaios« ebenfalls den römischen Terminus »Quartana« benutzen. Auch die Verteilung der Fieber auf die Jahreszeiten fiel den Hippokratikern bereits auf, was folgende Sätze nahelegen:

> »Im Sommer treten außer... den andauernden Fiebern, Brennfiebern, die meisten Tertianafieber auf. Im Herbst kommt es auch zu Quartanafiebern und Febres erraticae, Milzleiden, Wassersucht etc.« (Kap. VII)

Es ist kaum zu verkennen, daß es sich bei den Febres erraticae um Rezidive, bei den Milzleiden und der Wassersucht um Malariakachexie handelte. Waren sich doch die Hippokratiker des kausalen Zusammenhangs zwischen

Sumpffieber und Kachexie wohl bewußt. In der hippokratischen Schrift »Über Luft, Wasser und Ortslage« (Περὶ ἀέρων, ὑδάτων, τόπων) ist dazu folgendes zu lesen:

»Es ist zu befürchten, daß diejenigen welche davonkommen, schließlich noch Quartanfieber und infolge dessen Wassersucht bekommen.«[18] (Kap. XIV)

Das Wichtigste an der soeben zitierten hippokratischen Schrift ist die Erkenntnis der kausalen Beziehung zwischen Klima und Krankheit. Wiederholt wird auf die epidemische Bedeutung der jahreszeitlich verschiedenen Niederschlagsmengen und Bodenfeuchtigkeit hingewiesen:

»Wenn der Winter trocken und reich an Nordwind, der Frühling aber reich an Regen und Südwind ist, dann muß der Sommer viel Fieber... mit sich bringen.«[19] (Kap. XV)

Bei der Besiedlung eines Ortes sollen Ärzte befragt und die Beschaffenheit des Bodens genau untersucht werden. Die Wohnstätten solle man am besten auf erhöhten, von der Sonne erwärmten Gebieten errichten und zwar so, daß nur gesunde Winde sie berühren können. Sumpfige Niederungen und Sumpfgegenden seien schädlich und daher zu meiden. Zur Charakterisierung wird folgendes Beispiel angeführt:

»Wir kommen zu den Bewohnern der Gegend am Phasisflusse. Jenes Land ist sumpfig, warm, wasserreich und nicht bewachsen. Es fallen dort auch reichliche und heftige Regengüsse zu jeder Jahreszeit nieder. Die Einwohner bringen ihr Leben in den Sümpfen zu... Aus diesen Gründen haben die Menschen am Phasisflusse eine von den übrigen Menschen sehr verschiedene Natur. Sie haben eine bleiche Hautfarbe, als wenn sie an Gelbsucht litten.«[20] (Kap. XXII)

Entsprechend ihrer humoralpathologischen Auffassung führten die Hippokratiker auch die Entstehung des Sumpffiebers auf eine Dyskrasie, eine Störung im Gleichgewicht der vier Kardinalsäfte zurück, und da sie alle Fieber aus der Galle hervorgehen ließen, nahmen sie an, daß die verschiedenen Formen der intermittierenden Fieber durch die verschiedenen Mengen der in der vergrößerten Milz produzierten »schwarzen Galle« bedingt wären.[21] Die für die Malaria so charakteristische Milzvergrößerung schrieben die Hippokratiker dem Genuß schlechten Wassers zu:

»Denn auf das Wasser kommt es am meisten an, wenn man gesund sein will. Das sumpfige, stehende Wasser und das Wasser aus Teichen ist während des Som-

> mers notwendigerweise warm, dick und übelriechend... Wer es trinkt, muß die ganze Zeit hindurch eine große konsistente Milz... haben.«[22] (Kap. VII)

Nur durch das endemische Vorherrschen der Malaria in Griechenland läßt sich die hervorragende Stellung erklären, die der Milz und ihrem imaginären Saft, der schwarzen Galle, von Seiten der Hippokratiker in der Viersäftelehre zugeschrieben wurde.

Die Palpation der Milz war bereits den griechischen Ärzten bekannt. Auf dem Grabstein des Arztes Jason, der sich im Britischen Museum befindet, sitzt in bequemer Stellung der Arzt auf seinem Sessel und untersucht mit ausgestreckten Fingern die Milzgegend eines vierschrötig gebauten Patienten, der ihn ängstlich und doch vertrauend ansieht. Neben dem Kranken steht ein großer Schröpfkopf als Symbol des Arztes. Die chronischen Malariker galten allgemein als milzsüchtig – (σπληνώδης) (splenicus). Als Heilmittel wurden daher Milzkräuter (Asplenium, Chrysosplenium) empfohlen. Als Prototyp einer miasmatischen Krankheit galt das Sumpffieber nicht als kontagiös. Schon Aristoteles betonte, daß man sich Malaria nicht durch Verkehr mit den Fieberkranken zuzöge.[23]

Als ein Volk von Seefahrern benötigten die Griechen zu ihrem forcierten Schiffbau ein Maximum an Holz, weshalb sie überall, so weit sich ihr Machtbereich erstreckte, eine rücksichtslose Abholzung der Wälder betrieben.[24] Besonders nach dem ersten Perserkrieg kam es auf Betreiben von Themistokles zu einem fieberhaften Schiffbau und Wiederaufbau der verwüsteten Städte, deren Häuser zum großen Teil aus Fachwerk bestanden, was mit einem schonungslosen Kahlschag einherging. Vor allem die »hölzerne Mauer«, die Flotte, die nach Themistokles Athen beschützen sollte, trieb die Entwaldung voran. Die Schaf- und Ziegenwirtschaft, die sich damals in allen Mittelmeerländern auszubreiten begann, zerstörte die letzten Reste der Vegetation und ließ keinen Baumnachwuchs aufkommen.[25] Die durch überstürzte Abholzung bedingte Erosion bewirkte nicht nur eine Verkarstung der Gebirge[26], sondern durch Abschwemmung von Geröll und Schotter vielerorts auch eine Versumpfung der Täler und Flußmündungen, was seit dem 5. Jahrhundert v. Chr. eine beängstigend schnelle Ausbreitung der Malaria in Attika zur Folge hatte. Kennzeichnend für die epidemiologische Situation ist auch, daß Aristophanes in seiner Komödie »Die Wespen«, die 422 v. Chr. uraufgeführt wurde, wiederholt von Schüttelfrost und Fieberhitze des vergangenen Jahres spricht (Ende des 1. Aktes) und den Chor die Vermutung äußern läßt, der alte eifrige Geschworene Philocleon bliebe deshalb dem Gericht fern, weil er eine geschwollene Milz und Fieber bekommen habe.[27] Wenn auch die Malaria nicht die Hauptschuld an dem plötzlichen Zusammenbruch und Verschwinden Athens von der Bühne der

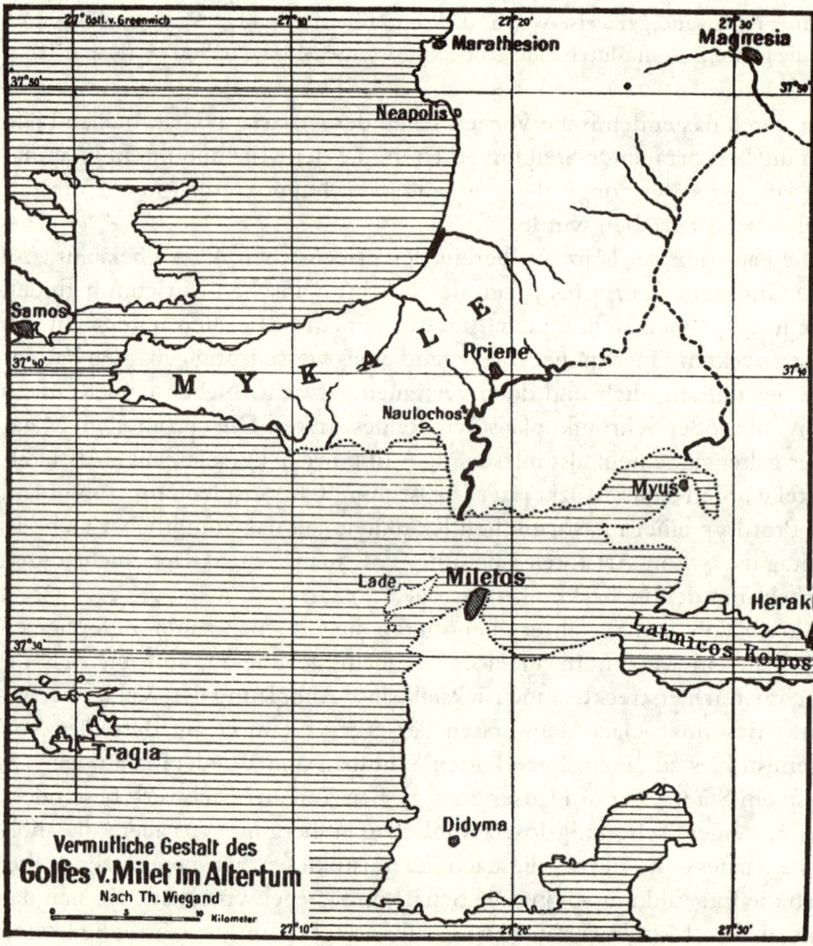

Vermutliche Gestalt des Golfes von Milet im Altertum. Der Entwurf dieser Landkarte stammt von dem Archäologen Theodor Wiegand (1864–1936), der 1895–98 Priëne ausgrub, seit 1899 die Ausgrabungen in Milet und Dydima leitete und seit 1926 die Ausgrabungen in Pergamon ausführte (Theodor Wiegand und Hans Schrader, Priëne. Ergebnisse der Ausgrabungen und Untersuchungen in den Jahren 1895–1898. Berlin 1904).

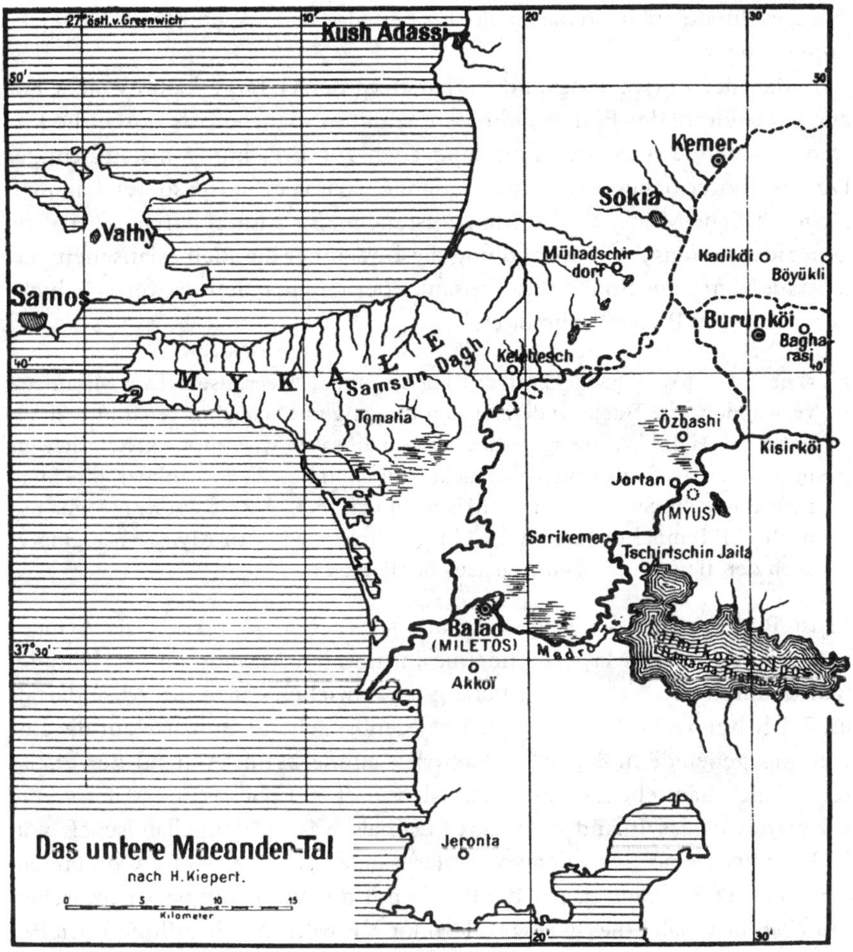

Das untere Mäander-(Menderes-)Tal im Jahr 1890 vor der Ausgrabung von Priëne, das daher auf der Karte auch nicht gekennzeichnet war. Anstelle von Priëne ist die türkische Siedlung Kelebesch angegeben. Die Zeichnung stammt von dem Kartographen H. Kiepert (Wiegand-Schrader, Priëne). – Wenn man heute auf dem Burgfelsen von Priëne steht, das Mäandertal zu Füßen, weit im Süden das Amphitheater von Milet, im Südwesten »Lade«, die einstige Insel, an der die Perser die griechische Flotte vernichtet hatten – jetzt ist es ein Hügel, durch Schwemmland mit Altwässern und Sümpfen weit vom Meer getrennt, dessen »latmischer Busen« abgeschnitten, zu einem Mücken ausbrütenden Süßwasser geworden ist. Milets Name wurde durch die Malaria ausgelöscht. »Balad« heißt das kümmerliche Dörfchen an seiner Stelle.

Weltgeschichte trägt, so hat sie doch zweifellos den Weg für diese Entwicklung geebnet.

Infolge der Entwaldung und Verkarstung der Gebirge kam es nicht nur zur Versandung der Flußmündungen, sondern mancherorts durch die küstenversetzende Kraft der Brandung auch zur Errichtung hakenförmiger Dünen, hinter denen oft kilometerlange, schmale, »ausgesüßte« Lagunen als gefährliche Mückenbrutstätten entstanden. So erlitten durch eine solche geoepidemiologische Umwandlung die Bewohner der kleinasiatischen Hafenstadt Myus, wie Strabo und Pausanias berichten, einen schweren Schicksalsschlag. Bei Pausanias heißt es:

> »Die Stadt Myus (›Mückenstadt‹) lag an einem Meerbusen. Der Mäander[28] verwandelte die Bucht, indem er den Eingang mit Schlamm verstopfte, in einen See. Da das Wasser späterhin nicht mehr salzig war, entwickelten sich aus ihm zahlreiche Schwärme von Mücken und nötigten die Einwohner, ihre Stadt zu verlassen.[29] Sie zogen nach Milet, und zu meiner Zeit war von Myus nur noch ein Tempel des Dionysos übrig. Ähnlich wie den Myusiern erging es auch den Bewohnern von Atarneus bei Pergamon.«[30]

Ernst Rodenwaldt, der sich während des Ersten Weltkriegs als Armeehygieniker mit der Malaria-Endemie im unteren Mäandertal beschäftigte, wurde durch den Vergleich einer topographischen Karte des Mäandertals im 5. Jahrhundert v. Chr. mit einer zeitgenössischen Landkarte auf die Bedeutung geoepidemiologischer Faktoren aufmerksam. Anhand der ersten Karte kann man sehen, daß sich damals zwischen Ephesos und Miletos eine Bucht tief in das Inland erstreckte. Damals war die Hügellandschaft von Lade noch eine nordwestlich von Miletos gelegene Insel. 494 v. Chr. endete der ionische Aufstand gegen die Perser mit der Vernichtung der ionischen Flotte in der Nähe dieser Insel (Herodot VI, 6ff.). Noch während des Peloponnesischen Krieges (420 v. Chr.) fuhr nach Thukydides eine athenische Flotte in diese weite Bucht hinein bis Myus. Nach Herodot (V,36) hatten 200 Trieren im Hafen dieser Stadt Platz gefunden.[31] In der römischen Zeit veränderte der Mäander, der am Nordrand des Tales entlangfloß und nördlich der Insel Lade mündete, seinen Lauf, da die Geröllmassen des Sokia-Tschai ihn auf die südliche Talseite verdrängten, wodurch die Häfen von Myus abgeschnürt wurden. Die Ursache dieser Versandung mit allen ihren Konsequenzen war ebenfalls die durch Abholzung bedingte Erosion. Nicht viel später verschlossen die Geröllmassen des Mäander die Bucht Latmicos colpos (das spätere Bastarda thalassa) und bewirkten damit auch den Untergang der Handelsstadt Herakleia.[32]

Da man aber aus dem Schicksal der beiden Städte keine Lehren zog, traf später das Unheil mit gleicher Wucht die zwei bedeutendsten ionischen Hafenstädte an der Küste Kleinasiens: Milet und Ephesos. Das Sterben der griechischen Küstenstädte an Malaria setzte sich überall unaufhaltsam fort.

Obwohl man davon überzeugt war, daß die Malaria auf die miasmatischen Ausdünstungen der Sümpfe und Lagunen zurückzuführen sei,[33] befürchtete man aber auch, daß sie aus der stagnierenden Luft, die sich in den engen und verwinkelten Gassen der Siedlungen verfängt und staut, entstehen könnte. Diese Befürchtung veranlaßte antike Architekten und Städteplaner, durch den Bau gerader und breiter Straßen eine sanierende Entlüftung in schachbrettförmig angelegten Siedlungen zu bewirken. Es war ein seuchenprophylaktischer Großangriff auf die Malaria mit falschen ätiologischen Voraussetzungen. Die Ausgrabungen von Siedlungen wie Priene, Milet, Pergamon, Korinth oder Selinus zeigen, wie scharfsinnig und wohlüberlegt die einstigen Städteplaner vorgingen und wie meisterhaft sie die geographischen Gegebenheiten eines Ortes auszunutzen verstanden. Als Urheber der »neuen Bauart« galt Hippodamos aus Milet.[34] Nach der Zerstörung durch die Perser hatte er bereits seine Vaterstadt Milet umgebaut und mit großen Straßen durchzogen, die sich rechtwinklig schnitten. Vermutlich hoffte er damit seine Landsleute von den fieberschwangeren Ausdünstungen des Mäandertals zu befreien. Hippodamos gehörte zum Freundeskreis des Perikles, in dessen Auftrag er die Hafenstadt Piräus bei Athen umgebaut[35] und auch die Stadt Thuroi in Unteritalien angelegt hat.[36] Seine »schachbrettartige Bauart« wurde auch für die späteren hellenistischen Städtegründungen maßgebend, ohne allerdings das Sumpffieber beeinflussen zu können.

Auch in »Großgriechenland« (»Magna Graecia«), in den von Griechen besiedelten Küstenstrichen Unteritaliens und Siziliens, kam die Malaria als schicksalbestimmender Faktor zur Geltung. Während des Peloponnesischen Krieges bewog Alkibiades die Athener zu einer Flottenexpedition unter seinem Kommando gegen Sizilien, wobei es bei der unter einem Unstern begonnenen Belagerung von Syrakus (413 v. Chr.) zu einer schweren Malariaepidemie kam. Unmittelbar nach der Ankunft am Operationsziel floh der des Hermenfrevels bezichtigte Alkibiades zu den Spartanern und hetzte deren Flotte seinen Landsleuten vor Syrakus auf den Hals. Über das epidemiologisch höchst bedenkliche Lager der Athener im Hafen von Syrakus berichtet Thukydides: »Hier schützten sie Sumpf und drüben steile Abhänge«.[37] Als im nächsten Kriegsjahr der athenische Seeheld Demosthenes mit weiteren Schiffen zur Verstärkung vor Syrakus eintraf, erkannte er sofort die hoffnungslose Situation der Athener. »Krankheit«, so Thukydides, »bedrängte sie doppelterweise: denn es war die Jahreszeit, in der die Menschen am ehesten erkranken, und zugleich war ihr Lagerplatz sumpfig… Demosthenes war der Meinung, man solle nicht länger bleiben.«[38] Doch der abergläubische Befehlshaber Nikias wurde von einer Mondfinsternis in lähmenden

Schrecken versetzt und beschloß auf Anraten der Zeichendeuter, noch einen Tag im Lager auszuharren. Durch die Verzögerung verloren sie die letzte Möglichkeit der Rettung. Sie wurden umzingelt und zum Kampf gezwungen. Die Syrakusaner sperrten den Hafen mit zusammengeketteten Schiffen. Von allen Seiten angegriffen und durch den engen Raum des Hafens in allen Bewegungen gehemmt, wurden die athenischen Schiffe teils versenkt, teils eingenommen, teils an die Küste getrieben. Die an Land gegangenen Athener wurden behindert durch die vielen Kranken, die sie mitführten, und erlitten eine schwere Niederlage. Die beiden Feldherren wurden hingerichtet. Die Gefangenen – es sollen 7000 gewesen sein – wurden in die Steinbrüche, in die Latomien, bei Syrakus (berüchtigt durch das Ohr des Dionysos) zur Zwangsarbeit eingeschlossen.

Zwanzig Jahre später (397 v. Chr.) wiederholte sich das Ganze: Der karthagische Feldherr Himilko hatte Syrakus beinahe eingenommen, als durch die Ausdünstungen der sumpfigen Niederungen des Anapo unter den Belagerern eine mörderische Seuche ausbrach.[39] Himilko mußte die Überreste seines Heeres zurückziehen und nahm sich selbst in Karthago das Leben.

Sizilien, die Kornkammer Großgriechenlands, büßte in den Kämpfen zwischen Karthagern und dem Athenischen Städtebund sowie den jeweiligen Tyrannen seine Fruchtbarkeit ein, wobei die Kornfelder in Schaf- und Pferdeweiden umgewandelt wurden.[40] Hinzu kam die durch Entwaldung geschaffene ungeheure Erosion, wodurch das Innere der Insel bis heute ein steiniges Ödland mit verkarsteten Berghängen blieb. In diesem Milieu breitete sich die Malaria aus. Ähnliche ökologische und epidemiologische Veränderungen ereigneten sich auch in Apulien.

In antiken Schriften sollte das lateinische Wort »Febris« für Fieber ebenso wie das griechische Wort »Pyretós« im Zusammenhang mit Sommer- oder Herbstseuchen stets als Malaria übersetzt werden.[41] Von den verschiedenen Malariaformen war damals besonders die Quotidiana gefürchtet, die mit ihrem unregelmäßigen, oft täglich auftretenden Fieber, mit ihren längeren Anfällen und kurzen Pausen in vielen Fällen der Malaria tropica oder Tertiana duplex entsprechen dürfte. Gegen diese Malariaform gab es in der Antike kein Mittel. Selbst ein Weltherrscher fiel ihr zum Opfer.

Nach der Eroberung Mesopotamiens bereitete sich Alexander der Große zu einem Feldzug gegen Arabien vor. Zugleich plante er eine Expedition, die den Wasserweg von Babylonien um Arabien herum nach Ägypten erkunden sollte. Er zog im unteren Teil des heutigen Irak eine große Zahl von Arbeitern zusammen und ließ Bassins für den Bau von Schiffen ausheben. Damit schuf man Brutstätten für die Fiebermücken, was einen Malariaausbruch unter den Mazedoniern zur Folge hatte. Auch Alexander selbst erkrankte und konnte nicht gerettet werden. Er fiel der Malaria, kaum

33 Jahre alt, nach 12tägigem Leiden im Sommer 323 v. Chr. zum Opfer.[42] Arrian, der im Gegensatz zu Plutarch[43] die letzten Tage des so plötzlich erkrankten Königs sehr ausführlich schildert, hat sich hierbei vorwiegend auf die königlichen Tagebücher (Ephemeriden) des Eumenes gestützt, die leider nicht erhalten sind.[44] Demnach erkrankte Alexander in Babylon nach den Leichenfeiern für seinen Freund Hephaistion, der nach 8tägigem Leiden ebenfalls einem Fieber zum Opfer gefallen war. Alexander war am 16. Daisios[45] der Einladung seines Freundes Medios gefolgt und hatte bei ihm bis spät in die Nacht hinein gezecht. Nach Rückkehr in den Palast fühlte er sich unwohl, nahm ein Bad, verbrachte aber die anschließende Nacht schon unruhig und fiebernd.[46] Am darauffolgenden Tag war er wieder bei Medios zu Gast, obwohl das Fieber anhielt. Am dritten Tag ließ er sich zum Opfer bringen, das er regelmäßig abzuhalten pflegte, blieb aber tagsüber in seinem Gemach, wohin er die Strategen des Heeres und die Admirale der Flotte kommen ließ, um ihnen Anordnungen bezüglich des Aufbruchs zu erteilen. Das Fieber hielt jedoch nicht nur in der Nacht, sondern noch drei weitere Tage an, obwohl der König bemüht war, es durch häufiges Baden zu bekämpfen. Der Termin des Abmarsches mußte verschoben werden. Die Krankheitsschilderung, in der nur wenige Symptome angegeben werden, läßt erkennen, daß das Fieber, welches offensichtlich von Tag zu Tag an Schwere zunahm, in den ersten sieben Tagen des Morgens Remissionen aufwies, die es gestatteten, den Kranken, der sonst an das Bett gefesselt war, zum Baden und zum Opfern zu tragen. Alexanders Befinden hatte sich mittlerweile so verschlechtert, daß er den Strategen befahl, in den Vorzimmern des Palastes zu warten. Als sie sein Gemach betraten, erkannte er sie wohl, konnte aber nicht mehr mit ihnen sprechen. Diese Nacht fieberte er schlimm und ebenso am nächsten Tag und in der folgenden Nacht und am folgenden Tag. So ist es verzeichnet in den königlichen Tagebüchern. Da wollten seine getreuen Makedonen vor ihn gelassen werden. Aber er hatte bereits die Sprache verloren. Den Todestag gibt Arrian nicht an. Plutarch legt ihn auf den 28. des Monats Daision. Mit Alexanders Tod hatte die Malaria entscheidend in den Lauf der Geschichte eingegriffen und zehn Jahre nach dem entscheidenden Sieg über die Perser bei Issus das Schicksal seines Weltreichs besiegelt.

Auch in der römischen Geschichte hat die Malaria eine unheilvolle Rolle gespielt. Am besten bekannt sind wegen der historischen Quellenangaben die Auswirkungen dieser Volksseuche in der näheren Umgebung Roms, der Campagna romana.[47] Sie illustrieren eindrucksvoll, wie blühende Landstriche durch das unheilvolle Zusammenwirken von politischen Wirren und dem Sumpffieber fast oder ganz entvölkert werden können. Die Hügel der römischen Campagna sind unter einer dünnen Humusschicht hauptsächlich aus vulkanischem Tuffstein aufgebaut, welcher, da er fein porös ist, das Regenwasser aufsaugt und die permanente Feuchtigkeit des Untergrunds bedingt. Zur Beseitigung dieser Feuchtigkeit haben bereits die Etrusker ein Netz von teils mannshohen Gängen (»Cuniculi«) ausgehoben, die Hunderte von Kilometern lang sind.[48] Diese Abzugsstollen, deren Boden die undurchlässige oder wenig durchlässige Schicht bildet, auf der sich das Wasser sammelt, dienten nicht nur der Drainage sumpfiger und der Berieselung trockener Gebiete, sondern zugleich auch der Trinkwassergewinnung.[49] Es ist undenkbar, daß eine von der Malaria bereits geschwächte Bevölkerung in der Lage gewesen wäre, eine derartige Riesenarbeit zu bewältigen. Durch diese großartigen Meliorationsanlagen wurde die Malaria in der römischen Campagna, dem damaligen Latium, wenn nicht verhindert, so zumindest sehr eingeschränkt. Denn in einem bis in die jüngste Zeit unbewohnbaren Gebiet wurden vor der Gründung Roms von den ersten latinischen Kolonisatoren folgende blühende Ortschaften gegründet: Satricum, Pometia, Scaptia, Pitulum, Politorium, Tellene, Tifata, Caenina, Ficana, Crustumerium, Ameriola, Medullia, Corniculum, Saturnia (an der Stelle des heutigen Rom), Antipolis (jetzt Janikulus), Antemna, Cumerium, Collatia, Gabii, Lavinium, Laurentum und Ardea.[50] Auf dem rechten Ufer des Tiber finden sich die gewaltigen Ruinen der alten etrurischen Städte, die zum Zwölfstädtebund gehörten, weit imposanter noch als die der latinischen Ortschaften: Veii und Caere mit den Häfen von Pyrgi und Punicum. Längs des bis in die jüngste Zeit malariaverseuchten Küstenstrichs von Civitavecchia nach Pisa zu wohnte ein Volk mit einer großartigen Kultur. Eine Stadt reihte sich neben die andere. Wo auch immer man dort Grabungen vornimmt, überall stößt man auf Überreste einer alten, dahingeschwundenen Größe und Herrlichkeit. Es genügt allein, an die Gräber von Tarquinia, Caere und Norchia zu erinnern.[51]

Um die Mitte des 8. Jahrhunderts v. Chr. siedelte sich nicht weit von der Tibermündung ein »Volk glücklicher Räuber« an, wie es Goethe nannte.[52] Sehr bald lernten die Römer von ihren etruskischen Lehrmeistern, wie man Sümpfe trockenlegt. Zur Beseitigung der Sümpfe (»Velabra suo stagnabant flumine«, wie Propertius sagt) im Tal zwischen dem Kapitol und dem Mons palatinus erbauten sie in der ersten Zeit die Cloaca maxima, welche ursprünglich nichts anderes war als eine große Drainageanlage und erst später, nach Herstellung von Wasserleitung in der Stadt, zur Schwemmkanalisation benutzt wurde.[53] Als sich Rom nach Abschüttelung der Etruskerherrschaft nach dem Süden auszudehnen begann, wurde während der Samniterkriege im 4. und 3. Jahrhundert v. Chr. die Malaria aus dem verseuchten Kalabrien und Apulien durch römische Legionäre in die Campagna eingeschleppt.[54]

Der Kern des römischen Heeres bestand ursprünglich aus freien Bauern, den Vollhufnern, die der Tradition nach in der Campagna ihre zwei bis vier Joch Land bebauten. Das dauernde Unter-den-Waffen-Stehen der Bauernschaft hatte noch vor den Punischen Kriegen (264–146 v. Chr.) den allmählichen Verfall des alten Entwässerungssystems zur Folge. Als Appius Claudius 312 v. Chr. mit dem Bau der römischen Reichsstraße von Rom nach Süditalien begann, mußte er bereits südöstlich der Hauptstadt die Via Appia durch die inzwischen versumpften Pontinischen Felder führen lassen.[55] Anstelle der Bauernhöfe mit intensiver Landwirtschaft machte sich immer mehr eine andere Form des Landbesitzes breit: die Latifundien reicher Aristokraten mit extensiver Weidewirtschaft. Mit dem Niedergang des Bauernstands setzte die Landflucht nach Rom ein, wo ein parasitäres Lumpenproletariat entstand. Bei der Heeresreform 310 v. Chr. legte Appius Claudius der Gliederung der Centurien schon nicht mehr die Bauernhufe, sondern das Geld zugrunde. Ungefähr hundert Jahre später bestand das Heer, das Scipio gegen die Karthager führte, nicht mehr nur aus Campagnabauern, sondern aus Umbriern und Abbruzzesen, die von nun an den Kern des Römerheers bilden. Durch die Ausdehnung der Kampfhandlungen auf verseuchte Nachbargebiete (Sardinien, Sizilien, Griechenland, Spanien) begann die Malaria bereits während des Zweiten Punischen Krieges eine gewisse Rolle zu spielen, wie es der »Römischen Geschichte« (»Ab urbe condita«, XXI–XXX) des Titus Livius (59 v. Chr.–17 n. Chr.) zu entnehmen ist. So erkrankte Q. Mucius im Jahr 215 v. Chr. an Fieber in Sardinien (XXIII,40,1); 216 schwebte aus dem gleichen Grund in Sizilien der Praetor »in höchster Lebensgefahr« (XXIII,21,2). 210 wird über eine schwere Erkrankung des Konsuls in Griechenland berichtet (XXVI,26,4). Scipio des Jüngeren schwere Krankheit 206 in Spanien führt zur Meuterei und der ersten Wahl eines Kondottiere seitens der Truppe. Wie die Feldherren erkrankten auch viele von den Historikern nicht erwähnte Soldaten, die nach Rückkehr der Legionen zur weiteren Verseuchung der Apenninhalbinsel beitrugen.

Einen epidemiologischen Erdrutsch bewirkte allerdings erst ein ökologisches Ereignis: Als Hannibal im Jahr 218 v. Chr. nach dem Alpenübergang mit einem auf 26 000 Mann und wenige Elefanten zusammengeschmolzenen Heer die Po-Ebene erreichte, rauschten dort noch Eichenwälder. Die im Lauf der Abwehrkämpfe einsetzenden starken Abholzungen auf den Bergen zum Flottenbau, die auch in den darauffolgenden Jahrhunderten bis zum Kahlschlag anhielten, steigerten die Erosion und verursachten durch die Unmasse von Kies, Geröll und Schlamm eine Verlandung der Flüsse weit vor ihrer Mündung. Arthesis, Rhenus, Umbro, der gewaltige Padus (Po) und viele andere Flüsse begannen das Land weithin zu versumpfen.[56] Schwärme von Fiebermücken machten seither viele Gebiete unbewohnbar. Die Malaria hatte nach dem Zweiten Punischen Krieg so zugenommen, daß einige Forscher sogar der Meinung waren, sie sei erst zu dieser Zeit durch die Karthager eingeschleppt worden. Städte wie Fidenae, Veii und Gabii mußten im 2. Jahrhundert v. Chr. wegen der Malaria verlassen werden.[57] Der Rhythmus der in ganz Italien vorkommenden Malaria tertiana und quartana war schon so allgemein bekannt, daß Plautus (um 254–184 v. Chr.) in einer Komödie die Frage aufwerfen ließ: »Bist du gestern fieberfrei gewesen oder vor drei Tagen?« (Curculio I.18). Es scheint allerdings, als sei die Perniciosa, die tropische Malaria, erst mit Hannibals nordafrikanischen Truppen in die südlichen Regionen Italiens jenseits des Apennin gelangt.[58]

Das Land hatte seither schwer unter dem Fieber zu leiden. Wenn auch keine medizinischen Seuchenberichte aus jener Zeit vorliegen, so sind wir doch durch die landwirtschaftlichen Bücher über die Art des Fiebers und den Verödungsgrad der Campagna gut unterrichtet. So kennen Cato der Ältere (243–149 v. Chr.) und Marcus Terentius Varro (116–27 v. Chr.) das Sumpffieber sehr gut.[59] Cato kannte den Milztumor der Fieberkranken, die er mit Kohl behandelte.[60] Beide hielten in Sumpfgegenden gelegenes Land für so ungesund, daß es zu Catos Zeiten im Sommer für unbewohnbar, zu Varros Zeiten für unbestellbar galt. In seinem berühmten Werk über die Landwirtschaft erklärt Varro:

> »Überall dort, wo es Sümpfe gibt, entwickeln sich aus diesen ganz kleine Tierchen, die unsichtbar dem Auge, vermittels der Luft durch Nase und Mund in den Körper gelangen und schwere Krankheiten verursachen.«[61]

Hier klingt zum ersten Mal die Idee an, daß Mikroorganismen eine Infektionskrankheit hervorrufen können. Varros Zeitgenosse Columella († 17 n. Chr.) brachte das Wechselfieber nicht nur mit Sümpfen, sondern auch mit stechenden Insekten in Zusammenhang. Beim Bau von Gehöften warnte er:

> »Ein Sumpf darf weder in der Nachbarschaft eines Hauses liegen, noch mit einer Heerstraße irgendwie in Verbindung stehen: weil ihm nämlich in warmen Nächten widriger Dunst entströmt und weil er mit gefährlichen Stacheln bewehrte Wesen erzeugt, welche in dichten Schwärmen in uns eindringen.«[62]

Der römische Architekt und Ingenieur Vitruv, der zur Zeit Kaiser Augustus' lebte, warnte in Zusammenhang mit Städtegründungen ebenfalls vor Sümpfen, die durch ihre mit giftigen Insekten vermischten Nebel gefährlich werden (»spiritus bestiarum palustrium venenati«)[63]. Dabei erwähnte er auch Beobachtungen in bezug auf die Brutgepflogenheiten der Mücken, die mit neueren entomologischen Erkenntnissen übereinstimmen, wonach Malariamücken in Salzwasser nicht brüten können.

»Da die Flut hin und wieder fernab gelegene Sümpfe zu überschwemmen pflegt, läßt das salzige Seewasser in ihnen keine Sumpftiere aufkommen. Beispiele für solche Gebiete sind die Sümpfe bei Altinum, Ravenna und Aquileia, die die Gesundheit der Bewohner nicht beeinträchtigen. Liegen die Sümpfe jedoch tief, d. h. in einer Niederung, wie z. B. die Pontinischen, so daß man das Wasser schlecht ableiten kann, so kommt es durch Stagnation zu ständigen Fäulnis- und Verwesungsprozessen, mit ungesunden und pestilenzialischen Ausdünstungen, die fieberhafte Krankheiten zur Folge haben.«[64]

Als Beispiel führt Vitruv die Stadt Salpia in Apulien an, die ursprünglich in einem Sumpfgebiet lag. Schließlich wurde die Ortschaft von ihrem Patron M. Hostilius, an den sich die Bewohner um Abhilfe gewandt hatten, mit Genehmigung des Senats landein- und hügelaufwärts verlegt. Mit dieser Umsiedlung, 4000 Schritte vom alten Wohnort entfernt, erlosch die Seuche.[65]

Doch die ätiologischen Erwägungen unter Einbeziehung von Stechmücken blieben nur auf einen kleinen Kreis von Fachleuten beschränkt. So hielt Horaz, obwohl er sich wiederholt über die Mücken der Sümpfe beklagte,[66] für die Ursache des Sumpffiebers – analog den Hippokratikern – das Wasser. Auf der Reise von Rom nach Brindisi, während seine Gefährten knapp vor der Stadt halt machten und das dortige Wasser tranken, enthielt er sich desselben aus Furcht vor dem Fieber.[67] Cicero (106–43 v. Chr.), der bereits Tertiana- und Quartanafieber unterscheidet, verglich das rätselvolle, auf die Stunde genaue Wiederkehren der Schüttelfröste mit Ebbe und Flut. Auch Celsus (30 v. Chr.–50 n. Chr.) kannte bereits sehr gut das charakteristische periodische Auftreten der Krankheit.[68] Galen (ca. 131–201 n. Chr.) teilte die Malariaformen genauso ein wie Celsus. Er betont, daß die Quartana die harmloseste Fieberart sei.[69] Zugleich prägte er den Terminus »Hemitritea« für das Sommer-Herbst-Fieber, das in Rom als eine wahre Volkskrankheit stark grassieren würde. Die Milz bezeichnete Galen in Verbindung mit ihrer Schwellung beim Wechselfieber als ein »organon plenum mysterii.«[70]

Scharfsinnig erkannte der große römische Naturforscher Plinius der Ältere den wahren Grund des Niedergangs, als er schrieb: »Latifundia perdidere Italiam«. (»Die Großgrundbesitze vernichteten Italien.«)[71] Bereits nach den siegreichen Kriegen gegen Karthago begann die Überschwemmung der italischen Halbinsel mit Kriegsgefangenen und billigen Sklavenmassen.[72] Die Großgrundbesitzer, die ihre Güter durch Sklaven bearbeiten ließen, konnten deshalb das Getreide viel billiger verkaufen als die Kleinbauern. Dieselben Kriege aber, die die billigen Sklaven lieferten, holten den freien Bauern, der als Legionär den Kern des Heeres bildete, alle Augenblicke vom Pflug. So verfielen die Entwässerungsanlagen, und das Land verödete, während der Großgrundbesitz mit seinen Sklaven, die vom Kriegsdienst befreit waren, immer mehr aufblühte.[73] Die Folge davon war, daß die Bauern verarmten, verschuldeten und an den Bettelstab kamen. Ihre herabgewirtschafteten Felder eigneten sich die Latifundienbesitzer als Weideland an. Tiberius Gracchus klagte:

»Die wilden Tiere, die in Italien hausen, haben ihre Höhlen; jedes von ihnen weiß seine Lagerstätte, seinen Schlupfwinkel. Nur die Männer, die für Italien kämpfen und sterben, können auf weiter nichts als auf Luft und Licht rechnen; unstet, ohne Haus und Wohnsitz, müssen sie mit Weib und Kind im Lande umherstreifen. Die Feldherren lügen, wenn sie vor den Schlachten die Soldaten ermuntern, ihre Grabmäler und Heiligtümer gegen die Feinde zu verteidigen, denn von den meisten hat keiner mehr einen häuslichen Herd, keiner eine Grabstätte seiner Vorfahren aufzuweisen. Nur für die Üppigkeit und den Reichtum anderer müssen sie ihr Blut vergießen und sterben. Sie heißen Herren der Welt, ohne auch nur eine einzige Erdscholle ihr Eigentum nennen zu können.«[74]

Nach der Ermordung der Brüder Gracchus setzte sich 64 v. Chr. der Volkstribun Rullus abermals für eine Bodenreform ein, um dem aus entwurzelten Bauern bestehenden Stadtproletariat wieder eine Existenz zu schaffen. Es ist kennzeichnend, wie demagogisch Cicero diese »Gefahr« unter Hinweis auf die Malaria dem römischen Lumpenproletariat auszureden versuchte:

»Wenn ihr mich hören wollt, so haltet fest, was ihr habt, die Gnadengeschenke der Vornehmen, das ungebundene Leben, euer Stimmrecht, euer Ansehen, den Anblick der Stadt, des Forums, der Spiele, der Feste, und was es sonst noch hier Schönes gibt. Ihr werdet doch nicht dieses alles aufgeben und anstatt euch im Glanz des Staates zu sonnen, euch von Rullus in dürres Ödland oder versumpfte Fiebergegenden führen lassen wollen!«[75]

Dennoch hatte Cicero recht. Allein die Malaria hinderte die Rückkehr der Bauern und die Bodenbestellung. Vergeblich erzählte Plinius die Legenden von der schönen alten Zeit, wie der ruhmgekrönte Feldherr Cincinnatus nach errungenem Sieg wieder hinter den Pflug auf seinen Acker zurückkehrte.[76] Außerdem mußten die neu eroberten Gebiete in Nordafrika, ferner Gallien und Spanien, die Versorgung der wachsenden Weltmachtmetropole mit Getreide übernehmen.[77] In Konkurrenz mit den von dort zuströmenden Produkten erwies sich die intensive Landwirtschaft in Mittel- und Unteritalien als immer weniger rentabel. Verhängnisvoll auf den intensiven Landbau wirkten sich auch die furchtbaren Sklavenaufstände auf Sizilien (136–132 v. Chr; 104–100 v. Chr.) und in Unteritalien (73–71 v. Chr.) aus, die den Großgrundbesitzern den Reiz nahmen, ihre Latifundien von Sklaven bearbeiten zu lassen.[78] Sie stellten ihre Latifundien immer mehr auf Weidewirtschaft um, wozu man nur eine verhältnismäßig geringe Anzahl von Hirten benötigte.[79]

Wenn in der Campagna Fieber und Schüttelfröste über die Menschen herfielen, opferten sie der »Dea febris«. Aber auch in Rom vermochten die Drainagen nicht immer und überall die fieberschwangeren Ausdünstungen zu verhüten, sonst hätte man nicht den Kult der Fiebergöttin auch dort eingeführt. Tadelte doch Cicero, daß man der »Dea febris« auf dem Palatin aus Staatsgeldern einen Tempel errichtete.[80] Quartana und Tertiana galten als Töchter des Saturn.[81]

Bereits während des Römischen Kaiserreichs hielt man den Aufenthalt in Rom in bestimmten Jahreszeiten für gefährlich, wie einem Brief von Horaz an Maecenas zu entnehmen ist. Darin bittet der Dichter seinen Gönner um Verlängerung seines Landurlaubs, damit er so lange von Rom wegbleiben dürfe, als die Sommerhitze am größten ist, »wenn die ersten Feigen reifen und die Gesichter vom Fieber erbleichen, der Chef der Pompes funèbres (designator) mit seinen schwarzen Gehilfen stark beschäftigt und die Entsiegelung von Testamenten an der Tagesordnung sei«.[82] »Das Fieber soll ihn holen« war der schlimmste Fluch, den ein Römer ausstoßen konnte. Im Lateinischen lautete dieser Spruch der alten Römer: »Quartana te teneat!« Der Satiriker Martial (40–100 n. Chr.) verspottet sogar einen reichen, verweichlichten Patienten mit dem »anhänglichen Fieber«:

»Ich höre dich unablässig seufzen, klagen,
daß dich das Fieber schon seit so viel Tagen
erbärmlich martert und von dir nicht weicht.
Du fragst, wieso? Die Antwort ist sehr leicht.
In deiner Sänfte fuhrst du es spazieren
und in die Bäder darf es dich begleiten,
an deiner Tafel kann sich's delektieren
an Austern, Wild und andern Köstlichkeiten.
Es schlemmt mit dir den allerfeinsten Wein
und stets in Eis gekühlten obendrein.
In Balsamduft, von Rosenflor umgeben,
schläft es mit dir im weichen Purpurbett.
Kurzum, es hat bei dir das schönste Leben
und du verlangst, daß es zu andern gehe!«

Da man nur von den Ausdünstungen der Sümpfe Angst hatte, ahnte niemand, daß das Atrium, der Haupttraum des römischen Hauses, mit Dachöffnung und Becken zum Auffangen des Regenwassers einen idealen Brutplatz für die Fiebermücke bildete.[83] Die Mückenplage muß auch auf den Landsitzen sehr groß gewesen sein, pflegte man doch in den Villenanlagen – man denke bloß an die Villa Hadriana – überall größere oder kleinere Wasserbecken anzulegen.[84] Die reichen Römer ließen daher vor ihren Fenstern Netze anbringen (Varro, Rerum rusticarum III,7), oder sie hingen Gazeschleier davor (Plinius, Ep. VII,21). Auch scheinen im alten Rom Moskitonetze, mit denen man das Bett zur Nachtzeit umspannte, unter der Bezeichnung »Canopeum« weitverbreitet gewesen zu sein. Juvenal (50–127 n. Chr.) berichtet, daß sogar die Wiegen der Reichen und Adligen durch Netze geschützt waren. Dennoch kam es zu Infektionen.

Vornehme Römer wurden oft auch in den neueroberten Provinzen von der Malaria befallen. So warnte Cicero seinen Bruder, als dieser ein hohes Amt in dem verseuchten Sardinien antreten wollte: »Sei vorsichtig, wenn du am Leben bleiben willst, weil du niemals vergessen darfst, daß selbst im Winter Sardinien immer Sardinien bleibt.«[85] Die Erkenntnis, daß nach erfolgter Infektion auch ein fluchtartiges Verlassen des verseuchten Gebiets vor einem Rezidiv des Wechselfiebers nicht schützt, ließ Martial (43–104 n. Chr.) in einem sarkastischen Epigramm anklingen:

»Niemand entkommt seinem Schicksal:
Wenn deine Stunde kommt,
wird Sardinien dich wiederfinden,
auch wenn du bis nach Tivoli davonläufst.«

Nach dem Sterben der ionischen Siedlungen (Myus, Milet, Ephesos u. a.) an der Westküste Kleinasiens wiederholte sich meist durch Entwaldung das gleiche Phänomen an den Küsten vom einstigen »Magna Graecia«. Viele ehemals bedeutende Städte der griechischen Siedler sind dort versunken: Sybaris, Kroton, Metapont, Lokri, Tarent in Unteritalien, Naxos, Messana, Katane und andere auf Sizilien. Einige wenige aber bieten auch heute noch mit ihren Ruinen ein überwältigendes Bild einstiger Macht und Schönheit: Poseidonia (Paestum), Akragas (Agrigent, Girgenti), Selinunt und Segest.

Eines der bekanntesten Beispiele dieser Art in Italien ist die im Golf von Salerno von Griechen in der Mitte des 7. Jahrhunderts v. Chr. gegründete und zu Ehren des Meergotts Poseidonia genannte Stadt Paestum. Schon zu Zeiten Strabos (63 v. Chr. – 20 n. Chr.) hatte, wie er selbst berichtet, die Versandung der Salsomündung das Klima von Paestum ungesund gemacht. Die wenigen Überlebenden flohen auf die östlichen Anhöhen am Ausläufer des Alburnus, wo sie die Ortschaft »Caput Agnae« (»Capaccio Vecchio«) gründeten, während die verlassene Stadt mit ihrem herrlichen Tempelhain allmählich im Gebüsch und Schilf der Sumpflandschaft versank, so daß man

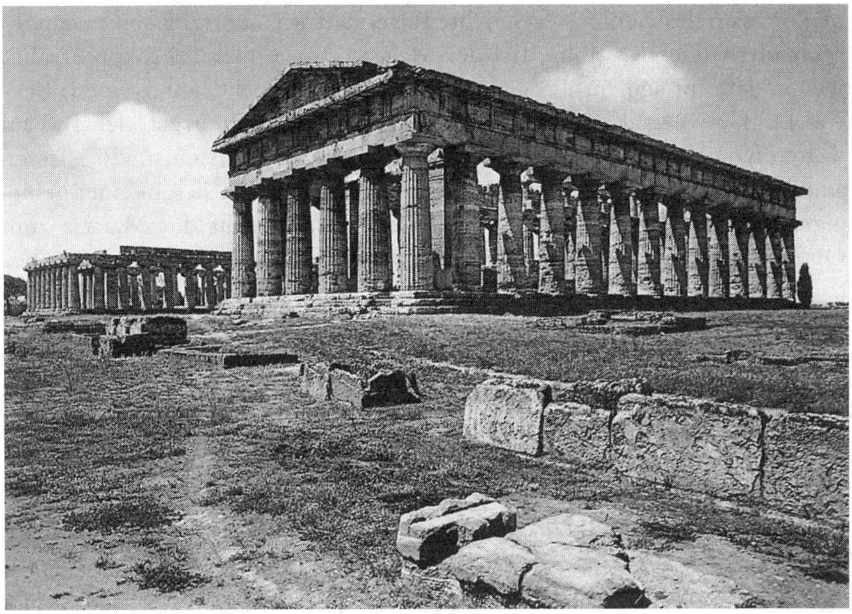

Der Poseidontempel, dahinter die Basilika im Tempelhain von Paestum. Erst um die Mitte des 18. Jahrhunderts stieß man auf die von Schilf überwucherten Ruinen, als man die neue Straße baute, die der heutigen »unteren Tyrrhena Nr. 18« entspricht.

sich über ein Jahrtausend nicht einmal des Ortes erinnerte, wo sie einst gestanden hatte.

Bei dem Versuch, Latium in der frühchristlichen Ära zu Beginn des 4. Jahrhunderts neu zu besiedeln, kam es zu schweren Malariaepidemien. Bei der Pflege der Kranken taten sich die Zwillingsbrüder Kosmas und Damian so hervor, daß ihnen Papst Felix IV. (526–530) eine an der Via sacra gelegene Rundkirche weihte. Seit dieser Zeit gelten sie als Schutzpatrone des Sumpffiebers.[86] Sie vermochten aber ebensowenig zu helfen wie die »Madonna della febbre« (»Fiebermadonna«), die man anstelle der römischen »Dea febris« anzuflehen begann.[87]

Als in den Stürmen der Völkerwanderung Italiens Landwirtschaft zusammenbrach und immer weitere Flächen versumpften, wurde die Malaria zur weltweit gefürchteten Beschützerin der Halbinsel gegen die von Norden anstürmenden Germanen und sonstigen Barbaren.[88] So hatte die Malaria entscheidenden Einfluß für den Untergang der Goten und Vandalen. Am bekanntesten ist das Schicksal des Westgotenkönigs Alarich (370–410), der sich 410 bei der Einnahme Roms eine Malariainfektion zugezogen haben dürfte, der er bei Cosenza erlag, als er gerade im Begriff war, nach Sizilien und Afrika überzusetzen. Auch Theoderich (454–526), König der Ostgoten, der sich das weniger verseuchte Ravenna zur Hauptstadt seines neugegründeten Reiches wählte, fiel der Malaria zum Opfer.[89] Prokop erzählt, wie er sich vor seinem Tod, von Schüttelfrost gepackt, unter einem Berg von Decken vergraben hatte.[90] Der ausgeprägte Schüttelfrost, der Tod am dritten Krankheitstag und die Jahreszeit – 26. oder 30. August 526 – lassen an tropische Malaria denken. Nur die Langobarden, die sich in einer gebirgigen Landschaft Oberitaliens niederließen, sind nicht der Malaria zum Opfer gefallen, da ihre Wahlheimat, in der damals noch kein Reisanbau betrieben wurde, von dieser Seuche frei war.

Der gefährlichste Feind, der während der Völkerwanderungszeit (452) die Alpen überquerte, war der Hunnenkönig Attila, der sich »Gottesgeißel« nannte. Zwar hatten ihn die Römer und Westgoten auf den Katalannischen Feldern im Jahr zuvor vereint zum Rückzug gezwungen, aber seine Macht war ungebrochen, nichts konnte ihn am Marsch auf die Kaiserstadt hindern. Um so überraschender war die Wendung, als der Hunne plötzlich seinen Siegeslauf unterbrach, umkehrte und Italien verließ. Der Grund dafür soll ein Appell Leos III. an seine Menschlichkeit gewesen sein, was aber angesichts der Tatsache, daß Attila vor seinem Abmarsch mit schrecklicherem Wiederkommen drohte, recht unwahrscheinlich ist. Nach einer Legende, die Raffael in den Vatikanischen Stanzen verewigt hat, schwebten über Papst Leo III. die Apostel Petrus und Paulus und drohten Attila, falls er der Bitte des Papstes nicht entsprechen würde. Dagegen berichtet Hydatius, der Bischof von Aquae Flaviae, in seiner Chronik, die Hunnenscharen seien vor Rom von einem »Fieber – es war Sommer – schwer heimgesucht worden«. Es scheint daher viel glaubwürdiger, daß diese in seinem Heer um sich greifende Seuche Attila zu »seinem wundervollen Entschluß« bewogen hatte.[91] Vor den Hunnen waren die Einwohner Aquileias in die Lagune geflohen und rammten hier in den Sumpfboden Hunderte von Pfählen, auf denen sie ihre Häuser und Paläste errichteten.[92] So entstand Venedig im Schnittpunkt der dem Meer zugewandten Laguna viva und der dem Festland zugewandten Laguna morta auf 118 Inseln und Inselchen, die 177 Kanäle trennen und 400 Brücken verbinden. Die Baumstämme für das Fundament dieser einmaligen Stadt gewann man durch Abholzung der Wälder Istriens und Dalmatiens.

Das Sterben der mediterranen Städte, an dem die Malaria wesentlich mitbeteiligt war, erfolgte auch an den italienischen Küsten. Als Kaiser Augustus die eine Hälfte der römischen Flotte, die den Norden und Osten des Mittelmeerraums zum Aktionsgebiet hatte, nach Ravenna verlegte, befand sich diese Stadt, die heute 12 km landeinwärts liegt, noch an der Küste. Südlich von ihr entstand damals der Kriegshafen »classis«, was Flotte bedeutet. Obwohl Ravenna und Classis von Lagunen umgeben waren, kam der Malaria zunächst keine besondere Bedeutung zu. Die Lagunen wurden, wie Vitruv berichtet (I.4,11), von Zeit zu Zeit immer wieder überflutet, wodurch sich die Mückenbrut im salzigen Seewasser nicht entwickeln konnte. Auch der Geograph Strabo schildert Ravenna als »gesund – infolge der reinigenden Wasserfluten«. Damals mündete noch ein Arm des Po (Padus) bei Ravenna in die Adria. Aber gerade dieser Fluß – mit seinem Reichtum an Schotter und Sinkstoffen – bewirkte eine schnell fortschreitende Versandung und Versumpfung des Mündungsgebiets.[93] Da die sanierenden Überflutungen mit Seewasser ausblieben, war Ravenna bereits im 5. Jahrhundert – es lag schon 5 km vom Meer entfernt – einer ungeheuren Mückenplage ausgesetzt. »In diesen Sümpfen«, klagte damals der Dichter Sidonius, »kehrt sich das Gesetz der Dinge um: Mauern fallen – Wasser stehen – Türme schwimmen – Schiffe stranden – Fiebernde verschmachten vor Durst – Tote werden aufgeschwemmt in ihren Gräbern.« Zwischen dem 10. und 12. Jahrhundert verlagerte sich der Lauf des Po infolge fortschreitender Versandung seines Mündungsgebiets immer weiter nach Norden.[94] Auch das römische Hafenstädtchen Adria lag schon etwa 12 km landeinwärts von dem Meer entfernt, dem es seinen Namen gegeben hat.[95] Ravenna war noch vor wenigen Jahrzehnten ein gefürchteter Malariaherd.[96]

Mittelalter

Aus diesen Ereignissen zog einzig und allein die Signoria des benachbarten und immer mächtiger werdenden Venedig die nötige Lehre. Sie hatte mit erstaunlichem Scharfsinn frühzeitig erkannt, daß für die Sicherheit ihrer geliebten Heimatstadt nicht nur deren berühmte Vordertür – die sich nach Konstantinopel und nach Osten öffnete – wichtig war,[97] sondern auch die weniger bekannte Hintertür, durch die der Schlamm aus dem Hinterland hereinzufluten drohte.[98] Während Venedigs glanzvolle Geschichte als Seemacht wohl bekannt ist, weiß man nur wenig über jene fast übermenschlichen Anstrengungen, mit denen die Versandung der Lagune verhindert und damit zugleich die maritime Machtentfaltung gesichert wurde.[99] Es ist kein Zufall, daß die Lagune von Venedig als solche erhalten blieb, während andere Lagunen in ihrer Nähe verlandet sind und man kaum noch ihren Namen kennt. Venedig unterwarf sich die Flüsse, die in seine Lagune und neben ihr ins Wasser strömten und regelte sie bis hinunter zum umgeleiteten Po, damit sie nicht die Grundvoraussetzung seines Lebens und Wohlstands mit Erdreich füllten und in festes Land verwandelten, wie es Classis widerfahren war.[100] Doch dieselbe Stadt, die durch übermenschliche Anstrengungen eine Versumpfung der sie umgebenden Lagune verhinderte, hat zur gleichen Zeit für ihren Flottenbau und die Fundamente ihrer Paläste in den

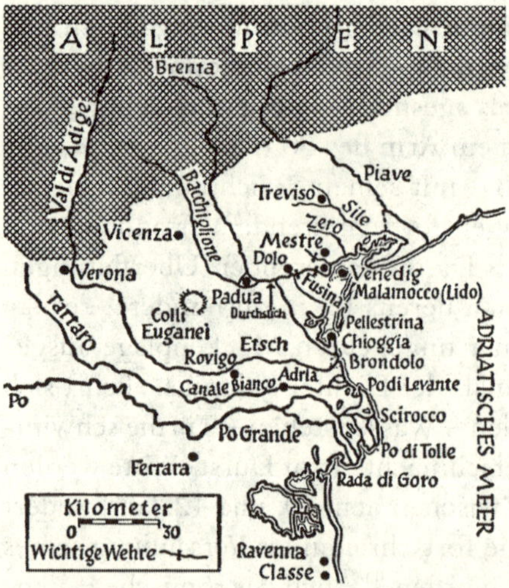

Kartenskizze zur Erläuterung der hauptsächlichen Flußbauwerke und Anlagen zur Abwehr der Verlandung, die von der Republik von San Marco und ihren Ingenieuren geschaffen wurden. – Bei der Piave, deren Mündung nach Osten außerhalb der Lagune verlegt wurde, ist der alte Lauf gestrichelt eingezeichnet. Die Brenta folgt nur noch teilweise dem sog. Lauf zwischen Padua und Fusina (Pfeil); der größte Teil ihres Wassers wird durch künstlich angelegte Kanäle in die frühere, heute verlandete Lagune Brondolo und andere Mündungsbecken im Südosten geleitet. Zwei dieser Durchstiche sind eingezeichnet. – In der Umgebung von Padua bilden die Brenta und der Bacchiglione ein ganzes Netz von Wasserläufen. Wie viele andere Tieflandflüsse hatte die Sile einst einen anderen Lauf, als er hier und auf anderen modernen Karten zu sehen ist. Um 1840 hatte die Etsch sieben Mündungsarme; heute ist es nur noch einer.

von ihr besetzten Gebieten Istriens und Dalmatiens durch rücksichtslose Abholzung der Wälder zur Verkarstung und Malariaverseuchung dieser Landschaften geführt.[101]

Zu Mohammeds Zeiten soll der Hedschas schwer mit Malaria verseucht gewesen sein.[102] Sogar der Stifter des Islams soll daran gelitten haben. Gegen Ende des Jahres 10 der Hidschra (im Frühling 632 unserer Zeitrechnung) wurde Mohammed nach Rückkehr von einer Wallfahrt erneut krank und fiel einem heftigen Fieberanfall zum Opfer. Seine Lieblingsfrau Aischa berichtete darüber: »Ich habe bemerkt, daß der Prophet, als er zum Sterben krank war, neben seinem Lager eine Vase mit frischem Wasser hatte; darin hielt er seine Hand, die er von Zeit zu Zeit herauszog, um sein Gesicht zu benetzen.«[103]

Ein arabischer Poet aus dem 10. Jahrhundert, Al Mutanabbi,[104] der den Nahen Osten zwischen Bagdad und Kairo durchstreifte, hat aus eigener Erfahrung in einem erschütternden Gedicht die periodisch wiederkehrenden Fieberanfälle der Malaria als die nächtlichen Besuche einer heimlichen Geliebten geschildert. Hier der Anfang des Gedichts:

»Es ist, als schämte sich meine Besucherin,
denn sie besucht mich nur bei Dunkelheit.
Ich habe für sie alles vorbereitet,
das Bett, die Kissen und was sonst noch

zu ihrer Behaglichkeit dienen könnte.
Aber sie verzichtet darauf und übernachtet in meinen Knochen.

Die Haut wird zu eng für uns beide,
so daß kein Platz für sie und für mich darinnen ist.[105]
Dann quält sie mich mit verschiedenen Leiden.
Wenn sie mich verläßt, fühle ich mich
wie nach einer Waschung, um eine Sünde los zu sein.[106]

Ich erwarte die Zeit ihrer Rückkehr
ohne Sehnsucht, doch gespannt wie jemand,
der des Grauen harrt, dem er nicht zu entrinnen vermag.
Sie hält ihr Wort, sie kommt pünktlich.
Aber ihre Treue ist ein böses Omen,
zumal ihr Wortbruch keinen Schaden verursachen würde…«

Die Personifikation des immer wiederkehrenden Fieberanfalls durch eine lästige Geliebte ist mit ihrer allegorisch angedeuteten Symptomatik so eindrucksvoll, daß man zuweilen an die Krankheitsschilderung eines Rhases denken muß.[107]

Nachdem Konstantin der Große das Christentum zur Staatsreligion erhoben hatte, entstanden in der römischen Campagna[108] dreizehn Bischofssitze für die dortigen Gemeinden, die durch Melioration verschiedene Regionen wieder bewohnbar gemacht hatten. So ließ Papst Zacharias (741–752) im Agro romano sogenannte Domoculte errichten, deren Zentrum je eine Siedlung von Benediktinermönchen bildete. Diese Mönche zogen die zerstreuten Einwohner an sich und lehrten sie die vergessenen Methoden eines intensiven Ackerbaus.[109] Infolge der sarazenischen Einfälle in der ersten Hälfte des 9. Jahrhunderts wurden viele christliche Gemeinden in der Campagna mit dem neu errichteten Drainagesystem ihrer Felder zerstört, was erneut eine Versumpfung mit Umsichgreifen des Fiebers und der Aufgabe verschiedener Bischofssitze zur Folge hatte. So mußte Papst Johannes XIX. (1026) dem Bischof von Silva Candida erlauben, seinen Sitz nach Rom zu verlegen. Die gleiche Erlaubnis hatte vorher schon der Bischof von Porto erhalten. Erhebliche Privilegien an die Gemeinden vermochten die Bischofssitze nicht zu erhalten. Der 992 unternommene Versuch, den verseuchten See von Porto durch einen Kanal mit dem Tiber zu verbinden, erbrachte nicht den erhofften Sanierungseffekt. 1058 nahm Petrus Damiani den Bischofssitz von Ostia wegen des Fiebers nicht an. Er verglich die Tätigkeit des dortigen Bischofs mit der Arbeit eines Mannes, der Meeressand pflügen will. »Das römische Fieber«, schrieb er, »maßt sich ein unverjährbares Recht auf den Körper des Menschen an. Wen es einmal befallen hat, den verläßt es nicht mehr, solange er lebt.«[110]

Und nun ein kulturhistorisch besonders interessanter Abschnitt in der Geschichte der Malaria, der sich auf die vom epidemiologischen Standpunkt aus verhängnisvolle Italienpolitik der deutschen Kaiser im Mittelalter bezieht und bei der man an eine alte jüdische Spruchweisheit erinnert wird: »Warum wurde der Mensch am letzten Tag erschaffen? Damit man ihm, wenn ihn der Hochmut packt, sagen kann: Die Mücke ging dir in der Schöpfung voraus.« (Talmud, Sanhedrin 38a)

Mit der Krönung Karls des Großen zum römischen Kaiser am 25. Dezember 799 durch den Papst in Rom wurde die Idee der römischen Weltherrschaft als christlicher Universalstaat (»Heiliges Römisches Reich«) erneuert. Otto I. (936–973) wiederholte 962 dieses Ritual und verband damit die Kaiserwürde dauernd mit dem deutschen Königtum. Daher mußten seit Begründung des Heiligen Römischen Reiches Deutscher Nation die deutschen Könige nach Italien ziehen, um sich in Rom krönen zu lassen.[111] Zu diesem Zweck hatte der jeweilige Papst gefügig zu sein. Dies war aber auch noch aus einem weiteren Grund nötig. Um sich nicht auf die immer wieder nach eigener Macht strebenden Herzöge verlassen zu müssen, betraute Otto I. die Bischöfe und Äbte mit Verwaltungsaufgaben, wobei er ihnen weltliche Rechte und Lehen verlieh. Da hohe Geistliche ehelos waren, fielen diese Rechte und Lehen bei ihrem Tod wieder an den Kaiser zurück, so daß er jeweils einen Mann seines Vertrauens in die vakante Stelle einsetzen konnte, wodurch die Kirche zur Reichskirche wurde, in deren höchsten Stellen nur Anhänger des Kaisers saßen.[112]

Um dieses System abzusichern, war es notwendig, daß der Kaiser den jeweiligen Papst als Oberhaupt der Kirche fest in der Hand hatte. Widerstrebte dieser, unter Berufung auf die »Konstantinische Schenkung«, so waren die deutschen Kaiser von Zeit zu Zeit genötigt, nach Italien zu ziehen, was stets mit großen Schwierigkeiten verbunden war. Gab es doch für den Kaiser und sein Heer keinen anderen Weg als über die Alpen, die das Reich wie eine mächtige Mauer in zwei Hälften teilten und nicht zu jeder Jahreszeit passierbar waren. Für ein Heer waren nur die schon von den Römern als gepflasterte Saumwege angelegten drei Alpenpässe, der Große St. Bernhard, der Septiner (südlich von Chur) und der Brenner, übersteigbar, jedoch von Dezember bis Mitte Mai verschneit.[113] Wenn man die Alpen nach der Schneeschmelze in der zweiten Maihälfte überquert hatte, ergaben sich bald neue Schwierigkeiten. Der Weg nach Rom führte zum Teil durch endemische Malariagebiete. In Oberitalien – nördlich des Apennin – herrschte in sumpfigen Gebieten die harmlosere Malaria tertiana. In der Gegend der Tagliamentomündung beginnend, verseuchte sie die ganze adriatische Küste in breiten Streifen bis nach Rimini. Nach Westen folgte sie vor allem dem Lauf des Po und seiner Nebenflüsse. An der Westküste Italiens von den Sümpfen der Arnomündung bis nach Kalabrien gesellte sich der Tertiana auch noch die bösartige Perniciosa, die tropische Malaria, hinzu. Aus diesen Malariaverhältnissen Italiens erklärt sich, warum deutsche Ritterheere im Mittelalter ihre schlimmsten Fieberkatastrophen nicht in Oberitalien, sondern erst jenseits des Apennin und in der unmittelbaren Umgebung Roms erlitten haben. Der Fluch der Italiener: »Das Fieber soll sie holen!« ging bei den Eindringlingen nur allzu oft in Erfüllung.[114]

Es war allgemein bekannt, daß man eine Belagerung der Ewigen Stadt von Mitte Juni bis Mitte September nicht wagen konnte, ohne das Heer der Gefahr einer Vernichtung durch Fieber auszusetzen.[115] Da es damals noch keine Malariaprophylaxe gab, wählte man möglichst die Herbstzeit zum Alpenübergang. Man konnte dann während des Winters ihren Marsch nach dem Süden relativ unbehindert und ohne größere Verluste fortsetzen. Gelang es nicht, die militärischen Operationen bis zur »kritischen Sommerzeit« (d. h. der »Malariasaison«) erfolgreich abzuschließen, so hatte ein weiterer Verbleib des Heeres in der verseuchten Region meistens eine »Fieberkatastrophe« zur Folge.[116] Der italienische Malariaforscher Angelo Celli erkannte, daß der beste und zuverlässigste Bundesgenosse der Päpste in ihrem Kampf gegen die deutschen Kaiser die Malaria war.[117] Starben doch bei den »Italienzügen« mehr als einmal deutsche Kaiser oder ihre Ratgeber an Malaria und zwar oft im entscheidenden Augenblick. Dieses Schicksal traf Otto II., Heinrich III., Lothar III., Heinrich VI., Konrad IV., Heinrich VII., Barbarossas Kanzler, Reinald von Dassel. Auch wurden deutsche Ritterheere durch Malariaepidemien vor Rom völlig aufgerieben oder jedenfalls so sehr geschwächt, daß sie nicht mehr kampffähig waren.[118] Oft versuchten deutsche Kaiser der Malaria zu entgehen, indem sie die Mühen und Gefahren eines winterlichen Alpenübergangs auf sich nahmen oder zu Beginn der heißen Jahreszeit in Italien militärische Unternehmungen abbrachen und malariafreie Gegenden im Norden aufsuchten, womit sie ihr Heer zwar vor allzu schweren Malariaverlusten bewahrten, zugleich aber auch die bisher errungenen Erfolge preisgaben.[119]

Bereits Otto I. machte bei seinem zweiten Italienzug Bekanntschaft mit der Malaria. Auf den Hilferuf des Papstes (Johannes XII.), der von Berengar bedrängt wurde, überschritt er »cum maximo exercitu« im August 961 den Brenner und erreichte im Januar 962 Rom. Am 2. Februar 962 wurde er von Johannes zum Kaiser gekrönt. Um dem römischen Fieber auszuweichen, begab sich Otto noch vor Einbruch der Sommerhitze nach Oberitalien. Doch Johannes XII., »eine der erbärmlichsten Kreaturen, die den päpstlichen Stuhl entweiht haben«, begann schon im nächsten Jahr ein Komplott gegen Otto zu schmieden, worauf der Kaiser im November 963 erneut in Rom erschien und auf einer Synode in der Peterskirche den entflohenen Johannes wegen seiner zahllosen weltlichen und kirchlichen Verbrechen für abgesetzt erklärte. Nach der Wahl Leos VIII. zog sich Otto erneut nach Oberitalien zurück. Doch kaum hatte er Rom verlassen, da kehrte Johannes zurück und nahm fürchterliche Rache an seinen Gegnern. Noch einmal zog Otto im Januar 964 gegen Rom, das er aber erst nach regelrechter Belagerung am 23. Juni einnehmen konnte. Kurz nach dem Aposteltag Peter und Paul (29. Juni) 964 verließ Otto I. die Ewige Stadt in nördlicher Richtung.[120] Auf dem Rückmarsch brach im deutschen Heer eine schwere Malariaepidemie aus, die vom kaiserfeindlichen Klerus als göttliches Strafgericht wegen der Einnahme Roms gedeutet wurde.[121] Erst in den gebirgigen Gegenden Nordtusciens und im ligurischen Apennin erholten sich Kaiser und Heer von der schweren Seuche.

Noch schlimmer erging es seinem Sohn Otto II. (973–983), der als Gemahl der byzantinischen Prinzessin Theophanu das byzantinische Süditalien beanspruchte und bereits 981 bei der Eroberung von Bari und Tarent mit dem dort grassierenden Fieber in Berührung kam. Vom Papst angestachelt, Süditalien vom Islam zu befreien, marschierte er 982 mit seinem schwergepanzerten Ritterheer in der gefährlichen Sommerfieberzeit nach anfänglichen Erfolgen von Tarent an der kalabrischen Küste entlang südwärts. Am 13. Juli 982 kam es bei Crotone südlich von Rossano zur Entscheidungsschlacht, in der sein durch Fieber geschwächtes Heer von der leicht beweglichen sarazenischen Reiterei vernichtend geschlagen wurde und er sich nur durch Flucht retten konnte. Auf dem Reichstag in Verona warnte ihn der Abt von Cluny, Majolus:

> »Kehre dorthin zurück, von wo du einst gekommen bist. Es sei dir mit Gewißheit verkündet, gehst du nach Rom, siehst du das Land deiner Geburt nie wieder, sondern du wirst in Rom dein Grab finden.«[122]

Dennoch wagte Otto im darauffolgenden Jahr 983 einen neuen Zug nach Süden und fiel als 28jähriger in Rom der Malaria zum Opfer. Von der gleichen Seuche wurden auch der Neffe des Kaisers, der Herzog von Bayern, und dessen Begleiter, Abt Werinheri von Fulda, dahingerafft. Otto II. wurde als einziger deutscher Kaiser in Rom beigesetzt.[123]

Auch sein Sohn Otto III. (980–1002) ist in der Blüte seiner Jugend in Italien einer Seuche zum Opfer gefallen, allerdings nicht der Malaria, wie meist behauptet wird.[124] Da er beim Tod seines Vaters erst drei Jahre alt war, führte zunächst seine Mutter Theophanu die Regentschaft. Otto III., der mit 16 Jahren in Rom vom ersten deutschen Papst Gregor V. (996–999) zum Kaiser gekrönt wurde, träumte als Sohn der byzantinischen Prinzessin Theophanu und Schüler des hochgelehrten Erzbischofs Gerbert von Reims von einem theokratischen Weltreich mit Rom als Mittelpunkt. Nach dem Tod von Papst Gregor V., der bereits nach dreijährigem Pontifikat im eschatologischen Jahr 999 dem »römischen Fieber« zum Opfer fiel, erhob Otto III. seinen verehrten Lehrer Gerbert, dem er inzwischen schon zu der Würde eines Erzbischofs von Ravenna verholfen hatte, auf den päpstlichen Stuhl.[125] Dieser nannte sich Silvester II., und diese Namenswahl sollte besagen, daß er mit dem jungen Kaiser – als einem andern Konstantin – eine Erneuerung des Römischen Reiches zu erwirken gedachte. Im Zug dieser »Renovatio imperii Romanorum«, wie sie nun auch als Unterschrift auf Ottos Siegelbulle angekündigt wurde, sollte das Reich zu einer zentralistisch regierten Einheit mit Rom als Mittelpunkt umgestaltet werden, was eine Verschiebung des Schwergewichts nach Süden zugunsten der deutschen Vorherrschaft zur Folge gehabt hätte. Sodann sollten im römischen Zentrum dieses Gottesreichs die weltliche und geistliche Macht, Kaisertum und Papsttum, noch viel inniger, wie man sich das für die Zeiten Konstantins vorstellte, miteinander verbunden werden, um die erneute, aber durch das kaiserliche Schwert geschützte christliche Kirche auf der ganzen Erde auszubreiten. In diesem Sinn erfolgte die Christianisierung Ungarns und Polens. Um 1000 wurde sowohl das ungarische Erzbistum Gran (Esztergom) als auch das polnische Erzbistum Gnesen gegründet. Im Jahr 1001 erhielt Stephan I. von Papst Silvester II. die ungarische Königskrone und damit den Titel eines apostolischen Königs.

Noch während des Milleniumtrubels der aus aller Herren Länder zusammengeströmten Rompilger kam es (1001) in der Ewigen Stadt zu einem Aufstand, vor dem der Kaiser und der von ihm eingesetzte Papst nach Ravenna fliehen mußten.[126] Inzwischen erschien in Rom eine Seuche. Als Otto III. bald danach mit einem Heer gegen die aufständischen Römer zog, ergriff die Seuche sein Heer; er selbst blieb von ihr auch nicht verschont. Nördlich der Ewigen Stadt, unweit des Monte Soracte, bei dem nach der Legende Konstantin von Silvester I. die Taufe empfangen hatte, starb Otto III. am 23. Januar 1002 im Alter von 22 Jahren an den Pocken.[127] Die entstellte Leiche des jungen Kaisers schilderte recht eindrucksvoll ein Augenzeuge, Bruno von Querfurt:

> »Sein wohlgestalteter Leib, würdig eines Herrschers, an dem sich die Schauenden nicht sattsehen konnten und der die Augen der ihn Erblickenden ergötzte, war von Pusteln so bedeckt, daß er seine einstige Schönheit einbüßte und nun alle mit Grauen und Abscheu erfüllte.« (...) »Es verendeten an seiner Seite der Kapellan, der Bischof, der Graf. Sehr viele seiner Diener starben, auch mancher Ritter und die Besten des Volkes.«[128]

Ganz Italien befand sich in Aufruhr. Da der Kaiser auf dem Totenbett den Wunsch geäußert hatte, im Aachener Münster neben Karl dem Großen beigesetzt zu werden, wurde sein bis zur Unkenntlichkeit entstellter Leichnam von seinem Gefolge unter mannigfaltigen Gefahren nach Deutschland gebracht.

Heinrich II. (1002–1024), der Vetter und Nachfolger Ottos, war der letzte Kaiser aus der sächsischen Dynastie. Als sich Arduin, der Markgraf von Ivrea, nach dem Tod Ottos III. zum König der Langobarden erhob, überschritt Heinrich II. 1004 mitten im Winter mit einem großen Heer unter ungeheuren Schwierigkeiten die Alpen, worüber der Chronist Thietmar von Merseburg ausführlich berichtet. Nach der lombardischen Königskrönung in Pavia kam es zum Aufstand in der Stadt, durch den Heinrich zum Rückzug gezwungen wurde. Zehn Jahre später entschloß sich Heinrich II. abermals zu einem Alpenübergang, um sich in Rom zum Kaiser krönen zu lassen. Wie ein Stoßseufzer klingt bei Thietmar von Merseburg eine Passage im selben Buch bezüglich der glücklichen Rückkehr Kaiser Heinrichs II. im Jahr 1014:

> »Er bewältigte den schwierigen Alpenübergang mit Erfolg und Ruhe und betrat wieder freundlichen Heimatboden. Witterung und der Menschenschlag jenes Landes passen nicht zu unserer Art. Leider herrscht viel Heimtücke im Römerland und in der Lombardei. Jedem, der dort hinkommt, schlägt nur wenig Zuneigung entgegen.«[129]

Aus Thietmars Hinweis auf das Klima, »das nicht zu unserer Art paßt«, geht deutlich hervor, daß man die von der Malaria drohende Gefahr erkannt hatte. Hinzu kam, daß das zum Reich gehörende Norditalien permanent ein Unruheherd blieb, der sich nie dauerhaft befrieden ließ. Noch schlimmer war es mit Rom. Die Ewige Stadt bildete einen brodelnden Hexenkessel unablässiger Parteien- und Geschlechterkämpfe, in welche die Papstkirche fast stets verstrickt war. Christliche Moralvorstellungen besaßen damals an der Kurie keine so sichere Heimstätte, wie es in der Nachfolge Petri vorauszusetzen gewesen wäre. Kaum kehrte ein deutscher Kaiser der Ewigen Stadt den Rücken, da begann sich auch schon jede ordnungsstiftende Autorität zu verflüchtigen. 1021 begab sich Heinrich zum dritten Mal nach Rom, um die Herrschaft von Papst Benedikt VIII., der ihn vor sieben Jahren zum Kaiser gekrönt hatte, zu sichern. Als er 1022 Benevent, Capua und Salerno eroberte und in Apulien gegen die Byzantiner kämpfte, bestätigten sich Thietmars Befürchtungen bezüglich des südlichen Klimas: Das kaiserliche Heer wurde von einer schweren Malaria- und Ruhrepidemie heimgesucht.

Auch der Salier Konrad II. (1024–1039), der während seines zweiten Italienzugs 1037 bis Capua und Salerno vorgedrungen war, kehrte nach Ausbruch des Sumpffiebers 1038 krank nach Deutschland zurück. Auf dem Rückmarsch starben unter anderen Gunhild, die Gattin seines Sohnes Heinrich, und Herzog Hermann von Schwaben.[130] Konrad selbst starb im darauffolgenden Jahr (1039) und wurde im Dom von Speyer beigesetzt. Von den vielen deutschen Bischöfen, die Konrad II. noch in stärkerem Maß als schon seine Vorgänger in Italien als Hauptklammer zwischen den beiden Reichen einsetzte, sind die meisten »dem ungewohnten Klima zum Opfer gefallen«.[131]

Das Verhältnis zwischen den Kaisern und den Päpsten wurde immer komplizierter, nicht zuletzt wegen der zunehmenden Verweltlichung der Kirche. Alles war käuflich, von der Würde des Erzbischofs bis zur Stelle eines Klerikers. In Anspielung auf die Apostelgeschichte (8,18), wonach sich Simon Magus von den Aposteln durch Geld die Gabe der Wundertäterei zu erkaufen suchte, wurde der Handel mit geistlichen Würden als Simonie bezeichnet. Bei ihrer vielseitigen Wirksamkeit versäumten nicht nur die vom Kaiser eingesetzten Bischöfe ihre geistlichen Pflichten, auch Äbte und Mönche bemühten sich immer mehr, den Besitz ihres Klosters zu vermehren und versanken dabei oft in Wohlleben.[132] Das Laster der Simonie und die Mißachtung des Zölibats von Seiten der Geistlichen wurde zum Hauptanliegen der Reformbewegung, die im 11. Jahrhundert von der Benediktinerabtei Cluny ausging. Selbst Päpste machten sich der Simonie schuldig. So hatte Benedikt IX., der 1032 als Zwölfjähriger auf Petris Stuhl gelangt war und mit den Jahren immer ausschweifender wurde, 1045 die Papstwürde seinem Paten Gregor VI. verkauft.[133]

Der junge Kaiser Heinrich III. (1039–1056), der in Deutschland Bischofssitze nur an reformfreudige Männer im Sinn von Cluny vergab, zog daraufhin voller Empörung nach Italien und setzte (1046) auf der Synode zu Sutri Gregor VI. wegen Simonie ab. Kurz danach ernannte er einen deutschen Bischof, Suitger von Bamberg, als Clemens II. (1046–1047) zum Papst, der ihn darauf zum Kaiser krönte. Der neue Papst starb im darauffolgenden Jahr, und auch der nächste, der deutsche Bischof Poppo von Brixen, der vom Kaiser 1048 als Damasus II. zum Papst ernannt wurde, verschied fast unmittelbar darauf, aber nicht an Gift, wie es gemunkelt wurde. Als Deutsche waren beide Päpste dem »mörderischen Klima Roms«, der Malaria, zum Opfer gefallen. Mit der Einsetzung seines Verwandten Bruno von Toul als Leo IX. (1048–1054) hoffte Heinrich das in die Reichskirche eingegliederte deutsche Papsttum sogar noch dynastisch verfestigen zu können. Nur schweren Herzens folgte der damals 46jährige Bischof dem Befehl des Kaisers. Er bemühte sich ernsthaft um Reformen und hielt zahlreiche Konzilien ab. Um dem Tod zu entgehen, der, wie er glaubte, den deutschen

Päpsten in Italien auflauerte, reiste er so oft wie möglich nach Deutschland; aber das »römische Fieber« ereilte ihn 1054 nach sechsjährigem Pontifikat. Wiederum setzte Heinrich III. einen Verwandten seines Hauses, Gebhard von Eichstätt, als Viktor II. (1055–1057) auf den Papstthron, der die Kirchenreform weiterführen sollte. Aber der Kaiser starb im darauffolgenden Jahr, der Papst ein Jahr später, beide an Malaria.[134] Obwohl die soeben erwähnten vier deutschen Päpste Italien möglichst mieden, um den Tod zu überlisten, haben sie doch in Rom einen Umschwung der Gesinnung vorbereitet. Die gereinigte Kirche begann sich als eine selbständige Macht zu fühlen. Von dieser Warte gesehen, war Heinrichs auf Reform des Papsttums gerichtete Politik äußerst kurzsichtig. Von diesem Zeitpunkt an gestalteten sich die Beziehungen zwischen Kaiser und Papst immer feindseliger. Die Päpste, die mit Heinrichs Hilfe moralische Autorität gewonnen hatten, beanspruchten erst Unabhängigkeit vom Kaiser, dann dessen Unterordnung. Bereits unter dem Sohn dieses frommen Kaisers, Heinrich IV. (1056–1106), begann der große Konflikt, der zweihundert Jahre währte und mit der Niederlage des Kaisertums endete. Nachdem Papst Viktor II. 1057 starb (Heinrich IV. war sieben Jahre alt), kam Friedrich von Lothringen als letzter deutscher Papst unter dem Namen Stephan IX. auf Petris Stuhl. Vergeblich suchte er »im balsamischen und gesunden Klima von Vallombrosa Heilung und Rettung vom Fieber«. Er starb wie die meisten seiner deutschen Vorgänger bereits im darauffolgenden Jahr. Rom und seine Umgebung waren so schwer verseucht, daß nicht aus Italien stammende Päpste sehr bald nach ihrer Wahl Opfer des Sumpffiebers wurden.[135]

Nach dem Tod des letzten deutschen Papstes wählten die Kardinäle zu seinem Nachfolger Bischof Gerhard von Florenz, der unter dem Namen Nikolaus II. nur drei Jahre lang amtierte (1059–1061). Dennoch war diese Zeit von großer Bedeutung. Er schloß Frieden mit den Normannen und machte dadurch das Papsttum unabhängiger vom Kaiser. Gleichzeitig wurden die Formalitäten der Papstwahl durch ein Dekret festgelegt, dem zufolge der Kaiser bei der Wahl nicht mehr mitbestimmen konnte. Da Heinrich IV. noch nicht mündig war, versteifte sich Roms Widerstand im Lauf der Jahre. Als Gregor VII. (1073–1085), als eifriger Verfechter der päpstlichen Oberherrschaft über alle weltliche Macht, Kaiser Heinrich IV. das Recht bestritt, geistliche Fürsten einzusetzen, kam es zwischen Kaiser und Papst zum erbitterten »Investiturstreit«. Da Heinrich nicht bereit war, auf das Recht der Investitur zu verzichten, wollte er Gregor absetzen, wurde jedoch von diesem exkommuniziert, wodurch seine Untertanen vom Eid der Treue entbunden waren. Zugleich ruhten in seinem Reich alle mit göttlicher Gnadenspendung einhergehenden priesterlichen Funktionen (Taufe, Ehe, letzte Ölung etc.). Es durften weder Messen gelesen noch Trauungen oder Beerdigungen unter priesterlicher Teilnahme vorgenommen werden. Die Exkommunikation[136] war daher im 12. Jahrhundert ein ungeheures Machtmittel in den Händen der Päpste. Das Volk begann zu murren, und die Mehrzahl der weltlichen Fürsten lehnte sich gegen Heinrich auf. Schließlich erklärten seine Gegner, sie würden einen neuen König wählen, wenn er nicht binnen Jahresfrist vom Bann gelöst sein sollte. Zugleich luden sie den Papst ein, nach Deutschland zu kommen, um an der Spitze der Fürsten über Heinrich zu richten. Die Fürstenopposition strebte eine freie Königswahl an. Der Verzicht auf das Geblütsrecht hätte das Ende des Gottesgnadentums bedeutet.

In dieser verzweifelten Lage faßte Heinrich den Entschluß, Gregor zuvorzukommen. Mitten im Winter begab er sich mit seiner Frau, seinem zweijährigen Söhnchen und wenigen Begleitern über die schneebedeckten Alpen nach Italien. Dabei traf er Gregor VII., der schon auf dem Weg nach Deutschland war, auf der Felsenburg Canossa. Dort stand nun der Kaiser im Januar 1077 als reuiger Büßer drei Tage lang in Sackleinen und barfuß auf dem verschneiten Schloßhof, bis er die Absolution vom päpstlichen Bann erhielt. Dennoch wurde in Deutschland Herzog Rudolf von Schwaben als Gegenkönig aufgestellt. Als Heinrich in einem langen Bürgerkrieg wieder die Oberhand über seine deutschen Gegner gewann, zog der in seinem Stolz tief gedemütigte Herrscher in vier aufeinander folgenden Jahren (1081–1084) mit einem Heer gegen Rom, um Gregor abzusetzen. Da er wegen der politischen Situation in Deutschland eine Abwesenheit während der Wintermonate nicht wagte, hätten doch die verschneiten Alpenpässe im Notfall eine schnelle Rückkehr vereiteln können, überschritt er 1081, 1082 und 1083 jeweils nach der Schneeschmelze die Alpen, mußte aber jedesmal wegen der mörderisch einsetzenden Malaria die Belagerung Roms abbrechen und unverrichteter Dinge heimkehren.[137] 1084 rückte er zum vierten Mal vor Rom, diesmal schon im Spätherbst, um möglichst viel Zeit bis zum Beginn des nächsten Sommers zu gewinnen. Endlich, Ostern 1085, ergab sich die Stadt, nur die Engelsburg, Gregors letzter Zufluchtsort, wurde noch verteidigt. Doch da näherte sich ein Normannenheer mit Robert Guiscard an der Spitze, den Gregor zu Hilfe gerufen hatte. Aus Furcht vor der doppelten Gefahr, die ihm einmal von dem erneuten Ausbruch der Malaria und zum anderen von den Normannen drohte, trat Heinrich den Rückzug an.[138] So hatte die Malaria den Papst im Streit um die Investitur erneut gerettet.

Gregors Nachfolger Urban II. (1088–1099) unternahm einen vermessenen Schachzug, indem er im Jahr 1095 nach dem Konzil in Clermont die Christenheit zum Kreuzzug aufrief. Die Kreuzzüge, die Hunderttausende zur Befreiung des Heiligen Landes über den Balkan und Kleinasien in Bewegung setzten, waren eine Machtkundgebung des Papsttums und ein Versuch, Byzanz unter die Herrschaft Roms zu zwingen. Zugleich ergab sich aus der Finanzierung und technischen Vorbereitung der Kreuzzüge (Transport, Ausrüstung und Verpflegung der Heeresmassen) eine einmalige Gelegenheit zur ungeahnten Weiterentwicklung italienischer Kaufmannsunternehmungen. Der nun immer lebhafter werdende Warenhandel mit der Levante führte dazu, daß nicht nur die Hafenstädte Venedig und Genua, sondern auch die auf dem Weg zu den wichtigen Alpenpässen liegenden Städte in der Lombardei (Mailand, Pavia, Cremona u. a.) reich und mächtig wurden.

Mit der Einführung des Geldes als Tauschmittel für geleistete Arbeit wurde die Arbeit beweglich und übertragbar. Während der Naturalwirtschaft war die Arbeit fast ausschließlich an den Ort ihrer Entstehung gebunden. Dadurch waren ihrer Produktivität und Auswirkung naturgemäß die engsten Grenzen gezogen. In dieser Zeit bildeten die Magenwände des feudalen Herrn die Grenzen der Ausbeutung, denn fast alles, was produziert wurde, diente dem Bedarf des Herrn und seines Gefolges. In Verbindung mit der Beweglichkeit des Geldes konnte man die Arbeit an jedem Ort, wo man ihrer bedurfte, in unbeschränktem Umfang konzentrieren. Jetzt konnten die Städte mit ihren stolzen Rat- und Bürgerhäusern aufblühen, jetzt erst wurden breite Flüsse mit Brücken überspannt, teure Schiffe gebaut, stürmische Meere nur wegen des Handels überquert und sinnlos zerstörte Städte schnell wieder aufgebaut.[139] Zur gleichen Zeit waren die lombardischen Städte zu Zufluchtsstätten der Katharer geworden, die zum großen Teil tüchtige Handwerker waren. Diese wirtschaftlich-politischen Umstände trugen viel zur Stärkung des Selbstbewußtseins der lombardischen Städte bei. Sie wurden zu Republiken mit mehr oder weniger demokratischen Einrichtungen und waren bereit, ihre Selbständigkeit zu verteidigen.[140]

Der erste deutsche Kaiser, der mit dieser neuen Situation in Norditalien konfrontiert wurde, war der Hohenstaufe Friedrich Barbarossa (um 1121 bis 1190). Nachdem er den maßgebenden Einfluß auf die Einsetzung der Bischöfe zurückgewonnen und sie in die Hierarchie seines Staates straff eingegliedert hatte, schien es, er könne die päpstlichen Errungenschaften im Investiturstreit wieder rückgängig machen. Doch für diese Intentionen ergab sich seit dem 12. Jahrhundert nach dem Überschreiten der Alpen außer der Malaria eine weitere Gefahr, die Barbarossa später einmal als »Pest« charakterisierte, womit er aber nicht die Seuche meinte, sondern den lombardischen Städtebund. Als er im dritten Jahr seiner Regierung den ersten Römerzug unternahm, hatten die lombardischen Städte, allen voran Mailand, die kaiserlichen Hoheitsrechte längst vergessen, da sie sich inzwischen Unabhängigkeit und freie Selbstregierung in republikanischen Formen, unter selbstgewählten Konsuln und städtischen Richtern, erringen konnten.

Friedrich I., den die Italiener wegen seines rötlich-blonden Bartes Barbarossa (Rotbart) nannten, vermochte die Zeichen der Zeit nicht zu begreifen. Statt sich mit den Städten, die, als Asyle der Katharer von den Päpsten bedroht, seine Bundesgenossen hätten sein können, zu verständigen, versuchte er das Rad der Geschichte zurückzudrehen. Da Mailand zu stark befestigt war, zerstörte er einige kleinere Orte, darunter die mit Mailand verbündete Stadt Tortona, um Schrecken zu verbreiten und die Kommunen durch Einschüchterung gefügiger zu machen. Durch diese kurzsichtige Machtpolitik machte er sich potentielle Bundesgenossen zu Todfeinden.

Nachdem sich Friedrich um Ostern des Jahres 1155 die lombardische Krone im kaiserlich gesinnten Pavia hatte aufsetzen lassen, zog er nach Rom. Dort hatte der gewaltige Volksprediger Arnold von Brescia, ein Schüler des Abaelard, mit seinen feurigen Reden das Volk gegen den Papst und die Kardinäle aufgewiegelt, die er der Habsucht, Heuchelei und Lasterhaftigkeit bezichtigte. Er erblickte in der Trennung der geistlichen und weltlichen Macht, in der Rückkehr der Kirche zur apostolischen Bedürfnislosigkeit und in der Errichtung freier Gemeinwesen mit republikanischer Rechtsordnung das Heil der Welt. Der Papst konnte jedoch gegen Arnold nichts unternehmen, da die römischen Volksmassen ihn stützten. Erst Friedrich Barbarossa, der zur Krönung nach Rom gekommen war, ließ auf Ansuchen der Kurie Arnold festnehmen, der dann gehängt und verbrannt wurde. Dafür wurde Barbarossa vom Papst Hadrian IV. zum römischen Kaiser gekrönt.

Von dem geplanten Angriff auf die Normannen in Unteritalien mußte Friedrich ablassen. Die deutschen Fürsten, deren Mannschaften unter dem »römischen Fieber« schon heftig zu leiden hatten, weigerten sich aus Angst vor der dort herrschenden »fieberschwangeren Luft«, ihm zu folgen. Dort war bereits ein Jahr zuvor (1154) Roger II. von Sizilien an »Fieber« gestorben. Auch war ihnen bekannt, daß Kaiser Lothar von Sachsen im Jahr 1137 in einen Frieden mit den Normannen (Roger II.) einwilligte, um sein Heer nicht dem mörderischen Klima des Südens aussetzen zu müssen. Aber noch auf dem Heimweg brach in seinem Heer eine Seuche aus, der Lothar bei Trient selbst erlag. Barbarossas Heer blieb zwar auf dem Rückmarsch von der Malaria weitgehend verschont, doch die Lombarden drohten die Alpenpässe zu blockieren. Otto von Wittelsbach gelang es noch im letzten Augenblick durch Erstürmung der Veroneser Klause, des Engpasses im Etschtal bei Verona, den Rückweg freizukämpfen.

Bald nach der Kaiserkrönung in Rom bekam Barbarossa Ärger mit dem Papst. Auf dem Reichstag zu Besançon 1157 wurde ein Brief des Papstes vorgelesen, in dem man die Friedrich erteilte Kaiserkrone mit dem doppelsinnigen Wort »Beneficium« bezeichnete, was zwar harmlos als »Wohltat« aufgefaßt, aber auch als »Lehen« gedeutet werden konnte. Friedrichs

Reichskanzler Reinald von Dassel wählte bewußt die bedenklichere Verdeutschung und erregte dadurch bei den zahlreich versammelten Reichsfürsten und Reichsbischöfen einen Sturm des Unwillens. Nach einer heftigen Diskussion erreichte er, daß die Kurie das fatale Wort »Beneficium« nur als Wohltat auslegen durfte. Unbegründet waren Reinalds Sorgen nicht, denn das doppeldeutige Wort stammte vermutlich nicht ohne Absicht von dem Vertreter des Papstes in Besançon, dem sienesischen Kardinal Roland Badinelli, der später als Papst Alexander III. Barbarossas erbittertster Gegner wurde.[141]

Da Mailand inzwischen das von Friedrich zerstörte Tortona wieder aufgebaut und zur Vergeltung das kaisertreue Lodi zerstört hatte, brach Friedrich 1158 zu seinem zweiten Italienzug auf. Zunächst belagerte er Mailand und nötigte es zum Unterwerfungsvertrag. Denn für seine ewigen Kriegszüge benötigte er Geld. Diesen Reichtum witterte er in der Lombardei mit dem blühenden Wirtschaftsleben ihrer Städte. Allein die immer ergiebiger strömenden Einnahmequellen flossen nicht mehr der Reichsgewalt zu. Daher hielt Friedrich auf den Ronkalischen Feldern (bei Piacenza) einen Reichstag ab und ließ durch namhafte Juristen von der berühmten Rechtsschule zu Bologna alle seit der Zeit Kaiser Heinrichs V. in Vergessenheit geratenen königlichen Hoheitsrechte (Regalien) in der Lombardei zusammenstellen (Landeshoheit, Ernennung von Gerichtsherren, Erhebung von Zöllen, Einnahmen aus Bergwerken, Salinen, Fischereien, Pacht für Wassermühlen etc.). Diese Regalien beanspruchte er nun ohne Rücksicht auf den Wandel der Zeit als sein Recht und suchte überall deren Durchführung zu erzwingen. So bekamen die Städte, die bisher als Kommunen ihre Konsuln sich selbst gewählt hatten, kaiserliche Bevollmächtigte, Podestas, meist Deutsche, die mit unbeschränkter Gewalt herrschen sollten.[142] Dies mußte natürlich die Städte auf das Höchste erbittern. In Cremona brach eine heftige Empörung aus, die der Kaiser nur mit blutiger Strenge unterdrücken konnte.

Papst Hadrian IV. protestierte gegen die Ronkalischen Beschlüsse und schloß 1159 mit Mailand, Brescia und Piacenza ein Bündnis. Solange die Päpste die deutschen Kaiser fürchteten, verhielten sie sich gegenüber den ketzerischen Bewegungen in den lombardischen Städten tolerant. So gewann die Kurie mit ihrer der deutschen Machtpolitik weit überlegenen Diplomatie die norditalienischen Städte als Bundesgenossen gegen das Kaisertum. Papst Hadrian IV. wollte Friedrich exkommunizieren, doch ehe der gebürtige Engländer seine Absicht verwirklichte, fiel er dem römischen »Fieber« zum Opfer.[143] Nach seinem Tod kam es zu einer zwiespältigen Papstwahl: Die kaiserlich gesinnten Kardinäle wählten Viktor IV. (1159 bis 1164), während sich die Mehrzahl für Kardinal Badinelli, für Alexander III.,

(1159–1181) entschied. Dieser sprach sofort den Bann über seinen Gegenpapst und den Kaiser aus und gab so, da er für die Städte in der Lombardei Partei ergriff, den Anlaß zu einem über 100 Jahre lang währenden erbitterten Kampf zwischen »Ghibellinen« und »Guelfen«.[144]

Noch ehe Alexander III. den Bann über Friedrich verhängte, hatten sich bereits Mailand und die anderen Kommunen der Lombardei erhoben. Sie zerstörten das kaisertreue Lodi. Daraufhin steckte Friedrich 1160 Cremona in Brand und begann mit der Belagerung von Mailand. Als sich die Stadt nach zäher Verteidigung unter dem Druck von Hunger und Ruhr 1162 auf Gnade und Ungnade ergab, hielt Barbarossa ein furchtbares Strafgericht. In langer Prozession zogen die Konsuln und dreihundert der vornehmsten Bürger mit einem Strick um den Hals als Zeichen der Unterwerfung ins feindliche Lager. Dort lieferten sie die Schlüssel aller Tore, die 36 Stadtbanner und Mailands Hauptfeldzeichen, das Caroccio (den Fahnenwagen), aus. Nachdem Friedrich das Caroccio vor den Augen des Volkes zerschlagen lassen hatte, befahl er, mit Mauerbrechern nicht nur die Stadtmauern, sondern auch die Wehrtürme und die Häuser zu zerstören.[145] An der Stelle, wo die Stadt gestanden hatte, wurde mit dem Pflug eine Furche gezogen zum Zeichen dafür, daß es Mailand nicht mehr gab. Die Einwohner Mailands erhielten in den Burgflecken der Umgebung neue Wohnsitze angewiesen. Erschreckt durch das Schicksal Mailands, unterwarfen sich auch die anderen lombardischen Städte, erkannten die Ronkalischen Beschlüsse an und nahmen die kaiserlichen Schirmvögte an.

Ohne äußeren Rückhalt wagten die Lombarden noch keine Erhebung. Den aber bot ihnen seit dem Frühjahr 1164 das päpstlich gesinnte Venedig. Weil es sich durch Friedrich in seinem Hinterland bedroht fühlte, schloß es sich mit den Städten Verona, Vicenza und Padua, die mit der Erpresserpolitik der kaiserlichen Reichsvögte unzufrieden waren, zum »Veroneser Bunde« zusammen, dessen Spitze sich offen gegen Barbarossa richtete. Inzwischen bewirkte das überall einsetzbare Geld der Lombarden ein Wunder: Aus ihrer Asche entstanden aufs neue Mailand, Cremona, Tortona und andere Städte, die das gleiche Schicksal erlitten hatten. Im Jahr 1166 kehrte Alexander III. aus Frankreich zurück, wohin er vor Friedrich geflohen war. Zugleich schlossen sich verschiedene lombardische Städte wie Cremona, Brescia, Mantua, Bergamo u. a. dem Veroneser Bund an.

Das Aufbegehren des heimgekehrten Papstes, der unvermutete Tod Wilhelms II. von Sizilien 1166 und die fast zur selben Zeit erfolgte Besetzung Anconas durch den byzantinischen Kaiser bewogen Barbarossa zu einem erneuten Heereszug nach Italien. Trotz Warnung der Bischöfe Otto von Freising und Gottfried von Viterbo, die den »tückischen Sommer Roms« nur zu gut kannten, zog Barbarossa im Frühjahr 1167 mit ansehnlichen Heeresmassen über die Alpen. Ohne sich durch die bedrohliche Gärung in der Lombardei beirren zu lassen, marschierte man in zwei Heeresabteilungen nach Süden: Friedrich selbst die Ostküste entlang, um Ancona den Byzantinern zu entreißen, sein Kanzler Reinald von Dassel durch Tuscien. Bei Tusculum erfocht Reinald einen glänzenden Sieg und schloß Papst Alexander III. in Rom ein. Der eilends herbeigerufene Kaiser nahm die Leostadt im Sturm und ließ sich vom Gegenpapst Paschalis III. in der Peterskirche noch einmal die Kaiserkrone aufsetzen. Inzwischen war es Papst Alexander gelungen, in Pilgertracht nach Benevent zu entfliehen. Der Frühling 1167 war in der römischen Campagna sehr regenreich. Bekanntlich bedingen niederschlagsreiche Frühjahrsmonate in subtropischen Malarialändern schwere Epidemien, weil dann für die zweite und dritte Anophelesbrut viel Wasser da ist und die Ansteckungszeit vom Juli ab einen reichen Fiebermückenbestand vorfindet. »Regenreicher Frühling, fieberreicher Sommer«, sagt man in Italien. Bevor Barbarossa zum Angriff auf das geschwächte Sizilien schreiten konnte, brach in der Augusthitze mit unerhörter Plötzlichkeit jene furchtbare Seuche aus, die ihm den größten Teil seines Heeres, seine hervorragendsten Staatsmänner, darunter auch Kanzler Reinald von Dassel, Erzbischof von Köln, ferner noch die Bischöfe von Prag, Verden, Lüttich, Augsburg, Regensburg und Speyer raubte.[146] Erschüttert schildert Gottfried von Viterbo in seiner »Gesta Friderici« die Katastrophe. Hier einige Verse in deutscher Übersetzung:

> »Pflegten von je dort im Sommer sich tödliche Fieber zu zeigen,
> Nie, wie damals fürwahr, drohte des Todes Geschick.
> Lange schon war ja die Stadt zu schwach,
> mit dem Schwert sich zu schützen,
> bis mit dem Fieber sich nun rasch ihr der Retter gesellt.
> Denen die trotzende Stadt nichts anzuhaben vermochte,
> diese verdarb nun der Wind – Roms verpestete Luft.
> Nicht dem Schwerte – allein des Fiebers giftigen Anhauch
> wich der Herrscher der Welt, sank seine tapfere Schar.
> Fürchterlich tobte die Wut der männermordenden Seuche
> und zerschmettert erlag ihr das gewaltige Heer...
> Überall fehlt's an Arznei'n; es fehlen die helfenden Ärzte
> und kein labender Trunk lindert des Sterbenden Qual...«[147]

Papst Alexander III., der vor Friedrich zu den Normannen nach Benevent entwichen war, deutete die Seuche als ein Gottesgericht. So wurde Friedrichs Werk vieler Jahre durch die Malaria in wenigen Tagen zugrunde gerichtet. Inzwischen hatten sich die lombardischen Städte erhoben und die Alpenpässe gesperrt. Mit nur wenigen Getreuen gelang Friedrich, »als Bettler« verkleidet, die Flucht. Dem Kaiser zum Hohn erbauten die Lombarden eine neue Stadt, der sie zu Ehren des Papstes den Namen Alessandria gaben.

Friedrichs Verluste waren so beträchtlich, daß er erst nach einer Ruhezeit von sechs Jahren einen neuen Zug nach Italien wagte. 1174 überquerte er das fünfte Mal die Alpen. In raschem Zug drang er über Turin in die Lombardei ein und belagerte Alessandria. Allein die ungünstige Witterung, die Schwierigkeiten der Verpflegung und die Tapferkeit der Einwohner bewirkten, daß sich die Belagerung außerordentlich in die Länge zog. Hinzu kam abermals die Ruhr als Lagerseuche. Da rief Friedrich seinen mächtigen Vasallen Heinrich den Löwen um Beistand an, doch dieser verweigerte ihm die Gefolgschaft. In der Nähe des wieder aufgebauten Mailand kam es zum Treffen. Bereits vor Jahrzehnten berief sich Arnold von Brescia in Anbetracht der päpstlichen Interventionsgefahr auf die Worte Jesu: »Wer das Schwert nimmt, der soll durch das Schwert umkommen.« (Mt 26,52). Entsprechend verhielt sich das Heer der lombardischen Städte und nahm damit das Prinzip vorweg, mit dem später Machiavelli den Widerstand gegen Invasoren jeglicher Couleur rechtfertigte:

> »Ihr habt das Recht auf Eurer Seite: denn der Krieg ist gerecht für den, der dazu gezwungen ist, und die Waffen sind heilig, wenn auf ihnen die letzte Hoffnung ruht.«[148]

Das kaiserliche Ritterheer wurde im Mai 1176 bei Legnano vom Heer der lombardischen Städte, das vorwiegend aus Handwerkern bestand, vernichtend geschlagen. Hundert Jahre nach Canossa (1177) war der Kaiser gezwungen, mit Papst Alexander III. in Venedig Frieden zu schließen. Noch heute erinnern auf dem Steinfußboden in der Vorhalle der Markuskirche drei rote Platten (Porphyrrhomben) an die Stelle, wo Barbarossa vor dem Papst niederkniete.

Am Ende der Stauferzeit war der ganze Schwerpunkt des Römischen Reiches Deutscher Nation nach Italien verlegt. Barbarossas Sohn Heinrich VI. (1190–1197), den der Abt von Fiore den »Hammer der Erde« genannt hat, wurde unmittelbar nach seiner Kaiserkrönung mit der Malaria konfrontiert. Da er mit Konstanza, der Erbin des normannischen Königreichs Sizilien verheiratet war, schritt er 1191 zur Eroberung des Inselreichs und des dazugehörigen Süditaliens. Doch eine schwere Malaria-Epidemie zwang ihn, die Belagerung von Neapel abzubrechen. Das Fieber zerstörte sein Heer, und er konnte sich nur durch Flucht retten. Erst 1194 gelang ihm die Eroberung. Bei dem Versuch, Unruhen und Verschwörungen auf Sizilien niederzuschlagen, starb er unerwartet, erst 32 Jahre alt, auf dem Gipfel seiner Macht am 28. September 1197 in Messina an einem mit Malaria komplizierten

Ruhranfall. An seinem Tod scheiterte die Verwirklichung des weitgespannten Planes, ein deutsches Erbkaisertum von der Nordsee bis zum Mittelmeer zu errichten.

Heinrichs Sohn Friedrich II. (1194–1250) war beim Tod seines Vaters erst drei Jahre alt. Er verbrachte seine Kindheit vor allem in Palermo, in dem sich italienische, sarazenische, griechische, normannische und jüdische Elemente vielfältig durchdrangen.[149] In diesem vielsprachigen Milieu wurde Friedrich zum Polyglotten: Er sprach griechisch und lateinisch mit den Hofgelehrten und arabisch mit den vornehmen Sarazenen, die ebenfalls zu seinem Hof gehörten. Er lernte dabei die christliche Auffassung vom Islam und die islamische vom Christentum kennen, und das Ergebnis dieser seltsamen Doppelexegese in jenem Zeitalter des blinden Glaubens war Skepsis gegenüber allen Religionen. Aus seiner Vertrautheit mit den verschiedenen Völkern, Sitten und Religionen erklärt sich zugleich auch seine tolerante Gesinnung gegenüber Andersgläubigen. Er wurde zum erbittertsten und gefährlichsten Feind der Päpste. Er gehörte zu den ersten, die die sogenannte »Konstantinische Schenkung«, mit der das Primat der Päpste begründet wurde, für eine Fälschung hielten.

Er schuf sich in Apulien und Sizilien mit einem straffen Beamtenstaat eine Machtbasis.[150] Die Rebellion der Sarazenen in den Bergen Siziliens schlug er mit unerbittlicher Grausamkeit nieder und befahl umgehend ihre Umsiedlung in die Apulische Ebene, wo er sich ihnen gegenüber äußerst tolerant erwies. Er ließ für sie Moscheen bauen und förderte ihr handwerkliches Können durch die Errichtung von manufakturartigen Werkstätten. Etwa 20 000 Moslems ließ er allein nach Lucera bringen, das er allmählich in eine sarazenische Militärkolonie verwandelte.[151] Das Ergebnis war, daß die Sarazenen den früher gehaßten Christenkaiser als ihren Sultan verehrten und an ihm in fanatischer Ergebenheit hingen. So entstand nahe der Grenze des päpstlichen Patrimoniums eine richtige Mohammedanerstadt, »Lucera Saracenorum«, die mit ihren in dem flachen Apulien weithin sichtbaren Wahrzeichen, Moscheen und Minaretten als einer der stärksten Stützpunkte seines Reiches zu einem permanenten Ärgernis seiner Gegner wurde. In seinen unbedingt zuverlässigen, auch gegen päpstliche Bannsprüche gefeiten Sarazenen hatte Friedrich II., was kein Herrscher des Abendlands in damaliger Zeit besaß: ein stehendes Heer, eine immer bereite und ihm blind ergebene Kampftruppe.[152]

Friedrich II. war der einzige deutsche Kaiser im Mittelalter, dem die Malaria bei seiner Italienpolitik relativ wenig Sorgen bereitete. Bei einer durchseuchten Bevölkerung ist die Malaria vorwiegend eine Kinderkrankheit, wobei die Überlebenden als latent Infizierte gegen dieselbe Plasmodienart relativ gefeit sind. Da Friedrich seine Kindheit in endemischen Malariagebieten verlebt hatte, blieb er während seines stürmischen Lebens, das er zum großen Teil im Süden Italiens verbrachte, von dieser Seuche völlig verschont. Das Gleiche galt auch für seine aus endemisch verseuchten Malariagebieten stammenden Sarazenen, mit denen er von Zeit zu Zeit gegen Rom zog. Im Gegensatz zu den deutschen Ritterheeren blieben sie von der Malaria in der römischen Campagna weitgehend verschont. Da Friedrich deutsche Ritterheere nur gegen den lombardischen Städtebund im malariaarmen Norden einsetzte, spielte das Wechselfieber bei seinen Kriegszügen in Italien fast keine Rolle.

Friedrich kannte die jahreszeitlichen und territorialen Gefahren, die in Italien vom Sumpffieber ausgingen, und konnte ihnen daher weitgehend ausweichen. Er konnte sie aber auch in sein strategisches Kalkül einbauen, wenn er damit seinem Gegner schaden wollte. Als ihn Papst Gregor IX. exkommunizierte und dann ein Konzil nach Rom einberief, das nichts weiter sein sollte als ein päpstliches Vollstreckungsorgan zu seiner Absetzung, da ließ Friedrich durch seinen Kanzler Peter de Vinea ein Rundschreiben an die ausländischen Kardinäle verschicken. Um sie vor der Teilnahme am Konzil abzuschrecken, wurde warnend auf die Gefahren verwiesen, die vom ungesunden, fieberschwangeren Klima der Ewigen Stadt drohten. Als aber dennoch zahlreiche Prälaten aus Spanien, Frankreich und der Lombardei auf genuesischen Schiffen die Überfahrt nach Rom wagten, ließ sie Friedrich am 3. Mai 1241 durch eine sizilianische Flotte südöstlich von Elba bei der Insel Monte Christo überfallen, wobei mehrere Schiffe mit kirchlichen Würdenträgern versenkt wurden. Zu den Ertrunkenen gehörte auch der Erzbischof von Besançon. In der siegreichen Seeschlacht nahm Friedrichs Sohn Enzio über hundert hohe Geistliche, darunter drei päpstliche Legaten, zwei Erzbischöfe und sechs Bischöfe, gefangen.

Zur gleichen Zeit drang Friedrich mit seinen Sarazenen abermals in den Kirchenstaat ein.[153] Der Papst selbst wurde in Rom eingekesselt, während Friedrich von den gesunden Höhen der Albaner Berge mitleidlos zusah, wie seine eingeschlossenen Gegner in der Gluthitze des Sommers an Wechselfieber zugrunde gingen, darunter auch der 100jährige Gregor IX.

Am 13. Dezember 1250 starb Friedrich II. unerwartet an einer Ruhrinfektion. Jacob Burckhardt hat ihn wegen der Universalität seiner Interessen und der absoluten Vorurteilslosigkeit seines Geistes als den »ersten modernen Menschen« bezeichnet.[154] Seine Zeitgenossen nannten ihn »stupor mundi« (»Das Wunder der Welt«), weil sie das Unzeitgemäße seines Wirkens und Wollens empfanden. Mit Friedrich endete die Hohenstaufenherrschaft in Italien, woran die Malaria schicksalsbestimmend mitwirkte.

Friedrichs Sohn Konrad IV. (1250–1254) starb, um das väterliche Erbe kämpfend, im Lager bei Lavello im Alter von 26 Jahren an Malaria. Auch für das tragische Geschick seines blutjungen Sohnes Konradin, des letzten Hohenstaufensprosses, spielt die Malaria eine verhängnisvolle Rolle: Da sich der sechzehnjährige Konradin und seine erfahrenen Berater scheuten, im Hochsommer durch die malariaverseuchte römische Campagna samt den Pontinischen Sümpfen in das Königreich Neapel zu ziehen, wählten sie den Weg durch die Aequer Berge, wodurch sie aber den Anschluß an die Pisaner Flotte und damit viel kostbare Zeit verloren.[155] In der Schlacht bei Tagliacozzo (1268) wurden die Ghibellinen besiegt, wurde Konradin gefangengenommen und auf Befehl Karls von Anjou in Neapel öffentlich auf der Piazza del Mercato hingerichtet.

Noch einmal versuchte ein deutscher Kaiser, Heinrich VII. (1308–1313) aus dem Haus Luxemburg, die alte deutsche Kaisermacht in Italien wiederherzustellen. Doch er erkrankte vor Florenz und erlag in Buonconvento der Malaria in dem Moment, als er versuchte, zum zweiten Mal Rom zu erobern.

Zu einer Zeit, als sich im Abendland die ersten Nationalstaaten (England und Frankreich) zur inneren Geschlossenheit zu entwickeln begannen, vergeudeten die mächtigsten Herrscher Europas, die deutschen Kaiser, im Kampf gegen das Papsttum ihre Kräfte und ließen sich im Kampf um die »Weltherrschaft« ihre realen Möglichkeiten zur Einigung Deutschlands entgleiten. Ihre hartnäckigen Feldzüge gegen Rom scheiterten letzten Endes an der Malaria und hatten die Schwächung der kaiserlichen Macht zur Folge. Man kann die Malaria geradezu als das Verhängnis der Deutschen im Mittelalter ansehen, als sie mit ihrer Italienpolitik ihren eigentlichen Lebensraum verließen.

Für den Dichter Dante Alighieri (1265–1321) war es ein schwerer Schlag, als der von ihm so sehnlichst herbeigerufene Heros, Heinrich VII. aus luxemburgischem Hause, von dem er Rettung und Einigung seines Vaterlands erhoffte, 1313 auf dem Weg nach Rom in Buonconvento der Malaria zum Opfer fiel. Dante, der selbst in Ravenna an Sumpffieber gestorben ist, kannte das Übel sehr genau, so daß ihn selbst in der Hölle die Qualen der Verdammten an die Malaria erinnerten:

> »Gleich einem, den der Quartanas Schauer
> Befallen, dem schon blau die Nägel werden
> Und der sich schüttelt, sieht er nur den Schatten.«[156]

Im XXIX. Gesang der Hölle führt er uns in eine Art Klosterbau, in dem er die Fälscher zur Strafe allerlei Krankheiten erleiden läßt. Beim Anblick der zehnten Malebolge (Höllenschlucht) erinnert er sich der Hospitäler in den verschiedensten Sumpfgegenden des Val di Chiana, der Maremmen und

Sardiniens und vergleicht das Elend mit jenem, das diese drei zur heißen Sommerzeit darbieten:

> »Als ob aus Valdichianos Hospitälern[157]
> Die Seuchen all vereint mit denen wären
> Aus der Maremmen und Sardiniens Tälern,[158]
> Wie sie im heißen Heu- und Herbstmond gären,
> So schrie es hier, und aufwärts kam gezogen
> Ein Stinken wie von eitrigfaulen Schwären.«[159]

Dantes Zeitgenosse, der venezianische Weltreisende Marco Polo (1254 bis 1324), der mit seinen Schriften dem Abendland erstmalig die Kenntnis des Fernen Ostens vermittelte, berichtet davon, wie sich an der Koromandelküste, d. h. an der Ostküste Südindiens, die Eingeborenen durch Vorhänge an den Bettstellen gegen Mückenstiche schützten. Da in diesen Gebieten seit jeher Reis angebaut wurde, schuf man mit den dazu nötigen Bewässerungsanlagen ideale Brutplätze für die Anophelesmücke, so daß der erwähnte Mückenschutz unbewußt eine Malariaprophylaxe bewirkte.[160]

Einige Jahrzehnte später durchquerte der arabische Forschungsreisende Ibn Battuta (1304–1377) ganz Vorderasien, die Malediven und China, wobei er 1346 von Sin-Kalan (Kanton) bis Han-Balik (Peking), »der Residenz des Chans«, kam. Unterwegs hörte er, daß »im Süden« (im Jangtsekiang-Becken) das Leben durch bösartige Fieber viel gefährlicher als im Norden sei, was sich infolge der hohen Sterblichkeit seit jeher in den verblüffend kurzen Amtszeiten der in den Süden entsandten Beamten offenbarte.[161] Nach Ibn Battuta gab es in China viele Schriften, in denen entsprechende Diäten und Arzneien gegen die im Süden auftretenden Krankheiten empfohlen wurden, doch der Erfolg schien gering zu sein.[162] Zugleich bewundert er die ungeheuren Anstrengungen, die zur Eindämmung, Entwässerung, Kanalisierung und Trockenlegung von Sümpfen und Mooren durchgeführt werden mußten, ehe die weite, große Ebene zu einem nahezu lückenlosen Teppich von Reisfeldern umgewandelt werden konnte. Daß mit dieser Bewässerungskultur ideale Brutstätten für Anophelesmücken und Schistosomen geschaffen wurden, ahnte man noch jahrhundertelang nicht. Die Malaria, die zwar gelegentlich auch im Norden auftritt, war nur im Süden ein großes Gesundheitsproblem. Sie dürfte auch das Haupthindernis für eine frühe Ausdehnung Chinas in südlicher Richtung gewesen sein.[163] Für die Chinesen galt die Malaria als die »Mutter aller Fieber«.

Der in Sevilla 1162 im hohen Alter verstorbene arabische Arzt Avenzoar, der im Zusammenhang mit der Malaria über die »Gefahren der Sumpfluft« spricht, erwähnt als erster, daß am Reisbau beteiligte Bauern besonders häufig an wiederkehrendem Fieber erkranken.[164] Hatten doch die Araber nicht nur im Nildelta und auf Sizilien, sondern auch in Spanien den Reisbau mit großem Erfolg eingeführt, wo die kunstvoll bewässerten Felder nicht nur reiche Ernten gaben, sondern zugleich ideale Brutstätten für die Anophelesmücken bildeten.[165] Einen kausalen Zusammenhang zwischen »Sumpfluft« und »Reisbau« vermutete jedoch Avenzoar nicht.

In Oberitalien wurde erst seit etwa 1530 Reis angebaut. Auch dorthin folgte die Malaria dieser typischen Bewässerungskultur.[166] Gebiete, die bis dahin malariafrei oder nur durch sporadische Fälle betroffen waren, wurden nun auf die Dauer verseucht.[167]

Zur Blütezeit der Renaissance flackerte die in Rom nie völlig erloschene Malaria ab und zu wieder heftig auf, besonders in den an der Stadtperipherie gelegenen Klöstern. Ein Gedenkstein an der Kirche Santa Maria del Popolo verewigt das Andenken an eine Malariaepidemie, die im Jahr 1472 wieder zu erlöschen schien. Papst Sixtus IV. (1471–1484) dankte am 8. September desselben Jahres der Madonna für diese Gnade.[168] Er bekämpfte 1482 Ferrara und Neapel. Seine Truppen hatten in der Schlacht bei Campo morto (St. Pietro in Formis) stark unter dem Fieber zu leiden. Der jugendliche Heerführer selbst starb an Perniziosa, als er die Lorbeeren seines Sieges ernten wollte (1482).[169]

Neuzeit

Auch beim Ende der Borgias, denen die Kunst des Giftmischens nachgesagt wird, spielte die Malaria, und nicht Gift, die ausschlaggebende Rolle.[170] Der für Papst Alexander VI. und seinen Sohn Cesare Borgia verhängnisvolle Monat August des Jahres 1503 soll sehr trocken und überaus heiß gewesen sein. In Rom herrschte eine Fieberepidemie, welche sehr viele Opfer forderte. Am 5. August 1503 verstarb unerwartet Juan Borgia, Kardinal von Monreale. Antonius Giustinian, venezianischer Gesandter, hielt den Tod durch eine Vergiftung von Seiten Cesare Borgias für wahrscheinlich. Hingegen berichtet Giovanni Lucido Catanei in einem Eilbrief nach Mantua: »Er starb plötzlich. Viele andere sind erkrankt, aber nicht an Pest, sondern an einem Fieber, das schnell ansteigt.« Nach Angabe des spanischen Botschafters war Alexander VI. wegen dieser Erkrankungen und Todesfälle sehr beunruhigt. Am 6. August speisten Alexander und Cesare anläßlich eines Besuchs in der Villa des Kardinals Adriano Castelli von Corneto. Die Fama, der reiche Kardinal hätte den ihm von Cesare oder Alexander während des Gastmahls zugedachten vergifteten Wein den Gästen wieder zugeschoben, scheint mit Rücksicht auf die mißtrauischen und in Vergiftungen sehr erfahrenen Borgias nur wenig glaubhaft.[171] Tatsache ist jedoch, daß

Kardinal Castelli am nächsten Tag an Fieberattacken erkrankte, welche sich jeweils nach einem fieberfreien Tag des öfteren wiederholten. Bei der Feier des Jahrestags der Papstwahl am 11. August fühlte sich der Papst unwohl. Im Anschluß an die Messe beklagte Alexander in einem Gespräch mit dem venezianischen Gesandten das Unheil, welches aus der Uneinigkeit zwischen der Markusrepublik und dem Vatikan entstanden sei. Am 12. August 1503 erlitt Alexander einen heftigen Fieberanfall, ebenso auch der bereits abmarschierte Cesare Borgia. Die Fieberanfälle wiederholten sich nach Art der Tertiana nach je einem fieberfreien Tag. Am 14. August berichtete Monsignore Beltrando Constabili nach Ferrara: »Es ist kein Wunder, daß es seiner Heiligkeit und der Excellenz schlecht geht, denn alle Leute von Rang hier am Hof und besonders die im Palast sind krank und siech wegen der schlechten Beschaffenheit der Luft.«[172] Der vierte Fieberanfall am 18. August verlief tödlich. Sofort nach dem Tod des Papstes tauchten die Vermutungen eines Giftmords auf, wofür auch die gleichzeitige Erkrankung Cesares zu sprechen schien. In einem Eilbrief vom 19. August 1503 bezweifelte jedoch der mantuanische Gesandte eine Vergiftung, desgleichen der venezianische Botschafter Antonius Giustinian und der päpstliche Sekretär Johannes Burchard. Nach Darstellung dieser Gewährsmänner, die während des Todes in Rom anwesend waren, bestand bei Alexander VI. ein klassischer Tertianarhythmus.[173] Alles hatte Cesare Borgia für den Fall des Todes seines Vaters vorbereitet: Nur damit hatte er nicht gerechnet, daß er selbst todkrank und handelsunfähig darniederliegen könnte. An seiner Erkrankung scheiterte der Traum Machiavellis von einem »Vereinigten Königreich Italien« unter Cesares Herrschaft.[174]

Auch der große deutsche Renaissancemaler Albrecht Dürer (1471–1528) scheint ein Opfer der Malaria geworden zu sein. Im Juli des Jahres 1520, »am Pfingsttag nach Kiliani«, wie es in seinem Reisetagebuch heißt, unternahm er die Reise in die Niederlande. Er wollte von dem jungen Kaiser Karl V., den er in Antwerpen zu treffen hoffte, den Fortbezug des jährlichen Leibgedinges von 100 Goldgulden erwirken, das ihm 1515 von Kaiser Maximilian für seine Mitarbeit an den Holzschnitten zu seinem »Triumphzug« angewiesen worden war. Diese Reise hatte für Dürer etwas Verlockendes wohl auch insofern, als sich ihm dabei Gelegenheit bot, die großen niederländischen Maler jener Zeit sowie die namhaften Kunstschätze der damals so reichen Niederlande kennenzulernen. Von Antwerpen aus, wo er sein Standquartier nahm, durchstreifte er das Land nach allen Richtungen. Die idyllischen Grachten der niederländischen Städte und die langsam fließenden Kanäle der stimmungsvollen Polderlandschaft, die er in seinem »Skizzenbuch« festhielt, waren Brutstätten der Malariamücken. Im Dezember 1520 unternahm er einen Ausflug nach Seeland, um einen gestrandeten

Walfisch zu sehen und zu skizzieren. In einer Notiz seines niederländischen Reisetagebuchs vom April 1521 heißt es:

»Item in der dritten Woche nach Ostern (14.–20. April) stieß mich in Antwerpen ein heiß fieber an mit einer großen ohnmacht, unlust und hauptwehe. Und da ich vormals im Dezember 1520 in Seeland war, do überkomm ich eine wunderliche Krankheit, von der ich nie von keinem Mann gehört und diese Krankheit hab ich noch.«[175]

Das bedeutet: Das Fieber, an welchem er in der dritten Woche nach Ostern 1521 litt, hat ihn zum ersten Mal während seines Aufenthalts in Seeland heimgesucht und seitdem immer wieder befallen. Daß Dürer seitdem nie mehr völlig gesund wurde, sich von Zeit zu Zeit immer wieder krank und leidend fühlte, kann man aus zahlreichen Notizen seines niederländischen Reisetagebuchs sowie aus autobiographischen Aufzeichnungen der folgenden Jahre erkennen. Demnach mußte er immer wieder Arzt und Apotheke in Anspruch nehmen.[176] Das Wechselfieber scheint ihn besonders durch die damit verbundene Milzschwellung geplagt zu haben. Auf einem Blatt, das er zur Illustrierung seiner Beschwerden einem Arzt sandte, stellt er sich selbst unbekleidet dar und deutet mit dem Finger auf einen in der Gegend des linken Rippenbogens eingezeichneten Kreis, der der Lage der Milz entspricht. Die Überschrift der mit Wasserfarben getönten Federzeichnung lautet lakonisch: »Do der gelb Fleck ist und mit dem Finger drawff dewt, do ist mir we.«[177] Aus dem Jahr 1526 stammt Dürers herrliche Darstellung des Schellkrauts, das als Hilfsmittel gegen Fieber galt.[178]

Acht Jahre vor Dürer war ein anderer großer Maler, Raffaelo Santi (1483 bis 1520), im Alter von 37 Jahren an einem akuten Malariaanfall gestorben.[179] Sein Freund Castiglione berichtet in einer Klagedichtung, daß sich Raffael den Keim des Fiebers (»febbre«) bei den »kalten und feuchten Ausgrabungen«, durch die damals »das alte Rom aus seinen Grüften gehoben« worden sei, zugezogen habe.[180]

Als 1626 in Gegenwart des Papstes die Ausgrabungen von St. Peter begannen, erkrankte der Leiter der Arbeiten, Alemanno, und starb nach einiger Zeit.[181] Den Kaplan und den Sekretär des Papstes ereilte dasselbe Schicksal. Nur der gleichfalls erkrankte Papst Alexander VII. wurde gerettet.[182] Daher befürchtete man allgemein, der 1667 in Angriff genommene Neubau des Platzes durch Bernini, der alle Häuser abreißen ließ, um die berühmten Bogengänge zu bauen, könnte durch Bildung von Wasserlachen die Malaria wieder hervorrufen. Aus Angst vor dem Sumpffieber wurde durch ein Dekret die Überschwemmung der Piazza Navona zur Feier von Festen verboten, da man damit die Schaffung eines neuen Fieberherds befürchtete.

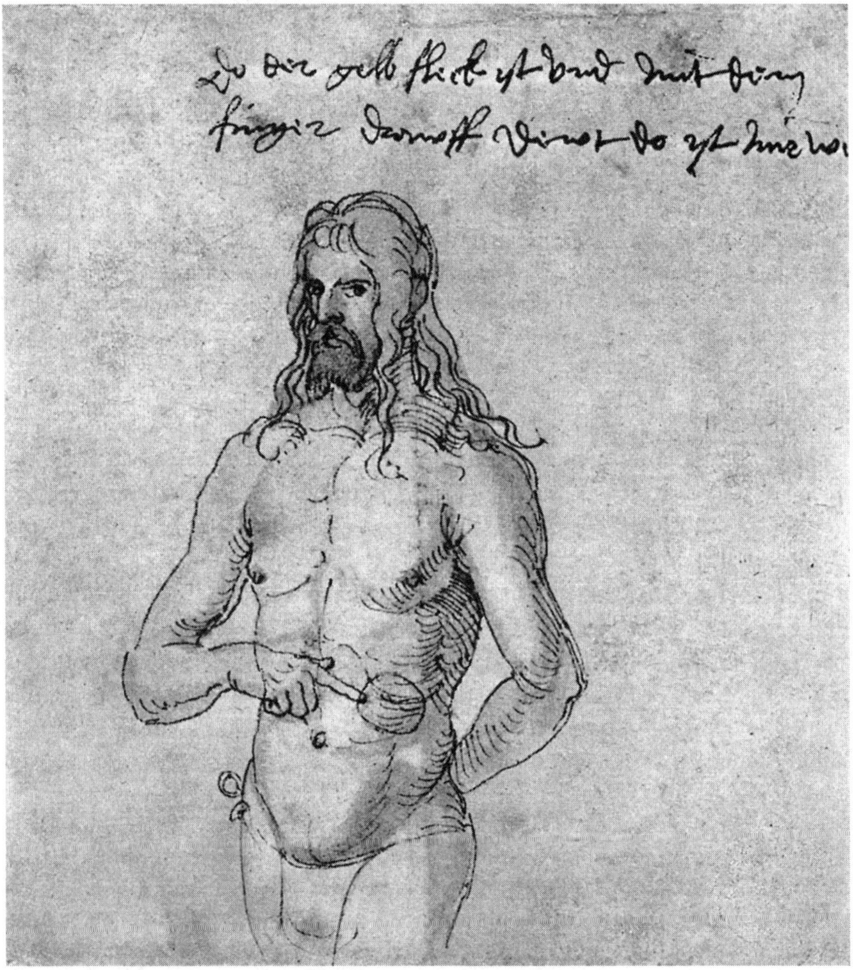

Eines der ergreifendsten Bilder Dürers ist sein lakonischer Leidensbericht: »Do der gelb Fleck ist und mit dem finger drauff deut, do ist mir we«. Er deutet auf die Gegend der Milz, und die neuere Auffassung, daß Dürer an einer Malaria litt, stützt sich wesentlich hierauf. Das Aquarell befand sich in der Kunsthalle von Bremen.

Leonardo da Vinci (1452–1519), den der französische Historiker Michelet als den »italienischen Bruder Fausts« kennzeichnete,[183] hat unbewußt einen geradezu gigantischen Kampf gegen die Malaria in Angriff genommen, als er als Hydrauliker Pläne für die wassertechnische Regulierung des Arno und die Entsumpfung des Chianatals sowie zur Trockenlegung der Pontinischen Sümpfe entwarf. Nach dem Sturz des Sforza verbrachte Leonardo seit 1503 einige Jahre in Florenz.[184] Wie Vasari berichtet, sei Leonardo der erste gewesen, der noch als Knabe darüber sprach, wie der Arno in einen von Pisa nach Florenz führenden Kanal geleitet werden könnte. Ferner schreibt Vasari, daß Leonardo

> »alle Tage Modelle und Zeichnungen von Vorrichtungen verfertigte, um mit Leichtigkeit Berge abzutragen, oder sie, damit man von einer Ebene zur anderen gelangen könne, zu durchbohren. Desgleichen zeigte er, wie man mittels Hebel, Winden und Schrauben große Lasten heben und ziehen könne; ferner erfand er Verfahren zur Ausbaggerung von Häfen und Sümpfen zur Entwässerung tiefgelegener Landstriche; denn niemals hörte dieses wunderliche Hirn auf, zu phantasieren. Von diesen Gedanken und Studien sieht man in unserer Gilde viele Zeichnungen zerstreut, und auch ich habe darin viele gesehen...«[185]

Eine dieser Zeichnungen ist sein Entwurf zur wassertechnischen Regulierung des Chianatals, das bereits Dante schaudernd in der Hölle erwähnt.[186] Leonardo kannte den dort durch Versumpfung entstandenen Pseudosee und wußte, daß man mit geringer Schwierigkeit Werke bauen konnte, welche die Aufspeicherung erheblicher Mengen Wasser gestatteten, die man für den geplanten, zum Meer führenden »Florenz-Pisa-Kanal« benötigt hätte.[187] Die Lage dieser Werke ist ersichtlich aus einem Blatt des Codex Atlanticus mit einer Studie des Chianatals in der Umgebung von Arezzo.[188] Hier ist das Projekt in all seinen Einzelheiten mit einem bewunderungswürdigen Wirklichkeitssinn niedergelegt.

> »Man errichte im Chianatal bei Arezzo große Wehre, daß der Kanal im Sommer, wenn das Wasser im Arno versiegt, nicht austrocknet und man mache diesen Kanal auf der Sohle 20 Ellen (11,70 Meter) und an der Oberkante 30 (16,55 Meter) breit und lasse hier immer 2 oder 4 Ellen Wassers, weil 2 solche Ellen für die Mühlen und die Wiesen dienen. Er wird die Landschaft fruchtbar machen und Prato, Pistoia und Pisa sowie Florenz werden jährlich an die 200 000 Dukaten einstreichen und deshalb sollen sie, sowie die Leute von Lucca die Arbeitskräfte stellen und die Kosten bestreiten. Da der See von Sesto schiffbar ist, muß man den Kanal über Prato und Pistoia führen, bei Serravalle durchstechen und ihn in den See münden lassen. Denn dann braucht man keine Schleusen und Wehre, die nicht ewig sind, sondern dauernd bedient und gepflegt werden müssen.«[189]

Im September 1513 kam Leonardo auf Einladung von Giuliano de Medici, dem Bruder des Papstes, nach Rom, wo er an einer Studie über die Urbarmachung der Pontinischen Sümpfe arbeitete.[190] Leonardos Entwurf gründet sich auf die Wiederinbetriebsetzung eines alten römischen Kanals parallel zur Via Appia, den Leonardo »Nympha fl« nennt. Er sammelt das Wasser, das zwischen Sermoneta und Sezze von den Volsker Bergen herabkommt. Um das Wasser in den Kanal mit geringem Gefälle schneller abfließen zu lassen, führt Leonardo in ihn den Portatore (jetzt Ufente) und den Amaseno hinein, die von den Pipernobergen herabkommen. Diese beiden Flüsse, vereint in Livoli (jetzt Levola), flossen mit gewundenem und langsamem Lauf dem Meer entgegen. Leonardo entwirft einen gradlinigen Lauf, der bei Torre di Badino an die Küste kommt. Auch eine Variante dieses Entwurfs ist vorgesehen, bei der der römische Graben des Rio Martino bis zur Vereinigung mit den Flüssen von Sermoneta und Sezze weitergeführt wird: Er wird wieder in Betrieb gesetzt und schafft die stagnierenden Wasser unterhalb der Via Appia ins Meer.[191]

An den wiederholten Malariaepidemien in Rom sollen in erster Linie die großen Tiberüberschwemmungen schuld gewesen sein.[192] Die päpstliche Kurie führte deshalb lange Verhandlungen mit den toskanischen Großherzögen wegen der Regulierung der Chiana, eines Nebenflusses des Tibers,

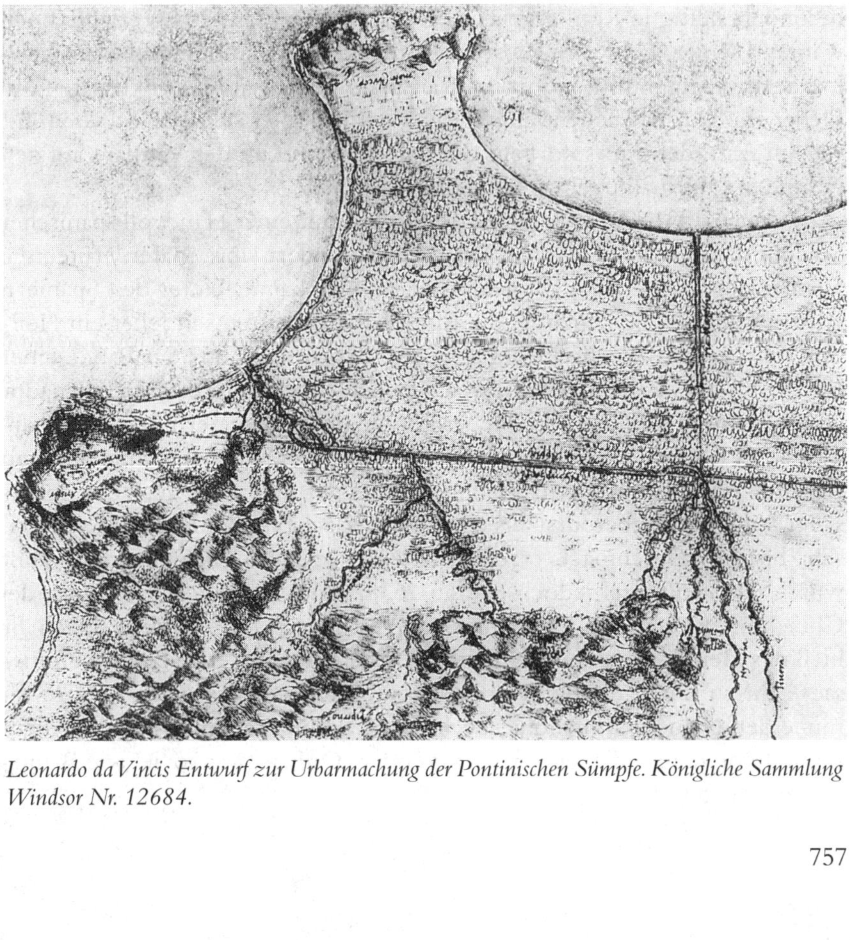

Leonardo da Vincis Entwurf zur Urbarmachung der Pontinischen Sümpfe. Königliche Sammlung Windsor Nr. 12684.

auf welchen die Überschwemmungen zurückgeführt wurden. Ein Projekt Bramantes zur Zeit Leos X. (1513–1521), Rom wassertechnisch vor den Überschwemmungen zu schützen, blieb im Keim stecken. Klemens VII. (1523–1534) soll mit den Ingenieuren seiner Zeit lange Stunden über wassertechnischen Fragen verbracht haben. In jener Zeit begannen zwischen Florenz und Rom die Streitigkeiten über die Zuflüsse des Tiber, die aus dem Chianatal kommen. Die Verantwortung für die schweren Überschwemmungen, die Rom im 16. und 17. Jahrhundert heimsuchten, schrieb die Kurie den Wehren zu, die der toskanische Großherzog Ferdinand I. von Medici (1549–1609) zur Sanierung des Chianatals hatte anlegen lassen.[193]

Sixtus V. (1585–1590) ließ ungeheure Arbeiten zur Meliorierung der Pontinischen Sümpfe ausführen.[194] Ferner hoffte er Rom dadurch vor dem Fieber zu schützen, daß er die Bevölkerung weg von den ungesunden Talgegenden auf den gesunden Hügeln anzusiedeln suchte. Doch er konnte die Ausführung seiner Pläne nicht erleben, da er 1590 selbst an einem foudroyanten Malariaanfall starb.[195] Kaum einen Monat später wurde sein Nachfolger Urban VII. ebenfalls ein Opfer der Seuche, die in diesem Jahr besonders heftig in Rom grassierte. Urban VIII. (1623–1644) erlebte noch während seiner Wahl zum Papst im Konklave, das traditionshalber im Vatikan stattfinden mußte, wie acht Kardinäle und dreißig Konklavisten am Fieber starben. Als neuerwählter Papst verdankte er selbst sein Leben nur seinem Arzt, der ihn »sofort aus der gefährlichen Luft des Vatikans auf den gesunden Quirinalhügel verbringen ließ«.[196]

Zwischen 1531 und 1533 eroberte Pizarro mit einer Handvoll spanischer Söldner das Reich der Inkas in Peru. Etwa hundert Jahre später lernten die Spanier dort das Chinin kennen. Wie, ist unbekannt. Unter den Spaniern entstand damals die Legende, die Eingeborenen hätten seit jeher ein Heilmittel gegen das Wechselfieber gekannt: den Aufguß aus der Rinde einer Baumart, die an der Grenze zwischen dem heutigen Peru und Ecuador wuchs. In der Hoffnung, das Fieber könnte die Spanier zermürben, verbargen sie es fast ein Jahrhundert lang vor ihnen.[197] Doch nach einer anderen Legende trank ein im peruanischen Urwald auf sich allein gestellter spanischer Soldat im Fieberdurst aus einer Wasserlache, in der Holzrinden einen sehr bitteren Geschmack erzeugt hatten – er genas. Allgemein bekannt wurde das Heilmittel jedoch erst ab 1638, als es angeblich die Gräfin del Chinchon, die Frau des Vizekönigs von Peru, vom Fieber befreite. Nach ihr hieß das Heilmittel auch eine Zeitlang »Gräfinnenpulver« (»Pulvis comitissae«). Ihr zu Ehren erhielt der Baum etwa hundert Jahre später (1742) von Linné den Namen Chinchona succirubra. Die Bezeichnung Chinin jedoch stammt von dem Indianerwort »Kina« oder »Quina«, was soviel wie Baumrinde bedeutet.[198]

Doch auch die Geschichte der Gräfin von Cinchona war nur ein Mythos. Man glaubt heute, daß die Anti-Malaria-Wirkung der Chinarinde in Peru von den Jesuiten erkannt wurde. Infolge ihrer erstaunlichen therapeutischen Erfolge erhielten sie vom Vizekönig das Verkaufsmonopol, und dank ihrer Rührigkeit schafften sie davon größere Mengen nach Spanien und Italien. Bei der Verbreitung des Mittels in Europa nannte man es bald »Jesuitenrinde« oder »Jesuitenpulver« (»polvo de los jesuitos«). Durch die Heilung des Kardinals Chigi (1659), des Neffen Alexanders VII., der sich mit Chinarinde behandeln ließ, obwohl alle dagegen waren, wurde die wunderbare Wirkung des Pulvers erst recht anerkannt.[199] Der spanische Jesuit Juan de Lugo (1583–1660), der von 1643 bis zu seinem Tod als Kardinal in Rom lebte und zugleich die päpstliche Apotheke verwaltete, ließ das Mittel gegen immer häufiger vorkommende Verfälschungen durch ein Dekret schützen, weshalb es nun auch noch »Kardinalspulver« hieß.[200]

Noch ehe die heilsame Wirkung des Chinins im Abendland bekannt

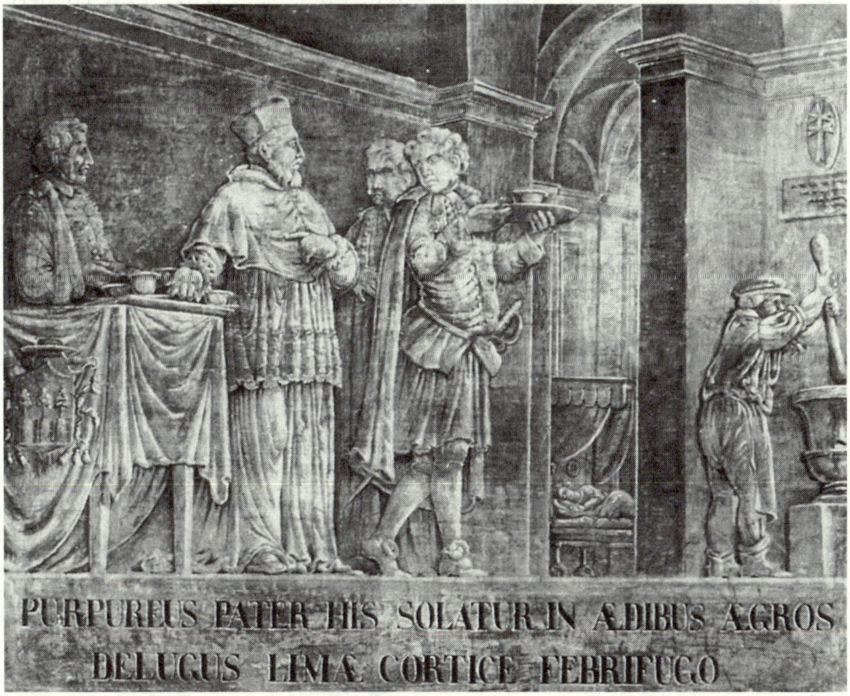
PURPUREUS PATER HIS SOLATUR IN ÆDIBUS ÆGROS
DE LUGUS LIMÆ CORTICE FEBRIFUGO

Der aus Spanien stammende Kardinal Juan de Lugo (1583–1660) hatte sich während seiner Amtsjahre in Rom stark für die Verbreitung der Chinarinde als Heilmittel gegen Malaria eingesetzt. Er unternahm damit Selbstversuche und überwachte im Ospedale di Santo Spirito das Verabfolgen des Mittels an Kranke höchstpersönlich. (Rom, Ospedale di Santo Spirito).

wurde, soll – nach dem tschechischen Historiker Marsan – der gichtkranke Wallenstein seit 1632 an einer Malaria tertiana gelitten haben, die in Ermangelung einer spezifischen Therapie als unheilbar galt und 1633 zu einer Malariakachexie mit grauer Gesichtsfarbe und Kräfteverfall führte, was sein entschlußloses Schwanken vor seiner Ermordung am 25. Februar 1634 bewirkte. Für die Malariaerkrankung sprechen zwei Mitteilungen des kaiserlichen Kriegsrats Questenberg. In einer vom 20. 7. 1632 wird von einer Tertiana, in einer anderen vom 30. 7. 1633 von einer Tertiana »doppia« gesprochen.[201]

Der Vertrieb der Chinarinde durch die Jesuiten erweckte in jener Zeit das Mißtrauen der Protestanten. Obwohl bereits 1642 Pedro Barba, Professor in Valladolid und Hofarzt Philipps IV., das erste Werk über die heilkräftigen Eigenschaften der Chinarinde (»Vera praxis de curatione tertianae«) verfaßt hatte, starb Oliver Cromwell (1599–1658) an Wechselfieberanfällen, die er als guter Puritaner nicht mit Chinarinde, der »Jesuitenborke« (»Jesuit bark«), behandeln lassen wollte.[202] Sogar die drei großen englischen Kliniker Thomas Willis (1622–1675), Thomas Sydenham (1624–1689) und Richard Morton (1637–1698) standen dem Chinin zunächst skeptisch gegenüber.[203] Als nach der Restauration Karl II., der ab 1660 als König von England regierte, an Malaria erkrankte, wäre ihm infolge der britischen Chininaversion fast das gleiche Schicksal zugestoßen wie seinem Todfeind Cromwell, wenn ihn nicht ein geschäftstüchtiger Arzt, Robert Talbot (1642–1681), mit einem Geheimmittel, das in Wirklichkeit aus Chinin bestand, geheilt hätte. Trotz der Gegnerschaft des »College of Physicians« wurde Talbot von Karl II. zum königlichen Leibarzt ernannt und geadelt.[204]

Als der Sonnenkönig 1679 schwer an Malaria erkrankte und seine Ärzte um sein Leben bangten, genoß Talbot noch einen solchen Ruf, daß er an das Krankenbett des Monarchen gerufen wurde, den er mit seinem geheimnisumwitterten »Arcanum« ebenfalls heilte. Als Ludwig XIV. daraufhin von dem englischen Abenteurer die »Zubereitung und Anwendungsweise des Geheimmittels gegen Fieber« um 2000 Louisdor abkaufte, beauftragte er den Doktor De Blagny zur Herausgabe einer Schrift, die den Titel führte: »Découverte du rèmede Anglais pour la guérison des fièvres. Publiée par ordre du Roi« (Paris 1682).[205] Doch die Ärzte standen diesem Mittel immer mißtrauisch gegenüber, obgleich sich dafür Männer vom Ruf eines Sydenham und Torti einsetzten. Besonders die konservativen Mitglieder der Pariser medizinischen Fakultät, die jegliche Neuerung ablehnten und die deshalb bereits Molière mit seiner messerscharfen Ironie verspottete, waren dagegen. Die negative Beurteilung der Chinarinde erfolgte vor allem wegen deren eklatanter Wirkung auf das hohe Fieber ohne nachweisbare Vermehrung der Ausscheidungen, was sich mit den galenischen Vorstellungen der

Säftelehre nicht erklären ließ. Somit war das Chinin geeignet, eine geheiligte Theorie zu erschüttern. Außerdem schlußfolgerten sie mit der verblüffenden Logik von Dogmatikern: »Diese neue Rinde kann auch schon deshalb nicht von Nutzen sein, da Galens großes medizinisches Lehrbuch alle guten Heilmittel enthält, jedoch nicht die peruanische Rinde.«

In Deutschland wurde die Chinarinde von dem »homo mysticus«, der Hallenser Koryphäe Ernst Stahl (1660–1734), leidenschaftlich abgelehnt, weil deren Wirkung nicht mit seiner animistischen Theorie in Einklang zu bringen war.[206] Dagegen setzte sich der namhafte Hannoveraner Praktiker Paul Gottlieb Werlhof (1699–1767) begeistert für die Verbreitung dieses Mittels ein. Als er bei der Gründung der medizinischen Fakultät Göttingen zu Rate gezogen wurde, lehnte er die Schule Stahls ab, weil sie ihm (nicht zuletzt wegen der Chininfeindlichkeit) zu theoretisch war, und meinte, »es gäbe nichts noch so Unsinniges, daß es nicht von irgendeinem Philosophen verteidigt würde.«[207]

1684 waren alle Speicher im Heilig-Geist-Spital in Rom mit Fieberkranken belegt. 1687 kam es zu einer neuen schweren Malariaepidemie, von der hauptsächlich die Gefolgschaft des französischen Gesandten Lavardin betroffen wurde. In Rom, im Kirchensprengel St. Lucia, starben täglich fünf bis sechs Menschen. Auch diese Epidemie wäre nach Aussage der Ärzte viel schlimmer verlaufen, hätte man nicht die Chinarinde zur Verfügung gehabt. 1695 brach unter Innozenz XII. erneut in Rom eine schwere Malariaepidemie aus, die auf die vorjährige Tiberüberschwemmung und die ungenügende Reinigung der Gräben rings um die Engelsburg zurückgeführt wurde. Nur durch die Anwendung der Chinarinde konnte man das Schlimmste verhüten. Auch die kleinen Städte an der Peripherie der Campagna litten unter den schweren Epidemien. Der von Urban VIII. (1623–1644) erweiterte und von Innozenz XII. (1691–1700) mit gutem Trinkwasser versehene, große Handelshafen Civitavecchia und der von Innozenz XII. angelegte kleinere Porto d'Anzio verfehlten wegen der »bösesten Luft« ihren Zweck, Rom auf dem Seeweg mit billigen Waren und Lebensmitteln zu versorgen. Selbst die Juden zogen trotz aller Vergünstigungen »das Ghetto« in Rom den berüchtigten, von fremden Konsuln geradezu gefürchteten Küstenstädten vor.

Im Jahr 1709 veröffentlichte der Italiener Francesco Torti sein ausführliches Werk über das Wechselfieber und die therapeutische Wirksamkeit der Chinarinde: »Synopsis therapeutice specialis«. Es war die erste Schrift, die bis ins kleinste über die Anwendung und den Nutzen der Fieberrinde Bescheid gab und alle theoretischen Einwendungen gegen ihre Heilkraft aufgrund ausgedehnter eigener und fremder Erfahrungen widerlegte. Zugleich prägte Torti einen Namen, der auf die Krankheitsursache hinweisen sollte:

Mal' aria (zu deutsch: schlechte Luft). Noch ganz im Sinn der Miasmalehre sollte die »verpestete Luft« der Sümpfe und Niederungen an dem Leiden schuld sein.

Fast zur gleichen Zeit setzte sich Giovanni Lancisi (1654–1720) mit ätiologischen, epidemiologischen und seuchenprophylaktischen Fragen der Malaria auseinander. Als Leibarzt zweier Päpste (Innozenz XII., Klemens XI.) und als der militärische Berater der Truppen des Kirchenstaats hatte er ein doppeltes Interesse an der Fieberseuche. Er wußte, daß im Lauf der Jahrhunderte die Malaria viele Heere vor den Mauern Roms vernichtet hatte, und er wußte auch, wie sehr die Gesundheit des Bauern in der römischen Campagna von der Malaria abhing. Nach langen Studien und Überlegungen veröffentlichte er 1717 in Rom sein richtungweisendes Werk über die Malaria: »De noxiis paludum effluviis eorumque remediis«. Das Werk Lancisis beginnt mit einer Betrachtung über die Bedeutung der Sümpfe als Malariaherde. Besonders in diesem Anfangsteil enthüllt sich seine tiefe humanistische Gelehrsamkeit durch häufige Zitate aus den klassischen Schriftstellern, wie Varro, Palladio, Columella, Vitruv und Lukrez. Wie bereits erwähnt, haben schon die alten römischen Autoren als Ursache des Sumpffiebers einen parasitären Urstoff angenommen. Auch Lancisi betonte, daß Sümpfe Fieber verursachten, indem sich darin Würmchen (also Mückenlarven) in zischende Mücken verwandeln, deren außerordentliche Fruchtbarkeit (eorundem foecunditas mirabilis) er genau beschreibt. Unter dem Einfluß der Varroschen Anschauung, die sich bei den Campagnahirten bis in seine Tage erhalten hatte, war auch er der Überzeugung, die Malaria würde dadurch entstehen, daß Sumpfmücken einen schädlichen Saft einflößten (»palustria insecta noxium succum infundunt«), wobei Würmer in die Blutgefäße eindringen (»vermes sanguineis vasis sese inferent«). Doch mit der skeptischen Vorsicht eines echten Wissenschaftlers machte er die Einschränkung: »Ich wäre ein Dichter und kein Forscher, wenn ich ohne experimentelle Basis annehmen wollte, daß in der Blutbahn Malariakranker eingedrungene Würmer zirkulieren würden.« Um nun das Problem endgültig zu lösen, schlug er vor, dem Fieberkranken von Zeit zu Zeit Blut zu entnehmen und es unter dem Mikroskop auf Parasiten zu prüfen (Buch XIX). Die Durchführung dieses genialen Planes scheiterte jedoch an der ungenügenden Vergrößerungsfähigkeit und Sichtschärfe der damaligen Mikroskope. So kam es, daß seine Theorie über die Entstehung der Malaria bald wieder in Vergessenheit geriet.

In bezug auf die Malariaprophylaxe wies Lancisi darauf hin, daß Vorbeugung wichtiger sei als heilende ärztliche Tätigkeit. Er arbeitete einen streng gegliederten Plan zur Trockenlegung der Sumpfgebiete in der römischen Campagna aus. Da man jedoch zu den Sanierungsarbeiten größere Mengen der außerordentlich teuren Chinarinde benötigt hätte, konnte der kühne

Plan nicht verwirklicht werden. Gelegentlich seiner Besprechung der therapeutischen Versuche beim Malariaausbruch von 1705 in Rom geriet Lancisi in eine geradezu euphorische Stimmung:

> »Es ist unglaublich, mit welchem Erfolge durch die Chinarinde, gleichsam wie mit den Pfeilen des Herkules, diese entsetzliche Hydra des leoninischen Sumpfes vertilgt werden konnte.«

Lancisi hatte in bezug auf Sanierungsarbeiten – abgesehen von der Beseitigung der Brutplätze durch Entwässerung oder Beackerung – auch über eine Vernichtung der Mückenbrut (»Sommerbekämpfung«) durch »Erstickung« nachgedacht. Er nahm stechmückenhaltiges Sumpfwasser und goß es in eine offene Phiole. Die Würmer (Larven) schossen mit einer wunderbaren Schnelligkeit wie Fische umher, wurden aber alsbald unbeweglich, wenn man das Gefäß mit sogenanntem spanischen Wachs verschloß.[208]

Im Türkenkrieg hatte Prinz Eugen nach dem Sieg bei Peterwardein (5. August 1716) und der Rückeroberung Belgrads (16. August 1717) hohe Verluste an Sumpf- und Fleckfieber zu beklagen.[209] Die in den zurückeroberten Gebieten angesiedelten deutschen Bauern des »ersten Schwabenzuges«, denen man »ein Land mit Milch und Honig« versprochen hatte, wurden vom Sumpf- und Fleckfieber völlig aufgerieben. Ein Spruch der »Donauschwaben« über die drei »Schwabenzüge« ins ferne Ungarland lautete:

> »Die ersten fanden den Tod,
> die zweiten die Not,
> die dritten das Brot.«

Im 18. Jahrhundert waren noch bestimmte Gebiete Hollands mit der Malaria verseucht. Trotz der vorherrschenden humoralmedizinischen Vorurteile versuchte John Pringle (1707–1782), der Pionier der Militärmedizin, während der flandrischen Kriege um die Mitte des 18. Jahrhunderts ohne Erfolg die uneinsichtige Generalität davon zu überzeugen, daß sich die Erkrankung der Truppe an Malaria oft durch die Wahl geeigneter Lagerplätze vermeiden ließe.[210] Bereits der römische Professor Giorgio Baglivi (1668–1707) hat Ende des 17. Jahrhunderts das Sumpffieber, dessen Ätiologie damals noch unbekannt bzw. höchst umstritten war, als »lokalistische«, ortsgebundene »autochthone« Seuche bezeichnet.[211] Auch Pringle war es aufgefallen, daß ein Malariaherd nur einen beschränkten Umkreis hat, und er empfahl daher, Sumpfgebiete bei der Auswahl von Lagerplätzen zu vermeiden. Dabei warnte er besonders vor der Insel Walcheren vor der holländischen Küste.[212]

Obwohl Pellicioni bereits 1768 in seiner Schrift »Sopra l'efficaccia e virtu della China-China sulla cura profilattica delle febbre acute putride ed epidemiche« das Chininpulver als Malariaprophylaktikum empfohlen hatte, lehnten die meisten Ärzte wie die Hallenser Koryphäe Stahl, der »homo metaphysicus«, aus rein theoretischen Erwägungen das Chinin selbst bei einer Malariatherapie ab.[213] Kennzeichnend für die damals noch vorherrschende Voreingenommenheit gegenüber dem Chinin ist folgende Begebenheit: Die fünf Mitglieder der vom dänischen König finanzierten ersten Forschungsreise in das geheimnisvolle und damals noch unbekannte Land Jemen an der Südspitze Arabiens, die 1761–1767 bis auf einen, Karsten Niebuhr, an Malaria starben, hatten kein Chinin, dafür aber große Mengen Arsenik mitgenommen.[214]

Es ist heute kaum vorstellbar, daß das an der Mündung des Neckars in den Rhein liegende Mannheim noch im Jahr 1761 von einer schweren Malariaepidemie betroffen wurde. Über diesen Seuchenausbruch hat einige Jahre später der hochfürstlich pfalz-zweibrückische Hofrat und kurfürstlich pfälzische Garnisonsphysikus zu Mannheim, Friedrich Casimir Medicus, in einem zweibändigen Werk berichtet.[215] Der erste Band dieses Buches ist ausschließlich, der zweite teilweise der Malariaepidemie von Mannheim gewidmet, die er »Wechselfieber« nennt.[216] Seine Beobachtungen beschränkten sich auf die Soldaten der Garnison, die alle im Mannheimer Lazarett behandelt wurden, wobei die Leichname aller Verstorbenen zur Sektion gelangten. Die Seuche begann Ende Juli und dauerte bis Ende November. Im Lauf der Zeit kamen 1228 Erkrankte ins Lazarett, von denen vierzehn starben. Medicus schildert chronologisch den Verlauf der Seuche. Obwohl man damals in Mannheim viel über die »Schnackenplage« klagte, scheint Medicus die Arbeit von Lancisi nicht gekannt zu haben, da er in ätiologischer Hinsicht unter Berücksichtigung des Genius epidemicus nur miasmatische Überlegungen erwähnt:

> »Besonders habe ich hinlänglich Gelegenheit gehabt, den ungemeinen Schaden der stillstehenden Wasser zu beobachten. Denn durch die langanhaltende Hitze wurde das Wasser in den Stadtgräben ungemein ausgetrocknet, das übrige ging natürlicherweise in eine Fäulnis über und verursachte eine unangenehme Ausdämpfung. Dieser Umstand war vorzüglich auf dem Walle unerträglich. Die daselbst stehenden Soldaten mußten den Nachteil einer solchen Luft nur gar zu sehr empfinden, indem sie haufenweise erkrankten.«[217]

Obwohl die Humoralpathologen im Sinn von Galen das Wechselfieber mit der Verderbnis der Galle in Beziehung brachten, stellt Medicus nach den vorgenommenen Sektionen erstaunt fest, daß die Leber bei den Verstorbenen »allemal vollkommen gesund angetroffen worden sey«. Dagegen fand er die Milz »immer verändert, groß, bläulich und morsch.«[218] Zur Therapie seiner vielen an Malaria erkrankten Soldaten verwendete Medicus trotz aller humoralmedizinischen Bedenken jener Zeit »in jedem Falle« konsequent und mit viel Erfolg die Chinarinde. Stolz erklärt er in seinen »Beobachtungen«: »In der peruvianischen Rinde scheint jenes Etwas verborgen zu sein, das sich dem Begriff eines Spezifikum nähert.«[219] Doch diese Erkenntnis wurde von den meisten Ärzten nicht beachtet.

Noch in den letzten Jahrzehnten des 18. Jahrhunderts galt die Umgebung von Mannheim, weil sie oft überschwemmt wurde, als Malariagegend. Dort hat sich auch zwischen 1781 und 1783 Schiller, als seine ersten Dramen in Mannheim aufgeführt wurden, die Ansteckung geholt, die die Widerstandskraft gegen sein Lungenleiden entscheidend herabgesetzt haben mag.[220] Wenige Jahre später wurde Goethe, der 1794 einen Freundschaftsbund mit Schiller schloß, während seiner italienischen Reise mit dem Malariaproblem konfrontiert. Bekanntlich war in der römischen Campagna aufgrund jahrtausendealter Erfahrung das nächtliche Offenhalten von Schlafzimmerfenstern verpönt, »weil Nachtluft giftig wirke.« Dieser Hinweis findet sich in einem Brief des Malers Wilhelm Tischbein[221] (1751–1829), den er zu einer Zeit schrieb (am 30. Okt. 1786), als er seinen sehnlichst erwarteten Freund und Gönner Goethe in Rom persönlich kennenlernte, von dem er später, mit der berüchtigten Malarialandschaft im Hintergrund, »das erste Bildnis eines Weltbürgers« (»Goethe in der Campagna« 1787) schuf.[222] Den Rat, die Schlafzimmerfenster nachts zu schließen, scheint Tischbein auch seinem Dichterfreund erteilt zu haben, wofür seine mit Tinte und Sepia angefertigte Zeichnung »Goethe am Fenster« spricht. Auf diesem Bild hat der sich aus den Pantoffeln auf Zehenspitzen erhebende, uns mit dem Rücken zugekehrte Dichter in lockerer Morgenkleidung den rechten Unterflügel der nachtsüber verriegelten Fensterladen geöffnet, um sich an der »gesundheitsverheißenden Morgensonne« zu erquicken.[223]

Auf dem protestantischen Friedhof vor der Aurelianischen Mauer in Rom sind viele Fremde aus dem Norden begraben, die meist – wie die Kinder des preußischen Gesandten Wilhelm von Humboldt – der dortigen schlechten Luft, d. h. der Malaria, zum Opfer gefallen waren. Selbst Humboldts »piccoli bambini« mußten als Nichtkatholiken nachts bei Fackelschein auf dem Protestantenfriedhof bei der Cestiuspyramide begraben werden, da es die Kirche nicht anders duldete.

Von den vielen italienischen Städten, die wegen der Malaria verlassen wurden, regten seit jeher die südwestlich von Rom an der Via Appia liegenden geheimnisvollen Ruinen von Ninfa die Phantasie der Romfahrer und Maler besonders an:

»Die märchenhafte Ruine einer spätromanischen Stadt mit Mauern, Türmen, Kirchen, Klöstern und Wohnhäusern, halb versunken im Sumpf und überwuchert von Schlingpflanzen. Sobald man sich ihr nähert, spiegelt sich der trotzige Turm der Caetani im stillen Becken eines großen Teiches, dessen Oberfläche Tausende von Wasserlilien bedecken. Die verlassene Stadt erinnert an Pompeji. Doch Pompeji, jahrhundertelang unter Lavamassen begraben, gewährt den trostlosen Anblick der Unfruchtbarkeit, während in Ninfa alles unter Blumen und Efeu prangt. Doch steht man auf dem Friedhof der alten Hauptkirche und betrachtet dort die stillen Grabsteine, so wird man von einer doppelten Welt des Todes umschauert. Doch ehe es zu dämmern beginnt, muß man den schönen, doch gefährlichen Ort hinter sich gelassen haben, denn dann steigen aus dem Sumpf die tödlichen Miasmen auf«,

schrieb 1859 in einem Brief Ferdinand Gregorovius.[224]

Aber auch im Norden Italiens war man vielerorts vom Sumpffieber gefährdet, besonders in der Lombardei, wo der Reisbau »geflissentliche Überschwemmungen erfordert«. Nicht nur die dort stationierten Truppen (Österreicher, Franzosen) haben oft unter dem Sumpffieber schwer leiden müssen. Johann Peter Frank schrieb in seiner »Medizinischen Polizey«:

»Die Mayländischen Bauersleute, welche sich mit dem Reißbau beschäftigen, sterben meistens vor dem vierzigsten Jahr… Ich würde also in manchen Gegenden anrathen, den so ungesunden Reißbau dem Gesundheitswohl der Unterthanen aufzuopfern oder denselben doch so viel einzuschränken, als die Umstände erlauben. Mayland hat das glückliche Vorrecht, daß niemand, einige Meilen um diese Hauptstadt, Reiß bauen darf.«

Als der 27jährige General Bonaparte im Frühjahr 1796 das Kommando über die französische Revolutionsarmee in Oberitalien übernahm, fand er dort einen demoralisierten Haufen von hungernden und zerlumpten Sansculotten vor, der den gut ausgerüsteten Österreichern und Piemontesern auch zahlenmäßig weit unterlegen war. Mit knapp 40 000 Mann stand er einem doppelt so großen Feind gegenüber. Doch Bonaparte formte durch eiserne Disziplin innerhalb kürzester Zeit den desolaten Haufen in eine schlagkräftige Armee um. Auch fand er den richtigen Ton, mit dem er seine Soldaten für sich gewinnen konnte. Er versprach ihnen, sobald sie den beabsichtigten Vormarsch zuwege gebracht hätten, bessere Verpflegung, Ruhm und Ehre.

»Soldaten«, heißt es in seiner berühmten Proklamation, »ihr seid schlecht ernährt und halbnackt… Ich werde euch in die fruchtbarsten Ebenen der Erde führen. Reiche Provinzen und große Städte werden in eure Hände fallen. Dort werdet ihr Ehre, Ruhm und Reichtum finden«.[225]

Bonaparte folgte dem Grundsatz, an einem Punkt der Stärkste zu sein und an diesem Punkt anzugreifen. Das ermöglichte ihm, die verschiedenen Armeen des Feindes getrennt zu schlagen. Wie Blitz auf Blitz folgten seine Siege bei Montenotte am 12. April, bei Millesimo am 14., Dego am 15., Mondovi am 22., Cherasko am 25. und Lodi am 10. Mai.[226] In wenigen Wochen war Piemont erobert, doch die Österreicher wollten nicht nachgeben und schickten gegen Bonaparte ihre besten Generäle: Wurmser und Alvinczy. Allein Bonaparte vollbrachte Wunder über Wunder. Wurmser mußte sich in den Schutz der Mauern von Mantua zurückziehen. Die Generäle alten Schlages waren fassungslos. Was sollten sie gegen den jungen korsischen Teufel tun, der die klassischen Kriegsregeln nicht beachtete, der die tollkühnsten Wagnisse unternahm und überall zugleich war? Dieses Land der Berge und Täler, der Flüsse und Sümpfe war für Überraschungsangriffe wie geschaffen und beflügelte Bonapartes Genie.

Doch in den Reisfeldern der Lombardei, wo sich die meisten Operationen abspielten, erschien mit der Sommerhitze ein neuer Feind: die Malaria. Auch die Belagerung des zwischen Seen und Sümpfen am Mincio ungesund gelegenen Mantua erforderte viele Seuchenopfer. Bonapartes Lage wurde immer bedenklicher. In den französischen Militärlazaretten überstieg die Zahl der Fieberkranken um das Vielfache jene der Verwundeten. Die Adligen in Italien pflegten sich auf ihren Sommersitzen vor den Stechmücken mit Netzen und Räucherungen zu schützen. Derartige Vorsichtsmaßnahmen, die man als ein Zeichen aristokratischer Verweichlichung empfand, wurden von dem Sansculottenheer[227] und seinen Offizieren nicht beachtet. Auch Bonaparte litt selbst an »mantuanischem Fieber«[228], wie die Malaria genannt wurde. Sein kleines Heer war in den ungleichen Kämpfen auf 20 000 Mann zusammengeschmolzen, denen 60 000 Österreicher gegenüberstanden. Aus Frankreich war keine Hilfe zu erwarten. Alvinczy hatte sich auf den Höhen von Caldiero in einer schier uneinnehmbaren Stellung befestigt und bedrohte Verona. »Jeder andere General an Bonapartes Stelle hätte sich hinter den Mincio zurückgezogen und Italien wäre verloren gewesen«, sagt Stendhal, ein Teilnehmer des Feldzugs.[229] Doch Bonaparte ging nicht zurück. Er ersann ein tollkühnes Manöver: den österreichischen Feldmarschall Alvinczy durch die fast undurchdringlichen Etschsümpfe zu umgehen, um ihn, in den Rücken fallend, zu überrumpeln. In der Nacht verließ die französische Armee unter tiefem Schweigen Verona und erreichte vor Morgengrauen die Brücke von Arcole, wo dann die blutige Entscheidung fiel. Alvinczy verlor die Nerven und gab die uneinnehmbaren Höhen von Caldiero auf. Bald danach kapitulierte auch Wurmser in Mantua. Bonaparte marschierte durch die Ostalpen gegen Wien. Die eingeschüchterten Österreicher sicherten im Präliminarfrieden von Leoben den Franzosen den Besitz Belgiens und der Lombardei zu.

Zu einer Zeit, da die Chinarinde am Land schon viel benutzt wurde, fehlte sie noch in den meisten Schiffsarzneikisten. Erst seit etwa 1780 wurde sie an Bord der Kriegsschiffe in Wein an die Mannschaft verabreicht, die davon nicht besonders begeistert war. 1803 ordnete Lord Nelson an, daß alle Schiffe seiner Mittelmeerflotte Chinarinde mitführen müßten. Doch die britische Landarmee zog daraus nicht die notwendigen Konsequenzen. Daher scheiterte auch 1809 der von den Engländern unternommene Versuch einer Invasion des von französischen Truppen besetzten Holland, das damals stellenweise noch mit Malaria verseucht war. Während Napoleon nach der Schlacht bei Aspern in Österreich gebunden war, landete eine britische Expeditionsarmee Ende August 1809, also auf dem Höhepunkt der Malariasaison, in einer Stärke von über 39 000 Mann ausgerechnet auf der in der Scheldemündung gelegenen südholländischen Insel Walcheren, vor der Pringle fünfzig Jahre zuvor gewarnt hatte. Die Folge war, daß innerhalb kürzester Zeit fast 27 000 Engländer infolge von Malaria in Lazarettbehandlung genommen werden mußten, von denen innerhalb von vier Monaten 4175 Mann der Infektion erlagen. Die Engländer sahen sich unter diesen Umständen genötigt, nicht nur von der geplanten Belagerung Antwerpens, das ihnen als wichtiger Brückenkopf dienen sollte, sondern gänzlich von der Invasion abzusehen und auch das bereits besetzte Vlissingen wieder zu räumen.[230]

Als sich die Griechen gegen die Türken erhoben, wurde auch Lord Byron vom philhellenischen Taumel erfaßt. Mitte 1823 begab er sich aus seinem italienischen Aufenthalt nach Griechenland. Er verkaufte und versetzte seinen ganzen Besitz. »Ich habe in drei Monaten 30 000 Dollar ausgegeben… Wenn nur die Griechen siegen – mir ist kein Opfer zu teuer« (1823).[231] Im Januar 1824 traf er in Missolunghi ein, warb auf eigene Kosten eine Brigade von 500 Söldnern, an deren Spitze er das Schloß von Lepanto, die einzige Festung im westlichen Griechenland, erobern wollte. Bei dieser Unternehmung sollten ihn 2500 Griechen und eine Batterie der Philhellenen unterstützen.[232] Aber noch ehe sein Befreiungskorps ausrücken konnte, wurde er vom Sumpffieber gepackt, dem er nicht genug Bedeutung beimaß. Auch hegte er, wie aus einer Notiz hervorgeht, gegen Chinin das alte britische Vorurteil, das bereits Cromwell zum Verhängnis geworden war.

> »Es ist besser«, schrieb Byron, »mit einer Kugel als mit Chinin im Leibe zu sterben… Wenn wir nicht von den Türken niedergemetzelt werden, so werden wir höchstwahrscheinlich dem Fieber in diesen schmutzigen Löchern erliegen. (Missolunghi, Februar 1824.)«

Er sollte – was ihn selbst betraf – recht behalten. Als er erneut einen schweren Malariaanfall bekam, starb er an dessen Folgen am 19. April 1824 in

Missolunghi.[233] Auch das aus überwiegend deutschen Freiwilligen bestehende Philhellenenkorps hatte schwer unter dem Sumpffieber zu leiden, ehe es unter dem württembergischen General Normann 1826 bei Missolunghi von den Türken aufgerieben wurde. Die Behandlung der malariakranken Philhellenen vor dem Massaker erfolgte durch einen deutschen Arzt mit Arsenik, eine Praxis, die in der damaligen Medizin noch weit verbreitet war. Als Hufeland den Berliner Arzt Heim einmal mißbilligend fragte, wie er sich wohl zu rechtfertigen gedenke, wenn ihn der liebe Gott dereinst wegen der Verabfolgung dieses gefährlichen Giftes zur Rechenschaft zöge, lachte Heim und klopfte Hufeland auf die Schulter, als spräche er zum lieben Gott: »Mein lieber Alter, werde ich sagen, davon verstehst du nichts!« Doch es wäre weit gefehlt, würde man annehmen, Hufeland hätte mit seiner vorwurfsvoll klingenden Frage eine Lanze für das Chinin brechen wollen. Erklärte er doch noch 1836 in seinem berühmten »Enchiridion« in bezug auf die Behandlung der Malaria: »Das souveräne und das einzige Mittel beim Wechselfieber, am meisten bei dem perniciösen Wechselfieber, ist das Opium!«[234]

Auch an der Nordseeküste wurde bei Malariafällen Arsenik und Opium benutzt, nicht zuletzt deshalb, weil das Chinin zu teuer war. Auf der Marsch war das Wechselfieber doppelt so häufig wie auf der Geest und fast achtmal so häufig wie auf dem »Sande« (Dünenland). Das Leiden hieß mit Recht »Marschfieber«. Nachdem 1825 infolge von Sturmfluten Deichbrüche an der oldenburgischen Küste entstanden waren, kam es 1826 zu einer Malariaepidemie im ganzen Jeverland, bei der die Sterblichkeit, nicht zuletzt infolge unzweckmäßiger Therapie, um das Siebenfache vermehrt wurde. Auch die Sturmfluten von 1845 brachten die Krankheit zu heftigem Aufflammen. Kein Haus im Jeverland blieb von ihr verschont, so daß aus Mangel an Arbeitskräften die Felder nicht bestellt werden konnten. Allein im Amt Tettens litten 3000 von 4320 Einwohnern an Wechselfieber; 147 starben daran.[235]

In Afrika bewirkten Infektionskrankheiten wie Malaria, Ruhr, Schlafkrankheit über Jahrhunderte, daß das Innere des Kontinents unerforscht blieb. Die ersten Expeditionen der Portugiesen im 16. Jahrhundert entlang des Sambesiflusses scheiterten vor allem an Fieberseuchen.[236] Bereits 1788 hatte man in London die Gesellschaft zur Erforschung Innerafrikas gegründet. 1805 verließ der schottische Arzt Mungo Park mit einer Expedition Gambia und drang ins Landesinnere vor. Nach vier Monaten waren von vierundvierzig Europäern nur noch elf am Leben. Im Oktober erreichten noch vier Überlebende die Stadt Borissa am Niger; sie kamen später in den Stromschnellen des Flusses um.[237] Die afrikanische Westküste war so verseucht, daß sie bis in das 19. Jahrhundert als »das Grab des weißen Mannes«

bezeichnet wurde. Das war der Grund, weshalb die Europäer ursprünglich über die Forts der Küstenstädte nicht hinauskamen.

Allmählich entwickelte sich an der Westküste Afrikas mit Verbindungen bis weit ins Binnenland (z. B. dem Flußsystem des Niger-Mündungs-Deltas) eine afrikanische Fernhändlerschicht, die europäische Waren ins Inland vermittelte und dafür in wachsendem Maß Palmölprodukte und Gummi sowie andere für die beginnende Industrialisierung Westeuropas wichtige Rohstoffe besorgte. Als England seit dem Wiener Kongreß (1814–1815) das Verbot des Sklavenhandels durchzusetzen begann, waren Voraussetzungen geschaffen, in Westafrika tropische Agrarprodukte für den Weltmarkt anzubauen und zu vermarkten. Seit dieser Zeit waren die Engländer gegen die Sklavenausfuhr aus Westafrika, die sie bis dahin mit großem Gewinn selbst betrieben hatten. Wie recht hatte Goethe, als er diesen Gesinnungswandel der Briten in einem Gespräch mit Eckermann am 1. Januar 1830 sarkastisch so deutete:

> »Jedermann kennt ihre Deklamationen gegen den Sklavenhandel, und während sie uns weismachen wollen, was für humane Maximen solchem Verfahren zugrunde liegen, entdeckt sich jetzt, daß das wahre Motiv ein reales Objekt sei, ohne welches es die Engländer bekanntlich nie tun… An der westlichen Küste von Afrika gebrauchen sie die Neger selbst in ihren großen Besitzungen, und es ist gegen ihr Interesse, daß man sie dort ausführe…«

Seit Mitte des 19. Jahrhunderts begannen englische Firmen, oft gestützt auf militärische Gewalt, die Zwischenhändlerposition der Afrikaner zu verdrängen. Diese Entwicklung wurde durch drei Faktoren begünstigt: 1. durch die Einführung des Chinins erhielten die Europäer größere Lebenschancen in Westafrika. 2. durch die verbesserten Präzisionswaffen wurde endgültig die Überlegenheit des Gewehrs gegenüber den Waffen der Eingeborenen stabilisiert und 3. mit der Linien- und später mit der Dampfschiffahrt eine gesicherte Seeverbindung und sogar Kontrolle der großen westafrikanischen Flüsse möglich. Es war zwar noch immer schwierig, die Malaria von anderen in den Tropen heimischen Infektionskrankheiten, wie etwa dem Gelbfieber oder der mit Fieber beginnenden Schlafkrankheit, zu differenzieren. Allerdings konnte man oft durch den therapeutischen Effekt des Chinins ex juvantibus die Diagnose Wechselfieber stellen. Mit einem Schlag erkannten die Kolonialmächte, welche Bedeutung dem Chinin in ihrem Expansionsbestreben zukam.

Peru, die Heimat der Chinarinde, besaß lange Zeit im Welthandel das Monopol. Natürlich stieg der Preis des Mittels immer höher.[238] Als im Jahr 1820 die beiden französischen Chemiker Pelletier und Caventou nach der

Methode Sertürners, der 1804 das Morphin isoliert hatte, aus der Droge das chemisch wirksamste Alkaloid, das »Chinin«, in reiner Form herstellten und damit erst dem Heilmittel seine vielseitigen Anwendungsmöglichkeiten eröffneten, setzte ein schonungsloser Raubbau an den Chinabaumbeständen ein.[239] Ganze Chinchonienwälder wurden rücksichtslos gerodet, so daß eine Ausrottung des Chinabaums drohte, zumal sich niemand um den längst nötigen Nachwuchs kümmerte. Da beschlossen die Kolonialmächte, für deren tropische Besitzungen die Erhaltung des Malariamittels geradezu eine Lebensfrage war, die Chinchonien in geeigneten Gebieten ihres eigenen Machtbereichs anzupflanzen.

In welcher Situation man sich befand, beleuchtet die Tatsache, daß das französische Parlament im Jahr 1830 das eben erst eroberte Algier wieder preisgeben wollte, weil von 1100 Soldaten eines dorthin entsandten Regiments innerhalb eines halben Jahres 1020 Mann der Malaria zum Opfer fielen. Im Jahr 1849 ließ der französische Konsul von Bogotá Chinchonasamen nach Algier bringen, um dort die Aufzucht zu entwickeln. Diese Versuche blieben jedoch erfolglos, da in Nordafrika weder der Boden noch das Klima für das Gedeihen der Bäume geeignet war. Da beauftragte im Jahr 1852 die niederländische Regierung den deutschen Botaniker Hasskarl, der bereits eine zwölfjährige Tätigkeit auf Java hinter sich hatte und dort Direktor des Botanischen Gartens in Buitenzorg war, Samen und Pflanzenmaterial zu beschaffen. Indessen hatte die peruanische Regierung – in der begreiflichen Besorgnis, ihre Monopolstellung zu verlieren – auf die Ausfuhr von Chinchonapflanzen oder -samen die Todesstrafe gesetzt. Unter dem falschen Namen »Müller« traf Hasskarl in Peru ein und gab vor, gewisse Gebiete und Flüsse kartographieren zu wollen. Unter unendlichen Schwierigkeiten gelang es ihm 1854, aus den Chinchonienwäldern 400 Stecklinge in seltsamer Verpackung (in Särgen) an die chilenische Küste zu schmuggeln, wo sie von einer niederländischen Fregatte übernommen und nach Java gebracht wurden. In den warmen Hochgebirgsgegenden Ostindiens gedieh der Baum über alles Erwarten gut, und nach zwanzig Jahren hatte man aus 150 Bäumen bereits mehr als 2 Millionen gezogen.[240]

Als Ferdinand Lesseps (1805–1894) zur Abkürzung des Seewegs nach Süd- und Ostasien zwischen 1859 und 1869 als schleusenlose Wasserstraße zwischen Mittelmeer und dem Roten Meer den Suezkanal baute, wurden Zehntausende von Fellachen Opfer der Anophelesmücke und der Choleravibrionen.[241] Chinin gab es nur für die Europäer.[242]

Wie unentbehrlich das Chinin geworden war, zeigt nichts besser als dessen Notwendigkeit für die Forschungsreisenden. So berichtet der Afrikaforscher Georg Schweinfurth (1836–1925), der besonders die Nilländer bereiste und 1870/71 bis ins Kongogebiet vordrang:

»Ohne zu übertreiben, kann man sagen, daß die Hälfte aller Afrikareisenden dem Fieber erliegt. Von der Tinne'schen Expedition 1863 starben daran unter neun europäischen Mitgliedern fünf. Er selbst habe sich gegen die schädlichen Einflüsse eines fortgesetzten Aufenthaltes in ungesunden Flußniederungen durch den prophylaktischen, täglichen Gebrauch von Chinin, dreimal gegen 0,5 Grm. gesund erhalten, obgleich er bei seiner Beschäftigung, botanisierend in Sümpfen und die Papyrushorste beständig durchwatend, den Fieberursachen mehr ausgesetzt gewesen sei als mancher andere.«[243]

Der Entdeckungsreisende H. Stanley (1841–1904), der in Ostafrika den verschollenen Livingstone fand, den Viktoria- und Tanganjikasee erforschte und den Kongo-Quellfluß entdeckte, schrieb:

»Drei Fieberanfälle brachten mich um 7 Pfund Gewicht. Aber ich chininisirte mich durch und durch (quinquinized myself thoroughly) von der Frühdämmerung bis zum Sonnenuntergang und am fünften Tage trat ich hinaus, bleich, schwach, zitternd, mit gelbsüchtigen Augen, klopfendem Herzen und klingenden Ohren – das ist wahr – aber das Fieber war überwunden.«[244]

Als Stanley, der sich mit großem Eifer bemühte, die Ursache der Malaria zu erforschen, unter der er und seine Begleiter so oft und schwer zu leiden hatten, im April 1888 mit Emin Pascha zusammentraf, erzählte ihm dieser, er nähme immer ein Moskitonetz mit, weil er glaube, daß dasselbe ein ausgezeichnetes Schutzmittel sei, durch das er dauernd von der Malaria verschont geblieben sei. Stanley hatte anscheinend nur ein stilles Lächeln für diese hervorragend scharfe Beobachtung, die er für die Grille eines unpraktischen Träumers hielt und wohl nur erwähnte, um sie als etwas besonders Absurdes hinzustellen. Er beachtete auch weiterhin keineswegs diese wichtige Erfahrung und litt daher nach wie vor unter den heftigsten Malaria-Attacken. Man sieht, daß der in ägyptischen Diensten stehende Emin Pascha[245], eigentlich Eduard Schnitzer (1840–1892), der von Haus aus Arzt war und die scharfe Beobachtungsgabe des Naturforschers besaß, sich bereits zehn Jahre vor Ross sehr nahe an der Lösung der Malariaätiologie herangetastet hatte. Doch ein einfacher Schritt in ein dunkles Gebiet scheint oft noch recht schwierig zu sein.

Mikrobiologische Ära

Das erste Licht in das Dunkel der Malariaentstehung wurde im Jahr 1880 durch den französischen Militärarzt Laveran (1845–1922) in Algier gebracht, der bei der mikroskopischen Prüfung von Blut malariakranker

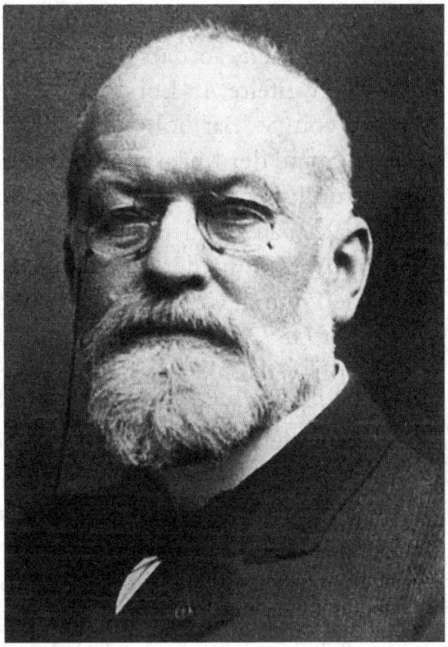

Louis Alphons Laveran (1845–1922), französischer Militärarzt, fand 1880 in Algier im Blut eines malariakranken Fremdenlegionärs als Erreger Plasmodien.

Fremdenlegionäre (im Militärhospital zu Constantine) zwischen den Erythrozyten »kleine, amöboid bewegliche Gebilde« sah, die er im Blut Gesunder niemals finden konnte und die er daher für die Erreger der Malaria hielt.[246] Die Blutproben mußten während des Fieberanfalls und vor dem Gebrauch von Chinin entnommen werden. Zugleich stellte Laveran fest, daß diese Parasiten während der Chininmedikation aus dem Blut verschwinden und nur bei perniziösen Fällen darin nachweisbar bleiben. Das Chinin war also ein Plasmodiengift und damit ein kausales Heilmittel, weil es an der letzten Ursache (causa) des Leidens angriff. Die Chinintherapie wurde das große Vorbild der kausalen Therapie, das Leuchtfeuer, das zur später so erfolgreichen Chemotherapie angeregt hat.

In Italien, wo damals jährlich über 20 000 Menschen an Malaria starben, wurden »Laverans Halbmonde« trotz der »bakteriologischen Skepsis« 1885 durch Golgi (1843–1926) als Schmarotzer der Erythrozyten bestätigt. Außerdem stellte er fest, daß der Malariaparasit im menschlichen Körper einen ungeschlechtlichen Entwicklungszyklus durchmacht, in dessen Verlauf der Zerfall von Parasiten in junge Teilungsformen (Schizonten) mit dem Fieberanfall zusammenfällt.[247]

In Indien, wo jährlich etwa 100 Millionen Menschen an Malaria erkrankten und 1 Million daran starb, versuchte der englische Sanitätsoffizier Ronald Ross (1857–1932) lange, doch vergeblich, Leverans Halbmonde im Blut Malariakranker nachzuweisen. Als er 1894 zu einem Heimaturlaub nach England heimkehrte, hatte er noch nie einen Malariaerreger zu Gesicht bekommen, so daß er in einer Publikation sogar Laverans »Entdekkung« anzweifelte. In London versicherte ihm Kanthak, der Pathologische Anatom vom St. Bartholomew's Hospital, den er um Klärung über den derzeitigen Stand der Malariafrage bat, daß Laverans Entdeckung zu Recht bestünde, und riet ihm, sich an den erfahrenen Tropenarzt Patrick Manson (1844–1922) zu wenden, der während seines langjährigen Chinaaufenthalts bei der Erforschung der Elephantiasis feststellte, daß deren Erreger, die Mikrofilarien, durch Culex fatigans übertragen werden,[248] und der nach seiner Heimkehr (1892) als Arzt am Londoner Seemannshospital bei der Untersuchung von Malariakranken eine neue Färbemethode mit Borax-Methylenblau (»Manson-Färbung«) entwickelte, mit deren Hilfe die Struktur der Malariaplasmodien besser zu erkennen sei.[249] Als sich Ross zu Manson begab, demonstrierte ihm dieser am 10. April 1894 in wenigen Minuten die ersten Halbmondformen der Malaria tropica im Mikroskop und zeigte ihm in den nächsten Tagen die anderen Formen der Malariaplasmodien aus dem Blut von Patienten im Charing-Cross-Hospital und im Seemannskrankenhaus. Manson glaubte, daß die Malariaerreger genauso von den Moskiten übertragen würden, wie er das bei den Mikrofilarien in China nachgewiesen hatte. Ferner meinte er, wenn die Erreger mit den abgestorbenen Mücken ins Wasser gelangten und der Mensch dieses infizierte Wasser tränke, bekäme er Malaria. Diese Theorie machte einen so großen Eindruck auf Ross, daß er beschloß, ihre Richtigkeit zu beweisen.[250] Er versuchte sich Werke über Moskitos zu verschaffen, aber vergeblich. Auf die Idee, sich im Britischen Museum zu erkundigen, kam er nicht. Als blutiger Dilettant wußte er damals nicht einmal, daß Moskiten Stechmücken sind, geschweige denn, daß die Stechmücken in zwei Hauptgruppen (Culicinae und Anophelinae) und diese wieder in zahlreiche Gattungen zerfallen.[251] Über ihre Lebensgewohnheiten wußte man damals nicht viel mehr, als daß nur die Weibchen Blut saugen.

Von Mansons Malaria-Moskito-Theorie begeistert, kehrte Ross am 28. März 1895 nach Indien zurück. Nun folgten für ihn vier Jahre harter Arbeit. Kaum in Bombay angekommen, fand er bei einer kranken Frau binnen fünf Minuten drei Malariaparasiten im Blutausstrich. Auf seiner Station in Secunderabad entdeckte er dann unter fünf Kranken, die in einem Saal lagen, bei dreien in je 30 Sekunden die Halbmondformen der Malaria tropica. Er war selbst überrascht, wie schnell er die Parasiten nun finden konnte. Als Ross bei einer Reihenuntersuchung von gesunden Personen im Blutausstrich eines eingeborenen indischen Soldaten zahlreiche Teilungsformen von Malaria quartana fand, sagte er zu ihm: »Du wirst bald einen Fieberanfall bekommen.« Der Soldat versicherte, er fühle sich ganz wohl.

Nach einer Stunde klapperten jedoch seine Zähne im Schüttelfrost wie Kastagnetten. Seitdem galt Ross unter den Indern als Prophet.[252]

Um Mansons Theorie experimentell nachzuprüfen, ließ Ross Moskitos, die er aus Eiern gezüchtet hatte, an Malariakranken Blut saugen. Die Mükken ließ er auf dem Wasser seines kleinen Aquariums verenden und gab das Wasser nun eingeborenen Soldaten zu trinken, nachdem er ihnen erklärt hatte: »Ihr bekommt jeder eine Rupie, wenn ihr es trinkt, und zwei Rupien, wenn ihr Fieber bekommt. – Ich trink's auch.« Merkwürdigerweise trat bei einem der Leute innerhalb elf Tagen ein schwerer Fieberanfall mit Parasiten im Blut auf. Obwohl bei den übrigen Versuchspersonen, auch bei ihm selbst, nichts geschah, berichtete Ross begeistert über seinen Erfolg, bei dem es sich allem Anschein nach um das Aufflackern einer früher erworbenen Malaria handelte. Die anderen Inder verschmähten jetzt sogar das Angebot von 2–3 Rupien, weil sie glaubten, bei der Erkrankung ihres Kameraden handle es sich um eine Art von Zauberei.[253]

Nun faßte er folgenden Plan: Er wollte zahlreiche Moskitos an Malariakranken Blut saugen lassen, einige Tage warten, sie sezieren und dabei verfolgen, ob er irgendwo im Leib der Insekten eine Weiterentwicklung der Malariaerreger entdecken könnte. Im August 1895 arbeitete er zunächst die Sektionsmethode der Moskitos aus, die noch jetzt allgemein gebräuchlich ist, und ging sofort an die Arbeit. Am 12. August 1895 schrieb er an Manson: »Die Malaria muß eine allgemeine endemische Krankheit der Moskiten sein. Der Krankheitskeim macht wahrscheinlich nur eine Exkursion in den Menschen, um einmal eine Luftveränderung oder Erfrischung zu haben.«

Er arbeitete an verschiedenen Plätzen Vorderindiens, besonders in den Hospitälern von Secunderabad, wo er den Malariapatienten, deren Betten durch Moskitonetze geschützt waren, Steckmücken ansetzte.[254] Wenn sie sich dann mit Blut vollgesogen hatten, steckte er die Moskitos in eine Flasche, bewahrte sie dort einige Tage auf und sezierte sie dann, um festzustellen, ob in ihren Mägen Malariaplasmodien sind. Doch es waren keine darin, hatte er doch die falschen Moskitos auf dem Sektionstisch vor sich gehabt. Denn er ließ Stechmücken einfangen, ohne zu wissen, von welcher Art sie waren. Seine wiederholte Erwähnung von »graue Moskitos« läßt vermuten, daß er sich zunächst hauptsächlich mit Culex fatigans, der landläufigen Stechmücke, befaßte, die er für den Übeltäter hielt, zumal diese Art am weitesten verbreitet und durch ihr massenhaftes Vorkommen, ihr Surren und ihre Stechlust am lästigsten ist.[255] Plötzlich wurde er nach Bangalore abkommandiert, um dort die Cholera zu bekämpfen. Er verzweifelte schier an der Indolenz der indischen Behörden: »Ich wünschte, ich könnte sie mit der Nase in den Schmutz und die Krankheit hineinstoßen, die ihre Unfähigkeit in Hindostan um sich greifen läßt.«

Inzwischen vermutete er, daß die »grauen Moskitos« nicht die eigentlichen Überträger der Malaria sein dürften. Am 30. November 1896 schrieb er an Manson, er möchte an einen Ort versetzt werden, wo es die Moskitoart gibt, die Malaria überträgt. Am 25. April 1897 erkrankte er selbst schwer an Malaria, die er sich in Kahutti zugezogen hatte. Als Rekonvaleszent klagte er später, er könne mit Ausnahme eines kleinen Moskitos, der, mit Blut vollgesaugt, an der Wand eines Rasthauses saß, »seinen Leib von der Wand abstehen ließ und einige dunkle Flecke an der vorderen Flügelader zeigte«, keine Stechmücken finden. Es war, wie er später erkannte, der erste Anopheles, den er je zu Gesicht bekommen hatte, obwohl er schon zwei Jahre auf Moskitojagd war.

Als Ross am 18. Juni 1897 nach Secunderabad zurückkehrte, fiel ihm auf, daß die Malaria sich dort vermehrt und zahlreiche Rekruten zum erstenmal Wechselfieber bekommen hatten.[256] Am 15. August 1897 brachte ihm einer seiner Moskitojäger eine Flasche mit Larven und Puppen, die er noch nicht gesehen hatte. Am gleichen Tag zeigte ihm der Hospitalassistent einen »braunen Moskito« an der Wand des Krankensaals, der seinen Leib von der Wand abstreckte und drei schwarze Flecken auf den Flügeln hatte, wahrscheinlich eine Anophelesmücke. Am nächsten Morgen waren in der Flasche viele große »braune Moskitos mit gefleckten Flügeln« ausgekrochen. Um die Mittagszeit desselben Tages legte Ross seinen später so berühmt gewordenen Patienten Husein Khan, der zahlreiche Halbmondformen im Blut hatte, unter ein Moskitonetz und ließ die ausgeschlüpften »braunen Moskitos« auf ihn los. Binnen 5 Minuten hatten sich acht mit seinem Blut vollgesogen. Sofort sezierte Ross zwei von ihnen, um etwa die Umwandlung der Halbmondformen in Sphären zu beobachten, fand aber nichts Auffälliges. Am nächsten Tag waren zwei Moskitos tot. Bei der Sektion zweier anderer fand er wieder nichts Abnormes. Am 20. August waren nur noch zwei Moskitos übrig geblieben. Er beschloß, den siebenten zu opfern, und fand in der Magenwandung eine zarte kugelförmige Zelle von 12μ Größe mitten zwischen den andern Magenzellen. Ermüdet vom vielen Mikroskopieren, ging er heim, trank seinen 5-Uhr-Tee und schlief eine Stunde lang. Beim Aufwachen war sein erster Gedanke: »Heureka! Das Problem ist gelöst!« In fieberhafter Erregung verbrachte er die Nacht, fand am andern Morgen zu seiner Freude den letzten Moskito noch lebend vor und sezierte ihn sofort in größter Spannung. Am Magen dieses Tieres fand er ähnliche kugelförmige Zellen, nur viel größer als die vom vorherigen Tag, nämlich 12–20μ groß. Sie hatten einen Tag länger gelebt als die vom siebenten Moskito und waren weiter gewachsen. Es mußten also Parasiten sein.[257]

Im Grunde schien doch nur bei zwei Stechmücken das Experiment gelungen zu sein, aber das genügte, um den phantasiereichen Mann in Ekstase zu versetzen. Er dichtete jubelnd:

»Hab ich dich endlich, endlich gefunden,
Du, dessen Gifte Millionen verwunden.
Millionen von Menschen werde ich retten,
Leg ich dies kleine Ding an Ketten.«[258]

Doch die hohen Behörden des indischen Sanitätsdienstes schienen von der Bedeutung seiner Forschungsergebnisse nicht besonders überzeugt gewesen zu sein. Schon kurze Zeit nach seinem »Moskitotag« wurde er in den Norden, nach dem einige tausend Meilen entfernten Kherwara in der Provinz Rajputana, abkommandiert. Er bat dienstlich um Rückversetzung nach Secunderabad, um seine Malariastudien fortsetzen zu können, doch vergeblich. Da schickte er flehentliche Telegramme an Manson, der ihm auch half.

Am 17. Februar 1898 wurde Ross nach Kalkutta versetzt mit der Instruktion, Untersuchungen auf Malaria und Kala-Azar anzustellen. Er richtete sich in dem bequemen Laboratorium von D. D. Cunningham ein und entdeckte zu seiner Freude in demselben verschiedene Arten von Moskitos mit gefleckten Flügeln. Ihre Brutplätze fand er in den Pfützen von Oberflächenwasser, aber er konnte keine Malariapatienten bekommen. Selbst die Bettler des Bazars wollten sich aus abergläubischer Furcht auch für Geld und gute Worte nicht stechen lassen, denn es herrschte wegen der Pest eine grenzenlose Panik unter der indischen Bevölkerung. Die kalte Jahreszeit war zudem seinen Untersuchungen nicht förderlich; so wandte er sich der Vogelmalaria zu, auf die ihn schon Manson hingewiesen hatte und deren Erreger dem Keim der menschlichen Malaria ähnelte.

Am St.-Patricks-Tag des Jahres 1898 brachte Ross »graue Moskitos« (Culex fatigans) in einen Gazekäfig mit 3 Lerchen, deren Blut, wie er sich am Mikroskop überzeugt hatte, von Erregern der Vogelmalaria (Proteosoma) nur so wimmelte. Drei Tage später konnte Ross schreiben: »Siehe da! Der Erreger der Vogelmalaria wächst in der Magenwand des grauen Moskitos, genauso wie der Erreger der Menschenmalaria in der Magenwand des braunen Moskitos gewachsen ist.« Nun sperrte Ross drei völlig gesunde Spatzen mit keiner Spur von Malariaparasiten im Blut in einen Gazekäfig mit einem ganzen Schwarm von grauen Moskitoweibchen. Wenige Tage später waren die Spatzen krank mit positivem Blutbefund. Um seine Ergebnisse zu sichern, stellte Ross eine lange Serie verschiedener Experimente an. Von 245 grauen Moskitos, die das Blut malariakranker Vögel gesogen hatten, enthielten 178 pigmentierte Zellen; von 249 grauen Moskitos, die das Blut von gesunden Vögeln gesogen hatten, zeigte kein einziger solche Zellen. Nun versuchte er, noch nicht infizierte Vögel zu zwingen, verendete Proteosoma-Moskitos zu verschlucken, um endgültig klarzustellen, ob Mansons Theorie richtig sei oder nicht, wonach im Sumpfwasser verendete Moskitos die Ansteckung verursachen. Doch dies war nicht der Fall, die Vögel blieben gesund. Bei der Sektion der Moskitos ergab sich, daß der Inhalt der reifen pigmentierten Zellen aus einer Menge zarter fadenförmiger Körper bestand, die sich nach beiden Enden hin zuspitzten und zweifellos Sporosoiten waren.

Nun enthüllten sich in den nächsten Tagen die wunderbarsten Phasen im doppelten Entwicklungszyklus der Malariaerreger. Am 2. Juli 1898 fand Ross im Thorax des Moskito eine große Zelle, welche die fadenförmigen Körper einschloß. Am 4. Juli sah er, daß die fadenförmigen Körper an Zahl zunahmen, je mehr sie sich einer bestimmten Stelle des Thorax in der Nähe des Kopfes näherten. Hier lagen zahlreiche große Zellen, die an einem Ausführungsgang angeheftet und von einer Kapsel umschlossen waren; sie bildeten eine Art Drüse. In ihren Zellen lagen Hunderte von fadenförmigen Körpern. Wahrscheinlich ging der Ausführungsgang direkt in den Kopf des Moskito. Am 6. Juli schrieb Ross an Manson: »Tausend gegen eins gewettet, handelt es sich um die Speicheldrüse. Die Übertragung der Malaria erfolgt vom kranken Menschen oder Vogel auf gesunde von einer bestimmten Moskitoart, und zwar durch den Stich derselben.« Am 9. Juli 1898 wurde das Rätsel gelöst. Es handelte sich tatsächlich um die dreilappige Speicheldrüse des Moskito, deren gemeinsamer Ausführungsgang an der Spitze des Stechrüssels ausmündete. Damit war der Infektionsweg genau festgestellt, das Geheimnis enthüllt; Ross war erschöpft und fast blind vom Mikroskopieren.[259] Sein Telegramm mit der Nachricht der neuesten Entdeckung traf drei Tage vor der am 28. Juli beginnenden Tagung der British Medical Association bei Manson ein, der es in der Sektion für Tropenkrankheiten mit den nötigen Erläuterungen bekanntgab. Ein Sturm der Begeisterung ging durch den Kongreß, denn mit dieser Entdekkung schienen zugleich die Trinkwassertheorie und die Hypothesen der Inhalation von Sumpfluft oder mysteriösen Miasmen für immer erledigt zu sein.[260] Doch Patrick Manson schien noch nicht so ganz überzeugt gewesen zu sein. »Man könnte einwenden«, schrieb er an Ross, »daß die Tatsachen, die für Vögel bewiesen sind, nicht auch für Menschen notwendigerweise gelten müssen.« Seine Leistung sei ein glänzender Anfang, aber nur ein Anfang! Er müsse zum Ruhm Englands versuchen, auch die Mückenübertragung der menschlichen Malaria einwandfrei zu beweisen.[261] Doch Ross war nicht bereit, länger in Indien zu bleiben, »dessen verfluchtes Klima er nicht mehr ertragen könne«.

Fast um dieselbe Zeit beschloß der Kenner der Mückenfauna, Battista Grassi (1854–1925), Professor an der Universität Rom, die Epidemiologie der Malaria des Menschen, die seinem Vaterland soviel Kummer bereitete, endgültig zu klären, zumal ihm die diesbezüglichen Angaben von Ross wegen ihrer entomologischen Ungenauigkeit als unzulänglich erschienen. Er hatte bereits 1889 die Malariaparasiten entsprechend den drei Krankheitsformen des Wechselfiebers (Tertiana, Quartana und Tropica) in drei Arten (Plasmodium vivax, Pl. malariae und Pl. immaculatum) eingeteilt. Grassi war der Überzeugung: Es gibt Moskitos ohne Malaria, aber keine Malaria ohne Moskitos, folglich kann nur eine bestimmte Art von den zahlreichen unterschiedlichen Moskitoarten die Malaria fortpflanzen, und diese Art muß gefunden werden. Vernahm er doch wiederholt aus dem Mund der Landleute in der Campagna die Worte: »In dem Orte gibt es viel Fieber, weil er voll von Stechmücken ist.« Auch gab es viele Gebräuche, welche unbewußt von dieser Vorstellung ausgingen: Wenn die Hirten aus dem Apennin, wo sie den Sommer zugebracht hatten, in die römische Campagna zurückkehrten, was gewöhnlich in den Monaten September oder Oktober der Fall war, bezogen sie zum Beispiel ihre Hütten nicht, ohne vorher durch starken Rauch die vielen Stechmücken daraus vertrieben zu haben; oft ließen sie darin zuerst die Schafe übernachten, damit sich die ausgehungerten Stechmücken mit deren Blut sättigten.[262]

In den Semesterferien des Jahres 1898 begab sich Grassi mit fortlaufend numerierten Reagenzgläsern und einem Notizbuch in die berüchtigten

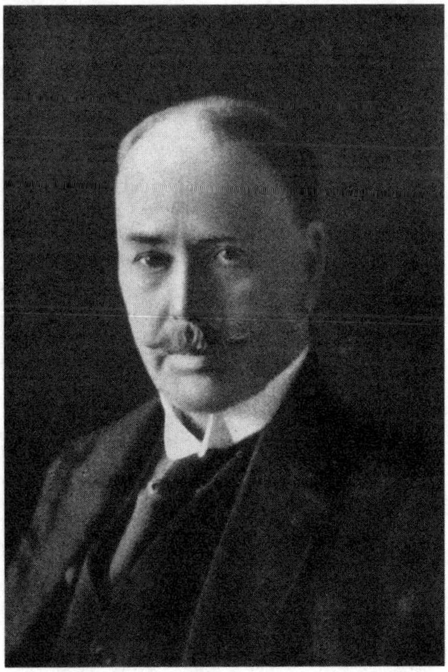

Ronald Ross (1857–1932), englischer Militärarzt, entdeckte in Indien auf Anregung Mansons den Vorgang der Malariaübertragung durch Stechmücken.

Sumpfgegenden Italiens, die wegen der Malariagefahr kein vernünftiger Mensch im Sommer aufgesucht hätte. Im Unterschied zu Ross ging Grassi bei seinen Forschungen dank seines gründlichen Mückenstudiums streng systematisch vor. Das Reagenzglas in der Hand, wanderte er umher und lauschte mit scharfem Ohr auf das gewisse Summen, dessen Aufhören ihm andeutete, daß das Insekt sich niedergelassen hatte. Wenn er es erblickte, stülpte er sein Reagenzglas darüber, verschloß es mit einem Wattestopfen und notierte in seinem Notizbuch unter der betreffenden Nummer den Fundort und die Mückenart. Auch suchte er Siedlungen und vereinzelte Gehöfte in den Malariagebieten auf, erkundigte sich nach der Zahl der Fieberkranken, prüfte die Haut nach Mückenstichen, tastete die Milzgegend ab und suchte nach Stechmücken. Er suchte sie selbst hinter den Heiligenbildern, unter den Betten, in den Mistkübeln, in den Ställen... Wie oft konnte man ihn in den holprigen Landkutschen sehen, in denen er von einem berüchtigten Malarianest zu einem anderen fuhr, um die gleichen Ermittlungen anzustellen und Stechmücken einzusammeln, von denen er die Weibchen später sezierte und mikroskopisch prüfte. Grassi wies nach, daß die Stechmücken, welche die Fähigkeit besitzen, den Malariaparasiten zu beherbergen und den Menschen zu infizieren, dem Genus der Anophelinen angehören, und daß unter diesen in Malariagegenden nie Anopheles claviger oder maculipennis fehlen, die von den geplagten Campagnabauern »Zanzaroni« genannt werden.

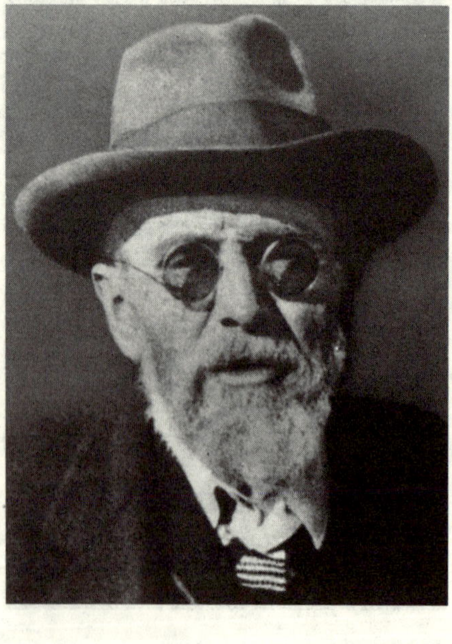

Giovanni Battista Grassi (1854–1925), italienischer Zoologe, bewies als erster, daß die Malaria beim Menschen nur durch die Stechmückenart Anopheles übertragen wird.

Sicherlich hat Ronald Ross den Ruhm, als erster die Übertragung einer malariaähnlichen Erkrankung der Vögel durch Mücken (Culex) erwiesen zu haben. Doch den ersten experimentell exakten Nachweis, daß von den Mücken die menschliche Malaria einzig und allein die Gattung Anopheles zu übertragen vermag, und auch von dieser nur gewisse Arten, hat als erster Grassi erbracht, was eine außerordentliche Vereinfachung und Verbilligung der Malariabekämpfung zur Folge hatte.[263] Es kam zu einem unerquicklichen Prioritätsstreit zwischen Ross und Grassi. Ross, der 1902 in Anerkennung seiner Malariaforschungen allein den Nobelpreis erhielt, pflegte zu sagen: »Ich habe den Schlüssel ins Schlüsselloch gesteckt, die Italiener haben ihn nur umgedreht.«

Durch den Nachweis der Malariaübertragung durch Stechmücken klärte sich das angeblich dem Boden entströmende Miasma bei Malaria in ungeahnter Weise auf. Damit »stürzte über Nacht die letzte Säule der Pettenkoferschen lokalistischen Boden-Grundwasser-Theorie.«

Nagana und Schlafkrankheit (Afrikanische Trypanosomiasen, Sleeping Sickness)

Bei der tierischen und menschlichen Trypanosomasis handelt es sich um zwei Seuchen, die eng miteinander verwandt sind, fast die gleiche Ätiologie und Epidemiologie haben, ohne daß es die Menschen, die seit Jahrhunderten unter ihnen leiden mußten, geahnt hätten. Diese beiden Seuchen haben Zentralafrika in seiner wirtschaftlichen und kulturellen Entwicklung schwer gehemmt. Die Verbreitung der Trypanosomiase in Afrika entspricht genau der Ausbreitung ihrer Überträger, einer Art von Stechfliegen, Glossinen genannt, und umfaßt etwa 8 000 000 km^2, die zwischen der Südgrenze der Sahara und dem 20. südlichen Breitengrad gelegen sind. Die Glossinen (Tsetsefliegen) bilden als Überträger der tierischen Trypanosomiasis (N'gana) und der menschlichen Schlafkrankheit eines der wichtigsten veterinär- und humanmedizinischen Probleme Afrikas.

Die tierische Trypanosomiasis, die N'gana, ist eine durch den Stich der Tsetsefliege übertragene chronische Infektionskrankheit, die fast alle Haustiere, wie Pferde, Esel, Maulesel, Rinder, Büffel, Hunde etc., befällt. Die Symptome sind Abmagerung, Haarausfall, Struppigwerden des Fells, Augentriefen, Neigung zu Diarrhoen, Ödeme, Hinfälligkeit. Schließlich werden die Tiere durch Schwäche arbeitsunfähig, daher auch der Krankheitsname »N'gana«, was in der Zulusprache »kraftlos, nutzlos« bedeutet. Der Erreger der Nagana ist die Trypanosoma brucei; die sie übertragende Tsetse- bzw. Stechfliege heißt Glossina morsitans. Pferde und Hunde sterben schnell, Rinder nach 6–12 Monaten. Wegen der Nagana ist in den Tsetsegebieten keine Viehzucht möglich.

Die menschliche Trypanosomiasis, die afrikanische Schlafkrankheit, ist ebenfalls eine durch den Stich von Glossinen übertragene Trypanosomeninfektion. Bei der klassischen Schlafkrankheit, deren Erreger Trypanosoma gambiense durch Glossina palpalis übertragen wird, unterscheidet man zwei Stadien. Nach dem infektiösen Glossinenstich entwickelt sich häufig im Lauf der nächsten zwei bis vier Tage eine lokale Entzündung mit schmerzhafter Schwellung. Im Gewebesaft dieses Primärinfekts lassen sich leicht Trypanosomen nachweisen, was eine sehr frühzeitige Diagnose ermöglicht. Da jedoch der Mensch im tropischen Afrika dauernd Insektenstichen ausgesetzt ist, werden diese kaum beachtet. Die Inkubation wurde früher im allgemeinen für eine sehr lange gehalten, da klinische Erscheinungen oft erst nach mehr als einem Jahr auftreten. In Wirklichkeit beträgt sie jedoch zwei bis drei Wochen. Nach dieser Zeit lassen sich schon Trypanosomen im Blut nachweisen, obwohl das Allgemeinbefinden der Infizierten nur unerheblich oder überhaupt nicht gestört ist. Das Erscheinen der Erreger im Blut erfolgt periodisch, da von Zeit zu Zeit die Hauptmasse der Trypanosomen durch einsetzende Antikörperbildung zerstört wird. Da der Fieberanfall durch Auflösung der Trypanosomen verursacht wird, gelingt der Erregernachweis aus dem Blut nicht während des Fieberanfalls, sondern unmittelbar davor. Die Fieberanfälle wiederholen sich zunächst alle drei bis vier Wochen, später sogar alle acht bis zehn Tage. Dieses erste fieberhafte Stadium der Schlafkrankheit wurde von den europäischen Ärzten bis Ende des 19. Jahrhunderts oft mit Malaria verwechselt, wobei allerdings auffiel, daß diese Fieberart nicht durch Chinin beeinflußt werden konnte. In diesem Stadium, solange die Trypanosomen das zentrale Nervensystem noch nicht befallen haben, kann eine sachgemäß durchgeführte Behandlung zur Heilung führen.

Am Ende dieses Stadiums dringen die Erreger aus der Lymphbahn in die regionalen Lymphknoten ein und bewirken die ersten sichtbaren Symptome der Infektion: das Anschwellen der Hals- und Nackenlymphknoten, die erbsen- bis taubeneigroß werden, dabei aber nur wenig oder gar nicht druckempfindlich sind und so gut wie nie vereitern. Die »Tastbarkeit der Nackendrüsen«, die schon den Sklavenhändlern als Frühsymptom bekannt war und auf deren diagnostischen Wert bereits Anfang des 19. Jahrhunderts der englische Schiffsarzt Winterbotton hingewiesen hat (»Winterbottonsches Symptom«), ermöglicht bei Massenuntersuchungen leicht das Erfassen der Infektion.

Etwa zehn bis sechzehn Monate nach erfolgter Infektion durchbrechen die Erreger die Blutliquorschranke, und man kann sie von nun an auch im Lumbalpunktat nachweisen. Damit treten nervöse Symptome in den Vordergrund. Die Kranken klagen über Müdigkeit, Kopfschmerzen, Schwindelgefühl und Übelkeit. Es kommt zu vorübergehenden Lähmungen, Sprachstörungen, epileptiformen Anfällen, klonischen und tonischen Krämpfen. Der Gang wird schleppend und unsicher. Mit halbgeschlossenen Augen taumelt der Kranke wie ein Trunkener umher. Gleichzeitig ändert sich auch sein Charakter. Menschen, die vorher gutmütig waren, können oft äußerst rabiat werden. Während dieser Erregungszustände neigt der Patient zu Gewalttätigkeiten. Schließlich führt Schwäche zu Teilnahmslosigkeit und dauernder Schlafsucht, der die Kranken in jeder Lage, selbst in der Sonne der Dorfstraße, nachgeben. Nur wenn sie aufgerüttelt werden oder Nahrung erhalten, nach der sie von selbst nicht verlangen, erheben sie sich ein wenig von ihrem Lager, schlafen jedoch oft »während des Fütterns mit dem Bissen im Munde ein«. Schließlich nehmen sie keine Nahrung mehr auf, magern immer mehr ab und sterben an Entkräftung, oft auch an Meningitis oder Herzschwäche. Infektionen mit Trypanosoma gambiense erstrecken sich unbehandelt meist über mehrere Jahre.

Die erst später entdeckte ostafrikanische Schlafkrankheit, deren Erreger Trypanosoma rhodesiense ebenfalls durch die Glossina morsitans übertragen wird, ist gekennzeichnet durch einen akuteren Verlauf. Die Patienten sterben während des ersten Krankheitsstadiums, oft sogar, ehe sich ein deutlicher Lymphknotenbefall entwickelt hat. Deshalb fehlt auch das typische Symptom der Schlafsucht. Zerebrale Erscheinungen mit Wahnvorstellungen und Krämpfen sind häufiger. Der Tod kann wenige Monate nach Beginn der Symptome eintreten.

Westafrikas wichtigste Schlafkrankheitsfliege ist die Glossina palpalis. Sie kommt hauptsächlich an Flußufern vor und vermehrt sich besonders in tropischen Regenwäldern. Die Infektion der Menschen erfolgt daher beim Fischen, Wasserholen, Viehtränken und beim Überschreiten der Flüsse auf Furten sowie beim Kautschuksammeln im tropischen Regenwald. Die Glossina morsitans dagegen findet sich vor allem in den Savannenwäldern. Sie ist gegen Hitze und Dürre widerstandsfähiger und nährt sich vor allem am Großwild, viel weniger an Menschen. Die Bekämpfung der Glossinen ist immer noch ein Grundprinzip für die Bekämpfung der Trypanosomiasen. Sie setzt eine genaue Kenntnis der Ökologie der Trägerspezies voraus.

Altertum

»Dünkt dir dein Feind nur so gering wie eine ›Huruje‹ (Tsetsefliege), so schätze ihn dennoch wie einen Elefanten ein, damit du keine unliebsame Überraschung erlebst!« lautet ein Sprichwort der Aschanti.[1] Es beinhaltet nicht nur eine tiefe Lebensweisheit, sondern auch eine bittere epidemiologische Erfahrung, denn die Tsetsefliegen sind von der Südgrenze der Sahara bis zum Land der Zulus auf südafrikanischem Gebiet über eine Fläche von fast 12 Millionen km^2 verbreitet.

Das Areal der Trypanosomiasen in Afrika reichte früher viel weiter nach Norden als heute. Es ist bekannt, daß die Nordküste des Kontinents im Altertum eine üppige Flora aufwies. Selbst der nördliche Teil der Sahara war infolge einer reichen Vegetation in prähistorischer Zeit Wohngebiet von Hirtenstämmen, die über ansehnliche Rinderherden verfügten, was man aus ihren in jüngster Zeit entdeckten archaischen Felsenbildern entnehmen kann.[2] Der französische Gelehrte Abbé H. Breuil hat festgestellt, daß schon 4000 Jahre v. Chr. Wanderungen nomadisierender Stämme durch diese Gebiete der Sahara bis nach Südafrika stattgefunden haben.[3] Die erwähnten Felsenbilder markieren genau den langen Wanderzug der »Kuhmenschen«, wie sie von den bildscheuen Beduinen verächtlich genannt werden, denen als Moslems jede naturalistische Kunst ein Greuel ist.[4]

Der Grund für diese archaische Völkerwanderung dürfte die beginnende Austrocknung der Sahara gewesen sein. Es ist bemerkenswert, daß jene Stämme nach dem Durchqueren des zentralafrikanischen Tsetsegürtels, entgegen ihrer früheren Gepflogenheit, in Südafrika keine Rinder mehr abbildeten, obwohl sie mit der gleichen Meisterschaft wie nördlich des Äquators andere Tiere, wie etwa Antilopen und Nashörner, an geschützten Felswänden mit ihren Farben verewigten.[5] Aus dem Fehlen von prähistorischen

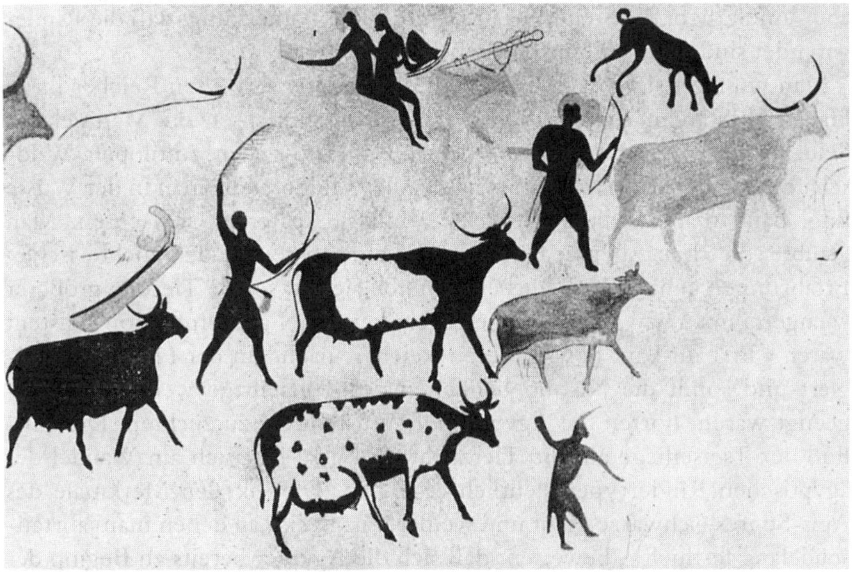

Rinderhirten mit Herde und Bogenschütze mit Hund (Sefar-Massiv). Nachzeichnung einer der zahllosen prähistorischen Felsmalereien, die man im fast vegetationslosen, extrem wüstenhaften Tassili Bergland in der mittleren Sahara gefunden hat.

Rinderzeichnungen in Südafrika könnte man schlußfolgern, daß die im Norden noch mitgeführten Rinderherden beim Durchqueren des zentralafrikanischen Tsetsegebiets der Nagana zum Opfer gefallen waren.[6]

Aufgrund der in ägyptischen Gräbern vorgefundenen Malereien und Reliefs weiß man auch, daß die Flora und Fauna des Niltals im Alten Reich eine ganz andere war und der im heutigen Gebiet des Bahr el Ghazal im Sudan ähnelte.[7] Papyrus, Lotos und Schilf bedeckten die Sümpfe; Krokodil, Nilpferd und Pythonschlange beherrschten das Land.[8] Das Areal der Tsetsefliege dürfte damals bis in das Nildelta gereicht und diese dort den Hirten und Tierzüchtern die gleichen Schwierigkeiten bereitet haben wie später den Fulbes im Nigerbogen und in der Umgebung des Tschadsees.

Die sieben mageren Kühe, die sich im Traum des Pharaos zu den sieben fetten gesellen, diese verschlingen und dennoch mager wie zuvor bleiben, könnten mehr als nur ein Gleichnis für Dürre und Hungersnot sein. Sie sind vielleicht die Reminiszenz an eine mit Hungersnot einhergehende Rinderseuche, bei der die befallenen Tiere bis auf die Knochen abgemagert sind. Eine Klage über das entbehrungsreiche Leben der Bauern im Alten Reich lautet: »Im Felde tummeln sich die Mäuse, Heuschrecken fallen ein… Was übrig bleibt, holen die Diebe. Vergeblich war die Pachtzahlung für die Rinder, denn sie sind alle verendet… Dann kommt noch der Schreiber am Ufer an ... und erhebt die Steuer für die Ernte.« Die Bemerkung, daß die Rinder verendet sind, läßt auf eine Tierseuche schließen.

Man wundert sich oft darüber, daß die Ägypter des Alten Reiches ihren Haustierbestand in so befremdlicher Weise zusammensetzten. Man sieht da Seite an Seite mit zahmen Rindern auch Büffel, Gazellen, Antilopen, Wildschafe, Steinböcke und sogar Hyänen. Alle Wildtiere, die man in der Wüste fing, band man an die Futterkrippe, um sie später zu schlachten. Man glaubte, die alten Ägypter hätten noch keine ausreichenden züchterischen Erfahrungen gehabt. In Wahrheit konnten sie nur solche Tiere in größerer Menge zähmen bzw. züchten, die gegenüber der N'gana-Infektion resistent waren.[9] Erst im Lauf des Mittleren Reiches, nachdem der Flußlauf korrigiert und somit die Nistmöglichkeiten der Tsetsefliege weitgehend eingeengt waren, hörten die Ägypter auf, Wüstentiere zu züchten. Der Einfluß der Tsetsefliege auf die Tierzucht im Niltal läßt sich am Wandel der ägyptischen Rindertypen deutlich erkennen. Die sakralen Merkmale des Apis-Stieres (schwarze Haut und weißer Stirnfleck), an denen man jahrtausendelang festhielt[10], beweisen, daß sich die Ägypter bereits zu Beginn der Ackerbaukultur im Niltal nicht mehr auf eine Reinzucht des seuchenfesteren schwarzen Büffels (Bos primigenius) beschränkten, sondern schon damals Kreuzungen mit dem aus Asien stammenden hellhäutigen Zeburind vornahmen.[11] Keine Monographie könnte die Ergebnisse dieser durch Kreuzungsversuche abgesicherten Viehzucht deutlicher veranschaulichen als die Bilder vom schwarzen resistenten Apis der prähistorischen Epoche bis zu den Zeburindern des Neuen Reiches, die immer heller werden und nur noch von Zeit zu Zeit durch einige nußgroße schwarze Flecken die ehemalige Beimischung des Büffelbluts verraten. Je weiter nämlich – durch die fortschreitende Regulierung des Nils – die Gefahr der Tsetsefliege zurückgedrängt wurde, desto mehr konnte man es sich erlauben, das Büffelblut zu eliminieren und statt dessen die viel leistungsfähigeren Zebus in Reinzucht zu nehmen.

Die Ägypter haben das Zebu durch Zucht umgebildet und verschiedene Rassen aus ihm gewonnen. Am verbreitetsten war die Langhornrasse, die in so vielen bildlichen Darstellungen wiederkehrt.[12] Daneben treten auch kurzhörnige und selbst völlig hornlose Rassen auf. Der charakteristische Zebukopf dieser Rinder ist ganz unverkennbar.

Seit jeher frischten die Pharaonen ihren Viehbestand durch Raubzüge gegen Nomadenstämme auf. Von den Lybiern, Sudanesen und Asiaten forderten sie als Tributleistungen die Abgabe ihrer auf trockenem Boden gezüchteten, mageren, aber kräftigen Tiere (»ngau«). In Anbetracht der Tsetseplage hatten die Ägypter immer Bedarf an Rindern als »Hilfskräfte« für ihre landwirtschaftlichen Arbeiten. Im »Veterinärpapyrus Kahun«[13], der aus dem

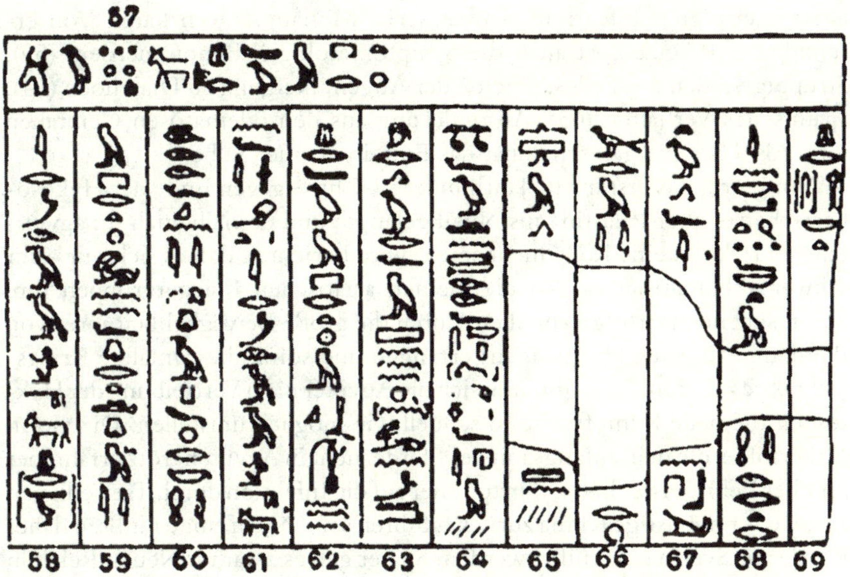

Letzter Abschnitt des beschädigten »Veterinärpapyrus Kahun« über die Rinderseuche »uschau« (Nagana) aus dem 2. Jahrtausend v. Chr. – Transkription aus den Petrie-Papyri von F. L. Griffith, London 1898. Tafel LV. 2

2. Jahrtausend v. Chr. stammt, wird eine Rinderseuche («uschau«) beschrieben, die genau der N'gana entspricht. Der verstümmelte Text lautet:

57. Vorschrift, ein Rind zu beschauen, das an w'sw (uschau) im Winter leidet.
58. Wenn du ein Rind, das im Winter an w'sw leidet,
59. und es ist dgmj (benommen),
60. seine Augen sondern Flüssigkeit ab, so sollst du es
61. zur Ader lassen, wie das vorher genannte.
Wenn du ein Rind vor dir hast
62. mit w'sw im Winter, in der Kälte,
63. und wenn sie (die Krankheit) vom Sommer herrührt,
64. wenn das Fell an seinen Schläfen struppig ist, seine Augen triefen, sein Magen stöhnt,
65. und wenn es nicht brüllt (oder: wenn sein Herz traurig ist?)...
66. ... wrmj't... (ein Krankheitsstoff, der mit dem Harn ausgeschieden wird),
67. ... so sollst du alle seine Glieder mit... hhb (eine Salbe)[14] einreiben...
68. wie man es bei s.kt. (eine Quetschung) tut.

Das Auftreten der Krankheitssymptome im Winter ergab sich daraus, daß die Inkubationszeit der N'gana beim Rind von der im Sommer durch Tse-

tsestich erfolgten Infektion an über sechs Monate dauern kann. Von erstaunlicher Prägnanz ist auch die Symptomatologie: Benommensein (59), Struppigwerden des Felles, Triefen der Augen, Neigung zu Diarrhoen (64), apathisches Verhalten (65), Absonderung aus den ödematösen Genitalien (66). Als Therapie galt scheinbar das Einreiben einer Salbe.[15]

Vom Pferd, das erst im 16. Jahrhundert v. Chr. – gegen Ende der Hykosoherrschaft – über Palästina ins Niltal gelangte und deshalb auch im ägyptischen Tierkult keine Rolle mehr spielt, wird berichtet, daß es sich nur »sehr schwer akklimatisierte«. Da die kleinen asiatischen Kriegergruppen ihre überraschenden Erfolge vor allem durch die große Beweglichkeit ihres von Pferden gezogenen Streitwagens errangen und somit die damalige Kriegstechnik revolutionierten, mußten sich die Ägypter nach Vertreibung der Hyksos auf die neue Kampfweise so schnell wie möglich umstellen. Die vielen Mißerfolge, die man anfangs mit der Pferdezucht in Ägypten trotz erfahrener arischer Lehrmeister hatte, dürften eher auf die Infektion durch Tsetsefliegen als auf das ungünstige Klima zurückzuführen sein. Noch lange mußten daher Pferde aus Syrien eingeführt werden. Später gab es zwar im Neuen Reich in den grasreichen Randgebieten des Deltas (Pithom) auch schon große Gestüte, ihren Bestand mußte man jedoch beständig durch Tribute und Lieferungen asiatischer Fürsten auffrischen. Welche Bedeutung man dem Pferd beimaß, geht auch daraus hervor, daß die höchsten Beamten der Ramseszeit meist aus der Verwaltung der königlichen Marställe hervorgingen.[16] Das Pferd, das sogar bei der Verfolgung der Juden anläßlich ihrer Durchquerung des Roten Meeres eine Rolle spielte, wird auch bei der großen Landplage, mit der Jahwe die verschiedenen Haustiere der Ägypter schlug, an erster Stelle genannt. Die Passage im Buch Exodus mit Jahwes bzw. Moses' Androhung (des Pharao) samt der danach verhängten Landplage lautet:

> Denn wenn du mein Volk nicht ziehen läßt, lasse ich Ungeziefer auf dich los, auf deine Diener, dein Volk und deine Häuser. Die Häuser in Ägypten werden voll Ungeziefer sein; es wird sogar den Boden, auf dem sie stehen, bedecken. Das Land Goschen[17] aber, in dem mein Volk lebt, will ich an jenem Tag auszeichnen: Dort wird es kein Ungeziefer geben. Daran wirst du erkennen, daß ich, Jahwe, Herr mitten im Land bin. Ich mache einen Unterschied zwischen meinem und deinem Volk. Morgen wird das Zeichen geschehen. Und so tat es der Herr. Ungeziefer kam in Massen über das Haus des Pharao, über das Haus seiner Diener und über ganz Ägypten. Das Land erlitt durch das Ungeziefer schweren Schaden. Da ließ der Pharao Mose und Aaron rufen und sagte: Geht, bringt eurem Gott hier im Land Schlachtopfer dar! Doch Mose erwiderte: Das können wir nicht. Denn wir müssen dem Herrn, unserem Gott, Schlachtopfer darbringen, die bei den Ägyptern Anstoß erregen. Wenn wir vor ihren Augen Schlachtopfer darbringen, die bei ihnen Anstoß erregen,

werden sie uns dann nicht steinigen? Wir wollen drei Tagesmärsche weit in die Wüste ziehen und dem Herrn, unserem Gott, Schlachtopfer darbringen, wie er es uns gesagt hat. Der Pharao antwortete: Ich lasse euch ziehen. Bringt also Jahwe, eurem Gott, in der Wüste Schlachtopfer dar! Aber zu weit dürft ihr euch nicht entfernen. Betet auch für mich! (Ex 8,17–24)

Auffallend ist, daß alle in Zusammenhang mit einer späteren Seuche aufgezählten Haustiere N'gana-anfällig sind:

»... wird die Hand Jahwes dein Vieh auf dem Feld, die Pferde und Esel, die Kamele und Rinder, die Schafe und Ziegen, überfallen und über sie eine sehr schwere Seuche bringen.« (Ex 9,3).

Die Stechfliegenplage in Ägypten muß außergewöhnlich gewesen sein,[18] denn nur so ist es zu erklären, daß die Erinnerung daran auch noch nach dem Exodus (um 1500 v. Chr.) nicht erlosch und im Alten Testament wiederholt bei Androhung schwerer Strafen durch Jahwe, sogar anläßlich der Eroberung des gelobten Landes, glossinenartige Stechfliegen eine große Rolle spielten.[19]

Mittelalter

Die Geschichte der Schlafkrankheit im Mittelalter, über die es – neben mündlich überlieferten Sagen – auch schriftlich fixierte historische Mitteilungen gibt, ist eng verbunden mit dem »Bled – es – Sudan«, dem »Land der Schwarzen«, wie es die Araber nannten, das sich wie ein Band von fünftausend Kilometer Länge vom Atlantik bis zum Roten Meer quer über ganz Afrika erstreckt, im Norden an die Sahara, im Süden an die äquatorialen Urwälder grenzend.[20]

Bereits am Untergang des ersten schwarzafrikanischen Reiches, das seit dem 7. Jahrhundert in den Savannen der Sahara zwischen Senegal und Niger[21] existierte, scheint die Schlafkrankheit, nach der Überlieferung, mitgewirkt zu haben.[22] Dieses Reich, »Wagadu«, verdankte seine Entstehung den kriegerischen Stämmen der »Sarakole« oder »Soninke«, die, vom Osten kommend, die Kenntnis der Eisenverhüttung und die Herstellung von eisernen Waffen mit sich brachten. So gründeten sie ihre Macht auf das Eisen, ihren Reichtum aber auf die riesigen Goldminen nahe der Atlantikküste, die heute noch nach diesem Edelmetall benannt wird. Die Hauptstadt des Reiches hieß »Koumbi«, die Fürsten »Ghana«, d. h. »Herr des Krieges«.[23] Angelockt vom Gold Wagadus, ließ der arabische Feldherr »Musa ibn Naßair« Anfang des 8. Jahrhunderts in der Sahara zwischen Südmarokko und dem Adrar eine Reihe von Brunnen graben, die den Verkehr mit dem Reich Wagadu er-

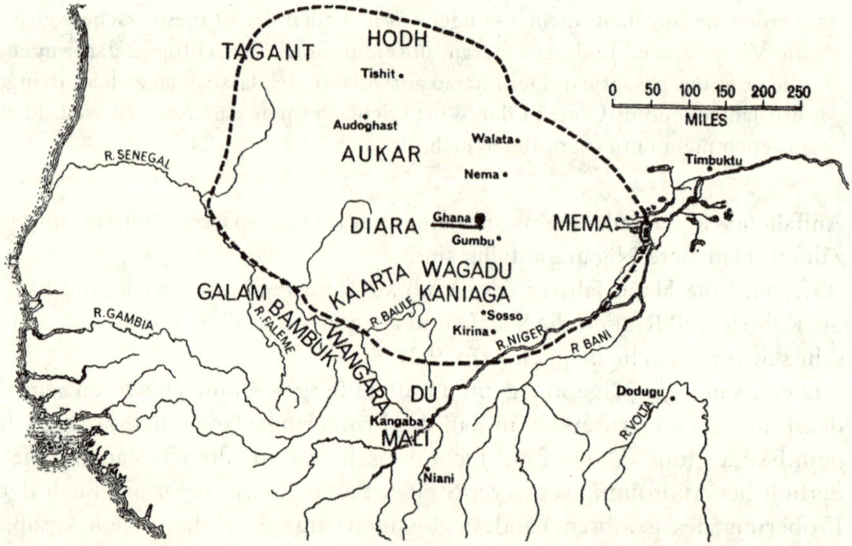

Das erste schwarzafrikanische Reich Ghana bzw. Wagadu um 1100 n. Chr.

leichtern sollten.[24] Die Araber haben zunächst der Stadt Koumbi den Namen Ghana gegeben, den sie bald danach auf das ganze Reich übertrugen.[25] So wurde das Reich Ghana dank der Karawanenwege durch die Sahara, die in jenen Tagen noch nicht den heutigen Austrocknungsgrad erreicht hatte, zum wichtigsten Goldlieferanten Nordafrikas und damit indirekt auch Europas.[26] Der Norden brauchte Gold, der Süden Salz, das südlich des heutigen Marokko in der Sahara gegraben wurde.[27] Das Reich Ghana vermittelte beides und profitierte an beiden, obgleich die Araber für eine Kamellast von Tafelsalz 200–300 Miskâls (1 »Miskâl« = 1$^1/_2$ Golddukaten) berechneten.[28] Die hohen Preise begründeten sie damit, daß der Ritt von Tegazza nach Ghana 50 bis 60 Tage dauerte und mit ungeheuren Strapazen, Durst und Gefahren verbunden sei (Ibn Obaid).[29] Infolge der spärlichen Weiden verendeten unterwegs oft drei Viertel der Kamele und Pferde, und auch viele Händler und Kameltreiber wurden von fieberhaften Krankheiten heimgesucht, denen so mancher zum Opfer fiel.[30]

Dennoch kamen von Jahr zu Jahr immer mehr arabische Kaufleute nach Ghana, und auch immer mehr Einheimische, insbesondere in »Tekrur«, nahmen den Islam an.[31] Im Jahr 1067 stieß ein marokkanisches Heer der »Almoraviden«[32] durch die Sahara vor und überfiel das Land. Es kam zu erbitterten Kämpfen, die sich noch Jahre hinzogen. Wer sich nicht zum Islam bekannte, wurde erbarmungslos niedergemacht. Die kriegsbedingte Fluktuation einer durch Hunger geschwächten Bevölkerung und ihr zeitweiliges Ausweichen in unzugängliche Sumpf- und Urwaldgebiete schuf die Voraussetzung für die verschiedensten Infektionen. Warum das Kerngebiet von Wagadu, das einst ein fruchtbares Land war, in dem Hirse, Sorghum und Baumwolle wuchsen[33], von seiner Bevölkerung verlassen und fast zu einer Wüste wurde, läßt sich ohne Schwierigkeiten aus einer alten Sage erraten:

»Einst beteten die Sarakole eine regenspendende Schlangengottheit an: Wagadu-Bida. Sie lebte neben dem Königspalast in einem Hain, wurde mit Milch gefüttert und erhielt alljährlich das schönste Mädchen des Landes geopfert. Als dieses Los die Braut eine kühnen Jünglings Amadu Sefedokote (»der Schweigsame«) treffen sollte, ergriff dieser sein Schwert und schlug der Riesenschlange das Haupt ab, das in hohem Bogen davonflog und erst in der Landschaft Bure, die seither reich an Gold ist, niederfiel. Das Haupt der Schlange wuchs aber sofort nach. So schlug Sefedokote nacheinander noch weitere sechs Köpfe ab, und wo diese hinfielen, wurde das Land goldhaltig. Nach dem Verlust des siebenten Hauptes hauchte der Wagadu-Bida sein Leben aus. Nun aber suchte Trockenheit das Land heim, und dem Schlangenkadaver entstiegen Fliegen und Heuschrecken, die über Herden und Saatgetreide herfielen und alles vernichteten. Entsetzt flohen die Sarakole und zerstreuten sich überallhin. Seither sind sie Nomaden, ziehen von Land zu Land und denken voller Wehmut an das einstmals mächtige Wagadu-Reich.«[34]

Soweit die Legende, die nicht nur ein Gleichnis für die Vernichtung des heidnischen Schlangenkults durch den totemfeindlichen Islam ist, sondern auch ein Reflex jener panischen Angst des Naturmenschen, der alles Unheil auf die Verletzung geheiligter Tabus zurückzuführen pflegt. Wenn man die Heuschrecken als das Sinnbild einer Hungersnot deutet, so lassen die Fliegen, denen die Herden zum Opfer fielen, an eine Insektenart denken, die schon damals zwischen dem Senegal und Niger nicht nur als Überträgerin der N'gana eine Rolle gespielt haben dürfte.

Die mit den Tsetsegebieten nur selten in Berührung kommenden Araber konnten es sich leisten, die Fliege in ihren Tierfabeln und Sprichwörtern kaum zu beachten oder sie sogar geringschätzig als dummdreisten, bramarbasierenden Gernegroß abzutun, was in einigen von Yakût wiedergegebenen Redensarten besonders deutlich zum Ausdruck kommt:

»›Halte dich fest, ich fliege jetzt ab!‹ sagte die Fliege zum Elefanten« oder »›Nun haben wir eine ganz schöne Staubwolke aufgewirbelt!‹ sagte die Fliege, die auf dem Ohr eines galoppierenden Kamels saß.«[35]

Im Gegensatz zu den Arabern gilt bei den meisten afrikanischen Stämmen die Fliege als ein äußerst kluges, ja sogar gefährliches Tier, das kaum zu überlisten ist. So berichtet eine Tierfabel der Aschanti, wie die Tiere den

Mächtigsten unter sich zum König wählen wollten, wobei die einen für den Löwen, die anderen für den Elefanten waren. Nachdem sie sich nach langen Beratungen für den letzteren entschieden hatten, wurden sie plötzlich eines besseren belehrt, da »Huruje« (eine »Tsetse«-Fliege) dem Elefanten in den Rüssel flog, ihn stach und dem mächtigen Tier damit eine solche Angst einjagte, daß es – wie von allen Teufeln gehetzt – davonlief und somit bewies, daß die Tsetsefliege noch mächtiger ist.

Unter den »Erzählungen aus Tausendundeine Nacht«, von denen Sertürner einst meinte, sie seien »im Haschischrausch erfunden« worden,[36] ist auch eine mit dem Titel »Die Geschichte von der Messingstadt«, die nicht nur deshalb von Interesse ist, weil sie (ebenso wie die vorher erzählten Reisen Sindbads des Seefahrers) vom kühnen Unternehmungsgeist arabischer Expeditionen zeugt, sondern auch deswegen, weil sie überraschende epidemiologische Einblicke in die afrikanische Vergangenheit gewährt. Emir Musa, der im Auftrag des Kalifen Abdel-Malik (685–705) an der Spitze einer großen Kamelkarawane aufbricht, um die sagenumwobene »Messingstadt« aufzufinden, ist nämlich keine Märchenfigur, sondern ebenso wie der Omayyadenkalif eine historische Persönlichkeit. Es ist Musa ibn Naßair (640–716), jener arabische Feldherr, der – wie bereits erwähnt – Anfang des 8. Jahrhunderts nicht nur Nordafrika und Spanien erobert hatte, sondern auch zum erstenmal über die alte Wüstenpiste der Sahara seine Fühler nach dem geheimnisumwobenen, von Mohren bevölkerten Goldland an der Westküste Afrikas ausstreckte und den gelegentlichen Tausch von Salz für Gold zu einer Dauereinrichtung machte. Auch wenn die »Geschichte von der Messingstadt« märchenhafte Züge trägt, lassen gewisse Details von atembeklemmender Realität ahnen, daß man hier in den tödlichen Bereich einer mörderischen Epidemie eingedrungen ist. Dafür spricht bereits die einem Seuchenbericht gleichkommende Tafelinschrift[37] in der ersten ausgestorbenen Stadt, auf die man nach einem langwierigen Zug durch die Wüste gestoßen war:

> »O du, der du an diese Stätte kommst, laß dich warnen durch das, was du erlebst von des Schicksals Wandelbarkeit!... Ich besaß einst viertausend braune Rosse und hatte Prinzessinnen zu Frauen. Ich lebte mit frohem Herzen dahin, häufte Schätze an und glaubte, mein Glück würde ewig dauern. Aber ehe ich mich dessen versah, kam der zu uns, der die Freuden verstummen läßt und die Freundesbande zerreißt, der die Häuser verödet und groß und klein, Säuglinge, Kinder und Mütter in das Nichts hinüberträgt. Denn während wir noch wohlgemut und sicher in diesem Palaste waren, kam plötzlich das Gericht des Weltenherrn auf uns herabgefahren. Und nun starben von uns an jedem Tag zwei, bis eine große Schar von uns dahingeschwunden war... Da befahl ich meinen Leuten, sich in die langen Panzerhemden zu kleiden und sich mit den Schwertern zu gürten... Doch die Krieger sprachen, wie sollen wir gegen den

kämpfen, dem kein Kämmerling den Zutritt wehrt, der in die Tür eingeht, an der kein Türhüter steht?«[38]

Auf dem weiteren Weg durch die Wüste erreichte Emir Musa endlich die gesuchte Stadt, deren Paläste, ähnlich wie einst in Benin, überreich mit Kupfertafeln geschmückt sind; doch auch sie erscheint wie ausgestorben. Aus Vorsicht läßt Musa die Hälfte seiner Begleiter vor dem Stadttor zurück, doch was er mit seinen Gefährten beim Betreten der Stadt erblickte, verschlägt ihnen den Atem:

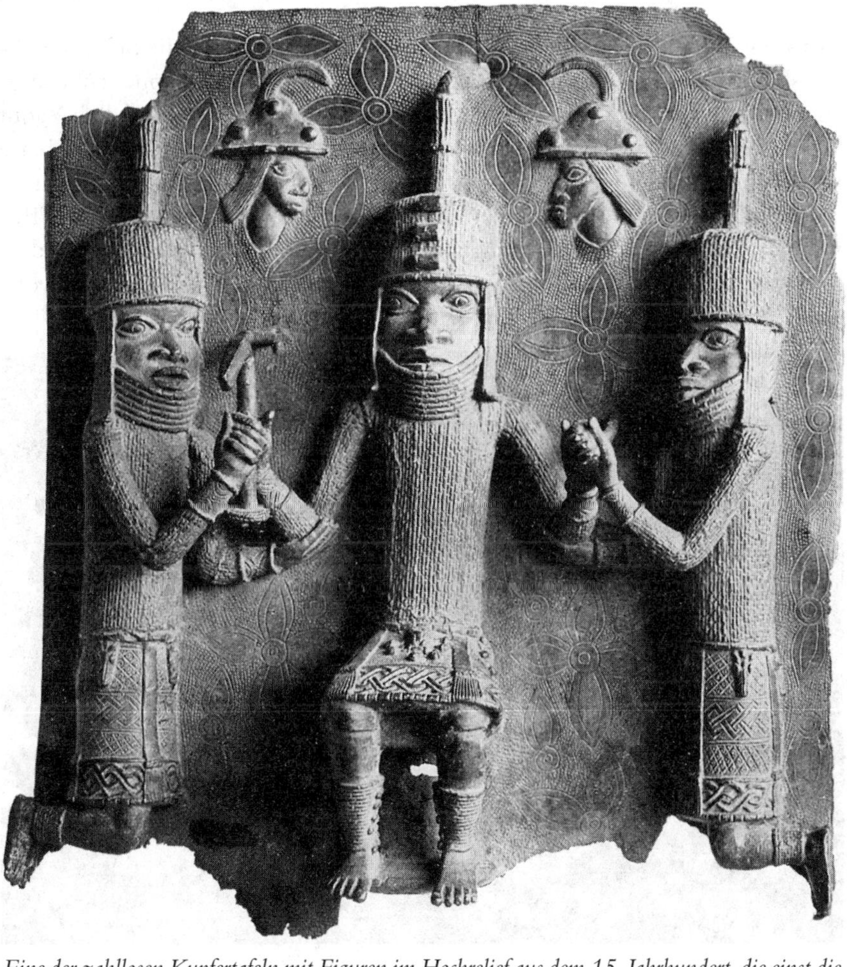

Eine der zahllosen Kupfertafeln mit Figuren im Hochrelief aus dem 15. Jahrhundert, die einst die Wände, Tore und Pfeiler des Königspalastes von Benin (Südnigerien) schmückten. Thronender König mit Hofbeamten. Museum für Völkerkunde Hamburg.

»Sie sahen Türhüter, Diener, Kammerherren und Hauptleute, die dort allesamt tot auf seidenen Pfühlen lagen. Als sie weitergingen in die Marktstraßen der Stadt hinein, kamen sie zu einem großen Marktplatz. Die Läden standen offen, die Waagen hingen da, die Messinggeräte waren aufgereiht, und die Speicher waren voll von Waren aller Art. Sie sahen auch die Kaufleute; aber sie saßen tot in ihren Läden, ihre Haut war eingeschrumpft. Ähnlich war es am Seidenmarkt, im Basar der Edelsteine und Perlen, in der Straße der Geldwechsler, als auch im Basar der Spezereihändler... Und wie sie aus diesem Basar herauskamen, fanden sie sich in der Nähe eines Schlosses. Sie traten ein: In den Hallen standen Bänke aus Elfenbein, und auf ihnen lagen Männer, denen die Haut bis auf die Knochen eingeschrumpft war, und die ein Tor für Schlafende gehalten hätte...«[39]

Es ist ein Bild, wie es um die Jahrhundertwende nicht nur die Schlafkrankheitskommission in Uganda wiederholt zu sehen bekam, sondern wie es auch schon im 13. Jahrhundert der arabische Geograph Abu Abdallah Yaqût (1179–1229) auf seiner Reise in das »Land der Schwarzen« erlebt hatte (»M'dscham al-Buldan«). Er fand im »Goldlande« (»at-Tibr«) unterirdisch wohnende Stämme[40] und in einem dieser unterirdischen Dörfer fast alle Bewohner, sogar auch ihre Hunde, bis auf die Knochen abgemagert und in Schlaf versunken, was ihn mit Entsetzen erfüllte und an die »Höhlenbewohner« (»Siebenschläfer«) im Koran erinnerte, von denen es heißt:

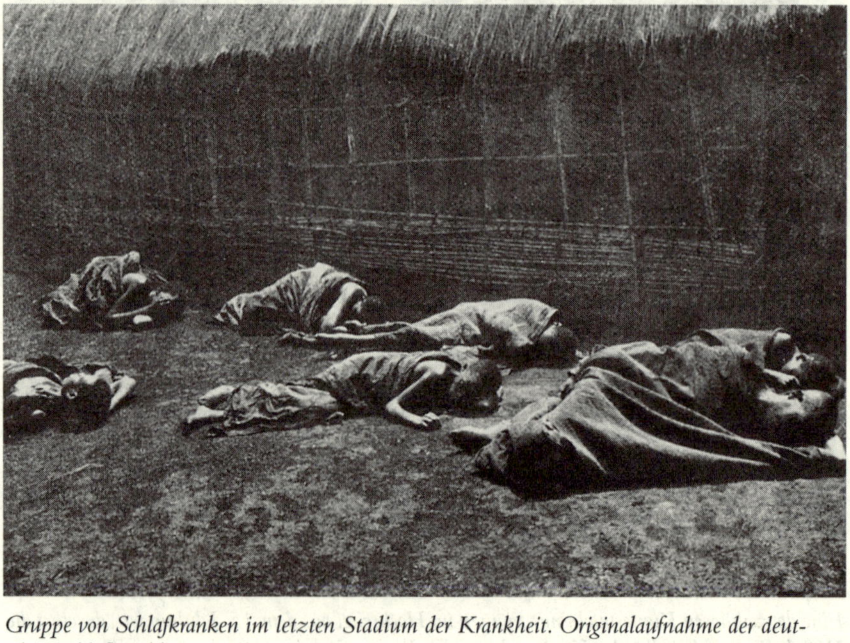

Gruppe von Schlafkranken im letzten Stadium der Krankheit. Originalaufnahme der deutschen Schlafkrankheitsexpedition 1906 unter Robert Koch auf den im Viktoriasee gelegenen Sese-Inseln (Uganda).

»Du hättest sie, obgleich sie schliefen, für Wachende gehalten, und wir ließen sie auch oft sich von der einen Seite auf die andere umwenden. Und ihr Hund lag ausgestreckt mit seinen Vorderpfoten am Eingang der Höhle. Wenn du dich zufällig ihnen genähert hättest, so würdest du wahrlich voller Schrecken über ihren Anblick den Rücken gekehrt und die Flucht ergriffen haben« (18. Sure, Vers 19).

Zweifellos war man hier auf ein von Schlafkrankheit befallenes Dorf gestoßen, dessen gespenstischer Anblick Yaqût an die 18. Sure des Koran denken ließ, die »Al-Kahf« (»Höhle«) heißt, weil in ihr von jenen legendären Höhlenbewohnern erzählt wird, die jahrhundertelang schliefen und, als sie erwachten, ihre Umwelt nicht mehr erkennen und begreifen konnten.[41]

Der Untergang Ghanas zog 150 Jahre blutiger Wirren und erbitterter Stammeskämpfe nach sich. Dann aber unterwarf das Volk der »Mandingo« (»Mande«) immer weitere Gebiete des ersten schwarzafrikanischen Imperiums. So kam es zur Bildung des neuen Reiches »Mali« (oder »Melle«), das die frühere Schlüsselposition Ghanas im Transsaharahandel übernahm, wobei es von Timbuktu aus nach Norden hin – über Taudeni und die Oase von Tuat – eine weitere Karawanenstraße erschloß, die in der Nähe des heute algerischen Tlemcen endete, während es nach Süden und Südosten hin den breiten, träge dahinfließenden Niger als natürlichen Handelsweg nutzte.[42] Unter dem Sultan »Kankan Mussa« (1312–1332), auch »Mansa Mussa« genannt, erreichte Mali den Gipfel seiner Macht. Im Jahr 1324 unternahm Kankan Mussa eine der prunkvollsten Pilgerfahrten nach Mekka.[43] Mit den allein in Kairo als Almosen und Geschenke verteilten Goldmengen stürzte er die gesamte Wirtschaft Ägyptens in Verwirrung.[44] Bei der Rückkehr von Mekka brachte er viele Künstler und Gelehrte mit und verwandelte die reiche Handelsstadt Timbuktu, die auch heute noch euphemistisch »Königin der Wüste«[45] heißt, »zu seiner glanzvollen Residenz und zu einem Hort der Gerechtigkeit und Gelehrsamkeit«. Diese Entwicklung konnte – abgesehen von einer Plünderung der Stadt durch die »Mossi« im Jahr 1333 – ein Jahrhundert lang ungestört fortdauern, so daß Mali mit Timbuktu zu einer Zeit – da das moslemische Nordafrika von nicht enden wollenden Diadochenkämpfen erschüttert wurde und weitgehend der Anarchie anheimfiel – als eine Oase des Friedens und der Ordnung gelten konnte.[46]

Unter Mussas Nachfolger wurde in Timbuktu die berühmte Sankoré-Moschee erbaut, in der sich damals die erste schwarzafrikanische Universität etablierte. Dort dozierte auch »der schwarze Gelehrte« Ahmed Baba, der vor seiner Hinrichtung nur das eine bedauerte, daß er in seinem Leben nicht so viel Bücher sammeln konnte wie seine älteren Freunde. Seine eigene Bücherei enthielt »nur« 1600 Bände. Diese intellektuelle Aktivität ging im

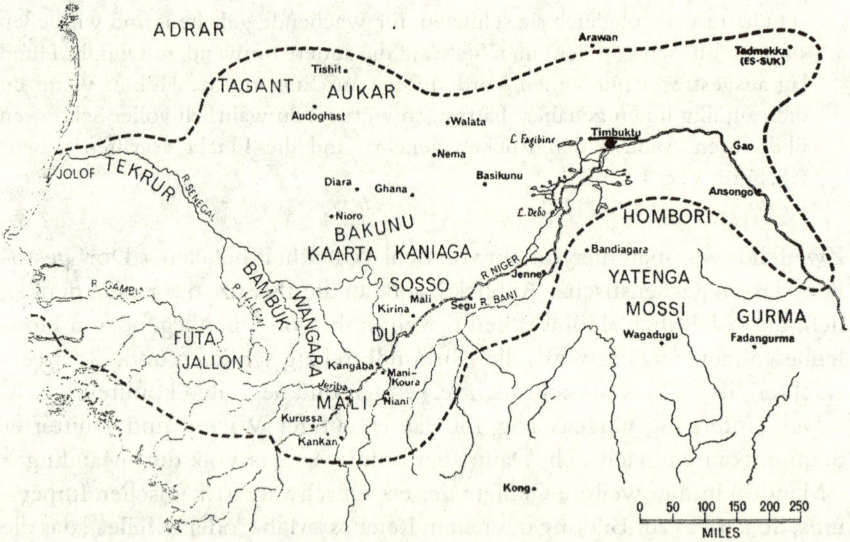

Das Malireich auf dem Höhepunkt seiner Macht im 14. Jahrhundert.

»dunkelsten« Afrika vor sich! Damals entstand das arabische Sprichwort: »Salz kommt aus dem Norden, Gold aus dem Süden, aber Worte der Weisheit aus Timbuktu.«[47]

Aus dieser geistig so regen Zeit stammt auch der erste genaue Bericht über die Schlafkrankheit, und es ist besonders interessant, daß der Patient, von dem hier berichtet wird, ein Nachfolger und Enkel des berühmten Kankan Mussa war. In einem arabischen Geschichtswerk aus dem Jahr 1406, dessen Verfasser der »arabische Herodot« Ibn Chaldun (1332–1406) ist, berichtete dieser, daß ihm ein zuverlässiger Gewährsmann im Jahr 766/67 (nach unserer Zeitrechnung 1374/75) mitgeteilt hätte, der »Sultan Djata von Mali« sei an »illat el-nom« (d. h. an Schlafkrankheit) gestorben. Die Stelle lautet:

قال واصابته علّة النوم وهو مرض كثيرا ما يطرق اهل ذلك الاقليم
وخصوصا الرؤساء منهم يعتاده غشي النوم عامّة ازمانه حتى يكاد ان لا
يفيق ولا يستيقظ الا في القليل من اوقاته ويضرّ صاحبه ويتّصل سقمه الى
ان يهلك قال ودامت هذه العلّة تخلطه مدّة عامين اثنين وهلك سنة خمس
وسبعين

Arabischer Text der ersten Beschreibung der afrikanischen Schlafkrankheit des Menschen durch Ibn Chaldun um 1400.

»Und es traf ihn die Schlafsucht; das ist eine Krankheit, welche die Bewohner dieser Gegend sehr häufig befällt, besonders ihre Oberhäupter. Den Kranken überkommt dabei die Bewußtlosigkeit des Schlafes zu allen möglichen Tageszeiten, bis er überhaupt kaum mehr zur Besinnung erwacht und man ihn nur für kurze Augenblicke wachrütteln kann. Das Leiden schwächt ihn und führt schließlich zum Tode. Auch die Krankheit des Sultans quälte ihn (evtl.: warf ihn andauernd in Delirien) über 2 Jahre hinweg und er starb im Jahre 75 (d. h. 775 nach der Hidschra = 1373/74).«[48]

Die Behauptung, daß besonders Oberhäupter an Schlafkrankheit litten, erklärte schon Becker damit, »daß man nur von deren Tod und seinen Gründen sprach. Die Masse des geringen Volkes interessierte niemand.«[49]

Fast zur gleichen Zeit wird in der Geschichte der »Mossi« (»Moschi«) sogar von einer »Kunukungu«-(Schlafkrankheit)-Epidemie berichtet. Als Gründer dieses ehemaligen westsudanesischen Reiches innerhalb des Nigerbogens galt der legendäre Recke »Uidi Rogo«, der nach Frobenius um 1290 herum »Naba« (Fürst) wurde, viele Kriege gegen die Nachbarvölker (»Mande«, »Sonrrhai«) führte, im vierzigsten Jahr seiner Regierung den Niger überschritt und 1333 Timbuktu, die mächtige Handelsempore des Nordens, plünderte. Bei seinem Tod setzte er seinen Enkel »Djungulana« als Naba ein.[50] Dieser bekämpfte die Stämme im Westen des Reiches, die man »Ninisi« nannte. Als er »mit Pfeil und Bogen nicht weiter kam«, verbündete er sich mit dem »Zaubervolk der Njonjossi«. Nach der Überlieferung »verwandelten sich die Njonjossi in Wind und bliesen die Stadtmauern und alle Häuser der Ninisi um. Man sah damals viele Leute zusammengekauert und mager und ständig schlafbedürftig im Lande umherhocken. Wenn man die Leute aufweckte und fragte: ›Was hast du denn?‹, so antworteten sie: ›Das ist die Kunukungu (Schlafkrankheit), die haben die Njonjossi auf Naba Djungulanas Befehl auf uns herabgeblasen.‹«[51]

Auch eine weitere Schlafkrankheitsepidemie, die sich etwa zweihundert Jahre später ereignet haben soll, wird nach Frobenius in der Mossi-Überlieferung erwähnt. Sie knüpft sich an die Geschichte des »Naba Langoegoma«, der als Sohn des »Naba Kuda« und Enkel des »Naba Kudumje« in der zweiten Hälfte des 16. Jahrhunderts geherrscht und nicht nur als großer Feldherr, sondern auch als mächtiger Zauberer (»Bumbande«) gefürchtet war. »Wenn er eine Stadt angriff«, heißt es, »verwandelte er sich in aller Eile in einen gewaltigen Wirbelwind und brauste über die feindliche Stadt hin. Dann zerstörte er die Mauern und Häuser und machte alle Leute krank. Der eine hatte einen Beinbruch, der andere eine Bauchschwellung, der dritte ein Triefauge, der vierte die Schlafkrankheit...«[52]

Es ist bemerkenswert, daß neben traumatischen Verletzungen (Beinbruch) und Hungerödemen (Bauchschwellung), die bei Belagerungen nicht selten vorkommen, als Kriegsseuche neben dem Augenleiden (Trahom?) auch die Schlafkrankheit erwähnt wird, und zwar abermals als Folge eines Zaubers. Auch während der mörderischen Epidemie in Uganda, der von 1898 bis 1906 über 200 000 Menschen zum Opfer fielen, glaubten manche Stämme, daß die Schlafkrankheit die Folge eines »verzauberten Windes« gewesen sei. Ebenso stellten sich am Kongo manche Stämme den Dämon der Schlafkrankheit als »bösen Wind« vor, was gewisse Analogien mit der Miasmalehre aufweist, die die Malariaätiologie bis in die jüngste Zeit beherrschte. In Wirklichkeit aber dürften die Kunukungu-Epidemien zur Zeit des Naba Langoegoma so entstanden sein, daß infolge der jahrelangen Feindseligkeit der Hackbaugürtel um die belagerten Städte nicht mehr mit der nötigen Intensität bearbeitet werden konnte, so daß der Busch und Urwald wieder näherrückten und die dort brütenden Glossinen nunmehr auch die menschlichen Siedlungen erreichten.[53]

Ein eindrucksvolles Beispiel dafür, welchen Einfluß die Anwesenheit der Tsetsefliege auf das Leben und Schicksal eines Volkes haben kann, ist die Ostausbreitung der Fulbe (Fulani, Peul, Pullo) im nördlichen Teil Westafrikas.[54] Sie sollen in prähistorischer Zeit mit ihren Herden durch die Sahara, die damals noch ein wasserreiches Gebiet war, nach Westen, in das Gebiet von Termes gezogen sein, das später zum Großreich von Ghana gehörte. Vom 13. Jahrhundert an zwang sie die zunehmende Austrocknung der Sahara, südwestlich in das Savannengebiet auszuweichen, und so gelangten sie

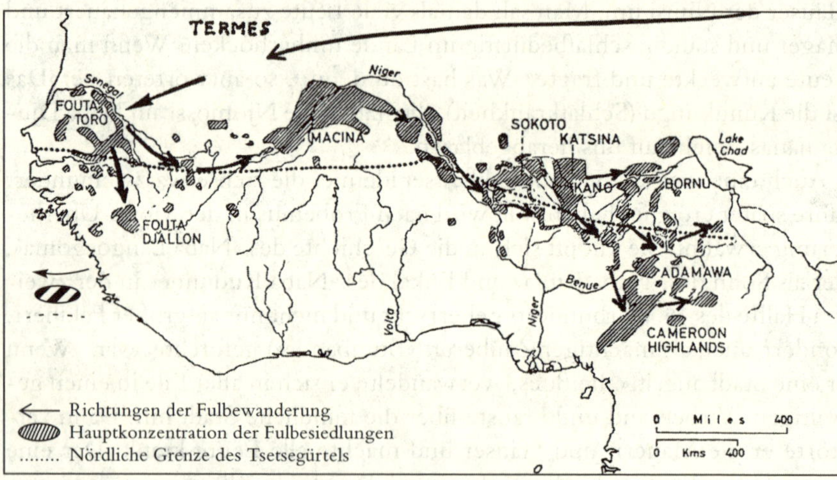

Wanderzug der Fulbe nach Westafrika mit späterer Ostausbreitung, da sich beim Zug nach Süden der Tsetsegürtel auf die Zebuzucht inhibierend erwies. Bei den einzelnen Fulbe-Enklaven südlich dieser für die Rinder tödlichen Demarkationslinie handelt es sich um Hochlandregionen, deren Weiden frei von Tsetsefliegen sind.

in die Gebiete von Futa-Toro, Futa-Dschalon und Obergambia. Da die Rinderherden ihre wirtschaftliche Grundlage bildeten, wagten sie es nicht, ihren Wanderzug weiter in südlicher Richtung fortzusetzen, weil sie sonst in die »Todeszone der Rinder« (in das Tsetsegebiet) gelangt wären und ihre Tiere eingebüßt hätten. »Ein Flußpferd, das du sehen kannst, wirft dein Boot nicht um«, lautet ein afrikanisches Sprichwort. Mit anderen Worten: Einer Gefahr, die man erkannt hat, kann man ausweichen. Das taten auch die Fulbe. Sie bogen nach Osten ab und siedelten sich südlich der Sahara, jedoch oberhalb der nördlichen Grenze des Tsetsegürtels in Gegenden mit geeignetem Weideland an. So bildete sich jener aus zahlreichen Fulbe-Enklaven bestehende Siedlungsgürtel heraus, der sich von Senegambien über die Republik Obervolta bis zum Tschadsee erstreckt. Bei den einzelnen Enklaven, die innerhalb des Tsetsegebiets liegen, handelt es sich um Hochlandregionen, deren Weiden ebenfalls glossinenfrei sind, so daß dort keine Naganagefahr besteht.

Neuzeit

Noch Ende des Mittelalters war Afrika mit Ausnahme seiner Nordküste für das christliche Europa eine terra incognita. Lediglich aus arabischen Quellen erfuhr man einiges über die in tropischen Regionen liegenden Reiche Schwarzafrikas und dorthin führende Landwege. Sonst erhielten darüber noch die jüdischen Kartographen von Mallorca Angaben von ihren Glaubensgefährten, die auch in der Sahara Handelsgeschäfte betrieben. Auf diesem Weg gelangte vor allem nach Portugal die Kunde vom Goldland an der afrikanischen Westküste. Da man das Gold über die Araber sozusagen aus zweiter Hand erhielt, war der Wunsch, den kostspieligen arabischen Zwischenhandel zu umgehen, der Hauptansporn für die Portugiesen, immer weiter an der Westküste Afrikas südwärts zu segeln. Die Kapitäne Heinrichs des Seefahrers waren die ersten, die es – dem alten Aberglauben zum Trotz – wagten, über das berüchtigte Kap Non hinauszufahren (1434).[55] Nun ging es Schritt für Schritt weiter. Um 1418 fuhren die ersten portugiesischen Schiffe über das bis dahin bekannte Kap Non hinaus. 1434 umsegelte Gil Eannes das Kap Bojador gegenüber den Kanarischen Inseln. 1440 erreichte Dias Diniz Kap Verde und die gegenüberliegende Insel Goree. Mit der Umschiffung des grünen Vorgebirges war man bis Guinea vorgedrungen, dem »Land des schwarzen Mannes«. Als Heinrich im Jahr 1460 starb, war die Entdeckung der Küste etwa bis nach Sierra Leone gediehen. Sobald die Portugiesen den Niger erreichten, lenkten sie den Pfefferhandel vom bisherigen Landweg ab und brachten den Pfeffer direkt nach Lissabon.[56] 1471 drangen sie bis zur Goldküste. Wegen der Goldfunde bezeichneten sie das Land »Minah«, d. h. Mine, Bergwerk. Elf Jahre später (1482) errichteten sie hier das berühmte »Fort Sao Jorge des la Minah«, das in der Geschichte des Sklavenhandels eine so berüchtigte Rolle als »Stapelplatz menschlicher Ware« spielen sollte. Die alten Bezeichnungen dieses Teils der westafrikanischen Küste, wie »Pfefferküste«, »Elfenbeinküste«, »Goldküste« und »Sklavenküste«, lassen mit unverhohlenem Zynismus erkennen, was die Europäer dort ursprünglich gesucht und gefunden haben.

Frobenius schreibt in seiner »Kulturgeschichte Afrikas«:

> »Als die ersten europäischen Seefahrer des späten Mittelalters in die Bucht von Guinea kamen und bei Weida das Land betraten, waren die Kapitäne sehr erstaunt. Sorgfältig angelegte Straßen, auf viele Meilen ohne Unterbrechung eingefaßt von angepflanzten Bäumen; tagereise weit nichts als mit prächtigen Feldern bedecktes Land, Menschen in prunkenden Gewändern aus selbstgewebten Stoffen! Weiter im Süden dann, im Königreiche Kongo, eine Überfülle von Menschen, die in ›Seide und Samt‹ gekleidet waren, eine bis ins kleinste durchgeführte Ordnung großer, wohlgegliederter Staaten, machtvolle Herrscher, üppige Industrien, – Kultur bis in die Knochen! Und ebenso war der Zustand in den Ländern auf der Ostseite, zum Beispiel an der Mosambiqueküste. Aus den Berichten der Seefahrer vom 15. bis 17. Jahrhundert geht ohne jeden Zweifel hervor, daß das vom Saharawüstengürtel gen Süden sich erstreckende Negerafrika damals noch in der vollen Schönheit harmonisch wohlgebildeter Kulturen blühte. Eine ›Blüte‹, die europäische Konquistadoren, soweit sie vorzudringen vermochten, zerstörten. Denn das neue Land Amerika brauchte Sklaven; Afrika bot Sklaven. Sklaven zu Hunderten, Tausenden, schiffladungsweise!«[57]

Der Sklavenhandel war eine Operation, die mit einem Schlag drei dringende Probleme der expandierenden Wirtschaft Europas und seiner Kolonien in der Neuen Welt zu lösen vermochte. Er versah die weißen Plantagen und Grubenbesitzer Amerikas mit einem gleichmäßig fließenden Strom billiger Arbeitskräfte. Er brachte den abendländischen Metropolen tropische Güter in Hülle und Fülle, und er bescherte zugleich den europäischen Manufakturen neue Absatzmärkte für ihre Erzeugnisse. Die großen Unternehmer des Sklavenhandels, Schiffsreeder und Bankiers, ersannen zu diesem Zweck den berüchtigten atlantischen Dreieckshandel. Die Portugiesen und Spanier waren zwar die ersten Sklavenhändler, die Briten aber verliehen diesem gewinnbringenden Gewerbe den letzten Schliff. Englische Sklavenschiffe brachten wertlosen Ramsch: Glasperlen, minderwertige Textilien, ferner Rum und Feuerwaffen an die Küste von Westafrika. Das war die eine Seite des Dreiecks. An der Küste Afrikas tauschte man diese Waren gegen

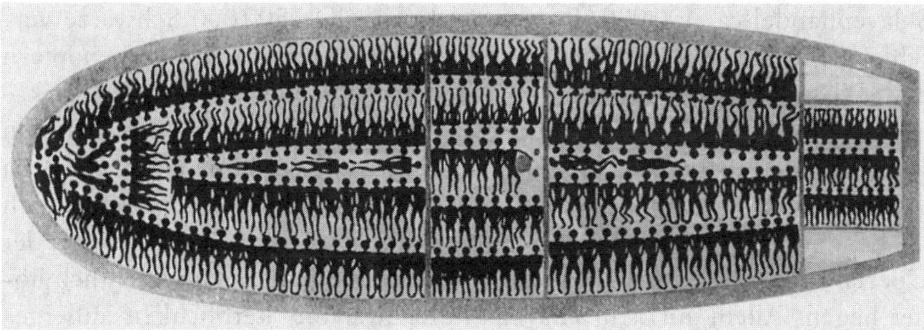

Sklavenschiff »Brookes«, nach den von Kapitän Perry in Liverpool vorgenommenen Vermessungen. An »Stauraum« standen folgende Flächen zur Verfügung: für einen »Mannsklaven« 182 x 41 cm, für einen »Weibssklaven« 177 x 41 cm, für einen Jungen 152 x 36 cm, für ein Mädchen 137 x 30 cm. Dieser Kupferstich wurde von den Abolitionisten (Gegner des Sklavenhandels) massenweise verschickt, z. B. allein nach Philadelphia 3700 Exemplare. Allein aus Liverpool, das sein Aufblühen dem Sklavenhandel verdankte und von dem es hieß, daß es »mit Negerschädeln gepflastert« sei, gingen 1771 nicht weniger als 105 solcher Sklaventransporter nach Westafrika, »um Schwarze einzukaufen«; aus Bristol in demselben Jahr 25, aus London 58, aus anderen Häfen 5, also nahe an 200 Fahrzeuge, die mehr als 46 000 Schwarze an Bord nahmen, deren Wert mit englischen Fabrikaten bezahlt wurde.

schwarze Sklaven ein und brachte diese über den Atlantik. Das war die zweite Seite des Dreiecks. In Westindien und in den Südstaaten von Amerika verkaufte man die Schwarzen an die dortigen Plantagenbesitzer. Mit dem Erlös handelte man vor allem Zucker und Baumwolle ein und brachte diese Rohstoffe nach England, wo sie zu Rum und Textilien verarbeitet wurden. Damit schloß sich das Dreieck; es wurde zu einem wahren Teufelskreis.

Als die »Entwicklungstechniker des Sklavenhandels« perfektionierten die Briten auch den Bau von Sklavenschiffen. Diese hatten 1,50 Meter hohe Laderäume, die horizontal durch provisorische Zwischendecks unterteilt waren. In diese Fächer, jeweils zu zweit aneinandergekettet, mußten die Gefangenen kriechen. Sie wurden buchstäblich wie Sardinen nebeneinander gepackt, konnten nicht auf dem Rücken liegen, geschweige denn in den Fächern, in die sie eingezwängt wurden, sich erheben. Nur ein paar Stunden am Tag durften sie paarweise angekettet an Deck gehen, sofern das Wetter es erlaubte. Wenn Seuchen ausbrachen oder die Luftlöcher wegen des Wetters geschlossen gehalten wurden, fand sich der Lebende mitunter an die inzwischen Verstorbenen gekettet. Mindestens 30 Prozent der Sklaven überlebten die fünf bis acht Wochen dauernde Überfahrt nicht. Werner Sombart zitiert in seiner »Geschichte des modernen Kapitalismus« die bekannteste und vielleicht glaubhafteste Statistik über den Sklavenhandel, die Buxton aufgestellt hat. Demnach wurden jährlich aus Afrika durch den christlichen Sklavenhandel ca. 400 000, durch den mohammedanischen

Sklavenhandel ca. 100 000, insgesamt also jährlich 500 000 Schwarze verschleppt.[58] Man weiß nicht ganz genau, welche Anzahl an Menschenopfern der afrikanische Sklavenhandel gefordert hat. Die Gesamtzahl von Afrikanern, die vom 16. bis 19. Jahrhundert in Amerika verkauft wurden, schätzen verschiedene Historiker auf fünfzehn bis zwanzig Millionen; für Ch. de la Roncière sind zwanzig Millionen sogar das Minimum.[59] Rechnet man noch die bei den Sklavenjagden und beim Gewaltmarsch zur Küste sowie bei der Überfahrt Umgekommenen hinzu, so dürfte die Zahl noch wesentlich höher liegen. Allein auf den Sklavenschiffen war die Sterblichkeit außergewöhnlich hoch. Stellte man während der Überfahrt eine Infektionskrankheit fest, so wurden die Kranken, um weitere Ansteckungen zu verhindern, einfach über Bord geworfen.

In seinem Gedicht »Das Sklavenschiff« schildert Heinrich Heine mit beißendem Hohn dieses schmutzige Geschäft, bei dem es zu einer grotesken Verquickung von Betrügerei, Profitgier und Scheinheiligkeit kam:

(…)
»Sechshundert Neger tauschte ich ein
Spottwohlfeil am Senegalflusse.
Das Fleisch ist hart, die Sehnen sind stramm,
Wie Eisen vom besten Gusse.

Ich hab zum Tausche Branntwein,
Glasperlen und Stahlzeug gegeben;
Gewinne daran achthundert Prozent,
Bleibt mir die Hälfte am Leben.

Bleiben mir Neger dreihundert nur
Im Hafen von Rio-Janeiro,
Zahlt dort mir hundert Dukaten per Stück
Das Haus Gonzales Perreiro.
(…)
Verschone ihr Leben um Christi willn,
Der für uns alle gestorben!
Denn bleiben mir nicht dreihundert Stück,
So ist mein Geschäft verdorben.«[60]

An den schweren »geschäftlichen Rückschlägen«, die der »christliche Sklavenhandel« bis Ende des 18. Jahrhunderts durch die hohen Verluste bei der Überquerung des Atlantiks erlitt, waren verschiedene Infektionskrankheiten, vor allem die afrikanische Schlafsucht, beteiligt, wofür auch die vielen

Namen zeugen, mit denen dieses Leiden bezeichnet wurde, wie z. B. Morbus dormitivus, Sleeping sickness of West Africa, (Sleeping sickness of the Congo, Congo sickness), Sleeping dropsy, Negro lethargy, African lethargy, Maladie du sommeil, Léthargie d'Afrique, Maladie des dormeurs, Malattia del sonno, Somnolenza, Enfermedad s. mal del sueno oder Doenca do somno. Reeder und Sklavenhändler drangen auf ihre Schiffsärzte ein, der unheimlichen Krankheit, die ihnen soviel Verluste verursachte, auf den Grund zu gehen. Bereits 20 Jahre nach dem Utrechter Frieden erschien der erste medizinisch einwandfreie Bericht von der afrikanischen Schlafkrankheit. Er stammt von dem englischen Schiffsarzt John Atkin, der im Jahr 1734 die berüchtigte Guineaküste bereiste, von wo die Briten ihre meisten Sklaven bezogen. Er schreibt:

»Die bei den Negern häufig auftretende Schlafkrankheit kündigt sich durch zwei- oder dreitägiges Aussetzen des Appetites an, der Schlaf ist tief, die Sinneswahrnehmungen und das körperliche Empfinden sind gering. Wenn man die Kranken schlägt, so bringen sie kaum die Energie auf, sich zu bewegen. Danach ist der Schmerz schnell vergessen, und sie fallen in ihre Lethargie zurück. Aus ihrem Mund tropft fortgesetzt Speichel, sie atmen langsam. Junge Menschen sind gefährdeter als alte, und die allgemeine Voraussage ist der Tod. Hin und wieder übersteht einer die Krankheit, aber dann wird er idiotisch.«[61]

Abgesehen von der brutalen Behandlungsweise, die nur nebenbei erwähnt und offenbar als selbstverständlich hingenommen wird, fällt in diesem Bericht besonders auf, daß John Atkin nur das zweite, das sogenannte lethargische Stadium beschrieben hat, während er die vorhergehende, für die Reeder und Sklavenhandler weit wichtigere erste fieberhafte Phase mit der typischen Nackendrüsenschwellung, die eine frühzeitige Erkennung der Infektion noch vor dem Kaufabschluß ermöglicht hätte, nicht als Anfangsstadium erkannte, sondern vermutlich – wie so viele vor ihm – für Malaria, d. h. eine Krankheit sui generis hielt, die mit der Schlafsucht nichts zu tun hatte.

Das schmutzige Geschäft des Sklavenhandels, in das so viele afrikanische Fürsten und Häuptlinge verflochten waren, trug schon den Keim der Zersetzung in sich, der es bewirkte, daß immer mehr Mißtrauen und Zwietracht zwischen den verschiedenen Stämmen aufkam und daß sie dabei in den Zustand eines Krieges aller gegen alle gerieten. Der sich unaufhaltsam vollziehende politische Verfall führte zu einer völligen Anarchie, deren Folge es war, daß die Trypanosomiasen, denen man machtlos gegenüberstand, in einem erschreckenden Maß zunahmen. Je größer und menschenreicher nämlich die Siedlungen (die sog. »Haufendörfer« der Eingeborenen) sind, um so seltener kommt es in ihnen zu Erkrankungen an Nagana und

Schlafkrankheit. Dieses zunächst rätselhafte Phänomen findet seine einfache Erklärung darin, daß der Ackerlandgürtel um eine Siedlung um so breiter zu sein pflegt, je höher die Einwohnerzahl ist, denn man muß proportional mit dem Erschöpfen des alten Bodens durch Fällen von Bäumen, Entfernen von Wurzelstöcken und Niederbrennen von Büschen immer neues Wald- und Buschland urbar machen. Durch das Abbrennen der zurückgebliebenen Wurzeln und Sträucher während der Trockenzeit erfolgt nicht nur eine Düngung des Neulands durch Asche, sondern auch eine Vertreibung des Großwilds und eine Vernichtung der Glossinen. Da diese Insekten außer dem Blut des Großwilds vor allem den Schatten der Bäume und Sträucher für ihre Existenz benötigen, stellt ein 2–3 km breiter Kahlschlag für die Glossinen ein kaum überwindbares Hindernis dar. So pflegt die Erweiterung des Ackerlandgürtels um die Siedlungen unwillkürlich die Infektionen mit Trypanosomen zu vereiteln oder bis auf wenige Fälle einzudämmen.[62]

Durch die Sklavenjagden wurden die Siedlungen gewöhnlich ihrer kräftigsten Männer beraubt. Der Mangel an Arbeitskräften bewirkte, daß die Rodungsarbeiten an Intensität nachließen oder völlig erloschen, was notgedrungenermaßen ein Näherrücken von Wald und Busch an die Siedlungen zur Folge hatte, womit auch der künstlich errichtete Schutzdamm gegen die Tsetsefliege wegfiel. Die natürliche Folge davon waren gehäufte Erkrankungen unter den Dorfbewohnern und eine Dezimierung, mitunter sogar eine völlige Ausrottung der Haustiere und schließlich ein wirtschaftlicher Rückfall von nie dagewesenem Ausmaß. So kam es, daß Hegel noch vor etwa 150 Jahren die Auffassung vertrat, Schwarzafrika sei ein geschichtsloser Kontinent, der »keine Bewegung und Entwicklung aufzuweisen habe«.[63]

Doch nicht von der so schwer betroffenen Westküste des schwarzen Kontinents, sondern von Südafrika erfolgte der erste wesentliche Vorstoß zur ätiologischen und epidemiologischen Klärung der Trypanosomiasen. Bereits im Jahr 1652 gründete Jan von Riebeck, ein Arzt der »Holländisch-Ostindischen Kompanie« in der Tafelbai am Kap der Guten Hoffnung eine Frischwasserstation und Ernährungsbasis für die Flotte seiner Gesellschaft und ein Hospital für kranke Seeleute. Als bald danach dort auch noch ein Kastell erbaut wurde, das heute noch in Kapstadt zu sehen ist, erfolgte sehr schnell von diesem Stützpunkt aus die allmähliche Besiedlung des Kaplands mit den »Buren« (niederl. »Bauern«), die sich mit vielen Niederdeutschen und Franzosen (Hugenotten) verschmolzen.[64] Nachdem die Briten während der Napoleonischen Kriege 1806 ganz Kapland besetzten, verblieben sie auch später dort und erließen, obwohl damals nur ein Achtel der Bevölkerung englischer Herkunft war, ein Gesetz, wonach ab 1. Januar 1825 sämtliche Verlautbarungen in englischer Sprache abzufassen waren. Ab 1828 durften die Gerichtsverhandlungen nur englisch geführt werden. Als einen besonderen Schlag gegen ihre Interessen empfanden die Buren das 1834 von den Briten erlassene Gesetz, aufgrund dessen etwa 40 000 Sklaven befreit wurden. »Wie sollten sie denn ihre Farmen und Plantagen auf einträgliche Weise bewirtschaften, wenn man ihnen die Sklaven nahm?« schrieb ein burenfreundlicher Brite. Unzufrieden mit den englischen Maßnahmen, zogen die Buren seit 1834 mit zahlreichen Trecks in das nördliche Hinterland, wo sie nach blutigen Kämpfen mit dort ansässigen Bantustämmen (»Zulukaffern«[65]) die Freistaaten Natal, Oranje-Freistaat und Transvaal gründeten.[66] Doch bereits im Norden von Transvaal (also noch südlich von Limpopo) sowie im Zululand (einer Landschaft der Provinz Natal) stießen die kühnen Pioniere auf ein unerwartetes Hindernis. Sie hatten die Zone der Tsetse erreicht, wo dieses Insekt jahrhundertelang bei den dort lebenden Eingeborenen den Übergang aus dem Jägerdasein in den Stand der Viehzüchter erschwerte. Die ahnungslosen »Treckboeren« erlebten nun, wie ihre Zug- und Reittiere innerhalb kürzester Zeit an einer unbekannten Seuche elend zugrunde gingen. Sie selbst mußten oft zu Fuß – unter den größten Entbehrungen und ständig bedroht von feindlichen Eingeborenen – den Rückweg antreten. Viele Buren sind dabei umgekommen, wobei sie eigentlich einem unbekannten Feind, der Tsetsefliege, zum Opfer fielen.[67]

Bereits 1852 berichtete der Afrikareisende Livingstone über die Nagana,[68] die er in den Tälern des Limpopo und des Sambesi sowie weiter nördlich an den Ufern des Nyassa- und des Tanganjikasees beobachtet hat. Er erzählt, sämtliche mitgeführten Rinder seien der Krankheit erlegen, die er für jene Zeit sehr genau schildert, und führt ihre Entstehung auf die Stiche der Tsetsefliege zurück.[69]

Im März 1866 trat Livingstone mit 14 verschiedenartigen Lasttieren (Kamelen, Büffeln, Maultieren und Eseln), die er im Gebiet der Tsetsefliege hinsichtlich ihrer angeblichen Resistenz erproben wollte, seine letzte und größte Reise an. Pferde und Rinder hatte er nicht mitgeführt, da deren Anfälligkeit seit Beginn des großen Burentrecks 1834 und seiner ersten Expedition zur Genüge bekannt war. Die von ihm geführte Expedition sollte durch das Rovumatal vordringen und die Gebiete am Nyassa- und Tanganjikasee erforschen. Das eigentliche Ziel dieser Expedition, die sich aus einer Kette schwerster Entbehrungen zusammensetzte, war die Auffindung der Nilquellen. Zunächst mußte Livingstone bei außergewöhnlich starkem Regen oft monatelang tiefliegende, unter Wasser stehende Gebiete durchqueren oder sich in ihnen aufhalten. Es war ein Leidensweg, aber auch ein Weg des Grauens, denn er wurde seit jeher von den arabischen Sklavenhändlern als »große Route zu den Seemärkten« benutzt. Die am Wegrand zerstreuten Sklavengabeln, die man widerstrebenden Gefangenen oder tobsüchtigen Schlafkranken um den Hals legte, zerstreute Gerippe und verwesende Leichen hinterließen einen deprimierenden Eindruck. Am 8. August 1866 erreichte Livingstone das Ostufer des Nyassa. Am 28. Januar 1867 überschritt er von Süden kommend den Sambesi.[70] Bereits nach einem Jahr traten bei ihm Krankheitssymptome auf, die er zwar noch als »Fieber« bezeichnet, die aber doch so sehr von den ihm wohl bekannten, mit Chinin zu kurierenden Malariaanfällen abwichen, daß er sie unter dem 10. März 1867 folgendermaßen schilderte:

> »Ich leide an Fieber, seit wir Moamba's Dorf verlassen haben (26. Februar). Bei jedem Schritt empfinde ich Stiche in der Brust und fühle mich sehr schwach. Ich vermag kaum den Marsch durchzuhalten, der ich doch sonst immer an der Spitze war und meine Schritte zügeln mußte, um meine Leute nicht gänzlich zurückzulassen. Beständig habe ich Ohrenklingen und kann kaum das laute Ticken des Chronometers hören.«

Ende März mußte er einige Tage liegen bleiben, weil er sich für den Weitermarsch zu krank fühlte. Im April 1867 erreichte er das Südende des Tanganjika. Die ganze Zeit, insbesondere am Südostufer dieses Sees (Liemba), war er durch Tsetsegebiete gezogen. Die Eingeborenen, die ihn abschrecken wollten, den See zu befahren, erzählten von einem unheimlichen Gewässer im Westen. Livingstone hoffte nun erst recht, dort die Nilquelle zu finden, und schlug deshalb geradewegs diese Richtung ein. Auch dieser Weg führte wieder durch Tsetsegebiete. Bei einem späteren Rückfall am 20. Oktober beschrieb er lapidar die Hauptbeschwerden seines eigenartigen »Fiebers«, das auf Chinin nicht ansprach, ihn aber von Zeit zu Zeit immer wieder heimsuchte.

> »Schwerkrank ... – Knochenschmerzen – heftige Kopfschmerzen. Ich verlor die Kraft in den Rückenmuskeln, wie in Liemba. Kein Appetit und starker Durst. Das Fieber wird durch Medizin nicht beeinflußt!«

Sobald er sich weiterschleppen konnte, brach er wieder auf, denn nach seiner Überzeugung war Marschieren das beste Mittel gegen Fieber. Im November 1867 entdeckte er den Moerosee, auch Meru- oder Mwerasee genannt; Eintragungen über seine Krankheit finden sich meist nur dann, wenn er durch sie gezwungen wurde, Rast zu machen. Aber schon am 15. Dezember notierte er: »Ich bin jedesmal krank, wenn ich nichts zu tun habe.« Auf dem Weg am Moerosee entlang überkam ihn am 26. und 27. Januar 1868 wieder ein »Fieber«-Anfall, »wie immer wenn ich Rast mache«.

Anfang April unternahm er einen Abstecher nach dem Süden und entdeckte dabei den Bangweolosee. Dabei kam es fast zu einer Meuterei unter seinen Leuten. Während der Trockenzeit ließen Livingstones Beschwerden etwas nach. Erst am 3. November vermerkte er in Kabwabwata: »Zwei Tage fieberkrank.« Doch scheinen leichtere Anfälle auch in der Zwischenzeit vorgekommen zu sein, da er mehrfach von Träumen berichtet, die er nur dann hätte, wenn er krank wäre oder im Begriff sei, es zu werden.«[71] Während man ihn bereits seit fünf Tagen auf einer Tragbahre weiterschleppte, notierte er am 8. Januar 1869: »Die Füße schwellen an und sind wund.« Am 5. März, bevor man ihn im Boot über den Tanganjika brachte, schrieb er: »Bin erschrekkend abgemagert, Verdauung nicht in Ordnung, habe keine Medizin. Hoffe bis Udschidschi aushalten zu können!« Endlich erreichte er Udschidschi am Ostufer des Tanganjikasees, wo er sich allmählich wieder etwas erholte. Aber schon am 12. Juli begab er sich wieder auf die Reise, obwohl er sich noch recht schwach fühlte, um das Land der Manjema westlich vom Tanganjika bis Njamgwe am Lualabafluß zu erforschen. Trotz seiner stoischen Selbstbeherrschung mußte er bereits am 9. August wieder zugeben: »Jede, auch die leiseste Steigung, bringt mich außer Atem... Wenn der Hang 45° steigt, muß ich alle 100 bis 150 Yards stehen bleiben und jämmerlich keuchen.« Immer häufiger erwähnte er Fieberanfälle, wie z. B. am 26. Dezember: »Ich bekam schweres Fieber und mußte den ganzen Tag liegen. Aber nun marschieren wir, da ich stets gefunden habe, daß Bewegung das beste Heilmittel gegen Fieber sei.« Doch von neuem wurde er durch Schwäche und Krankheit am Weitermarsch gehindert. Seit Mitte 1870 beziehen sich seine spärlichen Tagebucheintragungen meist nur noch auf entzündliche, äußerst schmerzhafte Beingeschwüre, die ihm und seinen Begleitern ungeheure Schwierigkeiten beim Weitermarsch bereiten und die daher alle anderen Beschwerden in den Schatten drängen. Im September erreichte eine Choleraepidemie, die sich von Sansibar in das Innere Afrikas ausbreitete, auch das Gebiet, in dem sich Livingstone aufhielt. Am 10. Oktober notierte er:

> »Die letzten 20 Tage litt ich an Fieber, das meine Kräfte herabsetzte, mir die Stimme nahm und starke Durchfälle verursachte... Bei jedem dritten Bissen, gleichgültig welche Speise es war, wurde mir übel und ich mußte erbrechen. Durchfall und profuser Schweiß traten auf. Es war choleraartig.«

Zweifellos hatte Livingstone damals eine leichtere Form der Cholera durchgemacht. Zur gleichen Zeit zerstreute diese Seuche in Sansibar, wo sie 13–14 000 Menschen, d. h. den fünften Teil der Gesamtbevölkerung, hinweggerafft hatte, die Mannschaft einer Hilfsexpedition, die von dort aufbrechen sollte, um den verschollenen Afrikaforscher aufzufinden. Es schien, als wollte die Pechsträhne überhaupt nicht mehr abreißen.

Während seines Aufenthalts in Bambarre, wo er bis Juni 1871 verblieb, erlebte Livingstone im Manjemaland eine weitere Epidemie, die in Zusammenhang mit der Geschichte der Schlafkrankheit ein besonderes Interesse verdient. Sie erinnert an die akutere, durch Trypanosoma rhodesiense hervorgerufene Form der Schlafkrankheit. Er berichtet:

»25 bis 30 Sklaven und viele Manyema starben an der gegenwärtigen Epidemie. Die Füße schwellen an, dann die Hände und das Gesicht, und innerhalb von ein bis zwei Tagen fallen sie dem Tode anheim. Die Seuche kommt vom Osten her und hat eine sehr hohe Mortalität, denn nur wenige der Betroffenen kommen mit dem Leben davon.«

Unter diesen Umständen beschloß Livingstone nach Udschidschi umzukehren, wo er außer den zurückgelassenen Vorräten neue Träger zu finden hoffte. Am 20. Juli 1871 brach er auf und zog ostwärts durch ein von Sklavenjägern verwüstetes Gebiet. Die verängstigte Bevölkerung, die den Verdacht hatte, auch er könne zu jenen Unholden gehören, verhielt sich äußerst feindselig. Sie schossen aus dem Hinterhalt, töteten zwei seiner Leute, und er selbst entging nur mit Mühe und Not ihren Nachstellungen. Hinzu kam, daß seine Kräfte wieder zu schwinden begannen. Er schrieb:

»Krank bei Tag und Nacht. Ich fühle, wie ich von den Füßen an absterbe. Jeder Schritt verursacht mir Schmerzen. Der Appetit fehlt, während sich meine gedrückte Gemütslage auch auf den Körper auswirkt.«

Von dieser Zeit an verlieren seine Tagebucheintragungen ihren Reiz. Sie werden immer kürzer und einsilbiger. Immer schwerer lastet die Krankheit (Fieber und besonders ein Hämorrhoidalleiden) auf dem erschöpften Forschungsreisenden. Als er am 23. Oktober, nach dreimonatigem Marsch, wieder Udschidschi erreichte, war er zum Skelett abgemagert. Hier erwartete ihn eine neue, schwere Enttäuschung. Arabische Sklavenhändler hatten während seiner Abwesenheit alle seine Vorräte gestohlen, auch das Chinin, auf das er besonders großen Wert legte, zumal er seine Fierberanfälle für Malaria hielt. Da man auch seine Berichte und die für England bestimmten Briefe entwendet hatte, hörte die Welt seit Jahren nichts mehr von ihm. Da erschien fünf Tage später mit reichen Vorräten – wie ein Deus ex machina – der amerikanische Reporter Stanley, der im Auftrag des »New York Herald« mit einer Expedition von Sansibar aus aufgebrochen war, um den seit Jahren für verschollen gehaltenen Forschungsreisenden »tot oder lebendig« im Urwald aufzufinden. Es liegt eine gewisse Ironie darin, daß ausgerechnet Stanley, der über den amerikanischen Sezessionskrieg gesagt hatte, er verstünde nicht, warum man sich wegen ein paar »lumpiger afrikanischer Sklaven« gegenseitig totschlüge, sein Leben für einen der wärmsten Freunde

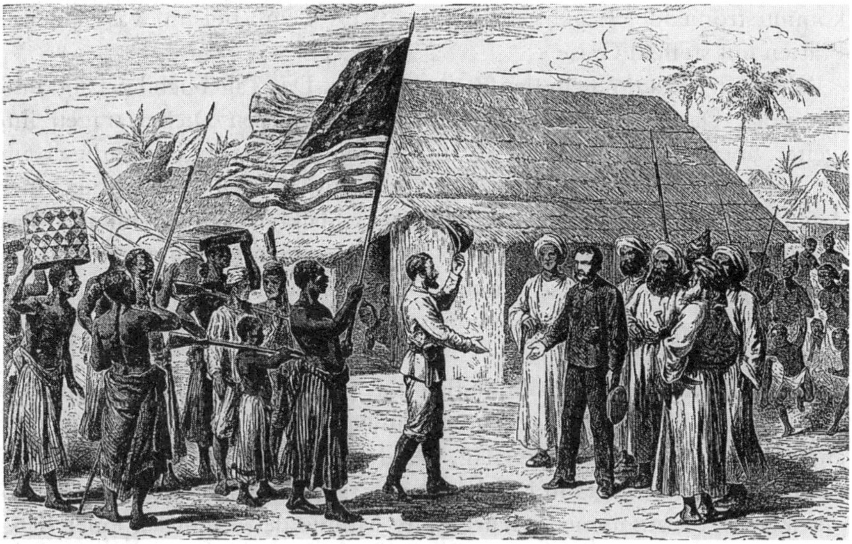

Der Reporter Henry Morton Stanley findet den kranken, dem Verhungern nahen Livingstone (1871), zeitgenössischer Holzschnitt.

der »afrikanischen Sklaven« aufs Spiel setzte. Nachdem sich Livingstone etwas erholt hatte, schiffte er sich schon nach 14 Tagen mit Stanley ein, um das Nordende des Tanganjikasees und den Rusisifluß zu untersuchen. In Unianiembe trennten sich dann später die beiden Männer, nachdem es Stanley nicht gelungen war, Livingstone zur Rückkehr nach Europa zu bewegen.

Am 25. August 1872 brach Livingstone von Unianiembe zu seiner letzten Reise auf. Er wollte rund um das Südende des Tanganjikasees marschieren, dann den Sambesi überqueren, zum Bangweolosee vordringen und schließlich die vier großen Quellen aufsuchen, die angeblich nahe beisammen lägen und schnell zu großen Flüssen anwüchsen. Damit sollte die Frage nach den Nil- und Kongoquellen geklärt werden. Bald mußte er Gewaltmärsche einlegen, um sein Vieh heil durch das Tsetsegebiet am Südostufer des Tanganjika durchzubringen. Von November an finden sich gelegentlich unter seinen Aufzeichnungen ganz unzusammenhängende Bemerkungen, ohne jeden Bezug auf die übrigen Tagesereignisse. Livingstone wurde immer schwächer. Im Dezember war seine Schrift schon ganz zittrig und ungleichmäßig. Die Bemerkungen wurden immer kürzer. Von Januar ab mußte er getragen werden, verharrte aber, trotz tiefster Depression wegen der schwindenden Kräfte, am Weitermarsch. So schleppte man ihn durch weithin überschwemmte Gebiete bis an den Südrand des Bangweolosees. »Eine Welt von Wasser und Termitenhügeln«, vermerkt er lakonisch. Hinzu kommt strömender Regen. »Wir waten 3 bis 4 Fuß tief im Wasser durch Prärien mit steifem Grase.«

Bald kann er kaum mehr den Bleistift halten. Das Tagebuch hört auf, und nur noch Daten sind eingetragen. Seine schwarzen Diener tragen ihn weiter, aber das Bewußtsein verläßt ihn, und im Dorf Illala stirbt er am 30. April 1873 in der Nacht an äußerster Schwäche. Ob Livingstone einer Amöbenruhr erlag oder womöglich der Schlafkrankheit, wofür u. a. das durch Chinin nicht beeinflußbare Fieber, die zunehmenden nervösen Störungen mit Somnolenzerscheinungen und die für das Endstadium so charakteristische skelettartige Abmagerung sprechen, läßt sich retrospektiv nicht mehr klären.[72]

Seine schwarzen Diener mumifizierten den kachektischen Leichnam[73] und brachten ihn unter ungeheuren Schwierigkeiten an die Küste, wo ein englischer Kreuzer vor Anker lag, der den Toten in die Heimat brachte. Beim Öffnen des Sarges in London war die Atrophie so erschreckend, daß die skelettartig zusammengeschrumpfte Mumie den Eindruck einer Kinderleiche erweckte und sich für einen Augenblick ernste Zweifel regten, ob es sich bei dem Toten überhaupt um Livingstone handelte. Aber aufgrund von zwei Verletzungen, die der Forscher sich früher zugezogen hatte, erfolgte eine sichere Identifizierung. Er wurde im Hauptschiff der Westminster Abbey beigesetzt – dort, wo alle großen Söhne Britannias ihre letzte Ruhestätte gefunden haben. Unter den Männern, die in die Abtei seine Bahre trugen, befand sich auch Stanley.

Mikrobiologische Ära

Der englische Militärarzt und Bakteriologe David Bruce (1855–1931), der 1887 den Erreger des Maltafiebers entdeckt hatte und inzwischen zum »Chirurgen-Major« avanciert war, wurde 1894 ins Zululand, eine Landschaft der südafrikanischen Provinz Natal, abkommandiert, die seit 1845 der britischen Hoheit unterlag und seit der blutigen Niederwerfung eines Zuluaufstands im Jahr 1879 fest in das englische Kolonialreich eingegliedert war. Dort sollte er versuchen, die Ursachen einer Tierseuche, die in der Zulusprache N'gana (= kraftlos, hinfällig) hieß und unter den Viehbeständen seit Jahren unschätzbaren Schaden anrichtete, zu ergründen. Im Ubombo, einer auf ziemlicher Anhöhe liegenden Bergsiedlung, richtete Bruce mit seiner Frau, die ihn nach Afrika begleitet hatte, ein bescheidenes Laboratorium ein, in dem außer einigen Injektionsspritzen, Skalpellen, Mikroskopen, Objektträgern, Reagenzröhrchen und sonstigen Glasgeräten kaum etwas vorhanden war. Hierher brachte man ihnen kranke Rinder und Pferde aus der Ebene, und sie entnahmen ihnen Blut aus den Ohrvenen, um jeweils einen Tropfen davon mikroskopisch zu prüfen. Und sehr bald entdeckte Bruce im Blut eines todkranken Pferdes etwas völlig Ungewöhnliches: Zwischen den roten Blutkörperchen bewegten sich längliche, fischähnliche Gebilde, die ungefähr zwei- bis dreimal so lang waren wie die Erythrozyten, die sie durch ihre lebhaften Tanzbewegungen hin- und herpeitschten. Es waren Trypanosomen.[74]

Nach dem ersten Befund begann Bruce das Blut kranker und gesunder Tiere vergleichend zu prüfen, mit dem Ergebnis, daß er bei kranken Tieren fast regelmäßig Trypanosomen fand, und zwar um so zahlreicher, je elender es den Tieren ging, während er bei gesunden Pferden, Rindern oder Hunden diese kein einziges Mal nachweisen konnte. Aber wie gelangten die Trypanosomen von einem kranken zu einem gesunden Tier? Wenn er hier auf dem kahlen Hügel von Ubombo, wo laut Aussage der Farmer die Tiere niemals an N'gana erkrankten, die infizierten Tiere aus der Ebene mit den gesunden der Farmer in einem Stall unterbrachte und sie dort wochenlang zusammenließ, kam es niemals zu einer Infektion. Sobald man aber eines der gesunden Tiere zu den üppigen Weiden der fruchtbaren Ebene hinabtrieb, erkrankte es an N'gana, noch ehe es vom Gras fett werden konnte, und verendete. Bruce war grundsätzlich geneigt, Bauernregeln und sonstige Ansichten des Volkes, auch wenn sie auf den ersten Blick als widersinnig erschienen, zu beachten und zu prüfen. Er zitierte gern das maltesische Sprichwort: »Der Dumme weiß im eigenen Hause oft mehr als der Weise in fremden Häusern.« Er war bereit, den Volksglauben, der häufig auf empirischen Erkenntnissen beruht, in seinen Erwägungen zu berücksichtigen.

Von den europäischen Farmern hörte er, was er bereits auch schon bei Livingstone gelesen hatte, daß die N'gana durch den Stich der Tsetsefliege hervorgerufen wurde. Die Häuptlinge und Medizinmänner der Zulus behaupteten dagegen, daß der Grund für die N'gana beim Hochwild zu suchen sei, welches mit seinen Ausscheidungen die Weiden und Wasserplätze der Rinder und Pferde verunreinigte. Auf die Frage der Farmer, warum sie ihre Pferde- und Rinderherden niemals gesund durch das Fliegenland (»fly country«) bringen könnten und warum denn die N'gana sonst auch noch Tsetsekrankheit oder burisch »Fliegenseuche« hieße, antworteten die Zulus, daß man die Tiere ohne weiteres heil durch die Tsetselandschaft bringen könnte, wenn man sie bloß am Fressen und Trinken hindern würde. Bruce hörte sich beide Seiten an und beschloß, sowohl die eine als auch die andere Meinung experimentell zu prüfen.

Zunächst versuchte er die Behauptung der Zulus zu ergründen. Mit Leinwandsäcken verband er einigen gesunden Pferden das Maul, so daß sie weder grasen noch trinken konnten, und führte sie dann Tag für Tag in die

Ebene hinunter, wo sie unter seiner Aufsicht mehrere Stunden verblieben, wobei sie allerdings von zahlreichen Tsetsefliegen umschwärmt und gestochen wurden. Bereits nach 14 Tagen zeigte eines der Versuchstiere Krankheitszeichen, und in seinem Blut konnte man Trypanosomen nachweisen. Bald danach erkrankten auch die restlichen Tiere, obwohl sie alle mit Sicherheit auf den Weiden weder gegrast noch getrunken hatten. Die Vermutung der Zulus, wonach die N'gana durch die Ausscheidungen des Hochwilds hervorgerufen würde, konnte also nicht stimmen.

Nun entschloß sich Bruce, der Tsetsetheorie experimentell auf den Grund zu gehen. Er fertigte mit Gaze bespannte Käfige an und begab sich mit einigen Zulus in die Ebene auf die Jagd nach Tsetsefliegen. Als Fliegenköder hatte er ein Pferd mitgenommen, auf dem sich bald Hunderte von Tsetsefliegen niederließen. Sie wurden behutsam von dem Fell abgenommen, in die Gazekäfige gesteckt und wieder auf die Anhöhe nach Ubombo gebracht. Hier, wo es keine Tsetsefliegen und daher, wie man behauptete, auch keine N'gana gab, hatte Bruce für seinen zweiten Großversuch einige gesunde Pferde besorgt und befestigte nun an deren Rücken die Gazekäfige, durch deren Maschen die eingeschlossenen Tsetsefliegen bequem den Akt des Blutsaugens vollziehen konnten. Nach einer gewissen Zeit erkrankten die Tiere, und in ihrem Blut wimmelte es von Trypanosomen. Damit war bewiesen, daß die Übertragung auf Pferde und Rinder durch den Stich der Tsetsefliegen erfolgt.

Offen blieb jedoch, woher die Tsetsefliegen selbst den Erreger bezögen, zumal doch in der berüchtigten Ebene, trotz der üppigen Weiden, oft monatelang kein einziges Haustier zu finden war. Bei diesen Überlegungen fiel Bruce die Behauptung der Zulus ein, wonach die eigentliche Ursache der N'gana beim Hochwild zu suchen sei. Er begab sich abermals auf die Jagd, diesmal aber nicht auf Glossinen. Als guter Schütze erlegte er zahlreiche Zebras, Wasserböcke etc., um ihr Blut mikroskopisch zu prüfen, konnte dabei aber kein einziges Mal Trypanosomen nachweisen. Um festzustellen, ob sich die negativen Befunde nicht etwa damit erklären ließen, daß die Trypanosomen beim Wild nur sehr spärlich vorkommen würden, entnahm er von etwa zehn erlegten Tieren größere Mengen Blut und spritzte dieses einigen gesunden Hunden ein. Nach einiger Zeit erkrankten die Hunde, und in ihrem Blut konnte Bruce die sich in der Zwischenzeit vermehrten Trypanosomen nachweisen. Damit hatte er die Infektkette der N'gana (Hochwild – Tsetsefliege – Haustier) festgestellt. Diese Entdeckung war nicht nur für die Epidemiologie und Seuchenprophylaxe der Trypanomiasen, sondern auch für die weitere Erschließung Afrikas von ungeheurer Bedeutung.[75]

»Nachdem der Sklavenhandel abgeschafft und die Sklaven befreit worden waren«, schreibt Bertrand Russell, »bestand der leichteste Weg zur weiteren

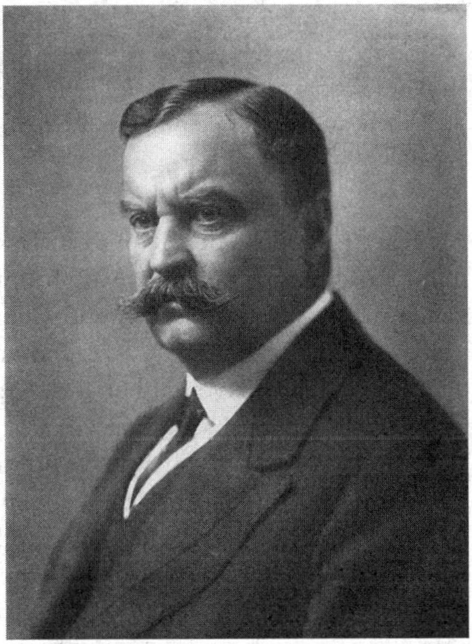

David Bruce (1855–1931), englischer Bakteriologe, entdeckte die Erreger vom Maltafieber, von der Nagana und der Schlafkrankheit.

Ausbeutung der schwarzen Arbeitskraft in der Besetzung der Länder, die von Schwarzen bewohnt wurden, und es traf sich günstig, daß diese Länder zugleich über verschiedene wertvolle Rohmaterialien verfügten. Habgier stellte nur eines, wenn auch das wichtigste Motiv des Imperialismus in Afrika dar, in einem Falle, dem des Kongo-›Freistaates‹, scheint sie jedoch das einzige Motiv gewesen zu sein.«[76]

Stanley (1841–1904), der seine erste Afrikareise im Auftrag des »New York Herald« wegen der Suche nach dem verschollenen Livingstone unternahm, verrichtete seine weiteren Fahrten, die die Entdeckung vom Gesamtlauf des Kongo und verschiedener Nebenflüsse zur Folge hatten, auf Kosten und im Interesse des Königs der Belgier, Leopold, der als Philanthrop, Förderer wissenschaftlicher Forschung und Patron der Missionsbestrebungen galt. Die Berliner Konferenz von 1884, die um der Aufteilung Afrikas willen zusammengetreten war, beschloß, daß diesem hochherzigen Monarchen die persönliche Regierung eines über etwa eine Million Quadratmeilen ausgedehnten Gebiets anvertraut werden solle, zu dem auch der größere Teil des Kongobeckens gehörte. Die Diplomaten schätzten ihn, die Forschungsreisenden lobten ihn, und seine Haltung den Schwarzen gegenüber galt allgemein als vorbildlich menschenfreundlich. Als er im Jahr 1906 der Wissenschaft zur Verhütung der Schlafkrankheit 12 000 Pfund Sterling zur Verfügung stellte, erklärte er in einem Manifest:

»Wenn Gott mir diese Genugtuung (den Sieg über die Schlafkrankheit) gewährt, werde ich einmal ruhig vor Seinen Richterthron treten können um des Verdienstes willen, eine der schönsten Taten des Jahrhunderts vollbracht zu haben, und eine Legion geretteter Menschen wird Seine Gnade auf mich herabflehen.«[77]

Als König Leopold den Kongo in Besitz nahm, erklärte er, es geschehe in rein menschenfreundlicher Absicht. Stanley, der für ihn in England Propaganda machte, setzte der Öffentlichkeit auseinander, wie groß des Königs Liebe zu den Schwarzen sei. Nachdem Leopold sich durch Unterdrückung der arabischen Sklavenräuber die Anerkennung der Welt errungen hatte, führte er in seinen Dominien ein System des Staatssozialismus ein. Seinen Verordnungen entsprechend, mußte der gesamte Gummi und das gesamte Elfenbein zum Eigentum des Staates werden – und der Staat war er selbst. Als nächstes erging ein geheimes Rundschreiben an seine Beamten; es empfahl ihnen, »bei der Ausbeutung der Erzeugnisse der Wälder keine Mittel zu scheuen«; sie würden »von dem gesamten gewonnenen Gummi und Elfenbein Tantiemen bekommen, in beträchtlicher Höhe allerdings nur dann, wenn sie die Kosten der Gewinnung niedrig hielten ...«[78]

Jedes Dorf erhielt von den Behörden den Befehl, eine bestimmte Menge Gummi zu sammeln und abzuliefern – nämlich so viel, wie die Männer sammeln und abliefern konnten, wenn sie dabei auf jede Arbeit zu ihrem eigenen Unterhalt verzichteten. Durch den rücksichtslosen Einsatz, bei dem die rekrutierten Männer immer tiefer und weiter in den Wäldern eingesetzt wurden, um gummiführende Lianen zu finden, kam es zu einer allmählichen Ausbreitung der Schlafkrankheit.

»Konnte dabei das Ablieferungssoll nicht erfüllt werden, so wurden die Frauen der gummisammelnden Männer verschleppt und als Geiseln in Sammellagern oder in den Harems der Regierungsangestellten untergebracht. Führte auch diese Methode nicht zum gewünschten Erfolg, so wurden eingeborene Truppen in die Dörfer geschickt, um Schrecken zu verbreiten, notfalls durch Ermordung einiger Männer; um jedoch der Verschwendung von Patronen vorzubeugen, erhielten die Leute den Befehl, für jede verbrauchte Patrone eine abgeschlagene rechte Hand vorzuweisen. Wenn die Eingeborenentruppen ihr Ziel verfehlten oder die Patronen zur Jagd verwendeten, schlugen sie lebenden Menschen die Hände ab, um die erforderliche Anzahl vorlegen zu können.[79] Der Schätzung Sir H. H. Johnstons zufolge, die von allen anderen unparteiischen Quellen bestätigt wird, bestand der Erfolg dieser Methode darin, daß innerhalb von fünfzehn Jahren die Zahl der eingeborenen Bevölkerung von zwanzig Millionen auf kaum neun Millionen reduziert wurde.«[80]

Die damit verbundene Schlafkrankheitsepidemie ist als »Kongo-Katastrophe« in die Geschichte eingegangen. Als Stanley 1887 das Kongogebiet durchstreifte, war die Schlafkrankheit nur an einigen Stellen am unteren Kongo bekannt. Nach zehn Jahren hatte sich die Seuche vor allem infolge des massiven Einsatzes von Kautschuksammlern bereits weit ausgebreitet, war aber immer noch auf bestimmte Gebiete beschränkt. Im Jahr 1910 waren etwas 450 000 englische Quadratmeilen, das ist die Hälfte des ehemaligen belgischen Kongofreistaats, befallen, und die Krankheit wütete mörderisch unter der schwarzen Bevölkerung. Man schätzt, daß damals weit über eine Million Menschen an der Seuche starben. Riesige Gebiete wurden völlig entvölkert, von den zahlreichen Dörfern waren einige Jahre später kaum noch Spuren zu finden, und wo im Jahr 1868 der deutsche Forscher G. Schweinfurth noch einen »Garten Eden« gesehen hatte, breitete sich wieder der Urwald aus.

Man gab sich die erdenklichste Mühe, das mörderische System großen Stils, dem der königliche »Wohltäter« seine Gewinne verdankte, geheimzuhalten. Die Beamten und Gerichtshöfe standen in seinem Sold und waren von seiner Gnade abhängig; private Kaufleute waren nicht zugelassen, und die katholischen Missionare wurden durch seine zur Schau getragene Frömmigkeit zum Schweigen gebracht. Männer, die mit Enthüllungen drohten, wurden entweder »aufgekauft« oder verschwanden auf geheimnisvolle Weise, wenn sie sich nicht bestechen ließen. Die einzigen Leute am Kongo, denen der Mund nicht verboten werden konnte, waren die protestantischen Missionare, die jedoch zumeist begreiflicherweise annahmen, der König wisse nichts von den in seinem Namen verübten Grausamkeiten.[81] Um ein Beispiel von vielen herauszugreifen: Am 25. März 1896 schrieb Joseph Clark von der Amerikanischen Baptistischen Missionars-Union (»American Baptist Missionary Union«):

> »Dieser Gummihandel trieft von Blut, und würden sich die Eingeborenen erheben, um jeden Weißen am oberen Kongo in die Ewigkeit zu befördern, so würde die Abrechnung doch immer noch ein erschreckendes Plus zu ihren Gunsten ergeben. Wäre es nicht möglich, daß irgendein einflußreicher Amerikaner den König von Belgien aufsuchte, um ihn wissen zu lassen, was in seinem Namen geschieht? Hunderte von Männern, Frauen und Kindern sind erschossen worden, damit er seinen Gummi bekommt.«[82]

Man nahm an, die Missionare hätten sich der Übertreibung schuldig gemacht und es handelte sich nur um einzelne Beamte, die sich unter dem Einfluß des Fiebers und der Einsamkeit zu solchen grausamen Ausschreitungen hinreißen ließen. Es schien unglaubwürdig, daß das ganze System vorsätzlich vom König um pekuniärer Vorteile willen gefördert wurde. Doch ohne das Auftreten eines Mannes – E. D. Morel – wäre die Wahrheit vielleicht noch lange verborgen geblieben. Als armer Sekretär einer Liverpooler Schiffahrtsgesellschaft, die zu den Teilhabern König Leopolds gehörte, wurde er dank seiner französischen Sprachkenntnisse nach Belgien geschickt, um dort mit den Beamten des Kongostaats alle Einzelheiten betreffs der Schiffahrtskosten, Unterbringung der Passagiere und der Frachtsätze für Waren und Produkte zu vereinbaren. Während seiner Arbeit erfuhr er einiges über die grauenvolle Mißwirtschaft am Kongo. Er lenkte die Aufmerksamkeit seines Arbeitgebers auf diese Geschichten und setzte sich für eine Überprüfung ein. Der Erfolg war seine Entlassung. Obwohl völlig mittellos, begann er durch die britische Presse und mit Hilfe britischer Verleger die Welt vom Stand der Dinge am Kongo in Kenntnis zu setzen.[83] Er veranlaßte Mark Twain zu seiner nur wenig bekannten grimmigen politischen Satire »König Leopolds Selbstgespräch«[84] und veröffentlichte 1906 sein erschütterndes Buch »Red Rubber« (»Roter, d. h. blutiger Gummi«), das bei seinem Erscheinen mit »Onkel Toms Hütte« verglichen wurde.[85]

> »Die Schwierigkeiten, die sich Morels Kongo-Reform-Bestrebungen entgegenstellten, wären den meisten Menschen unüberwindlich erschienen. Die Franzosen hatten unter dem Eindruck der großartigen Gewinne König Leopolds im französischen Kongo ein ganz ähnliches System eingerichtet und erzielten damit denselben Erfolg. Es lag ihnen daher nicht das geringste daran, daß die Welt etwas von den unausbleiblichen Folgen dieser ökonomischen Methoden erfuhr. Das britische Außenministerium war schwer zu überzeugen, da es sich aus Gründen der hohen Politik die Freundschaft Frankreichs und Belgiens nicht verscherzen wollte, und unterdrückte zunächst die Konsularberichte, die dazu angetan waren, die Beschuldigungen Morels und der Missionare zu bestätigen.
>
> Über König Leopold vermochte das Gewissen der Menschheit den Sieg davonzutragen, denn er war schließlich ein kleinerer Potentat; Frankreich gegenüber hat sich die Bewegung jedoch als machtlos erwiesen. Mit Ausnahme der Küstengebiete, zu denen Reisenden der Zutritt nur schwer untersagt werden kann, waren im Landesinneren Grausamkeiten großen Ausmaßes weiterhin üblich; lag doch über den Wäldern des mittleren und oberen Kongos ein undurchdringlicher Schleier, der ihn dem Blick der Menschheit entzog.«[86]

In den beiden letzten Jahrzehnten des 19. Jahrhunderts nahm dann die »Erschließung des schwarzen Erdteils« durch die europäischen Kolonialmächte ein immer schnelleres Tempo an, im gleichen Maß ebenso die Entwicklung des Handelsverkehrs. Damit wurden auch die Vorbedingungen für eine schnellere Weiterverbreitung der Schlafkrankheit auf bisher verschonte Gebiete geschaffen.

Nachdem Ende der neunziger Jahre eine schwere Hungersnot das östlich von Belgisch-Kongo liegende Uganda heimgesucht hatte, brach die Seuche im Jahr 1900 mit elementarer Gewalt über die geschwächte Bevölkerung herein. Ganze Landstriche wurden völlig entvölkert. Die Eingeborenen flüchteten an die Flüsse und Seeufer, wo sie Fische und eßbare Wurzeln erhofften, ohne zu ahnen, daß sie sich durch die dort nistenden Glossinen erst recht der Infektionsgefahr aussetzten. Innerhalb weniger Jahr waren von 300 000 Eingeborenen mehr als zwei Drittel gestorben. Im Jahr 1902 war das Gebiet von der Mündung des Kagera am Westufer bis zum Gori-Fluß am Ostufer des Viktoriasees verseucht. Es schien, als sollte der gesegnete Boden dieses Landes in eine menschenleere Heimstätte von Heuschrecken und Hyänen verwandelt werden. Es grenzt an Zynismus, daß die englische Regierung auf dem Höhepunkt dieser mörderischen Schlafkrankheitsepidemie, die die unheilverkündenden Visionen alttestamentarischer Propheten zu realisieren schien, ausgerechnet Uganda den Zionisten als Siedlungsgebiet für das jüdische Volk angeboten hat.[87]

Die verheerenden Auswirkungen der Schlafkrankheitsepidemie versetzten das britische Kolonialamt in Schrecken. Auch die Aktionäre zitterten um ihre Dividenden. Da entsandte 1902 die Royal Society eine aus drei Forschern bestehende Kommission nach Uganda. Sie begannen Blut und Rükkenmarkflüssigkeit von schlafkranken Eingeborenen zu untersuchen. Der eine von ihnen, Aldo Castellani, ein namhafter italienischer Bakteriologe in englischem Kolonialdienst, fand wiederholt Streptokokken und glaubte in ihnen den Erreger der Schlafkrankheit entdeckt zu haben. Auf einen ähnlichen Irrweg begab sich auch die portugiesische Kommission, die einem Meningokokkenfund bei Schlafkranken ätiologische Bedeutung beimaß.

Zur gleichen Zeit war man auch in der westafrikanischen Kronkolonie Gambia einem Irrtum zum Opfer gefallen, obwohl man den eigentlichen Erreger der Schlafkrankheit gefunden hatte. Man wußte nämlich noch nicht, daß bei der Schlafkrankheit dem Stadium der Schlafsucht ein Fieberstadium vorauszugehen pflegt. Da man dieses Fieberstadium meist mit Malaria verwechselte, hatte auch 1901 der englische Arzt Ford in seinem Hospital in Bathurst bei einem fiebernden Europäer im Blut nach Malariaplasmodien gesucht. Doch er glaubte statt dessen »Würmchen« gesehen zu haben. Da sich der Zustand des Patienten verschlimmerte, zeigte ihn Ford noch im selben Jahr Dr. Dutton, der die »Würmchen« als Trypanosomen erkannte und sie nach dem Fundort »Trypanosoma gambiense« nannte. In der Folge bestätigte Dutton den Trypanosomenbefund durch Massenuntersuchungen von fieberkranken Eingeborenen, und da er nicht an Schlafkrankheit dachte, bezeichnete er das Leiden kurzerhand als »Gambia- bzw. Trypanosomenfieber«.

Inzwischen fand in Uganda zu Beginn des Jahres 1903 Castellani bei seinen Schlafkranken in der zentrifugierten Cerebrospinalflüssigkeit Trypanosomen. In der irrtümlichen Überzeugung, er habe mit seinem Streptokokkenbefund den Erreger der Schlafkrankheit entdeckt, hielt er die Trypanosomen für einen zufälligen Nebenbefund. Da er aber seinen Stamm nicht mit dem von Dutton beschriebenen für identisch hielt, gab er ihm den Namen Trypanosoma ugandense.[88]

Bald danach, im April 1903, wurde Oberst David Bruce von der Royal Society zum Führer der englischen Schlafkrankheitskommission bestimmt. Als er Castellani in Entebbe traf, erwähnte dieser das gelegentliche Vorkommen von Trypanosomen in der Rückenmarkflüssigkeit von Kranken, die an Schlafkrankheit verstorben waren. Bruce, der nach seinen Untersuchungen über Nagana im Zululand ein besonderes Interesse an Trypanosomen hatte, vermutete plötzlich, daß diese Parasiten die eigentlichen Erreger der Schlafkrankheit sein könnten. Er veranlaßte Castellani, die Präparate aller Ausstriche von Rückenmarkflüssigkeit der Verstorbenen noch einmal zu untersuchen. Und tatsächlich fand man diesmal Trypanosomen in einem hohen Prozentsatz. Dann ließ Bruce die Gegenprobe unternehmen. Man entnahm im Hospital auch von anderen Patienten, die nicht an Schlafkrankheit litten, Liquor, konnte jedoch in keinem Fall Trypanosomen finden. Indem Bruce danach auch die Identität zwischen Trypanosoma ugandense und Trypanosoma gambiense feststellte, wurde es klar, daß es sich bei dem »Gambiafieber« mit dem positiven Trypanosomenbefund nicht um ein Leiden sui generis handelte, sondern um das erste Stadium der Schlafkrankheit, während der trypanosomenpositive Liquorbefund, der inzwischen bei zahlreichen anderen schlafsüchtigen Kranken bestätigt wurde, für das tödliche Endstadium der Schlafkrankheit sprach.[89]

Da Bruce von Anfang an der Überzeugung war, daß auch die Trypanosomen der Schlafkrankheit wie jene der Nagana durch Stechfliegen übertragen würden, erkundigte er sich bei den Häuptlingen, ob es in den von der Schlafkrankheit betroffenen Gegenden Tsetsefliegen gäbe. Es dauerte eine Weile, bis er erfuhr, daß diese blutsaugende Fliegenart in Uganda »Kiwu« hieße und hauptsächlich an den schattigen See- und Flußufern sowie in tropischen Regenwäldern vorkäme. In den bezeichneten Gebieten fand Bruce als Tsetsefliegenart die Glossina palpalis vor, in der er nun die Überträgerin vermutete. Wie einst in Südafrika ließ er Gazekäfige herstellen, um darin die an den Flußufern eingesammelten Stechfliegen für seine Experimente unterzubringen. Die Trypanosomenübertragung durch solche Glossinen, nachdem er sie an Schlafkranken Blut saugen lassen und sofort Versuchsaffen angesetzt hatte, aus deren Blut er nachher die Trypanosomen nachweisen konnte, schloß die Kette der Beweise. Mit der Ermittlung des Erregers und Überträgers hatte Bruce die Ätiologie und Epidemiologie der Schlafkrankheit geklärt.[90] Durch die von Bruce gewonnenen Erkenntnisse wurde zugleich auch die Epidemiologie der mörderischen Seuche im benachbarten Kongo transparent, der dort etwa zwei Millionen Eingeborene zum Opfer gefallen waren.

Da Bruce bei seinen Naganastudien in Natal festgestellt hatte, daß sich die Tsetsefliegen als Überträger der Trypanosomen am verseuchten Hochwild (Antilopen, Zebras, Wasserböcke etc.) infizierten, empfahl er eine möglichst große Verminderung des Hochwilds im Fliegengürtel. War er doch davon überzeugt, daß das Hochwild nicht nur für Nagana, sondern auch für die Schlafkrankheit das Erregerreservoir darstellt... Jedes wilde Tier, das vernichtet oder vertrieben würde, bedeute demnach eine Quelle weniger für die Infektion. Und da die Tsetsefliege ihre Hauptnahrung beim Wild findet, würde die Vernichtung des Wildes dementsprechend zur Verminderung der Fliegenzahl beitragen. Da es noch keine Möglichkeit des Zerstäubens von wirksamen Insektiziden aus Flugzeugen gab, empfahl Bruce, daß alle Verbote von Verfolgung und Tötung des Wildes in Tsetseregionen aufzuheben seien. Die Eingeborenen sollten vielmehr die Erlaubnis erhalten, jedes gewöhnliche Wild ohne Einschränkung zu jagen. Sie könnten dabei ihre eigenen Methoden anwenden, z. B. Fallgruben und Wildschlingen; man sollte ihnen aber auch eine beschränkte Anzahl brauchbarer Flinten gestatten.[91] Bruce resümierte: »Je weniger Wild vorhanden ist, desto besser ist es für den Menschen und seine Haustiere.« Zugleich betonte er, daß durch Urbarmachung des Landes das Wild von selbst und mit ihm die Tsetsefliege verschwinden würden.[92]

Während man in Afrika die Ätiologie und Epidemiologie der Schlafkrankheit klärte, erschien in England 1904 eine Veröffentlichung von Thomas und Breinl aus Liverpool, in der sie mitteilten, daß sie in ausgedehnten Versuchsreihen mit Trypanosomen (Trypanosoma brucei und Trypanosoma gambiense) verschiedene Versuchstiere (Mäuse, Ratten, Kaninchen, Hunde und Affen) infiziert hätten, bei denen sie durch die Einspritzung der Arsenverbindung »Atoxyl« eine Heilung oder wenigstens eine Verzögerung des Infektionsverlaufs feststellen konnten. Hinsichtlich seiner trypanoziden Fähigkeiten erwies sich das Atoxyl allen bis dahin erprobten Arsenverbindungen und Farbstoffen überlegen.[93] Auch sollte Atoxyl relativ ungiftig (atoxisch) sein, daher auch der Name.

Diese Veröffentlichung hat in Deutschland vor allem Paul Ehrlich und Robert Koch zur experimentellen Weiterbeschäftigung mit Atoxyl in unterschiedlicher Richtung angeregt, was bei Ehrlich zur Entstehung der experimentellen Chemotherapie, bei Koch zu erstmaligen Heilungsversuchen von Schlafkranken führte.

Inzwischen war die mörderische Schlafkrankheitsepidemie, die im englischen Uganda wütete, in bedrohliche Nähe der Grenzen Deutsch-Ostafrikas gekommen. Als immer alarmierendere Nachrichten von dem deutschen Ufer des Viktoriasees eintrafen, schickte man 1906 eine Expedition unter der Leitung des inzwischen 63 Jahre alt gewordenen Robert Koch in das bedrohte Gebiet. Man suchte unter anderen die Hafenstadt Muanza an der Küste des Viktoriasees mit einer schwarzen Bevölkerung von etwa 20 000 auf, von denen im letzten Jahr 1500–2000 Menschen gestorben sein sollten. Doch weder in Muanza noch in dessen Umgebung konnten Koch und sein Assistent Kleine bei der Untersuchung von etwa 2000 Personen geschwollene Nackendrüsen oder Trypanosomen in Blutproben nachweisen. Erkundigungsfahrten, die man nördlich und westlich dem Seeufer entlang unternahm, blieben ebenfalls ohne Erfolg.[94] Da Robert Koch in dem von Schlafkrankheit betroffenen Gebiet auch die therapeutische Wirkung des Atoxyls an Schlafkranken ausprobieren wollte, was hier nicht möglich war, entschloß er sich, mit seinem Assistenten und den übrigen Mitarbeitern nach Entebbe in Uganda zu gehen, das als Hauptherd der Schlafkrankheit im englischen Kolonialgebiet galt. Auf Kochs Wunsch überwies ihm der englische Gouverneur die nahen, etwas südlich vom Äquator im Viktoriasee gelegenen Sese-Inseln als Arbeitsgebiet. Diese Inseln waren relativ dicht besiedelt und von der Schlafkrankheit schwer betroffen.[95] Robert Koch berichtete später:

> »Nachdem die Eingeborenen erkannt hatten, daß wir ein Heilmittel gegen diese gefährliche Krankheit besaßen, kamen sie in Massen herbeigeströmt... Leute, die schon schwach auf den Beinen waren, stützten sich auf einen Stock, der sonst nicht getragen wird, so daß man schon aus dem Stock einen Rückschluß auf die Schlafkrankheit machen konnte. Wo der Stock nicht mehr genügte, wurden die Kranken von ihren Angehörigen gestützt. Schwerkranke brachte man in Netzen oder Hängematten herbei. Unter diesen Leuten befand sich auch eine Anzahl solcher, die schon an Schlafsucht litten... Bald mußte unser Lagerplatz eingezäunt werden. Jeder Kranke wurde in eine Liste eingetragen und erhielt eine Nummer, die er, auf ein Brettchen geschrieben, mit sich herumtrug. Nur auf diese Weise ließ sich eine genaue Überwachung und Beobachtung der Kranken durchführen. Zeitweilig hatten wir bis zu tausend Kranke. Um eine solche Menge von Menschen unterzubringen, mußten Hütten für sie gebaut werden. Das machte weiter keine Schwierigkeiten. In drei Tagen hatten wir in einem Falle 75 Hütten gebaut und so Unterkunft für Hunderte von Kranken und ihren Begleitern geschaffen. Und als das nicht mehr ausreichte, wurde ein großer Schuppen errichtet, der sich mit sehr einfachen Materialien herstellen ließ.«[96]

Es gibt viele erschütternde Fotografien von diesem Ort des Grauens. Von den Bildern starren uns wie lebende Gerippe bis auf die Knochen abgemagerte Kranke an. Auf einem Bild liegen vor den Baracken, in praller Sonne auf der nackten Erde schlafend, Dutzende, von Schwerkranken. Ergreifend ist die Aufnahme einer regungslos auf dem Boden liegenden Mutter, an deren Brüsten ihr Kleinkind zu saugen versucht. Robert Koch soll geäußert haben, daß ihn dieses düstere Bild menschlichen Elends bis in die Träume verfolge.[97]

Unter diesen Bedingungen begann Koch die trypanozide Wirkung des als Wundermittel geltenden Arsenpräparats Atoxyl zu prüfen. Vor und nach der Injektion untersuchten seine Mitarbeiter die Blutproben des jeweiligen Patienten und notierten den Befund in der Liste unter der Krankennummer, die auch der Behandelte am Hals trug. Es war erstaunlich. Oft genügte eine einzige subkutane Injektion von 0,5 Gramm Atoxyl, und die Blutprobe, in der es vorher von Trypanosomen nur so wimmelte, erwies sich als parasitenfrei.[98] Auch die klinische Besserung der Krankheitssymptome war überraschend. Die so Behandelten wurden in gewissen Zeitabständen immer wieder erneut untersucht, um festzustellen, wie lange ihr Blut parasitenfrei blieb. Robert Koch war bei diesen Untersuchungen nicht nur in therapeutischer, sondern auch in seuchenprophylaktischer Hinsicht interessiert. Denn durch die Erregerelimination aus dem Blut wurde nicht nur dem Kranken geholfen, sondern es wurde auch eine Weiterverbreitung des Erregers verhindert, da der parasitenfreie Patient den Stechfliegen nicht mehr als Infektionsquelle dienen konnte. Die Infektkette war unterbrochen, denn das Blut konnte oft bereits nach einer Atoxylspritze bis zu mehrere Wochen trypanosomenfrei bleiben.

Um sich über die Ausbreitung der Seuche zu orientieren, untersuchte Koch meist auch die symptomlosen Begleitpersonen, die sich meist noch ganz munter fühlten, obwohl ihre Blutproben bereits positiv waren. In seinem Abschlußbericht schrieb er:

> »Es ist daher besonders wichtig, auch die in den ersten Stadien befindlichen Kranken aufzufinden, welche sich noch nicht krank fühlen, überall hingehen und so vorzugsweise geeignet sind, die Krankheit zu verschleppen. In dieser Beziehung genügt es nicht, die Verdächtigen auf vergrößerte Lymphdrüsen zu untersuchen, es muß auch die Blutuntersuchung nach der von uns befolgten und sehr bewährten Methode (›des dicken Tropfens‹) untersucht werden.«[99]

Da Robert Koch diesmal 18 Monate in Afrika verbrachte, hatte er Gelegenheit, nach und nach auch die Wirkungsbreite des Atoxyls genauer abzuschätzen. Seine Heilwirkung war auf das Anfangsstadium beschränkt, solange sich die Trypanosomen noch im Blut befanden und die Blut-Liquor-Schranke noch nicht durchbrochen hatten. Den tödlichen Ausgang der danach einsetzenden Schlafsucht vermochte das Atoxyl nicht mehr aufzuhalten. Schließlich stellte er fest, daß der Name Atoxyl nicht den Tatsachen entspricht. Bei 1633 Atoxylbehandelten beobachtete Koch in 22 Fällen eine Atrophie des Nervus opticus mit völliger Erblindung, gegen die es keine Heilung mehr gab. Der Rest eines armseligen Menschenlebens wurde dadurch zum hilflosen Dahinvegetieren. Robert Koch hat noch von den Sese-Inseln aus (1907) Ehrlich über diese Komplikationen benachrichtigt und ihm nahegelegt, das Atoxyl zu verbessern.[100]

Doch Koch hat während des Aufenthalts auf den Sese-Inseln nicht nur in seinem Zelt hinter dem Mikroskop gesessen oder Schlafkranke mit Atoxyl behandelt. Er unternahm von Zeit zu Zeit Exkursionen auf der Insel oder auch an die Küste des Viktoriasees, um seine epidemiologischen Kenntnisse bei der Schlafkrankheit zu erweitern. Nachdem ihm bereits auf dem Weg nach Entebbe aufgefallen war, daß es auf deutschem Gebiet vielerorts vereinzelte Schlafkranke in tsetsefreien Regionen gab, fand er erst später anläßlich einer solchen Exkursion die Erklärung für dieses epidemiologisch rätselhafte Phänomen, wie aus seinem Bericht vom 7. September 1907 von der Insel Sese zu ersehen ist:

»Auf einer Exkursion auf der Halbinsel Buninga traf ich zufällig ein Lager von Gummisammlern, das aus 18 Eingeborenen mit einem Aufseher bestand. Darunter befanden sich 15 Männer aus Deutsch-Kisiba. Von diesen Leuten erfuhr ich, daß allein auf Buninga sieben derartige Lager bestehen mit 80 bis 100 Männern aus Kisiba… Die Gummisammler in den Urwäldern gehörten zu den ersten Opfern der Seuche… Nachdem sie weggestorben waren, hat die Gummigewinnung eine Zeitlang ganz aufgehört, da sich niemand mehr zu diesem gefährlichen Gewerbe trotz guter Bezahlung hergeben wollte. Jetzt scheint man aber wieder Leute, und besonders in Deutsch-Kisiba gefunden zu haben, welche sich in Unkenntnis der Gefahr anwerben lassen und ebenso wie die früheren Sammler der Seuche zum Opfer fallen werden. Als ich die Sammler untersuchte, fand ich mehrere, welche die Symptome der Infektion bereits in unverkennbarer Weise zeigten. In kurzer Zeit werden sie zu schwach sein, um noch arbeiten zu können. Sie gehen dann in die Heimat zurück und andere, durch den hohen Verdienst angelockt, werden an ihre Stelle treten. Man erfährt aus diesem Beispiel, wie es kommt, daß sich in Kisiba so viele Schlafkranke befinden.«[101]

In seinem Bericht erklärte Koch:

»Ganze Dörfer fanden wir ausgestorben, die letzten Bewohner waren geflüchtet. In solchen verlassenen Dörfern waren nur noch die zerfallenen Hütten zu sehen, und die vernachlässigten Bananenpflanzungen ließen erkennen, daß die Bewohner schon lange Zeit fort waren.«[102]

Oft fand man damals in den Dörfern von Gebieten, die von der Schlafkrankheit eben erst heimgesucht wurden, zahlreiche kleine Hütten in der Art von Kinderspielzeug, die die Eingeborenen den Geistern der Verstorbenen errichteten. Sie galten als ein Zeichen, daß das Dorf befallen war. Wegen ihres mörderischen Auftretens war die Schlafkrankheit hier neben den Pocken die gefürchtetste Krankheit.

Nach Abschluß der Atoxylversuche auf den Sese-Inseln begab man sich wieder ins deutsche Mandatsgebiet, wo Robert Koch seine epidemiologische und seuchenprophylaktische Tätigkeit fortsetzte. Wie anläßlich der Choleraexpedition in Indien versuchte er sich auch hier durch örtliche Besichtigungen über die epidemiologischen Bedingungen und sonstige Ursachen des Übergreifens der Seuche auf deutsches Gebiet zu orientieren. Dabei kam er im Gegensatz zu Bruce zur Überzeugung, daß in diesem Gebiet als Überträgerin der menschlichen Trypanosomiasis der Schlafkrankheit nur eine Glossinenart, die Glossina palpalis, in Betracht komme. Diese ist in ihren Lebensbedingungen an die bewaldeten, schattigen, feuchten und warmen Ufer der Flüsse und Seen gebunden, womit sich das Fortschreiten der Krankheit von der Westküste Afrikas an den großen Flußsystemen und an den großen innerafrikanischen Seen entlang in Richtung Osten zwanglos erklärt. Die Glossina palpalis braucht als Aufenthalt den »Ambatsch«, das dichte Buschwerk an den See- und Flußufern.[103] Durch seine örtlichen Besichtigungen eruierte Koch sowohl das Vorkommen von Schlafkranken als auch von Glossina palpalis an den deutschen Küstenplätzen am Viktoriasee. So fand er z. B. im glossinenfreien Bukoba einige Schlafkranke, die sich im englischen Gebiet infiziert hatten, hier jedoch für ihre Umgebung auch dann ungefährlich gewesen wären, wenn man ihr Blut nicht durch eine Atoxylspritze für Wochen sterilisiert hätte, denn ohne die betreffende Tseteart kann der Erreger der Schlafkrankheit nicht weiterverbreitet werden. Eine ganz andere epidemiologische Situation fand Koch in Shirati an der Ostküste, nahe der englischen Grenze, sowie in Muansa, dem verkehrsreichsten Hafen- und Handelsplatz am Südufer des Viktoriasees. »Hier war das Küstengestrüpp voller Stechfliegen der Art Glossina palpalis, und in den erwähnten Ortschaften gab es Ansteckungen, nachdem infizierte Gummisammler die Trypanosomen eingeschleppt hatten.«[104]

Besonders interessant ist Robert Kochs Hinweis auf die epidemiologische Bedeutung der Kautschuk- bzw. Gummisammler bei der Verschleppung der Schlafkrankheit auf deutsches Gebiet. So erklärt er an einer anderen Stelle in dem gleichen Vortrag:

»Die Gummilianen gedeihen nur im Regenwalde, wo die Leute beim Einsammeln des Saftes fortwährend den Stichen der Fliegen ausgesetzt sind. Infolgedessen sind auf englischem und belgischem Gebiet die Gummisammler schon ausgestorben, und es werden jetzt vielfach Eingeborene aus deutschem Gebiete, durch hohen Lohn angelockt, an ihrer Stelle angeworben. Diejenigen von ihnen, welche nicht schon in der Fremde sterben, sondern zurückkehren, sind alle infiziert, meist ohne es zu wissen, und so verschleppen sie die Seuche in ihre Heimat, auf deutsches Gebiet.«[105]

Bei seinen Besichtigungen, die durch Bootsfahrten entlang der Küste erfolgten, erkannte Koch, daß bestimmte Berufsgruppen, die ihre Tätigkeit in der Nähe des See- oder Flußufers ausüben, besonders gefährdet waren, wie z. B. Fischer, Ruderer, Holzfäller, »besonders diejenigen, die die Flußdampfer mit Brennholz versorgen, zumal die meisten afrikanischen Flußdampfer damals noch Holz zur Feuerung gebrauchten, weshalb man an bestimmten Uferpunkten Holzstapel anlegen mußte«. Bei der ungeheuren Verbreitung der Glossina palpalis an den Ufern des Viktoria- und des Tanganjikasees und »bei der Gleichgültigkeit der Eingeborenen gegenüber den Stichen der ihnen seit altersher bekannten Fliege, die sie für ungefährlich hielten, weil sie ihnen früher niemals geschadet und denen sie bei dem Mangel an Kleidung fast wehrlos ausgesetzt waren«, bildeten die Angehörigen der erwähnten Berufe die ersten Infektionsquellen, von denen immer erneute Ansteckungen durch Glossinen erfolgten. Es leuchtet ein, daß eine weitere Verbreitung der Krankheit aus den endemischen Herden an unverseuchte Orte viel weniger durch die schlafsüchtigen Schwerkranken erfolgte, die weitgehend an ihr Krankenlager gefesselt sind, als durch die noch im vollen Besitz ihrer Arbeitskraft befindlichen Infizierten der erwähnten Berufsgruppen. Daher galt es bei solchen Personen, die sich oft trotz vorhandener Infektion noch ganz munter fühlten und beim Zurücklegen weiter Strecken auch in noch unverseuchte Gebiete gelangten, eine Blutprobe (»dicker Tropfen«) auf Trypanosomen zu untersuchen.

Bei seinen Besichtigungen, besonders bei den Bootsfahrten entlang der glossinenbefallenen See- und Flußufer, wies Koch immer wieder auf die Infektionsgefahr hin, die von Orten ausgeht, die als Bootsanlegeplätze oder als Flußübergänge dienten, zugleich aber auch von den Frauen und Kindern der benachbarten Siedlungen zum Wasserholen oder Wäschewaschen aufgesucht wurden. Da die Glossina palpalis nicht weit fliegen kann und bereits wenige 100 m vom Ufer nicht mehr gefunden wird, veranlaßte er zunächst die umgehende selektive Sanierung solcher Orte durch das Abholzen und Beseitigen der Gebüsche im Umkreis von etwa 1000 bis 3000 Metern. Ferner sollte überall, wo Menschen wohnen oder arbeiten, das Buschwerk in gleicher Breite abgeschlagen und beseitigt werden.

Um die infizierten Eingeborenen als Infektionsquellen zu eliminieren, schuf Koch in Kigarama das erste Schlafkrankenlager Afrikas, wo die Kranken medikamentös behandelt wurden, mit dem Ziel, die Geheilten in ihre Heimatdörfer zu entlassen, sofern diese inzwischen saniert oder in eine glossinenfreie Region umgesiedelt waren.

Wie bereits erwähnt, hat Robert Koch schon auf den Sese-Inseln viel Zeit mit mikroskopischen Studien der Glossinen verbracht. Das tat er auch nach seinem Weggang von dort im deutsch-ostafrikanischen Gebiet, so oft es seine epidemiologische und seuchenprophylaktische Tätigkeit zuließ. Aber auch diese Studien hingen eng mit der Epidemiologie der Schlafkrankheit zusammen. Zugleich waren sie Teil einer wissenschaftlichen Auseinandersetzung mit Bruce. Denn – obwohl sich Koch zu einem Zeitpunkt, als Castellani die Priorität bei der Entdeckung der Schlafkrankheitstrypanosomen für sich zu beanspruchen versuchte, deutlich für Bruce und seine sonstigen Verdienste auf dem Gebiet der Trypanosomiasen ausgesprochen hatte –, er vermochte verschiedene Behauptungen des englischen Forschers nicht zu teilen. So meinte Bruce, dem Übertragungsversuche von Trypanosoma gambiense durch Glossina palpalis vom schlafkranken Menschen auf Versuchsaffen nur unregelmäßig gelangen, die Übertragung der Trypanosomen durch die Stechfliege erfolge mechanisch, wobei der Stechrüssel der Glossinen nur als eine Art Impflanzette funktionierte. Demgegenüber vermutete Robert Koch, daß die Trypanosomen – ähnlich wie die Malariaparasiten in der Stechmücke – erst einen bestimmten Entwicklungszyklus in der Tsetsefliege durchmachen müßten.[106] Diese Vermutung wurde später (1909) von seinem Mitarbeiter Dr. Kleine in einem komplizierten Versuch nachgewiesen. Erst nach dieser Entwicklung, die mindestens drei Wochen dauert, werden die Glossinen infektionsfähig.

Noch in einem weiteren Punkt stimmte Koch nicht mit dem englischen Forscher überein. Im Gegensatz zu Bruce, der davon überzeugt war, daß der Naganaerreger, die Trypanosoma brucei, auch menschenpathogen sei und daher auch bei der Schlafkrankheit in der Ausrottung der Wildtiere die erfolgreichste Methode der Prophylaxe sah, hielt Koch den Menschen für die einzige Infektionsquelle des Schlafkrankheitserregers Trypanosoma gambiense. Daher legte er größten Wert auf radikale Beseitigung des Ambatschgebüsches an den See- und Flußufern, um den Kontakt Fliege–Mensch auf ein Minimum zu reduzieren.

Da der Zoologe Schaudinn, der 1905 den Erreger der Syphilis, die Spirochaeta pallida, entdeckte, zwischen den Spirochäten und Trypanosomen eine nahe verwandtschaftliche Beziehung annahm, begann man das trypanozide Atoxyl auch in der Luestherapie anzuwenden, zumal sich dieses Präparat im Tierversuch als recht wirksam gegenüber Spirochäten erwiesen hat. Als man aber auch hier im Lauf der Behandlung neurotoxische Komplikationen beobachtete, haben die meisten Kliniker sehr bald von der Anwendung des Atoxyls Abstand genommen und kehrten zur ausschließlichen Quecksilberbehandlung zurück. Nur bei der Therapie der Schlafkrankheit wurde das Atoxyl, da man zunächst keinen brauchbaren Ersatz gefunden hatte, weiterhin benutzt. Allerdings versuchte Ehrlich, seitdem ihm Koch über neurotoxische Schädigungen bei behandelten Schlafkranken berichtete, durch zweckmäßige Abänderung der an das Arsen gebundenen aromatischen Reste zuverlässigere und ungefährlichere arsenhaltige Heilmittel herzustellen.[107] Im Zuge dieser Bemühungen, die schließlich zu dem berühmten Präparat 606 führten, dem sogenannten Salvarsan, schickte Ehrlich eine ganze Reihe von Präparaten nach Deutsch-Ostafrika, die im Experiment an Mäusen weit wirksamer waren als das dort benutzte Atoxyl.

Doch mit der Atoxyltherapie von Schlafkranken sollte es noch weitere Schwierigkeiten geben: Im Lauf der Ehrlichschen Versuche bezüglich der Wirksamkeit von verschiedenen Atoxylderivaten auf Trypanosomen stellte man damals (1907) erstmalig das Phänomen der erworbenen Resistenz gegenüber einem Chemotherapeutikum fest: die Arsenfestigkeit von Trypanosomen. Zwei Jahre später (Ende August 1909) gelang Ehrlich der große Wurf. Mit seinem japanischen Mitarbeiter Hata fand er im Zuge der Umwandlungsversuche des Atoxylmoleküls im Rahmen der 606. Versuchsreihe das Salvarsan, die Zauberkugel, die bei Luetikern die langersehnte Therapia magna sterilisans bewirkte.[108] Mit der Arsenfestigkeit von Trypanosomen, die 1907 Ehrlichs Mitarbeiter Franke, Roehl und Browning erstmalig im Laborversuch an Mäusen festgestellt hatten, wurde man bald in Ostafrika auch bei der Behandlung von Schlafkranken konfrontiert. Man ist sich dessen bewußt geworden, daß Trypanosomen durch eine ungenügende und unzweckmäßige Arsenbehandlung leicht eine Arsenfestigkeit erwerben. Diese erworbene Arsenresistenz bleibt durch Generationen erhalten und geht selbst durch die Fliegenpassage nicht immer verloren.

Im Jahr 1910 erkannte man zudem im südöstlichen Rhodesien im Tal des Luangwa in der Nähe des Nyassasees eine akutere Form der menschlichen Trypanosomiasis, die viel schneller, ohne das Stadium der Schlafsucht, zum Tod führt. Und dabei stellte man fest, daß auf dessen Erreger, die Trypanosoma rhodesiense, das Atoxyl gar keinen Einfluß hat. Die neuentdeckte virulentere Trypanosomenart war nämlich arsenresistent. Bald danach fand man am oberen Rovuma, dem Grenzfluß zwischen dem ehemaligen Deutsch- und Portugiesisch-Ostfrika, ebenfalls Herde von dieser schnell verlaufenden Schlafkrankheitsform. Aber weder am Südende des Nyassasees noch am oberen Rovuma gab es Palpalisfliegen. Die Übertragung von Trypanosoma rhodesiense erfolgte in dieser Gegend durch Glossina morsitans, die bisher nur als Überträgerin der Nagana bekannt war.[109] Übrigens war in dieser Region die Viehhaltung seit jeher durch die Nagana eingeschränkt.

Es wird angenommen, Trypanosoma brucei sei die ursprünglich an Wild angepaßte Trypanosomenform, aus der sich Trypanosoma gambiense und Trypanosoma rhodesiense entwickelt haben. Man vermutet ferner, daß Trypanosoma gambiense eine seit langer Zeit, Trypanosoma rhodesiense eine erst seit kurzem an den Menschen angepaßte Form sei. Die letztere zeichnet sich daher durch wesentlich stärkere Virulenz aus.[110] Neuerdings werden alle drei Arten (Trypanosoma brucei, Trypanosoma gambiense und Trypanosoma rhodesiense) als genetische Varianten angesehen.

Im Frühjahr 1911, als Paul Ehrlich wegen seines Salvarsans nicht nur begeistert umjubelt, sondern zugleich auch zur Zielscheibe gehässiger antisemitischer Angriffe wurde, begann sein einstiger Mitarbeiter Wilhelm Roehl sein stilles und unverdrossenes Forschen unter bescheidenen Arbeitsbedingungen in einem kleinen, zu einem chemotherapeutischen Labor umgestalteten Wohnhaus am Kiegberg in Elberfeld. Sein Ziel war die Auffindung eines trypanoziden Präparats, das im Gegensatz zu Atoxyl für den Patienten keine Gefahren in sich birgt. Mit Hilfe der Leverkusener Farbwerke war es ihm noch in den Vorkriegsjahren gelungen, für seine chemotherapeutischen Forschungen einen kleinen Stab von gut ausgebildeten Mitarbeitern zu schaffen, so daß die Untersuchungsreihen auch nach seiner Einberufung als Feldarzt im Februar 1915 keinerlei Unterbrechung erlitten. Mit den Chemikern Heymann, Kothe und Dressel hatte er im Lauf der Jahre über zweihundert verschiedene Stoffe an tausend und abertausend Versuchstieren geprüft. Im dritten Kriegsjahr fand man in dem arsenfreien Stoff 205 den großen Treffer, die magische Zauberkugel, die nur den Krankheitserreger trifft. Es ist eine Harnstoffverbindung, die den historischen Namen »Bayer 205« erhielt.[111] Es war seit der Entdeckung des Salvarsans durch Paul Ehrlich im Jahr 1909 die bedeutendste chemotherapeutische Entdeckung. Ehrlich selbst war bereits 1915 gestorben. Bezüglich der Entdeckung des Präparats »Bayer 205«, das später unter dem Namen »Germanin« weltberühmt wurde, sagte Kleine: »Es schien, als hätte Roehl aus der Hand des sterbenden Schöpfers der Chemotherapie die Fackel entnommen, um sie weiterzutragen.«[112]

Doch bis zur Anwendung der neuen Zauberkugel an Schlafkranken mußte man Geduld haben, denn Deutschland hatte nach dem Ersten Weltkrieg seine Kolonien verloren, wo man das Mittel hätte einsetzen können. Es wirkt wie eine Ironie des Schicksals, daß die ersten schlafkranken Patienten, die mit dem Präparat 1921/22 im Hamburger Tropeninstitut geheilt wurden, ein Engländer und ein belgischer Arzt waren. Sie hatten sich in ihren Kolonien infiziert und galten als hoffnungslose Fälle, als ihre behandelnden Ärzte erfuhren, daß es in Deutschland ein neues Heilmittel gäbe. Die Professoren Nocht und Mühlens hatten im Hamburger Institut für Tropenkrankheiten die bereits todgeweihten Kranken, die selbst jede Hoffnung aufgegeben hatten, innerhalb von zwei Monaten mit dem neuen Mittel »Bayer 205« geheilt und ihr Blut von Trypanosomen befreit.[113] Das Echo in der Weltpresse über das »deutsche Wundermittel« war enorm.

Im Oktober 1921 brach eine deutsche Expedition unter Leitung von Kleine und Fischer in das Innere Afrikas auf, um dort das Wundermittel an mit Trypanosomen infizierten Menschen und Tieren zu testen.[114] Kleines Bericht ist zu entnehmen, mit welch ungeheuerlichen Strapazen dieses Unternehmen verbunden war. Mit einer Trägerkarawane quälte man sich bei sengender Hitze oder strömendem Regen durch Steppen und Wälder, um zu den endemischen Nagana- und Schlafkrankheitsherden zu gelangen. Später erhielten sie aus dem Kongo eine Einladung des belgischen Generalgouverneurs mit der Aufforderung, in den Kwango-Distrikt zu übersiedeln.

Da zwischen den infizierten Landstrichen keinerlei Verkehrsverbindung existierte, mußte man abermals zu Fuß mit einer Trägerkarawane die enorme Entfernung überwinden.[115] Doch die Erfolge, die man in Nordrhodesien und im belgischen Kongo erzielte, »erinnerten an biblische Heilungen«.[116] Die Erreger verschwanden aus dem Blut, und die Kranken genasen. Eine bis dahin unheilbare und fast stets tödlich verlaufende Krankheit konnte geheilt werden.[117] Der berühmte englische Biologe Professor Julian Huxley aus Oxford schrieb im »Daily Herald«:

> »Die in Deutschland erfolgte Entdeckung einer chemischen Verbindung ›Bayer 205‹, welche die Schlafkrankheit heilt, ist ein weiterer und ungemein wichtiger Schritt, um die Tropen bewohnbar zu machen. Diese eine Entdeckung ist von solch hoher Bedeutung für alle Nationen mit tropischem Besitz, daß die sträfliche Torheit, eine große Nation wie Deutschland durch Zwang in der wissenschaftlichen Forschung zu hindern, immer deutlicher zutage tritt. Im Laufe der Zeit wird diese Entdeckung für die Alliierten wahrscheinlich viel wertvoller sein als sämtliche ursprünglich von ihnen geforderten Reparationen!«

Das »Germanin« und die imitierten Präparate in Frankreich (»Fourneau 309«, »Moranyl«) und in England (»Suramin« und »Antrypol«) hatten der Schlafkrankheit viel von ihrem Schrecken genommen. Doch sie war noch immer eine sehr gefährliche Seuche, die nicht nur die Eingeborenen, sondern auch Europäer bedrohte. Denn viele seuchenprophylaktische Maßnahmen, die sich gegen die Glossinen richteten, waren vielerorts durch die kriegsbedingte Fluktuation großer Menschenmassen unterbrochen und vernachlässigt, was eine Ausweitung der Seuchenherde zur Folge hatte.[118]

Solange die Kolonialmächte ein außereuropäisches Gebiet verwalteten, mußten sie sich in gesundheitlicher Beziehung nicht nur um ihre dort stationierten Offiziere, Beamten und Schutztruppen kümmern, sondern auch um die Eingeborenen, auf deren Arbeitskraft sie angewiesen waren. Dennoch waren die dort angewandten Methoden nicht dazu angetan, die Ausweitung der Schlafkrankheit unter den Eingeborenen einzudämmen.

Man denke bloß an die Reisetagebücher André Gides, der von Juli 1925 bis Februar 1926 im Auftrag des französischen Kolonialministeriums eine Reise durch Französisch-Äquatorialafrika unternahm, die ihn von der Kongomündung flußaufwärts in einem großen Bogen bis zum Tschadsee führte. Seine Schriften »Voyage au Kongo« (1927) und »Le retour du Tchad« (1928) sind eine leidenschaftliche Anklage gegen die skrupellose Ausbeutung der Eingeborenen durch die mächtigen konzessionierten Kautschukgesellschaften, gegen die nicht nur die Betroffenen, sondern auch die Kolonialbeamten machtlos waren – sofern sie sich nicht selbst beteiligten. Gide und seine Begleitung trafen fast überall auf durch Hunger, Schlafkrankheit und Gewalttaten entvölkerte Dörfer; die Angst vor Repressalien schloß den Eingeborenen den Mund. Es ist erschütternd, wenn er beschreibt, wie bei seiner Ankunft in einem Dorf die neugierig herbeigeströmten Kinder panikartig davonliefen, als er sich ihnen zu nähern versuchte, weil sie befürchteten, er wolle sie zur Zwangsarbeit einfangen. Im Kapitel »Von Nola nach Bosum« erwähnt Gide einen französischen Arzt, der ihm ausführlich darüber berichtet, wie von der Handelsgesellschaft von Dorf zu Dorf Eingeborene zwangsangeworben und zum Kautschuksammeln im Regenwald eingesetzt werden, wodurch die Schlafkrankheit in entfernte, bisher unverseuchte Gebiete verschleppt wird.[119] Der Reisebericht weckte das schlechte Gewissen. »Es ist ein ungeheures Weh in mir, das mich nie wieder loslassen wird!« erklärte Gide nach seiner Rückkehr. Aus all dem geht deutlich hervor, daß auch in anderen Kolonien die Methoden um keinen Deut humaner waren als im belgischen Kongo. Doch die Ereignisse in Abessinien, Spanien und Deutschland lenkten den Blick von Zentralafrika ab.

Nach dem Zweiten Weltkrieg erweckte die Entdeckung moderner Kontaktinsektizide – wie DDT (Dichlor-diphenyl-trichloräthan) – die Hoffnung, man könnte durch Verstäuben dieses Mittels aus Flugzeugen weite Gebiete von Tsetsefliegen befreien und sie auf diese Weise im Sinn der Kochschen Erkenntnis sanieren: »Wo es keine Tsetsefliegen gibt, da gibt es auch keine Trypanosomiasis.« Doch trotz anfänglicher, geradezu euphorischer Erfolge in manchen Tsetsegebieten, wie im Zululand[120], kam es auch hier zu Schwierigkeiten, indem die zu vernichtenden Stechfliegen vielerorts eine Resistenz gegenüber DDT entwickelten.[121]

Als nach dem Zweiten Weltkrieg die europäischen Kolonialmächte nacheinander ihre schwarzafrikanischen Völker in die staatliche Unabhängigkeit entließen, hoffte man zunächst, die befreiten Völker würden sich im Zuge einer friedlichen Entwicklung mit Unterstützung der WHO auch der Seuchenbekämpfung widmen. Doch die Bevölkerung der einstigen Kolonialgebiete Nigeria, Kongo, Angola oder Ruanda ist keineswegs einheitlich, so daß man von Nationen sprechen könnte. Den Kolonialmächten, die einst diese Landstriche besetzten, ging es vor allem um Liefergebiete von Rohstoffen (sogenannte Kolonialwaren) und Absatzgebiete für Fertigfabrikate. Daher dehnten sie ihren Verwaltungsbereich willkürlich auf ein möglichst großes, oft ethnisch heterogenes Gebiet aus, in dem dann mehrere Völker oder Stämme mit völlig verschiedener Herkunft, mit verschiedenen Wirtschaftsformen, Sitten und Religionen miteinander leben mußten.[122] Die naturgegebenen Spannungen und Gegensätze dieser Heterogenität kamen den Kolonialherren sehr gelegen, denn sie sicherten ihnen die Rolle des Schlichters oder Richters, wobei sie stets nach dem altbewährten Prinzip der Römer »Divide et impera« vorgehen und dabei einen Stamm gegen den anderen, eine Religionsgemeinschaft gegen die andere ausspielen konnten. Als die verschiedenen Kolonialgebiete zu autonomen Staaten erklärt wurden, erwies sich die Heterogenität daher nicht nur als ein Hindernis für eine friedliche Weiterentwicklung, sondern auch für eine wirksame Seuchenbekämpfung. Das wohl schwierigste Hindernis sind blutige Stammesfehden, die oft einen bürgerkriegsartigen Charakter annehmen und überall ein Aufflammen von Seuchen und zugleich eine Ausweitung der Schlafkrankheits- und Naganagebiete zur Folge haben.

Das WHO-Programm gegen parasitäre Erkrankungen (PDP) registriert seit Jahren zunehmend Meldungen über Fälle von Schlafsucht aus Zentralafrika. Als einigermaßen zuverlässig erweisen sich jedoch lediglich Angaben aus neun Staaten, in denen kein Krieg herrscht. Mehrere neue Staaten, die wahrscheinlich nicht frei von Schlafkrankheit sind, melden überhaupt nichts. Die WHO befürchtet, daß auch die Meldungen nur einen Bruchteil des wirklichen Befalls darstellen. Gründe dafür liegen im Fehlen eines wirksamen Gesundheitsdienstes, im Fehlen von Mitteln für Diagnostik und Therapie und nicht zuletzt im Fehlen eines Hygienebewußtseins in der Bevölkerung. Nach Schätzungen der WHO werden von den etwa 50 Millionen exponierten Afrikanern aus Gebieten mit Tsetsefliegen und Trypanosomen nur etwa 10 Millionen diagnostisch erfaßt.

Pocken (Variola)

Im Jahr 1980 erfolgte die Mitteilung der WHO, daß ihr auf dem Weg der »Seuchen-Eradication« mit Hilfe ihres konsequent durchgeführten weltumfassenden Impfprogramms gelungen sei, eine der gefährlichsten jahrtausendealten Seuchen, die Pocken, auszurotten, was zur Folge hatte, daß die meisten Länder die Pockenschutzimpfung aus ihrem Impfkalender gestrichen haben.

Bei den echten Pocken handelte es sich um eine schwere akute Virusinfektion. Ihr klinisches Bild war in der reinen Form, wie sie bei den Ungeimpften beobachtet wurde, außerordentlich typisch und durchlief verschiedene Stadien:

Initialstadium: Die Krankheit begann plötzlich nach einer Inkubationszeit von zehn bis vierzehn Tagen mit Schüttelfrost oder wiederholtem Frösteln. Das Fieber stieg rasch an und war begleitet von starken Kreuz- und Kopfschmerzen, mitunter auch von einer Trübung des Bewußtseins. Der Kranke fühlte sich matt und elend und konnte sich bald nicht mehr aufrecht halten. Die große Hinfälligkeit war schon am ersten Krankheitstag charakteristisch für eine Pockenerkrankung. Während sich der Typhuskranke noch tagelang trotz hoher Temperatur außer Bett halten kann, wurde der Pockenkranke meist schnell bettlägerig. Gleichzeitig zeigte sich in den meisten Fällen ein flüchtiger masern- oder scharlachartiger Initialausschlag (»rash«) in der Unterbauch- oder Oberschenkelgegend.

Eruptionsstadium: Am vierten Krankheitstag kam es unter Fieberabfall zum eigentlichen Pockenausschlag. Es bildeten sich rote Knötchen, die in schneller Folge zuerst im Gesicht, dann am Rumpf, später an den übrigen Körperteilen auftraten. Am dritten Eruptionstag entstanden auf der Spitze der Knötchen Bläschen. Diese perlmuttartig glänzenden Bläschen fühlten sich wie Hagelkörner an und lagen tief in der Haut. Hand in Hand mit dem Sinken des Fiebers nahmen auch die übrigen Beschwerden, besonders die quälenden Kopf- und Kreuzschmerzen, ab.

Suppurationsstadium: Um den achten Krankheitstag herum pflegten die Bläschen voll ausgebildet zu sein. Ihr ursprünglich wasserheller Inhalt war inzwischen eitrig und trübe geworden. Diese »Blattern«, mit ihrem perlmutterartigen, grauschimmernden, matten Glanz, hoben sich deutlich von einem intensiv geröteten Hof (»Halo«) ab und wiesen auf der Spitze eine kleine Delle, den sogenannten »Pockennabel«, auf. Gleichzeitig mit der Vereiterung der Pusteln kam es zu einem erneuten Temperaturanstieg und einer besorgniserregenden Verschlimmerung des Allgemeinbefindens, die besonders durch große Unruhe und Schlaflosigkeit gekennzeichnet war. An Hautstellen, die dem Licht ausgesetzt waren, war nicht nur die Pustelzahl größer, sondern auch ihre Vereiterung stärker: also meist im Gesicht und an den Händen. Die Augenlider pflegten schon unter dem Einfluß weniger Pusteln unförmig anzuschwellen, so daß sich die Lidspalten gar nicht oder nur unvollkommen öffnen ließen. Auch die Lippen schwollen an und verwandelten sich in dicke Wülste, wodurch die Artikulation beim Sprechen litt. Waren die Bläschen sehr dicht gesät, so konnte der Patient durch die Anschwellung des Gesichts, das wie mit einer Maske überzogen schien, vollkommen unkenntlich werden. Durch die Entwicklung von Bläschen im Rachen und in der Luftröhre wurde das Schlukken und Atmen erschwert, die Stimme heiser. Die prall gefüllten Pusteln am ganzen Körper führten zu einem schmerzhaften, sehr unangenehmen Spannungsgefühl der Haut, was den Patienten zum Kratzen veranlaßte, wodurch die Pustel durch Eitererreger sekundärinfiziert wurde. Das Zimmer, in dem sich ein Pockenkranker befand, war erfüllt von dem üblem Geruch der Eiterabsonderung. Nicht selten verfielen die fiebernden Kranken in tobsüchtige Unruhe, sprangen aus dem Bett, versuchten durch das Fenster zu entfliehen, wurden oft gewalttätig gegen ihre Pfleger und konnten sich und anderen mannigfachen Schaden zufügen. Alkoholiker neigten besonders zu Delirien. Entwickelten sich Pockenpusteln auch auf der Hornhaut des Auges, so kam es zur Erblindung. Griff die Erkrankung auf das Gehörorgan über, so war dauernde Schwerhörigkeit oder sogar Taubheit zu befürchten.

Exsikkationsstadium: Am zwölften Krankheitstag etwa begann die Eintrocknung der Pusteln. Sie erfolgte in derselben Reihenfolge wie die Eruption, also zuerst im Gesicht und am Kopf, dann am Rücken und schließlich an den Extremitäten. Schon auf der Höhe der Vereiterung am achten oder neunten Tag ließen einzelne Blasen eitrig-klebrige Flüssigkeit austreten, die auf der Oberfläche der Pustel einen honigfarbenen Überzug bildete und sich nun gegen den zwölften Tag in einen bräunlichen, harten Schorf verwandelte. Diese Krusten, die sich nach einiger Zeit abstießen, ließen die charakteristischen, tief eingezogenen Pockennarben zurück. Waren die Pusteln nicht vereitert, so hinterließen sie lediglich eine braun pigmentierte Stelle, die der Haut noch lange Zeit ein eigentümlich schekkiges Aussehen verlieh. Parallel mit der Eintrocknung der Pusteln fiel nicht nur das Fieber staffelförmig ab, sondern auch die Hautentzündung ging zurück. Die Augenlider schwollen ab, die Gesichtszüge des Kranken wurden wieder deutlich, und auch an Händen und Füßen wichen die unförmigen Schwellungen den normalen Konturen.

Bei der schwersten Verlaufform (Variola haemorrhagica) erfolgten frühzeitig Blutungen in die Haut oder in die Pusteln, die dann blauschwarz bis schwarz aussahen und mitunter zusammenflossen. Diese Form, die fast immer tödlich verlief, hatte auch historische Bedeutung, da von ihr die alte Bezeichnung »schwarze Blattern« stammt. Sie wurde im Mittelalter oft mit einer haemorrhagischen Erscheinungsform der Pest, dem »Schwarzen Tod«, verwechselt.

Wer die Krankheit einmal überstanden hatte, war auch bei der Gefahr erneuter Ansteckung gegen sie im allgemeinen gefeit. Die Letalität schwankte bei Ungeimpften am häufigsten zwischen 10 und 30 Prozent,, konnte aber auch bis auf 90 Prozent ansteigen. Bei Geimpften, soweit diese erkrankten, betrug sie 5 bis 7 Prozent.

Die Quelle der Ansteckung war gewöhnlich der an Pocken erkrankte Mensch. Besonders das erste katarrhalische Krankheitsstadium, in dem noch keine Pusteln vorhanden waren, war für die Verbreitung der Krankheit gefährlich. Durch Sprechen, Husten und Räuspern gelangten die Erreger mit den versprühten Schleimtröpfchen in die umgebende Luft und siedelten sich bei nicht immunen Personen zunächst wieder in den Rachenorganen an. Die rasche Ausbreitung der Pocken in einer empfänglichen Bevölkerung wird dadurch verständlich. Waren im späteren Stadium die Pusteln ausgebildet, so war die Ansteckungsgefahr wesentlich leichter zu bannen, da nun der meist leichten Erkennung die Isolierung des Patienten folgte. In diesem Krankheitsstadium mußte sorgfältig auch auf die Vermeidung einer indirekten Infektion geachtet werden. Alle Gegenstände, mit denen der Kranke in Berührung kam, waren hochinfektiös. Das Berühren einer Pockenleiche war nicht minder gefährlich. Da sich das Virus gegen Eintrocknen als recht widerstandsfähig erwies, mußte mit einer langen Infektiosität aller berührten Gegenstände gerechnet werden. Das galt nicht nur für die mit Pockeneiter sichtlich beschmierte Wäsche und Verbandsstoffe, sondern auch für Kleider und Gebrauchsgegenstände, die nach Ableben des Kranken oft ohne Desinfektion an die Angehörigen geschickt oder von Trödlern weiterverkauft wurden, wodurch oft neue Krankheitsherde entstanden. Nicht selten erkrankten auch Leute in Nachbarhäusern, obwohl sie den Kranken nie besucht hatten. Man nahm deshalb früher eine Übertragung durch die Luft, durch ein verdunstendes Contagium fluidum oder Contagium volatile an. Heute wissen wir, daß nicht ein »Miasma« die Luft ansteckend gemacht hatte, sondern daß es Fliegen waren, die gern die übelriechenden Eiterpusteln aufsuchten und mit den Rüsseln und den klebrigen Füßen das widerstandsfähige Virus durch offene Fenster weithin in die Nachbarschaft verschleppen konnten.

Altertum

Die älteste Geschichte der Pocken ist in Dunkel gehüllt. Im Alten Testament ist die exanthematische Krankheit »Schechin« im Rahmen seuchenhistorischer Exegesen wiederholt als Variola gedeutet worden. Das hebräische Wort »Schechin« (שְׁחִין), das soviel wie Geschwür oder Pustel bedeutet, kommt im Alten Testament an sechs Stellen vor: als sechste ägyptische Plage (Ex 9,9), im Buch Levitikus (Lev 13,18), in einer Strafandrohung des Deuteronomiums (Dt 28,35), als Krankheit des Königs Hiskia (2 Kön 20,7; Jes 38,21) und als Leiden des Hiob. Da Luther das Wort Schechin nicht gleichmäßig übersetzte, sondern einmal als »böse schwarze Blattern« (sechste Plage der Ägypter), ein anderes Mal als »böse Schwäre« (Hiob), sonst aber als »Drüse« oder »Drüsen« bezeichnet hat, habe ich die philologisch exaktere Bibelübersetzung von Kautzsch benutzt, in der das Wort mit »Geschwür« übersetzt wurde.[1] Ebenso ist in neueren französischen und englischen Bibelübersetzungen das Wort Schechin einheitlich als »ulcère« bzw. »boil« übertragen worden. Auch in der Vulgata wird das Leiden mit »ulcus« oder »ulcera« bezeichnet, ausgenommen Jesaja 38,21, wo es »vulnus« heißt.

Am häufigsten ist die »sechste ägyptische Plage« im Sinn einer Pockenepidemie ausgelegt worden. Es handelt sich hierbei um jene Stelle, an der Mose den Pharao zu beschwören versuchte, den Auszug der Juden aus Ägypten nicht zu behindern, und dann drohend hinzufügt:

> »Wenn Du Dich weigerst, sie ziehen zu lassen und sie noch ferner zurückhältst, so wird Jahwes Hand über dein Vieh auf dem Felde, die Pferde, Esel, Kamele, Rinder und Schafe kommen in Gestalt einer sehr schweren Pest…
> Doch; der Sinn des Pharao war verstockt und er ließ das Volk nicht ziehen.
> Hierauf befahl Jahwe Mose und Aaron: nehmt beide Hände voll Ofenruß, und Mose soll ihn vor den Augen des Pharao emporstreuen;
> so soll er dann als eine feine Staubwolke auf ganz Ägypten fallen und sowohl an den Menschen als an den Tieren zu Geschwüren werden, die in Blattern ausbrechen (schechin poreach aba'buoth) in ganz Ägypten.
> Da nahmen sie den Ofenruß und traten vor den Pharao; dort streute ihn Mose empor und es entstanden aufbrechende Geschwüre mit Pusteln (Schechin poreach aba'buoth), an den Menschen sowohl wie an den Tieren.
> Die Zauberer aber waren nicht imstande, Mose die Spitze zu bieten bezüglich der Geschwüre (Schechin); denn die Geschwüre (Schechin) brachen an den Zauberern aus, wie an allen Ägyptern.« (Ex 9,2–11).[2]

Demnach sind Luthers »böse schwarze Blattern« von Kautzsch als »Geschwüre, die in Blattern ausbrechen« (9,9) bzw. als »aufbrechende Geschwüre mit Pusteln« (9,10) wiedergegeben worden, was den hebräischen »Schechin poreach aba'buoth« (שְׁחִין פֹּרֵחַ אֲבַעְבֻּעֹת) fast wörtlich entspricht.[3]

Nach Ebbel soll das Wort »Schechin«, da es als Singular gebraucht wird, die Krankheit als Ganzes bezeichnen, während der Plural »aba'buoth« die multiplen Hautläsionen zu bedeuten hätte, welche das Krankheitsbild der Pocken charakterisieren.[4] Der hebräische Terminus »aba'buoth«, den Kautzsch treffend als »Blattern« bzw. »Pusteln« übersetzt, kommt nur an dieser Stelle des Alten Testaments vor und hat die Bedeutung »Blase« bzw. »Wasserblase«.[5] Das Wort »aba'buoth« entspringt etymologisch der Wurzel »ba'ba« oder »bua«, die wieder soviel bedeutet wie »schwellen, hervorquellen, sprudeln.« Nach Preuss kommt das Wörtchen »buah« sehr häufig im Talmud vor und bedeutet sinngemäß: »Blasen oder Pusteln an der Lunge oder am äußeren Körper, die man eröffnet.«[6] Auch im Arabischen findet man diese Wurzel im Sinn von »mit Eiter anschwellen«, und ein syrisches Wort der gleichen Familie bedeutet: »Wasserblasen, die der Regen verursacht.«[7]

Bereits Krause fiel es auf, daß der hellenistische Jude Philo um die Zeitwende herum in seiner Vita Mosis (I c 22) im Zusammenhang mit der sechsten ägyptischen Plage eine Hautkrankheit beschreibt, die eine verblüffende Ähnlichkeit mit der Variola confluens aufweist.[8] Die Stelle lautet:

> »Es erschienen plötzlich über den ganzen Körper Ausschläge, indem die Kranken mit Eiter gefüllte Bläschen (Phlyktänen) bekamen, welche gleichsam von einem verborgenen Feuer hervorgerufen wurden. Die Kranken, durch die Geschwüre und Hitze sehr gequält, litten geistig und körperlich gleich sehr von dieser schweren Krankheit. Vom Kopfe bis zu den Füßen erblickte man ein zusammenhängendes Geschwür, da die Pusteln, welche auf den einzelnen Gliedern zerstreut standen, sich weiter verbreiteten und zusammenflossen.«

Ebbel, dem die Pocken aus seiner elfjährigen Tätigkeit als Missionsarzt auf Madagaskar wohl bekannt waren, setzte sich in seinen Studien nicht nur für den Pockencharakter des alttestamentarischen »Schechin« ein, sondern er brachte dieses Leiden mit der rätselhaften Uhedu-Krankheit der alten Ägypter in Zusammenhang, die im Papyrus Ebers wiederholt vorkommt. Es heißt bereits in der Androhung des Deuteronomiums: »Jahwe wird dich schlagen mit dem ägyptischen Geschwür (Schechin mizraim = שְׁחִין מִצְרַיִם) (Dt 28,27)[9] Der »Schechin mizraim« des Alten Testaments soll nach Ebbel mit der Krankheit »uhedu« identisch sein, die in den medizinischen Papyri der ägyptischen Priesterärzte eine besondere Rolle spielt. Bereits 1853 hatte Brugsch das Wort »Uhet« bzw. »Uhedu« für die Bezeichnung eines eigentümlichen Hautausschlags erklärt.[10] Auch 1863 bei der Herausgabe des nach ihm benannten großen medizinischen Papyrus vertrat er dieselbe Ansicht.[11] Bei Zugrundelegung des Papyrus Ebers gewinnt man den Eindruck, der Uhedu-Ausschlag könne am ganzen Körper auftreten, ist doch von Uhedu am Kopf (107,19), an den Beinen (32,16), an den übrigen Gliedern (46,15) und auch an den Augen (55,20–21) die Rede.

Außer den medizinischen Papyri sprechen auch einige Mumien – als stumme Zeugen aus der Pharaonenzeit – für die Existenz der altägyptischen Pocken. Ruffer, der seit 1901 als Präsident des »International Sanitary Maritime und Quarantine Council of Egypt« und auch als Professor der Pathologie an der Medizinschule von Kairo tätig war, untersuchte (mit Ferguson) eine größere Anzahl von Mumien und stellte dabei eine Reihe schwerer pathologischer Veränderungen fest, darunter auch Pockennarben.[12] Diese waren durch die Pigmentverschiedenheit ebenso kenntlich wie zufällige Schnittnarben, die man auch vorher schon häufig gefunden hatte. Ähnliche Hautveränderungen wurden auch am Körper und am Gesicht der Mumie von Ramses II. gefunden, jenem Pharao, der die Israeliten in Ägypten zum Frondienst gezwungen hatte. Auch eine Mumie der XX. Dynastie (etwa 1200 v. Chr.) hatte Flecken auf der Haut, die Blattern gewesen sein könnten. Aus den wenigen Mumienbefunden darf jedoch nicht auf ein seltenes Vorkommen der Pocken im Niltal geschlossen werden. Denn nur die Leichname der Vornehmen und Auserwählten wurden von den Paraschisten (Mumienmachern) einbalsamiert, während es für die Masse des Volkes, die sicherlich am schwersten heimgesucht wurde, diese Art der Totenbestattung nicht gab. Ihre Leichen wurden im Wüstensand verscharrt und konnten infolgedessen der Nachwelt auch nicht erhalten bleiben.

Griechenland wurde allem Anschein nach erstmals im Zeitalter des Perikles (500–429 v. Chr.) zu Beginn des Peloponnesischen Krieges (431–404 v. Chr.) von den Pocken heimgesucht. Auf Athens Seeübermacht vertrauend, lief Perikles' Kriegsplan darauf hinaus, Attika preiszugeben und seine gesamte Landbevölkerung hinter die »langen Mauern« zu evakuieren, die Athen mit den Häfen Piräus und Phaleron verbanden und bei der damaligen Belagerungstechnik für unbezwingbar galten. Doch »Götterhand griff in die Pläne der Menschen ein«, sagt Plutarch und deutet damit an, daß eine verhängnisvolle Seuche die eng zusammengedrängten, in unzulänglichen Behausungen untergebrachten Flüchtlingsmassen mit apokalyptischer Wucht traf und damit das »goldene Zeitalter Athens« beendete.[13] Auch Perikles und seine Söhne fielen der Seuche zum Opfer. Thukydides, der diese Epidemie (»loimos«) nicht nur miterlebte, sondern auch selbst an ihr erkrankte, schildert in seiner »Geschichte des Peloponnesischen Krieges« mit minuziöser Sorgfalt die geradezu verwirrende Symptomatik (II,49), die sich retrospektiv mit keiner uns bisher bekannten Infektionskrankheit identifizieren läßt. Wahrscheinlich bestand die »Attische Seuche« aus zwei parallel auftretenden Epidemien von Fleckfieber und Pocken. Bei den von Thukydides beschriebenen Exanthemen handelte es sich nicht um »Flecken«, sondern um μικϱαὶ φλύκταιναι καὶ ἕλκη, d. h. um »Bläschen und Geschwüre«, wie sie bei Pocken vorkommen.[14] Auch die Komplikation der Erblindung, die bei Fleckfieber nicht auftritt, spricht dafür, daß Pocken mit von der Partie waren. Sonst überwiegt der Fleckfiebercharakter, auch das Gangrän der Extremitäten mit dem Verlust von Fingern, Zehen und Geschlechtsteilen (II,49) kommt nur bei Fleckfieber, nicht dagegen bei Pocken vor (siehe Kapitel »Fleckfieber« S. 624 ff.). Die Pocken wurden vermutlich aus Ägypten eingeschleppt, denn bei Thukydides heißt es:

> »Sie (d. h. die Spartaner) befanden sich kaum ein paar Tage im Land, als unter den Athenern die Krankheit ausbrach, die schon an mehreren Orten, besonders aber in Lemnos und anderen Gegenden, gewütet hatte. Noch nirgends hatte man von einer solchen Seuche und Verwüstung gehört. Keine menschliche Kunst vermochte etwas gegen das Übel; und auch die Ärzte waren machtlos; denn sie kannten die Krankheit nicht. Sie starben sogar am zahlreichsten, weil sie den Befallenen am häufigsten nahe kamen.« (II,47)

Es scheint, als ob auf den ägäischen Inseln schon einige Zeit vor Kriegsausbruch die Pocken gewütet hätten. Wird doch im dritten Buch der hippokratischen »Epidemien« eine exanthematische Massenerkrankung beschrieben, die in vieler Hinsicht an Pocken erinnert.[15] Hier ein Ausschnitt aus der rein humoralmedizinischen Deutung dieser rätselhaften Krankheit, die im Jahr 437 oder 435 v. Chr. die Insel Thasos betroffen hatte:

> »Bei vielen ging die Hautkrankheit in Eiterung über, welche beträchtlich Verwüstungen im Muskelfleische, in den Sehnen und Knochen anrichtete. Der Säftefluß glich jedoch, wenn er geronnen war, nicht etwa dem Eiter, sondern einer fauligen Jauche und floß reichlich und verschiedenfarbig. Die Kranken, die das Übel am Kopf betraf, verloren alle Haupt- und Barthaare; die Knochen lagen entblößt da... Diese Erscheinungen waren aber mehr furchtbar als gefährlich; denn die meisten von denen, bei welchen die Kochung der Säfte zur Eiterung oder zu ähnlichen Umwandlungen führte, wurden gerettet, während diejenigen, bei denen die Entzündung ohne Ausscheidung des Krankheitsstoffes verschwand, vielfach zugrunde gingen...« (III,4)

Ganz im Sinn der Humoralmedizin erwartete man die Heilung durch Ausscheidung der Materia peccans, wie es aus einer anderen hippokratischen Schrift hervorgeht: »Für diejenigen, bei denen in kontinuierlichen Fiebern Eiterblasen (Blattern) am ganzen Körper aufschießen, besteht Todesgefahr, falls nicht eine eitrige Abscheidung entsteht.«[16] Man spürt aus diesen Zeilen die Angst vor einer Komplikation, die dadurch entstehen soll, daß die Krankheit – wie es noch heute im Volksmund heißt – »nach innen schlägt«.

In nähere Berührung mit den Pocken kamen die Griechen wahrscheinlich erst im 4. Jahrhundert v. Chr. Im späten Frühjahr 327 brach Alexander mit 100 000 Mann nach Indien auf, 326 überschritt er den Indus, aber als er den letzten der Pendschabströme erreicht hatte, weigerten sich seine erschöpften Truppen weiterzumarschieren. Während des Rückzugs eroberten und plünderten sie Pattala. Nach dem Bad in einem Salzsee kam es zu einem ansteckenden Hautausschlag, dem viele Krieger zum Opfer fielen. Bei dem Hautausschlag, den Curtius Rufus »Skabies« nannte,[17] handelte es sich vermutlich um Pocken, mit denen die Soldaten bei der Plünderung Pattalas infiziert wurden und sich weiter ansteckten, zumal sie die Habseligkeiten der Einheimischen als Beute mitschleppten. Während des Zuges durch das öde Gedrosien blieben auf allen Wegen Sterbende zurück.

> »Denn der Rückmarsch ging zu rasch voran und jeder suchte im Weiterkommen seine Rettung. Diejenigen, die liegen blieben, baten Bekannte und Unbekannte, ihnen wieder aufzuhelfen. Doch es gab keine Fuhren, um sie fortzuschaffen. Der Soldat konnte kaum mit seinen Waffen fortkommen und

> suchte aus Furcht vor Ansteckung einem ähnlichen Schicksal zu entgehen. Ihre Kameraden mochten sie um Hilfe anflehen, sie wagten es nicht einmal, sich nach ihnen umzusehen; so sehr hatte die Furcht alles Mitleiden erstickt.«[18]

Durch das erbarmungslose Zurücklassen der Kranken befreite sich das Heer von der Seuche.

In das römische Imperium wurde die verheerendste Pockenepidemie um die Mitte des 2. Jahrhundert n. Chr. eingeschleppt.[19] Das Unheil nahm vermutlich aus dem Fernen Osten seinen Lauf. Denn im 2. Jahrhundert n. Chr. brach auch über das chinesische Reich eine Seuche von nie dagewesener Heftigkeit herein, die wahrscheinlich den Widerstand gegen die Barbaren schwächte. Sie wütete elf Jahre und erschütterte das Reich in den Grundfesten. Die Han-Dynastie wurde gestürzt, und ein neues Zeitalter der Zersplitterung und Verwirrung hob an.[20] Überall an den Grenzen des römischen Weltreichs waren damals die Provinzen in Aufruhr. 164 griffen die Parther Syrien an. Der edelmütige Kaiser Mark Aurel, der nach den Idealen Platos strebte und als Philosoph den Krieg haßte, wurde zum Feldherrn wider Willen. Während sein Heer die Aufständischen vernichtete, notierte er in seinem Tagebuch:

> »Die Spinne ist stolz, wenn sie eine Fliege erjagt hat; mancher Mensch, wenn er einen Hasen, ein anderer, wenn er eine Sardine, ein anderer, wenn er Eber oder Bären, und noch ein anderer, wenn er Sarmaten fängt. Aber sie alle sind, wenn man die Triebfeder untersucht, Räuber.«

Bei der Eroberung der syrischen Metropole Seleukia-Ksetiphon am Tigris kam es zu wüsten Plünderungen, bei denen die Legionäre auch den Apollotempel nicht verschonten. Bald danach trat unter den Siegern eine exanthematische Krankheit von mörderischer Kontagiosität auf. Ammianus Marcellinus berichtet, daß dies erfolgt sei, nachdem die Legionäre im Tempel ein geweihtes Behältnis erbrachen, aus dem der darin eingeschlossene Gifthauch entwich.[21] Diese Sage war offenbar von den chaldäischen Priestern verbreitet worden, um das Unheil als göttliche Strafe für die Schändung des Heiligtums erscheinen zu lassen.

In Rom brach die Seuche noch im gleichen Jahr (166 n. Chr.) unmittelbar nach dem triumphalen Einzug der heimkehrenden Legionen aus. Sie breitete sich von Italien aus bis zur Donau und zum Rhein hin. Die Folge davon war ein Massensterben, das mit geringen Unterbrechungen vierundzwanzig Jahre lang anhielt und zur Entvölkerung des Römischen Reiches beitrug. Die Astrologen vermuteten die Ursache in einer zuvor erfolgten Konjunktion von Mars und Saturn.

Besonders arg wüteten die Pocken in den Winterquartieren des Heeres.[22] Als die Germanen die Donau überschritten, konnten die von der Seuche dezimierten Legionen ihrem Ansturm nicht standhalten und mußten weichen. Ganz Italien geriet in Panik. Der Kaiser mit dem sanften Antlitz, dessen sehnlichster Wunsch die völlige Abschaffung der blutigen Zirkusspiele war, ließ damals – unbekümmert von der Empörung des römischen Pöbels – selbst die Gladiatoren zum Kampf gegen die Germanen bewaffnen.[23] Von nun an verbrachte er fast den ganzen Rest seines Lebens in stoischer Einfachheit am Donauufer mit eintönigen und endlosen Abwehrkämpfen. Im Frühjahr 180 wurde auch er im Standlager bei Vindobona (Wien) von der Seuche erfaßt. Seine Freunde, die er an sein Krankenlager gebeten hatte, beeilten sich aus Furcht vor der Ansteckung, den Raum schnellstens zu verlassen; seinen Sohn Commodus schickte er selbst aus gleichem Grund nach kurzem Gespräch wieder hinaus. Da Mark Aurel, Adoptivsohn des Antonius Pius, an dieser Seuche starb, heißt sie auch noch »Antoninische Pest«.[24]

Schwere Zeiten begannen nun für Rom. Dem Philosophen auf dem Thron folgte sein wahnsinniger Sohn Commodus, der Gladiator. Indessen raste die Seuche mit wechselnder Heftigkeit weiter und erreichte während des Hungerjahrs 189 ihren Höhepunkt, um dann plötzlich zu erlöschen. In Rom starben damals täglich mehrere hundert Personen. Da Galen die Ursache der Seuche in einer Verpestung der Luft vermutete, begab sich Commodus mit seinen Günstlingen an die See in die Lorbeerhaine von Laurentium.[25] Nach Dio Cassius wurden damals in Rom mehrere Personen hingerichtet, von denen man behauptete, sie hätten mit giftigen Nadeln unzählige Menschen getötet.[26] Ob es sich hierbei tatsächlich um Verbrechen oder um Versuche einer fehlgeschlagenen bzw. mißverstandenen Schutzimpfung (Inokulation) handelte, läßt sich heute nicht mehr feststellen.

Galen spricht an verschiedenen Stellen seiner zahlreichen Schriften von dieser Pest, die er, zum Unterschied von anderen, »longa, diuturna, magna« nennt. Die Hauptstelle findet sich im 5. Buch der »Methodus medendi«. Als scharfer Beobachter verglich er sie mit der »attischen Seuche« des Thukydides,[27] bei der die Pocken eine wesentliche Rolle gespielt haben dürften. Das Wort Pest, Loimos, hatte für Galen eine quantitative Bedeutung und galt für alle Krankheiten, an denen innerhalb relativ kurzer Zeit viele Menschen starben. Galen leitet z. B. im vierten Kapitel seiner Schrift »De atra bile« die Entstehung dieser Krankheit ganz im Sinn der hippokratischen Humoralpathologie lediglich von einer fehlerhaften Beschaffenheit der Körpersäfte ab:

»Es erscheinen bei allen Bläschen (φλύκταιναι) und schwarze Ausschläge (ἐξανθήματα μέλανα) über den ganzen Körper, meistens von schwäriger Beschaffenheit. Dies war offensichtlich ein Überbleibsel des durch Fieber in Fäulnis geratenen Blutes, welches die Natur wie eine Art Asche zur Haut trieb. Bei Menschen, bei denen die Ausschläge schwärig wurden, fiel das Oberste ab, was man einen Schorf nennt, und hernach war bereits das Übrige der Genesung nahe und verheilte nach einigen Tagen.«[28]

Ende des 3. Jahrhunderts (um das Jahr 292) begann im Römischen Reich abermals eine Kette nicht enden wollender Pockenepidemien. Der Kirchenlehrer Eusebius von Caesarea (260–340) schildert in seiner Kirchengeschichte eine Seuche, die unter der Regierung des Diokletian und Galerius im Jahr 302 wütete und bei der viele Tausende erblindeten. Allein diese Komplikation, die nur für die Pocken kennzeichnend ist, spricht eindeutig gegen Milzbrand:

»Obschon die winterlichen Regengüsse den gehörigen Ertrag der Felder zu Wege gebracht hatten, so entstand doch unvermutet Hungersnot und Seuche samt dem Mißgeschick einer anderen Krankheit. Es war ein schwärender Hautausschlag, der wegen seines brennenden Charakters den Beinamen ›Anthrax‹ erhielt und den Befallenen in große Gefahr brachte, indem er sich nicht nur über die ganze Oberfläche des Körpers ausbreitete, sondern auch häufig die Augen ergriff und so unzählige Männer, Frauen und Kinder des Augenlichts beraubte.«[29]

Selbst Kaiser Diokletian, der nach den blutigen Christenverfolgungen im Jahr 305 freiwillig auf die Herrschaft verzichtete und sich in seinen Palast südlich von Salona in Dalmatien zurückzog, scheint 313 dieser Seuche zum Opfer gefallen zu sein.[30] Cedrenus, Bischof von Caesarea, schildert eindringlich seine Krankheitsgeschichte:

»Er wurde von heftigen Schmerzen in allen Teilen seines Körpers ergriffen; große Hitze verzehrte sein Inneres, und sein Fleisch schmolz wie Wachs. Im Verlaufe der Krankheit wurde er völlig blind; die Zunge und das Innere des Halses gingen in Fäulnis über, so daß der noch lebende Körper schon den Geruch einer Leiche ausstieß.«[31]

Mittelalter

Im 4. und 5. Jahrhundert wurde das Vordringen der Hunnen nach Westen von mörderischen Seuchenwellen begleitet. Bereits zur Zeit des Kaisers Schi Huang ti (Ende des 3. Jh. v. Chr.), der zum Schutz gegen die Hunneneinfälle mit dem Bau der Großen Mauer begonnen hatte, lernten die Chinesen den gefährlichsten Pfeil aus dem Köcher der Hunnen kennen – die Pocken.[32]

Da die europäischen Chronisten der Völkerwanderungszeit mit Schaudern das narbenentstellte Gesicht der Hunnen erwähnen, ist es gewiß, daß mit dem asiatischen Reitervolk auch jene Seuche, die solche Spuren hinterläßt, nach dem Westen verschleppt wurde. Besonders schwere Verheerungen richtete diese Plage unter den kaum durchseuchten germanischen Hilfsvölkern an.[33] Allein aus diesem »Säkulum des menschlichen Elends«, wie ein Chronist das 6. Jahrhundert bezeichnet, besitzen wir Berichte über zwei Blatternepidemien, die 570 und 580 im fränkischen Gallien und in Italien wüteten. 570 schrieb der Bischof von Lausanne, Marius Aventiscensis (von Avenches): »Hoc anno morbus validus cum profluvio ventris et variola Galliam Italiamque valde afflixit.«[34]Zur Bezeichnung der Pocken wird hier erstmalig das Wort Variola benutzt.[35] Es soll das Diminutiv des lateinischen Wortes »varus« (Knoten) darstellen. Manche glauben sogar, daß das Wort »Variola« aus dem Griechischen (variegatus = gescheckt) entstanden sei.

Im Jahr 580 wütete in Frankreich abermals eine schwer Pockenepidemie, die Gregor von Tours (540–594) in seiner »Historia Francorum« so beschrieb:

> »Während die Könige aus dem Geschlecht der Merowinger miteinander haderten und wieder zum Bürgerkrieg rüsteten, überzog eine Seuche fast ganz Gallien. Bei den Kranken bestand starkes Fieber mit Erbrechen und heftigen Kreuzschmerzen. So mancher dachte an ein verborgenes Gift. Aber die Bauern nannten das Übel Reinigungs-Pusteln (rusticiores vero corales hoc postulas nominabant) und das wahrscheinlich mit Recht, da viele, denen man während des Ausbruches der Blasen (vesicis = Blattern) Schröpfköpfe auf die Schulterblätter oder Schenkel gesetzt hatte, durch das Absondern des Eiters geheilt wurden. Nachdem die Krankheit vom Augustmonat an begonnen hatte, raffte sie viele der kleinen Knaben und Mädchen (parvulos adolescentes) dahin. Wir verloren unsere süßen und geliebten Kinderchen, die wir an der Brust genährt, auf dem Schoße gewiegt und auf den Armen getragen hatten. Doch wir trockneten unsere Tränen und sagten mit dem heiligen Mann Hiob: der Herr hat sie mir gegeben, der Herr hat sie mir genommen, der Name des Herrn sei gelobt.«[36]

Nachdem die Seuche Paris und seine Umgebung heimgesucht hatte, kam sie auch nach Soissons und damit selbst in die königliche Residenz Braine. Zu ihren ersten Opfern gehörten zwei Kinder aus der Königsfamilie: Dagobert und Chlodebert, Söhne Chilperichs und der Fredegunde. Der jüngste, noch ungetaufte verstarb kurz nach dem vollzogenen Sakrament, von dem man sich eine Heilung erhofft hatte, während der fünfzehnjährige Chlodobert auf einer Bahre nach Soissons zum Grab des heiligen Medardus gebracht wurde, um es dem damaligen Brauch gemäß zu berühren, doch die wundertätige Wirkung blieb aus. Die Seuche, der viele Kinder zum Opfer gefallen waren, verschonte aber auch die Erwachsenen nicht. So starb die Königin von Burgund Austregildis (Utergild), im Volk unter dem Namen Bobîle bekannt. An den Tod dieser Merowingerkönigin knüpft sich ein unheimliches Geschehnis, das nicht nur die gefährliche Stellung des Arztes in der damaligen Zeit kennzeichnet. Als sie im Sterben lag, bat sie ihren Gemahl, König Guntram, ihre beiden Leibärzte Nikolaus und Donatus, von denen sie sich vergiftet glaubte, hinrichten zu lassen. Die Königin scheint an hämorrhagischen Pocken gestorben zu sein, denn »ihre Leiche war schwarz, als wenn sie auf glühenden Kohlen gelegen hätte.« König Guntram von Burgund, »vielleicht der schwache Held Günther des Nibelungenliedes«, befolgte den seltsamen Wunsch seiner Frau und ließ nach ihrem Tod die beiden Ärzte enthaupten.[37]

Zwei Jahre später kam es erneut zu einer Epidemie, von der Gregor selbst ergriffen wurde (»irrui in valetudinem cum pustulis malis et febre«)[38] und die er in seinem Bericht »De miracula St. Martini« so beschreibt:

> »Im vorigen Jahre wurden die Bewohner von Tours von einer schweren Seuche heimgesucht. Das Übel war von der Art, daß der Kranke von heftigem Fieber ergriffen wurde und sein ganzer Körper von Bläschen und kleinen Pusteln starrte. Es waren dies weiße und harte Blasen, welche heftig schmerzten. Sobald sie, nach vollendeter Reife, geplatzt waren und der Eiter auszufließen begann, wurde der Schmerz durch das Ankleben der bedeckenden Kleidungsstücke noch heftiger.«[39]

Eine so genaue Beschreibung der Pocken, wie sie Gregor von Tours hier gegeben hat, findet sich in den nächsten Jahrhunderten nicht wieder, zumal ärztliche Berichte aus jener Zeit so gut wie gar nicht existieren und man ausschließlich auf geistliche Chronisten angewiesen ist.

Eine genauere Verfolgung der Pockenzüge scheitert oft an der Schweigsamkeit der medizinisch ungebildeten oder uninteressierten Chronisten, die meist nur dann etwas vermerkten, wenn Angehörige der höchsten Kreise an Pocken starben oder wie durch ein Wunder von der Krankheit geheilt wurden. Gewöhnliche Sterbliche pflegte man nur als Objekte von Wunderheilungen in den legendären Mirakelgeschichten zum höheren Ruhm gewisser Heiliger oder ihrer Reliquien zu erwähnen. So finden sich z. B. mehrere Berichte über Wunderheilungen von Pockenblinden in der Lebensbeschreibung des heiligen Ludger (744–809), der auch den Sachsenherzog Widukind (785) bekehrt hatte und der erste Bischof von Münster war.[40] In der Chronik St. Martini wird berichtet, wie um Weihnachten 961 Balduin II. Graf von Flandern an einem Hautausschlag erkrankte und einen Tag nach der Beschneidung Christi – also etwa neun Tage später, was dem gewöhnlichen Verlauf der Pocken entspricht – an der Krankheit starb »quem medici variolam sive poccas nominant«.[41] Seine Großmutter, Prinzessin Elfreda, eine Tochter Alfreds des Großen (871–900)[42] hatte 907 dieselbe Krankheit glücklich, aber mit Entstellung überstanden. In der gleichen Chronik ist verzeichnet, wie 938 Walter, der Sohn des Statthalters von St. Omer, an der Krankheit »quem medici Variolam vocant« schwer darniederlag, aber durch Anrufung des heiligen Bertini geheilt wurde.

Aus dieser Zeit, als Alfred der Große (871–900), König von Essex und Oberherr über die anderen angelsächsischen Teilreiche von England, in schweren Abwehrkämpfen die dänischen Wikinger zurückdrängte, stammt eine alte angelsächsische Handschrift, in der erstmalig die Bezeichnung »Pocken« vorkommt. Sie wurde von Willan im Britischen Museum entdeckt und enthält eine sehr alte angelsächsische Handschrift von Gebeten aus dem 9. Jahrhundert, darunter auch eine lateinische »Pocken-Beschwörung«, der am Schluß die angelsächsischen Worte hinzugefügt sind: »geskyldath me with de lathan Poccas und with ealle yfeln. Amen.« (»beschützt mich vor den scheußlichen Pocken und allem Übel. Amen.«[43]

Durch die wilden Streifzüge ungarischer Reiterscharen, die sich über Deutschland, Frankreich und Italien erstreckten, wurden die Pocken aus der pannonischen Tiefebene wiederholt nach dem Westen verschleppt. Mit einem solchen Streifzug, den auch Scheffel in seinem »Ekkehard« schildert, gelangten die Pocken um die Mitte des 10. Jahrhunderts (kurz vor der Schlacht am Lechfeld 955)[44] nach dem Kloster St. Gallen. Anläßlich dieser Epidemie scheinen die gelehrten Mönche erstaunliche Erfahrungen gesammelt zu haben, die in den Augen ihrer Zeitgenossen geradezu ans Wunderbare grenzten. Das gilt vor allem von dem St. Gallener Abt Notker, einem Zeitgenossen Ottos des Großen, dem sein Confrater Ekkehard in seiner Chronik geradezu einen »sechsten Sinn« zutraut, mit dessen Hilfe er beispielsweise dem erkrankten Bischof Kaminaldus intuitiv aus dem Geruch seines Blutes (»odorato cruore«) den Ausbruch der Pocken voraussagte.[45] Die flehentliche Bitte des Bischofs, das Hervorbrechen der Pusteln zu verhindern, lehnte Notker ab, da diese Maßnahme nach humoralpathologischer Auffassung einen tödlichen Ausgang bewirkt hätte. Die endlich hervorgebrochenen Pockenpusteln soll er dann so erfolgreich behandelt haben, daß kaum eine Narbe zurückblieb.[46]

Manchmal lassen auch einzelne Aufzeichnungen über Erkrankung und Tod in den Kreisen regierender oder sonst hochstehender Familien und Geistlicher auf das Vorhandensein von Pocken zu einer bestimmten Zeit schließen. So soll im 11. Jahrhundert Gudokia, eine der drei Töchter des byzantinischen Kaisers Konstantin VIII. (1025–1028), durch Pockennarben so entstellt gewesen sein, daß sie »den Schleier nahm« und sich als Nonne Zoe ins Kloster zurückzog, während ihre Schwestern Kaiserinnen wurden.[47] Solche Fälle, die alle noch vor den Kreuzzügen verzeichnet wurden, lassen sich vom epidemiologischen Standpunkt aus mit der Spitze eines Eisbergs vergleichen. Sie sind repräsentativ für die zahllosen Ungenannten, deren Name uns durch keine Chronik oder Heiligenlegende bewahrt blieb. Das beweist besonders eindrucksvoll der plötzliche Tod von Kaiser Otto III. in der Blüte seiner Jugend. Als Sohn der byzantinischen Prinzessin Theophano und Schüler des hochgelehrten Erzbischofs Gerbert von Reims träumte er von einem theokratischen Weltreich mit Rom als Mittelpunkt. Nach dem Tod Papst Gregors V. im eschatologischen Jahr 999, als jedermann aufgrund der Offenbarung Johannes' (20) das Ende des Tausendjährigen Reiches, d. h. das Weltende, befürchtete, erhob Otto III. Erzbischof Gerbert, der für die Guelfen als Inkarnation des Satans galt, auf den päpstlichen Stuhl. Noch während des Millenniumtrubels (1001) der aus aller Herren Länder zusammengeströmten Rompilger kam es in der Ewigen Stadt im Januar 1002 zu einem Seuchenausbruch, dem auch der junge Kaiser zum Opfer fiel.[48] Seine von Pusteln entstellte Leiche beschreibt eindrucksvoll Brun von Querfurt:

»Sein wohlgestalteter Leib, würdig eines Herrschers, an dem sich die Schauenden nicht sattsehen konnten und der die Augen der ihn Erblickenden ergötzte, war von Pusteln so bedeckt, daß er seine einstige Schönheit einbüßte und nun alle mit Grauen und Abscheu erfüllte.« (...) »Es verendeten an seiner Seite der Kapellan, der Bischof, der Graf. Sehr viele seiner Diener starben, auch mancher Ritter und die Besten des Volkes.«[49]

Von dieser Zeit an mehren sich auffällig die Berichte über ähnliche Seuchen, und es liegt nahe, ihre immer mehr um sich greifende Herrschaft auf den allmählich lebhafter werdenden Verkehr mit dem pockenverseuchten Morgenland zurückzuführen. Besonders die Kreuzzüge und die weitausgedehnten Fahrten der Normannen trugen viel zur Pandemisierung der Pocken bei. So heißt es in Bernards »Thesaurus« vom Grafen Joscelin[50], einem Großen des Königreichs Jerusalem, der 1132 bei der Belagerung einer syrischen Stadt starb, er sei »heiteren Antlitzes, jedoch pockennarbig« gewesen (»facie laetus, variolarum tamen signis impressis«).[51] Auch im Sommer 1270 befiel neben der Ruhr eine pockenartige Seuche das französische Kreuzheer vor Tunis. Außer vielen Rittern fielen ihr der päpstliche Legat, mehrere französische Barone, auch Ludwigs Sohn Jean-Tristan und schließlich auch der König selbst (Ludwig der Heilige) zum Opfer.[52]

Auch in dem von den Mongolen schwer bedrängten Rußland wurden verschiedene Städte wie Kiew und Smolensk (1230) von den Pocken heimgesucht. 1351 starb der Zar Simeon Iwanowitsch Gordio I. Sein Leichnam war »schwarz, als hätte man ihn wie einst Laurentius auf glühenden Kohlen geröstet.«[53] Schon der Krankheitsname in manchen slawischen Sprachen läßt erkennen, daß man die Pocken mit mythischen Vorstellungen über eine gottgewollte Strafe oder Prüfung in Verbindung brachte. So leitet sich bei den Serben die Benennung für die Pocken »Boginje« vom Wort »Bog« (»Gott«) ab.

Sogar nach dem »seeumschlungenen« britischen Inselreich wurden die Pocken (1366) verschleppt, wie aus den wortkargen Notizen eines englischen Chronisten zu entnehmen ist: »Es starben«, heißt es lakonisch, »so manche an den Pocken: Männer, Frauen und Kinder.«[54] Kein Landstrich des europäischen Festlands blieb verschont; selbst Island, wohin die Krankheit nachweislich durch dänische Schiffe eingeschleppt worden war, hatte seit dem 13. Jahrhundert wiederholt mörderische Blatternepidemien zu überstehen.[55] Ebenso wurde Grönland, damals eine blühende normannische Kolonie, zu Beginn des 15. Jahrhunderts von den Pocken schwer heimgesucht, nahezu entvölkert und fiel für Jahrhunderte der Vergessenheit anheim.[56]

In Europa herrschte lange die Meinung, daß Arabien die Urheimat dieser Seuche sei. Noch in Voltaires »Histoire de l'Empire de Russie« ist zu lesen: »Zwei Seuchen verhindern die Vermehrung des Menschengeschlechtes, die eine ein Geschenk Mohammeds (die Pocken), die andere eine Spende Christoforo Colon's (die Syphilis).« Doch aus den Berichten der arabischen Chronisten Ibn Ishaq al-Waqidi und Ibn Hischam al-Ma'sudi aus den ersten Jahrhunderten des Islams geht übereinstimmend hervor, daß bis zu Mohammeds Geburt, die im »Jahr des Elefantenkrieges« erfolgte, die Pocken und Masern in Arabien so gut wie unbekannt waren. »In diesem Jahr« heißt es in al-Ma'sudis († 956) »Murudsch-el dsahab« (»Goldene Wiesen«) »erschienen die Pocken (al dschudari) und Masern (al hasba) zum ersten Mal in Arabien«. Heißt es doch im Koran:

> »Hast du nicht gesehen, wie Allah mit den Reitern der Elefanten verfuhr? Wandelte er nicht ihren treulosen Überfall in Verwirrung und sandte gegen sie Scharen von Vögeln, die glühende Steine auf sie warfen und sie vernichteten wie Ähren, die von Tieren zertreten wurden?« (Sure 105).

Was hier in knappen Sätzen angedeutet wird, ist die früheste arabische Kunde von einer Pockenepidemie. Es handelt sich um die Seuche, die im Jahr 571 den »Elefantenkrieg« beendete, den Abraha, der abessinische Statthalter vom Jemen, mit einem christlichen Heer »zur Zerstörung der heidnischen Kaaba« unternommen hatte. Dieses Ereignis ist als Wunder von mehreren arabischen Schriftstellern (Ibn Ishaq, Waqidi, Isag, Ibn Hischam,

Mas'udi) überliefert.[57] Allah bewahrte demnach den schwer bedrängten Geburtsort des Propheten dadurch, daß die von einem Vogelschwarm herabgeworfenen feurigen Steine die Rüstungen der abessinischen Krieger durchbohrten und – wie es bei al-Waqidi (747–823) heißt – »auf deren Körper schwärende Hautausschläge bewirkten«.[58] Besonders eindrucksvoll ist der Bericht von Ibn Hischam († 834) über die panische Flucht des von der Epidemie plötzlich überfallenen Heeres und das grauenvolle Ende ihres von der göttlichen Strafe gezeichneten Anführers, der offenbar an einer malignen Variolaform starb.

> »Sie stoben auseinander und brachen zusammen auf den Wegen und starben an den Wasserstellen. Sie nahmen Abraha mit, dem ein Glied nach dem andern unter Entleerung blutigen Eiters abfaulte. So kamen sie endlich mit ihm nach seiner Residenz San'a. Er... starb aber nicht eher, bis sich seine Brust ablöste von seinem Herzen.«[59]

Zweifellos war die Errettung Mekkas dem Ausbruch einer Pockenepidemie zu verdanken, zumal al-Hamisy seinen Bericht über den Elefantenkrieg mit den Worten beschließt: »Dies geschah zu jener Zeit, als die Pocken (al-dschudari) und Masern (al-hasba) in Arabien zum erstenmal ausbrachen und fast das ganze Heer Abrahas aufrieben.« Bei diesem Seuchenausbruch dürfte es sich nur um den südwestlichen Ausläufer jener gewaltigen Pockenepidemie gehandelt haben, die schon vor Jahrhunderten mit der großen Völkerwanderung aus den Steppen Mittelasiens ihren Ausgang genommen hatte und mit ihr zusammen in immer neuen Wellen gegen die alten Kulturräume (China, Indien, Persien und Europa) anbrandete.

Als die Araber ein halbes Jahrhundert später, »erfüllt von einem Glauben, der Berge versetzt«, die byzantinischen Besitzungen (Syrien und Palästina) sowie das neupersische Sassanidenreich überrannten und bis an die Grenzen Indiens und Chinas vordrangen, kamen sie in eine immer engere Beziehung zu den pockenverseuchten Völkern. Die ewigen Truppenverschiebungen und der lebhafte Handel in dem neuen Weltreich trugen viel zur schnellen Ausbreitung dieser hochinfektiösen Krankheit bei. So wurden die Pocken zu einer ständigen Begleiterin der kriegerischen Moslems und folgten ihnen bei ihrem triumphalen Siegeszug entlang der Nordküste Afrikas und von dort auch nach Spanien und Sizilien.

Es ist überliefert, daß die Antlitze der beiden Omayyadenkalifen al-Yesîd I. (680–683) und al-Welîd (705–715) durch Pockennarben gezeichnet waren.[60] Der Kalif Abul-Abbas (749–754), genannt al-Saffah (der »Mörder oder Schlächter«), fiel im Alter von kaum 33 Jahren einem noch »größeren Mörder« zum Opfer – den Pocken. Als Begründer der Abbassidendynastie erhielt er den Beinamen »al-Saffah«, weil er die Anhänger und Angehörigen des ersten Kalifengeschlechts bis auf einen, den nach Spanien entflohenen Omayyaden Abdul-Rahman, ermorden ließ. Infolge der heftigen Hautentzündung hatte er während der Agonie das Empfinden, »als hätte man ihm einen glühenden Kettenpanzer angelegt«. Sein Tod im Mannesalter stellte keinen Einzelfall dar. Auch viele Männer seiner Umgebung wurden von den Pocken plötzlich aus der Schlachtordnung (»al-saff«) gerissen (al-Tabari). Die Tatsache, daß zahlreiche Erwachsene erkrankten, spricht dafür, daß die Pocken bei den Arabern damals noch nicht einen endemischen Charakter angenommen hatten. Doch die immer häufiger aufeinanderfolgenden Epidemien führten allmählich zu einer fast völligen Durchseuchung der Bevölkerung, wodurch die Plage im islamischen Bereich schon im 9. Jahrhundert zu einer Kinderkrankheit geworden war, von der kaum jemand verschont blieb. Diese Situation dürfte bereits unter al-Ma'mun (813–833), einem Sohn Harun al-Raschids, bestanden haben. Als Rationalist und Freidenker war er der erste Kalif, der die gefahrvolle Pilgerfahrt nach Mekka nicht mehr persönlich vornahm, sondern sich durch einen »Amir al-Haddsch« (»Emir der Wallfahrt«) vertreten ließ.[61] Von diesem, der »auf dem Rückweg von Mekka auf dem Wüstenpfad der Subaida an Pocken starb,«[62] wird ausdrücklich erwähnt, daß er »keine Pockennarben« gehabt hätte. Während noch vor einigen Generationen das Gezeichnetsein mit Pockennarben als bemerkenswert galt, schien nunmehr das Gegenteil davon bemerkenswert zu sein. Damals entstand auch der Spruch: »Mit den Pocken verhält es sich wie mit der Liebe; je später sie kommen, um so schlimmer ist es.«[63]

Für die vielen Schulen und Krankenhäuser, mit deren Errichtung man bereits unter den Omayyaden begonnen hatte,[64] setzte unter al-Ma'muns Mäzenatentum eine rege Sammler- und Übersetzertätigkeit von philosophischen und wissenschaftlichen Handschriften ein, die man nicht nur in den neu eroberten Gebieten der hellenistischen Kultursphäre aufzufinden, sondern auch aus dem Ausland käuflich zu erwerben versuchte. Zu den zahlreichen Übersetzern, die bemüht waren, das literarische Erbe der griechischen Medizin den Arabern zu erschließen, gehörte auch der in Bagdad lebende (nestorianische) Ärztephilosoph Ibn Ishaq (809–873). Er machte die Moslems als erster mit den Schriften Galens und den humoralpathologischen Ansichten der Spätantike über das Zustandekommen von Hautausschlägen, zu denen man auch die Pocken zählte, vertraut.[65] Da diese inzwischen zu einer endemischen Kinderkrankheit geworden waren, erschienen sie den Menschen jener Zeit als etwas Unvermeidliches[66] und veranlaßten die fatalistische Lehre von dem »angeborenen unreinen Blut«, das früher oder später durch einen Läuterungsprozeß in Form von Pusteln ausgeschieden werden muß. So heißt es bei Ibn Ishaq:

»Die Pocken (el dschudar) entstehen dadurch, daß das Menstrualblut während der Schwangerschaft statt monatlich ausgeschieden zu werden im Mutterleib zurückbleibt und auf die Leibesfrucht übergeht...« Die gleiche Ansicht vertraten die meisten arabischen Ärzte im 9. Jahrhundert, darunter auch Ibn Zeun al-Tabari (839–923), ein zum Islam konvertierter jüdischer Arzt, zu dessen Schülern auch Rhazes gehörte. Das Unheimlichste an dieser fatalistischen Lehre, die sich fugenlos in die islamische Vorstellung vom demütig hinzunehmenden Schicksal (»Kismet«) einfügte, war, daß sie die Menschen lange über die Infektiosität der Pocken hinwegtäuschte.

Einer der wenigen arabischen Ärzte, der das Zustandekommen der Pocken nicht auf das angeborene Menstrualblut zurückführte,[67] war Abu Bekr Muhamad Ibn Zakariya, den wir nach seinem Geburtsort Ray in der latinisierten Form Rhazes (850–932) nennen. An einem Bagdader Krankenhaus tätig, hat er unter anderem eine Abhandlung »Über Pocken und Masern« geschrieben, in der er zum erstenmal die beiden Krankheiten voneinander, aber auch gegenüber anderen Hautausschlägen scharf abgrenzte. Im ersten Kapitel mit der vielsagenden Überschrift: »Die Ursache der Pocken und warum ihnen kaum einer entgeht«, wies Rhazes unter Berufung auf Galen und die veränderliche Säftequalität darauf hin, daß das menschliche Blut eine Gärung durchmachen müsse.

> »Das Blut der Säuglinge und Kinder ist dem Most vergleichbar, der noch nicht gegoren hat... Das Blut der Erwachsenen ähnelt dem Wein, der ausgegoren hat und von allem Überflüssigen und Fremdartigen gereinigt ist. Das Blut der Greise aber gleicht dem Getränk, das seine Kraft eingebüßt hat und im Begriff ist, schal zu werden und sich in Essig zu verwandeln... Die Pocken aber kommen zur Zeit, wo das Blut gärt... deshalb bleiben Kinder fast nie von ihnen verschont.«[68]

Obwohl sich diese Schrift, die wie die meisten Suren des Korans mit dem demütigen Satz: »Im Namen Allahs, des Barmherzigen und Gnädigen« beginnt, durch den bilderreichen und leicht dahinfließenden Stil orientalischer Märchenerzähler auszeichnet, blieb sie dennoch in der Pockenliteratur bis ins 18. Jahrhundert unübertroffen. Als Beispiel der scharfen Beobachtungsgabe ihres Verfassers sei hier nur der Anfang des 3. Kapitels (»Zeichen, die den Ausbruch der Pocken ankündigen«) wiedergegeben, in dem die Symptome des Prodromalstadiums mit minuziöser Prägnanz definiert sind:

> »Dem Ausbruch der Pocken geht voran ein ununterbrochenes Fieber, Schmerzen im Rücken, Juckreiz in der Nase und Angstanfälle im Schlaf... Ferner Stechen am ganzen Leibe, Entzündung und heftige Rötung der Wangen, Entzündung der Augen; Schmerzen im Rachen, Trockenheit des Mundes, Rauhigkeit der Stimme, Kopfschmerz, Übelkeit, Unruhe...«

Von seinen therapeutischen Vorschriften erscheint die reichliche Gewährung schneegekühlter Getränke (5. Kap.) und die Abreibung der Körperoberfläche mit Öl während des Exsikkationsstadiums (9. Kap.) beachtenswert. Neben der Vermeidung von Narben galt seine besondere Sorgfalt der Erhaltung des Augenlichts. Im 7. Kapitel empfahl er »sofort und wiederholt Rosenwasser ins Auge zu träufeln ...«. Ferner seien »Lider und Wimpern mit einem Kollyrium (Augensalbe, deren Zusammensetzung genau angegeben wird) zu bestreichen.«[69]

Diese Sorgfalt ist verständlich, waren doch – neben dem Trachom – vor allem die in der Kindheit durchgemachten Pockeninfektionen verantwortlich für das traurige Schicksal der zahllosen blinden Bettler. Aus dem Kreis der »Lichtlosen« wählte man mit Vorliebe die Muezzine, die fünfmal am Tag vom Minarett die Gläubigen zum Gebet riefen und dabei leicht auf die unverschleiert auf den Hausdächern oder in den Haushöfen weilenden Frauen hätten sehen können (Ibn Dschubair).

Zu den Unglücklichen, die durch Pocken ihr Augenlicht verloren hatten, gehörte auch der arabische »poète maudite« Abu al-Ma'arri (973–1058). Er war neun Jahre alt, als ihn das »persische Feuer« (Pocken) für immer blendete. Dieses schwere Los hat viel zum pessimistischen und freidenkerischen Charakter seiner Werke beigetragen, zu denen auch ein Gedicht von der Hölle (»Sendschreiben über das Erbarmen«) gehört, in die er – zweieinhalb Jahrhunderte vor Dante – mit der gleichen Leidenschaft und sittlichen Strenge wie der große Toskaner bekannte Persönlichkeiten seiner Zeit, so auch den Kalifen al-Mu'tasim, unter die Verdammten versetzte.[70]

Die theologischen Auslegungsstreitigkeiten, die bald nach Ma'muns Tod (833) einsetzten und schließlich zum Zerfall des Kalifats mit dem großen Schisma innerhalb des Islams (Spaltung in Sunniten und Schiiten) führten, blieben auch auf die arabische Medizin nicht ohne Einfluß. Auch hier beschränkte man sich immer mehr auf das Auslegen antiker Schriften und wagte es nicht, die darin vorgezeichneten Grenzen zu überschreiten. In ihrer blinden Schriftgläubigkeit galt für die arabischen Ärzte die griechische Medizin, wie der Koran, als etwas Unantastbares. Vor allem lehnten sie sich an Galen an, dessen doktrinäre Ansichten ihrem Schriftgelehrtentum viel geistesverwandter erschienen als die einfache Erfahrungslehre des Hippokrates, ebenso wie ihnen die Systematik des Aristoteles mehr lag als der platonische Gedankenflug. Hinzu kam noch die teleologische Tendenz, die für beide, sowohl Aristoteles als auch Galen, kennzeichnend ist.

Am meisten hat zu dieser Entwicklung Ibn Sina (Avicenna) (980–1030) beigetragen, der in seinem enzyklopädischen Werk »Kanon« (Richtschnur) durch Systematisierung und Kodifizierung die galenische Medizin zu einer erlernbaren, beinahe mathematischen Disziplin werden ließ. Avicenna versuchte, die Entstehung der Pocken und Masern im teleologischen Sinn zu deuten. Durch die Gärung des Blutes[71] »bezweckte der Organismus eine Läuterung von den menstrualen Rückständen,« was dann äußerlich in Pusteln (»buthur«)[72] oder Hautflecken zum Ausdruck käme. Er glaubte, daß ein »gröberer Blutanteil« die Pocken, ein »zarterer« die Masern verursache. Um die Intensität der zu erwartenden Pusteleruption abzuschwächen, hielt er es für angebracht, »nach der Geburt aus der Nabelschnur des Kindes etwas Blut ausfließen zu lassen«, um auf diese Weise einen Teil des »angeborenen unreinen Stoffes« zu eliminieren.[73] Zur Vermeidung entstellender Pockennarben empfahl er das »Einhüllen der Kranken in rote Tücher«[74], ein Verfahren, das man in Jordanien bei masernkranken Kindern auch heute noch zu praktizieren pflegt. Zum gleichen Zweck riet er zum »Eröffnen der Pusteln mit goldenen Nadeln«.[75] Er wies darauf hin, daß bei unsachgemäßer Behandlung »bei Dunkelhäutigen« nach der Entschorfung die betroffenen Stellen (infolge einer Depigmentierung) »auffallend hell« erscheinen und »der Haut ein marmorartig geflecktes Aussehen verleihen«.

Die Kreuzritter, die sich ein solches Phänomen nicht erklären konnten, hielten »Mohren« mit einer so »gefleckten« Haut für Mischlinge zwischen hellhäutigen Christen und dunkelhäutigen Sarazeninnen (oder umgekehrt). Der berühmteste »Mischling« dieser Art war wohl Parzivals Halbbruder Feirefiz, der Sohn Gahmurets und seiner Sarazenin. Wolfram von Eschenbach (um 1170–1220) läßt sein Äußeres durch Parzival so schildern: »als ein geschriben permint (Pergament) swarz und blanc her und da ...« (XV. 26,27). Und als Feirefiz seine Rüstung ablegt, heißt es: »do schouten disen bunten man alle, .../Feirefiz truoc vremdiu mal.« (XV. 758,2,5).

Als die Moslems im 11. Jahrhundert bis nach Indien vordrangen, lernten sie dort auch das brahmanische Impfverfahren kennen, bei dem Pockeneiter von milden Fällen durch leichte Hautschnitte auf Gesunde übertragen wurde.[76] Die praktisch veranlagten mohammedanischen Sklavenhändler, zu deren Metier auch die Belieferung der Serails mit Haremsdamen gehörte, erkannten sofort die Bedeutung dieses für sie so nutzbringenden Verfahrens und wandten es still und heimlich an, denn nur allzuoft war ihre »schöne Menschenware« durch entstellende Pockennarben so gut wie entwertet worden. Die arabischen Ärzte dagegen, die im Bann humoralpathologischer Dogmen in den Pocken einen notwendigen Läuterungs- oder Reifungsprozeß sahen, brachten der Variolation vor allem schon deshalb kein Interesse entgegen, da sie im Sinn der von Avicenna kodifizierten Lehre befürchten mußten, daß die Unterdrückung des Exanthems das Ausscheiden der materia peccans hindern und damit zu einer Störung der Säftemischung führen könnte.[77]

Der große Einfluß der Araber auf die abendländische Medizin begann mit

Constantinus Africanus (1010–1087), der, aus Karthago stammend, viele Jahre in Kairo und Bagdad verbrachte und am Ende seines Lebens als Mönch im Kloster von Monte Cassino eine Reihe medizinischer Schriften aus dem Arabischen ins Lateinische übertrug. Es ist gewiß kein Zufall, daß er nicht die verhältnismäßig nüchterne Abhandlung des Rhazes, sondern die des al-Abbas († 994) übersetzte, in der als Grund der Pocken nicht ein Gärungsprozeß, sondern die angeborene »pars sanguinis impurissima« bezeichnet wurde.[78] Entsprach doch die Auffassung, wonach sich der Pockenstoff »wie die Erbsünde von Geschlecht zu Geschlecht fortpflanzt« (Gentile de Foligno), viel mehr dem christlichen Denken. Das Neugeborene hatte demnach »mit dem letzten Tropfen mütterlichen Blutes auch dieses Übel auf die Welt mitgebracht«, das früher oder später hervorbrechen mußte und somit die Pocken als einen natürlichen und damit, unabwendbaren Entwicklungszustand erscheinen ließ.

Der erwähnte arabische Einfluß gipfelte in Avicenna, dessen »Kanon« erstmalig von Gerard da Cremona (1114–1187) ins Lateinische übersetzt wurde. Die seit dem 12. Jahrhundert im Abendland zahlreich verfaßten Pockenschriften stehen weitgehend in seinem Schatten. Da sich ihre Autoren in der Beschreibung und Deutung des Krankheitsbilds oft so eng an die arabischen Vorbilder anlehnten, daß man den Eindruck gewinnt, sie hätten schlechthin voneinander abgeschrieben, erhielten sie den Beinamen »Arabisten«. Gruner hat im Jahr 1790 eine Sammlung von sechzehn solcher Pockenschriften vom 11. bis zum 16. Jahrhundert zusammengestellt und unter dem Titel »De variolis et morbillis fragmenta dedicorum Arabistarum« in Jena herausgegeben.[79] Schon die Tatsache, daß in allen diesen Schriften die Pocken als etwas Unvermeidliches geschildert werden, spricht dafür, daß sie während der Kreuzzüge auch im Abendland endemisch geworden waren. Doch das doktrinäre Denken der Scholastiker, die vor lauter Bäumen den Wald nicht sehen, ließ trotz der ungeheuren Kindersterblichkeit den Verdacht an ein Kontagium nicht aufkommen, weshalb die Pocken im Seuchengeschehen des Mittelalters weder von Ärzten noch von Chronisten wahrgenommen wurden. Dies geschah nicht deshalb, weil das Übel unbekannt war, sondern weil man es, schon aufgrund der vielen Pockentraktate, gut zu kennen glaubte und nicht für kontagiös hielt.[80] Man hatte die fatalistische Lehre der Araber, wonach die Pocken als »unvermeidlich« und »angeboren wie die Erbsünde« galten, die man als Prüfung mit der Gottergebenheit eines Hiob oder Lazarus hinnehmen müsse (Valescus de Taranta), akzeptiert. Aus all dem erklärt sich, warum der an das »Regimen Sanitatis Salernitanum« sich anlehnende »epidemiologische Merkvers« (aus dem Jahr 1305), in dem die für ansteckend gehaltenen acht Krankheiten aufgeführt werden, nicht auch die Pocken nennt.

Schuld an dieser »epidemiologischen Blindheit« war – neben den Arabisten – vor allem Avicenna, dessen »Kanon«, zusammen mit den Schriften des Aristoteles und Galens, bis ins 16. Jahrhundert zu den unantastbaren, gleichsam heiligen Schriften der scholastischen, abendländischen Medizin gehörte.[81] Dieses vollendete, abgerundete System ließ jedes weitere Nachdenken und Forschen als unangebracht erscheinen, vor allem in einer Zeit, in der man durch Zweifel leicht in den Verdacht der Ketzerei geriet.

Nicht umsonst beschwor Petrarca (1304–1374) einen ärztlichen Freund, sich vor dem Fatalismus der arabistischen Medizin zu hüten:

> »Ich bitte dich, schließe mir von allen Traktaten deine Araber aus und halte sie fern. Ich hasse das ganze Geschlecht. Was sie für Ärzte sind, weißt du: es wird mich kaum jemand überzeugen, daß von ihnen etwas Gutes kommen könne.«[82]

Die Verhütung entstellender Narben war schon damals ein Problem, das Ärzte und Laien gleichermaßen beschäftigte. Man versuchte mit goldenen Nadeln die Pusteln zu öffnen oder sie mit der Schere abzutragen. Sogar die Kunde von der Schutzimpfung, wie sie insgeheim von arabischen Sklavenhändlern bei Odalisken (weiße Haremssklavinnen) geübt wurde, scheint bis nach Süditalien durchgesickert zu sein. Das berühmte salernitanische Lehrgedicht »Regimen Sanitatis Salernitanum«, das um 1300 entstand, erwähnt nämlich bereits die Inokulation der milden Pocken als wirksames Schutz- und Vorbeugungsmittel.[83] Doch die gelehrten Ärzte, die eine Eliminierung der Materia peccans für unvermeidlich hielten, ließen die vermessene Erwägung roher Empiriker unbeachtet, so daß auch weiterhin viele Menschen durch Pockennarben gezeichnet und ihres Augenlichts beraubt wurden.

Dante (1265–1321) schildert realistisch das ergreifende Gedränge der blinden Bettler vor den Kirchenportalen, von denen so mancher durch die Pocken sein Augenlicht verloren hatte:

So stehen arme Blinde wohl beim Fest
Am Gnadenorte, heischend milde Gaben,
Die Köpfe aufeinander fest gepreßt,

Daß rascher einer Mitleid möge haben,
Und zwar nicht durch den Klang des Worts allein,
Auch durch die Züge, die ins Herz sich graben.[84]

Es gab zahlreiche blinde Sänger und Musiker. So befindet sich in der Kirche San Lorenzo zu Florenz der Grabstein des berühmten Musikers und Organisten Francesco Landini (um 1335–1397), der in seiner Kindheit an Pocken erblindete. Der Meister ist auf dem Totenbett dargestellt, eine Portativorgel auf dem linken Arm, das Haupt mit leeren Augenhöhlen auf einem Kissen ruhend.[85]

Welch tiefen Eindruck diese Seuche auf die geplagten Völker des ausgehenden Mittelalters machen mußte, geht auch daraus hervor, daß der berühmte Domprediger zu Straßburg, Geiler von Kaysersberg (1445–1510), den erbärmlichen Zustand des armen Lazarus nicht wie üblich mit Lepra, sondern mit dem schweren Krankheitsbild der Pocken zu veranschaulichen suchte:

»Nuon diszer arm bettler Lazarus d'lag zuo der thuer des rychen, un was vol eyssem (Eiterbeulen) un blottren (Blattern). Er hat nit numen ein blotter, sunder aller sein leib was vol eyssen, vol geschwer un blottren. Es war ein gantzer bruot und was überzogen mit grind un blottren. Plenus ulceribus.«[86]

Seiner scharfen Beobachtungsgabe war es nicht entgangen, daß nach überstandenen Pocken Lähmungen bleiben können, wie man es auch noch nach postvakzinalen Enzephalitiden sehen konnte.

»Ein jeglicher«, erklärte er in einer anderen Predigt, »der do gelaemmet (gelähmt) ist an ein arm oder bein, es sey von blottrenn oder ander kranckheiten halb, davon er denn lam ist worden, un des selben glyds nit me (mehr) mechtig ist, der ist proprie debilis, ein Krüppel.«[87]

Neuzeit

In vielen europäischen Ländern waren die Pocken bereits im 15. Jahrhundert abendländisches Gemeingut geworden. Man konnte sie deshalb im Sinn der herrschenden Säftelehre ohne weiteres als notwendige und unvermeidliche Kinderkrankheit deuten. So sollen in Paris schon im Jahr 1445 mehr als 6000 kleine Kinder den Pocken erlegen sein. Im Französischen kam für die Pocken die Benennung »petite vérole« erst nach dem Auftreten der Syphilis um 1494 in Gebrauch und diente zur Unterscheidung des Variola-Exanthems von den papulösen und pustolösen Syphiliden, die als große Blattern (»La grande vérole«) bezeichnet wurden. Dementsprechend hießen die Pocken im Englischen »small pox«. Die Bezeichnung »small pokkes« in Verbindung mit »mezils« (measles, Masern) taucht erstmalig in einem Brief vom 14. Juli 1518 auf, in welchem Erzbischof Wolsey berichtet wird, daß König Heinrich VIII. die Stadt Wallingford in Berkshire verlassen habe, weil dort viele Todesfälle an jenen beiden Krankheiten und an der »great sickness« (dem »englischen Schweiß«) vorgekommen seien. Auch in Deutschland waren die Pocken endemisch und somit zur Kinderkrankheit geworden. Da sie oft zu hämorrhagischen Ausschlägen führten, wobei sich das Blut schwarz verfärbte, wußte auch Luther für einige in der Bibel beschriebene Seuchen in seiner Übersetzung keine bessere Bezeichnung als »schwarze Blattern«.

Das gleiche galt noch viel mehr für Spanien und Portugal, die infolge ihrer engen Beziehung zu Nordafrika seit jeher mit den Pocken endemisch verseucht waren. Kein Wunder, daß es von dort zu einer weltweiten Verschleppung der Pocken kam, als die großen Entdeckungsfahrten einsetzten, die sich bald auf der Suche nach dem legendären Goldland in gnadenlose Raubzüge und Seeräubereien verwandelten. Bereits im Mai 1503 schrieb Kolumbus auf der Suche nach Gold in einem Brief aus Jamaica: »Gold ist das wertvollste aller Güter. Wer Gold besitzt, hat alles, was er auf Erden braucht – sogar die Mittel, um Seelen aus dem Fegefeuer loszukaufen und sie der Freuden des Paradieses teilhaftig werden zu lassen.«[88]

Als die Spanier die Inseln Española (Haiti) und Kuba in Besitz nahmen, zwangen sie (nach Petrus Martyrius) die Eingeborenen, nach Gold zu graben und auf ihren Plantagen zu arbeiten, wobei viele von ihnen unter den unmenschlichen Bedingungen zugrunde gingen oder sich aus Verzweiflung das Leben nahmen.[89] Ein übriges taten die inzwischen eingeschleppten Pocken, die bis dahin auf der Karibik unbekannt waren.[90] Im Jahr 1508 wurden auf Española bei einer Zählung noch ungefähr 60 000 Indios ermittelt. 1510 war die Zahl der Ureinwohner auf 46 000, 1512 auf 20 000, 1514 auf 13–14 000 zusammengeschmolzen. 1547, knapp 50 Jahre nach dem Erscheinen der Spanier, mähte eine erneute Pockenepidemie den Rest der Indios von Española nieder.[91] Noch schneller spielte sich dieser Vorgang auf Kuba ab, was die Einfuhr schwarzer Sklaven zur Folge hatte.[92]

Nachdem Diego Velásquez, der Statthalter von Kuba, bereits 1518 zur Erkundung des mittelamerikanischen Festlands eine Handvoll verwegener Gesellen ausgeschickt hatte, von denen aber die meisten in indianische Gefangenschaft gerieten, beauftragte er 1519 einen seiner verwegensten Unterführer, Fernando Cortez (1485–1547), mit einer erneuten Expedition, um dort in das vermutete Goldland einzudringen. Mit elf Schiffen, sechshundert Söldnern, sechzehn Pferden und vierzehn Geschützen landete Cortez am 21. April 1519 in der Bucht von Mexiko, an der Stelle des späteren Veracruz. Da die Eingeborenen noch nie Feuerwaffen und Pferde gesehen hatten, verbreiteten die unter Blitz und Donner einhergaloppierenden Reiter Angst und Schrecken, und so konnte Cortez ohne nennenswerten Widerstand immer tiefer in das Hochland eindringen. Unterwegs stieß er auf den Spanier Aquilar, der seit einem Jahr bei den Mayas gefangen gewesen war und in dieser Zeit etwas von ihrer Sprache erlernt hatte.[93] Von ihm erfuhr Cortez, daß das Aztekenreich in Wirklichkeit ein Vielvölkerstaat war, der bei vielen seiner Untertanen verhaßt war. Da aber Aquilar nur die Sprache der Mayas beherrschte, war eine Verständigung mit den Azteken über ihn nicht möglich. Das zeigte sich schon, als man mit der ersten aztekischen Gesandtschaft, die man ihnen entgegengeschickt hatte, verhandeln wollte.

Doch bald danach geriet eine junge Indianerin namens Malintzin in die Hände der vordringenden Spanier, die sowohl die Sprache der Mayas als auch die der Azteken (»Náhuatl«) beherrschte. Sie konnte nun bei Verhandlungen mit den Azteken deren Worte in die Mayasprache übersetzen, die Aquilar verstand und ins Spanische übertrug. So wurde die indianische Dolmetscherin, die sehr schnell spanisch erlernte und bei ihrer Taufe den Namen »Marina« erhielt, für Cortez zur unentbehrlichen Begleiterin und Ratgeberin.[94] Auf dem Weg zur Residenz des Aztekenkaisers Montezuma machte sich Cortez bereits die Bewohner von Cempoala zu Verbündeten. Durch cempoaltekische Krieger verstärkt, von eingeborenen Lastträgern gefolgt, rückte man, unbeirrt durch die verschiedenen Gesandtschaften Montezumas, die ein weiteres Vordringen verhindern wollten, zunächst zielstrebig auf die Hauptstadt von Tlaxcala vor. Mit den reichen Goldgeschenken, die Montezumas Gesandtschaften Cortez überbrachten, begingen die Azteken einen folgenschweren Fehler, da sie dadurch die Goldgier der Spanier erst recht steigerten.[95] In Tlaxcala schloß Cortez mit den Tlaxcalteken, die mit den benachbarten Azteken tödlich verfeindet waren, ein Bündnis.

Gefolgt von Tausenden tlaxcaltekischen Kriegern, erreichten die Spanier am 8. November 1519 inmitten von Seen und Sümpfen im Hochland die Residenz des mexikanischen Herrschers Montezuma, Tenochtitlan, eine Inselstadt mit schätzungsweise 100 000 Einwohnern. Der überwältigende Eindruck, den die reiche, prächtige und von zahllosen Kanälen durchfurchte stadt, dieses »mexikanische Venedig«, auf die Spanier machte, ist aus zahlreichen zeitgenössischen Schilderungen zu entnehmen.[96] Nach einer alten aztekischen Legende, wonach ihr Gott Quetzalcoatl, mit weißem Antlitz von Osten her über die See kommend, zurückkehren sollte, glaubte man, daß Cortez dieser von den Priestern prophezeite Heiland sei. Auch Montezuma empfing die Spanier aus diesem Grund freundlich und überhäufte sie mit Geschenken, die meist aus Gold waren. Das Ergebnis war, daß Cortez immer mehr forderte. Schließlich ließ er Montezuma festnehmen und zwang ihn, zur Anerkennung der spanischen Oberhoheit, d. h. zur Huldigung des spanischen Königs, immer mehr Goldschätze herauszurücken.[97]

Plötzlich erfuhr Cortez, daß ein dreimal stärkeres Heer unter Don Narvaez gelandet sei, um ihn wegen Unbotmäßigkeit abzusetzen und gefangen zu nehmen. Kurzentschlossen übergab er seinem Freund Alvarado das Kommando über hundert Mann, die als Besatzung in Tenochtitlan zurückbleiben sollten, und zog mit dem Rest seiner Mannschaft eiligst in Richtung Küste gegen einen Feind, der über 1400 Mann, zahlreiche Reiter und Geschütze umfaßte. Bei Cempoala überrumpelte er Narvaez in kühnem Handstreich. Dessen Soldaten liefen zu ihm über, in der Hoffnung, an den Schätzen von Tenochtitlan beteiligt zu werden.

Inzwischen war jedoch etwas geschehen, was die Spanier zunächst kaum beachteten und dessen Bedeutung sie erst später erkannten. Die Neuankömmlinge hatten die Pocken nach Mexiko eingeschleppt, eine Krankheit, die fast alle bereits als Kinder in ihrer spanischen Heimat überstanden hatten und die sich bald als ihr stärkster Verbündeter erweisen sollte, denn die Eingeborenen, die dagegen nicht immun waren, starben zu Tausenden. An Bord eines der Schiffe befand sich anläßlich der Landung bei Cempoala ein fiebernder, pustelübersäter schwarzer Sklave, den die Spanier den Indianerfrauen zur Pflege übergaben. Zwei Wochen später waren mehr als hundert Indianer von Pocken infiziert und flohen entsetzt ins Innere des Landes, wo sich dann nach der entsprechenden Inkubationszeit Seuchenausbrüche mit nachfolgender panischer Flucht wiederholten. Ein Augenzeuge der spanischen Konquista, der Kastilianer Bernal Diaz del Castillo, Hauptmann unter Cortez, kommentiert die Begebenheit folgendermaßen:

»Der Negersklave, der schwarz (d. h. verhängnisvoll) genug für Neu-Spanien (Mexiko) war, da er diese Krankheit dem ganzen Lande mitteilte, wurde zur Ursache eines furchtbaren Massensterbens.[98] Die Indianer sagten uns, daß ihnen bisher diese Krankheit unbekannt war und daß sie Ähnliches noch nie gesehen hätten.«[99]

Wie schrecklich die Pocken unter den Eingeborenen wüteten, schildert eindrucksvoll ein weiterer Zeitgenosse, Lopez de Gomara:

»Die Seuche breitete sich um so schneller aus, als die Indianer haufenweise beisammen wohnten... Sie griff so rasch um sich, daß es aussah, als ob das Land eine Schlachtbank wäre.«[100]

So zogen die Pocken von Cempoala bis Tenochtitlan und rafften unterwegs überall fast die Hälfte der Einwohner dahin. Als Cortez, der den Flüchtlingen bereits auf dem Weg zur Küste begegnet war, mit fast 1500 Spaniern in die Hauptstadt zurückkehrte, fand er dort eine völlig veränderte Situation vor. Habsucht und Heimtücke der Spanier hatten den Azteken ihre wahre Absicht deutlich gemacht.[101] Die Einwohner von Tenochtitlan begannen daher, eine immer drohendere Haltung gegenüber den Spaniern einzunehmen, die im Palast ihren Herrscher als Geisel gefangen hielten. Sie brachten Cortez und seiner Mannschaft keine Verpflegung mehr. Auch wenn Pferde und Schießpulver sie zunächst mit Entsetzen erfüllt hatten, erkannten sie inzwischen bei bewaffneten Zusammenstößen die Verwundbarkeit von Roß und Reiter. Außerhalb des Palastes rief der Sohn von Montezumas Bruder, ein aztekischer Prinz, die Einwohner zum Widerstand auf. Montezuma selbst wurde beim Versuch, seine erregten Landsleute zu beschwichtigen, als sie in den Palast einzudringen versuchten, durch einen Steinwuf tödlich verwundet, denn er hatte sich »zum Weib der Spanier machen lassen«. Mit dem Tod dieser wertvollen Geisel verlor Cortez ein wichtiges Pfand. Er ahnte noch nicht, daß sich inzwischen in die vor Empörung und Feindseligkeit brodelnde Stadt ein mächtiger, unsichtbarer Bundesgenosse eingeschlichen hatte: die Pocken. Der tödliche Keim war noch vor seiner überstürzten Rückkehr von Flüchtlingen nach Tenochtitlan eingeschleppt worden.

Indes fühlten sich die Spanier in dieser Stadt, in der sie sich infolge der vielen Kanäle zu keiner Schlachtordnung entfalten konnten, wie in einer »tödlichen Falle«, aus der sie unbedingt ausbrechen mußten, um wieder Handlungsfreiheit zu erlangen. Da ein Sturm der Azteken auf den Palast bevorstand, versuchten sie in der mondlosen Nacht des 31. Juli 1520, die als »Noche trista« (»traurige Nacht«) in die mexikanische Geschichte eingegangen ist, heimlich über den großen Damm aus der Stadt zu entkommen, doch sie wurden von den Azteken bemerkt und von allen Seiten mit einem Pfeilhagel übersät, wobei es zu schweren Verlusten kam. Bei den spanischen Soldaten, deren Zahl am Tag zuvor etwa 1300 betragen hatte, wurde keine genaue Verlustliste geführt; es dürften mehr als ein Drittel von ihnen beim Ausbruch gefallen sein.[102] Auch die von Montezuma erhaltenen Goldschätze gingen bei der überstürzten Flucht verloren.

Doch die Spanier hatten das Glück, daß in dieser kritischen Phase der Konquista eine schwere Pockenepidemie in Tenochtitlan zu wüten begann. Der Führer des Angriffs und unzählige Gefolgsleute starben innerhalb von Stunden, nachdem sie die Spanier in der »traurigen Nacht« zum Rückzug aus der Stadt gezwungen hatten. So kam es, daß die Azteken, statt ihren Anfangserfolg auszunutzen und die Handvoll geschlagener und demoralisierter Spanier zu verfolgen und hinwegzufegen, von dem Pockenausbruch gelähmt, in ohnmächtige Untätigkeit verfielen. Cortez konnte seine Kräfte wieder sammeln, Verbündete unter den von den Azteken unterjochten indianischen Völkern anwerben und zur Besiegung der Mexikaner und der Zerstörung ihrer Stadt zurückkehren.[103]

So war die Seuche den Spaniern, die selbst von der Krankheit verschont blieben, zu einer mächtigen Bundesgenossin wider die erdrückende Mehr-

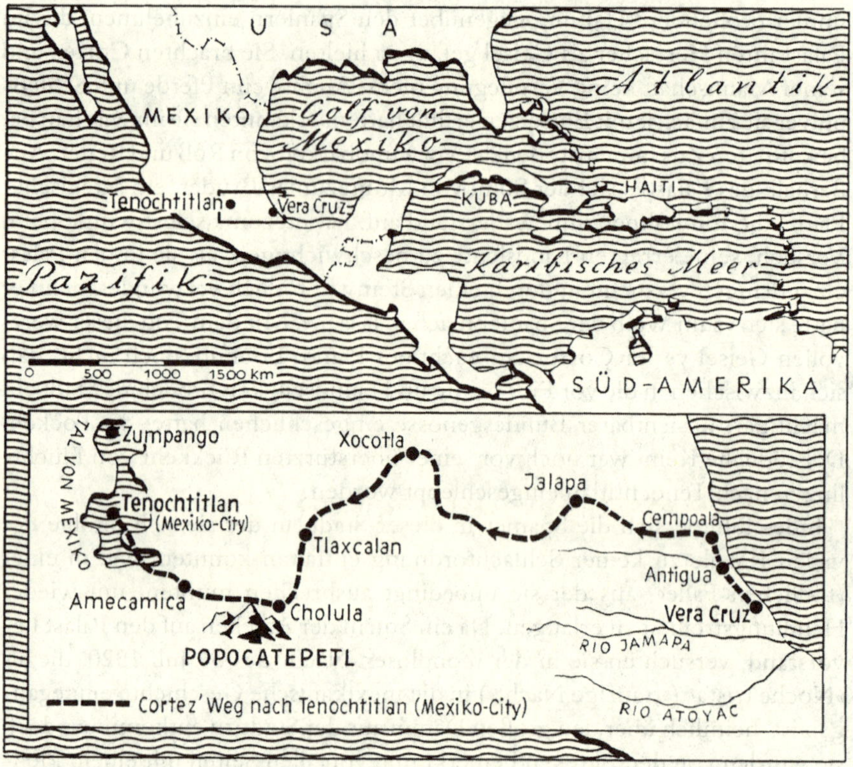

Zug des Cortez von Veracruz nach Tenochtitlan.
»Was an den Zügen dieser Konquistadoren immer wieder staunen macht«, schrieb ein Münchener Geschichtsprofessor, »das ist die Kühnheit der Unternehmungen, die mit oft lächerlich geringen Kräften große und blühende Reiche angriffen und zu Fall brachten.« Soweit der Historiker Paul Joachimsen. Von der großen Bundesgenossin, der mörderischen Pockenseuche, kein Wort! Propyläen-Weltgeschichte. Berlin 1930. Bd. V, S. 144.

heit der rebellierenden Azteken geworden.[104] In kurzer Zeit sollen nach dem Franziskaner Toribio de Benavente, der 1523 nach Neu-Spanien kam und eine »Historia de los Indios« verfaßte, mehr als 3 1/2 Millionen Menschen, also etwa die Hälfte der Einwohner von Mexiko, der Seuche erlegen sein. Auch der Kaiser, ein Bruder des ermordeten Montezuma, befand sich unter den Opfern.[105] Kennzeichnend für das Grauen, das die Eingeborenen Mexikos vor dem mörderischen Seuchenausbruch empfanden, war ihre Befürchtung, die Epidemie sei eine göttliche Strafe und jeder Pockentote ein »vom Pfeil des großen Geistes« getroffenes Opfer. Auch Lopez de Gomara betont die hohen Verluste an den Pocken:

»Fast die Hälfte des Volkes fiel der Seuche zum Opfer, besonders da diese Krankheit neu für sie war ... Die aber dieser grausamen Krankheit entkamen, waren durch Geschwüre bis zur Unkenntlichkeit entstellt, zum Teil infolge ihres unsinnigen Kratzens. Hinzu kam der Hunger. Man konnte weder Brot noch Mehl bekommen ... Hunger und Pockennot richteten entsetzliche Verheerungen unter ihnen an, denn wer der Seuche entkam, starb aus Brotmangel. Der Gestank verwesender Leichname, die niemand anzurühren oder zu beerdigen wagte, verpestete weite Gebiete. Die Häuptlinge befahlen schließlich, die Häuser einzureißen und die Toten notdürftig mit Schutt und Trümmern zu bedecken.«[106]

Die Indianer nannten die Krankheit »Huey-huatl«, d. h. großer Ausschlag.[107] Diese Seuche war für sie der Beginn einer besonderen Zeitrechung. »Ich glaube, wir haben ihnen (d. h. den Indianern) damals die Syphilis, die sie uns vorher anhängten, gehörig heimgezahlt.«[108] Der letzte spöttische Satz, den der Berichterstatter Gomara zwölf Jahre nach der Pockenkatastrophe des Aztekenreichs zu Papier brachte, verdeutlicht noch einmal den Zynismus der spanischen Konquistadoren.[109]

Noch vor der Zerstörung Tenochtitlans drangen die Pocken von der Küste aus südwärts nach Guatemala, das sie Ende 1520 erreichten.[110] Sie setzten sich weiter nach Süden fort, um 1525 oder 1526 in das Gebiet des Inkareichs vorzudringen. Die Folgen waren dort genauso verhängnisvoll. Der regierende Inka starb fern der Hauptstadt während eines Feldzugs im Norden an der Krankheit. Sein designierter Nachfolger starb ebenfalls und hinterließ keinen legitimen Erben. Der Bürgerkrieg entbrannte, und inmitten dieses in Scherben fallenden politischen Gebildes des Inkareichs marschierten Pizarro und seine rauhen Spießgesellen 1532 nach Cuzco und plünderten die Schätze der Hauptstadt. Er traf dabei auf keinerlei ernsthaften militärischen Widerstand.[111]

So zogen die Pocken überall vor den Konquistadoren her und halfen ihnen, mit einer Handvoll verwegener Gesellen die »terra nuova« zu erobern.[112] Die erstaunliche Tatsache, daß es den Spaniern nach ihren geradezu märchenhaft erscheinenden Siegen in relativ kurzer Zeit gelang, den Eingeborenen von Mexiko und Peru auch ihre Religion und Kultur aufzuzwingen, läßt sich durch die psychologische Wirkung der mörderischen Seuche erklären, die nur Indianer tötete und Spanier verschonte. Die Indianer konnten nicht wissen, daß die Spanier in ihrer Heimat als Kinder die Krankheit überstanden hatten und daher immun waren. Da die Indianer das Seuchengeschehen ebenso wie die meisten Spanier für eine Strafe Gottes hielten, konnten sie sich die einseitige göttliche Gunst ihrer Besieger nur so erklären, daß deren Götter mächtiger seien. Das Ergebnis war ihre Bekehrung und fassungslose Ergebenheit in die spanische Überlegenheit, was einer widerstandslosen Unterwerfung gleichkam.[113]

Die Kunde von der Eroberung der amerikanischen Kulturreiche in Mexiko und Peru mit ihrem märchenhaften Reichtum lockte Hunderte von Abenteurern über den Ozean in die Neue Welt, wo sie das Dorado, das sagenhafte Goldland, zu finden hofften. Mochten die Männer, die die Eroberung vollbrachten, und die Beamten, die ihnen als Verwalter der eroberten Gebiete folgten, die katholische Sache noch so sehr mit den Lippen verfechten – ihnen allen schwebte nur das eine Ziel vor: den Reichtum dieser Länder für sich und die Krone auszubeuten. »Nicht das Christentum treibt sie, sondern Gold und Habsucht«, schrieb Spaniens berühmter Sohn Lope de Vega.[114]

Infolge der wiederholten Pockenepidemien und der Entbehrungen auf den Plantagen und in den Gold- und Silberminen der Spanier sank die Zahl der Ureinwohner in erschreckender Weise.[115] Bis zum Jahr 1542 waren nach Ansicht des Dominikaners Las Casas (1474–1566) zwischen 12 und 15 Millionen Indianer umgekommen. Es wirkt wie eine Ironie des Schicksals, daß ausgerechnet dieser gütige und humane Mann, der sich für die gequälten Indianer einsetzte, durch seine Bemühungen um die Abschaffung der »roten Sklaverei« den Anstoß zu einem anderen Verbrechen gab: der »schwarzen Sklaverei«. Zur Schonung der körperlich schwachen Indianer schlug er die Einfuhr westafrikanischer Sklaven vor, die kräftiger wären und die schwere Bergwerksarbeit besser ertrügen.[116] Ein Schiff nach dem andern kam aus Afrika und brachte in seinen Laderäumen die »schwarze Ware«. Bei den Sklaventransporten starb meist ein Fünftel der Schwarzen an den Pocken, geblatterte Sklaven wurden viel höher bezahlt. Der Strom von Sklaven, der sich ins Land ergoß, ließ die Kette der Pockeneinschleppungen nicht mehr abreißen. Ungeheuerlich war das Grauen, das das heimtückische Leiden verbreitete.[117] Es spricht viel dafür, daß die Pocken eine der Hauptursachen für die Vernichtung der Indianer gewesen sind.

In Anbetracht der grauenhaften Wirkung, die die Pocken auf immunologisch jungfräuliche Völker der Neuen Welt entfalteten, wobei sie wahllos Alt und Jung befielen, ließen einzelne Ärzte die galenische Säftelehre fallen. Aufgrund genauer Beobachtungen des Krankheitsverlaufs und kritischer Bewertung des Gesehenen kamen sie bald zu der Erkenntnis, daß die Pocken kein physiologischer Vorgang, sondern eine verderbliche, übertragbare Seuche sind. Der Veroneser Arzt Girolamo Fracastoro (1483–1553), der zwar die arabische Irrlehre von der Gärung des Menstrualbluts noch nicht völlig verworfen hatte, schildert bereits im zweiten Buch (2. Kap.) seiner Schrift »Von den Kontagien, den kontagiösen Krankheiten und deren Behandlung« (1546) die Pocken und Masern als »fieberhafte Krankheiten ansteckender Natur«. Er schreibt:

»Derartige Fieber befallen vornehmlich Kinder, seltener Erwachsene, am seltensten Greise. Sie scheinen jedermann einmal im Leben zuzustoßen, fast niemand entgeht ihnen, außer daß ein frühzeitiger Tod den Menschen hinwegrafft. Ihr Auftreten ist nicht leicht zu diagnostizieren, bevor nicht die Pusteln selbst das Übel heraustreiben. Selten geschieht es, daß jemand, der schon einmal davon ergriffen wurde, noch ein zweites Mal daran zu leiden hat... Die Pusteln füllen sich von selber, leicht bei Kindern, schwerer bei Erwachsenen. Darum pflegen Mütter zu wünschen, diese Fieber mögen ihren Kindern beschieden werden, solange sie noch im zarten Alter stehen. Die Fieber sind ansteckend, weil das Kontagium, das aus der Fäulnis ausgehaucht wird, ungemein zähe ist und sich auf ein anderes Individuum auf solche Weise verpflanzet, wie wir das schon bei anderen ansteckenden Krankheiten besprochen haben.«[118]

Hinsichtlich der Behandlung, die im dritten Buch seines Werkes erörtert wird, fällt auf, daß Fracastoro die Blutentziehung und Purgantien nur auf Ausnahmsfälle beschränkt.[119]

Fracastoros Zeitgenosse, der französische Arzt Fernel (1485–1558), der sich um die Reform der Medizin und ihre Befreiung aus dem Galenismus bemühte, führte die Entstehung der Pocken unter dem Einfluß der Miasmalehre auf verdorbene Luft zurück. Wie eine Vorausahnung der Tröpfcheninfektion wirkt seine Beschreibung: »Die Pocken schießen zwar in der Haut auf, aber nicht infolge des Kontaktes mit der Umgebung, sondern infolge der Einatmung.«[120]

Auch der etwas jüngere holländische Arzt Foreest (1522–1597), der die humoralmedizinische Diagnose der Krankheiten aus dem Harn für unmöglich erklärte, bekannte sich als Anhänger der miasmatischen Lehre und nahm an, daß die Pocken auf Luftinfektion beruhen. Ehe es zu einer Epidemie komme, müsse die Luft vorher »humidus, nebulosus, putredinem inferens« gewesen sein.[121] Foreest berichtet von einer Seuche in seiner Vaterstadt Alkmaar im Jahr 1551, bei der viele Kinder teils an Pocken, teils an Masern erkrankt waren. Ältere Personen wurden nicht heimgesucht.[122]

Königin Elisabeth I. von England war 29 Jahre alt, als sie im Oktober 1562 in Kingston von Pocken befallen wurde und fast daran starb. Der Staatsrat hatte bereits erwogen, den Grafen von Huntingdon, einen Nachkommen des Herzogs von Clarence, als ihren Nachfolger zu nominieren. Da sandte die Königin um Dr. Burchard Cranach, alias Burcot, den sie kurz zuvor einen Schurken geschimpft hatte, weil er es wagte, ihr zu sagen, daß sie die Pocken habe. Burcot ließ die Königin in Anlehnung an eine alte empirische Behandlungsmethode bei Pocken in scharlachrotes Tuch wickeln, wonach der pustulöse Ausschlag narbenlos verheilte. Allerdings hieß es, sie hätte infolge der Krankheit ihre Haupthaare verloren und hätte danach rote Perükken tragen müssen.

Da sich die Spanier in Mittel- und Südamerika festgesetzt hatten, begannen die Engländer, die Ostküste Nordamerikas zu kolonisieren.[123] Schon auf der Überfahrt, die oft Monate dauerte, drohten den Auswanderern mannigfaltige Gefahren, wie Sturm, Schiffbruch, Feuer und Krankheiten. Da die Schiffe eng und meistens überfüllt waren, konnte man bei ansteckenden Krankheiten wie Pocken keine Isolierung der Patienten vornehmen, was einen immer weiteren Anstieg der Krankenzahl und der Todesopfer zur Folge hatte. So war von den Passagieren der Mayflower nicht weniger als die Hälfte nach drei Monaten schon gestorben.[124] Die puritanischen Pilgerväter, die wegen religiöser Verfolgung 1620 auf der Mayflower England verließen, brachten nicht nur den Geist des Alten Testaments, sondern auch die Pocken an die Küste Neu-Englands und Massachussetts.[125] Die frommen Siedler fürchteten zwar selbst die Pocken, erblickten aber bald in ihnen ein unmittelbares Eingreifen des Herrn zu ihren Gunsten, da die Seuche die Indianer, die sie zu verdrängen suchten, viel schwerer traf als sie selbst.[126] Bei ihrem zähen und steten Vordringen nach dem »Wilden Westen« nützten den weißen Siedlern in ihrem Kampf mit den Indianern die Pocken mehr als ihre Feuerwaffen. Darum konnte der ehrwürdige Amos Adams in einer Fastenpredigt sagen, »die Wilden« wären den Pflanzern gegenüber überlegen gewesen, hätten nicht die Pocken fürchterliche Verheerungen unter ihnen angerichtet und ganze Dörfer dahingerafft.[127] Im Jahr 1620, als die Pilgerväter in Plymouth in Neu-England landeten, lud eine holländische Schaluppe die erste Ladung von Schwarzen in Jamestown (Virginia) ab, denn auf den Plantagen benötigten die Pflanzer Sklaven. Mit den Sklaven wurden auch nach Nordamerika in erhöhtem Maß die Pocken eingeschleppt, was die Ausrottung der Indianer noch beschleunigte.[128]

Zur selben Zeit, während des Dreißigjährigen Krieges, als in Deutschland Heere sengend, mordend und räubernd durchs Land zogen und alles in Schutt und Asche legten, hielten neben Pest und Fleckfieber auch die Pocken eine reiche Ernte. In dem Roman »Simplicissimus« von Hans Christoph von Grimmelshausen (1625–1676), der ein erschütterndes Sittenbild des nicht enden wollenden Krieges vermittelt, werden auch die Pocken geschildert. Simplicissimus, ein vagabundierender Soldat, den kurz zuvor die Frauen noch wegen seiner Schönheit umschwärmten, wird plötzlich von der Seuche befallen und grauenhaft entstellt. In einem fremden Dorf, wo ihn seine Kameraden schwerkrank zurücklassen, wird er vom Pfarrer in der für die Pocken üblichen Weise gepflegt:

»Er ließ mich zur Ader und ließ mich in ein warmes Bett legen und gab mir einen Trank ein, daß ich in Schweiß käme. Am folgenden Morgen kam er wieder zu mir und fand mich ganz verzweifelt, weil mir nicht nur all mein Geld

> gestohlen war, sondern weil ich über den ganzen Leib hin so voller Flecken war wie ein Tiger. Ich konnte weder gehen, stehen, sitzen, noch liegen und der gute Pfarrer hatte genug an mir zu trösten. ›Ihr müßt euch gedulden‹, sagte er. ›Was sollen denn die armen kleinen Kinder machen, von denen hier über fünfzig an derselben Krankheit darniederliegen!‹ Doch wie erschrak ich, als ich das erste Mal wieder aufstand und in den Spiegel sah! Ich hatte Gruben im Gesicht, daß ich aussah wie eine Scheuertenne, auf der man Erbsen gedroschen hatte. Ja, ich wurde so häßlich, daß meine schönen krausen Haare, in die sich so manches Weibsbild verstrickt hatte, sich meiner schämten und ihre Heimat verließen, so daß ich notwendig eine Perücke tragen mußte. … Meine Augen, die vorher voll Liebesfeuer gewesen waren, sahen jetzt so rot und triefend aus wie die eines achtzigjährigen Weibes.«[129]

Aus dieser Schilderung ist zu ersehen, daß im selben Dorf zugleich eine Epidemie von »Kindsblattern« grassierte. Mit der Notwendigkeit des Erkrankens wie auch mit der Möglichkeit des Sterbens an Pocken hatte man sich so sehr abgefunden, daß ein Spruch entstand, mit dem man sich in dumpfer Resignation tröstete: »Man muß die Kinderlein mit unserem Herrgott teilen, denn bei ihm sind sie am besten aufgehoben.«[130]

Auch in das Leben des großen Astronomen Johannes Kepler (1571–1630) haben die Pocken wiederholt eingegriffen. Er erkrankte an ihnen als Kind, wobei sein Sehvermögen so schwer geschädigt wurde, daß er nur noch für die geistliche Laufbahn geeignet schien.[131] Deswegen wurde er in die Klosterschule von Maulbronn und auf die protestantische Universität Tübingen geschickt, wo ihn der Professor der Mathematik und Astronomie Michael Mästlin von der Richtigkeit der kopernikanischen Theorien überzeugte, was zur Folge hatte, daß er den Abendmahlskelch mit dem Sextanten und dem Fernrohr vertauschte. Als er Hofastronom Rudolfs II. zu Prag wurde, erkrankten dort im Januar 1611 auch seine drei Kinder an den Pocken. Während das älteste und das jüngste wieder genasen, verstarb sein sechsjähriges Lieblingssöhnchen Friedrich am 19. Februar.[132]

Im Bann der humoralpathologischen Lehren glaubten nach wie vor viele Ärzte, daß der Ausbruch der Pocken eine Krise sei, die man befördern müsse, um die »angeborene materia peccans«, das »verfaulte Menstrualblut«, aus dem Körper restlos auszutreiben. Sonst könnte es zu schweren, ja sogar tödlichen Komplikationen kommen.[133] Aus diesem Grund wandten sie schweißtreibende Prozeduren an, durch die nicht nur die Leiden der Kranken, sondern auch die Verluste bei jeder Pockenepidemie erhöht wurden.

Dem englischen Arzt Thomas Sydenham (1624–1689), der in seinen jungen Jahren als Reiterführer auf Seiten Cromwells am Bürgerkrieg teilgenommen hatte, gebührt vor allem das Verdienst, während der Epidemiejahre 1660–1669 unerschrocken auf den Unsinn und die Gefährlichkeit dieser Behandlungsmethode hingewiesen zu haben. Sydenham führte das sogenannte »kühle Regime« (regimen frigidum) ein, das von seinen Zeitgenossen und den Ärzten des 18. Jahrhunderts, von Boerhave, van Swieten, de Haen, Struensee, Hufeland gepriesen und angewandt wurde. Nach Sydenhams Vorschrift sollten die Patienten in einem kühlen, gelüfteten Zimmer untergebracht und mit möglichst leichten Decken eingehüllt werden. Als Hauptaufgabe seiner wissenschaftlichen Tätigkeit betrachtete Sydenham eine möglichst klare Begriffsbestimmung der einzelnen Krankheiten, um für jede derselben einen entsprechenden Heilplan aufstellen zu können. Das Ergebnis dieser Bemühungen war, daß er in den Pocken eine besondere, von den Masern verschiedene Krankheit erkannte.[134] Erst seitdem wurde die Pockengefahr in ihrem vollen Umfang gewürdigt, hatte man doch vorher die Bedeutung der Seuche unterschätzt, weil man in den Blattern nur eine bösartigere Form der relativ harmlosen Masern vermutete.

Auch andere Erdteile wurden in dieser Zeit zum Schauplatz heftiger Epidemien. Asien war infolge der vielen Kriege und durch die Wanderungen der indischen Wallfahrer und der Mekkapilger ganz durchseucht. In Afrika herrschten die Pocken überall mit Ausnahme des Tafellands. 1652 setzten die Holländer sich am Kap der Guten Hoffnung fest. Einige Jahre später brachte ein holländisches Schiff die Pocken und verseuchte Kapland. Es geschah dadurch, daß die holländischen Seeleute Wäsche, unter der sich auch mit Pockeneiter behaftete Hemden befanden, den Eingeborenen zum Reinigen übergaben, woran sich diese infizierten. Von hier verbreitete sich die Seuche wie ein Waldbrand über das Gebiet der Hottentotten, Kaffern und Betchuanen.[135] Der aufkommende Welthandel breitete die mörderische Seuche über den ganzen Erdball aus. Auch die entlegensten Inseln wurden von ihr heimgesucht. So schleppte sie ein dänisches Schiff nach den Färöern ein.[136] Zugleich wurden die Pocken nach Island und Sibirien verschleppt.

Plötzliche Todesfälle durch Pocken in den europäischen Herrschaftshäusern haben in den vergangenen Jahrhunderten wiederholt schwere Erschütterungen und entscheidende Änderungen in der Politik verursacht. So starb Königin Marie, die Gemahlin Wilhelms III. von Oranien, an konfluierenden Pocken im Alter von 32 Jahren am 28. Dezember 1694.[137] Macaulay geht im Zusammenhang mit dem Tod der Queen Mary in seiner »Geschichte Englands« ausführlich auf diese Seuche ein und schreibt:

> »Die Pocken waren immer da, füllten die Kirchhöfe mit Leichen, peinigten den Verschonten mit ständiger Angst, hinterließen an den mit dem Leben Davongekommenen die scheußlichen Spuren ihrer Macht, verwandelten den Säugling in einen Wechselbalg, vor dem die eigene Mutter zurückprallte und ließen die Wangen der Verlobten dem Bräutigam zum Abscheu werden. Ge-

gen Ende des Jahres 1694 war diese Seuche außergewöhnlich schlimm. Schließlich dehnte sich die Infektion bis zum Palast aus und erreichte auch die junge und blühende Königin. Sie nahm die ihr drohende Gefahr mit echter Seelengröße hin und gab Anweisungen, daß jede Hofdame, jede Ehrenjungfrau, ja sogar jeder Diener, der die Pocken noch nicht gehabt hatte, Kensington House sofort verlassen solle.«[138]

Nach dem Tod Wilhelms von Oranien (1702), der ohne männlichen Erben starb, folgte ihm seine Schwägerin Anna (1702–1714) auf dem Thron, deren Regierungszeit fast immer vom »Spanischen Erbfolgekrieg« überschattet war.[139] Als ihr Sohn und einzig überlebender und direkter Erbe an den Pocken starb, mußte die Frage der englischen Thronfolge erneut aufgeworfen werden.[140]

Somit trugen die Pocken entscheidend dazu bei, daß nach Annas Tod (1714) das kurfürstlich hannoversche Haus auf den englischen Thron kam. Wie auch Heinrich VIII. von England durch den Seuchentod seines älteren Bruders, eines Opfers des Sudor anglicus, auf den Thron kam, so verdankte August der Starke (1670–1733) dem Pockentod seines älteren Bruders, daß er mit 24 Jahren Kurfürst von Sachsen wurde. Sein Bruder Johann Georg IV. (1668–1694) hatte sich, erst sechsundzwanzigjährig, an seiner Geliebten, der Gräfin von Rochlitz, angesteckt und war bald nach ihr selbst der Krankheit erlegen.

Der letzte spanische Habsburger, König Karl II. von Spanien, der am 1. November 1700, erst 35 Jahre alt, kinderlos verstarb, setzte ein Jahr vor seinem Tod zum Gesamterben seines Riesenreichs in Europa und Amerika den bayrischen Kurprinzen Joseph Ferdinand ein. Der siebenjährige Junge erkrankte jedoch auf dem Weg nach Spanien in Brüssel an den Pocken, starb nach einem einwöchigen Leiden am 6. Februar 1699. Sogleich streute man von Paris das Gerücht aus, der Wiener Hof hätte den bayrischen Kurprinzen vergiften lassen.[141] Der vom Tod gezeichnete Karl II. ließ sich daraufhin überreden, sein Reich dem zweiten Sohn des französischen Dauphins, dem Enkel Ludwigs XIV., dem Bourbonen Philipp von Anjou, zu vermachen. Da durch diese Wahl Frankreichs Einfluß und Macht in Europa übermächtig anschwoll, brachte Wilhelm III. von Oranien das Bündnis der Seemächte England und Holland mit Österreich zustande. Der wittelsbachische Kurfürst von Bayern schloß sich unter dem Eindruck der Vergiftungslegende den Franzosen an. Damit entbrannte der Spanische Erbfolgekrieg, in dem der kaiserliche Feldherr Prinz Eugen von Savoyen und der englische Feldherr Marlborough die Vormacht des Sonnenkönigs zerschlugen und Frankreich an den Rand des Abgrunds brachten. Da rettete den Sonnenkönig ein Wunder: In Wien starb plötzlich (am 17. April 1711) der erst dreiunddreißigjährige Kaiser Joseph I. an den Pocken.[142] Und da er keinen männlichen Erben hinterließ, wurde sein jüngerer Bruder, der 1706 als König Karl III. von Spanien in Madrid eingezogen war, im Dezember 1711 auch zum deutschen Kaiser in Frankfurt gekrönt. Damit erneuerte er gleichsam das Reich Kaiser Karls V., in dem die Sonne nie unterging. Sogleich befürchtete England, es würde sich wieder zu viel Macht in einer einzigen Hand zusammenballen. Damit war das politische Gleichgewicht erneut gestört, diesmal durch den eigenen Verbündeten. Flugs vollzog England einen Frontwechsel. Man rief den eigenen erfolgreichen Heerführer Marlborough ab und verhandelte insgeheim mit Ludwig XIV. 1713 schloß man mit ihm in Utrecht einen Sonderfrieden unter so günstigen Bedingungen, wie er sie nie erwartet hätte. Die spanischen Thronansprüche des Habsburgers Karl wurden nicht anerkannt. Philipp V., der Enkel Ludwigs XIV., wurde Herr des spanischen Weltreichs, mußte aber für sich und seine Nachkommen auf die Thronansprüche in Frankreich verzichten.[143]

Fast zur gleichen Zeit, als in Wien Kaiser Joseph I. von den Pocken befallen wurde, ereignete sich etwas Ähnliches in Versailles. Der Grand Dauphin, der erstgeborene Sohn und Thronfolger des »Sonnenkönigs«, starb im Alter von 49 Jahren ebenfalls an den Pocken. Liselotte von der Pfalz, die als Schwägerin Ludwigs XIV. die Tragödie aus nächster Nähe miterlebt hatte, unterrichtete darüber in einem Brief vom 16. April 1711 ihre Tante, die Kurfürstin Sophie von Hannover:[144]

> »Ich habe Euer Liebden schon vergangenen Sonntag gesagt, daß Monsieur le Dauphin die Kinderblattern hätten, daß sie aber wohl ausschlügen und man die gute Hoffnung hätte, daß er ganz salviert wäre … Ich ging zum König, welcher nicht von gutem Humor war, mir vorwarf, daß ich so über die eigenen Kinderblattern geklagt hätte und daß Monsieur le Dauphin keine Schmerzen litte. Ich sagte, es würde noch kommen, und daß die Kinderblattern notwendigerweise schwären müßten und wehe tun. Um sechs, wie ich eben wieder wegfahren wollte, kam man sagen, daß Monsieur le Dauphin Beschwerden hätte, und daß ihm der Kopf gar dick würde. Jedermann meinte, es wäre die Eiterung und hielten es vor ein gut Zeichen … Um zehn aber schrieb man, daß Monsieur le Dauphin anfing, unruhig zu werden und daß ihm das Gesicht so verschwollen wäre, daß man ihn nicht kennen könnte und daß die Kinderblattern stark auf die Augen kämen. Um halb elf des andern Morgens hatte sich alles zum Tode gewandt, so daß man gleich die letzte Ölung holen ließ. Euer Liebden können leicht gedenken, wie der König erschrocken, er wollte gleich in des Dauphins Kammer gehen, man hielt Ihre Majestät aber ab.[145] Daraufhin ließ der König gleich seine Kutsche holen; ehe er in die Kutsche stieg, war der arme Dauphin verschieden. Gleich nach seinem Tode ist er pechschwarz und stinkend worden, daß man obligiert gewesen, seinen Körper gleich ohne Zeremonien nach St. Denis zu führen.«[146]

Liselotte, die bereits 1693 anläßlich ihrer Erkrankung am eigenen Leib die Pockentherapie erfahren hatte, bei der Aderlassen, Purgieren und Klystieren wie in einer Molièreschen Komödie die wichtigste Rolle spielten,[147] beschuldigte ganz offen wegen dieser Therapie die Hofärzte. Und sie behielt recht. Kaum zehn Monate nach dem unerwarteten Tod des Grand Dauphin erlag Marie Adelaide von Savoyen, die junge Ehefrau des neuen Dauphin und Schwiegertochter des Sonnenkönigs, an den sonst für so harmlos gehaltenen Röteln.

»Ich bin persuadiert«, schreibt Liselotte, »daß die doktoren dieße arme prinzess so gewiß umbs Leben gebracht haben, als ichs E. L. (Euer Liebden) hir sage. Sie hatten ihr ein Pulver eingegeben, da fing sie sehr an zu schwitzen; man hatte aber die geduldt nicht, den schweiß ganz abzuwarten; inmitten von schweiß, da sie schon gantz feuerroth von den rödteln ausgeschlagen war, setzt man sie in warm wasser und leßt ihr zum vierten mahl zur ader; da schlug alle rödte wieder ein. Nun ist alles aus.« (Marly den 14. Februar 1712).

Noch in derselben Woche starb unter den gleichen Erscheinungen der Mann von Marie Adelaide, der 26jährige Dauphin, und drei Wochen später deren Kind, der mit nur fünf Jahren zum Dauphin erklärte Urenkel des Sonnenkönigs.[148]

»Die doktoren«, klagt Liselotte, »haben wieder denselben Fehler begangen wie an madame la Dauphine, denn wie der kleine Dauphin schon gantz rodt von den rödteln war und schwitzte, haben sie ihn zur ader gelassen, hernach l'emetique (Brechmittel) geben undt in der operation ist das arme Kindt verschicden. Und was wohl weist, daß die doktoren diesen Dauphin auch umbs Leben gebracht haben ist, daß sein Brüderchen eben dieselbe Krankheit hat, und weil die neun doktoren mit dem Ältesten beschäftigt waren, haben sich des Jüngsten Mägde mit ihrem Prinzen eingesperrt und haben ihm ein wenig Wein mit Bisquitt geben; gestern, weil das kindt das Fieber stark hatte, haben sie ihn auch zur Ader lassen wollen, aber Madame de Ventadour und des Prinzen zweite Gouvernante, Madame de Villefort, haben sich den doktoren stark widersetzt... Dieser wäre gewiß auch gestorben, wenn man die doktoren hätte gewähren lassen...« (Versailles, den 10. Mertz 1712.)[149]

Als für den »so wunderbar erretteten« neuen Dauphin, den späteren Ludwig XV., der kaum zwei Jahre alt war, Herzog Philipp von Orléans, Liselottes verkommener Sohn, die Regentschaft übernahm, wurde er vom Volk des Giftmords verdächtigt.[150] Die durch Liselottes Kritik beleidigten Leibärzte der königlichen Kinder, Fagon und Baudin, schwiegen zu den Verdächtigungen. Einzig der Leibchirurg Marechal wies unerschrocken auf ein gleiches Massensterben in anderen Familien zur Pockenzeit hin und entkräftete dadurch den Verdacht.[151]

Inokulation bzw. Variolation

Fast zur gleichen Zeit, als in Wien Joseph I. an den Pocken starb und in Versailles mehrere Mitglieder der königlichen Familie den Pocken und Röteln zum Opfer fielen, schrieb in Konstantinopel ein griechischer Arzt (E. Timoni) den ersten Bericht über eine Pockenschutzimpfung, der 1713 unter dem Titel »Historia variolarum, quae per insitionem excitantur« veröffentlicht wurde.[152] Ende des 17. Jahrhunderts war die von den moslemischen Sklavenhändlern seit jeher insgeheim geübte Blatternimpfung in der osmanischen Metropole bekannt geworden, und einheimische reiche Familien ließen seither ihre heranwachsenden Kinder durch erfahrene alte Frauen impfen. Durch Timoni lernte auch die Frau des englischen Gesandten bei der Pforte, Lady Montagu, im Jahr 1716 die »Pockeneinpfropfung« kennen. Sie schrieb damals begeistert nach England:

> »Die Pocken, die bei uns so verheerend und allgemein verbreitet, sind hier infolge der sogenannten Impfung vollkommen harmlos. Eine Masse alter Frauen vollzieht diese Operation gewerbsmäßig alljährlich im Herbst, im Monat September, wenn die große Hitze vorüber ist. Alsdann schickt einer zum andern, um sie zu fragen, ob vielleicht eine Familie Pocken haben möchte. Es bilden sich Gruppen und wenn dieselben, gewöhnlich 15 bis 16 an der Zahl, beisammen sind, kommt die alte Frau mit einer Nußschale, gefüllt mit Pockeneiter bester Gattung. Sie öffnet eine Ader mit einer langen Nadel, was nicht mehr Schmerz verursacht, als wenn man sich einfach ritzt und bringt in die Wunde so viel Stoff, als auf dem Nadelkopf haftet. Kinder und junge Personen fühlen sich wohl und munter bis zum achten Tage. Dann werden sie vom Fieber ergriffen und hüten zwei, sehr selten drei Tage das Bett. In acht Tagen sind die Kranken so munter wie vor der Impfung. Die Impfstellen bleiben während der Krankheitsdauer eiternde Geschwüre. Alljährlich lassen Tausende diese Operation an sich vollziehen. Ein tödlicher Verlauf ist noch niemals beobachtet worden, und glaube mir, ich bin von der Sicherheit des Experimentes so vollkommen befriedigt, daß ich die Absicht habe, dasselbe an meinem lieben kleinen Sohn zu versuchen.«

Lady Montagu besaß den Mut, ihren fünfjährigen Sohn im Jahr 1718 von einer griechischen Frau unter Aufsicht ihres Hausarztes Dr. Maitland impfen zu lassen.

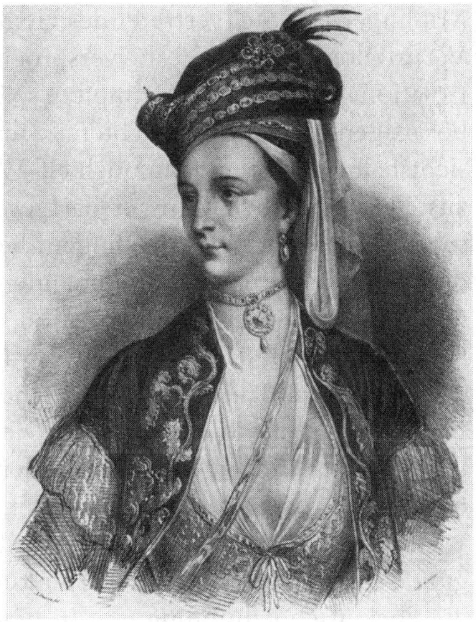

Lady Mary Wortley Montagu, Gattin des englischen Botschafters an der Pforte (Zeitgenössischer Stich). Sie hat 1710 in Konstantinopel die Methode der Variolation bzw. Inokulation (der Pocken) kennengelernt. Nach ihrer Heimkehr 1718 machte sie diese nicht ganz ungefährliche Art von Pockenschutzimpfung auch in England bekannt.

»Ich bin Patriotin genug, um mich zu bemühen, dieser heilsamen Entdeckung in England Verbreitung zu verschaffen und werde nicht verfehlen, einigen unserer Ärzte ganz ausführlich darüber zu schreiben, sobald ich irgendeinen unter ihnen kennen lerne, den ich für hinreichend selbstlos halte, einen ihrer beträchtlichen Erwerbszweige zum Wohl der Menschheit aufzugeben. Doch diese Krankheit ist für sie zu einträglich, als daß sie nicht ihren ganzen Groll auf jenen verwegenen Wicht ausschütten sollten, der es unternähme, sie (d. h. die Pokken) auszurotten. Vielleicht dürfte ich aber, wenn ich meine Rückkehr erlebe, dennoch Mut genug haben, mich mit ihnen auf einen Kampf einzulassen.«[153]

Trotz der überall herrschenden Pockenepidemien und der mannigfachen Reisen, auf welche die Frau des englischen Gesandten ihren Sohn immer mitnahm, blieb dieser vollkommen verschont. Dieser Erfolg erschien Lady Montagu so überzeugend, daß sie nach ihrer 1721 erfolgten Rückkehr nach London, wo wieder einmal die Pocken wüteten, auch ihre vierjährige Tochter von Dr. Maitland impfen ließ.

Als König Georg I. (1714–1727) von der Sache erfuhr, erkannte er eingedenk des traurigen Untergangs der Stuarts sofort die seuchenprophylaktische Bedeutung der Pockenschutzimpfung für die Erhaltung seiner Dynastie.[154] Er befahl daher, die Wirksamkeit des Impfverfahrens, der sogenannten Inokulation oder Variolation, an sechs zum Tod verurteilten, noch nicht geblatterten Sträflingen des Newgate-Gefängnisses auszuprobieren. Die beauftragten Ärzte lehnten zunächst ab, um nicht im Fall eines

Mißlingens als Stellvertreter des Henkers zu gelten. Erst nachdem man den Verurteilten volle Amnestie versprochen hatte, führte man bei ihnen die Variolation durch. Als die Geimpften später eine nachträgliche Ansteckung mit bösartigen Blattern überlebten, wurden sie vom König begnadigt. Vorsichtshalber mußten dann noch elf Waisenkinder geimpft werden, um festzustellen, »ob auch weniger hartgesottenen Kreaturen« der Eingriff nicht schadet. Erst nach dem Gelingen dieses Experiments ließ Georg I. die für die Thronfolge in Frage kommenden Kinder des Prinzen von Wales impfen.[155] Damit wurde die Inokulation salonfähig. In der ersten Begeisterung ließen sich noch im selben Jahr etwa 200 Personen der angesehensten Familien impfen. Bald gab es in England eine größere Anzahl Spezialisten dieser Methode, die »Inokulatoren«. Die Impfung war aber so kostspielig, daß in den nächsten vierzig Jahren auf der Insel lediglich 200 000 Menschen inokuliert wurden, also nur ein kleiner, bevorzugter Teil der Bevölkerung.

Voltaire, der 1726 nach seiner Freilassung aus der Bastille nach England ging, setzte sich in seinen aus London geschriebenen Briefen begeistert für die Pockenschutzimpfung ein. In Frankreich lehnte man die Inokulation a priori ab, »wie jede Idee, die von England kam, dessen verruchtes Volk es gewagt hatte, seinen König von Gottes Gnaden köpfen zu lassen.« Voltaire verspottete deshalb in seiner Schrift »Sur l'insertion de la petite vérole« (1727) die Vorurteile seiner Landsleute und stellte die sarkastische Frage: »Wieviel Zeit benötigen erwiesene Ideen, um den Pas de Calais zu überschreiten?« Doch die medizinische Fakultät von Paris, die bereits Molière wegen ihrer Rückständigkeit verhöhnt hatte, erklärte sich gegen die Inokulation, die dann in Frankreich für fast 30 Jahre in Vergessenheit geriet.

Hinzu kam, daß auch anderswo die Mehrzahl der Ärzte, wie das bereits Lady Montagu vorausahnte, aus materiellen Gründen gegen die Impfung war. Entsprang doch ein ganz beträchtlicher Anteil ihrer Honorare aus der Behandlung Pockenkranker. Sie konnten die laufend erforderlichen Behandlungen geradezu als ein »Fixum« in ihrem Einkommen buchen.[156]

Daß die breitere Anwendung der Inokulation in Deutschland – abgesehen von der Gefährlichkeit der Methode – vor allem an der Honorarfrage scheiterte, verdeutlicht besonders eindrucksvoll Goethes Schilderung in »Dichtung und Wahrheit«:

> »Die Einimpfung der Pocken wird bei uns noch immer für sehr problematisch angesehen, und obgleich sie populare Schriftsteller schon faßlich und eindringlich empfohlen, so zauderten doch die deutschen Ärzte mit einer Operation, welche der Natur vorzugreifen schien. Spekulierende Engländer kamen daher aufs feste Land und impften gegen ein ansehnliches Honorar die Kinder solcher Personen, die sich wohlhabend und frei von Vorurtheil fanden. Die Mehrzahl jedoch war noch immer dem alten Urteil ausgesetzt; die Krankheit

wüthete durch die Familien, tödtete und entstellte viele Kinder, und wenig Eltern wagten es, nach einem Mittel zu greifen, dessen wahrscheinliche Hülfe doch schon durch den Erfolg mannigfaltig bestätigt war.« (1. Buch).

In ihrer Abneigung gegen die Inokulation mußten sich die Ärzte nicht persönlich engagieren, denn sie hatten einen Verbündeten, der die Verteufelung dieser ihnen so abträglichen Methode viel wirkungsvoller und erfolgreicher betrieb: den Klerus. In vielen Ländern verdammten die Geistlichen der verschiedensten Konfessionen die Inokulation von den Kanzeln als »Teufelswerk«. So erklärte der Erzbischof von St. Andrews in Schottland, »Hiobs Beulen« seien nichts anderes gewesen »als Impfung, ausgeübt durch Satan höchst persönlich«. Und der Erzbischof von Paris meinte, »die körperliche Feiung wider die Pocken setze die Seele in Gefahr.« Und als der junge Struensee die Waisenkinder in Altona inokulierte, bezeichnete sein Vater als Domprobst der Stadt das »Blatter-Belzen« für einen »vermessenen und sündhaften Eingriff in die göttliche Vorsehung.«[157]

Mit erschütternder Eindringlichkeit schilderte ein zeitgenössischer Arzt die Pockennot jener Zeit:

> »Wir Umstehenden vernehmen wohl die Raserei, die Zuckungen, das Zähneknirschen, die Eiterpusteln, den aashaften Geruch des Pockenkranken bei lebendigem Leibe, aber wer schildert die inneren Leiden? Wer die Pein eines Wesens, wenn die ganze Oberfläche mit dem schwarzen Panzer bedeckt dem inneren Leben entgegenwirkt? Oft zerkratzen die armen Kinder vor Angst die Wände...«[158]

Die unvorstellbare Qual unschuldiger Kinder und die Hilflosigkeit, mit der man dem Übel gegenüberstand, brachte oft sogar gläubige Seelen zur Verzweiflung und nötigte dem Enzyklopädisten Helvetius die blasphemischen Worte ab: »Gottes einzige Entschuldigung ist – seine Nichtexistenz.«[159] Man rechnete damals, daß fünf Sechstel aller Menschen an Pocken erkrankten, wobei jährlich allein in Westeuropa etwa 400 000 daran starben.[160]

Wenn trotz der hohen Geburtenzahlen die Bevölkerung im 17. und 18. Jahrhundert kaum zunahm, so dürfte daran vor allem die hohe Kindersterblichkeit schuld gewesen sein, die nicht zuletzt durch die Pocken bedingt war. Ein Kind galt erst nach dem Überstehen dieser Prüfung zur Familie gehörig. Obgleich die Pocken einen endemischen Charakter angenommen hatten und damit zu einer Kinderkrankheit geworden waren, kam es in Zeitabständen von 4 bis 7 Jahren, je nachdem ob eine größere Anzahl von noch undurchseuchten, pockenfähigen Neugeborenen heranwachsen konnte, immer wieder zu mehr oder weniger schweren Pockenepidemien. Heute ahnt man kaum, wieviel Menschen damals von den Pocken gezeichnet und für ihr Leben entstellt waren.[161] Die Bilder der Fürsten und Vornehmen aus jener Zeit in unseren Schlössern und Museen sind nur allzuoft von den Malern idealisiert worden, so daß ihr in Wirklichkeit pockennarbiges Gesicht makellos erscheint. Wer weiß schon heute, daß Gluck, Haydn, Mozart und Beethoven pockennarbig waren? In Steckbriefen aus der zweiten Hälfte des 18. Jahrhunderts wurde noch als besonderes Kennzeichen angegeben, daß der Flüchtige »nicht pockennarbig« sei. Oft griffen die Pocken auch auf die Hornhaut des Auges über und führten durch ihre Zerstörung zur Erblindung. Ende des 18. Jahrhunderts hatten in London und Paris etwa zwei Drittel der Blinden ihr Augenlicht durch die Pocken verloren.

Verhängnisvoll war, daß sich die meisten Ärzte von den alten Vorurteilen nicht befreien konnten und die Pocken nicht für kontagiös hielten.[162] Man glaubte nach wie vor, daß die Pocken das Ergebnis einer physiologischen Säftereinigung seien, die jedermann durchmachen und die man durch Schwitzen beschleunigen müsse.[163] Wie verheerend sich die »hitzige Kur« auf dem Land noch in der zweiten Hälfte des 18. Jahrhunderts ausgewirkt hat, ist aus einem Brief von Philipp Gabriel Hensler (1725–1805) zu ersehen, der seit 1763 Physikus für die Ämter Segeberg und Traventhal war und später Struensees Nachfolger in Altona wurde.

> »Nichts sey nach ihrer (d. h. der Bauern) Meynung bey Pocken schädlicher als frische Luft. Aus diesem Wahn rührt das verderbliche Vorurtheil, daß man die Blattern-Kranken warm halten und mit hitzigen Mitteln die ungesunden Säfte aus ihrem Körper heraustreiben muß. Dabey stellt man Schüsseln mit noch dampfenden Erbsen unter das Bett des Kranken, in der Hoffnung, hiermit die Blattern – gleichsam der quellenden Erbsen – schneller hervorzutreiben. Oft liegen in den erhitzten, übelriechenden Bauernstuben, wo die ganze Krankheit hindurch kein Fenster geöffnet wird, zwey bis drey Kinder, manchmal auch noch Erwachsene, eng beysammen, wobey ihre unsauberen Hemden von dem ausgelaufenen und getrockneten Blattern-Eiter nur so starren... Der Bauer lebt beständig in der Furcht, der Arzt könnte diese wohlthätigen Ausscheidungen unterdrücken, sie nach innen treiben und dadurch einen schlimmen Ausgang bewirken... Die Abneigung der Bauern gegen eine ärztliche Behandlung hat nicht allein im Geize oder in der Armuth ihren Grund, sondern vor allem in dieser unvernünftigen Furcht, die oft so weit geht, daß Erkrankungen anfangs verheimlicht und erst durch gehäufte Todesfälle bekannt werden.«[164]

»Die hitzige Kur«, wenn auch nicht in dieser drastischen Form, wurde auch in anderen Teilen Deutschlands, selbst bei vornehmen Familien praktiziert, was einer Mitteilung Goethes zu entnehmen ist, der als Kind eine schwere Pockeninfektion durchgemacht hat:

»Das Übel betraf nun auch unser Haus und überfiel mich mit ganz besonderer Heftigkeit. Der ganze Körper war mit Blattern übersät, das Gesicht zugedeckt, und ich lag mehrere Tage blind und in großen Leiden. Man versprach mir goldne Berge, wenn ich mich ruhig verhalten und das Übel nicht durch Kratzen vermehren wollte... Indessen hielt man uns, nach herrschendem Vorurtheil so warm als möglich und schärfte dadurch nur das Übel. Endlich fiel es mir wie eine Maske vom Gesicht... Ich selbst war zufrieden, nach und nach die fleckige Haut zu verlieren, aber andere waren unbarmherzig genug, mich öfters an den vorigen Zustand zu erinnern.«[165]

Es gab nur wenige gelehrte Ärzte, die im 18. Jahrhundert die Pocken für eine kontagiöse, eine ansteckende Krankheit hielten. Einer dieser wenigen war Johann Friedrich Struensee (1737–1772), der 1757 als Zwanzigjähriger Physikus von Altona, der damals zweitgrößten dänischen Stadt, und Landphysikus der Herrschaft Pinneberg und der Grafschaft Rantzau wurde. Als im Herbst 1759, von Skandinavien kommend, eine schwere Pockenepidemie seinen Amtsbereich überflutete, da ließ er die Landbevölkerung mit Hilfe der Pastoren von der Kanzel her nicht nur vor der »hitzigen Kur« warnen, sondern auch vor dem Waschen der Toten, ihrer Ausstellung im offenen Sarg und den Bewirtungen im Sterbehaus, was damals, besonders auf dem Land, viel zur Weiterverbreitung der Seuche beigetragen haben dürfte. Auch sollten Spielsachen blatternkranker oder an Blattern verstorbener Kinder nicht weitergegeben und Kleider bzw. Bettwäsche von Verstorbenen nicht verschenkt oder an Trödler weiterverkauft werden, »da sie wie ein Nessoshemd wirken könnten.«[166] Ungeachtet der Gefahr, bei seinen humoralmedizinisch und miasmatisch denkenden Kollegen in den Geruch der Unseriosität zu geraten, versuchte er, seine Zeitgenossen mit dem Begriff der Kontagiosität und der »Qualität des Ansteckungsstoffes« vertraut zu machen, der sich »kraft seiner unendlichen Theilbarkeit aus sich selbst vermehret«:

»So wie die Eigenschaft des Magneten durch Berührung auf viele Eisenstücke übergehen kan, ebenso kan das Blatterngift von einem Kranken auf noch ungeblatterte Personen übertragen werden.«[167]

Und damit er auch von einfacheren Leuten verstanden wird, wiederholt er den Deutungsversuch mit einem simpleren Gleichnis:

»So wie der Schimmel von einer faulen Frucht auf viele andere Früchte noch übergehen kan, ebenso kan der Ansteckungsstoff der Pocken oder der Ruhr von einem Kranken auf noch gesunde Personen übertragen werden.«[168]

Vier Jahre später versuchte Struensee in einer weiteren Abhandlung (»Anmerkung über die Gifte«) einen scharfen Trennungsstrich zwischen den oft noch wechselweise benutzten Begriffe »Contagium« und »Miasma« zu ziehen:

> »Unter allen Giften ist keines, das diese Benennung mit größerem Recht verdienet, als diejenige Materie, welche die ansteckenden Krankheiten fortpflanzet. Die Ärzte, die es (d. h. den Pockenstoff) Miasma nennen, müssen gestehen, daß ihnen seine Art zu würken unbegreiflich ist. Ein Brief, der von einer Person, die die Blattern hat, geschrieben wird und über 50 Meilen auf der Post geht, giebt demjenigen, der ihn liest, die nemliche Krankheit. Gewiß eine unglaubliche Sache, wenn sie nicht durch viele Beyspiele bestätiget worden wäre.«[169]

Von geradezu bahnbrechender Kühnheit war seine Erkenntnis, wonach man »während der Vereyterung der Blattern« keine Fliegen in der Krankenstube dulden solle, da sie von dem Eiter der geplatzten Pusteln angelockt werden und den Blatternstoff verschleppen könnten.[170] Eine erstaunlich scharfsinnige Vermutung, die ihm bei seinen »humoralmedizinisch und miasmatisch orientierten Fachgenossen« bestenfalls ein verständnisloses Kopfschütteln einbrachte.

Kein Wunder, daß Struensee ein leidenschaftlicher Befürworter der Variolation war, die er »Blatternbelzung« nannte. Er hatte von seinen beiden Kollegen J. A. H. Reimarus und Hartog Gerson, die auch in England studiert und sich dort mit der »Suttonschen Methode« der Inokulation vertraut gemacht hatten, diese Immunisierungsart kennengelernt. Trotz aller Bedenken und Einwände der Altonaer Ärzte impfte Struensee die ihm als Armenarzt unterstehenden Waisenkinder, sofern sie noch nicht geblattert waren.

Struensee war sich der mit der Blatternbelzung verbundenen Gefahren bewußt. Der mit Pockenstoff Geimpfte war kontagiös und mußte daher von nicht Geblatterten 10 bis 14 Tage abgesondert werden.[171] Die Inokulation war (im Gegensatz zu der erst später entdeckten Vakzination) »ein zweischneidiges Schwert, denn die Pocken, deren Verlauf nicht vorausschaubar ist, bleiben Pocken und damit auch für den Inokulator unberechenbar« (Juncker). Man konnte nie wissen, ob nicht statt der erwarteten leichten Erkrankung ein schwerer oder gar tödlicher Pockenbefall heraufbeschworen würde, was besonders bei unerfahrenen und gewissenlosen Inokulatoren recht häufig der Fall war.[172] Nicht umsonst hatte Struensee vor der »Verwilderung der Blatter-Einpfropfung« durch »fahrende Scharlatane« gewarnt, die er mit den auf Jahrmärkten agierenden »Starstechern« verglich.

»Brandstifter und Giftmischer, die ihre Unthaten heimlich verrichten«, klagte er, »werden mit unerbittlicher Strenge bestraft. Starstechern und Inokulatoren jedoch, die wie Marktschreyer ihre gefährlichen Geschäfte in aller Öffentlichkeit verüben, wird kein Haar gekrümmt.«[173]

Struensee war klar, daß die Pockenschutzimpfung nur dann erfolgreich sein könne, wenn sie vom Staat organisiert würde, und da er genau wußte, von welchen Gefahren die Inokulation als solche umlauert war und wie falsch man sie in Frankreich angewandt hatte, empfahl er Vorsichtsmaßnahmen, die sowohl eine Verschleppung der Blattern von Frischgeimpften auf ihre Umgebung als auch eine kurpfuscherische Impftechnik verhindern sollten:

»Das Sicherste wird allezeit seyn, wenn die Einpfropfung öffentlich in den dazu eingerichteten Häusern geschieht. Bey dem gemeinen Mann, dem größesten Theil der menschlichen Gesellschaft kan solche nie in seiner Wohnung ohne Wagnis unternommen werden. Erlaubt man jedem, die Blattern einzupfropfen, der nur Dreistigkeit genug hat, sich einen Arzt zu nennen, oder Geld genug, um auf einer Universität den Doctor-Titel zu kaufen, so wird sie bald in üblen Ruf kommen und untersagt werden müssen.«[174]

Wie ernst er es mit der Absonderung von Frischgeimpften meinte, die er später als Minister zu realisieren versuchte, ist aus einer bereits 1760 empfohlenen Maßnahme zu ersehen, wonach im Zimmer des Impflings ebenso wie im Krankenraum keine Fliegen zu dulden sind.[175]

Wie weit man damals von den heute üblichen rigorosen Absonderungsmaßnahmen entfernt war, beweist die fahrlässige Gedankenlosigkeit, mit der man Gaststuben und öffentliche Verkehrsmittel für Pockenkranke in Anspruch nahm. Erkrankte jemand unterwegs, so pflegte man ihn in der Stube des Gasthofs, wo er abgestiegen war, wie es sehr eindrucksvoll im »Abenteuerlichen Simplicissimus« beschrieben iat (4. Buch, 5. Kap.). Als 1767 in Wien die Pocken ausbrachen und Leopold Mozart, der mit seinen beiden Kindern wieder einmal auf einer Konzertreise war, nach Olmütz floh, wo zuerst Wolfgang erkrankte, berichtet der »väterliche Impressario« über das »Malheur« in einem Brief vom 10. November 1767:

»Die Nacht hindurch war er ziemlich unruhig und die trockene Hitze (Fieber) hielt am Morgen immer noch an. Man gab uns zwei bessere Zimmer. Wir wickelten den Wolfgang in Beltze ein und wanderten mit ihm also in die anderen Zimmer. Die Hitze nahm zu. Gegen dem Abend fieng er an zu phantasieren und so war die ganze Nacht und der Morgen den 18ten. Nach der Kirche gieng ich zu Sr. Exzellenz Grafen von Podstatsky, der mich mit großer Gnade empfieng; und als ich ihm sagte, daß mein Kleiner krank geworden und ich vorsehe, daß er Blattern bekommen möchte, so sagte er mir, daß er uns zu sich nehmen wollte. Nachmittags um 4 Uhr wurde der Wolfgang in Lederne Lainlachen und Beltze eingepackt und in den Wagen getragen, und so fuhr ich mit ihm in die Domdechantey…«[176]

Oft versuchte man sogar, den Kranken mit der Postkutsche in seinen Heimatort zurückzubringen, wie dies noch 1776 mit dem jungen Hufeland geschah.

In Wien, wo die Pockensterblichkeit besonders hoch war – verlor doch selbst das Kaiserhaus innerhalb von 50 Jahren elf Mitglieder an dieser Seuche –, konnte sich die Inokulation erst auffallend spät durchsetzen. Ihre Ablehnung erfolgte in erster Linie durch den berühmten holländischen Arzt de Haen (1704–1776), der mit seinem Landsmann van Swieten die Wiener Klinik nach dem Vorbild ihres genialen Lehrers Boerhave ausgestaltet hatte. Erst nachdem Maria-Theresia (1717–1780) in ihrem 50. Lebensjahr (1767) selbst erkrankt war, begann man sich ernstlich mit dem Gedanken der Inokulation zu beschäftigen. Die Kaiserin, die mehrere Kinder an dieser Seuche verloren hatte, infizierte sich bei der Pflege der zweiten Frau ihres Sohnes Joseph II., die ebenso wie dessen erste Frau an den Pocken starb.[177] Dem Pockentod eben noch entronnen, blieb die Kaiserin für ihr weiteres Leben von dieser Krankheit so gezeichnet, daß sie nicht mehr in der Öffentlichkeit erschien und alle Spiegel aus ihren Wohnräumen in der Burg entfernen ließ, damit ihr der Anblick ihres narbenzerfressenen Antlitzes erspart blieb.[178] Ihr Staatskanzler Kaunitz verbot sogar seinen Bediensteten, in seiner Gegenwart auch nur den Namen der ihn so abstoßenden Krankheit zu nennen. Um das Unheil in ihrer Familie zu bannen, ließ die Kaiserin 1768, trotz der Bedenken des starrsinnigen de Haen (1704–1776), Doktor Ingen-Housz, einen Schüler des berühmten englischen Inokulators Dimsdale, nach Wien berufen und ihre Söhne Maximilian und Ferdinand inokulieren.

Die Impftechnik außerhalb Englands war damals so sehr mit Risiken behaftet, daß sich kaum ein gekröntes Haupt dem Können einheimischer Ärzte anzuvertrauen wagte. Fast zur gleichen Zeit berief auch die russische Zarin Katharina den Engländer Dimsdale nach Petersburg, um sich und ihren Sohn impfen zu lassen.[179] Am 17. Dezember 1768 berichtet darüber Voltaire:

> »Vor zwei Monaten (am 18. Oktober) hat er mir die Blattern eingeimpft. Ich bin aber deswegen keinen Augenblick im Bett geblieben und habe alle Tage Gesellschaften empfangen. Nun will ich auch meinen einzigen Sohn impfen lassen. Graf Orlow hegte Zweifel, ob er die Krankheit schon einmal überstanden hat oder nicht. So kam auch er unter die Hände des Engländers, doch schon am Tage nach der Einimpfung ging er auf die Jagd, obgleich es stark schneite.«[180]

Dimsdale erhielt das »fürstliche Honorar« von 10 000 Pfund Sterling, dazu 2000 Pfund Reisekosten, eine lebenslängliche Rente von jährlich 500 Pfund sowie den Titel eines Barons. Gleichzeitig ließ die Zarin die zwangsweise

Pockeninokulation für ganz Rußland anordnen und an verschiedenen Orten des Reiches Impfhäuser einrichten. Nach Dimsdale starben damals in Rußland jährlich über eine Million Menschen an Pocken.[181]

Mit welchen Risiken die Inokulation damals belastet war, beweist eindrucksvoll der Mißerfolg von zwei namhaften Berliner Ärzten, Meckel und Mutzel. Sie impften 1765 neun Kinder aus vornehmen Familien, wobei es zu sechs Todesfällen kam, zu denen auch zwei Kinder des Ministers von der Horst gehörten. Junker bezeichnete später diese Impfungen als auslösendes Moment für die sich in Berlin ausbreitende Pockenepidemie, der 1766 mehr als tausend Kinder zum Opfer fielen. Zu den Opfern gehörte auch der Lieblingsneffe Friedrichs des Großen, Prinz Heinrich.[182]

Als Friedrich der Große durch englische Inokulatoren in seinen Landen Impfungen größeren Umfangs vornehmen lassen wollte, scheiterte das Vorhaben daran, daß die Engländer für jede Impfung den außerordentlich hohen Betrag von 12 Talern forderten.[183] (Ein Lakei oder eine Köchin verdienten damals in Berlin etwa 12 Taler im Jahr.) Dies alles geschah zu einer Zeit, als Struensee schon seit etwa zehn Jahren ohne viel Aufhebens die Zöglinge des »Altonaer Waysenhauses« und die ungeblatterten Kinder auf den holsteinischen Herrenhöfen »umsonst oder für einen Pappenstiel« erfolgreich und ohne Komplikationen inokulierte.[184]

Es ist nicht verwunderlich, daß die Statistik, diese »Staatsbrille« zur Erforschung der Rekruten- und Steuergrundlagen in Preußen, dem klassischen Land des Militarismus, besonders gefördert wurde. Benötigte doch der große König für seine ewigen Kriege, die Mirabeau sarkastisch als »nationale Industrie Preußens« bezeichnete, »Soldaten, Soldaten und nochmals Soldaten«. Als Friedrich II. im Jahr 1740 den Thron bestieg, war das preußische Heer das viertgrößte in Europa, obgleich Preußen der Bevölkerungszahl nach nur an dreizehnter Stelle stand. Unter seiner Herrschaft nahm die preußische Armee den ersten Platz in Europa ein, ihre Stärke wurde auf 200 000 Mann gebracht. Bei einem derartigen Bedarf an Grenadieren mußte der Preußenkönig mit allen Mitteln bestrebt sein, die Pockensterblichkeit möglichst herabzudrücken. Der Autor eines der bedeutendsten bevölkerungsstatistischen Werke (»Die göttliche Ordnung in den Veränderungen des menschlichen Geschlechts«) war daher kein geringerer als der Feldprediger Friedrichs des Großen, Johann Peter Süßmilch. Es handelt sich dabei zugleich um den ersten größeren Versuch einer Seuchenstatistik in Deutschland.[185]

Süßmilch, nach dessen Ansicht der Seuche noch etwas von »göttlicher Strafe« anhaftete, hatte versucht, dieses »Wunder in eine mathematische Gleichung zu verwandeln«, mit anderen Worten, das Seuchengeschehen rechnerisch zu erfassen.[186] Er gründete seine Erörterungen auf das Material der preußischen Regierung und die Kirchenbücher (das Zahlenmaterial von 1068 Dörfern)[187] und verglich seine Statistiken mit den Erhebungen aus den größeren Städten des In- und Auslands. Dabei stellte er fest: »Der zwölfte Teil des menschlichen Geschlechts geht dadurch (d. h. durch die Pocken) zu Grabe.« (Bd. II, S. 440). Gleichzeitig ließen diese Statistiken erkennen, daß es vorwiegend Kinder waren, die dieser Seuche zum Opfer fielen. Auf diese Weise erkannte man in den Pocken eine Hauptursache für die Stagnation der Bevölkerungszahl – trotz der hohen Geburtenziffer. Daher setzte sich Süßmilch – entgegen seinen Amtsgenossen – leidenschaftlich für die Inokulation ein. Seine Empfehlung gipfelt in der rhetorischen Frage:

> »Sollte ein Regent nicht aus Liebe gegen sein Volk und Land und besonders auch aus dem Grunde seines eigenen Vortheils es suchen in Ausübung zu bringen und keine Kosten schonen, um dieses vortreffliche Rettungsmittel unter dem gemeinen Mann bekannt zu machen?«[188]

Eine Immunisierung der Bevölkerung durch erfahrene englische Inokulatoren scheiterte jedoch, wie bereits erwähnt, an deren hohen Honorarforderungen. Hinzu kam, daß Pockenimpfungen, durch weniger erfahrene einheimische Ärzte ausgeführt, oft tödlich verliefen, und da man im Bann der Säftelehre auf eine vorübergehende Absonderung der Impflinge verzichtete, kam es oft in deren Umgebung zu Ansteckungen mit zahlreichen Todesfällen. Das waren die Hauptgründe, die Friedrich den Großen daran hinderten, eine Durchimpfung seiner noch nicht geblatterten Grenadiere zu befehlen.[189]

In Frankreich, wo nach einem fast dreißigjährigen Intervall der Gleichgültigkeit und Ablehnung die Enzyklopädisten durch statistische Berechnungen der Inokulation zum Durchbruch verhalfen,[190] brachten gewissenlose, geldgierige Inokulatoren in kurzer Zeit die ganze Methode in Verruf. In Anbetracht des ungeheuren Zuspruchs nahmen sie pustelübersäte Impflinge, ja sogar Pockenkranke, in Postkutschen nach den verschiedensten Orten mit, um dort deren Pusteleiter (einen Impfstoff im heutigen Sinn gab es noch nicht) ohne jegliche Vorsichtsmaßnahmen weiter zu verimpfen. So entstanden im ganzen Land zahlreiche Pockenherde, die 1762 zu einer verheerenden, monatelang währenden Epidemie führten. Die Folge war, daß 1763 das Pariser Parlament die Inokulation strengstens untersagte, obgleich große Teile der vornehmen Gesellschaft und Ärzte von der Nützlichkeit und Notwendigkeit der Schutzimpfung überzeugt waren. Als 1764 eine Kommission der Pariser Medizinischen Fakultät vom Parlament aufgefordert wurde, über eine eventuelle Wiederzulassung der Inokulation zu entscheiden, lautete das Abstimmungsergebnis: sechs Stimmen gegen sechs. Aber in der Generalversammlung stimmten 52 Mitglieder für die Inokulation und nur 26 dagegen. So begann sich die Inokulation in den größeren Städten Frankreichs auszubreiten, namentlich nachdem der italienische Impfarzt Angelo Gatti 1769 vom König die Erlaubnis erhalten hatte, in der École militaire zu impfen.

Sonst war Ludwig XV. (1715–1774) an der ganzen Angelegenheit nur wenig interessiert, glaubte er doch als 14jähriger die Pocken durchgemacht zu haben, weshalb er sich für gefeit hielt und auch niemals impfen ließ. Fünf Jahre später (1774) wurde der »Vielgeliebte« durch eine junge Müllerstochter, die ihm Madame du Barry im »Hirschgarten« zugeführt hatte, während einer Schäferstunde angesteckt und starb zehn Tage später unter furchtbaren Qualen an den Pocken.[191]

> »Die Krusten in seinem Gesicht waren anfangs gelb, später wurden sie braun oder schwarz, so daß es schien, als hätte der König eine schwarze Maske angelegt... Sein Leib war durch schwärende Pusteln so entstellt und aufgedunsen und von einem derart pestilenzialischen Gestank, daß sich kein Arzt wagte, die Autopsie vorzunehmen. Die rapid verwesende Fleischmasse wurde von den Lakaien in den zu kleinen Sarg mit den Schuhen hineingetrampelt und mit ungelöschtem Kalk bedeckt.«[192]

Dazu Chamforts bissiger Kommentar: »Eine Krankheit von Gottes Gnaden nahm uns den König von Gottes Gnaden! Le roi est mort, vive le roi!« Im Galopp brachte man den Leichnam im Bleisarg nach St. Denis.[193]

Ende Dezember 1777 starb plötzlich der Kurfürst von Bayern, Maximilian III. Joseph, an Pocken, mit dem der bayrische Zweig der Wittelsbacher Dynastie erlosch. Da das Haus Österreich schon längst den Plan gefaßt hatte, sich durch die bayrischen Lande für seine anderweitigen Verluste zu entschädigen, ließ Joseph II. das Land durch Truppen in Besitz nehmen. Im Juli 1778 marschierte Friedrich der Große in Böhmen ein, wo sein Heer monatelang untätig den österreichischen Truppen gegenüber lagerte, wobei es nur zu Plänkeleien um Lebensmittel kam, weshalb die Soldaten diesen Feldzug, den Bayrischen Erbfolgekrieg (1778/79), spöttisch »Kartoffelkrieg« nannten.[194] Im Frieden zu Teschen (13. Mai 1779), den Katharina II. von Rußland vermittelte, begnügte sich Joseph II. mit dem Innviertel.

In Deutschland wurde die Inokulation – ähnlich wie in Frankreich – ebenfalls erst im letzten Viertel des 18. Jahrhunderts allgemein aufgegriffen und ausgeführt. Da aber die meisten Ärzte aufgrund humoralmedizinischer Vorstellungen die hohe Kontagiosität der Pocken nicht wahrhaben wollten, unterließen sie die von Struensee empfohlene Absonderung der Frischgeimpften. Die Folge dieser fahrlässig durchgeführten Inokulation war eine Kette nicht abreißender Pockenepidemien, so daß Junker von einem »eiterkleck-senden Säkulum« sprach. Zu den schwersten Seuchenausbrüchen kam es 1788 in Weimar, 1794 in Hamburg und 1795 in Berlin.[195] Was Struensee befürchtet hatte, trat ein. Eine unter Berücksichtigung bestimmter Vorsichtsmaßnahmen seuchenprophylaktisch wirkende Methode war aus Gedankenlosigkeit in das Gegenteil verkehrt worden, so daß man sie als öffentliche Gefahr empfand und verboten hätte, wenn sie nicht infolge der Jennerschen Vakzination auch sonst überflüssig geworden wäre.[196]

Während in Westeuropa die gelehrten Ärzte noch immer bestritten, daß die Pocken kontagiös wären, und darauf bestanden, daß es sich bei ihnen um einen physiologischen Reifungsprozeß handelte, den jedermann durchmachen müsse, waren in Nordamerika sowohl die nach dem »Wilden Westen« vordringenden Siedler als auch die englischen und französischen Soldaten, die zum großen Teil die Pocken als Kinderkrankheit durchgemacht hatten, zu der Erkenntnis gelangt, daß die Pocken infolge ihrer Ansteckungsfähigkeit für ihre Feinde, die Indianer, eine tödliche Gefahr bilden und somit ihre besten Verbündeten im Kampf gegen diese seien.[197] Diese Erkenntnis verleitete sie nach McNeill zu einer Art »bakteriologischer Kriegsführung«: »1763 befahl z. B. Lord Jaffrey Amhorst, mit Pocken infizierte Decken unter feindlichen Indianerstämmen verteilen zu lassen. Der Befehl wurde ausgeführt...«[198] Im gleichen Jahr (1763) hatten Engländer bei Kämpfen um ein amerikanisches Fort den sie belagernden Indianern Tüchern und Decken von Pockenkranken überlassen. Was ihre Waffen nicht vermochten, erledigte das Kontagium, dem Hunderte von Rothäuten, die überstürzt ihre Zelte abbrachen, zum Opfer fielen. 1770 unterstützte in Kanada der Indianerstamm der Chippewas die französischen Siedler bei Montreal im Kampf gegen die Engländer. Nach vollendeten Friedensverhandlungen auf der Insel Makinaw brachte eine Abordnung von Indianern neben Branntwein und roten Baumwollstoffen auch die Blatternkrankheit als Danaergeschenk in ihre Heimat am südlichen Ufer des Oberen Sees. Die Seuche richtete ungeheure Verheerungen an. Ganze Dörfer starben aus.[199]

Jenner und die Vakzination

Als Ende des 18. Jahrhunderts die Bedenken gegen die Inokulation immer größer wurden, entdeckte in England ein unbekannter Landarzt, Eduard Jenner (1749–1823), ein neues Verfahren, die Kuhpockenimpfung. In Gegenden mit Rinderzucht war seit undenklichen Zeiten eine Krankheit der Kühe bekannt, bei welcher am Euter Bläschen auftraten, die wie Pockenpusteln aussahen. Knechte und Mägde, die mit solchen kranken Tieren zu tun hatten, steckten sich bisweilen an und bekamen dann diese »Kuhpocken« an Händen und Armen. Die Krankheit war aber für den Menschen nicht gefährlich, denn es kam dabei niemals zu einem allgemeinen Hautausschlag, sondern lediglich zu vereinzelten Pusteln. Der Beobachtung des Volkes entging es dabei nicht, daß solche Personen, die die harmlosen Kuhpocken durchgemacht hatten, von den gefährlichen Menschenpocken verschont blieben. Diese Erfahrung scheint mancherorts beim Volk schon bekannt gewesen zu sein, ohne daß Ärzte davon Kenntnis nahmen. So erwähnt Samuel Pepys (1633–1703) in seinem von 1660 bis 1669 geführten Geheimtagebuch (»Diary«) Barbara Villiers, eine Geliebte des englischen Königs Karl II. (1660–1685), die auf die Bemerkung eines Höflings, sie könne eines Tages durch Blattern so entstellt werden, daß der König jegliches Interesse an ihr verlöre, entgegnete: »Blattern kann ich nicht mehr bekommen, weil ich bereits die Kuhpocken gehabt habe.«

Diese Beobachtungstatsache, die von den Höflingen als törichter Aberglaube registriert wurde, schlug hundert Jahre später bei dem jungen Lehrling eines englischen Wundarztes als »genialer Funke« ein. Dieser 19jährige Jüngling – er hieß Edward Jenner – war der Sohn eines Landpfarrers aus Gloucestershire, der nach dem frühen Tod seines Vaters von einem älteren Bruder, der ebenfalls Geistlicher war, mit 13 Jahren zu einem Chirurgen in die Lehre gegeben wurde. Als er 1768 zu einer kranken Kuhmagd gerufen wurde und bei ihr Pocken vermutete, antwortete sie: »I cannot get small pox, for I have had cow-pox.« (»Um echte Pocken kann es sich nicht handeln, denn ich habe schon die Kuhpocken gehabt.«)[200]

Als Jenner bald danach zwei Jahre an einem Londoner Hospital weiter studierte und dort seinem berühmten Lehrer John Hunter (1728–1793) das Problem der Wechselbeziehung zwischen Kuhpocken und echten Blattern vortrug, antwortete ihm dieser: »Grübeln Sie nicht, sondern versuchen Sie!« Nach beendetem Studium zog sich Jenner in die Stille seines Heimatorts Barkeley (Gloucester) zurück, obwohl man ihm das ehrenvolle und verlokkende Angebot machte, den berühmten Weltumsegler Kapitän Cook als Schiffsarzt auf seiner zweiten Forschungsreise um die Welt zu begleiten. Bei der Ausübung seiner Landpraxis mußte Jenner öfter Inokulationen durchführen. Nicht selten ließen Gutsherren aus Angst vor den Pocken ihre Familie und ihr gesamtes Gesinde impfen. Wiederholt konnte dabei Jenner beobachten, daß bei einzelnen Knechten und Mägden die Impfpusteln nicht angingen, und wenn er sich erkundigte, erfuhr er, daß die Betreffenden vor kürzerer oder längerer Zeit Kuhpocken gehabt hatten. Auffallend war auch, daß diese Personen bei den immer wiederkehrenden Pockenepidemien verschont blieben. Alles deutete darauf, daß bei ihnen eine Unempfänglichkeit gegenüber den Pocken vorlag. Jenner war jedoch ein viel zu kritischer Kopf, als daß er voreilig Schlüsse gezogen hätte. Während sich in Frankreich die weltgeschichtlichen Ereignisse der großen Revolution abspielten, ging er in dem Studium der Kuhpocken, das zu seiner Lebensaufgabe wurde, völlig auf. Erst nach jahrelangen Beobachtungen, die seine Vermutungen immer mehr bestätigten, entschloß er sich zu dem entscheidenden, historisch bedeutsamen Experiment. Am 15. Mai 1796 impfte Jenner den Arm eines gesunden achtjährigen Knaben, James Phipps, mit dem Eiter von der Hand der Kuhmagd Sarah Nelmes, die sich beim Melken mit Kuhpocken infiziert hatte. Nach einigen Tagen ging ein Bläschen auf, ein kleiner Schorf folgte, und nach kurzer Zeit heilte die ganze Verletzung ab. Sechs Wochen nachher impfte er den Knaben mit Eiter von einem Pockenkranken. Das Kind blieb gesund.

Da Kuhpocken nur selten auftraten, konnte Jenner aus Mangel an Kuhpockenlymphe seine Versuche erst 1798 wieder aufnehmen. Er impfte den 5 1/2jährigen Knaben Summer, und zwar nicht wie im ersten Fall mit den Kuhpocken eines bereits infizierten Menschen (mit der »humanisierten Lymphe«), sondern mit Lymphe, die er von einer pockenkranken Kuh direkt entnommen hatte. Bei dieser zweiten Impfung schaltete Jenner einen Versuch ein, der für die ganze Impffrage von ausschlaggebender Bedeutung war. Jenner impfte mit der vom Knaben Summer gewonnenen Lymphe ein weiteres Kind und von diesem wieder ein weiteres und so fort durch drei Generationen hindurch und prüfte jedesmal die Wirksamkeit der von den einzelnen Impflingen erhaltenen Lymphe durch Verimpfung auf mehrere Kinder. Alle Impfungen hatten guten Erfolg. Dadurch hatte man zunächst die wichtige Tatsache erkannt, daß die Lymphe ohne Einbuße an vakzinaler Kraft von Arm zu Arm fortzüchtbar ist, d. h., daß die »humanisierte« Kuhpockenlymphe die gleichen Eigenschaften besaß wie die »originäre«. Erst durch diesen Versuch wurde der Kuhpockenimpfung der Weg zur allgemeinen Ausbreitung geebnet. Denn die originären Kuhpocken stellten eine äußerst seltene Lymphquelle dar. Hätte sie allein als Ausgangsmaterial dienen müssen, so wäre die Kuhpockenimpfung schon zu Beginn ihrer Entwicklung gescheitert.

Die eigentliche Bedeutung Jenners beruht also nicht nur darin, daß er die Schutzkraft der Kuhpocken erkannte. Diese war schon lange im Volk bekannt. Sein eigentliches Verdienst bestand vielmehr in dem Nachweis, daß auf den Menschen übertragene Kuhpocken den gleichen Schutzwert besitzen wie die vom Tier erzeugten. Er war somit der Entdecker der humanisierten Lymphe. Besonders bewunderungswürdig ist außer Jenners Umsicht, Sorgfalt und Ausdauer die unglaubliche Selbstüberwindung und Zurückhaltung, die er sich bei seinen Überlegungen und unermüdlichen Versuchen auferlegte. Man glaubt immer wieder das Bibelwort von Jenners

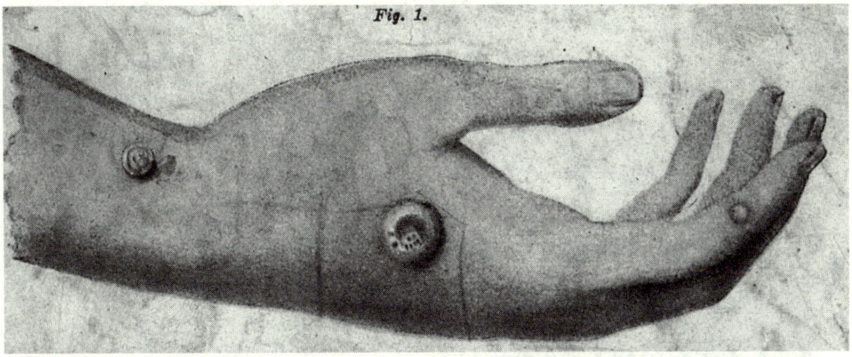

Kuhpocken auf der Hand der Melkerin Sarah Nelmes.

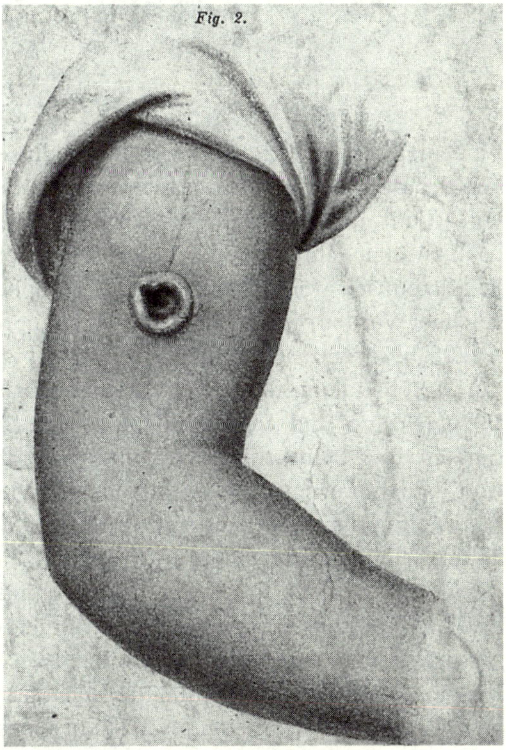

Kuhpockenpustel auf dem Arm des Jungen James Phipps, den Jenner mit Pusteleiter von der Hand der Kuhmagd Sarah Nelmes impfte. Beide Abbildungen stammen aus Jenners berühmter Arbeit: »An inquiry into the causes and effects of the Variolae vaccinae«, deren Begutachtung und Veröffentlichung die Royal Society 1798 ablehnte.

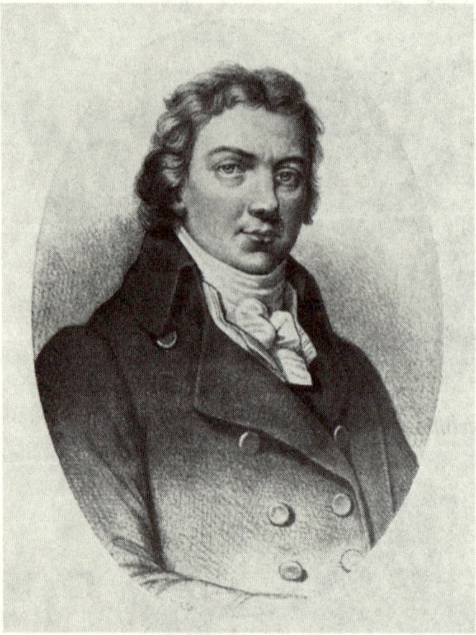

Edward Jenner (1749–1823), Schöpfer der Vakzination, der Kuhpockenschutzimpfung.

Lippen zu hören: »Ich lasse dich nicht, du segnest mich denn«. Obwohl er von der Bedeutung seiner Ansichten fest überzeugt war, ließ er sich weder von Ruhm noch von äußeren Vorteilen verlocken und entschloß sich erst nach zwanzig Jahren zur schriftlichen Darstellung seines Verfahrens. Da die Kuh lateinisch »vacca« heißt und die Kuhpocken als »Variola vaccinae« bezeichnet wurden, erhielt die Kuhpockenimpfung den Namen »Vakzination«.

1798, während sich Bonaparte nach Ägypten begab, legte Jenner seine kurze Abhandlung über sein Vakzinationsverfahren der Royal Society zur Begutachtung und Veröffentlichung vor. Doch die gelehrten Perücken sandten das Manuskript zurück und rieten ihm dringend von der Publikation ab, damit er seinen guten Ruf als Wissenschaftler, den er sich mit seiner Abhandlung über die Brutgepflogenheiten des Kuckucks (1787) erworben hatte, nicht gefährde. Unerschüttert durch die Abweisung, beschloß Jenner, das Manuskript selbst zu veröffentlichen, und so erschien es 1798 unter dem Titel: »An inquiry into the causes and effects of the Variolae vaccinae« (Eine Untersuchung über Ursachen und Folgen der Kuhpocken).[201] Seine auf uralter Volkserfahrung beruhende Behauptung: »Es ist eine besondere Eigenschaft des Kuhpockengiftes, daß ein Mensch, der davon ergriffen wurde, später gegen die Ansteckung der Menschenblattern geschützt bleibt«, erläutert Jenner überzeugend anhand von dreiundzwanzig Fällen, bei denen die Inokulation echter Pocken mißlang, da die betreffenden Personen vorher schon einmal die Kuhpocken durchgemacht hatten. Die Arbeit wurde zunächst kühl aufgenommen. Dessenungeachtet fuhr Jenner fort, wie er es selbst sagte, »diese Untersuchungen weiter zu verfolgen, ermutigt durch die Hoffnung, damit der Menschheit eine wesentliche Wohltat zu erweisen.« Bald erkannte man, daß die Vakzination nicht nur die Vorteile der Inokulation besitzt, indem sie vor den Pocken schützt, sondern auch von deren Nachteilen frei ist, denn sie gefährdet weder den Impfling noch die Umgebung. Immer mehr Ärzte erlernten bei Jenner die Technik der Vakzination. Sie wurde in mehreren tausend Fällen mit Erfolg durchgeführt, denn bei den Geimpften, die nachträglich der einst üblichen Variolation unterworfen wurden, gingen die Variolapusteln an der Impfstelle nicht mehr an.

»Ich freue mich«, so schrieb Jenner am 5. April 1799, »daß diese Untersuchungen jetzt allgemein mit Eifer betrieben werden. Möge es nur mit derjenigen Ruhe und Parteilosigkeit geschehen, die bei jeder wissenschaftlichen Untersuchung sichtbar sein muß.«[202]

Es fehlte jedoch nicht an Gegnern. Die Zuverlässigkeit des Impfschutzes und die Gefahrlosigkeit der Kuhpockenimpfung wurden besonders von denjenigen Ärzten bezweifelt, die das rentablere Verfahren der Inokulation nicht aufgeben wollten. Um die Impfgegner zum Schweigen zu bringen, vakzinierte Prof. Waterhouse in Boston seine Familie. Aber erst, als er seine Kinder in ein Pockenlazarett brachte und vor aller Augen die Kranken berühren ließ, glaubte man ihm, daß sie dank der vorhergegangenen Vakzination immun geworden waren. 1799 wurde in London die erste öffentliche Impfanstalt eröffnet.[203] Im nächsten Jahr empfahlen 73 hervorragende Ärzte die Vakzination. Die Zeit, in welche Jenners Gedanke fiel, war für reformatorische Ideen der geeignete Nährboden. 1800 wurden in Paris die ersten Kuhpockenimpfungen von dem Arzt Pinel (1745–1826) durchgeführt, der zu Beginn der Französischen Revolution auch eine menschlichere Behandlung der Geisteskranken durchsetzte, die bis dahin wie Schwerverbrecher angekettet waren. Bereits im nächsten Jahr erhielt Jenner ein anerkennendes Schreiben des französischen »Nationalinstituts der Wissenschaften und Künste« vom 16. Thermidor des 9. Jahres der französischen Republik, unterschrieben von Coulomb, Cuvier und de Lambré.[204]

Die Vakzination wurde zum Tagesgespräch. Ein Sturm von Streitigkeiten für und gegen die Impfung brach los. Viele konnten sich in Erinnerung an die schlimmen Folgen der Inokulation von der alten Angst nicht freimachen und warfen unbesehen Vakzination und Inokulation in einen Topf. Überall erzählte man sich damals Greuelgeschichten über die schrecklichen Folgen der neuen Impfmethode. Ein Kind hätte angefangen, auf allen vieren zu laufen, wie eine Kuh zu brüllen und wie ein Stier mit dem Kopf zu stoßen. Die Tochter einer vornehmen Dame hustete wie ein Kalb und bekam Haare am ganzen Leib. Sogar ein Immanuel Kant (1724–1804) äußerte die Befürchtung, daß »durch Jenners Kuhpocken die Menschheit sich zu sehr mit der Tierheit gleichstelle und daß der ersteren eine Art Brutalität eingeimpft« werden könne.[205] In zahllosen Karikaturen machte man sich über die Vakzination und ihre angeblichen Folgen lustig. Es gibt aber auch eine geistreiche Gegenkarikatur von Gilray aus dem Jahr 1802. Sie verhöhnt die törichte Angst, wonach durch die Einimpfung der Kuhpocken eine »Brutalisierung«, eine »Verkuhung« der Impflinge eintreten könne. In einem Impflokal drängen sich die drolligsten Typen. Mitten in der Menge steht als guter Hirte der Menschheit »Jenner« höchstpersönlich und impft soeben eine große dicke Frau: »Britannia«. Bei allen Impflingen brechen nun aus den Impfgeschwüren und aus den verschiedensten Stellen menschlicher Schwäche gehörnte Kuhköpfe hervor. Am deutlichsten vollzieht sich dieser Prozeß an einem gehörnten Metzgerburschen. Es ist »John Bull«. Als Nachhilfe wird die Lymphe noch richtig in Schwung gebracht durch die öffnende Mixtur, die der Assistent gleich mit dem Suppenlöffel kredenzt: eine Anspielung auf den Mißbrauch der damals von manchen Vakzinatoren vor der Impfung verabreichten Abführmittel. Im Hintergrund des Impflokals hängt ein Bild, das den Tanz um das goldene Kalb darstellt.

Napoleon hat als erster Staatsmann die Bedeutung dieser seuchenprophylaktischen Maßnahme genau erkannt. Inmitten des Gezänks zwischen

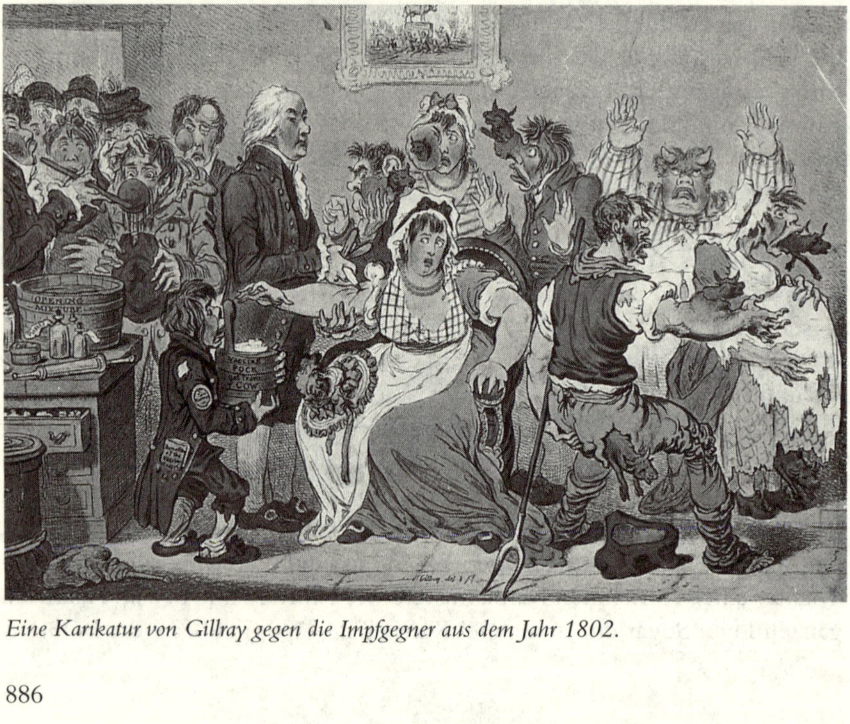

Eine Karikatur von Gillray gegen die Impfgegner aus dem Jahr 1802.

Impfgegnern und Befürwortern erfolgte auf seine Anregung hin am 11. Mai 1800 in Paris die Gründung eines »Comité médical de vaccine«. Noch im Oktober des gleichen Jahres wurden dort die ersten Schutzimpfungen vorgenommen. 1803 ordnete er durch ein amtliches Rundschreiben die Impfung aller in Kinderspitälern und anderen Krankenhäusern aufgenommenen Personen an. Da das kasernierte Militär besonders gefährdet erschien, befahl Napoleon 1805 als Kaiser die Pflichtimpfung aller unter seinem Oberkommando stehenden Soldaten, die keine Pockennarben hatten. Im Jahr 1809 erließ er ein Impfdekret für die französische Zivilbevölkerung. Nach den Berichten des »comité central« wurden in dem Zeitraum 1809–1811 in Frankreich fast zwei Millionen Impfungen durchgeführt.[206] So kam es, daß die Pocken im Gegensatz zu anderen Kriegsseuchen in den Napoleonischen Feldzügen praktisch keine Rolle gespielt haben, nicht einmal unter den katastrophalen Zuständen nach dem gescheiterten Rußlandfeldzug.

Da die Kuhpocken, wie bereits erwähnt, spontan nur sehr selten vorkommen, zahlte man für die Lymphe (als Impfstoff) ursprünglich sehr hohe Prämien. Sie wurde meist an Fäden, Glasplättchen oder Elfenbeinstäbchen angetrocknet und in alle Welt verschickt, kam aber oft unwirksam an. Man übertrug deshalb – nach Jenners Vorschlag – den kostbaren Impfstoff von Kind auf Kind, d. h. von Arm auf Arm. In den Impfanstalten dienten vorwiegend Waisenkinder als »Stammimpflinge«, der menschliche Impfstoff wurde aus den Impfpusteln dieser Erstimpflinge auf den Arm weiterer Kinder verimpft: Charakteristisch für dieses Verfahren ist jene denkwürdige Expedition, welche die spanische Regierung inmitten der Napoleonischen Kriege aussandte, um durch eine Umseglung des ganzen Erdballs ihre sämtlichen Kolonien mit Impfstoff zu versehen.[207] 1803 segelte Francesco Balmis mit zweiundzwanzig Waisenkindern, die die Pocken noch nicht durchgemacht hatten, von Coruña ab. Eines von diesen Kindern wurde kurz vor der Abfahrt mit Kuhpockenlymphe am Oberarm geimpft. Bei der Entnahme zur Impfung eines weiteren Kindes durften die Pusteln noch nicht in das Stadium der Suppuration eingetreten sein, sondern mußten sich im Bläschenstadium befinden. Gewöhnlich wurde also die Überimpfung am siebten oder achten Tag vorgenommen. Man stach mit einer Lanzette das Bläschen mehrfach an und verwendete die herausquellende klare Lymphe zur Weiterimpfung. So wurden während der Fahrt über den Ozean die Kinder in bestimmten Zeitabständen geimpft, um die Lymphe virulent zu erhalten, bis das Schiff in Amerika ankam. Während der Überfahrt versorgte man auch die spanischen Stützpunkte an der Küste Afrikas mit Impfstoff: die Kanarischen Inseln. Im Hafen von Teneriffa empfing man das Schiff mit Glockengeläute und Salutschüssen. Bischof, Priester und Behörden begrüßten feierlich die Ankömmlinge. Nach einem Tedeum in der Kathedrale erfolgten die Impfungen auf den Stufen des Gotteshauses. Auch in Amerika, auf Puerto Rico und in Venezuela wiederholten sich die gleichen Szenen. In Mexiko berichtete kein Geringerer als Alexander von Humboldt (1769–1859) auf mehreren Seiten seines »Versuchs über den politischen Zustand des Königreiches Neuspanien« über diesen Empfang der Balmisschen Expedition.[208] Inzwischen versorgte Balmis' Assistent Salviani Kolumbien, Ecuador und Peru mit »humanem Impfstoff«. In Mexiko nahm Balmis sechsundzwanzig neue Waisenkinder an Bord, fuhr mit ihnen nach den Philippinen und kam unter Berührung Chinas über St. Helena nach drei Jahren wieder in die Heimat zurück.

Auch im konservativen China, wo Balmis 1805 zahlreiche Impfungen durchführte, begann man sich für die Vakzination einzusetzen.[209] Aus China drang die Kunde von diesem Verfahren auch nach Japan. In Sinjuka, einer Vorstadt von Yedo-Tokyo wurde damals die Vakzinationsanstalt »Mitsui-Genpo« eingerichtet.[210]

Als Jenners Verfahren bekannt wurde, galt er überall als der »Entdecker« der Kuhpockenimpfung. Die historische Forschung hat dann festgestellt, daß dieses Verfahren schon vorher an verschiedenen Orten sporadisch bekannt gewesen war. Bei diesen »Forschungen« spielten oft nationalistische Bestrebungen eine gewisse Rolle. So versuchte man Jenners Verdienst streitig zu machen, indem man betonte, daß z. B. der deutsche Landwirt Jobst Böse bereits 1769 oder daß die französische Madame Sevel schon 1772 auf die Schutzkraft der Kuhpocken hingewiesen hätte.[211] In Zusammenhang mit den Prioritätsstreitigkeiten, die um die Vakzination ebenso wie um andere Entdeckungen oft mit lächerlichem Eifer geführt wurden und werden, sei an die Worte Schopenhauers erinnert:

> »Im allgemeinen ist über diesen Punkt zu sagen, daß von jeder großen Wahrheit sich, ehe sie gefunden worden, ein Vorgefühl kund giebt, eine Ahnung, ein undeutliches Bild wie im Nebel und ein vergebliches Haschen, sie zu ergreifen; weil eben die Fortschritte der Zeit sie vorbereitet haben. Demgemäß präludieren dann vereinzelte Aussprüche. Allein, nur wer eine Wahrheit aus ihren Gründen erkannt und in ihren Folgen durchdacht, ihren ganzen Inhalt entwickelt, den Umfang ihres Bereichs übersehn und sie sonach mit vollem Bewußtseyn ihres Wertes und ihrer Richtigkeit deutlich und zusammenhängend dargelegt hat, der ist ihr Urheber, gleichwie der Erfinder einer Sache nur der ist, welcher sie, ihren Wert erkennend, aufhob und bewahrte; nicht aber der, welcher sie zufällig einmal in die Hand nahm und wieder fallen ließ.«[212]

Selbst wenn Jenner von den Impfungen des Lehrers Plett gewußt hätte, was nicht der Fall ist, so würde sein unsterbliches Verdienst um die gesamte Menschheit dadurch nicht geschmälert. Sein Name wird mit Recht für alle

Zeiten mit der Pockenschutzimpfung in Verbindung stehen, denn er hat die Volkstradition, von der auch die anderen »Entdecker« ausgingen, nicht nur in ihrer ganzen Tragweite durchschaut, sondern sie in jahrzehntelanger unermüdlicher Arbeit nachgeprüft und auf ein wissenschaftliches Fundament erhoben und dadurch dem Pockentod Einhalt geboten.

Jenner war in dem Glauben gestorben, daß eine einmalige Vakzination einen lebenslänglichen Impfschutz hinterlassen würde. Doch in Wirklichkeit hält der Impfschutz nach der Erstimpfung nur 7 bis 10 Jahre. Kurz nach Jenners Tod, er starb 1823, kam es bei Geimpften wiederholt zu pockenartigen Erkrankungen. Allerlei Vermutungen wurden erwogen. Man nahm eine Degeneration der Lymphe an oder sogar eine fehlerhafte Impftechnik. Vielleicht war man getäuscht worden, sowohl durch unwissende und schwindlerische Impfer als auch durch unwirksamen Impfstoff? In Paris verkaufte man mit angeblicher Lymphe bestrichene Lanzetten in Galanterieläden. In Deutschland reisten nach Art der früheren Inokulatoren »Vakzinateure« herum, die nach der Impfung sofort verschwanden, ohne den Erfolg abzuwarten. Bemerkenswert im Zusammenhang mit diesen Pockenerkrankungen ist jene Epidemie in Eisenach, die Eckermann in seinen »Gesprächen mit Goethe« erwähnt. Da heißt es:

»Sonnabend, den 19. Februar 1831.
Bei Goethe zu Tisch mit Hofrat Vogel, Goethes Leibarzt seit 1826... Vogel erzählte als das Neueste des Tages von den natürlichen Blattern, die, trotz aller Impfung, mit einem Male wieder in Eisenach hervorgebrochen seien und in kurzer Zeit bereits viele Menschen hingerafft hätten.«

1831 bestand in Sachsen-Weimar-Eisenach seit fünf Jahren der gesetzliche Impfzwang. Man war daher über die lokale Pockenepidemie sehr überrascht.

»Dennoch«, sagte Goethe in seiner Eigenschaft als Minister, »bin ich dafür, daß man von dem strengen Gebot der Impfung auch ferner nicht abgehe, in dem solche kleine Ausnahmen gegen die unübersehbaren Wohltaten des Gesetzes gar nicht in Betracht kommen.«

Dr. Vogel bemerkte, daß er »in der Landtagssitzung den Vorschlag getan habe, eine verstärkte Impfung der Schutzblattern allen im Lande damit Beauftragten zur Pflicht zu machen.«

»Ich hoffe, daß Ihr Vorschlag durchgegangen ist«, sagte Goethe, »sowie ich immer dafür bin, strenge auf ein Gesetz zu halten, zumal in einer Zeit wie die jetzige, wo man aus Schwäche überall mehr nachgibt als billig.«

Bald merkte man, daß es bei vakzinierten Personen, falls sie sich nachträglich infizierten, zu einem milderen Verlauf kam. Die Verfechter des lebenslänglichen Impfschutzes glaubten daher, es handle sich um eine andere Krankheit, und bezeichneten sie als »Variolois«. Kritischeren Beobachtern entging jedoch nicht die Tatsache, daß in denselben Familien geimpfte Personen an Variolois und ungeimpfte an echter Variola erkrankten.[213] Hieraus zogen sie den Schluß, daß die Variolois eine abgeschwächte Pockenform der Schutzgeimpften (bei denen infolge länger zurückliegender Impfung nur noch Teilimmunität bestand) darstellte. Aus der Erkenntnis, daß die Vakzination keinen lebenslänglichen, sondern einen zeitlich begrenzten, etwa zehn Jahre währenden Schutz bewirkt, entstanden nun die ersten Zweifel am Wert der Jennerschen Methode. Dieser Krise konnte jedoch dadurch begegnet werden, daß man zur Auffrischung des Impfschutzes eine erneute Impfung empfahl, die Revakzination, die konsequent und mit gutem Erfolg zum erstenmal beim Militär verschiedener deutscher Länder (Württemberg 1829, Preußen 1834, Hannover 1837, Baden 1840, Bayern 1843, Österreich 1866) durchgeführt wurde. Trotz der Erkenntnis, daß die Pocken infolge der Immunisierung von Kleinkindern den früheren Charakter einer Kinderkrankheit verloren hatten und nunmehr vorwiegend die höheren Altersgruppen befielen, konnte man sich aber noch nicht dazu entschließen, die Revakzination auch bei der Zivilbevölkerung einzuführen.

Nach dem häufigen Auftreten der Variolois begann man sich eingehender mit dem Problem einer etwaigen Degeneration der humanisierten Lymphe zu beschäftigen. Gins fand im Archiv der Berliner Impfanstalt viele Dokumente, die die Degeneration der humanisierten Lymphe im vergangenen Jahrhundert beweisen. So hat Bremer, der Begründer der Berliner Impfanstalt, am 8. Juni 1812 in einem Bericht über die Feststellung echter Kuhpokken in Malchow bei Berlin der obersten Medizinalbehörde die erfreuliche Mitteilung gemacht, daß sich für die Vakzination »dieser Stoff (d. h. die frische Vakzine aus Malchow) als wirksamer erwiesen habe als der englische Impfstoff.« Das ist die erste amtlich festgelegte Beobachtung, aus der man nachträglich auf die beginnende Degeneration der ursprünglich aus England stammenden Berliner Vakzine schließen kann.[214] Zwei Jahre später suchte er nach einer Erklärung für diese Feststellung, indem er den Verdacht äußerte, »der aus England uns zugebrachte Impfstoff habe durch die öftere Reproduktion (über den menschlichen Arm) an Virulenz verloren und sei milder geworden.« Vielfache Zuschriften der mit Berliner Lymphe belieferten Impfärzte bestätigten seine Auffassung. Zur Begründung der zunehmenden Vakzineabschwächung wurde auch auf die veränderte Beschaffenheit der Impfnarben hingewiesen. So bezeichnete Oegg in Würzburg die Narben der Vakzinierten von 1805 bis 1812 als »dreikreuzerstückgroß«. Die Impfnarben von 1812 waren nur noch »linsengroß«, und 1826 imponierten die Narben als »rote Gruben, die in einem Jahr verblaßt und verwachsen waren.«[215]

Die Virulenzabnahme der Lymphe, die einen unzulänglichen Impfschutz befürchten ließ, hatte die Vermehrung der Schnittzahl zur Folge, da man sich von einer größeren Pustelzahl eine länger anhaltende Wirkung versprach.[216] In einem Regulativ des preußischen Kultusministeriums über die sanitätspolizeilichen Vorschriften bei ansteckenden Krankheiten vom 8. August 1835 wurden statt sechs bis acht mindestens zwanzig bis dreißig Impfstiche verlangt, während sich Jenner seinerzeit mit ein bis zwei begnügte und auch begnügen konnte.[217] Auch hieraus ist klar zu ersehen, daß der eigentliche Schöpfer der Vakzination über ein kräftigeres Antigen verfügte als seine Nachfolger einige Jahrzehnte später. Die Vermehrung der Schnittzahl bei der Vakzination erweckte die Abneigung vieler Eltern und wirkte wie Wasser auf die Mühle der Impfgegner, die 1848 von dem Parlament in der Frankfurter Paulskirche sogar die Aufhebung der obligatorischen Schutzimpfung verlangten.[218] Unter den Impfgegnern gab es besonders viele Geistliche, deren religiös gefärbte Gegenpropaganda hauptsächlich bei der unaufgeklärten Landbevölkerung großen Anklang fand. Einer der streitbarsten unter ihnen war der badensische katholische Pfarrer Hansjakob, der in seinen Pamphleten oft Bibelzitate im impfgegnerischen Sinn weiterzuspinnen versuchte, wie folgende Stelle aus dem Alten Testament (Gen 1,31):

> »Und Gott sah an alles, was er gemacht hatte, und siehe da, es war sehr gut. Die Herren Mediziner aber verbessern die Schöpfung des Menschen durch Impfgift.«[219]

Der fanatischste Impfgegner neben Hansjakob war der Stuttgarter Arzt Nittinger, der die Vakzination als leeren Schwindel und Betrug und die Impfärzte als eine »gesetzlich privilegierte Kaste von Giftmischern« bezeichnete. Dieses gefährliche Treiben hatte in der zweiten Hälfte des 19. Jahrhunderts vielerorts, besonders in Süddeutschland, ein Nachlassen der Impftätigkeit mit erneuten Pockenerkrankungen zur Folge.

Noch viel schwieriger gestaltete sich die Pockenbekämpfung in den gefährdeten tropischen Gebieten Asiens, Afrikas und Südamerikas. Der Widerstand entsprang aus Unwissenheit, Aberglauben und oft auch aus religiösen Vorurteilen. So war die Impfgegnerschaft in Indien darauf zurückzuführen, daß der Pockenimpfstoff vom Rind stammte und daß dieses Tier von den Hindus als heilig verehrt wird. Die britischen Gesundheitsbehörden sind gegen solche Vorurteile nur sehr behutsam vorgegangen, vermutlich deshalb, weil man sich seit dem Aufstand des Nana Sahib im Jahr 1857 nur ungern in religiöse Angelegenheiten der Eingeborenen einmischte. Der Anlaß zu dieser Militärrevolte, die damals England um ein Haar Indien gekostet hätte, wurde durch das Gerücht erregt, die Patronenhülsen, die die Sepoys, die Eingeborenensöldner, vor dem Beladen ihrer Gewehre erst abbeißen mußten, seien von den Engländern mit Kuhfett eingeschmiert worden.

Das epidemiologische Wetterleuchten des amerikanischen Sezessionskriegs (1861–1865), bei dem es unter anderem auch zu einer heftigen Pokkenepidemie kam, ließ die Vorteile der Vakzination deutlich erkennen, da die kaum geimpften freiwilligen Einheiten der Schwarzen viel schwerer betroffen wurden als die zum großen Teil vakzinierten weißen Truppen.[220]

Angaben in %	1861/62	1862/63	1863/64	1864/65	1865/66	Jährl. Durchschnitt
Weißen-Erkrankungen	4,68	4,71	8,08	4,61	3,37	5,49
Todesfälle	1,36	1,45	3,21	1,75	0,69	1,95
Farbigen-Erkrankungen	–	–	61,63	23,30	36,48	36,62
Todesfälle	–	–	16,52	8,69	14,24	12,21

Im ganzen kamen bei den weißen Truppen 12 236 (= 5,49%) Erkrankungen und 4717 (= 1,95%) Todesfälle, bei den weniger zahlreichen schwarzen Einheiten 6716 (= 36,62%) Erkrankungen und 2341 (= 12,21%) Todesfälle zur Beobachtung. Wie wenig man sich in seuchenhygienischer Hinsicht um die Farbigen kümmerte, »um dessen Wohl« der Sezessionskrieg angeblich geführt wurde, ist auch daraus zu ersehen, daß die Pocken nach Beendigung des Sezessionskriegs 1864 fast ausschließlich unter den wirtschaftlich und geistig schwer unterdrückten Schwarzen noch zwei Jahre wüten konnten, ohne daß man von maßgebender Stelle etwas Wesentliches dagegen unternommen hätte. Die wichtigsten Maßnahmen erschöpften sich in dem Bestreben, die Seuche auf die Elendsviertel der Schwarzen zu beschränken und eine Verschleppung auf die übrige Bevölkerung zu verhindern.[221]

Dieselbe Mentalität, daß man in gewissen Menschen nur das »Mittel für einen Zweck« sah, spielte zur selben Zeit in Europa auch auf dem Gebiet der Pockenschutzimpfung noch eine verhängnisvolle Rolle. Da auch die humanisierte Kuhpockenlymphe noch von dem Arm frisch vakzinierter Kinder gewonnen wurde, schloß man viele Impfanstalten zwecks Gewinnung eines größeren Lymphvorrats leichtfertig an Findelhäuser an, obwohl Struensee schon vor hundert Jahren davor gewarnt hatte, pockenkranke Findlinge (»wegen ihrer zweifelhaften Herkunft«) als Stammimpflinge »beym Blatterbelzen« zu benutzen. Eine als besonders infam empfundene Beschuldigung der Impfgegner, man würde mit der Vakzination die Syphilis übertragen, schien sich zu bewahrheiten.[222] Nach Joukoffsky waren von 1865 bis 1867 im Petersburger Findelhaus elf Kinder, die später die »Anzeichen hereditärer Lues« zeigten, als Stammimpflinge verwendet worden.[223] In der »Wiener Medizinischen Wochenschrift« vom 4. Juli 1868 war zu lesen: »Wer immer im Wiener Findelhaus einen Tropfen Schutzpockenlymphe um 18 Kreuzer kauft, muß fürchten, daß dieser Tropfen ohne Verschulden der hierbei betheiligten Ärzte aus der Impfpustel eines Kindes genommen sei, dessen Mutter an Syphilis krank war.« Auch in Hamburg kam es noch 1874 zur Übertragung von Syphilis infolge der Benutzung eines »hereditär luetischen Kindes« als Impfkönig (Lymphspender), was die sofortige Absetzung des damaligen Oberimpfarztes zur Folge hatte.[234]

Diese schwere Krise der Vakzination, die bedingt war durch die Impfung von Arm zu Arm mit humanisierter Lymphe, wurde mit einem Schlag behoben, als man die humanisierte Lymphe durch Kälberlymphe ersetzte, womit die Gefahr der Luesübertragung durch Impfung endgültig ausgeschlossen war. Die Gründe für diesen Entschluß waren die Folgen des Deutsch-Französischen Krieges. Nach Napoleons Sturz erfuhr die Impfpflicht in Frankreich eine zunehmende Lockerung. Die vorübergehende Abnahme der Pockengefahr führte zur Sorglosigkeit, so daß die Impfungen immer nachlässiger durchgeführt wurden. Diese seuchenprophylaktische Unterlassungssünde wirkte sich während des Deutsch-Französischen Krieges verhängnisvoll aus. Die 1870 ins Feld rückenden deutschen Truppen standen unter dem Impfschutz einer zweimaligen Vakzination.[225] In Frankreich dagegen war der Impfzustand nicht nur bei der Zivilbevölkerung, sondern auch beim Militär äußerst ungünstig. 1857 wurde zwar die Vakzination sämtlicher Mannschaften beim Dienstantritt wieder angeordnet, aber bei der Lässigkeit, mit der man diese Vorschrift durchführte, blieben fast die Hälfte, manchmal sogar zwei Drittel der Rekruten ungeimpft. Kurz vor Kriegsausbruch (1869) wurden von 115 876 Rekruten nur 57 720 geimpft. War schon die reguläre Armee schlecht geimpft, so fehlte die Impfung bei den in überstürzter Weise aufgestellten Truppenverbänden fast vollständig. Ein besonders pockenfähiges Material stellten die nordafrikanischen Truppen, die Zuaven, dar. Besonders schlimm war es jedoch bei der Zivilbevölkerung. Von einer Wiederimpfung war keine Rede, hatte sich doch die französische Akademie offen dafür ausgesprochen, daß eine einmalige Vakzination lebenslänglichen Schutz vor den Pocken gewährt. Das Schlimmste aber war, daß in verschiedenen französischen Departements die Pocken wieder aufflackerten. Bereits 1869 waren über 4000 Personen an ihnen gestorben.[226] Zolas berühmter Roman »Nana« endet beim Ausbruch des Deutsch-Französischen Krieges 1870 mit einer für die damalige epidemiologische Situation aufschlußreichen Szene: Während Nana in einem Pariser Hotelzimmer an den Pocken stirbt, johlt unter ihrem Fenster die fanatisierte Menge: »À Berlin! À Berlin!« Ebenso wie Nana war auch von diesen Verblendeten, die zum großen Teil bald eingezogen wurden, kaum einer gegen Pocken schutzgeimpft. Beim Einmarsch der deutschen Truppen im August 1870 grassierten die Pocken in verschiedenen Gebieten Frankreichs. Die

Mobilmachung bot nun Gelegenheit, die Seuche auch in die bisher pockenfreien Gebiete zu verschleppen, besonders in die bald der Einschließung anheimfallenden Festungen. Hier gewann die Krankheit infolge der ungünstigen immunologischen Verhältnisse eine ungeahnte Verbreitung, nicht nur unter den Soldaten, sondern auch unter der Zivilbevölkerung.[227] Obwohl nach Übergabe der Festungen auch die Belagerungstruppen einer Ansteckungsgefahr ausgesetzt wurden, kamen beim deutschen Heer nur 278 Pokkentodesfälle vor.[228] Die reguläre französische Armee, die weniger sorgfältig gegen Pocken geimpft war, büßte 23 400 Pockentote ein. Demnach verlor die französische Armee im Krieg von 1870/71 durch Pocken insgesamt achtmal mehr Soldaten als die deutschen Truppen. Die Gesamtzahl der französischen Verluste an Pocken in der Heimat in den Jahren 1870/71 ist nie zuverlässig festgestellt worden. Eine Schätzung von Vacher für die Jahre 1869–1871 kommt auf 200 000 Pockentote.

Doch die Epidemie blieb nicht auf Frankreich beschränkt. Durch Flüchtlinge und durch die geschlagenen, verseuchten französischen Truppen, die sich bei Sedan über die belgische und bei Pontarlier über die Schweizer Grenze retteten, wurden die Pocken auch in diese Länder verschleppt. Nach Italien kam die Krankheit durch Garibaldis Freischärler, mit denen er nach Ausrufung der französischen Republik Gambetta zu helfen versucht hatte. In Frankreich selbst wurde von Seiten der deutschen Behörden schon im September 1870 die obligatorische Vakzination aller Gefangenen verfügt, aber die Durchführung dieser Bestimmung scheiterte am Impfstoffmangel. Benutzte man doch damals ausschließlich humanisierte, d. h. aus menschlichen Impfpocken direkt von Arm zu Arm überimpfte Lymphe. Mit den Kriegsgefangenen wurden dann 1871 die Pocken auch nach Deutschland eingeschleppt, und es kam hier unter der mangelhaft, höchstens einmal durchgeimpften Zivilbevölkerung zu einer schweren Epidemie, die erst 1874 erlosch und an der mehr als 181 000 Menschen gestorben sind, »während die Gesamtverluste des deutschen Feldheeres 1870/71 durch feindliche Waffen und Krankheiten nur 41 210 Tote betragen haben.«[229]

So beklagenswert diese furchtbare Epidemie war, die in Deutschland fast das Vierfache an Menschenopfern forderte als der Krieg selbst, so hatte sie doch einen Erfolg. Unter dem Eindruck dieses Massensterbens und in Kenntnis der Tatsache, daß nur eine lückenlose Durchimpfung des ganzen Volkes vor den Pocken schützt, entschloß man sich unter Bismarcks Ägide, reichseinheitlich eine zweimalige Vakzination der gesamten Bevölkerung einzuführen. Die parlamentarischen Verhandlungen vollzogen sich vor dem politischen Hintergrund des Kulturkampfes zwischen Bismarck und der katholischen Kirche und der anstehenden sozialen Frage. Einige Punkte der heftigen parlamentarischen Auseinandersetzungen, die auch in der Öffentlichkeit großen Widerhall fanden, büßten bis in die jüngste Zeit nicht an Brisanz ein. Wurde doch von vielen der Impfzwang als Ausdruck staatlicher Allmacht empfunden, denn die Impfung geschah nicht mehr, um den einzelnen zu schützen, sondern um die Seuchengefahr vom Volk abzuwenden. Die Durchführung eines solchen Zieles ging nicht ohne Zwang, ohne Eingriff in die persönliche Freiheit. »Holzhäuser mit feuergefährlichen Strohdächern«, schrieb damals Kußmaul, »darf man in Städten nicht mehr bauen, nicht nur, weil das eigene Heim gefährdet ist, sondern auch wegen der Nachbarhäuser.« Am 5. Februar 1874 legte Bismarck nach Zustimmung des Bundesrats dem Reichstag das Reichsimpfgesetz vor, das nicht nur eine Pflichtimpfung der Säuglinge, sondern auch eine Wiederimpfung der 12jährigen vorsah.[230] Die Behauptung der Impfgegner, das Impfgesetz von 1874 sei im Reichstag nur mit 141 gegen 140 Stimmen, also mit einer Stimme Mehrheit, zustande gekommen, entspricht nicht den Tatsachen. In Wirklichkeit ist, wie man aus den Verhandlungsprotokollen des Reichstags ersehen kann, Paragraph 1, bei dem eine namentliche Abstimmung stattfand, mit 183 gegen 119 Stimmen und das übrige mit ansehnlicher Mehrheit angenommen worden.[231]

Bei der Vakzination bediente man sich zunächst auch weiterhin der humanisierten Lymphe, d. h. des Pustelmaterials von menschlichen Impfpokken. Doch bei dieser Arm-zu-Arm-Impfung ereignete sich 1874 kurz nach Erlaß des Reichsimpfgesetzes in Hamburg das bereits erwähnte Unglück, bei dem ein »hereditär luetischer« Knabe als Lymphspender benutzt wurde. Da die vom menschlichen Arm gewonnenen Vorräte der ins Zwielicht geratenen humanisierten Lymphe für die vom Reichsimpfgesetz vorgeschriebene Massenimpfung ohnehin nicht ausreichten, entschloß man sich nicht nur in Hamburg, sondern auch in anderen Städten, zwecks Impfstoffgewinnung zur Kälberimpfung überzugehen.[232]

In den ersten Dezennien der bakteriologischen Ära, die nach dem Deutsch-Französischen Krieg begann, erschienen zahlreiche Arbeiten, in denen als Erreger der menschlichen und tierischen Pocken die verschiedensten Bakterien beschrieben wurden, bei denen es sich in Wirklichkeit aber um Keime handelte, die durch sekundäre Verunreinigung in die Lymphe gelangt waren. Konnten doch bereits Robert Koch und Wassermann feststellen, daß sehr virulente Kinderlymphe oft bakteriell steril war. Damit haben sie den Beweis erbracht, daß mit den bis dahin in der Bakteriologie üblichen Untersuchungsmethoden der Pockenerreger nicht dargestellt werden konnte. Histologische Untersuchungen der Pockenpusteln brachten neue Erkenntnisse. An den Epithelzellen und ihren Kernen wurden Veränderungen beobachtet, in denen Loeffler (1886) und Pfeiffer (1887) Protozoen vermuteten. Angeregt durch diese Beobachtungen, untersuchte Guarnieri in Pisa zunächst die Haut und Schleimhäute von Pockenleichen. 1892 teilte er mit, daß es ihm nach Verimpfung von Kuhpockenlymphe auf das Auge von Kaninchen gelungen sei, im Hornhautepithel die gleichen Gebilde nachzuweisen, die auch in den Hautpusteln von Pockenleichen vorkommen. Seine Befunde wurden von den verschiedensten Autoren bestätigt. Im Bann der glänzenden Ergebnisse, die man auf dem Gebiet der Malariaforschung erzielt hatte, hielt auch Guarnieri diese Gebilde für Protozoen und glaubte in ihnen den Erreger der Pocken entdeckt zu haben. Es dauerte lange Zeit, bis man diese Ansicht fallen ließ. Filtrierte man nämlich eine Aufschwemmung des Pustelinhalts durch einen bakteriendichten Filter, so wurden die Guarnierischen Körperchen zurückgehalten. Allein das zellfreie Filtrat erwies sich im Tierversuch auch weiterhin als hochinfektiös. Aufgrund dieser Untersuchungen kam man zur Ansicht, der Erreger der menschlichen und tierischen Pocken sei ein filtrierbares Virus, während die Guarnierischen Körperchen nur spezifische Reaktionsprodukte der befallenen Zellen (»Zelleinschlüsse«) darstellten und daher für die Infektion als pathognomostisch gelten konnten.

1906 fand Paschen in Hamburg in Ausstrichpräparaten aus Impfpusteln der Kälber und der geimpften Kinder »überraschend große Mengen von gleichmäßig gefärbten, sehr kleinen Körperchen«, die er als »Elementarkörperchen« bezeichnete. Die Paschenschen Elementarkörperchen, deren ätiologische Bedeutung lange Zeit umstritten war, wurden schließlich als die Erreger der Pocken anerkannt.

Die Kuhpocken, vermutete Jenner, seien zufällig auf das Rind übertragene Menschenpocken, die im Körper dieses Tieres so abgeschwächt wurden, daß sie bei Rückübertragung auf den Menschen nicht mehr echte Pokken, sondern nur eine auf die Impfstelle beschränkt bleibende Pustel hervorriefen und diesen Charakter dauernd beibehielten. Das erklärt auch, weshalb man die Kuhpocken, die schon früher verhältnismäßig selten vorkamen, später noch seltener und zwar ausschließlich während der Impfzeit antreffen konnte. In früheren Zeiten nämlich, in denen die Menschenpokken unter der Bevölkerung seuchenhaft geherrscht hatten, wurden sie auch auf Rinder häufiger übertragen, während später lediglich Bäuerinnen, die sich an ihren frisch geimpften Kindern infiziert hatten, das Virusmaterial beim Melken auf den Euter der Kuh übertrugen. »Im naturwissenschaftlichen Sinne ist das Vaccinevirus eine ungefährliche Variation des Variolavirus analog dem Virus fixe bei der Tollwut«, meinte noch Gins.

Die verheerende Pockenepidemie infolge des Deutsch-Französischen Krieges wirkte weltweit alarmierend. Trotz der impfgegnerischen Propaganda wurde überall fieberhaft vakziniert. Wenn die Ergebnisse trotzdem nicht stets den Erwartungen entsprachen, so konnte das sowohl an der unzulänglichen Qualität der Vakzine als auch an der mangelhaften Organisation der Impfungen liegen. »Die vielen Pockennarbigen«, schrieb Anton Tschechow (1860–1904), der selbst Arzt war, »die uns tagtäglich über den Weg laufen, sind der beste Beweis dafür, daß unsere staatlich organisierte Vakzination noch immer nicht jenes engmaschige Netz ist, dem kein Fischlein entschlüpft, sondern überall mehr oder weniger große Löcher aufweist.«[233] Auch Maxim Gorkij (1868–1936) war ebenso wie der pockennarbige Stalin (1879–1953) als Kind nicht vakziniert worden. In seinem autobiographischen Roman »Meine Kindheit« berichtet Gorkij:

> »Ich erwachte am ganzen Körper mit roten Flecken bedeckt: die Pocken hatten mich befallen. Ich wurde auf dem Hinterboden untergebracht und lag dort lange Zeit blind, an Armen und Beinen mit breiten Binden gefesselt in wüsten Fieberphantasien. Außer der Großmutter kam kein Mensch zu mir. Sie päppelte mich wie ein kleines Kind. Als ich bereits zu genesen begann und man mir die Binden schon abgenommen hatte, ließ man meine Hände noch in Handschuhen stecken, damit ich mir nicht das Gesicht zerkratze.«[234]

Kein Wunder, daß die Pocken in Rußland während des Ersten Weltkriegs infolge des ungenügenden Impfschutzes der Bevölkerung eine erhebliche Zunahme aufwiesen.[235]

> »Als daher die deutschen Truppen im Herbst 1914 in Russisch-Polen einmarschierten, kamen sie in ein Land, das nicht nur mit Fleckfieber, sondern auch mit Pocken endemisch verseucht war. Es ereigneten sich daraufhin zwar zahlreiche Fleckfieberfälle, doch infolge des guten Impfschutzes der deutschen Armee kam es trotz dauernder Infektionsgelegenheit zu keinen Pockenerkrankungen. Durch die von der deutschen Wehrmacht im damaligen Generalgouvernement Warschau von Ende 1915 ab durchgeführte allgemeine Impfung der ganzen Einwohnerschaft kam die Seuche unter der polnischen Zivilbevölkerung beinahe mit einem Schlage zum Stillstand.
>
> Die Gesamtzahl der im Weltkrieg 1914/18 beim deutschen Feld- und Besatzungsheer aufgetretenen Pockenfälle betrug nach dem Sanitätsbericht nur 459 (0,07% der Kopfstärke), von denen 20 tödlich verlaufen sind.«[236]

Ähnlich war es bei den Franzosen, den gebrannten Kindern von 1870/71. Infolge einer sorgfältigen Durchimpfung kamen in der französischen Armee nur 73 Pockenerkrankungen (meist bei Kolonialtruppen) mit vier Todesfällen vor.

Die k. u. k.-Armee hatte dagegen – infolge der sprichwörtlichen Schlamperei – in der Zeitspanne 1914/18 schätzungsweise 18–25 000 Pockenfälle (mit einer Letalität von etwa 5 Prozent).

Aber auch in Ländern, in denen die Impfung und die Wiederimpfung gesetzlich eingeführt waren und konsequent durchgeführt wurden, ergaben sich infolge der veränderten immunologischen Situation für die Ärzte unvorhergesehene Schwierigkeiten.

»Die Zeiten haben sich seit den Tagen Jenners geändert... Durch ihn sind die Pocken oft eine ganz andere Krankheit geworden, die wohl leichter zu ertragen, aber schwerer zu erkennen ist.«

Diese Worte haben Ricketts und Byles an die Spitze ihres ausgezeichneten Buches »The diagnosis of smallpox« gestellt, und wahrlich nach längeren pockenfreien Zeiten, in denen eine Ärztegeneration herangewachsen war, die niemals mit den verschiedenen Formen dieser Krankheit konfrontiert wurde und das klinische Bild nur aus Lehrbüchern kannte, war die Diagnose bei sporadisch auftretenden, atypischen Varioloisfällen oft sehr schwierig.«[237] Wie wichtig aber gerade die rechtzeitige Diagnose des ersten Falles ist, offenbarte sich besonders deutlich in der kleinen Epidemie, die 1916/17 allein in Hamburg 227 Erkrankungen zur Folge hatte. Durch wolhynische Rückwanderer wurden die Pocken nach Schleswig eingeschleppt.[238] Die ersten Fälle hielt man wegen des leichten Verlaufs für Varizellen. Erst als Erwachsene an den angeblichen Windpocken starben, wurde man stutzig und erkannte den wahren Charakter der Krankheit. Inzwischen waren aber Wochen verstrichen und die Erreger durch Landstreicher und Reisende in viele Ortschaften verschleppt worden. Hierbei erkrankten und starben auch meist ältere Leute, die jenseits des 40. Lebensjahrs waren und bei denen die letzte Impfung Jahrzehnte zurücklag.

Was eine indolente und korrupte Sanitätsverwaltung und gewissenlose impfgegnerische Propaganda bewirken können, erlebten die Amerikaner auf den Philippinen, als 1918 über die Inselgruppe eine schwere Pockenepidemie hereinbrach. Über 50 000 Menschen, meist Kinder, fielen ihr zum Opfer. Auf Riesenplakaten der amerikanischen Impfgegner war damals in New York zu lesen: »Volk, wie lange wirst du den Impfunfug noch über dich ergehen lassen?! Auf den vielgerühmten Philippinen waren alle Menschen geimpft, und Hunderttausende sind gestorben!« Da die Philippinen nach dem Krieg zwischen Spanien und Amerika 1898 unter amerikanische Kolonialverwaltung gekommen waren, schickten die Vereinigten Staaten Victor Heiser, einen ihrer erfahrensten Seuchenhygieniker, auf die Inselgruppe, um an Ort und Stelle nach dem Rechten zu sehen. Dort konnte Häser feststellen, daß man auf den Philippinen jahrelang die Impflisten gefälscht hatte, indem man Impfungen eintrug, ohne sie ausgeführt zu haben. Die genauen Nachrechnungen ergaben, daß sogar mehr Impfungen listenmäßig ausgeführt sein sollten, als es nach der Menge des bezogenen Impfstoffes überhaupt möglich gewesen wäre! In seiner Biographie »An American Doctor's Odyssey« schreibt Heiser:

> »Viele Ärzte, denen die Arbeit zu lästig war, warfen den Impfstoff in die Papierkörbe. So war eine ganz ungeimpfte Generation herangewachsen, und es bedurfte nur eines Windhauches, um die Glut anzufachen... Die Leute starben allen impfgegnerischen Theorien zum Trotz wie die Fliegen. In der Zeit von 1918 bis 1920 haben die Philippinen zweimal mehr Menschen durch die Pokken verloren als die Armee der USA durch den Weltkrieg. Diese Hekatomben des Todes wären leicht zu vermeiden gewesen.«

Das höchst aufschlußreiche Kapitel über die Pocken auf den Philippinen schloß Heiser paukenschlagartig mit dem lapidaren Satz: »Heute gibt es auf den Philippinen keine Impfgegner mehr; sie wurden alle durch die Seuche hinweggerafft.«

Nach dem Ersten Weltkrieg, am Ende der größten Grippepandemie, der zwischen 1918 und 1922 mehr als 20 Millionen Menschen zum Opfer gefallen waren, machte man in verschiedenen Ländern die Beobachtung, daß unmittelbar nach der Pockenschutzimpfung die Kleinkinder an einer Gehirnentzündung erkrankten.[239] Die Beschwerden bei dieser postvakzinalen Enzephalitis traten meist 7 bis 13 Tage nach der Impfung akut auf und äußerten sich in Kopfschmerzen, Erbrechen, Krämpfen, Zuckungen, Lähmungen, Augenmuskelstörungen, Bewußtseinstrübung, bisweilen auch in Nackensteifigkeit. Die Prognose war sehr ungünstig. Etwa ein Drittel der Patienten starb, und ein Teil derjenigen, die die Krankheit überwanden, zeigte mehr oder minder starke Ausfälle der geistigen Leistungsfähigkeit. Die postvakzinale Enzephalitis betraf nur Erstimpflinge, und zwar nur wenige Fälle auf eine Million Impflinge.

Seit dieser Zeit war die Vakzination als Pflichtimpfung von einem nicht vorhersehbaren Gefahrenmoment überschattet.[240] Die Forderung nach Einführung der »Gewissensklausel« wurde immer lauter. War doch die postvakzinale Enzephalitis mit einer gewöhnlichen Krankheit, die man als schicksalhaftes Ergebnis aufgefaßt hätte, nicht zu vergleichen. Sie stellte vielmehr einen Komplikationsfaktor dar, den man bewußt unter dem Druck gesetzlicher Bestimmungen, die im Interesse der Allgemeinheit erlassen waren, auf sich nehmen mußte. Als Student sah ich um 1932 eine impfgegnerische Karikatur, vermutlich im »Simplicissimus«. Ein junger Mann mit entblößtem Oberkörper wird von einem Uniformierten mit Monokel gefragt:

»Wogegen werden Sie geimpft?«

»Gegen meinen Willen! Herr Stabsarzt«, lautet seine Antwort.

Nach der »Machtergreifung« der Nationalsozialisten verstummte jegliche Kritik, auch die der Impfgegner.

Die Statistiken über die Erfolge der Pockenschutzimpfung aus verschiedenen Zeiten und Ländern sprechen dennoch eine eindeutige Sprache. Das bewahrheitete sich besonders eindrucksvoll während des Zweiten Weltkriegs. Fast alle Länder und Gebiete, in denen es zu Kampfhandlungen kam, verfügten über einen so guten Impfschutz gegen die Pocken, daß diese Seuche im Gegensatz zu anderen Infektionskrankheiten, wie Fleckfieber, Hepatitis, Ruhr, Typhus etc., in dem apokalyptischen Grauen dieses Völkermordens gar keine Rolle spielte.[241] Nur in Demotika, in Westthrazien, kam es 1943 durch Zigeuner, die aus der Türkei unbemerkt über die griechische Grenze eingesickert waren, zu einem kleinen Pockenausbruch.[242] Sogar unter den chaotischen Verhältnissen des Zusammenbruchs, als Millionen Flüchtlinge aus dem Osten in ein Land der zerbombten Städte zurückströmten, wo sie unter unhygienischen Bedingungen in Flüchtlingslagern und Notunterkünften zusammengepfercht wurden, kam es dank des Impfschutzes zu keinen Pockeninfektionen. Kein Wunder, daß damals bei der Einschleppung von allerlei Infektionskrankheiten wie Fleckfieber, Hepatitis, Typhus, Ruhr so manchen Kliniker, der dank der Vakzination noch nie echte Pocken gesehen hatte, beim gelegentlichen Anblick von pustulösen Hautexanthemen die Befürchtung beschlich, es könnte sich um Pocken handeln. Noch 1946 ereignete sich ein solcher Fall in einer norddeutschen Universitätsstadt. Ein achtjähriger Knabe wurde mit zahlreichen eingedellten Eiterbläschen, besonders an den Händen, in die Klinik eingeliefert. Der stellvertretende Direktor, der zugleich Vorlesungen über Hautkrankheiten hielt, erschrak und wollte über den Kreisarzt Pockenalarm schlagen. Seine alte, erfahrene Oberschwester konnte ihn nur schwer von diesem Entschluß abhalten. Mit einer mehrtägigen Krätzekur erlöste sie den Knaben von seinem Ausschlag.[243]

Doch in vielen Gebieten Asiens, Afrikas und Südamerikas gab es noch lange Pocken. Als die WHO im Jahr 1965 ihren Weltgesundheitstag unter das Motto »Kampf den Pocken« stellte, wurden in der Welt noch 112 000, 1967 gar 131 000 Pockenerkrankungen gemeldet. Die Zahl der mit Pocken endemisch verseuchten Länder betrug im Jahr 1965 noch über 30. In diesen Gebieten wurde mit einem ungeheuren Kostenaufwand konsequent eine Durchimpfung der Bevölkerung vorgenommen. In der Folgezeit fielen die Erkrankungszahlen kontinuierlich bis auf 30 000 im Jahr 1970. Um 1973 waren lediglich noch vier Länder als Pockenendemiegebiete zu betrachten. Südamerika galt seit über zwei Jahren als pockenfrei. Der afrikanische Kontinent war ebenfalls pockenfrei bis auf die letzten Herde in Äthiopien; dort lief eine Ausrottungsaktion der Weltgesundheitsorganisation, die man erfolgreich beurteilte. Weniger günstig sah die Situation auf dem indischen Subkontinent aus, wo der Krieg zwischen Indien und Pakistan sowie die politischen Unruhen, besonders in Bangladesch, eine konsequente Seuchenbekämpfung verhinderten. Dementsprechend stiegen 1973 die Pockenerkrankungen vorübergehend wieder bis auf mehr als 120 000 Fälle an.

Die letzte Pockeneinschleppung in die Bundesrepublik Deutschland wurde 1972 in Hannover festgestellt. Es handelte sich um einen Jugoslawen, einen moslemischen Albaner, der aus dem Kosovo-Gebiet eingereist war. Dort hatte kurz zuvor der letzte größere Pockenausbruch in Europa mit 175 Fällen stattgefunden. Eingeschleppt wurde die Seuche durch heimkehrende Mekkapilger.

Die Impfaktion der WHO wurde inzwischen konsequent weitergeführt. Mit Hilfe der Jennerschen Vakzination gelang es schließlich der WHO durch eine weltweit koordinierte Aktion zum ersten Mal in der Geschichte der Menschheit, eine der gefährlichsten Infektionskrankheiten, die Pocken, auszurotten. 200 700 Frauen und Männer hatten zwischen 1967 und 1977 im Auftrag der Weltgesundheitsorganisation in 70 Ländern der Erde rund 4,8 Milliarden Impfungen vorgenommen. Der letzte Pockenkranke, den die Ärzte der WHO zu sehen bekamen, war 1977 ein Koch aus Somalia. Wer danach noch einen Pockenkranken entdecken konnte, sollte von der WHO 1000 Dollar in bar ausgezahlt bekommen. Es kamen jedoch nur noch 1977 und 1978 Laborinfektionen in London und Birmingham vor. Um das Umgangsrisiko auszuschließen, haben bis auf zwei Referenzlaboratorien in Atlanta und in Moskau alle anderen Institutionen ihre Variolavirus-Vorräte vernichtet.

Es erscheint wie eine Ironie des Seuchengeschehens, daß fast zur gleichen Zeit, als die Weltgesundheitsorganisation voller Stolz offiziell die »weltweite Ausrottung der Pocken« als triumphalen ersten Schritt auf dem Weg der »Seuchen-Eradication« proklamierte, die ersten Fälle von Aids, einer neuen, noch gefährlicheren Infektionskrankheit, bekannt wurden. Ein Grieche des Altertums hätte hier eine Bestrafung der Hybris durch die Nemesis vermutet.

Tollwut (Lyssa, Rabies)

Die Tollwut ist eine durch Bißverletzung übertragbare Myeloenzephalitis bei Warmblütern, die unter charakteristischen psychischen und nervösen Erscheinungen (Erregungs- und Angstzustände, Krämpfe und Lähmungen) ad exitum führt. Der Erreger des Tollwutvirus kann durch den Biß eines infizierten Hundes oder anderer Tiere (Wolf, Fuchs, Dachs, Katze) auch auf den Menschen übertragen werden.[1]

Tollwütige Waldtiere verlieren ihre natürliche Scheu, werden aggressiv und fallen Menschen an. Eine seuchenhafte Ausbreitung der Tollwut unter freilebenden Tierarten (Füchse, Dachse, Marder) ist epidemiologisch stets ein sehr bedenkliches Zeichen, da die häufigen und schnellen Passagen durch verschiedene Tierarten eine Virulenzsteigerung des Erregers bedingen, die sich beim Menschen in einer gefährlichen Verkürzung der Inkubationszeit äußern kann.

Bei infizierten Haustieren (Hunde und Katzen) kommt es zu einer sonderbaren Wesensveränderung. Sie werden scheu, beißen oder kratzen ohne Anlaß, werden unruhig, unfolgsam. Bei Hunden kommt es zu einem erhöhten Speichelfluß und Wanderdrang mit Beißsucht, wobei sie ohne jegliche Wasserscheu auch Bäche oder Flüsse überqueren, Menschen und Tiere angreifen und wahllos unverdauliche Gegenstände wie Holzstücke, Lumpen, Steine verschlingen.[2] Schließlich kommt es zu Lähmungen des Unterkiefers, der Zunge, der Augen, der Körpermuskulatur. Die Krankheitsdauer beträgt durchschnittlich fünf bis acht Tage.

Beim Menschen breitet sich der mit dem infektiösen Speichel in die Bißwunde gelangte Erreger über den Weg der Nervenbahnen zum Zentralnervensystem aus und ruft in diesem schwerste regressiventzündliche Veränderungen hervor. Die durchschnittliche Inkubationszeit beträgt dabei vier bis sechs Wochen, kann aber auch länger, bis zu einem Jahr dauern. Neben der Virulenz des Virus spielt hierbei auch die Lokalisation der Verletzung eine Rolle, denn je näher der Biß dem Zentralnervensystem und je tiefer er war, um so kürzer pflegt im allgemeinen die Inkubationszeit zu sein. Besonders gefährlich sind Gesichtswunden und Wunden an den Händen, während die Wunden der mit Kleidungsstücken versehenen Körperteile harmloser sind. Am allergefährlichsten sind die tiefen Bißverletzungen durch Wölfe. Die Erkrankung beginnt mit Jucken, Brennen oder Schmerzen an der Bißstelle, Störungen des Allgemeinbefindens wie Appetitlosigkeit, Unruhe und Kopfschmerzen. Das Reizstadium setzt mit Schlingbeschwerden ein, die sich zu Schlundkrämpfen steigern und den von starkem Durst geplagten Patienten am Trinken hindern. Die daraus resultierende Angst vor dem Trinken gab der Krankheit den Namen Wasserscheu (Hydrophobie). Der Kranke schreit und tobt bereits beim Anblick des Wassers, der bei ihm die heftigsten Krämpfe auslöst. Dabei kann es zu Wutanfällen mit Bedrohung der Umgebung kommen. Tritt der

Tod nicht auf der Höhe eines Anfalls ein, dann erfolgt er in dem kurzen Lähmungsstadium.

Da die Erkrankung bei Tollwut stets tödlich endet, soll die Behandlung möglichst frühzeitig und bereits vorbeugend bei Verdacht mit der aktiven Schutzimpfung beginnen.[3] Tollwutverdächtige Tiere, die einen Menschen verletzt haben, werden sehr oft getötet, nicht selten auch von Tierärzten, um das Gehirn auf Negri-Körperchen untersuchen zu lassen.[4] Oft führt hierbei die mikroskopische Untersuchung des Hundegehirns zu einem negativen Ergebnis, weil sich die Negrischen Einschlußkörperchen in den Ganglienzellen noch nicht ausgebildet haben. Noch unzweckmäßiger ist es, wenn ein tollwutverdächtiger Hund durch Kopfschuß getötet wird, da das Gehirn zur histologischen Untersuchung unversehrt bleiben muß. In beiden Fällen muß der Tierversuch angesetzt werden. Auf diese Weise entsteht eine ungewisse Situation, die für viele Patienten, trotz der sofort eingeleiteten Behandlung eine ungeheure seelische Belastung darstellt.

Da in solchen Fällen – wie dies aus den Tierversuchen nachträglich zu ersehen ist – oft keine Tollwut vorgelegen hat, sollte ein Hund, der einen Menschen gebissen hat, nicht unnötigerweise getötet, sondern eingesperrt und gleichzeitig von einem Tierarzt acht Tage beobachtet werden. Ein infektionsfähiger Hund zeigt spätestens nach fünf bis acht Tagen sichere Krankheitserscheinungen und verendet rasch. Zeigt der beobachtete Hund keine Symptome der Tollwut, so ist er als gesund anzusehen.

Altertum

»Der Glaube von gestern ist oft der Aberglaube von heute, und die Erkenntnisse von heute sind nicht selten die Irrtümer von morgen.« Montaignes skeptische Worte gelten auch für die Tollwut, deren Geschichte bis in die jüngste Zeit eine von abergläubischen Ansichten umrankte Kette von Irrtümern und mißverstandenen Erkenntnissen darstellt. Lange hatte man geglaubt, die Krankheitsbezeichnung »Lyssa« (λύσσα) gehöre etymologisch zu λύκος, der Wolf, und sei eine Reminiszenz aus archaischen Zeiten, als der Wolf in Hellas noch weitverbreitet war und sein gefürchteter Biß das grauenhafte Übel bewirkte.[5] Diese Annahme setzt jedoch Kenntnisse über epidemiologische Zusammenhänge voraus, die die Griechen der mythischen Zeit nicht haben konnten. Infolge der ungewöhnlich langen Inkubationszeit hatten sie zunächst nicht erkannt, daß es sich bei dieser grauenerregenden Krankheit um die unmittelbare Konsequenz einer längst erfolgten und meist vergessenen Verletzung durch einen Hund oder ein anderes Tier handelte. Ursprünglich bezeichneten sie als Lyssa ganz allgemein Tobsuchtsanfälle, bei denen die Betroffenen »wie Wölfe heulten oder sich auch sonst wölfisch gebärdeten«. Derartige Anfälle galten meist als »gottverhängte Strafen«.

Noch bei den griechischen Tragödiendichtern wurde die physische Plage der Lyssa in das psychische Leiden des Wahnsinns umgedeutet. Besonders gefürchtet war Hekate, die man sich auch »hundsköpfig« oder als Hündin, umgeben von einer Meute wütender Doggen, vorgestellt hat. Sie galt als »Göttin nächtlicher Schrecknisse«, die geißelschwingend mit ihrem wilden Heer umherzog und »jedermann, dem sie nachts oder in der Mittagsglut, vor allem an Kreuzwegen begegnete«, mit Wahnsinn schlug. Um sie zu besänftigen, opferte man ihr junge Hunde und wahrscheinlich auch Menschen.[6]

Auch an Artemis, die Hekate später ersetzte, blieb so manches von den mythischen Beziehungen zu wütenden Hunden haften. So hieß es, der Jüngling Aktaion, der auf der Jagd die Göttin beim Baden belauschte, sei von ihr zur Strafe in einen Hirsch verwandelt und dann von seinen eigenen Hunden, die Artemis mit Tollwut schlug, nicht mehr erkannt und zerrissen worden. Vermutlich ist dieser Mythos nur die Ausschmückung einer wah-

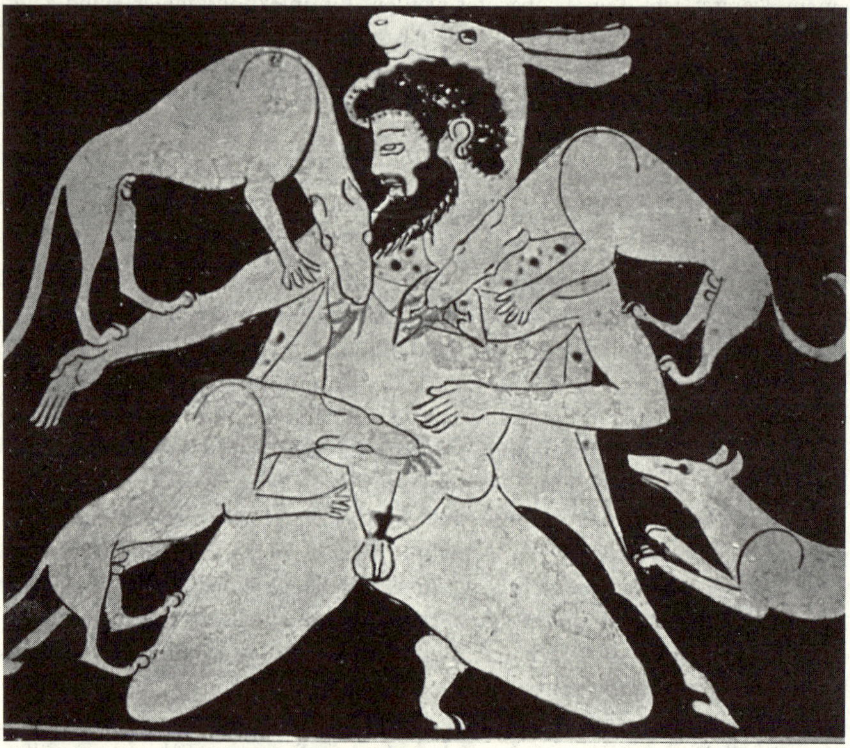

Tod des Aktaion mit angedeuteter Metamorphose. Hinter dem angefallenen Jäger sind Teile eines Hirsches zu sehen. Ausschnitt aus einem Vasenbild von der »Amphora des Eucharidesmalers«, 5. Jh. v. Chr. (Hamburg, Museum für Kunst und Gewerbe.)

ren Begebenheit, bei der ein Jäger von seinen eigenen, tollwütig gewordenen Hunden angefallen und tödlich verletzt wurde. Bereits Pausanias bemerkte skeptisch:

»Ich glaube, die Hunde des Aktaion konnten auch ohne göttliche Einwirkung von der Lyssa befallen sein. Waren sie nun einmal tollwütig, so vermochten sie nicht mehr zu unterscheiden und hätten einen jeden zerfleischt, der ihnen in den Weg kam.«[7]

Noch im 19. Jahrhundert berichtete man wiederholt aus Westeuropa und Rußland, daß Jagdhunde, die besonders häufig von tollwütigem Wild, vor allem Wölfen und Füchsen, gebissen wurden, erkrankten und dann auch ihre eigenen Herren anfielen. Allein im Jahr 1830, als die Tollwut in England hauptsächlich unter den Jagdhunden grassierte, behandelte der Chirurg des »St. Georg Hospitals« in einer kurzen Zeit nicht weniger als 400 Bißverletzte, darunter zahlreiche Jäger. In der Antike dürften sich derartige Vorfälle noch häufiger ereignet haben.[8] Das war vielleicht auch einer der Gründe, weshalb die griechischen Künstler bei der Darstellung des Aktaion-Mythos die sagenhafte Metamorphose zu vermeiden pflegten. So sehen wir auf dem archaischen Metopenrelief vom Heratempel zu Selinunt (Sizilien) und auf einer Vasenmalerei (beide aus dem 5. Jh. v. Chr.) an Stelle des Hirsches den sich vergeblich wehrenden Jüngling, auf den die zürnende Göttin die bissigen Hunde gehetzt hat, wodurch die ganze Szene noch viel ergreifender wird.

Abgesehen vom göttlichen Groll glaubte man den Ursprung der Hundswut auch auf astrale Einflüsse zurückführen zu können. Der Frühaufgang des Hundegestirns Sirius[9] sollte nicht nur »fiebererregende Hitze« (Malaria), sondern bei den Hunden auch Tollwut verursachen, weshalb man diese hochsommerliche Zeitspanne gewöhnlich als »Hundstage« (dies caniculares) bezeichnete.[10] In Argos war man daher auch der Meinung, daß der Sirius die Tollwut bei jenen Hunden bewirkt hätte, die nach der Sage Linos, den Sohn des Apollo, überfallen und zerrissen haben sollen.[11] So berichtet Pausanias, der zwischen 160 und 180 n. Chr. in seinem antiken »Baedeker« »Perihegese« (wörtlich: »Rundführung«) die religiösen und künstlerischen Merkwürdigkeiten der meisten Orte Griechenlands beschrieben hatte, daß man in Erinnerung an diese Begebenheit in Argos alljährlich während der hochsommerlichen Hundstage ein Fest feierte, das »Kynophantis« (»Hundeschlag«) hieß, wobei man, um den Tod des Linos zu rächen, frei herumlaufende, herrenlose Hunde totzuschlagen pflegte. Man war nämlich trotz einzelner Skeptiker bis in das vorige Jahrhundert hinein der Ansicht, daß Hunde, »wenn der Hundestern im heißen Hochsommer aufgeht«, an Toll-

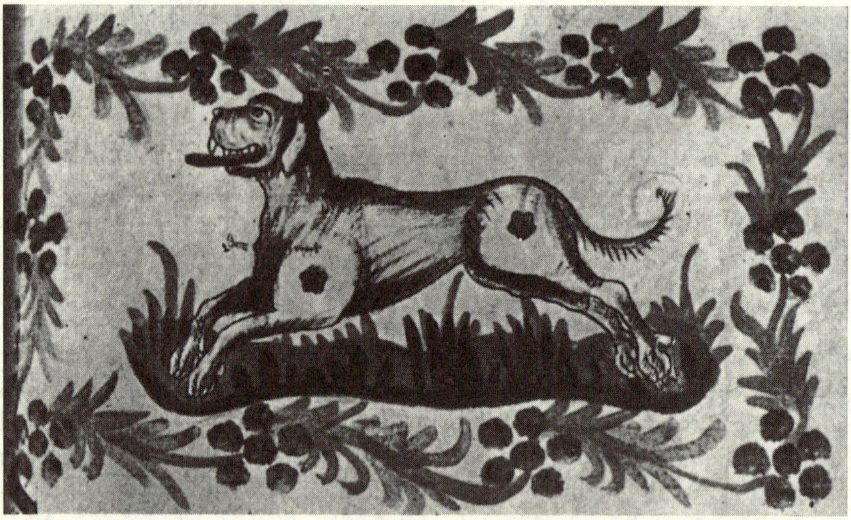

Das Hundegestirn (Sirius) aus einer astrologischen Handschrift (Cod. fol. 244., 16. Jh., Preußische Staatsbibliothek).

wut erkranken würden, weshalb man seit dem Altertum den Sirius meist als wütend-bissige Dogge oder wolfsähnlichen Hund dargestellt hat. Für besonders anfällig während dieser kritischen Jahreszeit hielt man nach Claudius Aelianus die molossischen Doggen, was allerdings aus ihrer erhöhten Exposition zu erklären ist, zumal sie sich als Jagd- und Hirtenhunde viel häufiger als ihre Artgenossen mit Wölfen (die nicht selten mit Tollwut infiziert sind und daher auch als primäres Virusreservoir gelten) auseinandersetzen mußten.[12] Auch in Rom pflegte man zur Verhütung der Tollwut alljährlich um die Zeit der Hundstage und während der »Luperkalien« (am 15. Februar) Hundeopfer darzubringen.[13] »Luperkus«, der »Wolfsabwehrer«, galt als identisch mit dem Hirtengott Faunus, der die Herden auf dem Palatin vor den Bissen der Wölfe und tollen Hunde behüten sollte.[14]

Es ist auffallend, wie lange von den Griechen die Tollwut der Hunde und die des Menschen für zwei verschiedene Krankheiten, die miteinander nichts zu tun haben, gehalten wurden. Der im Mythos einem tollwütigen Hund zum Opfer fallende Mensch erkrankte nicht am selben Leiden, er wurde einfach – wie Linos oder Aktaion – zerrissen. Selbst die Hippokratiker waren sich des epidemiologischen Zusammenhangs noch nicht bewußt. So kommen in den »Epidemien« die Krankheitsbilder von je zwei miteinander befreundeten hydrophoben Patienten vor, bei denen es sich höchstwahrscheinlich um Lyssakranke handelte, die vielleicht von dem gleichen Tier infiziert wurden, ohne daß man dieses ätiologische Moment erkannt hätte. Bei einem der Patienten war die Wasserscheu so ausgeprägt, daß in ihm bereits das Flötenspiel, ohne daß ein Symposion (ein nach der Mahlzeit folgendes Trinkgelage) undenkbar war, die qualvolle Assoziation des Trinkens erweckte:

> »Nikarnos Leiden. Wenn er nach einem Trank Verlangen hatte, bekam er Scheu vor der Flötenbläserin. Hörte er den Ton einer Flöte erklingen, so traten davon aus Furcht Beschwerden auf. Nachts sei es kaum auszuhalten, sagte er, tagsüber dagegen scheue er sich beim Anhören (derselben) nicht.« (Epidemien V,81; VII,86)

Der zweite Fall, der unmittelbar nach dem Leiden des Nikarnos geschildert wird, ist die Geschichte eines Hydrophoben, den schon der Anblick eines Flusses oder Bächleins mit Angst erfüllte:

> »Demokles, sein Gefährte, schien wahnsinnig und tollwütig zu sein. Er wäre weder an einem Flußufer entlang noch über eine (Fluß-)Brücke gegangen, noch hätte er die seichteste Stelle eines (Wasser-)Grabens passiert. Durch einen (trockenen) Graben an sich hindurchzugehen, dazu war er imstande.« (Epidemien V,82; VII,87)

Diese Krankengeschichte ist ebenfalls beachtenswert. Hat man doch wiederholt beobachtet, daß Lyssakranke auf dem Transport ins Hospital beim Passieren einer Brücke einfach durch den Anblick des Stromes heftige Schlingkrämpfe bekommen können.[15] Obgleich die hippokratischen Krankengeschichten meist nur »Momentaufnahmen« sind und fast nie alle charakteristischen Symptome einer Krankheit widerspiegeln, so fällt doch auf, daß nur das Symptom der Wasserscheu, nicht aber die Ursache des Leidens, die vorhergehende Verletzung durch ein tollwütiges Tier, erwähnt wird. Offenbar hielten die Hippokratiker die Tollwut, wie Soranos behauptet, für eine spontan auftretende Nervenkrankheit. Auch ein Zeitgenosse und Freund des Hippokrates, der Philosoph Demokritos aus Abdera (460–360 v. Chr.), soll nach Caelius Aurelianus die Wasserscheu für eine Nervenkrankheit und zwar für eine »Entzündung der Nerven« erklärt haben, die den schweren Krampfleiden, z. B. dem Tetanus, verwandt sei.[16]

Aristoteles (384–322 v. Chr.), dessen Vater Nikomachos selbst Arzt war, schließt in seiner »Περὶ ζῴων ἱστορίας« (*De historia animalium*, Buch VIII, Kap. 22) eine Übertragungsmöglichkeit der Hundswut auf den Menschen aus:

> »Die Hunde leiden an Lyssa. Diese versetzt sie in einen Zustand der Raserei, und alle Lebewesen, die sie dann beißen, werden von der Wut ergriffen, mit Ausnahme des Menschen.«

Danach scheint die Lyssa (abgesehen von der Lepra) die erste Infektionskrankheit (bei Tieren) gewesen zu sein, bei der man klar erkannt hatte, daß sie nicht durch Einatmung eines Miasmas, sondern durch Kontakt übertragen wird.

Die Erkenntnis, daß die Lyssa der Tiere und die Hydrophobie des Menschen epidemiologisch miteinander verbunden und »nur zwei verschiedene Seiten ein und derselben Münze darstellen« (Oreibasios), wurde allem Anschein nach erst mehr als 300 Jahre später von griechischen und römischen Ärzten gewonnen, die während ihrer Tätigkeit in den verseuchten Grenzgebieten des römischen Imperiums häufiger denn je Gelegenheit hatten, diese Krankheit zu beobachten. Die erste ausführliche Abhandlung über die Tollwut soll zur Zeit von Kaiser Claudius (41–54 n. Chr.) entstanden sein. Es ist dies der 19. Brief aus einer fingierten Schriftensammlung, die unter dem Namen »Briefe des Hippokrates« bekannt wurde und zum Teil eine Korrespondenz mit Demokrit vorzutäuschen versucht:[17] »Die Lyssa bedroht alle Menschen und jede Tierart...« Sie wird vom »Volk« (wie es mit leiser Ironie heißt) wegen ihrer unklaren Ätiologie »für göttlich (heilig) gehalten«. Aber: »Göttlich wird sie (die Tollwut) wohl nicht sein, denn sonst müßten doch die Sühneopfer bei den Betroffenen helfen...« Sodann versucht der rationalistisch denkende Anonymus die primäre Genese der Lyssa bei den Tieren als das Ergebnis einer Wechselwirkung zwischen Umwelt und Disposition bestimmter Tiere zu deuten:

> »Ich glaube, daß diese Krankheit nichts anderes ist als eine Folge der zu trokken gewordenen Atemluft, weshalb sie auch nicht bei allen Lebewesen spontan entsteht, sondern nur bei bestimmten Arten, bei Löwen, Wölfen, Hunden, Schakalen und sonstigen Tieren, die sich durch übermäßige Trockenheit auszeichnen...«

Nachdem nun empfängliche Tiere auf diese Weise primär erkrankt sind, können sie von sich aus »durch Bißverletzung« selbst weniger empfängliche Lebewesen, einschließlich des Menschen, auch sekundär anstecken. »Wenn nun der üble Stoff in den Körper eindringt, so wird das Gehirn, das ihn über die Blutadern anzieht und aufnimmt, geschädigt.« Die langsame Penetration des Tollwutvirus, aus der sich die lange Inkubation ergibt, wird so veranschaulicht:

> »Ähnlich wie bei einem Stapel trockener Wolle, neben den man nasse Wolle hinlegt, zuerst die Berührungsfläche durchfeuchtet wird und davon allmählich die anschließende Stelle, bis die Nässe in das Ganze eingedrungen ist, muß man auch beim (Tollwut-)Gift annehmen, daß es sich dem Gebissenen durch

die Zähne mitteilt, eine Veränderung an der Bißstelle selbst und (auch) an den benachbarten Stellen hervorruft und durch diese dann schließlich ins Gehirn gelangt.«

Erst wenn »das Gehirn, in dem die Funktion der Psyche liegt«, geschädigt wird, kommt es zum Ausbruch der Lyssa. Als prophylaktische Maßnahme, die sofort nach der Verletzung durch ein tollwütiges Tier zu treffen sei, wird vorgeschlagen: »Man soll den frischen Biß ausbrennen und wenn möglich, einen Schröpfkopf darauf befestigen.« Fast das gleiche hatte bereits Cornelius Celsus, Sekretär des Kaisers Tiberius, empfohlen, der sich als praktischer Römer in seinem Buch nur auf die »Behandlung« beschränkte. Ähnlich wie beim Schlangenbiß soll auch aus den durch Hundebiß verursachten Wunden das »Gift (lateinisch: ›Virus‹) durch einen Schröpfkopf ausgesaugt« und möglichst »auch noch mit glühenden Eisen ausgebrannt« werden. »Behandelt man eine solche Bißwunde nicht sogleich energisch, so entsteht die Wasserscheu.« Ist die Hydrophobie, die erstmals von Celsus so genannt wird, bereits ausgebrochen, so empfiehlt er als »einziges Mittel«, den Kranken

»unvermutet in einen Teich, den er vorher nicht bemerkt hat, hineinzustoßen, und ihn, falls er nicht schwimmen kann, untergehen und Wasser schlucken zu lassen. Kann er aber schwimmen, so drücke man ihn bisweilen unter das Wasser, damit er auch wider seinen Willen genug davon schlucke; auf diese Weise wird zugleich der Durst und die Furcht vor dem Wasser behoben.«[18]

Dieser barbarischen »Schocktherapie«, die trotz ihrer Erfolglosigkeit bis ins 18. Jahrhundert Anwendung fand, soll man auch den greisen Tragödiendichter Euripides unterzogen haben, als er (406 v. Chr.) von wütenden mazedonischen Hofhunden verletzt wurde.[19]

Galenus von Pergamon (ca. 131–201 n. Chr.), der eine Zeitlang auch Mark Aurels Leibarzt war, hinterließ eine eindrucksvolle Beschreibung der Hundewut (»Kynolyssa«):[20]

»Hunde sind toll, wenn sie mit geröteten Augen, eingezogenem Schwanz, speicheltriefender Schnauze, heraushängender, gelblich gefärbter, trockener Zunge, heiserem Geheul und schwankendem Gang umherstreunen und dabei blindlings jedermann anfallen und beißen.«

Auch die unterschiedliche Dauer der Inkubationszeit bei Mensch und Tier war Galenus nicht entgangen. Im Gegensatz zum schnellen Krankheitsausbruch beim Hund (2 bis 4 Wochen) bewirke der schleichende Charakter des Tollwutgifts beim Menschen »erst nach zwei, drei, vier und mehr Monaten den Tod. Ich selbst habe einen gekannt, der erst nach einem Jahr an Wasserscheu erkrankt und gestorben ist.«[21] Zur Verhütung der Tollwut beim Menschen empfahl Galen das Ausschneiden der Wunde sofort nach dem Biß; die von Plinius erwähnten Volksmittel (Auflegen von Hundehaaren auf die Bißwunde)[22] lehnte er als »nutzlos« ab.

Die Erkenntnis, daß die Übertragung der Lyssa nur durch den Biß tollwütiger Tiere erfolgt und die einzelnen Tollwuterkrankungen lediglich Kettenglieder zusammenhängender Kontaktinfektionen darstellen, kommt besonders klar in einer Schrift (»Negrinos«) des Satirikers Lukian (117–190) zum Ausdruck:

> »Du weißt, daß diejenigen, die von tollen Hunden gebissen werden, nicht nur selbst an Wut erkranken, sondern sich diese Art der Wut auch durch den Biß der Verletzten fortpflanzt und so einer Menge anderer mitgeteilt werden kann.«

Da die Tollwut vielfach auf die Wirkung eines Giftes zurückgeführt wurde, ist es nicht verwunderlich, daß man Gebissene mit Gegengiften zu behandeln versuchte. Die Toxikologie war damals sehr angesehen, wurden doch an den verschiedensten Fürstenhöfen, wo man ständig in Angst vor meuchlerischen Giftanschlägen lebte, an Tieren und Menschen laufend Versuche angestellt, um ein wirksames Gegengift zu finden. Der berühmteste Toxikologe der Antike war Mithridates VI. Eupator, der König von Pontos (124–63 v. Chr.). Nach Plinius (Nat. hist. lib. XXIX, cap. 8) behandelte er »giftresistente pontische Enten« mit steigenden Dosen verschiedener Giftstoffe, um nachher ihr Blut zur Herstellung eines als »Theriak« bezeichneten Gegengifts zu benutzen, welches er dann täglich einzunehmen pflegte. Durch diese »Behandlung«, in der manche bereits Ansätze einer antitoxischen Immunisierung erkannt haben wollten, soll er so »resistent« geworden sein, daß er sich nach seiner Niederlage durch Pompejus nicht mehr vergiften konnte und daher von seinen keltischen Leibwächtern erstechen ließ, um nicht seinen römischen Todfeinden in die Hände zu fallen.[23]

Seine berühmteste Antidotmischung, die auch »Mithridatikon« genannt wurde und außer dem Entenblut angeblich noch weitere 53 Komponenten enthielt, galt als ein polyvalentes Gegengift, das auch »gegen den Biß von Schlangen und tollwütigen Hunden« schützen sollte.[24] Quacksalber und Scharlatane priesen bis in die jüngste Zeit als Schutzmittel gegen Tollwut die »sagenhafte Latwerge Theriak oder Mithridaticum« an, der sie unter anderem nach dem Prinzip »similia similibus« (Gleiches mit Gleichem) auch die ausgerissenen Haare und die pulverisierte Leber tollwütiger Hunde beizumischen pflegten.

Da Wölfe zu den gefährlichsten Virusreservoiren der Tollwut gehören, hat die Vermehrung dieser Wildart, wie es vor allem während langer Kriegswirren und danach zu geschehen pflegt, fast stets auch einen bedenklichen Anstieg von Lyssa unter Haustieren und Menschen zur Folge.[25] Lucius Apuleius (125–180), der in seinem burlesken Abenteuerroman »Der goldene Esel« wiederholt von der Tollwut spricht, verdanken wir einen recht eindrucksvollen Situationsbericht über die damalige Wolfsplage:

> »Als wir«, erzählt Lucius (der durch einen Hexentrank in einen Esel verwandelte Held des Romans), »einen rauhen, bewaldeten Berg überstiegen hatten, warnten uns die Einwohner weiterzugehen. Es gäbe in der Gegend eine ungeheure Menge reißender Wölfe, die alles anfielen, ... in die benachbarten Dörfer eindrängen und dabei weder Mensch noch Vieh schonten.«[26]

Was ein einziger lyssainfizierter Wolf oder Hund anzurichten vermag, wird erst deutlich, wenn man bedenkt, daß diese schnellen Tiere in einer Nacht Strecken von 50 bis 70 Kilometer zurücklegen können.

> »Zitternd wie Espenlaub kam plötzlich ein Kerl in den Speisesaal gerannt. Eben sei durch die Hintertür ein toller Hund eingedrungen und habe in blinder Wut die Jagdhunde angefallen; danach sei er in die Ställe gelaufen und habe da alles gebissen, und als er endlich wieder herauskam, auch selbst die Menschen nicht verschont. Der Eselstreiber Myrtilos, der Koch Hephästion, der Kammerdiener Hypatius, der Arzt Appollonius und noch andere mehr, die ihn verjagen wollten, seien alle jämmerlich zugerichtet worden.«[27]

Besonders in den unruhigen Zeiten der Völkerwanderung dürften Tollwuterkrankungen sehr häufig vorgekommen sein. Zur Ausbreitung der Seuche werden nicht nur die zahlreichen Hunde der umherziehenden Völkerstämme und Heerscharen, sondern auch die »herrenlos gewordenen Köter zerstörter Siedlungen«, die Augustinus als eine »wahre Landplage« bezeichnete, viel beigetragen haben.[28]

Da das grauenerregende Übel der Tollwut zu den unheilbaren Krankheiten gehört, gegenüber denen jegliche ärztliche Kunst versagt, waren die Betroffenen und Bedrohten in ihrer Verzweiflung und Angst oft bereit, jede auch noch so absurde therapeutische bzw. prophylaktische Maßnahme zu ergreifen. So erwähnt Plinius d. Ä. in seiner »Naturalis historia« als Ursache der Tollwut neben dem Einfluß des Hundegestirns auch ein Würmchen, das sich unter der Zunge der kranken Hunde befände. Zur Vorbeugung der Krankheit empfahl er, bereits bei gesunden Tieren den »Tollwurm« auszuschneiden. Die Folge davon war, daß »Wurmschneider« jahrhundertelang mit Unterstützung der Behörden an Hundezungen ein harmloses Schleimhautgebilde, »vermiculus« genannt, zur Verhütung der Tollwut entfernten. Weit verbreitet war in der Antike auch die Meinung, man könne die Hunde durch Kupieren ihres Schwanzes vor der Tollwut schützen. Auf diesen einfältigen Aberglauben, den sowohl Plinius[29] als auch der römische Ackerbauschriftsteller Columella[30] allen Ernstes aufgezeichnet hatten, geht das auch heute noch übliche »Schwanzstutzen« der Hunde zurück.

Der Niedergang und Verfall der antiken Medizin in den letzten Jahrhunderten des römischen Imperiums offenbart sich nicht nur in der Überwucherung des wissenschaftlichen Gedankenguts durch abergläubische Anschauungen, sondern auch in der immer mehr zunehmenden Erlahmung des Erkenntnisdrangs, der das Ende jeglichen Fortschritts bedeutete. So lehnte Augustinus (354–430), der die Beobachtung der Mondbahnen nur deshalb erlauben wollte, weil man »sonst Ostern nicht richtig bestimmen könne«, nicht nur jede weitere Beschäftigung mit der Astronomie ab, sondern hielt auch das Studium der Medizin für »völlig nutzlos«. Für den »grausamen Fleiß der Ärzte, die im Fleische nach verborgenen Geheimnissen wühlen«, hatte er nur Verachtung übrig, obwohl ihm die Angst vor dem besorgniserregenden Anwachsen der Tollwut, einer Folge der zerrütteten Staatsordnung, sehr gut bekannt war.

> »So groß ist die Furcht... vor der Tollwut (rabies), die von einem wütenden Hunde herrührt, daß auch ein anhängliches und befreundetes Tier von seinem Herrn bisweilen schlimmer und heftiger gefürchtet wird als Löwen und Drachen, zumal es den tüchtig angepackten Menschen durch eine unheilbringende Ansteckung so tobend macht, daß er von Eltern, Frau und Kindern schlimmer als jede Bestie gefürchtet wird.«[31]

Besonders kennzeichnend für die an fatalistische Indolenz grenzende Resignation der damaligen Intelligenz ist das fehlende Interesse der Ärzte an ätiologischen Fragen. In den Sätzen, mit denen der berühmte Arzt Theodorus Priscianus um die Wende des 4. und 5. Jahrhunderts in Zusammenhang mit der Tollwut die Ursachenforschung bagatellisiert, offenbart sich in erschreckkender Weise jener Wandel, der sich seit dem apokryphen Hippokrates-Brief in wenigen Jahrhunderten gegenüber demselben Problem vollzogen hatte:

> »Die einen führen die Hydrophobie auf den Biß toller Hunde, die anderen auf Schlangenbiß zurück. Für uns ist es aber müßig, die Ursachen genau zu untersuchen. Denn demjenigen, der von dieser schweren Krankheit ergriffen wird, bringt es keinen Nutzen, ihren Ursprung zu kennen.« (Euphorista, lib. II., cap. 8)[32]

Mittelalter

In den unruhigen Jahrhunderten während und nach der Völkerwanderung wurden die zum Christentum bekehrten bäuerlichen Massen der germanischen und slawischen Völker immer mehr von einer abergläubischen »Dämonenangst« erfaßt. Die alten heidnischen Gottheiten mit ihren Begleittieren wurden von der Kirche zu teuflischen Wesen der Unterwelt degradiert, auf deren Einfluß man nun, wie das aus vielen alten Sagen und Volksmärchen zu ersehen ist, alles Böse, so auch die Seuchen zurückzuführen versuchte.[33] So nahm man auch an, daß ein rasender, tollwütiger Wolf mit dem Teufel identisch oder von ihm besessen sei.[34] Zu dieser Deutung dürfte auch der Umstand beigetragen haben, daß der Wolf in der germanischen Mythologie eine besondere Rolle gespielt hat. Wurde doch Odin von zwei Wölfen begleitet, und Loki wollte in Wolfsgestalt den Mond verschlingen. Auch Fenrir, das eschatologische Untier der germanischen Mythologie, das Sonne und Mond verfolgte und dem Odin im letzten Kampf erliegen sollte, stellte man sich als Wolf vor. Im Norden hieß der erste Wintermonat, vom 23. November bis 22. Dezember, der »Wolfsmonat« (da die Sonne verschlungen wurde). In Tirol nannte man die Verlesung des Evangeliums in der Christnacht den »Wolfssegen«.

In ihrer Verzweiflung wandten sich die Menschen an Schutzpatrone. So entstand im 9. Jahrhundert im wildreichen Hochwald der Ardennen der Kult des heiligen Hubertus, den man gegen den Biß toller Wölfe und Hunde anzurufen pflegte.[35] Die Legende erzählt, daß er als Adliger am Hof Pippins lebte und durch ein Jagdwunder – die Erscheinung eines Hirsches mit strahlendem Kruzifix zwischen dem Geweih – vom weltlichen Leben bekehrt worden sei. Nach Ermordung des heiligen Lambertus durch die Sachsen im Jahr 708 setzte Hubertus dessen Missionswerk in den Ardennen fort und erreichte, daß das heidnische Jägervolk des keltischen Hochwalds die Erstlinge der Jagd nach einem althergebrachten Lokalkult nicht mehr vor dem Altar der Diana, sondern nur noch vor dem des heiligen Petrus in Andagium (frz. Andain) opferte.[36] Hubertus, den man auf Bildern mit Jagdhunden darzustellen pflegt, galt nicht nur als Patron der Jäger und Hunde, sondern auch als Beschützer vor der Tollwut.[37] Die Verehrung des Heiligen verbreitete sich zunächst unter den französischen und rheinischen Jägern, denen die Gefahren der Tollwut gut bekannt waren. Da das Kloster Andain, in dem man seit 825 die Gebeine der Heiligen aufbewahrte und das nunmehr Hubertus-Kloster hieß, seit jener Zeit von den Gebissenen aufgesucht wurde, erhielt das furchtbare Leiden bald den Namen »Le mal de St. Hubert« (Hubertus-Krankheit).

Im frühen Mittelalter, das gleichzeitig die Epoche der Mönchsmedizin

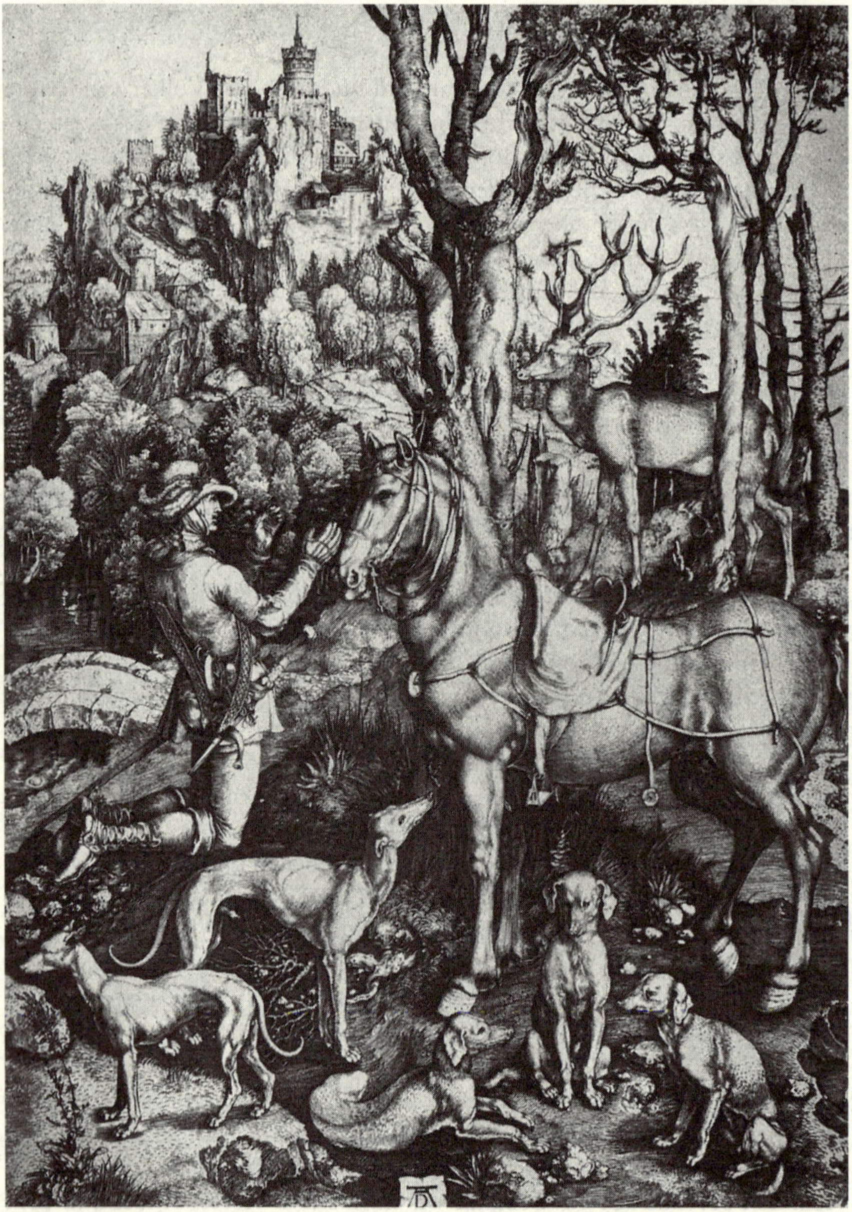

Vision des heiligen Hubertus. Kupferstich von Albrecht Dürer. Hubertus galt als Schutzpatron gegen Tollwut.

war, wurde das von den antiken Ärzten so »heiß empfohlene« Ausglühen der Bißwunde von den gelehrten und in der Heilkunde bewanderten Brüdern des St.-Hubertus-Klosters in ein geheimnisvolles Zeremoniell gekleidet. Unter den Reliquien des Klosters befanden sich außer einer Stola des Heiligen noch ein wundertätiger Schlüssel, den Hubertus – nach Aussage der Mönche – nach seiner Bischofsweihe in Rom von dem »Himmelspförtner« (St. Petrus) höchstpersönlich erhalten haben soll.[38] Mit diesem »Hubertus-Schlüssel« brannten die Mönche die frischen Bißwunden aus und legten dann jeweils einen Faden aus der Stola hinein. Durch das Ausbrennen der Bißwunde retteten sie wohl so manchem Verletzten das Leben.[39] Nach dem Ausglühen galt es die Wunde neun Tage lang verbunden zu lassen. In dieser Zeit mußte im Rahmen eines genau einzuhaltenden Rituals der Kranke täglich neun Vaterunser beten, zur Beichte und Kommunion gehen und es streng vermeiden, in einen Spiegel zu blicken.[40]

Im Lauf der darauffolgenden Jahrhunderte ging in dem Kloster des heiligen Hubertus der ursprüngliche Sinn des Wundausbrennens mit dem glühenden »Schlüssel« verloren. Die frommen Mönche, die sich nicht mehr mit dem Studium der Medizin beschäftigten, sahen in dem einst sinnvollen Eingriff, durch den das »Tollwutgift« vernichtet werden sollte, lediglich eine magische Abwehrhandlung, die sie nunmehr kennzeichnenderweise am Hubertustage vorzunehmen pflegten.[41] An diesem Tag führten Gläubige ihre Hunde und sonstigen Haustiere vor, denen »zur Verhütung der Wasserscheu« mit dem geweihten Schlüssel ein kleines jagdhornähnliches Mal in die Stirn eingebrannt oder nur der »Viehsegen« im Rahmen einer Hubertusmesse erteilt wurde.[42] Unter den Gläubigen verteilten die Mönche oft nur noch geweihte, mit einem Jagdhorn verzierte »Hubertusbrötchen« (flämisch: »Huibrechtsbroodje«), deren Genuß ebenfalls für ein Jahr vor der Tollwut schützen sollte.[43] Selbst bei bißverletzten Menschen drückten die Mönche den »glühenden Hubertusschlüssel« lediglich auf die Stirn oder auf den Scheitel und unterließen dabei das Ausbrennen der eigentlichen Bißwunden. In die künstlich gesetzte Stirnwunde legten sie jeweils einen Faden aus der wundertätigen Stola des heiligen Hubertus, von dem man die Heilung erhoffte. Brach die Tollwut dennoch aus, so hieß es, der Behandelte habe das Ritual nicht genau eingehalten.[44]

Im Lauf der Zeit wurde die symbolische Handlung mit dem Hubertusschlüssel nicht nur von den Mönchen des Hubertusklosters ausgeübt, sondern auch von zahlreichen Priestern und Mönchen anderer Gemeinden und Klöster.[45] Sogar Jäger hielten sich für diesen Eingriff berufen, weil Hubertus auch ihr Schutzpatron war. Noch in einem Bericht aus dem Jahr 1778 über Tollwutfälle heißt es:

»Mit Schaudern sah ich einigemal, wie jene Personen, die das Unglück hatten, von einem tollen Hund gebissen zu werden, sorglos zu einem benachbarten Jäger eilten, um sich von demselben mit einem wundertätigen Hubertusschlüssel auf den Scheitel brennen zu lassen und dann glaubten, nun für (vor) aller Gefahr gesichert zu seyn.«[46]

Daher auch die scharfen Worte, mit denen Johann Peter Frank diese abergläubische Sitte in seiner »medizinischen Polizey« (1788) verurteilt:

»Das Brennen mit dem Hubertus- oder Petrus-Schlüssel ist heut zu Tage ein schädlicher Aberglaube, den die Polizey nicht mehr dulden sollte... Ursprünglich hatte jenes Schlüsselbrennen seinen Ruf der Wirkung des Feuers auf die Wunde selbst zu verdanken. Jetzt brennt man nicht die Wunde selbst, sondern eine Neben- oder auch entfernte Stelle, wodurch dann das Mittel all' seine Heilkraft verlieret. Wie lange wird noch ein dummer Aberglaube auch sogar den Kranken verfolgen dürfen!«[47]

Neben den Jagdprivilegien des Adels haben auch die langwierigen Kriege in vielen Ländern der Tollwut den Weg geebnet. So bewirkten die Niederschlagung des französischen Bauernaufstands der »Jacquerie«[48] (1358) und der Hundertjährige Krieg mit England (1338–1461) nicht nur die Entvölkerung ganzer Landstriche Frankreichs, sondern auch das Überwuchern brachliegender Felder durch Gestrüpp und Wald. Aus jener Zeit stammt die (anscheinend in der Provinz Saintonge entstandene) Legende, wonach die Wälder zusammen mit den Engländern nach Frankreich gekommen seien. Zugleich vermehrten sich die oft tollwutinfizierten Wölfe so stark, daß man sogar in den Straßen von Paris fast täglich mehrere von ihnen erschlug.[49] Das »Journal d'un Bourgeois de Paris«, worin ein Priester die Tagesereignisse jener Zeit vermerkte, enthält zahlreiche Eintragungen wie diese, die aus dem Sommer 1423 stammt: »Die Wölfe kamen damals jede Nacht nach Paris, so daß man öfters drei oder vier auf einmal fing, und man trug sie an den Hinterpfoten aufgehängt in Paris herum...«

In einer anderen Chronik wird das Eindringen der Wölfe damit erklärt, daß sie vor Hunger in den Friedhöfen, die damals die Kirchen umgaben, die frisch begrabenen Leichen suchten und ausscharrten. 1432, ein Jahr nach der Verbrennung Jeanne d'Arcs in Rouen, richtet man aus dem inzwischen von den Engländern besetzten Paris wegen der Wolfsplage und anderer Nöte in Balladenform einen verzweifelten Hilferuf an London. Diese eigenartige Bittschrift, ein im Mittelalter häufig angewandtes Mittel der direkten Korrespondenz von Stadt zu Stadt, wird im Londoner Stadtarchiv aufbewahrt. Sie fängt so an:

»Ich bin in Paris, das sich langsam verzehrt
von aller Hilfe in Schmerzen und Märtyrertum;
räuberische Wölfe greifen mich
Tag und Nacht an und wollen mich töten.
Meine Leute gehen mir verloren;
mein Leid wird immer schlimmer…«[50]

Das Eindringen der oft infizierten Wölfe in die Städte wirkte sich um so gefährlicher aus, als zu jener Zeit auch die Hunde in Frankreich zur Landplage geworden waren. Da sie sich vorwiegend von Abfällen ernährten, dienten sie in den Städten, vor allem in Paris, als eine Art Straßenreiniger. Sie irrten dabei keineswegs in den Straßen umher, sondern lebten gruppenweise in Straßen oder Stadtteilen, wobei sie ihr »Revier« streng bewachten und dorthin veirrte fremde Hunde sofort vertrieben oder zerfleischten.[51] Selbstverständlich hatte auch das Auftauchen von Wölfen in solchen Hunderevieren wilde Beißereien zur Folge. Es ist klar, daß das Einschleppen des Lyssavirus in ein solches Milieu wie ein zündender Funke wirken mußte, was schwere Epidemien mit Auswirkungen auf die Bevölkerung zur Folge hatte.

Bei wohlhabenden Patienten pflegten die Ärzte teure Theriaka zu verschreiben. Der Dichtervagant François Villon (1431–1463), der oft die Auswirkungen übler Nachreden zu spüren bekam, paraphrasierte in seiner »Ballade von den bösen Lästerzungen« (im »Le grand testament«) ein solches Theriakrezept und verhöhnte damit zugleich auch die Drecksapotheke des Mittelalters. Die Stelle lautet:

»Im Fußwaschwasser aussatzkranken Packs…
Im Vipernblut, drin Giftwurz ausgegoren…
Mit Tollwutspeichel ganz und gar vermischt,
Den ihm ein alter Köter eingebissen,
Im Geiferauswurf eines lungenschwachen
Maultiers, mit guter Scher zerschnitten fein,
Im Wasser, drin sich Ratten wühlten ein,
Gefährliches Getier, Frosch, Kröte, Qualle,
Solch edle Vögel, Schlangen, Eidechslein,
Soll braten man die bösen Lästerzungen!«

Tatsächlich enthielten die gegen Tollwut angewandten Theriaka unter anderem Blut, Speichel, ferner zu Pulver gebrannte Organe (Leber, Herz oder Lunge sowie Haare) des tollwütigen Hundes, manchmal sogar auch pulverisierte Zähne von bissigen Hunden oder Wölfen. Das Zaubergebräu der Hexen in Shakespeares »Macbeth« (IV,1), zu dessen Ingredienzen auch

Hundezunge (tongue of dog) und Wolfszahn (tooth of wolf) gehören, scheint eine Reminiszenz an ein solches Geheimmittel zu sein.

Neuzeit

Als Frankreich seit der Mitte des 15. Jahrhunderts wiederholt von schweren Tollwutepidemien heimgesucht wurde (1455, 1472, 1502, 1527, 1544, 1556, 1586, 1590, 1598, 1601, 1604 etc.), die vor allem auf den Biß tollwütiger Hunde zurückgingen, befahl König Heinrich IV., alle herrenlosen Hunde totzuschlagen. Doch bereits 1586 breitet sich die Tollwut aus Flandern erneut über Nordfrankreich aus. 1590 kommen Wutfälle unter Wölfen in ganz Frankreich vor. 1591 berichtet Caspar Bauhin in seiner »Memorabilis historia luporum aliquot rabidorum« von einer Übertragung der Wut durch Wölfe auf den Menschen.[52]

Die häufigen Tollwuterkrankungen wurden auch durch das viel engere und innigere Zusammenleben zwischen Mensch und Haustier bedingt. So schildert Ulrich von Hutten in seinem Brief vom 25. Oktober 1518 das äußerst unromantische Leben auf seiner Stammburg (Steckelburg) bei Fulda folgendermaßen:

> »Man lebt auf dem Felde, in Wäldern und in jenen Burgwarten. Die Leute, die uns erhalten, sind armselige Bauern, an die wir unsere Äcker, Weingärten, Wiesen und Wälder verpachten. Ob die Burg auf einem Berg oder in einer Ebene liegt, stets ist sie nicht zum Behagen, sondern zur Wehr erbaut, von Gräben und Wällen umgeben, innen eng, mit Vieh- und Pferdeställen zusammengedrängt. Da sind dunkle Kammern vollgefüllt mit Kanonen, Pech und Schwefel. Überall stinkt es nach Schießpulver, dann nach Hunden und ihrem Unrat... Man hört das Blöken der Schafe, das Brüllen der Ochsen, das Bellen der Hunde, das Geschrei der Leute, die auf dem Felde arbeiten, das Knarren und Gerassel der Karren und Wagen, ja bei uns sogar das Geheul der Wölfe, da die Wälder nahe sind.«[53]

Es liegt nahe, daß unter solchen Verhältnissen die Ausbreitungsmöglichkeiten für die Tollwut äußerst günstig waren. Zudem wurde die Lyssagefahr noch dadurch gesteigert, daß die feudalen Herren, um den Wildbestand für ihre ewigen Hetzjagden zu wahren, den Leibeigenen selbst das Erlegen von Wölfen verboten hatten.

Nach der blutigen Niederwerfung der aufständischen Bauern (1525), die in ihren »12 Artikeln« unter anderem auch das Recht der freien Jagd (3. Artikel) und der freien Holzung (4. Artikel) forderten, wurden diese Zustände in Deutschland noch trostloser.[54] Selbst die Städte blieben von der Hundeplage nicht verschont. So beklagt sich der berühmte Nürnberger Baumeister Endres Tucher in seinem »Memorial« über die vielen Köter, welche alle Plätze verunreinigen, nicht selten sogar in die Kirchen laufen und verjagt werden müssen. Auch auf einem Holzschnitt des Hans Weiditz: »Kaiser Maximilian, die Messe hörend«, sieht man im Vordergrund des Kirchenraums zwei Hunde, die sich mit fletschenden Zähnen gegenüberstehen.[55] Viel Ärgernis erregten die vielen umherschweifenden Hunde auch dadurch, daß sie auf den Friedhöfen die Leichen ausscharrten und auffraßen. Dies geschah besonders häufig in Epidemiezeiten, wenn die Totengräber – infolge ihrer Mehrarbeit – die Verstorbenen nicht genügend tief begruben. Daher ließen damals Adlige und wohlhabende Bürger ihre Gräber mit gewaltigen, megalithartigen Steinplatten bedecken, wie dies heute noch auf den Nürnberger Friedhöfen St. Rochus und St. Johannis zu sehen ist. Man denke bloß an das Dürergrab und seine Umgebung.[56] Zugleich entstand die Fama, daß Tiere, die von einer Leiche fressen, tollwütig würden.[57]

In den Städten wurden seit jeher alljährlich während der hochsommerlich warmen Hundstage (»huntliche Tage«) die in den Gassen frei umherlaufenden Hunde erschlagen. Auf diese Weise hoffte man ein gehäuftes Auftreten von Tollwut verhindern zu können. Daher wählte auch Luther den Vergleich des »Hundeschlagens«, als er 1525 in seiner Flugschrift »Wider die räuberischen und mörderischen Rotten der Bauern« zur erbarmungslosen Unterdrückung des Bauernaufstands aufforderte: »Drum soll hie zuschmeißen, würgen und stechen, heimlich oder öffentlich, wer da kann, … gleich als wenn man einen tollen Hund totschlagen muß…«[58]

Man hielt damals – ähnlich wie beim Schlangenbiß – auch bei Bißverletzungen durch tollwütige Tiere die Zähne für giftig. So heißt es z. B. in Shakespeares »König Lear«: »Zahn, der vergiftet, wenn er beißt«. (III,67)[59] Man befürchtete aber auch, daß das ganze Maul des tollwütigen Tieres giftig sein könne.

Neben dem »Hundeschlagen« versuchten bereits im 16. und 17. Jahrhundert vereinzelte Behörden die Hundehaltung zu regeln und dadurch die Gefährdung des Menschen zu verhüten oder einzuschränken. Eine solche Verordnung vom Jahr 1558 aus der Grafschaft Hoya (Hannover) lautet:

> »Die weil an etlichen orthen die Hunde toll und rasend werden und niemals (niemand) solche sonderlich achtet, sollenn alle Haussleutt ihre Hunde anbinden und in eiserne Ketten legen, das niemals beschedigt, oder auch dem Viehe schad zugefügt werde bei Bruch (Strafe) von 100 Rthlr. Auch soll ein jeder seinen Hund einen ellenlangen Knüttell (Knüppel) anbinden, bei Bruch von 10 Rthlr.«

Auch im England des 17. Jahrhunderts scheinen Maßnahmen wie etwa unsere Hundesperre schon bekannt gewesen zu sein. Kann man doch in Shakespeares Komödie »Viel Lärm um nichts« folgendes lesen: »Man traut mir (nur) mit einem Maulkorb und herumlaufen darf ich (nur) mit einem (angehängten) Block.« Solche »veterinärpolizeilichen Maßnahmen« hätten jedoch selbst dann, wenn sie überall lückenlos durchgeführt worden wären, zu keinem Erfolg geführt, da die Infektionsquellen viel mannigfaltiger waren.

Zum Schutz gegen die Tollwut trug man seit dem Mittelalter neben den Zähnen bissiger Hunde oder Wölfe vor allem geweihte Medaillen mit dem Bild des heiligen Hubertus oder kleine Schlüssel als seine Attribute. Eine besondere Rolle als Abwehrmittel gegen die Tollwut spielten die magischen Quadrate. Diese Amulette stellen ein schachbrettartiges, geteiltes Quadrat dar, in dessen Feldern verschiedene Zahlen oder Buchstaben so eingetragen waren, daß sie, vorwärts wie rückwärts, abwärts wie aufwärts gelesen, dieselbe Summe oder denselben Wortlaut ergeben. Eines der berühmtesten Buchstabenquadrate, das als Tollwutamulett noch vor wenigen Jahrzehnten in Dalmatien benutzt wurde, ist die Sator-Formel, die man als Inschrift oft in den Vorhallen alter Kirchen antrifft.[60]

Wenn man das Mittelwort TENET einrahmt, ergibt sich ein Kreuz. Man glaubte, daß diese Formel durch Rückzauber gegen Tollwut schützen könne, so ähnlich wie man sich das Aufheben eines Zaubers vom Rückwärtslesen des Zauberspruchs erhoffte. So steht die Sator-Formel als Rezept gegen den Biß toller Hunde (»contra morsum canis rabidi«) in einer aus dem 15. Jahrhundert stammenden Handschrift (»Libellus variarum medicinarum«), die im Tiroler Landesmuseum in Innsbruck aufbewahrt wird. Die als Tollwut-Amulett dienenden magischen Quadrate wurden meist auf

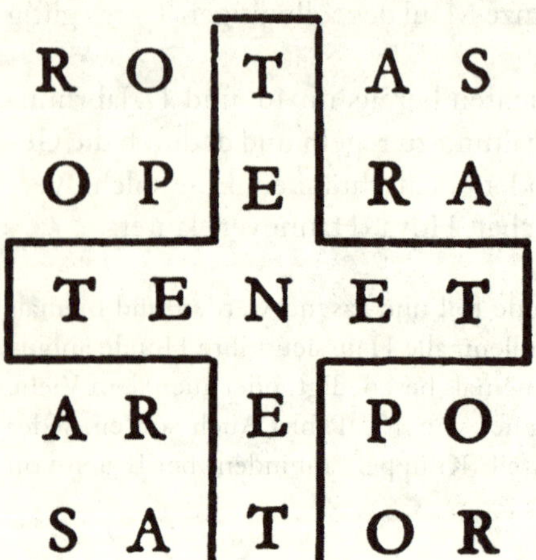

Magische Quadrate mit einer Formel, wie z. B. Sator arepo tenet opera rotas, die, vor- und rückwärts gelesen, gleich lauten, galten als Schutz gegen die Tollwut.

einen Zettel geschrieben, den man dann, um den Hals gehängt oder in die Kleider eingenäht, verborgen zu tragen pflegte. Aber auch »Heilbrote« waren mit magischen Quadraten versehen.[61]

Das berühmteste magische Zahlenquadrat ist auf dem Dürer-Stich »Melancholie« dargestellt:

16	3	2	13
5	10	11	8
9	6	7	12
4	15	14	1

Die charakteristische Summenzahl 34 ergibt sich nicht nur bei der Addition der Felder in den vertikalen und horizontalen Reihen, sondern auch bei den Additionen der Eckfelder (16+13+4+1), des inneren Quadrats (10+11+6+7), der beiden Diagonalen (16+10+7+1; 4+6+11+13), der beiden »Rhomben« (5+3+12+14; 9+15+2+8), der beiden »Rechtecke« (3+2+15+14; 5+9+8+12) sowie der beiden »Rösselsprünge« (9+3+8+14; 5+2+12+15). Wahrhaft magisch!

In der Mitte der untersten Reihe erscheint das Entstehungsjahr des Stiches: 1514. Eine geflügelte Frauengestalt mit einem Kräuterkranz auf dem Haupt und einem Schlüsselbund am Gürtel sitzt, ganz tief in sich versunken, vor einer Wand, an der Sanduhr, Glocke und magisches Quadrat angebracht sind. Zu ihren Füßen ruht ein halbverhungerter Hund, von derselben Rasse, wie man sie in größerer Zahl auf Dürers Kupferstich »Vision des heiligen Hubertus« (1505) sieht. Im Hintergrund strahlt ein helles Gestirn, und eine flatternde Fledermaus trägt ein Band mit der Inschrift »Melancholia«. Die Sanduhr als Zeitmesser in der Nähe des Totenglöckleins soll darauf hindeuten, daß die Zeit dem Ende entgegenrinnt. Zwischen magischem Quadrat, Gestirn, Hund und der melancholischen Frauengestalt scheint ein geheimnisvoller Zusammenhang zu bestehen. Schon Wölfflin bestritt, daß in der »Melancholie« auf faustische Probleme hingewiesen sei, und findet in ihr nur die Verkörperung einer völlig apathischen Stimmung jenes krankhaften Zustands, der nach Auffassung der antiken Säftelehre dann entsteht, wenn im menschlichen Körper von den vier Grundsäften die »schwarze Galle« (»Melancholia«) überwiegt.[62]

Es ist bekannt, daß im Mittelalter und auch später noch viele Ärzte im Sinn der Humorallehre die Tollwut auch auf eine Verderbnis der vier Kardinalsäfte, vor allem der schwarzen Galle zurückführten. Diese galt es daher durch Purgieren zu entfernen. Interessant ist, daß sich auf dem Bild der Dürerschen »Melancholie« unter den Handwerks- und Meßgeräten, die auf dem Fußboden zerstreut umherliegen, ganz rechts, halbverhüllt durch den Rock der Frau, auch eine kleine Klistierspritze befindet. Man vermutete daher sogar, das Bild sei eine Allegorie der Lyssa.

1546 erschien eine für damalige Verhältnisse außergewöhnlich klare Be-

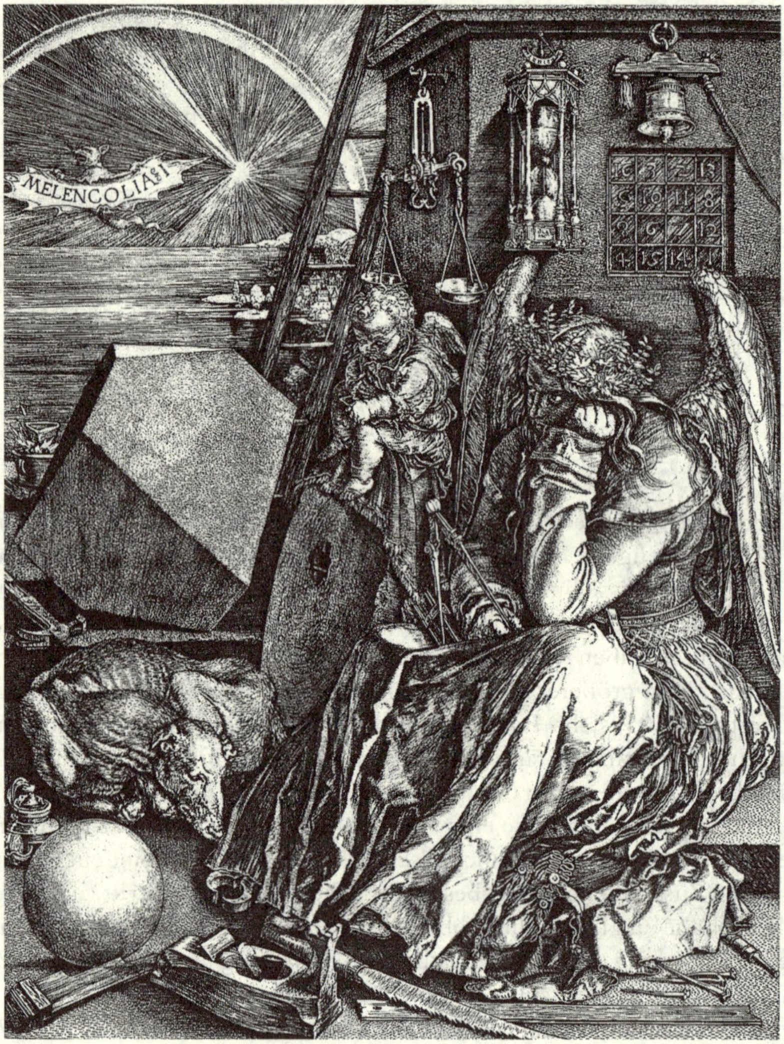

Albrecht Dürer, Die Melancholie. 1514 Kupferstich.
Ein berühmter Rabiologe, der rumänische Tollwutforscher V. Babes, vermutete 1912, der geheimnisumwitterte, vielgedeutete Kupferstich Dürers sei eine Allegorie der Tollwut, und zwar vor allem wegen des magisches Zahlenquadrats, das vor Tollwut schützen sollte. Doch auch diese Hypothese stimmt nicht. Denn in dem Zahlenquadrat der »Melancholie« ergeben die vier mittelsten Zahlen, zu zweien kreuzweise addiert (10 + 7 bzw. 11 + 6), den Todestag, die Summe der beiden darüberstehenden Zahlen (3 + 2) den Todesmonat und die darunterstehenden Zahlen (15/14) zusammengenommen das Todesjahr von Dürers Mutter: den 17. Mai 1514. Nach ihrem Tod – sie starb an Ruhr – schuf Dürer jenen geheimnisumwitterten Kupferstich, der eine geflügelte Frauenfigur mit »tief verschattetem Gesicht« darstellt – die Melancholie. In der Blickrichtung ihrer Augen ist eine verblüffende Ähnlichkeit mit den Augen jener Kohleskizze zu erkennen, die Dürer von seiner Mutter aus ihren letzten Tagen, als sie schon vom Tod gezeichnet war, anfertigte.

schreibung der Tollwut, ihrer Ursache, Inkubationszeit und Behandlung. Sie stammte von dem berühmten Veroneser Arzt Girolamo Fracastoro (1483–1553). In seiner Schrift »De contagionibus et contagiosis morbis« (»Von den Kontagien und kontagiösen Krankheiten«) wird bereits die Vermutung ausgesprochen, daß dieses Leiden auf einen unsichtbaren Krankheitssamen (semina morborum) zurückzuführen sei:

»Es liegen nur wenige Beobachtungen über dieses Kontagium vor. Erstlich steht fest, daß es nicht auf jede Art des Kontakts vermittelt wird, nicht durch Zunder, nicht durch Entfernung, sondern einzig nur, wenn durch Hundebiß die Haut derart verletzt wird, daß Blut hervortritt, gleichsam als würde im Blute selbst die Ansteckung erfolgen, durch die Berührung mit den Zähnen und dem Schaum des wütenden Tieres. Sie schleicht dann langsam eine Weile weiter, so daß äußerst selten vor dem 20. Tage die Infektion zutage tritt, meist nach dem 30., bei vielen erst nach vier oder sechs Monaten, bei einzelnen bedarf es einer Jahresfrist, um sich zu manifestieren... Der Kranke ahnt nicht, welches große Verderben sich in ihm heimlich entfaltet.«[63]

Im Zusammenhang mit der verhältnismäßig langen Zeit, die vom Eindringen des »im Geifer verborgenen Krankheitskeimes« bis zum Ausbruch der Krankheit verstreicht, wird an derselben Stelle die Verbreitung des Tollwuterregers über die Blutbahn angezweifelt und sein Weg über die Nervenbahnen vorausgeahnt:

»Weil sie (die Krankheitskeime) sich langsam bewegen, hat man sich gleichermaßen vorzustellen, sie besäßen eine Affinität zu den soliden Teilen, den Nerven.«

Wie zur Ergänzung dieser Ausführungen erklärte (1578) Palmarius (Julien Le Paulmier), Mitglied der medizinischen Fakultät zu Paris, in seinem Buch »De morbis contagiosis libri sextem«, daß der Zeitraum zwischen Anstekkung und Ausbruch der Krankheit »um so länger sein muß, je länger der Weg des Nerven von der Bißstelle bis zum Gehirn ist.« Bemerkenswert ist auch sein Vorschlag bezüglich der Anstellung von Tierversuchen: »Man soll eine zerstoßene Walnuß über Nacht auf die Bißwunde legen, sodann einer Henne zu fressen geben und in den darauf folgenden Tagen darauf achten, ob das Tier stirbt.«

Doch abergläubische Ansichten umwoben weiterhin nicht nur die Therapie und Prophylaxe, sondern auch die Ätiologie der Tollwut. So machte das Volk für die spontane Entstehung dieses Übels Hitze und Durst, gestörte Ruhe und Verdauung, Eifersucht und unbefriedigten Geschlechtstrieb verantwortlich.[64] Bei Shakespeare, der auch in bezug auf die damalige Volksmedizin eine wahre Fundgrube darstellt, wird dies besonders eindrucksvoll in der »Komödie der Irrungen« geschildert. Im letzten Akt dieses Lustspiels versucht eine Äbtissin der eifersüchtigen Ehefrau die Tollwut ihres Ehemanns mit folgenden Worten zu erklären:

»Das gift'ge Schrein der eifersüchtigen Frau
Wirkt tödlicher als tollen Hundes Zahn.
Es scheint, dein Zanken hindert' ihn am Schlaf,
Und daher kam's, daß ihm der Sinn verdüstert.
Du sagst, sein Mahl ward ihm durch Schmähn verwürzt;
Unruhig Essen gibt ein schlecht Verdaun (...)
Du sagst, Dein Toben störte seine Lust;
Wo süß Erholen mangelt, was kann folgen,
Als trübe Schwermut und Melancholie (...)
Das Mahl, den Scherz, den süßen Schlummer wehren,
Verwirrt den Geist und muß den Sinn zerstören;
Und hieraus folgt: durch deine Eifersucht
Ward dein Gemahl von Tollheit heimgesucht.«[65]

Auch Shakespeares großer Zeitgenosse Cervantes (1547–1616) kannte den Aberglauben, der sich um die Tollwut rankte. So erzählt er in seiner Novelle »La Gitanilla« (Die Zigeunerin) von einem jungen Mann, der sich nachts in ein Zigeunerlager verirrt hatte und von zwei Hunden gebissen wurde. Eine alte Zigeunerin pflegte ihn. »Sie nahm ein paar Haare von den Hunden, die ihn gebissen hatten, brühte sie in Öl und legte sie dann in die Bißwunden ein… und machte das Kreuz darüber.« Das sollte vor Tollwut schützen.[66]

Der französische Dichter Jean Passerat beschrieb 1602 in seinem Poem »Le chien courant« (Livre I) neben der Tollwut die damals in Jägerkreisen benutzten Vorbeuge- und Heilmittel, darunter das neunmalige Untertauchen der Gebissenen im Meer: »Si la morsure est d'un chien enragé, De dans la mer par neuf fois soit plongé.« In Frankreich wurde für die »antiarabische Wasserkur« hauptsächlich Dieppe an der Küste aufgesucht.[67] Von einer solchen »Badekur« berichtet die Marquise de Sévigné in einem Brief (vom 13. März 1671) an ihre Tochter. Drei Hofdamen seien von einer Hündin gebissen worden, die danach an Tollwut verendete. Die verzweifelten Damen mußten umgehend auf Wunsch der Königin, die sich nicht mehr von ihnen bedienen ließ, die »traurige Reise nach Dieppe« antreten, um sich dort an drei Tagen ins Meer tauchen zu lassen. Dieppe war nämlich damals noch kein mondäner Badeort, denn »die gebissenen und hydrophoben Kurgäste«, die fast aus allen Teilen Frankreichs dahin »eskortiert« wurden, bestanden nicht nur aus Adligen und vornehmen Bürgern, sondern größtenteils aus

Handwerkern, Bauern und Tierknechten.[68] In der »hydrophoben Epoche« des Barock und Rokoko galt das Baden überhaupt als unschicklich. Besonders das Freibad empfand man in adligen Kreisen als »entwürdigend und ordinär«, entrüstete man sich doch noch zur Zeit des jungen Goethe darüber, daß die mit ihm befreundeten Gebrüder Stolberg es gewagt hatten, öffentlich in einem Teich bei Darmstadt zu baden.[69] Es bedurfte damals tatsächlich der Angst vor der Tollwut, um einen Menschen zu einer Badereise an die See zu bewegen. Doch war die Art dieser Kur keineswegs dazu angetan, zur Überwindung der konventionellen Badescheu beizutragen. Die Gebissenen oder Kranken wurden nämlich von rohen »Bademeistern« nicht nur in das Meer geworfen, sondern oft mit Gewalt so lange unter Wasser gedrückt, daß sie halb ertranken. Dies geschah meist unter ständiger Anrufung des heiligen Hubertus. Jean Baptiste Helmont (1577–1644) sah einen bereits wasserscheuen Greis, der, mit Stricken gebunden und an den Füßen mit einem Stein beschwert, von einem Schiff aus dreimal ins Meer versenkt wurde, und zwar einmal so lange, daß man eine Miserere singen, und zwei weitere Male, daß man währenddessen je ein Ave Maria beten konnte.[70] Durch das so erzwungene Wassertrinken sollte die Hydrophobie nach dem Prinzip »contrarii contraris« geheilt werden. Mitunter waren die Gebissenen auch in ihrem Heimatort einer ähnlich »brutalen Wasserkur« wie in Dieppe unterworfen. So berichtet Ende des 17. Jahrhunderts ein Mitglied der französischen Akademie von einem Fall, bei dem »ein Kranker an einen Baum gebunden und mit 200 Eimern kalten Wasser übergossen wurde.«[71]

Da jedoch keine von den vielgepriesenen Methoden den Ausbruch der Tollwut verhindern konnte, bemächtigte sich der Menschen oft eine geradezu pathologische Angst, die sie zur »barbarischen Ermordung« der Unglücklichen verleitete. Die Kranken oder Verdächtigten wurden oft von ihren eigenen Angehörigen zwischen Federbetten oder Decken erstickt.[72]

In der »fürstlich Speyerschen Verordnung vom 1. Oktober 1779«, deren medizinischer Teil von Johann Peter Frank verfaßt wurde, heißt es:

> »Es soll sich niemand unterstehen, einen Menschen, der auch in dem höchsten Grade der Krankheit schwebt, mit Betten zu ersticken oder dessen Leben durch willkürlich häufiges Aderlassen abzukürzen.«[73]

Während des Dreißigjährigen Krieges (1618–1648) nahm auch die Tollwut in erschreckender Weise zu. Im Gefolge der Landsknechtsheere, die jahraus, jahrein sengend und brennend kreuz und quer durch das Reich zogen, sanken Städte und Dörfer in Schutt und Asche. Herrenlose, verwilderte Hunde trieben sich überall in Scharen umher. Über die Äcker krochen Busch und Heide, einst blühende Landstriche glichen verödeten Kirchhöfen. In manchen Teilen Deutschlands waren die Hälfte, in anderen bis zwei Drittel, in einigen Gegenden sogar neun Zehntel aller Bewohner umgekommen. Noch im Jahr 1792 gab es allein in Sachsen 536 ausgestorbene und verwüstete Dörfer. Bereits wenige Jahre nach Beginn des dreißigjährigen Mordens heulten an Rhein, Ems, Weser und Donau wieder die Wölfe. »Auf die Landsknechte«, schreibt 1647 der Prälat des Klosters Andechs, Maurus Friesenegger, »von denen wir jetzt erlöst sind, folgten wieder die Wölfe, die unseren Plagen kein Ende sein lassen.«[74] Sie zogen in Rudeln durch das Land, machten Wege unsicher, überfielen die Bauern auf dem Feld und ihr Vieh, sofern sie noch welches hatten, bissen sich mit den Hunden, töteten und verletzten Jahr für Jahr Hunderte von Menschen und Haustieren und »ließen fast immer die Tollwut zurück«.[75]

Die Angst vor der Tollwut in Verbindung mit dem alten Werwolfswahn verleitete die verängstigten und abergläubischen Menschen oft zu grausamen Exzessen. So haben 1626 schlesische Bauern, die in ständiger Angst vor Wölfen und Werwölfen lebten, in der Nähe von Sagan einem Landstreicher, der unter der Folter gestand, »ein Wolf zu seyn, dessen Pelz nach innen gewendet sey«, Arme und Beine abgeschnitten, um sich von der Wahrheit seiner Aussagen zu überzeugen, so daß der Unglückliche verblutete.[76] Auch Johann Dietz (1665–1735), ein Feldscher zur Zeit des Großen Kurfürsten, berichtet in seiner Autobiographie mit leichter Skepsis, wie er einmal mit dieser Wahnvorstellung konfrontiert wurde, als sein Regiment in Itzehoe Quartier bezog und ein Wolf die Frau seines Majors dort im Haushof anfiel.

> »Da ist eine große Menge Volks zugelaufen; trieben den Werwolf vor sich her mit Spießen und Stangen, vor meiner Thür vorbei. Sie schossen auch auf ihn; aber nichts. Sie haben ihn getrieben bis zur Stadt hinaus, und da ist er ihn'n untern Händen weggekommen. Es hieß später, man hätte eine alte Frau im Bett angetroffen, welche in die Lende geschossen gewesen. Aber weil ich's nicht selbst gesehen, lasse ich's stehen...«[77]

In diesen abergläubischen Zeiten wurde zuweilen auch bissigen Tieren, die tollwütig waren oder die man dafür hielt, der Prozeß gemacht. So ließ man z. B. 1685 in Ansbach einen Wolf, der mehrere Bürger gebissen hatte, als Landsknecht verkleidet, mit einer Maske vor der Schnauze auf dem Gemeindegalgen »feierlich hängen«.[78] Fünf Jahre später haben in Siebenbürgen die Kronstädter einen Hund, der mehrere Menschen und Tiere gebissen hatte, »feierlich verurteilt« und wegen »teuflischer Besessenheit« dem Feuertod überantwortet. Während des hochnotpeinlichen Gerichtsverfahrens sprang der vierbeinige Delinquent, der in einem Zwinger eingesperrt war, wütend gegen das Gitter, und als ihn der Henker mit einem rotglühenden

Eisenstab zu verscheuchen suchte, verbiß er sich in denselben mit einer solchen Hartnäckigkeit, als würde ihm das glühende Eisen überhaupt nichts ausmachen. Dieses Verhalten, das für einen tollwütigen Hund kennzeichnend ist, wurde von dem hochwürdigen Richterkollegium als »bester Beweis einer teuflischen Besessenheit« angesehen.[79]

Auch der junge Struensee hatte viel mit der Tollwut zu tun, die inmitten einer abergläubischen Bevölkerung oft Anlaß zu kurpfuscherischen und oft sinnlos-brutalen Handlungen war. Schon bald nach seinem Amtsantritt in Altona bezeichnete er das seit alters her übliche »Hundeschlagen« während der »dies caniculares« wegen der vermuteten Beziehung zwischen Hundegestirn und Tollwut für einen »abergläubischen Unsinn«.[80] Denn die Lyssa vermag »nicht nur bey Sommerhitze, sondern zu jedweder Jahreszeit, sogar im kältesten Winter, auszubrechen.« Zugleich wies Struensee auch auf den kommerziellen Hintergrund dieser sich mit empörender Brutalität wiederholenden Hetzjagd hin. Das Fell der so erschlagenen Hunde wurde nämlich vom Schinder und seinen Gesellen gegerbt und insgeheim an verschiedene Buchbinder verkauft, die es dann ihren Kunden meist als »Maroquin« bzw. »Saffian« in Rechnung stellten. Was Struensee aber noch mehr empörte, war,

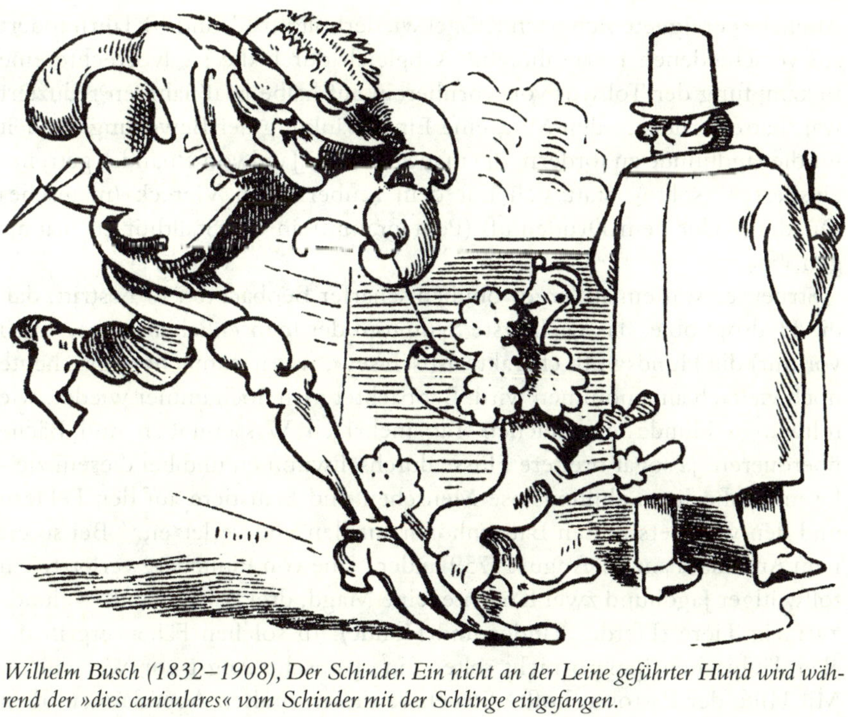

Wilhelm Busch (1832–1908), Der Schinder. Ein nicht an der Leine geführter Hund wird während der »dies caniculares« vom Schinder mit der Schlinge eingefangen.

daß der Abdecker nicht nur mit der Leichtgläubigkeit von Bibliophilen, sondern auch »mit der Angst kranker oder hypochondrischer Menschen Schindluder trieb«: Er verkaufte für teures Geld neben Hundefett als »Wunderarzney vor (für) Schwindsucht«[81] auch einen Hundefett enthaltenen »Theriak vor den tollen Hundebiß«.[82] Struensee hielt letzteres Mittel für ebenso töricht und nutzlos wie den alten Aberglauben, wonach »das Haar eines tollen Hundes, auf die von ihm gesetzte Wunde gelegt«, vor Tollwut schütze.

In bezug auf die gesteigerte Tollwutgefahr hatte Struensee richtig erkannt, daß die eigentliche Seuchenquelle das durch adlige Privilegien geschützte Jagdwild war.[83] Daher sah er auch die größte Gefahr in der Ansammlung zahlreicher Jagdhunde auf den Herrenhöfen, unter denen es infolge ihrer häufigen Beißereien mit dem Jagdwild nicht selten zu Tollwutfällen kam. So berichtete der »Hamburgische Korrespondent« im Jahr 1764:

> »Ein Jagdhund Ihro Hochfürstl. Durchlaucht des Prinzen von Berenburg hat am 5. Mai 1764, nachdem er von einem tollwüthigen Fuchs gebissen wurde, mehrere edelrassige Pferde und einen Stallknecht verletzt und dann in vier benachbarten Dörfern noch einundzwanzig Personen gebissen. Es starben davon 8 Personen und 2 Pferde.«

Ähnliches ereignete sich nach Krögel wiederholt im 17. und 18. Jahrhundert auf verschiedenen Herrenhöfen.[84] Obgleich durch die Jagdvorrechte eine Bekämpfung der Tollwut von vornherein auf halbe Maßnahmen reduziert war, hatte Struensee den Mut, eine Einschränkung der Bewegungsfreiheit für die Jagdhunde zu fordern, die man »nach der Jagd von einander getrennt einsperren (sollte), statt sich mit dem zauberischen Viereck (magisches Quadrat) oder dem Drudenfuß (Pentagramm) an der Stallthür zu begnügen.«[85]

Struensee war ein außergewöhnlich scharfer Beobachter. Er bestritt, daß die Hydrophobie, das wichtigste Symptom der menschlichen Lyssa, »auch vor (für) die Hundswuth charakteristisch sey«, was irrtümlicherweise heute noch vielfach angenommen wird. Beobachtet man doch immer wieder, wie tollwütige Hunde am gleichen Tag mehrfach Wassergräben und Bäche überqueren, ja sogar breitere Flüsse durchschwimmen und bei diesem ziellosen Umherirren ahnungslose Menschen und Haustiere auf den Feldern und den weit zerstreuten Bauernhöfen anfallen und verletzen.[86] Bei so einem Amoklauf am 22. August 1759 in der Nähe von Pinneberg verletzte ein tollwütiger Jagdhund zwei Knechte, eine Magd, drei Kinder und zweiundzwanzig Tiere (Pferde, Rinder und Hunde). In solchen Fällen ergriff die abergläubischen Bauern nicht selten eine panische Angst vor Werwölfen. Mit Hilfe der Pastoren hoffte Struensee diesen uralten Aberglauben, dem schon »so mancher Unschuldige zum Opfer gefallen war«, ausrotten zu können.[87] Dabei erwähnt er die Fama von einer alten Frau in Hüsby bei Schleswig, die man dort für eine »angeschossene Werwölfin« gehalten hat, weil sie »an einer offenen Wunde litt, die kein Doktor heilen konnte.«[88]

Dem Anschein nach versuchte Struensee, auch über diese Tierkrankheit durch Sektionen von Hundekadavern genauere Kenntnisse zu erlangen. Wie sonst hätte er darauf hinweisen können, daß für die Diagnose der Hundetollwut das Auffinden eines Knäuels von verschlungenen, unverdaulichen Gegenständen (Nägel, Steine, Lumpen etc.) im Magen des verendeten oder erschlagenen Tieres viel wichtiger sei als die angebliche Hydrophobie.[89] Pflegen doch tollwütige Tiere alles, was ihnen in die Quere kommt, mit Heißhunger zu verschlingen. Obwohl Struensee die Arbeiten Fracastoros gut kannte, war er unter dem Einfluß Harveys der Meinung, daß sich auch der Ansteckungsstoff der Tollwut über den Blutkreislauf im Organismus ausbreite.[90] Daher verlangte er auch, daß Schröpfköpfe oder Aderlaßinstrumente, mit denen Wutkranke behandelt wurden, als infektiös gelten und nicht bei anderen benutzt werden sollen.[91]

Wie so oft in Kriegszeiten, die eine Einschränkung der Jagd zur Folge haben, kam es auch im Verlauf des Siebenjährigen Krieges in den heimgesuchten Gebieten zu einer Vermehrung der wichtigsten »Tollwutreservoire«: der Wölfe und Füchse.[92] »Und da das Wild die Landesgrenzen nicht zu respektiren pflegt, wechselten aus dem preußisch besetzten Mecklenburg sehr bald (1758/59) wuthverseuchte Füchse und Wölfe in das benachbarte Holstein über, was zwangsläufig zu einem bedenklichen Anstieg der Tollwuth unter Haustieren und Menschen führte.«[93] Hierbei fiel besonders das gänzlich veränderte Benehmen des befallenen Wildes auf.

> »Die wuthkranken Füchse verließen ohne Scheu – sogar am hellichten Tage – ihren Bau, griffen dabey Menschen und Tiere an und zwar nicht nur im Walde und auf den Feldern, sondern auch in den Dörfern, wobey sie in das Innere der Häuser eindrangen, was sie sonst nicht thun.«[94]

Die Wölfe hatten sich in Schleswig-Holstein so stark vermehrt, daß von Zeit zu Zeit eine »Klopp Jagd« angeordnet werden mußte, zu der sich die Teilnehmer mit Holzstangen und Prügeln ausrüsteten.[95] Für das einst so häufige Vorkommen von Wölfen in diesen beiden Herzogtümern sprechen zahlreiche mit Wolf bzw. Wulf zusammengesetzte Ortsnamen.[96]

Ähnlich wie die verschiedenen Geheimmittel lehnte Struensee auch die »Salivationscuren« bei Tollwutverdacht ab. Diese wurden in Anlehnung an die Luesbehandlung mit Quecksilber meist von kurpfuscherischen Barbier-Chirurgen angewandt, in der Hoffnung, man könne durch den frühzeitigen und reichlichen Speichelfluß, der doch gleichzeitig zu den charakteristischen Symptomen der Tollwut gehört, die verdorbenen Säfte aus dem Organismus des Verletzten entfernen.[97] Diese »Quacksalbereyen«, meinte Struensee, seien nur dazu angetan, »kostbare Zeit zu verlieren«, da das »einzig wirksame Mittel« gegen die Tollwut das »Glüheisen sey, mit dem allerdings die Bißwunden ausgebrannt werden sollen«, und zwar möglichst umgehend. Das symbolische Brennen an anderen Stellen sei »unsinnig und unnütz«.[98] Die stets tödlich verlaufenden Tollwutinfektionen mit ihren grauenhaften Begleiterscheinungen erweckten in der Bevölkerung eine geradezu panische Angst vor allem, was mit tollwütigen Wesen in Berührung gekommen war.[99] In Anlehnung an einen von Caelius Aurelianus (5. Jh. n. Chr.) beschriebenen Fall, wonach eine Schneiderin, die beim Ausbessern eines von einem tollwütigen Hund zerrissenen Kleides einen Nähfaden abgebissen hatte und dann einige Tage später auch selbst an Tollwut erkrankt sei, machte sich der Dichter Gottfried August Bürger (1747–1794) lustig, indem er in »Münchhausens Abenteuer« die Wahnidee zuspitzte. Die Stelle in seinem berühmten Lügenroman lautet:

> »Als ein toller Hund in einem engen Gäßchen zu Sankt Petersburg gegen mich anlief, warf ich meinen Überrock ab und rettete mich geschwind ins Haus. Den Rock ließ ich nachher durch meinen Bedienten hereinholen und zu den anderen Kleidern in die Garderobe hängen. Tags darauf geriet ich in einen gewaltigen Schrecken durch meines Johanns Geschrei: ›Herr Gott, Herr Baron, Ihr Überrock ist toll!‹ Ich sprang hurtig zu ihm hinauf und fand alle meine Kleider umhergezerrt und zu Stücken zerrissen. Der Kerl hatte es auf ein Haar getroffen, daß der Überrock toll sei! Ich kam gerade noch selbst dazu, wie er über ein neues Galakleid herfiel und es auf eine gar unbarmherzige Weise zerschüttelte und umherzerrte.«

Der französische Maler Gustave Doré (1832–1883), der später »Münchhausens Abenteuer« illustrierte, setzte noch einen drauf, indem er den tollwütig gewordenen Überrock auf eine Illustration von Münchhausen und seinem Diener totprügeln läßt. Die Angst wurde von geschäftstüchtigen Quacksalbern bedenkenlos ausgenutzt. Besonders viel Ärger hatte Struensee mit dem Altonaer Scharfrichter Christian Witte, der berechtigt war, Arm- und Beinbruchkuren durchzuführen, sich nebenbei aber auch kurpfuscherisch betätigte und mit einem Geheimmittel (»Arcanum wider die Raserey beym tollen Hundebiß«) »nicht nur beym gemeinen Mann« einen reißenden Absatz hatte[100]. Das galt vor allem für Theriaka.[101]

Denn im Fall von unheilbaren Krankheiten, zu denen auch die Tollwut gehört, pflegen sich auch hochintelligente Menschen an Kurpfuscher zu

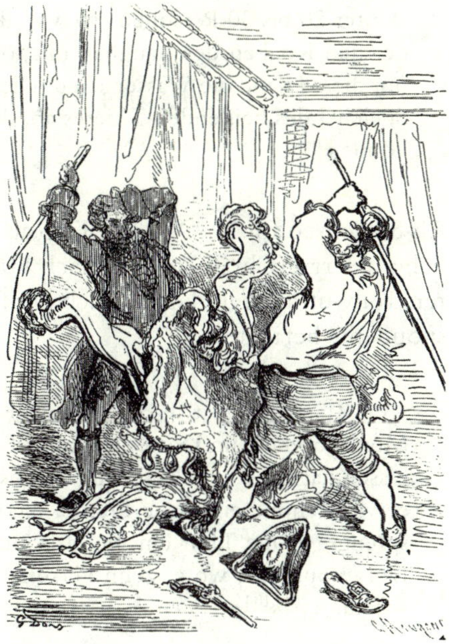

Gustave Doré (1832–1883). Münchhausens tollwütiger Mantel. Bürger machte sich über die bis zum Exzeß gesteigerte Angst der Menschen vor der Kontagiosität der Tollwut lustig. Er erzählt, wie Münchhausen von einem tollen Hund angefallen wurde, der sich in seinen Mantel verbiß. Als man den Mantel später in den Garderobenschrank hängte, wurde er am nächsten Tag tollwütig und fiel über die übrigen Kleider her. Doré, der spätere Illustrator von Münchhausens Abenteuern, ging noch einen Schritt weiter und ließ den tollwütig gewordenen Mantel mit Knütteln von Münchhausen und seinem Diener erschlagen.

wenden. Selbst Friedrich der Große, der sonst jeden Pfennig zehnmal umdrehte, ehe er ihn ausgab, bezahlte die ungeheure Summe »von 10 000 Thalern« für ein solches Geheimmittel, das ihm von einem schlesischen Landmann über General Krockow angeboten wurde und das in Wirklichkeit aus einer Mazeration von Maiwürmern bestand. Friedrichs Brief an seinen General lautet:

> »Es ist mir mit Eurem Schreiben vom 3. dieses Monats der Bericht des Landraths von Nickisch von dem Menschen, der das arcanum wider den Biß eines tollen Hundes besitzet, zugekommen… Ich habe auch schon befohlen, daß ein tüchtiger und vernünftiger Feldscher von Berlin dahin geschickt werde umb das Mittel zu erlernen, und dem Landrath aufgetragen mit dem Menschen darüber zu accordieren, was er davor (dafür) haben will. (Potsdam, 3. März 1777).«[102]

Schon damals wußten scharf beobachtende und logisch denkende Ärzte, der Glaube an solche Geheimmittel sei allein darauf zurückzuführen, daß erfahrungsgemäß nur ein geringer Prozentsatz der Gebissenen an Tollwut erkrankt. Es ist begreiflich, daß in solchen Fällen die Gesundgebliebenen ihr Leben dem verabreichten Wundermittel zu verdanken glaubten. Johann Peter Frank berichtet:

»Unter 20 bis 30 Personen, die von dem nämlichen Hunde gebissen wurden, der den Knaben des Vaughan mit tödtlichem Erfolge gebissen hatte, bekam nur dieses Kind die Wasserscheu. Die Kleidungsstücke halten nämlich oft den Speichel des beißenden Thieres ab, daß er nicht bis in die Bißwunde dringen könne.«[103]

Als Struensee am 14. Oktober 1768 als Reisearzt in Begleitung seines königlichen Herrn (Christian VII.) nach Frankreich kam, hörte man von mehreren Tollwutfällen im Jagdbereich der Residenz. Der »Hamburgische Correspondent« berichtete:

»Am 21sten August ward ein großer englischer Windhund des Herzogs von Montmorency, im Dorfe Boulogne bey Paris, den ein tollwüthiger Fuchs gebissen hatte, an eine Kette angeschlossen. Er stieß die Kette ab, und nachdem er vier schöne englische Pferde, die sich im Stalle befanden, gebissen hatte, sprengte er die Thür ein, fiel drei Bediente an und biß sie. Darauf lief er ins Dorf Boulogne, wo er zehn Personen, sowie im Dorfe St. Cloud sieben, beschädigte...«[104]

Auch in Frankreich lag der Hauptgrund für die Tollwut in der durch einseitige Jagdverbote zur Landplage gesteigerten Vermehrung des Wildes, vor allem der Füchse und Wölfe. In den elf Jagdrevieren des Königs in der Nähe der Hauptstadt richtete das Wild so viele Verwüstungen an, wie »die Einquartierung von elf feindlichen Kavallerieregimentern«.[105] Zu welchen Auswüchsen das Jagdprivileg des Adels führen konnte, beweist das Verhalten des Prinzen von Condé, der in der Nähe von Paris ganze Rudel von jungen Wölfen aufziehen ließ, um sie im Winter zum fröhlichen Jagen wieder freizulassen, wobei jedoch ihre Tötung den leibeigenen Bauern strengstens untersagt blieb.[106] Von Georg Christoph Lichtenberg (1742–1799) stammt das bittere Wort:
»Es ist kein witziger Einfall, sondern die lautere Wahrheit, daß vor der Revolution die Jagdhunde des Königs von Frankreich mehr Gehalt hatten als die Akademie der Inschriften. Die Hunde 40 000, die Akademie 30 000 Frc. Hunde waren 300, Mitglieder der Akademie 30.«[107]

Noch neun Jahre vor Ausbruch der Französischen Revolution machte sich der Arzt Le Roty mit bitterer Selbstironie über die durch Jagdprivilegien erschwerte Tollwutbekämpfung lustig: »Wir stehen vor dem Problem und wissen nicht, wie wir es anpacken sollen. Wir stehen davor wie eine Meute von Hunden vor einem Stachelschwein.«[108]

Im vierten Band seiner »Medizinischen Polizey« (1788) beschäftigt sich Johann Peter Frank (1745–1821), der Begründer des öffentlichen Gesundheitswesens, eingehend mit der Tollwut. Die von ihm empfohlenen »Erste Hilfe Maßnahmen« bei Verletzungen durch wutverdächtige Tiere lassen auf Schritt und Tritt den Aufklärer erkennen und sind oft von einer geradezu verblüffenden Modernität. So schreibt er unter anderem:

> »Da wir noch kein wahres Specificum haben, so sieht jedermann ein, daß die äußere oder chirurgische Hülfe hier das Vorzüglichste bey der ganzen Sache sey und daß man keinen Augenblick versäumen dürfe, dieselbe anzuwenden. Es ist also ohnentberlich, daß in jedem Lande eine gedruckte Vorschrift seye und in jeder Gemeinde ausgetheilet und wohl aufbewahret werde, damit ein gebissener Mensch also gleich die rechten Wege einschlagen könne und von den herbeygerufenen ersten besten Bader oder Ärzte nach deutlichen Grundsätzen behandelt werden möge. Es wäre heilsam, dergleichen Anweisungen nicht nur in Apotheken aufzuhängen, und jährlich zweimal von der Kanzel abzulesen, sondern die Gemeinde darüber examiniren zu lassen, weil doch die erste und sicherste Vermittlung des Übels meistens von dem Gebissenen selbst abhängt.«[109]

Nach Erläuterung der chirurgischen Maßnahmen, deren Ziel das »augenblickliche Anschneiden bzw. Ausglühen... der vergifteten Wunde« sei, kommt Frank auf Vorsichtsmaßregeln zu sprechen, mit denen er – in der vorantiseptischen Ära – eine Reihe von Verhütungsvorschriften zur Weiterverbreitung von Infektionen in genialer Weise vorweggenommen hatte:

> »Der Wundarzt soll jedesmal nach dem Verbinden alles, was er von der Wunde abgenommen hatte, sogleich selbst verbrennen, damit solches kein Thier verschlingen oder belecken möge. Auch darf er die Werkzeuge, womit er einen vom tollen Hund Gebissenen zur Ader gelassen oder ein Klistir gegeben hat, nicht bey andern Menschen eher anwenden, bis er sie auf das Vollkommenste gereiniget habe...«[110]

Und etwas weiter heißt es sogar:

> »Der Wundarzt reibt erst dann die Salbe ein, nachdem er vorher seine Hand mit einer Blase oder einem ledernen Handschuh versehen hat.«[111]

Der Weitblick des Hygienikers ist auch daran zu erkennen, daß noch weitere hundert Jahre vergehen mußten, bis mit der Einführung der Gummihandschuhe in die Chirurgie das hier angestrebte Ideal verwirklicht wurde. Auch bei der weiteren Behandlung von Verletzten versucht er, das weitverbreitete Vorurteil zu zerstreuen, wonach jeder von einem tollwütigen Tier Gebissene gemeingefährlich sei. Da die Krankheit auch nach Monaten noch ausbrechen könne, rät er zu Besonnenheit, Geduld und Güte gegenüber diesen bedauernswerten Menschen.

»Man stellt sich die Gebissenen als die gefährlichsten Leute vor und behandelt sie so hart, daß viele durch Furcht und Kummer getötet werden, bey welchen die Wuth nie ausgebrochen wäre... Selbst in Spitälern sollte man einen unglücklichen Gebissenen nicht sogleich, noch ehe die Wasserscheu ausbricht, in eine verriegelte, mit eisernen Gittern verwahrte Stube einsperren. Man bestelle nur einen vernünftigen Krankenwärter, der das Auge beständig auf solch einen Menschen habe und sich selbst überzeuge, ob der Kranke noch täglich frey trinken könne. Bricht das geringste Zeichen der Wasserscheu aus: so berede man den Kranken sanftmüthig, in ein einzelnes Zimmer zu gehen. Erst wenn das Übel steigt und eine Raserey sich dazu gesellet, lege man die nöthigen Bande an.«[112]

Besonders interessant sind Johann Peter Franks Überlegungen bezüglich des Tierversuchs:

»Um der wahren Heilart der Hundswuth immer näher zu kommen, würde es nützlich seyn, nicht nur die von einem tollen Hund gebissenen größeren Thiere nicht alsogleich tödten, sondern vielmehr an einem sicheren abgesonderten Orte anbinden und unter der Aufsicht eines klugen Arztes mit verschiedenen Mitteln behandeln zu lassen.«

Und nun macht Frank den überraschenden Vorschlag, »verschiedenen Thieren den Geifer toller Hunde geflissentlich einzuimpfen, und unter der bestmöglichsten Aufsicht Versuche im Großen anzustellen.« Sodann fährt er fort:

»Ein Viehspital, worin jedes Thier seinen eigenen Stall hätte, würde hier dem behutsamen, einsichtigen Arzte manche Gelegenheit zu nützlichen Versuchen liefern, und ich zweifle daran, ob wir ohne solche in der Kunst, diesem Übel zu begegnen, weit vorrücken werden.«[113]

Von 1803 an herrschte in verschiedenen Teilen Deutschlands, besonders im Süden, fast drei Jahrzehnte lang eine Wutseuche unter den Füchsen.[114] Die Tollwut räumte damals unter den Füchsen so auf, daß es in den darauffolgenden Jahren zu einer wahren Hasenplage kam. Um die Preußen noch mehr zu demütigen, lud daher Napoleon anläßlich des Fürstentags zu Erfurt 1808 mit bitterer Ironie seine Gäste zur Hasenjagd auf dem Schlachtfeld von Jena ein.[115]

Die bereits von Fracastoro ausgesprochene Vermutung, daß die Übertragung der Erkrankung durch den Speichel tollwütiger Tiere erfolgt, wurde zum ersten Mal 1804 von Zinke, einem korrespondierenden Mitglied der »naturforschenden Gesellschaft von Jena«, im Tierversuch nachgeprüft. Zinke fing den Speichel eines eben getöteten wutkranken Hundes mit einem Pinsel auf und übertrug ihn auf die oberflächliche, frisch gesetzte Wunde eines gesunden Hundes, der danach unter den charakteristischen Erscheinungen erkrankte. Während manche noch glaubten, daß die Tollwut beim Hund von selbst entstehen könne, war damit ihre Überimpfbarkeit und die Infektiosität des Speichels bewiesen. Auch ein Kaninchen und ein Hahn konnten in derselben Weise infiziert werden.[116] Magendie und Broschat berichteten 1813 über entsprechende, ebenfalls erfolgreiche Tierversuche mit dem Speichel eines wutkranken Menschen.[117]

Mikrobiologische Ära

Achtzehn Jahre später (1831) erlebte der damals neunjährige Louis Pasteur (1822–1895) das Phänomen der Panik, die im Jura von einem tollwütigen Wolf ausging, der auch in das Gebiet von Arbois eindrang und auf seinem Weg Tiere und Menschen anfiel. Damals hatte Pasteur gesehen, wie in der einige Schritte von der Gerberei seines Vaters entfernten Schmiede ein Einwohner von Arbois mit dem glühenden Eisen gebrannt wurde. Die an den Händen und am Kopf verletzten Leute erlagen der Wut unter furchtbaren Leiden. Allein in den Gemeinden Villers-Farlay, Eoleux und Mouchard gab es acht Opfer. Der gebrannte Mann jedoch wurde gerettet. Die schreckliche Erinnerung an diesen rasenden Wolf blieb in der ganzen Gegend über Jahre lebendig.[118]

Seither war die Tollwut für Pasteur eine Herausforderung, die eine entsprechende Antwort verlangte. Nachdem ihm 1881 durch Schutzimpfung mit abgeschwächten Milzbrandbazillen die Immunisierung von Schafen und Rindern gelungen war, entschloß er sich, in ähnlicher Weise auch gegen die Tollwut vorzugehen. Mit einer Glasröhre zwischen den Lippen entnahm er aus dem Rachen eines tollwütigen Hundes, den man an ein Brett festgeschnallt hatte, den tödlichen Speichel. Doch die Übertragung der Tollwut auf mehrere Hunde durch subkutane Injektion gelang nur unregelmäßig; die Inkubationszeit war dabei sehr lang, was das Experimentieren zur Auffindung eines Impfstoffes sehr erschwert hätte.[119] Hinzu kam, daß man den Erreger aus dem Speichel weder mikroskopisch noch kulturell durch Beimpfung von Bouillon nachweisen konnte. Pasteur schloß daraus, der Tollwuterreger müsse ein äußerst winziger und anspruchsvoller Keim sein, und bezeichnete ihn deshalb mit dem schon bei Celsus für Gift vorkommenden Wort »Virus«, einem Terminus, der später zum Sammelbegriff für eine ganze Gruppe von Infektionserregern wurde, die im gewöhnlichen Lichtmikroskop nicht zu erkennen sind und bakteriendichte Filter passieren.[120]

Da die Tollwut vor allem Reizerscheinungen von Seiten des zentralen Nervensystems verursacht, kam Pasteur auf den Gedanken, der Erreger könne sich in der Gehirn- und Rückenmarksubstanz besonders vermehren.[121] Er entnahm bei der Sektion eines an Tollwut verendeten Hundes etwas Gehirnsubstanz, mit deren Suspension er weitere trepanierte Versuchstiere (Hunde und Kaninchen) intrazerebral infizierte. Alle so behandelten Tiere erkrankten diesmal an Tollwut.[122]

Pasteur, der nun eine sichere Methode zur Tollwutübertragung hatte, beschloß nun durch Kaninchenpassagen das Lyssavirus abzuschwächen. Als Ausgangspunkt dieser Versuchsreihe benutzte er das Rückenmark eines tollwütigen Straßenhunds. Er nannte daher den unbekannten Infektionsstoff »Straßenvirus« (»Virus des rues«). Die Inkubationszeit beim Kaninchen, das durch intrazerebrale Einspritzung von »Straßenvirus« infiziert wurde, dauerte etwa 2 bis 3 Wochen. Impfte er aber nun mit dem Rückenmark eines solchen Tieres ein zweites Kaninchen, von dem zweiten ein drittes, von dem dritten ein viertes usw., so konnte er feststellen, daß die Inkubationszeit immer kürzer wurde, bis sie nach der 25. Kaninchenpassage schließlich etwa 7 Tage betrug und dann konstant blieb. Pasteur nannte ein solches Virus, das durch längere Kaninchenpassagen eine konstante, d. h. fixierte Inkubations-

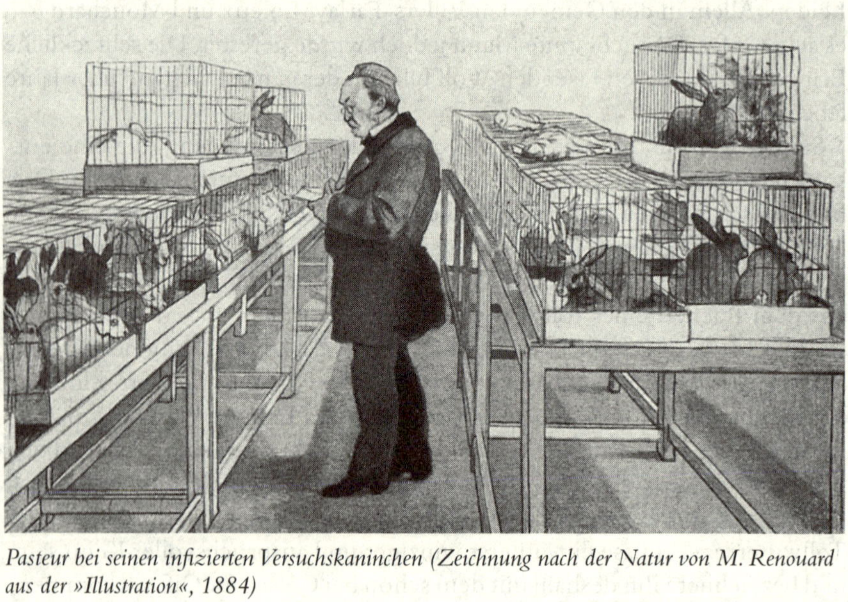

Pasteur bei seinen infizierten Versuchskaninchen (Zeichnung nach der Natur von M. Renouard aus der »Illustration«, 1884)

zeit angenommen hatte, »Virus fixe«, im Gegensatz zum natürlichen »Straßenvirus«, durch das unter gewöhnlichen Verhältnissen die Infektion von Hund zu Hund und vom Hund auf den Menschen übertragen wird.

Durch die Kaninchenpassage erfolgte eine Umprägung des Krankheitserregers. Die Anpassung an den Kaninchenorganismus war aber nur eine Teilerscheinung bei der Umwandlung des Straßenvirus in das Virus fixe. Pasteur stellte fest, daß die Virulenz, die für Kaninchen zugenommen, gleichzeitig für andere Tierarten, z. B. für Hunde, abgenommen hatte. Nach subkutanen Einspritzungen von Virus fixe, d. h. von Rückenmarksemulsionen der Passagekaninchen, erkrankten Hunde entweder nur unter leichten Erscheinungen oder überhaupt nicht. Wenn Pasteur solche wiederholt mit Virus fixe geimpften Hunde mit Straßenvirus infizierte, erwiesen sie sich als immun. Durch das abgeschwächte Virus fixe waren im Hundeorganismus Abwehrstoffe gebildet worden, die das später eingespritzte Straßenvirus neutralisieren konnten. Hunde, die dagegen nicht mit dem abgeschwächten Virus fixe vorbehandelt waren, gingen an der gleichen Infektion mit dem virulenten Straßenvirus zugrunde.

Zugleich ließ Pasteur ungeimpfte und mit Virus fixe geimpfte Hunde in getrennten Versuchen von tollwütigen Doggen beißen, um die Wirksamkeit der Wutschutzimpfung unter natürlichen Bedingungen nachzuprüfen. Plötzlich wurden diese auch für die Experimentatoren nicht ungefährlichen Beißversuche, von denen nur das ohrenbetäubende Gekläff und schauerliche Geheul der Hunde nach außen drang, durch heftige Angriffe der Presse gegen Pasteur unterbrochen. Man warf dem berühmten Gelehrten, der selbst ein großer Hundefreund war, sinnlose Tierquälerei und Sadismus vor. Sein Laboratorium wurde als »Folterkammer« und er selbst als »Henker unschuldiger Tiere« bezeichnet. Diese Hetze wurde hauptsächlich von englischen und französischen Hundefreunden der oberen Zehntausend geschürt, die in der Nähe von Paris (Clichy) sogar einen eleganten Hundefriedhof angelegt hatten. Vergeblich versuchte Pasteur unter Berufung auf die Worte seines verstorbenen Freundes Claude Bernard (1813–1878)[123] zu beweisen, daß der Tierversuch für die medizinische Forschung unentbehrlich sei. Doch alles nützte nichts. Pasteur, der wegen seiner Tierversuche bereits aus der Rue d'Ulm nach Meudon übersiedeln mußte, wurde nun auch von dort durch den Protest seiner aufgehetzten Nachbarn vertrieben. Damit er seine Untersuchungen in Ruhe fortsetzen konnte, stellte ihm nunmehr der Staat das prächtige Besitztum von Villeneuve-l'Etang, im Wald von St. Cloud, zur Verfügung, wo einst Napoleon III. und Eugenie de Montijo ihre Flitterwochen verbracht hatten. In den einstigen Pferdeställen wurden die Hundezwinger untergebracht.[124] Damals schrieb Pasteur an seinen alten Freund Jules Vercel:

»Ich werde eine Zeitlang sehr beschäftigt sein, um mich, oder besser gesagt, meine Hunde in Villeneuve-l'Etang häuslich einzurichten. Ich habe auch mehrere neue Versuche mit Tollwut vor, die einige Monate in Anspruch nehmen werden. Ich bin in diesem Jahre daran, zu beweisen, daß Hunde vacciniert, d. h. gegen Tollwut unempfänglich gemacht werden können, nachdem sie von einem wütenden Hunde gebissen worden sind. Ich habe es noch nicht gewagt, Menschen nach Bissen von wütenden Hunden zu behandeln, doch ist die Zeit nicht mehr fern. Ich habe große Lust, mit mir selbst den Anfang zu machen – mich selbst mit Tollwutvirus zu impfen und dann die Folgen zu hemmen. Denn ich fühle mich des Erfolges schon sehr sicher.«[125]

In Villeneuve-l'Etang versuchte Pasteur zunächst festzustellen, ob man nicht auch bereits infizierte Tiere durch rechtzeitige Schutzimpfung während der relativ langen Inkubationszeit noch retten könnte. Er ließ deshalb in einem Zwinger mit einem tollwütigen Köter vier gesunde Hunde einsperren, die alsbald von dem rasenden Tier gebissen wurden. Die verletzten Hunde wurden nun isoliert und zwei davon wiederholt mit Virus fixe geimpft. Während diese Tiere munter und gesund blieben, verfielen die zwei Unbehandelten in das schauerliche Heulen der tollen Hunde und gingen schließlich mit gelähmten Hinterbeinen jämmerlich zugrunde. Auch weitere Versuche ergaben das gleiche Ergebnis.

Pasteur tat nun den kühnen Schritt, einen Impfstoff anzufertigen, den man auch bei Menschen anwenden könnte, die von tollwütigen Tieren verletzt waren. Die Inkubationszeit bei der menschlichen Tollwut beträgt im Durchschnitt etwa 2 Monate. So lange dauert es meist, bis das neurotrope Tollwutvirus auf dem Weg der Nervenbahnen von der Bißstelle zum Rückenmark und Gehirn dringt. Während dieser Zeit muß nun durch wiederholte Einspritzung des abgeschwächten Virus fixe der menschliche Organismus zur Bildung von Antikörpern angespornt werden, so daß bereits eine aktive Immunität vorliegt, ehe die Krankheit ausbrechen kann, bevor also die Wanderung des nicht abgeschwächten »Straßenvirus« von der Eintrittspforte zum Gehirn beendet ist. Mit der Wutschutzimpfung soll demnach, wie Pasteur bemerkte, »das schnellere Pferd gesattelt werden«, um gleichsam das »Hundevirus« durch das »Kaninchenvirus« zu überholen.

Zur menschlichen Wutschutzbehandlung versuchte der greise Gelehrte zunächst das Virus fixe durch ein spezielles Trocknungsverfahren noch mehr abzuschwächen. Er hängte das unter sterilen Bedingungen herauspräparierte Rückenmark der Passagekaninchen in großen Glasgefäßen über Ätzkali auf und ließ es in einem Brutschrank bei 20° C trocknen. Gleichlange Stücke des Rückenmarks enthalten annähernd gleiche Virusmengen, vermutete Pasteur. Aus unterschiedlich lange getrockneten Rückenmark-

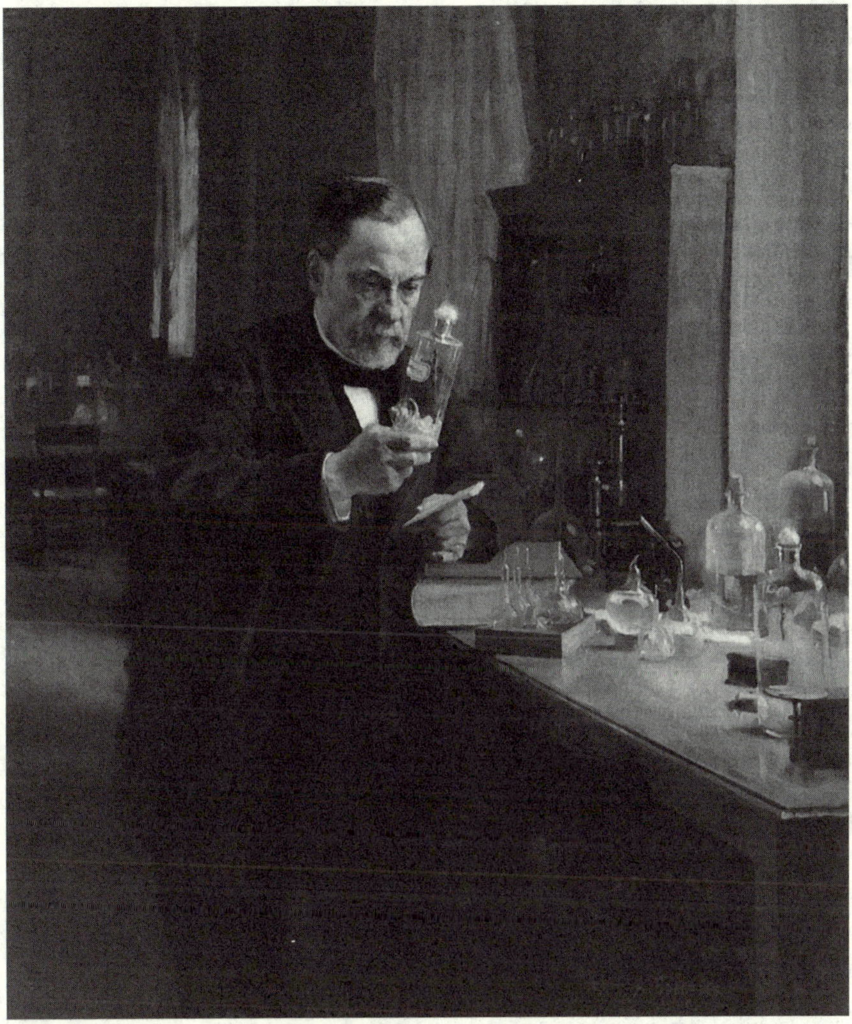

A. Edelfelt, Pasteur im Labor während der Arbeit am Wutschutzimpfstoff, 1885. (Versailles, Museum).

stücken stellte er jeweils Suspensionen her, deren unterschiedliche Schutzkraft er in zahllosen Tierversuchen an Hunden genauestens nachprüfte.

Pasteur arbeitete bereits fünf Jahre an der Herstellung eines Impfstoffes, als ihn am 6. Juli 1885 eine verzweifelte Mutter aus dem Elsaß mit ihrem neunjährigen Sohn Josef Meister aufsuchte. Der Junge war 48 Stunden vorher an 14 Stellen von einem tollwütigen Hund gebissen worden. Der Arzt hatte der Mutter gesagt, Pasteur sei der einzige, der vielleicht helfen könne.

Nach einer Beratung mit zwei befreundeten Pariser Ärzten entschloß er sich unter schweren seelischen Kämpfen, das an Hunden Erprobte auch bei einem Menschen zu versuchen. In der Nacht desselben Tages erhielt zum ersten Mal ein menschliches Wesen eine Einspritzung von abgeschwächtem Tollwutvirus. Die Wutschutzbehandlung begann Pasteur mit einer Suspension von 14 Tage lang getrocknetem Rückenmark. In den folgenden Tagen kamen dann nach einem bestimmten Schema nach und nach immer kürzere Zeit getrocknete Marksorten, also Marksorten mit jeweils geringerem Virulenzverlust zur Verwendung. Den Impfstoff spritzte Pasteur langsam unter die Bauchhaut ein, wobei täglich die Körperseite gewechselt wurde. Die letzten Injektionen führte er mit 3 Tage lang getrocknetem Rückenmark durch. Die Behandlung dauerte 3 Wochen. Der Junge blieb gesund, er war gerettet.[126] Durch diese Tat wurde Pasteur berühmter als durch alle seine anderen Entdeckungen zusammen.

Etwa vier Monate später hatte er bereits mehrere hundert Menschen gegen Tollwut geimpft. Zu den Behandelten gehörte auch der grauenhaft zugerichtete 14jährige Hirtenjunge J. B. Jupille, dessen Denkmal heute – als ein Symbol der Selbstaufopferung – im Garten des Pasteur-Instituts zu sehen ist. Um die Flucht seiner fünf jüngeren Brüder zu decken, warf sich dieser Junge einem großen tollwütigen Hund entgegen und ertränkte ihn nach verzweifeltem Ringen in einem vorbeifließenden Bach.

Das größte Aufsehen erregte jedoch die Behandlung von neunzehn russischen Bauern aus der Gegend von Smolensk, die ein tollwütiger Wolf angegriffen und an Gesicht und Händen grauenhaft zugerichtet hatte. Sie wurden auf Kosten des Zaren mit dem Eilzug zu Pasteur nach Paris geschickt, wo sie mit ihren langen Pelzmänteln und Fellmützen großes Aufsehen erregten. Man wußte schon damals, daß Infektionen durch tollwütige Wölfe viel gefährlicher sind als solche durch Hunde und daß bei Bissen im Gesicht der Ausgang fast immer tödlich ist. Außerdem waren bereits vierzehn kostbare Tage verstrichen. Trotzdem übernahm Pasteur die Behandlung. Um die versäumte Zeit einzuholen, erhielten die Bauern den Impfstoff nicht nur einmal am Tag eingespritzt, wie es bisher üblich war, sondern zweimal: morgens und abends. Von den 19 Bauern konnten dadurch 16 gerettet werden und wieder in ihre Heimat zurückkehren.

Pasteur stand auf dem Höhepunkt seines Ruhmes. Die Akademie der Wissenschaften beschloß einstimmig die Errichtung eines Instituts, das den Namen »Institut Pasteur« tragen sollte. Ihr Aufruf fand begeisterte Zustimmung. Durch eine Subskription der Zeitungen kamen bald über zweieinhalb Millionen Francs zusammen. Die Eröffnung des Instituts fand am 14. November 1888 statt. Die Gesinnung Pasteurs offenbart sich deutlich in den Worten, die er damals an die studierende Jugend Frankreichs richtete:

»Laßt euch nicht durch einen nörgelnden und unfruchtbaren Skeptizismus entmannen, laßt euch nicht entmutigen durch die Traurigkeit gewisser Stunden im Leben der Nationen. Lebt im heiteren Frieden der Bibliotheken und Laboratorien. Fragt euch selbst zuerst: Was habe ich für mein Wissen getan? Und wenn ihr darin genügend fortgeschritten seid, fragt euch: Was habe ich für mein Vaterland getan? Bis dann endlich die Zeit kommen wird, wo ihr das namenlose Glück habt, euch sagen zu können, daß ihr in irgendeiner Weise beigetragen habt zum Fortschritt und zum Heile der ganzen Menschheit… Wissenschaft und Frieden müssen über Unwissenheit und Krieg triumphieren, die Völker müssen sich zusammentun, nicht, um zu zerstören, sondern um aufzubauen; denn die Zukunft wird denen gehören, die das meiste für die leidende Menschheit getan haben«.[127]

Ansteckende Gelbsucht (Hepatitis A, Hepatitis B sowie Leptospirosen)

Obwohl die Gelbsucht (Ikterus) nur ein Symptom verschiedener Leberleiden ist, wurde sie früher für eine Krankheit sui generis gehalten. Bei den infektiösen Gelbsuchten handelt es sich in unseren Breitengraden meist um die leptospirenbedingte Weilsche Krankheit oder um Virushepatitis, bei der erst nach dem Zweiten Weltkrieg festgestellt wurde, daß sie in mehreren Formen mit unterschiedlichen Erregern und unterschiedlicher Epidemiologie auftritt.

Der Erreger der Hepatitis A wird im Stuhl ausgeschieden. Sie ist ebenso wie Typhus und Ruhr eine Krankheit, die durch unhygienische Verhältnisse und enge Lebensgemeinschaften begünstigt wird und die durch Schmierinfektion oder die Kontamination von Nahrungsmitteln oder Trinkwasser weiterverbreitet wird. Schließlich können auch Fliegen bei der Übertragung eine Rolle spielen. Bei Hepatitis A schwankt die Inkubationszeit zwischen 15 und 50 Tagen.[1]

Bei Hepatitis B kreist der Erreger nicht nur während der akuten Krankheitsphase, sondern bereits während der langen Inkubationszeit, die 30 bis maximal 240 Tage dauern kann, im Blut, mitunter auch noch Jahre nach überstandener Krankheit. Das Virus wird bei Hepatitis B vor allem durch Geschlechtsverkehr und Transfusionen infizierten Blutes, ferner durch wiederholte Benutzung unsteriler, infizierter Nadeln bei Drogensüchtigen, bei Akupunktur und Tätowierung übertragen. Bei etwa 10 Prozent der infizierten Erwachsenen kommt es zu keiner Ausheilung. Sie werden zu chronischen Virusträgern. Schätzungsweise liegt die Gesamtzahl der Hepatitis-B-Virusträger weltweit über 300 Millionen. Ungefähr 40 Millionen Menschen sterben jährlich, vor allem in den unterentwickelten Ländern, an den Folgen einer Hepatitis-B-Infektion.[2]

Das Hepatitis-C-Virus wurde 1988 entdeckt. Es wird ebenso wie das Hepatitis-B-Virus parenteral übertragen. In jüngster Zeit kamen noch Hepatitis D und Hepatitis E hinzu, wobei Hepatitis D parenteral und Hepatitis E fäkal-oral übertragen wird. Sämtliche Typen sind serologisch-immunologisch unterschiedlich.

Altertum

Aufgrund der meist recht spärlichen Angaben in den alten Chroniken ist es bei Berichten über Gelbsucht oft recht schwierig, retrospektiv zu differenzieren, um welche Art es sich gehandelt haben dürfte. Nur wenn gleichzeitig von einer Rattenplage berichtet wird, hat man einen Hinweis auf Leptospirose, während eine Bezeichnung als Seuche an Virushepatitis denken läßt. Obgleich die Gelbsucht bereits vor Jahrhunderten als ansteckend erkannt wurde, glauben viele, daß die Kenntnis ihrer Infektiosität erst jüngeren Datums sei. Doch wie so oft in der Medizin wurde auch diese Erkenntnis schon sehr früh gewonnen, um dann für fast ein Jahrtausend in Vergessenheit zu geraten. Dies geschah vor allem deshalb, weil theoretische Scheuklappen den gelehrten Ärzten Erkenntnisse von Fakten, die außerhalb ihres eingeengten Blickfelds lagen, nicht zuließen. Galt doch die Gelbsucht seit jeher als ein »Übel des Gezeichnetseins oder der Säfteverderbnis«.

Bei den Juden galt die Gelbsucht noch als »göttliche Strafe«. Sie gehörte zu den Krankheiten, die Moses seinem Volk androhte, falls es von dem rechten Pfad abweichen sollte:

»Jahwe wird dich schlagen mit Schwindsucht, Fieber, Entzündung und Hitze, mit Trockenheit, Getreidebrand und Gelbsucht und wird dich verfolgen, bis du umkommst!« (Dtn 28,22)[3]

Im Altertum hielt man die Leber, die größte Drüse des menschlichen und tierischen Körpers, und die Gallenblase für den Sitz von Zorn und Kraft.[4] Dieser Irrglaube geht vermutlich auf die Opferpriester zurück, denen das Beschauen der Leber von Opfertieren zur Zukunftsdeutung diente.[5] So ist auf einer altbabylonischen Plastik, die eine exakt in Felder eingeteilte und mit Orakelsprüchen beschriftete Wahrsageleber darstellt, in Keilschrift wiederholt der Satz zu lesen: »Möge sich deine Leber glätten«, d. h., der Zorn soll sich legen.[6]

1951 berichtete R. Labat in seinem Buch »Traité akkadien de diagnostics et prognostics médicaux« über die neuesten Übersetzungen medizinischer Keilschrifttexte, unter denen sich auch erstaunliche Krankheitsbeschreibungen finden, wie:

> »Ist der Körper eines Mannes gelb und auch sein Gesicht, wobei er an Fleischverlust (Abmagerung) leidet, so heißt die Krankheit: Gelbsucht.«
>
> »Leidet ein Mann unter Gelbverfärbung der Augen und dringt die Krankheit bis ins Innerste des Auges, so daß es gelb wie Kupfer erscheint…, speit er aufgenommene Nahrung und Getränke wieder aus, wird sogar… das Gesicht und der Körper ganz gelb…, so trocknet das Übel den ganzen Leib des Kranken aus, so daß er daran stirbt.«

Diese Keilschriftzitate lassen erkennen, daß bereits die antiken Opferpriester eine Beziehung zwischen Leber, Galle und Gelbsucht vermuteten, wobei ihnen auch wichtige Symptome der Gelbsucht, wie Gelbverfärbung der Haut, der Augen, Übelkeit und Abmagerung, und schließlich ihre tödliche Gefährlichkeit nicht entgangen sind.

Die naturphilosophisch orientierten Griechen versuchten auch diese Krankheit im humoralpathologischen Sinn als eine Störung im Säftegleichgewicht zu deuten.[7] So heißt es in der hippokratischen Schrift »Über die inneren Leiden« (Περὶ τῶν ἐντὸς παθῶν):

> »Sie (d. h. die Gelbsucht) grassiert vorzugsweise während des Sommers, wenn die gelbe Galle in Bewegung gerät, so daß der Körper sogleich eine andere Farbe bekommt und gelb wird wie eine Granatapfelschale. Selbst die Augen verfärben sich gelb. Den Betroffenen befallen dabei Starrfrost und Fieber, er scheidet bräunlichen Urin aus, auf dessen Boden sich ein dichter Niederschlag absetzt... Der Stuhl aber ist gelblich-grau und widrig riechend...« (Kapitel 35)

Von geradezu verblüffender Genauigkeit ist die Symptomatik der »Gelbsucht«, die ebenso wie andere infektiöse Darmkrankheiten (Typhus, Paratyphus und Ruhr) in den wärmeren Jahreszeiten aufzutreten pflegt und meist mit Appetitlosigkeit, Druckgefühl im Oberbauch, Erbrechen und Durchfall beginnt, so daß man zunächst an eine Magen-Darm-Erkrankung denkt. Doch bald danach kommt es zu einer Gelbfärbung der Haut, da der in der Leber gebildete Gallenfarbstoff infolge der Leberentzündung in die Blutbahn übertritt und sich im Hautgewebe ablagert. Als scharfsinnigen Beobachtern entgingen den hippokratischen Ärzten auch nicht die geringsten Einzelheiten, wie die Gelbfärbung der conjunctiva bulbi (Skleren) und die unterschiedliche Farbveränderung der Ausscheidungen.[8]

In einer anderen hippokratischen Schrift »Über Krankheiten III« (Περὶ νούσων) werden bei zuweilen fulminant verlaufenden Fällen auch noch weitere Symptome (gelegentliche Grünfärbung der Haut und Juckreiz) aufgeführt:

> »Die akute und in kurzer Zeit dahinraffende Gelbsucht hat folgende Beschaffenheit. Die Farbe entspricht der des Granatapfels oder sie ist es noch etwas grüner, so wie grüne Eidechsen. Im Urin setzt sich ein rötlicher Niederschlag ab... Den Kranken befällt Fieber und leichter Schauer, zuweilen verträgt er nicht einmal die Bettdecke und empfindet heftigen Juckreiz...« (Kapitel 11).

Auffallend ist, daß über die Veränderung der inneren Organe, wie der Vergrößerung, Verhärtung und Verfärbung der Leber, kein Wort fällt. Die anatomielose hippokratische Humoralmedizin deutete jede krankhafte Veränderung als Folge einer Störung im Gleichgewicht der vier Humores, wobei in diesem Fall die »gelbe Galle« durch Einflüsse der Umwelt das Übergewicht gewann. Daher stellte man auch keine ätiologischen Überlegungen an.

Plinius der Ältere (23–79 n. Chr.), der in seiner unkritischen »Naturgeschichte« (»Naturalis historia«) auch viel Abergläubisches zusammengetragen und verewigt hat, erwähnt auch die bis in das Mittelalter fortlebende Meinung, daß der Anblick eines gelben Vogels (»Icteros«)[9] die Gelbsucht heilen könne, wonach allerdings der Vogel sterben müsse (Nat. hist., Buch III, Kap. 28). Wegen der goldgelben Hautverfärbung nannte er die Krankheit »Morbus regius« (»Krankheit der Könige«).[10] Schon die Römer müssen gemerkt haben, daß die Gelbsucht oft von Mensch zu Mensch übertragen wird, denn Lukrez († 55 v. Chr.) deutet mit leichter Ironie in seinem Lehrgedicht (»De rerum natura«) an, daß vielfach bereits der böse Blick eines Gelbsüchtigen die Krankheit übertragen könne.[11]

Mittelalter

Die von einigen Kirchenvätern erwähnte »Gelbe Pest« (»Pestis flava seu icteritia«), die im Jahr 550 Irland besonders schwer heimgesucht und dabei zwei Drittel der Bevölkerung ausgerottet hat, könnte eine infektiöse Gelbsucht gewesen sein.[12] Im Jahre 664 brach in England abermals eine Seuche aus, die in Sage und Schrift noch lange als »das große Sterben zu Cadwalladers Zeiten« Schrecken erregt hat. Sie entvölkerte zuerst die Südküsten Englands, ging dann auf die Provinz Northumbria über und forderte große Menschenopfer. Im August 664 oder 665 kam sie nach Irland und ließ nur ein Drittel der Menschen übrig. Im Kloster Rathmelsigi (Melfont in Meath) waren alle Mönche vor dem Übel geflohen oder daran gestorben. Nur ein junger Mönch aus edlem englischen Geschlecht, Egbert, blieb übrig und führte fortan ein enthaltsames Leben; er starb, 90 Jahre alt, im Jahr 729. Während der Jahre 665 bis 684 werden einzelne Nachrichten über die herumziehende Seuche in Essex, Sussex und Northumbria verzeichnet. Diese wird als pestis icteritia erwähnt. Die Verwaisung mehrerer bischöflicher Stühle in England war die Veranlassung, daß ein Presbyter Vighard nach Rom zum Papst geschickt wurde; bald nach seiner Ankunft starb er dort mit allen seinen Begleitern an derselben Krankheit, die in England wütete.[13]

So erscheint es verständlich, wenn nach solchen Verheerungen ein angelsächsischer Benediktiner, Bonifatius (675–754), der von der mörderischen Seuche auf der benachbarten Insel während seiner Jugend oft zu hören bekam, so eindringlich vor den Gelbsüchtigen warnte.[14] Allerdings wurde eine prophylaktische Maßnahme gegenüber Gelbsüchtigen erstmals in einem Brief des Papstes Zacharias (741–752) an Bonifatius, der zu der Zeit Erzbischof von Mainz war, angedeutet. Er empfahl ihm, jenen Personen, die an der Morbus regius leiden, in der Kirche die heilige Kommunion erst am Schluß nach allen anderen Gemeindemitgliedern zu erteilen.[15] Laut Hrabanus Maurus,[16] der von 822 bis 842 Abt des Klosters Fulda war, soll Bonifatius auch dort die Mönche in diesem Sinn gewarnt haben, indem er erklärte: »Sondert die Gelbsüchtigen von den übrigen Brüdern ab, damit diese nicht auch noch erkranken.«[17]

Aus jener Zeit, als die Krankenpflege noch von Klostermönchen wahrgenommen wurde, ist auch eine Grundrißzeichnung aus St. Gallen erhalten, die eine Spitalabteilung im Rahmen einer Klosterplanung enthält. Aus ihr geht hervor, daß man schon damals die Schlafräume der Pflegemönche und des sie betreuenden Mönchsarztes von denen der kranken Brüder trennte, was den generellen Klosterregeln, die einen gemeinsamen Schlafraum vorsahen, widersprach.[18] Offenbar wollte man mit dieser Regelung die Übertragungsgefahr ausschalten, wofür auch das Projekt getrennter Latrinen für Ärzte und Patienten spricht.[19] Auch durften die Genesenen erst nach abschließendem Bad wieder mit Gesunden zusammenkommen.

Mit diesen seuchenprophylaktischen Maßnahmen hätte man sich zwar gegen eine Form der infektiösen Gelbsucht schützen können, der Virushepatitis A, bei der der Erreger mit dem Stuhl ausgeschieden wird, doch außer dieser Hepatitisform gibt es – wie bereits erwähnt – noch eine weitere Form, die Virushepatitis B, bei der der Erreger im Blut vorkommt. In jedem Kloster gab es einen Mönch, der bei dieser Hepatitisform – falls ein Virusträger vorhanden war – unbewußt für die Übertragung des Erregers sorgte. Es war der Bruder Barberius oder Tonsor, der die Mönche nicht nur rasierte und deren Tonsur anlegte, sondern auch von Zeit zu Zeit zur Ader ließ, um im Sinn der antiken Säftelehre den verdorbenen Säfteanteil, die sogenannte »materia peccans«, zu eliminieren.[20] Da er den Aderlaß bei allen Brüdern mit dem gleichen Messer vornahm, konnte er im Fall eines Hepatitis-B-Virusträgers alle nach ihm behandelten Mönche infizieren. Da die Inkubationszeit bei der »Serumhepatitis« 30 bis 240 Tage dauern kann, vermochte man einen Zusammenhang zwischen dem Aderlaß und der nachfolgenden Gelbsucht nicht zu erkennen.

Als nach Gründung der ersten Universitäten (Salerno, Bologna, Padua) die Krankenbehandlung nicht mehr von Mönchs-, sondern von Laienärzten ausgeübt wurde, gingen auch viele im klösterlichen Milieu gewonnene epidemiologische Erkenntnisse verloren.[21] So wird auch in dem berühmten salernitanischen Merkvers unter den acht für kontagiös gehaltenen Krankheiten die Gelbsucht überhaupt nicht erwähnt. Während die Klöster mit ihrem konstanten Stammpersonal günstige Voraussetzungen für klinische Beobachtungen und das Sammeln epidemiologischer Erkenntnisse boten, eigneten sich dafür die städtischen Siechenhäuser mit ihrer permanenten Fluktuation von Kranken und Gebrechlichen nur sehr wenig. Auch die sinnvollen Absonderungsmaßnahmen des klösterlichen Seuchenhospitals waren in Vergessenheit geraten, als die Stadtkommunen infolge heftiger Pestausbrüche plötzlich eine größere Anzahl von Siechen unter unzulänglichen sanitären Bedingungen unterbringen mußten.

Fast um die gleiche Zeit unterscheidet zwar Arnold von Villanova (um 1238–1311), Leibarzt mehrerer Könige und Päpste, im 29. Kapitel des zweiten Buches seines Hauptwerks »Breviarum practicae« drei Arten von Ictericias, den gelben, den schwarzen und den grünen Ikterus, doch über Ansteckung berichtet auch er nicht.

Die Vermeidung und Heilung der Gelbsucht wurde von vielen abergläubischen Ansichten und Sitten umrankt.[22] So rief man als Schutzpatron gegen die Gelbsucht den heiligen Odilio an.[23] Für reiche Patienten besorgte man gelbe Vögel, berichtet der im Mittelalter viel gelesene »Physiologus«, eine christlich-symbolische Zoologie.[24] In Anlehnung an den bei Plinius erwähnten gelben Vogel »icteros« berichtet der »Physiologus« auch von dem Vogel »Caladrius«, der nicht nur über therapeutische, sondern auch über prognostische Eigenschaften verfügen sollte. Brachte man den Vogel ans Krankenbett, so glaubte man durch sein Verhalten feststellen zu können, ob der Patient am Leben bleiben oder sterben würde. Sollte er sterben, so wandte der Vogel den Kopf von ihm ab, war ihm jedoch beschieden, am Leben zu bleiben, so starrte ihn der Vogel unverwandt mit seinen gelben Augen an und nahm die Krankheit in sich auf.

Die großen Kanzelredner des Mittelalters, wie auch der Franziskanermönch Berthold von Regensburg († 1272), die sich gern auf den »Physiologus« beriefen, sprachen in ihren Predigten oft von »gelsuht« (Gelbsucht) und von »gelsühtigen«.[25] Die Etymologie des zusammengesetzten Wortes »Gehl-Sucht« läßt noch erkennen, daß man die Gelbsucht für eine Art Gallenseuche hielt. Hängt doch das Wort »Gehl« mit »Galle« und das Wort »Sucht« mit »Siechtum = Seuche« zusammen. Daher empfahl man im Sinn der Signaturenlehre das Schellkraut wegen seiner gelben Farbe zur Bekämpfung des Leidens. Nach den Pseudo-Dioskurides (4. Jh. n. Chr.) sollte auch Bärengalle gegen Gelbsucht helfen.[26]

Englische Mönche glaubten, der schreckliche Komet vom Juli 1264 sei unter dem Einfluß des Planeten Mars erzeugt und habe ein Zunehmen der Gelbsucht verursacht. Es scheint eine Kriegsseuche gewesen zu sein, die die Männer beider Heere befiel, als Simon von Montfort, Führer des niederen englischen Adels, in jenen unruhigen Zeiten König Heinrich III. schlug und gefangennahm.[27]

In den mauerumgürteten mittelalterlichen Städten mit ihren engen, krummen und nicht kanalisierten Gassen und Gäßchen nahmen infolge der unzulänglichen Abfallbeseitigung und fehlenden zentralen Wasserversorgung viele Infektionskrankheiten, deren Erreger mit dem Stuhl ausgeschieden werden, einen endemischen Charakter an.[28] Neben Typhus, Ruhr und Poliomyelitis gehörte dazu auch die Hepatitis A. Die meisten Stadtbewohner überstanden daher bereits als Kinder die Gelbsucht, die in diesem Lebensalter im allgemeinen gutartig und komplikationslos verläuft. Da aber der Bevölkerungszustrom vom Land permanent anhielt, gab es stets auch undurchseuchte erwachsene Stadtbewohner, die von Zeit zu Zeit an einer mehr oder weniger schweren, manchmal sogar tödlichen Gelbsucht erkrankten. Da die noch nicht eingebürgerten, undurchseuchten Neuankömmlinge oft nur provisorisch untergebracht waren, kam es unter ihnen nicht selten zu ikterischen Gruppenerkrankungen, was zu der spöttischen Redensart führte: »Stadtluft macht nicht nur frei, sondern mitunter auch gelb.«[29] Abgesehen von der sich aus einer fäkalen Schmierinfektion oder dem Genuß kontaminierten Trinkwassers ergebenden Gefahr, gab es Gepflogenheiten, durch die auch Lebensmittel ständig infiziert werden konnten.

Da man bis zum 17. Jahrhundert beim Essen aus der gemeinsamen Schüssel Fleisch, Fisch, Reis und sonstige Lebensmittel nicht mit einer Gabel, sondern mit den Fingern entnahm, konnte ein einziger Typhus- oder Hepatitis-A-Keimträger das ganze Gericht infizieren. Auf Heiligenbildern (bis etwa 1600), die das letzte Abendmahl, die Hochzeit zu Kana oder Jesus bei den Jüngern zu Emmaus zeigen, sehen wir auf dem Tisch weder Gabeln noch Löffel. Doch abgesehen vom Essen mit unsauberen Fingern, gab es noch viele andere Möglichkeiten der Verschleppung infektiöser Darmkeime, die an »schmutzigen Händen« haften.[30] Allein die Weihwasserbecken aus Stein bildeten gefährliche Infektionsquellen, besonders bei hohen Festtagen, da das Wasser durch Eintauchen vieler ungewaschener Hände schnell mit diversen Darmkeimen infiziert werden kann.[31]

Doch außer der Hepatitis A gab es auch noch die Hepatitis B, deren Erreger im Blut kreist, was bis in die jüngste Zeit niemand wußte. Im Bann der antiken Säftelehre glaubte man damals an eine hypothetische, aber um so mehr gefürchtete materia peccans, die man durch Purgieren und Aderlassen aus dem menschlichen Körper zu eliminieren hoffte. Es wirkt wie eine Ironie des Schicksals, daß aufgrund dieser Irrlehre Ärzte und Chirurgen jahrhundertelang unbewußt beide Hepatitisformen mit Hilfe der infizierten Klistierspritze bzw. des infizierten Aderlaßmessers von Mensch zu Mensch verschleppten.

Da bei der infektiösen Hepatitis dem Sichtbarwerden des Ikterus an Skleren und Haut eine Dunkelfärbung des Urins, eine lehmartige Verfärbung der Stühle und eine druckschmerzhafte Leberschwellung vorausgehen können, spielte die Harnschau bei solchen Krankheitsfällen eine um so größere Rolle, da bereits Galen gelehrt hatte, daß »der Harn Abbild des Leberbluts« sei, wofür in diesem Fall auch die Druckempfindlichkeit der Leber zu sprechen schien. Schon um 1300 hatte sich der skeptische Arnold von Villanova, Professor an der Universität von Montpellier, einmal vor seinen Studenten über die Harnschau und die Leichtgläubigkeit der Patienten lustig gemacht, indem er erzählte, daß manche Ärzte, wenn sie bei der Ureskopie nichts fänden, ganz kühn behaupteten, es läge eine »Obstruktion der Leber« vor. »Sie benutzen das Wort Obstruktion, das man zwar nicht versteht, da es aber gelehrt klingt, bewirke es großen Eindruck!«

Kein Wunder, daß der Renaissancedichter Petrarca (1304–1374) den an Gelbsucht erkrankten Papst Klemens VI. (1342–1352) ernstlich davor warnte, den Ärzten Vertrauen zu schenken:

> »Ich weiß, daß Euer Bett von Doktoren belagert ist und dies erfüllt mich natürlich mit Sorge. Ihre Meinungen stimmen nie überein, und wenn einer nichts Neues zu sagen hat und darin hinter dem andern zurückbleibt, schämt er sich darüber. Wie Plinius sagte: sie setzen unser Leben aufs Spiel, um sich wegen einer neuen Behandlungsmethode einen Namen zu machen... Sie lernen ihr Handwerk auf unsere Kosten, und sogar unser Tod verschafft ihnen Erfahrung. Der Arzt allein hat das Recht, ungestraft zu töten. O Heiligster Vater, gedenket der Inschrift, die ein Unglücklicher auf seinen Grabstein setzen ließ: ›Ich starb an zu vielen Ärzten.‹ «[32]

Neuzeit

Die Ärztekonsilien am Krankenbett, die Molière später so geistreich verhöhnte, waren eitle und fruchtlose Zänkereien der »gelehrten Unwissenheit« (»doctae ignorantiae«), die sich fast stets um die Dreieinigkeit der Humoralmedizin drehten, um Aderlaß, Purganz und Harnschau.

So pflegte der italienische Anatom Leonardo Botallo (geb. 1530), der den größten Teil seines Lebens Leibarzt von Karl IX. (1560–1574) sowie Heinrich III. (1574–1589) von Frankreich war, sogar bei akuten Infektionskrankheiten und Gelbsucht 4 bis 5 Aderlässe von 3 bis 4 Pfund Blut zu machen.[33] Die Übertragungsgefahr einer Infektion bei Hepatitis B war um so größer, da die »Phlebotomie« (Venae sectio) oft mit recht komplizierten Geräten vorgenommen wurde, deren Reinigung nur eine symbolische Handlung darstellen konnte. Was den Kranken auch fehlen mochte, ob es galt, ein vorhandenes Leiden zu bekämpfen oder einem zukünftig drohenden vorzubeugen, es gab nur das Klistier und den Aderlaß.[34]

Die Antipoden der Hallenser medizinischen Fakultät, Friedrich Hoffmann (1660–1742) und Georg Ernst Stahl (1660–1734), stimmten nur in einem einzigen Punkt, in der Empfehlung des Aderlasses, überein. Eine höchst wichtige Rolle spielte in jenen Jahren auch der Schnepper, ein Gerät, bei dem man mittels einer Stahlfeder eine Klinge hervorschnellen lassen konnte, um den Aderlaß mit einem solchen Instrument zu bewerkstelligen. »Phlebotomus« hieß nicht nur der Schnepper, sondern ironisch auch der »Aderlaß-Doktor«.

Als nach der Entdeckung der Neuen Welt die Seefahrer immer häufiger mit dem gefürchteten Gelbfieber konfrontiert wurden, ließen die besorgten Kapitäne kurz vor dem Überqueren des Äquators aus prophylaktischen Gründen ihren Mannschaften Blut abzapfen. Man hoffte durch diese Prozedur, durch die Entfernung der »verdorbenen Säfte«, dem »Yellow Jack«, den man wie einen Gottseibeiuns fürchtete, entgehen zu können. Befand sich jedoch unter den so zur Ader Gelassenen auch ein Virusträger von Hepatitis B, so wurden alle seine Kameraden, denen man nach ihm Blut entnahm, infiziert, da auch hier der Eingriff mit dem gleichen Messer vorgenommen wurde. Da aber die Inkubationszeit bei der blutübertragenen Hepatitis B bis zu 240 Tagen dauern kann, erkrankten sie nicht mehr an Bord, sondern erst nach der Landung auf einer Karibikinsel oder an der Küste Mittel- bzw. Südamerikas und glaubten daher, sie hätten sich dort mit Gelbfieber angesteckt.[35] In Ermangelung differentialdiagnostischer Möglichkeiten wurde alles in einen Topf geworfen, sogar Ärzte sprachen von Gelbfieber. Die Folge war, daß Gruppenerkrankungen von Gelbsucht eine panische Angst auslösten.

Im 17. Jahrhundert wurde das zum Zweck dauernder Kriegsführung geschaffene stehende Söldnerheer zu einem Machtfaktor im absolutistischen Staat. Da eine ständige Einquartierung von Soldaten bei der Bevölkerung zwangsläufig zu Unzufriedenheit führt, schuf man nicht nur in den Residenzen (wie etwa in Paris, Wien oder Berlin), sondern auch in den kleineren Garnisonstädten für das Militär besondere Unterkünfte: Kasernen.[36]

Bei diesen Gebäudekomplexen kam es vor allem auf die Eindruck erwekkende Fassade an. Die sanitären Einrichtungen spielten eine sekundäre Rolle. Da die meisten Soldaten vom Land stammten, wo die Hepatitis noch keinen endemischen Charakter angenommen hatte, wurden sie in dem unhygienischen Kasernenmilieu, wo dem Eintretenden bereits in den Korridoren der Latrinengestank den Atem verschlug, sehr bald angesteckt. Die Gelbsucht tauchte so häufig beim Militär auf, daß man sie geradezu als »Militärkrankheit« bezeichnete, zumal die Zivilbevölkerung viel weniger von ihr betroffen wurde. Die Soldaten wurden von Zeit zu Zeit aus humoralmedizinischen Erwägungen von ihren Feldschern zur Ader gelassen. Der Soldatenkönig ließ sich bei solchen Gelegenheiten vor der Front seiner langen Kerls als erster »phlebotomiren«. Es ist daher möglich, daß es sich bei manchen der »Ikterus-Ausbrüche in Kasernen« nicht um Hepatitis A, sondern um Hepatitis B handelte. Eine wesentliche Bedeutung erlangte die Hepatitis infectiosa in Kriegszeiten, z.B. im 18. Jahrhundert in Ungarn nach der Schlacht bei Peterwardein (1716).[37] Fast alle Kriege haben seither eine epidemische Ausbreitung der Gelbsucht zur Folge gehabt. Erwähnt sei in diesem Zusammenhang ein militärmedizinisches Buch des englischen Feldarztes John Pringle, das von »Beobachtungen über die Krankheiten der Armee« handelt und das in Übersetzung mit kurfürstlich sächsischer Genehmigung 1772 in Altenburg erschien. Im fünften Kapitel berichtet der englische Verfasser über »remittierende und intermittierende Herbstfieber des Lagers«, die mit Gelbsucht endigten.[38]

Ähnliche sanitäre Mißstände wie in den Kasernen herrschten auch in den Waisenhäusern, Internaten, Krankenhäusern und Gefängnissen. Da diese Institutionen infolge der unzulänglichen Müllbeseitigung oft auch von einer Rattenplage heimgesucht waren, könnte es sich bei den dort von Zeit zu Zeit erwähnten, gehäuften Erkrankungen an Gelbsucht gelegentlich auch um die durch Leptospiren bedingte Weilsche Krankheit gehandelt haben. So wird von den Internatsschülern der Thomaskantorei in Leipzig, die meist aus ärmeren Verhältnissen stammten, aus dem Jahr 1728 berichtet, wie sie in heißen Sommertagen aus einem in ihrer Kammer stehenden Wasserkrug »mit den Ratten, welches Ungeziefer damals in entsetzlicher Menge anzutreffen war, einerley Tranck trincken mußten, woher es dann kam, daß offt viel und große Kranckheiten dadurch causiret (verursacht) wurden und die armen Knaben viel ausstehen mußten.«[39] Friedrich Ludwig Kessler berichtet in seinen »Beobachtungen über die anno 1783 und 1784 grassierende rote Ruhr und Gallenfieber genannte fieberhafte Gelbsucht«, daß von diesen Übeln vor allem Kasernen, Gefängnisse und Waisenhäuser betroffen waren, und erwähnt nebenbei, daß der »verkommene Organist Bach, der älteste Sohn des verstorbenen Leipziger Thomaskantors, in Berlin an Gallenfieber gestorben sei«. Es handelt sich um Friedemann Bach (1710–1784), der seine Laufbahn als Wunderknabe begann, dann aber als Bettler in Berlin endete, wobei er vermutlich einer Hepatitisinfektion zum Opfer fiel.[40]

Als die Preußen während des Siebenjährigen Krieges (1758) Mecklenburg besetzten, wurden dänische Truppen in Holstein, vor allem entlang der mecklenburgischen Grenze stationiert, unter denen es bald zu einer schweren Ruhrepidemie kam, bei der sich oft bei vielen Rekonvaleszenten eine Gelbsucht anschloß. Da auch viele Ortschaften, in denen dänische Soldaten einquartiert waren, von der Seuche ergriffen wurden, fuhr Struensee als zuständiger Landphysikus immer wieder in die betroffenen Ortschaften, von denen besonders Kellinghusen schwer heimgesucht war, hatte man doch dort von 1758 bis 1763 die Lazarette der dänisch-norwegischen Armee untergebracht. Struensee scheint den Lazarettbetrieb an Ort und Stelle genau studiert zu haben, denn er schreibt darüber (ohne allerdings einen Ortsnamen zu nennen):

»Die Schnelligkeit, womit sich die Ruhr in den Militär-Lazarethen von einem Krankenlager zum anderen mittheilt, ist erschrecklich. Das Stroh, worauf solche Kranke gelegen, muß ansteckend seyn. Da es oft durch und durch von Blut und Exkrementen verunreinigt ist, sollte man es nicht erst nach der Genesung oder dem Tod des Kranken durch frisches erneuern. Schlimm ist, daß auf einem Strohsack oft zwey bis drey Kranke zugleich liegen.«[41]

Nebenbei erwähnt er die Belästigung der Kranken durch Fliegen, die »von den Excrementen und dem Blut angelockt werden«. Da auch die leichteren Kranken ihre Stuhlgänge oft nicht zurückhalten können, sind alle »Wege auf dem Lazarethof« bis zu den Abtrittsgruben (»in denen es vor Fliegen wie in einem Bienenkorb summt«) »von Blut und Excrementen besudelt«.[42] Das Ergebnis war, daß weder Soldaten noch Bauern die Aborte aufsuchten, sondern ihre Notdurft im Freien verrichteten und somit die ganze Umgebung verseuchten.[43]

Als Mozart im Herbst 1771 von seiner zweiten Italienreise heimkehrte, erkrankte er wie so viele andere Italienreisende an Gelbsucht. Bei dem Genuß der diversen Salate und ungewaschenen Früchte kommen Hepatitis-Infektionen auch heute noch bei Touristen recht häufig vor. Mozart war damals 16 Jahre alt. Seine Schwester Nannerl berichtet darüber: »... da er (nach der Rückkehr von Italien) von einer schweren Krankheit aufstand, so sieht das Bild kränklich und sehr gelb aus ...« Und an einer anderen Stelle: »... wie er von Italien zurückgekommen, bekam er die welsche gelbe Farbe, die ihn ganz unkenntlich machte.« Unkenntlich wurde er nicht nur durch die Gelbverfärbung, sondern auch infolge der Entstellung seines Gesichtes durch Pockennarben.

Jean Marat (1744–1793), der von Beruf Arzt war und sich seine (nur durch warme Bäder zu lindernde) Hautkrankheit in den »Kloaken von Paris« (d. h. in den alten Abwasserkanälen) zugezogen haben will, in denen er sich vorübergehend vor den Häschern des Ancien régime verbergen mußte, erwähnt in einem Brief, daß in Paris die Kanalarbeiter und Kellerbewohner auffallend häufig an fieberhafter Gelbsucht leiden würden. Da wir heute wissen, daß Ratten meist mit hochinfektiösen Leptospiren verseucht sind und sie in ihrem Harn ausscheiden, ist es nicht schwer, in der von Marat erwähnten Gelbsucht eine Leptospirose, die »Weilsche Krankheit«, zu erkennen.

Frankreich scheint schon vor der großen Französischen Revolution mit Gelbsucht endemisch verseucht gewesen zu sein. Erhielt doch nach Izard die Königliche Akademie für Medizin in Paris in den Jahren 1782–1784 mehr als 80 Memoranden über das Auftreten ansteckender Gelbsucht. Die meisten Autoren jener Zeit hielten die Ruhr für die Folge einer »gallichten Verderbnis« und beriefen sich dabei auf die Lehre des Hippokrates, die eine »strotzende und verderbte« Galle in den Vordergrund der Pathogenese rückte. Auch die große Gruppe der »Gallenfieber« dürfte daher neben typhösen Krankheiten stets auch die Gelbsucht enthalten. Bereits in den Revolutionskriegen spielte neben der Ruhr auch die Gelbsucht eine Rolle, wenn man den Augenzeugenbericht des Magisters Laukhardt liest, der als gewöhnlicher Musketier auf Seiten Preußens im ersten Koalitionskrieg kämpfte. Laukhardt, der nach der Einnahme Verduns, vor der Kanonade von Valmy, im Dörfchen L'Entrée in Quartier lag und in seinem Bericht mehrfach die von der Heeresleitung totgeschwiegene Ruhr erwähnt, berichtet über die grauenhaften Zustände in den Lazaretten, im Lager und in den Mannschaftslatrinen, die bei Typhus, Ruhr und Gelbsucht (Hepatitis A) eine besonders gefährliche Infektionsquelle darstellen:

> »Also die Abtritte, wenn sie täglich gleich frisch gemacht wurden, sahen jeden Morgen so mörderisch aus, daß es jedem übel und elend werden mußte, der nur hinblickte. Alles war voll Blut und Eiter. Ebenso lagen viele blutige Exkremente im Lager herum, von denen, die aus nahem Drange nicht an den entfernten Abtritt hatten kommen können.«[44]

In den danach folgenden Napoleonischen Feldzügen war es in dieser Hinsicht um kein Deut besser. So oft die Truppen von Typhus und Ruhr befallen wurden, waren sie meist auch von der Virushepatitis überschattet. So finden wir in den Aufzeichnungen des holländischen Arztes Kerckhoff, der dem 3. französischen Corps unter Marschall Ney zugeteilt war und die Grande Armée bis Moskau und zurück begleitete, wiederholt die Bezeichnung »hépatite«.[45]

Aus so manchen alten Sektionsbefunden berühmter Persönlichkeiten kann man aufgrund des Leberbefunds den Verdacht schöpfen, daß der Verstorbene an Hepatitis gelitten hat. Als sich z. B. Heinrich von Kleist (1777–1811) erschoß, weil eine nur auf äußeren Schein bedachte Gesellschaft ihm die Anerkennung verweigerte, da wurde bei der Sektion seines Leichnams »eine widernatürlich große rothe Leber« gefunden. Deren Lobus minor ging über den Magen hinaus, die Substanz derselben war außergewöhnlich fest und ließ sich nur mit Mühe zerschneiden, wobei viel schwarzes dickes Blut herausfloß. Im Sektionsprotokoll heißt es unter anderem: »Wir haben gesagt, daß wir bei Denatus (dem Abgeschiedenen) eine große harte Leber und verdickte Galle angetroffen haben. Nach diesen Anzeichen finden wir uns veranlaßt, gestützt auf physiologische Prinzipia zu folgern, daß Denatus dem Temperamente nach eine Sanguino cholericus in summo gradu gewesen und gewiß harte hypochondrische Anfälle oft habe dulden müssen, wie einige Herren Dienstkameraden mir solches versichert haben... So läßt sich hierauf auf einen krankhaften Gemütszustand des Denati von Kleist mit Recht schließen.«[46] Nach diesem humoralpathologischen Deutungsversuch des Gemütszustands hat man bis in die jüngste Zeit aus der Beschaffenheit von Leber und Galle allerlei Vermutungen über Kleists Charakter geäußert. In Wahrheit wäre nach dem makroskopischen Sektionsbefund bei der »großen rothen Leber« an eine Hepatitis zu denken. Dafür spricht auch ein Schreiben des Mainzer Jakobinerarztes von Wedekind, der den Heimkehrer Heinrich von Kleist nach dessen geheimnisumwitterten Alleingang vom November 1803 bis Juni 1804 nach Boulogne-sur-Mer in Mainz gepflegt hat.[47] Aus seinem Schreiben erfahren wir, daß der Dichter an Ruhr und Gelbsucht gelitten hatte.

Auch bei Beethoven (1770–1827), der 1821 an einer Gelbsucht erkrankt war, könnte es sich um eine Hepatitisinfektion (nach einem unsterilen Aderlaß) gehandelt haben, die zur Leberzirrhose führte. Als er am 26. März 1827 starb, stellte man bei seiner Obduktion eine Leberzirrhose fest.[48] Die Sektion wurde von dem Vorgänger des berühmten Pathologen Rokitansky, Johann Wagner, durchgeführt. Im Protokoll heißt es:

> »Der Leichnam war insbesondere an den Gliedmaßen sehr abgezehrt... der Unterleib ungemein wassersüchtig aufgetrieben und gespannt. In der Bauchhöhle waren 4 Maß graulich-brauner, trüber Flüssigkeit verbreitet. Die Leber erschien auf die Hälfte ihres Volumens zusammengeschrumpft, lederartig fest, grünlich-blau gefärbt und aus ihrer höckerigen Oberfläche, sowie an ihrer Substanz mit bohnengroßen Knoten durchwebt, deren sämtliche Gefäße waren sehr enge, verdickt und blutleer.«

Da Beethovens Vater, der nebenberuflich einen Weinhandel betrieb, ein starker Potator war und angeblich wegen seiner Trunksucht dienstentlassen wurde, glaubte man, daß auch die Leberzirrhose des großen Komponisten eine Folge des übermäßigen Alkoholkonsums gewesen sei. Auch Leberkrebs, der sowohl durch eine Hepatitis-B- als auch Hepatitis-C-Infektion verursacht werden kann, wurde in Erwägung gezogen.

Auch aus alten Korrespondenzen können wir entnehmen, wie viele Menschen einst, als es noch keine Schwemmkanalisation und zentrale Wasserleitungen gab, an Hepatitis erkrankten. Auf diese Weise erfahren wir von Heine, wie er im Herbst 1836 infolge eines akuten Brechdurchfalls mit anschließender Hepatitis eine »ärztlich verordnete Badekur« absagen mußte. In einem Brief an seinen Hamburger Verleger Campe schildert er ausführlich den Verlauf seiner Krankheit:

»Sie dürfen dem Aeskulap einen Hahn opfern![49] Ich stand schon vor den Pforten des Todesreichs, aber die ewigen Götter ließen mich aus besonderer Gnade noch auf einige Zeit am Leben. Als ich Ihnen von Amiens aus schrieb, fühlte ich schon in mir den Keim der Krankheit, die mich nach meiner Rückkehr nach Paris gleich ergriff; es war eine fürchterliche Gelbsucht, mit Cholera oder sonstiger Krankheit akkompagniert. Acht Tage lang nicht gegessen und geschlafen, sondern nur Erbrechen und Krämpfe. Man hat mich nun nach Marseille geschickt und vorgestern bin ich hier angelangt... Mit Mühe halte ich die Feder...« (Marseille, den 7. X. 1836)

Einen Monat später ist Heine bereits auf dem Weg der Rekonvaleszenz:

»Ich schreibe Ihnen, lieber Campe, diese Zeilen aus Aix, wo ich mich auf der Rückkehr nach Paris befinde; es ist mir nicht möglich, meinem Plan gemäß hier zu überwintern, die Ärzte sind hier sehr schlecht... Ich werde einen traurigen Winter verbringen, da ich dieses Jahr keine Seebäder nehmen konnte; ich hatte nämlich in Marseille noch etwas Gelbsucht, und erst dieser Tage befinde ich mich davon befreit.«[50] (Aix, den 5. XI. 1836).

Seit dem Revolutionsjahr 1848 heftete sich dem Militär bei kriegerischen Auseinandersetzungen nicht nur in Europa, sondern auch in Übersee die infektiöse Hepatitis an die Fersen. Seither galt die Hepatitis geradezu als Militärseuche.

Als sich im März 1848 in den berühmten »Fünf Tagen« die Bevölkerung von Mailand gegen die österreichische Besatzung erhob, räumte der greise Feldmarschall Radetzky die Stadt und zog sich mit seinen 14 000 Mann hinter den Mincio zurück, um sich auf das berühmte Festungsviereck (Mantua, Peschiera, Verona, Legnago) zu stützen, das eine Operationsmöglichkeit nach verschiedenen Fronten bot. Da sich der Aufstand blitzschnell auf die gesamte Lombardei ausbreitete, zogen sich in dem Festungsviereck in der Po-Ebene auch die Besatzungen aus weiteren Städten, wie aus Cremona, Brescia, zurück. Die hier zusammengepferchten 100 000 Mann blieben zwar infolge des noch kühlen Frühjahrs von dem gefürchteten Sumpffieber um Mantua verschont, hatten aber um so mehr unter Ruhr und Gelbsucht zu leiden.

Als Radetzky bald zur Offensive antrat und seine Mannschaften das verseuchte Lagergelände verließen, hörten die Ruhrinfektionen schlagartig auf, nur die Gelbsucht – wegen ihrer längeren Inkubationszeit – schien den Truppen die Treue zu halten, denn während des Vormarsches traten immer neue Fälle auf. Das epidemiologische Hinterherhinken der Krankheit deutete man irrtümlicherweise als frische Infektionen.[51]

Im amerikanischen Bürgerkrieg (1861–1865) erreichte neben Typhus und Ruhr auch die Gelbsucht erschreckende Ausmaße. Nach offiziellen Berichten wurden 71 691 Gelbsuchtfälle gezählt. Bereits 1862 beschuldigte man für die Entstehung der Gelbsuchtepidemie – neben der Zusammenballung ungeheurer Menschenmassen – den unhygienischen Zustand der Latrinen. Unter den Regierungstruppen waren von der Armee in der atlantischen Region von 1 087 041 Mann 21 963 befallen, von den 1 101 785 Mann der zentralen Region 109 Mann. Das Hauptkontingent der Erkrankten stammte besonders von einigen größeren Lagern der Potomak-Armee vor Washington 1861/62, dann vor Yorktown im April 1862 und am Chikahorming im Juni 1862.[52] Auch einer der größten amerikanischen Novellisten und Satiriker, Ambrose Bierce (1842–1914), der als Jüngling am Sezessionskrieg teilgenommen hatte und verwundet wurde, erkrankte damals im Lazarett an Gelbsucht. Als er später in seinen Novellen, die die Greuel des Bürgerkrieges zum Stoff haben (»In the midst of life«), nichts verschwieg und nichts beschönigte, meinte ein Kritiker: »Bierce ist während seiner Gelbsucht die Galle übergelaufen und seither ist er ein Zyniker, der Gift und Galle spuckt und überall nur Betrug, Heuchelei und Korruption wittert.«

Während des Krimkriegs (1853–1856) gerieten die französischen Truppen in ein endemisch verseuchtes Hepatititsgebiet, doch infolge mörderischer Cholera- und Fleckfieberausbrüche wurde die harmloser verlaufende Gelbsucht kaum beachtet. Nach Heimkehr der siegreichen Truppen erfolgte eine zunächst langsam fortschreitende Verseuchung der französischen Garnisonen. Erst seit den sechziger Jahren begann man immer häufiger über das Auftreten von »epidemischer Gelbsucht« beim französischen Militär zu berichten. So kam es 1865 in den Kasernen von Loureine, St. Cloud und Arras zu schweren Ikterusepidemien. Besonderes Aufsehen erregte das gehäufte Auftreten von Gelbsucht bei den Gardetruppen in St. Cloud, wo von den 49 Betroffenen 23 schwer und 8 sehr schwer erkrankt waren. Bei einer Ikterusepidemie in Arras wurde zum erstenmal zugegeben, daß dort schon früher bei der alle fünf Jahre stattfindenden Reinigung des Festungsgrabens stets mehrere Erkrankungen an Ikterus vorgekommen sein sollen. Die Abwässer der Kasernen wurden üblicherweise in diese Festungsgräben eingeleitet. Die Säuberung der stinkenden Wallgräben wurde von Zeit zu Zeit aus miasmatischen Erwägungen vorgenommen. Als man 1866 in Arras die unterbrochene Reinigung des Festungsgrabens »bei steigender Luftwärme und entsprechend zunehmendem Gestank« fortsetzte, erkrankten abermals mehrere Soldaten und sogar ein Offizier an Gelbsucht. Keiner von den im Jahr 1865 Erkrankten wurde zum zweiten Mal befallen.[53]

Als es fünf Jahre später zum Deutsch-Französischen Krieg kam, wurden die deutschen Truppen von Typhus, Ruhr und fieberhafter Gelbsucht schwer heimgesucht, weil diese Krankheiten in den vom Krieg betroffenen französischen Gebieten seit jeher endemisch waren. Das galt besonders für die Umgebung der befestigten und besatzungsreichen Städte wie Metz, Sedan und Paris. Wenn sich die Soldaten dort nach der Toilette erkundigten, erhielten sie von den Bauern die Antwort: »Au coin du jardin!« Besonders im Bayerischen I. Armeekorps kam es zu einer starken Häufung von Gelbsucht. Hier erkrankten von 33 380 Mann 799 (2,4 Prozent). In einzelnen Bataillonen und Regimentern stieg die Morbidität sogar bis auf 5 Prozent. Ähnliches wurde auch von dem Sächsischen Korps vor Paris berichtet. Interessant ist in diesem Zusammenhang die Beobachtung des Bataillonsarztes Seggel aus dem Bayerischen I. Armeekorps. Ihm fiel schon der oft wochenlange Appetitmangel und der teilweise stark bis völlig entfärbte Stuhl bei den Gelbsüchtigen auf.[54] Während des Deutsch-Französischen Krieges von 1870 erkrankte auch Friedrich Nietzsche (1844–1900) an Hepatitis, der sich wie bekannt, zu Beginn der Kampfhandlungen als Baseler Professor der Philosophie sofort zur freiwilligen Krankenpflege gemeldet hatte. Er erlebte auf den Schlachtfeldern von Metz nicht nur die Schrecken der Kämpfe, sondern auch noch die Kriegsseuchen, die zu dieser Zeit noch mehr Opfer forderten als auf dem Feld. Aus Nietzsches Bericht über einen Krankentransport unter äußerst primitiven Bedingungen geht deutlich hervor, wie leicht man sich als Sanitäter anstecken konnte.

> »Es war schlechtes Wetter, unsere Güterwagen mußten fest geschlossen werden, damit die armen Kranken nicht durchnäßt würden. Der Dunstkreis solcher Wagen war fürchterlich; dazu hatten meine Leute die Ruhr, zwei die Diphtheritis, kurz – ich hatte unglaublich zu tun. Dazu nachts nie Ruhe bei den menschlichen Bedürfnissen der Leidenden. Als ich meine Kranken in ein Lazarett abgeliefert hatte, wurde ich schwer krank; Brechruhr und Rachendiphtheritis stellten sich sogleich ein.«

Nach überstandener Krankheit kehrte er nach Basel zurück und nahm bereits Anfang November 1870 den Vorlesungsbetrieb auf, doch im Januar 1871 brach er zusammen: Er erkrankte an Gelbsucht und Darmentzündung. Man glaubte, daß es sich bei dieser Gelbsucht um eine »Leberentzündung infolge nicht ausgeheilter Ruhr« handelte.[55] Auch auf französischer Seite wurden während der Belagerung von Paris häufige Erkrankungen an Gelbsucht beobachtet. Man führte diese auf »miasmatische Einflüsse«, besonders auf die monatelange Anhäufung von Exkrementen zurück.[56]

Neben der Hepatitis epidemica dürfte besonders in der belagerten Metropole auch eine Leptospirose an den gehäuften Gelbsuchtsfällen beteiligt gewesen sein. Boten doch die Pariser Metzger der hungernden, von jeglicher Lebensmittelzufuhr abgeschnittenen Bevölkerung anstelle von Rind- und Schweinefleisch Katzen, Hunde und sogar Ratten an. Später haben die hungernden Bürger der belagerten Seinemetropole nicht nur die Tiere des Zoos (Wildschweine, Giraffen, Schakale, Gazellen) geschlachtet und verzehrt, sondern auch auf die aus der Kanalisation sich hervorwagenden Ratten Jagd veranstaltet, wie es in einer zeitgenössischen Karikatur von Daumier geschildert wird.[57] Die schöne Seinestadt war seit jeher als ein arges Rattennest verrufen, und man kann sich eine Vorstellung der dortigen Plage machen, wenn man erfährt, daß die Tiere auf einer Schinderei in einer einzigen Nacht 35 Pferdekadaver bis auf die Knochen vertilgten. Bei dem engen Konnex zu diesen leptospirenverseuchten Nagern dürfte es sich daher bei vielen Gelbsuchtsfällen im belagerten Paris um Leptospirosen gehandelt haben.

Auch die aus Frankreich siegreich heimgekehrten deutschen Truppen wurden in den darauffolgenden Jahren in verschiedenen Garnisonen von der Gelbsucht heimgesucht, deren Genese man noch miasmatisch zu deuten versuchte. So erkrankten 1874 in Wetzlar 14 Soldaten angeblich an »ungesunder Kasernenluft« (Stitzer). 1875 kam es in Neu-Breisach zu einer Militärepidemie, die man auf die Ausdünstungen des mit Jauche gefüllten Wallgrabens, in den sich der Inhalt der Abzugskanäle ergoß, zurückführte. Weitere Militärepidemien von Gelbsucht betrafen 1875 Mainz, 1876 Mühlhausen, 1877 Sulz und 1878 Konstanz und Rastatt.[58] Der eigentliche Grund des »epidemischen Ikterus«, über den damals viel geschrieben wurde, scheint jedoch ein ganz anderer gewesen zu sein. Während des Deutsch-Französischen Krieges 1870/71 war das deutsche Heer in Frankreich mit einer schweren Pockenepidemie konfrontiert worden. Da die deutschen Truppen aber im Gegensatz zu den französischen durch eine rigorose Revakzination gut durchimmunisiert waren, blieben sie von den Pocken fast völlig verschont. Mit den französischen Kriegsgefangenen wurden jedoch die Pocken auch nach Deutschland eingeschleppt, und es kam hier unter der mangelhaft, höchstens nur einmal durchgeimpften Zivilbevölkerung zu einer schweren Epidemie, die erst 1874 erlosch und an der mehr als 181 000 Menschen gestorben sind.[59] Zur Eindämmung der Seuche begann eine fieberhafte Impfaktion, in deren Rahmen man nicht nur die Zivilbevölkerung, sondern auch in den Kasernen die neu eingezogenen Rekruten einer Pockenschutzimpfung unterzog, wobei man noch ausschließlich humanisierte, aus menschlichen Impfpocken gewonnene Lymphe direkt von Arm zu Arm überimpfte. Als Lymphspender dienten oft Zöglinge aus Waisenhäusern. War einer dieser Lymphspender mit Hepatitis B infiziert, so wurden sämtliche Personen, die von seiner Armpustel den Impfstoff empfangen hatten, angesteckt. Infolge der ungewöhnlich langen Inkubationszeit erkannte man den kausalen Zusammenhang zwischen Impfung und Gelbsucht zunächst nicht, zumal viele am gleichen Tag und Ort Vakzinierte, die den Impfstoff von gesunden Lymphspendern empfangen hatten, gesund blieben.

Mikrobiologische Ära

Auch später, als man zur Pockenschutzimpfung animale, von Kälbern gewonnene Lymphe benutzte, kam es nach der Vakzination gelegentlich zu gehäuften Gelbsuchtsfällen, was vermutlich dadurch erfolgte, daß man gelegentlich ein und dieselbe Impflanzette für die Impfung mehrerer Personen benutzte. Befand sich in einem solchen Fall unter den zu impfenden Personen ein Hepatitis-B-Virusträger, so wurden sämtliche Personen, die man mit der an ihm infizierten Lanzette nachträglich impfte, angesteckt. Solche Gruppenerkrankungen an Gelbsucht fielen vor allem in geschlossenen Anstalten wie in Gefängnissen oder Nervenheilanstalten auf. So wurde in der Provinz-Irrenanstalt Merzig an der Saar vom August bis zum November 1883 eine Gelbsuchtepidemie beobachtet. Von den 510 Anstaltsinsassen erkrankten 144 Personen an Ikterus. Sie waren alle zwischen dem 5. und 21. Mai des gleichen Jahres gegen Pocken geimpft worden.[60] Über die Impftechnik schrieb der Anstaltsdirektor Jehn wörtlich: »Nach jeder einzelnen Operation wurden die Lanzetten durch einen Gehilfen abgewaschen und sauber abgeputzt!« Über diesen Satz, der alles erklärte, ist seinerzeit niemand gestolpert, weil eine so unzulängliche Technik (mit kontinuierlicher Benutzung derselben Impflanzette bei Massenimpfungen) damals offensichtlich üblich war.

Während in Merzig die ersten Gelbsuchtsfälle auftraten, nahm in Bremen Schurman (Mitte August 1883) in einer der dortigen »Weser«-Werften (»Institut für Schiffsbau«) eine Pockenwiederimpfung der Belegschaft vor. Seit Ende Oktober 1883 erkrankten in den darauffolgenden Monaten von 1500 Geimpften 191 Personen.[61] Beide Gelbsuchtepidemien hatten seinerzeit viel Staub aufgewirbelt und zu den abenteuerlichsten Schlußfolgerungen geführt. Während der ärztliche Direktor der Irrenanstalt von Merzig für das Zustandekommen der Gelbsuchtepidemie keine Erklärung fand, war Lürman in Bremen, vermutlich unter dem Einfluß der bakteriologischen Sturm- und Drangzeit, fest überzeugt, daß es sich bei der nach der Revakzination erfolgten Ikterusepidemie um eine Infektionskrankheit handelte, deren »Noxe« (krankheitserregende Ursache) eine sehr lange Inkubationszeit hat. Seine Veröffentlichung ist zwar in einem etwas schwerfälligen Stil abgefaßt, aber die Beweisführung ist scharfsinnig und richtig.[62]

Fast um die gleiche Zeit 1883 bedrohte eine neue Choleraepidemie, die bereits Ägypten erreicht hatte, das Abendland. An der Spitze der deutschen Cholerakommission fuhr Robert Koch der Seuche entgegen, um noch in Ägypten den Erreger zu ermitteln. In der einst wichtigen Hafenstadt Damiette besuchte Koch auch die Moschee Abul Maatti:

»Dieselbe bildet einen besonderen Anziehungspunkt für die Gläubigen. Besitzt sie doch eine wunderthätige Säule, deren Heilkraft weithin bekannt ist. Unter dem Volke besteht nämlich der Glaube, daß diejenigen, welche von Gelbsucht heimgesucht sind, von ihrem Leiden befreit werden, falls sie an jener Säule lecken. Meist sollen die Kranken in ihrem inbrünstigen Bestreben, die ersehnte Heilung zu finden, so lange lecken, bis die Zunge blutig wird, und in der That war die Säule mit zahlreichen Blutspuren bedeckt. In einiger Entfernung wurde übrigens der Kommission eine andere Säule gezeigt, welche bereits so weit weggeleckt war, daß sich die Nothwendigkeit ergeben hatte, das gläubige Vertrauen der jetzt in Gebrauch befindlichen zweiten zuzuwenden. Es liegt auf der Hand, daß der unglückliche Kranke, statt Heilung zu finden, von hier bisweilen den Keim zu einem neuen Leiden mit nach Hause nehmen wird.«[63]

Das Paradoxe an diesen Säulen war, wie ich von einem ägyptischen Kollegen erfuhr, daß sie auch von Gesunden abgeleckt wurden, um sich auf diese Weise prophylaktisch vor der Gelbsucht zu schützen, womit sie vermutlich oft das Gegenteil erreichten. Bei der endemischen Verseuchung der tropischen und subtropischen Gebiete hatten die dort eingesetzten Truppen der europäischen Kolonialmächte schwer unter der infektiösen Hepatitis zu leiden. So sind während des Burenkriegs von 1899 bis 1902, der von einer schweren Typhusepidemie begleitet wurde, etwa 6000 Gelbsuchtserkrankungen im britischen Heer vorgekommen.[64]

Als zu Beginn des Ersten Weltkriegs der deutsche Vormarsch auf Paris durch den verfrühten Rückzugsbefehl an der Marne scheiterte, so daß die Franzosen nur noch vom »Wunder an der Marne« sprachen, kam es zur Erstarrung der Fronten im Stellungskrieg.[65] Das Gebiet am westlichen Kriegsschauplatz scheint jedoch nicht mehr endemisch mit Virushepatitis verseucht gewesen zu sein. Denn abgesehen von einigen lokalen Ausbrüchen bei den französischen Truppen,[66] hatten diese trotz der ungünstigen Bedingungen des Grabenkriegs kaum und die ihnen gegenüber liegenden deutschen Einheiten überhaupt nicht an epidemischer Gelbsucht (Camp Jaundice) zu leiden, obgleich bei den mörderischen Artillerieduellen viele Mannschaftslatrinen immer wieder durch Volltreffer zerstört wurden, so daß ihr Inhalt als Jaucheregen die ganze Umgebung kontaminierte, was nach Ablauf der jeweiligen Inkubationszeiten einen Anstieg von Ruhr- und Typhuserkrankungen zur Folge hatte.[67] Bei den häufigen Gelbsuchtfällen handelte es sich jedoch nicht um Hepatitis epidemica, sondern um Leptospireninfektionen. Ähnlich war es auch auf der französischen Seite, denn in den Schützengräben und in den Unterständen wimmelte es auf beiden Seiten von Ratten. Besonders in den weniger sauberen französischen Gräben wurden sie zur gefährlichen Plage.

»Die Ratten sind schlimmer als die Deutschen«, schrieb ein Poilu. »Die Unterstände wimmeln von diesen ekelhaften Tieren, die wie die Deutschen an der Yser in geschlossenen Bataillonen unsere Soldaten angreifen. Der Hunger macht sie rasend und dadurch für die schlafenden Soldaten geradezu gefährlich. Sie schonen nichts, selbst die Päckchen mit Verbandzeug schleppen sie fort.«[68]

Von den Infektionsgefahren, die von den Ratten ausgehen, ahnten die Mannschaften noch nichts. Im Oktober 1915 berichteten in Deutschland fast gleichzeitig zwei Forschergruppen über Spirochätenbefunde: Uhlenhuth und Fromme am 1.10.1915 (Med. Klin.) sowie Huebener und Reiter am 21.10.1915 (Deutsche med. Wschr.)

Ganz anders als im Westen waren die Hepatitisverhältnisse an der Ostfront. In den endemisch verseuchten Gebieten Rußlands kam es bei den deutschen und österreichischen Truppen immer wieder zu Ausbrüchen von epidemischer Gelbsucht, die bald die Bezeichnung »Kriegsikterus« erhielt. 1915 breitete sich die infektiöse Gelbsucht auch unter den britischen Truppen des mittleren Ostens sehr rasch als Epidemie aus, die in einigen Lagern bei Alexandria aufgeflackert war. Sie sprang nach Gallipoli, nach Saloniki und zuletzt bis nach Mesopotamien über, wo die Erkrankungsfälle in die Tausende gingen.[69]

Von der schwersten Hepatitisepidemie während des Ersten Weltkriegs wurde im Herbst und Winter 1917 die in Flucht geschlagene rumänische Armee betroffen. Die verzweifelten, ungenügend verpflegten, obdachlosen und durch ungeheure Strapazen erschöpften Regimenter zählten die Gelbsuchtkranken nach Hunderten.[70]

Viele Gelbsuchtinfektionen beim Heer erfolgten dadurch, daß die Ärzte bei der Injizierung von Impfstoffen oder Medikamenten, wie z.B. Salvarsan, für mehrere Personen nacheinander die gleiche Spritze benutzten, ohne zu ahnen, was sie damit anrichten konnten.[71] Der bewährte Kliniker Hoppe Seyler, der während des Ersten Weltkriegs bei der deutschen Marine 3058 Gelbsuchtfälle nachgewiesen hatte, war der Überzeugung, daß 25 Prozent davon auf Salvarsan entfallen, das man Luetikern injiziert hatte.[72] So entstand der irreführende Terminus: »Salvarsan-Ikterus«, wobei es sich schon damals um eine Inokulationshepatitis handelte.[73]

Im Zweiten Weltkrieg kommt es infolge der relativ langen Inkubationszeit bei beiden Formen der Virushepatitis, deren Ätiologie und Epidemiologie noch immer unbekannt waren, seit Juli 1941 zu Massenerkrankungen auf dem Balkan und etwas später in Rußland. Nach Gutzeit betrug die Meldung von Neuerkrankungen an Hepatitis im September 1941 allein an der Ostfront 190 000 Fälle.[74] Die Zahl der Hepatitiskranken stieg beängstigend an. So registrierte eine Division an der Stalingrader Front im Oktober 1942 mehr Ausfälle durch Gelbsucht als durch Waffen. Für die Rote Armee war die Erkrankung kaum von Bedeutung, denn die russische Bevölkerung durchsteht die Infektion gewöhnlich im Kindesalter, in dem sie leicht verläuft und dennoch eine Immunität meist fürs ganze Leben hinterläßt. Die deutschen Soldaten kannten bis zum Beginn des Feldzugs gegen Rußland die Erkrankung kaum. Im Jahr 1942 betrug der Anteil der Hepatitiskranken an allen Lazaretteinlieferungen wegen innerer Krankheiten an der Ostfront 6 Prozent. Die Hauptgebiete des Auftretens von Hepatitis epidemica waren Mittel- und vor allem Südrußland.[75] Der Hepatologe Kalk sprach im Anschluß an die akute Hepatitis an der Ostfront von der »Rußland-Leber«, die groß und auffallend hart sei.[76] In der »Wehrhygiene« von Handloser gab der Kapitelbearbeiter Gutzeit eine Morbiditätsziffer an Hepatitis von wenigen Prozent bis zu 40 Prozent mit beträchtlichen Ausfällen bei der Truppe an.[77] In der »Inneren Wehrmedizin« von Handloser gab Fähndrich sogar eine Erkrankungsziffer bei der Truppe während des Zweiten Weltkriegs von 1 bis 6 und mehr Prozent in verschiedenen Einheiten an.[78]

Auch in Griechenland kam es zu einem starken Hepatitisbefall, was dazu führte, daß man von den »gelben Divisionen« sprach. So sah Meythaler dort innerhalb von 6 Wochen 7000 Hepatitisfälle.[79] Wie in Rußland war auch in Griechenland die Hepatitis epidemica eine ausgesprochene Kinderkrankheit, wobei die Gelbsucht allerdings nur selten manifest wird und vielfach auch anikterisch verläuft. Ein Erwachsenenikterus ist dort etwas sehr Seltenes. So erfolgt in diesen Ländern schon sehr frühzeitig eine Durchimmunisierung, die auch in Kriegs- und Epidemiezeiten einen Schutz verleiht.[80] Die Heimat war zunächst verschont geblieben, bis Urlauber die Gelbsucht aus dem Feld in die Familien verschleppten. Dabei konnten vollständige Kontakt- bzw. Infektketten nachgewiesen werden.[81] Dennoch gab es noch immer Ärzte wie Eppinger, die eine infektiöse Genese der Hepatitis auch weiterhin ablehnten. Professor Lutz, beratender Hygieniker bei der Heeresgruppe Kesselring, berichtet von einer hohen Frequenz an »Salvarsan-Ikterus« in Italien im Gebiet um Meran. Es erkrankten dort Wehrmachtsangehörige, die wegen einer luetischen Infektion in Behandlung waren. Doch das zunächst angeschuldigte italienische Salvarsan erwies sich nach eingehender Prüfung als einwandfrei. Später konnte festgestellt werden, daß zahlreiche Dermatologen in dem Glauben, Salvarsan töte ohnehin alle Keime ab, das Medikament mit reinem Brunnenwasser verdünnten. Bei dieser unsachgemäßen Methode und der mangelhaften Spritzensterilisation war die Häufung von »Spritzen-Ikterus« unausweichlich. In Wirklichkeit handelte es sich um die sog. »homologe Serumhepatitis«.

Wie sehr man bezüglich der Ätiologie und Epidemiologie noch im dunkeln tappte, beweist die noch immer nicht einheitliche Nomenklatur. Doch mehr und mehr wurde ein Virus als Erreger verdächtigt. Man vermutete auch, daß die epidemische Hepatitis von der Inokulationshepatitis, dem »Spritzen-Ikterus«, durch zwei unterschiedliche, wenn auch verwandte Viren getrennt werden könne.

1943 war der Frequenzgipfel der Virushepatitis bei der Wehrmacht im Feld erreicht. Die Verseuchung der Heimat hinkte nach, dort erreichte die Virushepatitis erst 1944 ihren Höhepunkt. Nach der Schätzung von Gutzeit sind im Zweiten Weltkrieg etwa 5 bis 6 Millionen deutsche Soldaten an Hepatitis erkrankt.[82] Rechnet man die Erkrankungszahl der Zivilbevölkerung dazu, deren Frequenz im Lauf des Krieges ebenfalls anstieg und schließlich sogar die Zahl der Felderkrankungen im letzten Krieg übertraf, so dürfte die Gesamtzahl der Gelbsuchtkranken weit über 10 Millionen betragen haben.

Doch auch die Gegenseite blieb nicht verschont. Vor ihrem weltweiten Einsatz wurde die US-Armee seit 1942 im großen Stil gegen Gelbfieber geimpft, wobei es zum ersten Mal bei 15 Prozent der Geimpften zu einem postvakzinalen Ausbruch von Jaundice (Gelbsucht) kam.[83] Sawyer und seine Mitarbeiter konnten allein 26 771 Gelbsüchtige untersuchen, die alle durchweg die gleiche Impfung vor einem Zeitraum von 80 bis 120 Tagen erhalten hatten. 98 dieser Ikterusfälle verliefen tödlich. Der Impfstoff enthielt neben dem abgeschwächten Gelbfiebervirus auch noch menschliches Rekonvaleszentenserum. Da die seit der Impfung verstrichene Zeit für die Gelbfieberinkubation viel zu lang war, wurde der gleichartige Ikterus der Geimpften mit dem Serumanteil des Simultanimpfstoffes in Verbindung gebracht und ein neuer Krankheitsname geprägt: »homologous serum jaundice« (»homologer Serumikterus«).

Fast zur gleichen Zeit wurde die englische Armee – wie im Ersten Weltkrieg – im Mittelmeerraum von der Virushepatitis betroffen. Die erste schwere Epidemie breitete sich bei den britischen Mittelmeertruppen gerade zu einem sehr kritischen Zeitpunkt während des Feldzugs kurz vor dem Vorstoß bei El Alamein aus. Die Epidemie dauerte von September 1942 bis März 1943 und erstreckte sich sogar bis nach Malta. Am schlimmsten betroffen war die achte englische Armee des Generals Montgomery und hier vor allem die Fronttruppen. Im Oktober 1942 erreichte die Hepatitis hier mit einer 1,4prozentigen Morbidität den Höhepunkt. Bei einzelnen Regimentern wurden 8 bis 9 Prozent befallen. Auffallend war der hohe Anteil an Offizieren, der teilweise ein Drittel aller Erkrankungsfälle betrug. Im Herbst 1943 kam es auch in Italien, wohl ausgehend von der zuvor in Afrika eingesetzten achten englischen Armee, die in Sizilien gelandet war, ebenfalls zu Hepatitiden unter den Fronttruppen. Im Winter 1944 verzeichnet Cullinan bei einer neuseeländischen Division eine Erkrankungsfrequenz von sogar 11 Prozent. Auch hier waren besonders die Fronttruppen und ihre Offiziere betroffen. In den sechs Wintermonaten 1942/43 kostete allein die Hepatitis die britischen Truppen im Mittleren Osten über 1/2 Million Lazarett-Tage. Die Erkrankungsfrequenz bei den Kanadiern und Neuseeländern war höher als bei den britischen Truppen. Die Inder dagegen waren fast immun. In den amerikanischen Streitkräften wurden von 1941 bis 1945 über 182 000 Hepatitisfälle beobachtet. Sie wurden nur noch an Häufigkeit durch Malaria und Geschlechtskrankheiten übertroffen.[84]

Durch die Entdeckung der Blutgruppen (durch Landsteiner 1901) und ihre relativ schnelle Bestimmung war man bereits während des Zweiten Weltkriegs in der Lage, bei akuten Blutverlusten Verwundete durch Bluttransfusionen zu retten. Immer wieder wurde in solchen Fällen unbewußt auch Blut von Hepatitis-B-Keimträgern transfundiert. Da aber die Inkubationszeit von Hepatitis B bekanntlich sehr lang ist, wurde zunächst auch der Zusammenhang zwischen Transfusion und Ikterus nicht erkannt. Erst nach dem Zweiten Weltkrieg fand man heraus, daß es sich bei dem »postvakzinalen Ikterus«, bei dem »Salvarsan-Ikterus«, beim »Diabetiker-Ikterus« um eine und dieselbe Komplikation bzw. künstliche Infektion handelte, bei der man mit ungenügend sterilisierten Spritzen Blut und Serum mit Hepatitis-B-Viren übertrug.

Als man Ende der vierziger Jahre erkannte, daß bei der »homologen Serumhepatitis«, der späteren Hepatitis B, das Blut infektiös ist, wurden rigorose Sterilisationsmaßnahmen von Spritzen, Kanülen und zahnärztlichem Instrumentarium angeordnet. Bei den Blutprodukten unterließ man dagegen entsprechende Maßnahmen, und obwohl man wußte, daß das Virus von Hepatitis B bereits während der langen Inkubationszeit von 60 bis 160 Tagen im Blut nachweisbar ist, begnügte man sich damit, lediglich Personen, die an einer Hepatitis gelitten hatten, von der Blutspende auszuschließen. Wenn man schon damals – wie die Behring-Werke – Blutprodukte gegen Hepatitisviren inaktiviert hätte, wäre es – wie aus dem Abschlußbericht des Aids-Untersuchungsausschusses (1994) zu ersehen ist – niemals zu dem erschreckenden »Bluterskandal« gekommen, weil man bei der Behandlung der Blutprodukte mit dem Hepatitits-B-Virus zugleich auch das HIV abgetötet hätte.

Gelbfieber
(Yellow Fever, Vomito negro)

Das Gelbfieber ist eine akute Infektionskrankheit des tropischen Amerika und Afrika, deren Erreger durch den Stich der Mücke Aëdas aegypti von Mensch zu Mensch übertragen wird. Das einmalige Überstehen des Gelbfiebers hinterläßt eine lebenslängliche Unempfindlichkeit gegenüber erneuten Infektionen. Da nun in endemischen Gelbfiebergebieten die Einheimischen gewöhnlich schon als Kinder gleich nach der Geburt angesteckt werden und in diesem Alter die Krankheit fast symptomlos verläuft, sah man das Gelbfieber fast immer nur bei Fremden, die neu ins Land kamen.[1] Das Gelbfieber verläuft nach einer Inkubationszeit von 3 bis 6 Tagen in drei Stadien: Die Krankheit beginnt plötzlich mit Schüttelfrost, hohem Fieber und heftigen Kopf- und Kreuzschmerzen. Während des hohen Fiebers, das drei Tage dauert, kreist das Virus im Blut (virämisches Stadium), und das Gesicht des Patienten erscheint eigentümlich gerötet, gedunsen. Schon in diesem Frühstadium kommt es zu Blutungen in der Nasen- und Mundschleimhaut. Folglich entströmt dem Mund des Kranken ein übler Geruch, der an das Fleisch frisch geschlachteter Tiere erinnert (»odeur de la boucherie«). Oft wird der Krankheitsverdacht, noch ehe man den Patienten selbst gesehen hat, schon allein durch diesen »Fleischbankgeruch« auf Gelbfieber gelenkt.

Mit dem Fieberabfall nach dem dritten Tag kommt es infolge fortgeschrittener Schädigungen verschiedener Organe, besonders der Leber und Nieren, zur Ausbildung der charakteristischen klinischen Symptome. Der Übertritt von Galle ins Blut führt zur Gelbfärbung der Haut. Daher auch die Bezeichnung »Gelbfieber«. Mitunter kann jedoch diese Gelbsucht so schwach sein, daß sie nur an einer eigentümlichen Hautprobe erkennbar wird. Fährt man mit dem Fingernagel über die Haut eines Gelbfieberkranken hinweg, so entsteht ein deutlich roter Strich, der von zwei gelben Streifen eingefaßt ist, ein Phänomen, das man in Mittel- und Südamerika als »Spanische Flagge« bezeichnet. Parallel zu der Leberschädigung führen degenerative Prozesse in den Nieren zur Verminderung der Harnausscheidung, die sich in besonders schweren Fällen bis zur völligen Anurie steigern kann. Gleichzeitig mit den schweren degenerativen Veränderungen in Leber und Niere kommt es zur toxischen Schädigung der Blutgefäße in den Schleimhäuten, so daß sich eine ausgesprochene Neigung zu Hämorrhagien ausbildet, die außer Nasenbluten auch Blutungen der Mund-, Magen- und Darmschleimhaut verursacht. Auf diese Weise wird das Blut im Magen durch die Magensäure schwarz verfärbt und in Form kaffeesatzähnlicher Massen erbrochen. Wegen dieses Symptoms wurde das Gelbfieber im spanischen Sprachbereich einfach als »Vomito negro« (»schwarzes Erbrechen«) bezeichnet. Mitunter bedingen die toxischen Schädigungen der Gefäßwände auch petechiale Blutungen in der Haut. Das »schwarze Erbrechen« und die starke Urinverminderung galten seit jeher als prognostisch ungünstige Zeichen.

Das Bewußtsein der Kranken bleibt auch bei schweren Fällen gewöhnlich ungetrübt. Der Kräfteverfall schreitet jedoch rasch fort, so daß der Tod meist zwischen dem fünften und neunten Krankheitstag erfolgt. Kurz vor dem Tod treten oft Delirien auf, die sich in den meisten Fällen auf die berufliche Tätigkeit beziehen. Die Patienten sprechen, schreien, gestikulieren und versuchen ihre Wahnvorstellungen in Handlungen umzusetzen. Matrosen stellen sich an, als ob sie Mastbäume erklettern wollten, Kapitäne geben mit lauter Stimme Befehle. Der geringste Mangel an Wachsamkeit kann ein Unglück zur Folge haben. Die Patienten stürzen sich aus dem Fenster, fallen ihre Bettnachbarn an, sinken vor Schwäche zu Boden und verletzen sich an Hindernissen, die sie nicht gesehen haben.

Die gleichmäßige Gelbfärbung des Körpers, die manchmal auch bei Schwerkranken nur angedeutet ist, tritt nach dem Tod – infolge einer Blutleere der Haut – besonders deutlich hervor, so daß jede »Gelbfieberleiche«, wie jemand einmal sagte, »die gleiche gelbe Uniform trägt.« Die zitronengelbe Farbe der Haut ist hierbei – infolge der allgemeinen Blutstauung – von größeren und kleineren dunkelvioletten bis purpurroten Flecken und Schattierungen unterbrochen und erscheint deshalb wie marmoriert.

Überwindet der Kranke die Infektion, so läßt nicht nur das Bluterbrechen nach, sondern auch die äußerst verminderte Harnausscheidung steigt als Zeichen der wieder einsetzenden Nierentätigkeit an. Trotz völliger Entfieberung zieht sich jedoch die Genesung wochenlang hin. Die Sterblichkeit schwankt bei den einzelnen Epidemien zwischen 20 und 95 Prozent und ist bei Ortsfremden stets größer.

Die Assafranados des Kolumbus und die vorherige Landflucht der Mayas

Anläßlich seiner zweiten Expedition im Jahr 1493 (mit 17 Schiffen) nahm Kolumbus 1500 Siedler zu einer planmäßigen Kolonisierung der Insel Haiti mit, die er Hispaniola (d. h. Kleinspanien) getauft hatte. Die Neuankömmlinge siedelte er im Dezember 1493 in der Niederlassung »Isabella« an. Er ließ seinen Bruder Diego als Statthalter zurück und segelte mit drei Schiffen nach Kuba. Auf der Suche nach Gold entdeckte er am 5. Mai 1494 Jamaika.[2] Währenddessen brach auf Hispaniola, wie Oviedo berichtet, unter den Spaniern eine Seuche mit großer Ansteckungskraft aus, der mehr als 300 Mann zum Opfer fielen. Die Kranken wurden gelb wie Safran und hatten unter quälendem Erbrechen zu leiden. Auch unter den Überlebenden, die nach Spanien zurückkehrten, gab es viele, deren Gesicht noch immer eine gelbe, safranartige Verfärbung aufwies.[3]

Die Heimgekehrten wurden als »Assafranados« bezeichnet.[4] Nach dem ersten verbürgten Ausbruch dieses mörderischen Fiebers im Jahr 1494 erschien es 1496 in einer weiteren Siedlung wieder und raffte mehr als 200 Spanier dahin.[5]

1498 wurde die Stadt Isabella wegen ihres ungesunden Klimas aufgegeben. Nachdem man im südlichen Teil der Insel auf Gold gestoßen war, gründete man eine neue Stadt, Santo Domingo. Doch die Geduld der Kolonisten war erschöpft. Trotz des strengen Regiments meuterten sie, und viele flohen in die Berge, wo man von dem mörderischen Fieber verschont blieb. Inzwischen drangen erneut Klagen über die Härte und Grausamkeit des Gouverneurs und seines Bruders nach Spanien. Da sandte Königin Isabella einen Richter, Francisco de Bobadilla, nach der Insel, der als königlicher Beauftragter die Beschwerden prüfen und Ordnung schaffen sollte. Bobadilla erreichte Santo Domingo im Sommer 1500; das erste, worauf sein Blick in der neuen Stadt fiel, waren sieben am Galgen aufgehängte Spanier. Bereits gegen Kolumbus voreingenommen, ließ er ihn und seinen Bruder in Ketten schlagen und nach Spanien bringen. Obwohl die Monarchen Kolumbus sofort freiließen und ihn sogar mit einer neuen Expedition beauftragten, ernannten sie an seiner Stelle zum königlichen Gouverneur Nicolas de Ovando, der im Februar 1502 mit 30 Schiffen und 2500 Kolonisten in See stach.[6] In Santo Domingo angelangt, starben von ihnen 1502 nach Las Casas mehr als 100 Mann von einer unbekannten »fieberhaften Gelbsucht«.[7] Laut Las Casas griff die Seuche so stürmisch um sich, daß oft keine Zeit blieb, den Sterbenden die heiligen Sakramente zu reichen.[8] Auch Herrera erwähnt diese Epidemie in seiner »Historia general« (1601).

Nach der Entdeckung der mittelamerikanischen Ostküste und der ihr vorgelagerten Inselwelt, in der die Spanier Westindien vermuteten, begannen sie fieberhaft nach einer Wasserstraße zu suchen, die den Weg nach dem märchenhaften Ostindien bilden sollte. Gerüchte von einem großen Wasser jenseits der Berge und von einem sagenhaften Goldland (el Dorado) im Innern des nördlichen Südamerika lenkten die Aufmerksamkeit der Spanier sehr bald auf die Bucht von Darien. Es ist die südlichste, fieberschwangere Bucht des Karibischen Meeres am Übergang von Mittel- zu Südamerika. Es war die Stelle, wo die Spanier zum ersten Mal auf dem amerikanischen Festland Fuß zu fassen versuchten. Doch der erste Versuch scheiterte am Fieber.[9] Herrera berichtet, wie Diego de Nicuesa, der im Jahr 1508 mit 780 frisch angelangten Spaniern einen Teil des Isthmus von Darien besetzte, bereits in den ersten Wochen 400 Mann durch das Fieber (Calentura) verlor, kurze Zeit später weitere 200, so daß ihm schließlich nur noch 60 Kampfgefährten verblieben.[10]

Fast alle Berichte aus dem Zeitalter der Konquista betonen einmütig die auffällige Häufung von Krankheitsfällen unter den Neuankömmlingen. Diejenigen, die schon lange Zeit dem »mörderischen Klima« des Karibischen Archipels und der tropischen Küstenstriche Amerikas ausgesetzt waren, hatten unter den Seuchen bedeutend weniger zu leiden. Dank der epidemiologischen Erfahrungen aus der europäischen Pestzeit erkannte man bald, daß diejenigen, die bereits einmal die »fieberhafte Gelbsucht« durchgemacht hatten, bei einer späteren Epidemie verschont blieben.

Als 1513 der Konquistador Vasco Nunez de Balboa mit einer Schar von 450 Söldnern in Darien erschien, gehörten zu diesen viele Überlebende aus früheren Unternehmen und Epidemien. Daraus erklärt sich auch, warum er so wenig Verluste hatte, als er sich an der Spitze seiner Männer den Weg durch die »feuchten und fieberschwangeren Urwälder« der Landenge von Panama bahnte und nach einem 25tägigen, unsäglich schwierigen Marsch von den Höhen des Isthmus als erster Europäer den »Stillen Ozean« erblickte. Mit erhobenem Schwert stieg er bis zur Brust in die still daliegende See hinein und nahm durch diese symbolische Handlung das Land am Ufer des neuentdeckten Ozeans für die Krone Kastiliens in Besitz. Ein Jahr später wurde an derselben Stelle die Stadt Panama gegründet.[11] Da man die ersehnte Wasserstraße nach Ostindien nicht gefunden hatte, transportierte man über die Landenge auf Rädern zusammenlegbare Schiffe von einem Ozean zum anderen, wobei ein großer Teil der Mannschaft heimtückischen Fiebern erlag. 1523 tat Cortez den bedeutsamen Ausspruch: »Wenn eine Wasserstraße nach Ostindien nicht vorhanden ist, so soll man eine schaffen!«

Karl V. war an einer Durchstechung der Landenge von Panama zur Vereinigung des Atlantischen und Stillen Ozeans sehr interessiert. Doch sein leidgeprüfter Nachfolger Philipp II. verbot sogar (1567) bei Todesstrafe, sich weiterhin mit dem Projekt einer Durchstechung der Landenge von Panama zu befassen, »weil es gottlos sei, Meere miteinander vereinigen zu wollen, die der Schöpfer voneinander getrennt hat.« Es läßt sich heute nicht mehr entscheiden, ob dies nur aus religiösen Erwägungen heraus geschah oder aus der Erkenntnis, daß der Versuch zu einer Verwirklichung dieses gigantischen Kanalprojekts unbedingt an den ungeheuren Schwierigkeiten der fieberschwangeren Sumpflandschaft scheitern müßte. Das ungesunde Klima der Landenge von Panama durfte dem düsteren Weltherrscher im Escorial nur allzu gut bekannt gewesen sein, führte doch damals der gesamte Handel Perus, der reichsten spanischen Kronkolonie, über den Isthmus zu den spanischen Häfen und Stapelplätzen an der Ostküste Mittelamerikas. Wie viele von den Schutzmannschaften, die den Transport der kostbaren Silberschätze aus dem Land der Inkas über den bereits von Balboa eingeschlagenen Landweg zu begleiten hatten, vom Fieber erfaßt oder dahingerafft wurden, ist allerdings in keiner zeitgenössischen Chronik aufgezeichnet worden.

Das Kulturgebiet, das die Mayas während ihrer »klassischen Periode« zwischen 300 und 900 n. Chr. bewohnten, lag im südlichen Tiefland Yukatans zwischen den Tempelstädten Uaxactún (Guatemala), Palenque (Chiapas) und Copán (Honduras).[12] Es ist irreführend, von einem »Maya-Reich« zu sprechen, denn in Wirklichkeit handelte es sich um ein Nebeneinander von Tempelstädten und sakralen Verwaltungszentren, die jeweils aus eindrucksvollen Komplexen steinverblendeter Bauwerke bestanden.[13] Es waren vor allem geheimnisvoll anmutende, gewaltige Tempel, Paläste und Stufenpyramiden, oft mit kunstvollen Skulpturen und Reliefs geschmückt, mit dazwischen gruppierten Stelen und Altären sowie Ballspielhöfen und Festplätzen.[14] Bei den riesigen Stufenpyramiden, die zuweilen bis zu 70 Meter erreichen, handelte es sich um Tempel, deren höchste, durch eine Freitreppe erreichbare Plattform rituellen Handlungen oder astronomischen Beobachtungen diente.[15] Konnten doch die Mayapriester, die eine Art von Hieroglyphenschrift erfunden hatten und aufgrund erstaunlicher mathematischer und astronomischer Kenntnisse einen genaueren Kalender als die Europäer besaßen, sogar Sonnen- und Mondfinsternisse genau voraussagen.[16]

Die elitäre Priesterkaste wurde von einer weit größeren Zahl von Maisbauern unterhalten, deren in die Tausende gehenden Lehmhütten den Tempelbezirk umgaben und die eigentliche Stadt bildeten. Diese bäuerlichen Randsiedlungen waren in weitem Umkreis von Maisfeldern umsäumt. Die wirtschaftliche Hauptgrundlage der Mayastädte bildete der Maishackbau, denn sie kannten weder Pflug noch Zugtiere. Die Felder waren mit einem sinnvoll ausgeklügelten, weitverzweigten Netz von Bewässerungskanälen überzogen, die Jahr für Jahr eine reiche Ernte sicherten.[17] Doch neben der Landwirtschaft mußten die Bauern auch die monumentalen Gebäudekomplexe für ihre Priesterschaft errichten. Da der Tempelkomplex gewöhnlich auf einem durch Erdaufschüttung künstlich errichteten Plateau erbaut wurde, bezeichnen die Mayaforscher das sakrale Stadtzentrum meist als Akropolis.[18]

> »Im Fall von Copán hat der Fluß bei Änderung seines Laufs einen Teil der Akropolis weggeschwemmt und damit einen 30 Meter hohen Schnitt durch die künstliche Erdaufschüttung, durch Stockwerke und Entwässerungsanlagen freigelegt, Zeugnisse einer gewaltigen Arbeitsleistung. Man hat errechnet, daß diese Akropolis von Copán, ganz und gar in Handarbeit errichtet, immer noch über zwei Millionen Tonnen Material enthält, das Korb um Korb herbeigetragen werden mußte.«[19]

Das Wachstum der Tempel-»Städte« läßt sich genau verfolgen, haben doch die Mayapriester mit einem System kontinuierlicher Datierung vom 3. bis zum 9. nachchristlichen Jahrhundert auf Stelen, freistehenden, ornamentischen Steinpfeilern, den Beginn und die Beendigung eines jeden größeren

Bauwerks vermerken lassen. Die am frühesten datierte Stele von Tikal, der Hauptkultstätte der klassischen Mayaperiode stammt aus dem Jahr 292 n. Chr. Die letzte Inschrift von Copán stammt aus dem Jahr 800 n. Chr.[20] Um diese Zeit hörte das Bauen in den Tempelstädten der Maya auf. Die Bewohner verließen ihre Städte und wanderten in den etwa 600 Kilometer entfernten unwirtlichen Norden der Halbinsel Yukatan aus. Dabei ließen sie unschätzbare Werte zurück: Tempel, Paläste, Häuser, weitverzweigte Bewässerungskanäle, alles, was sie und ihre Vorfahren im Lauf der Jahrhunderte mühsam aufgebaut hatten.[21] Während man im Norden neue Städte von ähnlicher Monumentalität zu errichten begann, verödeten die verlassenen Städte, und die tropische Vegetation des benachbarten Dschungels überwucherte die wundervollen Baudenkmäler.

Welche Katastrophe vermochte ein Volk dazu zu bewegen, in der Ferne eine neue Heimat aufzubauen, statt nach der Flucht in die unbesetzten, menschenleeren alten Heimatstädte wieder zurückzukehren? Man dachte an eine feindliche Invasion, aber auch an Aufstände der eigenen Bauern, doch in den verlassenen Städten finden sich keine Spuren von gewalttätiger Zerstörung. Auch am Absinken der Bodenfruchtbarkeit kann es nicht gelegen haben, wenn man bedenkt, daß z. B. Quiriguà, eine der am ersten verlassenen Städte, inmitten eines unerschöpflich fruchtbaren Gebiets liegt, in dem die Überschwemmungen des Motagua ständig neue Erde ablagern. Mittelamerikanische Ärzte, die mit dem dortigen Seuchengeschehen bestens vertraut waren, vermuteten schon lange, daß es eine mörderische Gelbfieberepidemie war, die diesen fluchtartigen Exodus eines ganzen Volkes verursachte.[22] So schreibt der mexikanische Medizinhistoriker German Somolinos d'Ardois in seiner Studie:

> »Es steht fest, daß bereits vor der Ankunft der Spanier Epidemien über das Land hinweggegangen sind. Finlay, der geniale kubanische Arzt, entdeckte, als er Urkunden und Gebräuche der Eingeborenen an der Golfküste studierte, Hinweise auf ein Gelbfieber in der Zeit vor Cortez. In den aztekischen Erzählungen aus der Zeit vor der Eroberung findet man Erwähnungen von Epidemien mit großer Sterblichkeit… In den Sprachen der Eingeborenen gibt es Wörter, die Begriffe wie Seuche oder Epidemie ausdrücken; manche Ausdrücke sind sogar spezifisch, denn sie bezeichnen voneinander verschiedene epidemische Krankheiten«.[23]

Durch ihre Abwanderung nach dem Norden von Yukatan bewirkten die Mayas eine Renaissance ihrer einstigen Stadtstaaten, doch den Glanz der alten Hochkultur konnten sie nicht wieder erreichen. Auch die neuen Tempelstädte, wie Coba, Uxmal und Chichén-Itza, zeichneten sich durch monumentale sakrale Bauwerke aus, die ebenfalls durch ungeheure Anstrengungen des Volkes errichtet wurden.[24] Doch die Seuche, vor der sie aus der alten Heimat geflohen waren, tauchte nach etwa einem Jahrhundert auch in ihren neuen Städten auf. Als die kriegerischen Tolteken und Azteken zwischen dem 11. und 15. Jahrhundert wiederholt aus dem mexikanischen Hochland in das Mayagebiet eindrangen, wurden sie immer wieder gezwungen, sich in ihre höheren Regionen zurückzuziehen, wo diese Seuche nicht vorkam. Der amerikanische Medizinhistoriker Ralph Major veröffentlichte in seinem Buch »Disease and Destiny« im Kapitel »Yellow Jack« aus dem Aztekenkodex Telleriano Remensis ein Bildzeichen, mit dem diese Seuche angedeutet wurde: Es besteht aus drei Männern, die eine schwarze Masse erbrechen. Gehört doch das »schwarze Erbrechen«, das »Vomito negro«, wie es die Spanier später bezeichneten, zu den wichtigsten Symptomen des Gelbfiebers. Nachdem die Tolteken nach schweren Epidemien das Land der Maya verlassen hatten, erbauten letztere zwischen Chichen-Itzá und der Westküste von Yukatan 1283 ihre erste ummauerte Stadt: Mayapán, die mehr als 180 Jahre jedem feindlichen Ansturm trotzte.

Da sich die Mayastädte im Landesinnern befanden und vom Meer aus schwer zugänglich waren, blieb ihre Existenz den Spaniern, die bereits 1517

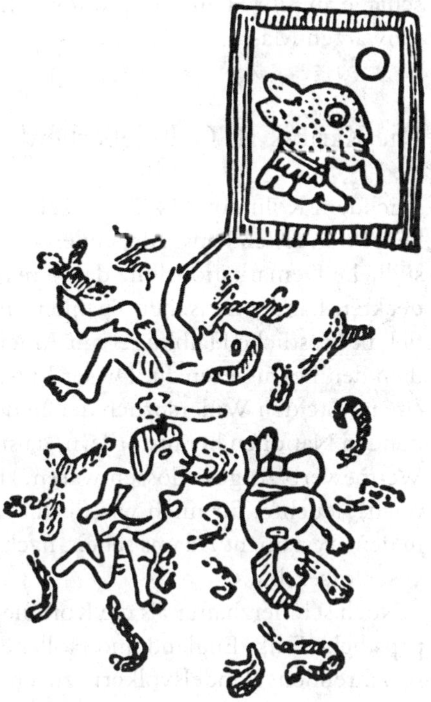

Die von dem amerikanischen Medizinhistoriker Ralph Major in seinem Buch »Disease and Destiny« veröffentlichten aztekischen Bildzeichen von drei Männern, die eine schwarze Masse erbrechen, sollen auf eine Epidemie im Jahr 1454 hinweisen, deren wichtigstes »Symptom« das »schwarze Erbrechen« war. Das Bild stammt aus dem Aztekenkodex Telleriano Remensis.

die Küste Yukatans zum erstenmal betreten hatten, längere Zeit hindurch verborgen. Als sie endlich Mayapán besetzten, erging es ihnen nicht besser als vorher den Tolteken und Azteken. 1527 landete Francisco de Montejo mit 400 Mann an der Nordküste Yukatans und besetzte die Stadt Chichen-Itzá, wo das Fieber mit der Dezimierung seiner Begleitung begann. Als von den 400 nur 250 Mann übriggeblieben waren, verließ auch er die Halbinsel. Erst 15 Jahre später (1542) kehrte er zurück und gründete an der Stelle der indianischen Stadt Tehu die heutige Hauptstadt Yukatáns: Merida. Kurz danach fegte über Mittelamerika eine mörderische Epidemie hinweg, die von den Kariben, den indianischen Ureinwohnern von Haiti und den Kleinen Antillen, als »Homanhatina« bezeichnet wurde. Es scheint die gleiche Geißel gewesen zu sein, die bei den Atzeken als »Cocolitzle« gefürchtet war. Im atztekischen Kodex Telleriano Remensis sind verschiedene mörderische Seuchen bildlich dargestellt, so die Cocolitzle-(Gelbfieber-)Epidemie, die in den Jahren 1544, 1545 und 1576 ein Massensterben verursachte, was der aztekische Chronist damit kennzeichnete, daß er unter die Jahreszahlen eine Gruppe in Decken gehüllter Leichen malte. Aufgrund von Berechnungen nahm man an, daß von der Cocolitzle-Epidemie damals über 80 000 Menschen dahingerafft wurden. Diese Krankheit wies im Gegensatz zu den neueingeschleppten Seuchen (Pocken, Masern, Fleckfieber) keine Hautausschläge auf; ihr Hauptsymptom war heftiges Erbrechen von Blut oder einer schwarzen Masse.

Die Karibik als Gelbfieberherd

Nachdem Kolumbus 1493 von seiner ersten Reise nach Spanien zurückgekehrt war, erließ Papst Alexander VI. eine Bulle, mit der er durch eine nordsüdliche Demarkationslinie das neuerschlossene Weltmeer und die neuentdeckten Länder zwischen Spanien und Portugal aufteilte. Auf diese Weise fiel die westliche Halbkugel mit Amerika den Spaniern, die östliche mit Indien den Portugiesen zu. Dieser Entscheid mit der Totalität seiner Ansprüche mußte den Widerspruch der an der Atlantikküste weiter nördlich wohnenden Nationen herausfordern, da sie damit von dem weltwirtschaftlichen Wettbewerb ausgeschlossen waren. »Die Sonne«, sagte Franz I. von Frankreich, »leuchtet für mich wie für die anderen. Ich möchte gern die Klausel in dem Testament Adams sehen, nach der ich von der Teilung der Welt ausgeschlossen bin.«

Noch schmerzhafter als die Kontinentalmacht Frankreich empfanden dies päpstliche Edikt England und Holland, die soeben im Begriff waren, sich zu seefahrenden Handelsvölkern zu entwickeln, und ihre Zukunft auf dem

Meer sahen. Der Umstand, daß diese beiden Länder am Reichtum Indiens oder Amerikas nur in der Weise Anteil nehmen konnten, indem sie dem päpstlichen Edikt trotzten, trug viel dazu bei, daß sie bereits vor der Mitte des 16. Jahrhunderts zwischen Rom und sich das Tischtuch zerschnitten. Zugleich erwuchs aus der Unzufriedenheit mit der Totalität des päpstlichen Edikts als Reaktion die Idee von der »Freiheit der Meere« und des Handels.[25] Das Präludium hierzu bestand darin, daß holländische, englische und französische Freibeuter und Piraten meist mit Einverständnis und Unterstützung ihrer Regierungen die aus der Neuen Welt heimkehrenden spanischen Galeonen zunächst an der westafrikanischen oder europäischen Küste angriffen und plünderten.

Die »Akkumulation von Gewalt« in einer solchen Situation charakterisiert mit kaum zu überbietendem Zynismus Mephistopheles:

»Das freie Meer befreit den Geist.
Da fördert nur ein rascher Griff,
Man fängt den Fisch, man fängt ein Schiff,
Und ist man erst der Herr zu drei,
Dann hakelt man das vierte bei;
Da geht es dann dem fünften schlecht,
Man hat Gewalt, so hat man Recht.
Man fragt ums Was? und nicht ums Wie?
Ich müßte keine Schiffahrt kennen:
Krieg, Handel und Piraterie –
Dreieinig sind sie, nicht zu trennen.«[26]

Da die englischen, holländischen und französischen Freibeuter ihren Aktionsradius immer mehr nach Westen ausbreiteten, gerieten sie auf diese Weise mit ihren schnellen und leichten Schiffen unvermeidlich in die endemische Gelbfieberzone des Karibischen Archipels.

Im Jahr 1584 erklärte Richard Hakluyt in einer Schrift, daß die Engländer, wenn sie sich an einigen Punkten in Amerika ansiedeln, sie befestigen und von dort aus die »Silberflotten« plündern würden, »zweifellos die Herrschaft der Spanier umstürzen und ihren König kahl – wie die stolze Krähe des Äsop – zurücklassen könnten, zum Schimpf des Papstes und seiner Partei. Denn wenn man sie in Westindien trifft, so trifft man sie im Augapfel.« Im selben Jahr gründete Walter Raleigh eine Kolonie an der Ostküste Nordamerikas und taufte sie zu Ehren seiner Königin »Virginia«. Von hier und anderen Stützpunkten aus jagten Englands Seewölfe (Hawkins und Drake) die gold- und silberbeladenen Galeonen der papistischen Spanier. Bei diesen tollkühnen und beutereichen Seefahrten hatten sie oft schwer unter dem Gelbfieber zu leiden. Aber auch hierüber sind die zeitgenössischen Berichte äußerst spärlich und einsilbig, denn auch in diesen Fällen waren die Betroffenen aus ähnlichem Holz geschnitzt wie die Konquistadoren. Handelte es sich doch fast ausschließlich um Abenteurer und Piraten, die den Tod – sei es durch Feindeshand oder eine plötzliche Seuche – hinnahmen wie eine Naturgegebenheit.

Auch der kühne Freibeuter und Seeheld Francis Drake, der von 1577 bis 1580 nach Magalhães als zweiter den Erdball umsegelte und 1588 mit seinen leichten Schiffen einen wesentlichen Anteil an der Vernichtung der »Großen Armada« im Kanal hatte, lernte bei seinen verwegenen Angriffen auf die spanische »Silberflotte« in den westindischen Gewässern frühzeitig das mörderische Fieber (»Calentura«) kennen, dem er am 28. Januar 1596 auch selbst zum Opfer fiel. »1585«, schreibt Schadewaldt, »verlor Drake von 2300 Mann allein 750 an dieser Krankheit. Er selber starb ebenfalls an Gelbfieber.«[27] Über das plötzliche Ende der beiden »Seewölfe« Englands Hawkins und Drake an zwei gefürchteten Gelbfieberorten (Porto Rico und Nombre de Dios) schrieb Winston Churchill im zweiten Band seiner »Geschichte«, ohne das akute Fieber als Todesursache zu nennen:

> »Im Jahre 1595 ... begaben sich Drake und der Veteran Hawkins, der nun über sechzig war, auf ihre letzte Reise. Hawkins erkrankte, und als seine Flotte vor Porto Rico Anker warf, starb er am 12. November 1595 in seiner Kajüte.«[28]

Von den gehäuften Erkrankungen und Todesfällen unter der Mannschaft kein Wort. »Drake«, fährt Churchill fort,

> »dem der Tod seines alten Gönners sehr naheging, segelte weiter, um die reiche Stadt Panama anzugreifen. Noch einmal regte sich sein alter Eroberergeist und führte ihn in kühner Fahrt in die Bucht von Nombre de Dios. Aber die Verhältnisse hatten sich völlig geändert. Die alten Zeiten waren für immer vorbei. Die spanische Regierung in der Neuen Welt war nun gut ausgerüstet und bewaffnet. Der Überfall wurde zurückgeschlagen.«

Von dem Fieberbefall Drakes und seiner Mannschaft auch hier kein Wort. Man hat den Eindruck, als würde das Seuchengeschehen gleich einem »blinden Fleck« von Historikern nicht wahrgenommen. Nachdem Drakes Schiffe die fieberschwangere Bucht von Nombre de Dios verlassen hatten, beschließt Churchill seinen Bericht mit dem Tod des englischen Seehelden: »Am 28. Januar 1596 gab Francis Drake in voller Rüstung, damit er dem Tod wie ein Krieger entgegenträte, an Bord seines Schiffes seinen Geist auf.«[29] Ebenso bleibt unerwähnt, daß sowohl Hawkins als auch Drake jeweils nur eines von vielen Opfern waren.

Nach den verwegenen Angriffen auf Schiffe der Silberflotte und verschiedene spanische Häfen in Westindien änderten die Spanier ihre Taktik. Transportschiffe, die Gold, Silber und andere Kostbarkeiten aus der Neuen Welt in die Heimat brachten, fuhren nur noch im Verband unter dem Geleitschutz von mehreren Kriegsschiffen, und die westindischen Häfen, in denen die Silberflotte vor ihrer Heimfahrt überwinterte, waren inzwischen durch vorzüglich durchdachte und mit ungeheurem Aufwand errichtete Befestigungen so gesichert, daß jeder Angriff scheitern mußte. Offene Angriffe auf Konvois oder auf größere Häfen konnten nur noch von Seestreitkräften unternommen werden; und obwohl Spanien während dieses Zeitraums häufig mit großen Seemächten, wie England, Frankreich oder Holland, im Krieg lag, wurden nur bei drei Gelegenheiten geschlossene Konvois abgefangen und überwältigt; einmal von den Engländern und zweimal von den Holländern.[30] Einzelaktionen, und wenn sie noch so kühn waren, konnten Spanien nicht »im Augapfel treffen«. Bailey und Nasatir schildern die weiteren britischen Absichten:

> »Daher entwickelte Oliver Cromwell um 1650 einen ›Großen Plan‹, um die Karibischen Inseln dem puritanischen England einzuverleiben. Das Gefecht zwischen seiner gut organisierten Flotte und den Spaniern endete in einem Fiasko, und den Puritanern gelang lediglich die Einnahme Jamaikas, eines tropischen Paradieses mit nur 1500 spanischen Siedlern.«[31]

Woran Cromwells »Großer Plan« scheiterte, erfahren wir von den lateinamerikanischen Historikern nicht, dagegen aus verschiedenen alten englischen und französischen Schriften über den Einfluß des Gelbfiebers auf militärische Operationen in der Karibik. Demnach sollen die Engländer, als sie unter Admiral Venables 1655 den Spaniern die Insel Jamaika entrissen, große Verluste durch das Gelbfieber erlitten haben. Das Fieber folgte ihnen auch auf ihren Schiffen bis nach St. Domingo (Haiti) und zwang sie dort, die Belagerung aufzugeben.[32]

Auch bei weiteren Aktionen erging es den Engländern nicht besser. So blieben von den 1500 Engländern, die im Juni 1664 die Insel St. Louis eroberten, infolge des dort herrschenden Fiebers im Januar 1666 nur noch 86 Mann übrig.[33] Als die englische Flotte 1671 nach ihrer siegreichen Panamaexpedition nach Jamaika zurückkehrte, brach ein mörderisches Fieber aus, das viele dahinraffte. Auch das Unternehmen von Admiral Weeler, der 1693 mit einer Flotte nach Martinique kam, um die Insel den Franzosen zu entreißen, scheiterte am Fieber, denn von den 2100 Seeleuten der Flotte starben 1300 und von den 2400 Mann der Landungstruppen 1800.[34] Erst zwei Jahre zuvor (im Mai 1691) war das Schiffsgeschwader des französischen Admirals Ducasse von Europa nach Martinique gekommen,[35] wo seine Mannschaft schwer unter Fieber zu leiden hatte. 1696 griffen Admiral Vilmot und Oberst Lillington Cap Français und Port de paix an. Ein mörderisches Fieber zwang sie, das Vorhaben aufzugeben. Behielten sie doch kaum genug Leute, um nach England zurückzukehren. Der Admiral und viele Offiziere fielen der Seuche zum Opfer.[36] Im nächsten Jahr (1697) besuchte ein englisches Schiffsgeschwader unter Admiral Neril nach und nach mehrere Inseln im Karibischen Archipel. Es wurde abermals von einem mörderischen Fieber befallen. Dabei starben alle Kapitäne, bis auf einen. Dieser führte die Flotte nach England zurück.[37]

Ähnlich wie den aus Europa kommenden englischen und französischen Matrosen und Soldaten erging es auch den englischen und französischen Siedlern, die seit den vierziger Jahren des 17. Jahrhunderts nach Westindien gebracht wurden, um dort verschiedene karibische Inseln zu kolonisieren. Wenige Tage nach ihrer Ankunft flammten jeweils Gelbfieberepidemien auf, denen überall ein beachtlicher Teil der Neuankömmlinge zum Opfer fiel. So landeten am 28. Juni 1635 auf der Insel Guadeloupe die ersten französischen Ansiedler, 550 an der Zahl. Sie wurden bald danach von einem mörderischen Fieber befallen. Pater du Tertre schreibt darüber in seiner »Histoire générale des Antilles françaises« folgendes:

> »Die Kranken litten in der Regel an fürchterlichen Kopf-, Glieder- und Muskelschmerzen, so daß sie das Gefühl hatten, als seien sie mit einer Keule zu Boden geschlagen worden. Daher der Name dieser Krankheit ›coup de barre‹ (Keulenschlag).«

Man glaubte, die Krankheit sei durch französische Piraten (»Flibustières«), die seit 1625 die Insel San Christopher und seit 1630 die Nordwestküste von Hispaniola (Haiti) als Operationsbasis benutzten, auf die unter französischer Oberhoheit stehende westindische Insel Guadeloupe eingeschleppt worden. Doch bereits 1640 kam es kurz nach der Ankunft neuer Ansiedler zu einem erneuten Gelbfieberausbruch, bei dem »nur jeder vierte am Leben blieb.«[38] Auch die Ansiedlungsversuche anderer karibischer Inseln durch die Engländer und Franzosen wurden stets von Gelbfieberausbrüchen begleitet, wie auf Barbados 1647, 1694/95, auf San Christopher 1647/48, 1652/53, auf Martinique 1669, 1682, 1690 und auf St. Croix 1690.

Da zur gleichen Zeit auch der Transport von schwarzen Sklaven aus Westafrika in diese Region einsetzte, entstand der Eindruck, als sei die Seuche durch sie eingeschleppt worden. Eine solche Einschleppung von Gelbfieber soll 1686 von der westafrikanischen Insel Sao Tomé nach Brasilien, und zwar in die Hafenstadt Olinda erfolgt sein. »Die Seuche von Olinda«, die mit gewissen Unterbrechungen von 1686 bis 1693 währte, wurde sehr ausführlich von dem portugiesischen Arzt Ferreira de Rosa beschrieben, der sie in Pernambuco selbst miterlebt hatte. 1694 veröffentlichte de Rosa seine Schrift »Tratado unico da Constituicas pestilencial de Pernambuco«, in der er nicht nur eine genaue Beschreibung des Gelbfiebers gibt, sondern auch auf dessen vermutliche Ursache eingeht.

»Es erkrankte zuerst ein Böttcher, der beim Öffnen einiger Fässer verdorbenen Fleisches, die von der Insel Sao Tomé stammten, sofort kollabierte und einige Zeit darauf verschied. Dieser Fall ereignete sich in der Hafenstraße. Im Hause desselben Böttchers starben noch vier oder fünf Personen, worauf sich die Krankheit allmählich in der ganzen Straße verbreitete.«

Unter dem Einfluß der Miasmalehre wurde bei der Erkrankung des ersten Opfers der Gestank verdorbenen Fleisches als Krankheitsursache gedeutet, zumal der Atem Gelbfieberkranker an den Geruch eines Fleischerladens erinnert. Bezüglich der Krankheitssymptome schreibt de Rosa:

»Anfangs klagen die Kranken über heftige Kopf-, Körper- und Gliederschmerzen. Manche fühlen unerträgliche Schmerzen in der Magengegend. Oft beobachtet man Ekelgefühl und Aufstoßen. Viele erbrechen eine schwarze Masse (atra bilis). Meist quält sie Schlaflosigkeit und falls sie doch einschlummern, so ist der Schlaf unruhig. Manchmal werden sie von so schrecklichen Delirien erfaßt, daß sie aus dem Bett springen und nackt auf die Straße rennen. Unter allen Symptomen sind zwei prognostisch äußerst ungünstig: Ikterus und Versiegen des Harns.«

Als die Seuche 1691 erneut aufflackerte, hieß es, die Krankheit habe keine Eingeborenen der Stadt mehr ergriffen und sich bloß auf die frisch angelangten Europäer sowie auf die Besatzung der eingelaufenen Schiffe erstreckt. Die »Seuche von Olinda« hat nicht nur in Brasilien, sondern auch auf Martinique und ihren Nachbarinseln verschärfte Vorsichtsmaßnahmen gegen Provenienzen afrikanischer Herkunft ausgelöst. Sie hat viel dazu beigetragen, daß man den Ursprung des Gelbfiebers an der Küste Westafrikas vermutete. Es gab noch keinen internationalen Seuchendienst, und daher fiel man bezüglich der wahren Herkunft einer Seuche sehr häufig groben Irrtümern zum Opfer. So kam es im Jahr 1690 auf der Insel Martinique zu einer schweren Gelbfieberepidemie. Dieses Unglück erfolgte zeitgleich mit dem Einlaufen eines aus Siam kommenden Schiffes namens »Oriflamme«. Man glaubte daher, die Seuche sei aus Asien eingeschleppt worden, und die französischen Behörden tauften sie mit dem Namen »Mal de Siam«. Wie unkritisch man hierbei war, geht schon daraus hervor, daß die »Oriflamme«, bevor sie Martinique anlief, mehrere gelbfieberverseuchte brasilianische Häfen berührt hatte. Da aber die Seuche zur selben Zeit auch auf den Großen und Kleinen Antillen, einschließlich Guadeloupe, wütete, erscheint es viel glaubhafter, daß die Infektion mit einem ganz andern Seefahrzeug von einer dieser Nachbarinseln nach Martinique importiert wurde.

Je reger der Verkehr mit Amerika wurde, je öfter man verseuchte Häfen der Neuen Welt anlief, um so häufiger kam es an Bord der Segelschiffe zu Gelbfiebererkrankungen. In solchen Fällen lichtete man schleunigst die Anker und stach in See, wo die Seuche erfahrungsgemäß schnell erlosch. Da man von der Überträgerrolle der Stechmücken keine Ahnung hatte, glaubte man, der miasmatisch verseuchten Luft des betreffenden Hafens entflohen zu sein. Aber nicht immer gelang es, mit diesem Manöver der eigentlichen Krankheitsursache zu entrinnen. Trotz des Verlassens der miasmaverdächtigen Zone erkrankten auf hoher See immer neue Mitglieder der Mannschaft an Gelbfieber. Im Bann der Miasmalehre vermuteten manche, die Ursache hierfür sei in der schlechten Luftbeschaffenheit auf den Segelschiffen zu suchen. Man benutzte damals zum Schiffsbau ausschließlich Holz, das nicht nur das Eindringen von Seewasser zuläßt, sondern auch organischen Veränderungen durch Fäulnis unterliegt. Da die Verwendung von Holz aus technischen Gründen eine doppelte Bordwand mit dazwischenliegenden Hohlräumen bedingt, die der Reinigung schwer zugänglich sind, wurden die Fäulnisvorgänge um so mehr begünstigt. Am meisten verdächtigte man die »Bilgen«, d. h. die besonderen Räume, die am Boden der Schiffe zur Aufnahme der Flüssigkeit dienten und mit abhebbaren Brettern bedeckt waren. Da die Bilgen ganz oder doch größtenteils unter den Laderäumen lagen, waren sie nur bei leerem Schiff für eine gründliche Reinigung in vollem Umfang zugänglich. Dort sammelten sich neben dem durch die Schiffswandungen eindringenden Seewasser auch die von der Mannschaft herrührenden Ausscheidungen und bildeten die Quelle übler Zersetzungs- und Fäulnisvorgänge, in denen man bei Schiffsepidemien lange das krankmachende Miasma vermutete.[39] Von den hygienischen Maßnahmen an Bord englischer Kriegsschiffe, die sich neben dem gefürchteten Miasma auch gegen Stechmücken richteten, erfahren wir aus dem Brief eines (»seit 6 Monaten herumkreuzenden«) britischen Seeoffiziers, den der Altonaer Arzt Unzer 1761 in seinem Wochenblatt veröffentlichte. Die betreffende Stelle lautete:

> »Täglich werden die Schießlöcher geöffnet. Bey trockenem Wetter wird das untere Verdeck ausgefeget und ausgespühlt, bey feuchter Witterung aber trokken aufgescheuret, damit die Balken, wo die Betten hängen, nicht schimmeln. Man brennet daselbst dürres Holz, worauf Harz geworfen wird, von welchen

> Rauche nicht allein die Insektem getödtet, sondern auch die üblen Dünste vertrieben werden. Dann und wann werden auch alle Balken mit warmen Eßige gewaschen, welches das Schiff erfrischet und vor aller ansteckenden Luft bewahret.«[40]

Das übelriechende, mit menschlichen Ausscheidungen verunreinigte Bilgewasser, das zwar bei der Übertragung von Typhus und Hepatitis epidemica eine Rolle spielen konnte, hatte am Gelbfieber keine Schuld, denn die Gelbfiebermücken meiden peinlichst verunreinigte, dazu noch salzige Gewässer. Doch die unbedeckten Holzfässer mit Trinkwasser für die Mannschaft und die in den unteren Schiffsräumen herrschende schwüle, subtropische Atmosphäre boten der Gelbfiebermücke eine ideale Brutstätte und die Möglichkeit, auch nach dem Verlassen der tropischen Gewässer am Leben zu bleiben und unter der Mannschaft auch weiterhin immer neue Infektionen verursachen zu können.[41] So wie die Pest in ihrer Heimat war für die Europäer in der Karibik das Gelbfieber eine Art von Gottesgeißel, gegenüber der sie machtlos waren. Die dominierende Seuche der Karibik und des benachbarten Festlands war seit dem 16. Jahrhundert das Gelbfieber.

Im Jahre 1700 wurde das Gelbfieber zum erstenmal nach Europa verschleppt, und zwar nach Spanien. Der »gelbe Dämon« erschien zunächst in der Hafenstadt Cadiz und »streckte von hier aus seine Würgehand auch nach dem Hinterland.« Auch in den Jahren 1730/31, 1733/34, 1764 und 1780 wurde Cadiz vom Gelbfieber schwer heimgesucht.[42] Von den übrigen Hafenstädten der Iberischen Halbinsel hatten besonders Lissabon im Jahr 1723 und Malaga im Jahr 1741 unter der Krankheit schwer zu leiden.[43] In den meisten Fällen wurde die Seuche von Kuba und von den Antillen mit zukker- und fruchtbeladenen Segelschiffen eingeschleppt, an deren Bord sich den Gelbfiebermücken geradezu ideale Lebensbedingungen bieten mußten. Ein Beweis für die Einschleppung war der Verlust von mehreren Besatzungsmitgliedern durch Gelbfieber während der Überfahrt, was allerdings zunächst verheimlicht und erst später bekannt wurde. Die Seeleute bezeichneten die Krankheit meist als »gelben Tod«. Die englischen Matrosen sprachen von »Yellow Jack« (»Gelber Hans«), worunter sie ursprünglich den bösen Dämon der Krankheit verstanden. Schon bei der bloßen Erwähnung dieses Namens erschauerte man, wie einst bei den Gedanken an den »Schwarzen Tod«. Manchmal wurde während der langen Fahrt die ganze Mannschaft auf hoher See vom Gelbfieber erfaßt oder aufgerieben. Solche ziellos dahintreibenden »Gespensterschiffe« mit den vom Möwenkot weißbesprenkelten Leichen an Deck bildeten den Kern so mancher unheimlichen Seemannssage.«[44]

Wenn man die ungeheuer reichhaltige Literatur, besonders aus dem 17.,

18. und 19. Jahrhundert über das Gelbfiebergeschehen in der Karibik liest, gewinnt man den Eindruck, daß es sich hier um ein epidemiologisches Bermuda-Dreieck handelt, denn ganze Geschwader mit Seeleuten und Soldaten, die in der fieberschwangeren Inselwelt operierten, wurden kurz nach ihrem Eintreffen aufgerieben. »Das Gelbfieber«, schrieb Schadewaldt, »war auf den westindischen Inseln so ausgebreitet, daß es von dort aus Jahrhunderte hindurch immer wieder ganze Flotten ansteckte.«[45] Nach Boyce, der ein reiches Aktenmaterial einsehen konnte, hatten im 18. Jahrhundert die in der Karibik operierenden englischen Flotteneinheiten ungeheure Verluste an fieberhaften Erkrankungen.

So büßte Admiral Hosier bei Colon, einer Hafenstadt an der atlantischen Küste der Meerenge von Panama, im Jahr 1726 zweimal fast seine gesamte Besatzung an Gelbfieber ein.[46] Als es 1739 wegen Handelsstreitigkeiten mit Spanien zu einem neuen Kolonialkrieg in Westindien kam, verloren die Engländer 1741 unter Admiral Vernon und General Witworth bei der Belagerung der kolumbianischen Hafenstadt Kartagena 8431 Mann (bei einer Gesamtstärke von 12 000) an Gelbfieber. Ehe es zu einer militärischen Entscheidung kam, mußte die dezimierte Belagerungsarmee abziehen.[47] Zu dem mißglückten Unternehmen gegen Kartagena hatte man in Pennsylvanien Truppen geworben. Bei der Rückkehr der Überlebenden brach in Philadelphia ein bis dahin unbekanntes Fieber aus. Laut Bally gibt es in Franklins Briefen einige Angaben darüber. Es habe im Juli 1741 angefangen und erlosch mit dem ersten Frost. Wie im Jahr 1747 beschränkte sich das Fieber auf den südlichen Teil der Stadt und zwar auf Häuser, in denen sich Matrosen aufzuhalten pflegten.[48]

Zugleich mit dem Siebenjährigen Krieg in Europa tobte in Asien und Amerika der englisch-französische Kolonialkrieg (1755–1763). Als Friedrich der Große (1756) in Sachsen einfiel, war das der Auftakt zu einem allgemeinen europäischen Krieg, der zwar unabhängig von dem überseeischen englisch-französischen Krieg geführt wurde, aber doch durch das Geflecht der europäischen Allianzen mit ihm zusammenhing. Die französische Regierung, zunehmend beunruhigt durch die wachsende militärische Stärke Preußens, hatte ihre traditionellen Vorbehalte überwunden und war mit Österreich und Rußland übereingekommen, der preußischen Aggression entgegenzutreten. Zur Sicherung des europäischen Gleichgewichts schlug sich die englische Regierung entsprechend dem Grundsatz, jeder Feind Frankreichs sei ein Freund Englands, auf Friedrichs Seite.[49] Um Preußens Kampfmoral aufrecht zu erhalten, gelang es Pitt dem Älteren, das Parlament vier Jahre hindurch dazu zu bewegen, Friedrich jährlich mit einer Summe in Höhe des gesamten preußischen Steueraufkommens zu unterstützen. Auf diese Weise gelang es, einen beachtlichen Teil der französischen Truppen, die man im Kolonialkrieg mit England dringend benötigt hätte, in Europa zu binden. Als sich Pitt später wegen seiner einseitig auf Europa ausgerichteten Kriegspolitik gegen die zunehmende Kritik verteidigen mußte, ging er so weit zu behaupten, Kanada sei in Europa erobert worden.

Aber in der Karibik hatten die Engländer während des Siebenjährigen Krieges keinen Erfolg. 1762 besetzten sie die zwei französischen Inseln des westindischen Archipels, Martinique und Guadeloupe, die wegen ihres »mörderischen Klimas« seit jeher berüchtigt waren.[50] Zugleich versuchten sie den Spaniern Kuba zu entreißen. Doch bereits einen Monat nach der Landung vor Havanna büßten die undurchseuchten Truppen unter Count Albermale 3000 Matrosen und 5000 Soldaten an Gelbfieber ein.[51] Diese hohen Opfer bewogen die praktisch denkenden Engländer nach Beendigung ihrer siegreichen Kämpfe gegen Frankreich und Spanien, in den Friedensverhandlungen zu Paris 1763 die fieberverseuchte Insel Kuba gegen das spanische Florida einzutauschen.

Trotz der großen Erfolge, die England im Kolonialkrieg gegen Frankreich erreichen konnte, und obwohl Frankreich aufgrund des Pariser Friedensvertrags seine nordamerikanischen Kolonien Kanada und Louisiana (östlich vom Mississippi) an England abtreten mußte, war die Staatskasse des Inselreichs infolge der Kriegskosten so erschöpft, daß das britische Parlament beschloß, durch zusätzliche Steuern und Zölle aus ihren nordamerikanischen Kolonien das Äußerste herauszuholen. Diese Maßnahmen führten zu einer ungeheuren Erbitterung. Im Hafen von Boston warfen als Indianer verkleidete Kolonisten (1774) eine mit hohen Zöllen belastete Teeladung im Wert von 18 000 Pfund ins Meer, woraufhin die Engländer den Belagerungszustand verhängten. Das Ergebnis war der Zusammenschluß der dreizehn Provinzen und ihre offene Auflehnung gegen das Mutterland. Während des Unabhängigkeitskriegs der »Vereinigten Staaten von Nordamerika« (1775–1783) kam ihr gesamter Außenhandel, der aufgrund der Navigationsakte (1651) nur von englischen Schiffen abgewickelt werden durfte, zum Stillstand. Mit dem Stopp der Wareneinfuhr hörte auch die Einschleppung von Gelbfieber aus der Karibik und sonstigen Seuchengebieten auf. Die nordamerikanischen Küstenstädte, die seit 1743 wiederholt von Gelbfieber heimgesucht wurden, blieben vom Beginn der Kämpfe (1775) bis zum Versailler Frieden (1783) von der Seuche völlig verschont.

Ganz anders war die epidemiologische Situation bei der britischen Marine, die während des nordamerikanischen Unabhängigkeitskriegs nicht nur die Küstenblockade wahrnahm, sondern auch in der Karibik operierte. Im Lauf von vier Jahren verloren die Geschwader 1240 Mann in Seegefechten und 18 500 Mann durch Krankheiten.[52] Die Verluste durch Krankheiten erfolgten überwiegend bei den in der gelbfieberverseuchten Karibik operierenden Einheiten. Kennzeichnend für die hohe Seuchengefährdung in dieser Zone ist der Fall von vier englischen Regimentern, die 1780 nach Jamaika gekommen waren und im Lauf von vier Jahren, ohne daß in dieser Zeit auch nur ein Mann im Gefecht gefallen wäre, 5250 Mann verloren hatten – das sind 25 Prozent.[53]

Da durch die rigorose Seeblockade der nordamerikanischen Küste jegliche Beziehung der dortigen Hafenstädte zum verseuchten Karibischen Archipel sowie zu der Ostküste Südamerikas und Westküste Afrikas unterbunden war, konnte von dort auch keine Einschleppung von Gelbfieber erfolgen. Indem man die seuchenprophylaktische Wirkung der britischen Küstenblockade nicht erkannte und das Gelbfieber auch weiterhin noch als eine Folge von Schmutz und Unsauberkeit auffaßte, erregte dessen Ausbleiben großes Aufsehen. Charakteristisch für die damaligen Überlegungen zu diesem Phänomen sind die Ausführungen des Arztes Gillespie:

> »In den Jahren 1777, 1778 und 1779 war die Stadt New York, im Jahre 1778 die Stadt Philadelphia von britischen und hessischen Truppen besetzt, ebenso Charleston in den Jahren 1780, 1781 und 1782 von beinahe 6000 Mann fremden Truppen. Da die Einwohner in einem beständigen Zustand der Besorgnis und Ungewißheit lebten, wurde während dieser Zeit weniger als sonst auf Reinlichkeit geachtet, so daß faulende tierische und vegetabilische Abfälle permanent die Luft mit ihren übelriechenden Ausdünstungen verunreinigten. Dennoch kam kein einziger Fall von Gelbfieber vor.«[54]

Als nach dem Frieden von Versailles (1783), durch den die Unabhängigkeit der Vereinigten Staaten feierlich anerkannt wurde, die Handelsbeziehungen mit der Außenwelt, besonders mit den reichen, doch gelbfieberverseuchten Inseln Westindiens, neu aufblühten, kam es in zahlreichen Städten an der Ostküste Nordamerikas erneut zu Gelbfieberausbrüchen, dem »Amerikanischen Typhus.« Auch in das Mississippital wurde die Seuche verschleppt.[55] Von der ersten Epidemie wurde im August 1793 Philadelphia betroffen.[56] Die Epidemie begann im Hafenviertel. Die ersten Fälle wurden zunächst als »Gallenfieber« bagatellisiert. Als das Gelbfieber aber in verschiedenen Stadtteilen aufflammte und viele starben, bemächtigte sich der Bevölkerung eine Panik. Es kam zu einer Situation, wie sie einst Boccaccio anläßlich der Pest in Florenz geschildert hatte. Wer fliehen konnte, floh. Eltern verließen ihre Kinder und Kinder ihre Eltern, aber keine Stadt wollte Flüchtlinge aus Philadelphia aufnehmen. Aus dem Haus ging man nur mit einem kampfergetränkten Schwamm vor dem Mund. Aus Angst vor dem krankheitserregenden Miasma wagte man nicht mehr, an den Häusern entlangzugehen, sondern lief in der Mitte der Straßen, um so den giftigen Ausdünstungen zu entgehen.

Der alte Brauch, sich die Hand zu schütteln, kam so in Mißkredit, daß viele schon beim Anblick einer ausgestreckten Hand angstvoll zurückschreckten. Trug jemand einen Trauerflor oder sonst ein Zeichen der Trauer, ging man »wie vor einer Natter im großen Bogen um ihn herum«. Die Zahl der Kranken stieg von Tag zu Tag, aber es fehlte an Ärzten und Krankenwärtern. Hunderte fielen dem Fieber zum Opfer. Ohne Rücksicht auf Stand wurden die Toten ohne jegliche Zeremonie begraben.[57]

Während dieser und auch der späteren Gelbfieberepidemien in Philadelphia (1794, 1797, 1799, 1802 und 1803) war Benjamin Rush als Arzt tätig. Er war während des Unabhängigkeitskriegs Generalarzt und mit Benjamin Franklin befreundet.[58] Zugleich führte er einen regen Briefwechsel mit Thomas Jefferson, dem Verfasser der Unabhängigkeitserklärung, der als Staatsmann auch an medizinischen Problemen sehr interessiert war.[59] Rush bewies während der Gelbfieberepidemie in Philadelphia 1793 großen Mut und besuchte unzählige Patienten, um die Ursache der Krankheit herauszufinden. Unter dem Eindruck des kaffeesatzähnlichen »schwarzen Erbrechens« kam er auf die skurrile Idee, das gefürchtete Fieber entstünde »durch den Genuß zersetzten Kaffees«, was er umgehend im »Amerikanischen Täglichen Anzeiger« veröffentlichte. Daraufhin ließ das Bürgermeisteramt unverzüglich eine größere Menge angeblich »verdorbenen Kaffees« im Hafen vernichten, aber das Gelbfieber erlosch nicht. Solche Maßnahmen waren kennzeichnend für die Hilflosigkeit im Kampf gegen eine mörderische Seuche, von der man noch nicht einmal wußte, wie sie übertragen wird. Versuchte doch damals ein junger Amerikaner, Nathaniel Potter (1770–1843), durch einen heroischen Selbstversuch sowohl die miasmatische als auch die kontagionistische Genese des Gelbfiebers zu widerlegen. Am 20. September 1797 tränkte er ein Tuch mit dem Schweiß eines an Gelbfieber sterbenden Mannes, wickelte es um seinen Kopf und schlief die ganze Nacht damit, ohne zu erkranken.[60] Aus dieser Zeit völliger Ungewißheit ist ein Brief von Thomas Jefferson (aus dem Jahr 1804) mit der scharfsinnigen epidemiologischen Beobachtung bezüglich der Ortsgebundenheit und des Erlöschens der Seuche bei kalter Witterung von besonderem Interesse. Die Stelle lautet:

> »In Alexandria (einer Stadt in Virginia) konnte ich mich mit eigenen Augen davon überzeugen, daß die Krankheit nur in einer besonderen, genau zu umschreibenden Atmosphäre übertragbar ist. Das Gelbfieber entsteht in der Nähe von Wasser, in eng bebauten Städten und nur bei warmer Witterung.«[61]

Fast um die gleiche Zeit kam es auf der Insel Haiti (Santo Domingo) unter dem Einfluß der Französischen Revolution zu einer Revolte der Sklaven gegen die französischen Siedler und Sklavenhalter, die von dem Schwarzen

Toussaint-l'Ouverture angeführt wurde. Bonaparte war fest entschlossen, durch eine weit ausspannende Kolonialpolitik überall als der Gegenspieler Englands aufzutreten. Dies galt besonders für Westindien, von wo aus er eine neue französische Kolonialmacht zu entwickeln hoffte, hatte er doch 1800 das 1763 von Ludwig XV. verlorene Louisiana von Spanien wieder zurückerhalten. Aus diesem Grund schickte er 1802 General Leclerc, den Gatten seiner Schwester Pauline, mit 25 000 Mann nach Haiti, um auf der »Zukkerinsel«, die seit mehr als hundert Jahren zu Frankreich gehörte, »wieder Ordnung zu schaffen«.[62] Nach glänzenden Anfangserfolgen wurde jedoch das Invasionsheer von einer vernichtenden Gelbfieberepidemie getroffen. Zu den 22 000 Opfern dieser mörderischen Seuche gehörte auch Leclerc.[63] »Von den großen Losungen unserer Revolution«, scherzten die betroffenen Sansculotten mit grimmigem Humor, »scheint sich nun wenigstens eine zu erfüllen: die Egalité. Bald werden wir alle die gleiche gelbe Uniform tragen.«

Da auch die auf Martinique und Guadeloupe gelandeten französischen Einheiten von der Seuche fast aufgerieben wurden, konnte das Häuflein Überlebender auch von dort keine Hilfe mehr erwarten und mußte Haiti endgültig aufgeben.[64] Das Gelbfieber hatte entscheidend in den Gang der Geschichte eingegriffen. Beabsichtigte doch Napoleon, die Insel als Sprungbrett für weitere Eroberungskriege in Amerika zu benutzen, wobei dem im Golf von Mexiko gelegenen Louisiana, das einst mit Kanada zusammen »Neufrankreich« bildete, eine besondere strategische Bedeutung zukommen sollte. Durch das Scheitern der Intervention auf Haiti entglitt ihm jedoch der entscheidende Stützpunkt. Kurz entschlossen verkaufte er den Vereinigten Staaten, deren Gunst er im Kampf gegen England dringend benötigte, für 15 Millionen Dollar den Rest des französischen Kolonialreichs: Louisiana. Damit schied Frankreich 1803 endgültig als Kolonialmacht auf dem amerikanischen Kontinent aus.[65]

Im Verlauf dieser Gelbfieberpandemie wurde der »Gelbe Jack« durch englische Kriegsschiffe aus der karibischen See 1804 nach Gibraltar und in das Mittelmeer verschleppt.[66] Es war dies eine der schwersten Gelbfieberepidemien, die Europa heimgesucht hat. Allein in Südspanien sollen damals 280 000 Menschen erkrankt und mehr als 89 000 gestorben sein. Unter dieser Epidemie hatte auch Nelsons Mittelmeerflotte schwer zu leiden. In Gibraltar breitete sich die Seuche sogar »auf den Affenfelsen mit seinen Makaken aus, von denen viele starben«.[67] Das hat den britischen Kommandanten, einen hartgesottenen Haudegen, »sehr beunruhigt«. Nach der Fama sollte nämlich »mit dem Aussterben der Affen auch Britanniens Herrschaft über den Mittelmeerfelsen aufhören.«[68]

Da das Gelbfieber damals wiederholt in den Mittelmeerraum, vor allem nach Spanien eingeschleppt wurde, hatte man vor einer Einschleppung sogar in Nordeuropa Angst, was auch aus den zahlreichen Schriften über Gelbfieber zu ersehen ist, die damals in Deutschland und in den Nachbarländern erschienen. Beim gehäuften Auftreten von infektiöser Gelbsucht bzw. Serumhepatitis, was infolge der häufigen Aderlässe mit unsterilen Lanzetten nicht selten vorkam, hielt man solche Fälle – infolge der unzulänglichen differentialdiagnostischen Möglichkeiten – oft für Gelbfieber.

Inmitten dieser erregten Zeit entschloß sich der Dramatiker Heinrich von Kleist (1777–1811), dem es nicht gelungen war, sein letztes Werk, die Tragödie »Der Prinz von Homburg«, bei einer Bühne oder bei einem Verleger unterzubringen, aus Existenzangst eine Tageszeitung herauszugeben: die »Berliner Abendblätter«. Die erste Nummer erschien am 1. Oktober 1810. Wegen seiner Berichterstattung über den Kriegsschauplatz Spanien, wo die napoleonischen Truppen zum erstenmal auf einen erbitterten Widerstand gestoßen waren, bekam Kleist bald Schwierigkeiten mit der Zensur, war doch Berlin seit der Niederlage bei Jena (1806) von den Franzosen besetzt. Da das Interesse des Lesepublikums an dem gefürchteten Gelbfieber fast genauso groß war wie an dem revoltierenden Spanien, brachte er nun in seinem Blatt Seuchenberichte von der Iberischen Halbinsel, aber auch aus anderen von Napoleon besetzten Teilen Europas. So heißt es z. B. am 30. November 1810 in den »Berliner Abendblättern«:

> Aus Venedig wird berichtet, »man habe wegen einer in Spanien sich verbreiteten, ansteckenden Krankheit äußerst verschärfte Verordnungen wegen der Contumaz für alle spanischen Häfen erlassen.«

Hier weitere Kurzmeldungen mit der jeweiligen Datumsangabe:

> 3. Dez. 1810: Aus Lausanne wird gemeldet: »Die pestartige Krankheit, wahrscheinlich das gelbe Fieber, herrscht in Spanien zu Carthagena und Malaga und hat sich längs der ganzen spanischen Küste bis Cadix verbreitet. Dieselbe Seuche herrscht auch bereits im Königreich Neapel: Zu Brindisi soll die Mannschaft eines ganzen Schiffes an dieser Krankheit umgekommen sein. Demnach ist in der Schweiz die Quarantäne auf alle aus Neapel kommenden Waaren gelegt worden.«
> 5. Dez. 1810: Aus schweizerischen Nachrichten geht hervor, daß auf Kuba das gelbe Fieber »sehr stark wüthet«. Aus Kopenhagen werden strengste Maßregeln der Königlichen Quarantäne-Direction »wegen der auf mehreren Punkten des Erdkreises herrschenden, ansteckenden Krankheiten« gemeldet. »Aus der deshalb erlassenen Verordnung geht hervor, daß die in Otranto und Brindisi ausgebrochene Kontagion eine beulenartige Pest sei, die in den spanischen Seestädten Malaga und Carthagena herrschende hingegen scheint das gelbe Fieber zu sein.«

10. Dez. 1810: Aus Italien verlautet: »Die in Calabrien ausgebrochene Kontagion ist durch ein mit Wein beladenes spanisches Schiff dahin gebracht worden.«
14. Dez. 1810: Aus Lissabon wird berichtet, daß »die Seuche auch zu Cadix herrscht. Sie rafft daselbst täglich 50 Menschen weg.«
17. Dez. 1810: »In dem Mayländer offiziellen Blatt werden die fürchterlichen Fortschritte der Pest an der Südküste von Spanien beschrieben.«

Am 23. und 24. Januar 1811 bringt Kleist jeweils auf der ersten Seite seines Abendblatts in Fortsetzung die »Kurze Geschichte des gelben Fiebers in Europa.«[69] Wenn man weiß, wie rigoros Friedrich der Große und Katharina von Rußland gegen Personen vorgingen, die über Pest in ihrem Herrschaftsbereich zu sprechen wagten, so muß man sich über Kleists vermessene Kühnheit wundern, zumal die Franzosen auf der Iberischen Halbinsel in einem verzweifelten Abwehrkampf standen.[70] Zugleich erlitten sie ungeheure Verluste durch Kriegsseuchen,[71] was eine Berichterstattung über jegliches Seuchengeschehen in den von Frankreich besetzten Gebieten als Defätismus erscheinen lassen mußte. Bereits nach wenigen Wochen hatten die »Berliner Abendblätter« infolge der Schwierigkeiten, die man Kleist machte, viele Abonnenten verloren.[72] Im Frühjahr 1811 ging die Zeitung ein, und ihrem Herausgeber drohte völlige Mittellosigkeit.[73]

Alexander von Humboldts unbeachtete Beobachtungen

Die gleiche Gelbfieberepidemie, die seit Ende des 18. Jahrhunderts aus der Karibik bis in den Mittelmeerraum ausstrahlte, bedingte und beeinflußte auch Alexander von Humboldts (1769–1859) denkwürdigen Aufenthalt in Südamerika und Mexiko (1799–1804).[74] Bereits 1799, während seiner von La Coruña nach Havanna beabsichtigten Überfahrt mit der spanischen Fregatte »Pizarro«, bewogen einige Gelbfieberfälle unter der Mannschaft den Kapitän, der »bei längerer Fahrt eine Schiffsepidemie befürchtete«, statt Kuba das näher gelegene Cumana, an der Küste von Neu-Granada (Venezuela), anzulaufen.[75] In seinem Reisebericht schreibt Humboldt:

> »Ohne die Seuche an Bord des ›Pizarro‹ wären wir nie an den Orinoco, an den Cassiguiare und an die Grenze der portugiesischen Besitzungen am Rio Negro gekommen… Hätten wir unseren Weg fortgesetzt, so hätten wir leicht das Loos mehrerer Passagiere des Paketboots Alcudia theilen können, das nach Havanna kam, als eben das ›schwarze Erbrechen‹ auf Cuba und an der Ostküste von Mexiko schreckliche Verheerungen anrichtete.«[76]

Humboldt war der Meinung, daß er sein Leben »dem Verbleib in dem als gesund geltenden Cumana« und der dort vollzogenen »Acclimatisierung« zu verdanken hatte, worunter er allerdings nicht die übliche Anpassung an die veränderte Außenwelt verstand, sondern eher das, was man heute im immunologischen Sinn als »stille Feiung« bzw. »latente Durchseuchung« bezeichnet. Er hatte nämlich sehr bald das »Phänomen der Endemizität« erkannt, welches darin bestand, daß es in einem Hafen der heißen Zone, der bislang bei den Seeleuten nicht als besonders ungesund verrufen war, zu Gelbfieberausbrüchen erst dann kam, »wenn (dort) viele, in kälterem Klima geborene Menschen zugleich ankamen«.[77] Als Beispiel führte er Venezuelas wichtigsten Seehafen an:

»In Guayra … war die Sterblichkeit am gelben Fieber, der ›Calentura amarilla‹, … nicht besonders gewesen, da die Küste von Caracas weit weniger von Fremden besucht war als die von Havanna und Veracruz… Seit dem Jahre 1797 ist alles anders geworden. Der Hafen wurde auch anderen Handelsfahrzeugen als denen des Mutterlandes geöffnet. Matrosen aus kälteren Ländern, und daher empfindlicher für die klimatischen Einflüsse der heißen Zone, fingen an mit Guayra zu verkehren. Da brach das gelbe Fieber aus; befallene Nordamerikaner wurden in den spanischen Spitälern aufgenommen…«[78]

Obgleich das Gelbfieberstudium nur eine Facette von Humboldts vielseitigem Interesse darstellt, enthält sein mehrbändiger »grandioser Reisebericht«, vor allem die Kapitel 11 (Bd. II) und 20 (Bd. III), eine Fülle von epidemiologischen bzw. entomologischen Beobachtungen und Überlegungen, die erst 80 bis 100 Jahre später bestätigt bzw. ergänzt wurden. So hatte er die mittel- und südamerikanischen Gelbfieberausbrüche mit Recht »als Folgen der Bevölkerungsbewegung« erkannt und dabei sowohl die rein miasmatische als auch die kontagionistische Übertragungsart angezweifelt:

»Je mehr ich über diesen Gegenstand nachdenke, desto rätselhafter erscheint mir alles, was auf die gasförmigen Effluvien (Ausdünstungen) Bezug hat, die man auf so unbestimmte Weise ›Ansteckungskeime‹ nennt, von denen man sagt, daß sie sich in verdorbener Luft entwickeln, durch die Kälte zerstört werden, sich durch Kleider verschleppen und an den Häuserwänden haften sollen.«[79]

Gegen die »mechanische Verschleppung eines Kontagions« schienen ihm folgende Beobachtungen zu sprechen:

»Kranke, welche weiter ins Land hinein, namentlich an kühlere, höhere Orte geschafft werden, z. B. nach Xalapa, stecken die Bewohner dieser Orte nicht an ...[80]. Nimmt die Temperatur bedeutend ab, so hört die Seuche am Ort, wo sie ausgebrochen, gewöhnlich auf. Mit Eintritt der heißen Jahreszeit fängt sie wieder an, obgleich seit mehreren Monaten im Hafen kein Kranker gewesen und kein Schiff eingelaufen ist ...«[81]

Humboldt hatte erkannt, daß sich weder mit der miasmatischen noch mit der kontagionistischen Theorie die geoepidemiologische Begrenzung des Gelbfiebers erklären läßt:

»Wie das schwarze Erbrechen am Abhange der mexikanischen Gebirge auf dem Wege nach Xalapa beim Encaro (in 928 m Meereshöhe), wo mit den Eichen ein kühles, köstliches Klima beginnt, eine unübersteigbare Grenze findet, so geht das gelbe Fieber nicht leicht über den Bergkamm zwischen Guayra und dem Thale von Caracas hinüber.«[82]

Diese Erscheinung wie auch die Tatsache, daß »die Nordwinde, welche kalte Luft von Canada her in den mexikanischen Meerbusen führen, periodisch dem gelben Fieber und schwarzen Erbrechen in Havanna und in Veracruz ein Ende machen«,[83] ließen sich eher mit der Biologie eines Überträgers, der kühles Klima nicht verträgt, in Einklang bringen. Besondere Bedeutung hat Humboldt dabei den Stechmücken beigemessen:

»Fast durch tägliche Erfahrungen bestätigt sich der Umstand, daß am Orinoco, am Cassiguiare, am Rio Caura, überall wo die Luft sehr ungesund ist, der Stich der Moskitos die Disposition der Organe zur Aufnahme der Miasmen steigert.«[84]

In seiner Beschreibung süd- und mittelamerikanischer Culexarten kann man leicht den »Culex fasciatus« mit den »gestreiften Beinen« (fasciatus = gestreift) erkennen: »Bruststück und Füße sind blau, geringelt, mit metallisch glänzenden Flecken und daher schillernd. Man wird fast immer nur von Weibchen gestochen.«[85] Humboldts Beobachtungen und Vermutungen blieben unbeachtet und gerieten bald völlig in Vergessenheit. Man hatte nicht erkannt, daß sie auch die Voraussetzung für die Verwirklichung des alten »Konquistadorentraumes« in sich bargen, den ebenfalls Humboldt wieder aufgegriffen und mit Emphase vertreten hatte: »die Durchstechung der fieberschwangeren Landenge von Panama«.

Wie sehr er seine Zeitgenossen mit diesem »Kanalprojekt« zu begeistern verstand, geht auch aus jenem visionären Gespräch hervor, das Goethe am 21. Februar 1827 mit Eckermann voller Bewunderung über Humboldt geführt hatte:

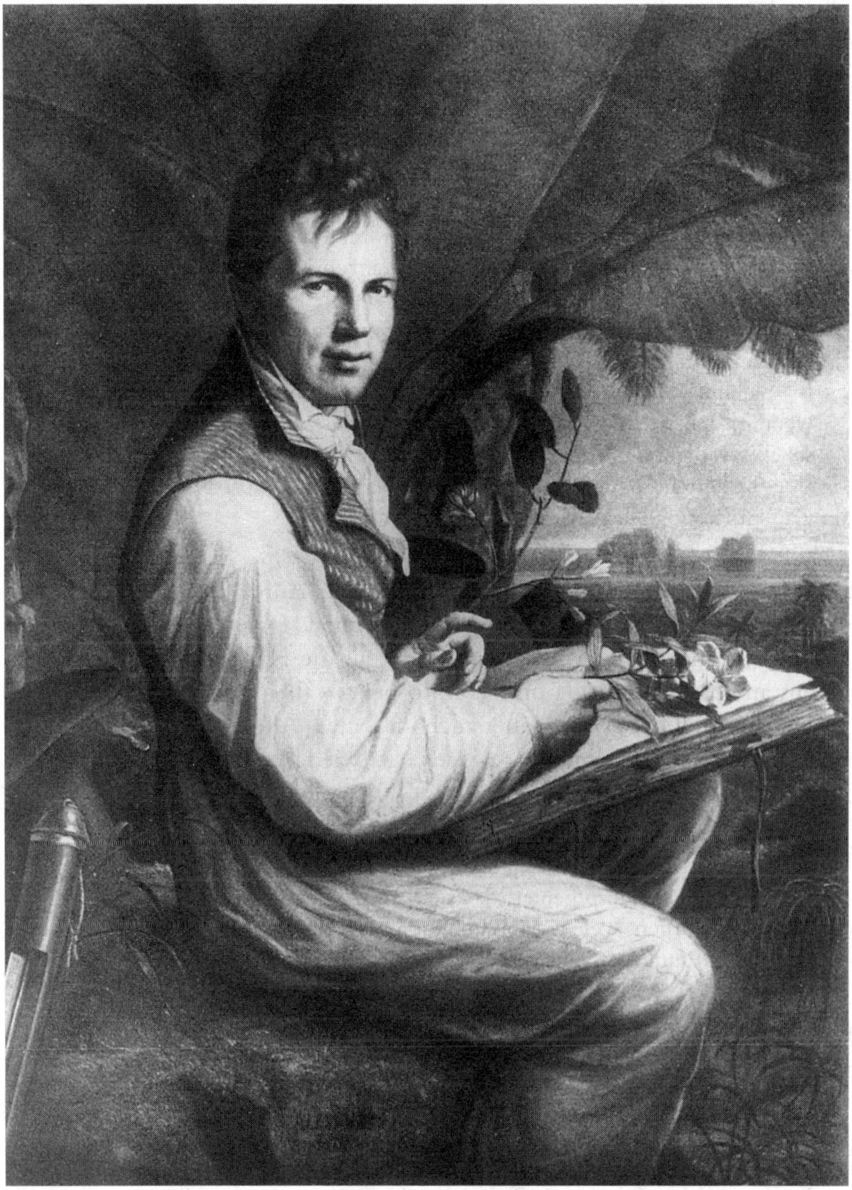

Alexander von Humboldt (1769–1859) während seiner großen Südamerikareise (1799–1804). Nach einem Gemälde von F. C. Weitsch.

»Gelänge ein Durchstich der Art, daß man mit Schiffen von jeder Größe durch solchen Kanal aus dem Mexikanischen Meerbusen in den Stillen Ozean fahren könnte, so würden daraus für die ganze Menschheit unberechenbare Resultate hervorgehen. Wundern sollte es mich aber, wenn die Vereinigten Staaten es sich entgehen ließen, ein solches Werk in ihre Hände zu bekommen. Es ist vorauszusehen, daß dieser jugendliche Staat bei seiner entscheidenden Tendenz nach Westen in dreißig bis vierzig Jahren auch die großen Landstrecken jenseits der Felsengebirge in Besitz genommen und bevölkert haben wird. Es ist ferner vorauszusehen, daß an dieser ganzen Küste des Stillen Ozeans, wo die Natur bereits die geräumigsten und sichersten Häfen gebildet hat, nach und nach sehr bedeutende Handelsstädte entstehen zur Vermittlung eines großen Verkehrs zwischen China nebst Ostindien und den Vereinigten Staaten. In solchem Falle wäre es aber nicht bloß wünschenswert, sondern fast notwendig, daß sowohl Handel- als Kriegsschiffe zwischen der nordamerikanischen westlichen und östlichen Küste eine raschere Verbindung unterhielten, als es bisher durch die langweilige, widerwärtige und kostspielige Fahrt um das Cap Horn möglich gewesen.«

Bereits 1829 ließ Simon Bolivar auf Humboldts Anregung hin Vermessungen auf der Landenge von Panama vornehmen. Dabei starben zahlreiche Ingenieure und Arbeiter, insgesamt mehr als die Hälfte des Vermessungstrupps an »Fiebre amarilla und Vomito prieto« (beides spanische Bezeichnungen für Gelbfieber), worüber auch in Cottas »Allgemeiner Zeitung«, die man in Weimar »regelmäßig gelesen« hat, wiederholt berichtet wurde. In einem dieser Berichte hieß es:

»Aus dem traurigen Schicksal der Vermessungsingenieure und ihrer ›Landabstecker‹ in dem Sumpfgebiet, das sich am Culebragebirge hinzieht, kann geschlossen werden, welche Menschenopfer erst der Bau eines Kanals durch diesen faulen Pfuhl, der alles verpestet, fordern wird!«[86]

1879, zehn Jahre nach der Eröffnung des Suezkanals, entschloß man sich in Paris zur Gründung der »Compagnie universelle du Canal interocéanique de Panama«, unter dem Vorsitz von Ferdinand Lesseps. Man tat es, obwohl man sich noch lebhaft an die schweren Verluste erinnerte, die das Gelbfieber unter den französischen Landstreitkräften (des Marschall Bazain) und den Seeleuten auf den Kriegsschiffen »Masséna« und »Normandie« während der Intervention in Mexiko (1862–1867) verursacht hatte, in deren Verlauf »Napoleons Schachfigur« (der unglückliche Maximilian) 1864 zum Kaiser von Mexiko proklamiert und später (1867) von den rebellierenden Mexikanern füsiliert worden war.[87]

Panamakanal und Mückentheorie

Als der 76jährige Lesseps 1881 zum erstenmal die Landenge von Panama betrat, warnte ihn ein alteingesessener Franzose: »Wenn Sie wirklich den Kanal bauen wollen, dann wird es hier nicht genügend Bäume geben, um Grabkreuze für Ihre Arbeiter daraus zu schnitzen.«[88] Man erinnerte ihn auch an das Schicksal der chinesischen Einwanderer, die man 1853–1855 zum Bau der 80 Kilometer langen Eisenbahnlinie über den Isthmus vor allem deshalb einsetzte, weil man glaubte, sie seien gegen Gelbfieber immun, und von denen dann so viele dem heimtückischen Fieber zum Opfer fielen, daß es später hieß, »unter jeder Schwelle der Panamabahn sei ein Kuli begraben«.[89] Ein französisch sprechender junger Kubaner, der Arzt Finlay, der zu seinem Unglück »eine schwere Zunge hatte wie Moses«, versuchte die Herren von der Panamagesellschaft zu warnen, daß es die Stechmücken waren, die die Kulis getötet hatten. Doch man lachte über den »Stotterer« und nahm seine Worte nicht ernst.

Der Erbauer des Suezkanals ließ sich nicht abschrecken. Noch im gleichen Jahr wurde mit den Arbeiten begonnen. Schon 1888 sollte der schleusenlose Spiegelkanal fertiggestellt sein. Er mußte durch Urwälder, Sümpfe und die Gebirgskette der Kordilleren vorangetrieben werden. Da man aber von der Mückenübertragung nichts wußte oder auch nichts wissen wollte, halfen die

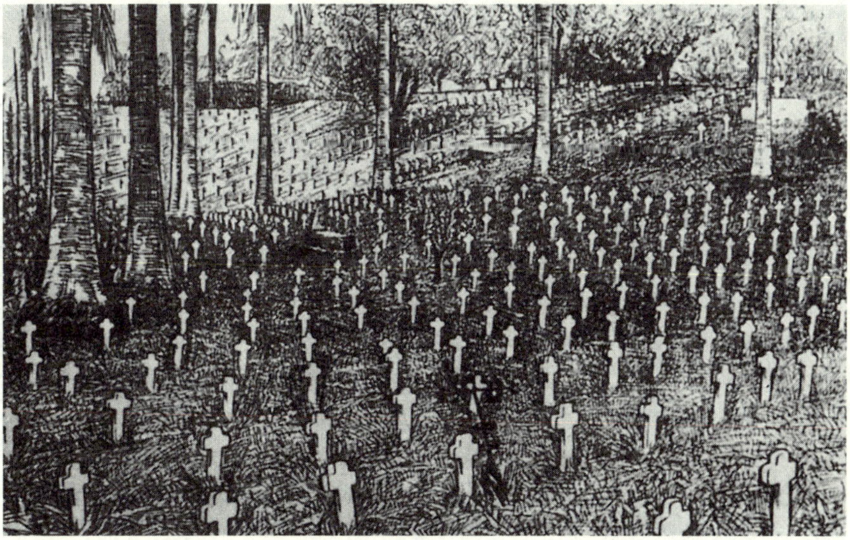

Friedhof von Colon mit 56 000 Arbeitern, die beim Bau des Panamakanals an Malaria und Gelbfieber starben (zeitgenössische Darstellung).

»auf Sauberkeit gerichteten Vorsichtsmaßnahmen« nichts: Täglich starben 20 bis 40 Arbeiter. An den Stellen des entstehenden Kanals wuchs ein endloser Friedhof.[90] Lesseps schien mit Blindheit geschlagen. Im Lauf von sieben Jahren starben über 50 000 Menschen, darunter etwa 20 000 Europäer, an Fieber.[91] Die restlichen Opfer waren meist Schwarze. Obwohl sie zum großen Teil aus Westafrika stammten, war von ihrer oft betonten Unempfindlichkeit gegenüber dem Gelbfieber nicht viel zu merken. Ein französischer Ingenieur schloß einen seiner Briefe in Anbetracht der steten Gefahr, unter der er lebte, mit den Worten St. Justs: »Wir sind Tote auf Urlaub!«[92]

Man hatte die Kosten auf 843 Millionen Francs veranschlagt, doch schon 1888 waren 1400 Millionen ausgegeben und dabei noch kaum ein Drittel der Arbeiten vollendet.[93] Im darauffolgenden Jahr mußte die Gesellschaft unter der ungeheuren Schuldenlast den Bankrott erklären. Man hatte anderthalb Milliarden Nationalvermögen verschleudert und Hunderttausende von Kleinsparern ruiniert. Die innenpolitische Folge dieses Bankrotts war der Panamaskandal, der die Bestechung von über 500 Parlamentariern aufdeckte und den greisen Lesseps und den berühmten Ingenieur Eiffel ins Gefängnis brachte.

Bei jenem Mann, dessen seuchenprophylaktische Ratschläge die Herren von der Panamagesellschaft »mit höhnischem Lächeln abtaten« und den sie obendrein als einen »perseverierenden Irren« bezeichneten, handelte es sich um keinen anderen als den kubanischen Augenarzt Carlos Finlay. Als Sohn

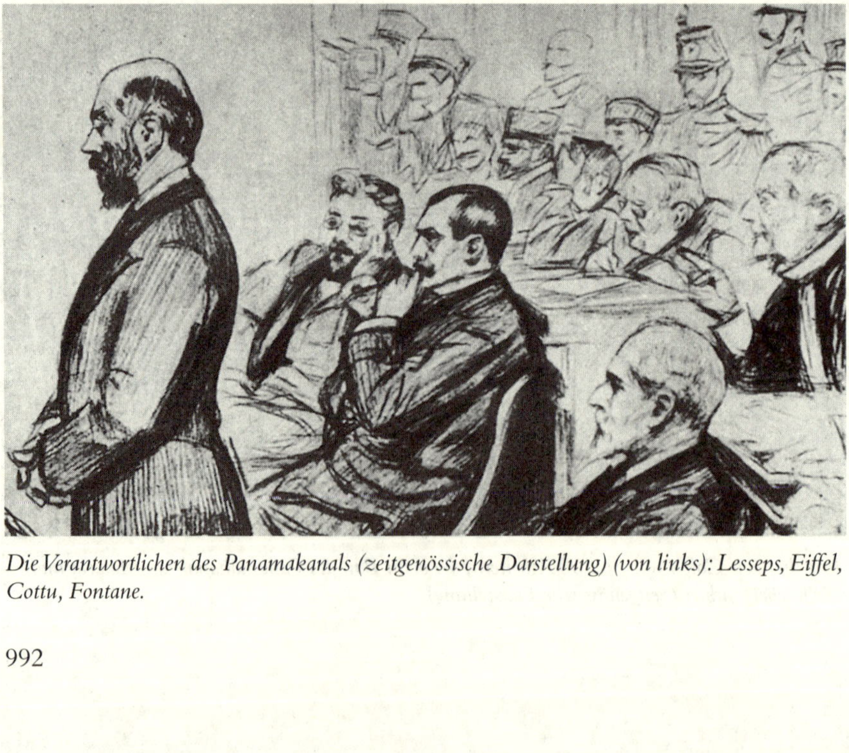

Die Verantwortlichen des Panamakanals (zeitgenössische Darstellung) (von links): Lesseps, Eiffel, Cottu, Fontane.

einer Französin hatte er seine Jugend in Frankreich verbracht.[94] Daher verfolgte er die Bemühungen der Franzosen um den Kanalbau mit warmer Anteilnahme. Er war 1881, zur gleichen Zeit, als Lesseps den Bau des Panamakanals in Angriff nahm, aufgrund langjähriger epidemiologischer Beobachtungen und Studien zur Überzeugung gelangt, daß sich die geographische Verbreitung des Gelbfiebers weitgehend mit dem Vorkommen einer Stechmückenart deckt: der »Stegomya fasciata« (gestreift), auch »Culex fasciatus« oder »Aedes aegypti« genannt. Hieraus zog er den logischen Schluß, daß die Übertragung des Gelbfiebers durch den Stich der Aedesmücke von kranken auf gesunde Menschen erfolge und man deshalb vor allem die Mücken und ihre Brut bekämpfen und vernichten müsse. Seine »Moskitotheorie«, die er am 14. Januar 1881 vor der Akademie der Wissenschaften in Havanna vortrug und auch noch im gleichen Jahr veröffentlichte,[95] erregte zunächst nur Spott und Gelächter. »Die Mücken«, entgegnete man ironisch, »haben mit dem Gelbfieber ebensoviel zu tun wie die Frösche mit dem Wetter.« Die kleine und scheue Aedes aegypti kannte man in den endemischen Gelbfieberländern sehr gut, denn sie war eine Hausmücke, die zu den kleinen Plagegeistern gerechnet wurde, ohne ihr jedoch irgendwelche Aufmerksamkeit zu schenken. Man wollte es deshalb nicht glauben, daß diese kleine, zierliche Mücke mit den schwarzen und silbrigweißen Abdominalringen, denen sie auch den Namen »Tigermoskito« verdankte, die Überträgerin einer der gefährlichsten Tropenkrankheiten sein sollte.

1886 berichtete Finlay im »American Journal of Medical Sciences« über die künstliche Infektion von sechs Personen »nach dem Stich von Stegomyen, die vorher an Gelbfieberkranken gesaugt hatten«. Auch diese Veröffentlichung blieb in der »Sturm- und Drangzeit der Bakteriologie« unbeachtet.[96] Weitere vierzehn Jahre vergingen, und viele Tausende starben an Gelbfieber, ehe es Finlay gelang, die Welt von der Richtigkeit seiner Theorie zu überzeugen.

Als es 1898 auf Kuba zu einem Aufstand gegen die spanische Herrschaft kam, griffen die Vereinigten Staaten mit überlegenen Land- und Seestreitkräften zugunsten der Aufständischen ein und besetzten die Insel.[97] Doch der »Blitzkrieg«, als »großes Picknick« oder »Mondscheinspaziergang« von General Miles gedacht, artete in eine verheerende Gelbfieberepidemie aus, von der vor allem die nichtdurchseuchten Amerikaner betroffen wurden. Sie verloren im Handumdrehen mehr Leute durch »Yellow Jack« als durch Kampfhandlungen. Als die Amerikaner Kuba besetzten, galt Havanna, die Metropole der Insel, als einer der gefährlichsten Gelbfieberherde. »Infierno Central del Demonio Amarillo« (»Haupthölle des gelben Teufels«) hieß es in der etwas bombastischen Ausdrucksweise der spanischen Seeleute. Allein bei der letzten großen Gelbfieberepidemie im Jahr 1879 waren in Havanna über 30 000 Menschen erkrankt, meist neu angekommene, undurchseuchte Siedler. Die Zahl der Todesopfer betrug damals mehr als 6000.[98]

Die Stadt mit ihren engen, schmutzigen Gassen und dunklen Häusern in altspanischer Bauart war »nicht viel besser als eine Senkgrube, aus der unglaubliche Gerüche aufstiegen« (Gorgas). Sie hatte nach den Erzählungen der Matrosen ihren spezifischen Geruch, den man auf der See »zehn Meilen gegen den Wind riechen konnte«. Die Amerikaner führten das Gelbfieber auf diesen Gestank zurück. Auch William Crawford, der leitende Sanitätsoffizier des Besatzungsheers, teilte zunächst die damals allgemein verbreitete Ansicht. So sah er seine Hauptaufgabe darin, Havanna von Schmutz und Unrat zu reinigen. Er tat dies mit fanatischer Gründlichkeit, indem er mit seinen Desinfektionskolonnen »jedes Wohnhaus, jeden Laden, jede Faktorei und jeden Garten inspizierte und dann seine entsprechenden Maßnahmen durchführte«. Die amerikanische Presse war voll von dem großen »hygienischen Experiment« in Kuba, das als »Feldzug des Säuberns und Ausräucherns« gepriesen wurde. Allein der einheimische Sachverständige Finlay, mit dem Gorgas in Havanna über die Gelbfieberbekämpfung verhandelte, erklärte unumwunden, die ganze Reinigungs- und Desinfektionsaktion, soweit sie das Gelbfieber beträfe, sei unsinnig, denn diese Seuche gehe nicht auf Schmutz zurück, sondern auf Moskitostiche. Die Stechmücken aber könne man mit diesen Maßnahmen nicht erfassen, denn sie hielten sich meist an den Decken der Wohnzimmer verborgen. Allein Gorgas ließ sich nicht überzeugen. Da flammte auch schon im Jahr 1900 eine neue Gelbfieberepidemie auf. Kurz vorher waren nämlich etwa 25 000 Europäer, meist Spanier, nach Kuba eingewandert. Die alten Einwohner Havannas blieben von der Seuche meist verschont, nur die neu angekommenen, undurchseuchten Einwanderer wurden von dem Gelbfieber befallen. Vergeblich ließ Gorgas die Kranken sofort absondern und ihre Sachen desinfizieren. Die Zahl der Neuerkrankungen wuchs von Tag zu Tag. Die »reine Hauptstadt« litt dabei mehr am Gelbfieber als vorher das »Pestloch Havanna«. Es war eine der schwersten Epidemien, die die Insel je heimgesucht hatten. Sie erstreckte sich alsbald auch auf die amerikanischen Truppen und raffte die Soldaten zu Hunderten hinweg. Sie verschonte nicht einmal die Generalstabsoffiziere.

In dieser verzweifelten Situation schickte die amerikanische Regierung unter Major Reed eine Kommission nach Kuba, der noch der Bakteriologe Carroll, der Entomologe Lazear und der Pathologe Agramonte angehörten. Agramonte war Kubaner und der einzige von ihnen, der bereits in seiner Kindheit Gelbfieber durchgemacht hatte. Da inzwischen der Engländer Ross in Indien und Grassi in Italien nachgewiesen hatten, daß die Malaria durch Stechmücken übertragen wird, lächelten die Kommissionsmitglieder nicht mehr über Finlay, als er ebenfalls ihnen seine Moskitotheorie erläuterte.

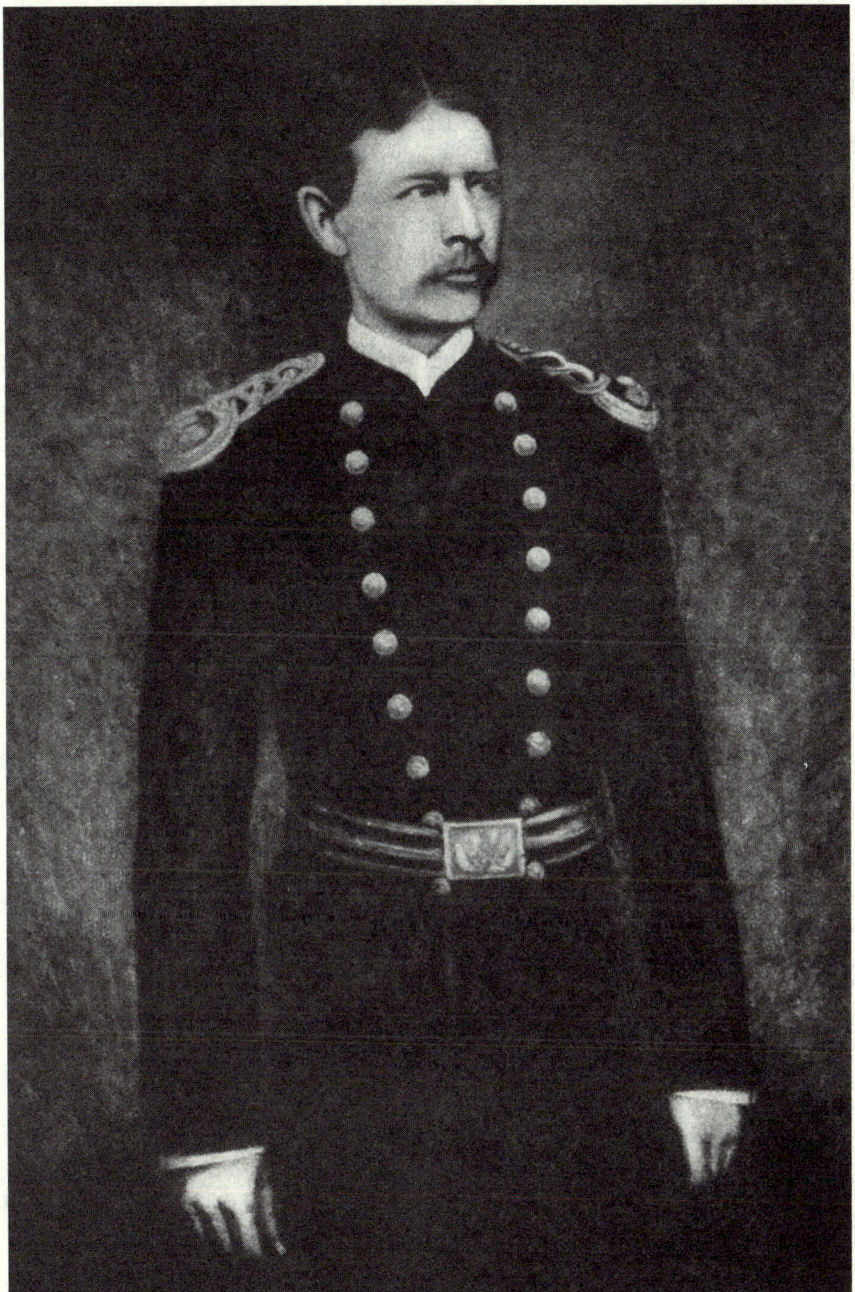

Major Walter Reed, Leiter der amerikanischen Gelbfieberkommission in Havanna (1900). Gemälde von N. M. Miller im Reed-Hospital, Washington.

Vielmehr entschlossen sie sich, seine Angaben nachzuprüfen. Da man aber gewöhnliche Laboratoriumstiere, wie Kaninchen oder Meerschweinchen, mit Gelbfieber nicht infizieren kann, erklärten sich zwei Kommissionsmitglieder zum Selbstversuch bereit: Carroll und Lazear. Mit ihrem Selbstversuch wollten sie den Freiwilligen, die man zu weiteren Experimenten benötigte, als Vorbild dienen.[99]

Man brachte aus Mückeneiern gezüchtete »silbergestreifte Moskitos« (Stegomya fasciata), und zwar Weibchen, da nur diese stechen, in einen besonderen Gazebehälter, führte sodann in denselben die Hand einer an Gelbfieber erkrankten Person ein, damit sich die Mücken mit dem Blut des Patienten vollsaugen konnten.[100] Da bei der Malaria die Stechmücken erst 2 bis 3 Wochen nach der Blutmahlzeit an einem Kranken infektiös werden, ließen sich Lazear und Carroll nach einem mißlungenen Vorversuch ebenfalls erst nach 14 Tagen von den im Gazekästchen aufbewahrten Mückenweibchen stechen. Das geschah Ende August bzw. Anfang September 1900. Nach einer Inkubation von etwa drei Tagen erkrankten beide unter heftigen Kopfschmerzen, Schüttelfrost und Fieber. Tagelang wälzten sie sich in Fieberträumen umher. Dann kam es bei Carroll zur Besserung, während bei Lazear das gefürchtete Symptom des »schwarzen Erbrechens« auftrat. Bald versiegte auch die Harnausscheidung, und Lazear starb – trotz aller Bemühungen der Ärzte – am 25. September 1900 im Alter von 34 Jahren.[101]

Lazears Tod warf einen tiefen Schatten auf die kleine Arbeitsgemeinschaft, doch sie waren entschlossen, die Untersuchungen bis zur endgültigen Klärung der verschiedenen Probleme fortzuführen. Auf einem als gelbfieberfrei erachteten Gelände, etwa 8 Kilometer von Havanna entfernt, wurde am 20. November 1900 ein streng abgesondertes Lager errichtet, das man zu Ehren des Verstorbenen »Camp Lazear« nannte. Die Freiwilligen, die man über Art und Gefährlichkeit der Versuche genauestens aufgeklärt hatte, wurden hier zunächst etwa 20 Tage in strenger Quarantäne gehalten, um jede Möglichkeit einer Infektion durch Kontakt oder Mückenstich auszuschließen. Erst danach wurden sie zum eigentlichen Versuch herangezogen. Man hatte dort zunächst mehrere Baracken errichtet, von denen die eine, gut ventiliert und peinlichst sauber (infected mosquito building), in der Mitte durch ein von der Decke bis zum Fußboden reichendes Drahtgazegitter in zwei gleiche Teile getrennt war. In die eine Hälfte kamen diejenigen Versuchspersonen, die sich von infizierten Moskitos stechen lassen sollten, in die andere Hälfte, die frei von Stechmücken war, die Kontrollpersonen. Eine zweite Baracke war so eingerichtet (»infected clothing building«), daß zwar keine Stechmücken eindringen konnten, aber jede wirksame Ventilation ausgeschlossen war. In diese Baracke kamen gesunde, nicht immune Versuchspersonen mit beschmutzter Bett- und Leibwäsche von an Gelbfieber Erkrankten

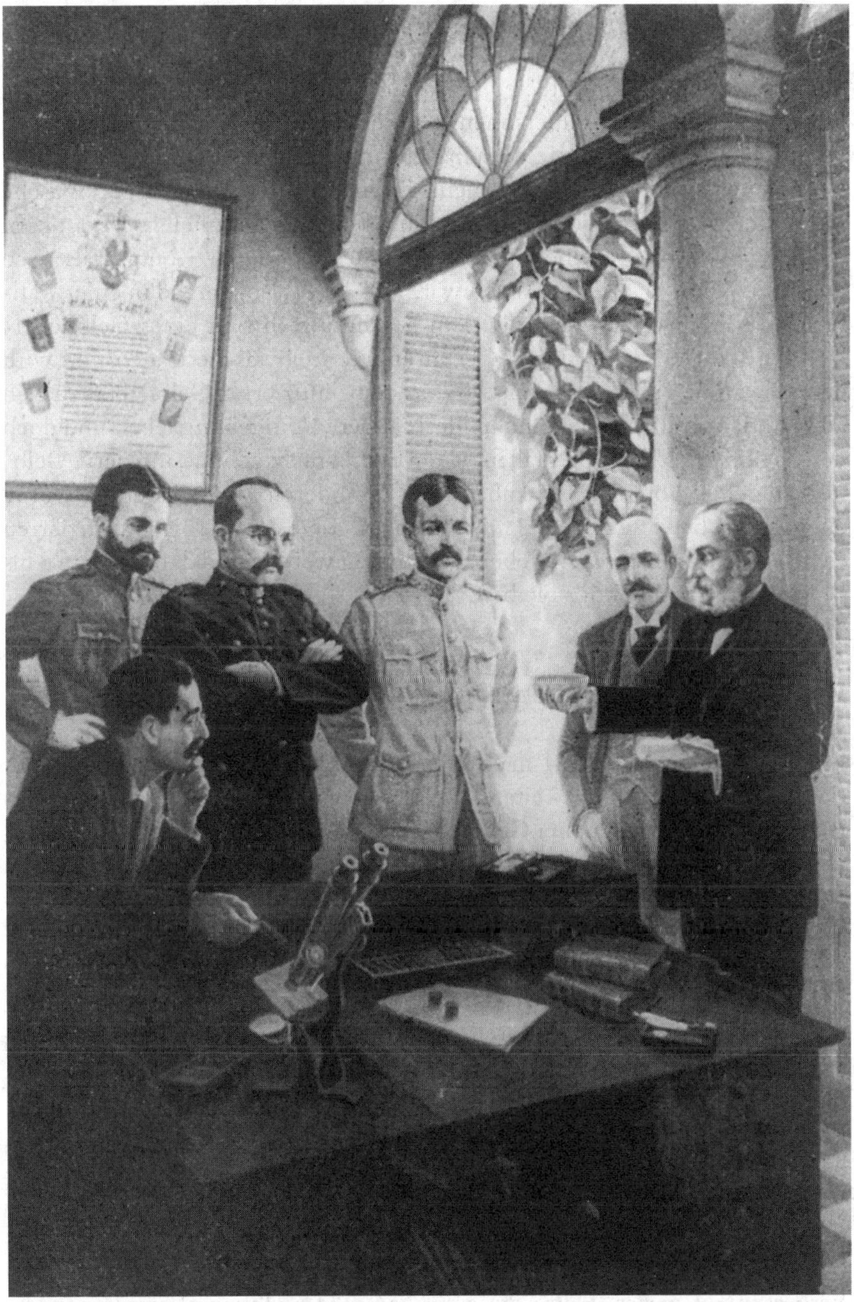

Die »Gelbfieberkommission«. Am Tisch stehend von rechts nach links: 1) Dr. Carlos J. Finlay, 2) Dr. Antonio Diaz Albertini, 3) Dr. Walter Reed, 4) Dr. James Carroll und 5) Dr. Jesse Lazear.

oder Gestorbenen und schliefen in diesem Raum drei Wochen lang. Das Ergebnis des Versuchs war, daß die den infizierten Stechmücken ausgesetzten Versuchspersonen (im »infected mosquito building«) nach 3 bis 4 Tagen erkrankten,[102] die Kontrollpersonen im mückenfreien Nebenraum dagegen gesund blieben, obwohl sie dieselbe Luft des gleichen Raumes eingeatmet hatten. Auch die Versuchspersonen, die in dem mit schmutziger Wäsche »verpesteten« Raum (»infected clothing building«) schliefen, erkrankten nicht, womit sowohl eine Infektionsmöglichkeit durch Kontakt als auch durch ein Miasma ausgeschlossen war.[103] Es kann also jemand in einer wahren Pesthöhle wohnen, kann in dem beschmutzten Bett eines Gelbfieberkranken schlafen, kann dessen verunreinigte Leibwäsche tragen und wird dennoch gesund bleiben, solange es dort keine infizierten Gelbfiebermücken gibt. Andererseits mag jemand in ideal sauberer Umgebung leben und doch dem Gelbfieber zum Opfer fallen, wenn es ihm nicht gelingt, infizierte Gelbfiebermücken von sich fernzuhalten.[104] In anderen Versuchsreihen wurde einwandfrei bewiesen, daß es mindestens 12 Tage dauert, bis die infizierten Aedesmücken reif zur Gelbfieberübertragung werden und daß sie dann 8 bis 10 Wochen lang infektiös bleiben.[105]

Entdeckung des Gelbfiebervirus

Ehe Reed im Februar 1901 nach Washington zurückkehrte, beauftragte er Carroll mit der Klärung weiterer Fragen bezüglich der Beschaffenheit des Blutes und des Erregers bei Gelbfieberkranken. Eine Injektion von 1,0 cm^3 Gelbfieberblut, das den Patienten während der ersten drei Krankheitstage entnommen und 10 Minuten lang auf 55° C erhitzt worden war, blieb wirkungslos, während die gleiche Menge desselben defibrinierten und filtrierten, aber nicht erhitzten Blutes genügte, um bei subkutaner Injektion die Krankheit hervorzurufen. Aus dem gleichen unerhitzten Blut konnten weder mikroskopisch noch kulturell mit Hilfe künstlicher Nährböden Bakterien oder Protozoen nachgewiesen werden. Da das unerhitzte Gelbfieberpatientenserum auch nach der Passage durch Berkefeldfilter, deren feine Poren Bakterien und Protozoen zurückhalten, infektiös blieb, mußte es sich bei dem filtrierbaren Erreger von submikroskopischer Größenordnung um eine Virusart handeln.[106] Das vermeintliche Fehlen eines geeigneten Versuchstieres beim Gelbfieber hatte zur Folge, daß das 1901 entdeckte Gelbfiebervirus durch Tierpassagen nicht weitergeführt werden konnte und allmählich in Vergessenheit geriet. Hätte die amerikanische Gelbfieberkommission die Vorgeschichte dieser Seuche besser gekannt, vor allem das häufige Übergreifen des Gelbfiebers in Gibraltar auf die legendären »Makaken des Affenfelsens«, hätte man auf die gefährlichen Menschenversuche verzichten können, und es wäre auch zu keiner jahrzehntelangen Stagnation der Gelbfieberforschung gekommen.

Infolge des immer lebhafter werdenden Handels- und Hochseeverkehrs empfanden bestimmte Kreise in den Vereinigten Staaten den zeit- und geldraubenden Umweg um Kap Hoorn immer lästiger. Man wurde nicht müde, auf die wirtschaftliche Bedeutung eines interozeanischen Kanals durch die Panamazone hinzuweisen, der die Entfernung zwischen den Industriezentren an der Ostküste der Vereinigten Staaten und den Märkten an der Westküste Südamerikas um die Hälfte verringern würde. Es mußte aber erst der spanisch-amerikanische Krieg kommen, in dem 1898 die Flottenstreitkräfte der Vereinigten Staaten gezwungen waren, aus dem Pazifik um ganz Südamerika herumzufahren, um den nur durch wenige hundert Kilometer Landenge getrennten Kriegsschauplatz zu erreichen.[107] Unter dem Eindruck dieser strategischen Umstände entschloß sich 1903 Theodor Roosevelt (1858–1919), den Bau des Panamakanals so schnell wie möglich zu beenden.

Bereits 1904 nahmen die Vereinigten Staaten den unterbrochenen Bau des verlassenen Panamakanals wieder auf, und Gorgas wurde als Sanitätschef in die Kanalzone beordert, wo er »den gleichen Feldzug gegen die Moskitos, wie einst in Havanna« vornehmen wollte.[108] Der Gouverneur der Kanalzone, General Dabis, der das »Gelbfieber für eine Schmutzkrankheit und die Mos-

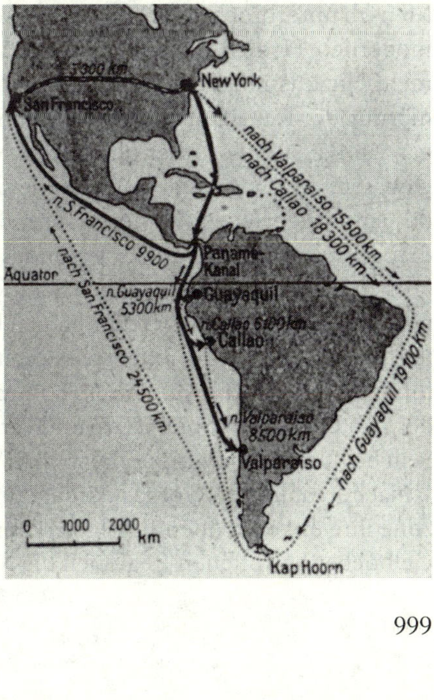

Verkürzungen der Seewege durch den Panamakanal, was besonders für die US-Handels- und Kriegsflotte von größter Bedeutung war.

kitosucherei für einen Unsinn« hielt, versuchte über den Kriegsminister die Abberufung des »verrückten Moskitobrigadiers« zu erwirken. Um aus dem Dilemma herauszukommen, konsultierte Roosevelt seinen Jugendfreund, den bekannten New Yorker Arzt Alexander Lambert. Dessen Antwort war für den weiteren Bau des Kanals entscheidend:

> »Du kannst nach der alten Methode den Schmutz und die Gerüche beseitigen und Deine Leute weiter an Malaria und Gelbfieber sterben lassen, wie zur Zeit der Franzosenherrschaft. Oder Du wirst die Moskitobrut vernichten und hast dann ein gesundes Personal, mit dem Du den Kanal bauen kannst. Wählst Du die alte Methode, so wirst du bankrott machen wie einst die Franzosen. Läßt Du Gorgas freie Hand, so bekommst Du Deinen Kanal.[109]

Gorgas erhielt daraufhin plein pouvoir für die nötigen Sanierungsmaßnahmen. Seine erfahrenen »Moskitobrigaden« machten sich mit ungewöhnlicher Tatkraft ans Werk. Alle stehenden Gewässer wurden trockengelegt oder unter Petroleum gesetzt, um die Mücken am Brüten zu hindern. Sämtliche Wassertonnen, Zisternen, Blechgefäße, ja sogar die Weihwasserbekken in den katholischen Kirchen wurden auf Anwesenheit von Mückenbrut untersucht. Alle Wohnhäuser der Beamten und Arbeiter umgab man mit einem feinen Kupferdrahtnetz, so daß nachts keine infizierte Mücke an sie herankonnte. Jeder Gelbfieberkranke wurde unter Moskitonetzen in das »Hospital Ancon Hill« transportiert und dort in einem mückensicheren Raum isoliert.[110] Überall wurde der verhängnisvolle Kreislauf Mensch – Mücke – Mensch unterbrochen. Auf diese Weise gelang es Gorgas mit den Waffen der modernen Hygiene, das Gelbfieber in der Landenge von Panama immer mehr einzudämmen. Doch es gab noch immer Skeptiker.[111] Die völlige Sanierung der Kanalzone kostete allerdings 20 Millionen Dollar, 6 Prozent der ganzen Bausumme. Aber ohne diese Maßnahmen wäre der Bau unmöglich gewesen. Am 3. August 1914 wurde der Kanal eröffnet. Die Kanalzone, in der jahrhundertelang Hunderttausende von Menschen hinweggerafft wurden, galt seither als eine der gesündesten Gegenden der Welt.[112] Durch die großen Schleusen gleiten täglich Schiffe, deren Passagiere sich kaum noch einen Gedanken über die Gefahren machen, die den Menschen hier umlauerten. Nur wenige von ihnen wissen etwas von jener kleinen Tafel, die im Johns-Hopkins-Krankenhaus in Baltimore hängt, zum Gedächtnis an Lazear, der sein Leben aufs Spiel setzte und verlor, um zu zeigen, wie eine furchtbare Seuche übertragen wird und wie ihre Verwüstungen zu verhindern sind.

Nachdem die von Gorgas durchgeführte Sanierungskampagne der Kanalzone ihre ersten großen Erfolge erkennen ließ, wurde auch in anderen vom Gelbfieber betroffenen Regionen die Moskitobekämpfung energisch vorangetrieben. So gelang es vor allem dem brasilianischen Arzt Oswaldo Cruz (1872–1917), der 1903 an die Spitze des brasilianischen Gesundheitsamtes berufen wurde, mit einem straff organisierten Stab von Mitarbeitern, die von den Karikaturisten als »Moskito-Brigaden« verspottet wurden, die wunderschöne, aber früher wegen Seuchen verrufene und gefürchtete Hauptstadt Rio vom Gelbfieber, dem jährlich durchschnittlich 2000 Menschen zum Opfer fielen, zu befreien. 1896 waren in Rio noch 3902 Menschen an Gelbfieber gestorben, im Jahr 1904 nur 51. Seit 1909 galt Rio de Janeiro als gelbfieberfrei.

Nach der Eröffnung des Panamakanals (1914) hatte man den Eindruck, das Gelbfieber sei infolge der konsequenten Moskitobekämpfung samt mückensicherer Unterbringung der Erkrankten auch in den anderen Regionen Mittel- und Südamerikas erloschen. Doch nach dem Ersten Weltkrieg kam es 1918 zu einem Seuchenausbruch in Ecuador. Der berühmte japanische Bakteriologe Noguchi (1876–1928), ein Schüler Kitasatos, der seit 1904 Mitglied des Rockefeller-Instituts in den USA war,[113] fuhr Anfang 1919 in das betroffene Gebiet, wo der Ausbruch fast erloschen war, und fand im Blut eines ikterischen Patienten eine »Spirochätenart«. Nach wenigen Tagen erkrankte er selbst an einem schweren Ikterus, den er für Gelbfieber hielt, und da ihm nun der Spirochätennachweis auch aus dem eigenen Blut gelang, war er fest überzeugt, mit der »Leptospira icteroides« den Gelbfiebererreger gefunden zu haben.[114] Vergeblich behaupteten andere Untersucher, daß ihnen der Leptospirennachweis aus dem Blut Gelbfieberkranker nicht gelungen war; die Autorität Noguchis war so groß, daß man die Stimme der Zweifler überhörte, was die Gelbfieberforschung praktisch für ein Jahrzehnt lahmlegte.[115]

Inzwischen hatte man erkannt, daß die Gebiete an der westafrikanischen Küste zwischen dem Senegal und Kongo, besonders in der Gegend der Nigermündung, seit jeher endemisch mit Gelbfieber verseucht waren, was man nur deshalb nicht merkte, weil die Eingeborenen meist als Kinder symptomlos die Infektion überstehen, so daß es unter den Erwachsenen, die meist durchseucht sind, zu keiner epidemischen Ausbreitung kommt. Die teilweise tödlichen Erkrankungen nicht immuner weißer Reisender oder Kaufleute wurden lange irrtümlicherweise als chininresistentes »Klimafieber« gedeutet, bis man merkte, daß es sich um Gelbfieber handelte. Nach Noguchis Mitteilung über die Gelbfieberätiologie versuchten in Westafrika bei Gelbfieberfällen zahlreiche Ärzte den Erreger mikroskopisch nachzuweisen, doch vergeblich.

Da man in Westafrika überhaupt nichts finden konnte, entstanden Zweifel, ob es sich dort nicht um eine andere Krankheit handle als in Amerika. Um festzustellen, ob der klinische und pathologische Charakter der westafrikanischen Krankheit derselbe sei und ob die Seuche ebenfalls durch Aedesmücken übertragen werden könne wie das Gelbfieber in Amerika, begab sich im Frühjahr 1927 eine Rockefeller-Kommission unter der Leitung des englischen Bakteriologen Adrian Stokes in das Endemiegebiet von Westafrika. Auch sollte die Gelbfieberempfänglichkeit der dortigen Affen geprüft werden, da man in älteren Seuchenberichten, wie bereits erwähnt, mitunter kurze Hinweise findet, wonach bei Gelbfieberausbrüchen auch Affen erkrankten. Die Tierversuche ergaben jedoch, daß die Affen aus dem westafrikanischen Endemiegebiet, einschließlich der Schimpansen, für Gelbfieber unempfänglich sind. Da man aber damit rechnen mußte, daß diese Immunität, ähnlich der der Eingeborenen, durch eine bereits überstandene Infektion erworben sein könnte, ließ sich Stokes eine größere Anzahl indischer Affen (Macacus rhesus) schicken. In planmäßigen Versuchen gelang es ihm, durch Verimpfung von Gelbfieberblut (von den ersten drei Krankheitstagen) bei diesen Tieren eine tödliche Infektion zu erzeugen, die dem schweren Krankheitsbild beim Menschen entsprach. Dabei konnte er weder bei den Gelbfieberkranken noch bei den infizierten Rhesusaffen aus dem Blut Leptospiren nachweisen. Dafür gelang ihm aber, das Gelbfieber wiederholt von Affe zu Affe weiter zu übertragen, und zwar sowohl durch den Stich infizierter Aedesmücken sowie auch durch Einspritzung von Blut oder Serum. Dabei erwies sich das Gelbfieberserum auch nach einer Passage durch bakteriendichte Berkefeldfilter (V und N) als infektiös. Damit wurden die auf Kuba erzielten und fast in Vergessenheit geratenen Ergebnisse der amerikanischen Kommission, wonach der Erreger des Gelbfiebers ein filtrierbares Virus sei, in vollem Umfang bestätigt.[116] Diese Erkenntnis löste eine wahre Kettenreaktion aus. Denn erst von dem Zeitpunkt an, als man über empfängliche Versuchstiere verfügte, konnten systematisch und großzügig angelegte Forschungsarbeiten begonnen werden.

Von Stokes, Bauer und Hudson wurden weitere Tierexperimente in Angriff genommen, die den Auftakt zu kühnen Immunisierungsversuchen darstellen. Die Tatsache, daß Personen, die Gelbfieber überstanden haben, eine lebenslängliche Immunität gegen eine Neuerkrankung aufweisen, ließ die Annahme berechtigt erscheinen, daß im Rekonvaleszentenserum Schutzstoffe (Antikörper) vorhanden sein müßten. Mit Hilfe des Tierversuchs gelang es Stokes zu beweisen, daß Rekonvaleszentenserum von Gelbfieberpatienten Rhesusaffen in hohem Maß gegen eine experimentelle Gelbfieberinfektion zu schützen vermag, normales Serum dagegen nicht. Es handelte sich hierbei um eine Immunitätsprobe, bei der das Gelbfiebervirus durch die Schutzstoffe des Rekonvaleszentenserums neutralisiert wird. Epidemiologische Massen- bzw. Gruppenuntersuchungen ließen sich jedoch wegen der Kostspieligkeit der Affen mit diesem Neutralisationstest nicht durchführen, weshalb er auch keine praktische Bedeutung erhalten hat. Als Stokes diese Versuche durchführte, wußte man schon, daß das Gelbfiebervirus beim Menschen nur in den drei ersten Krankheitstagen im Blut vorhanden ist und die Sektion einer menschlichen Gelbfieberleiche deshalb keine Gefahr bedeutet. Unbekannt war aber, daß das Virus bei infizierten Rhesusaffen während der ganzen Krankheitszeit im Blut kreist und daß infolgedessen Sektionen dieser Versuchstiere ohne Gummihandschuhe mit größter Infektionsgefahr verbunden sind, was zahlreiche Laborinfektionen bewiesen. Auch Stokes infizierte sich bei diesen Untersuchungen und starb am 19. September 1927.

Als Noguchi erfuhr, daß auch Stokes keine Leptospira icteroides in Westafrika nachweisen konnte und das Opfer einer Gelbfieberinfektion geworden sei, entschloß er sich Ende 1927, selbst in das Endemiegebiet zu fahren. Doch auch er konnte keine Leptospiren nachweisen. Es hieß, er habe sich bei der Sektion von Affenleichen infiziert, und er starb zwei Tage vor Abfahrt des Schiffes, das ihn nach New York zurückbringen sollte, am 21. Mai 1928 im Europäerhospital zu Accra.[117]

1930 entdeckte Theiler, daß das auf Affen übertragbare Gelbfiebervirus durch intrazerebrale Injektion auch weißen Mäusen einzuimpfen ist. Durch fortlaufende Weiterimpfung des Virus von Mäusegehirn zu Mäusegehirn erzielte er ein »Virus fixe«, das einen großen Teil seiner Affenvirulenz verloren hatte. Während bis dahin eine Adaptierung des menschlichen Gelbfiebervirus nur über den Affen möglich war, gelang nun auch eine direkte Übertragung vom Menschen auf die weiße Maus. Diese Erkenntnis eröffnete neue Wege der Erforschung und Bekämpfung des Gelbfiebers. Sie ermöglichte die billigere Laboratoriumsmethode zum Nachweis überstandenen Gelbfiebers. Infolge seiner relativ geringen Virulenz eignete sich das Mäusegehirnvirus zur aktiven Immunisierung gegen die Krankheit. Nachdem Haagen die Züchtung des Gelbfiebervirus in der Gewebekultur gelungen war, haben Lloyd, Theiler und Ricci 1931 das Mäusevirus durch das Kulturvirus ersetzt. Daraus ergab sich die Möglichkeit der Impfstoffherstellung.

Während des Zweiten Weltkrieges hatte die USA-Armee in Kalifornien vom 1. 1. bis 4. 7. 1942 im Gefolge von Impfungen mit Gelbfieberimpfstoff, der menschliches Immunserum enthielt, 28 585 postvakzinal Erkrankte an »Jaundice« (Gelbsucht), von denen 62 starben.[118] Da die seit der Impfung verstrichene Zeit für die Gelbfieberinkubation viel zu lang war, wurde der gleichartige Ikterus der Geimpften mit dem Serumanteil des Simultanimpfstoffes in Verbindung gebracht und ein neuer Krankheitsname geprägt: »homologue serum jaundice«. In Wirklichkeit war es – wie man nach dem Kriege erkannte – eine Infektion mit dem Serum von Hepatitis-Keimträgern.

Grippe (Influenza) und »Englischer Schweiss«

Die Influenza oder Grippe ist eine akute Viruskrankheit, die durch Tröpfcheninfektion übertragen wird. Ihre Ausbreitung erfolgt vor allem in dichten Menschenansammlungen, in Verkehrsmitteln, Arbeitsstätten, Schulen, Kaufhäusern etc., besonders durch Anhusten und Niesen sowie auch durch Husten und Niesen in die rechte Handfläche, die man dann seinen Mitmenschen zur Begrüßung reicht.

Nach einer Inkubationszeit von 1 bis 4 Tagen beginnt die Krankheit plötzlich mit Schnupfen, Fröstelgefühl, Kopf- und Gliederschmerzen. Danach folgt ein rascher Anstieg der Körpertemperatur auf 39–40° C. Zugleich tritt der für die Erkrankung der Atemwege charakteristische Hustenreiz in den Vordergrund. Die Patienten klagen außerdem über Brennen im Rachen und Schmerzen hinter dem Sternum. Die Entfieberung erfolgt meist nach 4- bis 6tägigem Krankheitsverlauf lytisch. Die Erkrankung verläuft in den meisten Fällen relativ leicht. Es kann aber auch zu gefährlichen Komplikationen kommen. Dazu gehören akute Herz- und Kreislaufschwächen sowie bakteriell superinfizierte Pneumonien, die innerhalb weniger Tage zum Exitus führen können. Am gefährdetsten sind kleine Kinder, alte Menschen und Risikopatienten.

Erst 1933 wurde das Influenzavirus nachgewiesen. Man stellte dabei drei Virustypen fest: Typ A, Typ B und Typ C. Seither wurde bei Pandemien und größeren Epidemien nur das Influenzavirus vom Typ A festgestellt. Typ B kommt bei kleineren Epidemien und Endemien vor, während sich der Typ C nur bei Einzelerkrankungen im Kindesalter feststellen ließ.

Die Erkältungskrankheiten, die gewöhnlich als grippaler Infekt bezeichnet werden und für die die klassische Trias: Schnupfen, Husten und Heiserkeit kennzeichnend ist, werden in Wirklichkeit von anderen respiratorischen Viren wie Rhinoviren, Coronaviren, Adenoviren, Echoviren verursacht.

Im Gegensatz zu anderen Virusinfektionen wie Pocken, Gelbfieber, Poliomyelitis, Masern und Röteln ist aufgrund der Variabilität der Oberflächenantigene des Influenzavirus vom Typus A ein umfassender Impfschutz nicht zu erzielen. Die starke Variabilität der beiden Oberflächensubtypen-Antigene (H und N) des Influenzavirus vom Typus A führt zu zahlreichen Subtypen. Die Pathogenität von Influenzaviren hängt vom Hämagglutinin ab. Bislang sind vierzehn Hämagglutinin- (H)- und neun verschiedene Neuraminidase-(N)-Subtypen bei Influenza-A-Viren bekannt. Der Grippeimpfstoff, der Jahr für Jahr neu angeboten wurde, wirkte nur gegen die Grippe des Vorjahres. Denn das Virus ändert seinen durch den Impfstoff beherrschbaren Charakter fast jährlich. Bei der Wandelbarkeit der Influenza-A-Viren hinkte die Praxis der Vakzineherstellung meist der epidemiologischen Entwicklung hinterher. Auf diese Weise kann der Erreger die Abwehrkräfte des Organismus unterlaufen.

Bei Genaustausch können Haustiere (Geflügel und Schweine) eine wichtige Rolle als Virusreservoire bei der genetischen Rekombination spielen. Bei der sogenannten Hongkong-Grippe des Jahres 1968 dürfte das Hämagglutinin-Gen aus einem Influenzavirus übernommen worden sein, das in Geflügel vorkommt. Ganz ähnliche Bedingungen fand man schon früher in den USA, wo Schweineinfluenzaviren offensichtlich eine Rolle spielten. Von besonderem Interesse dürfte die Situation in China sein, wo – ähnlich wie früher auch in europäischen Städten – Geflügel, Schweine und Menschen in engem Kontakt miteinander leben[1] und wo daher das menschliche Influenzavirus vom Typ A die Möglichkeit findet, sein Erbgut mit dem tierischen Influenzavirus auszutauschen und neu zu kombinieren. Solche Zustände führen zu neuen Virussubtypen (»Reassortanten«), die neue biologische Eigenschaften aufweisen und sich daher epidemisch ausbreiten können. Es gilt als sicher, daß von solchen Reassortanten zwischen Mensch und Tier von Zeit zu Zeit neue Influenzapandemien ausgehen, wodurch der Eindruck von den säkularen Wellenbewegungen mit einem Rhythmus von etwa 20–40 Jahren entstand.

Altertum

Da man im Altertum und auch im Mittelalter bei der Schilderung von Seuchen mehr auf die Letalität als auf das Symptomenbild achtete, sind aufgrund der meist dürftigen Angaben »retrospektive historische Diagnosen« meist sehr schwierig, oft sogar unmöglich. Hielt man doch damals oft das Hauptsymptom für die Krankheit selbst. Kopfschmerzen, Fieber, Husten, Schnupfen, Rücken- oder Kreuzschmerzen galten somit jeweils als Krankheiten sui generis. Man wußte noch nicht, daß Symptom und Krankheit keine identischen Begriffe sind, daß Symptome nur den Ausdruck der Krankheit darstellen, wobei das gleiche Symptom Ausdruck von Krankheiten mit ganz verschiedenen Ursachen sein kann.[2] Dieses ist daher nur in seltenen Fällen pathognostisch, d. h. für eine ganz bestimmte Krankheit charakteristisch. Vielfach läßt sich eine Krankheit erst durch das kombinierte Vorkommen bestimmter Symptome diagnostizieren.[3]

Die älteste Beschreibung einer Epidemie, bei der es sich um einen grippeartigen Infekt handeln könnte, befindet sich in einer hippokratischen Schrift, im VI. Buch der »Epidemischen Krankheiten«. Dort wird eine mit akutem Fieber und Husten einhergehende Seuche geschildert, deren Ursache man in einem plötzlichen »Witterungswechsel« vermutet:

> »Die Hustenseuche begann um die Wintersonnenwende am fünfzehnten oder am zwanzigsten Tag nach dem gehäuften Wechsel von Südwetter und Nord-

wetter und Schneefällen. Die Erkrankungen dauerten bald kürzere, bald längere Zeit und gingen häufig in Lungenentzündung über. Vor der Tag- und Nachtgleiche erlitten die meisten Kranken Rückfälle, insgemein am vierzigsten Tag nach dem ersten Anfall. Der Rückfall war bei den meisten kurz und es kam zu leichter Entscheidung ... Frauen wurden seltener von Husten gequält. Ich erkläre mir das damit, daß die Frauen nicht so viel aus dem Hause gehen wie die Männer ...«[4] (7. Heft, 1)

Aus dem letzten Satz sollte man jedoch nicht annehmen, die Hippokratiker hätten die kontagiöse Natur derartiger Infekte erkannt. Vielmehr scheint es ein Hinweis auf den unterschiedlichen Einfluß von rauher Außen- und milder Innentemperatur zu sein. Letzten Endes führte man im Sinn der Humorallehre das Zustandekommen von epidemischen Krankheiten auf eine Störung der Wechselwirkung zwischen Mensch (Mikrokosmos) und Umwelt (Makrokosmos) und eine daraus resultierende Säfteverderbnis zurück. Die berühmte hippokratische Schrift »Über Luft, Wasser und Ortslage« (Περὶ ἀέρων, ὑδάτων, τόπων) beginnt daher auch mit den Worten:

»Wer die ärztliche Kunst richtig betreiben will, hat folgendes zu beachten: die Jahreszeiten und ihren Wechsel, die Luftströmungen, die allgemeinen wie die lokalen und drittens die Beschaffenheit des Wassers.« (I)

Die starke Gliederung der griechischen Gebirgslandschaft wird die besondere Beachtung der vorherrschenden Windströmungen bedingt haben, waren doch die meisten Städte wie Schwalbennester an Berghänge gebaut. Daher sollte sich (gemäß der erwähnten Schrift) der »Wanderarzt« – ein solcher war auch Hippokrates –, »wenn er in eine ihm unbekannte Stadt kommt«, zunächst über deren Lage orientieren, d. h., nach welcher Himmelsrichtung hin sie offen ist. Bei einem längeren Verweilen in einer Stadt sei sodann auch der Wettereinfluß im Wandel der Jahreszeiten auf den Gesundheitszustand der Gesamtheit wie des einzelnen zu verfolgen, wobei man den Auf- und Untergang der Gestirne (Plejaden und Hundsstern) genau notieren soll.

»Wenn das aber jemand für unnütze Beschäftigung mit den Dingen am Himmel erklärt, nun, falls er bereit ist, seine Meinung zu revidieren, dann wird er schon erkennen, daß die Sternkunde durchaus nicht wenig zur medizinischen Wissenschaft beiträgt. Denn mit den Jahreszeiten ändern sich auch der Zustand der Verdauungsorgane und die Krankheiten bei den Menschen.«[5] (II)

Welche eminent epidemiologisch-prognostische Bedeutung gerade bei akuten fieberhaft-katarrhalischen Krankheitszuständen dem Witterungswechsel, den Jahreszeiten und den Windströmungen beigemessen wurde, kommt besonders deutlich in einem hippokratischen Aphorismus zum Ausdruck:

»Ist der Sommer trocken mit Nordwinden, der Herbst hingegen regnerisch mit vorherrschenden Südwinden, dann leiden die Menschen gegen den Winter hin an Kopfweh, Husten, Heiserkeit und Schnupfen. Manche verfallen auch der Schwindsucht.« (III, 17)

Der letzte Satz läßt darauf schließen, daß man bereits damals die Gefahr einer Tuberkuloseaktivierung durch grippale Infekte erkannt hatte.[6] Auch waren die Hippokratiker der Meinung, daß besonders der kalte Nordwind den »Fluß«, d. h. den Schnupfen, erregen könne. Dieser erleichtere die Schwere des Kopfes von dem Überfluß an Schleim, der sich beim heißen und feuchten Wehen des Südwinds im Gehirn anzusammeln pflegte. Mit dem Herabfließen (katarrhein = daher Katarrh) der schleimigen Gehirnschlacken (Phlegma) als Repräsentanten des kaltfeuchten Elements in andere Körperteile glaubte man die Pathogenese der grippalen Hauptsymptome (Conjunctivitis, Rhinitis, Pharyngitis, Laryngitis, Rücken- und Kreuzschmerzen) erklären zu können. So heißt es vom Gehirn, das als schleimbildende Drüse galt, in der hippokratischen Schrift »Über die Drüsen«:[7]

»Das Gehirn verursacht leichtere und schwerere Krankheiten als die übrigen Drüsen; es verursacht sie aber dann, wenn es seinen eigenen Überschuß (an Feuchtigkeit) in die unteren Teile des Körpers entsendet. Die Flüsse, die aus dem Kopf kommen, gehen in Form von Ausscheidungen auf natürlichem Wege durch die Ohren, die Augen und die Nase, ferner durch den Gaumen nach der Gurgel und der Kehle und schließlich nach dem Rückenmark und den Hüften ab, im ganzen sieben an der Zahl.«[8] (XI)

Aus den Erkenntnissen der hippokratischen Medizin versuchten auch die Römer praktische Konsequenzen zu ziehen. Ihr großer Architekt Marcus Vitruvius Pollio, der im 1. Jahrhundert v. Chr. lebte, machte eine Reihe städtebaulicher Vorschläge, um schädliche Winde, insbesondere zur Vermeidung von Erkältungskrankheiten, abhalten zu können. In seinem zehnbändigen Werk »De Architectura«, das er dem Kaiser Augustus gewidmet hatte, schrieb er:

»Nach Errichtung der Stadtmauern folgt die Einteilung der Bauplätze und die Anlage der Gassen und Gäßchen mit Rücksicht auf die Himmelsrichtungen. Die Gassen sind nämlich nur dann richtig gezogen, wenn die Winde von ihnen in kluger Weise abgehalten werden; denn die Winde wirken lästig, wenn sie kalt, schädlich, wenn sie warm, gefährlich, wenn sie feucht sind. Deshalb scheint es notwendig, den Übelstand des Windzutritts nicht nur zu beheben, sondern auch zu beachten, damit nicht immer wieder geschehe, was schon in so vielen Städten eintrat. Z. B. ist die Stadt Mytilene auf Lesbos gar prächtig und fein gebaut, aber nicht klug angelegt. Denn, wenn in dieser Stadt der Nordwestwind bläst, werden alle Einwohner krank und husten ... Die Gassenfluchten sind immer in der Halbierungslinie des Winkels zwischen zwei ortsüblichen Windrichtungen abzustecken. Bei Beachtung dieser Weisung wird die lästige Gewalt des Windes von allen Stadtteilen und Wohnungen abgehalten. Wenn aber die Straßen gerade in oder entgegen den Richtungen der herrschenden Winde angelegt sind, so wird der vom freien Feld ungehindert daherbrausende Luftzug, sobald er in die engen, schluchtartigen Winkelgäßchen gelangt, über den Widerstand ungehalten, dort überaus heftig toben.«

An einer anderen Stelle streift Vitruv auch die Ätiologie der Krankheiten und führt dabei die Erkrankungen der Atmungsorgane (Schnupfen, Husten, Pleuritis, Phthise, Blutspeien) auf Erkältungsursachen und den Wind zurück. (I,6,3)

Celsus, der in seiner Schrift »Über die Arzneiwissenschaft« mit Hippokrates sehr oft übereinstimmt, sagt vom Klima:

»Die günstigste Witterung ist diejenige, die sich selber gleich bleibt, mag sie nun kalt oder warm sein. Am schädlichsten ist aber diejenige, die sich am häufigsten verändert. Daher sterben im Herbst die meisten Menschen, weil die Mittage warm, die Nächte und die Abende jedoch kalt sind, und der Körper, der noch von dem Sommer und zuweilen von der Mittagssonne erwärmt ist, auf diese Art zu plötzlich von der Kälte überfallen wird.«[9]

Mittelalter

Auch bei den Arabern spielte der kalte Wind als ätiologischer Faktor beim Zustandekommen von grippalen Infekten eine Rolle. In seiner 961 beendeten Chronik beschreibt der arabische Historiker Abu Abdalla Hamza al-Ispahani den Weg und die Verzweigungen einer Epidemie, von der 855 auch Persien und Mesopotamien heimgesucht wurden:

»Im Jahre 241 (der Hedschra = 855 n. Chr.) kam ein kalter (Nord-)Wind aus dem Lande der Turkvölker, stürmte über Sarachs und streckte die Menschen nieder, gleich Stämmen hoher Palmenbäume.[10] Sie erkrankten dabei an einem Katarrh, heftigen Schmerzen hinter den Rippen, und viele starben daran. Der

Wind zog sodann über Sarachs nach Nischapur, kehrte von da um und befiel Rai, setzte dann nach Hamadan über, sodann nach Holwan und spaltete sich hier in zwei Zweige. Ein Zweig ging rechts ab nach Samara, der andere links ab nach Bagdad. Die Menschen wurden dabei von einem Husten und Katarrh heimgesucht, ähnlich wie beim ›sidam‹.[11] Dann ging er (der Wind und mit ihm die Krankheit) von Bagdad aus nach Wasit hinunter, von hier nach Basra und von dort nach Ahwaz.«[12]

Die alte Irrlehre von der Schleimbildung im Gehirn wurde auch von den Arabern geteilt: »Das Niesen ist für das Hirn, was der Husten für die Lungen«, erklärte Avicenna ganz im Sinn der antiken Säftelehre (»Kanon«, Buch III).

Auch der aus Karthago stammende Mönch Constantinus Africanus, der im 11. Jahrhundert in Salerno und später im Benediktinerkloster Monte Cassino arabische Schriften ins Lateinische übersetzte, war in bezug auf Erkältungskrankheiten noch ganz und gar von der antiken Säftelehre beeinflußt:

»Der Schnupfen ist eine über das natürliche Maß hinausgehende Feuchtigkeit, welche sich aus dem vorderen Teil des Kopfes durch die Nase nach außen ergießt und vorwiegend bei Kälte zunimmt. Die fortwährende Änderung der Luftverhältnisse ist die Ursache hiervon. Da dies vor allem im Herbst der Fall ist, tritt in dieser Jahreszeit der Schnupfen besonders oft ein.«[13]

Hildegard von Bingen (um 1100–1179) spricht in ihrer Schrift »Causae et curae« ebenfalls »von der Reinigung des Gehirns durch Schleimauswurf und Schneuzen«. »Der kalte und feuchte Unrat aus den Säften«, schreibt sie, »wird in den ausführenden Wegen der Nase und der Kehle angesammelt, weil das Gehirn ihn nicht ertragen kann.« Wäre bei einem Menschen diese Reinigung verhindert, so würde er von Sinnen kommen, weil sein Gehirn in Zersetzung geriete.[14]

Auch die französische Bezeichnung des Schnupfens als »rhume de cerveau« (= Gehirnfluß) reflektiert die antike Vorstellung. Das mittelalterliche Haus mit seinen unverglasten Fenstern, in Wirklichkeit kleine viereckige oder runde, winddurchlässige Luken, deren altgermanische Bezeichnung »Windauge« heute im englischen »window« erhalten blieb, gewährte nur einen mangelhaften Schutz gegen die Außenkälte. Fensterglas wurde bis zum 13. Jahrhundert nur in Kirchen, Schlössern und Palästen in Form von bunt bemalten Scheiben angetroffen. In den Bürgerhäusern erfolgte dagegen der Fensterverschluß noch lange mit ölgetränkten Geweben, ausgespannten tierischen Blasen oder Holzverschlägen, durch die Licht und Luft nur spärlich eindringen konnten.[15] Erst vom 14. Jahrhundert an finden sich in reicheren Bürgerhäusern »Butzenscheiben«, kleine runde Glasscheiben, die zwar durchscheinend, aber nicht durchsichtig waren und durch eine Bleifassung zusammengefügt wurden.[16] Erst im 17. und 18. Jahrhundert, nachdem sich die glatten Glasscheiben infolge eines verbilligten Herstellungsverfahrens allgemein durchgesetzt hatten, gelangten Glasfenster in ihrer heutigen Form zur Anwendung.[17] Bis dahin machte der Mangel an hellen Räumen die Beleuchtung zu einem besonderen Problem. Der Kienspan des frühen Mittelalters wurde später durch die Talgkerze ersetzt, die in Laternen oder Hängeleuchtern steckte, häufiger aber noch durch die mit Fett oder Tran gefüllte Lampe, deren Qualm, von allem anderen abgesehen, die Schleimhäute des Auges und der Zunge reizte.

Noch größere Schwierigkeiten bildete das Heizen der Wohnräume, das infolge der lästigen Rauchentwicklung und plötzlichen Temperaturschwankungen die Atmungsorgane infolge unvermeidlicher Schleimhautkatarrhe zu einem »locus minoris resistentiae« für mannigfache Tröpfcheninfektionen werden ließ. Bis ins späte Mittelalter erfolgte das Heizen mit Hilfe einer offenen Feuer- bzw. Herdstätte, wie man sie oft auf zeitgenössischen Miniaturen sehen kann. Die heizbare Stube (das Wort Stube wird von »extufa« = Ofen abgeleitet) bildete lange den Mittelpunkt des gut ausgestatteten Bürgerhauses. Der Rauch zog durch eine Dachluke ab, da erst im 15. Jahrhundert Rauchfänge üblich wurden. In Südeuropa pflegte man nach alter römischer Sitte in der kalten Jahreszeit die Wohnräume hauptsächlich mit Kohlenbecken zu beheizen.

Obwohl die Wohnverhältnisse im Mittelalter das Zustandekommen von Erkältungskrankheiten sehr begünstigten, glaubten manche, daß man etwa seit dem 14. Jahrhundert grippeartige Epidemien oft in fast regelmäßigen Zeitabständen von 20–40 Jahren bis in die Gegenwart verfolgen könne. So herrschte nach Buonisegni 1387 eine grippeartige Epidemie in Florenz vier Wochen lang, und zwar von Mitte Januar bis Mitte Februar, also während eines Zeitraums, in dem ein grippaler Infekt einen großen Teil der Einwohner einer mittelgroßen Stadt erfassen konnte.[18]

Zur Fastnachtszeit 1387 hielt die Seuche auch in Deutschland (Augsburg, Memmingen und Straßburg) und fast gleichzeitig in Frankreich ihren Einzug. Die ausgelassenen und lärmenden Volkstänze, deren »Halsen und Umfassen« der Klerus für ebenso unanständig hielt wie die »dörperlichen« Springtänze, die sich das Volk nicht nehmen ließ, waren die beste Voraussetzung für Tröpfcheninfektion bei den erhitzten, »in Schweiß geratenen« Tänzern. Jakob von Königshoven schreibt über diese Epidemie in der Straßburger Chronik folgendes:

»Do man zelte (zählte) nach Gotz (Gottes) geburte 1387 jor, da kam ein gemeine sichtage (Seuche) in alle lant von dem husten und flosse kelen (fließende Kehlen).« Sodann erwähnt er die überaus hohe Morbidität, wobei von der Epidemie kaum ein Zehntel der Bevölkerung verschont blieb: »under zehen kume (kaum) eine gesunt bliep ...«. Doch starben an der Krankheit fast nur »die alten lüte (Leute), die diesen sichtagen von alter und von swacheit nüt möchtent überwinden.«[19]

Und da die Seuche gerade in die Fastenzeit fiel, in der man lediglich Geflügel essen durfte, nannte sie der Volkshumor »ganser« (Gans) oder »bürtzel« (Steiß des Geflügels). Dieser Hinweis auf Geflügel im Bericht von Königshoven ist interessant. Inzwischen weiß man, daß Haustiere (Geflügel oder Schweine) als Virusreservoire eine wichtige Rolle bei der Rekombination des menschlichen Influenzavirus vom Typ A spielen können. Der intensive Kontakt zu Geflügel, das man in der Fastenzeit ausschließlich essen durfte, könnte zu einer Kombination zwischen Mensch- und Geflügelvirus geführt haben. Ähnliche Möglichkeiten zur genetischen Rekombination liegen und lagen auch bei der Schweinezucht vor.[20] Weiß man doch aus zahllosen Pestberichten seit dem 14. Jahrhundert, daß die Straßenfronten in mittelalterlichen Städten von Schweineställen und Düngerhaufen verunziert waren. Doch von den Gefahren dieser Tierzucht ahnte man nichts, statt dessen befürchtete man den »Einfluß der Kälte« als infektbahnenden Faktor. Es fiel auf, wie oft grippeähnliche Ausbrüche noch während oder unmittelbar nach der Fastnachtzeit erfolgten, was infolge der kurzen Inkubationszeit deutlich zu erkennen war. Der Jesuit und Mathematiker Roger Joseph Boscovich (1711–1787) hat später errechnet, daß es bei den verschiedenen grippeähnlichen Epidemien (1732, 1742, 1762), die er als »Erkältung« aufgefaßt hat, im Anschluß an Kirchenfeste zu einem plötzlichen Emporschnellen der Morbiditätskurve gekommen sei:

»Febris catarrhalis weist ein sprunghaftes Anwachsen der Erkrankungszahl am häufigsten unmittelbar nach der Weihnachts-, Karnevals- und Osterzeit auf. Das stundenlange Verweilen in den kalten, ungeheizten Kirchen, das häufige Knien auf den eiskalten Steinplatten während des Gottesdienstes sowie das zügellose Treiben während der Karnevalszeit und auch anderer Feiertage führen durch Erkältung zu einer schnellen Ausbreitung von Febris catarrhalis unter den zusammengeströmten Massen.«[21]

Im Frühjahr 1410 kam es in Paris erneut zu grippeartigen Erkrankungen, von denen innerhalb von drei Wochen ein großer Teil der Einwohner befallen wurde. Nach Pasquiers Beschreibung verlief die Krankheit unter Kopfschmerzen, Husten, Nasenbluten, Fieber und allgemeiner Kraftlosigkeit. Durch den quälenden Husten, der Tag und Nacht anhielt, kam es bei Männern oft zu Brüchen und bei Schwangeren zu Frühgeburten.[22] Da jedoch an dieser Seuche, mit Ausnahme von alten Leuten, kaum jemand starb, nannte sie der Pariser Volkshumor »Tac« oder »Horion«. Diese grotesken Bezeichnungen bedeuten soviel wie »Hieb auf den Kopf« und gehen wahrscheinlich auf die schlagartig einsetzenden Kopfschmerzen und Nasenblutungen zurück. Gleichzeitig mit den Bezeichnungen »Tac« und »Horion« tauchte auch der Krankheitsname »Coqueluche« für grippeartige Epidemien auf.[23] »Dieser Name«, schreibt M. B. Lessing, »rührt von dem Coqueluchon, einer Art Kapuze, worin der Kranke wegen der heftigen Kopfschmerzen sein Haupt einhüllte. Auch die pyramidale Kopfbedeckung der Frauen hieß damals Coqueluche, Capuche oder Cocuche«.[24]

1427 wurde Paris erneut von einer heftigen grippeartigen Epidemie heimgesucht. Man nannte sie »Ladendo«. Die Krankheit, die durch Fieber, Husten, Kopf- und Lendenschmerzen gekennzeichnet war, grassierte von Mitte September bis Ende Oktober und soll allein in Paris Zehntausende von Personen befallen haben. Die Lendenschmerzen waren so heftig, daß man oft an Nierensteine dachte.[25] Es ist möglich, daß diese Epidemie der westliche Ausläufer jener »pestartigen Krankheit« war, die 1427 »nach einem regnerischen Winter« die Ostseehäfen (besonders Danzig) und Dänemark heimsuchte. »Innerhalb mehrerer Wochen«, heißt es bei Lersch, »starben in Stadt und Land 3 Bischöfe, 183 Deutschordensherren, 560 Priester, 38 000 Bürger und Bauern, 25 000 Knechte und Mägde und 18 000 junge Kinder.[26]

Die Geschichtsforschung der Grippe wurde seit jeher dadurch erschwert, daß man die Krankheit zu verschiedenen Zeiten mit den verschiedensten Namen belegte, die dann zum Teil im Lauf der Jahre auf Krankheiten übergingen, die mit Grippe nichts zu tun haben. Am häufigsten kamen in der Seuchengeschichte der Grippe Verwechslungen mit Keuchhusten vor, weil die Bezeichnungen »Coqueluche« und »Quinte«, die ursprünglich für Grippe spezifisch waren, später auch auf den Keuchhusten übertragen wurden und bis in die jüngste Zeit in Frankreich zu dessen Bezeichnung gebraucht wurden.

Neuzeit

Die von den »Influenzahistoriographen« aufgestellte chronologische Folge der fast alle 20 bis 40 Jahre wiederkehrenden größeren Epidemien weist von 1427 bis 1557 (mit Ausnahme des Jahres 1510) ein influenzafreies Zeitintervall auf. In diese chronologische Lücke fügen sich auffallenderweise fünf mehr oder weniger schwere Seuchenzüge von einer vorher angeblich unbekannten Krankheit ein (1485, 1506, 1516–1518, 1529/30 und 1551): Sudor anglicus (»Englischer Schweiß«). Diese geheimnisumwitterte Seuche, die sich mit Ausnahme der Epidemie von 1529 nur auf England beschränkte, soll danach völlig erloschen sein und wird auch heute noch als Beispiel einer »ausgestorbenen Krankheit« angeführt, weist jedoch nicht nur in ihrem klinischen Bild, sondern auch in ihrem epidemiologischen Verlauf viele Parallelen mit der Grippe auf.[27]

Die erste dieser Epidemien brach im Jahr 1485 aus. Ihr Erscheinen fiel zeitlich mit einem entscheidenden Ereignis der englischen Geschichte zusammen, der blutigen Schlacht von Bosworth, in der Richard III. geschlagen wurde und seine Niederlage mit dem Leben büßte. Sein siegreicher Gegner Graf Heinrich von Richmond aus dem Haus Tudor, der spätere Heinrich VII. (1485–1509), war, in den ersten Augusttagen aus Frankreich kommend, mit seinem Heer an der Westküste Englands in Milford Haven gelandet. Vermutlich ist die rätselhafte Seuche mit diesem bunt zusammengewürfelten Söldnerheer eingeschleppt worden, das während der siebentägigen Überfahrt auf »unreinen« Schiffen zusammengepfercht war.[28] Sowohl die Eilmärsche, mit denen Richmonds Invasionsheer durch das Fürstentum Wales nach Lichfield zog, wo es dann bis zur Entscheidungsschlacht kampierte, als auch die Zusammenballung weiterer Menschenmassen, die seit der Landung aus allen Teilen des Landes unter Richmonds Fahne strömten, dürften beim kühlen nebligen Regenwetter jener Jahreszeit das weitere zum explosiven Seuchenausbruch beigetragen haben. Hecker, der dem meteorologischen Moment eine besondere ätiologische Bedeutung beimaß, nannte die Seuche sogar ein »Gespenst des Nebels«.[29] Begann sich doch die Krankheit – nach Aussage eines zeitgenössischen Arztes – »im feuchten, dicht belegten, hauptsächlich aus Zelten bestehenden Heerlager bei Lichfield zu häufen« (Kaye). Die Kunde davon löste noch vor der Entscheidungsschlacht nach allen Seiten hin Schrecken aus, so daß der wankelmütige Lord Stanley, als er von Richard gebieterisch aufgefordert wurde, sich zu stellen, die neue Krankheit als Entschuldigung vorschob[30], um Zeit zu gewinnen.

Nach dem blutigen Sieg bei Bosworth (östlich von Birmingham) am 22. August 1485, mit dem Heinrich von Richmond die Herrschaft in England errang und den seit 30 Jahren wütenden Rosenkrieg (1455–1485) zwischen den Anhängern der Dynastie Lancaster (mit dem Wappenzeichen der »roten Rose«) und den Anhängern des Hauses York (mit dem Wappenzeichen der »weißen Rose«) beendete, brach in den Reihen seines Heeres eine mörderische Seuche, die »Swetynge sykenesse« (sweating sickness = Schweißsucht) aus, so daß der Vormarsch auf London, der zunächst einem stolzen Triumphzug glich, vollkommen ins Stocken geriet. Die triumphale Stimmung wandelte sich bald in panischen Schrecken, der eine völlige Auflösung des Heeres bewirkte. Mit den sich in alle Windrichtungen zerstreuenden Söldnern und Kriegern verbreitete sich die Seuche rasch über ganz England und richtete überall große Verheerungen an. Als sich Heinrich von Richmond mit einem geringen Gefolge nach London begab, schien es, als sei mit ihm das »in Nebelschwaden eingehüllte Gespenst der Schweißsucht« (Hecker) eingezogen.[31] Denn fast gleichzeitig mit seinem Eintreffen traten in den engen, übervölkerten Vierteln der Hauptstadt die ersten Erkrankungen auf. Am 21. September begann unter der Bevölkerung, die sich zu den Krönungsfeierlichkeiten des neuen Königs rüstete, ein großes Sterben.

> »Innerhalb der ersten Woche erlagen ihr zwei Bürgermeister und sechs Ratsherren, nachdem sie kaum ihre Festkleider abgelegt hatten. Viele, die noch am Abend fröhlich gewesen, waren am nächsten Morgen nicht mehr unter den Lebenden. Die meisten Opfer wählte sich die Seuche unter den kräftigen Männern, und wie nun tagtäglich alte berühmte Familien ihre Häupter, große Handelshäuser ihre Herren und zahllose Unmündige ihre Stützen verloren, da verkehrte sich bald die Freude des Festes in tiefe, düstere Trauer.«[32]

Heinrichs Krönung und die damit verbundene Feierlichkeit, die seine etwas zweifelhaften Thronrechte besiegeln sollte, mußten angesichts der Seuchennot aufgeschoben werden. Nach etwa fünf Wochen erlosch die Seuche in London, nachdem sie dort eine Unzahl von Menschen dahingerafft hatte. Infolge der hohen Sterblichkeit könnte man auch an eine Mischinfektion mit Febris recurrens, d. h. an ein zufälliges Zusammentreffen von Grippe und Rückfallfieber denken, wie dies Ignjatowski 1920/21 bei der geschlagenen Wrangelarmee in Südrußland sehen konnte.[33] Das Lagerleben der Söldner Heinrichs, die vor der Entscheidungsschlacht bei Bosworth wochenlang kaum aus den Kleidern gekommen waren, sowie die unhygienischen Wohnverhältnisse in England zu jener Zeit lassen die Möglichkeit einer durch Läuse übertragenen Infektion ohne weiteres zu.[34]

Unter solchen Umständen kann eine Verlausung die Ausbreitung von Rückfallfieber begünstigen. Das seltsame Phänomen, daß in den Schriften der englischen Ärzte, wie z. B. von Thomas Linacre, dem »Leibarzt zweier Könige und Gründer des Collegium medicum zu London« (1518), der als Student Augenzeuge der »ersten Epidemie« in Oxford war, das Schweißfieber überhaupt nicht erwähnt wird, erklärt der Entomologe E. Martini dahingehend, daß das Rückfallfieber in England seit jeher bekannt gewesen sein dürfte. Interessanterweise stammt die erste Beschreibung der Schweißsucht von einem französischen Arzt namens Thomas Forrestier, der vermutlich mit Richmonds Söldnerheer auf die Insel kam. Die Schrift wurde wahrscheinlich auf direkte Veranlassung Heinrichs VII. verfaßt und diesem gewidmet.[35] Als wichtigste Symptome führt Forrestier plötzliches Fieber, profusen, übelriechenden Schweiß, heftige Kopf- und Kreuzschmerzen, Mattigkeit, Appetitlosigkeit, Schnupfen und brennende Schmerzen hinter dem Brustbein an. Dieser »atembeengende« Schmerz hinter dem Brustbein, der »ein wichtiger Mosaikstein im Symptomenkomplex der Influenza« ist, soll nach Forrestier häufig zu wirklichen Angst- und Beklemmungszuständen Veranlassung gegeben haben. »Anxietas circa praecordia urget«, heißt es im Manuskript. Den Umstand, daß von der Krankheit hauptsächlich kräftige Männer ergriffen wurden, versucht Forrestier damit zu erklären, daß diese als Kriegsteilnehmer auch den größten Strapazen ausgesetzt waren.[36] Zu dieser Epidemie dürften aber auch die unmenschlichen Schwitzkuren beigetragen haben, bei denen die Kranken vierundzwanzig Stunden lang so fest in Decken und Kissen eingepackt wurden, daß sie durch den Hitzestau praktisch »im Schweiß zerflossen«.[37] Die Ursache für den üblen Geruch, den die Kranken »um ihr Lager herum ausströmten und der an den Gestank eines Schweißfußes erinnerte«, ist damit zu erklären, daß es den Unglücklichen verboten war, während der Schwitzkur ihre Wäsche zu wechseln.[38]

Einundzwanzig Jahre später erschien die »Schweißsucht« zum zweiten Mal in England. Die Epidemie begann im regenreichen Sommer des Jahres 1506 in London und verbreitete sich innerhalb von etwa 10 Wochen über die ganze Insel. Den milden Verlauf dieser Epidemie versuchte man meist dahingehend zu erklären, daß nunmehr – anstelle der radikalen Schwitzkur – eine rationelle »kühlende Behandlungsweise« angewandt wurde. Da man heute vom Influenzavirus Typ A mehrere Subtypen aus jüngster Zeit kennt, die von unterschiedlicher Virulenz sind, könnte die unterschiedliche Vehemenz und Mortalität der verschiedenen Schweißsuchtepidemien auch damals durch differente Subtypen bedingt gewesen sein. Schließlich könnte es sich auch um eine durch Enteroviren verursachte »Sommergrippe« gehandelt haben. Dennoch war diese relativ harmlose Epidemie von schicksalhaftem Einfluß auf die englische Geschichte, denn zu ihren Opfern gehörte der tuberkulöse Prinz of Wales, wodurch seinem jüngeren Bruder, einem der skrupellosesten Realpolitiker, der Weg zum Thron geebnet wurde, den er zwei Jahre später als Heinrich VIII. bestieg.

Nach dieser relativ leicht verlaufenen »Schweißfieberepidemie« in England kam es 1510 zu einer pandemischen Ausbreitung der Grippe.[39] Von Osten kommend, benutzte die Seuche die alte Handelsstraße durch das Mittelmeer über die Insel Malta und zog dann von Italien nach West- und Mitteleuropa weiter, wo sie besonders heftig in Frankreich, Spanien, Holland, Deutschland und Ungarn grassierte. Neben Fieber, Krampfhusten und profusem Schweiß wurde das Krankheitsbild von heftigen Kopfschmerzen beherrscht, die Saillant als geradezu grausam bezeichnete (»douleur de tête cruelle«).[40] Aus diesem Grund glaubte Schenk, es handle sich um eine neue Krankheit, und legte ihr den Namen »Cephalalgia catarrhalis« bei.[41] Der Schmerz, bei dem der Kopf »wie mit einem eisernen Reif umspannt« oder »von einem schweren Schlag getroffen« zu sein schien, ließ die Kranken oft »wie wahnsinnig aufschreien«.[42] In Anspielung auf die unerträglichen Kopfschmerzen prägte man damals in Italien mehrere groteske Krankheitsbezeichnungen, die zum Teil aus dem Vokabular der Metzgerinnungen stammten: in Bologna »mal montone« (Hammelkrankheit) und »chiara baccione« (Schädelschlag), in Florenz »de Gastrone«, »de bazzuccolo«, »de mazzacollo« (Nackenschlag). Auch der in Ferrara übliche Name »mal della zucce« (Kürbiskrankheit = Dickschädel) wies auf die Kopfschmerzen hin.[43]

Bei der Schilderung dieser Epidemie sind den »Historiographen der Influenza« mehrere Irrtümer unterlaufen. So behauptete Ozanam, daß der päpstliche Hof die Influenza von 1510 politisch auszuwerten versuchte, indem er das Gerücht aussprengte, die Epidemie in Frankreich sei eine Strafe Gottes dafür, daß Ludwig XII. den französischen Klerus nach Tours berufen habe, um die weltlichen Rechte der Krone gegen die Ansprüche des Papstes (Julius II.) zu verteidigen.[44] Diese Angabe Ozanams scheint jedoch nicht ganz zuzutreffen,[45] da nach Bouchet die Berufung nach Tours erst im September stattfand, während die Influenza bereits im August in Frankreich epidemisch war.[46] Auch Zeviani äußerte bei der Schilderung dieser Epidemie einige fatale Irrtümer.[47] Er bezieht nämlich alles, was de Thou[48] von der Influenzaepidemie des Jahres 1580 berichtet, auf die des Jahres 1510. Daher läßt er im Jahr 1510 Papst Gregor XIII. (1512–1585) an Influenza erkranken, während dieses Ereignis erst in das Jahr 1580 fällt. Von Zeviani hat Ozanam diese Irrtümer übernommen, und von ihm sind sie dann auch auf spätere Influenzahistoriographen übergegangen.

Im Juli 1518 (nach einer zwölfjährigen Pause) erfolgte in England ein dritter Ausbruch der »Schweißsucht«, der an Bösartigkeit selbst die Erinnerungen an das Jahr 1485 zu überbieten schien. Die Krankheit verschonte die Paläste der Vornehmen ebensowenig wie die Herbergen der Bettler. Kräftige und völlig gesunde Personen wurden so plötzlich von ihr ergriffen, daß man sie mit einem »Straßenräuber« verglich, »der seine ahnungslosen Opfer aus dem Hinterhalt überfällt und zu Boden streckt«. Die Sterblichkeit war so groß, daß an manchen Orten angeblich ein Drittel der Einwohner innerhalb weniger Tage starb. Unter anderem wurden auch viele bedeutende Gelehrte der beiden Universitäten Oxford und Cambridge dahingerafft. Ebenso fiel der Seuche eine Anzahl von Hofleuten aus der nächsten Umgebung des Königs zum Opfer, wie der Geheimschreiber Ammonius von Lucca, die Lords Grey und Clinton, ferner zwei Kammerherren (Sir William Compton und William Carew) und der aus Spanien zurückgekehrte Gesandte Sir Francis Poynes.[49]

Heinrich VIII. (1491–1547), der ursprünglich Erzbischof von Canterbury werden sollte, hatte, wie bereits erwähnt, als Sechzehnjähriger miterlebt, wie sein älterer Bruder, der als Thronfolger vorgesehene Prinz Arthur, am englischen Schweiß starb, und empfand seither eine geradezu pathologische Angst vor dieser Krankheit. Er verließ daher, wie von Furien gejagt, seine Residenz und floh, nur von wenigen Vertrauten begleitet, bald nach diesem, bald nach jenem Ort, um der Seuche zu entkommen. In seiner Begleitung befand sich auch seine erste Frau, Katharina von Aragonien, die während dieser Bedrängnis am 11. Februar 1519 zum Leidwesen des Königs nur ein Mädchen zur Welt brachte, das später als Königin Marie den Beinamen »die Blutige« erhielt.[50] Nach London kehrte Heinrich erst zurück, als die Epidemie völlig erloschen war. Im Britischen Museum befindet sich, von des Königs Hand geschrieben, »ein dicker Band voller Rezepte zur Herstellung von Pflastern, Salben, Mixturen und Abkochungen«, von denen die meisten gegen das »Schweißfieber und die Franzosenkrankheit« helfen sollten.[51]

Während ihrer sechsmonatigen Dauer setzte die Epidemie diesmal auch über den Kanal und befiel Calais. Dort sollen an ihr, wie Thomas Morus in einem Brief an Erasmus von Rotterdam berichtet, nur Engländer erkrankt sein, was jedoch sehr unwahrscheinlich klingt.[52] Vermutlich wollte Morus mit dieser Darstellung nur seinen hypochondrischen Freund, der aus Angst vor der Schweißsucht sogar eine Berufung nach England abgelehnt hatte, beruhigen. Nach Forrestus soll nämlich die »Schweißsucht« auch Brabant, Amsterdam und Antwerpen heimgesucht haben.[53] Interessant ist im Zusammenhang mit dieser Epidemie ein Brief von Erasmus, den er am 31. Mai 1518 aus Basel an Morus geschrieben hat und aus dem zu ersehen ist, daß etwa zwei Monate vor Ausbruch des »Schweißfiebers« in England »ganz Deutschland« von einer grippeartigen Epidemie heimgesucht war, die auch den großen Humanisten nicht verschont ließ. Die Briefstelle lautet:

> »Genau am Himmelfahrtstag (13. Mai) bin ich unversehrt nach Basel gekommen nach einer ziemlich beschwerlichen Reise … In ganz Deutschland wütet eine neue Art Pest, mit Husten und Kopfschmerz, was sich bei manchen zu Gehirnentzündung steigert. Freunde hatten geschrieben, sie sei schon erloschen; nach zehn Tagen ergriff sie mich und setzte mir einige Tage bös zu …«

Es ist durchaus denkbar, daß der »Englische Schweiß« im Jahr 1518 nur ein Ausläufer der über Deutschland dahinflutenden Grippewelle war, die merkwürdigerweise von den Medizinhistorikern kaum erwähnt und beachtet wurde. Thomas Morus, der selbst mehrere Familienmitglieder am »Englischen Schweiß« verloren hatte, sah den Hauptgrund der mörderischen Seuchen darin, daß die plötzliche Übervölkerung und Vergrößerung der

Städte »nicht mit einer gleichzeitigen Verbesserung der gesundheitlichen Verhältnisse einherging.« Unter dem Eindruck des seit 1486 zweimal aufgetretenen Schweißfiebers entwarf er damals in seinem Staatsroman »Utopia« den Plan einer geradezu modernen Gartenstadt. Die Häuser sollten in ihr nicht mehr als drei Etagen haben und in Gärten voller Früchte, Wein und Blumen liegen. Ihre flachen Dächer dachte er sich (die flachen Dächer der Utopia-Häuser) mit zerstoßenem feuerfesten Material bedeckt und die Fenster mit Glas geschützt. Die Straßen sollten 20 Fuß breit sein und saubergehalten werden. Die Wasserversorgung erfolgt über eine Hochdruckleitung, die eine Quelle, die auf einer Anhöhe entspringt, in Ziegelsteinröhren in alle Stadtteile leitet. Zur Zeit von Morus hatten auch die kleineren Städte vielfach Schlachthäuser (Kuttelhöfe), die mit der Fleischbank verbunden waren und wohl stets innerhalb der Stadt lagen. Sie sollen nun außerhalb der Stadtmauern liegen.

»Die Schlachthäuser werden mittelst kleinerer Kanäle, die das Blut und den Schmutz abführen, sehr reinlich gehalten. Von dort bringt man das Fleisch auf den Markt … Daß sich die Schlachthäuser außerhalb der Stadt befinden, hat noch einen anderen Zweck. Man will den Bürgern einen widerwärtigen Anblick ersparen und die Stadt von dem Abfall, Schmutz und tierischen Stoffen freihalten, deren Fäulnis Krankheiten erzeugen könnte.«

Besonders interessant sind jedoch die Ideen, die Morus hinsichtlich der Behandlung von Kranken vorschwebten. Demnach sollten die Hospitäler außerhalb der Stadt liegen:

»Sie sind so weitläufig, daß man sie leicht für Marktflecken halten könnte. Man vermeidet dadurch die Anhäufung und das gar so nahe Zusammenlegen der Kranken, wodurch ihre Genesung verzögert wird; überdies kann man einen Menschen, der an einer ansteckenden Krankheit leidet, völlig isolieren. Diese Hospitäler enthalten im Überflusse alle Heilmittel und alles, was zur Herstellung der Gesundheit erforderlich ist. Die Kranken werden dort mit der liebreichsten und unermüdlichsten Sorgfalt gepflegt, und zwar unter der Leitung geschickter Ärzte. Niemand ist gezwungen, sich dort behandeln zu lassen; aber es gibt gewiß niemand, der im Krankheitsfalle nicht die Behandlung im Hospitale derjenigen zu Hause vorzöge.«[54]

Ebenso wie der dritten Schweißsuchtepidemie in England ging auch der vierten eine grippeähnliche Epidemie in Deutschland (1527) voraus. Von der Krankheit, die mit Schnupfen, Nasenbluten und Fieber einherging, sollen in Deutschland viele Menschen erfaßt und nicht wenige dahingerafft worden sein. Näheres ist über diese Epidemie aus den Briefen der beiden Schwestern (Sabina und Eufemia) des berühmten Nürnberger Ratsherrn und Humanisten Willibald Pirckheimer (1470–1530) zu erfahren, die als Nonnen im Kloster Bergen (bei Neuburg an der Donau) lebten und selbst von dem Übel nicht verschont blieben. Am 6. April 1527 wandte sich Sabina, die Äbtissin des Klosters, an ihren gelehrten Bruder, der sich, obwohl selbst kein Arzt, viel mit medizinischen Fragen beschäftigt hat. Sie schrieb:

»Ich klag Dir treulich, daß Gott der allmächtige so behend unter uns ist kommen und hat uns all miteinander erniedergeschlagen mit einer seltsam Krankheit ... Es sein gar bald vier nacheinander gestorben, drei in 25 Stunden ... Selbst die jungen starken gehen um wie die Halbtoten, daß mir wahrlich leid ist, woher ich nur Köchin und Siechmeisterin soll nehmen ... Wir fasten nit, darbei mag niemand nichts rechts essen noch trinken.«[55]

Neben der allgemeinen Schwäche und Appetitlosigkeit werden in dem Brief noch folgende Symptome angeführt: »Etlich bluten zu der Nasen, bis sie dämisch (besinnungslos) werden, etlich haben ein so heftige Strauchen (Schnupfen), daß sie schier das Gehör verlieren.« Diese schwere Grippeepidemie verschonte auch die umliegenden Dörfer nicht, und gerade die kräftigsten Individuen wurden dahingerafft; in einem weiteren Brief heißt es:

»Es nahm heftig zu, daß in dreien Wochen 11 sturben, Gott sei ihnen gnädig ... Hab 3 arme Menschen (Nonnen) hinnen, ein torets (töricht), ein blinds und eine hat viel Jahr die Franzosen (Syphilis)[56] gehabt, die sind alle drei wieder aufkommen und die starken sind dahingegangen.«

Die Ärzte erkannten die Krankheit nicht; »es ist so ein elends ding mit den Doktern«, klagt die Äbtissin weiter. »Es möcht Gott erbarmen, daß man so gar kein Hilf von ihnen hat. Ich hätt mehr Glaubens an deinen Rot (Rat) denn an alle Doktor zu Ingolstadt[57] (damals eine Universität). Deine Tochter (sie war ebenfalls Nonne) ist sehr schwach und dem Tod kaum entronnen. Wir haben die ganzen Wochen kein Tagzeit gesungen, Gott sei uns barmherzig.«[58]

Nach Kisskalt soll auch Matthias Grünewald (Mathes Gothart) am Englischen Schweiß gestorben sein. Diese Vermutung ist wahrscheinlich auf die ersten Grünewald-Biographien zurückzuführen, in denen irrtümlicherweise als Todesjahr des großen Meisters 1529 bzw. 1530 angegeben wurde. In Wirklichkeit starb jedoch der frühere Hofmaler des Mainzer Erzbischofs am 31. August 1528 in Halle, wohin er nach Niederwerfung der aufständischen Bauern, mit denen er ebenso wie Tilman Riemenschneider sympathisierte, geflohen war. Sein Ableben erfolgte demnach ein Jahr vor dem Auftreten des Englischen Schweißes in Deutschland.[59] Über sein Ende wissen wir nur so viel, daß er einer akut-fieberhaften Krankheit erlag. Der Tod scheint so schnell eingetreten zu sein, daß zu einer schriftlichen Fixierung seines Testaments keine Zeit mehr blieb. Am 1. September 1528 teilten drei Hallenser Bürger dem Rat ihrer Heimatstadt mit, daß »Meister Mathes Gothart, ein Maler oder Wasserkünstemacher allhie zu Halle«, der im Dienst der Stadt stand und da »leider nit viel ausgerichtet« habe, ihnen vor seinem Tod seine letzte Sorge um sein Kind in Seligenstadt und dessen in Frankfurt ruhendes Vermögen übermittelt hätte.[60]

1529 brach die »vierte Schweißfieberepidemie« in England aus. Die Seuche erschien Ende Mai zunächst in den am dichtesten bewohnten Vierteln der Hauptstadt, von dort breitete sie sich dann rasch über das ganze Königreich aus. Zu ihren Opfern gehörten abermals mehrere Hofleute; auch der venezianische Gesandte am Hof von St. James starb an ihr. Da die Seuche Tausende von Menschenleben forderte, bezeichneten sie die zeitgenössischen Chronisten als das »große Sterben« (Great Mortality). Sofort nach Ausbruch der Krankheit verließ Heinrich VIII., ebenso wie vor elf Jahren, fluchtartig seine Hauptstadt »und suchte der Seuche durch beständiges Umherreisen zu entgehen, bis er endlich, des unsteten Lebens überdrüssig, in Tytynhangar sein Verhängnis abzuwarten beschloß. Hier lebte er still und abgeschieden mit wenigen Vertrauten, umgeben von luftreinigenden Feuern und betreut von seinen Ärzten, denen die Genugtuung zuteil wurde, daß die Seuche von dem einsamen Aufenthalte fernblieb.« Das Entsetzen, das die Krankheit einflößte, war so groß, daß die Bauern ihrer Arbeit nicht nachkamen und eine Hungersnot entstand. Diese Epidemie blieb jedoch nicht auf das Inselreich beschränkt, sondern griff alsbald auch auf das Festland über.[61]

Dank der neuen Kunst des Buchdrucks wurde selten über eine Krankheit so viel publiziert wie über den Englischen Schweiß, vieles davon nach dem Hörensagen. Mit der Reformation war das Zeitalter der Flugschriften angebrochen, wobei das Volk nicht nur an den religiösen und politischen Auseinandersetzungen, sondern auch an medizinischen und seuchenprophylaktischen Fragen regen Anteil nahm. Das Übergreifen der Seuche auf das europäische Festland hatte eine Flut von Flugschriften zur Folge, die größtenteils von erwerbslustigen Ärzten und Scharlatanen verfaßt waren. Durch übertriebene Schilderungen versuchten sie die Bevölkerung einzuschüchtern und zugleich von der Unfehlbarkeit ihrer Heilmittel und Behandlungsmethoden zu überzeugen. Eine besonders unheilvolle Wirkung hatten jene Blätter, in denen eine radikale, vierundzwanzigstündige Schwitzkur propagiert wurde, um – im Sinn der galenischen Lehre – den verdorbenen Körpersaft auszuscheiden.

Am 25. Juli 1529 wurde die gefürchtete Seuche mit der infizierten Mannschaft eines aus England zurückkehrenden Schiffes nach Hamburg eingeschleppt. Nach einem Augenzeugen bei Staphorst heißt es:

»Im Jar 1529 gegen Jacobi hefft Godt gesandt ene greulicke Kranckheit aver (über) de Stadt von Hamborg, de schwetende Sicke (schwitzende Seuche), welcke begunde (begann), als de Schipper (Schiffer) Herman Evers quam (kam) uth Engelland mit velen (vielen) jungen Gesellen, darvan sturben in twe (zwei) dagen wohl 12 Personen.«[62]

Die Krankheit, die sich durch eine sehr kurze Inkubationszeit auszeichnete[63], griff rasch um sich und raffte in Hamburg innerhalb von zweiundzwanzig Tagen etwa 1100 Menschen dahin, »denn so viele Särge waren in dieser Zeit von den Schreinern verfertigt worden« (Staphorst). Die damalige Bevölkerung Hamburgs wurde von Laurent auf 12 000, von Stuhlmann auf 18 000 Einwohner geschätzt. Rechnet man von den 1100 Opfern die »normalen« Todesfälle ab, so ergibt sich, daß der Seuche 6–9 Prozent der gesamten Bevölkerung innerhalb von drei Wochen erlegen waren. Die Angst, die diese bisher nur vom Hörensagen her gekannte Krankheit hervorrief, steigerte sich infolge der mörderischen Schwitzkuren zum wahren Paroxismus. Auch die mitunter beschriebene Schweißfriesel dürfte die Folge jener übermäßigen Schweißabsonderung (Hyperhidrosis) gewesen sein. Erst nachdem in der ersten Woche zahllose Menschen gestorben waren, ließ man in Hamburg die unsinnige Schwitzkur fallen und wandte auch hier das gemäßigte »englische Verfahren« an, das nur mit einer etwa vierstündigen Schweißkur verbunden war, was sofort ein steiles Absinken der enorm hohen Todesziffer zur Folge hatte.[64]

Die hohe Sterblichkeit während der ersten acht Tage der Schweißsucht in Hamburg ist vermutlich auch durch zufälliges Zusammenfallen mit dem Eruptionsstadium der gleichzeitig grassierenden Pocken bedingt gewesen. Da auch diese Patienten von ihren verängstigten Mitbürgern für schweißsüchtig gehalten und daher ebenfalls zur unmenschlichen Schwitzkur gezwungen wurden, kam es bei vielen zur tödlichen Variola haemorrhagica mit Blutungen und Schwarzfärbung in der Haut. Da man das auch kennzeichnend für Schweißfieber deutete, wurde das Krankheitsbild noch verworrener. Ein von Staphorst zitierter zeitgenössischer Bericht lautet:

»Wenn se die Hände oder Vothen (Füße) uth der Decken steckende, so waren se todt und schwart und vull Blattern und stuncken so, dat man so fort tho der Erden bestadden (gleich beerdigen) mußte, van groten Stancks wegen.«[65]

Infolge ihrer angeblichen Herkunft aus England wurde die Seuche von den gelehrten Ärzten »Pestis britannica«, »Ephemera« oder »Morbus anglicus« genannt. Das Volk bezeichnete sie auch als »englischen Pip«,[66] also mit einem Namen, der sonst nur für Influenza mit heftigem Husten üblich war. Die Panik, die nach dem Erscheinen der Schweißsucht in Hamburg ausbrach, versuchten päpstlich gesinnte Kreise durch allerlei Gerüchte noch zu steigern, was um so leichter gelang, da sich die Wellen der Erregung nach dem erst vor wenigen Monaten erfolgten Sieg der protestantischen Partei in Hamburg noch nicht ganz gelegt hatten. Die Katholiken interpretierten daher die Seuche als eine Strafe Gottes für die Schließung der Klöster und Vertreibung der Mönche.

Die Nachricht von der Epidemie in Hamburg erreichte bereits zwei Tage später Lübeck, dessen Rat damals noch katholisch war. Da begannen – wie es in Reimar Kocks Chronik heißt – »de papen (Pfaffen) und Monneke (Mönche) lopen (laufen) on der Stadt, und makeden eyn geruchte (Gerücht), wo Godt de Martiner (Lutheraner) tho Hamborch gestraffet hede ...«[67] Doch bereits drei Tage später kam die Schweißsucht auch im noch katholischen Lübeck an, wo an ihr – nach einer zeitgenössischen Chronik – »in kurtzer Zeit viel treffliche feine Bürger gestorben« sind.[68] Die hohe Sterblichkeit erweckte die Erinnerung an die Schrecken des »Schwarzen Todes« von 1349; sogar die Lübecker Mönche, die öffentlich von einem »himmlischen Strafgericht über die Martiner« predigten, wurden nicht verschont. Ihre hohe Anfälligkeit dürfte vor allem auf die mit der Ohrenbeichte zusammenhängenden Infektionsgefahren zurückzuführen sein.[69]

Große Verdienste um die Behandlung der »Schweißsüchtigen« in Lübeck erwarb ein englischer Protestant, Roberto Barus, welcher die Krankheit und ihre rationellere Behandlungsweise schon früher in seiner Heimat kennengelernt hatte. Viele wurden durch ihn gerettet; denn es war auch in Lübeck üblich, die Kranken »tod zu schmoren«.[70] Sehr aufschlußreich ist ein Brief des Lübecker Physikus Giltzheim an den Herzog von Mecklenburg: »Underricht wie man sich vor der schweißenden Kranckheit waren und daryne halten soll.«[71] Aus dem Brief, der um so wertvoller ist, weil Giltzheim Arzt war und selbst die Krankheit durchgemacht hatte,[72] geht hervor, daß die Krankheit durch plötzliches Fieber, große Hinfälligkeit und katarrhalische Erscheinungen der Atmungswege gekennzeichnet war.

Ausgehend von den beiden Hansestädten, verbreitete sich die Seuche entlang der Verkehrs- und Handelswege nach allen Richtungen. Man gewann zuweilen den Eindruck, der Englische Schweiß sei schneller als der Verkehr.[73] Zu seiner schnellen Ausbreitung dürfte auch das zu jener Zeit entstandene Postwesen beigetragen haben. Wurden doch Briefe und sonstige Sendungen nicht mehr von einem einzigen Boten befördert, sondern sta-

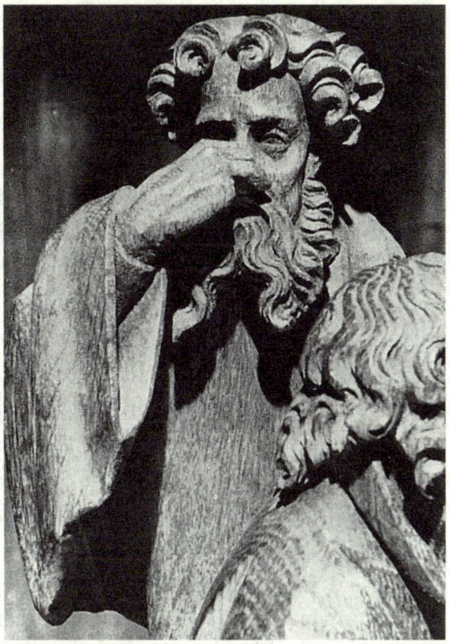

Detail aus dem Bordesholmer Schnitzaltar, den Meister Brüggemann 1521 für die Klosterkirche in Bordesholm schuf. (Schleswig, Dom.) Das Schneuzen galt einst als so natürlich, daß Meister Brüggemann einen sich beim Passachmahl schneuzenden Mann darstellte, der sich dabei sogar der Finger seiner rechten Hand bediente. Das galt als unschicklich, weil man mit der Rechten seine Mitmenschen begrüßte und beim Essen die Fleischstücke aus der gemeinsamen Schüssel heraussuchte (s. S. 1028).

fettenartig von Station zu Station in die Hände eines anderen reitenden Boten übergeben.[74] Auch bei den späteren Grippeepidemien »gehörten Staffelreiter, Postillione und Kutscher oft zu ihren ersten Opfern«, was man mit »Unbilden der Witterung«, denen sie mehr als andere ausgesetzt waren, zu erläutern versuchte.[75]

Als die Schweißsucht im August 1529 Wittenberg erreichte, aus dem schon die Universität wegen einiger Pestfälle nach Jena geflohen war,[76] erkannte Luther sofort, daß seine Gegner die seuchenbedingte Panik gegen die Sache der Reformation ausnutzen könnten, und wehrte sich daher energisch. Er betonte immer wieder, daß die wahre Gefahr in der hypochondrischen Angst und in der unsinnigen Schwitzkur bestünde, vor der in der von ihm veranlaßten Flugschrift (Regimen Vitenbergense) gewarnt wird.[77]

> »Wo in einem Hause jemand sich nur ein wenig klagte« – schreibt Spangenberg – »bald waren die andern über ihm her und mit ihm zum Bette zu, und darnach einen hauffen Federbetten, Peltze und was sonsten fürhanden, alles auf ihn geleget, dazu warm eyngeheitzet, alle Fenster und Thüren auffs fleissigste versperret, dass nicht ein Lüfftlein zum Patienten kommen können.«[78]

Man muß bedenken, daß damals Hochsommer war und die Federbetten, in denen man schlief, ungeheuer schwer, groß und so hochgetürmt waren.[79] Aber auch damit begnügte man sich noch nicht:

»Damit der Krancke ja nicht die Betten von sich werffen köndte, benähte man ihn[80] oder es legten sich bissweilen die andern, so (die) gesundt waren, oben darüber her und beschwerten jn dermassen, daß er weder Arm, noch Beine regen könne.«

Es ist klar, daß in diesem »Vorspiel der Hölle« auch eingebildete Kranke, die sich aus Überängstlichkeit ins Bett gelegt hatten, bald in Angstschweiß gebadet und mit dem berüchtigten Schweißfriesel bedeckt sein mußten. Luther ging damals von Haus zu Haus, riß von den Kranken die Federbetten herunter und stieß die Fenster der Stuben auf, womit er so manchem das Leben rettete. Er selbst schrieb darüber am 29. August an seinen Freund und Mitstreiter Wenzeslaus Link in Nürnberg:

»Es drängt mich, dich zu warnen vor dem Gerücht von der neuen, der englischen Pest. Schenke ihr keinen Glauben und lasse deine Landsleute nicht in Schrecken geraten. Viel Grundloses wird in dieser Sache verbreitet. Das gegen diese Krankheit herausgegebene Regiment (Flugblatt) ist die Ursache, daß viele, wenn sie zu schwitzen anfangen, vor Angst glauben, von ihr befallen zu werden. In Magdeburg sind 800–1000 in Schweiß geraten, alle aber genesen, außer denen, die diese Pferdekur ohne Krankheit getötet hat, nämlich 20–30. Jetzt sehen sie, daß die bloße Angst sie betört hat. So habe ich bei uns viele und auch mich selbst durch Vertreibung der Furcht befreit.«[81]

Nachdem die Seuche in Wittenberg abgeklungen war und die Gemüter sich beruhigt hatten, begab sich Luther Mitte September nach Marburg, wo er sich auf Anregung des Landgrafen Philipp von Hessen mit Zwingli verständigen sollte. Doch die am 1. Oktober angelaufenen Religionsgespräche führten zu keiner Einigung zwischen den Reformatoren, da sie »bereits nach vier Tagen wegen der plötzlich in Marburg aufgetauchten Schweißsucht vorzeitig abgebrochen wurden«, nachdem mehrere Theologen und Fürsten Hals über Kopf die Stadt verlassen hatten. »Sie seynd hier«, schrieb Luther am 4. Oktober, »toll worden mit Schweiss schrecken. Gestern haben sich bei funfzig geleget, deren seynd eins oder zwey gestorben.«[82] Aus dieser nüchternen Feststellung, die sich grundsätzlich von den phantastischen Übertreibungen der meisten Chronisten unterscheidet, ist zu ersehen, daß der als mörderisch verschriene »Englische Schweiß«, solange die Ärzte ihren Patienten nicht mit »höllischen Latwergen« oder »Pferdekuren« zu Leibe rückten, eine Letalität von 2–4 Prozent aufwies, wie sie auch bei der Grippe üblich ist.

Fast um dieselbe Zeit, als sich Luther nach Marburg begab, erreichte die Seuche am 11. September, also gerade zur Zeit der Herbstmesse, Frankfurt am Main,[83] wo sie fast zwei Monate grassierte. Wolfgang Königstein, der sein Tagebuch mit dem Jahr 1520 begonnen hatte, vermerkt unter dem 12. September 1529:

> »Item dies Zeit hot in Krankheit allenthalben angefangen zu wüten, genannt die englische Schweissucht... und viel Menschen jämmerlich umbracht. Es hat solch Krankheit auch hi zu Frankfort in der Herbstmesse etzliche Menschen angetast. Got der allmächtig woll uns all dafor behüten und sin Gnad geben. amen.«[84]

Es ist auffallend, daß – im Gegensatz zu privaten Chroniken und Tagebüchern – in den offiziellen Aufzeichnungen der Stadt Frankfurt in Zusammenhang mit der alljährlichen Herbstmesse keine Angaben über den Englischen Schweiß zu finden waren. Im Bürgermeisterbuch wurden nur »der allgemeine Mangel an Korn und die Hungersnot« erwähnt.[85] Auch in der Chronik der Ratssitzungen war die Seuche nicht verzeichnet. Zweifellos verschwieg man die gefürchtete Schweißsucht in den offiziellen Berichten der Messestadt mit Absicht, da man durch ihr Bekanntwerden einen fühlbaren Schaden in bezug auf den Handel befürchtete.[86] Sogar die Chronik des Schuhmacherhandwerks (1504–1546) berichtet nur von einer »Teuerung des Jahres 1529«, bedingt durch den »kalten Regen«, infolgedessen weder das Getreide noch die Trauben reifen konnten. Da um dieselbe Zeit dreißig Frankfurter Bürger in das von Soliman bedrohte Wien abkommandiert wurden, nannte man seither in Frankfurt saure Weine »Türkenwein«. Vielleicht kam mit der »Frankfurter Abordnung« die Seuche nach Wien, wurde sie doch durch Handel und Verkehr auch in verschiedene Orte, wie z. B. nach Nürnberg, verschleppt.[87]

So berichtet Hecker in seiner Abhandlung »Der englische Schweiß«:

> »Die Belagerung von Wien begann den 22. September, nachdem die englische Seuche in dieser Hauptstadt Österreichs ausgebrochen war. Doch achtete man nicht der inneren Gefahr. Mit rühmlicher Tapferkeit wurden die Stürme der Türken abgeschlagen, und am 15. Oktober zog Soliman ab, nachdem der englische Schweiß nicht weniger unter seinen Schaaren gewüthet hatte, als unter den Belagerten.«[88]

Ebenso wortkarg wie Heckers Bericht sind auch die Mitteilungen aus österreichischen Quellen über die Auswirkungen des Schweißfiebers im belagerten Wien und im Zeltlager der Janitscharen.[89] Man war stolz auf den Sieg und vermied alles, was den Ruhm der Verteidiger hätte schmälern können, wie etwa die Vermutung, zum plötzlichen Abbruch der Belagerung habe auch der frühzeitige Kälteeinbruch und das gefährliche Umsichgreifen der

Seuche im Zeltlager der Janitscharen beigetragen. In manchen deutschen Chroniken wird die Krankheit dennoch erwähnt. So heißt es in Thomas Kantzows »Chronik von Pommern«: »Zur selbigen Zeit lag auch Soliman, der türkische Kaiser, in Hungern (Ungarn) und kham vor Wyne und belagerte das. So kham der Schweiß auch unter sein Kriegsfolck, das er widder zurugge moste.«[90] Allein die Auswirkungen naßkalten Wetters auf Belagerer waren damals bekannt und gefürchtet. In dem kaum achtzig Jahre später entstandenen Shakespeare-Drama »König Heinrich VI.« heißt es spöttisch von den Engländern, die Orléans vergeblich belagerten, »sie sehen kläglich aus wie ersoffene Mäuse« (1. Aufzug, 2. Szene).

Welch panische Angst die Menschen damals erfüllt haben muß, geht besonders aus den phantastischen Schilderungen eines Landsberger Chronisten hervor. Danach soll sich vierundzwanzig Stunden vor Ausbruch des Englischen Schweißes in Landsberg (an der Warthe) »das Friedhofstor am hellichten Tage von allein geöffnet haben«, was von der Bevölkerung sofort als »Vorzeichen eines großen Sterbens« gedeutet wurde.[91]

Ende September 1529 befiel die Schweißsucht auch Holland und Dänemark. In Amsterdam erschien die Krankheit, die man »de sweetende Sieckt« nannte, am 27. September (1529) nachmittags, während die Stadt in einen dichten Nebel eingehüllt war. Sie verschwand nach wenigen Wochen ebenso plötzlich, wie sie gekommen war, nachdem sie täglich mehr als hundert, meist im besten Lebensalter stehende Menschen befallen hatte. In Antwerpen, wo man am 29. September einen feierlichen Umzug hielt, um durch Gebet noch größeres Unheil von der Stadt abzuwenden, brach die Seuche fast noch am selben Tag aus, und sie raffte dort etwa 400 Menschen hin. Unter den Opfern des Englischen Schweißes waren auch der Bürgermeister von Lier und die zwei großen Maler Rogier van der Weyden und Quinten Matsys. Die in Antwerpen jährlich am 29. September stattfindende »Procession de la Suette« erinnerte bis in die jüngste Zeit an diese Epidemie. Auch Mecheln, Brüssel, Gent, Brügge und Mons wurden von der Seuche schwer heimgesucht. Am selben Tag wie in Antwerpen erschien der »Englische Schweiß« auch in Kopenhagen. Er hieß dort »den engelske Sved«. Von Dänemark aus verbreitete sich die Seuche über die skandinavische Halbinsel. In Schweden raffte sie auch den Bruder des Königs Gustav Wasa, Magnus Erikson, dahin. Von hier aus drang die Seuche über Finnland, Polen bis Rußland vor.

Im Dezember 1529 erreichte die Epidemie die Schweiz (Basel, Solothurn, Bern). Da die nach Italien führenden Alpenpässe (der Große Bernhard, der Septimer und der Brenner) in jener Zeit oft schon im Dezember eingeschneit waren, wurde Italien vom Englischen Schweiß verschont. Bei verschiedenen Grippeepidemien bildeten die Alpen in der Winterzeit eine unüberwindliche Barriere, so daß die Apenninhalbinsel von der Seuche unberührt blieb oder erst auf Umwegen und daher später erreicht wurde.[92] Zur fünften und letzten Epidemie des Englischen Schweißes kam es im Jahr 1551. Sie blieb wie die drei ersten auf England beschränkt. Die Seuche brach ganz plötzlich am 15. April in Shrewsbury, der Hauptstadt von Shropshire, aus. Dichte, übelriechende Nebel sollen zuvor den Ufern des Severn entstiegen sein und sich auf die Stadt gelegt haben. Ähnliche Nebel will man vielfach auch dort beobachtet haben, wohin die Seuche sich ausbreitete. »Die Krankheit war so allgemein«, berichtet John Kaye, »daß man befürchtete, die Luft sei verpestet, denn es half keine Vorsicht, auch kein Verschließen der Türen und Fenster. Jede einzelne Wohnung wurde zum Krankenhaus.«[93] Als innerhalb von wenigen Tagen 960 Personen, meist kräftige junge Männer und Familienväter, starben[94], bemächtigte sich der Bevölkerung eine solche Angst, daß viele in hastiger Flucht ihre Rettung suchten und damit die Seuche über das ganze Königreich verschleppten. Diese Epidemie schilderte bereits im darauffolgenden Jahr (1552) John Kaye (1510–1573) in einer volkstümlichen Flugschrift, der um so mehr Bedeutung zukommt, als sie der einzige Bericht eines zeitgenössischen englischen Arztes über den »Sudor anglicus« ist.

John Kaye, Leibarzt Eduards VI. und später der Königinnen Maria und Elisabeth, war während der Epidemie aus London eigens nach Shrewsbury geeilt, um alles genau beobachten zu können. Auch er beschreibt den akuten Beginn mit Fieber und großer Schwäche sowie den üblen Geruch des profusen Schweißes. Er sah, wie die Patienten oft unter heftigem Kopfweh in schwatzhaftes Irrereden verfielen und geistesabwesend wurden. In kräftiger Volkssprache tadelte Kaye in seiner Flugschrift die Völlerei und Trunksucht seiner Landsleute. Sogar im Theater während der Vorstellung pflegten sie Bier zu trinken. So wird in einer Urkunde aus der Shakespearezeit von einem Theaterbrand zu London (1613) berichtet, der von den Zuschauern mit dem Bier aus ihren Humpen gelöscht wurde.[95] In dem unmäßigen Biertrinken sah Kaye den Hauptgrund für die »krankhafte Vollsaftigkeit« seiner Landsleute und ihre besondere Empfänglichkeit für das Schweißfieber. Für das Zustandekommen der epidemischen Schweißsucht war seiner Ansicht nach neben der individuellen Disposition aber auch ein Umweltfaktor notwendig: die ungünstige Witterung seiner Heimatinsel. Waren doch den Schweißfieberausbrüchen gewöhnlich Regengüsse und Überschwemmungen mit dichter Nebelbildung vorangegangen.

1557 kam es abermals zu einer größeren Grippeepidemie. Von Sizilien aus ergriff sie in »schnellem Fluge« ganz Italien, wo sie »Mazzuchi« hieß. Von hier breitete sie sich rasch über Frankreich, Spanien, Deutschland und Holland aus, wo die Witterung in diesem Jahr angeblich sehr feucht und neblig war. Dies alles geschah während der unruhigen Zeit, in der die Franzosen von den Spaniern unter der Führung des (später hingerichteten) Grafen Egmont bei St. Quentin (1557) geschlagen wurden. Die Krankheitsbezeichnung »spanischer Pips« läßt erkennen, daß man eine Einschleppung der Seuche durch die Truppen Philipps II. angenommen hatte. Die Schnelligkeit, mit der die Seuche um sich griff, geht aus der Beschreibung des Forestus hervor, wonach »allein in der holländischen Stadt Alkmar 1000 Personen zu gleicher Zeit befallen wurden, von denen in zwei bis drei Wochen über 200 starben.«[96] Wegen des plötzlichen Erscheinens dachten »etliche Ärzte und Astrologi«, die Seuche entstehe durch die »Influenza (Einfluß) der Sterne« (Influentia astrorum). So schrieb Christian Calenus hinsichtlich der Kontagiosität und Ätiologie dieser Epidemie in einer Greifswalder Matrikel aus dem Jahr 1570 folgendes:

> »Contagiosum dico, quia etsi quidem ab occulta quadam coeli influentia principaliter eum proficisci haud dubium est, tamen eo in loco, quo jam grassabatur inter homines citius eos invadebat, qui cum affectis frequenter conversabantur, quam eos a consuetudine affectorum studiose abstinebant.«[97]

Daraus ist zu ersehen, wie das Seuchengeschehen auch weiterhin im Sinn der mittelalterlichen Astrologie ausgelegt wurde, die aufgrund des ptolemäischen Weltbilds die Erde nach wie vor für das Zentrum des Universums hielt und aus den Sternen das Schicksal einzelner und ganzer Völker deuten zu können glaubte, zumal die kopernikanische Lehre zunächst sowohl von katholischer wie auch von protestantischer Seite nur Ablehnung fand.[98]

Die Grippe von 1580 wurde im Frühjahr von Konstantinopel nach Venedig eingeschleppt, von dort breitete sie sich bis zum Herbst desselben Jahres über Italien, Deutschland, Holland, Frankreich und Spanien aus (H. Conring). Eine auffallende Komplikation dieser Epidemie waren die häufigen Fehlgeburten, deren Ursache das abergläubische Volk im »Anblasen durch Hexen« vermutete. Weyer (1515–1588), der Bekämpfer des Hexenwahns, glaubte dagegen, daß es die »heftigen Hustenstöße« seien, »welche die Frucht im Mutterleibe absterben lassen.«[99] Als die Influenza damals den düsteren Escorial aufsuchte und dabei »kaum jemanden verschont ließ«, erkrankte auch »die mit Zwillingen gesegnete Königin Anna«. Ihr Tod, »eine Folge der influenzabedingten Fehlgeburt«, soll die Ursache dafür gewesen sein, daß ihr Mann Philipp II. »von da an rasch und zusehends alterte«[100].

In Zusammenhang mit dieser Epidemie schreibt Mercurialis an Crato, daß der »Aderlaß bis zum Weißbluten« besonders häufig in Spanien und Portugal angewendet wurde.[101] Allein in Lissabon sollen damals nach Spaan etwa 80 000 Menschen gestorben sein. Zu den Opfern dieser sinnlosen »Therapie«

gehörte unter anderen auch der portugiesische Dichter Luis de Camoes (1524–1580), der in den »Lusiaden« die Fahrt des Vasco da Gama um Afrika herum nach Indien verherrlicht hat.[102] Montaigne (1533–1592), der 1580 kurz nach der ersten Veröffentlichung seiner »Essais« eine Badereise antrat, vermerkte in seinem Tagebuch: »Der Aderlaß wird so stark angewandt, daß die beiden öffentlichen Bäder bisweilen mit reinem Blut gefüllt scheinen.«[103] In jenen Ländern, wo der Aderlaß nur mäßig angewendet wurde, wie in Deutschland, verlief die Krankheit – trotz ihrer hohen Morbidität – in den meisten Fällen relativ harmlos.[104] Aus diesem Grund bezeichnete sie das Volk mit zahlreichen scherzhaften Namen, wie »Pips« oder »Ziep«, wegen des Geräusches, das durch den Krampfhusten erzeugt wurde. Diese volkstümliche Bezeichnung wurde nach den Orten, in denen die Krankheit auftrat, in »Bremer Pip«, »Nürnberger Pipff« variiert.[105] Als weitere Bezeichnungen waren gebräuchlich: »Haanenzipf«, »Hühnerweh«, »Schaffshusten«, »Schaffskrankheit«,[106] »Behaimischer Schafpiffs«[107] und »Gangerlucci« (spielerische Ableitung von »Coqueluche«).

Nach Daniel Sennert (1572–1637) soll die Influenza von 1580 »wegen der häufig auftretenden Lungenentzündung hauptsächlich für Greise sehr gefährlich gewesen sein«.[108] Auf diese Weise starb damals in Vicenza der 72jährige Andrea Palladio († 19. August 1580), einer der bekanntesten Architekten der Spätrenaissance.[109] Dasselbe Schicksal befürchtete man auch bei Papst Gregor XIII., der an der Influenza schwer darniederlag.[110] In Norddeutschland starben im Oktober an der Seuche unter anderen die Bürgermeister von Hamburg, Kiel und Oldesloe.[111] 1593 kam es in Frankreich und Italien abermals zu einem kontagiösen katarrhalischen Fieber (»Febris catarrhalis epidemica«), welches nach Cagnatus große Ähnlichkeit mit der Epidemie von 1580 aufwies.[112] Nach seinen Angaben herrschte die »Influenza« im Juli 1593 in ganz Italien allgemein und besonders in Rom.[113] Anläßlich dieser Epidemie zu einer Zeit, da das rücksichtslose Anhusten und Anniesen der Mitmenschen selbst in Kreisen mit guter Erziehung noch üblich war, empfahl er, in solchen Fällen ein Taschentuch vor Mund und Nase zu halten. Es scheint, als hätte er in Anbetracht der kurzen Inkubationszeit und des oft blitzschnellen Umsichgreifens der Influenza die Gefährlichkeit der beim Husten und Niesen versprühten Schleimtröpfchen vorausgeahnt.

Ein besonders grelles Licht auf die hygienischen Verhältnisse jener Zeit wirft eine »Benimm-Empfehlung« von Jean Sulpice, dem »Knigge der Renaissance«, in seinem »Libellus de moribus in mensa servandis« (1545). Sie lautet: »So du dich schneuzen mußt, sollst du es nicht mit den Fingern tun, sondern dich eines Taschentuches bedienen!« Doch wurde dieser Rat selbst am Hof nur von wenigen befolgt. Man blieb noch lange bei der guten alten Sitte, sich mit den Fingern zu schneuzen, wobei man allein zu beachten hatte, daß es mit der linken Hand geschah, da man sich der Rechten zum Speisen und zur Begrüßung bedienen sollte. Im parfümierten Taschentuch, dem venezianischen »Fazoletto«, sah man noch lange nur einen Putzartikel, den die Damen in der Gesellschaft vor allem beim Tanz tändelnd und kokett in der Hand trugen, um sich bei Erhitzung Luft zuzufächeln oder den Schweiß vom Gesicht abzutrocknen.[114] Nur allmählich wurde das Schneuzen mit den Fingern durch die Benutzung des Schnupftuchs abgelöst.[115] Daß aber das Schnupftuch in hygienischer Hinsicht nur einen scheinbaren Fortschritt darstellte, hatte bereits der scharfsinnige Skeptiker Montaigne (1533–1592) erkannt. Er verurteilte die »neue Unsitte«, die »den Ausscheidungen der Nase ein Privileg einräumt und sie, statt sich ihrer schnellstens zu entledigen, in feiner Wäsche aufnimmt und dann in der Tasche verwahrt«. Dieser Einwand ist nicht ganz unberechtigt, da sowohl ein gebrauchtes Schnupftuch als auch die Tasche unserer Kleidung, die zur Aufbewahrung desselben dient, außerordentlich unhygienische Einrichtungen darstellen.[116]

Die Epidemie von 1658 erstreckte sich von Osten nach Westen. Im Januar war die Krankheit noch in der Gegend von Stettin, und bereits Ende April tauchte sie in London auf, wo sie den Namen »The Vernal Feaver« (Frühlingsfieber) erhielt. Einen Bericht von dieser Epidemie gab der berühmte Londoner Anatom Thomas Willis (1622–1675).[117] Das Katarrhalfieber soll sich in England so schnell verbreitet haben, daß in manchen Städten innerhalb von acht Tagen Tausende erkrankten. In London wurde während eines Monats nahezu der dritte Teil der Bevölkerung befallen. Die Krankheit begann plötzlich »wie angehaucht« (»quodam afflatu«) und verschwand nach sechs Wochen ebenso schnell. Im Gegensatz zu Frankreich verlief sie im allgemeinen leicht, nur schwächliche und alte Personen starben daran.[118] Das war vor allem der wachsenden Zurückhaltung englischer Ärzte gegenüber dem Aderlaß zu verdanken.

Ganz anders in Frankreich, wo der Einfluß der konservativen Humoralmedizin noch immer sehr groß war. Es erscheint heute fast unfaßbar, daß im Zeitalter eines Descartes, eines Pascal, eines Racine, als die gesamte Kulturwelt mit Ehrfurcht auf das geistige Leben dieser Nation blickte, die Ärzteschaft der Pariser Fakultät mittelalterlichen Theorien huldigte und alles Neue, wie etwa die Anwendung von Antimon und Chinin oder die Lehre von Harvey, ablehnte. Das Ergebnis solcher Behandlungsmethoden war, daß Grippeepidemien, die in England oder Deutschland recht harmlos verliefen, in Frankreich unverhältnismäßig viele Opfer forderten. In seiner Komödie »L'Amour Médicin«, in der er einen Streit der Ärzte am Krankenbett verhöhnt, läßt Molière durch eine Schauspielerin erklären: »Wir sollten niemals sagen, dieser Mensch da starb an einem Fieber oder einem Katarrh, sondern er starb an vier Ärzten und zwei Apothekern.«

Über die Epidemie von 1693 gibt uns der Bericht des englischen Arztes Thomas Molineux Auskunft.[119] Die Krankheit war, obwohl sie alle möglichen Personen ergriff, im allgemeinen nicht besonders gefährlich. Es starben nur Personen, die alt oder aber durch häufige Aderlässe geschwächt waren. Nach Molineux herrschte die Epidemie im Oktober in England, zu Beginn des Monats November in Dublin, wo sie erst Anfang Dezember wieder erlosch. Von England aus zog sie dann auf den Kontinent und breitete sich über Nordfrankreich, Flandern und Holland aus.[120]

In Paris verwandelte die Epidemie infolge der andersgearteten Behandlungsmethode abermals ihren Charakter,[121] wurden doch die Kranken durch viele Aderlässe förmlich entblutet. Während dieser Epidemie faßte Lesage (1668–1747), der selbst am Katarrhalhusten litt und als kränklicher Mensch viel mit Ärzten zu tun hatte, den Entschluß, die medizinischen Doktrinen seiner Zeit kritisch zu beleuchten. In seinem satirischen Schelmenroman »Gil Blas von Santillana« (1715–1735) schildert er die französischen Zustände in spanischem Kostüm. Gil Blas, der Held des Romans, kommt unter anderem auch in den Dienst des berühmten Arztes Sangrado,[122] »der die Schere der Parzen seit mindestens vierzig Jahren handhabte«, und darf schon nach kurzer Zeit als Famulus des »großen Meisters« selbst praktizieren, wozu nur die Kenntnis zweier Methoden genügt, »um alle Krankheiten der Welt heilen zu können«. Diese beiden Methoden sind »Aderlassen und Wassertrinken«. So ließ Sangrado dem ersten gemeinsamen Patienten, einem alten Lizentiaten, von einem Wundarzt 24 Unzen Blut abzapfen. Damit berührt Lesage die Methode des Aderlassens, die damals so manchem Patienten zum Verhängnis wurde. Trotzdem durfte von diesen Universalmitteln nicht abgewichen werden. Starb der Kranke, so war die Ursache nicht die falsche Behandlungsweise, sondern der Tod trat ein, weil der Kranke »nicht genug Wasser getrunken hatte und weil er nicht genug zur Ader gelassen worden war«.

Ein Ausläufer dieser Epidemie erreichte im Frühjahr 1694 auch Wien. Eine Beschreibung dieser Hustenseuche verdanken wir Baldinger, der ebenso wie Donius (bei der ätiologischen Deutung der Epidemie von 1626) die Ansicht vertrat, daß man durch Erkältung zu dieser Erkrankung prädisponiert wurde. Auch der berühmte Kanzelredner des Stephansdoms, der Barfüßermönch Abraham a Sancta Clara (1644–1709), war der Ansicht, daß der »Schafshusten«, wie er die Influenza in seiner derb-volkstümlichen Art bezeichnete, eine Erkältungsfolge der »unvernünftigen und schamlosen neuen Damenmode« sei, mit entblößtem Busen umherzulaufen und sogar die heilige Messe zu besuchen.[123]

In den Jahren 1729/30 überzog Europa eine Influenzaepidemie, die von Rußland aus ihren Ursprung genommen haben soll. Bereits im Monat April herrschte die Grippe in Moskau. Am 7. Mai 1729 schrieb Büchner dann in seinen »Miscellanea«:

»Es sind mit der gestrigen Post wieder Briefe aus Moskau eingelaufen, welche melden, wie die plötzlich durch die gantze Stadt sich entsponnene Kranckheit verursachet, daß der Kayser nebst denen meisten Ministers, sich in höchster Eile von dort nach einem bis 30 Meilen von Moskau entfernten Lustschloß begeben hätte.«[124]

Von Rußland aus verbreitete sich die Epidemie in westlicher Richtung über Skandinavien, Deutschland, Österreich, England, Frankreich, um schließlich in Italien zu erlöschen.[125] Nach Pelargus (J. Storch) blieb in den befallenen Orten von der Seuche kaum jemand verschont: »Vom 16ten November 1729«, schrieb er, »bis zum Ende des Monats war die Niederlage am größten, da es auch die Medicos betraff, solchergestalt, daß wir allhier binnen zwei Tagen collegialiter lagen.«[126]

Nach Löhr soll diese Grippewelle, »die durch ihre hohe Sterblichkeit die Menschen mit Angst und Sorge erfüllte, auch an dem geringen Erfolg der Erstaufführung von Bachs Matthäuspassion schuld gewesen sein und es ermöglicht haben, daß die Partitur auf dem Dachboden der Thomaskirche zu Leipzig verstaubte, bis sie Mendelssohn-Bartholdy aus hundertjähriger Vergessenheit wieder erweckte«.[127] Diese Darstellung, die gleichzeitig ein etwas verspäteter Rehabilitierungsversuch des verständnislosen Leipziger Rates und Publikums sein sollte, klingt zwar zunächst einleuchtend, hat aber den Nachteil, daß sie historisch nicht stimmt. Denn Leipzig wurde erst im November 1729 von der Grippe heimgesucht, während die Erstaufführung der Matthäuspassion in der Thomaskirche bereits am Karfreitag (den 15. April 1729) erfolgt war.[128] Es ist ferner bekannt, daß sich das gespannte Verhältnis zwischen Bach und seinen engherzigen Vorgesetzten um jene Zeit so verschlechtert hatte, daß der Thomaskantor allen Ernstes entschlossen war, Leipzig zu verlassen.

Außerdem entspricht es aber auch nicht den Tatsachen, daß die Epidemie von 1729 eine »hohe Sterblichkeit« aufgewiesen hätte. In der Abhandlung des Pelargus (alias Storch) wird betont, daß von den 145 Grippepatienten, die er damals behandelte, nur zwei starben, aber auch diese waren bereits vorher »durch ein anderes Leiden vom Tode gezeichnet«[129]. Dasselbe ist auch aus einem Brief Bachs vom 18. Oktober 1730 zu ersehen:

»Meine itzige Situation«, klagt der verbitterte Meister, »belaufet sich auf etwa 700 Thaler, und wenn es etwas mehrere, als ordinairement, Leichen gibt, so steigen auch nach proportion die accidentia; ist aber eine gesunde lufft, so fehlen hingegen auch solche, wie denn voriges Jahr an ordinairen Leichen accidentia über 100 Thaler Einbuße gehabt.«[130]

Die Einbuße von »über 100 Thaler« ergab sich aus dem Verschontbleiben von der schwereren Epidemie des Jahres 1729, wodurch nicht nur die traditionellen musikalischen Umrahmungen der Leichenbegängnisse mit dem Thomanerchor, sondern auch die daraus entspringenden Nebeneinnahmen des Thomaskantors wegfielen.[131]

Bereits 1732 kam es abermals zu einer gewaltigen Grippewelle. Mitte November hatte sie, von Osten kommend, Thüringen erreicht und breitete sich dann über Deutschland, die Schweiz und Holland aus. Im Januar 1733 trat sie in Frankreich, im Februar in Italien und Spanien auf. Bis zum Herbst hatte sie ganz Nordamerika, Jamaika, Barbados, Peru, Mexico und Chile überflutet. John Huxham (1694–1768) nennt diese Pandemie »morbus maxime omnium epidemicus«[132]. Während dieser Pandemie wurden zum ersten Mal die Bezeichnungen »Grippe« und »Influenza« als eigentliche Krankheitsnamen angewendet. In Frankreich nannte man die Krankheit »la grippe«, nach Marigné abgeleitet vom französischen »gripper« (ergreifen).[133] Andere sind der Meinung, der Krankheitsname stamme aus dem Osten, und zwar vom russischen Wort »chripu« (Heiserkeit).[134] Den Namen »Influenza« leiten einige Autoren von dem lateinischen Worte »influere« ab und meinen, man habe mit dieser Bezeichnung andeuten wollen, daß die Krankheit ihre Entstehung einem eigentümlichen Einfluß der Sterne oder der miasmatisch verunreinigten Atmosphäre zu verdanken habe. Andere wieder nehmen an, die Bezeichnung Influenza sei dadurch aufgekommen, daß viele italienische Chroniken, die über diese Krankheit berichtet haben, von einem Einfluß der Kälte (»una influenza di freddo«) sprachen und somit im Lauf der Zeit das Wort »Influenza« für die Krankheit selbst gehalten wurde.[135]

Im Jahr 1762 kam es zu einer weltweiten Influenzaepidemie, deren Kardinalsymptom eine erhebliche Heiserkeit war, die oft zu totaler Aphonie führte, so daß in zahlreichen Städten Frankreichs und Italiens die Messen ohne Gesang verliefen, »da infolge der Influenzaepidemie die meisten Sänger erkrankt waren oder infolge der heftigen Kehlkopfentzündung eine heisere Stimme hatten«. In einem Brief des berühmten Jesuitenpaters Roger Joseph Boscovich (1711–1787) wird erwähnt, daß die noch gesunden Mitglieder des sixtinischen Chores (in Rom) des öfteren die berühmte Johannishymne (»Ut queant«) des Guido von Arezzo (995–1050) gesungen hätten, »in der Hoffnung, daß dieses Lied sie vor Heiserkeit schützen möge«.[136] Auch der Kantor und Kanonikus des Hamburger Domes, Johannes Mattheson (1681–1764), der nach seiner Ertaubung zu einem außerordentlich fruchtbaren Musikkritiker und Schriftsteller wurde, erklärt in seinem großen Werk »Orchester« den Sinn und die Entstehung der Johanneshymne folgendermaßen:

»Ut queant usw. wurde in den damaligen Zeiten, so dieses Lied den Apotheken großen Abbruch that, als ein unfehlbares remedium wider die Heiserkeit der Kehlen geachtet und dem St. Johanni deswegen zugeschrieben, weil er in der Schrift Vox clamantis, die Stimme eines Ruffers oder Predigers in der Wüste genennet wird. Wenn nun einer heiserig war, so ließ er sich flugs den Hymnus: Ut queant usw. herplärren, dann war der Teufel und der Aberglaube bei der Hand und halffen in dem Augenblick. Ob nun damals eben Bruder Aretin (Guido von Arezzo) mit seiner Stimme gespannet gewesen sey, oder ob sonst seiner Klosterköpffe einer sich verkältet gehabt, das kann man so genau nicht wissen, genug ist, daß dieses der eigentliche Grund ist, warum der Johannisgesang und sonst kein anderer diesem herrlichen Invento hat herhalten müssen!«[137]

Die größte Influenzapandemie des 18. Jahrhunderts begann im Herbst 1781 und überflutete im darauffolgenden Jahr den ganzen Erdball. Im Dezember erreichte die »chinesische Krankheit« Sibirien und das europäische Rußland und gelangte über Moskau im Januar 1782 nach St. Petersburg. Von hier aus drang sie westwärts und überflutete ganz Deutschland und die meisten übrigen Länder Europas, wo sie wegen ihrer angeblichen Herkunft meist unter den Namen »russischer Pips«, »russischer Catarrh«, »Morbo russo«, »Catarrho russo«, »Tussis Russa« usw. bekannt wurde.[138]

Das schnelle Umsichgreifen der Grippe in den Kreisen der oberen Zehntausend wurde – abgesehen von der Unsitte des Schnupfens – besonders durch die ungesunde, überhitzte Atmosphäre der Prunksäle gefördert. Pflegte man doch bei großen Festlichkeiten Hunderte von Kerzen in den Kronleuchtern und Wandarmen anzuzünden. So verbrauchte Marie Antoinette in einer Zeit größter wirtschaftlicher Not jährlich allein für Kerzen 160 000 Franken.[139] Der Fächer war bei solchen Gelegenheiten kein Luxus, sondern eine Notwendigkeit. Die Hitze war aber noch nicht das Schlimmste. Als Paul I. (1754–1801) einen Ball in seinem feuchten, düsteren Schloß Michajlowskij veranstalten ließ und auf seinen Befehl in den Sälen Tausende von Kerzen angezündet wurden, erzeugten diese einen solchen Nebel, daß die Gäste einander nur mit Mühe erkennen konnten. Im dichten Dunst schienen die goldbestickten bunten Seidenroben der Damen von einer grauen Eintönigkeit zu sein.[140] Das Tanzen in einer solchen Atmosphäre, in der das Verdunsten von Schweiß nicht möglich ist, sowie das plötzliche Abkühlen durch den Genuß eiskalter Getränke und das Aufsuchen der luftigen Parkanlagen mußten zwangsläufig zu »Erkältungen en masse« führen, die im Fall einer Grippe infektbahnend wirkten. Zu einer solchen grippalen Masseninfektion der russischen Aristokratie kam es im Januar 1782, als

Fürst Potemkin in seinem Petersburger Palais zu Ehren Katharinas einen großen Ball veranstaltete, wobei in den Festsälen »hundertvierzigtausend Lampen und zwanzigtausend Wachskerzen angezündet wurden«[141].

Interessante Ausführungen über die Epidemiologie und mutmaßliche Ätiologie dieser Pandemie verdanken wir keinem Geringeren als Immanuel Kant, der selbst von der Influenza (im März 1782) ergriffen wurde, wodurch es in seinem »äußeren Tagewerk«, das nach Heine so leidenschaftslos und regelmäßig ablief wie »die große Uhr der (Königsberger) Kathedrale« und in dem alles (»Aufstehen, Kaffeetrinken, Schreiben, Kollegienlesen, Essen, Spazierengehen«) seine bestimmte Zeit hatte, zu einer ernsten Störung kam. Etwa zwei Wochen unterblieben seine traditionellen Spaziergänge entlang der Lindenallee, nach denen die biederen Königsberger angeblich ihre Uhren zu richten pflegten. Aber bereits am 18. April 1782 veröffentlichte Kant in der Beilage zum 31. Stück der »Königsbergischen gelehrten und politischen Zeitung« eine »Nachricht an die Ärzte« mit der Bitte, »man solle doch dem Gang dieser Krankheit, die nicht durch die Luftbeschaffenheit, sondern durch bloße Ansteckung sich auszubreiten scheint, so weit als möglich nachspüren«. In einem Brief an Hofrat Metzger vom 31. Dezember 1782 vertrat Kant die Meinung,

> »daß die Epidemie selbst von der Westküste Amerikas her seyn möge, weil die Russen dieselbe nun allererst zu besuchen anfangen (Alaska war damals noch russischer Besitz). Von da können sie sie nach den kurilischen Inseln gebracht haben, mit welchen sie gleichfalls Verkehr treiben von da sie dann durch eine, mir zwar unbekannte, aber doch vermuthliche Gemeinschaft der unter China gehörigen Mansuren (Mandschus) vom Amurstrom aus, mit gedachten kurilischen Inseln (des Pelzwerks wegen) nach China und so weiter verbreitet werden können.«

Wie groß Kants Interesse an dieser Epidemie war, ist auch daran zu ersehen, daß er sich an die verschiedensten Stellen wandte, um Einzelheiten über ihre Verbreitungsweise zu erhalten. Man hat den Eindruck, als wollte der Philosoph nach der anstrengenden Arbeit an seiner »Kritik der reinen Vernunft«, die er im vorhergehenden Jahr (1781) beendet hatte, »den zu straff gespannten Bogen seines Geistes durch anderweitige Beschäftigung etwas entspannen«. Obwohl das Gebiet der Epidemiologie für Kant ein völliges Neuland war, sprach er aufgrund logischer Überlegungen und scharfer Beobachtung eine Reihe von Vermutungen aus, die in einem diametralen Gegensatz zur »miasmatischen Auffassung« der damaligen Ärzte standen. Das meiste Aufsehen erregte er mit der »kontagionistischen Ansicht, daß der russische Handel nach China ein paar Arten schädlicher kleiner Insekten überbracht habe, die sich mit der Zeit wohl weiter verbreiten dürften«[142]. Die meisten Ärzte lehnten jedoch »Kants neueste Theorie« rundweg ab und machten sich darüber lustig, daß es dem »Chinesen von Königsberg« nunmehr auch gelungen sei, sogar das »Ding an sich« der Influenza zu erkennen, was den großen Königsberger sichtlich verärgerte.[143]

Im allgemeinen glaubte man jedoch, daß die Influenza durch einen »miasmageschwängerten Westwind« von Osten her über das Abendland gekommen sei. Das geht auch aus einem Brief von Fräulein von Göschhausen hervor, die zu Goethes Freundeskreis gehörte: »Die verrügte Seuge« – heißt es darin – »die ein unseliger Sturm von Astrachan über ganz Deutschland gejagt haben soll, verschonte auch unser Weimar nicht.«[144] Im Gegensatz zu Kants Meinung, die Influenza verbreite sich postschnell, glaubte man, daß ihre Expansion »mit Windeseile«, also mit größerer Schnelligkeit als der menschliche Verkehr erfolgen würde. Aus diesem Grund verwarf man auch alle Isolierungs- und Desinfektionsregeln. Dennoch hatte Kant recht, denn nie war eine Seuche schneller als der Verkehr. Die äußerst engen und unbequemen Postwagen, »in denen die Passagiere oft wie Heringe in einer Tonne zusammengepfercht« wurden, waren für die Verschleppung der Grippe geradezu prädestiniert. Lichtenberg (1742–1799) fand schon das Äußere der Postkutsche symbolisch:

> »Die Sachsen streichen ihre Postwagen rot an als die Farbe der Marter und bedecken sie mit Wachslinnen, nicht wie man glaubt, um die Reisenden gegen die Sonne und den Regen zu schützen, sondern aus derselben Ursache, warum man denen, die gehenkt werden sollen, eine Mütze über das Gesicht zieht, damit nämlich die Umstehenden nicht die gräßlichen Gesichter sehen mögen, die jene schneiden.«

Die »Postschnecke«, wie man den Thurn-und-Taxisschen Postwagen nannte, brauchte damals von Königsberg nach Berlin sieben Tage, von Breslau nach Berlin vier Tage, von Berlin nach Leipzig eineinhalb Tage, von Leipzig nach Frankfurt sieben Tage.[145] Das war auch das Tempo der Grippeausbreitung.

Schon Jahre vor Napoleons Kaiserkrönung schwelgte ganz Frankreich in der Vorstellung, das Erbe des Imperium Romanum angetreten zu haben. Alles drängte auf eine neue Renaissance der Antike. Aus diesem Zeitgeist entsprang der Klassizismus, der sich nicht nur in der Kunst und Architektur, sondern auch in der Mode widerspiegelte. Selten hat es eine Zeit gegeben, die sich in solchem Maß und mit solcher Leidenschaft in eine vergangene Lebensform versetzen wollte. Zopf und Puderperücke schwanden und machten dem kurzgeschnittenen Haar, das man bei Frauen »Tituskopf« nannte, Platz. Egon Friedell schreibt:

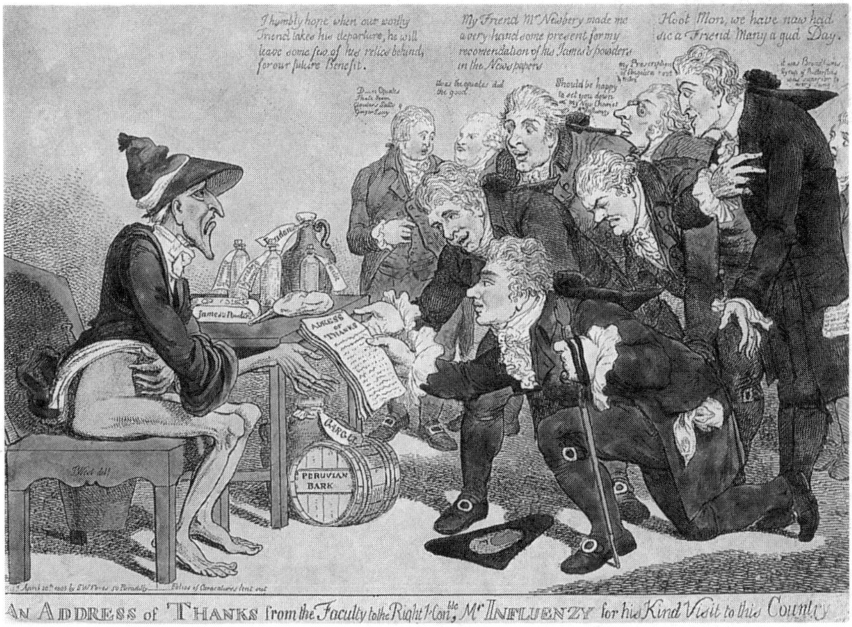
I humbly hope when our worthy Friend takes his departure, he will leave some few of his relics behind, for our future Benefit.
My Friend Mr Newbery made me a very handsome present for my recomendation of his James's powders in the Newspapers
Hoot Mon, we have naw had sic a Friend Many a gud Day.
Should be happy to set you down in My New Chariot
PERUVIAN BARK
An Address of Thanks from the Faculty to the Right Honble Mr Influenzy for his Kind Visit to this Country

Englische Karikatur aus dem Jahr 1803 über eine Influenzaepidemie mit hoher Morbidität. Links sitzt Mister Influenzy auf einem Leibstuhl und empfängt eine Ärzteabordnung, die sich für den freundlichen und einkommensteigernden Besuch bedankt.

»Im Kostüm suchten sich die Frauen der antiken Nacktheit zu nähern, indem sie nur ein einziges Kleidungsstück verwendeten, die tunique, die wegen ihres hemdartigen Schnitts auch chemise genannt, Hals, Brust und Arme und Beine frei ließ, wozu sie höchstens noch fleischfarbene Trikots und einen Shawl aus Kaschmir trugen, dessen anmutige Drapierung eine schwierige und heißgeübte Kunst war; die ebenfalls nackten Füße steckten in Sandalen oder flachen Bänderschuhen. Diese Kleidung war natürlich höchst ungesund, zumal da die Tunika nur aus ganz leichten Stoffen bestehen durfte, und man nannte daher den Katarrh, an dem die Damen litten, die Mousseline-Krankheit.«[146]

Da Paris schon damals auf dem Gebiet der Mode tonangebend war, wurden die antikisierenden Damenkostüme nicht nur in den Nachbarländern, sondern auch im fernen Rußland trotz des viel kälteren Klimas begeistert aufgegriffen.

1805 erreichte die Grippe, von Osten kommend, abermals Rußland und machte nicht einmal vor den Adelspalästen von St. Petersburg und Moskau halt. Kennzeichnenderweise beginnt Tolstois berühmter Roman »Krieg und Frieden« im Juni des Jahres 1805 mit der Abendeinladung der bekannten Hofdame Anna Pawlowna Scherer an den Fürsten Wassilij.

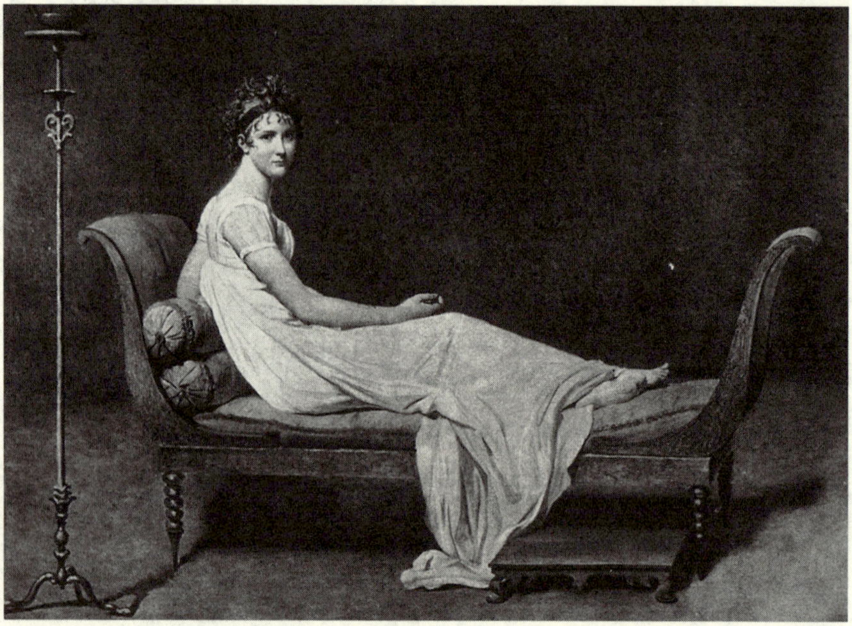

Jacques Louis David (1748–1825), Madame Récamier in antikisierendem Damenkostüm (1800), Paris, Louvre.

Anna Pawlowna hustete seit einigen Tagen; sie hatte die Grippe, wie sie sagte – Grippe war damals ein neues Wort, das nur von einigen wenigen vornehmen Leuten gebraucht wurde. Auf allen Einladungen, die sie am Morgen durch einen Lakaien in roter Livree abgesandt hatte, hatte ohne Ausnahme folgendes gestanden:

> »Si vous n'avez rien de mieux à faire, Monsieur le comte (oder: mon prince), und wenn die Aussicht, bei einer armen Kranken den Abend zu verbringen, Sie nicht allzusehr abschreckt, so würde ich mich freuen, Sie zwischen 7 und 10 Uhr bei mir zu sehen. Annette Scherer.«[147]

Auffallend bei diesem Schreiben ist, daß die hustende Hofdame offenbar keine Ahnung von der Kontagiosität der Grippe hatte, denn sonst hätte sie es wohl nicht gewagt, mit ihrer Einladung – nur um sich zu zerstreuen – die Crème des russischen Hochadels der Gefahr einer Ansteckung auszusetzen. Dies geschah zu einer Zeit, als Napoleon mit seiner Armee Richtung Wien marschierte und in Rußland die Offiziere Abschied nahmen. Mit den russischen Truppen, die den Österreichern zur Hilfe eilten, wurde die Grippe nach dem Westen verschleppt. Bereits eine Woche nach der »Dreikaiserschlacht« bei Austerlitz, wo Napoleon am 2. Dezember 1805 die verbündeten Russen und Österreicher vernichtend schlug, erreichte die Grippewelle Frankreich. In Paris und Versailles grassierte sie besonders in den Monaten Januar und Februar des Jahres 1806, bei der Hautevolée noch immer als »Mousseline-Krankheit« bezeichnet.

Von schwerwiegender, geradezu weltgeschichtlicher Bedeutung war dagegen ein grippaler Infekt, der Napoleon vor Moskau befiel. Am 5. September 1812 erblickten die Franzosen das russische Heer. Es hatte die befestigten Höhen von Borodino besetzt, um die Mosnaisker Chaussee, die Zugangsstraße nach Moskau, zu verteidigen. Napoleon, der bei Winterfeldzügen heizbare Steigbügel benutzte, so daß er bei härtester Kälte stundenlang mit warmen Füßen im Sattel sitzen konnte, war an einem grippalen Infekt erkrankt, der ihn vor und während der Schlacht bei Borodino in seiner Entscheidungskraft geradezu lähmte. In der Nacht vor der Schlacht schlief er schlecht. Er hatte Fieber, Husten und konnte vor Heiserkeit kaum sprechen. Am nächsten Tag nahm Napoleon zum erstenmal persönlich nicht am Kampfgeschehen teil. Die Schewardiner Schanze, wo er sich aufhielt, befand sich im Rücken der französischen Armee; das Schlachtfeld war, durch Hügel verdeckt, nur schlecht zu übersehen. Der Kaiser setzte sich lethargisch ab und zu auf einen zusammenklappbaren Feldstuhl und hörte die Meldungen der Kuriere kaum an. Eine Kavallerieattacke Murats warf Kutusows ganzen linken Flügel über den Haufen, Latour-Mauborgs Reiterei nahm die Höhen von Semionowski: der Weg zum Sieg stand offen. Die russischen Stellungen waren durchbrochen und umzingelt. Die Marschälle Ney und Murat baten dringend um Verstärkung, doch der Kaiser zögerte, seine Garde, die 20 000 Mann stark war, einzusetzen. Diesen Umstand nutzten die Russen aus: Ihr Feldherr Fürst Bagration stellte die durchbrochene Linie wieder her. Die Marschälle flehten von neuem um Verstärkung, doch vergeblich.[148] Um die Mittagszeit war der rechte französische Flügel so weit in das russische Heer eingedrungen, daß es nur eines letzten Stoßes bedurfte, um die Schlacht – vielleicht den ganzen Feldzug – zu entscheiden. Doch der flehentlichen Bitte der Marschälle, die Garde einzusetzen, kam Napoleon nicht nach. Als Napoleon die Garde endlich hergab, war es bereits zu spät: Die Russen waren in voller Ordnung zurückgegangen und hatten ihre Armee gerettet.

Eine größere Grippeepidemie, die ebenfalls von Osten kam, begann 1830 und zog auf dem europäischen Festland bis 1833 umher. Ende Februar 1832 tauchte sie in Weimar auf. Auch Goethes letzte Krankheit scheint eine Grippepneumonie gewesen zu sein. Am 15. März hatte sich der greise Dichter »auf einer Spazierfahrt bei kaltem windigen Wetter« erkältet. In der Nacht vom 15. zum 16. März traten bei ihm Frösteln und abwechselnd Hitzewellen sowie trockener Husten mit Schmerzen in der Brust auf, so daß morgens der Hausarzt Vogel geholt werden mußte. Dieser faßte den ganzen Zustand – »bei dem hohen Alter des Kranken« – sofort bedenklich auf, zumal er »in den letzten Wochen (in Weimar) mehrfach Gelegenheit hatte, zu beobachten, wie dergleichen katarrhalische Zufälle in tödliche Nervenfieber übergingen.«[149] Vogel erwähnt im Krankheitsbericht wiederholt zähen, klebrigen Auswurf, einmal ist er sogar als »kaffeebraun« (also wohl blutig) bezeichnet.[150] Nach siebentägigem Leiden erlahmte die Herzkraft. »Der Stickfluß« – schreibt Freudenberg – »ist das terminale oder agonale Symptom der schweren Grippeinfektion, die auch in der Todesanzeige des Dichterfürsten als ›Katarrhalfieber‹ angegeben ist.«[151]

Denkwürdig ist, daß die von Goethes Schwiegertochter Ottilie unterzeichnete Todesanzeige zwei verschiedene Fassungen aufweist; in der einen heißt es, daß Goethe »nach kurzem Krankseyn, am Stickfluß, infolge eines zurückgeworfenen Katharrhalfiebers« gestorben sei, während ihn die andere Fassung infolge eines »nervös gewordenen Katharrhalfiebers« sterben läßt. Beide Fassungen liegen in Einzeldrucken vor. Versandt worden ist aber nur die letztere Version, während die andere zwar im »Weimarischen Wochenblatt« (Nr. 125 vom 27. März 1832) veröffentlicht wurde, als Sendeblatt jedoch zurückgezogen wurde. Dies erfolgte auf den Wunsch von Dr. Vogel, denn man verstand damals »unter einem zurückgeworfenen ein rückfällig gewordenes Fieber«, und der behandelnde Arzt mußte befürchten, daß diese Formulierung zu seinen Ungunsten ausgelegt werden könnte.[152] Das kurze Leiden als Folge einer akuten Krankheit erklärte auch, warum »nirgends am Körper« – wie Eckermann sagt – »eine Spur von Fettigkeit oder Abmagerung oder Verfall« zu sehen war. Obwohl eine Sektion nicht vorgenommen wurde, kann die von verschiedenen Literaturhistorikern als Todesursache angegebene Tuberkulose ausgeschlossen werden. Schon das

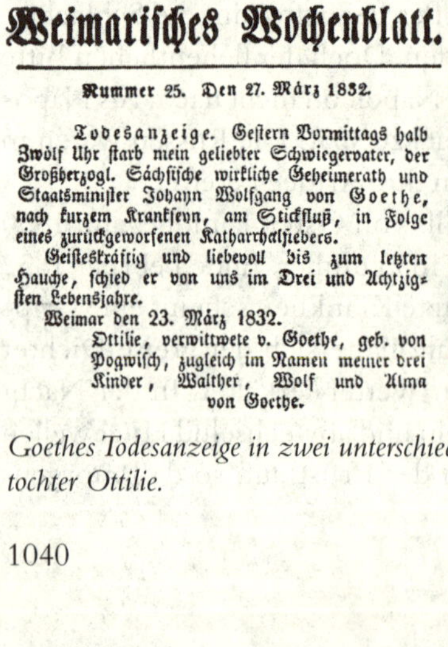

Weimarisches Wochenblatt.

Nummer 25. Den 27. März 1832.

Todesanzeige. Gestern Vormittags halb Zwölf Uhr starb mein geliebter Schwiegervater, der Großherzogl. Sächsische wirkliche Geheimerath und Staatsminister Johann Wolfgang von Goethe, nach kurzem Krankseyn, am Stickfluß, in Folge eines zurückgeworfenen Katharrhalfiebers.

Geisteskräftig und liebevoll bis zum letzten Hauche, schied er von uns im Drei und Achtzigsten Lebensjahre.

Weimar den 23. März 1832.

Ottilie, verwittwete v. Goethe, geb. von Pogwisch, zugleich im Namen meiner drei Kinder, Walther, Wolf und Alma von Goethe.

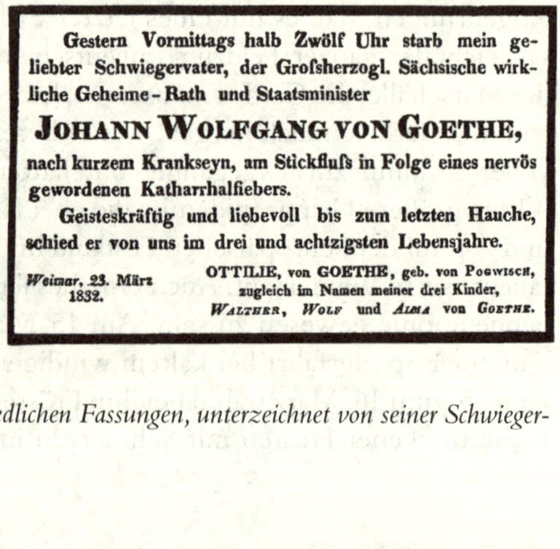

Gestern Vormittags halb Zwölf Uhr starb mein geliebter Schwiegervater, der Grofsherzogl. Sächsische wirkliche Geheime-Rath und Staatsminister

JOHANN WOLFGANG VON GOETHE,

nach kurzem Krankseyn, am Stickflufs in Folge eines nervös gewordenen Katharrhalfiebers.

Geisteskräftig und liebevoll bis zum letzten Hauche, schied er von uns im drei und achtzigsten Lebensjahre.

Weimar, 23. März 1832.

OTTILIE, von GOETHE, geb. von Pogwisch, zugleich im Namen meiner drei Kinder, *Walther*, *Wolf* und *Alma* von Goethe.

Goethes Todesanzeige in zwei unterschiedlichen Fassungen, unterzeichnet von seiner Schwiegertochter Ottilie.

Äußere des Körpers, dessen »Pracht« auch noch im Tod Eckermann nicht genug zu rühmen weiß, spricht dagegen.

Besonders gefürchtet war das Umsichgreifen der Grippe in den Krankenhäusern, vor allem wegen der häufigen pneumonischen Komplikationen. Patienten, die wegen verschiedener Leiden eingeliefert waren, erkrankten nun noch zusätzlich am »russischen Katarrh«, wie man die Infektion allgemein bezeichnete. »Hier«, schrieb der junge Wiener Arzt Berg, der die Pariser Krankenhäuser besuchte, »vermag man zu verfolgen, wie sie (die Grippe) von Bett zu Bett schreitet und dabei so manchen Patienten den Gnadenstoß erteilt.« Die Grippeausbreitung in den Krankensälen erklärte er sich mit der »Unsitte des Schnupfens«, der das »rohe Pflegepersonal«[153] gerade während der Epidemie gewissermaßen aus prophylaktischen Gründen besonders huldigte.

Heine, der wiederholt an grippeähnlichen Infekten erkrankt war und auch von der Epidemie 1833 nicht verschont blieb, hat die »Schnupfsucht der Krankenwärter« in einem kleinen Meisterstück der Desillusionierung, dem Gedicht »Frau Sorge«, persifliert:

»An meinem Bett in der Winternacht
Als Wärterin Frau Sorge wacht.
Sie trägt eine weiße Unterjack,
Ein schwarzes Mützchen, und schnupft Tabak.
Die Dose knarrt so gräßlich,
Die Alte nickt so häßlich.
Mir träumt manchmal, gekommen sei
Zurück das Glück und der junge Mai
Und die Freundschaft und der Mückenschwarm –
Da knarrt die Dose – daß Gott erbarm,
Es platzt die Seifenblase –
Die Alte schneutzt die Nase.«[154]

Anläßlich der Grippeepidemie 1836/37 schrieb Heine am 11. Februar 1837 aus Paris an August Lewald:

> »Wenn Sie die Grippe nicht haben, so rate ich Ihnen, den Göttern dafür aufs schönste zu danken. Ich fühle mich endlich ebenfalls erreicht von dieser charakterlosen Justemilieu-Krankheit, die Ludwig Philipp erfunden zu haben scheint, wodurch man weder leben noch sterben kann, eine Cholera ohne Gefahr und Poesie.«

Höchst charakteristisch für diese Influenzawelle war die enorme Schwäche und Hinfälligkeit der von ihr betroffenen Patienten. So schreibt Berg, daß

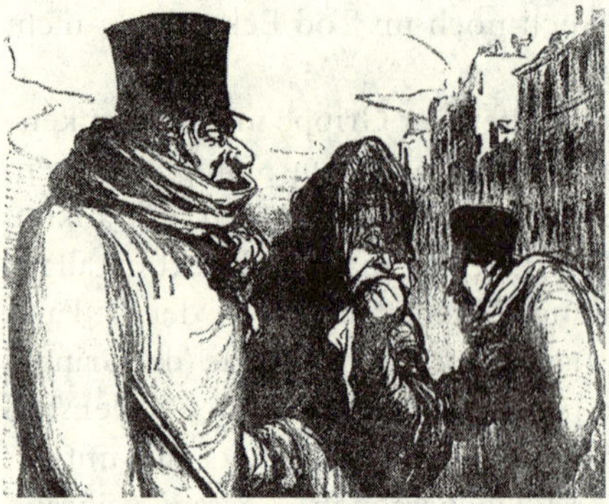

Honoré Daumier, »Paris grippé« (»Charivari«, 18. Februar 1864)

sie die »robusten Kranken der unteren Classen zwingt, sich von mehreren Menschen unterstützen zu lassen, wenn sie die Stufen des Hotel Dieu hinansteigen – und doch waren sie nur von einem Catarrh befallen.« In Anbetracht einer solchen Situation glaubte der Physiologe Magendie (1783–1855), über den Enthusiasmus seiner Kollegen für den rücksichtslosen Blutentzug bei den ohnehin schon geschwächten Patienten schier verzweifeln zu müssen.

1855 kam es abermals zu einer ausgedehnteren Grippeepidemie. Allein in St. Petersburg infizierten sich 650 000 Menschen. Zu ihren Opfern gehörte auch der Zar. Zu Beginn des Krimkriegs hatte Nikolaj in Anspielungt an Napoleons einstigen verhängnisvollen Winterfeldzug erklärt, er habe zwei Generäle: Januar und Februar, auf die er sich unbedingt verlassen könne. Nun aber verriet ihn, wie der Londoner »Punch« in einem berühmt gewordenen Blatt andeutete, gerade der General Februar. Zar Nikolaj erkrankte an einer Grippe, und da er sich dennoch nicht abhalten ließ, bei schneidender Kälte die Parade über ein an die Krimfront bestimmtes Regiment abzunehmen, kam noch eine Lungenentzündung hinzu, der er am 2. März 1855 erlag.[155]

Nachdem sich die Grippe im Jahr 1856 nur auf den Färöern und Island gezeigt hatte, trat sie im darauffolgenden Jahr wieder in etwas größerer Ausdehnung auf dem europäischen Festland auf. Die Sterblichkeit, die sie verursachte, war an vielen Orten größer als selbst zur Zeit der Cholera.

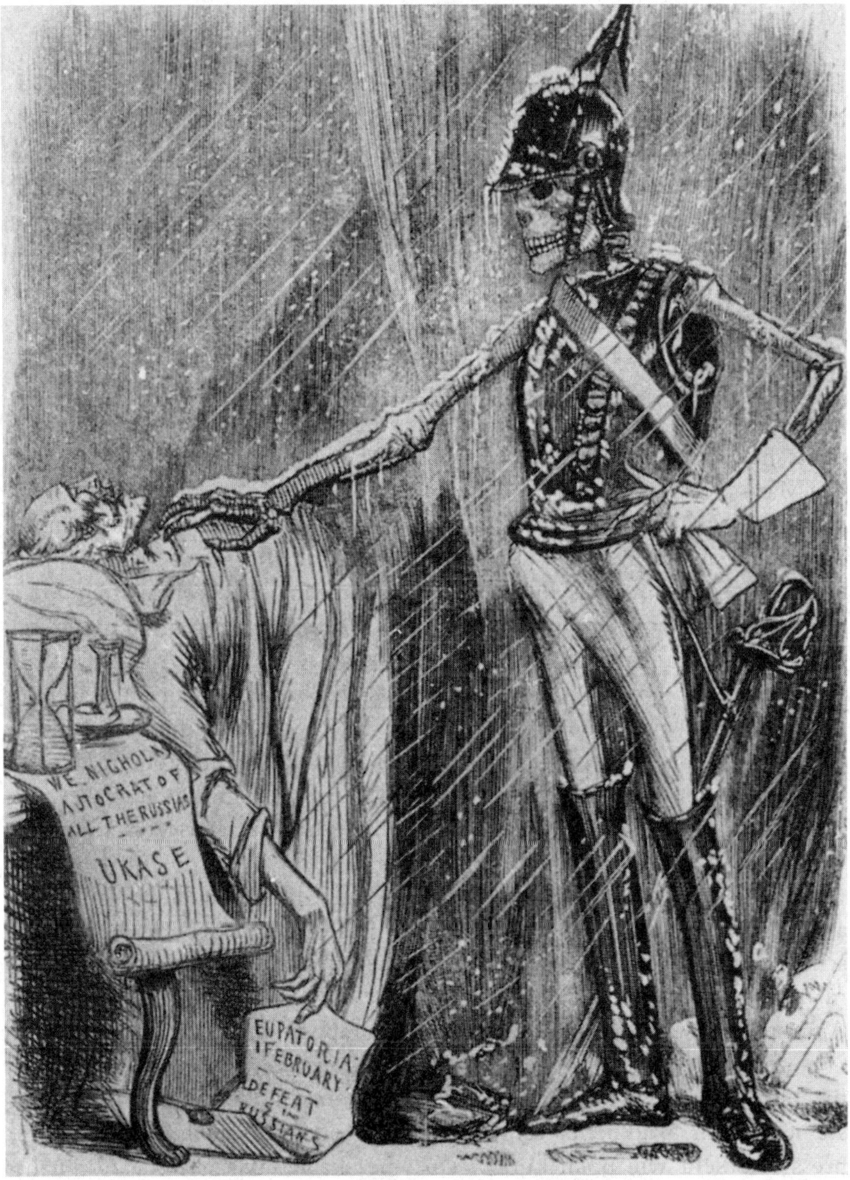

»General Februar wird zum Verräter«, Holzschnitt aus dem »Punch« auf den Tod Nikolaus' I. (am 2. März 1855).

Mikrobiologische Ära

Im Mai 1889 begann eine der schwersten Grippeepidemien mit einem Ausbruch in Buchara. Von da wälzte sich die Seuche über Rußland »lawinenartig« westwärts und erreichte im November die beiden Metropolen Berlin und Paris und im Dezember sogar London. In Berlin griff die Influenza so um sich, daß im Nu alle Krankenhäuser überfüllt waren. Von den Ärzten und dem Pflegepersonal der Charité (über 600 Personen) erkrankten rund 370.[156] Beim dritten Garderegiment in Berlin nahmen die Erkrankungen so rapide zu, daß man zum Dienst an der Brandenburgertorwache aushilfsweise auf Leute des Füsilierbataillons zurückgreifen mußte. Nach dem Bericht der Medizinalabteilung des Kriegsministeriums über die Grippeepidemie von 1889/90 blieben von den insgesamt 362 Garnisonsorten der deutschen Armee nur 22 verschont. Unter den Mannschaften einschließlich der Marine erkrankten 55 263 Mann.

Auch diesmal leistete sich die Grippe ihre »launenhaften Rösselsprünge«. So tauchte sie, während das übrige Frankreich von ihr noch verschont blieb, Ende November in Paris auf, das durch seine damalige Weltausstellung einen starken Zustrom an Fremden aufwies. Die ersten Erkrankungen traten in den »Grands Magasins du Louvre« auf, wo etwa 3000 Angestellte beschäftigt waren. Die Verhältnisse in diesem großen Modemagazin waren für den Seuchenausbruch besonders günstig: die Räume überhitzt und schlecht gelüftet, die Angestellten durch die Geschäfte der Weltausstellung und die Vorbereitungen für die Weihnachtssaison überanstrengt. Doch in den großen Pariser Zeitungen wurde sogar in täglichen Notizen das Vorhandensein der »Epidemie im Magazin« bestritten.[157]

Seit Anfang Dezember breitete sich die Grippe blitzschnell über ganz Paris aus und verursachte große Störungen im öffentlichen Leben. Die Kriegsschule in St. Cyr und das Polytechnikum wurden so stark heimgesucht, daß man beide Anstalten vorübergehend schließen mußte. Von den etwa 1000 Angestellten des zentralen Post- und Telegraphenbureaus waren schon am 9. Dezember über 400 wegen Influenza ausgefallen. Die hohe Morbidität machte sich auch im Wirtschaftsleben durch empfindliche pekuniäre Verluste bemerkbar. Bald beherrschte die Influenza das Gespräch und die Tagespresse, so sehr wie noch kurz zuvor »die skandinavische Theaterseuche: Ibsen«, so daß Einladungskarten zu Gesellschaften mit dem Satz versehen wurden: »Es wird gebeten, über Nora und die Influenza nicht zu sprechen!« Selten soll Paris ein so trauriges Neujahr erlebt haben wie 1890. Die Theater waren geschlossen, Bälle und Konzerte fielen meist aus oder waren nur mangelhaft besucht. Dazu kam die Erkenntnis, daß die Krankheit nicht so harmlos war, wie es anfangs schien. Die Sterblichkeit nahm ungeheuer zu.

»Bis Ende Dezember 1889 waren 5978 Todesfälle zu verzeichnen, gegenüber 5548 im Cholerajahr 1884!« (»The Times«, 6. Dez. 1890)

Während dieser Grippepandemie erschien unter der Schutzmarke »Aspirin« die Acetyl-Salicyl-Säure auf dem Medikamentenmarkt und erwies sich – therapeutisch und finanziell – als großer Erfolg. Dank der guten Verträglichkeit wurde es rasch zum populärsten Antipyreticum und Analgeticum.

Am Ende dieser schweren Grippeepidemie (1892) fand Richard Pfeiffer (1858–1945), ein Schüler Robert Kochs, im Auswurf von Influenzakranken kleine, zarte Stäbchen, die nur auf bluthaltigen Nährböden wuchsen. Pfeiffer war überzeugt, daß er in diesen »hämophilen Stäbchen« die eigentlichen Krankheitserreger entdeckt habe und bezeichnete sie daher als »Influenzabazillen«. Die große Mehrzahl der Bakteriologen und Kliniker teilte seine Ansicht. Dieser Glaube beeinflußte jahrzehntelang die gesamte ätiologische Influenzaforschung, obwohl von Anfang an vereinzelte Stimmen dagegen laut geworden waren. Denn auch nach dem Erlöschen der Influenzaepidemie konnten die von ihm als Erreger bezeichneten Keime bei Nicht-Influenzakranken und gelegentlich auch bei scheinbar Gesunden nachgewiesen werden. Aus diesen Gründen wurde von Kruse die ursächliche Natur dieses Keimes schon frühzeitig angezweifelt und der Gedanke ausgesprochen, daß der Grippeerreger ein Virus sein dürfte.

1918, gegen Ende des Ersten Weltkriegs, kam es zur bisher schwersten Influenzapandemie, die mit geringen Unterbrechungen bis 1923 dauerte. Diese Pandemie erfaßte 700 Millionen Menschen, 20 Millionen starben.[158] In wenigen Monaten des Jahres 1918 hat die Grippe mehr Opfer gefordert, als in den vier Jahren des Ersten Weltkriegs, an allen Fronten zusammengenommen, gefallen waren. Man bezeichnete die Seuche als »spanische Grippe«, da allgemein angenommen wurde, sie habe ihren Ursprung auf der Iberischen Halbinsel genommen. Der erste Bericht stammte nämlich von dem spanischen Sanitätsinspekteur de Salazar.[159] Demzufolge soll die Grippe in der zweiten Hälfte des Monats Mai 1918 zuerst in Madrid ausgebrochen sein. Von da aus verbreitete sie sich, den Hauptverkehrswegen folgend, rasch in sämtliche Provinzen und befiel besonders heftig alle Plätze größerer Menschenansammlungen wie Kasernen, Schulen, Klöster, Gefängnisse und Fabriken. Ihren Gipfel erreichte die Epidemie in Spanien am 31. Mai.

In Wirklichkeit jedoch nahm die Grippe diesmal ihren Anfang weder in Spanien noch in Asien, sondern erschien zuerst in einem militärischen Heerlager in den Vereinigten Staaten, in Kansas, und wurde von dort nach Europa eingeschleppt. In seinem Buch »The great epidemic« (Boston 1961) entwirft A. A. Hoehling ein lebendiges Bild vom Beginn dieser Pandemie, indem er den Zug des Vermont-Regiments von Yonkers nach New York (etwas über zehn Meilen) beschreibt. Auf ihrem Marsch fielen die Soldaten buchstäblich zu Dutzenden in den Straßengraben. Sogar als das Transportschiff erreicht war, mußten vor der Abfahrt nach Frankreich noch weitere 100 Soldaten »ausrangiert« werden.[160] Mit den ersten amerikanischen Einheiten, die im Frühjahr 1918 Frankreich erreichten, wurde die Grippe in das Land und an die Westfront verschleppt, wo sie sich nicht nur in den alliierten Schützengräben, sondern sehr bald auch in den deutschen Unterständen ausbreitete. Doch beide kriegführenden Parteien, deren Truppen von der Grippe zuerst betroffen wurden, bewahrten darüber aus den gleichen Erwägungen Stillschweigen.

Im Frühjahr 1918 versuchte die deutsche Heeresleitung unter Heranziehung der an der Ostfront freiwerdenden Truppen eine Entscheidung im Westen zu erzwingen, ehe die Masse der amerikanischen Verstärkungen eingetroffen war. Am 21. März 1918 begannen die Deutschen daher auf 70 Kilometer Breite nördlich von St. Quentin ihre große Frühjahrsoffensive. Der Angriff entbrannte genau an der Nahtstelle, wo sich britische und französische Armeen berührten. Am Abend des 25. standen die zweite und achtzehnte Armee dicht vor Albert, Roye und Noyon. Bei den Alliierten herrschte äußerste Bestürzung.[161] Bereits am 9. April befahl General Ludendorff bei Lille eine zweite Offensive. Die Deutschen durchstießen zwar die britischen Linien, aber der Sieg wurde mit hohen Verlusten erkauft. An der Aisne das gleiche Bild. Die deutsche Frontlinie stand fünf Tagesmärsche von Paris entfernt. »Das taktische Ergebnis der 14tägigen Schlacht übertraf alles an der Westfront seit deren Erstarren im Herbst 1914 Erreichte« (Montgelas). Doch zum endgültigen Durchbruch reichten die Kräfte nicht. Man grub sich vorübergehend ein.

Nach Gins sollen die ersten Grippefälle bereits Anfang April bei der kämpfenden Truppe vorgekommen sein.[162] Auch der Bakteriologe Levinthal beobachtete um die gleiche Zeit bei einem Rekrutendepot der flandrischen Etappe den blitzartigen Ausbruch einer Gruppenerkrankung.[163] Inzwischen bewirkte das Zusammengedrängtsein in den engen, primitiven Unterständen der Schützengräben, in denen das Husten und Niesen der Kranken nicht aufhörte, bei der hohen Kontagiosität und kurzen Inkubationszeit der Grippe den schlagartigen Ausfall von ganzen Einheiten. Es schien, als sei »das Teufelsei im Elend der Schützengräben ausgebrütet worden«.

Ludendorff tobte zunächst über die »Drückebergerei« von Simulanten, die sich wegen eines lächerlichen Schnupfens krank meldeten und die man nicht ernst nehmen dürfe. Das Ergebnis war, daß man Krankmeldungen zunächst nicht zur Kenntnis nahm. Wurden Grippekranke mit hohem Fieber dennoch in ein Lazarett überwiesen und fand man dort bei der mikroskopischen Untersuchung des Sputums keine Pfeifferschen Influenzabazillen, konnte es passieren, daß man ihre Kampfmoral anzweifelte und sie als

Drückeberger beschimpfte.[164] Dennoch starben auch solche Patienten, und man konnte auch in ihren Organen keine Erreger nachweisen.

Die bakteriologische Influenzadiagnostik zeigt retrospektiv, welche verhängnisvollen Folgen wissenschaftliche Irrtümer haben können. Die von Pfeiffer bei Grippekranken gefundenen Stäbchen waren letztendlich ein Zufallsbefund. Der wahre Erreger ist ein Virus, das erst Jahrzehnte später (1933) entdeckt wurde. Den Influenzabazillen wird heute in der Grippeätiologie neben den verschiedenen Virustypen höchstens die Rolle von Mischinfizienten zuerkannt, die allerdings infektbahnend wirken können.

Schließlich befahl Ludendorff noch eine Offensive. Am 28. April erstürmten deutsche Einheiten den steilen Chemin des Dames und überschritten die Aisne. Am 28. ging der Vorstoß über die Vesle, am 29. fiel Soissons, und am 30. wurde die Marne erreicht bei Dormans und bei Château Thierry, wo eine für die Gegner kritische Lage nur durch das Eingreifen amerikanischer Truppen überwunden wurde. Es war der größte aller bisherigen Erfolge. Doch waren dies nur verzweifelte Kraftanstrengungen eines Sterbenden, das Aufbäumen in der Agonie. Während im März 1918 die Alliierten und die deutschen Truppen zunächst etwa gleich stark waren, veränderte sich seit April das Zahlenverhältnis täglich zugunsten der Alliierten. Jeden Tag erreichten Tausende amerikanischer Soldaten die Front, während bei den Deutschen die Zahl der Grippeerkrankungen beängstigend stieg. Im Juli 1918 waren eine halbe Million deutscher Soldaten an Grippe erkrankt, von denen man etwa 80 000 ins Lazarett einweisen mußte.

Inzwischen wurde es auch im deutschen Hinterland immer kritischer. Am 16. Mai 1918 wurde im Reich für die Zivilbevölkerung die Kürzung der Brotration auf 150 Gramm pro Tag beschlossen. Zugleich wurde die nach dem Kohlrübenwinter ohnehin ausgemergelte Bevölkerung von der bisher verheimlichten Krankheit heimgesucht. Seit Anfang Juni häuften sich in allen Teilen Deutschlands die Krankmeldungen. Als dann in mehreren deutschen Großstädten, z. B. in Düsseldorf, Mannheim und Mainz, die Straßenbahn ihren Betrieb einstellen mußte, weil weit über die Hälfte des durch den Krieg sowieso dezimierten Personals erkrankt war, ließ es sich nicht weiter verheimlichen: Die »spanische Krankheit« hatte Deutschland erreicht. Innerhalb eines Jahres betrug die Zahl der Todesfälle an Grippe im Reich 187 884. Bei der Zugrundelegung einer Letalität von 1,3 bis 1,5 Prozent bedeutet diese Zahl 20 Millionen Erkrankungen allein in Deutschland.[165]

In den Jahren 1918/19 gewann man in Europa eine Vorstellung davon, wie wohl die Pest um die Mitte des 14. Jahrhunderts gewütet haben mag.[166] Während man sich jedoch damals gegen das »große Sterben« verzweifelt aufgebäumt hatte, wurde nun alles von einer durch die vierjährigen Schrecknisse des Krieges abgestumpften Bevölkerung resigniert hingenommen. In den überfüllten Krankenhäusern starben die Patienten »wie am Fließband« dahin. Rainer Maria Rilkes Gedanken über den Tod aus den »Aufzeichnungen des Malte Laurids Brigge« kommen einem hier in den Sinn:

> »Dieses ausgezeichnete Hôtel(-Dieu) ist sehr alt. Schon zu König Chlodwigs Zeiten starb man darin in einigen Betten. Jetzt wird in 559 Betten gestorben. Natürlich fabrikmäßig. Bei so enormer Produktion ist der einzelne Tod nicht so gut ausgeführt, aber darauf kommt es auch nicht an. Die Masse macht es. Wer gibt heute noch etwas für einen ausgearbeiteten Tod? (...) Der Wunsch, einen eigenen Tod zu haben, wird immer seltener. Eine Weile noch, und er wird ebenso selten sein wie ein eigenes Leben. (Man will gehen oder man ist dazu gezwungen: nur keine Anstrengung. Voilà votre mort, monsieur). Man stirbt, wie es gerade kommt, man stirbt den Tod, der zu der Krankheit gehört, die man hat.«[167]

Auch die Ärzte waren zunächst über ihre Ohnmacht erschüttert und deprimiert, doch bald regten sich Zweifel an der bakteriellen Ätiologie dieser Krankheit. Erklärten doch immer mehr Untersucher, sie hätten während der Epidemie 1918 bei Grippekranken weder mikroskopisch noch kulturell Influenzabazillen nachweisen können. Damit blieb eines der wichtigsten Postulate Kochs unerfüllt, nämlich die Forderung, daß ein Bakterium nur dann als Erreger gelten könne, wenn es bei der betreffenden Krankheit regelmäßig gefunden wird. Dadurch erhärtete sich immer mehr der Verdacht, der Erreger könnte ein Virus sein, das sich auf den künstlichen Nährböden der Bakteriologen nicht züchten läßt. (Die Viruszüchtung auf Gewebekultur war nach dem Ersten Weltkrieg noch nicht bekannt.) So gab das Streben, die Ätiologie der mörderischen Grippe aufzuklären, weltweit vielleicht die wesentlichste Anregung, sich mit der Virologie intensiver zu beschäftigen.

Die Geschichte der Viruskrankheiten lehrt, daß ihre Erforschung in hohem Maß vom Tierversuch abhängig ist. Aus diesem Grund hat es die Veterinärmedizin in der Forschung leichter als die Humanmedizin. Sie hatte zunächst in der gleichen Tierart immer ein Versuchstier. Auch für die Enträtselung der Grippe hat die Erforschung der Schweineinfluenza seit 1929 den Weg geebnet. Die Schweineinfluenza war in den USA seit der mörderischen Grippe von 1918 als »Hog-Flu« (hog = Schwein, flu = In-flu-enza) bekannt. Man glaubte, die Schweine hätten sich an den Menschen angesteckt (Lewis), zumal die klinischen Erscheinungen beim Schwein mit denen des Menschen völlig übereinstimmen. 1929 zeigte Shope die leichte Übertragbarkeit der Hog-Flu mit Gewebesaft auf gesunde Schweine. Er und Lewis züchteten daraus auch Stäbchen, nicht unterscheidbar von den Pfeifferschen. Sie gaben ihnen den Namen »Haemophilus influenzae suis«. Doch mit deren Reinkultur waren die Schweine nicht infizierbar. Dagegen erzeugten sie mit stäbchenfreiem Filtrat des Gewebesaftes durch einfaches Aufträufeln auf die Nasenschleimhaut eine Infektion.

Der endgültige Nachweis, daß auch bei der menschlichen Grippe ein Virus die ätiologische Rolle spielt, konnte von den englischen Forschern Smith, Andrews und Laidlaw erbracht werden, nachdem es gelungen war, das Frettchen als geeignetes Versuchstier ausfindig zu machen. Der endgültige Beweis gelang ihnen bei der Influenzaepidemie 1933. Sie stellten aus dem Nasen-Rachen-Spülwasser von Grippekranken ein bakterienfreies Filtrat her und tropften den Frettchen davon in die Nasenlöcher. Nach einer Inkubationszeit von etwa zwei Tagen kam es bei den Tieren zu Fieber und zur Ausbildung der charakteristischen Krankheitserscheinungen. Serum grippegenesener Menschen oder Frettchen machte das Virus unwirksam. Seit 1933 ermittelte man die drei verschiedenen Typen des Influenzavirus.

Nur der Typ A verursacht größere Epidemien und Pandemien, was vor allem auf die hohe Variabilität seiner zwei Oberflächenantigene Hämagglutinin (H) und Neuramidase (N) zurückzuführen ist. Bei Influenzaviren des Menschen kommen die Hämagglutinine H1, H2 und H3 sowie die Neuraminidasen N1 und N2 vor, bei Schweinen die Hämagglutinine H1 und H3 und die Neuraminidasen N1 und N2. Bei Vögeln die Hämagglutinine H1–H14, sowie die Neuraminidasen N1–N9. Zur genetischen Rekombination (Reassortment) kann es bei der Doppelinfektion einer Zelle durch zwei verwandte, jedoch genetisch verschiedene Viren kommen. Die meisten humanen Influenza-A-Viren sind auf diese Weise aus humanen und aviären Stämmen entstanden. Wasservögel haben sich an die Influenzaerreger adaptiert, im Gegensatz zu Mensch und Schwein erkranken sie nicht.

Aviäre Influenzaviren sind nicht direkt auf den Menschen übertragbar. Schweine sind für Influenzaviren aus beiden Reservoiren empfänglich, sie gelten als intermediäre Wirte. Im Schwein findet wahrscheinlich das Reassortement statt.

Durch Antigenshift ändert sich die Immunogenität des Virus plötzlich, ein neuer Subtyp und eine neue Pandemie sind die Folge. Dazu kam es in diesem Jahrhundert dreimal. Die schwerste war die H1-N1-Pandemie von 1918 mit weltweit 20 Millionen Todesfällen. Während der H2-N2-Asia-Pandemie von 1957 und der H3-N2-Hongkong-Pandemie von 1968 starben jeweils 1 Million Personen. In der Regel spielt beim Auftreten eines neuen Subtyps der alte keine Rolle mehr. Sobald aber eine Bevölkerung mit Antikörpern gegen einen dieser Subtypen ausstirbt, kann dieser wieder die Führung übernehmen, weil eine jüngere, anfälligere Population heranwächst. So kann man sich erklären, daß ein Subtyp Pandemien auslöst, die viele Jahrzehnte voneinder getrennt sind. Aus diesem Grunde ist die Weiterentwicklung des Grippeimpfstoffes wichtig.[168]

Krätze (Skabies)

Die Krätze ist eine ansteckende Hautkrankheit, die durch Milben verursacht wird. Die Übertragung der menschlichen Krätze erfolgt durch Hautkontakt. Infolge des engen Zusammenlebens erkranken meist ganze Familien. Die Infektion wird besonders durch die gemeinsame Benutzung derselben Schlafgelegenheit und desselben Handtuchs begünstigt. Die häufige Übertragung durch den Geschlechtsverkehr macht die Skabies des Erwachsenen zu einer Art »Geschlechtskrankheit«. Die Inkubationszeit ist ganz verschieden, je nach der Menge der Milben, die übertragen wurden. Sie schwankt von Tagen bis zu Wochen.

Die Milben bevorzugen spezielle Körperstellen: Es sind dies vor allem die zarten Hautfalten zwischen den Fingern, die vorderen Achselfalten, die Streckseiten der Ellbogengelenke, die Gegend der Geschlechtsteile, der Warzenhöfe, des Nabels, ferner Hautstellen, die anhaltendem äußeren Druck ausgesetzt sind, z. B. Schnürfurchen von Kleidern, Riemen, Gürteln, und die Gesäßhaut. Bei Säuglingen wird zuweilen das Gesicht befallen. Frei dagegen bleibt immer die Haut des Rückens. In der befallenen Hautregion graben sich die Milben Gänge und rufen dadurch einen starken Juckreiz hervor. Dieses unangenehme Gefühl, das die erste und hervorstechendste Erscheinung der Skabies ist, zwingt den Patienten zum Kratzen, daher auch der Name. Besonders stark ist das Jucken unmittelbar nach dem Schlafengehen, da sich die Milben in der Bettwärme lebhafter bewegen. Die hierdurch verursachte Schlaflosigkeit kann bei nervösen Personen zu einer ernsten Störung des Wohlbefindens führen.

Durch den Reiz, den die Milben und ihre Ausscheidungen auf die Haut ausüben, kommt es in der Umgebung der Gänge zu Entzündungen. Oft entstehen Bläschen und Pusteln, die mitunter auch vereitern. Das Zerkratzen der Pusteln führt zur Eintrocknung des Sekrets in Form ein eitrigen Borken, so daß die Patienten oft mit Pyodermien geradezu übersät sind. Bei sehr torpiden Personen, die sich wenig kratzen, bei Hautanästhesie (daher bei Leprösen) können sich die Borkenmassen auf der Haut so anhäufen, daß sie eine Höhe von mehreren Zentimetern erreichen. (Scabies crustosa s. norvegica, weil sie zuerst von W. Boeck bei Aussätzigen in Norwegen beschrieben wurde.)

Altertum

Die Skabies ist sehr oft in verschiedenen Epochen zum »Doppelgänger vorherrschender Hautausschläge« (Lepra, Pocken, Lues) geworden. Da uns Krankheitsbilder als auch Krankheitsverlauf meist nur unvollständig überliefert sind, läßt sich eine retrospektive Differentialdiagnose nur schwer oder gar nicht vornehmen; es sei denn, daß man ex juvantibus remediis, d. h. aufgrund des helfenden Heilmittels, wie des Schwefels, diesen Verdacht äußert, wie bei einer assyrischen Tontafel aus dem 7. Jahrhundert v. Chr. mit der Inschrift: »Wenn das Haupt eines Mannes voll von juckendem Ausschlag ist, dann sollst Du Schwefel zerstoßen, ihn mit Zedernöl mischen und den Mann damit einsalben.«[1] Diese Keilinschrift, die in Ninive gefunden wurde und zur Bibliothek des assyrischen Großkönigs Assurbanipal (668–628 v. Chr.) gehörte, ist wahrscheinlich nur die Abschrift eines noch weit älteren Rezepts.

Auch bei den Hautkrankheiten, die mit dem alttestamentarischen Sammelnamen »Zaraath« bezeichnet und lange ausschließlich als Lepra gedeutet wurden, dürfte es sich nach Hebra oft um Krätze gehandelt haben. Jedenfalls lassen Maßnahmen, wie eine vorübergehende Ausstoßung in die Wüste, wiederholtes Baden im schwefelhaltigen Jordanwasser, Waschungen von unreinen Kleidern usw., die bei Lepra erfolglos geblieben wären, eher eine solche Deutung zu. So soll nach Hebra im Alten Testament die Krankheit des Naeman, die dann Gehasi »von ihm erbte«, nicht »Aussatz«, sondern Krätze gewesen sein, weil sie durch Baden im schwefelhaltigen Jordan beseitigt werden konnte.[2]

Da die Lepra als »Krankheit der schmutzigen Haut« oft parallel mit Skabies auftritt, kann es bereits nach flüchtiger Berührung mit Kranken zu einer Übertragung von Krätze kommen, was früher oft irrtümlicherweise als beginnender Aussatz gedeutet wurde und die Irrlehre von der hohen Kontagiosität der Lepra entstehen ließ.

Zu einer Zeit, als man noch nicht in der Lage war, die verschiedenen Hautkrankheiten genau zu differenzieren, konnte eine aus Unkenntnis oder Böswilligkeit gestellte Fehldiagnose zur Ausstoßung gesunder oder mit harmlosen Hautleiden behafteter Personen aus der Gemeinschaft führen, was – auch wenn es nur vorübergehend erfolgte – schwere Schädigungen für den Betroffenen zur Folge hatte. So konnte im Alten Testament niemand, der mit Krätze oder Flechten behaftet war, Priester werden (Lev 21,20), da er als »unrein« galt (d. h. für eine vielleicht nur insgeheim begangene Sünde »gekennzeichnet«). Da man in dieser »Unreinheit« den Hauptgrund für Hautkrankheiten vermutete, legten die Juden seit jeher auf Baden und Salben des Körpers sowie »Räucherungen« größten Wert. Diese »Reinigungshandlungen« hatten ursprünglich mit Hygiene nichts zu tun. Aus Angst vor den dämonischen Kräften der »Unreinheit« waren sie als magische Mittel gedacht. Erst viel später wurden Reinigungen ein profanes Mittel, um sich sauber zu halten.

In den hippokratischen Schriften werden an verschiedenen Stellen Hautleiden erwähnt, bei denen es sich um Skabies handeln könnte. Als Beispiel sei ein im neunten Kapitel des fünften Buches der »Epidemischen Krankheiten« beschriebener Fall erwähnt:

»In Athen wurde ein Mann am ganzen Körper von Hautjucken befallen, besonders an den Hoden und an der Stirn. Er wurde sehr schwer heimgesucht, und die Haut war am ganzen Körper wie bei Lepra verdickt... so daß man an keiner Stelle eine Hautfalte abheben konnte... Da ging der Mann nach Melos, nahm dort Schwefelbäder, worauf der Juckreiz aufhörte und ebenso die Pachydermie.«[3]

Schon die alten Kommentatoren des Hippokrates vermuteten unter den griechischen Termini »Psora«[4] und »Lepra«[5] in vielen Fällen Krätze. Das Zustandekommen von Skabies und anderen Hautkrankheiten glaubte man in humoral-pathologischem Sinn als Folge einer Störung der Säftemischung deuten zu können. So heißt es z. B. im 35. Kapitel der hippokratischen Schrift »Über Leiden« (Περὶ παθῶν):

»Lepra (schuppender Ausschlag), Psoras (Krätze), Lichen (Flechten), Alphos (Vitiligo) und Alopecie (Haarausfall) entstehen durch Schleim; (alle) diese Krankheiten sind aber viel eher etwas Häßliches als (eigentliche) Krankheiten«.[6]

Diese Stelle enthält in nuce die dermatologischen Vorstellungen der hippokratischen Medizin aus humoralpathologischer Sicht. Hauterkrankungen galten demnach nicht als eigentliche Krankheiten, sondern nur als Symptome innerer Leiden. Aus der Säftelehre entsprang auch der alte Irrglaube von der Gefährlichkeit einer vollständigen Ausheilung von Hautausschlägen, zu denen man auch die Skabies zählte. Nach diesem Aberglauben, der sich über Jahrhunderte verfolgen läßt, bewirkt die übereilte Ausheilung einer Hautkrankheit deren »Zurückschlagen«, was nicht nur eine Verschlimmerung des bestehenden Grundleidens (dessen Ausdruck der Hautausschlag war), sondern sogar die Entstehung eines neuen, vorher nicht vorhandenen Leidens zur Folge haben könne.

Neben den humoralpathologischen Ansichten trifft man aber auch schon kontagionistische Vorstellungen an. So war bereits Aristoteles die hohe Kontagiosität der Skabies bekannt, denn er fragt: »Weshalb werden diejenigen von Schwindsucht (phthisis) (ἀπὸ φθίσεως), Augenentzündung (opthalmia) (ὀφθαλμίας) und Krätze (psoras) (φώρας) ergriffen, die mit einem damit Behafteten verkehren?« (Problemata). Auch die Krätzemilben (»Phteires«) dürfte er schon gekannt, aber noch nichts von ihrer wahren Erregernatur geahnt haben, denn er hielt sie irrtümlich für junge Läuse, deren spontane Entstehung er mit Hilfe der Säftelehre zu erklären versuchte:

»Sie entstehen im Fleisch, wenn der Körper zuviel Feuchte enthält. Wollen diese jungen Läuse zum Vorschein kommen, so erzeugen sie kleine Pusteln; sticht man diese an, so kommen sie heraus.«[7]

Dieser Irrglaube, wonach sich aus den »verdorbenen Säften« im Innern des Körpers durch eine Art »Urzeugung« Insekten und Würmer bilden könnten, wurde erst im vergangenen Jahrhundert endgültig widerlegt. Mit der – von antiken Autoren als Hautkrankheit häufig erwähnten – »Läusesucht« oder »Phthiriasis«, die im historiographischen Sinn nicht existiert, können die heutigen Dermatologen nichts mehr anfangen.[8]

Von Hygienikern wird oft ein Satz von Plato zitiert, der sich auf die Einrichtung von Turnplätzen und Bädern bezieht:

»In allen Städten sollen die Jünglinge teils für sich selber Turnplätze, teils für die Älteren warme Bäder anlegen, damit diese die Erkrankten heilen und den von der Feldarbeit angegriffenen Leibern eine Pflege gewähren, die ihnen weit besser bekommen würde als die eines nicht besonders tüchtigen Arztes.«

Wir wissen jedoch, daß es sich hierbei nur um einen utopischen Vorschlag handelte, der niemals für die gesamte Bevölkerung verwirklicht wurde. Auch die Badeszenen auf antiken Vasen, wie die Jünglinge, die sich um ein Waschbecken mit Strigilen reinigen, oder Mädchen, die sich in einem Duschraum den Strahl aus hoch angebrachten eber- und löwenkopfartigen Wasserspeiern über den Körper rieseln lassen, dürfen nicht als ein Beweis für die hohe Körperkultur des gesamten griechischen Volkes aufgefaßt werden. Das Betreten von Gymnasien und Bädern war das Privileg einer auserwählten Schicht, während die breiten Massen des Volkes, von den Sklaven gar nicht zu sprechen, an dem Segen dieser Einrichtung keinerlei Anteil hatten.

Gleiches gilt für die hygienischen Maßnahmen, die von den Römern in großem Stil durchgeführt wurden. So dienten die damals entstandenen gewaltigen Aquädukte niemals der Wasserversorgung der gesamten Bevölkerung. Wie oft hört man, daß die Ewige Stadt schon frühzeitig mit Wasserleitungen versehen war, daß die Aquädukte in vielen Strahlen über Täler und Schluchten auf Rom zuliefen und aus 30 Stunden im Umkreis täglich 315 000 Hektoliter Wasser herbeiführten, daß es in Rom »Servi a plumbo«, d. h. Sklaven zur Überwachung der Bleirohre gab und daß das Wasser innerhalb der Häuser durch geeignete Installation sorgsam verteilt wurde. Das trifft zwar zu, doch hatten die ärmeren Stadtviertel, und damit der größte Teil Roms, von diesen Wasserleitungen nicht viel Nutzen. Mußten doch die Bewohner der antiken Mietskasernen das Wasser von weit her in Eimern oder Bütten in ihre Kammern schleppen. Für die spätere römische Kaiserzeit wird die Zahl der Luxushäuser in Rom mit 1794, die Zahl der Mietskasernen mit 46 602 angegeben. So war auch in Rom die Krätze recht verbreitet. Celsus, der als Latifundienbesitzer eine große medizinische Enzyklopädie verfaßte (vielleicht als Anleitung zur Behandlung erkrankter Sklaven), schildert im 16. Absatz dieses Werkes ausführlich die Symptomatik der »Scabies« (scabere = kratzen).[9]

Auch die Beliebtheit der Schwefelbäder von Puteoli bei Neapel dürfte vor allem auf die Heilerfolge bei Hautkrankheiten, deren Gros aus Skabiösen bestand, zurückzuführen sein.[10] Doch von der Krätze, die angeblich aus Galens »Schärfe des Blutes« (»Acrimonia sanguinis«) entstehen soll, war neben der Plebs und den Sklaven vor allem das Heer betroffen. Förderte doch bei jedem Krieg – mitbedingt durch mangelnde Hautpflege und unzureichende Reinigung von Wäsche und Kleidung – das Zusammendrängen großer Menschenmassen in beengten Unterkünften die Weiterverbreitung von Hautinfektionen. Selbst die großen luxuriösen Bäder mit Dampfheizung, wie die Thermen des Caracalla oder des Diokletian, die 1600 bzw. 3000 Sitze aus Marmor aufwiesen und eigene Wasserleitungen hatten, können über die tatsächlichen hygienischen Mißstände der Kaiserzeit nicht hinwegtäuschen.

Da die Reinlichkeit – analog der kostbaren Kleidung und prächtigen Wohnung – als ein Kennzeichen von Exklusivität und höherem Stand galt, traf der Bannstrahl des jungen und asketischen Christentums nicht nur den Luxus, sondern auch die Reinlichkeit. Daher wetterte der Kirchenvater Cyprianus († 258) in seiner patristischen Schrift »Über das Leben der Jungfrauen« besonders heftig gegen die gemischten Bäder:

> »Solch ein Bad wäscht nicht ab und reinigt nicht die Glieder, sondern befleckt sie… Es ist schändlicher als ein Theater. Denn aller Schamhaftigkeit entledigt man sich dort. Mit dem Überwurf des Badegewandes wird der Leib nicht verhüllt, sondern seiner Reize zuchtlos entblößt…«[11]

Infolge dieser Einstellung wurde die christliche Welt dem Bad allmählich ganz abhold.[12] Voll Bewunderung berichtet z. B. Eusebius, der heilige Jakobus, den man den Bruder des Herrn nennt, habe sich nie dieser Einrichtung bedient.

Mittelalter

Auch im neuentstandenen islamischen Weltreich mit seinem Nebeneinander von Kriegern, Pilgern und Händlern und seiner Vielzahl an stark frequentierten unsauberen Karawanenserails spielte die Skabies trotz der rituellen Waschungen eine immer größere Rolle.[13] Aus der zweiten Hälfte des 10. Jahrhunderts n. Chr. ist ein handschriftlich überliefertes Werk des arabischen Arztes At-Tabari erhalten. In seinen »hippokratischen Behandlungen« (Kap. 7) schreibt er über den für »gârab« kennzeichnenden »juckenden«, körnchenförmigen Hautausschlag«:

> »Was von einem Körnchen zum andern übergeht, ist ein läuseähnliches Tierchen… Es kann mit der Nadelspitze entfernt werden. Wenn es auf den Nagel gebracht und der Wärme des Feuers oder der Sonne ausgesetzt wird, bewegt es sich. Wenn man es zwischen den Nägeln zerdrückt, hört man es knacken… Die Krankheit wird durch… das Töten dieser Tierchen geheilt.«[14]

Hier wird zum erstenmal mit bemerkenswerter Klarheit als Erreger die Milbe und auch die Prozedur ihres Auffindens und Heraushebens mit einer Nadelspitze beschrieben. Mit der Erkenntnis der Milbe als Erreger war für At-Tabari auch der Weg zur kausalen Therapie der Skabies gegeben. Er empfahl die Abtötung der Milben durch Salben, die nebst Schwefel als Wirkstoff bereits Quecksilber enthielten. Hier wurden von 1000 Jahren die Henle-Kochschen Postulate zum ersten Mal realisiert!

Doch die Kenntnis von der Milbe blieb eine Art Geheimlehre und fand keine allgemeine Anerkennung bei den gelehrten Ärzten der damaligen Zeit. So erwähnt Avicenna (980–1037), der einen großen Teil seiner medizinischen Schriften den Hautkrankheiten gewidmet hat, die Krätzemilbe mit keiner Silbe. Er hält die Skabies im Sinn der antiken Säftelehre für das Ergebnis einer Verunreinigung des Blutes. In seinem Hauptwerk, dem »Qanum« (nach dem griechischen Wort »Kanon« = Richtschnur), das bis in das 16. Jahrhundert das »Gesetzbuch der Medizin« blieb, weist Avicenna besonders auf die Lokalisation der Krätze zwischen den Fingern hin und empfiehlt Quecksilber in Salbenform ganz allgemein zur Behandlung von Hautkrankheiten: »Mit Rosenöl gemischt, tötet es Läuse und Läuseeier und hilft gegen gârab und hikka« (Krätze und Jucken).[15]

Von den Arabern übernahm zunächst die Medizinschule von Salerno die Behandlung der Krätze mit Schwefel und Quecksilbersalben. In einem an das »Regimen sanitatis Salernitanum« sich anlehnenden Merkvers aus dem Jahr 1305 wurde unter acht für ansteckend gehaltenen Krankheiten auch die Skabies aufgeführt. »Pestartiges Fieber, Schwindsucht, Fallsucht, Krätze, Erysipel bzw. Mutterkornbrand, Milzbrand, Trachom, Lepra sind uns alle als kontagiös bekannt.« Eine in einem Basler Ratsbuch enthaltene Eintragung aus dem letzten Drittel des 14. Jahrhunderts erstreckt sich ebenfalls auf diese acht Krankheiten. Es handelte sich hier um das erste deutsche Seuchengesetz, da Personen, die von diesen Krankheiten befallen waren, weder Nahrungsmittel noch Getränke feilhalten durften. Um die Gesunden zu schützen, sollte man sie aus der Stadt ausweisen.[16]

Auch Guy de Chauliac (1300–1362), der päpstliche Leibarzt in Avignon, war sich über die Kontagiosität der Krätze im klaren und empfahl daher Schmierkuren mit verschiedenen Salben. Von den elf Rezepten, die er unter Berufung auf Rhases und Avicenna aufführt (eines hat sogar im Hinblick auf seine Herkunft den kennzeichnenden Namen »Unguentum saracenicum«), enthalten einige mehrere Quecksilberverbindungen. Doch Guy kannte auch die Gefahren dieses Elements, besonders die Stomatitis mercurialis, und warnte daher »vor einer übertriebenen Anwendung, weil lebendiges Silber Zähne und Zahnfleisch verdirbt.« Im sechsten Traktat seiner »Chirurgia magna« (1363) führt er jene Körperteile auf, an denen sich vornehmlich die Milben finden. Dennoch schwören die Ärzte noch jahrhundertelang auf Galen, der die »Schärfe des Blutes« (acrimonia sanguinis) für die Ursache der Krätze hielt.

Zugleich glaubte man an die Möglichkeit einer magischen Übertragung auf den Menschen und pflegte daher die Krätze ebenso wie den Aussatz und die Pest seinen schlimmsten Feinden an den Hals zu wünschen. Daher werden auch in einer Dante-Handschrift aus der zweiten Hälfte des 14. Jahrhunderts (Cod. Ital. IX. 276 der Marciana) auf einem Miniaturbild, das uns in den 10. Höllenkreis führt, zwei berüchtigte Alchimisten geschildert, die nackt und »grindig« auf einer Felsbrücke sitzen und den unerträglichen Juckreiz durch beständiges »wütendes Kratzen mit ewig scharfen Nägeln« zu stillen versuchen.[17] Das höllische Martyrium bezieht sich zweifellos auf die Krätze, die in schweren Fällen die ganze Körperoberfläche mit juckendem Schorf bedecken kann. Die Stelle bei Dante lautet:

»Und aneinander sah ich zwei sich stützen,
Wie Tiegel man an Tiegel stützt beim Wärmen,
Von Haupt bis zu dem Fuß bedeckt mit Schörfen.
Nie sah ich einen Knecht, der ungern wach bleibt,
Nie einen, dessen Dienstherr auf ihn wartet,
Den Striegel in so großer Hast bewegen,
Als jeder dieser beiden, ob der Qual
Des Juckens, die er so nur weiß zu lindern,
Am Leibe mit den Nägeln hin- und herfuhr.
Und wie ein Messer Schuppen streift vom Karpfen,
Und andren Fischen, die noch größre haben,
So rissen jene Nägel ab die Schörfe.«[18]

Ähnlich wie andere Krankheiten hat man auch die Krätze mit den Modetorheiten der Zeit in Beziehung gebracht.[19] So wetterte der große Prediger Bertold von Regensburg (1220–1270) in seinen Kanzelreden gegen die buntscheckige Mode seiner Zeitgenossen:

> »Ihr habt nicht genug davon, daß euch der allmächtige Gott die Wahl unter den Kleidern gelassen hat, indem er sagte: Wollt ihr sie braun, rot, blau, weiß, grün, gelb oder schwarz? Nein, in einer unverständigen Hoffart zerschneidet ihr eure Gewänder zu Flicken, hier der rote in dem weißen, da der gelbe in dem grünen, das eine gewunden, das andere gestrichen, hier den Löwen, dort den Adler.[20] Wahrlich ich sage euch, Gott wird euch mit Räude schlagen, wie er es zu Jesaias Zeiten mit den Töchtern Zions tat.«[21]

Bei der von Bertold getadelten buntscheckigen gotischen Mode, deren Überbleibsel das Harlekinkostüm ist, wäre es denkbar, daß mancher dazu benutzte bunte Lappen vom Kleid eines Skabiösen stammte.[22] Trotz der alttestamentarischen Drohungen blieben die Modeliebhaber von der Skabies viel mehr verschont als bestimmte Bevölkerungsgruppen. Zu diesen gehörten – abgesehen von den Schneidern – lumpensammelnde Juden, Dirnen, Bettler und fahrende Schüler (die »Gammler des Mittelalters«). »Der bleibt selten rein«, lautet ein Sprichwort aus jener Zeit, »der mit fünf Dingen wird gemein: mit schachernden Juden und Waisenkindern, mit fahrenden Schülern, Dirnen und Schindern.«[23]

Neuzeit

In seiner Meisternovelle »Die betrügerische Heirat« flocht Cervantes das »Gespräch zweier Hunde« eines Geschlechtskrankenhospitals ein, wobei wir aus der Äußerung des einen Köters erfahren, daß von 5000 Studenten an der Universität Alcalà 2000 Medizin studieren, eine Tätigkeit, die »kaum lockender und kurzweiliger sein könnte, wenn dabei nicht Hunger und Krätze so eng miteinander verbunden wären.«

Besonders die stark frequentierten Bordelle der Hafenstädte galten seit jeher als Brutstätten der Skabies, gegen die man – wie bereits erwähnt – mit gutem Erfolg Quecksilbersalben (»Unguentum saracenicum«) benutzte. Man hielt zunächst auch die nach der Entdeckung Amerikas sich pandemisch ausbreitende Lues infolge ihrer ursprünglich stark ausgeprägten Hautausschläge (bei einer noch undurchseuchten Bevölkerung) für eine besondere Art von Krätze (»Scabies grossa«), sprach sie doch auf die Behandlung mit den altbewährten Quecksilbersalben ebenfalls gut an. Bei seinen Luesstudien stieß Sudhoff auf Rezepte von Hautsalben aus dem 14. und 15. Jahrhundert, die sämtlich Quecksilber enthielten, und glaubte daher, die Syphillis hätte es im Abendland schon vor der Entdeckung Amerikas gegeben.[24]

Der Erfolg mit Quecksilbersalben bei skabiösen und luetischen Hautausschlägen ließ ex juvantibus auf die Verwandtschaft der beiden Krankheiten schließen. Folglich sperrte man mittellose Luetiker und Skabiöse (Landstreicher, Bettler, Dirnen etc.) oft gemeinsam ein, wie es zum Beispiel Struensee nach seiner Promotion (1757) anläßlich einer Studienreise nach Berlin auf der zweiten Etage der Charité und nach seinem Dienstantritt in Altona auch noch im Hamburger »Hiobs-Hospital« sehen konnte.

Da die Übertragung von Krätze und Lues bei Erwachsenen gewöhnlich durch den Geschlechtsverkehr erfolgte, bezeichneten die für äußere Leiden zuständigen Chirurgen die »quecksilberempfindlichen Zwillinge« kurzerhand mit dem zwitterhaften Terminus »venerische Krätze« (»Psora venerea«). Charakteristisch für die enge Verquickung der Krätze mit der neueingeschleppten Geschlechtskrankheit war noch, daß man die als Skabies bezeichnete Lues mit Attributen versah, die ihre jeweilige geographische Provenienz andeuten sollten, wie etwa Scabies indica, Scabies hispanica oder Scabies gallica. Des Terminus »venerische Krätze« (»Psora venerea«) bedienten sich später auch gelehrte Ärzte, sogar Stahl, allerdings nur für Charakterisierung der Skabies bei Dirnen und Soldaten.[25]

Inzwischen wußte man längst, daß diese »Zwillingsübel« auf eine wesentliche seuchenprophylaktische Maßnahme völlig konträr reagierten. Es war dies die sukzessive Schließung der öffentlichen Badestuben seit der Reformationszeit, die keineswegs aus puritanischer Prüderie, sondern vielmehr aus der Erkenntnis erfolgte, daß neben dem bordellartigen Betrieb die dort ausgeübte Chirurgie (Schröpfen und Aderlassen) in bestürzender Weise zur Ausbreitung der Lues beigetragen hatte. Die »Verpönung des Badens« im Zeitalter der Gegenreformation vermochte zwar die Verbreitung der Lues nicht einzudämmen; sie bewirkte aber durch Vernachlässigung der Körperkultur ein noch nie dagewesenes Überhandnehmen der Krätze. Das von Hippolyte Taine als »Hydrophobie des Barock« gekennzeichnete Phänomen erstreckte sich jedoch auch auf die nachfolgenden Epochen.[26]

Struensee war aufgrund ärztlicher Untersuchungen bekannt, wie »erschreckend selten man selbst in den vornehmsten Kreisen die Unterwäsche wechselte.« Vielen Leibeigenen und Bettlern könne ein Wechseln der Leibwäsche schon deshalb nicht empfohlen werden, da sie überhaupt kein Hemd hätten; eine Erkenntnis, die er wohl als Landphysikus und Armenarzt gewonnen hat. Gab es doch in der reichen Nachbarstadt Hamburg 4000 arme Familien mit über 7000 Angehörigen; von diesen waren 600 ohne Betten und über 2000 ohne Hemden. Auch das »nackte Daseyn« der Leibeigenen in der Umgebung war wahrlich nur »mit einem aus Lumpen zusammengeflickten Kittel verhüllt.« Struensee bedauerte zugleich in zwei Abhandlungen, daß den meisten Menschen »ihr erstes und letztes Bad im Leben nach ihrer Geburt zu Theil wurde«. Noch Ende des 18. Jahrhunderts klagte Hufeland in ähnlicher Weise über die Wasserscheu seiner Landsleute: »Bei weitem die meisten Menschen empfangen außer dem Bade der heiligen Taufe in ihrem ganzen Leben die Wohltat des Bades nicht wieder...«

Obgleich über die Skabies seit jeher viele Ärzte berichteten, blieb offenbar alles, was man von ihr wußte, »eine Geschichte der Irrungen«. Denn mit keiner Krankheit hat sich der durch die Scheuklappen des Galenismus beschränkte Mediziner im Lauf der Jahrhunderte mehr blamiert. Bereits Ramazzini (1633–1714), der »Vater der Gewerbemedizin«, machte sich hierüber, obwohl er die Krätzemilbe noch nicht kannte, mit kaum verhohlener Schadenfreude lustig:

> »Da keine Krankheit so volkstümlich ist wie die Krätze, keine trotz der Kenntnis von ihr die Ärzte mehr neckt, so sei es gestattet, sich an diesem Geschwür ein wenig zu reiben. Mit aufrichtiger Scham darf man gestehen, daß den Professoren der Medizin aus der Heilung der Skabies kaum ein Lob erblühte, ja, sogar nicht selten ihnen die Palme unerwartet von einer Vettel entrissen wurde, die durch ein einfaches Liniment (Salbe) zuwege bringt, was trotz der großen Hilfsmittel ihrer Medikamente jene nicht zuwege bringen konnten, die da behaupten, herkuleischer Krankheiten (Lepra und Lupus) Herr zu werden.«[27]

Nach brieflicher Mitteilung des Florentiner Arztes Bonomo an seinen Lehrer Redi (1626–1697) war es eine solche Vettel (»eine alte Waschfrau«), die ihm 1686 (»vermittels myopischer Augen«) zeigte, wie man Krätzemilben mit einer spitzen Nadel aus Pusteln herausholt. Bonomos Landsmann, der Apotheker Hyacinthus Cestoni (1637–1718), hatte bereits 1680 die parasitäre Natur der Krätze erkannt. Er sah, wie sich Livorneser Galeerensklaven gegenseitig mit einer Nadelspitze aus Krätzebläschen die Milben herauszogen und sie zwischen den Daumennägeln zerquetschten. Bonomo hat, wie es in seinem Brief an Redi weiter heißt, die Milben unter dem Mikroskop geprüft und experimentell festgestellt, daß sie zwei bis drei Tage außerhalb der Haut leben und durch Berührung oder Kleidungsstücke von Mensch zu Mensch übertragen werden können.[28]

Diese Mitteilung blieb allerdings ebenso unbeachtet wie neunundzwanzig Jahre vorher (1657) in Deutschland die Erkenntnis des Wolkensteiner Badearztes August Hauptmann:

> »Unser Bad... tödtet... böse und gemeine Krätze/ so meistentheils kleine Gewürme in sich haben, die man wohl ausgraben/ und denen, die es nicht glau-

ben/ im mikroskopicis instrumentis sichtlich und lebendig zeigen kan/ so von uns Teutzschen Reitliesen/ von denen Medicis aber Cyrones sive acori genennt werden.«[29]

Die beiden medizinischen Koryphäen der jungen Hallenser Universität, Hoffmann (1660–1742) und Stahl (1660–1743), die mit ihren grundverschiedenen Systemen aus dem Rahmen der Säftelehre auszubrechen versuchten, hatten trotz ihrer divergierenden Ansichten für die Skabiesätiologie eine fast gleichlautende humoralpathologische Deutung parat. Während der »homo mechanicus« Hoffmann die Skabiesursache in einem »Serum impurum« vermutete,[30] sprach der »homo metaphysicus« Stahl von einer »causa proxima materialis« in einem »Humor corruptus«.[31]

Struensee war in Altona über den desolaten Zusand der ihm anvertrauten Waisenkinder entsetzt, zumal er als Vergleich die Franckesche Stiftung in Halle vor Augen hatte. Doch das Waisenhaus in Halle war eine rühmliche Ausnahme, galt doch in jener Zeit »krätzig« als Attribut von Waise. Storch bezeichnete daher die Waisenhäuser als »Seminaria der Krätze«, die »in ihnen niemals auszurotten sey.«[32] Schuld daran war in Altona – wie auch andernorts – die im Zug der Merkantilisierung erfolgte Umwandlung von Waisenhäusern in Manufakturbetriebe. Besonders schlimm waren die Zustände im Potsdamer großen Militärwaisenhaus, das einst vom Soldatenkönig – vor allem für die unehelichen Kinder seiner Grenadiere – gegründet worden war. J. P. Süßmilch, der frühere Feldprediger Friedrichs des Großen, schrieb zur Rechtfertigung der dortigen Zustände in seinem medizinalstatistischen Standardwerk: »Ich habe mir sagen lassen, daß die Krätze im Pariser Findel- und Waysenhaus ihren ewigen Sitz aufgeschlagen habe.«[33] In Österreich, wo man die Waisenheime mit manufakturmäßig betriebenen Arbeitshäusern verband, ließ Kaiser Joseph II. nach einer Besichtigung folgendes Schreiben an den Statthalter von Niederösterreich richten.

»Bei dem Besuch der Grünmühle entdeckte ich daselbst unendlich Gebrechen in der Reinlichkeit der Kinder, welche voll Krätze waren und welches auch auf ihren Gesundheitszustand die nachteiligsten Folgen nach sich gezogen hat.«[34]

Ähnlich war es auch in Altona. Da alle Waisenkinder an Krätze litten, ging Struensee dem Übel kurzentschlossen mit Schwefelsalben zu Leibe. Diese Maßnahme, die den humoralmedizinischen Dogmen widersprach, erregte unter den einheimischen Ärzten großes Mißfallen. Obwohl die Schwefelkur bei den Kindern einen prompten Erfolg bewirkte, wurde Struensee wegen seiner »höchst gefährlichen und der Arzneywissenschaft widersprechenden Behandlung«, die ein Ausscheiden der materia peccans aus den verdorbenen

Säften verhinderte, heftig angegriffen. So wetterte gegen ihn der hochangesehene Johann August Unzer (1726–1799), der besonders in Norddeutschland als eine Art medizinischer Papst galt. In seiner vielgelesenen, auch von Goethe (in »Dichtung und Wahrheit«) erwähnten Wochenschrift (»Der Arzt«) erklärte er zu Struensees »Wunderkur«:

> »Es giebt Ausschläge der Haut, welche nicht zurückgetrieben werden können, ohne die Kranken in Lebensgefahr zu stürzen ... Die Krätze, die Finnen (Mitesser) und der Kopfgrind (Favus) sind von dieser Art. Ein böser Geist beeinflußt das niedrige Volk, diese Ausschläge mit Schwefel, Quecksilber und anderen gefährlichen Mitteln zu vertreiben. Von der zurückgetriebenen Krätze sieht man allzuoft, was die Beobachter aller Zeiten schon davon haben entstehn sehen, nämlich Schlagflüsse, Verlähmungen, Schwindsucht und lauter solche Krankheiten, welche bald oder später tödten.«[35]

Siebzehn Jahre später veröffentlichte Unzer diese Sätze nochmals.[36]

In einem Gespräch auf St. Helena, das Napoleons Generaladjutant Gourgaud in seinem Tagebuch unter dem 28. Januar 1817 notiert hat, berichtete der Kaiser mit beißendem Sarkasmus über eine ähnliche Erfahrung:

> »Wirklich, eine schöne Sache, die Medizin! In Wien (1809) hatte ich am Hals eine juckende Flechte, die mir viele Beschwerden machte. Ich ließ (Johann Peter) Franck kommen. Er versicherte mir, es sei gefährlich, die Flechte zu vertreiben, weil sie nach innen schlagen könnte; der Kurfürst von Trier sei infolge einer solchen Krankheit wahnsinnig geworden. Ich wartete, bis Corvisart (sein Leibarzt) kam. Er sagte mir: ›Was? Bloß darum lassen Eure Majestät mich (von Paris) kommen? Ein bißchen Schwefel und die Flechte ist verschwunden.‹ Und tatsächlich war ich in einigen Tagen vollkommen geheilt.«[37]

Wie allgemein dieses Vorurteil war, beweist auch eine Notiz Lichtenbergs, der sich zunächst für die Französische Revolution begeisterte, dann aber, unter dem Eindruck des einsetzenden Terrors, die Meinung vertrat, Frankreich sei toll geworden, »teils von verdorbenen Säften her und teils von den Heilmitteln, die man ihm verordnete, ohne die Krankheit gehörig untersucht zu haben. Man hat Exempel, daß Leute von einer übel behandelten Krätze toll geworden sind.«[38]

Um solches zu verhindern, hatte Unzer das »Herauslocken der zurückgetriebenen Krätze« durch Auflegen eines »Pflasters von spanischen Fliegen« empfohlen, nach Struensee eine »idée obscure«. Unzer befand sich damit in bester Gesellschaft, galten doch damals gewisse Hautleiden, zu denen man auch die natürlichen Exantheme wie Masern, Scharlach und Pocken zählte, nur als Selbsthilfe der Natur, als physiologische Reinigungs- bzw. Ableitungsvorgänge für innere Leiden, die man daher nicht hemmen, sondern unterstützen sollte. Aus solchen Vorstellungen heraus entwickelte man verschiedene Verfahren mit dem gemeinsamen Zweck, auf der Haut einen Reiz zur Beeinflussung innerer Leiden hervorzurufen, wie die Kauterisation, die Fontanelle, das Haarseil, die Moxe, die chemischen Hautreizmittel, die Morbi auxiliares, d. h. »hilfbringende Krankheiten«. Zu letzteren gehört vor allem die Krätze. Der berühmte Hallenser Kliniker Johann Christian Reil (1759–1813) versprach sich noch zu Beginn des vorigen Jahrhunderts viel von einer Krätzeinokulation zur Kur von Melancholikern.[39]

Sogar Störk (1731–1830), der Leibarzt Maria Theresias, war im Prinzip der gleichen Meinung, maß jedoch den Milben, trotz seines Glaubens an die Übertragbarkeit dieses Hautleidens, keine ätiologische Bedeutung bei.[40] »In solchen Fällen«, dozierte der kaiserliche Archiater, »läßt man den Patienten bei einem anderen schlafen, der ebenfalls die Krätze hat, oder legt ihm ein Hemd an, das ein solcher getragen oder man propfet ihm die Krätze ein.«[41] Auch in Frankreich, wo noch viele Ärzte an die bösen Folgen einer zurückgetriebenen Krätze glaubten, beabsichtigten sie in solchen Fällen, die »Methode mit dem Hemd der Krätzigen« anzuwenden.[42]

Bereits der preußische Feldarzt Abraham à Gehema (1647–1715) hatte die Uniformierung mit der zunehmenden »Verkrätzung des Militärs« in Beziehung gebracht. Allerdings vermutete er den Grund dafür in der Säftestauung infolge der allzu straff sitzenden, engen Monturen.[43] Beim uniformierten stehenden Heer der absoluten Monarchien gehörten Kleidungsstücke und Leibwäsche nicht dem einzelnen, wie noch im Zeitalter der Landsknechte, und mußten daher nach vollbrachter Dienstzeit an die Verwalter der Kleiderkassen abgeliefert werden, die sie dann – ohne besondere Vorkehrungen – wieder an die Rekruten aushändigten. Auf diese Weise erfolgte die Übertragung der Krankheit auf noch gesunde Personen. Damit bildete sich in jeder Garnisonsstadt ein Seuchenherd, der infolge ewiger Truppenverschiebungen und Einquartierungen recht weit ausstrahlen konnte.[44] Struensee, dessen Heimatstadt Halle auch der Garnisonssitz des alten Dessauers war, bekam in diesem Herd schon als Medizinstudent so manchen Grenadier zu sehen, den unter seiner hautnah anliegenden Uniform die Krätze plagte. Nicht umsonst hieß es in einer damals entstandenen Redewendung zur Charakterisierung der strengen preußischen Zucht: »Den Brandenburgern liegen die Hosen enger an als den Böhmen« (d. h. den Kaiserlichen).[45]

Die friderizianischen Kriege mit ihren Gewaltmärschen und andauernden Kämpfen, bei denen die Mannschaften tage- oder wochenlang »nicht aus den Klamotten kamen«, ließen die »Lagerräude« zu einer wahren »Plage des Heeres« werden. Da sie aber die Schlagkraft der Truppe nicht direkt beeinträchtigte, nahm man sie – im Gegensatz zur Ruhr und anderen Kriegsseuchen –

weniger ernst, was schon ihre spöttische Bezeichnung durch die Feldschere (»Schneidercourage« oder »Schneiderkurzweil«) erkennen läßt.[46]

Während der Revolutionswirren wurde die Skabies zur Krankheit der Sansculotten. Die Revolutionsarmeen waren fast vollständig befallen. Als 1793 vor Toulon zwei Kanoniere getötet wurden, trat der die Belagerung kommandierende Napoleon an ihre Stelle, ergriff den Ansetzer und machte sich ans Laden. Die getöteten Kanoniere hatten an Krätze gelitten, und der junge General infizierte sich. Von anderweitigen Sorgen in Anspruch genommen, ließ er sich nicht gründlich behandeln. Von der Krätze kam seine außergewöhnliche Magerkeit, die ihm das Aussehen eines Todkranken verlieh und Jahre hindurch, bis zum Konsulat, anhielt. Nach Cabanes hielten einige Ärzte seinen Zustand für die Folge der »zu rasch geheilten«, also »zurückgetriebenen« Skabies und beabsichtigten, ihm das Hemd eines Krätzekranken anzuziehen. Durch die erneute Infektion wollten sie die Krankheit aus dem Innern auf die Haut ablenken. Das absurde Vorhaben wurde von Corvisart verhindert, der Napoleon durch eine Schmierkur von dem lästigen Leiden erlöste und danach zu seinem Leibarzt berufen wurde.[47] Verschiedene Eigenheiten Napoleons, wie sein kurzer Schlaf (von etwa vier Stunden), sein häufiges Baden, seine Vorliebe für Kölnisch Wasser, mit dem er sich täglich nach dem Bad übergießen und abreiben ließ, seine Gewohnheit, sich sogar in Gesellschaften plötzlich und ungeniert zu kratzen, waren bedingt durch die überstandene Skabiesinfektion. Sie wurden von gegnerischen Satirikern und Karikaturisten begierig aufgegriffen und gehässig kolportiert.[48]

1786 versuchte wieder ein Arzt, Johannes Wichmann (1740–1802) in Hannover, der Nachfolger des berühmten Werlhof, in einer Abhandlung auf die parasitäre Natur der Skabies aufmerksam zu machen und »die Bedeutung der Krätze-Milbe« ins rechte Licht zu rücken.[49] In der Vorrede bemerkte er bescheiden, er wolle nicht eine eigene Entdeckung publik machen, sondern nur der Erkenntnis eines längst Verstorbenen zur Anerkennung verhelfen:

> »Daß sich in einigen Pusteln der Krätze Insekten aufhalten, weiß schon jetzt der Grönländer, ja, es wußte schon vor hundert Jahren das italienische Waschweib, von dem es Bonomo zuerst lernte. Es wäre also desto unverzeihlicher, wenn es der Gelehrte, der Arzt, der Naturforscher nicht wissen sollte!«

Linné hatte bereits in den frühen Auflagen seiner »Systema naturae« das Acarus (auch »Siro« genannt) in der siebenten Ordnung untergebracht. Fabricius führte in seiner »Fauna Groenlandica« (1780, S. 221) die in Grönland für diese Milbenart gebräuchlichen Namen »Okok« und »Kilib Innua« an und stellte verwundert fest: »Die Eskimos können es mit einer Nadel herausziehen, und zu meinem Erstaunen trat da ein Lebewesen hervor. Siehe da, ein Grönländer Entomologe!« (Diese Stelle veranlaßte Wichmann, sich in seiner Einleitung provokativ auf den »Grönländer« zu berufen.) Obwohl Wichmanns Buch noch eine zweite Auflage erlebte, konnte es gegen die tief eingewurzelten Vorurteile nicht viel ausrichten und wurde – ebenso wie frühere Hinweise – vergessen.

Das doktrinäre Denken der Humoralmediziner ließ den Gedanken an einen Erreger selbst im Seuchengeschehen der Krätze nicht aufkommen. Sie empfanden vielmehr die Krätzemilbe als einen in das Prokrustesbett ihrer Theorien nicht hineinpassenden »Störenfried«. Vermochten sie schon dieses »leidige Contagium« (mit der Prätention eines Krankheitserregers) nicht totzuschweigen, so versuchten sie es wenigstens im Sinn der Urzeugung als ein Produkt der Säfteverderbnis zu deklarieren oder als ein Hirngespinst lächerlich zu machen, was schließlich ungewollt den naturphilosophischen Spekulationen der romantischen Medizin und Hahnemanns (1755–1843) Ganzheitsbetrachtung über die Krätze (er nannte sie Psora) gelang:

> »Die genaueste Beobachtung lehrte mich, daß nicht allein die meisten Ausschläge, welche Willan mit ängstlicher Mühe auseinanderhielt und mit eigenen Namen belegte, sondern fast auch alle Afterorganisationen von der Fingerwarze bis zu den größten Balggeschwülsten, von den Fingernägelverunstaltungen bis zu den Verkrüppelungen des Rückgrats, das häufige Nasenbluten ebensowohl als die Blutanhäufungen in den Venen des Mastdarms und des Afters, sowie der Bluthusten oder Blutharnen, und ebensowohl die fehlende als zu häufige Monatszeit, der mehrjährige Nachtschweiß sowohl als die pergamentartige Dürre der Haut, der mehrjährige Durchfall ebensowohl als die stete Hartleibigkeit und Leibverstopfung… mit einem Worte, daß Tausende von der Pathologie mit verschiedenen Namen belegter langwieriger Leiden des Menschen – mit wenigen Ausnahmen – wahre Abkömmlinge einzig der vielgestalteten Psora seyen.«

Hahnemann, der die Krätzemilbe nicht kennt, teilt alle Irrlehren der Humoralmedizin und befürchtete lebensgefährliche Komplikationen,

> »wenn man durch äußere Mittel den Ausschlag einseitig vertrieben hat, ohne die innere Krätzekrankheit vorher geheilt zu haben … Alle diese Übel … sind ursprünglich und der Krätzekrankheit eigentümliche Symptome, die nur schwiegen, solange die Krankheit ihr inneres Leiden auf die Haut als Ausschlag ableiten und so beschwichtigen konnte…«[50]

Vielleicht fand die Ansammlung von allerlei chronischen Gebrechen in den damaligen Armen- und Arbeitshäusern ihren Niederschlag in dieser Theorie, für welche die allgegenwärtige Psora als »gemeinsame Mutter aller chronischen, schließlich ins Irrenhaus führenden Krankheiten« galt. Noch Autenrieth (1772–1835), der auch den kranken Hölderlin in Tübingen behandelte, führte die meisten chronischen Krankheiten auf »verdrängte Krätze« zurück und pflegte daher einer Ausheilung energisch zu widerraten.

Als 1834 in Paris ein Preis zur Entdeckung der Krätzemilbe ausgesetzt wurde, zeigte der korsische Student Renucci in einer Pariser Klinik ihr »Ausgraben aus der Haut«, wie er es alten Frauen und Quacksalbern in seiner Heimat abgeschaut hatte, doch man war sehr zurückhaltend, denn kurz vorher hatte ein Betrüger die Akademiemitglieder schändlich getäuscht, indem er ihnen eine Käsemilbe als Krätzeerreger präsentierte. Das erklärt vielleicht auch, weshalb Hufeland noch 1836 in Berlin die Krätzemilbe nicht als Ursache, sondern als Folge der Skabies bezeichnete.

Unbeachtet blieb weiterhin (1840) auch Jakob Henles Abhandlung »Von den Miasmen und Kontagien«, die eine richtige Deutung der Skabiesätiologie enthält:

> »Die Krätze ist eine Hautentzündung, veranlaßt durch den Reiz einer Milbenart, Acarus scabiei, welche auf der Haut, richtiger gesagt, in Gängen derselben lebt... Ich darf an dieser Stelle vielleicht noch einmal darauf hinweisen, wie es oft bei der Unterscheidung kontagiöser, von anderer Hautentzündung allein auf die Diagnose der Ursache ankommt... Die Krätzemilbe ist nicht ein zufälliges Epizoon der Krätzigen, sondern wirklich das Kontagium der Krätze.«[51]

Das 19. Jahrhundert, das mit dem rasenden Tempo der Verstädterung auch zunehmende Beengtheit des Zusammenlebens bedingte, verursachte damit zugleich eine beängstigende Ausbreitung der Krätze. Der junge Arzt Ferdinand Hebra (1816–1880), Assistent des Klinikers Skoda (1805–1881) und des pathologischen Anatomen Rokitanoski (1804–1878) am Wiener Allgemeinen Krankenhaus, entschloß sich 1840, die Entwicklung der Krätzemilbe zu erforschen. Zugleich bewies er ihre ätiologische Bedeutung, indem er sich mit Milben infizierte und Krätze bekam. Er heilte sich mit Schwefelsalbe, denn er war kein »therapeutischer Nihilist«. Als Leiter der neueingerichteten »Skabiesabteilung« am Allgemeinen Krankenhaus untersuchte und behandelte er in den darauffolgenden Jahren 5500 Patienten. Statt des internen Heilverfahrens mit unwirksamen Mitteln der alten Schulmedizin erfolgte eine äußerliche Therapie mit Salben und Bädern.[52] So rückte Skoda die örtliche Behandlung der Hautkrankheiten in den Vordergrund und wurde zum Gründer einer der bedeutendsten Schulen für Hautärzte. Zum Fundament des neuen Fachgebiets machte er die Erkenntnisse der pathologischen Anatomie und Histologie.

Inzwischen wurde auch andernorts an den Grundfesten der Humoral- und Krasenlehre gerüttelt. So berichtet Kußmaul aus seiner Heidelberger Studentenzeit im Vormärz:

> »Wir Praktikanten lachten über die mystische Psora, fingen sie in Gestalt einer Milbe mit spitzigen Nadeln… und kurierten die Krankheit, die seit Monaten und Jahren homöopathischen und allopathischen Mitteln getrotzt hatte, mit Schmierseife und Bädern.«[53]

Die Unvollkommenheit der Mikroskope im 18. Jahrhundert und die widerspruchsvolle Interpretation der beobachteten Mikroorganismen von verschiedenen Betrachtern mag zwar bis zu einem gewissen Grad die humoralmedizinische und miasmatische Voreingenommenheit gegenüber verschiedenen kontagionistischen Hypothesen entschuldigen, doch für eine weitverbreitete übertragbare Hautkrankheit, deren Erreger – eine Milbe – sogar mit bloßem Auge sichtbar ist, trifft diese Entschuldigung nicht zu.

Blutwunder

Beitrag zur Geschichte des Bacterium prodigiosum (Serratia marcescens) und zur Phänomenologie der Intoleranz.

> »Und daher kommt es, daß wer nach den wahren Ursachen der Wunder sucht und die Dinge in der Natur als Forscher zu verstehen bemüht ist und sich nicht wie ein Tor über sie wundert, allenthalben als ein Ketzer und Gottloser gilt.«
> Spinoza (1632–1677)
> (Ethik, Teil I, Anhang).

> »Die Einfalt und Leichtgläubigkeit der Menschen wird nur durch ihre Grausamkeit und Intoleranz gegenüber Andersgläubigen übertroffen.«
> Voltaire (1694–1778)
> (Brief vom 19. Mai 1759)[1]

In den Bereich des Irrationalen gehörte bereits in der Antike ein Phänomen, das bis in die jüngste Zeit Angst und Schrecken verursachte: die Bildung von blutstropfenähnlichen Bakterienkolonien, die – wenn sie konfluieren – den Eindruck von geronnenem Blut erwecken; sie entstehen durch einen Mikroorganismus, der auf kohlenhydrathaltigen Lebensmitteln (Brot, mit Milch zubereiteten weißen Bohnen oder Kartoffeln, Polenta) bei Zimmertemperatur ein blutrotes Pigment (Prodigiosin) bildet. Wegen seiner Wirkung auf die verängstigte, abergläubische Bevölkerung hat Ehrenberg 1848 – noch vor Beginn der bakteriologischen Ära – diesen harmlosen Keim in Anlehnung an das lateinische Wort »Prodigium« (= Wunder) Monas prodigiosa genannt.[2]

Meist erschienen derartige »Blutwunder«, die stets die Folge einer groben bakteriellen Verunreinigung waren, unter unhygienischen Verhältnissen, wie sie vor allem in Kriegs- oder Notzeiten gegeben sind. Solange dieses Phänomen »jenseits der rationalen Erfahrbarkeit« lag, erweckte es in den wundergläubigen Massen Angst, die oft zu furchtbaren Verbrechen mißbraucht wurde. Dies geschah, als Alexander der Große 332 v. Chr. Tyros in Phönikien belagerte. Die Brote seiner Soldaten wiesen beim Auseinanderbrechen blutähnliche Flecken auf, was sie in einen panischen Schrecken versetzte. Alexander sorgte jedoch dafür, daß diese Erscheinung von seinen Priestern als glückverheißend für das eigene Heer ausgelegt wurde: Das Blut sei im Innern des Brotes, also bedeute es ein schlechtes Omen für die Eingeschlossenen, denen es blutig ergehen werde.[3] Das vorausgesagte Blutbad erfüllte sich auch bald durch Alexanders unmenschliche Grausamkeit.[4]

Doch in der Antike gab es neben der Tragödie stets noch das Satyrspiel. So war es den Pythagoräern verboten, Bohnen zu essen. In einem seiner satyrischen Dialoge läßt Lukian (um 125–180 n. Chr.) Pythagoras als Grund dieses Verbotes die Beobachtung angeben, daß (mit Milch) gekochte weiße Bohnen, »einige Zeit lang in den Mondschein gestellt, sich in Blut verwandeln« (d. h. blutfarbig erscheinen), was seinem durch den Glauben an die Seelenwanderung bedingten Vegetarismus widersprach.[5]

Für die außerordentliche Verbreitung der Kenntnis dieses Phänomens spricht, daß bei den orthodoxen Juden bis ins vergangene Jahrhundert der traditionelle Glauben anzutreffen war, viermal im Jahr, nämlich in den Monaten Tischri (September/Oktober), Teves (Dezember/Januar), Nissan (März/April) und Tammus (Juni/Juli), würde durch die Wiederkehr der Gestirne ein Tropfen Blut in alle feuchten Speisen fallen, selbst wenn diese zugedeckt seien.[6]

Verhängnisvoll wurde das unerklärliche Phänomen des Blutwunders, als seit dem 12. Jahrhundert in der katholischen Kirche für die Meßfeier und die Kommunion der Laien Hostien verwendet wurden.[7] Diese ungesäuerten Weizenmehlscheiben, die in einer Art Waffeleisen hergestellt werden, stellen einen stärkereichen und säurearmen Nährboden dar, auf dem das Bacterium prodigiosum bluttropfenähnliche Kolonien bilden kann. »Wischte man die Bluttropfen weg, so erschienen sie nach einigen Tagen wieder,« kommentierte ein Chronist das Unbegreifliche.[8] Es ist klar, daß in der wundergläubigen Zeit des Mittelalters dieses unheimliche Phänomen zu einer ungeheuren Erregung führen mußte.[9] Das erste »Wunder der blutenden Hostie« ereignete sich im Jahr 1263 in der Kirche Santa Christina zu Bolsena. Ein nach Rom ziehender böhmischer Mönch (»Peter von Prag«) hegte Zweifel an der Transsubstantiation, an der Lehre, daß sich beim Abendmahl Brot und Wein in den Leib und das Blut Christi verwandeln würden.[10] Als er beim Lesen der Messe in Bolsena an der von ihm geweihten Hostie Blutstropfen zu sehen glaubte, gestand er seine Sünde in der Meinung, die den Leib Christi symbolisierende Hostie hätte unter dem Einfluß seiner blasphemischen Gedanken zu bluten begonnen. Da die Lehre von der Transsubstantiation erst ein halbes Jahrhundert zuvor von der Kirche zum Dogma erhoben worden war, wirkte das »Wunder von Bolsena« mit hinreißender Kraft.[11] Die »blutigen« Hostien mit dem »blutbefleckten« Corporale[12] wurden in einer feierlichen Prozession nach Orvieto gebracht, wo sich gerade Papst Urban IV. aufhielt, der unter dem Eindruck dieses »Wunders« die Feier des Fronleichnamsfestes einführte und beschloß, in Orvieto einen Dom errichten zu lassen, der die Reliquien von Bolsena aufnehmen sollte.[13] In seinem großen Wandgemälde in der Stanza d'Eliodoro im Vatikan hat Raffael die »Messe von Bolsena« verewigt: Der an der Transsubstantiation zweifelnde Priester sieht aus der von ihm soeben geweihten Hostie Blut fließen. Auf der anderen Seite des Altars kniet betend der Stifter des Freskos, Papst Julius II., umgeben von knienden Schweizer Gardisten.

Das Dogma der Transsubstantiation bewog die menschliche Einfalt und Intoleranz, das von Zeit zu Zeit auftretende »Wunder der blutenden Hostie« antisemitisch zu deuten. So hieß es, die Juden hätten aus Haß gegen das Christentum Hostien entwendet oder von christlichen Dieben gekauft, um sie zu durchstechen. Die Folge sei, daß die »geschändeten« Hostien wie lebendige Körper zu bluten begannen. Die Beschuldigung der Hostienschändung war verknüpft mit dem alten Vorwurf der Kreuzigung Jesu, die den Juden seit jeher angelastet wurde. Mit den »blutenden Hostien« konnte man den verhetzten Massen drastisch vor Augen führen, daß die Juden auch noch nach Jahrhunderten den Leib Christi zu foltern trachteten.[14] Oft wurde die Beschuldigung der Hostienschändung im Zusammenhang mit der Anklage des Ritualmords oder der Brunnenvergiftung erhoben. Diese

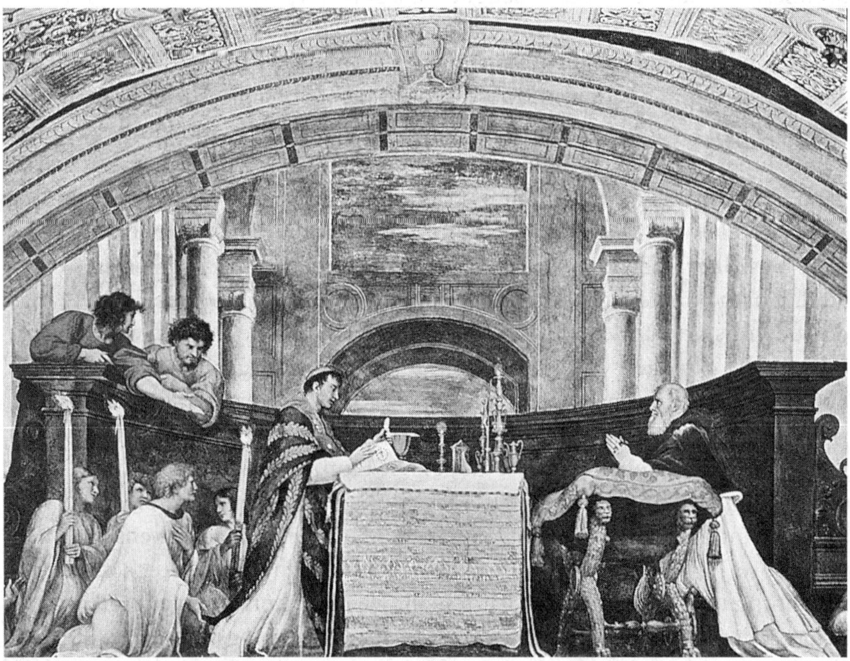

Raffael, »Die Messe von Bolsena« in den Stanzen des Vatikans (Stanza d'Eliodoro). Links der zelebrierende böhmische Priester mit der blutenden Hostie und ihm gegenüber Urban IV. mit den Zügen des Stifters Julius II.

Beschuldigungen vertieften die bereits bestehenden Vorurteile, von denen Spinoza einmal sagte, »sie machen die Menschen aus vernünftigen Wesen zu Tieren und verhindern es vollkommen, daß noch einer seine Urteilskraft gebraucht, um wahr von falsch zu unterscheiden, als ob sie (d. h. die Vorurteile) mit Fleiß dazu ausgedacht wären, das Licht des Verstandes gänzlich auszulöschen.«[15]

Außer religiösen Gründen hatte der Judenhaß auch noch wirtschaftliche Ursachen. Durch den Ausschluß aus den Gilden und Innungen hatte man die Juden, die vor Beginn der Kreuzzüge den Weltverkehr vermittelten, zum Kleinhandel und Pfand- bzw. Geldgeschäft gezwungen. So wurden sie zu den maßgebendsten Vertretern der aufkommenden Geldwirtschaft,[16] die mit Zinswucher eng verbunden war,[17] was zur Folge hatte, daß oft Arm und Reich, zuweilen ganze Ortschaften, sogar Landschaften, bei den Juden verschuldet waren. Wenn die Verschuldung einen bestimmten Grad erreicht hatte, so suchten die Schuldner sich oft aus der würgenden Schlinge gewaltsam zu befreien. Bereits im Gefolge der ersten Kreuzzüge kam es in allen Ländern, durch die die Kreuzfahrer ihren Weg nahmen, zu grausamen Judenverfolgungen. Blühende Religionsgemeinden wurden von den Mordbrennern bis auf den letzten Säugling ausgerottet.[18]

In dieser erhitzten Stimmung, da man überall Ketzer witterte, steigerte sich der Glaubenshaß bis zum Paroxismus. Papst Innozenz III. (1198–1216) erließ ein Gesetz, das den Juden eine bestimmte Tracht vorschrieb, die sie kenntlich und zugleich lächerlich machte. Der »gelbe Fleck« am Mantel und der spitze gelbe »Judenhut« gab sie dem Hohn der Gasse preis.[19] Von dieser Zeit an begann auch ihre entwürdigende zwangsweise Absonderung in bestimmten Stadtvierteln oder Gassen,[20] was zur Folge hatte, daß die aufgehetzte christliche Bevölkerung diesen Fremdkörper als einen »Pfahl im Fleische« empfand. Unter Hinweis auf die Schrift (Joh. 8,44; Offb. 29,29) bezeichnete man die Juden als Verbündete des Teufels. Volksprediger wie Bertold von Regensburg († 1272) trugen viel zur Verbreitung dieses Aberglaubens bei. Noch in Shakespeares »Kaufmann von Venedig« (1595) wird der Jude Shylock als »fleischgewordener Teufel« bezeichnet (II,2). In der darstellenden Kunst verlieh man dem Teufel oft jüdische Züge. Die Hoffnung der Juden auf den Messias wurde, da der wahre Messias – Jesus – bereits erschienen sei, als Warten auf den Antichrist, den Teufel, gedeutet.[21] Goethe, den zeitlebens eine vorurteilslose Einstellung gegenüber dem Judentum auszeichnete, schildert in »Dichtung und Wahrheit« eindrucksvoll, welche Aversionen er als Kind »im Schauer der Ritualmordlegende« noch in der Aufklärungszeit gegenüber den Frankfurter Ghettobewohnern empfand.[22]

Die Juden waren sich der unheilvollen Magie von Schlagwörtern wie »Ketzer« oder »Hostienschänder« bewußt, die le Bon in seiner Schrift »Psychologie der Massen« (1895) in Anlehnung an die bedingten Reflexe Pawlows so formulierte: »Mit bestimmten Worten verbinden sich zeitweilig bestimmte Bilder: das Wort ist nur der Klingelknopf, der sie hervorruft.«[23] Aus dem Gefühl eines solchen Bedrohtseins schrieb der Altonaer Judenarzt Hartog Gerson am 15. September 1775 an seinen Berliner Kollegen und Glaubensgenossen Benjamin de Lemos:

»Wie oft sind Menschen, mit denen wir seit Jahrzehnten friedlich zusammengelebt haben, von heute auf morgen durch das Gerücht eines Ritualmordes, einer Hostienschändung oder Brunnenvergiftung aufgehetzt, mordend und plündernd über unsere Gemeinden hergefallen?!«[24]

Aus bitterer Erfahrung erkannten die Juden schon früh, daß sich die Masse zu Handlungen hinreißen läßt, die der einzelne unter normalen Umständen kaum jemals begehen würde. Le Bon schreibt:

»Für den einzelnen in der Masse schwindet der Begriff des Unmöglichen. Der alleinstehende einzelne ist sich klar darüber, daß er allein keinen Palast einäschern, keinen Laden plündern könnte, und die Versuchung dazu kommt ihm kaum in den Sinn. Als Glied einer Masse aber übernimmt er das Machtbewußtsein, das ihm die Menge verleiht und wird der ersten Anregung zu Mord und Plünderung augenblicklich nachgeben.«[25]

Wenn nun rot verfärbte Hostien gefunden wurden, so war das Volk in seiner »heiligen Einfalt« stets bereit, vor allem Juden zu verdächtigen.[26] So beschuldigte man sie 1298 in Röttingen (Franken), eine Hostie gestohlen und so lange gestochen zu haben, bis Blut aus ihr geflossen sei. Daraufhin sammelte ein Edelmann namens Rindfleisch einen aufgehetzten Haufen um sich und zog plündernd und mordend nach Würzburg, Rothenburg, Nürnberg und weiteren Ortschaften, um die Hostienschändung zu rächen. Dabei sollen mehr als 10 000 Juden erschlagen worden sein.[27] Wenn ein Jude wie der Nürnberger Rabbi Mardochai Ben-Hillel zunächst den Verdacht äußerte, bei den blutenden Hostien handle es sich um eine Täuschung, so bezeichnete man ihn einfach als Antichrist, zumal er später auf der Folter meist alles gestand, was seine gnadenlosen Peiniger hören wollten.[28]

Die verzweifelte Situation, in der sich die Juden befanden, hat Heinrich Heine in seiner »unvollendeten Novelle« (»Der Rabbi von Bacharach«) geschildert:

»Eine andere Beschuldigung, die ihnen schon in früherer Zeit, das ganze Mittelalter hindurch bis Anfang des vorigen Jahrhunderts, viel Blut und Angst kostete, das war das läppische, in Chroniken und Legenden bis zum Ekel oft wiederholte Märchen: daß die Juden geweihte Hostien stählen, die sie mit Messern durchstächen bis das Blut herausfließe, und daß sie an ihrem Paschafeste Christenkinder schlachteten, um das Blut derselben bei ihrem nächtlichen Gottesdienste zu gebrauchen. Die Juden, hinlänglich verhaßt wegen ihres Glaubens, ihres Reichtums und ihrer Schuldbücher, waren an jenem Festtage ganz in den Händen ihrer Feinde, die ihr Verderben nur gar zu leicht bewirken konnten, wenn sie das Gerücht eines solchen Kindermords verbreiteten, vielleicht gar einen blutigen Kinderleichnam in das verfemte Haus eines Juden heimlich hineinschwärzten, und dort nächtlich die betende Judenfamilie überfielen; wo alsdann gemordet, geplündert und getauft wurde, und große Wunder geschahen durch das vorgefundene tote Kind, welches die Kirche am Ende gar kanonisierte.«[29]

Solche Wunder geschahen vor allem dort, wo blutende Hostien gefunden wurden. Von einem solchen Ort, dem bayrischen Deggendorf, ging im Jahr 1337 eine der blutigsten Judenverfolgungen aus. Auch hier soll angeblich eine Frau eine gestohlene Hostie den Juden verkauft haben, die sie dann – nach dem »Deggendorfer Gnadenbüchlein« – »mit Dornen zerkratzten und Ahlen zerstachen.« Bei »diesen Martern« sei aus den Hostien Blut geflossen.«[30] Die Deggendorfer eilten bewaffnet herbei und zündeten das Judenhaus an; wer nicht verbrannte, wurde erschlagen. Das Massaker breitete sich über ganz Bayern, Böhmen, Mähren und Österreich aus.[31] Deggendorf selbst wurde mit seinen Reliquien zu einem viel besuchten »Blutwallfahrtsort«. Da die durch Hostienwunder veranlaßten »Blutwallfahrten« für die betreffenden Kirchen nicht nur einen Zustrom von Gläubigen, sondern auch von Reichtümern bedeuteten, wurde man selbst in christlichen Kreisen mißtrauisch und vermutete dahinter ein »Vortäuschen von Mirakeln«. So antwortete Papst Benedikt XII. im Jahr 1338 auf die Anfrage des Herzogs von Österreich bezüglich der blutenden Hostien bei Passau, man möge die Sache erst genau untersuchen lassen, da hierbei erwiesenermaßen schon Betrügereien vorgekommen seien.[32] Doch die Stimme der Vernunft erklang nur selten und verhallte meist ohne Resonanz.[33]

Seit der verheerenden Pestepidemie 1348–1350 tauchte das Gerücht der Hostienschändung als vermeintliche Ursache des Massensterbens auch bei späteren Epidemien immer wieder auf. 1420 wurde die »Meßnerin von Enns« beschuldigt, einem reichen Juden namens Israel eine Hostie verkauft zu haben. Der Verdacht der Hostienschändung hatte zur Folge, daß man alle Juden Österreichs verhaften ließ. Viele von ihnen begingen im Kerker Selbstmord, über hundert wurden allein in Wien verbrannt, und schließlich befahl Erzherzog Albrecht, die enteigneten Juden aus Österreich zu vertreiben.[34]

Die Geschichte von einer »Hostienentweihung« hat der Florentiner Maler

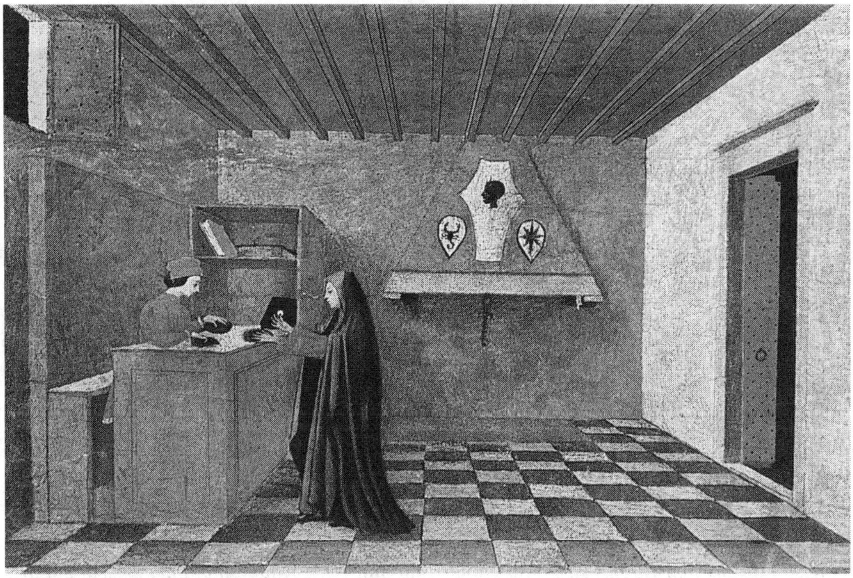

Paolo Uccello, Das Wunder der blutenden Hostie. Christliche Magd verkauft gestohlene Hostie jüdischem Juwelier. 1. Bildtafel der Predella im Palazzo Ducale von Urbino.

Paolo Uccello (1397–1475) für den Herzog von Urbino auf einer Predella[35] in mehreren aufeinanderfolgenden Szenen geschildert. Eine christliche Magd bringt einem jüdischen Juwelier eine Hostie, die er zu schänden gedenkt. Zum Schrecken des Juden beginnt die Hostie auf dem Feuer Blut auszuschwitzen, das allmählich zu einem kleinen Bach wird und aus dem Raum unter der Tür ins Freie dringt. Der Mob auf der Straße bemerkt den Blutstrom und öffnet mit Äxten und Beilen gewaltsam das Haus. Die unversehrt wiedergefundene Hostie wird vom Papst in einer Monstranz feierlich zum Altar zurückgebracht, während über die angeblichen Schänder ein schauerliches Strafgericht hereinbricht. Die christliche Magd wird mit dem Strang gerichtet, der Jude mit seiner Familie auf dem Scheiterhaufen verbrannt. Man hat das Empfinden, daß Uccello von der Schuld der Gerichteten nicht recht überzeugt war. Besonders die zweite Szene mit dem verängstigten jüdischen Ehepaar samt ihren weinenden Kindern hinter der Haustür, die der Straßenmob aufzubrechen versucht, ist von erschütternder Dramatik. Auch die christliche Magd, die erhängt werden soll, erscheint unter den rauhen Henkersknechten erbarmungswürdig schutzlos, ebenso wie die brennenden Judenkinder.[36]

Vielerorts bewirkte das Gerücht von der Hostienschändung zweierlei. Zunächst wurden die Juden ermordet, wodurch man sich ihrer Schuldbriefe entledigte und ihrer Güter bemächtigte. Sodann schwangen sich die vom

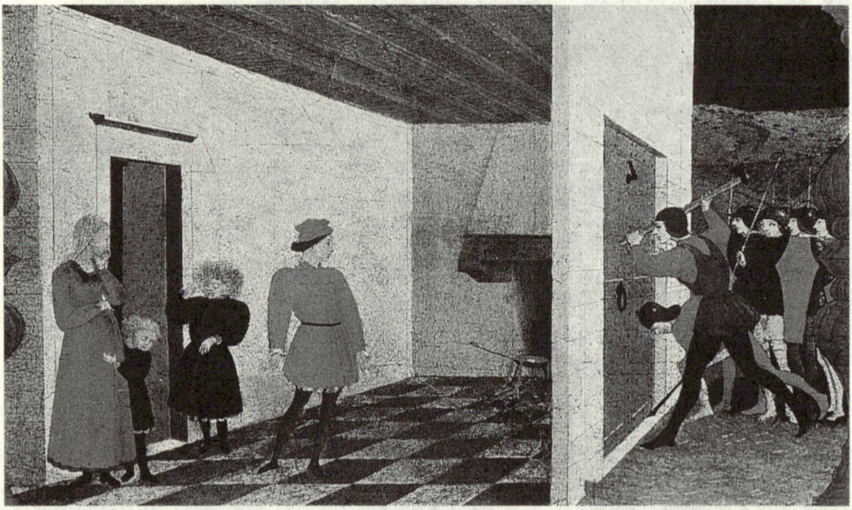

Uccello, Aus der durchstochenen Hostie strömt Blut durch den Raum und unter der Tür auf die Straße, von wo der Straßenmob mit Beilen und Stemmeisen die Tür des Judenhauses aufzubrechen versucht. Erschütternd ist die Darstellung der Mutter und ihrer Kinder, die verängstigt das Eindringen der Mordbrenner erwarten. 2. Bildtafel der Predella.

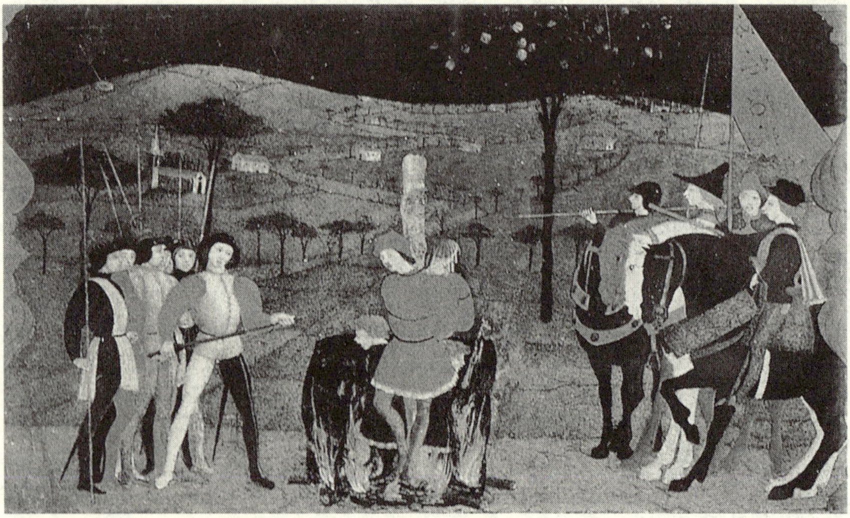

Uccello, Verbrennung des Juden mit Frau und Kindern. 5. Bildtafel der Predella.

Wunder betroffenen Städte oder Dörfer zu Wallfahrtsorten auf, die durch die herbeiströmenden Pilger von Jahr zu Jahr reicher wurden. Als Beispiel sei das »Blutwunder von Sternberg« erwähnt. Dort soll im Jahr 1492 ein verschuldeter Meßpriester dem Juden Elesear zwei Hostien überlassen haben, die dieser während der Hochzeit seiner Tochter mit weiteren Glaubensgefährten durch Pfriemenstiche zu schänden versuchte. Als aber – so die Legende

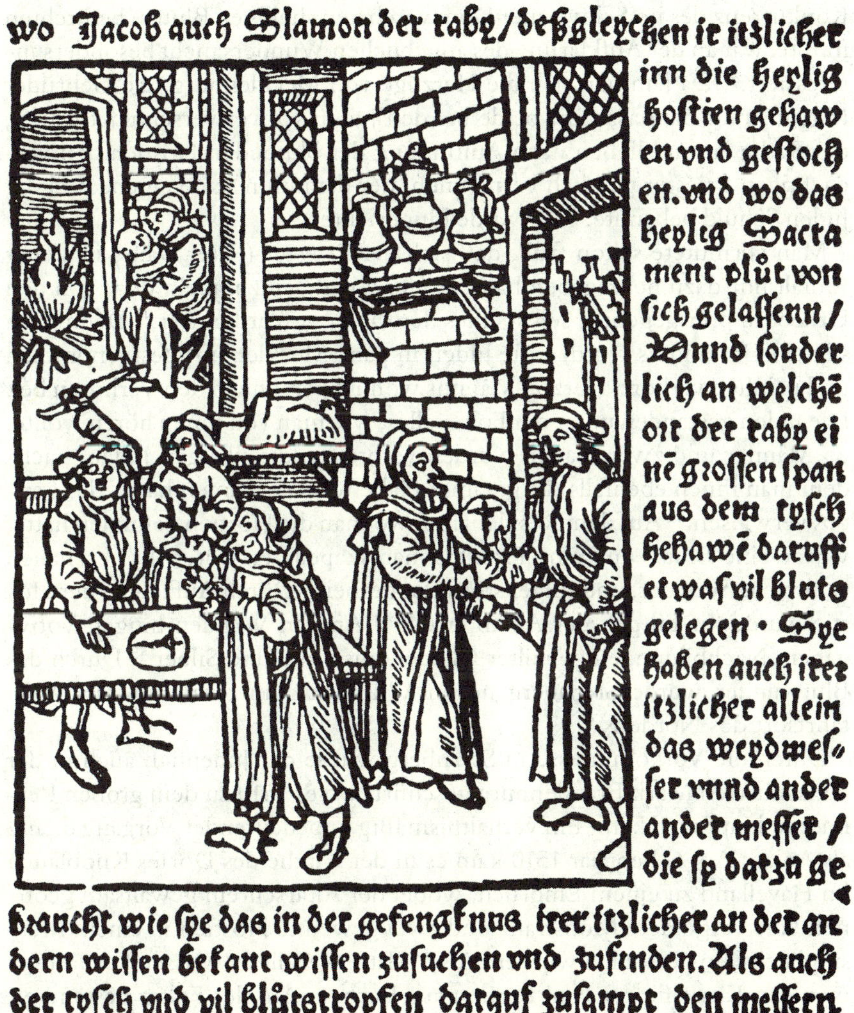
wo Jacob auch Slamon der raby/deßgleychen ir itzlicher
inn die heylig
hostien gehaw
en vnd gestoch
en. vnd wo das
heylig Sacra
ment plůt von
sich gelassenn/
Vnnd sonder
lich an welchē
ort der raby ei
nē grossen span
aus dem tysch
gehawē daruff
etwas vil bluts
gelegen. Sye
haben auch irer
itzlicher allein
das weydmes-
ser vnnd ander
ander messer/
die sy datzu ge
braucht wie sye das in der gefengknus irer itzlicher an der an
dern wissen bekant wissen zusuchen vnd zufinden. Als auch
der tysch vnd vil blůtstropfen daruf zusampt den messern

Zeitgenössische Darstellung der angeblichen Durchstechung von zwei Hostien, deren die Juden 1492 zu Sternberg bezichtigt wurden. Die ungeheuerlichen Vorwürfe wurden dank der Druckerpresse in illustrierten Flugschriften massenweise verbreitet, aber auch auf Gemälden und Kirchen fenstern dargestellt.

– aus den durchstochenen Hostien Blut zu fließen begann, bekamen es die Juden mit der Angst zu tun und brachten die »blutenden Hostien« dem Priester zurück,[37] der sie, in einem Leuchterkopf verborgen, insgeheim auf dem Residenzhof begrub. Durch Gewissensbisse gequält, machte er dem Schweriner Domkapitel die Anzeige, es sei ihm durch allnächtliche Traumerscheinung offenbart, daß auf dem Residenzhof zwei blutende Hostien vergraben lägen.[38] Doch das Domkapitel, das durch ein Sternberger Blutwunder eine Konkurrenz des im Schweriner Dom verehrten »heiligen Blutes« befürchten mußte, war an der Aufklärung des angeblichen Wunders nicht besonders interessiert.[39] Da nahmen sich die Herzöge von Mecklenburg, die Gebrüder Magnus und Balthasar, die beide bei den Juden schwer verschuldet waren, der Sache an und ließen nach Auffindung der blutenden Hostien den verdächtigen Priester peinlich vernehmen, der daraufhin seine eigene und der Juden Schuld bekannte.[40] Er wurde hingerichtet.

Man vermutete schon früh, daß sich der Priester (Peter Däne) in seiner Einfalt nur dazu hergegeben hat, die Geschichte einzufädeln und, von den Urhebern preisgegeben, selbst eines der Opfer geworden war.[41] Denn nach seinem Geständnis wurden die Juden in ganz Mecklenburg festgenommen und peinlich verhört. Herzog Magnus wohnte persönlich den Verhören bei. Die Juden gestanden unter der Folter alles, was man von ihnen hören wollte. 25 Männer und zwei Frauen wurden verbrannt, die übrigen Juden, nachdem man ihnen ebenfalls die gesamte Habe weggenommen hatte, des Landes verwiesen.[42] Auf dem Residenzhof, wo man die Hostien gefunden hatte, wurde eine Bluts- und eine Fronleichnamskapelle errichtet. Es geschahen zahlreiche Wunder, und Pilger strömten herbei.[43] Durch Aufzeigen der Hostie wurde für Entgelt der Ablaß erteilt.[44] An den Wänden hingen Votivgaben, Nachbildungen geheilter Glieder, aus Gold und Silber.[45] Durch das Blutwunder wurde Sternberg neben Wilsnack zum berühmtesten Wallfahrtsort des Nordens.[46]

Durch die Vorkommnisse in Sternberg wurde der Judenhaß auch in der benachbarten Mark Brandenburg geschürt, wo es 1510 zu dem großen Berliner Judenprozeß kam. Ein verhältnismäßig unbedeutender Vorgang diente als Anlaß: Am 6. Februar 1510 kam es in der Kirche des Dorfes Knoblauch im Havelland zu einem Einbruch, wobei der Altarschrein gewaltsam geöffnet, eine vergoldete Monstranz und zwei geweihte Hostien in einem Messingbüchslein gestohlen wurden. Als Vollstrecker dieser Missetat ermittelte man den Kesselflicker Paul Fromm aus Bernau. Auf der Folter gestand er, eine Hostie an den Juden Salomo zu Spandau verkauft zu haben. Durch dieses Geständnis erhielt der Prozeß eine andere Dimension. Es schien sich nicht mehr um einen gewöhnlichen Einbruch und Kirchenraub zu handeln, sondern um ein Komplott, bei dem Fromm nur noch als »Helfershelfer«

oder »Werkzeug« erschien, die Juden jedoch als »Urheber und Anstifter« galten. Man hat den Eindruck, als erfolgte diese Regie nach Sternberger Vorbild. Man benutzte das Verbrechen als Vorwand, um gegen die Juden einzuschreiten. Das Hauptverbrechen war nun nicht mehr der Einbruch und Diebstahl von Kirchengut, sondern die vermutete Entweihung der Hostien durch die Juden. Auf der Folter bekannte Salomo, daß er die Hostie geschändet und schließlich zerteilt habe, um die Teile an einige Juden in Brandenburg und Stendal zu schicken. Nach diesem Geständnis schritt man gegen die Verdächtigten ein. Da aber nicht genau feststand, wer sonst noch an der Schändung des Heiligtums beteiligt sein könnte, wurden auf Befehl des Kurfürsten Joachim alle Juden in der Mark verhaftet und unter Anklage gestellt. Zu der Hostienschändung trat nun noch der Verdacht des Ritualmords. Insgesamt waren 51 Juden verdächtigt: 14 der Hostienschändung, 16 des Kindermords und 21 beider Verbrechen. Von diesen wurden 41 verbrannt, da die restlichen 10 entweder die Folterung nicht überlebten oder Selbstmord begingen. Nach Vollstreckung des Urteils mußten die übrigen Juden, nachdem man sie enteignet hatte, das Land verlassen.[47] Nach Joselmann von Rosheim (1480–1554) soll später Philipp Melanchthon die Unschuld der Hingerichteten erwiesen haben.[48]

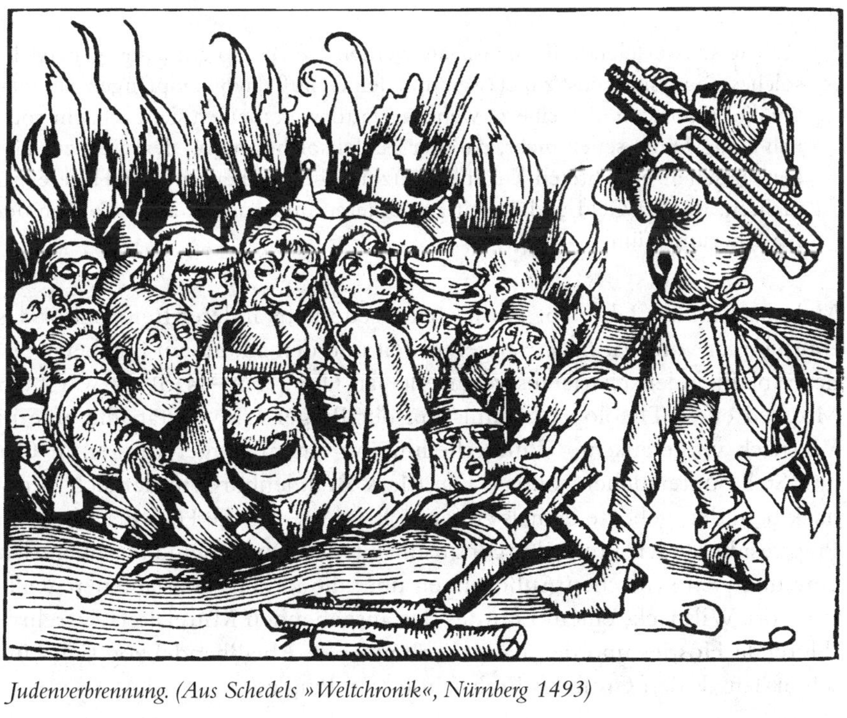

Judenverbrennung. (Aus Schedels »Weltchronik«, Nürnberg 1493)

Wie bereits erwähnt, wurde schon beim »Sternberger Blutwunder« vermutet, der Meßpriester, der als erster das blutstropfenähnliche Phänomen an zwei Hostien wahrgenommen hatte, sei von hochstehenden Personen dazu überredet worden, die Juden ins Spiel zu bringen.[49] Der Verdacht einer Manipulation verstummte auch dann nicht, als zwanzig Jahre später (1512) Nikolaus Marschalk, Doktor der Rechte und Professor an der Universität Rostock, im Auftrag der Herzöge Heinrich und Albrecht, der Söhne des 1503 verstorbenen Herzogs Magnus, in lateinischer Sprache eine ausführliche Darstellung des Hergangs verfaßte.[50]

1520 erschien Luthers Schrift »An den christlichen Adel Deutscher Nation«. Von den siebenundzwanzig Abschnitten, in denen er die der Reformation bedürftigen Punkte aufzählt, beginnt der eine:

> »Zur Zwanzigsten, daß die wilden Capellen und Feldkirchen, da die neuen Wallfahrten hingehen, als da sind Wilsnack, Sternberg, Trier, zu Boden verstöret würden.«[51]

Da an diesen Wallfahrtsorten in erhöhtem Maß auch der Ablaßhandel betrieben wurde, rief Luther, der gegenüber den Juden alles andere als freundlich gesonnen war, zürnend aus:

> »O wie schwer elende Rechenschaft werden die Bischöfe müssen geben, die solches Teufelsgespenst zugelassen und den Genuß davon empfangen; sie sollten die ersten sein, dasselbe zu wehren, stattdessen meinen sie, es sei ein göttlich heilig Ding, sehen nicht, daß der Teufel solches treibt, den Geiz zu stärken, falschen erdichteten Glauben aufzurichten, Tabernen und Hurerei zu mehren, unnütz Geld und Arbeit zu verlieren und nur das arme Volk an der Nase herumzuführen.«[52]

Mehr als hundert Jahre vor Luther hatte schon ein anderer Reformator das Blutwunder von Wilsnack[53] angezweifelt und den an diesem Ort betriebenen Ablaßhandel schärfstens verurteilt: Jan Hus (1369–1415). Er war 1405 Mitglied einer Theologenkommission der Prager Universität, die eine in Wilsnack vorgetäuschte Wunderheilung an einem Prager Bürger an Ort und Stelle untersuchen sollte.[54] Die Mark Brandenburg, in der sich Wilsnack befindet, gehörte damals zu jenen Ländern, die die Hausmacht der in Prag residierenden Luxemburger ausmachten.[55] Durch seine blasphemisch empfundenen kritischen Äußerungen über die in dem überlaufenen Wallfahrtsort Wilsnack, einem Lourdes des ausgehenden Mittelalters, verehrte »blutende Hostie« und den damit verbundenen Ablaßhandel zog sich Hus schon damals den Groll des Erzbischofs von Prag zu.

Nachdem man in den ersten Jahrzehnten des 16. Jahrhunderts die meisten Juden aus Deutschland in den Osten verjagt hatte[56], kam es zwar von Zeit zu Zeit erneut zu »Blutwundern«, doch in Ermangelung des Sündenbocks blieben die üblichen Exzesse aus. Die sich nach der Reformation gegenseitig zerfleischenden Christen unterschiedlicher Konfession veranlaßten Spinoza (1632–1677) in seinem »Theologisch-politischen Traktat« zu dem Ausruf:

> »Ich habe mich oft darüber gewundert, daß Leute, die stolz sind auf das Bekenntnis des christlichen Glaubens – nämlich der Liebe, der Freude, des Friedens, der Mäßigung und Wohltätigkeit gegen alle –, sich mit solch erbitterter Feindseligkeit streiten und gegeneinander so bitteren Haß bekunden, daß man eher diesen zum nächstliegenden Kennzeichen ihres Glaubens machen könnte als die Tugenden, zu denen sie sich bekennen!«

Die sich gegenseitig zerfleischenden Christen deuteten gelegentlich auftretende Phänomene von der Art des Wunderbluts als böse Omina, die weiteres Unheil befürchten ließen. 1627 erschienen in der niederschlesischen Stadt Brieg an Brot und Mehl und 1630 in Frankfurt/Oder auf Brot blutrote Flecken.[57] 1651 offenbarte sich das gleiche Wunder auf Brot und Käse in Birchheim, 1652 auf Fleisch in Leipzig, 1662 auf Brot in der Mark Brandenburg sowie 1667 auf Brot in Frankfurt/Oder, in der Stadt Flensburg und auf der schleswigschen Halbinsel Eiderstedt. »In comitatu Namuccensi panem subcinericium quasi sanguine infectum vidimus«, berichtet 1671 Wolfius.[58] Als in dem unweit der Stadt Landsberg/Warthe gelegenen neumärkischen Dorf Stennwitz im Jahr 1693 das Blutigwerden eines Hefekuchens und vier Jahre später, am 20. Juli 1697, »mildiglich Blut-trieffende Korn-Ähren auff dem Scheunfluhr« beobachtet wurden, ließ Johann Haenfler noch im Jahr 1697 in Küstrin seine »unvorgreifflichen Gedancken« als Druckschrift erscheinen. Aus dieser zeitgenössischen Chronik der Blutwunder kann man entnehmen, daß die von den Schrecken des Dreißigjährigen Krieges beeinflußte Volksmeinung alle Blutzeichen als Vorboten neuer Not, künftigen Elends, drohender Krankheiten und des bevorstehenden Todes deutete.[59]

Aufklärer wie Struensee hielten »Blutwunder« für eine Täuschung.[60] Hartog Gerson glaubte sogar, daß es sich bei dem Blut auf den Hostien um eine Fälschung handelte und berief sich dabei auf einen protestantischen Prediger aus der Lutherzeit, der das heilige Blut von Wilsnack als »Bocksblut« bezeichnete.[61]

Die naturwissenschaftliche Deutung dieses Phänomens erfolgte erst ein halbes Jahrhundert später. 1819 versetzte in Legnano, einem italienischen Dörfchen bei Padua, das »Blutwunder« abermals die abergläubische Bevölkerung in Angst. Im Haus eines Bauern erschienen auf der Polenta blutrote

Flecken. Der Maisbrei wurde unauffällig weggeworfen. Als gleich am nächsten Morgen und diesmal auch auf anderen Speisen rote Flecken zu sehen waren, zogen die entsetzten Bewohner des Gehöftes den Pfarrer zu Rate. Aber auch die von ihm gelesene »schwarze Messe« konnte das Unheil nicht bannen. Durch die Bauern, die bei dieser Gelegenheit das unheimliche Haus aufsuchten, um das »Blutwunder« zu sehen, wurden die farbstoffbildenden Keime verschleppt, und so trat nach einigen Tagen auch in anderen Häusern des Dorfes das Wunder auf. Der ganze Ort geriet in Aufruhr, und das Volk nahm eine drohende Haltung gegen den Bauern ein, in dessen Haus das Blutwunder zum erstenmal auftrat. Um einem Unglück vorzubeugen, beauftragte man den Bezirksarzt Sette, durch eine örtliche Besichtigung und Untersuchung diese seltsame Erscheinung zu klären. Sette erkannte mit einem für die damalige Zeit ungewöhnlichen Scharfsinn, daß es sich bei den blutroten Belägen um übertragbare Pilzwucherungen handelte. Um dies zu beweisen, beimpfte er mit der blutstropfenähnlichen Masse verschiedenartige Speisen, auf denen dann nach einigen Tagen ebenfalls die blutroten Flecken erschienen. Zuletzt übertrug Sette klugerweise die roten Speiseteile auch in die Küche des in der Gegend hochgeschätzten Pfarrers. Da auch hier die Rotfärbung der Speisen auftrat, war erwiesen, daß es sich weder um einen Teufelsspuk noch um eine himmlische Strafe handelte, und das Volk beruhigte sich.[62] Kurze Zeit danach traf eine Kommission von Professoren der Universität Padua ein. Prof. Bizio faßte die tröpfchenartigen Gebilde, die wir heute Bakterienkolonien nennen, als stengellose Pilzköpfchen auf. Zu Ehren seines Physiklehrers Serrati nannte er den Keim »Serratia« und versah ihn wegen seiner weichen Konsistenz mit dem Epitheton »marcescens« (weich, zerfließend).[63] Ehrenberg nannte 1848, ohne Biszios Veröffentlichung zu kennen, diese Bakterien »Monas prodigiosa«.[64] Die Geschichte dieses relativ harmlosen Keimes[65], der mehr unschuldige Menschen ums Leben gebracht hat als so mancher pathogene Keim, ist zugleich ein Beitrag zur Phänomenologie der Intoleranz, denn sie offenbart in erschütternder Weise wozu das Yahoo, wie Swift das Herdentier, den Massenmensch, bezeichnet hat, in seiner Einfalt und Brutalität fähig ist.

Die Tanzwut
Über das epidemieartige Auftreten von Nachahmungssyndromen

Altertum

Es ist nicht verwunderlich, daß unheimliche Nerven- und Geisteskrankheiten die Menschen seit jeher mit ehrwürdiger Scheu oder religiösem Schauer erfüllten. Da man aus dem unverständlichen Gestammel der oft bewußtseinsgetrübten Kranken übersinnliche Weisungen der Götter zu vernehmen glaubte, verehrte man die vom Wahn Befallenen oft als Heilige, Seher oder Propheten. Der griechische Name einer für heilig gehaltenen Krankheit Epilepsis kommt von epilambano = ergreifen, befallen, also nicht im Sinne des volkstümlichen »zu Boden stürzen«, was bei uns zur Bezeichnung »Fallsucht« führte. Allem Anschein nach bezeichnete man einst als »heilige Krankheit« (lateinisch: morbus sacer) nicht nur die Epilepsie, sondern auch andere zerebrale Erkrankungen, zu denen auch die Gehirnentzündung gehörte, vor allem die hyperkinetische und postenzephalitische Form mit ihren tanzartigen Bewegungen und Zuckungen. Kam doch dem Tanz in der Antike noch eine ganz besondere Bedeutung zu, die Heine in seinem Atta Troll zwar ironisch, aber doch sehr treffend so definierte:

»Ja, der Tanz in alten Zeiten
war ein frommer Akt des Glaubens;
um den Altar drehte heilig
sich der priesterliche Reigen . . .
Also, vor der Bundeslade
Tanzte weiland König David;
Tanzen war ein Gottesdienst,
war ein Beten mit den Beinen!«
(VII. 19–26)

Auch in den griechischen Mysterien spielte der Tanz eine besondere Rolle, vornehmlich bei den ekstatischen und weintrunkenen dionysischen Festen, die nachts beim blendenden Licht der Fackeln und sinnbetäubenden Klang von Doppelflöten und Tympanon gefeiert wurden. Nervenkrankheiten, die mit motorischer Unruhe verbunden sind, hatten seit jeher die Tendenz, in einer psychisch erregten Atmosphäre »ansteckend« zu wirken. »Eine Hysterie mit schweren motorischen Anfällen«, schrieb der Psychiater E. Bleuler, »wird den epileptischen an die Seite gestellt und als Hystero-Epilepsie bezeichnet.« Die nächtlichen religiös-mystischen Feste des Dionysos bildeten das geeignete Milieu, in dem »die plötzlich einsetzenden epileptiformen Erregungen« einer einzelnen Hysterikerin bei den übrigen Gläubigen durch Massensuggestion den Nachahmungstrieb auslösen konnten.

Das geschah um so leichter, zumal der sehnlichste Wunsch der Mänaden der »Enthusiasmus« war, der Rausch der Vereinigung mit Gott. Das Wort »Enthusiasmus« bedeutet nämlich etymologisch, daß der Gott in den Anbetenden eingeht, so daß er glaubte, mit dem Gott eins zu werden.

Bereits Euripides (486–406 v. Chr.), der seinen Lebensabend am makedonischen Königshof verbracht hat, schildert in seinem letzten Drama »Bacchantinnen« die antike Tanzwut des dionysischen Mysteriums als eine Art religiös-epidemischer Hysterie:

»Bald hebt sich das Land, wirbelnd im Tanz
Wenn Bromios den Reigen führt auf das Gebirg,
Wohin schwärmender Frauen Schar
Vom Webstuhl und Gewebe floh,
Wahnsinnstrunken von Bakchos.« (114–118)

Und gleich danach preist der Mänadenchor die Lust am Zerreißen eines erjagten Tieres und am kultischen Verschlingen des rohen blutigen Fleisches. Da das Tier als Verkörperung der Gottheit galt, glaubte man, sich so mit ihr zu vereinen.

»Oh Lust für den, der im Bergwald in rasendem Laufe
stürzt hin auf den Grund,
Gehüllt ins heil'ge Hirschkalbfell, dürstend nach
Blut des getöteten Böckleins, nach rohem Genusse,
Eilend ins phrygische, lydische Bergland
Mit Bromios als Chorführer.« (135–140)

Wegen des Lärmes, den das Gefolge von Dionysos verübte, hieß er auch noch Bromios (»Lärmer«) oder Bakchos (»Rufer«). Daher auch sein lateinischer Name Bacchus.

Auch die antiken Künstler bildeten die »Mänaden« oder »rasenden Bacchantinnen« mit Vorliebe in exaltierten Körperstellungen, die an hysterische oder enzephalitische Konvulsionen erinnern. Man sieht, wie sie mit wallenden Gewändern, die zum Teil den Körper entblößen, mit zurückgeworfenem Kopfe und fliegenden Haaren den Dolch oder den Thyrsosstab schwingen und sich zum wilden Klang von Doppelflöten oder Tympanon korybantisch bewegen. Oft halten sie dabei in einer Hand einen Teil des zerrissenen Opfertieres.

In seinen »Bacchantinnen« kennzeichnet Euripides diesen Zustand als »eine Ansteckung, eine Feuersbrunst« (778). Natürlich handelt es sich dabei nicht um Übertragung eines Ansteckungsstoffes, sondern um eine Suggestivwirkung. Denn »unter den Massen«, um mit Gustav le Bon zu sprechen, »übertragen sich Ideen, Gefühle, Erregungen und Glaubenslehren mit ebenso starker Ansteckungskraft wie Mikroben.«[1]

Die antiken Tanzwutepidemien mit ihren wiederholten Gewalttätigkeiten führten die Griechen zur Überzeugung, daß die Doppelflöte, als Hauptinstrument des dionysischen Kultes, besonders dazu geeignet sei, die Seele aufzurütteln, ja sogar krankhafte Störungen des Bewußtseins zu erzeugen. Daraus erklärt sich auch der Widerwille, den der »apollinische« Platon gegenüber der dionysischen Doppelflöte empfand (Der Staat. 3. Buch, 411 a). Die Abneigung gegen das Orgiastische spiegelt sich auch in der Sage vom Wettstreit des lauteschlagenden Apollos mit dem flötenblasenden Marsyas, einem Priester der phrygischen Göttin Kybele. In dieser Sage wird der Wesensunterschied zweier Musikarten, des süßtönenden Saitenspiels und der schrillen Töne der Blasinstrumente, auf das anschaulichste verdeutlicht. Dieser Widerstreit zwischen Saitenklang und Schalmeiengetön offenbart sich anscheinend verstärkt im spannungsreichen Gegensatzpaar des Apollonischen und des Dionysischen, durch deren Zusammenwirken Nietzsche sich die Geburt der Tragödie aus dem Geist der Musik vorstellte.[2]

In einem »Dialog« läßt Platon Sokrates erklären, daß die Zulassung einer neuen, verweichlichenden Tonart die Zukunft eines ganzen Staates gefährde und daß man keine Tonart verändern könne, ohne damit zugleich die Grundgesetze des bürgerlichen Gemeinwesens zu erschüttern.[3]

Daher seien Gesänge, deren Rhythmik und Melodie Lüsternheit, frechen Übermut oder zügellose Leidenschaft ausdrücken, von den Gesetzgebern nicht zu dulden. Auch Aristoteles, der als Sohn des königlichen Leibarztes am makedonischen Fürstenhofe mehr als einmal Gelegenheit hatte, die korybantische Raserei der dionysischen Tanzwut mit anzusehen, warnte vor dem Gebrauch bestimmter Instrumente, besonders der Doppelflöte, als einem rein sinnlichen Reizmittel. Doch gerade dieses Instrument mit seinen Eigenschaften hielten die Priester der Kybele, die Korybanten, für heilsam.[4] Ebenso wie man die Wasserscheu bei der Tollwut durch plötzliches und gewaltsames Untertauchen in kaltes Wasser zu bekämpfen hoffte, wollte man bei der Tanzplage (dem sog. Korybantismus) durch bestimmte Klang- und Musikreize den krankhaften Affekt bis zum äußersten steigern und dann zur Entladung bringen. Da die Besessenen meist Flötenklänge zu hören glaubten, versuchte man ihre Halluzinationen mit wahrem Flötenspiel zu bestärken und so durch gewaltsame Entladung den Bann des Wahnsinns zu brechen. Man sprach dann von einer Läuterung, einer Katharsis.[5]

Doch bereits zur Zeit Platons sank das Ansehen der habgierigen Priesterärzte bei den gebildeten Griechen so sehr, daß sie im Jahre 386 v. Chr. Aristophanes in seiner derbsarkastischen Komödie »Plutos« samt ihrer geheimnisumwitterten und lukrativen Inkubationskur verspottete. (Wer weiß schon heute noch, daß der Begriff Inkubation aus der griechischen Tempelmedizin stammt?)

Fast um die gleiche Zeit hat sich ein hippokratischer Arzt in seiner Schrift »Über die heilige Krankheit« entschieden von der Tempelmedizin und deren Anschauung distanziert, wonach Krankheiten auf übernatürliche, göttliche Einwirkung zurückzuführen seien. Er erklärte:

»Nach meiner Ansicht ist diese Krankheit (d. h. die Epilepsie) in gar keiner Beziehung göttlicher oder heiliger als die anderen Krankheiten, sondern das Wesen ihrer Entstehung ist dasselbe wie bei den anderen Krankheiten...« (1. Kapitel)

»Ich bin der Ansicht, daß die Menschen, die zuerst diese Krankheit für eine heilige ausgegeben haben, Leute gewesen sind, wie es solche auch heute gibt, nämlich Magier, Sühnepriester, Täuscher und Aufschneider, die nur so tun, als wären sie gottesfürchtig und als wüßten sie mehr. Diese haben aber das Göttliche nur als Deckmantel und Vorwand für ihre eigene Hilflosigkeit angegeben, dafür, daß sie mit nichts Hilfe bringen konnten, und so kamen sie, damit ihre Unkenntnis nicht offenkundig wurde, zu dem Glauben von dem heiligen Wesen dieser Krankheit.«

»Durch Aufsuchen passender Gründe haben sie sich auch die Behandlung derselben gesichert, indem sie Sühneopfer brachten und Beschwörungsformeln sprachen und den Kranken verordneten, sie sollten sich der Bäder und zahlreicher für Kranke ungeeigneter Speisen enthalten ... Ferner sollten sie nicht auf einem Ziegenfell liegen oder ein solches tragen. Sie sollten nicht die Füße übereinanderschlagen oder die Hände übereinanderlegen, denn das alles seien Hindernisse (für die Heilung). Sie sprechen noch von anderen Ursachen, damit, wenn der Betreffende gesund wird, das ihrem Ruhm diente und ihrer Geschicklichkeit zugeschrieben werde; wenn er dagegen stirbt, ihnen die Entschuldigung und Ausrede gesichert sei und sie einen Scheingrund dafür hätten, daß sie selbst in keiner Weise daran schuld sind, sondern die Götter...« (2. Kapitel)

»Durch solche Redensarten und Kunststücke machen sie nun den Menschen weis, mehr als sie zu wissen, und täuschen sie, indem sie ihnen heilige Weihen und Entsühnungen vor Augen führen...« (3. Kapitel)

»Wenn ihm Schaum vor den Mund tritt und er mit den Füßen um sich schlägt, so meinen sie, Ares sei daran schuld. Wenn während der Nacht Schreckbilder, Furcht und Delirien auftreten und der Kranke vom Lager aufspringt, entsetzliche Dinge sieht und ins Freie flüchtet, so sagen sie: ›Hekate, stelle ihm nach.‹ Da bedienen sie sich der Sühnemittel und Beschwörungen und tun das Unheiligste und das Gottloseste nach meiner Ansicht, denn sie entsühnen den von der Krankheit Befallenen mit Blut, als wenn er einen Schandfleck an sich hätte, ein Frevler wäre oder irgendeine ruchlose Tat vollbracht hätte. Ich für meine Person glaube nun nicht, daß der Körper eines Menschen durch eine Gottheit verunreinigt wird, das vergänglichste Geschöpf von dem reinsten Wesen.« (4. Kapitel)

Den natürlichen Grund der »Heiligen Krankheit« versuchte der hippokratische Arzt auf physiologische Vorbedingungen zurückzuführen (Kap. 3–13). Er glaubte, das Gehirn, das er allerdings noch für eine schleimbildende Drüse hielt, stünde mit dem übrigen Organismus durch zahlreiche Adern in Verbindung, durch die nicht nur das Blut, sondern auch die eingeatmete Luft strömen solle. Die Heilige Krankheit entstünde nun ganz im Sinne der Humorallehre dadurch, daß sich im Gehirn ein Übermaß an Schleim (Phlegma) bilde, der durch die Adern abfließe und, falls er nicht vom Blute absorbiert würde, die Zirkulation von Blut und Luft (Pneuma) hemmen oder stören könne:

»Wenn er, der Schleim, aus dem Gehirn durch die Adern hinabfließt, so verliert der Kranke die Besinnung, bekommt Erstickungsanfälle, es tritt Schaum vor den Mund, die Zähne sind zusammengebissen, die Hände verkrampft, die Augen verdreht, bei manchen geht auch Kot nach unten ab.« (10. Kapitel)[6]

Durchdrungen von der Überzeugung, daß der Mensch ein Glied des Kosmos sei und infolgedessen die Umwelt den Gesundheitszustand des Menschen entscheidend beeinflußt, führen die Hippokratiker im 13. Kapitel die unheilvolle Bildung von Phlegma im Gehirn besonders auf die Einwirkung von Feuchtigkeit zurück, die von außen bei nasser Witterung in den Körper eindringe. Darum sei für diejenigen, die eine gewisse konstitutionelle Veranlagung für diese Krankheit in sich tragen (Phlegmatiker), der feuchte Südwind am gefährlichsten, zumal wenn er ohne Übergang nach nördlicher Windrichtung einsetze. Aber auch ein plötzlich aufkommender Nordwind könne dadurch, daß er das Gehirn zusammenziehe und das ungesunde Phlegma aus ihm ausscheide, den Abfluß bewirken. Überhaupt begünstige der schnelle Umschlag der Luftströmungen und Temperaturen den akuten Anfall.

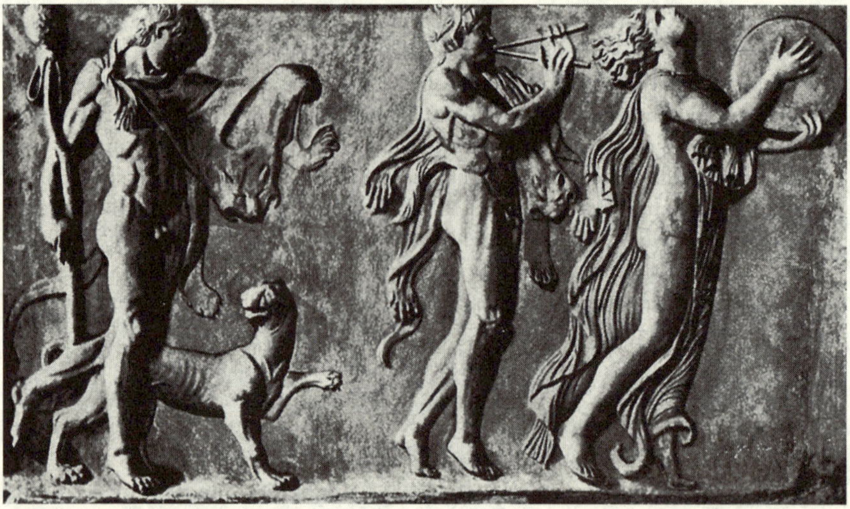

Eine Mänade mit Tympanon in Begleitung eines aulosblasenden Satyren sowie ein Satyr mit Pantherfell und Thyrosstab. Neuattisches Relief, entstanden um 100 v. Chr. (Museo Nazionale, Neapel).

Im 14. Kapitel kommt der Hippokratiker abermals auf den Einfluß des Südwindes auf die übermäßige Schleimbildung im Gehirn: »Derjenige, bei welchem die Krankheit von Kindheit an zugenommen hat und mit ihm aufgewachsen ist, leidet daran bei Windveränderungen und bekommt dann in der Regel Anfälle, und zwar zumeist bei Südwind. Er wird sie aber schwer wieder los; denn das Gehirn ist feuchter, als es von Natur sein sollte, und enthält einen Überfluß an Schleim ...« (14. Kapitel)

Die französische Bezeichnung des Schnupfens als »rhume de cerveau« (Gehirnfluß) reflektiert noch die antike Vorstellung von dem Gehirn als schleimbildender Drüse.

Um den natürlichen Grund der »Heiligen Krankheit« begreifen zu können, tat der anatomielose hippokratische Arzt etwas für die damalige Zeit Ungewöhnliches: Er prüfte das Gehirn an »Drehkrankheit« (Scrapie?) eingegangener Schafe und stellte fest, daß es von Phlegma (Schleim) überflutet sei:

> »Wenn du (solchen) den Schädel spaltest, so wirst du finden, daß das Gehirn feucht, von wässeriger Flüssigkeit erfüllt und übelriechend ist. Daran wird man gewiß erkennen, daß nicht die Gottheit den Körper befleckt, sondern die Krankheit.« (14. Kapitel)[7]

Eine genaue Therapie der heiligen Krankheit gab der Verfasser nicht an. Er verwies nur auf das allgemeine humoralmedizinische Prinzip, daß man die Krankheitsursachen durch ihr Gegenteil beheben müsse, und schloß:

> »Wer aber in den Menschen solche Veränderungen hervorzurufen weiß und imstande ist, durch richtige Diät den Menschen feucht und trocken und warm und kalt werden zu lassen, der kann wohl auch diese Krankheit ohne rituelle Reinigungen, Zaubermittel und sonstige Charlatanerie heilen, falls er den rechten Blick für die Anwendung der nützlichen Maßnahmen hat.« (21. Kapitel)[8]

Als unter den Ptolomäern Alexandria zum Zentrum der hellenistischen Kultur wurde, haben dort auch zwei bedeutende Anatomen, Herophilos und Erasistratos, viel zur Weiterentwicklung der Heilkunde beigetragen. Herophilos (um 300 v. Chr.), der nach Celsus »lebende Verbrecher« viviseziert haben soll, erkannte endgültig, daß das Gehirn das Zentralorgan des Nervensystems und die Nerven die Organe der Empfindung sind. Auch die Hirnhäute wurden zum erstenmal von ihm beschrieben.

Mit diesen neuen Erkenntnissen versuchte man sodann auch zwei Krankheitsbilder, Phrenitis und Lethargus in Einklang zu bringen, wie das besonders schön aus den Schriften des in Nordafrika wirkenden römischen Arztes Thodorus Priscianus (um 400 n. Chr.) zu ersehen ist.[9] Obwohl er sich von der Säftelehre noch nicht ganz befreit hatte, führte er die beiden neurologischen Krankheitsbilder, die viel Ähnlichkeit mit der choreatischen und lethargischen Form der akuten Enzephalitis aufweisen, auf die Spannung bzw. Erschlaffung der Hirnhaut zurück.

Unter Phrenitis verstand er das Zusammentreffen von akutem Fieber mit heftiger Geistesverwirrung, Erregungszuständen, beständiger Schlaflosigkeit und dem eigenartigen Symptom des sog. Flockenlesens (Euphorista, 11,2 § 9). Da es sich um eine akut fieberhafte Erkrankung handelt, warnte er davor, im Anfangsstadium besondere Eingriffe (wie z. B. Aderlaß) vorzunehmen. Der Darm sollte durch ein leichtes Klistier entleert werden und die Diät vor jeglichen reizenden Stoffen bewahrt bleiben. (11,2 § 10). Zur Einschläferung schaukele man den Kranken in einem Schwebebett oder reibe ihm den Kopf mit narkotischen Mitteln, wie Mohn oder Lattichsaft, ein.

Im Gegensatz zum Erregungszustand der Phrenitis beherrscht Benommenheit das ebenfalls mit Fieber und Geistesverwirrung einhergehende Krankheitsbild des Lethargus. Priscianus, der diese Schlafsucht auf eine Erschlaffung der Hirnhaut zurückführte, erkannte zugleich, daß beide Leiden ineinander übergehen können, indem aus einer Phrenitis, wenn sie sich verschlimmert, ein Lethargus und aus diesem, wenn er sich bessert, eine Phrenitis entstehen könne (II 3 § 13). Seine Behandlung des Lethargus bezweckte vor allem eine Ableitung der verdorbenen Säfte vom Kopf durch Blutentziehung (Aderlaß an der Schläfe oder Blutegel) und durch eine erhöhte Schleimabsonderung mittels scharfer Niesmittel wie z. B. Pfeffer, Bibergeil, Silphion etc. (11,3 § 15).

Ein anderer römischer Arzt, Caelius Aurelianus, der im 5. Jh. in Numidien lebte, empfahl zur physischen Behandlung besondere Musik: phrygische Weisen bei Schlafsüchtigen, dorische und lydische bei Erregten.[10] Großen Wert legte er auf Bäder und kalte Abreibungen, während er vom Aderlaß und vom Aufenthalt im Dunkeln, zumindest bei »Phrenitis«, nur wenig hielt.

Von verblüffender Nüchternheit sind auch noch die hygienischen Vorschriften des Arztes Archigenes, der zu Trajans Zeiten in Rom wirkte. Von seinen zum größten Teil verlorengegangenen Schriften blieb u. a. das Kapitel »Über die Behandlung der Phrenitis« erhalten.

> »Das Zimmer des Kranken«, heißt es dort, »soll geräumig, luftig und je nach der Jahreszeit gut temperiert sein. Die Wände haben glatt ohne Vorsprünge und ohne Malereien zu sein. Jede Unebenheit beschäftigt nämlich den Kranken, und Wandmalereien veranlassen leicht zu Halluzinationen. Ob das Zimmer hell oder dunkel sein soll, hat vom Zustand des Kranken abzuhängen. Als gutes Omen gilt, wenn das Licht beruhigend wirkt. Ruhe muß nicht nur im Zimmer, sondern im ganzen Hause herrschen, denn jeder Lärm stört das geschärfte Ohr des Kranken.«[11]

In der Sturmflut der Völkerwanderung gingen die Erkenntnisse und Erfahrungen der antiken Medizin größtenteils für immer verloren. In den darauffolgenden Jahrhunderten des frühchristlichen Mittelalters lebten die leichtgläubigen Massen in ständiger Angst vor der Hölle. Die Strafen im Jenseits beherrschten die Phantasie des Volkes und ließen Bilder von Qualen entstehen, neben denen jeglicher irdischer Schmerz als harmlos erschien. Bei den in Stein gemeißelten apokalyptischen Angsttraumbildern an den Portalen romanischer und frühgotischer Kathedralen liegt über den grotesken Fabelwesen mit Hörnern, Klauen, Pferdehuf und Fischleib ein starker Abglanz vergangener und verfemter Heidenzeit. Unter dem Einfluß der Kirche waren die alten vorchristlichen Götter und mythologischen Zwittergestalten (Kentauren, Satyre und Sirenen) zu einem Heer von Teufeln, Kobolden, Werwölfen und Hexen herabgesunken. Insbesondere im düsteren nebligen Norden mit seinen langen Winternächten, in denen die einsamen Dörfer und Gehöfte oft inmitten ungerodeter Urwälder lagen, ließ die erregte Phantasie der Bauern Unholde und Gespenster umgehen. So schuf man sich eine Dämonenwelt, welche die ganze Schöpfung durchdrang und den Gläubigen überall bedrohlich umlauerte.[12]

In der Heilkunde jener Zeit, die vorwiegend von Mönchen geübt und gepflegt wurde, begann die »Versündigungsidee« als Krankheitsursache eine immer größere Rolle zu spielen, denn das Sündenbewußtsein des Priesters und Seelenarztes kann auf den theologischen Begriff der »Schuld« nicht verzichten. Es ist daher nicht verwunderlich, daß in jener primitiv-rustikalen Welt vor allem die unheimlichen Nerven- und Geisteskrankheiten mit der Dämonenangst in Beziehung gebracht und als eine Art Besessenheit gedeutet wurden. Besonders der Anblick eines, bis kurz vorher normalen, auf einmal bewußtlos zusammenbrechenden oder in Zuckungen verharrenden Menschen mußte zu dem Gedanken führen, hier seien dämonische Mächte in den Kranken eingedrungen, um ihn zu ihrem willenlosen Werkzeug zu machen.[13]

Wahrscheinlich wird man damals auch so manchen Enzephalitiker als »besessen« angesehen und sich vom Exorzismus Abhilfe versprochen haben. Im »Neuen Testament« wird von zahlreichen Teufelsaustreibungen durch Jesus berichtet. So soll er aus Maria von Magdala »sieben Dämonen« ausgetrieben haben (Luk. 8,2), im Lande der Gerasener (nach dem Berichte aller drei synoptischen Evangelien) aus einem Unglücklichen sogar eine »Legion« von bösen Geistern, die dann in eine Schweineherde gefahren und mit dieser in den See gerast sei. An diesen Berichten ist unschwer zu erkennen, daß es sich dabei zumeist um Irrsinn (Mk. 1,23ff.), Epilepsie (Mk. 9,17ff.) und sonstige Nervenkrankheiten handelte. Die Heilung versuchte man in der Regel durch Handauflegen, einem Ritual, von dem man sich gleichzeitig die Brechung der dämonischen Macht und die Mitteilung übernatürlicher Kräfte versprach. Die Kirche schuf daher den eigenen Weihegrad des »Exorzisten«, dem die Macht verliehen sein sollte, »Besessene« zu »behandeln« und durch Beschwörungen von bösen Geistern zu befreien.[14]

Angesichts einer Einstellung, die jede Nerven- und Geisteskrankheit für eine Art Besessenheit hielt, darf es auch nicht wunder nehmen, daß in den Chroniken und Legenden des frühchristlichen Mittelalters enzephalitisartige Fälle als Krankheiten fast überhaupt nicht erwähnt werden. Einzig und allein erwähnt Paulos von Ägina im 7. Jahrhundert, zur Zeit des byzantinischen Kaisers Heraklios, eine Seuche, bei der es sich um epidemische Enzephalitis handeln könnte. Bei Haeser heißt es:

> »Die Seuche nahm ihren Anfang in Italien, herrschte aber auch in anderen Gegenden des römischen Reiches gleichsam einer ansteckenden Pest. In manchen Fällen ging sie in Epilepsie über, in anderen hatte sie Lähmung der Extremitäten zur Folge, während die Sensibilität derselben erhalten blieb; in noch anderen Fällen verbanden sich beide Zustände miteinander.«[15]

Mittelalter

Während in der Antike nerven- und geisteskranke Personen vielfach auch von den heidnischen Priestern zu Sehern oder Propheten erklärt wurden, aus denen die Gottheit sprechen sollte, und ihre Krankheit als heilig galt, war das im christlichen Mittelalter nur selten der Fall. Infolge des Alleinanspruches der Kirche hielt sich der Klerus für den einzigen Mittler zwischen Gott und Mensch. Der ekstatische Zustand Nerven- und Geisteskranker wurde deshalb nicht mehr als eine »göttliche Inspiration«, sondern als »teuflische Besessenheit« gedeutet. Bei der Beurteilung der Enzephalitis mit ihren oft veitstanzähnlichen Symptomen kam noch hinzu, daß die Kirche auch im Tanze eine Sünde erblickte. Hatte doch der Tanz im religiösen Kult des Heidentums eine so wichtige Rolle gespielt, daß die überschäumende Tanzlust der germanischen und keltischen Völker in den ersten Jahrhunderten nach ihrer Bekehrung sogar während des Gottesdienstes – beim Singen von Kirchenliedern – immer wieder zum Ausbruch kam.[16] Schon der heilige Augustinus (354–430) verbot den Christen seines afrikanischen Sprengels Tänze bei Kulthandlungen. »Der Tanz«, sagte er, »ist ein Kreis, dessen Mittelpunkt der Teufel bildet (»Chorea est circulus, cuius centrum est diabolus«), und jeder Sprung, der dabei gemacht wird, ist ein Schritt zum Teufel in die unterste Hölle.« Ambrosius, Basilius, Ephraim Syrius und andere Kirchenväter waren der gleichen Ansicht.[17]

Jener asketische Geist, der über den frühmittelalterlichen Kirchenportalen Gott als strengen, strafenden Herrscher inmitten der Schreckensszenen des jüngsten Gerichtes erscheinen ließ, verbot deshalb wiederholt das Tanzen in Kirchen und auf Kirchhöfen unter Androhung der Exkommunikation.[18] Da man sich über das Wesen von Nervenkrankheiten nicht im klaren war, hatte man damals auch für veitstanzähnliche Krampfzustände und epileptische Anfälle keinerlei Verständnis, um so weniger, wenn sie sich während des Gottesdienstes oder einer feierlichen Prozession ereigneten. Da solche Patienten von den Priestern in der Regel als »Besessene« bezeichnet und vielerorts verdammt wurden, blieb ihr Leiden im Kreis der Gläubigen ohne Widerhall und Nachahmung.

So berichtet eine Sage, daß im Jahre 1012 in der Christnacht auf dem Kirchhof von Kölbigk (einem kleinen Ort in der Nähe von Bernburg im Anhaltischen) 18 Bauern zu tanzen anfingen und durch Lärmen und Schreien den Gottesdienst so störten, daß der Priester Ruprecht, als diese seine Ermahnungen nicht befolgten, den Fluch ausstieß, sie mögen ihr Leben lang so weitertanzen. Sie verfielen darauf in einen dreitägigen tiefen Schlaf; vier von ihnen starben. Die übrigen aber verblieben zeitlebens mit einem Zittern an Kopf und Gliedern und mußten bettelnd als Sieche durch das Land ziehen.[19]

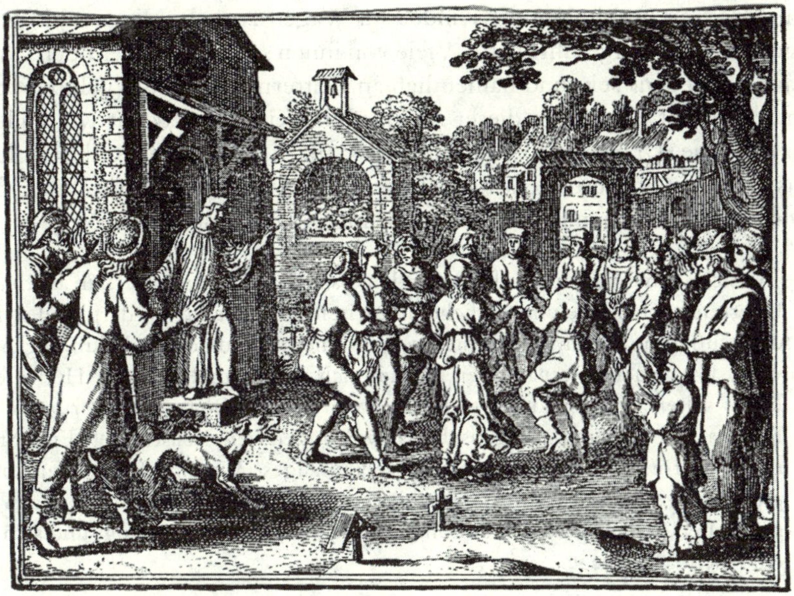

Tanzwütige in einem Reigen auf einem Kirchhof. Kupferstich aus Gottfrieds Historischer Chronik. Frankfurt, 1632.

Bei den »Tanzwütigen« von Kölbigk handelte es sich wahrscheinlich um einige Enzephalitiskranke, deren veitstanzähnliche Schüttelkrämpfe durch die seelische Erregung der Mitternachtsmesse und durch die Kälte der eisigen Dezembernacht bis zum Paroxysmus gesteigert wurden. Der Chronist hat sodann den unheimlichen Zustand der Encephalitis lethargica und des postenzephalitischen Parkinsonismus in eine phantastische Legende eingewoben und die bemitleidenswerten Siechen im Sinne der mittelalterlichen Auffassung als fluchbeladene und von Gott gezeichnete Sünder dargestellt.[20]

Auffallend ist allerdings, daß solche veitstanzähnlichen Fälle vereinzelt blieben und keine weiteren Kreise zogen. Denn weder aus dieser Zeit um die Jahrtausendwende noch aus den vorausgegangenen Jahrhunderten des christlichen Mittelalters, die ebenfalls von der angstvollen Spannung und Erregung des zu erwartenden Weltendes erfüllt waren, wird über ein epidemisches Auftreten der Tanzwut berichtet.

Erst vom 13. Jahrhundert an begann dieses unheimliche Übel den Charakter einer Volksplage anzunehmen. So sollen nach einer alten Chronik im Jahre 1237 in Erfurt über hundert Kinder ohne Wissen ihrer Eltern die Stadt verlassen und tanzend und springend über den Steigerwald nach Arnstadt (etwa 15 km) gewandert sein. Hier angelangt, fielen sie erschöpft zu Boden, und einige von ihnen starben. Erst am anderen Tag erfuhren die Eltern von dem Vorgang und holten die Kinder auf Wagen zurück. Niemand konnte sagen, wer sie weggeführt hatte. Viele von ihnen sollen »nachher noch lange krank geblieben« sein und namentlich an »Zittern der Glieder gelitten« haben.[21] Bei der Auslösung dieser rätselhaften »Kinderfahrt« hat womöglich der ruhelose »Drangzustand« enzephalitiskranker Kinder eine Rolle gespielt. Das wird einem besonders dann klar, wenn man Pettes Darstellung der »postenzephalitischen psychischen Störungen im Kindesalter« liest:

> »An sich wohlerzogene, früher leicht lenkbare Kinder gefallen sich in allerhand Unarten, wobei eine unnatürliche motorische Unruhe im Vordergrund steht, die häufig von einem Grimassieren, von einem ständigen Redefluß begleitet wird. Die innere Gespanntheit entlädt sich in einem Hin- und Herlaufen. Nicht selten sind mit der Unruhe extrapyramidale Bewegungsstörungen in Form athetoider und choreatischer Bewegungen vergesellschaftet. Eine Störung jagt förmlich die andere. Auf ein einmaliges Hin- und Herrennen kann plötzlich ein Purzelbaumschlagen folgen; ist das Kind bettlägerig, so kann es geschehen, daß es plötzlich in hohem Bogen aus dem Bett springt und sich in ein Nachbarbett legt . . .«[22]

Solche Verhaltensveränderungen mußten auf die mittelalterliche Menschheit einen besonderen Eindruck machen. Zweifellos waren bei der Erfurter »Tanzsucht« nicht alle Kinder wahrhaft erkrankt. Denn es ist eine besondere Tatsache, daß wenn sich in einer Schulklasse ein nervenkrankes Kind dieser Art befindet, auch die Mitschüler das Bestreben haben, die grotesken tanzartigen Bewegungen nachzuahmen. Derartige »Epidemien« können oft durch energischen Zuspruch des Lehrers oder Arztes im Handumdrehen »geheilt« werden.[23]

Wiederholt wurde behauptet, daß die psychischen Epidemien des Mittelalters, der Geißlerwahn und die Tanzwut aus der Angst vor dem letzten Gericht entsprungen seien. Nun erreichte aber die apokalyptische Weltuntergangsstimmung um das Jahr 1000 ihren Höhepunkt, während die Tanzwut erst seit dem 13. Jahrhundert den Charakter einer Volksseuche anzunehmen begann. Der Grund hierfür ist also weder in der Weltangst noch in der Epidemiologie allein zu suchen, sondern vor allem in den gesellschaftlichen Umwälzungen, die sich inzwischen im europäischen Leben vollzogen hatten. Mit dem Aufblühen der Städte gerieten zum erstenmal Laien von sich aus in religiöse Bewegung. Sie begannen langsam geistig mündig zu werden und verlangten nach einem persönlichen Verhältnis zu Gott. Aus dieser Stimmung heraus erwuchs damals der Bettelorden des Franziskus von Assisi (1181–1226) und die Bereitschaft für die Lehren eines Meister Eckhart (1260–1327).

Auch die Kunst jener Zeit, die Gotik – eine versteinerte Mystik – war durchdrungen von einem »religiösen Taumel«, von einer Sehnsucht nach »Loslösung von der Erde«.[24] In dem Maße, wie die kirchliche Kunst ihren mönchischen Charakter abstreifte und städtisch-bürgerlich wurde, verschwanden auch die apokalyptischen Darstellungen des jüngsten Tages, in denen Gott als strenger, strafender Richter erschien. Um so mehr traten dafür die neutestamentlichen Darstellungen in den Vordergrund, insbesondere die Szenen aus dem Leben und der Passion des Heilands. Das Gefühl, das hier vorherrschte, war nicht mehr die Angst vor einer fremden und überlegenen Gewalt, sondern die natürliche Verbundenheit aller Menschen mit einem Schicksal, das ihre eigenen Leiden und Hoffnungen an einem erhabenen Vorbild versinnbildlichte. Es ist interessant, daß Scheffler die gotische Welt die »des dionysischen Geistes« nennt.

Der gotische Mensch, der ein Bruder des Meisters Eckhart und des Franziskus von Assisi war, konnte auf Grund seiner mystisch-pantheistischen Weltschau auch im Tanz keine Sünde erblicken, wie dies noch der düstere Mönch von Kölbigk tat. Denn mit Hilfe ekstatischer Tänze konnte man sich in einen weit- und lebensentrückten Seelenzustand des »Außersichseins« emporschwingen, in dem sich das Ich auflöste und Beziehungen zur Unendlichkeit gewann. Auf diese Weise glaubte man, an einer Vereinigung mit dem göttlichen Sein (»unio mystica«) teilhaftig werden zu können. Deshalb kam es in der Beurteilung des bisher als heidnisch und sündhaft verpönten Tanzes zu einer Wandlung, die sich besonders eindrucksvoll in der provenzalischen Ballade vom »Tänzer unserer lieben Frau« (»Tombeur de Notre Dame«) widerspiegelt: Ein Gaukler, der sich in ein Kloster zurückgezogen hatte, um dort seine Tage zu beenden, wollte der Mutter Gottes, da er im Gegensatz zu den übrigen gelehrten Mönchen von komplizierten Gebetsübungen nichts verstand, seine inbrünstige Verehrung insgeheim in der verschlossenen Kapelle durch tänzerische Sprünge und Purzelbäume kundtun. Als er wieder einmal nach einem solchen ekstatischen Tanz erschöpft vor dem Bilde der Himmelskönigin zusammenbrach und der herbeigerufene Abt, der mit den empörten Mönchen diese sonderbare Andacht durch das Schlüsselloch der Kapelle beobachtet hatte, ihn streng bestrafen wollte, neigte sich Maria lächelnd vom Altar hernieder und »fächelte dem armen Sünder mit ihrem himmelblauen Mantel liebevoll Kühlung zu«.[25]

In den Augen des gotischen Menschen, der die Schönheit der Welt nicht mehr für ein Blendwerk des Teufels hielt, verlor auch der Tanz seinen sündhaften Charakter. Nicht Weltentsagung galt weiterhin als Ziel, sondern die mystische Versenkung in die göttliche Liebe. Die französische Ballade war von demselben Ethos durchdrungen wie die Ideenwelt des als Ketzer verschrieenen Dominikaners Meister Eckhart. Nach ihm kam es nicht auf »äußere Werke«, auf kirchliche Frömmigkeitsübungen (Fasten, Beten, Wachen und Kasteien) an, sondern auf das »innere Werk«, das Aufgehen der Seele in Gott. »Das Herz wird nicht rein von dem äußeren Gebet, sondern das Gebet wird rein vom reinen Herzen.« Das wahre Gebet aber sei wortlos. Somit verzichtete der Mystiker auf die Vermittlung der »alleinseligmachenden Kirche« und suchte den Weg zu Gott aus sich selbst zu finden. Für solche Schwärmer galt auch der bis zur Ekstase gesteigerte Tanz als ein gottgefälliges Werk, als eine Art Gottesdienst.[26] Dieses Glaubens sind auch heute noch die »tanzenden Derwische« (die »Mewlewie«) in der Türkei.

Als um die Mitte des 14. Jahrhunderts der Schwarze Tod seinen grauenvollen Triumphzug durch Europa hielt, da schien wieder einmal das Ende aller Dinge gekommen zu sein. Doch der Zeitgeist war ein anderer geworden als vor 350 Jahren. Während damals, um das Jahr 1000, das Bangen vor dem letzten Gericht die Macht der päpstlichen Hierarchie stärkte, herrschte zwar auch im 14. Jahrhundert ein Geist der Zerknirschung, aber die Anregung zu den Büßerprozessionen und Geißlerfahrten gaben nicht mehr die stolzen Bischöfe, sondern die Laien selbst.

In dieser gespannten euphorischen Atmosphäre, wo Energien aufgespeichert waren wie in einem Pulverfaß, das durch einen Funken zur Explosion gebracht werden konnte, vermochten nicht selten einzelne Kranke mit choreatischen Krämpfen eine psychische Tanzepidemie auszulösen. Denn es ist nur allzu wahr, was Myrza Schaffy sagt: »Man kann sich das Gehirn verrenken, wie man die Beine sich verrenkt.« (Friedrich Bodenstedt)

> »Anno 1374«, heißt es in der Limburger Chronik, »Mitte des Sommers erhub sich ein wunderlich Ding auf Erden und sunderlich in Teutschen Landen, auf dem Rhein und auf der Mosel, also daß Leut anhuben zu danzen und zu rasen …«[27]
> Männer, Frauen und Kinder verloren alle Beherrschung, faßten sich an den Händen und tanzten auf den öffentlichen Plätzen und in den Straßen so lange im Kreise herum, bis sie in Ekstase gerieten und in ihren Visionen den Himmel offen zu erblicken wähnten. Immer wieder konnte man sehen, wie viele von den Zuschauern, die bis dahin an Leib und Seele gesund waren, plötzlich wie von einem Dämon ergriffen, den Tänzern die Hand reichten und stundenlang mittanzten, bis sie mit Schaum vor dem Munde halb ohnmächtig oder tot zu Boden sanken. Infolge ihrer erregten Phantasie hatten manche den Eindruck, durch einen Strom von Blut waten zu müssen, und sind deshalb hoch gesprungen, um daraus zu entkommen …«

Zunächst hieß diese Volksplage »Johannistanz« (Chorea St. Johannis). Dies geschah jedoch nicht etwa deshalb, weil Johannes der Täufer sein Haupt durch den verführerischen Tanz der Salome verloren hatte. Seit jeher feiert man im Norden den Johannistag auf eine besondere Art, die ohne weiteres

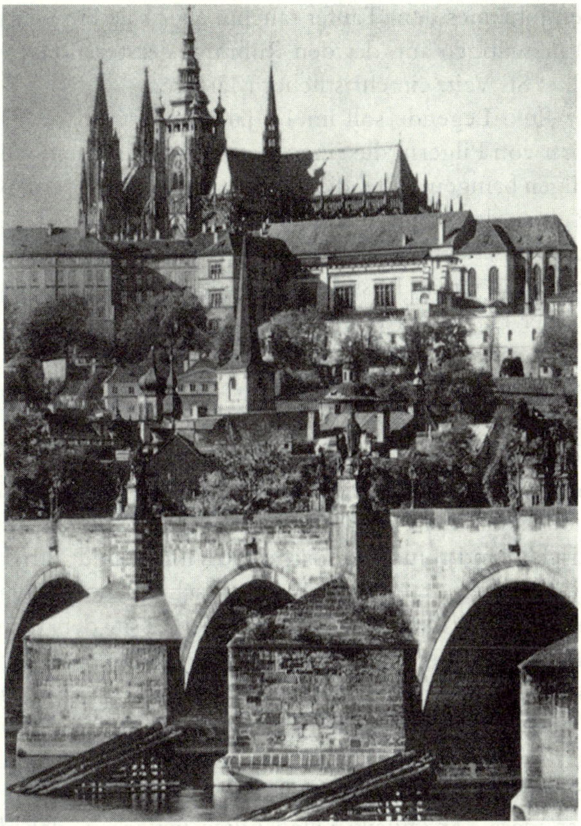

Karlsbrücke und Veitsdom in Prag. Kaiser Karl IV. ließ den Dombau zu Ehren der 1355 nach Prag überführten Reliquien des heiligen Nothelfers errichten.

erkennen läßt, daß es sich hierbei um die christliche Verbrämung eines heidnischen Brauches handelt. Die Germanen übertrugen nämlich das ihnen vom heiligen Bonifatius verbotene Anzünden der Notfeuer (»Nodfyr«) auf den St. Johannistag, und es hat sich bis in die jüngste Zeit der Glaube erhalten, daß Menschen und Tiere, die durch die Flammen oder den Rauch des Johannisfeuers hindurchspringen, gegen Fieber und andere Krankheiten ein ganzes Jahr lang gefeit blieben.[28] Die dämonenvertreibende Kraft dieser »Feuertaufe« sollte die Menschen vornehmlich vor der Tanzwut und die Tiere vor der Drehkrankheit bewahren. Wahrscheinlich glaubte man aber auch noch an eine heilende Wirkung.[29]

In der Kathedrale von Amiens, wo man das Haupt Johannes des Täufers zu verwahren glaubte, sollen angeblich zahlreiche Heilungen tanzwütiger und epileptischer Personen durch Vorzeigung der Reliquie stattgefunden haben. Neben Johannes dem Täufer tauchte aber bald ein weiterer Schutzpatron der Tanzwütigen auf, der den Ruhm des ersteren fast völlig in den Schatten stellte: St. Veit, ein christlicher Märtyrer.

Nach einer alten Legende soll im 14. Jahrhundert am Tage des St. Veit über eine Schar von Pilgern, die einen Besessenen zu einem wundertätigen Bild des Heiligen bringen sollte, die Tanzwut gekommen sein, weshalb man von dieser Zeit an das Übel nur noch mehr als »Veitstanz« (»Chorea sancti Viti«) bezeichnete.[30] Eingedenk seines Märtyrertodes pflegten Maler und Bildhauer St. Veit in einem Kessel sitzend – mit einem Hahn in der Hand – darzustellen. Der Hahn wurde ihm nicht nur in Erinnerung an das antike Symbol des Heilgottes Asklepios beigegeben,[31] sondern auch deshalb, weil es üblich war, Veit auch gegen allzulanges Schlafen anzurufen. »Heiliger Veit, weck mich zur rechten Zeit!« lautet ein alter Spruch.[32]

Die auffallende Tatsache, daß St. Veit gleichzeitig als Helfer gegen die Tanzwut und Schlafsucht angefleht wurde, dürfte darauf zurückzuführen sein, daß schon damals bei manchen Patienten die enge Beziehung zwischen dem choreatischen und dem lethargischen Krankheitsbild auffiel. Im 14. und 15. Jahrhundert, in denen es wiederholt zu schweren Tanzwutepidemien kam, bemühte man sich überall fieberhaft, in den Besitz der »wundertätigen« Reliquien des heiligen Veit zu gelangen. So ließ z. B. im Jahre 1355 Kaiser Karl IV. den »heil'gen Leib« des Märtyrerknaben aus Parma nach Prag bringen und zu dessen Ehren dort den Veitsdom errichten. Auf diese Weise wurde St. Veit gleichzeitig auch zum Schutzpatron von Böhmen.

Bei postenzephalitischen Folgezuständen können von außen kommende Reize, insbesondere Tanzmusik, gelegentlich bewirken, daß die hölzernsteifen Patienten mit ihren maskenartig starren Gesichtern plötzlich in der Lage sind, ihre Hemmungen zu überwinden.[33] Diese »wunderbare Wirkung der Musik« dürfte den Kranken und ihren Mitmenschen schon sehr früh aufgefallen sein. Während wir heute nur noch im übertragenen Sinne von einem »Zauber der Musik« sprechen, glaubte man einst tatsächlich daran. In diesem Glauben führte man Kranke mit tanzartigen Krämpfen und Zuckungen unter Begleitung von Flötenbläsern und Dudelsackpfeifern zu den nächstliegenden St. Veit-Kapellen, um sie durch Musik und Tanz von ihrem grauenhaften Übel zu erlösen. So ließ z. B. der Straßburger Magistrat im Jahre 1518 alle von der Tanzwut befallenen Personen in einer feierlichen Prozession nach der St. Veit-Kapelle bei Zabern geleiten,[34] wo sie, wie dies (der 1536 in Straßburg geborene) Daniel Specklin in seiner handschriftlichen Chronik erzählt, »mit rothe schuh« um den Altar tanzen mußten. »An den Schuhen war unten und oben ein creutz mit dem chrisam (geweihtem, mit Balsam gemischtem Salböl) gemacht und mit weywasser besprengt in St. Veits namen, das halff ihn(en) vast allen.«[35]

Eine Reminiszenz an jene Zeiten ist die berühmte »Springprozession«, die alljährlich am Pfingstdienstag zu Echternach in Luxemburg stattfindet. Sie stellt nicht nur ein Dankfest für das Aufhören einer Tanzwutepidemie dar, die im Jahre 1374 in dieser Gegend wütete, sondern auch eine Nachahmung des Veitstanzes zur Abwehr und Heilung desselben im Sinne des Analogiezaubers. Über zehntausend Gläubige, Gesunde, Leidende, Kranke und Angehörige von Siechen, Epileptikern und Postenzephalitikern u. a. kommen dann von weit und breit nach Echternach, um an dieser grotesken Wallfahrt zum Kloster des heiligen Willibrod teilnehmen zu können.

Nach Geschlechtern getrennt, setzt sich die Prozession in Reihen von vier bis sechs Personen, die sich an den Händen fassen oder durch Taschentücher miteinander verbinden, in Bewegung. Bei den Klängen einer von mehreren Musikkapellen gespielten monotonen Tanzweise (»Adam hatte sieben Söhne«), deren Grundmelodie an das Kinderlied »Fuchs, du hast die Gans gestohlen« erinnert, beginnen die Prozessionsteilnehmer sodann zu »springen«, indem sie hüpfend fünf Schritte vorwärts und zwei rückwärts gehen.[36] Da bei dem großen Gedränge des öfteren eine Stockung eintritt, so müssen die Springbewegungen häufig auf der Stelle ausgeführt werden. Manche »Springer« drehen und krümmen sich dabei, verrenken die Glieder, schlagen mit den Armen wild um sich und machen so lange hohe Luftsprünge,

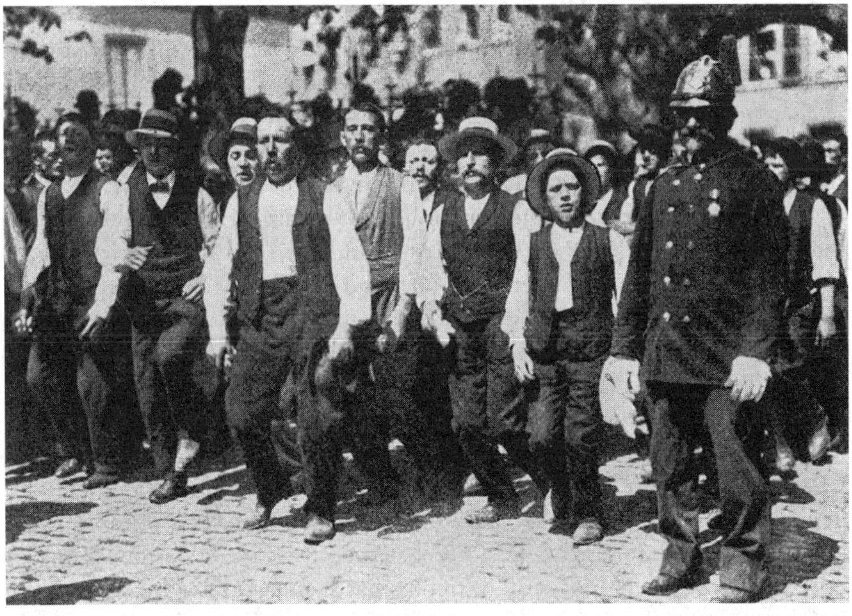

Die Springprozession in Echternach. Foto aus dem Jahre 1895 (erhalten von Geheimrat R. O. Neumann 1950).

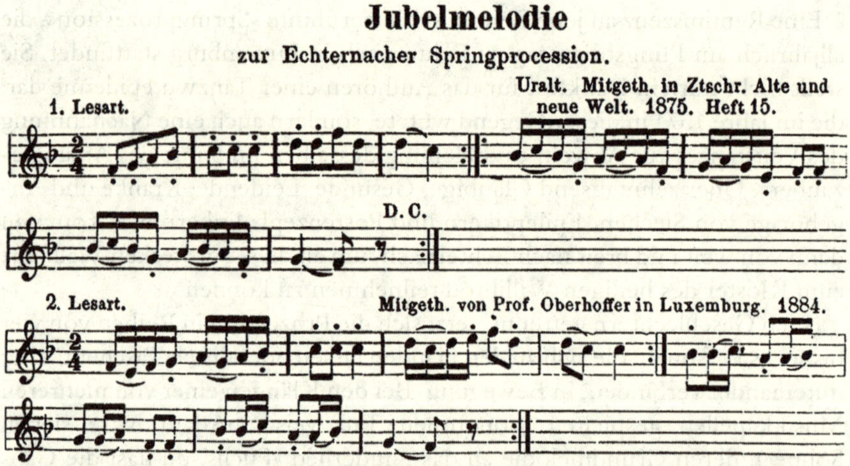
Jubelmelodie
zur Echternacher Springprocession.
Uralt. Mitgeth. in Ztschr. Alte und neue Welt. 1875. Heft 15.
1. Lesart.
D. C.
2. Lesart.
Mitgeth. von Prof. Oberhoffer in Luxemburg. 1884.

Jubelmelodie der Echternacher Springprozession, die von den Pilgern zu Ehren des heiligen Willibrod auf dem Wege zur Pfarrkirche zu Echternach gesungen wurde.

bis sie vor Erschöpfung zusammenbrechen. Mitunter sieht man auch vereinzelte »Springer«, die mit einem steinbeschwerten Korb auf dem Rücken, blaurot im Gesicht, keuchend und ächzend mithüpfen. Man hält ihr »Springen« für ein mühevolles Gebet, eine schwierige Bußübung. Viele Wallfahrer hat ein wegen Schüttellähmung oder Fallsucht gemachtes Gelübde hierher geführt. Sie springen eben nicht nur für sich, sondern auch für andere, für Angehörige oder Freunde. Wer zu alt oder zu krank war, bezahlte Echternacher Burschen, die »für 12 bis 20 Sous sprangen«, häufig für mehrere Pilger und Pilgerinnen zugleich. Unter den zahllosen »Springern« befinden sich auch viele, die seit ihrer Kindheit mit einem postenzephalitischen oder epileptischen Leiden behaftet sind, die aber selbst am Arm ihrer Verwandten mitspringen wollen, und so kommt es nicht selten vor, daß der eine oder andere wieder einen Anfall erleidet oder in Ohnmacht fällt. Diese Prozession, in der man oft nur eine groteske Buß- und Sühneandacht sah, galt bei vielen Gläubigen noch vor etwa 80 Jahren als ein magischer Heil- und Abwehrtanz. Heute ist die Springprozession ein folkloristisches Spektakel.

Der flämische Bauernmaler Pieter Brueghel (1525–1569) muß Augenzeuge solcher Szenen gewesen sein. Auf einer Handzeichnung aus dem Jahre 1564 schildert er eine Prozession mit fünf tanzsüchtigen Frauen, von denen jede von je zwei gesunden und handfesten Burschen unter der Begleitung eines Dudelsackpfeifers offenbar zu einer Kapelle des heiligen Veit oder Johannes geschleppt wird. Hondius hat später von der Brueghelschen Zeichnung zwei Stiche angefertigt, die sich ebenfalls in der Albertina in Wien befinden. Die korybantischen Bewegungen der Frauen, ihre durch

Johlen geschwollenen Halsadern, das Schielen ihrer Augen, das Fallenlassen ihres Hauptes auf den Rücken und andere Einzelheiten sprechen mit Sicherheit dafür, daß es sich auf dem Bilde um Naturbeobachtungen handelt. Durch die schrillen Töne des Dudelsackes, der mit der Doppelflöte eng verwandt ist, sollte wohl die Tanzwut der Frauen noch mehr gesteigert werden, um auf diese Weise die Heilung zu beschleunigen. Berichtet doch ein Zeitgenosse Brueghels, der Freiburger Stadtarzt Schenk von Grafenberg (1530–1596), daß der Magistrat seiner Vaterstadt mehrere Musiker und Tänzer mietete, um durch das lärmende Spiel den Anfall der Kranken zu entfachen, die dann von gesunden und kräftigen Männern im wilden Tanze abwechselnd so lange herumgewirbelt wurden, bis sie vor Erschöpfung zusammenbrachen.[37] Auch Felix Plater (1536–1614) sah in seinen Knabenjahren, um etwa 1540, »noch zu Basel solch eine Kranke, mit welcher auf Anordnung der Obrigkeit zwei starke Männer, die rot gekleidet, mit weißer Feder auf dem Hute, ex officio einer nach dem anderen so lange tanzen mußten, bis sie endlich vor Entkräftigung umfiel.«[38] Mit dem ununterbrochenen Drehen und Wirbeln hoffte man aus den für besessen gehaltenen Kranken den Dämon auszutreiben.[39] Erbrachte diese Prozedur keine Besserung, so galt als nächster Schritt der Exorzismus. Der »Besessene« wurde in die Kirche geschleppt, wo ein Priester durch feierliche Beschwörungen den Teufel aus ihm zu verjagen suchte, wie dies Rubens auf seinem berühmten Altarbilde so meisterhaft dargestellt hat.

Im Mittelalter sprachen die Ärzte von acht ansteckenden Krankheiten, wie es in einem an das »Regimen Sanitatis Salernitanum« sich anlehnenden »epidemiologischen Merkvers« (aus dem Jahre 1305) heißt:

»Febris acuta, phthisis, scabies, pedicon, sacer ignis, Anthrax, lippa, lepra nobis contagia praestat.« Zu deutsch: akute Fieber (Pest, Typhus, Fleckfieber, Malaria), Schwindsucht, Krätze, Fallsucht, Erysipel bzw. Mutterkornbrand, Milzbrand, Trachom, Lepra sind uns als ansteckend bekannt.[40] Allem Anschein nach hat man allerlei von Krampfanfällen begleitete Nervenkrankheiten mit der als »pedicon« bezeichneten Epilepsie verwechselt, sonst hätte man sie nicht für ansteckend bzw. für epidemisch gehalten.

Auch Schenk von Grafenberg (1530–1598), städtischer Rat in Freiburg i. Br., führte in seinen »Observationes« die Bezeichnung »Chorea St. Valentini« (Fallsucht) als Synonym für »Chorea St. Viti« an. Daraus wird offenbar, daß man zu jener Zeit die mit Krampfanfällen verbundenen Krankheiten, Epilepsie und Enzephalitis, des öfteren miteinander verwechselte. Wird doch eine Tanzwutepidemie, die nach Cullen (1712–1790) im Kloster zu Sternberg (1742) geherrscht hat, bald als »Saltus Viti«, bald als »Epilepsis saltatoria«, »Jactatio epileptica« oder »Morbus gesticulatorius« bezeichnet. Auf diese Verwechslung dürfte auch, wie eben erwähnt, die mittelalterliche Irrlehre von der kontagiösen Natur der Fallsucht zurückzuführen sein. So heißt es z. B. in dem Nürnberger Stiftungsbrief Matth. Landauers für das Zwölfbruderhaus hinter Allerheiligen vom 21. Januar 1510: »... Ob aber der Bruder einer mit dem aussatz (Lepra), den hinfallenden siechtagen (Epilepsie) oder der Krankheit der Frantzosen (Syphilis) begriffen wurd, der soll bey den andern Brüdern nit gelitten, sondern zu stunnd geurlaubt (entlassen, ausgewiesen) werden.«[41]

Als nach der Reformation die Verehrung der Heiligen von den Protestanten als Abgötterei und Götzendienst verworfen wurde, versuchte Paracelsus (1493–1541) auch den Veitstanz dem Bereich der Wunder und Heiligen zu entziehen. In seiner Schrift »Über die Krankheiten, die die Vernunft rauben« heißt es: »Es gibt nur zwei Ursachen des Veitstanzes: eine natürliche infolge der ›lachenden Adern‹ und eine zufällige infolge der Einbildung.«[42] Obwohl uns diese Hypothese der »lachenden Adern« auf Grund unserer heutigen anatomischen Kenntnisse etwas naiv erscheint, bedeutet sie gegenüber der damals herrschenden Anschauung, die den Veitstanz bestenfalls für eine Art Besessenheit hielt, zweifellos einen Fortschritt.

Der Wunderglaube hatte damals geradezu pathologische Formen angenommen. Überall wurden Reliquien oder Reliquiensplitter in Riesenmassen angepriesen und gekauft. Als dem Abt Marolles in der Kathedrale zu Amiens der Schädel Johannes des Täufers gezeigt wurde, küßte er ihn mit den Worten: »Gott sei gelobt, das ist der sechste, den zu küssen ich die Gnade habe!« Man glaubte, daß alles, was mit den Reliquien in Berührung käme, deren wundertätige, heilende Kraft in sich aufnehmen würde. Man tauchte daher die Reliquien in Wein und Wasser und ließ die Kranken diese Flüssigkeiten trinken. Man kratzte die Grabsteine der Heiligen ab und verarbeitete das so gewonnene Pulver zu Medikamenten. Zu demselben Zweck pulverisierte man auch den Docht von Wachskerzen, die an heiligen Orten gebrannt hatten. Das Spülwasser, mit dem man die Altäre der Heiligen säuberte, sollte eine hohe Wunderkraft haben. Das Öl aus den Ewigen Lampen benutze man als Einreibungsmittel.

Paracelsus war empört über den Klerus, der mit schamloser Geschäftstüchtigkeit die wundertätige Heilwirkung von Reliquien (oder wie es bei ihm heißt »der Leichname«) verkündete. In seinem »Opus Paramirum« ereiferte er sich darüber:

> »Im Folgenden will ich von den Leichnamen (Reliquien) sprechen, die von vielen für Heilige gehalten werden, weil sie einen derartigen Menschenzulauf bewirken und mit ihren Fähigkeiten die Kranken heilen sollen... Ich aber sage: Du darfst den Heiligen kein Gelübde und keine Geschenke machen, denn auch Christus wurde nicht bezahlt... Zu lebenden Ärzten soll man pil-

gern und nicht zu toten ... Laß die Toten mit den Toten verkehren, du halte dich an die Lebenden ...

Die Totengräber (d. h. die Priester) haben natürliche körperliche Wirkungen heilig genannt. An ihren Stiften und Klöstern sieht man gut, weshalb sie das getan haben. Sie haben vom Heiligen gepredigt und dabei nur den Leichnam (Reliquie) im Auge gehabt. Dazu hat sie der Satan gebracht, damit sie auf diese Weise ihren Besitz vermehren. So haben sie die Erkenntnis verhindert, daß nicht Heilige diese Werke tun, sondern die Natur ... Wäre hier wirklich etwas Heiliges, so wäre es doch eine geringe Ehre, daß ein Heiliger so viele Lahme ungeheilt wieder ziehen ließe, die ihn doch so gläubig auf ihren müden elenden Beinen aufsuchten.«[43]

Die Worte, mit denen sich Paracelsus gegen Wunderheilungen und den übernatürlichen Ursprung des Veitstanzes wendet, gemahnen an die hippokratische Schrift »Über die heilige Krankheit«. »Nach unserer Meinung«, so Paracelsus, »wird keine Krankheit von Heiligen erzeugt und soll deshalb auch nicht nach ihnen benannt werden. Viele machen eine große Theologie daraus und schreiben die Krankheiten mehr Gott als der Natur zu, doch das ist ein unnützes Geschwätz. Dieses Geschwätz mißfällt uns, da keine Wahrzeichen dahinter stecken, sondern nur Glaube. Wir wollen den Namen der Krankheit, der auf einen Heiligen zurückgeht, nicht ändern, doch sollte diese Krankheit eigentlich Chorea lasciva genannt werden ...«[44] »Wir wollen die Schwätzer der falschen Worte nicht beachten, die sagen, die Krankheit käme von Gott, den sie gar nicht kennen. Diese Leute kennen nicht die Zeichen, an welchen Gott erkannt werden kann. Die Ursache der Chorea lasciva ist nur ein Glaube, der bei den Leuten wirkt, die sich einen solchen selbst eingebildet haben.«[45]

Man muß bedenken, daß diese Worte zu einer Zeit niedergeschrieben wurden, als noch überall der Glaube an Hexen und Dämonen unerschüttert war und selbst ein Luther davon nicht frei blieb. Schrieb er doch 1532 an den Markgrafen Georg von Ansbach:

»Daß die Ärzte solche Dinge mit Arzneien lindern wollen, geschieht aus dem, daß sie nit wissen, was die Teufel für große Kraft und Macht haben. Über das ist kein Zweifel, daß Pestilenz, Franzosen (Lues), Fieber und ander schwer Krankheiten nichts anderes seien denn der Teufel Werke.«[46]

Mag die Geschichte vom Tintenfaß, welches Luther auf der Wartburg nach dem Teufel geschleudert haben soll, erfunden sein, so ist sie doch sehr charakteristisch für jene Zeit. »Si non e vero, e bene trovato.«

In den Jahrhunderten des Hexenwahns wurden besonders häufig nervenkranke Personen, darunter zweifellos auch Enzephalitiker, direkt und indirekt mit diesem Aberglauben in Beziehung gebracht und von den Inquisitoren der Folter und dem Flammentod überantwortet.[47] Hielt doch die abergläubische Bevölkerung die veitstanzähnlichen Zuckungen solcher bemitleidenswerter Menschen für die »Folgen eines Hexentanzes mit dem Teufel«.[48]

Derartige Beschuldigungen dürften zur Zeit der haßerfüllten Gegenreformation nichts Außergewöhnliches gewesen sein, konnte man doch auf dem Wege der Hexenverfolgung auch der Ketzerei energisch zu Leibe gehen. War doch die Verbrennung »die sicherste Art des Exorzismus«. Selbst der berühmte Astronom Kepler vermochte seine als Hexe angeklagte und eingekerkerte Mutter nur mit größter Mühe vor dem Flammentod zu retten.[49]

In den Hexenvernehmungen, die nicht selten an psychiatrische Krankengeschichten erinnern, ist oft von einer Salbe die Rede, mit welcher sich die Angeklagten vor der Fahrt auf den Blocksberg eingerieben haben sollen. Diese »Hexensalbe« wurde von kräuterkundigen Frauen aus dem Extrakt giftiger Nachtschattengewächse (Solanazeen) hergestellt, und man benutzte sie zu den verschiedensten Zwecken, z. B. gegen Schmerzen, Krämpfe, Unfruchtbarkeit, ferner als Aphrodisiaka, Verjüngungs- und Schönheitsmittel, ohne daß man über ihre gefährliche Wirkung genau Bescheid gewußt hätte.[50] Die Nachtschattengewächse, zu denen die Tollkirsche (Atropa Belladonna)[51], der Stechapfel (Datura Stramonium), die Alraune (Mandragora Autumnalis) und das Bilsenkraut (Hyoscyamus niger) gehören, enthalten nämlich u. a. zwei auf das zentrale Nervensystem wirkende Alkaloide: Atropin und Skopolamin. Bereits die Aufnahme von einigen Milligramm Atropin verursacht Erregung, Unruhe, Zittern und ständiges Zittern der Glieder. Auch Zuckungen bis zu klonischen Krämpfen kommen vor. Die zentrale Erregung äußert sich anfänglich in Rededrang, Lach- oder Weinanfällen und grotesken Bewegungen, die mitunter eine verblüffende Ähnlichkeit mit dem Veitstanz haben. Dieser Erregungszustand, der sich manchmal bis zur Tobsucht und Raserei steigern kann,[52] ist gewöhnlich mit anhaltenden Sinnestäuschungen, mit Halluzinationen und Visionen verbunden. Der Betäubte hat dabei oft das Empfinden einer Verdoppelung der eigenen Persönlichkeit, die ihn seine eigenen Visionen als Zuschauer beurteilen läßt.[53] Hauptsächlich werden mit dieser Salbe die »heimlichen Theile« des Körpers, »mit denen man sündiget«, eingerieben. Schon damals hatte man erkannt, daß die Salbe von den Schleimhäuten der Genitalien schneller resorbiert wird und dabei einen tiefen, ohnmachtähnlichen Schlaf sowie eine Reizung der Sexual- oder auch der Hautnerven verursachen kann mit dem Gefühl, als ob dort Federn oder Haare hervorsprießen würden. Wegen dieser Empfindungen glaubte man sich mittels der »Hexensalbe« in Eulen,

Wölfe, Schweine oder Ziegen zu verwandeln, durch die Lüfte zu fliegen und am Hexensabbat teilnehmen zu können.[54] Da man in früheren Zeiten Traum und Wirklichkeit oft verwechselte, wurden die phantastischen Visionen wirrer Träume als ungeheuerliche Erlebnisse weitererzählt, ausgeschmückt und übertrieben, bis sie den Charakter von Hexengeschichten annahmen, was den begeisterten, doch unvorsichtigen Konsumenten der »Hexensalben« oft zum Verhängnis wurde.

Die Erkenntnis, daß es sich bei den »Hexenritten« nicht um tatsächliche Vorgänge, sondern um Traumerscheinungen und Halluzinationen handelte, d. h. um die Wirkung von »Hexensalbe«, wie sie von den Inquisitoren bezeichnet wurde, gewann auch in jenen Zeiten schon mancher einsichtige Beobachter. So stand Johannes Weyer, der Leibarzt des Herzogs von Jülich-Kleve, 1563 mit seinem Werk »De Praestiis daemonum et incantationibus ac veneficiis« (»Von Teufelsgespenstern, Zauberern und Giftmischern«) mutig und unerschrocken gegen den Hexenwahn auf, indem er behauptete, daß die Geständnisse der unglücklichen Frauen die Folge der Tortur oder das Produkt einer durch Krankheit (»Melancholie«) oder giftige Pflanzenextrakte (»Hexensalben«) verwirrten Phantasie wären.[55]

Eine ähnliche Meinung vertraten auch Andreas Laguna[56], der Leibarzt Karls V., und der Naturforscher Pierre Gassendi. Dieser traf einst einen Hirten, der ihm versicherte, eine Salbe zu besitzen, durch welche er am Hexensabbat teilnehmen könne. Es gelang Gassendi festzustellen, daß der Schäfer schwarzes Bilsenkraut (Hyoscyamus niger) sammelte, das er mit Fett und Öl zu einer Salbe verrieb. Ähnliches berichtet auch Garidel.[57] Ein Pfarrer, der von der Kanzel her die »Hexenfahrten« als Träume zeichnete, wurde nach der Predigt von einem alten Weib angesprochen, die ihn vom Gegenteil überzeugen wollte. Er ging mit ihr und sah, wie sie sich mit einer Salbe einrieb und bald danach einschlief. Im Schlaf warf sie sich hin und her und fiel schließlich von ihrem Lager. Nach ihrem Erwachen glaubte sie, den Pfarrer von ihrer Hexenfahrt überzeugt zu haben.

Nach all dem ist es klar, daß so manche von den unglücklichen, als Hexe hingerichteten Frauen, die auch ohne peinliche Befragung durch die Folter behauptete, sie hätte mit dem Teufel verkehrt und sei durch die Lüfte geflogen, vorher als Analgeticum, Aphrodisiacum etc. das verhängnisvolle Salbenmittel benutzt haben wird, das von den Inquisitoren als »Hexensalbe« bezeichnet wurde.[58]

Es ist kaum bekannt, daß in den letzten Jahrhunderten des Mittelalters, in denen auch die großen Veitstanzepidemien vorkamen, die Verwendung einiger Nachtschattengewächse im täglichen Leben gang und gäbe war.[59] So pflegte man damals vielerorts dem Bier Bilsenkrautsamen hinzuzufügen, um auf diese Weise die Rauschwirkung zu erhöhen. Welche Bedeutung einst

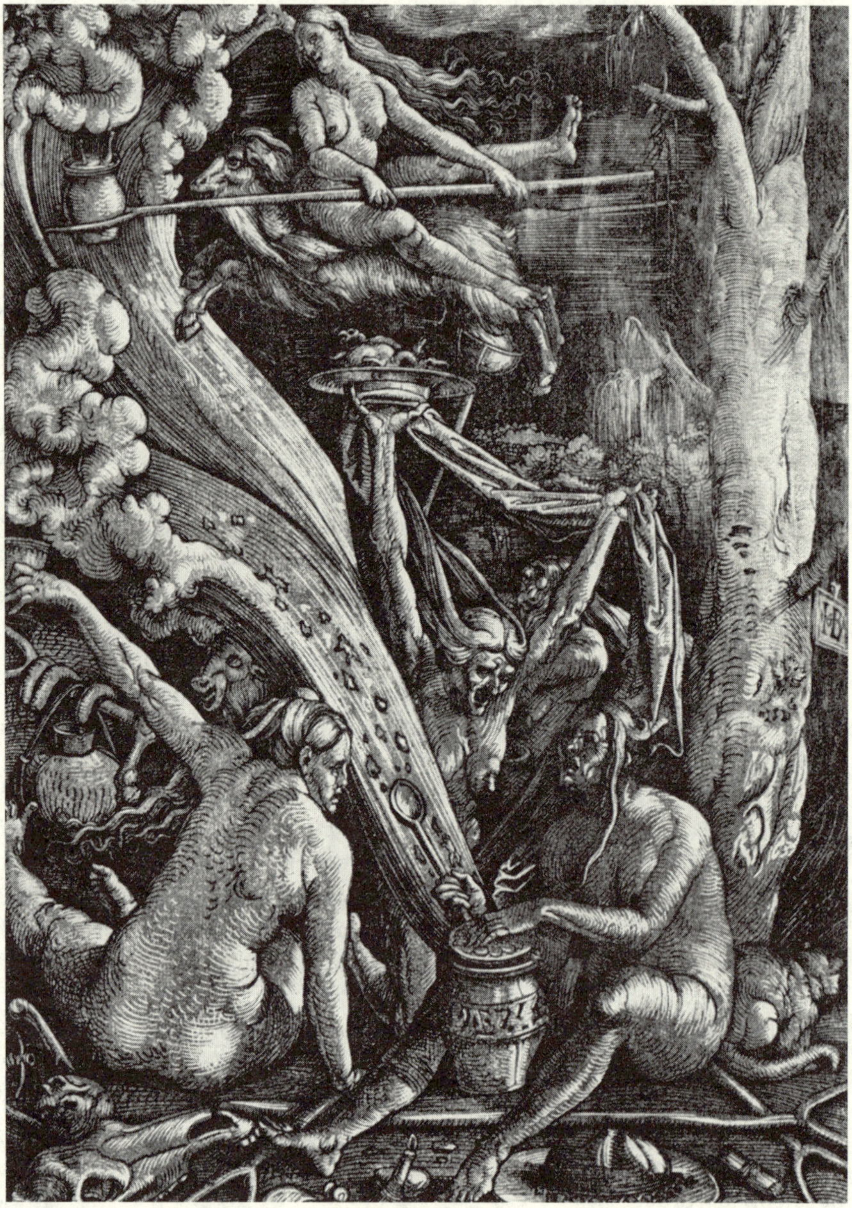

Die Zubereitung des Hexensalbe während des Hexensabbats. Lavierte Federzeichnung von Hans Baldung Grien (um 1475–1545). Staatliche Graphische Sammlung München.

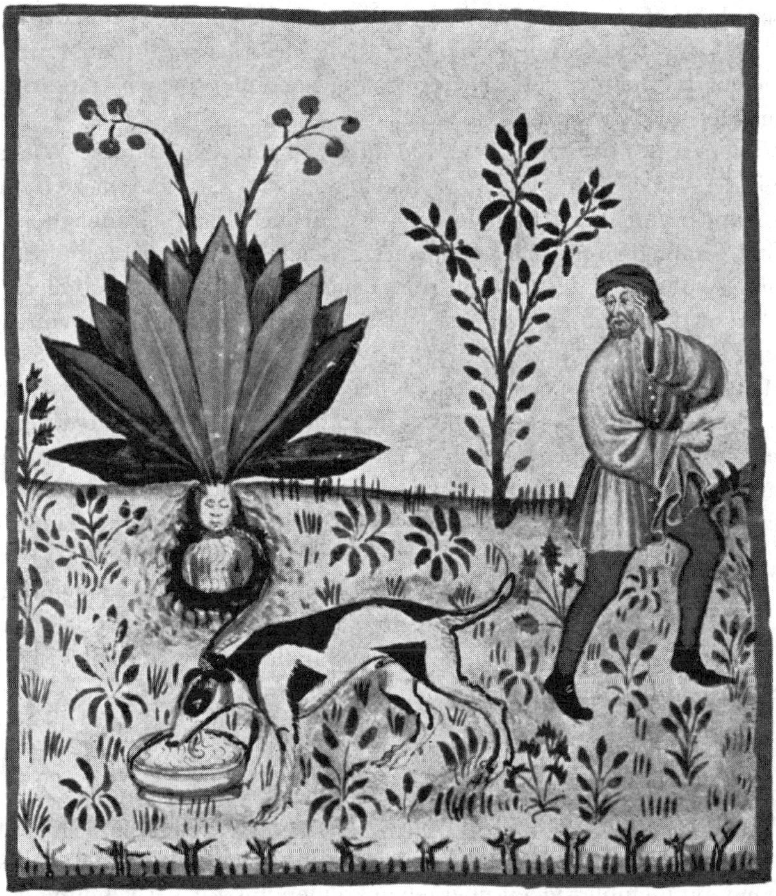

Die sagenumwobene Mandragora (Alraune), ein staudiges Nachtschattengewächs, wurde als Heilmittel mit Gold aufgewogen. Ihre Entwurzelung galt als lebensgefährlich. Der Hund auf dem Miniaturbild der oberitalienischen Handschrift des 14. Jahrh. n. Chr. »Tacuinum sanitatis in medicina«, der die gefährliche Entwurzelung erledigen soll, ist durch einen Strick mit der Alraune verbunden. Noch leckt er nichtsahnend das für ihn als Lockmittel bereitgestellte Wasser. Der Wurzelgräber, der um den ohrenbetäubenden, todbringenden Schrei der Mandragora beim Ausreißen weiß, wendet sich eiligst zur Flucht.

der Anbau des Bilsenkrautes in Europa als »Bierzusatz« haben mußte, geht nicht nur aus vielen Ortsnamen, wie Bilsengarten, Bilsensee, Bilsendorf u. a. in Deutschland, Bilsen in Holland, Pilsen in Böhmen hervor, sondern auch aus zahlreichen alten Verordnungen, in denen der Zusatz von Bilsensamen zwecks Bierverstärkung strengstens verboten wurde. So bestimmt eine Polizeiordnung aus Eichstätt in Mittelfranken vom Jahre 1507, daß die Brauer bei Strafe von fünf Gulden keine Bilsensamen und andere »den Kopf tollmachende Stücke und Kräuter« ins Bier mischen dürfen. Nach der bayerischen Land- und Polizeiordnung von 1649 hieß es: »Wer Bilsenkraut oder Samen in das Bier tut, der soll wie auch der Verkäufer solcher Kräuter, nach Ungnaden gestraft werden.«

Wie bekannt noch zur Zeit des Dreißigjährigen Krieges diese Wirkung des Bilsensamens war, beweist auch eine Stelle aus Grimmelshausens Simplizissimus. Von einem Trinkgelage, bei dem der Wein in Strömen floß, berichtet Simplizissimus: »Welcher aber ausdauren und am besten sauffen konnte, wußte sich dessen groß zu machen und dünkte sich kein geringer Kerl zu seyn; zuletzt dürmelten sie alle herum, als wenn sie Bilsensamen genossen hätten.« (Buch I, Kap. 32)[60]

Man müßte sich wundern, wenn es bei der weitverbreiteten Verwendung von Solanazeen den Kräutersammlern nicht alsbald aufgefallen wäre, daß ihre Tränke und Salben oft veitstanzähnliche Erscheinungen hervorrufen können. Es ist daher nicht verwunderlich, daß in einer Zeit, in der Ursache und Wirkung so oft verwechselt wurden, bald »Hexen« als Erzeuger des Veitstanzes, bald Veitstanzkranke als Hexen beschuldigt wurden. Dadurch entstand ein gefährlicher Circulus vitiosus, aus dem es für so manchen Unglücklichen kein Herauskommen mehr gab. Es ist daher leicht möglich, daß die Volksmedizin nach dem alten Prinzip »Similia similibus curantur« (»Gleiches wird durch Gleiches geheilt«) schon lange vor Paracelsus den Versuch gemacht hat, mit Solanazeen den Veitstanz zu beeinflussen, was dann durch die gelegentliche Verschlimmerung der Symptome zu dem Gerücht geführt haben könnte, die Tanzplage würde durch Hexensalben erzeugt.[61]

Von der Erkenntnis, daß die durch Nachtschattengewächse heraufbeschworenen Erregungszustände meist in einen schlafähnlichen Betäubungszustand mit Gefühllosigkeit übergehen können, bis zur Verwendung dieser Drogen als beruhigende und schmerzbetäubende Mittel war nur ein Schritt.

Von den Nachtschattengewächsen spielte in der Volksmedizin die Mandragora oder Alraune, »jene giftige Wurzel, die die Vernunft bewältigt«, wie es in Shakespeares Macbeth (I, 3) heißt, seit jeher eine besondere Rolle.[62] Nach dem Volksglauben sollte sie nur unter dem Galgen wachsen.[63] Da die Wurzel der Alraune manchmal eine menschenähnliche Gestalt aufwies, bezeichnete man sie auch als »Galgenmännlein«.[64]

Schon Struensee vermutete, daß es die geschäftstüchtigen Henker selbst waren, die den unheimlichen Nimbus dieser Pflanze durch allerlei Schauermärchen verstärkten.[65] Da es damals allgemein bekannt war, daß die Gehenkten mit Erektion und Ejakulation starben, zumal die »armen Sünder« gewöhnlich in einer kurzen Hose (»Bruch«) gehenkt wurden, so daß dieses Phänomen auch nach außen ersichtlich war, bildete sich der Mythos, die Alraune, das »Galgenmännlein«, wüchse aus dem Samen Gehenkter unter dem

Galgen und könne nur unter ganz bestimmtem Zeremoniell ausgegraben werden. Auch glaubte man, die Mandragora würde beim Ausgraben so entsetzliche Jammerlaute ausstoßen, daß jedermann, der es hört, davon sterben müsse.[66]

»Um die Wurzel ohne Schaden an Leib und Seele zu erlangen«, müsse man sich gleich »Odysseus« die Ohren mit Wachs oder Baumwolle zustopfen, drei Kreuze über der Stelle machen und dann die Erde ringsum abgraben, »bis die Wurzel nur noch an drei dünnen Fasern hängt«. Die Zauberwurzel sollte sodann einem »schwarzen Hunde« an den Schwanz gebunden und dieser angetrieben oder mit einem Stück Brot fortgelockt werden, um auf diese Weise die Mandragora auszureißen. Man nahm an, daß der Hund bei dieser Prozedur dem »tödlichen Alraune-Schrei« (Shakespeare) zum Opfer fallen müsse. Den Handel mit den grauenumwitterten Alraunewurzeln betrieb meist der Henker. Er konnte die »Alräunchen«, da sie sehr selten waren, besonders günstig verkaufen, und es ist kein Wunder, daß sie oft mit Gold aufgewogen wurden.[67]

Der erste gelehrte Arzt, der sich mit den Gedankengängen der Volksmedizin vertraut machte und auch den Veitstanz mit Nachtschattengewächsen zu behandeln versuchte, war Paracelsus (1493–1541), der in der ersten Hälfte des 16. Jahrhunderts jahrelang wie ein Landsknecht kreuz und quer durch die Länder Europas schweifte. Überall war Paracelsus bemüht, seine Kenntnisse und Erfahrungen zu bereichern, »nicht allein bei den Doktoren, sondern auch bei den Scherern, Badern, Henkern, Weibern, Schwarzkünstlern, bei den Alchemisten, in den Klöstern, bei Edlen und Unedlen, bei den Gescheiten und den Einfältigen«. Dabei dürfte er auch die unheimliche Wirkung der Nachtschattengewächse näher kennengelernt haben und somit auf den Gedanken gekommen sein, mit deren Wirkung den Veitstanz zu heilen.

In seinem Buch »Über die Krankheiten, die die Vernunft rauben« finden wir zur Behandlung des Veitstanzes drei genaue Rezepte, welche unter anderem auch stets die zu den Nachtschattengewächsen gehörende Mandragora enthalten. Bekanntlich wurden nach dem Ersten Weltkrieg Auszüge aus den Wurzeln der Tollkirsche (Atropa Belladonna) zur Bekämpfung veitstanzähnlicher Erregungszustände bei Postenzephalitikern verwandt. Zugleich diente ein daraus gewonnenes Alkaloid (Skopolamin) bei aufgeregten Geisteskranken (entsprechend dosiert) als »chemische Zwangsjacke«. Um so beeindruckender ist es, daß der von seiner Zeit maßverstandene medizinische Reformator vor mehr als 400 Jahren ähnliche therapeutische Maßnahmen empfohlen hatte, die jedoch dann in völlige Vergessenheit gerieten. Von seinen drei Mandragora-haltigen Mitteln für Veitstanzkranke sollten zwei innerlich »in gutem Wein oder gutem Wasser« genommen werden. Das Rezept des einen lautet:

Quintae essentiae Opij 3. j.	(= 1 Drachme)
Quintae essentiae Mandragorae gr.vij.	(= 7 Gran)
Quintae essentiae Lolij 3. j.	(= 1 Scrupel)
Quintae essentiae Papaveris 3. ij.	(= 2 Drachmen)
Quintae essentiae lusquiami 3. iij.	(= 3 Drachmen)
Auri potabilis 3. iiij.	(= 4 Drachmen)
Aquae cordis 3. vj.	(= 6 Drachmen)[68]

Zweifellos sollte hier die Mandragora, deren Wurzel Hyoscyamin, Atropin und auch etwas Skopolamin enthält, vorwiegend als Beruhigungsmittel dienen. Heißt es doch in einer seiner Schriften: »Die ›separatio rerum naturalium‹ durch Chemia lehrt die Virtutes (Wirksamkeit) der Heilkräuter ... Es gilt die Quinta essentia zu gewinnen aus Kräutern, aus Metallen, aus Lebendigem, die aus hundert Lot Stoff ein Lot Kraft macht.«[69]

Wie weit Paracelsus mit dieser Therapie seiner Zeit voraus war, wird einem erst dann klar, wenn man weiß, welche unsinnigen Mittel von seinen »gelehrten« Zeitgenossen und ihren Nachfolgern in ähnlichen Fällen benutzt wurden. So rühmte z. B. der holländische Arzt und Philosoph Johann Baptist van Helmont (1577–1644) in seinem »Hortus medicinae« das »Totenkopfmoos« als wunderbares Mittel gegen Pest und Veitstanz. Ebenso wurde im Jahre 1681 von dem Salzburger Arzt Adami von Lebenwaldt in seinem »Sechsten Traktätl« ein »Mueß (Moos) so auff der Hirnschal des Totenschädel eines Gehenkten gewachsen war« als Heilmittel gegen Krämpfe angepriesen. Dieses »Mueß« sei deswegen so kräftig, »weil bei den Strangulierten die Lebensgeister (spiritus vitales) in die Hirnschalen schleichen und alldort verbleiben, biß ein Mueß darauf wachset, welches diese Lebensgeister an sich zieht«.

Es besteht kein Zweifel darüber, daß dieses »Heilmittel des Grauens« ebenso wie die Verwendung des »Armsünderblutes« aus der »Galgen- und Schafottmedizin« in die Heilkunde jener Tage eingesickert waren. Denn am Galgen und am Schafott begegneten sich die »weiße« und die »schwarze Magie«, da sämtliche Dinge dieser Art in beiden Richtungen Kurswert besaßen.[70] So glaubte man, das Blut von Enthaupteten könne »nicht nur bey Fallsucht, sondern auch bei Tanzwut und Krämpfen überhaupt, heilsam wirken«.[71]

Neuzeit

Nach der Reformation löste in Deutschland und Holland die kleinbürgerlich-nüchterne Sachlichkeit des Protestantismus die »heilige Ekstase« der

Mystik ab und nahm damit auch dem Veitstanz seine einst massenbetörende Ausstrahlungskraft.

Wie sehr damals in Deutschland das Übel bereits im Abklingen begriffen war, ist auch aus einer Nachricht bei Phil. Camerarius aus dem Jahre 1606 zu ersehen, wonach damals bei Ravensburg in Schwaben auf einem nach dem heiligen Veit benannten Berge eine verlassene Kapelle gezeigt wurde, in der sich einst alljährlich eine große Schar von heilungssuchenden »Tänzern« zu versammeln pflegte. Da ihr »Zulauf aber aufhörte, ließ man die Kapelle verfallen«.

Mit Recht nannte daher Camerarius den Veitstanz ein »Symptoma rarum et paucis visum«. In der Öffentlichkeit der Städte erschienen nur noch von Zeit zu Zeit, meist an Festtagen oder zur Messezeit, vagabundierende, einzelne »Veitstänzer«, um dort vorübergehend, durch das Vorführen ihres angeblichen Gebrechens »Bettelei zu betreiben«. So berichtet z. B. Johann Schenck von Grafenberg (1530–1598) aus den Notizen seines Vaters, daß dieser einen etwa 12jährigen Knaben nach einer Pfeife tanzen und Almosen sammeln sah, wobei er eine Schrift vom Magistrat zeigte, in der beglaubigt war, daß er an Chorea S. Viti leide.[72]

Veitstanz, Tarantismus

Der beste Beweis, daß es sich beim Veitstanz oft um ein massenpsychologisches Phänomen handelte, ist der Tarantismus in Süditalien (Apulien). Dort bestand seit dem Altertum eine geradezu panische Angst vor dem Stich der im Mittelmeergebiet vorkommenden Wolfsspinne, der sog. Tarantel (»Tarantula«), deren Stich zwar schmerzhaft, aber nicht gefährlich ist.[73] Der von diesem an sich harmlosen Insekt Gestochene befürchtete, an der Tanzwut sterben zu müssen. Die Redensart »wie von der Tarantel gestochen«, mit der man das wilde Herumhopsen eines Menschen zu kennzeichnen pflegt, ist eine Reminiszenz aus jener Zeit, in der ein von der Tarantel gestochener, verzweifelt herumspringender Mensch zum Kristallisationspunkt einer massenpsychologischen Tanzwut werden konnte, die man seit dem 13. Jahrhundert »Tarantismus« nannte. Denn immer mehr Umherstehende gesellten sich zu dem von der »Tarantula« Gestochenen und tanzten mit.

Einer der größten Ärzte des Barock, Giorgio Baglivi, beschäftigte sich 1695 mit dem Problem des Tarantismus, dieser angeblich epidemischen Art von Tanzwut, in einer besonderen Schrift: »Morsus et effectibus Tarantulae« (»Stich und Wirkung der Tarantel«).[74] Er berichtet darin auch vom Selbstversuch des neapolitanischen Arztes Bulifonius, der sich vor sechs Zeugen und einem öffentlichen Notar im August 1693 von zwei apulischenTaranteln in den linken Arm stechen ließ und danach – mit Ausnahme einer geringen Schwellung – keine üblen Folgen verspürte. Zu einem ähnlichen Ergebnis führte auch der Selbstversuch des königlichen Leibarztes Seras in Neapel.[75] Obwohl diese Versuche eindeutig für die Harmlosigkeit des Tarantelstiches sprachen, blieben sie auf den weiteren Verlauf des Tarantismus ohne Einfluß. Er kommt auch heute noch ab und zu an verschiedenen Orten in Apulien vor.

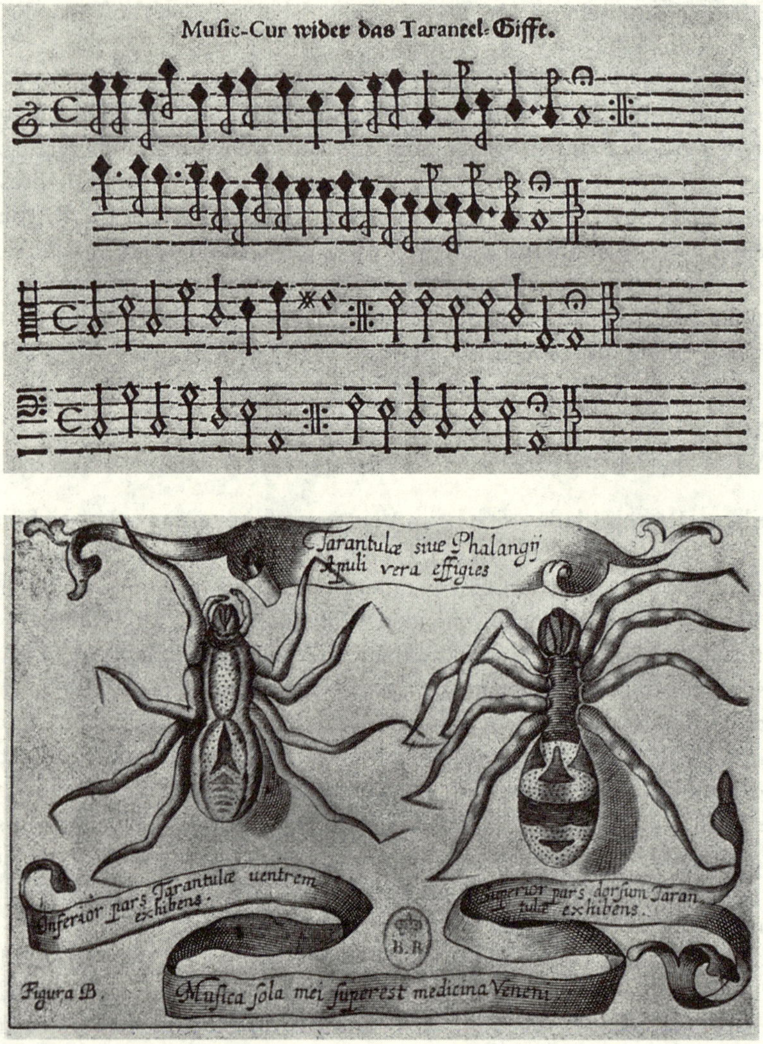

»Music-Cur wider das Tarantel-Gifft« – Noten zur Tarantella aus Athanasius Kircher (1602–1680): »Neue Hall- und Thon-Kunst«, Nördlingen 1684. Daher auch der sehr schnelle neapolitanische Tarantella-Tanz im 3/8- oder 6/8-Takt, der meist zum Tamburin getanzt wird.

Gruppenpsychose

Im 18. Jahrhundert gab es in Holland und Norddeutschland nur noch in geschlossenen Anstalten (Waisenhäusern, Hospitälern und ähnlichen) vereinzelte veitstanzähnliche Gruppenpsychosen, die eindeutig durch den Nachahmungstrieb entstanden. Anfang des 18. Jahrhunderts wurde eine solche Gruppenpsychose im Haarlemer Waisenhaus durch den Anfall eines kranken Mädchens ausgelöst. Boerhaave (1668–1736) »unterdrückte das Theater durch das bloße Hochhalten eines glühenden Brenneisens«, mit dem er alle brennen müsse, bei denen das Zucken nicht aufhört. Tissot, der darüber berichtet, macht dazu die treffende Bemerkung: »Die Furcht vor den Verbrennungsschmerzen war größer als der Trieb der Nachahmung.« Und dann folgten einige Sätze, die fast wie eine Vorwegnahme moderner massenpsychologischer Erkenntnisse anmuten: »Gegen eine Menge, die von einem Wahn ergriffen ist, wird mit Argumenten der Vernunft kaum etwas zu erreichen sein. Mag der einzelne – als isoliertes Individuum – noch so vernünftig sein, so verliert er doch unter dem Einfluß der Menge seinen persönlichen Willen und handelt unvernünftig. Sagte doch schon ein römischer Kaiser: ›Senatores boni viri, senatus bestia!‹ (Die Senatoren sind gute Leute, der Senat ist eine Bestie!)«[76]

Auch beim Karnevalstreiben hat man zur Zeit manchmal den Eindruck, als sei die Tanzwut ausgebrochen oder man hätte tanzende Mänaden vor sich. Nicht umsonst leitet sich der berühmte »Rosenmontag« etymologisch vom »rasenden« Montag ab. Die tollsten, geradezu »mänadischen« Auswüchse kann man auf Straßen und Plätzen rheinischer Städte erleben, wenn am Donnerstag vor Aschermittwoch »Weiberfastnacht« ist.[77]

Mikrobiologische Ära

1890 traten im Gefolge einer Grippepandemie in verschiedenen Ländern Europas massenhaft Erkrankungen auf, deren wichtigste Symptome Schlafsucht, Augenmuskelstörungen, Chorea, Singultus, Tremor und Paralysis agitans waren. In der deutschen Armee konstatierten Landgraf Leichtenstern u. a. »nach überstandener Influenza« wiederholt »epileptiforme Krämpfe« bei Soldaten, die »nie vorher daran gelitten hatten und auch nicht nervös belastet« waren. Bei anderen sah man Lähmungen, zum Teil sogar »kataleptische Zustände«. Interessant ist der »Fall eines Musketiers«, bei dem es »neben einer dauernden Schlafsucht« zu einer merkwürdigen Verlangsamung der automatischen Bewegungen kam.

»Auf Kommando geht Patient in flottem Marschschritt, es fehlt jedoch das entsprechende Mitschlenkern der Arme. Auf seinem Gesicht ein ausdrucksloses, gefrorenes Lächeln. Plötzlich bleibt er wieder stehen, nimmt eine starre Körperhaltung ein und droht bald nach vorn, bald nach rückwärts zu fallen. Simulation ist ausgeschlossen.«[78] Ähnliche Beobachtungen wurden auch beim Garde-Corps gemacht. Retrospektiv können diese Fälle mit Sicherheit als Encephalitis lethargica gedeutet werden.

Besonders beachtenswert ist noch die epidemische Ausbreitung der als »Nova« bezeichneten Encephalitis lethargica in Norditalien (im Mai 1890). Sie löste in der Bevölkerung einen panischen Schrecken aus, denn sie endete nach einer mehrtägigen Dauer – unter Delirien und komatösen Symptomen – fast immer tödlich. Die Ärzte sahen in ihr keine selbständige Krankheit, sondern eine »schwere nervöse Folgeerscheinung der Influenzen«. Woher der Name »Nona« kam, ist ungeklärt. Manche leiteten ihn von dem italienischen »Nonna« (Großmutter) ab und brachten ihn mit einem Verhexungszustand in Beziehung. Ebstein vermutete dagegen, daß irgendein harmloser Schriftsetzer oder ein wenig sachverständiger Zeitungsreporter das »Koma« mit »Nona« verwechselt hätte, und schlug deshalb vor, »die im Gefolge der Grippe auftretenden komatösen Zustände schlechtweg als Grippekoma zu bezeichnen«.[79]

Während des ersten Weltkrieges traten im Jahre 1916 in Frankreich bei Verdun vereinzelte Enzephalitisfälle auf (Cruchet). Sie stellten gewissermaßen den Auftakt zu der großen Pandemie dar, die sich in den darauffolgenden Jahren über den ganzen Erdball ausbreiten sollte. Im Winter 1916 erkrankten in Wien viele Personen an einem schweren Leiden, dessen klinisches Bild den österreichischen Ärzten bis dahin unbekannt war. Auch in die Wiener Psychiatrische Klinik, deren Chef Wagner Jauregg war, wurden mehrere Patienten dieser Art eingeliefert. Zu den Ärzten der Klinik gehörte auch der in Triest geborene Constantin von Economo. Über die Krankheit, deren Erforschung er den größten Teil seines weiteren Lebens widmete, schrieb er folgendes: »Zur Zeit der Jahreswende 1916/17 lagen an der Wiener Psychiatrischen Klinik eine ganze Anzahl von Fällen, welche unter den verschiedensten Diagnosen, als Meningitis, akute multiple Sklerose, Amentia, Delirien u. a. m., eingeliefert wurden. Sie zeigten alle ein leicht grippöses Prodromalstadium mit leichten pharyngealen Erscheinungen und geringer Fiebersteigerung, worauf bald nervöse Symptome, zwar sehr verschiedener Art, einsetzten ... Einige dieser Patienten waren mir besonders durch ihre eigentümliche, häufig mit Augenmuskelstörungen gepaarte Schlafsucht auffällig, und ich erinnerte mich gleich der sagenhaften Schlafkrankheit ›Nona‹, die in den neunziger Jahren des vorigen Jahrhunderts in Norditalien grassierte und von der ich in meiner im damals noch österreichischen Küstenland verbrachten Jugend reden gehört hatte. Obschon keine eingehenderen wissenschaftlichen Berichte über diese im Volksgedächtnis verewigte Krankheit vorlagen, so lag der Zusammenhang für mich doch nahe.«[80]

1918 veröffentlichte Economo seine erste Monographie über die neue Krankheit unter dem Titel »Encephalitis lethargica«. Mit kurzen, klaren Strichen zeichnete er in dieser klassischen Schrift ein Bild, das – bezüglich der akuten Enzephalitisform – fast alles Wesentliche bereits enthielt. Der wichtige Symptomenkomplex der Encephalitis lethargica (Fieber, Schlafsucht und Hirnnervenlähmung) wird deshalb auch als Economosche Trias bezeichnet. Economo erkannte sofort richtig, daß der pathologische Prozeß, welchen er im Mittelhirn und in anderen Teilen des Hirnstammes anatomisch nachweisen konnte, den Charakter einer echten Enzephalitis trägt, und zwar den einer Gehirnentzündung, welche die graue Substanz bevorzugt.

Histologisch liegen die geweblichen Veränderungen hauptsächlich im Mittel- und Zwischenhirn und sind in der Substantia nigra besonders markant. Der krankhafte Prozeß erfährt im Gebiet der Okulomotoriuskerne oft eine weitere Betonung. Nach überstandener Erkrankung ist die Substantia nigra weitgehend depigmentiert, so daß es oft schwerfällt, dieses Kerngebiet bei der makroskopischen Gehirnsektion zu finden. Der Zellausfall in der Substantia nigra wird mit dem postenzephalitischen Parkinsonismus und auch mit den das Endstadium prägenden Akinesien in Zusammenhang gebracht.

In verschiedenen Romanen und Novellen aus der Zeit um die Jahrhundertwende herum werden wiederholt schüttelgelähmte Personen erwähnt, die in der Öffentlichkeit durch ihren merkwürdigen Gang oder ihre unbeholfenen Bewegungen auffallen, z. B. dadurch, daß sie mit ihrer zitternden Hand die Zigarette nicht anstecken oder im Restaurant den Löffel kaum zum Munde führen könnten. Auch Rainer Maria Rilke muß damals in Paris postenzephalitischen Parkinsonkranken begegnet sein, denn in seinen »Aufzeichnungen des Malte Laurids Brigge« (1910) schildert er unter den vielen Kranken auch einen hüpfenden Choreatiker, der sich krampfhaft bemüht, seinen Anfall auf der Straße zu unterdrücken. Sehr eindrucksvoll ist dabei das charakteristische Symptom der Propulsion dargestellt: »Nun kam etwas Unsicheres in den Gang, nun lief er zwei Schritte und nun stand er. Stand. Die linke Hand löste sich leise vom Stock ab und hob sich so langsam empor, daß ich sie vor der Luft zittern sah; er schob den Hut ein wenig zurück und strich sich über die Stirne. Er wandte ein wenig den Kopf und sein Blick schwankte über Himmel, Häuser und Wasser hin, ohne zu fassen, und dann gab er nach. Der Stock war fort, er spannte die Arme aus, als ob er auffliegen wollte, und es brach aus ihm wie eine Naturkraft und bog ihn vor und riß ihn zurück und ließ ihn nicken und neigen und schleuderte Tanzkraft aus ihm heraus unter die Menge.«

Zu einer Zeit, als man Viren noch nicht kultivieren konnte, war der Tierversuch die einzige Möglichkeit für die Erforschung der betreffenden Viruskrankheit. Auch das Dunkel, das auf der Ätiologie der Poliomyelitis lagerte, schwand erst, als 1908 Landsteiner und Popper die Übertragung auf Affen gelang.[81] Die ätiologische Erforschung der Encephalitis lethargica scheiterte daran, daß man für den Erregernachweis das geeignete Versuchstier nicht ermitteln konnte. 1925 erlosch die Encephalitis lethargica, ohne daß es gelungen wäre, ihren Erreger zu finden. Sie hinterließ Zehntausende von Krüppeln mit grauenhaften postenzephalitischen Schäden. Bei vielen Krüppeln dieser Epidemie erzielte in Bulgarien ein Kräutersammler (Iwan Rajew) mit Abkochungen von Belladonnawurzeln in Weißwein verblüffende Erfolge.

Es ist nicht verwunderlich, daß sich damals »für die wissenschaftliche Erforschung der ›Cura bulgara‹« ausgerechnet die letzte italienische Königin einsetzte, hatte sie doch als montenegrinische Prinzessin von ihrer Heimat her noch eine besondere Vorliebe für Heilkräuter. Dabei wurde von italienischen Pharmakologen und Klinikern festgestellt, daß die aus bestimmten Teilen der Droge gewonnenen Extrakte wirksamer sind als hohe Dosen des isolierten Hauptalkaloides, des Atropins. Man vermutet, daß es zu einem Synergismus mehrerer günstig wirkender Faktoren der Belladonnawurzel kommt, zumal man im Weindekokt außer Atropin auch noch weitere Alkaloide (Hyoscyamin, Skopolamin, Belladonnin und Duboisin) feststellen konnte.[82]

Die Zeit der Tanzwutepidemien ist vorbei, seit der Charakter der Tanzwut als entweder ernste Krankheit, gefährliche Vergiftung oder reine Hysterie bekannt und im allgemeinen Bewußtsein verankert ist. Die Gifte, die zu ihr führen, sind als Gifte erkannt und aus dem Alltagsleben verbannt.[83] Die Krankheiten sind seltener geworden und zum Teil behandelbar. Die Nachahmungswut der Menschen, im Grunde ungebrochen, findet heute in anderen, mehr zeitgemäßen Massenphänomenen Ausdruck.

Dennoch mag diese Periode, in der sich Krankheiten des Kopfes und der Seele, echte Epidemien mit religiöser Ekstase und scheinbaren Nachahmungsepidemien mischten, dokumentieren, wie lang der Weg von falschen Deutungen, Mißverständnissen und vor allem dem Weiterleben überkommener Irrtümer war, deren Bezweifeln als unstatthaft galt, bis es zu einer wirklich wissenschaftlichen Denkweise und damit zu einer analytischen Durchdringung so komplizierter Phänomene kam.

Papageienkrankheit (Psittakose bzw. Ornithose)

Allgemeines und Vorgeschichte

Die Psittakose (Ornithose) ist eine schwere Infektionskrankheit, die vor 120 Jahren durch ihre pandemische Ausbreitung die Menschen in einen panischen Schrecken versetzte. Sie erhielt ihren Namen von dem griechischen Wort Psittakos (ψιτταχος) für Papagei, da zuerst diese Vogelart als Krankheitsquelle erkannt wurde.[1] Die Psittakose ist primär eine tierische Infektionskrankheit, die vor allem Vogelliebhaber und Vogelhändler befällt.[2]

Infizierte Papageien werden nach einer Inkubationszeit von ein bis vier Wochen müde, matt und verweigern die Nahrung. Neben beschleunigter Atmung leiden sie in der Regel an Durchfällen und Schnupfen. Hierbei verunreinigen sie ihr gesträubtes Gefieder mit übelriechenden, grünlichen Darmentleerungen und Schleimabsonderungen aus dem Schnabel. Die immer schwächer und teilnahmsloser werdenden Tiere sitzen meist mit geschlossenen Augen auf der Stange oder stekken ihren Kopf unter die schlaff herabhängenden Flügel. Schließlich verlassen sie auch die Stange und hokken nur noch apathisch und schläfrig auf dem Boden ihres Käfigs. Sie gehen gewöhnlich unter Krämpfen in der zweiten Krankheitswoche, manchmal aber auch noch später ein.

Auf den Menschen kann der Psittakoseerreger durch Kontakt-, Tröpfchen- oder Staubinfektion übertragen werden. Die Inkubation dauert etwa 8 bis 14 Tage. Im Anfangsstadium lassen Kopfschmerzen, Mattigkeit, leichtes Frösteln, heftige Kreuz- und Gliederschmerzen sowie Appetitlosigkeit fast stets an eine Grippe denken. Dabei fehlen jedoch – und das ist besonders charakteristisch – die katarrhalischen Erscheinungen der oberen Luftwege und der Reizhusten. Das Fieber steigt sehr schnell auf 39–40 °C an. Von seiten des Magendarmkanals kommt es zu Störungen, die sich in Verstopfungen oder noch häufiger in Durchfällen mit erbsensuppenähnlichen und blutig-schleimigen Stühlen äußern. In diesem Stadium hat das schwere Krankheitsbild der benommenen Patienten einen typhösen Charakter.

Gegen Ende der ersten Krankheitswoche machen sich Erscheinungen von seiten der Lungen wahrnehmbar. Durch Perkussion und Auskultation ist jedoch kaum etwas festzustellen, da sich die Herde besonders in den zentralen

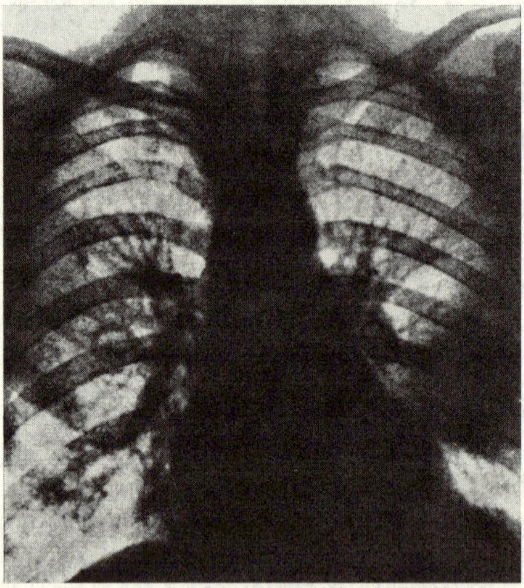

Psittakose. Keilförmiges Infiltrat im linken Unterlappen am Ende der ersten Krankheitswoche.

Lungenpartien ausbilden. Nur mit Hilfe der röntgenologischen Untersuchung kann man pneumonische Infiltrationen von keilförmiger Ausdehnung beobachten. Das meist völlige Fehlen von Auswurf hat der mit Husten verbundenen Krankheit auch den Namen »sputumlose Pneumonie« eingebracht. Charakteristisch ist ferner, daß die keilförmigen Herde (mit der Spitze nach dem Hilus gerichtet) rasch und häufig Ort und Form wechseln, weshalb man gelegentlich den Eindruck einer »wandernden Pneumonie« hat.

Eine stete Gefahr für den Patienten bedeutet die Miterkrankung der Kreislauforgane, die schon von Anfang an in der Pulsverlangsamung zum Ausdruck kommt. Der Tod wird meist durch das Versagen des Kreislaufs, verbunden mit einer Flüssigkeitsanschoppung in der Lunge, bedingt. Gegen Ende der zweiten Krankheitswoche ist diese Gefahr am größten. Besonders gefährdet sind ältere Personen, deren Kreislauf meist schon von vornherein geschädigt ist. Bei günstigem Verlauf ist mit einer 4- bis 5wöchigen Krankheitsdauer und einer ebenso langen Rekonvaleszenz zu rechnen, wobei aber häufig Kreislaufstörungen zurückbleiben.

»So manche Krankheit hält man für neu, nur weil man sie früher mit anderen verwechselte oder nicht genügend beachtete«, schrieb Henle. Das gilt auch für die Psittakose, die man ebenfalls für eine neue Infektionskrankheit hielt, als sie vor 120 Jahren erstmals in Europa epidemisch auftrat.

Es wird vermutet, daß sich der endemische Urherd der Psittakose in Südamerika befand, wo die Urwälder von zahllosen Papageien bevölkert sind. In manchen Gegenden stellen die »gefiederten Affen«, wie sie manche Eingeborene nennen, eine wahre Landplage dar, »denn sie richten durch diebische Einfälle in Weizen- und Maisfeldern sowie Obstgärten ähnliche Verwüstungen an wie ihre vierbeinigen Namensvetter.«[3] Dennoch gehören einzelne Papageienarten zu den Lieblingen der Eingeborenen, von denen sie seit jeher gefangen und gezähmt werden. Schon Kolumbus beobachtete auf den Antillen, »daß zahme Papageien vor den Indianerhütten noch zwangsloser herumflattern als Tauben und Hühner auf unseren Bauernhöfen.«[4] Besonders groß war die Vorliebe der Urvölker für die kostbaren Papageienfedern. Wie Poeppig berichtet, mußten in lang vergangenen Zeiten »die Bewohner der wärmeren Waldgebiete den Inkas solche Federn als Frongabe zum Schmücken ihrer Paläste darbringen. Nach alten Chroniken waren es diese Federn und die Koka, die einst die Urbarmachung und Besiedelung der gefürchteten ›heißen Wälder‹ veranlaßten.«[5]

In Anbetracht eines so innigen Kontaktes mit Papageien bzw. deren Federn drängt sich von selbst die Frage auf, ob nicht bei den Eingeborenen auch schon früher psittakoseartige Erkrankungen vorgekommen sind. Und tatsächlich enthält eine alte Reisebeschreibung den Brief eines Jesuitenpaters (Fra Bartolomeo) aus dem Jahre 1615, worin von einer »Pest« berichtet wird, die in der kalten Jahreszeit in Peru unter den Eingeborenen aufzutreten pflegte und deren wichtigste Symptome hohes Fieber, Gliederschmerzen und Benommenheit waren. »Das Auffallendste an dieser Pest ist, daß sie die Männer unberührt läßt und fast nur Frauen ergreift, von denen sehr viele sterben. Dieses Schicksal trifft stets diejenigen Frauen, die ein Kind unter dem Herzen tragen.«[6]

An einer anderen Stelle des Briefes heißt es, daß die Eingeborenen verschiedene Papageienarten »als Haustiere« hielten, deren Fleisch zwar hart, aber sehr fett sei und deshalb eine kräftige Brühe gibt. »Von den prunkvollen Federn pflegen die Frauen in der kalten Jahreszeit allerlei unnützen Putz herzustellen.«[7] Diese Bemerkung läßt vermuten, daß es sich bei der geheimnisvollen Krankheit, deren Auftreten zeitlich mit der Verarbeitung von Papageienfedern zusammenfiel, wahrscheinlich um Psittakose handelte, zumal es bekannt ist, daß deren Erreger an infizierten Federn monatelang lebensfähig bleiben können. Auch bei der sog. Sturmmöwenpneumonie, die vor sieben Jahrzehnten auf den Faröern beim herbstlichen Einmachen von jungen Sturmmöwen beobachtet wurde, erkrankten hauptsächlich Frauen und Kinder, die mit dem Rupfen der Federn beschäftigt waren. Wahrscheinlich führte auch bei der Herstellung von Federmosaiken und anderen Putzgegenständen der keimhaltige Gefiederstaub oft zu einer Inhalationsinfektion. Nach Dr. Menk, einem ehemaligen Mitglied des Reichsgesundheitsamtes, der nach dem ersten Weltkrieg längere Zeit in Kolumbien gelebt hat, soll dort seit Menschengedenken eine grippeartige Erkrankung vorkommen, die im Volksmund »pajaro azul« (spanisch: »blauer Vogel«) heißt, weil man zwischen ihr und dem Umgang mit Papageien einen Zusammenhang vermutete.[8]

Auch in Europa dürften zuweilen unklare Todesfälle in Familien, die Papageien oder Wellensittiche besaßen, auf eine Infektion durch diese Vögel zurückgegangen sein. Eine Kalendergeschichte aus dem 18. Jahrhundert berichtet von einer alten Gräfin, der mit dem Wunsch für ein langes Leben ein gesprächiger Papagei geschenkt wurde, über den sie sich sehr freute und ihn mit Süßigkeiten fütterte. Doch nach wenigen Tagen erkrankte das Tier, fraß und plauderte nicht mehr und saß mit gesträubtem Gefieder da. Als es bald danach verschied, erkrankte auch die Gräfin und »starb vor Gram«. Ihre Nichte und Kammerfrau, die sie aufopfernd gepflegt hatten, blieben gesund.[9] Doch ähnlich wie die alten Griechen den epidemiologischen Zusammenhang zwischen tierischer und menschlicher Tollwut lange nicht erkannten, scheint es zunächst auch bei der Psittakose gewesen zu sein.

Mikrobiologische Ära

Erst in der zweiten Hälfte des 19. Jahrhunderts, als der wachsende bürgerliche Wohlstand immer mehr Menschen den Luxus exotischer Vögel ermöglichte, kam es mit deren Masseninport nach Europa zu einer auffallenden Häufung von schweren Pneumonien in Vogelliebhaberfamilien, die den Verdacht aufkommen ließ, daß die rätselhaften Erkrankungen mit den Papageien in einem kausalen Zusammenhang stehen könnten.

»In den 60er Jahren des vorigen Jahrhunderts«, berichtet Friedrich Wilhelm Fürst zu Isenburg, »besuchte ich das Frankfurter Gymnasium. 1864 oder 1865 warnte uns unser Hausarzt Dr. Fabricius vor näherer Berührung von Papageien. Sie würden öfters von einer Lungenentzündung befallen, die auf den Menschen übertragbar und sehr gefährlich sei. Es seien auch Fälle in Frankfurt a. M. vorgekommen.«[10]

Die erste genaue Beschreibung dieser neuartigen Krankheit stammt von J. Ritter, der 1879 eine Gruppenerkrankung in der Familie eines Vogelliebhabers in Uster bei Zürich erlebte. Etwa 20 Tage nach dem Eintreffen einer Sendung von »exotischen Vögeln« aus Hamburg waren dort an »thyphöser Pneumonie« sieben Personen erkrankt, von denen drei starben. Ritter brachte diese merkwürdige Hausendemie mit den kranken Papageien in Beziehung.[11] Seine Vermutung wurde jedoch nur belächelt, denn die meisten Menschen hielten die Papageien »schon wegen ihrer sprichwörtlichen Langlebigkeit für außergewöhnlich gesunde Tiere«, berichtete doch schon Humboldt von »einem alten Papagei in Maipures, den die Eingeborenen nur deshalb nicht verstehen konnten, weil er sich des Aturischen bediente, der Sprache eines indianischen Stammes, der längst ausgestorben war«.[12] Als aber 1882 Ost bei einer ähnlichen Hausendemie in Bern wieder auf exotische Vögel stieß, da wurden auch die Skeptiker, zu denen er vorher auch selbst gehörte, vorsichtiger.[13] Von den vier Personen des Haushaltes, die an Pneumonie erkrankt waren, starben zwei. Die Familie besaß »etwa ein Dutzend exotischer Vögel«. Vierzehn Tage vor der ersten Erkrankung war eine neue Sendung aus London angekommen, von der zwei Tiere verendeten.

Die erste größere Epidemie brach 1892 in Paris aus. Zwei französische Kaufleute, Marion und Dubois, hatten im Dezember 1891 in Südamerika 500 Papageien erworben, von denen aber schon bei der Überfahrt etwa 300 verendeten. In Paris teilten die beiden den Rest der Tiere untereinander und stellten sie an zwei verschiedenen Stellen aus. Das Sterben, das auf dem Schiff begonnen hatte, setzte sich in den Ausstellungsräumen fort. Dennoch wurden viele Vögel an Einzelpersonen weiterverkauft, in deren Familien es bald danach zu schweren Pneumoniefällen kam. Insgesamt erkrankten 49 Personen, von denen 16 starben.[14] Peter bezeichnete die Krankheit zunächst als »Typhus des perruches« (Papageientyphus) und später als »maladie des perruches« (Papageienkrankheit).[15] Den Namen »Psittacosis«, der, wie bereits erwähnt, vom griechischen Wort psittakos (= Papagei) stammt, prägte drei Jahre später Morange.[16]

Die Bemühungen der Bakteriologen während der Pariser Epidemie (1892/93), den Erreger zu finden, führten zu einer »Selbsttäuschung«. Nocard, ein Schüler Pasteurs, der bei diesen Untersuchungen aus den Beständen von Marion und Dubois keine lebenden Vögel mehr erhalten konnte, erhielt Ende 1893 noch einige Flügel der eingegangenen Tiere. Marion und Dubois hatten nämlich, um ihren Verlust zu mindern, den an Bord verendeten Papageien, ehe man sie ins Meer warf, die Flügel abgenommen, um wenigstens diese verkaufen zu können. Aus dem eingetrockneten Knochenmark eines solchen Flügels gelang es Nocard, einen stäbchenförmigen Keim zu züchten, der sich im Tierversuch für Papageien, Hühner, Tauben und Mäuse als pathogen erwies.[17] Es handelte sich dabei wahrscheinlich um einen mit Salmonelle typhi murium nahe verwandten oder sogar identischen Keim. Obwohl Nocard seinen Bazillus bei psittacosiskranken Menschen nicht gefunden hatte, bezeichnete er retrospektiv die Psittakose-Epidemie von 1892/93 zu Paris als eine Folge des Nocardschen Bazillus, was ein flagranter Verstoß gegen die Regeln der naturwissenschaftlichen Beweisführung war.

1898 kam es in Berlin im Anschluß an eine Vogelausstellung ähnlich wie in Paris zu einer Streuung mit mehreren Hausepidemien. Exotische Vögel waren damals bereits so beliebt, daß sich in mehreren größeren Badeorten die Kurverwaltung veranlaßt sah, eine Sittichhecke zur Unterhaltung der Badegäste anzulegen.

Nach der Berliner Epidemie gab es bis zur Unterbrechung des Papageien-Nachschubes durch den ersten Weltkrieg noch eine ganze Reihe von Psittakose-Ausbrüchen in den verschiedensten europäischen Städten, ohne daß man im Hinblick auf die mikrobiologische Diagnostik einen Fortschritt erzielt hätte. Vom epidemiologischen Standpunkt aus ist wohl die Epidemie von Zülpich im Jahre 1909 bemerkenswert. Es erkrankten dort insgesamt 26 Personen, von denen fünf starben. Im Anschluß an den Kauf eines Wellensittichpärchens erkrankte zunächst ein Ehepaar. Der Ehemann starb. Anläßlich seiner Beerdigung waren mehrere Verwandte und Freunde zum Teil von außerhalb herbeigekommen; von diesen erkrankten mehrere, ohne mit dem Leichnam in Berührung gekommen zu sein und ohne das Sterbezimmer betreten zu haben. Sie hatten sich lediglich in dem Zimmer aufgehalten, in welchem die Sittiche untergebracht waren bzw. hatten dieses Zimmer nur ganz flüchtig beim Betreten der Wohnung passiert.[18] Die Gegebenheit einer Inhalationsinfektion war offenbar. Logisch denkende scharfe Beobachter hätten schon damals an der ätiologischen Bedeutung des Nocardschen Bazillus zweifeln müssen. Doch der »dilettantischen Einäugigkeit«, durch die die bakteriologischen Untersuchungen der ersten Psittakose-Ausbrüche gekennzeichnet waren, entgingen selbst die gröbsten Ungereimtheiten.

Infolge des ersten Weltkrieges und der danach folgenden schweren Krisenzeit hörte die Einfuhr teurer exotischer Vögel nach Europa vorübergehend auf. So kam es, daß die Papageienkrankheit mit ihrer ungeklärten Ätiologie und Epidemiologie fast völlig in Vergessenheit geriet, bis sie dann im Jahre 1929 durch eine plötzliche pandemische Ausbreitung die Menschen in Angst und Schrecken versetzte. Auch der Ausstrahlungsherd dieser Pandemie befand sich in Südamerika.

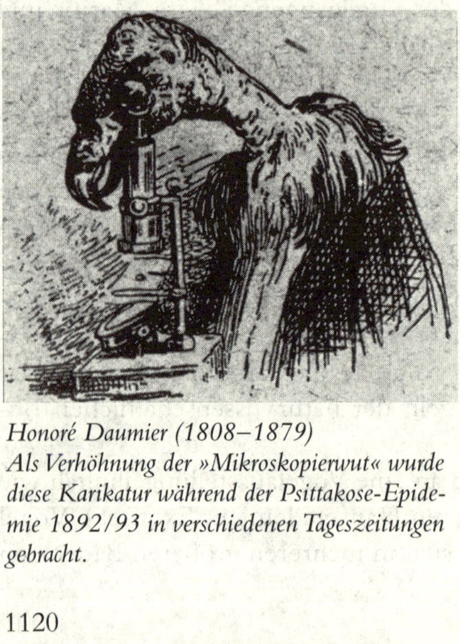

Honoré Daumier (1808–1879)
Als Verhöhnung der »Mikroskopierwut« wurde diese Karikatur während der Psittakose-Epidemie 1892/93 in verschiedenen Tageszeitungen gebracht.

In den Monaten Juli und August des Jahres 1929 wurde die Bevölkerung Córdobas, einer argentinischen Stadt, von bösartigen Pneumonien unklaren Charakters heimgesucht. Wenige Wochen vor Ausbruch der Epidemie hatten einige Vogelhändler 5000 Papageien aus den verschiedensten Gegenden (Brasilien, Bolivien und Paraguay) zusammengekauft. Schon während des Eisenbahntransportes, bei dem »die Käfige mit ihrem Inhalt schlechthin wie tote Ware nach dem Gewicht berechnet und dementsprechend behandelt wurden«, begann ein Sterben unter den empfindlichen Tieren. Die skrupellosen und gewinnsüchtigen Händler, denen es nur um ihren Verdienst ging, setzten in Córdoba kurzentschlossen zwei Versteigerungen an, um möglichst viele von ihren Tieren noch lebend an den Mann zu bringen. Diese Versteigerungen haben bei der Ausbreitung der Psittakose in der Stadt eine verhängnisvolle Rolle gespielt, denn viele der verkauften Vögel waren infiziert und verursachten in den Familien der Käufer schwere Lungenentzündungen. Da Juli und August in Südamerika keine Sommer-, sondern Wintermonate sind, dachte man zunächst an Erkältungskrankheiten oder Grippe, doch Dr. Barros erkannte, daß es sich um eine epidemische Ausbreitung von Psittakose handelte. Er ermittelte 15 Familienherde mit 80 Erkrankten, die alle mit Papageien Kontakt hatten. Auch vier von den in den Vogelhandlungen angestellten Versteigerern erkrankten. Als nun den Ausstellern in Córdoba der Boden unter den Füßen zu heiß wurde und sie auch keine Absatzmöglichkeit mehr hatten, verließen sie die Stadt mit einem noch beträchtlichen Bestand an Papageien und begaben sich in das nördlich von Córdoba gelegene Tucuman. Dort wiederholte sich dasselbe Spiel wie in Córdoba. Auch dort starb einer der Versteigerer, ein anderer erkrankte schwer, und in vielen Stadtvierteln flammten Krankheitsherde auf.[19]

Im Oktober griff die Psittakose auch auf die Hauptstadt des Landes, Buenos Aires, über. Dort machte sie auch aus dem Schein eines Theaterstückes, dessen Handlung zur Zeit der französischen Revolution spielte, blutigen Ernst. In dem Stück mußte ein Papagei auf die Bühne gebracht werden, der seinem Herrn, einem Adligen, zum Verhängnis wurde, da er sich den Ruf »Vive le roi« nicht abgewöhnen konnte. Das Tier wurde vom Theater aus einer der verseuchten Vogelhandlungen erworben. Etwa 12 Mitglieder der Schauspieltruppe – »Royalisten wie Jakobiner« –, darunter der Direktor, erkrankten schwer. Zwei starben. Auch das Tier erkrankte und starb. Als dann die Seuche auch eine Anzahl bekannter Persönlichkeiten, darunter den Präsidenten des Obersten Gerichtshofes, dahinraffte und die Aufmerksamkeit der gesamten Öffentlichkeit durch die Tagespresse auf die »Papageienpest« gelenkt wurde, kam es zu einer wahren Panikstimmung.[20]

Diese Ereignisse führten zu einer Kaufsperre von Papageien im Innern des Landes. Allein die Mannschaften und Passagiere der Schiffe, die argentinische Häfen anliefen, ahnten nichts von der Krankheit und machten deshalb von dem reichlichen Angebot um so mehr Gebrauch, als man die Tiere wegen des »Käuferstreiks« der Einheimischen um jeden Preis loszuwerden suchte. Da auch im Auslande die argentinische Epidemie zunächst unbekannt blieb, gelang es den Händlern, »ihre heiße Ware nach auswärts abzusetzen«, was eine Verschleppung der Psittakose nach den Vereinigten Staaten und Europa zur Folge hatte.

Ab November 1929 kam es in den Vereinigten Staaten (in New York, Baltimore, San Francisco, Chicago und Washington) zu zahlreichen Psittakose-Ausbrüchen. Es handelte sich dabei fast durchweg um streng umgrenzte Hausendemien, die sich stets um einen frisch erworbenen Papagei konzentrierten. Dennoch gab es zunächst noch viele Skeptiker, die einen kausalen Zusammenhang zwischen der geheimnisvollen Seuche und den »harmlosen Tieren« nicht wahrhaben wollten. So erschien damals in einer großen amerikanischen Tageszeitung eine Karikatur des bekannten Zeichners Webster: »Eine furchtsame Seele.« Sie stellt einen Straßenpassanten dar, wie er sich im Vorbeigehen am Schaufenster eines Vogelhändlers vor lauter Angst das Taschentuch vor Mund und Nase hält.

Indessen starben immer mehr Leute am »parrot fever« (Papageienfieber). Januar 1930 erreichte die Epidemie ihren Höhepunkt. So mancher von denen, die sich noch unlängst über Websters Karikatur lustig machten, bekam es nun selbst mit der Angst zu tun. Mitte Januar gab McCoy, der Leiter des Hygienischen Institutes in Washington, seinem Mitarbeiter Armstrong den Auftrag, sich mit der Psittakose intensiver zu beschäftigen. Im roten Ziegelbau am Potomacfluß war damals von dieser Krankheit kaum mehr bekannt als ihr Name. Dutzende von kreischenden und flügelschlagenden Papageien wurden für die geplanten Versuche angeschafft und in primitiven Käfigen in einem kleinen Kellerraum des Institutes untergebracht, der zugleich als Versuchslabor dienen sollte. Nachdem Armstrong aus Baltimore einen an Psittakose verendeten Papagei erhalten hatte, konnte er mit der Arbeit beginnen. Er wurde dabei von einem Laboranten (Shorty) unterstützt.

Da man noch allgemein der Ansicht war, der Erreger der Psittakose sei der Nocardsche Bazillus, beimpfte Armstrong mit dem Darminhalt des toten Vogels und mit einer Verreibung seiner Leber und Milz eine Reihe von bakteriologischen Nährböden. Gleichzeitig spritzte er dasselbe Untersuchungsmaterial mehreren Papageien in die Brustmuskulatur. Die bakteriologischen Nährböden blieben jedoch auch nach mehrtägiger Bebrütung steril, oder sie wiesen (wie z. B. die »Stuhlplatten«) nur ein Wachstum von unverdächtigen Keimen auf. Der Nocardsche Bazillus konnte in keinem Falle nachgewiesen werden. Dagegen verhielten sich die geimpften Papageien von Tag zu Tag verdächtiger. Sie fraßen immer weniger, bekamen Durchfälle und hockten mit besudeltem, aufgeplustertem Gefieder apathisch in ihren Käfigen. Innerhalb von acht Tagen hatten sie sich alle »aus kreischenden und wild um sich hackenden grünen Teufeln in nachdenkliche

Philosophen« verwandelt. Inzwischen bekam Armstrongs Mitarbeiter, der Laborant Shorty, Schüttelfrost und mußte unter dem Verdacht einer »Papageien-Pneumonie« ins Marine-Hospital eingeliefert werden.[21]

Gleichzeitig damit kamen auch in anderen amerikanischen Großstädten ähnliche Laborinfektionen vor. In Baltimore erkrankte der städtische Hygieniker und bekannte Rickettsienforscher William Royal Stokes, von dem Armstrong noch vor kurzem seinen ersten toten Papagei erhalten hatte. Im städtischen Hygiene-Institut von New York fielen an derselben Infektion vier Mitarbeiter des bekannten Bakteriologen Krumwiede aus, so daß die weiteren Arbeiten in das Rockefeller Institut verlegt werden mußten.

Die gehäuften Laborinfektionen waren vorwiegend darauf zurückzuführen, daß man in der ersten Zeit weder den Erreger noch die Art der Übertragung kannte und daher bei den Psittakosearbeiten – entgegen der Darstellung von De Cruif – nicht die nötige Vorsicht walten ließ. Gemäß der Nocardschen Behauptung, der Psittakose-Erreger sei ein paratyphusartiger Keim, nahm man fast nur die Möglichkeit einer Kontaktinfektion an, und versuchte, sich daher höchstens mit dicken Gummihandschuhen vor den Schnabelschlägen der erregten Tiere zu schützen. Die Gefahr einer Staub- und Tröpfchen-Infektion begann man erst zu erwägen, als wiederholt Fälle bekannt wurden, bei denen die Patienten weder mit den kranken Vögeln noch mit den infizierten Menschen in Berührung gekommen waren, sondern – wie einst bei der Zülpicher Epidemie – lediglich das Papageienzimmer betreten bzw passiert hatten. Aus dieser Erkenntnis ergab sich die Forderung, daß bei Psittakosearbeiten außer Gummihandschuhen auch ein Atemschutz zu tragen sei.[22]

Seit Ende 1929 war es auch in verschiedenen westeuropäischen Großstädten, vor allem in Einfuhrhäfen wie Hamburg im Zusammenhang mit neuimportierten Papageien zu Psittakose-Ausbrüchen gekommen, was auch hier einen panischen Schrecken auslöste.[23] Vielerorts wurden die armen Tiere von den zuständigen Behörden im wahrsten Sinne des Wortes für »vogelfrei« erklärt. So ordnete z. B. in einer großen deutschen Hafenstadt, deren Name ich bewußt verschweigen möchte, die Gesundheitspolizei an, daß alle auftreibbaren Papageien »umgehend zu vernichten« seien. Die Anordnung mußte von einem aus Desinfektoren bestehenden »Seuchentrupp« ausgeführt werden. Nachdem man die beschlagnahmten Tiere aus den verschiedensten Vogelhandlungen in einen großen Saal gebracht hatte, begann die »Exekution«. Die ahnungslosen Desinfektoren, die nicht einmal durch Gesichtsmasken gegen eine eventuelle Infektion geschützt waren, nahmen die Vögel nacheinander aus den Käfigen heraus und schmetterten sie an die Wand, so daß der Raum während des grauenhaften Massakers mit herumfliegenden Federn der unglücklichen Tiere erfüllt war.

Da zufällig ein namhafter Hygieniker von der Anordnung erfahren hatte, die die ganze Seuchenbekämpfung in Mißkredit bringen konnte, ließ er sich schleunigst dahinfahren und unterbrach die eben angelaufene Vernichtungsaktion. Die zuständige Behörde, die er telefonisch alarmierte, »hatte in der überstürzten Hast vergessen, der Anordnung eine entsprechende Arbeitsanleitung beizufügen«. So kam es, daß die Desinfektoren, die zum ersten Mal mit einer solchen Aufgabe konfrontiert wurden, anstatt die Vögel zu chloroformieren, eine unnötige und empörende Tierquälerei begingen, an deren Folgen sogar zwei von ihnen schwer erkrankten.[24]

Aber auch andere Maßnahmen, wie z. B. die Quarantänisierung der verdächtigen Tiere, waren nicht viel sinnvoller und für das Personal äußerst gefährlich. So erklärte der Hamburger Landestierarzt, der sich durch Nichtbeachtung der Inhalationsgefahr in dieser Institution eine Psittakose-Infektion zugezogen hatte: »Bei dem Besuche der Quarantänestation, in welcher die frisch importierten Papageien untergebracht waren, fand ich die Tiere in einer geradezu tropischen Hitze, die man erzeugt hatte, um die Tiere in dem gewohnten Tropenklima zu erhalten; außerdem waren überall große Wasserbecken aufgestellt, um den Wassergehalt der Atmosphäre zu erhöhen. Ich bin nur wenige Minuten in der Baracke gewesen, habe keins der Tiere berührt und mich auch in einer gewissen Entfernung von ihnen gehalten. Etwa acht Tage nach der Besichtigung wurde ich schwerkrank ins Krankenhaus überführt.«[25] Zu den 50 in Hamburg registrierten Psittakose-Kranken gehörten sieben Tierärzte, die sich alle in der Papageien-Quarantäne angesteckt hatten.[26] Daß die Hanseaten aber auch in dieser Situation den Humor nicht verloren, bewies ein Hamburger Schokoladengeschäft, das im Schaufenster »geschäftstüchtig« garantiert »psittakosefreie Papageien« aus Schokolade anbot.[27]

In der Erkenntnis, welche Gefahr die Psittakose und die Angst vor ihr für ihr Gewerbe bedeutet, versuchten die Vogelhändler und Züchter die Papageienkrankheit in der Presse als ein »Hirngespinst der Bakteriologen« darzustellen. »Die sog. Psittakose ist«, so argumentierten ihre Vertreter, »eine Pneumonie, eine Grippe oder ein Paratyphus und der kausale Zusammenhang mit den Papageien als Infektionsquelle ist ein Trugschluß, eine Selbsttäuschung. Die Ungefährlichkeit des Umganges mit Papageien ist am besten daraus zu ersehen, daß wir (d. h. die Vogelhändler) ebenso wenig wie unser Personal an Psittakose erkranken.« Die Seuchestatistiken bewiesen jedoch überall gerade das Gegenteil von dieser Behauptung. So betrafen z. B. nach Meyer und Eddie von 66 Psittakosefällen in Kalifornien 25 (=30 Prozent) Inhaber von Vogelhandlungen oder deren Familienmitglieder.[28]

Um die Furcht der Käufer zu zerstreuen, ließen die Vogelhändler Filmschauspielerinnen mit Papageien photographieren; verschiedene Zeitungen und Zeitschriften brachten diese Bilder, auf denen die gefährliche Unsitte des »Küßchengebens« den Eindruck eines harmlosen Spieles erwecken sollte. Dennoch wurden viele Vogelbesitzer von einer geradezu panischen Angst ergriffen. Immer wieder erschienen sie in den bakteriologischen Instituten mit der Bitte, ihre Papageien oder Wellensittiche, die sie lebend in Käfigen mitgebracht hatten, zu untersuchen. Wie ich es von Geheimrat R. O. Neumann, dem einstigen Direktor des Hamburger Hygienischen Institutes, weiß, waren damals die Arbeitstische des Stuhllabors mit Vogelkäfigen vollgestellt und der ganze Raum vom Gekreische der erschrockenen Tiere erfüllt. Ähnlich war es auch im Robert Koch-Institut zu Berlin. Obwohl das Mitbringen von lebenden Vögeln zur Untersuchung oft von einer grotesken Komik sein mochte und von den Witzblättern auch bis zum Überdruß unter dem geistlosen Motto: »Herr Doktor, ich habe einen Vogel ...« karikiert wurde, war das Ganze doch eine sehr gefährliche und daher ernst zu nehmende Angelegenheit. Denn Papageien und Sittiche pflegen beim Annähern von Fremden instinktiv mit den Flügeln um sich zu schlagen. Ist nun ein solches Tier tatsächlich krank, so kann es das Laborpersonal schon bei dem Versuch, es aus dem Käfig herauszunehmen, durch eine Tröpfchen- oder Staubinfektion ernsthaft gefährden.

Da man aber trotz aller Mühe aus dem Untersuchungsmaterial psittakosekranker Tiere und Menschen keine Nocardschen Bazillen nachweisen konnte, die immer wieder auftretenden Laborinfektionen aber eindeutig für das Vorhandensein eines infektiösen Agens sprachen, mußte man zwangsläufig an die Möglichkeit einer Virusätiologie denken und die experimentellen Untersuchungen auch in dieser Richtung vorantreiben. Und dann folgte Schlag auf Schlag eine Reihe wichtiger Entdeckungen. Den ersten Anhalt für die Virusnatur des Psittakose-Erregers gaben die Arbeiten von Bedson, Western und Simpson.[29] Sie filtrierten 1930 Organaufschwemmungen psittakosekranker Papageien durch bakteriendichte Chamberland-Kerzen und spritzten das Filtrat australischen Papageien, die dann innerhalb von zwei Wochen an einer tödlichen Psittakose-Infektion erkrankten. In demselben Jahr gelang es Levinthal am Robert Koch-Institut zu Berlin, aus der Herzbeutelflüssigkeit künstlich infizierter Papageien sehr kleine, an der Grenze der mikroskopischen Sichtbarkeit stehende, kokkenähnliche Körperchen färberisch und damit auch mikroskopisch nachzuweisen. Diese Körperchen passieren die Poren bakteriendichter Filter und wachsen nicht auf bakteriologischen Nährböden.[30] Durch Verimpfung eines Filtrates, welches nur diese Körperchen enthielt, konnte Levinthal bei Papageien mit tödlicher Sicherheit eine Psittacosis erzeugen und darüber hinaus – nach deren Tode aus ihrer Herzbeutelflüssigkeit wieder dieselben kokkoiden Gebilde nachweisen. Damit war die ätiologische Beweiskette geschlossen und auch dieser geheimnisvollen Seuche »die Maske vom Antlitz gerissen«. Fast gleichzeitig, aber unabhängig von Levinthal entdeckten auch Coles in England[31] und Lillie[32] in Amerika dieselben kokkoiden Gebilde, sowohl bei infizierten Vögeln wie auch bei psittakosekranken Menschen: sie wurden daher meist als »L.-C.-L.-Körperchen« bezeichnet. Neben der Feststellung von filtrablen Körperchen war noch eine weitere Erkenntnis von Bedeutung. So stellte der New Yorker Bakteriologe Krumwiede fest, daß weiße Mäuse für den Psittakose-Erreger außerordentlich empfänglich sind. Die intraperitoneal infizierten Tiere sterben gewöhnlich nach 5 bis 10 Tagen an einer exsudativen Peritonitis. Die Inkubationszeit ist also bedeutend kürzer als bei den Vögeln. Durch die mikroskopische Untersuchung des fadenziehenden Peritonealexsudates konnte Krumwiede feststellen, daß im positiven Falle die Exsudatzellen stets Elementarkörperchen enthalten, wodurch die Labordiagnose der Psittakose sehr erleichtert wurde. Auf Grund dieser Untersuchungen konnte man bald dazu übergehen, anstelle der teuren und gefährlichen Papageien weiße Mäuse als billige, zuverlässige und ungefährliche Versuchstiere zu verwenden.[33] Während nämlich das Arbeiten mit experimentell infizierten Vögeln im Laufe weniger Jahre zahlreiche Todesopfer forderte, konnten Meyer und Eddie im Laufe von zwei Jahren über 11 000 Mäuse impfen, ohne auch nur eine Laborinfektion zu erleben.

Doch nicht nur auf dem diagnostischen, auch auf dem epidemiologischen Gebiet wurde eine wichtige Erkenntnis gewonnen, dank einer schweren Erkrankung, die seit jeher auf den Faröer Inseln alljährlich im Herbst unter der einheimischen Bevölkerung aufzutreten pflegte. Im Zeitraum von 1930–1938 befiel sie 175 Inselbewohner, hauptsächlich Frauen, von denen 34 starben, darunter neun werdende Mütter (von elf Erkrankten!). Dem dänischen Inselarzt, Dr. Rasmussen, der während dieser ganzen Jahre die Kranken behandelte, fiel es auf, daß die Symptome dieser ausschließlich im September auftretenden Lungenentzündung eine verblüffende Ähnlichkeit mit dem klinischen Bild der Psittakose aufwiesen, über die in den ärztlichen Zeitschriften vor einigen Jahren so viel geschrieben wurde. Aber wie sollte die Psittakose auf diese einsame, von den großen Schiffsrouten weit abliegende Inselgruppe kommen? Papageien oder andere exotische Vögel gab es da nicht, die konnte sich die arme Fischerbevölkerung nicht leisten. Oder sollten etwa auch andere Vögel imstande sein, diese jahreszeitlich bedingte Lungenentzündung zu übertragen, wie etwa die Sturmvögel (»Mallemuk«, Fulmarus glacialis). Diese nisten zu Hunderttausenden in den Vertiefungen der mächtigen Küstenfelsen aus Basalt, die schroff und düster aus dem fast ewig stürmischen Meere emporsteigen. Die kaum flugfähigen Jungen wurden alljährlich von August bis Anfang September von den Inselbewohnern eingefangen und als ein wichtiges Nahrungsmittel für den Winter konserviert. Rasmussen fiel es auf, daß die Pneumonie immer ein bis zwei Wochen nach dem Einfangen der ersten Sturmvögel begann und spätestens 14 Tage nach Abschluß der dreiwöchigen Fangsaison erlosch. Auch dieser Zeitintervall entsprach genau der Inkubationszeit bei der Psittakose. Besonders verdächtig aber war es, daß alle Erkrankten vorher entweder am Einfangen oder am Verarbeiten der jungen Sturmvögel beteiligt waren.[34] Rasmussen hielt für die Infektionsquelle nur die jungen Sturmvögel, denn erwachsene Vögel wurden seit jeher gefangen, besonders im Winter, doch hatte man niemals Krankheitsfälle im Anschluß an ihren Fang beobachtet. In der herbstlichen Fangsaison fand man dagegen oft abgemagerte junge Sturmvögel, die zur menschlichen Nahrung ungeeignet waren. Nach Aussagen der Inselbewohner wurden sie besonders häufig in den verhängnisvollen dreißiger Jahren aufgefunden. Es ist möglich, daß die Infektion, wie eine Art Kinderkrankheit, nur die frisch heranwachsende, junge und undurchseuchte Sturmvögelgeneration befällt, wobei schwächliche und kränkliche Tiere zugrunde gehen, die überlebenden dagegen immun bleiben. Bereits 1937 fuhr Rasmussen nach Kopenhagen und teilte dem Direktor des Staatlichen Seruminstitutes Prof. Madsen seine epidemiologischen Beobachtungen und Vermutungen mit. Im August des darauffolgenden Jahres wurden vereinbarungsgemäß 300 junge Sturmvögel in einem Kühlschiff nach Kopenhagen gebracht. Hier wurden sie zu je 20 bis 25 in verlötete Blechkisten verpackt und durch Flugpost nach Berlin an das Robert Koch-Institut gesandt. Die meisten Sturmvögel kamen in durchaus noch untersuchbarem Zustand, zum Teil sogar ganz frisch an, obwohl immerhin fünf bis sieben Tage seit dem Fange verstrichen waren. Am Robert Koch-Institut versuchte sodann Haagen mit seinem Mitarbeiter Mauer das Rätsel der Faröer-Pneumonie zu lösen. Die toten Sturmvögel wurden seziert, ihre Leber und Milz in Kochsalzlösung verrieben und weißen Mausen eingespritzt. Nach etwa fünf bis sechs Tagen gingen die meisten Versuchstiere an einer exsudativen Peritonitis zugrunde. Bei der mikroskopischen Untersuchung der Peritonealausstriche konnten kokkoide Elementarkörperchen nachgewiesen werden, die für die Psittakose charakteristisch sind.[35]

Als es dann im September – wie zu erwarten war – unter den Einwohnern der Faröer Inseln erneut zu pneumonischen Erkrankungen und Todesfällen kam, sandte man auch von den obduzierten Leichen Organteile nach Berlin, wo sie im Tierversuch zu demselben Ergebnis führten wie auch das von den jungen Sturmvögeln herrührende Sektionsmaterial. Gleichzeitig gelang es, aus der Leber einer verstorbenen Frau und aus den Organen der untersuchten Sturmvögel mehrere Stämme eines Virus zu isolieren, das sich färberisch mikroskopisch und auch in Tierversuchen an Mäusen und Wellensittichen genau wie der Psittakose-Erreger verhielt. Damit war nicht nur die

Identität des »Sturmvögel-Erregers« mit dem Psittakose-Erreger bewiesen, sondern auch erstmalig die epidemiologisch wichtige Tatsache festgestellt, daß dieser Krankheitserreger auch bei anderen Vogelarten vorkommen kann.[36]

Die Infektion der Faröer erfolgte zweifellos durch Inhalations- bzw. Staubinfektion. Beim Fangen der jungen Sturmvögel schlagen diese mit ihren Flügeln um sich und wirbeln dabei Federstaub auf. Besonders günstig für eine Staubinfektion waren jedoch die Umstände, die beim Rupfen der Vögel im geschlossenen Raum vorlagen. Hier wurde mit den herumfliegenden kleinen Federn der Raum geradezu mit keimhaltigem Staub gesättigt. Da das Rupfen durch die Frauen erfolgte, während den Männern nur der Vogelfang im Freien unter günstigeren Bedingungen oblag, kamen die Infektionen bei Frauen auch ungleich häufiger vor. So erkrankten nach Rasmussen auf den Faröern 161 Frauen und nur 14 Männer.[37]

Bald merkte man, daß die Psittakose nicht nur bei Papageien, Wellensittichen und Sturmvögeln, sondern auch noch bei vielen anderen Vogelarten vorkommt, weshalb man sie mit dem griechischen Wort Ornithos für Vogel einfach als Ornithose bezeichnete. Zunächst erkannte man die Tauben als Träger des Ornithose-Erregers. Besonders deutlich erkannte man das durch die Infektion von Züchtern und Haltern von Brief- und Ziertauben. Meyer fand, daß sich annähernd 500 Fälle mit 19 Todesfällen auf solche Quellen zurückführen lassen.[38] In den letzten 30 bis 40 Jahren ließen sich viele Ornithose-Infektionen bei Menschen in Europa und den Vereinigten Staaten auf Geflügel zurückführen.

In den Vereinigten Staaten spielten Truthühner, in Europa Enten und Gänse die Hauptrolle. Meyer rechnet in einer inoffiziellen Schätzung mit ungefähr 600 klinisch erfaßten Infektionen bei Menschen und 12 Todesfällen, die seit 1948 durch Kontakt mit Truthühnern vorgekommen sind. Serologische Kontrollen zeigen, daß viel mehr unerkannte Infektionen vorkommen, und zwar vor allem unter Geflügelhändlern und Züchtern.[38] In den USA und in Zentralasien erwiesen sich Enten als Infektionsquelle.[39] Sery und Mitarbeiter berichteten über wirtschaftliche Verluste bei Entenzuchten in der Tschechoslowakei; die Zahl der menschlichen Infektionen unter Enten- und Gänseopfern war in der Tschechoslowakei und Ostdeutschland beachtlich.[40]

Die Ornithose wird mit Tetracyclinen (mindestens 10 Tage) erfolgreich behandelt. Todesfälle sind dadurch selten geworden. Bei zu kurzer Therapiedauer besteht die Gefahr des Rückfalles. Durch veterinärpolizeiliche Maßnahmen kann das Erregerreservoir begrenzt werden. Eine völlige Sanierung ist nicht möglich (frei fliegende Vögel). Ein brauchbarer Impfstoff existiert nicht. Die Erkrankung hinterläßt nur eine Teilimmunität.

Die Art der Laborinfektionen, bei denen sich die Betroffenen oft nur durch Inhalation der keimhaltigen Luft im Raum infiziert hatten, ihr Pflegepersonal jedoch nicht ansteckten, brachte die Strategen des biologischen Krieges auf den teuflischen Gedanken, die Psittakose als ein epidemiologisch einschneidiges Schwert in ihre dunklen Pläne einzubeziehen. Die Infektketten der Psittakose enden nämlich beim Menschen stets blind; eine Übertragung von Mensch zu Mensch erfolgt nicht. Das Versprühen einer Psittakose-Emulsion in Form einer Aerosolwolke aus Flugzeugen über einem feindlichen Gebiet würde Inhalationsinfektionen bei den dort Lebenden verursachen, aber den später nachstoßenden Angreifer unberührt lassen.

Seuchen, biologische Kriegführung und Bioterror

Die verheimlichte sowjetische Biowaffenaufrüstung

»Ungeheuer ist viel, und nichts ungeheurer als der Mensch.«
Sophokles; Antigone

Der Antigone-Chor, der das Ungeheuerliche der menschlichen Macht besang, war nie aktueller als in unserer Zeit. Neben den Atomwaffen gehören die toxikologischen und biologischen Waffen zum Gefährlichsten, was menschliche Gehirne ausgeklügelt haben. Im Jahre 1972 wurde die Präambel der Konvention über das Verbot biologischer und toxikologischer Waffen von 140 Staaten unterzeichnet, darunter auch von der Sowjetunion. Die Verpflichtung lautet: *»Um der gesamten Menschheit willen sind wir entschlossen, die Möglichkeit auszuschließen, daß bakteriologische Stoffe und Gifte als Waffen benutzt werden. Wir sind überzeugt, daß ein solcher Gebrauch mit dem Gewissen der Menschheit unvereinbar ist und wir keine Anstrengung scheuen sollten, dieses Risiko zu minimieren. Wir verpflichten uns, keine offensiv einsetzbaren biologischen Kampfstoffe zu entwickeln, zu produzieren und zu lagern.«* Doch die Biowaffen-Konvention ist »ein Abkommen ohne Zähne«, wie Kritiker bemängeln. Die Erlaubnis, B-Waffen für »defensive« Zwecke zu erforschen, um sich gegebenenfalls gegen ihren Einsatz schützen zu können, habe »dem Missbrauch Tür und Tor geöffnet«.

Die Biowaffenprogramme aller Staaten, die angeblich nur auf Bioabwehr eingestellt sind, werden überall so streng, geradezu hermetisch nach außen abgeschirmt, dass die gewieftesten fremden Geheimdienste nichts eruieren können. Nicht umsonst hat das zur Zeit wohl gründlichste Werk über Biowaffen den Titel »Anthrax und das Versagen der Geheimdienste«. Bei den Mannschaften geheimer Biowaffenbetriebe handelt es sich um streng ausgelesene und ideologisch zusammengeschweißte Einheiten, bei denen man entweder Rad sein muss oder unter die Räder gerät.

Der sowjetische Biowaffenexperte Ken Alibek (von den Russen Kanatjan Alibekow genannt), der von 1988 bis 1992 Erster stellvertretender Direktor der mächtigen sowjetischen Biowaffen-Tarnorganisation »Biopräparat« war,

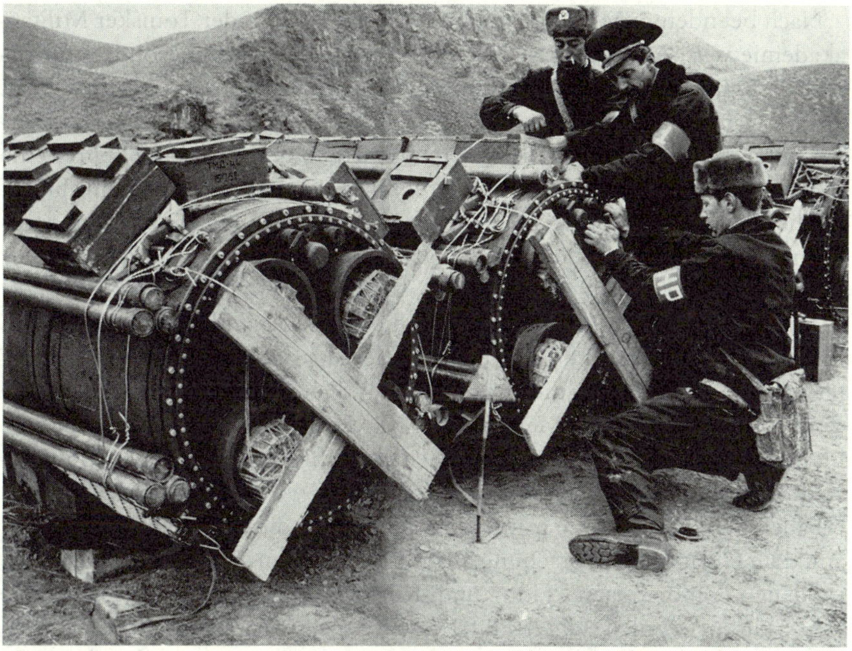

Die Konvention über das Verbot biologischer Waffen war Teil des Abrüstungsprogramms, das den »Kalten Krieg« beenden sollte. Die hier gezeigte Verschrottung von sowjetischen Atomraketen war eine Folge der 1987 von den USA und der damaligen UdSSR in Washington vereinbarten Vernichtung sämtlicher Mittelstreckenraketen beider Großmächte.

ist im September 1992 mit seiner Familie in die USA geflohen. Dort wurde er monatelang vom amerikanischen Geheimdienst verhört. Sieben Jahre später hat er in einem Buch »Direktorium 15. Rußlands Geheimpläne für den biologischen Krieg« darüber berichtet, wie Russland unmittelbar nach Beitritt zum Internationalen Biowaffenabkommen im Jahre 1972 insgeheim das größte und fortgeschrittenste Biowaffenarsenal der Welt errichtet hat und dass zugleich in den geheimen Anlagen in der Nähe Moskaus und in anderen Großstädten Hunderte Tonnen Milzbrandsporen und Dutzende Tonnen Pest- und Pockenerreger lagerten, um sie – falls nötig – gegen die USA und ihre westlichen Verbündeten einsetzen zu können. Was Alibek über die Auswahl und Ausbildung der Biowaffenexperten und über ihre Tätigkeit in den verschiedenen Laboratorien von Biopräparat berichtet, zählte zu den bestgehüteten Geheimnissen des kalten Krieges. Mit Alibeks Buch wird zum ersten Mal das mörderische Bioprogramm einer Großmacht enthüllt, die während des gesamten kalten Krieges bereit war, neben Atomwaffen zugleich auch noch Biowaffen gegen den Westen einzusetzen.[1]

Nach beendetem Medizinstudium im April 1975 an der Tomsker Militärakademie wird Alibek, der sich während seines Studiums besonders für Infektionskrankheiten und Epidemiologie interessiert hat, von einem Oberst aus Moskau zum Gespräch empfangen. Der Oberst bot ihm auf Grund seiner guten Noten und ausgezeichneten Beurteilung durch seine Lehrer eine Forschungsstelle an einem Geheimprogramm an. Es handle sich um »biologische Abwehr«. Er dürfe über diese Unterhaltung mit niemandem sprechen, weder mit seinen Freunden noch seinen Lehrern, auch nicht mit seinen Eltern[2].

Alibeks zukünftige Arbeitsstätte war die Wissenschaftliche Abteilung des Instituts für Angewandte Biochemie, in der altrussischen Stadt Omutninsk (etwa 1000 Kilometer östlich von Moskau). Der Institutskomplex hatte die Größe einer Kleinstadt. Mehr als 10 000 Menschen lebten und arbeiteten hier. Das war fast ein Drittel der Einwohnerzahl der nahe gelegenen Kleinstadt Omutninsk, wo im 17. Jahrhundert Peter der Große eine Eisengießerei erbauen ließ. Diese stellte primitive Kanonen für die zaristische Armee her. Auf dem Gelände des Forschungsinstitutes befanden sich etwa 30 Gebäude, in denen Laboratorien, Hör- und Kursäle, Bibliotheken, verschiedene Werkstätten, Schulen, Unterkünfte sowie ein eigenes Heizkraftwerk untergebracht waren. Überall auf dem Gelände entstanden neue Gebäude. Häftlinge aus einem nahe gelegenen Gefangenenlager wurden täglich zusammen mit Schaufeln und Zementmischern herbeigekarrt. Der Arbeitsbereich war von einer Betonmauer und einem elektrischen Zaun umgeben. Die Wachen am Eingang trugen keine Uniformen. Offiziell stellte Omutninsk Pestizide und andere landwirtschaftliche Chemikalien her. Inoffiziell diente es als Ausbildungsstätte für die kommende Generation sowjetischer Biowaffenspezialisten.

Als sich Alibek im Sommer 1975 nach seiner Ankunft in Omutninsk am Eingangstor des Institutskomplexes in Leutnantsuniform meldete, wurde er im barschen Ton zurechtgewiesen, das Tragen von Uniformen sei hier strengstens verboten. So wurde der zivile Charakter der Einrichtung vorgetäuscht. Gleichzeitig mit Alibek kamen 15 weitere frisch gebackene Absolventen von verschiedenen Militärakademien des Landes. Es waren Mediziner, Ingenieure, Chemiker und Biologen, die alle in geheimnisvollen Interviews ausgesucht worden waren und deren umfangreiche Sicherheitsüberprüfung ergeben hatte, dass sie und ihre Familien über jeglichen Subversionsverdacht erhaben waren. Ihre Ausbilder gehörten zum sowjetischen Geheimdienst (KGB). Sie erhielten eine Liste, die das Verhalten auf dem Betriebsgelände regelte und auf der sie sich per Unterschrift zu absoluter Verschwiegenheit verpflichten mussten. Ferner händigten sie ihnen Formulare aus, auf denen ihnen mitgeteilt wurde, dass sie an einem streng geheimen

Projekt zur Erforschung biologischer und biochemischer Möglichkeiten der Verteidigung arbeiten werden. Danach wurden sie einzeln zu einem Antrittsgespräch geführt.

»Sind Sie sich darüber im Klaren«, wurde gefragt, »dass dies keine normale Tätigkeit ist?«

»Ja«, antwortete Alibek.

»Ich muss Sie darüber in Kenntnis setzen, dass es ein internationales Abkommen über biologische Waffen gibt, das die Sowjetunion unterzeichnet hat. Gemäß diesem Abkommen ist es nicht erlaubt, biologische Waffen herzustellen. Auch die Vereinigten Staaten haben dieses Abkommen unterzeichnet, aber wir gehen davon aus, dass sie sich nicht daran halten.«

Alibek teilte ihm mit, auch er denke so. Wurde ihnen doch an der Militärakademie todernst eingehämmert, dass die kapitalistische Weit nur ein Ziel vereint: die Vernichtung der Sowjetunion. Aus dem »streng geheimen Projekt zur Erforschung biologischer Möglichkeiten der Verteidigung« war im Handumdrehen eine streng geheime Biowaffen-Produktion geworden. Als Zyniker könnte man sagen: »Selig sind die Indoktrinierten, denn sie leiden nicht an der Doppelzüngigkeit ihres Tuns.«

Am nächsten Tag begann für die Neuankömmlinge die Einarbeitung in ihren zukünftigen Arbeitsbereich. Zunächst experimentierte man mit harmlosen Mikroben. Man lernte Reinkulturen anzulegen, die biochemischen und serologischen Eigenschaften verschiedener Typen zu prüfen. Dann prüfte man, wie sich verschiedene Temperaturen und verschiedene Nährstofflösungen auf das Wachstum von Mikroben auswirkten. Nach wenigen Monaten begab man sich aus der üblichen mikrobiologischen Labortechnik in die komplizierte Welt der mikrobiologischen Waffenindustrie.

Man begann mit pathogenen Keimen zu experimentieren, man lernte Versuchstiere zu infizieren und Sektionsbefunde zu beurteilen. Dann wurden Versuche mit hoch pathogenen Keimen durchgeführt, bei denen man Gummikittel, Gummihandschuhe und Gummistiefel anziehen und eine Maske mit Schutzbrille aufsetzen musste. Die Arbeit im Labor begann um acht Uhr und dauerte, nur von einem schnellen Betriebsessen unterbrochen, bis zum Abendessen. An drei Nachmittagen konnte man für drei Stunden die Bibliothek aufsuchen. Die meisten waren stolz, im Geheimauftrag an einem Projekt von nationaler Priorität arbeiten zu dürfen.[3]

Aber es gab auch vier Mediziner, die es verabscheuten, Krankheitserreger in Waffen zu verwandeln, auch wenn das Projekt nationale Priorität besaß. Denn nicht jeder Zweck heiligt die Mittel. Einer der vier Mediziner, Wladimir Rumjanzew, ein hünenhafter Sibirier, mit dem Alibek in Tomsk studiert hatte, wurde zusehends verdrießlich und depressiv.

»Kanatjan, wir sind Ärzte!«, rief er des öfteren. »Wie können wir so etwas tun? Mit dem Eid des Sowjetmediziners hatte ich nach Abschluss des Studiums geschworen, den Kranken zu helfen, ›niemandem Schaden zuzufügen‹ und nun das?«

Da aber in allen Institutionen, in denen Biowaffen hergestellt werden, jeder Schritt der dort Beschäftigten vom Geheimdienst überwacht wurde, verstummte bald auch bei den wenigen die Stimme des Gewissens. Nicht umsonst pflegt man in einem solchen Milieu das Gewissen oft abfällig als den Firmennamen der Feigheit zu bezeichnen. Schließlich heiligte der höhere Zweck auch hier die Mittel.

Im März 1976 wurde Alibek mit seinem Kollegen Rumjanzew nach Berdsk in Sibirien, etwa 3000 Kilometer östlich von Moskau, versetzt. Biopräparat wollte in Berdsk den Prototypen einer kombinierten Forschungs- und Waffenproduktionsanlage errichten. Als Alibek und Rumjanzew dort eintrafen, stapelten sich in den Räumen zahlreiche Kisten mit Mikroben, Zentrifugen, Brutschränken, Kühlschränken, einem Fermentierer und Reagenzgläsern. Innerhalb von vier Monaten stampften die beiden ein mikrobiologisches Labor aus dem Boden. Der Erfolg verlieh ihrem Tun den beruhigenden Glanz eines guten Gewissens.

Im Januar 1977 kehrte der Kommandeur von Berdsk, Oberst Witali Kundin, von einem Besuch in der Biopräparat-Zentrale in Moskau zurück und brachte zwei kleine Ampullen mit gefriergetrockneten Brucellen, die er Alibek überreichte. Zugleich teilte er ihm mit, dass es bis dahin in keinem Labor von Biopräparat gelungen war, größere Mengen von Brucellen zu züchten.

Alibek begann, die üblichen Nährlösungen durch verschiedene Zutaten zu ändern. Nach acht Monaten gelang ihm mit Hilfe einer neuen Nährstofflösung von dem Erreger eine kampffähige Biowaffe zu schaffen. Seit diesem Erfolg, über den man sich im Moskauer Hauptquartier sehr freute, haftete Alibek der Ruf eines »Machers« an. Im Herbst 1977 wurde Alibek zum Oberleutnant befördert und zum wirtschaftlichen Leiter ernannt.[4]

Im Jahre 1979 wurde General Kalinin Leiter von Biopräparat. Der damals 41-jährige Ingenieur, der an der Militärakademie für chemische Kriegsführung ausgebildet worden war, hatte auf dem Gebiet der Biowaffenforschung keinerlei Erfahrung, doch er war ein geschickter Organisator. Als er die Personallisten seiner zahlreichen Biowaffen-Experten überprüfte, fiel ihm ein junger Arzt namens Alibek auf, der in Berdsk, der sibirischen Außenstelle der angewandten Biochemie, ein mikrobiologisches Labor mit einem Standardapparat zur Fermentierung einrichtete und die Labortechnik zur Produktion von Brucellosekampfstoffen entwickelt hatte.

Ende 1979 erhielt Alibek den Befehl, nach Omutninsk zurückzukehren und ein Verfahren zu entwickeln, das Tularämie kampfstofftauglich machte. Gebäude 107, teilte man ihm mit, sei endlich fertig gestellt. Damals wurde der Grundstein für ein Pilotprojekt gelegt, das die Sowjets in eine neue Ära der Massenproduktion von Biowaffen katapultieren sollte. Der Bau wurde später unter dem Namen »Gebäude 107« bekannt.

Die effektivste, aber auch komplizierteste Methode, Menschen zu infizieren, besteht in der Verseuchung der Atemluft. Biowaffen-Experten haben infektiöse Aerosole hergestellt, die durch Inhalation zur Infektion führen. Um das Verkleben und Verklumpen der Erreger im Aerosol zu verhindern, wurden bestimmte Pharmaka hinzugefügt, sodass sie nicht sedimentieren, sondern lange und weit herumschweben können und so beim Einatmen in die Lunge gelangen. Zunächst stellte Alibek Versuche mit Kaninchen und Meerschweinchen an. Da aber das Atmungssystem der Affen dem des Menschen am meisten ähnelt, entschied man sich für diese Tierart. Im Zusammenhang mit den intensiven Versuchen am Tularämie-Aerosol in Omutninsk charakterisierte Ken Alibek sich und seine Mitarbeiter stolz mit folgenden Worten:

> »Wir sahen uns als Hüter eines Geheimnisses, das außer uns niemand verstand. Wir waren Krieger und Hohepriester einer Geheimsekte, deren Rituale niemals enthüllt werden durften.«[5]

Die politische Indoktrination der gesamten Expertengruppe war also hundertprozentig gelungen!

Das sowjetische Militär testete neue Kampfstoffe im Freiversuch auf der »Insel der Wiedergeburt« im Aralsee, 3500 Kilometer südlich von Moskau. Für Kalinin war dies die Gelegenheit zu beweisen, was Biopräparat zu leisten im Stande war. Zur Durchführung der Tularämietests auf der »Insel der Wiedergeburt« wurden aus Afrika fünfzig Affen (Paviane) bestellt. General Kalinin rief aus Moskau Alibek an und gratulierte ihm. »Ich habe Sie zum stellvertretenden Direktor von Omutninsk ernannt. Ein General war dagegen. Es sei unmöglich, dass ein dreißigjähriger Hauptmann ranghöheren Offizieren vorgesetzt wird. Aber ich überzeugte ihn, dass Sie der Richtige sind.«

Im Frühsommer 1982 wurde der Testversuch auf der Aralseeinsel durchgeführt. Fünfzig Affen wurden angepflockt. Das Kommando führten zwei Generäle vom Direktorium 15. Alibek erhielt den Befehl, im Omutninsk zu bleiben. Am Nachmittag rief ihn ein überglücklicher Kalinin an. Fast alle Testaffen waren eingegangen!

»Kanatjan«, brüllte er ins Telephon »Sie sind ein hervorragender Mann!«[6]

Dieser exaltierte Freudenschrei über eine neue Waffe, die den potenziellen Tod Tausender Unschuldiger verkörpert, erinnert mich an eine Sentenz vom Logau aus den entmenschten Zeiten des Dreißigjährigen Krieges: »Töte einen und du bist ein Mörder, töte Tausende und du giltst als Held!«

Auf Menschen vom Schlage eines Kalinin trifft die Sentenz des jüdisch-polnischen Aphoristikers Stanislaw Jerzy Lec zu: »Sein Gewissen war rein. Er benutzte es nie!«

1983 wurde der zum Major beförderte Ken Alibek nach Stepnogorsk, Kasachstan, abkommandiert. Seine Aufgabe lautete kurz, die monumentale Fabrikanlage zur Massenproduktion waffentauglicher Milzbranderreger auf die Beine zu stellen.

»Heutzutage«, schreibt Alibek, »mag es schwer fallen, sich vorzustellen, mit welchem Ernst wir uns auf den Kriegsfall vorbereiteten, doch ebenso wie die Mehrheit meiner Kollegen war ich überzeugt, dass ein Konflikt der Supermächte unvermeidlich sei. In den frühen achtziger Jahren waren die Beziehungen zwischen der Sowjetunion und dem Westen auf den Tiefpunkt gesunken. Die Wahl Ronald Reagans zum US-Präsidenten hatte zu einer Welle militärischer Hochrüstung der USA geführt, wie sie meine Generation nicht kannte. In Westeuropa war Washington im Begriff, eine neue Generation von Cruise missiles (Marschflugkörper) zu stationieren, die in der Lage waren, binnen weniger Minuten die Sowjetunion zu erreichen. Geheimdienstberichten zufolge schätzten die Amerikaner, dass bei einem Atomkrieg sechzig Millionen Sowjetbürger ums Leben kämen. Unsere Zeitungen zürnten über Reagans Beleidigung unseres Landes als ›Reich des Bösen‹. Es schien uns sogar verständlich, dass unsere Armeestrategen zu einem Präventivschlag gezwungen würden, möglicherweise auch mit biologischen Waffen.[7] Als wir mit unserem Erweiterungsprojekt in Stepnogorsk fertig waren, sah die Anlage aus wie eine stählerne Festung.«

Erhard Geißler bringt in seinem Buch »Anthrax und das Versagen der Geheimdienste« auf S. 258 zwei interessante Aufnahmen von der Inneneinrichtung dieses Werkes, das er so beschreibt:

> *»Die Stepnogorsker Anlage war eine der größten Forschungs- und Produktionseinrichtungen der UdSSR für biologische und Toxinkampfmittel. Sie war so geheim, dass sie lange Zeit nur als ›Postfach Nummer 2076‹ firmierte – sozusagen das krasse Gegenteil einer Briefkastenfirma. Aus Tarnungsgründen war die Anlage sozusagen ›im Hinterhof‹ einer zivilen Biotechnologie-Firma errichtet worden. Sie sollte hauptsächlich der Massenproduktion von für militärische Zwecke optimierten Anthrax-Sporen – die gegenüber einer Reihe von Antibiotika resistent waren – dienen. Die Produktionseinrichtungen wurden aber nie mit voller Leistung gefahren; das sollte nur im ›Mobilisierungsfall‹ erfolgen. Noch im Jahre 1991 arbeiteten dort etwa 800 Personen, darunter mehr als 100 Wissenschaftler. Die Anlage bestand aus 25 Gebäuden, die auf einer Fläche von etwa zwei Quadratkilometern errichtet wa-*

ren, alle ausgestattet mit modernster Gerätetechnik einschließlich zehn 20 000-Liter-Produktionsfermentern. Nach Einschätzung westlicher Experten hätte damit Tag für Tag eine Tonne waffenfähiger Milzbrandsporen produziert werden können – ausreichend, um über dicht bevölkertem Gebiet bei günstigen atmosphärischen Verhältnissen etwa zehn Millionen Menschen umzubringen. Dieses unvorstellbare Bedrohungspotenzial, fast all diese eklatanten Verletzungen der Biowaffen-Konvention blieben den westlichen Geheimdiensten bis Anfang der 1990er-Jahre verborgen.«[8]

Als Alibek 1983 das Werk von Stepnogorsk übernahm, waren dort vierzig Mitarbeiter beschäftigt, 1986 waren es 900 Mitarbeiter. Mit deren Hilfe gelang es ihm, wie er immer wieder stolz betont, den effektivsten Milzbrandkampfstoff aller Zeiten zu entwickeln.

»Unsere getrockneten und flüssigen Milzbranderreger waren dreimal so wirksam wie die aus Swerdlowsk. Mit nur fünf Kilogramm unseres Anthrax 836 war man in der Lage, die Hälfte aller Menschen zu infizieren, die auf einem Quadratkilometer lebten. Bei der Swerdlowsker Waffe dagegen hätte man für dasselbe Resultat mindestens 115 Kilogramm benötigt.«

Am Schluss des Stepnogorsk-Kapitels erklärt Alibek voller Stolz:

»Die zerstörerische Wirkung unseres neuen Kampfstoffs wurde 1987 durch Tests auf der ›Insel der Wiedergeburt‹ bestätigt. Lepjoschkin, der in diesem Jahr zu meinem Stellvertreter ernannt wurde, war zum Aralsee geflogen, um die Feldversuche zu überwachen. Als er den erfolgreichen Abschluss meldete, strich Moskau schließlich Swerdlowsk endgültig von der Liste der Milzbrandproduktionsstätten. Stepnogorsk hatte die verlorenen Kapazitäten der Armee-Einrichtung mehr als kompensiert. Unsere Anlage war in der Lage, zwei Tonnen Milzbranderreger pro Tag zu produzieren, und zwar in einem Verfahren, das so zuverlässig war wie die Herstellung von Coca-Cola. Durch den Aufbau der weltweit ersten industriellen Fertigungsanlage für biologische Kampfstoffe wurde die Sowjetunion zur größten und einzigen biologischen Supermacht der Welt. Genauer gesagt, hatten wir diesen Status bereits Anfang der achtziger Jahre erreicht, als wir in der Lage waren, mit auf Interkontinentalraketen montierten biologischen Kampfstoffen Ziele in Tausenden von Kilometern Entfernung anzugreifen. Doch Stepnogorsk demonstrierte unsere Fähigkeit, einen biologischen Krieg zu führen auf einem Niveau, das keine andere Nation erreichte. In nur vier Jahren hatten wir die Kunst der biologischen Kriegsführung weiter entwickelt als in den vier Jahrzehnten, die seit dem Zweiten Weltkrieg vergangen waren. Ich brauche nicht zu erwähnen, dass wir unsere Errungenschaft nicht hinausposaunten.«

Nach diesem Loblied folgt ein Satz voller Schadenfreude:

»Die Internationale Staatengemeinschaft wusste noch immer nichts von der Tarnorganisation ›Biopräparat‹, und wir gaben ihr keinen Anlass, über das wachsende Ausmaß unserer Produktion zu spekulieren.«[9]

Für seine Leistungen in Stepnogorsk wurde Alibek zwei Jahre früher, als es den militärischen Gepflogenheiten entsprach, zum Oberst befördert und nach Moskau an die Biopräparat-Zentrale versetzt, wo ihn General Kalinin im September 1987 zum stellvertretenden Direktor des biologischen Sicherheitsdienstes von Biopräparat ernannte. Dort erhielt er im ersten Stock der Samokatnaja-Straße sein Büro neben dem Zimmer von General Kalinin. In seinem Arbeitsraum erbte er von seinem Vorgänger einen Eichenschreibtisch, der nahezu die Hälfte des Raumes einnahm. Auf dem Schreibtisch standen fünf Telefone; die konkreten Symbole seiner Autorität. Innerhalb der sowjetischen Nomenklatura kann man den Status eines Funktionärs an der Anzahl seiner Telefone ablesen. Alibek besaß sogar eine Kremljowka, das sind kleine weiße Apparate, die die höheren Ebenen der Macht untereinander verbinden, vom Generalsekretär der Kommunistischen Partei bis zum einfachen Staatssekretär. Alibek hätte ein Fernsehgerät oder ein Radio vorgezogen, doch der KGB hatte elektronische Geräte aus den Büros höherer Funktionäre verbannt. Es hieß, die westliche Überwachungselektronik sei so hoch entwickelt, daß die ausländischen Agenten in der Lage seien, anhand der Vibration von Glasscheiben Gespräche abzuhören und so den bestgehüteten Geheimnissen auf die Spur zu kommen.

Der zweite Stock beherbergte die Abteilung 1, die für die Archivierung von Geheimakten sowie die Korrespondenz mit den anderen Biopräparat-Einrichtungen im Land zuständig war. Die einzigen Personen, denen neben dem Sicherheitspersonal der Zutritt gestattet war, waren Kalinin und Alibek. Geleitet wurde die Abteilung vom KGB. Was Alibek von der Überwachung durch den KGB berichtet, ist ungeheuerlich.

»Einmal monatlich mussten wir alle unsere Büros verlassen, damit die Sicherheitsoffiziere sie nach Wanzen absuchen konnten. Einige meiner Kollegen glaubten allerdings, dass sie in Wirklichkeit die Abhörgeräte überprüften, mit denen sie unsere Gespräche aufzeichneten.« Dieses ungeheuerliche Überwachungssystem erinnert an Orwells Bestseller »1984«, wo der die Partei repräsentierende große Bruder bis in die Privaträume mit einem Fernsehgerät, das zugleich Sender und Empfänger ist, alles sieht und mithört.

»Wir alle wussten«, schreibt Alibek, »dass wir überwacht wurden, doch niemand stellte die Sicherheitsmaßnahmen in Frage. Wir befanden uns in einem unerklärten Krieg mit Feinden, die – so sagte man uns zumindest –

vor nichts zurückschreckten. Die Amerikaner hatten sich, als sie das Manhattan-Projekt in Gang setzten, mit einer ähnlichen Mauer des Schweigens umgeben und unentdeckt die erste Atombombe gebaut. Biopräparat, so glaubten wir, war unser Manhattan-Projekt.«[10]

Was Geheimhaltung und Organisation betraf, wies das Biowaffen-Projekt Parallelen zu dem sowjetischen Atomprogramm auf. Beide schufen sich ein Netz geheimer Städte, Produktionsstätten und Forschungszentren. Das Atomprogramm, das dem Ministerium für Mittleren Maschinenbau unterstand, war natürlich sehr viel größer, da die Produktion von Biowaffen weder Uranbergwerke noch eine große Zahl von Arbeitskräften erforderte. Dennoch waren Ende der achtziger Jahre mehr als 60 000 Personen an der Biowaffen-Produktion beteiligt.

»Geld«, schreibt er, »war nie ein Problem. Selbst im Jahr 1990, als Michail Gorbatschow der Welt weitreichende Abrüstungsmaßnahmen versprach, verfügte ich über einen Etat von 200 Millionen US-Dollar, davon waren 70 Millionen allein für den Bau neuer Gebäude bestimmt. Die Gesamtsumme, die in diesem Jahr in die Entwicklung biologischer Kampfstoffe floss, belief sich auf knapp eine Milliarde US-Dollar.«[11]

Im Dezember 1987, drei Monate nach seiner Ankunft in Moskau, wurde Alibek von Kalinin mit einer großen Aufgabe betraut. Er sollte die Planung zur Herstellung eines neuen Pockenkampfstoffes auf Aerosolbasis überwachen. Wie bereits erwähnt, begann mit Präsident Reagan das höchst aufwendige Wettrüsten zwischen den Amerikanern und den Sowjets. Alibeks diesbezügliche Ausführungen verschlagen einem den Atem.

»Der Fünfjahresplan«, schreibt Alibek, »umriss das ambitionierteste Programm zur Entwicklung biologischer Kampstoffe, das unsere Behörde je erhalten hatte. Es beinhaltete eine Virenproduktionsanlage im Wert von 300 Millionen Rubel (das entsprach etwa 400 Millionen US-Dollar), die in Joschkar-Ola in der Autonomen Republik der Mari errichtet werden sollte. Außerdem sah der Plan den Bau einer neuen militärischen Anlage zur Produktion virologischer und bakteriologischer Kampfstoffe in Strishi, in der Nähe von Kirow, vor. Vor allem aber enthielt er die Finanzierung eines 630-Liter-Reaktors zur Herstellung von Pockenviren am staatlichen russischen Forschungszentrum für Virologie und Biotechnologie, einer Institution, die innerhalb des Systems als Vektor bekannt war. Unsere militärische Führung hatte beschlossen, sich auf eine der schwierigsten Herausforderungen der biologischen Kampfstoffforschung zu konzentrieren – die Transformation von Viren in Kriegswaffen.«

Bei diesen ungeheuren Summen, die die Sowjets allein für Biowaffen auszugeben bereit waren, erinnerte ich mich an eine Stelle in Montesquieus »De l'esprit des lois« (Buch X, Kap. 2), in dem er die Wettrüstung schildert, die Ludwig XIV. betrieb und die Frankreich an den Rand des Abgrunds brachte.[12]

Um die perfide Hinterhältigkeit des sowjetischen Verhaltens zu begreifen, sei an Folgendes erinnert: Am 8. Mai 1980 hatte die Weltgesundheitsorganisation verkündet, dass die Pocken weltweit ausgerottet seien. Zugleich empfahl die WHO die weltweite Einstellung der Pockenschutzimpfung. Wenige Jahre später wurde beschlossen, nur noch an zwei Instituten Pockenviren aufzubewahren: Im Zentrum für Seuchenkontrolle in Atlanta sowie am Iwanowski-Institut für Virologie in Moskau. Was für andere Regierungen ein medizinischer Triumph war, war für den Kreml ein strategisches Geschenk: Eine nicht länger gegen Pocken geimpfte Welt wäre ein ideales Opfer gewesen.

Unmittelbar nach der Erklärung der WHO wurden Pocken in eine Liste virologischer und bakteriologischer Kampfstoffe aufgenommen, die im Rahmen des Fünfjahresplans 1981 bis 1985 verbessert werden sollten.

Bereits 1947 hatte die Sowjetunion ihre erste Anlage zur Herstellung von Pockenkampfstoffen errichtet. Sie befand sich außerhalb der alten Kathedralenstadt Sagorsk vierzig Autominuten nordwestlich von Moskau. Schon in den siebziger Jahren war das Pockenvirus so wichtig für das sowjetische Arsenal biologischer Kampfstoffe, dass das militärische Oberkommando befahl, 20 Tonnen pro Jahr vorrätig zu halten. Die Kampfstoffe wurden auf Armeeanlagen in Sagorsk gelagert und mussten entsprechend der Verfallsquote jährlich ergänzt werden.

Nachdem Alibek im Dezember 1987 den Auftrag erhielt, die Planung zur Herstellung eines neuen Pockenkampfstoffes auf Aerosolbasis zu überwachen, besuchte er die Anlage Vektor, die Anfang der siebziger Jahre von Biopräparat zur virologischen Forschung in der Nähe der sibirischen Kleinstadt Koltsowo gegründet wurde. Der Direktor von Vektor war der armenische Virologe Lew Sandaktschejew, der von Beginn an für Biopräparat gearbeitet hatte. Er war Experte für Orthopoxviren, die Virenfamilie, zu der das Pockenvirus zählt.

Als Alibek dort zum ersten Mal eintraf, waren bereits Dutzende neuer Forschungslabors und Gebäude errichtet worden, und weitere befanden sich in Planung. Es gab einen Hochsicherheitsbereich für Experimente mit ansteckenden Viren wie Pocken, Marburg, Lassa-Fieber und Machupo sowie Kammern für Bombentests und Ställe zur Zucht von Versuchstieren. Jeden Monat trafen neue Techniker und Wissenschaftler auf der Anlage ein, und langsam begann das Projekt Gestalt anzunehmen. Er musste für Unterkünfte sorgen, Dienstpläne erstellen und die Bauarbeiten überwachen. Der Schulvirologe, der gewohnt war, ein Provinzinstitut mit wenigen hundert Mitarbeitern zu leiten, hatte nun plötzlich mehr als 4000 Arbeitskräfte zu beaufsichtigen. Alibek erkannte, dass Sandaktschejew überfordert war.[13] Dieser gestand ihm, dass er trotz seiner Kenntnisse auf dem Gebiet der Laborforschung kaum etwas über die technologischen Abläufe wusste, die zur Massenproduktion von Pockenviren erforderlich waren. Deshalb benötigte man dringend jemanden, der sich nicht nur mit Pocken auskannte, sondern auch in der Lage war, den Produktionsprozess optimal zu organisieren.

Alibek, der im Frühjahr 1988 zum Ersten stellvertretenden Direktor von Biopräparat ernannt wurde, durchforstete nach seiner Rückkehr an der Moskauer Biopräparat-Zentrale die Personalakten der verschiedensten Institute, konnte aber im ganzen Land niemanden ausfindig machen, der beide Bedingungen erfüllt hätte. Bald danach wurde er von Sandaktschejew angerufen, der ihm erfreut mitteilte, dass er den geeigneten Mann gefunden habe. Er heiße Jewgeni Lukin, bekleide den Rang eines Obersten und arbeite für das »Direktorium 15« in Sagorsk. Kein Mensch wisse in ganz Russland mehr über die Produktion von Pockenviren als dieser. Er habe mit Lukin schon gesprochen und der sei bereit zu kommen. Nur die bürokratischen Einzelheiten müssten noch geregelt werden. Alibek sprach mit Generalmajor Kalinin, der die Angelegenheit mit »Direktorium 15« regelte. Lukin wurde zum stellvertretenden Direktor von Vektor ernannt. Er erwies sich als exzellenter Produktionsmanager.[14]

Inmitten dieser Arbeiten wurde Alibek im Spätwinter 1988 von Generalleutnant Waldimir Lebedinski, dem Kommandeur des Direktoriums 15 der Sowjetarmee, zu einer dringenden Besprechung mit drei Obersten von der Biologischen Abteilung gebeten. Die Biologische Abteilung unterstand dem Direktorat des Generalstabes und war damit betraut, Bomber und Sprengköpfe mit den von Biopräparat produzierten Waffen auszustatten.

»Auf höchster Ebene«, sagte Lebedinski, »hat man entschieden, SS-18-Raketen mit biologischen Kampfstoffen auszurüsten. Unsere Aufgabe ist es nun zu errechnen, wie viel Zeit es in Anspruch nimmt, die Raketen startklar zu machen.«

Lebedinskis Mitteilung überraschte Alibek. Die riesigen SS-18-Raketen, die in der Lage waren, jeweils zehn 500-Kilotonnen-Sprengköpfe mit einer Reichweite von 10 000 Kilometern zu befördern, waren bislang nie als Trägerraketen für biologische Kampfstoffe in Erwägung gezogen worden. Der kalte Krieg beschleunigte die Entwicklung tödlicher Waffen, und Anfang der siebziger Jahre waren die Sowjets in der Lage, ballistische Interkontinentalraketen mit Einfachsprengköpfen für biologische Kampfstoffe auszurüsten. Mehrfachsprengköpfe dagegen stellten eine ganz andere Herausforderung dar. Nur ein geringer Teil der von Biopräparat zu Kriegszwecken entwickelten Kampfstoffe konnte in Mengen produziert werden, die ausreichten, um auf einmal Hunderte von Sprengköpfen zu bestücken.

Alibeks Milzbrandforschungen, die er vor einigen Jahre in Stepnogorsk durchgeführt hatte, mussten die Aufmerksamkeit der strategischen Planer geweckt haben.

Um Generalleutnant Lebedinskis Frage zu beantworten, stellte Alibek ein paar schnelle handschriftliche Berechnungen an:

> »Um zehn Sprengköpfe auszurüsten«, sagte er, »bedarf es mindestens 400 kg Milzbrandsporen in getrockneter Form, um sie als Aerosol einzusetzen.«

Die Milzbrandkulturen durchlaufen einen komplizierten zeitaufwendigen Fermentierungsprozess, um die benötigten Milliarden von Sporen zu produzieren. Ein einzelner voll ausgelasteter 20-Tonnen-Fermentierer produzierte in ein bis zwei Tagen ausreichend Sporen, um eine Rakete zu bestükken.

»Durch Beigabe von Zusätzen wären wir wahrscheinlich in der Lage, den Ausstoß auf 500 bis 600 Tonnen pro Tag zu steigern. Mit den uns zur Verfügung stehenden Fermentierern würde es zehn bis vierzehn Tage dauern«, erklärte Alibek.

Die Obersten schauten ihn befriedigt an. Zwei Wochen waren kein Problem. Niemand zettelte über Nacht einen Krieg an. Mit zwei Sätzen, bei denen es einem kalt über den Rücken läuft, beendet Alibek seine Ausführungen im sowjetischen Hauptquartier 1988: »100 Kilogramm Milzbrandsporen könnten – unter optimalen atmosphärischen Voraussetzungen – in jeder dicht besiedelten Region der USA bis zu drei Millionen Menschen töten. Eine einzige SS-18-Rakete könnte die Bevölkerung einer Stadt von der Größe New Yorks auslöschen.«[15]

Bei Alibeks euphorischen Äußerungen muss ich oft an eine Sentenz Pascals denken: »Niemals begeht man das Böse so gründlich und so gut, als wenn man es mit gutem Gewissen tut« (Pensées, paragraphe 895) oder an die messerscharfe Sentenz von Nietzsche: »Man muss zur Schurkerei auch den Geist und das gute Gewissen haben.« (Morgenröte. Viertes Buch, Absatz 388).

In der Zwischenzeit ereignete sich bei Biopräparat etwas Folgenschweres: An einem Montag Ende Oktober 1989 wurde Alibek telefonisch mitgeteilt, dass Oberst Wladimir Pasetschnik, der Direktor des Leningrader Instituts für hochreine Biopräparate, von einer Dienstreise nach Paris nicht zurückgekehrt sei. Man hatte ihn von einem französischen Hersteller pharmazeutischer Ausrüstungen nach Paris eingeladen, um sich dessen neue Fermentierer genauer anzusehen. Das Institut für hochreine Biopräparate in Leningrad war seit der Gründung der Biowaffen-Tarnorganisation »Biopräparat« Anfang der siebziger Jahre eines der wichtigsten Verbindungsglieder dieses weit verzweigten Netzwerks. Unter Pasetschniks Führung hatte es zu zahlreichen Durchbrüchen der sowjetischen Waffenproduktion beigetragen. In den fünfzehn Jahren ihres Bestehens hatte es bei Biopräparat keinen Überläufer gegeben. Pasetschnik war einer der bedeutendsten russischen Biowaffen-Experten, der die Modifikation von Cruise missiles für die biologische Kriegsführung anstrebte.

Cruise missiles haben die moderne Kriegsführung revolutioniert. Ausgestattet mit elektronischen Suchsystemen sind sie in der Lage, dicht über der Erde zu fliegen und so das gegnerische Radar zu täuschen. Sie können aus der Luft, vom Boden oder von See aus in großer Entfernung zu ihrem Ziel abgeschossen werden.

Als Alibek die Hiobsbotschaft Kalinin mitteilte, fühlte man sich wie von einem Blitz getroffen. Man befürchtete, dass der Überläufer dem Westen streng gehütete Geheimnisse verraten werde, wo man seit jeher den Verdacht hegte, die Sowjets verletzten die Biowaffenkonvention.

»Das Unheimliche am Misstrauen«, sagte schon Lessing, »ist oft seine Rechtfertigung.«

Das Misstrauen der Angloamerikaner wurde diesmal prompt durch die Aussagen des nach England geflohenen Pasetschnik gerechtfertigt. Nach kurzer Zeit präsentierten der amerikanische und der britische Botschafter dem außenpolitischen Berater Gorbatschows, Anatoli Tschernajajew, eine Demarche, die besagte, dass sich ihre Regierungen im Besitz »neuer Informationen« befänden, die vermuten ließen, die Sowjetunion verletze das Biowaffenabkommen von 1972.[16]

Kalinin rief erregt Alibek in sein Büro und teilte ihm mit, dass von oben angeordnet sei, jedwede erforderliche Maßnahme zu ergreifen, um weiteren Schaden von Biopräparat abzuwenden. Alles, was in Pasetschniks Institut mit geheimen, militärischen Tätigkeiten in Zusammenhang stand, musste vernichtet werden. Das Institut für hochreine Biopräparate musste sowohl dem Namen nach als auch de facto eine zivile Einrichtung werden.

»Von jetzt an werden wir jede Menge Kopfschmerzen haben«, sagte Kalinin. Schewardnadse tobte vor Wut. Als er von der diplomatischen Note hörte, ging er schnurstracks zu Gorbatschow und wollte die Wahrheit wissen. Offenbar behagte es ihm nicht, von Ausländern mitgeteilt zu bekommen, was in seiner Regierung vor sich ging. Schewardnadse besaß eben nicht die Nonchalance eines Talleyrand, der in solcher Situation zu sagen pflegte: »Ein Fauxpas auf dem diplomatischen Parkett entsteht meist dann, wenn das linke Bein nicht weiß, was das rechte vorhat.«

Schewardnadse begann damals Verhandlungen mit dem Westen, die im Rückzug der sowjetischen Truppen aus Osteuropa münden sollten. Kalinin teilte die Abscheu der meisten Armeegeneräle gegenüber dem Außenminister. Der vom Westen neu ins Spiel gebrachte Vorwurf unterminierte sein und Gorbatschows Bemühungen um ein neues Image der Sowjetunion. Pasetschniks Seitenwechsel erschütterte die höchsten Führungskreise der sowjetischen Regierung. Igor Belousow, der stellvertretende Vorsitzende des Ministerrats und Leiter der militärisch-industriellen Kommission, wurde angewiesen, eine Antwort auf die amerikanisch-britische Demarche zu formulieren.

Inzwischen war eine Kommission des Außenministeriums vollauf damit beschäftigt, die Lawine amerikanischer Nachfragen zu beantworten. Der Kommission gehörten auch Biowaffenexperten vom Direktorium 15 und von Biopräparat an. 1989 gab es bereits so viele gegenseitige Beschuldigungen zwischen Washington und Moskau, dass die Kommission gezwungen war, fast monatlich zu tagen.

»Die Sitzungen im Außenministerium in der Smolenskaja«, berichtete Alibek, »wurden vom stellvertretenden Außenminister Wladimir Petrowski geleitet. Weder er noch sonst jemand im Außenministerium war offiziell über die Existenz unseres Programms unterrichtet. Selbst Außenminister Eduard Schewardnadse, der nicht nur Politbüromitglied, sondern auch ein enger Vertrauter Gorbatschows war, wusste nichts. Obwohl wir uns stets als ›Experten in biologischen Verteidigungsfragen‹ bezeichneten, schienen einige der hochrangigeren Funktionäre des Außenministeriums zu ahnen, womit wir uns beschäftigten.«

Was nun folgt, ist so ungeheuerlich und zugleich auch so charakteristisch für den indoktrinierten Personenkreis, der an der sowjetischen Biowaffen-Produktion beteiligt war, dass ich die ganze Passage wortwörtlich zitieren will:

»Gelegentlich«, schreibt Alibek, »ließ sich Petrowski von Nikita Smidowitsch, einem jungen, schneidigen Abteilungsleiter im Außenministerium, bei unseren Sitzungen vertreten. Während eines dieser Treffen setzte er die jüngste diplomatische Note der Amerikaner auf die Tagesordnung.

›Die behaupten, wir betrieben in der Region Kirow eine Anlage zur Herstellung biologischer Kampfstoffe, in Omutninsk, um genau zu sein.‹

General Valentin Jewstignejew, der Kommandeur des Direktoriums 15, war geschockt. ›Unsinn‹, wandte er ein. ›Die Anlagen, die wir in Kirow haben, entwickeln Impfstoffe.‹

Plötzlich schauten alle mich an. ›Nun‹, sagte ich, – ›wir stellen in Omutninsk Biopestizide her.‹

Smidowitsch grinste mich an. ›Kommen Sie, ich bin nicht von vorgestern, wenigstens uns könnten Sie die Wahrheit sagen.‹

›Ich weiß nicht, worauf Sie hinauswollen, Nikita‹, beharrte ich, ›ich sage die Wahrheit.‹

Er schüttelte den Kopf. ›Ihr solltet mich nicht für dumm verkaufen.‹

Doch alle taten wir so, als wüssten wir nicht, was er meinte. Es war offensichtlich, dass sowjetische Diplomaten nicht erfahren durften, dass wir sie für ein kompliziertes Täuschungsmanöver benutzten . . .«

Kennzeichnend für weltanschaulich indoktrinierte Personen ist das völlige Fehlen eines Wahrheitssinns. Sie sind daher stets in der Lage, auch die krasseste Unwahrheit mit dem überzeugendsten Akzent der Wahrhaftigkeit zu behaupten.

Im Februar 1990 lag den verantwortlichen Ministern ein Entwurf zur Unterzeichnung vor. Der größte Teil des Dokuments stammte von Mitarbeitern des Biopräparat-Konzerns. Während sie erklärten, dass die Sowjetunion jede einzelne Klausel des Biowaffenabkommens einhalte, räumten sie ein, dass Beobachter angesichts einiger ihrer Aktivitäten möglicherweise Verdacht schöpfen konnten. Dennoch beharrten sie darauf, dass ihre gesamte Forschung der Verteidigung gegen einen potenziellen Aggressor diente. Die schwammige Definition des Begriffes Bioabwehr in dem Abkommen gestattete es ihnen, sich aus der Affäre zu ziehen. Jede mit der Expertise sowjetischer »Bioabwehrspezialisten« formulierte Erwiderung war exakt, professionell und unmissverständlich – und jede war von vorne bis hinten erfunden. Täuschen gehört nicht nur zum Metier der Giftmischer, wie es Voltaire definierte, sondern erst recht zum geheimnisumwitterten Beruf der Biowaffen-Experten. Die Täuschung von Ausländern in Russland hat eine lange Tradition bis zu den »Potemkinschen Dörfern«, die seither sprichwörtlich für Vorspiegelung falscher Tatsachen gelten.

Bei Biopräparat erfuhr man, dass Amerikaner und Briten im Austausch einer »lückenlosen« Antwort auf ihre Demarche eingewilligt hatten, über die Pasetschnik-Affäre Stillschweigen zu bewahren. Obwohl die Antwort alles andere als lückenlos war, hielten sie ihre Zusage ein. Pasetschniks Seitenwechsel wurde erst nach dem Kollaps der Sowjetunion publik.[17]

In den USA erzählte Jahre später dem geflohenen Ken Alibek ein ehemaliger Mitarbeiter der Bush-Regierung, dass sowohl die Amerikaner als auch die Briten der Auffassung waren, eine öffentliche Auseinandersetzung hätte die Verhandlungen in anderen Abrüstungsfragen gefährdet und möglicherweise auch Gorbatschows Position geschwächt. Außerdem waren sie überzeugt, dass ihr verdeckt ausgeübter Druck die Sowjets zwingen würde, ihre Biowaffenproduktion einzustellen.

Doch genau das Gegenteil erfolgte. Trotz der Erregung über die Pasetschnik-Affäre wurde in Kirow fieberhaft am Pockenkampfstoff weitergearbeitet. Lukins Einstellung war eine der besten Entscheidungen, die Biopräparat je gefällt hatte. Er war in der Lage, die Produktion des Pockenkampfstoffs im industriellen Maßstab voranzutreiben.

Im Dezember 1990 testete man in den Bombenkammern einen neuen Pockenkampfstoff auf Aerosolbasis. Der Test verlief erfolgreich. Den Berechnungen zufolge sollte die Produktionsanlage im neu errichteten Gebäude 15 in Koltsowo in der Lage sein, jährlich 80 bis 100 Tonnen Pockenviren zu liefern.[18]

Was man hier erzeugt hatte, war ein biologisches Äquivalent einer Atombombe. Wahrscheinlich war der Einsatz dieser infernalischen Biowaffe nur für US-amerikanische Großstädte vorgesehen, denn bei einem Einsatz in Europa hätte man die Weiterverbreitung der sich daraus ergehenden apokalyptischen Zustände auf Russland nicht verhindern können.

Fast zur gleichen Zeit erfolgte der Kriegseinsatz einer sowjetischen Biowaffe gegen afghanische Guerillas in einem unzugänglichen, gebirgigen Gelände.

»Wenige Monate vor dem Rückzug der sowjetischen Truppen aus Afghanistan im Jahre 1989«, berichtet Alibek in seinem Buch, »hatte mir ein ranghoher Offizier des 15. Direktoriums erzählt, dass die Sowjetunion während der langwierigen Auseinandersetzungen mit den Mudschaheddin biologische Waffen eingesetzt habe. Er sagte, zwischen 1982 und 1984 habe es zumindest eine Attacke mit Rotz-Krankheitserregern gegeben, möglicherweise auch mehr. Der Angriff sei mit Iljuschin-28-Flugzeugen geflogen worden, die in Südrussland stationiert waren. Als ich während einer meiner Vernehmungen nach meiner Flucht auf diese Unterhaltung zu sprechen kam, reagierte einer der anwesenden US-Nachrichtendienstoffiziere sichtlich verblüfft. Er sagte mir, während des Krieges hätte es hin und wieder Berichte über Seuchenausbrüche unter den afghanischen Guerillatruppen gegeben. Niemand habe eine Erklärung dafür finden können.«

»Dieses Kampfstoff-Aerosol«, berichtet Alibek weiter, »konnte von einem einzigen, die feindlichen Linien überfliegenden Flugzeug aus versprüht werden und eine ganze Division immobilisieren, aber auch Guerillatruppen kampfunfähig machen, die sich in für reguläre Truppen unzugänglichem gebirgigem Gelände bewegten, also genau in dem Terrain, mit dem unsere Einheiten in Afghanistan konfrontiert waren«.[19]

Am 19. August 1991 gab es in Moskau einen Staatsstreich gegen Gorbatschow, während dessen es zu einer heftigen Auseinandersetzung zwischen Alibek und General Kalinin kam. Alibek war für Gorbatschow und Kalinin für die Putschisten, deren Staatsstreich nach vier Tagen kläglich zusammenbrach.

In der Nacht zum 22. August kehrte Gorbatschow mit seiner Frau Raissa von der Krim mit einem Flugzeug nach Moskau zurück. In derselben Nacht erschoss sich Gorbatschows ehemaliger Innenminister Boris Pugo, der zu den Putschisten gehörte. Zwei Tage später erhängte sich Marschall Sergej Achromejew, der ehemalige Generalstabschef der Sowjetarmee und öffentlicher Fürsprecher des Staatsstreichs in seinem Büro. Am 23. August verbot der »Radikalreformer« Boris Jelzin, der im Juni vom Volk direkt gewählte Präsident der Russischen Föderation, alle Aktivitäten der Kommunistischen Partei Russlands. Gorbatschow, den die Putschisten entmachten wollten, trat am 24. August von seinem Amt als Generalsekretär der KPdSU zurück. Die demonstrierende Menge hatte bereits während des Putsches das Denkmal Felix Dsershinskis, des Gründers der berüchtigten sowjetischen Geheimpolizei, vor der Lubjanka, dem KGB-Hauptquartier, gestürzt. Am 25. Dezember trat Gorbatschow auch als Staatspräsident der UdSSR zurück. In der Silvesternacht wurden Hammer und Sichel, das Symbol der Sowjetunion, über dem Kreml eingeholt. An ihrer Stelle wurde die russische Trikolore gehisst.[20]

Das Direktorium 15 wurde aufgelöst, der Verteidigungsetat um 50 Prozent beschnitten. Ein Erlass von Jelzin verbot jegliche biologische Forschung zu Offensivzwecken. Das Verhältnis zwischen Kalinin und Alibek wurde immer gespannter. Am 13. Januar 1992, siebzehn Jahre nachdem er zum Offizier ernannt worden war, nahm Alibek seinen Abschied von der Armee. Als er danach seine Kündigung Kalinin überreichte, kam es abermals zu einer heftigen Auseinandersetzung und Kalinin beschimpfte ihn zuletzt als Verräter.

Bald danach hatte Alibek eine Stelle als Moskauer Repräsentant einer kasachischen Bank. Sein Bruder hatte dort seinen Namen erwähnt und sie stellten ihn sofort ein, um ihre Überseegeschäfte aufzubauen. Schon bald klickte und knackte sein Telefon bei jedem Anruf. Die Telefongesellschaft versicherte ihm, dass mit der Leitung alles in Ordnung wäre. Er wechselte seine Telefonnummer und für einige Zeit waren die Geräusche verschwunden. Doch nach wenigen Tagen waren sie wieder da. Wenn er sich auf Geschäftsreisen befand, erhielt seine Frau mysteriöse Anrufe von Leuten, die sich als »General« oder »Oberst« ausgaben. Sie fragten, wann ihr Mann zurückkomme. Danach hörten sie nie wieder von ihnen.

Eines Tages besuchte Alibek den KGB-Offizier von der Biopräparat-Zentrale Sawwa Jermoschin, mit dem er sich recht gut verstand. Nachdem sie sich eine Weile unterhalten hatten, klopfte er Alibek freundschaftlich auf die Schulter.

»Weißt du, Kan, eine Menge Leute sind deinetwegen ganz schön nervös.«

»Warum das denn?« fragte er so beiläufig wie möglich.

»Na, es ist nicht wirklich von Bedeutung. Ich sage denen immer, ja sicher,

Kanatjan reist häufig ins Ausland, aber er würde nie ohne seine Familie in einem fremden Land leben wollen – und natürlich würde er nie die Erlaubnis erhalten, mit ihr zusammen auszureisen.«

Alibek schwieg. Er verstand, dass Jermoschin ihn warnen wollte, dass er als einer, der viel weiß, beobachtet wird. Auch das Knacken im Telefon sprach dafür. Hatte ihn doch Kalinin bei ihrer letzten Auseinandersetzung als Verräter beschimpft.[21]

In seinem Buch berichtet Alibek in dem Kapitel Stepnogorsk über das Schicksal eines Ingenieurs, der dort die Abteilung Industrie-Spionage leitete und dann einen außerordentlichen Urlaub beantragte, um seine kranke Mutter zu pflegen. Einige Wochen später wurde Alibek von dem KGB-Offizier besucht, der Leiter der Spionageabteilung der Anlage war. Er zeigte Alibek einen Brief, den er von dem Ingenieur erhalten hatte: »Ich bitte respektvoll um die Erlaubnis, in das landwirtschaftliche Kollektiv zurückkehren zu dürfen, in dem meine schwerkranke Mutter lebt. Und ich bitte Sie, keine anderen Beweggründe für meine Abreise anzunehmen. Ich bin kein Verräter, sondern nur eine unbedeutende Person, die in Frieden mit der Natur leben möchte.«

»Wir können ihn nicht gehen lassen! Er weiß zu viel«, sagt er.

Einige Tage später besuchte ihn der KGB-Offizier wieder und sagte gut gelaunt: »Nun brauchen wir uns um den Ingenieur keine Sorgen mehr zu machen. Er ist weg.«

»Hat er den Wohnort seiner Mutter verlassen?«

»Nein, er ist tot. Er ist ertrunken.«

»Wurde er ermordet?«

»Wie soll ich das wissen. Für mich zählt nur, dass ich mir über ihn nicht mehr den Kopf zerbrechen muss.«[22]

Auch nach Pasetschniks Flucht ereignete sich etwas Ähnliches.

»Eines Tages«, schreibt Alibek, »traf sich eine Abordnung zur Schadensbegrenzung in Kalinins Büro. Es handelte sich um zwei hochrangige KGB-Offiziere sowie verschiedene Mitarbeiter unserer Behörde, darunter Jermoschin, der KGB-Offizier der Biopräparat-Zentrale, und Wladimir Dawydow, ein Militäringenieur, dem alle ›organisatorischen Aufgaben‹ bei Biopräparat unterstanden. Pasetschnik wurde als Verräter beschimpft, als Wendehals und Schwächling.«

»Etwas muss mit ihm geschehen« erklärte Dawydow. Wir schauten ihn erwartungsvoll an.

»Es gibt nur eine Lösung. Er muss beseitigt werden.«

Plötzlich herrschte Stille im Raum, in der nur das tiefe Atemholen der Beteiligten zu vernehmen war.

Ich war fassungslos. »Das können wir nicht machen«, sagte ich.

Da sprach einer der KGB-Offiziere. »Ich möchte diese Diskussion hier beenden«, sagte er gelassen. »Niemand sagt hier mehr ein Wort über etwaige Maßnahmen.«

Die Temperatur im Raum sank um einige Grad. Wir alle hatten die Botschaft verstanden. Wenn es um politischen Mord ging, brauchte der KGB keinerlei Ratschläge von Amateuren. Leute, die viel über Staatsgeheimnisse wissen und dann plötzlich aus dem Betrieb aussteigen, werden in einem totalitären Staat nachher ständig überwacht oder man lässt sie einfach beseitigen, wenn man Verdacht schöpft, sie könnten etwas verraten.[23]

Ähnliche Überlegungen haben vielleicht Alibek dazu bewogen, im September 1992 mit seiner Familie in die USA zu fliehen. Einzelheiten über seine Flucht hat er nicht beschrieben, um Freunde, die ihm dabei geholfen haben, nicht zu gefährden.[24]

Nach dem Erscheinen von Ken Alibeks Buch »Direktorium 15. Rußlands Geheimpläne für den biologischen Krieg« haben die Spiegel-Redakteure Rafaela von Bredow und Johann Grolle ein längeres Gespräch mit dem nach USA geflohenen Bio-Experten geführt.

Aus Teilen dieses Gespräches ist klar zu erkennen, warum indoktrinierte Biowaffenexperten ihr linientreues Stillschweigen über ihre Tätigkeit und ihr Wissen auch nach ihrer Pensionierung niemals preisgeben, sodass es den gegnerischen Geheimdiensten, wie das Erhard Geißler in seinen jahrelang geführten minutiösen Forschungen nachgewiesen hat, kein einziges Mal gelungen war, militärischen Missbrauch von Biowissenschaftlern nachzuweisen. Hier einige Fragmente aus dem Interview:

> Spiegel: »Sie haben als junger Arzt den hippokratischen Eid geleistet. Ihre Karriere in der UdSSR beendeten Sie als Leiter eines Projekts, das darauf angelegt war, Millionen von Menschen zu töten. Wie wird ein eingeschworener Lebensretter zum potenziellen Vernichter von Leben?«
> Alibek: »Es verführt einen schon, wenn man als junger Wissenschaftler drei-, viermal mehr verdiente als alle anderen . . .«
> Spiegel: »Sie haben eine erstaunliche Karriere gemacht. Direktor einer Biowaffen-Fabrik mit 31 Jahren, zweiter Direktor des großen Biowaffen-Konzerns Biopräparat mit 37. Solch einen Weg geht niemand, den Skrupel plagen.«
> Alibek: »Nein. Ich hatte keinerlei moralische Bedenken.«
> Spiegel: »Was genau hat Sie getrieben?«
> Alibek: »Zum einen Privilegien. Mit 37 habe ich fast 2000 Rubel verdient. Selbst ein Minister bekam damals nur 850 Rubel. Ich hatte Fahrer, kostenlose Gesundheitsversorgung, Telefone, einen direkten Draht zum Generalsekretariat der Partei.«

Diese Antwort Alibeks erinnerte mich an eine Sentenz von Bertrand Russell: »Privilegien sind oft Schweigegelder des Gewissens.«

> Spiegel: »Können Sie sich einen Befehl vorstellen, den Sie verweigert hätten?«
> Alibek: »Darüber denke ich oft nach. Ich bin zu dem Schluss gekommen, dass viele Menschen, wenn sie einmal eine bestimmte moralische Grenze überschritten haben, zu allem bereit sind. Wenn man dann den Befehl bekommt, tötet man eben Tausende von Menschen. Oder Millionen.«

Im weiteren Verlauf des Gespräches bekräftigte Alibek diese Aussage, indem er erklärte: »Es heißt nicht umsonst: Wenn ein Mensch stirbt, ist es eine Tragödie. Wenn aber Tausende sterben, dann ist es eine Statistik.«

> Spiegel: »Haben Sie denn die Folgen Ihrer Arbeit, den potenziellen Tod von Millionen abends beim Essen oder Trinken mit Freunden oder Kollegen besprochen?«
> Alibek: »Wir waren ja alle stolz auf unsere Arbeit, wir fühlten uns als Elite.«[25]

Nach der Lektüre dieser Zeilen war es mir klar, warum die Spiegel-Reporter nach dem Gespräch mit Alibek dessen Worte: »ich hasse die Person, die ich war« in Fettdruck für den Titel ihrer Veröffentlichung wählten.

Bei der schwindelerregend rasanten Weiterentwicklung der ABC-Waffen nach dem zweiten Weltkrieg musste ich oft an die beängstigend hellsichtige Sentenz des englischen Dramatikers John Osborne (1929–1994) denken: »Der Computer ist die logische Weiterentwicklung des Menschen: Intelligenz ohne Moral!«

Das Lügengewebe über den Unfall von Swerdlowsk

> *»Mit den Lügen kann man zwar durch die ganze Welt kommen, aber entlarvt bestimmt nicht wieder zurück.«*
> *Russisches Sprichwort*

Swerdlowsk[26] war die wichtigste Biowaffenfabrik des 15. Direktoriums, das dem Verteidigungsministerium unterstand. In Areal 19 wurden Biowaffen aus Rotz-, Tularämie- und Milzbranderregern hergestellt.[27] Im Frühjahr 1979 gab es dort einen Unfall bei der Herstellung einer Biowaffe aus Milzbrandsporen. Die Biowaffenexperten bezeichneten später unter sich den Unfall als biologisches Tschernobyl. Da der Unfall auch im Ausland viel Staub aufgewirbelt hat, ließ Breschnew durch ein Geheimdekret die Produktionsanlagen für Biokampfstoffe von Swerdlowsk nach Stepnogorsk in der entlegenen Wüstenregion Nordkasachstans verlegen und Biopräparat unterstellen.[28] Da Alibek, der von 1983 bis 1987 als Direktor der Stepnogorsker Anlage unter seinen Mitarbeitern auch viele Biowaffenexperten aus Swerdlowsk hatte, von denen er viel über den Unfall im Frühjahr 1979 erfuhr, schilderte er in einem besonderen Kapitel (»Zwischenfall in Swerdlowsk«) die grotesken Einzelheiten dieses über zwei Jahrzehnte verheimlichten Unfalles:

»Im Dreischichtbetrieb wurde dort rund um die Uhr Milzbrandpulver hergestellt. Die Arbeit war anstrengend und gefährlich. Die fermentierten Milzbrandkulturen mussten aus ihrer flüssigen Nährlösung ausgefällt und getrocknet werden, ehe man sie zu einem feinen Pulver verarbeiten konnte, das einem Aerosol beigefügt wurde. Es war unvermeidlich, dass während des Produktionsprozesses Milzbrandsporen freigesetzt wurden. Die Beschäftigten von Areal 19 wurden daher regelmäßig gegen Milzbrand geimpft. Zwischen der milzbrandverseuchten Luft des Arbeitsraumes und der Außenwelt befanden sich lediglich einige große Filter, die über die Abzugsröhren gestülpt wurden. Bei jedem Schichtwechsel wurden die großen Trockenmaschinen zu Inspektionszwecken abgeschaltet. Ein verstopfter Filter war nichts Ungewöhnliches, doch musste er sofort ersetzt werden. Am Unglückstag im Frühjahr 1979 kritzelte ein Techniker in der Milzbrandtrocknungsanlage, ehe er nach Hause ging, eine kurze Notiz für seinen Vorgesetzten auf ein Blatt Papier. »Filter verstopft, habe ihn herausgenommen, muss ersetzt werden.«

Oberstleutnant Nikolai Tschernyschow, der an jenem Tag die Nachmittagsschicht beaufsichtigte, hatte es vergessen, die Notiz über den defekten Filter in das von allen Schichtleitern bei Arbeitsantritt zu kontrollierende Logbuch einzutragen. Als der Leiter der Nachtschicht seinen Dienst antrat, überprüft er das Logbuch. Da er nichts Ungewöhnliches finden konnte, gab er den Befehl, die Maschinen wieder anzuwerfen. Ein feiner Staub, der Milzbranderreger und chemische Zusätze enthielt, entwich durch das Lüftungssystem in die Nachtluft.[29]

Mehrere Stunden vergingen, ehe ein Arbeiter das Fehlen des Filters bemerkte. Der Schichtleiter ließ sofort die Maschinen stoppen und einen neuen Filter einsetzen. Verschiedene vorgesetzte Offiziere erhielten Kenntnis von dem Vorfall, doch niemand hielt es für nötig, die städtischen Behörden oder das Verteidigungsministerium in Moskau zu informieren.

In den folgenden drei Tagen erkrankten sämtliche Arbeiter der Nachtschicht in einer Keramikfabrik auf der gegenüberliegenden Straßenseite. Der Wind hatte die verheerende Wolke in ihre Richtung getrieben. Binnen einer Woche waren fast alle Arbeiter tot. In der Zwischenzeit mussten die Krankenhäuser Dutzende von Patienten aus allen Teilen der Stadt behandeln. Sie alle hatten sich in der Umgebung der Anlage befunden.«

Die ersten Krankenaufnahmen erfolgten am Dienstag, den 3. April und am Mittwoch, den 4. April 1979. Der letzte Fall wurde am 19. Mai registriert. Die Entschlossenheit, mit der die sowjetischen Funktionäre versuchten, den

Zwischenfall in Swerdlowsk sowohl vor der eigenen Bevölkerung als auch gegenüber dem Ausland zu verschleiern, war verblüffend. Der KGB riegelte das Krankenhaus ab. Posten vor den Eingängen wiesen Besucher ab. Im Krankenhaus erschienen hohe Geheimdienstoffiziere und teilten den Ärzten und dem Pflegepersonal mit, dass nur die Diagnose Darmmilzbrand erlaubt sei. Alle Aufzeichnungen über Lungenmilzbrand und entsprechende Autopsie-Berichte wurden vernichtet. KGB-Funktionäre, die sich als Ärzte ausgaben, besuchten die Familien der Opfer und übergaben ihnen gefälschte Totenscheine.[30]

Der Bevölkerung wurde mitgeteilt, dass es durch den Genuss infizierten Fleisches zu Darmmilzbrand gekommen sei. Zugleich wurde die Bevölkerung in Flugblättern aufgerufen, sich vor »unautorisierten Fleischverkäufern« fernzuhalten. Um die Vertuschung zu perfektionieren, wurden zahlreiche Schwarzmarkthändler der Region verhaftet und des Verkaufs verseuchten Fleisches angeklagt. Zugleich veranstaltete man eine wilde Jagd auf mehr als hundert streunende Hunde. Die eingefangenen Tiere wurden getötet, mit der Begründung, sie stellten eine Bedrohung der Volksgesundheit dar, da sie in der Nähe der illegalen Märkte nach Nahrung gesucht hätten.

Als die ersten Todesfälle eintraten, wurde Tschernyschows Verletzung der Sorgfaltspflicht nach Moskau berichtet. Doch Tschernyschow wurde niemals für seinen Fehler zur Rechenschaft gezogen. Eine Untersuchung des Fehlers hätte Staub aufgewirbelt und dadurch die Verheimlichung des Biowaffenprogramms gefährdet. Deshalb musste über Tschernyschows Fehler Stillschweigen bewahrt werden. Das ist ein Beweis dafür, dass im Biowaffensystem die Geheimhaltung über alles geht, selbst über die Sicherheit der Mitarbeiter![31]

Es ist geradezu erschreckend, mit welcher Kaltblütigkeit man versuchte, die wahre Ursache des Unfalls im Areal 19 vor der Bevölkerung und sogar vor der örtlichen Behörde zu verheimlichen. Der Parteisekretär von Swerdlowsk war damals der sturköpfige Boris Jelzin, der, dem kommunistischen System gegenüber, damals so loyal wie jeder andere Apparatschik war und erst kurz vorher einem Befehl des Kreml Folge leistend angeordnet hatte, das Haus, in dem 1917 Zar Nikolaus und seine Familie ermordet wurden, dem Erdboden gleichzumachen.

Die vielen unklaren Todesfälle in der Bevölkerung und die mangelhafte Kooperationsbereitschaft der Biowaffenexperten von Areal 19 brachten den selbstherrlichen und sonst kompromisslosen Parteichef zur Raserei und so tauchte er wutentbrannt vor dem Eingang zum Areal 19 auf und forderte Einlass. Doch der wurde ihm auf Befehl von Verteidigungsminister Dimitri Ustinow verweigert.[32]

Die verzweifelte Entschlossenheit der sowjetischen Funktionäre, den Zwischenfall in Swerdlowsk sogar vor der eigenen Bevölkerung zu vertuschen, führte dazu, dass immer neue Geschichten entstanden. Schon bei Vergil heißt es:

»Das Gerücht wächst, indem es sich verbreitet.« Zum Jahreswechsel 1979/1980 erschien in Westdeutschland in einer russischen Emigranten-Zeitung ein Bericht, wonach es in der sowjetischen Waffenschmiede in Swerdlowsk in einer militärischen Anlage zu einer Explosion gekommen sei, wobei eine tödliche Bakterienwolke freigesetzt wurde, die mindestens 1000 Todesfälle zur Folge hatte. Im Februar 1980 übernahm die »Bildzeitung« und anschließend »Daily Telegraph« diese Nachricht. Für die US-Administration war das eine Bestätigung ihres lang gehegten Verdachts, dass die Sowjets das Biowaffen-Abkommen verletzen. Moskau protestierte heftig.[33]

Am 12. Juni 1980 veröffentlichte die Staatliche Nachrichtenagentur TASS eine Meldung, in der es hieß, unter Haustieren in der Region Swerdlowsk sei »aufgrund natürlicher Ursachen eine Milzbrandseuche« ausgebrochen. »Es sind Fälle von Darm- und Hautmilzbrand bei Menschen festgestellt worden, die darauf zurückzuführen sind, dass Haltung und Verzehr von Tieren nicht immer gemäß den veterinärmedizinischen Regeln erfolgten.« Die Meldung fügte hinzu, alle Patienten seien in den örtlichen Krankenhäusern erfolgreich behandelt worden.[34]

Man kann zwar Lügner nicht zwingen, die Wahrheit zu sagen, stattdessen aber immer unverschämter weiter zu lügen:

Neun Jahre nach dem Zwischenfall in Swerdlowsk traf eine Gruppe Sowjetmediziner in den USA ein, um die »Wahrheit« über die Ereignisse von 1979 zu berichten. Sie waren einer Einladung von Dr. Matthew Meselson, einem renommierten Harvard-Professor, gefolgt und verkündeten auf Veranstaltungen in Washington, Baltimore und Cambridge mit Hilfe einer Mappe voller Berichte und Photographien, dass die Opfer an Darm- bzw. Haut-Milzbrand erkrankt seien ... Die Faszination des Westens für Perestroika und Glasnost halfen, die meisten ihrer Zuhörer zu überzeugen.

»Die geheimnisumwitterte Epidemie von Swerdlowsk hat diesen Monat viel von ihrem Mysterium verloren«, schrieb die angesehene US-Fachzeitschrift »Science« im April 1988 in einem Bericht über den Besuch der Sowjetmediziner:

> »In den vergangenen acht Jahren sind von Seiten der US-Behörden immer wieder Verdächtigungen über einen bis dahin einmaligen Ausbruch der Milzbrandseuche unter der Bevölkerung von Swerdlowsk im April 1979 laut geworden. Doch die Sowjets behaupteten, dass die Betroffenen durch den Ge-

nuss verdorbenen Fleisches erkrankt seien, welches sie von ›privaten‹ Schlachtern erworben hätten.

Die drei Sowjetfunktionäre, die am 11. April die Nationale Akademie der Wissenschaft in Washington D. C. besuchten, wiederholten die offizielle Erklärung von 1980, ergänzten sie aber durch eine Fülle von Einzelheiten, die nun auch einige hartnäckige Zweifler überzeugten, dass die Erklärung der Wahrheit entspreche.«[35]

Das klang so überzeugend, dass selbst Matthew Meselson am 17. Mai 1989 in einer Anhörung vor dem US-Senats-Komitee für Regierungsangelegenheiten sagte: »Aufgrund der mir zugänglichen Informationen glaube ich, dass es ein natürlicher Ausbruch war.«[36]

Doch bereits Ende Oktober 1989 gewann der Westen einen ersten Einblick in die Dunkelkammer der geheimen sowjetischen Biowaffenaufrüstung durch den nach England geflohenen Oberst Wladimir Passetschnik. Von ihm erfuhr man auch, dass es im Frühjahr 1979 in einer Biowaffenfabrik des 15. Direktoriums in Swerdlowsk zu einem Unfall kam, bei dem Milzbrandsporen in die Außenwelt gelangten, wodurch über 100 Einwohner an Lungenmilzbrand erkrankten, von denen über 60 starben. Doch mit Rücksicht auf Gorbatschow, mit dem die Anglo-Amerikaner wichtige Abrüstungsverhandlungen führten, haben sie Passetschniks Enthüllungen erst nach dem Kollaps der Sowjetunion veröffentlicht. Demnach war die Epidemie von Swerdlowsk die Folge geheimer Arbeiten mit Milzbrand als Biowaffe und somit die Folge eines Vertragsbruches gewesen.[37]

Jelzin hatte als Präsident von Russland nicht vergessen, wie er einst in Swerdlowsk vor dem Verteidigungsminister Ustinow gedemütigt wurde, und löste das ihm seither verhasste »15. Direktorium« in einem Erlass vom 11. April 1992 auf. Bald danach befahl er mit innerer Genugtuung die wahren Gründe der Swerlower Milzbrandepidemie, was man ihm einst verweigerte, genau aufzuklären. Bereits im Mai 1992 konnte er erklären, dass der KGB zugegeben hat, dass die Epidemie die Folge einer Panne im Areal 19 gewesen sei.[38]

1993 veröffentlichten russische Pathologen, die während der Epidemie Autopsien vorgenommen hatten, ihre Befunde, die bewiesen, dass die Todesfälle nicht auf Darm-, sondern auf Lungenmilzbrand zurückzuführen waren, der nicht nach Verzehr, sondern durch Einatmen von Milzbrandsporen entsteht.

Das war Grund genug für Matthew Meselson und weitere amerikanische Experten, nach Swerdlowsk zu reisen und gemeinsam mit russischen Experten den Vorfall erneut zu untersuchen. Dabei ergab sich, dass die Sowjets jahrelang gelogen hatten.[39]

Man muss dabei an eine Sentenz denken, die Aleksander Solschenizyn aus bitterer Erfahrung im »Archipel Gulag« geprägt und 1970 in seine nicht gehaltene Nobelpreisrede eingefügt hatte. Sie lautet:

»Die Gewalt lässt sich nur mit der Lüge verbergen und die Lüge kann sich nur mit Gewalt erhalten. Daher muss jeder, der die Gewalt zu seiner Methode gemacht hat, die Lüge zu seinem Prinzip erwählen.[40] Die Entschlossenheit, mit der die sowjetischen Funktionäre den Zwischenfall in Swerdlowsk nicht nur vor dem Ausland, sondern auch vor der eigenen Bevölkerung zu vertuschen versuchten, ist als Thema so grotesk, dass ein russischer Lustspieldichter das verlogene sowjetische Biowaffen-Establishment ebenso verspotten könnte wie einst Gogol mit seinem ›Revisor‹ die korrupte zaristische Bürokratie.«

Die Biowaffenlegende von Stalingrad

Parturient montes, nascetur ridiculus mus!
Horaz

Am 28. Mai 1998 berichtete Ken Alibek zum ersten Mal vor einem Komitee des US-Kongresses, die Sowjets hätten 1942 bei Stalingrad gegen die eindringende deutsche Panzerarmee ein Tularämie-Aerosol als Biowaffe eingesetzt und damit den Vormarsch der Nazis gestoppt, zugleich aber auch eine gewaltige Tularämie-Epidemie mit über 100 000 Erkrankungen in Südrussland hervorgerufen.[41]

Ein Jahr später berichtete Alibek in seinem Buch »Direktorium 15« über den angeblichen Biowaffeneinsatz der Sowjets bei Stalingrad:

»Als ich 1973 als Kadett an die militärische Fakultät des Tomsker Instituts für Medizin kam, lag mir nichts ferner als der Gedanke an biologische Kriegsführung. Da erteilte mir einer meiner Professoren den Auftrag, eine mysteriöse Tularämie-Epidemie zu untersuchen, die 1942, kurz vor der Schlacht um Stalingrad, an der deutsch-sowjetischen Front ausgebrochen war.«

»Ich verbrachte mehrere Nächte in der Institutsbibliothek, wo ich die verstaubten wissenschaftlichen Zeitschriften der Ära durchforschte. Je mehr ich las, desto mehr faszinierten mich die scheinbar unerklärlichen Ereignisse von damals.«

»Die ersten Tularämieopfer waren deutsche Panzersoldaten, die im Spätsommer 1942 in solche großer Zahl an der Seuche erkrankten, dass der nazideutsche Vormarsch vorübergehend gestoppt wurde. Etwa eine Woche später erkrankten in der Wolgaregion Tausende russischer Soldaten und Zivilisten. Das sowjetische Oberkommando verlegte schnellstens zehn mobile Feldlazarette in die Region, was als sicheres Zeichen für die Außergewöhnlichkeit der Situation gelten dürfte.«[42]

»Die meisten wissenschaftlichen Zeitschriften führten die Epidemie auf natürliche Ursachen zurück, doch in Russland hatte es noch nie zuvor eine sich derart ausbreitende Seuche gegeben. Eine epidemiologische Studie enthielt eine aufschlussreiche Statistik: im Januar 1941 waren in der gesamten Sowjetunion wie gewöhnlich 10 000 Tularämiefälle gemeldet worden. 1942 stieg die Zahl, bedingt durch den Ausbruch bei Stalingrad, auf über 100 000 an. 1943 ging die Zahl der gemeldeten Erkrankungen wieder auf 10 000 zurück.«

»Es war befremdlich, dass zunächst nur die deutschen Truppen an der Seuche erkrankten. Die gegnerischen Armeen befanden sich auf so engem Raum, dass ein simultaner Ausbruch als sicher angenommen werden sollte. Nur wenn eine Seite einer plötzlichen und konzentrierten Dosis von Tularämieerregern ausgesetzt worden war, ließ sich die einseitige Epidemie bei den Deutschen erklären. 70 Prozent der Infizierten erkrankten an Lungen-Tularämie, die nur durch gezielte Verbreitung mittels Aerosolen verursacht worden sein konnte.«

»Als ich mit dem Entwurf meiner Seminararbeit in der Hand das Büro meines Professors betrat, war ich sicher, das Rätsel gelöst zu haben.«

»Nun«, sagte er, »was haben Sie herausgefunden?«

»Ich habe die alten Unterlagen studiert«, antwortete ich vorsichtig. »Der Verlauf der Krankheit deutet darauf hin, dass es sich nicht um einen natürlichen Ausbruch handelte.«

»Mein Professor sah mich scharf an. »Was dann?«

»Alles deutet darauf hin, dass diese Epidemie absichtlich ausgelöst wurde.«

Er schnitt mir das Wort ab, ehe ich fortfahren konnte.

»Bitte«, sagte er. »Bitte tun Sie mir einen Gefallen und vergessen Sie, was Sie soeben gesagt haben. Ich habe es schon vergessen.«

Ich schaute ihn verwirrt an.

»Ich habe Sie lediglich gebeten, die Maßnahmen zu beschreiben, mit denen wir die Seuche in den Griff bekommen haben.«

Er deutete auf mein Papier, das ich auf seinen Schreibtisch gelegt hatte.

»Das sehe ich mir erst an, wenn Sie es überarbeitet haben. Denken Sie noch einmal darüber nach. Und erwähnen Sie niemals irgendjemandem gegenüber, was Sie soeben angedeutet haben.«

Die endgültige Fassung meiner Seminararbeit enthielt keinen Hinweis mehr auf eine absichtlich herbeigeführte Infektion. Doch die Reaktion meines Professors hatte mich überzeugt, dass ich auf etwas Wichtiges gestoßen war. Die sowjetischen Truppen mussten Tularämie auf die Deutschen gesprüht haben.«[43]

Jahre später erzählte mir ein älterer Oberstleutnant, der während des Krieges in einem Geheimlabor für bakteriologische Kampfstoffe in Kirow gearbeitet hatte, dass dort im Jahr 1941 ein Tularämiekampfstoff entwickelt worden war. Er räumte meine letzten Zweifel aus, dass die Waffe zum Einsatz gekommen war.[44]

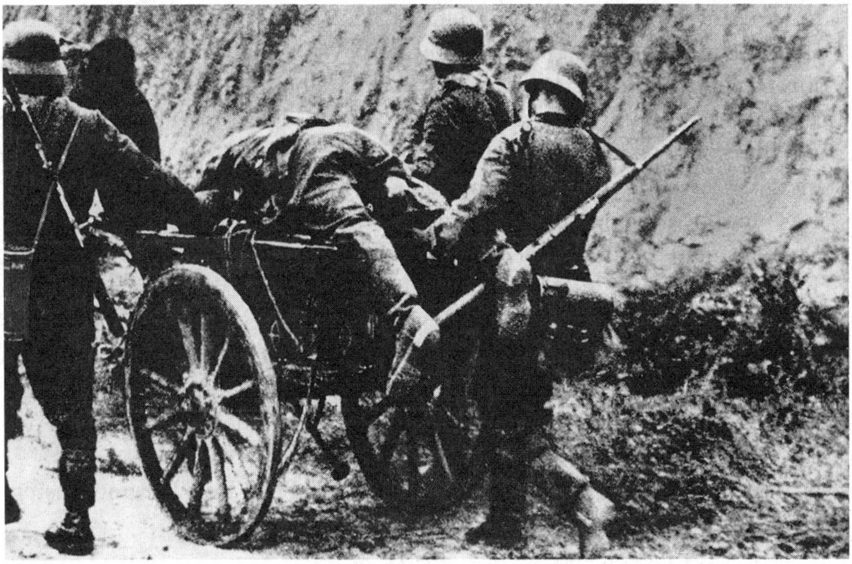

Die vernichtende Niederlage von Stalingrad. Von Hunger und Entbehrungen erschöpfte deutsche Soldaten.

Als Mediziner weiß man, dass pulmonale Infektionen bei Tularämie nur ganz selten vorkommen. Das Emporschnellen der Tularämie-Infektionen in einem endemisch verseuchten Gebiet von den sonst jährlichen 10 000 Fällen auf 100 000 Fälle, die zu 75–80 Prozent aus pulmonalen Infektionen bestehen, machen eine Inhalationsinfektion durch ein Tularämie-Aerosol plausibel.

Daher ist es nicht erstaunlich, wenn die Mitglieder vom Komitee des US-Kongresses Alibeks Darstellung ohne Skepsis zur Kenntnis genommen haben.

Doch als Reaktion auf Alibeks Behauptung veröffentlichen die Russen 1998 einen Bericht, in dem erwähnt wird, dass der Leiter der Anti-Epidemie-Behörde des Volkskommissariates für Gesundheit I. I. Rogosin im Sommer 1942 nach Astrachan gereist war, um die Bekämpfung einer in dieser Region grassierenden Tularämie-Epidemie zu organisieren. Infolge von kriegsbedingten Schwierigkeiten hatte man die Getreideernte unterlassen, was eine ungeheure Vermehrung von Wühlmäusen, Feldmäusen und Hausmäusen und deren Durchseuchung mit Tularämie-Bakterien zur Folge hatte und was bei der Zivilbevölkerung von Rostow, Stalingrad und Woroschilowgrad und den Sowjettruppen eine schwer Tularämie-Epidemie hervorrief, die auch auf die deutschen Soldaten übergriff.[45]

Und das gleiche behaupteten auch die deutschen Militärärzte, die an der Ostfront gegen die Tularämie ankämpften! Woher ich das weiß? Weil ich während des ganzen Krieges auf der Seuchenabteilung des Robert-Koch-Instituts in Berlin unter der Leitung von Prof. Eduard Boecker, einem der namhaftesten deutschen Mikrobiologen, tätig war, wo wir aus dem Osten ständig Untersuchungsmaterial mit dem Verdacht auf Fleckfieber, Typhus, Paratyphus, Ruhr und seit November 1941 bis Mitte 1943 auch auf Tularämie erhielten. Prof. Boecker wurde auch dauernd von Generalarzt Schreiber von der Bendlerstraße und Prof. Kliewe von der militärärztlichen Akademie konsultiert. Obwohl man am Robert-Koch-Institut die »Bakterienwaffe« für ein zweischneidiges Schwert hielt, mit dem man auch die eigene Mannschaft gefährden würde und man daher kaum darüber sprach, begannen unsere Tularämie-Untersuchungen mit einem erregenden Auftakt.

Es war der 3. November 1941, ein Montag, als Prof. Boecker mit ernstem Gesicht ins Labor kam und mir leise sagte:

> »Wir müssen in das Speziallabor. Wir haben Sektionsmaterial mit Verdacht auf Lungenpest per Flugzeug von der Ostfront erhalten.«

Im Speziallabor zogen wir wegen der Infektionsgefahr Gummikittel und Gummihandschuhe an, setzten die Gummihaube und Schutzbrille auf und banden uns den Atemschutz vor Mund und Nase. Im Labor packten wir das Untersuchungsmaterial aus. Es war Blut, Lymphknotenpunktat und Sektionsmaterial, Teile von einer Lunge. Wir machten zunächst mit Objektträgern Abklatschpräparate von der Lunge, die wir nach Gram färbten. Im Mikroskop sahen wir kurze, gramnegative bipolar gefärbte Stäbchen, in hängenden Tropfen unbewegliche kurze Stäbchen wie bei Pest. Da das Wachstumoptimum von Pestbakterien besonders beim Anzüchten aus dem Kranken- oder Sektionsmaterial bei 30°C liegt, hatten wir im Speziallabor neben dem üblichen Brutschrank mit 37°C einen weiteren Brutschrank mit 30°C speziell für die Pestdiagnostik. Wir beimpften daher zwei Sätze von Blut-Dextrose-Cystin-Agarplatten mit einer Spur von Sektionsmaterial und brachten dann den einen Plattensatz in den Brutschrank von 37°C und den anderen Plattensatz in den Brutraum mit 30°C. Nach den ersten zwei Tagen war auf keinem Plattensatz etwas gewachsen. Am dritten Tag waren die Blutplatten aus dem Brutschrank mit 30°C auch weiterhin steril, während auf den Blutplatten aus dem Brutschrank mit 37°C ein Wachstum von zarten Kolonien zu sehen war. Boecker träufelte einen Tropfen diagnostischen Pestserums auf einen Objektträger, entnahm eine Spur der Kolonien mit der Öse und verrieb das Ganze in dem diagnostischen Pestserum. Es kam zu keiner Agglutination. Dann wiederholte er die Prozedur mit einem diagnostischen Tularämie-Serum, und es kam zu einer prompten Agglutination.

»Gott sei Dank«, sagte Boecker erleichtert, »es ist keine Pest.«

Er nahm den Atemschutz ab und erklärte:

»Ich werde gleich Generalarzt Schreiber in der Bendlerstraße anrufen und ihm die Diagnose mitteilen. Dem wird ein Stein vom Herzen fallen, wenn er erfährt, dass es keine Lungenpest, sondern nur eine Tularämie-Pneumonie ist. Ich werde ihm zugleich mitteilen, dass die Ärzte im Osten in Zweifelsfällen Blutproben zur Untersuchung an uns schicken können.«

Nach diesem Telefonat erhielten wir bis Mitte 1943 zahlreiche Blutproben mit dem Verdacht auf Tularämie von der Ostfront. Die dankbaren Ärzte schrieben lange Briefe an Prof. Boecker, in denen sie sich immer über die ungeheure Mäuseplage beklagten, auf die sie die Tularämie-Epidemie zurückführten. Ebenso wie die einheimischen russischen Ärzte sahen sie die Ursache darin, dass infolge der Kriegsereignisse die Getreideernte nicht eingebracht wurde, so dass es auf den Feldern zu einer ungeheuren Vermehrung von Ratten, Wühlmäusen und Feldmäusen kam, die alle mit Tularämie infiziert waren und in die Unterkünfte, Schützengräben und Wohnungen eindrangen. Da auch die Strohsäcke und Strohlager voller infizierter Mäuse und ihrer Ausscheidungen waren, kam es bei den Soldaten, die darauf schliefen, zu den Inhalationsinfektionen, die den hohen Prozentsatz der pulmonalen Tularämie ergaben. Von einem Biowaffen-Einsatz war nie die Rede. Prof. Boecker regte sie an, ihre Befunde und Erfahrungen zu publizieren, was dann meist in der Zeitschrift »Der Deutsche Militärarzt« erfolgte.

Nach der Lektüre des erwähnten Stalingrad-Kapitels in Alibeks Buch fiel mir zuallererst die Tularämie-Abhandlung eines Arztes ein, die während des Krieges im selben Band des Zentralblattes für Bakteriologie veröffentlicht wurde, in dem auch vier Kapitel meiner Habilitationsschrift erschienen waren. Der Kollege hieß Werner Korth.[46] In seiner Arbeit »Serologische und bakteriologische Ergebnisse während einer Tularämie-Epidemie im Osten« berichtet er in den einleitenden drei Absätzen über die Zusammenarbeit mit dem Robert-Koch-Institut und über die Epidemiologie der Tularämie samt der Mäuseplage:

»Nachdem in dem sehr harten Winter 1941/42 in einem Armeebereich des Ostens vereinzelt Erkrankungen an Tularämie aufgetreten waren, deren Diagnose durch die serologischen Untersuchungen im Robert-Koch-Institut bestätigt waren, bot sich in dem milderen Winter 1942/43 in demselben Armeebereich Gelegenheit, durch systematisches Mitlaufenlassen der Agglutination mit Bact. tularense die ersten bereits im November auftretenden Tularämiefälle festzustellen. Diese pestartige Erkrankung nahm bei der Fronttruppe im Dezember an Häufigkeit zu. Mitte Januar erreichte die Epidemie ihren Höhepunkt, um allmählich bis Ende Februar wieder abzuklingen.«

»Sowohl bei der im Winter 1941/42 südlich gelegenen Nachbararmee aufgetretenen Epidemie wie auch bei der im folgenden Winter in unserem Abschnitt aufgetretenen wurden als Überträger Feldmäuse festgestellt. Die Soldaten berichteten immer wieder von der ungeheuren Plage durch Mäuse, die sich zu vielen Hunderten in ihren Grabenabschnitten aufhielten. Teilweise zeigten sich keine Scheu vor dem Menschen und ließen sich leicht einfangen. Derartiges Verhalten bei von Tularämie ergriffenen Nagern berichtete auch David von den Hasen, die 1936/37 in Böhmen-Mähren und dem damaligen Österreich eine Epidemie auslösten. Vielerorts wurde auch ein Massensterben der Mäuse beobachtet.«

»Über die Ergebnisse von weit über 450 auf Tularämie eingesandten Blutproben soll berichtet werden.«[46]

Außer der Arbeit von Korth konnte ich mich noch an zwei weitere Tularämie-Arbeiten erinnern, die beide im Herbst 1943 in der »Münchner Medizinischen Wochenschrift« erschienen waren. Die eine war von Prof. Randerath, dem beratenden Pathologen einer Panzerarmee,[47] und die andere war von Prof. Schulten, dem beratenden Internisten einer Panzerarmee[48]. Beide berichteten, dass die Erkrankungen im Winter 1941/42 auftraten und beide berichteten über eine ungeheure Mäuseplage, auf die sie die Infektionen zurückführten. Interessant waren die Mitteilungen des Internisten Schulten, wonach die pulmonale Form der Tularämie etwa 80 Prozent der Erkrankungen ausmacht, was für eine Inhalationsinfektion spricht.

Von den einheimischen Ärzten hörte Schulten, dass diese sonst seltene Krankheitsform häufig bei russischen Bauern beim Dreschen von Korn durch Inhalation des infizierten Staubes vorkommt. Beide korrespondierten mit Prof. Boecker und keiner von ihnen erwähnte etwas von einem Biowaffeneinsatz.

Schulten erwähnte Prof. Bogendoerfer[49], der 1942 in der Zeitschrift »Der Deutsche Militärarzt« ebenfalls das von infizierten Mäusen kontaminierte Stroh für die wichtigste Infektionsquelle hält und daher beim Quartiermachen folgende Maßnahmen vorschlägt:

»Außer gepresstem Heu darf nichts furagiert werden. Trifft man auf infizierte Strohlager, so sind diese mit Gräben zu umgehen, die 60 cm tief, am oberen

Rande 40 cm breit und an der Sohle 50 cm breit sind. Die hineingefallenen Tiere, die wegen des überstehenden Grabenrandes nicht mehr herausklettern können, werden getötet und verbrannt. Das Stroh selbst muss umgeschichtet werden, wobei tote Mäuse herauszuschütteln und zu beseitigen sind. Ein Rest des Strohs bleibt in Höhe von 30–40 cm an Ort und Stelle liegen, weil sich darin die meisten Mäusenester befinden. Dieser Rest wird angesteckt. An der neuen Stelle wird ebenfalls ein Schutzgraben um das Strohlager angelegt. Am besten nimmt man zu diesen Arbeiten Leute aus der Zivilbevölkerung, die schon Turlarämie gehabt haben, um Staubinfektionen zu vermeiden. Noch ungefährlicher gestaltet sich die Maßnahme, wenn der unberührte Strohschober von vornherein mit Chlorpikrin durchgast wird.«

Die in dem Stroh vorkommenden infizierten Mäuse haben jegliche Scheu verloren, so dass sie von den Soldaten oft mit der Hand totgeschlagen werden.

Auch Prof. Gottfried Holler[50], Oberstabsarzt und Leiter der Sammelstelle für an Tularämie erkrankte Wehrmachtsangehörige in Bablitz (Niederdonau), betonte in der Zeitschrift »Der deutsche Militärarzt« von 1944, dass die meisten seiner Patienten an der sonst seltenen Lungentularämie litten.

In der November-Nummer 1943 der Zeitschrift »Der deutsche Militärarzt« berichtete der Oberstabsarzt, Dr. Schad[51], beratender Hygieniker einer Panzerarmee über ein ungewöhnliches Mäusesterben, das seinen Höhepunkt im kalten Februar 1942 erreichte und als Ursache zahlreicher hoch fieberhafter Infektionen im Armeebereich galt. Zum Nachweis der Erkrankungen im Laboratorium kam ausschließlich die Agglutination mittels Bakterienaufschwemmungen in Frage. Benutzt wurden Tularämie-Antigene des Robert-Koch-Instituts, der Behring-Werke und ein russisches Antigen. Alle drei Antigene zeigten niemals Abweichungen gegeneinander. Bei dieser Epidemie gelang es, Bact. tularense nicht nur aus Mäusekadavern, sondern auch aus sechs von sieben versiedenden Wasserproben zu isolieren und auf Eiernährböden weiter zu züchten. Es wurde verboten, unabgekochtes Wasser zu trinken oder zum Waschen und Zähneputzen zu benutzen. Es wurde festgestellt, dass zahlreiche okulo-glanduläre Tularämie-Infektionen auf das Waschen mit infiziertem Wasser zurückgingen. In einem Bereich hörte die Tularämie schlagartig beim Übergang von einer Feldstellung in eine Waldstellung auf.

In der Januar-Nummer 1943 der Zeitschrift »Der deutsche Militärarzt« berichten Dr. Gaede und A. Kairies[52] aus einer Hygienisch-Bakteriologischen Untersuchungsstelle, dass die starke Mäuseplage in den meisten Truppenunterkünften der Hauptgrund für die Verbreitung der Tularämie sei. Sie prägten den epidemiologischen Sinnspruch: »Die Mäuseplage im Winter ist für die Tularämie von derselben Bedeutung wie die Fliegenplage im Sommer für die infektiösen Darmkatarrhe.«

Gaede und Kairies prüften die Seren ihrer Tularämie-Patienten nicht nur mit Tularämie-Antigenen, sondern auch mit dem ProteusOX_{19}-Stamm, wodurch sie in 25% der Fälle Mischinfektionen von Tularämie mit Fleckfieber feststellen konnten. Auch Landsiedl[53] konnte Mischinfektionen mit Fleckfieber und in einigen Fällen mit Wolhynischen (Fünftage-)Fieber (samt dem typischen Schienbeinschmerz) feststellen.

Zum Schluss möchte ich betonen, dass kein einziger deutscher Feldarzt und auch keiner von den Panzerarmee-Beratern von einer plötzlichen Massenerkrankung berichtet, die man als Folge eines Biowaffen-Einsatzes deuten könnte.

Alibek, der acht Jahre nach der Schlacht bei Stalingrad zur Welt kam und den 1942 erfolgten plötzlichen Ausbruch einer ungeheuren und jahrelang währenden Mäuseplage nicht miterlebt hatte, konzipierte als Medizinstudent am grünen Tisch eine Seuchenkurve der Tularämie-Epidemie mit dem steilen Anstieg von den sonst jährlich 10 000 Infektionen auf 100 000 Infektionen im Jahre 1942 als Folge des angeblichen Biowaffeneinsatzes vor Stalingrad und den steilen Abfall auf 10 000 im darauf folgenden Jahr.

Die Behauptung des steilen Abfalls ist unglaubwürdig, denn die deutschen Militärärzte klagten weiterhin über die ungeheure Mäuseplage. Dabei fiel mir ein, dass im 3. Band des »Geoepidemiologischen Atlasses« von Prof. Rodenwald, der 1964 erschienen war, Prof. Helmut Jusatz auf Seite 15 eine Erläuterung über »Die geographische Verbreitung der Tularämie auf der Erde von 1911 bis 1959« veröffentlicht hat. Darin erwähnt er in Bezug auf das endemische Tularämiegebiet in Südrussland:

> »Neuerdings wurden von Shdanow[54] für die Mitte der vierziger Jahre jährlich 100 000 Erkrankungen angegeben, während es Mitte der fünfziger Jahre nur noch einige hundert Fälle im Jahr als Erfolg der Vakzinierung gewesen sind.«

Damit ist Alibeks Behauptung widerlegt, dass die Zahl von 100 000 Infizierten (im Jahr 1942) bereits ein Jahr später (1943) auf die übliche Zahl von 10 000 gesunken sei!

Ich hatte Lust, Alibeks Stalingrad-Legende mit dem sarkastischen Vers von Horaz zu beenden:

Parturient montes, nascetur ridiculus mus!
Es kreisten die Berge, zur Welt kam nur ein lächerliches Mäuschen!

Doch ehe ich das Manuskript ins Reine schreiben ließ, rief mich am 15. Juni 2003 ein Kollege an, dem bekannt war, dass ich für die Neuauflage meiner »Kulturgeschichte der Seuchen« ein zusätzliches Kapitel über Biowaffen schreiben soll, und teilte mir euphorisch mit, dass er im Internet auf eine Publikation gestoßen sei, in der es heißt, dass der sowjetische Einsatz von Tularämie-Aerosol bei Stalingrad 100 000 Tote zur Folge haben sollte.[55] Man berufe sich dabei nicht auf Alibek, sondern auf die Arbeit eines amerikanischen Universitätsprofessors *Steven M. Block*, der seine Arbeit »The Growing Threat of Biological Weapons« in der angesehenen Zeitschrift »American Scientist 89«, p. 28, Jan./Feb. 2001 veröffentlichte.[56]

Ich wollte dazu bemerken, dass Alibek von 100 000 Infizierten spricht. Doch mein Bekannter war so in Rage, dass ich daran erkennen konnte, wie sehr dieses Thema die Gemüter zu erregen vermag.

»Ein so plötzlicher Aderlass in der Mannschaft einer Panzerarmee«, sagte er, »mache es plausibel, warum der Siegeszug des deutschen Heeres im August 1942 gestoppt wurde und die Hölle des Straßen- und Häuserkampfes von Stalingrad begann.«

Alibeks Behauptung eines sowjetischen Biowaffeneinsatzes bei Stalingrad fand in vielen Zeitschriften und im Internet ein großes Echo. Auch in der Zeitschrift »Der Spiegel« wurde in einem groß aufgemachten Aufsatz über den Biowaffeneinsatz bei Stalingrad und dem »Erkranken deutscher Soldaten in großer Zahl« berichtet.[57]

Ich besorgte mir eine Ablichtung von *Steven Blocks* 9-seitiger Abhandlung, in der zwar die Opfer des Biowaffeneinsatzes bei Stalingrad nicht mit 100 000 Toten, sondern Erkrankten erwähnt werden, doch dieser angebliche Biowaffeneinsatz wurde von *Block* ohne jeglichen Zweifel auf einer historischen Landkarte eingetragen, auf der links der wohl erste Biowaffeneinsatz vermerkt ist, bei dem die Tataren 1347 über die Festungsmauer der belagerten Hafenstadt Kaffa am Schwarzen Meer Pestleichen katapultierten, um die Luft zu verpesten. Und rechts davon die Chemie- und Biowaffeneinsätze, die zwischen 1980 und 1990 Saddam Hussein im Irak gegen Perser und Kurden unternommen hatte, sowie die Pesteinsätze, die die Japaner zwischen 1936 und 1945 in China und in der Mandschurei verübt hatten. Schließlich vermerkte *Block* auch den weltweit bekannt gewordenen Unfall in der sowjetischen Biofabrik in Swerdlowsk im Jahre 1979, bei dem über 100 Bewohner der Stadt an Lungenmilzbrand erkrankten und etwa 60 davon starben.

Nach dem Telefonat meines Kollegen und besonders nach der Lektüre von *Steven Blocks* Veröffentlichung in der Zeitschrift »American Scientist« verflüchtigte sich meine Freude, es sei mir gelungen, Alibeks Stalingrad-Legende zu widerlegen, und es beschlich mich die Befürchtung, dass Ewiggestrige Alibeks Hirngespinst von einem sowjetischen Biowaffeneinsatz bei Stalingrad zu einer neuen Dolchstoßlegende umfunktionieren könnten.

Trotz Voltaires Warnung: »Das Geheimnis zu langweilen besteht darin, alles zu sagen« werde ich diesmal, um Alibeks Legende von dem sowjetischen Biowaffeneinsatz auf die deutsche Panzerspitze vor Stalingrad endgültig zu widerlegen, auch noch den chronologischen Verlauf der Kampfhandlungen im Sommer 1942 mit besonderer Berücksichtigung der Panzerwaffe schildern.

Um keine Schlacht des Zweiten Weltkrieges ranken sich mehr Legenden als um Stalingrad. Zum Anlass ihres 50. Jahrestages hat 1992 *Jürgen Förster* im Auftrag des Militärgeschichtlichen Forschungsamtes in Freiburg einen Sammelband »Stalingrad – Ereignis, Wirkung und Symbol« herausgegeben, in dem 22 Historiker aus acht Ländern, darunter drei russische Experten, den Verlauf der Kesselschlacht an der Wolga bis in die kleinsten Details schildern, doch von einem Biowaffeneinsatz kein Wort. Auch in historischen Werken, in denen die Schlacht von Stalingrad ausführlich geschildert wird, wie z. B. im zweibändigen Monumentalwerk »Aufstieg und Fall des Dritten Reiches« (1961) von *William Shirer* oder in der Geschichte des deutschen Generalstabs von *Walter Görlitz* wird ein Biowaffeneinsatz nicht erwähnt.

Nach dem Zusammenbruch hat der namhafte englische Kriegshistoriker *Liddell Hart* eine Reihe deutscher Generäle in der Gefangenschaft interviewt und diese Gespräche in einem Buch veröffentlicht. Zum Vorspiel von Stalingrad berichtete ihm der Panzergeneral *Ewald von Kleist:*

> »Am 1. April 1942 wurde ich zu Hitler befohlen, der mit mitteilte, dass wir die Ölfelder von Baku bis zum Herbst in Besitz nehmen müssten, weil Deutschland ohne sie den Krieg nicht weiterführen könne. Als ich auf die Gefahren einer ausgedehnten ungeschützten Flanke verwies, sagte er, dass er im Begriff sei, Rumänien, Ungarn und Italien zur Stellung von Verbänden für den Flankenschutz zu veranlassen. Ich warnte ihn, – und andere auch –, sich auf so schlecht ausgerüstete Truppen zu verlassen, aber er wollte uns kein Gehör geben ...«

Am 23. Juli 1942 ließ Hitler in einer Weisung des Oberkommandos der Wehrmacht anordnen, mehrere Ziele gleichzeitig zu erreichen:
1. die Eroberung von Leningrad,
2. die neue Heeresgruppe B solle vom Don zur Wolga vorstoßen und
3. die Heeresgruppe A solle das Ölgebiet um Baku besetzen.
Die Planung verlangte zum Entsetzen des Generalstabs eine Ausdehnung der Südfront von 800 Kilometern auf 4100 Kilometer!

Am 9. Juli hatte Hitler die Aufspaltung der Heeresgruppe Süd in zwei getrennte Kommandos befohlen: die Heeresgruppe A unter Generalfeldmarschall *von List* mit der 1. Panzerarmee unter General *Ewald von Kleist* und die Heeresgruppe B mit der 6. Armee unter General *Paulus* und der 4. Panzerarmee unter General *Hoth*. Nach dem ursprünglichen Plan sollte *Hoths* 4. Panzerarmee der Heeresgruppe B gefolgt von der 6. Armee auf dem rechten Donufer nach Stalingrad vorstoßen. Gleichzeitig sollte die Heeresgruppe A unter Führung von *Kleists* 1. Panzerarmee an den Unterlauf des Don bei Rostow in Richtung Kaukasus vorstoßen.

»Es war die größte Ironie des Feldzugs von 1942« schreibt *Liddell Hart*, »dass Stalingrad schon ganz zu Anfang hätte genommen werden können. Das enthüllte Kleists Bericht.«

»Die 4. Panzerarmee war in Richtung Stalingrad im Vormarsch, links von mir. Sie konnte die Stadt ohne Schwertstreich nehmen[58], aber sie wurde plötzlich von Hitler nach Süden abkommandiert, um mich beim Übergang über den Don zu unterstützen. Doch ich benötigte ihre Hilfe nicht, und sie verstopfte nur die Straßen, die ich brauchte.«

»Halder, der Chef des Generalstabs, protestierte gegen diese Änderung, da sich das Tempo der 6. Armee ohne die Panzerspitze verlangsamen würde und die Russen Zeit hätten, ihre Stellungen zu befestigen.«

Es war also Hitlers Befehl, der den plötzlichen Vormarsch der 4. deutschen Panzerarmee unterbrach, und nicht ein sowjetischer Biowaffeneinsatz, wie es Alibek vermutete.

»Niemals wieder«, schreibt *Liddell Hart*, »sahen die deutschen Aussichten so glänzend aus wie in der zweiten Hälfte des Juli. Der reißend schnelle Vorstoß der beiden Panzerarmeen hatten die Russen nicht nur aus einer Stellung nach der andern getrieben, sondern auch einen Zustand der Verwirrung geschaffen, der einer Ausnutzung der Erfolge günstig war. Das erklärt, wieso die deutschen Panzerkräfte den unteren Don so leicht überschreiten konnten. Es gab kaum irgendetwas, was sie damals hätte hindern können, vorzustoßen, wohin sie wollten – nach Südosten auf den Kaukasus oder nordöstlich gegen die Wolga. Die Mehrzahl der russischen Verbände befand sich noch westlich des unteren Don. Sie wurden auf ihren Rückzug durch das Tempo der Panzer weit überflügelt.«

»Das Herankommen der 6. Armee verzögerte sich, weil ihre Verbände zu Fuß marschierten, noch mehr aber infolge der schwindenden Stoßkraft, da Division auf Division zum Schutz der immer tieferen Flanke längs des mittleren Don zurückbleiben musste.«

Effektiver hätte man Alibeks Legende vom Stopp des deutschen Vormarsches auf Stalingrad durch das Besprühen einer imaginären Panzerspitze mit Tularämie-Aerosol nicht widerlegen können. Dies gehört ebenfalls zur »größten Ironie des Feldzuges von 1942«, die *Liddell Hart* soeben erwähnte!

Als Hitler 14 Tage später die 4. Panzerarmee wieder nach Norden abkommandierte, hatte diese durch ihre zeitweilige Abkommandierung nach Südosten die Gelegenheit versäumt, Stalingrad in einem Zuge zu nehmen. Sie konnte nun nur noch den Raum um Kotelnikowo (160 km südwestlich von Stalingrad) erreichen. Die Russen hatten Zeit, sich, wie es *Halder* befürchtete, wieder zusammenzuschließen und Kräfte für die Verteidigung von Stalingrad zu sammeln. Die Schlacht um Stalingrad fraß sich in dem weit gedehnten Stadtgebiet auf dem rechten Ufer der Wolga fest. Bis zum Beginn ihrer Gegenoffensive behaupteten die Sowjets, vor allem die legendäre 62. Schützen-Armee des Generals *W. J. Tschuikow*, einen kleinen Brückenkopf im Stadtgebiet. Das »Verdun« des Zweiten Weltkrieges begann, die »Hölle« von Stalingrad mit den Häuserkämpfen. Die Russen hatten in der zweiten Augusthälfte bereits stärkere Reserven versammelt. Es war für sie leichter als im Kaukasus, die Kräfte bei Stalingrad zu verstärken, weil die Hauptfront näher war.

Hitler wurde durch die wiederholten Rückschläge immer gereizter. Als einer der Generalstabsoffiziere es wagte, den Führer darauf hinzuweisen, dass Stalin noch immer eineinhalb Millionen Mann in der Region nördlich von Stalingrad stehen hatte, von der halben Million im Kaukasus ganz zu schweigen, stürmte Hitler laut Generaloberst *Halder*, dem Generalstabschef des Heeres, mit geballten Fäusten und Schaum in den Mundwinkeln auf den Offizier zu und verbot ihm, solch hanebüchenen Unsinn zu verkünden. Nach *Halders* Ansicht hatten Hitlers Entscheidungen überhaupt nichts mehr mit strategischen Grundsätzen zu tun, sondern waren nur noch das Produkt eines gewalttätigen Charakters.[59]

Das erkannten allmählich auch seine Gegner. Eine Abteilung des britischen Geheimdienstes, die Special Operation Executive (SOE) sollte ein Attentat mit Bakterien (»Operation Foxley«) auf Hitler ausüben. Doch man gab den Plan auf, denn man kam zu der Erkenntnis: »Hitler sei ein so schlechter Stratege, dass es unklug wäre, ihn zu beseitigen und durch einen besseren und damit gefährlicheren Kriegsherrn ersetzen zu lassen.«[60]

Bioterror: Die Milzbrandbriefe

Vier Wochen nach dem Verbrechen des 11. Septembers 2001 begann der Bioterror mit dem Versand von tödlichen Milzbrandbriefen. Am 15. Oktober 2001 ging ein mit kindlicher Handschrift adressierter Brief im Büro von Senator Tom Daschle im Kapitol ein. Als die Sekretärin den Brief öffnete, fand sie darin ein Blatt, auf dem mit großen Druckbuchstaben folgender Text stand:

»11. 9. 2001.
IHR KÖNNT UNS NICHT AUFHALTEN!
WIR BESITZEN ANTHRAX!
IHR MÜSST JETZT STERBEN!
HABT IHR ANGST?
TOD DEN AMERIKANERN!
TOD DEN ISRAELI!
ALLAH IST GROSS!«

Da die Sekretärin in dem Brief einen blaßgelben Staub erkannte, warf sie ihn entsetzt in den Papierkorb und rief die Kapitol-Polizei an. Die Kapitolpolizei wandte sich sofort an die FBI (Federal Bureau for Investigation), das Bundeskriminalamt der USA, das mit Mitgliedern der schnellen Eingreiftruppe des FBI den ominösen Brief mit seinem Puder sachgemäß verpackte, um ihn mit einem Hubschrauber zur mikrobiologischen Prüfung zum Medizinischen Forschungsinstitut für ansteckende Krankheiten in Fort Detrick zu bringen. Der Befund war positiv: Anthrax.

In Florida und Washington waren bereits drei Menschen an Lungenmilzbrand gestorben, zwei weitere lagen auf der Intensivstation. Und aus New York kamen Bestätigungen über weitere Infektionen. Angst und Schrecken erfaßte die Nation. Man stand vor der ungeheuren Entscheidung, das Postsystem der USA schließen zu müssen, eine der Lebensadern des Staates, die pro Jahr 200 Milliarden Poststücke transportiert. Dies würde die gesamte Verwaltung lahmlegen, der Wirtschaft einen weiteren Schlag versetzen und die nach dem 11. September so geschockte Nation ins Chaos stürzen, in einen Belagerungszustand. War dies zu verantworten? Oder sollte man das Risiko weiterer Todesfälle in Kauf nehmen? Die Postämter blieben geöffnet.

An ihren Arbeitsplätzen fühlten sich jetzt viele Mitarbeiter des USA Postal Service so unsicher, als arbeiteten sie auf einem Minenfeld. Viele erschienen vermummt zur Arbeit, sie trugen Schutzmasken und Handschuhe.

Wegen einer vermuteten Gefährdung durch Milzbrandsporen wurden mehr als 30 000 Personen jeweils 60 Tage lang mit Ciprofloxacin und anderen Antibiotika behandelt, vor allem Mitarbeiter und Besucher von Postämtern in New Jersey, New York City und im Großraum Washington, dem District of Columbia.

Am 16. November entdeckten die Fahnder zwischen Tausenden von sichergestellten Briefen ein an den demokratischen Senator Patrick Leahy gerichtetes Schreiben. Es war ebenfalls ein Standardbrief-Umschlag mit aufgedruckten Briefmarken, wie beim Brief an Senator Daschle, ohne einen einzigen Fingerabdruck, sorgfältig mit Tesaband von derselben Rolle verklebt. Es gab also keine Speichelspuren für genetische Prüfung. Vom 22. September bis zum 14. November 2001 infizierten sich 22 Menschen mit Anthrax. 11 davon erkrankten an hochgefährlichem Lungenmilzbrand. 5 von ihnen starben. Eine wahre Bio-Panik erfaßte die Nation.

Zunächst vermutete man fundamentalistische Terroristen und Agenten des irakischen Diktators Saddam Hussein als Täter. FBI-Agenten analysierten die kindliche Handschrift des Täters. Für seine Ergreifung wurden 2,5 Millionen Dollar Belohnung ausgesetzt. Zeitweilig suchten bis zu 7000 Agenten des FBI sowie 500 Seuchenexperten weltweit nach dem Mörder, sammelten Daten über viele tausend Amerikaner. 5000 Personen wurden befragt. 1700 erhielten gerichtliche Vorladungen. Hunderte mußten an den Lügendetektor.

Eine Zeitlang versteifte sich der Verdacht besonders auf Al-Qaida. Inzwischen hatte man mit Schrecken erfahren, daß Mohammed Atta, der mit der Boing 767 in den Nordturm des World Trade Center gerast war, sich im Frühjahr 2001 Schädlingsbekämpfungsflugzeuge in Belle Glade (Florida) angesehen hatte und sich erkundigte, ob man ein solches Agrar-Flugzeug mieten könne. Vielleicht trug er sich mit dem Gedanken, einen seiner Spießgesellen damit zu beauftragen, Milzbrandsporen über ein bewohntes Gebiet zu versprühen.

Laut eines WHO-Reports aus dem Jahre 1970 würde das Versprühen von 50 kg Milzbrandsporen aus einem Flugzeug entlang einer 2 km-Linie über einer Stadt mit 500 000 Einwohnern innerhalb von drei Tagen 125 000 Infektionen hervorrufen und zu 95 000 Todesfällen führen.

Im Delray Beach, dem Wohnort von einigen der Flugzeugentführer, entsinnt sich der Apotheker Gregg Chatterton gut an Mohammed Atta. Etwa zwei Wochen vor dem 11. September tauchte er in der Apotheke mit einem Gesinnungsgenossen auf und verlangte Mittel zur Behandlung von Rötungen an seinen Händen. Dem Apotheker erschienen seine Hände, als seien sie lange mit Reinigungsmitteln in Kontakt gekommen. Er fragte sich nachher, ob Atta mit Milzbrandsporen hantiert hätte und dann versuchte, sich mit Haushaltsreinigern selbst zu dekontaminieren. Auch die Leute von FBI benutzten zur Desinfektion eine Mischung aus Haushaltsreinigern und Waschmitteln.

Erst später erfuhr man, daß einer der Attentäter vom 11. September, Ahmed Alhazawi, im Frühsommer 2001 von einem Arzt wegen Hautmilzbrand behandelt worden sein soll. Obwohl man in Mohammed Attas hinterlassenen Sachen keine Milzbrandsporen nachweisen konnte, scheint zumindest einer seiner Kumpanen im Besitz von Milzbrand gewesen zu sein, mit dem sie etwas im Schilde führten.

Die Amerikaner haben bei einer sehr hohen Zahl nach dem 11. September als verdächtig verhafteten Moslems Blutproben entnommen, um sie auf Milzbrand-Antikörper zu prüfen.

Inzwischen hatte man festgestellt, daß die Milzbrandsporen in den geheimnisvollen Briefen nicht aus dem Irak stammten. Die erste große Überraschung war das Ergebnis der genetischen Prüfung der Milzbrandsporen. Die Sporen aus allen untersuchten Briefen rührten vom bekannten Ames-Stamm her, der in den sechziger Jahren im US-Biowaffenprogramm eine zentrale Rolle gespielt haben soll. Doch diesen Stamm besaßen auch noch andere Institutionen. Damals genügte in den USA noch die Adresse eines Forschungsinstituts im Briefkopf, um einige Milzbrand-, ja sogar auch Pest-Stämme per Post zu bestellen.

Viel peinlicher war die Feststellung, daß das blassgelbe Pulver, von dem jedem Brief jeweils 2 Gramm zugefügt waren, um das Verkleben und Verklumpen der Milzbrandsporen zu verhindern, nicht Betonit war, wie bei den irakischen Milzbrandprodukten, sondern Silikat, das nach einer streng geheimgehaltenen Rezeptur aus dem Hochsicherheitslabor des Medizinischen Forschungszentrums für Infektionskrankheiten der US-Armee (US-AMRID) stammte. Es ermöglichte, daß in dem Milzbrand-Aërosol die nicht verklebten Sporen lange und weit umherschweben konnten, so daß sie beim Einatmen in die Lunge gelangten. Das irakische Milzbrandpulver war grobkörnig und enthielt große Mengen von Betonit, ein tonähnliches Mineral, das in der Ölindustrie verwendet wird.

Auf Grund dieser Erkenntnisse – inzwischen waren drei Monate vergangen – erklärte das FBI, man konzentriere sich bei der Suche nach dem Täter auf einen »amerikanischen Staatsbürger« mit Laborerfahrung, gewohnt im Umgang mit extrem gefährlichem Material. Vermutlich sei der Tater gegen Milzbrand geimpft. Er habe Zugang zu Anthrax und das Fachwissen, es zu verfeinern.

Das Pulver der inkriminierten Briefe hatte professionelle Qualität. Man hatte den Eindruck, jetzt habe das FBI endlich eine heiße Spur. Sie führt in die Waffenlabors des eigenen Landes. Der Täterkreis sei im Umfeld der US-Biowaffenforschung zu suchen. In Frage kommen insgesamt nicht mehr als ein paar Dutzend Wissenschaftler. Nach eingehender Prüfung blieben nicht viel mehr als zehn übrig. Sie alle wurden mindestens einmal verhört. Die Angelegenheit war hochnotpeinlich, denn das »Medizinische Forschungsinstitut für ansteckende Krankheiten« ist Fort Detrick und gilt als Herzstück der Biowaffenforschung der US-Armee.

Doch keiner von den Vernommenen stand unter Tatverdacht. Daß immer noch kein Erfolg zu verzeichnen war, mochte man im US-Kongress nicht recht verstehen, in den Zeitungen des Landes schon gar nicht.

Um den Verdacht und peinlichen Verhören zu entkommen, machten damals einige Bio-Waffenforscher, die in Fort Detrick mit Milzbrand arbeiteten, im Oktober 2001 die Fahnder von FBI auf ihren einstigen Kollegen Hatfill aufmerksam und erzählten ihnen Einzelheiten aus dessen Leben in Rhodesien, wo es damals 1979 zu einer großen Milzbrandepidemie unter den Eingeborenen gekommen war.

Von diesen ungewöhnlichen Mitteilungen im Zusammenhang mit der mörderischen Milzbrandepidemie in Rhodesien erfuhr damals auch Frau Barbara Hatch Rosenberg, Leiterin des Biowaffenkontrollprogramms der Federation of American Scientists und Professorin für Umweltwissenschaften in der State University von New York. Sie war eine der schärfsten Kritikerinnen der erfolglosen FBI Ermittlungen, und da sie von Anfang an der Überzeugung war, daß der Anthrax-Terrorist ein amerikanischer Mikrobiologe ist, der Zugang zu Regierungslaboratorien hat oder hatte, bestärkten die ungeheuerlichen Mitteilungen über Steven Hatfills Aufenthalt in Rhodesien zur Zeit einer mörderischen, angeblich durch Biowaffeneinsatz ausgelösten Milzbrandepidmie unter den unzufriedenen Eingeborenen. Bald danach erklärte sie:

»Schon früh haben mindestens fünf Experten dem FBI einen Namen genannt. Er passte genau ins Täterprofil.« Ohne einen Namen zu nennen, veröffentlichte sie Details über Hatfill im Internet.

Hatfill hat sich von 1978 bis 1984 in dem heutigen Zimbabwe (Rhodesien) aufgehalten, zu einer Zeit, als dort die Eingeborenen 1979 bis 1980 von einer schweren Milzbrandepidemie heimgesucht wurden, an der 10 738 erkrankten, von denen 182 starben. Hatfill soll dort bei der berüchtigten Spezialeinheit SAS (Special Air Squadron) gedient haben, deren Aufgabe die Bekämpfung der Guerillas war. Die amerikanische Regierung soll damals den Verdacht gehabt haben – vielleicht auch Beweise – daß dieser Milzbrandausbruch in Rhodesien von Biowaffen herrührte, die von der SAS eingesetzt worden waren. Hatfill, der zugleich in der Hauptstadt Harare sein Medizinstudium beendete, wohnte dort in der Nähe von einem Wohnviertel namens Greendale. Auf den Briefen an Senator Daschle und an Senator Leahy war als Absender »die vierte Klasse der Greendale School« angegeben.

Später arbeitete Hatfill für das Apartheid-Regime in Südafrika.

Nach den USA heimgekehrt, diente Hatfill zunächst bei den USA-Marines. Seit 1995 arbeitete er beim Nationalen Gesundheitsinstitut sowie in Hochsicherheitslabors der Armee in Fort Detrick. Er verfügte über praktische Erfahrung im Bereich waffentauglicher Erreger und über das ehemalige US- sowie ausländische Biowaffenprogramme, schrieb er später in seinem Lebenslauf.

Er erzählte oft über seine Erlebnisse in Rhodesien und brüstete sich, daß er zu einer Eliteeinheit der rhodesischen Armee der »C. Squadron Special

Air Service« gehörte, die spezialisiert war auf Terroranschläge. Er hielt immer noch Kontakt zu den »boys« von dort.

Anfang 1999 gab Hatfill für das Pentagon eine interne Studie in Auftrag: »Wie können Milzbrandsporen per Post verschickt werden? Mit welchen Folgen?« Immer wieder warnte er, die USA seien auf einen Angriff mit Biowaffen nicht vorbereitet, als hätte er das Szenario vorausgeahnt, das dann schreckliche Wahrheit wurde.

Hatfill galt als Vertrauter des US-Waffenveteranen William Patrick. Von 1997 bis 1999 arbeitete er mit Ebola-Viren im U. S. Army Medical Research Institut of Infectious Diseases in Fort Detrick. Er hatte Zugang zu den Milzbrandlaboratorien und war gegen Milzbrand geimpft.

Von 1999 bis zum 23. August 2001 war er bei der Privatfirma SAIC für das Pentagon tätig, was ihm weiterhin den exklusiven Zugang zu den sensibelsten Bereichen seiner früheren Arbeitsstätte ermöglichte. Ende August, also nur wenige Tage vor dem 11. September und kurz vor dem Versand der Milzbrandbriefe entzog das Pentagon Hatfill die Lizenz zum Forschen. Die Hochsicherheitszonen im SAIC-Komplex durfte er aus bislang unbekannten Gründen nicht mehr betreten. Da seine »security clearance« nicht erneuert wurde, verlor er seine Arbeit.

Dieser plötzliche Vertrauensentzug, der Verstoß aus dem geliebten, geheimnisumwitterten Milieu galt jenen, die Hatfill für den Autor der Milzbrandbriefe hielten, als plausibles Motiv eines in seinem Stolz verletzten Sonderlings, sich zu rächen.

Als das schwerwiegendste Verdachtmoment galt die verblüffenden Ortsangaben bei zwei Milzbrandbriefen aus dem Herbst 2001, die an zwei Senatoren im Capitol gerichtet waren. Sie lauteten:

»Greendale School, New Jersey«. Diese Schule gibt es in New Jersey nicht. Aber es gibt eine »Greendale School« und einen gleichnamigen Stadtteil in Harare, der Hauptstadt Simbabwes. Dort hatte Steven Hatfill vor mehr als 20 Jahren gewohnt.

Ende Juni 2002 baten die Senatoren Tom Daschle und Patrick Lealy um ein Treffen mit Frau Barbara Rosenberg. Sie nahm diese Einladung an.

Kurz danach erschienen am 1. August die Beamten der FBI abermals bei Hatfill mit einem Hausdurchsuchungsbefehl. Diesmal wurde die Durchsuchung öffentlich inszeniert. Sie kamen in silbernen Schutzanzügen an Bord dunkler Mini-Vans und brachten Bluthunde mit, die an einer Probe der todbringenden Milzbrandbriefe gerochen hatten. In den Tagen zuvor hatten die Hunde bei anderen Verdächtigen geschnüffelt, ohne Reaktion. Diesmal schlugen sie an. »Sie spielten verrückt«, sagte ein Fahnder. Aus seinem Computer zogen die Ermittler den Entwurf eines Bioterrors-Thrillers, in dem islamische Terroristen einen Bio-Waffenanschlag auf das Weiße Haus verüben. Auch die Wohnung seiner Freundin wurde durchsucht, sie selbst stundenlang verhört. »Sie schrien sie an, ich hätte fünf Menschen getötet«, beklagte sich Hatfill. Er warf der FBI vor, sie hätte ihn zum Sündenbock gemacht, weil sie frustriert den Druck fühle, endlich mit Ergebnissen aufzuwarten. Während man in Plastiksäcken Akten hinausschleppte und in einen bereitstehenden Transport verstaute, knatterten die Hubschrauber der Presse über Hatfills Wohnung in Fort Detrick.

Die Presse glaubte schon, man hätte endlich Mister Anthrax enttarnt, doch Hatfill, der nach wie vor als Verdächtiger am Pranger stand, wurde nicht festgenommen. Amerika hatte einen handfesten Skandal.

Fast jeder, der den Fall verfolgt, ist entsetzt über die Lethargie des FBI, schrieb Nicholas Kristof in einer Kolumne der »New York Times«. Und bezogen auf Hatfill: »Wenn der Verdächtige ein Araber wäre, wäre er längst im Gefängnis – doch er ist ein waschechter Amerikaner mit engen Verbindungen zum Verteidigungsministerium, zur CIA und zum amerikanischen Biowaffenprogramm.«

Das FBI verlautbarte, Steven Hatfill sei der Tat nicht verdächtig. Er kooperiere mit den Behörden, um seinen Namen reinzuwaschen, und er insistierte darauf, dass er absolut nichts mit den Milzbrandattacken zu tun hätte. Er gibt auf alle Fragen geduldig Antwort. »Ich bin ein loyaler Amerikaner«, sagt er.

»Ein Hagelschauer von Verleumdungen«, sagt sein Anwalt, »wurde über ihn in Zeitungen, im Fernsehen und im Internet veröffentlicht. Sein Fall erinnere an jenen des vermeintlichen Bombenlegers in der Olympiastadt Atlanta. Der Polizist Richard Jewell stand monatelang als Schuldiger am Pranger und war, wie die Behörden am Ende zugeben mußten, doch der Falsche.

Kurz darauf verlas Steven Hatfill bei einer improvisierten Pressekonferenz vor der Kanzlei seines Rechtsanwalts eine persönliche Erklärung, in der er sich mit allem Nachdruck verteidigte: er sei ein loyaler Amerikaner und habe nie in seinem Leben mit Anthrax etwas zu tun gehabt. Hatfill fühlte sich als Opfer einer Verleumdungskampagne und Prügelknabe der amerikanischen Anthrax-Ermittler, die sich vor allem um seinen Werdegang kümmerten.

Doch auch die Öffentlichkeit fragt sich weiterhin, warum ein Mann mit solcher Vergangenheit überhaupt in der US-Bio-Waffenforschung arbeiten konnte. Während die Bevölkerung und Presse wegen der festgefahrenen Fahndung des FBI über das Versagen der Geheimdienste schimpften, meinte einige, der Kerl weiß etwas, was den Vereinigten Staaten schwer schaden könne, und daher gilt er für das FBI für unberührbar.

Der Biowaffenexperte Kovert, der 22 Jahre lang Sprecher von Fort Detrick war, schüttelt ärgerlich den Kopf.

Wie viele frühere Mitarbeiter wohnt er in der Siedlung mit den kleinen Einfamilienhäusern, die an die Militäranlage grenzt.

»Die fünf Anthrax-Briefe haben das Land stärker erschüttert als der 11. September«, sagte Cornelius McWright, der seit 24 Jahren Ermittler beim FBI ist. »Bei den Anschlägen auf das World Trade Center wissen wir wenigstens, wer es getan hat. Der Anthrax-Absender bleibt ein Phantom.«

Mit Recht stellt Geißler die skeptische Frage:

»Versagt das FBI oder vertuscht es?« Fünf Briefe mit den tödlichen Anthraxsporen hatte der große Unbekannte verschickt, adressiert an den Fernsehsender NBC, die Zeitungen »The Sun« und die »New York Post«. Und an zwei US-Senatoren, Thomas Daschle und Patrick Lealy. 18 Menschen werden infiziert.

Möglicherweise war beabsichtigt, Regierung, Senat und Kongress zu veranlassen, mehr Mittel für den B-Schutz bereitzustellen – aus sicherheitspolitischen Erwägungen. Ein ehemaliger Kommandeur von USAMRIID soll in diesem Zusammenhang in einem Fernsehinterview erklärt haben, die Aktion hätte auch ihre »guten Seiten« gehabt, denn:

> »Wir haben jetzt fünf Tote, aber wir haben 6 Milliarden Dollar zur Verteidigung gegen den Bioterrorismus bekommen.«

Doch neben den fünf Milzbrandbriefen haben »Trittbrettfahrer« durch den Verstand von Briefattrappen mit harmlosen Pülverchen weltweit Empfänger und Kommunen in Angst und Schrecken versetzt. Derartige Schein-Briefbomben wurden Ende 2001 in wenigstens 50 verschiedene Staaten versandt – in Deutschland allein im Jahre 2001 etwa 4000 Stück!

Inmitten einer von Psychoterror aufgeheizten Situation schreibt Geißler mit wohltuend kritischer Überlegung:

> »Vermutlich hatte der Versender Anthrax-Briefe keine Mordabsichten ... Um größere Menschenmassen umzubringen, wäre es sehr viel wirksamer gewesen, die gleiche Menge Sporen in das Ventilationssystem eines großen Gebäudes einzubringen oder auf einer U-Bahn-Station freizusetzen. Außerdem enthielten die fünf identifizierten Anthrax-Briefe eindeutige Warnungen.« Er erwähnt den Erreger Anthrax, was für den behandelnden Arzt wichtig ist, und empfiehlt (falsch geschrieben) das sofort einzunehmende Heilmittel »nimm jetzt *Penazillin*.«
>
> »Dass es trotzdem fünf Todesfälle gab, war möglicherweise nicht beabsichtigt: Vermutlich hat der Attentäter nicht einkalkuliert, dass die Briefe in den mechanischen Apparaten der Briefsortieranlage einem solchen Druck ausgesetzt werden, dass Sporen an den Ecken und durch die Poren verschlossener Briefumschläge austreten und dadurch zumindest Postbeamte gefährden und andere Postsachen kontaminieren können.«

Möglicherweise aber wollte der Attentäter einfach nur Panik auslösen. Bioterror hat viel mit Psychologie zu tun, sodass man in solchen Fällen auch von »biologischem Psychoterror« sprechen kann, dessen Ziel es immer ist, Ängste zu schüren, das öffentliche Leben zu lähmen und die Gesellschaft zu verunsichern.

Infolge der Panik, die in den USA durch die Milzbrandbriefe ausgelöst wurde, und der Überzeugung, dass Saddam Hussein Milzbrand als Biowaffe besitzt, wurden alle amerikanischen Soldaten vor ihrem Einsatz im Irak gegen Milzbrand geimpft.

Vor einigen Jahrzehnten las ich in einer medizinischen Zeitschrift einen Artikel über ein seuchenprophylaktisches Planspiel, das in der New-Yorker U-Bahn veranstaltet wurde:

> »Am 6. Juni 1966 wurde der Großversuch mit dem harmlosen Sporenbildner Bacillus subtilis, dessen Sporen ebenso widerstandsfähig wie Milzbrandsporen sind, veranstaltet, ohne daß die Bevölkerung davon etwas gemerkt hätte. An jenem Tag erschienen 21 unauffällig gekleidete Männer mit gewöhnlichen Aktentaschen in der Hauptverkehrszeit im Tunnelsystem der New-Yorker U-Bahn. In ihren Aktentaschen befunden sich mehrere Glühbirnen ähnliche Glaskugeln, die jeweils mit 175 Gramm eines Subtilis-Sporen-haltigen Puders gefüllt waren.
>
> Zur Hauptverkehrszeit bestiegen die Männer in Gruppen mehrere der meist-befahrenen U-Bahnen, holten die Glühbirnen hervor und warfen sie aus dem fahrenden Zug vor der Einfahrt in einen Bahnhof. Als das Glas zersplitterte, stob aus jeder Birne eine Wolke von mehreren Billionen Subtilis-Sporen. Die Luftwirbel um den fahrenden Zug herum ließen die Sporen aufsteigen. Rasch verteilten sie sich auch auf dem Bahnsteig.
>
> Und jedes Mal, wenn ein Zug einfuhr, pustete die Druckwelle, die ihm vorauseilte, Milliarden von Sporen umher. Jeder ausfahrende Zug zog einen Nebel von Sporen in das Tunnelsystem. Innerhalb kurzer Zeit war nahezu das gesamte Netz der Subway kontaminiert.
>
> Noch merkte keiner, was geschehen war, aber das würde nicht lange dauern: Wer nur fünf Minuten auf einem Bahnsteig stand, der hatte rund 100 000 Sporen eingeatmet, das Zehnfache der nötigen infektiösen Dosis.

Doch bei dem Anschlag im Juni des Jahres 1966 starb niemand. Die Sporen waren nur harmlose Simulanten der tödlichen Milzbrandsporen. Die Täter waren Biowaffenexperten der US-Armee aus dem militärischen Forschungszentrum von Fort Detrick, die ein seuchenprophylaktisches Planspiel durchführten. – Im Falle einer echten Bioattacke (mit Milzbrandsporen) könnte »ein großer Teil der arbeitenden Bevölkerung im Zentrum von New York« an nur einem Tag infiziert werden. Hunderttausende könnten (am dritten Tag danach an Lungenmilzbrand) sterben (da sie nicht schnell genug nach der Inhalation der Milzbrandsporen Antibiotika eingenommen haben). Über eine Million Menschen wären den Milzbrandsporen ausgesetzt. Da Milzbrandsporen über Jahrzehnte infektionsfähig bleiben, wäre der U-Bahnverkehr einer so angegriffenen Großstadt für Jahrzehnte lahm gelegt. Die meisten Bewohner und Betriebe würde eine so infizierte Stadt verlassen.«

Dieses Planspiel, das vom amerikanischen Militär am 6. Juni 1966 durchgeführt wurde, war eine streng geheime Angelegenheit. Mit solchen Planspielen versucht man Schwachstellen im mangelhaften Krisenmanagement bei eventuellen bioterroristischen Anschlägen zu eruieren. Ich habe den Text über das Planspiel in der New Yorker Untergrundbahn aus dem Jahre 1966 zum ersten Mal im Sommer 1972 in einer Zeitschrift gelesen. Das war nämlich zu dem Zeitpunkt, als in München während der Olympischen Spiele die israelische Mannschaft von palästinensischen Terroristen überfallen wurde. Ich fragte mich, welches Unheil könnte diese Publikation auslösen, wenn sie in die Hände von Terroristen gerät?! Ich traute meinen Augen nicht, als ich am 22. September 2001, also 11 Tage nach dem 11. September in der Zeitschrift »Der Spiegel« in dem Artikel: »Angst vor einer Blitz-Epidemie« gleich zu Beginn fast wortwörtlich das von mir vorhin zitierte Planspiel des US-Militärs vom 6. Juni 1966 in der New Yorker U-Bahn lesen konnte. Das Zitat des Artikels endet mit den Sätzen:

> »New York wäre am Ende – oder Berlin, Tokio, London, Paris, Madrid, Frankfurt. Entschlossene Bioterroristen brauchen in modernen Städten keine Agrarflugzeuge, um Milzbrandbakterien auszubreiten. Sie brauchen auch keine Raketen, um Biowaffen ins Ziel zu bringen. Ihnen reicht die vorhandene Infrastruktur ihres Gegners als Verteilungsmechanismus ... zu großen Attaken die U-Bahn!«

Das geschah zur Zeit, als man in New York erfuhr, das Mohammed Atta sich im Frühjahr 2001 Schädlingsbekämpfungsflugzeuge in Belle Glade (Florida) angesehen hatte und sich erkundigte, ob man ein solches Agrar-Flugzeug mieten könne. Vielleicht trug er sich mit dem Gedanken, einen seiner Spießgesellen damit zu beauftragen, Milzbrandsporen über ein bewohntes Gebiet zu versprühen.

Es ist unbegreiflich, warum die streng geheimen Unterlagen von seuchenprophylaktischen Planspielen nicht besser aufbewahrt werden und deren Publikation streng verboten wird. Sie wirken doch wie eine Betriebsanweisung für Terroristen.

Angst vor einer Blitzepidemie durch Selbstmordattentäter

Clinton wollte seine Präsidentschaft im Spätsommer 2000 in Camp David mit einem Friedensschluss zwischen Palästinensern und Israelis krönen. Doch die Verhandlungen zwischen dem Autonomieführer Jassir Arafat und dem israelischen Primierminister Ehud Barak verliefen sehr schwierig, da Arafat zu keinem Kompromiss bereit war.

Barak erklärte später den »Spiegel«-Reportern Dieter Bednarz und Stefan Simons:

> »Ich habe den Palästinensern seinerzeit über 93 Prozent des Westjordanlandes und 100 Prozent des Gaza-Streifens angeboten sowie das Recht der Vertriebenen auf Rückkehr in ihren eigenen Staat. Sogar einen Teil Jerusalems wollte ich ihnen als Teil ihrer Hauptstadt überlassen.«

Der Frieden in Nahost schien zum Greifen nahe. Da begab sich der damalige Oppositionsführer Ariel Scharon, provozierend geschützt von mehr als hundert Sicherheitskräften, auf den Tempelberg, als wollte er mit diesem martialischen Auftritt den jüdischen Anspruch auf diese Stätte dokumentieren, die mit der Aksa-Moschee auch Muslimen heilig ist.

Die Konsequenz dieser Provokation war im September 2000 die Zweite Intifada, in deren Folge die Zahl der palästinensischen Selbstmordattentäter und der israelischen Opfer dramatisch anstieg. Die Israelis zerstörten zwar die Häuser, aus denen die Selbstmordattentäter stammten, doch Saddam Hussein hat bis zu seinem Sturz den Hinterbliebenen jeweils eine Märtyrer-Prämie von 25 000 Dollar überwiesen.

Da Arafat nichts unternahm, um den Einsatz immer weiterer Selbstmordattentäter zu stoppen, reagierte Israel mit der Bombardierung und der Tötung vermeintlicher Terroraktivisten. Auch die Amtssitze von Palästinenserpräsident Jassir Arafat in Gaza-Stadt und Ramallah wurden zerstört. Im Frühjahr 2002 marschierte die israelische Armee erneut in die besetzten Gebiete ein. Im Flüchtlingslager Dschenin, das als Hochburg der Terrororganisation Hamas galt, starben 56 Palästinenser und 23 Israelis.

Die Hauswände in Gaza, Ramallah und Hebron waren voll geklebt mit farbigen Schmuckbildern der Selbstmordattentäter, die wie Heilige verehrt werden.

Der angesehene palästinensische Psychiater Dr. Fiad al-Sarradsch berichtete von alarmierenden Umfragen. Danach sagten 63 Prozent der zwölfjährigen Palästinenser, das Beste, was sie aus ihrem Leben machen könnten, sei »als Schahid, als Märtyrer, zu sterben«. Auch unter der palästinensischen Bevölkerung haben Selbstmordattentate einen großen Rückhalt. Nach einer

Umfrage im Gaza-Streifen waren 78 Prozent Bewohner dafür. Verzweifelt mahnt Dr. Sarradsch:

»Wir müssen diesem Todestrend schnell Einhalt gebieten, sonst wird er zur Normalität unserer Kultur!«[61]

Die Selbstmordattentate drohten zum blutigen Alltag zu werden.

Die Bedenkenlosigkeit im Umgang mit dem Tod bei arabischen Familien lässt sich vielleicht auf den Kinderreichtum zurückführen. Das klingt zynisch, doch es ist nicht ganz von der Hand zu weisen. Die Terroristen kommen meist aus armen, ungebildeten Flüchtlingsfamilien mit acht, neun Kindern. Wenn von acht Kindern eines umkommt, sind immer noch sieben da.

Die Selbstmordterroristen haben im Nahen Osten eine lange Tradition. Schon im 11. Jahrhundert gab es dort einen ähnlichen terroristischen Geheimbund von Selbstmördern unter den Moslems wie heute in Palästina, im Irak und in Afghanistan. Es war eine von der ismaelitischen Schia abgespaltene Sekte, die nicht nur mit den Sunniten, sondern auch mit den Schiiten verfeindet war. Die französischen Kreuzritter nannten die Anhänger der unheimlichen Organisation, die im Libanon, in Syrien und Persien Festungen als Stützpunkte besaß und überall mit ihren blitzschnell durchgeführten Meuchelmorden Angst und Schrecken verbreitete, Assassinen. Ihren größten Einfluss erlangten die Assassinen im 12. Jahrhundert unter ihrem Großmeister Rasidaddin Sinan, genannt »der Alte vom Berge« (Vetulus de montanis), der auf seinem Bergschloss Alamut in Persien umgeben war von einer Schar fanatisierter Jünglinge, sog. »Fidâwi« (›sich Opfernde‹)[62], die als seine willenlose Werkzeuge die ihnen aufgetragenen Morde an politischen oder religiösen Gegner ausführten. Nicht zu Unrecht sind zur Bezeichnung von Meuchelmördern im Französischen die Worte »Assassin«, im Italienischen »Assassino« entstanden. Diese Bezeichnung kommt vom Arabischen »Haschischim« (»Haschisch«-Esser). Denn bei der Einführung in die Geheimsekte erhielten die Neulinge das Rauschmittel Haschisch. Wer für den Großmeister bestimmte Morde ausführte, tat ein Allah wohlgefälliges Werk und gewann sich ewige Paradiesesfreuden. Vielleicht steckt ein Wahrheitskern in der Sage, wonach der Ordensmeister auf Alamut einen echten Paradiesgarden errichten ließ, voll mit den schönsten Mädchen, Blumen, Wasserspielen und Schatten spendenden Bäumen, ganz nach der Beschreibung des Korans eingerichtet, in den die Neulinge, mit Haschisch narkotisiert, geführt wurden, damit sie die ihnen aufgetragenen Morde mit brennendem Fanatismus ausführten. Der für einen solchen Auftrag auserwählte Haschischim hieß »Fida iyyun« (»der sich selbst Opfernde«). Er wusste, dass er nach vollbrachter Tat von der Umgebung des Ermordeten getötet wird. Aber was war schon das Opfer dieses erbärmlichen Lebens, wenn man im Jenseits von 70 Jungfrauen erwartet wird. Dasselbe hoffen auch die meisten der heutigen Selbstmordattentäter.

Ein Terrorist, der zur Aufopferung seines Lebens bereit ist, muss sich um die Sicherung von Rückzugsmöglichkeiten und Fluchtwegen nicht kümmern und kann seine ganze Energie auf den Angriff konzentrieren, wodurch die Durchführbarkeit und die Erfolgsaussichten deutlich erhöht und oft erst möglich werden.[63]

Die Todesentschlossenheit der mit einem Sprengstoffgürtel versehenen muslimischen Selbstmordattentäter macht sie zu einer höchst gefährlichen Waffe, gegen die man sich kaum verteidigen kann. Ihre Gefährlichkeit kann ungeheuer gesteigert werden, wenn man die Sprengstoffmenge durch die Benutzung eines Autos, eines Motorbootes oder Flugzeuges erhöht. Das erfolgte zum ersten Mal am 23. Oktober 1983 im Libanon, wo man die Ladefläche von zwei Mercedes-Lastautos mit je einer Tonne Sprengstoff belud und dann zeitgleich in das Hauptquartier der US-Infanterie und in das Hauptquartier der französischen Fallschirmjäger in Beirut raste. Die gewaltigen Explosionen hatten 281 Opfer zur Folge. Das Ergebnis war, dass die Amerikaner und die Franzosen ihr Militär umgehend aus dem Libanon abzogen.

An einem Freitag des 8. August 1998 wurden fast zeitgleich die US-Botschaften in Nairobi (Kenia, Ostafrika) und Daressalam (Tansania, Ostafrika) durch je eine Autobombe in die Luft gesprengt, wobei es 75 Todesopfer und über 1000 meist Schwerverletzte gab.[64]

Am 12. Oktober 2000 wurde das amerikanische Kriegsschiff »Cole« im Hafen des jemenitischen Aden von einem mit Sprengstoff beladenen Motorboot gerammt.[65] Bei dem Anschlag starben 17 Matrosen. US-Fahnder stellten fest, dass dieselben Terroristen am 5. Januar desselben Jahres den US-Zerstörer »The Sullivans« im selben Hafen angreifen wollten, doch ihr Motorboot war derart mit Sprengstoff überladen, dass es nicht mehr manövrierbar war.

Die Attentate von Osama Bin Ladens al Quaida-Terror-Netzwerk wurden immer verwegener und schließlich beschloss man, die Weltmacht USA in New York und Washington anzugreifen. Es war ein teuflischer Entschluss, vollbesetzte und mit 34 000 Litern Kerosin voll getankte Passagierflugzeuge zu kapern und sie in apokalyptische Raketen umzufunktionieren, um mit ihnen die stolzen Türme des World Trade Center in lodernde und schwarz qualmende Fackeln zu verwandeln. Das dritte Flugzeug raste in Washington in das Pentagon. Es war Amerikas größte Katastrophe seit dem japanischen Überfall auf Pearl Harbour. Der Anblick setzte die Bevölkerung in Panik. Manche dachten, japanische Kamikaze-Flieger hätten New York und Washington angegriffen.

Das vierte entführte Flugzeug sollte in die Kuppel des Capitols gelenkt werden, was jedoch von den todesmutigen Passagieren, die aus Handy-Mitteilungen erfahren hatten, was man mit drei weiteren entführten Passagierflugzeugen angerichtet hatte, verhindert wurde, indem sie das Flugzeug vorzeitig zum Absturz brachten.

Nach dem 11. September 2001 und dem Auftauchen der Milzbrandbriefe kam es in den USA zu einer wahren Biopanik, und man ließ daher zunächst die Armee gegen Milzbrand impfen. Da man von dem übergelaufenen sowjetischen Biowaffenexperten Ken Alibek erfahren hatte, dass die Sowjets Jahr für Jahr 80 bis 100 Tonnen Pockenkampfstoff herstellten, befürchtete man, dass Saddam Hussein, der enge Beziehungen zu den Sowjets unterhielt, davon etwas abbekommen hatte. Da Saddam Hussein, der bis zu seinem Sturz den Hinterbliebenen von Selbstmordattentätern jeweils eine Märtyrerprämie von 25 000 Dollar zu überweisen pflegte, befürchtete man, dass er einen Selbstmordattentäter, der sich vorher mit Pocken infizieren ließ, per Passagierflugzeug nach dem Westen fliegen lässt. Da ein mit Pocken Infizierter bereits während der Inkubationszeit, die 10 bis 14 Tage dauert, ansteckend ist, kann er bereits während des Fluges fast sämtliche Passagiere infizieren und später in einer amerikanischen Großstadt durch Benutzen der U-Bahn und das Aufsuchen großer Kaufhäuser viel Unheil bei einer gegen Pocken nicht schutzgeimpften Bevölkerung verursachen. Da man Saddam Hussein alles zutraute, ließ Israel, der engste Verbündete der USA, sein medizinisches Personal und Militär gegen Pocken impfen. Da man in den USA apokalyptische Blitzepidemie befürchtete, ließ sich Präsident Bush, um mit gutem Beispiel voranzugehen, vor dem Weihnachtsfest 2002 impfen. Sodann wurden über 100 000 amerikanische Soldaten eben falls gegen Pocken geimpft. Aber die Biopanik in den USA hatte nicht nur den Präsidenten, sondern auch den Außenminister Colin Powell erfasst, der sogar schon 1994 als General erklärte:

> »Wovor ich Todesangst habe, wahrscheinlich sogar mehr als vor taktischen Nuklearwaffen, und wovor wir uns nur ungenügend schützen können, sind biologische Waffen!«

Und Ende 2002 erklärte George W. Bush:

> »Bioterrorismus ist eine wirkliche Bedrohung für unser Land. Es ist eine Bedrohung für jede Nation, die die Freiheit liebt. Terroristische Gruppen bemühen sich um den Besitz biologischer Waffen! Wir wissen, dass einige Schur-

> kenstaaten bereits über sie verfügen. (...) Biologische Waffen sind die potenziell gefährlichsten Waffen auf der Welt.«

Von dem Biowahn scheint auch Bushs engster Verbündeter, der britische Premierminister Tony Blair, nicht frei gewesen zu sein. Denn er ließ ein Dossier über die irakischen Massenvernichtungsmittel veröffentlichen, in dem behauptet wurde, Saddam Husseins Armee sei in der Lage, »innerhalb von 45 Minuten« mit biologischen Waffen zu feuern.«[66] Und die Bush-Administration warnte Senatsmitglieder davor, der Irak könne mittels unbemannter Flugkörper sogar noch im Hinterland der Ostküste gelegene Städte der USA mit solchen Waffen angreifen. Aber diese und andere, ähnliche Informationen entsprachen wieder nicht der Wahrheit. Inzwischen musste selbst der Außenminister der USA, Colin Powell, zugeben, hinsichtlich der irakischen Biowaffenkapazitäten sogar dem Sicherheitsrat der Vereinten Nationen der Unwahrheit mitgeteilt zu haben.

Amerikas angeblicher Hauptgrund für den Einmarsch in den Irak hat sich in Luft aufgelöst. Biowaffen und andere Massenvernichtungsmittel wurden nicht gefunden, und das *Time*-Magazin spottete, es habe sich wohl um »Massenverschwindungswaffen« (weapons of mass disappearance) gehandelt ... Allein 1461 GIs sind während dieser Invasion und in der folgenden Zeit bis zum 14. 2. 2005 gefallen – aber nicht einer von ihnen wurde das Opfer biologischer oder Toxinwaffen.

Anmerkungen

Lepra (Aussatz)

1 »Die Mitmenschen«, schrieb Sigerist, »reagieren immer stark auf das physische Erscheinungsbild eines Kranken: der abgezehrte Körper eines Tuberkulösen erweckt Gefühle des Mitleids, während Hautkrankheiten Ekel erregen, so daß eine relativ harmlose Hautkrankheit einen Menschen arbeitsuntauglich machen kann... Einem Hautkranken sieht jeder die Krankheit an, während weit ernstere Übel dem oberflächlichen Beobachter verborgen bleiben. Bei der Lepra kam noch erschwerend hinzu, daß sie als unheilbar galt.« (H. E. Sigerist, Krankheit und Zivilisation. Frankfurt a. Main/Berlin, 1952, S. 84).

2 Wie wichtig die Mimik in der zwischenmenschlichen Beziehung sein kann, geht besonders deutlich aus einer Mitteilung Herodots hervor. Im 2. Buch seiner »Geschichten« berichtet er, wie aufgrund einer Prophezeiung des delphischen Orakels Schergen ausgesandt wurden, um den Säugling Ksetylos, den späteren Tyrannen von Korinth, zu töten. Doch als der Säugling sie anlächelte, brachten sie es nicht übers Herz, ihn zu ermorden. (Herodot, Buch 2, Kap. V, S. 92).

3 Bei unbehandelten Fällen wurden in früheren Zeiten die Kaumuskeln oft so atrophisch, daß der Unterkiefer durch eine Binde hochgehalten werden mußte.

4 Der bakteriologische Befund, besonders in den Abstrichen des Nasenschleims und in histologischen Schnitten (exzidierte Haut) ist fast regelmäßig stark positiv. Die Leprominreaktion fällt negativ aus. Der lepromatöse Typ ist mit seiner ungehemmten Bakterienvermehrung und Invasionstendenz die Krankheitsform bei Immungeschwächten und unterscheidet sich daher in ihrem unaufhaltsam fortschreitenden Verlauf weitgehend von der relativ gutartigen tuberkuloiden Form. Die Rückbildungstendenz mit einer Aussicht auf klinische Heilung ist hier sehr gering.

5 Die Bezeichnung tuberkuloide Lepra bezieht sich in dem heute gebräuchlichen Sinn sowohl auf die tuberkuloseähnliche histologische Struktur der Hautveränderungen als in biologischem Sinn auf den relativ günstigen Verlauf mit Neigung zu spontaner Rückbildung. Eine Frühdiagnose, die für eine erfolgreiche Behandlung der Lepra sehr wichtig ist, ermöglicht der Lepromintest. Fällt er positiv aus, ist dies ein prognostisch günstiges Zeichen, ein negatives Testergebnis ist dagegen ein Zeichen mangelnder Resistenz. Bei der tuberkuloiden Lepra ist, bei meist negativem Bakterienbefund, die Leprominreaktion in der Regel positiv.

Altertum

6 Siehe dazu Calvin Wells, Diagnose 5000 Jahre später. Bergisch-Gladbach 1967, S. 33–35 (Originalausgabe: Bones, Bochies and Disease. London 1964).

7 Erst nach der pharaonischen Zeit während der christlich-koptischen Epoche (68–642 n. Chr.) findet man in Ägypten in den Schriften der Wüstenväter Hinweise auf Lepraerkrankungen. Die bisher einzigen Leprabefunde an Leichen stammen aus dem 7. Jahrhundert und zwar von einem in der christlich-koptischen Epoche auf der Insel Bigge (in der Nähe von Assuan) angelegten Friedhof. Unter den männlichen Mumien, die keine Beschneidung aufwiesen, demnach vermutlich Christen waren, wies eine Mumie typische Verstümmelungen an Händen und Füßen auf, die für Lepra mutilans sprechen. (Elliot G. Smith, The archeological survey of Nubia. Report for 1907–1908. Bull. Nr. 6 Kairo 1910. S. 29).

8 Das Werk ist verlorengegangen. Leider besitzen wir daraus nur Fragmente in Zusammenfassungen und Abschriften, die jüdische Geschichtsschreiber wie Flavius Josephus im

1. Jahrhundert n. Chr. und christliche Chronographen, wie Julius Africanus um 220 und der Bischof Eusebius aus Caesarea um 320, angefertigt haben. »Der Wert des Buches«, schreibt Breasted, »ist gering, da es nur aus Volkserzählungen und den einheimischen Überlieferungen von den alten Königen schöpfte.« (J. H. Breasted, Geschichte Ägyptens, Zürich 1936, S. 18.)

9 »Denn der Herr, dein Gott, hält sich in der Mitte deines Lagers auf, um dich der Gefahr zu entreißen und dir deine Feinde auszuliefern. Dein Lager soll heilig sein, damit er bei dir nichts Anstößiges sieht und sich nicht von dir abwendet.« (Dtn 23,15)

10 Wer über einen Verstorbenen klagte, pflegte zum Zeichen der Trauer einen Riß in sein Gewand zu machen. Mit der zerrissenen Kleidung und dem aufgelösten Haupthaar warnte der aus der Gemeinschaft Ausgestoßene nicht nur seine Mitmenschen, sondern er trauerte gleichsam über sich selbst wie über einen Verstorbenen.

11 Von diesen Maßnahmen blieb nicht einmal der Priesterstand verschont. Erkrankte einer ihrer Angehörigen an Zaraath, so verlor er die erblichen priesterlichen Privilegien. Das Gleiche galt auch für seine Familienangehörigen, solange er nicht geheilt war. Selbst Moses' Schwester Mirjam bekam die volle Härte dieses Gesetzes zu spüren, als sie einmal ihren von Gott bevollmächtigten Bruder zu kritisieren wagte. Bezüglich ihres Befalls lautet die stereotype Charakterisierung, sie sei von Zaraath »weiß wie Schnee geworden«. Erst auf die Fürbitte von Moses bei Jahwe wurde Mirjam von der Unreinheit erlöst und nach siebentägiger Aussperrung wieder im Lager aufgenommen (Num 12, 9–15).

12 Im gleichen Sinn äußert sich auch O. Betz: »Das Nomen saraat ist vielleicht von einem Verbum ›schlagen‹ abgeleitet, das so aber in der Bibel nicht mehr erscheint. Dies gilt aber ganz sicher von dem mit saraat verbundenen Nomen naega (›Schlag‹, ›Berührung‹, ›Befall‹), das in der neutestamentarischen Zeit das Wort saraat weitgehend verdrängt. Beide Begriffe lassen erkennen, daß man Aussatz ursprünglich als einen von lebensfeindlichen dämonischen Mächten zugefügten ›Schlag‹ verstanden hat. Der von ihm befallene, ›geschlagene‹ Mensch trägt einen sichtbaren Makel, ist gleichsam von einer gottfeindlichen Macht gezeichnet, als unheilig stigmatisiert.« (Otto Betz, Der Aussatz in der Bibel. In: Aussatz – Lepra – Hansen-Krankheit. Herausgegeben von J. H. Wolf. Würzburg 1986, Teil II, S. 47.)

13 Im Buch Levitikus werden verschiedene Krankheitsbilder aufgeführt, die mit dem Begriff Zaraath bezeichnet wurden und stets eine Ausstoßung aus der menschlichen Gemeinschaft zur Folge hatten, obwohl es sich bei diesen Fällen keineswegs immer um Aussatz handelte, sondern meist um chronische Hautkrankheiten. Hier ein Beispiel:

»Zeigt sich bei einem Mann oder bei einer Frau an Kopf oder Kinn eine kranke Stelle, soll der Priester sie untersuchen. Stellt er dort eine merkliche Hautvertiefung mit rötlich-gelb glänzendem, schütter gewordenem Haar fest, soll er den Kranken für unrein erklären. Es ist eine Flechte, ein Aussatz des Kopfes oder des Kinns.« (Lev 13, 29–30)

Bei dem beschriebenen Fall handelt es sich um Favus (Erbgrind), eine chronische, meist schon im Kindesalter beginnende Pilzerkrankung, die sich in der Regel auf die behaarte Kopfhaut beschränkt. Dabei entwickeln sich grindige Pilzkolonien (Skutula), die das eingeschlossene Haar zum Absterben bringen und nach Ausheilung zur bleibenden Haarlosigkeit der befallenen Stellen führen, wodurch kahle Stellen mit den skurrilsten Formen entstehen. Der griechische Name Favus bedeutet »Honigwabe«, nach dem Aussehen der goldgelben Borke. Von einem Zeitgenossen Rembrandts, dem holländischen Maler Ferdinand Bol, gibt es ein Gemälde, auf dem gezeigt wird, wie der Hausvater einen Jungen mit Favus den Vorständen des Lepraheims zur Aufnahme vorstellt. Aufgrund der Schilderung im Levitikus (Lev 13, 29–32) müßte er aufgenommen werden.

14 Wie verzweifelt das Los von solchen Ausgestoßenen sein konnte, erfahren wir aus dem 2. Buch der Könige, indem von vier Aussätzigen (Mezoraim) erzählt wird, die vor den Stadtmauern Samarias hausen und anläßlich der Belagerung dieser Stadt durch die Syrer vom Hungertod bedroht waren. Sie beschlossen daher trotz der Gefahr, erschlagen zu werden, ins feindliche Lager überzulaufen. (2 Kön 7, 3–4)

15 Im 2. Buch der Könige heißt es: »Doch der Herr schlug den König mit Aussatz. Er

mußte bis zu seinem Tod in einem abgesonderten Haus wohnen, während Jotam, der Sohn des Königs, Vorsteher des Palastes war und die Bürger des Landes regierte.« (15,5) Bei dem »Haus der Freiheit« dürfte es sich wohl um eine Art von Leprosorium gehandelt haben, das vermutlich östlich von Jerusalem im Kidrontal lag.

16 Hier zeigt sich bereits die Spaltung zwischen weltlicher und kirchlicher Macht, wie wir sie in der Geschichte des Mittelalters aus der Auseinandersetzung zwischen Kaisern und Päpsten zur Genüge kennen.

17 Als Beispiel verweist Gerson auf den syrischen Feldherrn Naëman, der an Zaraath litt und sich auf den Rat seiner jüdischen Magd nach Israel begab, um dort von dem Propheten Elisha geheilt zu werden, was dann durch siebenmaliges Untertauchen im Jordan erfolgte. (2 Kön 5). Auch der Wiener Dermatologe Hebra meinte, daß es sich bei dieser mirakulösen Heilung durch schwefelhaltiges Jordanwasser um nichts anderes handelte als um Krätze. (Hartog Gerson, Der Talmud und die Arzneykunde, Gemeinnütziges Magazin 1761, St. II, S. 107).

18 Ein Nachfahre Hartog Gersons, der Dermatologe Paul Gerson-Unna (1850–1929), der erste Ordinarius für Venerologie und Dermatologie an der Universität Hamburg, behauptete sogar, man dürfe unter dem mosaischen »Zaraath« überhaupt keine bestimmte Krankheit verstehen, sondern nur »ein furchtbares Werkzeug in der Hand einer schlauen Priesterkaste«, um Mißliebige aus der Gemeinschaft des Volkes auszustoßen. Als Beispiel führte er das Schicksal des Königs Usija an. (P. G. Unna, Ein typischer Fall von »Papierwissenschaft«. Das monistische Jahrhundert. 1912, Heft 16–18).

19 Dieses Reinigungsritual lehnt sich an das Entsühnungsritual Israels am Großen Versöhnungstag an, nur wurden dort statt der Tauben zwei Böcke geopfert. Der eine wurde für die Blutbesprengung im Allerheiligsten geschlachtet, der andere, symbolisch mit den Sünden des Volkes beladen, in die Wüste gejagt (Lev 16). Dieser Vergleich verdeutlicht, daß der von Zaraath Erlöste durch das Ritual mit seinem Gott und seinem Volk versöhnt werden muß.

20 Doch neben der Übertragbarkeit spielte hier auch noch der Gedanke der Vererblichkeit des Aussatzes eine große Rolle, so daß sogar behauptet wurde, ein mit einer menstruierenden Frau gezeugtes Kind werde leprös. Lepra wurde somit auch als eine »Strafe für die Unzucht« interpretiert. Das dürfte auch der Grund für eine ungeheuerlich grausame alttestamentarische Strafe im Buch Levitikus gewesen sein: »Ein Mann, der mit einer Frau während ihrer Regel schläft und ihre Scham entblößt, hat ihre Blutquelle aufgedeckt, und sie hat ihre Blutquelle entblößt; daher sollen beide aus ihrem Volk ausgemerzt werden.« (Lev 20,18).

21 Diese Verbindung des Blutaberglaubens mit der Ätiologie des Aussatzes zog sich seit der Antike bis in die jünste Vergangenheit durch die Geschichte der Lepra.

22 Siehe Iwan Bloch, Der Ursprung der Syphilis, 2. Abteilung. Jena 1911, S. 492–493.

23 Charakteristisch für die persische Verachtung des Handels sind die Worte des Kyrus, die er nach Herodot einer hellenischen Gesandtschaft stolz entgegenschleuderte: »Noch nie habe ich mich vor Leuten gefürchtet, die inmitten ihrer Stadt einen Ort ausgewählt haben, wo sie zusammenkommen und mit Eidschwüren einer den anderen betrügen. Doch so ich gesund bleibe, sollen sie noch zu schwatzen bekommen – nicht von den Nöten der Jonier, sondern von ihren eigenen.« In diesen Worten offenbart sich die ganze Gesinnung des feudalen Kriegers, dessen Ideal der Beute machende Kriegsheld ist. Herodot hat recht, wenn er sagt: »Kyrus sprach so höhnische Worte mit Absicht auf alle Hellenen, weil sie Messen abhalten zum Kauf und Verkauf. Denn die Perser halten keinerlei Messen und haben auch keine Marktplätze.« (Historien I, 153)

24 Ein eindrucksvolles Bild über die weltweite Zerstreuung der Juden nach dem babylonischen Exil boten bereits die Schriften der messiasverheißenden Propheten, die mitteilten, aus welchen Ländern der Erlöser die Kinder Israels werde zusammentrommeln müssen. Besonders Jesaja machte hierüber umfassende Angaben.

25 Für die realpolitischen mazedonischen Eroberer, die Nachfolger Alexanders, waren die Juden der Nachtrupp, den sie zur wirtschaftlichen und organisatorischen Konsolidierung

ihrer Landerwerbung gebrauchen konnten. Die Juden waren zähe Kaufleute, die Schritt für Schritt die Warenzirkulation ausdehnten und so die entlegensten Teile der Riesenreiche verbanden. Sie erhielten deshalb auch, wo immer sie auftauchten, ihre Privilegien, ihre eigene Gerichtsbarkeit und den Schutz ihrer religiösen Einrichtungen.

26 In den fünf Büchern Mose, die von den Juden auch als Thora (d. h. »Lehre« oder »Gesetz«) bezeichnet wurden, kommt der Terminus Zaraath über dreißigmal vor. Wie bereits dargestellt, stehen das 13. und 14. Kapitel des Buches Levitikus im Zentrum dieser Thematik.

27 Man vermutet, Manetho sei durch eine Bibelstelle auf die Idee gekommen, daß Moses aussätzig war. Als Moses, der am Berg Horeb die Schafe seines Schwiegervaters Jitro weidete, von Jahwe beauftragt wurde, sein Volk aus Ägypten zu führen, erhielt er, um auf den verstockten Pharao einwirken zu können, auch die Wunderkraft, Aussatz zu erzeugen und zu heilen: »Weiter sprach der Herr zu ihm: Leg deine Hand in deinen Gewandbausch! Er legte seine Hand hinein. Als er sie herauszog, war seine Hand von Aussatz weiß wie Schnee. Darauf sagte der Herr: Leg deine Hand noch einmal hinein! Als er sie wieder herauszog, sah sie wieder aus wie der übrige Leib.« (Ex 4, 6–7)

28 Aus jener Zeit stammt auch die erst kürzlich veröffentlichte Tempelrolle von Qumran (1 1 Q Miqdasch), die umfangreichste unter den Schriftrollen aus dem Gebiet um das Tote Meer (2. bis 1. Jh. v. Chr.). Darin wird über Zaraath und die Reinheitsbestimmungen im Sinn des 13. Kapitels im Buch Levitikus berichtet. Ein Aussätziger oder ein sonstiger Unreiner durfte Jerusalem nicht betreten, ehe er nicht rein geworden und die vorgeschriebenen Opfer dargebracht hatte (11a Miq, 45, 17f.). Sonst würde er die Stadt verunreinigen, in der Gott selbst unter den Menschen wohnt (11 Q Miq, 45, 13f.). Drei voneinander getrennte Plätze waren im Osten der Stadt Jerusalem einzurichten, an welchen sich die Aussätzigen und sonstige Unreine aufhalten sollten (11 Q Miq, 46, 16, 18). Gemeint war wohl die Gegend im Kidrontal und am Ostabhang des Ölbergs, so etwa Bethanien. Auch für die anderen Ortschaften in Palästina galten ähnliche Bestimmungen. (Otto Betz, Der Aussatz in der Bibel, S. 51). Der Stoßseufzer des Psalmisten: »Gott, sei mir gnädig nach deiner Huld,/tilge meine Frevel nach deinem reichen Erbarmen! Wasch meine Schuld von mir ab,/und mach mich rein von meiner Sünde!« (Ps 51, 3–4) war der sehnlichste Wunsch vieler unter Zaraathverdacht Ausgestoßener, litten sie doch unter dem quälenden Bewußtsein, gestrafte Sünder zu sein.

29 Robert Fuchs, Hippokrates sämtliche Werke. München, II. Bd., 1897, S. 200. Epid. IV, 19.

30 Fuchs, S. 253. Epid. VII, 3.

31 Wie Moses um das Jahr 1300 v. Chr. die mit Zaraath Behafteten aus dem Lager der Israeliten wies, so setzten achthundert Jahre später die Perser die an einer schuppigen und weißfleckigen Hautkrankheit Leidenden aus: »Wenn ein Perser«, heißt es bei Herodot (I, 138), »an Lepra oder an dem weißen Hautausschlag leidet, darf er die Stadt nicht betreten und nicht mit anderen Personen verkehren. Man sagt, daß der an solchem Übel Leidende gegen die Sonne gesündigt habe. Jeden Fremden, der damit behaftet ist, verweisen sie des Landes…« Laut Plutarch soll sogar eine Frau des Artaxerxes an Lepra gelitten haben.

32 Schon vorher waren wohl die Phönizier an der Einschleppung ins Mittelmeergebiet durch ihre ausgedehnte Handelstätigkeit beteiligt, weshalb die Krankheit auch als »Morbus phoenicicus« bezeichnet wurde. (Zambaco-Pascha, La lépre à travers les siècles. Paris 1914).

33 Die Bereitschaft, schuppige und grindige Hautkrankheiten mit Lepra zu identifizieren, klingt auch noch in Shakespeares »Hamlet« nach. Dort erklärt der Geist seines Vaters, man habe ihn mit Nachtschatten vergiftet, indem man ihm während des Schlafes »Saft des verfluchten Bilsenkrautes« ins Ohr träufelte:

»Und Aussatz schuppte sich mir augenblicklich wie einem Lazarus, mit ekler Rinde ganz in den glatten Leib.« (Hamlet, 1. Aufzug, 5. Szene).

34 Siehe Plinius d. Ä., Naturalis historia, lib. XXVI, Kap. 5. Zur Zeit des Asklepiades, eines

Zeitgenossen des Pompejus, soll nach Plutarch (Sympos. VIII, 9) die Lepra zuerst in Italien beobachtet worden sein.

35 Allerdings hat Horaz schon vorher flüchtig eine Hautkrankheit mit Knotenbildung im Gesicht als »Morbus campanus« erwähnt. Dieses ist insofern interessant, als Cäsar in der Umgebung von Capua 20 000 Veteranen angesiedelt hatte. Viele von diesen kämpften auch im endemisch verseuchten Nahen Osten und haben vielleicht von dort die heimtückische Krankheit mit der jahrelangen Inkubationszeit mitgebracht, die dann erst im Campanischen manifest wurde und durch ihren Namen die eigentliche Herkunft verschleierte.

36 Übrigens berichtet auch der Talmud über Verstümmelungen durch Absterben von Gliedern (Mischna Negaim 9,1).

37 W. Pfitzner, Geschichte der römischen Kaiserlegionen von Augustus bis Hadrianus, Leipzig 1905, S. 190, 222, 259.

38 W. Kubitscheck, Die Legionen Roms, Leipzig 1925, S. 67ff.

39 Tiberius, der bei seinem Regierungsantritt in der Staatskasse hundert Millionen Sesterzen gefunden hatte, hinterließ bei seinem Tod ein Vermögen von 2,7 Milliarden, ohne Sondersteuern erhoben zu haben.

40 Durch seine distanzierte Haltung flößte er Angst ein. Er war jeder Schmeichelei abhold. Als der Senat einen Monat nach ihm benennen wollte, wie er es bereits mit Julius (Caesar) und Augustus getan hatte, tat er das schmeichelhaft berechnende Angebot mit der sarkastischen Frage ab: »Was fangt Ihr aber an, wenn es erst einmal dreizehn Caesaren sind?«

41 Bei der Mentagra handelte es sich um eine Dermatomykose, verursacht durch das Trichophython rubrum. Die Krankheit, die heute noch unter unhygienischen Bedingungen vor allem durch Barbiere mit ihren infizierten Rasiermessern und Pinseln übertragen wird, beginnt am Kinn. Die Ausbreitung erfolgte, wie bereits Galen beobachtete, per continutatem durch peripheres Fortschreiten nach Abheilung des Zentrums.

42 Sueton, »Tiberius«, 34. – Die orientalische Sitte des Männerkusses wurde zur Zeit des Augustus in Rom eingeführt und verbreitete sich schnell in den Kreisen der Vornehmen (Plinius, Naturalis historia XXVI,3), wo sie zu einer wahren Plage ausartete und nicht einmal durch offenbare Krankheitserscheinungen wie Geschwüre, Pusteln, Bartflechten (»triste mentum sordidique lichenes«) gezügelt wurde, was Martial in seinen Satiren lebhaft schilderte (VII,95) (XI,98) (XII,59).

43 Sueton, »Tiberius«, 34: »cotidiana oscula edicto prohibuit«.

44 Bei Tacitus (Annalen IV,57) heißt es in bezug auf die Entstellung des kaiserlichen Gesichts durch Geschwüre und Pflaster: »erant qui crederunt in senectute corporis quoque habitum pudori fuisse: quippe illi praegracilis et incurva proceritas, nudus capillo vertex, ulcerosa facies ac plerumque medicaminibus interstincta.«

45 Auf Capri sind die Aufenthaltsorte des von der Welt abgeschirmten Kaisers von grauenvollen Legenden umwoben. Die Einheimischen auf Capri erzählen auch heute noch schauderhafte Legenden über des Kaisers sexuelle Begierden, die für Aussätzige so charakteristisch sind.

46 Diese Beschuldigungen erwiesen sich dennoch als sehr langlebig: Noch vor Beginn des Zweiten Weltkriegs hat der von den Nazis als Rektor der Friedrich-Schiller-Universität Jena eingesetzte Dr. Astel in seinen rassenhygienischen Vorlesungen auf diese judenfeindliche Quelle hingewiesen und behauptet, Moses sei »der Anführer des aus Ägypten vertriebenen leprösen Gesindels gewesen«, womit die Minderwertigkeit dieses Geschlechts zur Genüge bewiesen sei.

47 Außer von einer »Satyriasis« und »Leontiasis« sprach man auch noch von einem »Morbus herculeus bzw. heracleus«. Der Name Leontiasis kommt bei Aretaios vor, womit die für den Aussatz eigentümliche Geschwürbildung im Gesicht (Facies leonina) charakterisiert wurde.

48 Aretaios, De causa morb. chron. lib. II, cap. 13. – Schriften des Kappadociers Aretaeus. Aus dem Griechischen übersetzt von Dr. A. Mann. Wiesbaden 1858.

In der Heimat des Aretaios, in Kappadokien, entstand 370 n. Chr. – auf Veranlassung des heiligen Basileus – vor den Toren von Caesarea ein großes Hospital für die Aussätzigen. Auch in anderen Gebieten des oströmischen Reiches scheint der Aussatz recht verbreitet gewesen zu sein.

49 Karl Jaspers, Die Großen Philosophen, München 1957. S. 657ff: »Plotin schien sich zu schämen, daß er in einem Körper wohne.«

50 Jaspers, S. 257: »In der letzten Zeit seines Lebens, in der schweren Krankheit hat Plotin seine ergreifende Abhandlung über die Glückseligkeit geschrieben.« Jaspers, a. a. O, S. 703.

51 In der Konstantinlegende taucht zum ersten Mal in der abendländischen Dichtung der Blutaberglaube in Verbindung mit der Heilung eines Aussätzigen auf. So wie später der Arme Heinrich verzichtet auch Konstantin auf das grauenvolle Opfer, was eine Voraussetzung zur anschließend erfolgten Wunderheilung sein soll. Der Aussatz des Kaisers galt als Zeichen seines Unglaubens, in seiner Heilung offenbart sich die Bekehrung zum Christentum.

52 Auf diese Legende spielt Dantes »Göttliche Komödie« im 27. Gesang der »Hölle« an:

»... come Constantin chiese Silvester dentro Sirrati a guarir della lebbre;« (»... wie einst Konstantin berief Silvester aus dem Sorakt, von Lepra ihn zu heilen;« (Inferno XXVII, V. 94-95)

Auch in der mittelhochdeutschen Kaiserchronik (eines Regensburger Geistlichen um 1150) wird unter anderem über wunderbare Heilung des leprösen Konstantin durch Papst Silvester berichtet. Es heißt dort:

»er wart hail unt wol gesunt, als er ûz der taufe gie (ging)...« (V. 7943–7944).

53 Bertrand Russell, Philosophie des Abendlandes, Darmstadt 1951, S. 328ff.

54 Lorenzo Valla, De falso credita et ementita Constantini donatione declamatio (Vortrag über die zu Unrecht anerkannte, erlogene Konstantinische Schenkung), 1440.

In Deutschland wurde die Schrift 1520 von Ulrich von Hutten mit einer scharfen, gegen Papst Leo X. gerichteten Vorrede herausgegeben.

55 Bertrand Russell, Ehe und Moral, Zürich/Wien 1929, S. 37.

Mittelalter

56 Richtiger Tatauieren, vom tahitischen tatau = schlagen. Tätowierungen werden nicht nur als Körperschmuck oder aus magischen (dämonenabwehrenden) Gründen als Schutz- und Heilmittel in die Haut eingestochen. Sie gelten bei Naturvölkern – wegen der mit ihnen verbundenen Schmerzen – auch als Mutprobe, der sich die Geschlechter während der Pubertät unterwerfen müssen, um als vollwertig und heiratsfähig in die Gemeinschaft aufgenommen zu werden. Das Tätowieren wird hauptsächlich von Malayen, Polynesiern, Mikronesiern, einzelnen afrikanischen Stämmen ausgeübt.

57 In der Antike wurde das Tätowieren von den Assyrern erwähnt und in der bilderfeindlichen Bibel wiederholt den Juden angeboten. Es ist auch unwahrscheinlich, daß sich die Griechen der klassischen Zeit tatauierten, weil ihre Chronisten, die häufig von den Tatauierungen der Thraker und anderer Völker berichten (z. B. Herodot V, 6 und Xenophon, Anabasis V, 4, 32), diese bei den Griechen selbst nicht erwähnen. Auch die Römer kannten das Tatauieren nur als Sitte anderer Völker. So berichten z. B.Tacitus (etwa 50–166 n. Chr.) von den Germanen und Strabo (etwa 63 v. Chr. – 20 n. Chr.) von den am Adriatischen Meer wohnenden Illyriern, daß sie sich tätowiert hätten. Das Tatauieren fand bei den stolzen Griechen und Römern auch schon deshalb keinen Anklang, weil es an das Brandmarken von Tieren und Sklaven erinnerte. Entlaufene und wieder aufgegriffene Sklaven bekamen oft drei Buchstaben auf die Stirn gebrannt: FHE (Fugitivus Hic Est).

58 Der flämische Goldschmied Godefroid de Claire hat um 1150 das Tatauieren eines Kreuzritters in einem Emaillebild dargestellt, das sich auf einem Kreuzfuß in St. Omer befindet.

59 Porrit & Olsen 1947, Amer. J. Path 21.

60 Die Vulgata gilt seit 405 in der katholischen Kirche als die beglaubigte lateinische Bibelübersetzung.

61 Ludwig Schmidt, Geschichte der germanischen Stämme, Leipzig 1912, S. 39.

Auch die Westgoten, die 418 in Südgallien das nach der Hauptstadt Toulouse benannte Tolosanische Reich begründeten, hatten dort viel unter dem in jener Region verbreiteten Aussatz zu leiden. Nach einer alten Legende aus Toulouse soll die westgotische Königin Austris leprös gewesen sein, wobei ihre Füße so verunstaltet wurden, daß sie Gänsefüßen glichen. Bis hierhin soll das in Frankreich verbreitete Zeichen der Gänsefüße an den Kleidern der Leprösen zurückzuführen sein. Auch die Cagots mußten dieses Zeichen auf ihrer Kleidung tragen.

62 In den Entschließungen des Concilium Aurelianense (Orléans) vom Jahr 549 gibt es ein eigenes Kapitel »De sustentandis leprosis« (Cap. 21). Das Protokoll dieses Konzils ist von 7 Erzbischöfen, 43 Bischöfen und 21 bischöflichen Stellvertretern unterzeichnet. Dieses Konzil gab den Anlaß dazu, daß der Bischof Saint Agricole bereits im Jahr 580 in Chalon-sur-Saône ein Lepraheim gründete. Ferner sind solche seit 634 auch in Maastricht, Metz und Verdun nachweisbar.

63 Von physischer Entstellung eines Mitmenschen bis zu seiner moralischen Ächtung war es demzufolge nur ein kleiner Schritt.

64 Schmidt, S. 47.

65 Ludwig Schmidt, Geschichte der Langobarden, Leipzig 1887, S. 31.

66 Das Original lautet: »Si quis leprosus effectus fuerit, et cognitum fuerit iudici vel populo certa rei veritas, et expulsus foris a civitate aut casam suam, ita ut solus inhabitet, non sit ei licentia res suas alienare aut thingare cuilibet personae. Quia in eadem die, quando a domo expulsus est, tamquam mortuus habetur.« Nach dem Edikt Rotharis konnte der Lepröse nicht mehr über seine Habe verfügen, und der Anfang des 13. Jahrhunderts entstandene »Sachsenspiegel« (Eike von Repgow) bestimmt: »De meselseke (miselsüchtige = aussätzige) man ne untveit weder lên noch erve (erben). Hevet het aver untvangen er der süke, he behalt it unde erft it als ein ander man.« Daß der »Schwabenspiegel« die Bestimmung des »Sachsenspiegels« nicht aufnahm, spricht für ein menschlicheres Verhalten in Süddeutschland.

67 Valescus a Taranta (1382–1417), Arzt aus der Schule von Montpellier, hat zu Beginn des 15. Jahrhunderts in seinem »Philonium pharmaceuticum et chirurgicum de medendis omnibus« vorgeschlagen, lepröse Männer zu entmannen, damit sie die Krankheit nicht auf die Kinder übertragen könnten.

68 Mühlbacher, Die Karolingerzeit, Straßburg 1898, S. 25.

69 In Ägypten glaubte man lange, der Genuß von Schweinefleisch verursache Lepra. Damit hing zweifellos das Verbot des Schweinefleisches für Juden und Moslems zusammen. Unter dem Einfluß dieses Volksglaubens berichtet Larrey, der an Napoleons Ägyptenfeldzug teilgenommen hatte, daß französische Soldaten, die bei der Belagerung Kairos gesalzenes Schweinefleisch aßen, lepröse Ausschläge im Gesicht und über den ganzen Körper bekamen und durch diätetische Maßnahmen von ihm geheilt wurden. Doch so schnelle Heilung von Leprösen gibt es nicht. Vermutlich hat Larrey schwerere Formen von Akne, die nach Genuß von gesalzenem Schweinefleisch auch in unseren Breiten bei manchen jungen Leuten vorkommen, für Lepra gehalten.

70 Papst Zacharias (741–752), der durch Bonifatius die fränkische Kirche organisieren und reformieren ließ, bezeichnete die Lepra als »Pferdekrankheit«. (Schmidt, S. 79).

71 Schrutz, Arabische Heilkunst, Prag 1904, S. 18.

Auch in einer Erzählung aus »Tausend und eine Nacht« (»Geschichte von dem treulosen Wesir des König Jûnan«) wird von einem König im Land Ruman berichtet, der unheilbar aussätzig gewesen war, aber von einem griechischen Arzt Dubân geheilt wurde, so daß er seinen Körper »rein wie Silber« fand. Dem Arzt wurde aber schlecht gedankt; der Wesir des Königs verleumdete ihn, und der König ließ ihn enthaupten.

72 Makrizi, Beschreibung der Krankenhäuser in el-Kahira. Arabischer Text und deutsche Übersetzung von Wüstenfeld. Janus I, 28–39. Siehe dazu auch: H. Häser, Geschichte der Medizin, Jena 1875, Bd. I, S. 564.

73 Konstantinus Africanus (1020–1087) hat den verhängnisvollen Fehler begangen, daß er das Wort »gudam« mit »Lepra« anstatt mit »mutilatio« übersetzte. Er tat dies wahrscheinlich deshalb, weil sowohl in der Septuaginta als auch in der Vulgata das Wort Zaraat mit »Lepra« wiedergegeben wurde.

74 Paul Richter, Beiträge zur Geschichte des Aussatzes; Archiv für Geschichte der Medizin, Bd. 4 (1911), S. 325–326.

75 Richter, S. 327.

76 Noch in den 1930er Jahren sah ich im moslemischen Bereich Bosniens, der den Epidemiologen durch die Endemizität der extragenital übertragenen Lues bekannt war, wie Mütter oder Großmütter dem Säugling die Nahrung vorkauten und sie ihm anschließend in den Mund spiehen. Die gleiche Unsitte war im 18. Jahrhunder auch noch in Deutschland üblich.

77 Mit dem alten Fluch aus jener Zeit: »Daß dich das Mäusle beiß!« wünschte man einst seinem Mitmenschen die Mieselsucht, d. h. den unheilbaren Aussatz, an den Hals. Das für unsere Ohren so niedlich klingende »Mäusle« stammt von der einst grauenerregenden Krankheitsbezeichnung »misel« (= Aussatz). Im Altfranzösischen heißt Lepra »mesel«, bei Shakespeare »meazels«.

78 R. Virchow, Zur Geschichte des Aussatzes, besonders in Deutschland, Arch. f. prakt. Anatomie, Bd. 81, (1860–1861).

Hinzu kam, daß sich unter den Heimkehrern aus dem Heiligen Land (zuweilen) auch lepröse Adlige befanden.

79 Petit-Dutaillis, Étude sur la vie et le règne du Louis VIII, Paris 1894.

R. Virchow, Über Hospitäler und Lazarette, Berlin 1872.

80 Gewöhnlich wurden mutmaßliche Leprafälle erst durch Gerüchte, die in der Stadt umliefen, oder durch eine Anzeige der Nachbarn bekannt.

81 Egon Schmitz-Cliever, Das mittelalterliche Leprosorium Melaten bei Aachen in der Diözese Lüttich (1230–1550), Clio med. 7 (1972), S. 22–24.

82 Da man heute die Lepra für nicht mehr besonders ansteckend hält, wird die rigorose Absonderung, die man besonders im Mittelalter betrieb, oft als sinnlos bezeichnet. Da aber die Infektion vor allem im Kindesalter erfolgt, konnte man im kinderreichen Mittelalter durch die Entfernung Lepröser aus den Familien in vielen Fällen zumindest die Infektion der besonders anfälligen Kinder verhindern. Auch heute noch, wo zu Beginn der Erkrankung die Möglichkeit einer Heilung oft noch gegeben ist, besteht bei der Leprabekämpfung in den unterentwickelten Ländern eine große Gefahr darin, daß die Erkrankten sich verstecken, jahrelang im Schoß der Familie verborgen bleiben und auf diese Weise jüngere Geschwister oder auch eigene Kinder infizieren.

83 Da die meisten Leprösen, die eine solche Untersuchung vornehmen sollten, kein Latein konnten, wurden die Anweisungen zur Lepraschau in der jeweiligen Landessprache verfaßt. Laut einer holländischen Vorschrift soll der Untersucher bei der »Nadelprobe« dem Lepraverdächtigen sagen: »Ich will dik in den vôt steken!«, sticht aber nicht in den Fuß und fragt, wohin er gestochen habe. »Sprikt he denne: in den vôt – das is en teken der suke (ein Zeichen der Seuche)«.

84 So heißt es in einer Spitalordnung des Rates zu Erfurt vom Jahr 1389: »So einer aussätzig ist, und es nicht gestehen will, so soll er durch verständige Meister und Ärzte besichtigt und dem Befinden nach dahin gebracht werden, wo er hingehört, nicht aber unter den Leuten gelassen werden. Niemand in der Stadt soll einen Aussätzigen beherbergen.« (Virchow's Archiv, Bd. 18, S. 316).

85 Eine besonders traurige Begleiterscheinung dieses dunklen Kapitels der mittelalterlichen Kulturgeschichte ist es, daß auch hier – wie bei Hexenprozessen – so mancher absichtlich verdächtigt wurde. Auf diese Weise konnten Denunzianten mit Hilfe bestochener Beschauer sich eines unbequemen Gläubigers entledigen oder ein Vermögen erben.

86 Klingmüller, Die Lepra. In: Handbuch der Haut- und Geschlechtskrankheiten. Hrsg. von Jadassohn u. a., Bd. X, 2, Berlin 1931, S. 132.

87 Schell, Zur Geschichte des Aussatzes am Niederrhein. Archiv für Geschichte der Medizin 3, 1910, S. 336.

88 Ein aus dem Aussätzigenfriedhof von St. James in Ipswich geborgener Schädel bietet dafür ein Beispiel. Er wies viele Löcher auf, die die Metastasen eines bösartigen Tumors hineingefressen hatten. Zu seinen Lebzeiten dürften sie durch die Kopfhaut geeitert und wahrscheinlich für Aussatz gehalten worden sein.

89 Eine einzige Leprakapelle steht noch in Deutschland, in Stadthagen (Landkreis Schaumburg). Dort sind die eigenartigen Schlitze erhalten, die den unglücklichen Insassen des benachbarten Aussätzigenspitals erlaubten, von einem Anbau aus dem Gottesdienst in der Johanniskapelle beizuwohnen.

90 Aus Angst vor Ansteckung wurden die Kinder der Leprösen nicht über, sondern unter dem Taufbecken getauft, weil man fürchtete, das infizierte Taufwasser könnte als Überträger der Lepra dienen. Schrieb doch im Jahr 1439 ein Bürger von Hildesheim einen anonymen Brief, in dem er vor einer leprösen Frau warnte, die geäußert hatte, sie wolle in die Stadt gehen, um sich mit dem Weihwasser in dem Becken an den Kirchtüren zu waschen, damit die Krankheit über die ganze Stadt komme. (E. Becker, Geschichte der Medizin in Hildesheim. Zeitschrift für klinische Medizin, Bd. XXXVIII, Berlin 1899, S. 16.)

91 Die Melaten in Köln hatten für das Einsammeln von milden Gaben einen »Schellenknecht«, der auf Befehl des Rates ein gesunder Mann sein mußte.

92 Einen Aufzug von Leprösen, aus einer Straße kommend, stellt auch das großartige Gemälde von Pieter Brueghel, Der Streit Karnevals mit dem Fasten, dar. Man erkennt sie leicht an den braunen Pelerinen und den weißen Bändern um die Kopfbedeckung. In Amsterdam wurde die letzte Leprösenprozession im Jahr 1604 gehalten; sie wurde von dem holländischen Maler A. van Nieulandt (1587–1658) verewigt.

93 Der letzte Melate von Köln starb 1712.

94 Auch der Umstand, daß man zum Schutzheiligen der Lepra einen Bettler (Lazarus) gewählt hat, spricht dafür, daß die Lepra vorwiegend eine Krankheit der Armen und Bettler war. Heute noch bevorzugt die Lepra überall, wo sie endemisch vorkommt, die ärmeren Schichten des Volkes. Ihre Übertragung setzt, wie bereits erwähnt, einen langdauernden innigen Kontakt voraus. Diese Vorbedingungen sind vor allem in Elendsquartieren gegeben, wo auch infolge der sozial bedingten Unwissenheit die einfachsten Gebote der Reinlichkeit außer acht gelassen werden.

95 Neben dieser Schrift verfaßte Wilhelm von Tyrus die »Geschichte der in Übersee vollbrachten Heldentaten«, eine der besten Quellen für das Studium der lateinischen Königreiche.

96 Siehe auch René Grousset, Das Heldenlied der Kreuzzüge, Stuttgart 1951, S. 217. Régine Pernoud, Die Kreuzzüge in Augenzeugenberichten, Berlin 1961, S. 182.

97 Der aus Granada stammende Mekkapilger Ibn Dschubair, der auf seiner Hinreise vom 13. September bis 9. Oktober 1184 von Damaskus nach Akka unterwegs war und die Kreuzritter als Eindringlinge tödlich haßte, so daß sie in seinem Tagebuch nur als »verdammte Franken« vorkommen, vermerkte mitleidslos über den unglücklichen König Balduin IV., mit dessen Ableben man täglich rechnete:

»Dieses Schwein, der Herr von Akka, den sie König nennen, lebt abgeschieden und ist nicht zu sehen, denn Gott hat ihn mit Aussatz heimgesucht. Gott brauchte nicht lange zur Rache, denn die Heimsuchung befiel ihn in seiner Jugend und schloß ihn von den Freuden dieser Welt aus. Er ist armselig hier, aber die Strafe danach ist noch härter und andauernder.« (Ibn Dschubair, Tagebuch eines Mekkapilgers, Stuttgart 1985, S. 230).

98 Wo seit dem 18. Jahrhundert das Schloß La Malmaison steht, war einst ein Haus für Leprakranke (»Mal-Maison«). »Einen Ort glücklichster Erinnerungen« hatte es Napoleon genannt, dem düsteren Namen zum Trotz. Denn das Schloß war sein Lieblingsaufenthalt mit Josephine.

99 Manche glauben, daß das Wort »Lazarett« von dem venezianischen Leprosenheim abstammt, das sich in der Lagune auf der Insel San Lazzaro befand und nach Lazarus aus

Nazareth benannt war. Durch Verschmelzung der Namen Lazzaro und Nazareth entstand der neue Begriff, der auf deutsch zunächst »Lazareth« geschrieben wurde.

100 Heute verstehen Italiener unter »lazzarone« einen Tagedieb.

101 Auf den Merianschen Plänen verschiedener deutscher Städte kann man immer wieder die extra muros, meist vor den Stadttoren gelegenen Leprosorien sehen (M. Merian, Topographien. 1653).

102 In Köln und Aachen heißt heute noch der Ort des alten Aussätzigenheims Melaten. Im Rheinland wurde der Lepröse als »Melate«, in Holland als »Melatsch« bezeichnet. Beide Worte gehen zurück auf »Le mal Ladre« (mal Saint Lazare). Daher auch die französische Bezeichnung »Maladrerie« für Leprosorium.

103 In Hamburg erinnert an das außerhalb der Stadtmauern gelegene Leprosorium außer einer Kirche das Krankenhaus und der Stadtteil St. Georg. Ferner die Spitalerstraße, die seit dem 13. Jahrhundert als Zugangsweg zum St.-Georgs-Hospital für Aussätzige diente. Diese »Straße der Spitalen« hieß ursprünglich lateinisch »platea leprosorum«, woraus der Volksmund Rosenstraße bildete; »An dieser sah man einzelne mit Beuteln an langen Stöcken Almosen sammeln, in graue Mäntel gehüllt, mit Schellen an den Händen, die ihre Nähe verkündeten.« (Mönckeberg, Geschichte, S. 87).

104 So drangen z. B. in der älteren französischen Tristanbearbeitung von Béroul die Leprösen mit ihren Stöcken und Krücken auf Tristan ein, um ihm den Besitz der Yseut (Isolde) streitig zu machen.

Da Männer fast doppelt so häufig erkrankten wie Frauen, kam es einst in den Leprosorien oft zu Eifersüchteleien und sogar zu wilden Schlägereien zwischen den Leprösen, was ihnen den Ruf der sexuellen Geilheit einbrachte.

105 Auch in Frankreich nannte man die Leprösen mit einem Anflug von Grauen abwehrend »les bonnes gens« oder »les malades de Dieu, les chers pauvres de Dieu«.

106 Die Frankfurter Gutleutstraße erinnert an ein Leprosenheim, das als »Hospital der guten Leute« im Jahr 1283 gegründet wurde und damals außerhalb der Stadtmauer, zwei Kilometer flußabwärts gelegen war. Als weitere Stätte Frankfurts hat das »Klapperfeld« medizinhistorische Bedeutung. Es war der mit Mauer umgebene Hof für Aussatzkranke, die mit Klappern Gesunde vor dem Näherkommen warnen mußten.

107 Laut einer Legende soll Franziskus als Mitglied der jeunesse dorée von Assisi bei einem Ausritt in die Umgebung einen Aussätzigen getroffen haben, der mit lippenlosem Gesicht auf ihn zuwankte und ihm seinen fingerlosen Handstumpf entgegenstreckte. Franziskus, der von frühester Kindheit an Aussätzige verabscheute, wollte dem Bettler eine Münze zuwerfen und weiterreiten. Doch eine unsichtbare Hand schien ihm die Zügel anzuhalten. Verblüfft stieg er ab und schenkte dem Armen all sein Geld. Als er sich wieder auf sein Pferd schwang, warf er einen Blick zurück und sah zu seiner Verwunderung niemanden. Der Aussätzige war verschwunden. Jetzt erkannte er – so die Legende – »daß der Aussätzige kein Irdischer war, sondern ein himmlischer Bote, gesandt, um ihn zu prüfen und zu versuchen«. Nach Hause zurückgekehrt, kleidete sich Franziskus zur Bestürzung seiner Eltern und zur Erheiterung seiner bisherigen Gefährten in Lumpen, um sich der Pflege der Armen und Kranken zu widmen. Den Dienst am Kranken (als Personifikation Christi) empfand er als eine Art von Gottesdienst. »Nur wer Gnade übt, wird Gnade finden.« So wie er Lepröse pflegte, verlangte er desgleichen auch von seinen Brüdern, wie es in den »Fioretti di San Francesco« heißt, »um Christi Liebe willen, der ja selbst von uns als ein Aussätziger geachtet werden wollte.« (Ulrich Kuder, Der Aussätzige in der mittelalterlichen Kunst, in: Aussatz – Lepra – Hansen-Krankheit, Teil II, S. 249f.).

Auch in einer alten indischen Heiligenlegende, die sich um die Gestalt des Religionsstifters Buddha rankt, spielt die Lepra eine große Rolle. So soll den lebensfrohen adligen Jüngling Siddhartha die Begegnung mit einem Greis, einem Toten und einem Leprösen von der Bedeutungslosigkeit dieses Lebens überzeugt und zur asketischen Weltabkehr bewogen haben. Sogar Wunderheilungen wurden mit Buddha in Zusammenhang gebracht. Er ließ, so heißt es, oft Lepröse aus seinem Reisnapf essen, die dann von ihrem schweren Leiden genasen.

108 Ein weiterer Heiliger, der von den Leprösen verehrt wurde, ist St. Martin (317–397), der in seiner Jugend als Reiter im Gallischen Heer diente. Einst gab er an einem Wintertag einem frierenden Bettler die Hälfte seines Mantels (cappa), die er mit seinem Schwert abschnitt. Martin wurde später Bischof von Tours. St. Martin ist oft von Künstlern abgebildet worden, als Reiter, der seinen Mantel teilt. Der Bettler wurde meist als ein verkrüppelter Lepröser dargestellt.

109 Von diesem »Lepraspezifikum« erhoffte man sich vor allem eine »Schälung und Reinigung der leprösen Haut.«

110 In dem Epos »Engelhard«, entstanden 1275, erzählt Konrad von Würzburg eine Freundschaftsgeschichte über die zwillingshaft ähnlichen Knappen Engelhard und Dietrich. Als der eine vom Aussatz befallen wird, tötet der andere sogar seine Kinder, um mit dem Blut der Unschuldigen den Freund zu heilen. Die Heilung erfolgt, doch auch die Kinder sind wieder am Leben, nur an ihrem Hals ist als Zeichen von Gottes Wunder eine feine rote Spur zu sehen. Bei diesem blutrünstigen »Hohen Lied auf die Freundestreue« muß man an Goethe denken, der bereits bei der Geschichte des »Armen Heinrich« meinte, er würde den Ekel gegen das Thema schwer los und fühle sich beim Berühren dieses Buches selbst angesteckt.

111 Die gleichen Ansichten über die Ätiologie der Lepra und das Verschontbleiben der Juden vertraten auch die großen Theologen des 13. Jahrhunderts wie Albertus Magnus, Thomas von Aquin und Duns Scotus sowie der volkstümliche franziskanische Missionsprediger Berthold von Regensburg, die den Verkehr mit einer Menstruierenden wegen der Schädigung der Frucht als eine Todsünde bezeichneten. »An allen Kindern«, verkündete Berthold von Regensburg, »die in den Zeiten der Menses empfangen werden, wirst du keine Freude haben, denn sie werden entweder vom Teufel besessen oder aussätzig sein, oder sie bekommen die Fallsucht...« (F. Goebel, Die Missionspredigten des Franziskaners Berthold von Regensburg, 1875, S. 354f.)

112 Die Chirurgie von Heinrich von Mondeville. Hrsg. von J. L. Pagel, Berlin 1892, S. 422. Das Kapitel über die Lepra aus der Chirurgie Mondevilles ist von W. Knoll (unter der Ägide von Pagel) übersetzt worden in: W. Knoll, Ein Beitrag zur Geschichte der Lepra. Inaug.-Dissertation Berlin 1898. S. 20ff. Neben diesen Aussagen zur Gefährlichkeit des Menstrualbluts wirkt die entgegengesetzte Ansicht der Hildegard von Bingen nicht weniger seltsam. In »Causae et curae« empfiehlt sich zur Behandlung der Lepra Bäder mit Zusatz von Menstrualblut. Sie schreibt: »menstruum sanguinem, quantum habere poterit«. (Schulz, Die Abtissin Hildegard von Bingen, Ursachen und Behandlung der Krankheiten, München 1933, S. 196).

113 Kotelmann, Gesundheitspflege im Mittelalter, Hamburg 1890, S. 213.

114 Victor Fossel, Hygiene einst, Leipzig 1904, S. 23.

115 Auf den Ritterburgen gehörte das Bad seit den Kreuzzügen zur gepflegten Gastlichkeit. So heißt es z. B. um 1210 in Wolfram von Eschenbachs »Parzival«:

»Ihm stand zur mittlern Morgenzeit/vor seinem Bett ein Bad bereit,/wie es so Sitte war im Haus/und Rosen streut man drüber aus.«

116 So wie die Lepra zur Entfaltung des mittelalterlichen Badewesens geführt hat, so bewirkte später die Syphilis, die an die Stelle der erloschenen Lepra trat, die allmähliche Schließung der Badestuben.

117 Auch Heinrich von Mondeville beschreibt in seiner 1306 begonnenen »Chirurgie« (Tract. 3, doctrina 1, Kap. 17) eine ähnliche Symptomatologie der Lepra. Auch er hielt die Lepra für höchst ansteckend, doch seine kontagionistischen Überlegungen waren mit alttestamentarischen Vorurteilen über Unreinheit verquickt. Wenn z. B. mittelalterliche Ärzte, wie Hugo von Borgognoni, Gilbertus Anglicus, Gordon, Gaddesden u. a., die Entstehung des Aussatzes vom Beischlaf mit menstruierenden Frauen ableiteten, so spielt dabei noch die Ansicht eine Rolle, wonach die Frau während der Menses als unrein galt (Lev 15, 19–24). Dabei tauchte auch der Gedanke auf, daß ein mit einer menstruierenden Frau gezeugtes Kind leprös werden müßte.

118 Es dürfte damals ähnlich gewesen sein wie im 18. Jahrhundert bei der großen Pocken-

epidemie in Island. Diese raffte dort ein Drittel der Bevölkerung hinweg und fast alle Leprösen. 1768 gab es noch 280 Fälle. 1775 war die Lepra auf Island fast erloschen, ebenso auf den Shetland-Inseln.

119 Nach der interessanten, aber unbewiesenen Hypothese Chaussinands von der Kreuzimmunität zwischen Tuberkulose und Lepra soll die jahrhundertelange Durchimmunisierung der europäischen Bevölkerung mit der aktiveren Tuberkulose zur allmählichen Verdrängung der trägeren Lepra beigetragen haben. (R. Chaussinand, La Lèpre, Paris 1959).

Neuzeit

120 Dennoch gehörte die Lepra neben Pest und Syphilis auch noch im 16. Jahrhundert zu jenen Krankheiten, die man im Zorn seinen Mitmenschen an den Hals wünschte. So läßt z. B. Shakespeare den pessimistischen Menschenverächter Timon von Athen folgende Verwünschungen gegen seine Heimatstadt schleudern:

»... Mit Schwür' und Beulen
Sei ganz Athen besät, und ew' ger Aussatz
die Ernte; Atem stecke Atem an,
daß ihre Näh' gleich ihrer Freundschaft sei:
Gift durch und durch! ...«

121 Auch in Melaten, der großen Leproserie der Stadt Köln, wo die Zahl der Siechen von hundert auf neun gesunken war, ergab 1712 eine genaue Kontrolle der Ärzte und Chirurgen, daß von den Insassen nur eine Frau geringe Lepraanzeichen aufwies. Diese neun hatten von den außerordentlich reichen Pfründen ein recht gutes Leben geführt; durch die Untersuchung wurde der Schwindel aufgedeckt und die Einkünfte des Hauses von nun an zur Unterstützung armer Bürger verwandt. Etwa fünfzig Jahre später richtete die Stadt Köln in den Gebäuden der früheren Leproserie ein Zucht- und Arbeitshaus ein. 1810 wurde das Gelände in einen Friedhof umgewandelt.

122 Es hat darüber viele Auseinandersetzungen gegeben, ob der Aussatz im vorkolumbianischen Amerika schon vorhanden war oder erst von den Eroberern eingeschleppt wurde. Doch man hat weder an peruanischen Mumien noch an ausgegrabenen Knochen Krankheitsmerkmale entdecken können. Die Theorie der vorkolumbianischen Lepra gründete sich auf Gesichtsmißbildungen, die man an den alten Huacos oder Wasserkrügen in Peru, Bolivien und Ecuador fand. Die Tonkrüge wurden im Stil einer höchst naturalistischen Porträtierkunst hergestellt, viele Abbildungen weisen eine Verstümmelung von Lippen und Nase auf, die an Aussatz erinnern. Doch bei dieser Krankheit, die die Eingeborenen Uta oder Espundia nannten, handelte es sich um eine Form der Leishmaniose.

123 In die Vereinigten Staaten ist der Aussatz im 18. Jahrhundert ebenfalls durch den Sklavenhandel gekommen. Auch die Hottentotten Südafrikas waren, wie es heißt, »frei von Lepra«, bis im Jahr 1756 die Holländer Malaiensklaven von Java nach Kapstadt brachten. Von hier aus ist die Weiterverbreitung in das Transvaal und den Oranjestaat geschehen. Aufs neue angeregt und verstärkt worden wurde die Lepraverbreitung in Südafrika, als die Engländer seit der Mitte des 19. Jahrhunderts ihre ostindischen Soldaten an das Kap brachten. Bald waren auch die Kaffern Natals verseucht.

124 Marcus Cheke, Dictator of Portugal, A Life of the Marquis of Pombal, London 1938, S. 268.

125 H. Miller-Bailey/A. P. Nasatir, Lateinamerika. Von iberischen Kolonialreichen zu autonomen Republiken, München 1969, S. 356f.

126 Nach einer anderen Version hielt man sie für Abkömmlinge der Goten. Daher sollte auch ihr Name »Cagot« rühren, nämlich von »Canes gothi« (gotische Hunde). In der Bretagne wurde die Bezeichnung »Caquex« zum Synonym für Lepröse, und man bezeichnete Leprosorien auch als »Caquineries«.

127 Jacques Ruffié, Jean-Charles Sournia, Les Epidemies dans l'histoire de l'Homme, Paris 1987.

128 Heinrich Heine, Atta Troll. In: Sämtliche Werke, Bd. I, München 1969, S. 330.

129 Hinzu kam noch, daß die Juden anläßlich der mörderischen Pestpandemie von 1348/49 zusammen mit den Aussätzigen der Brunnenvergiftung bezichtigt und vielerorts vom aufgehetzten Pöbel wie jene verbrannt wurden.

130 Heinrich Heine, Geständnisse. In: Sämtliche Werke, Bd. II, München 1969, S. 794f.

131 Die Eindrücke, die Flaubert bei dessen Besuch gewann, führten vermutlich seine Feder, als er später in seinem historischen Roman »Salambo« den alten aussätzigen Karthager Hanno so beschrieb: »Seinen violett angelaufenen Lippen entströmte ein Hauch, der widerlicher war als die Ausdünstung eines Leichnams. Seine wimpernlosen Augen glichen glühenden Kohlen, von seiner Stirn hing eine rötliche Hautwucherung herab; seine Ohren standen weit vom Kopf ab, und die tiefen Falten, die halbkreisförmig um seine Nasenflügel lagen, verliehen ihm den abschreckenden Ausdruck eines wilden Tieres.« Und noch einmal kam Flaubert in seinem Werk auf die Lepra zurück, in einer Erzählung »La légende de Saint Julien l'hospitalier.« Julien, der einst schwer gesündigt hat, nimmt als Fuhrmann aus Mitleid einen Leprösen auf, der sich ihm später als Christus zu erkennen gibt, und wird von eigener Schuld erlöst.

132 Fast zur gleichen Zeit (1865) wurde die Krankheit nach Neukaledonien durch einen Chinesen eingeschleppt. Nach zwanzig Jahren hatten viertausend den Fluch geerbt.

133 Otto Karow, Die Lepra und ihre Therapie im Reich von Angkor. In: »Aussatz – Lepra – Hansen-Krankheit«, Teil I, S. 188.

134 Es wurde damals sogar behauptet, daß der Aussatz im katholischen Mittelalter sich vor allem deshalb so verbreitete, weil infolge der vielen Fastentage ungeheure Mengen an Fisch gegessen wurden und die Krankheit zu dem Zeitpunkt zu verschwinden begann, als Luther das Fasten abschaffte und damit den Fischkonsum auf ein Minimum reduzierte. Der letzte Hamburger Physikus Prof. Sieweking bemerkte 1950 lächelnd zu dieser skurrilen Theorie: »Ja, ja, ein solcher terrible Simplificateur hat sogar einmal gesagt, die Hanse sei durch den Fischhandel reich und mächtig geworden, bis ihr die Reformation durch Abschaffung der Fastentage, der Voraussetzung des Heringshandels, das Rückgrat gebrochen hat.«

Mikrobiologische Ära

135 Es ist kein Zufall, daß ausgerechnet ein im entlegenen norwegischen Bergen tätiger Arzt den Lepraerreger fand. Bergen nämlich, lange vor Oslo bereits Sitz der norwegischen Könige, war in der Hansezeit zum äußersten Vorposten des hanseatischen Nordseehandels geworden. Mit dieser günstigen Ausgangslage wurde Bergen später zunehmend wichtig als Sitz großer Reedereien, deren Schiffe – keineswegs nur als Walfänger – alle Weltmeere befuhren. Von den vielen tausend norwegischen Seeleuten, die ständig weltweit unterwegs waren, kehrten viele mit Lepra zurück. Landeinwärts vor den Toren der Stadt liegt das heute so idyllisch wirkende St. Jörgen Hospital. Auch für die bedauernswerten Menschen, die sich auf ihren Reisen den Aussatz zugezogen hatten, diente es als Leprosorium. Seit 1970 ist das St. Jörgen Hospital ein Lepramuseum und gleichzeitig der Standort der medizinhistorischen Sammlung Bergens. Das Lepramuseum gehört zu den ergreifendsten Dokumenten der europäischen Medizingeschichte.

136 Erst im Jahr 1962 konnte Sheppard durch subkutane Impfungen in die Mäusepfote Leprabakterien züchten. Bei der Vermehrung der Bakterien in der Mäusepfote ist die Verdoppelungszeit relativ lang. Sie beträgt bei Leprabakterien 2-3 Wochen, bei Tuberkelbakterien 12-15 Stunden und bei Kolibakterien ungefähr 60 Minuten. Daraus erklärt sich die lange Inkubationszeit bei Lepra. Das Temperaturoptimum der Leprabakterien liegt bei 27-30° C, und das dürfte der Grund dafür sein, daß diese Keime vor allem die Zellen der Haut und der peripheren Nerven befallen, wodurch die charakteristischen Entstellungen der Erkrankten verursacht werden.

137 Die wichtigsten Chemotherapeutika bei Lepra sind Dapson, Rifampicin und Chlofazimin. Da die Resistenz der Leprabakterien gegen Dapson und andere Chemotherapeutika zunimmt, wird heute eine Mehrfachkombination bevorzugt. Die Therapie dauert mindestens 6 Monate, kann aber auch jahrelang nötig sein.

138 Wie unbegründet diese Angst ist, kann man aus der einfachen Tatsache ersehen, daß in den mehr als neunzig Jahren seit dem Bestehen des amerikanischen Nationalen Leprosoriums in Carville (Louisiana) keine einzige Pflegerin, kein Arzt oder Zahnarzt, die alle täglich die Kranken berührten, sich mit Lepra angesteckt hatte.

139 Henry L. Mariot, Medizinische Meilensteine. Mainz 1954, S. 248.

MILZBRAND (ANTHRAX)

1 Außer Rindern und Schafen können auch noch Pferde und Schweine an Milzbrand erkranken. Gelegentlich kommt es auch bei Hunden und Katzen zu typischem Darmmilzbrand, wenn diese sich durch Fleisch von milzbrandkrankem Vieh oder durch Auflecken von dessen Blut infiziert haben.

Altertum

2 Für eine mörderische Seuche, die unaufhaltsam über ein Land hinwegzog, gebrauchte das Alte Testament vorwiegend das hebräische Wort »däbhär«, das Luther fast stets als »Pestilenz« übersetzte.

3 »Die Kadaver gefallener Thiere in den Nil zu werfen«, schreiben Robert Koch und Gaffky, »ist eine seit alten Zeiten in Egypten bestehende Sitte. So wurden beispielsweise in den Jahren 1876/77, als eine Seuche unter den Pferden herrschte, Pferdeleichen in großer Zahl im Nil und im Mamudieh-Kanal gefunden«. (Koch-Gaffky, Bericht über die Thätigkeit der zur Erforschung der Cholera im Jahre 1883 nach Egypten und Indien entsandten Kommission, Berlin 1887, S. 35).

4 Nach Geheimrat R. O. Neumann (Hamburg), der sich vor dem Ersten Weltkrieg zum Studium der Bilharziose in Ägypten aufhielt, kam es noch 1901 in Unterägypten zu einer schweren Milzbrandepidemie, von der die gleichen, in der »fünften Plage« erwähnten Tierarten, auch Pferde und Kamele, betroffen waren, wobei das Gebiet Gosen abermals ausgespart blieb (mündliche Mitteilung).

5 Das hebräische »schechin poreach aba 'buoth« wurde in der philologisch korrekteren Bibelübersetzung von Kautzsch als »Geschwüre, die in Blattern ausbrechen« (Ex 9,9) bzw. als »aufbrechende Geschwüre mit Pusteln« (9,10) übersetzt. Das Wort »schechin«, das von Kautzsch im Singular als »Geschwür« übertragen wurde, bezeichnet die Krankheit als Ganzes, während er den Plural »aba 'buoth«, der die multiplen Hautläsionen anzeigt, welche das Krankheitsbild der Pocken charakterisieren, treffend als »Blattern« bzw. »Pusteln« übertrug. (E. Kautzsch, Die Heilige Schrift des Alten Testaments, Leipzig 1846).

6 So kam es z. B. auch bei der vergeblichen Belagerung von Glatz im Milzbrandjahr 1807 durch Bayern und Württemberger (im napoleonischen Dienst) zu einem schweren Seuchenausbruch, von dem »zunächst die Pferde und dann die Mannschaften sowie deren Hunde« betroffen wurden. Infolge von Nachschubschwierigkeiten hatten die Soldaten, bei denen es neben »Hautkarbunkeln« auch zu foudroyant verlaufenden »blutigen Ruhren« (Darmmilzbrand) kam, »vom Fleisch der gefallenen Pferde gegessen und die Abfälle ihren Hunden vorgeworfen.« (P. Richter, Die Festung Glatz, Breslau 1828, S. 49).

7 So schrieb z. B. Thukydides über die attische Seuche, der damals auch Perikles zum Opfer fiel: »Das allerärgste an dem Übel war..., daß sich die Menschen bei der Pflege gegenseitig ansteckten und wie die Schafe wegstarben.« (Die Geschichte des Peloponnesischen Krieges II, S. 51).

8 Wo sich lederne Kleidungsstücke aus prähistorischer Zeit erhalten haben, vor allem an Moorleichen, zeigt sich, daß man zumeist die Haare an der Außenseite der Felle beibehalten hat, wie es auch teilweise heute noch, z. B. auf dem Balkan bei Hirtenmänteln, üblich ist.

9 Noch während des Dreißigjährigen Krieges spielten ungegerbte, nur getrocknete Schaffelle, die oft als Unterlagen für Rüstungen benutzt wurden, eine verhängnisvolle Rolle, zumal sie nicht selten von Milzbrandkadavern herrührten. (L. F. Bötticher, Beschreibung der pestilenzialischen Viehseuche, welche seit dem Jahre 1617 in Schlesien und anderen Ländern stark grassiret, Breslau 1713, S. 24).

10 Der sterbende Nessos, getroffen von einem mit dem Gift der lernäischen Hydra getränkten Pfeil, rät Deïaneira, sein Blut aufzufangen und aufzuheben, um sich an Herakles zu rächen: Denn wenn sie damit das Hemd ihres Mannes tränke, könne sie sich dessen Liebe erhalten. Als Deïaneira um die Treue ihres fern weilenden Mannes bangt,

sendet sie ihm ein mit Blut des Nessos getränktes Hemd. Als es Herakles anzog, wurde er von derartigem Brennen ergriffen, daß er es sich vom Leibe riß, wobei sich die Haut in Fetzen ablöste. Um den unerträglichen Schmerzen zu entgehen, ließ er sich auf einem Holzstoß verbrennen.

11 inficere = tränken, vergiften.

12 So wurde z. B. von dem arabischen Stammesfürsten und Dichter Emru al Kais (aus der vorislamischen Zeit) berichtet, daß ihm ein vergiftetes Hemd die Haut von den Knochen löste. Auch in einem deutschen Volksmärchen, das die Brüder Grimm (zwischen 1812 und 1814) aufgezeichnet hatten, heißt es: »Wenn sie zusammen ins Schloß kommen, so liegt dort ein gemachtes Brauthemd in einer Schüssel, und sieht aus, als wär's von Gold und Silber gewebt, ist aber nichts als Schwefel und Pech: wenn ers antut, verbrennt es ihn bis auf Mark und Knochen.« Eine Rettung sei nur, »wenn einer mit Handschuhen das Hemd packt und wirft es ins Feuer, daß es verbrennt.« (Brüder Grimm, Der treue Johannes, In: Kinder- und Hausmärchen, München 1949, S. 70).

13 Noch während des Dreißigjährigen Krieges wurden Gruppenerkrankungen von Darmmilzbrand, die man während einer Viehseuche auf den Genuß zweifelhaften Fleisches zurückführte, als »Blutruhren« bezeichnet. (Bötticher, S. 26).

14 Selbst Buddha (um 560–480 v. Chr.) scheint dem Darmmilzbrand zum Opfer gefallen zu sein, wofür neben der kurzen Inkubationszeit der foudroyante Verlauf seiner tödlichen Erkrankung spricht. Als er während seiner Wanderungen mit einer Schar von Schülern in den Mangowald von Pava kam, wurde ihm in der Behausung des Cunda als einzigem Eberfleisch zum Abendmahl vorgesetzt. Das Fleisch scheint verdorben gewesen zu sein, denn nach der Mahlzeit bat er seinen Gastgeber: »Was dir übriggeblieben ist von dem Eberfleisch, Cunda, das vergrabe in einer Grube. Denn ich sehe keinen in der Welt, der dies, wenn er es genießt, richtig verdauen könnte.« Schon am nächsten Tag erkrankte Buddha an blutigen Diarrhöen. Dennoch versuchte er mit äußerster Kraftanstrengung seine Wanderung fortzusetzen, wurde jedoch durch die immer häufigeren Darmentleerungen bald so entkräftet, daß ihm sein Lieblingsschüler Ananda in einem Gehölz eine Ruhestätte bereitete. Als Buddha sein Ende nahen fühlte, ermahnte er ihn, keine Vorwürfe gegen Cunda, dessen Abendmahl ihm den Eingang in das Nirwana ermöglichte, zuzulassen. (Julius Dutoit, Das Leben des Buddha, Berlin 1921, S. 117).

15 Anthrax (ἄνϑϱακος = Kohle, Brandbeule).

16 »Et simul ulceribus quasi inustis omne rubere Corpus, ut est, per membra sacer dum diditur ignis.« (Lukrez, De rerum natura).

17 Auch Dionysius von Halikarnass berichtet von einer Seuche, die zunächst das Weidevieh und ihre Hirten heimsuchte, dann auf die Stallungen und Bauern übergriff, unter den Vornehmen aber nur die Opferpriester betraf. (Antiqua Roma lib. IX., S. 623).

18 Niemand ahnte, daß sich die Opferpriester bei den Kulthandlungen infizierten, bei denen man aus den Kadavern der Opfertiere den Ausgang der Seuchen vorherzusagen versuchte. Doch diese Opfertiere aus verseuchten Herden trugen oft den tödlichen Keim schon in sich, der bei der geringsten Hautverletzung an der Hand des Haruspex zur Ansteckung führen konnte.

19 Das II. Buch der »Georgica« endet mit den Worten: »… nec longo deinde moranti tempore, contactos artus sacer ignis edebat.«

20 Jahrzehnte später ließ Seneca (4 v. Chr.–65 n. Chr.) in seinem Drama »Oedipus« (I., V. 181–188) den Chor Verse sprechen, in denen das charakteristische Merkmal der in Theben wütenden Plage als »sacer ignis« gekennzeichnet wird:

»O dira novi facies leti!
Gravior leto' – Piger ignavos
Alligat artus languor, et aegro
Rubor in vultu, et maculae caput
Sparsere leves; tum vapor ipsam
Corporis arcem flammeus urit,
Multoque genas sanguine tendit,

Oculique rigent et sacer ignis
Pascitur artus, resonant aures.«

21 Cornelius Celsus (25 v. Chr.–50 n. Chr.), der als Latifundienbesitzer Gelegenheit gehabt haben dürfte, den Milzbrand bei seinen Hirten mit eigenen Augen zu sehen, hat in seiner Schrift »De medicina« (lib.V., c. 28) die Pustula maligna als erster mit dem Terminus »carbunculus« (kleine Kohle) bezeichnet, weil dieser Primäraffekt, im Gegensatz zum Staphylokokken-Furunkel, in der Mitte eine blauschwarze Nekrose zeigt.

Mittelalter

22 Der Kirchenvater Cyprian, der seit 248 Bischof von Karthago war, berichtet von einer Seuche, die eine ungeheure Panik auslöste. Man glaubte über den Häusern jener, die krank werden sollten, Phantome zu sehen. Die Menschen waren so eingeschüchtert, daß sich viele von ihnen aus Angst zum Christentum bekehren ließen, wie es bei Cyprian heißt. Damals entstand die christliche Sitte, als Trauerfarbe schwarz zu tragen. Da in den zeitgenössischen Mitteilungen nichts über Drüsenschwellungen und Leistenbeulen erwähnt wird, wurde die sogenannte »Pest des Cyprian« von Richter u. a. als Milzbrand gedeutet, indem er sich auf Cyprians Schrift »De Mortalitate« beriefen, in der es heißt: »Die Eingeweide, die zu einem ständigen Durchfall erschlafft sind, verbrauchen die Kraft des Körpers… und werden von dauerndem Erbrechen geschüttelt. Manchen werden die Füße oder andere Glieder abgeschnitten, weil die Ansteckung der Krankheit Brand erzeugt.« (Paul Richter, Der Milzbrand im frühchristlichen Mittelalter, St. Petersburger med. Journal 1912, S. 60).

In Wirklichkeit dürfte es sich um eine Mutterkorn-Massenintoxikation gehandelt haben, bewirkt durch den Genuß von Brot, das aus unreinem, mit viel Mutterkorn (Secale cornutum) vermischtem Getreide gebacken war.

23 Dank einer magischen Ackerfurche (»čarobna brazda«), die von Mitternacht bis zum ersten Hahnenschrei mit einem Pflug um das Dorf gelegt werden mußte, hofften mazedonische Bauern noch Ende des vergangenen Jahrhunderts ihre Tiere vor Viehseuchen zu schützen. (Peter Živanović, Praznoverje u Makedoniji [Aberglauben in Mazedonien], Beograd 1919, S. 41).

24 Noch im Jahr 1787 schrieb Johann Peter Frank: »Während meinem Aufenthalte in Pavia ließ man allen Pferden auf den Tag des heiligen Antonius (St. Antonio del porco) auf einem freyen, vor der Kirche des Heiligen gelegenen Platze der Reihe nach ein Kreuz in die Stirnhaut einschneiden. Da ich meine Pferde dieser Prozedur nicht unterziehen ließ, erregte ich unschuldiger Weise nicht geringes Ärgerniss.« (Klaus Köhler, Ärztebriefe aus vier Jahrhunderten, Wien 1892, S. 131).

25 L. Preller, Römische Mythologie, Berlin 1858, S. 231. B. M. N. Lersch, Geschichte der Volksseuchen nach und mit Berichten der Zeitgenossen, Berlin 1896, S. 11. H. Schloßberger, Kriegsseuchen, Jena 1945, S. 50.

26 Bernouilli, Gregor von Tours, Leipzig 1901, S. 47. Das große Viehsterben im Jahr 800 führte der Erzbischof Agobadus auf eine von Grimoaldus, dem Herzog von Benevent, aus Feindseligkeit gegen Karl den Großen angestiftete Vergiftung der Felder und Wiesen zurück.

27 Den blinden Autoritätsglauben religiöser Fanatiker bezeichnet treffend ein Ausspruch, der nach der Erstürmung Alexandriens dem Kalifen Omar (um 581–644) in den Mund gelegt wurde. Auf die Frage, was mit der berühmten alexandrinischen Bibliothek geschehen solle, soll er geantwortet haben: »Wenn das in den Büchern Enthaltene mit dem Koran übereinstimmt, sind sie nutzlos, wenn nicht, sind sie schädlich und daher zu vernichten.«

28 Schrutz, Arabische Heilkunst, Prag 1903, S. 21.

Die Milzbrandpustel wurde auch noch mit dem Namen »Atchac« oder »al Humrah« bezeichnet.

29 Schrutz, S. 29.

30 Wie aus den »Summae confessionis« des Mittelalters zu ersehen ist, wurde z. B. der Arzt

bei der Beichte befragt, ob er bei seiner Tätigkeit an den Traditionen festhalte oder ob er es sich etwa einfallen lasse, nach seinem eigenen Kopf Heilmethoden auszuprobieren, die für die Patienten gefährlich sein könnten.

31 B. M. Lersch, Geschichte der Volksseuchen nach und mit den Berichten der Zeitgenossen, Berlin 1896, S. 83. Pierre Bouchet, Observationum medicarum et admirabilium, Paris 1624, S. 29.

32 Lersch, S. 95.

33 O. Wolff, Feldzüge der Mongolen. Leipzig 1871, S. 68.

Die Nomaden aßen das Fleisch und tranken das Blut ihrer Tiere. Der Mantel des Reiters war die Decke des Pferdes. Beide tranken aus dem gleichen Eimer. Bei der »Nomadenpest«, die einzelne Nomadenstämme samt ihren Herden in kurzer Frist vom Erdboden spurlos verschwinden ließ, ohne daß sie im Krieg vernichtet worden wären, könnte es sich um Milzbrand gehandelt haben.

34 Lersch, S. 98.

35 Die Macht des Ergotismus (Kribbelkrankheit, Mutterkornbrand) wurde in Deutschland durch die Verwendung verbesserter Dreschmaschinen zur Reinigung des Getreides und durch die Einführung der Kartoffel als Hauptnahrungsmittel im 18. Jahrhundert endgültig gebrochen.

36 So erwähnt z. B. der im 12. Jahrhundert in Spanien lebende arabische Arzt Avenzoar (Abû Marwan Ibn Zuhr) ein Massensterben, welches dadurch entstand, daß sich die Menschen während einer Hungersnot von Kräutern und faulem Fleisch ernährten. Schrutz, S. 29.

37 Die schwarzen Kutten der Antonitermönche waren mit einem blauen Kreuz in T-Form versehen, weil sich nach der Legende Antonius eines T-förmigen Stabes bedient hatte. Sein Attribut, ein Schweinchen, stellte ursprünglich wohl den Dämon der Wollust dar und wurde erst später auf eine besondere Hilfe des Heiligen bei Tierseuchen (Milzbrand und Schweinerotlauf) bezogen, die insbesondere unter den Schweinen ähnliche Verheerungen anrichteten wie das Antoniusfeuer unter den Menschen.

38 Die Benutzung des Glüheisens geht auf arabischen Einfluß zurück. Aus altüberlieferter Blutscheu verwendeten es die Moslems bis in die jüngste Zeit bei chirurgischen Eingriffen, um eine Blutung zu vermeiden. So hat Abu Kasim, der im Jahr 1013 in Cordoba starb, in seinem reich bebilderten Lehrbuch »Die Gewährung« (Al Tasrif) bei der Schilderung von Operationen das Glüheisen dem Messer vorgezogen. Die arabischen Ärzte betrieben auch keine Anatomie. Hatte doch Mohammed im Koran die Sektion verboten, selbst für den Fall, daß der Verstorbene im Leben die kostbarste Perle verschluckt hätte.

Sogar Fracastoro (1483–1553) plädierte bei Milzbrandkarbunkeln für die Anwendung des Glüheisens: »Es gibt Krankheiten, bei denen, falls nicht sofort Beistand geleistet wird, eine nachträgliche Hilfe zu spät kommt. Dazu gehören die Karbunkel, welche die Griechen Anthrax nennen, die Gangränen und insbesondere die Hundewut… Aus diesem Grunde wäre es erwünscht, daß diese Krankheiten sowie jene Mittel, die unverzüglich anzuwenden sind, bei der großen Menge bekannt werden. Die Priester hatten es bei der Hundewut besser eingerichtet als die Ärzte; zu ihnen wurden sogleich die Leute gebracht, die gebissen worden sind, denen sie dann mit glühenden Instrumenten die verletzte Stelle ausbrannten.« (Hieronymus Fracastoro, Von den Kontagien, den kontagiösen Krankheiten u. deren Behandlung, 3. Buch, 9. Kapitel).

39 In der rechten Ecke an einem Baumstumpf, aus dem giftig-gelbe Baumschwämme wuchern, ist das Papierblatt angeheftet mit dem Notschrei des Heiligen: »Ubi eras Ihesu bone, ubi eras? Quare non affuisti, ut sanares vulnera mea?« Das war das Gebet jedes Kranken an St. Antonius im Isenheimer Spital. »Wo warst Du, guter Jesu, wo warst du? Warum warst du nicht bei mir, meine Wunden zu heilen?«

40 Erasmus, Ratio seu methodus compendio perveniendi ad veram theologiam, Basel 1520, S. 171; vgl. auch: Morias Encomium Kap. 40, Colloquia, Militaria, LB I 642. J. Huizinga, Herbst des Mittelalters, München 1924, S. 230–232.

41 Auch in Hamburg, wo sich mehrere Gerbereien an der Binnenalster in der Nähe des

Zuchthauses befanden, gab es Ärger, da sich in ihrer Umgebung das auch zum Trinken benutzte Wasser infolge der ausströmenden Abwässer deutlich verfärbte, weshalb diese Betriebe nach der Außenalster verlegt werden mußten.

42 Der Name Abdecker bezeichnet den Mann, der einem toten Tier die »Decke«, die Haut, abnimmt. Bei dieser Tätigkeit lernten sie Körperbau und innere Beschaffenheit der Organe kennen, weshalb sie sich oft zu Tierärzten aufwarfen.

43 Gottfried Spranger, Krankheiten der verschiedenen Gewerbe, Linz 1828, S. 31.

Zu einer Zeit, als man bemüht war, auch die Gettoisierung der sogenannten unehrlichen Berufe aufzuheben, warnte Johann Peter Frank vor Verallgemeinerungen: »Wenn auch leidige Erfahrungen gelehrt haben, daß lasterhafte Abdecker, um unter Haustieren leicht tödliche Krankheiten zu verbreiten und hiedurch den Ertrag ihres Berufes zu erhöhen, selbst die Weiden vergiftet haben, so kann doch das Verbrechen weniger Mitglieder einer Classe von Menschen nicht auf alle gewälzt werden.« (J. P. Frank. System einer vollständigen medicinischen Polizey, Bd. VI, Wien 1819, 3. Supplementband, S. 81).

44 So berichtet z. B. der mikroskopierende Jesuitenpater Athanasius Kircher (1602–1680), daß in einem kleinen Ort bei Valenca im Juni 1647 plötzlich »eine Art Beulenpest« aufgetreten sei. Sie befiel zuerst nur Schuhmacher und Leute, die bei ihnen Schuhe gekauft hatten. Bei den Beulen, die entweder an den Händen oder an den Füßen auftraten, handelte es sich vermutlich um Milzbrandkarbunkel. Das für die Herstellung von Pantoffeln benutzte Leder aus Algier, wo die »Pest« heftig wütete, galt als Träger des Giftstoffes. (Kircheri Scrutinum pestis phys. med. 1740, S. 65).

45 Pierre Bouchet, Observationum medicarum et admirabilium, Paris 1624, S. 35.

Bei der »Beulen- und Lungenpest«, die während der Türkenzeit so häufig in der »Gerberei-Vorstadt« von Ofen (Buda) vorkam, ohne auf die übrigen Stadtteile überzugreifen, wie es bei der echten Pest üblich ist, dürfte es sich um Haut- und Lungenmilzbrand gehandelt haben. Waren doch die Betroffenen, wie der türkische Reiseschriftsteller Ewlija Tschelebi berichtet, fast ausschließlich Gerber, Kürschner und Lederarbeiter. Diese türkischen Gerbereien erklären auch, weshalb die Weiden unterhalb von Ofen (des heutigen Budapest) sogar nach Rückeroberung der Stadt durch die Österreicher (1686) noch lange als vergiftet galten. (Bál Jenö, Török idök [Türkenzeit], Budapest 1899, S. 21).

Als ein gefährlicher Milzbranddistrikt galt auch der Unterlauf der Niers in Holland: Der obere Teil dieses Flusses war früher wegen seiner Gerbereien bekannt, in denen Häute und Felle aus allen Teilen der Welt verarbeitet wurden.

46 Spranger, S. 30.

47 Einer der Buchbinder, die Prinz Eugen (1663–1735) aus Paris hatte kommen lassen, um alle Bücher seiner Bibliothek in roten Maroquin zu binden, erkrankte an Hautmilzbrand, den er sich vermutlich durch das Hantieren mit einer infizierten Ziegenhaut zugezogen hatte. (Spranger, S. 31).

Neuzeit

48 Bereits im 14. Jahrhundert trennten sich zuerst die Wollschläger von den Webern; sie hatten die Wolle zu reinigen, herzurichten und zu verspinnen. Das Garn kam dann zum Weber. Vom Webstuhl gelangte das Tuch in die Walke; auch die Walkerei wurde im 14. Jahrhundert ein eigenes Gewerbe. Ebenso das Handwerk der Tuchscherer, die das Tuch nach der Walke zu bearbeiten hatten. Am spätesten löste sich die Wollenfärberei von der Weberei los. »Keines dieser neuen Gewerbe blieb von den alten Übeln (Krankheiten) der Wollweber verschont.« (Spranger, S. 29).

49 Die Nachfrage nach der englischen Wolle wuchs in dem Maß, in dem sich einerseits die Manufakturen, andererseits die Transportmittel entwickelten. Zunächst fand die englische Wolle vornehmlich ihren Markt in Flandern; am Ende des 15. Jahrhunderts ging sie aber bereits bis nach Italien und Skandinavien. Diese Entwicklung läßt sich unter anderem anhand zweier Handelsverträge nachvollziehen, die Heinrich VII. 1490 mit Dänemark und Florenz abschloß. (L. Craik, The history of british commerce from the earliest time, 1844, Bd. 1, S. 203).

50 Der hohe Stellenwert, den die Wollweberei Ende des 15. Jahrhunderts im Textilgewerbe hatte, zeigt sich auch an folgender Erzählung Vasaris, des Biographen der Künstler der Renaissance: Der junge Michelangelo, den seine Eltern bei einem Wollweber in die Lehre gegeben hatten, mußte seine Leidenschaft zur Malerei verheimlichen, da die Eltern den Künstlerberuf eines Nachkommen der Grafen Canossa, von denen sie ihren Stammbaum ableiteten, für unwürdig hielten. Des Weberhandwerks aber schämten sie sich nicht. (Giorgio Vasari, Le vite de' piu eccelenti architetti, Pittori et Scultori italiani da Cimabue insino a' tempi nostri, Fiorenza 1568).

51 Durch die Bedeutung, die der Weltmarkt für die Wollarbeiter gewann, erweiterte sich ihr Horizont. Was für die anderen Bürger bloß ein Sonntagsvergnügen war –

»Ein Gespräch von Krieg und Kriegsgeschrei,
Wenn hinten weit in der Türkei
Die Völker aufeinanderschlagen.« –

war für die Beteiligten eine überlebenswichtige Angelegenheit. Der Transport der Rohstoffe, der Absatz ihrer Waren hing davon ab, ob etwa England im Krieg mit Frankreich sei und wie sich Flandern dabei verhalte, wie die Hanse mit Dänemark stehe, ob die Straße nach Nowgorod offen sei, ob der Kaiser Frieden mit Venedig mache usw. Wer für den Welthandel arbeitete, gab die Sicherheit des zünftigen Handwerkers auf.

52 J. Bohm, Schafzucht und Wollweberei, Leipzig 1880, S. 31.

In der chronologischen »Geschichte der Volksseuchen« von Lersch werden seit dem 13. Jahrhundert immer wieder auch Viehseuchen erwähnt, die besonders Schafe betrafen und auch auf den Menschen übergriffen, wobei Flandern und England oft heimgesucht wurden. So wird z. B. in den Jahren 1224 und 1225 in England unter Rindern und Schafen ein großes Sterben erwähnt. Die Brüsseler Annalen vermerken eine Seuche in Flandern im Jahr 1224 (S. 95). Im Jahr 1240 wütete die »Pest« in Belgien; auch diesmal sollen »Hunderte von Leichen in eine Grube gelegt worden sein. Die heftige Krankheit herrschte unter Mensch und Vieh in England.« (S. 97). »Im Jahre 1250 herrscht die ›Rinderpest‹ in Friesland. Der Gestank der faulenden Kadaver oder die Übertragung des Giftes erzeugte laut des Chronisten Menkon Karbunkel beim Menschen. In England, besonders in den Fens, herrschte die Rindviehseuche im Jahre 1252. An manchen Orten starb die Hälfte der Schafe weg. Um Michaelis brach nach starkem Regnen in England eine Seuche unter den Menschen aus. (Wolf nach Chron. londin)« (S. 98).

53 Spranger, S. 29.

54 Von den so entwurzelten Bauern, von denen Thomas Morus sagt, daß man sie zum Diebstahl zwang, wurden während der Herrschaft Heinrichs VIII. 72 000 große und kleine Diebe hingerichtet.

55 Nicht umsonst hieß es im 18. Jahrhundert, »Englands Wohlstand beruhe auf der Wolle«. Laut eines königlichen Erlasses mußte der Lordkanzler die Versammlungen des Oberhauses, auf einem mit Wolle ausgestopften und mit rotem Tuch überzogenen Kissen sitzend, leiten, als wolle man die Bedeutung dieses Rohstoffes seinen Untertanen auch symbolisch verdeutlichen. Bis zum heutigen Tag heißt deshalb der Sitz des Lordkanzlers im englischen Oberhaus »woolsack«. (Adolf Damaschke, Geschichte der Nationalökonomie, Jena 1918[10], Bd. I, S. 188).

56 Gustav Wustmann, Zur Geschichte sprichwörtlicher Redensarten, Leipzig 1895, S. 36.

57 Auch Robert Koch war der Meinung, daß man früher oft den foudroyant verlaufenden Lungenmilzbrand mit der Lungenpest und die Pustulla maligna mit der Beulenpest verwechselt hat. (Mündliche Mitteilung von Geheimrat Neufeld, der ein Mitarbeiter Robert Kochs war).

58 Aus England und Irland wird berichtet, daß es dort im Jahr 1500 zu einem großen Rindviehsterben kam. 1543 war die Sterblichkeit unter dem Vieh in England so groß, daß das Schaffleisch sehr teuer wurde. Zwei Jahre später wird dort sogar von einer »Pestilenz« der Schafe gesprochen.

59 Bál, S. 20.

60 Aus diesem Grund war auch im mongolisch-islamischen Bereich die Angst vor vergifteten Weiden und Brunnen sehr groß. Es hieß, der ägyptische Sultan Farag habe im Jahr 1400, als er vor Timur zurückwich, die Weiden und Brunnen seines Nachtlagers vergiften lassen, so daß Timur an Menschen und Pferden große Verluste hinnehmen und von der weiteren Verfolgung absehen mußte.

61 Noch 1778 berichtet Gyulai, daß Ungarn jährlich im Durchschnitt mehr als 150 000 Schafe allein durch Milzbrand (»lépfene«) verlor, obwohl die einheimischen Hirten die gefährlichen Weideflächen nur zu gut kannten und sie wohlweislich mit ihren Herden zu meiden versuchten.

62 Für Milzbrand spricht auch das Erkranken vieler Troßhunde, »die vom Aas der gefallenen Tiere gefressen hatten«.

63 Die Kavallerie galt im 18. Jahrhundert als die »Königin der Schlacht«. Betrachtet man Schlachtenbilder aus jener Zeit, so sieht man, daß die Entscheidung meistens durch die Reiterei fiel. Eine Armee ohne Reiterei war »ebenso hilflos wie ein Adler mit gelähmten Flügeln« (Spinola).

64 Ferdinand Tadra, Briefe Albrechts von Waldstein an Karl von Harrach 1625–1627, Wien 1897, S. 468.

65 Bál, S. 24.

66 L. F. Bötticher, Beschreibung der pestilenzialischen Viehseuche, welche seit dem Jahr 1619 in Schlesien und anderen Ländern stark grassiret, Breslau 1713, S. 18.

67 So schildert der Jesuitenpater Athanasius Kircher in seinem 1658 in Rom erschienenen Werk »Scrutinium pestis« eine Viehseuche, die vier Jahrzehnte vorher unter den Rinderherden in der Gegend von Neapel wütete und dann über 6000 Menschen dahinraffte, die vom Fleisch gefallener Tiere gegessen hatten. (Athanasius Kircher, Scrutinium physico-medicum pestis, Sectio I, Kap. 9).

68 Victor Fossel, Epidemien in vergangenen Jahrhunderten, Graz 1904, S. 29.

Eine ähnlich große Not brach über Breisach in Baden herein, als Herzog Bernhard von Weimar am 5. Juni 1638 die Stadt einschloß. In den Aufzeichnungen eines Offiziers heißt es: »Ein Pfund Pferdefleisch kostete 5 fl., ein Pfund ungebutzte und gekochte Pferdegedärme 8 Schilling, ein Pfund Hundefleisch 5 Batzen.«

69 Fossel, S. 30.

Noch während der Hungersnot im blockierten Dresden zur Zeit der Leipziger Völkerschlacht (16.–19. Oktober 1813) hat der zehnjährige Ludwig Richter (1803–1884) ähnliche Szenen erlebt: »Über die gefallenen Pferde, die auf den Straßen lagen, fielen die Franzosen her und schnitten sich das Fleisch heraus, wo dessen noch befindlich war.« (L. Richter, Lebenserinnerungen eines deutschen Malers, Leipzig 1944, S. 29).

70 Fossel, S. 31.

71 Ad. Wuttke, Volksaberglauben und Seuchenabwehr, Leipzig 1891, S. 23.

72 R. Froehner, Gegen Viehbezauberung und -besegnung, Veterinärhistorische Mitteilungen 17 (1937), S. 66f.

73 Zu Jeremias Gotthelfs Zeiten glaubte man noch fest an abergläubische Sitten des Mittelalters, worüber der biedere Schweizer Dorfpfarrer 1837 in seinem »Bauernspiegel« halb scherzhaft, halb wehmütig so berichtet: »Das waren noch die guten alten Zeiten, wo man in der Schule Religion lernte und nur Religion, und man vor lauter Religion den Wald nicht sah, wo man die Kinder mit der Rute einbalsamierte. Ach ja, das waren gottselige Zeiten, wo die Alten uns mit der Rute zur Schule prügelten, wo der Schulmeister uns mit der Rute empfing, wo man Hexen hatte statt Engel, in der Nacht vor Gespenstern bebte und vor dem Teufel zehnmal mehr Respekt hatte als vor Gott.«

74 J. Haartmann, Abhandlung der Königlichen Schwedischen Akademie, Bd. XX., S. 47.

75 Der Naturforscher Pallas (1741–1811), der von 1768 bis 1774 das östliche und südöstliche Rußland und Sibirien bis zum Amur bereiste, erwähnt, daß in den Steppen Südrußlands und Sibiriens eine Seuche vor allem das Vieh auf der Weide befällt und sich bei den Menschen meist in Form juckender Furunkel äußere, die den Eindruck bösartiger Bremsenstiche erwecken, weshalb man das Vieh auf den Weiden durch häufige Rauch-

feuer vor Bremsen zu schützen sucht. (P. S. Pallas, Reise durch verschiedene Provinzen des Russischen Reiches, 1777, Bd. II., S. 228).

1829 traf auch Alexander von Humboldt in Sibirien die Beulenseuche bei Menschen und Pferden an.

76 Ernst Almquist, Linné und die Mikroorganismen, Zeitschrift für Hygiene und Infektionskrankheiten, Bd. 63 (1909), S. 157.

Auch im Jahr 1823 sollen in Lappland die Rentiere massenhaft an dem Stich der »Furia infernalis« eingegangen sein und ebenso Wölfe, die von ihren Kadavern gefressen hatten. (Brooke Travels in Lapland and Sweden. – Heusinger Zeitschr. f. d. organ. Physik. B. I., S. 500).

77 Das würde einer Tiefe von etwa 2 Metern entsprechen, in der im Erdboden eine Versporung der Milzbrandbazillen nicht mehr erfolgen kann, da der Sauerstoff fehlt und die Mindesttemperatur von 14° C nicht zur Verfügung steht. Ohne von diesen epidemiologisch so wichtigen Tatsachen auch nur etwas zu ahnen, hatte man intuitiv die richtige seuchenprophylaktische Maßnahme getroffen, obwohl man mit dem tiefen Vergraben eigentlich nur das Freiwerden von Miasmen verhindern wollte.

78 Schmutzer, Tierseuchenbekämpfung in Nordtirol in der zweiten Hälfte des 18. Jahrhunderts, Archiv für Geschichte der Medizin 7 (1914), S. 275.

79 Ein kurfürstlich sächsisches Mandat vom 6. November 1753 ordnete an, daß »bei annoch anhaltender Viehseuche von dem kranken Vieh kein Fleisch verkauft werden solle.« Bereits 1716 erging im Hannoverschen ein Verbot über die Einfuhr geräucherten und gesalzenen Fleisches, »weil einige gewissenlose Ochsenhändler an verseuchten Orten Vieh schlachten und dessen Fleisch nachher geräuchert oder eingesalzen verkaufen.«

80 Placide-Justin, Histoire de l'île d'Hayti, Paris 1826, S. 120.

Auf der kleinen Insel Tortuga, die an der Nordwestküste von San Domingo (Haiti) liegt, bestand seit dem 17. Jahrhundert eine Kolonie von Seeräubern, die die zwischen Spanien und Kuba verkehrenden Schiffe überfielen und ausplünderten. Als Proviantbasis dienten den Piraten die Rinderherden von Haiti, auf die sie immer wieder Überfälle organisierten. Das so erbeutete Fleisch wurde zum Vorrat auf Holzrosten nach indianischer Art an der Sonne gedörrt. Die Indianer nannten diese Roste »bucan« und daher hießen die Proviantmeister »Bukanier« – ein Wort, mit dem man noch heute in England und Amerika Seeräuber, mitunter auch Börsenschieber bezeichnet. Stammte das Fleisch von Tieren, die mit Milzbrand infiziert waren, so konnten die Sporen durch die Trocknung an der Sonne selbstverständlich nicht abgetötet werden, und die Menschen, die davon aßen, starben. Noch 1943 soll eine Milzbrand-Epizootie auf Haiti mit einer ungewöhnlich großen Zahl von menschlichen Darminfektionen einhergegangen sein. J. H. Steele/R. J. Helvig, Anthrax in the United States, Publ. Hlth. Rep (Wash.) 68 (1953), S. 6161.

81 G. L. Mamlock, Friedrich des Großen Korrespondenz mit Ärzten, Stuttgart 1907, S. 12f.

82 1766, anläßlich einer Viehseuche in der Umgebung von Pinneberg, bekamen mehrere Bauern, die gefallene Schafe und Rinder enthäutet hatten, unter Frösteln »böse Beulen an den Armen«. Zwei von ihnen, bei denen der Dorfbarbier das Karbunkel geöffnet hatte, starben kurz danach mit hohem Fieber. Struensee, der Physikus von Altona, der sich zu Besuch beim Landdrosten von Pinneberg befand, verbot dem Barbier weitere Eingriffe und verordnete Kataplasmen (heiße Breiumschläge), »um die bösen Beulen, die von selbst reifen mußten, möglichst wenig zu irritieren.« Keiner der so behandelten fünf Bauern starb. (E. Meynert, Philipp Gabriel Hensler und seine Zeit, 1834, S. 68).

83 Wilhelm Rieck, Veterinär-historische Erinnerungen an Friedrich den Großen, Veterinärhistorische Mitteilungen 1935, Nr. 6.

84 Spranger, S. 32.

85 So bestand z. B. bei den südamerikanischen Gauchos, den berittenen Hirten, bis in die jüngste Zeit die Unsitte, »tote Wolle« zu sammeln. Unter dieser Bezeichnung verstand man die Wolle von Schafen, die jeden Winter, von Kälte oder Krankheit entkräftet, zwischen den Dornbüschen der Steppe zusammenbrachen. Waren die Kadaver nach einigen

Monaten genügend verfault, so »ließen sie die Wolle los«, und die umherschweifenden Gauchos konnten diese bequem in die mitgeführten Säcke pflücken. Die gegen Entgelt abgelieferte »tote Wolle«, die oft von milzbrandkranken Tieren stammte, wurde dann von den Administratoren der Estancias mit der gewöhnlichen Schurwolle von lebenden Schafen in Ballen gepreßt und versandt.

86 Durch das Sortieren und Verarbeiten nicht einwandfreier Wolle kam es noch um die Jahrhundertwende, besonders bei den Arbeitern der englischen und französischen Wollspinnereien (in Bradford und Nazamet), massenhaft zu Lungenmilzbrand.

87 Da es bekannt war, daß Hunde vom Fleisch gefallener Tiere oft erkrankten, war die einzige Sorge der Adligen, ihre Jagdhunde könnten sich womöglich an den Kadavern des Wildes anstecken.

88 Walter Guillaume, Briefe aus der Zeit des Ancien régime, Königsberg 1904, S. 61.

89 A. Jos. Montfils, D'une maladie fréquente, connue en Bourgogne sous le nom de Puce maligne, Journal de Médicine, vol. XIV. (1776), S. 500.

90 P. Thomassin, Dissertation sur le charbon malin ou la postule maligne, Dijon, Besançon et Paris, 1780. Chambon (père), Traité de l'anthrax ou de la pustule maligne, publié p. Chambon (fils), Neufchâtel et Paris 1781.

91 Sogar 1942 starben in Rußland 14 rumänische Soldaten, die alle gebratenes Fleisch eines Schafes gegessen hatten, an »Cholera«; aber die bakteriologische Untersuchung stellte Darmmilzbrand fest (Czickeli).

92 J. D. Larrey, Mémoires, Bd. I., S. 51–55. (Deutsche Ausgabe der Denkwürdigkeiten Bd. I., S. 12–13).

In dem Kapitel »Mémoire sur l'anthrax« (frz. S. 104–116, deutsch S. 28–36) weist er auf folgende Symptome des Anthrax hin: Kopfschmerzen, Schwindel, Appetitlosigkeit, Brechreiz, Atemnot, Singultus, Obstipation und Bildung von Brandschorfen, umsäumt von Bläschen (phlyctaines).

Mikrobiologische Ära

93 1836 gelang es dem Tierarzt Eiler in Sangershausen, durch Hundebisse Schafe zu infizieren, wenn der Hund soeben Milzbrandfleisch gefressen hatte.

94 Reiner Müller, Aloys Pollender, Deutsche Tierärztliche Wochenschrift 37 (1929), S. 736. Ders., Aloys Pollender (1800–1879), Münchner medizinische Wochenschrift 77 (1930), S. 114.

95 In seiner Abhandlung gibt Pollender allerdings bescheiden zu: »Über Herkunft und Entstehung dieser merkwürdigen und rätselhaften Körperchen weiß ich nichts zu berichten. Ebensowenig kann ich die Fragen, ob diese Körperchen im lebenden Milzbrandblute vorhanden sind oder ob sie erst nach dem Tode des Tieres als ein Produkt der Gärung oder der Fäulnis entstehen, ... beantworten.«

96 Reiner Müller, 80 Jahre Seuchenbakteriologie. Die Seuchenbakteriologen vor Robert Koch. Zbl. f. Bakt. 115 (1929).

97 Aloys Pollender, Mikroskopische und mikrochemische Untersuchung des Milzbrandblutes, Casper's Archiv für gerichtliche und öffentliche Medizin, Berlin 1855, Bd. 7, S. 103ff.

98 Wenn man weiß, daß Virchow in Zusammenhang mit dem Fleckfieber in den schlesischen Weberdörfern geschrieben hatte: »Je schlechter die Ventilation, umso schneller bildet sich im geschlossenen Raume das Typhusmiasma«, so wird man sich auch nicht wundern, daß er für Pollenders kontagionistische Studien kein Verständnis aufbrachte. Hatte er doch noch 1881 gegen Robert Koch die Anschuldigung erhoben, »daß junge Leute die Staatsautorität, die Firma des Kaiserlichen Gesundheitsamtes dazu mißbrauchten, um ihren unbewiesenen Lehren einen offiziellen Anstrich zu erteilen«.

99 Aus seinem noch im selben Jahr gedruckten Vortragsbericht »Überimpfung von Milzbrand« geht hervor, daß er die Natur seiner »petits corps filiformes« nicht erkannt und ihnen infolgedessen auch keine ursächliche oder diagnostische Bedeutung zugeschrieben hatte. (M. Rayer in: Compt.rend.Soc.biol. 141 [1850].)

100 »Der Haupteinwand, der gegen die Erregertheorie geltend gemacht wurde, war jedoch nicht bakteriologischer, sondern epidemiologischer Natur. Aufmerksame Beobachter hatten bemerkt, daß das Vorkommen von Milzbrandfällen beim Tier in enger Beziehung zur Bodenbeschaffenheit stand. Flußtäler, Sümpfe, Ufer von Seen, überhaupt ein feuchtes Milieu schienen die Seuche zu begünstigen. Aber auch die Witterungsverhältnisse übten einen entscheidenden Einfluß aus. Starke Niederschläge und Überschwemmungen sowie hohe Bodenwärme, wie sie in den Sommermonaten erreicht wird, ließen die Erkrankungsziffern hochschnellen. Und schließlich waren es bestimmte Bezirke, »Milzbrandwiesen«, auf denen Jahr für Jahr Infektionen vorkamen, ohne daß die Ursache dafür anzugeben war. Mit diesen Beobachtungen stand die Tatsache in Widerspruch, daß nach übereinstimmendem Urteil die beobachteten Stäbchen im Blut der Tiere nur eine relativ kurze Lebensdauer hatten.« (Rodenwald-Bader, Lehrbuch der Hygiene, 1951, S. 573).

101 Jacob Henle, Von den Miasmen und Kontagien und von den miasmatisch-kontagiösen Krankheiten, Pathologische Untersuchungen. Berlin 1840. Nachdruck durch K. Sudhoff, Klassiker der Medizin, Leipzig 1910.

102 In den Lebensbeschreibungen Robert Kochs wird gewöhnlich eine rührend naive Geschichte von einem Hartnackschen Mikroskop erzählt, das er von seiner Frau als Geschenk zu seinem 28. Geburtstag erhielt. Diesem »zufälligen Geburtstagsgeschenk« sei es zu verdanken, daß er neben Pasteur zum Begründer der Bakteriologie wurde. Man vergißt hierbei, daß Robert Koch bereits im Jahr 1866 als blutjunger Assistenzarzt in Hamburg Darminhalt und Sektionsmaterial zahlreicher Choleraleichen mikroskopisch prüfte, um das unbekannte Kontagium, das nach seinem Lehrer Henle die Infektionskrankheiten verursachen sollte, zu entdecken. Das Geburtstagsgeschenk konnte demnach nicht die Anregung zu einer neuen Beschäftigung, sondern nur die Erfüllung eines alten Wunsches sein.

103 Um das Hauptinstrument seiner Forschungen, das Mikroskop, zu vervollkommnen, fuhr Koch 1875 nach Jena, wo der Physikprofessor Abbé als wissenschaftlicher Leiter der optischen Werkstätte von Carl Zeiss wirkte. Koch trug Abbé seine Wünsche vor, und auf seine Anregung hin entstanden am Mikroskop ein neuer Beleuchtungsapparat und ein starke Vergrößerungen ermöglichendes Linsensystem, Errungenschaften, ohne die die moderne bakteriologische Forschung nicht vorstellbar ist. Erst nach der Rückkehr von dieser Reise machten Kochs Untersuchungen entscheidende Fortschritte.

104 Robert Kochs Ehefrau berichtet: »Das Arbeitszimmer von Koch teilte ich durch einen großen Vorhang in zwei Teile. In der ersten Abteilung war Koch als Arzt und in der zweiten als Forscher tätig... Ganz besonders schwierig war es für Koch, den Arzt mit dem Forscher zu verbinden. Jeder Arzt weiß, wieviel Patienten kommen, welche nur den Arzt stören und wenig krank sind. Da war es meine Aufgabe, dieses durch Ausfragen festzustellen. Auf diese Weise konnte Koch oft stundenlang bei seinen Arbeiten bleiben.«

Auch Pasteur stand, als er 1859 zum Administrator der École Normale in Paris und zum Leiter der wissenschaftlichen Abteilung dieser Anstalt wurde, als Laboratorium nur ein Hängeboden zur Verfügung, den man nur gebückt betreten konnte. Dennoch erzielte er unter diesen Arbeitsbedingungen eine Reihe von entscheidenden Entdeckungen.

105 Der wegen seines Sarkasmus gefürchtete »vortragende Rat im preußischen Kultusministerium«, Althoff, pflegte aufstrebenden Dozenten, die eine bessere Ausstattung ihrer Arbeitsstätte beantragten, unter Hinweis auf Robert Koch zu sagen, nach seinen Erfahrungen stände das Ergebnis der geleisteten Forschungsarbeit nicht selten im umgekehrten Verhältnis zur Größe und Ausstattung der Laboratorien.

106 R. Koch, Die Ätiologie der Milzbrandkrankheit, begründet auf der Entwicklungsgeschichte des Bacillus Anthracis, Cohns Beiträge zur Biologie der Pflanzen, Bd. II, 1876.

107 Das Heizen des Objekttisches erfolgte zunächst mit Hilfe einer kleinen darunterstehenden Petroleumlampe.

108 Mit Recht, meinte Kathe, war dies die medizingeschichtlich denkwürdige Stunde, in der das Primat der Bakteriologie von der Botanik auf die Medizin überging.

109 R. Koch, Die Ätiologie der Milzbrandkrankheit, begründet auf der Entwicklungsgeschichte des Bacillus anthracis, Cohns Beitr. Biol. Pflanzen 2 (1876), S. 277.

Mit dem Nachweis der Sporenbildung hat Robert Koch nicht nur die Grundlage für das Verständnis der Milzbrandepidemiologie geschaffen, sondern mit den mit der Sporenbildung, -keimung und -resistenz verknüpften Fragen das bis heute andauernde Interesse der Morphologen, Biochemiker, Genetiker und selbst Molekularbiologen an diesen Vorgängen geweckt.

110 Cohn berichtete begeistert nach Berlin. Doch die Hoffnung, der große Rudolf Virchow, der Begründer der Zellularpathologie, werde Verständnis für dies fundamentale Neue haben, erfüllte sich nicht. Zwar empfing Virchow den jungen, etwas unbeholfenen Kreisphysikus aus der Provinz, aber als Miasmatiker lehnte er seine Entdeckungen mit spöttisch-ironischen Bemerkungen ab. Auch überschattete die Pettenkofersche Boden-Grundwasser-Theorie noch alle epidemiologischen Überlegungen. Dennoch ließ sich Koch nicht entmutigen; er fotografierte allen technischen Schwierigkeiten zum Trotz seine Bakterien und schuf damit erstmalig wirklich einwandfreie Vergleichsmöglichkeiten, welche die bisher übliche Handzeichnung nicht bieten konnte. Er studierte die Erreger der Wundinfektionskrankheiten und berichtete über seine Feststellung auf diesem Gebiet anläßlich der 51. Tagung der Gesellschaft Deutscher Naturforscher und Ärzte im Jahr 1878. Bezeichnend für den Einfluß Virchows und seiner Schule war es, daß der offizielle Tagungsbericht überhaupt nichts Näheres über das Referat brachte.

111 Man benutzte flüssige Nährlösungen und versuchte eine Isolierung durch Verdünnungen zu erzielen, wobei man aus Mischkulturen am Schluß fast stets einen anderen Keim isolierte.

So schuf z. B. der berühmte Chirurg Billroth (1829–1894) eine besondere Verwirrung mit der paradoxen Namensprägung »Coccobacteriaseptica«: Demnach sollten Wund- und Eitermikroben bald Kugel-, bald Stäbchenform annehmen.

112 Noch im Jahr 1882, als Robert Koch das Tuberkelbakterium entdeckte, behauptete Nägeli in seinen »Untersuchungen über niedere Pilze«: »Ein System der Spaltpilze nach Gattungen und Arten mit den jetzigen Hilfsmitteln aufzustellen, hat keinen wissenschaftlichen Wert, denn wollte jemand wirklich behaupten, daß er mit den bescheidenen Merkmalen Genera und Spezies erkennen und unterscheiden könne, so würde er nur seine wissenschaftliche Unwissenheit bekunden.« Sein Schüler Hans Büchner glaubte nachgewiesen zu haben, daß ihm experimentell die Erzeugung von Milzbranderregern aus Heubazillen gelungen sei. In Wirklichkeit handelte es sich um eine Verwechslung von Subtilis- und Anthraxbazillen, die nach ihm noch manchem bakteriologischen Anfänger unterlaufen ist.

113 In Zusammenhang mit Pasteurs Milzbrandarbeiten sei erwähnt, daß er mit dieser Tierseuche und der Gefährdung ganz bestimmter Berufe seit seiner Kindheit vertraut war, besaß doch sein Vater in Arbois, am Fuß der ersten Jurahochebene, selbst eine Lohgerberei. Für die französischen Landwirte war der Milzbrand eine ständige Bedrohung. Die Bourgogne und das Nivernais, die Champagne, die Dauphiné und die Auvergne zahlten dieser mörderischen Seuche jedes Jahr einen furchtbaren Tribut. In der Beauce starben in einer einzigen Schafherde durchschnittlich 20 Prozent. In manchen Gegenden der Auvergne waren es 10 oder 15 Prozent. Manchmal raffte die Krankheit die Hälfte einer Herde hinweg. In Fontainebleau wie in Meaux trugen manche Landgüter den Namen »Milzbrandhöfe«. Andernorts sprach man von »verfluchten Weiden« oder »verwünschten Hügeln«.

114 Beim Studium der Hühnercholera konnte Pasteur feststellen, daß alle mit dem Erreger der Seuche geimpften Hühner starben, bis auf eines, dem eine bereits mehrere Wochen alte Mikrobenkultur eingespritzt worden war. Als er diesem Huhn einige Zeit später eine junge Kultur, die für alle übrigen Hühner tödlich war, injizierte, zeigte es sich dagegen unempfänglich. Es war, wie Pasteur scherzhaft bemerkte »vakziniert«. Pasteur fand heraus, daß die Alterung eine Verminderung der Toxizität des Erregers bewirkte. Aufgrund dieser immunologischen Erkenntnis suchte er später ähnliche Abschwächungsmethoden für den Milzbrand und die Tollwut.

115 Pasteur, Roux und Chamberland fanden bei oberflächlich vergrabenen Tierleichen noch nach 17 Jahren infektionsfähige Milzbrandsporen, woraus deutlich zu ersehen ist, welche Gefahr fahrlässig beseitigte Milzbrandkadaver bedeuten. So wurde z. B. auf einer Wiese ein an Milzbrand gefallenes Rind oberflächlich verscharrt und das sporenhaltige Gras von dieser Stelle in einer Scheune aufgestapelt. Nicht nur die damit gefütterten Tiere gingen an Milzbrand zugrunde, sondern auch später, als an dieser Stelle in der Scheune wieder Heu gestapelt wurde, blieben daran Sporen haften und verursachten neue Erkrankungen. Auch unter dem Weidevieh traten noch jahrelang Milzbrandfälle auf, wenn es die Stelle auf der Wiese aufsuchte, an der man einst den Milzbrandkadaver nicht tief genug vergraben hatte.

116 Koch hatte 1876 in seiner ersten Milzbrandarbeit darauf hingewiesen, daß es ihm nicht gelungen sei, Frösche sowie ein Rebhuhn und einen Sperling zu infizieren. Pasteur und seine Mitarbeiter machten 1878 die hohe Körpertemperatur der Vögel dafür verantwortlich und belegten dies mit dem Nachweis, daß die Infektion beim abgekühlten Huhn haftet, durch dessen Erwärmung aber wieder kupiert wird. Pasteur, Joubert, Chamberland. Sur le charbon des poules. C. R. Acad. Sci. (Paris) S. 87 (1878), 47.

117 Es war auch bekannt, daß sich Pasteur zugleich mit der Herstellung eines Impfstoffes gegen Tollwut beschäftigte, also auch einer »rein veterinärmedizinischen Angelegenheit«.

118 So hieß es z. B. in einer redaktionellen Notiz der »Presse Vétérinaire«: »Herr Pasteur kann nun zeigen, daß er sich nicht getäuscht hat, als er der verblüfften Akademie mitteilte, er hätte die Milzbrandvakzine entdeckt... Es ist unser heißer Wunsch, daß es Herrn Pasteur gelingen möge, als Sieger aus einem Turnier hervorzugehen, das lange genug gedauert hat. Aber gelingen muß es, das ist der Preis für den Triumph. Herr Pasteur möge nicht vergessen, daß sich neben dem Kapitol der Tarpejische Fels befindet.«

119 Damit spielte Gaffky auf eine Notiz in der frankophoben »Norddeutschen Allgemeinen Zeitung« an, wo gleich nach der Ankündigung des »Grande spettacolo in Melun« folgende Mitteilung zu lesen war:

»Als vor genau 100 Jahren der berühmte Zauberer Philadelphia nach Göttingen kam, um dort seine Kunst vorzuführen, ließ der Physikprofessor Lichtenberg noch vor seinem Auftreten einen Anschlagzettel drucken und an allen Ecken der Stadt ankleben, in dem unter anderem folgendes angekündigt wurde:

1. Nimmt er (der Zauberer), ohne aus der Stube zu gehen, den Wetterhahn von der Jakobikirche ab und setzt ihn auf die Johanniskirche, und wiederum die Fahne des Johanniskirchturms auf die Jakobikirche. Wenn sie ein paar Minuten gesteckt, bringt er sie wieder an Ort und Stelle. Alles ohne Magnet, durch bloße Geschwindigkeit.

2. Nimmt er sechs Lot des besten Arseniks, pulverisiert und kocht ihn in zwei Kannen Milch und traktiert die Damen damit. Sobald ihnen übel wird, läßt er sie zwei bis drei Löffel voll geschmolzenen Bleies nachtrinken, und die Gesellschaft geht guten Mutes und lachend auseinander.

3. Läßt er sich eine Holzaxt bringen und schlägt damit einen der Herren vor den Kopf, daß er wie tot zur Erde fällt. Auf der Erde versetzt er ihm den zweiten Streich, worauf der Herr sogleich aufsteht und gemeiniglich fragt: was das für eine Musik sei? Übrigens so gesund wie vorher.

4. Zieht er drei bis vier Damen die Zähne aus, läßt sie von der Gesellschaft in einem Beutel durcheinanderschütteln, ladet sie alsdann in ein kleines Feldstück und feuert den besagten Damen auf die Köpfe, die dann ihre Zähne rein und weiß wiederhaben!«

Die Folge dieses so witzigen Programms war, daß der Tausendkünstler in aller Stille auf Nimmerwiedersehen aus Göttingen verschwand. (Diesen Artikel zeigte mir 1941 am Robert-Koch-Institut Geheimrat Lockemann, der selbst ein Schüler Robert Kochs und zugleich ein profunder Kenner Lichtenbergs war.)

120 Kennzeichnend für Pasteurs erstaunliche Aktivität ist ein Brief seiner Frau an ihre Tochter, datiert vom Tag der zweiten Impfung in Pouilly-le-Fort: »Soeben bringt Dein Vater eine große Neuigkeit aus dem Laboratorium mit. Der unlängst trepanierte und mit Toll-

wut geimpfte Hund ist in dieser Nacht nach einer Inkubationszeit von nur 19 Tagen gestorben. Die Krankheit ist am 14. Tage ausgebrochen, und heute Morgen hat man von diesem Hund Gehirnstoff auf einen neuen Hund übertragen, ebenfalls durch Trepanation, die Roux mit unvergleichlicher Geschicklichkeit ausgeführt hat. Daraus folgt, daß wir von nun an so viel tollwütige Hunde haben können, als wir wünschen, und daß diese Experimente ungewöhnlich interessant sein werden.«

121 Pasteur, Chamberland et Roux, Compte rendu sommaire des expériences faites à Pouilly-le-Fort près Melun sur la vaccination C. R. Acad. Sci (Paris) 92 (1881), S. 1378.

122 René Vallery-Radot, Louis Pasteur. Sein Leben und Werk, Freudenstadt 1948, S. 510.

123 Vallery-Radot, S. 524.

124 Der Milzbrandkarbunkel beim Menschen heißt in Rußland »Sibirisches Geschwür« (»sibirskaja jaswa«), wegen der Häufigkeit der Krankheit in diesem Landstrich. In den Jahren 1864–1866 fielen ihr Tausende von Menschen zum Opfer.

125 Heinz Zeiss, Elias Metschnikow. Leben und Werk, Jena 1932, S. 45, 153. – Fortschr. Med. 7 (1889) 1–5.

126 Zeiss (siehe Anm. 125), S. 153–154. Fortschr. Med. (1889) 100–101.

Ein ähnliches Unglück ereignete sich später in Lübeck, als dort 1930/31 nach der Verfütterung der BCG-Vaccine 76 Säuglinge an Tuberkulose starben, weil die BCG-Kultur mit einem virulenten Tb-Stamm verwechselt worden war.

127 Es spricht für die menschliche Größe Metschnikows, daß er den kühlen Empfang in Berlin Robert Koch nicht nachtrug. Als im Jahr 1905 ein deutscher Hochschullehrer Metschnikow in einem langen Brief dazu bewegen wollte, für die nächste Nobelpreisverleihung den Entdecker der Spirochaeta pallida vorzuschlagen, antwortete Metschnikow umgehend in lakonischer Kürze mit unmißverständlicher Deutlichkeit: »Obwohl ich die Arbeiten von Schaudinn hoch schätze, so ist es mir unmöglich, auf Ihren Wunsch einzugehen, denselben als meinen Kandidaten für den Nobelpreis vorzuschlagen, da ich seit Jahren für Koch eingetreten bin. Solange Koch keinen Preis bekommt, werde ich prinzipiell keinen anderen Forscher empfehlen, da meiner Meinung nach die Verdienste von Koch für die Medizin bei weitem diejenigen seiner sämtlichen Concurrenten übertreffen.« Zeiss, S. 174.

128 Vor mehreren Jahren soll in der Sowjetunion ein fehlgeschlagenes Experiment mit einer ähnlichen biologischen Waffe viele Opfer gefordert haben.

129 Mehrere Versuche nach dem Krieg, Gruinard zu entseuchen, blieben erfolglos. Erst in den 80er Jahren setzte die britische Regierung ein umfassendes Desinfektionsunternehmen in Gang, das den britischen Steuerzahler umgerechnet 1,5 Milliarden Mark kostete. Seit ein paar Jahren weiden wieder Schafe auf Gruinard. Wenn man bedenkt, daß Milzbrandbazillen im Erdboden erst unterhalb einer Tiefe von 2 Metern keine Sporen mehr bilden können, kann man der Entseuchungserklärung nur skeptisch gegenüberstehen.

130 Hans Jonas, Das Prinzip Verantwortung, Versuch einer Ethik für die technologische Zivilisation, Frankfurt a. Main 1984, S. 36.

Siehe auch: H. Jonas, Technik, Medizin und Ethik, Praxis des Prinzips Verantwortung, Frankfurt a. Main 1987.

Tuberkulose

Altertum

1 Adolf Erman, Altägyptisches Leben, Breslau 1922, S. 17. Husten ist zwar nur ein Symptom, das bei verschiedenen Krankheiten vorkommen kann. Wenn damit aber eine bestimmte schwerarbeitende Menschengruppe charakterisiert wird, so denkt man in erster Linie an die Tuberkulose.

2 Papyrus Ebers, Das älteste Buch über Heilkunde. Aus dem Ägyptischen zum erstenmal vollständig übersetzt von H. Joachim, Berlin 1890.

Der Papyrus ist in erster Linie eine Rezeptsammlung mit zahlreichen Zaubersprüchen. Das Husten galt darin als wichtiges Zeichen einer Lungenerkrankung.

3 In zwölf Fällen bildet Honig den Hauptbestandteil der bei Husten anzuwendenden Mittel. Auch Inhalationen von Myrrhe und aromatischen Harzen wurden empfohlen. In den Papyri findet sich auch eine Beschreibung des ältesten Inhalators: »Du sollst sieben Steine holen und sie im Feuer erhitzen; du sollst einen davon nehmen und ein wenig von dem Heilmittel darauf tun und ihn mit einem Gefäß bedecken, dessen Boden durchlöchert ist. Durch dieses Loch stecke ein Schilfrohr: du sollst deinen Mund an dieses Rohr halten, so daß du den Dampf davon einatmest.« (Papyrus Ebers, 54; ebenso Berliner Papyrus, 46)

4 Papyrus Ebers, 37. – An einer anderen Stelle heißt es: »die Brust sei krank«. Papyrus Ebers, 95; siehe auch Berliner Papyrus, 13–18.

5 Klabund, Literaturgeschichte, Wien 1929, S. 22f.

Zur Zeit Ramses' III. streikten Arbeiter der Totenstadt von Theben. Die an ihre Arbeitgeber, die Priester, gerichtete Klage lautete: »Wir sind gekommen, weil wir hungrig und durstig sind. Wir haben keine Kleider, wir haben keine Fische und kein Gemüse.« (Turiner Papyrus, 42–28)

6 Man weiß z. B., daß in der 20. Dynastie »im Jahre der Hyänen, als man Hunger litt« aus den Gräbern Gold und Silber gestohlen und zum Kauf von Getreide verwendet wurde. Serge Sauneron, Hungersnot. In: Lexikon der ägyptischen Kunst, hg. unter der Leitung von Georges Posener, München/Zürich 1960, S. 110.

7 H. Brunner, Die Lehre des Cheti, Sohnes des Duauf, Ägyptologische Forschungen, Heft 13, Glückstadt/Hamburg 1944, S. 23 f. u. S. 85.

Chetis Ansprache an seinen Sohn endet mit der Schlußfolgerung: »Siehe, es gibt keinen Beruf, in dem einem nicht befohlen wird, außer dem des Schreibers. Er ist es, der selbst befiehlt.«

8 Auch heute noch werden Golderze im Pochwerk zerkleinert. In den Königsgräbern von Theben gibt es Darstellungen über den Wasch- und Schmelzprozeß der Goldgewinnung.

9 Diodoros Siculus, Historische Bibliothek, Stuttgart 1827, Bd. III. S. 258ff.

Auch der Grieche Agatharchides hat von den entsetzlichen Mühen und dem trostlosen Leben jener Sklaven berichtet, die unter den Ptolemäern zwangsweise in den ägyptischen Goldbergwerken arbeiten mußten. Im Talgrund des Wâdi Hammamât sind die Fördergänge aus dem Altertum von einer erstaunlichen Enge: »Höchstens Kinder oder zum Skelett abgemagerte Erwachsene können durch diese Schächte kriechen.« Schon der Hin- und Rückweg war oft mörderisch. Um die Goldgewinnung zu sichern, ließen bereits Sethos I. und Ramses II. zahlreiche Brunnen an den Wüstenwegen anlegen, die von Kuban und Edfu zu den goldhaltigen Quarzminen führten. (Jean Yoyotte, Gold. In: Lexikon der ägyptischen Kunst, S. 88 f.).

10 Geheimrat R. O. Neumann, der 1929 Japan, China und Indien besuchte, machte auf dem Rückweg (1930) Station in Johannesburg, um sich über die hygienischen Verhältnisse in den dortigen Goldbergwerken zu orientieren. Es schufteten bereits damals in den über 2300 (!) Meter tiefen Schächten rund 160 000 schwarze und 11 000 weiße Minenarbeiter. In einer Tagebuchnotiz, die mir Geheimrat Neumann zur Einsicht überließ, schrieb er:

»Das Gold liegt hier in stark quarzhaltigem Gestein als dünne Ader eingesprengt. Als das Bohren noch ohne Wasserberieselung des Gesteins vor sich ging, war die Steinstaubentwicklung ungeheuer und dementsprechend auch die Zahl der an Staublunge leidenden Bergleute. Als durch Einführung neuzeitlicher Bohrmaschinen noch viel größere Staubmengen beim Bohren und Brechen erzeugt wurden, führte der hohe Kieselsäuregehalt des eingeatmeten Steinstaubes zur Bildung von Quarzlungen, welche wegen ihrer häufigen Kombination mit Tuberkulose unter dem Sammelbegriff ›Bergmannsschwindsucht‹ (»Miners phthisis«) gefürchtet sind... Um die Goldmenge für eine größere Goldmünze zu gewinnen, muß oft eine Tonne Quarzgestein gefördert werden. Dennoch ahnt kaum jemand, wieviel Schweiß und Blut am unscheinbarsten Goldstück haftet! Das ›pecunia non olet‹ trifft vor allem für das Gold zu.«

11 Wenn man unter den vielen Mumien, die in Ägypten und Nubien untersucht worden sind, keine Fälle mit Lungentuberkulose finden konnte, so darf man nicht vergessen, daß die gewöhnliche Einbalsamierung, wie sie von Herodot geschildert wird, wohl meist die Lungenstruktur zerstört hat. (Herodot, Geschichten, 2. Buch Euterpe §§ 85–88)

12 Percival Pott, Remarks on That Kind of Palsy of the Lower Limbs which is Frequently Found to Accompany a Curvature of the Spine..., London 1799.

Untersuchungen, die von Sir Marc Ruffer und Dr. Wood Jones an Mumien gemacht wurden, ergaben Beweise für die Wirbeltuberkulose. Dieser Nachweis der Pottschen Krankheit wurde für Ägypten untermauert durch Figurinen von Buckligen, welche vermuten lassen, daß diese Infektion dort ziemlich häufig war.

13 Henry Sigerist, Anfänge der Medizin, Zürich 1963, S. 38ff.

Die Untersuchung von Skelettresten nach pathologischen Veränderungen wurde Ende des vergangenen Jahrhunderts im großen Maßstab von G. Elliot Smith und F. Wood Jones vorgenommen, die Tausende von Skeletten aus Nubien prüften. G. Elliot Smith, der auch in Kairo die königlichen Mumien untersuchte und katalogisierte, ließ mikroskopische Untersuchungen von mumifizierten Geweben durch Marc Armand Ruffer, Professor der Bakteriologie an der Medical School in Kairo, vornehmen. So wurde Ruffer zu einem der bedeutendsten Pioniere auf dem Gebiet der Paläopathologie. Von 1909 bis zu seinem tragischen Tod (er ertrank 1917 bei der Torpedierung eines britischen Schiffes im Mittelmeer) hat er eine Reihe brillanter Abhandlungen geschrieben, von denen die meisten nach seinem Tod unter dem Titel »Studies in the Paleopathology of Egypt« veröffentlicht wurden.

14 Im Museum von Gizeh wird ein Kinderskelett aus der 5. Dynastie (um das Jahr 2700 v. Chr.) aufbewahrt, das die Merkmale einer zweifellosen tuberkulösen Hüftgelenkentzündung zeigt.

15 Der durch eine große Eiterung bedingte Senkungsabszeß wurde bei der Balsamierung mit fremdem Material ausgefüllt. (G. E. Smith und M. A. Ruffer, Pottsche Krankheit an einer ägyptischen Mumie aus der Zeit der 21. Dynastie. Zur historischen Biologie der Krankheitserreger, hg. von Sudhoff und Sticker, 3. Heft, Gießen 1910).

16 Ellioth und Dawson, Egyptian Mummies, New York 1924, S. 160. Siehe auch: Wood Jones, Archeological Survey of Nubia, 1908, Bd. 2.

17 »Echnaton«, schreibt Friedell, »ist die erste Persönlichkeit der Weltgeschichte, die greifbar vor uns steht. Alle früheren verschwimmen im Nebel des Mythos oder sind unter dem Prozeß der historischen Verdichtung zu fleischlosen Gattungsbegriffen geworden. Echnaton aber ist unser Bruder, ja, fast unser Zeitgenosse.« (S. 303)

Wir sind über das Privatleben keines antiken oder mittelalterlichen Herrschers so genau orientiert wie über das von Echnaton. Auf zahlreichen Reliefs und Malereien ist er im Kreis seiner Familie mit seiner Frau und seinen sechs Töchtern als zärtlicher Vater und Ehemann dargestellt. Solche intimen Szenen aus dem Leben eines Herrschers waren früher verpönt. Auf einem Relief erscheint Echnaton, auf seinen Stab gestützt, während ihm seine Frau Nofretete heiter einen Blumenstrauß hinhält, an dem er riechen soll. Aber nicht nur infolge ihrer Intimität sind diese Szenen ungewöhnlich, sondern auch wegen der gnadenlosen naturalistischen Darstellung, bei der jedes anatomische, oft unästhetisch wirkende Detail betont wird. Daher erscheint uns die königliche Familie oft wie eine Ansammlung von morbiden, hektischen (schwindsüchtigen) Gestalten mit eingefallenen Gesichtern, eingesunkenen Brustkörben, kraftlos herabhängenden schlaffen Armen, abfallenden Schultern und welken Beinen.

»Alle seine Bilder«, schreibt Friedell über Echnaton, »zeigen einen Unterhöhlten, dem keine lange Lebensdauer bestimmt ist, alle seine Nachkommen dasselbe Leidenszeichen einer gebrochenen Vitalität.« (S. 315).

»Echnaton, der als 25jähriger seinem kranken, plötzlich verstorbenen Vater Amenophis III. folgte, war nach anderthalb Jahrzehnten seiner Reformtätigkeit so entkräftet, daß er sich entschloß, Sakere (Semenchkarê), den Gatten seiner ältesten Tochter Meri-aton (›von Aton geliebt‹) zum Mitregenten zu ernennen...« Bald darauf ist er im 43. Lebensjahr ins Grab gesunken. »Auch der ewig kränkelnde Semenchkarê (Sakere) starb bald im Alter von 25 Jahren, und sein jüngerer Bruder Tutenchamon, der Gatte der dritten Tochter Echnatons (die zweite war ebenfalls schon tot), wurde auf den Thron gesetzt. Sein ursprünglicher Name war Tutenchaton, ›lebendiges Abbild des Aton‹, aber unter dem Einfluß der Amonpriesterschaft änderte er ihn und übersiedelte von der Residenz seines Schwiegervaters in Amarna nach Theben, wo die alten Kulte wieder hergestellt wurden. Auch Tutenchamon erreichte kein hohes Alter...« Als er starb, war er kaum 18 Jahre alt. (Egon Friedell, Kulturgeschichte Ägyptens und des alten Orients, München 1953, S. 303–317).

Siehe auch: Christiane Desroches-Noblecourt, Leben und Tod eines Pharao, Tut-ench-amon, Berlin–Frankfurt/Main–Wien 1963, S. 158, 168.

18 Erst im Jahr 1922 stieß Howard Carter, der das Tal auf Kosten des Earl of Carnavon durchforschte, auf das vollständig verschüttete Grab. Alles war noch vorhanden, die ineinandergesetzten Sarkophage, die Statuen des Königs, der Goldschatz, die Grabausstattung und das Mobiliar, die vergoldeten Schreine, Alabaster- und Fayancegegenstände. (H. Carter, The Tomb of Tutankhamen, London 1927).

19 Ferner verkünden die Sprichwörter 12,4: »Eine tüchtige Frau ist die Krone ihres Mannes, / eine schändliche ist wie Fäulnis in seinen Knochen.« Schließlich lesen wir ebenfalls in den Sprichwörtern 14,30: »Ein gelassenes Herz bedeutet Leben für den Leib,/doch Knochenfraß ist die Leidenschaft.«

20 Auch die alten Inder litten schon so stark unter der Lungenschwindsucht, daß sie bereits an deren Vererbung glaubten. 1200 v. Chr. betont das Gesetzbuch des Manu, daß die Familien, in denen sich Schwindsucht zeigt, »nicht zu denen gehören, aus welchen der ›Zweimalgeborene‹, der Angehörige der drei oberen Kasten, sein Weib erwählt.« Diese Verordnung stellt das älteste hygienisch begründete Ehegesetz dar. (Iwan Bloch, Altindische Medizin, Leipzig 1904, S. 8).

21 Mesopotamien war in den biblischen Zeiten Mittelpunkt der bekannten Welt. Sämtliche Handelsstraßen, die aus Indien und China nach Phönizien und Ägypten führten, zogen durch das Zweistromland. Die Städte im Tal des Euphrat und Tigris wurden dadurch Umschlagplätze für den gesamten Tauschhandel Asiens. Babylon, dessen Sprachgewirr schon die Erzählung vom Turmbau veranschaulicht, wird vom Propheten Jeremia so geschildert:

»Babel war in der Hand des Herrn / ein goldener Becher, / der die ganze Erde berauschte.

Von seinen Weinen haben die Völker getrunken, / deshalb haben sie den Verstand verloren.« (Jer 51,7)

Und von Ninive verkündet der Prophet Nahum in der bildreichen, überschwenglichen Ausdrucksweise des Orients:

Du hast deine Händler zahlreicher gemacht / als die Sterne am Himmel.

Die Heuschrecken häuten sich / und fliegen davon.« (Nah 3,16)

22 R. Campbell Thompson, Assyrian Prescriptions for Diseases of the Chest and Lungs. Rev. Assyr. 1934, (31), S. 8

23 Thompson, S. 17.

24 E. Ebeling, Keilschrifttafeln medizinisches Inhalts, Arch. Gesch. Med. 1921 (13), S. 16.

25 Thompson, S. 2f.

Sowohl bei Thompson als auch bei Ebeling finden sich viele ähnliche Stellen.

26 Erman, S. 24.

Auch bei den Indern versuchten die Brahmanen als Vermittler zwischen Himmel und Erde, zwischen Gott und Menschen mit magischen Beschwörungsformeln zu erreichen, daß »das Fieber und mit ihm seine Schwester, der Husten« und »seine Kinder, die Auszehrung, in die Unterwelt ausfahren.« (Bloch, S. 11.)

27 Schon Celsus hat vier Kardinalsymptome der Entzündung hervorgehoben: »rubor (Rötung) et tumor (Schwellung) cum calor (Hitze) et dolor (Schmerz).« Galen fügt als fünftes Symptom der Entzündung die Functio laesa (gestörte Funktion) hinzu.

28 R. Labat, Traité akkadien de diagnostica et prognostica medicaux, Paris–Leyden 1951.

Bei einem anderen von Labat erwähnten Krankheitsbild dürfte es sich um Bronchitis handeln: »Wenn der Kranke unter Husten leidet, wenn seine Luftröhre während des Atmens voller Geräusche ist, wenn er Hustenanfälle erleidet...«

In einem ägyptischen Papyrus findet man den Satz: »Das Ohr hört darunter«. Manche vermuten hier den ersten Ansatz zur Auskultation.

29 B. Meißner, Babylonien und Assyrien, Heidelberg 1925, Bd. II, S. 295.

30 Thompson, S. 18.

Die Rezepte enthalten zuweilen auch Anweisungen über den Zeitpunkt, wann das Heilmittel bereitet oder eingenommen werden soll. Tränke wurden oft am Abend zubereitet und nachts »unter den Sternen« stehen gelassen. Wenn das Mittel abends genommen werden sollte, hieß es: »Er soll es trinken, wenn die Sterne aufgehen.« (H. E. Lutz, A Contribution to the Knowledge of Assyro-Babylonian Medicine, Am. Journ. Sem. Lang, 1919–1920 (36), S. 72ff.

Oft erfolgte die Anwendung der Mittel unter Aufsagen einer Beschwörungsformel. Noch 1938 erlebte ich als junger Arzt auf einer Malariastation in Dalmatien, wie sich Patienten (einheimische Bauern und Fischer) bei der Einnahme von Medikamenten bekreuzigten und dann noch ein »Pater noster« oder »Ave Maria« beteten.

31 R. C. Thompson, The Devils and Evil spirits of Babylonia, London 1903–1904, Bd. I, S. 77ff.

32 Thompson, Bd. I, S. 89ff.

33 Thompson, Bd. II, S. 29.

Unter den Keilschrifttafeln, die der assyrische König Assurbanipal (668–628 v. Chr.), der Sardanapal der Bibel, für seine große Bibliothek in Ninive sammeln ließ, befindet sich auch eine, auf der eine verzweifelte Beschwörung der vermutlich schon damals für unheilbar gehaltenen Tuberkulose steht:

»Böse Schwindsucht, arge Schwindsucht,
Schwindsucht, die den Menschen nicht verläßt,
Schwindsucht, die nicht auszutreiben ist,
Schwindsucht, die sich nicht entfernt,
Schlechte Schwindsucht!
Im Namen des Himmels, sei beschworen!
Im Namen der Erde, sei beschworen!«

(G. Contenau, La médicine en Assyrie et en Babylonie, Paris 1938).

34 A. Ungnad, Die Religion der Babylonier und Assyrer, Jena 1921, S. 289.

35 Hippokratische Schrift »Über Drüsen« (Περὶ ἀδένων), De glandulis. Darin wird das Gehirn als wichtigste Drüse beschrieben, die den überflüssigen Schleim aus dem Kopf in den übrigen Körper ableitet. In dem Buch »Über innere Krankheiten«, De affectionibus internis wird u. a. über die häufigsten Krankheiten der Lunge, Hämoptysis, Pneumonie und Schwindsucht berichtet.

36 Ähnlich wird auch im 1. Buch der »Epidemischen Krankheiten« bei der Schilderung einer massenhaften Erkrankung an Phthisis auf der Insel Thasos der Umweltfaktor berücksichtigt:

»Noch vor Beginn des Sommers und während seines Ablaufes kamen viele der bereits länger an Phthisis kränkelnden zum Liegen. Bei einigen entwickelten sich die bislang unsicheren Zeichen zur eindeutigen Schwindsucht. Bei anderen begann das Leiden, und zwar besonders bei solchen, deren Natur zur Schwindsucht neigte. Von allen diesen starben viele, sogar die Mehrzahl. Ich glaube nicht, daß von den bettlägerig gewordenen auch nur ein einziger eine normale Krankheitsdauer erreicht hat. Sie starben alle weit schneller, als es sonst in solchen Fällen zu beobachten ist. Das war um so überraschender, als die anderen Krankheiten, und zwar sowohl die chronischen wie akuten durchaus normal abliefen und niemand an ihnen starb. Nur die Schwindsucht allein tötete triumphierend über die anderen Krankheiten in dieser Zeit alle die vielen Menschen.« (I, 2)

Als ich 1940 einmal Prof. Bruno Lange, dem Direktor der Tuberkuloseabteilung am Robert-Koch-Institut, den hippokratischen Bericht über eine Tuberkuloseepidemie auf der Insel Thasos zeigte, sagte er: »Das ist bei einer Inselbevölkerung, die zuvor noch niemals mit Tuberkulose in Berührung gekommen war, durchaus denkbar.«

37 »Über Krankheiten«, Buch II (Περὶ νούσων β' – De morbis liber II.) Kap. 61 bzw. Kap. 59.

38 Der griechische Patient verlangte einst eine Prognose. Die Diagnose konnte er nicht kontrollieren, wohl aber die Prognose.

39 Da sich aber die Prognose im Verlauf der Krankheit durch unvorhergesehene Komplikationen ändern kann, war stets höchste Vorsicht geboten. Viele ärztliche Prognosen erinnern daher an den unfehlbaren Orakelspruch »Ibis redibis non morieris in bello«, der, je nachdem, ob man die Sprechpause vor oder nach dem Wörtchen »non« einsetzte, bedeuten konnte: »Du wirst zurückkehren, nicht im Krieg fallen«, oder im Gegenteil: »Du wirst nicht zurückkehren, wirst im Krieg fallen«. Ein klassisches Beispiel der hippokratischen Prognostik mit ungünstigem Vorzeichen ist der Symptomkomplex, der sich am Gesicht vieler Sterbenden unterschiedlicher Krankheiten beobachten läßt und heute noch als »Facies hippokratica« bezeichnet wird: »Die Nase spitz, die Augen hohl, die Schläfen eingefallen, die Ohren kalt oder zusammengezogen, die Ohrläppchen abstehend, die Haut der Stirn hart, gespannt und rauh, die Farbe des Gesichtes grün oder fahl.« Besonders häufig beobachtete man diesen Symptomkomplex bei Schwindsüchtigen im Endstadium.

40 Es handelt sich um eine der frühesten Reden des Isokrates, die unter dem Namen »Aeginetikos« bekannt ist.

41 Auch die Verwandten, darunter die uneheliche Schwester, hatten aus Angst vor Ansteckung den Kranken gemieden.

42 Das Werk »Problemata« hat der Herausgeber der Gesamtedition des »Corpus Aristotelicum«, J. Becker (1831–1870), als Nr. 25 eingestuft. Die Schrift ist späthellenistisch. Die angeblich von Aristoteles geäußerte Meinung in bezug auf die Übertragbarkeit der Phthise durch den Atem des Erkrankten wurde von den Arabern im Mittelalter erhalten, so z. B. bei Avicenna (Canon 1, II, fen II, doctr. I, c. 8. Ed. Venet. 1564, I, 87).

Die Vorstellung, daß dem Mund Unreines entströme, ist uralt. Die Priester des Zarathustra (um 1000 v. Chr.) trugen bei ihrem Feuerkult (wie heute die Chirurgen) eine Mundbinde (paitidana), damit ihr Hauch nicht die auf dem Altar lodernde Flamme besudle.

43 Die Mietshäuser wuchsen gewaltig in die Höhe. Es gab Wohnungen von solcher Höhenlage, daß eine Rettung bei Feuer unmöglich war. Baupolizeiliche und hygienische Vorschriften in bezug auf die Ausstattung der Wohnungen gab es kaum. Kellerwohnungen schlechtester Art waren in erheblicher Zahl vorhanden. Allerdings ermöglichte das südliche Klima, daß sich ein großer Teil des täglichen Lebens auf den Straßen abspielte.

44 Bei den Römern benutzte Plinius der Ältere erstmalig den Terminus »Cachexia« für Auszehrung, mit dem auffallenden Symptom des Blutspeiens (»sanguinem ejicere«). Nach diesem Symptom bezeichnete Aemilius Macer im ersten nachchristlichen Jahrhundert den Schwindsüchtigen als »Haemophthisicus« (»Blutspucker«).

45 Aus Ciceros Briefen erfahren wir auch einiges über die Mieten. Er schreibt an Attikus im Jahr 44 v. Chr., daß er aus den zur Mitgift seiner Gattin gehörenden Mietshäusern in den »plebejischen Vierteln« eine jährliche Rente von 17 400 M beziehe (XVI, 1).

46 Die Berichte, daß Herophilos und Erasistratos zum Zweck anatomischer und chirurgischer Studien Vivisektionen vorgenommen hätten, gehören wahrscheinlich genauso in den Bereich der Legende wie die Geschichte von der Vivisektion einer scheintoten Jungfrau durch Vesal.

47 Auch Galen empfahl Schwindsüchtigen einen Aufenthalt in den Bergen, besonders am südlichen Abhang des Vesuvs, aber auch im exklusiven Badeort Stabiae. Zur Diät verordnete er besonders Milch, Hühner und Schinken, zur Therapie Opium. Er verschrieb für jeden Tag eine genaue Diät und stand wohl auch in Verbindung mit einer Art von Sanatorium in Stabiae. (Joseph Walsh, Galen's Treatment of Pulmonary Tuberculosis, Amer. Rev. of Tubercul., 24 (1931), S. 1–41).

48 Die hygienischen Vorschriften des Arztes Archigenes, der zu Kaiser Trajans Zeiten in Rom wirkte, lassen ahnen, wie sinnvoll diese Einrichtungen waren. Durch eine Aufzeichnung des Aretaios von Kappadokien ist folgende Vorschrift des Archigenes erhalten geblieben: »Das Zimmer des (Fieber-)Kranken soll geräumig, luftig und je nach der Jahreszeit gut temperiert sein. Die Wände haben glatt, ohne Vorsprünge und ohne Malereien zu sein. Jede Unebenheit beschäftigt nämlich den Kranken und Wandmalereien veranlassen leicht zu Halluzinationen. Ob das Zimmer hell oder dunkel sein soll, hat vom Zustand des Kranken abzuhängen. Als gutes Omen gilt, wenn das Licht beruhigend wirkt. Ruhe muß nicht nur im Zimmer, sondern im ganzen Hause herrschen, denn jeder Lärm stört das geschärfte Ohr des Kranken.« (Georg Ilberg, Das neurologisch-psychiatrische Wissen und Können des Aretäus von Kappadokien, Zeitschrift für die gesamte Neurologie und Psychiatrie, 1923).

49 Aretaeus, Von der Phthisis, Kap. VIII. Zitiert nach: Die auf uns gekommenen Schriften des Kappadocier Aretaeus, aus dem Griechischen übersetzt von A. Mann, Wiesbaden, 1858, S. 52–54.

Der Volksmund bezeichnete noch in jüngster Zeit jugendliche, flach- und schmalbrüstige Astheniker als »Schwindsuchtskandidaten«. Stammten solche Individuen aus tuberkulösen Familien, so wurde ihnen von Laien gerne ohne weiteres eine vererbte Tuberkulose angedichtet. Es gibt aber keine angeborene, also auch keine vererbte Tuberkulose. Die tuberkulöse Mutter bringt das Neugeborene ohne tuberkulöse Krankheitszeichen zur Welt. Nicht einmal die Tuberkulinproben fallen bei dem Kind positiv aus. Wohl aber ist das Neugeborene in einem tuberkulösen Milieu in hohem Maß der Gefahr ausgesetzt, nicht nur frühzeitig von einem erkrankten Familienmitglied auf dem Weg der Tröpfcheninfektion, Schmierinfektion, Staubinfektion angesteckt zu werden, sondern auch an Tuberkulose zu erkranken.

50 Theodor Meyer-Steineg, Das medizinische System der Methodiker, eine Vorstudie zu Caelius Aurelianus »De morbis acutis et chronicis«, Jena 1916, S. 67.

51 Wie lange die Anwendung des Speichels in der Volksmedizin fortlebte, ersieht man auch daraus, daß er in der Oberpfalz noch um die Mitte des 18. Jahrhunderts das »Pflaster der Bauern« genannt wurde. (Fr. Schönwerth, Aus der Oberpfalz. Sitten und Sagen, Augsburg 1859, Bd. III, S. 243).

52 Seligmann, Der böse Blick, Breslau 1912, S. 21.

Noch 1938 sah ich in Split (Dalmatien), wie eine Amme das ihr anvertraute Kleinkind ganz plötzlich anspuckte. Auf meine verwunderte Frage wurde mir von den Umstehenden erklärt, das sei geschehen, um das Kind vor dem schädigenden Einfluß einer »Jettatore« (d. h. einer Frau mit bösem Blick) zu schützen.

»Beim Anblick eines walachischen (rumänischen) Priesters spuckten die Siebenbürger Sachsen aus, um den vermeintlichen bösen Einfluß zu brechen.« (Josef Haltrich, Zur Volkskunde der Siebenbürger Sachsen, Wien 1885, S. 320).

In der Oberpfalz glaubte man sogar, durch unvermutetes Anspucken könne man Bleichsüchtige und Gelbsüchtige heilen (Fr. Schönwerth, Aus der Oberpfalz. Sitten und Sagen, Augsburg 1859, Bd. III, S. 270).

Siehe dazu auch: Wuttke, Der deutsche Volksaberglaube der Gegenwart, Berlin 1900, S. 184, 251).

53 »Noch heute«, schreibt Thieme, »leben in unserer Mitte jüdische Menschen, zu deren Jugenderinnerungen es gehört, wie ihresgleichen als Kinder Jahr für Jahr in Polen von Karfreitagsprozessionsteilnehmern aus den Treppenhäusern, in die sie bei Nahen des Zuges geflüchtet waren, herausgeholt und so lange geschlagen wurden, bis Blut floß.« (Karl Thieme, Judenfeindschaft, Frankfurt am Main und Hamburg 1963, S. 68).

54 In der Wiener Kalvarienberg-Kirche (im 17. Gemeindebezirk Hernals) befindet sich die Barockplastik des »Körberl-Juden«, von dem es hieß, er habe sogar die Nägel vom Kreuz Christi verschachert. Nach der Karfreitagspredigt pflegte die aufgehetzte Menge den »Körberl-Jud« zu beschimpfen, zu bespucken und mit Faustschlägen so zu traktieren, daß ihm fast die Nase abgeschlagen wurde, bis sie die Kirchenleitung durch eine eiserne ersetzen ließ. »Körberl-Jud« war der Spitzname des jüdischen Hausierers mit dem als »Körberl« bezeichneten Bauchladen.

55 William Shakespeare, Der Kaufmann von Venedig, übersetzt von A. W. von Schlegel, I. Aufzug, 2. Szene. In: Sämtliche Werke in drei Bänden, Bd. I, Komödien, München 1988, S. 608f.

56 O. Stählin, Eusebius von Caesarea, Kirchenhistoriker und Biograph Kaiser Konstantins, Leipzig 1911, S. 34.

Mittelalter

57 Adolph Franz, Die kirchlichen Benediktionen im Mittelalter, Freiburg i. Br. 1909, II. Bd., S. 561.

Einst glaubte man auch, »im Wirbelwind tanzen die Hexen«, darum müßte man in die Staubsäule hineinspucken, wenn sie vorbeibraust, sonst bekäme man einen bösen Ausschlag oder Schwindsucht. (Adalbert Kuhn, Sagen, Gebräuche und Märchen aus Westfalen und einigen anderen, besonders den angrenzenden Gegenden Norddeutschlands, Leipzig 1859, I. Bd., S. 93 u. 290)

Siehe auch: Paul Drechsler, Sitte, Brauch und Volksglaube in Schlesien, Leipzig 1906, II. Bd., S. 280

58 Zitiert nach Aly Mazahéry, So lebten die Muselmanen im Mittelalter, Stuttgart 1957, S. 36.

Der von den Moslems so sehr verehrte schwarze Meteorstein wird als die rechte Hand Allahs auf Erden angesehen. Der andalusische Weltreisende Ibn Dschubair besuchte die Kaaba im Jahr 1183. Die Speichelschicht auf dem schwarzen Stein störte den frommen Moslem überhaupt nicht. Voller Entzücken schreibt er: »Wenn der (von Speichel) feuchte Stein geküßt wird, hat er eine Weichheit, an der sich der Mund erfreut, so daß er nicht mehr aufhören kann, ihn zu berühren.« (Ibn Dschubair, Tagebuch eines Mekkapilgers, Stuttgart 1985, S. 63).

59 Gregor von Tours wurde nach seinem Bericht von einem Zungen- und Lippengeschwür befreit, als er das Grabgeländer des heiligen Martin abgeleckt hatte.

60 Die Gewährung des Kelchs beim Abendmahl wurde in der katholischen Kirche seit dem 12. Jahrhundert unterlassen, auf dem Konzil von Konstanz (1415) im Hinblick auf die Hussiten ausdrücklich verboten. Die katholische Kirche teilt das Abendmahl nur in Gestalt des Brotes (Hostie) aus, das nach ihrer Lehre als eucharistischer Leib das Blut Christi einschließt.

61 Die Ansteckungsgefahr durch Tröpfcheninfektion für die Beichtväter wurde anläßlich der großen Pestepidemie 1348/50 blitzartig offenbar, da die Inkubationszeit der akut einsetzenden Lungenpest oft nur wenige Stunden, höchstens 3 Tage beträgt. Das Ergebnis dieser Erkenntnis war, daß kaum ein Priester mehr bereit war, bei einem Pestkranken die Absolution vorzunehmen.

62 Calvin Wells, Diagnose 5000 Jahr später, Bergisch Gladbach 1967, S. 121f.

63 Brüder Grimm, Kinder- und Hausmärchen, München 1949, S. 654.

64 In manchen Gegenden glaubte man, die Ursache der sogenannten »fressenden Flechte« sei auf Krötenharn zurückzuführen. Die auch sonst in der Therapie allgemein beliebte Kröte wurde daher nach dem Prinzip similia similibus geradezu als spezifisches Einrei-

bemittel noch zur Zeit des Dreißigjährigen Krieges bei Lupus empfohlen: »Für den fressenden Wolff: Nimm baumöl, thue das in ein glasiert häfflein und eine Kröte, die voller tipflein und sprencklein ist in das Öl…« (H. Magnus, Aberglaube in der Medizin, Breslau 1905, S. 35).

65 Franz Dörbeck, Die Anfänge der Medizin in Rußland und deren weitere Entwicklung, Archiv für Geschichte der Medizin, 1909, Bd. 2, S. 404.

Hauttuberkulose entsteht meist auf dem Blut- oder Lymphweg bei vorhandener Organtuberkulose. Sie kann aber auch durch Infektion von außen entstehen, z. B. als Berufsinfektion bei Anatomen, Sektionsgehilfen. Wahrscheinlich führen Verletzungen mit infizierten Fingernägeln zum Eindringen von Tuberkelbazillen in die Haut, am häufigsten an Übergangsstellen zur Schleimhaut. Infektionen durch Bohren in der Nase erklären die Häufigkeit der Hauttuberkulose im Gesicht.

66 Die Halslymphknotentuberkulose, die sog. Skrofulose, zählte zu den häufigsten extrapulmonalen Tuberkuloseformen. Als Infektquelle kommt vor allem ungekochte Milch von tuberkulösen, »perlsüchtigen« Kühen in Betracht, denn man kann in den erkrankten Lymphknoten sehr häufig Tuberkelbazillen vom Rindertyp nachweisen. Es handelt sich demnach um eine »Fütterungstuberkulose«. Infiziert wurden vor allem Kinder durch ungekochte Kuhmilch. Durch Pasteurisierung der Milch und Ausmerzung tuberkulöser Rinderbestände sank die Skrofulose zur Bedeutungslosigkeit.

67 In der Odyssee wird über die Umwandlung von Menschen in Schweine durch den Zauber der Circe berichtet. Das »Schweine-Aussehen der Skrofulösen« wurde in den vergangenen Jahrhunderten oft als Folge eines bösen Zaubers gedeutet und spielte daher auch in Hexenprozessen eine verhängnisvolle Rolle. (J. v. Negelein, Aberglauben in der Medizin, Breslau 1932, S. 43).

68 Der Glaube an die wundertätige Heilkraft des Herrschers von Gottes Gnaden leitet sich wahrscheinlich aus der uralten Institution des Priesterkönigtums ab. Man glaubte, der König habe nach der Salbung im Rahmen der Krönungsfeier Anteil an der göttlichen Macht; wenn er einen Skrofulösen berührt, würde der von Gott geheilt.

69 Im Original: »This call'd the evil«. Die übliche Bezeichnung in England war »Kingsevil«.

70 Im Original: »the succeeding royalty«.

71 William Shakespeare, Macbeth, übersetzt von Dorothea Tieck, IV. Aufzug, 3. Szene. In: Sämtliche Werke in drei Bänden, Bd. III Dramen, München 1988, S. 572.

Die prophetisch klingenden Zeilen dürften der Schlüssel für die dramaturgisch nicht recht motivierbare und von vielen Regisseuren weggelassene Episodeneinschiebung Shakespeares sein. Sie bedeutet eine huldigende Hilfestellung für den neuen König, den Stuart Jakob (1560–1625), der nach der Durststrecke der kühl rechnenden Königin Elisabeth die Anhäufung von Skrofulösen in England dazu benutzte, den alten Brauch der Handauflegung wieder einzuführen. Jakob wurde dadurch zum begnadeten König deklariert, dessen ererbte Legitimität durch Shakespearische Schilderung und die abschließende prophetische Ankündigung nachdrücklich herausgestellt wurde. Die Schilderung selbst dürfte Shakespeare der Holinshed-Chronik entnommen haben.

72 In Flandern äußerte sich bereits 1310 der Chirurg Johannes Ypermann, »daß Skropheln, wenn sie heilbar sind, auch ohne König heilen, wenn jedoch nicht, so heilen sie auch mit dem König nicht«.

73 »Da der König«, vermerkt John Brown, »gleichzeitig jedem, den er berührte, einen ›Angelus‹ (d. h. eine Goldmünze im Werte von 10 Schillingen) umhing, so war diese Kur offenbar recht beliebt, wurden doch von 1660–1682 vom König 92 107 Personen ›berührt‹.«

Zur Zeit Karls II. (1660–1685) erwähnt Samuel Pepys zweimal in seinem geheimen »Tagebuch« (»Diary«) das Ritual des Handauflegens. Am 23. Juni 1660 notierte er:

»Zu Mylord. Blieb dort, um zuzusehen, wie der König die Kranken berührt. Aber er kam nicht, denn es regnete stark. Die armen Menschen mußten den ganzen Vormittag im Regen stehen. Später berührte er sie im Bankett-Saal.«

Am 13. April 1661 hatte Pepys mehr Glück, wie aus einer Tagebuchnotiz zu ersehen ist.

»Nach Whitehall und zum Bankett-Haus, wo ich zum erstenmal dem König bei seinen öffentlichen Heilungen zusah. Er tat es mit großer Würde. Mir schien es eine primitive und häßliche Zeremonie.«

74 Macaulay berichtet darüber in seiner »Geschichte Englands«: »Die Zweifler spöttelten, das einzige Wunder, das den Kranken widerführe, wäre das Geldstück, so man um ihren Hals hängt. Bliebe die königliche Hand ohne Geldstück, so dürfte der Andrang zur Handlung bald ein Ende nehmen… Oft genug mögen Eltern ihr krankes Kind aus nackter Habgier zum König gebracht haben. Ein Goldstück hatte damals für die Armen einen fast unvorstellbaren Wert; mancher hätte darum einen Mord gewagt.«

75 Bereits Arnold von Villanova (1235–1311) hat in seinen »Parabeln der Heilkunst« bei der Skrofulose einen Zusammenhang mit der Phthise vermutet. Später haben diese Vermutungen auch noch Sylvius (1614–1672), Morton (1635–1698), Laennec (1781–1826) und Bayle (1799–1858) ausgesprochen, doch daß die Skrofulose tuberkulosebedingt ist, wurde erst sicher mit der Entdeckung der Tuberkelbakterien durch Robert Koch nachgewiesen.

76 A. Castiglioni, Storia della Medicina, Milano 1936, S. 332.

Heinrich IV. berührte zu Ostern in einem Zug 1250 Drüsenkranke. (E. Mienvieille, La Médicine au Temps d'Henri IV, Paris 1904, S. 64).

Philipp von Valois (1328–1350) berührte nach seiner Krönung sogar 1500 Skrofulöse.

77 A. du Laurens, De mirabili strumas sanandi vi solis Galliae regibus Christianissimus divinitus concessa, Liber I, Paris 1609.

78 Jedes Jahr kamen mehr als 500 Spanier nach Frankreich, um sich vom König berühren zu lassen. Die Katalanen hatten sich nach dem Tod Ludwigs des Heiligen einen Finger des verstorbenen Königs verschafft. Diesen berührten die Skrofulösen und ersparten sich damit die lange Reise nach Frankreich.

79 Ludwig XIV. legte im Jahr 1694 rund 1400, 1695 mehr als 1700 und 1696 mehr als 2000 Kranken die Hand auf. Nach der Krönungszeremonie berührten Ludwig XV. und Ludwig XVI. jeweils mehr als 2000 Skrofulöse. Karl X. war der letzte französische König, der 1824 am Tag nach seiner Krönung in Anwesenheit seines ersten Arztes, des Barons Alibert, und seines ersten Chirurgen, des berühmten Dupuytren, 121 Skrofulöse berührte.

80 Den epidemiologischen Merkvers prägte Bernhard von Gordon, der von 1285 bis 1310 in Montpellier lehrte und in seinem Handbuch »Lilium medicinae« (1305) die Kontagiosität der »Phthisis« besonders betonte.

81 Das erste bekannte deutsche Seuchengesetz, kurz vor 1400 in Basel erlassen, erwähnt ebenfalls diese acht ansteckenden Krankheiten. Den daran Leidenden sollte verboten werden, Nahrungsmittel oder Getränke feilzubieten. Wenn nötig, seien solche Kranke sogar aus der Stadt auszuweisen.

82 Maestro Adamo fälschte für die Herren Guidi di Romeno florentinische Münzen und wurde deshalb 1281 verbrannt. Daher auch die furchtbare Strafe in der Hölle, wobei er nach einem Tröpflein Wasser vergebens lechzt (XXX, 63).

83 Dantes Vergleich mit der Laute ist so zu verstehen, daß Kopf und Hals des wassersüchtigen Maestro Adamo vollständig abgemagert waren, während der Körper übermäßig aufgetrieben erschien. Bei der altflorentinischen Laute ist der Hals schlank und der Kasten verhältnismäßig plump, breit und rund. Der Gedanke, den übermäßig geschwollenen Bauch mit einer Laute zu vergleichen, hat einen der alten Dante-Illustratoren des Codex XIII C. IV der Biblioteca Nazionale in Neapel veranlaßt, in den geschwollenen Leib von Maestro Adamo eine Laute einzuzeichnen.

84 Dante, Die Göttliche Komödie, Hölle, XXX. Gesang, V. 49–57, übersetzt von Wilhelm G. Hertz, München 1957, S. 133f.

85 Ralph H. Major, Ein Arzt erzählt Kulturgeschichte, Wien 1936.

86 D. H. Kerler, Krankheiten von Heiligen und Schutzpatronen, München 1987, S. 20.

87 Unter Innozenz III. wurde 1215 auf der vierten Lateransynode verordnet, daß jeder Christ jährlich wenigstens einmal zu beichten habe und im Unterlassungsfall aus der Kirchengemeinschaft ausgeschlossen werden und eines christlichen Begräbnisses verlustig gehen sollte.

88 Man glaubte lange, daß Hexen und sonstige böse Menschen in der Lage wären, abzehrende Krankheiten zu verursachen, indem sie kleine Nachbildungen des Opfers durchstechen oder sich irgend etwas, das zum Körper der zu Verhexenden gehörte, verschaffen, wie Haare oder abgeschnittene Nägel, und diesen etwas Böses antun.

89 Das Wort Schwindsucht (»swint-sucht«) bedeutete abmagerndes, zehrendes Siechtum. Die Begriffe Sucht und Seuche stammen beide etymologisch von dem Adverb »siech« (= krank) ab. Im Mittelalter galt sowohl die Phthise als auch die »Swint-sucht« als eine unaufhaltsam zum Tod führende Krankheit.

90 Magnus, S. 27.

Das Wort »Abracadabra«, das heute noch, allerdings in scherzhafter Weise, gebraucht wird, stammt aus dem Hebräischen und heißt: »Entfliehe, dem Wort gemäß!« Nach einem Traktat des Talmud (Aboda zora 126) kann man jeden Dämon verscheuchen, wenn man seinen Namen wiederholt ausspricht und dabei jedesmal eine Silbe oder einen Buchstaben wegläßt: »Schabriri, briri, riri, iri, ri«.

91 Norbert Elias, Über den Prozeß der Zivilisation, Wandlungen des Verhaltens in den weltlichen Oberschichten des Abendlandes, Bern 1969, Bd. I., S. 208.

Anschließend heißt es in beiden Anstandsregeln, man solle möglichst unter den Tisch spucken oder neben die Schüssel, die einem nach dem Essen ein Page zum Händewaschen entgegenhält (S. 213). Um das Bild über die monströsen Tischsitten des mittelalterlichen Adels abzurunden, sei noch auf zwei Stellen aus dem Kapitel »Über das Schneuzen« hingewiesen. Elias zitiert hier eine Anstandsregel aus dem 13. Jahrhundert aus der italienischen Tischzucht des Bonvexino da Riva (»De la zinquanta cortexie da tavola«): »Wenn du dich schneuzt oder hustest, dreh dich um, damit nichts auf den Tisch fällt.« Und dann noch ein Verbot aus einer französischen Tischzucht (»S'ensuivent les contenances de la table«): »Schneuze nicht die Nase mit der gleichen Hand, mit der du das Fleisch hältst.« Die Höflichkeit gebot, daß man sich mit den Fingern der linken Hand schneuzte, wenn man mit der rechten aß, und sich das Fleisch aus der allgemeinen Platte aussuchte. Eßgabeln wurden damals noch nicht benutzt (S. 194f.)

92 Elias, S. 213.

93 Zu einer Zeit, als im christlichen Abendland sogar in den Kirchen bedenkenlos herumgespuckt wurde, beobachtete Dantes Zeitgenosse Marco Polo (1254–1324) am Hof des Großchans der Mongolen, »wie jeder Vornehme ein kleines Gefäß bei sich führt, in welches er spuckt, solange er sich in der Audienzhalle aufhält. Denn niemand wagt es dort auf den Fußboden zu speien. Hat man in jenes Gefäß gespuckt, so verschloß man es mit einem Deckel.«

94 François Villon, Le Testament, Double Ballade sur le mesme propos. François Villon wurde im Jahr 1462 wegen eines Einbruchs im Collège de Navarre und weiterer Vergehen in Paris zum Tod verurteilt. Er wurde jedoch nicht hingerichtet, sondern am 5. Januar 1463 für 10 Jahre aus Paris verbannt. Seitdem blieb er verschollen. Vermutlich als Häftling – in Erwartung der Hinrichtung – schrieb er das Gedicht »La ballade des pendus«, in dem er die Gehenkten das Martyrium ihres leblosen Körpers selbst erzählen läßt:

»O Mensch, o Bruder, machst du hier einst Rast,
Verhärte nicht dein Herz vor unsrer Pein;
Denn wenn du Mitleid mit uns Armen hast,
Wird Gott der Herr dir einst gewogen sein.
Hier hängen wir, so Stücker acht bis neun...
Sturzregen haben unsern Leib zerspült,
Die Sonne uns geschwärzt und ausgedörrt,
Krähn, Raben uns die Augen ausgewühlt,
Uns Bart und Brauen aus der Haut gezerrt.
Niemals, kein Stündchen Ruh' am warmen Herd,
Nur wipp und wapp und immer wippwapp wieder,
Umschwärmt von Krähn, die Winde um die Glieder,

Zerhackt, zerlöcherter als Hosenschnallen!
O bittet Gott, daß er verzeih uns allen!«

95 Jacques Ruffié und Jean Charles Sournia, Die Seuchen in der Geschichte der Menschheit, München 1992, S. 99.

96 Im 14. Jahrhundert wurden Kleider vorne aufgeschnitten und durch Knöpfe oder Schnürbänder eng zusammengezogen. Damals kam auch das über dem Hemd getragene Schnürmieder auf, das im 15. Jahrhundert allgemein üblich wurde. Mitte des 16. Jahrhunderts wurden mit Fleischbeinstäbchen versteifte Unterziehleibchen benutzt. Die Frauenmode übertrieb seit Mitte des 15. Jahrhunderts die Einschnürung des Oberkörpers so, daß die Brust völlig abgeflacht wurde. Die Verengung des Brustkorbs dürfte die Empfänglichkeit bei Tuberkulose erhöht haben.

97 Betrachtet man Simonettas Gestalt auf Botticellis Bildern genau, so findet man in dem langen, schmalen Hals, den stark abfallenden Schultern, dem schmalen, eingesunkenen Thorax, dem dadurch bedingten Tiefstand und der geringeren Divergenz der Brüste den ausgeprägten Typus der Schwindsüchtigen wieder, der durch seine tieftraurige Schönheit das innige Mitgefühl des Beschauers erregen sollte.

98 Dieses Bestreben ist bei Burne Jones, einem der bekanntesten Präraffaeliten besonders deutlich. In seinen Aktstudien finden sich gesunde Menschen, auf seinen Gemälden sind sie alle mehr oder weniger schwindsüchtig geworden. Der ursprünglich aus England stammende Präraffaelismus bevorzugte schlanke, ätherische, vergeistigte, übersinnliche Formen in der Darstellung.

99 Als Ende des 19. Jahrhunderts die Schleppe wieder modern wurde, machte sich der sechzehnjährige Rainer Maria Rilke (1875–1926) darüber lustig:

»Die Schleppe ist nun Mode –
verwünscht zwar tausendmal,
schleicht keck sie sich nun wieder
ins neueste Journal!
Und so dann diese Mode
nicht mehr zu tilgen geht,
da wird sich auch empören
die strenge Sanität:
Ist sie dann auch im Spiele
und gegen diese Qual,
daß man geduldig schlucken
soll Staub nun sonder Zahl –
Schnell, eh' man es noch ahnet,
die Schlepp' vergessen sei,
eh' sich hinein noch menget
gar erst die Polizei.
Die müßte an den Ecken
mit großen Scheren steh'n,
um eiligst abzutrennen,
wo Schleppen noch zu seh'n.«

Neuzeit

100 Hieronymus Fracastoro, Drei Bücher von den Kontagien, den kontagiösen Krankheiten und deren Behandlung (1546), übersetzt von Viktor Fossel, Leipzig 1910, S. 62.

101 Fracastoro, S. 61 f.

102 Fracastoro, S. 63.

In jener Zeit erkannte Montanus (1498–1552), Professor für Anatomie in Padua, als einer der ersten die Gefährlichkeit des tuberkulösen Sputums, das infolge der Unsitte des Spuckens allgegenwärtig war. Montanus war der Meinung, daß man sich mit der Phthise auch über die Haut anstecken könne, wenn man z. B. mit bloßen Füßen in das Sputum von Schwindsüchtigen träte.

103 Fracastoro, S. 63.

104 Fracastoro, S. 63.

Auch Alessandro Massaria aus Vizenza (1510–1598), Lehrer der Anatomie an der »Accademia Olympica« seiner Vaterstadt, beschreibt Geschwüre in den Lungen von Phthisikern. Nebenbei erwähnt er, daß der ausschweifende Benvenuto Cellini in der Karnevalszeit im Februar 1571 an einer Brustkrankheit (Malattia di petto) gestorben ist. Bei dieser Krankheit scheint es sich jedoch um Gießfieber und nicht um Schwindsucht gehandelt zu haben. Zur gleichen tödlichen Komplikation war es auch schon bei Andrea del Verrochio (1436–1488) nach dem Guß des Colleoni-Reiterdenkmals zu Venedig gekommen.

105 Fracastoro, S. 115.

Fracastoros jüngerer Zeitgenosse Geronimo Cardano (1501–1576) scheint sogar bei der Sektion eines Schwindsüchtigen Tuberkel gesehen zu haben, denn er berichtet bei einem Knaben, der gleichzeitig mit seinen Brüdern an Husten- und Schwindsuchtzeichen erkrankt und gestorben war, von zahlreichen wie ausgesäten, erbsengroßen Lungen- und Leberherden. Doch eine Schlußfolgerung aus dieser Beobachtung hat er nicht gezogen.

106 Fracastoro, S. 114.

107 Mark Twains »Erzählung für junge Menschen jeden Alters« mit dem Titel »Der Prinz und der Bettelknabe« handelt von dem englischen Kronprinzen Eduard, dem späteren Eduard VI., der infolge seines frühen Todes nur von 1547 bis 1553 regierte. Seine königlichen Schwestern Maria und Elisabeth scheinen der Tuberkulose widerstanden zu haben.

108 Aus einem Brief von Thomas Morus an Erasmus von Rotterdam. In: Erasmi d'Rotterdam epistolarum Libri 31, epist. 57. London 1642, S. 270. Auch in englischen Schlössern war es damals nicht viel gemütlicher. Hier wurden die kalten Steinfußböden vielfach mit Binsen bedeckt. Wer je in der großen Halle eines alten englischen Schlosses vor dem Kamin gesessen hat, kann beurteilen, wie ihm bei diesem einzigen Wärmespender vorne langsam heiß wurde, während er hinten jämmerlich fror. Die eiskalten Steinfußböden mit der darüber hinwegstreichenden kühlen Zugluft erklären auch das Zustandekommen der britischen Unsitte, die Füße (samt den Straßenschuhen) auf den Tisch zu legen. Übrigens wird auch heute noch in einem Londoner historischen Schlemmerlokal mit Gerichten aus der Elisabethanischen Ära der Fußboden, jener Zeit entsprechend, mit Binsen bedeckt.

109 Wie so mancher geächtete und verzweifelte Künstler suchte Rembrandt Trost im Alkohol. Verarmt, verlacht, verachtet strich Rembrandt wie König Lear durch die Straßen. Seine Selbstbildnisse aus jener Zeit sind erschütternd.

110 Wenn man Lägels Schilderungen von pommerschen Glasschleifereien liest, kann man sich ein Bild von Spinozas Arbeitsstätte machen. Lägel fand in den Schleifräumen, besonders bei Heimarbeitern, den Staub oft mehrere Zentimenter hoch aufgeschichtet. Gesicht und Kleidungsstücke der Arbeiter waren mit einer weißen Kruste bedeckt, und bei jedem Luftzug wirbelte der Staub hoch auf. Seit Spinozas Zeiten hat sich die gesundheitliche Situation der Glasschleifer im positiven Sinn geändert. Der Übergang vom Trocken- zum Naßschleifen und das Benutzen von gut arbeitenden Absaugevorrichtungen hat die Lungentuberkulose als Glasschleiferkrankheit in den letzten Jahrzehnten ganz erheblich zurückgehen lassen.

111 R. Schultzik, Die Krankheit Spinozas, Arch. Gesch. Med. 26, 1933, S. 84–88. Am 6. Februar 1677 schrieb der Arzt G. H. Schuller an Leibniz, daß Spinozas Brustleiden erblich und bereits so fortgeschritten sei, daß er »das baldige Ende voraussehe«.

112 Die vielgepriesene Reinlichkeit der holländischen Häuser und Straßen hatte ursprünglich einen wirtschaftlichen Grund:

»Die Käsebereitung geschah im Bauernhaus, und da die geringste Verunreinigung die Arbeit von Wochen verderben konnte, begriff jedermann, auch wenn man nichts von Mikroben wußte, daß äußerste Sorgfalt in der gesamten Umgebung nötig sei. So wurde das Putzen und Fegen zur Leidenschaft. Dem kam zustatten, daß Wasser jederzeit vorhanden war und daß die feuchte Luft und der Meerwind die Atmosphäre meist frei von Staub hielten.« (J. Huizinga, Holländische Kultur im siebzehnten Jahrhundert, Basel/ Stuttgart 1961, S. 86).

113 Die Unsitte des Spuckens, die in der Epidemiologie der Schwindsucht seit jeher eine wichtige Rolle spielte, war trotz aller Sauberkeit weit verbreitet. So pflegte man sich z. B. vor Beginn einer schwierigen Arbeit in die Hände zu spucken. Diese unhygienische Gepflogenheit, die man z. B. beim Kegelschieben oder Kugelstoßen auch heute noch beobachten kann, dürfte sich bei einem Offentuberkulösen auf seine Mitspieler zuweilen verhängnisvoll ausgewirkt haben. Ferner gab es etwa bei den Handwerkern eine weitverbreitete Unsitte: das Anspucken des erstverdienten Geldes. Es sollte Segen bringen und bewirken, daß dem ersten Verdienst weitere folgten. (Hovorka u. Kronfeld, Vergleichende Volksmedizin, I. Bd., Stuttgart 1908).

114 Ein typisches Beispiel höchst unappetitlicher und gefährlicher Trinkgelegenheit waren die an öffentlichen Brunnen angeketteten Metallbecher, wie man sie z. B. auf Bahnhöfen noch während meiner Jugend häufig sehen konnte. Daß durch die Benutzung eines solchen Bechers, der ungewaschen von Mund zu Mund ging, auch Krankheiten wie etwa Tuberkulose und Syphilis übertragen werden konnten, braucht nicht besonders betont zu werden.

115 Friedrich Schiller, Wallensteins Lager, I. Aufzug, 6. Auftritt. In: Friedrich Schiller, Sämtliche Werke, hg. von Gerhard Fricke und Herbert G. Göpfert, München 1981, Bd. 2, S. 284.

116 Es ist kennzeichnend, wie in Molières Komödie »Die gelehrten Frauen« Armande über ihre nach Gleichberechtigung strebende Schwester Henriette spöttelnd sagt, sie bemühe sich nur »im Räuspern und Spucken ihm (d. h. dem männlichen Vorbild) zu gleichen« (1. Aufzug, 1. Auftritt). Diese Szene wirkt wie die Vorwegnahme der soeben zitierten Episode aus »Wallensteins Lager«.

117 Elias (siehe Anm. 91) S. 213–214. Im »Schulchan Arukh«, einem Werk des Josef Karo (1488–1575), das sich eng an Bibel und Talmud anlehnt, kommen auch zahlreiche Anordnungen aus diesen Schriften vor, die sich u. a. auf Orte mit größeren Menschenansammlungen beziehen, z. B. auf Synagogen. Diese sollten häufiger »ausgefegt und (ihr Fußboden) mit Wasser besprengt werden«, was um so notwendiger erschien, als der Schulchan Arukh es gestattet, in den Synagogen auszuspucken, »weil das Verschlucken des Speichels schädlich ist«. Für die Zeit des Aufenthalts der Gemeinde in der Synagoge sollte der Auswurf so weit als möglich unschädlich gemacht, d. h. »mit den Füßen zertreten werden«. (Orach Chajjim, Kap. 90, § 13). Diese Anordnung erinnert an den einfältigen Sanitätssoldaten, der in der Ambulanz auf den Fußboden spuckt, den Auswurf mit der Stiefelsohle zerreibt und auf die Zurechtweisung seines Vorgesetzten, ob er nicht wüßte, wieviel Bazillen er mit seinem Auswurf auf den Fußboden gebracht habe, treuherzig antwortet: »Die hab ich doch alle totgetreten«.

118 Antoine de Courtin, Nouveau traité de Civilité, 1672. Um Schicklichkeit geht es auch in Rilkes »Cornet«: »Dann erzählt Jemand von seiner Mutter... Alle lauschen, sogar das Spucken hört auf. Denn es sind lauter Herren, die wissen, was sich gehört...« (Rainer Maria Rilke, Die Weise von Liebe und Tod des Cornets Christoph Rilke, I. Fassung, III., Frankfurt a. M. 1974, S. 10).

119 Aus einer anonymen »Civilité française«, Liège 1714. Im »Geheimen Tagebuch« (»Diary«) berichtet Samuel Pepys darüber, wie es in England zur Zeit Karls II. (1660–1685) in den Theatern zuging. Am 28. Januar 1661 notiert er: »Nochmals ›Die verlorene Dame‹« gesehen (›The lost Lady‹). Während ich auf meinem Platz saß, drehte sich eine Dame um und spuckte mich aus Versehen an; da sie sehr hübsch war, regte ich mich nicht weiter darüber auf.«

120 De la Salle, Le Règle de la Bien-séance et de la Civilité Chrétienne, Rouen 1729. Noch Mitte der zwanziger Jahre sah ich im Wiener Stephansdom und in der Kapuzinergruft folgenden Wandanschlag: »Anstand und die Heiligkeit des Ortes verbieten das Spucken auf den Fußboden.«

121 »Vidi non semel glandulosa in pulmonibus tubercula minora vel majora, in quibus aliquando pus varium contineri, sectio manifestavit. Haec proinde tubercula sensim in pus abeuntia et membrana sua tenui conclusa pro vomicis habenda existimo; ab illis saltem non infrequenter phthisin ortum habere deprehendi.« (Sylvius Praxeos medicae idea nova, Lib. II, App. Trat. § 50 seq. 1671. Der Abschnitt aus dem ersten Buch des »Idea nova« neu herausgg. und zum erstenmal in das Deutsche übersetzt von O. Seiffert, Berlin 1907).

122 Giorgio Baglivi, De praxi medica ad pristinam observandi rationem revocanda, libri II, Rom 1696.

123 Es erscheint heute unbegreiflich, daß im Zeitalter eines Descartes, eines Pascal, eines Racine, als die gesamte Kulturwelt mit Bewunderung auf Frankreichs geistiges Leben blickte, die Ärzteschaft der Pariser Fakultät sich noch einer mittelalterlichen Sprache bediente, einer jahrtausendealten Theorie huldigte und sich in eine mittelalterliche Zunftordnung zwingen ließ. Sie trugen zum schwarzen Anzug eine große Perücke, darüber ein Barett, außerdem einen pelzverbrämten Mantel. Molière spottete darüber: »Wenn man im Doktormantel und Barett spricht, erscheint jeder Galimathias gelehrt und jeder Unsinn vernünftig.«

124 Molière, Der eingebildete Kranke, II. Aufzug, 5. Auftritt. In: Molière, Komödien, übersetzt von Walter Widmer, München 1970, S. 983.

125 Molière, Der eingebildete Kranke, III. Aufzug, 3. Auftritt. In: Siehe Anm. 124, S. 1002f.

126 Molière, Der eingebildete Kranke, III. Aufzug, 3. Zwischenspiel, in: Siehe Anm. 124, S. 1024ff.

127 Jetzt zeigte sich, wie mißachtet der Stand des Schauspielers trotz aller Blüte der dramatischen Kunst war und wie wenig die Allgemeinheit Molières Genie zu schätzen wußte. Er starb, ehe ihm ein Priester die Sakramente reichen konnte; daher wurde ihm ein christliches Begräbnis verweigert. Erst nach mehrtägigen Bemühungen der Witwe und seiner Freunde und auf besondere Anweisung des Königs bestattete man ihn – aber bei Nacht und unter Vermeidung jeder Feierlichkeit.

128 »Watteau«, schreibt Friedell, »war ein Sterbender und sein ganzes Leben und Schaffen die Euphorie des Schwindsüchtigen. Und auch das Rokoko war eine sterbende Zeit und ihre Lebensfreude nichts als eine Art Tuberkulosensinnlichkeit und letzte Sehnsucht, sich über den Tod hinwegzulügen: das heitere Rot auf ihren Wangen ist aufgelegtes Rouge oder hektischer Fleck. Das Rokoko ist die Agonie und Euphorie des Barock, sein Sonnenuntergang, jene Tagesstunde, die auch Watteau am liebsten gemalt hat. Liebend und sterbend – das ist die Formel für Watteau und das gesamte Rokoko.« (Egon Friedell, Kulturgeschichte der Neuzeit, München 1954 (22. Aufl.), Bd. II, S. 156–157)

129 Ein weiteres Beispiel für Günthers Verzweiflung ist das folgende Gedicht:

»Ach Gott, mein Gott, erbarme dich!
Was Gott? Was mein? und was Erbarmen?
Die Schickung peitscht die ausgestreckten Armen,
Und über mich
Und über mich allein
Kommt weder Tau noch Sonnenschein,
Der doch sonst auf der Erden
Auf Gut und Böse fällt.
Die ganze Welt
Bemüht sich, meine Last zu werden.«

130 Ramazzini wies auch auf die schweren Atemwegsinfektionen von Steinbrucharbeitern durch Sandstaub hin, der so fein ist, »daß er durch die Masken aus Ochsenblasen dringt« und in ihren Lungen Ablagerungen bildete. Der 1674 verstorbene Holländer Diemerbroeck berichtet in seiner Dissertation, daß bei der Autopsie von Steinschneidern die Lungen so gefüllt waren »mit Sandhäufchen ... daß man glaubt, das Skalpell auf Kies zu führen ...« Nach dem Dreißigjährigen Krieg wurden im Zug merkantilistischer Maßnahmen beispielsweise im Würzburger und Bayreuther Gefängnis Marmorschleifereien

oder im Nürnberger Zuchthaus eine Brillenschleiferei unterhalten, die auf Kosten der an Silikose erkrankenden Sträflinge florierten. (M. Sothmann, Das Armen-, Arbeits-, Zucht- und Werkhaus in Nürnberg bis 1806, Nürnberger Werkstücke 2, 1970, S. 88ff.)

131 Auenbruggers Arbeit fand ebenso wenig Anklang wie das ein Jahr später 1762 veröffentlichte Werk »Opera medico physica« des Wiener Arztes Marc Anton Plenciz, in dem er die Ansicht äußerte: Ebenso wie jede einzelne Pflanzenart aus einem besonderen Samen entstünde, würde auch jede einzelne Infektionskrankheit von einem besonderen Mikroorganismus als Erreger hervorgerufen: »Sicut enim ex certo vegetabilium semine certa planta et non alia, ita ex certo contagioso miasmate certus et determinatus affectus et non alius evolvitur et propagatur.« Die Therapie müsse daher für jede Krankheit »specifica« suchen, »quae miasmati contagioso directe opposita essent«. Beide Werke enthielten grundsätzlich neue Ideen, waren in Wien beim gleichen Verlag (Trattner) erschienen und hatten das gleiche Schicksal: unverstanden zu bleiben.

132 In den »Kommentaren« van Swietens behandeln die 1764 und 1772 erschienenen Bände u. a. »Lungenschwindsucht« und »Brustwassersucht«, ohne die Perkussion auch nur zu erwähnen, und ebenso hat sie de Haen in keiner seiner vielen Veröffentlichungen besprochen.

133 »J'aurais pu m'élever au rang d'auteur, mais par là je sacrifiais le nom d'Auenbrugger à ma propre vanité. Je ne l'ai pas voulu, c'est lui, c'est sa belle et légitime découverte, que j'ai voulu faire revivre.« (»Ich hätte mich zur Autorschaft erheben können, aber dann hätte ich den Namen Auenbruggers meiner Eitelkeit opfern müssen. Das wollte ich nicht, denn es ist seine schöne und rechtmäßige Entdeckung, die ich wieder aufleben lassen wollte.«)

134 Ein jüngerer Kollege Corvisarts, ebenfalls ein Schüler Desaults, war Marie François-Xavier Bichat (1771–1802), seit 1797 Professor der Anatomie am Hôtel-Dieu in Paris. Bei seinem unermüdlichen Bemühen, den Sitz der Krankheit noch genauer zu bestimmen als Morgagni, brachte er den anatomischen Gedanken in der Pathologie ein weiteren Schritt voran, vom Organ zum Gewebe. Er unterschied 21 einfache Gewebe. Er soll in 5 Jahren über 600 Leichen seziert und dabei den Seziersaal, in dem er auch wohnte und schlief, fast nie verlassen haben. Er war kränklich und starb im Alter von 30 Jahren an Tuberkulose. Er hinterließ ein großes Werk, das in wenigen Jahren entstanden war: eine allgemeine und eine deskriptive Anatomie sowie eine Abhandlung über die Gewebe. Durch die Verlegung des Krankheitssitzes in die organische Gewebestruktur ebnete er zugleich den Weg für die Entwicklung der Zellularpathologie durch Rudolf Virchow (1821–1902).

135 S. Redeker, Epidemiologie und Statistik der Tuberkulose. In: Handbuch der Tuberkulose, Bd. I., hg. von J. Hein, H. Kleinschmidt und E. Uehlinger, Stuttgart 1958, S. 416.

136 Redeker (siehe Anm. 135), S. 418–419.

137 Der englische Philantrop John Howard (1727–1790), der sich für die Hygiene des Spitalwesens und Gefängniswesens aufopferte (er starb auf einer Studienreise auf der Krim an Pest), berichtete aus Italien, daß die dortigen Ärzte von der ansteckenden Natur der Phthise überzeugt seien und daß es in vielen Städten besondere Abteilungen für diese Krankheit gäbe, wobei die gleichen Vorsichtsmaßregeln bezüglich einer Ansteckung befolgt würden wie bei der Pest. In Privathäusern wurden die Zimmer nach dem Vorkommen von Phthise gescheuert, ausgeräuchert und die Einrichtung derselben vernichtet. In Spanien waren diesbezügliche Maßnahmen noch strenger. (John Howard, An Account on the Present State of the Prisons, Houses of Correction and Hospitals, London 1784, S. 116)

138 Der schwedische Arzt Dr. Axel Munthe beschreibt in seinem Bestseller »Das Buch von San Michele«, wie er einst in Rom an der Spanischen Treppe die Zimmer bewohnte, in denen einst Keats und Shelley hausten und wie er immer wieder von englischen Durchreisenden behelligt wurde, die Keats Sterbekammer besichtigen wollten.

139 Als Baudelaire sehr viel später davon erfuhr, notierte er in seinem Tagebuch: »Jede Zeitung ist von der ersten bis zur letzten Zeile ein Gewebe von Greueln. Und dieses wider-

liche Apéritif nimmt jeder zivilisierte Europäer jeden Morgen zum Frühstück. Ich verstehe nicht, wie eine saubere Hand ein Zeitungsblatt berühren kann, ohne Krämpfe von Ekel zu bekommen.« (Klabund, Literaturgeschichte, Wien 1929, S. 240).

140 Johann Wolfgang von Goethe, Clavigo, IV. Akt, Clavigos Wohnung. In: Goethe, Werke, Bd. II, S. 509. Auch Johann Peter Frank, der noch der Überzeugung war, daß die Tuberkulose ein »Erbübel« sei, warnte in seiner »Medizinischen Polizey« vor Eheschließungen: »Ich habe schon einmal gesagt, daß das Heiraten eines Lungensüchtigen eine dem Selbstmord gleichkommende Handlung sei. Die Erfahrung lehrt, daß... die mehrsten Kinder davon die nächste Anlage zu diesem Übel mit auf die Welt bringen und vor der Zeit daran sterben. Jedermann muß also wünschen, daß dgl. Menschen nicht erlaubt werde, sich selbst zu töten, ihre Gatten und Kinder unglücklich zu machen und die tödliche Krankheit im gemeinen Wesen fortzupflanzen.«

141 Chopin trug von zarter Jugend an den Todeskeim in sich. Als Siebzehnjähriger berichtete er von der tödlichen Erkrankung seiner schwindsüchtigen Lieblingsschwester und der sinnlosen ärztlichen Behandlung durch Aderlaß und Blutegel. Er selbst hat sich gegen das Aderlassen stets gesträubt, besonders energisch, als ihn drei spanische Ärzte in Palma auf Mallorca dazu zwingen wollten.

142 Bei den strenggläubigen Bewohnern Mallorcas stieß das Liebespaar auch schon deshalb auf Ablehnung, weil das Zusammenleben der nicht Verehelichten den sittlichen Vorstellungen widersprach. Der Mann schwindsüchtig, die Frau in Hosen, eine indische Pfeife mit langem Rohr rauchend. Man hielt sie für »Heiden«, denn nie hatte man sie in der Kirche gesehen. Selbst George Sand war zuweilen der Verzweiflung nahe, zumal sie von den Einheimischen immer wieder zu hören bekam:

»Der Schwindsüchtige wird zur Hölle fahren, einmal weil er schwindsüchtig ist, dann weil er nicht zur Beichte geht. Wenn er das nicht vor seinem Tode tut, werden wir ihn nicht in geweihter Erde begraben, und da ihm jedermann das Begräbnis verweigern wird, so mögen seine Freunde sehen, wo sie mit ihm bleiben.«

143 »Meine Zelle hat die Form eines großen Sarges«, teilt Chopin Fontana mit. Und George Sand charakterisierte so den Ort: »Nie habe ich den Wind mit so kläglichen, langgezogenen Tönen heulen, so verzweifelte Schreie ausstoßen hören wie in diesen leeren, hallenden Räumen..., in denen man ein Armeekorps hätte unterbringen können.«

144 Klara Wieck, die damals auf einer Tournee nach Paris kam, wo sie sich mitfühlend nach Chopin erkundigte, teilte Robert Schumann mit, was sie erfuhr: »Chopin ist mit George Sand in Marseille und liegt da im Sterben. Man zweifelt an seinem Aufkommen.«

145 Ende des 18. Jahrhunderts rangierten in England hinter London der Einwohnerzahl nach Manchester, Liverpool, Birmingham, Bristol und Leeds, also zwei Hafenstädte und drei Industriestädte. Von diesen hatte Manchester, die führende Baumwollstadt, die bemerkenswerteste Expansion aufzuweisen. Die Einwohnerzahl stieg von 12 500 im Jahr 1717 auf 20 000 im Jahr 1758 und kletterte dann parallel zur Expansion der Baumwollindustrie auf 84 000 Einwohner im Jahr 1801; damit war Manchester zur zweitgrößten Stadt Großbritanniens geworden. (George Rudé, Europa im 18. Jahrhundert. Siehe auch: Kindlers Kulturgeschichte Europas, Bd. 14, München 1983, S. 116).

146 »Die Erfindung der maschinellen Erzeugung von Baumwollwaren«, erklärte Russell, »zeigte schreckliche Ergebnisse: Jeffersons Bewegung zur Sklavenbefreiung in Amerika, die unmittelbar vor dem Sieg stand, brach zusammen; in England nahm die Kinderarbeit entsetzlich grausame Formen an; in Afrika förderte man den brutalen Imperialismus, in der Hoffnung, die Schwarzen zum Tragen von Baumwollkleidern zu zwingen.« (Bertrand Russell, Unpopuläre Betrachtungen, Zürich, Stuttgart, Wien, o. J., S. 29).

147 Bereits 1788 waren in den Spinnereien von Lancashire 35 000 Kinder beschäftigt. Aristoteles hatte sich geirrt, als er prophezeite: »Wenn Mühlsteine und Weberschiffchen sich selbst bewegen, wird die Sklaverei beendet sein.«

148 Bertrand Russell, Freiheit und Organisation, 1814–1914, Berlin 1948, S. 84. Es war der französische Historiker Michelet, der in seinem Geschichtswerk zum ersten Mal auf die

Bedeutung der englischen Kinderarbeit zur Zeit Napoleons hinwies; (Jules Michelet, Histoire du XIXe siècle, 1. Bd, Paris 1872).

149 Auch in Preußen war es der alarmierende Bericht eines Generals über die verminderte Heerestauglichkeit der rheinischen Bevölkerung aus dem Jahr 1828, der zu Beginn der Industrialisierung die Aufmerksamkeit der Regierung auf die Gesundheitsverhältnisse der Fabrikarbeiter lenkte.

150 Russell, S. 85–86.

Schopenhauer wußte genau, was in England während der Napoleonischen Kriege und danach mit den in den Arbeitsprozeß eingespannten Kindern geschah, als er folgende Zeilen schrieb: »Die Hauptquelle der ernstlichsten Übel, die den Menschen treffen, ist der Mensch selbst: homo homini lupus. Wer dies Letztere recht ins Auge faßt, erblickt die Welt als eine Hölle, welche die des Dante dadurch übertrifft, daß einer der Teufel des andern sein muß… In allen Fällen, die nicht im Bereich der Gesetze liegen, zeigt sich sogleich die dem Menschen eigene Rücksichtslosigkeit gegen seinesgleichen, welche aus seinem grenzenlosen Egoismus, mitunter auch aus Bosheit entspringt. Wie der Mensch mit dem Menschen verfährt, zeigt z. B. die Negersklaverei, deren Endzweck Zucker und Kaffee ist. Aber man braucht nicht so weit zu gehn: Im Alter von fünf Jahren eintreten in die Garnspinnerei oder sonstige Fabrik und von dem an erst zehn, dann zwölf, endlich vierzehn Stunden täglich darin sitzen und dieselbe mechanische Arbeit verrichten, heißt das Vergnügen, Atem zu holen, teuer erkaufen.« (Arthur Schopenhauer, Die Welt als Wille und Vorstellung, II., Leipzig 1819, Viertes Buch, Kapitel 46).

151 Entscheidende Verdienste erwarb sich dabei der in Leeds praktizierende Kliniker Turner Thackrah. 1831 veröffentlichte er sein Buch »The Effects of the Principal Arts, Trades and Professions, and of Civic States and Habits of Living, on Health and Longevity, with Suggestions for the Removal of many of the Agents which produce Disease and shorten the Duration of Life« (»Wirkung der wichtigsten Berufe und Lebensweisen auf Gesundheit und Lebensdauer mit Anregungen zur Beseitigung der Gründe, welche Krankheit und Lebensverkürzung verursachen«). Er schilderte, wie sieben- bis fünfzehnjährige Kinder täglich zwölf Stunden in staubiger Flachsatmosphäre ohne jede Erholung arbeiten. Bei diesen Recherchen infizierte sich Thackrah selbst; er starb mit 37 Jahren an der Tuberkulose. Heute führt das Publikationsorgan der amtlichen englischen Industrieärzte sein Bild als Wappen.

152 Die Ergebnisse der Volkszählung 1831 und die darauf folgenden Untersuchungen, die dann in E. Chadwicks 1842 veröffentlichtem »Bericht über die gesundheitlichen Bedingungen der arbeitenden Bevölkerung Großbritanniens« ausgewertet wurden, waren äußerst besorgniserregend: »So betrug in typischen Industriestädten wie Manchester, Bolton, Leeds die durchschnittliche Lebenserwartung in der Oberschicht 38, 34 und 44 Jahre, bei Arbeitern und Handwerkern jedoch nur 17, 18 und 19 Jahre. Ausschlaggebend für diese niedrige Lebenserwartung war die enorm hohe Kindersterblichkeit (in Arbeiterkreisen erreichten nur etwa 40 Prozent der Kinder das 5. Lebensjahr), aber auch der viel höhere Anteil von Epidemien und Berufskrankheiten als Todesursache. In einer typischen Textilstadt wie z. B. Oldham (Lancashire) belief sich die Zahl der Schwindsüchtigen auf das Zweifache und bei Frauen zwischen 21 und 43 (überwiegend Textilarbeiterinnen) auf das Dreifache des Landesdurchschnitts.« (A. Eggebrecht, J. Flemming, G. Meyer, A. v. Müller, A. Oppolzer, A. Paulinyi u. H. Schneider, Geschichte der Arbeit, Köln 1980, S. 232)

153 Noch 1835 – schon nach den ersten Kinder- und Jugendarbeitsschutzgesetzen – waren in der Baumwollindustrie von allen Beschäftigten 13 % Kinder unter 14 Jahren und etwa 25–30 % Jugendliche zwischen 14 und 18 Jahren. Frauen und Mädchen machten fast die Hälfte (48 %) aller Arbeiter in dieser Branche aus. Am Anfang der Industriellen Revolution dürfte der Anteil der Kinderarbeit noch höher gewesen sein.

154 Leider waren die frühen Illustratoren der Dickensschen Bücher zu sehr auf Komik bedacht und künstlerisch unfähig, jenes Maß an menschlichem Elend glaubhaft darzustellen. Die Bilder, die wirklich zu Dickens gepaßt hätten, stammen von dem französischen

Illustrator Gustave Doré, der ursprünglich ebenfalls Humorist war, aber durch einen Aufenthalt in London erschüttert und ernüchtert wurde. Seine Illustrationen entstanden zwar in den siebziger Jahren, also erst nach dem Tod von Dickens, doch sie lassen erkennen, daß sich inzwischen in England nicht viel verändert hatte. Erst 1874 wurde in England die Beschäftigung von Kindern unter 10 Jahren in Fabriken verboten.

155 In »Les Misérables« schildert Victor Hugo, wie die junge Arbeiterin Fantine, eine ehemalige Pariser Grisette, durch ihr Kind ins äußerste Elend geraten war und wie sie, um ihrem Kind zu helfen, an der fortschreitenden Schwindsucht zugrunde ging:

»Sie begann grobe Soldatenhemden zu nähen und verdiente damit zwölf Sous täglich...« Dann heißt es weiter: »Das Übermaß der Arbeit erschöpfte Fantine, der leichte trockene Husten wurde schlimmer«. Und schließlich: »Sie hatte fieberglänzende Augen und Schmerzen zwischen den Schultern. Sie hustete stark... Sie mußte siebzehn Stunden täglich arbeiten, denn ein Unternehmer, der in den Strafanstalten arbeiten ließ, drückte die Preise und senkte dadurch den Lohn der freien Arbeiterin auf neun Sous herab. Neun Sous für siebzehn Stunden Arbeit!«

156 Kennzeichnend für die verheerende Wirkung der Tuberkulose im damaligen England ist auch das Schicksal Edward Jenners, der durch die Entdeckung der Vakzination Millionen vor den Pocken bewahrt hat, nun aber hilflos zusehen mußte, wie ihm die Schwindsucht seine Liebsten dahinraffte. 1810 verlor er seinen ältesten Sohn an Tuberkulose. Fünf Jahre später starb auch seine Frau, die er in »hoffnungsloser Traurigkeit pflegte«. Auch sein erster Impfling James Philipps, um den er sich bis zuletzt kümmerte, starb an der Schwindsucht.

157 Theodor Haecker, Der Buckel Kierkegaards, Zürich 1947.

158 Fr. B. Osiander. Lehrbuch der Hebammenkunst, Göttingen 1796. Siehe auch: Albrecht Peiper, Erinnerungen eines Kinderarztes. Berlin 1967.

159 Giovanni Malfatti, der vorher auch Ludwig van Beethoven (1770–1827) behandelte, hatte 1809 eine Schrift veröffentlicht, die kennzeichnend ist für die Wiener naturphilosophische Schule: »Entwurf einer Pathogenie aus der Evolution und Revolution des Lebens«. Er interpretierte, von Schellings Methoden ausgehend, die Krankheiten in ihrem Verhältnis zu den verschiedenen Altersstufen. Rachitis und Skrofeln galten ihm demnach charakteristisch für die Kindheit, Phthise für die Jugend, Arthritis für die Mannbarkeit und Cancer für das Alter.

160 Übrigens hatte die Phthisis auch schon früher im Haus Habsburg ihre Opfer gefunden. So hatte z. B. die Mutter des Herzogs, Marie Louise, einen schwindsüchtigen Großvater, Kaiser Leopold I., dessen älterer Bruder, Kaiser Joseph II., ebenfalls ein Opfer dieser Krankheit war. Sogar die Koryphäe der zweiten Wiener medizinischen Schule, Rokitansky (1804–1878), Hauptbegründer der neueren pathologischen Anatomie, sprach noch 1844 von einer besonderen Disposition, von einem »Habitus phthisicus«.

161 Der Leibarzt des jungen Herzogs, Dr. Malfatti, schrieb: »Ich ward im Mai 1830 zu dem Herzog von Reichsstadt als sein Leibarzt berufen... Der Prinz aß sehr wenig und ohne Appetit. Mit 17 Jahren hatte er schon eine Höhe von 5 Fuß und 8 Zoll erreicht. Er litt an anhaltendem Husten und Schleimauswurf... Im August 1831 ward er von einem heftigen ›Katarrhfieber‹ befallen. Es folgten immer wieder neue Krankheitsschübe. Im Monat April 1832 kam es zu Erkältungen, Fieber und verdächtigem Auswurf. Das alles wurde begleitet von einer fortschreitenden Abmagerung. Im Juli verschlechterte sich das Befinden des Herzogs. Am 22. Juli morgens verschied er.«

162 Damals, als viele in Georges Sands »herzlosem Verhalten« den Grund für Chopins baldigen Tod vermuteten, war der Glaube noch weit verbreitet, man könne durch Kummer schwindsüchtig werden. Daher auch die alte Redensart: »Man ärgert sich die Schwindsucht an den Hals.«

163 In dem langen Brief versucht er hinter Humor und Heiterkeit seine Angst zu verbergen: »Haben nicht auch die Zypressen ihre Capricen? Meine Caprice ist heute, Euch hier zu haben...«

164 Vor seinem Tod kritzelte der nicht mehr redefähige Tondichter seinen letzten Willen auf ein Stück Papier:

»Da mich dieser Husten ersticken wird, beschwöre ich Euch, meinen Körper öffnen zu lassen, damit er nicht lebendig begraben wird.« Das geschah auch, und so kommt es, daß sein Leib auf dem Friedhof Père Lachaise in Paris ruht, während sein Herz in einer Goldkapsel in der Hl. Kreuzkirche zu Warschau als eine Art Reliquie aufbewahrt wird.

165 Vor Novalis war bereits Gottfried August Bürger (1747–1794), der Dichter der »Leonore«, der seine 28jährige Frau nach zehnjährigem Martyrium an Lungenschwindsucht verlor und sich bei ihrer Pflege infiziert hatte, selbst Opfer dieses Leidens geworden.

Auch die Frau des amerikanischen Dichters Edgar Allan Poe (1809–1849), die er als 15jährige heiratete und abgöttisch liebte, erlitt einige Blutstürze und starb schließlich an Tuberkulose. Der Schatten dieser Tragödie verdunkelte Poes ganzes Leben. Seine schönsten Dichtungen befassen sich mit schönen sterbenden oder toten Frauen. Dazu gehört auch sein Poem »Rabe«.

166 Am 24. September 1827 sagte Goethe in bezug auf die Romantik und ihren »Weltschmerz« zu Eckermann:

»Die Poeten schreiben alle, als wären sie krank und die ganze Welt ein Lazarett. Alle sprechen sie von dem Leiden und dem Jammer der Erde und von den Freuden des Jenseits. Diese jetzige Generation fürchtet sich vor aller echten Kraft und nur bei der Schwäche ist es ihr gemütlich und poetisch zu Sinne … Ich will ihre Poesie die Lazarett-Poesie nennen …«

Und am 2. April 1829 erklärte er Eckermann: »Das Klassische nenne ich das Gesunde und das Romantische das Kranke.«

167 Mit Skoda zog die Perkussion wieder an ihrem Ausgangspunkt ein: in die Wiener Klinik.

168 Skoda kannte sehr wohl die Worte Epiktets: »Einem Arzt, der nichts verschreibt, zürnen die Kranken und glauben, sie seien von ihm aufgegeben.« Dennoch lehnte er Maßnahmen ab, die nach dem Prinzip »ut aliquid fiat« (»damit etwas zu geschehen scheint«) den Patienten beruhigen sollten, ohne daß man sich von ihnen einen Erfolg versprach.

169 Auf keinen Fall hatte es Skoda zu verantworten, daß zwei seiner Schüler, Hamernik in Prag und Josef Dietl in Krakau, als extreme therapeutische Nihilisten auftraten. Man sollte auch nicht vergessen, daß es Skoda war, der trotz aller Widerstände unerschrocken für Ignaz Philipp Semmelweis und seine Lehre eintrat und ferner seinen Assistenten Ferdinand von Hebra zum Studium der Hautkrankheiten anregte.

Mikrobiologische Ära

170 H. Klencke, Untersuchungen und Erfahrungen im Gebiet der Anatomie, Physiologie, Mikrologie, wissenschaftlichen Medizin, Leipzig 1843. Drei Jahre später veröffentlichte er ein sehr wertvolles, doch kaum beachtetes Büchlein: »Über die Ansteckung und Verbreitung der Scrophelkrankheit bei Menschen durch den Genuß der Kuhmilch«, Leipzig 1846.

171 J. A. Villemin, Études sur la Tuberculose, Paris 1868, S. 529.

172 Geoffrey Baraclough, Politisches Gleichgewicht und wirtschaftliche Expansion. In: Propyläen Weltgeschichte, hg. von Golo Mann, Berlin/Frankfurt a. M. 1986, Bd. IX, S. 707. Auffallend war, daß in England und Frankreich, die in der ersten Phase der Industriellen Revolution am schnellsten expandierten, der Schwung nachließ, denn das Kapital war in veralteten Maschinen und Produktionsverfahren angelegt, was die Einführung neuer Erfindungen und die Ausbeutung der neuen Produktionskräfte hemmte.

173 Werner Hegemann, Das steinerne Berlin. Geschichte der größten Mietskasernenstadt der Welt, Berlin 1930. Die teuren Wohnungen liegen meist in den Westvierteln; da Westwinde vorherrschen, werden Rauch und Großstadtluft weniger dahin geweht.

174 Bei dem Bau von Mietskasernen kam noch die weitverbreitete Gepflogenheit hinzu, neu erbaute, noch feuchte Häuser vorübergehend durch kinderreiche Familien – mietfreie »Trockenwohner« – beziehen zu lassen. Es waren ausschließlich mittellose Familien, die sich für diese gefährliche Interimprozedur hergaben. Nicht ohne Grund war der Begriff »Trockenwohner« an die Vorstellung von Familienelend und Tuberkuloseinfektionen gebunden.

175 Liebermann, der Zilles Zeichnungen sehr schätzte, sagte einmal: »Man fühlt dahinter die Tränen. In den Hinterhöfen hat man den Eindruck, als sei dort aus der Büchse der Pandora nebst allem Unheil auch das letzte Fünkchen von Hoffnung entwichen.«

176 Kochs Schüler Paul Ehrlich der später durch die Erfindung der Salvarsanbehandlung Weltruf erlangte, nannte jenen denkwürdigen Abend in der physiologischen Gesellschaft sein größtes wissenschaftliches Erlebnis. Koch hatte seine Tuberkelbakterien mit einer alkalischen, in Wasser verdünnten alkoholischen Methylenblaulösung 24 Stunden lang bei Zimmertemperatur gefärbt. Wenige Tage nach Kochs Vortrag entdeckte Ehrlich die Säurefestigkeit der Tuberkelbakterien und erfand ein neues, so einfaches Färbeverfahren, daß es auch den Nichtbakteriologen unter den Ärzten leicht wurde, Tuberkelbakterien im mikroskopischen Präparat festzustellen. Diese Methode wurde später von Ziehl und Neelsen etwas modifiziert.

177 In seiner Arbeit »Zur Untersuchung von pathogenen Organismen« (1881) beschrieb Koch die Gewinnung einer Reinkultur von Bakterien auf festen Nährböden. Es waren die Methoden, die er sich selbst geschaffen hatte und mit denen ihm die Entdeckung des Tuberkulosebazillus und später auch des Choleravibrio gelang.

178 Bereits bei seinen Milzbrandforschungen hatte Robert Koch die Henleschen Postulate erfüllt. Doch seine Veröffentlichungen über die Ätiologie des Milzbrands (1876), die in einer botanischen Zeitschrift erschienen, waren den meisten Ärzten nicht bekannt.

179 Mit diesen »Kochschen Methoden« wurden in der »Sturm- und Drangperiode der Bakteriologie« im letzten Viertel des 19. Jahrhunderts Schlag auf Schlag die wichtigsten bakteriellen Erreger der Infektionskrankheiten gefunden.

180 Das neugegründete Hygienische Institut befand sich zunächst in der Nähe der Charité im sogenannten »Triangel« in der Schumannstraße.

181 Der Vortrag lautete: »Ueber bacteriologische Forschung«. Der Abdruck erfolgte in der Deutschen medicinischen Wochenschrift 16 (1890), S. 756–757. Die von mir zitierten Schlußsätze befinden sich auf Seite 757. Acht Jahre zuvor, im März 1883, konnte Koch seinen Gegnern in einer »kritischen Besprechung der gegen die Bedeutung der Tuberkelbacillen gerichteten Publicationen« stolz entgegenschleudern: »Ich war mir der weitreichenden Bedeutung und der Wichtigkeit des Resultates meiner Arbeit vollkommen bewußt und habe sie deswegen nicht eher vor den Richterstuhl der Oeffentlichkeit gebracht, als bis sie mir nach allen Richtungen und gegen jeden Einwand gesichert schienen.« Diesmal wurde er »durch sanften Druck genötigt, von seinem Grundsatz abzulassen.«

182 Theodor Brugsch, Arzt seit fünf Jahrzehnten, Berlin 1957, S. 46.

183 Die perkutane oder intrakutane Tuberkulinprobe erzeugte im tuberkulös infizierten Organismus bei der Injektion geringster Mengen heftige, entzündliche lokale Reaktionen. Es ist eine allergische Reaktion, die anzeigt, ob die betreffende Person eine tuberkulöse Infektion durchgemacht hat (positive Tuberkulinprobe) oder nicht (negative Tuberkulinprobe). Beim Auffinden von Infektionsquellen wurde daher die positive Tuberkulinreaktion nach dem Zweiten Weltkrieg als das Radar der Tuberkulosebekämpfung bezeichnet.

184 Diese Ansichten veranlaßten Koch zu der verzweifelten Äußerung: »Was muß ich an meinen eigenen Schülern erleben, wenn Behring die Inhalationstuberkulose leugnet, die vom Darm aufgenommenen Bazillen so mir nichts, dir nichts latent bleiben und dann fast immer in den Lungenspitzen zum Vorschein kommen läßt!« (H. Mochmann/W. Köhler, Meilensteine der Bakteriologie. Jena 1984, S. 315). Da Behring das perlsüchtige Rind für die Urquelle der Tuberkulose hielt, wollte er Rinder gegen die Infektion immunisieren (»Jennerisierung«). In seiner Nobelpreisvorlesung berichtete Behring 1901 in Stockholm erstmals über gelungene Schutzimpfungen von Rindern. Für die Vakzination der Tiere benutzte er eine von Menschen stammende Kultur, die durch Trocknung abgeschwächt worden war. Allerdings blieben diese Versuche ohne Erfolg, da der Impfschutz von zu kurzer Dauer war.

185 »Es ist unbeschreiblich«, schrieb Geheimrat von Drigalski, »wie viel und wie gedanken-

los im Süden gespuckt wurde, besonders in den Lokalen, nicht nur auf der offenen Straße. Es ist noch nicht sehr lange her, daß auf den Marmorfußboden eines vornehmen römischen Cafés Sägespäne gestreut und diese von Zeit zu Zeit mit dem Auswurf hinausgefegt werden mußten.« (v. Drigalski, Männer gegen Mikroben, Berlin 1951, S. 333).

186 Noch in den dreißiger Jahren sah ich im Wiener Stephansdom folgenden Wandanschlag: »Anstand und die Heiligkeit des Ortes verbieten das Spucken auf den Fußboden.«

187 Wilhelm von Drigalski, Männer gegen Mikroben, Berlin 1951, S. 332f.

188 Obwohl später die Kinder bei Schulbeginn, die jungen Männer bei der Musterung, bei manchen Großbetrieben die Arbeiter vor der Anstellung ärztlich untersucht wurden, blieb die Dunkelziffer der nicht erfaßten Offentuberkulösen sehr groß. Prof. Bruno Lange, der Direktor der Tuberkulose-Abteilung am Robert-Koch-Institut, sagte mir 1941, daß die Tuberkuloseerkrankungen nur lückenhaft gemeldet würden und man daher versuche, die Tuberkulösen in der Bevölkerung nach den genauer erfaßbaren Todesfällen zu schätzen: Die Zahl der Todesfälle, multipliziert mit dem Faktor fünf, sollte die Zahl der Offentuberkulösen ergeben, das Fünffache der Offentuberkulösen die Zahl der Geschlossentuberkulösen. Auf diese Weise schätzte man 1939 in Deutschland eine Zahl von rund 400 000 Offentuberkulösen! (Siehe auch Reiner Müller, Medizinische Mikrobiologe, München/Berlin 1950, S. 283).

189 Die Zahlen verdanke ich Herrn Prof. Bruno Lange (1941). Prof. Lange war selbst tuberkulös und starb daran noch während des Krieges.

190 Prof. Bruno Lange sagte mir 1941, daß Skrofulöse nur selten an Lungentuberkulose erkranken. Es scheint, als seien sie gegen Infektionen mit den Tuberkelbakterien vom humanen Typ gefeit, was ja übrigens auch die Grundlage der Calmetteschen Überlegungen bei seinem Impfstoff war.

191 In Ländern mit geringer Tuberkulosehäufigkeit ist die BCG-Impfung überall dort indiziert, wo die Infektionsgefahr hoch ist (tuberkulöse Familien, Krankenschwestern, Medizinstudenten).

192 Klabund war das aus Klabautermann und Vagabund gebildete Pseudonym für Alfred Henschke. Als Student in München gehörte er der Schwabinger Bohème an, wo ihn Wedekind zum Dichten angeregt haben soll. Erst 38 Jahre alt, starb er 1928 in Davos an einem Blutsturz. Gottfried Benn hielt die Totenrede.

193 Man vermutete, daß die Tuberkulose bestimmte psychische Veränderungen hervorruft, und hat hieraus manche charakterlichen Absonderlichkeiten Lungenkranker zu erklären versucht. In der Annahme solcher spezifischer Einflüsse hat man geradezu von einem »tuberkulösen Charakter« gesprochen. In Klabunds Erzählung »Die Krankheit« sagt ein Patient: »Ich wollte schon längst einmal eine Psychoanalyse der Schwindsucht schreiben.«

194 Kennzeichnend hierfür sind die euphorischen Sätze, mit denen Klabunds autobiographischer Frühroman »Franziskus« (1924) beginnt:

»Es ist so süß, krank zu sein, wenn draußen der sanfte Schnee fällt... Eine holde Müdigkeit in den Kniegelenken sitzt man fröhlich hüstelnd und heiter fröstelnd im Lehnstuhl... Jede Vorstellung... von Pflicht und Zweck des Lebens fällt bedingungslos von einem ab. Man hat nichts anderes zu tun, als krank zu sein...«

Ähnlich schrieb auch der von einem Lungensanatorium ins andere wechselnde Kafka um 1920 an Milena Jesenska, er wolle »aus der Krankheit so viel Süßigkeit ziehn, als nur möglich«, und an einer anderen Stelle: »Es ist viel Süßigkeit darin...« (Franz Kafka, Briefe an Milena, New York/Frankfurt a. M. 1952).

195 Klabund, Geschichte der Weltliteratur, Leipzig 1923, S. 88. Ähnlich hat sich auch Th. Wolff in seiner Einleitung zu Jens Peter Jacobsens »Niels Lyhne« geäußert. Der Däne Jens Peter Jacobsen starb bereits mit 38 Jahren an der Schwindsucht. Kennzeichnend für die Langlebigkeit eingewurzelter Fehlbegriffe ist, daß der hochgebildete Klabund noch 1923 die Tuberkulose als konstitutionelle Krankheit bezeichnet.

196 Die Kritik, die Thomas Manns »Zauberberg« an der Realität des Lungen-Luxussanatorium übte, war nur allzu berechtigt, und das Buch bedeutete einen ernsthaften Appell an das Gewissen der Ärzte, ihre Kranken vor dem psychisch schädigenden Einfluß dieses

Milieus zu bewahren, der vor allem darin bestand, daß die Krankheit Herr über den Menschen werden kann. Auch Hans Castorp hat den Zusammenhang mit dem Leben verloren, er findet den Weg nicht zurück, er bleibt im Sanatorium. Aber auch die anderen Kranken bleiben dort, ihr Zustand verschlimmert sich, und eigentlich kein einziger hat den Drang, in das Leben und in die Welt zurückzukehren. Nur Joachim Ziemßen – und er muß diesen Drang mit dem Leben bezahlen. Von Besserung und Gesundung hören wir kaum ein Wort.

197 Das widerspiegelt sich schon am Anfang des 1. Kapitels in dem makabren Dialog zwischen Hans Castorp und seinem kranken Vetter Joachim Ziemßen, den er in Davos besucht:

»Wie du siehst«, fuhr Joachim fort. »Fünfzig Meter. Im Prospekt steht ›hundert‹?, aber es sind bloß fünfzig. Am allerhöchsten liegt das Sanatorium Schatzalp dort drüben, man kann es nicht sehen. Die müssen im Winter ihre Leichen per Bobschlitten herunterbefördern, weil dann die Wege nicht fahrbar sind.«

»Ihre Leichen? Ach so! Na, höre mal!« rief Hans Castorp. Und plötzlich geriet er ins Lachen, in ein heftiges und unbezwingliches Lachen, das seine Brust erschütterte und sein vom kühlen Wind etwas steifes Gesicht zu einer leise schmerzenden Grimasse verzog. »Auf dem Bobschlitten! Und das erzählst Du mir so in aller Gemütsruhe? Du bist ja ganz zynisch geworden in diesen fünf Monaten.«

»Gar nicht zynisch«, antwortete Joachim achselzuckend.

»Wieso denn? Das ist den Leichen doch einerlei ... Übrigens kann es wohl sein, daß man zynisch wird hier bei uns. Behrens selbst ist auch so ein alter Zyniker, ein famoses Huhn nebenbei, alter Korpsstudent und glänzender Operateur, wie es scheint; er wird Dir gefallen.« (Zauberberg, Erstes Kapitel, ›Ankunft‹).

198 Doch auch die Umwandlung dieser Sanatorien in Sporthotels war nicht so einfach, besonders in Davos. Hatte doch Thomas Mann im »Zauberberg«, der längst in alle Weltsprachen übersetzt war, diese Gebäude mit Tod und Krankheit in Beziehung gebracht, so daß sich ängstliche Feriengäste bedroht fühlten und vor Ansteckung Angst hatten.

Cholera asiatica

1 A. M. Kamal, Endemicity and Epidemicity of Cholera Bull, Wld. Hlth. Org. 28 (1963), S. 277.

Altertum und Mittelalter

2 Nach Sanderson wurde die Inschrift in die heiligen Bücher der Brahmanen aufgenommen und bis in die jüngste Zeit zur Versöhnung Schiwas rezitiert: »Die Lippen blau, das Gesicht eingefallen, die Augen hohl, der Bauch eingesunken, die Glieder zusammengezogen und wie im Feuer geschrumpft, das sind die Zeichen der großen Krankheit, die durch einen Fluch der Priester herabkommt, um die Kühnen zu vernichten. Der schwere Hauch haftet am Antlitz des Kriegers, seine Finger sind verdreht, er stirbt an Krämpfen: ein Opfer des gereizten Schiwa.« (W. Sanderson, Suggestions in reference to the present cholera epidemic, London 1866.)

Neuzeit

3 Eine große Gefahrenquelle in Mekka stellte der Zamzam-Brunnen dar, dessen Ursprung die islamische Überlieferung mit Hagars verzweifeltem Suchen nach Wasser für ihren in der Wüste verschmachtenden Sohn Ismael in Verbindung bringt. Nach der rituellen Umschreitung der Kaaba pflegen die Pilger einen Schluck aus diesem danebenliegenden wundertätigen Brunnen zu trinken. Er konnte leicht infiziert werden, da er bis vor kurzem ganz offen war und das Wasser aus ihm mit Eimern geschöpft wurde. Viele Pilger bringen ihr Leichenhemd mit, um es in das heilige Wasser einzutauchen. Das höchste Lob, das man von einem Araber nach einem labenden Trank hören kann, ist: »Es war fast so köstlich wie Zamzam!« Viele lassen sich kleine Flaschen füllen, um sie Freunden, Kranken und Verwandten in der Heimat mitzubringen. Früher wurden auf diese Weise pathogene Darmbakterien verschleppt. Wie in Benares entwickelte sich auch in Mekka der Handel mit dem heiligen Wasser, an dessen entsühnende und heilende Kraft der fromme Moslem glaubt, zu einem Erwerbszweig.

4 Hufeland, der bis dahin noch keinen Cholerakranken gesehen hatte, befürchtete mit Recht, daß sich »bei schweren Brechdurchfällen die Anwendung von Calomel und Rizinusöl«, wie sie die »Kurze Anweisung« vorschrieb, ähnlich auswirken könnte, »als wolle man Feuer mit Öl löschen«.

5 A(lexander) Herzen, Russische Impressionen, Leipzig 1857, S. 65.

6 Als am 2. November 1830 der Bericht des französischen Konsuls in Tiflis (v. Gamba) über die dort herrschende Choleraepidemie in der Pariser Akademie verlesen wurde, empfahl der greise Larrey, Napoleons einstiger Chefchirurg, eine Studienkommission von französischen Ärzten in das Seuchengebiet zu entsenden, damit man im Notfall aufgrund der dort gesammelten Erfahrungen die zweckmäßigsten Präventivmaßnahmen treffen könne. Infolge des inzwischen ausgebrochenen polnischen Aufstandes konnte die Kommission den ursprünglichen Bestimmungsort nicht erreichen, sondern mußte in der Umgebung von Warschau bleiben. (F. Chaillou, Quelques reflexions sur la Cholera morbus asiatique, Marseille 1837, S. 7.)

7 F. K. Dahlberg u. J. A. Iljinskij, Mittheilungen über die orientalische Cholera in Rußland, Petersburg 1832, S. 9.

8 Dahlberg u. Iljinskij, S. 10. »Aus Furcht vor der Quarantäne geben die Leute nicht eher ihre Krankheit zu, als sie sich nicht mehr rühren können. Trotz schwerer Durchfälle und heftigsten Erbrechens verschweigen sie ihre Krankheit, bis sie endlich halbtot auf einem Bündel Stroh aufgefunden werden. Dann erst wird zum Arzt geschickt, der das nur glimmende Leben nicht mehr anzufachen vermag. So sind hier Kähne mit Leichen angekommen, und als die Gefährten der Verstorbenen gefragt wurden, warum sie nicht früher Hülfe gesucht haben, erwiderten sie, weil sie die bei den Sperren eintretenden großen Versäumnisse gescheut hätten.« (S. 11.)

9 Dahlberg u. Iljinskij, S. 12.

10 Dahlberg u. Iljinskij, S. 12. So erkrankten z. B. in Nischnij-Nowgorod am 27. August drei Burlaken. In den darauffolgenden zwei Tagen ereigneten sich 18 Todesfälle. Bis zum 20. September erkrankten 800 und starben 352 Personen. Die Zahl der Todesfälle erhöhte sich bis zum 3. Oktober auf 575. Bis zum 19. Oktober waren im Gouvernement insgesamt 1863 Erkrankungen (davon 968 tödlich) vorgekommen, wobei sich der größte Teil auf die Stadt, die damals 10 000 Einwohner hatte, bezog. Es geschah »zur Zeit des großen Jahrmarktes, auf welchem nicht nur zahlreiche Kaufleute aus allen Gegenden Rußlands, sondern auch große Karawanen aus Asien zusammentrafen«.

11 Dahlberg u. Iljinskij, S. 13. Tagebuch eines Geistlichen während der Cholerapest zu Saratow an der Wolga, vom 1. bis 31. August 1830, Erlangen 1830.

12 Herzen, S. 67.

13 J. J. Arseniew, Die asiatische Cholera in Rußland, Leipzig 1833.

14 Herzen, S. 68. Die Cholera-Epidemie von 1830 hat sich auch in der russischen Literatur niedergeschlagen. Alexander S. Puschkin (1799–1837), der im Spätsommer Moskau verlassen und sich nach Boldino im Gouvernement Nischnij-Nowgorod begeben hatte, um auf seinem väterlichen Gut mit etwa 200 Leibeigenen die Eigentumsverhältnisse zu regeln, mußte entgegen seiner ursprünglichen Absicht über drei Monate dort verbringen, da das Gebiet »von der so plötzlich hereingebrochenen Choleraflut« erreicht und durch Militärkordons von der Außenwelt abgeschnürt wurde. Während dieser »unfreiwilligen Quarantäne« in dem »gottverlassenen Nest« schrieb er neben den beiden letzten Kapiteln des »Eugen Onegin« und einigen kleinen Tragödien (u. a. »Die Feier während der Pest«) auch die »Erzählungen Bjelkins«, »Der Sargmacher«, »Der Schneesturm«, »Der Postmeister«, die einen Markstein in der russischen Novellistik darstellen und ebenso wie die erwähnten Theaterstücke von einer unheimlichen Stimmung und einem düsteren Humor umweht sind. Die Cholera, die damals auf den Landgütern Tausende von Leibeigenen dahinraffte, für die jedoch die Gutsbesitzer bis zur nächsten Volkszählung die Kopf- bzw. Seelensteuer weiterbezahlen mußten, brachte Puschkin auch auf einen grotesken Einfall, den er später seinem Freunde Nikolaj Gogol mitteilte und damit die Anregung zu dessen hintergründigem und gesellschaftskritischem Roman »Die toten Seelen« gab.

15 Loders Brief vom 5. Mai 1831 an seinen Schwiegersohn von Luzow in Schwerin. In: Klaus Köhler, Ärztebriefe aus vier Jahrhunderten, Wien 1892, S. 218.

16 Nur Petershof und Zarskoje selo, wohin sich der russische Hof zurückgezogen hatte, blieben von der Cholera verschont, da die Sperringe um sie nicht gelockert wurden.

17 Arseniew, S. 14. Als man im Generalstab des preußischen Observationsheeres von den Unruhen in Petersburg erfuhr, schrieb Clausewitz am 24. Juli 1831 aus Posen nach Berlin: »Alle Sperren sind aufgehoben, und dafür erkranken nun täglich zwischen 500 und 600 Personen. Das ist ja ärger als die Pest. Wie oft ist mir Manzonis Roman (»Die Verlobten«) eingefallen! In 200 Jahren, die seit der von ihm geschilderten Zeit verflossen sind, scheint sich das Volk gar nicht verändert zu haben. Derselbe Zweifel, dasselbe Mißtrauen, dieselben Vergiftungsgeschichten, dieselbe Mischung von Angst und Unvernunft – wie in Mailand …« (Karl Schwartz, Briefe des Generals von Clauswitz an seine Frau, Breslau 1876, S. 41.) Die Briefe sind auch im 2. Band des von Schwartz 1878 in Berlin herausgegebenen »Leben des Generals Carl von Clausewitz« enthalten.

18 S. Wojeciechowski, Du Choléra-morbus en Pologne, Paris 1832, S. 18.

19 Ende Juni 1831 gab Chopin in Wien, wo er sich schon seit Wochen um eine Ausreisegenehmigung bemühte, ein Konzert, das jedoch »nur sehr schwach besucht war, da die meisten vornehmen und reichen Bürger aus Angst vor der Cholera die Stadt verlassen hatten«. In einem Brief vom 16. Juli 1831 berichtet er aus Wien: »Um nach Bayern reisen zu können, muß man auch noch einen Gesundheitspaß wegen der Cholera haben, andernfalls darf man die bayrische Grenze nicht überschreiten. Alle haben hier eine furchtbare Angst vor der Cholera. Sie treiben die Sorge bis ins Lächerliche und verkaufen gedruckte Gebete, in welchen zu Gott und allen Heiligen um das Erlöschen der Cholera gefleht wird. Niemand traut sich Obst zu essen, und die meisten fliehen aus der Stadt …

Ich habe das Porträt unseres Oberfeldherrn General Skrzynecki erhalten, aber schrecklich beschädigt und durchlöchert wegen der Cholera. Auch Eure Briefe werden durchstochen und jedem ein großer Sanitätsstempel aufgedruckt: solche Angst haben sie hier!« (Stanislaw Tarnowski, Aus Chopins Briefen und Tagebuchnotizen, Breslau 1914, S. 22.)

20 Tarnowski, S. 29.

21 A. Sternberg, Das Verhalten der asiatischen Cholera in deutschen Landen, Leipzig 1832, S. 8.

22 Sternberg

23 Als in Wien die Immediatskommission gegründet wurde, in der Antikontagionisten überwogen, die die Sperren aufhoben, prägte Grillparzer (1791–1872) den Aphorismus: »In gewissen Ländern scheint man der Meinung: drei Esel machten zusammen einen gescheiten Menschen aus. Das ist aber grundfalsch. Mehrere Esel in concreto geben den Esel in abstracto, und das ist ein furchtbares Tier.«

24 Schwartz, Briefe des Generals von Clausewitz an seine Frau, Breslau 1876, S. 54.

25 So verfügte z. B. die Berliner Polizei, daß mit Rücksicht auf die Epidemie das Rauchen auf den Straßen und Plätzen erlaubt sei. Vom Tabakrauchen, das bis dahin in der Öffentlichkeit verboten war und nach dem Erlöschen der Cholera (1832) bis zum »tollen Jahr« 1848 auch weiterin polizeilich verfolgt wurde, versprach man sich nun eine »Reinigung der verpesteten Luft«.

26 »Berlin«, berichtet Gutzkow, »zählte wenig über 200 000 Einwohner. Dennoch war die Zahl der täglichen Opfer, welche die Cholera fortraffte, schon auf 200 gestiegen. In jedem Viertel gab es Cholerahospitäler. Diesen wurden die Kranken in langen, mit Wachstuch überzogenen Tragkörben überantwortet. Die Begräbnisse fanden des Nachts statt. Man hatte sich auf eine Haltung eingerichtet, wie sie im Mittelalter stattgefunden haben mochte, wenn die Pest hereinbrach. Alle Träger und sonstige Bedienstete beim Transportgeschäft trugen grüne wachstuchene Überkleider.«

27 Seinen siebenten Manuskriptband, am 6. September 1831 begonnen, taufte Schopenhauer »Cholerabuch«, weil es auf der Flucht vor der Cholera geschrieben wurde. Sich selbst bezeichnet er als einen »Choleraphoben von Profession«.

28 Aus dieser Zeit erzählt man sich in Berlin eine skurrile Anekdote, wonach ein überkorrekter Juraprofessor von der Berliner Universität, als er seinen Hörsaal halbleer vorgefunden hatte, verärgert die Hörerliste vorzulesen begann. Er war beim vierten Abwesenden angelangt, da meldete ein Student: »Ist gestorben.« Der Professor widmete dem Verstorbenen einige Gedenkworte und fuhr fort in der Liste. Beim nächsten Abwesenden meldete der gleiche Student: »Ist gestorben.« Kurz darauf erneut: »Ist gestorben.« Stutzig geworden, erkundigte sich der Professor: »Wer sind Sie eigentlich?« »Die Cholera«, erwiderte der Gefragte. Trotz der makabren Situation gab es ein schallendes Gelächter, denn es war klar, daß die Fehlenden höchstwahrscheinlich aus Angst das Hasenpanier ergriffen hatten, so ähnlich, wie es auch Schopenhauer getan hat.

29 Reincke, Die Cholera in Hamburg, Berliner Klinische Wochenschrift 1892, Nr. 36.

30 W. Melhop, Alt-Hamburgisches Dasein, Hamburg 1899, S. 36.

31 Johann Jacob Rambach, Versuch einer physisch-medizinischen Beschreibung von Hamburg, Hamburg 1801.

32 Johann Heinrich Hübbe, Ansichten der Freien und Hansestadt Hamburg, Frankfurt 1824, Bd. I, S. 248.

33 Man hoffte zunächst, im kühlen England, wo nach Ausspruch des neapolitanischen Gesandten »die einzig reifen Früchte gekochte Äpfel sind«, würde auch die Cholera nicht gedeihen können (Heinrich Heine).

34 Der vierte Fastensonntag, der etwa in die Mitte der vierzigtägigen Fastenzeit vor dem christlichen Osterfest fällt.

35 Heinrich Heine, Sämtliche Werke, hg. Hans Kaufmann, München 1964, Bd. BIII, S. 148: Artikel VI., Paris den 19. April 1832.

36 Paul Wiegler, Heines publizistische Tätigkeit, Leipzig 1929, S. 25. Carl Heine, der Sohn des Hamburger Bankiers Salomon Heine und Erbe von 30 Millionen, vergalt später des

Dichters Fürsorge mit Undank, indem er ihm das von seinem Vater gewährte lebenslängliche Jahresgehalt von 4800 Francs mit der demütigenden Bedingung auf 2000 reduzierte, daß er alle seine Schriften der Zensur der Familie, die seine Memoiren fürchtete, unterwirft. (Heines Momoiren wurden nach seinem Tode auf Veranlassung Carls vernichtet.)

37 »Fast alle Häuser«, schrieb Sue, »durchhallte von unten bis oben ein betäubendes Gehämmer; man nagelte Särge zu ... In den düsteren, ungesunden Vierteln, wo inmitten einer modrigen Atmosphäre eine durch harte Entbehrungen erschöpfte Arbeiterbevölkerung lebte, wurden oft ganze Häuser, einst Bienenstücke emsiger Menschen, innerhalb weniger Tage vom Keller bis in die Dachkammern entvölkert.« (»Der ewige Jude«.)

38 Heine, S. 146.

39 Das aus dem 17. Jahrhundert stammende und seitdem immer weiter vergrößerte Hôtel-Dieu in Paris führte infolge dauernder Überfüllung (bis 5000 Kranke bei 2300 Betten) zu immer größeren Übelständen: Viele Patienten lagen ohne Rücksicht auf die Art ihrer Krankheit mit anderen zusammen in einem Bett, viele auf dem Fußboden. Diese Verhältnisse, die in bezug auf Hygiene und Verpflegung jeder Beschreibung spotteten, arteten während der Choleraepidemie 1832 zur Brutalität aus. Als sich damals Franz Liszt nach einem unter Choleraverdacht eingelieferten Freund erkundigen wollte, sah er mit Entsetzen, »wie Schwerkranke, um in einen Raum gebracht zu werden, von rohen Wärtern an den Beinen gepackt – wie Rübensäcke – die Korridore entlanggeschleift wurden« (K. Grunsky, Franz Liszt. Breslau 1926, S. 49).

40 Heine, S. 154.

41 Heine, S. 149 ff.

42 Heine, S. 151.

43 Heine, S. 151 f.

44 Kurz zuvor spielte der inzwischen in Paris angelangte junge Chopin (am 20. Mai 1832) in einem Konzert, das im Saal des Pariser Konservatoriums für die mittellosen Opfer der Seuche veranstaltet wurde.

45 Heine, S. 153.

46 Heine, S. 156 f. Was Heine uns hier verschweigt, erfahren wir von Eugène Sue, in dessen Roman »Der ewige Jude« u. a. zu lesen ist: »Bei dem düstern Schein der Fackeln waren die Totengräber auf den Kirchhöfen unermüdlich tätig. Schaurig erklangen in dieser Umgebung die Lieder, mit denen sie ihre Arbeit begleiteten ... Auch aus den Schenken, die in der Nähe der Gottesacker eingerichtet waren, scholl lauter Gesang. Wenn die Kutscher der Leichenwagen ihre Arbeit getan hatten, so saßen sie dort beisammen und tranken.«

47 H. Lecomte, Connaissance de Béranger, Paris 1910, S. 47.

48 Heine, S. 148. Heines »Tagesberichte«, die er von Dezember 1831 bis zum September 1832 für die Augsburger »Allgemeine Zeitung« aus seinem Pariser Exil geschrieben hatte und die – ebenso wie Daumiers Karikaturen – eine gesellschaftskritische Chronik des unter dem Bürgerkönigtum sich anbahnenden Wirtschaftswunders darstellten, durften aufgrund einer Intervention Metternichs nicht weiter fortgesetzt und veröffentlicht werden. Heine ließ daraufhin die bereits veröffentlichten Artikel in Buchform unter dem Titel »Französische Zustände« Ende 1832 (mit der Jahreszahl 1833) bei Hoffmann und Campe in Hamburg erscheinen.

49 Th. Weyl, Die Assanierung von Paris, aus: Assanierung der Städte in Einzeldarstellungen, Leipzig 1900, Bd. 1, Heft 1, S. 3–8.

50 Das Kapitel »Der 5. Juni 1832« beginnt mit den Sätzen: »Im Frühjahr 1832 war Paris, obwohl die Cholera seit drei Monaten alle Tatkraft lähmte, längst zur Revolution reif. Die Großstadt glich einer Kanone: wenn sie geladen ist, genügt ein Funke ... Im Juni 1832 wurde der Tod des Generals Lamarque der Funke.« (Les Misérables.)

51 Honoré de Balzac (1799–1850), dem aus persönlicher Erfahrung die raffinierten Geld- und Börsengeschäfte der nachnapoleonischen Zeit, ihre Betrugsmanöver und Korruptionsmethoden vertraut waren, und der in seinem Riesenwerk »Comédie humaine« mit

dem scharfen, unerbittlichen Blick des Gesellschaftskritikers die »Macht des Geldes« schilderte, hat die Moral jener Gesellschaft treffend charakterisiert. »Wissen Sie, wie man sich hier den Weg bahnt? – Mit der stürmischen Kraft des Genies oder mit der Geschicklichkeit des Kriechers, der vor keiner Bestechung zurückscheut. In diese menschliche Masse muß man entweder hineinfahren wir eine Kanonenkugel oder aber sich hineinschleichen wie die Pest. Ehrlichkeit führt hier zu nichts ... Talente sind hier selten, Käuflichkeit allgemein ... Das ist das Leben, so wie es ist. Hier ist es nicht besser als in der Küche: genau derselbe Gestank – wer schmausen will, muß sich die Hände besudeln. Sich nur gut waschen können – das ist die ganze Moral unserer Zeit.«

52 Weyl, S. 8.

53 Übrigens wurde erstmalig von findigen Pariser Parfümherstellern der Duftstoff frischen Menschenkotes, das Skatol (C_9H_9N) als synthetisches Methylindol in starker Verdünnung als »Jasminduft« verwendet.

54 Details über Montfaucon in Parent-Duchatelet, Hygiène publique, Paris 1836, Bd. 2, S. 251. An dieser Stelle ist auch eine Abbildung des Fäkalbassins.

55 Weyl, S. 56. Zu jener Zeit, als sämtliche Pariser Abwässer noch ungereinigt bei der Brücke von Asnières in die Seine eingeleitet wurden, war das Flußbett oberhalb der Brücke noch mit weißem Sand bedeckt, und die Ufer zeigten reichlichen Pflanzenwuchs. Von der Stelle an, wo der große Sammelkanal von Clichy einmündete, änderte sich das Bild. Eine schwarze Flut von Fett, Pfropfen, Haaren, Tierleichen und anderem Unrat wälzte sich dahin und bildete längs des rechten Ufers übelriechende Inseln von grauem Schlamm, der weiter stromabwärts das ganze Flußbett bedeckte und überall infolge aufsteigender und zerspringender Gasblasen zu brodeln schien; ein Anblick, der Baudelaire an die Schilderung des »schwefelfahlen Acherons in Dantes Hölle« erinnerte.

56 Belgrand, Traveaux souterrains des Paris avec Atlas, Paris 1869. Mit den ungeheuren Fäkalmengen, die sich seit 1826 bei Paris in die Seine entleerten, gelangten in das Flußwasser in erhöhtem Maße auch die Erreger von Darminfektionen, die nicht nur von Zeit zu Zeit eingeschleppt wurden, sondern dort, wie z. B. Typhus, Paratyphus und Ruhr, seit jeher endemisch waren. Da Neuankömmlinge in der Seine-Metropole gewöhnlich von Diarrhoen oder typhösen Fiebern befallen wurden, herrschte dort und in den Provinzen Frankreichs lange der Glaube, ein Fremder in Paris müsse sich erst »akklimatisieren« oder, wie es noch deutlicher hieß, »erst an das Seine-Wasser gewöhnen«.

57 Von den 35 400 456 Einwohnern Frankreichs erkrankten 1832 fast 230 000 an Cholera. Es starben über 100 000.

58 Heine, S. 169.

59 In einer kurzen »Nachschrift« zu Périers Krankheitsbulletin stellte der sonst so konziliante Hufeland die Frage: »Was thut Herr Broussais?« und gab darauf die vernichtende Antwort: »Er bleibt fest an der einseitigen Idee der Entzündung hängen, und fährt fort, diese durch Blutentziehungen, kalte Bäder, Entziehung aller Nahrung, selbst bei der deutlich ausgesprochenen höchsten Lebensschwäche, zu bekämpfen – bis die Natur am Ende erschöpft erliegt. Ich hoffe, ein so furchtbar in die Augen fallendes und zugleich so schlagendes Beispiel soll die beste Warnung für alle inflammatorischen Ärzte seyn, ja vielleicht für Herrn Broussais selbst. Es bleibt ewig wahr, was ich schon öfters ausgesprochen habe: die schlimmste von allen Empirien ist die Empirie eines Schulsystems!« (Jornal der praktischen Heilkunde, 1832, S. 134.)

60 In seinem Buch »Plus de sangsues« berichtet Audin Rouvière über den ungeheuerlichen Blutdurst der Broussais-Klinik. Ein Arzt (Dr. Frappert) brachte einen Patienten in kurzer Zeit mit 1800 Blutegeln buchstäblich um. Bei den kleinsten Unpäßlichkeiten setzte man 60–80 Tiere an. Seit der Cholera (1832) war der Bedarf an Blutegeln für Frankreich aus einheimischen Teichen nicht mehr zu decken. Es mußten jährlich bis zu 100 Millionen Tiere aus dem Ausland (Böhmen und Ungarn) eingeführt werden.

61 Die New Yorker Epidemie wirkte wie eine Explosion: Am 10. Juli 1832 meldete man 109 Kranke und 44 Tote, am 11. Juli 129 Kranke und 50 Tote, am 12. Juli 191 Kranke

und 151 Tote. Diese Entwicklung setzte sich bis September fort. New York zählte im Jahr 1830 schon 1818608 Einwohner. Zur gleichen Zeit wie in New York (1832/33) hatte auch Philadelphia eine Choleraepidemie. (Georg Sticker, Die Cholera, Gießen 1912, S. 155.)

62 Benjamin W. Mc Cready, Über den Einfluß der Gewerbe, Berufe und Beschäftigungsart auf die Entstehung von Krankheit in den Vereinigten Staaten. Preisgekrönte Dissertation für das Jahr 1837, Transaction of the Medical Society of the State of New York, 1837. Bd. III, S. 97f. siehe auch H. E. Sigerist, Krankheit und Zivilisation, Frankfurt a. M./ Berlin 1952, S. 51f.

63 Im September 1832 erreichte die Cholera die Militärposten am oberen Mississippi. Die dort stationierten Truppen waren damals in schwere Kämpfe mit Indianerstämmen an der Westgrenze verwickelt und wurden dabei von der Seuche hart getroffen. Schließlich drang die Seuche über die Rocky Mountains und richtete unter den dort lebenden Indianerstämmen große Verwüstungen an (James Scott, Report on epidemie cholera in the army of the U.S.A. during the year 1832, Washington 1833).

64 Zugleich wurde auch der bayerische Wallfahrtsort Altötting befallen, wo noch lange die »Cholera-Marterln« (Leichenbretter) am Friedhofsrand an die Seuche erinnerten, gegen die weder »die schwarze Mutter Gottes« noch die in Urnen aufbewahrten Herzen der Wittelsbacher Fürsten und Fürstinnen den erhofften Schutz gewährten.

65 Von Gottfried Keller (1819–1890), der im April 1840 nach München kam, um Landschaftsmaler zu werden, wissen wir, daß ihm die Urmünchener rasch beigebracht hatten, er solle sich »gleich von Anfang an ans Biertrinken halten, um dem Unterleibstyphus, der fast jeden Neuankömmling befällt, zu entgehen«. Obwohl der trinkfreudige Zürcher nur allzu gern diesen Rat befolgte, erkrankte er bereits im August an »Schleimfieber«, dem damals in München 60 fremde Studenten und junge Künstler zum Opfer fielen. Diese Typhusinfektion lichtete durch toxischen Haarausfall so sichtbar seinen Scheitel, daß er später im Hinblick auf München mit Recht sagen konnte, er hätte dort »Haare gelassen«. (Th. Roffler, Kellers Leben und Werk, Leipzig 1933, S. 20.)

66 Auch Carl Spitzweg (1808–1885), der Apothekergehilfe von Franz Xaver Pettenkofer an der Hofapotheke, erkrankte 1833 in München an Typhus. Damit wurde er aus der vorgezeichneten Laufbahn geworfen, zumal er nicht den beabsichtigten Kauf einer Apotheke realisieren konnte, der ihm wahrscheinlich Wohlstand und Ansehen eingebracht hätte. Statt dessen fuhr er als Rekonvaleszent zur Erholung nach Bad Sulz, wo ein kunstbeflissener Badearzt sein Zeichentalent entdeckte und ihn bewog, »Pistill und Reibschale mit Pinsel und Palette zu vertauschen«. (Hermann Uhde-Bernays, Carl Spitzweg, Leipzig 1921, S. 17f.)

67 Sticker, S. 306.

68 Franz Xaver Pettenkofer hatte unter General Wrede als bayerischer Oberfeldapotheker an Napoleons Rußlandfeldzug teilgenommen und erhielt nach seiner Rückkehr die Stelle des Hofapothekers.

69 Das ironische »on dit« bezog sich auf Wredes Verhalten gegenüber Napoleon, dem er 1812 mit den Bayern nach Rußland gefolgt war, dann am 8. Oktober 1813 mit den Österreichern den Vertrag zu Ried schloß und nachdem er Napoleons Rückzug über den Rhein verlegen wollte, am 31. Oktober bei Hanau »von einem geschlagenen Heer geschlagen wurde«. Als man später in der Feldherrnhalle am Odeonsplatz in München neben Tilly auch ihm ein Standbild errichtete, entstand das Bonmot: »Der eine war ein Feldherr, aber kein Bayer, der andere ein Bayer, aber kein Feldherr!«

70 E. Altherr, Hebbel's weniger bekannte Schriften, Leipzig 1936, S. 41ff.

71 Seinerzeit stellte er in einem Brief nach Hamburg die sarkastische Frage: »Wie würde es wohl jetzt in München abends aussehen, wenn die Ärzte auch hier, wie in China, für jeden verstorbenen Patienten je eine Laterne vor ihr Haus stellen müßten?« (Altherr, S. 43.)

72 Altherr (siehe Anm. 70), S. 43.

73 Friedrich v. Müller, Mystik in der Heilkunde, Leipzig 1915, S. 61ff. Zum Dank für das

Erlöschen der Choleraepidemie im Jahr 1836 fand in einem Münchner Vorort (Haidhausen) bis in die jüngste Zeit alljährlich eine Choleraprozession statt. (Mündliche Mitteilung [1949] des namhaften Münchner Bakteriologen Prof. Rimpau.)

74 Allerdings mißlang dieser Versuch. »Der Schäfflertanz«, so Hebbel, »ist ehemals wohl anders gewesen, frischer, heller, freudiger; jetzt tanzen Leute mit ernsthaften Gesichtern, wie man auf dem Theater tanzen sieht, nämlich für Geld; Hanswurst ist ein tristes, ja schauerliches Gespenst, das sich aus der Gruft heraufgestohlen und nichts als ein altes buntes Narrenkleid mitgebracht hat, das Ganze ein nachgemachtes Feuer, an dem man sich nicht erwärmen kann.« (Altherr, S. 44.)

75 Heinrich Heine, Sämtliche Werke, Bd. I, Gedichte, München 1969, 1992, S. 721ff.

76 Karl Reiß, Der Opiumkrieg im Spiegel zeitgenössischer Berichte, Breslau 1922, S. 41. »Wie recht hatte doch Holbach«, schrieb der französische Missionar Gremieux, »der einst verkündete, es gäbe kein gefährlicheres Wesen als den auf Raub ausgehenden Geschäftsmann.« Auch Sombart zitiert einen englischen Schriftsteller, der den Draugängergeist und die Motive einer solchen Handelsentwicklung so charakterisiert: »Mit entsprechendem Profit wird das Kapital kühn. 10% machen es sicher; bei 20% wird es lebhaft; bei 50% waghalsig; für 100% stampft es alle menschlichen Gesetze unter seinen Fuß; für 300% gibt es kein Verbrechen, das es nicht riskiert…« (Werner Sombart, Zur Geschichte des Frühkapitalismus, Leipzig 1912 S. 67.)

77 R. Montgomery Martin, der damalige Leiter der britischen Kolonialfinanzen, stellte eine Berechnung an, bei der er die importierte Opiummenge durch einen Minimalverbrauch pro Konsument teilte. Er kam zu dem Ergebnis, daß bereits damals in Südchina 2 Millionen Menschen dem Laster frönen mußten. (R. Montgomery Martin, Commercial, Financial and Social Conditions in China.)

78 Von 1542 an war Kanton 300 Jahre lang als einziger Hafen in China den Europäern zugänglich.

79 Da die Opiumeinfuhr aus Indien nach China drei Fünftel der englischen Handelseinnahmen ausmachte, wünschte London eine Legalisierung des Handels.

80 Julius Richter, Christliche Mission in China, Breslau 1929. S. 16.

81 Nach zwei einflußreichen Hofeunuchen starb in der »verbotenen Stadt« ein Mandschuprinz mit seiner Lieblingsfrau.

82 Da die von der Cholera am schwersten heimgesuchten Gebiete gleichzeitig auch von einer Hungersnot betroffen waren, glaubte man vielfach, daß die gehäuften Brechdurchfälle auf den Genuß verdorbener Lebensmittel zurückzuführen seien, zumal es in den »Gesprächen« des Konfuzius (geb. 551 v. Chr.) heißt: »Reis, der vom Wetter angegriffen oder schlecht geworden ist, soll man nicht essen; auch keinen Fisch, der nicht frisch ist oder schmieriges Fleisch. Man soll nicht essen, was sich verfärbt hat oder schlecht riecht…« (Richter, S. 19.)

83 Richter, S. 16.

84 Die chinesische Küche, die sogar Schlangen, Schildkröten, Hunde, Katzen, Mäuse, Heuschrecken, Grillen etc. mit einem äußersten Raffinement zu den mannigfaltigsten Gerichten zuzubereiten vermag, ist nicht das Produkt eines überzüchteten oder pervertierten Geschmacks, sondern der seit Jahrhunderten immer wiederkehrenden Hungersnöte, die nicht nur die Köche erfinderisch, sondern auch den Geschmack des Volkes anpassungsfähiger gemacht haben.

85 Richter, S. 38: »Am schlimmsten empfinde ich«, schrieb Parker, »daß nichts übriggeblieben ist als Haß … Die Weisen des alten China lehrten Duldsamkeit und Gastfreundschaft gegen Ausländer. ›Wir essen alles‹ – sagen die Chinesen, ›wenn es nur vier Beine hat und nicht gerade ein Tisch ist.‹ Nun ist alles anders!«

86 Ignaz Seidel, Metternich, Wien 1871, S. 82.

87 Durch die Belagerung von Ofen wurde die Infektionsgefahr für die unter unzulänglichen hygienischen Bedingungen längere Zeit an einem Ort biwakierenden Heeresmassen sehr erhöht. Die Folge davon war ein gehäuftes Auftreten von Typhus und Cholera nicht nur beim Heer, sondern auch bei der Zivilbevölkerung. Auch Petöfis Eltern gehörten zu

den Seuchenopfern der Belagerungszeit. Sein Vater starb an Typhus, seine Mutter bald danach (am 21. Mai 1849) an Cholera. Petöfi, der noch im letzten Augenblick zur Beerdigung seiner innig geliebten Mutter kam, schildert in einem ergreifenden Gedicht »Das Wiedersehen« mit seinen Eltern »auf dem Friedhof«. (Jllyés Gyula, Pétöfi Sándor, Budapest 1961, S. 627.)

88 Wie schwer verseucht die nach Ungarn drängenden russischen Truppen sein mußten, geht schon daraus hervor, daß sie allein mit ihrem relativ schnellen Durchmarsch eine Choleraepidemie in Galizien hinterließen, die sich auf 1625 Ortschaften (mit fast 108 000 Erkrankungen und etwa 43 000 Todesfällen) erstreckte.

89 Fast genauso schwer verseucht wie die Russen waren auch die österreichischen Truppen, die nach Niederwerfung des Aufstandes in Nord-Italien nach Ungarn abkommandiert wurden. So hatte z. B. das österreichische Belagerungs-Corps Ende Juli 1849 vor Venedig 12 300 Kranke zu verzeichnen. In den letzten 5 Tagen der Belagerung erkrankten 1775, also täglich 355 Mann. Zur gleichen Zeit starben in Mailand täglich 80, in Brescia 50, in Padua 40; in Treviso 35, in Verona 25 und in Triest 12 Soldaten. Von 10 verstorbenen Militärärzten erlagen 8 dem Typhus und 2 der Cholera. (C. F. Riecke. Die asiatische Cholera in Deutschland und den benachbarten Ländern, Nordhausen 1851. S. 39.)

90 Fodor Ernö, Feljegyzések a szabadságharc idejéböl, Nagyvárad 1899 (Aufzeichnungen aus der Zeit des Freiheitskrieges, Großwardein 1899), S. 23.

91 Während dieser Epidemie erkrankte am Lyceum von Rouen auch ein 16jähriger Schüler schwer an Cholera: Carlos Finlay. Er war 1833 (»im Jahre der Cholera von Kuba«) in Havana zur Welt gekommen als Sohn eines schottischen Arztes und einer Französin, auf deren Wunsch er später zur Erziehung nach Frankreich kam. Von der in Rouen überstandenen Cholerainfektion blieb er sein Leben lang mit einer eigenartigen Sprachhemmung behaftet, die ihn zuweilen als Stotterer erscheinen ließ. Als er später in seiner von Gelbfieber geplagten Geburtsstadt ärztlich tätig wurde und 1881 seine Ansicht bezüglich der Übertragung des Gelbfiebers durch Moskitos vortrug, war es vor allem dieser Sprachdefekt, der ihn bei Unterredungen so behinderte, daß man seine hohen geistigen Qualitäten lange nicht erkannte und seine Moskitotheorie erst nach 20 Jahren begriff.

92 Sainte-Beuve vergleicht die Romantechnik Flauberts mit der Zergliederung einer Leiche: »Gustav Flaubert, der Sohn und Bruder ausgezeichneter Ärzte, führt die Feder wie andere das Skalpell.«

93 Pianist und Komponist, erlag am 10. Juni 1849 der Cholera.

94 berühmter Historienmaler.

95 berühmter Violincello-Virtuose.

96 Baronin Nathaniel Rotschild.

97 Angelica Catalani († 13. Juni 1849), gefeierte italienische Opernsängerin.

98 Solange war die Tochter Georg Sands. Sie heiratete den Bildhauer Clésinger, von dem Chopins Grabdenkmal am Père Lachaise stammt.

99 Max Osborn, Aus dem Schriftwechsel großer Künstler, Leipzig 1929, S. 49.

100 »Es ist«, schrieb mit einer gewissen Wehmut Balzac, »wie im Herbst, wenn der Sturmwind durch die Bäume fegt und alle welken Blätter mit sich reißt.« Zu den Opfern der Cholera gehörte in Paris auch eine 72jährige Matrone, die in ihrer Jugend als bewunderte Schönheit in ihrem literarischen Salon die Gegner Napoleons um sich versammelte: Mme Julie Rêcamier (1777–1849). »Die Haut ihrer Hände, auf die sie so stolz war und die von den großen Malern so oft bewundert und verewigt wurde, war infolge der Cholera runzelig geworden, wie bei den Wäschereinnen, die lange in Wasser und Lauge hantiert haben.« Bei ihrem Begräbnis sagte ein alter Aristokrat: »Ich habe nicht geglaubt, daß die Cholera uns hier in Paris heimsuchen würde. Ich dachte, sie hätte Angst, sich an der Republik anstecken zu können!«

101 Die sanitären Verhältnisse der Stadt ließen auch in den Jahren vor und nach dem Ausbruch der Cholera viel zu wünschen übrig: So erkrankten um das Jahr 1837 unter 70 000 Personen der ärmeren Klassen aus 20 Londoner Parochien 14 000 an Fieber (hauptsäch-

lich Typhus abdominalis); von diesen starben 1300. Einige Teile Londons wie Whitechapel, Holborn und Lambeth waren vom Typhus besonders stark heimgesucht.

102 In seinem 1850 veröffentlichten Bericht über die Lebensbedingungen der arbeitenden Bevölkerung bekräftigte Chadwick nochmals seine unbestreitbare Behauptung, daß Elend und Seuche miteinander in Zusammenhang stünden und daß es aussichtslos sei, die Seuche beseitigen zu wollen, wenn nicht auch das Elend beseitigt würde ... Doch die Behörden lehnten Chadwicks Pläne ab, da sie erhebliche Ausgaben öffentlicher Gelder und eine Einmischung in private Verhältnisse vorsahen. Seine Feinde wurden zahlreicher und einflußreicher, und 1856 gab man ihm eine großzügige Rente unter der Bedingung, daß er, wie er wehmütig kommentierte, »Schmutz und Krankheit in Ruhe ließe« (Brian Inglis, A History of Medicine, London 1965, 10. Kapitel).

103 Jephson, The sanitary evolution of London. London 1907. Th. Weyl, Handbuch der Hygiene, Bd. II,1 (Städtereinigung) Leipzig 1912, S. 20.

104 Weyl, S. 20.

105 Farr, Vital Statistics: A Memorial Volume of Selections from the Reports an Writings of William Farr, edited for the Sanitary Institute of Great Britain by Noel A. Humphreys, London 1885, S. 143. Weyl, S. 21.

106 I. Snow, On the pathology and Mode of Communication of Cholera, London 1855.

107 Die Krankheit, deren Diagnose so naheliegend war, versuchte man zunächst zu vertuschen, obwohl bereits 1858 in Windsor eine Epidemie von »typhoid fever« geherrscht hatte, an der vom 1. August bis Mitte Dezember 32 Leute starben. Die Drainageverhältnisse in Windsor waren ungünstig, selbst in einzelnen Teilen des großen Schloßkomplexes waren sie ungenügend. (Näheres über Plan und Beschreibung in: Drainage of Windsor and of the castle, The Medical Times and Gazette, Bd. II [1861], S. 640.)

108 An Cholera starben in England und Wales während der Epidemiejahre:
1831/32 ..... 21 882 Menschen
1849 .... 53 293 Menschen
1854 .... 20 097 Menschen
1865/66 ..... 14 378 Menschen
1872 .... 0 Menschen
1884 .... 0 Menschen
1892 .... 0 Menschen

109 Leopold von Belgien charakterisierte die neue Situation nach dem Staatsstreich vom 2. Dezember sehr treffend in einem Brief an seine Nichte Viktoria, der Königin von England: »Wir sind hier in der ungemütlichen Lage von Leuten in heißen Gegenden, die sich plötzlich in ihrem Bett in Gesellschaft einer Schlange finden; sie dürfen sich nicht bewegen, weil sie damit das Biest reizen, sie können aber auch nicht bleiben, wo sie sind, ohne die schönste Aussicht, gebissen zu werden.« (Konstantin Bulle, Napoleon III., Breslau 1903, S. 40.)

110 Besonders verletzt fühlte sich Napoleon durch das Beglaubigungsschreiben des Zaren, der ihm nicht die unter Monarchen übliche Anrede »Mon frère« zubilligte, sondern ihn nur als »mon ami« bezeichnete. Napoleon beherrschte sich zwar, ließ aber in der scherzhaften Bemerkung zum russischen Gesandten durchblicken, daß er daraus seine Konsequenzen ziehen wolle: »Um so besser, denn seine Brüder kann man nicht wählen, wohl aber seine Freunde.« (Bulle, S. 77.)

111 Empört über die »Perfidie des Hauses Habsburg« sagte Nikolaj zum österreichischen Gesandten: »Wissen Sie, wer die beiden dümmsten Könige von Polen waren? Sobieski und ich!« Beide hatten Österreich gerettet und Undank dafür geerntet. Seitdem hieß die russische Parole: »Der Weg nach Konstantinopel führt über Wien.« (E. Daniels, Der Krimkrieg, Königsberg 1928, S. 21.)

112 Die in ihren Erwartungen getäuschten Allierten schlossen mit Österreichs Todfeind, dem kleinen aber gefährlichen Sardinien, einen Vertrag (26. Februar 1855), demzufolge der vom Grafen Cavour beratene König Viktor Emanuel ein Hilfsheer von 15 000 Mann nach der Krim entsandte. Damit war der Auftakt zum späteren gemeinsamen

Kampf mit den Franzosen gegen Österreich um die Einigung Italiens gegeben. (Daniels, S. 38.)

113 Die Seuche wurde auch in das Mutterland verschleppt. Allein in Wien erkrankten 1855 von 464 849 Einwohnern über 6000, davon 2943 mit letalem Ausgang. Die »Kaiser Ferdinand-Leitung« entnahm damals das Trinkwasser aus der Donau unterhalb der Einmündung von Abflußkanälen.

114 Daniels, S. 22. Noch vor nicht langer Zeit hatte Grillparzer im »Bruderzwist im Hause Habsburg« dem Erzherzog Matthias die bitteren Verse in den Mund gelegt:

»Das ist der Fluch von unserm edlen Haus,
Auf halben Wegen und zu halber Tat
Mit halben Mitteln zauderhaft zu streben.«

Doch dieses Zaudern war durch die politische Situation bedingt. »Die österreichische Politik«, bemerkte der preußische General Leopold von Gerlach, »ist eine Politik der Furcht, basiert auf die schwierige innere und äußere Lage in Italien, in Ungarn, in den Finanzen, in dem zerstörten Recht, in der Furcht vor Bonaparte, in der Angst vor russischer Rache, auch in der Furcht vor Preußen, dem sie viel mehr Böses zutrauen, als sich irgend jemand je hier gedacht hat.« (v. Kohl, Briefe von Leopold Gerlach, Berlin 1898, S. 71.)

115 Eduard Totleben (1818–1884), russischer Ingenieuroffizier und General, leitete (1854 bis 55) die Verteidigung Sewastopols und 1877 die Belagerung von Plewna.

116 Karl Reiß, Der Krimkrieg im Spiegel zeitgenössischer Berichte, Breslau 1924, S. 48 ff. Noch während des Ersten Weltkriegs hat an der türkischen Front, wie E. Rodenwaldt berichtet, »der deutsche Schiffsarzt des Lazarettschiffs ›Akdeniz‹ mit bitterem Sarkasmus auf die Frage des Sanitätsdepartements, wieviel Kranke er laden könne, geantwortet: ›à la franca 800, à la turca 1500.‹ Wieviel gegenseitige Infektion sich auf diesen Schiffen noch vollzogen hat, läßt sich nicht ermessen.« (E. Rodenwaldt Seuchenkämpfe, Heidelberg 1921, S. 18f.)

117 England und Wales verloren 1854 an der Cholera über 20 000 Menschen.

118 Brunner, Briefe berühmter Krankenpflegerinnen, Breslau 1922, S. 77.

119 Als sich Amalie Sieveking (1831) und Florence Nightingale (1855) dem Krankenpflegedienst widmeten, schockierten sie damit ihre Umgebung, da die weltlichen Krankenpflegerinnen damals meist verkommene, der Trunksucht ergebene Subjekte waren, in der Regel alte Prostituierte. »Wenn diese Frauen verachtet werden«, schrieb Nightingale, »dann nicht um dessentwillen was sie tun, sondern wie sie es tun.« (Brunner, S. 78.)

120 Bei Balaklawa verlor die berühmte englische »Leichte Reiterbrigade«, unter deren Offizieren die Blüte des Adels war, fast die Hälfte ihrer Männer.

121 Brunner, S. 79.

122 Humphry Sandwirth, Als Arzt im Krimkrieg, Breslau 1860. Nur mit wenigen Sätzen erwähnt Sandwirth am 14. Oktober die Choleranot und das Flüchtlingselend der Armenier, die von den Türken als Christen für politisch unzuverlässig gehalten und aus dem Grenzgebiet zwangsevakuiert wurden.

123 W. Rimpau, Die Entstehung von Pettenkofers Bodentheorie und die Münchener Choleraepidemie von 1854, Veröffentlichungen aus dem Gebiete der Medizinalverwaltung, XLIV. Band, 7. Heft. Berlin 1935.

124 Auch der sächsische König Friedrich August II. (1797–1854), bei dem Richard Wagner wegen seiner Teilnahme am Maiaufstand (1849) in Ungnade gefallen war, versuchte sich vor der Cholera aus Bayern in das von der Seuche verschonte Tirol abzusetzen, wobei er am 9. August bei Imst infolge eines Sturzes aus dem Wagen tödlich verunglückte.

125 In den sogenannten »Kübelquartieren« gab es gar keine Abtritte, sondern nur Abtrittkübel oder Nachtstühle, die entweder in den Küchen, auf den Gängen oder in einzelnen Verschlägen untergebracht waren und die allnächtlich in die Bäche oder in die Dunggruben entleert wurden. Als Beispiele für solche Kübelquartiere galten: der ganze Anger, das sog. Platzl, die Münzgasse, die Brauhausgasse, ein Teil der Sendlingergasse und ein großer Teil der Au.

126 Um das teure und ekelhafte Abfahren der Fäkalien zu vermeiden, legte man früher in den Städten »Schwind- bzw. Sickergruben« an, aus denen (bei einem lockeren Kiesboden wie in München) alles versickerte.

127 Max Pettenkofer, Grundbuch der Choleraepidemie in München, 1854/55 (Stadtarchiv München). Zum Vergleich zog Pettenkofer 100 Straßen heran, das waren ungefähr 46% der befallenen Stadtteile. Die »Intensität« der Epidemie in einer Straße glaubte er mit Hilfe der im »Grundbuch« gleichzeitig vermerkten Todesfälle erfassen zu können. In den Tabellen der Straßen wurden die Todesfälle, jeweils nach zwei Tagen zusammengefaßt, mit ihren Hausnummern angegeben. So bekam man auch einen Überblick über die Häufigkeit der Sterbefälle in einem Haus, die er im Sinne seiner Bodentheorie unter Berücksichtigung der in und um das Haus vorliegenden sanitären Zustände zu deuten versuchte.

128 Pettenkofer, der in seiner Sturm- und Drangzeit die begonnenen Universitätsstudien unterbrochen hatte und zum Theater gehen wollte, soll mit der überzeugenden Gestaltungskraft eines Schauspielers seine Theorie vorgetragen und verteidigt haben, was viel zu deren Erfolg beigetragen hat.

129 Die Bedeutung dieser chemischen Befunde war damals allerdings noch nicht geklärt.

130 Rimpau (siehe Anm. 66f). Dennoch erklärte Pettenkofer in seinen »Untersuchungen und Beobachtungen über die Verbreitung der Cholera«: »Die Verbreitung durch das Trinkwasser glaube ich in meinem Bericht über München ein für allemal erledigt zu haben.« Pettenkofers Überzeugung, daß das Münchener Trinkwasser an der Choleraepidemie von 1854 nicht beteiligt gewesen sei, geht darauf zurück, daß er auf Grund des Wasserkatasters der königlichen Leitung und eines Planes der Wasseranschlüsse der magistralen Leitung die Art der Wasserversorgung in den Häusern bestimmter Straßen festlegte, und da sich auf Grund der unterschiedlichen Wasserversorgung keine Differenzen bezüglich der Erkrankungshäufigkeit ergaben, schlußfolgerte er, daß zwischen dem Trinkwasser und der Cholera kein ursächlicher Zusammenhang bestünde.

131 Im Sinne der Miasmalehre hielt man lange das Einatmen von Gestank für infektionsgefährlich. Unter dem Einfluß von Pettenkofer wurde damals vor dem Aufsuchen von Gemeinschaftsaborten gewarnt. Ch. Murchison und George Buchanan (später Principal Medical Officer in England) vertraten seit 1862 eine »Kanalgastheorie des Typhus«, die bis in die zweite Hälfte des 19. Jahrhunderts verteidigt wurde. Der Geruchsverschluß unserer WC- und Ausgußbecken, der das Aufsteigen von Kanalgas in den Wohnraum verhindert, ist vor allem den mit dieser Theorie verbundenen Befürchtungen zu verdanken.

132 Max v. Pettenkofer, Zum gegenwärtigen Stand der Cholerafrage, München und Leipzig 1887, S. 730. Was die Bodenverunreinigung anbelangte, so wirkte sich nach Pettenkofer »die Zementierung der Abtrittsgruben so aus, als wenn München einen weniger durchlässigen Boden erhalten hätte«. Die Hausbesitzer, von denen sich bisher manche ›gerühmt‹ hatten, daß sie so »vortreffliche Schlinggruben« besäßen, die »20–25 Jahre keiner Räumung bedurften«, begannen sich nun bei der Polizeidirektion bitter zu beklagen, »daß die zementierten Gruben so schnell voll würden«.

133 Pettenkofers Bodentheorie, die mit allen publizistischen Mitteln der Öffentlichkeit eingehämmert wurde, trug dazu bei, daß in Bayern in der zweiten Hälfte des 19. Jahrhunderts in viel höherem Maße Bier getrunken wurde als in den übrigen deutschen Ländern. Das Volk, das Pettenkofers komplizierten Gedankengängen nicht folgen konnte, schloß aus seiner Theorie, daß ein aus verunreinigtem Boden gewonnenes Wasser verseucht sein müsse, und zog deshalb dem Wasser, das nach der Empfehlung vieler Ärzte und Geistlicher »nur im abgekochten Zustand zu genießen sei«, das Bier vor, denn »wenn schon gekocht, dann lieber auch noch gebraut«.

134 Diese Anschauungen entwickelte Pettenkofer besonders klar in seiner 1869 erschienen Arbeit »Boden und Grundwasser in ihren Beziehungen zur Cholera und Typhus«. Wie zählebig solche Vorstellungen sind, kann man daran erkennen, daß noch 1946 in einem amtlichen Bericht die Prognose zu lesen war: »Mit dem Sinken des Grundwasserspiegels dürfte wieder mit einem Ansteigen des Typhus zu rechnen sein.«

135 1865 hatte die vierte Cholerapandemie begonnen. Bei ihrem Vordringen nach Europa schlug sie im Gegensatz zu den vorangegangenen einen anderen Weg mit rascherem Tempo ein, was offenbar mit der Beschleunigung des Verkehrs zusammenhing. Im Frühjahr 1865 gelangte sie von Bombay durch ein mit Mekkapilgern beladenes Dampfschiff in den Jemen und von hier nach Mekka, wo sie kurz nach dem Kurbanbeiram-Fest (6. Mai) unter den zusammengeströmten Pilgern eine Explosivepidemie mit anschließender Massenflucht auslöste. So kam sie mit einem von Dschidda zurückkehrenden Pilgerschiff noch im Mai nach Suez, lähmte vorübergehend die Arbeiten am Kanal und wurde innerhalb weniger Wochen mit Dampfschiffen in die verschiedenen Mittel- und Schwarzmeerhäfen verschleppt, so nach Valencia, Marseille, Malta, Ancona, Konstantinopel, Konstanz und Odessa. Noch im gleichen Jahr breitete sich die Cholera rasch in Italien, Frankreich, Spanien, der Türkei, Rußland und Rumänien aus. 1866 erreichte die Seuche Österreich und Deutschland.

136 Otto v. Bismarck, Gedanken und Erinnerungen, Stuttgart u. Berlin 1919, S. 39.

137 Bismarck, S. 51.

138 Jaroslav Krizenecky, Gregor Johann Mendel, Leipzig 1965.

139 Als Beispiel seien einige Sätze aus dem Bericht Wunderlichs auf der Cholerakonferenz in Weimar zitiert: »Noch nie hat Leipzig so schwer an Cholera gelitten wie im vergangenen Jahr. Die ersten Fälle traten am 23. und 24. Juni bei Soldaten auf, die von Swinemünde kommend über Stettin eingetroffen waren. Von diesen in der Pleissenburg kasernierten Truppen wurden etwa 40 Mann cholerakrank ins Johannsishospital eingeliefert. Weitere Einschleppungen erfolgten mit Truppen aus Stralsund, Küstrin etc., wo auch schon überall die Cholera herrschte. Allein die Zivilbevölkerung Leipzigs blieb noch immer verschont. Dies änderte sich jedoch schlagartig, als Anfang August ein neu angekommenes Regiment schwarzer Husaren in verschiedenen Stadtteilen privat einquartiert wurde, da alle Kasernen überbelegt waren. Diese Einquartierung hatte den Ausbruch einer schweren Epidemie zur Folge.« Dies alles sprach gegen eine lokalistische und für die kontagionistische Deutung.

140 Max von Pettenkofer, Vorträge über Canalisation und Abfuhr. München 1876.

141 Karl Kisskalt, Max von Pettenkofer, Stuttgart 1948, S. 81.

142 Wie es infolge der bedenkenlosen Einleitung von Abwässern in die Spree mit deren Sauberkeit beschaffen war, charakterisierte damals recht drastisch der Berliner Mutterwitz: »Die Spree ist vor Berlin propre wie ein Schwan und nach Berlin malpropre wie ein Schwein.«

143 In Deutschland, wo die Industrialisierung erst viel später als in England einsetzte, begann man sich auch später Gedanken über die Sanierung der Großstädte zu machen. Es ist geradezu symptomatisch, daß in Deutschland die planmäßige Seuchenbekämpfung, die die Sanierung unserer Städte zur Folge hatte, ausgerechnet nach der ersten großen Industrieausstellung in Angriff genommen wurde.

144 Auf diese Weise kam es z. B. beim allgemeinen Krankenhaus so weit, daß die ganze Nordwest- und Südostseite mit lauter Sickergruben garniert war, bis man in den 40er Jahren einen Kanal zu dem Bach am Sendlinger Tor führte – auch kein idealer Zustand, der noch 1867 bestand. (Kisskalt, S. 69.)

145 »Das Aschenbrödel Hygiene«, frohlockte Pettenkofer, »ist über Nacht eine richtige Person geworden, auch in München, wo man sie bis jetzt oft absichtlich beiseitegesetzt, ihr die schlechteste Ausstattung gegeben hatte.«

146 Neustätter (Neustätter, Max von Pettenkofer, Leipzig 1928), S. 102.

147 Pettenkofer war sich dessen bewußt, daß man neben einem vorzüglich nivellierten Kanalnetz mit hinreichendem Gefälle und richtigem Profil für das einwandfreie Funktionieren des Schwemmsystems vor allem »eine reichliche Zufuhr von Wasser zur Spülung bedarf, damit es nirgens in den Kanälen zu einer Stagnation faulender Abwässer kommt«. Die Bekämpfung der Cholera und des Typhus brachte es mit sich, daß man mit der Abwasserbeseitigung der Schwemmkanalisation ein besonderes Interesse widmete, weshalb Gegner der neuen Richtung despektierlich von einer »Latrinenhygiene« spra-

chen und einen Vorkämpfer der Städtekanalisation, den namhaften Jenenser Hygieniker August Gärtner (1848–1934), mit dem Spitznamen »Kanal-Ajust« bedachten.

148 Bei seinen Assanierungsbemühungen soll später ein bekannter Hygieniker (R. Abel, Jena) den Seufzer ausgestoßen haben: »Gott erhalte uns die Cholera.«

149 Kisskalt, S. 81.

Mikrobiologische Ära

150 1873 kam es in den ersten Tagen der Wiener Weltausstellung zu einem plötzlichen Choleraausbruch. Als die von Rußland kommende Seuche bald danach auch Berlin erreichte, versuchte dort ein junger Arzt, Otto Obermeier, der bereits 1868 an der Charité die Rekurrens Spirochäte entdeckt hatte, auch dem Erreger der Cholera mit dem Mikroskop auf die Spur zu kommen. Leider hatte Obermeier am 1. 4. 1873 seine Stelle an der Charité aufgeben müssen, weil nach einem ministeriellen Erlaß kein Assistenzarzt länger als zwei Jahre in ein und derselben Stellung verbleiben durfte. So mußte er die mikroskopischen Untersuchungen von Cholerastühlen und Sektionsmaterial unter unzulänglichen Bedingungen in seinem Schlafzimmer durchführen, wobei er sich vermutlich am 16. 8. infizierte. Als die ersten Symptome des Übels bei ihm auftraten, wußte er genau, was geschehen war, und trotzdem setzte er seine mikroskopischen Untersuchungen an seinen eigenen Ausscheidungen mit stoischer Ruhe fast bis zu seinem Ende fort, ohne jedoch den Erreger zu finden. Zu seinem ehrenden Andenken hat Fr. Cohn 1875 den von ihm entdeckten Rekurrens-Erreger Spirochaeta obermeieri bezeichnet.

151 Robert Koch, Der seitens des Geh. Reg. Rath an den Staatssekretär des Innern, Herrn Staatsminister v. Böttiger Excellenz erstattete Bericht, Deutsche med. Wochenschr. 1883, 9, S. 615–617.

152 In dem in den dreißiger Jahren weit verbreiteten und bekannten Arztroman über Robert Koch von Hellmuth Unger (1936) ist von einem Besuch Robert Kochs am Sterbebett Thuilliers die Rede. Es wird darin vorausgesetzt, daß Koch die Blutplättchenbefunde der französischen Forscher bereits kannte. Der sterbende Thuillier legte ihm die Frage vor, ob er den Choleraerreger gefunden habe. Robert Koch bejahte diese Frage, worauf Thuillier mit dem Lächeln des Siegers auf den Lippen sanft entschlafen sei. Diese Geschichte verweist Howard-Jones in seiner kritischen, fast mit satirischer Schärfe geschriebenen Darstellung über »Cholera anomalies: The unhistory of medicine as exemplified by cholera« (Biol. Med. 1972, 15, 422–433) zu Recht in das Reich der Legende. Die Originalquellen sagen darüber nichts. (H. Mochmann u. W. Köhler, Meilensteine der Bakteriologie, 1984, S. 173–174.)

153 René Vallery-Radot, Louis Pasteur. Freudenstadt 1948, S. 536–539.

154 Koch hat die Choleravibrionen vielleicht schon viel früher entdeckt. Als während der Wirren des preußisch-österreichischen Krieges 1866 die Cholera auch Hamburg erreichte, arbeitete er dort am Alten Allgemeinen Krankenhaus. Da die meisten Cholerakranken in jenem Krankenhaus untergebracht wurden, hatte er nicht nur Gelegenheit, das Krankheitsbild in allen seinen Erscheinungen aufs Gründlichste kennenzulernen, sondern auch mit Hilfe des Mikroskops nach der Krankheitsursache, dem »Contagium«, wie es sein Lehrer Henle in Göttingen genannt hatte, zu fahnden. Ein Vetter traf ihn einmal dabei an, wie er in seinem Kämmerlein mit jugendlichem Leichtsinn den Darminhalt von Cholerakranken untersuchte, während auf dem Tisch daneben das Essen stand. Bruno Heymann, der eine ausgezeichnete, infolge seiner Flucht 1933 leider nicht beendete »Robert Koch Biographie« schrieb, wo er diese Episode vermerkte, vermutet aufgrund seines Studiums einer Reihe vergilbter, aus jener Zeit stammender Protokollblätter, daß Koch bereits damals (1866) die kommaförmigen Stäbchen gesehen hat. Es war ein »gelbes längliches Blättchen in Oktavformat mit einer Reihe von Bleistiftzeichnungen, welche voneinander durch Striche abgeteilt, mit kurzer Erläuterung versehen, für jene Vermutung sprechen«. (B. Heymann, Robert Koch, I. Teil 1843–1882, Leipzig 1932, S. 66–68.)

155 Robert Kochs Vortrag in: Erste Konferenz zur Erörterung der Cholerafrage. Berl. Klin.

Wochenschr., 1884, 21, S. 497. Der Vortrag erschien in 3 Fortsetzungen: Berl. Klin. Wochenschr. 21 (1884) S. 477–483; S. 493–503; S. 509–521.

156 Den Wallfahrtsort Hardwar, am Austritt des Ganges, besuchten alljährlich etwa 100 000 Hindupilger. In Puri am südlichsten Mündungsarm der Mahanadi versammelten sich täglich 50 000, bei Jahresfesten sogar 300 000 Pilger. Alle zwölf Jahre wallfahren die Pilger an bestimmten Tagen, die von Astrologen bestimmt werden, zum Zusammenfluß von Ganges und Dschamna, um dort ihre Sünden abzuwaschen. Im festgesetzten Augenblick stürzt die Menge vorwärts ins Wasser zum entsühnenden Bad. Im Jahr 1954 strömten vier Millionen Hindus zur heiligen Stelle.

157 Der Nähragar, der auch bei Temperaturen von 37° C und höher starr bleibt und nicht verflüssigt, wurde erst nach der Entdeckung der Choleravibrionen in die bakteriologische Technik eingeführt. Dies geschah auf Anraten der Ehefrau von Walter Hesse, der bei Robert Koch an Keimgehaltsbestimmungen der Luft arbeitete. Sie übergab ihm ein Agarrezept für Fruchtgelees, das sie von einer holländischen Familie aus Batavia hatte, wo Gelatine wegen der Tropenhitze nicht erstarrt.

158 Neustätter, S. 90.

159 Die gesamten Diskussionsausschnitte stammen aus »Gesammelte Werke von Robert Koch«, hg. v. J. Schwalbe unter Mitwirkung von Gaffky und Pfuhl. Leipzig 1912. 2/1, S. 69–166.

160 Bei den »Kadaverbazillen« handelt es sich nach dem Robert-Koch-Schüler Heim um Sporenbildner, die während der Agonie aus dem Darmtrakt in den Kreislauf eindringen und die dann aus den verschiedenen Organen der Leiche nachzuweisen sind. (Ludwig Heim, Lehrbuch der Bakteriologie, Stuttgart 1922.)

161 Mit Recht erklärte Robert Koch: »Für die eigentliche Bedeutung der Cholerabazillen würde es übrigens ganz gleichgültig sein, ob ich die echten Cholerabazillen in Ägypten oder in Indien gesehen habe, und ich würde deswegen auf diese höchst untergeordnete Streitfrage gar nicht eingegangen sein, wenn mich nicht die Tendenz, welche offenbar damit verbunden ist, veranlassen würde, die Sache richtig zu stellen. Herr v. Pettenkofer erwähnt in der Beilage zur Allgemeinen Zeitung vom 5. April 1885, nachdem er gesagt hat, er setze seine Hoffnung auf das Kurzstäbchen, welches Emmerich auf seinem Spaziergang nach Neapel in den Organen von Choleraleichen gefunden habe, daß der Kommabazillus erst in Indien Koch so gewaltig zu imponieren anfing, nachdem er ihn in seinen Berichten von Ägypten aus mit keinem Wort der Erwähnung für wert gehalten habe. Ich glaube, daß auch Herr v. Pettenkofer sich an dem gestrigen Präparat davon überzeugt hat, daß diese Bemerkung dann doch nicht ganz den Verhältnissen entspricht, und ich darf wohl erwarten, daß er diesen Ausspruch in irgendeiner Weise berichtigt.«

162 Im Privatgespräch nach der Konferenz bekannte sich Virchow noch deutlicher zu Kochs Ausführungen: »Diese auf Erfahrung basierenden Erkenntnisse sind stets einer Meinung vorzuziehen, die auf theoretischen Erwägungen beruht, vor allem dann, wenn diese falsch sind.« (Neustätter, S. 163.)

163 Der epidemiologische Teil des Berichtes über die Tätigkeit der zur Erforschung der Cholera im Jahre 1883 nach Ägypten und Indien entsandten deutschen Commission, besprochen von Max v. Pettenkofer, München und Leipzig 1888, S. 80–81. »Anfangs«, schrieb Pettenkofer in der gleichen Schrift, die als sein wissenschaftliches Testament gilt, »anfangs stellte man sich das Contagium als etwas Festes oder Flüssiges vor und das Miasma als etwas Gasförmiges. Das Fortschreiten der Mikroskopie, der experimentellen Pathologie und namentlich der Bakteriologie, dieses jüngsten Zweiges am Baume der Erkenntnis, hat nun die Gegensätze Contagium und Miasma unter einen Hut gebracht. Nach dem, was wir bis jetzt wissen, müssen wir sowohl die Contagien als auch die Miasmen als kleinste Organismen betrachten, welche – in unseren Körper eingedrungen – ihn krank machen. Als diese Bazillen in den Kranken wirklich nachgewiesen wurden, waren diese Entdekkungen für mich nichts Unerwartetes; aber unerwartet für mich war die grenzenlose Überschätzung dieser Entdeckungen in ihrer Anwendung und Beziehung auf die Epidemiologie. Viele sind so kurzsichtig zu glauben, daß man zum Entstehen von Epidemien

nichts weiter brauche als einen spezifischen Pilz und noch nicht durchseuchte, disponirte Menschen, und daß alle bisherigen epidemiologischen Erfahrungen und Untersuchungen, soweit sie andere Resultate ergeben, falsch oder nutzlos sein müßten.«

164 Paul Wiegler, Heines publizistische Tätigkeit, Leipzig 1929, S. 42.

165 Bereits 1723 hatte Friedrich Telemann bemerkt, das Geld sei in Hamburg der Nerv aller Dinge (»nervus rerum gerendarum«). (Eckart Kleßmann, Geschichte der Stadt Hamburg, Hamburg 1981, S. 281.) Lindley war die Pietätlosigkeit wohl bekannt, mit der engstirniger Krämergeist 1805/06 den Hamburger Dom abreißen und die alten Grabplatten, mit denen der Boden, Säulen und Wände der Kirche bedeckt waren, »da sie aus festem Marmor seyen«, zu den profansten Zwecken, zum Bau von Sielen, verwenden ließ. (Extractus Protocolli Senatus Hamburgensis Mercurii, d. 27. März 1805, K 2, S. 243ff.)

166 Es handelt sich um das Gedicht »Anno 1829«, in dem Heine das Hamburger Wesen anprangert, obwohl er den Namen der Stadt nicht nennt:

Sie handeln mit den Spezerein
Der ganzen Welt, doch in der Luft
Trotz aller Würzen, riecht man stets
Den faulen Schellfischseelenduft ...
(Neue Gedichte, Romanzen)

167 W. Melhop, Alt-Hamburgisches Dasein, Hamburg 1899, S. 56.

168 Für den Bau des Freihafens brauchte man Platz. Darum ließ man 20 000 Menschen umsiedeln und einen schönen alten Stadtteil auf der Wandrahm-Insel abreißen. Erbittert prägte Alfred Lichtwark das Wort von der »Freien und Abrißstadt Hamburg«. Er schrieb 1912: »Wohl keine Kulturstadt der Welt hat je eine solche Selbstzerstörungslust entwikkelt wie Hamburg. Hamburg hätte die Stadt der Renaissance sein können, des Barock und des Rokoko – doch all diese Schätze wurden stets begeistert dem Kommerz geopfert. An die Stelle barocker Wohnhäuser wurden neubarocke Kontorblocks getürmt, und noch immer ist jeder Neubau ein Schlag ins Gesicht der Stadt.« (Zitiert nach Eckart Kleßmann, Geschichte der Stadt Hamburg, Hamburg 1981, S. 522.)

169 Theodor Deneke, Die Hamburger Choleraepidemie 1892, Zeitschrift des Vereins für Hamburgische Geschichte, Hamburg 1949. Band 40, S. 126. Dabei verwies Curschmann auf ähnliche Erfahrungen in Frankreich. Nach Brouardel hatte man 1886 gewissen Stadtteilen von Paris, für die infolge einer plötzlichen Trockenheit das Quellwasser nicht mehr ausreichte, vom 20. Juli bis 7. August unfiltriertes Wasser aus der Seine zugeleitet. Die Folge dieser Maßnahme war, daß sich die Zahl der Typhuskranken plötzlich um mehr als das Dreifache vermehrte. Die gleiche Erscheinung konnte in der Kaserne eines Sappeurregimentes auch der Militärarzt Régnier feststellen. Chantenmesse und Widal soll es sogar gelungen sein, »aus dem verdächtigten Trinkwasser Typhusbazillen nachzuweisen«. Nachdem wieder Quellwasser zugeleitet wurde, sank sowohl bei der Zivilbevölkerung als auch beim Militär die Zahl der Typhuserkrankungen auf die übliche Quote zurück. Eine ähnliche Steigerung der Typhusfrequenz erfolgte auch 1887, nachdem man wegen eines Bruches in der Wasserleitung von Arcueil vom 27. Januar bis März einigen Bezirken Flußwasser zugeführt hatte. In dieser doppelten Koinzidenz erblickten Brouardel und Régnier das »Verhältnis von Ursache und Wirkung« (Tageblatt des VI. Internationalen Congresses für Hygiene und Demographie in Wien, 1887; auch in »Revue d'hygiène« tom. IX. p. 819).

170 Der Bau des Eppendorfer Krankenhauses unter Curschmanns Leitung dauerte von 1884 bis in den Herbst 1888.

171 Siehe Protokoll der Sitzung der Hamburger Bürgerschaft am 1. Oktober 1892.

172 Mündliche Mitteilung (1950) von Geheimrat R. O. Neumann, dem früheren Direktor des Hygienischen Instituts der Hansestadt Hamburg.

173 »Soweit ich zurückdenken kann«, schreibt Chaim Weizmann (1874–1952), der erste Präsident des Staates Israel, in einer Autobiographie, »erinnere ich mich an wildes, überstürztes Fliehen, an vorüberbrandende Wellen von Auswanderern, die aus dem Gefängnis Rußland ausbrachen, an jene gewaltige Flut, die Hunderttausende von Juden aus

ihrer alten Heimat über das Meer in ferne Länder spülte. Ich erlebte es als Kind und auch noch als junger Mensch, wie ganze Städte und Dörfer auf diese Art entvölkert wurden.« (Chaim Weizmann, Memoiren, Hamburg 1951, S. 31.) Die meisten jüdischen Auswanderer verließen die Alte Welt über Hamburg.

174 Infolge diagnostischer Unzulänglichkeiten konnten Choleravibrionen aus seinen Ausscheidungen bzw. Organen erst am 21. August nachgewiesen werden.

175 Mit Recht schließt Gaffky aus diesen Tatsachen, daß »am 15. und 16. August der spezifische Keim in der Hamburger Hafengegend bereits vorhanden war. Mit großer Wahrscheinlichkeit läßt sich annehmen, daß dies schon am 13. August der Fall war«. (Die Cholera in Hamburg, Amtl. Bericht Arb. a. d. Kais. Ges. Amt. Bd. 10, 1985.)

176 Sogar in der Bürgerschaftssitzung am 29. August wurde von Dr. Hagedorn bemängelt, daß der kulturelle Nachweis in Eppendorf so lange, d. h. vom 17. bis 22. Aug., gedauert hätte (Hamburger Fremdenblatt, 9. 9. 1892). In einer Abhandlung (»Über den augenblicklichen Stand der Choleradiagnose«) schreibt Robert Koch, daß diese Verzögerung »nicht der Methode zur Last zu legen sei, sondern dem Mangel an Übung bei denjenigen, die die Untersuchung auszuführen hatten ... Ich selbst habe auf einer im Eisschrank aufbewahrten Gelantineplatte ... noch mehrere Choleracolonien gesehen und mich davon überzeugen können, daß die Diagnose auch in diesem Falle keine besonders schwierige gewesen wäre. Wenn schon am 16. August, als der Kranke so verdächtige klinische Symptome zeigte, daß er in einer Isolierbaracke untergebracht und strenge Vorsichtsmaßregeln ergriffen wurden, die Dejectionen desselben von sachkundiger Hand bakteriologisch untersucht wären, dann hätte man spätestens am 18. zu einer sicheren Diagnose gelangt sein müssen«! (Zeitschrift für Hygiene und Infektionskrankheiten, Bd. 14, 1893, S. 322–323.)

177 Rumpf, Die Diagnose der ersten Cholerafälle in den Staatskrankenanstalten zu Hamburg, Deutsche mediz. Wochenschr. 1892, S. 858.

178 Eugen Fraenkel hat in Hamburg im darauffolgenden Jahr (1893) den Erreger von Gasbrand (Clostridium perfingens) entdeckt.

179 Deutsche medizinische Wochenschrift 1893, S. 161. – In dieser Abhandlung unternimmt Rumpel den wenig überzeugenden Versuch, jene »Vorwürfe« zu entkräften, die »vielfach auch von befreundeter Seite gemacht« wurden und in der Frage gipfelten, »weshalb man in Eppendorf die Diagnose ›Cholera asiatica‹ erst gestellt habe, nachdem in Hamburg bereits über 100 Erkrankungen vorgekommen waren«.

180 »Die Fuhrwerksbesitzer, deren Kutschen und Landauer beschlagnahmt wurden, klagten, daß sie brotlos würden, und forderten eine höhere Entschädigung« (Hamburger Fremdenblatt, 23. 8. 1892).

181 Aus einer unveröffentlichten Statistik, die mir 1950 Geheimrat R. O. Neumann zur Einsicht überließ. Die Zahlen liegen etwas höher als z. B. in der von H. Borges in »Die Cholera in Hamburg im Jahre 1892« (Hamburg 1892) auf S. 99 veröffentlichten Statistik, zumal Neumann auch die als »Cholerine« bzw. »Cholera nostras« bezeichneten Fälle mitgezählt hat.

182 Ferdinand Hueppe, Die Cholera in Hamburg, Prag 1894, S. 8.

183 Obwohl die Friedhofsverwaltung, wie Dr. Rüder berichtet, ihrer Instruktion entsprechend die Beerdigung unbekannter Leichen verweigerte, war eine Legitimation oft unmöglich. Die auf der Straße krank Zusammengebrochenen wurden von den vielen die Stadt durchfahrenden Krankenwagen aufgelesen und häufig sterbend oder schon tot im nächsten Krankenhaus abgeliefert. Der Aufnahmearzt, der nachts mit der Laterne in die angerollten Wagen leuchtete, mußte gesunde Nerven haben. Der Eindruck, der sich ihm im flackernden Schein des Lichtes bot, war schaurig. Da saß der Transporteur, der sich vorsorglich unter Alkohol gesetzt hatte, zwischen den Kranken und gab dem Doktor mit Galgenhumor seine drastische Erklärung: »De do rechts, de is al dot. De annern könt wi noch na'n Pavillon bringen. Und den links man glieks na de Anatomie.«

184 Hueppe, S. 12.

185 Deutsche medizinische Wochenschrift 1893, S. 161. »Es ist mir unverständlich«, schrieb Robert Koch, »warum Herr Dr. Rumpel in seinem Aufsatze in gesperrter Schrift mitteilt, daß ›weder ich noch Dr. Weisser mit der Feststellung der Choleradiagnose in Hamburg etwas zu tun gehabt haben‹, da doch weder ich noch Dr. Weisser das jemals beansprucht haben. Meine Beteiligung an der Angelegenheit beschränkt sich darauf, daß ich meiner Verwunderung darüber Ausdruck gegeben habe, daß die Choleradiagnose in Hamburg so viel Zeit in Anspruch genommen hatte, während sie doch in Altona so schnell gelungen war.«

186 Hueppe, S. 14.

187 Nach der Überlieferung besagt bereits Altonas Name, daß es »allzu-nah« (»Al-tonnah«) neben Hamburg läge.

188 Selbst in schwer betroffenen Teilen Hamburgs blieben Gebäudekomplexe, die nicht der Hamburger Wasserleitung angeschlossen waren, ausgespart. So kam es z. B. am »Schulterblatt« in dem auf der Hamburger Straßenseite gelegenen »Hamburger Hof«, der 345 Einwohner hatte und mit filtriertem Wasser aus Altona versorgt wurde, zu keiner einzigen Erkrankung, während die anstoßenden Hamburger Bezirke schwer heimgesucht wurden. Außer dem »Hamburger Hof« blieben inmitten des Versorgungsgebiets der Hamburger Wasserleitung noch einige Anstalten und Fabriken frei, die ihr Wasser aus artesischen Brunnen entnahmen.

189 »Es erscheint nachträglich unverständlich«, schreibt Hueppe, »wie es wohl möglich war, daß die Normannia noch am 25. August (nachdem der viel angegriffene Medicinalinspektor Kraus dem Senat am 22. amtlich das Bestehen einer Choleraepidemie gemeldet hatte) mit reinen Gesundheitspässen Hamburg verlassen konnte, es ist aber weniger überraschend, wenn man weiß, daß zur Zeit des Höhepunktes der Epidemie, am 27. August, noch Verhandlungen mit dem Polizeisenator über die Feier des Sedanfestes stattfinden konnten! Man hatte eben trotz der amtlichen Meldungen höheren Ortes anfangs nicht das geringste Verständnis für die angeblich drohende Gefahr.« (Hueppe, S. 49.)

190 In Hamburg wurde wiederholt darauf hingewiesen, daß man den ersten Cholerafall aus den Auswanderer-Baracken erst am 24. August registrierte, als in allen Teilen der Stadt bereits 815 Erkrankungen und 210 Todesfälle vorgekommen waren. Dabei darf man allerdings nicht vergessen, daß Auswanderer ebenso wie Pilger bemüht sind, Krankheiten in ihrem Kreis so lange wie nur möglich zu verheimlichen, um ihr Vorhaben nicht zu gefährden. Auch waren nicht alle Auswanderer in Sonderzügen nach Hamburg und von dort in die Auswanderer-Baracken gelangt, sondern zum Teil auch vereinzelt oder in kleineren Gruppen auf Umwegen, um bis zur Überfahrt unkontrolliert in verschiedenen Logierhäusern unterzutauchen.

191 Hueppe, S. 51. »Die Auswanderer«, schrieb Gaffky später, »kamen zum großen Teil aus schwer verseuchten Gegenden, und wer kann da wohl behaupten, daß nicht Leichtkranke und Rekonvaleszenten, die 2–3 Wochen lang Choleravibrionen ausscheiden, darunter gewesen sind, oder daß an dem massenhaft mitgeführten Wäschevorrat nicht auch Choleraausscheidungen hafteten. So wie die Verhältnisse lagen, wäre es verwunderlich gewesen, wenn die Auswanderer keinen Cholerainfektionsstoff eingeschleppt und über das in die Elbe mündende Siel die Hafenbevölkerung nicht infiziert hätten.« (Gaffky, Die Cholera in Deutschland während des Winters 1892 bis 1893, S. 214.)

192 »Die Flutwellen«, schreibt Deneke, »die bekanntlich täglich für ungefähr 2 mal 6 Stunden eine elbaufwärts gerichtete Strömung erzeugen, waren damals besonders hoch, die von oben zufließende Frischwassermenge dagegen bei dem herrschenden trockenen Wetter gering. Man kann fast sagen, daß unter solchen Wetterverhältnissen immer dasselbe Wasser mit Flut und Ebbe im Hamburger Hafen auf- und abschnappt und durch die Sielwässer und alle Abgänge der Schiffe und Kähne mit jeder Tide schmutziger wird. Daß unter diesen Umständen sehr stark verunreinigtes Hafenwasser bis zur Höhe der Schöpfstelle hinaufgelangt ist und die Wasserleitung infiziert hat, ist mit größter Wahrscheinlichkeit anzunehmen. Bei der wechselnden Höhe der Flutwellen ist anzunehmen,

daß die Infektion der Wasserleitung nicht in einem einmaligen Akt, sondern mehr schubweise und wiederholt vor sich gegangen ist.« (Theodor Deneke, Die Hamburger Choleraepidemie 1892, Deutsche medizin. Wochenschrift 1942, S. 820.)

193 Durch die Baracken am Amerikakai, die am 20. Juli in Benutzung genommen wurden, waren bis zum 16. August 9262 Personen durchgeschleust worden.

194 Wie sich solche Warnungen zuweilen in der Praxis ausgewirkt haben, schildert ein Schüler Robert Kochs, R. J. Petri, (nach dem auch die in der bakteriologischen Technik allgemein benutzte »Petri-Schale« benannt ist): »Es waren in der Nähe der Entnahmestellen von Stecknitzwasser an den Häusern Plakate angebracht, welche die Entnahme des Wassers verboten. Trotzdem kamen Frauen aus den benachbarten Häusern, um sich unbeirrt ihren Bedarf aus der Stecknitz bzw. aus der Elbe zu holen. Auf die Frage, weshalb sie trotz des Verbotes dies thäten, meinten sie, ›solche Papiere lese man ja doch nie – und lesen könnten sie sowieso nicht!‹ – Unter solchen Umständen ist eine allgemeine Belehrung und Warnung gewiß schwer durchzuführen.« (Dr. R. J. Petri, Der Cholerakurs im Kaiserlichen Gesundheitsamte, Berlin 1893, S. 118.)

195 Bekanntmachung der Baudeputation (Section Stadtwasserkunst) vom 26. August 1892. Infolge der schon Tage herrschenden ungewöhnlichen Hitze und des niedrigen Elbwasserstandes lagen die Fleete (die bei geöffneten Schleusen Ebbe und Flut mitmachten), »an vielen Stunden des Tages mit Schlamm und faulenden Abfällen trocken« (Hamburger Fremdenblatt, 16. 8. 1892).

196 Vor Robert Kochs Eingreifen hatten sich die Maßnahmen der Hamburger Behörden vor allem auf den Transport der Erkrankten, ihre Unterbringung und Verpflegung sowie die möglichst rasche Beseitigung der Leichen beschränkt. Dieser Tatsache, auf die Gaffky besonders hinwies, war man sich offenbar so wenig bewußt, daß z. B. der »Grenzbote« (1892) gegen den Vorwurf der Desorganisation so argumentierte: »Man stellt die Dinge so dar, als ginge hier alles drunter und drüber, als hätten die Behörden und die Bevölkerung gleichermaßen den Kopf verloren … In Wahrheit ist gerade das Gegenteil der Fall. Die Polizeibehörde hat innerhalb weniger Tage durch Ankauf einer großen Anzahl von Wagen den Kranken- und Leichentransport in ganz vorzüglicher Weise geregelt und der Zentralfriedhof zeigt sich von Anbeginn an den an ihn gestellten riesigen Anforderungen durchaus gewachsen.«

197 Seit diesem Tag waren im Schaufenster des Optikers A. Krüß Mikrophotos von »Kommabazillen« in tausendfacher Vergrößerung ausgestellt. Um die »Kummer-Pastillen« zu sehen, wie der Hamburger Volksmund die unheimlichen Gebilde getauft hatte, »war das Schaufenster fortgesetzt von Wißbegierigen förmlich belagert« (mündl. Mittlg. von Geheimrat R. O. Neumann).

198 Pastor Jungclaussen, der neben der Leichenhalle des Alten Allgemeinen Krankenhauses »auch diese Phase des Trauerspiels« beobachtet hatte, schreibt: »Von flackernden Lichtern erhellt, sah ich die Bestatter in eifriger Thätigkeit, die Leichen aus den Totenkammern hervorzuholen und einzusargen. An einer Stelle standen die Särge bereits in drei großen Reihen fünfschichtig übereinander aufgebahrt. Jede Reihe hatte wohl ihre zwanzig Glieder, so daß auf einem verhältnismäßig kleinen Raum an dreihundert Leichen zusammengedrängt waren. Etwa fünfzehn Schritt zurück auf der anderen Seite des nach dem Leichenhaus führenden Weges stand ein fast gleich großer Haufen. Hier lag das traurige Gesamtresultat der verheerenden Krankheit in gedrängter Übersicht vor Augen und erwies die nachher nur zu sehr bestätigte Wahrheit, daß die Zahl der Gestorbenen viel größer sei, als die offiziellen Nachrichten solche an die Öffentlichkeit gebracht.« (Jungclaussen, Acht Tage Cholerakrankenpflege, Hamburg 1892, S. 8.)

199 Veröffentlicht in »Oberhessische Zeitung«. Zitiert nach: H. Harberts, Geschichte der Hamburger Choleraepidemie, Hamburg 1892, S. 22 f.

200 Hueppe, S. 39.

201 »Ich habe hier gelernt«, schreibt ein Wiener Arzt, »wie man einer Choleraepidemie nicht begegnen darf. Erst jetzt, nachdem die Epidemie in der erschreckendsten Weise wüthet, hat sich der wohllöbliche Senat endlich entschlossen, einstweilen 500 000,– Mark für au-

ßerordentliche Maßregeln bei der Cholera-Bekämpfung zu votieren. Hätte man nur die Hälfte dieses Betrages vor zwei Wochen votiert, wie anders sähe es jetzt in Hamburg aus!« (Mißerfolg der Staatsmedicin. Hagen i. W. o. J. [vermutlich 1893], S. 24.)

202 Hamburger Fremdenblatt vom 30. 8. 1892: »Wenn unsere Polizei«, heißt es da, »mit ihren Vorkehrungen nicht sofort den erschreckend rasch steigenden Erfordernissen der Seuchen-Ausbreitung zu folgen vermochte, so trifft der Hauptteil der Schuld diejenige behördliche Person, die berufsmäßig verpflichtet ist, die sanitären Gefahren zu beobachten, sie festzustellen und zu ihrer Bekämpfung die Polizei anzurufen und mit Weisungen zu versehen: – den Medicinalinspector!« Dr. Kraus, der fast zwei Jahrzehnte lang wiederholt auf die Notwendigkeit einer Sandfiltration hingewiesen hatte, wurde nun nach dem Motto »Haltet den Dieb!« selbst zum Schuldigen erklärt.

203 Hueppe, S. 37.

204 Hueppe, S. 35. »Am unangenehmsten«, berichtet Deneke, »waren die nächtlichen Störungen durch Leute, die sich aus Angst vor der Cholera schwer betrunken hatten und danach Erbrechen bekamen. Oft sah man ganze Familien in solchem unwürdigen Zustand!«

205 Jungclaussen, Acht Tage Cholerakrankenpflege, Hamburg 1892, S. 18.

206 Zahllos sind die Geschichten aus jener Zeit, die erkennen lassen, »wie nahe man am Rande des Abgrundes stand«. So berichtet z. B. eine Geschichte von dem diensthabenden Arzt einer Cholera-Baracke, der frühmorgens einen Verstorbenen sezieren will und von seinem angetrunkenen Hilfspfleger zu hören bekommt: »De gestern inlewerte Choleraliek wer nich dot, se wer bloß besoppen.« Eine andere Geschichte berichtet von einem angetrunkenen Leichenträger der die Treppe eines Mietshauses hochgepoltert kommt und versehentlich an die falsche Tür klopft. »Ick sall hier'n Liek afholn.« Als man ihm mehr entsetzt als verärgert zu erklären versucht, daß »in dieser Wohnung niemand gestorben sei«, lallt er gewissermaßen entschuldigend: »Geood. Denn komm ick morgen wedder.« (W. Melhop, Alt-Hamburger Dasein, Hamburg 1899, S. 49.)

207 Bereits vier Tage später (am 3. 9.) hieß es im selben Blatt: »Angesichts der drohenden Choleragefahr, meldet der Reichsanzeiger, hat die ›Wissenschaftliche Deputation für das Medicinalwesen‹ im Cultusministerium die Normen für eine Desinfektionsordnung festgestellt. Sie wird weiterhin die Regelung der Anzeigepflicht bei ansteckenden Krankheiten und demnächst die Grundsätze des Verkehrs der Menschen bei solchen Krankheiten für den Entwurf eines Seuchengesetzes vorbereiten.«

208 Fünf Tage später (am 4. Sept.) schrieb Liliencron an Traugott Pilf: »Wir leben jetzt hier im schwarzen Tod. Alles ist nur Chlor, Karbol, Kreolin. Ich holte mein Mädel gestern aus dem Hause fort, wo ich sie eingemietet hatte. Es wurden daraus schon siebenunddreißig fortgeholt. Eine Nacht mußte ich noch mit ihr schlafen. Es war grausig. Die Gugelmänner, die mit großen Fackeln kommen, die vermummten Träger und Karbolsprenger, Die Fakkeln, die Fackeln – – – Draußen die großen Wagen für Tote und Kranke oft zugleich. Meistens sind die Träger besoffen, wie das ja ganz in der Natur der Sache liegt. Nur die Kinder lärmen fröhlich wie immer. Sonst ist denn doch ein starker Ernst über unserem großen Hamburg. Wir stehen hier alle in einer mörderischen Schlacht! Jeden Augenblick kann uns die Kugel hinstrecken. Aber was ist da zu machen: die Zigarre im Maul, ruhig geradeaus gehen ...« Am 9. Sept. berichtet Liliencron an Dehmel: »Anliegend, geliebter Richard, ›Die Pest‹. Hätte ich dieses Gedicht nicht gestern schreiben können, wäre ich wohl verrückt geworden vor Geldsorgen ... Die Pest-(Cholera-)Bilder darin sind von mir (auch das mit dem Knaben, in Ohlsdorf um Mitternacht, unserem Begräbnisplatz und mit dem die Achse brechenden Wagen) selbst beobachtet ... Ihr habt keine Ahnung davon, welche Greuelszenen teils durch die Besoffenheit der Abholer, Träger p. p. hier geschehen. Die kleine Szene mit den drei Kindersärgen habe ich erfunden.«

209 Das Sterben erkrankter jüdischer Auswanderer in den Eppendorfer Cholerabaracken fand seinen Niederschlag auch im schwarzen Humor einer Hamburger Anekdote, die davon berichtet, wie Ahasver eines Tages (während der Epidemie) vor der Himmelstür erschien und dem konsternierten Petrus erklärte, er sei tags zuvor nach Hamburg gekommen, wo

man ihn unter Choleraverdacht in eine Eppendorfer Isolierbaracke eingeliefert habe und dort sei es – trotz des Fluches, ewig ruhelos umherzuirren, ohne sterben zu können – dann dennoch passiert. Als sich Petrus erregt an den lieben Gott wendet, er möge das Unvorhergesehene rückgängig machen, klopft ihm dieser besänftigend auf die Schulter und sagt: »Mien leve Petrus, dat laat man goot sien: gegen de Eppendorfer köönt wi doch nich an!« (Mündliche Mitteilung von Geheimrat R. O. Neumann, Hamburg 1950.)

210 »Soester Kreisblatt«, zitiert nach: H. Harberts, Geschichte der Hamburger Choleraepidemie von 1892, Hamburg 1892, S. 20.

211 »Der Grenzbote« versuchte später die Beschuldigung abzuschwächen: »Von einer Flucht der Hamburger ›Patrizier‹, von der in sozialdemokratischen Blättern die Rede war, kann nicht gesprochen werden. Schnell reich gewordene Börsenleute und sonstige Emporkömmlinge bildeten das Gros der Flüchtlinge.«

212 Selbst Hueppe erhob ähnliche Vorwürfe: »Sonst«, schrieb er, »hält man es für eine christliche That, wenn die Wohlhabenden und Gesunden in die Hütten der Armen und Kranken steigen, um zu lindern und zu helfen. Davon war diesmal aus Furcht wenig zu vermerken. Man glaubte sich oft in das finstere Mittelalter versetzt, wo die Ärzte den Pestkranken nur in einem besonderen Mantel und mit einem Essigschwamm vor dem Mund nahten und wo man den armen Kranken aussetzte und verkommen ließ. In Hamburg waren es in der ersten Zeit der Kopflosigkeit und Angst fast nur Ärzte, freiwillig gekommene oder commandirte Krankenpfleger und Pflegerinnen, die zu Hilfe kamen ... Nur die Arbeiter fanden sich, an das Elend ihrer Umgebung gewöhnt, in größeren Zahlen bereit, bei den Krankentransporten und Desinfectionskolonnen zu helfen. Wie wohltuend hätte es wirken müssen, wenn Frauen der gebildeten Kreise in größerer Zahl sich der Armen und Kranken durch praktische That in den Hospitälern und in den Wohnungen der Armen selbst angenommen hätten! Die Furcht vor der Cholera war aber zu groß ...« (Hueppe, S. 34.)

213 »Nachdem der erste Schreck überwunden war«, schrieb Hueppe, »begann es sich in der an selbständiges, schnell zugreifendes Handeln gewöhnten Bevölkerung zu regen. Überall entstanden Sicherheits- und Hilfskommitées, meist im Anschluß an die bestehenden Bürgervereine.« (Hueppe, S. 37.)

214 Gieschens Bemerkung, daß man sich notfalls auch an das Reich um Hilfe wenden sollte, wurde von den meisten Anwesenden mit Mißfallen registriert – (»Wir können uns auch allein helfen!«) – eine Reaktion, die kennzeichnend war für das tiefe Mißtrauen, mit dem die Hanseaten gegenüber Preußen und dessen Einmischungstendenzen erfüllt waren.

215 »Die Stiege hat oftmals kein Geländer, nur einen Strick, der den Aufwärtstappenden ins Dunkel emporführt. Da oben kam man meistens, gleich in eine Küche, weiterhin in Wohn- und Schlafraum, wenig höher als ein Mann. Es war ganz gewöhnlich, daß in einer Stube und Küche 8–10 Personen hausten.« (Hamburg und seine Bauten, hg. vom Architekten- und Ingenieur-Verein zu Hamburg, Hamburg 1893, S. 547.)

216 Hueppe, S. 57.

217 Hueppe, S. 58.

218 Melhop, S. 53.

219 Persönliche Mitteilung von Geheimrat R. O. Neumann (Hamburg), der mir im Frühjahr 1950 Einsicht in seine Korrespondenz und Tagebuchaufzeichnungen aus der Cholerazeit gewährte.

220 Meyer war zudem mit der Enkelin des Senators Johann Heinrich Gossler verheiratet (Oskar Beselin, Franz Andreas Meyer, Hamburg 1974, S. 15).

221 Wie Gieschen in der Bürgerschaftssitzung vom 19. Oktober erklärte, waren es vor allem die »National-Zeitung«, der »Hannoversche Courir«, die »Post« und die »Kölnische Zeitung«, die von »Pfeffersäcken« schrieben.

222 Schwäbische Chronik des Schwäbischen Merkurs, 2. Abt., Sept. 1892.

223 Soester Kreisblatt vom September 1892. »Selbst das Berliner Untersuchungsgefängnis war nicht bereit, einen steckbrieflich gesuchten Verbrecher aufzunehmen, weil er in Hamburg festgenommen wurde. Als er von der Hamburger Polizei ausgeliefert wurde,

verneinte man in Berlin das Vorliegen jeglichen Verdunklungs- oder Fluchtverdachts und ließ den Kerl einfach laufen.« (Hueppe, S. 54.)

224 Damals kam an der Berliner Börse der Witz auf, daß man »amtlicherseits Telephongespräche nach Hamburg wegen drohender Ansteckungsgefahr verbieten wollte«. (Münchner Medizinische Wochenschrift, Bd. 31. 1956, Heft 42.)

225 »Nicht von oben herab«, schrieb Hueppe, »sondern aus der Bürgerschaft heraus wurde zuerst gegen die Kopflosigkeit und Lethargie angekämpft. Wer das so miterlebt hat wie ich, muß unbedingt die größte Hochachtung vor einem Gemeinwesen bekommen, dessen Bürger die Kraft haben, so vorzugehen. Wer die lieblose Absperrung Deutschlands gegen Hamburg dort miterlebt hat, versteht es eher, wenn im Ärger hierüber und im Stolze viele Hamburger jede spätere Hülfe von außerhalb ablehnen wollten ...« (Hueppe, S. 54.)

226 Hueppe, S. 55. Das Unsinnigste wurde in Wittenberge geleistet, wo ein Desinfector mit einem Carbolwasser enthaltenden Kübel und einem Pinsel herumlief, um die von Hamburg kommenden Reisenden zu entseuchen. (Hueppe, S. 56.)

227 Hueppe, S. 58. Eckart Kleßmann, Geschichte der Stadt Hamburg, Hamburg 1981, S. 529. Im Deutschen Reichstag mußte sich Hamburgs Vertreter schwere Vorwürfe anhören.

228 In der zweiten Beilage des Hamburger Fremdenblattes vom 12. September wurde in Zusammenhang mit den Zweifeln, daß Stabsarzt Dr. Weisser in Altona durch das Kulturverfahren innerhalb von 24 Stunden die Cholera-Diagnose gestellt habe, auf den Vortrag des namhaften Koch-Schülers R. Pfeiffer hingewiesen, der u. a. erklärt hatte: »Es ist unter normalen Verhältnissen erreichbar, innerhalb 24 bis spätestens 36 Stunden die Cholera-Diagnose sicher zu stellen.«

229 In gleichem Sinn äußerte sich auch Hueppe: »Bei einem Senat, der nur aus Juristen und Kaufleuten besteht, hat sich hier eine überaus trostlose Verwaltungspraxis entwickelt, bei der nie und nirgends prompt gehandelt wird, bei der sich jeder auf den anderen verläßt und deshalb niemand den Ernst der Lage sofort ganz übersieht, bei der niemand die volle Verantwortlichkeit trägt und sich deshalb auch niemand mit seiner Person voll einsetzt. Lauter Deputationen und Commissionen und keine Fachbeamte mit Initiative und Verantwortlichkeit! Wenn man damit die einfache, sachliche und billige Verwaltung eines preußischen Regierungsbezirkes vergleicht, so muß wohl jeder erkennen, daß eine derartig vielköpfige Verwaltung weder nach Form noch Inhalt den modernen Verhältnissen eines Staates und einer Weltstadt entspricht. Die organisatorischen Mängel der Hamburger Oligarchie sind durch die Cholera besonders grell beleuchtet worden. Man braucht kein Verehrer des allgemeinen und gleichen Wahlrechts zu sein, um die Nothwendigkeit einer Reform des Senates und der Zulassung einer größeren Betheiligung der Bürgerschaft und Arbeiter einzusehen. Sofort nöthig sind geschulte Beamte und wirkliche Fachleute mit Verantwortlichkeit und Initiative, damit diese elende Deputations- und Commissionswirtschaft mit ihren Verschleppungen beseitigt wird. Statt in Bürgerversammlungen und Zeitungen ›richtig zu stellen‹, sollte man lieber ›richtig handeln‹.« (Hueppe, S. 13–15.)

230 Stenographische Berichte der Bürgerschaftssitzungen (Presseberichterstattung); Hamburger Staatsarchiv.

231 In einer Mitteilung der Londoner »Times« hieß es: »Hamburg liegt inmitten faulender, übelriechender, schmutziger Gewässer: ein schmutziger Strom auf einer Seite, ein noch schmutzigerer See auf der anderen, und Kanäle voll von stinkendem, stagnierendem Wasser im Herzen der Stadt.« Und dann folgende Charakterisierung des aus der Elbe geschöpften Trinkwassers: »Die ganze niedere Fauna der Elbe, von Regenwürmern bis jungen Aalen, kann man in diesem Wasser studieren, das die Hamburger, wenn es gekocht ist, im Scherz ihre ›Aalsuppe‹ nennen.«

232 Da von der Cholera vor allem die armen Zwischendeck-Passagiere betroffen wurden, die vorwiegend aus russischen Ostjuden bestanden, fiel es antisemitischen Winkeljournalisten nicht schwer, die Erregung der Massen durch gezielte Formulierungen anzuheizen,

wie etwa: »In Begleitung von Ahasver, dem ewigen Juden, überquert noch ein weiterer unerwünschter Gast den Atlantik, um uns Unheil und Verderben zu bringen: die Cholera.« (Hueppe, S. 72.)

233 Dies alles spielte sich in der unmittelbaren Nähe der monumentalen Freiheitsstatue ab. George Bernard Shaw sagte einmal: »Ich gelte überall als ein Meister der Ironie. Aber auf den Gedanken, eine Freiheitsstatue im Hafen von New York zu errichten, wäre selbst ich nicht gekommen.«

234 Hueppe, S. 79–80. An der gleichen Stelle erwähnt er, daß der Senat der Hansestadt per Gesetz vom 28. 12. 1892 die Errichtung eines Hygienischen Institutes veranlaßte, dessen erster Direktor W. P. Dunbar wurde, ein Assistent des Robert Koch-Schülers Gaffky. Das ›Institut‹ selbst wurde zunächst provisorisch im 3. Stock eines Geschäftshauses an der Stadthausbrücke untergebracht.

235 Melhop, S. 67. Bei diesen Zahlen muß man unwillkürlich an die leidenschaftlichen Worte des jungen Virchow denken, der darauf hingewiesen hatte, daß die öffentliche Gesundheitspflege mit der sozialen Frage eng verknüpft sei: »Epidemien«, sagte er, »gleichen großen Warnungstafeln, an denen der Staatsmann von großem Stil lesen kann, daß in dem Entwicklungsgange seines Volkes eine Störung eingetreten ist, welche selbst eine sorglose Politik nicht länger übersehen darf.« (»Medizinische Reform« Nr. 8, v. 25. 8. 1848, S. 45.)

236 Kleßmann, S. 530. Die ersten Durchbrüche durch das Gängeviertel mit Errichtung der Wexstraße (ab 1867) und der Kaiser-Wilhelm-Straße (ab 1890) erfolgten nicht aus städtehygienischen sondern aus verkehrstechnischen Erwägungen. Die eigentliche Sanierung begann erst nach dem »Cholera-Desaster von 1892«: Von 1893–96 wurde die erste Wallstraße in der Neustadt, der Holstenwall, gebaut (nachdem 1879 schon die Ringstraße – heute Gorch-Fock-Wall – zur unmittelbaren Verkehrsverbindung zwischen dem Hafen und der Lombardsbrücke – angelegt worden war). Hinzu kamen vier große Bauabschnitte: Zunächst wurde das Neustädter Hafenviertel im Michaeliskirchspiel abgerissen, aufgehöht und dann wieder bebaut (1894–1912); dann folgte das Gebiet nördlich der Steinstraße (1908–1913), Entstehung der nach Mönckeberg benannten Prachtstraße (1912–1914) der dritte Abschnitt betraf das Meßberg-Niedernstraßen-Viertel, abgerissen 1913–1914, Wiederaufbau seit 1923; und schließlich erfolgte 1930 der Abbruch eines Teils der nördlichen Neustadt, beiderseits der Kaiser-Wilhelm-Straße. Diese letzte Sanierung wurde jedoch durch den Zweiten Weltkrieg unterbrochen; was noch an alten Häusern stand, fiel 1943 den Bomben zum Opfer.

237 Zitiert nach: Neustätter, S. 102.

238 »Eine Plattenkultur davon zeigte«, schrieb er, »daß 1 ccm selbst bei tausendfacher Verdunnung noch eine unzählbare Menge Kommabazillen enthielt und daß ich in ccm wohl eine Milliarde dieser gefürchteten Pilze einnehmen mußte, jedenfalls viel, viel mehr, als man in den Leib bekommt, wenn man mit ungewaschenen Fingern an die Lippen greift.«

239 Er selbst schreibt darüber: »Über das Schicksal der von mir genossenen Kommabazillen in meinem Darm haben meine Kollegen Pfeiffer und Eisenlohr fortlaufende bakteriologische Untersuchungen angestellt. Es hat sich ergeben, daß sich die Kommabazillen in meinem Darmtractus ganz gewaltig vermehrt haben. Schon als sich die ersten dünnen Stuhlentleerungen eingestellt hatten, zeigten die Platten ein Übermaß von Kommabazillen, und die nachfolgenden ganz wässerigen Stühle ergaben Reinkulturen.«

240 Kisskalt, S. 43.

Diphtherie

Altertum

1 In Altbabylon entsprach jedem Körperteil ein böser Dämon: Ekimmu wirkte auf den Darm, verursachte also Diarrhoen und Dysenterien; Alu machte die Brust krank, Gallu rumorte in den Händen, verursachte also Gicht, Rheumatismus u. dgl.; Utukku würgte den Hals, Rabisu befiel die Haut. Außerdem glaubte man an Asakku als Fiebererzeuger und Namtaru als Seuchenerreger. (Felix von Oefele, Krankheiten im alten Ägypten und Mesopotamien. Leipzig 1907, S. 57.)

2 Verschiedene babylonische Beschwörungsreliefs stellen die Austreibung der Labartu dar. Daß Assurbanipal (im 7. Jh. v. Chr.), der letzte bedeutende assyrische König, die beschwörenden Labartukeiltexte in seine Tontafelbibliothek zu Ninive aufnehmen ließ, zeigt die Bedeutung, die er ihnen beimaß. Die semitische Dämonin Lilû (Myrham) entsprach Labartu und sollte es ebenfalls auf Kleinkinder abgesehen haben. (Henry E. Sigerist, Anfänge der Medizin. Zürich 1963, Bd. I, S. 411.)

3 Als es während des Siebenjährigen Krieges auch in Holstein und Altona gehäuft zu Diphtheriefällen bei Kindern kam, die man häutige Halsbräune nannte, wies der Altonaer Arzt Hartog Gerson darauf hin, daß dieses kontagiöse Leiden bereits im Babylonischen Talmud unter dem Namen »Askara« erwähnt wurde. (Der Talmud und die Arzneykunde. Gemeinnütziges Magazin o. O. 1761. Stück II, S. 104.)

4 Auch die hippokratische Schrift »Das Zahnen« enthält verschiedene Stellen, die für Diphtherie sprechen. »Bei den Mandelgeschwüren ist das Vorhandensein von etwas Spinngewebeartigem (Pseudomembranen) nicht günstig« (Kap. 24) oder »Geschwüre, die um die Kehle herum um sich greifen, sind schwerer und heftiger, sie bewirken gewöhnlich Atemnot« (Kap. 32). Letztere Form spricht für Kehlkopfdiphtherie.

5 Krankengeschichte, 63. Kap. Eine weitere hippokratische Krankengeschichte (im III. Buch) lautet: »Das Weib, das beim Aristion mit Kynanke darniederlag, hatte zuerst eine undeutliche Sprache; die Zunge war rot, an der Oberfläche trocken. Am ersten Tage Schüttelfrost und Hitze, eine rote Hautgeschwulst an Hals und Brust auf beiden Seiten, Glieder kalt, livid, Respiration pustend; das Getränk quoll aus der Nase, sie konnte nicht schlingen ... Am vierten Tag verschlimmerte sich alles. Am fünften starb sie.« (Krankengeschichte, 42. Kap.)

6 Als Hippokrates nach der Legende im Alter von 90 Jahren in Thessalien starb, setzte man auf sein Grab in Larissa einen Bienenstock, dessen Honig heilende Eigenschaften gegen Halsleiden beigemessen wurde. Mit diesem pflegten noch in jüngster Zeit die Bäuerinnen den Mund ihrer kranken Kinder am Grab zu bestreichen. Zweifellos besitzt Bienenhonig eine gewisse bakterizide Wirkung. Es ist daher nicht verwunderlich, daß in der Notzeit nach dem 2. Weltkrieg, als es sehr viel Diphtherie, aber wenig Medikamente gab, 1947 sogar ein bekannter Pädiater (Stolte) Honig zur Entkeimung von Diphtheriekeimträgern vorgeschlagen hatte.

7 An eine Tracheotomie bei Erstickungsanfällen haben die Hippokratiker infolge ihrer mangelhaften anatomischen Kenntnisse noch nicht gedacht. Um den ganzen Stand durch mißglückte, oft tödlich verlaufende Eingriffe nicht in Mißkredit zu bringen, dürfte für den Luftröhrenschnitt das Gleiche gegolten haben wie für den Blasenschnitt, der im »hippokratischen Eid« eigens verboten wird: »Ich werde niemals an Steinleidenden den Steinschnitt selbst vornehmen, sondern solches Tun Leuten überlassen, die besondere Übung darin haben.« So wurde der Wundarzt (griechisch »chirurgos«, eigentlich »Handwerker«) zu einem zweitrangigen Berufsstand degradiert.

8 Bezüglich der Herkunft und Entstehung der Diphtherie schrieb später Aretaios von Kappadokien, sie käme besonders häufig in Ägypten vor, woran die trockene Luft und die scharfen Getränke schuld seien, namentlich das dicke Wasser des Nils und die Art des aus Gerste hergestellten Biers (De causis, signis et curatione morbo. Lib. I, cap. 7). Anscheinend hatte Aretaios Sinn für Humor, was seine Bemerkungen in bezug auf die »scharfen Getränke der Ägypter« erkennen läßt. Schon zu jener Zeit

müßte das Wasser des Nils von einfließenden Abwässern einen abführenden Charakter gehabt haben.

9 Angor bedeutet lateinisch so viel wie Beklemmung, Würgen; entlehnt von Erdrosseln, würgende Angst. Der rätselhafte Name der Göttin Angerona wird aber auch aus dem Etruskischen abgeleitet. Die Pontifices (Oberpriester) brachten ihr am 21. Dezember ein Opfer in der curia Acculeia (Terentius Varro, De lingua latina 6,23) dar, später in der Kapelle der Kolupia, wo sich ihre Statue mit verschlossenem Mund befand (Macrobius, Saturnalia, Buch I, 10,7–9).

10 Die abergläubische Angst, Kinder könnten durch eine Art Verhexung einen »bösen Hals« oder sonstige Krankheiten bekommen, war bei den Griechen und Römern weit verbreitet. »Wir kennen Leute«, sagte Plutarch, »die anderen durch ihre Blicke Schaden zufügen, besonders Kindern, die wegen ihrer schwächlichen Konstitution solchen verderblichen Einflüssen am meisten ausgesetzt sind. Man schreibt auch Freunden und Verwandten einen bösen Blick (wörtlich: zauberisches Auge) zu, so daß die Mütter ihnen die Kinder ungern zeigen oder wenigstens nicht lange von ihnen anblicken lassen.« (Plutarch, Tischgespräche.)

11 Von den Schriften des Antyllos sind nur Fragmente bei Oreibasios erhalten. Er hatte die Technik der Tracheotomie sehr genau beschrieben. Er warnte vor einer Verletzung der Karotiden sowie des Nervus recurrens und empfahl den Querschnitt am Hals genauso, wie er heutzutage noch aus kosmetischen Gründen bevorzugt wird. Ob die Operation gelungen sei, erkenne man daran, »daß die Luft durch die Wunde herausströme und daß der Patient nicht sprechen kann«.

12 So heißt es im 13. Kapitel von Galens »Ascripta introductio seu medicus«: »Asklepiades empfahl als letztes Mittel, um die Erstickung zu verhindern, die Eröffnung der Arteria aspera (d. h. der Luftröhre) im oberen Teile.«

13 Das klar gegliederte Lehrbuch des Aretaios über Ätiologie, Symptome und Therapie der akuten Krankheiten ist zwar in ionischem Dialekt verfaßt, wird aber meist in lateinischer Übersetzung »De causis, signis et curatione morborum« gelesen. Altphilologen haben sich öfter über das »tolle Jonisch des Aretaios« geäußert. In Zusammenhang damit meinte einer: »Man stelle sich ein Lehrbuch der Anatomie vor – auf Plattdeutsch!« (W. Aly, Gesch. d. griechischen Literatur, Bielefeld u. Leipzig 1925, S. 368.)

14 Aretaios. Übersetzt von A. Mann. Wiesbaden 1858, S. 13 f. Der von Aretaios empfohlene Alaun in Pulverform wurde neben der von van Swieten zuerst eingeführten verdünnten Salzsäure im Rahmen der örtlichen Behandlung von Rachendiphtherie bis in die Vorserumzeit angewandt (Behring, Die Geschichte der Diphtherie. Leipzig 1893). Auch Macrobius beschreibt eine diphtherieartige Epidemie, die im Jahre 380 n. Chr. geherrscht haben soll.

15 Aetius, Tetrabiblos. Lateinische Übersetzung von Janus Cornarius. Basel (Froben) 1542.

Mittelalter

16 Paulos von Aigina, ein hervorragender Vertreter der byzantinischen Heilkunde und einer der letzten Schüler von Alexandreia, der einen großen Einfluß auf die Araber erlangte, entriß im 7. Jahrhundert noch einmal für kurze Zeit die Tracheotomie der Vergessenheit.

17 So glaubte man z. B. an die Heilkraft von Pulvern, die man von Grabsteinen Heiliger abkratzte. Gregor von Tours (540–593), der stets ein Schächtelchen davon bei sich trug, lief einmal, als er plötzlich von einer Geschwulst im Munde befallen wurde und das Pulver ausgegangen war, kurzentschlossen in die Kirche zu dem Grab des heiligen Martin und leckte den Gedenkstein ab, was eine Wunderheilung bewirkt haben soll (Jules Bourdon, Le croyance aux miracles. Paris 1798, S. 22).

18 D. H. Kerler, Patronate der Heiligen, Ulm 1905, S. 424. In Süddeutschland wurde am 3. Februar sogar das Vieh, besonders Pferde vor die Kirche gebracht und mit aqua sancti Blasii eingesegnet. Auch beim Federvieh erhoffte man Wunder durch das Trinken des heiligen Wassers.

19 Die Segensformel lautete mitunter auch: »Per intercessionem sancti Blasii, episcopi et martyris, liberet te deus a malo gutturis et a quolibet alio malo.« Schon der Straßburger Domprediger Geiler von Kaysersberg (1445–1510) bezeugt: »Item wan eim im halzwe ist / so bindt er umb den Halz und kelen (Kehle) ein geweicht Liecht (Wachskerze) in der eer (zu Ehren) sancti Blasyi.« (Geiler von Keiserperg, Die Emiis, S. L III.) Nach Hauréau soll sogar bei Arnald von Villanova (um 1238–1311), dem Leibarzt mehrerer Könige und Päpste, ein Blasiusgebet gegen »Squinantia« vorkommen. Diepgen bezweifelt jedoch, daß Arnald selbst es in sein Hauptwerk (»Breviarium practicae«) aufgenommen hat. Es kommt nicht in allen von ihm durchgesehenen Editionen vor, und wenn, steht es wie nachträglich eingefügt am Ende zum ersten Kapitel des zweiten Buches (Diepgen, Studien zu Arnald von Villanova, Archiv für Geschichte der Medizin 5–1927–97 f.)

20 H. Kerler, Tracht und Attribute der Heiligen in der deutschen Kunst. Leipzig 1907, S. 72. Siehe auch: K. Künstle, Ikonographie der Heiligen, Berlin 1929 S. 71.

21 Carley Seyfarth, Aberglaube und Zauberei in der deutschen Volksmedizin, Leipzig 1914, S. 44. Derartige Sitten kamen auch bei nichtchristlichen Völkern vor. So berichtet Stern: »Im Basar zu Stambul verkauft man purpurrote Seidenfäden, mit welchen angeblich giftige Schlangen erwürgt wurden; solche Fäden sollen daher, um den Hals eines an der Diphtherie oder an einem anderen schweren Halsleiden Erkrankten gewunden, am besten geeignet sein, das Gift der Krankheit zu paralysieren. Dieses Mittel ist auch von der osmanischen Geschichte historisch beglaubigt. Sie erzählt nämlich aus der Zeit des Sultans Mohammed IV. (1638–92); der Mufti Behaji sei an einer Halsentzündung gestorben, als die rotseidenen Fäden, womit ägyptische Schlangen erwürgt wurden, nicht rechtzeitig herbeigeschafft werden konnten.« (Bernhard Stern, Medizin, Aberglauben und Geschlechtsleben in der Türkei, Berlin 1903, Bd. I, S. 233–234.)

22 F. Schnurrer, Chronik der Seuchen, Tübingen 1825, Bd. I, S. 178. Als Quelle gibt Schnurrer die Werke des Abtes Regino in Prüm an. Kaiser Lothar versuchte demnach, die verhängnisvolle Reichsteilung seines völlig von der Geistlichkeit beeinflußten Vaters Ludwig des Frommen erfolglos gegen seine beiden Brüder zu bekämpfen. Nach der Schlacht bei Fontenay (841), in der er unterlag, kam es 843 zum Verduner Vertrag, der die Voraussetzung für die trennende nationale Entwicklung des deutschen und des französischen Volkes schuf.

23 C. Baronii, Annales ecclesiastic. ad. ann. 856 und 1004 (mit der Erwähnung einer »pestilentia faucium, quae fluxione guttur obstructum citam mortem inferret« und »catarrhus descendens in fauces meatus obstructuens suffocatos miseres homines confestim mori cogebat«).

24 Schrutz, Arabische Heilkunst, Prag 1904, S. 33.

25 Schrutz, S. 34. Der »Kitâb al-Malaki« war das Hauptbuch der arabischen Medizin, bis es durch das »Quânûn fiṭ-ṭibb« (in lateinischer Übersetzung »Canon medicinae«) des Avicenna verdrängt worden ist, obwohl es diesen in praktischer Hinsicht übertrifft.

26 E. Gurlt, Geschichte der Chirurgie und ihrer Ausübung, 1. Band, Berlin 1898, S. 615 bis 618. Siehe auch: Manfred Ullmann, Die Medizin im Islam, Leiden 1970, S. 140 bis 146.

27 M. S. Spink / G. L. Lewis, Albucasis on surgeri and Instruments, London 1973. Der »Tasrîf« enthält zahlreiche Abbildungen chirurgischer Instrumente und ist somit das erste bekannte medizinische illustrierte Werk. Bei den Arabern des Vorderen Orients fand er nur geringe Beachtung, gewann aber im christlichen Okzident um so mehr an Bedeutung. Er wurde im 12. Jahrhundert von Gerhard von Cremona († 1181) in Toledo ins Lateinische übersetzt und von Guy de Chauliac in dessen »Chirurgie magna« (beendet 1363) ungefähr zweihundertmal zitiert.

28 Gurlt, S. 620–649, Ullmann, S. 149–151.

29 Fr. A. J. Löffler, Die Halsbräune im Mittelalter, Leipzig 1899, S. 2.

30 Loeffler, S. 5. Nach Gurlt wurde Geistlichen bereits auf dem Konzil zu Tours 1162 nicht nur das Schneiden, sondern auch das Brennen bei einer Wundbehandlung strengstens untersagt. Diese Verbote wurden später auf dem Laterankonzil 1215, auf dem Konzil zu

Le Mans 1247 und auf der Synode zu Ofen 1279 bekräftigt. Auf der Würzburger Diözesensynode verbat man Klerikern sogar das Beiwohnen an solchen Operationen. Damit war die Wundheilkunst mit einem Makel behaftet und ihre für Heilkunde und Hygiene schädliche Abtrennung von der inneren Medizin eingeleitet (siehe auch: E. Gurlt; Geschichte der Chirurgie und ihre Ausübung, Berlin 1898).

31 Loeffler (siehe Anm. 28), S. 6. Auch arabische Ärzte haben die Tracheotomie als ein verwerfliches Verfahren bezeichnet, so namentlich Rhazes (Continens lib. III. cap. VIII. Brixae fol. K. II.), der von einem griechischen Arzt Ancilisius (wahrscheinlich Antyllos) spricht, der die Operation ausführte.

32 Loeffler S. 8, siehe auch Sudhoffs Arch. 21 (1929). Bereits die Diphtherie-Epidemie in St. Denys 580 wurde unter dem entstellten Namen »Esquinancia« aufgezeichnet.

33 In seinem Buch schildert Pietro D'Abano, wie der Patient während der Operation im Sessel sitzen und den Kopf über die Rückenlehne zurückneigen mußte, womit erstmals die bis ins 19. Jahrhundert beibehaltene Position bei der Tracheotomie beschrieben wurde.

34 Piero de Cattani aus Medicina (Pier de Medicina) hetzte die Geschlechter der Polentas und der Malatestas gegeneinander auf. Er wurde in Dantes Hölle mit »Subskanation« bestraft. Die entsprechenden Zeilen lauten im italienischen Original und in der Übersetzung von Zoozmann:

> Un altro, che forata avea la gola ...
> ristato a riguardar per maraviglia
> con gli altri, innanzi agli altri aprì la canna,
> ch'era di fuor d'ogni parte vermiglia.
>
> Ein andrer, dem durchstochen war die Kehle ...
> Stand staunend mit dem Troß, mich anzuschauen,
> Riß vor den andern auf des Schlundes Röhre,
> Die außen blutgerötet war zum Grauen.
> (Dante, La Divina Commedia, Inferno, XXVIII, V. 64–68.)

35 F. Schnurrer, Chronik der Seuchen, Tübingen,1823, Bd. I, S. 353: »Man hatte den Eindruck, als herrsche Herodes im Lande, denn es war wie beim Bethlehemischen Kindermord.«

Neuzeit

36 Zitiert nach: Robert Ritter von Töply, Leonardo als Anatom, Wien 1904, S. 19.

37 Michael Bapst von Rochlitz, Wahrhaftiger Unterricht von der jetzt aller Orten heftig grassierenden Bräune, Freiburg 1594, S. 9.

38 Victor Fossel, Geschichte der epidemischen Krankheiten, in: Handbuch der Geschichte der Medizin, Hg. Max Neuburger und Julius Pagel, Jena 1903, Bd. II, S. 866. Siehe auch: Petrus Forestus Observationum et curationum libri XXXII. Lugd. Bat. 1593 (VI,2).

39 B. M. Lersch, Geschichte der Volksseuchen nach und mit den Berichten der Zeitgenossen, Berlin 1896, S. 210. Siehe auch: Baseler Chronik durch Christian Wurtissen, freyer mathemat. Künsten Lehrer bei der löbl. hohen Schul zu Basel. Dritte Auflage, nach der Ausgabe des Daniel Bruckner 1765 VII. Buch, 9. Kapitel, S. 375. Reiner Müller ist bei der Erwähnung dieser Epidemie vermutlich ein Druckfehler unterlaufen. Es heißt bei ihm: »Zu Basel 1217 starben 2000 Menschen, wobei den Leuten die Zung im Schlund, gleich als Schimmel, weiß geworden.« (Reiner Müller, Medizinische Mikrobiologie, München–Berlin 1950, 4. Aufl. S. 2826). Diese Vordatierung um 300 Jahre wurde in zahlreiche Lehrbücher übernommen.

40 Zitiert nach: Bernhard Riedel, Chirurgie von einst, Leipzig 1906, S. 11.

41 Riedel, S. 12.

42 Ralph Waldo Emerson, Repräsentanten des Menschengeschlechtes, Leipzig o. J., S. 137.

43 Rochlitz, S. 15. Um 1564 schrieb Colerus, die Bräune sei »ein hitzig brennendes Geschwür deß Mundes oder Kehle, wann einem der Schlund oder die Kehle also entzündet wird, daß einem die Zung gar schwartz, gelb, weiß oder rot wird, dadurch endlich die

Lufftröhre verhindert wird, daß einer keinen Othem mehr hat und endlich also ersticken muß.« (Johannes Colerus, Oeconomia ruralis et domestica, Mayntz 1665, II., S. 150.)

44 Johannes Wierus, Arzneibuch von pestilenzialischer pleuresie und squinancia etc., Frankf. 1580. Johannes Wierus, Medic. observation. rarior., Amestelodami 1657, 4. p. 54.

45 Rochlitz, S. 16. siehe auch: J. Carlsen, Outlines of the History of Diphtheria in Denmark and Germany, Janus, 12. Jg. 1897–1898.

46 P. Forestus, Epidemiorum et Ephemeridum libri II.[62] Par. 1640. Nach Sennert soll in den Jahren 1544 und 1545 die Bräune schon wieder in mehreren Gegenden Nieder-Deutschlands und des Rheins epidemisch geherrscht haben.

47 Rochlitz, S. 19.

48 De Villa Real, De signis, causis, essentia, prognostico et curatione morbi libri duo. Alcala 1611. – De Fontecha, Disputationes medicae super ea, quae … de anginarum naturscripsere … et circa affectionem hisce temporibus vocatam garrotillo. Alcala 1611. – De Herrera, Brevis … tractatus de essentia, causis notis … faucium et gutturis anginosorum morbi suffocantis garrotillo hispan. appellati. Madrid 1615.

49 August L. Mayer, Spanische Maler. Leipzig 1928, S. 98. Mayer nimmt sogar an, daß der Maler selbst der Diphtherie zum Opfer gefallen sei, als er im Anschluß an das »anno de los garrotillos« am 7. April 1614 nach einwöchigem Leiden starb. Seit 1608 arbeitete er an seinem letzten großen Auftrag (der »Taufe Christi«) für die Kirche des Hospitals de San Juan Bautista in Toledo, den er nicht mehr zu Ende führen konnte. »Es ist naheliegend, daß er sich im Hospital, das damals mit Diphtheriekranken überbelegt war, infizierte, als er anläßlich eines Besuches wieder einmal Vorschüsse auf sein noch nicht vollendetes Werk zu ergattern hoffte.« (S. 111.)

50 M. A. Severinus, De paedanitone maligna, Neapel 1652.

51 Die italienischen Ärzte sprachen bei Kehlkopfdiphtherie von »Canna« (so heißt der Larynx auf italienisch), die schottischen von »Croup«.

52 Riedel, S. 14.

53 Die Myocarditis diphtherica stellt sich am Ende der ersten Krankheitswoche lebensbedrohend ein, die meisten Todesfälle fallen in das Ende der zweiten oder den Beginn der dritten Woche, der Tod kann aber auch noch in der Rekonvaleszenz eintreten.

54 Chomel, Dissertation historique sur l'espèce de mal de gorge gangréneux etc, Paris 1749.

55 J. P. Süßmilch, Die göttliche Ordnung, Berlin 1763, 3. Aufl, I. Teil, S. 526–529. »Der Königl. Geheime Kriegsrath, Herr Kircheisen, welcher viele Jahre in Wien gewesen, hat mich benachrichtiget, daß in Wien vermöge einer Stiftung alle Nachmittage um drei Uhr ein kleines Glöcklein geläutet würde, so man das Bräunelglöckel zu nennen pflege. Ich vermuthe, daß allda diese gangränöse Angina einstmals müsse sehr wütend gewesen seyn.« (ebd.)

56 Als ich im Frühjahr 1940 im Altonaer Stadtarchiv u. a. Struensees Privatbibliothek entdeckte, konnte ich unter seinen medizinischen Büchern das 1761 erschienene Standardwerk von Morgagni »De sedibus et causis morborum per anatomen indagatis« nicht finden. In Morgagnis Werk kamen Sektionen von an Diphtherie verstorbenen Kindern überhaupt nicht vor. Man gewinnt den Eindruck, daß Morgagni hier, ebenso wie bei der Lungentuberkulose, Leichenöffnungen wegen der hohen Infektiosität vermied. Hingewiesen wird nur darauf, daß die »Halsbräune« bei Kindern besonders häufig vorkomme und Tausende von ihr dahingerafft würden (De sedibus et causis … 14, 39; 63, 16).

57 Johann Friedrich Struensee, Gedanken eines Arztes vom Aberglauben und der Quacksalberey, Gemeinnütziges Magazin 1760, Stück II, S. 85. Diese Schilderung erschien 16 Jahre später ohne Quellenangabe in »Unzers medizinischem Handbuch« (Leipzig 1776, S. 234–235). Als es 1764 in Frankfurt am Main zu einer »Cynanche trachealis« genannten Diphtherie-Epidemie kam, der auch Dr. van Bergens sechste Tochter zum Opfer fiel, ließ der Vater das von ihrem Tode ausgehustete pseudomembranöse Röhrchen samt Verzweigungen in Kupfer stechen und seiner Kranksheitsbeschreibung beifügen.

58 Seder Zeraim, Traktat Berakhoth I, i. Fol. 8a. Siehe auch: Hartog Gerson, Der Talmud und die Arzneykunde, Gemeinnütziges Magazin 1761, Stück II, S. 103. Hartog Gerson berichtete 1763 an Struensees »Tafelrunde« von einem sephardischen Arzt, der in Portugal ein an Halsbräune erstickendes Kind durch Kehlkopfschnitt zu retten versuchte und von der aufgebrachten Menge erschlagen wurde, die meinte, »der Jude habe das christliche Kind schächten wollen« (Samuel N. Gomperz, Die Gersoniden, Altona 1865, S. 8).

59 Hartog Gerson (siehe Anm. 55), S. 104. Im Talmud meint Rabi Nahman von Jichag, die Askara sei eine göttliche Strafe für üble Nachrede (Traktat Sota VII, i, ü, iii, iv, v. Fol. 35a). Hartog Gerson bezweifelte die Richtigkeit dieser Aussage, indem er zu bedenken gab, daß die meisten Opfer der Bräune kleine Kinder und Säuglinge sind, die oft noch gar nicht sprechen können (ebd., S. 104).

60 Hartog Gerson, S. 105. Dieses rituelle Speisegebot wurde aus Ex 25,3 und Dtn 14,21 (»Du sollst das Böcklein nicht in der Milch seiner Mutter kochen«) abgeleitet, wo der Genuß von Mischgerichten aus Fleisch- und Milchprodukten verboten wird. Daher waren für den rituell geführten Haushalt zweierlei Töpfe, Geschirr und Bestecke erforderlich, streng getrennt für Fleisch- und Milchgerichte

61 J. F. Struensee, S. 85. Dadurch entfielen den Betroffenen wichtige Nebeneinnahmen. So klagte z. B. Johann Sebastian Bach in einem Brief vom 18. Oktober 1730 an den »kaiserlich-russischen Agenten zu Danzig«, Georg Erdmann: »Meine itzige Station belaufet sich auf etwa 700 Thaler, und wenn es etwas mehrere als ordinairement Leichen gibt, so steigen auch nach Prorportion die accidentia; ist aber eine gesunde lufft, so fehlen hingegen auch solche, wie denn voriges Jahr (1729) an ordinairen Leichen accidentia über 100 Thaler Einbuße gehabt.« (Johann Sebastian Bachs Briefe, hg. v. Hedwig N. E. H. Müller von Asow. Regensburg 1950, S. 119.)

62 Samuel Bard, Inquiry into the Nature, Cause and Cure of the Angina Suffocativa etc., New. York 1771. Bard war die Möglichkeit der Ansteckung bekannt. Er schildert sie mit noch heute zutreffenden Worten und beschließt seine Ausführungen mit einem seuchenprophylaktischen Rat: »Die von mir beschriebene Krankheit scheint kontagiöser Natur zu sein. Jede Infektion entsteht durch die Aufnahme irgend eines Giftstoffes in den Organismus. Derselbe wird mit der Atemluft eingesaugt ... und infiziert auch den Atem der befallenen Personen. Dies erklärt, warum die Krankheit eine ganze Familie ergreifen kann, ohne daß sie sich in die benachbarten Häuser verbreitet. Aus dieser Beobachtung können wir eine nützliche Lehre ziehen; sie sagt uns, daß man die gesunden Kinder der Familie entfernen soll, sobald dort jemand von dieser Krankheit befallen wird. Man wird so viele Kinder vor dem Tod retten.«

63 Victor Fossel, Kriegsseuchen vom 17. bis zum 19. Jahrhundert, Leipzig 1905, S. 42. Siehe auch: Niedner, Kriegsseuchen S. 43. Laut Fossel hatten auf englischer Seite besonders die hessischen Söldner infolge »Angina suffocativa« schwere Verluste. Besonders der Landgraf von Hessen Friedrich II. (1760–85) verkaufte seit 1776 über 19 000 Untertanen für 21 Millionen Taler an die Engländer, die sie als Söldner in Nordamerika kämpfen ließen. Es blühte damals der Soldatenwucher.

64 Fossel, S. 42. – Entscheidend bei diesen Kämpfen war die Tirailleur-Taktik. Den Kampf in losen Schützenschwärmen wandten die amerikanischen Grenzer seit jeher gegen die Indianerstämme an. Washington übertrug diese Kampfweise bewußt als Mittel zum Sieg auf den großen Krieg.

65 Mit der zunehmenden Verstädterung nach dem Unabhängigkeitskrieg wird die Diphtherie immer gefährlicher. Bayley beschrieb 1794 eine in New York ausgebrochene Epidemie; ähnliche Seuchen sahen Barker 1799–1801 in Portland und 1804 an der Küste der Grafschaft Cumberland sowie Hazeltine 1805 in Barwik und Valentin. 1802 starben in New York 46, 1804 75, 1805 70 und 1806 106 Personen an Croup, und in Philadelphia fielen 1807 dieser Krankheit 55 Menschen zum Opfer. Merkwürdig erschien, daß in Amerika häufiger als in Europa auch Erwachsene von der häutigen Bräune ergriffen wurden. Vermutlich waren es Menschen, die erst in höherem Alter in dichtbesiedelte Städte kamen und bislang keinen Kontakt mit den Krankheitskeimen hatten.

66 James Jackson, Memoir on the Last Sickness of General Washington and its Treatment by the Attendant Physician, 1860. Auch unter den Negersklaven, die auf den Plantagen in erhöhtem Maße eingesetzt wurden, wütete die Halsbräune, was aber in der zeitgenössischen ärztlichen Literatur kaum beachtet wurde, sondern höchstens in den Verlustlisten der Plantagenbesitzer seinen Niederschlag fand.

67 1790 wurde die Intubation von Dessault empfohlen, aber erst 1886 von Jos. o'Dwyer in New York allgemein eingeführt.

68 Zitiert nach: Lacroix, Histoire de Napoléon, 1902, S. 170.

69 Auf diesen Zusammenhang verwies erst viel später Bretonneau in einem offenen Brief, den er (anläßlich des an Krupp erfolgten Todes des Sohnes von Blache) in der Januarnummer des »Archiv général« an P. Blache und Guersant richtete. Dieser Brief wird von den Franzosen sein »Testament scientifique« genannt.

70 Nach der Kapitulation von Paris am 29. März 1814 empfing Napoleons geschiedene Frau Jospehine in Malmaison wiederholt die Eroberer Frankreichs als Gäste, besonders Kaiser Alexander. Sie bildete sich ein, ihm nicht gleichgültig zu sein, machte sich jung und hüllte sich in leichte Musselinkleider, wie ein siebzehnjähriges Mädchen. Am 22. Mai 1814 verspürte sie Halsschmerzen. Ohne darauf zu achten, tanzte sie mit Alexander und dem König von Preußen auf einem Ball und ging in der Nacht, erhitzt im leichten Ballkleid, in den feuchten Garten. Tags darauf erkrankte sie an Halsbräune. Am 28. begann die Agonie und am 29. gegen Mittag verschied Josephine, ohne das Bewußtsein wiedererlangt zu haben (J. Degouges, Josephine de Beauharnais, Paris 1947, S. 106).

71 Joh. v. Bókay, Unsere Kenntnisse über den Krupp von Fr. Home (1765) bis zum Ausschreiben der internationalen Preisfrage (1807–1809) und die Ergebnisse der letzteren, Sudhoffs Archiv für Geschichte der Medizin 24 (19), S. 79.

72 Der in Tours tätige Arzt konnte dabei feststellen, daß die Epidemie bei einem Truppenteil auftrat, der im Jahre 1818 von der Garnison Bourbon-Vendée nach Tours versetzt worden war. (Behring, Die Geschichte der Diphtherie, Leipzig 1893, S. 29.)

73 Behring, S. 26.

74 Behring, S. 30. Bretonneau, der im Jahr 1821 das von ihm entworfene Krankheitsbild der Diphtherie in zwei Schriften schilderte, hat diese in der Académie royale de médicine (Paris) vorgelesen und dann (1826) zusammen mit einer größeren Zahl anderer Arbeiten als »Traité de la diphthérie« unter folgendem ausführlichen Titel veröffentlicht: »Des inflammations spéciales du tissu muqueux et en particulier de la diphthérite ou inflammation pelliculaire, connue sous le nom de croup d'angine maligne, d'angine gangréneuse etc.« Dieses Buch gehört zu den medizinischen Klassikern.

75 Behring, S. 30. Bretonneau, »Traité de la diphthérie«, 1826, S. 448.

76 Bretonneau, S. 55. Behring, S. 31. Bretonneaus »Offener Brief an die Herren Blach und P. Guersant« (veröffentlicht im Januar-Heft von Arch. génér. 1885), in dem die Lehre von der Kontagiosität der Diphtherie fest begründet wurde, ließ E. Behring im 1. Kapitel seiner »Geschichte der Diphtherie« (1893) abdrucken.

77 Paul Reis, Trousseau, sa vie et son œuvre, Paris 1879, S. 42. Um die Erkrankung den Charakter einer lokalen Entzündung zu nehmen, die im Namen »Diphtheritis« (»diphthérite«) anklingt, schlug Trousseau die Bezeichnung »Diphtherie« vor. (A. Trousseau, De la maladie à laquelle M. Bretonneau ... a donné le nom de dothientérie ou dothienterité, Arch. gén. de méd. Paris 1826. – Trousseau, Spécifité, in Clinique médicale de l'Hôtel-Dieux de Paris, t. 1. 1828.)

78 Bretonneau selbst wurde von einem diphtheriekranken Kind durch Anhusten angesteckt und erkrankte anschließend an Rachendiphtherie mit Lähmung des Gaumens und der Beine, die nach 8 Wochen abheilte.

79 Bretonneaus Bedürfnis nach pathologischer Kontrolle der klinischen Ergebnisse und sein brennender Forschungseifer trieben ihn dazu, die Gräber der an Diphtherie verstorbenen Kinder zu entweihen. Denn die Eltern stimmten einer Obduktion nicht zu. Sein Schüler Armand Velpeau (1795–1867) hat diese nächtlichen Ausflüge beschrieben, bei denen Lehrer und Schüler nach dem Angelusgeläute insgeheim über die Friedhofmau-

ern kletterten. Sechsunddreißig Autopsien an wieder ausgegrabenen Kinderleichen wurden so im Zeitraum von wenigen Monaten vorgenommen. Die entsetzten Einwohner schossen auf den Grabschänder, so daß Velpeau, der bei diesen Expeditionen dabei war, zeit seines Lebens ein Bleikorn als Erinnerung mit sich trug. Einige Jahre später hatte Armand Velpeau, der inzwischen Professor an der Medizinischen Fakultät in Paris geworden war, an seinen ehemaligen Lehrer einen unvollständigen Krankenbefund gesandt und erhielt folgenden scharfen Verweis: »Eher hätte ich die Erde mit meinen Nägeln aufgekratzt, als nicht ins Innere des Kehlkopfes und der Luftröhre geschaut zu haben!« (Jean Fauvert, Pierre-Fidèle Bretonneau, in: Die berühmten Ärzte, hg. von René Dumesnil und Hans Schadewaldt, Köln o.J., S. 268.)

80 Adolf Kußmaul, Jugenderinnerungen, Stuttgart 1909, S. 394.

81 Filatow, Zur Epidemiologie der Diphtherie im Süden Rußlands, Jahrbuch für Kinderheilkunde, 39. Band 1895.

82 Briefe von Theodor Billroth, Hannover und Leipzig 1910, S. 41.

83 P. Binswanger, Flauberts ästhetische Problematik, Leipzig 1936, S. 37. Flauberts Aussage: »Madame Bovary, das bin ich«, ist durchaus ambivalent gemeint. Ein Aspekt ist jedoch sicher die qualvolle psychosomatische Identifikation mit der Hauptfigur. Flaubert hat mehrfach erwähnt, daß er beim Schreiben der Szene, in der das von Emma Bovary genommene Gift zu wirken beginnt, selbst den Geschmack von Arsen auf der Zunge gespürt und tagelang erbrochen habe.

84 Gustave Flaubert, Lehrjahre des Herzens, aus dem Französischen von Walter Widmer, München 1957, S. 367 ff. Der Kritiker Sainte-Beuve, der schon in der Härte von Madame Bovary den Sohn des Anatomen wiedererkennen wollte, schrieb nun in seiner Rezension: »Herr Gustav Flaubert, Sohn und Bruder ausgezeichneter Ärzte, führt die Feder wie andere das Skalpell.« Zola bezeichnet die »Education sentimentale« als den modernsten Roman schlechthin. (Emile Zola, Les Romanciers naturalistes, 2. Aufl. 1881, S. 126/29.)

85 Im gleichen Sinn schrieb Nietzsche etwas später (am 20. Oktober 1870) an seinen Studienfreund Carl von Gersdorff: »Es war schlechtes Wetter. Unsere Güterwagen mußten fest geschlossen werden, damit die armen Kranken nicht durchnäßt würden. Der Dunstkreis solcher Wagen war fürchterlich; dazu hatten meine Leute die Ruhr, zwei die Diphtheritis, kurz, ich hatte unglaublich zu tun ... Dazu nachts nie Ruhe bei den menschlichen Bedürfnissen der Leidenden. Als ich meine Kranken in einem Lazarett abgeliefert hatte, wurde ich schwer krank; Brechruhr und Rachendiphtheritis stellten sich sogleich ein.«

86 Noch 1886, nach der Entdeckung des Diphtheriebazillus (51 Jahre nach dem ominösen »Preußischen Regulativ«), ordnete Hirsch die Diphtherie nicht den Infektions-, sondern den Organkrankheiten zu. Man tappte noch lange im Dunkeln.

87 A. Monti, Croup und Diphtherie, Berlin 1884.

88 O. Heubner, Lebenschronik, Berlin 1927, S. 131.

89 Behring, S. 117.

90 Dies war drei Monate nach der mißglückten Pariser Carmen-Uraufführung. Lefèbre, der die Berichte über Bizets Krankheit sorgfältig gesichtet hat, sieht in dem unvorhergesehenen Mißerfolg und der damit verbundenen psychischen Depression eine verhängnisvolle Schwächung seines Organismus. (E. Istel, Bizet und Carmen, 1927.)

91 Caesar Conte Corti, Unter Zaren und gekrönten Frauen, Salzburg 1936.

Mikrobiologische Ära

92 E. Klebs, Verh. d. 2. Congresses f. Inn. Med., II. Abtl. Wiesbaden 1883, S. 143. Behring, S. 72.

93 E. Henoch, Vorlesungen über Kinderkrankheiten, Berlin 1881, S. 551 f. 1887 fand in München der Pettenkofer-Schüler Hofmann auch bei gesunden Menschen ähnliche Stäbchen, besonders in der Nase und versuchte unter dem Einfluß seines Lehrers die ätiologische Bedeutung der Diphtheriebakterien anzuzweifeln. Loeffler wies jedoch dar-

auf hin, daß diese kurzen, plumpen, meist parallel gelagerten Stäbchen mit den langen schlanken Diphtheriebakterien auch schon deshalb nicht identisch sein können, weil sie im Meerschweinchenversuch nicht pathogen sind.

94 H. Zeiss und R. Bieling, Behring, Gestalt und Werk, Berlin 1940, S. 147.

95 F. Loeffler, Untersuchungen über die Bedeutung der Mikroorganismen für die Entstehung der Diphtherie beim Menschen ... Mitt. a. d. Kais. Gesundheitsamte Bd. 2, 1884, S. 421–499. Der Nachweis von Diphtheriebakterien auch bei Gesunden veranlaßte Loeffler zur vorsichtigen Formulierung der Diphtherie-Ätiologie, zumal die Rolle des Diphtheriekeimträgers damals noch nicht bekannt und geklärt war. Siehe auch: Behring, S. 73.

96 E. Roux et A. Yersin, Contribution à l'étude de la diphthérie. Ann. Inst. Past. 2, 1888, S. 629. Siehe auch: Behring, S. 82 u. 84.

97 E. Behring u. S. Kitasato, Über das Zustandekommen der Diphtherie-Immunität und der Tetanusimmunität bei Tieren, Deutsche Medizinische Wochenschrift 1890, 16, S. 1113 f.

98 Den Wortlaut dieses Briefes überließ mir 1940 Prof. Gins am Robert Koch-Institut. Er besaß von einer ganzen Reihe von Briefen aus der Behringschen Korrespondenz Photographien.

99 Mündliche Mitteilung von Prof. Gins, der Wernicke persönlich gut kannte. Zeiss und Bieling weisen in ihrer Behring-Biographie diese »Weihnachtsgeschichte« in den Bereich der Legende. Gins machte mich damit in Zusammenhang auf ein Zeugnis von Wernicke aufmerksam. Im »Handbuch der pathogenen Mikroorganismen« von Kolle, Kraus und Uhlenhuth (Jena 1920) bearbeitete Wernicke zusammen mit H. Schmidt den Artikel »Immunität, Serumtherapie und Schutzimpfung bei Diphtherie«. Dort heißt es auf S. 526 (Bd. V/1): »Weihnachten 1891 wurde in der v. Bergmannschen Klinik in der Ziegelstraße, Berlin, das erste diphtheriekranke Kind mit einem vom Schaf gewonnenen Heilserum behandelt, wobei es sich gleich zeigte, daß 5 ccm des Serums subcutan gut vertragen wurde.«

100 E. Behring u. A. Wernicke, Über Immunisierung und Heilung von Versuchstieren bei der Diphtherie, Zeitschrift für Hygiene und Infektionskrankheiten 12, 1892, S. 10.

101 E. Behring, Die Blutserumtherapie bei Diphtherie und Tetanus, Zeitschrift für Hygiene und Infektionskrankheiten 12, 1892, S. 1–9.

102 Auch O-Dwyer konnte zwischen 1869–1880 im New Yorker Findelhaus keinen einzigen Kruppfall retten.

103 Behring hat während der Prioritätsstreitigkeiten mit bescheidener Sachlichkeit die geschichtliche Situation krass und unzweideutig umrissen: »Prof. Loeffler ist der Entdecker der Diphtheriebazillen und er hat auch über die Natur des Diphtheriegiftes zuerst die richtige Anschauung ausgesprochen. Roux hat das Diphtheriegift zuerst genau studiert. Ohne die Entdeckung der Diphtheriebazillen und des Diphtheriegiftes würde auch das Diphtherieheilserum nicht in praktisch brauchbarer Form herstellbar sein. Insofern haben Loeffler und Roux einen wesentlichen Anteil an dem neuen Diphtheriemittel. Einen Anteil an der Entdeckung des Heilserums haben weder Loeffler noch Roux jemals beansprucht.«

104 H. Zeiss u. R. Bieling, Behring – Gestalt und Werk, Berlin 1940. Walter Trummert, 75 Jahre Serumtherapie (zugleich ein Beitrag zu den deutsch-französischen wissenschafts. Beziehungen im 19. Jahrhundert. Münchener Medizinische Wochenschrift, 1965. S. 84. Die Beziehungen zwischen Deutschen und Franzosen waren so vergiftet, daß man im deutschen Kaiserreich Behring vorgeworfen hatte, als aktiver preußischer Sanitätsoffizier, der aus der berühmten Berliner »Pépinière« hervorgegangen ist, die französische Auszeichnung eines Offiziers der Ehrenlegion angenommen zu haben.

105 A. Czerny, Über die Pathomorphose der Diphtherie, Leipzig 1930, S. 17. »Nur wenige Ärzte leben noch«, schrieb Czerny, »die die Diphtherie der Vorserumzeit klinisch mit der Diphtherie der Serumzeit vergleichen können. Zweifelsohne hat in diesem Zeitraum eine Pathomorphose der Diphtherie eingesetzt. Starben in der Vorserumzeit etwa ein

Drittel der Kinder an Rachendiphtherie und zwei Drittel an Crupp, so gelten diese Zahlen heute nicht mehr. Wir wissen, daß nach der Anwendung des Serums ein Übergreifen der Diphtherie-Erkrankung auf den Kehlkopf außerordentlich seltener geworden ist. Dieser Erfolg ist aber ganz überragend, wird jedoch von den Serumgegnern fast immer verschwiegen. In diesem Ausbleiben des Übergreifens der Diphtherieerkrankung auf den Kehlkopf aber müssen wir die eklatanteste Wirkung des Serums erblicken, da dadurch den Kindern nicht nur viele Beschwerden genommen, sondern auch die Heilungsaussichten erheblich verbessert wurden. Ferner bedingte dieser Erfolg gleichzeitig eine außerordentliche Abnahme der operativen Eingriffe.« (S. 21).

106 O. Heubner, Die Einführung des Behringschen Diphtherieheilserums in die Klinik und Praxis, Eine Rückerinnerung, Berliner Klinische Wochenschrift, 25. Jg. 1914, S. 484. In seiner »Lebenschronik« kommt Heubner 13 Jahre später noch einmal auf die damalige Diphtherie-Situation zurück: »In dem ersten Jahre meiner Wirksamkeit als Leiter des neuen Kinderkrankenhauses machte mir vor allem die Diphtherie schwere Sorge und Kopfschmerzen. Die Furchtbarkeit dieser Krankheit war mir während der poliklinischen Tätigkeit noch nie so überwältigend vor Augen getreten. Wenngleich die Winter 1891/92 und 1892/93 nicht durch eine besonders starke Steigerung der Krankheit in Leipzig ausgezeichnet waren, so kamen in unsere junge Anstalt doch fast ununterbrochen die schwersten Fälle mit einer verzweifelten Prognose. Früh kamen die kleinen Patienten mit schweren Krupperscheinungen, mittags wurden sie tracheotomiert oder später, nachdem die Assistenten sich die nötige Übung erworben, intubiert und abends waren sie tot. Dieses Trauerspiel wiederholte sich allwöchentlich mehrmals während der Wintermonate.« (O. Heubner, Lebenschronik, Berlin 1927, S. 131.)

107 Auch im Ausland wirkte sich die Einführung des Behringschen Heilserums ähnlich aus. So betrug z. B. die Sterblichkeit an Diphtherie auf 100 000 Lebende berechnet:

	vor der Einführung	nach der Einführung
in Frankreich	64	8
" Dänemark (Städte)	134	8
" Italien	57	12
" England	31	13
" Belgien	53	14
" Schweden	58	14
" Deutschland (Städte)	130	25
" USA (10 Städte)	120	27
" Serbien	412	40

Ein unfreiwilliges Experiment ereignete sich in einem Triester Spital. Dort betrug die Kindersterblichkeit anläßlich einer schweren Epidemie 22%. Als eines Tages der Vorrat an Serum zu Ende ging und nicht sofort ergänzt werden konnte, stieg die Sterblichkeit augenblicklich auf 50%.

108 Behring, Gesammelte Abhandlungen, Neue Folge, Bonn 1915. Nach Behrings ersten Versuchen einer aktiven Immunisierung mit Hilfe einer Mischung von Toxin und Antitoxin gelang es später Glenny und Südmersen (1921), vor allem aber Ramon (1923), das Gift durch Formalin in Toxoid umzuwandeln.

109 Trummert, S. 84. Roux war 1897 Taufpate des erstgeborenen Behring-Sohns, Elias Metschnikoff wurde Pate des fünften Sohnes.

110 »Die Entdeckung von Behring« führten die beiden Freunde aus, »ist nicht das Ergebnis eines glücklichen Zufalls, wie er sich manchmal Forschern anbietet; dieser Entdecker hat verdient, sie zu machen, weil er vom Anfang seiner Laufbahn an eine neue und richtige Idee gehabt hat, an welcher er unverbrüchlich festhielt. Er hat sie durch Jahre hindurch verfolgt, aufmerksam, daß ihm nichts entging, was seinem Nachweis dienen konnte.«

Wundinfektionen

Altertum

1 Küchenmeister hat »mit echt deutscher Akkuratesse« eine skurrile Statistik der in der Ilias durch verschiedene Waffen vorkommenden Verwundungen nach Art ihres Sitzes und ihrer Letalität (+) aufgestellt. Von den 147 Verwundungen waren 106 durch Speer, 17 durch das Schwert und je 12 durch Pfeile bzw. Steine verursacht worden. 31 Verwundungen betrafen den Kopf (sämtlich +), 16 den Hals (13 +), 79 den Rumpf (67 +), 10 die Oberextremitäten (2 +) und 11 die Unterextremitäten (1 +). Auffallend ist, daß die im Nahkampf durch Speer und Schwert zugefügten Verwundungen die häufigsten (123) und von einer recht beachtlichen Tödlichkeit (101) waren. Viel belangloser erwiesen sich nach Zahl und Auswirkung die durch Fernwaffen (Pfeile und Steine) verursachten 24 Verwundungen (mit 13 +). (Küchenmeister. Über das im Homer in Betreff der verschiedenen Arten der Wunden niedergelegte physiologisch-medic. Material in Günsburg's Zeitschrift für klin. Med. Jahrg. 6. 1855 S. 31 ff.)

2 Ähnliche Mischinfektionen hat Prof. Gins (Robert Koch Institut, Berlin) während des ersten Weltkrieges erlebt (mündliche Mitteilung 1943).

3 Unter Hinweis auf Hippokrates (De arte 13) heißt es noch bei Celsus: »Ein kluger Arzt darf einen rettungslos verlorenen Verwundeten gar nicht in Behandlung nehmen, um den Schein zu vermeiden, als sei er an dessen Tode schuld, während diesen doch nur sein Krankheitszustand dahingerafft hat.« (De re medicina, V. 26.)

4 Bereits im archaischen Strafvollzug hatte das Abhacken von Händen und Füßen eine wichtige Rolle gespielt. So bedrohte z. B. das auf uraltem Gewohnheitsrecht beruhende Hammurabi-Gesetz eine ganze Reihe von Vergehen mit derartigen Verstümmelungen. Ein Verbluten wird man wohl durch anschließendes Eintauchen der Gliederstümpfe in siedendes Öl oder Pech verhindert haben, wie es zum Teil auch heute noch im islamischen Bereich üblich ist.

5 Herodot berichtet von dem Seher Hegesistratos aus Elis, der sein Bein, das seine Todfeinde, die Spartiaten, in Eisen geschlagen hatten, so weit wie möglich aus dem Block herauszog, es mit einem eingeschmuggelten Messer abschnitt und dann nach geglückter Flucht aus dem Kerker durch ein hölzernes Bein ersetzte. Der Stelzfuß von Capua (im Besitz der Royal Society of Surgeons in London) stammt aus dem 3. Jahrhundert v. Chr. Im Zusammenhang mit der Entwicklung des Prothesenbaues für Amputierte kennt zwar jeder die »eiserne Hand« des Götz von Berlichingen (1480–1562), doch nur wenige wissen, daß derartige Apparate schon bei den Römern in Gebrauch waren: So berichtet Plinius von der eisernen Hand des Marcus Sergius um 200 v. Chr. (W. v. Brunn, der Stelzfuß von Capua und die antiken Prothesen. Arch. für Geschichte der Medizin, Leipzig 1926, Bd. 18. K. Sudhoff, die Eiserne Hand des Marcus Sergius aus dem Ende des 3. Jahrhunderts v. Chr., Mitteilungen zur Geschichte der Medizin und der Naturwissenschaft, Leipzig 1916, Bd. 15.)

6 Nachdem Herakles die lernäische Hydra getötet hatte, tauchte er in das giftige Blut dieser Schlangenart seine Pfeile, die von da an tödliche Wunden hinterließen. Im Besitz von Philoktetes spielten diese Giftpfeile später vor Troja eine entscheidende Rolle.

7 »Das Pfeilgift der Skythen«, schreibt Aristoteles, »wird aus Schlangen bereitet. Sie fangen dieselben, mazerieren sie einige Tage bis zur genügenden Fäulnis, gießen dann menschliches Blut in ein Gefäß und lassen auch dieses in einem Misthaufen faulen. Dann mischen sie es mit der Vipernflüssigkeit. Dies liefert ein tödliches Gift.« (Berliner-Aristoteles-Gesamtedition, [ed. Acad. reg. Boruss Berol 1831–80] Bd. 2, S. 845.) Auf diese Stelle dürfte sich auch der Hinweis von Plinius beziehen: »Scythae sagittas tingunt viperina sanie et humano sanhuine.« (Hist. nat. lib. XI, S. 213.) Auch die Völker der afrikanischen Nordwestküste gebrauchten Pfeilgifte. Daran erinnert die Ode des Horaz an Aristius Fuscus: »Wer in Unschuld lebet und rein von Frevel, der bedarf nicht maurischen Pfeils und Bogens, nicht des Köchers, schwanger von giftgetränkten Pfeilen, mein Fuscus.«

Ähnlich war es auch an den Küsten des Schwarzen Meeres. Der an den Pontus Euxinus verbannte Ovid klagt in mehreren Briefen über die barbarische Bevölkerung:

»die, um die Todesgefahr durch schreckliche Wunden zu mehren
noch mit der Vipern Gift tränken ein jedes Geschoß.«
(Ex Ponto lib. I. epist. II.)

Interessant sind auch noch die Hinweise von Celsus und Plinius d. A. in Zusammenhang mit dem Pfeilgift der Gallier, wonach dieses ähnlich wie Schlangengift, nur von der Wunde aus, nicht aber vom Mund bzw. Magen her giftig wirken soll und daher solche Wunden bedenkenlos und ohne Gefahr ausgesaugt werden könnten.

8 Das Pfeilgift der Wahoko verursachte ebenso wie das der Monbuttuzwerge Tetanus. Es ist noch nicht so lange her, daß die Eingeborenen der Neuen Hebriden ihre Pfeile mit einem Sumpfschlamm bestrichen, der Tetanus- und Gasbrandsporen enthielt. Ein ähnliches Pfeilgift benutzten noch um 1880 die norwegischen Walfischfänger, die damit ihre Harpunen infizierten. Wurde ein in die Bucht getriebener Walfisch von einem solchen »Todesspeer« getroffen, so ging er innerhalb von 12–24 Stunden an einer Art Gasbrand zugrunde. (Christiansen, 1919, Zentralblatt für Bakteriologie, Bd. 84.)

9 Die Berichte, daß Herophilos und Erasistratos zum Zwecke anatomischer und chirurgischer Studien an zu Tode verurteilten Verbrechern Vivisektionen vorgenommen hätten, gehören wahrscheinlich genauso in den Bereich der Legende, wie die Geschichte von der Vivisektion einer scheintoten Jungfrau durch Vesal. Einem Vorschlage des koischen Arztes Praxagoras folgend, bezog Erasistratos das Zählen der Pulsschläge in die Diagnostik ein und benutzte dazu eine Wasseruhr. Übrigens hielt er die Prophylaxe für wichtiger als die Therapie: »Ein kluger Steuermann wird sich einem Sturm nicht erst aussetzen, sondern versuchen ihm auszuweichen.«

10 Der Hinweis auf Dioskurides stammt aus der persischen Handschrift des Abu Mansur Nowafik aus der Zeit um 980. In dieser persisch-arabischen materia medica (»Kitab el abuijet an hikajik el edwiget tesnif Abu Mansur Nowafik Ben Ali el Harwi«), die 516, zum größten Teil aus dem Pflanzenreich stammende Mittel umfaßt, sind u. a. ganze Kapitel aus Dioskurides übersetzt und kommentiert.

11 Ähnliches konnte etwa 2000 Jahre später Johannes Ulrich Bilguer (1720–1796), der General-Chirurg Friedrichs des Großen, bei der Belagerung von Prag (1757) beobachten, wo Hunderte, durch leichte Schußwunden verletzte Grenadiere infolge einer viel zu späten Wundversorgung elend an Wundstarrkrampf zugrunde gingen.

12 Bekanntlich wurde die im Feld bei Gasphlegmonen übliche Gliedabsetzung bis in die jüngste Zeit nach dieser Weise durchgeführt. Celsus benutzt als erster den Terminus »gangraena«. Auch die klassischen Symptome der Entzündung (»rubor, calor, tumor, dolor«) wurden zum erstenmal von ihm beschrieben.

13 Oreibasios, Buch 44, Kap. 26 (Œuvres d'Oribase par Bussemaker et Daremberg, T. III. p. 646).

14 Das französische »charpie« stammt vom lateinischen »carpere« (pflücken, zupfen).

15 So berichtet z. B. Th. Billroth, daß er während seiner Zürcher Zeit (1859–67) oft »habe Kompressen zurückweisen müssen, die von früherer Verwendung her mit Eiterkrusten bedeckt waren«.

16 Er klagte auch resigniert: »Zwischen Räubern und Ärzten ist kein anderer Unterschied, als daß jene im Gebirge, diese in Rom ihre Missetaten begehen.«

17 Noch bei Larrey (1768–1842) findet sich die Meinung, daß die Verletzung oder versehentliche Unterbindung eines Nerven einen Wundstarrkrampf auslösen könne. Galenus empfahl neben der Kompression und Kauterisation die Anwendung von Darmsaiten zum Zwecke der Gefäßunterbindung, was in der Blutstillungstechnik zwar einen großen Fortschritt bedeutete, aber eine weitere Infektionsgefahr in sich barg, zumal die Därme von Pflanzenfressern fast stets Tetanus- und Gasbrandsporen enthalten.

18 Erst durch die bakteriologische Untersuchung von Erdproben verschiedener Provenienz konnte festgestellt werden, daß Tetanus- und Gasödembazillen (wie auch ihre resisten-

ten Sporen), die zur normalen Darmflora der pflanzenfressenden Haustiere (Pferde, Rinder, Schafe etc.) gehören, fast nur in intensiv gedüngten Böden vorkommen.

19 Pausanias (Perihegese, X 177,7) meint, auf der Insel Sardo wüchse ein Kraut, nach dessen Genuß man vor Lachen sterben müsse.

Mittelalter

20 »Ecclesia non sitit sanguinem« (»Die Kirche dürstet nicht nach Blut«) lautet ein Grundsatz des kanonischen Strafrechts. Demzufolge vollzog die Kirche nie selbst die Todesstrafe, sondern ließ sie durch die weltliche Obrigkeit (»brachium saeculare«) vollstrecken.

21 W. v. Brunn, Aus chirurgischer Vergangenheit, Berlin 1940, S. 61. Bald war man der Meinung, daß das handgreifliche Operieren eine Entwürdigung der daran Beteiligten zur Folge habe: »Inhonestum magistrum in medicina manu operari.«

22 Bereits damals begann sich das »Schisma der abendländischen Heilkunde« unheilvoll auszuwirken, denn es konnte auf die Dauer nicht ausbleiben, daß die den gelehrten Ärzten als Handlanger dienenden Barbiere, Bader und Scherer ihren gelegentlichen Auftraggebern so manches abguckten und sich dann anmaßten, aus dem chirurgischen in den internen Bereich der Medizin einzubrechen.

23 Abgesehen von Byzanz, konnten sich auch im hohen Norden, wo der unmittelbare Einfluß Roms geringer war, religiös bedingte Vorurteile gegenüber der Chirurgie nicht so durchsetzen, wie z. B. in Deutschland. Es wird berichtet, daß viele nordischen Könige und Heerführer, wie Olaf der Heilige, sein Sohn Magnus und sein Bruder Harald, die berühmten Sverre und Sigurd Jorsalfar auch erfahrene Wundärzte waren, die im Notfall ihren verwundeten Kampfgefährten Glieder amputieren und, wo es anging, durch hölzerne ersetzen konnten.

24 In Ostrom begab er sich wahrscheinlich in die Behandlung von Kaiser Manuel Comnenus, der selbst Chirurg war und auch den in der Schlacht verwundeten König Balduin von Jerusalem behandelt hatte. Bereits 1135 ließ Kaiser Johannes II. Komnenos (1118 bis 1143) in Byzanz das Hospital des Klosters Pantokrâtor erbauen, an dem sich eine berühmte Ärzteschule heranbildete. Hier herrschte niemalds das verhängnisvolle Vorurteil von einer Zweitrangigkeit der Chirurgie, und der Chirurg wie der Oberarzt für Medizin waren gleich besoldet und gleich angesehen. (K. Roth, Byzantinische Kulturgeschichte, Leipzig 1921, S. 34ff.)

25 Balduin I. (1100–1118), der Bruder Gottfrieds von Bouillon, bekam nach einer Verwundung im März 1118 auf dem Zug nach Kairo in El Arisch solche Schmerzen, daß er vom Pferd gehoben und auf eine Tragbahre gelegt werden mußte, auf der er – umgeben von seinen Getreuen – ohne ärztliche Hilfe starb.

26 E. Heyck, Die Kreuzzüge, Leipzig 1904, S. 32.

27 Wolfram v. Eschenbach, Parzival, Buch I, Verse 19, 26–29.

28 Chrétien de Troyes, Perceval de Gallois ou le coute de Graal, V. 37 330.

29 Brunn (siehe Anm. 21), S. 55.

30 Oft legte man auf entzündete, schwer heilende Wunden auch Spinngewebe, Ton, Heilerde oder tierische Exkremente.

31 Gottfried von Straßburg, Tristan und Isolde, V. 7267ff.

32 Wolfram v. Eschenbach, Parzival, X., 413. Auch bei Chrétien de Troyes, dessen »Perceval« Wolfram als Vorbild diente, kehrt »Gauwain« mit dem aufgefundenen Heilkraut zu dem an mehreren Stellen verletzten Ritter zurück, neben dem eine trauernde Jungfrau sitzt, legt das Kraut auf sämtliche Wunden und verbindet sie schließlich mit dem zu Streifen zerschnittenen weißen Kopftuch der jungen Dame. Bei Wolfram hatte Gawan bereits beim ersten Zusammentreffen die Wunde verbunden und – aus Mangel an etwas Besserem – sie einfach besprochen, womit er einem uralten Aberglauben folgte, der sich auf dem Land bis in die jüngste Zeit erhalten hat:

»Schnell um die Wunde Gewans Hand
Sorgsam der Herrin Kopftuch wand
Und sprach dazu den Wundensegen.«

33 Brunn, S. 55.

34 Das »Collège de St. Côme« wurde 1268 in Paris von Jean Pitard (1228–1315), dem Leibchirurgen Ludwigs des Heiligen, der seinen Herren anläßlich seines ersten Kreuzzuges auch nach Palästina begleitet hatte, gegründet. Diese Institution war lange Zeit die einzige Chirurgenschule, an welcher auch Paré seine Ausbidlung erhielt. Sie wurde durch die 1713 gegründete »Académie de chirurgie« abgelöst.

35 Die Durchschlagskraft der alten Schußwaffen (Bogen, Armbrust usw.) wird heute meist unterschätzt. Nach zeitgenössischen Berichten drangen Pfeile zuweilen so tief und fest in größere Knochen ein, daß sie nur mit Hilfe des Meißels entfernt werden konnten. Armbrustbolzen durchschlugen aus geringer Entfernung unter günstigem Winkel die stärksten Teile der Ritterrüstung: Helm und Brustharnisch. Bei dem Herausschneiden oder Herausstemmen tief und fest sitzender Fremdkörper konnten funktions- bzw. lebenswichtige Teile verletzt werden. Der ungarische Renaissancefürst Matthias von Corvinus (1458–1490) mußte vier Jahre lang im Arm eine Pfeilspitze, welche seine Wundärzte nicht entfernen konnten, mit sich herumtragen, bis auf ein weitverkündetes Ausschreiben hin der elsässische Wundarzt Hans von Dockenburg berufen wurde und das Kunststück zustande brachte.

36 Von dem salernitanischen Chirurgen, der mit dem Blut des aufopferungsbereiten Mägdeleins den aussätzigen Ritter zu heilen hoffte, heißt es: »Dort band er sie fest und nahm ein Messer zur Hand, das er zu solcher Arbeit zu benutzen pflegte. Es war lang und breit, aber es schnitt nicht so gut, wie er wünschte. So begann er, auf einem guten Wetzstein das Messer langsam zu streichen und zu schärfen.«

37 In der volkstümlichen Bezeichnung »Blutvergiftung« statt Sepsis (σῆφις = Fäulnis) klingt noch etwas von diesem Glauben nach.

38 Die Benutzung der Glüheisen geht auf arabischen Einfluß zurück. Aus altüberlieferter Blutscheu verwendeten es die Moslems bei chirurgischen Eingriffen, um eine Blutung zu vermeiden. So hat Abul Kasim, der im Jahre 1013 in Cordoba starb, in seinem reich bebilderten Lehrbuch »Die Gewährung« (Al Tasrif) bei der Schilderung von Operationen gegenüber dem Messer das Glüheisen bevorzugt. Die arabischen Ärzte betrieben auch keine Anatomie. Hatte doch Mohamed im Koran die Sektion verboten, selbst für den Fall, daß der Verstorbene im Leben die kostbare Perle verschluckt hätte.

39 Brunn (siehe Anm. 21), S. 61.

40 Brunn, S. 62. Michael Scotus hinterließ ein derartiges Rezept für Chirurgen: »Nimm Opium, Alraune und Bilsenkraut zu gleichen Teilen, zerreibe sie und mische sie mit Wasser. Wenn du einen Menschen mit der Säge oder mit dem Messer behandeln willst, tauche einen Schwamm hier hinein und lege ihn über seine Nase. Er wird bald so tief schlafen, daß du mit ihm tun kannst, was du willst.«

41 Wie recht hatte doch Theodor Billroth, als er in seiner Autobiographie »Chirurgische Erfahrung« schrieb: »Wenn ich in den Schriften guter Beobachter alter Zeiten von Hippokrates an lese, wie eine Menge von rein empirischen Tatsachen aus dem Gebiete der praktischen Medizin und Chirurgie schon so unendlich lange bekannt sind und bedenke, wie außerdem so viele vortreffliche Ärzte, welche nicht Schriftsteller waren, die gleichen Kreise von Beobachtungen immer wieder und wieder durchmachen, so komme ich zu der Ansicht, daß die Summe dieser langen Beobachtungsreihe von Generationen und Generationen keineswegs den Erwartungen entspricht, welche sich der moderne Mensch von der Anhäufung jahrhundertelanger Erfahrungen macht.«

42 Man versuchte die durchtrennten Nervenenden dadurch zu nähern, daß man das umgebende Gewebe nähte.

Neuzeit

43 Feuerwaffen wurden zuerst in der Schlacht bei Crécy (1346) benutzt. Eine Verbesserung der Handfeuerwaffen wurde im 16. Jahrhundert durch die Erfindung des Radschlosses mit Perkussionshahn und Feuerstein erreicht. Die großkalibrigen Geschosse (20 bis

24 mm) mußten ungeheure Verletzungen hervorrufen, die wohl in den meisten Fällen bereits primär infiziert waren.

44 Wesentliche Verbesserungen der wundärztlichen Versorgung zeigen sich zur Zeit Maximilians I. und Karls V., vor allem auf Betreiben des bekannten Söldnerführers Frundsberg. Es gab damals bei jedem Fähnlein der Landsknechtsheere einen Feldscher und bei einem Heer einen »Obrist-Feldarzt«. Der nur handwerkmäßig gebildete Feldscher ging nebenberuflich auch dem Profos oder Nachrichter zur Hand, deren Ämter er mit verwaltete. Ein Spittelmeister sorgte für Verwundete und Kranke, doch gab es keine eigentlichen Lazarette.

45 Brunn (siehe Anm. 21), S. 65.

46 Felix Wirtz, Practica der Wundartzney, Basel 1563, Kap. 4. Ähnliche Gedanken findet man auch bei einem der tüchtigsten deutschen Chirurgen zu Beginn des 17. Jahrhunderts, Fabricius Hildanus (1560–1634). Er entfernte als erster mittels eines Magneten einen Eisensplitter aus der Cornea (1624), übte die noch wenig bekannte Absetzung der Gliedmaßen im Gelenk, darunter die erste Exartikulation im Kniegelenk aus und erfand zu der nur von wenigen gewagten Oberschenkelamputation eine Knebelbinde zwecks Blutstillung. Im 19. Kapitel seiner Schrift »De gangraena et sphacelo« empfahl er, den Amputationsstumpf mit einer Rindsblase zu umhüllen.

47 Würtz, Kap. 6: Würtz verlangt eine Ausbildung der Chirurgen in Anatomie und erwähnt als erster (1563) wieder die Amputation des Oberschenkels. Er bekämpft wie Paracelsus Autoritätsglauben und Buchweisheit: »In der Wundarzney ist viel mehr gelegen an den Handgriffen und Erfahrung als an langem Geschwätze.« Seine Hauptregel bei allen Operationen lautet: »tuto, cito, jucunde«, d. h. möglichst schmerzlos zu verfahren.

48 Obwohl im übrigen durchaus unoriginell, hatte Vigos Buch, die »Practica copiosa in cirurgia« (1514), dank der hohen Stellung des Verfassers einen fabelhaften Erfolg. Es erlebte zahlreiche Auflagen und wurde in die meisten europäischen Sprachen übersetzt, so 1525 ins Französische. Dieser Schrift ist es vor allen Dingen zuzuschreiben, daß die Verwundeten auf allen Kriegsschauplätzen ein halbes Jahrhundert lang von den Chirurgen gemartert wurden.

49 Paré hatte während seiner Lehrzeit viel Elend gesehen, doch der Krieg überbot alles. Hier sein Bericht darüber, was er als blutjunger Kriegschirurg nach der Erstürmung von Turin erlebte: »Nachdem wir in die Stadt gelangt waren, ging ich in einen Stall, um mein Pferd und das meines Dieners abzustellen. Hier fand ich vier tote Soldaten vor und drei andere, die gegen die Wand gelehnt waren und stöhnten; ihre Gesichter waren vollständig entstellt und sie konnten weder sehen noch hören noch sprechen, und ihre Kleider schwelten vom Schießpulver, das sie verbrannt hatte. Während ich sie voll Mitleid betrachtete, trat ein alter Landsknecht auf mich zu und fragte mich, ob irgendeine Aussicht bestünde, sie zu heilen. Ich sagte: nein. Darauf ging er auf sie zu und schnitt ihnen die Kehlen durch. Als ich diese schreckliche Grausamkeit sah, schrie ich ihn an, er sei ein Bösewicht. Er aber erwiderte nur ruhig, er bete zu Gott, es würde sich einer finden, der ihm, wäre er in der gleichen Lage, dasselbe täte, auf daß er nicht jämmerlich verrecke.«

50 La méthode de traicter les playes faictes par haquebutes et aultres bastons à feu: et de celles qui sont faictes par fleches, dardz et semblables: aussi des combustions spécialement faictes par la poudre à canon, paris 1545.

51 Ebenso mißfiel ihnen Parés Bescheidenheit, die ihn wiederholt aussprechen ließ, wenn ihm für die Heilung eines Patienten gedankt wurde: »Je le pansay et Dieu le guarist.« (»Ich habe ihn behandelt, Gott aber hat ihn geheilt.«) Dies deuteten sie als eine Abwertung chirurgischer Eingriffe.

52 Brunn, S. 70.

53 »Vestigia terrent«, zitierte Leibniz aus einer Epistel von Horaz, um die allgemeine Abneigung gegenüber den Hospitälern zu charakterisieren. »Die Spuren (der umgekommenen Vorgänger) schrecken ab«, gab der Fuchs zur Antwort, da er sich nicht in die Höhle des Löwen wagen wollte (Horaz, Episteln, 1, 1, 74 nach Äsops Fabel 246).

54 Inmitten des Dreißigjährigen Krieges dichtete Paul Gerhardt (1607–1676) das ergreifende Lied: »O Haupt, voll Blut und Wunden …« und Jakob Böhme (1575–1624), der im Lichte seiner Schusterkugel allerlei Visionen über kommendes Unheil zu sehen glaubte, klagte: »Wenn alle Berge Bücher wären und alle Seen Tinte und alle Bäume Schreibfedern, noch wäre es nicht genug, all den Schmerz in der Welt zu beschreiben!«

55 Brunn, S. 78.

56 Brunn, S. 78. Die Folge solcher Verhältnisse war, daß im Jahr 1705 bei 15 Infanterie- und 16 Kavallerieregimentern statt 31 nur 6 Regimentsfeldscher vorhanden waren.

57 Brunn, S. 79. Ein Analogon dazu ist die Ernennung des Hofnarren Gundling zum Präsidenten der Akademie der Wissenschaften zu Berlin durch den Soldatenkönig.

58 Brunn, S. 72.

59 Hans Delbrück, Geschichte der Kriegskunst im Rahmen der politischen Geschichte, Berlin 1900, S. 35. Der Krieg war ein militärisches Schachspiel, bei dem die Bauern und Türme als feste Größen im Spiel standen und Gegensätze der Staaten nach allgemein anerkannten, festgelegten Regeln turniermäßig und kunstgerecht ausgefochten wurden. Überraschungen gab es nur, wenn sich einer nicht danach richtete, wie z. B. der Marschall von Sachsen, der einmal sagte: »Alle Wissenschaften haben Grundsätze und Regeln, viele glauben auch der Krieg habe solche.«

60 Brunn, S. 73.

61 Brunn, S. 73. Bei diesem Verfahren wurde oberhalb der Amputationsstelle auf den Hauptstamm der Arterie ein Knebel angesetzt und mit einem um das Glied gelegten Gurt so fest gegen den Knochen angedrückt, daß der Puls unterhalb der Umschnürung verschwand. Dann wurde die Amputation vorgenommen. Da die Blutgefäße durch den Druck des Knebels komprimiert waren, bluteten sie nur wenig und man konnte ohne Hast die Gefäße unterbinden. Es war nach Paré's Ligatur der großen Gefäße die zweite bedeutende Errungenschaft der Franzosen in der Chirurgie.

62 Brunn, S. 73. Die abendländische Chirurgie entsprang z. T. aus der Grausamkeit der Folterkammern mittelalterlicher Gefängnisse. Durch die Rechtsbestimmungen über die Tortur war der Henker als Experimentator am Verhafteten eingesetzt. Er konnte nach seinem Gutdünken Knochen brechen und wieder einrichten, Gelenke aus- und wieder einrenken, Brandwunden beibringen und heilen, brandig gewordene Glieder amputieren und versorgen. Denn das Ziel der peinlichen Befragung war nicht, den Angeschuldigten zu töten, sondern ihm ein Geständnis abzupressen. Im Rahmen der Tortur erreichte der Henker Einblicke in die anatomischen Verhältnisse von Knochen und Gelenken.

63 Auch der nach ihm benannte Ductus arteriosus Botallo wurde eigentlich von dem Vesalschüler Guillelmo Anranzio (1530–1589) entdeckt.

64 Bereits Hieronymus Bosch (um 1450–1516) schmückte seine phantastischen Allegorien politischen und religiösen Inhalts gern mit Krüppeln. Gewissermaßen als Reminiszenz aus langen Kriegswirren radierte er eine vollkommene Krüppelprozession, die sich auf den abenteuerlichsten Stützapparaten fortbewegen und trotzdem noch ganz lebensfroh erscheinen.

65 Laut Delbrück »blieben in einzelnen Schlachten des Siebenjährigen Krieges (z. B. Prag, Zorndorf, Kunersdorf, Torgau) jedesmal mehr Menschen auf dem Feld wie in einem ganzen Feldzug des Revolutionskrieges (das ist in mehr als vier bis zehn Schlachten), selbst den in Italien unter Bonaparte nicht ausgenommen. (Hans Delbrück, Geschichte der Kriegskunst im Rahmen der politischen Geschichte, 2. Aufl. 1908). Der Gießener Professor Roloff hat mit seinen Berechnungen diese Behauptung bewiesen. Demnach sollen die siegreichen Franzosen bei Fleurus nur 6,5% ihrer Truppen eingebüßt haben, Prinz Eugen bei Oudenaarde nur 5%, Napoleon bei Jena ebenfalls nur 5%, bei Austerlitz 9,5%, bei Wagram 11%. Moltke opferte bei Königgrätz nur 4%, bei Sedan 5% seiner Truppen, Friedrich II. dagegen bei Mollwitz 18%, bei Prag 20%, bei Torgau 27%, bei Zorndorf 33%. (Gustav Roloff, Der Menschenverbrauch in den Hauptschlachten der letzten Jahrhunderte, Preußische Jahrbücher, 19. Bd. S. 72.)

66 »Soldaten«, schrieb der französische Chirurg J. Ch. Desessartz, »die nach der Schlacht die Wallstatt als erste wieder aufsuchten, taten dies gewöhnlich nicht als barmherzige Samariter, sondern meistens als Leichenfledderer, wobei sie aber nicht nur die Toten, sondern auch die Verwundeten bis aufs Hemd ausplünderten.« (Klaus Köhler, Ärztebriefe aus vier Jahrhunderten, Wien 1892, S. 29.)

67 Zum Verwundetentransport wurden meist Proviant- oder gewöhnliche Leiterwagen verwendet, die wegen ihres Rüttelns gefürchtet waren. Befand sich das Schlachtfeld in der Nähe eines Flusses, so erfolgte der Transport bis zum nächsten Lazarett oft mit Booten.

68 Friedrichs Verluste bei Torgau betrugen 14–20 000 Mann. Für den Sieg bei Prag opferte er nach Angaben seiner »Histoire de la guerre de sept ans« »18 000 Kämpfer, ohne den Marschall Schwerin zu rechnen, der allein 10 000 Mann wert war«.

69 Fossel, Hygiene einst, Leipzig 1904, S. 91.

70 Brunn, S. 80. Für direkte Nerveninsulte sprachen vor allem jene Tetanusfälle, wo die Wunde eine anscheinend ganz gutartige Beschaffenheit hatte oder gar schon vernarbt war. Als Schulbeispiel für diese Art Tetanus galt immer der Dupuytrensche Fall, wo sich am Arm eines tetanuskranken Mannes eine Narbe gefunden hatte, die beim Einschneiden ein Stück Peitschenschnur, eingehüllt vom Nervus ulnaris, enthielt. Peitschenschnüre wurden seinerzeit bei Operationen zum Abbinden benutzt. Das aufgefundene Stück Peitschenschnur hatte man in der Wunde vergessen.

71 Brunn, S. 81. Friedrichs Ärger über die schlechte wundärztliche Versorgung der Verwundeten nach der Schlacht erinnert an die Empörung Heinrichs VIII., der, als eine Sprosse der Leiter unter dem Fuße Anne Boleyns beim Besteigen des Schafotts zerbrach, ärgerlich ausrief: »Nachher sofort ausbessern lassen! Da kann man sich ja den Hals brechen!«

72 E. Gurlt, Die Kriegschirurgen der letzten 150 Jahre in Preußen, Berlin 1875.

73 Brunn, S. 82. Es ist eine der vielen Legenden, daß der von Friedrich konsultierte Arzt Zimmermann auf des Königs Frage, wieviel Leute er durch seine Behandlung schon unter die Erde gebracht habe, erwidert haben soll: »Sehr viel weniger als Euer Majestät, und mit sehr viel weniger Gloire!«

74 Brunn, S. 84. Kennzeichnend für die damalige Geringschätzung dieses Fachzweiges ist die Bemerkung des preußischen Generalchirurgus Johann Christian Theden (1714 bis 1797) in seinem 1774 erschienenen Büchlein »Unterricht für Unterwundärzte bey Armeen«: »Man hat bey der preußischen Armee die Compagnie-Wundärzte im Frieden der elenden Beschäftigung (den Compagnie-Angehörigen) den Bart zu scheren (d. h. zu rasieren) enthoben.« Sogar die großen Generalchirurgen des friderizianischen Heeres haben einst diesen Dornenweg gehen müssen.

75 Kleist, der Lessing zum Vorbild für seinen Major Tellheim diente, erwies sich bei den ihm aufgetragenen Kontributionen im Sächsischen als ein menschenfreundlicher, aufrechter Mann, der jede persönliche Bereicherung verschmähte. In seinem einzigen Kriegslied, das ergreifender ist als Gleims gesammelte Grenadierpoesie, ruft er dem preußischen Heer zu:

»Nur schone wie bisher im Laufe großer Thaten
Den Landmann, der dein Feind nicht ist!
Hilf seiner Noth, wenn du von Noth entfernt bist;
Das Rauben überlaß den Feigen und Kroaten!«

Und am Schluß der resignierende Wunsch, »den Tod im rasenden Getümmel« zu finden.

76 R. Löhr, J. S. Bach, Leipzig 1891, S. 122. Der Leipziger Rat hatte nach dem Tod des Thomaskantos seiner Witwe die übliche Pension entzogen, so daß sie 1760 im Armenhaus starb. (Romain Rolland, Musikalische Reise ins Land der Vergangenheit, Innsbruck/Freiburg/München i. J., S. 218.)

77 Theodor Billroth, Chirurgische Klinik Wien, 1871–1876 nebst einem Gesamtbericht über die chirurgischen Kliniken in Zürich und Wien während der Jahre 1860–1876, Berlin 1879.

78 »Ich freue mich oft auf den Tod wie ein Schiffer nach Sturm und Ungewitter auf den Hafen!« – hatte Kleist bereits 1756 im Lager von Pirna geschrieben, nachdem man ihn unter demütigenden Bedingungen aus seinem alten, angesehenen Regiment in ein sächsisches Infanterieregiment versetzte, das bei Pirna gefangen war und nun in preußische Dienste gepreßt werden sollte. (Paul Wiegler, Geschichte der deutschen Literatur, Berlin 1930, Bd. I, S. 258; Georg Witkowski, Lessing, Leipzig 1927, S. 32.)

79 Zitiert nach: Wolfgang Drews, Gotthold Ephraim Lessing in Selbstzeugnissen und Bilddokumenten, Reinbek bei Hamburg 1962, S. 58–60.

80 Ph. F. Hopfengärtner, Über Jagdverletzungen im Walde und auf dem Felde, Leipzig 1797, S. 8ff.

81 Mitteilung (1949) des Anaerobienforschers J. Zeissler (Hamburg-Altona), der jahrelang Erdproben von den verschiedenen Kriegsschauplätzen des ersten Weltkrieges auf anaerobe Erdsporen untersucht hat. (J. Zeissler u. L. Rußfeld, Die anaerobe Sporenflora der europäischen Kriegsschauplätze, Jena 1928.)

82 Brunn, S. 85.

83 Gneisenau (1760–1831), der ursprünglich Offizier in Ansbachischem Dienst war, kämpfte 1782–83 mit seinem Regiment für England in Amerika, wo er die Vorteile der Tirailleurs-Taktik kennenlernte. Die Söldner der stehenden Heere, die durch einen unbarmherzigen Zwang zum maschinenmäßigen Fechten abgerichtet wurden, liefen davon, wenn sie nicht mehr im engen, linearen Truppenverband standen und sobald sich ihnen die Möglichkeit zur Desertion bot. Der Tirailleur, hinter dem kein »Stockkorporal« steht, der ihn davon abhält, zu fliehen, kämpft trotzdem und läuft nicht davon. Ja, wenn er zurückweicht, so nur deshalb, um im nächsten Augenblick wieder vorzustoßen und den durch diese Taktik verwirrten Gegner zu schlagen. (Reinhard Höhen, Scharnhorsts Vermächtnis, Frankfurt a. M./Bad Harzburg 1972, S. 15–16.)

84 Brunn, S. 85. Drei Jahre nach dem Frieden von Versailles (1783), mit dem die Unabhängigkeit der dreizehn Vereinigten Staaten durch England anerkannt wird, beschreibt Thomas Kirkland erstmalig das genaue Krankheitsbild des Gasödems.

85 Beim englischen Heer kam selbst bei Waterloo noch die Lineartaktik zur praktischen Anwendung, denn dieses Heer bestand aus geworbenen Söldnern. Aber es wäre ohne die rechtzeitige Ankunft der Preußen unter Blücher und Gneisenau eben auch verloren gewesen. Dem preußischen Heer ging die napoleonische Strategie erst Jahrzehnte später in Fleisch und Flut über durch die klassischen Schriften von Clausewitz, und ein preußischer General hat auf das törichte Gerede von dem preußischen Schulmeister, der bei Königgrätz gesiegt habe, treffend geantwortet: »Jawohl, der Schulmeister heißt Clausewitz.«

86 Wie war es möglich, so fragt man sich, als die ersten Meldungen über den Rückzug der Alliierten, insbesondere über die vergebliche Kanonade von Valmy, eintrafen, daß die »bravsten Krieger Europas: Preußen, Österreicher, Ungarn, Hessen, Sachsen, jenem zusammengerafften Haufen« der französischen Revolutionsheere weichen mußten? Der spätere Generalfeldmarschall von dem Knesebeck, der als junger Offizier auf preußischer Seite den Feldzug mitgemacht hatte, gab darauf die Antwort: Nicht weil der Mut des stehenden Heeres geringer gewesen sei, habe dieses verloren, sondern »weil seine Seele seinen Körper nicht so antreibe, wie jenen, den der Enthusiasmus entflamme. Dies sei der Unterschied zwischen einem Heer, wo sich ein jeder vom Ersten bis zum Letzten mit Wärme für die Sache interessiere und einem, das der Ehrgeiz der Oberen nur antreibt.« (Knesebeck, Betrachtung uber den jetzigen Krieg und die Ursachen seiner falschen Beurtheilung, 1794, S. 59.)

87 Goethe, Campagne in Frankreich, 1792. Schon 1793 sagte Friedrich von Steuben einem deutschen Besucher, dem Militärschriftsteller von Bülow, die französischen Freiwilligen, über deren Undiszipliniertheit ihre eigenen Generale damals nicht genug klagen konnten, »führten denselben Krieg wie die amerikanischen Farmer« und sie wurden »ebenso unüberwindlich sein«. Später erklärte Clausewitz: »Es ist ganz zutreffend, daß das Tiraillieren bei den republikanischen Franzosen in keiner Weise durch das Regle-

ment vorgeschrieben war, denn dieses war in allen wesentlichen Zügen dasselbe wie das preußische. Das zerstreute Gefecht der Franzosen war nicht verordnet, sondern geworden; man hatte aus der Not eine Tugend gemacht, und diese wurde, weil sie den realen Verhältnissen entsprach, eine Macht.« (Clausewitz, Vom Kriege.)

88 Brunn (siehe Anm. 18), S. 85.

89 D.J. Larrey, Relation historique et chirurgicale de l'expédition de l'armée d'Prient en Egypte et en Syrie, Paris 1803. Und: D.J. Larrey, Mémoires de médicine et chirurgie militaires, Paris 1812–1818, 4 Bde.

90 Brunn, S. 86. Die Schwerverwundeten mußten aus Syrien so schnell wie möglich zurücktransportiert werden, um sie vor dem Verdursten und den Überfällen der Araber zu schützen. Da das Kamel damals das geeignetste Transporttier in jenen Regionen war, ließ Larrey hundert große Körbe flechten, von denen zwei für jedes Tragtier rechts und links in Form einer Bettkiste (»Wiege«) aufgehängt wurden, in die sie jeweils zwei Verwundete, auch Amputierte, ausgestreckt legen konnten.

91 Die Erfahrungen Larreys, der im ägyptischen Feldzug weit bessere Wundheilungen gesehen hatte als in den späteren Feldzügen des Kaisers, führten zu der »Inkubationsmethode« der Wundbehandlung. Jules Guyot (1808-1872) konstruierte einen Wärmekasten, in den die verwundeten Körperteile hineingebracht wurden. Mathias-Louis Mayor (1775–1847) in Lausanne empfahl 1836 zum gleichen Zweck warme Wundbäder.

92 Larrey glaubte, daß am Zustandekommen des Tetanus vor allem die Verletzung der Nervenstämme der Gliedmaßen, sei es durch die Verwundung selbst, sei es durch ärztliche Eingriffe, wie ein versehentliches Mitfassen bei der Gefäßunterbindung schuld sei. An eine Infektion dachte er nicht.

93 Neben dem Tetanus studierte Larrey auch andere in den Tropen vorkommende Leiden, so die »ägyptische Augenkrankheit« (Trachom), die Elephantiasis skroti, die Tollwut und besonders die Pest, deren Wesen er durch unermüdliche Beobachtung der Pestkranken und Sektion der Gestorbenen mit größter Selbstverleugnung zu ergründen suchte, obwohl mehrere seiner Mitarbeiter durch Ansteckung an der Pest gestorben waren.

94 Larrey konnte dabei beobachten, daß die in Sekundenschnelle ausgeführten Schnitte nicht nur ohne Schmerzen ertragen wurden, sondern daß die Befreiung von dem schmerzenden Glied bei den Verwundeten sogar eine Art von Euphorie auslöste.

95 Der einst unter französischen Generalstabsoffizieren kursierende Spruch: »Der hat wohl sein Gehin auf Larrey's Operationstisch vergessen?!« geht auf eine Anekdote zurück, die allerdings nur auf den ersten Blick mit der »flinken Hand« des großen Chirurgen in Beziehung steht. Sie lautet: »Ein französischer Oberst erhält bei Borodino einen Kopfschuß und landet auf Larrey's Verbandsplatz. Im Handumdrehen hat der große Chirurg dem Verwundeten mit der Säge das Schädeldach entfernt und das Gehirn auf den Operationstisch gelegt. Da stürzt ein Stabsoffizier Napoleons herein und verkündet, daß der Kaiser den Oberst wegen außergewöhnlicher Tapferkeit noch auf dem Schlachtfelde zum General ernannt habe. Der Gehirnlose richtet sich auf, streicht die Kopfhaut über den Schädel, rutscht vom Tisch und will den Verbandplatz verlassen. ›Mon général!‹ ruft Larrey entsetzt: ›ihr Gehirn!‹ Jener wendet sich um und winkt lässig ab: ›Wozu? Von nun an nicht mehr nötig!‹« (J. P. Hausdorn, Generalstäbler unter sich, Breslau 1924, S. 9.)

96 »Die von ihm bei Witebsk zum erstenmal auf dem Schlachtfeld ausgeführte und in 4 Minuten beendigte Exartikulation im Hüftgelenk führte Larrey folgendermaßen aus: Zuerst wird die Ligatur der Gefäße ausgeführt. Danach Zirkelschnitt durch die Haut unter dem Trochanter major, circuläre Durchtrennung der Weichteile bis auf den Knochen und Ausschälung des Femurkopfes. Die Art. glutaea und ischiadica müssen gesondert unterbunden werden. Ein Bändchen wird zur Drainage in die Gelenkhöhle eingelegt, die Haut wird mit Hilfe von zwei darauf geklebten Leinwandstreifen zusammengehalten, darüber der Verband angelegt. Von 5 in dieser Weise Operierten heilten 3, von 18 bei Lützen ausgeführten Exarticulationen im Schultergelenk – 15! Im Feldzug in Sachsen (1813) hat er allein 200 Exarticulationen des Schultergelenkes gemacht.« (N. Guleke, Kriegschirurgie und Kriegschirurgen im Wandel der Zeiten, Jena 1945, S. 27.) Larrey

besaß eine enorme Arbeitkraft und verfügte über einen außergewöhnlich widerstandsfähigen Körper, der es ihm ermöglichte, den ganzen Rückzug von Moskau bis Königsberg mit all seinen Strapazen und Schrecken in Eis und Schnee zu Fuß zurückzulegen, ein Umstand, dem er es selbst zuschrieb, daß er lebend und ohne Erfrierung daheim wieder ankam.

97 »Ich empfahl ihm«, schreibt Larrey, »den ersten Verband so spät als möglich wegnehmen zu lassen. Er legte in der Tat das Knie des amputierten Beines in eine über die rechte Schulter gelegte Schlinge und kam an die Grenze von Frankreich, ohne ein einziges Mal verbunden worden zu seyn. Er begnügte sich, die oberflächlichen Verbandstücke mehrmals zu erneuern.« (D.J. Larrey, Chirurgische Klinik, eine Sammlung von Erfahrungen in den Feldzügen und Militärhospitälern von 1792–1829, Darmstadt 1831, Bd. 2, S. 476.)

98 So finden sich in Larreys »Chir. Klinik ...«, Bd. 2, folgende Schilderungen: »Eine Kanonenkugel hatte im Jahre 1793 den Kaptain der Artillerie namens Buffy so getroffen, daß sie ihm nach Wegnahme des vorderen Teiles seines Hutes und Excoriation seiner Nasenspitze den Vorderarm am Ellbogengelenke zerschmetterte. Ungeachtet dieser bedeutenden Verwundung ließ er ohne das Gleichgewicht zu verlieren, das Feuer der Batterie 10 Minuten fortsetzen und hörte nicht eher auf, als bis der Erfolg des Kampfes gesichert war. Kaum war diesem Offizier der Arm amputiert, als er wieder zu Pferde stieg, um den Bewegungen seiner Kompanie zu folgen. Ich hatte die Operation auf dem Schlachtfelde verrichtet und da ich mich mit meiner leichten Ambulance bei der Avantgarde befand, so konnte ich diesem braven Kapitain meine Sorge bis zu seiner Heilung widmen, welche bis zum 25. Tage erfolgte.« (S. 446)

»Dem 17. Juni 1815 erhielt Mr. Sour, Oberst der leichten Cavallerie, in einem der Gefechte, welche der Schlacht bei Fleurus folgten, beim Angriff der englischen mit Damaszenerklingen bewaffneten Dragoner mehrere Hiebe, welche ihm die Hand, den Vorderarm und fast die ganze Dicke des rechten Ellbogengelenkes tief verletzten. Die letztere Wunde, welche mit Durchschneidung der Arteria humeralis und des Condylus internus des Humerus bis zum Olecranon verbunden war, erforderte die Amputation. Währenddem ich dieselbe am unteren Dritteile des Armes verrichtete, dictierte dieser Oberst einen Brief an Napoleon, um ihm seinen Unfall anzuzeigen und ihn zu bitten, ihm sein Regiment zu lassen. Dieser tapfere Offizier wurde bis zum 30. Tage geheilt.« (S. 448.)

99 Ein halbes Jahrhundert später verwarf auch der große russische Kriegschirurg Pirogoff diese Naht, da die Kriegsschußwunden nach seinen Erfahrungen immer unter Eiterung heilten.

100 Wir haben in Larrey einen unbestechlichen Zeugen des Rückzugselends:
»Mein Besuch in Kolotzki, wo wir 700 Kranke hatten, war äußerst mühevoll für mich. Es würde schwierig sein, die schlechte Lage zu schildern, in der sich unsere Verwundeten in den verschiedenen Räumen dieser Ambulanz befanden, vor allem die Verwundeten, die man in Pferdeställen oder in Scheunen untergebracht hatte; sie verkümmerten förmlich auf einem verseuchten Misthaufen, von allen Seiten von Leichen umgeben ...« Unter solchen Umständen waren Gasbrand- und Tetanus-Infektionen unvermeidbar.

101 Welcher Beliebtheit er sich auch bei den einfachen Soldaten erfreute, zeigt deren Hilfsbereitschaft, ihm bei dem furchtbaren Übergang über die Beresina das Passieren der letzten erhaltenen, von eingekeilten Truppen völlig blockierten Brücke doch noch zu ermöglichen und ihn damit zu retten.

102 Brunn, S. 90. »Die Regelung der ersten Hilfe auf dem Schlachtfelde und des Verwundetentransports war unzulänglicher als in der Landsknechtszeit«, sagte Johann Rust (1775 bis 1840), der 1815 nach Preußen als Generalchirurg berufen wurde und die Verwundetenfürsorge nach der Schlacht von Waterloo organisierte. In Anspielung auf die ihm oft entgegengebrachte Uneinsichtigkeit prägte er das makabre Bonmot: »Holzbeine sind nicht vererblich, aber Holzköpfe sind es.«

103 Brunn (siehe Anm. 21), S. 91. Auch von der Gegenseite berichtet Larrey Ähnliches. So sollen in Dresden von den Verwundeten der Schlacht von Bautzen (am 20. und 21. Mai

1813), wo Napoleon den Übergang über die Spree erzwang, viele an Wundstarrkrampf gestorben sein. Nach der Schlacht bei Dresden (26. und 27. August 1813), wo Napoleon nochmals einen großen Sieg erkämpfte, trat der Wundstarrkrampf abermals gehäuft auf.

104 Brunn (siehe Anm. 21), S. 92. Pertz, Das Leben des Freiherrn v. Stein, Breslau (ohne Jahr), S. 63.

105 Friedrich Hoffmann, Medicus politicus. Leyden 1740, S. 198. Nach einem alten Sprichwort hieß es, daß eine Schwangere, die ins Gebärbett stiege, mit einem Bein bereits im Grabe stünde. Darin spiegelt sich die ganze Hilflosigkeit jener Zeit gegenüber dem Kindbettfieber. Aus alten Krankenhausberichten und Kirchenbüchern geht erschreckend hervor, wie viele Frauen damals dem Wochenbettfieber erlegen sind. Auch aus den Familiengeschichten alter Adelshäuers erfährt man oft, wie ein Mann hintereinander mehrere Frauen am Kindbettfieber verloren hat, »ein unheimliches Geschehnis, das vielleicht Anlaß zum Märchen vom Ritter Blaubart war«.
Noch in Tolstois »Krieg und Frieden« und »Anna Karenina« spielt das Kindbettfieber eine so große Rolle.

106 Es waren Varianten der alten Säftelehre mit ihrer materia peccans.

107 Das »öffentliche Desinteressement« an diesem Zustand hatte, worauf schon Semmelweis hinwies, einen besonderen Grund. Die Patientinnen des Wiener Gratisgebärhauses waren »lauter ledige, der trostlosesten Bevölkerung entnommene Mädchen«, die dort niederkamen. Sie mußten »während ihrer Schwangerschaft durch schwere Arbeit ihr Brot verdienen, dem Elend und (der) Not preisgegben und unter dem Einflusse deprimierender Gemütsaffekte«. (J. Ph. Semmelweis, Ätiologie, Begriff und Prophylaxis des Kindbettfiebers, Pest 1861.)

108 Im Allgemeinen Krankenhaus galt immer noch die alte Devise des Franzosen Ambroise Paré: »Je le pansay, Dieu le guarist.« (»Ich habe ihn operiert, Gott wird ihn heilen.«)

109 Man erwog allen Ernstes, ob nicht die Untersuchung durch die jungen Männer das Schamgefühl der Gebärenden in so folgenschwerer Weise verletzen würde, daß es zu Kindbettfieber käme. Sogar der Priester, der im feierlichen Gewande unter Glockengeläute von einem Wochenbettzimmer ins andere eilte, um den todkranken Wöchnerinnen die Sterbesakramente zu reichen, wurde verdächtigt, durch den Eindruck, den die Glöckchen auf gesunde Wöchnerinnen hervorrief, das Fieber zu verursachen. Für Semmelweis war der Ton des Glöckchens (wenn der Priester an seiner Tür vorbeiging) eine peinigende Mahnung, der unbekannten Ursache mit allen Kräften nachzuspüren.

110 Diesen Unterschied hatte sogar die Bevölkerung gemerkt. Wenn man auf das Gebärhaus komme, flüsterten sich die Frauen zu, habe man auf der Abteilung der Hebammen viel mehr Aussichten, mit dem Leben davonzukommen als bei den Ärzten, deren Abteilung mit einem Fluch belastet sei. Es gab, wie Semmelweis berichtet, »herzzerreißende Szenen, wenn Individuen, welche auf die zweite Abteilung zur Aufnahme gehen wollten und wegen Unkenntnis der Lokalitäten auf die erste Abteilung gerieten, welches ihnen die Anwesenheit vieler Männer klar machte, kniend die Hände ringend um ihre Wiederentlassung baten«.

111 Wenn man weiß, daß Ärzte und Studenten noch in der Biedermeierzeit unbedenklich von einer Leichenöffnung sofort zu einer Entbindung gingen, so wird einem auch verständlich, warum das Kindbettfieber an Universitäten zu einer ständigen Begleiterscheinung der geburtshilflichen Anstalten wurde.

112 Die eigentliche »Erleuchtung« erfuhr Semmelweis im März 1847 nach dem plötzlichen Tod seines Freundes und Lehrers, des Gerichtsanatomen Kolletschka, den bei der Sektion ein ungeschickter Student in den Finger geschnitten hatte. Als Semmelweis den Obduktionsbefund las und genau dieselben Symptome vorfand wie bei seinen verstorbenen Wöchnerinnen, da fiel es ihm wie Schuppen von den Augen. Genauso wie das mit Leichenteilen infizierte Messer des Studenten Kolletschka den Tod brachte, genauso bringen die mit Leichenteilen infizierten Finger oder Hände der Studenten und Ärzte, die nach den Sezierübungen bei Rokitansky die Wöchnerinnen der I. Gebärklinik un-

tersuchen, den Tod. Hebammen haben mit Sektion nichts zu tun. Damit war das Mysterium der Sterblichkeitsdifferenz zwischen der I., der Ärzteklinik, und der II., der Hebammenklinik gelöst.

113 Er benutzte 80 g Chlorkalk auf 1000 ccm vom Wasser.

114 Erna Lesky, Ignaz Philipp Semmelweis und die Wiener Medizinische Schule, Wien 1964.

115 Semmelweis gehörte 1848 der »akademischen Legion« an, die den vor den Toren Wiens stehenden ungarischen Revolutionstruppen zu Hilfe eilen wollte.

116 R.J. Goodlee, Lord Lister, Leipzig 1925. S. 91.

117 Wie bei vielen Völkern galten auch in Indien während der Menses und auch im Kindbett Frauen als unrein. Daher durfte nicht einmal der Schatten solcher Frauen auf einen Pokkenkranken fallen. Die Folge dieses Tabu-Glaubens war auch, daß indische Frauen während der Geburt im dunkelsten Raum des Hauses isoliert wurden und nur die Hilfe einer niedrig-kastigen Frau in Anspruch nehmen durften.

118 Leo Tolstoj, Sewastopol'skie rasskazy. Petersburg 1855/56 (2. Erzählung Sewastopol im Mai 1855). Herzen (1812–70) schrieb damals in der Emigration eine politische Fabel, die später auch Fjodor Sologub aufgegriffen hat: »Ein armer Muschik, der an seinen Verwundungen bei Sewastopol gestorben ist, torkelt gröhlend ins Jenseits, wo ihm die vor dem Eingang zur Unterwelt wartenden armen Seelen entsetzt anstarren: ›Still! Hier geht es zur Hölle! Hier wird man dir siedendes Pech in die Wunden gießen, nachdem man vorher mit spitzen Zangen und glühenden Eisen darin herumgewühlt hat.‹ Doch der frohgemute Muschik winkt ab: ›Davor habe ich keine Angst. Das habe ich schon alles durchgemacht!‹ ›Wo?‹ ›Im Hospital, auf der Krim.‹« (Alexander Herzen, Russische Impressionen, Leipzig 1857, S. 12.)

119 Jacon Tschistowitsch, Nikolai Iwanowitsch Pirogoff, Dorpat 1884, S. 37. (Diese Worte kommen auch in Pirogoffs Buch »Grundzüge der allgemeinen Kriegschirurgie« vor.) Bemerkenswert ist, daß Pirogoff noch in der vorantiseptischen Zeit die Wundinfektionskrankheiten auf »organisierte Miasmen und Fermente« zurückführte. Allerdings ist es ihm nicht gelungen, die Lehre von der antiseptischen Wundbehandlung in eine einfache Formel zu bringen.

120 Tschistowitsch, S. 42. Auf der gegnerischen französischen Seite wurde die Krankheit als »Gangrène foudroyante« beschrieben.

121 Seit Waterloo waren vierzig Jahre Sparpolitik vergangen. Das Heeresbudget war aufs äußerste beschnitten, das Versorgungspersonal auf wenige Beamte zusammengeschmolzen. Der Herzog von Wellington bezeichnete seinerzeit sein Heer, dasselbe Heer, das die Schlacht bei Waterloo gewonnen hatte, als »Abschaum der Menschheit, der sich für einen Schnaps verkauft«. Und noch im Krimkrieg hatten die Offiziere ihre Leute als Untermenschen betrachtet, die man nur durch Auspeitschung, Drill und eiserne Disziplin im Zaum halten kann.

122 Karl Reiß, Der Krimkrieg im Spiegel zeitgenössischer Berichte, Breslau 1924, S. 56. »Unter den Fundamenten des riesigen Kasernenbaus lagen Jauchegruben erbärmlichster Konstruktion. Das Gebäude stand buchstäblich in einem See faulenden Unrats. Alle Krankensäle waren von einem pestilenzialischen Gestank erfüllt. Über dem mächtigen Eingangstor des Kasernenlazaretts hätte nach Florence Nightingale das Dante-Wort stehen sollen: ›Lasset alle Hoffnung fahren, die ihr hier eintretet.‹ (Inferno III, 9.) Denn das Lazarett war ›eine Hölle, ein Ort des Grauens und der Verzweiflung‹.«

123 In einem dieser Berichte hieß es: »Die Verwundeten und Kranken der Krim werden alle über das Schwarze Meer nach Skutari gefahren. Dort liegen sie zu Tausenden oft tagelang und warten auf den Arzt, der ihre Wunden untersuchen soll. Sie liegen in schmutzigen Krankensälen, zum Teil ohne Stroh, auf dem nackten Fußboden. Nichts ist zu ihrer Pflege vorbereitet. Das allernotwendigste Material fehlt. Die Verwundeten sterben nur deshalb an Hospitalbrand, weil der Chefarzt des englischen Feldheeres nicht daran gedacht hat, daß neben Pulver und Blei auch Leinen und Mull auf einem Schlachtfeld nötig sind!« Man gewann den Eindruck, die Armee ginge an dem mangel-

haften Nachschub und an der bürokratischen Unordnung hinter der Front zugrunde. Damals befanden sich 11 000 Soldaten auf der Krim, dagegen 12 000 im Lazarett! (Reiß, S. 58.)

124 Nightingales Vollmachten enthielten einen bösen Formfehler. Nach dem Willen des Kabinetts sollte ihr die gesamte Krankenpflege im Heer unterstehen. In ihren Papieren wurde sie aber lediglich als »Leiterin des weiblichen Krankenpflegepersonals in den englischen Militärhospitälern der Türkei« bezeichnet. Man machte daraufhin geltend, daß sie für die Krim nicht zuständig sei. Trotzdem erschien sie am 5. Mai 1855, sechs Monate nach ihrem Eintreffen in Skutari, auf der Krim und begann am nächsten Morgen in Balaklawa mit der Inspektion. Es war eine trostlose Aufgabe. Die Lazarette waren verwahrlost, die Pflegerinnen kaum ausgebildet. Doch ehe sie etwas unternehmen konnte, erkrankte sie am »Krimfieber«, wie man das Fleckfieber bezeichnete. Über zwei Wochen lang schwebte sie zwischen Leben und Tod. Ihre Erkrankung löste in den Lazaretten Bestürzung aus. Aus Skutari schrieb ein Unteroffizier seinen Angehörigen: »Unsere Männer haben sich zur Wand gedreht und geheult.« (Reiß, S. 60.)

125 Nightingales Erfolg war so groß, daß nach ihrer Heimkehr im St. Thomas-Spital eine Krankenpflegeschule nach ihren Methoden auf dem Subskriptionsweg ins Leben gerufen wurde. Nightingale paßte den Krankenpflegedienst den modernen Ansprüchen an, indem sie weltliche Pflegerinnen ausbildete und dadurch die mittelalterliche Überlieferung überwand, wonach eine ehrbare Krankenpflege ausschließlich den religiösen Orden zustehen sollte. Der Erfolg Nightingales mit der Berufsausbildung bei Frauen überhaupt und erst recht in einem neuen Berufszweig bedeutete in der viktorianischen Gesellschaft einen unerhörten Sieg der Frauenrechtlerinnen und zugleich einen wesentlichen Fortschritt in der Verbesserung des Krankenpflegewesens.

126 Tschistowitsch, S. 45. Aus der Einsamkeit seiner »selbstgewählten Verbannung« trat Pirogoff nur zweimal an die Öffentlichkeit: 1870 bereiste er im Auftrag des Roten Kreuzes die deutsch-französischen Kriegsschauplätze, und 1877–78 nahm er am Russisch-Türkischen Krieg teil.

127 Der Jenenser Gynäkologe Robert Olshausen (1835–1915) berichtete über die »antiseptische Ahnungslosigkeit« der Chirurgen: »1860 kam ich in eine chirurgische Klinik und machte die allgemeine Visite mit. Da sah ich, wie der Chef der Klinik mit dem Zeigefinger in jede Wunde fuhr, und ohne sich vorher gewaschen zu haben, den Finger nur mit einem trockenen Handtuch abwischte, um dann beim nächsten Kranken ebenso zu verfahren. So ging er von Bett zu Bett. Als ich meinem Lehrer Volkmann davon berichtete und die Besorgnis aussprach, daß vielleicht dadurch der Hospitalbrand übertragen werde, wies er diese Möglichkeit weit von sich.« (Klaus Köhler, Ärztebriefe aus vier Jahrhunderten, Wien 1892, S. 252.)

128 Manche Chirurgen benutzten zwar einen Operationskittel, ließen ihn aber absichtlich nicht waschen, so daß sich Blut- und Eiterkrusten wie geologische Schichten auf ihm ansetzten. Es wurde zu einem ständigen Witz der Jenenser Medizinstudenten, daß der Operationskittel eines bekannten Chirurgen am Abend nicht aufgehängt zu werden brauche, weil das darin eingetrocknete Blut ihn von allein aufrechtstehen lasse.

129 »V. Langenbeck«, schrieb der Jenenser Chirurg Guleke, »war ein Meister der chirurgischen Technik und ein selten eleganter Operateur ... Es wird von ihm berichtet, daß er oft gezwungen war, vor einem feierlichen Diner schon im Frack noch zu operieren, und daß danach nicht der kleinste Blutspritzer auf seinem Frackhemd oder den Manschetten zu sehen war.« (N. Guleke, Kriegschirurgie und Kriegschirurgen im Wandel der Zeiten, Jena 1945, S. 36.)

130 An der Münchner Chirurgischen Klinik unter der Leitung von Johann Nepomuk Nußbaum (1829–1890) starben allein am Hospitalbrand zeitweise 80% der Amputierten (Brunn, S. 103).

131 Als zu Listers Zeiten im Londoner St. George-Krankenhaus der Hospitalbrand seine täglichen Opfer forderte, schrieb man dies dem örtlichen Genius epidemicus zu und riß

schließlich sogar das Krankenhaus nieder. Im Jahr 1858 veröffentlichte Teale die Ergebnisse von Beinamputationen in englischen Hospitälern: Von 679 angeführten Fällen starben 205 Patienten (Brunn, S. 103).

132 Der russische Chirurg Pirogoff kam auf den Gedanken, frisch Operierte auf die Hütten seiner leibeigenen Bauern zu verteilen. Er berichtet um 1860, daß die Patienten dort zwar oft nur auf Stroh gelegen hätten, daß aber »Hospitalkrankheiten« trotzdem nur sehr selten vorgekommen seien. (Tschistowitsch, S. 46.)

133 A. Buchholtz, Ernst von Bergmann, Leipzig 1911.

Mikrobiologische Ära, Listersche Antisepsis

134 Pasteur hatte 1862 festgestellt, daß erhitzte Infusionen sogar in offenen Gefäßen keimfrei blieben, wenn nur der Flaschenhals umgebogen und lang abwärts ausgezogen war, so daß Luftkeime nicht hineinfallen konnten.

135 Die ersten Veröffentlichungen über Listers neue Wundbehandlung erschienen 1867, 1868 und 1869 in Lancet.

136 Es gab aber auch deutsche Chirurgen, die Listers Methode ablehnten. So beklagte sich z. B. Billroth, durch den Karbolgebrauch hafte der Geruch seinem Körper so intensiv an, daß überall, wohin er mit seiner »Kaminfeger-Atmosphäre« gehe, besonders im Konzert oder im Theater, um ihn herum peinliches Aufsehen entstehe. Die Haut seiner Hände war dunkelbraun, rissig und geschrumpft, und das störte ihn beim Cellospielen. Deshalb gab er das Listersche Verfahren auf und war nicht zu bewegen, es wieder aufzunehmen. Er wurde der namhafteste Gegner der Listerschen Methode.

137 H. Schloßberger, Kriegsseuchen, Jena 1945. S. 61.

138 Mochmann u. W. Köhler, Meilensteine der Bakeriologie, Jena 1984, S. 132.

139 Th. Billroth, Untersuchungen über die Vegetationsformen von Coccobacteria septica, Berlin 1874. Ebenso behauptete der Jenenser Botaniker Hallier als Wortführer der »bakteriologischen Unitaristen«, alle Mikroben hätten ein Mikrokokkenstadium, und alle Bakterienformen könnten, je nach den Umweltbedingungen, ineinander übergehen. Die gleiche Ansicht vertrat auch der namhafte Münchener Botaniker Nägeli, der übrigens auch die grundlegende genetische Arbeit (die Kreuzungsversuche an Erbsen und Bohnen) des Augustinermönches Gregor Mendel unbeachtet ließ.

140 Virchow, dem Koch am 3. August 1878 von seinen Untersuchungen berichtete, äußerte sich zu den Milzbrandstudien: »die ganze Sache erschiene ihm äußerst unwahrscheinlich«, und zu den optischen Verbesserungen sagte er: »Was er nicht mit seiner Trockenlinse sehen könne, brauche er nicht zu sehen.« So Robert Koch später in einem Gespräch mit seinem Mitarbeiter Friedrich Karl Kleine (Möllers, 1951). H. Mochmann und W. Köhler, Meilensteine der Bakteriologie, Jena 1984, S. 135–136.

141 Robert Koch, Zur Untersuchung von pathogenen Organismen, Mitth. a. d. Kaiserl. Gesundheitsamt 1881, 1, 1–48. 1881 führte er feste Gelatine-Nährböden zur Trennung von Bakteriengemischen ein. Doch die Gelatinenährböden haben den Nachteil, daß sie schon bei 25° C schmelzen, so daß man die auf sie abgeimpften Bakterien nicht bei ihrer Optimaltemperatur von 37° im Brutschrank bebrüten kann. Doch bereits 1882 präsentierte Koch den idealen festen Nährboden aus der ostasiatischen Alge Agar-Agar, der bei 37° C und auch bei höheren Temperaturen bebrütet werden kann.

142 Behring hat mit seinem japanischen Mitarbeiter Kitasato die Befunde ihrer Forschungen in der Abhandlung »Über das Zustandekommen der Diphtherie-Immunität und der Tetanus-Immunität bei Thieren« veröffentlicht. In einer Fußnote dieser Arbeit vom 4. Dez. 1890 findet sich erstmalig der Begriff »Antitoxin«, mit dem der Siegeslauf der Serumtherapie begann.

143 Schloßberger, S. 62.

144 J. Zeissler, C. Krauspe, L. Rassfeld-Sternberg, Die Gasödeme des Menschen, Darmstadt 1958.

145 André Maurois, Alexander Fleming, München 1960, S. 177.

Ruhr und Typhus

Altertum

1 Felix von Oefele, Krankheiten im alten Ägypten und Mesopotamien, Leipzig 1907, S. 9.

2 Zitiert nach: Oefele, S. 9.

3 A. Erman, Zaubersprüche für Mutter und Kind. Aus dem Papyrus 3027 des Berliner Museums. Berlin 1901 (aus den Abhdl. der Kgl.Preuß.Akad. der Wiss. Berlin 1901. Die Beschwörungen richten sich gegen zwei Säuglingskrankheiten nsw und tmjt. Bei tmjt könnte es sich um eine Säuglingsdiarrhoe handeln, weil im Text der Säuglingsmagen als »krank« bezeichnet wird.

4 Londoner med. Papyrus. Brit.Mus. Nr. 10059, 23. – Ähnliche Mechanismen werden uns auch mit einem Grimmschen Märchen überliefert. Rumpelstilzchen, der aus einem bösen Dämon zu einer lustigen Figur im Kindermärchen wurde, frohlockt: »Ach wie gut, daß niemand weiß, daß ich Rumpelstilzchen heiß.« Sobald jemand seinen Namen erfährt und ihn ausspricht, ihn »bespricht«, ist es um ihn geschehen. Daher galt es auch früher im wahren Sinne des Wortes als eine Gefahr, »das Kind beim Namen zu nennen«. Aus dem gleichen Grund führte man bei vielen primitiven Völkern nicht den »eigentlichen«, sondern einen Decknamen, in der Hoffnung, den Krankheitsdämon, der nicht als allwissend galt, zu täuschen.

5 Papyrus Hearst, Leipzig 1912, 85.

6 Der »Baal« (hebr. »Herr«) von Tyrus wurde seit dem 9. Jahrhundert v. Chr. auch in Israel und Juda vielfach verehrt und von den alttestamentarischen Propheten bekämpft. Seit Hosea gebrauchten die Propheten den Ausdruck »dem Baal dienen« für Abgötterei jeder Art.

7 Daß der Fächer neben dem Zufächeln von Kühlung auch später noch eine weitere Aufgabe hatte – das Verscheuchen von Fliegen – läßt seine französische Bezeichnung »Exmouchoir« erkennen.

8 Ebenso sehen wir ihn in den Händen von Dienern assyrischer Könige, welche damit ihrem Herrn »die Fliegen vertrieben«.

9 Herodot, Historiae II, 125.

10 Oefele (siehe Anm. 1), S. 18. Oefele vermutet, daß Knoblauch heilsam auf die im ganzen Orient weitverbreitete Amöbenruhr wirken könne. Tatsächlich gewann man 1948 aus Knoblauch und Zwiebeln Wirkstoffe, wie das Allicin und Allistatin, die eine mehr oder weniger starke bakterizide Wirkung gegen die verschiedensten Erreger, selbst gegen diejenigen von Ruhr, Typhus und Cholera zeigten.

11 Oefele (siehe Anm. 1), S. 18. Bei den Juden, die beim Pyramidenbau das Gros der Sklaven gebildet haben dürften, hat sich bis in die jüngste Zeit der Glaube erhalten, daß Knoblauch »seuchenabwehrend« wirkt. (Hartog Gerson, Merkwürdige Observationen über das anno 1712 und 1713 in Altona grassirende Contagium, Altona 1762, S. 43.)

12 L. Lewysohn, Die Zoologie des Talmuds, Frankfurt a. M. 1858, S. 313.

13 Geheimrat Kleine, einer der engsten Mitarbeiter Robert Kochs, erzählte, wie schwierig es manchmal in Afrika war, für bakteriologische Untersuchungen Stuhl- oder Blutproben zu erhalten, weil die Eingeborenen voller Mißtrauen befürchten, man könnte ihnen damit auf magischem Wege Schaden anrichten. Es handelt sich dabei um die Angst vor dem »Fernzauber«, d. h. einer magischen Handlung, die einen Menschen oder ein Tier durch Fernwirkung, oft mit Hilfe eines Bildes oder Körperteils beeinflussen soll, z. B. beim Jagdzauber der Naturvölker. Daher auch die Scheu mancher Primitiven, sich fotografieren zu lassen.

14 Noch im Jahr 1937 hörte ich anläßlich einer schweren Ruhrepidemie in Mazedonien von verschiedenen erkrankten »Arnauten« (Albanern), ihr Leiden sei dadurch entstanden, daß böse Menschen ihre im Freien abgesetzten Fäkalien mit Glut (d. h. glühender Kohle) bedeckt hätten, was bei ihnen den brennenden Schmerz im Dickdarm und die blutigen Stühle bewirkte.

15 Hartog Gerson, Der Talmud und die Arzneykunde, Gemeinnütziges Magazin 1761, St. II, S. 107. Auch Lamettrie berichtet in seiner Schrift »Mémoire sur la dyssenterie«, Pa-

ris 1750, von besonders schweren Fällen, bei denen die Schleimhaut des Rectums »einen Schuh lang zum Anus heraushängen könne...«

16 Herodot, Historiae I, 188. Während des Ersten Weltkrieges hatten die französischen Truppen an der Saloniki-Front Feldflaschen, deren Inneres mit einer hauchdünnen Silberschicht überzogen war. Die olygodynamische Wirkung der Spuren von Silber reichte aus, um pathogene Darmbakterien abzutöten. Die Seite an Seite mit ihnen kämpfenden britischen und serbischen Einheiten, die nur über gewöhnliche Feldflaschen verfügten und das gleiche Trinkwasser benutzten, hatten schwer unter Ruhr und Abdominaltyphus zu leiden.

17 Auch die Lehre Zarathustras nennt eine Dämonin Nasar, die sich in Gestalt einer Fliege auf die Leiche setzt und die Fäulnis bewirkt.

18 Homer, Ilias, XIX, 23–27. Aasfliegen legen ihre Eier auf den Boden ab, wo sie Leichengeruch spüren, die winzigen Larven kriechen dem Geruch folgend in die Tiefe, auch durch Ritzen in den Sarg. Sie durchbohren mit ihren Gängen die Leichen, selbst davon zehrend und zersetzende Mikroben überall hinschleppend. Diese biologische Erkenntnis kommt mit noch erstaunlicheren Einzelheiten als bei Homer in den »Totengesprächen« des Lukianos († 180 n. Chr.) zum Ausdruck: »Die Fliege ist zuerst ein Wurm, der sich in menschlichen und tierischen Leichen entwickelt. Nach einiger Zeit bilden sich Füße und Flügel, und aus dem kriechenden Tier wird ein geflügeltes. Dies erzeugt wieder neue Würmer, die sich bald ebenfalls zu Fliegen verwandeln. Als ständige Hausgenossin des Menschen hat sie ganz dieselbe Nahrung wie dieser und nascht an allem, was auf seinen Tisch kommt.« Diese Mitteilung ist um so verblüffender, zumal man unter Berufung auf Aristoteles das Erscheinen der Maden in faulendem Fleisch noch lange Zeit fälschlich als generatio spontanea deutete.

19 Homer, Ilias, XI, 641–643. Die gleiche scharfe Beobachtungsgabe finden wir in einer Fabel von Äsop (6. Jh. v. Chr.), wo die Fliege prahlt:

»Sobald geopfert wird, speis' ich vom Opfermahle;
Ich weile zwischen den Altären, flieg in Tempeln.
Ich sitze auf des Königs Haupt, sooft ich will,
Ich küsse selbst die keuschen Wangen der Matrone.
Ich tue nichts, doch lab ich mich an schönen Speisen.«

Sie wird von der Ameise zurechtgewiesen:

»Du rühmst dich mit dem König und mit den Matronen?
Wenn ich mit großem Fleiß zum Winter Futter suche
Seh ich dich um verfallne Mauer im Dünger sitzen.«

20 Plinius, d. Ä., Naturalis historia, Buch X, Kap. 40.

21 Hier wird zum ersten Mal das Symptom der retrograden Amnesie (rückläufiger Erinnerungsschwund) erwähnt, das bei Infektionskrankheiten als Folge einer Intoxikation auftreten kann.

22 Epidemien VII, 3. In den anschließend behandelten Ruhrfällen wird fast nur von der Diät gesprochen: »Dem Ktesikrates half eine Weizenmehlsuppe besser als Ziegenmolken wider seine Schmerzen im ganzen Gedärm und wider seine vielen blutigen Stuhlgänge... Ebenso dem Agrianos, dem Sohne des Kainias, nutzte gekochte Eselinnenmilch.« (Epidemien, VII, 4.)

23 Epidemien I, 10.

24 Georg Sticker, Die Loimologie des Typhus abdominalis, Leipzig 1933.

25 Der Terminus Typhus wurde erst Anfang des 19. Jahrhunderts in die Pathologie als Ausdruck für eine Gruppe von Krankheiten eingeführt, zu denen neben Fleck- und Rückfallfieber auch der Abdominaltyphus gehörte. Obwohl im Altertum zweifellos sowohl Pest als auch typhöse Krankheiten (Abdominaltyphus, Fleckfieber, Rekurrens) häufig vorkamen, haben sie die Ärzte meist nicht differenziert.

26 Thukydides, Die Geschichte des Peloponnesischen Krieges, II, 49. Das große Interesse der griechischen Ärzte an der Qualität der Ausscheidungen bewog Aristophanes, sie als »Koprophagen« (»Kotfresser«) zu verspotten.

27 »Noch heute erkennt man die Hast, mit der man die Arbeit vorantrieb«, schreibt Thukydides 80 Jahre später (»Die Geschichte des Peloponnesischen Krieges« I, 93).

28 In Theben hießen diese Beamten, denen die Aufsicht über die Straßenreinigung unterstand, Telearchen. »Dieses Amt«, schrieb Anagnostakis, »das ursprünglich in keinem hohen Ansehen stand, übertrugen die Thebaner dem Epaminondas, um ihn zu demütigen, der es aber durch seine Klugheit und Energie für das Gemeinwohl so aufwertete, daß es nachher als ein ehrenvolles Amt galt.« (L'Hygiène chez les anciens Grecs, Paris 1895, S. 21.)

29 Die Exkrementensammler hießen Koprologen (Aristophanes, »Friede«, 9). »Die Kropologoi hätten sich – in Anbetracht ihrer vergeblichen Mühe – wohl eher Sisyphos zum Schutzpatron wählen sollen als Herakles, dem die Säuberung des Augias-Stalles an einem Tag gelang.« (L'hygiène chez les anciens Grecs, Paris 1895, S. 18.)

30 Aristophanes, Der Frieden, 1. Szene.

31 »Plutos« 1184; »Frieden« 164; »Vögel« 1054. – Blephyros vollführt das Geschäft sogar auf offener Bühne (Ekklesiazusen, 360f).

32 Aristophanes, »Friede« 1232. »Das Ostrakon«, meinte Friedell scherzhaft, »diente in einer ›papierlosen Zeit‹ zwei völlig verschiedenen, wenn auch gleichsam ›unkoscheren Zwecken‹, für die man heute Papier benutzt: einmal als Stimmzettel zur Verbannung politisch unliebsamer Mitbürger, zum anderen für die Reinigung des Afters nach erfolgter Darmentleerung.«

33 So berichtet Frontinus, der von Kaiser Nerva eingesetzte »Curator Aquarum« (»Wasserdirektor«) Roms, daß er bei unzulänglicher Straßenreinigung und Verstopfung der Kanalisation, was oft Epidemien zur Folge hatte, durch Heranziehung bestimmter Wasserleitungen wieder alles in Ordnung bringen konnte. Befriedigt erklärte er: »Die Ursachen des ungesunden Klimas werden fortgespült, der Anblick der Straßen ist sauberer, die Atemluft reiner, jene Atmosphäre beseitigt, die bei unseren Vorfahren der Stadt immer einen schlechten Ruf eintrug.« (Frontinus, De aquaeductu urbis Romae, Abschnitt 88.)

34 Diese Kalamität wurde nach dem Neronischen Brand zum Dauerzustand, da man in reichen Häusern Abtritte mit Wasserspülung anlegte. In solchen Häusern, die an das Kanalnetz angeschlossen waren, befand sich der Abort, »Sterquilinium« genannt (nach Stercus = Kot), mit Rücksicht auf die gemeinsame Ableitung aller Abwässer neben oder sogar in der Küche. Wo ein solcher Anschluß nicht gegeben war, benutzte man Nachtgeschirre (»Lasanum« bzw. »Matula« genannt) oder Nachtstühle (»Sellae perforatae« bzw. »Sellae familiares«), weshalb man die Darmentleerung auch heute noch »Stuhl« nennt.

35 Diodor beschreibt eine Seuche der Karthager, die bei der Belagerung von Agrigent (Akragas) im Jahr 406 v. Chr. in ihrem Lager ausgebrochen war. »Nicht wenige wurden von Bauchkrämpfen und heftigen Schmerzen befallen und viele starben.« (Buch XIII, Kap. 86). Im 114. Kapitel desselben Buches heißt es von dieser Seuche weiter: »Sobald der Vertrag abgeschlossen war, schifften sich die Karthager nach Libyen ein, nachdem sie mehr als die Hälfte ihrer Leute durch diese Krankheit verloren hatten. Aber auch in Libyen währte die Seuche noch fort und raffte eine große Zahl von den Karthagern und ihren Bundesgenossen dahin.«

36 Julius Cäsar, De bello gallico, VI, 36.

37 Schriften des Kappadocies Aretaius. Aus dem Griechischen übersetzt v. A. Mann, Wiesbaden 1858, Von den Ursachen und Kennzeichen chronischer Krankheiten. 2. Buch, Kap. IX; Von der Ruhr, S. 101–104. Da von Aretaios auch die erste klinische Beschreibung der Kehlkopfdiphterie stammt, ist es weiter nicht verwunderlich, wenn ihm erstmalig die »diphtherischen Verschwärungen« an der dysenterischen Dickdarmschleimhaut auffielen.

38 Archigenes galt in Rom als der Arzt schlechthin, so daß Juvenal, wenn er von Ärzten spricht, mehrmals Archigenes nennt. »… decipit illa Custodes aut aere domat, tunc corpore sano Advocat Archigenes onerosaque pallia jactat.« (Satir. 6 v. 235. – Vergl. Sat 13. v. 97 u. Sat. 14 v. 252.)

Mittelalter

39 A. Harnack, Medicinisches aus der ältesten Kirchengeschichte, Leipzig 1892, S. 59. Separat aus: O. v. Gebhardt und A. Harnack, Texte und Untersuchungen zur Geschichte der altchristlichen Literatur. Arius war der Stifter einer Lehre über die nur gottähnliche, nicht gottgleiche Natur Christi, was einer Leugnung des Dreifaltigkeitsdogmas gleichkam. Der Arianismus wurde auf dem Konzil von Nicäa (325) für ketzerisch erklärt und rief langanhaltende Kirchenkämpfe hervor. Am stärksten neigten die christianisierten Germanen, vor allem die Goten, zum Arianismus.

40 Dies geschah auch fast 200 Jahre später beim Tod des Gotenkönigs Theoderich († 526), der als Arianer ebenfalls des Irrglaubens bezichtigt wurde. Am Tympanon des Westportals der Kirche Saint Hilaire in Semur-en-Brionnais (Département Saône-et-Loire) gibt es ein Relief aus dem 12. Jahrhundert, auf dem das Ende eines legendären (fiktiven) Papstes auf einem Abtritt geschildert wird. Laut der »Legenda aurea« wollte ein legendärer Papst Leo, der insgeheim ein Ketzer war, den heiligen Hilarius († 367) nicht an einem Konzil teilnehmen lassen, aber von ihm erzählt die Legende Furchtbares: »Also ging der Papst an einen heimlichen Ort, daß er die Notdurft der Natur verrichte; da fuhr in ihn die rote Ruhr und ging ihm all seine Eingeweide zum Leibe heraus; also starb er eines jähen Todes an einer schmählichen Statt.« (Horst Fuhrmann, Einladung ins Mittelalter, München 1989, S. 49ff.)

41 Georg Didot, L'odeur de sainteté, Paris 1908, S. 9. Der heilige Athanasius war stolz darauf, nie seine Füße gewaschen zu haben; das gleiche wird vom heiligen Abraham und von der heiligen Sylvia berichtet. Der Kirchenlehrer Eusebius von Cäsarea (260–339) berichtet mit Begeisterung, daß der Heilige Jacobus nie ein Bad genommen habe. Im Kloster der Heiligen Euphrasia galt das Gelübde, daß ihre Nonnen nie baden dürften. (Didot, L'odeur de Saintée, Paris 1908, S. 18–20.)

42 Und später heißt es an der gleichen Stelle: »Nichts, was von außen in den Menschen hineinkommt, kann ihn unrein machen, sondern was aus ihm herauskommt, das macht ihn unrein.« (Mk 7, 15).

43 Auch im Matthäus-Evangelium mußten sich die Schriftgelehrten des alten Bundes das provozierende Wort anhören: »Weh euch, ihr Schriftgelehrten und Pharisäer, ihr Heuchler! Ihr haltet Becher und Schüsseln außen sauber, innen aber sind sie voll von dem, was ihr in eurer Maßlosigkeit zusammengeraubt habt.« (Mt 23, 25)

44 Agathias (536–582), byzantinischer Geschichtsschreiber, schrieb die Fortsetzung von Prokops Geschichtswerk. Ausg. von Niebuhr (1828) und Dindorf (1871).

45 Ludwig Schmidt, Die Merowinger, Leipzig 1911, S. 41f.

46 Theodorus Engelhusen, Chronicon.

47 K. Neumann, Ostrom vor den Kreuzzügen, Leipzig 1899, S. 36.

48 Taufbecken und Weihwassergefäße aus Stein können durchaus Quelle von Infektionen sein. Die liturgischen Vorschriften verbieten irgendwelche Veränderungen des Wassers. Die Anwendung von Metallgefäßen im Sinne des Katadynverfahrens führt zu ausreichender Desinfektion und steht mit den Vorschriften nicht in Widerspruch.

49 E. Heyck, Die Kreuzzüge, Leipzig 1904, S. 26.

50 Heyck, S. 28.

51 Dieser Verdacht klingt sogar noch in Tassos »Das befreite Jerusalem« (1581) nach:

»Er (Aladin) trübt die Bäch' und Quellen in den Triften
Und mischt die klare Flut mit bösen Giften.«
…
»Macht auch die Glut nicht alle Quellen stocken,
so ließ Judäas Herrscher insgemein
durch unheilvollre Gifte sie besudeln,
las die im Styx und im Avernus sprudeln.«

52 Beim Verlassen eines Lagers warf man Fäkalien und Kadaver in die, dem nachrückenden Gegner zurückgelassenen Brunnen. (Heyck, S. 41.)

53 Während des dritten Kreuzzugs litten Richard Löwenherz und der französische König

Philipp II. August vor Akkon im Juni 1191 an einer hoch fieberhaften Krankheit, »Arnaldia« genannt, bei der sie die Haare verloren. Vermutlich handelte es sich um Typhus abdominalis.

54 Reneé Crousset, Das Heldenlied der Kreuzzüge, Stuttgart 1951, S. 217. Siehe auch: Régine Peronoud, Die Kreuzzüge in Augenzeugenberichten, Berlin 1961, S. 182.

55 Heyck, S. 93.

56 31 Jahre zuvor (1166) war auch der Vater seines Schwiegervaters – der Normannenkönig Wilhelm I. von Sizilien – zu Palermo an Dysenterie gestorben, ohne daß ihm der aus Salermo eiligst herbeigeholt Magister Romualdus hätte helfen können.

57 Die Lessingsche Ringparabel im »Nathan« geht nicht auf Boccaccio, sondern angeblich auf Friedrich II. zurück und hatte in der ursprünglichen Version von den »drei Betrügern« einen blasphemischen Charakter.

58 Heyck (siehe Anm. 49), S. 133.

59 Da er seinen Kanzler Petrus von Vinea erst 1248 unter dem Verdacht eines gegen ihn geplanten Giftanschlages verhaften und blenden ließ, sprach man nach seinem plötzlichen Tod auch die Vermutung aus, er sei einem Giftmord zum Opfer gefallen.

60 E. Gervais, Les croisades de Saint Louis. Paris 1860, S. 143ff. Siehe auch: H. Haeser, Lehrbuch der Geschichte der Medizin und der epidemischen Krankheiten. 3. Aufl. Jena 1882, Bd. 3, S. 93 und M. Michaud, Histoire des croisades, Paris 1820, Bd. IV, S. 191ff.

61 Guill. Guiart, La Branche des royaus Lignages, Revueil XXII, S. 185, V. 9503. Auch Guillelm de Nangis berichtet, daß der König an »valida febre et vehementi fluxu ventris« gelitten habe (Guillelm de Nanciaco, Gesta L. Ludovici).

62 Jacob von Königshoven, Elsässische und Straßburger Chronik, S. 321. Als die Tataren dreizehn Jahre später (1346) die Stadt Caffa belagerten und von der Pest heimgesucht wurden, katapultierten sie mit ihren Wurfmaschinen Pestleichen in die Stadt, um durch das so erzeugte Miasma die Besatzung in die Knie zu zwingen.

63 Ludwig Graf Utterodt zu Scharffenberg, Zur Geschichte der Heilkunde usw., Berlin 1875, S. 367. Karlstein, Burg im mittleren Böhmen auf 72 m hohen Kalkfelsen über der Beraun, wurde von Karl IV. (1348–1356) durch Matthias von Arras in französischer Gotik erbaut.

64 Das im islamischen Bereich übliche Defäzieren in Flußläufe, um anschließend die rituelle Waschung vornehmen zu können, hat oft zur Ausbreitung infektiöser Darmkrankheiten geführt, da man zugleich bedenkenlos von denselben Stellen das Trinkwasser schöpfte. »An eine solche Infektion mit verseuchtem Trinkwasser könnte man bei der II. Sure des Koran (250–252) denken«, sagte mein einstiger Mitarbeiter Mohammed Refai. Die Koranstelle lautet: »Als nun Talut (Saul) mit seinem Heere abzog, sagte er: ›Gott prüft euch mit einem Fluß. Wer daraus trinkt, der gehört nicht zu mir; wer aber nicht daraus trinkt, der gehört zu mir…‹ Da tranken sie davon, mit Ausnahme weniger. Und als er ihn (den Fluß) überschritten hatte, sagten jene (die Ungläubigen, die getrunken hatten): ›Wir haben heute keine Kraft gegen Dschalut (Goliath) und sein Heer zu kämpfen.‹ Da sagten die, welche hofften, daß sie zu Gott kommen würden (die Gläubigen, die nicht getrunken hatten): ›Wie mancher kleiner Haufen hat einen großen Haufen besiegt; Gott ist mit den Standhaften.‹ Und als sie loszogen gegen Dschalut (Goliath) und sein Heer, sagten sie: ›Unser Herr, verleihe uns Standhaftigkeit und festige unsere Füße und helfe uns gegen das Volk der Ungläubigen!‹ Und sie schlugen sie mit Gottes Willen.«

65 Schrutz, Arabische Heilkunst, Prag 1904, S. 52.

66 Nicht selten verursachten sie Unfälle. So lief 1131 mitten in Paris ein Schwein dem Pferd des 15jährigen Sohnes von Ludwig dem Dicken zwischen die Beine. Das Tier scheute, warf den Prinzen ab, der an den Folgen dieses Sturzes starb. Ähnliche Unfälle ereigneten sich auch in deutschen Reichsstädten.

67 Nürnberger Meistersinger aus dem 15. Jh., genannt der »Schnepferer« (Büchsenmacher).

68 Ein ähnliches Verbot hatte man bereits 1464 auch in Hamburg erlassen, »dat nemant in desser stad meer den 6 swine… holden schal, utgenommen de becker, de mogen 10

swine mesten des jares und nicht meer.« (Ratsverfügung anno 1464 Petri »Über das Halten von Schweinen« und ihre im gleichen Jahr und anno 1476 verkündeten Einschärfungen in zwei Burspraken Petrie. Hamburger Burspraken sind auf Pergamentrollen geschriebene, verwaltungsgeschichtliche Dokumente, die an zwei Tagen des Jahres, am 1. August (Petri Kettenfeier) und am 21. Dezember (Thomas Apostoli) durch einen der vier Bürgermeister feierlich von der Laube des Rathauses verlesen wurden. Abschriften davon wurden auch (samt den Bußen für die Übertretungen) an einer »tafele, de up deme radhuse hanget« angeschlagen.

69 Aus Paris berichtet Rigord, der Leibarzt Philipp Augusts, daß der König, der doch an die Ausdünstungen seiner Residenzstadt gewöhnt sein mußte, 1185 ohnmächtig wurde, als er am Fenster seines Palastes stand und vorüberfahrende Karren den Straßenschmutz aufwühlten. Er befahl sofort, alle Straßen der Stadt mit harten Steinwürfeln pflastern zu lassen. Das geschah teilweise; aber bald war der Zustand wieder der alte. Die Pflasterung wurde nicht ausgebessert und besonders die Gewohnheit, allen und jeden Unrat und Kot auf die Straßen zu werfen, blieb nach wie vor bestehen, so daß nach einigen Jahren die alten Klagen über die Unwegsamkeit und Unsauberkeit der Straßen wieder auftauchten.

70 Charakteristisch für die hygienische Situation im alten Hamburg ist die Geschichte von einer im Nikolaifleet langsam und dicht an der Häuserwand entlanggleitenden Lastschute, die unter einer herausragenden »Laube« plötzlich den »Segen von oben« abbekommt. Auf den empörten Ruf des Schutenführers: »Höi, verdammte Swineri! Wat hest du mi dor in dat Boot smeet'n?« antwortet mit stolzer Ruhe der Unsichtbare aus der Laube: »Teuf mol! De Konnossemente kömmt glicks no!« (wart mal! Die Konnossemente kommen gleich nach.) Für die mit dem Seefrachtverkehr weniger Vertrauten sei erwähnt, daß es sich bei dem Konnossement um ein Papier handelt, das dem Schiffer nach Empfang des Gutes zur Bestätigung ausgehändigt wird. Die auf alten Hamburger Stichen und Gemälden so romantisch wirkenden Lauben wurden erst auf Grund des Fleetgesetzes im Jahre 1875 verboten und entfernt.

71 Das Wort »Sprochhüs« bedeutete ursprünglich so viel wie Rathaus oder besonders geheimer Besprechungsraum und wurde erst später mit »verschämtem Humor« auf das »geheime Gemach« übertragen.

72 J. P. Frank, System einer vollständigen medicinischen Polizey, 3. Bd. 2. Theil, Mannheim 1783.

73 Auf der hohen Felsenfestung Klis, in der Nähe von Split, wohin nach dem Mongoleneinfall und seiner Niederlage am Sajó (1241) der Ungarnkönig Béla IV. geflohen war, kam es zu einer Ruhrepidemie, der auch seine beiden kleinen Töchter Katharina und Margarete, zum Opfer fielen. Ihr Stein-Sarkophag befindet sich über dem Portal der Kathedrale von Split.

74 Es handelt sich um die neunte Erzählung des achten Tages, in der ein Arzt von zwei Malern nachts in einen Ehgraben geworfen wird.

75 Noch heute findet man in manchen Städten die Reste dieser Ehgräben, so in Konstanz, wo man sie später gepflastert, die erkerartigen Abtritte an der Rückseite der Häuser gelassen und lediglich durch Steinzeugröhren mit einem nachträglich unter dem Pflaster verlegten Kanal verbunden hat.

76 Später hießen in Nürnberg diese Leute »Pappenheimer«. Man glaubt, daß Kriegsgefangene aus dem berühmten Kürassierregiment der Pappenheimer diese wenig rühmlichen Arbeiten verrichten mußten und daß ihr Name dann auch später beibehalten wurde. In Hamburg war während des Mittelalters die Entleerung der Fäkalgruben in den öffentlichen Gebäuden Sache des Abdeckers (Hamburger Kämmereirechnungen I.S.314, 412, 462; Gefangenenturm III, S. 433, 444; Gefangenenturm IV., S. 22).

77 Diese Unsitte erhielt sich noch jahrhundertelang. Aus einem Schreiben, welches Goethes Vater im Jahr 1773 aufsetzte (»Nachricht und Beschreibung von dem Privat-Gewölbe unter unserem Hoff im Hause auf dem Hirschgraben«) erfahren wir, daß die große Abortgrube, die die ganze Länge des Hofes einnahm, nach 40 Jahren für die Summe von 10 Gulden einer »Haupt-Säuber-und Reinigung« unterworfen wurde.

78 In bezug auf die Versumpfung und Verseuchung der wassergefüllten Stadtgräben im Rahmen der Befestigungsanlagen schrieb J. P. Frank 1787 in seiner »Medicinischen Polizey« (3. Bd.) folgendes: »Es ist eine Eigentümlichkeit mittelalterlicher Städte, sich in Festungen zwischen künstlich erzeugten Morästen zu verschließen und, bey dem Bestreben, sein Leben zu erhalten, sich zu vergiften.«

79 Johann Wolfang v. Goethe, Faust I, V. 1372–1376, 1410–1413; in: Sämtliche Werke in fünf Bänden, München 1973, S. 49f.

80 Wostry, Herzog Albrecht V., Wien 1909, S. 48. Für seinen postum geborenen Sohn Ladislaus wurde in Ungarn als Regent und Reichsverweser der Türkensieger Hunyadi eingesetzt, dessen genialer Sohn Matthias (1457–90) mit dem Beinamen »Corvinus« später König dieses Landes wurde. So ebnete die Ruhr durch den frühzeitigen Tod Albrechts indirekt den kometenhaften Aufstieg eines der mächtigsten und glanzvollsten Renaissance-Fürsten.

81 G. Kallen, Nikolaus von Cusa und die Überwindung der mittelalterlichen Scholastik, Breslau 1933, S. 91.

82 Elster, Die Piccolominis. Graz 1913, S. 33. Ehe Pius II. Papst wurde, führte er eine »leichte Feder«. Eine seiner interessanten Schriften ist die kleine Abhandlung: »Über das elende Leben bei Hofe«, aus der wir so manches über die Hygiene im Alltag, vor allem über die Eßsitten, erfahren. »Der Wein«, schrieb er, »wird nicht etwa in silberne Humpen oder Glasgefäße eingeschenkt – denn Silber kann leicht gestohlen und Glas zerschlagen werden – man muß ihn aus einem schmutzigen Holzbecher trinken, den das Gesindel einmal im Jahre ausspült. Ein solcher Becher macht unter den Tischgenossen die Runde, von denen einer ekelhafter ist als der andere. Die Tischtücher bleiben vor Schmutz an den Fingern kleben, so daß man im Stall reinlicher essen würde. Oft wird man nach dem Essen krank.« (S. 31)

83 Victor Fossel, Hygiene einst, Leipzig 1904, S. 61.

84 Voltaires spöttische Bemerkung über den Sieg »mit heruntergelassenen Hosen« finden wir im 7. Kapitel seiner Erzählung »Die Ohren des Grafen Chesterfield« (in: Voltaire, Sämtliche Romane und Erzählungen, aus dem Französischen von Liselotte Route, München 1969, S. 708).

85 Niethe, Die Schlacht bei Azincourt, Leipzig 1913, S. 31. William Shakespeare, König Heinrich der Sechste (Erster Teil), übersetzt von A. W. Schlegel, I. Aufzug in: Sämtliche Dramen, Historien, München 1988, S. 444.

86 Im gleichnamigen Shakespeare-Drama höhnt Macbeth auf die Lagerseuche anspielend:

»... Unser festes Schloß
Lacht der Belagerung;
mögen sie hier liegen,
Bis Hunger sie und Krankheit aufgezehret.«

(William Shakespeare, Macbeth, zug. 5. Szene, in: Sämtliche Dramen, Tragödien, München 1988, S. 581.)

Neuzeit

87 Damit meinte Dante die Stelle:

»Ed ecco verso noi venir per nave
Un vecchio bianco per antico pelo...«
(Und da' Zum Strand ein Boot ich plätschern
hörte, gelenkt von einem altersbleichen Greise.«)
(Inferno III. 82ff.)

88 Noch im 18. Jahrhundert schmeckten alte Ärzte in der Praxis aurea aus silbernem Löffel den Harn ihrer Patienten und benannten Diabetes insipidus den nicht schmeckenden, im Gegensatz zum honigsüßen Diabetes mellitus.

89 Fossel (siehe Anm. 83), S. 70.

90 Aus einem Schreiben des Erasmus von Rotterdam ist zu ersehen, welchen Schrecken bereits eine Gastroenteritis ängstlichen Gemütern einzujagen vermochte. In einem Brief

aus Orléans berichtet Erasmus an Jakob Batt Ende September 1500: »Wir sind aus Furcht vor der Pest nach Orléans gegangen. Dort wurde sofort nach einigen Tagen der eine der jungen Leute, die Augustin in Pension hat, krank, ob ansteckend, weiß ich nicht, wir wissen noch nichts Sicheres; denn nichts ist schwieriger, als jenes im Finstern schleichende Ungetüm zu fassen. Doch als der Junge schon vier Tage und länger andauernd an Erbrechen und Durchfall litt, fürchtete ich, aus diesen üblen Dünsten mir etwas zuziehen zu können und setzte Augustin auseinander, es sei besser, wenn ich für fünf oder sechs Tage anderswohin ginge…«

91 Obwohl von einem solchen Martyrium in den lateinischen Legendentexten nichts zu lesen ist, wurde auf Heiligenbildern oft die Szene dargestellt, wie dem Märtyrer von rohen Henkersknechten die Gedärme aus dem Leib herausgewunden werden. Das berühmteste Erasmusbild (»Der heilige Erasmus beekehrt den heiligen Mauritius«), das heute in der Münchner Alten Pinakothek hängt, stammt von Matthias Grünewald († 1529). Der am Bauernaufstand beteiligte Künstler hat es kurz nach seiner Flucht aus Würzburg nach Halle (1525) im Auftrag Albrechts von Brandenburg gemalt. Der Kardinal hat sich hier selbst als Erasmus darstellen lassen, und zwar angetan mit den Gewändern, die als Reliquien des Heiligen in der Hallenser Kirche gehütet werden.

92 In einer alten »Erasmus-Hymne«, die bei seinem Namensfest am 2. Juni gesungen wurde, heißt es u. a.:

»St. Erasmus sei gelobt…
Große Marter durchgemacht.
Darm und Magen schütz bei Gott,
Rette uns aus Seuchennot!«

93 H. Engelland, Philipp Melanchthon, Breslau 1933, S. 41. Sechs Jahre vorher grassierte im Sommer 1530 in Sachsen eine schwere Ruhrepidemie. Nach Alberti Germann soll Luther, der damals ebenfalls sehr krank an »Auslaufen« (Diarrhoe) gewesen sei, am 20. Juli 1530 geäußert haben: »Ich muß dem Arsch sein Regiment lassen, denn Gott straft auch an dem unehrlichen Orte des Leibes.« Doch bald ging es ihm wieder besser und er scherzte: »Ein zaghafter Arsch läßt selten einen fröhlichen Furz.« Als Voltaire, »begierig nach dem deutschen esprit«, einiges aus Luthers Tischgesprächen erfuhr, machte er die bissige Bemerkung über den »Fäkalgeruch des deutschen Humors« (G. Lanson, Voltaire, sa vie et son oeuvre, Paris 1919, S. 46).

94 Engelland, S. 57.

95 Fast zur gleichen Zeit (im 16. Jh.) entsteht in Spanien der Schelmenroman, dessen Held »Picaro« provokant und demaskierend wirkt. Auch er bevorzugt mit der Umgangssprache des Volkes die Zote aus der Anal- und Fäkalzone als Protest gegen eine Gesellschaft, die diese Dinge tabuisiert hat und einer preziösen Salonsprache huldigt.

96 François Rabelais Gargantua und Pantagruel, Bd. I aus dem Französischen von Walter Widmer, München 1979, S. 58ff.

97 In seinem Roman »Gil Blas« hatte Alain René Lesage (1668–1747) schon Anfang des 18. Jahrhunderts die unerträgliche Luft von Madrid beklagt – gemeint waren die »odeurs de Paris«. Als der junge Rousseau im Juni 1731 zum ersten Mal Paris betrat, schlugen ihm widerwärtige Dunstschwaden des Faubourg Saint-Marcel entgegen. Im Justizpalast, im Louvre, in den Tuilerien, im Museum, ja sogar in der Oper »wurde man verfolgt von den ekligen Gerüchen und Ausdünstungen der Bedürfnisanstalten«. In den Gärten des Palais-Royal »wußte man im Sommer nicht, wo man sich hinsetzen sollte, ohne den Dunst von eingetrockneten Urin zu atmen.« (Pierre Chauvet, Essai sur la propreté de Paris, Paris 1797, S. 17.)

98 Max J. Wolff, Shakespeare, der Dichter und sein Werk, München 1918, Bd. I, S. 25. Paul Meißner, Shakespeare, Breslau 1942, S. 20.

99 4. Akt, 1. Szene.

100 Meißner, S. 268ff.

101 Der portugiesische Abenteurer Mendes Pinto (1514–1583) berichtet in seinem »Peregrinaçao«, wie er, nachdem sein Schiff durch einen Sturm an der japanischen Küste

strandete, von einem Provinzfürsten dem Kaiser vorgeführt wurde, der ihn – als ersten Europäer – zum Essen einlud. Sein Bericht über die Eßsitten der Japaner läßt die unhygienischen Gepflogenheiten der Europäer noch deutlicher hervortreten. »Wir setzten uns«, schreibt er, »an eine für uns gedeckte / und mit vielen wohl zubereiteten Gerichten gespickte Tafel / und fingen an auf unsere Manier zu essen. Das Frauenzimmer (die Tochter des Kaisers!) ließ es an Schertz-Reden und höhnischem Durchziehen nicht ermangeln / als es uns mit den Händen essen sah; worüber sich der König und seine Gemahlin mehr belustigten und ergetzten / als über das allerlustigste Comödien- oder Possenspiel. Denn dieses Volk pflegt im Essen zwey kleine Stekkelein zu gebrauchen / und achtet es für eine große Grobheit / die Gerichte mit den Händen anzugreifen.«

102 Wir schmunzeln heute, wenn wir lesen, welche ernstgemeinten Ratschläge Erasmus von Rotterdam noch 1530 unter dem Titel »De civilitate morum puerilium« erteilte: »Trinke mäßig schlürfend, nicht in dich hineinschluckend mit dem Geräusch eines Pferdes... mit den Fingern in Brühen hineintauchen, ist ungebildet... die nassen Finger abzulecken oder am Rock abzuwischen, ist unhöflich, das kann man eher am Tischtuch tun... Wenn man zufällig etwas genommen hat, was man nicht verschlucken kann, dann soll man sich vom Tisch abwenden... und es wegwerfen.«

103 Noch um die Mitte des 17. Jahrhunderts eiferte Michael Moscherosch (1601–1669) in seinem satirischen Zeitbild »Wunderliche und wahrhaftige Geschichten Philanders von Sittewald« mit teleologischen Überlegungen gegen den Gebrauch der Eßgabel: »Diese Torheit, Salat mit der Gabel zu essen, haben die Vorfahren auch von den Welschen gelernt. Ich esse wie ein redlicher Schwab, wozu hat uns denn sonst Gott fünf Finger an jeder Hand geschenkt. Gabeln sind von ihm geschaffen, um das Heu aufzuladen und nicht das Essen.«

104 Ernest Charpentier, L'hygiène des nos aieux, Paris 1893, S. 42.

105 Guy Patin benutzte den Mißerfolg des königlichen Leibarztes Dr. Vallot, der aus der Schule von Montpellier stammte, zu dem Bonmot »Quidquid delirant medici, plectuntur principes«, indem er einen oft zitierten Spruch von Horaz variierte: »Quidquid delirant reges, plectuntur achivir.« (»Das wahnsinnige Beginnen der Könige büßen die Völker.«)

106 Mentz, Ludwig XIV., sein Reich und seine Epoche, Leipzig 1926. S. 32.

107 Der dänische Arzt Peter Severin, Verfasser eines oft aufgelegten Werkes »Idea medicinae« (Basel 1571), faßte die Wirkung des Antimons in drei Worte zusammen: vomere, cacare, sudare. Die ärztlichen Befürworter waren der Ansicht, daß durch diese dreifache Wirkung jede Krankheit eingedämmt werden könne. Das größte Loblied dieses Präparates stammte von J. Thölde, der um 1600 unter dem Namen Basilius Valentinus »den Triumph-Wagen Antimonij« herausgab, in dem dieses Metall als Allheilmittel vor allem gegen Lues, Krebs und Lepra empfohlen wurde.

108 Ed. Schaer, Zur Geschichte der Pharmakologie, Straßburg 1904, S. 58.

109 Schaer, S. 59.

110 Moliére, Don Juan, übersetzt von Gustav Fabricius, 3. Aufzug, 1. Auftritt, in: Moliére, Komödien, München 1970, S. 359f. Das von den Ärzten verschriebene Antimon war im 17. Jahrhundert oft nicht rein, sondern mit Arsen vermengt; eine genaue Dosierung war nicht möglich, Gegenmittel noch nicht bekannt. Daher waren auch die Todesopfer dieses Medikamentes recht zahlreich. Als der Erzbischof von Paris, der wegen seiner giftigen Bemerkungen gefürchtet war, erkrankte und man von einer Antimonvergiftung munkelte, bemerkte Molière: »Er wird eine seiner eigenen Maximen verschluckt haben!« Als Molière 1673 an einem Blutsturz starb, ließ Erzbischof Harlay den Verfasser des »Tartuffe« erst nach Intervention Ludwigs XIV., der keinen Skandal wünschte, mit Widerstreben ohne jede kirchliche Feierlichkeit bei nächtlicher Stunde beisetzen. (Max J. Wolff, Molière, München 1910, S. 585f.)

111 Schaer (siehe Anm. 108), S. 60.

112 Schaer, S. 63.

113 Schaer, S. 64ff.

114 Molière, Der eingebildete Kranke. 2. Aufzug, 6. Auftritt. Aus eigener Erfahrung äußert sich Molière alias Béralde über die Ärzte: »Die meisten von ihnen sind hochgebildete Leute, sie sprechen ein formschönes Latein, können allen Krankheiten griechischen Namen geben, können sie säuberlich einteilen und definieren, hingegen verstehen sie rein gar nicht, wie man sie heilen soll.« (Molière, Der Eingebildete Kranke, 3. Aufzug, 3. Auftritt, übersetzt von Walter Widmer; in: Molière, Komödien, München 1970, S. 1002.)

115 Man führte gewissenhaft Buch über die Gesundheit des Königs. Von Ludwig XIII. ist verzeichnet, daß der Ärmste in seinem letzten Lebensjahr 47 Aderlässe, 202 Klystiere und 215 Kuren mit Abführmitteln über sich hat ergehen lassen müssen. Die Klystierspritze war geradezu ein Modeinstrument geworden, mit dem Begüterte einen frömmlichen Luxus trieben, indem sie es von Goldschmieden ausführen und mit Edelsteinen besetzen ließen. Das Purgieren galt »vorteilhaft für den Teint«, und so wurde diese Prozedur oft mehrmals am Tage vollzogen. Man nahm dazu kein einfaches Wasser, sondern »Bergamotteöl mit Rosenwasser und andere Ingredenzien«. Das einträgliche Geschäft war ein Privileg der Apotheker, die sich dafür den Spottnamen »limonadier de l'autre visage« zuzogen.

116 Noch in vielen italienischen Stegreifkomödien, in der Commedia dell' arte, ist der Arzt mit der Klystierspritze eine beliebte komische Erscheinung. Die Klystierwut drang sogar in die vornehmsten Salons ein. So ließ sich z. B. die Herzogin von Burgund selbst in Gegenwart Ludwig XIV. und der Frau Maintenon in diskreter Weise purgieren.

117 Molière, Der eingebildete Kranke, 3. Aufzug, 4. Auftritt.

118 Molière, Der eingebildete Kranke, 3. Aufzug, 6. Auftritt.

119 Fehlgriffe kommen nie auf unsre Rechnung, und die Schuld liegt immer nur bei dem, der stirbt. Kurz, das beste an diesem Berufe ist, daß unter den Toten solch ein Anstand und eine Verschwiegenheit herrscht, wie man sie sonst nirgendwo findet, denn man hat noch nie etwas davon gehört, daß einer sich über den Arzt beklagt hätte, der ihn umgebracht hat. (Molière, Der Arzt wider Willen, Dritter Aufzug. Erster Auftritt, übertragen von Gustav Fabricius.

120 Victor Fossel, Kriegsseuchen vom 16. bis 19. Jahrhundert, Leipzig 1905, S. 30.

121 Fossel (siehe Anm. 120), S. 31.

122 G. Lammert, Geschichte der Seuchen, Hungers- und Kriegsnot zur Zeit des Dreißigjährigen Krieges, Wiesbaden 1890.

123 K. Lamprecht, Deutsche Geschichte, Berlin 1910, Bd. 6, S. 346.

124 Fossel (siehe Anm. 120), S. 39.

125 P. P. Plan, Jacques Callot, Leipzig 1916, S. 61.

126 J. P. Birkenfeld, Anonyme Dichter aus vergangenen Jahrhunderten, Breslau 1916, S. 42.

127 Schon im »Broschürenstreit« von 1673 war die Befürchtung laut geworden, der Sonnenkönig werde äußersten Falles »seinen großen Kettenhund in Konstantinopel« auf das Reich loslassen. Hatte doch bereits Franz I. einen Vertrag in ähnlichem Sinne mit den Türken geschlossen. Prinz Eugen erklärte später, daß ohne Ludwig XIV. die Osmanen nie vor Wien hätten ziehen können (v. Landmann, Prinz Eugen von Savoyen, Leipzig 1909, S. 67).

128 Der Großwesir Kara Mustafa war geradewegs auf die österreichische Hauptstadt losgezogen. Zwar hatte der älteste und weiseste Pascha im türkischen Heer den Oberfeldherrn unter Hinweis auf die Belagerung von Wien unter Sulejman dem Prächtigen (1529), die wegen der mit dem kalten Herbstwetter auftretenden Seuchen abgebrochen werden mußte, an jenen Fürsten erinnert, der einen Beutel Goldes mitten auf einen Teppich gelegt und dem verheißen hatte, der ihn nähme, ohne den Teppich zu betreten und den einer dadurch erlangte, daß er den Teppich von der Ecke her aufgerollt hatte. So müsse man die feindlichen Länder von der Festung Raab (Györ) aus durch deren Einnahme aufrollen: Wien müsse dann, wenn nicht diesen Herbst, doch bei sicherem Winterquartiere nächstes Frühjahr von selbst fallen. Kara Mustafa aber tat die Warnung mit einer Handbewegung ab und erschien am 14. Juli vor der Kaiserstadt. (Fossel [siehe Anm. 120], S. 45.)

129 Von den Ufern der Leitha bis an das Weichbild Wiens verkündete Feuersäule an Feuersäule das Nahen des Feindes. Schon am 12. Juli hatten sich türkische Reiter auf den Höhen vor Wien gezeigt, und das Kamaldulenser-Kloster auf dem Gipfel des Kalenberges ging in Flammen auf.

130 250 tote Pferde mußte der Abdecker gegen Ende der Belagerung und nach der Befreiung der Stadt verscharren.

131 Das wenige Stroh, das man hatte, reichte kaum, um die unentbehrlichen Wischer für die Kanonen herzustellen.

132 Joh. Const. Feigius, Wunderbarer Adlerschwung, Wien 1694, S. 163.

133 Nicolaus Hocke, Kurtze Beschreibung dessen, was während der türkischen Belagerung der kaiserlichen Residenzstadt Wien vom 7. Juli bis 12. September des Jahres 1683 passirt, Wien 1685, S. 112.

134 Hocke, S. 107.

135 V. v. Renner, Wien im Jahr 1683, Wien 1883, S. 321.

136 Ein Tagebuch während der Belagerung von Wien 1683, Wien 1898, S. 243. Zitiert bei Victor Fossel, Kriegsseuchen im 17. und 18. Jahrhundert, Leipzig 1905, S. 21.

137 Fossel (siehe Anm. 120), S. 24.

138 Nur die Paschas hatten ihre Leibärzte. Kara Mustafa, der an Gicht litt, gebrauchte die Bäder im nahen Baden. »Von den Gefangenen hat man dieses auch vernommen… daß zu Baden hat gebadet der Groß-Vezier und hat gebracht mit sich vier Damen allzeit schier.«

139 Christian Wilhelm Huhn, Nichts Neues und nichts Altes oder umständliche Beschreibung, was anno 1683 vor, bey und in der Belagerung Wiens täglich vorgelaufen, Breslau 1717, S. 133. Die gleichen Fliegenschwärme hausten auch in Wien, denn die Stadt und das Türkenlager waren nur wenige hundert Meter voneinander entfernt und Kadaver sowie Abfälle gab es auf beiden Seiten in Hülle und Fülle.

140 G. v. Gehlen, Kurze Erzählung der Belagerung und Entsetzung der kaiserl. Haupt- und Residenzstadt Wien, Wien 1684, S. 60.

141 Huhn, S. 224.

142 I. Fischer, Geschichte der ärztlichen Schweigepflicht, Archiv für Geschichte der Naturwissenschaften 6 (1913), S. 98. Im kurz darauf veröffentlichten 6. Band der Acta facultatis medicae Vindobonensis heißt es:
»Cum autem facultas propter varia praejudicia non voluerit denominare infirmos consuli civitatis, regimen denuo per decretum nobis injunxit et conclusum est ut fiat, in morbis tantum suspectis.«

143 Fossel (siehe Anm. 120), S. 30.

144 Fossel, S. 31 ff. Zum erstenmal wurde die Ruhr als pannonische Lagerseuche von dem in Görlitz gebürtigen Arzt Tobias Coberus beschrieben, der an den Kämpfen gegen die Türken bei Vesprém und Pápa, ferner im Jahre 1598 bei den Kämpfen um Ofen (Buda) teilgenommen hat. Er selbst erkrankte damals schwer an Ruhr und vermutete den Grund im Trinken des verunreinigten Donauwassers. (T. Coberus, Osservationum castrensium et ungaricum decades III., Francof. 1606.)

145 Fossel, S. 32.

146 B. Böhm, Prinz Eugen von Savoyen, Leipzig 1905, S. 31.

147 Böhm, S. 54.

148 Böhm, S. 67.

149 G. Lukomskij, St. Petersburg, Leipzig 1924, S. 5 ff.

150 Erst Alexander I. ließ die Sümpfe um St. Petersburg austrocknen.

151 Lukomskij, S. 31.

152 H. Ladendorf, Andreas Schlüter, Königsberg 1937, S. 71. Auch Graf Tschirnhaus (1651–1708), nach dessen Intentionen der in Meißen inhaftierte Böttger 1708 das weiße Porzellan erfand, starb noch im Herbst des gleichen Jahres in Dresden an der »roten Ruhr«.

153 Honoré Dieulafoy, Histoire de la guerre de sept ans, Paris 1831, S. 12.

154 Fossel (siehe Anm. 120), S. 35.

155 Dieulafoy, S. 39.

156 Denkwürdigkeiten des Landgrafen Karl von Hessen-Kassel, 1866, S. 92.

157 Stefan Winkle, Johann Friedrich Struensee, Arzt, Aufklärer und Staatsmann, Stuttgart 1983, S. 423–429.

158 Praktische Abhandlung von der Ruhr. Der Arzt 1761, 6. Teil, 145. Stück, S. 229. – Die humoraltheoretischen Ansichten waren damals so allgemein, daß sich Lessing 1767 beim Verlassen Berlins (der »verzweifelten Galeere«) zu der Äußerung hinreißen ließ: »Wie kann man auch in Berlin gesund sein! Alles, was man da sieht, muß einem ja die Galle ins Geblüt jagen.« (Brief an Ramler, Nov. 1768.)

159 W. Mehlhop, Alt-Hamburgisches Dasein, Hamburg 1899, S. 16. Als Linné im Jahr 1735 auf seiner Reise nach Holland auch Hamburg besuchte, behauptete er in einem Brief, »es stinke gleichsam einer offenen Kloake«. Und Rivarol (1801 als Emigrant in Hamburg »von einem fièvre typhoid« hinweggerafft) meinte, »diese Stadt sei durch ihren Odeur so berüchtigt wie einst Tyrus, das ein blinder Steuermann meilenweit anpeilen konnte«.

160 Auch Stockholm und Amsterdam galten mit den stagnierenden Gewässern ihrer Kanäle als Brutstätten des Typhus, und in Venedig kam noch die Malaria hinzu. Ein großer Teil des Hamburger Kanalnetzes wurde nach dem großen Brand im Zuge der Aufbau- und Sanierungsarbeiten mit dem Schutt zugeschüttet.

161 J. J. Rambach, Versuch einer physisch-medizinischen Beschreibung von Hamburg, Hamburg 1801, S. 48. Nach Mehlhop soll Papst Benedikt V., der nach seiner Gefangennahme im Auftrag Kaiser Ottos I. vom Erzbischof Aldalag nach Hamburg in Gewahrsam gebracht und dort »bei Brot und Wasser« gehalten wurde, bald (im Juli 965) an der »Hamburger Krankheit« (d. h. am Genuß von Fleetwasser) gestorben sein. (Mehlhop [siehe Anm. 159], S. 15. Er wurde im Dom beigesetzt. Seine wertvolle Grabplatte hatte man mit vielen anderen wertvollen Grabsteinen beim überstürzten Abriß des Hamburger Domes im Jahre 1805 aus diesem entfernt und »nicht anders als Felsen oder harte Steine … sehr nützlich zum Besten der Stadt«, zum Sielbau am »Altonaer Tore« verwendet. [Kämmereiprotokoll vom 27. März 1805 in Domangelegenheiten 1803–1820, Kämmerei I. 164.])

162 Die liebevolle und rührende Heimatpflege schuf aus einem Vertreter der Wasserträgergilde, den die Straßenjungen wegen seiner brummigen Wesensart mit den Ruf »Hummel-Hummel« zu hänseln pflegten, eine symbolische Gestalt, dessen Spitzname heute überall in der Welt instinktiv die Gedankenassoziation mit Hamburg auslöst.

163 Die Säuglings- und Typhussterblichkeit in Hamburg zeigen eine deutliche Parallelität, und beide weisen nach Einführung der Sandfiltration (im Anschluß an die Cholera-Epidemie von 1892) einen abrupten Rückgang auf. Die seit dem Mittelalter anhaltende unzulängliche Abfallbeseitigung bewirkte auch in anderen deutschen Städten eine hohe Kindersterblichkeit, an der vor allem infektiöse Darmkrankheiten schuld waren. So hat Johann Sebastian Bach (1685–1750) in seinen zwei Ehen von zwanzig Kindern elf sterben sehen. Auch einen beträchtlichen Teil seiner Nebeneinnahmen aus »dem Kurrendensingen bei Beerdigungen« verdankte er diesen »Säuglingsdiarrhoen«.

164 J. J. Rambach, Versuch einer physisch-medizinischen Beschreibung von Hamburg, Hamburg 1801, S. 282 f.

165 Jonathan Swift, Gullivers Reisen, 1726. 2. Buch, 3. Kap.

166 Noch am 26. März 1846 trug Hebbel, der vom Land stammte, eine an Blasphemie grenzende Notiz in sein »zweites Tagebuch« ein: »Der Kot ist fast so allgegenwärtig wie Gott.« In den Jahren 1871/72 erhielten die Landser auch in Frankreich, wenn sie sich nach dem Örtchen erkundigten, zur Antwort: »Au coin du jardin!«

167 Nicht umsonst verglich Rivarol, der 1801 als Emigrant in Hamburg »von einem fièvre typhoide« hinweggerafft wurde, die Unzulänglichkeit der Küchenhygiene mit der allgemeinen Korruption, indem er spöttelte: »Bei der Verwaltung, bei der Justiz und in der Küche soll man nicht hinter die Kulissen sehen, sonst kriegt man den Ekel!« (Marcel Hervier, Rivarol, Paris 1928, S. 78.)

168 Selbst im Berliner Schloß, mit seinen zahllosen Prunkräumen, gab es kein Badezimmer. Noch von Kaiser Wilhelm I. (1797–1888) wurde berichtet, wenn er baden wollte, habe

er zum »Hotel de Rome« (Unter den Linden) einige Bedienstete gesandt, auf daß diese eine Badewanne ausliehen. Und wenn dann die Berliner Bürger sahen, wie die Badewanne ins Schloß gekarrt wurde, flüsterten sie sich zu: »Donnerwetter, bei Preußens wird schon wieder jebadet.«

169 zitiert nach: Fred Hamel, Mozart, Berlin 1932. S. 67.

170 zitiert nach: Hamel, S. 69 Unter dem Eindruck des Todes seiner Mutter komponierte Mozart die a-Moll Sonate (KV 310).

171 Hamel, S. 38.

172 Über diese Vorsichtsmaßnahme berichtet der dänische Kapitän eines Westindienfahrers in einem Brief aus dem Jahre 1795: »Außerdem lasse ich sieben Pot Rum in jedes Faß Trinkwasser schütten, da das Wasser hier schlecht und oft die Ursache für Krankheiten ist, denen ich auf diese Weise vorzubeugen hoffe. Und da die Mannschaft ungefähr zwei Faß Wasser pro Tag zum Trinken bekommt, werden täglich 14 Pot Rum verbraucht, wobei ich untertänigst hoffe, daß das Kollegio dies für richtig befinden wird…« (Oivind Larsen, Schiff und Seuche 1795–1799, Oslo 1968, S. 96.) Aus dem mit Rum und Zucker versetzten Wasser, das man vorher aufwärmte, entstand der Grog.

173 Zedlers Universal-Lexikon 37 (1743), Sp. 226.

174 zitiert nach: Hellmut Haubold, Johann Peter Frank, München/Berlin 1939, S. 20.

175 Das Ende Juni erlassene Manifest des Herzogs von Braunschweig mit seinen unklugen Drohungen war eine der Hauptursachen des zweiten Sturms auf die Tuilerien, der am 10. August erfolgte: die Schweizergarde, die das Schloß verteidigte, wurde niedergemacht, der König suspendiert und als Gefangener in den Tempel gebracht. In den darauffolgenden »Septembermorden« wurden dreitausend internierte »Verdächtige« nach kurzem Verhör dem Mob ausgeliefert und guillotiniert.

176 »Meine Herren«, rief der Herzog von Braunschweig seinen Offizieren zu, »nicht zuviel Gepäck und Aufwand. Alles ist nur ein militärischer Spaziergang.«

177 »Wenn es«, lautet ein Bericht nach dem Fall von Verdun an den Nationalkonvent, »Dumouriez nicht gelingt, den Feind in den Engpässen des Argonnenwaldes zum Stehen zu bringen, so kann dessen Vorrücken auf Paris nichts mehr verhindern.«

178 Stefan Winkle, Die Ruhr als Kriegsseuche während der Campagne in Frankreich 1792 in den Aufzeichnungen von Goethe und Laukhard, Hamburger Ärzteblatt 42. Jg. S. 13–20. Laukhard, der nach der Einnahme Verduns vor der Kanonade von Valmy im Dörfchen L'Entrée in Quartier lag und in seinem Bericht mehrfach die Ruhr erwähnt, berichtet über die grauenhaften Zustände im Lager: »Die Abtritte, wenn sie täglich gleich frische gemacht wurden, sahen jeden Morgen so mörderisch aus, daß es jedem übel und elend werden mußte, der nur hinblickte. Alles war voll Blut und Eiter. Ebenso lagen viele blutige Exkremente im Lager herum, von denen, die aus nahem Drange nicht an den entfernten Abtritt hatten kommen können…« (S. 148.)
»Ich bin versichert, daß nicht drey Achtel der ganzen Armee von dem fürchterlichen Übel der Ruhr damals frey waren… Die Leute sahen alle aus wie Leichen und hatten kaum Kräfte, sich fortzuschleppen; und doch klagten nur wenige über Krankheit – aus Furcht vor den Lazarethen, jenen Mördergruben, wohin man die Erkrankten schleppte und worin so viele – viele um ihr trauriges Leben noch trauriger gekommen sind.« Laukhard, Begebenheiten, Erfahrungen u. Bemerkungen während des Feldzuges gegen Frankreich, Leipzig 1796, S. 148, 149.

179 Der Stil dieses Briefes, der unter dem unmittelbaren Eindruck des Debakels zu Papier gebracht wurde, unterscheidet sich kaum von Laukhards vielgeschmähter »Soldatensprache«. Wenn man den Text dieses Briefes mit der Schilderung des entsprechenden Ereignisses in den 30 Jahre später verfaßten Erinnerungen vergleicht, wird klar, wie Goethe dort das einstige Grauen abgemildert hat.

180 Fossel, S. 82.

181 Arthur Lévy, Napoléon, Paris 1902, S. 24.

182 Lévy, S. 63ff.

183 Fossel (siehe Anm. 120), S. 141. Noch in den dreißiger Jahren sah ich in dalmatinischen

Städten solche »verdammten Häuser« (»proklete kuće«), die von den Einheimischen ängstlich gemieden wurden und beim Aussterben der Einwohner unbewohnt blieben und allmählich zu Ruinen verfielen. Mein einstiger Chef, der berühmte Radiologe Adolph Hempt, erzählte mir, daß er in Bosnien in solchen Häusern durch bakteriologische Stuhluntersuchungen Dauerausscheider von Typhuserregern finden konnte.

184 F. Loraine Petre, Larrey et Napoléon, Paris 1903, S. 42.

185 J. R. L. de Kerkhove, Histoire des maladies observées à la grande armée française pendant les campagnes de Russie en 1812 et d'Allemagne en 1813, Maastricht 1814.

186 Pertz, Das Leben des Freiherrn von Stein (zitiert nach Sticker), Virchow's Archiv Bd. 53, S. 389.

187 Torgau, von Napoleon zu einer starken Festung ausgebaut, wurde von den Preußen unter Tauentzien belagert und am 10. Januar 1814 eingenommen. Während der Belagerung kam es in Torgau zu einer schweren Typhusepidemie mit hoher Sterblichkeit.

188 G. A. Richter, Medizinische Geschichte der Belagerung und Einnahme der Stadt Torgau, Berlin 1814, S. 9.

189 Richter, S. 21.

190 Th. Bernstein, Johann Jacoby, Königsberg 1903, S. 76. Der von Bernstein zitierte Satz stammt aus einem Brief Jacobys vom 20. Mai 1866 kurz vor Ausbruch des Preußisch-Österreichischen Krieges.

191 Georg Sticker, Die Loimologie des Typhus abdominalis, Stuttgart/Leipzig 1933.

192 1854, während eines der schlimmsten Choleraausbrüche, der jemals London betroffen hatte, starben etwa 500 Menschen innerhalb von 10 Tagen in einem kleinen Bezirk von Soho. Ein Arzt, Dr. Snow, stellte damals fest, daß sich fast alle Todesfälle unter den Benützern eines Pumpbrunnens in der Broad Street ereignet hatten. (J. Snow, On the mode of communication of cholera, London 1855.) Die Zustände in dem Londoner Armenviertel waren auch in den Jahren vor und nach Ausbruch der Cholera trostlos. So erkrankten um das Jahr 1837 unter 70 000 Personen der ärmeren Klassen aus 20 Londoner Parochien 14 000 an »Fieber« (hauptsächlich Typhus abdominalis); von diesen starben 1300. Einige Teile Londons wie Whiteshapel, Holborn und Lambeth wurden von Typhus besonders stark heimgesucht.

193 Adolf Damaschke, Geschichte der Nationalökonomie, Jena 1918, Bd. II, S. 122 f.

194 Erwähnt seien nur der Franzose Bretonneau und der Engländer Budd.

195 Sonst wurde die vermeintliche »Gastroentérite« durch Aderlässe »coup par coup« behandelt – bis zur Synkope! – Man erzählte sich die Anekdote, wonach der vielbeschäftigte Broussais in den Krankensaal eintrat, und da er nicht Zeit hatte, jeden Kranken einzeln vorzunehmen, ließ er sich nur von den Wärtern das Wichtigste berichten und sagte dann, zu seinem Assistenten gewandt: »Gebt heute den Kranken auf der rechten Seite Blutegel, jene auf der linken laßt zur Ader!«

196 Saigner = zur Ader lassen.

197 Selbstverständlich ließ sich auf die Dauer der vollständige Fehlschlag dieser Modetherapie nicht verheimlichen.

198 Die Redewendung »es stinkt wie die Pest« erinnert an diesen Glauben.

199 Die sieben Bulletins, welche ausgegeben worden sind, davon drei am Todestag, sind zusammengestellt in: The Lancet. 1862, Vol.I. S. 14. Weiteres ibid. 1861 Vol.II. S. 599 und 621. Vgl. auch The medical Times and Gazette Vol.II for 1861, S. 611, 638, VolI. for 1862 S. 13 (37).

200 Plan und Beschreibung in: Drainage of Windsor and the Castle, The Medical Times and Gazette Vol.II for 1861, S. 640.

201 Hermann Uhde-Bernays, Carl Spitzweg, Leipzig 1921, S. 17 f.

202 Th. Roffler, Kellers Leben und Werk, Leipzig 1933, S. 20.

203 In einer Zeit, als aus Ansteckungsgefahr und ästhetischen Gründen viel über Gestank und ekelhaftes Aussehen der Abfallstoffe geschrieben wurde, die so schnell wie möglich aus den Siedlungen verschwinden sollten, prägte Nietzsche zur Charakterisierung der literarischen Dekadenz des »Fin de siècle« folgenden Aphorismus: »Den Gärten der heu-

tigen Poesie merkt man es an, daß die großstädtischen Kloaken zu nahe dabei sind: mitten in den Blütengeruch mischt sich etwas, das Ekel und Fäulnis verrät…« (Nietzsche, Menschliches, Allzumenschliches).

204 Curt Merckel, Die Kanalisation der Freien und Hansestadt Hamburg, Hamburg 1910, S. 19.

205 »Ruhr und Typhus«, pflegte Robert Koch zu sagen, »sind Zwillinge, von denen die Ruhr infolge der kürzeren Inkubationszeit in der Regel 1–2 Wochen eher zur Welt kommt als der Typhus.« (Mündliche Mitteilung von Geheimrat Neufeld, einem der letzten Schüler Robert Kochs.)

206 H. Schloßberger, Kriegsseuchen, Jena 1945, S. 43. Über die durch Typhus verursachten Verluste der französischen Armee liegen keine statistischen Angaben vor, doch wissen wir durch die Erkrankungen bei Kriegsgefangenen, daß das französische Heer ziemlich stark typhusverseucht gewesen ist. Nicht weniger als 16 313 an Typhus erkrankte Franzosen sind in deutschen Sanitätsanstalten behandelt worden.

207 Die schwere Typhusepidemie, die bei den Belagerern von Metz herrschte, stieg im Oktober 1870 auf rund ein Drittel des Heeresbestandes. Da man damals noch die Ansicht vertrat, Fleckfieber sei nur gleichsam eine höhere Potenz des Bauchtyphus, die eintrete, wenn große Massen an Abdominaltyphus Erkrankter auf engem Raum zusammengedrängt sind, bestand die allgemeine Befürchtung, vor Metz würde der Flecktyphus in furchtbarem Ausmaß ausbrechen. Felix Niemeyer, der bekannte Tübinger Kliniker, fuhr, wie sein Schüler Karl Liebermeister erzählte, mit der bestimmten Erwartung in das Lager, dem Aufflammen des Typhus exanthematicus mit beiwohnen zu können.

208 H. Schloßberger, Kriegsseuchen, Jena 1945, S. 45.

209 Von dem geplanten Roman »Die Dekabristen« hat Tolstoi drei Kapitel fertiggestellt.

210 Von L. O. Pasternák, dem Vater des Dichters, illustriert, erschien Tolstois »Auferstehung« 1899 in der Zeitschrift »Niva« (»Der Acker«) mit 550 Streichungen der Zensur (Janko Lavrin, Tolstoj, Reinbek bei Hamburg, 1961, S. 121).

211 Koni erzählte ihm die tragische Geschichte eines Waisenmädchens, das von einer reichen russischen Dame adoptiert und dann mutwillig von einem Verwandten der Dame verführt worden war. Als ihre Schwangerschaft offenbar wurde, mußte sie das Haus verlassen. Außerstande, sich selbst zu ernähren, verfiel sie der Prostitution und stahl einem ihrer Kunden eine beträchtliche Summe Geld. Nach ihrer Verhaftung wurde sie dem hohen Gerichtshof vorgeführt. Durch einen sonderbaren Zufall ergab es sich, daß ein Mitglied der Geschworenen ihr einstiger Verführer war. Als dieser sah, was aus dem hübschen Mädchen geworden war, dessen Leben er zerstört hatte, wurde er von solchen Gewissensbissen befallen, daß er sie sogar heiraten wollte, um für seine Schuld zu sühnen – ein Schritt, vor dem ihn des Mädchens plötzlicher Tod im Gefängnis (durch Typhus) bewahrte. (Janko Lavrin, Tolstoj, Reinbek bei Hamburg 1961, S. 118.)

212 In Rußland bestand seit jeher die Sitte, auf Poststationen und später auch auf Bahnhöfen kochendes Wasser »Kipjatok« (von kipjetje = kochen) für Tee (Tschaj) bereitzuhalten. »Der weiten Verbreitung des Samowars«, schrieb 1893 Anton Tschechow (1860–1904), der es als Arzt wissen mußte, »ist es zu verdanken, daß Typhus und Cholera bei uns trotz der hygienischen Mißstände nicht noch mehr Unheil anrichteten. Mit dem Teesieder bestreiten wir unbeabsichtigt eine Seuchenprophylaxe wie Molières Monsieur Jourdain Prosa redete – ohne es zu wissen.«

213 Leo Tolstoi, Auferstehung, aus dem Russischen von Wadim Tronin u. Ilse Fropan, München 1958, III. Teil, Kap. 9, S. 508; Kap. 19, S. 541 f.

214 Leo Tolstoi, Auferstehung, III. Teil, Kap. 19, S. 542 ff.

215 Der Kutscher, der Nechljudow fuhr, erzählte ihm unterwegs, daß sich im Gefängnis das Volk sehr vermindere. Irgendein Siechtum habe sie befallen, an die zwanzig Mann würden täglich verscharrt. (Leo Tolstoi, Auferstehung; siehe Anm. 212, Kap. III, 23.)

216 Alexej Inwanowitsch Bogatyrjow, Zehn Jahre Sibirien, Zürich 1880, S. 234–245. Auch der Dialog zwischen dem Engländer und dem General kommt schon bei Bogatyrjow vor:

Engländer: »Ich sehe mir Gefängnisse am liebsten abends an. Dann ist nichts vorbereitet, sondern alles so, wie es eben ist.«

General: »Ah, er will es wohl in seiner vollen Pracht bewundern. Nun – mag er es!«

217 Leo Tolstoi, Auferstehung; III. Teil, Kap. 25, S. 573ff. Der russische Anarchist Fürst Peter Krapotkin, der zwei Jahre in den Kasematten der Peter-Pauls-Festung verbrachte, ehe es ihm 1876 gelang, aus dem Gefängnishospital zu entfliehen, schreibt: »Ein Sinnbild der russischen Verhältnisse ist das vergitterte Gefängnislazarett. Hier ist alles verseucht: die stickige Luft, die halbverfaulten Strohsäcke, die undichten Unratkübel (Parascha), das abgestandene Trinkwasser, die von Schaben wimmelnde Kohlsuppe, die überfüllte Leichenkammer, die Hände der brutalen Wärter, ja sogar die Gedanken der Menschen. Wohin man nur blickt und wonach man auch greift, alles ist hoffnungslos krank und unerbittlich grausam! – Eine schier ausweglose Situation.« (Laurentius, Krapotkin, Breslau 1899, S. 42.)

218 Leo Tolstoi, Auferstehung, III. Teil, Kap. 25, S. 574f.

Mikrobiologische Ära

219 H. Mochmann u. W. Köhler, Meilensteine der Bakteriologie, Jena 1984, S. 171f. Anläßlich der Kochschen Cholera-Expedition nach Ägypten 1883 fand Koch im Griechischen Hospital zu Alexandria bei der Sektion eines Verstorbenen innerhalb der Dickdarmwand erstmalig Ruhramoeben. Da die Cholera in Ägypten im Abklingen war und die deutsche Expedition nach Indien weiterfahren mußte, regte Koch den griechischen Arzt Dr. Kartulis, der im Vorjahr 1882 acht Monate bei ihm in Berlin gearbeitet hatte, an, sich weiter mit dem Amöbenruhrproblem zu beschäftigen, der dann auch in Leberabszessen Ruhramöben nachwies.

220 Thomas Mann, Briefe 1937–1947, hg. von Erika Mann, Frankfurt 1963, S. 470.

221 Gustav Meyrink, Der Golem, Berlin 1928, S. 316.

222 Zitiert nach: Philipp Frank, Einstein, Sein Leben und seine Zeit, München/Leipzig/Freiburg i. Br. 1949, S. 116.

223 Wilhelm von Drigalski, Im Wirkungsfelde Robert Kochs, Hamburg 1948, S. 279ff.

224 Drigalski, S. 292. »Das Wesentliche war meine Feststellung, daß eine nicht kleine Zahl der an Typhus Erkrankten bis weit in die Genesung und manche lange über die vollkommene Gesundung hinaus virulente Typhusbazillen, oft in großen Mengen, ja selbst in Reinkultur ausscheiden. Diese Menschen, die wir zum Teil schon fast ein Jahr unter Beobachtung hielten, sind die Ursache, daß in manchen Häusern, Instituten, auf manchen Höfen der Typhus nicht weichen will; sie sind die Hauptursache der ›Typhusnester‹. Schon damals fand ich, daß von je 100 Erkrankten 4,7 % länger als drei Monate Typhusbazillen ausschieden. Später kam ich auf eine Ziffer von 5 %. Das Unheil, das diese Dauerausscheider stiften können, ist in zahlreichen Fällen genau nachgewiesen worden.« (S. 292.)

225 Drigalski, S. 318.

226 Drigalski, S. 320f.

227 R. Pfeiffer und W. Kolle, Experimentelle Untersuchungen zur Frage der Schutzimpfung des Menschen gegen Typhus abdominalis, Deutsche Medizinische Wochenschrift 22, Nr. 46 (1896). A. E. Wright and Semple, Remarks on vaccination against typhoid fever, Brit.med. J. 1897, I. 256.

228 André Maurois, Alexander Fleming, München 1960, S. 45f. George Bernard Shaw, der mit Wright befreundet war, nahm diesen zum Vorbild des Helden in seinem Theaterstück »Der Arzt am Scheideweg«. In Colenso Ridglon ist Wright zu erkennen. Wright wurde später Flemings Chef.

229 H. Schloßberger, Kriegsseuchen. Jena, S. 57. Reiner Müller, Medizinische Mikrobiologie, 4. Aufl. München/Berlin 1950, S. 443.

230 Im Vorwort zu der 1922 erschienenen Gesamtausgabe seines Romanzyklus schrieb Galsworthy, daß er in »The Forsyte Saga« den gehobenen Mittelstand »konserviert« und »unter Glas zur Schau gestellt« habe.

231 Müller, S. 443. R. Pfeiffer, Typhus. In: Handbuch der ärztlichen Erfahrungen im Weltkrieg 1914/18, hrsg. v. O. v. Schjerning. Bd. 7, S. 327. Leipzig 1922. Müller, S. 443. Wenn auch gelegentlich bei Geimpften Typhuserkrankungen beobachtet wurden, so zeigten diese fast stets einen milden, gutartigen Verlauf. Jedenfalls ließ sich durch eine allgemein durchgeführte Schutzimpfung eine größere Epidemie verhüten.

232 Ernst Rodenwaldt, Frühzeitige Erkennung und Bekämpfung der Heeresseuchen, Sitzungsberichte der Heidelberger Akademie der Wissenschaften, Math.-naturwiss. Klasse, Heidelberg 1939, S. 10.

233 Mündliche Mitteilung von Geheimrat R. O. Neumann (Hamburg).

234 Müller, S. 228.

235 T. E. Lawrence, Die sieben Säulen der Weisheit, Leipzig 1936, S. 827f.

236 Liman von Sanders, Fünf Jahre Türkei, Berlin 1920, S. 22. »Die Erziehung der türkischen Militärärzte war – soweit sie sich in der Türkei vollzogen hatte – eine ganz andere gewesen, als wir sie gewohnt waren. Die Mehrzahl von ihnen beschränkte sich darauf, den Kranken aus einer respektvollen Entfernung täglich einmal anzusehen und ihm eine Arznei zu verschreiben. Wenn auf ca. 300 Kranke ein Thermometer zum Messen der Temperatur vorhanden war, so mußte man zufrieden sein. Nur ganz vereinzelte Mannschaften von Sanitätspersonal konnten die Thermometer handhaben, weil sie die einzigen waren, die lesen und schreiben konnten. Gemessen werden im allgemeinen nur die kranken Offiziere. Der Begriff des Pflichtgefühls, das Aufgehen in den Dienst der Sache ohne Unterschied der Person, waren den Herren zumeist fremd.« (S. 23.)

Pest

Altertum

1 Auch Hiob klagte: »Die Pfeile des Allmächtigen stecken in mir, ... Gottes Schrecken stellen sich gegen mich« (Ijob 6,4).

2 Das von Luther mit Seuche übersetzte Wort lautet im griechischen Urtext vorwiegend »nósos« (Krankheit), also ein Wort, das schon Thukydides neben »loimos« (= Seuche) in seiner klassischen Beschreibung der Attischen Seuche verwendete, der 429 v. Chr. auch Perikles mit seinen beiden Söhnen zum Opfer gefallen war.

3 Bereits der dem frühen achten Jahrhundert angehörende Prophet Amos kennt das Erlebnis: »Ich schickte die Pestilenz unter euch, gleicher Weise wie in Ägypten ... spricht der Herr« (Am 4,10) und dieser spezielle Hinweis auf Ägypten findet sich immer wieder. (B. de Rudder, Seuche als Wort und Begriff, Deutsche Medizinische Wochenschrift, Stuttgart 1961, Nr. 36, S. 1719–1721.)

4 Im Rahmen ihrer Mumienuntersuchungen fanden Marc Ruffer, Elliot Smith und Wood Jones bei Ramses V. aus der 20. Dynastie ein dreieckiges Geschwür über dem Poupartschen Band in der Gegend des Leistenlymphknotens, das eine Pestbeule gewesen sein könnte.

5 Die Behauptung, daß es im Altertum in Europa keine Ratten gab, versuchte man damit zu bekräftigen, daß die Ratte zwar in manchen Fabeln von La Fontaine vorkommt, aber bei den alten Fabeldichtern Äsop und Phaedrus vollkommen fehlt. Die Hauptüberträgerin der Pest, die schwarze Ratte oder Hausratte, soll demnach erst auf den Schiffen der Kreuzritter nach Europa eingeschleppt worden sein.

6 »Die Bundeslade« war nach Exodus 37 u. 38 ein auf Anordnung von Moses verfertigter Schrein, den die Israeliten in ältester Zeit auf ihren Kriegs- und Wanderzügen als Symbol der Gegenwart ihres Gottes mit sich führten. Nach späterer Behauptung befanden sich in der Lade die Gesetzestafeln.

7 Aschdod: Eine der fünf philistäischen Fürstenstädte an der Küste des Mittelmeeres südlich vom heutigen Tel Aviv (einst Jaffa).

8 Die Septuaginta und die Vulgata haben dem fünften Kapitel, wo im ursprünglichen hebräischen Text allgemein nur von Beulen gesprochen wird, noch hinzugefügt: »... und mitten in ihrem Lande tauchten Mäuse auf, und es gab eine tödliche Bestürzung furchtbarer Art in der Stadt.«

9 Diese Nachbildung von »Mäusen« (bzw. Ratten) gehörte ebenso in den Bereich der Magie wie die Geschichte von den »feurigen Schlangen« (Anm. 21), die womöglich eine Reminiszenz an einen gehäuften Befall mit Medinawurm darstellt. Bei der Nachbildung der Pestbeulen handelt es sich um den ältesten Beleg für ein Krankheits-Exvoto. Solche Weihegaben in Gestalt von Krankheitsnachbildungen kann man noch immer in süddeutschen katholischen Kirchen sehen. Nach Dieudonné befand sich im bayrischen Kloster Andechs unter den Weihgeschenken auch eine silberne Maus, die einst zur Behebung einer Mäuseplage gestiftet wurde. (Adolf Dieudonné, Die Pest in den letzten Jahrhunderten, Leipzig 1906, S. 42.)

10 Hartog Gerson, Der Talmud und die Arzneykunde, Gemeinnütziges Magazin 1761, S. 109. Auch Lewysohn, dem wir eine minutiöse Bearbeitung der im Talmud genannten Tiere verdanken, schreibt im Abschnitt über die Ratte (§ 139): »Der Name Akbar bezeichnet das ganze Mausgeschlecht, zu welchem auch die Ratte gehört«, weshalb manches von der Maus Gesagte im § 137 seines Buches auch von jener gelten kann, so insbesondere »das Verschleppen von glänzenden Gegenständen, das Zerbeißen der Kleider, das Zernagen des Holzes und die Schädlichkeit und Gefräßigkeit des Thieres überhaupt.« Anschließend erwähnt er eine Talmudstelle (B. mez. 97a), wonach eine Katze von »Mäusen«, die sie vertilgen sollte, totgebissen worden sei. Dies könne sich, so folgert Lewysohn, nur auf Ratten beziehen, welche im Gegensatz zu den ängstlichen Mäusen erfahrungsgemäß manchmal den sie angreifenden Katzen gefährlich würden (S. 108). Auch die Beobachtungen, daß man selbst menschliche Leichname von ihrem

Anfressen bewahren müsse (Sabbat 151,b), was auch auf Schiffen zu beachten sei (Berachoth 18a) und daß sie (d. h. die Mäuse) aus Viehhäuten Stücke herausnagen (Berachoth 29,6), weshalb es die Gebetsriemen vor ihnen zu verwahren gilt (Raschi zu Berachoth 24a), dürften sich auf die Ratten beziehen (S. 106). (L. Lewysohn, Die Zoologie des Talmud, Frankfurt a. M. 1858.)

11 Den Einwohnern von pestverseuchten Gegenden war schon lange bekannt, daß einer menschlichen Pestepidemie immer ein Rattensterben vorauszugehen pflegt. Trat dieses ein, so verließen die Menschen fluchtartig ihren Wohnsitz, um der drohenden Gefahr zu entgehen.

12 Die Krankheit Hiskias wird zwar im hebräischen Originaltext als »schechin« bezeichnet, worunter man sonst Pocken versteht, also einen Hautausschlag, der sich über den ganzen Körper erstreckt und nicht wie bei Hiskia ein lokalisiertes Geschwür bildet, das mit einem Pflaster geheilt werden kann.

13 Auch in mittelalterlichen arabischen Pestschriften wird immer wieder empfohlen, Feigen auf Pestbeulen aufzusetzen.

14 Jer. 14,12; 21, 67–9; 24,10; 27,8 13; 29, 17–18; 32,36; 34,17; 38,2; 44,13. Die Kombination Krieg, Hunger, Pest spielt auch in dem Roman »Die Verlobten« eine Rolle. Manzoni wird einige der angeführten Bibelstellen gekannt haben, sowie wahrscheinlich auch die Allerheiligen-Litanei, in der es heißt: »A peste, fame et bello parce nobis, Domine«. Auch in der rein deutschsprachigen Litanei von der göttlichen Vorsehung heißt es: »Vor Pest, Hunger und Krieg erlöse uns, o Herr!«

15 Wenn Hesekiel von den Strafen spricht, durch die Gott Jerusalem zerstören wird, eine Präfiguration des Jüngsten Gerichtes, dann erwähnt er neben Krieg, Hunger und Pest auch noch wilde Tiere (Ez 14,12–23).

16 Agamemnon hat Chryses, den Priester des Apollon, dadurch beleidigt, daß er sich weigerte, ihm seine Tochter zurückzugeben, worauf der Gott in seinem Zorn beschloß, die Griechen zu bestrafen.

17 Homer, Ilias, I. Gesang, V 44–52, in: Homer, Ilias und Odyssee, übertragen von Johann Heinrich Voß, München 1957, S. 6.

18 Niobe, stolz auf ihre vielen Kinder (nach Homer sechs Söhne und sechs Töchter), stellte sich der Leto gleich, die nur Apollon und Artemis geboren habe. Zur Strafe töteten diese die Kinder der Niobe an einem Tag. Die Niobiden-Sage ist eine Allegorie der hohen Peststerblichkeit, wie sie auch in der Inschrift eines Grabsteins auf dem St. Johannis-Kirchhof in Nürnberg aus dem Jahre 1523 zum Ausdruck kommt:

»Ist das nicht ein jämmerlich
und sehnlich Klag,
Ich, Hans Tuchmacher, mit vierzehn Kindern,
starb auf einen Tag.«

19 Adolf Dieudonné, Die Pest in den letzten Jahrhunderten, Leipzig 1906, S. 3.

20 »Die Fieber, welche zu Drüsenbeulen hinzutreten, sind bösartig; aber die Beulen, welche zum Fieber hinzutreten, sind noch schlimmer, wenn sie sogleich mit dem Beginn des hitzigen Fiebers einsinken« (Epidem. II). »Wenn Kranke mit fieberhaften Drüsenbeulen zu husten anfangen, so liegt eine Entzündung der Lunge zugrunde.« (Epidem. IV.) Im siebten Buch der »Epidemien« wird berichtet, daß im Sommer bei vielen Menschen Drüsenbeulen in den Leisten entstanden, die zum Teil bösartig verliefen. Später ist die Rede von Bubonen, die sich bei den Tuchwalkern in den Leisten und am Hals als große Geschwülste ausbildeten, nachdem ein zehntägiges Fieber vorangegangen war; dazu habe sich Blutspeien und Husten gesellt … Die Befallenen seien am dritten oder vierten Tag danach gestorben. (Epid. VII, 81)

21 Georg Sticker, Abhandlungen aus der Seuchengeschichte und Seuchenlehre, I. Band: Die Pest, Gießen 1908, S. 20. »In den Jahrzehnten, die der Pest des Justinian (531–595 n. Chr.) und dem schwarzen Tode (1346–1351) folgen, sprechen die Ärzte und das Volk auch nur kurzweg von den Drüsen, der Drüsenkrankheit und so weiter, weil jeder wußte, was damit gemeint war.«

22 Das Geschichtswerk des Thukydides über den fast dreißigjährigen Peloponnesischen Krieg ist der erste Versuch einer objektiven Geschichtsschreibung mit dem Bemühen um Entmythologisierung.

23 Thukydides führt die Seuche auf eine Einschleppung aus Übersee zurück: »Wie gesagt wird, sei die Krankheit in Äthiopien ausgebrochen. Dann habe sie Ägypten, Libyen und viele Länder Persiens heimgesucht. In der Stadt Athen brach sie plötzlich ein und ergriff zunächst die Menschen im Piräus, weshalb auch das Gerücht aufkam, die Lakedaimonier hätten die Brunnen vergiftet« (II,48).

24 Die Seuche blieb nicht auf Athen beschränkt. Noch im Sommer des Jahres 430 v. Chr. wurde die Seuche durch die attische Kriegsflotte, unter deren Mannschaft sie ebenfalls ihre Opfer forderte, in das Lager des Heeres, welches Potidäa belagerte, eingeschleppt. Von den 4000 Schwerbewaffneten, welche sich auf der Flotte befanden, starben 1500 innerhalb 40 Tagen (II,58).

25 Der Geschichtsforscher B. G. Niebur (1776–1831), einer der wenigen Historiker, der dem Seuchengeschehen im Lauf der Weltgeschichte eine Bedeutung beimaß, hat die attische Seuche des Thukydides für Beulenpest gehalten und sie zum Ausgangspunkt eines historschen »Gesetzes« gemacht: »Die Pest erschlägt Civilisationen.« Seine zwei anderen Beispiele waren die Pest des Justinian und der Schwarze Tod von 1348.

26 Galen, Opera omnia (Ed. C. G. Kühn) Tom. 19, S. 391/92.

27 Titus Livius, Ab urbe condita. Über Pest berichtet: I 31,5; III 6; III 32; IV 21; IV 25; IV 30; IV 52; V 14,4; VI 21; VII 1; VII 3; VII 27; VIII 17 + 18; IX 28; X 1,8; X 47,6; XXV 26,7 ff; XXVII 23,6; XXVIII 46,15.

28 Nur in zwei Kapiteln schreibt Livius etwas mehr über die »Pest«, jedoch nichts über ihre Symptomatik. Im ersten Fall ist es eine Epidemie, die im Jahr 460 v. Chr. in Rom ausgebrochen war. Zu jener Zeit standen die Römer in harten Kämpfen mit den Aequern, die ihnen die Vorherrschaft in Latium streitig machten. Vor den plündernden Horden der Feinde floh die Landbevölkerung mitsamt dem Vieh in die Stadt. Dadurch verschlimmerte sich die Lage, und viele wurden krank. Es herrschte eine pestartige Seuche: »grave tempus et forte annus pestilens erat urbi agrisque ...« (Buch III 6). Die andere ausführlichere Beschreibung einer Pestepidemie spielt 212 v. Chr. (während des zweiten punischen Krieges), als das mit Hannibal verbündete Syrakus nach langwieriger Belagerung von den Römern erobert und dabei auch Archimedes ermordet wurde. Dabei wurden sowohl die Belagerer als auch die Belagerten von der »Pest« heimgesucht. Besonders schwer wurde das karthagische Ersatzheer unter Himilko in den sumpfigen Niederungen des Anapos betroffen, »in einer Gegend, die ohnedies, besonders in dieser Jahreszeit, ungesund war« (Buch XXV,26). Bei dieser Seuche, die das gesamte karthagische Ersatzheer mit ihrem Führer Himilko aufgerieben hatte, handelte es sich zweifellos um Malaria.

29 Kaiser Commodus (180–192 n. Chr.) ließ zur Erinnerung an dieses Ereignis ein Medaillon prägen, auf dem man sieht, wie der bärtige Flußgott die Schlange empfängt.

30 An Stelle des Tempels steht seit 1000 n. Chr. die Kirche San Bartolomeo, nach der die Insel heute benannt ist. Neben der Kirche befindet sich seit jeher das Hospital San Giovanni die Calabita, das jahrhundertelang die bedeutendste sanitäre Institution Roms war. Die Römer hatten der Tiberinsel äußerlich durch eine Travertinverkleidung die Form eines Schiffes gegeben. Man sieht heute noch an der östlichen Kante einen Teil dieser alten Verkleidung und zwar die Reste des Schiffsbugs und die Ausladung des Rumpfes für die Ruderer.

31 Laut Sticker soll der Bericht über die Pest in der Levante von Dionysos dem Buckligen oder seinen Schülern stammen. (G. Sticker, Die Pest, 1. Teil, Gießen 1908, S. 20.) Der Bericht des Rufus von Ephesus ist in den medizinischen Excerpten des Oreibasius enthalten.

32 Galen, Opera omnia. Methodus medendi, Vol. 10, Kap. 11, ed. Kühn, Leipzig 1821 bis 1833.

Mittelalter

33 Johannes Scherr, Zur Geschichte der Religion, Leipzig 1872, S. 45.

34 Damals fielen auch die berühmten Bibliotheken der Ptolemäer in Alexandria zum Teil der Zerstörungswut eines aufgehetzten christlichen Pöbels zum Opfer. Die Bibliotheken befanden sich in dem Museion (mit 700 000 Papyrusrollen) und im Serapeion (mit 200 000 Rollen), die fast die ganze hellenische Literatur umfaßten. Der Serapistempel wurde 389 in eine christliche Kirche umgewandelt. Im Serapeion nahmen nunmehr Mönche ihre Wohnung. 415 steinigte der christliche Pöbel die Philosophin und Mathematikerin Hypatia. Die Reste der unersetzlichen alexandrinischen Bibliothek vernichteten 643 die Araber auf Befehl des Kalifen Omar, denn »wenn das in den Büchern Enthaltene mit dem Koran übereinstimme, seien sie nutzlos, wo nicht, seien sie schädlich und daher jedenfalls zu vernichten«. Darauf seien dann sechs Monate lang die Bäder in Alexandria mit diesen Papyrusrollen geheizt worden. Procopius bei B. Niebuhr, Corpus scriptorum historiae byzantinae, Pars XIX. Bonn 1828–78. Gleich zu Beginn seines Seuchenberichtes erzählt Prokopius von den Sinnestäuschungen und Wahnerlebnissen, von denen die abergläubischen Fieberkranken gepeinigt wurden: »Viele hatten Erscheinungen von Dämonen und glaubten, einen Schlag zu erhalten. Damit waren sie von der Seuche befallen. Anfangs versuchte man durch Gebete und Sühneopfer diesen Schrecknissen zu wehren, doch vergebens, denn auch in den Kirchen ereilte die Menschen das Verderben. Andere verschlossen sich in ihre Gemächer und antworteten selbst auf das Klopfen ihrer Freunde an den Türen nicht aus Angst, der Besucher könnte ein böser Dämon sein.« Auch später haben Ärzte wiederholt davon berichtet, daß Pestkranke oft das Empfinden eines plötzlichen Schlages oder Stiches als »Vorboten« ihres Befallenseins deuteten, wie Dr. Enrico Volmar in seiner »Abhandlung über die Pest«, Berlin 1827, S. 223f.

35 Solche Vorwürfe konnten nur Philologen erheben, die weder mit der Symptomatik noch mit der Epidemiologie infektiöser Krankheiten vertraut sind, sondern ihr Urteil vor allem anhand von stilistischen Merkmalen (»gleichen oder ähnlichen Ausdrücken und Wendungen«) festmachen.

36 Nach dem klassischen Symptom der Lymphknotenschwellung beschreibt Prokopios die schweren zerebralen Störungen, die bei Pestkranken nicht selten vorkommen: »Die einen befiel eine tiefe, todesähnliche Benommenheit, die anderen eine akute Geistesverwirrung … Jene schienen immer zu schlafen, ohne Kenntnis von den alltäglichen Dingen zu nehmen … Die Deliranten dagegen, von ihren Phantasien gequält, waren sehr unruhig,weil sie sich von Mördern bedroht fühlten und versuchten oft mit fürchterlichem Geschrei zu fliehen. Ihre Wärter hatten eine harte Arbeit … Sie mußten die Kranken, die dauernd von ihrem Lager fielen und sich auf dem Boden wälzten, wieder ins Bett legen und diejenigen, die sich vom Dache herabstürzen wollten, mit Gewalt zurückhalten.«

37 Im vierten Kapitel seiner Geheimgeschichte (»Anekdota«) berichtet Procopius, daß während dieser Epidemie auch Kaiser Justinian schwer an Pest erkrankt sei, so daß das Gerücht von seinem angeblichen Tode sogar bis in das oströmische Heerlager drang, wo die Heerführer bereits Überlegungen über die Nachfolge anstellten. Als Justinian nach seiner Genesung davon erfuhr, wurde Belisar vorübergehend der Oberbefehl entzogen. (Procop, Anekdota, München 1981, 3. Aufl., S. 33–39).

38 Evagrius, Histor. eccles. II 29, 531–590.
Migne, Patrologie, Graeca 86,2,5. 2751.
Der Bericht von Evagrius enthält zwei Sätze, die epidemiologisch aufschlußreich sind: »Auch brachen Anthrakes hervor und töteten vielen Menschen. Mehrere, welche ein- oder zweimal ergriffen gewesen und genesen ware, starben, wenn sie von neuem befallen wurden.« Der erste Satz, in dem Anthrakes erwähnt werden, spricht dafür, daß in dem Zeitraum zwischen 542 und 570 gelegentlich auch Pocken auftraten, wie das auch bei der von Thukydides beschriebenen Attischen Seuche der Fall war, wo neben Fleckfieber zeitweilig auch Pocken grassierten. Es ist klar, daß in einer solchen Situation Men-

schen, die eine Pesterkrankung überstanden hatten, gegen eine nachträgliche Pockeninfektion nicht gefeit waren und ihr zum Opfer fallen konnten. Auch Prokop erwähnt, daß manche »nach überstandener Pesterkrankung auch noch ein zweitesmal erkrankten«.

39 Sticker, Teil I, S. 32. Gregorii Turonensis Opera, monumenta Germaniae histor. Scriptores rerum Merovingicarum Tom I. Hannoverae 1885.

40 Sticker, Teil I, S. 32–33. Gregor Turonensis. Als die Brüder von Limburg im frühen 15. Jahrhundert das Stundenbuch (Très Riches Heures) des Herzogs von Berry illustrierten, gestalteten sie in aller Ausführlichkeit die Szene, wie Papst Gregor an der Spitze der Prozession durch die Stadt schritt. Auf der Spitze der Engelsburg stößt der Erzengel Michael sein Schwert in die Scheide zum Zeichen dafür, daß nun die Zeit der Heimsuchung vorbei sei. Zugleich sieht man, wie ein Prozessionsteilnehmer, ein Mönch, zusammenbricht.

41 Apollo wurde überall vom Volk als Heilgott verehrt. Noch 539 n. Chr. stand ein Apollo-Tempel auf dem Monte Cassino. Mit dem Aufkommen des Christentums schwand allmählich sein Kult.

42 Paulus Diaconus, De gestis Langobardorum VII 5. Ähnliches geschah damals während einer Pestepidemie auch in Pavia. Der Legende nach hatte jemand die Offenbarung, daß die Pest erst dann erlöschen würde, wenn man in der Chiesa St. Pietro in Vincoli dem Hl. Sebastian einen Altar errichte. Das geschah und nachdem die Reliquien des seligen Sebastian unter dem Altar beigesetzt wurden, hörte die Pest auf. Soweit Petrus Diaconus in seiner Historia Langobardorum.

43 Die Kirche »San Sebastiano fuori le Mura« wurde an der Via Appia, wo es in dem weichen Tuff des römischen Bodens überall unterirdische Grabanlagen, Katakomben, gibt, nach der Legende an der Stelle errichtet, wo man einst den Leichnam des unter Diokletian hingerichteten christlichen Prätorianer-Offiziers bestattet haben soll.

44 Sebastian ist zwar der Erlöser von der Pest wie Apollo, jedoch in einem christlichen Sinn: Apollo, erzürnt über eine Untat der Menschen oder aus einem anderen Grund, sendet die Todespfeile der Pest. Durch Opfer, durch Spiele wieder versöhnt und gnädig gestimmt, hält er inne mit dem grausamen Spiel und befreit die Menschen von der Seuche, indem er die Pfeile auf sich nimmt, wie Christus die Welt erlöste, indem er ihre Schuld auf sich nahm. (H. E. Sigerist, Sebastian-Apollo, Archiv für Geschichte der Medizin, Bd. XIX, H. 4. 1927, S. 301–317.)

45 K. Neumann, Das byzantinische Reich vor den Kreuzzügen, Leipzig 1898, S. 62.

46 Gregor Nicephorus, Historial byzantinae bei Niebuhr pars XIX. (B. Niebuhr, Corpus scriptorum historiae byzantinae, editio emendatior. Bonn 1828–1878).

47 Sticker, Bd. I, S. 35.

48 Schon um das Jahr 900 erwähnte der arabische Arzt Rhazes (850–923), der in Bagdad ein Krankenhaus leitete, ein epidemisches Geschwür, das in der Leistenbeuge oder in der Achselhöhle entstand und am vierten oder fünften Tag zum Tod führte. Unter den arabischen Ärzten gab es scharfe Beobachter. Der arabische Ausdruck »Tu' ina« bedeutet eigentlich »von der Lanze durchbohrt werden«, kann aber auch im übertragenen Sinne die Bedeutung haben »von der Pest befallen werden« und erinnert somit nicht nur an die Pfeile des Apollo, sondern vielmehr an den blitzschnell einsetzenden Schmerz, ein Frühsymptom der Pest, das die Griechen des justinianischen Byzanz als Schlag eines Dämons deuteten. Der plötzlich einsetzende Schmerz dürfte zu dem Aberglauben der Moslems geführt haben, daß in Pestzeiten ein unsichtbarer Engel die Städte durchstreiche und seine Opfer mit einer Lanze durchbohre, worauf an der betreffenden Stelle sogleich ein Bubo oder Karbunkel hervorbricht.

49 Auf Grund ihres Studiums arabischer Chronisten konnten von Kremer und Strutz feststellen, daß der Irak und Syrien in den Jahren 836, 863, 872, 913, 957, 1015, 1034, 1056, 1097, 1100 und 1190 von Pestepidemien heimgesucht wurden. Allerdings sind bei allen Daten die Angaben über charakteristische Symptome so dürftig, daß man retrospektiv kaum die Diagnose Pest stellen kann. Interessant ist aber, daß die letzten drei Jahresdaten (1097, 1100 und 1190) mit drei Pestausbrüchen übereinstimmen, die von den Chronisten

der Kreuzzüge als mörderisch geschildert werden. (Av. Kremer, Über die großen Seuchen des Orients nach arabischen Quellen, Wien 1880. Schrutz, Arabische Heilkunst. Prag 1904.)

50 Liber Canonis, Basel 1556, Liber IV, Fen. I, Tract. 4, Prag 807. Noch vor Aufklärung der Pestepidemiologie flohen die Eingeborenen in Bombay aus ihren Hütten, wenn sie eine taumelnde oder tote Ratte sehen, und ähnlich verhielten sich nach Aussagen Zupitzas, eines Mitarbeiters von Robert Koch, auch die Schwarzen in Zentralafrika. (Adolf Dieudonné, S. 24.)

51 Die Kreuzzüge waren getragen von armen und gescheiterten Menschen. Kennzeichnenderweise hieß einer ihrer Anführer Walter von Habenichts (französisch Gautier Sanszavoir). Sie alle erhofften sich von diesem abenteuerlichen Unternehmen ihr Glück. Hatte doch laut des anwesenden Chronisten Fulcher von Chartres, Papst Urban II. beim Aufruf zum Kreuzzug in Clermont (1095) den Armen Reichtum und den Verbrechern Verzeihung (Sündenerlaß) versprochen: »Mögen diejenigen, die bisher Räuber waren, Glaubenskämpfer werden, mögen diejenigen, die bisher gegen ihre Brüder wüteten, nun gegen die Ungläubigen ziehen. Diejenigen, die am schnöden Mammon wucherten, könnten jetzt den ewigen Lohn (das Seelenheil) erringen.«

52 M. Michaud, Histoire des croisades, Paris 1819, Bd. I, S. 346.

53 Friedrich Schnurrer, Chronik der Seuchen, Tübingen 1823 1. Teil, S. 226. N. M. Lersch, Geschichte der Volksseuchen nach und mit den Berichten der Zeitgenossen, Berlin 1896.

54 Hier einige Zeilen aus dem langen Bericht des priesterlichen Augenzeugen Raimund von Agiles: »Auf den Straßen konnte man haufenweise abgehauene Köpfe, Hände und Füße sehen. Überall mußte man sich knöcheltief durch Blut watend den Weg durch Menschen- und Pferdeleiber bahnen.«

55 Alberti Chronicon Hierosolymitanum de bello sacro. In Anbetracht der vielen Kranken griffen im Jahre 1099 die Kreuzfahrer in Jerusalem auf ein Hospital zurück, das etwa 30 Jahre zuvor Kaufleute aus Amalfi für erkrankte Pilger in einem Benediktinerkloster mit der Kapelle Johannes des Täufers erbauten. Aus diesem Hospital ging somit gleich zu Beginn der Kreuzzüge der erste geistliche Ritterorden, der Orden der Hospitaliter oder Johanniter, hervor, dessen Mitglieder in drei Klassen zerfielen: Ritter, Ordenspriester und dienende Brüder zur Pflege der Kranken. Nach der Eroberung Jerusalems durch Saladin (1187) verlegten die Johanniter ihren Sitz nach Akkon und als auch dieser Stützpunkt fiel, gingen sie nach Zypern und 1309 nach Rhodos. Nach Eroberung der Insel durch die Türken verlegten sie den Hauptsitz ihres Ordens 1530 auf Malta, weshalb sie auch Malteserritter genannt wurden. Sie widmeten sich der Krankenpflege und gründeten zahlreiche Spitäler.

56 H. Schloßberger, Kriegsseuchen, Historischer Überblick über ihr Auftreten und ihre Bekämpfung, Jena 1945, S. 19.

57 Michaud, Bd. II, S. 395.

58 Kennzeichnend für die schwärmerische und wundergläubige Einstellung der Kreuzfahrer war, daß an ihren gefährlichen Zügen in das unbekannte »Heilige Land« keine Ärzte, nicht einmal Wundärzte, teilnahmen. So mußte sich der deutsche Kaiser Konrad III. (1094–1152) anläßlich einer Verwundung während des zweiten Kreuzzuges zur Behandlung nach Byzanz bringen lassen. Auch während des dritten Kreuzzuges war es in dieser Beziehung noch nicht besser. Als Richard Löwenherz bald nach der Eroberung von Akkon (1191) schwer erkrankte und keinen eigenen Leibarzt hatte, schickte ihm sein ritterlicher Gegner Sultan Saladin (1137–1193) nicht nur kühlende Getränke, sondern auch einen Arzt zur Behandlung.

59 Im Jahre 1119 hatte man unter dem König von Jerusalem Balduin II. bereits den zweiten geistlichen Ritterorden, den Orden der Templer, gegründet. Im Jahre zuvor, im März 1118, mußte sein Vorgänger Baldiun I. (1100–1118), der Bruder Gottfrieds von Bouillon, nach einer Verwundung auf einem Zuge gegen Kairo bei El Arisch wegen der Schmerzen vom Pferde gehoben und auf eine Tragbahre gelegt werden, auf der er ohne ärztliche Hilfe starb. Das war der Grund, der die Kreuzfahrer so schnell zur Selbsthilfe zwang.

60 Chronica, edited by Stubbs. Vol. III. London 1870, P. 113. Brachet versuchte die nach der Eroberung von Akkon unter den Kreuzfahrern wütende Seuche mit viel Gelehrsamkeit, aber wenig Überzeugung als Morbus anglicus zu deuten. (Brachet, Pathologie mental des rois de France, Loius XI. et ses ascendants. Une vie humaine étudiée à travers 6 siècles d'hérédité, 852–1483, Paris 1903, p. 245ff.)

61 Cabanès, Le cabinet secret de l'histoire, Paris 1895, I[e] série, p. 44.

62 »In seinen Fieberschauern«, schreibt Durant, »soll Richard um Obst und einen kühlenden Trunk gerufen haben. Als sein ritterlicher Gegner Saladin davon erfuhr, schickte er ihm Äpfel und Pfirsiche und seinen eigenen Leibarzt.« (Will Durant, Kulturgeschichte der Menschheit, Frankfurt/M. – Berlin – Wien – 1981, Bd. 6 S. 279.)

63 R. Jorge et E. Roubaud, Les faunes régionales des rongeurs et des puces dans leurs rapports avec la peste, Paris 1928.

64 Zur Illustration ein Beispiel aus Paris: Als König Philipp August im Jahr 1185 am Fenster seines Schlosses durch den Gestank eines im Schlamm versunkenen Mietwagens in Ohnmacht fiel, befahl er auf Kosten der Bürger die Pflasterung von Paris. Gepflastert wurden jedoch nur einige Hauptstraßen. Auch in Frankfurt am Main mußte man anläßlich der Krönung Maximilians II. erst einige Straßen der Neustadt und Sachsenhausens von dem dort angehäuften Dung und Schmutz befreien.

65 Gegen diese Vorbauten wurde in Köln schon 1169, dann wieder 1375 eingeschritten, aber ohne viel Erfolg. Bekannt ist die Geschichte, wie sich Till Eulenspiegel in Brandenburg an drei Schneidergesellen rächte, die vor ihrem Laden auf einem Holzgerüst hokkend zu nähen pflegten. Er durchsägte insgeheim nachts die Pfosten dieses vorgebauten Gerüstes, so daß am nächsten Tag die Burschen zum allgemeinen Gespött herunterpurzelten, als sich einige Schweine der alltäglich durch die Gasse getriebenen Herde an den durchgesägten Pfosten zu reiben versuchten.

66 Auch die häufige Kornlagerung auf den Dachböden lockte die Ratten in die Häuser.

67 Fritz Mauthner, Der Atheismus und seine Geschichte im Abendland, Stuttgart und Berlin 1924, Bd. III. S. 648.

68 Um sich in den Häusern vor der Kälte zu schützen, pflegte man die Lehm- oder Steinböden mit Stroh und Schilf zu belegen. Ungeziefer aller Art, Mäuse und Ratten, Läuse und Flöhe nisteten darin.

69 Ibn Battûta, Tuhfat an – nuzzār fi garāib al amsār wa-agāib al-asfar. (arab: Das Geschenk der Beobachtenden, behandelnden die Merkwürdigkeiten der großen Städte und die Wunder der Reisen), frz. Übersetzung Hg. von Defrémery und Sanguinetti, Paris 1854–58. 4. Bd. Travels in Asia und Africa 1325–1354. Hg. von H. A. R. Gibb. London 1929. Auch aus Marco Polos Reisen wissen wir, daß es zu jener Zeit noch einen lebhaften Karawanenverkehr zwischen Vorderasien und dem Wunderland Katai, dem heutigen China, gab. Von den Hungerregionen Chinas drang ein Pestzug auf den großen Karawanenstraßen durch Indien bis zum Persischen Meerbusen und durch die Wüsten über Bagdad nach Ägypten. Ein anderer Zug nahm seinen Weg bis zum Kaspischen und Schwarzen Meer. Er wurde schicksalhaft für das Abendland.

70 Otto Franke, Geschichte Chinas, Königsberg 1926, S. 167. Über die Seidenstraße gelangten seit Jahrhunderten nicht nur chinesische Seide und andere Waren aus dem Reich der Mitte nach dem Westen, sondern oft auch Seuchen. Erst nach der Entdeckung Amerikas und der Verschiebung der wichtigsten Handelswege vom Mittelmeer an den Atlantik verlor die Seidenstraße für lange Zeit nicht nur ihre kommerzielle, sondern auch ihre epidemiologische Bedeutung für das Abendland.

71 Der damalige byzantinische Kaiser Johannes VI. Kantakuzenos, dessen Sohn Andronikos 1347 im belagerten Konstantinopel der Pest zum Opfer fiel, berichtete ausführlich vom Wüten der Seuche und von den großen Pestbeulen in der Leisten- und Achselgegend der Befallenen. (Joann Cantacuzen, Histor. L. IV. c. 8. Ed. Paris, S. 730. Zitiert nach J. F. C. Hecker, Die großen Volkskrankheiten des Mittelalters, Berlin 1865, S. 23 bis 24.)

72 Da die Schiffstaue, mit denen die Galeeren in den Häfen befestigt wurden, damals noch mit keinen »Rattenschildern« versehen waren, die den gefährlichen Pestverbreitern den

Weg versperrten, konnten die Ratten als geschickte Kletterer leicht auf die Schiffe und von dort wieder an Land gelangen, sofern dies nicht auch schon mit dem Ein- und Ausladen des Frachtgutes erfolgte. Hatten doch die Handelsschiffe, die seit 1314 im venezianischen Arsenal gebaut wurden, die »galere da mercato«, eine Ladekapazität, die einem Güterzug mit 50 Waggons entsprach. (Fernand Braudel, Sozialgeschichte des 15.–18. Jahrhunderts, S. 133.)

73 In den Frachträumen der damaligen Handelsschiffe wimmelte es von Ratten, sicherlich noch mehr als ich es mit meinem Mitarbeiter R. Wolff im Hamburger Hafen nach dem Koreakrieg 1954 im Laderaum eines fernöstlichen Handelsschiffes gesehen habe. Nach der Entrattung wurden 120 Rattenkadaver gefunden, die man in das Pestlabor des Hamburger Hygiene-Institutes zur Sektion und mikrobiologischen Untersuchung auf Pestbakterien brachte. Von 1900 bis Ende 1955 wurden dort 148 469 Ratten von 9829 Schiffen untersucht, wobei man auf 64 Schiffen 669 pestpositive Ratten festgestellt hatte. (Rupprecht Wolff, Über Erfahrungen mit der Geißelfärbung nach Leifson, Zentralblatt für Bakteriologie. Stuttgart 1856, I. Orig. Bd. 166, S. 393.)

74 Ursprünglich baten die Einwohner von Messina den Erzbischof von Catania, ihnen vorübergehend die Reliquien der heiligen Jungfrau Agatha von Catania zu überlassen, damit sie ihre Stadt vom Übel befreie. Doch das Volk von Catania erlaubte nicht, daß man die Gebeine der Heiligen von ihrer alten Stelle entfernte. Die Folge war die für Catania so verhängnisvolle Prozession der Messinesen.

75 Gustav Wustmann, Zur Geschichte fremdsprachlicher Redensarten, Leipzig 1899, S. 102.

76 Fast zur gleichen Zeit war in Avignon ebenfalls an der Pest Laura, die platonische Liebe seines Freundes Petrarca gestorben. An künftige Geschlechter gewandt, klagte Petrarca: »O glückliche Spätgeborene, die ihr solch abgrundtiefen Kummer nicht erfahren werdet und die ihr unsere Zeugnisse für Fabeln halten werdet!«

77 Das Werk entstand zwischen 1349 und 1353. Der Titel »Il Decamerone« ist aus dem griechischen »deka« (zehn) und »hemera« (Tag) gebildet und bezieht sich auf die zyklische Form der Novellensammlung, die als Zehntagewerk jeweils zehn Geschichten umfaßt, die sich zehn junge Leute an zehn Tagen erzählen. Der berühmte italienische Literarhistoriker Francesco de Sanctis hat Boccaccios Dekameron mit Dantes Göttlicher Komödie verglichen und es eine »menschliche Komödie« (»Commedia umana«) genannt. Den hundert Gesängen der Göttlichen Komödie entsprechen die hundert Novellen des Dekameron.

78 Fast gleichlautend war die Klage des Rechtsgelehrten Gabriel de Mussis aus Piacenza, dem wir den Augenzeugenbericht über den Ausbruch der Pest in Feodosia verdanken: »Allein in seinem Elend lag der Kranke in seiner Behausung. Kein Verwandter wagte sich ihm zu nahen, kein Arzt seine Wohnung zu betreten; selbst der Priester spendete nur mit Entsetzen das Sakrament. Mit herzzerreißendem Flehen riefen Kinder ihre Eltern, Väter und Mütter ihre Söhne und Töchter um Hilfe an. Vergebens!« Der päpstliche Leibarzt, Guy de Chauliac, berichtet aus Avignon dasselbe. »Kein Vater besuchte seinen Sohn, kein Sohn seinen Vater. Die Wohltätigkeit war gestorben.« In allen Ländern klagten die Chronisten, wie die Kranken aus Angst vor der Ansteckungsgefahr von den nächsten Verwandten in Stich gelassen wurden.

79 Auch Boccaccio hatte man ebenso wie einst Prokopios den unberechtigten Vorwurf gemacht, er habe mit der Schilderung der demoralisierenden Wirkung der »Pest des Thukydides« nachgeahmt.

80 Dem florentinischen Chronisten Giovanni Villani, der das über seine Heimatstadt hereingebrochene Unheil als eine Strafe Gottes für die Sünde der Habgier und des Wuchers hielt und in der Seuche eine Art Sündflut befürchtete, die das Menschengeschlecht ausrotten sollte, nahm die Pest inmitten eines unvollendeten Satzes »... e dur questo pistolenza ...« (Während der Pest) die Feder aus der Hand. Sein Bruder Matteo und dessen Sohn Philippo setzten sein Werk fort. Auch der Novellist Franco Sacchetti (1335–1400), ein geistiger Erbe Boccaccios, starb im Jahre 1400 an der Pest.

81 So machten Wandermönche mit allerlei erfundenen Reliquien bei der einfältigen Landbevölkerung gute Geschäfte. Das tat auch Boccaccios Wanderprediger Frate Cipolla, der den Bewohnern eines Landstädtchens verspricht, ihnen am nächsten Tage für entsprechende Belohnung eine wundertätige Feder aus dem Flügel des Erzengels Gabriel zu zeigen, die jener verloren haben soll, als er im Zimmer der heiligen Jungfrau die frohe Botschaft verkündet hatte. Abends schlichen sich zwei Spaßvögel in die Schlafkammer des abwesenden Wanderpredigers und entwendeten aus seinem »Reliquienkästchen« eine Papageienfeder und legten einige Kohlenstücke hinein. Als Cipolla am nächsten Tag in der Kirche vor der Gemeinde das Kästchen öffnete, um ihr die versprochene Feder aus dem Flügel des Erzengels Gabriel zu zeigen, da merkte er, daß man ihm einen Schabernack spielen wollte. Geistesgegenwärtig erklärte er der Gemeinde, er hätte zwei Reliquienkästchen, die sich so ähnlich seien, daß er aus Versehen den anderen mitgebracht habe, in dem sich die wundertätigen Kohlenstücke befinden, die von der Röstung des Heiligen Laurentius stammen und die jeden, der sie berührt, vor Verbrennung und Brand schützen werden. (Dekameron 6. Tag, 10. Geschichte.)

82 Je heftiger sich daher ein Prediger gegen die Sünden seines eigenen Standes ausließ, desto begeisterter hörte ihm das Volk zu. Sobald der Prediger, sagte Bernardinus von Siena, gegen die Geistlichen zu Felde zieht, vergessen die Zuhörer das Übrige; es gibt kein besseres Mittel, die Andacht rege zu erhalten, wenn die Zuhörer schläfrig werden oder es zu warm oder zu kalt finden. Alles wird dann sofort wach und wohlgemut. (Bernhardin von Siena, Opera I. S. 100 K. Hefele, Der hl. Bernhardin von Siena und die franziskanische Wanderpredigt in Italien während des 15. Jahrhunderts, Freiburg 1912, S. 36.)

83 1348 ist auch Andrea Pisano, Architekt und Bildhauer aus Florenz, der Pest zum Opfer gefallen.

84 1339 beschloß das Gran Consiglio von Siena in seiner Eitelkeit, daß die bisherige 90 Meter lange Kirche (der heutige Dom) nur das Querschiff des Riesenhauses der »Grande Cattedrale« werden sollte, deren Längsschiff sich in Richtung der heutigen Opera del Duomo erstrecken und somit die größte und schönste Kirche der Christenheit werden sollte. In der Opera del Duomo kann man den erhaltenen Plan besichtigen. Doch bald nach Beginn der Bauarbeiten wurde Siena von jener furchtbaren Pestepidemie heimgesucht, die den politischen und ökonomischen Verfall der Republik einleitete und die Vollendung des ungeheuren Werkes vereitelte. Von den allzu kühnen Plänen ist nur eine grandiose Ruine übriggeblieben, an die sich heute ein schmales Langhaus anlehnt, das Museum Opera del Duomo.

85 Diese Treppe, auch »Himmelsleiter« genannt, sollte nach den Intentionen ihrer Erbauer den Weg in den Himmel symbolisieren. Es ist das einzige größere Bauwerk der Stadt, das in der Zeit des Exils der Päpste in Avignon (1309–1377) von den Römern errichtet wurde.

86 Sticker, Bd. I, S. 56.

87 Guy de Chauliac beschrieb zwei Formen der Seuche: Erstens die Lungenpest mit Blutspucken und zweitens die Beulenpest. Mit der ersten Form, an der die Kranken innerhalb der ersten drei Tage starben, begann die Seuche in der kalten Winterzeit. Die zweite Form setzte im warmen Frühjahr ein.

88 In den Pestbüchern findet man immer wieder den Rat, abends ein Feuer im Haus anzuzünden und Rosmarin, Ambra, Mastix und Schwefel zu verbrennen, damit der Rauch die Luft reinige.

89 Durch so ein Totenschiff wurde 1349 der Schwarze Tod auch nach Norwegen gebracht. Es verließ London, als die Pest ihren Höhepunkt erreicht hatte. Auf der Fahrt starb die ganze Mannschaft. Das Schiff wurde von den Winden und Strömungen nach Bergen getrieben. Das ganze Domkapitel starb bis auf einen Domherrn. Auch der Erzbischof von Drontheim erlag damals der Pest. Flüchtlinge verbreiteten die Pest über ganz Norwegen, wo zwei Drittel der Bevölkerung an ihr erkrankte.

90 Stieker, Bd. I, S. 67.

91 Umfangreiches Material über die Opfer der Pestepidemien findet sich in den 32 Bänden der »Chroniken deutscher Städte«.

92 Die Angst vor dem Zorn des Höchsten füllte bis zum Überlaufen den geistlichen Säckel. In der Hoffnung auf irdische Schonung und ewiges Leben wanderten in jener Zeit prophylaktisch und testamentarisch Juwelen und Schätze, Liegenschaften und Gerechtsame in den Riesensack der Kirche.

93 Der Theologe Cyriakus Spangenberg bemerkt in seiner 1572 erschienenen Mansfelder Chronik zum Pestjahr 1350: »Starb es noch hart und feste in allen Landen/sonderlich hie für den Hartze. Ich habe ein alt verzeichnis (in einem Barfüssen Closter) gesehen/darinnen stand, dass in diesen dreyen Jahren (1348–1350) alleine an der Pestilentz hundert und vier und zwanzigtausend vierhundert und vier und dreissig Barfüsser-Mönche sollten gestorben sein.« (Mansfeldische Chronik, Der erste Teil druch Cyriakus Spangenberg. MDLXXII, 339) Cyriakus Spangenberg hat obige Notiz auch in seiner 1585 erschienenen erweiterten Sächsichen Chronik aufgenommen.

94 Auch anderswo griff die Pest in das Weltgeschehen ein. Bei ihrem Erscheinen 1348 waren Frankreich und England in jenen Krieg verstrickt, der länger als hundert Jahre währte (1339–1453). In der Schlacht bei Crécy (1346) hatte Eduard III. von England, der den französischen Thron beanspruchte, zum ersten Mal Feldartillerie benutzt und damit die Franzosen entscheidend geschlagen. Dann zwang er die Bürger von Calais zur Übergabe. Doch die Pest nötigte ihn zum Rückzug und zur Unterzeichnung eines Waffenstillstandes. Auch der serbische Zar, Duschan der Mächtige, mußte 1348 die Belagerung Konstantinopels aufgeben, weil sein Heer von der Seuche befallen wurde.

95 Die städtehygienische Sisyphusarbeit offenbart sich in den jahrhundertelang sich stereotyp wiederholenden Verboten des Magistrats in bezug auf Schweinehaltung in der Stadt, das Anhäufen von Dung vor den Häusern sowie die fast gleichzeitigen Aufrufe zur Rattenvertilgung und Reinhaltung der Straßen.

96 W. Gerlach, Über den Zustand der mittelalterlichen deutschen Städte, Breslau 1914, S. 41. Ein ähnliches Verbot hatte man etwas später auch in Hamburg erlassen, »dat nemant in desser Stad meer denn 6 swine … holden schal, utgenommen de becker, de mogen 10 swine mesten des iares und nich meer«. (Ratsverfügung anno 1464 Petri »Über das Halten von Schweinen« und ihre im gleichen Jahr und anno 1476 verkündeten »Einschärfungen« in zwei »Burspraken Petri«.)

97 Gerlach, S. 42. Der Mist wurde von den Bauern, den »Dörflern«, von Zeit zu Zeit abgeholt, die infolgedessen furchtbar stanken. Nach einer Legende soll sogar Satan, der ihren schlechten Geruch nicht ertragen konnte, die verstorbenen Dörfler deshalb aus der Hölle gejagt haben.

98 Gerlach, S. 42.

99 Auch aus der Sage des »Rattenfängers von Hameln« klingen Erinnerungen aus der Pestzeit. Hameln wurde damals von einer Rattenplage, die ja als Vorzeichen der menschlichen Pest gilt, heimgesucht. Der unheimliche, hohläugige Geselle aber, der zuerst die Ratten und dann die Menschenkinder aus der Stadt hinweglockte, war der »Schwarze Tod« – die Pest.

100 Im zweiten Kapitel seiner unvollendeten Novelle »Der Rabbi von Bacharach« berichtet Henrich Heine über einen solchen Auftrag in Frankfurt am Main: »Hier siehst Du auch die starke Mainbrücke mit ihren dreizehn Bögen, und gar viel Volk, Wagen und Pferde, geht sicher darüber hin, und in der Mitte steht das Häuschen, wovon die Mühmele Täubchen erzählt, daß ein getaufter Jude darin wohnt, der jedem, der ihm eine tote Ratte bringt, sechs Heller auszahlt für Rechnung der jüdischen Gemeinde, die dem Stadtrate jährlich fünftausend Rattenschwänze abliefern soll.« (Heinrich Heine, Der Rabbi von Bacherach, in Sämtliche Werke in vier Bänden, Bd. II., München 1969, S. 529.)

101 Schon im Jahr 1313 hatte man in Frankreich die Aussätzigen der Brunnenvergiftung bezichtigt und sie auf Befehl König Philipps des Schönen unschuldig im ganzen Land verbrannt. Schon damals spielten Wanderprediger bei der Aufwiegelung der Bevölkerung

eine große Rolle. Auch diesmal wurde die ungeheuerliche Verleumdung durch Wanderprediger verkündet.

102 Zur gleichen Zeit, als Boccaccio seine Dekameron verfaßte, schilderte der französische Hofdichter Guillaume de Machaut in seinem Gedicht »Jugement de Roy de Navarre«, das er Karl dem Bösen widmete, der 1349 nach dem Pesttod seiner Mutter König von Navarra geworden war, das Grauen der Pest und erhebt gegen die Juden eine ungeheure Beschuldigung der Brunnenvergiftung:

»... Flüsse und Quellen,
die sauber und klar war'n,
sie haben sie überall vergiftet...«

Danach beschreibt Machaut die Verfolgung und Bestrafung der Juden wegen Brunnenvergiftung (V. 212–240) und streift kurz das Flagellantentum (V. 241–256).

103 Aufgrund der Anklage, daß die Juden die Brunnen vergifteten, »um die gesamte Christenheit zu vernichten«, folgten seit 1348 den ersten Pesttoten die Lynchmorde an Juden. Die ersten Übergriffe ereigneten sich in Narbonne und Carcassonne, wo man die Juden aus ihren Häusern zerrte und auf Scheiterhaufen verbrannte.

104 Papst Clemens VI. erklärte bereits 1348 die Pest als eine Geißel Gottes und wies darauf hin, die Beschuldigungen gegen die Juden seien schon dadurch widerlegt, daß sie oft noch mehr Todesopfer durch die Pest zu beklagen hätten. Wegen der zunehmenden Eigenmächtigkeit der Geißler verbot Clemens VI. die Geißlerfahrten, doch die fanatisierten Massen kümmerten sich nicht um das päpstliche Verbot.

105 P. Runge, Die Lieder und Melodien der Geißler des Jahres 1349 nach Aufzeichnungen Hugo's von Reutlingen, 1900, S. 57.

106 Der dänische Dichter Jens Peter Jacobsen (1847–85) hat in einer Novelle »Die Pest in Bergamo« eindrucksvoll das Erscheinen und Eindringen einer fanatisierten Masse von Geißlern in die von Pest befallene Altstadt von Bergamo geschildert. Als Kaiser Karl IV. sich 1349 in Aachen krönen lassen wollte, konnte er nicht in die Stadt gelangen, da die Straßen infolge einer Geißlerprozession von der Menschenmenge verstopft waren, daß er in Bonn warten mußte. (E. Fischer, Die Geißler, Breslau 1908, S. 42.)

107 In Eger erinnerte das düstere »Mordgäßchen« an das Judengemetzel des Jahres 1350. In den thüringischen Städten Gotha, Eisenach, Kreuzburg, Arnstadt, Ilmen, Rebra, Wiehe, Dennerstädt, Herbsleben, Thomasbrücken, Frankenhausen und Weißensee wurden damals sämtliche Juden ermordet. Von dreitausend jüdischen Einwohnern soll in Erfurt kein einziger überlebt haben. (Fischer, S. 60.)

108 Auf dem Boden des 1348 zerstörten Ghettos entstand der Marktplatz mit der Frauenkirche. Viele andere Städte und Gebiete blieben während des ersten großen Pestzuges ebenfalls verschont. »Nach Böhmen, Schlesien und Polen«, bemerkt Hoeniger sarkastisch, »hat lediglich die spätere Geschichtsschreibung die Pest eingeschleppt«. (Robert Hoeniger, Der Schwarze Tod in Deutschland, Ein Beitrag zur Geschichte des 14. Jahrhunderts, Berlin 1882, S. 31.)

109 Fischer, S. 62.

110 »Sogar die Engländer, die schlimmsten Feinde des Königsreichs«, bemerkt eine zeitgenössische Chronik, »hätten nicht so tyrannisch vorgehen können, wie die Edelleute gegen die Bauern vorgingen«. Der Bauernführer Guillaume Calle (Charles) wurde unter dem Vorwand des Abschlusses eines Waffenstillstandes von Dauphin Karl nach Paris gelockt, wo er unter schrecklichen Martern auf einem glühenden Dreifuß zum Bauernkönig gekrönt und getötet wurde. (S. Luce, Histoire de la Jacquerie, Paris 2. Aufl. 1894. Siehe auch: Froissart, »Collection des Chroniques« Band VIII, Kapitel 106.)

111 Wat Tyler, der Führer der englischen Aufrührer, wurde 1381 vom Londoner Bürgermeister in Gegenwart des jungen Königs Richard II. ermordet, und der Aufstand brach zusammen.

112 Auf diese Weise, daß man zahllose Jauchetonnen in die Feste schleuderte, wurde im Jahre 1333 die Übergabe der Burg Schwanau im Elsaß durch die Berner und Straßburger erzwungen.

113 Noch 1770 erklärte Lichtenberg bei seiner Kampagne für die Einführung des Blitzableiters nicht zu Unrecht: »Wir wohnen zu Göttingen in Scheiterhaufen, die mit Türen und Fenstern versehen sind.« (Sudelbuch-Heft J 183.)

114 Infolge der leichten Bauart der Häuser und der Enge der Gassen loderten fast alle Städte mehrere Male in einem Jahrhundert auf. So brannten in Schlesien zwischen 1440 und 1526 durchschnittlich jedes zweite Jahr eine Stadt ganz oder größtenteils ab. (M. Gerlach, Über den Zustand der mittelalterlichen Städte, Breslau 1914, S. 43.)

115 So schreibt C. V. Chledowsky in seiner großen Siena-Monographie: »Zwischen Siena und Pisa, Florenz und Rom waren ganze Karawanen von Saumtieren notwendig ... Es befanden sich deshalb in Pisa, Siena und Florenz bei den Häusern reicher Kaufleute und Handelsgesellschaften ganze Quartiere von Stallungen, Niederlagen und mit Mauern umgebene Schuppen. In diesen Bauten wie in den vielfach noch hölzernen Wohnhäusern lag eine ungeheure Feuersgefahr. Brände waren daher nicht selten und vernichteten ganze Straßen, ja ganze Stadtviertel!« (Casimir von Chledowsky, Siena, Berlin 1918, Bd. I, S. 73.)

116 Johann Wolfgang v. Goethe, Faust I, V. 1516.

117 Johann Wolfgang v. Goethe, Faust I, V. 1374–1379.

118 Auch die Beisetzung der Pestleichen erfolgte während der Pestepidemie von 1348 auf der abgelegenen Insel S. Leonardo fossalama (heute nicht mehr vorhanden) und S. Marco di boccalama. Ebenso wurden auf den Lidi, heute Stätten des Lebensgenusses, seit der ersten großen Pestepidemie Massengräber für die Toten ausgehoben (Ernst Rodenwaldt, Pest in Venedig 1575–1577, Sitzungsbericht der Heidelberger Akademie der Wissenschaften, Jg. 1952, 2. Abhandlung, Heidelberg 1953, S. 11).

119 Am 27. Juli 1377 ordnete der Stadtrat von Ragusa an, daß alle Reisenden, die aus pestbefallenen Ländern kamen, keinen Zutritt zur Stadt haben sollten, bevor sie 40 Tage auf der Insel Mercana (Lopud) »ad purgandum« verbracht hatten.

120 Man glaubte, daß der Ansteckungsstoff etwa 40 Tage zum Absterben benötige. Vor Schiffbrüchigen, die diese Quarantänefrist natürlich nicht einhalten konnten, hatten die Küstenbewohner jener Zeit eine besondere Angst. Sie erlaubten daher den Bedauernswerten nicht das Betreten ihrer Siedlungen. Andreas Vesalius, der Begründer der modernen Anatomie, kam 1564 auf diese Weise um, als sein Schiff, aus Jerusalem kommend, auf der westjonischen Insel Zakynthos strandete.

121 Bald wurden Quarantänemaßnahmen auch in England angewandt. Als 1516 im Haus des venezianischen Gesandten in London ein Pestfall auftrat, wurde der Gesandte zur Audienz bei Cardinal Wolsey erst zugelassen, nachdem er 40 Tage abgesondert in Putney bei London zugebracht hatte. (Charles Creighton, A history of epidemics in Britain, Cambridge 1891, Bd. 1, S. 2901.)

122 Während die wissenschaftliche Medizin weiterhin die aus der Antike übernommene Miasmalehre vertrat, wagten nur vereinzelte Ärzte, den Gedanken des Contagion (d. h. der Infektion) zu äußern.

123 Noch 1532 schrieb Martin Luther an den Markgrafen Georg von Ansbach: »Über das ist kein Zweyfel, daß Pestilenz, Franzosen (d. h. Syphilis), Fieber und andere schwere Krankheiten nichts anderes seyen, denn der Teufel Werke.« (J. K. H. Moehson, Geschichte der Wissenschaften in der Mark Brandenburg, Berlin 1781, Bd. II, S. 506.)

124 William Shakespeare, Romeo und Julia, 5. Aufzug, 2. Szene, übertragen von A. W. von Schlegel, in: Sämtliche Dramen, Bd. III Tragödien, München 1988, S. 359.

125 Wenn Sebastian zur Zeit der Früh- und Hochrenaissance zu einem Lieblingsthema der religiösen Kunst wurde, so geschah das vor allem deshalb, weil damals aus religiösen Gründen alles Nackte als unsittlich verpönt war und der an einen Baumstamm gebundene, entkleidete und von vielen Pfeilen getroffene Jüngling den Künstlern die erwünschte Gelegenheit bot, einen nackten Körper in vollendeter Schönheit darzustellen. Weil der Heilige dem Soldatenstand angehört hatte, wurde er auch zum Schutzheiligen der Schützengilden und Söldner. Häufig findet man ihn in Deutschland auch als Brunnenfigur.

126 In katholischen Gegenden, z. B. in Österreich, besaß noch unlängst so manches alte Mütterchen einen in ihren Augen kostbaren Schatz, das Breverl. An dieses knüpfte sich die strenge Forderung, es nicht zu öffnen, da es sonst seine schützende Macht einbüßen würde. Hatte man die Gelegenheit, ein solches Breverl zu öffnen, so fand man unter Skelettstücken, Palmkätzchen, verschiedenen Fruchtkernen immer wieder einen kleinen aus Blei geformten Pfeil. Diese »Sebastianspfeile« stammen aus der Pestzeit und sollen vor Ansteckung schützen.

127 Eines der schönsten Kunstwerke dieser Art ist eine Schutzmantel-Madonna von Pierro della Francesca.

128 Jacopone, ein Jünger des Franziskus von Assissi, besang in seinen Liedern den Allgleichmacher Tod als die fürchterliche Macht, die plötzlich und tückisch ins blühende Leben eingreift. Man wollte die sorglos in den Tag hineinlebende Menschheit auf den bei Seuchenausbrüchen besonders häufig plötzlichen Tod hinweisen, um gläubige Christen vor dem Unglück eines unvorbereiteten Sterbens zu schützen. Der Ruf nach Buße verstummte nicht mehr. Mahnend und warnend erklang in den Kirchen der Bettelorden, auf Straßen und Marktplätzen das »Memento mori« (»Gedenke des Todes«!). Überall schilderten Franziskaner und Dominikaner von den Kanzeln herab ihren Hörern die sündige Welt und die Höllenstrafen in grellen Farben.

129 Die Bezeichnung des Pisaner Freskos als »Trionfo della morte« ist einer Dichtung Petrarcas entnommen, den »Trionfi«, die er zwischen 1350 und 1360 verfaßte. Auch er zeigt uns den Tod als ein wildes Weib mit schwarzem Gewand über ein Feld von hingemähten Toten schreitend.

130 Auf die realistische Darstellung der Leprasymptome bei der Bettlergruppe wird ausführlich im Leprakapitel eingegangen.

131 Das Gemälde »Trionfo della morte«, das mit vielen anderen Fresken des Campo Santo durch einen Luftangriff im Zweiten Weltkrieg zerstört wurde, ist nach mühsamen Restaurationsarbeiten nur teilweise wieder hergestellt. Ein thematisch ähnliches Fresko, das zur selben Zeit von Trainis Lehrmeister Andrea Orcagna in der Kirche Santa Croce in Florenz gemalt wurde, ging ebenfalls bis auf Fragmente verloren. Erhalten geblieben ist die Gruppe der Leprösen.

132 Diese kurzen Dichtungen sind aus dramatischen Schaustellungen nach dem großen Sterben hervorgegangen. So wurde der »Dance macabre« als Maskenspiel 1422 in Paris und 1449 in Brugge aufgeführt. Als Gerippe verkleidete Personen tanzten mit Gestalten, die wie Könige, Päpste, Bischöfe, Herzöge, Bürger, Bauern und Bettler ausstaffiert waren. Eines von den vielen, meist verlorengegangenen Totentanzfresken aus jener Zeit befindet sich in La Chaise Dieu in Frankreich und zeigt eine solche bunte Reihe der Stände. Daß in den Totentänzen nicht der Tod selbst, sondern seine Gesellen in der Gestalt von Toten die Todeskandidaten zum Tanz aufforderten, ergibt sich ohne weiteres aus dem Berner Totentanz, wo den Toten des Beinhauses die bekannten Worte aus dem alten Gedicht »Von den drei Toten und drei Lebenden« beigelegt wurden:

»Hie liegend also unsere gebeijn,
Zu uns her tantzend gross und kleijn.
Die Ir jetz sind, die waren wir,
Die wir jetz sind, die verden ir.«

133 Ein Relikt der alten Totentanzdramatik ist das früher in Sachsen und in der Schweiz beliebte Lauf- und Fangspiel: »Wer fürchtet sich vorm schwarzen Mann?« Daß dieses Spiel einen Überrest der Pest und Totentänze darstellt, wird besonders wahrscheinlich durch einen aus dem 14. Jh. stammenden Reim unter dem Bild eines Kindes, das durch den Tod von der Mutter hinweggeführt wird:

»O we, liebe muoter min!
Ein schwarzer Mann zieht mich dahin.
Wie wiltu mich also verlan?
Muoz ich tanzen und kan niht gan!«

Auch im Kartenspiel »Schwarzer Peter«, das in Basel »Schwarzer Mann« hieß und heute nur noch von Kindern gespielt wird, wobei der Verlierer, derjenige, der mit der Karte des Schwarzen Peters übrig bleibt, einen schwarzen Strich im Gesicht erhielt, klang die Erinnerung an den Schwarzen Tod nach. Die Redewendung bei diesem Kartenspiel »auf den Scheiterhaufen werfen« erinnert an die Sitte des Verbrennens von Pestleichen.

134 Dem Pariser Friedhof »Cimétière des Jnnocents« verliehen die unschuldigen Kinder von Betlehem, die statt Christus hingeschlachtet waren, den Namen.

135 Auch in den mittelalterlichen Beinhäusern (Friedhofsbauten), in denen man die ausgegrabenen Knochen und Schädel von Generationen aufbewahrte, kam es infolge der Rattenplage mitunter zu makabren Szenen, die bei einer abergläubischen Bevölkerung den Eindruck eines Totentanzes erwecken konnten. So berichtet Sebastian Mercier in seinem Werk »Tableau de Paris« kurz vor der großen Französischen Revolution: »Auf dem ›Cimetière des Innocents‹, wo fünfzigtausend Totenschädel im Kreis aufgestapelt sind, passieren manchmal wunderliche Dinge: Ein Totenkopf bewegt sich oder rollt ganz alleine fort und scheu laufen die Leute herbei. Es war aber nur eine Ratte, die sich in den Schädel eingenistet hatte und nicht mehr so leicht heraus konnte, wie sie hineingekrochen war. Unter diesem Knochenspeicher, dessen Anblick der schrecklichste im ganzen Weltall ist, hausen die Ratten zwischen den menschlichen Gebeinen, werfen sie durcheinander, heben sie hoch und scheinen dies Volk der Toten zu beleben.«

»Nun hebt sich der Schenkel, nun wackelt das Bein,
Gebärden da gibt es vertrackte;
Dann klippert's und klappert's mitunter hinein,
Als schlüg man die Hölzlein zum Takte …«

heißt es in Goethes Ballade »Der Totentanz«, die Camille Saint-Saens zu seiner gespenstisch unheimlichen symphonischen Dichtung »Danse macabre« inspiriert hat, in dem der mitternächtliche Glockenschlag in der Harfe, das Klappern der Skelette im Xylophon und der spukunterbrechende Hahnenschrei in der Oboe so realistisch nachgeahmt wird.

136 François Villon, Ballade de bonne doctrine à ceux de mauvaise vie (Ballade der guten Lehre an die, so ein schlechtes Leben führen). Das schwermütige Memento mori: »quod fuimus, estis, quod sumus, eritis« und die Vanitas-vanitatum-Erkenntnis, wonach alles Schöne und Große vergänglich und alles Irdische eitel ist, erklingt in immer neuen Variationen im Refrain der Balladen »Mais ou sont les neiges d'antant?« (»Doch wo ist der Schnee vom vergangnen Jahr?«), »Mais ou est le preux Charlmaigne?« (»Doch wo ist der tapfere Karl der Große?«) oder »Autant en emporte ly vens.« (»Das alles trägt hinweg der Wind«).

137 Die in Stein gehauenen modernden Leichen unter den Grabstatuen sind eine Entsprechung zu der Angst vor der Vergänglichkeit und der Angst vor den Qualen des Fegefeuers, wie sie Shakespeare in der Rede des Claudio in »Maß für Maß« schildert:

»Ja! Aber sterben! Gehn, wer weiß wohin,
Da liegen, kalt, eng eingesperrt und faulen;
Dies lebenswarme, fühlende Bewegen
Verschrumpft zum Kloß; und der entzückte Geist
Getaucht in Feuerfluten oder schaudernd
Umstarrt von Wüsten ew'ger Eisesmassen;
Gekerkert sein in unsichtbare Stürme
Und mit rastloser Wut gejagt rings um
Die schwebende Erd; oder Schlimmres werden
Als selbst das Schlimmste,
Was Phantasie wird schwärmend, zügellos,
Heulend erfindet; das ist zu entsetzlich! …«

(William Shakespeare Maß für Maß, 3. Aufzug, 1. Szene, übersetzt von Wolf Graf Baudissin, in: Sämtliche Werke, Bd. I, München 1988, S. 276ff.)

138 Der »Schwarze Prinz« (Eduard, Prinz von Wales), der 1370 den Engländern Limoges eroberte und fast alle Einwohner der Stadt töten ließ, starb eines plötzlichen Todes, von dem man annahm, es sei Pest gewesen.

Neuzeit

139 Evliya Tschelebi (1611–1648), der berühmte türkische Reiseschriftsteller, beschreibt, daß zum Gerben auch Hundekot benutzt wurde. Das ganze Stadtviertel war von einem so penetranten Gestank erfüllt, daß angesehene Leute in der Gegend nicht wohnen wollten. Von den etwa 400 Gerbern war kaum einer verheiratet, was man – so Tschelebi – »wohl verstehen kann«.

140 Der herbeieilende ungarische Feldherr und Reichsverweser Hunyadi János (Johannes Corvinius) besiegte zwar die Türken und entsetzte die belagerte Stadt, doch nach den Kämpfen mit den Türken brach in seinem Heer die Pest aus, an der er auch selbst im benachbarten Semlin am 11. August 1456 starb. Auch sein Kampfgefährte, der italienische Franziskanermönch und Kreuzzugsprediger Jophannes Capistran(us), der ihm von überallher Scharen von Kriegern zugeführt hatte, wird sich bei Belgrad angesteckt haben, denn auch er fiel einige Wochen später ebenfalls der Krankheit zum Opfer. Durch heimkehrende Krieger, die dem Ruf Capistrans gefolgt waren, wurde die Seuche im selben Jahr nach Spalato in Dalmatien und Venedig verschleppt. Es dauerte noch siebzig Jahre, bis es den Türken gelang, die Südgrenze Ungarns zu überschreiten.

141 Sticker, Teil I, S. 121.

142 Als sich im Jahre 1636 die in Konstantinopel endemisch herrschende Pest zu einer solchen Wut steigerte, daß sie an einem Tag bis zu 1500 Opfer forderte, erklärte der berühmte türkische Schriftsteller Evliya Tschelebi (1611–1684) lakonisch: »Istanbul ist eine so ungeheuer große Stadt, daß man, wenn darin 1000 Leute an einem Tag sterben, ihr Verschwinden in einem solchen Ozean von Menschen kaum wahrnimmt.«

143 Als beim Ausbruch der Pest 1527 alles Hals über Kopf aus Wittenberg floh, soll der Reformator erklärt haben: »Wenn ich wüßte, daß morgen die Welt unterginge, würde ich heute noch ein Apfelbäumchen pflanzen.« Im selben Jahr (1527) flohen vor der Pest die Angehörigen der Universität Tübingen nach Blaubeuren und Neuenburg. Auch die Heidelberger Hochschule wurde zwischen 1426 und 1597 nicht weniger als neunzehn mal vor der Pest in benachbarte oder weit entfernte seuchenfreie Orte verlegt. (Gerhard Ritter, Die Heidelberger Universtität, Ein Stück deutscher Geschichte, 1. Bd: Das Mittelalter (1336 bis 1508), Heidelberg 1936, S. 409.)

144 Justus Jonas (1493–1555) war Theologieprofessor in Wittenberg von 1521 bis 1541. Er begleitete Luther 1521 nach Worms.

145 Luther, der von der Pest verschont blieb, obwohl sie in seinem Hause war, in das er Familien aufgenommen hatte, aus deren Mitte Pestkranke gestorben waren, machte sich immer mehr Sorgen um die Schwangerschaft seiner Frau Käthe, da die Pest Schwangere stets dahinraffte.

146 Luther, der nicht nur an die Ansteckung bei Pest, sondern sogar an ihre künstliche Übertragung durch »Pestsalber« glaubte, war zugleich so tief vom Teufelsglauben durchdrungen, daß er 1532 in seinem Schreiben an den Markgrafen Georg von Ansbach erklärte: »Über das ist kein Zweyfel, dass Pestilenz, Franzosen (d. h. Syphilis), Fieber und ander schwer Krankheiten nichts anderes seyen denn der Teufel Werke.« (J. K. H. Moehsen, Geschichte der Wissenschaften in der Mark Brandenburg, Berlin 1781, Bd. II, S. 506.)

147 Sticker Teil I, S. 95. Im selben Jahr (1547) verlegte wegen der Pest in Heidelberg der Kurfürst seinen Hof nach Germersheim und die Universität floh nach Eberbach.

148 H. F. Mercurialis, De pestilentia in universum praesertim de Veneta et Patavina, Venetiis 1576. Als gefährlicher und hartnäckiger Pestzunder galten seit jeher Pelze. Als 1511 in Verona, das die Deutschen eingenommen hatten, die Pest ausbrach, woran mehrere tausend Menschen starben, erwarb ein Deutscher das Pelzkleid eines Pestkranken. Bald danach starb er an der Pest und so hintereinander mehrere seiner Kameraden, denen der Pelz der Reihe nach zufiel. Schließlich wurde man klüger und verbrannte den Pelz. (Pet. Forestus, Observationum et curationum medicinalium. Lngd. Bat. 1595, lib. VI, S. 22.) Adam Chenot (1721–1789) der 1755 als Pestarzt nach Kronstadt kam, erwähnte später in einem Schreiben, daß die Schafpelze wallachinischer Hirten und Bauern, »wenn ihr Besitzer in Pestzeiten stirbt, seinen Erben den sicheren Tod bringen«.

149 Auch damals wurde, wie so oft, aus der Not eine Tugend gemacht. Die Flohpelzchen wurden Luxusgegenstand. Die Tierköpfe der Zobel-, Iltis- oder Hermelinfelle versah man mit Augen aus Rubinen und die Füße mit goldenen Krallen. Die Herzöge von Burgund, die im 15. Jahrhundert als arbiter elegantiarum, als Moderichter tonangebend für die Eleganz ganz Europas waren, hatten schon 1467 derartig ausgestattete Flohfallen; ein Jahrhundert später waren sie allgemein üblich geworden. Die Herzogin von Ferrara erhielt von ihrem Gatten ein Flohpelzchen geschenkt, das einen goldenen Kopf mit mehr als 20 Rubinen, Diamanten, Perlen und Smaragden trug.

150 Es gehörte zum guten Ton, selbst lästiges Ungeziefer mit Würde zu ertragen. Charpentier, der von der Erziehung einer französischen Prinzessin Ende des 17. Jahrhunderts berichtet, erwähnt folgende Anstandsregel: »Es ist unschicklich, Läuse, Flöhe und anderes Ungeziefer am Kragen zu nehmen (›de prendre au col des poux, puces et autres vermines‹), um sie vor anderen zu töten, es sei denn, dies geschehe im vertrautesten Kreise.« Die gleichen Anstandsregeln wurden hundert Jahre später noch George Washington (1432–99) während seiner Kindheit beigebracht. (E. Charpentier, L'hygiène de nos aieux, Paris 1893, S. 40.)

151 Malgaigne, Oeuvres de Paré, Paris 1841, Bd. III., Buch 24, Kap. II, S. 364.

152 N. G. van Kampen, Geschichte der Niederlande, 1. Bd. Hamburg 1831, S. 405.

153 So wird z. B. von den Internatsschülern der Leipziger Thomaskantorei, die meist aus ärmeren Verhältnissen stammten, aus dem Jahre 1728 berichtet, wie sie in heißen Sommertagen aus einem in ihrer Kammer stehenden Wasserkrug »mit den Ratten einerley Trank trincken mußten, woher es dann kam, daß offt viel und große Kranckheiten dadurch causiret (verursacht) wurden und die armen Knaben viel ausstehen mußten«. (Zitiert bei Friedemann Otterbach, Johann Sebastian Bach, Leben und Welt, Stuttgart 1982, S. 41.)

154 G. Lammert, Geschichte der Seuchen, Hungers- und Kriegsnot zur Zeit des Dreißigjährigen Krieges, Wiesbaden 1890. Schloßberger, Kriegsseuchen, Jena 1945, S. 28. Ebenso wie im I. Weltkrieg die Grippeepidemie hat auch im Dreißigjährigen Krieg die Pest die meisten Opfer gefordert. (G. Franz, Der Dreißigjährige Krieg und das deutsche Volk, Stuttgart 1979.)

155 Victor Fossel, Kriegsseuchen vom 16. bis 19. Jahrhundert, Leipzig 1905, S. 30. Auch Zinsser teilt unter Berufung auf Prinzing die epidemiologische Geschichte des Dreißigjährigen Krieges in zwei Hauptperioden: die frühere von 1618 bis 1630, in der das Fleckfieber die Hauptseuche war, und die spätere von 1630 bis 1648, in der die Pest das Übergewicht gewann. (Hans Zinsser, Ratten, Läuse und die Weltgeschichte, Stuttgart 1949, S. 266.)

156 Fossel, S. 39.

157 Die berühmte »Kapuzinerpredigt« in »Wallensteins Lager« ist in Anlehnung an die Predigten Abraham a Santa Clara eine skurrile Schilderung der desolaten Situation, die durch diese räuberischen Horden heraufbeschworen wurde:

»... Ist's jetzt Zeit zu Saufgelagen?
Zu Banketten und Feiertagen? ...
Es ist eine Zeit der Tränen und Not,
Am Himmel geschehen Zeichen und Wunder ...
Der Rheinstrom ist worden zu einem Peinstrom,
Die Klöster sind ausgenommene Nester,
Die Bistümer sind verwandelt in Wüsttümer,
Die Abteien und die Stifter
Sind nun Raubteien und Diebesklüfter,
Und alle die gesegneten deutschen Länder
Sind verkehrt worden in Elender ...«
(Schiller, Wallensteins Lager, 8. Auftritt)

158 Als Kaiser Ferdinand II, den die Adeligen despektierlich »Nandl« nannten, von der Landung Gustav Adolfs auf Usedom erfuhr, ahnte er noch nicht, was auf ihn zukam und

äußerte leichthin: »So haben wir halt a Feindl mehr.« Und die Höflinge spotteten wie über den »Winterkönig«, über den »Schneekönig aus Schweden«, den der Frühling »schmelzen« würde. Doch ein Jahr nach seiner Landung stand das »Feindl« schon in München.

159 Zitiert nach: Werner Hegemann, Entlarvte Geschichte, Leipzig 1933, S. 99.

160 Nebst der berühmten Bibliothek aus Würzburg raubte Gustav Adolf später aus München Gemälde von Dürer und Cranach. Sein Raub der sechs Grünewaldschen Altargemälde aus dem Mainzer Dom, die auf der Seefahrt nach Schweden mit vielen anderen in Deutschland geraubten Kunstschätzen untergingen, bedeuten eine der schwersten Schädigungen der deutschen Kunst. (Vgl. J. v. Sandrart, »Teutsche Akademie der edlen Bau-, Bild- und Malereykünste«, 1675, Bd. II, S. 236.)

161 Fossel, S. 42.

162 Das Stadtarchiv von Augsburg besitzt in einem Kupferstich ein kostbares Dokument. Es stellt eine hohe Tafel dar, in die 20 Zahlenreihen, je vier dicht nebeneinander zusammengefaßt, eingraviert sind. Die Tafel wird flankiert zur Linken vom Liebesengel Cupido, zu Rechten vom knöchernen Sensemann. Über der Tafel liest man in gotischen Lettern: »Geburts-Hochzeit und Sterben-Register. Oder Ordentliches Verzeichnis der Personen, so in dieser Löbl. des H. Röm. Reichs Statt Augsburg nach Christi Geburt von 1503 bis auf jetztlaufendes Jahr geboren, Hochzeiten gehalten und gestorben seynd. Mit beygesetzem + wan ein Groß Sterben gewesen.« Darunter folgen fünfmal nebeneinander je vier Zahlenkolumnen, überschrieben: »Im Jahr/geboren/Hochzeit/gestorben«, und zweiundzwanzigmal ist neben der Jahreszahl das Kreuzzeichen für ein ›Groß Sterben‹ beygesetzt«, zuletzt in den drei schicksalhaften Jahren 1633, 1634 und 1635. Für das letzte Jahr sind 512 Geburten, 416 Hochzeiten und 6243 Todesfälle, Opfer der mörderischen Pest, verzeichnet.

163 Anton Mayer, Deutsche Musik vom Dreißigjährigen Krieg bis Bach, Leipzig 1927, S. 12.

164 Fossel, S. 42. Unter dem Eindruck der Seuchennot während des Dreißigjährigen Krieges erhielt ein alter deutscher Spruch – indem man darin das Wort Gott durch das Wort Pest ersetzte – einen blasphemischen Klang: »Wenn die Not am größten, ist die Pest am nächsten.« (Gustav Wustmann, Zur Geschichte sprichwörtlicher Redensarten.)

165 Nach einer Rede, die der bekannte Theologe Valentin Andreä im Jahr 1641 bei seiner Doktordisputation in Tübingen gehalten hat, soll nach der Niederlage der Schweden und ihrer Verbündeten unter Herzog Hermann von Weimar bei Nördlingen am 26. Aug. 1634 allein in dem Herzogtum Wurttemberg, das damals nahezu eine halbe Million Einwohner zählte, innerhalb von 7 Jahren (1634–1641) 345 000 Menschen zugrunde gegangen oder in die Schweiz ausgewandert sein. Der Bevölkerungsstand ist zeitweise auf 18 000 herabgesunken. Neben der Pfalz hat im Dreißigjährigen Krieg durch die kaiserlichen Heere kein Land so schwer gelitten wie gerade Württemberg. (H. Schloßberger, Kriegsseuchen, Jena, S. 2.)

166 Georg Winter, Der Dreißigjährige Krieg. Leipzig, 1891, S. 39. In den von dem Krieg und dem Söldnerunwesen heimgesuchten Ländern und Städten flackerte immer wieder die Pest auf. So wurde im November 1638 aus Prag gemeldet: »In der Königlichen Hauptstadt Prag hat die ansteckende Seuche der Pestilenz heftig zu grassieren angefangen, also daß sowohl die geistlichen als andere weltliche Personen haufenweise aus der Stadt in die umliegenden Dörfer geflohen, woselbst auch kein geringeres Elend zu sehen gewesen.« Um jene Zeit (1639) starb auch der Dichter Martin Opitz in Danzig. (Der Dreißigjährige Krieg in Augenzeugenberichten, hg. Hans Jens, Berlin – Darmstadt – Wien, 1963, S. 377/8.)

167 Friedrich Schiller, Geschichte des Dreißigjährigen Krieges, V. Buch, 2. Teil.

168 Matthäus Merian, Theatri Europaei oder Historischer Chroniken Beschreibung aller vornembdsten und denk würdigsten Geschichten, so sich hin und wieder in Europa, sonderlich im Reich teutscher Nation von A. 1633 bis A. 1638 begeben und zugetragen, Frankfurt 1644, Bd. 3, S. 109 und 113. Auf das wilde Treiben der Holckschen Truppen wird auch in Schillers Drama »Wallensteins Lager« (5. und 6. Auftritt) hingewiesen.

169 Hans Jakob Christoffel Grimmelshausen, der vermutlich durch den Krieg früh seine Eltern verlor und später bis 1648 Kriegsdienst tat, stammt aus der südhessischen Kreisstadt Gelnhausen, die 1635 von den Schweden zerstört wurde. Von dem Wüten der Eroberer zeugt heute noch auf der Pfalzinsel der Kinzig die Ruine des um 1170 unter Friedrich Barbarossa erbauten Kaiserpalastes.

170 Andreas Gryphius, Tränen des Vaterlandes im Jahre 1636. Neben den Greueln des Krieges war es die in jenen Jahren grassierende Pest, die Gryphius in seinen »gedanken über den kirch-hof und ruhe-städte der verstorbenen« zu diesen grausigen Versen veranlaßten:

»... Ich finde meistens nichts vor mir
Als gantz entfleischeste gerippe.
Hirnscheitel sonder haar und zier,
Antlitze sonder nas' und lippe
Und Häupter sonder haut und ohr,
Gesichter sonder stirn und wangen,
Die lefftzen (Lippen) sind in nichts vergangen,
Noch wenig zähne ragen vor ...«

171 Winter, S. 204.

172 Überall wähnte man in der Verbrennung die sicherste Art des »Exorcismus«. Selbst der berühmte Astronom Kepler (1571–1630) vermochte seine als Hexe angeklagte Mutter nur mit größter Mühe vor dem Flammentod zu retten. (E. Müller, Johannes Kepler und sein Werk, Stuttgart 1931, S. 24.)

173 Johann Weyer (1515–1588), Leibarzt des Herzogs von Jülich-Kleve-Berg, hatte sich bereits 1563 in seinem Buche »De praestigiis daemonum« bemüht zu zeigen, daß die Geschichten, die man sich von den vermeintlichen Hexen erzählte, eitler Unsinn waren, und er kämpfte gegen den Hexenglauben, indem er die angeblichen Hexen als Geisteskranke bezeichnete.

174 Die Ketzerverfolger und Hexenverbrenner galten oft als die angesehendsten Männer ihrer Zeit, und viele, die ihnen behilflich waren, glaubten ein gottgefälliges Werk zu tun. Der Leipziger Professor und Rechtsgelehrte Benedict Carpzow, der die Bibel dreiundfünfzigmal von Anfang bis zu Ende durchgelesen und mindestens einmal im Monat treulich gebeichtet haben soll, rühmte sich noch 1665, »er hätte 20 000 Todesurteile gefällt, meist gegen Hexen«.

175 Auch Leibniz bewunderte in seiner »Theodicée« Spees Wirksamkeit: »Schönborn, nachmals zur bischöflichen und fürstlichen Würde erhoben, bat darum, so oft ein Mann oder ein Weib der Hexerei beschuldigt wurden, sich den Handel immer zu eigener Untersuchung vorlegen zu lassen, worauf er, die Aussage Spee's nur allzu wahr befindend, die Verbrennungen in seiner Gegend einstellte.«

176 Dasselbe geschah auch noch 1892 bei der Hamburger Cholera, als man die Seuche zunächst zu verschleiern versuchte, indem man die Erkrankungen als Cholerine bezeichnete und somit die rechtzeitige Einleitung von seuchenprophylaktischen Maßnahmen versäumte. (S. Winkle, Chronologie und Konsequenzen der Hamburger Cholera von 1892, Hamburger Ärzteblatt 1983/84.)

177 Der französische Chirurg Ambroise Paré (1510–1590) berichtet über die Zustände in Paris: »Ein schrecklicheres Übel als die Pest sind die Pestknechte. Sie dringen in die Häuser, rauben und plündern, wie es ihnen in den Sinn kommt, und schneiden auch häufig den Kranken die Kehle durch. Es hat in Paris Leute gegeben, die mit Hilfe solcher sauberen Herren ihre Feinde auf offener Straße unter dem Vorwand, sie seien pestkrank, obwohl ihnen nicht das Geringste fehlte, festgenommen und gewaltsam ins ›Hôtel Dieu‹ schleppen ließen. Wie hätte dieser Einzelne Widerstand leisten können gegen viele! Riefen sie unterwegs um Hilfe, so hinderten sie die Mörder daran und schrien noch lauter, so daß sie keiner verstehen konnte. Auf diese Weise schleppten sie sie bis ins ›Hôtel Dieu‹, wo sie mit den Pestkranken zusammen eingepfercht wurden. Wenige Tage darauf starben sie aus Verzweiflung oder infolge der verseuchten Luft.«

178 Federigo Borromeo (1564–1631) seit 1587 Kardinal und Erzbischof von Mailand, war

Neffe des 1610 heilig gesprochenen Kardinals Carlo Borromeo, der sich während der Pest von 1577 durch aufopfernde Liebestätigkeit auszeichnete.

179 Cesare Beccaria hatte in seiner Schrift nicht nur die Abschaffung der Folter und der Todesstrafe gefordert, sondern auch die Rechtsgültigkeit der anonymen Anklage und den Ausschluß der Öffentlichkeit bei den Gerichtsverhandlungen angeprangert, da sie den Mißbrauch des öffentlichen Rechts zu privaten Racheakten fördere.

180 Die Schandsäule ist nicht mit den Pestsäulen zu verwechseln, die man im ganzen Abendland nach dem Erlöschen einer Pestepidemie zu errichten pflegte, um Gott für die Errettung aus der Not zu danken. Die Pestsäulen tragen auf ihrer Spitze meist ein Kreuz. Ihr Säulenschaft weist oft abgerundete Auswüchse in Form von Pestbeulen auf.

181 In dieser Zeit entstand auch die große vierstimmige Motette »O Roche beatissime« des in Ferrara tätigen Franzosen Jean Gero, über die Ambros folgendes schreibt: »Dieses Stück zur Zeit einer der vielen Pestbedrängnisse, von denen Italien im 16. und 17. Jahrhundert heimgesucht wurde, unter dem ängstigenden Eindrucke der im Finstern schleichenden Gefahr, der gegenwärtigen Schrecken des Todes komponiert, zeigt dessen eigentümliche Färbung, welcher in der ganzen damaligen Musik nichts Ähnliches an die Seite zu stellen ist. Die herben Wehelaute, absichtlich und zum Teil überkühn eingeführten harten Dissonanzen haben etwas Erschreckendes. Vielleicht hat Gero seine erste Anregung von den alten dissonierenden Totenlitaneien erhalten. Die ganze Motette ist musikalisch modulierter Angstschrei, und man wird in der älteren Kunst kaum ein zweites Beispiel eines so wohl bedachten Hervorkehrens des Grauenhaften, ja Entsetzlichen nachweisen können als vielleicht Trainis drei Königsleichen im Pisaner Campo santo.«

182 »1634 zogen 12 000 spanische Truppen durch unser Land nach Deutschland und hinterließen die Pest. Entsetzlich wütete sie drei Jahre lang. Pfaffenhofen, Oberhofen, Pölling verödeten fast; in Hall, Bozen, Taufers und Neustift wurde ein Großteil der Bevölkerung von ihr hingerafft.« (L. Weismantel, Die Pest in Oberammergau, Pfaffenhofen 1970.)

183 Manche glauben, daß der Ursprung des Schäfflertanzes noch viel weiter zurückliegt. Es ist möglich, daß er schon 1350, 1463 oder 1517 getanzt wurde, denn in diesen Jahren wurde München auch von schweren Pestepidemien heimgesucht. Man kann sich in München am Schäfflertanz aber auch alle Tage erfreuen, wenn man sich um 11 Uhr vormittags auf den Marienplatz vor dem Rathaus stellt, um das Glockenspiel zu hören und zu sehen.

184 Athanasius Kircher, Scrutinium physico-medicum contagios ae luis quae dicitur pestis, Romae 1658. Bald danach glaubten auch Christian Lange, Hauptmann, Borelli, Petrus a Castro, Hartsoeker und viele andere bei Pest, Pocken, Dysenterie, Petechialfieber und luetischen Geschwüren »Würmer« im Blut oder in den krankhaften Absonderungen gesehen zu haben. Als verminosa miasmata erfüllten diese Gebilde ihrer Meinung nach die Atmosphäre und dringen mit der Atemluft in den Körper ein.

185 Mit dem langen Peststock wies der Seuchenarzt zudringliche Personen zurück und erteilte am Krankenbett oder im Hospital Anweisungen.

186 Dieses Duftwasser wurde aus einer Lösung von Orangenschalen, Zitronenschalen, Bergamotte- und Rosmarinöl in etwa 85prozentigem Weinspiritus hergestellt. Für Napoleon war das Eau de Cologne so unentbehrlich, daß er es sich jeden Morgen über Kopf, Nacken und Schultern gießen ließ. In der Tat ist die französische Armee es gewesen, die das von Napoleon und seinen Offizieren so hochgeschätzte Eau de Cologne weltberühmt gemacht hat.

187 In London war die Pest zwischen 1593 und 1664–65 fünfmal aufgetreten und forderte dort insgesamt 156 463 Opfer. Aber auch an anderen Orten war es hinsichtlich der Pest nicht viel günstiger. So wütete die Seuche in Amsterdam von 1622 bis 1628 jedes Jahr (Bilanz: 35 000 Tote). 1663 brach die Pest abermals in Amsterdam aus, wo sie 10 000 Menschen von einer Gesamtbevölkerung von nicht ganz 200 000 dahinraffte. Im darauffolgenden Jahr fielen ihr in Amsterdam etwa 24 000 Menschen zum Opfer. Nachdem sie sich nach Brüssel und Flandern ausgedehnt hatte, wurde sie 1665 auch nach London verschleppt.

188 Selbst Sydenham war 1665 vor der Pest aus London geflohen. Während dieser Zeit schrieb er sein erstes Buch »Über die Heilmethoden des Fiebers«, das er Robert Boyle widmete und das durch ein Gedicht seines Freundes John Locke eingeleitet wurde.

189 Nach einer Verordnung der Stadtverwaltung mußten Häuser, in denen ein Pestfall vorkam, mit einem großen roten Kreuz an der Eingangstür gekennzeichnet und mit sämtlichen Einwohnern 40 Tage lang »verriegelt« werden.

190 Sticker, I/1. S. 178.

191 B. Russell, Wissenschaft wandelt das Leben. München 1953, S. 12f. Die neue seuchenhygienische Situation, daß die Pest in London nicht mehr auftrat, war sicherlich neben dem Neuaufbau in Stein auch der insularen Lage zu verdanken.

192 Da die Juden durch die christlichen Zünfte aus allen ehrlichen Berufen ausgeschlossen waren, mußten sie den verachteten und epidemiologisch nicht ungefährlichen Handel mit alten Kleidern, Lumpen und sonstigem Trödelkram betreiben, mit Altwaren, die bei mörderischen Epidemien zum größten Teil von Verstorbenen stammten und somit nicht nur für den späteren Kunden, sondern zunächst für den jüdischen Händler und seine Umgebung eine große Infektionsgefahr darstellten.

193 Bereits in Rom und Venedig hatte man den dortigen Judenvierteln ähnlich gesundheitsgefährdende, für Überschwemmungen und Seuchenbefall prädestinierte Stellen zugewiesen. (Näheres darüber in S. Winkle, Kulturgeschichte der Städtehygiene, Ghetto-Kapitel.) Als »Vorboten der Pest« spielten seit jeher Überschwemmungen, Mißwuchs, Hungersnöte, Erdbeben und Rattenplage eine Rolle. Allerdings wurden statt Ratten oft Mäuse genannt, wie von Abraham a Santa Clara. »Nicht allein viel Mäus', sondern auch viel lasterhafte Mausköpf' verkünden die Pest.«

194 Paul de Sorbait, Consilium medicum de peste Viennense oder freundliches Gespräch über den betrübten und armseligen Zustandt der Kaiserl. Residenz- und Hauptstadt Wien bei dieser gefährlichen und vorhero nie erhörten. Contagion, Vienne 1679.

195 Abraham a Santa Clara, Merck's Wienn! das ist des wüthenden Tods eine umbeständige Beschreibung in der berühmten Kayserlichen Hautpstadt im Jahre 1679, zusammengetragen mitten in der betrangten (bedrängten) Stadt und Zeit, Wien 1680.

196 Ehe Kaiser Leopold der Erste die Stadt verließ, betraute er Sorbait mit der Oberaufsicht über das gesamte Sanitätswesen. Doch wieder sah dieser sich dem »Widerstande des Consiliums« gegenüber, das ihm erst dann Sitz und Stimme zuerkannte, als er mit einer Beschwerde beim Kaiser drohte.

197 Kurze Beschreibung der großen Pest zu Wien im Jahre 1679 mit einigen Erinnerungen über dieselbe. Wien 1779.

198 Vor dem Stubentor waren nicht nur massenhaft infizierte Betten, Stroh und Kleider aufgestapelt, die verbrannt werden sollten, sondern auch Leichen, da es nicht genügend Totengräber gab, um sie alle zu beerdigen. (Sorbait.)

199 Fuhrmann, Alt- und Neu-Wien oder die Residenzstadt, chronolgische und historische Beschreibung, Wien 1738/39, S. 996.

200 Nach Abraham a Santa Clara lag das »Wienerische Lazareth ausser der Stadt, gen Niedergang der Sonnen, bei einem rinnenden Wasser, mit Namen Alsterbach, also bequemlich gebaut, dass der Lufft und durchstreichende Wind selbes aller Seyten reinigen kann« (Merck's Wien, S. 103). Dieses Lazareth genügte bald nicht mehr. Man richtete das grosse Kontumazgebäude zu einem weiteren Lazareth und mußte überdies noch solche in Vorstädten herstellen.

201 Ein schauerliches Panorama von jener Schreckenszeit, »in der auf allen Gassen Todte lagen, aus allen Häusern Todte geschleifft, in allen Winkeln Todte begraben und auf allen Wägen Todte geführt«, wurde entrollt. (Abraham a Santa Clara in seinem »Merck's Wien«.)

202 Am 30. September 1679 äußerte sich Sorbait in seinem Bericht über die ihm bereiteten Schwierigkeiten: »Oftmals predigte ich vor tauben Ohren, besonders bei den Urhebern des bösen Rates, welche lieber alles zugrunde richten wollen, als ihre Irrtümer einzusehen …«

203 Georg Sticker, Die Pest, Gießen 1908, Bd. I, S. 202.

204 Der restliche Teil dieses Gassenhauers, der eine Art Totentanzlied ist, lautet:

»Jeder Tag war sonst ein Fest,
Jetzt aber hab'n wir die Pest!
Nur ein großes Leichennest
Das ist der Rest!
O du lieber Augustin,
Leg nur ins Grab dich hin,
O du mein herzliebes Wien,
Alles ist hin!«

205 Fuhrmann, Alt- und Neu-Wien oder dieser Residenzstadt chronologische oder historische Beschreibung, Wien 1738/39. Fast bei jeder größeren Pestepidemie sind uns die Geschichten über drollige Trunkenbolde überliefert, die von den Pestknechten wegen ihrer trunkenen Steifheit für tot gehalten und in die Pestgrube befördert wurden, wo sie dann ihren Rausch ausschliefen, um am andern Morgen unverletzt wieder herausgezogen zu werden.

206 Pestbeschreibung und Infektionsordnung samt der anno 1713 zu Wien in Österreich fürgewesten Contagien. Wien 1727. Nach Prag soll die Pest am 16. Juli 1713 ein Wiener Schneider eingeschleppt haben. Als sich im August in der Judengasse am Moldauer Ufer die Todesfälle zu häufen begannen, baten die Juden, das Ghetto verlassen und auf die Kaiserinsel auf der Moldau übersiedeln zu dürfen, was von den Behörden jedoch abgelehnt wurde. Das Ergebnis: Die Seuche breitete sich auch auf die übrigen Stadtteile aus. In Prag fielen damals der Pest über 36 000 Menschen zum Opfer, darunter 12 000 Ghettojuden, von denen die Seuche ausgegangen war.

207 Eine ähnliche »Umsiedlung« (»Seoba«) größerer serbischer Bevölkerungsteile geschah, als das im Frieden von Požarevac 1718 an Österreich gekommene Nordserbien 1739 wieder an die Türken verloren ging.

208 Eine der Glanzleistungen der Militärgrenze war die von Prinz Eugen angeregte Trokkenlegung des Vidovajer Meeres, eines zwischen Theiß und Marosch gelegenen Moores, das fast eine Fläche von der Größe des Bodensees bedeckte. Auch andere riesige Sumpfgebiete verwandelten die Grenzer in blühendes Weizenland.

209 Diese religiöse Toleranz war eine politische Notwendigkeit, um den Einfluß Rußlands auf die ebenfalls griechisch orthodoxen Balkanvölker zurückzudrängen, über die das Osmanische Reich die Herrschaft zu verlieren begann. Das scheint Toynbee nicht bekannt gewesen zu sein, denn er erwähnt Kaiser Leopold I. (reg. 1658–1705) in einem Atemzug mit John Locke und rühmt seine religiöse Toleranz:

»In der Geschichte der religiösen Toleranz im Westen sind zwei Werke von John Locke (1632–1704). A Letter of Toleration and Treatises on Civil Gouvernement literarische Meilensteine. Ein großer Fortschritt waren auch die Erlasse des habsburgischen Kaisers Leopold I. zugunsten der Religionsfreiheit und Verwaltungsautonomie völkischer Minderheiten in Südosteuropa.« (Arnold Toynbee, Menschheit und Mutter Erde, Die Geschichte der großen Zivilisationen, Düsseldorf 1979, S. 458.) In Wirklichkeit reizte der bigotte und den Jesuiten ergebene Leopold zur selben Zeit die damals noch zum großen Teil calvinistischen Ungarn durch gewaltsame Katholisierungsbestrebungen zu Aufständen.

210 Die vorderste Grenzverteidigung wurde von dem »Tschardakenvolk« getragen, der Besatzung der aus Holz und Stein gebauten Wehr- und Wachttürme (türkisch: »Tschardák«), die in einer Entfernung von etwa 2 Kilometern entlang der ganzen Grenze errichtet waren. Auf der gegenüberliegenden Seite hatten die Türken ihre Wachttürme errichtet. Hinter der »Tschardáklinie« war auf der kaiserlichen Seite die »Grenzlinie« angesiedelt, Teile der Bevölkerung, die zwar ihre Landwirtschaft betrieb, aber bereit sein mußte, stündlich zu den Waffen zu greifen. Dahinter siedelte und kolonisierte der Rest der Bevölkerung. Doch auch deren männlicher Teil mußte binnen 24 Stunden ausmarschbereit sein und blieb auch im Bauernkittel zeit seines Lebens Soldat.

211 Allerdings wurde auch die Einrichtung des Kontumazsystems zuweilen an manchen Stellen mißbraucht. »So erklang z. B. am österreichtürkischen Grenzkordon in Siebenbürgen in der zweiten Hälfte des 18. Jahrhunderts fast alle Jahre einmal oder mehrmals der falsche Ruf einer aus der Walachei oder Moldau herannahenden Pest, damit die kaiserlichen Grenzkommandanten Veranlassung zur Sperre fanden und die Kontumaz, die ein Monopol für die griechischen Kaufleute in Kronstadt geworden war, in Wirksamkeit treten konnte. Der gemeine Mann in Kronstadt kannte die Habsucht der griechischen Kaufleute und der Kontumazdirektoren so gut, daß er bei einem Pestrufe sagte: Die haben wieder Geld nötig« (Sticker, Teil I, S. 328).

212 Da Ludwig XIV. ebenso wie einst Franz I. mit den Türken ein Bündnis gegen das Haus Habsburg geschlossen hatte, konnten französische Handelsschiffe osmanische Häfen anlaufen, um von dort Waren zu besorgen. Aus Konsulatsberichten erfuhr man seit dem 17. Jahrhundert immer wieder von Seuchenausbrüchen in verschiedenen Regionen des Osmanischen Reiches, besonders in Hafenstädten, was aber die örtlich zuständigen Paschas zu verheimlichen suchten, um den Außenhandel nicht zu stören. Sie ließen sogar für die eingetroffenen Handelsschiffe »reine Atteste« anfertigen, in denen bescheinigt wurde, daß der Hafen pestfrei sei, womit sogar viele Schiffskapitäne und ihre Auftraggeber in der Heimat, denen es vor allem um den Handelsgewinn ging, einverstanden waren.

213 Sticker, Teil 1, S. 224.

214 J. Ruffié und J. Ch. Sournia, Die Seuchen in der Geschichte der Menschheit, München 1992, S. 56. Wie Hammerschläge klingen Stickers Worte, mit denen er die geistige Blindheit und zeitlose Vertuschungstaktik der Behörden anprangert:
»In manchen dieser Epidemien war es geradezu, als ob die Behörden mit geistiger Blindheit geschlagen worden wären. So in Marseille im Jahre 1720. Hier konnte man durch eine jahrhundertalte Erfahrung auf die Einschleppung der Pest vorbereitet sein; hier wußte man, daß ein Schiff, worauf Pesterkrankungen geschehen waren, aus einem frischen Pestherde von der Levante gekommen war und Ende Mai im Hafen die Anker geworfen hatte; hier sah man Mitte Juni ein paar Leute, die das verdächtige Schiff betreten hatten, rasch sterben und Anfang Juli neue Todesfälle mit den unzweideutigen Zeichen der Pest unter den Quarantänehaltenden sich ereignen; man sah Ende des Monats das unabwendbare Sterben über die ganze Stadt sich verbreiten. Dennoch redeten die Behörden noch wochenlang von Furunkeln, Gangränepusteln, Fleckfiebern, Wurmfiebern, Wechselfiebern, bis endlich am 1. August das Walten der Pest, dem inzwischen viele Tausende zum Opfer gefallen waren, nicht mehr verhehlt werden konnte.« (Sticker, Teil 2, S. 362.)

215 Sticker, Teil 1, S. 225 ff.

216 Sticker, Teil 2, S. 292.

217 Übersichtshalber habe ich die Reihenfolge der Versuche geändert. Die eingeklammerten römischen Ziffern geben die Versuchszahlen in Deidiers Arbeit an.

218 Die Versuche sind teilweise abgedruckt bei Chicoygneau. (»Traité des causes des acidents et de la cure de la peste«, Paris 1744.)

219 Noch auf St. Helena wiederholt Napoleon die Sätze: »Der Herr Ägyptens ist auch der Herr Indiens« oder: »Wenn einmal Ägypten französisch ist, dann können die Engländer ihrem Indien Lebewohl sagen.« (Werner Hagemann, Napoleon oder Kniefall vor dem Heros, Hellerau 1927, S. 626.)

220 Bourienne, Mémoire of Napoleon Bonaparte, New York 1890, Bd. I, S. 322. Laut Bourienne, der von 1797 bis 1799 Bonapartes Sekretär war, träumte der junge General damals zugleich auch von einem Feldzug über Mesopotamien nach Indien auf den Spuren Alexanders des Großen. Noch auf St. Helena kam Napoleon auf diesen »Traum« zurück: »Wäre Akkon (St. Jean d'Arc) genommen worden, so hätte sich die Armee auf Damaskus und Aleppo geworfen und in kürzester Zeit den Euphrat erreicht ... Sechshunderttausend Libanesen (Christen) hätten sich uns angeschlossen, und wer kann wissen, wohin das geführt hätte? Ich wäre bis nach Konstantinopel, bis nach Indien gegangen; ich hätte das Antlitz der Erde verändert.« (Las Cases, Mémorial de St. Hélène, Paris 1823, Bd. II, S. 84 f.)

221 Die Pest wurde von Konstantinopel, wo sie seit 1798 herrschte, mit türkischen Kriegsschiffen in den nahen Osten verschleppt.

222 Die Krankheit hieß allgemein »fièvre à bubons«, offenbar im Auftrage Napoleons, der das Wort Pest vermieden wissen wollte. Ähnlich handelte einst auch Friedrich der Große. Als man 1745 (im zweiten Schlesischen Kriege) in Oberschlesien von einer »Pestilenz« zu munkeln begann, befahl Friedrich der Großen, die Seuche als »Faulfieber« zu bezeichnen, »weil die Furcht vor der Krankheit für den Feldzug schlimmere Folgen haben könnte als jede Gegenwirkung des Feindes.«

223 Diese Methode erwies sich als wirksam, ohne daß man die Zusammenhänge erkennen konnte. Heute weiß man, daß Ratten- und Menschenflöhe, die die Pest übertragen, im allgemeinen einen mit Öl eingeriebenen Körper meiden.

224 Über all das berichtet Larrey in seiner Arbeit: »Précis de la maladie qui a régné l'armée d'Egypte pendant son expédition en Syrie an voyé aus conseil de santé Leo Messidor an 7.«

225 »Ich hätte«, sagte Napoleon später, »unter solchen Umständen meinen eigenen Sohn vergiften lassen.«

226 Sieyès, der alte Jakobiner, hätte Bonaparte (»diesen frechen Bengel«) wegen Verletzung der Quarantäneverordnung am liebsten »füsilieren lassen«. (Thiébault, Mémoires, Paris 1895, Bd. III, S. 60.) General Bernadotte schlug dem Direktorium vor, Bonaparte wegen Fahnenflucht vor ein Kriegsgericht zu stellen. »Dazu sind wir nicht stark genug«, antwortete ihm Barras. (Masson, Napoléon, Manuscrits inédits, 1907, S. 170.)

227 Gerade die britischen Kreuzer, die so nahe daran gewesen waren, Bonaparte zu fangen, halfen ihm, indem sie es verhinderten, daß die Wahrheit über die verzweifelte Situation in Ägypten der französischen Öffentlichkeit bekannt wurde. Bonaparte konnte mit dem Sieg über das Türkenheer bei Abukir prahlen und den Verlust von Akkon vertuschen.

228 Helmut von Moltke, Briefe über Zustände und Begebenheiten in der Türkei aus den Jahren 1835 bis 1839, Berlin 1917, 8. Aufl., S. 121.

229 Ebenda, S. 122.

230 Ebenda, S. 123.

231 Ebenda, S. 119–120.

232 Ebenda, S. 120.

233 Sticker, Teil I, S. 259.

234 Moltke, S. 102–103.

235 Ebenda, S. 125–126.

Mikrobiologische Ära

236 Im Frühjahr 1894 herrschte die Pest (»Mahamari«) in den Vorbergen des Himalaya. Zugleich grassierte sie unter den Kirgisen im westlichen Tarimbecken. (Sven Hedin, Durch Asiens Wüsten, Leipzig 1899.)

237 Sticker, Die Pest, Erster Teil: Die Geschichte der Pest, Gießen 1908, S. 349ff.

238 Die ersten Pestfälle traten im chinesischen Elendsviertel auf, doch sie wurden zunächst vertuscht, um die Zwangsquarantäne so lange wie möglich hinauszuschieben. Doch das Massensterben war nicht zu übersehen. Überall lagen zwischen Rattenkadavern menschliche Leichen auf den Gassen.

239 »Die zuvorkommende Haltung der Engländer gegenüber Kitasato ist vor diesem politischen Hintergrund zu sehen«, schreibt Mollaret. (Henri H. Mollaret u. Jacqueline Brossollet, Alexandre Yersin, Der Mann, der die Pest besiegte, Zürich 1987, S. 353 Anm. 10.)

240 Abgesehen von dem politischen Hintergrund genoß Kitasato bei den Engländern ein großes Ansehen, war er doch 1892 aufgrund seiner Leistungen von der deutschen Regierung mit dem Professorentitel ausgezeichnet worden und erhielt damals den Ruf an verschiedene europäische Universitäten.

241 Geheimrat R. O. Neumann, der Yersin persönlich kannte, sagte mir 1949: »Die Schwierigkeiten, die Yersin mit den Briten in Hongkong hatte, dürften weniger auf sein dürftiges Englisch als vielmehr auf sein saloppes Äußeres zurückzuführen sein. Er hat näm-

lich auf Äußerlichkeiten keinen Wert gelegt, womit man in bestimmten Kreisen leicht anecken kann.«

242 »Yersin«, so Mollaret, »versuchte sich mit Kitasato deutsch zu unterhalten, eine Sprache, die der Japaner perfekt beherrscht, da er sieben Jahre bei Koch in Berlin gearbeitet hat, wie übrigens auch Aoyama, der ein Jahr später seinen Bericht über diese Mission in deutscher Sprache veröffentlicht. ›Aber‹, schreibt Yersin, ›offensichtlich habe ich seit meinem letzten Aufenthalt die Sprache ein wenig verlernt, denn anstatt mir zu antworten, lachen sie nur.‹ Kitasatos Verhalten, insbesondere auch seine Weigerung, mit Yersin zu sprechen, erscheint unverständlich und um so überraschender, als die beiden Männer an den gleichen Themen gearbeitet haben. Kitasato hatte zusammen mit Behring das Diphtherietoxin erforscht. Deshalb muß er Yersins Doktorarbeit gekannt und von dessen Entdeckung des Diphtherietoxins (in Zusammenarbeit mit Roux) gewußt haben. Sollte er während seiner acht Jahre in Berlin Kochs Antipathie gegenüber Frankreich und speziell gegenüber Pasteur angenommen haben und sie jetzt sogar Pasteurs Schüler spüren lassen?« (Mollaret, S. 169f.)
Das sind schwere Verdächtigungen. Laut Geheimrat Neumann sprach Yersin »nur schwiezerdütsch, was man kaum verstehen konnte«. Das dürfte auch der Grund gewesen sein, weshalb die sonst so höflichen Japaner, die beide nur hochdeutsch sprachen, bei Yersins Verständigungsversuch über den für sie unverständlichen Dialekt, der einen Dialog unmöglich machte, lächeln mußten. Übrigens war Kitasato in Berlin der engste Mitarbeiter von Behring, in dessen Labor keine antifranzösische Stimmung herrschte, verband doch Behring mit Roux eine innige, lebenslängliche Freundschaft.

243 Mollaret/Brossollet, S. 166ff.

244 Comptes rendus hebdomadaires des séances de l'Academie des sciences, Paris 1894, 119, Sitzung vom 30. Juli, S. 356.

245 Yersin, La peste bubonique à Hong-Kong, Annales de l'Institut Pasteur, 1894, 8, 662 bis 667.

246 S. Kitasato, The bacillus of bubonic plaque, Lancet 1894, 2, S. 428–430.

247 Die japanische Pestkommission verließ nach dem 7. Juli Honkong. Der englische Generalgouverneur, Sir Robinson, sandte ein Telegramm an den Mikado, in dem er die Bewunderung der Briten für Kitasatos Entdeckung des Pestbazillus zum Ausdruck brachte. (Mollaret/Brossollet, S. 352)

248 Nach dieser Erkenntnis pflegt man bei Pestverdacht das Untersuchungsmaterial doppelt anzusetzen, um die eine Charge bei 30° C, die andere bei 37° C zu bebrüten.

249 Nur nebenbei sei erwähnt, daß die deutsche Cholera-Kommission unter der Anleitung von Robert Koch im Jahre 1883 mit 9 Kisten voller Ausrüstungsgegenstände nach Alexandrien fuhr.

250 »Yersin«, schreibt Mollaret, »besaß nur sein Mikroskop und einen Sterilisierapparat, den er sich im Saigoner Krankenhaus geliehen hatte, aber keinen Brutkasten. Er mußte die Kulturen in seiner Strohhütte also wohl oder übel den herrschenden Außentemperaturen aussetzen, und das war sein Glück. Die Durchschnittstemperatur in Hongkong betrug im Juni 27° C und im Juli 28,4° C. Das heißt: für das Gedeihen seines Pestbazillus herrschten ideale Bedingungen.« (Mollaret/Brossollet, S. 176–177.)

251 M. Ogata, Über die Pestepidemie in Formosa, Centralblatt für Bakteriologie 1897. Bd. 21, S. 769–777. Masanori Ogata berichtet, daß bereits K. Okada in Tokyo an Kulturen, die ihm vom Militärarzt Murukami aus der Hafentadt Anpin (Formosa) zugesandt waren, die Identität dieser Keime mit dem von Yersin, nicht aber mit dem von Kitasato beschriebenen Bakterium feststellen konnte. Zu der gleichen Erkenntnis kam auch Yamagiva. (W. Yamagiva, Über die Bubonenpest, Virchow's Archiv. Bd. 149, Suppl. 1897.)

252 M. Ogata, Wer hat die Pestbazillen zuerst entdeckt? Kitasato? Yersin? Oder Kitasato und Yersin? Zentralblatt für Bakeriologie und Hygiene, I. Orig. 1955, 163, S. 171–172.

253 Ähnliche Erfahrungen hatte man auch in China gewonnen. Als in der zweiten Hälfte des 18. Jahrhunderts vom Gebirgslande Yünnan eine schwere Pestepidemie ausging, schrieb

ein Zeitgenosse Hung-Liang-Kih darüber: »Damals geschah es, daß am hellen Tage Ratten in den Häusern erschienen, zu Boden fielen und verendeten. Kein Mensch, der mit dem Übel in Berührung kam, entging dem plötzlichen Tode. Taunan, der Sohn des Landpflegers von Wang-kiang, machte über die Seuche ein Gedicht unter der Überschrift: »Tod und Ratten«. Wenige Tage später starb er selbst an dieser seltsamen Rattenseuche in seinem sechsunddreißigsten Jahre.« (Sticker, Pest, Bd. II, S. 249.) Auch Mollaret zitiert ein chinesisches Gedicht aus dem Jahr 1792, das von Shih-Tao während dieser Epidemie verfaßt wurde: »Wenige Tage nach dem Tode der Ratten fallen auch die Menschen wie Mauern, die einstürzen.« (Mollaret/Brossallet, S. 179.)

254 Sticker, Die Pest, Zweiter Teil: Die Pest als Seuche und Plage, Gießen 1910, S. 138.

255 A. Yersin, La peste bubonique à Hong-Kong. Annales de l'Institut Pasteur. 1897, 11, S. 81–93.

256 Schon bei den ersten Tierimpfungen in Hongkong glaubte Yersin bemerkt zu haben, daß es Pestkulturen gibt, die gar nicht oder nur schwach krankheitserregend sind. »Dieser Umstand gibt der Hoffnung Anlaß«, heißt es am Ende seiner ersten Berichte über die Beulenpest in Hongkong, »daß man mit der Impfung bestimmter Zuchtkulturen oder Spielarten des Bazillus, die nur schwach oder gar nicht virulent sind, Immunität gegen die Pest erzeugen könnte.« (Mollaret/Brossolet, S. 187.)

257 Mollaret/Brossolet [siehe Anm. 241], S. 187. In einem späteren Brief nach dem Verlassen Hongkongs schrieb er am 15. September 1894 erleichtert an Calmette: »Ich weiß nun, daß man am Institut Pasteur echte Kulturen des Pestbazillus hat. Unter Monsieur Roux's Händen werden sie nicht verstauben.« (Mollaret/Brossolet, S. 178.)

258 »Die moderne Geschichte der Immunisierung gegen die Pest«, schrieb Pollitzer, »hat 1895 begonnen, als Yersin Calmette und Brossollet bewiesen, daß Kaninchen gegen die Infektionskrankheit gefeit sind, wenn man ihnen vorher wiederholt Pestkeime einspritzte, die durch Erhitzung abgetötet waren.« (R. Pollitzer, Plaque, Genf 1954 [WHO].)

259 Sticker, Bd. 1, S. 353ff.

260 Mollaret/Brossellet, S. 198. Die von Mollaret hierfür angegebenen Quellen lauten: Reports an papers an Bubonic Plague, Local Gouvernement Board. London 1902, S. 244. B. Bonneau, Etude sur la peste de Bombay, Archives de Médicine navale. 1897, 68, S. 366–372.

261 Mollaret/Brossollet, S. 205.

262 Fast um dieselbe Zeit wurde von dem Japaner Masanori Ogata, der ebenfalls im Rattenfloh den Pestvermittler vermutete, von verendeten Ratten Flöhe eingesammelt, zerrieben und an gesunde Ratten verimpft, die danach ebenfalls an Pest erkrankten. (M. Ogata, Über die Pestepidemie in Formosa, Centralblatt für Bakteriologie 1897, XXI, S. 769–777.)

263 Simond, La propagation de la peste, Annales de l'Institut Pasteur, 1898, XIII. P. L. Simond, La question du véhicule de la peste. Paris 1905 P. L. Simond, Comment fut mis en évidence le rôte de la puce dans la transmission de la peste, Revue d'Hygiène, 1936, L VIII, 1, 5–17. Der Rattenfloh infiziert sich an der pestkranken Ratte nur in den letzten 36 Stunden vor dem Tod. Vorher sind im Blut der infizierten Ratte keine Pestbakterien vorhanden. Nach Ansaugen von Pestblut ist der Rattenfloh bis zu 6 Wochen infektiös. Im Flohkot können Pestbakterien 16 Monate am Leben bleiben und durch Inhalation Lungenpest verursachen. Daher kam früher in pestfreien Zeiten das plötzliche Ausbrechen von Lungenpest unter Lumpenhändlern. Auch die Legenden von der eingekeilten Pest könnten daher ihren Ursprung haben.

264 Mollaret/Brossolet, S. 206.

265 Reiner Müller, Medizinische Mikrobiologie, München/Berlin 1939, S. 190.

266 Ernst Rodenwaldt, Tropenhygiene, Stuttgart 1938, S. 50, 51. Außerdem bietet auch die Dachbedeckung eines Bambushauses mit Stroh- oder Palmwedelschichten den Ratten günstige Nistgelegenheiten. Doch der Übergang zu Backsteinbau mit Ziegelbedeckung des Daches ist eine teure Maßnahme, die erst dann verwirklicht werden kann, wenn der

Lebensstandard der Parias erhöht wird. Erst dann ließen sich auch andere hygienische Maßnahmen erfolgreich durchführen. Die Bekämpfung der Pest in solchen Gebieten ist demnach nicht ein rein medizinisches, sondern in erster Linie ein soziales Problem.

267 Um die gleiche Zeit wurden Pestratten in die südafrikanische Hafenstadt Durban, in die Argentinische Hafenstadt Buenos Aires und in die Hafenstadt Sydney an der Südostküste Australiens verbracht, von wo aus sie in den jeweiligen Stadtumgebungen die in Erdhöhlen lebenden Nagetiergemeinschaften infizierten.

268 R. Müller, S. 190.

269 Kaschkadamoff, Von der Pest in der Mandschurei im Herbst 1905, Hygienische Rundschau 1906. Kaschkadamoff, Über die Ausbreitungsbedingungen der Pest und ihre Bekämpfung in Rußland, XIV. Internationaler Congreß für Hygiene, Berlin 1908.

Geschlechtskrankheiten

Altertum

1 Das Gleiche gilt auch für die Städte des Durchgangslandes Palästina und des Nilreiches Ägypten. Empörende Verkommenheit wurde den Städten Sodom und Gomorrha zugeschrieben.

2 Von Ninive verkündete der Prophet Nahum in der bilderreichen, überschwenglichen Ausdrucksweise des Orients: »Du hast deine Händler zahlreicher gemacht / als Sterne am Himmel.« (Nah 3,16.)

3 Felix von Oefele, Krankheiten im alten Ägypten und Mesopotamien, Leipzig 1907, S. 19.

4 Meißner, Babylonien II, S. 290.

5 Oefele, S. 20. Im Zeitalter der Pharaonen soll im Niltal die weibliche Treue etwas Seltenes gewesen sein. Ein Orakel, erzählt Diodor, hätte dem erblindeten Pharao befohlen, seine Augen mit dem Urin einer Frau zu waschen, die nie einen anderen als ihren Mann umarmt habe. Der König fing seine Versuche bei seiner eigenen Frau an und setzte sie bei vielen anderen fort, aber alles blieb ohne Erfolg. Endlich fand er eine gemeine Gärtnersfrau, die ihm auf die beschriebene Art das Augenlicht wiedergab. Er erhob sie zu seiner Gemahlin und ließ alle anderen hinrichten.

6 Oefele, S. 20.

7 Oefele, S. 21.

8 Häufig fand man bei Mumien als Grabbeigabe kleine Phalli, die den Verstorbenen ihre Zeugungskraft im Jenseits sichern sollten. Auch die aufrecht errichteten Menhire aus der Jungsteinzeit, an die sich in der Bretagne auch heute noch Riten des Fruchtbarkeitszaubers knüpfen, hatten Beziehungen zum Phalluskult. (v. Oefele, S. 21.)

9 In der ersten lateinischen Bibel-Übersetzung des Hieronymus († 429 n. Chr.), der Vulgata, heißt die Stelle sinnentstellend und irreführend »fluxus seminis«, d. h. »Samenfluß«. Auch eine andere Stelle (2 Sam 3,29), an der David dem Hause Jakobs flucht, »es solle ihm nie an Samenflüssigen und Räudigen fehlen«, ist in der Vulgata mit »fluxus seminis sustinens et leprosus« übersetzt. (Über die Bedeutung der Bezeichnung »leprosus« ist viel gestritten worden. Anhänger einer Altertumssyphilis haben darin sogar einen Hinweis auf diese Geschlechtskrankheit sehen wollen. Doch als Zaraat, das, was später als Aussatz gedeutet wurde, galt den alten Juden jede Art von Hautausschlag.)

10 Die siebentägige Absonderung war keine seuchenprophylaktische, sondern lediglich eine symbolische Handlung, da im Falle einer Gonorrhoe die Ansteckungsgefahr nach wie vor bestand. Der symbolisch-sakrale Charakter wird besonders durch die Mitteilung von Josephus Flavius deutlich, wonach, wenn jemand über 7 Tage hinaus »unrein« blieb, d. h. auch weiterhin Ausfluß hatte, so mußte er zwei weibliche Lämmer opfern, und zwar eines davon verbrennen, das andere dem Priester schenken.

11 Im Levitikus wird genau unterschieden zwischen Ausfluß und Samenerguß (Pollution), obwohl beide als unrein galten.
Hat ein Mann Samenerguß, soll er seinen ganzen Körper in Wasser baden und ist unrein bis zum Abend. Jedes Kleid und jedes Lederstück, auf das Samen gekommen ist, muß mit Wasser gesäubert werden und ist unrein bis zum Abend. Schläft ein Mann, der Samenerguß hat, mit einer Frau, müssen sie sich beide in Wasser baden und sind unrein bis zum Abend. (Lev 15, 16–18.)

12 Der Talmud führt für jede Sünde eine besondere Krankheit als Strafe ein, die durch Dämonen (schedim) vollstreckt werden soll. Übrigens findet sich die Redewendung »der Mutterleib war zugebunden« wörtlich schon im babylonischen Gilgameschepos.

13 Nach den Hochzeitssprüchen in Veda galten die vom Blute der Brautnacht geröteten Hemden und Bettlaken als giftig und »voll bösen Zaubers« und mußten daher vom Bräutigam gleich am Morgen unter der Herbetung magischer Sprüche beseitigt werden.

14 Nach Selden, der sich auf die Gewährschaft des Origines und des heiligen Hieronymus beruft, soll Baal-Peor als riesiger Phallus dargestellt worden sein. Der Phalluskult heid-

nischer Völker wird in der Bibel erwähnt und ausdrücklich verurteilt. »Deinen prächtigen Schmuck aus meinem Gold und Silber, den ich dir geschenkt hatte, hast du genommen und hast dir daraus männliche Figuren gemacht, um mit ihnen Unzucht zu treiben.« (Ez 16,17). Auch der Verfasser der Apokalypse spricht davon, daß man dort Hurerei getrieben habe... (Offb 2,14).

15 Nur wenige wissen, daß sich das berühmte Urteil Salomos bezüglich der echten Mutter auf zwei Prostituierte bezieht, von denen die eine ihr dreitägiges Kind im Schlafe erdrückt hatte und daher ihrer Zimmergenossin deren ebenso altes Kind wegnehmen wollte.

16 Herodot I, 199. Dreieinhalb Jahrhunderte später noch war ein anderer Reisender, Strabo, Zeuge dieser Bräuche (XVI. 1). Voltaire bemerkte später spöttisch, Herodot sei ein Heuchler gewesen, denn zweifellos hat auch er selbst einer Schönen einen Obulus in den Schoß geworfen. (G. Lanson, Voltaire, sa vie et son œuvre, Paris 1919, S. 73.)

17 Der Aphroditekult, der sich unter allen griechischen Götterdiensten durch den orientalischen Charakter auszeichnete, bestand im wesentlichen in einer Übertragung des babylonischen Ischtar-(Melitta) und des phönizischen Astarte-Kultes nach Hellas, weshalb auch diese Göttin »die Schaumgeborene«, d. h. »die Über-das-Meer-Gekommene« hieß. Zum Kult der Aphrodite gehörte auch die Tempelprostitution, die auf Cypern (Herodot I, 187) in Korinth (Strabo 8,378) und anderen Städten von Tempeldienerinnen wahrgenommen wurde.

18 Der Eintrittspreis in diese Lasterhöhlen, deren Eingang durch einen gemalten oder in Stein gehauenen Phallus gekennzeichnet war, betrug einen Obolus; für den Genuß kamen noch 2 Obeloi oder 1 Drachme hinzu.

19 Währenddessen mußten griechische Ehefrauen in strenger Zurückgezogenheit ein klösterliches Leben führen und durften nicht unverschleiert ausgehen, auch nicht bei öffentlichen Wettspielen oder im Theater erscheinen, ganz nach dem Grundsatz von Plato: »Der Name der ehrbaren Frau muß im Hause verschlossen sein.« »Wir haben«, sagte Demosthenes, »Hetären zu unserem sinnlichen Vergnügen, Konkubinen für unsere Zerstreuung und Gattinnen, um uns Kinder zu schenken und das Innere unseres Hauses in Treue zu verwalten.«

20 Die Knabenliebe war ursprünglich eine Begleiterscheinung der Kriegerkameradschaft. Sie bildete nicht nur das Band zwischen Achill und Patroklos, zwischen Castor und Pollux, zwischen den Tyrannenmördern Harmodios und Aristogeiton, sondern auch den eigentlichen Kern der »heiligen Schaar Thebens«, der auf dem Schlachtfeld bei Chaironeia bis zum letzten Mann fiel. Die Knabenliebe blieb auch später noch erhalten, als von einer Kriegergesellschaft nicht mehr gesprochen werden konnte.

21 Die Päderastie war in Athen so weit verbreitet, daß der Komödiendichter Aristophanes (450–385 v. Chr.) seine Mitbürger als »Weitärsche« (εὐϱύπϱωϰτοι) verhöhnte.

22 In Griechenland spielte der Phallus als Symbol der Zeugungskraft nicht nur im Dionysoskult in den Mysterien eine große Rolle, sondern auch bei ausgelassenen Volksfesten und Schauspielen, wobei er unter Absingen von obszönen, »phallischen« Liedern von Freudenmädchen umtanzt einhergetragen wurde. Phallophoroi hießen die Schauspieler in den alten griechischen Komödien, denen zu Ehren des mächtigen zeugungsfrohen Dionysos ein großer, aus Leder gemachter und rot bemalter Phallos vorgebunden wurde, was man auch auf zahlreichen Vasenbildern sehen kann.

23 Eine Szene in den »Acharnern« (237–279) des Aristophanes zeigt, daß der wesentliche Teil des Kults in einer orgiastischen, phallischen Prozession bestand. Auch in dem Theaterstück des Euripides »Die Bakchen« (»Die Bacchantinnen«) wird der Dionysische Taumel der rasenden Korybantinnen dargestellt. Das Fest dauerte normalerweise fünf Tage.

24 III, 10 Littré, Kap. 222 (Fuchs, Hippokrates, III S. 602).

25 Dagegen haben die Griechen den magischen Bann des Blutaberglaubens durchbrochen, indem sie die Menstruation rational deuteten und ihr den Namen »Reinigung« gaben.

26 Auch das ausgelassene Fest der Lupercalien erinnerte an diesen Ursprung der Weltherrscherin. Auch im kultischen Schatten der Mysterien gedieh im kaiserlichen Rom

die Unsittlichkeit. So waren die Isistempel eine Mischung aus Bordell und Kultstätten.

27 Polybius, Historiae, L. 36, C. 25.

28 Celsus, De re medicina, liber VII, Kap. 18.

29 In Rom war die Päderastie so verbreitet, daß es eigene Bordelle für Homosexuelle gab. Hatten doch auch die römischen Kaiser ganze Harems von Knaben. Dichter, wie Catull (87–54 v. Chr.) und Tibullus (54–195 v. Chr.), besangen ihre geliebten Knaben mit großer Innigkeit.

30 Martial, Epigramme I, 30.

31 Die Päderastie führte häufig auch zu Paraphimosen, die bei dem schlechten Stand der damaligen Medizin nicht selten einen verhängnisvollen Ausgang nahm. So berichtet Josephus Flavius (Contra Apionem, L. II, Kap. 13) von Apion, der wegen eines Geschwürs an der Eichel gezwungen war, die Circumcision (Beschneidung) an sich vornehmen zu lassen, die jedoch infolge Vereiterung unter fürchterlichen Schmerzen zu einem tödlichen Ende führte. Nach Eusebius (Eusebii Pamphili scripta historica, Leipzig 1868) soll auch Kaiser Gajus Valerius Maximianus an einem gangranösen Gentialgeschwür gestorben sein. Um Genitalaffekte zu vermeiden, wurde in Rom die Circumcision als prophylaktische Maßnahme häufig vorgenommen.

32 Martial, Epigramme XII, 33.

33 Das Hauptsymptom der männlichen Gnorrhoe definierte Galen an einer Stelle als »einen beständigen, unwillkürlichen Samenfluß ohne Erektion« (De loc.affect.VI.6), an einer anderen Stelle als »Affektion der Samengefäße ohne Blutwallung« (De usu partium XIV, 10). Auch Galens Zeitgenosse, der in Rom tätige Frauenarzt Soranos, äußert sich ähnlich: »Die Gonorrhoe der Frauen ist eine Samenentleerung, welche ohne Geschlechtslust und Blutwallung erfolgt und welche in kleinen Zwischenräumen auftritt, wobei der Körper Farbe und Kraft verliert und abzehrt...« (Die Gynäkologie des Soranus von Ephesus, übersetzt von H. Lüneburg, kommentiert von J. Ch. Huber München 1894, S. 127.)

34 Galenus, De sanitate tuenda, Kap. 14. (Ausgabe von Kühn, Bd. VI, S. 443f.) Die Stelle am Anfang des 14. Kapitels lautet:
»Einer von diesen Kranken sagte mir, daß er bei der Ejakulation den Samen als etwas Beißendes und Brennendes empfunden habe, und zwar nicht nur er allein, sondern auch die Frauen, mit denen er den Beischlaf vollzogen habe.«

35 Galenus (siehe Anm. 29). Bei Oreibasios aus Pergamon (326–403 n. Chr.) findet sich ein Exzerpt aus einer Schrift dieses im zweiten Jahrhundert lebenden Wundarztes Heliodorus.

36 Bougie, frz. Kerze.

37 Daraus geht hervor, daß das Bougieverfahren nicht erst durch den Spanier Andres a Laguna (1551) zum erstenmal angewandt wurde, sondern wie so viele andere Methoden nur wieder entdeckt worden ist.

38 Galen, Methodus medendi.Lib. IV, C. 1 (ed. Kühn, Vol. X, page 233). Da die Ärzte Geschwüre an den Geschlechtsteilen oft mit dem Messer und Glüheisen angingen, scheuten kranke Laien eine derartige Behandlung und flehten lieber die Götter um Heilung an. Daher hingen damals wächserne Abbilder der heilbedürftigen Gliedmaßen um den Isisaltar wie heute die Weihegaben in Lourdes.

39 Soranos, Über Frauenkrankheiten (Περὶ γυναικείων παθῶν). In Emerins griechischer und lateinischer Soranus-Ausgabe, 1869, Kap. 18. Mehrere in Pompeji aufgefundene Specula vaginae aus Bronze bestehen aus einem mit einer Schraube versehenen Dilatorium. Paulus von Ägina sagt, der Arzt solle das Speculum vaginae halten, der Gehilfe die Schraube drehen, um die Scheide zu erweitern. Die Ulcerationen der weiblichen Genitalien finden wir am ausführlichsten bei Aretaios (De sign.chron. Lib. II, c. 11), Paulos von Aigina (De re medica, Lib. II, c. 65–68) und Aetius (Tetrabibl. serm. 4, c. 88–94) beschrieben. Sie haben sich bei der Untersuchung der weiblichen Genitalien bereits des Gebärmutterspiegels bedient, was aus mehreren Stellen bei Aetius (Tetrabibil. L. III, c. 36–38) und Paulos von Aigina (De re medica, 1 c. L. III, c. 675; L.VI, c. 73 u. 78) zu ersehen ist. Zur Untersuchung des Mastdarmes wurde bereits ebenfalls der Spiegel angewendet (Ae-

tius, Tetrabibl. cap. 86, 88), Paulos von Aigina (De re medica, Lib. III, c. 65; Lib. IV. c. 73 u. 78). Keiner dieser Ärzte erwähnt jedoch die Ursache derartiger Genitalgeschwüre.

40 Galen, Methodus medendi, Lib. XIII. Plinius der Jüngere (25–79) erzählt von einem Ehepaar, das von den gleichen Geschwüren befallen, gemeinsam den Tod suchte. »Quia maritus diutino morbo circa velanda corporis ulceribus putrescebat« (Epistel L.VI). Auch ohne Kenntnis der Ansteckungsgefahr bestand bereits eine merkwürdig ausgeprägte Abscheu vor genitalen Affektionen, überschattet vom verhängnisvollen Odium der Schande für die Behafteten.

41 Oreibasios, Medicinalia collecta. Lib. IX., Kap. 5.

42 Paulos von Aigina, De re medica. Lib. VI, Kap. 30 und 49.

43 Galen, Synops. medic. sec. loc. Lib. IV, Kap. 6 Aetios, Tetrabiblos, L. IV, serm. 2 Kap. 1, 2, 3, 9, 10.

44 Viele Heilige bemühten sich, Buhlerinnen dem lasterhaften Leben zu entreißen. Die heilige Magdalena, die heilige Maria von Ägypten, die heilige Afra, die heilige Pelagia und die heilige Thais (der ersten Kirche) waren so wie die heilige Margaretha von Cortona und Clara von Rimini (des Mittelalters) ursprünglich Prostituierte. (Charles de Bussy, Les Courtisanes saintes, Paris 1901.)

45 Augustin, De ordine, Buch II, Kap. 12. Die Augustinische Sexualethik mit ihrer Doppelmoral, wonach die Ehe als Sakrament galt, unverheirateten Männern jedoch den Verkehr mit Prostituierten zugebilligt wurde, war ausschlaggebend für die Tolerierung der Bordelle im christlichen Mittelalter.

46 Ex versione Guillelmi Xylandri cum ejusdem annotationibus, Parisiis 1647, Fol. Tom. S. 265f. Ein Mönch Heron, so schreibt der Bischof Palladios von Hellenopolis im 5. Jahrhundert, wurde vom Teufel verführt, nach Alexandreia zu gehen und dort Schauspiele, Pferderennen und Weinkneipen zu besuchen. An einer Schauspielerin, die an einem Vaginalgeschwür litt, steckte er sich an und bekam ein Karfunkel auf der Eichel…« (Paladii episcopi Helenopoleos, Historia Laisiaca, Joannes Mansius primus graece nunc vulgavit et notas adjecit Lugduni Batavorum, 1516.)

47 Georg Honigmann, Die Heilkunde im christlichen Mittelalter, Breslau 1904, S. 3.

Mittelalter

48 Prokopius, Anecdota, S. 16. Man hat lange geschwankt, ob die boshafte Geheimgeschichte aus der Zeit des Kaisers Justinian wirklich von dem byzantinischen Hofgeschichtsschreiber Prokop herrühre, der in seinen übrigen Werken nur Gutes und in diesem nur Niederträchtiges von seinem kaiserlichen Herrn zu berichten weiß – so lange, bis ein Forscher durch eine glänzende Stiluntersuchung Prokop als Autor nachwies. Der Stil ist so zuverlässig wie ein Fingerabdruck.

49 Hippolyte Taine, Reise in Italien, Düsseldorf 1967, S. 269, 270. Taine ist hier nicht ganz gerecht. Theodora, die einst Tänzerin und Dirne war, erließ als Kaiserin das erste Gesetz gegen Mädchenhandel, in dem strenge Strafen gegen Zuhälter und Bordellwirte vorgesehen waren. Zugleich ließ sie Frauenheime für einstige Dirnen errichten. Auch im »Codex Justinianus« wurden ganz im Sinne Theodoras die Rechte der Frauen gefördert, wie beispielsweise das Recht einer Ehefrau auf eigenen Besitz entsprechend der Höhe ihrer Mitgift und das Recht einer Witwe, die Vormundschaft über ihre Kinder zu übernehmen. (Steven Runciman, Byzanz, Kindlers Kulturgeschichte Europas, Bd. 8, München 1983, S. 100.)

50 Georg Honigmann, Die Heilkunde im christlichen Mittelalter, Breslau 1924, S. 10.

51 Schrutz, Arabische Heilkunst, Prag 1904, S. 19.

52 Honigmann (siehe Anm.45), S. 23.

53 »Gomorrea a Gomorra civitate dicitur propter ineptam humanam seminis effusionem, sicut in illa civitate fiebat.« (Valescus de Taranta, Lib. VI., Kap. 4, Fol. 163). Die Nennung von »Gomorrhoea« an Stelle der galenischen »Gonorrhoia« verschwand erst in der Zeit des Humanismus, als man das Griechische wieder im Original zu studieren begann.

54 F. Bliemetzrieder, Adelard von Bath und die Naturwissenschaften. Breslau 1936, S. 41.

Reiner Müller, Medizinische Mikrobiologie, München/Berlin 1939, S. 269. Adelard von Bath († 1160) war eifrigst bemüht, die Wissenschaften der Griechen und Araber, besonders die Medizin und die Mathematik, durch Übersetzung aus dem Arabischen ins Lateinische dem christlichen Abendland zu vermitteln.

55 Kalckreuth, Dreihundert Jahre Rom, Breslau 1929, S. 188. Es ist kennzeichnend, daß ein verschuldeter französischer Kreuzritter Gautier de Sansavoir (deutsch: Walther von Habenichts) während des ersten Kreuzzuges an der Spitze eines Heerhaufens stand, der plündernd, schändend und mordend durch das Rheinland zog und in Ungarn wegen ähnlicher Untaten zum großen Teil aufgerieben wurde. Mit dem Rest seiner Mordbrenner wurde er in Kleinasien vernichtet.

56 Auch während des zweiten Kreuzzuges war es nicht anders. Der strenggläubige Abt Gerloh von Reichersberg schrieb damals über die erfolgreiche Kreuzzugspredigt seines Zeitgenossen Bernhard von Clairvaux: »Im Jahre des Herrn 1147 ließ Gott der abendländischen Kirche um ihrer Sünden willen Leid widerfahren. Denn es kamen ins Land falsche Propheten, Söhne des Belial, Zeugen des Antichristen, die durch windige Worte die Christen verführten und durch eitle Reden alles Volk der Menschen antrieben, zur Befreiung Jerusalems gegen die Sarazenen zu ziehen. Der eine hatte dies, der andere jenes Begehren. Denn manche waren begierig nach Neuem und zogen aus, um das bunte Land zu schauen, andere zwang Armut und dürftiges Hauswesen; diese waren bereit, nicht nur gegen die Feinde des Kreuzes zu ziehen, sondern auch gegen jeden guten Freund des Christentums, wenn es anging, um ihrer Armut abzuhelfen. Andere wieder wurden durch Schulden bedrängt ... oder fürchteten verdiente Strafe für ihr Verbrechen. Alle diese heuchelten Gotteseifer, aber sie waren nur eifrig, die Last ihrer großen Bedrängnis abzuwerfen.« (Werner Hegemann, Entlarvte Geschichte, Leipzig 1933, S. 50.)

57 Zu einem vernichtenden Urteil über die sittlichen Zustände während des zweiten Kreuzzuges kommt auch Albert von Aix, der zwischen 1119 und der Mitte des 12. Jahrhunderts geschrieben hat. Auch der etwas jüngere arabische Chronist Emad-Eddin (1125–1201), Hofbeamter des Sultans Saladin, der auch dessen Biographie verfaßte, berichtet ausführlich mit abgründiger Verachtung über die Zuchtlosigkeit der Kreuzfahrer und ihre Ausschweifungen mit den »fränkischen Lagerdirnen« während des dritten Kreuzzuges. (Francesco Gabrieli, Die Kreuzzüge aus arabischer Sicht, Zürich 1973.)

58 Jean de Joinville, L'Histoire de saint Louis. Eine traurige Errungenschaft der Kreuzzüge und kennzeichnend für die ritterliche Doppelmoral war der mit einem Schloß versehene eiserne Keuschheitsgürtel, der während der Abwesenheit des Kreuzritters seine Ehefrau daran hindern sollte, ihm untreu zu werden, zumal er den Schlüssel mit sich nahm. Originale von solchen Keuschheitsgürteln gibt es auf Burg Erbach im Odenwald, im Germanischen National-Museum zu Nürnberg, auf Burg Kreuzenstein bei Wien, im Arsenal zu Venedig, im Musée Cluny zu Paris und anderswo. In Spanien waren Keuschheitsgürtel noch im 19. Jahrhundert gebräuchlich.

59 Wolfram von Eschenbach, Parzival, I. Aufzug, V. 459. Die letzten zwei Zeilen lauten im Original:

»Dieselben trippâniersen
hiezen soldiersen.«

Trippânierse heißt soviel wie Truppendirne und Soldiersen = Soldatenweiber.

60 Da dauernd Pilger nach Rom strömten, ließ Papst Benedikt IX. unter Berücksichtigung dieses Aspektes durch eine Bulle bereits im Jahre 1033 ein Bordell in der Ewigen Stadt errichten. (F. S. Hügel, Zur Geschichte, Statistik und Regelung der Prostitution, Wien 1865 S. 35.)

61 J. Hessen, Thomas von Aquino und sein Weltbild, Breslau 1927, S. 67.

62 Ein Geschwür am Geschlechtsglied, das sich der böhmische König Wenzel II. (1271 bis 1305) durch seine Beischläferin Agnes zugezogen hatte, führte ebenfalls zur tödlichen Infektion. Er starb

»wan er faulen pegan

an der stat (Stelle), da sich der Man
Vor Scham ungern sehen lant.«
(Ottokar Horneck, Steyer'sche Reimchronik, Kap. 754.)

63 In England schilderte John Wiclif (um 1325–84) die Gesittlichkeit als eine entmenschte Herde von Wollüstlingen. Sie treiben Unzucht mit Nonnen und verführten Ehefrauen der Bürger, wozu ihnen oft der Beichtstuhl diente.

64 Petrarchae Opera, Basilea 1581, S. 730.

65 »Die Nonnenklöster«, klagte Wiclif zur gleichen Zeit, »seien Bordelle. Ein Mädchen zur Nonne zu machen, sei nichts anderes, als sie der Prostitution zuzuführen.« In ähnlicher Weise äußerte sich später auch Hus (1369–1415). Noch 1517 erklärte der berühmte Straßburger Kanzelredner Geiler von Kaisersberg in seiner Schrift »Brosämlein«: »Ich weiß nicht, welches schier das Best wär, eine Tochter in ein heimlich Kloster tun oder in ein Freudenhaus.«

66 In den Städten scharten sich die Dirnen gern um die öffentlichen Brunnen. In Paris wohnten sie im 12. Jahrhundert unter demselben Dach, unter welchem sich die Collegiensäle für Studenten befanden.

67 So lehrte der im 14. Jahrhundert lebende Portugiese Valesco de Taranta, Professor in Montpellier und Leibarzt Karls VI. von Frankreich, daß die Geistlichen den Beischlaf nicht zur Lustbefriedigung, sondern zur Entleerung der überflüssigen und schädlichen Säfte ausüben sollten: »et Venerabilis hoc non faciunt causa delectationes, sed ut superfluitates emittantur« (»Declaratorium« Cap. de Priapismo).

68 Allerdings haben verschiedene Magistrate, wie der Rat von Ulm, wiederholt verboten, Knaben von 12–14 Jahren als Gäste im Frauenhaus zu dulden. Ernüchternd sind Magistratsverordnungen, die verbieten, »Mädchen, die noch keine Brüste haben«, im Frauenhaus zu beschäftigen. Schon damals wurden Kinder sexuell mißbraucht.

69 In Nürnberg haben 1492 die »gemeynen Weiber im Tochterhause« Klage über die Beeinträchtigung ihres Gewerbes erhoben und den Rat ersucht, »solches um Gottes und der Gerechtigkeit willen nicht mehr zu gestatten. Denn wo solches hinfüro anders als bishero gehalten werden sollte, müßten wir Armen Hunger und Kummer leiden«.

70 Auch an anderen Orten in Deutschland bezogen Kirchenfürsten skrupellos das »Sündengeld« von den Frauenhäusern (de domo meretrici). So belehnte mit den Einkünften aus den öffentlichen Häusern Würzburgs der dortige Bischof als Lehnsherr die gefürsteten Grafen von Henneberg. Auch der Erzbischof von Mainz empfing von den »freien Töchtern« jährliche Abgaben, bis er 1457 die gefürsteten Grafen von Henneberg mit dem Mainzer Frauenhaus belehnte. Frankfurt a. M. bezahlte noch bis 1561 von dem Frauenhaus an der Mainzer Pforte einen Grundzins an das Leonhardstift. (Kriegk, Deutsches Bürgertum, 2. Bd., S. 294. E. Meinel, Die gefürsteten Grafen von Henneberg. Leipzig 1915, S. 31.)

71 Papst Sixtus IV. (1471–1484), der die Inquisition in Spanien einführte, die Verschwörung der Pazzi gegen die Medici begünstigte und durch Nepotismus und Simonie berüchtigt war, führte selbst ein wollüstiges Leben. Auch sein Nachfolger Innozenz VIII. (1484–92) war wegen seiner Ausschweifungen verrufen. Ihm folgte der Borgia-Papst Alexander VI. (1492–1503), der die Hochzeit seiner Tochter, die zugleich seine Konkubine war, mit einem Bacchanal beging.

72 Jacob Burckhardt, Die Kultur der Ranaissance in Italien, Köln 1956, S. 232–233. An einer anderen Stelle äußerte Masuccio, weil die Macht der Mönche wesentlich auf der Furcht vor dem Jenseits beruhte, den merkwürdigen Wunsch: »Es gäbe keine bessere Züchtigung für sie, als wenn Gott recht bald das Fegefeuer aufhöbe, dann könnten sie nicht mehr von Almosen leben und müßten wieder zur Hacke greifen.« (Burckhardt, Op.cit. S. 233.)

73 Im vorreformatorischen Deutschland prägte das Volk aus dem Schatz seiner Erfahrungen viele antiklerikale Sprichwörter. Die Rolle, die Mönche darin spielen, zeigt deutlich, auf welcher Stufe das Klosterleben gelandet war. »Im Stillen soll man Gutes tun«, sagte die Nonne und küßte den Pater in ihrer Zelle. – »Laß' den Mönch ins Haus, so kommt er in die Stube; laß' ihn in die Stube, so kommt er ins Bett.«

74 Sogar in die düsteren Ritterburgen zog diese Gepflogenheit ein. Man denke an Wolframs »Parzival«, dem bald nach seiner Ankunft bei Gurnemanz als Zeichen der Gastfreundschaft zur Erquickung ein warmes Wannenbad bereitet wurde.

75 Schon der Minnesänger Tannhäuser, der um 1230 bis 1250 in Österreich gelebt hat, klagte, daß Weiber, Wein und Bäder ihm allzusehr den Beutel geleert hätten. Das war wohl der reale Hintergrund des sagenumwobenen Aufenthaltes im Venusberg.

76 Ein noch ausschweifenderes Leben als in den Badestuben entfaltete sich in den Badeorten. Wie dies zu allen Zeiten gewesen ist, strömten dort neben den Heilsuchenden auch alle Arten von Abenteurern, Lebemännern und liebeshungrigen Frauen zusammen. Ein Badesegen jener Zeit lautete: »Für die unfruchtbaren Frauen ist das Bad das Beste, Was das Bad nicht tut, das tun die Gäste.« Man erhoffte dort auch kosmetische Mirakel. Ging doch von manchen Badeorten die Fama, daß sie wie Jungbrunnen wirkten. Der Glaube an ewige Jugend, auf die man in Heilbädern hoffte, wurde von Lukas Cranach um 1525 mit leiser Ironie anschaulich verspottet. Frau Venus, die Göttin der Liebe und Schönheit, blickt von hoher Säule auf das skurrile Geschehen im wundertätigen Wasser, zu dem alte, verhutzelte Weiblein von ihren klapprigen Männern auf dem Rücken geschleppt oder mit Schubkarren herangefahren werden. Verjüngt, schlank und zierlich, ohne Runzeln und mit hellen Haaren steigen die Pärchen als Nackedeis am jenseitigen Ufer aus der Flut.

77 Benecke, Von unehrlichen Leuten, Berlin 1889. 2. Aufl. In einer solchen Badestube zu Augspurg lernte auch Herzog Albrecht von Bayern die schöne Baderstochter Agnes Bernauerin kennen. (J. Trittheims, Annales Hirsaugienses 1514. Werlichius' Chronica der Stadt Augspurg 1515.) Hebbel interpretierte ergreifend die Tragik dieser unstandesgemäßen Verbindung.

78 »Die Frau«, so Lecky, »wurde als das Tor zur Hölle, als die Mutter aller menschlichen Übel dargestellt. Sie mußte auf Grund des Fluches, den Eva über die Menschheit gebracht hatte, in dauernder Buße leben. Sie mußte sich ihrer Schönheit schämen, weil diese das wirksamste Instrument des Teufels sei.« (W. E. Lecky, History of European Morals. Bd. II, S. 357–58.)

79 In diesem Sinne erscheint der Terminus Gomorroea an Stelle der galenischen Gonnorrhoea bei Bernhard von Gordon (Lilium medicinae VII, 3, anni 1305), bei Valescus de Taranta (Philonium 1418), bei Johannes de Concoregio (Flos florum, anni 1438), bei Philippo Beroaldi (†1505) (Opuscula).

80 Die Erkenntnis, daß das »verseuchte Weib (mulier foetida) den mit ihr geschlechtlich verkehrenden Mann ansteckt, findet man auch bei John of Gaddesden, Lehrer am Menton-College in Oxford, auch unter dem Namen Johannes Anglicus bekannt, später Leibarzt Eduards II. in London, der ein Compendium »Rosa anglica« 1314 verfaßte. Die vorbeugende Maßnahme, das Glied nach einem coitus suspectus mit Wasser und Essig zu waschen, hat er wohl aus Lafranco übernommen. Auch das Regimen Salernitanum empfahl um das Jahr 1400 sorgsame Waschungen beiderseits vorher in dem Abschnitt: »Contra dysuriam ex venere« Vorbeugungsmaßnahmen gegen Geschlechtskrankheiten, die nach der damals üblichen Methode in Versform gefaßt waren. Aus dem lateinischen übersetzt, lautet eine derartige Vorschrift etwa folgendermaßen:

»... und willst du die Künste der Liebe genießen,
so mußt du beiderseits sorgsam Waschungen vornehmen,
und du dabei ganz sicher gehen,
so wasche dich auch post coitum nochmals.«

(Flos. medicin. IX., v. 3355 ff.)

81 Roger zu Salerno (Chirurgia 1170). Gilbertus Anglicus (Compendium medicinae, um 1250), Guilelmo de Saliceto (Ars chirurgica, 1275), Bernhard de Gordon (Lilium medicinae, 1303), John of Gaddesden (Rosa anglica, 1314), Pietro d'Argelata (Chirurgia, 1400) kennen und behandeln diese Art von Geschwüren an den männlichen Geschlechtsteilen.

82 Im 13. Jahrhundert beschreibt Guilielmo Salicetti aus Piacenza in einem Kapitel seiner Chirurgie, das betitelt ist »De Apostemate in ignibus«, Bubonen und Leistendrüsenent-

zündungen, die, wie er sagt, entstehen, »wenn jemand mit einem unsauberen Weibsbilde Umgang gehabt hat«. Vermutlich handelt es sich um Lymphogranuloma ingninale. (Jean Astruc, Traité des Maladies vener. Paris 1736, Bd. I., S. 134ff.)

83 F. Bliemetzrieder, Adelard von Bath und die Naturwissenschaften, Breslau 1936, S. 41. Reiner Müller, Medizinische Mikrobiologie, München/Berlin 1939, S. 269.

84 William Beckett's Schrift »De arte physicali et de chirurgia« ist 1922 in englischer Übersetzung erschienen.

85 Der englische Volksausdruck »Brenning« oder »Burning« (die »chaude pisse« der Franzosen) steht bereits in einer englischen Bordellordnung vom Jahre 1162, die der Bischof von Winchester erlassen hat. In: Philosophical Transactions, London 1718 XXX. Nr. 357. Aus dieser Bordellverordnung ist zu ersehen, daß man in England – zumindest in Laienkreisen – schon im 12. Jahrhundert die Ansteckungsfähigkeit der Gonorrhoe erkannt hatte.

86 100 Jahre später verkündete Ercole Sassonia (Herkules Saxonia), zuletzt Professor der Heilkunde in Venedig, eine schlimme Irrlehre. Als »Heilverfahren« bei »Gonorrhoe« empfahl er den Beischlaf mit einer Jungfrau. Mehrere Fälle von solchen Heilungen wären ihm bekannt, aber die Mädchen seien dabei stets angesteckt worden. Er berichtet auch, daß ihm erfahrene Venetianer mitgeteilt hätten, sie seien durch den Beischlaf mit einer jungen Negerin sofort von ihrem Übel »erlöst« worden. Die Folgen dieses grauenhaften Hirngespinstes waren Vergewaltigungen von Kindern. (H. Saxonia, Luis venereae perfectissimus tractatus, ex ore Herculis Saxoniae Patavini Medici clarissimi in Academia Patavini ordinario loco Professoris; exceptus, in capita distinctus, indice locuoletatus. Luciq; datus. Patavii, 1597.)

87 Makart hat in einem schwülen, an die Sinnlichkeit appellierenden Kolossalgemälde den »Einzug Karls V. in Antwerpen« mit nackt voranschreitenden Jungfrauen geschildert.

88 Als Kaiser Sigismund anno 1414 Bern besuchte, ließ der Stadtmagistrat die Bordelle beleuchten und den dreitägigen Aufenthalt für den Kaiser und sein Gefolge bezahlen. Sigismund bedankte sich in einer öffentlichen Urkunde bei den Bernern, daß der Rat ihn und sein Gefolge »drei Tage lang unentgeltlich in dem Gässlein der schönen Frauen bewirtet hatte«.

89 Auch in Worms, wo Luther 1521 auf dem Reichstag vor Karl V. einen Widerruf seiner Schriften zurückwies (»Hier stehe ich, ich kann nicht anders«), wimmelte es von Lustmädchen. »Es war ein Treiben wie im Berg der Frau Venus.« (Kriegk, Deutsches Bürgertum, 2. Bd., S. 261ff.)

90 Die Kehrseite der platonischen Minnedienste für die vergötterte Gebieterin des Herzens war oft die sexuelle Zügellosigkeit gegenüber Frauen aus niederen Ständen. Diese Brutalität äußerte sich besonders deutlich im »Jus primae noctis«, d. h. im Recht des adeligen Grundherrn bei der Verheiratung weiblicher Höriger, mit ihnen die erste Nacht zu verbringen. Sogar in »Figaros Hochzeit« geht es letzten Endes um dieses infame »Recht der ersten Nacht«, auf das Graf Almaviva nicht verzichten will.

91 Als Beispiel sei nur Fra Filippo Lippi (1402–1469), der Lehrer von Boticelli erwähnt, der als Karmelitermönch in Florenz die schöne Nonne Lucrezia Buti verführte, die ihm für eine Madonna Modell saß. Nach einer florentinischen Tradition malte er den Sohn aus der sündhaften Verbindung als einen Jesusknaben auf dem Schoß der Mutter: den kleinen Filippino, der nachmals ein großer Maler geworden ist.

92 C. von Liebermeister, Vorlesungen über spec. Pathologie und Therapie, Leipzig 1894, B. I, S. 254–155. Selbst Philipp Gabriel Hensler, der von der Altertumssyphilis fest überzeugt war, beginnt sein berühmtes Werk »Geschichte der Lustseuche« (1783) mit den Worten: »Es sind manche Seuchen für das Menschengeschlecht um vieles verwüstender und mörderischer gewesen als die Lustseuche, die zu Ende des XV. Jahrhunderts ausbrach; aber keine von jeher und ohne Ausnahme, keine bösartige Seuche, keine Pest, kein schwarzer Tod hat einen so fürchterlichen Eindruck gemacht, keine ein solches Grauen in den Gemütern der Nachwelt hinterlassen.«

Neuzeit

93 Iwan Bloch, Der Ursprung der Syphilis, Jena 1901, S. 175–176. Nach Bloch kam es in Sevilla »bald darauf zu einer Syphilisendemie, denn schon nach einigen Jahren begann man mit dem Bau eines Hospitals für die an der ›westindischen Krankheit‹ Leidenden, wie es in dem von Montejo durchforschten Hospitalarchiv heißt«. (Iwan Bloch, Das erste Auftreten der Syphilis in der europäischen Kulturwelt. Jena 1904, S. 24. Montejo y Robledo, Cuales son las principales efermedades contagiosas que reciprocamente han cambiado entre si los pueblos del Antiguo y del Nuovo Mundo? In: Congresso internaticional de Americanistas. Madrid 1882, B. I, S. 399–400.)

94 Der Titel der ersten Auflage lautet: Tractado contra el mal serpentino: que vulgarmente en España es llamado bubas que fue ordenado en el ospital de todos los santos de Lisbona: fecho por ruy diaz de ysla. (Abhandlung gegen die Schlangenkrankheit, welche gewöhnlich in Spanien Bubas genannt wird, die im Hospital »Allerheiligen« in Lissabon zusammengestellt wurde; verfaßt von Ruy Diaz de Ysla. Der Titel der zweiten Auflage: »Tratado llamado fruto de todos los Santos: contra el mal Serpentino, venido de la ysla Española, hecho y ordenado en el grande y famoso hospital de Todos los Santos de la insigne y muy nombrada ciudad de Lisboa. Por el muy famoso maestro Ruy Diaz de Ysla. Vecino de la nombrada y gran ciudad de Sevilla« (Abhandlung, genannt Frucht aus »Allerheiligen«, gegen die Schlangenkrankheit, gekommen von der Insel Española, verfaßt und zusammengestellt in dem großen und berühmten Hospital »Allerheiligen« der ausgezeichneten und sehr berühmten Stadt Lissabon von dem sehr berühmten Meister Ruy Diaz de Ysla, Bürger der berühmten und großen Stadt Sevilla).

95 Von den Prostituierten niederen Ranges griff die Infektion zunächst nur auf die ärmeren Bevölkerungsschichten über, zu denen auch die Söldner und die zum Heer gehörenden Soldatendirnen zählten. Solange sich das Seuchengeschehen in der Infrastruktur der feudalen Gesellschaft abspielte, blieb es weitgehend unbeachtet.

96 Außer den beiden gedruckten Ausgaben hat Montejo in der Nationalbibliothek zu Madrid eine noch ältere Handschrift aus dem Jahre 1521 entdeckt, bei der es sich wahrscheinlich um die ursprüngliche Fassung des Buches handelt, das vor seiner Veröffentlichung von den ärztlichen Behörden (Protomedici) durchgesehen und an einigen Stellen korrigiert wurde. (Montejo im »Siglo medico« vom 1. März 1857, S. 71–72.) Auf Seite 42 dieses Manuskriptes fand Montejo eine Stelle, die sich in den gedruckten Ausgaben vermutlich wegen der Namensnennung einer inzwischen berühmt gewordenen Familie fehlt. Sie lautet: »Aus sehr großer und sicherer Erfahrung hat sich ergeben, daß bei der Entdeckung jener Insel durch den Admiral Don Cristobal Colon und den Verkehr mit den Indianerinnen die hochkontagiöse Krankheit (las bubas) auf die Mannschaft übertragen wurde. Man beobachtete sie auf dem Geschwader bei einem Steuermann aus Palos, der Pinzon hieß, und bei anderen, die von dem Übel heimgesucht wurden.« In Kastilien nannte man die Syphilis damals »bubas«, in Portugal »mal de Castilla« und in Portugiesisch-Indien bezeichneten sie die Eingeborenen »Portugiesen-Krankheit«.

97 Zugleich berichtet Diaz nicht nur über die anfangs besonders abstoßende und qualvolle Symptomatik der Lues, sondern auch über die ersten therapeutischen Erfolge mit Quecksilber: »Das Übel war so abschreckend, so häßlich und furchtbar für das Volk wegen der Pusteln, Schmerzen, Eiterbeulen und Geschwüre, daß es denen, die es nicht sehen werden, etwas Unglaubliches sein dürfte. Die damit behafteten Personen litten in den ersten Jahren sehr viel durch seine Bösartigkeit, bis man einige Geheimnisse des Quecksilbers entdeckte, das einigermaßen Hülfe brachte.«

98 Oviedo, »Historia general y natural des las Indias, Islas y tierra firme«. Madrid 1853, Bd. I, S. 50.

99 »Relacion sumaria de la historia natural de las Indias, compuesta y dirigada al Emperador Carlos V«, Cap. 77, bei Barcia, »Historiadores primitivos de las Indias Occidentales«. Madrid 1749, Bd. I, fol. 1.

100 Las Casas, der 1550 Bischof von Mexiko wurde, beschützte die Indios gegen die grausame Kolonialverwaltung und bewahrte sie vor der gänzlichen Ausrottung, indem er den

verhängnisvollen Vorschlag machte, anstelle der für schwere Arbeiten untauglichen Indios Neger einzusetzen.

101 Die 120 Mann, mit denen Kolumbus seine erste Reise unternahm, waren zum großen Teil Soldaten, Abenteurer und ehemalige Verbrecher, kurz, wie Montejo sagt »en su mayor parte gente perdida, de aviesos instintos, de relajadas costumbres, sin bogar, sin familia, dados á la vida, vagamunda y aventurera y á quienes seducia la perspection de una codiciosa retribucion« (»in ihrer Mehrzahl verlorene Leute von ungeratenen Instinkten, von sittenlosen Gewohnheiten, ohne Heim, ohne Familie, dem vagabundierenden und abenteuerlichen Leben hingegeben und verführt von der Ansicht auf eine begehrte Beute«). Montejo, La Sifilis y las Enfermedad es que se han confundido con ella. Madrid 1863.

102 B. de las Casas, »Apologetica historia cuanto a las cualidades, disposicion, descripcion, cielo y suelo de estas tierras y condiciones naturales, policias, republicas, maneras de vivir y costumbres de las gentes destas Indias occidentales...« Cap. XIX in Band V der »Historia general de las Indias«, Madrid 1876, S. 233. Neben las Casas verdanken wir auch dem Franziskanerpater Bernadino Sahagun wertvolle Hinweise über die Syphilis in der Neuen Welt. Sahagun, der seit 1529 in Mexiko wirkte und die Sprache der Azteken beherrschte, vermerkt in seinem Werk »Historia general de las cosas de Nueva España«, daß die Azteken bei der Syphilis (»bubas«), die sie »Nanauatl« nennen, zwei Formen unterscheiden, die großpustulöse: »Tlacaçol-Nanauatl« und die kleinpustulöse: »Tecpil-Nanauatl«. – Das altmexikanische Wort Xiotl bedeutet wahrscheinlich Syphilis.

103 August Wassermann soll einmal gesagt haben, die Syphilis sei die einzige große Seuche, deren Geburtsstunde man genau kennt. »Es war am 22. Februar 1495 um 16 Uhr.« Um diese Zeit marschierte nämlich Karl VIII. mit seinem Heer durch die Porta Capuana nach Neapel ein.

104 G. Falloppio, De Morbo Gallico, in A. Luisinus Aphrodisiacus, sive de lue venerae etc. 1566, S. 663. Auch vielen Landsknechten dürfte es so ergangen sein, wie Mephistopheles der Witwe Schwerdtlein die Infektion ihres Ehemannes im »Faust« schildert:

»Ein schönes Fräulein nahm sich seiner an/
Als er in Napel fremd umherspazierte/
Sie hat an ihm viel Lieb's und Treu's getan/
Das er bis an sein selig Ende spürte.«

Goethe, Faust I, 2981–2984

105 Gonzalo de Cordova war am 24. Mai 1495 in Messina gelandet. In seinem Heer, mit dem er dem König von Neapel zu Hilfe eilte, sollen sich – laut Oviedo – zahlreiche mit syphilitischen Symptomen gezeichnete Spanier befunden haben. Ähnlich bestellt dürfte es auch bei jener spanischen Hilfstruppe gewesen sein, die einige Monate vorher in Neapel eingetroffen war und im Castel nuovo von den Franzosen belagert wurde. (Oviedo, Historia natural y general de las Indias. Sevilla 1535.)

106 Als Karl VIII. starb, wurde er in Saint Denis, der Grabkirche der französischen Könige, beigesetzt. Es wurde erzählt, daß ein Mönch, der eines Tages vor Karls Grabmal einen Mann im Gebet knien sah, ihn aufmerksam machte, daß es sich um keinen Heiligen handle. Doch dieser erwiderte: »Das weiß ich, aber er hat das ›Mal de Naples‹ (Syphilis) nach Frankreich gebracht, was mir jährlich einen Verdienst von 3000 Livres einbringt, und dafür will ich ihm danken. Ich bin nämlich Arzt.«

107 Die Ärzte sprachen von astralischen Einflüssen und brachten den Ausbruch der Syphilis in Neapel 1495 mit der am Katharinentag (25. Nov.) des Jahres 1484 erfolgten Konjunktion des Jupiter und des Saturn in Verbindung. Auch auf dem Flugblatt des Stadtphysikus Ulsenius wird darauf hingewiesen. Oberhalb des syphilitischen Landsknechtes sieht man den Tierkreis mit der erwähnten Konjunktion der beiden Planeten im Sternbild des Skorpions. Da nach Ansicht der Astrologen, was auch aus zeitgenössischen Aderlaßbildern zu ersehen ist, der Skorpion die Genitalsphäre beherrscht, glaubte man, daß die Begegnung der beiden Planeten im Sternbild des Skorpion auf eine bevorstehende »Geschlechtspest« hindeute.

108 J. Grünpeck, Tractatus de pestilentiali scorra sive mala de Franzos, Augsburg 1496. Wenige Jahre danach erkrankte Grünpeck selbst an der Seuche, worüber er in der Schrift »Libellus de mentulagra, alias morbo gallico« (»Büchlein über die Mentulagra, auch Franzosenkrankheit genannt«), berichtete, die er 1503 anonym ohne Ortsangabe veröffentlichte. Da er an übelriechenden Eiterungen litt, weigerten sich die Ärzte, ihn zu behandeln. Auch Erasmus von Rotterdam, der seit jeher eine hypochondrische Angst vor ansteckenden Krankheiten hatte, schauderte vor den Syphilitikern, die – wie er schrieb – überall auftauchen »mit verstümmelter Nase, das eine Bein nach sich schleppend, mit grindigen Händen, stinkendem Atem, triefenden Augen und verbundenem Kopf, Eiter aus Nase und Ohren«. Das war auch der Grund, weshalb er sich weigerte, seinen lueskranken Freund Ulrich von Hutten zu empfangen.

109 Die merkwürdige Nomenklatur der Lustseuche hat aber nicht allein im falschen Schamgefühl ihren Ursprung. Die Zeit, in der sich die Syphilis erstmalig in Europa epidemisch ausbreitete, war eine Epoche, in der sich der Nationalstaat zu bilden begann und mit ihm zugleich auch der Nationalhaß, was sich auch in der diffamierenden Nomenklatur der Lues deutlich widerspiegelt.

110 H. Torella, De Pudendagra. Tractatus, bei Luisinus I., 494. Da die Franzosenkranken oft infolge der Zerstörung des Nasen-Rachen-Raumes (Rhinopharngitis mutilans) aus Mund und Nase zu stinken begannen, befürchteten viele eine Übertragung durch miasmatische Atemluft oder Ausdünstungen. So lautet ein Vermerk aus dem Jahr 1501 in den »Traidbüchern« des Innsbrucker Staatsarchivs: »Seine Gnad (gemeint war Herzog Georg von Bayern, an den sich die Tiroler wegen Getreideaushilfe gewandt hatten) befürcht sich so vor den Frantzosen, daß sie kein(nen) menschen zu sich lassen. Der allmächtige Kanzler Heinrich VIII., der Erzbischof und Kardinal Thomas Wolsey (1475–1530), wurde nach seinem Sturz unter anderem auch angeklagt, er hätte seinen Herrscher, an dem nichts mehr zu verderben war, mit seinem Atem infiziert, während er ihm einen seiner verderblichen Ratschläge ins Ohr flüsterte. Selbst der sonst so tolerante Erasmus von Rotterdam bezeichnete den Franzosenkranken wegen des stinkenden Atems als »lebenden Leichnam« und schrieb damals an einen Freund: »Man hätte das Heil der ganzen Welt bewahrt, wenn man die ersten Franzosenkranken verbrannt hätte!«

111 Doch Wimpheling und Torella, die die Gefahr erkannten, waren vereinzelte Schwalben, die noch keinen Sommer machen. Die meisten Ärzte waren völlig ratlos.

112 Thomas Morus, Utopia, 2. Buch, 22. Kapitel. Etwa 280 Jahre später setzte sich Johann Peter Frank (1745–1821) in seinem »System einer vollständigen medizinischen Polizey« energisch für eine ärztliche Untersuchungspflicht vor der Ehe und ein Heiratsverbot bei ehe- und fortpflanzungsgefährdenden Krankheiten ein. »Es ist eine nicht undeutliche Pflicht der Vorsteher des gemeinen Wesens, diejenigen ihrer Untergebenen, welche mit besonders schweren und nachtheiligen erblichen Übeln beladen sind, nicht ohne nähere Untersuchung heyrathen zu lassen.« Zu den unter das Heiratsverbot fallenden Krankheiten zählte er vor allem die Lues: »Mit dem venerischen Übel verheiraten sich viele Menschen auf die übelste Weise und stecken daher gleich in den ersten Monaten der eingegangenen Eheverbindung ihre Weiber an… Entweder bleibt eine solche Ehe unfruchtbar oder die daraus erzeugten Kinder bringen die Krankheit für gewiß mit sich auf die Welt. Es ist kein Mittel, diesem Unfuge vorzubeugen, außer daß man zur Regel annehme: im Falle, wo ein mit der venerischen Seuche behafteter Mensch, welchem seine Umstände vor der Ehe nicht verborgen sein konnten … dennoch eine unschuldige Person heiratete, wenn es möglich ist, die Ehe zu trennen und einen ansehnlichen Teil des männlichen Vermögens der Beleidigten zuzuschreiben…«

113 Rötliches Quecksilberoxyd.

114 Weiße Salzsäure. – Die Alchemisten waren der Meinung gewesen, daß Metalle aus der Wechselwirkung und Vereinigung zweier gegensätzlicher Grundstoffe entstünden, des männlichen und feurigen Schwefels und des weiblichen flüssigen Quecksilbers. In Verallgemeinerung dieser Vorstellung erklärte Paracelsus, daß man in Alchemie und Medi-

zin »Wesen gegen Wesen setzen müsse, so daß jedes in gewissem Sinne Frau oder Mann des andern wird«.

115 Heilkräftiges Destillat.

116 Johann Wolfgang von Goethe, Faust I, V. 1034–1052. Zu den Opfern gehörten zuweilen auch Mächtige. So führte z. B. Caspar Torella den Tod des Kardinals Segorbe und des Alphonso Borgia auf die »übertriebene Anwendung von Mercurius« (Quecksilber) zurück.

117 Manche versuchten durch Inhalation von Quecksilberdämpfen die Speichelabsonderung zu steigern. Die grausam geübte Quecksilberkur wurde vom einfachen Volk vielfach als Strafe für eine begangene Sünde gewertet.

118 Die Spöttelei über die Kunst, aus Quecksilber Gold zu machen, kam damals auf. Der Bologneser Chirurg Berengario da Carpi (1470–1530) wandte mit großem Reklametrubel Quecksilber gegen Syphilis an. Benvenuto Cellini schimpft furchtbar auf ihn. Er berichtet, Carpi habe venerisch infizierten Edelleuten Tausende von Dukaten abgeknüpft, doch sie hätten sich wenige Monate später schlimmer als zuvor gefühlt. Als Berengario da Carpi den Kardinal Pompeo Colonna von der Syphilis kurierte, forderte er nach Vasari als Honorar nicht weniger als ein Gemälde von Raffael, den »Johannes«, der jetzt in Florenz hängt.

119 Paracelsus, der Sohn eines Bergwerkarztes, erfuhr erstmals aus ungeschriebenen Überlieferungen des Hüttenwesens, daß Scheidewässer, Hüttenrauch und Metallpulver manches Übel heilen, bei dem die Heilkräfte vielgepriesener Kräuter und Wurzeln versagen. Paracelsus war es auch, der erstmals über das Gerede einfältiger Fuhrleute und geriebener Pferdehändler nachdachte, wonach das Arsen den Bergjäger unermüdlich und den struppigen Gaul glänzend mache. Er erkannte dabei, daß mineralische Arzneien aus Arsenik, Spießglanz, Quecksilber oder aus den Scheidewässern von Gold und Silber bei manchen Krankheiten wirksamer sein können als die landläufigen Arzeneien. Daher gilt Paracelsus zu Recht als ein Wegbereiter der modernen Chemotherapie.

120 Als es bekannt wurde, daß die Syphilis aus Amerika eingeschleppt wurde, erschien es ganz folgerichtig, daß eine amerikanische Krankheit am besten mit einer amerikanischen Droge zu heilen sei, und die gelehrten Ärzte, die nun anfingen, sich für die neue Krankheit zu interessieren, machten Guajak zu ihrem bevorzugten Mittel.

121 Das von den Antillen und Zentralamerika stammende schwarzbraune, harzige Guajakholz ist das härteste Holz. Es wird vor allem in der Kunsttischlerei genutzt, aber auch Spielkugeln und in der Pharmazie verwendete Stößel werden daraus hergestellt. Als Arzneimittelpflanze wurde das Holz »geraspelt«, geschnitzelt, eingeweicht aufgegossen oder abgekocht verwendet. Strafgefangene mußten die harte und langweilige Arbeit übernehmen. Daher heißen heute noch die Gefängnisse in Ensisheim, Hagenau und einigen anderen Orten »Raspelhüss«.

122 Nach Sudhoff ist die ganze Augsburger Guajakliteratur, besonders die deutsche, aus dem Gesichtspunkt der Werbung und Reklame zu verstehen. Ulrich von Hutten schrieb in einem Brief vom 25. Oktober 1518 nach seiner in Augsburg abgeschlossenen Guajakkur »Gratia Christo primum deinde Fucheris«, »miris modis convalesco«, und im April 1519 kommt die bei Hutten wohl bestellte berühmte Guajakschrift in Mainz heraus.

123 Ähnlich erging es auch Benvenuto Cellini, der im Jahre 1529 von einem Modell einen Ausschlag mit roten Bläschen (so groß wie Pfennige) bekam: das »venerische Übel«. Als ihm die Verordnungen der Ärzte nicht halfen, nahm er »das Holz« (Lignum Guajac). Er glaubte nach 50 Tagen gesund zu sein, doch dann kam es zu einem Rückfall. (s. Goethe, Benvenuto Cellini. Erster Teil, 1. Buch, 11. Kapitel. Weimarer Ausgabe, 43. Bd. 1890 S. 165 f.)

124 Huttens Buch wurde von dem Franziskaner Thomas Murner übersetzt: »Von der wunderbarlichen Arztney des Holz Guaiacum genannt und wie man die Frantzosen oder Blattern heilen sol.«

125 In Leipzig genügte der Einspruch des Dekans der Medizinischen Fakultät, um den Druck der Schriften dort zu verhindern, in der Paracelsus die Guajakkur skeptisch beurteilte.

126 Erschütternd und erhebend zugleich klingen die Worte, die Zwingli nach Huttens Tod schrieb: »Er hinterließ nichts von Wert; Bücher hatte er keine; Hausrat auch nicht, außer einer Schreibfeder.«

127 »...up den Straaten alse Beste verstorven sin, derwele Jedermann se medede«, wie es in einer zeitgenössischen Chronik heißt.

128 Das 1505 an der Stadtmauer (Kurze Mühren) erbaute und 1743 als Fachwerkbau erneuerte St. Hiobs-Hospital wurde wegen jener Krankheit so genannt »de dem heligen Job begegnet is, da he von der Hovedschädel (Scheitel) bet up de Bothsalen (Fußsohlen) mit stinkenden ahters (Eiter) Bladder bedeckt was (war)«.

129 William Shakespeare, König Heinrich V., 2. Aufzug, 1. Szene.

130 W. Matthießen, Theophrastius Paracelsus, Breslau 1923, S. 41.

131 Eine Anrede von zweifelhafter Herzlichkeit! In der deutschen Übersetzung heißt die Anrede meist ganz unverfänglich: »Becherfreunde und Venusbrüder«, womit der ursprüngliche Sinn bewußt verschleiert wird. Denn die Anrede »vérolez« (von der Lues behaftet) kommt von dem Terminus »la vérole«, womit man bekanntlich die Syphilis bezeichnete. Sie hieß auch »la grosse vérole« im Gegensatz zu den echten Pocken, die man wegen der kleineren Pusteln »pétite vérole« nannte. Der zynische Satiriker Rabelais war ebenso wie sein Zeitgenosse Luther (1483–1546) ein gewaltiger Sprachkünstler, mit einem derben, saftigen Humor. Wegen der Vieldeutigkeit der von ihm benutzten oder geprägten Worte ist sein Werk kaum übersetzbar.

132 Jean Droyn aus Amiens hatte bereits vorher eine Ballade zu Ehren der »großen Pocken« im Stil eines François Villon verfaßt: »Ballade sur la grosse vérole«, die im Jahre 1512 in Lyon gedruckt wurde. Interessant ist das Gedicht deshalb, weil darin die Prostituion für die Verbreitung der Syphilis verantwortlich gemacht wird, zu einer Zeit, da die Ärzte noch eine Verbreitung der Krankheit durch miasmatische oder astrale Einflüsse annahmen! Aber Jean Droyn war nicht der einzige französische Dichter, der das neapolitanische Übel erwähnte. In dem pseudonymen Werk von Dorchesino wird eine venerische Epidemie erwähnt, die 1527 Rouen heimsuchte. Als Rabelais 1535 das fünfte Buch seines Pantagruel schrieb, dachte er wohl an diese Epidemie, die er vielleicht selbst beobachtet hat.

133 Das alles wird mit einem überschäumenden Humor erzählt. Dahinter dürfte die ernsthafte Überzeugung des Arztes und Lebensphilosophen Rabelais stehen, daß das »Lachen das Eigentümlichste des Menschen« (»que le rire est le propre de l'homme«) und das Gelächter das beste Heilmittel für eine kranke Zeit sei.

134 In seiner Schimpfkanonade bringt Rabelais die volkstümliche Redensart »Sankt Antoniusfeuer« (»feu de Saint Antoine«), womit man damals auch die mit entzündlichen Hautausschlägen einhergehende Lues bezeichnete, mit der Quecksilberkur und dem göttlichen Strafgericht über Sodom und Gomorrha wegen sexueller Exzesse in Beziehung. Im Zusammenhang damit sei daran erinnert, daß auf dem spätgotischen Flügelbild mit der Versuchung des Hl. Antonius am Hochaltar des früheren Antoniterklosters zu Isenheim (jetzt im Colmarer Museum) um das Jahr 1515 Grünewald einen monströsen Dämon dargestellt hat, dessen Leib mit karbunkulösen Geschwüren übersät ist, die von manchen als syphilitische Hautausschläge, von anderen als Milzbrandkarbunkel gedeutet wurden.

135 Wie einst Dante versetzte auch Rabelais Päpste in die Hölle, neben Sixtus IV. auch Alexander VI., der dort als Rattenfänger beschäftigt wird. Kein Wunder, daß 1543, im Jahr der Publikation von »De revolutionibus orbium coelestium«, das auch das Todesjahr von Kopernikus war, die theologische Fakultät der Sorbonne »Gargantua und Pantagruel« verdammte. Ein paar Jahre später forderte ein Benedektinermönch öffentlich, man sollte »diesen Hund Rabelais« verbrennen.

136 Fernel war auch ein geschickter Geburtshelfer, so daß die Gattin Heinrichs II., Katharina von Medici (1573–1642), aus Dankbarkeit den Befehl gab, ihm jedesmal 10 000 Taler auszuhändigen, so oft sie sich gesegneten Leibes fühlte.

137 Der Terminus Syphilis rührt von zwei griechischen Worten her: sys = Schwein, und

philos = lieben. Der Held des Lehrgedichtes erhielt von Fracastoro den Namen Syphilos, weil er Tiere hütete, wahrscheinlich auch Schweine.

138 Von den Kontagien, den kontagiösen Krankheiten und deren Behandlung. Buch II, Kap. 11 (Von der Syphilis oder der Franzosenkrankheit).

139 Von den Kontagien, Buch II, Kapitel 12 (Von den Ursachen). Der Erfolg mit Quecksilbersalben bei skabiösen und luetischen Hautausschlägen ließ ex juvantibus auf die Verwandschaft der beiden Krankheiten schließen. Folglich sperrte man mittellose Luetiker und Skabiöse oft gemeinsam ein.

140 Der Chronist Franciscus Muraltus berichtet, daß die Krankheit alle Schichten und Stände gleichmäßig befiel: Päpste, Könige, Fürsten, Markgrafen, Feldherren, Soldaten, Edelleute, Kaufleute, endlich alle, die überhaupt der Wollust fröhnten. Geistliche aller Art wurden von jener Krankheit heimgesucht, wodurch man die keuschen Menschen von den unkeuschen unterscheiden konnte.

141 Voltaire schrieb ein Gedicht über die Syphilis Franz I., über seine »corona veneris«. Auch Franz war ein großer Kunstmäzen. Er hat den greisen Leonardo da Vinci nach Frankreich eingeladen.

142 Der »gekrönte Blaubart«, der wegen der Syphilis so viele Ehen eingehen mußte, hatte sich schon in seiner Jugend infiziert. Darauf weisen u. a. auch die später aufgetretenen und heftig schmerzenden chronischen Unterschenkelgeschwüre hin. Er war daher zu Lebzeiten ein medizinischer Pfuscher. Im britischen Museum befindet sich ein dicker Band voller Rezepte zu Pflastern, Salben, Mixturen und Abkochungen von des Königs Hand mit Gebrauchsanweisungen, nicht wenige gegen die neue, aus Neapel eingeschleppte Franzosenkrankheit (Morbus gallicus) und gegen den englischen Schweiß (Sudor anglicus).

143 Katharina von Aragon, die Heinrich 1509 heiratete und infizierte, hatte im Frühjahr 1510 eine Fehlgeburt, im Januar 1511 gebar sie einen Knaben, der nur wenige Tage lebte. Im November 1513 und im Dezember 1514 wurden zwei weitere Knaben geboren, der erste starb bei der Geburt, der zweite war tot geboren. 1516 kam die schielende Prinzessin Mary – die »Katholische« – zur Welt. Schließlich hatte die Königin 1518 noch eine tote Frühgeburt im achten Monat, eine Tochter. Die Todesursache dürfte stets »Syphilis connata« gewesen sein, wie heute die angeborene Syphilis genannt wird.

144 Als Kardinal Wolseys (1474–1530) beispiellose Laufbahn am Konflikt Heinrichs mit dem Papst scheiterte und er des Hochverrats bezichtigt wurde, beschuldigte man ihn sogar, er hätte den König mit Lues angesteckt. Der entsprechende Passus aus der (1529) in Peerskammer vorgelesenen Anklage lautet: »Obwohl er sich selbst mit der ansteckenden Krankheit behaftet wußte, kam er doch täglich zu Eurer Hoheit, brummte in Euer Ohr und blies seinen gefährlichen und ansteckenden Hauch auf Euer Hochedlen.« Nun war an Heinrich VIII. wahrlich in dieser Hinsicht kaum noch etwas zu verderben. Zugleich aber beweist die Anklage, wie sehr man damals bezüglich des Infektionsweges der Lues noch im Dunkeln tappte.

145 Nach dem Krieg der beiden Rosen waren die alten Geschlechter bis auf knapp dreißig verschwunden; auch die, die übrig blieben, waren zum Teil geächtet und verarmt. Mit Hilfe der konfiszierten Kirchengüter erhob Heinrich VIII. zunächst diese alten Geschlechter wieder zur Macht und Reichtum und unterwarf sie dadurch der Krone, die von jetzt ab ihre unbestrittene Vorherrschaft bewahrte. Durch die Säkularisation verdoppelten sich Heinrichs Einkünfte nahezu. Er benutzte sie dazu, um die Häfen, vor allem Portsmouth, in Verteidigungszustand zu bringen und die englische Macht zu Wasser und zu Lande zu begründen.

146 Die Nachwelt kennt Heinrich nur als Despoten, der seine Frauen und Kanzler aufs Schafott schickte und verkennt mit solchem Urteil das Wesentliche dieses Renaissancefürsten, in dem sich die Macht eines Staates zentralisierte, wie es der große Florentiner Machiavelli in seinem »Il principe« gelehrt hatte.

147 Noch kurz vorher (1535) ließ Heinrich den abgedankten Lord-Kanzler Thomas Morus enthaupten, weil er die Anerkennung der Legitimität von Anna Boleyn und deren Nach-

kommen sowie des Oberhirtentums des Königs über die von Rom gelöste Kirche Englands versagte.

148 Eduard VI., bekannt nach Mark Twains Roman »Der Prinz und der Bettelknabe«, gelangte niemals richtig zur Regierung und starb mit 15 Jahren an Tuberkulose, wobei die angeborene Lues infektbahnend gewirkt haben dürfte.

149 Diese Sterilität, beim Mann vor allem als Folge einer beiderseitigen gonorrhoeischen Nebenhodenentzündung auftretend, ist oft Ursache des Aussterbens von Familien geworden, ein Ereignis, das dann, wenn es sich um regierende Geschlechter handelte, stets von mehr oder weniger historischer Bedeutung werden mußte. Vieles spricht dafür, daß Heinrich VIII. infolge einer zusätzlichen gonorrheischen Infektion auf diese Weise an seinem Lebensende auch zeugungsunfähig geworden war.

150 So erkennt man z. B. an Lukrezia Borgias Geburtenfolge als Herzogin von Ferrara den unheimlichen Einfluß der Lues auf die Nachkommenschaft, was man auf Grund von Quellenstudien in den Familienarchiven nachweisen konnte. Der ihr zur Ehe aufgezwungene Erbprinz von Ferrara, Alfons d'Este, Mäzen des Dichters Ariost, war bereits vor dieser Verbindung infiziert. Lukrezia aber hatte zuvor in der Ehe mit dem inzwischen ermordeten Prinzen Alfonso von Aragon einem gesunden Knaben das Leben geschenkt. Bezeichnend für die Ehe mit dem Erbprinzen und späteren Herzog von Ferrara sind die ersten drei Frühgeburten, die eine tote Siebenmonatsfrucht (1502), einen schwerkranken, bald sterbenden Sohn (1505) und nochmals eine Totgeburt (1506) betrafen. Erst 1508 ward der Erbe, ein Knabe, »mit eingedrückter Nase« geboren. Dann folgten auf einen schwächlichen Sohn (1509) und einer noch schwächlicheren Tochter (1513) wieder ein krankes frühsterbendes Kind (1514) und nach einem schwächlichen Sohn (1516) nochmals ein schwerkrankes Siebenmonatskind, das den Tod der Mutter schnell nach sich zog (1519).

151 William Shakespeare, Timon von Athen, übersetzt von Dorothea Tieck, 4. Aufzug, 3. Szene, in: Werke in drei Bänden, München 1988, S. 418.

152 William Shakespeare, Heinrich V., übersetzt von A. W. Schlegel, III. Aufzug, 3. Szene, in: Werke in drei Bänden, München 1988, S. 377.

153 Pierre de Bourdeilles Brantôme (1527–1614), Mémoires, Leiden 1666, Bd. IV, S. 93.

154 Friedrich Schiller, Geschichte des Abfalls der vereinigten Niederlande, in: Sämtliche Werke, hg. von Goedeke, Stuttgart 1887, Bd. VIII, S. 284. Es war die Zahl dieser öffentlichen Dirnen »so übermäßig groß, daß sie notgedrungen selbst darauf verfielen, eine eigene Disziplin unter sich einzuführen. Sie stellten sich unter besondere Fahnen, zogen in Reihen und Gliedern in wunderbarer soldatischer Ordnung hinter jedem Bataillon daher, und sonderten sich mit strenger Etikette nach Rang und Gehalt, in Befehlshaberhuren, Hauptmannshuren, reiche und arme Soldatenhuren«. (Op.cit., S. 284.)

155 Brantôme (siehe Anm. 145), Bd. IV. S. 93.

156 L. Fronsperger, Von Kaiserlichen Kriegsrechten, Malefiz- und Schuldhändeln, Frankfurt a. M. 1571, Buch I., S. 87 und III., S. 65f. Kirchbach, Militaris Disziplina, Frankfurt a. M. 1602, S. 115.

157 Arnaud, Les Femmes aux Armées. Paris 1912, S. 51ff. Die Verurteilten zwang man, mit entblößtem Oberteil unter den Klängen eines getrommelten Marsches, der zynischerweise »Le Fricassée« oder »Le Rigodon« hieß, durch eine doppelte Gasse rutenschlagender Soldaten zu laufen, bei schweren Vergehen langsam hindurchzugehen. Das Spießrutenlaufen war noch im Siebenjährigen Krieg üblich und diente zugleich »zur Belustigung der Soldaten.« Es klingt wie Hohn, daß ausgerechnet nach den Ordonanzen Ludwig XIV. vom 31. 10. 1684 und vom 14. 3. 1687 befohlen wurde: Die »filles de mauvaise vie« sollten durchs Kriegsgericht verurteilt und ihnen die Nase sowie die Ohren abgeschnitten werden. (La grande Encyclopédie. Paris. Art. Prostitution, S. 814.)

158 Matthäus Merian, Theatri Europaei oder Historischer Chroniken Beschreibung aller vornembsten und denckwürdigsten Geschichten, so sich hin und wieder in Europa, sonderlich im Reiche teutscher Nation von Anno 1633 biß Anno 1638 begeben und zugetragen, Frankfurt 1644. Bd. III, S. 109.

159 Die Kardinäle Richelieu und Mazarin unterdrückten die Hugenotten in Frankreich, förderten aber den Protestantismus in Deutschland, um das Reich nicht zur Ruhe kommen zu lassen. Die französische Politik verschärfte und verlängerte den 1618 ausgebrochenen katholisch-protestantischen Krieg in Deutschland, denn dieser würde schon 1635 beendet gewesen sein, wenn Frankreich ihn nicht zum Dreißigjährigen Krieg gemacht hätte, d. h. bis zur völligen Erschöpfung der deutschen Nation.

160 Bei der Lektüre dieses Journals mußte man an die Worte des Ministers Colbert denken, mit denen dieser seinen Herrn umschmeichelten: »Sire, man muß schweigen, bewundern, Gott alltäglich danken, daß er uns unter der Herrschaft eines solchen Königs wie Eure Majestät hat geboren werden lassen, der keine anderen Grenzen seiner Allmacht mehr kennt als die seines Willens.«

161 Die Sittenverderbnis (La Prostitution) des weiblichen Geschlechts in Paris aus dem Gesichtspunkte der Polizei, öffentlichen Gesundheitspflege und Sittlichkeit, Aus dem Französischen von A. J. S. Parent-Duchatelet, von Dr. G. W. Becker. Leipzig 1837.

162 Egon Friedell, Kulturgeschichte der Neuzeit, München 32, Aufl. 1954, Bd. II, S. 175.

163 Die konfuse Terminologie (»vérole« = Syphilis; »petite vérole = Pocken) verleitete den französischen Esprit oft zu recht zweideutigen Wortspielereien. Als in einem Pariser Salon erzählt wurde, daß eine Dame der Gesellschaft an »petite vérole« (Pocken) erkrankt sei, bemerkte der junge Voltaire: »Das wundert mich nicht, ich habe sie schon immer als sehr anspruchslos gekannt.«

164 Voltaire, Œuvres completes, Garnier Fréres, 1877, Bd. X (»Poésie mêlées«), S. 471.

165 In einem Romanfragment »Les Cent-Vingt Journées de Sodome ou L'Ecole du Libertinage« (»Die hundertzwanzig Tage von Sodom oder die Schule der Ausschweifung«), den der eingekerkerte Marquis de Sade um 1785 in der Bastille geschrieben hat, schildert er, wie zweiundvierzig Mädchen und Knaben auf dem Schloß des Herzogs von Blangis gefangengehalten werden, wo sie der sexuellen Willkür dieses Herrn und seiner drei Spießgesellen – einem Kirchenfürst, einem Richter und einem Financier – wehrlos ausgeliefert sind. Das hier Geschilderte wirft ein grelles Licht auf den traurigen Kinderhandel in Frankreich des 18. Jahrhunderts, besonders auf die Lieferungen für den berüchtigten »Hirschpark« und das damalige französische Kuppeleiwesen. (Ivan Bloch, Der Marquis des Sade und seine Zeit, Ein Beitrag zur Kultur- und Sittengeschichte des 18. Jahrhunderts, Berlin 1906.)

166 Geschrieben in einer erst 115 Jahre nach Pepys Tode entzifferten Geheimschrift (es handelt sich um eine 314 stenographische Zeichen umfassende Chiffre), enthält das Tagebuch tägliche, überaus genaue Aufzeichnungen aus den Jahren 1660–69. So sehr wir auch bedauern müssen, daß ein zunehmendes Augenleiden Pepy zwang, die Weiterführung des für keine fremden Augen bestimmten Tagebuchs aufzugeben, so enthalten doch die acht dicken Manuskript-Bände überaus viel Interessantes, daß sie als eine kulturgeschichtliche Fundgrube jener Zeit gelten.

167 Im Kapitel »Pocken« wird geschildert, wie Wilhelm von Oranien, der Schwiegersohn Jakobs II., auf den englischen Thron kommt und seine Frau den Pocken zum Opfer fällt. Als 1702 Wilhelm von Oranien ohne männlichen Erben starb, folgte ihm seine Schwägerin Anna (1702–1714) auf den Thron, deren fast ganze Regierungszeit vom Spanischen Erbfolgekrieg überschattet war. Da ihr Sohn und einzig überlebender und direkter Erbe an den Pocken starb, mußte die Frage der englischen Erbfolge erneut aufgeworfen werden. Zu ihrer Entscheidung trugen neben der Lues auch noch die Pocken wesentlich bei.

168 Hatte die Tochter einer bürgerlichen Familie das Glück, einem hohen Herrn am Hofe oder gar dem Serenissimus zu gefallen, so war dieselbe unter zwanzig Fällen neunzehnmal von dieser Gnade aufs höchste beglückt, und die Familie war bereit, sie zur adligen oder fürstlichen Mätresse herzugeben. Dasselbe war bei den meisten Adelsfamilien der Fall, wenn eine ihrer Töchter das Wohlgefallen des Fürsten fand.

169 Wilhelmine war nur mit knapper Not einer luetischen Infektion entgangen, als sie dem polnischen König und Kurfürsten von Sachsen, August dem Starken, mit seinen unzähligen Mätressen und seiner unehelichen Kinderschar zum Ärger ihres Vaters die Hand

verweigerte. R. Fester, die Bayreuther Schwester Friedrichs d. Gr., 1902. A. v. Gleichen-Rußwurm, Die Markgräfin von Bayreuth, 1925.

170 R. H. Francé. Das Buch des Lebens. Berlin 1924, S. 422. Auch die aus dem »absoluten Willen« entspringende Verschwendung unter August dem Starken wurde in Dresden ins Wahnwitzige getrieben. Die Schweden lagen im Lande, der Dreißigjährige Krieg war kaum vorbei, aber der Karneval von 1709 war glänzender als je einer zuvor am sächsischen Hofe. Ein Feuerwerk wurde abgebrannt, das 80 000 Gulden kostete, ein Reitfest der Adeligen wurde abgehalten, dessen erster Preis 36 000 Taler betrug. Gedeckt wurde das durch Auslandsanleihen, Landverkäufe an Brandenburg und Steuern. Verkaufte der Hesse, der Württemberger, der Ansbacher seine Landeskinder als Soldaten an England und Holland, so kaufte August chinesische Porzellanvasen von Preußen für hochgewachsene Dragoner, die er dafür hergab wie eine Viehherde. Zu solchen Zwecken wurden Menschenjagden auf »lange Kerls« im Lande veranstaltet.

171 Die Greuel des Siebenjährigen Krieges und das Erdbeben von Lissabon bewogen Voltaire zu seiner Schrift gegen Leibnizens Theodizee »Candide oder der Optimismus«, womit er einen der geistreichsten und sarkastischsten Romane der Weltliteratur schuf, den Wieland »das Lieblingsbuch aller Leute von Verstand nannte«.

172 Candide ist über die genealogischen Ausführungen seines einstigen Lehrers entsetzt. »Oh, Pangloß«, rief er, »welch ein sonderbarer Stammbaum! Der leibhaftige Satanas muß der Stammvater sein!« »Durchaus nicht«, erwidert Pangloß, »diese Krankheit war etwas Unentbehrliches in der besten aller Welten, ein notwendiger Bestandteil: denn hätte sich nicht Kolumbus auf einer der Inseln Amerikas diese Krankheit zugezogen, die die Quelle der Zeugung vergiftet, ja sogar häufig die Zeugungsfähigkeit vernichtet und dadurch offensichtlich dem großen Endzweck der Natur entgegenwirkt, so würde es bei uns weder Schokolade noch Koschenille geben. Man muß auch bedenken, daß diese Krankheit bis auf den heutigen Tag, ebenso wie die Religionsstreitigkeiten, eine Besonderheit unseres Erdteils ist. Inzwischen hat sie bei uns erstaunliche Fortschritte gemacht, vor allem unter den wohlerzogenen, ehrsamen Söldnern jener großen Armeen, von denen jeweils das Schicksal der Staaten abhängt. Man kann mit Sicherheit annehmen, daß wenn in einer Schlacht eine Armee von dreißigtausend Mann einem gleich großen Heer gegenübersteht, auf jeder Seite etwa zwanzigtausend mit dieser Seuche behaftet sind.«

173 Voltaires Büchlein »L'homme aux quarante écus« erschien 1768 anonym in Genf. Noch im selben Jahr wurde es vom Pariser Parlament verboten, am 29. November 1771 von der Römischen Kurie verdammt.

174 Alfred Urban, Staat und Prostitution in Hamburg, Hamburg 1927, S. 14. Die »Roggen- oder Rockenkiste« (auch »Jungfer« genannt) war ein alter Turm mit vier Stockwerken auf dem Meßberg. Während der untere Teil mit dunklen Behältnissen als Verließ für kurzfristig inhaftierte »kleine Fische« (auch Dirnen) diente, wurden im oberen Stockwerk (auch »Tollkiste« genannt und nur durch 90 schmale steile Stufen erreichbar) Geisteskranke eingesperrt. Rückfällige Dirnen wurden »am Kaak« (Pranger) im Halseisen (»mit ihrem Namen auf einem Brett an der Brust«) öffentlich angeprangert, »mit Ruten bestrichen« und anschließend im Spinnhaus eingesperrt« oder auf 10 Jahre aus der Stadt gejagt.

175 Petzold, Zur Geschichte der Prostitution in Karlsruhe, Karlsruhe 1872.

176 Fr. S. Hügel, Zur Geschichte, Statistik und Regelung der Prostitution, Wien 1865, S. 64. Ein Radikalmittel zur Ausrottung der Unsittlichkeit und der gewerbsmäßigen Unzucht glaubte Maria Theresia in der Einsetzung einer Keuschheitskommission gefunden zu haben, die alle Personen, ohne Ansehen von Stand und Geschlecht, die einen unsittlichen Lebenswandel führten, auskundschaften und der Bestrafung zuführen sollte. Die Haupttätigkeit der Keuschheitskommission spielte sich in den Jahren 1751–1769 ab. Damals waren die Zuchthäuser von Dirnen überfüllt. Sogar weibliche Spitzel stellte man an, die an der durch den Ertappten zu zahlenden Geldstrafe prozentual beteiligt wurden. Trotzdem breiteten sich die Geschlechtskrankheiten in besorgniserregender Weise aus.

177 Struensee, Von der Lustseuche und was dagegen zu thun sey, Gemeinnütziges Magazin 1761, Stück III., S. 170.

178 Holger Hansen, Inkvisitionskommissionen af 20. Januar 1772, Kobenhavn 1927, Bd. I, S. 25. Sogar Johann Peter Frank, ein überzeugter Anhänger des autoritären Staates, der die Volksgesundheit durch behördlichen Zwang zu erreichen hoffte, betonte in seinem sozialhygienischen Standardwerk, daß sich eine vernünftige Polizei nicht mißbrauchen lassen dürfe, in den Häusern zu schnüffeln und zu spionieren, da sie sonst die öffentliche Ordnung bedrohen würde, die sie zu schützen berufen sei. (Johann Peter Frank, System einer vollständigen medicinischen Polizey, Mannheim 1783, Bd. III, S. 957.)

179 Friedrich Nicolai, Beschreibung einer Reise durch Deutschland und die Schweiz im Jahre 1781, Berlin und Stettin 1784. Auch Casanova, gewiß ein klassischer Zeuge, berichtet in seinen »Memoiren« spöttisch über die von Maria Theresia eingesetzte Keuschheitskommission üblen Angedenkens: »In Wien war es infolge einer von allerhöchster Stelle angeregten Frömmelei außerordentlich schwer, sich Cytherens Freuden zu verschaffen. Eine Legion erbärmlicher Spitzel, die man mit dem Namen Keuschheitskommission schmückte, waren die unerbittlichsten Verfolger aller Mädchen. Die Herrscherin besaß in bezug auf die illigetime Liebe nicht die erhabene Tugend der Toleranz. Fromm bis zur Bigotterie, glaubte sie sich ein großes Verdienst vor Gott zu erwerben, indem sie den natürlichen Trieb beider Geschlechter bis in den Traum verfolgte.« (Franz Blei über die Sitten des Rokoko. Leipzig 1905, S. 51.)

180 Carr, A Description of Holland, London 1701, S. 70. Die amtlich genehmigten »Musikhäuser« waren über die ganze Stadt verstreut, die Mehrheit befand sich jedoch in Hafennähe. Die Prostituierten mußten laut Gesetz in einem Bordellviertel um den Pylsteeg wohnen; das war eine schmale Gasse, die dem Rathaus gegenüber vom Dam abging und etwas südlich des heutigen Rot-Licht-Viertels lag. In diesem Bezirk wohnte auch der städtische Amtsdiener, der die Prostituierten kontrollierte und aus ihrer Miete Nutzen zog. Und wenn eine von ihnen anderswo ihren Geschäften nachging, schickte er seine Wache, die sie mit Trommelschlag und Pfeifenklang in seinen Bezirk zurückbrachte.

181 Leopold Mozart, der sich 1764 mit seinen beiden Kindern auf eine Konzertreise nach England begeben hatte, berichtete einem Freund, daß es in London 8659 Branntweinschänken gäbe (Fred Hamel, Mozart, Berlin 1932).

182 Sir Walter Besant, London in the Eighteenth Century, London 1903, S. 301–302.

183 Über den Schnaps, den Struensee so treffend das »Lethe-Wasser des Elends« nannte, schrieb Sigerist: »Erst als man aufhörte, den Geist des Weines nur noch in der Retorte des Alchimisten für Heilzwecke zu destillieren und anfing, den ›Schnaps‹, ein hochkonzentriertes alkoholisches Getränk manufakturmäßig aus Korn (seit der Mitte des 18. Jahrhunderts auch aus Kartoffeln) zu brennen, wurde der Alkoholismus zu einem sozialhygienischen Gesundheitsproblem. Denn in den heraufkommenden schweren Zeiten bildete der Fusel nicht nur ein leicht beschaffbares, schnell wirkendes und relativ billiges Mittel zur Flucht vor den Härten der Wirklichkeit, sondern er öffnete auch durch Enthemmung der Instinkte Verbrechen und Infektion Tür und Tor.« (Siegerist, S. 29.)

184 Struensee, Von der Lustseuche und was dagegen zu thun sey, Gemeinnütziges Magazin 1761, Stück III, S. 185.

185 Struensee, S. 185. Als Armenarzt wußte Struensee nur zu gut, daß der Rausch für viele eine vorübergehende Flucht aus der Hoffnungslosigkeit des grauen Alltages ist, »ein Schluck aus der Lethe, um zu vergessen«.

186 Struensee, S. 185. Alltäglich mit den sozialen Problemen seiner Zeit konfrontiert, bemerkte Struensee bald, daß man es in der Gesellschaft leider nicht mit einem gütigen Vater zu tun hat, der sich – wie es so rührend in der Bergpredigt heißt – um die Lilien auf dem Felde und Vögel im Freien sorgt, sondern nur mit einer hartgesottenen Obrigkeit, die entwurzelte, zu Bettlern und Landstreichern deklassierte Bauern ins Werk- und Zuchthaus sperrt oder an den Pranger stellt und gestrauchelte Mädchen auspeitschen läßt.

187 Als man 1770 den Berliner Chirurgen Joachim Friedrich Henckel dazu »beorderte«, die Behandlung der Geschlechtskrankheiten in der Charité zu übernehmen, versuchte er vergeblich, sich dieser »Zumutung« zu entziehen, indem er auf das Medizinaldelikt ver-

wies, wonach es Chirurgen streng verboten ist, stark wirkende Medikamente wie Quecksilber innerlich zu verabreichen (Charité-Akten II 4 No. 1, Vol. 2 fol. 180). Abgesehen davon, daß er der »Malice gottverdammter Huren ausgesetzt sei«, erregte er sich vor allem darüber, daß ihn bei der so aufoktroyierten Tätigkeit ein Oberinspektor (Habermann) dienstlich überwachen sollte. »Ich muß mich prostitiret sehen bey der Nachwelt«, klagte er, »wenn man in einer Instruktion lesen wird, daß man auf mich Achtung geben soll, ob ich auch 2 mahle in der Woche die Charité besuche...« (Charité-Akten II 4 No. 1, Vol. 2, fol. 176).

188 Struensee (siehe Anm. 184), S. 179.

189 Johann Jakob Rambach, Versuch einer physisch-medizinischen Beschreibung von Hamburg (Hamburg 1801, S. 419–421). Mit »Strafe« meinte Rambach »Strafe Gottes«.

190 Struensee, S. 175.

191 Struensee, S. 185. Es ist gewiß kein Zufall, daß im Anschluß an die Abhandlung, in der Struensee die verderbliche Rolle des Alkoholismus in der Epidemiologie der Lustseuche besonders betont, in der gleichen Zeitschrift eine jüdische Parabel folgt, die vermutlich von Gerson beigesteuert wurde. Ihr kurzer Inhalt: Als Noah den Weinstock anpflanzte, kam Satan und schlachtete zunächst ein Schaf, dann einen Löwen, ferner einen Affen, schließlich ein Schwein und tränkte jeweils mit dem Blut die Wurzeln des Rebstockes. Daher sei der Mensch nach dem ersten Becher Wein zahm wie ein Lamm, nach dem zweiten Becker laut, auftrumpfend und gewaltig wie ein Löwe, nach dem dritten geschwätzig und albern wie ein Affe und nach dem vierten unflätig wie ein Schwein, das sich im Straßenkot wälzt (Gemeinnütziges Magazin 1761, Stück III, S. 192).

192 So berichtet z. B. Glückel von Hameln, daß sie (1657) im Alter von 12 Jahren verlobt und zwei Jahre später verheiratet wurde (Denkwürdigkeiten der Glückel von Hameln. Aus dem Jüdisch-Deutschen übersetzt von Alfred Feilchenfeld. 4. Aufl. Berlin 1923, S. 35).

193 Die Aufhebung der Ghettoschranken nach der Französischen Revolution, die Assimilation der Juden an das Bürgertum äußerte sich mit allen Folgeerscheinungen, die der bürgerlichen Welt eigen sind. Frühehe und strenge Moral verschwanden, und auch die Juden machte mit Trunksucht und Prostitution Bekanntschaft. Das Ergebnis war ein rasches Ansteigen der Geschlechtskrankheiten und die Abnahme der hohen Fruchtbarkeit in den jüdischen Familien.

194 Struensee, S. 194. 1770 empfahl Basedow in seinem »Methodenbuch für Väter und Mütter der Familien und Völker« aus pädagogischem Kalkül (»um den moralischen Belehrungen Nachdruck zu verleihen«) jenen Weg einzuschlagen, den er mit Struensee im Hiobs-Hospital eruiert hatte. »Ungefähr im fünfzehnten Jahr«, so verlangte er, »sollte ein Knabe nach einer gewissen Vorbereitung mit seinen Eltern oder Aufsehern etlichemale ein Lazarett besuchen, wo die Hurer und Ehebrecher durch häßliche und höchst schmerzliche Krankheiten für ihre ehemals gering geachteten Sünden büßen«.

195 Besonders anstößig fand man die »schlüpfrige Eintheilung der Pflanzen« in »bedecktsamige« (Angiospermen) und »nacktsamige« (Gymnospermen), deren Samenknospen nackt, d. h. nicht wie bei den bedecktsamigen Pflanzen in einem Fruchtknoten eingeschlossen sind. »Ein so unkeusches System«, schrieb ein Petersburger Botaniker 1774, »dürfe der studierenden Jugend nicht mitgetheilt werden«.

196 Mederer war es übrigens auch, dem seine Freiburger Studenten eine Katzenmusik darbrachten und ihn verprügeln wollten, als er 1774 für die Vereinigung der Chirurgie mit der Medizin eintrat, weil sie darin eine »Herabwürdigung der Heilkunst« sahen (Paul Diepgen, Medizin und Kultur. Stuttgart 1938, S. 199).

197 Schian, S. 43. Fast mit den gleichen Worten verbot 1826 Papst Leo XII. den Gebrauch des Kondoms.

198 Struensee, S. 182f.

199 Struensee, S. 184.

200 Struensee, Von den Blattern und der Blattern-Einpfropfung, Gemeinnütziges Magazin 1760, Stück III, S. 188.

201 Joukowsky, St. Petersburger Zeitschrift 1872, Bd. I, S. 73.

202 Wiener Medizinische Wochenschrift 4. Juli 1868.

203 E. Paschen, Die animale Vaccine im »Handbuch der Pockenbekämpfung und Impfung«, hrsg. von O. Lentz und H. A. Gins, Berlin 1927, S. 364.

204 In »Wilhelm Meisters Wanderjahren« schildert Goethe, wie die Handspinnereien in den Bergtälern vom Eindringen der Maschine bedroht wurden. An einer Stelle heißt es dort: »Das überhandnehmende Maschinenwesen quält und ängstigt mich, es wälzt sich heran wie ein Gewitter, langsam, aber es hat seine Richtung genommen, es wird kommen und treffen« (3. Buch, 13. Kap.). Ähnliches dürfte auch Struensee empfunden haben, als er an der Peripherie von Manchester die krebsartig wuchernden Slums der Fabrikarbeiter und in den Betrieben selbst das Überhandnehmen der Frauen- und Kinderarbeit als Folge der zunehmenden Mechanisierung und Verelendung zu sehen bekam.

205 Die Charakteristik, die Shakespeare den Dänenprinzen über sein Volk sprechen ließ, lautet: »Der schwindköpfige Zecher macht verrufen bei andern Völkern uns in Ost und West; man heißt uns Säufer, hängt an unsere Namen ein schmutzig Beiwort; und fürwahr, es nimmt von unsern Taten, noch so groß verrichtet, den Kern und Ausbund unseres Wertes weg« (Hamlet, 1. Aufzug, 4. Szene).

206 Dem Durst der Dänen ging sogar Christians Schwager, der Landgraf Karl von Hessen, in seinen Memoiren mit einer erschütternden Schilderung auf den Grund, ohne allerdings die geschäftstüchtigen Hintermänner zu erwähnen. »Die seeländischen Bauern«, berichtet er, »hatten kleine Pferde, denen im Winter fast nur Kräuter und Wurzeln als Futter dienten, kleine Karren, mit denen sie ein wenig Korn zum Markt nach Kopenhagen fuhren … Sie kamen auf den Markt, verkauften, liefen ins Wirtshaus, um sich zu berauschen, fuhren betrunken und mit verhängtem Zügel ab, hielten aber pünktlich bei jeder Kneipe, mit denen die Landstraße alle Viertelstunden weit besäet war, um nicht aus dem einzige glückseligen Zustand, den sie kannten, herauszukommen«. (Denkwürdigkeiten des Landgrafen Karl von Hessen-Kassel. Kassel 1866.)

207 Schon 1761 hatte Struensee geschrieben: »Das Vorurtheil, die Lustseuche mit Verachtung zu behandeln, statt Hülfe – und zwar ohne Geld – anzubieten, führet dazu, daß die Angesteckten durch Verheimlichung ihre Krankheit verschleppen und somit nur noch mehr Unheil anrichten. Daher sollte man in Gebäuden, die nicht unbedingt benöthiget werden, Hospitäler für Lustsieche einrichten«. (Struensee, S. 192.)

208 »Die Lustsiechen umsonst zu behandeln«, polterte Pastor Münter von der Kanzel, »hieße der Immoralität Thür und Thor zu öffnen!« Unter dem Hinweis, daß die Portugiesen ihre Dirnen und Lustsiechen nach Brasilien verbannen, schlug er im Spätherbst 1771 vor, man möge die beiden Kirchen, die »zu einem Sündenpfuhl entweiht wurden«, räumen und die »verseuchte Canaille« endlich »nach Westindien (damals dänische Kolonie) verfrachten«. (J. P. Harms, Die Prostitution in Hafenstädten, Hamburg 1885, S. 45.)

209 A. Bäumler, Hegel, Leipzig 1927, S. 39.

210 Casanova scheint sich mehrere gonorrhoische Infektionen zugezogen zu haben, zumal er während der jeweiligen Behandlung wegen des Harnträufelns ein Urinal tragen mußte. Seine erste Infektion zog er sich als Achtzehnjähriger Anfang April 1743 im Fort St. Andrea an einer griechischen Fähnrichsgattin zu. Das entsprechende Kapitel seiner »Memoiren« trägt die Überschrift: »Mein erster galanter Denkzettel«. Bald danach, Ende Juli 1745, infizierte sich Casanova im Alter von 20 Jahren zum dritten Mal an einer Kurtisane (Melulla) auf Korfu: »Am dritten Tag verspürte ich beim Aufstehen ein fürchterliches Brennen und erkannte sofort, in welchen abscheulichen Zustand die unglückliche Griechin mich versetzt hatte. Melulla hatte in meine Adern alle schlechten Säfte ergossen, wodurch die Quellen vergiftet wurden, aus denen das Leben strömt.« Das fürchterliche Brennen beim morgendlichen Harnlassen, dazu die Inkubation von zwei Tagen läßt mit Sicherheit eine Gonorrhoe ahnen. Vermutlich kam es diesmal auch noch zu einer Hodenentzündung, die vielleicht sogar doppelseitig war, da Casanova von den »Quellen des Lebens« spricht.

211 Während Goethe in seiner »Campagne in Frankreich« das unwürdige Betragen der französischen Emigranten im Rheinland nur andeutet, wird von Laukhard »dieses schändli-

che und schreckliche Ungeziefer« als »Auswurf der Menschheit« angeprangert. Voller Ingrimm verweist Laukhard auf die schwere Syphilisepidemie, die durch die Emigranten ausgelöst wurde: »Der ganze Rheinstrom von Basel bis Köln ist von diesem Auswurf des Menschengeschlechts vergiftet und verpestet, und die Spuren der greulichen Zerrüttung in den Sitten werden in jenen unglücklichen Gegenden noch lange erschrecken ... Allein in Koblenz fand man über 700 infizierte Weibspersonen, als man ihnen nachher unentgeltlich Heilung anboth.« (Friedrich Christian Laukhard, Begebenheiten, Erfahrungen und Bemerkungen während des Feldzuges gegen Frankreich, Leipzig 1796, Kap. 4, S. 55f.)

212 Bei diesen »Bekenntnissen«, die Goethe als sechstes Buch in »Wilhelm Meisters Lehrjahre« eingefügt hat, handelt es sich höchstwahrscheinlich um die autobiographischen Aufzeichnungen seiner pietistischen Jugendfreundin Susanne von Klettenberg. Auch im Geschick des Laertes, des Freundes von Wilhelm Meister, der innerhalb 24 Stunden Ehemann, Betrogener und Angesteckter wird und zuletzt noch durch pfuscherische Behandlung häßliche Entstellungen erleidet, findet Goethe »weder etwas Außergewöhnliches, noch Anlaß zu moralischen Betrachtungen. Nur die Häufung des Mißgeschickes rechtfertigt die Mitteilung«. (G. Wittkowski, Goethe und die Medizin, Leipzig 1919, S. 16.)

213 Anfang des 18. Jahrhunderts wurde auch in Deutschland (1711) von Stranitzky die ältere Bezeichnung »Trüpfer«, die noch den Begriff des Tröpfelns enthielt, in die vulgär volkstümliche Bezeichnung »Tripper« umgeprägt.

214 Kein Wunder, daß in der Royal Navy nur eine eiserner Disziplin diesen bunt zusammengewürfelten Haufen im Zaum halten und Meutereien unterdrücken konnte. Die berüchtigte »neunschwänzige Katze« aus neun fingerdicken Riemen oder Tauen mit Drahtknoten ist nicht der Phantasie einiger Marineschriftsteller entsprungen, sondern war jahrhundertelang rauhe Wirklichkeit. (Hans Schadewaldt, Der Schiffsarzt, Ciba-Zeitschrift Nr. 76, Wehr/Baden 1955, Bd. 7, S. 2506.)

215 David Howarth, Trafalgar, New York 1969, S. 31.

216 J. P. Harms, Die Prostitution in Hafenstädten, Hamburg 1885, S. 43.

217 Wolfgang Veil, Goethe als Patient, Jena 1946, 2. Auflage.

218 1940 haben Landsteiner und Wiener festgestellt, daß 84 % der Menschen Rh-positiv und 16 % Rh-negativ sind. Bei dem Rhesus-Faktor handelt es sich um eine Blutuntergruppe. Injiziert man einem Versuchstier (z. B. ein Meerschweinchen) Rhesusaffenblut, so erhält man ein Testserum, das die roten Blutkörperchen von 84 % aller Menschen agglutiniert, d. h. zusammenhält. Solche Personen besitzen den Rh-Faktor und werden Rh-positiv bezeichnet. 14 % zeigen keine Agglutination, sie werden daher Rh-negativ bezeichnet. Wird eine Rh-negative Frau von einem Rh-positiven Mann schwanger, so wirkt die Leibesfrucht infolge des vom Vater vererbten Rh-Faktors antigen und regt über den foetalen Kreislauf im mütterlichen Blut eine Bildung von Rh-Antikörpern an, die ihrerseits über die Placenta die foetalen Erythrocyten zerstören. Charakteristisch für solche Erythroblastosen ist es, daß im allgemeinen das erste Kind verschont bleibt, während die nächsten Kinder um so gefährdeter gelten, je häufiger Schwangerschaften vorangegangen sind.

219 A. Häussler, Die Totgeburt und die lebensfähigen Kinder der Christiane Vulpius. Medizinische Monatsschrift 1948, S. 21. H. O. Kleine, Der Untergang der Goethe-Sippe im Lichte der modernen Blutmerkmal-Forschung, Stuttgart 1954. Schon die Tatsache, daß Goethes erstgeborener Sohn ein höheres Alter erreichte, sprach gegen diese Vermutung, da die Syphilis gerade die Erstgeborenen zu befallen pflegt. Goethe selbst hat sich nie antisyphilitischen Kuren unterzogen. Auch Christiane blieb frei von dieser Krankheit.

220 Fast zur selben Zeit bekam der 18jährige Eduard Jenner als Helfer eines englischen Landarztes von einer erkrankten Bäuerin, bei der er Pocken vermutete, zu hören: »Um echte Pocken kann es sich nicht handeln, denn ich habe schon die Kuhpocken gehabt!« Als er bald danach an einem Londoner Hospital weiter studierte, erzählte er dieses Erlebnis seinem berühmten experimentierfreudigen Lehrer John Hunter, von dem er als Antwort

die lakonische Anweisung erhielt: »Nicht grübeln, sondern versuchen!« Das Ergebnis dieses Rates war die Vakzination. Nach Berichten seiner Zeitgenossen soll Hunter in den letzten dreißig Jahren seines Lebens an den Folgen des vermessenen Selbstversuchs gelitten haben und schließlich an syphilitischer Aortitis gestorben sein.

221 Henry Sigerist, Krankheit und Zivilisation. Frankfurt a. M., S. 221.

222 H. Mochmann, u. W. Köhler, Meilensteine der Bakteriologie, Jena 1984, S. 110f. Vor der bakteriologischen Ära, ehe man die Möglichkeit hatte, bei Geschlechtskrankheiten die Diagnose durch den Erreger- oder Antikörper-Nachweis zu bekräftigen, blieben viele Infektionen, besonders der ahnungslosen Ehefrauen, unaufgeklärt.

223 Wilhelm v. Drigalski. Im Wirkungsfelde Robert Kochs. Hamburg 1948, S. 360f.

224 »Schlage die Trommel und fürchte dich nicht!« war und blieb Heines Lebensmotto (»Doktrin«, Zeitgedichte). Damals entstanden seine zeitkritischen Schriften: »Französische Zustände« (erschienen in Hamburg 1833) und »Zur Geschichte der neueren schönen Literatur in Deutschland« (erschienen in Paris und Leipzig 1833).

225 Ein Jahr vorher (1834) war Heines Schrift »De l'Allemagne depuis Luther« in der »Revue des Deux Mondes« erschienen. Im gleichen Jahr veröffentlichte er seine Schrift auf deutsch unter dem Titel »Zur Geschichte der Religion und Philosophie in Deutschland«. In dieser Abhandlung stehen die visionär klingenden Worte geschrieben: »Es wird ein Stück aufgeführt werden in Deutschland, wogegen die französische Revolution nur wie eine harmlose Idylle erscheinen möchte.«

226 Heine mußte in den nächstfolgenden Jahren, zumal sich allerhand neue Symptome hinzugesellten, die mannigfaltigsten Mittel und Kuren über sich ergehen lassen: Aderlässe, örtliche Blutentziehungen durch Blutegel, Haarseile im Nacken, Wasserkuren, Schwefelbäder in den Pyrenäen; alles dies und wohl auch noch manches andere ohne nachhaltigeren Erfolg. Kein Wunder, daß einzelne ärztliche Anordnungen seine Spottlust besonders herausforderten. »Um meine Augen zu heilen«, sagte er, »legt man mir Zugpflaster auf den Rücken.«

227 Noch ergreifender ist die Antwort an seine Schwester, die ihm empfahl, nach Hamburg zu seiner Familie zurückzukehren: »Ich bin ein armer paralytischer Mensch geworden, der Euch sehr zur Last fallen würde.« (Passy, den 12. August 1848.) Seiner inniggeliebten alten Mutter versucht er sein Sterben zu verheimlichen, indem er ihr die Gerüchte über seinen Zustand als eine sinnreich erdachte Spekulation seines Verlegers hinstellte.

228 Wie die meisten chronisch Kranken beschäftigt sich auch Heine eingehend mit dem Wesen seiner Krankheit, und er begnügte sich nicht mit dem, was er durch seine Ärzte erfuhr, sondern suchte sich auf eigene Faust Aufklärung zu verschaffen. Er besorgte sich zu diesem Zweck einschlägige medizinische Fachliteratur, in deren Studium er sich vertiefte. Alfred Meißner, der selbst Mediziner war, berichtet, daß ihm auf diese Weise sogar die Schriften des Berliner Klinikers Romberg bekannt wurden. Freilich pflegte er schließlich resigniert und spöttelnd zu erklären: »Meine Studien werden mir wohl nicht viel helfen, ich werde höchstens im Himmel Vorlesungen halten können, um meinen Zuhörern darzutun, wie schlecht die Ärzte auf Erden die ›Rückenmarkserweichung‹ – an der zu leiden er überzeugt war – kurieren.«

229 Man brachte zwar die aus der Anatomie stammenden volkstümlichen Bezeichnungen »Gehirnerweichung« bzw. »Gehirnschwund« (für die progressive Paralyse) und »Rückenmarkserweichung« bzw. »Rückenmarksschwindsucht« (für Tabes dorsalis) mit sexuellen Exzessen, sogar mit Onanie, in Zusammenhang, womit man aber noch keine venerische Infektion als Ursache voraussetzte und folglich auch keine antisyphilitische Kur mit Quecksilber etc. einleitete.

230 Trotz Lähmung und Schmerzen blieb Heine bis zum letzten Augenblick geisteskräftig und schaffenslustig.

231 Heinrich Heine, Vermächtnis, in: Sämtliche Werke I, München 1969, S. 538.

232 An seinen ehemaligen Baseler Kollegen, den Theologie-Professor Overbeck, schrieb er am 26. Dezember 1888: »Ich selber arbeite eben an einer Promemoria für die europäischen Höfe zum Zwecke einer antideutschen Liga. Ich will das ›Reich‹ in ein eiser-

nes Hemd einschnüren und zu einem Verzweiflungskrieg provozieren. Ich habe nicht eher die Hände frei, bevor ich nicht den jungen Kaiser samt Zubehör in den Händen habe.«

233 Strindberg, der den ganzen Brief vom 31. Dezember 1888 als einen ausgelassenen Scherz auffaßte, antwortete im gleichen Stil teils griechisch, teils lateinisch, mit der Unterschrift: Strindberg (Deus optimus maximus). Ähnlich reagierte auch der Musiker Peter Gast.

234 Das Briefchen an Meta von Salis: »Die Welt ist verklärt, denn Gott ist auf der Erde. Sehen Sie nicht, wie alle Himmel sich freuen? Ich habe eben Besitz ergriffen von meinem Reich, werfe den Papst ins Gefängnis und lasse Wilhelm, Bismarck und Stöcker (antisemitischer Hofprediger in Berlin) erschießen.«

235 Erich F, Podach, Nietzsches Zusammenbruch. Heidelberg 1930. Als Nietzsche am 3. Januar 1889 seine Turiner Wohnung verlassen hatte, sah er, wie ein brutaler Droschkenkutscher sein Pferd mißhandelte. Unter Tränen und Wehklagen warf er sich dem Tier um den Hals und brach zusammen. Von seinem Zimmerherrn wurde er in seine Dachstube gebracht.

236 Am Freitag, dem 18. Januar, wurde Nietzsche in der Irrenanstalt zu Jena aufgenommen. Aus der Hauptliste Nr. 814 (Jahr 1889 Nr. 8) sind außer den anamnestischen Daten alle Vermerke über sein Verhalten während des über 14 Monate sich erstreckenden Aufenthalts in der Anstalt zu entnehmen.

237 E. F. Podach, Nietzsches Krankengeschichte, Die Medizinische Welt, 1930, Nr. 40 S. 1452ff.

238 Ebenso abwegig war die Ansicht des Mythologen H. Kerényi, der 1963 Nietzsches Krankheit als Epilepsie im Sinne der »heiligen Krankheit« antiker Dichter, Propheten und Religionsgründer zu deuten versuchte. (K. Kerényi, Vortrag im Norddeutschen Rundfunk, drittes Programm, 16. 5. 1963.)

239 Die gleiche Ansicht vertrat auch Thomas Mann bereits im ersten Plan zu seinem 1943 in Angriff genommenen Roman: »Doktor Faustus«. Das Leben des deutschen Tonsetzers Adrian Leverkühn, erzählt von einem Freunde. Die Notiz aus dem Jahre 1905 in seinem Taschenkalender (heute im Thomas-Mann-Archiv in Zürich) lautet: »Novelle oder zu ›Maja‹. Figur des syphilitischen Künstlers: als Dr. Faust und dem Teufel Verschriebenen. Das Gift wirkt als Rausch, Stimulans, Inspiration; er darf in entzückter Begeisterung geniale wunderbare Werke schaffen, der Teufel führt ihm die Hand. Schließlich aber holt ihn der Teufel: Paralyse.«

240 Karl Schlechta, Der Fall Nietzsche. München 1959. – Professor Schlechta und andere Forscher haben unwiderleglich nachgewiesen, daß Elisabeth Förster, die Briefe ihres Bruders Nietzsche, die er an seine Mutter gerichtet hatte, eigenhändig verfälschte.

241 Die doppelte Moral duldet es nicht, daß die Folgen des Lasters, dem man insgeheim selbst frönte, öffentlich beim Namen genannt wurden. Die Bezeichnung Syphilis war tabuisiert. Sogar in Frankreich ging die Prüderie in dieser Hinsicht bis an die Grenze des Lächerlichen. So hatte z. B. der alte Terminus für Syphilis (la vérole) einen so anrüchigen Beiklang, daß er sogar noch 1877 in der Gesamtauflage des Voltairischen Œuvres nur mit den Anfangsbuchstaben v... angedeutet wurde.
Ähnlich war es auch in den Vereinigten Staaten. Noch 1934 wurde dort eine Radiosendung des damaligen Generalarztes der USA abgeschnitten, weil er das Wort Syphilis ausgesprochen hatte.

242 Die progressive Paralyse erscheint bei Erwachsenen nie vor dem 30. Lebensjahr. Bei angeborener (connataler) Syphilis kommt es äußerst selten zu einer Paralyse. Die seltenen Fälle treten gewöhnlich zwischen dem 10. und 15., niemals nach dem 20. Lebensjahr auf. Demnach hätte sich Oswalds Krankheit mindestens 10 Jahre eher manifestieren müssen. Die Psychiater haben daher Ibsens Drama mit sarkastischen Kommentaren auf diese Diskrepanz hingewiesen. Noch abwegiger ist die Tabes dorsalis als angeborenes Leiden bei dem als älter gedachten Dr. Rank in »Nora«. Auch mit der kleinen Hedwig in der »Wildente« klingt das Thema der »Vererbbarkeit der Syphilis« wieder an.

Mikrobiologische Ära

243 Bald konnte man die Spirochaeta pallida auch im lebenden Zustand durch die Dunkelfeld-Methode sichtbar machen. Siegel soll sich später bei Neufeld beklagt haben: »Es ist, als hätte man sich verschworen, mich totzuschweigen. Was soll ich da tun?« – Neufeld, der als Berater an der Entdeckung der Spirochaeta pallida beteiligt war, erwiderte lakonisch: »Was Sie tun sollen? Beteiligen Sie sich an der Verschwörung!«

244 Schaudinn fühlte sich zutiefst verletzt und schwor, nie wieder vor Ärzten einen Vortrag zu halten. Als Bergmann unter dem Eindruck eines positiven Weltechos Schaudinn das Angebot macht, in der Medizinischen Gesellschaft einen zweiten Vortrag zu halten, lehnte dieser ab. War es doch dieselbe Medizinische Gesellschaft, die sogar Robert Koch mied, als er 1882 seinen Vortrag über die Entdeckung des Tuberkelbazillus halten wollte. Damals war der Vorsitzende sein wissenschaftlicher Gegner Rudolf Virchow, von dem er »keine objektive Verhandlungsleitung glaubte erwarten zu können«.

245 Mit der Entdeckung des Lues-Erregers (1905) konnte endlich Klarheit über die Ätiologie der Krankheit geschaffen werden. Spezifische serologische Methoden halfen alle Fälle von Syphilis zu erfassen. 1907 bewog Wassermann den Münchner Psychiater Plaut, die Wassermann-Reaktion auch zur Prüfung von Lumbalpunktat bei Paralytikern und Tabikern einzusetzen, und dabei ergab sich, daß bei Paralytikern nicht nur das Blutserum, sondern fast stets auch der Liquor positiv ist. Bei Tabes ist der Prozentsatz der positiven Reaktionen zwar geringer, aber auch hier erleichtert er die Diagnose. Die luetische Genese der Paralyse wurde endgültig 1913 durch den Nachweis von Treponema pallidum im Gehirn der Verstorbenen durch den Japaner Noguchi bewiesen. Der gleiche Nachweis gelang ihm dann auch noch aus dem Rückenmark von Tabikern.

246 Das Prinzip: »Corpora agunt nisi fixata« (die Körper wirken nur, wenn sie fixiert sind) war der herrschende Gedanke von Ehrlichs Gesamtarbeit.

247 In der Patenschrift zum »606« vom 9. Juni 1909, die das Verfahren zur Herstellung des Dioxy-diamido-arsenobenzol patentrechtlich schützt, ist ausschließlich von der günstigen Wirkung des Mittels auf Rückfallfieberspirochäten im Tierversuch die Rede.

248 Nachdem man aus dem Reizserum der Primärpustel mikroskopisch den Erreger und mit Hilfe der Komplementbindung (Wassermann-Reaktion) nach einigen Wochen »Antikörper« im Blutserum der Patienten nachweisen konnte, war man in der glücklichen Lage, mit Hilfe des Salvarsans therapeutisch nach dem alten Grundsatz: »principiis obsta« (»dem Anfang leiste Widerstand«) vorzugehen.

249 Dies war der Beginn der experimentellen »Chemotherapie«, d. h. Heilung von Infektionskrankheiten mit Stoffen, die die Mikroben, aber nicht deren Wirt schädigen (wenn auch schon Chinin gegen Malaria ein solcher Stoff war).

250 Auch hohe kirchliche Würdenträger waren zunächst von der Entdeckung des Salvarsans durch Paul Ehrlich »in moralischer Hinsicht« zutiefst beunruhigt. So erklärte ein Kardinal: »Der Mensch, der die Gemeinschaft durch das Tor der Sünde verlassen hat, darf auf keinem anderen Weg zur Gemeinschaft zurückkehren, wo sich Schuld und Sühne geheimnisvoll verflechten.« War doch in religiösen Kreisen die Ansicht, daß Geschlechtskrankheiten eine gerechte Strafe seien, noch weit verbreitet.

251 Bereits Parmenides soll um 500 v. Chr. erklärt haben: »Hätte ich nur ein Mittel, um Fieber künstlich zu erzeugen, ich wollte alle Krankheiten heilen.«

252 Auch das im Mittelalter und sogar noch im 16. und 17. Jahrhundert geübte Verfahren des »Narrenschneiden« beruhte auf ähnlichen Zusammenhängen. Die Darstellung dieser »Operation« gehörte zu den Lieblingsthemen der holländischen Meister. Bekannt ist das Bild von Franz Hals dem Jüngeren. Ein Bader mit dem Gesicht eines Beckmesser, der vorn auf der Stirn seinen Privilegschein trägt, bringt einem vor Schmerz brüllenden Geisteskranken am Kopfe einen Schnitt bei. Der Schnitt, durch den angeblich der böse Geist aus dem Besessenen entweichen sollte, wurde absichtlich durch Salben oder auch durch Anlegen eines Haarseiles in Eiterung gebracht und offen gehalten, weil man sich von einer solchen mit Fieber einhergehenden Eiterung eine Heilung der Geisteskrankheit versprach.

253 Der Spirochäten-Nachweis im Gehirn von Paralytikern gelang erst 1913 Noguchi.

254 1878 wurden von Österreich-Ungarn die damals noch zum türkischen Reich gehörenden Provinzen Bosnien und Herzegowina besetzt.

255 Während der Anfälle stieg die Körpertemperatur zu beträchtlichen Höhen, oft bis 41 Grad, wodurch die Spirochäten, die bislang allen Salvarsangaben getrotzt hatten, absterben.

256 In einer Würdigung der »Fiebertherapie« schrieb 1921 Geheimrat Neufeld: »1881 ließ Ibsen in seinen ›Gespenstern‹ Oswald seine Mutter um Todeshilfe bitten. (›Mutter, gib mir die Sonne‹). 40 Jahre später hätte Frau Alving ihren paralytischen Sohn einer Fieberkur unterziehen lassen, und er wäre gerettet gewesen, denn es ist ein Wunder geschehen. Eine unheilbare Krankheit von gestern, die den Geist eines Rethel, Lenau, Semmelweis, Nietzsche und Hugo Wolf auslöschte, ist heilbar geworden!«

257 Barré-Sinoussi F., Chermann J. C., Montagnier L., Isolation of a T–lymphotropic retrovirus from a patient at risk for AIDS, Science 1983, 220 (May 20) S. 868–71.

258 Lage-Stehr, Koch, AIDS, in: Gemsa D., Kalden JR., Resch K. (Hg.), Immunologie. Grundlagen – Klinik – Praxis, Handbuch Thieme, Stuttgart, New York 1991, S. 564–87.

259 Koch, Michael G., AIDS – Vom Molekül zur Pandemie, Spektrum der Wissenschaft, Heidelberg 1987, S. 290 und 1989, S. 312.

260 Koch, Michael G., AIDS. Die lautlose Explosion, Nomos, Baden–Baden 1988.

261 Mölling K., Das AIDS-Virus, Edition Medizin VCH, Weinheim 1988.

262 Garret L., Die kommenden Plagen. Neue Krankheiten einer gefährdeten Welt, S. Fischer, Frankfurt am Main, 1996.

Fleckfieber

Altertum

1 Galen, Opera omnia (Ed. C. G. Kühn) Tom. 19, S. 391f.

2 Zitiert nach: A. Ungnad, Die Religion der Babylonier und Assyrer, Jena 1921, S. 276f.

3 Ungnad, S. 285ff. Die familienzersetzende Wirkung von mörderischen Seuchen haben später auch Thukydides, Prokopios, Boccaccio geschildert.

4 Im Kult war der Weihrauch sowohl bei den Ägyptern, Babyloniern und Persern wie bei den Griechen und Römern als Räuchermittel bevorzugt. Im mosaischen Gesetz ist er den Israeliten ausdrücklich vorgeschrieben. Die älteste Welthandelsstraße, die vom Golf von Aden zum Mittelmeer führte, hieß die »Weihrauchstraße«. Mit den Weihrauchräucherungen beim Gottesdienst hoffte man ursprünglich böse Geister zu verscheuchen. Erst später, seit der rationalistischen, hippokratischen Ära, glaubte man die Zeiten einer Epidemie durch Weihrauchräucherungen das Miasma der »verpesteten Luft« neutralisieren zu können.

5 Herodot, Geschichte 2, 37.

6 Auch die Griechen kannten die parasitenvertreibende Wirkung des Bades samt der anschließenden Einreibung des Körpers mit Olivenöl.

7 Hartog Gerson, Der Talmud und die Arzneykunde, Gemeinnütziges Magazin 1760, 2. Stück, S. 105ff. - Da der Hemdwechsel ein vorzügliches Reinheitsmittel sei, wurde »derjenige, der nur ein Hemd besitzt, als bemitleidenswerth angesehen« (Beza 32b), denn Ungeziefer »wird durch zerlumpte Kleidungsstücke vermehrt« (Berachoth 51, b).

8 Eine Dirne namens Phanostrate soll nach Apollodoros von Byzanz als erste den Spottnamen »Phtheiropyle« (»Lauserin«) erhalten haben – weil sie in ihren müßigen Stunden auf der Straße saß, um sich dort coram publico zu lausen. »Die am Läusetor« hieß sie noch zusätzlich.

9 Die ungeheure Läuseplage der Antike läßt sich nicht zuletzt auch darauf zurückführen, daß man Seife als Reinigungsmittel noch nicht kannte.

10 Auch bei dem römischen Dichter Symphosius (um 400 n. Chr.) kommt dieses auf die Laus bezogene Rätsel vor:

»Jeder macht Jagd auf das Wild,
doch seltsam geht's bei dem Fange.
Fängst du es glücklich,
so weigerst du dich, es nach Hause zu tragen.
Wenn du es aber nicht fängst,
so trägst du es sicher nach Hause.«

(O. Ribbeck, Römische Dichtung, Breslau 1902, S. 73.)

11 In den Gymnasien, d. h. auf den öffentlichen Plätzen für Leibesübung, wo sie nackt zu turnen pflegten, ließen sie sich vorher den Leib mit Hautölen einreiben. Ehe sie am Schluß die Badehallen zum Abduschen aufsuchten, entfernten sie mit einem gebogenen Metallschaber die sich auf ihrer Haut gebildete Kruste von Öl und Staub, wie das Lysippos mit seinem Apoxyomenos darstellte. Da es keine Seife gab, entfernte man verschmutzte Ölreste von der Haut mit gemahlenem Bimsstein.

12 Auch Plato kannte die Läuse gut und verglich einmal die Kunst des Läusefangens (Phtheiristik) mit der Kunst der Strategie (Sophisten S. 227 B).

13 Die Pythagoräer, die sich als Anhänger der Seelenwanderung vegetarisch ernährten und es vermieden, ihre Kleidung von Ungeziefer zu säubern, verhöhnte der Komiker Aristophon (Fr. 12 u. 13), sie hätten den »Rock voller Läuse«. Ganz anders als die Pythagoräer verhielt sich nach Strabon zu Beginn unserer Zeitrechnung nördlich des Schwarzen Meeres ein barbarisches Volk mit dem Spottnamen »Phtheirophagen«, (»Läusefresser«). (Geographika IX. S. 492, 497 u. 499.) Auch Herodot berichtet ähnliches aus Nordafrika von lausenden Müttern, die die Läuse in den Mund steckten (Geschichte IV, 168), wie dies der Völkerkundler Malinowski noch vor einem halben Jahrhundert bei den Eingeborenen Nordwest-Melanesiens erlebte. (Malinowski, Das Geschlechtsleben der Wilden. Leipzig/Zürich 1929.)

14 Zur Zeit Herodots, etwa 400 v. Chr., trugen auch die Meder Hosen. Sogar die Amazonen werden auf griechischen Vasen in dieser asiatischen Hosentracht dargestellt.

15 Plutarch, Quomodo adulator eqs. pg. 49c. Da die Laus am liebsten bei 28–30° lebt, verläßt sie nicht nur die kaltwerdende Leiche, sondern auch den hochfiebernden Patienten. »Bettdecken verlauster Kranker soll man langsam zurückschlagen, weil Läuse leicht fortgeschleudert werden«, lautete eine militärärztliche Anweisung in einem k. u. k. Fleckfieberlazarett in Galizien 1916.

16 Im 1. Buch der hippokratischen Epidemien wird noch eine weitere fieberhafte Krankheit erwähnt, bei der es sich ebenfalls um eine Rickettsiose, die »Quintana«, das Wolhynische »Fünftagefieber« handeln dürfte: »Den Herophon befiel heftige Fieberhitze … am fünften Tag in der Frühe … war der Verstand des Kranken getrübt. Am sechsten Tage faselte er; zur Nacht geriet er in Schweiß und kühlte ab, das Faseln hielt an. Am siebenten Tage war seine Haut kühl, er hatte Durst, war verwirrt … Am achten Tage fieberte er wieder; er klagte zuerst über Schmerzen in der Leiste, dann über Beschwerden in beiden Schienenbeinen. Am neunten Tage schwitzte er, die Krankheit setzte aus. Fünf Tage später kam sie wieder; sogleich schwoll die Milz an, das Fieber wurde heftig, und aufs neue trat Taubheit ein … Die Schenkel schmerzten heftig, in der Nacht trat Schweiß ein. Um den siebzehnten Tag wurde die Krankheit entschieden. Der Verstand war im Rückfall nicht verstört. (1. Buch, 14. Krankengeschichte.)

17 Für die Auffassung der Geschichtsschreiber, die Perikles die Schuld beimessen, spricht vor allem das Urteil von Aristophanes, welches bereits von Diodor wiedergegeben wird. Es heißt darin (Biblotheke, 1240)

»Allen Unheils Anbeginn war Phidias Tod,
Perikles geriet dadurch in große Sorge,
So daß von Megara er den Funken anblies,
Der als Volksbeschluß zur Flamme war, so groß,
Daß von dem Rauch das ganze Hellas weinen mußte.«
(Friede 605ff.)

Plutarch erzählt, wie der berühmte Bildhauer unter dem Verdacht der Veruntreuung von Gold und der Gotteslästerung ins Gefängnis geworfen wurde, wo er noch vor der richterlichen Untersuchung urplötzlich an einem akuten Fieber gestorben sei, so daß sogar von Gift gemunkelt wurde.

18 Thukydides, Geschichte des Peleponnesischen Krieges, Bd. II, Kap. 52. Die Einwohnerzahl Athens betrug damals in normalen Zeiten rund 100 000 Menschen, die etwa 10 000 Häuser bewohnten. Im Jahre 430 v. Chr., gleich zu Beginn des Krieges, strömten die übrigen 150 000 bis 200 000 Bewohner Attikas in die Stadt. Die Einwohnerzahl Athens hat sich auf diese Weise verdoppelt bis verdreifacht. (Beloch, Die Bevölkerung der griechisch-römischen Welt. Leipzig 1886.)

19 »Die Seuche kam«, so Thukydide, »aus dem Teil Äthiopiens, der oberhalb an Ägypten anschließt, brach in Ägypten und Lybien ein und überflutete den größten Teil Persiens« (II, 48). Es hieß, sie sei vorher (d. h. vor ihrem Auftauchen in Athen) bereits an verschiedenen Orten ausgebrochen, sowohl auf der Insel Lemnos als auch in anderen Gegenden, ohne aber dort so heftig und so mörderisch zu wüten (II, 47).

20 Thukydides, Bd. II, Kap. 48. »Eine griechische Großstadt jener Zeit«, so Beloch, »war schon an und für sich für eine Epidemie ein sehr günstiger Boden mit ihren engen, ungepflasterten Straßen beim Fehlen der einfachsten sanitären Einrichtungen. Ein doppelt günstiger Boden aber war Athen, wo jetzt die gesamte Landbevölkerung Attikas in engen und ungesunden Unterkünften zusammengedrängt mit den übrigen Bewohnern wie in einem Ameisenhaufen durcheinanderwimmelte.« (Beloch)

21 Thukydides war mütterlicherseits ein Verwandter von Miltiades, des Siegers von Marathon. Als der Peleponnesische Krieg ausbrach, verzeichnete er die Ereignisse genau in seinem Tagebuch. 430/29 erkrankte er wie Perikles an der Seuche. 424 wurde er als Stratege nach Thrakien gesendet. Da es ihm nicht gelang, seine Truppen rechtzeitig nach Amphipolis zu führen, um die Stadt von der Belagerung durch den Spartaner Bra-

sidas zu befreien, verbannten ihn die Athener. Zwanzig Jahre verbrachte Thukydides fern seiner Geburtsstadt auf seinen Gütern in Thrakien. Erst nach der Niederwerfung Athens (404) wurde ihm die Rückkehr gestattet. Das Unglück seiner Vaterstadt hat er nicht lange überlebt. Er dürfte um 400 v. Chr. gestorben sein.

22 Man vermißte seit jeher die für die »Beulenpest« charakteristischen »Drüsenschwärungen«. Gegen die stürmisch verlaufende »Lungenpest« spricht die allzu lange Krankheitsdauer.

23 Thukydides, II, 49. Thukydides, so sagt mit Recht Galen, hat das Krankheitsbild als Nichtarzt für Nichtärzte beschrieben (de diffic. respir. 117). Eine differentialdiagnostische Trennung von zwei oder sogar mehreren gleichzeitig einherlaufenden Infektionskrankheiten war in der vorbakteriologischen Zeit ein fast aussichtsloses Unterfangen. Es gibt bei Thukydides eine Formulierung, die erkennen läßt, daß es sich bei der »attischen Seuche« um einen Sammelbegriff handelte: »Auch darin war die Seuche ungewöhnlich, daß sich neben ihr keine der sonst üblichen ansteckenden Krankheiten zeigte oder, wo es einmal geschah, schließlich in die allgemeine Plage überging« (II, 51).

24 Nach einer mündlichen Mitteilung von Geheimrat Neufeld am Robert Koch Institut zu Berlin (1942) soll auf dieses differentialdiagnostisch wichtige Detail bereits Virchow in seinen Vorlesungen hingewiesen haben.

25 Hatte doch nach Kolle-Wassermann (Hdb.d.pathog. Mikroorganismen VIII2 Jena, 1930, S. 843) die Mehrzahl der Insassen von Blindenanstalten in früheren Zeiten durch die Pocken das Augenlicht verloren.

26 Nach dem Sieg der Türken unter Kemal Pascha über die griechischen Armeen in Kleinasien floh im August 1922 die gesamte alteingesessene griechische Bevölkerung aus den westlichen Teilen Anatoliens mit den geschlagenen Truppen nach Griechenland. Über 500 000 Flüchtlinge strömten nach allen Teilen Altgriechenlands bis nach Athen und Piräus, wo sie am Stadtrand unter hygienisch unzulänglichen Bedingungen in dürftigen Bretter- und Wellblechbuden zusammengedrängt wurden. Bereits im Winter 1922/23 kam es zu einer mörderischen Fleckfieberepidemie, von der über 4000 Menschen betroffen wurden. Auch bei dieser Epidemie handelte es sich, wie bei der »attischen Seuche« des Thukydides um einen Sammelbegriff von zwei exanthematischen Infektionskrankheiten, da – wie mir Prof. Alivisatos 1956 in Athen erzählte, »neben dem Typhus exanthematicus (Fleckfieber) oft auch Typhus abdominalis auftrat, wobei sich die beiden voneinander häufig nur durch bakteriologisch-serologische Analysen unterscheiden ließen«.

27 Thukydides spricht jedenfalls ausdrücklich davon, daß der neue Ausbruch der Seuche im Winter 429/28 erfolgt ist.

28 Im Banne der miasmatischen Auffassung vermutete man nach Diodor und Plutarch die Seuchenursache in der Luftverpestung, hervorgerufen durch die Überfüllung Athens mit Flüchtlingen. Diodor führt als erschwerenden Umstand das »Ausbleiben der Etesien«, d. h. der jährlich wiederkehrenden Sommerwinde an, wovon er sich eine Reinigung der miasmatisch verseuchten Luft erhoffte (Bibliotheke, 2, 58). Hippokrates soll, wie Galen später erzählt (De theriaca ad Pis. 16) aromatische Massenräucherungen und große Feuer in den Straßen Athens empfohlen haben, um das Miasma unschädlich zu machen. Beim Stand unserer heutigen Kenntnisse ist es klar, daß diese Räucherungen keinen Erfolg haben konnten, und doch ist diese Maßnahme, die keine symbolische, keine magische, sondern eine logisch durchdachte Handlung darstellt, bereits eine gewisse Vorahnung unserer modernen Desinfektion.

29 Thukydides, II, 52. »Alle Sitten, die früher eine Bestattung regelten, wurden mißachtet, und jeder vollzog die Bestattung so gut er konnte oder wollte. Sie legten ihre Toten auf fremde Scheiterhaufen oder warfen sie auf schon brennende Leichen und gingen davon« (II, 52).

30 Was in diesem Bruderkrieg vor sich ging, läßt sich am besten mit den Worten des Chors aus »Antigone« charakterisieren: »Viel Schreckliches gibt es, doch nichts ist schrecklicher als der Mensch!« (Sophokles, Antigone, V. 332/33.)

31 Die Unwägbarkeit der Seuchengefahr hat Perikles bei seinem kühnen Kriegsplan der

Ermattungsstrategie nicht berücksichtigt, was ihm zum Verhängnis wurde. »Götterhand griff in die Pläne der Menschen ein«, meinte diesbezüglich Plutarch (Plutarch, Perikles, 35, 3).

32 Wie empfindlich diese Verluste sein mußten, geht schon daraus hervor, daß im damaligen Athen (nach Regenbogen) die Zahl der Hopliten (d. h. der »Geharnischten«) 19 000 und die Zahl der Reiter etwa 1200 betrug. (Regenbogen, Thukydides: Politische Reden, Leipzig 1949.)

33 Gleichzeitig verhandelte Memnon, vom persischen Hof unterstützt, mit den Hellenen wegen einer allgemeinen Insurrektion gegen die Mazedonier.

34 Karl Julius Beloch, Alexanders Reich, Breslau 1932, S. 67.

35 Robert von Pöhlmann, Das überbevölkerte Rom, Leipzig 1893, S. 14.

36 Zur ungeheuren Verlausung trug viel das bereits geschilderte Wohnungselend in der ewigen Stadt bei.

Mittelalter

37 In diesem Sinne erklärte der Kirchenvater Tertullian (150–222): »Palaestrica diaboli negotium est« (»Körperkultur ist ein Teufelsgeschäft«). Aus dieser asketischen Einstellung entsprang im 11. Jahrhundert die päpstliche Bulle (Clemens II.), wonach am Sonntag oder während der Zeiten der Buße das Bad verboten sei. In ähnlicher Weise wurde auch, wie die Hildesheimer Annalen berichten, Heinrich IV. das Baden verboten, als ihn der Papst exkommuniziert hatte.

38 George Didot, L'odeur de sainteté, Paris 1908, S. 17. Die zunehmende Verlausung bewirkte aber auch andere Meinungen. Es gab auch Kirchenväter, die die Läuseplage für eine »Strafe Gottes« hielten. Sie nahmen an, daß die Laus erst nach dem Sündenfall erschaffen worden sei. So erklärte z. B. Kiryllos von Jerusalem (um 315–385 n. Chr.): »Es ist unvorstellbar, daß der Mensch in seinem ursprünglichen glücklichen Zustande im Paradies die Beute dieses lästigen und abstoßenden Ungeziefers gewesen sein sollte. Die Laus wurde vielmehr erst nach dem Sündenfall des ersten Menschenpaares erschaffen und ist dann zu einer furchtbaren Geißel in der Hand Gottes geworden, mit der er den Menschen demütigt, sobald er hochmütig wird.« In diesem Sinne berichtete man von grausamen Tyrannen, wie z. B. Sulla, Herodes und Antiochos IV, Epiphanes, sie seien an einer schweren Läusesucht (»Phthiriasis«) zugrundegegangen, wie man es sonst nur selten bei völlig verwahrlosten Bettlern beobachten kann. Diese Berichte sind seit jeher angezweifelt worden.

39 Johannes Scherr, Geschichte der Deutschen Frauenwelt, Leipzig 1922, Bd. I, S. 135. Noch bei Luther heißt es: »Menschliche Hoffahrt ist zu groß, daß Gott, soll sie gedemütigt werden, brauchen muß alles, was an Kreaturen dem Menschen zuwider ist. Daß uns auch die Mücken, Läuse, Flöhe usw. müssen stechen und beißen und tun, was uns verdrießet.«

40 Didot, S. 18. Als sich der Theologe Palmer Ende des vergangenen Jahrhunderts beim Besuch der Mönche des Heiligen Sergius über das Vorhandensein von Flöhen und anderem Ungeziefer in den Zellen beklagte, erhielt er als Antwort: diese Geschöpfe seien in einem Kloster sehr nützlich, weil sie die Werkzeuge der Geduldsübung und der Ertötung des Fleisches bildeten. (Eugen Zabel, Im Reiche des Zaren, Berlin 1898 S. 84.)

41 Renzi, Storia di Medicina in Italia, Bd. II S. 394. Diese Epidemie hatte sich vielleicht über weitere Gebiete Italiens ausgebreitet, denn im gleichen Jahr berichtet eine Chronik aus Brescia (Muratori XIV. 873): »fames valida, grandisque mortalitas fere hane civitatem delevit.« In Hagecii, Böhmische Chronica (deutsch von Sandel 1596, V. I. fol. 193), heißt es über das Jahr 1096: »ein trefflich groß Sterben und Infection unter die Menschen; keine Sterbdrüsen (Bubonen) waren zu spüren, allein das Volk klagte über das Hauptwehe«. Solche Epidemien von »Hauptweh« (oder »Hauptkrankheit«, der später allgemein gebräuchlichen Bezeichnung für das mit Benommenheit einhergehende Fleckfieber) ohne »Sterbdrüsen« (also ausdrücklich von Pest unterschieden) werden in deutschen Chroniken auch in den folgenden Jahrhunderten mehrmals erwähnt.

42 Didot, S. 19. Wie Didot den Chronisten zitiert, »brodelte des Ungeziefer über wie Wasser aus einem kochenden Kessel. Die Zuschauer, von denen einige weinten, brachen darauf in Lachen aus«. Dazu auch: Hans Zinser, Ratten, Läuse und die Weltgeschichte, Stuttgart 1949, S. 182.

43 Die groteske Beschäftigung des Lausens finden wir auch an der Zwerggalerie des Ostchores im Wormeser Dom dargestellt. Die Hinterpfoten auf die Schultern eines Mannes gestemmt, sucht ein Affe mit bleckenden Zähnen nach der wohlschmeckenden Beute aus dem Gewirr der Haare. Auch auf frommen Bildern wurde der damals alltägliche Vorgang des Lausens geschildert. So sitzt auf dem linken Flügel eines Tryptichons im Aachener Dom (mit der realistischen Ecce homo-Darstellung) auf den Stufen ein Spieläffchen und sucht dem kleinen Jungen, der sich mit ihm balgt, die Haare nach Läusen ab.

44 Schon zur Zeit des Dreißigjährigen Krieges war der eigentliche Anlaß aus dem Gedächtnis verschwunden. Im »Simplizissimus«, der 1669 erschien, erzählt Grimmelshausen, wie ein paar schwäbische Bauern daran gemahnt wurden, daß ihr einstmaliger Landesherr sich gerühmt habe, »er getraue in eines jeden seiner Untertanen Schoß seinen Kopf zu legen um darinn sicherlich zu schlaffen«.

45 O. Wolff, Feldzüge der Mongolen, Leipzig 1871, S. 81. Friedrich Schnurrer. Chronik der Seuchen in der Verbindung mit den gleichzeitigen Vorgängen in der physischen Welt und in der Geschichte der Menschen, Tübingen 1823, Bd. I, S. 299.

46 Nach Wustmann hieß der Weichselzopf eigentlich Wichtelzopf, denn man glaubte, er sei von den Wichteln zusammengedreht, also ein zauberisches Ding, von dem man die Finger lassen soll (Wustmann [siehe Anm. 1], S. 63). Im gleichen Sinne wird der Weichselzopf als »Elfenlocke« auch in Shakespeares »Romeo und Julia« erwähnt: Dort sagt Mercutio zu Romeo:

»… Ebendiese Mab (Feenkönigin)
Verwirrt der Pferde Mähnen in der Nacht
Und flicht in strupp'ges Haar die Weichselzöpfe
Die, wiederum entwirrt, auf Unglück deuten.«

(William Shakespeare Romeo und Julia, übersetzt von A. W. von Schlegel, I. Aufzug, 4. Szene, in: Sämtliche Werke, Bd. III, Tragödien, München 1988, S. 298.)

Neuzeit

47 William Shakespeare, Macbeth, übersetzt v. Dorothea Tieck, V. Aufzug, 5. Szene, in: siehe Anm. 47, S. 581.

48 Bis ins 19. Jahrhundert galt auf der grünen Insel die sogenannte »irish ague« als Synonym für Fleckfieber. Nicht umsonst bemerkte schon J. Swift in bezug auf Irlands Schutzpatron: »St. Patrick soll alles Unzeug von der Insel gebannt haben, Läuse wohl nicht.« (Arnold Meingold, Von Mephistos Völkchen, Eine kleine Kulturgeschichte des Ungeziefers, Leipzig 1911, S. 21.)

49 Die deutschen Mütter lehrten seit Jahrhunderten die Notwendigkeit und den Nutzen des Kämmens. Wenn sich die Kinder sträubten, überwanden sie die Widerspenstigkeit durch eine sinnfällige Drohung, wie uns der Volksprediger Geiler von Kaysersberg (1445–1510) berichtet: »Alos thuet die Mutter dem Kind / so sie ihn strelt (es kämmt) und es weinet. / Sie zeigt ihm die Lüs (Laus) und spricht: lasset du sie nit herab thun, so werden sie zu Disteln und tragen dich in den Wald, und also erreicht sie, daß es leidet gedultiglich.« (von Diersburg, Geiler von Kaysersberg, Leipzig 1923, S. 12.)

50 Einer der ersten spanischen Autoren, Alfonso López de Corella, bezeichnete das Fleckfieber nicht nur als »Tabardillo«, sondern auch als »morbus lenticularis« oder »tabardete punticular«.

51 Oft liest man, Isabella hätte bei der Belagerung von Granda das Gelübde abgelegt, erst dann ihr Hemd zu wechseln, wenn die Stadt gefallen sei. Da die Belagerung aber fast drei Jahre dauerte, nahm ihr Hemd eine »braungelbe« Farbe an, so daß man seither malpropere Wäsche als isabellenfarbig bezeichnet. Die Geschichte ist amüsant, hat aber nur den Haken, daß es sich dabei um eine Verwechslung handelt: Das Gelübde tat nicht Isa-

bella, die Katholische, sondern viel später (1604) bei der Belagerung von Ostende Isabella, die Tochter Philipps II., die Statthalterin der spanischen Niederlande. Ihre Spanier hofften nämlich, innerhalb von vierzehn Tagen Ostende zu erobern, was ihnen aber erst nach drei Monaten gelang. (V. Fossel, Hygiene einst, Leipzig 1904, S. 27.)

52 Joaquim de Villalba, Epidemiologia espannola ó, Historia cronologica de las pestes, contagios, epidemias y epizootias, Madrid 1802. Unter dem Eindruck der hohen Seuchenausfälle ließ Kardinal Ximenes (1489) zum ersten Mal vor Granada Militärspitäler errichten.

53 Villalba. Eingehende Beschreibungen der Krankheit liegen von zahlreichen spanischen und portugiesischen Ärzten wie Amatus Lusitanus (1552), Gomes Pereira (1558), Francisco Franco (1569), Francisco Bravo (1570), López de Corella (1574) Luiz de Toro (1574), Luiz Mercado (1574), Juan de Carmona (1582) und Luiz de Lemos (1585) vor. Die Krankheit hieß in beiden Ländern im Volksmund »Tabardillo«, daneben auch »Pintas«, wie sich auch aus den Titeln der Bücher von López de Corella (»De morbo lenticulari quem nostrates tabardillo appellant«) und Luiz de Toro (»De febri epidemica et nova quae latine puncticularis vulgo tabardillo et pintas dicitur«) ergibt.

54 Wustmann, S. 20.

55 Die Bezeichnung »Söldner« für einen bezahlten Soldaten kommt vom italienischen Wort »soldi« = Geld.

56 Christoph Columbus, Das Bordbuch 1492, Leben und Fahrten des Entdeckers der Neuen Welt in Dokumenten und Aufzeichnungen, hg. Robert Grün, Luzern 1971, S. 271. Am 6. November 1492 notierte Kolumbus in seinem Bordbuch: »Der Allmächtige wird mir beistehen, Gold, Gewürze und neue Länder zu finden« (S. 105).

57 In Zusammenhang mit den schweren Fleckfieberepidemien, die im 16. Jahrhundert Spanien heimsuchten, erwähnt Villalba, daß das »gefleckte Fieber« erstmalig mit der spanischen Flotte nach Amerika (d. h. Mexiko) eingeschleppt wurde. Manche Medizinhistoriker nahmen jedoch an, daß es bei den Azteken schon vor der Ankunft der Spanier Fleckfieber gegeben habe, wobei sie sich auf die von dem Chronisten Tourquemada aufgezeichnete »Läusetribut-Geschichte« beriefen: »Während des Aufenthaltes Montezumas bei den Spaniern gewahrte eines Tages Alonzo de Ojeda im Palast von Montezumas Vater eine Anzahl kleiner zugebundener Beutel. Er dachte zuerst, daß sie mit Goldstaub gefüllt seien, aber wie groß war sein Erstaunen, beim Öffnen eines Beutels festzustellen, daß er ganz voller Läuse war! Ojeda sprach darüber mit Cortez, der dann Marina und Anguilar um Aufklärung bat. Ihm wurde gesagt, die Mexikaner hätten ein solches Pflichtgefühl, ihrem Herrscher Tribut zu zahlen, daß die Ärmsten, falls sie nichts anderes bieten könnten, täglich ihren Körper säuberten und die Läuse sammelten. Hatten sie einen Beutel voll, so legten sie ihn ihrem König zu Füßen.« (Hans Zinser, Ratten, Läuse und die Weltgeschichte, Stuttgart 1949, S. 180.) Doch bei den in den Beuteln vermuteten Läusen handelte es sich in Wirklichkeit um Koschenille-Insekten aus der Familie der Schildläuse, deren karminrote Männchen den Azteken zur Gewinnung von karminroter Farbe dienten. Seit Einführung der Teerfarben hat diese Art der Farbgewinnung ihre Bedeutung verloren.

58 Das erste in Mexiko (1570) veröffentlichte Buch über Medizin, die »Opera medicinalia« von Francisco Bravo, ist größtenteils dem Fleckfieber (»Tabardillo« oder »Tabardete«) gewidmet. Die Identifizierung mit »Matlazahuatl«, wie die Azteken das Fleckfieber nannten, ist eindeutig. »Matlatl« bedeutet Netz und »zahuatl« Ausschlag oder Flecken, also einen Ausschlag in Gestalt eines Netzes. In einem Kodex gibt es eine Zeichnung, die das Fleckfieber in Gestalt eines Mannes darstellt, der mit einem Netz von Flecken bedeckt ist, seinen Kopf in den Händen hält und dessen Nase blutet.

59 Im hohen Alter, fast blind, übersetzte er das Manuskript noch auszugsweise ins Spanische und hinterließ damit das wichtigste Dokument über das alte Mexiko.

60 Anfang des 17. Jahrhunderts erklärte Johann Colerus: »Es sind aber von diesen edlen Creaturen dreyerley: Kopfleuse, Kleiderleuse und Filzleuse. Die erste befehle ich den Kindern und Weibern, die andere den Landsknechten und Bettlern, die dritten den Buh-

lern und Hurenhengsten.« (Oeconomia ruralis et domestica. c. 19. zitiert nach Kemmerich, Kultur-Kuriosa. München o. J. Albert Langen, Bd. 2, S. 271.)

61 Philipp Wirz, Geschichte des Soldatenliedes, Leipzig 1915, S. 19. Auch in Grimmelshausens »Simplizissimus« taucht dieser »Läuse-Kanon« in etwas abgewandelter Form auf:

»Uf miener linken Achsel, da gehen bei tausend Läus
und auf der rechten noch viel mehr,
da hinten auf dem Buckel, da steht das ganze Heer.«
(2. Buch, 28. Kapitel)

Im »Simplizissimus« heißt es von den Läusen auch noch, sie seien »getreue Gefährten, die sich mit einem hängen und radbrechen lassen«. (2. Buch, 28. Kapitel.)

62 Papst Clemens VII., ein Medici, hatte auch den Eid König Franz I. in Madrid als unter Zwang geleistet erklärt und den König aus diesem Grund davon entbunden.

63 Girolamo Fracastoro. De contagionibus et contagiosis morbis, lib. II. cap. VI: »De febre, quam lenticulas vel puncticula aut peticulas vocant.«

64 Fracastoros Zeitgenosse Geronimo Cardano (1501–1676) bezeichnet in seinem Buch »Über die unzulängliche Ausübung der Heilkunst im allgemeinen« (1545) das Fleckfieber sogar ausdrücklich als »Flohbiß-Krankheit« (»Morbus pulicaris«), doch tat er dies nicht aus ätiologischen Erwägungen, sondern wegen der flohstich-ähnlichen Flecken auf der Haut der Patienten.

65 II. Buch, 6. Kapitel. Im 6. Kapitel des dritten Buches erteilte Fracastoro Richtlinien für die Behandlung des Fleckfiebers, die auch nach 400 Jahren noch ihre Berechtigung hatten: Größte Ruhe im Zimmer des Kranken, auch bei Kälte Sorge für frische Luft, Verabreichung von ausreichenden Flüssigkeitsmengen (Tee, Fruchtsäfte, saure Milch, Sorge für die Entleerung des Darmes). Viele Ärzte, so Fracastoro, sagten, man müsse dieses Fieber mittels Schweiß beseitigen. So kam es, daß »die meisten Patienten starben und viele bis an die Tore des Orkus gebracht wurden«.

66 Die Galeonen, die großen, hochbordigen dreimastigen Segelkriegsschiffe der Spanier und Portugiesen vom 16. bis 18. Jahrhundert, mit denen vor allem der Amerikahandel absolviert wurde, waren häufig von Tabardillo heimgesucht.

67 Adolf Damaschke, Geschichte der Nationalökonomie, Jena 1918, Bd. I, S. 142.

68 Damaschke, Bd. I, S. 155.

69 So erklärte Rudolf Virchow: »Eine durch Hunger geschwächte und erschöpfte Bevölkerung bietet das günstigste Feld für das Anwachsen einer Seuche, wenngleich diese durch andere Ursachen erzeugt wird. Erzeugt der Mangel auch keinen Typhus, so bereitet er doch die Menschen in hohem Grade dazu vor, den Keim der Krankheit in sich aufzunehmen und sich entwickeln zu lassen.« (E. Ebstein, R. Virchow, Leipzig 1929, S. 17.)

70 Thomas Morus, Utopia. lib. I, cap. 5e. – Wegen der schlechten Heizbarkeit und des ewigen Zuges auch in den Wohnungen der Reichen trug man den größten Teil des Jahres wollene Gewänder, oft mit Pelz verbrämt. Sie wurden selten oder nie gewaschen. Ihre Anschaffung war teuer, und so wechselte man sie zuweilen das ganze Leben lang nicht. So ließ sich z. B. König Johann II. von Frankreich um 1360 einen Mantel mit 640 Marderbäuchen füttern – einer seiner Söhne verlangte deren 10 000, um fünf Mäntel und fünf Frauenwämse zu füttern. Die Fütterung eines Kleides für einen seiner Enkel erforderte 2790 Felle vom grauen Eichhörnchen. Dieser nie dagewesene Pelzluxus wirkte sich fördernd auf die Verlausung der Wohlhabenden aus. Mit der »Laus im Pelz« wurde auch ihre Anfälligkeit gegenüber dem Fleckfieber größer.

71 Morus lib. I, cap. 5b. H. Ehses, Heinrich VIII., Leipzig 1894, S. 31. Es ist verbürgt, daß man allein unter der Regentschaft Heinrichs VIII. etwa 72 000 »große und kleine Diebe« hängen ließ. Man muß unwillkürlich an die Ballade des »Armen Villon« denken, die er im Schatten des Galgens gedichtet hatte:

»O Mensch, o Brüder, machst du hier einst Rast,
Verhärte nicht dein Herz vor unsrer Pein,
Denn wenn du Mitleid mit uns Armen hast,
Wird Gott der Herr dir einst gewogen sein.

Hier hängen wir so stücker acht, auch neun,
Märzregen haben unsern Leib zerspült …
Kräh'n, Raben uns die Augen ausgewühlt,
Uns Bart und Brauen aus der Haut gezerrt!
Niemals, kein Stündchen Ruh' am warmen Herd,
Nur wipp und wapp, und immer wipp-wapp wieder,
Umschwärmt von Kräh'n, die Winde um die Glieder …«
(Übersetzt von Richard Dehmel)

72 Ward, Philos. transact. 1758, Vol. 50 p 703. Einer der ersten Schriftsteller, der über das Kerkerfieber berichtet, war Lord Bacon; er schreibt die böse Wirkung der Kerkerluft zu, die sich entwickelt, wenn Gefangene lange Zeit in engen und schmutzigen Räumen eingeschlossen seien, und er berichtet, wie dieselbe so gefährlich werden kann, daß in einigen Fällen bei den Gerichtsverhandlungen sowohl die Richter als eine große Zahl der Zuhörer davon erkrankten und starben. (Baconis Natur. histor. Exp. 914.)

73 J. Pringle, Observations on the diseases of the army. London 1768, S. 320–323. – Weitere »schwarze Schöffengerichte« werden aus Exeter 1587, Tauton 1730, Lanceton 1742 und Old Bailey in London 1750 berichtet.

74 Egon Friedell, Kulturgeschichte der Neuzeit, München 1954, S. 325f. Im 16. Jahrhundert wimmelte es auch in Deutschland noch von Flöhen, Läusen und Wanzen. Die Betthimmel oder Baldachine verdankten ihren Ursprung der Furcht vor Insekten. Man wollte wenigstens den Kopf schützen. Zum Teil waren die Betten im 15. und 16. Jahrhundert nur am Kopfende, zum Teil auch der ganzen Länge nach mit einem Holzhimmel bedeckt. In den Niederlanden verwendete man Stoffe, zuweilen wohl leichte Seide. Indessen machte man die Erfahrung, daß nun gerade das geschah, was man vermeiden wollte: daß das Ungeziefer sich in den Betthimmeln einnistete und von dort auf die Schlafenden niederging. Deshalb verschwand im Lauf des 17. Jahrhunderts das Himmelbett. (Meingold, S. 19.)

75 Victor Fossel, Hygiene einst, Leipzig 1904, S. 34. Wie gefährlich verlauste fahrende Leute für die Fleckfieberverschleppung waren, zeigen indirekt verschiedene Redensarten, wie z. B.: »Er hat's im Griff, wie der Bettelmann die Laus«, womit man scherzhaft jemandes tausendmal geübten Handgriff kennzeichnen wollte. (Wustmann, S. 47.)

76 Im Europa des 15. Jahrhunderts war wohl die Gemahlin Karl VII. die einzige Französin, die mehr als zwei Leinenhemden besaß. (Fossel, S. 14.)

77 H. Ehses, Heinrich VIII., Leipzig 1894, S. 37. Napoleon hingegen bewilligte Josephine Beauharnais – ohne mit der Wimper zu zucken – gleich hundert Hemden.

78 Victor Fossel, Kriegsseuchen vom 16. bis 19. Jahrhundert, Leipzig 1905, S. 18.

79 Mit ziemlicher Sicherheit kann man annehmen, daß 1573 neben der Pest in Haarlem das Fleckfieber gewütet hat, wurde es doch von Peter Foreest aus Alkmaar beobachtet und beschrieben. Die Ärzte nannten es nach den Hautausschlägen Lenticulae oder Puncticulae, das Volk dagegen Peperkorn (Pfefferkorn). »Es war ansteckend wie die Pest, aber … nicht auf einige Entfernung hin, sondern nur durch den Verkehr mit dem Kranken. Es begann mit Fieber, Zerschlagenheit der Glieder, Kopfschmerz. Nach dem 4. oder 7. Tag verloren die Kranken das Bewußtsein, sie redeten irre, es brachen rote und schwarze Flecken an den Armen, Brust und Rücken aus. Anfänglich milde, wurde die Seuche bald tückisch. Von Greisen starben wenige, von den Juden gar keine. Der Tod trat zu Ende der ersten oder zweiten Woche ein.« (Pet. Forestus, Observationum et curationum medicinalium. Lugd. Bat. 1593.)

80 N. G. van Kampen, Geschichte der Niederlande, Hamburg 1831, S. 405.

81 P. J. Block, Geschichte der Niederlande, Gotha 1907, S. 261. In vielen Veröffentlichungen wird als Todesursache des Siegers von Lepanto die Pest angegeben. Bezeichnete man doch jedes Massensterben als Pest.

82 Villalba, Bd. II, S. 28.

83 G. Lammert, Geschichte der Seuchen, Hungers- und Kriegsnot zur Zeit des Dreißigjährigen Krieges, Wiesbaden 1890.

84 Wie damals in den Dörfern gewütet wurde, zeigt auch folgende Stelle aus dem Simplicissimus: »Das erste, was diese Reiter taten und in den schwarz gemalten Zimmern meines Knans (Vaters) anfingen, war, daß sie ihre Pferde einstellten. Hernach hatte ein jeglicher seine besondere Arbeit zu verrichten, deren jede lauter Untergang und Verderben anzeigte. Denn obzwar etliche anfingen zu metzgern, zu sieden und zu braten, so daß es sah, als sollte eine lustige Schmauserei gehalten werden, so waren higegen andere, die durchstürmten das Haus unten und oben; ja, das heimliche Gemach war nicht sicher, gleichsam als wäre das goldne Fell von Kolchis darin verborgen. Andere machten von Tuch, Kleidungen und allerlei Hausrat große Pakete zusammen, als ob sie irgendwo einen Krempelmarkt anstellen wollten; was sie aber nicht mitzunehmen gedachten, wurde zerschlagen und zugrunde gerichtet. Etliche durchstachen Heu und Stroh mit ihren Degen, als ob sie nicht Schweine genug zu stechen gehabt hätten. Etliche schütteten die Federn aus den Betten und füllten hingegen Speck, andere dürres Fleisch und sonstiges Gerät hinein, als ob alsdann besser darauf zu schlafen wäre; andere schlugen Öfen und Fenster ein, gleichsam als hätten sie einen ewigen Sommer zu verkündigen. Kupfer- und Zinngeschirr schlugen sie zusammen und packten die gebogenen und verderbten Stücke ein; Bettladen, Tische, Stühle und Bänke verbrannten sie, da doch viele Klaftern dürres Holz im Hofe lagen; Häfen und Schüsseln mußten endlich alle entzwei, entweder weil sie lieber Gebratenes aßen oder weil sie bedacht waren, nur eine einzige Mahlzeit allda zu halten.« (Hans Jakob Christoffel von Grimmelshausen, Der abenteuerliche Simplicissimus, 1669. 4. Kapitel.)

85 E. Meaume, Recherches sur les ouvrages de Jackes Callot, Paris 1864, S. 41.

86 Hans Jakob Christoffel von Grimmelshausen, Der Abenteuerliche Simplicissimus Teutsch. Mömpelgart (d. i. Nürnberg) 1669, 2. Buch, 28. Kapitel.

87 Alfred Bäumler, Hegel, Leipzig 1927, S. 11.

88 Wustmann, S. 46. Auch Lichtenberg bedient sich der Ungezieferplage, um bildhaft vor übereilten Urteilen zu warnen: »Wenn ich jemanden in der Ferne oder heimlich etwas knicken sehe, so muß ich immer so lange glauben, es sei ein Floh gewesen, bis ich mir apodiktisch demonstrieren kann, daß es eine Laus war.« (F. Schäfer, Psychologisches in Lichtenbergs Sudelheften und Briefen, Leipzig 1900, S. 73.)

89 Wustmann, S. 46. In der Volkspoesie wurden Läuse und Flöhe oft als unzertrennliche Kameraden geschildert, so in dem Grimmschen Märchen »Läuschen und Flöhchen«. In einem Sprichwort aus dem 16. Jahrhundert wird durch sie sogar die landläufige Theodizee verhöhnt: »Als Gott Adam schuf, meinte die Laus, er habe es ihretwegen getan.« Ein andres gleichlautendes »freidenkerisches Sprichwort« bezieht sich auf den Floh. (Fritz Mauthner, Der Atheismus und seine Geschichte im Abendland, Stuttgart und Berlin 1924, Bd. III, S. 648.)

90 Als der junge Goethe den Prolog zu dem Puppenspiel »Hans Wursts Hochzeit« mit dem Vers enden ließ:

»Bei dem Wirt zur goldnen Laus
Da wird sein der Hochzeitsschmaus.«

da wird er mit verschmitztem Humor an die in solchen Lokalitäten einst übliche Ungezieferplage gedacht haben. (Dichtung und Wahrheit, 4. Teil, 18. Buch.)

91 Jonathan Swift, Gullivers Reisen, Teil 2, 4. Kap., Artemis & Winkler, Düsseldorf/Zürich 1996, S. 165.
Es ist kein Wunder, daß Leuwenhoek, der in einer lausigen Zeit Tausende von diesen Insekten mikroskopisch untersucht hat, das Auge einer ausgewachsenen Laus als Größenmaß … benutzte, indem er bei der Prüfung von Zahnschleim notierte: »Die levenden Dierkens, die sich sehr lustig bewegen, sind tausendmal kleiner als das Auge einer erwachsenen Laus.« (Arcana naturae detecta ab Antonio van Leuwenhoek. Delphis Batavorum 1695.)

92 Fossel, Kriegsseuchen, S. 18.

93 Jonathan Swift, Satiren, Hg. Martin Walser, Frankfurt 1965, S. 53.

94 Die allgemeine Ansicht war, »die Ansteckung habe ihren Ursprung in dem miasmati-

schen Gestank, den die Sträflinge aus dem Kerker mitbrachten«. Dabei waren in England unerfreuliche Gerüche keineswegs ungewöhnlich, vielmehr betrachtet man sie als »notwendige Übel wie die Steuern oder Kriege«. Jonathan Swift hatte ein Quartier in der Londoner Bury Street, für das er acht Shilling die Woche zahlte, wobei man, wie er schrieb, »eintausend Gestänke mit draufbekam«. (P. M. Simon, L'œuvre de Swift, Paris 1894, S. 63.)

95 William E. Lecky, History of England in the Eighteenth Century, London 1888, Bd. I, S. 501–502. Über die Ausmaße des »Kerkerfiebers« kann man sich ein Bild machen, wenn man weiß, daß um die Mitte des 18. Jahrhunderts in England über 60 000 Menschen im Schuldenturm saßen. Auch John Howard (1726–1790), einer der ersten Verfechter der Gefängnisreform, der nach 1770 in seiner Flugschrift über die »Zustände der Gefängnisse in England und Wales« berichtete, war selbst an Fleckfieber gestorben, das er sich auf einer seiner Inspektionsreisen zugezogen hatte.

96 H. D. Fraser, The Pioneer in the hygiene of ventilation, The Lancet 1910, S. 906–908.

97 Fossel, S. 28. Alle diese Maßnahmen, das Fleckfieber durch Lavendelduft und Windmühlen zu bekämpfen, erscheinen heute lächerlich. Die »schwarzen Assisen« vergangener Jahrhunderte stellen für uns kein Mysterium mehr dar. Nicht der widerliche Geruch der Gefangenen war es, der das Kerkerfieber hervorrief, sondern die Kleiderläuse der Erkrankten, die den Infektionsstoff auf Gesunde übertrugen.

98 Fossel, S. 63. Ludwig XIV. kannte als Waschgerät nur Fingerschalen. Das tägliche Waschen pflegte er darauf zu beschränken, sich jeden Morgen mit Eau de Cologne Gesicht und Hände zu betupfen. Die Königin von Schweden, »die tolle Christine«, die als Tochter Gustav Adolfs ganz Europa durch ihren Übertritt zum Katholizismus überraschte, setzte kritische Beobachter nicht weniger durch ihre unsauberen Hände in Erstaunen. Ihre Fingernägel wiesen stets einen schwarzen Trauerrand auf. (Ernest Charpentier, L'hygiène de nos aieux, Paris 1893, S. 33.)

99 Fossel, S. 64. Kennzeichnend für jene Zeit ist auch eine alte französische Redewendung, in der die Laus zur Charakterisierung der Todsünde des Geizes herhalten mußte: »L'avare écorcherait un pou pur en avoir le peau.« (»Der Geizhals schindet die Laus um ihres Balges willen.«)

100 »Wir machen es wie die Muselmänner«, spöttelte Voltaire, »nur den Zopf lassen wir vorsichtshalber nicht am kahl geschorenen Scheitel wie die Türken stehen, bei denen er dem Henker zum Festhalten des ihm verfallenen Kopfes dient«. (G. Lanson, Voltaire, sa vie et son œuvre, Paris 1919, S. 21.)

101 Wilhelmine, Markgräfin von Bayreuth, Mémoires, Braunschweig 1810.

102 Charpentier, S. 39. Als Kaiser Joseph II. seine Schwester Marie Antoinette in Paris besuchte, sagte er nur: »Deine Frisur erinnert mich an den Stephansturm.« Die Flucht des französischen Königspaares scheiterte an Marie-Antoinettes Eitelkeit, die die Fahrt zu der rettenden Grenze trotz aller Beschwörungen ihrer Begleitung unterbrach, weil sie auf ihren Hofcoiffeur warten wollte, der sich verspätet hatte.

103 Da der Coiffeur stundenlang das Haar der turmhohen Frisuren bearbeiten mußte, konnte sich den teuren Luxus des Frisierens kaum jemand täglich leisten. Reiche und vornehme Damen taten es daher alle acht Tage. Ärmere Damen konnten es sich nur einmal im Monat leisten.

104 Schon im Türkenkrieg von 1566/68 hat das Fleckfieber vor allem im Jahr 1566 im Lager der kaiserlichen Truppen zu Komárom (Komorn) erhebliche Verluste verursacht. Die Krankheit, welche damals als »Morbus hungaricus«, als »Lues pannonica« oder auch als »ungarische Soldatenkrankheit« bezeichnet wurde, ist von heimkehrenden Truppen über fast ganz Europa verbreitet worden und hat in verschiedenen Ländern Epidemien verursacht, welche mehrere Jahre lang gedauert und viele Opfer gefordert haben. Thomas Jordanus, der 1566 als Feldarzt das Heer Kaiser Maximilians II. nach Ungarn begleitete, hat die Symptomatik der Seuche in seinem Buch »De Lue pannonica« unmißverständnich geschildert. Einem Anfall von Schüttelfrost folgten unerträgliche Kopfschmerzen, unstillbarer Durst, Delirium und Petechien, die sich besonders auf der Brust und am

Rumpf fanden und in eine tiefdunkle Farbe übergingen. Er sah es auch zur Gangrän der unteren Gliedmaßen kommen, die eine Amputation erforderlich machte. Ein Symptom, das auch Thukydides bei der attischen Seuche erwähnt. Als ein weiteres Hauptsymptom führt er den unlöschbaren Durst an. »Er quälte die Fieberkranken so sehr, daß einige vor die Zelte zu den Wasserbehältern rannten und so lange schlürften, bis sie den Geist aushauchten.«

105 Victor Fossel, Kriegsseuchen vom 16. bis 19. Jahrhundert, Leipzig 1905, S. 27. Bereits zwei Jahrhunderte vorher berichtet der Feldarzt Coberus, der 1598 an der Erstürmung Ofens (Buda) teilnahm und auch selbst an »morbus hungaricus« erkrankt war, auf mehreren Seiten seiner Aufzeichnungen von der Belästigung durch Insekten. An einer Stelle klagt er, die Läuse hätten sich derart vermehrt, daß man sich, selbst durch fortwährendes Wechseln der Hemden, derselben nicht zu erwehren vermag. Außerdem wurden die Soldaten von Fliegen (Stechmücken) (»culices«) unabläßig gebissen. (Tobias Coberus, Observationum medicarum castrensium et Ungaricum decadestres, Helmstadtii 1685.)

106 Fossel, S. 35.

107 Karl Reinhold Edelhof, Schiffsseuchen und Hafenquarantänen, Hamburg 1868, S. 11.

108 Edelhof, S. 12.

109 Edelhof, S. 14. Das »Schiffsfieber« bewirkte, daß auf einer Amerikareise von etwa 150 Passagieren oft nur knapp 20 das Land ihrer Hoffnung erblickten. Ein großer Transport mitteldeutscher Auswanderer für Nordamerika büßte von Januar bis Juni 1710 jeden fünften Mann ein. Anno 1738 blieben auf einem solchen Auswandererschiff infolge des Fleckfiebers von 400 nur 105 Personen am Leben. Das Schiff, mit dem William Penn (1644–1718), der Begründer des Quäkerstaates in Pennsylvanien, auswanderte, verlor mehr als ein Drittel seiner Menschen. (Edelhof, op. cit., S. 15.)

110 James Lind, An essay on diseases incidental to Europeans in hot climats, 3rd ed. London, 1777. Das Fleckfieber spielte auch im amerikanischen Unabhängigkeitskrieg eine gewisse Rolle. Der britische General Howe wird Mitte März 1776 durch Washington zur Räumung von Boston gezwungen. Er bestieg mit 6000 Mann die Schiffe, doch 900 von ihnen waren krank. Daß es sich um Fleckfieber handelte, dafür spricht ein kleines Bild, das eine kleine Gruppe seiner Mannschaft mit entblößtem Oberkörper beim Läuseknakken an Bord des Schiffes zeigt. Die Seuche scheint sich auch auf Washingtons Truppen ausgedehnt zu haben. Sein Generalmajor Greene, der die bunt zusammengewürfelten Truppen gegen die Engländer ausgebildet hat, erkrankte kurz vor der Entscheidungsschlacht an einem deliranten hohen Fieber, das auch unter seinen Mannschaften grassierte. Die Schlacht ging für die Amerikaner verloren. Im August und September 1776 erkrankten über 8000 Mann ihrer Truppen. (T. G. Thayer, Nathanel Greene, strategist of the American Revolution, Dwayne. New York 1960.)

111 Lind war überzeugt, daß die Infektion nicht nur vom Körper der Kranken ausging, sondern auch an deren Kleidern (»allen Stoffarten – Wolle, Baumwolle, Leinen«), Bettstellen und ähnlichem haften könne. Als Beweis führte er viele Beobachtungen an, darunter »siebzehn Todesopfer von dreiundzwanzig Leuten, die alte Zelte eines Fleckfieber-Hospitals ausbessern mußten«. Er sprach von der Infektiosität der Schiffskojen und forderte ihre Ausräucherung mit Pech und Schießpulver. Zugleich verordnete er das »Ausbreiten von Bettzeug und Kleidung auf dem Deck in Sonne und Luft«. Ebenso empfahl er Ärzten und Pflegern ihre Kleidung nach dem Verlassen des Krankenhauses zu wechseln.

112 Lind. Noch vor der großen Revolution in Frankreich machte auch der berühmte Chemiker Lavoisier fast dieselben Vorschläge zur Vermeidung des »Kerker- und Hospitalfiebers«: In einer größeren Abhandlung über die Reform der Gefängnis- und Hospitalbauten wies er nicht nur auf die schlechte Luft in den überfüllten, beengten und unsauberen Räumlichkeiten hin, »in denen das Wasser wie in einer Tropfsteinhöhle durch das Gewölbe sickert« und »die Kleider der Gefangenen am Leibe verfaulen«, sondern er forderte zugleich auch: »Die eingelieferten Kranken sollen erst gebadet, ihre Kleider im Backofen durch Erhitzen vom Ansteckungsstoff befreit werden; letztere

Maßnahme sollte auch bei der Einlieferung ins Gefängnis Anwendung finden. Auch sollten Kerker- wie Hospitalräume alljährlich mit dampfförmiger Salzsäure entseucht werden.« (August Wirt, Lavoisier als Reformer, Leipzig 1899, S. 5ff.) Zur Entwicklung der salzsauren Dämpfe empfahl er das Begießen von Kochsalz mit Schwefelsäure. Lavoisier erkannte auch die Bedeutung der Kalkmilch zum Entseuchen von Kloakeninhalt.

113 Die einstigen Zuchthäuser waren noch keine Anstalten für die schwerste Art der Freiheitsstrafe, sondern Institutionen, in denen »Arbeitsunwillige und sonstige Kreaturen«, die der Öffentlichkeit zur Last fielen, durch strenge »Zucht« und Arbeitszwang gebessert werden sollten.

114 »Was nutzet ein Dieb«, fragte schon im 17. Jahrhundert J. J. Becher, »der umb funffzig Gulden, die er gestohlen, gehänkt worden, da er doch im Werckhaus in einem Jahr wol viermal so viel produziren kan?« Und auch Leibniz machte in seiner Denkschrift typisch merkantilistische Vorschläge: »Die Commercien zu verbessern, Nahrungen im Lande zu schaffen, Leute im Lande zu behalten, Manufacturen darin zu stiften, die rohe Ware nie unverarbeitet aus dem Lande zu lassen, frembde rohe Ware bey uns zu verarbeiten, Werck- und Zuchthäuser anlegen, Müßiggänger, Bettler, Krüppel und spitalmäßige Übelthäter anstatt der Schmiedung auf die Galeeren und der niemand nutzenden Todesstrafe in Arbeit zu stellen ...« (Zitiert nach Harnack, Geschichte der Kgl. Preuß. Akademie der Wissenschaften, Bd. II.)

115 Von der Geburtshülfe, von den Schwangeren und den Säuglingen, Gemeinnütziges Magazin, 1760, Stück I, S. 20. Struensee, der im Franckeschen Stift in Halle auch einen menschlichen Umgang mit Waisenkindern erlebt hatte, zog sich als Stadtphysikus mit seiner herben Kritik an der Kommerzialisierung des Altonaer Waisenhauses den Groll seiner vorgesetzten Dienststelle zu. (Samuel N. Gomperz, Die Gersoniden, Altona 1865, S. 37.)

116 Colbert setzte Prämien aus, »um Väter anzuregen, ihre Kinder in die Manufakturen zu schicken«. In Österreich empfahl der erste Vertreter der Volkswirtschaft an der Wiener Universität, Freiherr von Sonnenfels (1732–1817), die Waisenhäuser mit Arbeits- und Manufakturhäusern zu verbinden.

117 Adolf Damaschke, Geschichte der Nationalökonomie, Jena 1918, I. Bd., S. 182–183. Das Einspannen von Kindern in Manufakturen und Fabriken billigte selbst Friedrichs einstiger Feldprediger Süßmilch: »Man kann sich auch schon der Kinder zum Spinnen bedienen, und ich habe es selbst gesehen, daß solche unter fleißiger Aufsicht in einem Tage 15 Fitzen oder 1/4 Stück gesponnen.« (J. P. Süßmilch, Die göttliche Ordnung in den Veränderungen des menschlichen Geschlechtes, Berlin 1765. 3. Ausgabe. Zweyter Theil, S. 47, § 308.)

118 Damaschke, S. 183. Eller, als Dekan des Obermedizinalkollegiums, berichtet von einem bösartigen Petechialfieberausbruch im »Königlichen Waysenhaus« in Potsdam, das etwa 200 Soldatenkinder beherbergte. (Johann Theodor Eller, Observationes de cognoscendis et curandis morbis, praesertim acutis, Königsberg u. Leipzig 1762, S. 131 ff.) Als Struensee Ende 1757 Physikus von Altona wurde, hieß es dort spöttisch, die Waisenkinder »haben Läuse so groß wie Hanfsamen«. Die Verlausung auf dem Lande war so allgemein, daß der Daumen auf plattdeutsch Lüskenknicker (Läuseknicker) hieß. (Gedanken eines Arztes vom Aberglauben und der Quacksalberey. Gemeinnütziges Magazin 1760, Stück II, S. 91.)

119 Werner Sombart. Zur Geschichte des Frühkapitalismus, Leipzig 1912, S. 46.

120 Nicht umsonst hieß es von den Briten: »Sie sprechen von der Bibel und denken an Kattun.« Hatten sie doch durch rücksichtsloses Vorgehen nicht nur den indischen sondern auch den afrikanischen Markt für ihre Baumwollerzeugnisse erschlossen. Den Afrikanern brauchte man nur beizubringen: Nacktheit sei gottlos – und das besorgten die Missionare nahezu umsonst. Und wieder einmal erwies sich die Bekleidung – via Verlausung – als ein fleckfieberförderndes Mittel. »So mancher Stamm, der in seiner paradiesischen Nacktheit läusefrei war, wurde nun vom Fleckfieber fast aufgerieben.« (Bernatzik, Das verlorene Paradies, Leipzig 1936 S. 19.)

121 Sombart, S. 49ff. Nach Werner Sombart »begannen Kinder in den Fabriken gelegentlich schon mit 3–4 Jahren zu arbeiten, sie waren beinahe ebensolange wie die Erwachsenen tätig, manchmal sechzehn, selbst achtzehn Stunden«.

122 Damaschke, Bd. I., S. 348. – In Deutschland, wo die Industrialisierung erst allmählich einsetzte, schildert Goethe in »Wilhelm Meisters Wanderjahre«, wie die Handspinnereien in den Bergtälern vom Eindringen der Maschinen bedroht wurden. An einer Stelle heißt es: »Das überhandnehmende Maschinenwesen quält und ängstigt mich, es wälzt sich heran wie ein Gewitter, langsam, aber es hat seine Richtung genommen, es wird kommen und treffen.« (3. Buch, 13. Kap.)

123 Struensee, Von den hitzigen Fiebern und wie man sich bey ihnen zu verhalten hat, Gemeinnütziges Magazin 1761, Stück I S. 33.

124 Wie es um die Sauberkeit der Bettwäsche noch Ende des 18. Jahrhunderts bestellt war, erfahren wir von dem namhaften Arzt und Entomologen Jördens: »Sind junge Studierende zu nächtlichen Schweißen geneigt, so müssen sie auch die Bettbezüge und Bettücher alle Monate, außerdem aber wenigstens alle Vierteljahr waschen lassen.« (Johann Heinrich Jördens, Über die menschliche Natur und die Mittel, ein hohes Alter zu erreichen, Leipzig 1797, Bd. 2, S. 250). Struensee, dem es aufgrund ärztlicher Untersuchungen bekannt war, wie »erschreckend selten man selbst in den vornehmsten Kreisen die Unterwäsche wechselte«, prägte eines der sarkastischsten Bonmots über die Körperhygiene des Rokoko: »Eine vornehme Frau braucht nach dem neuesten Fuß für 30 000 Thaler Juwelen, für 10 000 Thaler Kleider, für 5000 Thaler Spitzen und für 10 bis 15 Thaler Hemden.« (Monatsschrift zum Nutzen und Vergnügen, Glückstadt 1763, St. II, S. 13.)

125 In der reichen Nachbarstadt Hamburg gab es damals 4000 arme Familien mit über 7000 Angehörigen; von diesen waren 600 ohne Betten und über 2000 ohne Hemden. (Johann Jakob Rambach, Versuch einer physisch-medizinischen Beschreibung von Hamburg. Hamburg 1801, S. 231. Gernet, Mitteilungen aus der älteren Medizingeschichte Hamburgs, Hamburg 1869, S. 330.)

126 Seit 1790 führte Hufeland seinen aufklärenden Feldzug zur »Verlängerung des Lebens«, wobei er vor allem häufiges Waschen und ständigen Wechsel der Wäsche empfahl. Das Idol der Zeit, Napoleon, überraschte seine Zeitgenossen durch seine Neigung zur Sauberkeit. Seine Gegner sahen darin einen Beweis seiner niederen, unvornehmen Herkunft. Er badete täglich, führte selbst im Feldlager eine Lederwaschwanne mit und wechselte manchmal dreimal am Tag die Wäsche. Meist ließ er sich vom Scheitel bis zur Sohle mit Eau de Cologne abgießen und abreiben.

127 Nach der Schlacht bei Austerlitz nahm die Fleckfieberepidemie ihren Ausgang von den nach Brünn gebrachten russischen und französischen Verwundeten; die Erkrankung wurde deshalb von Larrey (Inspecteurgénéral du service de santé des armées) als »maladie épidémique de Brünn« bezeichnet. (A. Laveran, Traité des maladies et épidémies des armées, Paris 1875.) Als zur gleichen Zeit große Mengen russischer Kriegsgefangener durch Süddeutschland nach Frankreich geführt wurden, kam es in zahlreichen bayerischen, württembergischen und badischen Orten zu Fleckfieberausbrüchen.

128 1810 war Marschall Masséna mit 100 000 Mann über die Pyrenäen gegangen, erreichte aber Lissabon, vor allem infolge des Fleckfiebers, nur mit 45 000 Mann. (H. Schloßberger, Kriegsseuchen, Jena 1945 S. 37.)

129 G. Mamlock, Ärzte der Grande Armeé, Leipzig 1914, S. 14.

130 Alexander Herzen, Russische Zustände, Leipzig 1854, S. 41.

131 Napoleon beabsichtigte zunächst, 400 Kilometer westwärts Winterquartiere in der »Verpflegungsbasis Smolensk zu beziehen. Man schleppte Silbergeschirr, Goldmonstranzen und kostbare Teppiche auf die Furagewagen, aber keine Lebensmittel. Denn es gab nichts zu essen außer Pferdefleisch und Graupen«, vermerkt resigniert Larrey. (H. v. François, Napoleon, Leipzig 1932, S. 111.)

132 M. J. Lamazurier, Medizinische Geschichte des russichen Feldzuges von 1812, Aus dem Französischen von C. F. Heusinger, Jena 1823. Bald ergriff die Seuche auch die Einwohner, besonders die mit den Kleidern der Verstorbenen Handel treibenden Juden. So

wurden in Wilna und Umgebung von Juni 1812 bis Ende Januar 1813 mehr als 55000 Menschen begraben. (Mamlock, S. 52.)

133 Ernst Moritz Arndt, Erinnerungen aus dem äußeren Leben, 1840. Am 3. Dezember erließ Napoleon sein bekanntes 29. Bulletin, in welchem den seit Monaten in banger Sorge harrenden Völkern kundgetan wurde, daß der Kaiser gesund, die große Armee aber so gut wie vernichtet sei. Napoleon eilte durch die Schneefelder Rußlands auf Paris zu, wo er bereits am 19. Dezember eintraf. In Anbetracht der ungeheuren Seuchenverluste bekannte er in einem Brief: »Il vaut mieux donner la bataille la plus sanglante que mettre les troupes dans un lieu malsain« (Correspondance de Napoléon I. Tome 22, No. 18041, p. 411, Paris 1867).

134 G. A. Richter, Medizinische Geschichte der Belagerung und Einnahme der Festung Torgau und Beschreibung der Epidemie, welche daselbst 1813 und 1814 herrschte, Berlin 1814, S. 19, 69. In der kleinen Stadt von 5100 Einwohnern waren während der Belagerung in der Zeit vom 1. September 1813 bis zur Kapitulation am 10. Januar 1814 insgesamt 8000 Pferde und 35 000 Mann zusammengedrängt. Die Verluste der Bürgerschaft betrugen über 1000 Mann.

135 Ludwig Richter: Lebenserinnerungen eines deutschen Malers, Hg. von Erich Marx, Leipzig 1944, S. 29. Ein französischer Arzt schrieb: »Beim Betreten eines Lazarettes mußte ich an die Frage jenes Adeligen denken, die er an einen Abbé richtete, als dieser während der Revolution in der Conciergerie den Mitgefangenen den Trost des Glaubens spenden wollte; Lästern Sie Gott nicht, wenn Sie sagen, er sei, und sehen dabei an, was auf der Welt geschieht?« (Mamlock, S. 61.)

136 Max Wundt, Johannes Gottlieb Fichte, Breslau 1929. S. 123. Fichte fand auf dem alten Dorotheenstädtischen Kirchhof in Berlin die letzte Ruhe. Als 1831 sein Kollege Hegel der Cholera zum Opfer fiel, wurde er neben ihm begraben.

137 Das bekannteste Land des Hungers, des Fleckfiebers und der Auswanderung war Irland. Zwischen 1708 und 1803 war es ständig von Epidemien heimgesucht. Eine der größten war die von 1816–19, in der ein Viertel der Bevölkerung erkrankte. In England war man geneigt, den Ausgang jeder neuen Epidemie in Irland zu suchen, daß man das Fleckfieber als »irisches Fieber« bezeichnete. Ein Beobachter (Popham) sagte, der Typhus folge dem Iren, »wohin er sich und sein Elend verpflanze, wie ein Schatten«. (A. Hirsch, Handbuch der histor.-geogr. Pathologie, Erlangen 1860, Bd. I, S. 185.)

138 Friedrich Hebbel, Fünftes Tagebuch 1854, Brief des Dichters an seinen einstigen Vorgesetzten, den Kirchspielvogt Mohr, vom 15. Juli 1854: … »Schließlich noch ein Gruß an den alten treuen Christoph, dessen Sie auf eine Art gedenken, als ob Sie glaubten, daß ich mich seiner schäme. Das ist durchaus nicht der Fall, wenn ich auch vor zwanzig Jahren seine Rekonvaleszenz nach dem Fleckfieber nicht auf Ihren Befehl mit ihm in einem und demselben Bett durchmachen wollte, um Ihnen mit Gefahr meines Lebens eine kleine Ausgabe (des Begräbnisses) zu ersparen. Im Gegenteil, ich habe ihm in meiner Julia schon ein Denkmal gesetzt …« (Der treue Bediente des Grafen Bertram in seiner Tragödie »Julia« heißt Christoph.)

139 Paul Wiegler, Geschichte der neuen deutschen Literatur, Berlin 1930, S. 440. Man glaubte vielfach noch, daß »psychische Erregungen« die »Galle ins Geblüt jagen« und folglich ein »Gallen- bzw. Nervenfieber« (Synonyme für Typhus bzw. Fleckfieber) verursachen könnten. Wenn man in den zahlreichen Fortsetzungsromanen in der Biedermeier-Zeit mit einem »Helden« nichts mehr anzufangen wußte, entledigte man sich seiner, indem man ihn kurzerhand an »Nervenfieber« sterben ließ.

140 Betroffen waren London, Glasgow, Edingburgh, Manchester, vor allem aber Liverpool, wo über 10 000 Personen am »irischen Typhus« starben. (Sombart, S. 90.)

141 Zur selben Zeit, als in Irland Männer und Frauen im Bett liegen blieben, weil man den Hunger im Ruhen weniger fühlen soll und Tausende von Kindern den Folgen des Hungers erlagen, führten die englischen Landherren 1 300 000 Zentner Weizenmehl, 190 000 Rinder, 450 000 Schweine, 260 000 Schafe aus. (Sombart, S. 91.)

142 In dem erschütternden Revolutionsgedicht »Die schlesischen Weber« heißt es:

»Im düstern Auge keine Träne,
Sie sitzen am Webstuhl und fletschen die Zähne:
Deutschland wir weben dein Leichentuch,
Wir weben hinein den dreifachen Fluch:
Wir weben, wir weben!«

143 Nicht umsonst stieß sich die zeitgenössische Zensur bereits an der naturalistischen Anweisung zum Szenarium des zweiten Akts: »Eng ist's im Stübchen des Webers, kaum sechs Fuß hoch der Raum, schadhaft die Diele. Die kleinen Fensterlöcher sind zum Teil mit Papier verklebt und mit Stroh verstopft. Mutter Baumert, abgemagert fast zum Skelett, sitzt mit wunden Augen vor dem Spulrad, spulend wie ihr idiotischer zwanzigjähriger Sohn. Kein Salz, kein Brot ist im Hause, kein Holz, keine Kohle.« Und dann vor diesem Hintergrund die weinend herausgeschrieben Worte einer noch ärmeren Nachbarin (Frau Heinrich), die um ein Handvoll Mehl bittet: »'s geht heilig bald niemehr. Meine armen Kinder derhungern m'r! Ich weeß m'r keen'n Rat nimehr. Ma' mag anstell'n, was ma' will, ma' mag 'rumlaufen, bis ma' liegenbleibt. Neun hungriche Mäuler, die soll eens nu satt machen. Von was d'n, hä? Nächten Abend hatt ich a Stickl Brot, 's langte noch nich amal fir de zwee kleenst'n. Alle schrien sie in mich 'nein: Mutterle mir, Mutterle mir! Und da d'rbei kann ich jetzt noch laufen. Was soll erscht wer'n, wenn ich zum Lieg'n komme? Die paar Kartoffeln hat uns 's Wasser mitgenommen. Mir hab'n nischt zum beißen.«

144 Wie verheerend sich Fleckfieberepidemien einst auswirken konnten, beweist Virchows Bericht über den »Hungertyphus« in Schlesien Ende 1847, wo innerhalb »weniger Monate bei ungefähr 20 000 von Hunger und Seuche überfallenen … und auf engstem Raum zusammengedrängten Familien 9000 verwaiste und hülflose Kinder übrig blieben … Die Gesamtzahl der in der Provinz durch Hunger und Krankheiten Weggerafften wird auf 20 000 angegeben.« (R. Virchow, Über den Hungertyphus, Berlin 1868, S. 12–13.)

145 E. Ebstein, R. Virchow, Leipzig 1929, S. 49. Virchow wurde wiederholt bei Fleckfieberepidemien mit der Ungezierplage konfrontiert, ohne einen Zusammenhang zwischen beiden Phänomenen zu ahnen. So wurde er 1852 in den von Typhus (d. h. Fleckfieber) und Hungersnot heimgesuchten Spessart entsandt, wo er die Kranken oft so sehr mit Flohstichen bedeckt fand, daß er die dadurch entstandenen Blutungen nicht mehr von den eigentlichen Petechien unterscheiden konnte. Hier eine Stelle aus seinem Bericht: »Die Mutter lag in einem schmutzigen, höchst widerwärtigen Bett, dessen ursprüngliche Farbe nicht mehr zu erkennen war … Die Kinder lagen auf etwas Stroh am Fußboden … Wenn man das Deckbett aufhob, so sprangen die Flöhe so dicht umher, daß man im ersten Augenblick nur die Wahrnehmung des Flimmerns vor den Augen hatte.« (R. Virchow, Gesammelte Abhandlungen aus dem Gebiet der öffentlichen Medizin und der Seuchenlehre, Berlin 1879, Bd. I, S. 411.)

146 Es ist kennzeichnend für den misanthropischen Dünkel der Gusbesitzer, daß sie die dahinsiechenden Leibeigenen mit Insekten verglichen.

147 Nikolai Gogol, Die toten Seelen, Erster Teil, Kap. 5. übersetzt von Fred Ottow, München 1949, S. 123.

148 Nikolai Gogol, Die toten Seelen, Erster Teil, Kap. 6, S. 153. Gogol benutzt die Rundreise seines Helden als Spiegel, der exemplarisch den Niedergang des russischen Leibeigenenadels und die korrupte zaristische Bürokratie reflektiert. Der Roman, »eine mit Meisterhand geschriebene Krankengeschichte Rußlands« (Herzen), endet mit dem Bild der dahinjagenden Troika Tschitschikows, das ins Visionäre ausgeweitet wird: »Stürmst nicht auch du dahin, mein Rußland, wie eine flinke Troika, die niemand einholen kann? … Rußland, gib Antwort, wohin stürmst du?«

149 Noch ganz im Sinne der Miasmalehre, wonach besonders poröse Materialien, wie Baumwolle, geeignet sind, den Infektionsstoff aufzunehmen und weiterzuverbreiten, schrieb H. Schücking nach der russischen Besetzung der Donaufürstentümer Moldau und Walachei durch Fürst Gortschakow 1853: »In den Trödelbuden der Juden und bei deren Handel mit alten Kleidern packt uns der Menschheit ganzer Jammer an. Lumpen

von Kranken und Sterbenden wandern durchschlissen zu den Trödlern und von denen unheilbeladen an die unbekannten Kunden. Ganze Schiffsladungen verlauster Kleider wandern in aller Herren Länder. Sind schon diese Kleider voller Ungeziefer, so sind es noch vielmehr altes Pelzwerk, wollenes Unterzeug u. dgl.« (H. Schücking, Die Wege des Handels, Breslau 1860, S. 61.)

150 C. Brunner, Judenverfolgungen im europäischen Osten, Breslau 1911, S. 37.

151 Ebstein, S. 50.

152 Fossel, S. 91.

153 H. E. Sigerist, Krankheit und Zivilisation, Frankfurt/Main, 1952, S. 39. Noch um die Mitte des 19. Jahrhunderts glaubte man, die Badeeinrichtung im Hause, sofern man sie überhaupt einbauen ließ, tarnen oder verstecken zu müssen. Man paßte sie äußerlich, ebenso wie den Leibstuhl durch allerlei Verkleidung »schamhaft« den übrigen Möbeln an. Noch von Kaiser Wilhelm I. wird berichtet, daß »wenn es ihn gelegentlich gelüstete, den preußischen Leib in ein Vollbad zu tauchen«, er zum »Hotel de Roma« einige Bedienstete sandte, auf daß diese eine Badewanne ausliehen. Und wenn dann die Berliner Burger sahen, wie die Badewanne ins Schloß gekarrt wurde, da flüsterten sie sich zu: »Donnerwetter, bei Preußens wird schon wieder jebadet.« (Rudolf Abel, Wasserleitung und Körperhygiene, Leipzig 1931, S. 11.)

154 Ch. Nicolle, Recherches expérimentales sur le typhus exanthématique entreprises à l'Institut Pasteur de Tunis pendant l'année 1910, Ann. Inst. Pasteur 25 (1911) 1 und 97. Die Fortpflanzung der Läuse erfolgt durch die Ablage von Eiern, die in sehr großer Zahl an den Kleidungsstücken in Nähten oder Falten sitzen. Die Larven kriechen nach wenigen Tagen aus, häuten sich mehrfach und sind nach drei Wochen geschlechtsreif. Ein geschlechtsreifes Weibchen legt 8 bis 12 Eier täglich. Jede Laus, die nicht innerhalb von zehn Tagen Blut saugen kann, geht zugrunde. Bis zum fünften Hungertag findet noch eine Eiablage statt. Die Eier halten sich etwa 16, bei kühler Temperatur bis zu 27 Tage entwicklungsfähig. Da auch die ausgeschlüpften Larven noch ein siebentätiges Hungern vertragen, darf man abgelegte, verlauste Kleider, die sicher verschlossen werden, erst nach 39 Tagen als läusefrei ansehen. Am 40. Tag ist keine Gefahr bezüglich erneuter Verlausung. Die Läuse sind streng wirtsspezifisch, d. h. Tierläuse saugen nicht an Menschen und umgekehrt. Gegen Kälte sind die Läuse sehr widerstandsfähig, allerdings wird dadurch ihre Entwicklung gehemmt. Da ihr Temperaturoptimum bei 30° liegt, wie sie es im Bereich zwischen Haut und Wäsche vorfinden, fliehen sie von Hochfiebernden mit ihren Fleckfieber-Rickettsien. Ebenso verläßt das Ungeziefer die Leiche, was schon Plutarch wußte.

Mikrobiologische Ära

155 Georg Honigmann, Das Seuchengeschehen des Weltkrieges in Augenzeugenberichten, Breslau 1926, S. 15.

156 Honigmann, S. 16. Vlad. Stanojević, Epidemija pegavca u vójnoj bolnici kod »čele-kule« 1915, Beograd 1923.

157 Honigmann, S. 17. Das Fleckfieber war früher die Hauptberufsgefahr der Ärzte. Noch in der ersten Hälfte des vergangenen Jahrhunderts pflegte man zu sagen, kein Arzt sei vor seinem »Nervenfieber« glücklich zu preisen. Man suchte deshalb während des Ersten Weltkrieges an der Ostfront immer Ärzte und Pfleger, die bereits durch das Überstehen einer Fleckfieberkrankheit gegen eine Neuansteckung unempfänglich geworden waren.

158 Das Wüten des Fleckfiebers in Serbien hielt die Mittelmächte bis Oktober 1915 davor zurück, durch eine neue Offensive das kleine Land zu besetzen. Aus der gleichen epidemiologischen Befürchtung wurde der englische Plan, Österreich vom Balkan her anzugreifen, aufgegeben (Harpole). Mit Recht sagte schon Virchow über den Petechialtyphus: »Er greift ein in den Gang der Geschichte, rafft Heeresmassen dahin und treibt sie wie Spreu im Winde auseinander und macht damit reiflichst ausgesonnene Pläne der Machthaber, die weisesten Dispositionen der Feldherren und Staatsmänner wiederholt zunichte.« (Klaus Köhler, Ärztebriefe aus vier Jahrhunderten, Wien 1892, S. 243. Der zitierte Virchow-Brief datiert vom 12. März 1866.)

159 G. Olpp, Hervorragende Tropenärzte, München 1932, S. 333. 1916 beschrieb Prowazeks Mitarbeiter Rocha Lima den Erreger in der Kleiderlaus und nannte ihn Rickettsia prowazeki, zu Ehren der beiden Forscher, die der Krankheit erlegen waren. (H. da Rocha Lima, Zur Ätiologie des Fleckfiebers, Berlin, klin. Wschr. 53 [1916] 567. H. da Rocha Lima, Beobachtungen an Fleckfieberläusen, Arch. Schiffs- und Tropenhyg. 20 [1916] 17.)

160 Otto Liman von Sanders, Fünf Jahre Türkei, 2. Aufl. 1922.

161 Johannes Lepsius, Der Todesgang des armenischen Volkes, 4. Aufl. 1930. Franz Werfel hat den erschütternden Todesmarsch der deportierten Armenier geschildert: »Ein kranker, sterbensmatter Menschenwurm, eine schwärzliche Raupe mit zitternden Fühlern, Borsten und Füßchen, wand sich zertreten durch die Landschaft. Mit peristaltischen Rukken schob es die vordersten Leibringe vor und zog die hintersten schmerzhaft nach. Tiefe Kerben entstanden so, und oft zerriß die schleichende Raupe in mehrere Teile, die, von ihren kaum sichtbaren Peinigern bedrängt, schlecht und recht zusammenwuchsen, um an der kaum vernarbten Stelle wieder auseinanderzubrechen. Es war nicht das Kriechen, sondern der zuckende Todeskampf eines Wurms, ein letztes Sichringeln, Strecken und Krampfen ...« (Franz Werfel, Die vierzig Tage des Musa Dagh, II. Buch, 1. Kap.)

162 »Die Sterblichkeitsziffer des mesopotamischen Fleckfiebers«, so Werfel, »belief sich oft auf 80 vom Hundert ... In dieser gottlosen Senkgrube des Todes verwesten schon seit Mai und Juni 1915 Hunderttausende von Armenierleichen.« (Franz Werfel, Die vierzig Tage des Musa Dagh. II. Buch, 4. Kapitel.)

163 E. Weil und A. Felix. Zur serologischen Diagnose des Fleckfiebers, Wien. klin. Wschr. 29 (1916) 33. Edmund Weil starb als Leiter der Serologischen Abteilung des Hygiene Institutes Prag am 15. Juni 1922 an Fleckfieber infolge einer Laborinfektion.

164 Stefan Winkle, Die Bedeutung der Proteus-Antigen-Analyse für die serologische Diagnostik der Rickettsiosen im Zusammenhang mit der Ökologie der X-Stämme, Leipzig 1948, S. 1 ff.

165 »Wo es keine Läuse gibt, ist der Flecktyphus so wenig ansteckend wie ein Beinbruch«, sagte E. Martini. Diese Feststellung gilt nur cum grano salis. Denn wenn man sich bei der Blutentnahme von einem Fieberkranken mit der Kanüle verletzt, kann man ebenfalls an Fleckfieber erkranken. 1916 spritzte ein türkischer Arzt 310 Soldaten zur Immunisierung frisches, unerhitztes Blut von Fleckfieberkranken ein (entnommen während des Exanthems). Nach 7 bis 14 Tagen erkrankten 174 (56%) und 49 starben (28%). Der Arzt kam vor das Kriegsgericht, wurde jedoch für geisteskrank erklärt. Wenn hierbei nicht 100% erkrankten, so lag dies zum Teil wohl daran, daß sich unter den infizierten Türken solche befanden, die schon als Kinder Fleckfieber durchgemacht hatten und dadurch immun waren.

166 L. Tarassewitsch, Les épidémies en Russie depuis 1914, Société des Nations, Section d'Hygiène. Renseignements épidémiologiques, Rapport No. 2, März 1922.

167 N. A. Semaschko, Die ersten Schritte des sowjetischen Gesundheitswesens, Zeitschrift für ärztl. Fortbildg. 43. Jg. 1949.

168 R. Weigl, Die Ergebnisse der Schutzimpfung gegen Fleckfieber mit Rickettsia Prowazeki-Impfstoff, Bull. Acad.Pol.Sci. Krakau 1933.

169 Eugen Kogon, Der SS-Staat, Das System der deutschen Konzentrationslager, München 1946.

170 Im Massenbetrieb wurde das Mittel entweder als Puder angewendet oder zur vorbeugenden Imprägnierung von Wäsche benutzt. Solche Unterwäsche mit dem angetrockneten Kontaktgift schützte auch in völlig verlausten Quartieren monatelang. Da einfaches Waschen das DDT nur geringfügig reduzierte, konnte so imprägnierte Wäsche ihre insektizide Eigenschaft noch nach sechs- bis achtmaligem Reinigen bewahren. Vor allem konnten sich Ärzte und Pfleger, die in Fleckfieberzeiten besonders gefährdet waren, auf diese Weise leicht schützen.

171 St. Bayne-Jones, Epidemie Typhus in the Mediterranean Area during World War, The Rickettsial Disease of Man. Symposium. Amer. Ass. Advance. Sci. Washington 1948, S. 1.

172 H. Mooser, Das synthetische Insektenmittel DDT. Wiener klinische Wochenschrift. Jg. 59 (1947). Im »Hunger-Winter« 1945/46 wurden in Berlin prophylaktisch Millionen Bestäubungen vorgenommen. Entsprechende Bescheinigungen spielten sogar im Schwarzhandel eine Rolle.

Trachom

1 Die Zahl der Blinden auf der Erde schätzt man auf rund 12–15 Millionen.

2 In manchen Zeiten, wie z. B. während des Dreißigjährigen Krieges und der Napoleonischen Feldzüge, gesellt sich als weitere Krankheit des Elends auch noch das Fleckfieber hinzu.

3 Granulom = Korn.

Altertum

4 Nach allem, was man bisher weiß, ist es sogar sehr wahrscheinlich, daß auch in Ostasien, besonders in China, mehrere – mindestens ebenso alte – Trachomherde bestanden haben.

5 Bei pathologisch-anatomischen Untersuchungen der Augenlider von Mumien hat man trachomatöse Granulationen entdecken können. Ferner konnte auch das Reiben einwärtsgewendeter Wimpern auf der Hornhaut festgestellt werden. (M. A. Dollfus, L'ophtalmologie dans l'ancienne Égypte, Revus générale d'ophtalmologie 1 [1937] S. 985–1001. G. Lefebure, Essai sur la médicine égyptienne de l'époque pharaonique, Paris 1956 S. 68–88.) Über pathologische Veränderungen an den Augen von Mumien ist nur deshalb so wenig bekannt, weil die Augen bei der Mumifizierung meist zerstört oder mit dem übrigen Orbitainhalt herausgenommen und wie die Eingeweide in besonderen Gefäßen (Kanopen) beigesetzt wurden, wo sie im Laufe der Jahrhunderte verwesten. (F. Jonckheere, Autor de l'autopsie d'une momie, Le Scribe royal Boutehamon, Bruxelles 1942, S. 72–75, Fig. 35 und 36.)

6 1883 berichtete Robert Koch, als er mit der deutschen Cholerakommission in Ägypten war: »In den Städten und Dörfern verschwinden die Gesichter der spielenden Kinder unter einer schwarzen Decke von Fliegen, die sich besonders um die Augenwinkel drängten und dort festsaugten.«

7 B. Ebell, Papyrus Ebers und die altägyptischen Ärzte, Acta orientalia 10 (1931), S. 95 bis 107.

8 Egon Friedell, Kulturgeschichte Ägyptens und des alten Orients, München 1953, S. 92. Das Land Punt an der Küste Ostafrikas, von wo die Ägypter den Weihrauch holten, wird z. B. pwnt geschrieben (w ist ein Halbvokal); man könnte es daher mit ebenso guter Berechtigung Pewenet nennen.

9 B. Ebbell, Die ägyptischen Krankheitsnamen, Zeitschr. f. ägyptische Sprache und Altertumskunde 63 (1927), S. 71–75, 115–121. Die Umschreibung von Krankheitsnamen und anderer gefürchteter Dinge ist bedingt durch den »Glauben an die Magie des Wortes«.

10 Vom Antimon ganz abgesehen wurden noch vor einigen Jahrzehnten in einem Lehrbuch für Augenkrankheiten sogar Kupfer, Alaun und essigsaure Tonerde zur Trachombehandlung empfohlen: »Kombiniert wird ... die Wattemassage mit der Kupferstiftbehandlung; wenn diese nicht vertragen wird, mit Alaunstiftbehandlung. Zur häuslichen Behandlung läßt man bor- oder essigsaure Tonerdeumschläge anwenden und abends eine Kupfersalbe einstreichen ...« (Wilhelm Grüter, Augenkrankheiten, in: Grundriß der gesamten praktischen Medizin, 1931.)

11 Hierat Pap. III/35. Zitiert nach: Max Meyerhof, Brief eines erblindeten Ägypters, Mitt. Gesch. Med. Naturwiss. 1918, 17, 167. Mit der nicht ungefährlichen kosmetischen Anwendung von »Mesdemet«, wie es auch heute noch bei Berberfamilien in Nordafrika üblich ist, wo sich sämtliche weibliche Mitglieder mit ein und demselben Holzstäbchen die Augen schminken, konnte die Trachominfektion ad infinitum weitergeimpft werden.

12 Von der älteren Ausdrucksform »stem« (»mesdemet«) im Koptischen »stim«, leitet sich sowohl das griechische Wort »stimmi«, als auch das lateinische »stibium« (Antimon) ab. In der Bibel wurde das Mittel als »Puch« bezeichnet, in der Septuaginta als »Kahhâl« oder »Stimmi«. In den semitischen Sprachen heißt es auch noch »Kohol« oder »Kochel«.

13 Zu den wichtigsten Importwaren der auf Veranlassung von Königin Hatschepsut unternommenen Expedition nach Punt gehörte »mesdemet«. Auch im Alten Testament wird das Augenschminken mit Puch (Graus) häufig erwähnt. (2 Kön. 9,30; Ez 23,40; Jer 4,30.)

14 Auf einem Salbentöpfchen, das heute im Louvre aufbewahrt wird, findet sich die Inschrift »Gutes Mesdemet, gut für das Augenlicht und zum Vertreiben von Blut und von Schmerzen«, woraus ebenfalls seine Anwendung bei schweren Augenentzündungen zu ersehen ist. (H. E. Sigerist, A History of Medicine, Primitive and archaic medicine, New York 1951, S. 343.)

15 Aus den Ideogrammen des Arztes – »Messer« und »Salbentöpfchen« – lassen sich zugleich die Hauptinstrumente dieser altägyptischen Berufsgruppe erkennen. (A. Gardiner, Egyptian Grammar, London 1950, S. 512.)

16 In Deir-el-Medinah, in einem aus dem Zeitalter der Ramessiden stammenden Grab, dessen Wandmalerei die Werkstätte des Bildhauers Ipy erkennen läßt, ist neben einem Wundarzt auch ein Augenarzt (sun-irty) zu sehen, der einem hockenden Kranken vermittels eines Stäbchens Augensalbe auf die Augen aufträgt. (F. Jonckheere, La »Mesdemet«, cosmétique et médicament égyptiens, Histoire de la Médicine 2 [VII] 1952, S. 6–7.)

17 Herodot, Historiae, III., 1.

18 Aus solchen Instrumenten, die die Beduinen der syrischen Wüste bei trachomatöser Trichiasis bis in die jüngste Zeit benutzten und die auch bei Ausgrabungen in Ur am unteren Euphrat gefunden wurden, schlußfolgerte Möller, daß man das Trachom schon in Mesopotamien 5000 v. Chr. gekannt haben muß. (Henrik Möllers, Acta ophtalmologica, Vol. 10 Copenhagen 1932, S. 372–375.) An den Amuletten, die die Eingeborenen in Somaliland als Abwehrmittel gegen die Trichiasis um den Hals tragen, hängt jeweils auch eine Epilationspinzette.

19 So sollte z. B. der erblindete Pharao Pheros aufgrund eines Orakelspruches seine Sehfähigkeit durch das Benetzen der Augen mit dem Urin einer treuen Ehefrau wiedergewinnen. Doch scheint dies eigentümliche Mittel in Ägypten jener Zeit ziemlich rar gewesen zu sein. (Herodot, Historiae II., 111; Diodor, Bibliothek I, 58). Neben der »Urintherapie« spielte in der altägyptischen »Dreckapotheke« auch noch die Speichelbehandlung triefäugiger Patienten eine wichtige Rolle. Diese Methode ging auf den ibisköpfigen Toth zurück, der in dem mythologischen Kampf zwischen Licht und Finsternis, bei dem Horus durch Seth ein Auge verlor, vermittelnd eingriff und das »verletzte Auge heilte, indem er draufspuckte«. Daher heißt es auch im Papyrus Hearst: »Ich bin Thot, der Arzt des Horusauges.« Die in den Evangelien erwähnten Wunderheilungen von Blinden durch Speichel (Mark 7,33, 8,23 und Joh 9,6) haben demnach eine lange Vorgeschichte.

20 Plinius, Naturalis Historia XXVII, 80. Aber auch manches aus der altägyptischen Arzneimittellehre, was man zunächst in den Bereich der Mystik abtat, erkannte man mittlerweile als empirisch begründet. So verabreichten die ägyptischen Augenärzte bei Nachtblindheit Rinderleber, ohne von dem Vitamin A-Effekt auch nur das Geringste zu ahnen. (Saber Gabra, Drugs of Ancient Egypt, Summara, Kairo 1955, S. 11.)

21 Nach Plutarch trug das Bild der ägyptischen Isis im Tempel zu Sais die Inschrift: »Ich bin das All, das war und ist und sein wird, aber meine Hülle hat noch kein Sterblicher je aufgedeckt.« (Plut. Moralica 354 C.) Wer es versucht, so hieß es, sieht zwar die ewige Wahrheit, wird aber vom Licht der göttlichen Erkenntnis geblendet. Noch in Rom war Männern der Zutritt zu den kultischen Feiern der altrömischen Fruchtbarkeitsgöttin Bona Dea streng verboten. Übertretung dieses Sittengesetzes hatte nach dem Volksglauben Erblindung zur Folge. Wenn allerdings Cicero im Prozeß gegen Clodius seine Verwunderung ausspricht, daß dieser, der sich in Sklavinnentracht in die Feier eingeschlichen hätte, nicht erblindet sei, so ist dieses ironisch gemeint.

22 Von den männlichen Gottheiten brachte man nicht selten Helios und Apollo mit Blendung und Entblendung in Zusammenhang, da auch die Griechen zwischen Sonne und Augenlicht eine innige Beziehung vermuteten. So ließ Euripides den von Hekate um sein Augenlicht gebrachten thrakischen Polynestor den Sonnengott um Hilfe anflehen:

»O daß du mir der Augen blutiges Lid
heiltest, das blinde heiltest, Helios,
und das Licht der Augen freigäbest!«
(Euripides, Hekabe 1037)

Auch von Apollos Sohn, dem Heilgott Asklepios, erhoffte man, daß er »toten Augen« ihr Licht wiedergeben könne.

23 Nach Diodor wurden selbst Abbildungen von Schamteilen, an denen man eine Krankheit hatte, in den Tempeln als Votive aufgehängt.

24 Als Schwein bezeichnete man in Hellas nicht einen gemeinen Menschen, sondern einen Dummkopf.

25 Th. Meyer-Steineg, Darstellungen normaler und veränderter Körperteile an antiken Weihgaben, Jena 1912.

26 Sykophant (von Sykon = Feige) bedeutete ursprünglich »Feigenanzeiger« (ein Mann, der illegale Feigenimporteure aufspürte und anzeigte), dann aber allgemein einen gewerbsmäßigen Schnüffler und politischen Denunzianten.

27 Kennzeichnend für das Nebeneinander von scharfsinnigen Vermutungen und verblüffenden Irrtümern ist die hippokratische Schrift »Von den Drüsen«. Neben der richtigen Auffassung, daß die Drüsen (Lymphknoten) der Achselhöhle und Leistengegend Giftstoffe aus der Umgebung aufnehmen und ausscheiden bzw. neutralisieren, findet man die abwegige Ansicht, daß das Gehirn, wegen seiner schwammigen Konsistenz, eine Drüse sei, die nach Aristoteles sogar eine »dämpfende, herzkühlende« Eigenschaft besitzt.

28 Der drastische Fluch, den in einer Plautinischen Komödie (Casina, V. 391) der Sklave Olympio seinem triefäugigen Mitsklaven Chalinus entgegenschleudert: »Mögest du dir die Augen aus dem Kopfe durch die Nase ausschneuzen!« ist eine groteske Verzerrung der katarrhalischen Theorie.

29 Epidemische Krankheiten, 1. Buch, 2. Jahrg. 5.

30 Epidemische Krankheiten, 3. Buch, 4. Jahrg. 7.

31 So heißt es in einer Schrift des byzantinischen Arztes Aëtios von Amida (6. Jh. n. Chr.): »Nach falscher Behandlung, wenn die Ärzte zuviel Kollyrien gebrauchen, entstehen an den Lidern, wie bei äußeren Verletzungen, unnütze Fleischauswüchse ... Kehren sich die Augenlider nach außen, so sieht man auf ihnen etwas wie Hirsen oder kleine Linsen ... In manchen Fällen weisen die körnigen Erhabenheiten (der entzündeten Lidinnenfläche) auf größte Ähnlichkeit mit einer gespaltenen Feige auf.« (Tetrabiblos VII. 43.)

32 In den hippokratischen Schriften werden folgende kupferhaltige Augenmittel erwähnt: honigdicke Kupfersalbe, blaues Kupfervitriol, Hammerschlag des Kupfers, Grünspan und grüner Kupferstein.

33 Nach Paparcone findet sich in einem griechischen Papyrus aus dem 3. Jahrhundert n. Chr. der Hinweis, daß Dioskurides die Wörter Trachom und Pannus (Lappen, Fahne) in Zusammenhang mit epidemischer Ophthalmie gebraucht hat. Der Papyrus befindet sich in der Bibliothek der Medica Laurenziana in Florenz. (Paparcone, Ursprung des Wortes Trachom, Archives d'ophth. 1926, 83, 366.)

34 Hippokrates, De Visu, Kap. IV.

35 Aristoteles Problem. 31, Sect. V. Sogar das Durchbrennen der Schlafadern mit dem Glüheisen wurde empfohlen. (Hippokrates, Loc. in hom. CXXIII., S. 376, 77a.)

36 Auch in den südslawischen Ländern des Balkan war die Zahl der Trachomblinden sehr hoch. Aus dem Kreis dieser Unglücklichen entstammten viele blinde Volkssänger, die »Guslaren«. Ihren Namen verdankten sie der »Gusla«, einem primitiven Streichinstrument, dessen gewölbter Schallkasten mit einer einzigen Darmsaite bespannt ist, die mit einem Fiedelbogen zum Klingen gebracht wird. Bei den monotonen Klängen der »Gusla« trugen sie stundenlang Heldenlieder vor, von denen sie – ebenso wie die blinden griechischen Rhapsoden oder die nordischen Barden – eine Unmenge wußten. Auf diese Weise halfen sie in einer Zeit der Unterdrückung die Erinnerung an die nationale Ver-

gangenheit und die Hoffnung an eine Befreiung wachzuhalten, weshalb sie von den Türken oft grausam verfolgt wurden.

37 Nach Heraklides Ponticus soll Homer, der eigentlich Melesigenes hieß, auf einer Seefahrt von Tyrrhenia nach Kephallenia und Ithaka von einer Ophthalmie befallen worden sein, an deren Folgen er erblindete. Erst später, da er als fahrender Sänger von Stadt zu Stadt zog, erhielt er den Dichternamen Homer von den Einwohnern von Kyme, die die Blinden »Homere« nannten.

38 Herodot, Geschichte, 7. Buch, 229. Kap. Aus der Tatsache, daß von den 300 Spartanern, die doch eine Auslese der kräftigsten und gesündesten Männer darstellten, zwei wegen Ophthalmie für kampfunfähig erklärt werden mußten, läßt sich nicht nur auf den schweren Verlauf, sondern auf die starke Verbreitung dieses Augenübels selbst in dem so verkehrsarmen Lakonien schließen, wofür auch die Verehrung der »Athena Ophthalmitis« spricht, der schon Lykurgos einen Tempel erbaut haben soll. (Pausanias, Perihegese, III., Kap. 18.)

Graefes Vermutung, daß von den 10 000 Griechen unter Xenophon bei ihrem denkwürdigen Rückzug aus Oberasien im Jahre 400 v. Chr. viele infolge von Trachom erblindeten, ist nicht nachgewiesen (Carl Ferdinand Graefe, Die epidemisch-contagiose Augenblennorrhoe Ägyptens in den Europäischen Befreiungsheeren, 1823, S. 59). Bei diesem »epidemischen Augenleiden scheint es sich hauptsächlich um Schneeblindheit gehandelt zu haben. Heißt es doch bei Xenophon: »Man mußte einige vom Heer zurücklassen, weil sie durch den Schnee die Sehkraft verloren hatten. Ein Mittel war, sich auf dem Marsche etwas Schwarzes (wohl durchscheinendes Tuch) vor die Augen zu halten.« (Anabasis 1. Buch, 5. Kap. § 12–14.)

39 Diese »perikleische Umsiedlungsaktion« dürfte in epidemiologischer Hinsicht ähnliche Folgen gehabt haben, wie 1922 die notdürftige Unterbringung von anderthalb Millionen aus Kleinasien vertriebener Griechen in Flüchtlingslagern an den Peripherien Athens und Salonikis: eine bedrohliche Ausbreitung von Trachom und Fleckfieber in ganz Griechenland.

40 In den »Archanern« (425 v. Chr.) und »Rittern« (424) erwähnt Aristophanes die Körnerkrankheit noch nicht. In folgenden Komödien kommt er dagegen immer wieder auf sie zu sprechen: »Wespen« (424) ab Vers 634, »Wolken« (423) in Vers 327, »Frieden« (421) in Vers 665, »Vögel« (414) in Vers 720, »Lysistrate« (411) in Vers 588 und »Thesmophoriazusen« (410) in Vers 1247.

41 Plutarch, Symp. lib. V. quaest. VII. Auch Plato war von der Ansteckungskraft der epidemischen Augenentzündung so überzeugt, daß er das Ergriffensein eines Menschen von einer äußeren Emotion, für die kein innerer Anlaß erkennbar war, so charakterisierte: »Er ist wie ein Mensch, der von einem andern eine Ophthalmie bekommen hat.« (Phaidros C. 36.)

42 Polybius. Hist. 3,79. Titus Livius, Ab urbe condita 22,2.

43 In Zusammenhang mit der Gesichtsentstellung des Julius Civilis bemerkt Tacitus, daß sie der des Sertorius und Hannibal ähnlich gewesen sei. (Historiae. 4,13.)

44 Bei einer Erblindung durch Trachom pflegen nicht immer beide Augen betroffen zu sein. Der berühmte Ophthalmologe Brugsch zählte um 1880 auf 100 Trachomatöse seiner Klinik in Alexandrien etwa 4 Vollblinde und 16 Einäugige. Fast die gleichen Relationen wies auch eine statistische Erhebung in Bagdad im Jahre 1921 auf. Von 80% der trachomatösen Gesamtbevölkerung waren 3% auf beiden Augen und 12% auf einem Auge blind.

45 C. Fukala, Beiträge zur Augenheilkunde, hg. von Deutschmann, Band VIII, Hamburg und Leipzig 1905, S. 144, 267, mit anschließenden Bemerkungen von Wegehaupt, S. 171, 271. C. Fukala, Estudios historicos sobre el Tracoma 1906, Archivos de Oftalmologia Hispano americanos, vol. Vi, S. 65–75, 134–150, 189–200.

46 Brief an seinen Bruder Quintus aus Rom vom 19. Januar d. J. 56 v. Chr., 1. Ciceronis, M. Tulli, Scripta quae manserunt omnia, Bd. 11, ed. Sjögren, Leipzig 1914 bei Teubner.

47 Brief an seinen Freund T. Pomponius Atticus aus Menturnä vom 25. Januar d. J. 49 v. Chr.

48 Brief an Atticus aus Formiä vom 1. März d. J. 49 v. Chr. Die letzte Angabe macht er in einem Briefe an Atticus Anfang Dezember 44, also mit fast vollendetem 62. Lebensjahr, ein Jahr vor seinem Tod.

49 C. Fukala, Das Trachom des Cicero, Plinius und Horatius, Deutschmanns Beiträge 1905, 63, 88. Wegehaupt, Erwiderung auf Fukala: Trachom bei Cicero, Deutschmanns Beiträge 1905, 64, 55. C. Fukala. Zu Wegehaupts Trachom bei Cicero, Deutschmanns Beiträge 1905, 64, 93. Wegehaupt, Erwiderung auf Fukala, Deutschmanns Beiträge 1905, 64, 97. Magnus, Haben Cicero, Plinius und Horatius an Trachom gelitten?, Deutschmanns Beiträge 1905, 68, 83.

50 Über den turbulenten Betrieb der römischen Thermen, in denen zugleich mehrere tausend Menschen ihren Tag verbrachten, hat sich besonders Seneca in einem Brief beklagt: »Man denkt wohl, daß zum Studium keine Ruhe nötig sei. Ich wohne neben einem Bade. Stelle dir jede Art von Geräusch vor, die das Ohr verletzen kann. Athleten führen Übungen aus und schwenken die bleibeschwerten Hände. Ich höre ihr Stöhnen, wenn sie sich anstrengen oder ihr pfeifendes Keuchen, wenn sie die angehaltene Luft ausatmen. Ist aber einer plebejisch träge und läßt sich bloß salben, so höre ich den unterschiedlichen Schall der massierenden Hand auf den Schultern, je nachdem, ob sie flach oder hohl aufschlägt. Kommt nun gar ein Ballspieler und beginnt die Würfe zu zählen, dann ist alles aus. Dazwischen wird gezankt oder ein Dieb ertappt oder einer freut sich im Bade seiner Stimme. Andere springen mit großem Geplatsch in das Schwimmbecken. Und außer denen, die doch wenigstens eine richtige Stimme haben, läßt von Zeit zu Zeit der Haarrupfer, um sich bemerkbar zu machen, seine dünnen und schrillen Töne hören. Er schweigt nur, wenn er einem anderen, den er unter den Achseln rupft, Schmerzensschreie entlockt. Dazu die Rufe der Verkäufer von Kuchen, Würsten und Süßigkeiten.«

51 Epistolarium libri X (Lib. VII; Epist. 21).

52 Auch Martial macht sich in einem Epigramm über die »Spezialistenzünftelei der römischen Ärzte« lustig:

»Es gibt Ärzte, die einen kranken Zahn
Herausziehn oder reparieren;
Für jedes leidende Organ,
Für Aug' und Ohr, für Herz und Nieren
Sind Ärzte da, die's promt kurieren ...«

Ein weiteres Epigramm aus seiner Feder lautet:

»Casellius zieht Zähne aus oder ergänzt sie. Hyginus brennt die in die Augen wachsenden Wimpernhaare weg.
Eros beseitigt die Brandmale aus der Haut freigelassener Sklaven.
Und Hermes ist der beste Arzt für Brüche.«

53 Celsus, Lib. 7, Kap. 7.

54 Galen, De oculis, Kap. 1. Galen verordnet die Arteriotomie u. a. bei Ophthalmie und chronischer Migräne. Er beschreibt das Vorgehen genau und fordert, daß der Kopf vorher sauber rasiert sein müsse, damit die Stirn- und Schläfenarterien abgetastet werden können. Die beiden Enden der resezierten Arterie sind zurückzuziehen, damit kein beträchtlicher Blutverlust eintritt. In allen Fällen schreibt Galen eine doppelte Ligatur vor. (De methode med. L VI und XII.)

55 Martial, Buch 8, IX. Infolge der unzulänglichen hygienischen Zustände werden Trachominfektionen nur allzuoft auch ohne augenärztliche Behandlung zum Verlust des Augenlichtes geführt haben. In der römischen Komödie ist der Wunsch der Erblindung des Feindes etwas Alltägliches. Es sei nur an die Plautinischen Gestalten des Parasiten in der »Eselsgeschichte« und des Dieners Gripus im »Schiffbruch« erinnert. Von grotesker Komik ist auch die drastische Verwünschung, die der Sklave Olympio seinem triefäugigen Mitsklaven Chalinus entgegenschleudert: »Mögest du dir die Augen aus dem Kopfe durch die Nase ausschneutzen!« (Casina, Vers 391.)

56 Galen De uso partium, Buch X, Kap. 9.

57 Cicero, De Divinatione, Buch II. Kap. 3 und Oratio pro A. Cluentio, XXI.

58 Galen, De oculis, Kap. 1.
59 Plinius d. Ä., Naturalis historia, 37, 62; 28, 42.
60 Plinius d. Ä. (siehe Anm. 58), 28, 29.

Mittelalter

61 Max Siebourg, Ein griechisch-christliches Amulett gegen Augenkrankheiten, Bonner Jahrbücher, Heft 118, 1907, S. 158–175.
62 »Als er dies gesagt hatte, spuckte er auf die Erde; dann machte er mit dem Speichel einen Teig, strich ihn dem Blinden auf die Augen und sagte zu ihm: Geh und wasch dich in dem Teich Schiloach! Schiloach heißt übersetzt: Der Gesandte. Der Mann ging fort und wusch sich. Und als er zurückkam, konnte er sehen.« (Joh 9,6/7.)
63 Wie lange die Anwendung des Speichels in der Volksmedizin fortlebte, ersieht man auch daraus, daß er in der Oberpfalz noch um die Mitte des 18. Jahrhunderts das »Pflaster der Bauern« genannt wurde. (Fr. Schönwerth, Aus der Oberpfalz, Sitten und Sagen, Augsburg 1859, III. Bd. S. 243.)
64 Bernouilli, Die Heiligen der Merowinger, Tübingen 1900, S. 296ff., 313.
65 Bernouilli, Gregor von Tours, Leipzig 1901. S. 46.
66 Mehmed Begowitsch, Mohammed und die Medizin, Agram 1909, S. 21.
67 Wie bereits erwähnt, galten noch 1921 von der Bevölkerung Bagdads 80 Prozent als mit Trachom behaftet.
68 Rhasis opera: Venetiis 1542, fol. lib. II. tractatus secundus.
69 Von Rhases erzählt eine Legende, daß er nach Erblindung durch den Peitschenhieb seines Fürsten einen Okulisten, der ihm helfen wollte, erst nach der Anzahl der Augenhäute fragte und als jener die Frage nicht beantworten konnte, er die Operation ablehnte, da kein Unwissender sein Auge berühren sollte. Obgleich diese Geschichte in das Reich der Fabel gehört, läßt die von Rhases erwartete Antwort erkennen, wie gering das Wissen der Araber hinsichtlich der Anatomie des Auges noch war. Glaubten sie doch, daß es sieben Augenhäute gäbe, die samt den Augenlidern – im aristotelisch-galenisch-teleologischen Sinne – nur dazu da wären, um den wesentlichen Bestandteil, den Kristallkörper vor Licht, Temperatur und Staub zu schützen.
70 Ali Ibn Isa, Erinnerungsbuch für Augenärzte. Aus arabischen Handschriften übersetzt und erläutert von J. Hirschenberg und J. Lippert, Leipzig 1904.
71 Avicenna, Canon de Medicina, Buch III. Tract. I Kap. 5, 6 u. 7 und Buch I. Fen. II. Doctrin I. Kap. 8 E–F.
72 Nach dem andalusischen Weltreisenden Ibn Dschubair (1145–1217) sollen die ägyptischen Mütter bereits die Augen ihrer Säuglinge mit Kohol schwarz umrandet haben, damit sie gesunde Augen und schöne Wimpern bekommen.
73 Fischel-Schlossberger, Handbuch der Chemotherapie 1934, Bd. 2.
74 Schrutz, Arabische Heilkunst, Prag 1904, S. 31. Fast zur gleichen Zeit (um das Jahr 1000), als Ali Ibn Isa in Bagdad wirkte, schrieb in Kairo – während der Herrschaft des wahnsinnigen Fatimiden-Chalifen el Hakim – der Augenarzt »Ammâr aus Mossul« ein höchst originelles Lehrbuch der Augenheilkunde, das zusammen mit Ibn Isa's Schrift für Jahrhunderte im ganzen Kulturkreis des Mittelmeeres die Grundlage aller ophthalmologischen Lehre und Forschung bildete.
75 Ähnliche Beobachtungen enthalten auch die Aufzeichnungen des venezianischen Gesandtschaftssekretärs Prospero Alpini, der von 1580 bis 1584 in Kairo gelebt hat. Das Lippitudo oculorum träte in Ägypten geradezu epidemisch zu Beginn des Sommers (März, April, Mai) auf, wenn die »Chamssin« genannten heißen Südwinde wehen, die Sand und Staub in die Augen wirbeln. (De medicina Aegyptiorum, Lugdun. Batav. 1745, Kap. VII, S. 22 und Kap. XIV, S. 52.)
76 Das Wort Muristan ist persischen Ursprungs (bimaristan) und bedeutet eigentlich »Irrenhaus«. Der Muristan des Mameluckensultans Kalaun (1250–1382), der erst 1293 von seinem Sohn Nasir vollendet wurde, war aus dem Geist moralischer Wiedergutmachung entstanden. Sultan Kalaun, der zur Bestrafung der Bevölkerung Kairos seine Mameluk-

ken (Sklaven) drei Tage lang in der Stadt plündern und morden ließ, hatte seinen Frevel bereut und als Sühne den Muristan gestiftet, der neben einer Moschee, dem Stiftermausoleum und einer Irrenanstalt auch eine Reihe von anderen Abteilungen, darunter auch eine für Augenkranke, enthielt. (Ahmed Issa Bey, Histoire des Biramistand (Hôpitaux) à l'époque islamique, Kairo 1928.) Siehe auch: Max Herz Pascha, Die Baugruppe des Sultans Qualaun in Kairo, Abhandl. des Hamburger Kolonialinst., Bd. XXXXII, Hamburg 1919.

77 Mündliche Mitteilung meines einstigen, langjährigen Mitarbeiters Prof. Dr. Mohammed Refai (Kairo).

78 M. Meyerhof, Die Augenkrankheit eines ägyptischen Sultans 1513 n. Chr., Arch. f. Gesch. d. Medizin, Bd. XI, 1919, S. 286–291.

79 Nach Meyerhof, der um die Jahrhundertwende als Augenarzt in Ägypten tätig war, ließen in ähnlichen Fällen mohammedanische Würdenträger und Großgrundbesitzer bis in die jüngste Zeit ihre Diener oder leibeigenen Bauern »à la Muristan voroperieren«, um sich auf diese Weise über den Erfolg des Eingriffs vergewissern zu können.

80 Das Ankleben gelähmter Augenlider mit Mastix war bereits den Römern und Byzantinern (Celsus Buch VIII, Kap. 7 uind Paulos von Ägina, Buch VI, Kap. 13) gut bekannt. Das ebenfalls von Paulos von Ägina (Buch VI, Kap. 8) beschriebene Hochnähen des Augenlids wurde bis in die jüngste Zeit bei Ptosis und Trichiasis von ägyptischen Kurpfuschern »mit barbarischer Brutalität durchgeführt«. Eine weitere Methode, die bei ähnlichen Fällen im Bereich des Islams noch unlängst angewandt wurde, war die »Operation der Hölzer« ('amilîjet el-châschab), wobei man die »überschüssige« Lidhaut nicht abgeschnitten, sondern mit zwei Hölzchen abgeklemmt hatte. Diese wurden dann an den Enden fest mit Fäden umwickelt und fielen schließlich mit der brandig gewordenen Hautfalte ab. Auch dieser Eingriff, den besonders weibliche Pfuscher ausführten, hatte oft ein Lagophthalmos zur Folge. Gute Abbildungen der Brettchen zur Abschnürung (dahaq attaschmir) finden sich bei Abu 'L-Qâsim und vor allem in der Instrumententafel des Chalifa (vgl. Hirschberg, Geschichte der Augenheilkunde im Mittelalter, Leipzig 1908, S. 199, Fig. 31).

81 Mac Callan berichtet, daß in den Augenkliniken der ägyptischen Regierung 1912 nicht weniger als 831 Fälle von solchem Lagophthalmos zur Beobachtung gelangten. (Mac Callan, Le lagophthalmus arteficiel postoperatoire en Egypte, L'Egypte médicale, Janvier 1920.)

82 As-Safadî, Nakt al-himjân fi nukat al-'umjân, Kairo 1911. Auch an der von Al Meidani veranstalteten Sammlung von sechstausend Denksprüchen, die er »goldene Äpfel in silbernen Schalen« nannte, waren zahlreiche Blinde beteiligt (M. Mayerhof).

83 Infolge des blinden Autoritätsglaubens sickerte auf diesem Wege auch viel Unsinn aus der orientalischen, besonders aus der altägyptischen Heilmittellehre in die Medizin des Abendlandes ein. Wenn Constantinus Africanus gegen Triefaugen die Milch »einer ihrem Ehemann treu gebliebenen Frau« empfiehlt, so geht dieses Augenmittel zweifellos auf ein altägyptisches Rezept zurück. Es fand von Salerno aus im Mittelalter seinen Weg in alte deutsche Arzneibücher und lebte schließlich in der »Dreckapotheke« von Paullini (1643–1712) weiter. In Mazedonien wurde es noch vor einigen Jahrzehnten gegen Trachom empfohlen. (Petar Živanović, Praznoverje u južnoj Srbiji. [Aberglauben in Südserbien], Belgrad 1923, S. 33.)

84 Fischl-Schlossberger, Handbuch der Chemotherapie, Leipzig 1934. In zahlreichen medizinischen und alchemistischen Schriften der folgenden Jahrhunderte wird das Antimon auch als Antimonos, Antimomum, Aitruad, Stibeos, Stibeus, Stilbos, Stimeos und Asinat erwähnt.

85 Das Blindenheim »Les Quinze-Vingts« wurde später zur Augenklinik und gehört heute zu den bedeutendsten Heilstätten von Paris. Unter François Villons Balladen, die die Nachwelt wegen der vielen ironischen Vermächtnisse in »Le grand testament« (Das große Testament) umgetauft hat, befindet sich auch eine, in der er dem berühmten »Blindenasyl der Dreihundert« (»Les quinze Vingts«) seine Brille(!) vermachte:

Item, es soll'n die Quinze-Vingts.
Sie soll'n ohn Futteral erhalten
Mein' große Brille, ich will's leiden,
Daß in dem Beinhaus sie, dem kalten,
Die Guten von den Schlechten scheiden.

86 Das Beiwort »vliezoegig« wurde auch in der napoleonischen Zeit noch zur Kennzeichnung von Trachomatösen benutzt.

87 Talbot, Americ. Journ. of Ophth. 1930, 13, 116. Peters, Das Trachom, Berlin 1936. J. Strebel, Kulturhistorisches aus der Geschichte der Ophthalmologie und Medizin, Diagnose des Augenleidens des Hl. Franziskus von Assisi, Klinische Monatsblätter der Augenheilkunde, Jahrg. 1937, Bd. 99.

88 »Laudato si, Missignori, per frate focu per loquale enallumini la nocte ... ed ello e bello et jocundo et robusto et forte.« – heißt es im damaligen Dialekt. Das »robusto et forte« hatte er am eigenen Leibe durch das Glüheisen des Arztes erfahren.

89 Thomas von Celano: Fioretti. Übersetzt von Ph. Schmidt. Das Leben des heiligen Franciscus von Assisi, Basel 1919, Kap. 125.

90 Eine alte Londoner Verordnung verbot Frauen mit eitriger Augenentzündung die Ausübung des Dirnengewerbes unter Androhung schwerer Strafen. (J. Jeannel, Die Prostitution, Erlangen 1869.)

91 In seinem Buche »Mirabilia mundi«, das Marco Polo in einem genuesischen Gefängnis (1298–99) seinem triefäugigen Mitgefangenen Rustichello (Rusticiano) diktierte und in dem er seine abenteuerlichen Reisen durch das neuentstandene mongolische Weltreich schildert, erwähnt er auch ein Augenmittel, das er in der Stadt Kobinam kennengelernt hatte. Das Mittel, welches »Tutie« hieß und aus einem Gemisch von Antimon mit Kupferasche bestand, sollte gegen »asperitas palpebrarum« (Rauhigkeit des Augenlidinnern) helfen. (I. 21.)

92 Pelzel, Kaiser Karl IV., Prag 1780, S. 71. Auch Ladislaus Jagello (1386–1434), Großfürst von Litauen, der 1386 den polnischen Thron bestieg und 1410 den deutschen Ritterorden in der Schlacht bei Tannenberg besiegte, litt an einem chronischen Augenleiden. Da ihm die einheimischen Ärzte nicht zu helfen vermochten, wandte er sich 1426 an den Großkomtur in Thorn mit dem Ersuchen, er möge anläßlich ihrer herannahenden Zusammenkunft einen Augenspezialisten mitbringen. (Swiezawski, Die Krankheiten zu Zeiten Ladislaus Jagellos, Jahrbuch der Warschauer Ärztegesellschaft, Bd. 70, S. 3.) Von den baltischen Staaten wies Litauen seit altersher die stärkste Trachomfrequenz auf. (Vor dem ersten Weltkrieg waren bis zu 33 Prozent der Bevölkerung befallen.)

93 S. Josef Ritter von Hasner, Die älteste Medizin in Böhmen. Viertel-Jahresschrift f. d. praktische Heilkunde, 23. Jg. 1866, 2. Bd., S. 9. Vita Caroli IV in Fontes rer. boh. Der König soll bemüht gewesen sein, seine Blindheit möglichst zu verheimlichen, und hielt bei Audienzen oft Bücher oder Briefe vor die Augen, fragte auch vorher den Kämmerer nach der Bekleidung des Angemeldeten, um ihn dann mit den Worten zu empfangen: »Ich habe dich gleich erkannt in deinem roten usw. Kleide«, was schließlich dazu führte, daß ein Kämmerer ihn durch falsche Angaben über die Kleiderfarbe der zu Empfangenen dem Gespött preiszugeben versuchte. (Bechowsky, Poselkyne. Prag 1700 I. S. 529.)

94 Albaner (türk. Arnauten).

95 »Iskopaše ti oči, slika lepo ...«, lautet die erste Zeile des Rakić-Gedichtes, dessen erste Strophe ich wörtlich übersetzt habe. Dieses Gedicht spielte in jüngster Zeit anläßlich des 600jährigen Jubiläums der Schlacht am Amselfeld, am 28. Juni 1989, als Milošević eine Million fanatisierter Serben in die albanische Provinz Kosovo beorderte, eine verhängnisvolle Rolle in den antialbanischen Hetzreden.

96 Petar Živanović, Prasnoverje u južnoj Srbiji (Aberglauben in Südserbien), Beograd 1923, S. 18. Auch der Staub von Grabsteinen sollte helfen. So kratzte man Staub vom Grabmal des Hl. Martin ab und löste ihn in Wasser oder Wein für Umschläge auf. Gregor von Tours (540–594) trug stets eine Schachtel dieses Pulvers bei sich, um den Kranken seines Bistums zu helfen.

97 Živanović (siehe Anm. 96), S. 18. So betete Arnald von Villanova (1235–1299) ein modifiziertes »pater noster«, an dessen Schluß es anstatt »sondern erlöse uns von dem Übel« hieß: »sondern erlöse Deinen Diener Arnald von den Warzen seiner Hände. Amen!« (Opera omnia 1312, Breviarium lib. II., Kap. 51.)

98 Im berüchtigten »Malleus maleficarum« (»Hexenhammer«) aus dem Jahr 1489 wird in Zusammenhang mit Hexenprozessen erwähnt, das »Anhauchen von Hexen« könne Aussatz und Blindheit bewirken. Auch bei Goethe wird Faust von der »Sorge« angehaucht, worauf er erblindet. (Faust, II. Teil, 5. Akt, V. 11499.) In Schlesien nannte man ein gefährliches Augenübel der Rinder »Hauch«, da man es ebenfalls auf den »Anhauch von Hexen« zurückführte. (A. Peter, Volkstümliches aus Österreichisch-Schlesien, Troppa 1865, Bd. 2, S. 274.)

99 Niederdeutsche Bauern glaubten noch im 17. Jahrhundert, daß »Sandsäer«, zwerghafte Sandmännchen (heute eine Märchenfigur der Schlummerstunde), durch Einstreuen von Sand in Kinderaugen deren eitrige Entzündung und das Verkleben der Augenlider bewirkten. In Oberdeutschland sprach man von Pechmännlein. (Benno Tholuck, Der Aberglaube deutscher Stämme, Leipzig 1865, S. 45.)

100 Živanović (siehe Anm. 96), S. 32. Die mazedonischen Moslems glaubten sich mit Koran-Amuletten gegen die krankmachende Auswirkung des »neidischen Blicks« schützen zu können. Diese »geschriebenen Talismane«, auch »Kitaba« genannt, enthielten neben magischen Schriftzeichen Texte der 113. Sure (»Al Falak«): »Höret, ich suche in dem Herrn der Morgendämmerung Zuflucht vor dem Übel, das er geschaffen hat und vor dem Übel derer, die die Zauberknoten anblasen und vor dem Übel des neidischen Blicks!«

101 Wahrscheinlicher ist es jedoch, daß ihr Patronat des Augenlichtes erst nachträglich aus ihren Namen abgeleitet wurde. Lucia kommt nämlich von dem lateinischen lux (bzw. dem italienischen luce = das Licht) und bedeutet soviel wie die »Leuchtende« oder die »Lichtbringerin«.

102 Sogar Benvenuto Cellini (1500–1571), der im Jahr 1532 in Rom an einem schweren Augenleiden erkrankte und zu erblinden befürchtete, opferte nach seiner Genesung ein Augenvotiv aus Gold, das er als Goldschmied selbst hergestellt hatte.

103 Archiv für Religionswissenschaft 2 (1899), 151.

104 H. Cleu, Sainte Claire qui guérit les maux d'yeux Bull. de la soc. franc. d'hist. de la méd., 1914, T. XIII, S. 66–78. R. Greeff, Santa Lucia, die Schutzheilige, Helferin und Retterin, Klin. Monatsblätter für Augenheilkunde, Jahrg. 1938, 100. Bd.

105 »Für Umschläge«, schreibt Ziermann, »an entzündeten Augen benutzten sie abgekochtes Wasser aus den Vasen, die man mit Blumen, vor allem Lilien, unter die Luciabilder zu stellen pflegte.« Als Cellini (1532) infolge einer heftigen Augenentzündung zu erblinden befürchtete, empfahl ihm Papst Clemens VII., der alles andere als sanftmütig zu ihm war, eine Abkochung von Lilienwasser (Aqua fiordalisa). Es half!

106 Hettinger, Die göttliche Komödie, 2. Aufl. Freiburg 1889, S. 98.

107 Bei D. H. Kerber (Patronate der Heiligen, Ulm 1905) fand ich bei Augenleiden die Schutzhilfe von 48 Heiligen angegeben, womit diese Krankheiten nach Fieber (126 Patrone), Kinderleiden (87 Patrone) und Pest (68 Patrone) an vierter Stelle der Patronenliste rangieren.

108 Im Norden verehrte man als Schutzheilige der Augenkrankheiten und Blinden auch noch die heilige Odilie. Nach der Legende kam sie als Tochter des elsässischen Herzogs Eticho (um 660) blind zur Welt, wurde jedoch bei der Taufe sehend. Ihr berühmtester Wallfahrtsort war das Kloster auf dem Odilienberg im Elsaß. Unterhalb des Klosters entspringt auch eine Quelle, die von augenkranken Pilgern aufgesucht wurde, um das heilkräftige Wasser in Flaschen mitzunehmen. Manche Odilienkapellen wurden von den Augenkranken auch zum Tempelschlaf aufgesucht. Sogar Melanchton soll noch an eine Wunderheilung im Traum geglaubt haben. Nach Camerarius (Memorab. medic. 117) litt der Reformator an Augenfluß, den kein Arzt steuern konnte. Da erschien ihm im Traum sein Schutzgeist in der Gestalt eines Arztes, der ihm Euphrasia (Augentrost) empfahl, und das Mittel half.

109 G. Lanson, Voltaire, sa vie et son oeuvre, Paris 1919, S. 45. Dante schildert in plastischer Weise das Gedränge der blinden Bettler vor den Pforten der Heiligtümer:

»Den Blinden gleich, die Not und Hunger drücken,
und die an Ablaßtagen bettelnd stehn,
und Kopf an Kopf gedrängt, sich kläglich bucken,
indem sie, um das Mitleid zu erhöhn,
nicht minder mit den jämmerlichen Mienen,
als mit den lauten Jammerworten flehn.«
(Göttliche Komödie, Purgatorium, 13.61)

Ganz ähnlich war es im islamischen Bereich, lautete doch ein altes Kairoer Sprichwort: »Ehe die Moschee fertig ist, reihen sich schon die Blinden auf.«

110 Scheda, Der Bauernstand des Mittelalters, Breslau 1936, S. 31.

111 So schlief Michelangelo (1475–1564) mit seinen Gesellen zu viert in einem Bett. Auch Galileo Galilei (1610–1642), der Mönch werden sollte, hat sich als Novize in einer solchen Schlafstätte eine schwere Augenentzündung zugezogen, weshalb ihn sein Vater aus dem Kloster nahm und nach Pisa schickte, um dort Medizin zu studieren.

112 M. Schian, Über Prediger und die Medizin, Leipzig 1905, S. 11. Bereits im 12. Jahrhundert hatte Hildegard von Bingen (1098–1179) in ihrem Werk »Über die Ursachen und Behandlungsarten« (»Cause et Curae«) auf das »Reiben der Augen mit Feigenblättern« bei »fliezenden ougen« (S. 162.) und die »wohltuende Wirkung der grünen Farbe durch den langdauernden Anblick eines Rasens« (S. 160) hingewiesen. Mit der grünen Farbe dürfte auch der Glaube zusammenhängen, daß der Smaragd eine »augenheilende Wirkung ausüben könne«.

113 Schian (siehe Anm. 108), S. 11. Die entsprechende Stelle im »Buch Tobias« (XI,8) lautet: »Du mußt die Galle auf seine Augen streichen; wennsie ihm dann schmerzen, wird er sie reiben; die weißen Flecken werden sich ablösen, und er wird dich sehen!«

Neuzeit

114 Lorenz Fries, Spiegel der Artzney (1532). Fries war der letzte, der noch einmal 1530 in einer eigenen Schrift »Defensio medicorum principis Avicennae« die Araber zu verteidigen versuchte.

115 Auch nach Amerika wurde dieses kontagiöse Augenübel durch die Spanier eingeschleppt. Selbst der Entdecker der Neuen Welt, Christophor Columbus, litt an einer hartnäckigen Augenentzündung. Auf einem zeitgenössigen Gemälde von einem unbekannten Meister in Florenz (Uffizien) ist er mit sonderbar verengten Lidspalten abgebildet, was ihm einen verschlafenen, für Trachom so kennzeichnenden Gesichtsausdruck verleiht.

116 Auch das zur gleichen Zeit (1566) entstandene Breughel-Bild »Die Volkszählung zu Bethlehem« mit der Konskriptionsszene vor dem »Wirtshaus zum grünen Kranz« läßt deutlich erkennen, welche Verhältnisse in den Niederlanden herrschten.

117 Peter Forestus, De morbis oculorum et palpebrarum, lib. CI. observatio 1.

118 Es handelt sich hier um eine ergreifende Allegorie, in der Breughel das unsinnige Verhalten seiner Landsleute während des mißglückten Aufstandes gegen die spanischen Söldnerscharen Herzog Albas anprangerte.

119 Diemerbroeck, Praxi. tom I. Sect. 2. C. 2. Auch Hieronymus Mercurialis (1530–1606) erklärte anläßlich einer epidemischen Augenlid-Entzündung in Bologna: »Die Ophthalmie ist so kontagiös, daß durch das Ausströmen giftiger Dünste aus dem befallenen Auge auch gesunde Augen infiziert werden.«

120 Zur gleichen Zeit stellte man bei den christlichen Schulkindern nur einen Befall von 0,8 Prozent fest.

121 Maximilian Heine, Über die Conjunctivitis granulosa in Rußland; St. Petersburg 1853. S. 17. M. Heine hatte während des russisch-polnischen Krieges 1830/31, an dem er als Militärarzt teilnahm, eine besorgniserregende Ausbreitung des Trachoms beobachten können, wobei ihm auffiel, daß die orthodoxen jüdischen Gemeinden in den »Städtle« besonders schwer betroffen waren.

122 Als Beispiel seien nur folgende Arbeiten aufgeführt: Vopiscus Fortunatus Plempius, Ophthalmographia, Lovanni 1648, S. 192; Daniel Sennert, Practicae medicinae lib. I. P. III. Sect. II, Kap. 12; V. Riedlinus, Curarum medicinalium millenarius, Observat. 187; G. Wolfg. Wedel, Dissertatio de ophthalmia, Jenae 1684. § 23, S. 12 und Michael Ettmüller, Opera omnia, Lugduni 1685, 4, De inflammat. oculorum, S. 128.

123 Das Wort »Quacksalber« rührt von der Zusammensetzung zweier holländischer Worte her: »kwacken« = schwatzen, prahlen und »zalver« = Salber Salbenhändler.

124 Hans Jacob Christoffels von Grimmelshausen, Der abenteuerliche Simplicissimus, 4. Buch, 6. Kapitel.

125 J. D. Riedel, Chinesische Medizin, Leipzig 1891, S. 11.

126 H. S. Thielen, Engelbert Kämpfer, Leipzig 1937, S. 32. Auch unter den holländischen Seeleuten war laut Kämpfer die Triefäugigkeit weit verbreitet. (S. 30.) Bei der von englischen Schiffsärzten des 18. Jahrhunderts unter dem Namen »Mulberry-Eyelid« beschriebenen Augenkrankheit dürfte es sich ebenfalls um Trachom gehandelt haben.

127 B. Scheube, Japanische Medizin, Leipzig 1903, S. 14.

128 Tourfechot, Relation du voyage fait en Egypte par le Sieur Granger en l'année 1730, Paris 1745, S. 21.

129 Volney, Voyage en Syrie et Egypte, Paris 1787, S. 217. Noch 1882 schrieb ein englischer Zeitungskorrespondent (Medical Times and Gazette No. 1885, S. 477), »daß in Kairo anscheinend jede zweite oder dritte Person, der man in den Straßen begegnet, entweder ein Auge verloren hat oder im Begriff ist, eins zu verlieren ...«

130 Selbst die Verwundeten in den Hospitälern von Kairo wurden zur Zeit der Nilüberschwemmung, die mit einer ungeheuren Fliegenplage einherging, sehr häufig von der Ophthalmie befallen.

131 J. D. Larrey, Sur l'Ophthalmie endemique en Egypte, in: Relation historique et chirurgicale sur l'expédition de l'armée de l'Orient en Egypte et en Syrie, Paris 1803, S. 252–254.

132 R. Desgenettes, Histoire médical d l'armée d'Orient, Paris 1802.

133 Der Hauptanteil dieses Pulvers bestand nach Assalini aus dem zermörserten Samen der Leguminose Cassia absus, vermengt mit etwas Zucker, Alaun und Ingwer. Dieses Pulver wurde früher auf der Zitadelle von Kairo hergestellt und hieß daher im Volksmund »schischm el-qala's« (Festungs-Schischm). Wegen der enormen Verbreitung des Trachoms ließ die ägyptische Regierung – wie Meyerhof berichtet – noch um die Jahrhundertwende »nach alter Gewohnheit solche Pulver in Schachteln an die Familien ihrer Beamten verteilen«. In das Auge gestreut, erzeugt das »schischm« ein lebhaftes Brennen. »Wenn es nicht brennt, hilft es nicht«, meinten die Fellachen. Das war wohl einer der Gründe, weshalb das »schischm« in Ägypten über ein Jahrtausend als Volksheilmittel Verwendung fand. (M. Meyerhof, Zur Geschichte des ägyptischen Augenheilmittels Schischm. Sudhoff-Festschrift 1913, S. 263–271.)

134 Peltzer, Die Ophthalmia militaris, 1870, S. 75.

135 Nach Meyerhof soll der Grund für den hohen Prozentsatz von aktuen Erblindungen bei den Franzosen eine Mischinfektion von Trachom mit gonorrhoischer Bindehautentzündung gewesen sein. (Max Meyerhof, A short History of Ophthalmia during the Egyptian Campaigns of 1798–1807, Brit. J. Ophthalm, 1932, S. 129–152.)

136 M. Meyerhof, Trachom als Kriegsseuche, Optische Wochenschrift. 16. (1915), S. 507 bis 509.

137 Assalini, Observations sur la maladie, appelée Peste, le flux dysenterique, l'ophthalmie d'Egypte etc. Paris 1801.

138 Noch 1818 hatte England 5000 blinde Militärinvaliden. (Karl Ferdinand von Gräfe, die epidemisch-kontagiöse Augenblennorrhöe Ägyptens in den europäischen Befreiungsheeren, Berlin 1823, S. 63.)

139 Journal für Chirurgie und Augenheilkunde, Bd. III, S. 243.

140 Greff, Studien über epidemische Augenkrankheiten. Jena 1895, S. 57. Dieselbe Ansicht vertrat auch bereits 1821 Müller. (Müller, Erfahrungssätze über die kontagiöse oder ägyptische Augenentzündung, Mainz 1821, S. 95.)

141 Noch Ende des 19. Jahrhunderts gehörte es »im Posenschen bei den ärmeren Volksschichten zur Regel, daß die ganze Familie in einem einzigen Wohnraum hauste, der gleichzeitig als Koch- und Waschküche, Vorratskammer und Schlafzimmer diente. Ähnlich war es vielfach auch in Westpreußen. Die meisten Ortschaften bestanden aus niedrigen Hütten mit Lehmboden, kleinen Fenstern und Bettstellen, in denen mehrere Personen zusammen schliefen. Eine gemeinsame Waschschüssel und ein gemeinsames Handtuch diente allen Hausbewohnern. Verhältnisse, wie man sie sich kaum geeigneter denken kann, um einen Ansteckungskeim zu konservieren und weiter zu verbreiten. (v. Kobyleck, Das Trachom als Volkskrankheit und seine Bekämpfung durch den Staat, Zeitschr. f. Medizinalbeamte, 1897, No. 2., S. 2.)

142 In Zusammenhang mit seinem Aufenthalt in Memel (vom 11. Januar 1807 bis 15. Januar 1808) schreibt Hüfeland in seiner »Selbstbiographie«: »Durch ein zunehmendes Augenleiden war ich beschränkt auf meine kleine einsame Zelle, ohne alle literarische Unterhaltung, und wurde noch überdies verhindert bei den nordischen langen Nächten durch meine Augenschwäche bei Licht zu lesen und zu arbeiten.« Nach der Rückkehr in die preußische Hauptstadt 1809 gab er – infolge des Augenleidens – seine glänzende Privatpraxis auf. Um seine lichtscheuen Augen nach Möglichkeit zu schonen, trug er eine besondere Mütze mit grünem Schirm. Das Sehvermögen nahm jedoch immer mehr ab, so daß er in den letzten Jahren seines Lebens fast ganz auf Vorlesen und Diktieren angewiesen war.

143 Noch 1931 lebten im polnischen Staat etwa 400 000 Trachomkranke. 1936 und 1937 ermittelte man bei Musterungen jeweils über 96 000 Rekruten mit diesem Augenleiden. 1935 wurden in Polen nach einer Statistik von Zachert über 109 000 Kranke in Trachomfürsorgestellen behandelt.

144 Carl Ferdinand v. Graefe, Die epidemisch-kontagiöse Augenblennorrhoe Ägyptens in den europäischen Befreiungsheeren, Berlin 1823.

145 Besonderes Aufsehen erregte es auch, als Blücher wegen seiner entzündeten, lichtempfindlichen Augen »im breitkrempigen Damenhut herumgaloppierte«.

146 Johannes Scherr, Blücher, seine Zeit und sein Leben, 4. neu durchgesehene und verbesserte Auflage, Leipzig 1887. K. E. Mayer, Blücher in kranken Tagen, Allg. Zeitschr. f. Psych. 74 (1918), S. 323–362.

147 Da es des öfteren angezweifelt wurde, daß eine trachomatöse Augenantzündung so schwere Symptome mit deliranten Zuständen verursachen kann, sei eine Stelle aus Larreys klassischer Schrift angeführt: »Der schmerzhaften, oft ödematösen Augenentzündung folgen bald heftige Kopfschmerzen, Schwindel, Schlaflosgikeit. Die wenige abgesonderte Tränenflüssigkeit ist scharf und reizt die Augenlider. Mit der Zunahme derselben Symptome verbinden sich häufig Fieber und manchmal selbst Irrereden.« (Larrey [siehe Anm. 131].)

148 Als F. Förster (1829 oder 1831) Goethe besuchte, fand er ihn, an einer Augenentzündung leidend, mit einem grünseidenen Schirm gegen Tages- und Lampenlicht geschützt.

149 »Noch 1847«, schrieb Kußmaul, »ließ ich mir in Wien wegen eines akuten Trachoms mit starker, schmerzhafter Anschwellung der Augenlider ein Pfund Blut nehmen; ich verspürte aber keine Erleichterung und hatte überhaupt keinen Nutzen davon.« (S. 312.)

150 Sogar in der preußischen Armee hatte erst seit 1860 jeder Mann sein eigenes Bett. (O. Neumann, Die Prophylaxe im Militärsanitätswesen, München 1900, S. 31.)

151 Das oft gleichzeitige Auftreten der Ophthalmie mit Typhus und Ruhr in Preußen zwischen 1813 und 1816 wird verständlich, wenn man bedenkt, daß es sich bei sämtlichen Leiden um »Krankheiten der schmutzigen Hände« handelt.

152 Selbst nach dem hohen Norden wurde die Augenseuche durch die heimkehrenden schwedischen Truppen des (als Thronfolger adoptierten) Marschall Bernadotte verschleppt. (Widmark, Zur Geschichte des Trachoms, Klin. Monatsbl. f. Augenheilk, S. 209, 1894.)

153 Johann Jacoby, Über die Seuchenlage in Ostpreußen und Kongreßpolen, Königsberg 1864, S. 33.

154 Haas war Assistent des Wiener Ophthalmologen Adam Schmidt. Er behandelte den wegen seines Augenübels nach Wien gekommenen russischen Fürsten Repnin, der ihn überredete, 1802 nach Rußland zu übersiedeln.

155 R. Wirt, Dr. Joseph Haas, der Apostel der Verbannten, Königsberg 1901, S. 41.

156 Nikolaj Pjotr Rostopowitsch, Katorga, Leipzig 1882. S. 60. In seiner Novelle »Der versiegelte Engel« berichtet Leskow (1831–95) von einer »Engelsikone«, die von einfachen russischen Zimmerleuten angebetet und von einer Baustelle zur anderen mitgenommen wurde. Als die Staatsbehörde das Bild beschlagnahmte und versiegelte und die Handwerker kurz darauf von einer Augenkrankheit befallen wurden, glaubten sie: »Der Engel wurde durch das Siegel geblendet, und jetzt werden auch wir alle blind.«

157 Wirt (siehe Anm. 156), S. 59. Auch Meyerhof beobachtet noch vor dem Ersten Weltkrieg, wie sich Trachomkranke in einer Moschee von Kairo Öl aus einer geweihten Ampel ins Auge träufelten, und Ähnliches hatte er schon in Apulien gesehen. (M. Meyerhof, Ägyptische Impresssionen, Leipzig 1911.)

158 Julius Hirschberg, Über die Körnerkrankheit, Klinisches Jahrbuch. 13. Bd., Jena 1905.

Mikrobiologische Ära

159 C. Addario, Italienischer Trachomkongreß, Palermo 1906, Arch. f. Augenheilk, 1900, Bd. 412 S. 20.

160 L. Halberstaedter und S. v. Prowazek, Über Zelleinschlusse parasitärer Natur beim Trachom, Arb. Kaiserl. Gesundheitsamt (Berlin), Bd. 26 (1907), S. 43–44.

161 Ebenso gab es noch vor dem Zweiten Weltkrieg im jugoslawischen Heer besondere »Favus-Einheiten«, deren Angehörige ausschließlich Schipetaren (Arnauten) waren, die von den übrigen Soldaten wie Aussätzige gemieden und mit dem verballhornten Krankheitsnamen verächtlich als »Fausi« bezeichnet wurden. Diese, fast nur aus Moslems bestehenden Einheiten, waren zugleich so stark mit Trachom verseucht, daß man sie ebensogut auch nach diesem Übel hätte bezeichnen können. Wäsche, Uniform und Ausrüstung für diese Einheiten wurden streng abgesondert verwaltet.

162 M. Meyerhof, Ägyptische Impressionen, Leipzig 1921, S. 14. Zu ähnlichen Zwecken suchte man auch den »Marienbaum« in Matarieh auf, eine uralte Sykomore, in deren Schatten nach einer Legende die Heilige Familie auf der Flucht nach Ägypten gerastet haben soll. Etwa vierzig Schritte vom Baum befand sich eine Quelle (arab. Matarieh = klares Wasser), mit derem Wasser die Pilger (meist Kopten) ihre kranken Augen zu waschen pflegten. Da sich dieser Pilgerort in der unmittelbaren Nähe der einstigen Sonnenstadt Heliopolis befindet, ist es durchaus möglich, daß es sich um eine noch viel ältere Kultstätte für Augenkranke handelt.

163 Der Aberglaube, daß man durch Aufhängen von Kleidungsstücken eines Kranken oder von Tüchern, mit denen der kranke Körperteil bedeckt war, an den Ästen eines Baumes, das Leiden sozusagen »auf den Baum übertragen« könne, war einst auch in Europa weitverbreitet. Noch im vergangenen Jahrhundert wurde er in gewissen Teilen Siebenbürgens von Széklern befolgt. (Janus, 1916, S. 86.)

164 Eugen Labé, Panait Istrati, Paris 1938, S. 5. Er war vorher noch in der südpersischen Stadt Schouchtar, wo noch vor wenigen Jahren mehr als 95 Prozent der Einwohner an Trachom litten. Sie hieß daher die »Stadt der Blinden«.

165 Hätte Taha Hussein nicht das Glück gehabt, studieren zu dürfen, so wäre ihm das Schicksal eines bettelnden Koranrezitators beschieden gewesen, wie es Meyerhof 1911 schilderte: »An den Moschee-Eingängen, ab belebten Straßen und Landwegen trifft man zahlreiche Blinde, die in ewiger Eintönigkeit Koranverse oder mitleiderweckende Rufe wiederholen. Bei Festlichkeiten rezitieren Blinde den Koran, bei Beerdigungen schreiten sie voraus, das Glaubensbekenntnis singend: bei einem vornehmen Begräbnis zählte ich einmal über 70 blinde ›Scheichs‹, die dem Trauerzuge voranschritten.«

166 »Als Blinder will er seiner Heimat das Licht bringen«, sagte einmal André Gide, der beim Empfang des Nobelpreises 1947 auf die Frage, wen er für die nächste Preisverleihung vorschlagen würde, erklärte: »Mir bleibt nur eine Wahl: Taha Hussein.«

167 Als Taha Hussein von seinen Gegnern im Parlament im Sprechchor als »Blinder« beschimpft wurde, erwiderte er: »Ich danke Allah für meine Blindheit, denn er verschont mich damit, eure widerwärtigen, haßverzerrten Gesichter zu sehen.«

Malaria

Altertum

1 B. M. Lersch, Geschichte der Volksseuchen nach und mit den Berichten der Zeitgenossen, Berlin 1896. F. v. Oefele, Krankheiten im alten Aegypten, Leipzig 1907, S. 11. Das Wort AATU kommt auch auf Inschriften des Tempels zu Denderah vor.

2 Oefele, S. 12. Es mußte den Ägyptern, die sich bereits einen Kalender mit 365 Tagen – unterteilt in 12 Monate – ausgedacht hatten, aufgefallen sein, daß der Beginn der jährlichen Nilüberschwemmung ungefähr mit dem Tag zusammenfiel, an dem das hellste Gestirn des Himmels nach längerer Unsichtbarkeit zum ersten Mal wieder in der Morgendämmerung aufleuchtete: die Sothis, unser Sirius oder Hundsstern. Dieser Termin lag damals in der Nähe der Sommersonnenwende: Mitte Juni unseres Gregorianischen Kalenders. Hier ließen die Ägypter ihr Jahr beginnen. Die Einteilung ergab sich ebenso natürlich: drei Jahreszeiten zu vier Monaten von je dreißig Tagen: »Überschwemmung« von Mitte Juni bis Mitte Oktober, »Aussat« von Mitte Oktober bis Mitte Februar und »Ernte« von Mitte Februar bis Mitte Juni.

3 Ex 8,12–13: »Darauf sprach der Herr zu Mose: Sag zu Aaron: Streck deinen Stab aus, und schlag damit auf die Erde in den Staub! In ganz Ägypten sollen daraus Stechmücken werden. Sie taten es. Aaron streckte die Hand aus und schlug mit seinem Stab auf die Erde in den Staub. Da wurden Stechmücken daraus, die sich auf Mensch und Vieh setzten. In ganz Ägypten wurden aus dem Staub auf der Erde Stechmücken.«

4 Oefele, S. 12. Im Papyrus Ebers wird zum Schutz gegen Fliegenstiche Specktfett und gegen Mückenstiche frischer Palmwein verordnet (Eb. 97,20). In einem interessanten literarischen Dokument aus dem Anfang des Mittleren Königreichs, bekannt unter dem Namen »Die Lehre des Cheti«, werden die Leiden der verschiedenen Handwerksberufe beschrieben. Ein Vater (Cheti), der seinen Sohn in die Hauptstadt bringt, wo er in der Schreiberschule ausgebildet werden soll, ermahnt ihn, tüchtig zu arbeiten, damit er den bedeutendsten aller Berufe, den eines Schreibers, ergreifen könne; als Gegensatz hierzu malt er die verschiedensten handwerklichen Berufe in den schwärzesten Farben: So heißt es dort »… Der Schiffer, der seine Waren ins Delta hinabbringt, um ihren Preis zu bekommen, arbeitet mehr, als seine Arme vermögen; die Stechmücken bringen ihn um …«

5 Herodot, Geschichten, 2. Buch, 95. Ein »Wunderwerk der Mückenprophylaxe« bildet das »transportable Schlafzimmer«, das vor fast 5000 Jahren von der Königin Hetep-heres benutzt wurde. Sie erhielt es als Geschenk ihres Gemahles, des Pharao Snofru, Begründer der IV. Dynastie (um 2700 v. Chr.). Das »transportable Schlafzimmer« wurde in ihrem Grab aufgefunden. Dem Ägyptologen G. A. Reisner gelang es, das in viele Teile zerfallene Schlafgemach wieder zusammenzusetzen. Es wird jetzt in Kairo aufbewahrt und besteht aus einem Gerüst vergoldeter Holzleisten und Stäbe, ist 3,15 m lang, 2,40 m breit und 2,10 m hoch. Die Inneneinrichtung besteht aus einem Bett, einem Armstuhl und einem Schmuckkasten. Das ganze Zimmerchen läßt sich in 15 Minuten aufstellen oder abbrechen und begleitete die Königin auf ihren Reisen. Das Gerüst war mit feinen Leinendraperien bedeckt, die auch als Moskitonetz dienten, und stellte mit seiner Inneneinrichtung eine geradezu ideale Schlafgelegenheit im heißen Klima dar.

6 Am nächsten Morgen »ging Bagon hinein in das Zelt des Holofernes und trat vor den Vorhang (d. h. das Bettnetz) und klatschte mit den Händen, denn er meinte, er schliefe bei Judith und horchte, ob es sich regen wollte. Da er aber nichts vernahm, hub er den Vorhang auf; da sah er den Leichnam ohne den Kopf in seinem Blut liegen …« (Jdt 14, 12–13).

7 Im 2. Buch der Könige (2 Kön 19, 35–36) finden wir den gleichen Wortlaut. Auch auf Tontafeln, die im Palast des Assyrerkönigs Assurbanipal in seiner Hauptstadt Ninive ausgegraben wurden, war dieselbe Nachricht verzeichnet. 1938 fand der Archäologe Starkey am Nordwestabhang von Lachis, einer alten Stadt in Palästina, in einer grabartigen Höhle die Knochen von mindestens 1500 menschlichen Skeletten, die in großer Hast

hier wahllos hineingeworfen wurden. Es waren durchweg die Skelette junger Männer aus der Zeit des 8. Jahrhunderts v. Chr. Das Ganze erweckte den Eindruck, als seien hier nach Sanheribs Abzug die Seuchenopfer in die Grube geworfen worden. Fand man doch in der Grube auch zahlreiche Schweineknochen, was ebenfalls dafür spricht, daß es sich um Skelette von Assyrern und nicht von Juden handelt.

8 James Harpole, Am Pulsschlag des Lebens, Stuttgart 1939.

9 Das Jordantal liegt 375 m unter dem Meeresspiegel und ist sehr heiß; Jerusalem liegt 790 m über dem Meer und ist auch im Sommer relativ kühl.

10 Solange das Land intensiv bebaut und die Kanäle in gutem Zustand gehalten wurden, war die Häufigkeit der Malaria gering. Sie mußte aber notwendigerweise steigen, als der Ackerbau in Verfall geriet und das Bewässerungssystem vernachlässigt wurde. Ein so scharfer Beobachter wie Napoleon bemerkte sehr treffend über Ägypten: »In keinem andern Land hat die Verwaltung soviel Einfluß auf den öffentlichen Wohlstand. Ist die Verwaltung gut, so werden die Kanäle sorgfältig gegraben und in gutem Zustand gehalten, die Vorschriften über die Bewässerung richtig ausgeführt, und die Überschwemmung reicht weit. Wenn die Verwaltung schlecht, korrupt oder schwach ist, dann sind die Kanäle mit Schlamm verstopft, die Dämme werden schlecht instand gehalten, die Bewässerungsvorschriften bleiben unbeachtet, und die Grundlagen des Bewässerungssystems werden durch die Privatinteressen von Einzelpersonen in ganzen Bezirken zunichte gemacht. Eine Regierung hat keinen Einfluß auf Regen- und Schneefall in der Beauce oder in der Brie, in Ägypten jedoch hat die Landesleitung einen unmittelbaren Einfluß auf die Ausdehnung der Bewässerung, die an deren Stelle tritt. Das macht den Unterschied aus zwischen dem von den Ptolemäern regierten Ägypten und jenem Ägypten, das schon unter den Römern verfiel und von den Türken zugrundegerichtet wurde.« (Zitiert nach: A. Moret und G. Davy, Des clans aux empires, l'organisation sociale chez les primitifs et dans l'orient ancien, Paris 1923, S. 34.)

11 L. Metschnikow, La civilisation et les grands fleuves historiques, Paris 1889. Von der Kö nigin Semiramis ist eine Inschrift erhalten: »Ich habe die Ströme gezwungen, dahin zu fließen, wo ich wollte, und ich wollte nur, wo es nützlich war; ich habe fruchtbringend gemacht die dürre Erde, indem ich sie bewässert mit meinen Strömen.«

12 Oefele, S. 33. Auch in der Sprache ostafrikanischer Farbiger heißt die Malaria »Mückenkrankheit«. »Nur wenige Termini kommen so oft in den mesopotamischen Tontafeln vor, die sich mit Medizin beschäftigen, wie das Wort ›Feuer‹ für Fieber oder Formulierungen wie ›wenn der Körper des Kranken brennt …‹, ›wenn Feuer in seinem Kopfe glüht …‹ und das Wort ›Surubu‹, das nichts anderes bedeutet als Schüttelfrost.« (Oefele, S. 33.)

13 Bereits zur Zeit des Likurg (881 v. Chr.) erkundigte sich Iptitos, Sohn des Hamon, beim Orakel zu Delphi nach Mitteln zur Bekämpfung von Fieberepidemien in Elis.

14 Auch Akragas (jetzt Agrigento) wurde durch Empedokles saniert, indem er in den Felskamm hinter der Stadt eine Lücke einschneiden ließ, »damit der gesundheitsbringende Nordwind die fieberschwangeren Dünste der Ebene weit ins Meer hinausblase«. Die Agrigenter errichteten ihm zum Dank nach seinem Tod eine Bildsäule.

15 Die Numismatik ist eine wertvolle Fundgrube für die Seuchengeschichte. Man denke nur an die vielen Pestgedenkmünzen, die im Laufe der Jahrhunderte von vielen Fürsten und Städten geprägt wurden.

16 Von quotidie = täglich.

17 Über die Natur des Menschen, Kap. XVI. Im 1. Buch der hippokratischen »Volkskrankheiten« (Epidemien) heißt es: »Zahlreicher und heftiger als die Brennfiebererkrankungen waren die ortsständigen Wechselfieber. Das Drittagfieber (tritaios pyretos, febris tertiana) verlief ordnungsgemäß vom ersten Anfalle an durch vier Wiederkehren und wurde spätestens mit dem siebenten Anfalle entschieden. Das Viertagfieber (tetartaios, febris quartana) begann bei vielen von vornherein in der genauen Vierttagsordnung …«

18 Über Luft, Wasser und Ortslage, Kap. XIV. Eine andere Stelle in derselben Schrift (Kapitel VII) lautet: »Außerdem aber tritt bei ihnen sehr häufig eine tödlich endende

Wassersucht auf, denn im Sommer suchen sie häufig Durchfälle und langwierige Quartanafieber heim. Solche Krankheiten aber führen, wenn sie lange andauern, bei einer entsprechenden Konstitution des Körpers leicht Wassersucht und den letalen Ausgang herbei.«

19 Über Luft, Wasser und Ortslage, Kap. XIV.

20 Über Luft, Wasser und Ortslage, Kap. XXI.

21 Die späteren Ärzte leiteten die Quotidiana aus dem Schleim, die Tertiana aus der gelben und die Quartana aus der schwarzen Galle her.

22 Über Luft, Wasser und Ortslage, Kap. VII. »Noch in der ersten Hälfte des 20. Jahrhunderts nahm die einheimische Bevölkerung von Mazedonien an, daß man durch Trinken von Sumpfwasser Wechselfieber, eine große Milz und Wassersucht bekommen könne.« Dr. Petar Živanivić, Praznoverje u južnoi Srbiji (Aberglauben in Südserbien). Beograd 1923, S. 19.

23 Überhaupt erschien dem Ärztesohn Aristoteles das Wesen der Kontagiosität problematisch. Daher fragte er auch: »Weshalb werden diejenigen von Schwindsucht, Augenentzündungen und Krätze ergriffen, die mit einem damit Behafteten verkehren?« (Aristoteles, »Problemata«). Die Kontagiosität verschiedener Infektionskrankheiten leuchtete vor allem medizinischen Laien ein, deren Scharfblick nicht durch theoretische Scheuklappen eingeengt war.

24 Auch viele Gewerbe bedurften immer größerer Mengen an Holzkohle, die in den Bergwäldern gebrannt und mit Saumtieren heruntergeschafft wurden. Zinn, Kupfer und Silberschmelzen, das Sieden von Purpurschnecken, die Herstellung von Wachsfarben, von Pflanzensäften, von Wohlgerüchen, der enorme Harzverbrauch für Weihrauch und zur Haltbarmachung von Weinen kosteten Holz und abermals Holz.

25 »Die Hochgebirge um Mykene, Delphi und Sparta starrten einst von dichten Wäldern. Die Stallungen des Königs Augias in Elis waren von Kuhmist so überfüllt, daß sie nur ein Herakles zu säubern vermochte. Wie eine schwarze Gewitterwolke«, heißt es bei Theokrit (Idyll 25), »zogen des Augias Rinder zu Hunderten, wenn sie abends zum Melken kamen, über Wiesen, auf denen später nur noch Schafe und Ziegen weideten.« Man denke bloß an die Ziegen, die als Chor in einem Lustspiel des Eupolis persönlich durch die Orchestra meckerten und dabei naschhaft alle süßen Holzsorten aufzählten, die sie täglich schlemmend auf den Bergen Attikas vernichteten.

26 W. H. S. Jones, Malaria and Greek History, Manchester 1909. Der Waldboden, der schnell und viel Feuchtigkeit aufsaugt, ist auch für die Grundwasserregelung wichtig, denn er wirkt als Wasserspeicher. Durch Abholzung kommt es nicht nur zu einem Verschwinden des Humusbodens, sondern infolge verstärkter Verdunstung auch zur örtlichen Senkung des Grundwasserspiegels. Griechenland war ein Musterbeispiel dieser destruktiven Entwicklung. Weil die Landwirtschaft als Folge der systematischen Waldzerstörung nicht mehr genug einbrachte, hielt man zum Ausgleich die anspruchslosen Ziegen. Diese aber zerstörten noch die letzten Reste der Vegetation und ließen keinen Baumnachwuchs aufkommen. So wurde das Land noch vegetationsärmer, trockener und landwirtschaftlich immer unergiebiger, was wiederum dazu zwang, noch mehr Ziegen für die unentbehrliche Milch- und Fleischproduktion zu halten.

27 In den »Wespen« des Aristophanes spricht der Chorführer am Ende des 1. Aktes von »brennenden Fiebern, die den Vätern bei Nacht den Hals zupreßten und die Großväter im Bett erstickten«.

28 Der Mäander ist ein Fluß in Phrygien und Karien, der mit seinem windungsreichen Lauf dem Ornament eines rechtwinklig gebrochenen Zierbandes den Namen Mäander verliehen hat. Der Fluß heißt heute türkisch »Menderes«. Der Geograph Strabo berichtet, die Einwohner von Myus, einer Stadt am Mäander landeinwärts von Milet, hätten ihre Stadt der Mücken wegen verlassen.

29 Seit jener Zeit benutzten auch die Griechen engmaschige Mückennetze. Aus dem griechischen »Konopeion«, worunter man ursprünglich eine mückensichere Liegestatt verstand, ist das Wort »Kanapee« entstanden.

30 Pausanias, Perihegese, VII, 2.

31 Die Trieren waren so leicht gebaute Holzschiffe, daß Stürme oder Seeschlachten oft ganze Flotten vernichteten, die dann aber in wenigen Monaten durch neue ersetzt wurden.

32 »Den Latmischen Golf abschnürend«, schreibt Rodenwaldt, »fließt der Mäander heute südlich einer kleinen Erhöhung, der früheren Insel Lade entsprechend, ins Meer. An Stelle der einst blühenden Handelsempore Milet mit über 200 000 Einwohnern, leben heute kaum mehr als 300 Menschen in dem dürftigen Dörfchen Balad, bis in die jüngste Zeit gepeinigt von der Malaria, deren Überträger in den stagnierenden Sümpfen der antiken Hafenbecken brüten.« (E. Rodenwaldt u. H. Zeiss, Malariastudien im Wilajet Aidin [Kleinasien], Archiv für Schiffs- und Trophenhygiene 22 [1918], S. 100.) Auch die tiefer gelegenen Teile der Stadt Ephesus begannen im 4. Jahrhundert v. Chr. zu versumpfen. Lysimachus (361–281 v. Chr.) zwang die Bewohner dieser Stadtteile, ihre Behausungen auf die Hänge zu verlegen.

33 Als Hauptvertreter einer miasmatischen Seuche galt seit jeher das Wechsel- oder Sumpffieber. Der italienische Terminus Malaria (»schlechte Luft«) wurde allerdings erst 1709 von Torti geprägt.

34 Auch Hippodamos hatte Vorbilder bei den östlichen Nachbarn seiner Vaterstadt. Heißt es doch bei Herodot bezüglich Babylon: »Die innere Stadt, die voll ist von Häusern mit drei und vier Stockwerken, wird durchschnitten von Straßen, die alle in gerader Linie laufen, nicht bloß die Hauptstraßen, sondern auch die Querstraßen, die zum Fluße hinabführen. Da, wo die Straßen auf den Mauerwall am Fluße stoßen, waren kleine Tore angebracht, gerade so viele an der Zahl – als Gassen sind.« (Historiae I, 180–181.)

35 Auch bei diesem Umbau dürften ähnliche seuchenhygienische Erwägungen wie beim Neuaufbau Milets eine Rolle gespielt haben, heißt doch Peiraieus auf griechisch soviel wie »jenseits«, nämlich – der einstigen Sümpfe von Athen. Die Planung der Stadt Rhodos, die ihm von Strabon (14,654) ebenfalls zugeschrieben wird, kann allerdings kaum mehr in seine Lebenszeit fallen.

36 Die griechischen Städte überfielen einander oft aus den törichtesten Ursachen mit einer geradezu unbegreiflichen Brutalität. So vernichteten z. B. die Bürger von Croton das zauberhaft schöne Sybaris ohne jegliche Schonung seiner weitum berühmten Kunstschätze. Selbst die Hafendämme und die Grundsteine der Tempel wurden zerschlagen. Über die brandgeschwärzte Erde trieb man den Pflug, damit sogar der Ort nicht mehr erkennbar sei, wo Sybaris einst gestanden hatte. Die Kanäle, welche die Felder bewässerten, wurden durch hineingewälzte Blöcke verstopft, die Wälder und Obstbaumhaine in weitem Umfang niedergehauen. Sybaris besaß eine sehr vorteilhafte Lage zwischen dem Crati und dem Sybarisflusse, die nahe beieinander in zwei getrennten Mündungen das Meer erreichten. Ihnen beiden hatte man das Wasser für die Kanäle entnommen. Nun aber überflutete das Wasser aus den verstopften Betten das Land, anstatt wie bisher, in die zwei Flüsse zurückzukehren. Dadurch verminderte sich deren Stromkraft. Die Erosionsmassen verlagerten sich, und es kam mit der Zeit zu einer Sumpfbildung im Deltagebiet. Als um 443 v. Chr. nahe dem mutmaßlichen Ort, an welchem das zerstörte Sybaris gelegen hatte, die neue Niederlassung gegründet wurde, siechte diese im fiebergeschwängerten Milieu – trotz des schachbrettförmigen Städteplans – allmählich dahin.

37 Thukydides, Geschichte des Peloponnesischen Krieges, VI, 66. Auch im Sommer des nächsten, des 18. Kriegsjahres, erwähnt Thukydides in Zusammenhang mit dem Lagerplatz der Athenischen Flotte im Hafen von Syrakus sogar zweimal den Sumpf (VI, 101).

38 Thukydides VII, 46.

39 »Es kam dazu«, wie Diodor berichtet, »weil viele Tausende auf einen Punkt zusammengedrängt waren und es gerade die Jahreszeit war, da Seuchen am leichtesten entstehen, zumal der damalige Sommer ungewöhnlich heiß war. Auch die Beschaffenheit der Gegend scheint zur Verschlimmerung des Übels beigetragen zu haben, denn auch die Athener, die einst auf derselben Stelle ihr Lager hatten, verloren viele Leute durch diese Seuche, weil es ein sumpfiger und tiefliegender Ort ist.« (Bibliotheke, XIV., 70.)

40 In den »Sklavenkriegen« der Römerzeit schwand auch der letzte Rest des bodenständigen Wohlstands dahin.

41 Zwischen dem 5. und 4. Jahrhundert vor Chr. gehen viele blühende Städte Großgriechenlands (an der Malaria) zugrunde. (Cassius Dio XL,2.)

42 Fr. Kanngiesser, Über die Todesursache Alexander des Großen und der römischen Kaiser Claudius, Trajan und Hadrian, St. Petersburger medizinische Wochenschrift 1911, Nr. 51, S. 584.

43 E. Littré, La Mort d'Alexandre le Grand, Aesculape 1927, S. 222.

44 Arriani Anabasis, Buch VII, Kap. XXIV, XXV, Paris 1846, S. 199.

45 Der Daision war ein makedonischer Monat, der von Mitte Mai bis Mitte Juni reichte. Der 16. Daision entsprach dem 1. Juni 323 v. Chr.

46 Jeder, der in warmen Ländern gelebt hat, weiß, daß Überanstrengungen und alkoholische Exzesse in ganz besonderem Maße zum Malaria-Anfall disponieren. Auch Alexanders Freund Hephaistion war während eines rauschenden Dioysonfestes am tödlichen Fieber erkrankt.

47 »Campagna di Roma«, eine öde, fast baumlose Steppe der Umgebung Roms, im weiteren Sinne die ganze hügelige Ebene im mittleren Latium. Zur Römerzeit war die Campagna ein blühendes Land mit vielen Städten, verödete dann aber infolge ungenügender Entwässerung und Malariagefahr. Erst seit Ende des 19. Jahrhunderts wurde ihre Urbarmachung erfolgreich begonnen.

48 Angelo Celli, Die Malaria nach neuesten Forschungen, Berlin/Wien 1913, S. 54–58. Der Malariaforscher Celli wies zum ersten Mal auf die welthistorische Bedeutung der Malaria in der römischen Campagna hin und zwar nicht nur im Altertum, sondern auch im Mittelalter bei der Auseinandersetzung zwischen Kaisern und Päpsten.

49 Bis in die jüngste Zeit erhielten laut Celli drei Viertel der Brunnen der Ager romanus ihr Wasser aus solchen Abzugsstellen. An manchen Orten lag die Drainage in drei Etagen vor. An einem solchen Ort fand man in der zweiten Etage an der Verbindungsstelle mit der darunter gelegenen Etage ein Filter in Form einer dicken, durchlöcherten Bleiplatte. (Celli, S. 58.)

50 Ein zwingendes Beweismittel von der Existenz dieser Ortschaften waren die Opfertafeln des Jupiterlatialtempels, des Heiligtums des latinischen Bundes auf dem heutigen Monte Cavo. Viele von den darin aufgezählten Ortschaften sind, ohne ein Spur ihres Daseins zu hinterlassen, von der Erdoberfläche verschwunden. Zu Plinius Zeiten vermochte man sie schon nicht mehr genau zu lokalisieren. Aber viele von den 53 Gemeinden, von denen Plinius spricht, haben ihre Spuren in den ungeheuren Ruinen und Totenstädten hinterlassen. (Plinius d. Ä., Historia naturalis III,69.)

51 Eine Bemerkung des Dionysius von Halicarnas, der letzte römische König Tarquinius superbus habe Kolonisten in die »Campi Pontini« geschickt, weist darauf hin, daß diese später verödeten Sumpfgebiete damals noch gutes Ackerland waren.

52 In seiner »Italienische(n) Reise« wies Goethe auf den Ursprung der »ewigen Stadt« hin: »Hier hat sich kein wanderndes, großes, wohlgeführtes Volk niedergelassen und den Mittelpunkt eines Reiches weislich festgesetzt. Nein, Hirten und Gesindel haben sich hier zunächst eine Stätte bereitet… Kein Ort der älteren Völker lag so schlecht als Rom…« (Rom, den 25. Januar 1787). Die Hügel, auf denen nach und nach die Siedlungen der Römer entstanden, waren von Sümpfen umgeben, die sich allmählich durch die Überschwemmungen des Tiber gebildet hatten. So schreibt Ovid in seinen »Fasti«, einer dichterischen Bearbeitung des römischen Festkalenders:

»Hier, wo die Märkte nun sind, da war nur ein Sumpf,
Wasser, ergossen vom Strom, hatte die Gräben gefüllt.
Dort des Curtius See, wo trockne Altäre nun stehen,
ist jetzt festes Geländ, aber war früher ein See,
Wo zum Zirkus hinab die Velabren die festlichen Züge
Entsenden, da waren einst nur Weiden und Schilf.«

53 Da die um 600 v. Chr. von Tarquinius Priscus erbaute Cloaca maxima ursprünglich aus-

schließlich zur Ableitung der Niederschläge diente, befanden sich an den Einlaßöffnungen große Marmorscheiben mit dem Gesicht des Okeanos, durch dessen geöffneten Mund das Regenwasser in die Kloake strömte.

54 Nach den Samniterkriegen hörte am Anfang des 3. Jahrhunderts v. Chr. der einträgliche Getreidebau in Unteritalien auf, und die Weidewirtschaft begann. Der Grund dieses Systemwechsels im landwirtschaftlichen Betrieb und das völlige Verschwinden von Ortschaften, bei denen gekämpft worden war, lag nicht allein in den damaligen Kriegszerstörungen. Er ist aller Wahrscheinlichkeit nach in der Malaria zu suchen, ebenso wie der beinahe gleichzeitige Untergang der latinischen Städte in Latium. Celli, S. 20.

55 Die als klassisch geltende Malariabrutstätte der Pontinischen Sümpfe bei Rom ist erst zum Seuchenherd geworden, als die etruskischen Entwässerungsanlagen verfielen.

56 Alle größeren Regenfälle wirkten sich wie Katastrophen aus, die als Hochwasser viele Kilometer weit alles Kulturland in fieberschwangere Sümpfe verwandelten. Kein Geringerer als Virgil beschrieb anschaulich die Folgen einer solchen Überschwemmung des Tibers – wobei der Dichter freilich nicht ahnte, daß sie von der rapiden Waldvernichtung des Apennins herrührte. Da durch die Anschwemmungen des Tiber die Gegend bei Ostia mehr und mehr versandete und die Tibermündung immer weiter ins Meer hinausgeschoben wurde, erschien der einstige Hafen von Ostia auch wegen der Malaria allmählich völlig unbrauchbar. Darum ließ Kaiser Claudius einen neuen Hafen am rechten Ufer des Tiber errichten, den Trajan dann später noch vergrößerte. Außerdem ließ er einen Wasserweg anlegen, den heutigen Kanal von Fiumicino, um so den Tiber direkt mit dem Meer zu verbinden.

57 Eindrucksvoll ist die Klage des römischen Elegiendichters Properz (49–15 v. Chr.):

»Veji, du alte, du warst damals ein mächtiges Reich noch,
Und dein Marktplatz noch prangte mit goldenem Thron.
Jetzt in den Mauern ertönet des langsam wandelnden Hirten
Horn, und auf deinem Gebet mähet der Schnitter die Flur.«
(Eleg. IV. 10,27)

58 C. Schilling, Die Malaria in der Geschichte Italiens, Fortschr. d. Medizin 49, Nr. 25 (1931).

59 Von Anfang an hatten die Römer die Ausdünstung der Sümpfe in Verdacht, was die von dem lateinischen Wort »palus« abgeleitete französische Bezeichnung für Malaria, »Paludisme«, noch erkennen läßt. Die Malaria galt seit jeher als Hauptbeispiel einer miasmatischen Seuche. Die Ausdünstung der Sümpfe, effluvium oder miasma paludosum, war besonders nachts gefürchtet; und das mit Recht, denn die Sumpfmücke Anopheles sticht während der Dämmerung.

60 Therapeutisch war man machtlos. Was an »Heilmitteln« empfohlen wurde, war reine Kurpfuscherei.

61 Marcus Terentius Varro, »Rerum Rusticarum« (Libr. I Cap. 12). Ein Zeitgenosse Varros, der Dichter Titus Lucretius Carus (97–55 v. Chr.), benutzte in seiner Lehrdichtung »De rerum natura« (lib. VI, 1077–1089) zum ersten Mal das Wort »semina« (Samen) im Sinne eines Seuchenerregers:

»Was ist die Ursache, durch welche die
Seuchen entstehen, daß ansteckendes Gift
so plötzlich Todesverwüstung über die
Menschen haucht und die Heerden der Tiere?
Viele Samen der Dinge für uns sind lebenderhaltend, and're dagegen in Menge, die
wieder sich verbreiten, fördern Krankheit
und Tod. Hat diese gehäufet ein Zufall
und die Luft damit geschwängert, so wird
sie siech. Doch der kränkliche Stoff und
diese Gewalt der Verpestung kömmt aus dem
Innern der Luft, wie Wolken und Nebel …

empor aus der Erde, wenn Nässe
zum faulenden Schlamm wird, durch unmäßige
Regen und Gluten der brennenden Sonne.«

Diesem Gedicht verdankt Fracastoro auch seinem Terminus »Seminaria morbi«, mit dem er in seinem 1546 veröffentlichen Buch »De contagionibus et contagiosis morbis« den unsichtbaren Ansteckungsstoff bezeichnete.

62 Columella, De re rustica, Buch 1, Kap. 5. Ähnliche Überlegungen finden wir auch bei Palladius (»De re rustica« Buch I., Tit. 7). Man glaubte auch an magische Mittel: So berichtet Boccaccio, Virgil habe für Neapel eine Mücke aus Holz gemacht, die die Stadt vor diesem Ungeziefer schützen sollte. (G. Boccaccio, Il Commento sopra la Commedia di Dante Alighieri, Firenze 1813, f. I. 41.)

63 Vitruvius, De Architectura, Buch 1, Kap. 4., Vitruv weiß auch, daß die Sommermonate die ungesunden sind und in den Wintermonaten keine Fiebergefahr herrscht (I,4).

64 Vitruvius warnt weiter: »Die Sümpfe wie die Pontinischen werden dadurch gefährlich, daß sie weder in Flüssen noch in Gräben Abzug haben; und hauchen in diesen Gegenden üble und pestilenzialische Dünste aus.« (De Architectura I,4.)

65 Vitr. I. 4,12. Unzählige Siedlungen und Städte in den Bergen von Apulien, Kalabrien, Lukanien und Sizilien sind auf gleiche Weise entstanden, weil die Einwohner ihre malariaverseuchten Wohnorte am Meer verließen und in die Anhöhen flohen, wo es keine todbringenden Miasmen bzw. Fiebermücken gab. Erst später, als man die Rolle der Anopheles erkannte und rationelle Sanierungsmaßnahmen einleitete, begann eine zaghafte Rücksiedlung. So bestehen viele Ortschaften in Italien aus zwei Ortsteilen, die oft viele Kilometer voneinander getrennt sind. Einzelne führen sogar verschiedene Namen. So heißt z. B. die Schwesterstadt von Locris in den Bergen Gerace. Andere Siedlungen wieder setzen den Ablegern am Meer einfach das Beiwort »Marina« hinzu, z. B. Cirò und Cirò Marina.

66 »Es verscheuchen den Schlaf uns die lästigen Mücken und die Frösche im Sumpfe« (Horaz, Satir. I. 5, 14–15).

67 Auch Caesars Heer hatte zur Zeit des Bürgerkrieges (49 v. Chr.) zwischen Sipontium und Brundisium stark durch Malaria zu leiden. »Der ungesunde Herbst in Apulien und um Brindisi herum hatte das ganze Heer, das aus den so überaus gesunden Gegenden Galliens und Spaniens kam, in seiner Gesundheit erschüttert.« (C. J. Caesar, De Bello Civili, III, 2.)

68 Aurelius Cornelius Celsus, »De Medicina« III, 13, 14–20. IV. 16.

69 Nur nebenbei sei erwähnt, daß Julius Caesar während des Bürgerkrieges (48 v. Chr.) in Süditalien an Quartana litt. (Sueton, Opera, Divius Julius I.) »Der ungesunde Herbst in Apulien und um Brundisium herum«, klagte Caesar, »hatte das ganze Heer, das aus den so überaus gesunden Gegenden Galliens und Spaniens kam, in seiner Gesundheit erschüttert.« (De Bello Civili, III.) Da die Malaria quartana fast nie tödlich endet, gibt es ein spanisches Sprichwort: (»Für Quartana läuten die [Toten-] Glocken nicht.«)

70 Galenus, Comment. ed. Kühn, Leipzig 1826, II in Lib. I. Hippocratis, Tom. XVII, S. 112–121. Die Bezeichnungen Quartana, Tertiana, Quotidiana sind aus der Hippokratischen Schule übernommen. In römischen Laienkreisen allerdings war das umfassendere Wort Febris geläufiger.

71 Plinius der Ältere, »Historia naturalis«, XVII. 35.

72 Die Preise der Sklaven sanken mit jedem neuen Krieg. Nach dem Sardinischen Krieg von 177 v. Chr. entstand das Sprichwort: »Billig wie ein Sardinier.« Römische Offiziere und kluge Händler erwarben große Mengen dieser Unglücklichen oft um ein Spottgeld. Lucullus, der allerdings einer späteren Zeit angehört (um 70 v. Chr.), verkaufte zeitweise ganze Haufen von Kriegsgefangenen an die Sklavenhändler. Auf dem Sklavenmarkt der Insel Delos wurden oft an einem Tag bis zu 10 000 Sklaven verkauft.

73 Es ist bezeichnend, daß die einzige schriftstellerische Unternehmung des römischen Senats, von der wir wissen, darin bestand, eine punisch geschriebene Abhandlung über die in karthagischer Weise mit Sklaven betriebene Plantagenwirtschaft ins Lateinische über-

setzen zu lassen. (Adolf Damaschke, Geschichte der Nationalökonomie, Jena 1918, Bd. I. S. 35.)

74 Plutarch, T. S. Gracchus. Auch der römische Dichter Horaz, der bestimmt kein Demagoge war, klagte:

»Habsucht nimmersatt
verrückt den Markstein jedes nahen Ackers.
Und du überschreitest überall
Des Bauern Grenzrain. Ausgestoßen wandern
Weib und Mann: Im Schoße tragend
der Väter Hausrat und die armen Kinder.«

75 Cicero, De lege agr. F, 71. Aus dem gleichen Grunde lobte Cicero Romulus, daß er zur Gründung der Stadt einen gesunden Ort in verseuchter Umgebung (»in regione pestilenti salubrem«) wählte. (De Republica II,6.)

76 Livius erwähnt, daß römische Legionäre, denen man nach ihrem Dienst Ackerland um Rom zuteilen wollte, nicht bereit waren, nach der verseuchten und ausgedörrten Campagna (»in pestilenti atque arido circa urbem loco«) zu gehen.

77 Bereits unter Julius Caesar erhielten in Rom nicht weniger als 200000 Menschen freies Getreide. »Panem et circenses« wurde zum sehnlichsten Wunsch des großstädtischen Pöbels, über den Juvenal die Schale seines Spottes ausgoß: »Sie wollen weniger gern die Hände regen bei der Landbestellung als im Theater und im Zirkus.« (Satirae III. 8,117.)

78 In den späteren Tagen der Republik und im frühen Kaiserreich erduldeten die als Landarbeiter eingesetzten Sklaven eine schmachvolle Behandlung: nachts wurden sie in Ketten gelegt, damit sie nicht entfliehen konnten, oder es wurde ihnen, um eine Flucht zu erschweren, der Kopf zur Hälfte geschoren. Sie konnten von ihrem Herrn mißhandelt oder für den Kampf mit wilden Tieren in der Arena verkauft werden. Wenn ein Sklave seinen Herrn erschlug, so wurde nicht der Mörder allein, sondern alle Sklaven des Haushalts gekreuzigt. Nach Niederschlagung des Aufstandes unter Spartakus (73–71 v. Chr.) wurden entlang der Via Appia 6000 Sklaven gekreuzigt.

79 »Wo noch vor kurzem 150 freie Bauernfamilien gesessen hatten, da findet man jetzt ein Latifundium mit 150 Sklaven«, heißt es bei Plinius.

80 M. T. Cicero. De legibus II, 11. Auch Plinius erwähnt in seiner Hist. Nat. (II, 16) den Fiebertempel auf dem Palatin.

81 Theodorus Priscianus, Physica I, 3. Bei den Thermen des Caracalla wurde ein kleiner Tempel »Apollinis et Splenis« entdeckt; die gleichzeitige Nennung des Heilgottes Apoll und Splen (= Milz) weist darauf hin, daß auch dieser Tempel zur Abwehr gegen die Malaria diente.

82 Horaz, Epistolarum, Lib. I. Ad Maecenam. Wenn in Alt-Rom eine Seuche herrschte, floh der kaiserliche Hof nach Laurentum bei Ostia, weil der Duft der dortigen Lorbeerbäume Schutz vor der Miasma zu gewähren versprach. Auch vornehme Römer, wie Plinius der Jüngere, besaßen dort ihre Villen (Plinius, epist, 2, 17).

83 Seit dem 2. Jahrhundert v. Chr. diente das mit Säulen geschmückte Atrium als Empfangsraum, an den sich die Wohnräume anschlossen.

84 Der Kaiser Hadrian (113–138 n. Chr.) ließ seine großartige Villa unterhalb Tivoli in einem Talgrunde errichten, der zunächst nicht als fieberverseucht galt. Als er nach der Abwesenheit eines Jahrzehnts zurückkehrte, zog er sich im Jahr 135 hierher zurück und fuhr fort, den ungeheuren Gebäudekomplex mit Statuen und riesigen Wasserbecken zu verschönen, bis er an einem tödlichen Fieber erkrankte, dem er im Juli 138 erlag. Schon vor ihm fiel im Sommer 117 an der feuchtheißen kilikischen Küste Kaiser Trajan einem Malariaanfall zum Opfer.

85 Daß auf Sardinien die Gefahr einer Malaria-Infektion auch im Winter gegeben ist, bestätigte noch Anfang dieses Jahrhunderts einer der bedeutendsten Malariaforscher Italiens: »In wärmeren Klimata (in Italien in den Pontinischen Sümpfen, Sizilien und Sardinien) und in geheizten Räumen (Ställen usw.) stechen sie (die Malariamücken)

manchmal auch im Winter.« (Angelo Celli, Die Malaria nach neuesten Forschungen, Berlin/Wien 1913, S. 83.)

86 Kosmas und Damian wurden während der großen diokletianischen Christenverfolgung (303 n. Chr.) enthauptet und später heilig gesprochen.

87 Zur Bekämpfung des Sumpffiebers bediente man sich noch des Zauberwortes »Abrakadabra«, das vielleicht hebräischer Herkunft ist (hebräisch »abra« = »nimm ab«). Man sollte das Zauberwort erst ganz auf Pergament schreiben und dann immer einen Buchstaben auslassen, so daß die Formel schließlich so aussah:

ABRAKADABRA
BRAKADABRA
RAKADABRA
AKADABRA
KADABRA
ADABRA
DABRA
ABRA
BRA
RA
A

Wie das Zauberwort, sich zu einem umgestürzten gleichschenkligen graphischen Dreieck formend, von Zeile zu Zeile einen Buchstaben verlor, so sollte auch das Fieber allmählich aus dem Kranken, der ein solches Amulett um den Hals trug – miranda potentia – verschwinden. (Pierre Bochet, Observationum medicarum et admirabilium, Paris 1624, S. 6.)

88 Als gegen Ende des zweiten vorchristlichen Jahrhunderts die Kimbern und Teutonen das Römische Reich bedrohten, wurden die beiden tapferen Volkerstämme, die schon mehrere Male die römischen Legionen vernichtend geschlagen hatten, ein Opfer der Malaria und konnten so, durch Fieber geschwächt, von Marius in den Jahren 102 und 101 v. Chr. bei Aix und am Po aufgerieben werden.

89 Schon damals war Rom im Sommer halb leer, suchten doch die wohlhabenden Bürger während der Fieberzeit auf den benachbarten Höhen Schutz und Erholung. Man glaubte allgemein, der Südwind bringe das Fieber aus den Pontinischen Sümpfen in die Stadt. Im Gegensatz zu Rom galt Ravenna damals noch als gesund, da die Sümpfe und Lagunen mit dem offenen Meer in Verbindung standen und durch Ebbe und Flut meist so weit ausgespült wurden, daß ihre Gewässer durch den starken Salzgehalt ein nur wenig geeignetes Medium für die Entwicklung von Anopheleslarven darstellten. Erst später, als die Verbindungen der Lagunen mit dem offenen Meer versandeten, wurde Ravenna zu einem gefürchteten Malariaherd.

90 Prokop, Gotenkrieg I, 6,3.

91 Grisar, Geschichte Roms und der Päpste im Mittelalter, Freiburg 1901, Bd. I, S. 74.

92 Lagunen sind seichte, mit dem Meer zusammenhängende seeartige Salzwasseransammlungen. Sie liegen häufig vor Flußmündungen und sind vom Meer zum großen Teil durch Sandbarren oder lange, schmale Landzungen (in Italien lidi genannt) getrennt. Werden sie durch Flüsse »ausgesüßt« und mit Schwemmaterial allmählich ausgefüllt, so bilden die so entstandenen Sümpfe und Moräste gefährliche Malariaherde.

93 Der Po (im Altertum Padus) ergießt sich mit einem jährlich um 70 m wachsenden siebenarmigen Delta in die Adria.

94 Die Basilika San 'Apollinare in Classe bildet heute – 9 km von der Küste entfernt – den einzigen Überrest des einstigen römischen Kriegshafens »Classis«, von dessen stolzen Mauern, Türmen und Schiffen nur noch ein ravennatisches Mosaik in Sant 'Appolinare Nuovo kündet.

95 Heute ist es durch Vorrücken des Podeltas 26 km vom nächsten Küstenpunkt entfernt.

96 Karl Scheffler klagte noch 1911 in seinem italienischen Reisetagebuch beim Betreten von San Vitale über einen »sich bedenklich senkenden Fußboden«: »Unter diesen Gewölben

stehen Weiber und Männer barfüßig im tiefen Morast, beschäftigt, die feuchte, miasmengeschwängerte Erde hinauszuschaffen. Man blickt dann zur Seite, und es glitzert einem die sinnbetörende Mosaikpracht einer alten Chornische entgegen … Der Aufenthalt in dieser von Farben und Formen glühenden Einsamkeit in einer wie ausgestorbenen, fieberverpesteten alten Kirche wird zu einem unvergeßlichen Erlebnis. Es setzt nicht in Erstaunen, daß die Christen in solchen Kirchen an das Paradies glauben lernten.« (S. 137–138.) Das gleiche Erlebnis hatte er auch beim Betreten des Theoderich-Grabmals, das damals noch inmitten eines Sumpfes lag und ebenfalls »tief in den Boden eingesunken« war, »die unteren Räume mit schmutzigem Wasser angefüllt«. (K. Scheffler, Italien, Leipzig 1911, S. 139.)

Mittelalter

97 Damit hier »kein Riegel vorgeschoben wird«, hat Venedig zur Sicherung seines Orienthandelmonopols im Mittelmeer im Lauf der Jahrhunderte Istrien, Dalmatien, Morea (seit dem 13. Jahrh. gebräuchlicher Name des Peloponnes) und eine ganze Reihe von Inselstützpunkten (wie Korfu, Kreta, Zypern) besetzt. Von vielen öffentlichen Gebäuden an der dalmatinischen Küste und an den Gestaden des östlichen Mittelmeers blickt gebietend der Löwe von San Marco, die rechte Pranke auf dem Evangelium haltend: ist das Buch geschlossen, war Friede, als man den Grundstein setzte, ist es geöffnet, war Krieg. Das Buch ist fast immer geöffnet.

98 Von dem stillen Feldzug, den die Republik im Hinterland Jahrhunderte hindurch gegen die Natur geführt hat, wissen nur wenige. Ing. Vollo, der dem uralten »Magistrato alle Acque« Venedigs angehörte, hat eine Zusammenfassung seiner diesbezüglichen historischen Studien unter dem Titel »L'idraulica veneta nel Rinascimento« in »Tecnica Italiena« (Riv. d'ingegn. sci.) Triest, 1948. Nr. 4, 3 veröffentlicht.

99 Als Papst Julius II., der die von Venedig nach dem Tode des Borgia-Papstes eroberten Romagna-Städte zurückforderte, den Gesandten der venezianischen Republik Gerolami Donato mit unverhohlener Ironie danach fragte, woher sich eigentlich die Signoria das Recht auf die Adria nähme, erwiderte dieser schlagfertig: »Was das betrifft, so wird Eure Heiligkeit das gewünschte Dokument auf der Rückseite der Konstantinischen Schenkung finden.« Bei der »Konstantinischen Schenkung« (»Donatio Constantini«) handelte es sich um eine gefälschte Urkunde, nach der Konstantin der Große dem Papst die Herrschaft über Rom und alle abendländischen Provinzen zugestanden haben soll. Das Original wurde niemals gefunden. Siehe auch Kap. Lepra.

100 Zweimal täglich flutet die Adria durch die drei Öffnungen, welche die schmale Landbarriere unterbrechen – die »porti« vom Lido, von Malamocco und Chioggia – in die Lagune. Die Meerwasser spülen die Lagunenkanäle und fließen zurück. Wenn der Rückfluß durch Winddrift so lange aufgehalten wird, bis bereits die nächste Flutwelle anbraust, tritt in Venedig Hochwasser ein. Doch die Gefahr drohte nicht von der See, sondern vom Land. Die Venezianer hatten deshalb verschiedene Flüsse (Po, Brenta und Piave), welche die Lagune zu versanden und verlanden drohten, mittels so gewaltiger Erdbewegungen abgelenkt, daß sie an die Arbeiten beim Durchstich des Panamakanals erinnern.

101 Als frühmittelalterliche Chroniken im Norden zum ersten Mal von jener sagenhaften Stadt im Wasser berichteten, war man höchst verwundert: »Sie ackern nicht, säen nicht, sie pflanzen keine Reben – und der himmlische Vater ernährt sie doch.«

102 Schrutz, Arabische Heilkunst, Prag 1904, S. 17. Stern, Geschichte der öffentlichen Sittlichkeit in der Türkei, Bd. I, S. 248.

103 Schrutz, S. 18. Mohammed kurierte Fieber mit kaltem Wasser. Er verkündete: »Das Fieber ist ein Höllenfeuer; kühlt es mit Wasser.« Aischah erzählte: »Der Prophet ließ sich, wenn er Fieber hatte, einen Eimer kalten Wassers über das Haupt schütten … Half es nicht, so ließ er sich in Abständen bis zu sieben Eimer auf Haupt und Schultern gießen.« Da diese Methode nicht immer half, maß er dem Fieber zuweilen eine übernatürliche Kraft zu. Der berühmte moslemische Schriftgelehrte Abu Horeirah berichtet: »Mohammed besuchte eines Tages die fieberkranke Umm El Mussaib. Als sie ihre Krankheit ver-

dammte, entgegnete er: »Verfluchte das Fieber nicht, denn es trägt die Sünde des Menschen fort, so wie der Blasebalg der Schmiede die Schlacken des Eisens hinwegnimmt.« Stern, Bd. I, S. 249.

104 Der eigentliche Name des Dichters war Abu't Taijib (915–965). Er gab sich für einen Propheten aus (daher »Al Mutanabbi«) und wurde im Irak ermordet.

105 Es scheint, als wollte Al Mutanabbi mit dem Engerwerden der Haut die mit dem Fieberanfall einhergehende Atemnot andeuten.

106 Den schweißgebadeten Zustand nach dem Fieberanfall vergleicht Al Mutanabbi mit der rituellen Waschung, die der Moslem nach jedem Liebesakt vorzunehmen hat.

107 Als die Kreuzfahrer seit Ende des 11. Jahrhunderts in diese Region eindrangen, wurden sie ständig von der »Seuchen-Dreieinigkeit Ruhr, Pest und Malaria« bedroht.

108 Der Name »Campagna romana« wurde der Ebene unter der Herrschaft Konstantins des Großen gegeben; dieser Ausdruck verdrängte die alte Bezeichnung Latium. Daß die Päpste sich dauernd mit der Besiedelung der Umgegend ihrer Residenz beschäftigt haben, geht unter anderem auch daraus hervor, daß im Jahr 992 Papst Johann XI. den alten, vom Kaiser Trajan angelegten Hafen in der Nähe von Ostia, den Lago di Trajano mit dem Tiber durch einen Kanal verband, offenbar in der Absicht, dieses stehende Wasser durch den Zufluß von Flußwasser aus einem Fieberherd in ein nutzbringendes Reservoir zu verwandeln.

109 Bereits Cato der Ältere (234–149 v. Chr.) betonte die Bedeutung der Melioration: »Wenn sich die ersten Herbstregen mit dem Sommerstaub mischen, dann ist die Gefahr am größten ... Es ist notwendig, dem Wasser ein Gefälle zu verleihen und es aus den Sümpfen zwecks deren Trockenlegung abzuleiten. (De agricultura I, 2.) Seine Schrift war den Benediktinern bekannt.

110 Georg Honigmann, Die Heilkunde im christlichen Mittelalter, Breslau 1924, S. 16.

111 Bis Maximilian I. (1508) führten deutsche Könige den Kaisertitel erst, wenn sie vom Papst in Rom gekrönt worden waren. Widrigenfalls hieß es: »In Worms gekrönt, von allen verhöhnt!«

112 Des Kaisers Wille regierte die Kirche wie das Reich. Die Kirche war die Zivilverwaltung, das Reich die militärische. Seine Bischöfe waren die Träger der inneren Verwaltung, die Bistümer die wichtigsten Garnisonen des Kaiserheeres. Über die militärische Bedeutung der Bistümer unterrichtet uns das Verzeichnis eines Aufgebotes für Franken, Schwaben und Bayern aus dem Jahre 982. Danach stellten die Bischöfe und Äbte mehr als doppelt soviel Gewappnete wie alle weltlichen Großen.

113 O. Kestner, Alpenpässe und römische Malaria in der mittelalterlichen Kaiserzeit, Histor. Vierteljahresschrift, 30 (1935) 636. Die Wegführung der römischen Alpenstraßen war gut überlegt. Sie vermeiden nach Möglichkeit lawinengefährliche Stellen, wilde Gebirgsbäche sowie Muren und wählen die Hänge, die früh schneefrei werden. Nach den Angaben von Kestner soll der St. Gotthard erst im Jahre 1220 zugänglich geworden sein und dann die anderen drei Alpenübergänge allmählich verdrängt haben.

114 In endemischen Malariagebieten mit hohem und kontinuierlichen Seuchengeschehen findet die Infektion bereits im Säuglings- oder Kindesalter statt. Wird diese Phase überlebt, bildet sich eine »Infektionsimmunität« aus: obwohl auch der »immune« Jugendliche oder Erwachsene die Parasiten oft weiterhin im Blut hat, entwickelt er keine Krankheitssymptome mehr. Bei Fremden ist das nicht der Fall, sie erkranken schwer, oft tödlich.

115 Schon das heiße italienische Klima war von den deutschen Rittern in ihrer schweren Rüstung kaum zu ertragen. Hinzu kam, daß sich die Deutschen, die von der Übertragung der Malaria durch Stechmücken noch nichts ahnten, in der Schwüle des Abends und der Nacht, wie die Chroniken berichten, sämtlicher entbehrlicher Kleidungsstücke entledigten und somit einer besonders massiven Infektion ausgesetzt waren. Die Bauern und Hirten der römischen Campagna dagegen behielten auch nachts ihre Kleidungsstücke an, wodurch sie vor den Mückenstichen weitgehend geschützt blieben.

116 H. Schloßberger, Kriegsseuchen. Jena 1945, S. 17. Rom war so schwer verseucht, daß nicht aus Italien stammende Päpste sehr bald nach ihrer Wahl Opfer des Sumpffiebers wurden. So starben an der Malaria vier deutsche Päpste.

117 Angelo Celli, Die Malaria in ihrer Bedeutung für die Geschichte Roms und der römischen Campagna, Leipzig 1929, S. 40ff. – Anna Celli-Fraentzel, Quellen zur Geschichte der Malaria in Italien und ihrer Bedeutung für die deutschen Kaiserzüge des Mittelalters, Quellen und Studien zur Geschichte der Naturwissenschaften und der Medizin. Bd. 4. Berlin 1935.

118 Solches geschah in den Jahren 964, 982, 1022, 1037, 1083, 1137, 1155, 1167, 1190, 1191. 1254, 1313.

119 Solches ereignete sich in den Jahren 1022, 1026, 1037, 1081, 1082, 1084, 1137, 1155, 1190, 1264.

120 Nach dem Tod Johannes XII. (955–964) wurde der Gegenpapst Benedikt V. nach seiner Gefangennahme 964 im Auftrag Kaiser Otto I. vom Erzbischof Aldadag nach Hamburg in Gewahrsam gebracht und dort »bei Brot und Wasser« gehalten. Dort soll er bald danach (im Juli 965) an der »Hamburger Krankheit« (d. h. am Genuß von Fleetwasser) gestorben sein. Er wurde im Dom beigesetzt. (W. Mehlhop, Alt-Hamburgisches Dasein, Hamburg 1899, S. 15.)

121 Annales Hidesheimenses, Hannoverae: Impensis Bibliopolii Hahniani 1878. E. Winkelmann, Die Jahrbücher von Hildesheim, Neu bearbeitet von W. Wattenbach. 3. Aufl. Leipzig 1941. Thietmari Merseburgensis episcopi Chronicon, Post editionem Joh. M. Lappenbergii recognovit Friedericus Kurze. Hannoverae: Impensis Bibliopolii Hahniani 1889. M. Büdinger, Die Fortsetzung des Regino (Continuator Reginonis), Berlin 1857.

122 Monumenta Germaniae historica: Scriptores rerum Germanicarum IV, 655.

123 Der Steinsarkophag Otto des Zweiten steht in einem katakombenähnlichen Korridor unter der Peterskirche. Neben ihm ruhen englische und deutsche Päpste, die meist ebenfalls der Malaria zum Opfer gefallen sind.

124 So schrieb z. B. Hampe: »Allein Otto III. trug bereits, vielleicht von den Stechmücken der ravennatischen Sümpfe her, den Todeskeim in der Brust.« (Karl Hampe, Das Hochmittelalter, Geschichte des Abendlandes von 900 bis 1250, Berlin 1932, S. 70.)

125 Gregor V. (996–999), Urenkel Otto des Großen, »starb bereits mit 30 Jahren, wohl an der Malaria, nicht an Gift. Nur kurz regierte auch sein Nachfolger, der Franzose Gerbert, Freund und Lehrer Otto III. als Silvester II. (999–1003) in Rom«. (Friedrich Heer, Mittelalter. Vom Jahr 1000 bis 1350. München 1983, Teil 1, S. 107, in: Kindlers Kulturgeschichte Europas, Bd. 9.)

126 Gerbert, ein gebürtiger Franzose, der im maurischen Cordoba studiert haben soll, erschien vielen seiner Zeitgenossen als unheimlich. Als eine der lichtesten Gestalten auf Petri Stuhl hielten ihn die einfältigen Zeitgenossen wegen seiner Gelehrsamkeit für die Inkarnation des Satans. Als Nichtrömer erlag vermutlich auch Silvester II. (999–1003), wie sein Vorgänger, nach kurzem Pontifikat dem »römischen Fieber«.

127 M. Polak, Eine medizingeschichtliche Untersuchung über die Italienfahrten der letzten drei sächsischen Kaiser und über die Todesursachen Kaiser Ottos II. und Ottos III., Zeitschrift für Hygiene 1944, Bd. 126, S. 246. Da um das Jahr 1000 das christliche Abendland von einer Weltuntergangsstimmung erfüllt war, brachen Tausende von Menschen auf, um vor dem apokalyptischen Ende durch eine Pilgerfahrt nach Rom eine Entsühnung zu erreichen, wodurch die Seuchengefahr in Italien sehr erhöht wurde. So kam es, daß im Januar 1002 das nördlich von Rom lagernde kaiserliche Heer von den Pocken befallen wurde.

128 Auch aus der Chronik Dietmars von Merseburg geht es eindeutig hervor, daß es sich hierbei um eine Pockenepidemie handelte. (Thietmari Merseburgensis episcopi Chronicon. Post editionem J. M. Lappenbergii. recognovit Fridericus Kurze. Hannoverae. Impensis Bibliopolii Hahniani 1889.)

129 E. Winkelmann, Die Jahrbücher von Quedlinburg, 2. Aufl., neu bearbeitet von W. Wattenbach, Leipzig 1891.

130 Hampe (siehe Anm. 121), S. 94. G. Grandaur, Die Jahrbücher von Augsburg. 2. Aufl. Leipzig 1941. Schloßberger, S. 18.

131 Kurt Kreisinger, Die Italienpolitik der deutschen Kaiser im Hochmittelalter, Breslau

1901, S. 37. J. Schmidt, Geschichte der christlichen Kirche im Mittelalter, Breslau 1909, S. 69.

132 Petrus Damianus stellte als päpstlicher Abgesandter in Mailand 1059 fest, daß jeder Kleriker in der Stadt vom Erzbischof an abwärts, sich der Simonie schuldig gemacht hätte. (P. Graf Hoensbroeck, Geschichte des Papsttums, Leipzig 1906, S. 105f.)

133 Hoensbroeck, S. 106–107.

134 Hampe, S. 101. Heer, S. 127ff. Unter den sächsischen und den ersten salischen Kaisern mußten sich die Päpste der nach Weltherrschaft strebenden kaiserlichen Macht völlig unterordnen. »In der Epoche der kaiserlichen Papsterhebungen, die mit Kaiser Heinrich III. endet, sind von 25 Päpsten in dieser Zeit zwölf von Kaisern eingesetzt und fünf abgesetzt worden.« (Heer, S. 127.)

135 Petrus Damianus, Opera. Edit. Const. Caietanus III,430. J. Schmidt, Geschichte der christlichen Kirche im Mittelalter, Breslau 1909, S. 64. Der große Kreuzzugprediger Bernhard von Clairvaux (1090–1153) verbot seinen Mönchen, die in dem ungesunden Klima häufig erkrankten, auf Ärzte zu hören, die einen Ortswechsel empfahlen, da ihnen »nicht zieme, ihr Seelenheil durch den Gebrauch irdischer Hilfe in Gefahr zu bringen«. (Schmidt, S. 69.)

136 Nach katholischer Lehre erfolgt die Absolution, d. h. die Lossprechung von den bereuten Sünden durch den Priester kraft göttlicher Vollmacht im Sakrament der Buße. Der glückliche Tod, wie man heute ein qualloses Einschlafen bezeichnet, galt damals als das denkbar größte Unglück, da der Gläubige nicht in der Lage war, durch vorherige Beichte die Absolution zu erhalten. Infolge der Exkommunikation drohte nun jedem Untertan des gebannten Kaisers diese vermeintliche Gefahr.

137 Otto von Freisings Gesta Friderici. Buch 1, Kap. 23. Die um die Investitur wütenden Kämpfe richteten am intensiven landwirtschaftlichen Anbau den Ager romanus einen ungeheuren Schaden an. In dieser Zeit wurden auch auf den umliegenden Bergen große Abholzungen in den Waldungen vorgenommen, die ein so vortreffliches Abwehrmittel gegen die Überschwemmungen in der Ebene und ihre verhängnisvollen Folgen gebildet hatten.

138 Aber auch Robert Guiscard konnte sich seines Erfolgs, Rom erobert und Gregor VII. befreit zu haben, nicht lange freuen. Beim Versuch, die griechische Provinz Epirus im Sommer zu erobern, verlor er Heer und Leben durch eine Fieberepidemie. Der geschichtliche Hergang hat Kleist mehr als 700 Jahre später zu einem Drama »Robert Guiscard« angeregt, wobei die verhängnisvolle Seuche allerdings nicht Wechselfieber, sondern Pest heißt.

139 Da der internationale Handel einen regen Bedarf nach fremden Münzen zur Folge hatte, entwickelte sich in den norditalienischen Städten ein besonderer Stand des Geldwechslers (»Lombarden«), die seither im Finanzleben Europas eine wichtige Rolle spielten. Daher kommt es auch, daß die meisten Fachausdrücke des Geldwesens, wie z. B. Saldo, Giro, Konto, blanco, netto u. a. aus dem Italienischen stammen. Auch der Begriff des Bankiers rührt daher, daß die lombardischen Geldwechsler ihre Münzen auf langen Tischen (banca, daher Bank) auslegten.

140 Infolge der Kreuzzüge änderte sich die frühmittelalterliche Kirchtumspolitik mit ihrer wirtschaftlichen Abkapselung. Die Produktion für den Selbstverbrauch wurde durch die Warenproduktion immer mehr verdrängt. Handel und Gewerbe blühten auf. Das stolze Bürgertum der aufstrebenden Städte trug in Frankreich und England zur Entfaltung der Nationalstaaten in Form der absoluten Königsmacht bei. Denn der Handel bedurfte eines zuverlässigen Feldherrn und eines starken Heeres, das nun – mit Anbruch der Geldwirtschaft – im Gegensatz zu den Ritterheeren durch Geld angeworben, d. h. besoldet wurde. Ein solches Söldnerheer sollte die Interessen des Handels nach außen und innen wahren, neue Märkte erobern und die Schranken sprengen, die kleine feudale Gemeinwesen innerhalb des Staates dem freien Verkehr entgegensetzten, mit anderen Worten: die Straßenpolizei ausüben gegenüber den Rittern, die sich der Handelsgewinne auf dem einfachen Wege des Straßenraubes zu bemächtigen versuchten. Die Vereinigung aller administrativen und militärischen Machtmittel in einer Hand, in Form des fürstli-

chen Absolutismus, wurde zur ökonomischen Notwendigkeit. In Deutschland und Italien scheiterte diese Entwicklung an dem verhängnisvollen Machtkampf zwischen Kaisertum und Papsttum.

141 Friedrich Heer, Das heilige Römische Reich, Bern, München, Wien. 1967, S. 90f. Für die Staufer galten alle Reichstage als Gottesdienste, als Staatsakte des himmlischen Reiches. Als Vertreter dieses »cheisir aller kunige« (Kaiser aller Könige) glaubte auch Friedrich I. als König der Könige die Kaiserkrone zu tragen. Bereits 1157 wurden am Palmsonntag (die kirchliche Liturgie feiert den Einzug des Christkönigs in Jerusalem) auf dem Reichstag zu Fulda die Gläubigen des Reiches zum Kampf gegen die teuflische superbia (Hochmut) der Mailänder Ketzer aufgerufen (Heer, Op. cit. S. 98).

142 Bei den deutschen Podestàs konnte man schwerlich ein wohlwollendes Verständnis für die kommerziellen und sozialen Verhältnisse der hochentwickelten lombardischen Städte erwarten, fiel es doch selbst einem Otto von Freising als Ungeheuerlichkeit auf, »daß Handwerker mit Rittern die Ehre des kriegerischen Berufes teilten«.

143 Kreisinger, S. 59.

144 Die mittelalterlichen Kämpfe zwischen Kaiser und Papsttum hatten in den italienischen Städten und Landschaften zu jenen Spaltungen geführt, die lange nach dem Namen der einander befehdenden deutschen Dynastien »Ghibellinen« (d. h. Waiblinger, also Staufen-Anhänger, Parteigänger des Kaisers) und »Guelfen« (d. h. Welfen) nach der mit der Hohenstaufen-Dynastie rivalisierenden Familie, der u. a. Heinrich der Löwe entstammte, genannt wurden. Die Türme und Stadtmauern verschiedener italienischer Städte, Orte und Burgen lassen noch heute mit ihrer unterschiedlichen Zinnenform erkennen, ob sie einst von Ghibellinen oder Guelfen beherrscht wurden.

145 Die vielen teuren Reliquien, die man in den Mailänder Kirchen vorfand, verteilte Barbarossa an seine Bischöfe. Die kostbarsten, die Gebeine der Heiligen Drei Könige, sendte Rainald von Dassel nach Köln, wo sie noch heute als das bedeutendste Heiligtum des Domes gelten.

146 Der Kaiser selbst, der auf dem Monte Mario in gesunder Höhe seine Zelte aufgeschlagen hatte, erkrankte nicht. Sein Kanzler, Erzbischof Rainald von Dassel und viele andere geistliche und weltliche Fürsten, die mit dem Heer in der Niederung, auf den Neronia-schen Feldern lagerten, wurden ein Opfer der Seuche. Bis zum Jahre 1662 stand am Fuß des Monte Mario, dem Lagerplatz Friedrichs, eine Kapelle, geweiht der »Heiligen Maria vom Fieber«.

147 Gottfried von Viterbo, Gesta Friderici, Rerum Germanicorum Scriptores in usum scholarum, Hannover 1872.

148 Nicolo Machiavelli, Der Fürst Kap. 26: Aufruf zur Befreiung Italiens von den Barbaren.

149 Für die Vielsprachigkeit Palermos genügt der Hinweis auf das Stadtrecht Palermos, das noch Beurkundungen in lateinischer, griechischer und arabischer, z. T. sogar in hebräischer Sprache vorsieht. (Vgl. Hans Niese, Zur Geschichte des geistigen Lebens am Hofe Kaiser Friedrich II., in: Historische Zeitschrift 108 [1912], S. 490, Anm. 4 und ebenda S. 478, Anm. 1, Über die Dreisprachigkeit der normannischen Kanzlei.)

150 »Das Königreich Sizilien«, schrieb der belgische Historiker Pirenne, »war mit seinen rationalen und absolutistischen Verfassungsgesetzen für Europa des 13. Jahrhunderts etwas Einzigartiges. Die europäischen Staaten gelangten erst in der Neuzeit zu einer Verwaltung, die so vollkommen war wie diejenige des Königreiches Sizilien im Mittelalter. Dieses geradezu preußische Sizilien war in seiner Verwaltung dem gesamten übrigen Europa überlegen.« (Henry Pirenne, Geschichte Europas von der Völkerwanderung bis zur Reformation, Frankfurt a. M. 1961, S. 291.)

151 Bei diesem Vorgehen hat man den Eindruck, als hätte Friedrich II. die Empfehlung aus Machiavellis »Il principe« vorweggenommen, wonach ein Fürst alle Grausamkeiten und Gewalttaten möglichst auf einmal begehen solle, damit sie weniger empfunden werden und dadurch weniger erbittern. Wohltaten dagegen müßten nach und nach erwiesen werden, damit sie nachhaltiger wirken. Die Wohltaten müssen langsam, Stück für Stück getan werden, die Untaten aber alle auf einmal.

152 Die Exkommunikation, die von den Päpsten seit Gregor VII. so oft angewandt wurde, verlor durch die Wiederholung ihre ursprünglich einschüchternde Wirkung. Außerdem hatte sich Friedrich II. mit seinen sarazenischen Kriegern eine Truppe geschaffen, die gegenüber päpstlichen Bannflüchen immun war.

153 Sonst ruhten während der warmen Monate in Rom alle Geschäfte, da Papst und Kardinäle den Aufenhalt dort wegen des Fiebers scheuten. Man zog sich auf die Schlösser in den Albaner Bergen zurück. Nun saß aber Friedrich dort.

154 Jacob Burckhardt, Die Kultur der Renaissance in Italien, Köln 1956, S. 2.

155 Hinter Konradins folgenschwerem Entschluß, der sein unglückliches Ende bewirkte, stand deutlich das Gespenst der Seuche. Auch die Bewohner der römischen Campagna brachten instinktiv das unselige Geschick des jungen Staufers mit der Malaria in eine Beziehung, was sich aus einer Sage ergibt, die man sich dort noch im vergangenen Jahrhundert erzählte. Demnach soll die Tochter Frangipanis, des Burgherrn von Astura, der Konradin auslieferte, von Liebe zu dem Stauferjüngling so erfüllt gewesen sein, daß sie sich nach seinem Tode in den nahen See von Ninfa stürzte. In nebligen Nächten ziehe sie, in einen schwarzen Mantel gehüllt, über die Sümpfe der Campagna dahin und wer ihren Mantel berühre, müße sterben. Es ist nicht schwer, in der Sagengestalt eine Umdeutung der »Dea febris« zu erkennen. (Sagen aus der Campagna. Leipzig 1898, S. 31.)

156 Dante, Göttliche Komödie, Inferno XVII, V. 85–87. Im Original heißt es: »Quartana«.

157 Zweifellos kannte der Dichter das Tal der Chiana, liegt es doch neben der Via Cassia, die von Rom nach Florenz führt; es war zu Dantes Zeit »verderbenbringend versumpft«. Auf einer Anhöhe in diesem Tal liegt Chiusi, eine Stadt, die damals wegen der Fieberluft des Tales menschenleer zu werden drohte (Par. XVI. 75). Nach Philalethes bestand damals ein Fieberhospital zu Altopasso.

158 Maremmen (vom lat. maritima, »am Meer gelegen«), ein sumpfiger Landstrich an der Küste des Tyrrhenischen Meeres zwischen den Mündungen von Magra und Volturno. Dünen und Barren hindern die Entwässerung. Zur Zeit der Etrusker war die Westküste Toskanas mit vielen Städten besetzt, wurde aber schon in der Römerzeit wegen der Fieber gemieden. Seit dem Mittelalter verödete die Gegend zu einer malariaverseuchten Wildnis.

159 Dante, Göttliche Komödie, Inferno XXIX. 46–51.

160 H. Schröder, Die älteste Kunde von Moskitonetzen. Arch. f. Schiffs- und Tropenhygiene 19, Bd. 21 S. 350. Offenbar sind Moskitonetze nie völlig in Vergessenheit geraten. Afrikaforscher wie David Livingstone (1813–1873) und Emin Pascha, alias Eduard Schmitzer (1840–1892), schliefen unter Moskitonetzen.

161 Grünert, Ibn Battûta und sein Reisewerk, Breslau 1902 S. 118. Schon Sse-ma-Ts'ien, Begründer der chinesischen Geschichtsschreibung (etwa 145–87 v. Chr.) klagt: »Im Gebiet des Jangtse ist das Land flach und das Klima feucht; erwachsene Männer sterben jung.« (B. Scheube, Chinesische Medizin, Leipzig 1904, S. 38.)

162 Grünert, S. 119.

163 Scheube, S. 41 ff. Nachdem man bei der landwirtschaftlichen Bebauung der Großen Ebene des Hoangho (chin. »Gelber Fluß«) von Hirse auf Reis überging, was durch höhere Nahrungsreserven einen enormen Bevölkerungszuwachs und mit der Han-Dynastie (206 v. Chr. – 220 n. Chr.) eine Konsolidierung der Reichsmacht ermöglichte, dauerte der Vormarsch chinesischer Siedler aus dem kühlen, trockenen Norden nach dem feuchtwarmen Süden ins Becken des Jangtsekiang und darüber hinaus, trotz günstiger landwirtschaftlicher Bedingungen für den Reisanbau, noch mehr als 500 Jahre, vor allem wegen der Malaria. Die meisten Einwanderer aus dem kühleren, trockenen Norden erlagen dem Fieber, so daß der »Akklimatisierungsprozeß« nur langsam erfolgte.

164 Schrutz, Arabische Heilkunst, Prag 1904. S. 61. Rhazes (9./10. Jhdt.) und Avicenna (980 – 1037), über die sich Avenzoar sonst recht kritisch äußert, behandelten das Wechselfieber nach den Hippokratischen und Galenischen Schriften. (Op. cit., S. 60.)

165 In Süd- und Ostspanien heißen die infolge von Niederschlagsarmut künstlich bewässer-

ten Gegenden (z. B. bei Murcia) »Huerta« (span. »Garten, vom lat. hortus). Sie galten als gefährliche Malariaherde.

166 »Noch im Jahre 1903 wurden in Piemont 78 000, in der Lombardei 80 500, in Venedig 16 860, in der Emilia 11 000 ha Land mit Reis bebaut … Es steht fest, daß da, wo früher keine oder wenig Malaria mehr vorkam, durch Anlage von Reisfeldern wieder neue Fälle auftraten und oft sogar sehr schwere. So wurde beispielsweise das vorher gesunde Tal von Potenza bei Macerata infolge von Reisanbau malariaverseucht, so daß die Kultur infolge behördlichen Erlasses wieder aufgegeben werden mußte. Ein Eigentümer wollte darauf bestehen, aber die Bevölkerung erhob sich und zerstörte auch das letzte Reisfeld. Im Novaresischen und Biellesischen trifft die rasche und schwere Malariaverbreitung mit der vor 10 Jahren stattgefundenen Eröffnung neuer Irrigationskanäle und Reisfelder zusammen. Die Epidemie trat mit solcher Heftigkeit in den Jahren 1899–1901 auf (Perniciosafälle), daß man in einigen Gemeinden die Reisfelder abschaffen mußte.« (Angelo Celli, Die Malaria nach den neuesten Forschungen, Berlin/Wien 1913. S. 117.) In der gleichen Arbeit erwähnt Celli, daß auf dem Kongreß von Simla (Vorder-Indien) gefordert wurde, daß die Bewässerungskulturen, hauptsächlich der Reisbau, in der Umgebung der Städte verboten oder eingeschränkt werden sollen, damit die Anophelinen sich nicht infizieren können. (Op. cit., S. 121.)

167 O. Warburg, Kulturpflanzen der Weltwirtschaft, Leipzig 1911, S. 41.

168 Sixtus IV., der in Spanien die Inquisition eingeführt und die Verschwörung der Pazzi gegen die Medicii begünstigt hatte, war berüchtigt durch Nepotismus und Simonie und wurde verewigt durch die von ihm erbaute »Sixtinische Kapelle«.

169 Der berühmte Kardinal Ammanati erlag im selben Jahr (1482) in Grotte di Castro einer Vergiftung durch Efeuwurzel, einem Mittel, das er eingenommen hatte, um sich vom Quartanafieber zu heilen.

Neuzeit

170 Nicht nur die alten Geschichtsschreiber wie Guiccardini, Pietro Martire, vertreten hartnäckig die Meinung einer Vergiftung, sondern auch Leopold von Ranke in seinem dreibändigen Werk »Die römischen Päpste, ihre Kirche und ihr Staat im 16. und 17. Jahrhundert« (1834–39) und der Toxikologe Louis Lewin, Die Gifte in der Weltgeschichte. Berlin 1920.

171 Im 15. Jahrhundert konnte man den arrivierten Römer oft in gewollt ungezwungenem Ton sagen hören: »Ich werde heute abend mit den Borgias speisen.« Viele von ihnen waren später nicht mehr in der Lage, sagen zu können: »Ich habe gestern abend mit den Borgias gespeist.« Zweifellos waren das am Hofe Papst Alexander VI. »polverette« (fettige Pulver) und »acquette« (giftige Getränke, die Arsen enthielten) sehr beliebt, um sol che Leute zu beseitigen, die dem Papst oder seinen Kindern im Wege waren. Die Kinder waren ihm von der Römerin Vanozza geschenkt worden, als er noch der lebenslustige Kardinal Rodrigo Borgia war.

172 Der 16. August brachte Alexander einen sehr schweren Fieberanfall, über welchen Constabili wiederum nach Ferrara berichtete: »Gestern (15. August) fühlte sich der Papst sehr gut, heute kehrten die Paroxysmen wieder.« Am 17. August war Alexander morgens bis abends wohlauf und fieberfrei, und man hoffte, die Krankheit sei überstanden.

173 v. Schubert-Soldern, Die Borgias, Leipzig 1905, S. 81 ff.

174 v. Schubert-Soldern, S. 89. Julius II. ließ Cesare Borgia festnehmen, doch er entfloh und wurde in Pamplona von Meuchelmördern erstochen. Die Schilderung Cesare Borgias in Machiavellis »Principe« zeigt ihn als den für die italienische Renaissance typischen hochbegabten, rücksichtslosen Gewaltmenschen.

175 Lange und Fuhse, Dürers schriftlicher Nachlaß, Halle 1893, S. 158.

176 Von der dritten bis fünften Woche nach Ostern 1521 finden sich in Dürers niederländischem Tagebuch in dieser Hinsicht folgende Angaben: »Ich hab dem Doktor 8 Stüber geben.« »Drei Stüber dem Doktor geben.« »Item, der Rodrigo hat mir viel eingemachten Zucker geschickt in meiner Krankheit.« »Item, dem Doktor 6 Stüber geben, item 7 Stü-

ber in die Apothek.« »Item, hab dem Doktor und Apotheker geben 14 Stüber.« »Ich hab dem Meister Jakob, dem Arzt, für 4 Gulden Kunst geschenkt.«

177 Dürer, der in der letzten Zeit seines Lebens viel gelitten hat, öfters von heftigem Fieber befallen wurde, starb auf der Höhe seines Schaffens, kahektisch oder wie sein Freund, der Humanist Willibald Pirkheimer, sich ausdrückte, »austrocknete, wie ein Schaub« (Schaub = Bündel Stroh).

178 Wie mir Geheimrat R. O. Neumann (Hamburg), der ursprünglich Apotheker war, 1950 mündlich mitteilte, benutzte man noch im vergangenen Jahrhundert auf dem Land das Schellkraut als magisches Mittel zum »Schwinden von Fieber«. Zu diesem Zweck mußte man zu einer ungeraden Stunde (3, 7, 9 oder 13) drei Schellkrautpflanzen mit der Wurzel ausgraben und in ein Bündelchen schnüren. Dies wurde um den Hals des Fiebernden gehängt und gewartet, bis die drei Pflanzen vertrockneten. Man glaubte, daß gleichzeitig damit auch das Fieber, »absterben« würde.

179 Hetzer, Raffaels Leben und Werk, Leipzig 1933, S. 71. Allein die riesige Arbeitsleistung, die Raffael in der ihm vergönnten kurzen Schaffenszeit vollbracht hat, entkräftet den Ruf des Wollüstlings, in den Vasari und andere ihn haben bringen wollen. Noch drei Wochen vor seinem Ende wohnte Raffael, wie urkundlich feststeht, der gerichtlichen Übertragung eines erworbenen Baugrundstücks bei.

180 Hetzer, S. 72. Auch bei den Ausgrabungen von Pompeji kam es später wiederholt zu gehäuften Malaria-Erkrankungen unter den Arbeitern, vermutlich durch die Tümpelbildung in den Erdvertiefungen, die als ideale Mücken-Brutstätten dienen. (A. Man, Pompeji, Leipzig 1914, S. 33.)

181 De Waal, Ausgrabungen in St. Peter 1626, Römische Quartalschrift 1887.

182 Leopold von Ranke, Die Römischen Päpste in den letzten vier Jahrhunderten, 6. Aufl., Bd. III, S. 190.

183 Michelet dachte dabei wohl vor allem an jene Szene in Goethes Werk, wo sich der greise Faust in einem Sumpfgebiet als Wasseringenieur und Kolonisator versuchte:

»Ein Sumpf zieht am Gebirge hin,
verpestet alles schon Errungene.
Den faulen Pfuhl auch abzuziehn,
das letzte wär das Höchsterrungene.
Eröffn' ich Räume vielen Millionen,
nicht sicher zwar, doch tätig frei zu wohnen!
Grün das Gefilde, fruchtbar; Mensch und Herde
sogleich behaglich auf der neusten Erde,
gleich angesiedelt an des Hügels Kraft,
den aufgewälzt kühn emsige Völkerschaft …
Das ist der Weisheit letzter Schluß:
Nur der verdient sich Freiheit wie das Leben,
der täglich sie erobern muß! …
Solch ein Gewimmel möcht' ich sehen
auf freiem Grund mit freiem Volke stehen.
Zum Augenblicke dürft' ich sagen:
Verweile doch, du bist so schön!«
(Faust, II. Teil, V. Akt, V. 11559–11582)

184 Während Leonardos Aufenthalt in Florenz kam auch die große Karte von Toskana zustande mit ihrer ausgezeichneten Terrainbehandlung und der treuen Wiedergabe des hydrographischen Netzes.

185 Georgio Vasari, Le vite dé più eccellenti Architetti, Pittori et Sculptori italiani da Cimabue insino á tempi nostri, Florenz 1568.

186 Im Juli 1503 weilte Leonardo im Auftrag der Florentiner Signorie im Pisanischen, um den Arno umzuleiten. Doch im Herbst zerstörten Regenfälle und eine Überschwemmung die begonnenen Arbeiten und verwandelten die ehemals blühende Landschaft in faulende Moräste, in denen die Arbeiter an Malaria starben. Im gleichen Jahr erhielt

Leonardo, wie Vasari berichtet, von dem wohlhabenden Florentiner Kaufmann Francesco del Giocondo den Auftrag zur Anfertigung eines Porträts von dessen schönen jungen Frau Mona Lisa. Diese starb vier Jahre später, als sie in Begleitung ihres Mannes von einer Geschäftsreise aus Kalabrien zurückkehrte, an Malaria. Ihr unvollendetes Porträt, an dem ihr Mann kein Interesse mehr zu haben schien, blieb in Leonardos Besitz, der es später nach Frankreich mitnahm.

187 Auf den von Leonardo da Vinci aufgeworfenen Gedanken, einen See oder Teich durch eingemauerte Dämme zu regulieren, um die Sumpfvegetation zu verhindern, griff man noch öfter zurück. Ein Beispiel dafür ist der berühmte Avernosee bei Neapel, der bereits im Altertum verseucht war; daher auch sein Name: »Avernus« = Unterwelt. Bis in die jüngste Zeit herrschte wegen seinen Niveauschwankungen in der Umgebung Malaria. Ende des vergangenen Jahrhunderts entschloß man sich, ihn zu sanieren, indem man ihn mit einem gemauerten Damm umgab und einen Auslauf anbrachte, vermöge dessen das Wasser sich in gleichem Niveau hielt und das umliegende Gelände nicht mehr überschwemmen konnte.

188 Das breite Chiana-Tal, das parallel zur Kette des Apennin verläuft, war in römischer Zeit ein See mit geringer Tiefe, wie der Trasimenische: er mußte mehr den Charakter eines Sumpfes haben, wenn die Alten daran dachten, sein Niveau durch Werke zu heben, von denen beträchtliche Reste gefunden worden sind, vor allem auf der Wasserscheide zum Tiber. Gegen Ende des 7. Jahrhunderts dachte man daran, die Gegend endgültig trokkenzulegen und urbar zu machen. In der Barbarenzeit, als man alle solchen Pläne aufgab, gerieten auch diese Werke in Verfall: das Niveau der Wasser senkte sich von neuem, und der Schutt, der von den Bächen in die Ebene mitgeführt wurde, bedeckte allmählich den flachen Grund und wandelte ihn in einen Sumpf um, der wahrscheinlich nur zur Zeit der großen Regenfälle das Aussehen eines Sees annahm.

189 Auch hoffte man anderswo später durch Regulierung der Abflußkanäle den Wasserspiegel auf gleichem Niveau zu halten, um eine Versumpfung mit der daraus resultierenden Malaria zu verhindern. Ein typisches Beispiel dafür ist Mantua. Bei dieser Stadt erweitert sich der Mincio zu drei Seen (dem oberen, mittleren, unteren), worauf er wieder in sein Bett tritt und bei Covernolo in den Po mündet. Nachdem das Wasserniveau in den Seen kein konstantes war, hatte sich ein Malariamilieu gebildet, welches seinen traurigen Einfluß auch auf Mantua ausdehnte. Darum gedachte man schon zur Zeit der österreichischen Herrschaft, vor dem Jahre 1848, an der Stelle der Einmündung des Mincio in den Po ein bewegliches Wehr anzulegen, um das Wasser zu regulieren und in dem See auf gleichem Niveau erhalten zu können. Dies geschah, und die sanitären Zustände von Mantua verbesserten sich in bezug auf die Malaria bedeutend. Als aber die Österreicher im Jahre 1848–1849 aus strategischen Gründen die bewegliche Schleuse entfernten, traten in Mantua wieder Fieber auf, die dann verschwanden, als nach der Annexion der venetianischen Provinzen durch das Königreich Italien auf lebhaftes Andrängen der Bevölkerung die Schleuse wiederhergestellt wurde. (A. Celli, Die Malaria nach den neuesten Forschungen, Berlin/Wien 1913, S. 247.)

190 Am 14. Dez. 1514 übertrug Papst Leo X. »motu proprio« seinem Bruder Giuliano den Auftrag für die Austrocknung des »pigram paludem Pomptinam«. (Edmondo Solmi, Scritti Vinciani, Florenz 1922, S. 323.)

191 Der Entwurf befindet sich heute in der Königlichen Sammlung – Windsor, Nr. 12 684. Als man seit 1899, besonders aber seit 1928 (unter Mussolini) das Gebiet der Pontini- schen Sümpfe trockenlegte und neu besiedelte, berücksichtigte man vielfach auch die Pläne von Leonardo.

192 Laut Corradi Alfonso, »Annali delle Epidemie« fanden die größten Überschwemmungen im 16. Jahrhundert in den Jahren 1530, 1547, 1557, 1568, 1570, 1589 und 1599 statt, im 17. Jahrhundert 1606, 1637, 1647, 1660 und 1686. Auch zur Kaiserzeit wurde angenommen, daß der Chiana – die Tiberüberschwemmungen verursachte. Eine Stelle im Tacitus (Annales I.79) weist darauf hin. Es gab aber auch andere Gründe für Malaria-Epidemien: So hatte sich 1529 durch Verstopfung der Cloaka Maxima auf dem Forum

Romanum ein Sumpf gebildet, so daß die Nonnen im Kloster S. Maria in Templo in der Nähe des Vestatempels alle an Fieber starben. Die Epidemie von 1601 auf dem Monte Celio ist durch Versumpfung der Acqua Mariana hervorgerufen worden.

193 Ferdinand I. ließ auch die in Dantes Hölle erwähnten Maremmen trockenlegen.

194 Tito Berti, La palude pontina, Rom 1884, S. 108–277. Ranke, Die Römischen Päpste der letzten vier Jahrhunderte, Leipzig 1885, Anhang S. 120. Sixtus V. ließ ferner in Rom selbst die Täler bei San Vitale, San Francesco a Ripa und unterhalb des Pincio wassertechnisch regulieren.

195 Staatsarchiv Florenz, Arch. Medici Monsig. Sangalletto F. 3301–21; 23; 25; 27. August 1590. Archiv Urbino Graziosi an den Herzog von Urbino F. 145–2; 23; 25; 27. August 1590. Paul V. (1605–21) befahl, die Gärten unweit des Tibers zu meliorieren und ähnliche Arbeiten auch in Trastevere vorzunehmen. Dasselbe erfolgte auch mit dem Sumpfe des Celimontanatales in der Nähe des Lateran. (Donatus Alexander, Roma vetus et recens utriusque aedificis ad eruditam cognitionem expositis Tip. frat. de Rubeis 1725 tom. III. Bd. IV. p. 861–868.)

196 Staatsarchiv Florenz, Arch. Medici Nicolini an den Großherzog von Toskana F. 3338; 3645; 3983; 4032 und Kardinal Medici an denselben F. 32; 3802. Archiv Urbino F. 155. S. 689. F. 160. S. 108; 115; 717. Später ordnete Urban VIII. die Assanierung der Neroanischen Felder an, des späteren Stadtviertels Prati di Castelli.

197 Ed. Schaer, Zur Geschichte der Pharmakologie und Toxikologie, Straßburg 1904, S. 24. Gegen diese Annahme spricht, daß sich die Eingeborenen, wie dies im 18. und 19. Jahrhundert immer wieder festgestellt wurde, gegen eine Verwendung der Chinarinde sträubten, sowie schließlich auch, daß die Rinde in den Gräbern der Indianer nicht als Beigabe gefunden worden ist.

198 Den »Aufguß der Rinde« soll sie von ihrem Leibarzt Don Juan de Vega erhalten haben, der übrigens eine Grammatik der peruanischen Indianersprache geschrieben hatte (»Arte a Rudimentos de Gramatica Quichua«), die er 1636 in Lima drucken ließ. De Vega soll bei seiner Rückkehr nach Spanien einen Vorrat von Chinarinde mitgenommen haben, die er in Sevilla für 100 Real pro Pfund verkaufte. (G. Olpp, Hervorragende Tropenärzte, München 1932, S. 404.)

199 Um diese Zeit (1659) wütete die Malaria in Rom noch heftiger als im Vorjahr. Die Epidemie wäre sicherlich noch viel schlimmer verlaufen, wenn nicht Kardinal De Lugo den Gebrauch der »China-Rinde« in den römischen Krankenhäusern eingeführt hätte.

200 Schaer, S. 26. Besonderes Aufsehen erregte die wunderbare Heilung des Kaisers von China im Jahre 1693 durch einen Jesuiten-Missionar mit dem »Pulver«.

201 Marsan, R. Valdštejnovy choroby a jejlich vliv na zmar jeho planu. (Wallensteins Krankheiten und ihr Einfluß auf die Zerstörung seiner Pläne), Sbornik Musejniho spolku v Jičine 1935, S. 110.

202 Gordon Sharp, Oliver Cromwell's illnesses, The medical Magazine 1902 January - Ref.: Janus VII. 1902, S. 110.

203 Die Malaria war damals in ganz Europa verbreitet. Alfonso Borelli berichtete in einem Briefe an Marcello Malpighi über eine epidemische Krankheit mit den Erscheinungen eines Tertianafiebers, von dem Pisa 1661 heimgesucht wurde. Es handelte sich um dieselbe Krankheit, die in jener Zeit in England verbreitet war und die Willis und Sydenham zu ihren klassischen Malariastudien veranlaßt haben.

204 Schaer, S. 27. Obwohl sich Talbot sein aus Chinin bestehendes Geheimmittel mit Gold aufwiegen ließ, ging er in seiner Heuchelei so weit, daß er das »Jesuitenpulver« öffentlich verdammte.

205 Walter Platzhoff, Das Zeitalter Ludwig XIV., Leipzig 1933, S. 71. Das Bekanntwerden des Heilmittels gegen das gefürchtete Wechselfieber löste in ganz Frankreich Freude aus. Noch im Juli des gleichen Jahres (1682) wurde es sogar durch La Fontaine in seinem (der Duchesse de Bouillon gewidmeten) aus zwei Gesängen bestehenden »Poeme du Quinquina" besungen. (Vergl. die Pariser Ausgabe seiner gesammelten Werke von 1857, Bd. II, S. 415–435.)

206 Gustav Adolf Schindler, Georg Ernst Stahl und seine Schule, Leipzig 1834, S. 47.

207 W. Brednow, Jena und Göttingen, Medizinische Beziehungen im 18. und 19. Jahrhundert, Jena 1949.

208 A. Celli hat diesen alten Versuch exakt wiederholt und gesehen, daß die Larven und Puppen in der Tat in 10 bis 12 Stunden umkommen. Dies geschieht, weil die Larven und noch mehr die Puppen zu ihrem Fortkommen sehr viel Luft benötigen. Werden ölige Substanzen (z. B. Petroleum) auf die Wasseroberfläche gebracht, so ersticken infolge von Sauerstoffabschluß die Stechmückenlarven und -puppen. (A. Celli, Die Malaria nach den neuesten Forschungen, Berlin/Wien 1913, S. 113.)

209 Viktor Fossel, Kriegsseuchen vom 16. bis 19. Jahrhundert, Leipzig 1905, S. 61. Sehr häufig trat die Malaria zusammen mit der Ruhr auf, wodurch die Schlagkraft der Truppen noch mehr beeinträchtigt wurde.

210 J. Pringle, Observations on the diseases of an army, in camp and in garnison, London 1752.

211 H. Boruttau, Giorgio Baglivi, Leipzig 1905, S. 27.

212 Pringle

213 Gustav Adolf Schindler, Georg Ernst Stahl und seine Schule. Leipzig 1834, S. 47.

214 Christoph Friedrich Traber, Karsten Niebuhr, Leipzig 1869, S. 17. Noch Anfang des 18. Jahrhunderts wurde Arsen von vielen Ärzten bei fieberhaften Erkrankungen als Antipyreticum verschrieben. Sogar Heim (1747–1834), der populärste Arzt im alten Berlin, wandte noch bis in die dreißiger Jahre bei der Behandlung von Malaria Arsenik an.

215 Friedrich Casimir Medicus, Sammlung von Beobachtungen aus der Arzneywissenschaft, Zürich 1764 und 1766.

216 Das Wort Wechselfieber ist zum erstenmal belegt im Jahr 1682 in den Georgica von Hohberg: »Das Auge (des Wolfes) dient denen, die mit Wechselfieber behaftet sind.« (Nach Grimms Deutschem Wörterbuch.)

217 Medicus, Bd. I, S. 121.

218 Ebenda, S. 107.

219 Ebenda, Bd. II, S. 692.

220 Erich Ebstein, Schillers Krankheiten, Archiv f. d. Gesch. d. Medizin XIX, 2., S. 198 (1927).

221 Alten, Aus Tischbeins Leben und Briefwechsel, Leipzig 1881. S. 42.

222 Es war schon damals aufgefallen, daß von den verschiedenen Stunden des Tages die Nacht und besonders die Abendstunden die gefährlichsten waren, um sich das Fieber zu holen. Während der Tagesstunden bekam jemand selbst in Malariagegenden selten Fieber. Durchquerte man tagsüber sogar die berüchtigsten Malariagebiete, wie die Pontinischen Sümpfe und hielt sich darin mehrere Stunden auf, so erkrankte man nur selten. Die seit langem bekannte Tatsache, daß man sich die Malaria meist am Abend oder während der Nacht holt, erklärt sich aus der Gewohnheit der blutsaugenden Stechmücken, hauptsächlich in diesen Stunden auszuschwärmen und zu stechen. Aus demselben Grunde kann man auch tagsüber die Malaria, wenn man z. B. in einer Malariagegend unter einem Baume oder in einer Grotte schläft, bekommen. Tagsüber verbergen sich nämlich Stechmücken an feuchten dunklen Plätzen: unter Brücken, in Grotten, Kellern, Ställen, Gebüschen, auf Bäumen.

223 Auch aus Neapel, wohin er besuchsweise gefahren war, berichtet Tischbein am 10. Juli 1787 an Goethe, nachdem er kurz seine »Furcht vor der ungesunden Luft« während der Reise erwähnte: »Ich finde es in Neapel sehr viel heißer als in Rom, nur mit dem Unterschied, daß die Luft gesünder ist und auch beständig etwas frischer Wind weht ...« (Der Brief ist in Goethes Schrift »Zweiter römischer Aufenthalt vom Juni 1787 bis April 1788« enthalten.)

224 Ferdinand Gregorovius (1821–91) hat in seinem klassischen Werk »Wanderjahre in Italien« sogar ein Gedicht »Ninfa« veröffentlicht, aus dem ich einige Zeilen zitiere:

»Ninfa, versunkene Stadt, lenzgrüne Gruft,
Behausung für die Kinder, nun der Luft,

Die dich in Efeuschleier ganz verhüllen,
Mit Blumenwäldern deine Trümmer füllen
Und Blätterharfen halten ausgespannt,
Drauf Lieder spielt des Windes Meisterhand ...
Pontinische Heiden hier, wo dunkle Seen
Mit wellenlosen Fluten dampfend stehn,
Und Moore brodeln schwarz und rostig rot
Wie Kessel, darin ekle Hexen Tod
Giftmischend brau'n und Pest und faule Fieber.
Kaum streift ein Vogel an dem Pfuhl vorüber ...
Dies ist Ninfa! Einst eine Stadt voll Glanz,
Verlassen nun und leer, ein welker Kranz ...
Verfallne Kirchen geisterstill und grün,
Durch deren Hallen Winde pilgernd ziehn!
Der Efeu kriecht um blase Heil'ge schon
Und deckt ihr Angesicht mit leisem Hohn ...«

225 Johann Peter Frank, Medizinische Polizey, Bd. III, S. 827.

226 H. v. François, Napoleon, Leipzig 1932, S. 41. »Lumpengesindel aus dem ganzen Languedoc und der Provence, geführt von einem barfüßigen General«, expektorierte sich Alfieri über diese Armee von Sansculotten. (Lacour-Gayet, Napoleon, Paris 1921, S. 31.)

227 Nach der Schlacht an der Addabrücke bei Lodi erließ Bonaparte folgendes Manifest an die Armee: »Soldaten! Ihr habt in vierzehn Tagen sechs Siege erfochten, einundzwanzig Fahnen erbeutet, fünfundfünfzig Geschütze und mehrere Festungen genommen; ihr habt den reichsten Teil Piemonts erobert ... Es fehlte euch an allem, ihr habt alles wettgemacht: ihr habt Schlachten gewonnen ohne Kanonen, Flüsse überschritten ohne Brücken, Eilmärsche gemacht ohne Stiefel, biwakiert ohne Schnaps, ja, häufig ohne Brot ... Nur republikanische Legionen, Soldaten der Freiheit, waren fähig zu ertragen, was ihr ertrugt. Ich danke euch, Soldaten ... Aber ihr habt noch nichts getan im Vergleich zu dem, was euch noch zu tun übrig bleibt.« (Lacroix, Histoire de Napoléon, Paris 1902, S. 170. D. Merechkowsky, Napoleon, Berlin 1928, S. 66f.)

228 Von einem französischen Adeligen wissen wir, daß vor der großen Revolution auch seine Standesgenossen in fieberschwangeren Sumpfgebieten ihrer Heimat ähnlich verfuhren. Er führt als Beispiel die Contée Narée in dem sumpfigen Tal in der Nähe von Angers (Hauptstadt des französischen Departements Maine-et-Loire): »L'air y est lourd, infesté de moustiques et chargé de brouillards épais.« Von 1775–1785 verbrachte er mit seinem Vater dort jeden Sommer. Die Herrschaften, um sich von den »insectes typhulains« zu befreien, ließen in ihren Zimmern mit wohlriechenden Kräutern räuchern und schliefen unter hermetisch verschlossenen Moskitonetzen. Die Dienerschaft gebrauchte die Vorsichtsmaßregeln nicht. Sie erkrankte daher auch jedes Jahr im Sommer und Herbst am Sumpffieber, die Herrschaften dagegen nicht. (Dureau de la Malle, Économie politique des Romains, Paris 1840.)

229 »Er ist ganz gelb – ein herzerfreuender Anblick!«, sagten die Royalisten und tranken auf seinen baldigen Tod. (Stendhal, La vie de Napoléon, Paris 1843

230 Es klingt wie Ironie, daß die seuchenhygienischen Ratschläge aus dem vielgelesenen und in fast allen Kultursprachen übersetzten Werk Pringles ausgerechnet von den britischen Militärbehörden unbeachtet blieben. Auch ein englisches Landungskorps bei Tarent wurde in Ermangelung von Chinin von der Malaria vernichtet.

231 H. Richter, Lord Byron, Leipzig 1931, S. 79.

232 Richter, S. 87. Auch den Aderlaß lehnte Byron entschieden ab: »Er wisse sehr wohl, daß die Lanzette mehr Menschen getötet habe als die Lanze.«

233 Richter, S. 89. Wie einen modernen Achill ehrten die Griechen den Mann, dessen tapferes Eintreten für ihre Unabhängigkeit in der ganzen Welt mit Sympathie verfolgt wurde. Sie setzten sein Herz in einer silbernen Urne in Missolunghi bei, während sein Leichnam nach England übergeführt wurde. Nachdem die Geistlichen von Westminster

und St. Paul eine Bestattung dort ablehnten, begrub man ihn in der Dorfkirche von Hucknall Torkard bei Newstead.

234 Hufeland, Enchiridion medicum oder Anleitung zur medicinischen Praxis, Berlin 1836.

235 E. Martini, Die Malaria an der Nordseeküste, Leipzig 1939, S. 7ff. Es hat noch lange gedauert, bis Wilhelmshaven, der große Kriegshafen des zweiten Kaiserreiches, der nicht umsonst »Schlicktown« hieß, malariafrei wurde. Die einzige Gegend Deutschlands, in der es bis Anfang unseres Jahrhunderts noch Malaria gab, waren die weiten Marschen um Emden. (Martini, op. cit., S. 14.)

236 F. F. Cartwright, Disease and history, London 1972.

237 M. Gelfand, Rivers of death., Dentr. Afrc. J. Med. Suppl. 11, 1–46. 1965.

238 Noch im Jahr 1680 hatte ein Pfund der Chinarinde in London den Preis von 8 Pfd. Sterling. Bei der Gründung der ehemaligen brandenburgischen Festung Groß-Friedrichsburg an der westafrikanischen Goldküste im Jahre 1683 starben fast alle Mannschaften an »Klimafieber«, da die ohnehin verketzerte Chinarinde dem Großen Kurfürsten »zu teuer war«. (Karl Reinhold Edelhof, Schiffsseuchen und Hafenquarantänen, Hamburg 1868, S. 21.)

239 Pelletier richtete bald darauf die erste Chininfabrik ein und hat 1826 schon 1500 kg Chinarinde verarbeitet, was bei den damaligen Verhältnissen einer Menge von etwa 40–50 kg Chinin entsprechen dürfte. 1939 war der Weltverbrauch von Chinin über 600 000 kg, der Weltbedarf dagegen doppelt so groß. Die Alleinherrschaft des Chinins ist erst seit Entdeckung der deutschen synthetischen Heilmittel Plasmochin und Atebrin (1931/32) eingeschränkt worden.

240 Krömcke, J. K. Hasskarl, Breslau 1926.

241 J. v. Kunowsky, Der Suezkanal, Breslau 1939, S. 29.

242 Bei dem »französischen Kanalbau« durch die Landenge von Panama, der 1881 unter Lesseps Leitung begann und 1889 mit einem riesigen Skandal eingestellt wurde, starben über 40 000 Arbeiter an Gelbfieber und Malaria. Da Chinin gegen Gelbfieber nicht hilft, wurde darauf überhaupt verzichtet. Schon beim Bau der Panama-Eisenbahn um 1850 kostete jede Schwelle ein Menschenleben. So lebte von tausend Negern aus Westafrika nach einem halben Jahr kein einziger mehr. Auch viele eingewanderte Chinesen, die sich von der Neuen Welt ein besseres Leben erhofften, fanden dort ihren Tod.

243 G. Schweinfurth, Im Herzen von Afrika, Reisen und Entdeckungen. Leipzig 1874, I. 137 und 352.

244 H. Stanley, Through the dark continent, London 1878, I., S. 245. David Livingstone (1813–1873), schottischer Afrikaforscher und Missionar, findet im ostafrikanischen Busch überall Negerstämme, deren Mitglieder selten älter sind als 30 Jahre. Die Kinder dieser Neger sehen dürftig und unterernährt aus. Die meisten rafft die Malaria in ihren ersten Lebensjahren dahin. Wer als Kind die Krankheit übersteht, wächst kraft und freudlos heran. Livingstone will sich mit Chinin gegen das Fieber schützen. Aber immer wieder überfällt es ihn und wirft ihn aufs Krankenlager. Es ist rührend, wie er auf seiner letzten Reise – vom Fieber geschüttelt – in seinen Tagebuchnotizen darüber klagt, man habe ihm u. a. seine Chininvorräte gestohlen.

245 Emin Pascha, Forschungsreisender im oberen Nilgebiet, kämpfte gegen den Sklavenhandel und wurde in Kanena ermordet. (G. Schweitzer, Emin Pascha, Leipzig 1898.)

Mikrobiologische Ära

246 A. Laveran, Deuxiòm note relative à un nouveau parasite trouvé dans le sang des malades atteints de la fièvre palustre, Bull. de l'Acad. de méd. 1880, 2 série t. IX., S. 1346. Der große Eindruck, den die Entdeckung vieler bakterieller Krankheitserreger Anfang der 80er Jahre des vorigen Jahrhunderts hervorrief, verzögerte zunächst die Anerkennung der bedeutungsvollen Entdeckung Laverans.

247 Zuerst haben Grassi und Golgi den von Laveran entdeckten Parasiten Hämamöba malariae genannt, später wurden von Grassi die 3 Arten Plasmodium vivax (Tertiana-Parasit), Plasmodium malariae (Quartana-Parasit) und Plasmodium falciparum (Tropika-Parasit) unterschieden.

248 Um den Befallsgrad der Bevölkerung von Amoy mit der Microfilaria bamcrofti zu ermitteln, ließ Manson Ende 1877 rund 670 Personen untersuchen und konnte dabei feststellen, daß die Parasiten zeitweise aus dem peripheren Kreislauf verschwinden, d. h. eine Periodizität aufweisen. Er lernte daraufhin zwei chinesische Heilgehilfen an und ließ den einen die Blutproben tagsüber mikroskopisch prüfen, den anderen von abends 6 Uhr an. Der Taguntersucher fand zu seinem Erstaunen sehr viel weniger Filarienträger als der Nachtuntersucher. Als er dann den Taguntersucher dieselben Patienten nachts untersuchen ließ, blieb das Mißverhältnis zwischen Tag- und Nachtuntersuchung das gleiche. Die Mikrofilarien erschienen nachts im peripheren Blut und verschwanden während des Tages. Als Manson diese Entdeckung dem berühmten Helminthologen Cobbold mitteilte und dieser die Periodizität der Mikrofilarien in der Linné-Gesellschaft zu London vortrug, fragte ein Diskussionsredner ironisch, ob die Filarien vielleicht Uhren bei sich trügen. Da die Mikrofilarien gerade zu der Zeit im Blut erscheinen, in der die Moskiten Blut saugen, versuchte man die Periodizität der Filarie teleologisch mit den Lebensgewohnheiten und der Stechlust des Culex fatigans zu erklären.

249 Um den Beweis für diese Hypothese erbringen zu können, beantragte kurz vorher Manson, den seine Kollegen spöttisch den »Jules Verne der Tropenmedizin« nannten, bei der Royal Society von London die bescheidene Unterstützung von 300 Pfund Sterling, damit er eine Malariaforschungsreise nach British-Guayana machen könne. Er war seiner Sache so sicher, daß er schrieb: »Die Hypothese, die ich aufzustellen gewagt habe, scheint mir so gut begründet zu sein, daß ich, wenn die Umstände es mir erlauben, mit Zuversicht den experimentellen Beweis dafür zu erbringen, mich getrauen würde.« Doch sein Antrag wurde abgelehnt.

250 Auch Laveran teilte seit 1891 Mansons Meinung. Daß man durch Trinken von Sumpfwasser an Malaria erkranken könne, habe ich als junger Arzt in endemischen Malariagebieten noch 1937/38 von der einheimischen Bevölkerung zu hören bekommen. Hatte doch schon Hippokrates gesagt, wer im Sommer warmes, stinkendes, stagnierendes Wasser aus Sümpfen trinkt, bekommt eine große Milz, einen harten Bauch, und Wasser sammelt sich unter seiner Haut; kurz er würde an Sumpfkachexie erkranken. Diese Anschauung lebte auch in den medizinischen Schulen fort, so daß man sich noch zu Zeiten Lancisis zu der Behauptung verstieg, »Malaria« (schlechte Luft) sei mit »Mala-aqua« (schlechtes Wasser) synonym.

251 Aber auch das Wissen seines Mentors in bezug auf die Moskitos, die doch sein Steckenpferd waren, scheint nicht besonders fundiert gewesen zu sein. Glaubte doch Manson, die Moskiten könnten – wie die Bienen – nur einmal in ihrem Leben stechen.

252 Ross hatte zwar keine gründliche mikrobiologische Ausbildung, dafür aber um so mehr Phantasie. Manson hatte ihm besonders ans Herz gelegt, gewisse Geißeln zu beobachten, die aus den halbmondförmigen Malariakeimen hervorwachsen, so daß diese wie winzige Seepolypen aussehen. Am 18. Juli 1895 schrieb Ross scherzhaft an Manson, daß er einen Geißelfaden drei Stunden lang im Mikroskop verfolgt und dabei gesehen habe, daß dieser nacheinander drei Phagozyten angriff, ohne von ihnen aufgefressen zu werden. »Als er dem letzten Phagozyten kräftige Rippenstöße erteilte, machte dieser schließlich kehrt und lief heulend davon. Ich kann es nicht beschwören, daß ich ihn heulen hörte, aber ich habe ihn heulen sehen.« Nach drei Stunden sei der Geißelfaden abgestorben. Er habe vor, so Ross, über diese Episode eine Novelle zu schreiben nach dem Stil des Romans »Die drei Musketiere«.

253 Bei der Weigerung der indischen Soldaten, mückenhaltiges Wasser zu trinken, spielten auch noch religiöse Vorurteile eine Rolle. Bekanntlich tötet kein strenggläubiger Brahmane, dessen Religion den Glauben an die Seelenwanderung umfaßt, ein Insekt, insbesondere kein blutsaugendes. Die Furcht, ein lebendes Wesen zu töten, geht so weit, daß eine Sekte der Hindus sich sogar mit einem Schal den Mund verbindet, damit kein Insekt in denselben fliege und auf diese Weise unversehens umkomme.

254 Um die Moskitos, die »oft widerspenstig waren wie Esel«, zum Stechen anzuregen, pflegte Ross das Moskitonetz am Bett der Malariapatienten mit Wasser anzufeuchten.

255 »Er ging mit einer geradezu imposanten Unwissenheit an die Lösung eines der kompliziertesten epidemiologischen Probleme heran!«, sagte Geheimrat R. O. Neumann, der sowohl Ross als auch seinen Gegner Grassi persönlich kannte.

256 Damals forderte ihn Surgeon Colonel Lawrie auf, Malariaparasiten in der Nachbarstadt den Mitgliedern der Fakultät und den Studenten zu demonstrieren. Ross nahm am 11. Juni 1897 einen Patienten mit, dessen Blut morgens um 8 Uhr von jungen Formen der Malaria tropica geradezu wimmelte. Als er am Nachmittag die Parasiten den Dozenten und Studierenden demonstrieren wollte, fand er zu seinem großen Erstaunen keinen einzigen. Er wußte damals noch nicht, daß die Tropicaringe so schnell aus dem peripheren Blut verschwinden können, um in den inneren Organen zu Teilungsformen heranzureifen. Sein Vorgesetzter schwieg, die Studenten kicherten, Ross selbst fühlte sich zutiefst blamiert. Man hielt ihn für einen »spleenigen Phantasten«.

257 Seitdem feierte Ross den 20. August jährlich als den großen »Moskitotag« seines Lebens, den er in seinen Memoiren dramatisch schildert. Es ist kein Wunder, wenn der entomologisch so systematisch und exakt vorgehende Grassi über eine wissenschaftlich so ungenaue Definition wie »graue Moskitos«, »braune Moskitos« oder »gesprenkelt-flügelige Moskitos« und über die oft »dilettantisch-konfuse Versuchsdarstellung« seines schottischen Kollegen das große Grauen zu bekommen glaubte.

258 Sein Brief an Manson war schon vorsichtiger abgefaßt: »Die Jagd geht wieder los, es mag eine falsche Spur sein, aber sie riecht nach Erfolg.«

259 Seine Freude über die Entdeckung äußerte Ross mit den Worten: »Solche Augenblicke erleben in einer Generation höchstens eine oder zwei Personen. Die Freude darüber ist größer als der Triumph des Staatsmannes oder Eroberers. Denn das erreichte Ziel liegt nicht in einem errungenen Vorteil, sondern in einer Wohltat für die ganze Menschheit, und zwar nicht nur für den jetzigen Augenblick, sondern für alle kommenden Zeiten.« Einige Jahre später wurde Ross von dem Schriftsteller Jan Maclaren gefragt: »Glauben Sie wirklich, daß die Geschichte mit den Malariaparasiten so wichtig ist?« »Aber sicher«, antwortete Ross, »wichtiger als die Schlacht von Waterloo.« Nach einigem Nachdenken fragte Maclaren weiter: »Bitte, erklären Sie mir, warum.« Ross antwortete: »Napoleon soll in seinem Leben eine Million Menschen getötet haben. Diese Parasiten raffen wahrscheinlich jedes Jahr ebensoviele Menschen dahin.«

260 Ein Bericht über den Vortrag Mansons wurde veröffentlicht in der ersten Nummer des soeben gegründeten »Journal of Tropical Medicine« im August 1898, ferner in Lancet vom 20. 8.; der ausführliche Vortrag Mansons erschien unter dem Titel: »The mosquito and the malaria parasits« im Brit. Med. Journ. 24. 9. 1898.

261 P. H. Manson-Bahr und A. Alcoch, The life and work of Sir Patrick Manson, London 1927.

262 Es handelte sich dabei um uralte Ansichten und Gebräuche. So berichtete Dureau de la Malle, wie ihm auf einer Reise von Rom nach Neapel ab 22. Juli 1811 die malaria-kachektische Bevölkerung nicht nur der römischen und pontinischen Campagna, sondern auch der Sümpfe Minturnos, Cumäe und Liternums aufgefallen war. Er beschreibt: »Un silence morne interrompu seulement par les sifflements des moustiques et les coassements des grenouilles; un air lourd et malsain.« Einen lebhaften Kontrast bildeten dazu die vor Gesundheit strotzenden Fischer. Er ging in ihre Hütten und fand dort trotz der Sommerhitze stets Feuer angezündet und einen fürchterlichen Rauch, der nur durch eine kleine niedrige Tür Ausgang fand. »Tous les lits, élevés au dessus du sol sont entourés d'une moustiquaire de toile épaisse et serrée, qui les entoure et les isole complètement du reste de l'atmosphère. Le feu et la fumées sont entretenus avec soin toute la nuit.« Als er am Ende September dieselben Orte aufsuchte, fand er, daß die Malaria in den römischen und pontischen Maremmen Verheerungen angerichtet hatte, die Fischer aber immer weiter gesund waren. (Dureau de la Malle, Economie politique des Romaines. Paris 1840.)
Interessant ist auch Cellis Hinweis auf Eritrea, das die Italiener in ihrem Kolonialbestreben 1881 besetzten, und dessen Eingeborene die Stechmücken und die Malaria mit ein und demselben Namen »Mbù« bezeichneten. (A. Celli, Die Malaria nach den neuesten Forschungen, Berlin/Wien 1913, S. 91.)

263 1818 trennte der Diphterenforscher und Organist Wilhelm Meigen (1764–1845) in Stolberg bei Aachen eine Stechmückengattung von Culex ab und benannte sie auf Vorschlag des Entomologen Graf von Hoffmannsegg mit dem griechischen Namen ἀνωφελής (Anopheles), was soviel wie »Nichtsnutz« bedeutet. Er ahnte nicht, daß diese Mücke ein »millionen-mordender Todbringer« (Ronald Ross) war. Im Vorwort seines siebenbändigen Lebenswerkes »Beschreibung der bekannten europäischen zweiflügligen Insekten«, das er von 1818–1838 erscheinen ließ, bemerkte er, daß die Zahl der bekannten europäischen Zweiflügler auf über 5500 Arten angewachsen sei. Linné (1707–1778) führte in seinem Natursystem erst 262 Arten von Zweiflüglern auf; von Culex bifurcatus (d. h. Anopheles) berichtete er fälschlich: »Ihre Larve wohnt im Wasser, und die Mücke sticht nicht.«

Nagana und Schlafkrankheit

Altertum

1 S. R. Rattray, Ashanti, London 1926, S. 23.

2 Henri Lhote, Die Felsbilder der Sahara, Entdeckung einer 8000jährigen Kultur, Würzburg-Wien 1963.

3 Henri Breuil, Prehist. Rock Art of Africa, London 1950, S. 9ff. Die fortschreitende Austrocknung der Sahara hatte später eine weitere Bevölkerungsbewegung zur Folge, die sog. Bantu-Wanderung. So kam es zur Ausbreitung der schwarz-afrikanischen Bevölkerung von einem Ausgangspunkt im westlichen Afrika in das gesamte zentrale östliche und südliche Afrika in der historisch kurzen Zeit von 200 vor bis 1500 nach Christus. Während im alten Westafrika eine Unzahl von sehr verschiedenen Sprachen nebeneinander existierte und damit bewies, daß sich die Völker Westafrikas sehr früh – über Tausende von Jahren – in relativer Isolation voneinander sprachlich auseinanderentwickelt hatten, sind die Bantusprachen sehr eng miteinander verwandt und decken praktisch den gesamten afrikanischen Raum südlich der großen Regenwaldzone ab. Eine naive Tierfabel der Buschmänner, in der die Stechfliege als ein teuflisches Wesen geschildert wird, das den Menschen aus den paradiesischen Waldgebieten vertrieben hat, gewinnt von diesem Aspekt aus einen tieferen Sinn. (Anton Zimmermann, Fabeln und Spruchweisheiten der Buschmänner, Leipzig 1878, S. 9.) Die Trypanosomiase als Tierseuche scheint aber noch viel älter zu sein. Anfang dieses Jahrhunderts fand man in Nordamerika (Colorado) fossile Reste einer Art Tse-Tse-Fliege (Glossina oligocaena), die vermutlich die Überträgerin einer naganaartigen Tierseuche war und der dann im Pliozän (dem jüngsten Abschnitt des Tertiärs), also etwa 2 bis 5 Millionen Jahre vor dem Erscheinen der Menschen, die Vorgänger unserer wichtigsten Haustiergattungen (Pferde, Rinder) in Amerika zum Opfer gefallen sind. (T. D. Cockerell, Fossil insects from Florissant, Colorado, Bull. Amer. Mus. Nat. History 24, 65–66 [1908].)

4 Da der prähistorische Hirte und Jäger von der magischen Wirkung eines Bildes überzeugt war, pflegte er nur die Tiere abzubilden, die ihn umgaben, die in seinem Leben eine Rolle spielten und die er durch das Abbilden auf magische Weise in seine Gewalt zu bringen versuchte. Übrigens werden Antilopen und Nashörner von der Tsetsefliege genauso gestochen wie Rinder und Pferde, sind aber im Gegensatz zu diesen resistent und stellen ein gefährliches Trypanosomen-Reservoir dar, ohne selbst zu erkranken.

5 Eine naive Tierfabel der Buschmänner, in der die Stechfliege als ein teuflisches Wesen geschildert wird, das den Menschen aus den paradiesischen Waldgebieten vertrieben hat, gewinnt von diesem Aspekt aus einen tieferen Sinn. (Anton Zimmermann, Fabeln und Spruchweisheiten der Buschmänner, Leipzig 1878, S. 9). Daß Pygmäen früher auch im Norden Afrikas lebten, wissen wir aus den Geschichten des Herodot. Er berichtet von der Reise einiger junger Libyer, die die Wüste erforschen und besonders nach den Nilquellen suchen wollten: »Die jungen Leute ... wohlversorgt mit Wasser und Lebensmitteln, zogen zunächst durch bewohnte Gegenden, kamen dann in die Region der wilden Tiere und bahnten sich von dort, den Zephir (Westwind) im Gesicht, ihren Weg in der Richtung gen Abend. Nachdem sie mehrere Tage durch die Sandwüste gezogen waren, erblickten sie schließlich Bäume in einer Ebene. Dort wurden sie von kleinen Menschen, die kaum mittleren Wuchses waren, gefangengenommen und hinweggeführt. Die Libyer konnten ihre Sprache nicht verstehen. Man führte sie durch ausgedehnte Sümpfe hindurch und brachte sie zu einer Stadt, wo alle Menschen von demselben kleinen Wuchs und schwarzhäutig waren. An der Stadt floß ein großer Strom vorbei, in dem man Krokodile sah.« (Geschichte, 2. Buch 32–33.)

6 Sir William Garstin, Report upon the Basin of the Upper Nile, 1904, S. 98–99. – Heute noch gilt in Sudan ein Landstrich von etwa 80 000 Quadratmeilen, der sich südlich von Chartum über die Bahr el-Ghazal- und Äquatorial-Provinz erstreckt, als »fleischarme Provinz«, da dort infolge der Verseuchung mit Milzbrand und Tsetsefliegen eine Rinderzucht nicht möglich ist. Der römische Historiker Diodorus Siculus, der im 1. Jahrhundert

v. Chr. lebte, erwähnt in seiner Universalgechichte die »Rhizophagen«, deren Land er südlich von Ägypten in Richtung von Äthiopien an die Ufer des Flusses Asa (vermutlich ein Nebenfluß des Nils: Atbara) verlegt, und bemerkt: »Um die Zeit, wenn der Hundsstern (Sirius) mit der Sonne aufgeht, erscheinen hier ungeheure Schwärme von Fliegen, die weit größer sind als die gewöhnlichen. Die Menschen weichen ihnen aus und fliehen.« (3. Buch, 23.)

7 Jean Yoyotte, La Civilisation Egyptienne, Paris 1958, S. 33ff. Schon aus den Wappenzeichen der ägyptischen Gaue, die vielfach auf die Totemtiere verschiedener Landstriche zurückzuführen sind, lassen sich Rückschlüsse auf die unterschiedlichen, z. T. äußerst beschränkten Möglichkeiten der Rinderzucht im Alten Reich ziehen. So führt z. B. in Oberägypten mit der dschungelartigen Vegetation des ungenügend regulierten Nils kein einziger Gau ein domestiziertes Tier in seinem Wappen. Von den totemistischen Bezeichnungen der verschiedenen Landstriche seien nur einige erwähnt: »Krokodilsgau«, »Sethgau«, »Bergvipergau«, »Hasengau« und »Schakalgau«. In Unterägypten, wo die Weidemöglichkeiten, besonders im Deltagebiet, viel günstiger waren, führten dagegen mehrere Gaue Haustiere in ihrem Wappen, wie z. B. der »Bergstiergau«, der »Gau des schwarzen Stieres« oder der »Gau des göttlichen Kälbchens«.
Kennzeichnend für die epidemiologische Situation ist auch die Stelle aus einem alten Papyrus, wo sich von einem weit entlegenen Posten aus ein ägyptischer Beamter darüber beklagt, daß die einzigen Lebewesen, die man an jenem gottverlassenen Ort antreffen könne, Wildhunde und Stechfliegen seien.

8 Felix von Oefele, Krankheiten im alten Ägypten und Mesopotamien. Leipzig 1907, S. 43ff.

9 Sobald ein Volk vom Nomadentum zum Ackerbau übergeht und den Stier als Zug- und Pflugtier nicht mehr entbehren kann, werden dem Rind überall göttliche Ehren gespendet. Das war in Ägypten genauso wie in Mesopotamien oder Indien. In Memphis, der ältesten ägyptischen Residenz und dem Hauptkultort des Ptah, verehrte man den heiligen Apis-Stier, der als »Inkarnation des Ptah« und später des Osiris galt. Und da man die Himmelsgöttin Hathor zunächst in Kuhgestalt darstellte, wurde sogar das Firmament als der Bauch einer über der Welt stehenden Kuh gedacht.

10 Später, als bei den Rinderbastarden das Zebublut immer mehr überhand nahm, mußte man, um die sakralen Farben zu erhalten, auf Tempelgütern eigene Apiszuchten einrichten bzw. dieselben durch neues Büffelblut aus der Gegend südlich des ersten Kataraktes auffrischen. (v. Oefele, S. 49.)

11 Schlanke, sehnige Rinder der Langhornrasse, die man in halbwilden Herden hielt, dienten zu königlichen Jagden und hießen »Ngau«. Noch heute verwendet man in Senegal als Bezeichnung für Rinder das Wort »nag«, in Guinea »nige«, bei den Mossi »niga« und bei den Fulbe »nagge«. (Yoyotte, S. 38.)

12 Tierärztlicher Papyrus von Kahun, mit englischer Übersetzung veröffentlicht von F. L. Griffith, The Petrie Papyri Hieratic Papyri from Kahûn and Garab. London 1898, Kahun LV 2, S. 12–14. v. Oefele, Nagana vor drei- bis viertausend Jahren, Dtsch. tierärztl. Wschr 37 (1898) 333–334. v. Oefele, Zur Erklärung des Veterinärpapyrus von Kahun, Zeitschr. f. ägyptische Sprache und Altertumskunde 37 (1899) 55–60. Reinhard Froschner, Der Veterinärpapyrus von Kahun, Dtsch. Tierärztl. Wschr. 44 (1934) 704–709. H. v. Deines, H. Grapow, W. Westendorf: Übersetzungen der altägyptischen Texte. Erläuterungen Berlin 1958.

13 Die teilweise zerstörte Handschrift, die 1889 in der einstigen Arbeitersiedlung Kahun ausgegraben wurde, ist im Gegensatz zu den übrigen medizinischen Papyri in hieratischer Schrift mit den für religiöse Texte üblichen Kursivhieroglyphen rückläufig geschrieben.

14 Im Papyrus Ebers (Spalte 97, Zeile 20 und 21) wird gegen Fliegenstich (»p s h«) Fett (m r h.t) vom »genu« – (»g n w«) – Vogel (womöglich »Oriolus galbula«) zum Einsalben (»w r h«) empfohlen. Vielleicht haben ägyptische Imker beobachtet, wie dieser Vogel im Fluge nicht nur ihre Bienen, sondern auch andere Insekten wegfing und sind so auf den

Gedanken gekommen, daß sowohl »echte« als auch »wilde« Bienen, zu denen sie auch die Stechfliegen zählten, eine Antipathie gegen diesen Vogel bzw. sein Fett haben müßten. Diese Vermutung scheint gar nicht so abwegig, wenn man weiß, daß afrikanische Medizinmänner noch vor dem Ersten Weltkrieg gegen den Stich der Tsetsefliege eine Salbe herstellten, die u. a. auch Fett ganz bestimmter Vogelarten enthielt, wie etwa des »Würgerschnappers« (»dicrurus afer«) oder des »Bienenfressers« (»melittophagus meridionalis«), die beide – was bei E. Martini nachzulesen ist – »als äußerst gewandte Flieger zu den natürlichen Feinden der Glossinen gehören, die sie im Fluge zu schnappen pflegen.«

15 v. Oefele, S. 47. Auch aus der Beschreibung einer weiteren Rinderkrankheit, der »Dasselbeule« (»Wurmnest«), im »Veterinärpapyrus von Kahûn« (17–33) geht hervor, daß die alten Ägpyter nicht nur den Kausalnexus zwischen der »Dasselfliege« (»Rinderbremse«) und der »Dasselplage des Rindes« kannten, sondern auch wußten, daß man durch »Abdasseln« (d. h. durch Aufschneiden bzw. Ausdrücken der walnuß- bis hühnereigroßen Dasselbeulen) und Beseitigung aller Dassellarven (vor dem Auftrieb auf die Weide) dem Übel entgegenwirken kann, weil sich die Dassellarven (Engerlinge) nur im Weideboden verpuppen, im Stall dagegen zugrundegehen müßten.

16 v. Oefele, S. 51 f. Die ägyptische Sprache hat sich zwar umschreibende Bezeichnungen für das Pferd (»Das Schöne«) und den Wagen (»Das Gespann«) geschaffen, aber gewöhnlich verwendet man dafür Wörter, die aus der kanaanäischen Sprache übernommen waren: »susim« für Pferd und »markabot« für Wagen. (Yoyotte [siehe Anm. 9], S. 41. v. Oefele, Das Pferd im Pharaonenland, Zeitschrift für Pferdekunde und Pferdezucht 17 [1900] Nr. 18. Zippelius, Das Pferd im Pharaonenlande, Zeitschr. f. Pferdekunde und Pferdezucht 17 [1900] Nr. 17 u. 18.)

17 Fruchtbare Landschaft im östlichen Unterägypten (vom tanitischen und pelusinischen Arm des Nils bewässert), wo sich die unter Jakob eingewanderten Juden angeblich so vermehrt hatten, daß sie unter Ramses II. durch »Fronvögte« überwacht und bedrückt wurden.

18 Selbst Götter und Pharaonen, die auf Bildnissen und Skulpturen in der einen Hand den Hirtenkrummstab als Symbol ihrer Allmacht tragen, haben in der anderen Hand den Fliegenwedel, ein unbewußtes Eingeständnis ihrer Ohnmacht gegenüber den verhaßten Plagegeistern.

19 Ich sende meinen Schrecken vor dir her, ich verwirre jedes Volk, zu dem du kommst, und alle deine Feinde lasse ich vor dir die Flucht ergreifen. Ich lasse vor dir Panik ausbrechen; sie wird die Hiwiter, Kanaaniter und Hetiter vor dir hertreiben. Ich vertreibe sie aber nicht gleich im ersten Jahr; sonst verödet das Land, und die wilden Tiere könnten zu deinem Schaden überhand nehmen. Nur allmählich will ich sie vor dir zurückdrängen, bis du so zahlreich geworden bist, daß du das Land in Besitz nehmen kannst. Ich setze deine Landesgrenzen fest vom Schilfmeer bis zum Philistermeer, von der Wüste bis zum Strom. Wenn ich die Einwohner des Landes in deine Hand gebe und du sie vertreibst (Ex 23, 27–31). – Auch die apokalyptische Vision der Verwüstung einer blühenden Landschaft, wie sie Jesaja heraufbeschworen hatte, erinnert gespensterhaft an ein von Glossinen heimgesuchtes Gebiet (Jes 7, 17–24).

Mittelalter

20 Ch. A. Julien, Histoire de l'Afrique noire, Paris 1940, S. 31.

21 Den Niger, den die Eingeborenen als den »Fluß der Flüsse« verehren, bezeichneten die Araber mit dem gleichen Namen, dem sie auch ihrem anderen Schicksalsstrom, dem Nil, verliehen hatten: »bahr«, was sowohl »Meer« als auch »Strom« bedeutet. Daher kann man auf alten Landkarten den Niger oft noch unter dem Namen Nil antreffen.

22 Julien, S. 32. Damals erstreckte sich die schwarze Bevölkerung fast bis zum Adrar, etwa 400 Kilomter nördlich des Nigerbogens. Entsprechend der nördlichen Grenze der Savannenzone, die damals fast 500 Kilomter nördlich von der heutigen verlief, erstreckte sich auch das Tsetseareal in ein Gebiet, das infolge der progressvien Austrocknung und Versteppung des westlichen Sudan heute zur Wüste geworden ist und somit für die Glossinen keine Lebensbedingungen mehr bietet.

23 Julien, S. 32. Sonst nannte man den Fürst von »Wagadu« auch noch »Kaya Maghan«, was soviel bedeutete wie »König des Goldes«. Nicht nur die Füsten von Tekrur, Manding und Sonrrhai waren ihm untertan, sondern sogar die Berber der Stadt Audoghast.

24 Musa ibn Naßair hatte zwischen 704 und 709 Nordafrika bis an den Atlantischen Ozean erobert, 711 seinen Unterführer Tarik nach Spanien geschickt, ihn dann aber aus Neid in seinem Siegeslauf gehemmt, um selbst die Eroberung des Westgotenreiches zu beenden. Musas plötzlicher Reichtum, den er nicht zuletzt dem Goldhandel mit dem westafrikanischen Negerstaat zu verdanken hatte, war schuld daran, daß er der Unterschlagung bezichtigt und 713 abberufen wurde.

25 Julien, S. 32. Yaqût, ein arabischer Geograph des 12. Jahrhunderts, schrieb über Koumbi: »Ghana ist eine große Stadt an der südlichen Genze des Maghrib (Nordafrikas) gelegen. Sie bildet den Treffpunkt der Händler, die von dort wieder in die Wüste eindringen, um in jene Gebiete zu gelangen, von wo der Goldstaub herkommt. Wenn Ghana nicht existierte, wären diese Gebiete nicht zu erreichen.«

26 Julien, S. 36.

27 »Salz ist die Seele der Wüste.« Dieses arabische Sprichwort kennzeichnet den Wert eines Rohstoffes, der für die Viehherden des Sudan-Gürtels am Südrand der Sahara seit dem Mittelalter unverzichtbar ist. (Julien, S. 33.)

28 Im Süden herrschte oft Salznot. Wenn dort von jemandem gesagt wurde: »Er ißt zu jeder Mahlzeit Salz«, so hieß das, er sei ungeheuer reich. (Julien, S. 33.)

29 »Flirrende Hitze während des Tages«, berichtet ein europäischer Mitreisender aus jüngster Zeit, »beißende Kälte in der Nacht, Sandstürme an windigen Tagen, harte Arbeit beim Auf- und Abladen der Kamele, und jeden Tag 12–14 Stunden Marsch ohne Rast über felsige Geröllhalden und endlose Dünenfelder.« (Karl Taubert, »Salzkarawanen der Tuareg – wie lange noch?«, 1980.)

30 Wenn man an den Bericht von Ibn Chaldun über das häufige Vorkommen von Schlafkrankheit im Bereiche von Timbuktu und an die von Frobenius wiedergegebenen Mossi-Sagen über Schlafkrankheitsepidemien bei Belagerungen denkt, so drängt sich bei den erwähnten Verlusten an Reit- und Lasttieren als auch an Menschen im Rahmen des transsaharischen Handels unwillkürlich der Verdacht an Trypanosomeninfektionen auf.

31 Im Jahre 1067 erwähnt El Bekri, der große Geograph aus Cordoba, daß es in der Stadt Ghana zwölf Moscheen gäbe, der König aber ein Heide sei und in einem Palast wohne, der »El Ghaba« (= »der Wald«, »das Gehölz«) hieße, da er von einem Hain umgeben sei, in dem sich die Idole seines Irrglaubens und die Gräber seiner Ahnen befänden. (Julien, S. 34.)

32 »Almoraviden« ist eine Verstümmelung des arabischen Wortes »Al Morabitin« (= »Insassen eines Klosters«). So nannten sich die Anhänger des im 11. Jh. unter den Berbern zwischen Senegal und Atlas missionierenden Glaubenseiferers Abdallah ibn Jaßin († 1058). Nach der Zerstörung Ghanas legten die Almoraviden Fes und Marakesch an und eroberten, als sie vom Emir von Sevilla um Hilfe gerufen wurden, das maurische Spanien.

33 Die Ruinen der einstigen Hauptstadt von Ghana, Koumbi, liegen in einer heute völlig saharischen Gegend etwa 350 km nördlich von Bamako, der heutigen Hauptstadt Malis. Koumbi konnte im 12. Jh. eine Bevölkerung von 30 000 Menschen beherbergen. Diese Bevölkerungszahl ist vergleichbar mit der mittelalterlicher Städte in Europa, die ebenfalls auf Handel und Handwerk gegründet waren; so schätzt man die Zahl der Bewohner von Paris im Jahre 1220 auf 120 000 (J. Maquet und H. Ganslmayr, Afrika. Die schwarzen Zivilisationen, München 1970, S. 359).

34 Alfred von Wangen, Sagen, Märchen und Spruchweisheiten aus Schwarzafrika, Leipzig 1919, S. 68. Die Legende erinnert übrigens sowohl an die Theseus-Minotauros-Sage als auch an den Kampf des Herakles mit der neunköpfigen Hydra und das Löwenabenteuer des Simson.

35 M. Hartmann, Sprichwörter und Redensarten der Araber, Breslau 1898.

36 Krömeke, Friedrich Wilhelm Adam Sertürner, Leipzig 1927, S. 29.

37 Bei den in Zusammenhang mit den sagenumwobenen Kupferflaschen erwähnten »el-Karkar« könnte es sich vielleicht um Gerger an den Goldküste Westafrikas handeln.

38 Die Erzählungen aus den 1001 Nächten, Nach dem arabischen Urtext der Calcuttaer Ausgabe aus dem Jahre 1830, Insel-Verlag, Wiesbaden 1953. Bd. IV. S. 221–222.

39 Die Erzählungen, S. 244–246.

40 H. Labouret, Histoires des Noires d'Afrique, Paris 1953, S. 19. Auch in der »Geschichte von der Messingstadt« wird von verängstigten schwarzen Höhlenbewohnern berichtet, auf die man während des Rückweges stößt, und die lebhaft an die »Bambaras« erinnern, die z. T. heute noch unter ähnlichen Bedingungen hausen.

41 Labouret, S. 20. Diese Legende, die heute dem gebildeten Moslem als Gleichnis für das tragische Schicksal von Menschen gilt, die mit dem Gang der Welt nicht Schritt halten können, kommt in etwas abgewandelter Form auch am Senegal bei den »Bambara« vor, deren Vorfahren laut mythologischer Berichte einst in jenen unterirdischen Höhlendörfern lebten, die Jaqût erwähnt und von denen auch heute noch vielerorts Überreste erhalten sind. Bemerkenswert an der »Siebenschläferlegende der Bambara« ist zunächst, daß die Höhlenbewohner durch den Zauber eines bösen Windes in Schlaf versenkt wurden. Neben der Verzauberung, an die man als Ursache für das Zustandekommen der Schlafsucht auch bei anderen Negerstämmen glaubte, ist noch besonders zu beachten, daß in der Legende der Schlafzustand mit denselben Worten gekennzeichnet wird, den die Bambara am Senegal für die Bezeichnung der so gefürchteten Schlafkrankheit benutzten: »Suna dimi«, und »Suna bana«. (v. Wangen, S. 75.)

42 Auch heute noch, wie im Mittelalter, ist der Niger durch seine Verkehrsfunktion die Lebensader Malis. Wenn Städte wie Djenné, Timbuktu und Gao im Mittelalter und Spätmittelalter zu bedeutenden Kultur- und Handelszentren mächtiger westafrikanischer Staaten erblühten, dann vor allem aufgrund des pulsierenden Verkehrs auf dem Strom. In den kunstvoll gezimmerten schlanken Niger-Pirogen wurden Gold und Elfenbein nach Norden transportiert und für den Transsaharahandel umgeschlagen, während in der Gegenrichtung Salz aus der Sahara, Spezereien und verschiedene Handelswaren aus Nordafrika bzw. Europa ihren Weg nach Süden nahmen.

43 Julien, S. 35. Er führte ein Heer von mehr als 500 Rittern und zahlreichen Sklaven mit sich, eine Herde von Kamelen und Ochsen und vierzig mit Gold beladene Maultiere. Der arabische Historiker Mahmud Kati berichtet, daß die Karawane von Gao am Niger über Agades und Bilma durch die Landschaft Borku südlich des Tibestigebirges, am Ennedigebirge entlang nach Omdurman am Nil zog. Heute liegt diese ganze Straße in der Wüste und ist für Reiter nicht mehr benutzbar. Auch wäre es unmöglich, auf diesem Weg Maultiere und Ochsen, die am Ende jeder Teilstrecke getränkt werden müssen, als Lasttiere mitzuführen. Es gibt dort weder Wasser noch Weide. Die Wüste ist in dem seit damals verstrichenen Zeitraum um mindestens 500 km nach Süden vorgestoßen.

44 Noch zwölf Jahre später berichtet El Omari, daß das Gold nicht wieder auf seinen alten Kurs gestiegen sei und daß die Bevölkerung immer noch vom Ruhm Mansa Mussas sang. Der Ruf Malis verbreitete sich durch Kankan Mussas Pilgerfahrt weiterhin, und zahlreiche ägyptische Händler kamen in den folgenden Jahren in den westlichen Sudan. Auch auf europäischen Landkarten des 14. Jahrhunderts erschien der Name Mali – so fünf Jahre nach dem Tode Kankan Mussas, 1337 in der Mappa mundi des Angelino Dulcert von Mallorca – und auf dem katalanischen Atlas Karls V. von Frankreich (1375). Dort ist ein auf einem Thron sitzender Fürst abgebildet, der ein Zepter und einen Goldklumpen in den Händen hält, mit der Beischrift: »Dieser Negerfürst wird genannt Mussa Mali, Herr der Neger von Guinea.«

45 Julien, S. 36. Labouret, S. 24. Es wird angenommen, daß sich die Wüstenregion der Sahara fast jährlich um etwa einen Kilometer nach Süden ausbreitet. Daraus erklärt sich auch, daß z. B. Timbuktu, eine Stadt, die einst unmittelbar am Nigerbogen gelegen und von einer paradiesischen Gartenlandschaft umgeben war, heute (zumal auch der Niger seinen Lauf geändert hat) in einer trostlosen Wüstenregion liegt. – »Nichts als ein Haufen schlechtgebauter Lehmhütten; nach allen Richtungen hin eine endlose Fläche Flugsand … Eine un-

aussprechliche Traurigkeit in der Natur, Totenstille, keine einzige Vogelstimme ...«, notierte René Caillié (1799–1838), der als Beduine verkleidet unerkannt 1828 die geheimnisumwobene Stätte aufsuchte. (»Journal d'un voyage à Tomboctou et à Jenné.«)

46 Julien, S. 38. Labouret, S. 25. Das Malireich, das etwa den Umfang von Westeuropa erlangt hatte, dehnte sich vom Atlantik bis an die großen saharischen Salzlager im Norden hin, und über Timbuktu nach Osten, am Ufer des Niger entlang, bis nach Gao, das etwa 400 km südöstlich von Timbuktu liegt und damals Hauptstadt der »Sonrrhai« war, eines »Fischervolkes am großen Strom«. In jeder Stadt und Oase regierten die Statthalter des Sultans, die das Rechtswesen pflegten, Steuern einzogen und zugleich auch mit bewaffneten Reiterscharen die Sicherheit der Straßen garantierten«, schrieb Ibn Battuta (1304–1377), der 1352 bis Timbuktu gekommen war.

47 Julien, S. 40. »In Timbuktu«, schrieb Leo Africanus, der Anfang des 16. Jahrhunderts den Sudan bereist hat, »gibt es viele Richter, Ärzte und Theologen, und gelehrte Bücher sind so begehrt, daß man mit dem Buchhandel dort größeren Reichtum anhäufen kann als mit dem Verkauf jeder anderen Ware.« Und Barth berichtet von einem Thronanwärter im 16. Jh. (Mahmud Bankori), der »zu Gunsten eines ungestörten Studiums der in Timbuktu angehäuften Bücherschätze auf Ruhm und Thron verzichtete«.

48 Julien, S. 41.

49 ed. De Slane I, 297; Cairoer Ausgabe Bd. VI, 202; übersetzt in De Slane, Histoire des berbères II, 115; Rals Beiträge zur Geschichte und Geographie des Sudan, ZDMG. IX 1855, S. 562, Anm. 19.

50 C. H. Becker, Ältester geschichtlicher Beleg für die afrikanische Schlafkrankheit, Der Islam I. (1910), S. 197.

51 Die Staaten der Schwarzen haben keine geschriebene Geschichte, es bestand aber, wie Frobenius berichtet, bis jüngst eine außerordentlich genaue Genealogie der Herrscher im Gedächtnis der Menschen. Daraus kann man die Gründung dieser Reiche im Mittelalter und auch den Erwerb bzw. Verlust einzelner Provinzen erkennen.

52 Leo Frobenius, Dichten und Denken im Sudan, Jena 1925, S. 258/9. Der in Westafrika »grassierende Aberglaube«, wonach bestimmte Menschen, ja sogar ganze Völkerstämme, über dämonische Kräfte verfügen, mit deren Hilfe sie dann andere Menschen verzaubern und krank machen können, war auch bei uns weit verbreitet.

53 Leo Frobenius, S. 265. Auch Julien berichtet über eine ähnliche Belagerungsseuche: »Das Fürstentum Gao, welches zunächst ein Vasallenstaat des Großreiches Ghana und danach des Großreiches Mali war, wurde unter dem Sonrrhai-Fürsten Ali-Ber, der von 1465 bis 1492 regierte und auch ›Ali der Große‹ genannt wird, zu einer westsudanesischen Großmacht: dem Königreich Sonrrhai oder Song(h)ai. Nachdem Ali-Ber die Länder am Mittellauf des Niger erobert und die Tuareg aus Timbuktu vertrieben hatte, gelang es ihm, die große Stadt Djenne, wie die Überlieferung berichtet, erst nach einer Belagerung von sieben Jahren und sieben Tagen einzunehmen, wobei ihm eine seuchenschwangere Wolke zu Hilfe kam, die sich über der Stadt niederließ und viele der Eingeschlossenen in einen tödlichen Schlaf versenkte.« (Julien, S. 63.)

54 Der Ursprung der Fulbe ist ungewiß. Vielleicht sind sie Abkömmlinge der vorgeschichtlichen Rinderzüchter, die vor etwa 8000 Jahren im Saharagebiet von Tassili, westlich von Ägypten, südlich von Benghasi nicht nur zahllose Rinderzeichnungen auf den Felswänden hinterlassen hatten, sondern auch Malereien von Frauen, die mit ihrem nichtnegroiden Profil samt Kopfputz an die heutigen Fulbefrauen erinnern.

Neuzeit

55 Bereits zu Salomons und König Hirams Zeiten war den Phöniziern (also den Vorgängern der Griechen im Mittelmeerhandel) der Weg nach Westafrika bekannt. Die »Tarschisch«-Schiffe brachten nach den Angaben des Alten Testamentes, drei Jahre nach ihrer Ausfahrt, Silber aus »Tarschisch« und Gold aus »Ufa« mit. Ufa scheint die Goldküste gewesen zu sein. Schon der Orientalist Julius Fürst (1805–1873) hat in seinem »Librorum Sacrorum Veteris Testamenti Concordantiae Hebraica atque Chaldaicae« (1840)

das in Jeremias X,9 und Daniel X,5 vorkommende Wort »Ufa« sinngemäß mit »Küste des Goldes« (= Goldküste) übersetzt.

56 Das war der erste Schlag gegen das Gewürzmonopol Venedigs. Bis dahin brachten lange Reihen hintereinander trottender Kamele Kupfer und Salz aus dem Norden nach Timbuktu und holten von dort im Austausch Gold und Malagettapfeffer.

57 Leo Frobenius, Kulturgeschichte Afrikas, Berlin/Darmstadt/Wien 1954, S. 13. Die eigentliche Intensivierung des Sklavenhandels konnte aber erst erfolgen, nachdem es den europäischen Kolonialmächten gelungen war, einige Fürsten von den an der südafrikanischen Küste liegenden Negerstädten zur Kollaboration zu verleiten, indem sie bei ihnen zunächst das brennende Interesse an bestimmten prestigefördernden Waren, wie z. B. Musketen, kleinere Kanonen, Schießpulver etc. weckten, wofür diese dann bereit waren, den Teufelspakt mit den Europäern zu schließen.

58 Th. F. Buxton, The African Slave Trade and its Remedy, London 1845, zitiert bei: W. Sombart, Der moderne Kapitalismus, 6. Aufl., München/Leipzig 1924, Bd. I, S. 702. Von den 400 000 Objekten des christlichen Sklavenhandels gingen 280 000 während des Transportes und des ersten Jahres der Sklaverei zugrunde, so daß 120 000 Sklaven schließlich blieben. Zu den Opfern der Überfahrt gehörten zweifellos auch zahlreiche Schlafkranke.

59 Marquet u. Ganslmayr (wie Anm. 33), S. 378.

60 Heinrich Heine, Das Sklavenschiff, in: Sämtliche Werke in vier Bänden, München 1969, S. 604 ff.

61 P. Manteufel u. M. Taute, Trypanosen des Menschen, in: Kolle, Kraus, Uhlenhut, S. 1139. Der englische Arzt Winterbottom beobachtete die gleiche Krankheit um 1800 ebenfalls an der afrikanischen Westküste und gab in einer 1803 erschienenen Arbeit eine unzweideutige Schilderung des Krankheitsbildes, in der er schon auf das »charakteristische Vorkommen von vergrößerten Nackendrüsen« hinweist und hinzufügt, daß dieses frühe Krankheitszeichen schon lange den arabischen Sklavenhändlern wohlbekannt war und sie vom Ankauf solcher Negersklaven abhielt. (Manteufel u. Taute, S. 1139 u. 1140.)

62 E. Martini, Wege der Seuchen, Stuttgart 1955, S. 101. Auch die neueren epidemiologischen Erfahrungen lassen erkennen, daß in den unruhigen, von Bürgerkriegen zerrütteten westafrikanischen Staaten (Nigerien, Kongo Angola) die Tsetsefliegen in immer neue Gebiete vordringen und dabei immer mehr Menschen und Haustiere infizieren konnten.

63 G. W. F. Hegel, Vorlesungen über die Philosophie der Geschichte. Einleitung. Geographische Grundlagen der Weltgeschichte (Afrika), Frankfurt/Main 1970, S. 129.

64 Als Bonaparte über Ägypten nach Indien vorstoßen wollte, um dort die Macht Englands in ihren Wurzeln zu erschüttern, erkannten die Briten, welche Bedeutung für sie die Sicherung des Seeweges nach Indien hatte. Die Proklamierung Hollands zur »Batavischen Republik« (1795) diente ihnen als willkommener Anlaß, Kapstadt umgehend zu besetzen, um einer französischen Invasion vorzubeugen.

65 Der Name »Kaffern« stammt aus dem Arabischen und bedeutet »Ungläubige«. Mit ihm wurde die eingeborene Bevölkerung der Südafrikanischen Union und von Mosambique benannt. Die Kaffern werden zu den Bantunegern gerechnet, zeigen aber in Rasse und Kultur starke hamitische Einflüsse.

66 Wenzelburger, Geschichte der Buren, Leipzig 1903, S. 8 ff.

67 Im nördlichen Transvaal herrschte die Nagana noch bis um die Jahrhundertwende, von wo sie dann durch das Fortschreiten der Agrikultur und durch die große Rinderpestepidemie der neunziger Jahre des vorigen Jahrhunderts, der das Gras des Großwildes (Antilopen, Wasserböcke, Buschböcke, Gnus und Büffel) zum Opfer fiel, gleichzeitig mit der Tsetsefliege verschwand.

68 David Livingstone (1813–75), der 1840 als Missionar nach Kapland kam, drang 1851 bis zum oberen Sambesi vor und durchquerte von 1853 bis 1856 ganz Südafrika von Sambesi bis Loanda, wobei er die Nagana zur Genüge kennenlernte.

69 Die ersten Nachrichten von Livingstone über die Tsetse (die er namentlich am Mababi

im Lande der östlichen Buschmänner in großer Menge beobachtete) erschienen im »Journal of the royal geographica society of London« XXII, 164 (1852). Ganz unabhängig von Livingstone fand und beschrieb Graf D'Escayrac de Lauture das Insekt in seinem Werk »Le désert et le Soudan«, das 1854 veröffentlicht und lange danach in einer deutschen Bearbeitung herausgegeben wurde (»Die afrikanische Wüste und das Land der Schwarzen am oberen Nil«, Leipzig 1857). Hier die betreffende Stelle: »Etwa unter dem zehnten Breitengrade, am Weißen Nil, schwärmt eine Stechfliege umher, welche im Sennari als ›Yohara‹ bezeichnet wird. Ihr Stich ist tödlich für das Vieh, für den Menschen aber nicht, dennoch verursacht er dem letztern große Schmerzen. Dieses Insekt hat unter den Arabern im Sudan mehr Wanderzüge und Aufenthaltswechsel hervorgebracht als alle Kriege. Bei den Gallas heißt es ›Tseu‹ (›Tsetsch‹) nach einem Wort, das, wie man mir sagte, stechen bedeutet. So viel ich vernommen, giebt es von dieser Stechfliege zwei Arten; die eine hat die Größe einer gewöhnlichen Fliege, ist roth und gelb und weit gefährlicher als die größere Art, die braun und länger als eine Wespe sein soll. Beide haben einen Saugrüssel wie die Mücken. Während der Sommerzeit halten sie sich auf den Bäumen auf und fallen in Schwärmen auf das Vieh, das ihren giftigen Stichen bald erliegt.«

70 Gleich vielen anderen Forschungsreisenden der damaligen Zeit war auch Livingstone der Ansicht, daß er im Sambesi endlich eine Nilquelle entdeckt habe und verfolgte den Lauf des großen Flusses, bis dieser den Bangueolo- oder Bamba-See erreichte. In den folgenden drei Jahren stellte Livingstone fest, daß der Fluß den Bangueolo unter dem Namen Luapula wieder verläßt, nordwärts in den Moeru-See fließt und an dessen Nordrand als Lualaba wieder herauskommt. Aus dieser unentwegt eingehaltenen nördlichen Richtung meinte Livingstone schließen zu dürfen, daß es sich bei jenem Fluß um den Nil handle.

71 Am 7. Januar 1869 berichtet er über Halluzinationen: »Ich kann nicht gehen … entsetzliche Schwäche. Die Gedanken fliegen mit ungeheuerlicher Eile und Lebhaftigkeit durch das Gehirn, zwei, drei kreuzen und überstürzen sich zur gleichen Zeit. Blicke ich auf ein Stück Holz (Zeltpfahl), so scheint dessen Rinde bedeckt mit Figuren und Menschengesichtern, die auch bleiben, wenn ich mich abwende; blicke ich wieder nach derselben Stelle, so sehe ich sie erneut. Ich sah mich auf dem Wege nach Udschidschi tot liegen und wußte, daß alle Briefe, die ich dort erwartete, nun nutzlos waren.«

72 Die geretteten Tagebücher und Karten von seinen letzten achtjährigen Reisen wurden von Horace Waller unter dem Titel »The last journals of David Livingstone in Central-Afrika from 1865 to his death« (1874, 2 Bde.) herausgegeben. Im 3. Kapitel des 2. Bandes bemerkt Waller: »Indem wir seine enggeschriebenen Taschenbücher durchblättern, finden wir manche kleine Andenken an seine Reisen, so z. B. einige Tsetse-Fliegen …«

73 Sie füllten Livingstones Körper, der so grausam zusammengeschrumpft war, daß er nur noch aus Haut und Knochen bestand, mit Salz aus und ließen ihn in den Ästen eines großen Baumes vierzehn Tage lang in der Sonne austrocknen. Das Herz aber begruben sie unter der Wurzel eben dieses Baumes.

Mikrobiologische Ära

74 Diese Protozoen verdanken ihren Namen ihrer zugespitzten Körperform. Die Bezeichnung »Trypanosoma« ist nämlich aus zwei griechischen Worten zusammengesetzt: »Trypanon« = Bohrer und »Soma« = Leib. Zum ersten Mal wurden Trypanosomen 1843 von dem deutschen Arzt Gruby beschrieben, dem es gelang, aus dem Blut von Fröschen fischähnliche Gebilde nachzuweisen. Nicht sämtliche Trypanosomen sind pathogen; es gibt eine ganze Reihe von harmlosen, und zu diesen gehörten auch die von Gruby beschriebenen Gebilde.

75 Paul de Kruif, Mikrobenjäger, Zürich – Leipzig 1927, S. 242ff. G. Olpp, Hervorragende Tropenärzte, München 1932, S. 52ff. Diese ausgedehnten ätiologischen und experimentellen Arbeiten von Bruce bildeten die Grundlage für das ganze Studium der pathogenen Trypanosomen. Durch Bruce kamen die ersten pathogenen Trypanosomen in die Labo-

ratorien Europas und Amerikas und gaben die Veranlassung zu zahlreichen Experimenten, die unsere Erkenntnisse wesentlich bereichert haben.

76 Bertrand Russell, Freiheit und Organisation, Berlin 1948, S. 647. – Ähnlich hatte sich einst auch Kant geäußert: »Vergleicht man hiermit das inhospitale Betragen der gesitteten, vornehmlich handeltreibenden Staaten unseres Welttheils, so geht die Ungerechtigkeit, die sie im Besuche fremder Länder und Völker (welches ihnen mit dem Erobern derselben für einerley gilt) beweisen, bis zum Erschrecken weit. Amerika, die Negerländer, die Gewürzinseln, das Kap etc. waren bey ihrer Entdeckung, für sie Länder, die keinem angehörten; denn die Einwohner rechneten sie für nichts.« Immanuel Kant, Zum ewigen Frieden, ein philosophischer Entwurf. Königsberg 1795.

77 Zitiert nach: E. D. Morel, »Red Rubber«, London 1906, S. 151.

78 Russel (wie Anm. 76), S. 470–471.

79 Dieses grausame Verstümmelungsverfahren, bei dem jeweils eine Hand, mitunter auch noch ein Bein abgehackt wurden, hatte Tradition. Man denke bloß an den Negersklaven, den Voltaires Candide in Surinam traf und dem die rechte Hand und das linke Bein fehlten. Seine Erklärung: »Wir arbeiten in den Zuckerraffinerien, und wenn uns das Mühlrad einen Finger abreißt, so schneidet man uns die ganze Hand ab. Machen wir einen Fluchtversuch, hackt man uns ein Bein ab. Das ist der Preis, um den ihr Europäer Zucker eßt!« Voltaire, Candide oder der Optimismus, 19. Kap.

80 Russel, S. 471. Sir H. H. Johnston, The Colonisation of Africa, Cambridge Historial Series, S. 352. 1904 wurde der »Congo-Report« von Roger Casement veröffentlicht, das Resultat einer Untersuchung, die dieser Ire, damals britischer Konsul im Kongo-Freistaat, auf Verlangen des Foreign Office vorgenommen hatte. Der Bericht, der furchtbare Grausamkeiten enthüllte, schreckte die Welt auf. So zitiert er z. B. aus den Tagebuchaufzeichnungen »eines Beamten der Regierung«: »Jedesmal, wenn der Unteroffizier fortgeht, um Gummi einzutreiben, wird er mit Patronen versehen. Die unbenutzten muß er alle wieder abgeben, und für jede abgeschossene hat er eine rechte Hand mitzubringen. M. P. hat mir erzählt, daß sie gelegentlich auf der Jagd eine Patrone auf ein Tier abfeuern; danach hacken sie einem lebenden Menschen die Hand ab. Um mir eine Idee davon zu geben, wie weit das geht, erzählte er mir, daß in sechs Monaten am Mamboyo-Fluß vom Staat 6000 Patronen verbraucht worden seien, das heißt also, daß 6000 Menschen entweder ermordet oder verstümmelt wurden.« Zugleich deutet der Konsul darauf hin, daß tausend Morde und Verstümmelungen im Monat eine beträchtliche Zahl für einen Bezirk darstellen, der so klein ist wie die Konzession am Mamboyo-Fluß, und ohne ein Wort darüber zu verlieren, weist er darauf durch die Reproduktion einer Karte des riesigen Kongo-Staates hin, auf der für etwas so Winziges wie jenen Fluß nicht einmal Platz ist. Damit will er sagen: »Wenn schon in diesem kleinen Winkel monatlich tausend Menschen umkommen, wie viele müssen es dann in dem ganzen enormen Staate sein!« (Zitiert nach: Rolf Italiander, König Leopolds Kongo, Dokumente und Pamphlete von Mark Twain, Edmund D. Morel, Roger Casement, München 1964, S. 37 f.)

81 Russell, S. 471–472.

82 Zitiert nach Morel, S. 54. Russel, S. 472.

83 Morel (wie Anm. 77), S. 355.

84 Nur wenn man diese Greuel kennt, begreift man, warum Mark Twain, der 1904 die blutige Satire »King Leopold's Soliloquy« (»König Leopold's Selbstgespräch«) herausgab, für diesen Herrscher, den er mehr haßte als irgendeinen seiner Zeitgenossen, folgende Grabinschrift entworfen hat: »Hier unter diesem vergoldeten Grabmal verfault die Leiche eines Mannes, dessen Name so unerträglich stinkt, daß dieser Gestank in ferner Zukunft die Nasen der Menschen auch dann noch beleidigen wird, wenn alle Cäsars, Washingtons und Napoleons längst nicht mehr gepriesen oder verurteilt werden, wenn sie schon lange in Vergessenheit geraten sind – die Leiche Leopolds von Belgien.« (Italiander, S. 16. Esward Wagenknecht, Mark Twain, the Man and his Work, Oklahoma 1935.)

85 Als Leopold II. eines Tages mit dem Bischof einer Missionsstation ein Gespräch über die Mißbräuche führte, deren seine Verwaltung beschuldigt wurde, sagte er: »Zweifellos ist

das alles bedauerlich, Monsignore, sehr bedauerlich sogar, aber man kann kein großes Werk vollbringen, ohne auch Böses zu tun. Wenn man eine Kathedrale erbaut, gibt es auch während der Bauzeit viele bedauerliche Vorfälle. Ungerechtigkeiten, Unfälle, Unstimmigkeiten und gelegentliche wilde Kämpfe lassen sich nicht vermeiden. Man wird Beschimpfungen und Flüche hören, aber am Ende steht dann doch das Werk – zum Ruhme Gottes und zur Errettung der Seelen. Genau so ist es im Kongo.« (Italiander, S. 270.) Wilhelm II. nannte den belgischen König: »Satan und Mammon in einem«; und ein anderes Mal notierte der letzte deutsche Kaiser: »Rhodes sagte nach seiner Audienz bei Leopold II: ›Ich sprach zu Satan!‹« (op. cit., S. 10.)

86 Russel, S. 473ff. E. D. Morel, »The Black Man's Burden« (1920), S. 147. Diese Vermutungen Morels wurden durch André Gide bestätigt, der von Juli 1925 bis zum Februar 1926 eine Reise durch Französisch-Äquatorialafrika unternommen hatte und dessen Reisetagebuch (»Voyage au Congo«, Paris 1927) eine leidenschaftliche Anklage gegen den Kolonialismus ist.

87 Unter dem Eindruck der Judenprogrome in Rußland und des französischen Antisemitismus während des Dreyfus-Prozesses kam der Wiener Journalist Theodor Herzel zu der Überzeugung, daß die Judenfrage nicht durch Assimilation der Juden gelöst werden könne, sondern nur durch Gründung eines jüdischen Staates in Palästina. Damit rief er die zionistische Bewegung ins Leben, deren Ziele jedoch von der Pforte abgelehnt wurden. Palästina gehörte nämlich damals noch zum Osmanischen Reich. Nach dieser Ablehnung machten die Briten ihr Uganda-Angebot, das von den Zionisten abgelehnt wurde.

88 A. Castellani, On the Discovery of species of trypanosoma in the cerebrospinal fluid of cases of sleeping sickness, Dated Entebbe, 5. April. Proc. of the Royal Soc. 14. Mai 1903, Bd. 81.

89 Ähnlich wie bei der Diphtherie und anderen Infektionskrankheiten konnte man auch bei der Schlafkrankheit erst nach der Entdeckung des Erregers eindeutig nachweisen, daß es sich bei verschiedenen Krankheitsformen, die man früher für selbständige Leiden hielt, nur um unterschiedliche Phasen ein und derselben Krankheit handelt.

90 Robert Koch schreibt in seinem Schlafkrankheitsbericht über Castellani's Feststellung: »Dieser Befund, obwohl bedeutsam erscheinend, konnte an sich noch keine Klarheit über das Wesen der Schlafkrankheit bringen. Erst dem von der Royal Society im April 1903 nach Uganda ausgeschickten Dr. Bruce war es beschieden, die Ätiologie der Schlafkrankheit vollkommen aufzuklären. Bruce hatte früher in Südafrika nachgewiesen, daß die Ursache der Tsetsekrankheit der Haustiere das nach ihm benannte Trypanosoma brucei ist und daß dieser Parasit durch die Stechfliege Glossina morsitans von den kranken auf gesunde Tiere übertragen wird.« (R. Koch, Bericht über die Tätigkeit der zur Erforschung der Schlafkrankheit im Jahre 1906/07 nach Ostafrika entsandten Kommission, Berlin 1909, S. 2.)

91 Aus leicht verständlichen Gründen hütete man sich, die zu Aufständen neigenden Eingeborenen allgemein mit Schießwaffen auszurüsten.

92 Reports of the Sleeping sickness Commission of the Royal Society. Nr. 1, Aug. 1903.

93 H. W. Thomas and A. Breinl, Report on trypanosomes trypasomiasis and sleeping sickness, Liverpool Scool of trop. Med. Memoir 16, 1905. Bereits 1902 teilte der französische Tropenmediziner Laveran mit, daß nach der Einspritzung von Natrium arsenicosum Nagana-Trypanosomen aus dem Blut künstlich infizierter Mäuse, Ratten und Hunde vorübergehend verschwanden. Nach drei bis vier Tagen erfolgten Rezidive, die durch Wiederholung der Injektion bekämpft werden konnten.

94 Friedrich Karl Kleine, Ein deutscher Tropenarzt, Hannover 1949, S. 40.

95 »Diese Inseln«, schrieb später Kleine, glichen in ihrer Fruchtbarkeit einem Paradies. Garten grenzte an Garten, überall wuchsen Kaffeebäume, Zitronen, Bananen. In dieser herrlichen Landschaft führten 35 000 Eingeborene ein ruhiges und friedliches Dasein bis zur Einschleppung der Seuche. Die Fischer beim Fischen, die Frauen beim Sammeln von Feuerholz, die Kindern beim Angeln wurden von den blutdürstigen Insekten gestochen

und erkrankten. Bei unserer Ankunft waren bereits 20 000 Eingeborene ihrem qualvollen Leiden erlegen.« (Kleine, S. 41 f.)

96 Robert Koch, Über meine Schlafkrankheits-Expedition, Vortrag gehalten in der Abteilung Berlin-Charlottenburg der deutschen Kolonialgesellschaft, Berlin 1908, S. 40–42.

97 Sehr eindrucksvoll ist Kochs Schilderung des klinischen Bildes: »Wenn ein Mensch von einer infektiösen Fliege gestochen wird, dann bricht die Krankheit nicht sofort aus, sondern erst nach Wochen oder Monaten und mitunter selbst erst nach Jahren. Das Erste, was bei solchen Kranken auffällt, sind Anschwellungen der Lymphdrüsen, besonders im Nacken. Wenn die Krankheit weitere Fortschritte macht, dann stellt sich lähmungsartige Schwäche in den Beinen ein, die Kranken können dann nicht mehr gehen, ja nicht einmal stehen. Bei manchen zeigt sich eine große Aufregung; dann laufen sie zwecklos umher, rennen ins Wasser oder in den Wald und kommen nicht zurück. Manche verfallen in Tobsucht und richten dabei viel Unheil an. Um sich dagegen zu schützen, legen ihre Angehörigen ihnen die sogenannte Sklavengabel an. Das ist ein dicker schwerer Baumast, dessen eines Ende sich gabelt. Diese Gabel wird dem Kranken von vorn her um den Hals gelegt und hinten geschlossen. So muß der Kranke ständig diesen schweren Klotz mit sich herumschleppen und wird durch ihn an schnellen und heftigen Bewegungen gehindert. Zur größeren Sicherheit wird er noch an Baststricken geführt. Zur Zeit der Sklavenmärkte wurden die Sklaven in dieser Weise gefesselt nach der Küste gebracht.« (Koch, S. 39f.)

98 Koch, S. 39f.

99 Robert Koch, Schlußbericht über die Tätigkeit der Deutschen Expedition zur Erforschung der Schlafkrankheit, in: Deutsche Med. Wochenschr. 33 (1907), S. 1894. Als scharfer Beobachter kam Koch bereits bei seiner Überfahrt zur Insel Sese zu dieser Erkenntnis: »52 junge kräftige Männer, welche als Ruderer die Fahrt von Entebbe nach Sese gemacht und dabei fast ununterbrochen 12$^{1}/_{2}$ Stunden gerudert hatten, wurden untersucht. Sie selbst hielten sich für gesund, und jeder hätte sie in Anbetracht ihrer körperlichen Leistungen auch für gesund gehalten. Bei elf wurden mehr oder weniger vergrößerte Lymphdrüsen am Halse gefunden. Bei einer einmaligen Blutuntersuchung stellte sich heraus, daß sieben Trypanosomen im Blute hatten, und zwar fünf mit vergrößerten Lymphdrüsen und zwei mit normalen Drüsen. Nach unseren Erfahrungen werden bei einer einmaligen Blutuntersuchung etwa 50% der Trypanosomenträger gefunden, und es ist anzunehmen, daß bei wiederholten Untersuchungen auch in diesem Falle die doppelte Zahl gefunden sein würde, mithin zehn Leute mit Trypanosomen im Blute bei vergrößerten Lymphdrüsen und vier Trypanosomenträger mit normalen Lymphdrüsen ... Derartige Leute kommen gar nicht selten vor, und es würde deswegen verkehrt sein, die Bekämpfung der Schlafkrankheit, wie vorgeschlagen ist, ausschließlich auf den Befund der vergrößerten Lymphdrüsen zu begründen.« (Koch, op. cit., S. 1894.)

100 Kleine, S. 56. »Bei diesem Bestreben« – schrieb Kleine – »das Atoxyl zu verbessern, machte Ehrlich die bedeutende Erfindung des Salvarsans. Er suchte ein Mittel gegen Schlafkrankheit und fand das Spezifikum gegen Syphilis. Damals hielt man unter Schaudinns Einfluß Trypanosomen und Spirochäten für ganz nahe verwandte Parasiten. Ehrlich experimentierte z. T. an Mäusen, die mit Trypanosomen infiziert waren. Kein Wunder, daß er das bei tierischer Trypanosomiasis nicht unwirksame Arsen-Präparat auch bei Lues prüfen ließ. Das Resultat wurde ein Weltereignis.« (Ebenda.)

101 Robert Koch, Schlußbericht über die Tätigkeit der Expedition zur Erforschung der Schlafkrankheit, Deutsche medizinische Wochenschrift 33 (1907), S. 1892.

102 Koch, S. 42.

103 Der Flug der Glossinen ist lautlos und schnell, so daß sie während des Fluges nicht gehört und nicht gesehen werden. Man erkennt sie erst, wenn sie sich gesetzt haben, wobei sie dunkle Stellen bevorzugen. Sie wechseln beständig ihre Sitzplätze und sind nicht leicht zu fangen. Auch Boote auf dem Wasser in der Nähe des Ufers werden von den Fliegen belästigt, die sich nur schwer verscheuchen lassen. Auf diese Weise können sie leicht in Gegenden verschleppt werden, die sonst frei von ihnen sind. Die Glossina pal-

palis fliegt und sticht in den Vor- und frühen Nachmittagsstunden nur bei Sonnenschein, nachts und an Regentagen verläßt sie das Buschwerk nicht. In die Wohnräume folgt sie dem Menschen in der Regel nicht.

104 Koch, S. 42–45.

105 Koch, S. 38f.

106 Robert Koch, der 1905 auf Einladung des Gouvernements von Deutsch-Ostafrika nach Bekämpfungsmöglichkeiten des in der Kolonie verbreiteten Küstenfiebers suchen sollte, hat sich während seines dortigen Aufenthaltes auch schon mit dem Problem der Schlafkrankheit beschäftigt. Als er nach seiner Rückkehr von dem Vorstand der Berliner Medizinischen Gesellschaft aufgefordert wurde, über die von ihm in Afrika gemachten Beobachtungen und Erfahrungen zu sprechen, wählte er ausgerechnet das Thema »Über die Trypanosomenkrankheiten«. Auf dieser Reise hatte Koch bei Untersuchungen von Tsetsefliegen in der völlig blutfreien Flüssigkeit der Stechrüssel bisweilen massenhaft Trypanosomen gefunden. Im Darm dieser Fliegen dagegen waren Trypanosomen verschiedener Größe und Morphologie zu sehen, die auf einen Entwicklungsgang der Parasiten in dem Insekt hinwiesen. Um den experimentellen Beweis hierfür zu erbringen, hatte bereits damals Koch den Beschluß gefaßt, mit gezüchteten Fliegen zweckentsprechende Versuche anzustellen. (Deutsche medizinische Wochenschrift 30 [1904], S. 1709. Kleine, S. 39.)

107 Zu Ehrlichs Mitarbeitern, die die Wirkung verschiedener Atoxyl-Derivate im Tierversuch prüften, gehörte damals auch der junge Arzt Dr. Wilhelm Roehl. 1907 berichtete er zusammen mit Franke und Browning (in der Berlin Klin. Wschr.) über das Phänomen der Arsenfestigkeit bei Mäuseversuchen.

108 P. Ehrlich und S. Hata, Die experimentelle Chemotherapie der Spirillosen, J. Springer, Berlin 1910. Paul Ehrlich und McDonagh, »606« in theory and praxis, H. Frowde, Hodder and Stoughton, London 1911.

109 Bei der Ausbreitung von Glossina morsitans sollen laut Martini Grasbrände eine verhängnisvolle Rolle gespielt haben. Die altüblichen frühen Grasfeuer zerstören nämlich die noch teilweise grünen Grasblüten nicht bis auf den Boden und dringen nicht tief ins Gestrüpp. Sie lassen so für Glossinen und deren Puppen viel Schutz und wirken selbst auf den Boden nicht intensiv. So sind es vielleicht die einheimischen Viehzüchter gewesen, die durch die Grasbrände die Glossinen gefördert und damit den Untergang ihrer eigenen Herden und die Gefahr für die Menschen heraufbeschworen haben? Viehzüchter sind überall Feinde des Waldes, der ihnen das Weideland beschränkt. In ihre Gewohnheiten gehört der Grasbrand zur Besserung der Viehweide und zur Bekämpfung von Baum und Buschwerk. Es ist durchaus möglich, daß diese Sitte mit Hirtenstämmen in weite Gebiete vorgedrungen ist, wo sie vorher nicht war, womit die neue verhängnisvolle Situation geschaffen wurde. (Erich Martini, Wege der Seuchen, Stuttgart 1955, 3. Aufl.)

110 Kein Wunder, daß David Bruce, der 1913 den neuen Schlafkrankheitsherd in einer Glossina-morsitans-Gegend in Nyassa-Land studierte, seinen alten Verdacht dahingehend modifizierte, daß das Trypanosoma rhodesiense nichts anderes wäre als der Nagana-Erreger, das Trypanosoma brucei, welches plötzlich für Menschen pathogen geworden sei. Kleines Mitarbeiter Taute hat in zahlreichen verwegenen Selbstversuchen nachgewiesen, daß Trypanosoma brucei für den Menschen unschädlich sei. Er ließ sich wiederholt von zahlreichen Stechfliegen der Art Glossina morsitans, die vorher an naganakranken Tieren Blut gesaugt hatten, stechen, ohne zu erkranken. Er spritzte sich Blut von naganakranken Tieren und blieb gesund, während die gleichzeitig mit demselben Naganablut gespritzten Kontrolltiere der tödlichen Infektion erlagen. Diese Versuche wurden mit dem gleichen Ergebnis auch von weiteren Personen durchgeführt, u. a. auch von dem englischen Trypanosomen-Experten Corson.

111 W. Roehl, Über die Wirkungsweise von Stoffen aus der Reihe des »Bayer 205« 1926, XXX. Beiheft 1, S. 103. Theoretische Grundlage der Chemotherapie 89. Vers. d. Ges. deutscher Naturf. u. Ärzte. Düsseldorf 19. bis 26. Sept. 1926. In demselbem unschein-

baren Rahmen, in dem das Germanin ermittelt wurde, entdeckte Roehl später auch das Plasmochin gegen die Malaria. Bald danach starb er im Jahr 1929 an einer Sepsis, was um so tragischer wirkt, da seine Arbeit gerade der Vernichtung der Infektionserreger gegolten hatte. Sein tragisches Ende erinnert an Semmelweis, den Entdecker des Kindbettfiebers, der ebenfalls an Sepsis starb, die er seit seiner Entdeckung bekämpft hatte.

112 Mündliche Mitteilung von Walter Fischer (Jena 1947). Fischer war bereits vor dem Ersten Weltkrieg als Mitarbeiter von F. K. Kleine in Deutsch-Ostafrika tätig und hatte nach dem Krieg abermals mit ihm von 1921 bis 1923 eine Forschungsreise durch das zentralafrikanische Nagana- und Schlafkrankheitsgebiet unternommen, um das Präparat »Bayer 205« auf seine Wirksamkeit zu prüfen.

113 P. Mühlens und W. Menk, Über Behandlung von menschlicher Trypanosomiasis mit »Bayer 205«, M. med. Woch. 1921, S. 222. E. Martini, Bernhard Nocht, Ein Lebensbild, Hamburg-Altona 1959, S. 136.

114 F. K. Kleine und W. Fischer, Bericht über die Prüfung von »Bayer 205« in Afrika, D. med. Woch. 1922, XLVIII. Nr. 51, S. 1693. 2. Bericht über die Prüfung von »Bayer 205« in Afrika, D. med. Woch. 1922 XLIX, Nr. 33, S. 1039. F. K. Kleine, Über meine Reise nach Afrika zur Prüfung von »Bayer 205«, Med. Kl. 1924, XX, Nr. 12, S. 367. Das Auswärtige Amt erwirkte die Genehmigung der Britischen Regierung für die Expedition im Innern Afrikas in eine englische Kolonie mit endemischen Nagana- und Schlafkrankheitsherden.

115 Kleine, S. 81–97. Für Veterinärzwecke erhielt das »Germanin« den Namen Naganol. Die Briten waren an einem Präparat mit monatelang anhaltender prophylaktischer Wirkung besonders interessiert, »war doch die Prophylaxe der tierischen Trypanosomenkrankheiten von ganz besonderer wirtschaftlicher Bedeutung. Im Innern Afrikas gibt es nämlich zahlreiche für Viehzucht wohlgeeignete Gebiete, von denen ein Export wegen ausgedehnter Tsetsefliegengürtel in der Umgebung nicht stattfinden kann. Beim Durchtreiben durch die Fliegenfelder werden die Rinder infiziert und kommen krank am Bestimmungsort an. Umgekehrt ist auch der Import edelgezogener Stiere für Zuchtzwecke unmöglich«. (Kleine, S. 83.) Im ostafrikanischen Feldzug während des Ersten Weltkriegs hatte die Nagana besonders den Engländern, die ein Riesenaufgebot an Pferden ins Feld stellten, ungeheure Verluste verursacht. Den Deutschen gelang es, durch rechtzeitig gegebenes Atoxyl wertvolle Tiere mit Erfolg durch den Fliegengürtel der Flüsse hindurchzubringen.

116 »Viele Dörfer, die wir passierten«, schreibt Kleine, »waren von der männlichen Bevölkerung ganz verlassen. Wir fanden nur Frauen und Kinder. In unserer Phantasie wurden Erinnerungen an die Kongogreuel wach; wir dachten an erpreßte Gummimengen, die die Männer zusammenzutragen mit Gewalt gezwungen seien.« (Kleine, S. 87.)

117 Walter Fischer, Mit »Bayer 205« in Zentralafrika, Leipzig 1929, S. 36. W. O. Fischer, Unter der Geißel der Schlafkrankheit, Berlin 1938.

118 Die von Robert Koch im Zuge der Tsetse-Bekämpfung eingeführte Rodung des Uferbusches ist im großen Umfang auch von anderen Kolonialmächten übernommen worden, wobei man ein bis zwei Kilometer breite Rodungsstreifen anlegte, um ein weiteres Vorrücken der Tsetsefliegen zu unterbinden. Doch solche Maßnahmen, mit denen man ganze Siedlungen von infizierten Gebieten isolieren konnte, waren nur in friedlichen Zeiten möglich. Sie unterblieben in den unruhigen Jahren des Krieges und danach, als man die kräftigen Männer aus den Dörfern für Trägerkolonnen, Ruderboote und sonstige Arbeiten verschleppte. Durch ein derartiges Vorgehen unterblieb auch in Nagana-Regionen die Umsäumung von Wildschutzgebieten mit derartigen Streifen, um zu verhindern, daß die Tsetsefliegen in die benachbarten Farmgebiete eindringen. Die Folge war ein Massensterben der nützlichen Haustiere in den betroffenen Gebieten, was die Not der dortigen Bevölkerung ins Ungeheuerlichste steigerte.

119 André Gilde, Voyage au Congo, Paris 1927. In den Anmerkungen dokumentiert Gide seinen Bericht mit Zahlenmaterial, mit Angaben über den Menschenverschleiß beim Bau der Eisenbahn Brazaville – Ozean, und er stellt die erbärmliche Entlohnung des eingeborenen Arbeiter den riesigen Gewinnen der Handelsgesellschaften gegenüber.

120 Man begann im August 1947 die Wildreservate mit Hilfe von Flugzeugen im großen Umfange zu bestäuben bzw. zu vernebeln. Das Wild ließ sich durch diese Flüge kaum stören. Besonders dichte Buschstellen wurden zusätzlich durch Bodenapparate saniert. Die Glossinen waren danach aus dem Zululand praktisch verschwunden.

121 Die genetisch bedingte Resistenz kommt dadurch zustande, daß bestimmte in mehr oder weniger großer Zahl in einer natürlichen Glossinen-Population vorhandene Mutanten bei der Bekämpfung überleben, sich infolge des verminderten Populationsdruckes und der verbesserten Lebensbedingungen stärker vermehren und nach einiger Zeit eine ausschließlich aus resistenten Lebewesen bestehende Population bilden. Inzwischen sind Resistenzerscheinungen nicht nur gegenüber DDT, sondern gegenüber allen wirksamen Insektiziden nachgewiesen worden. Eine Resistenz gegen ein Insektizid ist meist auch mit einer Resistenz gegenüber anderen der gleichen oder einer verwandten Wirkstoffklasse gekoppelt.

122 Gefährlich wird die Infektion dann, wenn die Trypanosomen die Blut-Liquor-Schranke überwinden und ins zentrale Nervensystem eindringen. Dies ist bei *Trypanosoma gambiense* erst der Fall, wenn die Infektion wenigstens ein Jahr bestanden hat, bei *Trypanosoma rhodesiense* u. U. jedoch schon nach wenigen Wochen. Diese Tatsache zusammen mit der schnelleren Vermehrung von *Trypanosoma (T) rhodesiense* macht die ostafrikanische Schlafkrankheit zu der gefährlicheren Form. Ist einmal das Zentrale Nerven-System (ZNS) befallen, endet die Krankheit unbehandelt immer tödlich.
Das Suramin (Bayer 205®, Germanin®) tötet die Trypanosomen recht zuverlässig, passiert jedoch nicht die Blut-Liquor-Schranke und kann deshalb nicht mehr verwendet werden, wenn es zum ZNS-Befall gekommen ist. Dann müssen 3-wertige Arsenpräparate vom Typ des Melarsoprol eingesetzt werden. Diese Verbindungen sind potentiell hochtoxisch.

POCKEN

Altertum

1 E. Kautzsch: Die Heilige Schrift des Alten Testaments, Leipzig 1846.

2 Vergleichsweise sei der ganze Wortlaut der zitierten Bibelstelle in der Lutherschen Übersetzung angeführt. Er lautet: »Da sprach der Herr zu Mose und Aaron: Nehmet Eure Fäuste voll Ruß aus dem Ofen, und Moses sprenge ihn gen Himmel vor Pharao. Daß über ganz Ägyptenland stäube und böse schwarze Blattern (Schechin poreach aba'buoth) auffahren, an Menschen und an Vieh, in ganz Ägyptenland. Und sie nahmen Ruß aus dem Ofen und traten vor Pharao, und Moses sprengte ihn gen Himmel. Da fuhren auf böse schwarze Blattern (Schechin poreach aba'buoth) an Menschen und Vieh. Also daß die Zauberer nicht konnten vor Mose stehen vor den bösen Blattern (Schechin); denn es waren an den Zauberern eben sowohl böse Blattern (Schechin) als an allen Ägyptern.« (Ex 9, 8–11) Hieraus ist zu ersehen, daß Luther nur die Worte (Schechin poreach aba'buoth) als »böse schwarze Blattern« deutete, während er das Wort Schechin an dieser Stelle als »böse Blattern« übersetzte.

3 In der französischen Bibelübersetzung von Segona lautet diese Stelle: »ulcères formes par une éruption de pustules« (Ex 9, 9–10).

4 B. Ebbel, La Variole dans l'Ancien Testament et dans le papyros Ebers, Contribution a l'étude de l'histoire de la variole dans l'antiquité, Nordisk Medicinsk 39 (1906), Heft 4.

5 Johannes Buxtorf, Lexicon chaldaicum talmudicum et rabbinicum, 1639.

6 Preuss, Materialien zur Geschichte der biblisch-talmudischen Medicin, Allgemeine Medicinische Central-Zeitung 1903, S. 475.

7 W. Gesenius, Hebräisches und aramäisches Handwörterbuch. 1886.

8 Carl Friedr. Krause, Über das Alter der Menschenpocken, Hannover 1825, S. 31.

9 Bei Luther heißt es: »Der Herr wird dich schlagen mit Drüsen Ägyptens.«

10 Heinrich Brugsch, Über die medizinischen Kenntnisse der alten Ägypter und über ein altägyptisches medizinisches Manuskript im Königl. Museum zu Berlin, Allgemeine Monatsschrift für Wissenschaft und Literatur, 1853, S. 51, Anm. 3.

11 Heinrich Brugsch. Recueil de monuments égyptiens, 2. édit, Leipzig 1863. Sonderdruck unter dem Titel Notice raisonnée d'un traite médical datant du XIV. siècle avant notre ère ( ), Leipzig 1863.

12 M. A. Ruffer und A. R. Ferguson, Note on an eruption resembling that of variola in the skin of a mummy of the twentieth dynasty (1200–1100 v. Chr.), Journal of Pathology and Bacteriology 15 (1910), 1–3.

13 Plutarch, Parallelbiographien, 10. Buch (Perikles/Fabius).

14 Thukydides, Geschichte des Peleponnesischen Krieges (II, 49). Die geschwürig zerfallenden Pockenpusteln haben auf den Nichtarzt Thukydides vermutlich einen so starken Eindruck gemacht, daß er die Petechien des z. T. gleichzeitig grassierenden Fleckfiebers als einfacheres Hautexanthem unerwähnt ließ.

15 Die Krankengeschichten des 1. und 3. Buches der Hippokratischen Epidemien sind vermutlich zwischen 434 und 430 v. Chr. auf Thasos, der nördlichsten Insel im ägäischen Meer, nahe der makedonischen Küste, östlich von der Halbinsel Chalkidike, gegenüber Abdera, aufgezeichnet worden.

16 Koische bzw. Koanische Prognosen, 1. Abschnitt, Kap. 112.

17 Curtii Rufi, Historiarum Alexandri Magni Macedonis Buch IX, Kap. 10.

18 Curtii Rufi, Buch IX, Kap. 10.

19 Bereits im Zeitalter des Trajan (98–117 n. Chr.), von dessen zahlreichen Kriegszügen auch das berühmte Säulenrelief in Rom erzählt, beschrieb der Pneumatiker Herodotus aus Lycien mit klassischer Prägnanz die Hauptsymptome eines exanthematischen Fiebers, bei dem es sich höchstwahrscheinlich um Pocken handelte. »Zu Beginn des Fiebers«, heißt es bei ihm, »erscheinen über den ganzen Körper flohstichähnliche Flecken. Im Gegensatz zu den pestartigen Fiebern nehmen diese Ausschläge einen schwärigen Charakter an. Einige werden auch den Anthrakers (Brandbeulen) ähnlich, alle aber sind

Zeichen eines verdorbenen Blutes. Die im Gesicht ausbrechenden Ausschläge aber sind die bösartigsten von allen.« (Zitiert bei Aetius, Lib. V. folg. 96 b. ed. Aldin.)

20 Erst mit dem Erscheinen der großen Tang-Dynastie im siebenten Jahrhundert n. Chr. erholte sich China wieder.

21 Ammiani Marcellini rerum gestarum XXIII, 6, 24.

22 Daß diese »Pest« auch im Heer grassiert hat, scheint eine Münze aus dem Jahre 166 mit dem Bild der Minerva Medica anzudeuten. Nach Ammianus Marcellinus hat diese Seuche »von der Grenze Persiens bis an den Rhein und Gallien alles mit Leichen erfüllt«. Ein römischer Grabstein aus der Gegend von Salzburg (Corpus inscriptionum Latinarum III. 5567), der vom Jahre 182 herrührt und einer an einer Seuche verstorbenen Familie errichtet ist, scheint das zu bestätigen.

23 Julius Capitolinus, M. Aurelius, Kap. 28.

24 Georg Sticker vermutete auch schon deshalb in der »Antoninischen Pest« einen Ausbruch von schwarzen Pocken, weil Galen, wie vor ihm Thukydides von Bläschen und von einem über den ganzen Körper gleichmäßig verbreiteten schwarzen Ausschlag spricht, der sich verschuppt. (Eine wichtige Schilderung dieser Seuche finden wir noch in Galens Werk Method. medendi, Vol. 10, c. 11 ed. Kühn.)

25 C. Plinius, Lib. II, Epist. XVII.

26 Dio Cassius, Lib. LXXII.

27 »In magna hac peste cujus eadem facies fluit atque ejus quae Thukydides memoria grassabatun« (T. XII, p. 191, ed. Kühn). Auch Littré nahm mit Hecker an, daß es sich bei der attischen Seuche um dieselbe Krankheit gehandelt habe wie bei der Pestis Antoniniana zu Marc Aurels Zeit.

28 Von Galen stammt die irrtümliche Ansicht, daß die Pocken von einem angeborenen Blatternstoff herrühren, der durch den kritischen Ausbruch der Blattern eliminiert werden müsse. Demnach würden nur diejenigen geheilt, bei denen der Pustelausbruch recht zahlreich erfolgt, während diejenigen, bei denen nur einige Pusteln erscheinen oder bald zurückgetrieben werden, sterben müßten. Diese verkehrten Ansichten haben zu dem verhängnisvollen Bestreben geführt, die Blattern durch Hautreize, scharfe Cataplasmen, übermäßig warmes Verhalten hervorzulocken und sind erst von Sydenham bzw. Struensee abgestellt worden.

29 Eusebii histor. ecclesiast. ed. Stroth, Hal. 1779. L. IX. c. 6 u. 8.

30 B. M. Lersch, Geschichte der Volksseuchen, Berlin 1896, S. 27.

31 Compendium historiar. Paris 1747. T. I, p. 267.

Mittelalter

32 Die gefürchtete Pockenpustel wurde von den Chinesen euphemistisch als »Himmelsblüte« bezeichnet, vermutlich, um den Pockendämon nicht noch mehr zu reizen. Die ältesten Ratschläge über Pockenverhütung finden sich bei Ko Hung, einem taotistischen Gelehrten, der von 281–361 lebte, in seinem nicht näher datierbaren medizinischen Buche Chou Hou Pei Chi Fang (Vorschriften für Notfälle). Während der Sung-Dynastie (960–1279) soll es im Jahre 1014 zum ersten Male zu einer Immunisierung gegen Pocken gekommen sein (Baumwollbäusche mit pulverisierten Pockenkrusten in die Nase eingeführt). B. Scheube (Die Heilkunde der ostasiatischen Völker, Breslau 1904, S. 50).

33 Scheube, S. 41.

34 »In diesem Jahr (570) überzog eine heftige Krankheit mit Bauchfluss (Ruhr) und Variola Italien und Frankreich …« (Marii Aventicensis Episc. Chronic. in Bouquet Recueilt T. II, p. 18).

35 Erst 400 Jahre später taucht der Krankheitsname bei Constantinus Africanus auf.

36 Gregor. Turonens, Historia Francorum, V. 32.

37 Histor. Francor.

38 De miraculis St. Martini, L. I, c. 32.

39 De miraculis St. Martini, L. III, c. 34.

40 De mirac. S. Ludgeri in Boll Act. Sotor. Mart. T. III, 657ff. – Zu den durch St. Ludger Geheilten gehörte ein Mädchen, das infolge der Pocken auf einem Auge erblindete.
41 Arnulphus Magnus genuit Balduinum, qui morbo variolae ante obitum patris obiit et apud S. Martinum sepultus est.
42 Vita S. Martini in Act. Sctor. Sept. T. II p. 624.
43 Brandl, Über angelsächsische Schriftquellen, Leipzig 1909, S. 41. Auch die Sammlung alter irischer Schriften von O'Connor (Rerum Hibernicarum Scriptores Veteres Auctore Carolo O'Connor, Buckingham 1814) enthält in den Annalen von Ulster, zwei derartige Mitteilungen, die folgendermaßen lauten: »A. Domini 679. Lepra gravissima in Hibernia quae vocatur Bolgach« und »Anno Domini 742. In Bolgach. Domhual Mac Murcha regnare incipit.« In Brians irischem Wörterbuch wird das Wort »Bolgach« mit »Smallpox« (Pocken) übersetzt.
44 Die Niederlage der Ungarn auf dem Lechfeld (955) beendete ihre Beutezüge nach dem Westen.
45 »Odorato cruore variolarum die ei praedixit futurum. Sed pustulas ille die dicta sibi erumpentes cum eum restringere Kaminaldus poteret.« (Ekkardus jun. de Casib. Monast. S. Galli in Rerum Aleman. Script. Francof. 1661 p. 53.)
46 Ekkehardi jun. de casibus Monast. S. Galli in Rerum Aleman. Script Francof. 1661.
47 K. Roth, Kulturgeschichte des Byzantinischen Reiches, Leipzig 1920, S. 57. Steven Runciman, Byzanz, Kindlers Kulturgeschichte Europas, Bd. 8. München 1983, S. 65.
48 Karl Hampe, Deutsche Kaisergeschichte im Mittelalter, Leipzig 1912, S. 61. Da um das Jahr 1000 das christliche Abendland von einer Weltuntergangsstimmung erfüllt war, brachen Tausende von Menschen auf, um vor dem apokalyptischen Ende durch eine Pilgerfahrt ins heilige Land oder zumindest nach Rom eine Entsühnung zu erreichen. Diese fieberhafte Völkerbewegung wird viel zur Intensivierung der Seuchengefahr in Italien beigetragen haben. Im Januar 1002 befiel eine Seuche nördlich von Rom das kaiserliche Heer. (Thietmari Merseburgensis episcopi Chronicon.)
49 M. Polak, Eine medizingeschichtliche Untersuchung über die Italienfahrten der letzten drei sächsischen Kaiser und über die Todesursachen Kaiser Ottos II. und Ottos III. Zeitschrift für Hygiene 1944, Bd. 126, S. 246.
50 Joscelin war ein Enkel des Grafen Athos, des Begründers der Familie Courtney.
51 »Liber de Acquisitione Terrae Sanctae ab Anno 1095 ad Annum circiter 1230« (Schnurrer, Chronik der Seuchen, Tübingen 1823, Bd. I. S. 277).
52 Jean de Joinville, Histoire de Saint Louis (Ausg. von Wailly), 1874.
53 W. M. Richter, Geschichte der Medizin in Rußland, Bd. I, Moskwa 1815, S. 142.
54 Chronicles by Ralph Hollinshed: »Also manie (many) died of the small pocks both man, woman and children«, d. h. »Manche« (many) und nicht »man died« (man starb), wie es oft fehlerhaft zitiert wird.
55 In Beantwortung einer Anfrage der Königlich Britischen Regierung im Jahre 1857 teilte das Dänische Gesundheitsamt mit, daß es in Island in den Jahren 1241–42 (20 000 Tote), 1257, 1258, 1291, 1310–11 (1600 Tote), 1347–48, 1379–80, 1430–32 (8000 Tote) und 1472 (1600 Tote) zu größeren Pockenepidemien gekommen sei. Diese »Seuchenkette« spricht eindeutig dafür, daß Dänemark bereits im Mittelalter endemisch pockenverseucht war.
56 Wendt, Beiträge zur Geschichte der Menschpocken im dänischen Staate, Kopenhagen 1824.
57 In der Überlieferung wird über die Entscheidungsschlacht gegen die Mekkaner an der Wasserstelle von Badr berichtet, daß Mohammed, als seine Anhänger in arge Bedrängnis kamen, eine Handvoll Kieselsteine gegen die Feinde warf und sprach: »Mögen ihre Gesichter verunstaltet werden!« (Tabari) – Eine christliche Legende fast aus der gleichen Zeit weist eine Ähnlichkeit mit den arabischen Schilderungen der Pockenepidemie im Elefantenkrieg auf. Sie befindet sich in der Lebensbeschreibung des Schottenapostels Columban (um 535–615), von einem seiner Nachfolger (Adamnan) gegen das Ende des 7. Jahrhunderts verfaßt, und berichtet von einer dunklen Wolke, aus der sich ein verderblicher Hagel

entlud und »böse Ulcerationen auf der Haut der Menschen und den Eutern der Tiere« verursachte, die oft schwere, tödlich verlaufende Erkrankungen zur Folge hatten. (Vita S. Columbae Abb. auct. S. Adamnano Abb. L. II. c. 4. in Act. Scotorum 9. Jun. [Bollandi] Henschenii et Papebroch. Antverp. 1698. Jun. T. II. p. 214.)

58 Der Name der im Koran erwähnten Vögel, Ababil, die mit glühenden, erbsengroßen Steinen Pocken verursachten, erinnert an das alttestamentarische Wort »ababuos«, mit dem die sechste Plage Ägyptens bezeichnet wird. Die Klangähnlichkeit beider Wortwurzeln ist verblüffend. Interessant in diesem Zusammenhang ist, daß das altägyptische Wort für die (Pocken-)Pustel (»Uhedu«) mit einem Vogelzeichen (der Hyeroglyphe einer Wachtel) angedeutet wurde.

59 Eine ähnlich übertriebene Darstellung bekam Griesinger 1852 in Ägypten bei einem schweren Fall von Variola haemorrhagica zu hören, als »nach Ablösung eines breitflächigen, konfluierten Wundschorfes das rohe Fleisch auf der Brust des Sterbenden zum Vorschein kam« und von den entsetzten Fellachen für das »entblößte Herz« gehalten wurde.

60 Gustav Weil, Geschichte der Khalifen (1846–62).

61 Zum Entsetzen orthodoxer Kreise ließ er durch ein Dekret (827) im Gegensatz zum Offenbarungs-Dogma die »zeitliche Erschaffenheit des Korans« für verbindlich erklären.

62 Da das Pockenvirus schon vor Ausbruch des Exanthems während des Prodromalstadiums mit dem Rachenschleim ausgeschieden und mit Schleimtröpfelchen versprüht wird, dürfte auch im Hinblick auf die Pockenepidemiologie eine Beobachtung, die bereits der andalusische Weltreisende Ibn Dschubair (1145–1217) als Mekkapilger vor dem in die Kaaba-Wand eingelassenen Schwarzen Stein gemacht hat, von Interesse sein: »Die Pilger küssen ihn so viel und oft, daß eine dicke Schicht Speichel ihn bedeckt.« (Zitiert nach: Aly Mazahéry, So lebten die Muselmanen im Mittelalter, Stuttgart 1957, S. 36.)

63 Dieser arabische Spruch erinnert an ein deutsches Sprichwort aus dem 17. Jahrhundert: »Vor den Pocken und vor der Liebe bleibt niemand verschont.«

64 Das erste arabische Krankenhaus wurde bereits von dem pockennarbigen Kalifen Al Walîd (705–715) gegründet.

65 Schrutz, Arabische Heilkunst, Prag 1904, S. 17.

66 So starben z. B. im Jahre 173 n. d. Hidschra (882 n. Chr.) allein in Bagdad über 4000 Kinder an Pocken (Ibn al-Athîr, 1160–1233).

67 Der in einer weitverbreiteten, vorzüglichen »Medizinischen Mikrobiologie« Rhazes zugeschriebene Satz: »Die Pocken bekommt jedes Kind, denn sie entstehen durch Gärung des während der Schwangerschaft im Körper der Mutter zurückgehaltenen Menstrualblutes, welches auf das Kind übergeht« kommt in dessen Abhandlung überhaupt nicht vor. Er stammt offenbar aus einer anderen islamischen Quelle, denn bei Avicenna kommt diese Behauptung, nur etwas anders formuliert, vor.

68 Der letzte Satz sowie bereits die Überschrift des ersten Kapitels beweisen deutlich, daß die Pocken zu jener Zeit tatsächlich zu einer Kinderkrankheit geworden waren. Die selten vorkommende nochmalige Erkrankung glaubte Rhazes damit erklären zu können, daß der Gärungsprozeß bei der ersten Erkrankung durch irgendwelche Störungen unterbrochen worden sei. Somit deutete auch er das Pockenexanthem nur als den Ausdruck eines unvermeidlichen, physiologischen Läuterungsprozesses.

69 Auch die »schwarze Augenschminke«, womit man im Orient »gegen den bösen Blick« den Lidrand der Kinder heute noch bestreicht, sollte ursprünglich vor allem gegen die pocken- bzw. trachombedingte Erblindung schützen.

70 Al-Mu'tasim (833–847) hatte sich als erster Kalif mit einer Leibwache seldschukischer Söldner (Mamelucken) umgeben, die bald zum Staat im Staate wurden und die Kalifen zu ihren Marionetten machten.

71 Bei dem Stoff, der bei der Geburt mit dem Menstrualblut auf das Kind übergeht und die Gärung des Blutes auslöst, hat auch Avicenna eher an ein Ferment gedacht als an ein Kontagium, wie es manchmal behauptet wird, da er sonst auch auf die Übertragbarkeit der Pocken von Mensch zu Mensch eingegangen wäre.

72 Der in der arabischen Pockenliteratur auch heute noch übliche Terminus für die Pokkenpustel »buthur« stammt von ihm.

73 Nach Riegler wurde diese Methode noch um die Mitte des vergangenen Jahrhunderts in manchen Gebieten der Türkei angewandt.

74 Der englische Arzt John of Gaddesdem (1280–1361), dem sein Zeitgenosse Chaucer in den »Canterbury Tales« ein literarisches Denkmal gesetzt hat, kannte als »Arabist« Avicenna ganz genau. Als der Sohn Edwards II. (1307–1327) an Pocken erkrankte, ließ er ihn in rote Tücher einhüllen und die Fenster des Krankenzimmers mit roten Gardinen verhängen. Auf diese Weise, heißt es, sei es ihm gelungen, nicht nur den Prinzen zu heilen, sondern ihn auch vor jeder Entstellung durch Narben zu bewahren. (Er gilt als Vorläufer der Rotlichttherapie.)

75 Die entsprechende Empfehlung im berühmten salernitanischen Lehrgedicht »Regimen Sanitatis Salernitanum« (um 1300) und in den Schriften einiger Arabisten geht ebenfalls auf Avicenna zurück.

76 Die Pockenimpfung wurde in Indien schon in den ersten Jahrhunderten n. Chr. von Brahmanenpriestern vor dem Idol der achtgesichtigen und achtzehnarmigen Pockengöttin Schiitala (oder Parietale) bei mystischen Zeremonien ausgeführt.

77 Noch 1812 vertrat der angesehene Jenenser Kliniker Kieser (in seinen Vorlesungen über allgemeine Pathologie und Therapie) die Ansicht, daß Pocken-, Masern- und Scharlach-Exantheme »normale Entwicklungsvorgänge beim Kind« darstellten und die damit verbundenen Häutungsprozesse »einer inneren Metamorphose zur höheren Vollkommenheit« entsprächen, analog dem »Abwerfen der Puppenhülle beim Schmetterling«. Deshalb sei es »verwerflich«, wenn man – wie etwa durch Impfung – »den Ausschlag verhindern oder unterdrücken« wolle, da er in solchen Fällen leicht »zurückschlagen« und zu schweren »inneren Störungen« führen könnte.

78 Da Constantinus das bei Ali ben al-Abbas vorkommende Synonym für Pocken »Nar-Farsi« (= persisches Feuer) nicht mit »Ignis persicus«, sondern mit »Ignis sacer« (heiliges Feuer) übersetzte, trug er zu einer weiteren Begriffsverwirrung bei, da man unter »Ignis sacer« ohnehin schon verschiedene Krankheiten, wie Milzbrand, Rotlauf und Mutterkornbrand verstand.

79 Zu den Verfassern gehören: Constantinus Africanus, Mathaeus Silvaticus, Bernardus Cordonius, Joannes Anglicus de Gaddesden, Gentilis de Fulgineo, Michael Scotus, Rolandus Parmensis, Guido de Cauliaco, Guilielmus Varignana, Valescus de Tarenta, Joannes de Concoregio, Petrus Hispanus, Antonius de Gradis, Menhus Faventinus, Blasius Astarius und Joannes Salicetus.

80 Nur die Mauren waren von der Kontagiosität der Pocken überzeugt. Sie wußten auch, daß Pockennarbige kein zweites Mal erkranken und daher auch als Überträger nicht in Betracht kommen. Aus dieser Erkenntnis heraus oder wie es ihre Gegner formulierten, »aus Angst vor Ansteckung«, haben sich die letzten »verweichlichten Kalifen von Cordoba ausschließlich mit pockennarbigen Leibwächtern umgeben«. (Elmacin, Histor. Saracen, zitiert bei Friedrich Neuburg. Die Omayyaden in Spanien. Preßburg 1842, S. 72.)

81 Aus einer Liste der Kölner Universität von 1474 geht hervor, daß der »Kanon« des Avicenna zu ihren wertvollsten Büchern, den sog. »libri catenati«, gehörte und in der Bücherei am elften Lesepult mit Ketten befestigt war. Die »universelle Popularität« des »arabischen Galen« ist auch schon daraus zu ersehen, daß sein »Kanon« sogar in den drei Jahrhunderten nach der Erfindung des Buchdrucks noch 30 Ausgaben erlebte.

82 H. Häser, Lehrbuch der Geschichte der Medizin und der Volkskrankheiten, Jena 1845, S. 231.

83 Adversus variolas.
Ne pariant teneris variolae funera natis
Illorum venis variolas mitte salubres.
Seu potius morbi contagia tangere vitent
Aegrum aegrique halitus, velamina, lintea, vestes,
Ipseque quae tetigit male pura corpora dextra.

84 Dante, Die Göttliche Komödie, Läuterungsberg, XIII. Gesang, V. 61–66, aus dem Italienischen von Wilhelm G. Hertz, München 1957, S. 213.

85 Auch Konrad Paumann (1410–1473), von Hans Rosenplüt, dem Meistersinger, um 1447 als einer der »merkwürdigsten« Bürger Nürnbergs gefeiert, war wie hundert Jahre zuvor Francesco Landini, nach seiner Geburt an Pocken erblindet und als Orgelspieler an St. Sebaldus nicht minder berühmt. Herzog Albrecht III. von Bayern berief ihn als Hoforganisten nach München, das seine Grabmalplatte von 1473 in seiner Frauenkirche behütet.

86 Geiler von Keysersberg, Postill. teyl III. S. XXXXI. Predigt am Ersten Sonnentag nach Trinitatis.

87 Ebendas. teyl. III. S. XXXXIIII–XXXXV. Predigt am Anderen Sonnentag nach Trinitatis.

Neuzeit

88 J. Günther, Christoph Kolumbus und seine vier Reisen nach dem Westen, Leipzig 1899, S. 53.

89 Die christliche Zivilisatoren beruhigten ihr zartes Gewissen mit der Erklärung, die Indianer seien »gentes sin razon« (»Leute ohne Vernunft«) und bildeten Zwischenglieder zwischen Mensch und Tier. Las Casas berichtet, daß einst sämtliche Indianer, die einem spanischen Pflanzer auf Kuba zugeteilt waren, beschlossen, sich zu erhängen. Als der Spanier davon erfuhr, stürzte er – seinen wirtschaftlichen Untergang vor Augen – zu den Lebensmüden und erklärte, er würde sich auch selbst mit aufknüpfen. Daraufhin ließen die Indianer vom Selbstmord ab, denn die bekamen Angst, ihr Herr könnte sie im Jenseits – ebenso wie auf Erden – weiter peinigen.

90 Petrus Martyrius, De orb. nov. decad. IV. Kap. X, S. 62. Es dürfte ähnlich gewesen sein wie im Jahr 1875, als die Pocken zum ersten Mal die Fidschi-Inseln befielen: die gesamte Bevölkerung erkrankte, wobei schätzungsweise von 150 000 Personen etwa 40 000 starben.

91 Peschel, Geschichte des Zeitalters der Entdeckungen, 2. Aufl. Stuttgart 1877, S. 430.

92 Peschel, S. 432.

93 Der Statthalter von Kuba Velasquez hatte bereits Anfang 1518 Juan de Grijalva zur Erforschung der Küste von Mexiko ausgesandt. Zu dessen Männern gehörte wohl auch dieser merkwürdige Dolmetscher.

94 Rückkehr der Götter. Die (Original-)Aufzeichnungen der Azteken über den Untergang ihres Reiches, hg. von Miguel León-Portilla und Renate Heuer, Köln 1965. S. 123f.

95 Aus Tlaxcala schrieb Cortez an Karl V. einen Bericht über seinen Eroberungszug. In dem Schreiben zitiert er bezeichnenderweise den Anfang der Goldenen Bulle: »Jedes in sich selbst zerfallene Reich wird der Zerstörung anheimfallen.« Damit deutet er an, daß ihn der Zwiespalt in dem Vielvölkerstaat bei seinem Kampf gegen die ungeheure Übermacht behilflich sein dürfte. Zugleich übersandte er eine Menge von auserlesensten Goldschmiedearbeiten, die ihm die Gesandtschaften Montezumas als Geschenk überbracht hatten. Rückkehr der Götter, S. 133.

96 Die Inselstadt bedeckte etwa eine Fläche von 3 km^2 und war mit dem Seeufer durch mindestens drei Dämme verbunden, die im Stadtmittelpunkt, dem Kultbezirk, zusammenliefen. Hier stand die Hauptpyramide mit dem Doppeltempel des Sonnengottes und des Regengottes. Wie Venedig war Tenochtitlan eine Stadt der Kanäle, und alle ihre Teile ließen sich zu Wasser erreichen.

97 Als sich Dürer 1520 in die Niederlande begab, um die schriftliche Bestätigung der Maximilianischen Legate bei der Hofhaltung des zum Kaiser gewählten Karl V. durchzusetzen, sah er dort die soeben eingetroffenen Geschenke des Montezuma und war als Sohn eines Goldschmiedes von den mexikanischen Goldarbeiten entzückt. Unter dem 17. August 1520 – während eines Aufenthalts in Brüssel – notierte er: »Auch ich habe gesehen die Ding, die man dem König aus dem neuen gulden Land hat gebracht, ein ganz goldene Sonnen … desgleichen ein ganz silbern Mond … desgleichen zwo Kam-

mern voll derselbigen Rüstung, desgleichen von allerlei ihrer Waffen, Harnisch, das so viel schöner anzusehen ist dann Wunderding. Diese Ding sind alle köstlich gewesen, daß man sie beschätzt um hunderttausend Gulden wert. Und ich hab aber all mein Lebtag nicht gesehen, das mein Herz so erfreut hat als diese Ding ... und hab mich verwundert der subtilen Ingenia der Menschen in fremden Landen ...«

98 In Anbetracht der unmenschlichen Grausamkeit, mit der Cortez gegenüber den Eingeborenen vorging, berührt es eigenartig, wenn sein Weggefährte Diaz de Castillo in Zusammenhnang mit den Seuchenverlusten bedauert, daß so viele Leute starben, die noch nicht getauft waren.

99 Diaz de Castillo, Historia verdadera de la conquista de la Nueva España, Kap. 124, S. 102. Auch andere Historiker erwähnen diese furchtbare Seuche, so Antonio de Solis, der die Einschleppung auf dieselbe Weise erzählt und betont, daß die Eingeborenen die Pocken (Viruelas) nicht gekannt hätten. Das Gleiche bestätigt auch Ant. de Herrera (Hist. de l. Ind. cocident Decad., X. B. Kap. 4, S. 328).

100 Lopez de Gomara, Conquist. de Mexiko, 1533, fol. 59.

101 Soll doch Cortez bei einer Gelegenheit zynisch erklärt haben: »Wir Spanier leiden an einer Herzkrankheit, gegen die Gold ein besonders geeignetes Mittel ist.« (Egon Friedell, Kulturgeschichte der Neuzeit, 32. Aufl. München 1954, Bs. I, S. 255.)

102 Rückkehr der Götter, S. 144. Die Azteken hatten nach Montezumas Tod dessen kriegserfahrenen und tapferen Bruder Cuitláhuac zu ihrem Kaiser gewählt, doch dieser wurde eines der ersten Opfer der Pockenepidemie. Man wählte dann zum Nachfolger seinen Vetter, den jungen Cuauhtémoc, der mit Heldenmut die Azteken in ihren letzten verzweifelten Kampf führte. (Rückkehr der Götter, S. 145.)

103 William H. Mc Neill, Seuchen machen Geschichte, München 1978, S. 233. Codex Florentino, Buch XII, Kapitel 28–32. Der in der Laurenzianabibliothek in Florenz aufbewahrte Codex enthält »eine Art verkürzter Reinschrift und Zusammenfassung der zweiteiligen Madrider Handschrift der ›Historia general‹ des Fray Bernardino de Sahagun« und einen von ihm selbst verfaßten spanischen Text, der den Inhalt des aztekischen Textes in Auszügen wiedergibt. Die Berichte über die Eroberung Mexikos, die das Manuskript im Buch XII überliefert, wurden unter Aufsicht Sahaguns von seinen indianischen Schülern um 1555 in Náhuatl niedergeschrieben.

104 Mc Neill, S. 8, 9.

105 Petrus Martyrius 5, folg. 77.

106 Gomara. Auf diese Weise wurden ganze Städte – Straße für Straße – zerstört und der wuchernden Tropenwelt überlassen. So ging das blühende Cempoallan unter und viele andere große Städte am mexikanischen Golf. Noch heute findet man dort die weiten Ruinen von dichtem Pflanzenwuchs bedeckt.

107 Im Tellerschen Kodex heißt es: »In diesem Jahre der sieben Kaninchen (1538) starben viele Menschen an Pocken. Die Bevölkerung nahm wieder ab.« In diesem Kodex ist die Krankheit auch bildlich dargestellt: man sieht einige Männer, deren Körper mit schwarzen Flecken bedeckt sind. Jahre danach trat eine schwere Masernepidemie auf, die, obwohl die Sterblichkeit geringer war, erhebliche Verwüstungen anrichtete. Die Eingeborenen gaben der Krankheit, die für sie ebenfalls neu war, den Namen »Tepitónza-huatl« – der kleine Ausschlag bzw. Aussatz, um sie von den Pocken zu unterscheiden.

108 Gomara, fol. 59. Seit diesem unseligen Jahr hörten die Pocken bei den Ureinwohnern nicht auf, eine mörderische Krankheit zu sein. Alle späteren Reisenden berichten von der Pockennot der Indianer, die viele Stämme ohne Zutun der Weißen völlig ausrottete. – Nach den Angaben von Nicolle trat auch bei der Besitzergreifung von Kanada durch die Engländer unter dem General Amherst und dem Oberst Bouquet eine solche schwere Pockenepidemie unter den nordamerikanischen Indianerstämmen auf. (Ch. Nicolle, Naissance, vie et mort des maladies infectieuses, Paris 1930, S. 154.)

109 Um von den unmenschlichen Grausamkeiten, die Cortez bei der Unterdrückung der Azteken beging, abzulenken, erfand er die Legende vom Ritualmord, den die aztekischen Priester angeblich an gefangenen Kriegsgegnern zelebrierten, indem sie ihren ge-

fesselten »Opfern« auf der Spitze einer stufenförmigen Tempelpyramide mit einem Feuersteinmesser die Brust aufschnitten und das noch zuckende Herz herausrissen, um es ihren Göttern zu opfern. Cortez teilte das an Karl V. mit, unter dessen Untertanen seit jeher die Ritualmordlügen über die Juden grassierten. Nach den Quellenstudien des Schweizer Ethnologen Peter Hassler ist auch der angebliche »Augenzeugenbericht« des spanischen Hauptmanns Diaz de Castillo (im 152. Kapitel seiner »Historia verdadera ...«, unwahr. Diaz schildert dort, daß er nach den Kämpfen in der »traurigen Nacht« aus der Ferne beobachtet hätte, wie die Azteken mehrere seiner gefangenen Kameraden mit Gewalt die Stufen der Haupttempel-Pyramide emporschleppten und sie dort nach dem Ritual weit sichtbar und hörbar opferten. Dieser Haupttempel in der Inselstadt Tenochtitlan lag in Wirklichkeit vom Beobachtungsort des angeblichen Augenzeugen, dem spanischen Lager an den Ufern in der Nähe von Tlacopan, etwa sechs bis acht Kilometer Luftdistanz entfernt. Daher konnte man von dort weder etwas gesehen noch gehört haben. Auch die unter Tortur erzwungenen Geständnisse von Eingeborenen über das Blutritual sind ebenso wertlos wie die von Missionaren aufgezeichneten Aussagen indianischer Konvertiten über die Menschenopfer bei den Azteken. (Peter Hassler, »Menschenopfer bei den Azteken?«, Bern 1992.)

110 Auf dem jungfräulichen Boden Guatemalas ging die Saat der Pocken furchtbar auf. Selbst der König der Guatemalteken und sein Thronerbe starben nach wenigen Tagen. Auch hier war die Zahl der Opfer so groß, daß die Leichen unbeerdigt blieben und einen furchtbaren Gestank verbreiteten. Die Menschen flüchteten. Weite Gebiete mit Städten und Dörfern verödeten. So berichtet als Augenzeuge ein Enkel des Königs Hunyg, der Prinz Don Francisco Arana Xahila, der Schreiber einer cakchiquelischen Handschrift. (Zitiert nach G. Sticker, Von Volkskrankheiten, welche die weißen Eroberer nach der Neuen Welt getragen haben, München. Med. Wochenschr. 1931, Nr. 19.)

111 Mc Neill, S. 233f. Den letzten Inkakaiser Atahualpa ließ Pizzaro erdrosseln, nachdem man für dessen Freilassung einen ganzen Raum »bis zur Höhe eines emporgestreckten Mannesarmes« mit Gold angefüllt hatte ... Angeblich sind auf den Befehl Pizarros, der die Pocken für ansteckend hielt, eiterbehaftete Kleider von Kranken an die von dieser Seuche früher nie berührten und deshalb sehr empfänglichen Peruaner verschenkt worden, was überall ein ungeheures Massensterben zur Folge hatte. So konnten die spanischen Eroberer in Peru Feuer und Schwert sparsamer als sonst gebrauchen, vernichtete doch die Pockengeißel einen großen Teil der Urbevölkerung.

112 W. H. Prescott, Geschichte der Eroberung von Peru, Leipzig 1858. Bd. I, S. 249. Mit 180 Mann und 27 Pferden stach Pizarro 1531 von Panama aus in See, landete in Tumbéz und drang später über die Anden nach Osten in das Inkareich.

113 Mc Neill, S. 8, 9, 234, 236. Montezuma nahm man einen Goldschatz ab, der, in Barren gegossen, einen Wert von 162 000 Pesos darstellte, und die nach Eroberung der Hauptstadt von Mexiko gewonnene Beute wurde auf 131 000 Pesos berechnet. Als Pizarro den letzten Sonnensohn, den Inkakaiser Atahuallpa, hinrichten ließ, wurde sein eingeschmolzener Kronschatz nach heutigem Geldwert auf mindestens 80 Millionen Goldmark berechnet. Dazu kam dann die Ausbeutung der Silberminen von Potosi, die von Jahr zu Jahr sich steigernde Beträge lieferten. So kam es, daß die Silberflotten aus Amerika das Mutterland mit einem förmlichen Millionensegen überschütteten. Dieser gewaltige Strom von Edelmetallen, welcher nach Europa geleitet wurde, hat eine der bedeutendsten volkswirtschaftlichen Revolutionen zuwege gebracht.

114 Schon 1545 hatte man in Peru die reichhaltigen Silberadern von Potosi entdeckt, und 1563 war man auf das bedeutende Quecksilberlager bei Huancavelica gestoßen. Die Silberveredlung durch das Quecksilberverfahren wurde zur Grundlage von Perus wirtschaftlichem Aufschwung, wirkte sich aber mörderisch auf die eingeborenen Zwangsarbeiter aus.

115 In den Anden, wo Koka als heilige Pflanze der Peruaner galt, wurden die Blätter des Kokastrauches zunächst nur von den Priestern zu Ritualen verwandt. Als die Spanier von der anregenden und leistungssteigernden Wirkung erfuhren, ließen sie die zu schwer-

sten Arbeiten gezwungenen Eingeborenen, z. B. beim Silberschürfen in den Bergwerken von Potosi (in einer Höhe von etwa 4000 Metern), Kokablätter kauen. Koka verleiht nicht nur Kraft und Stärke, sondern stillt auch den Hunger. Ebenso wurde in Mexiko der aus den Agaven gewonnene Rauschtrank Pulque, dessen sich vorher nur aztekische Priester zur Erzeugung eines ekstatischen Zustandes beim Gottesdienst bedienten, von den Spaniern bewußt als Droge für die zu mörderischer Fronarbeit gezwungenen Eingeborenen mißbraucht.

116 Las Casas, Historia general de las Indias (unvollendet, erst 1875/76 herausgegeben).

117 Noch zu Beginn des 19. Jahrhunderts heißt es von den Indianern, daß sie sich beim Auftreten eines Blatterausschlages in der Stammgemeinschaft von dem Kranken, dem sie Pferd und Vorräte überließen, sofort trennten und weit in die Wälder flohen.

118 Für die Pocken lautete im 16. Jahrhundert bei so klar beobachtenden Männern wie Fracastoro oder Mercurialis die Erkenntnis: »Variolae afficiunt contactu, fomite et ad distans.« Auch der Belgier van Helmont (1578–1644), der als Nachfolger des Paracelsus und Hauptvertreter der Iatrochemie den Begriff »Ferment« als ein Agens einführte, das wichtige Gärungsprozesse in den Säften verursacht, ging einen Schritt weiter: »Die Pokken«, so schrieb er, »entstehen aus einem Gift (Virus) und führen einen Ansteckungsstoff mit sich, infizieren mit ihrem Ferment das Blut und stecken Personen der Umgebung des Kranken, namentlich Kinder, an.«

119 Um eine Vereiterung während der Pustelbildung zu verhindern, empfiehlt Fracastoro das bereits von Gaddesden vorgeschlagene Einhüllen des Kranken in rote Decken, was wie eine Vorahnung der Finsenschen Pockenbehandlung mit Rotlicht anmutet. Mehr als 150 Jahre später berichtete der deutsche Arzt und Forschungsreisende Engelbert Kämpfer (1651–1716), daß die Japaner die Gewohnheit hätten, pockenkranke Kinder in rote Tücher zu wickeln. Wenn ein Kind des Kaisers von dem Übel betroffen wurde, pflegte man nicht nur das Bett des kleinen Patienten mit roten Tüchern zu bedecken, sondern es mußten auch alle Personen, die das Krankenzimmer betraten, einschließlich der Ärzte, in Rot gekleidet sein. (Engelbert Kämpfer, »Beschryvingh van Japan«.)

120 Auch Fernelius lehnt die Genese aus Menstrualblut ab: »Non sunt reliquia menstrui, sed habent causam epidemicam, toti aeri conspersam«. (Fernelius de Morbis pestil. Lib. II. Cap. XII., p. m. 793.)

121 Shakespeare (1564–1616) war es bekannt, daß auch der Volksaberglaube atmosphärische Einwirkungen für Hautausschläge verantwortlich machte. So ließ er im Sturm Caliban die Verwünschung ausstoßen:

»So böser Tau, als meine Mutter je
Von faulem Moor mit Rabenfedern strich,
Fall auf Euch zwei! Ein Südwest blas' Euch an
Und deck' Euch ganz mit Schwären.«
(Sturm I, 2, 322. Lb. 4b.)

122 Forest betrachtete Masern und Pocken nur als verschiedene Formen desselben Krankheitsprozesses. Wir erfahren von ihm, daß die Morbillen im Volksmund »maeselen«, aber auch »rothe Kinderbletterle« oder »cleyne pocken«, die variola dagegen »Kindtsflekken« und »pockskens« genannt wurden.

123 Während der englische Freibeuter Francis Drake (1540–1596) die spanischen Kolonien in der Neuen Welt brandschatzte und die spanischen »Silberschiffe« kaperte, gründete Sir Walter Raleigh (1552–1618) an der Ostküste Nordamerikas die erste englische Kolonie, die er zu Ehren seiner angeblich »jungfräulichen« Königin Elisabeth »Virginia« taufte.

124 Schon 1618 hatten die Puritaner einen ersten Versuch der Kolonisierung unternommen. Ein Schiff war ausgefahren, mit Ziel Virginia. Unterwegs starben der Führer, Francis Blackwell, starb der Kapitän, starben mit ihnen 130 von 180 Passagieren, so daß der Versuch an Krankheiten scheiterte. (Sigerist.)

125 Nach Mc Neill soll bereits »1616–1617 eine schwere Seuche in Massachusetts Bay-Gebiet getobt« haben. »Gott«, bemerkt dazu Mc Neill, »bereitete also den Weg, wie Eng-

länder und Indianer übereinstimmend glaubten, für die Pilgerväter, die nur drei Jahre später an Bord der Mayflower ankamen.« (Mc Neill, S. 238.) Worum es sich handelte, weiß man nicht genau. Vielleicht waren es Pocken, denn 1616 brachte sie ein englisches Schiff nach Island, wo ihnen dann ebenfalls mehrere Tausende zum Opfer fielen. Auch nach Sibirien sollen die Pocken 1620 zum ersten Mal eingedrungen sein und in den Gebieten der Ostjäken, Tungusen, Jakuten und Samojaden mörderisch gewütet haben. (Richter, Gesch. der Medicin in Rußland, Moskau 1813.)

126 Die Nachfahren der Pilgerväter lernten bald, sich vor den Pocken so weit wie möglich in Acht zu nehmen. Herrschte die Seuche in einer Stadt im Lande Massachusetts, so pflegte man dort die Gerichte zu vertagen oder ihren Sitz anderswohin zu verlegen. Um das Verheimlichen von Pocken zu unterbinden, mußte dort auf Grund einer Verordnung von 1731 jedes Pockenhaus durch Aushängen eines roten Tuches kenntlich gemacht werden.

127 Die Ausrottung der ursprünglich friedfertigen Indianer begründeten die bibelfesten Farmer, die sich als das »auserwählte Volk Gottes« fühlten, mit Zitaten aus dem Deuteronomium (Dt. 7,16): »Du wirst alle Völker verzehren, die der Herr, dein Gott dir geben wird und du sollst ihrer nicht schonen«, und Jes. 60,12: »Denn welche Heiden dir nicht dienen wollen, die sollen umkommen.«

128 Der Feldprediger Friedrichs des Großen, Pastor Süßmilch, hatte den Prozeß genau erkannt und in seinem bevölkerungspolitischen Werk so beschrieben: »Der Sklavenhandel, welcher fast von allen europäischen Nationen zu weniger Ehre des christlichen Namens in Afrika getrieben wird, und wodurch eine erstaunende Menge Menschen aus diesem Welttheil jährlich nach Amerika geschleppt werden, wo ein großer Theil derselben durch die verwüstenden Pocken aufgerieben wird, der folglich immer wieder aus Afrika ersetzt werden muß, gehört mit zu den vornehmsten Ursachen, die das ihrige zur beständigen Entvölkerung dieses Welttheils beytragen müssen ...« (Johann Peter Süßmilch, Die göttliche Ordnung in den Veränderungen des menschlichen Geschlechts, aus der Geburt, dem Tode und der Fortpflanzung desselben, Berlin 1776, Teil III, S. 336.)

129 Hans Jacob Christoffels von Grimmelshausen, Der abenteuerliche Simplizissimus, 4. Buch, 4. und 5. Kapitel. Welche Verbreitung die Pocken damals in Deutschland und in der Schweiz hatten, ist aus einer mit dem Jahr 1600 beginnenden Sammlung von Seuchenberichten aus städtischen Chroniken zu ersehen, die G. Lammert unter folgendem Titel veröffentlichte: Geschichte der Seuchen, Hungers- und Kriegsnoth zur Zeit des Dreißigjährigen Krieges, Wiesbaden 1890.

130 Gustav Wustmann, Zur Geschichte sprichwörtlicher Redensarten, Leipzig 1895, S. 34. Anläßlich einer Pockenepidemie in Coburg 1646, bei der im April und Mai über 300 Kinder starben, erklärte ein Pastor: »Der liebe Gott holt sich die Kinder jetzt, weil er den Zweck der Seligkeit bei den Erwachsenen nicht mehr erreichen kann.« (Wustmann, op. cit. S. 34.)

131 1575 veröffentlichte Löbschitz seine Schrift: »Kurtzer Bericht von der Hungarischen Krankheit (Fleckfieber), Kindtsblattern, auch Rot-Ruer dem gemainen Mann zu nutz in Druck aussgangen durch die Wirdige Medicans Facultatem der Hochlöblichen Uniwersitet zu Wienn. Anno Christi 1575.« Bei den Pockenepidemien starben und erblindeten damals nicht nur in Wien, sondern überall in Deutschland viele Kinder und Jugendliche. Allein in Nürnberg starben 1574 über 1600 Kinder.

132 E. Müller, Johannes Kepler und sein Werk, Stuttgart 1931, S. 3 u. 39. Max Kaspar, Johannes Kepler, Stuttgart 1948. Erst 1606 waren in Prag einer Pockenepidemie 1500 Kinder zum Opfer gefallen.

133 Man befürchtete, durch die Kälte könnte das Exanthem »nach innen schlagen und einen tödlichen Ausgang bewirken«. Diese Ansicht war damals weit verbreitet, hieß es doch in einem beliebten englischen Theaterstück (»Das hübsche Schankmädchen«) von den Shakespeare-Zeitgenossen Francis Beaumont (1584–1616) und John Fletcher (1579–1625): »Ich kannte eine pockenkranke Dame, die sich, um ihr Gesicht vor Narben zu bewahren, der Kälte ausgesetzt hat, wodurch die Blattern nach innen getrieben wurden und sie daran starb.«

134 Sydenham, Observationes medicae circa morborum acutorum historiam et curationem. (Über Entzündungsfieber und Krankheitskonstitutionen der Jahre 1661–1664, 1665–1666, 1667–1669, 1669–1673, 1673–1675.)

135 Auch bei einer späteren Epidemie am Kap der Guten Hoffnung im Jahre 1718 wurde von einem aus Indien zurückkehrenden Schiff die Wäsche pockenkranker Kinder in Kapstadt zum Waschen abgegeben. Die Wäscher erkrankten und verbreiteten die Krankheit in der ganzen Gegend, so daß mehr als 1000 Personen starben.

136 Das mit Eiter befleckte Hemd eines Matrosen war zum Waschen gegeben worden. Die Sterblichkeit war so groß, daß die Überlebenden die Leichen nicht mehr bestatten konnten und diese auf den Straßen verfaulten.

137 In der Familie Wilhelms III. von Oranien starben an Pocken sein Vater, seine Mutter, seine Gemahlin und sein Vetter. Er selbst wurde schwer von der gleichen Krankheit ergriffen und seine Gesundheit blieb später zeitlebens geschwächt.

138 Thomas B. Macaulay, Geschichte von England, Braunschweig 1861. Bd. II, S. 155.

139 Königin Anna (1665–1714) war die zweite Tochter des gestürzten Stuartkönigs Jakob II. Sie selbst war protestantisch und seit 1683 mit dem dänischen Prinzen Georg vermählt. Sie folgte Wilhelm III. von Oranien, dem Gatten ihrer ältesten Schwester, auf den Thron. Kennzeichnend für die hohe Kindersterblichkeit war, daß man bei der Öffnung der Stuart-Gräber in der Westminster-Abtei im Sarkophag der Königin Anna achtzehn kleine Kindersärge fand. Nur ein einziges ihrer Kinder ist in das Erwachsenenalter gelangt und fiel dann den Pocken zum Opfer.

140 Die Kindersterblichkeit, insbesondere infolge der Pocken, war ungeheuer. Nach Diepgen »starben sogar noch im 17. Jahrhundert 38,7 Prozent unserer Fürstenkinder zwischen dem 1. und 10. Lebensjahr«. Auch im 18. Jahrhundert starb noch jedes dritte Kind zwischen dem 1. und 10. Lebensjahr.

141 Nicht nur der Herzog von Sainte Simon behauptete in seinen »Memoiren«: »Niemand zweifelt, daß es geschehen sei durch Einflußnahme des Wiener Cabinets.« Auch Lieselotte von der Pfalz, die als Herzogin von Orléans genau wußte, was im österreichfeindlichen Versailles gemunkelt wurde, schrieb in einem ihrer Briefe: »Im Kaiserlichen Rath ist man gar nicht scrupulös auf solche Sachen, ohne der Kaiser Wissen schicken sie die Leute in jene Welt.« (von Noorden, Der spanische Erbfolgekrieg, Breslau 1876, S. 19.)

142 Auch Kaiser Joseph I. soll von seinen Wiener Ärzten während einer Pockenerkrankung in einem überheizten Zimmer von jeglicher frischen Luft abgeschlossen und mit etwa 20 Ellen englischen Flanells eingewickelt worden sein, damit er tüchtig ins Schwitzen komme. Laut einer anderen Version soll er in der Umhüllung von roten Teppichen erstickt sein. (Victor Fossel, Hygiene einst; Leipzig 1904 S. 45.)

143 Der Kaiser weigerte sich zunächst, an dem Friedensschluß teilzunehmen, war jedoch schließlich gezwungen, im Frieden von Rastatt ebenfalls seine Zustimmung zu geben. Österreich erhielt die spanischen Niederlande, Mailand, Neapel und Sardinien.

144 Ihre Briefe mit einer skurrilen Orthographie und derber, manchmal sogar drastischer Diktion sind von einer herzerfrischenden Aufrichtigkeit. »Wie ich mein leben gewesen«, schrieb sie einmal, »so bin ich noch; Frankreich hat mich nicht poliert; ich bin zu spät neingekommen …« So schreibt sie auch einmal von einer Gegnerin am Hofe, der Mätresse des Sonnenkönigs: »hoffe, daß ich noch vor meinem ende den spaß haben werde, den alten Teufel bersten zu sehen.«

145 In den Memoiren des Herzogs von St. Simon kann man lesen, wie alle Höflinge den viel umschmeichelten Thronfolger während seiner Krankheit flohen, und er einsam im Schlosse Meudon der schrecklichen Seuche erlag.

146 Die Abteikirche Saint-Denis, nördlich von Paris, diente seit Ludwig IX. im 13. Jahrhundert als Begräbnisstätte der französischen Könige.

147 »Ich glaube«, benachrichtigte Lieselotte damals ihre Tante, »ich hatte euch schon bericht, daß man mich in 8 Tagen 80mal purgiert hatt, welches mich in so einer abscheulichen mattigkeit versetzt, dass ich nicht weiss, ob sie mich wieder herausziehen werden kön-

nen.« Und in einem späteren Brief: »Die Blattern haben mich sehr markiert ... Je älter ich werde, je häßlicher muß ich wohl werden, aber mein Humor und gemüte können sich nicht mehr ändern. Besonders aufschlußreich über die unsinnige Pockentherapie in Frankreich sind die Briefe der Marquise Sévigné (1626–1696), die sich (zur selben Zeit als Lieselotte erkrankte) bei der Pflege ihrer kranken Tochter selbst eine tödliche Pokkeninfektion zugezogen hatte.

148 Während Ludwig XIV. auf außenpolitischem Gebiet ein an Wunder grenzendes Glück hatte, riß die familiäre Pechsträhne für ihn am Hofe nicht ab. Im Laufe eines Jahres starben ihm nacheinander alle direkten Thronerben bis auf einen unmündigen Urenkel.

149 Da die meisten Ärzte trotz der Sydenhamschen Vorschläge an den alten Behandlungsmethoden festhielten, kann man die sarkastischen Worte, die später in der »Jobsiade« (1784) des Dichterarztes Kortum vorkommen, gut verstehen:

»In der Stadt und auf dem Lande herrscht eine Seuche,
da gibt es also natürlich manche Leiche;
doch an Orten, wo keine Ärzte sind,
sterben sie nicht so häufig noch so g'schwind.«

150 Philipp von Orléans war der Typus des »Wüstlings«. Aus diesem Grunde empfahl man in einem anonymen Pamphlet für die biedere Liselotte die Grabschrift: »Hier ruht die Mutter aller Laster!«

151 So starben in der Familie Wilhelms I. von England: sein Vater, seine Mutter, seine Gemahlin, sein Oheim, sein Vetter und seine Base, und er selbst nebst seinem Freunde Lord Bentick wurde so schwer davon ergriffen, daß seine Gesundheit dadurch zeitlebens ruiniert war.

152 Timoni empfahl die »griechische Methode« der Pockenübertragung von Mensch zu Mensch, die durch Einstiche mit einer eiterbestrichenen Nadel in Stirn, Kinn und beide Wangen (in Gestalt eines Kreuzes) vorgenommen wurde. Angeblich soll sich bereits der Schwedenkönig Karl XII., der nach der Niederlage bei Poltawa (1709) nach der Türkei geflohen war, von der Wirksamkeit der Impfung überzeugt haben und Timoni die Anregung zur Abfassung seiner Schrift gegeben haben.

153 Lady Montagu muß eine ungewöhnlich mutige Frau gewesen sein, die aus unstillbarer Wißbegier sogar die Landessprache erlernte und sich türkisch kleidete, um mehr von den Sitten des fremden Landes zu erfahren: »Der Jaschmack oder der türkische Schleier«, schreibt sie, »ist mir angenehm geworden und auch, wenn es nicht wäre, würde ich immer gern einige Unbequemlichkeiten ertragen, um eine Leidenschaft zu befriedigen, die bei mir so mächtig ist: meine Neugierde.«

154 König Georg I. wußte nur zu gut, welche Rösselsprünge der Pockentod auf dem Schachbrett der Geschichte vollführen kann, verdankte doch das Hannoveraner Kurfürstengeschlecht der Welfen nicht zuletzt den englischen Thron den Ereignissen, die das plötzliche Sterben von Queen Mary und Queen Annas Sohn zur Folge hatten.

155 »Eine von den im Aprilmonat 1722 eingepfropften Prinzessinnen war die spätere, 1751 verstorbene Königin von Dänemark«, schrieb Tissot. Bei der erwähnten Königin (Louise) handelte es sich um die erste Gemahlin Friedrichs V. und die Mutter Christians VII. (Tissots practische Verteidigung des Einpfropfens der Pocken, Halle 1756, S. 9.)

156 Nicht umsonst heißt es in Goethes »Zahmen Xenien«:

»Die Krankheit ist ein Kapital,
Wer wollte das vermindern!«

In ähnlichem Sinn hatte sich vorher schon Hensler geäußert: »Dieses Übel zu überwinden würde Ehrensäulen verdienen, aber wer setzt dem Ehrensäulen, der ihm das Einkommen schmälert?«

157 A. Jahnsdorf, Die Pockennot im 18. Jahrhundert, Leipzig 1867, S. 77.

158 W. Arndt, Helvetius, Leipzig, S. 49.

159 In Schweden, wo die Bevölkerungszahl im 18. Jahrhundert noch unter zwei Millionen lag, forderten Pocken und Fleckfieber jährlich zehn- bis zwölftausend Menschenleben.

Noch Anfang des 19. Jahrhunderts erkrankten in Deutschland jährlich etwa 600 000 Menschen an Pocken, von denen im Durchschnitt 75 000 starben. (Paul Diepgen, Gesch. d. Med., Berlin 1951, Bd. II, S. 61.)

160 Nicht einmal auf dem berühmten Bismarck-Bild von Franz von Lenbach (1836–1903) ist etwas von den Pockennarben des eisernen Kanzlers zu sehen.

161 Sogar der berühmte französische Abstammungsforscher Lamarck (1744–1829) war die letzten siebzehn Jahre seines Lebens durch Pocken blind.

162 Der Hallenser Medizinprofessor Junker zitiert in einem Bericht des Dr. Schleiß von Loewenfeld über die verhängnisvolle Sorglosigkeit der damaligen Ärzte: »Die Ärzte, diese unvorsichtigen, oft vom leidigen Irrwahn betörten Menschenretter, werden die gefährlichsten Würgeengel, wenn sie beständig Blatternkranke beobachten und nachdem sie sich am Bette im Dunstkreis des Krankenzimmers aufgehalten haben, von Haus zu Haus ihre Besuche abstatten und also denen, welche sie von der Krankheit bewahren wollen und sollen, selbst zutragen.« (Wilhelm Junker, Archiv der Ärzte und Seelsorger wider die Pockennot, Leipzig 1796, Bd. I, S. 231.)

163 Als man zu Beginn der französischen Revolution in einer vornehmen Gesellschaft die Gewalttätigkeiten bei dem Bastille-Sturm verurteilte, erlaubte sich der pockennarbige Mirabeau, der bis dahin schweigend zugehört hatte, unter Anspielung auf die hypothetische Säftereinigung bei den Pocken den lässigen Einwand: »Was wollen Sie? Das eben sind die Pusteln (les pustules) der Freiheit.«

164 E. Meynert, Philipp Gabriel Hensler und seine Zeit 1834, S. 38. »Von Moskau bis Paris«, schreibt Meynert, »trieb man die fieberhaften Ausschläge gewaltsam mit Hitze hervor, und vornehmlich in Deutschland wurden den Kranken die aufgehäuften Federbetten verderblich …« In den österreichischen Landen war es noch um die Mitte des 18. Jahrhunderts üblich, daß die barmherzigen Brüder mit Decken und Riemen zu den Kranken eilten, um durch Festschnallen jede Abkühlung der Betthitze zu verhüten … Sydenhams Stimme hatte nur geringen Anklang gefunden und Hahns Erfolge mit den kalten Waschungen der Pockenkranken waren unbeachtet geblieben. Nach fünfhundertjährigem Lehren an den Hochschulen war man im Volke nicht weiter gekommen als die Mönchsärzte des Mittelalters, die ihre Pockenkranken in »rothen Fries einnäheten«. (Ebenda, S. 38f.)

165 Goethe, Dichtung und Wahrheit, I. Teil, 1. Buch. Die Krankheit überfiel den neunjährigen Goethe Ende 1758. Sein Bruder Hermann Jakob, der ebenfalls an Pocken erkrankt war, starb im Januar 1759, als sein Leiden durch ein Faulfieber (Typhus) kompliziert wurde. (Mündliche Mitteilung von Prof. Wolfg. Veil [Jena], dem Verfasser des Buches »Goethe als Patient«.)

166 Johann Friedrich Struensee. Von den Blattern und der Blattern-Einpfropfung, Gemeinnütziges Magazin 1760, Stück III, S. 182. Im Frühjahr 1763 erlebte Struensee in seinem Physikatsbereich eine erneute Seuchenwelle der Pocken. Anläßlich dieser Epidemie erkrankte auch die Frau des Grafen Schack zu Rantzau-Aschenberg. Struensee, der von dem Grafen konsultiert wurde, verwarf das bereits eingeleitete »beschleunigte Hervortreiben des Ausschlages durch schweißtreibende Mittel und warme Bedeckung« und verordnete im Sinne von Sydenham und Hahn noch vor dem Erscheinen des Exanthems »frische Luft, ein kühles Krankenzimmer und kühlende Umschläge«, »was trotz der Bedenken einiger Familienmitglieder eine verblüffende Linderung des gefährlichen Entzündungsprozesses während der Pustelbildung und eine fast narbenlose Heilung« zur Folge hatte. Damit war sein Ruf mit einem Schlage begründet. Die vornehmsten Häuser des Landes öffneten sich dem jungen, bisher kaum beachteten Physikus, der bald zum Modearzt des holsteinischen Adels wurde – und über diese Reise – Leibarzt des dänischen Königs.

167 Struensee, S. 185.

168 Struensee, S. 185.

169 Johann Friedrich Struensee, Anmerkungen über die Gifte und ihre Arzneikräfte, Schleswig-Hollsteinische Anzeigen Glückstadt 1764, Stück 43, Sp. 685.

170 Struensee, S. 186. Genau 40 Jahre später äußerte der Arzt und Entomologe Jördens in Zusammenhang mit der Stubenfliege den gleichen Verdacht: »In der Pockenkrankheit sieht man sie zur Zeit der Abtrocknung beständig auf den stinkenden Blattern und Krusten herumirren und das Blattergift einsaugen. Unaufhaltbar durch alle Absonderungsmittel und Pockenhäuser wird also das Blattergift, blos durch die Stubenfliege, in ganz entfernte Gegenden verpflanzt und dadurch erklärbar, wie Personen, die oft abgesondert wohnen, auf einmal ganz unerwartet die Pocken bekommen können.« (Johann Heinrich Jördens, Entomologie und Helminthologie, Hof 1801, 1. Bd., S. 154.) Diese Erkenntnis erklärt auch, weshalb es bei London, als man dort Pockenkranke auf mitten in der Themse ankernden Schiffen isolierte, dennoch am Flußufer der Luvseite (d. h. an der dem Wind zugekehrten Seite) zu Ansteckungen kam, während die dem Wind abgekehrte Leeseite verschont blieb, so daß man ein Contagium volatile vermutete. (Karl Reinhold Edelhoff, Schiffsseuchen und Hafenquarantänen, Hamburg 1868, S. 31.)

171 Struensee, S. 168. Auch sollte man die Impflinge weder vor noch nach der Inokulation (durch Aderlassen, Purgieren etc.) unnötig schwächen. (Ebenda.)

172 Ein Hauptgegner der Inokulation in Deutschland, Hofrat Triller aus Wittenberg, schilderte 1766 in einem satirischen Gedicht (»Geprüfte Pockeninokulation«) eindrucksvoll die Gefahren dieser Methode:

»Ein schöner junger Mensch, wie der Adon geziert,
Ward in der kleinen Welt, Paris, inoculirt.
Aus Furcht, nicht von Natur die Blattern zu bekommen
Vom besten Eiter war das Propfreis hergenommen,
Allein, es kamen doch die besten Pocken nicht.
Kurz, er verlor betrübt sein schönes Angesicht,
Daß er die Welt verließ und stille Kloster-Mauern
Zum Aufenthalt gesucht, sein Unglück zu betrauern.«

173 J. F. Struensee, Gedanken eines Arztes vom Aberglauben und von der Quaksalberey, Gemeinnütziges Magazin 1760, Stück II, S. 81.

174 Struensee, Von Einpfropfung der Blattern, Schleswig-Hollsteinische Anzeigen 1763, Stück 40, S. 651 f. Mit dem letzten Satz, der sich gegen die Scharlatanerie richtet, spricht Struensee zugleich auch auf skandalöse Vorfälle im benachbarten Hamburg an, wo es gerade ruchbar wurde, daß sich unter den zugelassenen Ärzten auch mehrere Kurpfuscher, darunter ein ehemaliger Badergeselle befanden, die an auswärtigen Universitäten für Geld den Doktorhut erworben hatten. (Gerner, Mitteilungen aus der älteren Medicinalgeschichte Hamburgs, Hamburg 1869.)

175 Struensee, S. 168.

176 Fred Hamel, Mozart, Berlin 1932, S. 34.

177 Von Arneth, Geschichte Maria Theresias, Wien 1863–1879, Bd. VII, S. 305.

178 Man muß hierbei unwillkürlich an ein Gedicht der Lady Montagu denken, deren Antlitz ebenfalls von den Pocken entstellt wurde:

»Treuloser Spiegel du! Einst mein Ergötzen!
Nie wurd' ich müde, mich in dir zu schaun.
Und nun erfüllt mich rasendes Entsetzen
Und Abscheu packt mich vor mir selbst und Graun;
Fort mit dem Spiegel, fort! Ich wills beschwören,
Nie will ich mehr mein Schreckensanlitz sehn.
O! Hätte meine letzte Stunde doch geschlagen,
Erbarm dich, Tod, ich kanns nicht länger tragen!«

179 A. Brückner, Katharina II., Breslau 1887, S. 77. Für die Impfung der Zarin und ihres Sohnes wurde der Pockenstoff von dem erkrankten Bauernjungen Alexander Markow entnommen, der nach der gelungenen Inokulation als »Alexander Osspeni« (»Pocken-Alexander«) in den Adelsstand erhoben und mit einem Gut samt Adelswappen belohnt wurde. In Rußland, wo das Volk aus Angst die Pocken euphemistisch »osspa matuschka«, d. h. »Mütterchen Blatter«, bezeichnete, durften damals sogar bei Hofe im Garderegiment nur

Pockennarbige eingestellt werden. Diese Gepflogenheit ging nicht etwa auf die Laune eines Zaren oder einer Zarin zurück, sondern sie entsprang dem Bestreben, sich mit einem »Schutzwall von bereits geblatterten Menschen« zu umgeben. (Brückner, op. cit., S. 76.)

180 Brückner, S. 78. Ein so unvernünftiges Verhalten, an dem der englische Inokulator nicht ganz unschuldig war, läßt uns erst recht die »ungewöhnlichen Vorsichtsmaßnahmen« einschätzen, die Struensee »wie eine gläserne Glocke« über die Inokulierten gestülpt haben wollte, um sie, zugleich aber auch ihre Umgebung zu schützen. Da Dimsdale im Falle einer tödlichen Impfkomplikation um sein Leben bangte, ließ die Zarin in großzügiger Weise Relais von Postpferden auf dem Weg bis zur Landesgrenze bereit stellen, damit er im Notfall schnell und unbehelligt ihr Reich verlassen könne. (Brückner, S. 188.)

181 Brückner, S. 79. Doch der kaiserliche Ukas hatte wenig Erfolg. Der unwissende Klerus, der mithelfen sollte, begriff die Maßnahme nicht und witterte in ihr eine »vom gottlosen Westen erfundene Neuerung«. Die Bauern brachten die Inokulation sogar mit Steuereintreibung und Frondienst in Zusammenhang. In einigen südlichen Kosakendörfern bezeichnete man den Eingriff als »Zählung«; man glaubte, die Zarin ließe ihre Untertanen »markieren«, so wie man das Herdenvieh mit dem Brandeisen zeichnet. Es kam zu blutigen Ausschreitungen, und man ließ schließlich die ganze Angelegenheit auf sich beruhen.

182 Junker

183 C. L. Mamlock, Friedrich der Große und die Einführung der Impfung in Berlin, Ärztl. Sachverständigen-Ztg. 1904, Nr. 2.

184 E. Meynert, Philipp Gabriel Hensler und seine Zeit, 1834, S. 81. Auch sonst waren Struensees Honorarforderungen äußerst bescheiden.

185 Vermutlich kam der Anstoß zu Süßmilchs bevökerungsstatistischen Untersuchungen von Wolff, der als Schüler von Leibniz damit nur eine Anregung seines verehrten Lehrers weitergegeben haben dürfte. Empfahl doch Leibniz bereits 1680 in seinem »Vorschlag zu einer Medizinal-Behörde« die Anfertigung von Geburten- und Todesverzeichnissen, letzteres mit Angabe des Alters, der Sterbeursache und sonstiger Umstände. Solche aufschlußreichen Register sollten den Kalendern beigefügt werden, was mehr Nutzen stiften würde als die unsicheren Prophezeiungen, die man dort antrifft. (Leibniz-Archiv, Hannover). Kennzeichnenderweise stammt das Vorwort zur ersten Auflage der »Göttlichen Ordnung« von Christian Wolff (1679–1754), dem berühmten Hallenser Philosophen.

186 Süßmilch hatte auch schon das statistische Gesetz der großen Zahl erkannt. »Die Beobachtung großer Massen ist der Weg zur Erkenntnis der Regelmäßigkeit in den scheinbar zufälligen Erscheinungen. Hier scheint im Kleinen alles unordentlich zu gehen. Man muß erst eine Menge einzelner und kleiner Fälle viele Jahre sammeln und ganze Provinzen zusammennehmen, um dadurch die verborgenen Regeln der Ordnung an das Licht hervorzubringen. Dann lernt man erst einsehen, wie übereinstimmend die Regeln dieser Ordnung sind.« (Die göttliche Ordnung 4. Aufl., 1. Kap., S. 64. Als Theologe hielt er diese Regelmäßigkeiten für eine »Offenbarung der göttlichen Ordnung«.)

187 Auf Befehl Friedrichs des Großen erfolgten in Preußen seit 1748 jedes Jahr Volkszählungen. Wie eingehend der König sich mit ihren Ergebnissen befaßte, erkennt man daran, daß er auf Fehler in den Listen hinwies. (Otto Behre, Geschichte der Statistik in Brandenburg-Preußen, Berlin 1905, S. 147f.)

188 Johann Peter Süßmilch, Die göttliche Ordnung in den Veränderungen des menschlichen Geschlechts, Bd. II, S. 440.

189 Victor Fossel, Hygiene einst, Leipzig 1904, S. 63. Der pockennarbige Washington war der erste Feldherr, der seine noch nicht geblatterten Soldaten inokulieren ließ.

190 Im Jahr 1755 setzten sich Voltaire, Diderot und besonders der Mathematiker la Condamine (»Mémoire sur l'inoculation de la petite vérole«) für die Inokulation ein. Der spätere Herzog von Orléans ließ seine Kinder inokulieren, und der glückliche Ausgang ermutigte zahlreiche aristokratische Familien in den verschiedensten Gebieten des Landes, dem Beispiel zu folgen.

191 Ludwig XV., der als 50jähriger an Pocken starb, soll nach Voltaire (»De la fatalité«) bereits als Vierzehnjähriger die Krankheit überstanden haben. Vermutlich werden es Masern oder Varizellen (Windpocken) gewesen sein, die man zu jener Zeit noch oft mit den leichteren Verlaufsformen der Pocken verwechselte und in den Pockenstatistiken, sogar in der schwedischen, einfach mitzählte.

192 Bereits 1711 war König Ludwigs XV. Großonkel, der damalige Dauphin (Kronprinz) unter ähnlichen Erscheinungen an den Pocken gestorben. Liselotte von der Pfalz berichtete: »Gleich nach seinem Tod ist er pechschwarz und ... so unerhört stinkend geworden, daß man obligirt gewesen, seinen Körper gleich ohne Zeremonie nach St. Denis zu führen.«

193 Sein Nachfolger, Ludwig XVI. und seine Familie ließen sich noch im selben Jahr inokulieren. Im Théâtre Italien zu Paris spielte man eine Posse von Favart: »La Fête de l'inoculation.«

194 Obwohl es zu keinen Kampfhandlungen kam, wurden beide Armeen durch eine mörderische Lagerseuche (Ruhrepidemie) dezimiert.

195 Kein Wunder, daß der Hallenser Professor Junker ein Verbot der Variolation forderte. Von dem Rastatter Kongreß, der von 1797–99 ergebnislos über die Entschädigung der deutschen Fürsten für die Abtretung des linken Rheinufers an Frankreich verhandelte, erwartete so mancher viel zu viel – niemand aber mehr als Professor Junker, der diesem Kongreß sogar ein »Mémoire concernant la petite vérole« (Denkschrift über die Blattern) einreichte, wovon jedoch kaum ein Gesandter Notiz genommen hatte.

196 Wieviel Leid und wieviel Elend hätte man bei der Beachtung noch einer weiteren Gefahr, auf die Struensee in Zusammenhang mit der Pockenschutzimpfung aufmerksam gemacht hatte, vermeiden können. Hatte er doch trotz seines leidenschaftlichen Einsatzes für die Findlinge bereits 1760 darauf hingewiesen, daß ein relativ hoher Prozentsatz der ausgesetzten Kinder venerisch verseucht sei, weshalb man den Eiter pockenkranker Findlinge nicht zu Inokulationen verwenden sollte, weil mit deren Blatternstoff auch das Gift der Lustseuche überimpft werden könnte. (Struensee, S. 188.)

197 Von den Ansiedlern griff die Seuche oft auf die Indianer über. Die Stämme der Delawaren, Schoschones, Mohikaner, Mandanen, die die Gebiete östlich von den Aleghanie einnahmen, sind schnell durch den Branntwein und die Pocken vernichtet worden.

198 Mc Neill, S. 282f. Der amerikanische Schriftsteller J. F. Cooper (1789 bis 1851) übte in seinen von 1823 bis 1841 erschienenen Romanen »Lederstrumpf«, »Pfadfinder«, »Wildtöter« und »Der Letzte der Mohikaner« Kritik an »der Vertreibung der Rothäute aus dem Jagdbereich ihrer Väter« und besonders an der »Ethik des Indianertötens«, zahlte doch die Regierung Prämien für Indianerskalpe, auch für solche von Frauen und Kindern, gemäß dem Grundsatz: der beste Indianer sei ein toter Indianer. Im »Lederstrumpf« fragt ein Indianer mit Recht: »Ihr Weißen kommt vom Aufgang der Sonne her mit der Bibel in der Hand, warum befolgt ihr sie nicht selbst? Was wir auch immer geben, ihr seid nie zufrieden, und jetzt zahlt ihr sogar Goldpreise für die Skalps unserer Frauen und Kinder; uns aber nennt ihr Bestien, wenn wir einem Feind den Skalp nehmen, den wir im offenen Kampf getötet?« Man muß an Lichtenberg denken, der einmal gesagt hat: »Der Indianer, der als erster den Columbus sah, hat eine böse Entdeckung gemacht.«

199 Nachdem der Däne Egede und später auch die Herrnhutische Brüdergemeine im Missionseifer Niederlassungen in Grönland gegründet hatten, wurden bald auch in das eisige Gebiet der Eskimos die Pocken verschleppt. 1734 rafften sie in Grönland 20 000 Menschen dahin und reduzierten die Bevölkerung auf 10 000. 1766 wurden die Pocken abermals von den Dänen nach Grönland verschleppt und entvölkerten das Land fast völlig. Von 2000 Blatternkranken sollen nur sieben mit dem Leben davongekommen sein.

200 John Baron, The life of Edward Jenner, London 1838, S. 3, 121.

201 Es ist interessant, daß 1798, also im selben Jahr, in dem Jenners klassische Schrift über die Schutzkraft der Kuhpocken erschien, der englische Theologe Malthus eine anonyme Streitschrift veröffentlichte: »Essay on the principle of population« (Essay über das Be-

völkerungsgesetz), in der er nachzuweisen suchte, daß sich die Bevölkerung unserer Erde in geometrischer Progression, also in dem Verhältnis 1, 2, 4, 8 usw. vermehre, die Bodenerträgnisse dagegen höchstens in arithmetischer Progression, also im Verhältnis 1, 2, 3, 4, 5 usw. Hieraus schlußfolgerte er, daß die Bevölkerung die Neigung habe, sich rascher zu vermehren, als die zu ihrer Erhaltung nötigen Nahrungsmittel und daß deshalb Seuchen, Krieg und Elend gottgewollte, von der Natur geschaffene notwendige Übel seien, um die Überbevölkerung zu verhüten. Aus diesem Grunde lehnten Malthus und seine Anhänger die Pockenschutzimpfung ab.

202 Jenner, Fortgesetzte Beobachtungen über die Kuhpocken.

203 In Deutschland wurde die erste Impfanstalt 1802 in Berlin, die zweite 1803 in Köln eingerichtet.

204 Thermidor (»Hitzemonat«), der elfte Monat im französischen Revolutionskalender. Dieser begann mit der Tag- und Nachtgleiche am Herbstanfang (22. September) 1792. Das Jahr bestand aus zwölf Monaten. Ein Dekret von Napoleon aus dem Jahre 1805 führte am 1. Januar 1806 wieder den Gregorianischen Kalender ein.

205 Georg Honigmann, Medizinisches bei Dichtern und Denkern, Breslau 1924, S. 49. Auch von dem Berliner Arzt Marcus Herz (1747–1803), der einst in Königsberg zu Kants Schülern gehörte, stammt ein in Zusammenhang mit der Vaccination auf die sprichwörtliche Unhöflichkeit der Spreeathener anspielendes Distichon »Brutal-Impfung«. (Honigmann, Op. cit., S. 50.)

206 1810 wurde durch den Rektor der Sorbonne ungeimpften Studenten die Immatrikulation versagt. Napoleon, der 1811 seinen eigenen Sohn, den König von Rom, vakzinieren ließ, schätzte Jenner so hoch, daß er auf dessen Bitte einen kriegsgefangenen englischen Offizier freiließ. Dies geschah 1813, als die Feindschaft zwischen Napoleon und England ihren Höhepunkt erreicht hatte. Das Bittgesuch, das ihm damals auf einer Reise beim Pferdewechseln überreicht wurde, wehrte er zunächst unwillig ab. Als er aber erfuhr, wer der Bittsteller sei, stimmte er sofort zu. »Jenner?«, sagte er, »je ne puis rien refuser à Jenner.«

207 König Karl VI. beauftragte deshalb seinen Leibarzt Balmis, der bereits 1778 in Mexiko geweilt hatte, als Direktor der Impfexpedition. Zugleich wurden an alle vier spanische Vizekönige in Mittel- und Südamerika, Neu-Spanien, Neu-Granada, Peru und Buenes Aires und an sämtliche Statthaltereien gedruckte Anweisungen des Königs versandt, in denen man auf den Wert der vorgesehenen Expedition einging und die Behörden zur größtmöglichen Unterstützung des Unternehmens aufforderte.

208 A. v. Humboldt, Versuch über den politischen Zustand des Königsreichs Neuspanien, In: Gesammelte Werke Bd. 9, Stuttgart 1889, S. 36.

209 Als man in China die Schutzwirkung der Vakzination erkannte, entstand die Redensart: »Es ist dem Himmel wohlgefälliger, daß einer ein Leben rettet als daß er eine siebenstöckige Pagode baut.« Mündliche Mitteilung (1848) meines Jenenser Fakultätskollegen, des Pathologen Walther Fischer, der von 1913 bis 1919 Dozent in der »Deutschen Medizinschule für Chinesen« in Shanghai war. Er erzählte mir auch, daß die Chinesen eingedenk der Arbeit, die zum Reisanbau nötig sei, einen ungeheuren Respekt vor diesem Lebensmittel haben, um auch nur ein Korn davon zu vergeuden. Man sagte daher den Kindern, daß das Gesicht ihres zukünftigen Ehepartners für jedes in der Schüssel zurückgelassene Reiskorn eine Pockennarbe tragen würde. »In einem Land«, meinte Fischer, »in dem die Pocken noch nicht besiegt sind, ist das eine ernste Drohung.«

210 Der japanische Mikrobiologe Shiga entdeckte um 1910 ein etwa hundert Jahre altes Werbeplakat dieser Impfanstalt. Die Plakatillustration zwischen den zierlichen Buchstaben versinnbildlichte den Sieg der Schutzimpfung über die Pocken. Ein Kind von blühender Gesundheit, an dem Rücken einer Kuh sitzend, verfolgt mit einer riesigen Impflanzette den fliehenden Pockendämon. An beiden Oberarmen des Kindes sind die Impfpusteln zu sehen. Der Pockendämon schleppt ein krankes, schwaches Kind mit, dessen ganzer Körper mit Blattern übersät ist. Der Pockendämon trägt auf dem Kopf einen Strohmattenteller, in welchem ein Kuchen und eine Stange mit Papier stecken. Sol-

che Teller wurden früher in Japan zur Zeit einer Pockenepidemie an Straßenecken hingestellt. Kein Passant durfte den Teller beachten, denn er war dem Seuchendämon geweiht. Das Propagandablatt preist die wunderbare Wirkung der Schutzimpfung mit den Worten: »Laßt euren Aberglauben beiseite und eilt zur Impfung! Dann braucht ihr nicht Furcht und Sorge vor der schrecklichen Seuche zu haben!«

211 Auch Alexander von Humboldt glaubte, daß unter den Hirtenstämmen in den Bergen Mexikos diese Art von Pockenimpfung schon längst bekannt gewesen sei. H. A. Gins, der einstige Direktor der Pockenabteilung am Robert Koch-Institut (Berlin), vermutete allerdings, daß Humboldt hierbei Vakzination und Inokulation verwechselt hat, wie das öfter geschah. Der Chilereisende Eduard Pöppig (1798–1868) behauptete das gleiche für Chile. Er war dort allerdings erst in den Jahren 1827 bis 1832 tätig gewesen. (E. Pöppig, Reise in Chile, Peru und auf dem Amazonenstrom während der Jahre 1827–1832, Leipzig 1835, Bd. 1, S. 206ff., Bd. 2, S. 432.)

212 Ähnlich äußerte sich auch Laplace (1749–1827): »Die Entdeckungen bestehen in der Verknüpfung derjenigen Ideen, die zueinander passen und bis dahin vereinzelt standen. Der geniale Mensch vermag die Fäden zu dieser Verknüpfung herauszufinden, die dem gewöhnlichen Sterblichen entgehen – und darin besteht das überraschend Neue!«

213 Von Wolfgang Veil, Dekan der Medizinischen Fakultät Jena, erfuhr ich im Herbst 1945, daß es sich bei den tödlichen Fällen, die Dr. Vogel bei dem Eisenacher Pockenausbruch von 1831 erwähnt, um noch nicht vakzinierte Erwachsene handelte. Veil, der damals an der Neuauflage seines Buches »Goethe als Patient« arbeitete, hatte das aus zeitgenössischen Unterlagen feststellen können.

214 H. A. Gins, Die Impfung mit humanisierter Lymphe, in: Handbuch der Pockenbekämpfung und Impfung, Berlin 1927, S. 251.

215 Wie schnell die Degeneration der Lymphe eintrat, ist auch aus dem Bericht eines Dr. Kammberg aus dem Jahr 1843 zu ersehen, der in jedem Sommer ungefähr 500 Kinder impfte und dabei immer wieder die Beobachtung machte, daß die Blattern, die er während der Impfperiode von Arm zu Arm fortpflanzte, regelmäßig eine merkwürdige Veränderung im Sinne der Abschwächung erfuhren, wenn sich das Impfgeschäft im Herbst seinem Ende näherte. (H. A. Gins, Die Degeneration der humanisierten Vaccine im 19. Jahrhundert, Klin. Wschr. 1924, Nr. 15. Gins, Degeneration und Regeneration des Kuhpocken-Impfstoffes einer deutschen Impfanstalt, Der Öffentliche Gesundheitsdienst 7, 1941, S. 289.)

216 Kathe, Die Entwicklung der Impfstoffvirulenz, Veröffentlichungen a. d. Gebiete des Volksgesundheitsdienstes, Bd. 53 (1940) 4. Heft.

217 S. Augustin, Gesetzsammlung, Bd. 6, S. 606.

218 Victor Fossel, Hygiene einst, Leipzig 1904, S. 102.

219 Das veranlaßte Kußmaul, der damals in Freiburg als Kliniker tätig war, in der »Freiburger Zeitung« seine »Zwanzig Briefe« zu veröffentlichen, die ein Jahr später, 1870, als Broschüre unter dem Titel »Über Menschenpocken- und Kuhpockenimpfung« erschienen. Einen Vorgeschmack der Kulturkampfstimmung verraten bereits einige Sätze, mit denen sich Kußmaul gegen Hansjakob wandte: »Mit aller Kraft müssen wir Ärzte das theologische Mäntelchen zurückweisen, das manche Impfgegner sich heute umhängen, wenn es gilt, in medizinischen Streitfragen als Kämpfer aufzutreten. Sie fechten mit Bibelsprüchen und Äußerungen der Päpste – doch hier ist nicht der Boden zu theologischen Scharmützeln. Die Impffrage hat nichts mit der Kirche und nichts mit dem christlichen Glauben zu schaffen. Ist die Impfung ein Eingriff in die Majestätsrechte Gottes, wie Hansjakob zu verstehen gibt, so hole er zuerst den Blitzableiter von dem Gotteshause, das unsere Stadt schmückt, denn dieser Blitzableiter ist dann nicht minder eine solche Sünde.«

220 Wie groß damals in Amerika die Angst vor den Pocken war, kennzeichnet eine Szene aus Mark Twains beliebtem Jugendroman »Huckleberry Finns Abenteuer«. Der Junge Huckleberry Finn flieht aus der Enge des gutbürgerlichen Haushalts der Witwe Douglaus und des puritanischen Städtchens auf eine kleine Insel in Mississippi, wo er den entlaufenen Negersklaven Jim trifft, auf dessen Ergreifung ein hohes Lösegeld aufgesetzt

ist. Auf einem selbstgefertigten Floß mit einer Hütte darauf als Versteck für Jim treiben sie stromabwärts, und als Verfolger auftauchen, kann sie Huck mit der Notlüge verscheuchen, in der Floßhütte läge sein an Pocken erkrankter Vater.

221 Alain Locke, Black and White, New York 1930, S. 20ff.

222 In den impfgegnerischen Schriften wurde seither oft von einer systematischen Verseuchung des Volkes mit Syphilis geredet. Redewendungen wie: »Die Impfung ist eine Umarmung der geilen und venerischen Impfdirne« blieben zu einer Zeit der Impfung von Arm zu Arm nicht ohne Folgen.

223 Joukowsky, St. Petersburger Zeitschrift 1872, Bd. 1, S. 73.

224 E. Paschen, die animale Vaccine im »Handbuch der Pockenbekämpfung und Impfung«, hg. v. O. Lentz und H. A. Gins, Berlin 1927, S. 364.

225 Wie bereits erwähnt, war die Pockenschutzimpfung bzw. deren Wiederholung bei den Truppen der meisten deutschen Bundesstaaten schon in den 30er und 40er Jahren des vorigen Jahrhunderts eingeführt worden.

226 L. Colin, La variole et la rougeole pendant le siège des Paris 1870–1871, Paris 1873. A. Laveran, Traité des maladies et épidemies des armées, Paris 1875.

227 Im belagerten Paris waren 6,76 Prozent der Besatzungstruppen an Pocken erkrankt (Collin, Laveran). Bei der Belagerung von Paris hatten die eingeschlossenen Franzosen außer an Pocken auch noch an infektiösen Darmkrankheiten (Typhus und Ruhr) und an Hunger zu leiden. Edmond de Goncourt berichtet in seinem Kriegstagebuch, daß es schon am 7. Januar 1871 in Paris kein Fleisch gab, »aber man kann sich auch nicht an Gemüse halten, von Butter spricht gar niemand mehr und sogar das Fett, soweit es nicht Talg oder Wagenschmiere ist, scheint verschwunden zu sein ... Der Käse gehört zu den Erinnerungen, und will man Kartoffeln, so muß man Protektion haben«. Es fehlte aber auch an Kerzen, Kohle und Holz. Man aß als Delikatesse Kamelnieren und Elefantenblutwurst aus dem Zoo. Der Preis einer fetten Ratte betrug anderhalb Francs.

228 In einem Bericht, den der französische Kriegsminister am 17. Juni 1889 an den Präsidenten der Republik über die Gesundheitsverhältnisse in der Armee erstattete, heißt es u. a.: »Ich kann nicht vergessen, daß im Jahre 1870/71, während die deutsche Armee mit 1 Million geimpfter Soldaten nur 278 Mann durch die Pocken verlor, die weniger zahlreiche französische Armee durch diese Krankheit einen Verlust von 23 400 Mann hatte, den uns die vorbeugende Ausübung der zwangsweisen Wiederimpfung hätte ersparen können. Stellte die Zahl der Kranken, aus der sich dieser Verlust von 23 400 Todesfällen durch die Pocken ergab, nicht eine vollständige Armee dar, die man unter den schwierigsten Kriegsverhältnissen in die Lazarette schicken mußte?«

229 H. Schloßberger, Kriegsseuchen, Jena 1945, S. 55. Aus den zeitgenössischen Berichten der preußischen Impfärzte schlußfolgerte Gins, daß die Degeneration der humanisierten Kuhpocken-Lymphe für die allmähliche Zunahme der Pockenfälle bei der Zivilbevölkerung verantwortlich war, die sich in den Jahren von 1871 bis 1874 zu einer gewaltigen Epidemie mit über 180 000 Todesopfern in Deutschland steigerte.

230 Bemerkenswert ist in diesem Zusammenhang, daß 1873 ein Verein von einundzwanzig Lebensversicherungsgesellschaften in einer Petition die Beschleunigung der Gesetzgebung forderte, denn 13,8 Prozent der verstorbenen Versicherungsmitglieder waren den Pocken zum Opfer gefallen.

231 M. Kirchner, Schutzpockenimpfung und Impfgesetz unter Benutzung amtlicher Quellen, Berlin 1911, S. 39.

232 Hinzu kam, daß sich nach dem Wegfall der Findlinge als Lymphspender für Impfzwecke nur wenige Mütter fanden, die sich mit der Entnahme von Pustelinhalt bei ihren vakzinierten Kindern einverstanden erklärten. (Mündliche Mitteilung 1941 von Prof. Gins und Geheimrat F. Neufeld.)

233 Felix Böhm, Dichterärzte im Spiegel ihrer Korrespondenz, Brünn 1912, S. 54.

234 M. Gorkij, Meine Kindheit. Berlin 1946, S. 219.

235 L. Tarassévitch, Renseignements épidémiologiques, Les épidémies an Russie depuis 1914, Pt. I. Soc. des Nations, Sect. d'Hyg. 1922, No. 2, S. 1.

236 Schloßberger (siehe Anm. 229), S. 55. Sanitätsbericht über das deutsche Heer. Deutsches Feld- und Besetzungsheer im Weltkriege 1914/18, Bd. 3, Berlin 1934.

237 Prof. Gins, der mir 1941 am Robert Koch-Institut (Berlin) Einzelheiten über diese Epidemie erzählte, hatte durch systematische Untersuchungen an Wiederimpflingen und älteren Personen festgestellt, daß der durch Erst- und einmalige Wiederimpfung im Schulalter erzielte Impfschutz bei den meisten Menschen nur bis etwa zum 35. Lebensjahr zuverlässig ist und dann in den späteren Jahren immer mehr zurückgeht. Im Falle einer Infektion kommt es bei solchen Personen zur atypischen Varioloisform.

238 Im Gegensatz zum Militär, das man noch ein drittes Mal gegen Pocken schutzgeimpft hatte, war ein Großteil der Heimatbevölkerung auf Grund des Reichsimpfgesetzes nur zweimal vakziniert. Daher kam es 1916/17 durch wolhynische Rückwanderer bei der Zivilbevölkerung zu 3913 Pockenerkrankungen (mit 549 Todesfällen) und Ende 1918 durch heimkehrende Soldaten und Rückwanderer aus der Ukraine nochmals zu einer Pockenepidemie in Deutschland, bei der über 7000 Fälle (mit 1061 Todesfällen) festgestellt wurden. Fast durchweg hat es sich dabei um Personen gehandelt, die über 40 Jahre alt waren und infolge dessen nur noch einen ungenügenden Impfschutz aufwiesen. (Schloßberger, S. 55–56.)

239 1919 hatte Economo die Enzephalitis lethargica als eine Krankheit sui generis beschrieben, die aber mit der postvakzinalen Enzephalitis nichts zu tun hatte.

240 Als ich 1950, nach der schweren Erkrankung von Prof. Lehmann, dem Direktor der Hamburger Impfanstalt, einem Schüler von Paschen, nebenamtlich die Leitung dieser Institution übernahm, habe ich mich jahrelang mit dem Problem der postvakzinierten Enzephalitis beschäftigt und auch eine ausführliche Geschichte dieser und anderer Impfschäden beschrieben: S. Winkle und V. A. Salchow, Über die Krise der Pockenschutzimpfung mit besonderer Berücksichtigung der zerebralen Impfkomplikationen, Deutsche Medizinische Wochenschrift, Stuttgart 1956, 81. Jg., S. 221–226.

241 Nach dem Ersten Weltkrieg erließen Sowjet-Rußland (am 10. April 1919) und Polen (am 19. Juli 1919) Impfgesetze, die so streng durchgeführt wurden, daß es in beiden Ländern offenbar gelungen war, die Pocken vollständig zum Verschwinden zu bringen, so daß die Seuche in dem Ostfeldzug des Zweiten Weltkrieges überhaupt keine Rolle gespielt hat. (Schloßberger, S. 55.)

242 Mündliche Mitteilung von Prof. Gins (1943).

243 K. Oxenius, Skabies im Kinderalter, Deutsches Gesundheitswesen 1946, Jg. 2, S. 188.

Tollwut

1 In Zentral- und Südamerika sind auch blutsaugende Fledermäuse, in den USA insektenfressende Fledermäuse für Lyssainfektionen von Haustieren und Menschen von Bedeutung. Auch vor Aerosolen in Fledermaushöhlen wird gewarnt.

2 Bei tollwütigen Haustieren kann manchmal das maniakalische Stadium der »rasenden Wut« vollkommen fehlen. Die Schlingbeschwerden des paralytischen Stadiums können bei ahnungslosen Laien vielfach den Eindruck erwecken, daß dem betreffenden Tier ein Knochen im Halse stecken geblieben sei, und nicht selten wird der Versuch unternommen, den vermeintlichen Fremdkörper aus dem Schlunde mit der Hand zu entfernen, wodurch es schon oft zu Infektionen gekommen ist.

3 An Orten, wo Tollwut vorgekommen ist, muß daher in weitem Umkreis jeder Biß auch eines scheinbar gesunden Tieres als tollwutverdächtig angesehen werden. Ein verdächtiger Hund muß isoliert und 8 Tage tierärztlich beobachtet werden.

4 Die Sektion des Hundes- bzw. Katzenkadavers bringt selten einen einwandfreien Aufschluß. Findet man im Magen des Tieres Holzstücke, Lumpen, Steine u. dgl., so deutet dies mit größter Wahrscheinlichkeit auf Tollwut hin, da erfahrungsgemäß lyssakranke Tiere wahllos solche Gegenstände verschlingen. Meldet sich eine Person erst zehn bis vierzehn Tage nach der Verletzung beim Arzt und der in Frage kommende Hund ist noch gesund und am Leben, so kann eine Wutschutzbehandlung unterbleiben.

Altertum

5 Benno von Hagen, Lyssa, Jena (1940), S. 14–15. Auch nach Felix Hartmann ist (λύσσα) (Raserei, Wut. bes. »Hundswut«) »der Wortbildung nach nichts anderes als das uralte Femininum zu λυκός (›Wolf‹)«, (Zeitschrift für vergleichende Sprachforschung Bd. 54, [1927], S. 287).

6 Nach Claudius Aelianus, der im 2. Jahrhundert n. Chr. gelebt hat und in seinem »De natura animalium« öfter die Hundswut erwähnt (Lib. IV. VIII, IX, XII), soll an einem steilen Felsabhang der Küste Kretas ein Tempel der Artemis Rokkaia (Dianatempel) gestanden haben, von wo man Hunde ins Meer hinabstürzte (XII, 22). Und in Gerhard Hauptmanns »Iphigenie in Delphis« (1941) heißt es von Artemis, deren Bild Orest aus Taurien entwenden soll:

> »Dort herrscht sie blutig, heißt's, als Hekate
> mit Schlangenhaaren, Hunds- und Löwenkopf,
> verstört der Menschen Sinn! Stygische Hunde
> winseln um sie, die, was man opfert ihr,
> wütend zerreißen, Tier und Mensch …«

7 Pausanias, Perihegese IX. 2,3.

8 Besreits der griechische Name für Jäger »Kynegos« (= Hundeführer) läßt dessen Exposition über das gefährdete Begleittier (mit hohem Kontagionsindex) erkennen. Auch der große Tragödiendichter Euripides soll, nachdem ihn Neid und Unverstand aus Athen nach Pella getrieben hatte, dort (406 v. Chr.) wütenden mazedonischen Hofhunden (pomeri canes) zum Opfer gefallen sein. (Auli Gellii Noctes Atticae. Lib. XV. Cap. 20.)

9 Nach der Sage soll Sirius der Hund des Ikaros gewesen (Ovid, Ars amatoria II,16,4) und nach dessen tödlichem Absturz als hellster Fixstern am Abendhimmel in das Sternbild des »Großen Hundes« versetzt worden sein. (Vergil, Georgica II, 380.)

10 Es handelt sich um die Zeit vom 23. Juli bis 23. August, während der die Sonne im Zeichen des Löwen steht. Noch 1804 versuchte Zinke die abergläubische Meinung zu widerlegen, daß die »zur Zeit der Dies caniculares geworfenen Hunde« sozusagen »prädestiniert« wären, an »Tollwut zu erkranken«. (Neue Ansichten der Hundswut, Jena 1804.)

11 Durch die Sage von Linos wird noch mehr verständlich, warum auf Delos, der Insel des Apollonkultes, das Halten von Hunden streng verboten war. (Strabo, Geographica, X, 5.)

12 Die aus Epirus stammenden »Molosser« nahmen auch als Leibwächter der Großen einen

hohen Rang ein. Selbst den die Unterwelt bewachenden Kerberos stellte man sich als einen riesigen schwarzen Molosserhund vor, der sich allerdings von den übrigen Exemplaren seiner Gattung dadurch unterschied, daß er drei Köpfe besaß. Nach Ovid entsproß aus dem giftigen Geifer des vom Herakles nach der Oberwelt verschleppten Kerberos eine heftig wirkende Giftpflanze, der Sturmhut (Aconitum napelus, auch Wolfswurzel genannt), die man im Mittelalter und in Mazedonien sogar noch in jüngster Zeit mit dem Zustandekommen der tierischen Tollwut in Zusammenhang brachte. (Petar Živanović, Praznoverje u južnoj Srbiji [Aberglauben in Südserbien d. h. in Mazedonien]. Beograd 1923, S. 49.)

13 Plinius d. A.: Naturalis historia, lib. II, cap. 107 und lib. VII. cap. 152.

14 Plutarch, Quaestiones consodalium.

15 Bekannt sind ferner noch die Krankengeschichten von zwei Hydrophoben, die wir Soranos von Ephesos (2. Jh. n. Chr.) verdanken. Er berichtet von einem lyssakranken Legionär, der richtig ungehalten über sich gewesen sei, weil er doch im Kriege vor keiner Gefahr Angst empfunden hätte, nun aber beim Anblick von Wasser, das man sonst als angenehm empfände, von einer unbändigen Angst gepackt würde. Außerdem hatte Soranos noch einen hydrophoben Säugling erlebt, der sogar die Mutterbrust ablehnte. Auch Caelius Aurelianus berichtet in Zusammenhang mit der Hydrophobie, daß Schlundkrämpfe nicht nur beim Anblick von Wasser sondern bereits beim bloßen Hören des Wortes »Wasser« ausgelöst werden und bei Regenwetter sich sogar zu Wutanfällen steigern können. (De morbis acutis et chronicis. III., 10.) Die Behauptung, Hippokrates habe die Tollwut überhaupt nicht gekannt, wurde bereits von Soranos bestritten. Zu beachten ist auch eine Bemerkung bei Caelius Aurelianus, wonach Polybos, der Schwiegersohn und Schüler des Hippokrates, die Tollwut des Menschen als »Wasserflucht« (»aquifuga«) bezeichnet hätte. (De morbis acutis et chronicis, lib. III, cap. 16.)

16 Caelius Aurelianus, De morbis acutis et chronicis, lib. III, cap. 15.

17 Diels, H., Hippokratische Forschungen V. Eine neue Fassung des 19. Hippokratesbriefes. Hermes 53 (1918), S. 57.

18 Cornelius Celsus, De re medicina, Buch V, Kap. 27,2. Nach Pausanias gab es bei der Stadt Kynaitha in Arkadien eine Quelle, deren eiskaltes Wasser für diese Therapie besonders geeignet sein sollte, weswegen sie auch »Alyssos« (»Ohnewut«) genannt wurde. (Heute noch heißt der Ort Kaláwryta = Schönbrunn.) Nach der Sage seien hier schon die Töchter des Königs von Argolis Proitos von der »Lyssa« befreit worden, mit der sie von Hera bestraft wurden, als sie diese in ihrem Tempel zu Tyrins durch übermütige Prahlereien beleidigt hatten.

19 Auli Gellii Noctes Atticae. Buch XV, Kap. 20.

20 Galenus von Pergamon, De theracia ad Pis., Kap. 16, S. 277. Die Bezeichnung »Kynolyssa« prägte nach Cael. Aurelianus (De morbis acutis III, 9) Andreias von Karystos (um 210 v. Chr.), der zu den älteren Herophileern in Alexandrien gerechnet wird.

21 Galenus, De locis affectis, Buch VI, 5.

22 »Gegen die Tollwut schützt nichts besser, als wenn man Haare des wütenden Hundes, von dem man gebissen wurde, auf die Wunde legt.« (Plinius d. Ä. Naturalis historia lib. XXVIII, cap. 4.)

23 Plinius d. A. Nat. hist., Buch XXIX, Kap. 8.

24 Galenus, De Compositione medicamentorum, secundum locos, Buch X.

25 Allein in Preußen, wo man nach den Wirren der napoleonischen Kriege in einem Jahr (1819) über 1000 Wölfe erlegt hatte, starben von 1810–1819 an Lyssa 1053 Personen.

26 Lucius Apuleius, Der goldene Esel, Buch VIII.

27 Lucius Apuleius, Der goldene Esel, Buch IX.

28 Auch bei dem entsetzlichen, mit Selbstzerfleischung einhergehenden Tobsuchtsanfall, dem nach Agathias im Jahre 554 der alemannische Heerführer Leutharis in Ceneta (südlich vom heutigen Belluno) zum Opfer fiel, hat es sich zweifellos um Tollwut gehandelt. (De bello goth., Buch II.)

29 Plinius d. Ä,. Nat. hist. lib. VIII, Kap. 63.

30 Columnella, De re rustica, Buch VII, Kap. 12.

31 Augustinus, De civitate Dei, Bd. II, Buch XXII, Kap. 22.

32 Theodorus Priscianus, Euphorista, Buch II, Kap. 8.

Mittelalter

33 So wurde z. B. der von Wölfen begleitete Odin in den »wilden Jäger« umgedeutet, der in bestimmten Nächten – besonders in den zwölf Rauhnächten der Julzeit – mit einer Meute von wütend kläffenden Hunden und Wölfen durch die Lüfte jagt und über jeden, der ihm begegnet, gleichgültig ob Mensch oder Tier, Unheil bringt. In manchen Gegenden glaubten die Bauern, der wilde Jäger sei hinter einem Hirsch her, und jedes Geschöpf, das ihm begegne, müsse tollwütig werden. Aus diesem Grunde sollte man in diesen Nächten »kein Tier, aber auch keine Menschenseele aus dem Hause lassen«. (Maximilian Taube, Die Sagen vom wilden Heere, Königsberg 1904, S. 11.)

34 Die panische Angst, die man vor Wölfen empfand, wird verständlich, wenn man weiß, wie gefährlich diese Tiere in ihrer wilden Raserei werden können, wenn sie ohne jede Scheu sogar in Gehöfte und Dörfer eindringen. Zuweilen kann ein einziger tollwütiger Wolf 50 bis 60 Menschen und Tiere verletzen, wie es noch um die Jahrhundertwende in Rußland und auf dem Balkan geschah.

35 Der Heilige war der erste Bischof von Lüttich (722–727). In der Merowinger-Zeit (5. bis 8. Jahrhundert) soll die Wolfsplage sogar um Paris herum sehr groß gewesen sein. In jene Zeit reichen auch die Ursprünge des Louvre zurück, dessen Name meist von »louveterie« abgeleitet wird, einem Hundezwinger für die Wolfsjagd.

36 Marx, »Über das Vorkommen und die Beurteilung der Hundswut in alter Zeit«, in den »Abhandlungen der Kgl. Gesellschaft der Wissensch. zu Göttingen« 1872, 17. Band.

37 Vielerorts wurde auch St. Eustachius als Wutschutz-Patron verehrt. Eustachius, der nach der Legende aurea ein Feldherr des Kaisers Trajan war, soll ebenfalls durch ein Jagdwunder zum Christentum bekehrt worden sein, für das er dann den Märtyrertod starb. Von den Künstlern (Pisanello, Dürer etc.) wurde er meist – ähnlich wie Hubertus – als ritterlicher Jäger dargestellt, der hoch zu Roß, von Hunden umgeben, vor einer visionären Erscheinung stutzt: einem mächtigen Hirsch, zwischen dessen Geweih der Gekreuzigte aufragt.

38 Dieser »Hubertusschlüssel« war ein 18–20 Zentimeter langes handgeschmiedetes nagelartiges Eisen, welches einerseits in einem hölzernen Heft, andererseits in einer petschaft artigen Brennplatte, mit dem Muster eines Jägerhornes, endete.

39 Vom Ausbrennen im St. Hubertus-Kloster berichtete auch die sogenannte Koelhoffsche Chronik (gedruckt 1499 in Köln): »In den jaeren unseres heren 1445 quam ein rasend werwolf ind beis in dem kirspel zo Rindorp ... umtrint 14 persoin, die men sniden ind zo sent Rupert voirren ind uisbroin moiste ...« (»Im Jahre unseres Herrn 1445 kam ein rasender Werwolf und biß im Kirchspiel von Rheindorf ... ungefähr 14 Personen, die man schneiden und zu St. Hubertus führen und da ausbrennen mußte ...«)

40 In der ganzen Kur spielte die heilige Zahl neun eine große Rolle. Denn im allgemeinen glaubte man, daß nur am neunten Tage nach dem Biß oder in neunteiliger Frist danach (am 18., 27., 36. Tage usw.) die schreckliche Krankheit ausbrechen könne. Nach dem Verlassen des Klosters mußte der Geheilte in seinem Heimatort der Hubertusbruderschaft beitreten und jährlich am Hubertustag beichten.

41 Bei Parforcejagden am Hubertustag (3. November) in den Wäldern von der Ile de France, auch heute noch ein gesellschaftliches Ereignis, wird – ehe die Hetzjagd beginnt – die Hubertus-Messe gelesen und die Meute vom Priester in feierlichem Ornat gesegnet, ein Ritual, dessen ursprünglich magisch-prophylaktischen Sinn von den Jagdteilnehmern kaum einer ahnt. Ein solcher »Viehsegen«, den man in einer Trierer Handschrift gefunden hat, lautet: »In nomine domine nostri creati! crescite et multiplicamini! Christus vos deducat et reducat. Ante fuit Christus quam lupus, Christus mos interpretatur saluater. Lupus interpretatur diabolus. Christus liberet canes istos et alias bestias de

dentibus luporum ... Et per interessionem beati Eustachii, ite cum pace. Amen. (Ihr, die ihr im Namen unseres Herrn erschaffen seid, wachset und vermehret euch! Christus geleite euch und führe euch heim. Christus war früher als der Wolf, Christus bedeutet Heiland, Wolf bedeutet Teufel. Christus möge diese Hunde befreien und andere Tiere aus den Zähnen der Wölfe ... Und durch die Vermittlung des Hl. Eustachius gehet in Frieden. Amen.«)

42 Um einen längeren Schutz vor Wasserscheu zu gewährleisten, versuchte man die Tiere in eine unlösbare, lebenslängliche Verbindung mit dem Wasser zu bringen. So gab man Hunden den Namen von Flüssen und Bächen, weshalb auch heute noch in Ungarn die meisten Hunde »Tissza«, »Sajó« oder »Bodri« nach den Flüssen Tissza (Theiß), Sajó und Bodrog heißen. Daher vermutlich auch der Hundename »Rin« (Rhein) in »Reineke Voß«. In der gleichen Absicht taufte man Knaben auf den Namen Hubertus in der Hoffnung, der Schutzpatron würde sie behüten.

43 Die Verteilung der geweihten Hubertusbrote geht wahrscheinlich auf ein angebliches Wunder des Apostel Petrus zurück. Nach der »Legenda aurea« des Jacobus de Veragine soll Petrus die tollwütigen Hunde, die Nero durch Simon Magus auf seinen angeklagten Mitapostel Paulus hetzen ließ, mit einem Stück geweihten Brotes besänftigt haben. (H. Kerler, Die Patronate der Heiligen, Ulm 1905.)

44 So berichtet Zinke in seinem Buch »Neue Ansichten der Hundswut« (Jena 1804) über folgende Begebenheit: »Zu München wurden 1784 über dreyzehen Menschen von einem tollen Hunde gebissen. Die Gebissenen mußten sich auf dem Rathause versammeln. Hier ertheilte ihnen der Viceoberjägermeister im Namen des Abtes von St. Hubert den heiligen Segen, vermöge dessen das in die Wunde eingedrungene Gift befehligt ward, binnen vierzig Tagen keine bösen Anfälle zu äußern. Während dieser Zeit sollten die Verletzten nach St. Hubert in den Ardennerwald gebracht werden, um ihnen durch das Aufbrennen des goldenen Schlüssels in einer neuntägigen Kur zu helfen.« Doch das Brandmal an der Stirn nutzte nur bei den zuletzt gebissenen vier Bauern, die übrigen starben an Tollwut.

45 Allein die Diözese Lüttich zählte im 16. Jahrhundert 21 Hubertuskirchen, die Kölner Diözese noch vor dem Ersten Weltkrieg 29 Hubertuskirchen und -kapellen.

46 Vom Tollen Hundsbiß und der Wasserscheu. Etwas zur Warnung und Belehrung für Unwissende; Hanauisches Magazin vom Jahre 1778, 1. Bd. 40 Stück, Hanau 1779.

47 Johann Peter Frank, System einer vollständigen medizinischen Polizey, Mannheim 1788, Bd. IV, S. 377f. Die gleiche unsinnige Prozedur wurde auch bei Haustieren vielerorts prophylaktisch betrieben. So wurde im Jahre 1791 in München mit Approbation des Collegii medici dem »Tierarzt« Trenkler gestattet, den Hunden zur Verhütung der Wasserscheu die Stirn mit dem Hubertusschlüssel zu brennen. Noch im Jahre 1810 hatte der Klosterpförtner in Irsee mit dem Hubertusschlüssel die ganze Viehherde in Schlingen (Kaufbeuren) vorbeugend gebrannt. (Pfarrakten Irsse vom 16. 10. 1810.)

48 Nach dem Spottnamen des französischen Bauern »Jacques Bonhomme« = »der gute Jakob«.

49 P. Hunauld, Reflexions sur l'état présent des maladies qui régnent dans la ville de Paris, dans le royaume et en diverses parties de l'Europe depuis la fin 1358 jusqu'à présent. Paris 1698. S. 31. Das »Journal d'un Bourgois de Paris«, worin ein Geistlicher die Tagesereignisse jener Zeit vermerkte, enthält zahlreiche Eintragungen wie diese, die aus dem Sommer 1423 stammt: »Item, en ce temps venoient à Paris les loups toutes le nuyts, et en prenoit-on souvent trois ou quatre à ungne fois, et estoient portez parmy Paris pendus par les piés de derrière, et leur (sic) donnoit-on de l'argent grant foison.«

50 Hunauld, S. 42.

51 Hunauld, S. 47ff.

Neuzeit

52 Von einem gehäuften Auftreten der Wut in Mittelfrankreich zeugt auch eine Schrift, die Guillaume Le Blanc, Bischof von Grasse und Vance, im Jahr 1598 zum Trost für seine von tollen Wölfen heimgesuchten Gemeinden herausgegeben hat. Im Jahre 1604 hatte sogar Paris und seine Umgebung sehr unter tollwütigen Hunden zu leiden. »Es wurde daher in der Stadt bei 100 Talern Strafe verboten, die Hunde aus den Häusern zu lassen, und befohlen, daß alle auf der Stelle totgeschlagen werden, die man auf den Gassen antrifft!« (Memoires de l'Etoile, zit. nach Hunauld, S. 49.)

53 »Epistolae Ulrici Hutteni« hg. v. E. Böcking, Bd. I, S. 201.

54 So gebot 1517 Herzog Ulrich von Württemberg, daß den wildernden Bauern beide Augen ausgestochen werden sollten, und der Erzbischof von Salzburg ließ 1537 sogar einen Bauern, der einen seinem Acker verderblichen Hirsch erlegt hatte, in die Haut des Tieres einnähen und von seinen Jagdhunden zerreißen. (Johannes Scherr, Deutsche Kultur- und Sittengeschichte. Buch II, Kap. 3.)

55 Noch zweieinhalb Jahrhunderte später heißt es in der »Markgräflichen Badischen Verordnung« vom 1. April 1769: »Diejenigen, deren Hunde in den Kirchen gesehen werden, sie mögen solche selbst mitgenommen haben, oder diese mit andern hinein gelaufen seyn, sollen mit 1 fl. Strafe belegt, und die Kirchendiener, Schulmeister und andere Personen hierauf fleißig acht geben, daß ihnen sofort die eine Hälfte der Geldbuße, die andere aber zur Armenbüchse angewiesen werde.« (Frank, S. 341 f.)

56 An anderen Orten, wo nicht wie in Nürnbergs Umgebung Sandsteine für Grabplatten so bequem zur Verfügung standen, versuchte man Hunde und Schweine vom Betreten der Friedhöfe dadurch abzuhalten, daß man vor den Maueröffnungen Gruben mit einem Rost von Stäben darüber anlegte, so daß die Tiere mit ihren Beinen darinnen hängenbleiben mußten. In Frankfurt a. M., wo sich der Friedhof vor dem Dom befand, hießen diese »Beinbrecher« scherzhaft »Pfarreisen«. In Bd. I der Geschichtsblätter für die mittelrheinischen Bistumer findet sich die Notiz bezüglich einer Synodale des Bistums Worms vom Jahre 1496: »Die Tiere laufen auf den Kirchhof, weil die Beinbrecher nichts taugen.«

57 Jo. Csp. Schurzmann, Dissert. de morsu canis rabidi et hydrophobia. Halle-Magdeburg 1774. Diese Ansicht war vor allem im Mittelalter weit verbreitet. So berichtet im 13. Jahrhundert der polnische Chronist Vinc. Kadlubek, daß im Jahr 1109 der polnische Fürst Boleslaw den deutschen Kaiser Heinrich V. bei Breslau besiegt habe. Viele Ritter blieben auf dem Schlachtfeld liegen; die Hunde schwärmten von allen Seiten herbei und fraßen sich an den Leichen so satt, daß sie davon toll wurden, weshalb jener Ort »Hundsfeld« (»pasje polje«) genannt wurde. (B. Langkavel, Hunde und Naturvölker, Internationales Archiv f. Völkerkunde, 1895, Bd. VIII, S. 139.)

58 »Wer einen Hund will erschlagen lassen, braucht nur sagen, daß er toll sei«, lautet ein altes schlesisches Sprichwort. Diese Worte, die heute fast nur noch in dem Sinne benutzt werden: »Wer etwas erreichen will, wird um einen Vorwand nie verlegen sein!« lassen erkennen, daß Tollwut und Totschlag einst fast gleichsinnige Begriffe waren. Auf Tollwut stand der Tod, gleichgültig, ob es sich um ein Tier oder einen Menschen handelte. (Rother in Mitt. Schles. Ges. f. Volksk. 26, 1925, S. 249.)

59 Im Königsdrama Richard III. erwähnt Shakespeare in Zusammenhang mit dieser Ansicht die merkwürdige Erscheinung, daß manche tollen Hunde zunächst noch den Menschen umschmeicheln: »Weich aus dem Hunde dort; sieh, wenn er schmeichelt, beißt er, und wenn er beißt, so wird sein giftiger Zahn zu Tod vergiften.« (I,3.)

60 Auffallend ist, daß das Mittelwort »Tenet« wenn es eingerahmt wird, ein Kreuz ergibt. In Dalmatien (bei Omiš) sah ich 1939 eine Silbermünze als Amulett gegen Tollwut mit dem aus 25 Buchstaben bestehenden Quadrat »Sator – Arepo« und einem Buchstaben-Kreuz auf der Rückseite: aus 21 Buchstaben dieses magischen Quadrates zwei sich kreuzende »Pater-noster«-Zeilen, eingesäumt von den restlichen zwei A- und O-Buchstaben:

A
P
A
T
E
R
APATERNOSTERO
O
S
T
E
R
O

Das A und O am Ende der Kreuzbalken entspricht den Buchstaben des griechischen Alphabets Alpha und Omega, die besagen sollen, daß das »Pater noster«, das »Vater unser«, Anfang und Ende des Bekenntnisses sei.

61 In verschiedenen Teilen Deutschlands gab man noch im vergangenen Jahrhundert Menschen und Tieren »Heilbrote« zu essen, in deren Kruste kabbalistische Inschriften eingebacken waren. Diese Inschriften, die meist aus der Sator-Formel bestanden, wurden in den Brotteig mit einem aus Eibenholz gefertigten Modell, dem sog. Tollholt, eingedrückt. Obwohl J. P. Frank bereits 1788 eine strenge Bestrafung bei der Anwendung solcher »abergläubischen Mittel« verlangte, wurden noch während der »Hundswutepidemie anno 1798« im Egerland, den Gebissenen lediglich solche »Heilbrote« zur Verhütung der Hydrophobie gereicht. (Hovorka und Kronfeld, Vergleichende Volksmedizin, 2. Bd., Stuttgart 1909.)

62 Wölfflin, Die Kunst Albrecht Dürers, 1926.

63 Trotz dieser auffallenden Beziehungen wird die Vermutung des rumänischen Rabiologen Babes, wonach Dürers »Melancholie« eine Allegorie der Tollwut wäre, nur eine Hypothese bleiben. Denn es ist bekannt, daß in dem magischen Zahlenquadrat der »Melancholie« die vier mittelsten Zahlen zu zweien kreuzweise addiert (10+7 bzw. 11+6) den Todestag, die Summe der beiden darüberstehenden Zahlen (3+2) den Todesmonat und die darunterstehenden Zahlen (15/14) zusammengenommen das Todesjahr von Dürers Mutter (den 17. Mai 1514) angeben. Dürers Mutter ist jedoch nicht an Lyssa, sondern an einer ruhrartigen Erkrankung gestorben.

64 1836 forderte Böttger, der für die Ursache der Hundswut den nicht befriedigten Geschlechtstrieb hielt, »man solle einen Teil der männlichen Hunde kastrieren, damit auf jeden Rüden mindestens eine Hündin komme«. Leblanc hat diesen Irrglauben noch 1863 vor der »Académie médicine« vertreten. In Laienkreisen hat sich eine ähnliche Auffassung bis in die jüngste Zeit erhalten. In Mazedonien wurden noch vor 70 Jahren Kinder bestraft, wenn sie durch Steinwürfe oder Begießen mit Wasser ein »kopuliertes Hundepaar« zu trennen versuchten, da man ernstlich befürchtete, ein coitus interruptus könnte bei den Tieren zur Tollwut führen. (Petar Živanović, Praznoverje u. južnoj Srbiji.[Aberglauben in Südserbien], Beograd 1923, S. 55.)

65 William Shakespeare, Komödie der Irrungen, V. Aufzug, 1. Szene, übersetzt von Wolf Graf Baudissin, in: Werke in 5 Bänden, München 1988, S. 366. Sogar Hufeland nahm an, Gemütsbewegungen, Schreck oder Furcht könnten Vorgänge der Kontagiumbildung auslösen. Als Beispiel für die Wirkung emotioneller Faktoren führt er die Entstehung des Wutgiftes an.

66 Viele »Behandlungen« hat der Aberglaube erfunden und die Tradition erhalten. Bei der in England auch heute noch üblichen Redensart: »Have a bit of the hair of the dog that bit you« (Nimm ein Stück von dem Haar des Hundes, der dich beißt), mit der nach den Ausschweifungen eines vorangegangenen Abends als Korrektiv gegen den Katzenjammer ein morgendliches B. und S. (Brandy und Soda) empfohlen wird, ahnen die wenigsten, daß dieser Rat ursprünglich mit der Tollwutphrophylaxe zusammenhing.

67 Jules Roshem, Les enragés au bain, Paris médical, 1913, S. 201–207. E. Wickersheimer, La rage et son traitement à Dieppe par les bains de mer de XVIIme siècle, Bulletin de la Société française d'histoire de la médicine, 1907, Bd. VI, S. 182–195.

68 Das ist auch aus einer zeitgenössischen Pressenotiz zu ersehen: »Paris, den 1. Sept. Ein der Herzogin von Olonne zugehöriger großer Dänischer Hund, nachdem er unvermerckt rasend geworden, hat ihren Kutscher angefallen und an verschiedenen Stellen gebissen und würde ihn sogar erwürget haben wann nicht 2 Stall-Knechte ihm zur Hülffe gekommen wären, welche aber samt vielen anderen Hunden und dreyen Pferden ebenfalls gebissen wurden. Der Kutscher und die 2 Stallknechte sind annenhero nach dem Meer abgereist, um sich darinnen baden zu lassen.« (Vossische Zeitung 1729, Nr. 111.)

69 Goethe, Dichtung und Wahrheit, 4. Teil, 18. Buch.

70 Zitiert nach: J. P. Frank, System einer vollständigen medizinischen Polizey, Bd. IV, Mannheim 1788, S. 328. Zur Entkräftung der »über Dieppe kursierenden Gerüchte und Schauermärchen« wurde 1725 in einem Pariser Theater eine Komödie »La Rage d'amour« (Die Liebeswut) aufgeführt. Es war die amüsante Geschichte eines Liebespärchens, das unter dem Vorwand, von einem tollen Hunde gebissen zu sein, nach Dieppe kommt und sich so der lästigen Aufsicht entzieht. Auf solche Weise sollte die Abneigung der Bevölkerung gegenüber der »verschrieenen Badekur« überwunden werden.

71 Histoire de l'acad. de Sciens. Ann. 1699.

72 Im Annual Register von 1722 (S. 121) heißt es: »Vier Personen wurden in York vor die Assisen (öffentliche Gerichtsverhandlung) geladen, weil sie einen Knaben, der von einem tollen Hunde gebissen wurde, zwischen Decken erstickt hatten. Sie sind, wie es heißt, freigesprochen worden aus Mangel an Beweisen.«

73 Auch in seiner »Medicinischen Polizey« (1788) verurteilt Frank mit scharfen Worten diesen »grausamen« Gebrauch. Wie roh die Sitten jener Zeit waren, ist auch daraus zu ersehen, daß sich nach der Ermordung von Heinrich IV. durch Ravaillac (1610) die Pariser Fleischerzunft dazu erbot, dem Mörder »die Haut so behutsam abzuziehen, daß er noch 12 Tage lang leben sollte«.

74 Wilhelm Mommsen, Der Dreißigjährige Krieg und seine Folgen, Leipzig 1931, S. 81. Das Wort »rabiat«, mit dem man seit dem 30jährigen Kriege grobe und jähzornige Menschen zu charakterisieren begann, ist von dem lateinischen »Rabies« (= Tollwut) abgeleitet und diente ursprünglich nur zur Kennzeichnung toller Hunde und Wölfe. (Gustav Wustmann, Zur Geschichte sprichwörtlicher Redensarten, Leipzig 1895, S. 26.)

75 Mommsen, S. 81.

76 Mommsen, S. 82. Johann Weyer (1515–1588), der kühne Bekämpfer des Hexenwahns, erzählt, wie man im Jahre 1541 in der Nähe von Padua mit einem als Werwolf verdächtigten Bauern ähnlich verfuhr. (De praestigiis daimonum. L. IV. c. 23. Basel 1577,4.)

77 Ernst Consentius, Meister Johann Dietz, des Großen Kurfürsten Feldscher und Königlicher Hofbarbier, Ebenhausen bei München, 1915, S. 180ff. Noch bei Gründung der Akademie der Wissenschaften zu Berlin im Jahr 1700 wurde dem Präsidenten aufgetragen, auf Werwölfe zu achten, von deren Existenz sogar G. E. Stahl (1660–1734) überzeugt war.

78 Johann Gottlieb Hardegen, Von Thierprozessen und gegen schädliche Thiere gerichtete Benedictionen, Breslau 1829, S. 19. Vor diesem Hintergrund erhalten selbst die absurden mittelalterlichen Tierprozesse, die uns heute wie ein juristischer Fastnachtsscherz erscheinen, oft einen ganz anderen Sinn. Denn bei diesen Tierprozessen glaubt man, nicht Tiere, sondern die in ihnen wirkenden bösen Geister anklagen und verurteilen zu können. Die Tierjustiz des Mittelalters verurteilte nicht nur den »Hahn von Basel«, weil er ein Ei gelegt haben sollte (1474), oder den »Esel von Chalons«, weil er sich in die Kirche gewagt und vom Weihwasser getrunken hatte, sondern sie erstreckte sich sehr häufig auch auf bissige Hunde und reißende Wölfe, von denen so mancher tollwütig gewesen sein dürfte. Hierbei rückte man den vierbeinigen »Übeltätern« allen Ernstes mit Kapi-

tularien und Pandekten zu Leibe, ließ sie von Schergen geleitet zur Richtstätte schleppen, um sie dort nach feierlicher Verlesung des Urteils am Scheiterhaufen verbrennen oder an den Galgen hängen zu lassen.

79 Hardegen, S. 20.

80 Johann Friedrich Struensee, Gedanken eines Arztes vom Aberglauben und der Quacksalberey, Gemeinnütziges Magazin 1760, Stück II, S. 78. Die Sitte des »Hundeschlagens« war in ganz Deutschland üblich. Im Kuhrfürstlich Sächsischen Mandat vom 7. September 1782 hieß es noch: »In der Residenzstadt Dresden und Vorstädten sollen die Hunde besonders während der Hundstage von den ›Cavallierknechten‹ mit Schlingen eingefangen, zum Scharfrichter gebracht, daselbst einen Tag aufbehalten, und wenn sie binnen dieser Zeit von den Eigentümern zurück verlanget werden, und sich kein Merkmal einer Tollheit an ihnen äußert, denselben hinwiederum verabfolget, außerdem aber, so wie tolle Hunde, alsofort totgeschlagen werden.« (Zitiert nach J. P. Frank, System einer vollständigen medicinischen Polizey, Wien 1790, 4. Bd., 3. Auflage, S. 303.)

81 Noch 1801 klagte der Hamburger Physikus Rambach, daß man »Brust-Krankheiten mit Hundefett kurirt«. (Physisch-medizinische Beschreibung von Hamburg, Hbg. 1801, S. 379.)

82 Struensee, S. 78f.

83 Aufgrund alter Jagdverbote durften die Bauern nicht einmal gegen Füchse und Wildschweine vorgehen. Um die Jagd ihres Grundherrn nicht zu behindern, war es ihnen untersagt, ihre Gärten und Felder durch Zäune vor Wildschaden zu schützen. »Wenn die wilden Schweine«, spöttelte Lichtenberg, »dem armen Manne seine Felder verderben, so rechnet man es ihm unter dem Namen Wildschaden für göttliche Schickung an.« Aus jener Zeit stammt die Anekdote von der Klage eines württembergischen Dorfschulzen an seinen Herzog: »Dero allerhöchschte Wildsäue hawe unsere allerunterthänigschte Rüwe (Rüben) aufgefresse.« (Walter Krögel, Die Jagd im 17. und 18. Jahrhundert, Weimar 1866, S. 69.)

84 Krögel, S. 70. Die Sage vom wilden Jäger hatte sich schon längst mit der christlichen Legende vom Wunderhirsch verquickt, allerdings mit negativen Vorzeichen, denn als er zwischen dem Geweih des von ihm verfolgten Hirsches ein Kreuz aufleuchten sah, sank er nicht wie Eustachius bzw. Hubertus reuevoll zu Boden, sondern setzte die Verfolgung fort und muß daher zur Strafe als Ruheloser bis zum jüngsten Tag durch die Nächte jagen. So erhielt der wilde Jäger in der Phantasie der leibeigenen Bauern, die unter der Jagdleidenschaft ihrer adeligen Herren unsägliches Leid erdulden mußten, eine geradezu infernalische Leuchtkraft, da er für sie die Verkörperung jener ewigen Verdammnis war, die sie auf die verhaßten adeligen Jäger herabwünschten. In vielen Gegenden glaubte man noch um die Jahrhundertwende in der St. Hubertus-Nacht (3. November) den Zug des ewigen Jägers zu hören. (Maximilian Taube, Die Sagen vom wilden Heere. Königsberg 1904, S. 12.)

85 Struensee, S. 80. Etwa 18 Jahre später erhob J. P. Frank in seiner »Medicinischen Polizey« fast die gleiche Forderung: »Hetzhunde ... sollen an Stricken zusammen gekoppelt, oder einzeln an Leitseilen, bis zu dem Orte der Jagd geführet, und wenn diese ein Ende hat, ebenso wieder nach Hause geführet werden. Da sollen sie immer eingesperret und voneinander abgesondert werden, damit keine wechselseitige Verletzung, nach allenfalls vorausgegangener Krankheit, Platz finden möge.« (J. P. Frank, System einer vollständigen medicinischen Polizey, 4. Bd., Mannheim 1788, S. 349–350.)

86 Struensee, S. 81. Auch J. P. Frank berichtet von einem »tollen Hund, welcher noch durch einen breiten Strom geschwommen sey, und die am gegenseitigen Strome befindliche Weibsleute mit tödtlichem Erfolge gebissen habe. Der Hund, welcher dem vornehmen Piacentiner, einen Bauer und ein Kalb gebissen hatte, trank noch öfters auf der Jagd der er, obschon mühselig, noch beywohnte, aus den Pfützen und Gräben.« (Medicinische Polizey, 4. Bd., 1790, S. 170.)

87 Struensee, S. 81.

88 Struensee, S. 81. Siehe auch »Schleswig-Holsteiner Sagen«, Hg. von G. Fr. Meyer, Jena 1929, S. 308.

89 Struensee, S. 81.

90 Struensee, S. 81. Die Stelle bei Harwey lautet: »Wie wir bei der Contagion, bei einem vergifteten Stich und beim Biß von Schlangen oder wütenden Hunden, bei der Lustseuche u. dgl. sehen, daß durch ein angestecktes Teilchen der ganze Körper verderbt wird, wie die Lustseuche manchmal sogar bei unversehrten Geschlechtsteilen sich entweder durch Schmerz in den Schulterblättern oder im Kopfe oder durch andere Symptome zuerst zu verraten pflegt, so wissen wir aus Erfahrung, daß, nachdem eine durch den Biß eines wütenden Hundes veranlaßte Wunde geheilt war, dennoch Fieber und andere fürchterliche Symptome auftraten. Weil das zuerst in das Teilchen eingedrückte Contagium zugleich mit dem zurückkehrenden Blut zum Herzen gelangt und von da aus nachher offenbar den ganzen Körper verunreinigen kann.« (Exercitatio anatomica de motu cordis et sanguinis in animalibus, Frankfurt 1628.)

91 Struensee, S. 82. Bei J. P. Frank findet sich zwei Jahrzehnte später fast die gleiche Warnung: »Der Wundarzt darf die Werkzeuge, womit er einen vom tollen Hund Gebissenen zur Ader gelassen oder ein Klistir gegeben hat, nicht bey andern Menschen eher anwenden, bis er sie auf das vollkommenste gereiniget habe ...« (J. P. Frank System einer vollständigen medicinischen Polizey, Mannheim 1788, 4. Bd. d. 3. Aufl., S. 380.)

92 Auch nach den Wirren der Napoleonischen Kriege stieg mit der Wolfsplage die Tollwut beängstigend an. Allein in Preußen, wo man in einem Jahr (1819) über 1000 Wölfe erlegt hatte, starben von 1810–1819 an Lyssa 1053 Personen (Krügelstein). Seit dem Zweiten Weltkrieg und seinen tiefgreifenden Veränderungen in den Staaten hinter dem Eisernen Vorhang haben die Wölfe abermals die Grenze ihres Lebensraums erheblich nach Westen vorschieben können, womit gleichzeitig eine erhebliche Zunahme der Tollwut, insbesondere unter dem Wild, verbunden war.

93 E. Krügelstein. Nachtrag zur Geschichte der Hundswuth, Gotha 1827, S. 50. Besonders in den Kreisen Lauenburg, Stormarn und Segeberg richteten tollwütige Füchse viel Unheil an. Die Zahl der Füchse war in den drei Kreisen so groß, daß man in jedem weit über 100, im Lauenburgischen sogar gegen 200 bewohnte Baue feststellte.

94 Krügelstein, S. 51. Zu einer ähnlichen Epizootie kam es in den Jahren 1823/1824 im Taunus und an der Lahn. In der Nähe der Ortschaften und Höfe, auf Wiesen und an Bächen wurden kranke, herumirrende Füchse gesehen und erschlagen. In dem Forstbezirk Idstein waren allein zweihundert Füchse an der Seuche eingegangen. Aufgrund des veränderten Benehmens und der starken Beißsucht wurde der Charakter der Seuche bald von den Landleuten erkannt.

95 In der Landschaft Bredstedt geschah dies 1735 zweimal. (Erna Mohr, Die Säugetiere Schleswig-Holsteins, Altona 1931, S. 32). Allein in Sachsen wurden zwischen 1611 und 1717 nicht weniger als 6937 Wölfe zur Strecke gebracht. (Walter Rammer, Tierwelt der deutschen Landschaften, Leipzig 1954, S. 8.)

96 So heißen in Holstein viele Siedlungen Wolfsdorf, Wulfsmoor, Wulfen, Wulfshagen. Weiter nördlich in Schleswig offenbart sich dies auch in den immer häufiger vorkommenden und ähnlich zusammengesetzten dänischen Ortsbezeichnungen: Wolfsholz, Wolfsbrucke, Ullekjär, Ulsnis, Ullegrav (in Angeln), Ulfshuus, Ullerup, Ullemühle (Amt Hadersleben), Uldal (Amt Apenrade). (Erna Mohr, Die Säugetiere Schleswig-Holsteins, Altona 1931, S. 33.) Das dänische Wort für Wolf dürfte von der altnordischen Bezeichnung »ulfr« herrühren.

97 Struensee, S. 81. Besonders scharf verurteilte Struensee das brutale »Untertauchen« oder das »bis zur Synkope (Ohnmacht) betriebene Aderlassen« tollwutverdächtiger Menschen, das sich als »Überbleibsel des Exorzismus« würdig an jenen Wahn anschloß, bei dem der unglückliche Kranke oder Verdächtige von seinen verängstigten Angehörigen mit Federbetten erwürgt wurde. (Ebenda S. 82).

98 Struensee, S. 81. Der bekannte Chirurg Johann Nepomuk Rust (1775–1840) war so überzeugt von der anti-rabischen Wirksamkeit des Glüheisens, daß er in seinen Vorlesungen feierlich zu verkünden pflegte, sich für 100 Louisdor von jedem tollen Hunde beißen zu lassen.

99 Struensee, S. 82.

100 Joseph Gierlinger, Aus dem Inventar eines Altonaer Scharfrichters, Altonaer Amtsblatt 1930, Nr. 23. Meynert, S. 74. Das »Arcanium von Witte« soll aus dem Fett tollwütiger Hunde hergestellt gewesen sein. Da es einen starken Speichelfluß bewirkte, vermutete man, daß es auch Quecksilber enthalte. (Carl August Dittmar, Heilkunde und Aberglaube in Norddeutschland, Berlin 1898, S. 44.)

101 Als teure Geheimmittel stellten die Theriaka oft ein abenteuerliches Mixtum compositum dar. Noch im ersten Band der »Pharmakopea germanica« (1872) wird ein aus zwölf verschiedenen Ingredienzien bestehendes »Electuarium Theriaca« aufgeführt. Claude Bernard, der seine Laufbahn als Apothekerlehrling begann, erzählt, daß sein Lehrer, sooft irgendein Produkt verdorben war, es noch gut genug für die Herstellung von Theriaka hielt. »Hier lag«, schlußfolgerte daraus Renan, »die erste Wurzel seiner Zweifel an der Wirksamkeit der damaligen Heilkunst.«

102 Mamlock. Die Bekämpfung der Tollwut im XVIII. Jahrhundert. Deutsche Ärzte-Ztg. 1904, Nr. 6, vgl. auch Nr. 49. Durch die schweiß- und harntreibende Wirkung der Maiwürmer hoffte man eine beschleunigte Ausscheidung des Tollwutgiftes aus dem Organismus der Gebissenen zu bewirken. Das Mittel war unentgeltlich in allen Apotheken, auf dem Land bei der Gutsherrschaft oder vom Pfarrer zu beziehen. Heim (1747–1834), der damals noch Kreisphysikus in Spandau war, wandte es 1778 wiederholt an, hatte jedoch keine Erfolge. Johann Peter Frank wies bereits 1778 ausdrücklich darauf hin, daß das »Specificum des schlesischen Landsmannes ...« die heftigsten Leibes- und Nierenschmerzen, Blutharnen selbst den Tod verursachen könne. (J. P. Frank, System einer vollständigen medizinischen Polizey, Bd. IV, Mannheim 1778, S. 388.) Trotzdem wurde es in den preußischen Apotheken auch weiterhin unter dem Namen »Electuarium contra morsum canis rabidi« feilgeboten und war auch noch in der »Berliner Apothekerordnung vom 11. Oktober 1801« enthalten. (K. Krügelstein, Die Geschichte der Hundswuth und der Wasserscheu und deren Behandlung, Gotha 1826.)

103 Johann Peter Frank, System einer vollständigen medicinischen Polizey. Wien 1790, 4. Band der 3. Aufl., S. 253.

104 Hamburgischer Correspondent 1768, Nr. 24. Wie erwähnt, hatte Struensee bereits 1760 darauf hingewiesen, daß die zahllosen Jagdhunde des Adels, die nicht selten von tollwütigem Wild gebissen wurden, eine ernste Gefahr bildeten. Nachdem er als Minister die Luxuspferde zugunsten der Findlingsheime besteuern ließ, erwog er diese Maßnahme auch auf Luxus- und Jagdhunde auszudehnen, was bei den adeligen Gutsherren helle Empörung auslöste.

105 Krügelstein, S. 47. Adolf Damaschke, Geschichte der Nationalökonomie, Jena 1918, Bd. 1, S. 232f. Des Königs Jagdgebiete umfaßten eine Million Morgen. In ihrem Bereich war allen Bauern verboten, Felder und Gärten durch Zäune vor dem Wilde zu schützen. Vom 1. Mai bis 24. Juni durfte niemand, nicht einmal der Eigentümer, seine Felder betreten, damit die brütenden Rebhühner nicht gestört wurden (Damaschke). »Die Jagdgesetze«, schrieb Mercier, »zeichnen sich durch eine besondere Strenge, ja Grausamkeit aus ... Ein Rebhuhn zu töten, gilt als Verbrechen, von dem nur die Galeere reinwaschen kann ...« (Mercier, Tableau de Paris.)

106 Krügelstein, S. 47. Das Ausmaß der Wolfsplage ist auch daran zu erkennen, daß vom 27. März 1776 bis zum 30. April 1777 allein in Franche-Comté (der Freigrafschaft Burgund und Hochburgund) 98 Wölfinnen, 121 Wölfe und 260 junge Wölfe von adeligen Jägern erlegt wurden. Zur gleichen Zeit verletzten zwei tollwütige Wölfe und ein von ihnen gebissener Jagdhund zahlreiche Menschen und Haustiere der gleichen Region.

107 Georg Christoph Lichtenberg, Sudelbücher, Heft J, S. 92.

108 Krögel, S. 70.

109 Johann Peter Frank, System einer vollständigen medicinischen Polizey, Bd. IV, Mannheim 1788, S. 370f.

110 Frank, Bd. IV. S. 380.

111 Frank, S. 382.

112 Frank, Bd. IV., S. 363f.
113 Frank, Bd. IV., S. 366. Ferner weist er darauf hin, daß die »Ärzte oder Wunderärzte« diese Thiere von Zeit zu Zeit besuchen, über ihren Zustand ein getreues Verzeichnis führen müssen. Stürbe das Thier an der Wuth: so mußte sein Aas mit Haut und Haar 8 Schuh tief vergraben und mit ungelöschtem Kalk verschüttet, oder damit sich niemand verstohlener Weise seiner Haut bemächtige, diese an mehreren Orten vorher zerschnitten werden. Sodann muß alles, was dem Thiere nahe war und von ihm mit dem verdächtigen Geifer beschmutzt werden konnte, zum Theil verbrannt, zum Teil aber, was von Eisen wäre, im Feuer durch Abglühen gereinigt, die Krippen wohl abgehobelt, die Spähne hiervon verbrannt und der ganze Stall bis dreymal mit Kalck geweißet und wohl ausgewaschen werden.« (Frank, S. 366f.)
114 J. Pichler, Von einer im Markgrafenthume Mähren 1803 ausgebrochenen und bis heute währenden Fuchsseuche, Brünn 1808.
115 E. A. Freeman, Historical essays, London 1881, S. 89.
116 Krügelstein, S. 81.
117 Krugelstein, S. 82.

Mikrobiologische Ära

118 René Vallery-Radot, Louis Pasteur, sein Leben und Werk, Freudenstadt 1948, S. 589. Titel des 1900 in Paris erschienenen französischen Originals: »La vie de Pasteur«.
119 Vallery-Radot, S. 556.
120 1903 entdeckte Negri dann die nach ihm benannten »Negrischen Einschlußkörperchen«, die er für Protozoen hielt. Im gleichen Jahr stellte Remlinger die Filtrierbarkeit des Tollwuterregers fest. Die Negrischen Einschlußkörperchen erwiesen sich als Reaktionsprodukte der vom Tollwutvirus befallenen Zellen.
121 Vallery-Radot, S. 557.
122 Vallery-Radot, S. 559.
123 Als sich im Jahre 1863 der Londoner Tierschutzverein bei Napoleon III. wegen der in Frankreich geübten Vivisektion an Versuchstieren beschwerte, erklärte der berühmte Physiologe Claude Bernard folgendes: »Sie fragen mich, welches die besonderen Entdeckungen seien, die man dem Tierversuch verdanke … Die gesamten Errungenschaften der experimentellen Physiologie von Galen ab, der die Kehlkopfnerven durchschnitt und so deren Einfluß auf die Atmung und die Stimme kennenlernte, über Harvey, der den Blutkreislauf entdeckte, über Pecquet und Aselli, die die Lymphgefäße, Bell und Magendi, die die Funktion der Nerven erforscht haben, bis zu den neuesten Entdeckungen ist das Ergebnis der Vivisektion allein oder der Vivisektion in Verbindung mit anderen Untersuchungsmethoden.«
124 Zunächst hatte Pasteur nur an eine Verhütung der Lyssaübertragung auf den Menschen gedacht, was er durch Schutzimpfung der Hunde (als Hauptüberträger) erreichen wollte. Doch die Anzahl der Hunde allein in Paris war so groß, daß sich die Herstellung der nötigen Impfstoffmengen aus Gehirn und Rückenmark von Kaninchen als illusorisch erwies. Man mußte also auch einen Impfstoff zur Behandlung lyssainfizierter Menschen herstellen.
125 Vallery-Radot, S. 592f.
126 Einige Jahre später trat Josef Meister als Laborant im Pasteur-Institut ein, wo er bis zu seinem Lebensende tätig war.
127 Die Pasteursche Tollwut-Vakzine wurde im Lauf der Zeit wiederholt modifiziert, wodurch man sowohl ein Abkürzung der Impfdauer bis auf sechs Tage als auch eine Verminderung der gelegentlichen Impfschäden erzielen konnte. In den letzten Jahren werden immer häufiger Gewebekultur-Vakzinen benutzt. Neuerdings wird in Europa und Nordamerika zur Prävention vor potentiellen Tollwut-Reservoiren erfolgreich die orale Immunisierung von Füchsen und sonstigen Wildtieren mit Ködern durchgeführt, die abgeschwächtes Tollwut-Virus enthalten.

ANSTECKENDE GELBSUCHT (HEPATITIS A, HEPATITIS B SOWIE LEPTOSPIROSEN)

1 Bis zu 50 Prozent der Hepatitisfälle verlaufen anikterisch.

2 Die Hepatatis-B-Virusträger sind einem ungeheuren Risiko ausgesetzt. Ungefähr jeder Fünfte stirbt an Leberzirrhose, jeder Zwanzigste an Leberkrebs. Daher hat die WHO eine weltweite Impfstrategie ausgearbeitet mit dem Ziel einer Eliminierung der Hepatitis-B-Virusinfektionen. Hauptendemiegebiete der Hepatitis B sind Südostasien sowie Zentral- und Südafrika, wo 8 bis 12 Prozent der Menschen chronische Virusträger sind. In Lateinamerika und dem Mittleren Osten sind etwa 2 bis 4 Prozent der Bevölkerung chronisch infiziert.

Altertum

3 Wegen der genaueren Bezeichnung der angedrohten Krankheiten benutzte ich die wissenschaftliche Übersetzung von Kautsch. – E. Kautsch, Das Alte Testament. Mit den Apokryphen des Alten Testaments. Tübingen, Freiburg i. Br. u. Leipzig 1900.

4 Chinesische Soldaten tranken die Galle des getöteten Feindes, um seinen Zorn und seine Kraft in sich aufzunehmen. Deshalb schrieben die Chinesen einem Feigling eine »kleine Galle« zu und waren davon überzeugt, daß der Tapfere eine große Leber hat.

5 Auch auf einem etruskischen Alabastersarkophag hält ein Haruspex (Zukunftsdeuter) ein solches Lebermodell in der rechten Hand.

6 Antike Puppennachbildungen des Feindes wurden in der Lebergegend mit einer Nadel durchstochen, um den eigentlichen Feind auf magische Weise zu schädigen. Hebuka, die den erschlagenen Hektor rächen wollte, wünschte die Leber des Siegers Achill zu verzehren.

7 Aufgrund der Säftelehre glaubte man, es sei die Verderbnis der gelben Galle, die die Gelbsucht hervorrufe. Und da man die Leber für den Sitz von Leidenschaft hielt, glaubte man, daß heftige Erregung oder Zorn die Galle in das Blut jagen könnte. Daher wohl auch die Redensart: »Mir kommt die Galle hoch«, »mir läuft die Galle über«, »ich habe mich gelb und grün geärgert«. Noch in Shakespeares Komödie »Troilus und Cressida« beginnt Agamemnon eine lange Rede an die Fürsten mit der Frage: »Kann Gram mit Gelbsucht eure Wangen färben?« (1. Aufzug, 3. Szene.)

8 Man hatte auch bemerkt, daß die Aufhellung des Stuhles um so ausgeprägter wird, je höhergradig der Ikterus ist. (Anagnostakis, La médicine chez les anciens Grecs, Paris 1906, S. 24.)

9 Unter Hinweis auf diese Angabe von Plinius erklärte Ende des II. Jahrhunderts der Numidier Caelius Aurelianus, daß die »Icterus« genannte Gelbsucht ihren Namen dem gelben Vogel »Icteros« (Oriolus galbula, der Pirol) verdankt.

10 Nach Plinius dem Älteren wurde bei Gelbsucht das sogenannte »Goldkraut« verordnet. (Nat. hist. XXX, 27.)

11 Diese Ansicht erinnert an eine bei den alten Griechen verbreitete Befürchtung, wonach die Ophtalmie (Trachom?) »durch den bloßen Anblick eines Augenkranken« übertragen werden könnte. (Plutarch, Symp. lib. V. quaest VII.) Auch Plinius war von der Anstekkungskraft der epidemischen Augenentzündung so überzeugt, daß er das Ergriffensein eines Menschen von einer äußeren Emotion, für die kein innerer Anlaß erkennbar war, so charakterisierte: »Er ist wie ein Mensch, der von einem andern eine Ophtalmie bekommen hat« (Phaidros C. 36).

Mittelalter

12 Vita S. Geraldi in Act. Sct. 13 Mart. Tom. II, S. 291. P. Yoyce, Short History of Ireland, London 1924, S. 151. Will Durant, Das Zeitalter des Glaubens, Bern 1956, 2. Aufl., S. 1062. Dieses Werk bildet den 4. Band von W. Durants »Kulturgeschichte der Menschheit«. Ob es sich bei kleineren Gruppenerkrankungen um die virusbedingte Hepatitis

epidemica oder um die als Morbus Weil bezeichnete Leptospirose handelte, läßt sich retrospektiv nicht mehr feststellen.

13 Georg Sticker, Abhandlungen aus der Seuchengeschichte und Seuchenlehre, I. Bd., Die Pest, Erster Teil: Die Geschichte der Pest, Gießen 1908, S. 34. Beda, Historia ecclesiastica gentis Anglorum 6 voll, London 1841–44.

14 Der aus Essex stammende Bonifatius (675–754), eigentlich Wynfrid, auch »Apostel der Deutschen« genannt, gründete die Bistümer Freising, Passau, Regensburg, Würzburg und Erfurt und wurde als Missionar in Friesland erschlagen.

15 »De his qui regio morbo vexantur... in ecclesia, dum ad communionem venorit, post omnium impletionem erit ingressurus ad participandum munus.« (J. P. Migne, Epistola XII, Zachariae Papae ad Bonifacium Archiepiscopum, Patrologia latina Bd. 89 [1850] S. 951.)

16 Eine Sammlung seiner Schriften, darunter »De rerum naturis« (meist »De universo« genannt), ist enthalten in Mignes »Patrologia latina« (Bd. 107–112).

17 Pierre Bouchet, Observationum medicarum et admirabilium, Paris 1624, S. 16. Da eine Virusausscheidung im Stuhl schon in der präikterischen Phase erfolgte, kann auch die Absonderung der Gelbsüchtigen als verspätete Maßnahme erfolglos bleiben. Außerdem kann ein hoher Prozentsatz der Infektionen subklinisch, d. h. ohne Gelbsucht verlaufen, was epidemiologisch sehr wichtig ist, da das Virus trotzdem in großer Menge mit dem Stuhl ausgeschieden wird.

18 Stefan Winkle, Das Hospiz der Benediktiner-Klöster als Vorbild der Laienhospitäler in den Städten des Mittelalters, Hamburger Ärzteblatt 1987, Jg. 41, S. 231–241.

19 Da man von der Ausscheidung des Erregers im Stuhl noch keine Ahnung hatte, wollte man mit der Verlagerung der Aborte (necessaria) außerhalb der Klosterbauten offenbar die in miasmatischer Hinsicht gefürchtete Geruchsbelästigung vermeiden. Die auswärtigen Latrinen waren mit den Schlafräumen durch abgedeckte Gänge verbunden, die nachts oft sogar durch eine Laterne erleuchtet wurden. Daher auch die Bezeichnung Stuhl-Gang.

20 In seinem »Glossarium ad scriptores mediae et infinae latinitatis« zitiert Charles de Fresne du Cange (1610–1688) einige Regeln des Klosters Saint Victoire in Paris, nach denen fünfmal im Jahr ein allgemeiner Aderlaß vorgenommen wurde, dem sich kein Mönch entziehen durfte, es sei denn, daß er schwer krank darniederläge.

21 Die Synode zu Reims anno 1131 untersagte dem Ordensklerus das Studium der Medizin, ein Verbot, das das Zweite Laterанische Konzil 1139 und die Synode von Tours 1163 unter Papst Alexander III. erneuerten. Honorius III. dehnte dieses Verbot auch auf die Weltgeistlichen aus. (Diepgen, Die Theologie und der ärztliche Stand, Berlin 1922, S. 15ff.)

22 Als Amulette gegen die Gelbsucht dienten Knoblauchzwiebeln oder Knoblauchzehen. Nicht nur in den Balkanländern, sogar in der Schweiz (im Basel-Land) hatte man noch im vergangenen Jahrhundert gegen Gelbsucht eine Knoblauchzwiebel an einem Faden um den Hals gehängt, in der Hoffnung: wie die Schalen vertrocknen, so vergeht die Gelbsucht. (Schweiz. Arch. f. Vkskde 12 [1908], 153.)

23 Dietrich Heinrich Kerbler, Die Patronate der Heiligen, Ulm 1905. Der heilige Odilo, einst Abt von Cluny, hatte viele Klöster gegründet, darunter Volte de Chillac, wo sein heiliges Meßgewand aufbewahrt wurde, von dessen Berührung Gelbsüchtige Heilung erhofften. Auch glaubte man, daß die Könige von Ungarn die Fähigkeit besäßen, durch Handauflegen die Gelbsucht heilen zu können, analog den englischen Königen bei Skrofulose. (Pierre Bouchet, Observationum medicarum et admirabilium, Paris 1624, S. 17.) Der aufgeklärte ungarische Renaissancekönig Matthias Corvinus (1443–1490), der das Handauflegen für einen Unsinn hielt, ließ, um die abergläubische Menge zu beruhigen, als Amulett gegen Gelbsucht 1480 eine Münze prägen. Andere empfahlen gegen Gelbsucht, über der Leber das von Wallfahrern mitgebrachte Lorettoglöcklein an einer Schnur aufzuhängen.

24 Gerade dieser »Physiologus« mit seinen beiden Unterarten, dem »Bestiarium« (»Tier-

buch«) und »Hortus sanitatis« (»Kräuterbuch«) spiegelt den geistigen Niedergang seiner Zeit wider. Es werden darin die allersonderbarsten Dinge vom Einhorn, Vogel, Phönix, Sirenen, Pelikan, Ameisenlöwen u. a. m. mitgeteilt.

25 L. Kotelmann, Gesundheitspflege im Mittelalter, Kulturgeschichtliche Studien nach Predigten des 13., 14. und 15. Jahrhunderts, Hamburg/Leipzig 1890. Bis gegen Ende des 18. Jahrhunderts versuchte man nach dem Prinzip »Similia similibus curantur« die Gelbsucht mit gelbblühenden Kräutern, wie Johanniskraut zu heilen. Auch stellte man Kanarienvögel ins Krankenzimmer, der Kranke trug einen goldenen Ring oder einen goldenen Dukaten am Leib, und schließlich gab man ihm Pillen aus Safran. (D. v. Hansemann, Der Aberglauben in der Medizin, Leipzig 1917, S. 110.)

26 Janus XII., 1907, S. 278. Ein Rezept von 1563 lautet: »Zur Galsucht srye gut/ so man einem einer Wälschen bonen groß Bärengalle gebe/ und dann Wasser darauf zu trincken.« Selbst Paracelsus (1493–1541) war in manchen seiner Ansichten noch tief im Aberglauben früherer Zeiten verhaftet, so wenn er annahm, daß Heilpflanzen schon an ihrem Äußeren (d. h. an ihrer »magischen Signatur«) erkennen lassen, gegen welche Krankheiten sie wirksam sind. So sollte das Schellkraut wegen seines gelben Saftes bei Gelbsucht heilsam wirken, die perforierten Blätter des Johanniskrautes bei Stichwunden. Auch H. Bock (1498–1566) empfiehlt in seinem »Kräuterbuch« gegen Gelbsucht »Schölwurz«, wegen der beim Verletzten austretenden gelben Milch.

27 J. v. Negelein, Der Aberglauben in der Geschichte, Breslau 1930, S. 31.

28 In den überbevölkerten Städten, wo man nach Einbruch der Dunkelheit aus den Fenstern der oberen Stockwerke den Nachttopf auf die Straße entleerte, wo sich die Abwässer, falls die Gassen gepflastert waren, mitten im Rinnstein stagnierten, bis sie durch einen tüchtigen Regenguß bestenfalls in den Stadtgraben gespült wurden, wo aus den undichten Senkgruben die Exkremente in das Grundwasser oder direkt in benachbarten Brunnen versickerten, mußten bestimmte Infektionskrankheiten, wie Typhus, Hepatitis infectiosa oder Poliomyelitis, sehr bald endemisch werden.

29 Gustav Wustmann, Zur Geschichte sprichwörtlicher Redensarten, Leipzig 1895, S. 34.

30 Da sowohl die Ruhr wie auch die ihr oft folgende Gelbsucht auf gleichem Wege übertragen werden, ist die von Gelbsuchtfällen beendete Ruhrepidemie des Jahres 1736 in Holland, deren Ausbruch und Verlauf Degner in Nymwegen genau beschrieben hat, von großem Interesse. Mit Anschaulichkeit schildert er die Wanderung des kontagiösen Übels von Straße zu Straße, wobei das von der jüdischen Bevölkerung bewohnte, völlig abgeschlossene Stadtviertel von der Seuche auffallend verschont geblieben war. (H. Degner, Historia medica de dysenteria bilioso-contagiosa, quae 1736 Neomagi et in vicinis ei pagis epidemice grassata fuit, Traj. ad Rh. 1738.)

31 Willet berichtet von einer Hepatitisepidemie in einem Priesterseminar in St. Louis, wo angeblich das Weihwasser infiziert war. (L. Bachmann, Hepatitis epidemica in Europa, Weltseuchenatlas von Zeiss und Rodenwaldt, Teil 1, S. 67.)

32 H. W. Eppelsheimer, Petrarca, Dichter und Denker, Leipzig 1929, S. 61. Francesco Petrarca, Epistolae de rebus familiaribus et variae. Hg. G. Fracassetti, Florenz. 1859, Bd. I., S. 300. Will Durant, Kulturgeschichte der Menschheit. Bd. V. Die Renaissance. Bern 1961, S. 545 (19. Kap. III. Abschnitt). Doch Petrarca, der die Ärzte »privilegierte Mörder« nannte, stand mit seinem vernichtenden Urteil über die Ohnmacht der mittelalterlichen Ärzte nicht allein. So befindet sich in der Bibliothek des St. Nikolaus-Hospitals in Kues aus dem Nachlaß des gelehrten Kardinals Cusanus (1401–64) unter zahlreichen medizinischen Handschriften ein Kodex 222, der ein Kompilat verschiedener medizinischer Autoren enthält. Unter anderem ist dort zu lesen: »Die Widersprüche unter den Ärzten sind so groß geworden, daß die medizinische Kunst als eine wissenschaftlich geordnete Kunst gar nicht mehr angesehen werden kann. Da nämlich die Ärzte voneinander abweichen, so sieht es aus, als ob sie der festen Prinzipien entbehren und mit ihnen auch die Medizin... Und so scheint aus diesem Grund die Medizin keine Kunst zu sein.«

Neuzeit

33 Leon. Botallus, De curatione per sanguinis missionem, de incidendae venae, cutis scarificatione et hirudinum apllicandarum modo, Lugd. 1577. Zu den leidenschaftlichsten Anhängern Botallos gehörten in Paris kennzeichnenderweise die damals hochangesehenen Medizinprofessoren Jean Riolan d. J. (1580–1657) und Guy Patin (1601–1672), die die Lehre von Harveys Blutkreislauf ablehnten und sich auch gegen die therapeutische Anwendung von Antimon und Chinin aussprachen, womit sie Molières Spott in »Malade imaginaire« gegen die Pariser Fakultät provozierten.

34 Zur Zeit des Sonnenkönigs gab es an seinem Hof eine Frau, die Marquise de Sablé (1599–1678), eine Preziöse aus dem schöngeistigen Salon der Rambouillet, die aus Angst vor Ansteckung fast modern anmutende Verhütungsmaßregeln anwendete. Wenn sie zur Ader gelassen werden sollte, mußte der Chirurg seine Oberkleidung ablegen, ein sauberes Übergewand anziehen und eine neue Mütze aufsetzen, um der Marquise keine »schlechte Luft« von seinen Patienten mitzubringen. Und dennoch erkrankte sie im Spätsommer 1668 zu einer Zeit, als in Paris Gelbsuchtsfälle gehäuft auftraten. Wahrscheinlich wurde sie beim Aderlassen mit einer unsterilen Lanzette infiziert.

35 Bei Seeleuten kam es nicht nur durch Aderlaß, sondern mehr durch das Tätowieren zur Übertragung von Hepatitis B.

36 Die Kasernen waren meist nach dem gleichen Schema gebaut: »symmetrisch angeordnete lange Flügel mit möglichst zahlreichen, in strenger Symmetrie eingeschnittenen Fenstern; im Innern lange, gerade Korridore mit zahllosen Türen in gleichen Abständen; eingefaßt wird der Bau von einem gradlinig abgesperrten Hof, der als Paradeplatz für ebenso gradlinig aufgestellte Regimenter dienen mag.« (Friedrich Paulsen, Aufklärung und Aufklärungspädagogik, in: Aufklärung, Absolutismus und Bürgertum in Deutschland, Hg. F. Kopitzsch, München 1976, S. 277.) Der Kasernencharakter prägte auch die Bauart anderer öffentlicher Gebäude, wie Waisenhäuser und Internate, Krankenhäuser und Gefängnisse, in denen die gleiche Zucht herrschte. Nur die sanitären Anlagen waren – wie bereits erwähnt – überall in einem unzureichenden Zustand.

37 Victor Fossel, Kriegsseuchen vom 17. bis 19. Jahrhundert, Leipzig 1905, S. 28.

38 John Pringle, Beobachtungen über die Krankheiten der Armee, übersetzt von A. E. Brande, Richtersche Buchhandlung, Altenburg 1772. Das Original dieses Standardwerkes des englischen Heeressanitätswesens erschien 1752 in London unter dem Titel: »Observations on diseases of an army«. Ein Jahr vor Pringle veröffentlichte in London Cleghorn seine Schrift über die Ruhr in der englischen Flotte vor Minorka und den Ausbruch von Gelbsucht 1745 auf der gleichen Insel. (George Cleghorn, Observations on the epidemical diseases in Minorca, From the year 1744 to 1749. London 1751.)

39 Zitiert bei Friedemann Otterbach, Johann Sebastian Bach, Leben und Welt. Stuttgart 1982, S. 41. Auch in Internaten und Waisenhäusern werden oft im Anschluß an Ruhrinfektionen Gelbsuchtsfälle erwähnt, was in Anbetracht der gleichen Infektionsart und der unterschiedlichen Inkubationszeit naheliegt. Auch Struensee berichtet 1761, daß es im Altonaer Waisenhaus nach dem Erlöschen einer Ruhrepidemie zu gehäuften Gelbsuchtsfällen gekommen sei. (Vom Ruhrgang und dem Faulfieber, Gemeinnütziges Magazin 1761, Stück II, S. 81.) Der Grund für das Hinterherhinken der Gelbsucht bei solchen Mischinfektionen wurde erst später als Folge einer unverhältnismäßigen Inkubationszeit der Hepatitis erkannt.

40 Friedrich Ludwig Kessler, Beobachtungen über die 1783 und 1784 grassierende rothe Ruhr und Gallenfieber genannte fieberhafte Gelbsucht, Halle 1785, S. 41.

41 I. F. Struensee, Vom Ruhrgang und dem Faulfieber, Gemeinnütziges Magazin 1761, Stück II. S. 80.

42 Struensee, S. 80. Als Friedrich II. während des bayerischen Erbfolgekrieges, der wegen seiner Plänkelei um Lebensmittel auch »Kartoffelkrieg« genannt wird, preußische Truppen in Böhmen einmarschieren ließ, kam es zu einer schweren, mit einer Fliegenplage verquickten Ruhrepidemie, die König Christians Schwager, Karl von Hessen, als Augenzeuge eindrucksvoll geschildert hat: »Die neben dem Lager (zu Welsdorf) angelegten

Abtrittsgruben und der Boden zwischen diesen und den Zelten waren ganz rot vom Blut der Leute, die sich hin- und herschleppten. Unzählige große Fliegen tanzten über diesem schrecklichen Ort. Wir hatten vielleicht zehntausend Kranke, von denen eine ungeheure Menge starb.« (Denkwürdigkeiten des Landgrafen Karl von Hessen-Kassel, Kassel 1866, S. 92.)

43 Struensee, S. 80. Noch am 26. Mai 1846 trug Hebbel, der vom Land stammte, eine an Blasphemie grenzende Notiz in sein »zweites Tagebuch« ein: »Der Kot ist fast so allgegenwärtig wie Gott.«

44 Friedrich Christian Laukhardt, Begebenheiten, Erfahrungen und Bemerkungen während des Feldzuges gegen Frankreich, Leipzig 1796, III. Teil, 12. Kap., S. 148f. Es klingt wie ein immer wiederkehrendes Leitmotiv in den Kriegen der letzten Jahrhunderte.

45 J. R. L. Kerckhoff, Observations médicales, faites pendant les compagnes de Russie en 1812 et en Allemagne en 1813, Maestrich 1814.

46 R. v. Ompteda, Heinrich von Kleist, Med. Klinik (1952), S. 20f.

47 »Für diese 6 Monate«, schreibt Wilhelm Herzog in seiner Kleist-Biographie, »verdunkelt sich uns sein Leben. Es läßt sich heute kaum etwas Sicheres feststellen, wenn man die karge Mitteilung ausnimmt, die Kleist selbst in einem Briefe an Henriette von Schlieben über diese Periode seines Lebens gibt. Er schreibt ihr, daß er, wie von Furien getrieben, Frankreich in zwei Richtungen durchreist habe und über Paris nach Mainz gekommen sei. Hier sei er endlich krank niedergesunken und habe nahe an fünf Monate abwechselnd das Bett oder das Zimmer gehütet.« (W. Herzog, Heinrich von Kleist, Sein Leben und sein Werk, München 1911, S. 255f.)

48 Als durch die zunehmende Wassersucht sein Leibesumfang immer stärker wurde, nahm im Dezember 1826 der Primachirurg Dr. Johann Seibert erstmalig eine Ascitespunktion vor. Während des Eingriffs bemerkte Beethoven sarkastisch: »Herr Professor, Sie kommen mir vor wie Moses, der mit seinem Stab an den Felsen schlägt.« Sein Hausarzt Wawruch notierte: »Die Flüssigkeit betrug 25 Pfund.« Bis zu seinem Tod mußte der Bauchstich noch dreimal wiederholt werden.

49 Der Hahn wurde als Opfertier dem Asklepios nach einer Heilung dargebracht. Als Sokrates nach Leerung des Schierlingsbechers den Tod herannahen fühlte, enthüllte er sich noch einmal und sagte zu seinen Freunden: »O, Kriton, wir sind dem Asklepios einen Hahn schuldig, entrichtet ihm den und versäumt es ja nicht« (Platons Phaedon). Wahrscheinlich wollte der Weise damit den Tod als Heilung von dem als Krankheit empfundenen Leben deuten. Die Brechdurchfälle bei Hepatitis A sind oft so schwer, daß man zunächst an eine Magen-Darm-Erkrankung denkt. Infolge dieses Symptoms wird Heine, der die schwere Cholera-Epidemie in Paris miterlebt und beschrieben hatte, ebenfalls an sie erinnert.

50 Am gleichen Tag schreibt Heine auch an August Lewald: »Liebster Freund, ich war sehr krank, ganz gegen meine Gewohnheit, gar nicht imaginär krank, sondern reell.« (Aix, den 5. XI. 1836.)

51 Fossel, S. 131.

52 Woodward, Outlines of the chief camp diseases of the United States armies etc., Phil. 1863. Hennig, Med. and Surg., Hist. of the War of Rebellion.

53 Decaisne, Compt. rend. de l'Acd. des scienc. 1871, I. XXIII., S. 26. Schon in Friedenszeiten sollen die sanitären Verhältnisse in den normal belegten französischen Kasernen besonders schlimm gewesen sein. Als es 1859 im Zentralgefängnis von Gaillon (Departement Eure) zu einer schweren Ikterus-Epidemie kam, an der von 47 Erkrankten 11 starben, schrieb ein Journalist, daß man nur in Kasernen ähnliche unhygienische Zustände antreffen könne. Man erwog aber auch diätetische Einflüsse als Ursache der Erkrankungen. So sollen das Trinkwasser unsauber und Eßwaren verdorben gewesen sein.

54 Seggel, Deutsch, militärärztl. Zeitschr. 1872, I. S. 89. Lebert in Ziemssens's Handbuch der spec. Pathologie und Therapie Bd. II.

55 R. Richter, Friedrich Nietzsche, Leipzig 1924, S. 43.

56 Sée, Gaz. des hôpital, 1872, Nr. 26, S. 201.

57 Auf einer gehässigen deutschen Karikatur aus dem Jahr 1871 sieht man einen Rattenfänger mit Trikolore und Jakobinermütze, der auf einer geschulterten Stange ein gutes Dutzend Ratten baumeln läßt. Die zynische Unterschrift lautet: »Rattenbraten für die Pariser! Bon appétit!«
Eine noch gehässigere Zeile lautete: »In der Not frißt der Teufel Fliegen, der Fanzose sogar Ratten!«

58 Artur Hennig, Über epidemischen Ikterus und Sammlung klinischer Vorträge, Innere Medizin, Nr. 1–29, Leipzig 1890–1894.

59 H. Schloßberger, Kriegsseuchen, Jena 1954, S. 55.

Mikrobiologische Ära

60 Jehn, Eine Icterusepidemie in wahrscheinlichem Zusammenhang mit vorangegangener Revaktination, Deutsche medizinische Wochenschrift 1885, Nr. 20, S. 339f. bzw. Nr. 21, S. 354–356.

61 Lürmann, Eine Icterusepidemie, Berliner klinische Wochenschrift 1885, Nr. 2, S. 20–23. Die Gesamtzahl der wirklich Erkrankten muß weit höher geschätzt werden, da sich eine Reihe von Erkrankten wegen der geringen Allgemeinerscheinungen einer Behandlung entzogen hatte.

62 Hier einige Passagen aus der Arbeit (siehe Anm. 63): »Atmosphärische, d. h. miasmatische Einflüsse sind auszuschließen, weil die Epidemie sich als eine auf die Localität der Actien-Gesellschaft ›Weser‹ beschränkte erwiesen hat. Zwei benachbarte Etablissements, welche zusammen ca. 600 Personen beschäftigen, hatten während der gedachten Zeit nicht einen Fall von Icterus aufzuweisen...« (S. 21–22.)
»Bis jetzt sind keine Erkrankungsfälle bekannt, solche Arbeiter betreffend, welche vor dem Impftermin aus ihrer Arbeit auf der Fabrik entlassen waren, dagegen kam ein Fall zur Beobachtung, einen Arbeiter betreffend, welcher ca. 14 Tage vor dem Impftermin seine Arbeit daselbst begonnen hatte und daher der Revaccination sich hatte unterziehen müssen. Andererseits wurden 9 Fälle constatirt, solcher an Icterus Erkrankter, welche in den nächsten Tagen resp. Wochen nach erfolgter Impfung das Etablissement der Gesellschaft ›Weser‹ verließen, anderwärts Beschäftigung fanden resp. beim Militär eintraten. Ein Arbeiter, z. B., welcher wegen einer im Oktober erlittenen äußeren Verletzung auf dem hiesigen Diaconissenhause Aufnahme fand, erkrankte bald nach seiner Aufnahme daselbst als einziger Fall an Icterus. Zwei im Oktober in Bremen eingetretene Rekruten, welche am 13. August als Arbeiter der Gesellschaft ›Weser‹ sich hatten der Revaccination unterziehen müssen, erkrankten am 10. resp. 11. Dezember an Icterus. Ein in Stade im Oktober eingetretener früherer Arbeiter der Gesellschaft ›Weser‹, welcher ebenfalls am 13. August revaccinirt war, erkrankte dort an Icterus, während weder in Bremen noch im Stader Bataillon sonstige Fälle von Icterus beobachtet wurden...
Unter Würdigung der angeführten Thatsachen wird man sich wohl kaum der Annahme verschließen können, daß die geschilderte Icterusepidemie als eine Infectionskrankheit aufzufassen ist, deren Noxe örtlich und zeitlich scharf begrenzt, unter sehr verschieden langer Incubationszeit (schwankend zwischen 2 und 8 Monaten) die Epidemie hervorrief. Die örtliche Begrenzung liegt ja genügend klar zu Tage. Für die zeitliche Begrenzung spricht die Thatsache, daß unter den vor dem 13. August entlassenen, sowie unter den nach dem 1. September eingestellten Arbeitern kein Fall von Icterus vorgekommen ist, sowie der Umstand, daß unter den kurz vor dem 13. August angestellten, sowie kurz nach dem 13. August entlassenen Leuten Fälle von Icterus beobachtet wurden.« (S. 22.)
»Zieht man bei der Frage nach der Ätiologie nur die Zahlen in Betracht, so liegt der Schluß nahe, das ätiologische Moment der Icterusepidemie in der am 13. August stattgehabten Revaccination zu suchen. Um kurz zu recapituliren, spricht für einen solchen Causalnexus erstens die Thatsache, daß von den 87 auswärts Geimpften Keiner und zweitens der Umstand, daß von den ca. 500 nach dem Impftermin Angestellten Keiner an Icterus erkrankte und endlich die eigenthümliche Erscheinung, daß in 9 Fällen Er-

krankungen bei solchen Arbeitern constatirt wurden, welche mehr oder minder kurz nach erfolgter Revaccination das Etablissement verließen.« (S. 23.)

63 Gesammelte Werke von Robert Koch, hg. von J. Schwalbe unter Mitwirkung von Gaffky und Pfuhl (Cholera-Kommissionsbericht, S. 14f.). Leizpig 2/1. Nicht umsonst bildet im Bestseller »El Hakim« von John Knittel das Leberleiden des Paschas den Wendepunkt im Leben des armseligen ägyptischen Medizinstudenten. In einer Pariser Inauguraldissertation versuchte der Autor sogar aufgrund einer gründlichen Lektüre von »Tausend und einer Nacht« nachzuweisen, welche bedeutende Rolle die Leberpathologie im Morgenlande spielte (Maurice Girardeau, Le foie, la bile dans le livre des »Mille nuits et une nuit«, Paris 1910).

64 Schon vorher war in Äquatorialafrika die Hepatitis epidemica bei britischen Truppen während des Aschantikrieges (1873/74) aufgetreten (Findlay).

65 Nur nebenbei sei erwähnt, daß zu Beginn des ersten Weltkrieges der Chef des Generalstabes, der jüngere Moltke, der den Schlieffenplan verwässerte, und auch der Oberstleutnant im Generalstab Hentsch, der den schicksalhaften Haltebefehl an der Marne gab, leberkrank waren. Aus dem Krankenbericht des Karlsbader Arztes Dr. A. Herrmann, der den jüngeren Moltke 1911, 1912 und 1913 behandelte, geht die Genese des Leberleidens nicht eindeutig hervor. Gegen Gallensteine mit sekundärer Leberschädigung sprechen die fehlenden Koliken und der negative Tastbefund. (A. Herrmann, Die Erkrankung des Generaloberst von Moltke, Mchn. Med. Wschr. 1923, Nr. 17. F. W. Tempelhoff, Heerführer des Weltkrieges, Der jüngere Moltke, Berlin 1939.)

66 Eine dieser Epidemien, die im Frontgebiet von Compiègne Senegalschützen befiel, ging auf den Koch einer Kompanie zurück, der bereits vor dem Abtransport von Dakar an Hepatitis epidemica erkrankt war. (Costa und Troisier). Die Epidemie im Raum Verdun-Souilly-Bar le duc (Garnier und Reilly) ist vielleicht auf Einschleppung durch Nordafrikaner zurückzuführen. (Bachmann, in: Zeiß und Rodenwald, Welt-Seuchenatlas.)

67 Aufgrund der Erfahrungen aus dem Ersten Weltkrieg schreibt Reiner Müller: »In Lagern bedecke man täglich den Grabeninhalt unter den ›Donnerbalken‹ daumendick mit Erde; Chlorkalk ist dann fast nie nötig, es sei denn zur Beruhigung nichtsachverständiger Besichtiger. Dabei ein Plakat in Landser-Sprache: »Schippe Erde auf die Sch...! Fliegen tragen Kot auf Speise!« (Lehrbuch der Hygiene, Teil I, 2. Aufl. München/Berlin 1942, S. 132.)

68 Während die ergrimmten Franzosen mit Kolben und Bajonett regelrechte Rattenschlachten schlugen, bekämpften die praktischen Engländer die zudringlichen Nager durch Elektrizität. Zu diesem Zweck wurden an den von den Ratten benutzten Gängen Drähte unmittelbar über dem Erdboden ausgespannt und mit starkem elektrischem Strom geladen. Beim Berühren der Drähte wurden die Ratten getötet, und so konnte man am nächsten Morgen oft Hunderte von Rattenleichen wegschaffen. Bisweilen war die Anwesenheit von Ratten im Schützengraben aber auch von Nutzen. So berichteten die Zeitungen von einem Fall, wo man nur durch das unruhige und aufgeregte Benehmen der Ratten darauf aufmerksam wurde, daß der Feind eine Mine schon bis fast unter die Stellung getrieben hatte. So konnte das Unternehmen im letzten Augenblick vereitelt und die sonst dem Tode geweihte Besatzung gerettet werden. Ein Analogon zu den berühmten kapitolinischen Gänsen.

69 G. Wolff, Gelbsucht-Epidemien in Kriegszeiten, Med. Mschr. 12. Jg. 1958, 9. Heft, S. 628.

70 So schreibt der Sozialistenführer Karl Liebknecht (1871–1919), der wegen seiner antimilitaristischen Haltung im Ersten Weltkrieg zunächst als »Schipper« strafweise an die Ostfront geschickt wurde, aus Kurland an seinen ältesten Sohn Helmi: »Heute wurde ich gegen Cholera geimpft. Während man in Lothringen bei jedem eine neusterilisierte Spritze nahm, wurden hier mit derselben Spritze – ungereinigt – drei geimpft, ich als Letzter. Die ekelhaftesten Krankheiten können so übertragen werden.« (7. Juli 1915.)

71 Wolff, S. 628. Man hielt die ersten Salvarsan-Präparate noch für so toxisch, daß man sie für Hepatose-Fälle verantwortlich machte.

72 Auch Ruge hat in seiner großen Studie anhand von 2500 Gelbsucht-Fällen in der deutschen Marine aus den Jahren 1919–1929 noch eine Trennung zwischen infektiöser Gelbsucht und »Salvarsan-Icterus« vorgenommen. H. Ruge, 10 Jahre Gelbsucht in der Marine (1919–1929), Beobachtungen an 2500 Fällen, Ergebnisse der Inn. Med. und Kinderheilkunde, 41 Berlin (1931).

73 Cantacuzene, Sur une épidemie de l'ictéra, en Rumainie pendant la campagne de 1917, Presse med. 26, 282, 541, (1918). Wolff, S. 628.

74 K. Gutzeit, Die Hepatitis epidemica, Mnch. Med. Wschr. S. 1295. Wolff, S. 629.

75 Bachmann. Auch nach Störmer machte die epidemische Hepatitis allein 6 Prozent der gesamten inneren Erkrankungen von Wehrmachtsangehörigen während des Krieges aus. (G. Schöneberg, Die ärztliche Beurteilung Beschädigter, Darmstadt 1952.)

76 Wolff, S. 629.

77 Handloser und Hoffmann, Wehrhygiene, Berlin 1944.

78 Handloser, Innere Wehrmedizin, Dresden und Leipzig 1944.

79 Durch infiziertes Trinkwasser bedingte Hepatitisepidemien sind gekennzeichnet durch einen explosiven Ausbruch. Einen ähnlichen Verlauf kann auch eine trinkwasserbedingte Gelbsuchtepidemie durch Leptospireninfektion nehmen. So wurde in Hermopolis auf der griechischen Insel Syra eine Trinkwasserepidemie in einem Kaffeehaus in der Nähe des Hafens beobachtet. Es erkrankten dort in fünf Tagen 31 Personen, darunter die Besitzer und zwei Kellner, die von dem Wasser einer Zysterne getrunken hatten, das durch Ratten eines benachbarten, mit Abfällen angefüllten unterirdischen Ganges infiziert worden war. Auf dem Balkan pflegte man nämlich zu jeder Tasse schwarzen Kaffees ein Glas Wasser zu servieren.

80 Wolff, S. 628f.

81 Von erheblicher epidemiologischer Bedeutung als unerkannte Infektionsquellen sind anikterische Fälle. Die Übertragung erfolgt durch direkten Kontakt. Ein einzelner Kranker kann dabei eine ganze Reihe anderer Personen anstecken. Wie mir Prof. Kathe 1947 in Berlin erzählte, hatte eine infizierte Krankenschwester anläßlich einer Reise innerhalb von 2 Wochen 15 Personen angesteckt.

82 Gutzeit, S. 1295.

83 S. Krugman und R. Ward, Virushepatitis, in: A. Grumbach und W. Kikuth, Die Infektionskrankheiten des Menschen und ihre Erreger, Stuttgart 1969, Bd. II, S. 1685.

84 Wolff, S. 631.

Gelbfieber

1 So entstand zunächst die falsche Vorstellung, das Gelbfieber sei ein »Klimafieber«, das nur Neuangekommene ergreife, die noch nicht »akklimatisiert« sind.

Die Assafranados des Kolumbus und die vorherige Landflucht der Mayas

2 In einem Brief aus Jamaika schrieb Kolumbus: »Gold ist das wertvollste aller Güter. Wer Gold besitzt, hat alles, was er auf Erden braucht – sogar die Mittel, um Seelen aus dem Fegefeuer loszukaufen und sie der Freuden des Paradieses teilhaftig werden zu lassen.« Nur gegen Fieber half es nicht.

3 Gonzalo Hernadez de Oviedo, Historia general y naturae de las Indias, Madrid 1547, libr. II, Kap. 13. Alexander Moreau de Jonnes, Monographie historique et médicale de la fièvre jaune des Antilles, et recherches physiologiques sur les lois de developpement et de la propagation de cette maladie pestilencielle, Paris 1820, S. 16. Ybarra hat einen Bericht des spanischen Arztes Chanca an den Munizipialrat seiner Heimatstadt über die zweite Reise des Kolumbus veröffentlicht, in dem es u. a. heißt, Kolumbus hätte mehrere Schiffe nach Europa zurückgesandt »wegen der schweren Krankheit, die unter der Mannschaft herrschte«. (A. M. Fernandez de Ybarra, The medical History of Christopher Columbus and the part taken by the medical profession in the discovery of America, in: The Dublin journal of Medical Science 1894, Bd. X C VIII, S. 242f.)

4 Die Tatsache, daß die Besiedlung der neuerworbenen Gebiete zunächst überwiegend durch den Abschaum Spaniens erfolgte, versuchte Madariaga in seiner historisch fundierten Kolumbus-Biographie mit dem abschreckenden Bild, das die heimgekehrten Assafranados boten, zu erklären: »Die Mängel bei der ersten Auswandererwelle waren darauf zurückzuführen, daß man in Kastilien eine schlechte Auswahl traf; das wiederum mußte fast zwangsläufig geschehen, da die ehemaligen Siedler, die niedergeschlagen und mit gelber Gesichtsfarbe in die Heimat zurückkehrten, durch ihren jämmerlichen Anblick niemanden mehr für die Auswanderung begeistern konnten.« (Salvador de Madariaga, Kolumbus, Bern, München, Wien 1992, S. 399.)

5 Moreau de Jonnes (wie Anm. 3), S. 21.

6 Helen Miller Bailey/Abraham P. Nasatir, Lateinamerika, Von iberischen Kolonialreichen zu autonomen Republiken, München 1968, S. 55.

7 Die kurze Inkubationszeit spricht gegen eine Hepatitis epidemica.

8 Bartolomeo de las Casas, Historia General de las Indias, Madrid 1556. Victor Bally, Du typhus amerique ou fièvre jaune, Paris 1814, S. 23. Nach Oviedo mußte 1508 Porto Rico verlassen werden, weil die Krankheit fast alle Kolonisten aufrieb. (Moreau de Jonnes [wie Anm. 3], S. 23.)

9 Auch die nördlicheren Abschnitte der karibischen Küste waren diesbezüglich nicht günstiger. Nicht umsonst hieß die Ostküste von Nicaragua Mosquito-Küste und die Bucht zwischen dieser Küste und dem Isthmus (Landenge) von Panama Mosquito-Golf. Die Ostküste der Landenge von Panama geht langsam über in sumpfige Lagunen entlang der karibischen Küste. Diese Sümpfe, die Fieber und Tod ins Land brachten, machten den Isthmus zum gefürchteten »Pestloch« der Kolonialzeit. Dennoch war der Isthmus von größter strategischer Bedeutung für das spanische Imperium, denn dank seiner geringen Breite ermöglichte er den kürzesten Weg zu den Reichtümern Perus und bildete die natürliche Nachschubbasis für Pizarros Eroberung.

10 Herrera, Historia general de los Hechos, de los Castillanos en las Islas y la Tierra firma del Mar Ozeano, Madrid 1615. Bailey (wie Anm. 6), S. 23. Dennoch spielte Darien in den Anfängen der spanischen Kolonialgeschichte eine bedeutende Rolle. Von hier aus erfolgte die Entdeckung des Pazifischen Ozeans.

11 1514 traf Gil Gonzales Davila mit frisch aus Spanien zugereisten Söldnern in der Bucht von Darien ein. Bald danach brach eine Epidemie aus, die innerhalb eines Monats mehr als die Hälfte dahinraffte. Man warf die Toten in Massengräber, die »erst dann zugeschaufelt wurden, wenn sie voll waren«. Nach Gomora gehörte zu wichtigsten Sympto-

men die gelbe Farbe der Kranken. (La historia de las Indias por Francisco Lopez de Gomora. Siehe auch: Moreau de Jonnes [wie Anm. 3], S. 22.)

12 »Die einzelnen Anlagen waren durch gepflasterte Straßen miteinander verbunden. Aber nicht nur die Verbindungswege zwischen den Kulturanlagen in einer Stadt, sondern auch die Fernstraßen reichen in die klassische Periode der Priesterkulturen zurück. Bis zu fünf Meter breite Prozessionswege durchquerten das Busch- und Savannenland in Yukatan, wovon noch heute der Rest einer Wallfahrerstraße zeugt, die von Yaxuná bis Cobá einen Großteil des nördlichen Yukatans durchzieht.« (Hermann Trimborn, Das präkolumbianische Amerika, in: Propyläenweltgeschichte, Bd. 6, hg. Golo Mann und August Nitschke, Berlin/Frankfurt a. M. 1986, S. 57.)

13 Es ist schier unbegreiflich, wie die Mayas, die noch keine Instrumente aus Metall besaßen, die imposanten Skulpturen und Steinreliefs lediglich mit Steinwerkzeugen herstellen konnten. Auch die Rodung der Wälder zur Gewinnung von Bodenflächen für Tempelanlagen, bäuerliche Siedlungen und Maisanbau erfolgte mit Steinäxten. Alles mußte Schritt für Schritt unter ungeheuerlichen Anstrengungen dem Dschungel abgerungen werden.

14 Die erstaunliche Genauigkeit des Maya-Kalenders beruht auf langen Beobachtungen der Himmelskörper und auf dem Zusammenwirken der Priester in den verschiedenen Tempelstädten. In der heiligen Pilgerstadt der Mayas Chichén-Itzá, die erst nach ihrem Exodus aus dem Süden entstand, steht noch ein gut erhaltenes Observatorium, dessen Fenster und Nischen exakte Projektionslinien zu astronomisch wichtigen Punkten am Himmel aufweisen. Die Himmelsbeobachtung geschah selbstverständlich mit bloßem Auge, wobei man die Gestirne über die Kanten der Auslugsöffnungen anpeilte.

15 Der Gregorianische Kalender wurde bei uns erst 1582 eingeführt. Das Sonnenjahr der Maya war bis auf die 3. Stelle hinter dem Komma genau (365.2520 statt 365.2522).

16 Der Kalender beherrschte jede Einzelheit im Leben des Volkes: Aussaat, Bewässerung, Ernte. Die Voraussage von Sonnen- und Mondfinsternissen erhöhte – neben der furchteinflößenden monumentalen Architektur und Skulptur der Sakralbauten – das Ansehen der Priesterschaft.

17 Eigentlich bedeutet Akropolis griechisch soviel wie »Oberstadt«, d. h. eine hochgelegene, meist die Umgebung beherrschende Burg altgriechischer Städte.

18 Eric S. Thompson, Pyramiden im Urwald, Glanz und Verfall der Maya, in: Versunkene Kulturen, hg. Edward Bacon, München–Zürich 1963, S. 159. Die über die manchmal vierzig Meter hohen Riesenbäume des Tropenwaldes weit hinausragenden weißen Tempelpyramiden und Palastkomplexe, die sich in der fieberschwangeren Umgebung gut erhalten haben, erwecken einen überwältigenden Eindruck. Als Diego Garcia de Palacio 1561 als erster in der Nähe der Bucht von Honduras die längst verlassene südlichste und zweitgrößte Mayastadt Copán (610 m über dem Meeresspiegel) fand, glaubte er eine römische Gründung entdeckt zu haben und berichtete darüber voller Bewunderung an Philipp II. nach Spanien. Allerdings wunderte er sich, daß es keine Stadtmauer gab. Denn obwohl Copán an der Ostgrenze des Maya-Gebietes lag, läßt die »Stadt« keinerlei Verteidigungsanlagen erkennen. (Thompson, S. 159.) Auch die übrigen Maya-Städte waren nicht befestigt.

19 »Das System der kontinuierlichen Datierung, den modernen Archäologen als ›Maya-Langrechnung‹ bekannt, wurde mit unserer Zeitrechnung in Übereinstimmung gebracht, und zwar durch Radiokarbontests, mit denen man das Alter von zahlreichen Holzproben aus den Oberbalken von Toren an Maya-Tempeln bestimmte und mit Inschriften in der »Langrechnungs-Datierung an Mayamonumenten verglich«. (Arnold Toynbee, Menschheit und Mutter Erde, Die Geschichte der großen Zivilisationen, Düsseldorf 1976, S. 269.)

20 Der Exodus erfolgte an manchen Orten so schnell, daß begonnene Bauwerke unvollendet liegenblieben. Dank der Gewohnheit der Mayas, an datierten Denkmälern das Ende eines Viertels, halben oder ganzen »Kazun« (Zwanzig-Jahr-Periode) festzuhalten, ist es uns möglich, den Ablauf dieser panischen Massenflucht zu rekonstruieren. In Copán

wurde, wie bereits erwähnt, das letzte Denkmal 800 n. Chr. errichtet – im gleichen Jahr, als in Europa Karl der Große zum Kaiser gekrönt wurde. Die letzten Datierungen in Quiriguá und Piedras Negras erfolgten zehn Jahre später. Andere Städte bestanden noch etwas länger, doch praktisch war die Klassische Periode um 900 n. Chr. zu Ende.

21 »Die überzeugende Vermutung«, schreibt Toynbee, »geht dahin, daß die Bauern ihr Vertrauen in die Fähigkeit der Priesterschaft, das Universum in Gang zu halten – insbesondere den Regengott zu ausreichenden Niederschlägen für eine gute Ernte zu veranlassen – verloren hatten. Eine desillusionierte, skeptischer gewordene Bauernschaft könnte die Nahrungszufuhr in die Städte eingestellt und die schwere Fronarbeit an den großen Monumenten verweigert haben.« (Toynbee, S. 315.) Gegen diese Vermutung, die ich auch von mexikanischen Kollegen und meinem langjährigen kubanischen Mitarbeiter, dem Mikrobiologen Dr. Ernesto Herrero, zu hören bekam, spricht allerdings der Umstand, daß die Mayakultur in dem steinigen und trockenen Nordyukatan eine Renaissance erlebte, was ohne die gemeinsame Auswanderung von Bauern und Priesterschaft und dem erneuten bedingungslosen Einsatz des Volkes beim Neuaufbau von Tempelstädten nicht möglich gewesen wäre.

22 Schon der kubanische Arzt Carlos Finlay, der 1886 erstmalig experimentell die Übertragung des Gelbfiebers durch die Stechmücke Aedes aegypti nachwies, war auf Grund des Studiums alter aztekischer Chroniken dieser Ansicht. (Mündliche Mitteilung von Geheimrat R. O. Neumann, der als Mitglied der deutschen Gelbfieberkommission 1904 Finlay persönlich in Havanna kennengelernt hatte.)

23 German Somolinos d'Ardois, Epidemien in Mexiko des 16. Jahrhunderts, Ciba-Symposion, 1961, Bd. 9, Heft 3, S. 138. Unter der Bezeichnung Huey-huatl (Pocken), Matlazahuatl (Fleckfieber) und Cocolitzle (Gelbfieber) beschreibt er mehrere Epidemien. Über die schwere Cocolitzle-Epidemie des Jahres 1545 zitiert er einen bedeutenden Zeitgenossen, den Franziskanermönch Bernardino de Sahagun:
»Im Jahre 1545 trat eine große und allgemein verbreitete Pestilenz auf, bei der die Mehrzahl der Menschen, die in ganz Neuspanien lebten, starb. Ich befand mich zur Zeit dieser Seuche in der Stadt Mexiko im Stadtteil Tlatilulco und begrub dort mehr als 10 000 Tote. Am Ende der Pestilenz befiel auch mich die Krankheit und ich war am Ende.« Auch Sahagun bezeichnet die mörderische Seuche einfach als »Pestilenz«.

24 In Copan, einer großen Fundstelle im äußersten Nordosten der Halbinsel Yucatan, auf einer Landenge zwischen zwei Seen hatten die Mayas ein großes und äußerst eindrucksvolles Zeremonialzentrum errichtet. Etwa anderthalb Kilometer weiter begann man mit der Arbeit an einer zweiten Akropolis. Dort wurde ein riesiges rechteckiges Plateau fast 110 Meter breit, 125 Meter lang und 17 Meter hoch errichtet. Es enthielt ungefähr 180 000 Kubikmeter Felsgestein und Geröll von fast einer halben Million Tonnen. Aber die Höfe, Treppenfluchten und Pyramiden, die diese große Plattform tragen sollte, wurden (vermutlich infolge eines plötzlichen Seuchenausbruches) nicht mehr gebaut.« (Thompson, S. 159.)

Die Karibik als Gelbfieberherd

25 Johann Wolfgang von Goethe, Faust II. V. 11177–11188.

26 Obwohl die Spanier als erste in den karibischen Archipel gekommen waren, hatten sie nur die großen Antillen besiedelt, die ihnen vor allem als Sprungbrett für die Eroberung des Festlandes dienten. Von der stärkeren Anziehungskraft des Festlandes abgelenkt, hatten sie die lange Inselkette der Kleinen Antillen, die sich von den Jungferninseln im Norden bis nach Trinidad im Süden erstreckt und zwischen dem Karibischen Meer und dem Atlantischen Ozean einen gekrümmten Hafendamm bildet, völlig unbeachtet gelassen, obwohl diese Inseln, zumindest die nördlichsten, ihren Besitzern ermöglichten, die Bewohner der Großen Antillen, ihre Plantagen, ihre Häfen und ihren Handel nach Gutdünken zu bedrohen. Doch selbst die Besiedlung Kubas, Hispaniolas, Jamaikas und Puerto Ricos blieb spärlich, die Bevölkerung selbst arm und ihre Produktion gering. Die mächtigen Befestigungsanlagen von Havanna und San Juan waren in erster Linie nicht

zum Schutz und zur Entwicklung der Inseln, sondern zur Gewährleistung der gefahrlosen Durchfahrt der Silberflotten durch die Gewässer der Inseln bestimmt. Die spanische Kolonisation hatte ein Vakuum hinterlassen, das vor allem die Engländer und Franzosen im Laufe des 17. Jahrhunderts auszufüllen begannen. (John H. Parry, Das Zeitalter der Entdeckungen, München 1983, S. 83.)

27 Hans Schadewaldt, Der Schiffsarzt, Ciba-Zeitschrift Nr. 76, Wehr/Baden 1955, Bd. 7, S. 2520. J. A. Froude, English Seemen in the 16th country, London 1905, S. 186.

28 Winston S. Churchill, Geschichte (Originaltitel: A History of the English Speaking Peoples), Augsburg 1990, Bd. II, S. 137. Drei Jahre nach Hawkins Tod (1598) räumten die Engländer infolge einer schweren Gelbfieberepidemie nach kurzer Inbesitznahme den wichtigen Stützpunkt Porto Rico. Auf diese Weise kam die Insel wieder unter spanische Herrschaft und wurde erst genau 300 Jahre später von den Amerikanern übernommen.

29 Erwähnt sei nur, daß sich 131 Jahre später in der unmittelbaren Nähe dieser Stelle an der Landenge von Panama fast das Gleiche ereignete. 1726 blockierte Admiral Hosier den Hafen Porto Bello mit 7 Schiffen. Da brach auf den Schiffen das Gelbfieber aus, das die Hälfte der Mannschaft dahinraffte. Die übrigen kehrten nach Jamaika zurück, wo auch der Admiral starb. (Ant. de Ullua, Reise nach Amerika, Übers. 1751, S. 75.)

30 John H. Parry, Das Zeitalter der Entdeckungen, München 1983, S. 325.

31 Helen Miller Bailey/Abraham P. Nasatir, Lateinamerika, Von iberischen Kolonialreichen zu autonomen Republiken, München 1969, S. 279. Jamaika blieb die einzige regelrecht von Spanien besiedelte karibische Besitzung, die für immer in die Hände einer feindlichen Macht überging; allerdings lag es strategisch sehr günstig und wurde bald zum Hauptquartier aller englischen Unternehmungen.

32 Benjamin Mosely, A treatise on the tropical diseases on military operations and on the climate of the Westindies, London 1803, S. 422. Moreau de Jonnes (wie Anm. 3), S. 50. Auch Churchill erwähnt im zweiten Band seiner »Geschichte« Cromwells »Großen Plan«: »Im Jahre 1654 beendete er den zwei Jahre zuvor begonnenen Seekrieg gegen die Holländer. Er machte sich zum glühenden Anwalt für ein Bündnis zwischen den Republiken England und Holland, das die Basis einer protestantischen Liga bilden sollte, die nicht nur in der Lage war, sich selbst zu verteidigen, sondern auch die katholischen Großmächte anzugreifen. Im September 1654 ließ er ein Expeditionskorps nach den Westindischen Inseln in See stechen und Jamaika besetzten…« (Churchill [wie Anm. 28], S. 293.) Es ist merkwürdig, daß sogar ein Winston Churchill den Einfluß des Seuchengeschehens auf Cromwells Plan in der Karibik mit keiner Silbe erwähnt, obwohl er während des Ersten Weltkrieges als Erster Lord der Admiralität (Marineminister) erleben mußte, daß im Anschluß an dem von ihm veranlaßten Angriff auf die Dardanellen die Landung britischer Truppen auf der Halbinsel von Gallipoli nicht nur am Widerstand der Türken scheiterte, sondern auch infolge der schweren Verluste an Rückfallfieber, Fleckfieber und Malaria.

33 Bailey (wie Anm. 6), S. 31.

34 Webster, A brief history of Epidemic and pestilential diseases with the principal phenomena of the physical world, which precede and observation deduced from the facts stated, Hartford 1799, Bd. I, S. 335 u. Bd. II, S. 72. Moreau de Jonnes (wie Anm. 3), S. 51.

35 Moreau de St. Merry, Desc. topogr. et phys. de St. Domingue, Bd. I, S. 701.

36 Moreau de Jonnes (wie Anm. 3), S. 51.

37 Moreau de Jonnes (wie Anm. 3), S. 53.

38 Moreau de Jonnes (wie Anm. 3), S. 41 und 45.

39 Sogar noch in der zweiten Hälfte des 18. Jahrhunderts gab es nur ganz selten an Bord von Kriegsschiffen im Schiffsbug offene Aborte, die von der Mannschaft nachts und bei stürmischer See kaum aufgesucht wurden. In solchen Fällen entleerte man nebst Essensresten auch Exkremente in die Bilge, die von deutschen Seeleuten »Grund-Suppe« genannt wurde. In Zedlers Universal-Lexikon, Halle u. Leipzig 1732, Band 37, Spalte 226, aus dem Jahr 1743 heißt es: »Das Schiffs-Volck freuet sich, wenn die Grund-Suppe brav stincket, denn es ist ein Zeichen, daß das Schiff wenig leck sey.«

40 Der Arzt, Hamburg 1761, 6. Teil, 155. Stück, S. 398f.

41 Aus Angst vor dem Gelbfieber entstanden damals verschiedene seemännische Sitten, deren Ursprung kaum noch jemand kennt. So schworen z. B. unter dem Einfluß der Viersäftelehre manche Kapitäne und Schiffschirurgen auf die prophylaktische Wirkung des Aderlasses, der nach dem Überqueren des Äquators an der Schiffsbesatzung vorzunehmen war. Trat Gelbfieber an Bord auf, so wurde geräuchert, da man annahm, das Miasma könne aus der stinkenden Schiffsbilge kommen. Die heute übliche Sitte, an Bord Verstorbene dem Meer zu übergeben, wurde damals zuerst aus seuchenprophylaktischen Erwägungen auf englischen Schiffen aus Angst vor dem Gelbfieber eingeführt. Vorher war es »lange Zeit auf Seeschiffen Brauch, an Bord Verstorbene bis zur Bestattung an Land in der Bilge aufzubewahren (Schadewaldt, S. 2504).

42 William Pym, Observation upon the Bulam fever, which has of the late years prevailed in the Westindies, on the coast of America, at Gibraltar, Cadix and other parts of Spain; with collection of facts proving it be a highly contagious disease, London 1815, S. 111.

43 James Fellowes, Reports of the pestilential disorder of Andalousia which appeard at Cadix in the years 1800, 1804, 1810 and 1813 with a detailed account of that fatal epidemie as it prevailed at Gibraltar during the autumnal months of 1804, London 1815, S. 160. Am 18. Oktober 1804, als Pym in Gibraltar ankam, glich die sonst so lebendige Stadt in ihrer vollkommenen Totenstille einem Kirchhof. An dem Tage waren 161 Todesfälle vorgekommen und »nur der mit Leichen überladene Karren rollte durch die Stadt, die am Tage wie in einer Mondscheinnacht zu schlafen schien«. Von der unheimlich schnellen Ausbreitung dieser Seuche kündet auch eine spanische Volkssage. Ein Maultiertreiber, so heißt es, wurde auf dem Heimwege von dem verseuchten Malaga nach Estrejo von einem unheimlich aussehenden, gelben Gesellen eingeholt, der trotz des hellen Sonnenscheins keinen Schatten warf. Als der Maultiertreiber fiebernd zu Hause ankam, wütete dort bereits die Seuche. Der Fremde ohne Schatten war »der gelbe Tod«. (Jens Magnus, Spanische Volkssagen, Breslau 1851, S. 31.)

44 Zu diesem Kreis gehört nicht nur die Legende vom »Fliegenden Holländer«, sondern auch jene schottische Fischersage, die Wilhelm Hauff in seine grausig schöne Erzählung »Die Höhle von Steenfoll« eingeflochten hat. Das unheimliche, »verschrumpfte gelbe Männchen« vom Gespensterschiff »Carmilhan«, welches dem goldgierigen Fischer zweimal erschien, war ursprünglich die Personifizierung des von den Seeleuten so sehr gefürchteten Krankheitsdämons: des »Yellow Jack«.

45 Schadewaldt (wie Anm. 27), S. 2520.

46 Boyce, Health Progress in the West-Indiens, London 1910. Als Admiral Hosier mit dem Rest seiner Besatzung nach Jamaika, dem wichtigsten britischen Stützpunkt in der Karibik, zurückkehrte, erlag er dort auch selbst dem Gelbfieber. (Ulua [wie Anm. 29], S. 75.) Vier englische Regimenter, die 1780 nach Jamaika gekommen waren, verloren im Zeitraum von vier Jahren, ohne daß in dieser Zeit auch nur ein Mann im Gefecht gefallen wäre, 5250 Mann – das sind 25 Prozent der Stärke (Boyce).

47 Nach Rückkehr der Flotte unter Vernon von der unglücklichen Unternehmung gegen Cartagena nach Jamaika (1741) litten etwa 7000 Mann an Gelbfieber, von denen mehr als 1500 starben. (Edw. Narhan Bancroft, An essay on the disease called yellow fever, London 1811, S. 346.) Bereits 1729 mußte die Belagerung von Cartagena aufgehoben werden, nachdem von der 12 000 Mann starken Armee 8430 Mann gestorben waren. (Ullua [wie Anm. 29], S. 37.)

48 Bailey (wie Anm. 6), S. 46. Benjamin Chew, Additional facts and observations relative to the nature, Philadelphia 1806, S. 11.

49 Friedrich der Große avancierte nachgerade zu einer Art britischem Kriegshelden. Der Londoner Methodistenprediger Whitefield feierte Friedrichs Sieg bei Roßbach (1757) von der Kanzel herab geradezu als einen Sieg der protestantischen Sache.

50 Um die gleiche Zeit intensivierten die Franzosen die Kolonisation von Cayenne, der Jahr für Jahr Tausende von Neuankömmlingen zum Opfer fielen. (Pierre Campert, Traité

pratique des maladies graves qui régnent dans les contrées situées sous la zone torride et dans le midi de l'Europe, Paris 1802, S. 73.)

51 Moreau de Jonnes, S. 73. Die Landarmee bestand aus 15 000 Mann.

52 C. Lloyd and J. S. L. Coulter, Medicine and the Navy, 4 Bde., London 1961, Bd. 3, S. 137.

53 Boyce, Health Progress in the West Indies, London 1910.

54 John Gillespie, Report of yellow fever, which prevailed at Brooklyn in the summer of 1809, Amer.med. reg. by Hosack. Vol. I. 1814, S. 187. Auch die Schiffe der aufständischen Nordamerikaner, die nicht mehr mit Gelbfieberorten verkehren konnten, stanken oft auf das Schlimmste. Ihr Bilgewasser verbreitete einen wahren Höllengestank, und dennoch entstand kein gelbes Fieber.

55 Noch im Jahre 1878 erlagen im Mississippital 13 000 Menschen dem Gelbfieber. Philadelphia erlebte 20, New York 15, Boston 8 und Baltimore 7 Gelbfieberepidemien. Die letzte in den USA suchte 1905 New Orleans heim. Es gab damals 5000 Erkrankungen und 1000 Todesfälle.

56 Von dieser Epidemie, die über 10 Jahre dauerte, wurden folgende Städte betroffen:
1793 Philadelphia
1794 Baltimore, Charleston, Philadelphia
1795 New York, New London, Norfolk
1796 Boston, Charleston, New Orleans, New York
1797 Baltimore, Charleston, Norfolk, Philadelphia, Providence
1798 Baltimore, Boston, Charleston, Germantown, New Carolina, New London, New Port, New York, Philadelphia, Portsmouth, Providence, Washington
1799 Baltimore, Boston, Charleston, New Carolina, New Orleans, New York, Philadelphia, Providence, Washington
1800 Baltimore, Charleston, New Orleans, New York
1801 New York, Norfolk
1802 Baltimore, Boston, Charleston, Philadelphia, Portsmouth
1803 Baltimore, New York, Philadelphia

57 Mathew Carey, A short Account of the Malignant Fever Lately Prevalent in Philadelphia, Philadelphia 1794, S. 214.

58 Rush, dessen Name auf der Unabhängigkeitserklärung prangt, war einer der ältesten amerikanischen Reformer. Er kämpfte leidenschaftlich gegen Sklaverei und Alkoholismus.

59 Ralph H. Major, Disease and Destiny, New York 1935, Kapitel Yellow Jack. Es ist interessant, daß Humboldt 1804 auf seiner Heimreise aus Mexiko zunächst in Philadelphia Benjamin Rush aufsuchte, mit dem er sich über die verschiedenen tropischen Fieberarten (Malaria und Gelbfieber) und ihr unterschiedliches Verhalten gegenüber der Chinintherapie unterhielt. Danach war Humboldt fast drei Wochen lang Jeffersons Gast auf dessen Landsitz in Monticello, mit dem er sich auch über Gelbfieber unterhielt. Hatten doch die Vereinigten Staaten kurz vorher mit den Franzosen den Vertrag über Louisiana (»einer Frucht der karibischen Gelbfieberepidemie«) abgeschlossen. Der amerikanische Unterhändler als Gesandter in Paris war James Monroe (1758–1831), der sich später als Präsident der USA in der nach ihm benannten Doktrin gegen die Einmischung von Europa in amerikanische Angelegenheiten erklärte.

60 Bei einer erneuten Epidemie in Baltimore ließ sich Potter im Jahre 1798 mit dem Gelbfieberschweiß eines soeben Sterbenden impfen, ohne zu erkranken.

61 Achtzig Jahre später betonte der Berliner August Hirsch in der zweiten Auflage seines Standardwerkes »Handbuch der historisch-geographischen Pathologie«, daß das Gelbfieber »selten die Meeresküste oder die Ufer schiffbarer Flüsse verlasse«, daß es eine »städtische« und endlich, daß es eine »tropische Krankheit« sei. Der Name Jeffersons wird in den umfassenden Literaturangaben nicht erwähnt. Offenbar kannte Hirsch die zitierte Briefpassage nicht.

62 »Die ›schöne Kreolin‹ (gemeint ist Napoleons Frau Josephine) hat als Tochter des königlichen Hafenkapitäns Joseph Tacher de la Pagerie auf ihrer Geburtsinsel (Martinique)

des öfteren erlebt, wie aus Frankreich kommende Truppeneinheiten kurz nach ihrer Landung vom Gelbfieber ergriffen und dezimiert wurden.« (J. Degouges, Josephine de Beauharnais, Paris 1847, S. 18.)

63 Victor Bally, Du typhus d'Amérique, au fièvre Jaune, Paris 1814. Ähnlich war es vorher auch den Engländern ergangen, als sie sofort nach Ausbruch des Aufstandes (1793), die verworrene Situation ausnutzend, die Insel an sich reißen wollten. Sie verloren allein durch Gelbfieber über 6000 Soldaten.

64 Nach François Henry glaubte man, daß sich Napoleon mit dieser Expedition gleichzeitig der unsicheren, republikanisch gesinnten Truppen zu entledigen versuchte. Bestand doch das Expeditionskorps vor allem aus politisch unzuverlässig geltenden Kerntruppen aus Moreaus Rheinarmee. Nach und nach schickte er nach Haiti, Martinique und Guadeloupe 40 000 Mann, »von denen nur einige Tausend die Heimat wiedergesehen haben«. Von 300 Ärzten fielen damals auf Haiti 208 dem Gelbfieber zum Opfer. Auch die Mortalität der in diesen Gewässern eingesetzten Schiffsärzte betrug über 60 Prozent.

65 Frankreich verblieben neben den Antilleninseln Guadeloupe und Martinique nur noch Cayenne an der Ostküste Südamerikas mit der davorgelagerten (als Strafkolonie) berüchtigten Teufelsinsel, die alle wegen des Gelbfiebers bis Anfang dieses Jahrhunderts im Rufe eines »mörderischen Klimas« standen. Cayenne hatte den makabren Beinamen »trockene Guillotine«.

66 William Pym, Observation upon the Bulam fever, which has of late years prevailed in the Westindies on the coast of America, at Gibraltar, Cadiz and other parts of Spain, London 1815. Die Überträgerin des Gelbfiebers, die Steckmücke Aedes aegypti, ist seit jeher im Mittelmeergebiet verbreitet. Das mit dem Gelbfieber eng verwandte und ebenfalls durch die Stechmücke Aedes aegypti übertragene Dengue-Fieber (»Siebentagefieber«), das häufig zu Nasenbluten führt, kam bereits in der Antike im Mittelmeergebiet vor. So berichtet um 180 n. Chr. der Spätgrieche Lukian: »Die Bewohner von Abdera ergriff um 300 v. Chr. ein heftiges Fieber, und zwar die ganze Bevölkerung auf einmal. Am siebten Tage trat bei einigen starkes Nasenbluten, bei anderen viel Schweiß auf, worauf sich das Fieber verlor. Dagegen hinterließ es in den Köpfen der guten Abderiten (Schildbürger des Altertums) ein Übel der lustigsten Art, nämlich die Narrheit, Tragödie spielen zu wollen.« Der Krankheitsname ist ein spanischer Witzname. Deng-ge bedeutet Ziererei oder Zierbengel. In Brasilien: »Polka-Fieber«. Das Denguefieber, das in influenzaähnlichen Pandemien auftritt, drohte z. B. im Jahre 1928 fast das ganze Wirtschaftsleben Griechenlands zu lähmen: 775 000 Kranke, 200 Tote. (Reiner Müller, Medizinische Mikrobiologie, München/Berlin 1950, S. 360. E. Martini, Wege der Seuchen, Stuttgart 1955, S. 94.)

67 Obwohl das Gelbfieber auch 1828 die Makaken in Gibraltar erneut bedrohte und man bereits damals zwischen dem menschlichen Gelbfieber und dem Affensterben einen kausalen Zusammenhang vermutete, geriet diese für die experimentelle Gelbfieberforschung so außerordentlich wichtige Beobachtung völlig in Vergessenheit. Mit Hilfe geeigneter Versuchstiere hätten sich nämlich die gefährlichen Selbst- und Menschenversuche der »Amerikanischen Gelbfieberkommission« auf Kuba vermeiden lassen.

68 Als während des letzten Weltkrieges die Makaken auf den Affenfelsen von Gibraltar auszusterben drohten, ließ Winston Churchill am 25. August 1944 einen verschlüsselten Spruch nach Gibraltar funken, in dem er seiner Besorgnis über beunruhigende Gerüchte hinsichtlich des Wohlergehens der dortigen Makaken Luft machte und den Wunsch äußerte, sie nicht aussterben zu lassen. Und am 8. September des gleichen Jahres ordnete er an, daß alles getan werden solle, die Affensiedlung auf vierundzwanzig Köpfe zu bringen und diese Zahl auch in Zukunft beizubehalten.

69 J. F. Volrad Deneke, Arzt und Medizin in den Berliner Abendblättern von 1810–1811, Ärztliche Mitteilungen, Nr. 34 (1960), S. 1722ff. Helmut Semdner, Die Berliner Abendblätter H.v. Kleist, ihre Quellen und ihre Redaktion, Schriften der Kleist-Gesellschaft, Bd. 19, Berlin 1939.

70 Clausewitz, der sofort die Bedeutung der Guerillamethoden für den neuen Volkskrieg

erkannte, schrieb in einem Brief an Gneisenau, daß wohl die Hälfte der französischen Streitmacht in Spanien stünde und davon die Hälfte, nämlich 250 bis 260 Mann, durch Guerillos gebunden seien. Deren Zahl wurde von Gomez de Arteche auf 50 000, von anderen noch weit niedriger eingeschätzt. (Carl Schmidt, Theorie der Partisanen, Berlin 1963, S. 12–14.)

71 So war 1810 Marschall Masséna mit 100 000 Mann über die Pyrenäen gegangen, erreichte aber Lissabon vor allem infolge des in seiner Armee grassierenden Fleckfiebers nur mit 45 000 Mann. (H. S. François, Napoléon I., Schicksalswende, Berlin 1929, S. 121.)

72 Als man ihm die Polizeiberichte nicht mehr aushändigte, wandte er sich hilfesuchend sogar an den Staatskanzler Hardenberg, denn das Publikum interessierte sich vor allem für Mordfälle, Diebesgeschichten, Betrügereien und Brandstiftungen. Ohne diese Beiträge verlor das Blatt seine lokale Akutalität.

73 Als die Nachricht von des Dichters Selbstmord bekannt wurde, schrieb der Staatskanzler Hardenberg sichtlich aufatmend auf das letzte Gesuch des zu Tode gehetzten Dichters: »Zu den Akten, da der p. p. von Kleist verstorben.«

Alexander von Humboldts unbeobachtete Beobachtungen

74 Durch den immer reger werdenden Schiffsverkehr breitete sich das Gelbfieber seit dem 18. Jahrhundert über die ganze Ostküste von Mexiko aus, griff auf die nördlichen Gebiete von Kolumbien und Venezuela über, befiel die Küstenstriche von Guayana, wütete im Mündungsgebiet des Amazonenstroms und das Rio Tocantins (Rio Para) und trat sogar an den dem Altantischen Ozean zugewendeten Gestaden von Brasilien auf. Entlang der großen Ströme, vor allem des Rio Amazonas, des Rio Tapajoz, des Rio Xingu und des Rio Tocantins, kam es zu einer zuweilen außerordentlich dichten Aussaat von Gelbfieberepidemien. Auch die Westküste Südamerikas blieb nicht lange verschont. Besonders Ecuador wurde an seinen Küstenplätzen ein gefürchtetes Gelbfiebergebiet, und selbst die Gestade von Peru blieben nicht verschont.

75 Ähnlich war es auch mit seinem Aufenthalt in Mexiko. Als er nämlich am 22. März 1803 aus Südamerika kommend auf der Fregatte »Atlante« im Hafen Acapulco eintraf, »war die Schiffahrt wegen der Gelbfieberepidemie eingestellt«, weshalb er dort zurückbleiben mußte und sich dann bis März 1804 dem Studium des Landes widmete.

76 Alexander von Humboldt, Reise in die Aequinoctial-Gegenden (R.i.d.Ä.) des neuen Kontinents, Stuttgart 1859, Bd. I., S. 195f. Das Reisewerk erschien zunächst 1807 in Paris in französischer Sprache: »Voyage aux régions équinoxiales du nouveau continent, fait en 1799–1804.« Die von mir benutzte deutsche Übersetzung »Reise in die Aequinoctial-Gegenden des neuen Kontinents« hat Humboldt noch kurz vor seinem Tod bei Cotta (Stuttgart) herausgebracht.

77 Humboldt, (R.i.d.Ä.), Bd. II, S. 112.

78 Humboldt, Bd. II, S. 108f.

79 Humboldt, Bd. II, S. 111f.

80 Anläßlich der Gelbfieberepidemie in Barcelona 1821 sprach sich Humboldt später besonders deutlich gegen den von kontagionistischer Seite erhobenen »Einschleppungsverdacht durch den Warenverkehr« aus: »Das Freybleiben der europäischen Küstenländer vom gelben Fieber während der (von Napoleon verhängten) Continentalsperre spricht gegen die Einschleppung durch einen Ansteckungsstoff, wie bey den Blattern, denn noch nie wurden soviel Waaren geschmuggelt wie damals.« Humboldt war auch der kühne Selbstversuch bekannt, mit dem Nathanael Potter in Baltimore 1797 die Kontagiosität des Gelbfiebers zu widerlegen suchte. Er hatte sich das schweißgetränkte Tuch eines Gelbfieberkranken um den Kopf geschlungen und verbrachte damit die ganze Nacht, ohne zu erkranken, womit er zu beweisen glaubte, daß das Gelbfieber »keyne Schmutzkrankheit sey«. (Carl J. Cellarius, Das gelbe Fieber, Göttingen 1829, S. 28.)

81 Humboldt, (R.i.d.Ä.), Bd. II, S. 112f.

82 Humboldt, Bd. II, S. 111. In Zusammenhang mit dieser Aussage Humboldts ist von be-

sonderem Interesse, daß E. Martini, der Entomologe des Hamburger Tropeninstitutes, auf eine Frage, bis zu welchen Höhen man das Gelbfieber anträfe, von Dr. J. H. White, Medical Direktor im U.S.A.P.H.S. (Öffentlicher Gesundheitsdienst der Vereinigten Staaten), der mit der Gelbfieberfrage besonders vertraut war, die Antwort erhielt: »Über 600 m sind Epidemien selten. Folgende Orte sind als hochgelegene Orte von Epidemien bekannt: Orizaba zirka 1000 m und Cordoba zirka 800 m, beide in Mexiko, nahe Veracruz. Das heißt also an der Luvseite der Gebirge.« (E. Martini, Klima und Krankheitserreger, in: Klima, Wetter, Mensch, hg. A. Seybold u. H. Wokereck, Heidelberg, 1952, S. 206.)

83 Humboldt, (R.i.d.Ä.), Bd. II, S. 115

84 Humboldt, Bd. III, S. 213

85 Humboldt, Bd. III, S. 203
Das 20. Kapitel des III. Bandes, in dem er die gefährliche Erforschung des Orinoco schildert, ist fast völlig der »Mückenplage« gewidmet, der »plaga de los moscos«, wie sie die dort stationierten Mönche nannten, die nicht müde wurden, darüber zu klagen, daß es »mehr Mücken als Luft« (mas moscas que ayre) gäbe. »Am Orinoco, dessen Ufer höchst ungesund sind«, heißt es an einer Stelle, »schreiben die Kranken all ihre Leiden den Moskitos zu« (R.i.d.Ä. Bd. II, S. 212). Ein Eingeborenenstamm, die Ottamacas, kannten sogar »den Gebrauch der ›Mosquiteros‹-Netze, die aus den Fasern der Murichipalme gewoben werden«.

86 Zitiert nach: G. Witkowski, Goethe und die Technik, Leipzig 1926, S. 28f. Nach diesem Desaster »schien der Kanalplan für eine Zeitlang gestorben zu sein.« Doch seit der Entdeckung der kalifornischen Goldfelder (1848) kam der Plan nicht mehr zur Ruhe. Wie schwierig allerdings die Durchführung dieses Kanalbaus sein würde, konnte man bereits 1849 vorausahnen, als Scharen von »Goldgräbern« auf dem Zuge nach dem neuentdeckten Eldorado, um die lange Reise um Kap Horn zu vermeiden, den gefährlichen Weg über die Landenge von Panama wählten: sie fielen zu Hunderten dem Gelbfieber und der Malaria zum Opfer.

87 A. Laveran, Traité des maladies et épidémies des armées, Paris 1875. Der Sezessionskrieg zwischen den Nord- und Südstaaten der USA (1861–1865) gab Napoleon III. den Mut – unter Mißachtung der Monroe-Doktrin – zu seinem mexikanischen Abenteuer, bei dem französische Truppen die Macht in Händen behielten und eine Schar von französischen Spekulanten sich nach Mexiko ergoß, um Bergwerke und andere Naturschätze auszubeuten. Das mexikanische Engagement hindert Napoelon, sich 1866 in den Konflikt zwischen Preußen und Österreich einzumischen. Als den Franzosen nach dem Sieg der Nordstaaten ein Krieg mit den USA drohte, zog Napoleon III. kurzentschlossen seine Truppen, die ohnehin an Gelbfieber viel zu leiden hatten, am 15. März 1867 aus dem mexikanischen Hexenkessel zurück und überließ Maximilian seinem Schicksal.

88 Unter dem Eindruck des »mörderischen Klimas der Landenge« entstand in Diplomatenkreisen das Bonmot: »Es ist dort üblich, daß jeder neue Konsul seinen Vorgänger in die Heimat zurückexpediert – natürlich im Sarg.« Wie gefährlich das Klima der Landenge ist, schrieb im »New York Harald« Ambrose Bierce, »wußten auch schon die englischen Freibeuter, die hier vor der Küste die spanische Silberflotte auflauerten und dabei einen großen Teil ihrer Mannschaft an Gelbfieber verloren. Selbst der verwegene Francis Drake fiel ihm 1596 vor Nombre de Dios an der Landenge von Panama zum Opfer. Zahllos sind die Seemannssagen vom Yellow Jack, den man mehr fürchtete als den Gottseibeiuns. Wo er auftauchte, wurde es bald unheimlich still an Bord…«

89 Es war die gleiche Epidemie, an der die geheime Mission des deutschen Botanikers Hasskarl zu scheitern drohte, als er im Auftrag der niederländischen Regierung auf dem Weg nach Peru 1853 in Panama ankam. Unter ungeheuren Schwierigkeiten gelang es ihm dennoch 1854, aus den Chinchonienwäldern des Anden-Gebietes 400 Stecklinge in seltsamer Verpackung (in Särgen) an die chilenische Küste zu schmuggeln, wo sie von einer niederländischen Fregatte übernommen und nach Java gebracht wurden. Durch

den Anbau in den warmen Hochgebirgsgegenden Ostindiens gelang es den Holländern, das peruanische Chinin-Monopol zu brechen (Krömcke, J. K. Hasskarl, Breslau 1926).

90 Bei der Durchfahrt sieht man den Friedhof dieser Toten: Mount Hope.

91 Man lernte damals am Isthmus zwei Krankheitsperioden zu unterscheiden. In der nassen Jahreszeit, die von März bis Dezember dauerte, starben die Menschen an Gelbfieber. Dann folge die trockene Jahreszeit, in der die Menschen an perniziöser Malaria zugrunde gingen.

92 Zu den Kanalarbeitern gehörten 1887 auch die europamüden Maler Paul Gauguin (1848–1903) und Charles Laval, die sich die Märchenwelt der Tropen allerdings anders erträumt hatten. Als Gauguin an Malaria und Laval an Gelbfieber erkrankte, wurden beide entlassen. Auf der Heimreise über Martinique litt Gauguin an Ruhr, der sich eine schwere Gelbsucht anschloß. Damals (1888) entstand sein berühmtes »gelbes« Selbstbildnis.

93 Inzwischen wurden die Aktien der französischen Panama-Gesellschaft zum Spekulationsobjekt der Pariser Börse. Mit unverantwortlichen Gewinnversprechungen bewog man über eine halbe Million französischer Kleinbürger, ihre Ersparnisse in Panama-Aktien anzulegen, obgleich man in eingeweihten Kreisen genau wußte, daß der Kanal in der ursprünglich geplanten Form und Zeit nicht fertiggestellt werden konnte.

94 Als Zögling des Lyzeums von Rouen erkrankte er dort im Alter von 16 Jahren schwer an Cholera und blieb nach seiner Genesung sein Leben lang mit einer eigenartigen Sprachhemmung behaftet, die ihn zuweilen als Stotterer erscheinen ließ. Dieser Sprachdefekt war es vor allem, der ihn bei Unterredungen so behinderte, daß man seine hohen geistigen Qualitäten lange nicht erkannt und seine »Moskitotheorie« erst nach 20 Jahren begriff.

95 El mosquito, hypoteticamente considerado como agente de transmission de la fiebre amarilla, An. de la Real Academia de ciencias med. de la Habana 1881, vol. 18, S. 147–69.

96 Oslers berühmtes Lehrbuch »Principles and Practice of Medicine«, das sechs Jahre später erschien, erwähnt einige Keime, die als mutmaßliche Erreger des Gelbfiebers beschrieben wurden, schweigt sich aber über Finlay und die Moskitolehre aus.

97 Die Ausdehnung des Landes nach dem Westen stellte die Vereinigten Staaten vor das Problem der Verbindungen zwischen den Regionen des Atlantiks und des Pazifiks. Das Meer erschien noch immer als der schnellste und wirtschaftlichste Verkehrsweg. Natürlich stellte die schmale Landenge zwischen Mexiko und Südamerika, die den Seeweg verriegelte, das größte Problem dar. Es galt also, sich den Besitz oder die Kontrolle jener Regionen zu sichern.

98 Mündliche Mitteilung von Finlay an Geheimrat R. O. Neumann (1904): »Wie der deutsche Kaufmann früher seine Söhne nach Neuyork schickte, um das Geschäft zu lernen, so der spanische nach Havanna. Aber viel beste spanische Jugend kehrte niemals heim.« Dem berühmten Arzt Dr. Finlay gab es immer einen Stich ins Herz, wenn man ihm im Klub die frischen Jungen vorstellte und von ihren Plänen erzählte. Wußte er doch, daß, wenn die nächste Gelbfieberwelle über die Stadt gehen würde, viele, vielleicht die Mehrzahl, mitsamt ihren Hoffnungen zu ewiger Ruhe gebracht würden.« (Erich Martini, Wege der Seuchen, Stuttgart 1955. 3. Aufl. S. 91f.)

99 Die seinerzeit in Gibraltar gewonnene Erkenntnis, daß auch Makaken mit Gelbfieber infizierbar sind, war inzwischen in Vergessenheit geraten. Daher glaubte man, daß eine Klärung der Ätiologie nur durch den Menschenversuch möglich sei.

100 Der erste Versuch war fehlgeschlagen, da sich Carroll und Lazear, in Unkenntnis der längeren Inkubationszeit des Gelbfiebererregers in der Überträgermücke, viel zu früh hatten stechen lassen.

101 Im Oktober 1900 konnte die Gelbfieberkommission auf dem Hygienekongreß in Indianapolis schon die Mitteilung machen, daß Moskiten die Zwischenwirte für das Gelbfieber sind.

102 Der erste, der sich »aus Humanität und Liebe zur Wissenschaft« freiwillig zu dem Experiment hergab, war der junge Soldat John R. Kissinger. Eine Geldentschädigung lehnte

er entschieden ab. Am 5. Dezember 1900, um 14 Uhr, wurden 5 infizierte Moskiten an Kissinger angesetzt, von denen zwei 15 Tage vorher, einer 19 Tage vorher und zwei 22 Tage vorher an Gelbfieberkranken Blut gesogen hatten. Am 8. Dezember um 23 1/2 Uhr, also 3 Tage und 9 1/2 Stunden nach den gefährlichen Moskitostichen, erkrankte Kissinger am typischen Gelbfieber. Er kam durch. Reed berichtete am 9. 12. 1900 an seine Frau: »Jetzt ist es sonnenklar, daß das Gelbfieber durch Moskitos übertragen wird.« Major Kean, ein Freund Reeds, tat damals den Ausspruch, daß diese einzigartige Entdeckung mehr wert sei als der ganze Spanische Krieg einschließlich aller Menschenleben, die er gekostet habe. Reed demonstrierte den Gelbfiebersachverständigen den kranken Kissinger, ohne ihnen zu sagen, wie er infiziert worden sei. Sie stellten die Diagnose Gelbfieber. Finlays Moskitotheorie war nun bewiesen. (G. Olpp, Hervorragende Tropenärzte, München 1932, S. 339.)

103 Major Reed schrieb mit Recht in einem Bericht: »Meiner Ansicht nach ist der moralische Mut, den diese Leute bewiesen, kaum jemals in der Geschichte der amerikanischen Armee übertroffen worden.« Von Jugend auf wurden wir daran gewöhnt, rücksichtslose Eroberer vom Schlage eines Cortez oder Pizzaro zu bewundern. Doch es gibt auch ein großes stilles Heldentum, von dem die Geschichtsbücher nichts berichten, das aber der Menschheit ungleich mehr Nutzen gebracht hat als die Taten vieler Krieger. Solche namenlose Helden haben unter Einsetzung ihres Lebens freiwillig am Studium infektiöser Krankheiten und an der Erforschung der Röntgenstrahlen mitgeholfen und die gewonnenen Erkenntnisse mit ihrem Leben bezahlt.

104 Auf dem panamerikanischen Kongreß, der vom 4. bis 7.2. 1901 in Havanna abgehalten wurde, konnte Reed die Ergebnisse der Gelbfieberkommission bekanntgeben. Der Vortrag erschien unter dem Titel: »The etiology of yellow fever; an additional note.« (Journ.Amer.Med. Assoc. 16.2. 1901, S. 430–440.)

105 Das Gelbfiebervirus bedarf einer Reifungszeit in der Mücke, die sehr stark temperaturabhängig ist. Je niedriger die Außentemperaturen sind, desto geringer ist die Lebensfähigkeit des Virus in den Mücken. Das Gelbfiebervirus kann nach erfolgter Infektion bei höheren Temperaturen (über 31°) in 4 bis 5 Tagen, bei 31° in 6 Tagen, bei 25° in 8 Tagen, bei 23° in 11 Tagen, bei 21° dagegen erst in 18 Tagen weiterübertragen werden. Bei Temperaturen von 18° ist die infizierte Mücke aber selbst nach 30 Tagen noch nicht infektiös. Diese Daten zeigen, warum das Gelbfieber im Mittelmeerraum trotz Vorhandensein der Überträgermücken endemisch wird. Die gelegentlich in das Mittelmeergebiet eingeschleppte Seuche wird infolge der klimatischen Bedingungen dieses Raumes dort immer wieder schnell erlöschen, zumal das Virus auch nicht von einer Mückengeneration auf die andere vererbt werden kann.

Entdeckung des Gelbfiebervirus

106 Carrolls Ergebnisse wurden Ende 1901 in der Baktereologischen Gesellschaft in Jamaika vorgetragen und unter dem Titel veröffentlicht: »The etiology of yellow fever; a supplement note.« Journ. Amer.Med.Assoc. 1902, S. 301–05.

107 Mit dem Erwerb der Philippinen, der Samoainseln und von Hawaii während dieses Krieges waren die Vereinigten Staaten gegen den Willen von England und Japan in die »östliche Machtsphäre« eingedrungen. Infolgedessen mußten sie im Fall eines Krieges mit dem Angriff dieser Seemächte an zwei Fronten rechnen, die jedoch zur See so unendlich weit voneinander entfernt lagen, daß keine Flotte imstande gewesen wäre, beide gleichzeitig zu schützen. Die rund zwei Monate währende Fahrt um ganz Südamerika herum konnte kaum in Frage kommen. Die hemmende Landenge des Isthmus machte einen schnellen Frontwechsel von Osten nach Westen, bzw. umgekehrt, unmöglich. Jede Teilung der Flotte aber schloß eine außerordentliche Schwächung in sich.

108 Die Abhängigkeit des von den Amerikanern neugeschaffenen S-förmigen Staates Panama, durchtrennt von dem Kanal, wurde von politischen Karikaturisten sarkastisch mit dem Zeichen für den USA-Dollar charakterisiert.

109 Marie de Gorgas und Burton J. Hendrick, William Crawford Gorgas, his life and his work, New York 1924.

110 Die Einwohner von Panama hatten noch aus der »Lessepszeit« her einen heillosen Respekt vor diesem Krankenhaus. Denn wenn jemand mit einem Beinbruch dort eingeliefert wurde, so starb er sicher am Gelbfieber. Neuerkrankte pflegten zu sagen: »Ich ziehe es vor, in meinem Haus zu sterben.« Die Lösung des Rätsels war, daß die barmherzigen Schwestern die Pfosten der Krankenbetten in kleine, mit Wasser gefüllte Schalen gestellt hatten, um das Heraufkriechen von Ameisen zu verhindern. Damit hatte sie aber ideale Mückenbrutplätze in dem mit Gelbfieberkranken belegten Hospital geschaffen. Gorgas schaffte die Wasserschalen sofort ab und ließ das ganze Haus mit Moskitonetzen abdichten, so daß sich an den Patienten keine Mücke mehr infizieren konnte.

111 Kennzeichnend hierfür ist folgende tragikomische Begebenheit: Eines Tages erläuterte Gorgas die seuchenprophylaktischen Maßnahmen einer Gruppe von fünfzehn gerade aus dem Ausland eingetroffenen Ärzten. Er hatte dabei ein Glasgefäß auf dem Tisch stehen, das mit Gaze zugedeckt war und eine Anzahl von Stechmücken enthielt. Die Ärzte bezweifelten die Richtigkeit der Finlayschen Theorie. Bei der erregten Diskussion glitt die Gaze von dem Moskitobehälter, und die Stechmücken flogen heraus. Mit einem Sprung waren alle Ärzte an der Tür und verschwanden in solcher Eile, daß die Drahtgazetür völlig demoliert wurde. (G. Olpp, Hervorragende Tropenärzte, München 1932, S. 150.)

112 Noch Ende des 19. Jahrhunderts sah man in den gelbfieberverseuchten Häfen Mittel- und Südamerikas seltsam ruhige Schiffe, ohne eine Seele an Bord, vor Anker liegen. Es waren »Totenschiffe«, die noch vor kurzer Zeit mit stolz geblähten Segeln die See durchquert hatten. Von den sonst so landhungrigen Seeleuten machte niemand Anstalten, an Land zu gehen. Sie lagen steif und zitronengelb da, vom Kapitän bis zum jüngsten Schiffsjungen als Opfer des »Gelben Jack«. Auch die Seeleute der deutschen Handelsflotte hatten viel unter dem Gelbfieber zu leiden. Eine einzige deutsche Reederei verlor während der Epidemie 1891/92 in Santos 85 ihrer Leute an der Krankheit.

113 Noguchi hatte 1908 zum ersten Mal die Treponema pallidium im Gehirn eines Paralytikers nachgewiesen.

114 H. Noguchi, Etiology of yellow fever, VI. cultivation morphological properties of leptospira icteroides, J. exp. med. 30, 13 (1919).

115 H. Noguchi, Yellow fever research 1918–1924. A summary, J. trop. med. 28, 185 (1925).

116 A. Stokes, J. H. Bauer and P. Hudson, Experimental transmission of yellow fever to laboratory animals, Am. Journ. of Trop. Med. 1928, Bd. 8, S. 713.

117 Von Prof. Haagen, der ab 1930 längere Zeit studienhalber im Rockefeller Institut weilte, hörte ich im Sommer 1940, daß man Noguchis verhängnisvollen Selbstversuch zu verheimlichen versuchte, indem man seine tödliche Gelbfieberinfektion als Folge einer zufälligen Verletzung bei der Sektion von Kadavern gelbfieberinfizierter Affen interpretierte. Demnach hätte er genau so wie einige Monate vorher Stokes den »natürlichen Forschertod« erlitten.

118 G. M. Findlay und N. H. Martin, Jaundice Following Yellow Fever Immunisation, Lancet 1943/I, 678. S. Krugmann und R. Ward, Virushepatitis, in A. Grumbach und W. Kikuth. Die Infektionskrankheiten des Menschen und ihre Erreger, Stuttgart 1969, Bd. II, S. 1696.

Grippe (Influenza) und »Englischer Schweiss«

1 Scholtissek u. Taylor, Nature 331, 1988, 215. In den Städten des europäischen Mittelalters herrschten ähnliche Verhältnisse wie heute in China. Überall wurden Geflügel und Schweine gehalten. Neben der hautnahen Tierzucht war auch infolge der Stadtmauern die Bevölkerungsdichte sehr hoch.

Altertum

2 Schon im Papyrus Ebers, dessen Urtext wahrscheinlich im dritten vorchristlichen Jahrtausend entstand und dann um 1550 v. Chr. auf eine Papyrusrolle übertragen wurde, finden sich mehrere Hinweise auf katarrhalische Symptome wie Husten und Schnupfen. Das Rezept einer magischen Beschwörung lautet: »Fließe aus, Schnupfer, Sohn des Schnupfens, der die Knochen zerbricht, der den Schädel zerstört, daß krank werden die sieben Öffnungen (d. h. beide Augen, beide Ohren, beide Nasenlöcher und der Mund) im Kopf... Siehe, ich habe das Heilmittel gegen dich gebracht... Es vertreibt dich... Komme heraus ... (Adolf Ermann, Ägypten und ägyptisches Leben im Altertum, Tübingen 1885, Bd. 2, S. 472.)

3 Selbst die hippokratischen Krankengeschichten sind meist nur Momentaufnahmen eines Krankheitszustandes ohne das Element Zeit, das die Krankheit als einen Vorgang vom Beginn bis zu ihrem Ende samt der Entstehung, Veränderung und dem Verschwinden der Symptome erkennen läßt. (H. Sigerist, Einführung in die Medizin, Leipzig 1931, S. 110.)

4 Epidemische Krankheiten, VI. 7/1. In einer anderen hippokratischen Schrift, dem VII. Buch der »Epidemischen Krankheiten«, befindet sich auch eine Krankengeschichte, die nicht wie in den meisten Fällen nur die Momentaufnahme eines Krankheitszustandes darstellt: »Der Salber beim Harpalides wurde zur Zeit des Blätterfalls geschwächt an Schenkeln und Händen. Er bekam Fieber. Zugleich entstand in der Luftröhre ein so heftiger Fluß (Katarrh), daß dieser ihn am Sprechen hinderte. Die Fieberhitze nahm zu, zugleich der Husten und die Expektoration von wässrig-schleimigem Auswurf. Im Fortgang der Krankheit Schmerz im Brustkorb. Beim Versuch, aufzustehen oder die Lage zu verändern, geriet er in große Beklemmung, und Schweiß rann ihm vom Gesicht. Nach Ablauf von vierzehn Tagen klangen alle Beschwerden ab, und nach einiger Zeit kehrte auch die Kraft in Hände und Schenkel zurück.« (Epidemische Krankheiten VII, 9.)

5 Über Luft, Wasser und Ortslage, Kap. 2.

6 Im hippokratischen Traktat *»Über die Winde«* (Περὶ φυσῶν) wird in Zusammenhang mit fieberhaften Erkrankungen neben der epidemiologischen Konstellation auch schon die individuelle Disposition berücksichtigt: »Das epidemisch auftretende Fieber ist deshalb (bei allen) ein- und dasselbe, weil alle ein- und dieselbe (miasmatisch verunreinigte) Luft einatmen. Und sollte jemand fragen: Warum befallen denn aber derartige Krankheiten nicht alle Lebewesen insgesamt, so sage ich, weil Körper und Körper, Natur und Natur, Nahrung und Nahrung verschieden sind. Denn nicht für alle Arten von Lebewesen ist ein- und dasselbe geeignet und ungeeignet, sondern was dem einen von Nutzen ist, das gereicht dem andern zum Nachteil und umgekehrt.« (Kap. 6.)

7 »Der kalte Nordwind«, bemerkte Galen (129–199 n. Chr.) in seinem Kommentar zu den Aphorismen des Hippokrates, »wirkt auf das Gehirn wie eine Faust, die einen vollgesogenen Schwamm ausspreßt.« Wenn man im Französischen einen Schnupfen als »rhume des cerveau« (= Gehirnfluß) bezeichnet, so reflektiert diese Definition die antike Vorstellung, wonach der Schleim im Gehirn erzeugt und beim Schnupfen durch die Nase abgesondert wird.

8 De glandulis, Kap. 11. Auch für Aristoteles war das Gehirn ein »Receptaculum phlegmatis« (Behältnis des Schleims) und hatte nur die Aufgabe, das Blut abzukühlen. Interessant ist in Zusammenhang damit sein Vergleich des Schnupfens mit dem Kreislauf des Wassers: »Indem die Dünste von der Erde aufsteigen und von der Wärme emporgetragen werden, so werden sie, in der über der Erde befindlichen Luft angelangt, durch die

Kälte wieder zu Wasser verdichtet und strömen zur Erde hernieder.« (De partibus animalum, 2,7.)

9 Celsus, Über die Arzneiwissenschaft, Buch II, Kap. I.

Mittelalter

10 Anspielung an die 69 Koransure (Al-Hakkah = das »Unvermeidbare«), in der berichtet wird, wie »Allah einen gewaltigen Sturmwind sieben Nächte und acht Tage lang auf sie einstürmen ließ, so daß sie niedergestreckt wurden gleich Stämmen hohler Palmbäume«. (67/7–8.)

11 Name einer Krankheit, die den Kopf der Tiere befällt.

12 Seite 188–189 des arabischen Textes. Hamzae Isphahanensis Annalium libri X. Ed. J. M. E. Gottwaldt, Petropoli 1844. Schrutz, Arabische Heilkunst, Prag 1904, S. 43. Eugen Mittwoch, Die älteste Influenza-Epidemie in Persien und Mesopotamien (i. J. 855 n. Chr.), Berliner klin. Wochenschr., 1913. Es ist auffallend, daß sich einer der ältesten »Grippeberichte« auf eine Epidemie bezieht, die sich nicht in Europa, sondern während des sechsten Kreuzzuges in Ägypten ereignete. Als Ludwig der Heilige (1249) die Nilfestung Damiette eroberte, brach unter seinem Ritterheer eine Seuche aus, die der Chronist Joinville so beschrieb: »Am Fastnachtdienstag ergriff mich die Krankheit des Heeres, ein Fieber und ein Schnupfen so groß, daß der Katarrh vom Kopf durch die Nasenlöcher floß. Wegen der erwähnten Krankheit habe ich am Aschermittwoch im Bett gelegen. Daher kam es, daß mein Priester mir die Messe vor meinem Bett las in meinem Zelt, und auch er hatte die Krankheit, an der ich litt.« (Joinville, Histoire de Louis IX., Paris 1861, S. 324, Mézeray.)

13 Julius Pagel, Medizin im Mittelalter, Leipzig 1905, S. 31. Im großen medizinischen Lehrgedicht der Schule von Salerno, dem »Regimen sanitatis salernitanum«, das ursprünglich aus 364 Strophen bestand, aber bis ins 13. Jahrhundert allmählich auf 3526 anwuchs (und bis ins 18. Jahrhundert in vielen deutschen Übersetzungen verbreitet wurde), ist ein Hinweis auf die Grippe enthalten. Es heißt dort im Kapitel 82 in der ungelenken Übersetzung aus dem Jahr 1750:

»Wenn man öfters schneuzen muß,
fließt das Rheuma auf die Brust,
daß man wohl bisweilen hust,
wird es ein Katarrh genannt,
außerdem ist noch bekannt,
wenn er in die Nase fällt,
daß er sich wie Schnupfen hält.«
(Pagel, op. cit., S. 29)

14 Die Äbtissin Hildegard von Bingen, »Ursachen und Behandlungen der Krankheiten« (Causae et curae), Greifswald, München 1933. Hildegard von Bingen empfahl Thymian, der seit jeher in den Klostergärten angebaut wurde, zur Bereitung von Hustentränken und des Sirupus Thymi, der wegen seiner ausgezeichneten schleimlösenden und wegen der hustenreizstillenden Eigenschaften heute noch verwendet wird.

15 Um bei Kälte und schlechtem Wetter eine kleine Lichtquelle zu haben, brachte man an den hölzernen Fensterläden einen herzförmigen Ausschnitt an.

16 Noch 1546 hielt man es für erwähnenswert, daß Luthers Schlafkammer in der gräflichen Gastwohnung in Eisleben, wo der Reformator für immer seine Augen schloß, »durch eingefügte Glasfenster wohl verwahrt war«. (Gustav Freytag, Bilder aus der deutschen Vergangenheit, Leipzig 1916, Bd. 1, S. 1.)

17 In manchen Fällen gaben damals Erwägungen, die mit Hygiene nichts zu tun hatten, Anlaß zur Schaffung sehr heller Räume, von denen es hieß: »mehr Glas als Wand«. So bestanden in Frankfurt am Main die Fronten mancher Häuser am Römerberg und an der Straße, die zum Dom führte, fast nur aus Fenstern. Während der Krönungsfeierlichkeiten der deutschen Kaiser wurden diese Fenster an vornehme Fremde vermietet, die den Krönungszug vom Dom zum Römer (dem alten Rathaus der Stadt) sehen

wollten und bedeuteten daher für die Hauseigentümer eine sehr ergiebige Einnahmequelle.

18 Piero Bounisegni, Istoria Fiorentina, Fiorenza 1580, IV., S. 167. Es heißt dort: »Del mese di gennajo comminciò in Firenze una influenza, que quasi ogni persona malava di freddo, e con febbre, e durò infino à mezzo Febbrajo e morirono molti d'ogni et à, ma piu di'vechi.« Das hier vorkommende Wort »influenza« ist aber nicht etwa der typische Ausdruck, den man später für die Grippe anwandte, sondern nur eine Bezeichnung für alle möglichen, epidemisch auftretenden Erkältungskrankheiten, welche die alten italienischen Chroniken meist mit den Worten anführen: »fu una influenza da freddo.«

19 Jakob von Königshoven, Die Aelteste Teutsche so wol Allgemeine als insonderheit Elsässische und Strassburgische Chronika, hg. von Schilter, Strassburg 1648, S. 303.

20 Ende der 1970er Jahre sind Influenza-Erkrankungen beim Menschen mit dem Schweine-Influenza-Virus A New Jersey in Amerika bekannt geworden.

21 Dr. Ivan Srdar, Roger Joseph Boscovich, Ein Gelehrtenleben. Agram 1905, S. 41. Schon vorher fiel es auf, daß es in Klöstern der verschiedenen Barfußorden (Franziskaner, Kapuziner, Karmeliter, Augustiner-Eremiten und Klarissinen), deren Mönche und Nonnen barfuß gehen oder nur Sandalen tragen, sehr häufig zu katarrhalischen Erkrankungen der oberen Luftwege kam.

22 Pasquier, Les recherches de la France, Paris 1596. S. 223. In Süddeutschland (Baden) hieß die Krankheit »Tonauwäsches Fieber«, da sie sich besonders in der Gegend von Donaueschingen ausbreitete.

23 Felicien de Lobineau, Histoire de la ville de Paris, T. II, S. 776.

24 Michael Benedikt Lessing, Handbuch der Geschichte der Medizin, Berlin 1838, Bd. I, S. 452.

25 Pasquier, S. 223.

26 Auch Massaccio (1401–1427), der damals inmitten seiner Arbeiten an den Fresken der Brancacci-Kappelle in Florenz mit 27 Jahren plötzlich verstarb, soll ein Opfer dieser Grippewelle gewesen sein. (T. Giacich, Sull'influenza, Milano 1890, S. 7.)

Neuzeit

27 Bereits H. Haeser fiel die epidemiologische Parallele des »englischen Schweißes« mit der Grippe auf. In seinem Lehrbuch der »Geschichte der Medizin und der epidemischen Krankheiten«, 2. Bd., 2. Aufl., Jena 1865, S. 312, schreibt er: »… seine Verwandtschaft mit der Influenza, welcher er durch die Schnelligkeit und Allgemeinheit, wenn auch nicht durch die Richtung seiner Verbreitung gleicht, ist unverkennbar.« Damals wurde noch angenommen, daß sich die Influenza nur von Ost nach West verbreiten würde.

28 J. F. C. Hecker, Die großen Volkskrankheiten des Mittelalters, Historisch-pathologische Untersuchungen, hg. v. August Hirsch, Berlin 1865, S. 204.

29 Hecker, S. 208. Noch 1889 wurde die Influenza von der Landbevölkerung Westpreußens als »Nebelseuche« bezeichnet, in der Meinung, daß Witterungsverhältnisse, besonders vorherrschender Nebel, auf die Entstehung und Verbreitung der Seuche von Einfluß wären. (Die Grippe-Epidemie im Deutschen Heere 1889/1890. Berlin 1890, S. 4.)

30 Histor. Croylandens, S. 409. Offenbar hat man sich schon damals vor dem Kriegseinsatz unter Berufung auf akute Erkrankungen zu drücken versucht. So läßt z. B. Shakespeare die Ausmusterung von Soldaten für den französischen Krieg durch Falstaff in folgender komischen Szene gipfeln:

Fallstaff: Was? brüllst du, eh du gestrichen wirst?

Bullenkalb: O Jesus, Herr, ich bin ein kranker Mensch.

Fallstaff: Was für eine Krankheit hast du?

Bullenkalb: Einen verfluchten Schnupfen, Herr; einen Husten, Herr; ich habe ihn vom Glockenläuten in des Königs Geschäften gekriegt, an seinem Krönungstage, Herr.

Fallstaff: Komm nur, du sollst in einem Schlafrock zu Felde ziehn, wir wollen deinen Schnupfen vertreiben, und ich will es so einrichten, daß deine Freunde für dich läuten sollen. William Shakespeare, König Heinrich IV. Zweiter Teil, Dritter Aufzug, 2. Szene, übersetzt von A. W. von Schlegel, in: Werke in drei Bänden, B. II, München 1988, S. 296.

31 Hecker, S. 208. Im klassischen Lande der Erkältungen und des Schnupfens glaubte man, auch der englische Schweiß sei aus den krankmachenden Nebeln (contagions fogs) entstanden.

32 Hecker, S. 203.

33 Ignjatowski, Contribution à l'étude de l'épidemie de grippe observée durement l'hiver de 1920/21, Belgrad 1934, S. 24–31.

34 »Als abweichend von der Epidemiologie des Rekurrens könnte die Jahreszeit April bis Oktober, also eigentlich Sommer, gelten. In den zeitgenössischen Berichten wird jedoch erwähnt, daß diese Zeiten während der Schweißepidemie auffallend kühl und feucht waren, so daß die Wahrscheinlichkeit für Rekurrens erhöht ist.« (Arp. G. Gerster, What was the English Sweating sickness or Sudor Anglicus of the 15. and 16. Centuries, Bull. Johns Hopk. Bd. 26 [1916], Nr. 309, S. 332–337.)

35 Das Manuskript befindet sich im Britischen Museum (Addit. Ms. Nr. 27582). Von dem Autor sind nur wenige Daten bekannt: er stammte aus der Normandie und veröffentlichte 1490 in Rouen einen lateinischen Pest-Traktat.

36 Hecker führt diese seltsame Anfälligkeit auch auf die zügellosen Exzesse der englischen Jugend in Baccho et Venere zurück. (Hecker, S. 209.)

37 Die radikale Schwitzkur der Humoralmediziner wurde bereits im allegorischen »Roman de Renart«, der wohl geistreichsten Gesellschaftskritik des Mittelalters, verhöhnt, wo sich der Fuchs (Reineke), um die verlorene Gunst seines fieberkranken Herrn, des Löwen Noble, dem kein Arzt zu helfen vermag, zurückzugewinnen, ein Glas von dessen Urin bringen läßt und aufgrund der Harnschau dem Fiebernden den Rat erteilt, er möge sich in eine blutige Wolfshaut einwickeln lassen, um in den heilsamen Schweiß zu geraten. Auf diese Weise hoffte Reineke sich zugleich auch seines gefährlichsten Gegners (Isegrim) zu entledigen.

38 Wie Caius (1506–1573) berichtet, ging man diesbezüglich so weit, daß man die Kranken – um eine Erkältung zu vermeiden – »lieber das Bett verunreinigen ließ«, denn Stechbecken waren damals noch unbekannt. (Johannis Caii Britanii, De Ephemera Britannica in der Grunner-Haeser'schen Sammlung, S. 402.)

39 Chr. G. Gruner, Itinerarium sudoris anglici ex actis designatum, Jena 1805, S. 8.

40 Die Worte, die Fernelius, der Leibarzt Heinrichs II. von Frankreich, über diese Epidemie geschrieben hat, lassen den pandemischen Charakter der Seuche erkennen: »Communis illa porro omnibus decantata gravedo anhelosa, anno 1510 in omnes fere mundi regiones debacchata.« (Joannis Fernelius, De abditis rerum causis, Lugduni Batavorum 1644, Kap. XII, S. 200.)

41 Saillant, Tableau historique et raisonné des épidemies catarrhales vulgairement grippe depuis 1510 jusque et y compris celle de 1780, Paris 1780.

42 J. Schenk a Gravenberg, De Cephalalgia seu catarrho epidemico, Francofurti 1609, S. 850.

43 Auch bei der Influenza nach dem Ersten Weltkrieg wiesen die Kopfschmerzen laut Geheimrat Neufeld (Robert Koch-Institut, Berlin) »einen heftigen neuralgieformen Charakter auf, mitunter von derartiger Intensität, daß die Kranken sogar zu Selbstmordgedanken neigten«. (Mündliche Mitteilung 1942.)

44 Giorgio Bettinelli, L'influenza ovvero febbre catarrale epidemica dell anno 1510, Zara, ohne Jahresangabe (vermutlich um 1830), S. 4.

45 Ozanam, Histoire méd. gén. des malad. épidem. Paris 1835, Tome I, pl. 815.

46 Jean Bouchet, Les Annales d'Aquitaine, Poictiers 1644, S. 332.

47 Zeviani, Sul catarro epidem. Memor. di matematic. e fisic., Modena 1804, Tome XI.

48 Thou, Historiam sui temporis libri, Francof. 1625, Tome II, S. 365.

49 Das Michaelsfest am 29. September, das in England immer mit großer kirchlicher Pracht begangen wurde, mußte aufgeschoben werden. Auch wurde keine feierliche Christ-

messe gehalten, denn man fürchtete, wegen der Ansteckung, eine große Ansammlung des Volkes. (Grafton's Chronicle; or History of England, from the year 1189 to 1558, London 1809, S. 294; Holinshed's Chronicle of England, Scotland and Ireland. London 1808, S. 412.)

50 Francis Godwin, Annals of England, containing the reignis of Henry VIII, Edward VI., Queen Maria, London 1675, S. 23.

51 Hermann Vierordt, Medizinisches in der Geschichte, Tübingen 1910, S. 44.

52 Aus einem Brief von Thomas Morus an Erasmus von Rotterdam, in: Erasmi D'Rotterdam epistolarum Libri 31, epist. 57, London 1642, S. 270.

53 F. Schnurrer, Chronik der Seuchen, Tübingen 1823 und 1825.

54 Thomas Morus, Utopia, II. Buch, Vom wechselseitigen Verkehr zwischen den Bürgern.

55 E. Reicke, Eine rätselhafte Krankheit des Jahres 1527, Arch. f. Gesch. d. Med. 1912, Bd. V, S. 418–424.

56 Über die franzosenkranke Nonne, zu deren Behandlung Pirkenheimer »geraspeltes« Guajakholz geschickt hatte, schrieb Sabina in einem späteren Brief: »Der Schwester halb, so die Franzosen hat, besorg ich, sie sei dem Regiment, das zum Holz gehört, zu schwach und alles das verlorn, das sie tut, dann sie ist von innen und außen ganz heftig damit beladen und solches erblich von ihrem Vater erlangt. Wollen es gleich Got befehlen und nur sehen, daß sie nit gar verfaul, sie hat schier kein menschlich Angesicht.«

57 Kennzeichnend für die übertriebene Anwendung von Purgenzen ist folgende Briefstelle: »Ist zu Ingolstadt ein neuer (Doktor) der purgirt die Leut, daß man sie unter die Erd legt, ist erst vor acht Tagen zu Neuburg einem trefflichen Mann so geschehen und etwa viel mehr.«

58 Bemerkenswert in Zusammenhang mit dieser Grippeepidemie ist noch, daß der Domherr Kilian Leib in dem nahen Kloster Rebdorf bei Eichstätt zur selben Zeit in seinem Tagebuch eine Schweineseuche erwähnt. (Reicke, S. 424.)

59 Laut eines Briefes von Prof. Schütz (Göttingen 1950). Auf diese Quelle geht letzten Endes auch folgende Stelle zurück: »Matthias Grünewald wurde zum Bau einer Wasserleitung nach Halle gerufen und starb dann kurz nach seiner Ankunft im August des Jahres 1530 am Englischen Schweiß.« (Heinrich Kruse, Wasser, Hannover 1949, S. 34.) Hierbei sei erwähnt, daß nach Bartholomäus Sastrows Autobiographie (bei Chr. Meyer, Ausgewählte Selbstbiographien aus dem 15. bis 18. Jahrhundert, Leipzig 1897, S. 102) die Schweißsucht bereits 1528 in Deutschland (Pommern) vorgekommen sein soll. Er schreibt: »In diesem Jahr ist das engelsche Schweiss, sowohl im vorschynen (vergangenen) 1528 Jahre, hie gewesen, darin vil Leute gestorben. Mein Mutter ist zwämal darin gelegen, doch genesen; dazu ging sie schweres Fusses (schwanger) mit meinem Bruder Carsten.« Da jedoch Sastrow zu dieser Zeit – er war 1520 in Greifswald geboren – erst acht Jahre alt war, und er seine Selbstbiographie erst als 75-Jähriger verfaßte, könnte ihn seine Erinnerung leicht getäuscht haben. Allerdings wird von ihm das zweimalige glückliche Überstehen der Krankheit, zumal in der Schwangerschaft, besonders hervorgehogen. (Wilhelm Ebstein, Zur Geschichte des Englischen Schweißes. Archiv für pathologische Anatomie und Physiologie, Bd. 158, 1899, S. 188.)

60 W. K. Zülch, Der historische Grünewald, München 1938.

61 Grafton's Chronicle; or History of England, from the year 1189 to 1558. London 1809 (4) p. 412; Holinshed's Chronicles of England, Scotland and Irland. London 1808 (4) p. 413.

62 Nicolaus Staphorst, Historia ecclesiae Hamburgensis diplomatica, d. i. Hamburgische Kirchengeschichte aus glaubwürdigen Urkunden gesammelt, Hamburg 1729, Th II, vol. I., S. 83.

63 Nach einem zeitgenössischen Bericht sollen bereits in der Nacht der Landung von Hermann Evers vier Menschen in Hamburg am Schweißfieber gestorben sein: »So balde dit Ship (das Schiff) tho Hamborch qwam (kam), begunden (begannen) de Lude (Leute) auer (über) de gantze Stadt krenck tho werden, vund sterven (sterben). Des Morgens hörede me, de vnd de (der und der) were doot, ein jeder wart vorschrocken, und sprock,

den hebbe ik gestern am awende (Abende) gesund gespraken.« (Aus Reimar Kock's handschriftlicher »Chronica der vornehmsten Geschichten und Handeln der Kaiyserl, Stadt Lübeck und erer Vorwandten«, 1549. [Exzerpiert in der Gruner-Häserschen Sammlung »Scriptores de sudore anglico«, Jena 1847, S. 443].)

64 In einer Wittenberger Flugschrift wird der Brief eines Hamburger Bürgermeisters vom »Sonnabend fur Laurentii«, d. h. dem 8. August (1529) zitiert: Dort heißt es bezüglich der abgeschafften vierundzwanzigstündigen Schwitzkur: »Hie stirbt, Gott lob, an der Schwitzenden Seuche niemand mehr und ist auch in etlichen Tagen niemand gestorben, an allein einer oder zwehn trunckenböldt, die sich nicht regieren wollen ... Ich habe in meinem hause sieben liegen gehabt an der selben seuche, von welchen, Gott lob, keiner starb.« (Ein Regiment, der jehnen, so durch Gottes vorsehung in die newe Schwitzende seuche plötzlich fallen. Wittemberg 1529.)

65 Staphorst, Th. II. vol. I, S. 83.

66 Heldvader sylva Chronologica Cirsuli Baltici, Hamburg 1625.

67 Kock.

68 Hans Regkman, Lübeckische Chronik 1619 fol.

69 Kock.

70 Koch. Nach Erlöschen der Seuche wurde Barus jedoch aus Lübeck ausgewiesen, weil er den streng katholischen Rat um Duldung seiner Glaubensgenossen gebeten hatte. Er kehrte nach England zurück und wurde dort später auf Befehl Heinrichs VIII., den er wegen Verstoßung seiner vierten Frau Anna von Cleve zu kritisieren wagte, lebendig verbrannt.

71 Der Brief befand sich im Mecklenburgischen Staatsarchiv und wurde von Gruner und Haeser in ihre Sammlung »Scriptores de sudore anglico« aufgenommen.

72 Rhembertus Giltzheim, ein geborener Braunschweiger, war seit 1512 Professor an der Rostocker Universität und herzoglicher Leibarzt. Sein leibärztliches Honorar scheint jedoch sehr dürftig gewesen und meist ausgeblieben zu sein, denn 1521 beklagte er sich in einem Brief an den Herzog bitter, er habe sich »nach 10 Jahren Dienst in seinen alten Tagen so verbessert wie einer, der sich einen alten Rock kehren und einen neuen daraus machen lasse«. Die Reformation veranlaßte Giltzheim, Rostock zu verlassen und nach Lübeck zu gehen, wo er Physikus wurde und im Jahr 1535 starb.

73 »Sie floch«, schreibt Kantzow in der pommerschen Chronik, »wie ein Plitz übers gantze teutzsche Land und wanderte von der einen Stat zur andern. Von Hamburgk kham sie auff Lübeck, von Lübeck auff Wismar, von dar auff Rostock, von Rostock auffn Sund und also vortdhan auff Gripswald, Ancklam und kham in vierzehn Tagen von Hamburgk gein Stettin. Und es khonte so bald kein Gerüchte vor derselbigen Kranckheit wohin komen.« (Des Thomas Kantzow Chronik von Pommern, hg. v. Georg Gaebel, Stettin 1897–98.)

74 Bereits in den letzten Dezennien des 15. Jahrhunderts richtete man zur Beschleunigung des Nachrichten- und Güterverkehrs im Herzogtum Mailand zum erstenmal eine »Stafette« ein. 1516 schlossen Karl V. und Baptist von Taxis einen Vertrag, der vielfach als die »Magna carta der deutschen Post« bezeichnet wurde. Er war mit einem »erheblichen Anstieg der Beförderungsgeschwindigkeit verbunden. 1505 konnten die Taxisschen Staffelreiter im Sommer 125–155, im Winter 105–130 Kilometer bewältigen. 1516 erhöhte sich die Tagesgeschwindigkeit auf 140–190 Kilometer im Sommer, und 127–180 Kilometer im Winter.

75 Johann Val. Hildebrand, De catarrho, qui anno 1782, epidemice grassabatur, Wien 1788, S. 30.

76 Nach »Rückverlegung der Wittenberger Hochschule« im Jahre 1558 wurde in Jena eine selbständige Universität gegründet.

77 Ein Regiment der jehnen, so durch Gottes vorsehung, in die newe Schwitzende seuche plötzlich fallen, Wittenberg 1529. Diese Schrift, die ein Hamburger Bürgermeister am 8. August nach Wittenberg gesandt hatte, wurde dort von dem ehemaligen Gesellen Guttenbergs, Hans Lufft, der seit 1524 Luthers Schriften druckte, vervielfältigt. Darin wird vor der mörderischen Schwitzkur gewarnt, die ursprünglich in Hamburg so emp-

fohlen wurde: »Die auff der strassen odder anderswo die seuche ankompt, sollen zum bette eilen, und sich nicht ausziehen, sondern sich einlegen mit den kleidern ... Und so man sich fürchtet, das der krancke nicht kundte (könnte), stille inn dem bette sein, so mus man die Betttücher und bette zusammennehen (zusammennähen), das in 24 stunden keine lufft seine Gliedmassen erkelde ...« (Gruner-Haeser, Scriptores de Sudore Anglico, Jena 1847, S. 232.)

78 Cyriakus Spangenberg, Mansfeldische Chronica, Eisleben 1572, fol.

79 Wie sehr sich damals in den Bürgerhäusern die Federbetten zu wahren Bergen türmten, können wir in der Wochenstube beobachten, die Dürer bei der Darstellung der Geburt Marias (im »Marienleben«) in Holz geschnitzt hat.

80 Spangenberg. Unter »Benähen« verstand man das Einnähen und Einschnüren der Patienten in die Federbetten.

81 Enders, Luthers Briefwechsel VII., S. 153. Im gleichen Sinne hatte er bereits am 27. August an den Zwickauer Pfarrer Nikolaus Hausmann geschrieben: »Unser Schlösser (Bürgermeister) hat sich selbst durch seine Einbildung kranck gemacht ... Auch ich habe in mancher Nacht geschwitzt und hätte ich meinen Gedancken, die mich plagten, nachgehangen, so läge ich da wie andere, die sich selbst aufgeopfert haben. Das schreibe ich, daß ihr das Volk mit mir ermahnet, nicht kleinmüthig zu seyn, und sich selbst durch Einbildung eine Krankheit zuzuziehen, ehe sie da ist. Wir haben viele gleichsam mit Gewalt erwecket, die sich schon in den Schweyss gestürzt hatten, wie den Aurogallus (Prof. der hebräischen Sprache), Blichard, Doktor Bruck, Magister Christian und andere, die jetzt lachend sagen, sie lägen vielleicht jetzt noch, wenn ich sie nicht aufgerüttelt hätte!« (Enders, op. cit., S. 151.)

82 Luther, Sämtliche Schriften, Halle 1749, 21 Th., S. 229. Luther verließ Marburg am 5. Oktober und kehrte über Eisenach, Schleiz, Jena, Torgau nach Wittenberg zurück, wo er am 18. Oktober gesund ankam.

83 Die Messe hatte am 7. September begonnen.

84 In der Chronik der Katharina Weiss von Limburg, genannt »Scheffers Kreinchen« (nach Chroniken Nr. 11 des Stadtarchivs Ffm) heißt es: »Die Krankheit hob sich an hie zu Frankfort auf das heiligen Kreuzes Tag in dem Herbstmonat (11. 9.) und währet bis auf St. Martinstag (11. 11.).«

85 Bürgermeisterbuch von 1529, S. 60.

86 Aus gleichen Erwägungen war man auch in Köln zunächst bemüht, die Seuche zu verschleiern.

87 Im Chronicon Norimbergense steht eindeutig vermerkt: »Anno 1529 entstund zu Nürnberg und an andern Orten die neue unerhörte Kranckheit; die nennt man die Englische Schweißsucht. Diese brachten die Kaufleuthe von Franckfurth her.« (Zitiert nach Gruner-Haeser, S. 447.)

88 Hecker, S. 289.

89 Matthias Fuhrmann, Alt- und neues Wien, oder dieser Kayserl. und Ertz-Lands-fürstlichen Residentz-Stadt chronologisch- und historische Beschreibung, 2 Theile, Wien 1739, 8. Historia universitatis Viennensis, Tom II, fd. 140.

90 Georg Gaebel, Des Thomas Kantzow Chronik von Pommern. Stettin 1897–98. Fast denselben Wortlaut finden wir auch bei Nicolaus Klempzen, Vom Pommerlande und dessen Fürsten-Geschlecht-Beschreibung in IV Büchern nach einer alten Handschrift herausgegeben. Stralsund 1771, 4. Bd. IV., S. 254.

91 S. Sprengel, Landsberg an der Warthe in den Wirren der Reformation und Gegenreformation, Posen 1914, S. 15.

92 Guggenbuhl, Der englische Schweiss 1529 in der Schweiz, Inaug.-Diss. Bern 1838.

93 John Caius, A Boke or Counseill against the Disease commonby called the Sweate or Sweatyng Sickness, London 1552.

94 Zu den Opfern dieser Seuche gehörte auch der Herzog von Suffolk und sein Bruder. (Godwyn, Annals of England, containing the reigns of Henry VIII. Edward VI., Queen Maria, London 1675.)

95 H. Taine, Histoire de la littérature anglaise, Paris 1863.

96 Petrus Forestus, Observationes et curationes medicinales et chirurgicae, Francofurte 1634. VI. obser. I., S. 150. Es wird berichtet, daß in Delft 2000 Einwohner starben und daß die Ärmeren sich um Särge streiten mußten, um ihre Angehörigen beerdigen zu können, während unter den Kinderspielen ein neues auftauchte, das nicht einmal in Breughels berühmten Gemälden berücksichtigt war – das »Begräbnisspielen«.

97 Infolge eines Versehens oder eines Druckfehlers wird von Reiner Müller in seiner geschichtlichen Einleitung zur Grippe das Alter dieser Worte um Jahrhunderte zurückdatiert. Es heißt dort: »1379 taucht der Name (Influenza) auf. Die Krankheit entstehe, ab occulta quadem coeli influentia! Der Ursinn von ›Einfluß‹ kommt von der Vorstellung der Alten, dass der nächtliche Tau von den Gestirnen, insbesondere vom Mond, auf die Erde tropfe, fliesse.« (Reiner Müller, Medizinische Mikrobiologie, Berlin 1946, 3. Aufl., S. 319.)

98 »Der Narr«, sagte Luther, »will die ganze Kunst Astronomiam umkehren; aber die Heilige Schrift sagt uns, daß Josua die Sonne stillstehen ließ und nicht die Erde.« (Richard Schneider, Das Weltbild des Kopernikus, Thron 1873, S. 14.)

99 Johannes Wierus, Opera omnia, Amsterdam 1660, S. 978. Auch während der Influenza-Epidemie im Jahre 1890 machte ein englischer Arzt die gleiche Beobachtung. (The Lancet 2, 1890, S. 702.)

100 Paul Joachimsen, Das Zeitalter der Reformation, München 1932, S. 198.

101 Johannes Crato a Kraftheim, Consilia et epistolae medicinales, Francofurte 1592, Buch II., S. 232 und 235. Auch Mercatus berichtet von einer nicht unerheblichen Sterblichkeit in Spanien, die dem Mißbrauch des Aderlasses zuzuschreiben sei. (Ludovicus Mercatus, Opera. Francofurti 1620. Tom. III., Buch II, S. 160.)

102 Ein Karmelitermönch (Joseph Indio aus Enadalaxara), der dem in größter Armut sterbenden Dichter das Sakrament gereicht hatte, notierte folgende Worte in ein »Exemplar der Lusiaden«: »Es kann nichts Traurigeres geben, als einen so großen Genius im Elend zu sehen. Ich sah ihn sterben in einem Seuchenhospital zu Lissabon. Er hatte nicht einmal ein Leintuch, um sich zu bedecken, er, der einst in Ostindien triumphierte und 5500 Meilen zur See gefahren war.« (Wilh. Storck, Luis de Camoens Leben, 1890, S. 123.)

103 Wilhelm Weigand, Montaignes Tagebücher, Berlin 1914, S. 11. In Frankreich kamen neben der alten Bezeichnung »Coqueluche« weitere Namen auf, die in Anspielung auf die heftigen Kopfschmerzen ebenfalls mit irgendeiner Art von Kopfbedeckung identisch waren oder in Zusammenhang standen, wie z. B. Baraquette, Follette, Allure chapeau quarré. (Medizinhistoriker, die in die Bezeichnung »Coqueluche« den Keuchhusten hineindeuten wollte, führten das Wort auf »chant de Coq« zurück, da der Husten dem Krähen des Hahnes gleich sei.)

104 H. Conring, Theses de natura, causis et curatione morbi Epidemii, Helmstadii 1680, S. 18. Johannes Bökel (1593–1605), der Physikus in Hamburg war und 1574 zum ersten Professor der Medizin an der neu errichteten Universität in Helmstedt ernannt wurde, verwarf den Aderlaß aufs schärfste und wies auf die Gefahr der Aktivierung einer Lungenkrankheit hin. (Joh. Bokelius, Synopsis novi morbi quem plerique medici catarrhum febrilem vel. feb. cat. nominant., Helmstadii 1580.)

105 Waldschmidt, De singularibus quisbudam pestis Holsaticae, Kiliae 1721.

106 Sennertus, De febribus, Francofurte 1653, S. 365.

107 Adamus à Lebenwaldt, Land-Stadt-Haus-Arzney-Buch, Nürnberg 1705, S. 20.

108 Sennertus, De febribus, Francofurte et Wittenbergii 1653, S. 565.

109 G. K. Lukomskij, Andrea Palladio 1924, S. 91.

110 Im Jahre 1588 soll die Influenza die Bevölkerung Venedigs nicht gerade dahingerafft, aber doch so gründlich aufs Krankenlager geworfen haben, daß sogar der Sitzungssaal des großen Rates leer blieb, was nicht einmal in Pestzeiten vorkam. (Fernand Braudel, Sozialgeschichte des 15.–18. Jahrhunderts, Der Alltag, München 1985, S. 87.)

111 Conring, S. 49.

112 M. Cagnatus, De Tiberis inundatione Romae 1599, S. 59.

113 M. Cagnatus, De Romani aeris salubritate. Romae 1599.

114 Die prunkvollen parfümierten Tücher, die auch noch vielsagend »Sudarioli« (Schweißtücher) hießen, wurden oft als Unterpfand der Liebe verschenkt. Kennzeichnend hierfür ist, daß sich in Shakespeares »Othello« die ganze Eifersuchtstragödie um das verschwundene Taschentuch seiner Gattin Desdemona dreht.

115 Nach Deutschland kam das Taschentuch, oder wie es nach seinem ursprünglichen italienischen Namen genannt wurde, das »Fazilettlein«, erst im Jahr 1584, wo es nur als Putzstück bei Fürsten, Edelleuten und reichen Patriziern Aufnahme fand. Dem Volk war der Gebrauch des Taschentuches zunächst sogar verboten, wie aus einer Dresdener Vorschrift des Jahres 1595 hervorgeht. (Fossel, Hygiene einst, Leipzig 1904, S. 19.)

116 Fossel, S. 19.

117 Thomas Willis, Opera omnia, Genevae 1676, De febribus, S. 210.

118 Auch der Entdecker des doppelten Blutkreislaufes, William Harvey (1578–1658), fiel am 3. Juni im Alter von 80 Jahren der bereits abklingenden Epidemie zum Opfer.

119 Thomas Molineux. Historial Account of the late General Coughs and Colds, with some Observations on other Epidemic Distempers in Philosophical, Transactions, London 1695, Vol. XVIII., S. 109f.

120 Ozanam erwähnt in seiner »Histoire médicale ...« (Paris 1835, I., S. 121) auch eine Epidemie im Jahr 1693, von der namentlich Paris betroffen wurde, und führt als Quelle hierfür eine Stelle an, die in dem II. Buch der »Observations« von Schenck enthalten sein soll. Die Stelle läßt sich jedoch dort nicht auffinden, was um so weniger verwundert, da Schencks Observationes bereits 1609 im Druck erschienen waren.

121 In Frankreich wurde diese Epidemie wegen des Krampfhustens als »Quinte« bezeichnet, d. h. mit einem Namen, unter dem man seit 1578 Keuchhusten verstand. Durch die Übertragung dieser Krankheitsnamen auf die Influenza wurde die bisherige Verwirrung in der Vergangenheit der beiden Krankheiten durch eine weitere Verwechslungsmöglichkeit erhöht.

122 Die Romanfigur Sangrado war dem angesehenen Pariser Arzt Hecquet (1661–1737) nachempfunden. Hecquet, der die Inokulation ablehnte, war der Verfasser der Schriften: »Traktat über die physische und mechanische Erforschung der Wirkungen des Aderlassens sowie über die Wirkungen der Getränke in der Behandlung der Krankheiten« und »Über die heilsamen Wirkungen des Wassers«. Die Worte, die Lesage seinem Sangrado in den Mund legt: »Das Wasser ist ein allgemeines Auflösungsmittel; es zersetzt die Salze und löst sie auf; es befördert die Zirkulation des Blutes, wenn es zu träge fließt und mäßigt es, wenn es zu heftig kreiset« – entsprechen durchaus den Ansichten des historischen Hecquet.

123 N. Baldinger, Bedenken des Abraham a Sancta Clara (1644–1709) über das epidemische Catarrhalfieber, welches 1694 zu Wien geherrscht hat, Prag 1782. Als Abraham a Sancta Clara während jener Epidemie in seiner Predigt durch das Husten und Räuspern der Gemeinde dauernd gestört wurde, soll er mit leidenschaftlichen Worten gegen die tief dekolltierten Kleider der vornehmen Damen geeifert und unter anderem gesagt haben: »Frauen, die sich so schamlos entblößen, sind nicht wert, daß man ihnen ins Gesicht spuckt!« Einige Hofdamen, die auch selbst der neuen Mode huldigten, waren entrüstet und ließen dem Domprediger mitteilen, er habe diese Worte am nächsten Sonntag öffentlich zu widerrufen. Abraham a Sancta Clara tat dies, indem er erklärte: »Ich habe neulich geäußert, Frauen, die sich so unsinnig entblößen, seien nicht wert, daß man ihnen ins Gesicht spuckt. Ich widerrufe meine Worte und erkläre feierlich: Sie sind es wert!«

124 Andreas Elias Büchner, Miscellanea physicomedico-mathematica, Anno 1729, Erfordiae 1733, S. 238.

125 Jo. Maximil. Joseph Muhlpauer, Theses medicas de febre catarrhali passim hactenus epidemica. Altorfii. Noric. 1730, S. 7. In Turin erkrankten 14 000, in Mailand 50 000 und in Rom sogar 60 000 Personen. Während dieser Epidemie starb auch Papst Benedikt XIII. (1730.)

126 Huldericus Pelargus (J. Storch), Siebender und Achter Medizinischer Jahr-Gang oder Observationes clinicae, Leipzig 1738, S. 261.

127 R. Löhr, J. S. Bach, Leipzig 1891, S. 23.

128 Philipp Spitta, Johann Sebastian Bach, Leipzig 1880, Bd. II., S. 68.

129 Ferner heißt es hier: »Wiewohl nun fast alle Patienten den Tod schon eine Zeitlang im Leibe getragen, und einige davon nur wenig Monate noch würden zu leben gehabt haben, so glaube doch, dass sie in diesem Monate nicht würden gestorben seyn, wenn nicht febris catarrhalis epidemica ihnen den letzten Abdruck gegeben hätte, wobey insonderheit zu mercken, dass dergleichen Fieber, wenn sie an Schwindsüchtigen, oder solche Leute kommen, welche auf der Brust nicht wohlverwahrt seyn, Gefahr zu bringen pflegen.« (Pelargus, S. 261.)

130 Johann Sebastian Bachs Briefe (Gesamtausgabe), Hg. v. Hedwig U. E. M. Müller v. Asow, Regensburg 1950, S. 119.

131 E. v. Dohnányi, A Mathépaszio és Bach anyagi helyzete (Die Matthäuspassion und Bachs wirtschaftliche Lage), Bach-Brévárium, Budapest 1929, S. 7.

132 Joannes Huxham, Opera physicomedica, Editio nova. Lipsiae 1784, Tom. I., S. 102.

133 Marigné, Description et traitement d'une affection catarrhale épidémique observée en 1732, vulgairement apellée la Grippe, Montauban 1776.

134 A. Ch. Kusnezow, Zur Geschichte der Influenza, Leipzig 1891, S. 19.

135 Grov. Verardo Zeviani, Sul catarro epidemico opusculo in Memorie di matematica e di fisica delle società Italiana delle Szienze, Modena 1804, Tomo XI., S. 490.

136 In der ersten Strophe der Johanneshymne wird der Heilige um Schutz gegen Heiserkeit angerufen:

Damit die Schüler
auch mit erschlafften Stimmbändern
die Wunder Deiner Taten verkünden können
löse der befleckten Lippen Schuld
heiliger Johannes.

137 Diese Hymne hängt auch mit der sogenannten Solmisation zusammen, einem jahrhundertelang gebräuchlichen Verfahren, durch Tonsilben die Stufen der Sechstonreihe (Hexacord) sinnfällig zu bezeichnen. Um seinen Sängerknaben das Anstimmen der einzelnen Töne einzuprägen, komponierte Guido von Arezzo den Hymnus, worin die Anfangstöne der einzelnen Verse, Ut, Re, Mi, Fa, So, La, die aufsteigende diatonische Skala bildeten:

»*Ut* queant laxis
*re*sonare fibris
mira gestorum
*fa*muli tuorum
*so*lve polluti
*lab*ii reatum
Sancte Johannes.«

Die Silbe Ut wurde später durch das wohlklingende Do ersetzt. Auch im Universallexikon der Tonkunst, das 1856 von Ed. Bernsdorf herausgegeben wurde und an dem auch Franz Liszt, Heinrich Marschner, Karl Reissiger und Ludwig Spohr mitgearbeitet hatten, wird betont, daß die Johanneshymne als ein Gebet heiserer Sänger zur Rückgewinnung ihrer Stimme galt. (Bd. I, S. 180.)

138 Edward Gray, An Account of the Epidemic Catarrh of the Year 1782, London 1784.

139 Richard Muther, Studien und Kritiken, Wien 1901, Bd. II, S. 5.

140 Baron von Asch, Erinnerungen aus Rußland, Wien 1792, S. 64. (G. Th. Freiherr v. Asch war 1782 der erste Feldarzt der russischen Armee, Staatsrat und Vizepräsident der medizinischen Collegii.)

141 v. Asch, S. 65.

142 »Nachrichten an Ärzte« in der Beilage zum 31. Stück der »Königsbergischen gelehrten und politischen Zeitungen« vom 18. April 1782. Obwohl Kant mit den Worten »schäd-

liche kleine Insekten« mikroskopisch kleine Krankheitserreger meinte, wurde dieser Bezeichnung meist wörtlich aufgefaßt und in mißverständlicher, oft gehässiger Weise weiter kolportiert. O. Leichtenstern bemerkt in seinem Werk über Influenza (Wien 1896, S. 51): »Autoren, welche diesen Irrtum geißelten, ist entgegenzuhalten, daß die Anhänger desselben der Wahrheit immerhin erheblich näher waren als jene, welche den Erdmagnetismus, Erdbeben, Meteore und vulkanische Eruptionen, phlogistische Luft, Elektrizitätsschwankungen und ähnliches als Seuchenursache beschuldigten.«

143 Noch im Jahr 1790 konnte Kant in einem Brief an Borowski bei der Erwähnung des »russischen Katarrhs« sein Ressentiment gegenüber den Ärzten nicht unterdrücken. Er bemerkte sarkastisch, »daß sie die Krankheiten besser beschreiben als ihren Ursprung einsehen oder ihnen abhelfen können«.

144 In der Musenstadt an der Ilm erkrankten damals (1782) auch Goethe, Wieland, Charlotte von Stein und Herder an dem »Catarrhfieber«, daß man verdeutscht auch »Flußfieber« bzw. »Schnupfenfieber« nannte. (Erich Ebstein, Die »klassische Grippe« in Weimar im Jahre 1782, in: Kippenberg-Jahrbuch Bd. 3, 1924. Sonderabdruck 6.) Auch der junge Schiller (1759–1805), der sein Leben lang unter Schnupfen und Katarrh zu leiden hatte, erkrankte an Grippe.

145 Auch Schönlein (1793–1865) erwähnt in seinen Vorlesungen, daß die Influenza von 1782 für den Weg von Königsberg bis Berlin (96 Meilen) einen Zeitraum von sieben Tagen gebraucht hätte. Er verglich hierbei die Schnelligkeit, mit der sich die Influenza auszubreiten pflegte, mit der eines Pferdegespanns. (J. L. Schönlein, Vorlesungen, Würzburg 1832.)

146 Egon Friedell, Kulturgeschichte der Neuzeit, München 1928, S. 498. »Die Damen«, spöttelte Talleyrand, »waren manchmal in kaum mehr als ihre Tugend gehüllt gewesen.« Sogar der Hamburger Physikus Rambach klagte, daß »ein fataler Dämon das griechische Kostüm auf unseren kalten scythischen Boden verpflanzt hatte ... Es war gewiß ein sehr unglücklicher Einfall, griechische Sitten, das Resultat eines milden Himmels und einer glücklichen Unbefangenheit, zu uns zu übertragen. Unter unseren rauhen Händen ist die Griechheit zu weiter nichts geworden als zur Nacktheit«. (J. J. Rambach, Versuch einer physisch-medizinischen Beschreibung von Hamburg, Hamburg 1801, S. 202.)

147 L. N. Tolstoi, Krieg und Frieden, aus dem Russischen von Marianne Kegel, München 1975, Erster Teil, Kap. 1, S. 5.

148 Ségur, Histoire de Napoleon et de la grande armée, Paris 1824, Bd. IV, S. 361. Viele Historiker behaupten, daß die Schlacht von Borodino am 7. Sept. 1812 nur deshalb verlorenging, weil Napoleon an einer »fieberhaften Erkältung« litt und nicht wie sonst – aus dem Sattel alles überblickend – die Befehle erteilte. »Wäre diese Ansicht richtig«, spöttelte Tolstoi in ›Krieg und Frieden‹, »dann müßte Napoleons Diener, der am 5. September vergessen hatte, dem Imperator seine wasserdichten Stiefel anzuziehen, als der Retter Rußlands gefeiert werden.«

149 Aus einem Brief Vogels vom 5. 4. 1832.

150 Carl Vogel hat Goethes letzte Krankheit in Hufelands »Journal der practischen Heilkunde«, Band 76, 2. Stück (Berlin 1833), S. 3–30, beschrieben.

151 Eduard Freudenberg, Goethes Krankheiten, Graz 1895, S. 44. Der Wiener Kliniker Fleckseder bezeichnete die schweren Krankheitserscheinungen in der Nacht vom 19. auf den 20. März als Status anginosus und kommt zu dem Ergebnis: »Nach dieser Schilderung (Vogels) war also die Todesursache ein Versagen des durch Koronarsklerose schwer geschädigten Herzmuskels; den Anstoß zum tödlichen Zusammenbruch hatte die einleitende Grippe gegeben.« (Fleckseder, Wien, Klin. Febr. 1932, Nr. 12.)

152 Erich Ebstein, An welcher Krankheit starb Goethe? Jahrbuch der Sammlung Kippenberg, I (1929), S. 313.

153 Gerhard Berg, Erinnerungen eines alten Arztes, Wien 1871, S. 32.

154 Heinrich Heine, Frau Sorge, in: Werk in vier Bänden, Gedichte, München 1969, S. 533f.

155 Les dernières heures de l'empereur Nicolas I. Vienne 1855, zitiert von Carrière in L'Union médicale. 3. Serie, Bd. XIX, S. 739.

Mikrobiologische Ära

156 Am 7. Januar 1890 starb »an einem Influenzarückfall« in Berlin die Gemahlin des verstorbenen Kaisers Wilhelm I., Augusta.

157 Das Blatt »Paris« erklärte später, die Pariser Presse habe über das Auftreten der Epidemie nur deshalb geschwiegen, weil man den deutschen Zeitungen, besonders aber der »Norddeutschen Allgemeinen«, nicht den Vorwand bieten wollte, vor einem Besuch in Paris zu warnen. (Münchener Neuste Nachrichten, 13. Dez. 1890.)

158 Es war die schwerste Grippeepidemie des 20. Jahrhunderts, die ca. 40 Prozent der Weltbevölkerung befallen hatte. Wegen der heftigen Kopfschmerzen hieß die Grippe damals in Spanien auch »Trancazo« (zu deutsch: Schlag mit einer Stange). Diese Bezeichnung erinnert an die französischen Bezeichnungen »Tac« und »Horion« aus dem Jahr 1410.

159 Manuel Martin de Salazar, La grippe en espagne, Of. intern. d'hyg. publ. 1918, Bd. 10, S. 887.

160 In Amerika breitete sich die Influenza wie ein Lauffeuer aus. In Cleveland (USA) kamen die Totengräber ihrer Arbeit nicht nach. Man mußte eine der alten Baggermaschinen vom Bau des Panamakanals zu Hilfe nehmen, um Massengräber für die Bestattung der Leichen auszuheben. Als die Särge ausgingen, bediente man sich gewöhnlicher Kisten.

161 Max Graf Montgelas, General der Infanterie a.D., Militärische und politische Geschichte des Weltkrieges, in: Propyläen Weltgeschichte, Berlin 1933, Bd. X, S.440 f.

162 H. A. Gins, Über die Ausbreitungswege der Spanischen Krankheit, Münch. med. Wochenschr. 1918 Nr. 13, S. 860.

163 W. Levinthal, Epidemiologie und Bakteriologie der Influenza-Pandemie von 1918.

164 Der Schöpfer der Salmonella-Serologie, Prof. Fritz Kauftmann, der 1917 nach bestandenem Abitur zu einer Divisionskraftwagen-Kolonne an die Westfront kam, wo er bis Kriegsende mit einem schweren Daimler-Lastwagen mit Anhänger Munition in die Artilleriestellungen fahren mußte, erzählte mir einmal, daß ein ähnliches Schicksal einen seiner Kameraden von der Kraftfahrerkolonne während der Frühjahrsoffensive Anfang April 1918 betroffen hat. Er erkrankte an Grippe, da er aber von athletischer Statur war, wurde er abgewiesen. Zwei Tage später war er tot. Als man auch aus dem Sektionsmaterial keine Influenzabazillen nachweisen konnte, sagte jemand mit blutigem Sarkasmus: »Sogar die Leiche simuliert noch!«

165 Montgelas, S.443.

166 Montgelas, S. 448 u. 450

167 Welche Wirkung das Massensterben auf die Psyche der Bevölkerung ausübte, erfahren wir aus einem Bericht Sigerists: »Ich erinnere mich an einen Tag des Sommers 1918, als die Grippe-Epidemie in der Schweiz ihren Höhepunkt erreicht hatte. Ich war im Sanitätscorps der Schweizer Armee und hatte dem Hauptquartier Bericht zu erstatten. Als ich in die kleine Stadt Porrentruy kam, glaubte ich mich auf einmal in eine geradezu mittelalterliche Atmosphäre des Schreckens und der Panik versetzt. Als erstes sah ich auf dem Bahnhof einen riesigen Stapel neuer Särge. In der Stadt befand sich die gesamte Bevölkerung in einem Zustand der Spannung und der höchsten Nervosität. In den Straßen sah man viele weinende Menschen. Einige klagten um ihre sterbenden Angehörigen daheim, andere fürchteten für ihr eigenes Leben. Die wildesten Gerüchte waren im Umlauf und fanden nur allzu gläubige Ohren ...« (Henry Sigerist, Die Heilkunst der Menschheit, Stuttgart, S. 29f.)

168 Die Influenza: Ein ständig wiederkehrender Verwandlungskünstler. Hildegard Viller, Nationales Referenzzentrum für Influenza, Hannover. Infektionsepidemiologische Forschung, Robert-Koch-Institut, Berlin, 1/1996 S. 1–5.

Krätze (Skabies)

Altertum

1 R. C. Thompson, Assyrian Medical Texts, 1923, S. 2 (Nr. 8).

2 Die Textstelle ist 2. Kön. 5. Naeman war der Feldhauptmann des Königs von Aram, der ihn zwecks Heilung zu dem Propheten Elisa schickte, auf dessen Anordnung hin die Bäder im Jordan erfolgten. Gehasi, über dessen »Aussatz« im gleichen Kapitel berichtet wird, war ein Diener des Elias. (Hebras Handbuchartikel über »Krätze« befindet sich in dem von ihm und Kaposi gemeinsam herausgegebenen 2. Band des Lehrbuches der Hautkrankheiten in Virchows spezieller Pathologie und Therapie III, 1. S. 410, Stuttgart 1876.)

3 Auch bei dem mythischen Hautleiden des Herakles, das durch Schwefelbäder geheilt wurde, dürfte es sich um Skabies gehandelt haben.

4 Unter dem vieldeutigen Namen »Psora« faßte man alle möglichen juckenden Hautleiden zusammen.

5 Die Krankheitsbezeichnung Lepra bedeutete bei den Hippokratikern soviel wie eine chronische, schuppende Hautkrankheit, vermutlich Psoriasis und nicht Aussatz, den die alten Griechen Elephantiasis nannten, also mit einem Terminus, der heute ebenfalls eine ganz andere Bedeutung hat.

6 Die humoralpathologischen Vorstellungen über die Ätiologie der Skabies änderten sich im Laufe von zwei Jahrtausenden nur insofern, als neben dem Schleim auch andere Kardinalsäfte, wie gelbe Galle, schwarze Galle oder Blut als Ursachen in Erwägung gezogen wurden.

7 Aristoteles, Historia animalium, V. 31.

8 »Die Läusesucht« galt – wie die meisten Hautkrankheiten – als eine »Strafe Gottes«, die man deshalb nur allzugern politischen und religiösen Gegnern zuschrieb. So soll nach Plinius dem Älteren der verhaßte Diktator Sulla und nach der Apostelgeschichte Herodes Agrippa I. mit diesem Übel behaftet gewesen sein. Auch Neros Hautleiden wurde häufig als Läusesucht dargestellt.

9 Celsus, De medicina libri octo.

10 So heißt es bei Plinius d. Ä.: »Schwefel besitzt für sich sowie in Verbindung mit vielen anderen Stoffen große Heilkräfte, namentlich vertreibt er Flechten und Ausschläge aller Art.« (Nat. hist., Buch I, Kap. 4.)

11 Da den ersten Christen dieses Leben nur als eine »Vorbereitung für das Kommende in der Ewigkeit« galt, hielten sie die Welt samt dem genußsüchtigen Leib für sündig. Je kräftiger ein Körper war, um so stärker wirkten die diesseits bezogenen Sinne und um so weniger konnte die von einer anderen Welt herrührende Seele zum Jenseits zurückstreben. Deshalb erschien die Körperpflege als Sünde und Verrat an der Seele und ihrem ewigen Heile. Um die Seele zu erlösen, sollte man den Körper vielmehr schwächen und kasteien.

12 Das Christentum hatte den Sittlichkeitsbegriff dadurch übersteigert, daß es die Sitte, sich zu bekleiden, auf die Erbsünde zurückführte. Nacktheit galt selbst in der Abgeschlossenheit des Baderaumes als sündhaft.

Mittelalter

13 Die Waschung hat sich nach dem Koran (IV. 46) fünfmal am Tage auf die Hände bis zum Ellenbogen, auf Gesicht und Kopf sowie die Füße bis zu den Knöcheln zu erstrecken, das heißt auf die gewöhnlich unbedeckten Körperteile. Der symbolische Charakter dieser Waschung ist auch daraus zu ersehen, daß man in Ermangelung von Wasser, was in Wüstengebieten recht oft der Fall war, feinen, reinen Sand nehmen sollte.

14 Die völlig unbeachtet gebliebene Arbeit übersetzte erst vor einigen Jahrzehnten auf Anregung von H. Sigerist sein Doktorand Mohamed Rihab. (Der arabische Arzt At-Tabari, Archiv. f. Gesch. d. Med. 1927, Bd. XIX, S. 123.)

15 Berühmt war namentlich eine in der persischen Stadt Täbriz aus Quecksilber, Butter

und Alkanna hergestellte Salbe, von der erzählt wird, der mongolische Eroberer Timur-Lenk hätte diese Stadt nur deshalb verschont, weil ihre Einwohner seinem, vom Ungeziefer und Hautkrankheiten arg gequälten Heer durch Darbringung dieser Salbe Linderung verschafften. (O. Wolff, Feldzüge der Mongolen, Leipzig 1871, S. 70.)

16 Da Hautkranke allgemein als »unrein«, als »ansteckungsfähig« galten, pflegte man Skabiöse oft in »Aussatzhäuser« zu verbannen. Später, als die Leprösen immer seltener, und die Lepraheime zum Unterschlupf lichtscheuen Gesindels wurden, sperrte man die Skabiösen kurzerhand zusammen mit den Luetikern ein.

17 Was gefälscht ist, gilt für unrein. Die beiden Alchimisten, die die von Gott gesetzte Ordnung der Natur verfälschten, indem sie in betrügerischer Absicht die Umwandlung von Metallen in Gold vortäuschten, erscheinen daher unter dem Bild der körperlich Unreinen, deren Äußeres durch die »acrimonia sanguinis« mit einem widerwärtigen Hautausschlag entstellt wird.

18 Dante, Göttliche Komödie, Inferno XXIV, V. 73–84. Bereits J. Fr. Struensee hatte diese Stelle (in einer 1767 in Leipzig erschienenen Prosaübersetzung von Dantes Hölle mit Skabies in Beziehung gebracht. (Siehe S. Winkle, Struensee und die übertragbaren Hautkrankheiten, Labormedizin 1981, Heft 4.)

19 Als im 16. Jahrhundert – während eines Modetaumels – der englische Schweiß und die Lues, zwei in ihrem mörderischen Wirken gleich verheerende Epidemien, die Völker Europas dezimierten, da witterte man darin flugs eine Strafe Gottes, und der dänische Rektor Niels Bredal brachte in seinem 1586 erschienen »Kinderspiegel« diese Vermutung so zum Ausdruck:

»Als Dänemarks Volk trug Engländertracht,
Hat uns das englischen Schweiß gebracht.
Dann bewirkten französische Kleider am Leib
Französische Pocken bei Mann und Weib.
Die neue Tracht ihre Seuche stets findet,
So ist es als zeitliche Strafe verkündet.«

20 Dieser Tadel trifft die Sitte, das Wappen des Geschlechts auf verschiedenen Teilen des Kleides zu tragen, so daß Männer und Frauen wie wandelnde Fibeln der Heraldik aussahen.

21 Zitiert nach: Johann Peter Balke, Die großen Prediger des Mittelalters, Leipzig 1943, S. 33. Die von Bertold angedeutete Stelle im Alten Testament ist Jes 3,16–24.

22 Die Schneider, die seit dem Mittelalter als »räudige Ziegenböcke« verspottet wurden, dürften sich ihr »Erbübel«, die Krätze, durch das Ausbessern alter Kleider oder das Verarbeiten von Kleiderlumpen zugezogen haben. (Gottfried Spranger, Krankheiten der verschiedenen Gewerbe, Linz 1828, S. 19.)

23 Gustav Wustmann, Zur Geschichte sprichwörtlicher Redensarten, Leipzig 1895. S. 29.

Neuzeit

24 Sudhoff, Aus der Frühgeschichte der Syphilis, Leipzig 1912, S. 80ff.

25 Gustav Adolf Schindler, Georg Ernst Stahl und seine Schule, Leipzig 1834, S. 32.

26 A. de Margerie, Hippolyte Taine, Sa vie et sa correspondence, Paris 1893 S. 83.

27 B. Ramazzini, Opera omnia, Londini 1739, S. 146. Sogar unter den bedeutenden Renaissanceärzten, die sich weitgehend von den humoralmedizinischen Scheuklappen befreiten, herrschte völlige Konfusion über die differentialdiagnostische Abgrenzung der wichtigsten, mit Hautausschlägen einhergehenden Infektionskrankheiten. Selbst was Fracastoro, ein sonst so scharfsinniger Beobachter des Seuchengeschehens, über die Krätze zu sagen weiß, klingt abenteuerlich: »Psora, die wir Scabies nennen, ist leichter zu erhalten als Aussatz, doch kann sie selbst in Aussatz übergehen ...« (H. Fracastoro, De contagionibus et morbis contagiosis, Venedig 1546, II. 14.) Auch wenn Paracelsus das Gegenteil davon behauptet, so ist das ebenso abwegig wie seine Ansicht, die Syphilis sei eine Tochter des Aussatzes: »Offt«, so Paracelsus, »kommen also rauden / schuepen... am leib / auss einem unperfekten Aussatz.« (Paracelsus, Opus chirurgicum – Wund- vnd

Artzneybuch, Frankfurt 1566 S. 183.) Es ist erstaunlich, daß dieser ruhelose Landfahrer, der die Empirie eines Kräuterweibes oder Henkers höher einzuschätzen pflegte als die dogmatische Bücherweisheit eines Galen oder Avicenna, von der Krätzemilbe nichts zu wissen schien.

28 Osservazioni intorno a' pellicelli del corpo umano fatte dal G. C. Bonomo scritte in una lettera all F. Redi, Firenze 1687. Aus dieser Korrespondenz stammt auch der lange unbeachtet gebliebene Satz mit einer gegen die Säftelehre gerichteten Spitze: »animalculae parvae testudini similia scabiem faciunt, per contactum irrepens; nulla humorum degeneratio.«

29 A. Hauptmann, Uralter Wolkensteinischer warmer Bad- und Wasserschatz, Dresden 1657, S. 800.

30 F. Hoffmann, Medicina rationalis systematica, Genf 1748, Bd. III, S. 428.

31 G. E. Stahl, Collegium practicum medicinale, übersetzt von J. Storch, Leipzig 1732, S. 1252.

32 J. Storch, Theoretische und praktische Abhandlungen von Kinderkrankheiten, Eisenach 1751, Bd. 4, S. 138.

33 J. P. Süßmilch, Die göttliche Ordnung in den Veränderungen des menschlichen Geschlechtes, 3. Auflage, Berlin 1765, Bd. I, S. 113.

34 Adolf Damaschke, Geschichte der Nationalökonomie, Jena 1918, Bd. 1, S. 113.

35 Von unvernünftigen Curen der Krankheiten des gemeinen Mannes, Der Arzt, Hamburg 1759, Zweyter Theil, 54. Stück, S. 294f.

36 »Unzers Medicinisches Handbuch«, Leipzig 1766, S. 186f.

37 Gaspard Gourgaud, Sainte hélène. Journal inédit de 1815 à 1818 (hg. v. Grouchy u. Guillois, Paris 1899).

38 cit. nach Paul Wiegler, Geschichte der deutschen Literatur, Berlin 1930, Bd. I, S. 490.

39 W. Schönfeld, Kurze Geschichte der Dermatologie und Venerologie, Hannover-Kirchrode 1954, S. 48f. Als weitere »Morbi auxiliares« galten noch der Weichselzopf, die Crusta Lactea, nässende Ekzeme, der Fluor albus, Hämorrhoiden sowie übermäßige Absonderung des Fußschweißes.

40 Übrigens haben auch seine Lehrer van Swieten (1700–1772) und de Haen (1704–1776), die Begründer der ersten Wiener Schule, in ihren Schriften kein einziges Mal die als unseriös geltende Krätzemilbe erwähnt, obgleich sie ihrem Lehrer Boerhaave (1668–1738) bekannt war, wie aus einem Skabies-Bericht zu ersehen ist: »Erhabene Pusteln … gefüllt mit scharfer Flüssigkeit … werden auch von Würmern befallen, wie es von vielen gesehen; über diese siehe bei Redi.« Offenbar hat Boerhaave die Krätzmilbe selbst nicht gesehen, sonst hätte er kaum geschrieben: »ut multis visum est«. (H. Boerhaave, Praelectiones academicae edidit et notis addidit, A. Haller, Göttingen 1751, Bd. III. S. 13.)

41 A. v. Störck, Unterricht für die Landwundärzte, Wien 1789, Bd. II, S. 65.

42 Schönfeld, S. 49.

43 Die großen Truppenorganisatoren meinten, zur Disziplin eines Heeres gehöre die Uniform. Diesen Gedanken (»Ohne Uniform keine Diziplin«) hob besonders Friedrich der Große hervor, als er die Armeebeschaffenheit des großen Kurfürsten beschrieb. (»Mém. pour servir à l'histoire de la Maison de Brandenbourg«, 1767.)

44 Knötel, Geschichte der Uniform, Leipzig 1893, S. 34.

45 Wustmann, S. 42.

46 Francesco Automarchi, Mémoires, 1825, Bd. I, S. 118. Auf St. Helena berichtete Napoleon am 28. Januar 1817 auch seinen Generaladjutanten Gourgaud von dieser Hautinfektion: »Die Krätze ist eine scheußliche Krankheit. Ich bekam sie bei der Belagerung von Toulon… Das Übel wurde schlecht behandelt, und ich hatte es noch in Italien und bei dem Zuge nach Ägypten. Als ich zurückkam, befreite mich Corvisart davon … Vorher war ich gelb und mager, seitdem habe ich mich immer wohl befunden.« (G. de Gourgaud, St. Hélène, Journal inédit, Paris 1899.)

47 W. Schönfeld, S. 49. Las Cases, Mémorial de St. Hélène, Paris 1823, Bd. 1, S. 118.

48 So berichteten sie: Als Talma vor der Kaiserkrönung Napoleon und seiner Sippschaft die

»graces de pas« (Grazie des Schritts) und das »grand air de théatre« (großartige Theatermiene) beibringen mußte, warnte er den Korsen vor seiner Gewohnheit, sich zu kratzen.

49 J. E. Wichmann, Ätiologie der Krätze, Hannover 1786. Zit. nach: Roth, Homöopathische Heilung der Krankheiten, Nürnberg 1832, S. 61.

50 S. Hahnemann, »Organon der Heilkunst«, 3. Aufl. Dresden 1824, S. 89.

51 Jakob Henle, Von den Miasmen und Kontagien, 1840, Klassiker der Medizin, Bd. III, S. 72.

52 Ferdinand Hebra, Über die Krätze, Medizinische Jahrbücher 1844, Bd. 46, S. 280. Es ist kein Zufall, daß in demselben Band der Zeitschrift, in dem Hebras Abhandlungen veröffentlicht wurde, auch ein Aufsatz des Prager Arztes Weitenweber »Über die Metastasen und Nachkrankheiten der Krätze« erschien, in dem er noch ganz im Sinne von Autenrieth die Psora als »die allgemeinste und verderblichste aller chronischen Krankheiten« bezeichnet. Zu den Folgen der »verdrängten Krätze« zählt er – wie Unzer – Epilepsie, Paralyse der unteren Extremitäten, Amaurose, Apoplexie, Manie und dergleichen mehr.

53 A. Kußmaul, Jugenderinnerungen, Stuttgart 1909, S. 217.

Das Blutwunder

1 G. Lanson, Voltaire, sa vie et son œúvre, Paris 1919, S. 71.

2 Ch. G. Ehrenberg, Herr Ehrenberg zeigte das seit alter Zeit berühmte Prodigium des Blutes im Brot und auf Speisen als jetzt in Berlin vorhandene Erscheinung im frischen Zustand vor und erläuterte dieselbe als bedingt durch ein bisher unbekanntes Thierchen (Monas prodigiosa). (Berliner Verhandlungen der Akademie der Wissenschaften, Berlin 1848, S. 349–353.)

3 Curtius Rufus Quintus. De rebus gestis Alexandri Magni, 4. Buch, 9. Kapitel. Bei dem Brot der mazedonischen Soldaten dürfte es sich keineswegs um das im deutschen Heer übliche, »stark gesäuerte« Kommisbrot gehandelt haben, sondern um ein ungesäuertes Fladenbrot, wie man es in der Levante heute noch vorfindet.

4 Curtius Rufus, 4. Buch, 20. Kapitel.

5 F. Cohn, Über eine allgemeine interessante Bemerkung des Herrn Dr. Cohn in Breslau, welche den Grund des Pythagoräischen Verbotes des Bohnen-Genusses in der Kenntnis der Bluterscheinung auf gekochte Bohnen, vermutlich durch Monas prodigiosa, höchstwahrscheinlich macht, Berliner Verhandlungen der Akademie der Wissenschaften, Berlin 1850, 5–7. Lukianos, der antike Heine, spöttelte, daß die Bohne den Pythagoräern heilig sei, weil sie unter der grünen Haut ein männliches Genitale (den Keimling) zeige, welches ja bei der Seelenwanderung beachtlich beteiligt ist.

6 M. I. Landau, Rabbinisch-aramäisch-deutsches Woerterbuch zur Kenntniß des Talmuds der Targumim und Midraschim, Prag 5 (1824), 1662–1665.

7 Früher wurde den Gläubigen beim »heiligen Abendmahl« gesäuertes Weizenbrot und Wein gereicht.

8 Pierre Bouchet, Observationum medicarum et admirabilium, Paris 1624, S. 29.

9 In den Jahren 1004 bzw. 1091 will man im Bistum Speyer Bluttropfen an Fladenbrot gesehen haben. Ähnliches wurde 1093 in der Grafschaft Namur und 1163 in La Rochelle beobachtet. (Bouchet, S. 29ff.) J. Haenfler, Unvorgreifliche Gedancken wegen der in Stennwitz, einem Dorffe, (das eine Meile von Landsberg lieget) auff dem Scheunfluhr den 20. Juli 1697 angetroffenen mildiglich-Blut-trieffenden Korn-Aehren, Cuestrin 1697.

10 Das Abendmahl galt seit jeher als eines der wichtigsten Sakramente: »Der Kelch, den wir trinken, ist er nicht eine Gemeinschaft mit dem Blute Christi; das Brot, das wir brechen, ist es nicht eine Gemeinschaft mit dem Leibe Christ?« (1. Kor, 10,16.) Die Lehre von der Transsubstantiation, wonach sich Brot und Wein durch das Aussprechen der Einsetzungsworte während der Messe in Leib und Blut Christi verwandeln, wurde auf der 4. Lateransynode von 1215 als Glaubenssatz festgelegt.

11 M. C. Ch. F. Siegel, Handbuch der christlich-kirchlichen Alterthümer in alphabetischer Ordnung mit steter Beziehung auf das, was davon noch jetzt im christlichen Cultus übrig geblieben ist, Leipzig 1836, Bd. 2, S. 149–155. In der aus dem 11. Jahrhundert stammenden kleinen Kirche der Heiligen Christine zu Bolsena zeigt man noch heute den Altar »del miracolo«, wo sich das Wunder ereignet haben soll.

12 Bei dem »Corporale« handelt es sich um das geweihte Leintuch, das in der katholischen Kirche während der Messe unter dem Hostienteller und dem Kelch liegt.

13 Bei dem »Cappella del Corporale« des Domes wird im Altartabernakel das »Reliquiario del Corporale« aufbewahrt. Alljährlich zum Fronleichnamsfest und am Ostersonntag wird der das »Sacro Corporale« beinhaltende silberne Reliquienschrein, auf dem das Wunder in glänzender Email dargestellt ist, im Dom öffentlich gezeigt. Aus diesem Grund ist Orvieto bis auf den heutigen Tag ein Wallfahrtsort. Fronleichnam ist Italiens bedeutendster kirchlicher Feiertag.

14 Daneben hatte diese Legende auch den Zweck, dem nicht so recht an das Dogma der Transsubstantiation glaubenden Volk ein leibhaftiges Wunder vorzuführen, und fand ihren Nährboden darin, daß die Juden als Geldgeber und Pfandleiher auch Kirchengeräte aus edlem Metall belehnten, bis eine Rabbinersynode (wohl bald nach dem 2. Kreuzzuge)

beschloß, daß kein Jude Kruzifixe, Kirchengeräte und ähnliches kaufen dürfe, weil dies Gefahren für die übrigen Glaubensgenossen heraufbeschwören könnte.

15 Spinoza, Theologisch-politischer Traktat, Bd. II, S. 8.

16 Da die Juden über die ganze Erde verstreut waren, hatten sie überall gute Beziehungen, auch beherrschten sie verschiedene Sprachen und besaßen die Warenkenntnis, die für Handeltreibende nötig ist.

17 Bereits der mit Struensee befreundete jüdische Mediziner Hartog Gerson wies darauf hin, daß die Juden im frühen Mittelalter von den Christen, die Handel und Zinsgeschäfte für sündhaft und für ihr Seelenheil schädlich hielten, zur Ausübung dieser verpönten, doch gesellschaftlich notwendigen Tätigkeiten gezwungen wurden, wodurch sie sich die Verachtung und den Haß der übrigen Bevölkerung zuzogen. Es sei wie mit den Pestknechten, die in Seuchenzeiten gewisse für die Erhaltung der Gesellschaft notwendige Arbeiten (»Wegschaffen der Kadaver, Beseitigung des Unraths«) verrichten und daher von ihren Mitmenschen, die diese Tätigkeit verabscheuen, verachtet und gemieden werden. (H. Gerson, Der Talmud und die Arzneykunde, Gemeinnütziges Magazin, ohne Ortsangabe 1761, Stück II, S. 114).

18 H. Graetz, Geschichte der Juden, Leipzig 1906, Bd. II, S. 347ff. Die Kreuzfahrer vernichteten die jüdischen Gemeinden in Speyer, Worms, Mainz, im Erzstift Köln, in Trier, Metz, Regensburg, Prag.

19 Graetz, S. 553f.

20 Die Bezeichnung des Judenviertels mit dem italienischen Wort Ghetto (»Gießerei«) erscheint zuerst 1516 in Venedig, wo die Juden in dem neben einer Eisengießerei liegenden Ghetto nuovo lebten.

21 Den Juden begegnete man mit abergläubischer Furcht. Noch im 19. Jahrhundert war das Volk mancherorts davon überzeugt, die Juden besäßen den »bösen Blick«.

22 »Zu den ahnungsvollen Dingen, die den Knaben und auch wohl den Jüngling bedrängten, gehörte der Zustand der Judengasse ... Die Enge, der Schmutz, das Gewimmel, der Akzent einer unerfreulichen Sprache, alles zusammen machte den unangenehmsten Eindruck, wenn man auch nur am Tore vorbeigehend hineinsah. Es dauerte lange, bis ich allein mich hineinwagte, und ich kehrte nicht leicht wieder dahin zurück, wenn ich einmal den Zudringlichkeiten so vieler etwas zu schachern unermüdet fordernder oder anbietender Menschen entgangen war. Dabei schwebten die alten Märchen von Grausamkeit der Juden entgegen die Christenkinder, die wir in Gottfrieds ›Chronik‹ gräßlich abgebildet gesehen, düster vor dem jungen Gemüt.« (Goethe, Dichtung und Wahrheit, 1. Teil, 4. Buch.)

23 Gustav le Bon, Psychologie der Massen, Stuttgart 1953, S. 84.

24 Samuel N. Gomperz, Die Gersoniden, Altona 1865, S. 32.

25 Le Bon, S. 23.

26 1290 entdeckten Pariser Christen rote Flecken an einer Hostie, mit der eine Frau bei einem Pariser Juden ein beliehenes Kleidungsstück ausgelöst hatte. Auf der Folter gestand der jüdische Pfandleiher, er habe die Hostie »gekocht und gestochen«. Nachdem man den Juden auf dem Scheiterhaufen zu Tode gequält hatte, wurde aus seinem Haus »zur Sühnung« eine Kirche errichtet. (Bouchet, S. 32.)

27 Ch. G. Ehrenberg, Herr Ehrenberg machte fernere Mittheilungen über Monas prodigiosa oder die Purpurmonade, Berliner Verhandlungen, Akademie der Wissenschaften, Berlin 1849, S. 101–116. Graetz, S. 540. C. Brunner, Judenverfolgungen im Mittelalter Breslau 1909, S. 42.

28 Brunner, S. 43. Graetz, S. 540f.

29 Heinrich Heine, Der Rabbi von Backerach, in: Heinrich Heine, Werke in vier Bänden, München 1969, S. 516. »Sankt Werner«, so berichtete Heine weiter, »ist ein solcher Heiliger, und ihm zu Ehren ward zu Oberwesel jene prächtige Abtei gestiftet, die jetzt am Rhein eine der schönsten Ruinen bildet, und mit der gotischen Herrlichkeit ihrer langen spitzbögigen Fenster, stolz emporschießende Pfeiler und Steinschnitzeleien uns so sehr entzückt, wenn wir an einem heiter grünen Sommertage vorbeifahren und ihren Ur-

sprung nicht erkennen. Zu Ehren dieses Heiligen wurden am Rhein noch drei andere große Kirchen errichtet und unzählige Juden getötet oder mißhandelt. Dies geschah im Jahre 1287, und auch zu Bacherach, wo eine von diesen Sankt Werners-Kirchen gebaut wurde, erging damals über die Juden viel Drangsal und Elend.« (Siehe dazu auch: Graetz, S. 514f.)

30 Das »Deggendorfer Gnadenbüchlein« wurde 1879 von dem Benediktinerpater Benedikt Braunmüller verfaßt, von Pater Wilhelm Fin überarbeitet und 1960 in Deggendorf neu aufgelegt. Im gleichen Jahr sah man noch in der Grabkirche die Werkzeuge – Schusterahle, Dornenzweig und Amboß – zur Schau gestellt, mit denen die Deggendorfer Juden 1337 angeblich die Hostie schändeten. Auch konnte man die zwölf Bildtafeln betrachten, auf denen der angebliche Hostienfrevel samt dem Mirakel, das bis in die jüngste Zeit gefeiert wurde, dargestellt war. Die Unterschrift des elften der zwölf Bilder, die um 1450 angefertigt wurden, lautete: »Die Juden werden von den Christen aus rechtmäßigen Gott gefälligen Eifer ermordet und ausgereutet (ausgerottet). Gott gebe, daß von diesem Höllengeschmeiß unser Vaterland jederzeit befreyet bleibe.«

31 Ehrenberg. In Bayern sollen dieser Verfolgung alle jüdischen Gemeinden, mit Ausnahme der von Regensburg und Augsburg, zum Opfer gefallen sein. [Graetz, S. 572–573.]

32 Rainald, Annales ecclesiastici, VI, 125, Lucca 1750. C. Binz, in: Verhandlungen des Naturhistorischen Vereines der preußischen Rheinlande und Westphalens, Bonn XXIX (1872), Sitzungsberichte 166–169, 210.

33 Auch Nikolaus von Kues (1401–64), der in seiner Schrift »De docta ignorantia« (»Vom wissenden Nichtwissen«) hundert Jahre vor Kopernikus die Erde als »einen Stern unter anderen Sternen« bezeichnete, äußerte sich – unter Berufung auf Benedikt XII. – skeptisch über die durch blutende Hostien bewirkten Wunder. Zugleich verurteilte er die blutigen Exzesse als »bestialisch und unchristlich«. (G. Kallen, Nikolaus von Cusa und die Überwindung der mittelalterlichen Scholastik, Breslau 1933, S. 21.) Graetz, Bd. III, S. 77.

34 Brunner, S. 45, Graetz, Bd. III, S. 28–31. – 1369 soll in Brüssel der Küster der Kapelle der Heiligen Katharina sechzehn Hostien für 30 Silberstücke an den obersten Rabbiner der jüdischen Gemeinde verkauft haben. Als eine zum Judentum übergetretene Frau an diesen Hostien »Blut« bemerkte, beschuldigte sie die Juden vor dem zuständigen zuständigen christlichen Pfarramt, die Hostien »gestochen« zu haben. Wegen dieser Anzeige wurden viele Juden ermordet. (Ehrenberg, 1849.)

35 Predella = Untersatz eines Altars.

36 Wilhelm Boeck, Paolo Uccello, Berlin 1932.

37 K. Schmidt, Das heilige Blut von Sternberg, Halle a. S. 1892, S. 14. Schmidt war selbst Pastor in Sternberg. Seine Schrift wurde vom Verein für Reformationsgeschichte herausgegeben.

38 Schmidt, S. 15f.

39 Brunner, S. 121. Der Dom zu Schwerin besaß seit 1220 als Relique aus dem heiligen Lande »einen Tropfen vom Blute des Herrn«, der Wunder bewirkte und Pilger anzog.

40 Schmidt, S. 16.

41 Schmidt, S. 20.

42 Schmidt, S. 17. Bis in die jüngste Zeit hieß die Stätte bei Sternberg, wo die Juden verbrannt wurden, »der Judenberg«. (Schmidt, S. 13.)

43 Nicht umsonst hatte Luther, der das Blutwunder von Sternberg und Wilsnack ebenso wie den heiligen Rock von Trier als ein »Teufelswerk« verurteilte, erklärt: »Ein jeglicher gedenkt nur, wie er eine solche Wallfahrt in seinem Kreis aufrichte und erhalte, gar nichts sorgend, wie das Volk recht glaube und lebe.«

44 Hatten die Pilger die blutenden Hostien gesehen, so zeigte man ihnen noch die Pfriemen, mit denen die Juden den Frevel begangen haben sollten. (Schmidt, S. 27.)

45 Schmidt, S. 26.

46 Sternberg in Mecklenburg war einer der beliebtesten Wallfahrtsorte für die Bewohner Dänemarks und hat auch den Besuch der dänischen Königsfamilie empfangen.

47 Andreas Angelus, »Annales Marchiae Brandeburgicae«, Frankfurt an der Oder, 1598, S. 275ff. Friedrich Holtze, Das Strafverfahren gegen die märkischen Juden im Jahre 1510, Schriften des Vereins für die Geschichte Berlins, Heft XXI, Berlin 1884, Seite 33ff.

48 Jüdisches Lexikon, herausgegeben von G. Herlitz und B. Kirschner, Berlin 1927, Bd. I, S. 868f.

49 Brunner, S. 121. Schmidt, S. 20.

50 Schmidt, S. 15.

51 Schmidt, S. 20.

52 Schmidt, S. 21f. Als später protestantische Prediger in Wilsnack und Sternberg die blutenden Hostien vernichteten, sanken beide Orte in den Schatten der Provinzialität zurück.

53 1383 fand man auf dem Altar der von einem Raubritter zerstörten und verbrannten Kirche von Wilsnack drei Hostien, die acht Tage dort gelegen hatten, mit »Blutstropfen« übersät. Sie wurden zu den kostbarsten Reliquien des neuen Wallfahrtsortes.

54 Um 1402 war ein Prager Bürger, Petrus von Ach, der eine »contracte« Hand hatte, nach Wilsnack gepilgert und opferte dort in der Hoffnung, durch das heilige Blut der Hostien wieder hergestellt zu werden, als Votivgabe eine silberne Hand. Es kam aber zu keiner Heilung. Er verabschiedete sich, blieb jedoch noch drei Tage am Ort, um zu hören, was der Priester wohl über ihn und seine Hand predigen würde. In der Tat hörte er am dritten Tag, wie der Priester in der Kirche verkündete, er sei geheilt von dannen gegangen und hätte zum Dank für seine Genesung die silberne Hand geopfert. Da stand er auf und sagte laut: »O Priester, was lügst du! Hier siehe, meine Hand ist noch immer so contract wie ehedem!« In einem Traktat berichtete Huss über die Examination solcher Personen, bei denen die blutenden Hostien von Wilsnack eine Wunderheilung bewirkt haben sollten und am Schluß, daß es sich in den meisten Fällen um eine Täuschung handelte. So sei das Bein eines angeblich genesenen Knaben schlimmer geworden, als es vorher war, und zwei Frauen, die von Blindheit geheilt sein wollten, hatten gestanden, daß sie nie blind gewesen wären. [Mag. Jo. Hus. »Determinatio quaestionis cum suo tractatulo de omni sanguine Christi glorificato.« Dieser Traktat existierte handschriftlich (cop.) auf der Universitätsbibliothek zu Leipzig (Ms. th. fol. 866).]

55 Erst 1417 auf dem Konzil zu Konstanz belehnte Kaiser Sigismund den Burggrafen von Nürnberg, Friedrich VI. von Hohenzollern, für seine Vermittlerdienste mit der Mark Brandenburg, des »Heiligen Römischen Reiches Streusandbüchse«. So wurde er als Friedrich I. der erste Brandenburgische Kurfürst aus dem Hause Hohenzollern.

56 Nach Werner Sombart war das Judentum West- und Mitteleuropas bis zur Reformationszeit in ununterbrochener Bewegung, »wie ein Ameisenhaufen, in den ein Stock gestoßen wurde«. Im Jahre 1290 verwies man die Juden aus England, 1306 aus Frankreich und 1492 auch aus Spanien. Nach dem großen Bauernkrieg (1524/25), der von einem grauenvollen Judenmassaker begleitet war, vertrieb man sie auch aus den meisten Teilen Deutschlands. (Werner Sombart, Die Juden und das Wirtschaftsleben, 1928, S. 33.)

57 Ch. G. Ehrenberg, Herr Ehrenberg übergab eine reichliche Centurie historischer Nachträge zu den blutfarbigen Meteoren und sogenannten Prodigien, Berliner Verhandlungen Akademie der Wissenschaften, Berlin 1850, 215–246.

58 J. Wolfius, Lectiones memorabiles, Frankfurt am Main 1671.

59 J. Haenfler, Unvorgreiffliche Gedanken wegen der in Stennwitz, einem Dorffe, (das eine Meile von Landsberg lieget) auff dem Scheunfluhr den 20. Juli 1697 angetroffenen mildiglichen Blut-trieffenden Korn-Aehren. Cuestrin 1697.

60 J. F. Struensee, Gedanken eines Arztes vom Aberglauben und der Quacksalberey, Gemeinnütziges Magazin 1760, Stück II, S. 83. Ähnlich beurteilte Napoleon das Blutwunder von Neapel. Es handelte sich um eine Erscheinung, die sich an dem als Reliquie im Dom aufbewahrten angeblichen Blut des Heiligen Januarius (S. Gennaro) abspielte. Am ersten Samstag im Mai und am 19. September verflüssigt sich alljährlich dieses geronnene Blut unter allerlei religiösen Zeremonien. Bleibt die Verflüssigung aus, so bedeutet das ein Unglück. Als Napoleon in Neapel war, blieb das Wunder aus, und es drohte ein

Volksaufstand. Napoleon ließ sich die höheren Priester kommen und eröffnete ihnen, daß, wenn das Blut des Januarius nicht bis zum folgenden Tage flüssig geworden wäre, er sie sämtlich erschießen lassen würde. Darauf verflüssigte sich das Blut innerhalb von vierundzwanzig Stunden. (J. v. Negelein, Der Aberglauben in der Geschichte, Breslau 1930, S. 93.)

61 Hartog Gerson, Merkwürdige Observationen über das anno 1712 und 1713 in Altona grassirende Contagium, Altona 1762, S. 41.

62 v. Sette, Memoria storico-naturale sull' arossimento straordinario die alcune sostanze alimentose osservato nella provincia di Padova l'anno 1819, Venezia 1824. Ein Jahr nach dem Erscheinen dieser Publikation (1825) erregte bei Enkirch-Mosel in einer Mühle blutrotes feuchtes Mehl Schrecken.

63 B. Bizio, Lettera die Bartolomeo Bizio al chiarissimo canonico Angelo Bellani sop a il fenomeno della polenta porporina, Bibl. Ital. Milano 30 (1823), S. 275–295. B. Bizio, Del fenomeno della polenta porporina, Opusc. Chimicofis, Venezia 1 (1827) 261–298.

64 Ehrenberg.

65 Serratia-Arten wurden erst in den letzten drei Jahrzehnten als Erreger vor allem Hospital-aquirierter Erkrankungen diagnostiziert und bei Harn-, Atemwegs- und Wundinfektionen sowie bei Sepsis isoliert. Zur Sepsis kommt es insbesondere durch Verabreichung kontaminierter Infusionslösungen, während Harnwegsinfektionen bei Dauer- und Lungenerkrankungen bei Trachealkatheter beschrieben wurden. Auch bei immungeschwächten Patienten (nach Organtransplantation oder AIDS) sind Serratia-Infektionen gefürchtet, zumal sie eine hohe Antibiotikaresistenz haben.

Die Tanzwut

Altertum

1 Gustav le Bon, Die Psychologie der Massen. Stuttgart 1953, S. 84.

2 In Athen erfolgte damals tatsächlich die Geburt der Tragödie aus dem Geiste der Musik. Denn die griechische Tragödie ist aus den Dionysos-Riten entstanden.

3 »Eine neue Art von Musik einzuführen«, erklärt Sokrates, »muß man sich hüten, da hierbei das Ganze auf dem Spiele steht. Werden doch nirgends die Tonweisen verändert, ohne die wichtigsten staatlichen Gesetze in Mitleidenschaft zu ziehen, wie schon Damon sagte und wovon ich überzeugt bin.« Plato (Der Staat) 4. Buch, 424c.

4 »Die Überzeugung von der heilenden Kraft der Musik, besonders der Flötenmusik«, schreibt Erwin Rohde, »scheint von den kathartischen Erfahrungen der Korybantenfeste ihren Ursprung genommen zu haben. An der Heilbarkeit der *mania* (Manie damals Wahnsinn) durch *cantiones tibiarum* zweifelten auch Ärzte nicht. (s. Caelius Aurelianus, De morbis acutis et chronicis. Lib. I. cap. 5)« – E. Rohde, Psyche, Seelencult und Unsterblichkeitsglaube der Griechen. Tübingen 1893, S. 336).

5 Der religiös und therapeutisch belastete Begriff der Katharsis wurde durch den Arztsohn Aristoteles aus der Priestermedizin entlehnt, um mit ihm die läuternde Wirkung der Tragödie zu umschreiben, die ursprünglich ebenfalls ein Sühnevorgang, ein Akt der »Reinigung« und Wiederheiligung eines bis ins Mark entgöttlichten Lebens darstellte. Der Begriff der Katharsis spielt auch in modernen psychoanalytischen Heilverfahren eine große Rolle (»kathartische« Methode).

6 Außerdem führte man die Heilige Krankheit, wie auch andere Leiden, auf Vererbung zurück: »Sie entsteht aber so wie die übrigen Krankheiten, geschlechtsweise. Denn von einem Menschen schleimiger Constitution wird ein Mensch schleimiger Constitution gezeugt, ebenso von einem Menschen galliger Constitution ein Mensch galliger Constitution, von einem Schwindsüchtigen ein Schwindsüchtiger und von einem Milzleidenden ein Milzleidender.« (Über die Heilige Krankheit, 5. Kapitel)

7 Bei Scrapie handelt es sich um eine Enzephalomalazie des Schafes, bedingt durch eine Slow-Virus-Infektion mit einer Inkubationszeit von mehreren Jahren. In jedem Fall ist doch der Scharfblick zu bewundern, mit dem der Hippokratiker die enge Verwandtschaft zwischen der menschlichen und tierischen Gehirnerkrankung vorausahnte.

8 Schon das gehäufte Auftreten dieser geheimnisvollen Krankheit in Zeiten plötzlicher Temperaturschwankungen spricht gegen Epilepsie, die doch nur vereinzelt vorkommt. Eher könnte man an infektiöse, virusbedingte oder an postinfektiöse Enzephalitis denken, wie sie nicht selten nach Pocken, Masern, Varizellen oder Mumps auftreten.

9 Th. Meyer-Steineg, Theodorus Priscianus und die römische Medizin. Jena 1909, S. 168–173. – Der Krankheitsname Lethargos entstand aus den griechischen Worten Vergessen und untätig. Lethe hieß in der griechischen Göttersage auch ein Quell, aus dem die Seelen der Verstorbenen in der Unterwelt Vergessenheit tranken.

10 Caelius Aurelianus, De morbi acutis et chronicis. Lib. I. cap. 5. – Viel skeptischer beurteilte den psychotherapeutischen Effekt der Musik Soranos von Ephesos, der 200 Jahre vorher unter Trajan und Hadrian in Rom gelebt hat. »Wie einfältig sind doch jene Leute«, schrieb er, »die da glauben, man könne die Wucht einer Krankheit durch Melodien und ein Lied (modulis et cantilena) austreiben!«

11 Georg Ilberg, Das neurologisch-psychiatrische Wissen und Können des Aretäus von Kappadokien. Zeitschrift für die gesamte Neurologie und Psychiatrie, 1923.

12 Dieter Bern, Glauben und Aberglauben, Königsberg 1912. S. 14.

13 Auch bei den Römern spukte noch die Erinnerung an eine dämonische Genese der Nervenkrankheiten. Kam z. B. am Forum romanum ein epileptischer oder epileptiformer Anfall vor, so ließ man sofort die Comitien (Teile des Forums) schließen, anscheinend damit der Krankheitsdämon nicht weiter um sich greifen und noch mehr Opfer fordern könne. Daher hieß die Epilepsie nicht nur Morbus sacer, sondern auch Morbus comitialis.

14 Die Apologeten zweifelten nie daran, daß Nervenkrankheiten dämonischer Natur seien. So erklärte Origines (zu Matthäus 13/6) ausdrücklich: »Fallsucht ist nicht eine körperliche, sondern eine dämonische Krankheit.« Eine ähnliche Ansicht vertrat auch Augustinus in seinem »Gottesstaat« (22,22).

15 Heinrich Haeser, Lehrbuch der Geschichte der Medizin. Dritte Bearbeitung. Jena 1882. Bd. 3, S. 749.

Mittelalter

16 Auch die »Hexentänze auf dem Blocksberge« sind als ursprünglich religiöse Tänze der alten Sachsen und Thüringer anzusehen, welche später den alten Göttern zu Ehren sort insgeheim bei Nacht aufgeführt wurden. – An der »imaginären Regie des Hexensabbats« war aber vor allem die Erinnerung an das orgiastische Dionysosfest beteiligt, wobei die christliche Aversion gegen alles Heidnische den tanzumbrandeten Dionysos und sein Gefolge (die gehörnten bocksbeinigen Satyrn und die rasenden Mänaden) in Luzifer und teuflische Ziegenböcke mit den auf ihnen durch die Lüfte reitenden Hexen umdeutete. Auch der Hexenbesen scheint von dem mit Efeu und Weinlaub umwandenen Thyrusstab der Mänaden herzurühren.

17 F. Weege, Geschichte des Tanzes. Königsberg 1928. S. 21. – »Der Tanz ist verflucht«, heißt es in einem alten bretonischen Volkslied, »seit die Tochter der Herodias vor dem bösen König tanzte«, der ihr zu Gefallen Johannes töten ließ. »Wenn du tanzen siehst«, fügte der fromme Sänger hinzu, »so denke an das blutige Haupt des Täufers auf der Schüssel, und das höllische Gelüste wird deiner Seele nichts anhaben können!« (Albert Ozerwinski, Brevier der Tanzkunst. Leipzig ohne Angabe des Erscheinungsjahres.)

18 Weege (wie Anm. 19) S. 22. – Bereits die Päpste der Germanen-Christianisierung Gregor III. (731–741), Zacharias II. (741–752) und Stephan III. (752–757) erließen Dekrete gegen das Tanzen in den Kirchen. Die stereotype Wiederholung dieser Verbote beweisen, wie schwer sich heidnische Gepflogenheiten ausmerzen ließen.

19 J. Chr. Bockmann, Historia des Fürstenthums Anhalt. Zerbst 1710. fol. Th. III. Buch 4, Cap. 4, § 1, S. 465. – Johann Schenk von Grafenberg: »Observationum medicarum Rariorum« etc. Francofurte 1665. Sp. 222. – In Heckers Monographie (J. C. Hecker, Die großen Volkskrankheiten des Mittelalters (»AeltereTanzplagen«, Berlin 1865, S. 153) hat wohl der Setzer die zwei letzten Lettern der Jahreszahl irrtümlich verwechselt, wodurch es zu dem Datum 1021 kam, obgleich in der Schilderung des Freiburger Stadtarztes von Grafenberg das Jahr 1012 als das 10. Regierungsjahr Heinrichs II. (von 1002 bis 1024) genannt wird.

20 N. H. Ott, Tanzlied von Kölbigk, in: Lexikon des Mittelalters, Bd. 8, 1997, Sp. 463 – Fast zur selben Zeit, als die 18 Bauern von Kölbigk von der Tanzwut ergriffen wurden, schilderte ein salernitanischer Arzt, Gariopontus (gest. 1056) eine Nervenkrankheit, bei der es sich höchstwahrscheinlich ebenfalls um Enzephalitis handelte. Die Kranken gebärdeten sich während ihrer plötzlichen Anfälle wie Besessene, sprangen mit ekstatischen Bewegungen umher und »hatten sie ein Schwert zur Hand, so verwundeten sie sich und andere, so daß man sie sorgfältig bewachen mußte«. Sie litten an Visionen, hörten Stimmen und verschiedenartige Töne. Vernahmen sie in dieser Sinnestäuschung den Klang beliebter Instrumente, so begannen sie einen krampfhaften Tanz und hörten nicht eher damit auf, bis sie vor Erschöpfung umfielen. Das Volk hielt diese gefährlichen Irren für eine »Schar des Teufels«. (Garioponti, Medici vetustissimi, de morborum causis, accidentibus et curationibus Libri VIII, Basil 1536. 8. L. I. c.11 p. 27).

21 J. Chr. Beckmann, Historia des Fürstenthums Anhalt. Zerbst 1710, fol. Th. III. Buch 4, § 3, S. 467. – Der schlesische Pfarrer Florian Daule in Fürstenberg erzählt in seinem »Tanzteuffel«, der in das 1569 erschienene »Theatrum Diabolorum« aufgenommen wurde, eine ähnliche Begebenheit über die Tanzwut von fünf Kindern, die sich »Anno 1551 zu Reichenbach, zwo Meilwege von der Schweidenitz«, zugetragen hatte.

22 Heinrich Pette, Die akut entzündlichen Erkrankungen des Nervensystems. Leipzig 1942, S. 201–202.

23 Auch in Mädchenpensionaten, Nonnenklöstern und Krankensälen großer Frauenkliniken ist Ähnliches wiederholt beobachtet worden. Wie groß der Nachahmungstrieb labiler Personen ist, weiß heute so mancher Arzt.

24 »Unter der Gewalt der Glaubensinbrunst wurde selbst der Stein biegsam und verlor seine Schwere, er wurde entmaterialisiert. In ekstatischer Unruhe streben, klettern, wachsen und züngeln die Formen nach oben. Das Pathos der Vertikalakzentuierung setzte sich durch und bewirkte, wie durch eine überirdische Kraft, daß sich der ganze Bau in die Höhe reckt.« (Karl Scheffler, Der Geist der Gotik, Leipzig 1921).

25 Max J. Wolff, Französische Dichtung des Mittelalters, Breslau 1908, S. 32–33.

26 Weege (wie Anm. 19) S. 25. – In seinen »Sieben Legenden« erzählt Gottfried Keller »nach der Aufzeichnung des heiligen Gregorius« eine alte Sage, bei der es sich um die mystische Verklärung eines krankhaften, möglicherweise postenzephalitischen Zustandes zu handeln scheint. Es ist dies das »Tanzlegendchen« von dem Mägdelein Musa, »welches der Mutter Gottes fleißig diente und nur von einer Leidenschaft bewegt war, nämlich von einer unbezwinglichen Tanzlust, dermaßen, daß wenn das Kind nicht betete, es unfehlbar tanzte«. Selbst vor dem Altare »konnte es sich nicht enthalten, einige Figuren auszuführen und gewissermaßen der Jungfrau Maria ein niedliches Gebet vorzutanzen«.

27 Auch in der Straßburger Chronik findet man eine entsprechende Stelle:

»Viel hundert fingen zu Straßburg an,
zu tanzen und zu springen, Fraw und Mann,
Am offenen Markt, Gassen und Straßen,
Tag und Nacht ihrer viel nicht assen,
Bis ihn' das Wüthen wieder gelag.
St. Veits Tanz ward genannt die Plag.«

(Königshoven, die älteste teutsche sowohl allgemeine als insonderheit Elsässische und Straßburgische Chronik. Straßburg 1698, S. 1085).

28 Die sog. Notfeuer wurden zuerst im Jahre 742 erwähnt in den Beschlüssen der Synode von Mainz, die unter dem Vorsitz von Bonifatius alle heidnischen Gebräuche (paganias) verbot: Totenopfer, Tieropfer, »sive illos sacrilegos, quos niedfyr vocant, sive omnes quaecumque sunt paganorum observationes« (Jacob Grimm, Deutsche Mythologie. 3. Ausg. 1854, S. 570).

29 Auch bei anderen europäischen Völkern spielt die Johannisnacht eine ähnliche Rolle. So sah ich noch als junger Medizinstudent vor etwa 70 Jahren in Südungarn, wie ein Epileptiker von zwei kräftigen Bauernburschen – ähnlich wie auf dem bekannten Brueghelbild – hüpfend und tanzend über das Johannisfeuer getragen wurde. Dabei sangen die Umstehenden folgendes Lied:

»Virágos szent János	(Blumiger hl. Johannes,
Éjszakád világos	Deine Nacht ist hell,
Ments meg nyavalyától!	Rette uns vor Plagen,
Óvj meg vitustánctól!	Schütz uns vor dem Veitstanz!
Boszorkány vagy hohér.	Hexe oder Henker,
Hol a nagyfü-gyökér?«	Wo ist die Großgras-Wurzel?)

Bei der in der letzten Zeile erwähnten »Großgras-Wurzel« handelt es sich vermutlich um die Alraune, die Mandragorawurzel, die seit alters her in der Therapie des Veitstanzes eine besondere Rolle gespielt hat und nicht nur von alten Kräuterweibern, sondern auch vom Henker bezogen wurde. Als ich einige Teilnehmer dieses uralten Heilrituals nach dem Sinn der letzten zwei Zeilen des von ihnen gesungenen Liedes fragte, zuckten sie mit den Schultern. Das Lied muß schon sehr alt gewesen sein, denn ein alter Bauer sagte mir: »Schon mein Großvater hat es gekannt, und auch dem werden es wohl seine Vorfahren beigebracht haben.«

30 Pierre Bouchet, Observationum medicarum et admirabilium. Paris 1624, S. 41. – Nach christlicher Legende war Veit ein frommer sizilianischer Knabe, der wegen seiner wundertätigen Kraft von Diokletian an seinen Hof gerufen wurde und dort dessen an

Krämpfen und Besessenheit leidenden Sohn heilte. Als er sich jedoch weigerte, als Christ den heidnischen Göttern zu opfern, soll er auf Befehl des Kaisers in einem Kessel mit siedendem Öl grausam zu Tode gemartert worden sein. Wahrscheinlich flehten St. Veit schon seit dem frühchristlichen Mittelalter Kranke an, die an Krämpfen litten oder als »Besessene« galten.

31 In Böhmen wurden bis in das 19. Jahrhundert am Veitstage »schwarze Hühner gegen die ›Eclampsia infantum‹ geopfert«. Auch bei den orthodoxen Juden spielte das Opferhuhn (»Sühnehuhn«) zum Zwecke der Krankheitsabwehr und Krankheitsheilung eine ziemliche Rolle. (Isidor Scheftelowitz, Das stellvertretende Huhnopfer. Mit besonderer Berücksichtigung des jüdischen Volksglaubens. Giessen 1914).

32 Gustav Wustmann, Zur Geschichte sprichwörtlicher Redensarten. Leipzig 1895, S. 15.

33 Zur Illustrierung dieser Erscheinung führt Kürbitz einen Fall an, den er persönlich kennengelernt hatte: »Es handelt sich um einen chronischen Enzephalitiker Mitte der 20er Jahre, dem das Gehen außerordentlich beschwerlich war. Dieser hatte eine ausgesprochene Neigung zum Tanzen. Er schleppte sich, auf den Arm seiner Frau gestützt, jeden Sonntag in ein Ball-Lokal. Begann ein Tanz, so waren nur die ersten Schritte noch schwerfällig und unbeholfen, dann aber tanzte er flott, bis der letzte Ton der Musik verklungen war. Nach Aufhören des Reizes zeigte sich dann wieder die frühere Starre und Unbeholfenheit.« (Kürbitz, Die Encephalitis epidemica und ihre forensische Bedeutung. Die medizinische Welt, 1. Jg. 1927, S. 394).

34 Sankt Veit bei Zabern (frz. Saverne) im Unterelsaß, einst Wallfahrtsstätte für sog. »Tanzwütige«, die man in der Hoffnung auf eine Heilung dahin brachte. – Auf Grund eingehender chronikalischer und archivalischer Studien gelang es Martin zu beweisen, daß die bekannte Straßburger Tanzwut nicht – wie es bei Hecker zu lesen ist – auf das Jahr 1418, sondern auf 1518 zu datieren ist. (Alfred Martin, Geschichte der Tanzkrankheit in Deutschland. Zeitschr. des Vereins für Volkskunde in Berlin, Heft 2, S. 113–134; Heft 3, S. 225–229).

J. v. Königshoven, Die älteste teutsche so wol allgemeine als insonderheit Elsässische und Straßburgische Chronike. Herausg. von Schiltern, Straßburg 1698, 4. Anm. 21 von Veitstanz, S. 1085f.)

35 Nach Schwabach soll eine alte Sage über die dämonische Kraft der »roten Schuhe« ihre poetische Verklärung in dem gleichnamigen Andersen-Märchen gefunden haben. Bei der metaphysischen Deutung der roten Farbe dürften mehrere Momente eine Rolle gespielt haben. So war z. B. Dionysos rot gekleidet, rot färbte man seine Schnitzbilder, wie auch jene der Naturgottheiten (des Pan und der Satyrn), die später von den Christen in Teufel umgestaltet wurden. Nach einem alten Volksspruch verdient ein Ketzer einen »roten Rock«, was den Sinn hatte, er sollte »verbrannt werden«. (A. Schwabach, Der Veitstanz, Breslau 1879, S. 19).

36 J. Bern, Krier, Die Springprocession und die Wallfahrt zum Grabe des heiligen Willibrod in Echternach, Luxemburg 1871. – Wenn nach etwa anderthalbstündigem Springen die ersten Wallfahrer die zum Standbild des heiligen Willibrod hinaufführende neunundsechzigstufige Treppe erreichen, beginnt erst das große Schauspiel. Die Stufen müssen »hinaufgetanzt« werden, das heißt, jeder Teilnehmer muß, wenn irgend möglich, immer fünf Stufen hinauf und zwei wieder hinunterspringen.

37 Johannes Schenkii a Grafenberg observationum medicarum variarum libri VII. Frankefurt 1665.

38 Durch einen Schreibfehler des Basler Chronisten Joh. Gross (Kurze Basler Chronik, Basel 1624, S. 241) wird dieser Vorfall in vielen Abhandlungen in das Jahr 1520 verlegt, obwohl Felix Plater erst 16 fahre später zur Welt kam.

39 Bei diesen Gepflogenheiten muß man unwillkürlich an eine Behandlungsmethode denken, die in den europäischen Irrenanstalten bis in das 19. Jahrhundert hinein angewandt wurde. Man pflegte dort erregte Geisteskranke in besonderen Apparaten (»Drehstuhl« oder »Drehrad«) so lange herumzuwirbeln, bis Schwächezustände eintraten und es dadurch zu einer scheinbaren Beruhigung kam.

40 Die »salernitanischen Verse« finden sich in »Lilium medicinae« von Bernard Gordon, Venedig, 1496, Band 35. Vgl. dazu auch K. Sudhoff, Arch. Gesch. Med. 1913, 6, 454f.

41 In dem »Gespräch der Götter ob der edlen und bürgerlichen Krankheit des podagram oder zipperlein« (1544) läßt Hans Sachs eine Reihe von Krankheiten Revue passieren, darunter nicht nur die damals neu eingeschleppte Syphilis (»Frantzosen«) und den ebenfalls neu aufgetauchten »Englischen Schweiß« (»Schweißsucht«), sondern auch den bereits als »unsinnig« empfundenen Veitstanz.

»Frantzosensucht trat in den sal
vol schmier und pflaster überal.
Die Schweißsucht kam mit schlefrig augen,
Die fallend sucht trat ein mit schnawden
Mit schlimmen gang, schäumenden mund,
Auch mit verkerten augen und
Die Wutsucht that rasen und schnauffen
Mit ungestümb in den sal lauffen.
Sanct Veits-Tantz that auch nachhin tantzen,
Unsinnigkeit macht viel cramantzen ...«

42 Theophrast Bombast von Hohenheym, Siebentes Buch der Medizin. Über die Krankheiten, die die Vernunft rauben. Erster Traktat. 3. Kapitel. Über den Veitstanz und ähnliche Krankheiten.
Aus zwei Ratsbeschlüssen, die im Straßburger Archiv aufbewahrt werden, ist zu ersehen, daß der Rat anläßlich der bereits erwähnten Veitstanzepidemie im Jahre 1518 den bischöflichen Vikar von Straßburg ersuchte, durch öffentliche Gebete das Übel abzuwenden. Der Vikar, für jene Zeit ein selten aufgeklärter Freigeist, antwortete jedoch fast im gleichen Sinne wie Paracelsus.

43 Paracelsus, II Opus Paramirum, 5. Buch: Über die unsichtbaren Krankheiten. – Der letzte Satz erinnert mit seiner ironischen Skepsis an eine alte griechische Anekdote. Als man Diagoras, um ihm die Macht der Gottheit zu beweisen, in einem Poseidon-Tempel die Votivtafeln geretteter Seeleute zeigte, sagte der ungläubige Philosoph: »Die im Sturme Umgekommenen haben keine Tafeln gestiftet, sonst wäre der Tempel noch voller.«

44 Die Bezeichnung »Chorea lasciva« (»unzüchtiger Tanz«) schlug Paracelsus vermutlich deshalb vor, weil die Massenpsychose der Veitstänze orgiastische Züge anzunehmen drohte. Obwohl man vielerorts mit drakonischer Strenge gegen falsche Veitstänzer vorging, die andere durch ihre gekünstelte Verzückung zur Nachahmung anregten – in Augsburg wurden 1381 zwei von ihnen verbrannt – führte die Tanzwut weiterhin zu sexuellen Ausschweifungen, so daß man beispielsweise »zu Köln« – wie es in der Limburger Chronik heißt – »mehr denn hundert Frauen und Dienstmägde fand, die alle in der Dänzerei (Täntzerei) kindertragend wurden.« Scharen verkommener Müßiggänger, welche die Gebärden und Zuckungen der Kranken vortrefflich nachzuahmen verstanden, zogen Unterhalt und Abenteuer suchend mit Pfeifen und Trommeln von Ort zu Ort. Neben den andächtigen Prozessionen, die in jener pestbedrohten Zeit eine Abwendung der Seuche zu erflehen suchten, nahm sich das Treiben dieser tanzenden und umschlungenen Horden wie ein Satyrspiel aus. »Bei mancher Kirmes ist St. Veit nicht nur der Tanzmeister gewesen«, lautet ein altes Sprichwort, denn neun Monate später kam es bei so mancher Teilnehmerin zum Kindersegen.

45 Siebentes Buch der Medizin des Theophrastus Bombast von Hohenheim. Über die Krankheiten, die die Vernunft rauben. Erster Traktat, 3. Kapitel. – Über den St. Veitstanz und ähnliche Krankheiten.

46 Auch seine Kopfschmerzen bezog Luther auf den »Junker Satan, der seinen Mutwillen an mir übet durch Zauberei«. (J. K. H. Moehsen, Geschichte der Wissenschaften in der Mark Brandenburg. Berlin 1781, Bd. II, S. 506).

47 Soldan-Heppe-Bauer. Geschichte der Hexenprozesse. München 1912. – »Ich lese Soldans Geschichte der Hexenprozesse«, notierte Hebbel 1847 in seinem Tagebuch. »Wohl den Tieren, daß sie keine Geschichte haben!.« Und dann eine sarkastische An-

spielung auf die Gleichberechtigung der Geschlechter: » Merkwürdig ist es, daß man wie von unreiner Vermischung der Weiber mit dem Teufel nicht auch von Verbindungen der Männer mit des Teufels Großmutter liest.«

48 Als ich 1938 eine Malaria-Ambulanz in Dalmatien leitete, erfuhr ich von einer alten Frau, daß sie »nach dem (ersten Welt-)Kriege« anläßlich der schweren Grippe-Pandemie, die von der Bevölkerung als »kuga« (= Pest) bezeichnet wurde, erkrankte und »seither an eigenartigen Zuckungen« litt. Auf der Dorfstraße beschimpfte man sie als »vestica« (Hexe). Die Kinder bewarfen sie mit Steinen. Ein alter Mann sagte: »Früher hat man solche einfach verbrannt! Damit war man den Ärger los.«

49 E. Müller, Johannes Kepler und sein Werk. Stuttgart 1931. (Müller berichtet ausführlich über den fünf Jahre währenden Prozeß gegen die »Hexe Katharina Keplerin«.)

50 Louis Lewin, Die Gifte in der Weltgeschichte. Berlin 1920. Louis Lewin, Gifte und Vergiftungen. Berlin 1929. Hermann Thomas, Betäubungsmittel und Rauschgifte. Berlin/ Wien 1929. – Heinrich Gebhardt, Grundriß der Pharmakologie und Toxikologie, München 1940. – F. Führer, Medizinische Toxikologie, Leipzig 1943.

51 Der lateinische Name Atropa stammt von dem griechischen Namen Atropos. Damit bezeichneten die Griechen eine der drei Parzen, die unter dem hintergründigen Bilde des Spinnens eines jeden Menschen Lebensschicksal bestimmten. Klotho spann den Lebensfaden an. Lachesis zog ihn aus und Atropos (»die Unabwendbare«) schnitt ihn ab. Auch der Genuß dieser Pflanze schneidet unabwendbar den Lebensfaden ab. So sollte der Name die Giftigkeit der Pflanze hervorheben. Die italienische Bezeichnung Belladonna (schöne Frau) tauchte zuerst im 16. Jahrhundert in Venedig auf. Den Beinamen erhielt die Tollkirsche, weil man aus dem Saft ihrer Beeren eine vielgebrauchte Salbe zu kosmetischen Zwecken bereitete.

52 Wegen dieser Wirkung wurde auch eines der Nachtschattengewächse als »Tollkirsche« bezeichnet.

53 Diese Eigenschaft des Bilsenkrautes war schon im Altertum bekannt. Die weissagenden pythischen Jungfrauen des Orakels zu Delphi sollen sich mit Hilfe dieses Krautes in einen erregten Zustand versetzt haben, in dem sie dann ihre visionären Äußerungen taten; da das delphische Orakel dem Apollo geheiligt war, nannte man die Droge »Herba Apollinaris« (Apollokraut).

54 Vielleicht verdankt auch das Bilsenkraut einer uralten Erkenntnis dieser Eigenschaft seinen griechischen Gattungsnamen Hyoskyamos, der aus »hys« (Genitiv hyos), das Schwein, und »cyamos«, die Bohne, zusammengesetzt ist und wörtlich soviel wie Schweinsbohne bedeutet. Die Gefährten des Odysseus wurden bekanntlich durch die Zauberin Kirke in Schweine verwandelt, und zwar geschah dies dadurch, daß ihnen im vorgesetzten Mahle »betäubende Säfte« beigebracht wurden (Odyssee 10, 235ff.). Auf ein solches Mittel bezieht sich auch das, was Virgil eine seiner Personen unter Anspielung auf die »Lykantropie«, den antiken Werwolfglauben, sagen läßt:

> »Diese Gewächse und Gifte, für mich im Pontus gesammelt
> hat mir Möris geschenkt, im Pontus wachsen ja viele!
> Oftmals sah ich, wie Möris, durch sie zum Wolfe geworden,
> sich in den Wäldern verbarg, oft Geister aus Tiefen der Gräber rief
> und anderswohin die gesäten Ernten verpflanzte.«
> (Virgil, Bucolica, Ecloga VIII, Vers 95).

Die nächtliche Verwandlungsszene eines Weibes in eine Eule durch Einreiben des nackten Körpers schilderte schon der Dichter Lucian in seinem »Goldenen Esel«.

55 J. P. Frank, Medizinische Polizey, Bd. 4, Mannheim 1788, S. 599. – Trotzdem hielten die Hexenverbrennungen bis in das 18. Jahrhundert an, in dem sogar noch an der protestantischen Universität Rostock der Medizinprofessor Joel die Verbrennung des längst gestorbenen »Hexenmeisters« Paracelsus verlangte.

56 Andreas Laguna (1499–1560), Kommentar zum Dioscurides. »Das Besessensein an sich«, schreibt er unter anderem, »ist ein Unglück und kein Verbrechen. Christus hat Besessene nicht bestraft, sondern sie durch Austreibung des bösen Geistes geheilt.«

57 Garidel, Histoire des plantes qui naissent aux environs d'Aix. 1719, p. 236; Porta Magia Naturalis. lib. II. cap. 26. -Eine »Hexenszene« in selten großartiger Weise wird von Charles de Coster in seinem historischen Roman »Ulenspiegel« und von Dimitrij Mereschkowskij in seiner Leonardo-da-Vinci-Biographie geschildert.

58 Da kräuterkundige Frauen sehr häufig vor die Hexentribunale kamen, erfuhren die Henker und Folterknechte bei den »peinlichen Verhören« sehr bald das Geheimnis der Solanazeen-Wirkung, von der sie sodann bei ihrem Handwerk auch selbst reichlich Gebrauch machten! (Johann Peter Frank, System einer vollständigen medizinischen Polizey, IV., Mannheim 1788, S. 566). Konnten sie nämlich durch die Folter das gewünschte Geständnis nicht erzwingen, so reichten sie ihrem Opfer den solanazeenhaltigen »Hexentrank« oder die »Hexensuppe«, um »das Schweigen zu brechen«.
Infolge der zentralen Wirkung dieser Mittel fallen nämlich bei den Delinquenten alle Hemmungen weg. Sie werden redselig und gestehen alles, auch das, was sie vielleicht einmal insgeheim nur überlegt oder gewünscht, aber niemals ausgeführt hatten. Der Jesuit Martin Delrio (1551–1608), einer der schlimmsten Hexenverfolger, erzählt in seinem Buch »Inquisitiones magicae« (1599), daß ein westfälischer Edelmann, der zwanzigmal die Folter überstanden hatte, ohne zu gestehen, sofort bekannte, nachdem ihm vom Henker ein berauschendes Getränk eingeflößt worden war. Noch unlängst wurde in gewissen Staaten zu ähnlichen Zwecken den Angeklagten während der Untersuchungshaft die sog. »Wahrheitsspritze« mit Skopolamin verabreicht.

59 H. Fühner, Solanazeen als Berauschungsmittel. Eine historisch-ethnologische Studie. Archiv für experimentelle Pathologie und Pharmakologie. 1928.

60 Nach Fühner war es im Baltikum und in einigen Teilen Rußlands noch Anfang des 20. Jahrhunderts üblich, bei geselligen Zusammenkünften einzelnen Personen insgeheim Stechapfelsamen oder ähnlich wirkende Drogen in das Getränk zu geben, um sich nachher über die Ausgelassenheit und die grotesken Bewegungen des Solanazeen-Berauschten ergötzen zu können. – (H. Fühner, Akopoliawurzel als Gift- und Heilmittel bei Litauern und Letten. Therapeut. Monatshefte 1919, Bd. 33, S. 221).

61 Pierre Bouchet, Observationum medicarum et admirabilium. Paris 1624, P. 37.

62 Kennzeichnend für die Bedeutung, die die Nachtschatten einst im alltäglichen Leben spielten, ist die Häufigkeit, mit der z. B. Shakespeare in seinen Werken diese Giftpflanzen, insbesondere die Alraune, erwähnt. Hier einige Beispiele:

»Hexensaft ... Schierling auch,
nachts gesucht nach echtem Brauch ...
Eibenspahn, der abgesplisst,
wenn der Mond verfinstert ist.«
Macbeth IV, 1 (XII, 242)

»Assen wir von jenem Tollkraut,
das den Verstand gefangen nimmt?«
Macbeth I, 3 (XII, 190)

»Nicht Mohnsaft noch Mandragora
verhelfen je dir zu dem süßen Schlaf,
den du noch gestern hattest.«
Othello, III, 3 (XII, 88)

»Gib mir Mandragora zu trinken ...
daß ich die große Kluft der Zeit verschlafe!«
Antonius u. Cleopatra, I, 5 (X, 42)

»Du verwünschtes Alräunchen!«
Heinrich IV. B; I,2 (II, 27)

»Der nannte ihn Alräunchen.«
Heinrich IV. B; III,2 (III, 97)

»War' Fluchen tödlich wie Alraunen-Ächzen.«
Heinrich IV. B; III,2 (II, 85)

63 Alfred Schlosser, Die Sage vom Galgenmännlein im Volksglauben und in der Literatur (Dissertation), Münster 1912.

64 Die Menschenähnlichkeit der Mandragorawurzel wurde meist künstlich erzeugt. Man nahm dabei die ganze lebende Pflanze aus dem Boden heraus, machte an der Wurzel die nötigen Einschnitte und Zusammenschnürungen, grub sie wieder ein und ließ sie längere Zeit weiterwachsen. Waren die verschiedenen Verletzungen wieder vernarbt, so wurde die Wurzel wieder ausgegraben. War sie erst ordentlich eingeschrumpft und getrocknet, so fiel es schwer, die künstlich eingerichteten Stellen als solche zu erkennen und nachzuweisen. Die wahren Alräunchen, so wurde erzählt, machen ihren Inhaber hieb-, stich- und kugelfest, sie dienten als Liebeszauber, sie machten unsichtbar, sie zeigten die Stellen an, wo unterirdische Schätze verborgen sind, sie nahmen die Krankheit dessen in sich auf, »der sie beständig trug«.

65 Laut Johann Friedrich Struensee wurden die Alräunchen vom Henker selbst auf den Galgenberg gepflanzt, wo sie durch die abergläubische Angst, die diesen »Ort des Grauens« umwob, vor dem neugierigen Zutritt des Volkes geschützt blieben. Der junge Struensee hatte als Physikus viel Ärger mit dem Altonaer Scharfrichter Christian Witte, der zwar von Amts wegen berechtigt war, Arm- und Beinbruchkuren durchzuführen, sich nebenbei aber auch kurpfuscherisch betätigte und mit verschiedenen »Geheimmitteln« einen florierenden Handel betrieb. Stefan Winkle, Johann Friedrich Struensee, Arzt, Aufklärer und Staatsmann. Stuttgart 1983, S. 507.

66 Den grauenhaften Schrei der Alraunewurzel kennt auch Shakespeare. In »Romeo und Julia« fürchtet Julia, sie konnte aus dem künstlichen Schlaf in den Schrecknissen des Grabgewölbes zu früh erwachen:

> »Weh, weh, könnt es nicht leicht geschehen,
> daß ich, zu früh erwachend – und nun ekler Dunst,
> Gekreisch wie von Alraunen, die man aufwühlt,
> Das Sterbliche, die's hören, sinnlos macht,
> O, wach ich auf, werd' ich nicht rasend werden?«
> III, 4 (281)

Demnach erzeugt der Alraunenschrei Wahnsinn.

67 Dies mag ein Brief beweisen, den ein Leipziger Bürger 1575 an seinen von Krampfanfällen gequälten Bruder in Riga schrieb: »Dir könnte nicht geholfen werden, du hättest denn ein Alruniken... So hab ich mich nu vor Deinetwegen ferner bemühet und bin ich zu den Leuten gegangen, welche solches haben, als bei unserm Scharfrichter und ich habe ihm dafür geben als nemlich 64 Tahler und des Budels (Büttels-Henkers)-Knecht ein Engelkleid (eine Münze) zu Drinkgeld. Solches soll dir nu, Lieber Bruder, aus Liebe und Treu geschenkt sejn.« (Franz Heinemann, Die Henker und Scharfrichter als Volks- und Viehärzte seit Ausgang des Mittelalters. (Schweiz. Archiv f. Volkskunde, Bd. 4, S. 1) – Alfred Schlosser, Die Sage vom Galgenmännlein im Volksglauben und in der Literatur (Dissertation), Münster 1912.

68 Zur Entzifferung alter Rezepte ist die Kenntnis der einstigen Medizinalgewichte und Rezepturbezeichnungen erforderlich. In der Heilkunde waren seit altersher Gewichte üblich, die man von den Römern übernommen hatte und deren Einheit das Pfund (pondus, später libra) war. Hieraus entstanden folgende Medizinalgewichte:

Pfund: Das Medicinalpfund (360 Gramm) oder Libra medica (abgekürzt lb) enthielt 12 Unzen (unica=1/12).

Unze: Die Unze (30 Gramm) enthielt 8 Drachmen (drachma-griechische Silbermünze, wurde auch Quentchen genannt).

Drachme: Die Drachme (3,75 Gramm) zählte 3 Scrupel (Scrupulum)

Scrupel: Der Scrupel (1,25 Gramm) enthielt 20 Gran (granum-Korn, Kern, Beere).

Gran: (gr. oder g.): Ein Gran (0,0625 Gramm) wurde im 18. Jahrh. ein Pfefferkorn schwer geschätzt, für 1/2 oder 1/4 Gran teilte oder vierteilte man es, wenn keine Gewichte zur Hand waren.

Die Mengenbezeichnung wurde hinter das Gewicht gesetzt und zwar in lateinischen

Ziffern, die von 1 bis 3 bzw. 4 wie j geschrieben oder gedruckt wurden, so daß die einzelne oder letzte Ziffer j etwas länger war. 1 = j, 2 = ij, 3 = iij, 7 = vij usw. Die Hälfte wurde durch Hintenansetzen eines ß oder S bzw. SS (semis) gekennzeichnet. (E. Flatow, Anleitung zum Entziffern alter Rezepte. Die Medizinische Welt, 1932, 6. Jg. 5).

69 Es erscheint auf den ersten Blick unbegreiflich, weshalb die von Paracelsus empfohlene Solanazeen-Therapie in der darauffolgenden Zeit nicht befolgt wurde. In Anbetracht der Tatsache, daß die Dosierung von Arzneimitteln in jener Zeit noch sehr ungenau war, ist es durchaus denkbar, daß man mit derartigen Mitteln oft das Gegenteil von dem Gewünschten erzielte. Es ging damit wie mit den Freikugeln – »sechse treffen – sieben äffen«. Heißt es doch gerade bei Paracelsus: »Alle Dinge sind Gift und nichts ohne Gift, allein die Dosis macht, daß ein Ding kein Gift ist... Ich scheide das, was nicht Arcanum ist, von dem, das Arcanum ist, und gebe den Arcano seine rechte Dosis.« Die vielzitierte Paracelsus-Stelle stammt aus seinen berühmten Verteidigungsreden (»Defensiones«): Dort fragt er seine Gegner, ob sie wohl wüßten, was Gift sei und was nicht Gift sei.

70 Bei schädigendem Zauber sprach man von »schwarzer Magie«.

71 Zitiert von Weissbach in seiner »Wahrhaffte und gründlich Cur aller dem menschlichen Leibe zustoßenden Krankheiten«. Straßburg 1722. – In Krakau pflegte der Henker noch Anfang des 19. Jahrhunderts Menschenblut zu diesem Zwecke zu verkaufen, und Hans Christian Andersen schildert im 3. Kapitel seiner Autobiographie (»Märchen meines Lebens«), welche die Zeit von 1822–1828 umfaßt, eine Hinrichtung, bei der das Blut noch als Heilmittel angesehen wurde. »Ich sah dort«, so Andersen, »einen armen Kranken, dessen abergläubische Eltern ihn, damit er von den Krämpfen geheilt werde, eine Schale voll des Blutes der Hingerichteten trinken ließen und darauf in wilder Flucht mit ihm davonliefen, bis er zu Boden sank.«

Neuzeit

72 J. Schenck. Obs. med. rar. Francof. 1600, p. 233

Veitstanz, Tarantismus

73 Die Angst vor der Tarantel reicht bis in die Antike zurück. So legt Xenophon in den Memorabilien dem Sokrates die Worte in den Mund: »Weißt du denn nicht, daß gewisse Giftspinnen, welche nicht größer sind als ein halber Obolus, die Menschen durch Schmerzen quälen und von Sinnen bringen?«

74 Giorgio Baglivi, Opera omnia, Lugdun, 1710, 4. P. 599. Den unwiderstehlichen Drang der Tanzsüchtigen hat Nietzsche im »andern Tanzlied« des Zarathustra meisterhaft zum Ausdruck gebracht:

»Nach meinem Fuße, dem tanzlustigen,
warfst du einen Blick, einen lachenden,
fragenden, schmelzenden Schaukel-Blick.
Zweimal nur regtest du deine Klapper
mit kleinen Händen – da schaukelte schon
mein Fuß vor Tanzwut.
Meine Fersen bäumten sich, meine Zehen
horchten, dich zu verstehen, trägt doch
der Tänzer sein Ohr – in seinen Zehen.
Zu dir sprang ich, da flohst du zurück
vor meinem Sprunge, und gegen mich züngelte
deines fliehenden, fliegenden Haares Zunge!...
Ich tanze dir nach...«
(Also sprach Zarathustra, Dritter Teil. Das andre Tanzlied).

75 Wilhelm Christian Orphal, Musterung aller bisher mit Recht oder Unrecht für giftig gehaltenen Tiere Deutschlands. Leipzig 1807.

Gruppenpsychose

76 Simon André Tissot, Abhandlung über die Nerven und deren Krankheiten. Leipzig 1782, Bd. 4, S. 11.

77 Mündliche Mitteilung von Dr. Max Bense im Februar 1947, der damals Kurator der Friedrich Schiller Universität in Jena war und als Rheinländer es wohl wissen mußte.

Mikrobiologische Ära

78 A. Fleischer, Die Influenza, Epidemiologie, Symptomatologie und Therapie sowie ihre Complikationen und Nachkrankheiten.

79 Wilhelm Ebstein, Einige Bemerkungen über die sogenannte Nona. Berliner Klinische Wochenschrift 28 (1891).

80 Constantin von Economo, Die Encephalitis lethargica, ihre Nachkrankheiten und ihre Behandlung. Berlin und Wien. 1929.

81 Auch die ätiologische Erforschung der Grippe, der während der Pandemie 1918/19 schätzungsweise 20 Millionen Menschen zum Opfer fielen, gelang erst, als man das Frettchen als geeignetes Versuchstier ausfindig machte, mit dessen Hilfe anläßlich der Influenza-Epidemie 1933 die Engländer Smith, Andrewes und Laidlaw als Erreger ein Virus nachwiesen.

82 Guiseppe Panegrossi, Über die neue Heilmethode der chronischen Enzephalitis mit Parkinson-Erscheinungen. Deutsche Med. Wochenschrift 1938, Nr. 19.

83 Die modernen Nachfolger dieser Gifte, die psychostimulierenden Drogen unserer Jugend – etwa Haschisch, Amphetamin, Ecstasy, Kokain – führen zwar hin und wieder zu ähnlichen Zuckungen, aber im Zeitalter von Rock'n'Roll, Techno-Beat, Death Rock und Rave-Parties werden diese nicht unbedingt als krankhaft aufgefaßt. Ihre schädlichen Wirkungen, abgesehen von akuten Intoxikationen mit Herzversagen beim Kokain oder dem Wärmeschock beim Ecstasy, treten zum Teil erst verspätet auf und werden von einer gut organisierten Lobby des Drogenkonsums gegen alle vorliegende wissenschaftliche Dokumentation unbeirrbar bestritten.

Papageienkrankheit (Psittakose bzw. Ornithose)

Allgemeines und Vorgeschichte

1 Auch das deutsche Wort »Sittich« hat die gleiche Wurzel wie das griechische »Psittacos = Papagei«. Eduard Friedrich Poeppig, Reise in Chile, Peru und auf dem Amazonasstrom. 1835–1836.

2 Als man später den gleichen Erreger (Chlamydia psittaci) auch bei anderen Vogelarten feststellte, prägte man den Terminus »Ornithose«, um das größere Wirtsspektrum des Erregers zu verdeutlichen.

3 Wolfgang Burr, Poeppigs Reise in Chile, Peru und auf dem Amazonasstrom. Leipzig 1870. S. 39.

4 A. F. Prechtler, Humboldt am Orinoko, Berlin 1855. S. 51. Als die Spanier unter Nicuesa und Hojeda im Jahre 1509 das an der Landenge von Darien gelegene Karibendorf Yurbaco überrumpeln wollten, verrieten die wachsamen Papageien in den Wipfeln der Bäume durch ihr Geschrei – wie einst die Gänse des Kapitols – den Anzug des Feindes und ermöglichten damit ihren Pflegern die rechtzeitige Flucht. (Alexander v. Humboldt, Voyage aux régions équinoxiales du Nouveau Continent, fait en 1799–1804 Paris.)

5 Burr (wie Anm. 3) S. 40.

6 Sanchez Belmàs, Viaie y aventuras en el nuevo mundo, Madrid 1714. S. 61.

7 Belmàs (wie Anm. 6) S. 62.

8 Die Umschau 1930. S. 35–36. Der kurze Aufsatz in der Umschau besteht fast ausschließlich aus Mitteilungen von Geheimrat R. O. Neumann, Hamburg, die dieser auf Grund seiner südamerikanischen Kenntnisse bei einem Interview gemacht hatte.

9 H. Specht, Kalendergeschichten aus dem 18. Jahrh., Leipzig 1932, S. 42. In dem gleichen Buch kommt auf Seite 59 noch eine weitere Papageiengeschichte vor. Darin wird erzählt, wie ein alter portugiesischer Kapitän aus Setubal testamentarisch bestimmen ließ, daß seine Verwandten erst nach dem Tode seiner drei Lieblingspapageien an seinem Vermögen teilhaben dürfen. Den Vögeln, die von einem treuen Diener argwöhnisch gepflegt und behütet wurden, hatte er zum großen Ärger seiner habgierigen Erben den Spruch beigebracht: »Wir leben bis in die Ewigkeit! Amen.« Als eines der Tiere gestohlen wurde, ersetzte es der Diener insgeheim mit einem neugekauften Papagei, der aber bald erkrankte und offenbar auch seine beiden Artgenossen ansteckte, denn sie starben fast zur gleichen Zeit und mit ihnen auch der Diener. Das Volk munkelte von Gift. Heute würde man an eine Psittakose-Infektion denken.

Mikrobiologische Ära

10 Umschau (wie Anm. 8) S. 35–36. WK. Prinz von Isenburg, Meine Ahnen (1924).

11 J. Ritter, Pneumotyphus oder typhöse Pneumonie. Korresp.bl. Schweizer Ärzte 9, 576 (1879); Über Pneumotyphus, eine Hausepidemie in Uster. Dtsch. Arch. klin. Med. 25 (1879) S. 53.

12 Prechtler (wie Anm. 4) S. 51.

13 Ost: Über infektiöse Pneumonie. Korresp.bl. Schweizer Ärzte (1883) S. 424.

14 Dujardin-Beaumetz, Enquète sur des cas de pneumonie infectieuse paraissant avoir été occasionnés par des perruches. Bull. Conseil. Hyg. publ. salubrité Départ. Seine, April 1893.

15 Peter, Le typhus des perruches, Bull. méd. 1892, 713; La maladie des perruches, France Méd. Paris 1892, S. 225.

16 Morange, De la Psittacose ou infection spéciale déterminée par des perruches. Thèse de Paris 1895.

17 E. Nocard, Conseil Hyg. publ. Seine, 24. März 1893 Annexe B, p. 14. – Nocard et Debove: Sur un mémoire de M. M. des docteurs Gilbert et Fournier (Contribution à l'étude de la Psittacose) Rapport au nom d'une Commission spéciale. Bull. Acad. Méd. 36 (1896) S. 429.

18 Ritter (wie Anm. 11) S. 54.
Die hohe Sterblichkeit der Zülpicher Epidemie rief nicht nur in dem romantischen Rheinstädtchen, sondern auch in der Umgebung eine ungeheure Panik hervor. Wochenlang stockte jeglicher Handel und Verkehr mit Zülpich, und seine Einwohner wurden gemieden.

19 E. Barros, Epidemia de psittacosis. Dia méd. 140, 143 u. 152 (1929). – La psittacosis en la republica Argentina. Dia méd. 389 u. 407 (1929).
E. L. Sabate, Epidemia de psittacosis en Tucum. El dia Medico 1929, S. 284.

20 Die Angst führte oft zu grotesken Auswirkungen. So weigerte sich z. B. ein ängstlicher Bariton, der in Mozarts »Zauberflöte« die Rolle des Papageno zu spielen pflegte, das aus Papageienfedern bestehende Vogelkleid nochmals anzulegen, so daß das Stück so lange vom Spielplan verschwinden mußte, bis die Opernverwaltung das Federkostüm in der Desinfektionsanstalt nach allen Regeln der Kunst entseuchen ließ.

21 McCoy, Accidental psittacosis infection among the personnel of the hygienic laboratory. Publ. Health, Rep. 45, 848 (1930). – Paul de Cruif, Kämpfer für das Leben. Berlin 1938, Kap. »McCoy«, S. 179ff.

22 Mündliche Mitteilung von Prof. E. Haagen (1940), Leiter der Virusabteilung vom Robert Koch-Institut Berlin, der Anfang der dreißiger Jahre studienhalber am Rockefeller Institut weilte.

23 Für die USA wurden damals 169 Erkrankungen, für Deutschland 215 Erkrankungen mit 45 Todesfällen berechnet. Die von den Behörden ermittelten Minimalzahlen bildeten in Wirklichkeit nur die Spitze eines Eisbergs. Infolge der unzulänglichen Labordiagnostik wurden viele Psittakosefälle als grippale Infekte bezeichnet.

24 Mündliche Mitteilung von Geheimrat R. O. Neumann (1950).

25 Nach einer Notiz, die mir Geheimrat Neumann im Januar 1950 zeigte.

26 C. Hegler, Psittakose. Dtsch. med. Wschr. (1930) S. 148. Psittakose (Klinische Erfahrungen beim Menschen). Dtsch. tierärztl. Wschr. 677 (1930).

27 Mündliche Mitteilung von Geheimrat R. O. Neumann, Hamburg (1950).

28 Auch der erste Gruppenausbruch, den Hegler 1929 in Hamburg feststellte, betraf drei Personen einer Tierhändlerfamilie, die zehn Tage vor ihrer Erkrankung drei aus Südamerika frisch eingetroffene Papageien erhalten hatten; zwei der Papageien und zwei Familienmitglieder starben (wie Anm. 27).

29 Bedson and Western, G. T., Observation on the virus of psittacosis. Brit. 1. exp. Path.
Bedson and Simpson, L., Observation on the etiology of psittacosis. Lancet 285 (1930).

30 W Levinthal, Die Ätiologie der Psittacosis. Verhandl. Berlin. Mikrobiolog. Ges. 1929/30, 42; Klin. Wochenschr. 1930, 654; Med. Welt 1930, 588; Berl. Mikrobiolog. Ges. Sitzg. 24, März 1930; Zbl. Bakter. I Ref. 97, 574 (1930).

31 A. C. Coles, Micro-Organismus in Psittacosis. Brit. med. J. 1930, 719; Lancet 1930, 1011–1012.

32 R. D. Lillie, Psittacosis: Rickettsia-like inclusions in man and in experimental animals. Pub. Health Rep. 45, 773 (1930).

33 Krumwiede, Grath and Oldenbusch. Etiology of psittacosis. Amer. J. path. 585 (1930).

34 R. K. Rasmussen-Ejde, Über eine durch Sturmvögel übertragene Lungenerkrankung auf den Faröern. Zentralblatt für Bakteriologie. I Orig. 143, 89 (1938).

35 Wochenlang roch es in dem Institutstrakt, wo die Sturmvögel untersucht wurden, nach Tran. Besonders peinlich war es, wenn auswärtige Gäste die Grabstätte Robert Kochs besuchen wollten, da sich das Mausoleum unmittelbar neben der Virologischen Abteilung befand.

36 E. Haagen und G. Mauer, Über eine auf den Menschen übertragbare Viruskrankheit bei Sturmvögeln und ihre Beziehung zur Psittakose. Zentralblatt für Bakt. Orig. 143 Bd. S. 81 (1938).

37 Die dänische Regierung hat auf Grund dieser Feststellungen das Fangen und Einsalzen von Sturmvögeln auf den Faröern mit sofortiger Wirkung untersagt. Um jedoch die armen und anspruchslosen Fischer und Schafzüchter, die von diesem Verbot schwer be-

troffen wurden, über den Winter hinwegzuhelfen, mußte ihnen der Staat größere Mengen billiger Konserven zur Verfügung stellen.

38 K. E. Meyer, Psittacosis-Lymphogranuloma venerum Agenta. In: Viral and Rickettsial Infections of Man, 4. Aufl. Hrsg. von Rivers. T.M.F.L. Horsfall, Lippincott, Philadelphia 1965.

39 S. Darougar (Ed.), Chlamydial disease. British Medical Bulletin 39, 107–208 (1983).

40 V. Sery, J. Strauss, Z. Fantova, J. Mazel, V. Vondaraček, Immunological Survey of Ornithosis in the Poupulation of the Czech Regions. I. Hyg. Epidem. (Praha) 5 (1961) S. 439.

S. Ortel, Die Ornithose-Situation in der DDR auf Grund epidemiologischer und serologischer Untersuchungen. Arch-exp. Vet.-Med. 18 (1964) S. 89.

Seuchen, biologische Kriegführung und Bioterror

Die verheimlichte sowjetische Biowaffenaufrüstung

1 Ken Alibek und Stephen Handelman, Direktorium 15. Rußlands Geheimpläne für den biologischen Krieg. Econ Verlag München, S. 10. – Alibeks Buch, das er nach seiner Flucht in den USA mit Hilfe des amerikanischen Journalisten Stephen Handelman geschrieben hat, ist für den Historiker eine Fundgrube bezüglich der Täuschungsmanöver, mit denen es den Sowjets während des kalten Krieges 20 Jahre gelungen war, ihre gigantische Biowaffenaufrüstung vor dem Westen zu verheimlichen. Das Buch hat jedoch den Nachteil, dass die Ereignisse nicht chronologisch geschildert werden, was das Verständnis sehr erschwert. Von 23 Kollegen, mit denen ich mich über das Buch unterhielt, hatten es nur drei von Anfang bis Ende durchgelesen. Aber auch die beschwerten sich über das Durcheinander der Darstellung. Die meisten hatten nur die Abschnitte »Militärmedizin. Stalingrad 1942« und »Zwischenfall in Swerdlowsk« gelesen. Aus diesem Grund habe ich meine Beschreibung streng chronologisch vorgenommen.

2 Wie Anmerkung 1, S. 66

3 Wie Anmerkung 1, S. 71–77

4 Wie Anmerkung 1, S. 80–83

5 Wie Anmerkung 1, S. 85. – Es ist interessant und skurril, das Stalin laut Gorbatschow sogar »die Partei als Ritterorden zu bezeichnen pflegte«. Michail Gorbatschow, Über mein Land. Beck-Verlag, München 2000, S. 33.

6 Wie Anmerkung 1, S. 40, 44

7 Wie Anmerkung 1, S. 117. – Wir lebten während des kalten Krieges in einer apokalyptischen Situation, in der ein Knopfdruck alles Leben auslöschen konnte. Während der Kuba-Krise schrieb Bertrand Russell: »Noch niemals hatte die Menschheit soviel Angst wie heutzutage – und noch niemals hatte sie soviel Grund dazu.« Bis zum Ende des kalten Krieges hatten diese Worte ihre Aktualität bewahrt. – Da im Falle eines Atomkrieges jegliche Prophylaxe illusorisch war, entsprang dem schwarzen Humor damals folgende Anekdote: Bertrand Russel sagte einmal, als man ihn fragte, was man wohl bei einem Atomangriff machen könne: »Ein Leintuch nehmen und sich langsam auf den nächsten Friedhof begeben.« – »Und warum langsam?« – »Damit es zu keiner Panik kommt.«

8 E. Geißler, Anthrax und das Versagen der Geheimdienste, Kai Homilius Verlag, Berlin 2003, S. 257, 259

9 Wie Anmerkung 1, S. 135, 136

10 Wie Anmerkung 1, S. 27, 28

11 Wie Anmerkung 1, S. 63. – Hier möchte ich einige Sätze aus einem soeben erschienenen Buch von Helmut Schmidt zitieren: *Wenn keine ausreichenden Überschüsse erwirtschaftet wurden, sprang die Zentralbank ein und druckte zusätzliche Rubel zur Verfügung des Staates. Als ich gegen Ende der achtziger Jahre einmal im Gespräch mit Gorbatschow auf die gefährliche Vermehrung der Geldmenge hinwies, meinte dieser gelassen: »Über die Geldmenge haben wir in Moskau nie Buch geführt.« Das war gewiß unzutreffend, aber es ließ erkennen, daß selbst ein langjähriges Mitglied des Politbüros keinen ausreichenden ökonomischen Überblick hatte.* (Helmut Schmidt, Die Mächte der Zukunft. Siedler Verlag, München 2004. S. 177)

12 Wie Anmerkung 1, S. 149. – Die Sowjetunion, die 1960 noch Wirtschaftsmacht Nummer zwei gewesen war und davon träumte, die USA zu überholen, war Anfang der achtziger Jahre auf den vierten Platz hinter die Vereinigten Staaten, die EG und Japan abgerutscht. Ihre Wirtschaft befand sich im freien Fall. Man hatte sich totgerüstet.

13 Wie Anmerkung 1, S. 143

14 Wie Anmerkung 1, S. 152, 154

15 Wie Anmerkung 1, S. 16–21

16 Wie Anmerkung 1, S. 173–174. – Nach Abwurf der ersten Atombombe über Hiroshima bekannte der amerikanische Physiker Robert Oppenheimer, der wesentlich am ihrem Bau beteiligt war: »Der Naturwissenschaftler hat Bekanntschaft mit der Sünde gemacht.« So etwas Ähnliches könnte auch Oberst Pasetschnik erlebt haben, als er sich entschloss,

nach dem Westen zu fliehen. Eine ähnliche Krise erlitt auch der bedeutendste sowjetische Atomphysiker, Andrej Sacharow, der die Grundlagen für den Bau der ersten sowjetischen Wasserstoffbombe entwickelt hatte. Nachdem 1953 die erste sowjetische Wasserstoffbombe explodiert war, wählte die sowjetische Akademie der Wissenschaften den 32-jährigen Atomphysiker einstimmig zum Vollmitglied. Sogleich erhielt er den Lenin-Orden. Doch bald danach setzte er sich für die Demokratisierung des sowjetischen Gesellschaftssystems ein. 1970 gründete er ein Komitee für die Verwirklichung der Menschenrechte in der Sowjetunion. 1975 erhielt er den Friedensnobelpreis. 1980 wurde er nach Gorki verbannt. 1986 ließ Gorbatschow die Verbannung aufheben. Sacharow forderte die Freilassung aller sowjetischen Gewissenshäftlinge, was in der Folge weitgehend geschah.

17 Wie Anmerkung 1, S. 170, 179–186

18 Wie Anmerkung 1, S. 154

19 Wie Anmerkung 1, S. 322–323

20 Wie Anmerkung 1, S. 252–269. – Am 25. Dezember trat Gorbatschow auch als Staatspräsident der UdSSR zurück. Seine vom Fernsehen übertragene Abschiedsrede markierte das Ende der Sowjetunion. 74 Jahre nach Lenins Oktoberrevolution verabschiedete sich der Staat, der unter Stalin zum zweitmächtigsten Land der Erde aufgestiegen war, von der Geschichte. Der Verzicht auf die DDR, die Einwilligung in die deutsche Wiedervereinigung und die Hinnahme der Mitgliedschaft ganz Deutschlands in der NATO hat zum Sturz Gorbatschows beigetragen. Der Machtverlust der Sowjetunion zog den Machtverlust ihres ersten Mannes nach sich.

21 Wie Anmerkung 1, S. 292–302

22 Wie Anmerkung 1, S. 133–135

23 Wie Anmerkung 1, S. 177–178

24 Wie Anmerkung 1, S. 308

25 Der Spiegel, Ausgabe 15, Seite 220, vom 12. 4. 1999: Spiegel-Gespräch »Ich hasse die Person, die ich war.« Redakteure: Raphaela von Bredow und Johann Grolle.

Das Lügengewebe über den Unfall von Swerdlowsk

26 Swerdlowsk, das heute wieder Jekaterinburg heißt, wurde 1721 von Peter dem Großen zu Ehren seiner Gemahlin Katharina gegründet.

27 Ken Alibek und Stephen Handelman, Direktorium 15. Russlands Geheimpläne für den biologischen Krieg, Econ-Verlag, München, S. 361 – Das 15. Direktorium war zwischen 1945 und 1973 das Hauptdirektorium der Sowjetunion und obwohl es von der neugeschaffenen Biowaffen-Tarnorganisation »Biopräparat« bald überschattet wurde, blieb sie für die Kontrolle der gesamten Biowaffenproduktion und deren Lagerung zuständig. Die Prüfung neuer Biowaffen erfolgte stets auf der »Aralinsel der Wiedergeburt« an 50–100 angepflockten Affen in Gegenwart von zwei Generälen des 15. Direktoriums.

28 Ken Alibek (wie Anm. 2), S. 107

29 Ken Alibek (wie Anm. 2), S. 97, 98–99

30 Ken Alibek (wie Anm. 2), S. 99

31 Ken Alibek (wie Anm. 2), S. 110

32 Ken Alibek (wie Anm. 2), S. 104
Als 19 Jahre später die ermordete Zaren-Familie exhumiert und am 17. Juli 1998 in St. Petersburg in der Peter-Pauls-Kathedrale, der Begräbnisstätte der Zaren seit Peter dem Großen, feierlich beigesetzt wurde, nahm Jelzin, der inzwischen Präsident von Russland geworden war, scheinheilig an der feierlichen Beisetzung teil.

33 Erhard Geißler, »Anthrax und das Versagen der Geheimdienste«, Berlin 2003, S. 253

34 Ken Alibek (wie Anm. 2), S. 96

35 Ken Alibek (wie Anm. 2), S. 111

36 Erhard Geißler (wie Anm. 9), S. 253

37 Ken Alibek (wie Anm. 2), S. 186

38 Ken Alibek (wie Anm. 2), S. 296

39 E. Geißler (wie Anm. 8), S. 255
40 Michail Gorbatschow, Über mein Land. Russlands Weg ins 21. Jahrhundert, Beck-Verlag, S. 37

Die Biowaffenlegende von Stalingrad

41 The CBW Conventions Bulletin, No. 41, 1998, 23
42 Ken Alibek mit Stephen Handelman, Diektorium 15, S. 46, 47
43 K. Alibek (wie Anmerkung 2) S. 47
44 K. Alibek (wie Anmerkung 2) S. 47, 48
45 Erhard Geißler, Anthrax und das Versagen der Geheimdienste; Homilius Verlag, Berlin 2003, S. 160, 161
46 Dr. Werner Korth, Serologische und bakteriologische Ergebnisse während einer Tularämie-Epidemie im Osten, Zentralblatt für Bakteriologie, Bd. 151 (1943/44)
47 Randerath, Münchener medizinische Wochenschrift, Bd. 90, S. 461 (1943)
48 Schulten, H., Münchener medizinische Wochenschrift, Bd. 90, S. 404 (1943)
49 Bogendoerfer, Kairies, Der Deutsche Militärarzt, Bd. 7, S. 669 (1942) – Bogendoerfer, Klinische Wochenschrift, Bd. 22, S. 761 (1943)
50 Holler, Der Deutsche Militärarzt, Bd. 9, S. 137 (1944)
Bei gewöhnlichen Tularämie-Epidemien bildet sonst die pulmonale Tularämie höchstens 10% der Erkrankungen
51 Schad, Der Deutsche Militärarzt, Bd. 8, S. 620 (1943)
52 Gaede, Kairies: Der Deutsche Militärarzt, Bd. 8, S. 30 (1943)
53 Landsiedl, Der Deutsche Militärarzt, Bd. 7, S. 644 (1942)
54 V. M. Shdanow, Eröffnungsansprache. Techn. Disc. WHO, 13. Assembly 3.5.60
55 http:/www.i-s-borg\ISBInformationsSekretariatBiotechnologie – 06/2002 Biologische Waffen, S. 1
56 Steven M. Block, *The Growing Threat of Biological Weapons, American Scienist 89*, p. 28 Jan./Feb. 2001
57 Erich Follath, Das Geheimnis der Killerbakterien, Der Spiegel, 41/2000, S. 190
58 B. H. Liddell Hart: Jetzt dürfen sie reden. Hitlers Generäle berichten. Stuttgart-Hamburg. 1950; S. 172
Das Herannahen der 6. Armee hatte in Stalingrad eine wahre Panik ausgelöst, berichtet Görlitz, in der »Geschichte des deutschen Genaralstabs«. General Lopatin, der die Stadt verteidigen sollte, gab sie verloren.
59 Liddell Hart (wie Anm. 18) S. 173
60 Erhard Geißler, Anthrax und das Versagen der Geheimdienste. Homilius Verlag, Berlin 2003, S. 163, 164 – Als mögliche Orte des Anschlags hatte man in erster Linie Hitlers bevorzugten Aufenthaltsort auf dem Obersalzberg bei Berchtesgaden ins Visier genommen sowie den Salonwagen, mit dem er zu reisen pflegte. S. 163
Erwogen wurde auch eine bakterielle Verunreinigung der Wasserversorgung seines Sonderzuges oder eine Kontaminierung seines Tees. Spione der SOE hatten herausgefunden, dass Hitler immer ein wenig Milch in seine Tasse goss, ehe er den Tee einschenkte. Auch eine Vergiftung der Trinkmilch selbst war ins Auge gefasst, dann aber wieder verworfen worden, weil die Gefahr bestanden hätte, dass ein anderer zuerst davon trinken konnte.
Die außerordentlich sorgfältig und umfassend vorbereitete Aktion war so geheim, dass die Attentatspläne erst im Juli 1998 vom britischen Staatsarchiv freigegeben wurden. Möglicherweise plante auch der sowjetische Geheimdienst einen Anschlag gegen Hitler – das sagte zumindest der ehemalige NKWD-Chef Lawrenti Berija 1953 nach seiner Verhaftung aus. Für den Einsatz sei unter anderem Rizin vorgesehen gewesen. S. 164

Angst vor einer Blitzepidemie durch Selbstmordattentäter

61 Erich Follath, Annette Bohgardt, Georg Mascolo »Die mordenden Märtyrer« (Der Spiegel, v. 8. 9. 2004)

62 In Anlehnung an diese Fanatiker heißen auch heute arabische, insbesondere palästinensische Untergrundkämpfer »Fedajin«.

63 Herfried Mückler »Die neuen Kriege« (Rowohlt, 2003, S. 193)

64 Nur Tage nach den Anschlägen auf die US-Botschaften in Kenia und Tansania im August 1998 meldete sich Bin Laden unter dem Decknamen »Direktor« fernmündlich und gratulierte seinen »Operateuren«.

65 Auch nach dem Schlauchboot-Angriff auf den Zerstörer USS »Cole« waren die Lauscher in der Leitung, als sich Bin Laden meldete. Doch plötzlich war der Anschluss tot. Al-Qaida hatte aus Rückschlägen gelernt, welches Risiko die Gespräche via Satellit in sich bargen. Bis heute hat sich das nicht geändert.

66 UK 2002, Iraqs Weapons of Mass Destruction, 24. September, Zitiert: in: »The war of the words« Time, 8. September 2003, S. 26–27

Literaturangaben

Abel, Rudolf, Wasserleitung und Körperhygiene, Leipzig 1931.

Abraham a Santa Clara, Merck's Wienn! das ist des wüthenden Tods eine umbeständige Beschreibung in der berühmten Kayserlichen Hauptstadt im Jahre 1679, zusammengetragen mitten in der betrangten Stadt und Zeit, Wien 1680.

Ackerknecht, Erwin H., Geschichte und Geographie der wichtigsten Krankheiten, Stuttgart 1963.

Ackerknecht, Erwin H., Geschichte der Medizin, 7. überarb. Aufl. von A. H. Murken, Stuttgart 1992.

Addario, C., Italienischer Trachomkongreß, Palermo 1906.

Almquist, Ernst, Linné und die Mikroorganismen, Zeitschrift für Hygiene und Infektionskrankheiten, Bd. 63 (1909).

Aretaios v. Kappadocien, Schriften des Kappadocies Aretaius, aus dem Griechischen von A. Mann, Wiesbaden 1858.

Arseniew, J. J., Die asiatische Cholera in Rußland, Leipzig 1833.

Assalini, Observations sur la maladie, appelée Peste, le flux dysenterique, l'ophthalmie d'Egypte etc., Paris 1801.

Bachmann, L., Hepatitis epidemica in Europa, Weltseuchenatlas von Zeiss und Rodenwaldt, Teil 1.

Baglivi, Giogio, De praxi medica ad pristinam obervandi rationem revocanda, Rom 1696.

Bally, Victor, Du typhus d'Amérique, au fièvre Jaune, Paris 1814.

Barre-Sinoussi, F. / Chermann, J. C. / Montagnier, L., Isolation of a T-lymphotropic retrovirus from a patient at risk of AIDS, Science 1983, 220 (May 20).

Bayle, Gaspard Laurent, Recherches sur la phthisie pulmonaire, 1810.

Becker, C. H., Ältester geschichtlicher Beleg für die afrikanische Schlafkrankheit, Der Islam I., 1910.

Becker, E., Geschichte der Medizin in Hildesheim. In: Zeitschrift für klinische Medizin, Bd. XXXVIII, Berlin 1899.

Behring, Emil von, Die Geschichte der Diphtherie, Leipzig 1893.

Behring, E. / Kitasato, S., Über das Zustandekommen der Diphtherie – Immunität und der Tetanusimmunität bei Thieren, Deutsche Medizinische Wochenschrift 1890.

Behring, E. / Wernicke, An., Über Immunisierung und Heilung von Versuchstieren bei der Diphtherie, Zeitschrift für Hygiene und Infektionskrankheiten, 12, 1892.

Behring, Emil von, Die Blutserumtherapie bei Diphtherie und Tetanus, Zeitschrift für Hygiene und Infektionskrankheiten, 12, 1892.

Behring, Emil von, Die Geschichte der Diphtherie, Leipzig 1893.

Behring, Emil von, Gesammelte Abhandlungen, Neue Folge, Bonn 1915.

Bettinelli, Giorgio, L'influenza ovvero febbre catarrale epidemica dell anno 1510, Zara, o. J.

Betz, Otto, Der Aussatz in der Bibel. In: Aussatz – Lepra – Hansen-Krankheit, hg. von J. H. Wolf, Würzburg 1986.

Billroth, Theodor, Untersuchungen über die Vegetationsformen von Coccobacteria septica, Berlin 1874.

Billroth, Theodor, Chirurgische Klinik Wien, 1871–1876 nebst einem Gesamtbericht über die chirurgischen Kliniken in Zürich und Wien während der Jahre 1860–1876, Berlin 1879.

Bloch, Iwan, Das erste Auftreten der Syphilis in der europäischen Kulturwelt, Jena 1904.

Bloch, Iwan, Der Ursprung der Syphilis, Jena 1901. 1. Bd.
Bloch, Iwan, Der Ursprung der Syphilis, Bd. 2, Jena 1911.
Bloch, Iwan, Altindische Medizin, Leipzig 1904.
Bolan, B., Newsletter der AAPHA, 1985, in: Koch, M. G., AIDS – Vom Molekül zur Pandemie, Heidelberg 1987/1989.
Bonneau, B., Etude sur la peste de Bombay, Archives de Médecine navale, 1897, 68.
Bötticher, L. F., Beschreibung der pestilenzialischen Viehseuche, welche seit dem Jahre 1617 in Schlesien und anderen Ländern stark grassiret, Breslau 1713.
Bouchet, Pierre, Observationum medicarum et admirabilium, Paris 1624.
Brodt, H.-R. / Helm, E. B. / Kamps, B. S., Aids 1996. Diagnostik und Therapie HIV-assoziierter Erkrankungen, 6. Aufl., Köln 1996.
Brugsch, Theodor, Arzt seit fünf Jahrzehnten, Berlin 1957.
Brugsch, Theodor, Lehrbuch der inneren Medizin, Berlin/München 1947.
Brugsch, Theodor, Über die medizinischen Kenntnisse der alten Ägypter und über ein altägyptisches medizinisches Manuskript im Königl. Museum zu Berlin, Allgemeine Monatsschrift für Wissenschaft und Literatur, 1853.
Brunn, W. v., Aus chirurgischer Vergangenheit, Berlin 1940.
Brunn, W. v., Der Stelzfuß von Capua und die antiken Prothesen, Archiv für Geschichte für Medizin Leipzig, 1926, Bd. 18.
Bulloch, W., The History of Bacteriology, London 1938.

Caius, John, A boke or Counseill against the Disease commonby called the Sweate of Sweatyng Sickness, London 1552.
Carery, Mathew, A short Account of the Malignant Feber Lately Prevalent in Philadelphia, Philadelphia 1794.
Carlsen, J., Outlines of the History of Diphteria in Denmark and Germany, Janus, 12. Jg. 1897–1898.
Cartwright, F. F., Disease and history, London 1972.
Castellani, A., On the Discovery of species of trypanosoma in the cerebrospinal fluid of cases of sleeping sickness, Dated Entebbe, 5. April, Proc. of the Royal Society 14, Mai 1903.
Castiglioni, A., Gerolamo Fracastoro e la dottrina del contagium vivum. Gesnerus 8 (1951) 62–65.
Castiglioni, A., Storia della Medicina, Milano 1936.
Cellarius, Carl J., Das gelbe Fieber, Göttingen 1829.
Celli, Angelo, Die Malaria nach den neuesten Forschungen, Berlin/Wien 1913.
Celli, Angelo, Die Malaria in ihrer Bedeutung für die Geschichte Roms und der römischen Campagna, Leipzig 1929.
Celli-Fraentzel, Anna, Quellen zur Geschichte der Malaria in Italien und ihrer Bedeutung für die deutschen Kaiserzüge des Mittelalters, Quellen und Studien zur Geschichte der Naturwissenschaften und der Medizin, Bd. 4, Berlin 1935.
Chaillou, F., Quelques réflexions sur la Cholera morbus asiatique, Marseille 1837.
Chambon (père), Traité de l'antrax ou de la postule maligne, publié p. Chambon (fils), Neufchâtel et Paris 1781.
Charpentier, E., L'hygiène de nos asieux, Paris 1893.
Chaussinand, R., La Lèpre, Paris 1959.
Chin, J., Global estimates of HIV infections and AIDS cases 1991, AIDS 5 (Suppl 1991).
Cleghorn, George, Observations on the epidemical diseases in Minorca, From the year 1744 to 1749, London 1751.
Colerus, Johannes, Economia ruralis et domestica, Mayntz 1665.
Colin, L., La variole et la rougeole pendant le siège de Paris 1870–1871, Paris 1873.
Collard, P., The Development of Microbiology, Cambridge 1976.
Contanau, G., La médicine en Assyrie et en Babylonie, Paris 1938.
Courtin, Antoine de, Nouveau traité de Civilité, 1672.
Crato a Kraftheim, Johannes, Consilia et epistolae medicinales, Francofurte 1592.

Creighton, Charles, A history of epidemice in Britain, Cambridge 1891.
Czerny, A., Über die Pathomorphose der Diphtherie, Leipzig 1930.

Dahlberg, F. K. / Iljinskij, J. A., Mittheilungen über die orientalische Cholera in Rußland, Petersburg 1832.
Danzygier, Henryk, AIDS. Ein klinischer Leitfaden, 2. Aufl., Stuttgart, New York 1993.
Deichgräber, K., Die Epidemien und das Corpus Hippocraticum, Berlin 1933.
Deneke, Theodor, Die Hamburger Choleraepidemie 1892, Deutsche medizinische Wochenschrift 1942.
Deneke, Theodor, Die Hamburger Choleraepidemie 1892, Zeitschrift des Vereins für Hamburgische Geschichte, Hamburg 1949.
Desgenettes, R., Histoire médicale de l'armée d'Orient, Paris 1802.
Diepgen, Paul, Geschichte der Medizin, 3 Bde., Berlin 1949–1955.
Dieudonné, Adolf, Die Pest in den letzten Jahrhunderten, Leipzig 1906.
Dörbeck, Franz, Die Anfänge der Medizin in Rußland und deren weitere Entwicklung, Archiv für Geschichte der Medizin, 1909.
Drigalski, Wilhelm von, Im Wirkungsfelde Robert Kochs, Hamburg 1948.
Drigalski, Wilhelm von, Männer gegen Mikroben, Berlin 1951.
Dschubair, Ibn, Tagebuch eines Mekkapilgers, Stuttgart 1985.

Ebbell, B., Die ägyptischen Krankheitsnamen, Zeitschrift für ägyptische Sprache und Altertumskunde 63, 1927.
Ebbell, B., Papyrus Ebers und die altägyptischen Ärzte, Acta orientalia 11, 1931.
Ebeling, E., Keilschrifttafeln medizinischen Inhalts, Arch. Gesch. Med. 1921.
Ebstein Wilhelm, Zur Geschichte des Englischen Schweißes, Archiv für pathologische Anatomie und Physiologie, Bd. 158, 1899.
Ebstein, E., R. Virchow, Leipzig 1929.
Edelhof, Karl Reinhold, Schiffsseuchen und Hafenquarantänen, Hamburg 1868.
Ehrlich Paul / Mc Donagh, »606« in theory and praxis, London 1911.
Ehrlich, P. / Hata S., Die experimentelle Chemotherapie der Spirillosen, Berlin 1910.
Erasmus von Rotterdam, Ratio seu methodus compendio perveniendi ad veram theologiam, Basel 1520.
Evans, Richard J., Tod in Hamburg, Reinbek bei Hamburg, 1990.

Fellowes, James, Reports of the pestilential disorder of Andalousia which appeared at Cadix in the years 1800, 1804, 1810 and 1813 with a detailed account of that fatal epidemie as it prevailed at Gebraltar during the autumnal months of 1804, London 1815.
Fernandez de Ybarra, A. M., The medical History of Christopher Columbus and the part taken by the medical profession in the discovery of America, in: The Dublin Journal of Medical Science 1894.
Fields, B. N. / Knippe, D. M., Virology, 2nd Edition, New York 1990.
Fischer, I., Geschichte der ärztlichen Schweigepflicht, Archiv für Geschichte der Naturwissenschaften 6, 1913.
Fischer, Walter, Mit »Bayer 205« in Zentralafrika, Leipzig 1929.
Fischl-Schlossberger, Handbuch der Chemotherapie, Leipzig 1934.
Fossel, Victor, Geschichte der epidemischen Krankheiten, in: Handbuch der Geschichte der Medizin, hg. Max Neuburger / Julius Pagel, Jena 1903.
Fossel, Victor, Hygiene einst, Leipzig 1904.
Fossel, Victor, Kriegsseuchen vom 16. bis 19. Jahrhundert, Leipzig 1905.
Fracastoro, Hieronymus, Drei Bücher von den Kontagien, den kontagiösen Krankheiten und deren Behandlung (1546), übersetzt von Victor Fossel, Leipzig 1910.
Fracastoro, H., Syphilis, Sive morbus gallicus, Verona 1530.
Frank, Johann Peter, System einer vollständigen medicinischen Polizey, 4 Bde., Mannheim 1779/1780/1783/1788.

Frank, Johann Peter, System einer vollständigen medicinischen Polizey, 5. Bd., Stuttgart 1813, 6. Bd. in 3 Abteilungen, Wien 1817–1819.
Friedell, Egon, Kulturgeschichte der Neuzeit, 3 Bde., München 1927/1928, 1931.
Fries, Lorenz, Spiegel der Artzney, 1532.
Froehner, R., Gegen Viehbezauberung und Besegnung, Veterinärhistorische Mitteilungen 1937.
Fuchs, Robert, Hippokrates sämtliche Werke, München 1897.

Gaffky, Georg, Die Cholera in Deutschland während des Winters 1892 bis 1893.
Galeni Opera Omnia, Ed. K. G. Kühn, Bde. 1–20, Leipzig 1821–1833.
Garrett, L., Die kommenden Plagen. Neue Krankheiten einer gefährdeten Welt, Frankfurt a. M. 1996.
Garrison, F. H., History of Medicine, Philadelphia 1929.
German Somolinos d'Ardois, Epidemien im Mexiko des 16. Jahrhunderts, Ciba-Symposion 1961, Bd. 9.
Gerson, Hartog, Der Talmud und die Arzneykunde, Gemeinnütziges Magazin, o. O., 1761.
Gerson, Hartog, Merkwürdige Observationen über das anno 1712 und 1713 grassirende Contagium, Altona 1762.
Giacich, Sull' influenza, Milano 1890.
Gillespie, John, Report of yellow fever, which prevailed at Brooklyn in the summer of 1809, Amer. med. reg. gy Hosack, Vol. I. 1814.
Gins, H. A., Degeneration und Regeneration des Kuhpocken-Impfstoffes einer deutschen Impfanstalt, Der öffentliche Gesundheitsdienst 7, 1941.
Gins, H. A., Die Degeneration der humanisierten Vaccine im 19. Jahrhundert, Klin. Wochenschrift, 1924, Nr. 15.
Gins, H. A., Die Impfung mit humanisierter Lymphe, in: Handbuch der Pockenbekämpfung und Impfung, Berlin 1927.
Gins, H. A., Über die Ausbreitungswege der Spanischen Krankheit, Münch. med. Wochenschrift, 1918, Nr. 13.
Graefe, Carl Ferdinand v., Die epidemisisch-kontagiöse Augenblennorrhoe Ägyptens in den europäischen Befreiungsheeren, Berlin 1823.
Gray, Edward, An Account of the Epidemic Catarrh of the Year 1782, London 1784.
Greff, Studien über epidemische Augenkrankheiten, Jena 1895.
Gregorovius, Ferdinand, Wanderjahre in Italien, Dresden 1928.
Gruner, O. C., A Treatise of Canon of Medicine of Avicenna, London 1930.
Grünpeck, J., Büchlein über die Mentulagra, auch Franzosenkrankheit genannt, 1503.
Grünpeck, J., Tractatus de pestilentiali scorra sive mala de Franzos, Augsburg 1496.
Grüter, Wilhelm, Augenkrankheiten, in: Grundriß der gesamten praktischen Medizin, 1931.
Guggenbuhl, Der englische Schweiss 1529 in der Schweiz, Inaug.-Diss. Bern 1838.
Guleke, N., Kriegschirurgie und Kriegschirurgen im Wandel der Zeiten, Jena 1945.
Gurlt, E., Die Kriegschirurgen der letzten 150 Jahre in Preußen, Berlin 1875.
Gurlt, E., Geschichte der Chirurgie und ihrer Ausübung, Berlin 1889.

Hahnemann, Samuel, Organon der Heilkunst, 3. Aufl. Dresden 1824.
Halberstaedter, L. / Prowazek, S. v., Über Zelleinschlüsse parasitärer Natur beim Trachom, Arb. Kaiserl. Gesundheitsamt, Berlin 1907, Bd. 26.
Harberts, Geschichte der Hamburger Choleraepidemie von 1892, Hamburg 1892.
Harnack, A., Medicinisches aus der ältesten Kirchengeschichte, Leipzig 1892.
Harvey, William, Exercitatio de motu cordis et sanguinis in animalibus, Frankfurt a. M. 1628.
Haeser, H., Lehrbuch der Geschichte der Medizin und der epidemischen Krankheiten, 3 Bde., Jena 1882, 3. Aufl.
Haubold, Hellmut, Johann Peter Frank, München/Berlin 1939.
Hebra, Ferdinand, Über die Krätze, Medizinische Jahrbücher 1844, Bd. 46.

Hecker, J. F. C., Die großen Volkskrankheiten des Mittelalters, Historisch-pathologische Untersuchungen, hg. v. August Hirsch, Berlin 1865.
Heim, Ludwig, Lehrbuch der Bakteriologie, Stuttgart 1922.
Heine, Maximilian, Über die Conjunctivitis granulosa in Rußland, St. Petersburg 1853.
Henle, Jacob, Von den Miasmen und Kontagien und von den miasmatisch-kontagiösen Krankheiten, Pathologische Untersuchungen, Berlin 1840. Nachdruck durch K. Sudhoff, Klassiker der Medizin, Leipzig 1910.
Henoch, E., Vorlesungen über Kinderkrankheiten, Berlin 1881.
Hernández de Oviedo, Gonzalo, Historia general y natural de las Indias, Madrid 1547.
Heubner, O., Die Einführung des Behringschen Diphtherieheilserums in die Klinik und Praxis, Eine Rückerinnerung, Berliner Klinische Wochenschrift, 25. Jg. 1914.
Heubner, O., Lebenschronik, Berlin 1927.
Heymann, B., Robert Koch, Leipzig 1932.
Hirsch, A., Handbuch der histor.-geogr. Pathologie, Erlangen 1860.
Hirschberg, Julius, Geschichte der Augenheilkunde im Mittelalter, Leipzig 1908.
Hirschberg, Julius, Über die Körnerkrankheit, Klinisches Jahrbuch, Jena 1905, Bd. 13.
Hirschberg, J., Lippert, U. (Hg.), Die Augenheilkunde des Ibu Sīnā, Leipzig 1902.
Hoffmann, Friedrich, Medicus politicus, Leyden 1740.
Honigmann, Georg, Das Seuchengeschehen des Weltkrieges in Augenzeugenberichten, Breslau 1923.
Honigmann, Georg, Die Heilkunde im christlichen Mittelalter, Breslau 1904.
Hopfengärtner, Ph. F., Über Jagdverletzungen im Walde und auf dem Felde, Leipzig 1797.
Hueppe, Ferdinand, Die Cholera in Hamburg, Prag 1894.
Hufeland, Enchiridion medicum oder Anleitung zur medicinischen Praxis, Berlin 1836.
Hügel, Fr. S., Zur Geschichte, Statistik und Regelung der Prostitution, Wien 1865.
Huizinga, J., Herbst des Mittelalters, München 1924.
Hunauld, P., Réflexions sur l'état présent des maladies qui régnent dans la ville de Paris, dans le royaume et en diverses parties de l'europe depuis la fin 1358 jusqu'à présent, Paris 1698.

Ibn Isa, Ali, Erinnerungsbuch für Augenärzte, aus arabischen Handschriften übersetzt und erläutert von J. Hirschberg und J. Lippert, Leipzig 1904.
Ilberg, Das neurologisch-psychiatrische Wissen und Können des Aretäus von Kappadokien, Zeitschrift für die gesamte Neurologie und Psychiatrie, 1923.
Inglis, Brian, A History of Medicine, London 1965.

Jacoby, Johann, Über die Seuchenlage in Ostpreußen und Kongreßpolen, Königsberg 1864.
Jahnsdorf, A., Die Pockennot im 18. Jahrhundert, Leipzig 1867.
Jehn, Eine Icterusepidemie in wahrscheinlichem Zusammenhang mit vorangegangener Revaktination, Deutsche medizinische Wochenschrift 1885, Nr. 20 u. Nr. 21.
Jones, W. H. S., Malaria and Greek History, Manchester 1909.
Jördens, Johann Heinrich, Entomologie und Helmintheologie, Hof 1801.
Junker, Wilhelm, Archiv der Ärzte und Seelsorger wider die Pockennot, Leipzig 1796.

Kähler, Klaus, Ärztebriefe aus vier Jahrhunderten, Wien 1892.
Kapferer, R., Die Werke des Hippokrates, Bd. 1–5, Stuttgart und Leipzig 1934–1939.
Karow, Otto, Die Lepra und ihre Therapie im Reich von Angkor. In: Aussatz – Lepra – Hansen-Krankheit, hg. von J. H. Wolf, Würzburg 1986.
Kathe, Die Entwicklung der Impfstoffvirulenz, Veröffentlichungen auf dem Gebiete des Volksgesundheitsdienstes, Bd. 53 (1940), 4. Heft.
Kerkhove, J. R. L. de, Histoire des maladies observées à la grande armée française pendant les campagnes de Russie en 1812 et d'Allemagne en 1813, Maestricht 1814.
Kerler, D. H., Patronate der Heiligen Ulms, Ulm 1905.
Kessler, Friedrich Ludwig, Beobachtungen über die 1783 und 1784 grassierende rothe Ruhr und Gallenfieber genannte fieberhafte Gelbsucht, Halle 1785.

Kircher, Athanasius, Scrutinium physico-medicum contagios ae luis quae dicitur pestis, Romae 1658.

Kirchner, M., Schutzpockenimpfung und Impfgesetz unter Benutzung amtlicher Quellen, Berlin 1911.

Kisskalt, Karl, Max von Pettenkofer, Stutgart 1948.

Kitasato, S., The bacillus of bubonic plaque, Lancet 1894.

Kleine, F. K. / Fischer, W., 2. Bericht über die Prüfung von »Bayer 205« in Afrika, Dt. med. Wochenschrift 1922, XLIX, Nr. 33.

Kleine, F. K. / Fischer, W., Bericht über die Prüfung von »Bayer 205« in Afrika, Dt. med. Wochenschrift 1922, XI III, Nr. 51.

Kleine, Friedrich Karl, Über meine Reise nach Afrika zur Prüfung von »Bayer 205«, Med. K. 1924 XX, Nr. 12.

Kleine, Friedrich Karl, Ein deutscher Tropenarzt, Hannover 1949.

Klencke, H., Untersuchungen und Erfahrungen im Gebiet der Anatomie, Physiologie, Mikrologie, wissenschaftlichen Medizin, Leipzig 1843.

Klingmüller, Die Lepra. In: Handbuch der Haut- und Geschlechtskrankheiten, hg. von Jadassohn u. a., Bd. X, 2, Berlin 1931.

Knoll, W., Ein Beitrag zur Geschichte der Lepra, Diss., Berlin 1898.

Kobyleck, v., Das Trachom als Volkskrankheit und seine Bekämpfung durch den Staat, Zeitschr. f. Medizinalbeamte, 1897, Nr. 2.

Koch, M. G., AIDS – Die lautlose Explosion, Baden-Baden 1988.

Koch, M. G., AIDS – Vom Molekül zur Pandemie, Heidelberg 1987/1989.

Koch, Robert, Gesammelte Werke, hg. von J. Schwalbe unter Mitwirkung von Gaffky und Pfuhl, Leipzig 1912.

Koch, Robert / Gaffky, Georg, Bericht über die Thätigkeit der zur Erforschung der Cholera im Jahre 1883 nach Egypten und Indien entsandten Kommission, Berlin 1887.

Koch, Robert, Bericht über die Tätigkeit der zur Erforschung der Schlafkrankheit im Jahre 1906/07 nach Ostafrika entsandten Kommission, Berlin 1909.

Koch, Robert, Der seitens des Geh. Reg. Rath an den Staatssekretär des Innern, Herrn Staatsminister v. Boeticher Excellenz erstattete Bericht, Deutsche med. Wochenschrift 1883, 9.

Koch, Robert, Die Ätiologie der Milzbrandkrankheit, begründet auf der Entwicklungsgeschichte des Bacillus anthracis, Cohns Beiträge Biol. Pflanzen, Bd. II (1876).

Koch, Robert, Schlußbericht über die Tätigkeit der Expedition zur Erforschung der Schlafkrankheit, Deutsche medizinische Wochenschrift 33 (1907).

Koch, Robert, Über bacteriologische Forschungen, in: Deutsche medizinische Wochenschrift, 1890.

Koch, Robert, Über meine Schlafkrankheits-Expedition, Vortrag gehalten in der Abteilung Berlin-Charlottenburg der deutschen Kolonialgesellschaft, Berlin 1908.

Koch, Robert, Zur Untersuchung von pathogenen Organismen, Mitteilungen aus dem Kaiserlichen Gesundheitsamt 1881, 1.

Kotelmann, L., Gesundheitspflege im Mittelalter, Kulturgeschichtliche Studien nach Predigten des 13., 14. und 15. Jahrhunderts, Hamburg/Leipzig 1890.

Krausche, Carl Friedrich, Über das Alter der Menschenpocken, Hannover 1825.

Kremer, Av., Über die großen Seuchen des Orients nach arabischen Quellen, Wien 1880.

Krügelstein, E., Nachtrag zur Geschichte der Hundswuth, Gotha 1827.

Krugman, S. / Ward, R., Virushepatitis, in: A. Grumbach / W. Kikuth, Die Infektionskrankheiten des Menschen und ihre Erreger, Stuttgart 1969.

Kruif, Paul de, Mikrobenjäger, Zürich/Leipzig 1927.

Kuder, Ulrich, Der Aussätzige in der mittelalterlichen Kunst. In: Aussatz – Lepra – Hansen-Krankheit, hg. von J. H. Wolf, Würzburg 1986.

Kurth, R., Das erworbene Immunmangelsyndrom, in: Brandis, H. / Eggers, H. J. / Kohler, W. / Pulver, G. (Hg.), Medizinische Mikrobiologie, 7. Aufl. Stuttgart, Jena, New York 1994.

Kusnezow, A. Ch., Zur Geschichte der Influenza, Leipzig 1891.

Laennec, René, Théophile Hyacinthe, Traité de l'auscultation médiate et des maladies des poumons et du coeur, Paris 1826.
Lage-Stehr, J. / Koch, M. G., AIDS, in: Gemsa, D. / Kalden J. R. / Resch, K. (Hg.), Immunologie. Grundlagen – Klinik – Praxis. Stuttgart, New York, 1991.
Lage-Stehr, J., Erworbene Immundefekte – eine neue Infektionskrankheit (AIDS), Bundesgesundheitsblatt 1983.
Lamazurier, M. J., Medizinische Geschichte des russischen Feldzuges von 1812, aus dem Französischen von C. F. Heusinger, Jena 1823.
Lammert, Geschichte der Seuchen, Hungers- und Kriegsnot zur Zeit des Dreißigjährigen Krieges, Wiesbaden 1890.
Larrey, D. J., Chirurgische Klinik, eine Sammlung von Erfahrungen in den Feldzügen und Militärhospitälern von 1792–1829, Darmstadt 1831.
Larrey, D. J., Mémoires de médicine et chirurgie militaires, Paris 1812–1818, 4 Bde.
Larrey, D. J., Relation historique et chirurgicale de l'expédition de l'armée d'Orient en Egypte et en Syrie, Paris 1803.
Larrey, D. J., Sur l'Ophthalmie endemique en Egypte, in: Relation historique et chirurgicale sur l'expédition de l'armée de l'orient en Egypte et en Syrie, Paris 1803.
Larrey, D. J., Deutsche Ausgabe der Denkwürdigkeiten, Bd. I, Leipzig 1813.
Laurens, A. du, De mirabili strumas sanandi vi solis Galliae regibus christianissimus divinitus concessa, Paris 1609.
Laveran, A., Deuxième note relative à un nouveau parasite trouvé dans le sang des malades atteints de la fièvre palustre, Bull. de l'Acad. de Méd. 1880, série t. IX. S. 1346f.
Laveran, A., Traité des maladies et épidémies des armées, Paris 1875.
Lebenwaldt, Adamus à, Land-Stadt-Haus-Arzney-Buch, Nürnberg 1705.
Lersch, B. M., Geschichte der Volksseuchen nach und mit den Berichten der Zeitgenossen, Berlin 1896.
Lesky, Erna, Ignaz Philipp Semmelweis und die Wiener Medizinische Schule, Wien 1964.
Lessing, Michael Benedikt, Handbuch der Geschichte der Medizin, Berlin 1838.
Levinthal, W., Epidemiologie und Bakteriologie der Influenza-Pandemie von 1918, Berlin 1920.
Lewyson, L., Die Zoologie des Talmud, Frankfurt a. M. 1858.
Liebermeister, C. von, Vorlesungen über spec. Pathologie und Therapie, Leipzig 1894.
Lind, James, An essay on deseases incidental to Europeans in hot climats, 3rd ed. London 1777.
Lloyd, C., Coulter, J. S. L., Medicine and the Navy, London 1961.
Löffler, F., Untersuchungen über die Bedeutung der Mikroorganismen für die Entstehung der Diphtherie beim Menschen, Mitt. a. d. Kais. Gesundheitsamte Bd. 2, 1884.
Löffler, Fr. A. J., Die Halsbräune im Mittelalter, Leipzig 1899.
Löffler, F., Vorlesungen über die geschichtliche Entwicklung der Lehre von den Bakterien, Leipzig 1887.
Lürmann, Eine Icterusepidemie, Berliner klinische Wochenschrift 1885, Nr. 2.
Lutz, H. E., A Contribution to the Knowledge of Assyro-Babylonian Medicine, Am. Journ. Sem. Lang, 1919–1920.

Magnus, H., Aberglaube in der Medizin, Breslau 1905.
Major, Ralph H., Disease and Destiny, Springfield 1935.
Major, Ralph H., A History of Medicine, Springfield 1954.
Major, Ralph H., Classic description of disease, Springfield 1959.
Major, Ralph H., Ein Arzt erzählt Kulturgeschichte, Wien 1936.
Mamlock, G., Die Bekämpfung der Tollwut im XVIII. Jahrhundert, Deutsche Ärzte-Zeitung 1904, Nr. 6.
Mamlock, G., Ärzte der Grande Armée, Leipzig 1914.
Manson, Patrick, The mosquito and the malaria parasits, Brit. Med. Journ., 24. 9. 1898.
Manson-Bahr / Alcoch, A., The life and work of Sir Patrick Manson, London 1927.
Marini, E., Klima und Krankheitserreger, in: Klima, Wetter, Mensch, hg. A. Seybold, H. Wokereck, Heidelberg 1952.

Mariot, Henry J. L., Medizinische Meilensteine, Mainz 1954.
Martini, Erich, Die Malaria an der Nordseeküste, Leipzig 1939.
Martini, Erich, Wege der Seuchen, Stuttgart 1955.
Matthießen, W., Theophrastus Paracelsus, Breslau 1923.
Mc Cready, Benjamin W., Über den Einfluß der Gewerbe, Berufe und Beschäftigungsart auf die Entstehung von Krankheit in den Vereinigten Staaten. Preisgekrönte Dissertation für das Jahr 1837, Transaction of the Medical Society of the State of New York, 1837.
Mc Neill, William H., Seuchen machen Geschichte, München 1978.
Medicus, Friedrich Casimir, Sammlung von Beobachtungen aus der Arzneywissenschaft, Zürich 1764 und 1766.
Melhop, W., Alt-Hamburgisches Dasein, Hamburg 1899.
Merckel, Curt, Die Kanalisation der Freien und Hansestadt Hamburg, Hamburg 1910.
Mercurialis, H. F., De pestilentia in universum praesertim de Veneta et Patavina, Venetiis 1576.
Meyer-Steineg, Theodor, Das medizinische System der Methodiker, eine Vorstudie zu Caelius Arelianus »De morbus acutis et chonicis«, Jena 1916.
Meyerhof, M., Trachom als Kriegsseuche, Optische Wochenschrift, 1915, Nr. 16.
Meyerhof, Max, A short History of Ophthalmia during the Egyptian Campaigns of 1798–1807, Brit. J. Ophthalm., 1932.
Meyerhof, Max, Zur Geschichte des Ägyptischen Augenheilmittels Schischm, Sudhoff-Festschrift 1913.
Mienville, E., La Médicine au Temps d'Henri IV, Paris 1904.
Mittwoch, Eugen, Die älteste Influenza-Epidemie in Persien und Mesopotamien, Berliner klin. Wochenschrift, 1913.
Mochmann, H. / Köhler, W., Meilensteine der Bakteriologie, Jena 1984.
Mollatet, Henri H. / Brossollet, Jacqueline, Alexandre Yersin. Der Mann, der die Pest besiegte, Zürich 1987.
Mölling, K., Das AIDS-Virus, Weinheim 1988.
Mondeville, Heinrich von, Die Chirurgie, hg. von J. L. Pagel, Berlin 1892.
Montfils, A. Jos., D'une maladie fréquente, connue en Bourgogne sous le nom de Puce maligne, Journal de Médicine vol. XIV. (1776).
Monti, A., Croup und Diptherie, Berlin 1884.
Moreau de Jonnes, Alexander, Monographie historique et médicale de la fièvre jaune des Antilles, et recherches physiologiques sur les lois de développement et de la propagation de cette maladie pestilencielle, Paris 1820.
Mosely, Benjamin, A treatise on the tropical diseases on military operations and on the climate of the Westindies, London 1803.
Mühlens, P. / Menk, W., Über Behandlung von menschlicher Trypanosomiasis mit »Bayer 205«, M. med. Wochenschrift 1921.
Müller, Friedrich von, Mystik in der Heilkunde, Leipzig 1915.
Müller, Reiner, 80 Jahre Seuchenbakteriologie. Die Seuchenbakteriologen vor Robert Koch, Zbl. f. Bakt. 115 (1929).
Müller, Reiner, Aloys Pollender (1800–1879), Münchner Medizinische Wochenschrift 77 (1930).
Müller, Reiner, Aloys Pollender, Deutsche Tierärztliche Wochenschrift 37 (1929).
Müller, Reiner, Lehrbuch der Hygiene, München/Berlin 1942, 2. Aufl.
Müller, Reiner, Medizinische Mikrobiologie, München/Berlin 1950.
Müller, Reiner, Medizinische Mikrobiologie, München/Berlin 1939.

Negelein, J. v., Aberglauben in der Medizin, Breslau 1935.
Nicolle, Ch., Naissance, vie et mort des maladies infectieuses, Paris 1930.
Nicolle, Ch., Recherches expérimentales sur le typhus exanthématique entreprises à L'Institut Pasteur de Tunis pendant l'année 1910, Ann. Inst. Pasteur 25 (1911).
Noguchi, H., Etiology of yellow fever, VI. cultivation morphological properties of leptospira icteroides, J. exp. med. 30 (1919).

Noguchi, H., Yellow fever research 1918–1924, A summary, J. trop. med. 28 (1925).
Nye, K. E., / Parkin, J. M., HIV und AIDS. Die molekularbiologischen Grundlagen, Heidelberg, Berlin, Oxford 1995.

Oefele, Felix v., Krankheiten im alten Ägypten und Mesopotamien, Leipzig 1907.
Ogata, M., Über die Pestepidemie in Formosa, Centralblatt für Bakteriologie 1897, XXI.
Ogata, M., Wer hat die Pestbazillen zuerst entdeckt? Kitasato? Yersin? Oder Kitasato und Yersin? Zentralblatt für Bakteriologie und Hygiene, I. Orig. 1955, 163.
Øivind Larsen, Schiff und Seuche 1795–1799, Oslo 1968.
Olpp, G., Hervorragende Tropenärzte, München 1932.
Osiander, Fr. B., Lehrbuch der Hebammenkunst, Göttingen 1796.

Pagel, Julius, Medizin im Mittelalter, Leipzig 1905.
Papyrus Ebers, Das älteste Buch über Heilkunde. Aus dem Ägyptischen zum erstenmal vollständig übersetzt von H. Joachim, Berlin 1890.
Paracelsus, Sämtliche Werke, hg. v. K. Sudhoff, Bd. 1–14, München, Berlin 1922–1933.
Paschen, E., Die animale Vaccine im »Handbuch der Pockenbekämpfung und Impfung«, hg. O. Lentz u. H. A. Gins, Berlin 1927.
Pasteur, Louis, Chamberland et Roux, Compte rendu sommaire des expériences faites à Pouilly-le-Fort près Melun sur la vaccination, C. R. Acad. Sci. (Paris) 92 (1884).
Pasteur, Louis, Chamberland, Sur le charbon des poules, C. R. Acad. Sci. (Paris) 87 (1878).
Petri, R. J., Der Cholerakurs im Kaiserlichen Gesundheitsamte, Berlin 1893.
Pettenkofer, Max von, Grundbuch der Choleraepidemie in München 1854/55 (Stadtarchiv München).
Pettenkofer, Max von, Vorträge über die Canalisation und Abfuhr, München 1876.
Pettenkofer, Max von, Zum gegenwärtigen Stand der Cholerafrage, München und Leipzig 1887.
Pfeiffer, R., Kolle, W., Experimentelle Untersuchungen zur Frage der Schutzimpfung des Menschen gegen Typhus abdominalis, Deutsche medizinische Wochenschrift 22, Nr. 46 (1896).
Pfeiffer, R., Typhus, in: Handbuch der ärztlichen Erfahrungen im Weltkrieg 1914/1918; Hg. O. v. Schjerning, Leipzig 1922.
Pichler, J., Von einer im Markgrafenthume Mähren 1803 ausgebrochenen und bis heute währenden Fuchsseuche, Brünn 1808.
Pollender, Aloys, Mikroskopische und mikrochemische Untersuchung des Milzbrandblutes, Casper's Archiv für gerichtliche und öffentliche Medizin, Bd. 7, Berlin 1855.
Pringle, John, Observations on the diseases of an army, in camp and in garnison, London 1752.
Pringle, John, Observations on the diseases of the army, London 1768.
Pringle, John, Beobachtungen über die Krankheiten der Armee, übersetzt von A. E. Brande, Richtersche Buchhandlung, Alterburg 1772.

Rambach, Johann Jacob, Versuch einer physisch-medizinischen Beschreibung von Hamburg, Hamburg 1801.
Rhazes (Ar-Razi), Über die Pocken und Masern, hg. v. K. Opitz, Leipzig 1911.
Rayer, M., Überimpfung von Milzbrand, In: Compt. rend. Soc. biol. 141 (1850).
Redeker, S., Epidemiologie und Statistik der Tuberkulose, in: Handbuch der Tuberkulose, hg. von J. Hein, H. Kleinschmidt und E. Uehlinger, Stuttgart 1958.
Reincke, Die Cholera in Hamburg, Berliner Klinische Wochenschrift 1892, Nr. 36.
Richter, G. A., Medizinische Geschichte der Belagerung und Einnahme der Festung Torgau und Beschreibung der Epidemie, welche daselbst 1813 und 1814 herrschte, Berlin 1814.
Richter, Paul, Beiträge zur Geschichte des Aussatzes. In: Archiv für Geschichte der Medizin, Bd. 4 (1911).
Richter, Paul, Der Milzbrand im frühchristlichen Mittelalter, St. Petersburger med. Journal 1912.
Rieck, Wilhelm, Veterinär-historische Erinnerungen an Friedrich den Großen, Veterinärhistorische Mitteilungen 1935.

Riecke, C. F., Die asiatische Cholera in Deutschland und den benachbarten Ländern, Nordhausen 1851.
Riedel, Bernhard, Chirurgie von einst, Leipzig 1906.
Riedel, J. D., Chinesische Medizin, Leipzig 1891.
Rimpau, W., Die Entstehung von Pettenkofers Bodentheorie und die Münchener Choleraepidemie von 1854, Veröffentlichungen aus dem Gebiete der Medizinalverwaltung, Berlin 1935.
Rochlitz, Michael Bapst von, Wahrhaftiger Unterricht von der jetzt aller Orten heftig grassierenden Bräune, Freiburg 1594.
Rodenwaldt, Ernst, Seuchenkämpfe, Heidelberg 1921.
Rodenwaldt, Ernst, Frühzeitige Erkennung und Bekämpfung der Heeresseuchen, Sitzungsberichte der Heidelberger Akademie der Wissenschaften, Math.-naturwiss. Klasse, Heidelberg 1939.
Rodenwaldt, Ernst, Pest in Venedig 1575–1577, Sitzungsbericht der Heidelberger Akademie der Wissenschaften, Jg. 1952, Heidelberg 1953.
Rodenwaldt, Ernst, Tropenhygiene, Stuttgart 1938.
Roehl, W., Über die Wirkungsweise von Stoffen aus der Reihe des »Bayer 205«, 1926, XXX. Beiheft 1.
Roshem, Jules, Les entragés au bain, Paris, médical, 1913.
Ross, Ronald, Memoirs, London 1923.
Ruffié, Jacques et Sournia, Jean-Charles, Les Epidemies dans l'histoire de l'Homme, Paris 1987. Deutsche Übersetzung: Die Seuchen in der Geschichte der Menschheit, Stuttgart 1987/1989.
Ruge, H., 10 Jahre Gelbsucht in der Marine (1919–1929), Beobachtungen an 2500 Fällen, Ergebnisse der Inneren Medizin und Kinderheilkunde 41, Berlin 1931.
Rumpf, Die Diagnose der ersten Cholerafälle in den Staatskrankenanstalten zu Hamburg, Deutsche medizinische Wochenschrift 1892.
Russel, B., Wissenschaft wandelt das Leben, München 1953.

Salazar, Manuel Martín de, La grippe en espagne, Of intern. d'hyb. publ. 1918, Bd. 10.
Sandwirth, Humphry, Als Arzt im Krimkrieg, Breslau 1860.
Schadewaldt, Hans, Der Schiffsarzt, Ciba-Zeitschrift Nr. 76, Wehr/Baden 1955.
Schaer, Ed., Zur Geschichte der Pharmakologie und Toxikologie, Straßburg 1904.
Scharffenberg, Ludwig Graf Uttedrodt zu, Zur Geschichte der Heilkunde, Berlin 1875.
Schell, Zur Geschichte des Aussatzes am Niederrhein, in: Archiv für Geschichte der Medizin 3, 1910.
Scheu, G. / Lohmann W. / Schmidbauer, C., Zweite Beschlußempfehlung und Schlußbericht des 3. Untersuchungsausschusses nach Art. 44 des Grundgesetzes – Deutscher Bundestag, 12. Wahlperiode, Drucksache 12/8591, Bonn, 25. 10. 1994.
Scheube, B., Chinesische Medizin, Leipzig 1904.
Scheube, B., Japanische Medizin, Leipzig 1903.
Schian, M., Über Prediger und die Medizin, Leipzig 1905.
Schilling, C., Die Malaria in der Geschichte Italiens, Fortsch. d. Medizin 49, Nr. 25, 1931.
Schindler, Gustav Adolf, Georg Ernst Stahl und seine Schule, Leipzig 1834.
Schloßberger, H., Kriegsseuchen, Jena 1945.
Schmitz-Cliever, Egon, Das mittelalterliche Leprosorium Melaten bei Aachen in der Diözese Lüttich (1230–1550). Clio med. 7 (1972).
Schneeweis, K.-E., AIDS als Herausforderung für die Medizin, in: Schott, H. (Hg.), Meilensteine der Medizin, Dortmund 1996.
Schnurrer, Friedrich, Chronik der Seuchen in der Verbindung mit den gleichzeitigen Vorgängen in der physischen Welt und in der Geschichte der Menschen, Tübingen 1823.
Scholtissek u. Talor, Nature 331, 1988.
Schöneberg, G., Die ärztliche Beurteilung Beschädigter, Darmstadt 1952.
Schönfeld, W., Kurze Geschichte der Dermatologie und Venerologie, Hannover-Kirchrode 1954.

Schönlein, J. L., Vorlesungen, Würzburg 1832.

Schröder, H., Die älteste Kunde von Moskitonetzen, Arch. f. Schiff- und Tropenhygiene 19, Bd. 21.

Schruntz, Arabische Heilkunst, Prag 1903.

Scott, James, Report on epidemic cholera in the army of the U.S.A. during the year 1832, Washington 1833.

Semmelweis, J. Ph., Ätiologie, Begriff und Prophylaxis des Kindbettfiebers, Pest 1861.

Sennertus, De febribus, Francofurte et Wittenbergii 1653.

Severinus, M. A., De paedanitone maligna, Neapel 1652.

Seyfarth, Carley, Aberglaube und Zauberei in der deutschen Volksmedizin, Leipzig 1914.

Shorgagni, Giovanni Battista, De sedibus et causis morborum per anatomen indagatis libri quinque, Venetiis 1761.

Shryock, Richard Harrison, Die Entwicklung der modernen Medizin, Stuttgart 1940.

Sigerist, Henry, A History of Medicine, Primitive and archaic medicine, New York 1951.

Sigerist, Henry, Sebastian-Apollo, Archiv für Geschichte der Medizin, Bd. XIX, H. 4, 1927.

Sigerist, Henry, Große Ärzte, 3. Aufl., München 1954.

Sigerist, Henry, Anfänge der Medizin, Zürich 1963.

Sigerist, Henry, Die Heilkunst im Dienste der Menschheit, Stuttgart 1954.

Sigerist, Henry, Krankheit und Zivilisation, Frankfurt a. M./Berlin, 1952.

Simond, P. L., La propagation de la pest, Annales de l'Institut Pasteur, 1989, XIII.

Simond, P. L., La question du véhicule de la peste, Paris 1905.

Smith, G. E. / Ruffer, M. A., Pottsche Krankheit an einer ägyptischen Mumie aus der Zeit der 21. Dynastie, Zur historischen Biologie der Krankheitserreger, hg. von Sudhoff und Sticker, Gießen 1910.

Snow, J., On the pathology and mode of communication of cholera, London 1855.

Sorbait, Paul de, Consilium medicum de pest Viennense oder freundliches Gespräch über den betrübten und armseligen Zustandt der Kaiserl. Residenz- und Hauptstadt Wien bei dieser gefährlichen und vorhero nie erhörten Contagion, Vienne 1679.

Sothmann, M., Das Armen-, Arbeits-, Zucht- und Werkhaus in Nürnberg bis 1806, Nürnberger Werkstücke, 1970.

Spranger, Gottfried, Krankheiten der verschiedenen Gewerbe, Linz 1828.

Steele, J. H. /Helvig, R. J., Anthrax in die United States, Publ. Hlth, Rep. (Wash.) 68, (1953).

Sternberg, A., Das Verhalten der asiatischen Cholera in deutschen Landen, Leipzig 1832.

Sticker, Georg, Abhandlungen aus der Seuchengeschichte und Seuchenlehre, Bd. I, Die Pest, Erster Teil: Die Geschichte der Pest, Gießen 1908.

Sticker, Georg, Die Cholera, Gießen 1912.

Sticker, Georg, Die Loimologie des Typhus abdominalis, Stuttgart/Leipzig 1933.

Stokes, A. / Bauer J. H. / Hudson, P., Experimental transmission of yellow fever to laboratory animals, Am. Journ. of Trop. Med. 1928.

Storch, J., Theoretische und praktische Abhandlung von Kinderkrankheiten, Eisenach 1751.

Störck, A. V., Unterricht für die Landwundärzte, Wien 1789.

Struensee, Johann Friedrich, Gedanken eines Arztes vom Aberglauben und der Quacksalberey, Gemeinnütziges Magazin 1760.

Struensee, Johann Friedrich, Vom Ruhrgang und dem Faulfieber, Gemeinnütziges Magazin 1761, Stück II.

Struensee, Johann Friedrich, Von den Blattern und der Blattern-Einpfropfung, Gemeinnütziges Magazin 1760.

Struensee, Johann Friedrich, Von der Lustseuche und was dagegen zu thun sey, Gemeinnütziges Magazin 1761, Stück III.

Struensee, Johann Friedrich, Gedanken eines Arztes von der Entvölkerung eines Landes, Monatsschrift zum Nutzen und Vergnügen, H. 1., Hamburg, Juli 1763, S. 1–24.

Struensee, Johann Friedrich, Von Einpfropfung der Blattern, Schleswig-Holsteinische Anzeigen von politischen, gelehrten und anderen Sachen, H. 34 und 35, Glückstadt, August 1763, Sp. 533–540 und 557–562.

Sudhoff, K., Die eiserne Hand des Marcus Sergius aus dem Ende des 3. Jahrhunderts v. Chr., Mitteilungen zur Geschichte der Medizin und der Naturwissenschaft, Leipzig 1916.
Süßmilch, Johann Peter, Die göttliche Ordnung in den Veränderungen des menschlichen Geschlechts.

Taine, Hippolyte, Philosophie der Kunst, Jena o. J.
Thomas, H. W., / Breindl, A., Report on trypanosomes trypanosomias and sleeping sickness, Liverpool School of trop. Med. Memoir 16, 1905.
Thomassin, P., Dissertation sur la charbon malin ou la postule maligne, Dijon, Besançon et Paris 1780.
Traber, Christoph Friedrich, Karsten Niebuhr, Leipzig 1869.
Trummert, Walter, 75 Jahre Serumtherapie (zugleich ein Beitrag zu den deutsch-französischen wissenschaftl. Beziehungen, Münchener Medizinische Wochenschrift, 1965.

Ullmann, Manfred, Die Medizin im Islam, Leiden 1970.
Urban, Alfred, Staat und Prostitution in Hamburg, Hamburg 1927.

Vallery-Radot, René, Louis Pasteur, Sein Leben und Werk, Freudenstadt 1948.
Vancouver-Proceedings: XI. International Conference on AIDS, Vancouver, July 7–12, Proceedings, 2 Bde.
Vasari, Giorgio, Le vite de'piu eccelenti architetti, Pittori et Scultori italiani da Cimabne insino a'tempi nostri, Florenz 1568.
Vesalius, Andreas, De Humani corporis fabrica Libri Septem, Basel 1543, erw. Ausg. 1555.
Vierordt, Hermann, Medizinisches in der Geschichte, Tübingen 1910.
Villalba, Joaquim de, epidemiologia espannola 6, Historia chronologica de las pestes, contagios, epidemias y epizootias, Madrid 1802.
Villemin, J. A., Études sur la Tuberculose, Paris 1868.
Virchow, R., Gesammelte Abhandlungen aus dem Gebiet der öffentlichen Medizin und der Seuchenlehre, Berlin 1879.
Virchow, R., Zur Geschichte des Aussatzes, besonders in Deutschland, Arch. f. prakt. Anatomie, Bd. 81 (1860–1861).
Virchow, R., Über den Hungertyphus, Berlin 1868.
Virchow, R., Über Hospitäler und Lazarette, Berlin 1872.
Volmar, Enrico, Abhandlung über die Pest, Berlin 1827.

Waldschmidt, De singularibus quisbudam pestis Holsaticae, Kiliae 1721.
Webster, A brief history of Epidemic and pestilential diseases with the principal phenomena of the physical world, wicht precede and oberservation deduced from the facts stated, Hartford 1799.
Weigl, R., Die Ergebnisse der Schutzimpfung gegen Fleckfieber mit Rickettsia Prowazeki-Impfstoff, Bull. Acad. Pol. Sci., Krakau 1933.
Weil, E. / Felix A., Zur serologischen Diagnose des Fleckfiebers, Wiener klinische Wochenschrift 29 (1916).
Weismantel, L., Die Pest in Oberammergau, Pfaffenhofen 1970.
Wells, Calvin, Diagnose 5000 Jahre später, Bergisch Gladbach 1967.
Wendt, Beiträge zur Geschichte der Menschenpocken im dänischen Staate, Kopenhagen 1824.
Weyl, Theodor, Die Assanierung von Paris, in: Assanierung der Städte in Einzeldarstellungen, Leipzig 1900.
Weyl, Theodor, Handbuch der Hygiene, Leipzig 1912.
Wichmann, J. E., Ätiologie der Krätze, Hannover 1786.
Wickersheimer, E., La rage et son traitement d'Dieppe par les bains de mer de XVIIme siècle, Bulletin de la société française d'histoire de la médicine, 1907.

Widmark, Zur Geschichte des Trachoms, Klin. Monatsb. für Augenheilk., 1894.
Wierus, Johannes, Arzneibuch – von pestilenzialischer pleuresie und squinancia, Frankfurt 1580.
Wierus, Johannes, Medic. observation, rarior. Amestelodami 1657.
Winkle, Stefan / Salchow, V. A., Über die Krise der Pockenschutzimpfung mit besonderer Berücksichtigung der zerebralen Impfkomplikation, Deutsche Medizinische Wochenschrift, Stuttgart 1956.
Winkle, Stefan, Chronologie und Konsequenzen der Hamburger Cholera von 1892, Hamburger Ärzteblatt 1983/84.
Winkle, Stefan, Das Hospiz der Benediktiner-Klöster als Vorbild der Laienhospitäler in den Städten des Mittelalters, Hamburger Ärzteblatt 1987, Jg. 41.
Winkle, Stefan, Die Bedeutung der Proteus-Antigen-Analyse für die serologische Diagnostik der Rickettsiosen im Zusammenhang mit der Ökologie der X-Stämme, Leipzig 1948.
Winkle, Stefan, Die Ruhr als Kriegsseuche während der Campagne in Frankreich 1792 in den Aufzeichnungen von Goethe und Laukhard, Hamburger Ärzteblatt, 42. Jg.
Winkle, Stefan, Johann Friedrich Struensee, Arzt, Aufklärer und Staatsmann, Stuttgart 1983.
Winkle, Stefan, Struensee und die Publizistik. Beiträge zur Geschichte Hamburgs (mit Publikationen von Struensee im Faksimile-Druck), Bd. 19, Hamburg 1982.
Winkle, Stefan, Die heimlichen Spinozisten in Altona. Beiträge zur Geschichte Hamburgs, Bd. 34, Hamburg 1988.
Wolf, Jörn Henning (Hg.), Aussatz, Lepra, Hansen-Krankheit, Würzburg 1986.
Wolff, G., Gelbsucht-Epidemien in Kriegszeiten, Medizinische Monatsschrift, 12. Jg. 1958, 9. Heft.
Wolff, Rupprecht, Über Erfahrungen mit der Geißelfärbung nach Leifson, Zentralblatt für Bakteriologie, Stuttgart 1959.
Würz, Felix, Practica der Wundartzney, Basel 1563.
Wuttke, Adolf, Der deutsche Volksaberglaube der Gegenwart, Berlin 1900.
Wuttke, Adolf, Volksaberglauben und Seuchenabwehr, Leipzig 1891.

Yamagiva, W., Über die Bubonenpest, Virchov's Archiv, Bd. 149, Supp. 1897.
Yersin, A., La peste bubonique à Hong-Kong, Annales de l'Institut Pasteur, 1897, 11.

Zeiss, H. / Bieling, R., Behring, Gestalt und Werk, Berlin 1940.
Zeissler, J. / Krauspe, C. / Rassfeld-Sternberg, L., Die Gasödeme des Menschen, Darmstadt 1958.
Zeissler, J. / Rußfeld, L., Die anaerobe Sporenflora der europäischen Kriegsschauplätze, Jena 1928.
Zinsser, Hans, Ratten, Läuse und die Weltgeschichte, Stuttgart 1949.

Zu weiterer Literatur vgl.: Lexikon des Mittelalters, Bd. I–IX, München und Zürich 1977–99 (u. a. Epidemien, Aussatz, Pest, Pocken).

Personenregister (Auswahl)

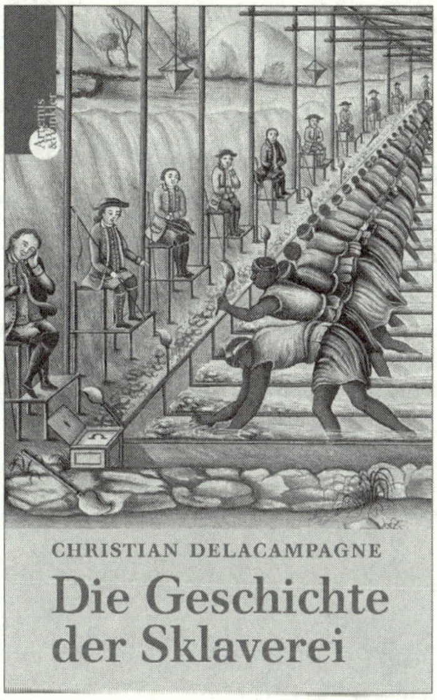

Christian Delacampagne
Die Geschichte der Sklaverei
Aus dem Französischen von Ursula Vones-Liebenstein
352 Seiten, ISBN 3-538-07183-7

Das erste Buch in deutscher Sprache, das die Geschichte der Sklaverei von den Ursprüngen bis zur Gegenwart darstellt: Von den Anfängen in den altorientalischen Gesellschaften Mesopotamiens und Ägyptens bis zur Aufhebung der Sklaverei in den Südstaaten der USA. Schließlich beschreibt Delacampagne die Nachwirkungen der Sklaverei in der Rassendiskriminierung in den USA und »neue«, menschenverachtende Formen wie Zwangsarbeit, Zwangsprostitution und die Rekrutierung von Kindersoldaten.

»Eine bitter notwendige Lektion.« *Le Monde*

Artemis & Winkler